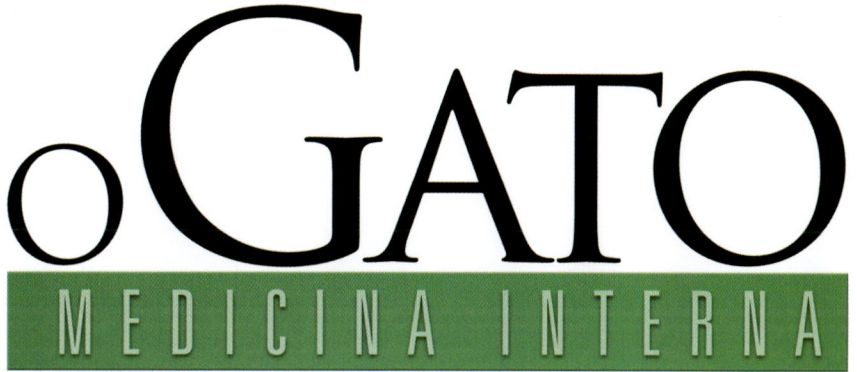

O GATO
MEDICINA INTERNA

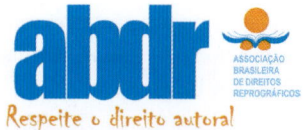

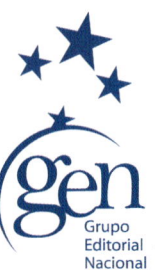

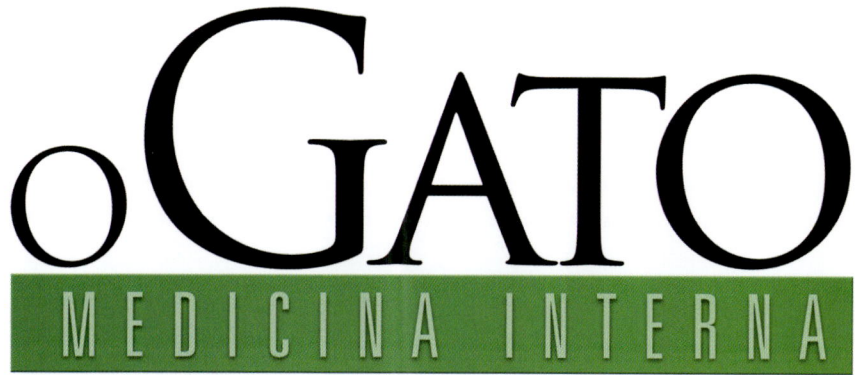

O GATO
MEDICINA INTERNA

Susan E. Little, DVM, DABVP
(Feline Practice)

Bytown Cat Hospital
Ottawa, Ontario, Canada

Revisão técnica

Cid Figueiredo
Professor Titular Emérito da Faculdade de Medicina Veterinária
e Zootecnia da Unesp – Botucatu (SP)

Tradução

Idilia Vanzellotti
(Capítulos 33 a 36 e 46)
Roxane Gomes dos Santos Jacobson
(Capítulos 1 a 32 e 37 a 45)

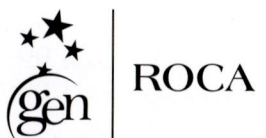

gen | ROCA

■ Traduzido de
THE CAT: CLINICAL MEDICINE AND MANAGEMENT, FIRST EDITION
Copyright © 2012 by Saunders, an imprint of Elsevier Inc.
All rights reserved.
This edition of *The Cat: Clinical Medicine and Management,* 1st edition by Susan Little, DVM, DABVP (Feline) is published by arrangement with Elsevier Inc.
ISBN: 978-1-4377-0660-4

■ Esta edição de O Gato | Medicina Interna, 1ª edição, de Susan Little, DVM, DABVP (Feline), é publicada por acordo com a Elsevier Inc.

■ Direitos exclusivos para a língua portuguesa
Copyright © 2015 by **EDITORA GUANABARA KOOGAN LTDA.**
Publicado pela Editora Roca, um selo integrante do GEN | Grupo Editorial Nacional
Travessa do Ouvidor, 11
Rio de Janeiro – RJ – CEP 20040-040
Tels.: (21) 3543-0770/(11) 5080-0770 | Fax: (21) 3543-0896
www.grupogen.com.br | editorial.saude@grupogen.com.br

■ Capa: Bruno Sales
Editoração eletrônica: Edel

■ Ficha catalográfica

L756g

Little, Susan E.
O gato: medicina interna/Susan E. Little; tradução Roxane Gomes dos Santos Jacobson, Idilia Vanzellotti. – 1. ed. – [Reimpr.]. – Rio de Janeiro: Roca, 2018.
il.

Tradução de: The cat clinical medicine and management
ISBN 978-85-277-2752-5

1. Gato – Doenças. 2. Medicina interna veterinária. I. Título.

15-21589
CDD: 636.0896
CDU: 636.09

Editores das Seções

Randolph M. Baral, BVSc, MACVSc
(Feline Medicine)
Paddington Cat Hospital
Sydney, New South Wales, Australia

Joe Bartges, BS, DVM, PhD, DACVIM, DACVN
Professor of Medicine and Nutrition
Acree Endowed Chair of Small Animal Research
Staff Internist and Nutritionist
Department of Small Animal Clinical Sciences
College of Veterinary Medicine
The University of Tennessee
Knoxville, Tennessee

Jeffrey N. Bryan, DVM, MS, PhD, DACVIM
(Oncology)
Associate Professor of Oncology
Department of Veterinay Medicine and Surgery
College of Veterinary Medicine
University of Missouri
Columbia, Missouri

Brenda Griffin, DVM, MS, DACVIM
Adjunct Associate Professor
Department of Small Animal Clinical Sciences
College of Veterinary Medicine
University of Florida
Gainesville, Florida

Melissa Kennedy, DVM, PhD, DACVM
Associate Professor
Director of Clinical Virology
Department of Biomedical and Diagnostic Services
College of Veterinary Medicine
The University of Tennessee
Knoxville, Tennessee

Susan E. Little, DVM, DABVP (Feline Practice)
Bytown Cat Hospital
Ottawa, Ontario, Canada

Leslie A. Lyons, PhD
Professor
Department of Population Health and Reproduction
School of Veterinary Medicine
University of California, Davis
Davis, California

Margie Scherk, DVM, DABVP (Feline)
Editor
Journal of Feline Medicine and Surgery;
CatsINK
Vancouver, British Columbia, Canada

Kersti Seksel, BVSc (Hons), MRCVS MA (Hons),
FACVSc, DACVB, CMAVA, DECVBM-CA
Registered Veterinary Specialist, Behavioural Medicine
Sydney Animal Behaviour Service
Seaforth, New South Wales, Australia
Adjunct Senior Lecturer
Charles Sturt University
Wagga Wagga, New South Wales, Australia

Colaboradores

Randolph M. Baral, BVSc, MACVSc (Feline Medicine)
Paddington Cat Hospital
Sydney, New South Wales, Australia

Georgina Barone, DVM, DACVIM (Neurology)
Veterinary Medical Center of Long Island
West Islip, New York

Joe Bartges, BS, DVM, PhD, DACVIM, DACVN
Professor of Medicine and Nutrition
Acree Endowed Chair of Small Animal Research
Department of Small Animal Clinical Sciences
College of Veterinary Medicine
The University of Tennessee
Knoxville, Tennessee

Marie-Claude Bélanger, DMV, MSc, DACVIM
Associate Professor
Department of Clinical Sciences
Faculty of Veterinary Medicine
University of Montreal
St-Hyacinthe, Quebec, Canada

Scott A. Brown, VMD, PhD, DACVIM
Josiah Meigs Distinguished Professor
Department of Small Animal Medicine and Surgery
College of Veterinary Medicine
The University of Georgia
Athens, Georgia

Jane E. Brunt, DVM
Founder and Owner
Cat Hospital At Towson-CHAT
Baltimore, Maryland
Executive Director
Catalyst Council, Inc.
Annapolis, Maryland

Jeffrey N. Bryan, DVM, MS, PhD, DACVIM (Oncology)
Associate Professor of Oncology
Department of Veterinary Medicine and Surgery
College of Veterinary Medicine
University of Missouri
Columbia, Missouri

Jenna H. Burton, DVM
Assistant Professor
Animal Cancer Center
Department of Clinical Sciences
College of Veterinary Medicine and Biomedical Sciences
Colorado State University
Fort Collins, Colorado

Debbie Calnon, BSc, BVMS, MACVSc (Animal Behavior), CMAVA, Cert IV TAA
Behaviour Counselling Service
Mount Waverley, Victoria, Australia;
Good Pet Behaviour
Kingston, Victoria, Australia
Box Hill Institute TAFE
Box Hill, Victoria, Australia

Sarah Caney, BVSc PhD DSAM (Feline), MRCVS
Cat Professional Ltd.
Midlothian Innovation Centre
Pentlandfield, Roslin, Midlothian, United Kingdom

Kevin Choy, BVSc
Resident, Oncology
Department of Veterinary Clinical Sciences
College of Veterinary Medicine
Washington State University
Pullman, Washington

Melissa Clark, DVM
Resident, Clinical Pharmacology
Department of Veterinary Biosciences
College of Veterinary Medicine
University of Illinois at Urbana-Champaign
Urbana, Illinois

Leah A. Cohn, DVM, PhD, DACVIM
Professor
Department of Veterinary Medicine and Surgery
College of Veterinary Medicine
University of Missouri
Columbia, Missouri

Steve Dale, CABC
Contributing Editor (pets)
USA Weekend;
Pet Columnist Tribune Media Services;
Host National Radio Shows
Black Dog Radio Productions
Chicago, Illinois

Duncan C. Ferguson, VMD, PhD, DACVIM, DACVCP
Professor of Pharmacology and Head
Department of Comparative Biosciences
College of Veterinary Medicine
University of Illinois at Urbana-Champaign
Urbana, Illinois

Brooke Fowler, DVM
Oncology Resident
Small Animal
Department of Veterinary Medicine and Science
College of Veterinary Medicine
University of Missouri
Columbia, Missouri

Deborah S. Greco, DVM, PhD, DACVIM
Senior Medical Consultant
Nestle Purina Petcare
New York, New York

Brenda Griffin, DVM, MS, DACVIM
Adjunct Associate Professor
Department of Small Animal Clinical Sciences
College of Veterinary Medicine
University of Florida
Gainesville, Florida

Beth Hamper, DVM, DACVN
Department of Small Animal Clinical Sciences
College of Veterinary Medicine
The University of Tennessee
Knoxville, Tennessee

Greg L. G. Harasen, DVM
Animal Clinic of Regina
Regina, Saskatchewan, Canada

Chamisa Herrera, DVM
Oncology Resident
Department of Small Animal Medicine and Surgery
College of Veterinary Medicine
University of Missouri
Columbia, Missouri

Margarethe Hoenig, DrMedVet, PhD
Professor
Department of Veterinary Clinical Medicine
College of Veterinary Medicine
University of Illinois
Urbana, Illinois

Jan E. Ilkiw, BVSc, PhD, DECVAA
Associate Dean for Academic Programs
Professor
Department of Surgical and Radiological Sciences
School of Veterinary Medicine
University of California, Davis
Davis, California

Katherine M. James, DVM, PhD, DACVIM
Veterinary Education Coordinator
Veterinary Information Network
Davis, California

Edward Javinsky, DVM, DABVP (Canine/Feline)
Veterinary Medical Consultations
Ottawa, Ontario, Canada

Anthony S. Johnson, BS, DVM, DACVECC
Assistant Clinical Professor
Emergency and Critical Care
Department of Veterinary Clinical Sciences
School of Veterinary Medicine
Purdue University
West Lafayette, Indiana

Melissa Kennedy, DVM, PhD, DACVM
Associate Professor
Director of Clinical Virology
Department of Biomedical and Diagnostic Sciences
College of Veterinary Medicine
The University of Tennessee
Knoxville, Tennessee

Claudia Kirk, DVM, PhD, DACVN, DACVIM
Professor of Medicine and Nutrition
Department Head
Department of Small Animal Clinical Sciences
College of Veterinary Medicine
The University of Tennessee
Knoxville, Tennessee

William C. Kisseberth, DVM, PhD, DACVIM (Oncology)
Associate Professor
Department of Veterinary Clinical Sciences
College of Veterinary Medicine
The Ohio State University
Columbus, Ohio

Jennifer Dawn Kurushima, BS, PhD
Post-Doctoral Fellow
Population Health and Reproduction
School of Veterinary Medicine
University of California, Davis
Davis, California

Gary Landsberg, BSc, DVM, DACVB, DECVBM-CA
Veterinary Behaviorist
North Toronto Animal Clinic
Thornhill, Ontario, Canada;
Director Veterinary Affairs
CanCog Technologies, Inc.
Toronto, Ontario, Canada

Michael R. Lappin, DVM, PhD, DACVIM
Professor
Small Animal Medicine
Department of Clinical Sciences
College of Veterinary Medicine and Biomedical Sciences
Colorado State University
Fort Collins, Colorado

Sidonie Lavergne, DVM, PhD
Assistant Professor
Comparative Biosciences
College of Veterinary Medicine
University of Illinois at Urbana-Champaign
Urbana, Illinois

Kristin M. Lewis, DVM
Internal Medicine Resident
Department of Veterinary Medicine and Surgery
College of Veterinary Medicine
University of Missouri
Columbia, Missouri

Jacqueline Mary Ley, BVSc (Hons), MACVSc (Veterinary Behavior), PhD
Research Assistant
Psychology
Monash University
Melbourne, Victoria, Australia;

Veterinary Behaviourist
Sydney Animal Behaviour Service
Sydney, New South Wales, Australia;
Veterinary Behaviourist
Veterinary Behavioural Medicine
Melbourne Veterinary Specialist Centre
Melbourne, Victoria, Australia

Christine C. Lim, DVM, DACVO
Assistant Clinical Professor
Veterinary Clinical Sciences
College of Veterinary Medicine
University of Minnesota
St. Paul, Minnesota

Susan E. Little, DVM, DABVP (Feline Practice)
Bytown Cat Hospital
Ottawa, Ontario, Canada

Katharine F. Lunn, BVMS, MS, PhD, MRCVS, DACVIM
Assistant Professor
Department of Clinical Sciences
College of Veterinary Medicine and Biomedical Sciences
Colorado State University
Fort Collins, Colorado

Leslie A. Lyons, PhD
Professor
Department of Population Health and Reproduction
School of Veterinary Medicine
University of California, Davis
Davis, California

David J. Maggs, BVSc, DACVO
Professor
Department of Surgical and Radiological Sciences
School of Veterinary Medicine
University of California, Davis
Davis, California

Carolyn McKune, DVM, DACVA
Clinical Assistant Professor
Department of Large Animal Clinical Sciences
College of Veterinary Medicine
University of Florida
Gainesville, Florida

Karen A. Moriello, DVM, DACVD
Clinical Professor, Dermatology
Department of Medical Sciences

School of Veterinary Medicine
University of Wisconsin
Madison, Wisconsin

Daniel O. Morris, DVM, DACVD
Associate Professor and Chief of Dermatology/Allergy
Department of Clinical Studies
School of Veterinary Medicine
University of Pennsylvania
Philadelphia, Pennsylvania

Maryanne Murphy, DVM
Hill's Fellow in Clinical Nutrition and Doctoral Student
Department of Small Animal Clinical Sciences
College of Veterinary Medicine
The University of Tennessee
Knoxville, Tennessee

John C. New, Jr., DVM, MPH, DACVPM
Professor and Director of Public Health and Outreach
Department of Biomedical and Diagnostic Sciences
College of Veterinary Medicine
The University of Tennessee
Knoxville, Tennessee

Mark E. Peterson, DVM, DACVIM
Director
Department of Endocrinology and Nuclear Medicine
Animal Endocrine Clinic
New York, New York

Bruno H. Pypendop, DrMedVet, DrVetSci, DACVA
Professor
Department of Surgical and Radiological Sciences
School of Veterinary Medicine
University of California, Davis
Davis, California

Jessica Quimby, DVM, DACVIM
Graduate Student
Department of Clinical Sciences
College of Veterinary Medicine and Biomedical Sciences
Colorado State University
Fort Collins, Colorado

Donna Raditic, DVM, CVA
Adjunct Associate Clinician
Department of Animal Clinical Sciences
Integrative Medicine Service
College of Veterinary Medicine
The University of Tennessee
Knoxville, Tennessee

Alexander M. Reiter, Dipl. Tzt., Dr. med.vet., DAVDC, DEVDC
Associate Professor and Chief of Dentistry and
    Oral Surgery
Department of Clinical Sciences
School of Veterinary Medicine
University of Pennsylvania
Philadelphia, Pennsylvania

Jill A. Richardson, DVM
Pharmacovigilance Veterinarian
Merck Animal Health
Summit, New Jersey

Mark Rishniw, BVSc, MS, PhD, DACVIM
Visiting Scientist
Department of Clinical Sciences
College of Veterinary Medicine
Cornell University
Ithaca, New York;
Director of Clinical Research
Veterinary Information Network
Davis, California

Sheilah Robertson, BVMS (Hons), PhD, DACVA, DECVAA, MRCVS
Professor
Department of Large Animal Clinical Sciences
College of Veterinary Medicine
University of Florida
Gainesville, Florida

Ilona Rodan, DVM, DABVP (Feline)
Feline-Friendly Consulting
Medical Director
Cat Care Clinic
Madison, Wisconsin

Bernard E. Rollin, PhD
University Distinguished Professor
Department of Philosophy
College of Liberal Arts
Colorado State University
Fort Collins, Colorado

Margie Scherk, DVM, DABVP (Feline)
Editor
Journal of Feline Medicine and Surgery;
CatsINK
Vancouver, British Columbia, Canada

Kersti Seksel, BVSc (Hons), MRCVS MA (Hons), FACVSc, DACVB, CMAVA, DECVBM-CA
Registered Veterinary Specialist, Behavioural Medicine
Sydney Animal Behaviour Service
Seaforth, New South Wales, Australia
Adjunct Senior Lecturer
Charles Sturt University
Wagga Wagga, New South Wales, Australia

Lisa M. Singer, VMD
Resident, Internal Medicine
Department of Internal Medicine, Small Animal
College of Veterinary Medicine
Michigan State University
East Lansing, Michigan

Marcy J. Souza, DVM, MPH, DABVP (Avian), DACVPM
Assistant Professor
Department of Biomedical and Diagnostic Sciences
College of Veterinary Medicine
The University of Tennessee
Knoxville, Tennessee

Andrew H. Sparkes, BVetMed, PhD, DECVIM, MRCVS
Veterinary Scientific Advisor
International Society for Feline Medicine
Tisbury, Wilts, United Kingdom

Jennifer Stokes, DVM, DACVIM
Clinical Associate Professor
Department of Small Animal Clinical Sciences
College of Veterinary Medicine
The University of Tennessee
Knoxville, Tennessee

Vicki Thayer, DVM, DABVP (Feline)
Purrfect Practice PC
Lebanon, Oregon;
President
Winn Feline Foundation, Inc.
Hillsborough, New Jersey

Lauren A. Trepanier, DVM, PhD, DACVIM, DACVCP
Professor
Department of Medical Sciences
School of Veterinary Medicine
University of Wisconsin
Madison, Wisconsin

Julia Veir, DVM, PhD, DACVIM
Assistant Professor, Small Animal Medicine
Department of Clinical Sciences
College of Veterinary Medicine and Biomedical Sciences
Colorado State University
Fort Collins, Colorado

Katrina R. Viviano, DVM, PhD, DACVIM
Clinical Assistant Professor
Department of Medical Sciences
School of Veterinary Medicine
University of Wisconsin
Madison, Wisconsin

Angela L. Witzel, DVM, PhD, DACVN
Clinical Instructor
Department of Small Animal Clinical Sciences
College of Veterinary Medicine
The University of Tennessee
Knoxville, Tennessee

Jackie M. Wypij, DVM, MS, DACVIM (Oncology)
Assistant Professor
Department of Veterinary Clinical Medicine
College of Veterinary Medicine
University of Illinois at Urbana-Champaign
Urbana, Illinois

Debra L. Zoran, DVM, MS, PhD, DACVIM-SAIM
Associate Professor
Chief of Medicine
Department of Small Animal Clinical Sciences
College of Veterinary Medicine and Biomedical Sciences
Texas A&M University
College Station, Texas

Dedicatória

A elaboração deste livro não teria sido possível sem o apoio e a orientação de muitas pessoas, dentre elas, meus colegas no Bytown Cat Hospital e no Merivale Cat Hospital (ambos em Ottawa, Ontário, Canadá), em especial o Dr. Douglas Boeckh, o qual possibilitou que me especializasse em felinos.

Agradeço à minha família, que, de muitas maneiras, foi parte integrante na realização deste projeto (seja com conselhos sobre a capa do livro, dados por meu filho Benjamin, seja com as fotografias de minha filha Tori-Rose e com a redação especializada de meu marido, Dr. Edward Javinsky); cada um deles suportou o trabalhoso processo de edição de um livro-texto.

Por fim, esta obra também não teria sido possível sem mais de duas décadas de atendimento a pacientes felinos. Espero ter a oportunidade de continuar a aprender com eles todos os dias.

Apresentação

Uma nova obra que trate de medicina interna de felinos é sempre aguardada com ansiedade, sobretudo em razão do rápido desenvolvimento científico e do conhecimento cada vez mais especializado em relação a genética e doenças felinas. Neste livro, um renomado grupo de autores colaborou para apresentar ao leitor as informações mais recentes acerca da saúde dos gatos – o que ganha maior relevância à medida que estes têm expectativa de vida maior e são cada vez mais escolhidos para viver em lares de todo o mundo.

A Winn Feline Foundation é uma organização fundada em 1968 pela The Cat Fanciers Association (CFA) e que, há mais de 35 anos, tem recebido fundos para estudos sobre a saúde de felinos. Como uma fundação sem fins lucrativos, a Winn Feline doou mais de 3,3 milhões de dólares em subsídios diretos para pesquisas – tendo alguns desses projetos o foco nas investigações sobre ciência básica; outros, no impacto clínico imediato. Exemplos de pesquisas sobre doenças de felinos apoiadas pela Winn Feline Foundation incluem estudos sobre o vírus da leucemia felina, o vírus da imunodeficiência felina, a peritonite infecciosa felina, distúrbios cardíacos, como a miocardiopatia hipertrófica, e problemas renais – entre eles doença do rim policístico –, bem como hipertireoidismo, asma, doença intestinal inflamatória e diversos tipos de câncer. Além disso, a Fundação apoia pesquisas sobre transtornos comportamentais. Nos últimos anos, pesquisas genômicas em felinos estão centrando-se mais em estudos moleculares. Subsídios são dados a pesquisadores nas principais universidades e instituições de pesquisas nos EUA, e é cada vez maior o número de pesquisadores em todo o mundo.

A Winn Feline Foundation está associada a algumas das principais revelações no que diz respeito à saúde felina: a identificação do vírus da imunodeficiência felina, a descoberta da associação entre deficiência de taurina e miocardiopatia dilatada, o desenvolvimento de métodos para aferição da pressão arterial felina, a detecção de genes causadores de diversas doenças hereditárias e a conclusão de que castrações e esterilizações em felinos com idade precoce são seguras.

A Winn Feline, em parceria com a American Veterinary Medical Association (AVMA), apresenta anualmente o Excelence in Feline Research Award (Prêmio para Excelência em Pesquisas Felinas), que concede bolsa de estudos anual para o acadêmico veterinário de destaque com interesse especial em medicina felina.

A Winn recebe esta obra como um acréscimo importante às bibliotecas de cientistas, médicos-veterinários e acadêmicos veterinários ao redor do mundo.

Betty White
Winn Feline Foundation, Past President

Agradecimentos

Sou especialmente grata à minha equipe de apoio da Elsevier – Shelly Stringer, David Stein e Heidi Pohlman – por ajudar uma editora principiante a sobreviver. Agradeço também ao Dr. Anthony Winkel, que teve essa ideia em primeiro lugar.

Sobre o artista

As imagens de abertura das seções foram fornecidas pelo fotógrafo Mats Göran Hamnäs. Nascido em Estocolmo, Suécia, em 1947, Mats é programador de dados e mora e trabalha no Sul da Suécia, em Helsingborg e Malmö. Seus interesses incluem *design*, arte e arquitetura, e sua intenção com as imagens de felinos apresentadas nesta obra é retratá-los em seu ambiente natural.

Prefácio

Veterinários sabem como é desafiador lidar com gatos! Com o passar dos anos, considero humildes minhas experiências como especialista em felinos e percebo a grande oportunidade de aprendizado que essa área da Medicina Veterinária nos proporciona. O especialista em felinos baseia-se sobretudo na "antiga escola" de um bom histórico clínico e de um exame físico abrangente, uma vez que, no que diz respeito à medicina de animais de companhia, os gatos – ainda em segundo plano em comparação com os cães – recebem menos atenção nas pesquisas sobre os problemas clínicos comuns e a otimização tanto na abordagem diagnóstica quanto no tratamento eficaz. Em contrapartida, cabe afirmar que a Winn Feline Foundation endossou este livro, proporcionando fundos para a pesquisa e o suporte necessário a fim de revelar muitas informações encontradas neste texto.

Felizmente, hoje sabemos bem mais sobre medicina felina do que há 10 ou 15 anos. Este livro compila o conhecimento atual a partir de um grupo de especialistas talentosos e experientes. Esses ilustres veterinários compartilham ideias com base em seus muitos anos de prática clínica combinados a tantas evidências disponíveis, para contemplar em um volume informações abrangentes sobre o que há de mais atual em relação a exames diagnósticos, tratamentos e técnicas. Sou especialmente grata pela generosidade de cada um deles em querer transmitir aqui todo o seu conhecimento.

O foco desta obra é, sobretudo, discutir o que a maioria de nós pode e deve realizar no atendimento a felinos. Escrito para fornecer aos médicos-veterinários conteúdo pertinente ao dia a dia nas clínicas, este livro prático e objetivo contém informações sobre novos tópicos (p. ex., medicina felina por estágios de vida e manejo de gatos com doenças crônicas e concomitantes) e questões adicionais a temas em constante debate (p. ex., genética, a abordagem amistosa no atendimento a felinos, a importância de cuidados ao gato idoso e as necessidades especiais de gatos domésticos). Ao longo do livro, a discussão de pontos fundamentais – aliada à apresentação de algoritmos e muitas figuras – esclarece vários distúrbios felinos e as técnicas adequadas em cada um desses casos.

Apresentar em um único volume o que atualmente se conhece sobre medicina felina nos impôs certos desafios, entre eles, centrar-nos nos aspectos mais importantes do ponto de vista clínico. Este material, conciso e de fácil leitura, apresenta alguns capítulos organizados de acordo com os sistemas do corpo, a fim de que o leitor encontre com mais facilidade as informações necessárias. Trata-se, portanto, de um excelente recurso para orientar o veterinário quanto ao diagnóstico, ao tratamento ideal e à abordagem adequada aos gatos em diversas condições – por exemplo, quando acometidos por vômitos ou diarreia. Procedimentos comuns, como a inserção de um tubo de esofagostomia, são ilustrados e detalhadamente descritos, uma valiosa orientação para estudantes e jovens profissionais. Além disso, o leitor poderá notar alguns tópicos abordados mais de uma vez em diversas seções – o que possibilita diferentes perspectivas sobre importantes questões a serem apresentadas por especialistas da área.

Os alicerces da medicina felina são da maior importância; por isso, capítulos inteiros foram dedicados à atualização de informações e técnicas sobre manuseio e exame físico, a arte de se obter o histórico clínico, idiossincrasias dos gatos e terapia medicamentosa, fármacos e procedimentos mais eficazes para analgesia, além de conteúdo mais detalhado sobre fluidoterapia e anestesia para situações clínicas diferentes. Em um capítulo sobre como tornar amistoso o atendimento a felinos, atenção especial é dada à redução das barreiras que impedem muitos gatos de receber cuidados veterinários regulares.

Os médicos-veterinários devem se esforçar continuamente e estar abertos ao conhecimento sobre gatos, pois esses animais não revelam seus segredos com facilidade; ao contrário, as pistas só se tornam evidentes àqueles que as observam com atenção. *O Gato | Medicina Interna* irá aprimorar as habilidades práticas do veterinário especializado em felinos, seja recém-formado, seja um experiente profissional. Espero que este livro seja sua obra de referência em medicina felina.

Susan E. Little, DVM, DABVP (Feline)
Ottawa, Ontário, Canadá

Sumário

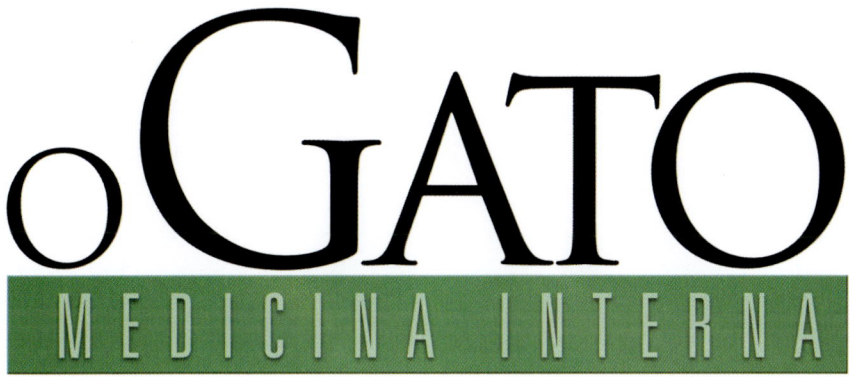

Fundamentos do Atendimento a Felinos

Editora: Susan E. Little

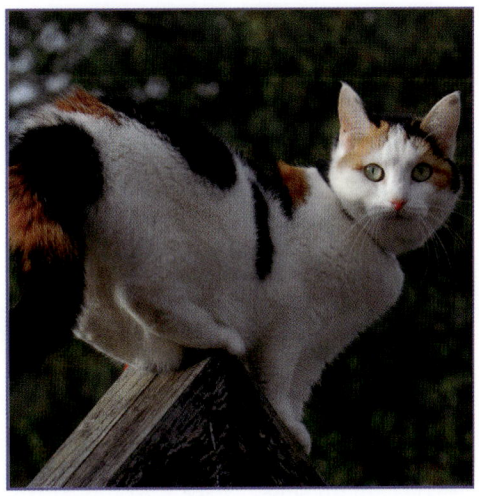

Compreensão e Manuseio Amistoso dos Gatos

Ilona Rodan

O gato tornou-se o animal de estimação mais popular nos EUA, no Canadá e no norte da Europa, e sua popularidade continua a crescer. Os gatos são divertidos, afetuosos, bonitos, únicos e fascinantes. Muitas pessoas amam seus gatos; 78% delas consideram esses animais membros da família.[38] Assim como ajudamos os gatos, eles também nos ajudam, inclusive protegendo a saúde humana. O convívio com os gatos é capaz de diminuir a pressão arterial e o risco de depressão e solidão, bem como reduzir a probabilidade de um segundo infarto do miocárdio em seus proprietários.

Não obstante, e a despeito dos grandes avanços na medicina e na cirurgia felinas, muitos de nós – veterinários, funcionários de clínicas veterinárias e proprietários de gatos – não compreendem a natureza do gato e o seu comportamento normal. Entre outros aspectos, a má compreensão de como os gatos reagem ao medo e à dor dificulta o andamento das consultas veterinárias e leva à subsequente falta de cuidados veterinários de rotina.[18] Em comparação com os proprietários de gatos, os proprietários de cães levam seus animais ao veterinário com maior frequência e apresentam maior probabilidade de seguir as recomendações. De fato, em 2006 nos EUA, os proprietários de cães levaram seus animais ao veterinário três vezes mais do que os de gatos.[18] Além disso, 72% dos gatos foram atendidos por um veterinário com frequência abaixo de uma vez por ano, em comparação com 42% dos cães.[18] Também existe maior probabilidade de os proprietários de cães procurarem vacinações, exames físicos e cuidados dentários preventivos para seus animais do que os donos

de gatos. Em residências com vários animais de estimação, 33% dos gatos não foram consultados por um veterinário anualmente, em comparação com apenas 13% dos cães.[18] Assim, as doenças e a dor dos felinos não são detectadas, as relações com proprietários não se desenvolvem, e os gatos podem sofrer redução da qualidade de vida e da longevidade. *Este é um ponto importante envolvendo o bem-estar felino.*

Todos nós somos acometidos – os veterinários, os funcionários da clínica, os gatos e seus proprietários – pelos desafios associados às consultas de felinos. Para que se entenda a gravidade do problema e se encontre uma solução, deve-se primeiramente compreender diversas perspectivas: a do proprietário, a dos funcionários e a do gato.

Perspectiva do proprietário

Muitos proprietários de gatos enfrentam dificuldades práticas em simplesmente levar seu animal ao veterinário, como colocar o gato em um transportador.[40] Os proprietários também se inquietam diante da probabilidade de perturbar o seu felino adorado ao levá-lo ao veterinário. Alguns proprietários de gatos sentem-se envergonhados pelo comportamento do felino no hospital veterinário, e outros se aborrecem pela maneira como o veterinário ou a equipe veterinária lida e interage com o animal. Com frequência, os proprietários têm uma experiência negativa com seu gato em um hospital veterinário, ou quando o gato volta para casa e é tratado de modo diferente por outro gato (ou pelos outros gatos). Alguns proprietários acreditam que a experiência traumática é mais prejudicial à saúde do gato do que a falta de cuidados veterinários.

Perspectiva da equipe veterinária

Os desafios que a equipe veterinária enfrenta com pacientes felinos difíceis são lesão potencial, zoonoses (p. ex., doença da arranhadura do gato), diminuição da eficiência, aumento do uso de recursos (p. ex., tempo e funcionários necessários para manusear um único gato) e incapacidade de orientar adequadamente os proprietários, devido à preocupação deles com o comportamento do gato ou com o modo como os clínicos o manipulam. Questões de responsabilidade civil relacionadas com lesão, zoonoses e técnicas de manuseio também são motivo de preocupação.[30]

Além disso, realizar um exame físico completo ou coletar amostras laboratoriais do gato pode ser difícil ou impossível. Mesmo quando possível, o estresse felino associado à visita veterinária pode influenciar os resultados. O estresse pode resultar nas seguintes anormalidades ao exame: taquicardia, bradicardia (se o estresse for prolongado), aumento da frequência respiratória, dilatação das pupilas e hipertermia. Alguns podem evacuar bolsas anais ou o conteúdo da bexiga e do intestino. As fezes podem ser moles, tingidas de sangue e cobertas com muco, em razão de colite associada à experiência estressante.

Além disso, os resultados dos exames diagnósticos podem estar acentuadamente anormais no paciente saudável, porém temeroso. *A hiperglicemia por estresse está associada ao debatimento do paciente e pode ocorrer rapidamente.*[32] Há a possibilidade de a glicemia aumentar logo e alcançar 613 mg/dℓ, com ou sem glicosúria; essa hiperglicemia pode perdurar 90 a 120 min. Outra alteração da bioquímica sanguínea é a hipopotassemia causada por liberação de epinefrina.[6,10] As alterações no hemograma associadas à liberação de epinefrina envolvem hipersensibilidade de plaquetas, linfocitose e neutrofilia.[10] A autora já viu valores de linfocitose de 8.000 a 11.000 em gatos que estavam amedrontados e não apresentavam problemas clínicos subjacentes. Além disso, a "hipertensão do jaleco branco" pode elevar a pressão arterial bem acima de 200 mmHg (os níveis normais variam entre 104,5 e 159,3 mmHg).[16]

Perspectiva do gato

Por um instante, imagine o que um gato provavelmente pensa e sente durante a consulta clínica e quando é transportado para a instituição e quando volta para casa. A percepção do gato difere significativamente da do proprietário ou do veterinário. O animal está tirando uma soneca à luz do sol quando vê sua pessoa favorita pegando o transportador que surge *apenas* quando uma consulta veterinária é iminente. O gato corre para se esconder; é encontrado e, a seguir, retirado da segurança de seu esconderijo.

Não importa o quanto o gato proteste, ele é empurrado para a odiosa gaiola. O proprietário também pode estar estressado, e talvez grite e resmungue. Ocorre, então, uma viagem acidentada e cheia de solavancos dentro do carro, o que pode fazer o gato se sentir nauseado. Se ele urinar, defecar ou vomitar, precisará se sentar nesses excrementos, envolvido pelo cheiro horroroso. Mesmo se o gato não ficar enjoado, poderá estar tão aterrorizado no carro ou na clínica que poderá desencadear uma alteração da motilidade gastrintestinal, levando a possíveis náuseas, vômitos ou diarreia. O gato também poderá salivar profusamente, pois se encontra muito nervoso e desconfortável.[22] Uma vez chegado à clínica, estranhos o tocam e fazem coisas que o levam a se sentir desconfortável. O gato sente medo e pode arranhar ou morder na tentativa de se proteger. Pior ainda é quando o gato volta para casa e os outros gatos provavelmente o incomodam em razão do seu cheiro diferente. Felizmente, o veterinário pode tornar a experiência menos estressante para sua equipe, o gato e o proprietário.

Um atendimento melhor

A maior parte dos proprietários não pode julgar o conhecimento do veterinário sobre medicina felina, mas pode julgar a capacidade do profissional quando ele trabalha com confiança, respeito e eficiência com seu gato. Ter habilidades cirúrgicas e conhecimento clínico excelentes é necessário, mas não é suficiente; os proprietários têm necessidades e expectativas maiores. *Os proprietários não se importam com o quanto o veterinário sabe até que tomam ciência do quanto o veterinário se importa – com o proprietário e também com o gato.*

Ao respeitar e entender o gato, os veterinários podem construir relações de confiança entre os proprietários de gatos, os funcionários da clínica e os pacientes felinos, resultando em melhora da saúde e do bem-estar felinos ao longo de consultas regulares. Essas consultas serão mais seguras – e mais relaxantes – para todas as pessoas envolvidas. Os exames e os testes diagnósticos mostrarão resultados mais precisos, e haverá maior satisfação com o trabalho por parte dos funcionários veterinários ao trabalharem com pacientes felinos. Igualmente importante é o fato de poderem ocorrer prontamente orientação e comunicação eficazes com o proprietário em tal atmosfera mais adequada. Por fim, melhor atendimento atrai novos donos e pacientes felinos, levando a consultas veterinárias mais frequentes – e melhores cuidados – para os gatos.

Felizmente, as consultas veterinárias podem se tornar mais agradáveis para todas as pessoas envolvidas. Este capítulo descreve métodos para entender melhor os gatos e a maneira como percebem o mundo e reagem a ele. Ademais, este capítulo aborda maneiras de como a comunicação e a aprendizagem do gato podem ser usadas para ajudar a prevenir agressividade e medo. Além disso, o capítulo traz informações práticas relacionadas com técnicas de levar o gato ao hospital veterinário, orientação ao proprietário e manuseio respeitoso de todos os pacientes felinos durante os exames e coletas de amostras, a fim de se evitarem dor e sofrimento.

Como compreender o gato

História do gato

Os primeiros ancestrais conhecidos da família Felidae existiram há 45 milhões de anos. O gato moderno, *Felis catus*, descende do *Felis lybica,* também conhecido como *gato-selvagem-africano* ou *pequeno-gato-do-mato-africano.* Descobertas recentes indicam que os gatos começaram a viver entre os seres humanos quando a agricultura teve início no Crescente Fértil (Ásia Ocidental e Oriente Médio dos dias modernos) há, aproximadamente 10.000 anos.[8] A relação entre gatos e seres humanos provavelmente começou pelo fato de ter sido mutuamente benéfica, uma vez que os gatos matavam os roedores atraídos pelos grãos estocados. A mais antiga evidência direta da domesticação do gato ocorreu há 9.500 anos, quando um filhote foi enterrado com seu proprietário no Chipre.[39] Os arqueólogos encontraram um molar felino em um local em Israel com, aproximadamente, 9.000 anos (7.000 a.C.). Também descobriram uma estatueta de gato em marfim estimada em 3.700 anos (1.700 a.C.), também em Israel. Há cerca de 3.600 anos (1.600 a.C.) no Egito, os gatos foram endeusados, e fazia-se luto quando morriam. Os enlutados raspavam as sobrancelhas, e os gatos eram mumificados para serem enterrados em locais santos, frequentemente junto a camundongos mumificados, acrescidos para uso na vida após a morte. Pinturas egípcias dessa época mostram gatos sob cadeiras, às vezes com coleira ou guia, frequentemente comendo em tigelas.[7] A população de gatos cresceu e se disseminou para outros países, provavelmente por meio das pessoas que elogiavam a habilidade desses felinos em controlar populações de roedores.

A boa reputação do gato na Europa começou a cair no fim da Idade Média, quando os líderes católicos declararam que os gatos eram agentes do demônio e os associaram à bruxaria. De aproximadamente 1400 a 1800, uma enorme quantidade de gatos foi exterminada, e os indivíduos que os mantinham, acusados de serem bruxos, também eram assassinados. A descoberta de micróbios por Louis Pasteur no século 19 ajudou a recolocar os gatos em sua alta cotação anterior; foram considerados os mais limpos dos animais. No fim dos anos 1800, a classe média em ascensão interessou-se por exposições de gatos e pelo desenvolvimento e estabelecimento de raças diferentes, especialmente raças de pelo longo. Durante o século 20, os gatos tornaram-se ainda mais apreciados, com frequência levando vida longa e confortável.

Outras espécies domesticadas sofreram seleção genética. Por exemplo, existem raças de cães específicas para caça, pastoreio e guarda. Entretanto, a relação mutuamente benéfica entre os seres humanos e os gatos tornou desnecessária tal seleção genética. Como consequência, os gatos domésticos mantiverem muitos aspectos de seus antecessores selvagens. Os gatos são carnívoros autênticos e têm habilidades atléticas surpreendentes, além de sentidos aguçados, o que lhes possibilita caçar com sucesso. Eles podem sentir e evitar o perigo e apresentam resposta acentuada de luta ou fuga.[11] Assim como seus antecessores selvagens, eles escondem a doença e a dor como mecanismo de proteção, o que colabora para a impressão errônea de que os gatos são independentes e requerem pouco ou nenhum cuidado.

Na verdade, os gatos são animais sociais, porém seu comportamento difere do de seres humanos e cães. Com recursos alimentares suficientes, os gatos de vida livre escolherão viver em grupos sociais, denominados *colônias.*[20,27] A organização social da colônia baseia-se nas fêmeas nutrindo e criando seus filhotes de modo cooperativo.[20] Dentro de uma colônia, os gatos escolherão suas companhias de preferência, ou adotados. Esses gatos podem mostrar afeição um pelo outro por meio dos cuidados de higiene mútuos: um lambe o outro, em geral na cabeça e no pescoço.[4,5] Como a cabeça e o pescoço são as áreas preferidas para o toque físico, os gatos podem não gostar, e é possível até que se tornem agressivos, quando as pessoas tentam acariciá-los em outras áreas. Por conseguinte, a menos que se saibam as preferências individuais de um gato, deve-se evitar acariciar ou tocar em outras áreas em troca de esfregar ou acariciar o gato ao redor do pescoço e da cabeça (p. ex., sob o queixo).

As colônias de gatos selvagens são bastante isoladas, e os estranhos em geral são afastados. Se um novo gato continua a visitar a colônia, poderá finalmente ser integrado no grupo, mas o processo leva algumas semanas.[19] Esse é o motivo pelo qual é tão importante introduzir gradualmente um gato em um domicílio que já conta com gatos residentes.

Embora sociáveis, os gatos são caçadores solitários. Eles apreendem pequenas presas e podem precisar caçar até 20 vezes/dia. Como são caçadores solitários, necessitam manter a saúde física e evitar brigas com outros gatos sempre que possível. Muito da comunicação felina funciona para que se evitem disputas por alimentos e território. Assim, a maioria dos gatos tenta evitar os riscos associados à luta ativa.

Os sentidos do gato | Como os gatos percebem o mundo

Como a percepção é tudo, os seres humanos podem entender e interagir mais adequadamente com um gato compreendendo como este percebe o mundo. A percepção dos gatos baseia-se em seus sentidos – a maioria deles é bastante sensível em comparação com os nossos sentidos.

A audição dos gatos é cerca de quatro vezes mais aguda do que a dos seres humanos. Os gatos podem ouvir uma ampla variedade de frequências, inclusive o ultrassom, o que lhes possibilita perceber as chamadas ou as conversas ultrassônicas dos roedores.[11] Suas aurículas móveis ajudam a localizar os sons. Devido à audição sensível, são fontes de estresse na clínica o toque de telefones, sinais sonoros de equipamentos eletrônicos e as vozes humanas, que soam desconfortavelmente altas, mesmo quando pensamos que estamos conversando em um tom normal.[29] O ruído provocado por centrífugas, aparelhos de raios X, monitores de pressão arterial e outros equipamentos médicos podem espantar pacientes felinos. Os sons de outros gatos e outros animais, como latidos, relinchos, rosnados e uivos também podem ocasionar estresse.[29]

Os gatos conseguem enxergar bem com pouca luz e são muito sensíveis a movimento, habilidades que os ajudam a caçar a presa. Consequentemente, movimentos rápidos, especialmente quando inesperados, provavelmente acentuam as respostas do gato e podem levar a um paciente mais reativo. Em outras palavras, os integrantes da equipe veterinária que trabalham com gatos devem ter em mente que "devagar se vai ao longe".

Os gatos apresentam excelente olfato e têm 5 a 10 vezes mais epitélio olfatório do que os seres humanos.[1] Também têm órgãos vomeronasais (órgão de Jacobson) localizados no céu da boca por trás dos incisivos superiores. A resposta *flehmen*, por meio da qual o gato faz careta e abre parcialmente a boca, ocorre quando os órgãos vomeronasais detectam odores de outros gatos.[36] Os gatos também são muito sensíveis ao toque e usam o bigode para examinarem o meio à sua volta. Quando atiçados, podem estar muito sensíveis e responder agressivamente até mesmo a afagos ou carinhos.

Em resumo, diversos agentes de estresse com origem em estímulos auditivos, visuais, olfatórios e táteis ocorrem tipicamente no hospital veterinário. O estresse acumulado que se origina desses estímulos pode ser maior que o somatório do estresse a partir dos componentes individuais.[29]

Comunicação dos gatos

Os gatos comunicam-se conosco todo o tempo, mas nós os ouvimos? Antes de os fatores de estresse na clínica e em casa serem identificados, é preciso entender que os gatos percebem o mundo por meio dos seus sentidos e do uso de meios vocais, visuais, olfatórios e táteis para se comunicarem. Entender esse sistema de comunicação é fundamental na prevenção de brigas com outros felinos. Como caçadores solitários, os gatos precisam manter a saúde e o bem-estar físicos. A comunicação clara ajuda-os a evitar lesões e possíveis ameaças à sua sobrevivência.[2,13] Como consequência, eles partem para a luta apenas como último recurso, após outras tentativas de comunicação terem falhado. Conseguir perceber e entender os sinais de comunicação do gato pode ajudar a evitar muitas atitudes agressivas no hospital veterinário.

Comunicação visual

Os gatos empregam uma variedade de posturas corporais sutis, expressões corporais e posições da cauda para se comunicarem com outros gatos, a fim de neutralizarem a tensão e evitarem contato físico (Figuras 1.1 e 1.2). Compreender as posturas corporais possibilita que os seres humanos reconheçam – e recompensem – o comportamento tranquilo; se as posturas associadas a temor forem reconhecidas a tempo, é possível impedir que o medo aumente até o ponto em que, provavelmente, haverá lesões (Figuras 1.1. e 1.2). Saber o modo de reconhecer um comportamento agressivo e defensivo em gatos é importante, pois a finalidade da maioria dos sinais e das posturas consiste em evitar batalha.

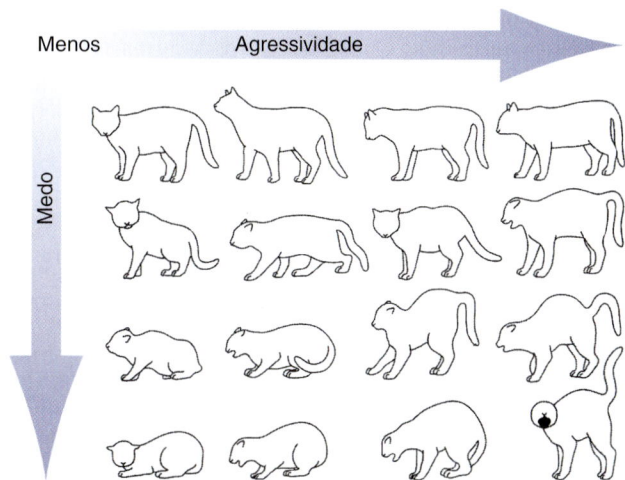

Figura 1.1 Reconhecer as posturas corporais que transmitem medo ou agressividade impede o medo de levar até uma situação que pode ocasionar lesões em todos os envolvidos. (*Adaptada de Bowen J, Health S: An overview of feline social behaviour and communication:* Behaviour problems in small animals: practical advice for the veterinary team, *ed 1, Philadelphia, 2005, Saunders. A figura original foi adaptada de Leyhausen P:* Cat behaviour, *New York, 1979, Garland STMP Press.*)

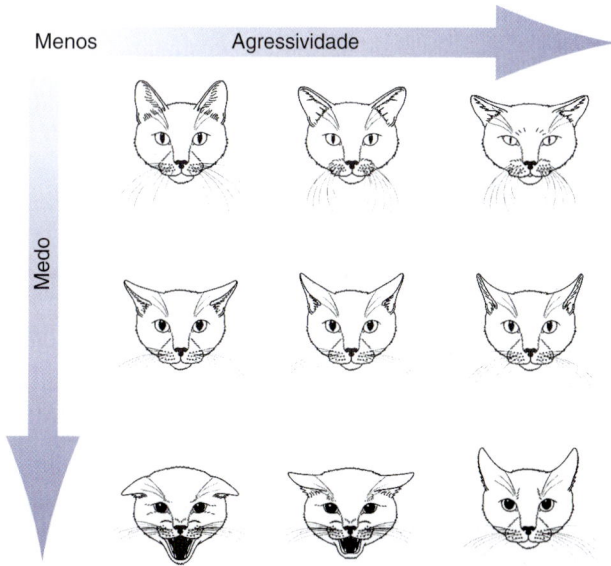

Figura 1.2 Sinais faciais mudam mais rapidamente do que as posturas corporais e fornecem indicações mais imediatas do nível de medo e agressividade de um gato. (*Adaptada de Bowen J, Health S: An overview of feline social behaviour and communication:* Behaviour problems in small animals: practical advice for the veterinary team, *ed 1, 2005, Saunders Ltd. A figura original foi adaptada de Leyhausen P:* Cat behaviour, *New York, 1979, Garland STMP Press.*)

A familiaridade com posturas corporais de felinos ajuda os seres humanos a identificar quando o gato pretende fugir, permanecer imóvel ou lutar. Embora a maioria dos gatos não queira lutar, eles podem eriçar os pelos, tornando-os muito maiores na tentativa de assustar os outros.[2] A Figura 1.1 mostra diversas posturas corporais que os gatos usam para se comunicar. O gato normal encontra-se no canto superior esquerdo. Ele se torna cada vez mais amedrontado nas situações subsequentes (movendo-se de cima para baixo). O gato no canto inferior esquerdo apresenta muito medo, porém se tornará agressivo se não houver uma via de fuga.[26] Na clínica, é comum um gato aterrorizado que se sente encurralado e se aperta no fundo da jaula. Conforme os movimentos da esquerda para a direita na figura, o gato se torna cada vez mais agressivo. No início, ele pode estar blefando, mas há a possibilidade de se tornar agressivo se não conseguir fugir e continuar a se sentir ameaçado. O gato no canto inferior direito é o mais amedrontado e agressivo.

Embora as posturas corporais sinalizem de modo eficaz o nível de medo e agressividade de um gato, mesmo a determinada distância, os sinais faciais (Figura 1.2) alteram-se com rapidez muito maior e fornecem indicações mais imediatas sobre o nível de medo e agressividade de um gato. Assim como na Figura 1.1, conforme nos movemos de cima para baixo na ilustração, o gato torna-se cada vez mais temeroso, e, à medida que nos movimentamos da esquerda para a direita, o gato torna-se cada vez mais agressivo.[26]

As orelhas encontram-se eretas quando o gato está alerta e concentrado em um estímulo (*canto superior esquerdo*). As orelhas estão giradas para baixo e para os lados em um gato defensivo (*inferior esquerdo*); no gato agressivo, as orelhas encontram-se dobradas, exibindo as laterais internas das aurículas (*inferior direito*).[26]

As pupilas são o sinal mais especificamente orientador de felinos. As pupilas em fenda indicam o estado normal (*canto superior esquerdo*): Quando bastante dilatadas, estão associadas a medo e resposta de fuga ou luta (*canto inferior esquerdo*). Já as oblongas sinalizam agressividade (*inferior direito*).[26] Em geral, o tamanho das pupilas correlaciona-se com a intensidade da situação, conforme ilustra a Figura 1.2 ao se movimentar de cima para baixo. Os gatos compreendem essas diferenças sutis e as usam para ajudar a prevenir lutas. (É importante reconhecer que a luz do ambiente também pode afetar o tamanho da pupila.)

Duas outras comunicações visuais são muito importantes; conhecê-las pode ajudar a reduzir os níveis de estresse no gato. Primeiramente, acredita-se que piscar sinalize que o gato está procurando reforço em um ambiente tenso. Felizmente, esse comportamento funciona tanto na comunicação entre os gatos quanto na comunicação entre o ser humano e o gato.[2] Piscar lentamente ou fazer "olhos pestanejantes" na direção do gato pode ajudar a confortá-lo. Em segundo lugar, devido ao fato de o contato visual prolongado – especialmente a partir de um gato ou um ser humano desconhecidos – constituir uma ameaça aos gatos, as pessoas que não o conhecem bem não devem encará-lo. A equipe de funcionários da clínica deve ser orientada a piscar lentamente na direção do gato e evitar encará-lo, a fim de tornar a consulta menos estressante para o animal.

A cauda dele é bem expressiva. Quando mantida verticalmente ou dobrada, sinaliza intenções calmas, amistosas; por outro lado, uma cauda mantida reta para baixo ou perpendicular ao chão indica postura agressiva.[26] O gato bate a cauda vigorosamente de um lado para outro quando se encontra muito agitado, incomodado ou excitado, ou ainda durante conflito. Se esse sinal for ignorado, o comportamento dele poderá culminar em agressão.[2]

Comunicação olfatória

As glândulas sebáceas responsáveis pelo odor do gato localizam-se ao redor dos lábios e no queixo, entre os dedos e na área perianal. Os gatos deixam sinais olfatórios quando esfregam as glândulas sebáceas da face em objetos, outros gatos e seres humanos; quando arranham (para espalhar o odor proveniente das glândulas interdigitais) e ao aspergirem urina. Em geral, essa aspersão de urina é uma comunicação olfatória *normal* entre os gatos (embora o conflito entre gatos em um domicílio possa induzir essa manifestação). Além disso, alguns gatos comunicam-se por meio de micção e estercamento (marcação com fezes).

Os sinais olfatórios desempenham papel importante na comunicação e no comportamento social. Eles possibilitam que gatos caçadores se comuniquem a distância, como, por exemplo, ao marcar um território como seu por meio de um sinal prolongado que perdura determinado período de tempo.[2] O uso estratégico de sinais olfatórios significa que os gatos caçadores podem proteger seu espaço se precisarem encontrar outros gatos ou interagir fisicamente com eles.

Nos hospitais veterinários, o odor de gatos, cães e seres humanos desconhecidos pode assustar e agitar os pacientes felinos. Como o sentido do olfato do gato é mais apurado do que o dos seres humanos, os integrantes da equipe veterinária geralmente não observam os sinais olfatórios deixados por outro gato ou mesmo o odor de uma solução de limpeza que pode ser agressiva para ele. Com frequência, em uma sala de exame que parece estar completamente limpa, os gatos podem ir diretamente a uma área específica, cheirá-la e, a seguir, exibir uma resposta *flehmen*. Quando um gato se encontra estressado, o sentimento parece quase contagioso, disseminando-se rapidamente para outros gatos. Isso acontece porque os gatos angustiados deixam o odor de sua angústia, o que influencia os outros gatos.

Conhecer a importância da comunicação olfatória entre os gatos ajuda a equipe no hospital veterinário. Os proprietários podem ser orientados a colocar algo que tenha o cheiro de casa – por exemplo, a cesta do gato, o cobertor ou a roupa de uma pessoa favorita (que não esteja recém-lavada) – na caixa de transporte ao levar o gato ao hospital veterinário. Se o gato precisar ser internado por qualquer motivo, o item familiar também deverá ficar com ele. Além disso, ao voltar com gatos após uma consulta veterinária ou ao trazer novos gatos, o proprietário deve ser ensinado a tomar precauções simples, como trocar a roupa de cama, ou esfregar o gato "da casa" com uma toalha e, a seguir, esfregar com a mesma toalha o gato que retorna, ajudando a reduzir o estresse e o conflito.

Comunicação vocal e tátil

A maioria das vocalizações dos felinos reúne os gatos. Os gatos também podem vocalizar ao se comunicarem com seres humanos. Aprendem rapidamente o modo de fazer as pessoas responderem às suas vocalizações, para receberem alimento e atenção. Embora os gatos ronronem quando estão satisfeitos, também podem ronronar quando doentes ou amedrontados. O ronronar é um pedido de contato e cuidados. O trinado e o miado são chamados de cumprimento amigáveis. Os gatos agregados envolvem-se no aloesfregamento (um se esfrega no outro) e nos alocuidados de limpeza, e costumam deitar-se bem próximos.[4]

Causas de comportamento inadequado e agressividade nas consultas veterinárias

O medo é a principal causa de comportamento inadequado e agressividade, em gatos, no hospital veterinário. A punição e a má socialização com frequência levam à agressividade por medo.[15] A ansiedade também pode levar ao comportamento inadequado e à agressividade. É *fundamental* que todos os integrantes da equipe compreendam o papel importante que o medo desempenha no comportamento inadequado e na agressão dos felinos. Além disso, designar rótulos negativos a pacientes difíceis (p. ex., "demônio" ou "malcriado") pode influenciar de modo sutil o comportamento e a atitude da equipe, além de prejudicar ainda mais interações posteriores com pacientes amedrontados.

O *medo*, definido como uma resposta emocional que capacita um animal a evitar situações e atividades potencialmente perigosas,[2] ocorre comumente em gatos em ambientes não familiares.[11] É bastante apropriado um ditado em inglês, cuja tradução diz: "Os gatos não gostam de mudança sem o seu consentimento." Ter uma sensação de controle, mesmo que não exercido, torna o gato mais confortável e reduz o estresse.[21] Dar a ele algum controle durante a consulta veterinária, deixando-o escolher uma posição e um local confortáveis para ser examinado, reduzirá de modo significativo o estresse associado às consultas.

O Boxe 1.1 traz uma relação de causas comuns de agressividade no hospital veterinário. A crença de que a dominância provoca agressividade felina no hospital veterinário é um conceito errôneo frequente.[24]

Além de medo, os gatos podem sentir ansiedade no hospital veterinário. A ansiedade é a antecipação emocional de um evento adverso – que pode ou não ser real.[25] O gato que tenha enfrentado uma experiência dolorosa pregressa no hospital veterinário provavelmente se sentirá ansioso durante a consulta seguinte, prevendo dor. É essencial promover a analgesia, para impedir ou tratar a dor e também prevenir a ansiedade em futuras consultas veterinárias.

De fato, a dor é o segundo motivo mais comum de agressividade em gatos. Os Boxes 1.2 e 1.3 mostram alguns distúrbios e procedimentos dolorosos frequentemente subidentificados. Os gatos tendem a esconder expressões de dor como mecanismo protetor. *Se houver qualquer questão relacionada com dor, convém administrar um analgésico e, a seguir, reavaliar a resposta do paciente. A resposta à terapia é um instrumento apropriado e importante na avaliação da dor.*[14] Para uma relação mais detalhada e mais informações sobre analgesia, ver Capítulo 6 e também as diretrizes de controle da dor desenvolvidas pela American Animal Hospital Association e pela American Association of Feline Practitioners.[14] A provisão imediata de analgesia eficiente abordará a dor e também eliminará ou reduzirá a agressividade associada a ela. A buprenorfina é um analgésico excelente e bem absorvido quando administrado via transmucosa (0,02 mg/kg).[34] Uma dose profilática proporciona efeito completo em 30 min (embora tenha sido observada analgesia anteriormente), o mesmo proporcionado pela administração intravenosa.[33] Quando a buprenorfina é administrada antes de exames e procedimentos dolorosos, uma sessão aterrorizadora, estressante e prolongada pode ser transformada em experiência relativamente rápida e bem tolerada. A buprenorfina também pode ser administrada por via subcutânea, com efeito completo ocorrendo em 60 min. A aplicação injetável é melhor para gatos que não gostam de ter a boca manuseada.

Boxe 1.1 Causas frequentes de agressividade de felinos no hospital veterinário

Agressividade por medo: medo de locais ou pessoas não familiares

Agressividade associada à dor

Ansiedade ou memória de uma experiência negativa (amedrontadora ou dolorosa) no hospital veterinário

Chamar a atenção por meio do comportamento (p. ex., "pobre gatinho")

Agressividade de brincadeira

Falta de socialização

Contenção forçada

Ruídos altos

Odores desagradáveis

Movimentos rápidos ou apressados em direção ao gato

Problema clínico subjacente (p. ex., meningioma ou outro problema do sistema nervoso central)

Intolerância ou agressividade a carinho

Ansiedade do proprietário

Punição física

Agressividade redirecionada

Boxe 1.2 Distúrbios frequentemente negligenciados que provocam dor

Impactação e evacuação de bolsa anal

Artrite

Câncer

Acne no queixo, intensa

Feridas crônicas

Queimaduras por tosa

Insuficiência cardíaca congestiva

Constipação intestinal

Úlceras corneanas e outras doenças da córnea

Doença dentária

Otite (por ácaros do ouvido, leveduras e infecções bacterianas)

Derrame pleural

Prurido

Edema pulmonar

Espondilose

Queimadura por urina

Vômitos

Boxe 1.3 Procedimentos frequentemente negligenciados que provocam dor

Abdominocentese
Espremedura de bolsa anal
Ataduras
Limpeza de ouvido
Manuseio – até mesmo o manuseio delicado e superfícies rígidas podem intensificar a dor em animais com artrite ou outros distúrbios dolorosos
Cateterismo intravenoso
Extração manual de fezes
Contenção e procedimentos com manuseio forçado
Toracocentese

Respostas ao medo

Como as respostas ao medo estão entre as causas mais comuns de agressividade, nós as abordaremos aqui. Qualquer gato tentará defender-se ao se sentir ameaçado. Os animais amedrontados entram na resposta de fuga ou luta. Se encurralados, os gatos, em sua maioria, optarão por fugir, ou por "fuga" em vez de "luta". Contudo, se não lhe for possível fugir, o gato lutará, o que poderá envolver mordidas e arranhões. Esses são comportamentos felinos *normais* derivados de comportamentos para que se evitem predadores.

A resposta de fuga ou luta envolve:

- *Congelamento* – o gato "congela", agachando-se e ficando imóvel. Em geral, essa imobilidade ocorre no começo do estímulo desencadeador ou quando esse estímulo desencadeador é relativamente baixo. Tal comportamento é comum em gatos no hospital veterinário e frequentemente acelera o exame
- *Fuga* – o gato evita ativamente o estímulo desencadeador. Por exemplo, o gato pode correr para um canto ou para debaixo de uma cadeira para evitar ser alcançado
- *Luta* – o gato manifesta agressividade defensiva para evitar um estímulo amedrontador ou fugir dele. Por exemplo, quando o veterinário estende o braço para pegar um gato intimidado no fundo da jaula, este poderá tornar-se agressivo para se proteger
- *Disfarce ou inquietação* – o gato adota uma atividade de deslocamento, como os cuidados e a higiene com os pelos, quando confrontados com estímulo desencadeador de medo. Embora o gato deseje evitar o estímulo, não pode fazer isso.

Aprendizagem dos gatos

Os gatinhos são excelentes aprendizes observacionais. Provavelmente, essa característica desenvolveu-se como uma adaptação evolucionária, pois os gatos aprendem com a mãe como matar uma presa.[4] Os filhotes aprendem rapidamente ao observarem o gato adulto, em geral a mãe, realizando uma tarefa antes que eles a tentem. Assim, se o gato adulto na residência for especialmente medroso na clínica veterinária, é ideal agendar consultas separadas para o filhote.

O conceito errôneo comum é o de que os gatos não conseguem aprender truques; na verdade, eles apreciam as interações de treinamento e podem aprender os comandos "sentado" e "junto", bem como seguir outros comandos, desde que recebam reforço positivo (Figura 1.3). De fato, empregar algumas dessas ordens úteis e familiares, ou truques, no hospital veterinário, além de recompensas, pode ajudar os gatos a se sentirem mais confortáveis e a prevenir a reatividade.

Os seres humanos podem influenciar o que os gatos aprendem conforme suas experiências. Por exemplo, se o gato tem uma experiência dolorosa durante sua primeira consulta ao veterinário, muito provavelmente sentirá medo nas consultas subsequentes. Por outro lado, se o gato aprender a associar a caixa transportadora, a viagem de carro e a consulta ao veterinário com recompensas e outras experiências positivas, aprenderá a apreciar tudo associado ao percurso até o veterinário.

Geralmente, as pessoas concentram-se na prevenção de um comportamento indesejado em vez de pensar na recompensa pelo comportamento desejado. A punição inibe o aprendizado e aumenta a ansiedade. Se o gato não compreende o que é solicitado ou o motivo pelo qual está sendo punido, poderá associar dor ou medo à situação; por fim, tal associação poderá levar à agressão franca.[42] Punição verbal ou física *nunca* deverá ser usada com gatos.

Consequentemente, é importante ensinar aos membros da equipe e aos proprietários que o reforço positivo de comportamento desejado é a maneira mais eficaz de se ensinar um gato, e o comportamento indesejável deve ser ignorado ou redirecionado a um comportamento desejável. O comportamento desejável consiste em se estar tranquilo, brincando, ronronando e aceitando a manipulação delicada. O reforço positivo deve ser feito em 3 segundos

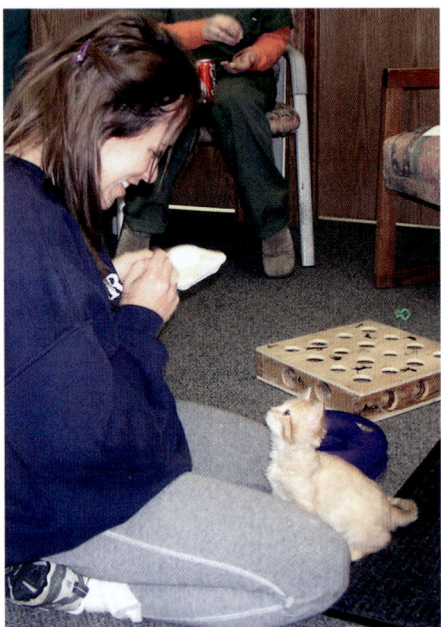

Figura 1.3 Ensinando um filhote a se sentar durante o treinamento. Sentar é fácil: lentamente, eleve uma recompensa a partir de próximo do focinho, sobre a cabeça do gatinho. Conforme a cabeça se levanta, a cauda baixará. Delicadamente, diga "sentado" conforme o gato se senta.

do comportamento desejado, de modo o gato não ter oportunidade de se envolver em outra atividade menos desejável que possa ser recompensada inadvertidamente. No hospital veterinário, o gato sempre deverá ser recompensado com guloseimas deliciosas e deverá ser elogiado por um comportamento tranquilo.

Como a ansiedade pode inibir o aprendizado, os gatos com histórico de ansiedade no hospital veterinário podem precisar de medicação ansiolítica. O alprazolam é um benzodiazepínico de curta ação e com efeito rápido. Esse fármaco pode tanto abortar quanto prevenir ansiedade ou sofrimento associados a consultas veterinárias. As doses recomendadas de alprazolam são de 0,125 a 0,25 mg/kg VO (via oral), a cada 12 h. Deverá ser administrado 60 min antes da consulta agendada. O alprazolam funciona bem associado a guloseimas e outras recompensas. Além disso, ele pode ser usado junto a antidepressivos tricíclicos ou a inibidores seletivos da recaptação de serotonina.

Embora tranquilizantes, como a acepromazina, tenham sido empregados para se prevenir o medo e a agressividade no hospital veterinário, eles não aliviam a ansiedade e podem desinibir a agressividade, resultando em um gato mais belicoso.

Período sensível de socialização

O período de socialização é a faixa etária durante a qual eventos particulares serão especialmente passíveis de terem consequências a longo prazo sobre o desenvolvimento do indivíduo. Em gatinhos, o período sensível é de 2 a 9 semanas (como comparação, o período sensível em cães perdura até 16 semanas). Os gatinhos que tiverem experiências positivas de manuseio durante esse período são mais resistentes a estresse, exibem menos medo e podem aprender algumas tarefas mais rapidamente do que gatos que não foram manuseados.[26] A exposição precoce e positiva a uma grande variedade de estímulos, especialmente aqueles com que o gato irá se deparar com frequência durante sua vida (p. ex., viagem de automóvel, consultas ao veterinário, convívio com crianças e cães, contato com aspiradores de pó), significa que o filhote (e mais tarde o gato) perceberá essas experiências como confortáveis, até mesmo agradáveis. A equipe veterinária deve encorajar os proprietários a expor o gatinho a pessoas de diferentes idades e gênero, sob condições tranquilas, e reforçar a experiência agradável apropriadamente (p. ex., usando petiscos, brinquedos, massagens e agrados).

Felizmente, o gato mais velho ainda consegue aprender, aclimatar-se e se adaptar a novas experiências, embora seja muito mais fácil ensinar filhotes durante seu período sensível de socialização.

Consultas veterinárias amistosas para o felino

Situação atual

Historicamente, o ensino acadêmico de veterinários e técnicos tem-se concentrado em cuidar de gatos doentes, envenenados e machucados. Nas últimas décadas, foi reconhecida a importância dos cuidados preventivos.

Mais recentemente, o ensino enfatizou a comunicação e a atividade comercial da medicina veterinária. Boas decisões de negócio envolvem boa comunicação com os integrantes da equipe, proprietários *e* pacientes. Infelizmente, ouvir, entender e respeitar o gato são itens pouco considerados. A realidade atual é que os programas de instrução das faculdades para estudantes de veterinária e estagiários técnicos concentram-se no cão como o principal companheiro animal de pequeno porte, tanto nos cuidados clínicos (quando a aula termina, o professor pode acrescentar: "... e, sim, os gatos também têm artrite") quanto no manuseio e no treinamento do paciente. Como os pacientes primários que os acadêmicos encontram são os cães, eles têm pouca (ou nenhuma) oportunidade de aprender técnicas apropriadas de manuseio de pacientes felinos ou de considerar problemas associados à contenção excessiva. Os cursos quase sempre ensinam os técnicos a segurar excessivamente os gatos, dessa maneira tornando as consultas desnecessariamente estressantes tanto para os pacientes felinos quanto para seus proprietários.

Orientação ao proprietário

A orientação ao proprietário começa com a chamada telefônica, antes de ele (seja um cliente assíduo ou de primeira vez) ir à clínica. O integrante da equipe veterinária que responde à chamada deve perguntar a todos os proprietários se eles acham que terão dificuldade em transportar o gato ao hospital veterinário. A pessoa da equipe deve informar, conforme necessário, como o proprietário pode ajudar a tornar a consulta o mais agradável possível. Uma vez que a maioria das pessoas aprende de modo visual e uma clínica recebe várias ligações, isso impede que se despenda tempo suficiente para orientar os proprietários de maneira eficaz. Por isso, é adequado enviar pelo correio, tradicional ou eletrônico, panfletos ou vídeos explicando técnicas de colocar o gato no transportador e acostumá-lo a passeios de carro, sugerindo também itens que devem acompanhar o gato ao hospital veterinário. Os recursos para orientação estão relacionados no Boxe 1.4.

Boxe 1.4 Recursos para orientação

Para veterinários

1. American Association of Feline Practitioners Feline Behavior Guidelines: http://www.catvets.com
2. Feline Advisory Bureau: Creating a Cat Friendly Practice and Cat Friendly Practice 2, www.fabcats. org/catfriendly/guides.html
3. Vídeo: Para profissionais veterinários: Encourage cat visits, Ilona Rodan, http://www.catalystcouncil.org/ enewsletter/february10/index.html
4. Healthy Cats for Life: http://www.healthycatsforlife. com/clinic.html

Para pacientes

1. Vídeo: Tips for taking your cat to the veterinarian, Ilona Rodan, www.catalystcouncil.org/resources/ video/?Id=89

Como levar o gato ao hospital veterinário

A equipe veterinária pode ensinar aos proprietários a maneira simples de transformar o transportador em refúgio felino: simplesmente mantendo o transportador em localização facilmente acessível para o gato (Figura 1.4).[22] Colocar roupas familiares da pessoa favorita dentro do transportador, junto a recompensas ou brinquedos, incitará o gato a entrar por conta própria. Recompensar o gato com guloseimas, alimentos e carinho tranquilo pelo fato de entrar no transportador reforçará positivamente as associações favoráveis do gato à gaiola transportadora. A partir do momento em que o gato entra regularmente no transportador em casa e o usa para descansar, o proprietário poderá levar o gato a passeios de carro periodicamente, associando o passeio a experiências positivas. Prêmios comestíveis, brinquedos favoritos e um pente ou escova (se o gato gostar de ser escovado) podem ser levados junto para tornar a viagem mais agradável e menos estranha. Deixar o gato em jejum durante, pelo menos, algumas horas antes da viagem de carro previne a cinetose. O jejum também aumenta o interesse do gato em recompensas, tanto durante o passeio de carro quanto no hospital veterinário, o que cria uma experiência mais positiva. É bastante útil aspergir um produto à base de ferormônio felino sintético, o qual acalma o gato, no transportador, 30 min antes da viagem.[28] Finalmente, envolver um cobertor ou uma toalha sobre o transportador ajuda a prevenir cinetose.

Os transportadores projetados para abrir a parte de cima e também a da frente tornam mais fácil mover o gato para dentro e para fora da caixa transportadora sem estresse. O transportador ideal também possibilita a remoção da metade superior, de modo que o gato especialmente tímido pode permanecer na metade de baixo do transportador durante o maior tempo possível do exame veterinário. Os transportadores com laterais rígidas podem ser presos pelo cinto de segurança do carro, a fim de que se aumente a segurança do gato e evite que ele sofra solavancos durante a viagem de carro.

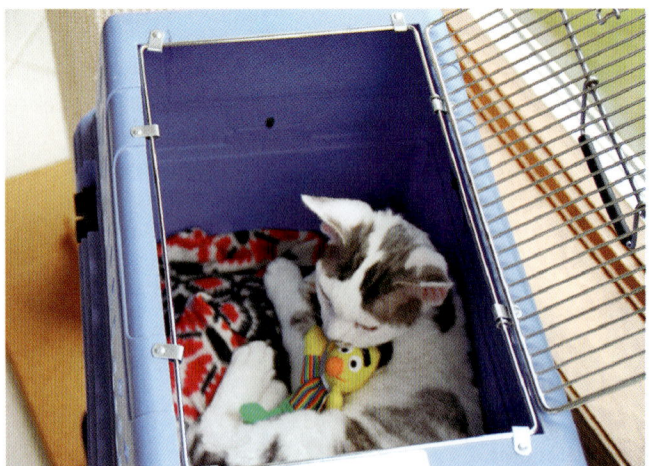

Figura 1.4 O transportador de gatinhos é deixado sempre próximo do ambiente do gato. O gatinho aprende a usar o transportador como um local seguro, o que reduz bastante ou elimina o medo associado a transporte e consultas veterinárias.

Como receber o gato e o proprietário

Por mais tranquila que seja a área da recepção, levar o gato diretamente para o consultório tão logo ele chegue reduzirá o medo e a ansiedade provocados por ver, ouvir e cheirar pessoas e animais não familiares. Minimizar o tempo de espera também é importante, pois a maioria dos gatos não se acalma tão rapidamente quanto o cão nas mesmas circunstâncias.

Primeiras consultas veterinárias e aulas para gatinhos

As primeiras consultas possibilitarão à equipe veterinária direcionar o filhote ou gato a um tratamento bem-sucedido. Se as primeiras consultas veterinárias forem agradáveis, as futuras experiências veterinárias provavelmente também serão positivas.[23] Os clientes têm mais vontade de levar novamente seu gato para consultas de rotina se não estiverem tensos. Os proprietários de gatos devem aprender cedo sobre os procedimentos normais de manutenção felinos, como corte de unhas, escovação, inspeções e limpeza de orelhas e escovação de dentes, de modo que tais estímulos tenham pouco ou nenhum impacto adverso durante as consultas veterinárias e os cuidados em casa. Os proprietários devem ser estimulados a levar seus gatinhos à clínica para verificação de peso, aumento da socialização e visitas por diversão, especialmente no primeiro ano de vida.

Tais aulas para filhotes são um meio excelente de: ensinar os proprietários o modo como entender os gatos e as suas necessidades; promover oportunidades para os membros da família aprenderem como lidar com os gatinhos nos procedimentos de manutenção domiciliares (p. ex., corte de unhas); e possibilitar que os gatinhos se socializem com outros gatinhos.[37] Ver o Capítulo 11 para mais informações sobre aulas para filhotes.

Como retirar o gato da caixa transportadora

Uma vez no consultório, convém deixar o gato iniciar o contato; os gatos ficam menos apreensivos se puderem controlar seu ambiente. Enquanto cumprimenta o proprietário e revê o histórico do gato, o veterinário deve abrir a porta do transportador e deixar que o gato cheire ou explore a sala. Agitando ou tranquilamente colocando recompensas próximo do transportador, o animal pode sentir-se estimulado a se aventurar para fora por conta própria. Enquanto obtém o histórico, o veterinário também pode avaliar o paciente a certa distância e sem fazer contato visual direto – o qual, conforme previamente mencionado, o gato pode interpretar como ameaça –, a fim de avaliar o padrão respiratório, a marcha e o comportamento geral. Monitorar a postura e a as expressões faciais do paciente, bem como suas respostas a recompensas, revela o nível de medo do gato. Se ele permanecer fugido, o veterinário poderá estender o dedo indicador na direção do gato de modo a ele poder cheirá-lo (e, idealmente, esfregar-se nele); a maioria dos gatos gosta de se esfregar em objetos protraídos. O veterinário não deve tocar o gato na cabeça ou no pescoço quando estiver saindo da caixa transportadora, pois, com frequência, isso leva o gato a se retrair instintivamente, em vez de fazê-lo mover-se para frente.

Se o gato não deixar a gaiola transportadora voluntariamente, a metade superior da mesma deverá ser removida com cuidado; se possível, de modo que o gato possa permanecer na metade inferior durante o máximo possível do exame (Figuras 1.5 e 1.6). Se o gato ainda assim sentir medo, o veterinário poderá lentamente deslizar uma toalha entre as partes de cima e de baixo do transportador enquanto a parte superior é removida. A toalha proporciona um esconderijo seguro para o gato e fica posicionada para envolvê-lo (um "rolinho-primavera" felino), se necessário; a toalha ajuda a tranquilizar o gato (Figura 1.7).

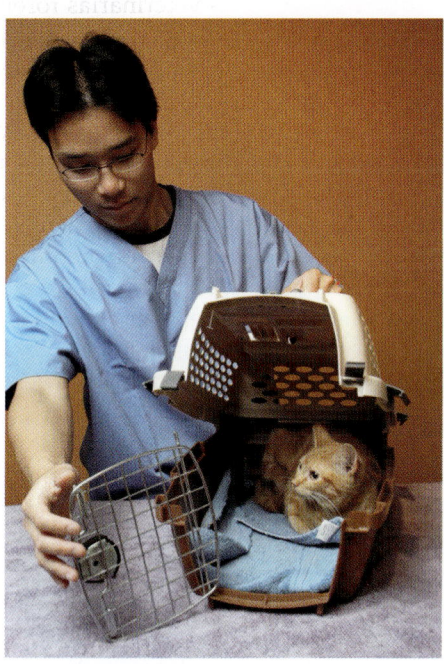

Figura 1.5 Se o gato não sair voluntariamente do transportador, remover a metade superior. O ideal é ter a frente do transportador virada para a parede, a fim de prevenir a fuga. (*Cortesia de Yin S: Low stress handing, restraint and behavior modification of dogs & cats: techniques for developing patients who love their visits, Davis, Calif, 2009, CattleDog.*)

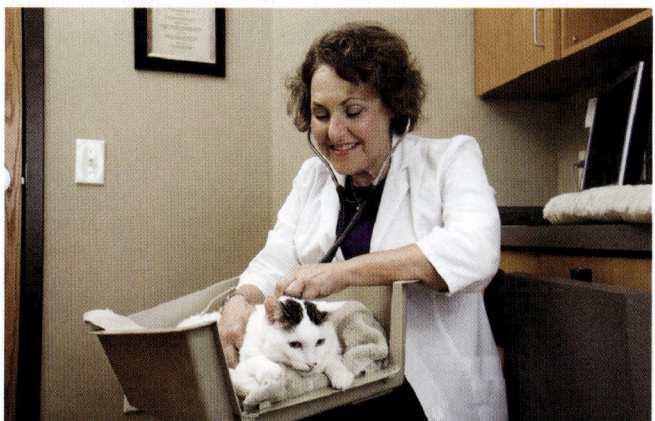

Figura 1.6 Com frequência, examinar o gato na metade inferior do transportador o faz sentir-se mais seguro e ajuda todas as pessoas envolvidas.

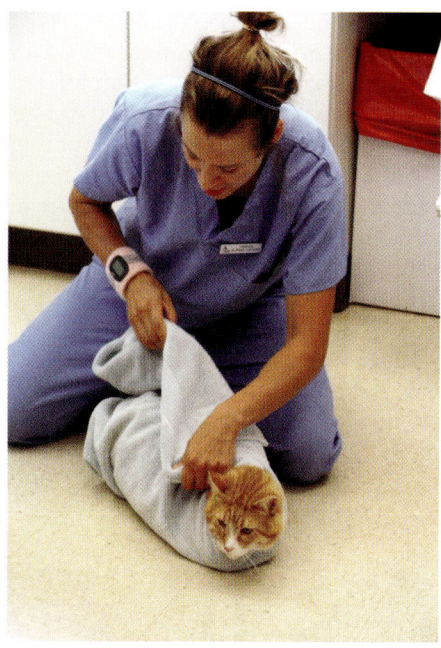

Figura 1.7 O envolvimento com toalha como um "rolinho" com frequência faz o gato se sentir mais seguro e previne que arranhe as pessoas que estejam lidando com ele. Quem souber segurar mais adequadamente deverá orientar os outros funcionários durante as reuniões da equipe e ajudar com o treinamento de novos empregados.

Quando ele precisar ser removido da metade inferior do transportador, levante-o por baixo, sustentando o abdome caudal próximo das pernas traseiras. *É extremamente importante jamais despejar o gato para fora do transportador.* Uma vez fora da caixa de transporte, esta deverá ser colocada fora do alcance da visão do gato, de maneira a ele não tentar voltar a ela. Finalmente, quando o exame estiver terminado, o gato deverá ser colocado de volta no transportador tão logo quanto possível.

Manuseio durante o exame

Para a realização do exame, devem ser feitas as seguintes observações:

1. O melhor local para examinar o gato é aquele em que ele deseja ficar; conforme explicado anteriormente, isso confere ao gato algum controle sobre seu meio ambiente. Muitos gatos não gostam da mesa de exame, pois foram punidos por subirem em mesas em casa. Prateleiras, bancos e uma balança para pequenos animais são boas opções para um consultório (Figuras 1.8 a 1.10). Muitos gatos preferem ser examinados quando estão sobre um cobertor ou uma peça de roupa do transportador, que já têm seu cheiro. Com frequência, é mais fácil fazer o gato permanecer perto do proprietário ou no chão ou no colo durante o exame (Figura 1.11). Os gatos gostam de se sentar no colo e costumam sentir-se confortáveis no colo do veterinário, mas devem estar em uma posição em que possam ver a pessoa da família. Além disso, pode ser útil para o gato se sentir mais seguro quando se recosta no

corpo do veterinário; caso contrário, pode temer cair da mesa. A realização do exame será bem menos estressante caso sejam adotadas as seguintes sugestões:

- Se a mesa precisar ser usada para o exame e a coleta de amostras laboratoriais, o gato deverá ser colocado sobre lã de carneiro, toalha ou outro material macio que já tenha o odor do animal, como um acolchoado ou uma peça de roupa da pessoa favorita do interior do transportador
- Devem ser feitos movimentos lentos em vez de rápidos
- Se possível, deve ser dado tempo para o gato relaxar antes de ser realizada a próxima parte do exame
- O gato nunca deverá ser estirado; deverá ser seguro de maneira relaxada, sem que os pés dele sejam puxados (Figura 1.12).

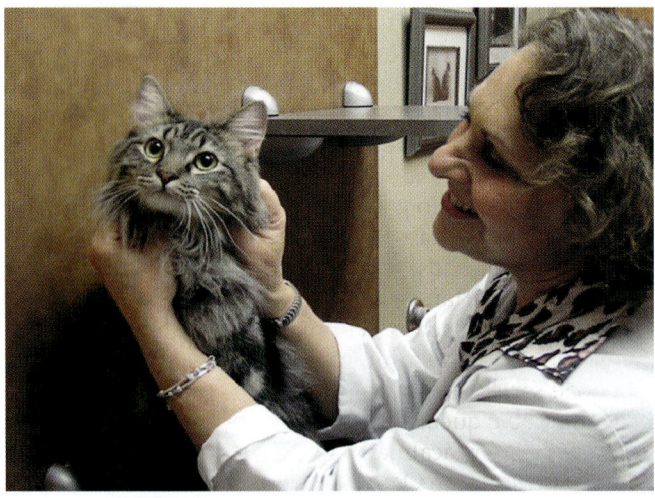

Figura 1.10 Alguns gatos confiantes preferem localizar-se em lugar mais alto e apreciam o aparador de gato nesta sala de exame.

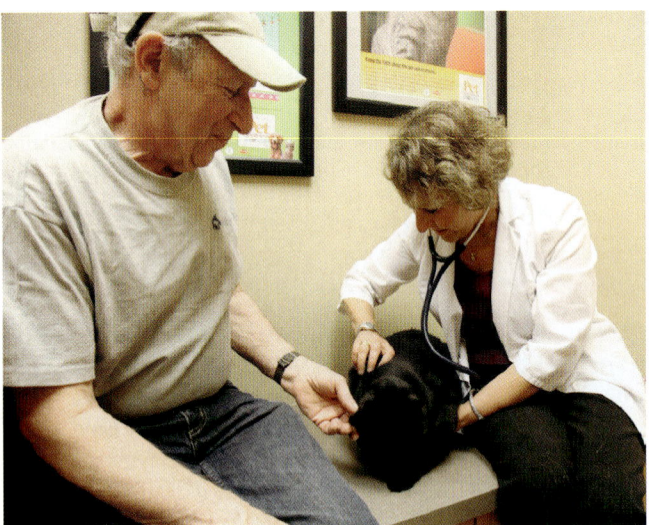

Figura 1.8 Com frequência, os gatos preferem estar com as pessoas que conhecem, no colo delas ou sentado próximo a elas. Este gato está recebendo reforço positivo, a recompensa da atenção, pelo bom comportamento no hospital veterinário.

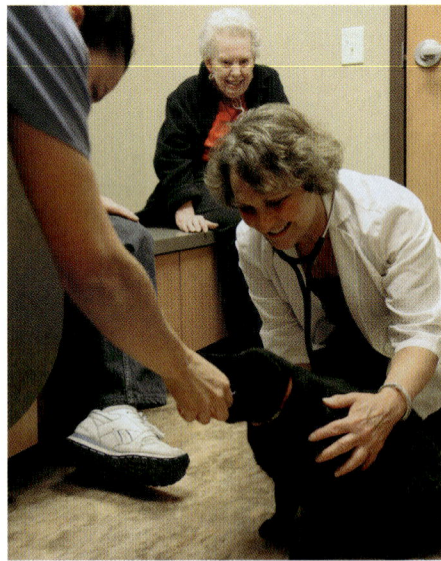

Figura 1.11 Alguns gatos preferem ser examinados no chão. Assim como as crianças ganham adesivos ou guloseimas quando vão ao médico, os gatos podem receber guloseimas ou gatária.

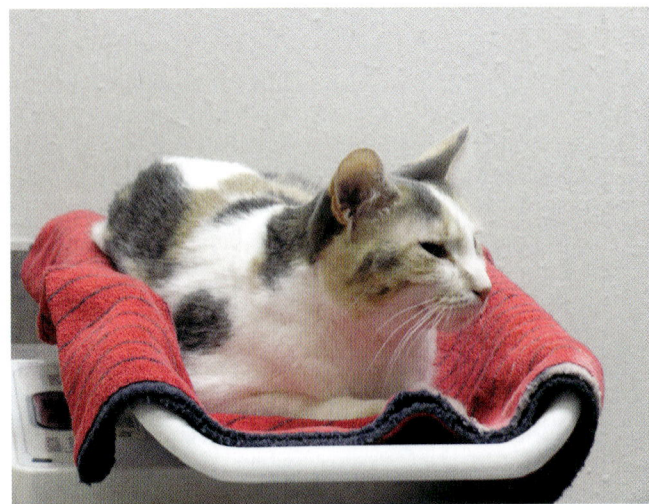

Figura 1.9 Muitos gatos gostam de permanecer na balança para pequenos animais após serem pesados. As laterais elevadas fazem o gato sentir-se mais seguro.

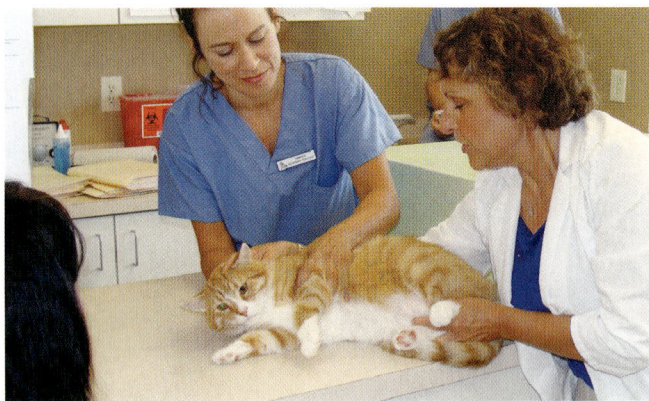

Figura 1.12 O gato não deve ser estirado ao ser contido em decúbito lateral. Verificar como as pernas são mantidas em posição confortável, com os dedos da pessoa que segura apoiando os pés delicadamente.

2. A menor contenção é sempre a melhor. Se o gato estiver posicionado confortavelmente e for manipulado ao mínimo, será menos passível de lutar para fugir ou se proteger. Contrariamente à crença comum, segurar um gato pela nuca com frequência o torna mais agitado e amedrontado, pois não proporciona a sensação de controle pelo gato.[39] Na opinião da autora, segurar o gato dessa maneira deve ser reservado às gatas com seus filhotinhos pequenos; a mãe gata pode sentir o quanto apertar. Os seguintes pontos descrevem técnicas aperfeiçoadas de manuseio:

- Em vez de segurar pela nuca, muitos gatos gostam de ser massageados na cabeça, por trás das orelhas ou sob o queixo. Essa massagem pode distrair o gato e também acalmá-lo. A acupressão é outra técnica para acalmar. Os três dedos do meio são usados para massagear ou acariciar lentamente a parte de cima da cabeça. Já o primeiro e o quinto dedos (ou seja, o polegar e o mínimo) são usados para controlar a cabeça do gato e, dessa maneira, proteger tanto o examinador quanto o gato (Figuras 1.13 e 1.14)
- O gato nunca deve ser estirado ou estendido; em vez disso, deve ser colocado de maneira relaxada, sem puxar os pés

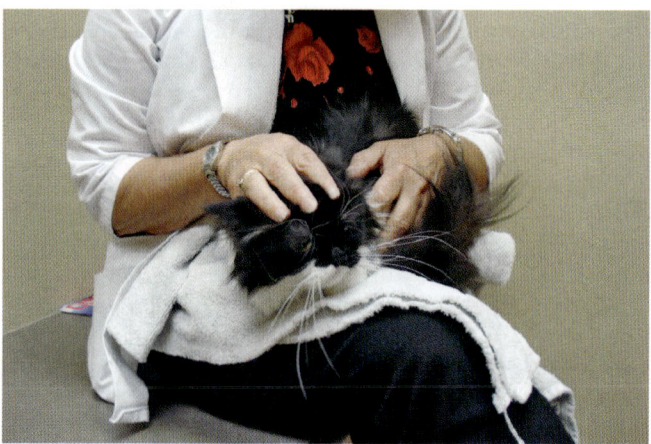

Figura 1.13 Massagear lentamente o topo da cabeça ajuda a acalmar o gato.

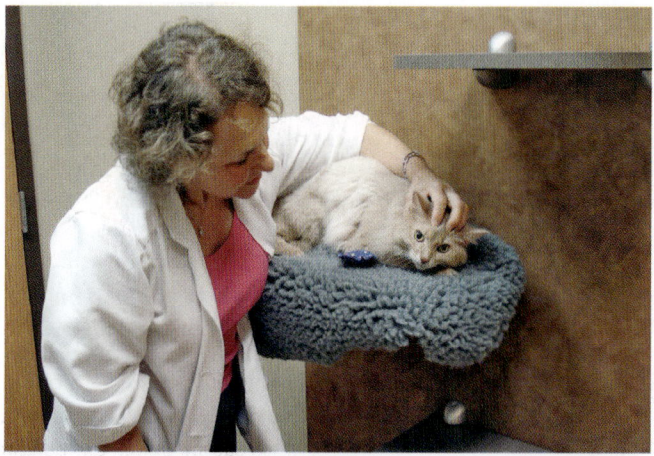

Figura 1.14 Observar como o polegar e o quinto dedo seguram a cabeça do gato enquanto se emprega a acupressão para acalmá-lo.

- A ordem do exame deve ser modificada de modo a ajudar o paciente; não é necessário examinar todos os gatos começando pela cabeça e indo até a cauda. De fato, realizar as partes menos estressantes do exame primeiramente e reservar áreas em que o gato não gosta de ser tocado (para alguns, os dentes e a boca; para muitos com artrite, os pés; para gatos com problemas no trato urinário, o abdome) até o fim do exame irão ajudá-lo a se manter mais relaxado.
3. Lembre-se: "Devagar se vai ao longe." Movimentos rápidos ou abruptos podem alarmar o gato e levá-lo a querer lutar, o que poderá envolver várias pessoas para segurá-lo. É importante trabalhar lentamente e com segurança, a fim de fazer o gato se sentir confortável.
4. O comportamento desejado deve ser recompensado com guloseimas, brinquedos de gatária e atenção. As recompensas ajudam a reforçar o comportamento desejado. O comportamento não desejado deve ser ignorado ou redirecionado.
5. O veterinário não deve tentar inclinar-se muito sobre o gato ou agarrá-lo rapidamente; essas ações podem aumentar o medo do paciente.
6. Gatos ansiosos podem ser distraídos quando os envolvemos em comportamentos diferentes, incompatíveis com comportamento de medo ou ansiedade, como usar um brinquedo interativo, seguir a ponteira de *laser*, comer guloseimas ou se esfregar na gatária. Afagar o gato delicadamente por trás das orelhas ou esfregar debaixo do queixo também pode tirar sua atenção dos procedimentos que estão sendo realizados.
7. Podem ser usadas muitas técnicas de manuseio com a toalha, a fim de examinar com sucesso gatos tanto amedrontados quanto agressivos pelo medo e para coletar amostras de laboratório.[43] Além do método previamente mencionado do "rolinho" (Figura 1.7), outras técnicas comuns com a toalha são:
   - Cobrir a cabeça com uma toalha para que se eliminem indicações visuais capazes de induzir a estresse ou ansiedade
   - Mover a toalha de um lado do gato para outro, a fim de se examinarem diferentes partes de seu corpo (Figura 1.15)
   - Colocar com delicadeza uma toalha ao redor da face ventral do pescoço e um membro dianteiro, a fim de que se mantenha o gato enrolado, com apenas um membro anterior exposto para a colocação de cateter intravenoso ou para a coleta de sangue da veia cefálica (Figura 1.16).
8. Não se aconselha esforço prolongado (mais de 2 segundos) ou repetido.[43] Se o gato lutar, a posição deve ser alterada, ou pode-se empregar, conforme necessário, uma toalha, sedação ou anestesia. A analgesia é sempre recomendada se o gato estiver com dor ou apresentar possibilidade de ter dor, e se também forem realizados procedimentos dolorosos. Os pacientes mais velhos comumente têm artrite e podem sentir dor com a manipulação física, o posicionamento para radiografias ou a colocação sobre superfícies rígidas. Para a relação de distúrbios e procedimentos dolorosos, ver as Diretrizes da AAHA/AAFP Pain Management Guidelines[14] e os Boxes 1.2 e 1.3.

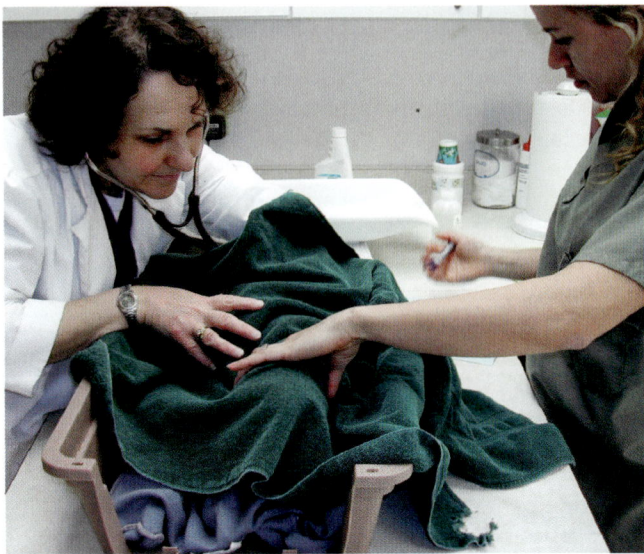

Figura 1.15 Este gato está amedrontado e se encontra muito mais confortável com a cabeça coberta. Observe que o técnico coloca sua mão esquerda para segurar a cabeça no lugar sem apertar.

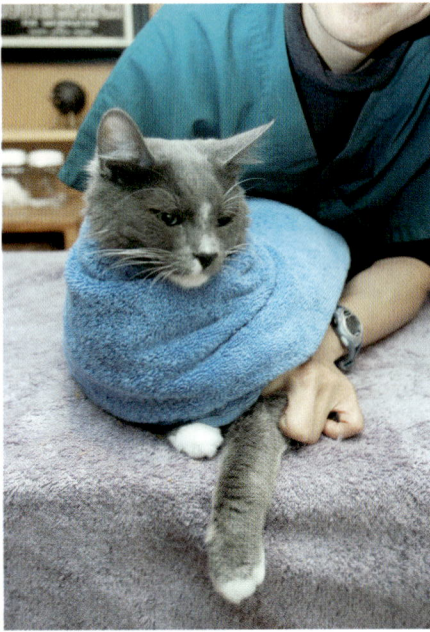

Figura 1.16 Esta técnica da toalha proporciona conforto ao gato e um método seguro de manipular para a venipunção ou a colocação de um cateter. (*Cortesia de Yin S:* Low stress handling, restraint and behavior modification of dogs & cats: techniques for developing patients who love their visits, *Davis, Calif, 2009, CattleDog.*)

9. Alguns gatos comportam-se com mais tranquilidade quando são eliminados estímulos visuais. A maioria dos gatos não precisa de focinheira ou dispositivo semelhante, mas, para aqueles que precisarem, existem várias opções relativamente delicadas, como focinheira de pano macio ou de plástico, que tanto previne a mordida quanto reduz bastante os estímulos visuais. Quando o veterinário está trabalhando longe da cabeça do animal, o colar elizabetano ou uma focinheira a ar também podem proteger contra mordidas. Alguns veterinários, especialmente na Europa, consideram a "clipnose" ou inibição comportamental provocada por beliscão (p. ex., colocação de pinças ao longo do dorso do pescoço), útil para a contenção.[31]

10. Preparar todo o material antecipadamente ajuda a reduzir o tempo de manuseio e evita que o gato se assuste com pessoas entrando e saindo do consultório.

11. Registrar no prontuário do paciente quais métodos de manuseio funcionam melhor para o paciente individualmente (e aqueles a serem evitados porque o assustam) melhora futuras consultas veterinárias e diminui o estresse para todos. Ao tentar aquietar ou acalmar o gato, o veterinário deve evitar sons pedindo silêncio (como "Shhhh!"), que parecem assovio para o gato e podem exacerbar o estado de agitação.

12. Os proprietários e os membros da equipe veterinária são solidários com gatos angustiados. No entanto, dizer "Pobre gatinho" ou "Está tudo bem" com voz suave pode funcionar como recompensa inadvertida pelo seu temor. A melhor maneira de ajudar o gato a se acalmar e sentir menos medo consiste em a equipe veterinária e o proprietário permanecerem calmos.

Manuseio para coleta de amostra laboratorial

Em geral, a coleta de amostras laboratoriais de gatos carece de manuseio mínimo. O clínico deve assegurar que o paciente se encontre confortável durante a coleta da amostra, possibilitando que o gato permaneça na posição mais natural possível, sem estirar ou segurar suas pernas com força. Deve ser providenciado um cobertor ou algo macio sobre o qual o gato possa deitar-se, preferivelmente uma peça que tenha o cheiro da casa. Gatos mais velhos, com artrite, e abaixo do peso sentem-se especialmente desconfortáveis em superfícies rígidas e frias e se beneficiam de uma almofada macia sob eles. Conforme previamente discutido, os gatos também podem ser delicadamente enrolados em uma toalha, a fim de fazer com que se sintam mais seguros.

Muitos proprietários preferem observar enquanto as amostras laboratoriais são coletadas. Quando os proprietários se encontram presentes, eles ficam despreocupados quanto ao que está acontecendo com o seu gato, com frequência acalmam-no, e isso leva o proprietário a tornar-se mais orientado, bem como aumenta o respeito pela equipe veterinária.

Como medir a pressão arterial

As medidas de pressão arterial, quando indicadas, devem ser realizadas antes de outros exames diagnósticos, enquanto o paciente é mantido o mais relaxado e calmo possível, a fim de minimizar a hipertensão do "jaleco branco". O meio deve ser tranquilo, sem outros animais, e o proprietário deve estar presente, se possível.[3] A aferição da pressão arterial é mais bem realizada, em geral, no consultório e não na área de tratamento. O gato precisa de cerca de 5 a 10 min para se acostumar a um ambiente; no momento em que o histórico tiver sido obtido e o exame físico, realizado, o gato terá se acostumado à sala de exame, reduzindo a probabilidade da hipertensão do jaleco branco se a aferição da pressão arterial for realizada lá.[3,17]

As leituras de pressão arterial podem ser obtidas dos membros anteriores (antebraço) ou posteriores (jarrete) ou a 2,5 cm da base da cauda. Esta última opção é uma abordagem excelente para gatos com artrite e aqueles mais temerosos quando veem o que está acontecendo (Figura 1.17). Qualquer que seja o membro utilizado, a perna nunca deve ser estendida em excesso; em vez disso, colocar a mão delicadamente por trás da perna impede que o gato a retire durante o procedimento e o mantém confortável. As aferições de pressão arterial devem ser realizadas sempre que o gato estiver mais confortável, seja no colo, em um transportador ou em algum outro local confortável. O clínico deve usar fones de ouvido para evitar o temor associado ao ruído do monitor. Além disso, o uso de gel aquecido não inicia a resposta de susto frequentemente observada na aplicação de gel frio. Um artigo, que pode ser baixado gratuitamente pela internet, o Doppler Blood Pressure Measurement in Conscious Cats (http//www.catprofessional.com/free_downloads.html), é um excelente recurso para orientação daqueles ainda não habituados com as aferições de pressão arterial.

Como coletar amostras de sangue

A maioria dos laboratórios solicita uma amostra de sangue ou soro maior do que a verdadeiramente necessária; é útil entrar em contato com o laboratório, a fim de descobrir a quantidade de sangue realmente necessária para as amostras. Se o laboratório aceitar amostras menores, peça tubos com EDTA para aves, de modo que um pequeno volume sanguíneo não se torne excessivamente diluído. Independentemente da veia a ser utilizada para a coleta de amostra de sangue, a maioria dos pacientes não precisa de mais de uma pessoa para segurá-lo durante a coleta; de fato, alguns veterinários conseguem coletar amostras da veia jugular sem ajuda adicional (Figura 1.18). Muitos gatos toleram bem a coleta da jugular; este local de coleta possibilita a coleta rápida de uma amostra volumosa. Outros gatos preferem não ver a coleta da amostra e toleram melhor a coleta a partir da veia safena medial ou da cefáli-

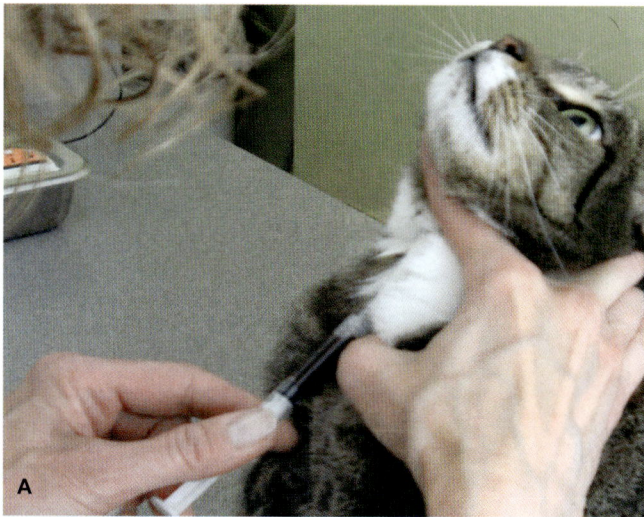

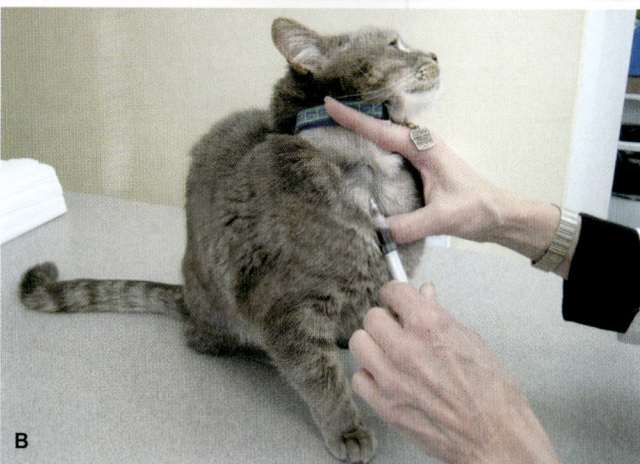

Figura 1.18 **A.** Amostra de sangue sendo coletada da veia jugular com uma única mão. **B.** Coleta da jugular com uma única mão (outra incidência). (*Cortesia da Dra. Jane Brunt.*)

ca; usando um cateter do tipo *butterfly* evita-se colabamento dessas veias se for necessário grande volume de sangue. Para os pacientes muito sensíveis a picada de agulha, deve ser aplicado creme anestésico com lidocaína/prilocaína sobre o local da punção, no mínimo 30 min antes da coleta de sangue ou do cateterismo intravenoso. A seguir, o local deverá ser coberto com atadura para impedir que o gato lamba o creme. Pode ocorrer absorção sistêmica mínima de lidocaína em alguns gatos, porém as concentrações são substancialmente abaixo das tóxicas.[9] Não foram relatados outros efeitos colaterais, embora contorcer-se durante a colocação do cateter não tenha sido significativamente reduzido pelo uso de lidocaína/prilocaína (creme) em um estudo quando comparado com placebo.[41]

Como coletar amostras de urina

A urina deve ser coletada por cistocentese (exceto em raros casos). O gato deve ser seguro na posição mais confortável possível, sem estender as pernas. Embora a maioria dos veterinários e técnicos prefira colocar o gato na mesa de exame ou de tratamento para realizar a cistocentese, o procedimento também pode ser realizado com uma pessoa segurando o gato no colo (Figura 1.19). O artigo de

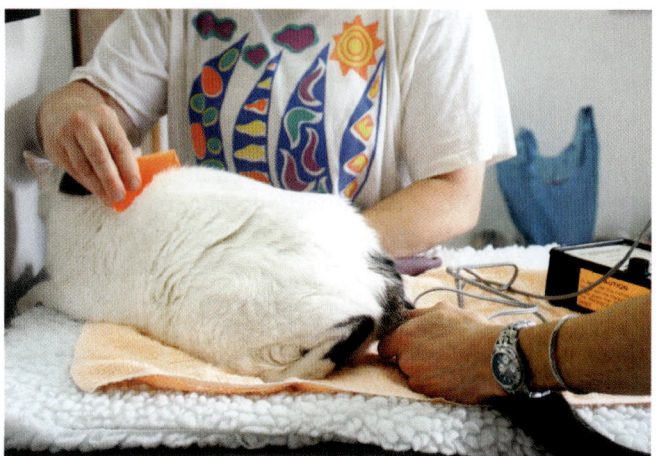

Figura 1.17 Aferições de pressão arterial a partir da cauda funcionam bem com os gatos que não gostam de ter os pés seguros. Observe que o proprietário está distraindo o gato com o pente, uma de suas recompensas favoritas.

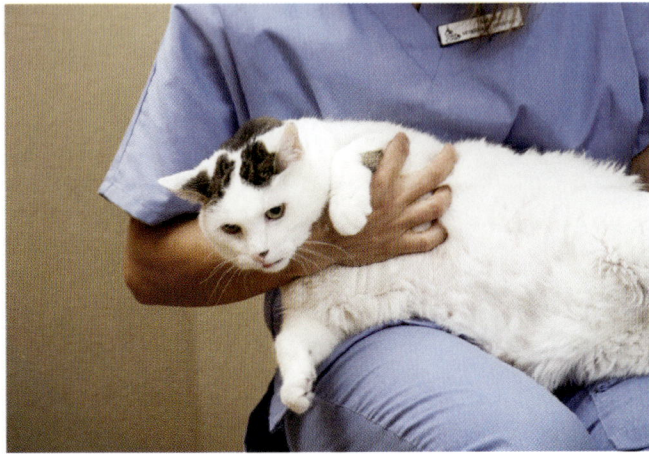

Figura 1.19 Os gatos com frequência sentem-se mais confortáveis sendo seguros no colo de alguém para a cistocentese.

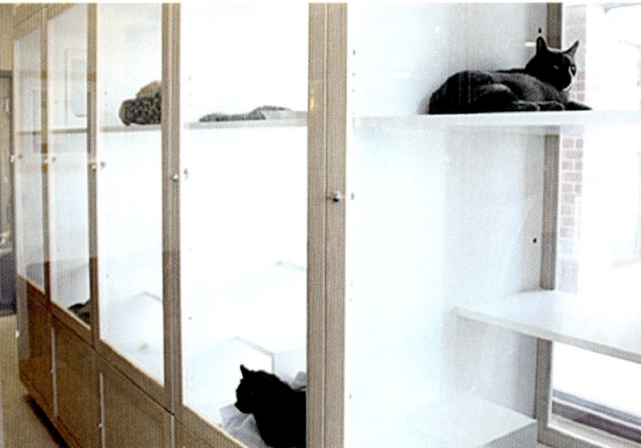

Figura 1.20 Condomínios de gatos com múltiplas prateleiras possibilitam que os gatos escolham onde desejam ficar.

download gratuito "Cistocentese em gatos" (http://www.catprofessional.com/free_downloads.html) é um excelente recurso para orientação e ilustra como realizar cistocentese com o gato em diferentes posições.

Internação

Sempre que possível, é melhor não internar gatos; estar longe de casa provoca ruptura da rede social e falta de sentido de controle. Assim, ambos os fatores podem criar medo e estresse.[29] Os gatos hospitalizados frequentemente se retraem e ficam inativos, levando ao conceito errôneo de que o gato não está estressado. O alto estresse do hospital inibe comportamentos normais, como comer, autocuidados, sono e eliminação de resíduos.[11] Esse novo ambiente pode ser especialmente estressante para os gatos idosos e geriátricos e gatos que não foram bem socializados.[11]

Se for essencial a internação, os gatos deverão ser mantidos em uma área tranquila onde não vejam outros gatos ou cães. Proteger o gato internado da visão e do ruído de cães que latem e do sibilo ou grito de gatos reduzirá bastante o estresse. Esse objetivo pode ser alcançado provendo uma enfermaria separada para gatos internados (Capítulo 2) e áreas de isolamento para gatos que sibilem ou miem muito alto e cobrindo-se a jaula do gato com uma toalha ou um cobertor para diminuir a visualização das atividades do hospital que possam aumentar a ansiedade. É evidente que remover todos os odores de outros animais ou de outras pessoas é quase impossível no ambiente hospitalar ou clínico. Entretanto, aspergir um produto à base de ferormônio felino sintético na gaiola, pelo menos 30 min antes de o paciente ser movido para lá, ajudará a acalmar o gato e aumentar a ingestão de comida e os autocuidados.[12]

A maioria das jaulas das clínicas veterinárias é muito pequena para gatos. As jaulas devem ser grandes o suficiente de modo que o gato possa se alongar, lamber-se e se exercitar. Além disso, devem ter espaços separados para alimentação, sono e eliminação de resíduos (Figura 1.20).[11] As prateleiras e as oportunidades para escalar podem estender o espaço disponível da jaula (Figura 1.21). De fato, ao se promoverem pontos de vantagem dos quais o gato

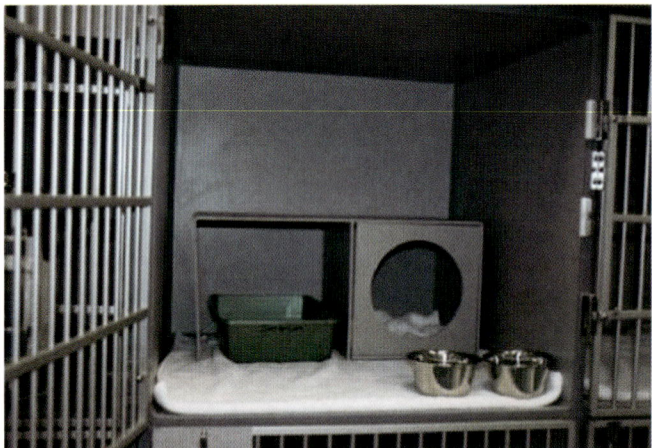

Figura 1.21 Gaiolas que não tenham aparadores e locais para esconderijo podem ser modificadas pela adição de uma caixa com espaço para se esconder e ficar no alto. Também podem ser acrescidas de peças obtidas comercialmente que possibilitem esconder-se e empoleirar-se. (*Imagem cortesia dos Drs. Peter e Kari Mundschenk.*)

possa monitorar à sua volta e detectar a aproximação de pessoas e outros animais, tal espaço vertical pode fazer o paciente se sentir mais em controle do seu meio.[29]

Além disso, fornecer materiais que o gato possa usar para fazer de local de esconderijo pode reduzir bastante o estresse. Os gatos se escondem quando estão ansiosos ou amedrontados;[35] esconder-se é uma estratégia de enfrentamento importante em resposta a alguma alteração no meio.[13] Os locais para esconderijo podem ser simples, como saco de papel, caixa de papelão ou mesmo cobertor ou toalha. Colocar um cobertor ou acolchoado na parte superior de uma caixa de papelão cria tanto um local para esconderijo quanto um aparador.

Deve ser providenciada uma cama confortável tanto na área de sono quanto na de esconderijo. Os gatos preferem repousar em superfícies macias e têm períodos mais longos de sono normal quando deitados em cama macia.[11] Uma toalha enrolada em círculo (Figura 1.22) constitui-se em boa cama para animais e torna possível o monitoramento visual da condição dos cateteres intravenosos sem perturbar o paciente.[43]

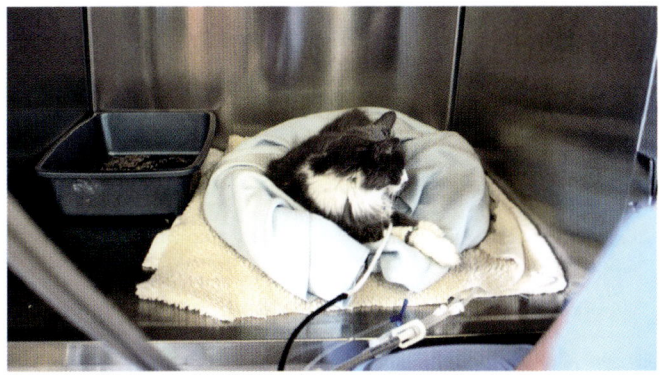

Figura 1.22 Uma toalha enrolada em círculo cria uma cama conveniente e confortável que possibilita o monitoramento imediato de cateteres intravenosos.

Os gatos presos mostram sinais de estresse quando a rotina do cuidador é imprevisível e quando têm pouca ou nenhuma interação social.[27] As horas regulares de alimentação e limpeza são menos estressantes para os pacientes felinos,[29] assim como são os momentos regulares de atenção, cuidados e verificação de peso.

Como os gatos preferem contato com pessoas que lhes são familiares, os membros da equipe, sempre que possível, devem ser os mesmos nos cuidados de um gato internado ou abrigado. Da mesma maneira, o proprietário do gato deve ser estimulado a visitá-lo durante a internação.[11]

Remover o gato amedrontado de uma gaiola pode ser extremamente difícil, pois ele percebe que sua possibilidade de escapar é restrita.[13] Para reduzir a resposta de medo, o veterinário ou o técnico deve ficar na lateral da gaiola, não diretamente na frente. Pela lateral, o gato deve ser incentivado delicadamente a entrar ou se aproximar da gaiola por si próprio (Figura 1.23). Estender a mão para dentro da gaiola e tentar agarrar o gato será contraprodutivo e, provavelmente, exacerbará as respostas de medo.

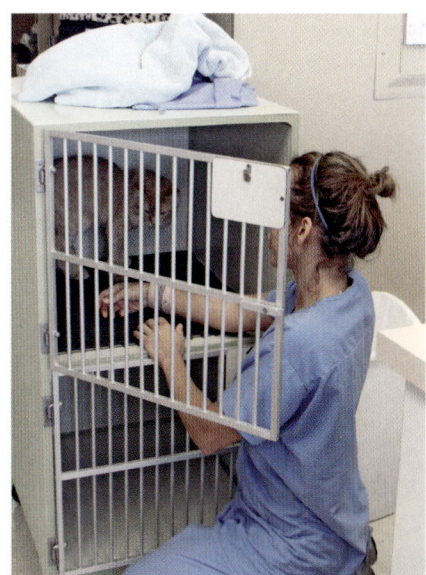

Figura 1.23 Ficar de pé ou agachado na lateral da gaiola e gradualmente deixar o gato se aproximar ou removê-lo enquanto permanece na sua cesta ou caixa é a maneira excelente de remover o gato da gaiola.

Como proceder na volta para casa

Na maioria das situações, o gato não tem dificuldade de voltar do hospital veterinário para casa. Entretanto, duas situações devem ser abordadas com os proprietários: o gato agitado e outros gatos na moradia que podem não aceitar o animal que volta.

Um gato agitado pode permanecer reativo durante algumas horas ou mesmo dias antes de se acalmar.[13] Se o gato ainda estiver agitado quando enviado para casa, é importante explicar a situação claramente ao proprietário de modo que ele saiba o que esperar. Até que o gato se acalme novamente em casa, ninguém deverá manuseá-lo e – igualmente importante – todos deverão ignorar o comportamento agitado, de modo a não reforçar ou intensificar tal comportamento.

Independentemente do período de tempo que o gato tiver ficado internado no hospital veterinário, outros gatos na moradia podem não aceitar imediatamente o gato que volta por causa do cheiro que não será familiar.[36] Na maioria das situações, é suficiente manter o gato que retorna no transportador até que todos os gatos se acalmem, o que geralmente leva algumas horas. Deve-se lembrar os proprietários de ignorar silvos ou gritos e recompensar todas as interações positivas. Se a reintrodução ainda provocar problemas, o proprietário deverá primeiro esfregar o gato (ou os gatos) que ficou na moradia com uma toalha e, a seguir, esfregar o gato que voltou com a mesma toalha, a fim de transferir o odor familiar ao "estranho". Em raros casos, os gatos precisarão passar pelo mesmo procedimento usado ao se introduzir um novo gato na casa.

Uma abordagem para prevenir problemas sérios com a volta a casa é levar os dois (ou todos) gatos ao veterinário ao mesmo tempo, mesmo quando apenas um tem a consulta agendada. Conforme previamente discutido, borrifar um produto à base de feromônio felino sintético na caixa transportadora (ou caixas) no mínimo 30 min antes da ida ao hospital veterinário e incluir peças de roupa com o cheiro do proprietário e o odor do outro gato (ou gatos) na gaiola transportadora (ou gaiolas) reduzirão o estresse e a ansiedade dos gatos durante a consulta na clínica.

Conclusão

Saber como o gato percebe seu meio e se comunica com ele e com os outros gatos nos ajuda a compreender melhor os sinais desses animais no hospital veterinário. Além disso, reconhecer que o medo e a dor são as razões mais comuns para a agressividade no hospital veterinário nos possibilita respeitar e entender o gato e proporcionar analgesia conforme necessário. Hoje, tem sido amplamente aceito que os gatos que sibilam e miam muito alto estão amedrontados e tentando nos comunicar que *evitemos* a intensificação dos sinais de medo até a agressão declarada por parte do animal. Compreender o gato e trabalhar calmamente com ele melhorarão as consultas veterinárias e os cuidados de saúde dos felinos. Trabalhar com confiança tendo em mente esse conhecimento significa que os integrantes da equipe veterinária estarão mais tranquilos e mais aptos a ajudar os proprietários e os gatos a relaxarem durante as consultas. Essa abordagem de conhecimento melhorará a consulta e as interações do gato (e do proprietário) com o hospital veterinário.

Referências bibliográficas

1. Beaver B: *Feline behavior: a guide for veterinarians*, ed 2, St Louis, 2003, Saunders.
2. Bowen J, Heath S: An overview of feline social behaviour and communication. In *Behaviour problems in small animals: practice advice for the veterinary team*, Philadelphia, 2005, Saunders, p 29.
3. Brown S, Atkins C, Bagley R et al: Guidelines for the identification, evaluation, and management of systemic hypertension in dogs and cats, *J Vet Intern Med* 21:542, 2007.
4. Crowell-Davis S: Social behaviour, communication and development of behaviour in the cat. In Horwitz D, Mills D, Heath S, editors: *BSAVA manual of canine and feline behavioural medicine*, ed 1, Gloucester, 2002, British Small Animal Veterinary Association, p 21.
5. Crowell-Davis S, Curtis T, Knowles R: Social organization in the cat: a modern understanding, *J Fel Med Surg* 6:19, 2004.
6. DiBartola S, de Morais H: Disorders of potassium. In diBartola SP, editor: *Fluid therapy in small animal practice*, ed 2, Philadelphia, 2000, Saunders, p 83.
7. Driscoll CA, Clutton-Brock J, Kitchener AC et al: The taming of the cat. Genetic and archaeological findings hint that wildcats became housecats earlier—and in a different place—than previously thought, *Sci Am* 300:68, 2009.
8. Driscoll CA, Menotti-Raymond M, Roca AL et al: The Near Eastern origin of cat domestication, *Science* 317:519, 2007.
9. Fransson B, Peck K, Smith J et al: Transdermal absorption of a liposome-encapsulated formulation of lidocaine following topical administration in cats, *Am J Vet Res* 63:1309, 2002.
10. Greco DS: The effect of stress on the evaluation of feline patients. In August J, editor: *Consultations in feline internal medicine*, ed 1, Philadelphia, 1991, Saunders, p 13.
11. Griffin B, Hume KR: Recognition and management of stress in housed cats. In August J, editor: *Consultations in feline internal medicine*, ed 5, St Louis, 2006, Saunders, p 717.
12. Griffith C, Steigerwald E, Buffington C: Effects of a synthetic facial pheromone on behavior of cats, *J Am Vet Med Assoc* 217:1154, 2000.
13. Heath S: Feline aggression. In Horwitz D, Mills D, Health S, editors: *BSAVA manual of canine and feline behavioural medicine*, ed 1, Gloucester, 2002, p 216.
14. Hellyer P, Rodan I, Brunt J et al.: AAHA/AAFP pain management guidelines for dogs and cats, *J Feline Med Surg* 9:466, 2007.
15. Landsberg G, Hunthausen W, Ackerman L: *Fear and phobias: Handbook of behaviour problems of the dog and cat*, ed 2, Philadelphia, 2003, Saunders.
16. Lin CH, Yan CJ, Lien YH et al: Systolic blood pressure of clinically normal and conscious cats determined by an indirect Doppler method in a clinical setting, *J Vet Med Sci* 68:827, 2006.
17. Love L, Harvey R: Arterial blood pressure measurement: physiology, tools, and techniques, *Compend Contin Educ Pract Vet* 28:450, 2006.
18. Lue TW, Pantenburg DP, Crawford PM: Impact of the owner-pet and client-veterinarian bond on the care that pets receive, *J Am Vet Med Assoc* 232:531, 2008.
19. Macdonald DW, Apps P, Carr G: Social dynamics, nursing coalitions and infanticide among farm cats, *Felis catus, Adv Ethology* 28, 1987.
20. Macdonald DW, Yamaguchi N, Kerby G: Group-living in the domestic cat: its sociobiology and epidemiology. In Turner DC,Bateson P, editors: *The domestic cat: the biology of its behaviour*, Cambridge, 2000, Cambridge University Press, p 95.
21. McMillan F: Development of a mental wellness program for animals, *J Am Vet Med Assoc* 220:965, 2002.
22. Milani M: Crate training as a feline stress reliever, *Feline Pract* 28:8, 2000.
23. Mills D: Training and learning protocols. In Horwitz D, Mills D, editors: *BSAVA manual of canine and feline behavioural medicine*, ed 2, Gloucester, 2009, British Small Animal Veterinary Association, p 49.
24. Moffat K: Addressing canine and feline aggression in the veterinary clinic, *Vet Clin North Am Small Anim Pract* 38:983, 2008.
25. Notari L: Stress in veterinary behavioural medicine. In Horwitz D, Mills D, editors: *BSAVA manual of canine and feline behavioural medicine*, ed 2, Gloucester, 2009, British Small Animal Veterinary Association, p 136.
26. Overall K: *Normal feline behavior: Clinical behavioral medicine for small animals*, St Louis, 1997, Mosby, p 45.
27. Overall K: Recognizing and managing problem behavior in breeding catteries. In Lawler D, editor: *Consultations in feline internal Medicine 3*, Philadelphia, 1997, Saunders.
28. Pageat P, Gaultier E: Current research in canine and feline pheromones, *Vet Clin North Am Small Anim Pract* 33:187, 2003.
29. Patronek G, Sperry E: Quality of life in long-term confinement. In August J, editor: *Consultations in feline internal medicine*, ed 4, Philadelphia, 2001, Saunders, p 621.
30. Patronek GJ, Lacroix CA: Developing an ethic for the handling, restraint, and discipline of companion animals in veterinary practice, *J Am Vet Med Assoc* 218:514, 2001.
31. Pozza ME, Stella JL, Chappuis-Gagnon AC et al: Pinch-induced behavioral inhibition ("clipnosis") in domestic cats, *J Feline Med Surg* 10:82, 2008.
32. Rand J, Kinnaird E, Baglioni A et al: Acute stress hyperglycemia in cats is associated with struggling and increased concentrations of lactate and norepinephrine, *J Vet Intern Med* 16:123, 2002.
33. Robertson S, Lascelles B, Taylor P et al: PK-PD modeling of buprenorphine in cats: intravenous and oral transmucosal administration, *J Vet Pharmacol Ther* 28:453, 2005.
34. Robertson S, Taylor P, Sear J: Systemic uptake of buprenorphine by cats after oral mucosal administration, *Vet Rec* 152:675, 2003.
35. Rochlitz I: Recommendations for the housing of cats in the home, in catteries and animal shelters, in laboratories and in veterinary surgeries, *J Feline Med Surg* 1:181, 1999.
36. Rochlitz I: Basic requirements for good behavioural health and welfare in cats. In Horwitz D, Mills D, editors: *BSAVA manual of canine and feline behavioural medicine*, ed 2, Gloucester, 2009, British Small Animal Veterinary Association, p 35.
37. Seksel K: Preventing behavior problems in puppies and kittens, *Vet Clin North Am Sm Anim Pract* 38:971, 2008.
38. Taylor P, Funk C, Craighill P: Gauging family intimacy: dogs edge cats (dads trail both): Pew Research Center Report, 2006.
39. Vigne J, Guilaine J, Debue K et al: Early taming of the cat in Cyprus, *Science* 304:259, 2004.
40. Vogt AH, Rodan I, Brown M et al: AAFP-AAHA: Feline life stage guidelines, *J Feline Med Surg* 12:43, 2010.
41. Wagner K, Gibbon K, Strom T et al: Adverse effects of EMLA (lidocaine/prilocaine) cream and efficacy for the placement of jugular catheters in hospitalized cats, *J Feline Med Surg* 8:141, 2006.
42. Yin S: Classical conditioning: learning by association, *Compend Contin Educ Pract Vet* 28:472, 2006.
43. Yin S: Low stress handling, restraint, and behavior modification of dogs and cats: techniques for developing patients who love their visits, Davis, Calif, 2009, CattleDog Publishing.

2

Abordagem Amistosa no Atendimento a Gatos

Jane E. Brunt

No início da década de 1970,[1] a American Association of Feline Practitioners (AAFP) reconheceu pela primeira vez a importância da atenção às necessidades dos gatos. Desde então, o crescente número de membros e programas na AAFP e outras organizações veterinárias voltadas para felinos, junto ao crescimento da população de gatos, possibilitou que as áreas de medicina e cirurgia de felinos fossem atualizadas e se tornassem disponíveis em hospitais e clínicas veterinárias tradicionais de animais de companhia e também em clínicas exclusivas de felinos. A certificação (nos EUA) para especialistas em medicina felina por meio do American Board of Veterinary Practitioners (ABVP) (http://www.abvp.com/categories_feline.htm. Acesso em 7 de fevereiro de 2010) enobreceu ainda mais essa área. Um número crescente de periódicos e publicações específicos sobre felinos, tanto impressos quanto *on-line*, tem fornecido mais informações para diversos tipos de público. Os esforços para incrementar pesquisas científicas e de mercado sobre o assunto têm sido realizados por fundações como a Winn Feline Foundation,[15] a Morris Animal Foundation[9] e o Cornell Feline Health Center.[4]

Apesar do aumento da popularidade e do conhecimento sobre gatos, estatísticas recentes mostraram que os custos veterinários estão diminuindo ao mesmo tempo que a população de gatos continua a crescer.[5] De acordo com a American Veterinary Medical Association, o número de gatos com proprietários nos EUA foi da ordem de 59,1 milhões em 1996 para 81,7 milhões em 2006. Com relação aos cuidados e serviços veterinários para cães, os gatos receberam muito menos cuidados clínicos comparativamente. Assim, houve declínio de 11% nas consultas de gatos entre 2001 e 2006. Em 2006, apenas 64% dos gatos com proprietários foram ao veterinário, em comparação com 83% dos cães.[5] As razões para essa disparidade vão desde a dificuldade de deslocar gatos (p. ex., colocá-los em uma caixa transportadora) e a falta de conscientização com relação às necessidades clínicas básicas do animal até a falha em reconhecer os sinais de doença e a percepção errônea de que os gatos conseguem cuidar de si próprios.[8]

Em resposta ao declínio nos cuidados veterinários para gatos, em fevereiro de 2008, a AAFP recebeu o CATalyst Summit, que contou com representantes de mais de 30 organizações independentes da América do Norte, o que inclui associações veterinárias, abrigos, fundações e admiradores de gatos, além de meios de comunicação e indústrias comerciais. Neste evento, mais de 50 pessoas se reuniram, preocupadas com a saúde e o bem-estar dos gatos e desejando mudar a ideia negativa de como os gatos frequentemente são percebidos e retratados (http://catalystcouncil.org/newsroom/index.aspx?Id=9; acesso em 3 de fevereiro de 2010).[3]

Após o encontro, os líderes formaram o CATalyst Council e estabeleceram a meta de que "todos os gatos serão valorizados e bem cuidados como animais de estimação."[3] Foram identificadas e implementadas diversas iniciativas de colaboração e estratégia, como o desenvolvimento e a publicação das *Feline Life Stage Guidelines* pela AAFP e pela American Animal Hospital Association (AAHA), para as equipes de cuidados de saúde veterinária.[14] Essas diretrizes também foram disponibilizadas *on-line* (http://www.catvets.com/uploads/PDF/Feline%20Life%20Stage%20Guidelines%20Final.pdf; acesso em 25 de janeiro de 2010) e são citadas em outras áreas deste livro. Além disso, há uma versão dessas diretrizes para os proprietários de gatos, chamada *CATegorical Care: An Owner's Guide to America's #1 Companion* (http://www.winnfelinehealth.org/Pages/CATegorical_Care.pdf).

Veterinários especializados em felinos

O veterinário especializado em felinos tem um maior conhecimento sobre a fisiologia e o comportamento desses animais, o modo como reagem a estímulos externos e as peculiaridades dos gatos domésticos. Pesquisas recentes relacionadas com a estimulação do eixo hipotálamo-hipófise-adrenal mostram que os estressores têm consequências negativas e contribuem para o desenvolvimento de doenças em qualquer gato.[2] Tal conhecimento auxiliará todos os membros da equipe de saúde veterinária a construir ou modificar aspectos físicos e administrativos de seu atendimento, a fim de melhorar o conforto, os cuidados e a segurança de gatos, proprietários e trabalhadores. Ao realizar as modificações necessárias, incorporando técnicas de manuseio adequadas[13] com dados educativos contínuos sobre saúde felina, praticamente toda a instalação veterinária pode ter uma abordagem amistosa para gatos.

Bases de uma abordagem amistosa para gatos

É importante começar pelo envolvimento de toda a equipe de cuidados de saúde na elaboração de uma abordagem amistosa para gatos. Essenciais para quaisquer alterações na equipe e nas comunicações com os proprietários, as técnicas e as mudanças físicas ou administrativas podem ser promovidas na seguinte sequência:

- Orientação e comprometimento da equipe; formação de uma pessoa ou de uma equipe de referência
- Adoção das AAFP-AAHA Feline Life Stage Guidelines[14] e desenvolvimento de protocolos de prática
- Redação e treinamento da comunicação das necessidades dos gatos com colaboradores e proprietários
- Adesão às técnicas de manuseio respeitando-se o animal.[13]

Aspectos físicos de uma abordagem amistosa para gatos

Os gatos são mais sensíveis a imagens, odores e sons, bem como ao toque, e a estimulação ocorre por meio desses sentidos, particularmente em ambiente não familiar. Excitação maior após mudanças na rotina e viagens costuma surgir como reação de medo. Os *mecanismos fisiológicos normais* do medo podem provocar atitudes agressivas do animal se o gato não conseguir escapar para uma área considerada segura.[13] Por exemplo, se o gato for forçado a entrar em um transportador estranho e levado ao hospital veterinário, o estresse gerado por isso já desencadeará alterações na frequência cardíaca, na respiração e outros efeitos provenientes da liberação de epinefrina, até o momento de o gato chegar. Em outras palavras, o gato pode estar estressado antes mesmo de ser atendido. Com essa compreensão, a equipe veterinária pode adotar as medidas apropriadas para amenizar essa agitação ou, no mínimo, responder adequadamente.[10]

Áreas públicas

Os proprietários de gatos podem observar determinados sinais de que os gatos são bem-vindos em hospitais veterinários. Características exteriores, como símbolos e estátuas de gatos, criam um ambiente convidativo. Algumas instalações oferecem uma entrada separada para gatos. Em geral, a área da recepção é o primeiro lugar no qual o proprietário interage com a clínica ou o hospital veterinários, e um ambiente acolhedor e tranquilo contribui para a atmosfera confortável para o proprietário e o gato (Figura 2.1). Uma decoração específica para gatos, retratando felinos de maneira positiva, é bem mais passível de estimular o proprietário do gato a pensar: "Este local gosta de gatos e os respeita", do que a decoração que se concentra em cães e não em gatos. Pôsteres ou ilustrações de gatos assustados não são recomendados, já que estes percebem esse comportamento como de confronto (Figura 2.2). Balcões elevados ou plataformas próximas da mesa da recepção possibilitam espaço para as gaiolas de gatos serem mantidas longe dos cães. É preferível uma área de espera separada, menos passível de resultar em estimulação visual e auditiva do paciente felino por parte de cães, outros gatos ou proprietários estranhos (Figura 2.3).[12] Assim, acompanha-se o proprietário e o gato até o interior da sala de exame o mais rápido possível, o que ajuda a prevenir mais estímulos. Algumas clínicas veterinárias têm horários "apenas para gatos", a fim de diminuir a probabilidade de interação com pacientes caninos. Também será benéfico, tanto para os proprietários quanto para os gatos, o fornecimento de material de orientação específico para felinos, na recepção.

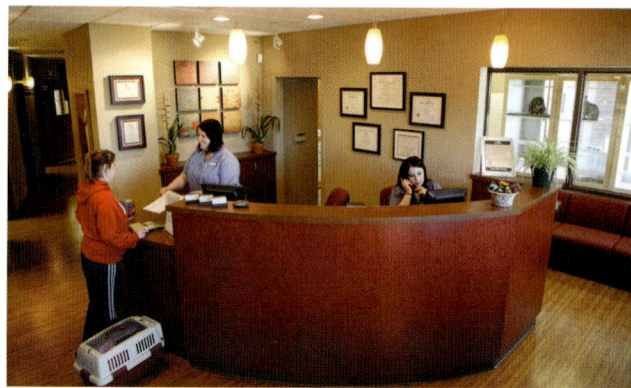

Figura 2.1 Ambiente tranquilizador da área da recepção. Cat Care Clinic, Madison, Wis. (*Cortesia da Dra. Ilona Rodan.*)

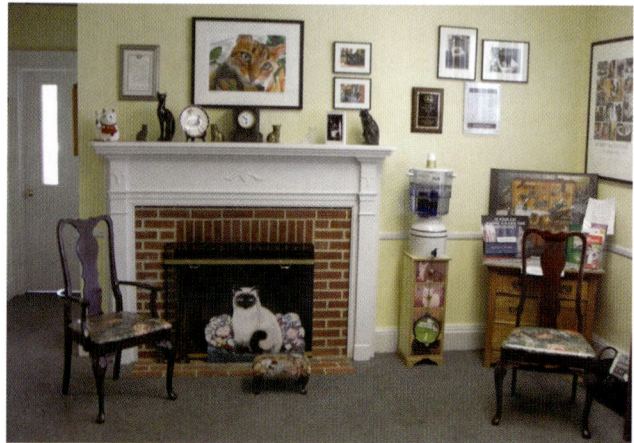

Figura 2.2 Área da recepção com decoração com gatos. Nine Lives Cat Hospital, Sunrise, Fla. (*Cortesia do Dr. Samuel Frank.*)

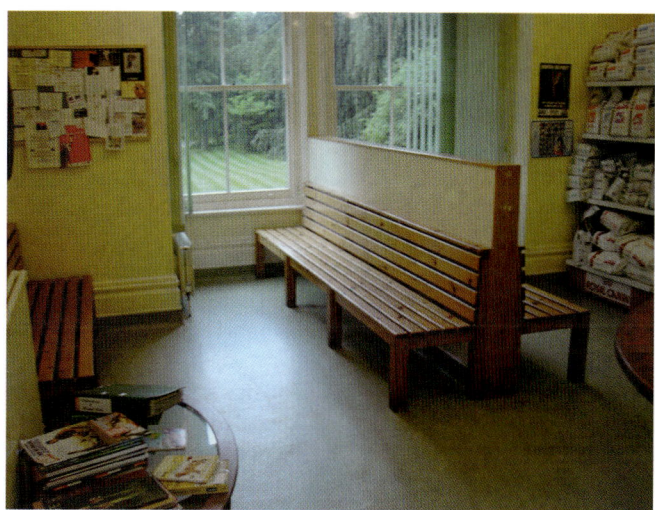

Figura 2.3 Assentos separados para diminuir a estimulação visual.

Consultórios

Uma vez no interior do consultório, convém possibilitar ao gato que saia do transportador por conta própria e explore o ambiente estranho. Isso pode auxiliar a dissipar a ansiedade do animal. Controlar sons, o que inclui vozes dentro e próximo do consultório, costuma ajudar a aumentar a colaboração do paciente. As mesas de exame cobertas com panos ou toalhas macios aumentam o conforto do paciente sobre a mesa; a caminha do gato que foi com ele tem seu próprio odor e ajudará a fazer o ambiente parecer mais familiar. Muitos gatos gostam de sentar-se em acolchoados em uma bandeja ou uma balança, se disponível, e alguns veterinários usam esses dispositivos para realizar o exame (Figura 2.4). Outros gatos preferem sentar-se no colo do proprietário ou permanecer no chão enquanto o veterinário vai até a área percebida pelo animal como segura (ver Figura 1.11). É fundamental ser flexível e adaptar o exame às necessidades individuais de cada gato, e esse assunto é abordado no Capítulo 3.

Estão documentados os efeitos benéficos do ferormônio facial sintético. Tal produto deve ser utilizado em todos os locais da clínica ou do hospital onde os gatos estarão.[6,10]

Áreas de tratamento

Como os gatos são menores que a maioria dos cães, o uso de mesas e áreas de trabalho menores pode aumentar a facilidade de acesso e manuseio do paciente felino. Ilhas e penínsulas de tratamento são melhores, pois proporcionam espaço para o veterinário, o técnico e os assistentes, a fim de que trabalhem com conforto com o paciente em lados adjacentes ou opostos (Figura 2.5). Assim como no consultório, colocar acolchoado não derrapante sob o paciente promove conforto e estabilidade. Deve-se ter cuidado para não hiperestimular os sentidos dos pacientes. Movimentos tranquilos e calculados e controle de odores desagradáveis minimizam a agitação. Manter a área de tratamento livre de equipamentos que possam produzir ruídos, como instrumentos dentários, centrífugas, lavadoras e secadoras, pode ajudar a prevenir o temor causado por sons altos e estranhos.

Equipamento

O pequeno tamanho dos pacientes felinos é uma consideração importante ao selecionar suprimentos e equipamentos. Seringas de insulina de diversos tamanhos 100 U (p. ex., 1/2 e 1/3 mℓ) são úteis na administração de doses precisas de medicamentos injetáveis, e a agulha de pequeno calibre diminui a dor. Também podem ser utilizadas seringas de tuberculina de 1 mℓ com calibres 23 a 25. O uso de material para coleta de pequeno volume de sangue (p. ex., microtubos) facilita a coleta da quantidade mínima necessária. Outros materiais, como sondas

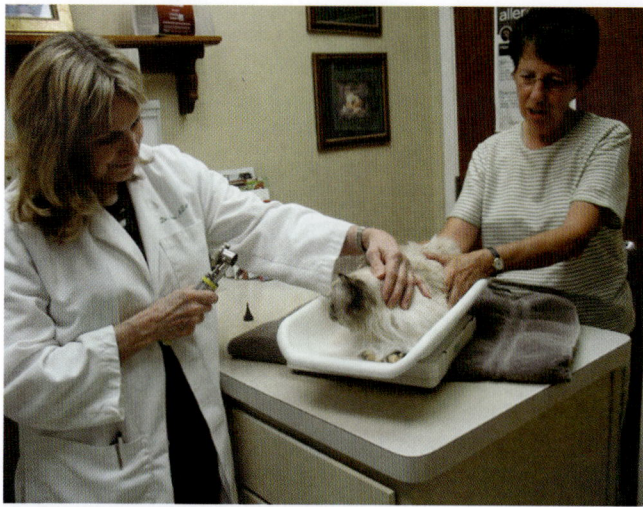

Figura 2.4 Como realizar o exame na balança. Cat Hospital of Metairie, Metairie, La. (*Cortesia da Dra. Karen Miller-Bechnel.*)

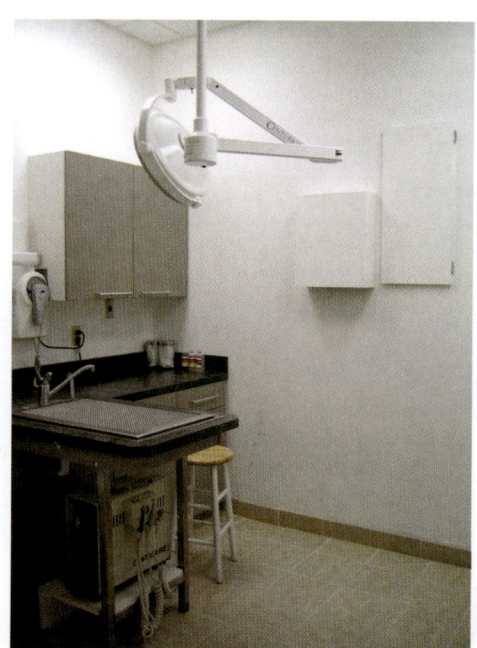

Figura 2.5 Área de tratamento adaptada ao tamanho menor dos gatos. Cat Hospital of Portland, Ore. (*Cortesia da Dra. Elizabeth Colleran.*)

endotraqueais em diversos tamanhos desde 3,5 a 5 Fr, sondas de alimentação nasoesofágica (sondas para alimentação de bebês humanos) e sondas de alimentação esofágica possibilitam o suporte nutricional do paciente felino doente ou machucado. São essenciais cobertores ou outros dispositivos para aquecimento seguro; bombas intravenosas e seringas (Figura 2.6); equipamento de monitoramento de pressão arterial; dispositivo para monitoramento de oximetria de pulso e outros dispositivos para monitoramento de anestesia; circuitos de anestesia; bolsas de reanimação de 0,5 ℓ e 1 ℓ e dispositivos de reanimação; radiografia geral e dentária (o equipamento digital diminui o tempo que o paciente fica sob anestesia e elimina tempo e erros de processamento); refratômetro e glicosímetro; estetoscópios pediátricos humanos; e máscaras ou cones de oxigênio, gaiola ou outros meios de aportar oxigênio de maneira não assustadora.[7] Focinheiras macias para minimizar a estimulação visual e proteger a segurança do paciente e do manipulador podem ser empregadas se houver treinamento adequado e o paciente aceitar a colocação.

Acomodações

A acomodação de gatos em hospitais veterinários segue os mesmos princípios para minimizar a estimulação dos sentidos. Aconselha-se ter enfermarias separadas para gatos e cães, e as gaiolas devem estar situadas de modo que os gatos não tenham contato visual com outros pacientes (Figura 2.7). Áreas de isolamento são importantes para separar gatos suspeitos de apresentar doenças contagiosas. As infecções respiratórias altas virais são disseminadas mais comumente por meio de fômites. Assim, devem ser implementados por toda a clínica, ou hospital, procedimentos rigorosos de higiene, além de uma área de isolamento. Os gatos infectados pelo vírus da leucemia felina e pelo vírus da imunodeficiência felina e saudáveis nos demais aspectos devem ser abrigados em enfermarias regulares de gatos, não na enfermaria de isolamento junto a outros com doenças contagiosas.

O uso de gaiolas de material não metálico diminui tanto o som quanto a condução de calor do corpo. Os gatos procuram espaço vertical e gostam de conseguir se mover para outras localizações. Por conseguinte, gaiolas do estilo condomínio podem minimizar o estresse, por possibilitar ao gato que se esconda ou "escape" (Figura 2.8). Da mesma maneira, o provisionamento de áreas para esconderijo, como caixas, camas cobertas ou o próprio transportador do gato com a porta removida, torna possível que o gato tenha a sensação de refúgio, enquanto se encontra na gaiola (Figuras 2.9 e 2.10).[7,12]

Como os gatos evoluíram na condição de animais do deserto, pode ser mais benéfico fornecer temperatura ambiente um pouco mais elevada que a zona de conforto humano, que é de, aproximadamente, 21°C, e deixar a temperatura em uma variação de 26°C.[2a] No mínimo, a cama promove isolamento e aconchego, possibilitando que o gato utilize o calor do próprio corpo para maior conforto, além de servir como área de refúgio (Figura 2.11).

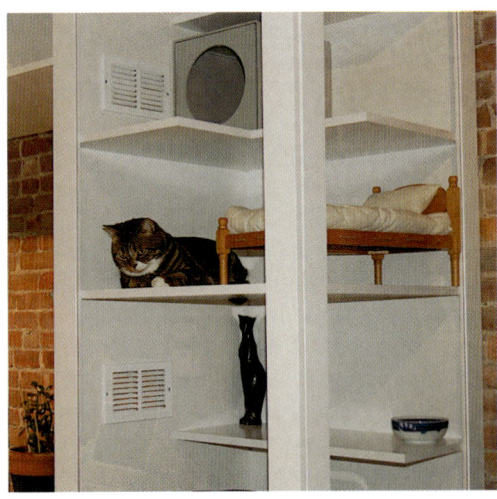

Figura 2.7 Muitos gatos preferem acesso a um espaço vertical.

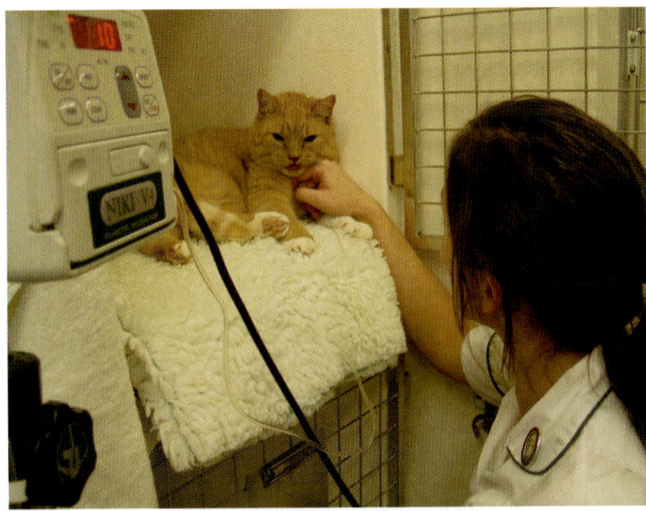

Figura 2.6 Paciente felino com bomba intravenosa e cama confortável.

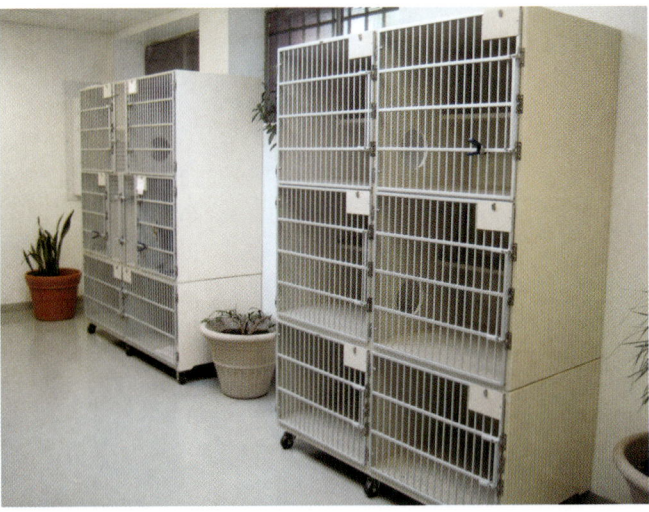

Figura 2.8 Os conjuntos de gaiolas para gatos possibilitam o repouso. Cat Hospital of Portland, Ore. (*Cortesia da Dra. Elizabeth Colleran.*)

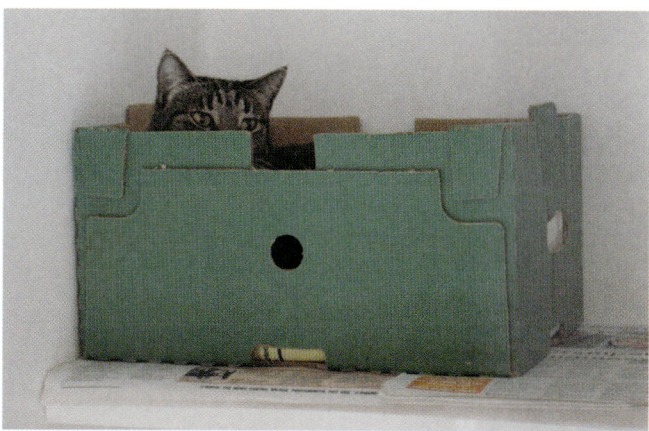

Figura 2.9 Uma caixa de papelão serve como esconderijo.

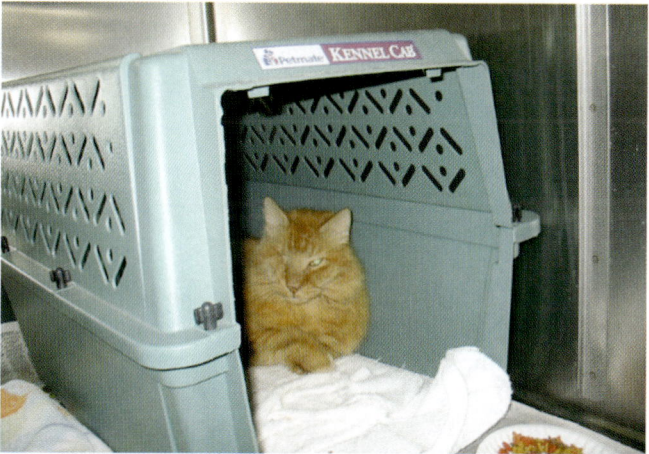

Figura 2.10 Paciente abrigado no transportador e na própria cama.

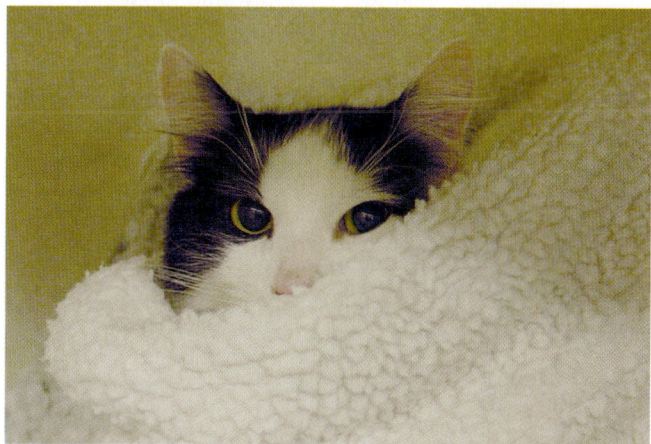

Figura 2.11 A cama-tenda, com material como pelúcia, ajuda a manter os pacientes aquecidos.

Conclusão

Compreendendo e seguindo as palavras da lendária veterinária de felinos, Dra. Barbara Stein ("Gatos não são cães pequenos"), o veterinário pode assegurar uma abordagem amistosa para os gatos, independentemente da espécie a ser tratada. O fundamental para promover cuidados amistosos ao gato consiste em reconhecer a natureza única deste animal, educar os membros da equipe e os proprietários sobre as necessidades dos gatos, além de manusear e tratar pacientes felinos de acordo com tais necessidades. Quando esses pontos fundamentais são observados, o desenvolvimento e a implementação de procedimentos e a adaptação da instalação tornam-se instintivos, assim como os próprios gatos o são.

Referências bibliográficas

1. American Association of Feline Practitioners. *About AAFP* (website): http://www.catvets.com/about/index.aspx?Id=239. Accessed January 23, 2010.
2. Buffington CA, Pacak K: Increased plasma norepinephrine concentration in cats with interstitial cystitis, J Urol 165:2051, 2001.
2a. Buffington CA: Personal communication. January 19, 2010.
3. CATalyst Council, Inc. Accessed January 23, 2010 at http://www.catalystcouncil.org.
4. Cornell Feline Health Center. College of Veterinary Medicine. Cornell University, Division W-3, Ithaca, NY 14853. Accessed January 23, 2010, at http://www.vet.cornell.edu/FHC/.
5. Flanigan J, Shepherd A, Majchrzak S et al: US pet ownership & demographics sourcebook, Schaumburg, Ill, 2007, American Veterinary Medical Association.
6. Griffith CA, Steigerwald ES, Buffington CA: Effects of a synthetic facial pheromone on behavior of cats, J Am Vet Med Assoc 217:1154, 2000.
7. Harvey A: *Cat friendly practice 2*. Accessed January 23, 2010, at http://fabcats.org/catfriendlypractice/cat%20friendly%2032pp.pdf.
8. Lue TW, Pantenburg DP, Crawford PM: Impact of the owner–pet and client–veterinarian bond on the care that pets receive, J Am Vet Med Assoc 232:531, 2008.
9. Morris Animal Foundation. 10200 East Girard Ave. B430, Denver, CO 80231. Accessed January 23, 2010, at http://www.morrisanimalfoundation.org/.
10. Overall K, Rodan I, Beaver B et al: Feline behavior guidelines from the American Association of Feline Practitioners, J Am Vet Med Assoc 227:70, 2005.
11. Pageat P, Gaultier E: Current research in canine and feline pheromones, Vet Clin North Am Small Anim Pract 33:187, 2003.
12. Riccomini F, Harvey A, Rudd S: Creating a feline friendly practice. Accessed January 23, 2010, at http://fabcats.org/catfriendlypractice/catfriendly44pp.pdf.
13. Rodan I, Folger B: *Respectful handling of cats to prevent fear and pain*. American Association of Feline Practitioners Position Statement. Accessed January 23, 2010, at http://catvets.com/uploads/PDF/Nov 2009HandlingCats.pdf.
14. Vogt AH, Rodan I, Brown M et al: AAFP–AAHA: Feline life stage guidelines, J Feline Med Surg 12:43, 2010.
15. Winn Feline Foundation: Accessed January 23, 2010, at http://www.winnfelinehealth.org/.

Como Decifrar o Gato | Histórico Clínico e Exame Físico

Vicki Thayer

Dr. Jim Richards, antigo diretor do Cornell Feline Health Center, afirmou: "Os gatos são mestres em esconder doenças."[22] Assim como veterinários e admiradores de gatos, os clínicos precisam se tornar mestres na compreensão e na descoberta de doenças tão eficazmente escondidas pelos gatos. O propósito deste capítulo consiste em ajudar os veterinários a desenvolver técnicas para decifrar as mensagens obscuras, e às vezes confusas, enviadas por seus pacientes felinos. Preparar um completo histórico clínico e realizar o exame físico centrado no felino são dois instrumentos essenciais para resolver problemas do paciente e informar os proprietários quanto às melhores maneiras de manter seus companheiros felinos saudáveis.

Acima de tudo, trabalhando junto, em unidade, a equipe de cuidados de saúde veterinários pode passar uma mensagem consistente: a de que os gatos se beneficiam de exames de rotina e cuidados de saúde e de bem-estar. Além disso, a intervenção no início da doença ajuda na extensão e na qualidade de vida dos felinos.[31] Enfatizar tal mensagem deve ser objetivo do veterinário durante todas as interações com o proprietário e o paciente.

Como estabelecer cuidados centrados no relacionamento

Todos os proprietários esperam que o veterinário goste de gatos e do seu gato em particular. Chamando o gato pelo nome e referindo-se a seu sexo corretamente, além de estimular e tomar conhecimento dos comentários do proprietário, o veterinário constrói um laço entre o proprietário e o animal. Isso promove uma forte base para satisfazer as expectativas do proprietário. O emprego de técnicas de manuseio respeitosas e apropriadas aumenta ainda mais

a mensagem do veterinário, ao mesmo tempo que diminui o estresse e a ansiedade que muitos gatos manifestam durante as consultas veterinárias.

No campo da medicina humana, está bem estabelecido o modo de demonstrar preocupação pelo paciente e melhorar a entrevista clínica por meio do uso de comportamentos descritíveis diferenciados. Um conceito semelhante no campo veterinário chama-se *cuidados centrados no relacionamento*.[28] Estudos sugerem que organizar essas habilidades de comunicação em um padrão de comportamentos ou hábitos é parte do processo e dos resultados dos cuidados clínicos. O modelo de "Quatro hábitos" estabelece rapidamente o retorno, fortifica a confiança, facilita a troca eficaz de informações, demonstra cuidado e preocupação e aumenta a probabilidade de adesão e resultados de saúde positivos para o paciente (Boxe 3.1, Figura 3.1).[7]

Histórico clínico

Fase de informações iniciais

Com os meios eletrônicos atuais, o veterinário pode obter informações relevantes para construir o histórico inicial antes de o filhote ou o gato ser levado à clínica. Por exemplo, muitos proprietários usam *e-mail* e redes sociais para comunicar suas observações e preocupações. Enviar um questionário sobre o histórico ao proprietário, seja por meio eletrônico seja por correio regular, consiste em uma maneira eficaz de juntar informações para uma nova ou uma outra avaliação clínica do paciente antes da consulta agendada. Além disso, este questionário pode ser usado quando o proprietário não puder estar presente para a obtenção do histórico e do exame físico (p. ex., quando os pacientes são deixados na clínica). Ter as informações de

Boxe 3.1 Os quatro hábitos | Como melhorar o encontro clínico

Hábito nº 1 | Investir no começo

- Criar uma relação rapidamente (fazer contato visual, usar termos apropriados de abordagem, rever o prontuário do paciente)
- Conhecer as preocupações do proprietário (fazer perguntas de resposta livre e contínuas)
- Planejar a consulta (repetir preocupações, verificar a compreensão, afirmar o que esperar).

Hábito nº 2 | Obter a perspectiva do proprietário

- O que causou o problema a partir da perspectiva do proprietário?
- Qual a principal preocupação do proprietário?
- Quais são as expectativas do proprietário quanto à consulta?
- Que impacto o problema teve para o paciente e o proprietário?

Hábito nº 3 | Demonstrar empatia

- Ser compassivo
- Estar aberto para as emoções do proprietário
- Prestar atenção em expressões de emoções não verbais.

Hábito nº 4 | Investir no fim

- Compartilhar resultados (dar informações diagnósticas)
- Confirmar o entendimento das informações compartilhadas
- Envolver o proprietário na tomada de decisões
- Completar a consulta (discutir plano de tratamento, verificar adesão, proporcionar suporte).

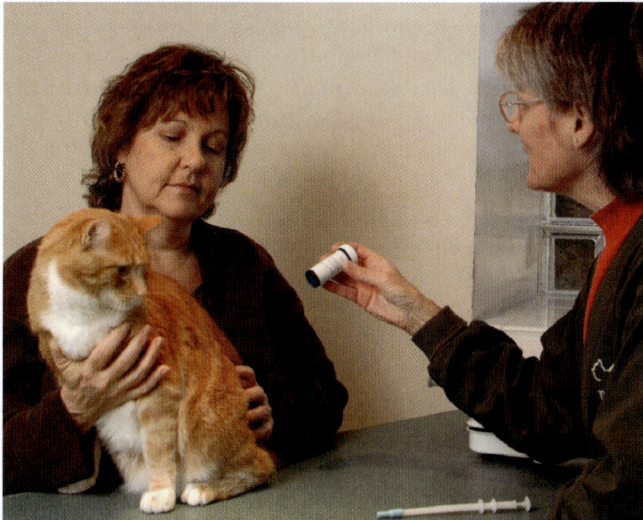

Figura 3.1 Cuidados centrados no relacionamento (p. ex., reservando tempo para discutir a medicação com o proprietário do gato) auxiliam na adesão do proprietário. (*Cortesia da Dra. Debra Givin.*)

contato corretas e método ou tempo para acompanhamento asseguram a comunicação precisa no início da relação veterinário–proprietário. A equipe veterinária também pode estabelecer o histórico inicial quando o agendamento é feito ou durante a recepção do proprietário e do paciente. Também podem ser desenvolvidos questionários específicos para diferentes questões clínicas, como programas de comportamento ou de mobilidade e disfunção cognitiva.[19,23]

Os históricos deverão ser consistentes e abrangentes. Perguntas de resposta aberta exigindo a resposta definitiva em vez de um simples *sim* ou *não* resultam em melhores respostas. São exemplos de perguntas abertas: "Qual foi o último dia em que você observou apetite normal?"; "Qual foi a última vez em que você observou o volume e a consistência normais de fezes?"; "Que outras alterações você observou?". As respostas iniciais do proprietário podem levar a perguntas mais específicas, ou assertivas, para continuar (p. ex., "Por favor, descreva o que você tem visto."; "O que mais?"; "Continue."), a fim de ajudar a definir um problema específico (Boxe 3.2).[3] Ao repetir as informações fundamentais dadas pelo proprietário, os veterinários demonstram que estão prestando atenção e se preocupando a partir da perspectiva do outro. Além disso, o veterinário que demonstra conhecer diferentes comportamentos e sons que os gatos fazem em determinadas condições, como quando tossem ou vomitam, pode ajudar os proprietários a descrever mais adequadamente os sinais do animal. Ao gravar sinais ou comportamentos e compartilhar um vídeo com o veterinário pela internet, o proprietário pode comunicar um problema complexo ou algo notado com pouca frequência. Esta também é uma maneira útil de o veterinário monitorar a evolução de um caso, especialmente quando o gato se estressa muito durante as consultas veterinárias e, por conseguinte, é difícil examiná-lo. Um bom exemplo consiste em uma série de vídeos postados *on-line* sobre "Cricket" (http://www.youtube.com/user/NLMACNEILL; acesso em 24 de fevereiro de 2010). O paciente tinha uma lesão com melhora lenta no nervo tibial e jarrete direitos, o que exigia uma série de reavaliações. As consultas no hospital eram problemáticas, e o monitoramento por vídeo possibilitou um acompanhamento eficaz e menos estressante.

Pode ser construtivo adaptar o estilo de comunicação dependendo da faixa etária e das preferências individuais do proprietário. Por exemplo, alguns proprietários idosos precisam de mais tempo e de um ouvido amigo para suas preocupações. O conjunto mais focado de perguntas para a entrevista e a atenção redobrada para o tratamento podem ser necessários para assegurar a compreensão. Por outro lado, alguns proprietários mais jovens preferem se comunicar usando tecnologias mais recentes e mídias sociais.

Histórico de rotina

A coleta de dados é parte do estágio inicial de informações e inclui idade, raça, sexo e estado reprodutivo. Há preocupações diferentes quanto a bem-estar e doença em filhotes (até 6 meses de vida) e adultos jovens (7 meses a 2 anos), adultos (3 a 6 anos), maduros (7 a 10 anos), idosos (11 a 14 anos) e geriátricos (15 anos ou mais) (Capítulo 8).[31] Com

---

Boxe 3.2 Exemplos de perguntas da entrevista

Geral	Como tem passado seu gato desde a última visita?
	Quando você o viu pela última vez parecendo normal?
	Há alterações na pelagem? Seu gato mudou seus hábitos de autolimpeza?
	Os sinais são intermitentes ou contínuos?
Comportamento	Quais alterações de comportamento você observou recentemente?
	Com que frequência o problema acontece? Quando acontece?
	Houve mudanças recentes no ambiente?
	Há alterações nos padrões de sono? Há alterações nas interações com membros da família ou outros animais domésticos?
	Há mudanças no nível de atividade? Observou algum comportamento de medo?
	Há menor resposta? Há aumento da vocalização?
Andar/mobilidade	Há relutância em se mover ou ser manuseado? Alguma fraqueza observada?
	Há evidências de claudicação? Tumefação? Áreas dolorosas observadas?
Apetite	Quando foi a última vez que seu gato fez uma refeição normal? O apetite está normal, maior ou menor?
	Que tipo de alimento é oferecido e em qual quantidade? Alguma alteração alimentar recente?
	Há dor ou dificuldade ao comer? Alguma relutância em comer? Evita alimento?
Vômitos ou regurgitação	Há vômitos ou regurgitação? Descreva o aspecto do vômito.
	Com que frequência? Quanto tempo após comer?
Ingestão de água	A ingestão de água mudou? Aumentou ou diminuiu? Há quanto tempo?
Urina	A quantidade de urina mudou? Aumentou ou diminuiu? A frequência de micção aumentou ou diminuiu? Há quanto tempo?
	Há esforço ao urinar? Qual a cor da urina? Há evidência de dor enquanto tenta urinar? Alguma vocalização durante a micção?
	Tem havido micção em lugares diferentes ou fora da caixa de areia?
Defecação	As fezes mudaram de aspecto (cor, consistência, tamanho ou volume)?
	Há esforço ao defecar? Há mios altos durante a defecação?
	Há defecação fora da caixa de areia?
Continuadores	Descreva quaisquer alterações que tenha observado. Algo mais? Por favor, continue. Por favor, descreva. Hum?

---

frequência, outros fatores como dieta, comportamento e histórico farmacológico são mais importantes conforme a faixa etária do paciente. Perguntar onde o gato foi adquirido (p. ex., abrigo, grupo de resgate, encontrado pela rua) ou se o gato previamente vivia em outra localização geográfica ajuda a definir elementos essenciais do histórico.[27] Gatos adotados em abrigos são mais passíveis de terem sido expostos a agentes mórbidos infecciosos (p. ex., herpes-vírus felino).[26] Os veterinários que atuam no noroeste do Pacífico (nos EUA) são menos passíveis de diagnosticar dirofilariose em gatos que cresceram no próprio local do que em um animal que foi transferido recentemente da região do Golfo do México e não foi submetido à prevenção desta doença.[16]

Maior número de gatinhos e gatos adotados de abrigos, bem como gatos de rua e gatos com proprietário, tem usado *microchips*. Cada novo paciente deve ser escaneado, preferivelmente com *scanner* universal de *microchips*, para confirmar se tem *microchip* e documentar a identificação de radiofrequência (RFID) no prontuário do paciente. De acordo com as pesquisas, o reescaneamento durante exames anuais assegura que o *microchip* ainda esteja funcional e não tenha se deslocado. Além disso, estimular os proprietários a manter suas informações pessoais atualizadas no registro do *microchip* ajuda a reunir o paciente e o gato no caso de separação.[14] Estabelecidos em 2009, os *sites* de *microchip*

da American Animal Hospital Association (http://www.petmicrochiplookup.org; acesso em 21 de fevereiro de 2010) e do Chloe Standard (http://www.checkthechip.com; acesso em 21 de fevereiro de 2010) estão disponíveis para a associação rápida entre o número de um *microchip* e as informações pessoais do proprietário. Se não houver *microchip*, aconselha-se uma discussão posterior sobre os benefícios de sua colocação ou outro modo de identificação visual.

A consulta de um filhote ou de um paciente novo é uma grande oportunidade para discutir o comportamento. Um problema comportamental não abordado pode levar à diminuição do laço entre o gato e o ser humano e ao aumento do risco do gato de ser abandonado em um abrigo ou sacrificado. Um conjunto inicial de perguntas com base em comportamento pode ajudar os proprietários e os veterinários a explorar esse ponto. Alguns comportamentos indesejáveis (p. ex., urinar fora da caixa de areia) podem ser decorrentes de um distúrbio clínico não diagnosticado. Além disso, é apropriada a discussão sobre os hábitos do uso da caixa de areia. Rever o comportamento durante as consultas do gatinho também ajuda o proprietário a entender as interações necessárias durante os períodos de socialização iniciais (3 a 8 semanas) e tardios (9 a 16 semanas). O estabelecimento de laços adequados logo no início da vida do filhote ajuda a diminuir os problemas comportamentais em uma fase posterior da vida (Figura 3.2).[19]

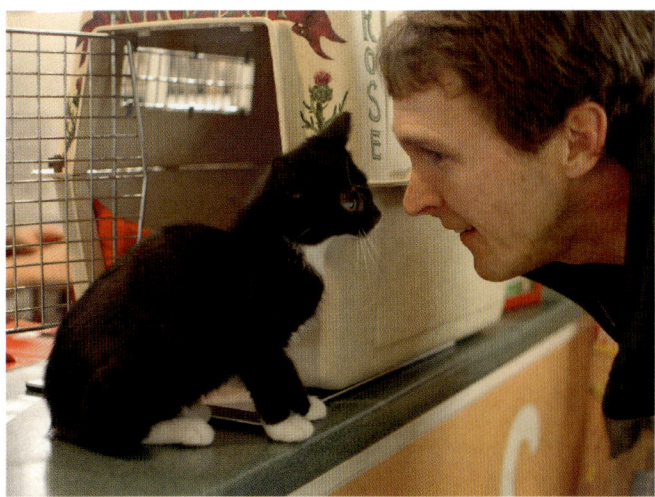

Figura 3.2 O estabelecimento precoce de laços afetivos melhora a consulta veterinária e a relação vitalícia do dono com o animal de estimação. (*Cortesia da Dra. Debra Givin.*)

Uma etapa crítica na elaboração do completo histórico clínico do paciente consiste na documentação, com tipos e datas de vacinações, especialmente aquelas administradas quando o proprietário adquiriu o filhote ou o gato já adulto. É importante observar e salientar quaisquer reações adversas pregressas a vacinas e realizar o acompanhamento por meio da discussão dos riscos mórbidos e dos benefícios potenciais associados ao programa de imunização. Idade, estado de saúde e o fato de o gato ser mantido dentro de casa ou não são determinantes de risco primários. Mesmo os gatos mantidos dentro de casa não devem ser considerados criaturas exclusivamente de ambientes fechados, pois patógenos e parasitas do meio externo podem ser levados para dentro da casa. Além disso, os gatos podem periodicamente dar uma escapada até a rua. Devido a essa possibilidade, a imunização contra raiva continua sendo uma recomendação vacinal fundamental para gatos, mesmo em comunidades em que não seja legalmente exigida.[24] Os proprietários devem ser questionados quanto a medicações preventivas para dirofilariose, pulgas e outros parasitas externos e internos; se tiverem sido administradas, o veterinário deve anotar o produto, a dose e o intervalo de aplicação no prontuário.[27,31]

O estado retroviral de um gato (vírus da leucemia felina e vírus da imunodeficiência felina) também é parte essencial do completo histórico. O exame para retrovírus é realizado em diferentes momentos na vida do gato, e as datas e os resultados devem ser registrados no prontuário do paciente. Dependendo das respostas e do histórico obtido até esse ponto, os fatores de risco fundamentais para retrovírus (p. ex., sexo masculino, idade, acesso ao meio externo) podem ser explorados com o proprietário, a fim de determinar a necessidade para testagem inicial ou retestagem.[12]

A nutrição, especialmente o tipo de dieta e a fonte (inclusive petiscos), e a ingestão calórica diária são outros componentes importantes do histórico clínico de um gato. Como a alteração dietética pode criar ou resolver um distúrbio clínico agudo ou crônico, atualizar o histórico nutricional do paciente é prática aceita e recomendada. Ademais, como alguns proprietários não sabem a marca, o sabor, o tipo e a quantidade do alimento consumido por seu animal de estimação, podem ser necessários questionamento persistente e acompanhamento. Esta questão mostra-se especialmente importante quando houver uma alteração significativa na contagem de condição corporal (CCC) e no peso do gato (Figura 3.3). A alteração do peso pode também influenciar a dose prescrita de uma medicação. Por exemplo, como a prednisolona não parece se distribuir em tecido adiposo, a dose para gatos obesos tem por base o peso corporal magro ou ideal, e não o peso corporal corrente.[4]

Perguntas relacionadas com fontes de água, ingestão de água e volume e tipo de urina e fezes produzidas pelo paciente podem vir em seguida. Utilizar *software* veterinário para rastrear o histórico nutricional e manter informações de contato é benéfico no caso de *recall* de ração animal. A importância da contaminação da ração de pequenos animais por melamina, em 2007, demonstra o valor do gerenciamento das informações da dieta.[5]

Queixas pregressas e correntes

É necessário o histórico adicional quando a procura por cuidados veterinários ocorre devido a uma queixa preexistente. O conhecimento das medicações correntes e pregressas, bem como dos resultados dos exames laboratoriais anteriores, pode ajudar a esclarecer um problema clínico ou suscitar outras perguntas orientadas pelo problema (p. ex., "Como o gato respondeu ao tratamento?"; "Alguém teve dificuldade em dar a medicação?"; "Houve efeitos colaterais e, em caso positivo, quais foram eles?"). Três sinais gerais comuns à apresentação são anorexia, letargia e mudança do comportamento normal (p. ex., esconder-se). Os proprietários relatam sempre um ou mais desses sinais gerais, quando solicitados a descrever os problemas de seu gato. Perguntas específicas devem ser feitas sobre a dose e a frequência de administração de medicamentos prescritos, pois os proprietários, às vezes, fazem alterações sem consultar o veterinário. Além disso, os proprietários podem não relatar o uso de medicamentos ou de suplementos não prescritos, a menos que questionados diretamente.

As perguntas com foco em observações específicas pelo proprietário antes do início do problema e durante a fase inicial ajudarão a conversa a passar de generalizações para uma descrição específica. As respostas também auxiliam o veterinário a estabelecer uma linha de tempo para outros sinais intervenientes. São exemplos de perguntas que podem suscitar tais respostas: "O início foi agudo ou gradual?"; "Os sinais foram constantes ou intermitentes?"; "O problema ocorreu previamente e, em caso positivo, qual foi a resposta?". Avaliar as respostas do proprietário ajuda o veterinário a determinar o diagnóstico, desenvolver uma relação de causas possíveis e decidir o planejamento. No entanto, o diagnóstico pode ser temporário; novos ou diferentes problemas clínicos podem surgir após o diagnóstico inicial. Nesse caso, o veterinário talvez precise fazer outras perguntas ao proprietário, observar mais o paciente e reavaliar o diagnóstico original.[23,27]

O histórico clínico eficaz resume a situação de saúde conhecida e as necessidades e os problemas potenciais do paciente (Boxe 3.3). A próxima etapa, o exame físico abrangente, ajuda a montar as peças do quebra-cabeça.

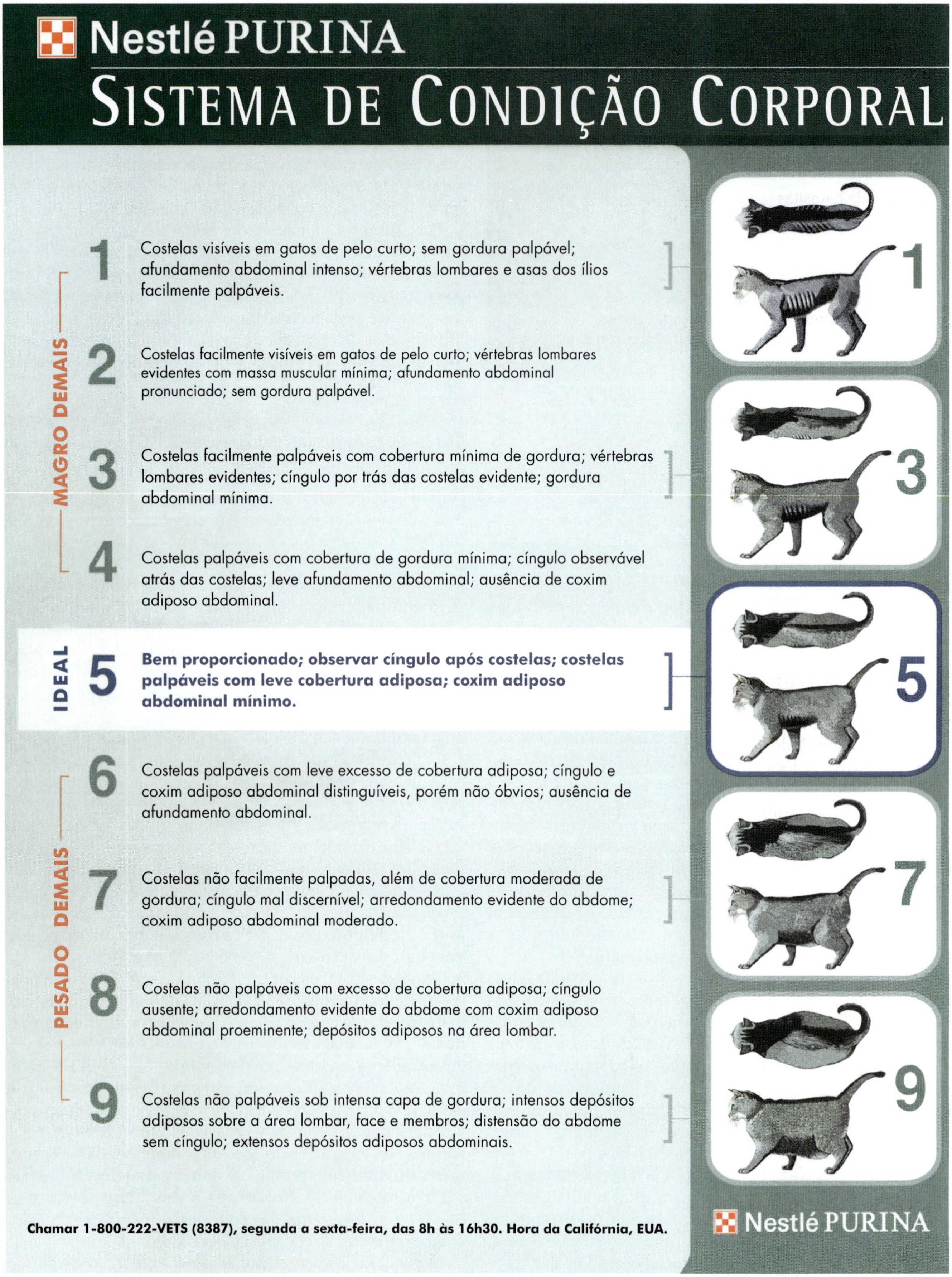

Nestlé PURINA
SISTEMA DE CONDIÇÃO CORPORAL

MAGRO DEMAIS

1 Costelas visíveis em gatos de pelo curto; sem gordura palpável; afundamento abdominal intenso; vértebras lombares e asas dos ílios facilmente palpáveis.

2 Costelas facilmente visíveis em gatos de pelo curto; vértebras lombares evidentes com massa muscular mínima; afundamento abdominal pronunciado; sem gordura palpável.

3 Costelas facilmente palpáveis com cobertura mínima de gordura; vértebras lombares evidentes; cíngulo por trás das costelas evidente; gordura abdominal mínima.

4 Costelas palpáveis com cobertura de gordura mínima; cíngulo observável atrás das costelas; leve afundamento abdominal; ausência de coxim adiposo abdominal.

IDEAL

5 **Bem proporcionado; observar cíngulo após costelas; costelas palpáveis com leve cobertura adiposa; coxim adiposo abdominal mínimo.**

PESADO DEMAIS

6 Costelas palpáveis com leve excesso de cobertura adiposa; cíngulo e coxim adiposo abdominal distinguíveis, porém não óbvios; ausência de afundamento abdominal.

7 Costelas não facilmente palpadas, além de cobertura moderada de gordura; cíngulo mal discernível; arredondamento evidente do abdome; coxim adiposo abdominal moderado.

8 Costelas não palpáveis com excesso de cobertura adiposa; cíngulo ausente; arredondamento evidente do abdome com coxim adiposo abdominal proeminente; depósitos adiposos na área lombar.

9 Costelas não palpáveis sob intensa capa de gordura; intensos depósitos adiposos sobre a área lombar, face e membros; distensão do abdome sem cíngulo; extensos depósitos adiposos abdominais.

Chamar 1-800-222-VETS (8387), segunda a sexta-feira, das 8h às 16h30. Hora da Califórnia, EUA.

Nestlé PURINA

Figura 3.3 Exemplo de um quadro para contagem da condição corporal de nove pontos para o gato. (*Imagem usada com permissão da Nestlé Purina® Petcare.*)

Boxe 3.3 Componentes do histórico clínico

Sinais	Idade, raça, sexo e estado reprodutivo
Localidade	Prevalência da doença na localidade atual e na anterior
Obtenção	Casa de outras pessoas, abrigo, de rua, loja de animais ou criador
Meio em que vive	Basicamente dentro de casa, fora de casa, ou ambos; outros animais de estimação na moradia; urbano ou rural; possível exposição a toxina; esquema da casa e do quintal
Vacinações	Histórico e reações adversas
Controle de parasitas	Histórico e tratamento, atual e pregresso
Alimentação	Alimento enlatado, alimento seco ou ambos; marca e quantidade; alimento cru; caça de presas; guloseimas e suplementos
Microchip	Número RFID, informações no registro, reescaneamento periódico
Exame retroviral	Datas, resultados e avaliação de risco
Histórico clínico pregresso	Doenças, medicações, reações adversas, exames e resultados laboratoriais
Queixas correntes	Último estado normal conhecido
	Início agudo ou gradual
	Progressão (contínua ou intermitente)
	Duração do problema.
	Problema primário e sinais secundários prevalentes
	Sinais existentes (atitude, apetite, atividade, alterações de peso, ingestão de água, alterações comportamentais, micção, defecação e marcha/mobilidade)

Adaptado com permissão de Sherding RG: The medical history, physical examination, and physical restraint. In Sherding RG, editor: The cat: diseases and clinical management, *ed 2, Philadelphia, 1994, Saunders, p. 7.*

Exame físico

Etapas iniciais

A preparação do histórico é o momento oportuno para o paciente se ajustar ao meio. Isso lhe proporciona a oportunidade de relaxar, possibilitando um exame mais produtivo e menos indutor de estresse. Com frequência, se houver tempo e oportunidade, os gatos voluntariamente deixam a gaiola transportadora, para explorar o local (Figura 3.4). Embora a maioria dos pacientes relaxe sobre a mesa de exame, não é incomum outros animais encontrarem um aparador confortável em outro local da sala. Realizar o exame onde o paciente se sinta mais confortável (p. ex., no chão, em uma cadeira ou em um banco) pode ser tática eficaz para o veterinário. Além disso, oferecer objetos familiares, como brinquedos, toalhas ou um lençol, pode aju-

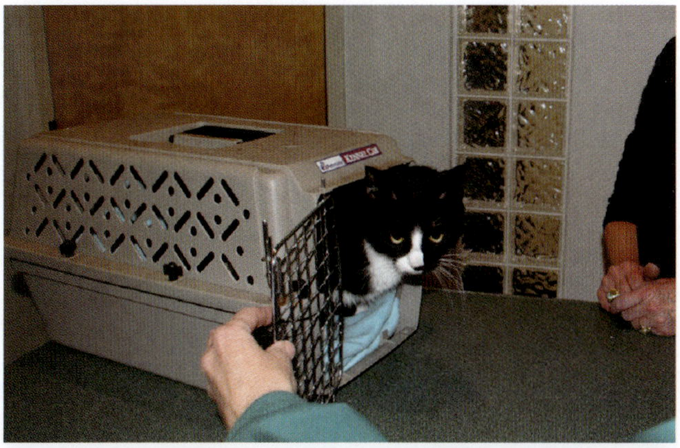

Figura 3.4 Quando possível, deve-se dar tempo ao gato para deixar a gaiola transportadora por conta própria. (*Cortesia da Dra. Debra Givin.*)

dar a fazer com que o gato se sinta mais confortável. Dar guloseimas pode acalmar o gato e estimulá-lo a deixar a gaiola transportadora. Borrifar uma toalha ou superfícies próximas com um ferormônio felino sintético ou colocar difusores de ferormônio no consultório também podem ajudar a reduzir o estresse.[25]

Por outro lado, alguns gatos respondem com sentidos mais aguçados se lhes deixarem vaguear pela sala ou se esconder debaixo de cadeiras ou de outro móvel. Aprender a reconhecer as posturas corporais associadas a medo é fundamental para os veterinários e os proprietários.[25] Nessas situações, é melhor manter o gato no transportador e minimizar o tempo de espera e a ansiedade. O veterinário deve observar com cuidado o comportamento do gato enquanto o animal está no transportador ou andando pela sala. Nessa ocasião, detectar alterações na marcha, evidência de dor, tipos de padrões respiratórios ou áreas de assimetria pode levar a perguntas adicionais ao proprietário e a questões específicas para serem abordadas durante o exame físico. Alguns gatos podem estar tão doentes durante a observação inicial que a avaliação deverá ser feita com rapidez e o paciente levado para uma área de tratamento ou internação. É importante diminuir o estresse e prontamente estabilizar pacientes enfermos antes de tentar o exame mais detalhado.[6]

A técnica de exame físico eficaz segue um padrão consistente e rotineiro, porém possibilita alguma flexibilidade. Os gatos percebem o mundo por meio de seus sentidos, e sua resposta a novo ambiente ou a odores não familiares no consultório não é previsível. Se o gato preferir permanecer no transportador e demonstrar sinais de ansiedade, a parte superior do transportador deverá ser removida e convém ser usada uma toalha espessa para cobrir o gato. Com frequência, esse é um momento conveniente para pesar o gato, seja removendo-o do transportador, seja enquanto ele ainda estiver no transportador (com o peso do transportador subtraído do total). Uma balança de mesa projetada para pequenos animais ou lactentes humanos é o melhor equipamento para pesar gatos (Figura 3.5). O veterinário pode continuar ajustando a toalha conforme necessário (Figura 3.6) e enquanto o gato continua no transportador ou após levantar e remover delicadamente o gato da cesta transportadora. Bater na gaiola e despejar o gato na mesa de exame ou no chão não é recomendado.[25]

Conforme o exame prossegue, o veterinário deve movimentar-se lentamente e falar com tranquilidade. Convém o profissional travar contato físico com o gato mantendo os instrumentos para exame à mão. Perder o contato físico pode aumentar o nível de ansiedade do gato e levar à dificuldade para completar o exame. O fato incontestável é que os gatos demandam tempo e atenção. Ter em mente que "devagar se vai ao longe" e "o mínimo possível" é útil tanto na eficiência quanto na eficácia. Os cuidados, o tempo e o exame devem ser ajustados de acordo com as necessidades do paciente.

Iniciar o exame na ponta do nariz e proceder na direção da ponta da cauda é uma técnica comum e eficaz para alguns clínicos; outros, especialmente durante o exame inicial, preferem não olhar de frente para o gato para minimizar o contato visual, que alguns animais consideram amedrontador. Se o gato resistir, o veterinário poderá modificar a rotina para se ajustar ao paciente e retomar o exame em área menos sensível, como a cabeça, sobre os membros posteriores ou no abdome e na área lombar. É essencial ser flexível, embora de modo completo, e se adaptar ao nível de conforto do gato.

Para a maioria dos pacientes, obter a leitura precisa da temperatura retal é possível inserindo-se lentamente o termômetro digital de leitura rápida bem lubrificado (Figura 3.7) enquanto se distrai o paciente com petiscos ou massagem delicada na cabeça. Se adequado, o veterinário pode verificar a impactação fecal e o tônus anal nesse momento. Aceita-se não medir a temperatura durante exames de bem-estar de pacientes menos tolerantes, porém sadios. Usar um termômetro de orelha para gatos nervosos é uma alternativa razoável, embora sua precisão, especialmente em gatos doentes, seja questionável.[11] Deve-se observar que a temperatura corporal do gato pode exceder 39,4°C em dias quentes ou em decorrência de estresse da viagem.

De acordo com as opiniões atuais de especialistas, considera-se a dor o quarto sinal vital após temperatura, pulso e respiração. A avaliação da dor é parte essencial da avaliação de qualquer paciente. Muitos distúrbios e procedimentos provocam dor em gatos, e os veterinários devem sempre estar cientes dessa probabilidade e procurar sinais. Como a alteração no comportamento é o sinal mais comum de dor, entender o comportamento normal do paciente é importante para identificar alterações e fazer as opções adequadas para intervir. Diversos recursos para auxiliar nesse processo estão disponíveis para a equipe de cuidados de saúde veterinários.[9]

Cabeça

Primeiramente, observa-se o nariz quanto a quaisquer alterações na superfície ou lesões. Qualquer falta de simetria ou evidência de secreção ou corpo estranho ocasional, como uma folha de grama, pode ser detectada mais facilmente iluminando-se as narinas. Úlceras na comissura nasal podem indicar infecção viral do trato respiratório superior (p. ex., calicivírus felino, herpes-vírus felino).[15] O

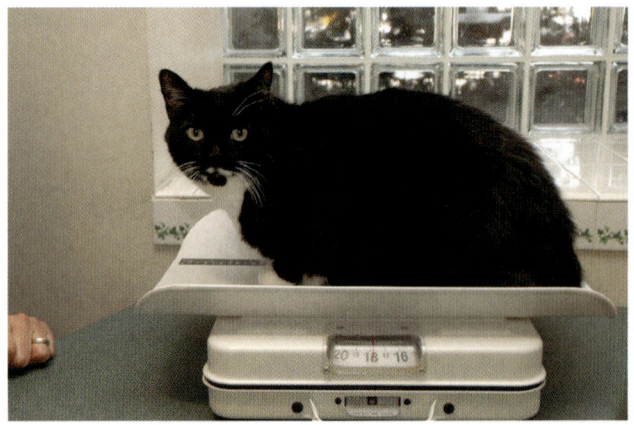

Figura 3.5 Os gatos devem ser pesados na balança de mesa durante toda consulta veterinária. (*Cortesia da Dra. Debra Givin.*)

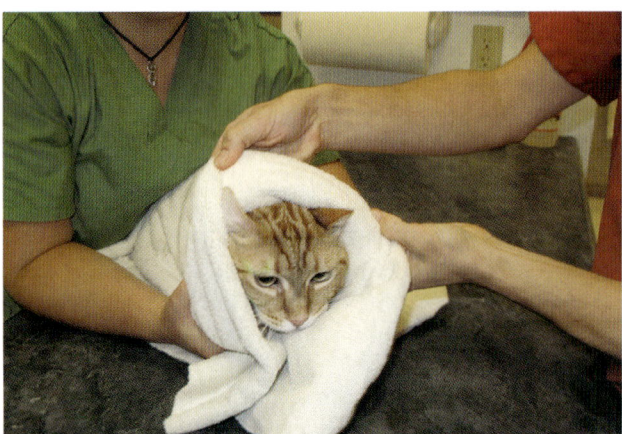

Figura 3.6 Se necessário, pode ser usada uma toalha durante o exame. (*Cortesia da Dra. Vicki Thayer.*)

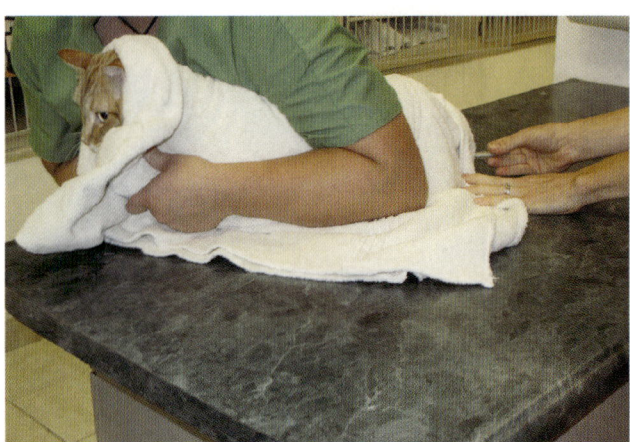

Figura 3.7 Uso de termômetro digital para medir temperatura retal. (*Cortesia da Dra. Vicki Thayer.*)

tipo e a cor de qualquer secreção nasal devem ser registrados, e também se a secreção é unilateral ou bilateral. Esses sinais podem indicar inflamação, infecção ou neoplasia. Um som incomum ou um movimento de ar incomum denotam obstrução ou doença de vias respiratórias superiores. Um ruído estertoroso (p. ex., ronco ou resfôlego) pode indicar alterações envolvendo a faringe, já que um estridor (ou seja, chiado) vem da área da laringe.[13]

Assim como o nariz, os lábios e o queixo são avaliados quanto a lesões ou alterações cutâneas. A seguir, os dentes são avaliados, sendo observadas quaisquer ausências, além de inflamação orofaríngea, doença periodontal, reabsorção de dente (anteriormente denominada *lesões de reabsorção odontoclástica de felinos* ou *lesões do colo dentário*) e fraturas de dentes. A boca do gato deve ser mantida aberta para que o palato, as duas fauces e o fundo da garganta sejam examinados (Figura 3.8). São queixas comuns mau hálito, dificuldade de mastigação e passar a patinha na boca. Com frequência, observa-se logo icterícia no palato duro. O veterinário deve rever a boca inteira quanto a lesões compatíveis com inflamação. Pressionando-se delicadamente com um polegar o espaço intermandibular e elevando a língua, poderão ser descobertos algum corpo estranho linear ou outras anormalidades na área sublingual (Figura 3.8).[27] Uma lesão inflamatória que não cicatriza exige avaliação quanto a neoplasia subjacente potencial. O carcinoma escamocelular é o câncer bucal mais comum em gatos e costuma ser visto como massa sob a língua.[18] Ademais, a cor e o aspecto das mucosas são indicadores de anemia (descorada), cianose (tom de azul) e icterícia (tom de amarelo). O tempo de enchimento capilar prolongado levanta questões relacionadas com o estado de perfusão tissular do paciente.

Passando aos olhos, o veterinário deve primeiramente observar o estado ou as alterações nas aberturas palpebrais, pupilas, pálpebras e membranas nictitantes. Convém o profissional procurar evidências de exoftalmia (indica lesões retrobulbares), retração do globo (indica perda de

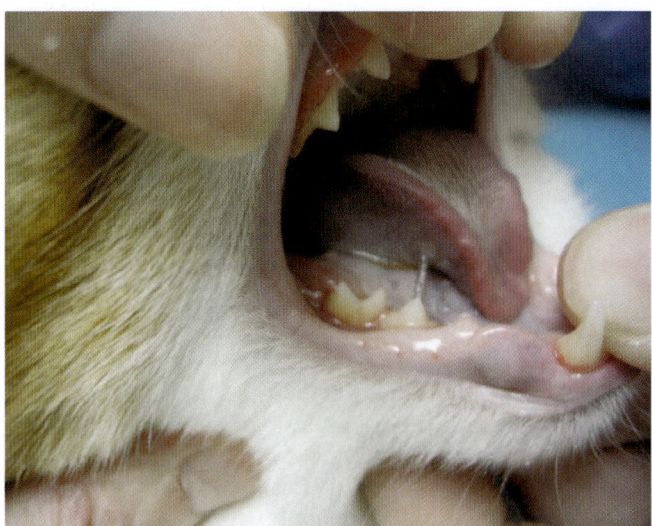

Figura 3.8 A pressão delicada no espaço intermandibular eleva a língua, possibilitando a descoberta de corpos estranhos lineares. (*Cortesia da Dra. Susan Little.*)

peso ou desidratação), lacrimejamento excessivo e blefarospasmo. A seguir, as pupilas são verificadas, a fim de se confirmar se têm tamanho igual e respondem igualmente à luz. Os olhos do paciente devem ser examinados quanto a vascularização, infiltrados celulares ou líquidos e ulceração em cada córnea. Observam-se a conjuntiva e a esclerótica quanto a sinais de icterícia, anemia e inflamação. A íris é avaliada quanto a alteração na cor, adelgaçamento ou espessamento, e hiperemia e lesões hiperpigmentadas devem ser monitoradas quanto a alterações no tamanho ou no aspecto durante exames subsequentes. Lesões uveais podem ser decorrentes de traumatismo, doença infecciosa (p. ex., peritonite infecciosa felina, infecção pelo vírus da imunodeficiência felina) ou neoplasia. Pode ocorrer esclerose nuclear senil conforme o gato envelhece. A catarata pode ser congênita em algumas raças, mais comumente Persa e Pelo Curto Inglês, ou subsequente a outros problemas, como traumatismo ou uveíte anterior.[1] Finalmente, a retina é avaliada por oftalmoscopia direta ou indireta quanto a hemorragia (indica hipertensão), descolamento (indica tumor, hipertensão ou traumatismo), neoplasias (p. ex., linfoma) e alterações degenerativas (p. ex., atrofia da retina) ou inflamatórias (p. ex., toxoplasmose).[27,32]

Indo para as orelhas, a superfície de cada aurícula é examinada quanto a áreas de alopecia ou outras lesões cutâneas, como inflamação, ulceração, alterações da cor e crostas. Cada orelha é verificada quanto a feridas ou abscessos, especialmente se o gato se envolve em brigas, e hematomas da aurícula. Evidências de icterícia ou petéquias, se houver, costumam ser observadas no revestimento medial das aurículas. Os canais auditivos são examinados com o otoscópio quanto a alterações e para a visualização da membrana timpânica. O tímpano normalmente é plano e tenso e o revestimento do canal auditivo, em geral, é liso e sem cera ou secreção. O exame citológico de teor ceroso anormal ou secreção pode confirmar diagnósticos preliminares de ácaros da orelha (*Otodectes cyanotis*), *Demodex* sp., infecções bacterianas ou crescimento excessivo de leveduras (*Malassezia* sp.).[29] Crescimentos anormais ou pólipos podem decorrer de inflamação crônica ou evidência de neoplasia. Dor durante a abertura da boca talvez seja sinal de doença subjacente da orelha média ou orelha externa quando não houver doença bucal.

Pescoço e membros anteriores

O exame do pescoço e dos membros anteriores começa com a palpação dos linfonodos submandibulares, das glândulas salivares e da laringe. A região paratraqueal, desde a laringe caudal até a abertura torácica, é verificada quanto à tireoide aumentada. A tireoide normal não pode ser palpada. Embora a técnica clássica de examinar a tireoide seja com o gato sentado, e o pescoço e a cabeça estendidos para cima para a palpação, foram descritas outras técnicas eficientes (Figura 3.9).[20] O veterinário deve continuar a explorar a superfície do pescoço quanto a lesões, alterações desde os exames pregressos e evidência de dor. A ventroflexão do pescoço pode evidenciar deficiência de tiamina ou de potássio, polimiopatia ou polineuropatia.

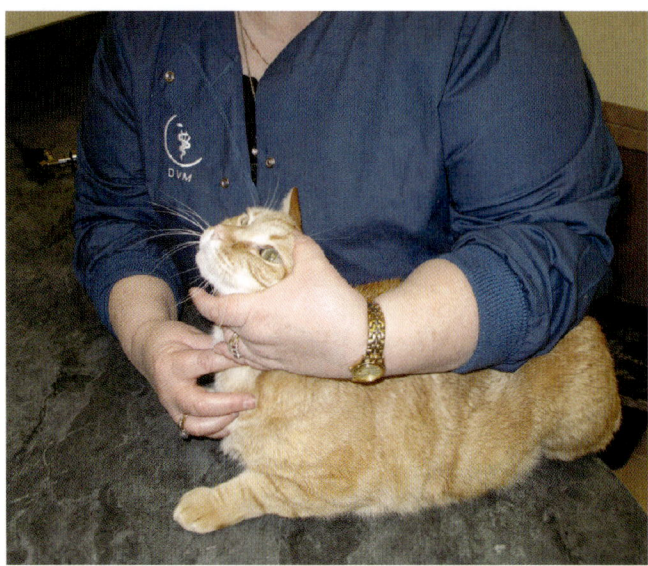

Figura 3.9 A palpação da tireoide é componente essencial do exame de gatos adultos. (*Cortesia da Dra.Vicki Thayer.*)

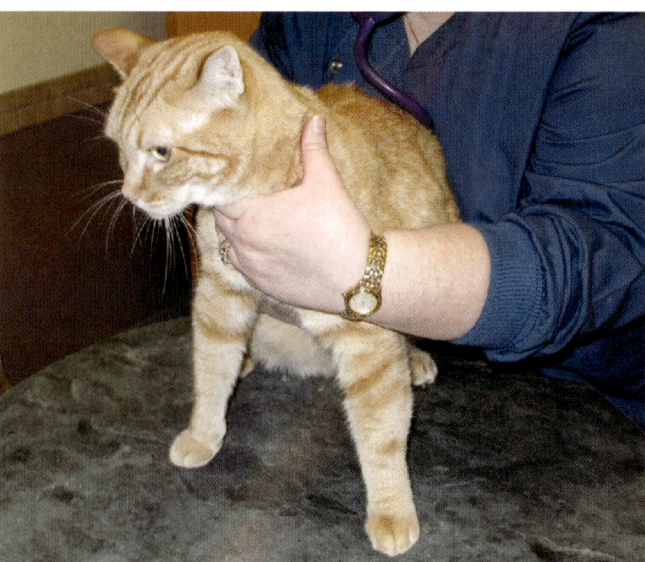

Figura 3.10 A ausculta cardíaca deve ser realizada em um consultório tranquilo. (*Cortesia da Dra. Vicki Thayer.*)

A flexão e a extensão delicada de músculos, ossos e articulações dos membros anteriores ajudam na detecção de tumefação, desconforto ou falta de mobilidade. Este exame pode ser realizado por meio da palpação simultânea dos dois membros e comparação de um membro com o outro. O veterinário deve examinar as palmas frontais quanto à condição das unhas, leito das unhas, coxins e tecido interdigital, ao mesmo tempo observando se existem lesões incomuns ou ferimentos. Gatos com polidactilia e geriátricos com frequência apresentam unha que cresceu e invadiu o interior de um coxim digital. As unhas rachadas ou divididas completamente do leito da unha podem ser evidências de traumatismo.

Tórax e tronco

A ausculta do coração e dos pulmões é componente fundamental do completo exame torácico. O veterinário deve posicionar o gato de modo que o animal fique com a face para frente e auscultar frequência, ritmo e possíveis sopros, usando tanto a campânula quanto o diafragma do estetoscópio (Figura 3.10). A ausculta é mais eficaz em uma sala tranquila. Pode ser necessário pedir ao proprietário que não fale durante a ausculta torácica. Sopro cardíaco não significa sempre cardiopatia subjacente, nem sua ausência descarta cardiopatia estrutural.[21] Os sopros talvez decorram de outros estados físicos, como anemia ou grau de hidratação do paciente.

Os dois lados do tórax são auscultados a fim de se avaliar o coração desde a base até o ápice e também ao longo do esterno. Em geral, a intensidade máxima das bulhas cardíacas encontra-se entre o terceiro e quinto espaços intercostais do lado esquerdo. Sopros cardíacos audíveis criarão vibrações palpáveis na parede torácica, denominadas *fibrilações precordiais*, e dão a sensação de "zumbido" tipicamente no ponto de intensidade máxima. Ritmos de galope e outras arritmias, como bradicardia, estão associados a formas de miocardiopatia felina. Nos estados hiper-

dinâmicos, como hipertireoidismo, a taquicardia sinusal costuma ser sinal proeminente. A palpação do pulso femoral durante a ausculta do coração pode ajudar o veterinário a detectar déficits de pulso ou fraqueza. Pulso femoral diminuído ou ausente, associado a membros frios, descorados e fracos pode indicar tromboembolia aórtica. A distensão da veia jugular ou pulsos jugulares podem ser consequência de insuficiência cardíaca direita. Observam-se tais alterações umedecendo-se ou raspando-se o pelo sobre a ranhura da jugular.[2,27]

O monitoramento da frequência e do padrão respiratórios, junto à ausculta torácica, pode ajudar na detecção de doença cardíaca ou respiratória subjacente. A frequência respiratória normal é de 20 a 40 movimentos por minuto. Contudo, a frequência respiratória maior também decorre de agitação, febre, dor ou medo. Dispneia, ou respiração difícil ou laboriosa, é prioritariamente um estado observado e, em geral, causa ansiedade no gato. O edema pulmonar e o derrame pleural podem aumentar a frequência respiratória, além de mais esforço inspiratório e expiratório sem ruído audível de vias respiratórias. Em geral, não é possível a ausculta pulmonar ventralmente quando há líquido pleural. A percussão cuidadosa do tórax identifica áreas de maior quantidade de ar ou que há líquido ou massas.

Expiração prolongada ou esforço expiratório ou abdominal ou outros esforços respiratórios aumentados são indicadores de doença de vias respiratórias inferiores causada por estreitamento ou obstrução de vias respiratórias menores. Doença de vias respiratórias inferiores (p. ex., possível edema pulmonar ou doença inflamatória de vias respiratórias) produz sons pulmonares ásperos, como crepitações inspiratórias e sibilos expiratórios. Outros sinais clínicos de doença respiratória crônica são aspecto de tórax em barril e diminuição da compressibilidade torácica. Os pacientes com comprometimento respiratório podem não conseguir se deitar confortavelmente e, com frequência, se sentam encurvados, com os cotovelos abduzidos.[10]

Na última etapa no exame do tórax e do tronco, o veterinário deve palpar costelas, tronco, dorso, ventre, axilas e cadeias mamárias, à procura de nódulos, lesões anormais e linfonodos aumentados. Não é rara a neoplasia mamária em gatas e convém a detecção precoce para melhorar o prognóstico. Massas mamárias devem ser consideradas neoplásicas até que se prove o contrário.

O peito escavado, ou deformidade do processo xifoide do esterno, pode ser encontrado em gatos mais jovens. O aumento focal de linfonodos significa doença regional, em geral subsequente a abscessos ou doença de pele, e a linfadenopatia difusa pode ser decorrente de doença sistêmica, como linfoma.

Abdome

O veterinário deve avaliar visualmente tamanho e aspecto gerais do abdome enquanto palpa à procura de líquido, gordura, distensão de órgão ou dor. Dor abdominal ou desconforto durante a palpação podem ser decorrentes de doença subjacente, embora esse tipo de reação também seja proveniente de ansiedade pelo manuseio. Realiza-se a palpação movendo-se da frente para trás e de um lado para outro, usando as pontas dos dedos de uma das mãos ou as duas mãos bem próximas. Rechaço amolecido da parede abdominal pode indicar que há líquido. Ele também ajuda o veterinário a detectar outras causas de distensão abdominal. Em geral, o fígado não é palpável, mas, se houver hepatomegalia, a borda do fígado estará palpável por trás do arco costocondral. O veterinário deve anotar a forma da borda palpável do fígado (p. ex., aguda *versus* arredondada ou lisa *versus* irregular), pois isso pode indicar alterações anormais. Assim como o fígado, o estômago e o pâncreas em geral não são palpáveis.

O baço aumentado pode indicar distúrbios hematopoéticos ou mieloproliferativos envolvendo infiltração do tecido esplênico com tipos e números anormais de linfócitos e mastócitos. Em muitos gatos, é possível discernir os dois rins, sendo o rim esquerdo mais caudal do que o direito. A palpação ajuda na detecção do tamanho (maior ou menor) ou da forma (liso *versus* irregular). A bexiga normal no abdome posterior apresenta parede delgada e não provoca dor à palpação. A bexiga maior, tensa e dolorosa indica possível obstrução no trato urinário inferior.

O útero não grávido normal não é palpável nas gatas. Palpa-se o útero aumentado como estrutura(s) tubular(es) distinta(s) do trato intestinal. Ele pode ser decorrente de gravidez ou doença uterina, como piometra. O útero muito aumentado decorre de prenhez em estágio final, piometra, hidrometra ou mucometra e pode ocupar a maior parte do espaço abdominal.

Em geral, o intestino delgado é palpável facilmente e a parede intestinal costuma ser simétrica em toda a sua extensão. Alguma alteração na espessura da parede, assimetria, distensão de segmentos intestinais ou dor à palpação frequentemente indicam doença subjacente. O aumento de linfonodos mesentéricos pode estar associado a esses sinais e decorrer de inflamação ou neoplasia. As diferentes seções do cólon também são palpáveis, e o cólon cheio de fezes é quase sempre sinal de constipação intestinal ou, sobretudo, obstipação. Como a obesidade pode mascarar alterações significativas em órgãos abdominais, a palpação bem-sucedida de gatos obesos exige atenção extra por veterinários experientes; em alguns casos, pode ser impossível realizar a palpação abdominal completa.

Membros posteriores e cauda

Os membros e as patas posteriores são examinados e comparados da mesma maneira que os membros e as patas anteriores. O veterinário deve flexionar e estender delicadamente as articulações coxofemoral, o joelho e o jarrete, a fim de testar o comprometimento da mobilidade ou a dor, observando quaisquer tumefações ou outras anormalidades. A tendência de luxação patelar medial em um dos joelhos pode ser detectada em alguns gatos mais novos. A claudicação aguda em gatos, especialmente com sobrepeso, deve-se, por vezes, à ruptura do ligamento cruzado anterior e exige teste para movimento de gaveta anterior e observação de dor na articulação do joelho. A pele, os coxins e as unhas das patas posteriores são examinados de acordo com os problemas que podem ocorrer nos membros anteriores. Unhas encravadas são menos frequentes.

Começando na base da cauda e continuando até a ponta, o veterinário palpa em busca de possíveis feridas, dor e tumefação. Luxações sacrococcígeas ou fraturas causadas por traumatismo são descobertas mais frequentemente na base. A seguir, avaliam-se as regiões anal e perineal, quanto a aspecto e limpeza. Pregas extras de pele ou incapacidade de limpar o períneo costumam levar a problemas higiênicos e dermatite em animais obesos (Figura 3.11). Evidências de infecção por tênia, *Taenia taeniaeformis* ou *Dipylidium caninum*, podem ser encontradas no pelo que circunda o ânus.

As bolsas anais localizam-se nas posições de 4 e 8 h ao redor do ânus. A palpação das bolsas anais pode determinar a necessidade de serem esvaziadas. Assim, abscessos

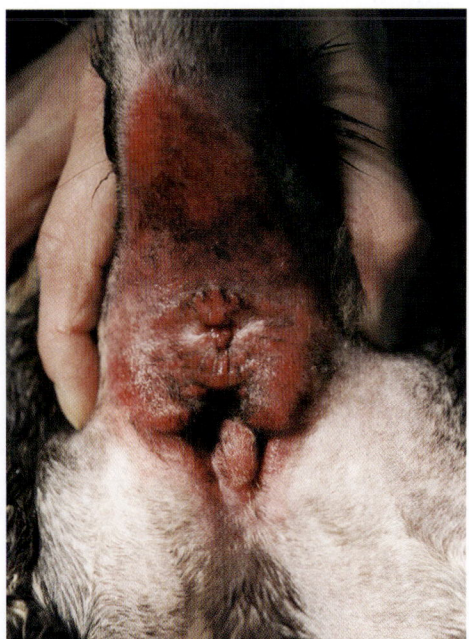

Figura 3.11 A dermatite perineal é encontrada com frequência em pacientes muito obesos. (*Cortesia da Dra. Susan Little.*)

de bolsa anal não são incomuns no gato. Os gatos podem desenvolver hérnias perineais levando à impactação fecal. O exame retal, quando necessário, pode exigir a sedação do paciente ou anestesia geral em alguns casos. Normalmente, a vulva não apresenta secreção, mesmo quando a gata está no estro.

O veterinário deve verificar filhotes e felinos do sexo masculino não castrados, a fim de confirmar se os testículos localizam-se nas bolsas escrotais. Quando não houver o conhecimento de o macho felino ter sido castrado ou ser criptorquídico, o pênis deverá ser verificado quanto a espinhas. Espinhas penianas indicam uma fonte de testosterona, tipicamente testículo retido.

Avaliação geral final

Finalmente, o veterinário examina, toca e avalia a pele e a cobertura do pelos durante o exame e discute quaisquer problemas com o proprietário. Odores incomuns podem decorrer de problemas subjacentes, como secreção de feridas contaminadas e exposição a agentes questionáveis (p. ex., fumaça, substâncias químicas). A maioria dos gatos prefere estar limpa. O menor desejo de autolimpeza pode indicar doença. Saliva em excesso sobre a cobertura de pelos, especialmente o pelo que cobre os membros inferiores, pode evidenciar doença bucal significativa.

Evidências de pulgas ou parasitas externos são encontradas passando-se pente em partes da cobertura de pelo em qualquer momento durante o exame. O veterinário deve alertar o proprietário quanto a bolas grandes de pelo no gato e, se necessário, recomendar sua remoção (Figura 3.12). Emaranhados na cobertura de pelos podem ser desconfortáveis para o gato e indicar diminuição da autolimpeza decorrente de obesidade, em especial se os bolos forem evidentes na metade caudal do corpo, em áreas onde o animal não consegue mais alcançar. O veterinário deve monitorar gatos brancos e aqueles com áreas brancas ou levemente pigmentadas na aurícula, na pálpebra e no filtro nasal, ou ao redor dessas estruturas, quanto a dermatite solar ou alterações displásicas. Nódulos ou

excrescências cutâneos devem ser medidos com régua ou compasso de calibre, e essas características deverão ser documentadas no prontuário. Alopecia, feridas e outras anormalidades também deverão ser anotadas. Alopecia sobre uma articulação pode indicar dor, como a associada a osteoartrite. Já a alopecia do abdome ventral pode indicar dor na bexiga. Uma área de tumefação flutuante com calor localizado frequentemente indica abscesso, problema comum em gatos.

Durante os estágios finais do exame, o veterinário mede a condição física geral, discriminando uma pontuação composta em uma escala de 5 pontos ou de 9 pontos (Figura 3.3). A perda ou o ganho de peso frequentemente são mais bem percebidos pelo proprietário quando expressos como porcentagem do peso pregresso do gato (p. ex., o animal ganhou 15% desde último registro de peso). Como alternativa, o índice de massa corporal felina (IMCF) desenvolvido pelo Waltham Center for Pet Nutrition proporciona um indicador de teor de gordura corporal.[8] Esse valioso instrumento de medida ajuda os clínicos e os pesquisadores a definirem mais adequadamente a relação entre teor de gordura corporal e risco de doença em gatos. A fórmula para determinar o IMCF é mostrada no Boxe 3.4. A equação usa a circunferência do gradil costal e o índice da perna (comprimento do membro posterior inferior do meio da patela até a ponta dorsal do processo calcâneo) (Figuras 3.13 a 3.15).

Boxe 3.4 Fórmula para cálculo do índice de massa corporal felina

$$\text{Percentual de gordura corporal} = \left(\frac{\left(\dfrac{CGC}{0,7062} \right) - MIP}{0,9156} \right) - MIP$$

Impresso com permissão de Waltham Focus, 10:32, 2000.
CGC, circunferência do gradil costal; *MIP,* medida do índice da perna.
Todas as medidas em centímetros.

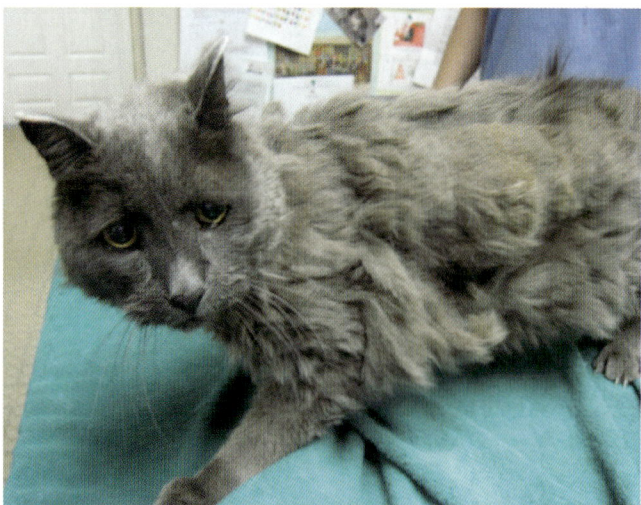

Figura 3.12 O pelo emaranhado pode indicar menos autolimpeza, com frequência decorrente de distúrbios clínicos subjacentes. (*Cortesia da Dra. Susan Little.*)

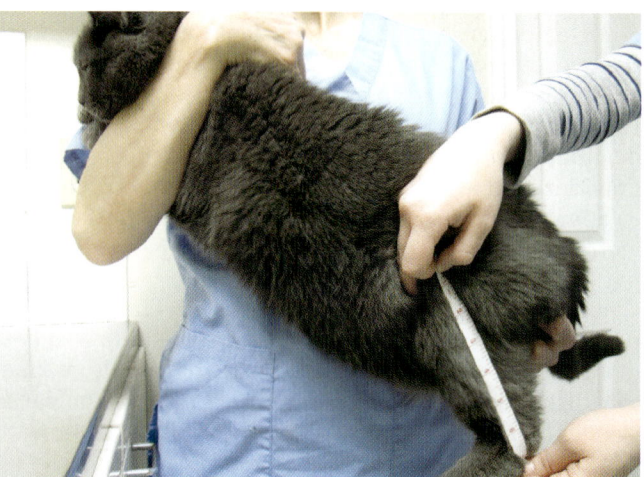

Figura 3.13 A medida do índice da perna (MIP) para o Índice de Massa Corporal Felina consiste no comprimento (em cm) desde o meio da patela até a ponta dorsal do processo calcâneo. (*Cortesia da Dra. Susan Little.*)

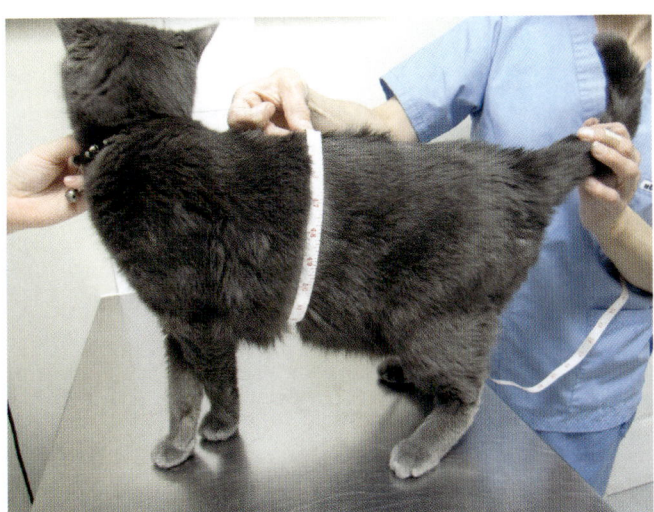

Figura 3.14 Medida da circunferência do gradil costal (CGC) (em cm) para o índice de massa corporal felina. (*Cortesia da Dra. Susan Little.*)

Se o gato tiver perdido peso, será avaliada perda de músculo ou debilidade. Especificamente, perda de massa muscular sobre as costas (p. ex., processos espinhosos vertebrais proeminentes) ou sobre os membros (p. ex., escápulas proeminentes) e abdome pendular ou grande coxim gorduroso inguinal podem indicar um distúrbio clínico subjacente grave. Descartar definhamento ou os efeitos do envelhecimento, medir o turgor cutâneo ao elevar a pele sobre as costas e monitorar seu retorno até uma posição de repouso propiciam a avaliação preliminar da hidratação e auxiliam na avaliação da higidez do paciente. Uma

pequena formação de tenda da pele pode não ocorrer até o gato estar, no mínimo, 5% desidratado. Há elevação moderada da pele quando um gato encontra-se com 6 a 8% de desidratação e, quando a elevação da pele permanece durante alguns segundos ou mais, indicará, no mínimo, 10% de desidratação. Olhos afundados ou mucosas pegajosas podem também confirmar um quadro de desidratação.

A avaliação neurológica é realizada mais detalhadamente quando o histórico e o exame físico indicam sua necessidade. Uma pequena versão do exame do nervo craniano pode ser praticada enquanto se examina a área da cabeça e do pescoço.

As etapas finais do exame físico abrangente e eficaz envolvem a revisão dos achados com o proprietário e o delineamento de recomendações de tratamento. Um método aceito de ajudar o proprietário a entender as recomendações de tratamento consiste em uma caderneta com observações escritas de modo conciso. De fato, compartilhar achados do exame, explicar opções de tratamento e fornecer o prognóstico com base no plano de avaliação objetivo e subjetivo aumentam a adesão e a satisfação do proprietário com o esquema proposto.[6] Se um gato doente estiver sendo avaliado, a técnica de plano de avaliação objetivo e subjetivo emocional (http://www.aah-abv.org, ver *newsletter Autumn*, 2002; acessado em 24 de fevereiro de 2010) pode ser usada concomitantemente ao formato típico do plano para satisfazer às necessidades emocionais do proprietário (Tabela 3.1).[30] Em muitos casos, relacionar diferenciais e os denominados "descartes" no formato mencionado também ajuda a explicar a necessidade de medidas diagnósticas adicionais, como exames laboratoriais, como parte de um banco de dados mínimo.

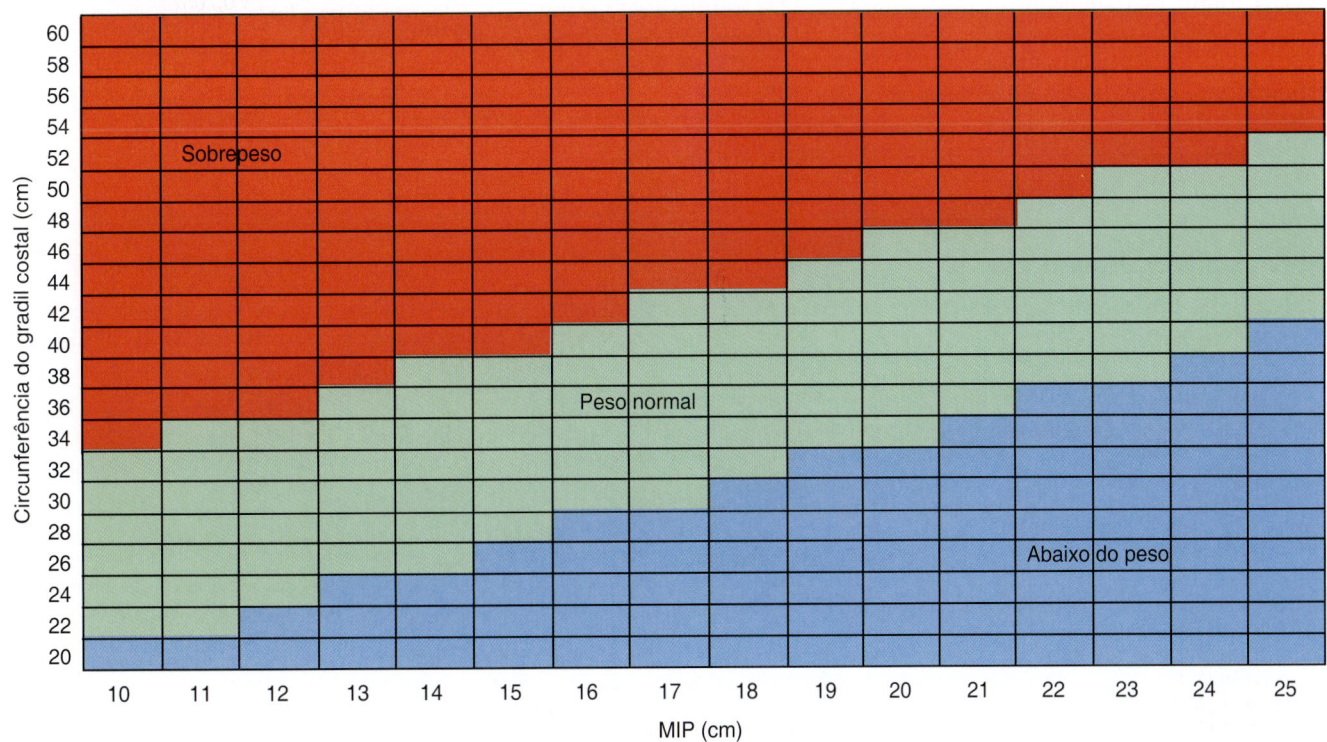

Figura 3.15 Uso da medida do índice da perna (MIP; em cm) e circunferência do gradil costal (em cm) para determinar o índice de massa corporal felina. (*Cortesia do WALTHAM Center for Pet Nutrition.*)

Tabela 3.1 **Plano de avaliação objetiva subjetiva emocional.**

Plano de avaliação objetiva subjetiva emocional		
Variáveis clínicas		**Variáveis emocionais**
Como você acha que este animal está?	**S/S**	Como você acha que este proprietário está?
– aspecto físico		– aspecto físico
– linguagem corporal e comportamento	**Subjetivo**	– linguagem corporal e comportamento
– interações com o proprietário		– interações com o animal de estimação
Qual a razão da consulta?		O que talvez o proprietário precise de você?
O que sua intuição lhe diz sobre este paciente?	*O que você sente/observa/ suspeita?*	O que sua intuição lhe diz sobre este proprietário?
O que o proprietário lhe diz sobre este animal e a queixa clínica?	**O/O**	O que o proprietário lhe diz sobre seus sentimentos e sua relação com este animal de estimação?
Qual é o histórico clínico importante?	**Objetivo**	Qual é o histórico emocional importante?
O que você encontrou no exame físico?	*Quais são os fatos?*	O que você encontrou no Formulário de Informações sobre Relacionamento entre o Animal de Estimação e a Família?
Que experiências e conhecimento pregressos você pode aproveitar para este caso?	**A/A**	Que experiências e conhecimento pregressos você pode aproveitar para este caso?
Que diagnóstico você pode inferir com base nas informações coletadas?	**Avaliação**	Que necessidades e serviços de suporte você pode atribuir como potencialmente aplicáveis a este caso?
	O que você pode concluir a partir de uma síntese geral dos dados?	
Que opções você pode recomendar e oferecer para tratamento?	**P/P**	Que opções/recursos (pessoas para apoio, finanças, tempo) estão disponíveis para este proprietário?
Qual é o esquema de tempo para o tratamento?	**Plano**	Qual é o esquema de tempo para apoio?
Qual é o custo do tratamento?	*Que tratamento e opções de apoio existem para os proprietários?*	Qual é o custo dos serviços de apoio recomendados?
Qual é o acompanhamento do tratamento?		Qual é o acompanhamento do apoio?

Referências bibliográficas

1. Barnett KC, Crispin SM: *Feline ophthalmology: an atlas and text*, London, 2002, Saunders, p 122.
2. Bonagura J: Cardiovascular diseases. In Sherding RG, editor: *The cat, diseases and clinical management*, ed 2, Philadelphia, 1994, Saunders, p 819.
3. Caney S: Weight loss in the elderly cat, *J Feline Med Surg* 11:730, 2009.
4. Center SA: Progress in characterization and management of the feline cholangitis/cholangiohepatitis syndrome, *Proc Am Assoc Feline Pract Fall Conf* 1-16, 2009.
5. Ciancolo RE, Bischoff K, Ebel JG et al: Clinicopathologic, histologic, and toxicologic findings in 70 cats inadvertently exposed to pet food contaminated with melamine and cyanuric acid, *J Am Vet Med Assoc* 233:729, 2008.
6. Ettinger SJ: The physical examination of the dog and cat. In Ettinger S, Feldman EC, editors: *Textbook of veterinary internal medicine*, ed 6, St Louis, 2005, Saunders, p 2.
7. Frankel M, Stein T: Getting the most out of the clinical encounter: the four habits model, *Perm J* 3:79, 1999.
8. Hawthorne A, Butterwick R: The feline body mass index: a simple measure of body fat content in cats, *Waltham Focus* 10:32, 2000.
9. Hellyer P, Rodan I, Brunt J et al: AAHA/AAFP pain management guidelines for dogs and cats, *J Am Anim Hosp Assoc* 43:235, 2007.
10. Henik R, Yeager A: Bronchopulmonary diseases. In Sherding RG, editor: *The cat: diseases and clinical management*, ed 2, Philadelphia, 1994, Saunders, p 979.
11. Kunkle G, Nicklin C, Sullivan-Tamboe D: Comparison of body temperature in cats using a veterinary infrared thermometer and a digital rectal thermometer, *J Am Anim Hosp Assn* 40:42, 2004.
12. Levy J, Crawford C, Hartmann K et al: AAFP feline retrovirus management guidelines, *J Feline Med Surg* 10:300, 2008.
13. Levy J, Ford R: Diseases of the upper respiratory tract. In Sherding RG, editor: *The cat: diseases and clinical management*, ed 2, Philadelphia, 1994, Saunders, p 947.
14. Lord L, Ingwersen W, Gray J et al: Characterization of animals with microchips entering animal shelters, *J Am Vet Med Assoc* 235:160, 2009.
15. Mansell J, Rees C: Cutaneous manifestations of viral disease. In August JR, editor: *Consultations in feline internal medicine*, ed 5, St Louis, 2006, Elsevier, p 11.
16. Nelson CT, Seward RL, McCall JW et al: 2007 guidelines for the diagnosis, treatment and prevention of heartworm *(Dirofilaria immitis)* infection in cats (website): www.heartwormsociety.org/veterinary-resources/feline-guidelines.html. Accessed February 21, 2010.

17. Ogilvie GK, Moore AS: Skin tumors. In Ogilvie GK, Moore AS, editors: *Feline oncology: a comprehensive guide to compassionate care*, Trenton, N.J., 2001, Veterinary Learning Systems, p 412.

18. Ogilvie G, Moore A: Tumors of the alimentary tract. In Ogilvie GK, Moore AS, editors: *Feline oncology: a comprehensive guide to compassionate care*, Trenton, NJ, 2001, Veterinary Learning Systems, p 271.

19. Overall K, Rodan I, Beaver B et al: Feline behavior guidelines of the American Association of Feline Practitioners, *J Am Vet Med Assoc* 227:70, 2005.

20. Paepe D, Smets P, van Hoek I et al: Within- and between-examiner agreement for two thyroid palpation techniques in healthy and hyperthyroid cats, *J Feline Med Surg* 10:558, 2008.

21. Paige CF, Abbott JA, Elvinger F et al: Prevalence of cardiomyopathy in apparently healthy cats, *J Am Vet Med Assoc* 234:1398, 2009.

22. Pittari J, Rodan I: Senior cats: untangling the problems of these special patients, *J Feline Med Surg* 11:737, 2009.

23. Pittari J, Rodan I, Beekman G et al: American Association of Feline Practitioners senior care guidelines, *J Feline Med Surg* 11:763, 2009.

24. Richards J, Elston TH, Ford RB et al: The 2006 American Association of Feline Practitioners Feline Vaccine Advisory Panel report, *J Am Vet Med Assoc* 229:1405, 2006.

25. Rodan I, Folger B: Respectful handling of cats to prevent fear and pain, American Association of Feline Practitioners Position Statement: http://catvets.com/uploads/PDF/Nov2009HandlingCats.pdf. Accessed February 21, 2010.

26. Scarlett J: Controlling feline respiratory disease in animal shelters. In August JR, editor: *Consultations in feline internal medicine*, ed 5, St Louis, 2006, Saunders, p 735.

27. Sherding RG: The medical history, physical examination, and physical restraint. In Sherding RG, editor: *The cat: diseases, and clinical management*, ed 2, Philadelphia, 1994, Saunders, p 7.

28. Suchman AL: A new theoretical foundation for relationship-centered care: complex responsive processes of relating, *J Gen Intern Med* (Suppl 1):S40, 2006.

29. Venker-van Haagen AJ: Diseases and surgery of the ear. In Sherding RG, editor: *The cat: diseases and clinical management*, ed 2, Philadelphia, 1994, Saunders, p 1999.

30. Villalobos A: Hospice "Pawspice." In August JR, editor: *Consultations in feline internal medicine*, ed 6, St Louis, 2010, Saunders,p 811.

31. Vogt AH, Rodan I, Brown M et al: AAFP-AAHA: feline life stage guidelines, *J Feline Med Surg* 12:43, 2010.

32. Wilkie D: Diseases and surgery of the eye. In Sherding RG, editor: *The cat: diseases and clinical management*, ed 2, Philadelphia, 1994, Saunders, p 2011.

4

Diretrizes e Precauções para Terapia Medicamentosa em Gatos

Lauren A. Trepanier

A terapia medicamentosa em pacientes felinos tem muitos obstáculos em potencial: diferenças no metabolismo de fármacos entre gatos e outras espécies, o que torna difícil utilizar doses maiores; escassez de bons estudos sobre segurança e otimização de dosagem em gatos; relativa falta de fármacos aprovados com dados associados de eficácia de gatos em comparação com cães; necessidade de reformulação de muitos medicamentos feitos para pacientes maiores; e dificuldade de administrar medicamentos a muitos gatos.

Diferenças no metabolismo medicamentoso em gatos

Os gatos têm diferenças importantes no metabolismo medicamentoso se comparados com seres humanos e cães. Com relação às duas espécies, com frequência as dosagens felinas são extrapoladas. Sabe-se bem que os gatos são deficientes na glicuronidação de alguns xenobióticos; por exemplo, a atividade da UDP-glicuronosiltransferase (UGT) para o paracetamol é dez vezes mais baixa em gatos comparada com cães e seres humanos.[20] Isso se deve a um pseudogene felino não funcional para o UGT1A6,[21] a isoforma de UGT que metaboliza o paracetamol em seres humanos. Essa mesma enzima glicuronida a morfina e a serotonina[48] e contribui para o metabolismo da silibina (no cardo-mariano [*Silymaris marianum*]).[55] Por conseguinte, a glicuronidação de muitos medicamentos, em gatos,

é deficiente (Tabela 4.1). Contudo, os gatos conseguem glicuronidar normalmente compostos endógenos, como a tiroxina[41] e a bilirrubina.[87]

Os gatos também são deficientes para a enzima tiopurina metiltransferase, que metaboliza medicamentos com tiopurina, como a azatioprina. A atividade dessa enzima, que pode ser medida em hemácias, é de 80 a 85% mais baixa em gatos do que em cães.[29,79,100] Tal fato pode explicar o motivo pelo qual os gatos tratados com azatioprina são especialmente sensíveis à mielossupressão,[3] um efeito colateral dose-dependente dessa substância. A variabilidade individual adicional da tiopurina metiltransferase entre gatos (quase dez vezes) pode ser atribuída a polimorfismos genéticos no gene felino, de modo que existe uma sobreposição entre gatos de "alta atividade" e alguns cães de "baixa atividade".[45,79] Contudo, ainda não foi estabelecida uma relação entre polimorfismos de tiopurina metiltransferase e resposta à azatioprina em cães e gatos.

Ajustes da dose na insuficiência renal

A insuficiência renal leva à diminuição da filtração de medicamentos eliminados pelos rins e também de seus metabólitos ativos, bem como ao comprometimento da secreção tubular de alguns fármacos, como famotidina, ranitidina, trimetoprima e digoxina.[86] Esses fármacos são ionizados em pH fisiológico e, em seres humanos, precisam de transporte ativo nos túbulos renais para serem eliminados na urina. A insuficiência renal também está

Tabela 4.1 **Capacidade de glicuronidação xenobiótica no gato.**

Compostos	Enzima UGT responsável em seres humanos	Glicuronidação em gatos	Consequências clínicas e dose em gatos
Paracetamol	UGT1A6 (pseudogene em gatos)[21]	Atividades hepáticas dez vezes mais baixas em gatos em comparação com cães e seres humanos[20]	A toxicidade do paracetamol em gatos é de doses três a quatro vezes mais baixas (≥ 60 mg/kg) em comparação com cães (≥ 200 mg/kg)[81]
Morfina	UGT2B7 e outras em seres humanos	Sem metabólitos de glicuronídios em cães *in vivo*[50] Não avaliada em gatos	A meia-vida de eliminação da morfina em gatos (1 a 1,5 h)[91] é semelhante à de cães (1,2 h)[50]
Cloranfenicol	UGT2B7[15]	Não avaliado diretamente em gatos	Meia-vida de eliminação levemente mais longa em gatos (cerca de 4 a 8 h) em comparação com cães (1,1 a 1,5 h)[71]
Ácido acetilsalicílico	Diversas isoformas (UGT1A6 tem grande afinidade)[49]	Não avaliado diretamente em gatos	Meia-vida de eliminação mais longa em gatos (22 h)[69] em comparação com cães (5 a 6 h)[61] Dosada quatro vezes menos frequentemente em gatos em comparação com cães
Tiroxina	UGT1A1 e outras[104]	A tiroxina é glicuronizada em gatos[63]	Dosagens diárias de tiroxina são comparáveis em cães e gatos
Carprofeno	Glicuronizado em seres humanos[78]	Glicuronizado em cães[78]	Meia-vida de eliminação oral em gatos (20 h)[69] prolongada em comparação com cães (8 h) (carprofeno)
	Isoforma não identificada	Não avaliado diretamente em gatos	Suscetibilidade maior a toxicidade por carprofeno em gatos (sinais gastrintestinais com 8 mg/kg no gato *versus* 20 mg/kg em cães)[58]

associada a efeitos menos evidentes sobre a disposição do medicamento, como diminuição de citocromo P450 renal e metabolismo conjugado de algumas substâncias, comprometimento da ligação da albumina com fármacos ácidos (p. ex., furosemida, sulfametoxazol e ácido acetilsalicílico) e ligação tecidual reduzida da digoxina.[97] Todos esses efeitos podem provocar acúmulo da substância na insuficiência renal.

Estão indicadas reduções na dosagem de qualquer fármaco com margem de segurança relativamente estreita, na vigência de insuficiência renal, que seja eliminado primariamente pelos rins ou que tenha um metabólito ativo expelido pelos rins (Tabela 4.2). Há poucas informações sobre gatos, para orientar os ajustes de dose na insuficiência renal. Em seres humanos, os ajustes de dose são feitos quase sempre quando a taxa de filtração glomerular (TFG), conforme medida pela depuração de creatinina, cai até cerca de 0,7 a 1,2 mℓ/kg/min, dependendo do índice terapêutico do fármaco.[66] Com base na relação demonstrada entre TFG e creatinina sérica em gatos,[60] isso equivale a concentrações séricas de creatinina de, aproximadamente, 2,5 a 3,5 mg/dℓ (221 a 309 μmol/ℓ). Por conseguinte, como não há dados específicos em gatos, é razoável considerar ajustes da dosagem para fármacos que sejam depurados pelos rins quando a creatinina sérica alcançar tal variação.

Para muitos fármacos excretados pelos rins, pode ser feita uma boa redução da dose, multiplicando-se a dose-padrão pela concentração sérica normal de creatinina (p. ex., 1,0 mg/dℓ), dividida pela concentração sérica de creatinina do paciente. Isso resulta em menos fármaco administrado nos mesmos intervalos e tem por base o achado de que a creatinina sérica está inversamente relaciona-

da com a TFG na insuficiência renal inicial a moderada em gatos.[60] Por exemplo, em um gato com concentração sérica de creatinina de 2 mg/dℓ (o dobro do valor normal típico de 1 mg/dℓ), a cefalotina deve ser administrada a 10 mg/kg a cada 8 h e não 20 mg/kg a cada 8 h. Uma abordagem alternativa consiste em multiplicar o intervalo entre doses (p. ex., a cada 12 h) pela concentração sérica de creatinina do paciente, dividida por um nível normal de creatinina. Isso resulta na mesma dose individual, administrada a intervalos menos frequentes. Por exemplo, para o mesmo gato, o enrofloxacino seria administrado na dose de 5 mg/kg a cada 48 h, e não a cada 24 h. Os ajustes de dose utilizando-se esse método podem ser pouco precisos para concentrações séricas de creatinina de até 4 mg/dℓ (354 μmol/ℓ), após a relação entre a concentração de creatinina e a de TFG tornar-se não linear em gatos.[60] Em seres humanos, as dosagens para fármacos depurados pelos rins na vigência de insuficiência renal costumam ser de 25 a 75% da dosagem diária padrão.[66]

A ampicilina e a amoxicilina são excretadas pelos rins, porém apresentam amplas margens de segurança, de modo que os ajustes de dose provavelmente não são necessários clinicamente. A cefalotina pode provocar peroxidação de lipídios e nefrotoxicidade em modelos em animais[105] e ser nefrotóxica associada a aminoglicosídios em pacientes humanos idosos.[105] Por conseguinte, podem ser indicadas reduções na dosagem dessa cefalosporina em pacientes veterinários com insuficiência renal. Para derivados betalactâmicos de maior custo, como o meropeném, recomendam-se ajustes de doses em seres humanos quando a depuração de creatinina cair abaixo de 0,7 mg/mℓ/kg; o prolongamento inicial do intervalo é indicado entre as doses.[105]

Tabela 4.2 Fármacos que requerem precaução ou ajuste da dose na vigência de insuficiência renal.

Fármaco	Efeito adverso	Recomendações
Cefalotina	Possível nefrotoxina dose-dependente em seres humanos[105]	Evitar ou considerar ajuste da dosagem
Aminoglicosídios	Nefrotoxina dose-dependente em gatos	Evitar na insuficiência renal Se inevitável, estender o intervalo entre doses Manter hidratação Monitorar urina quanto a cilindros granulosos Minimizar a duração do tratamento
Fluoroquinolonas	Retinotoxicidade dose-dependente em gatos	Usar fluoroquinolonas com ampla margem de segurança para retinotoxicidade (p. ex., marbofloxacino ou orbifloxacino) Estender intervalo entre as doses
Trimetoprima-sulfadiazina	Pode precipitar-se como cristais e urólitos obstrutivos de sulfadiazina em seres humanos[14]	Usar sulfametoxazol mais solúvel Manter a hidratação Evitar acidificantes urinários
Furosemida	Provoca desidratação e hipopotassemia	Evitar na insuficiência renal, a menos que exista forte motivo (p. ex., insuficiência cardíaca evidente) Usar monitoramento clínico cuidadoso
Bloqueadores H_2	Confusão ou mania em pacientes humanos idosos	Estender o intervalo entre as doses ou reduzir doses individuais
Metoclopramida	Tremores decorrentes de antagonismo de dopamina	Reduções empíricas da dose (diminuir a dose de infusão a taxa constante diariamente em cerca de 50%)
Enalapril	Pode causar descompensação renal[98]	Considerar o uso de benazepril, que não se acumula na vigência de insuficiência renal moderada em gatos[46]
Fármacos anti-inflamatórios não esteroides	Ulceração gástrica, descompensação renal	Substituir por outros analgésicos sempre que possível

Os aminoglicosídios são nefrotoxinas dose-dependentes e devem ser evitados, sempre que possível, na vigência de insuficiência renal. Nos pacientes com insuficiência renal que desenvolvem infecções por gram-negativos resistentes, outros antimicrobianos (p. ex., fluoroquinolonas, cefotetana, meropeném, ticarcilina) devem ser considerados sempre que possível. Quando os aminoglicosídios são necessários, recomenda-se reidratação e fluidoterapia concomitante (intravenosa ou subcutânea), pois a hipovolemia é um fator de risco para a nefrotoxicidade por aminoglicosídios em seres humanos.[65] Além disso, a amicacina deve ser considerada (Figura 4.1), porque é menos nefrotóxica do que a gentamicina em pacientes humanos[89] e pode ser menos nefrotóxica em gatos também.[17]

A dosagem dos aminoglicosídios é ajustada rotineiramente para pacientes humanos com insuficiência renal. Os aminoglicosídios são antimicrobianos concentração-dependentes (ou seja, a destruição de bactérias tem correlação com o pico de concentração, não com o tempo acima da concentração inibitória mínima), e a nefrotoxicidade correlaciona-se com as concentrações do fármaco constantes, não no pico.[74] Por conseguinte, os aminoglicosídios devem ser administrados na mesma dose, porém com menor frequência, na vigência de insuficiência renal.[92] Por exemplo, em um gato com concentração sérica de creatinina de 2 mg/dℓ, a amicacina ou a gentamicina deverão ser dosadas a cada 48 h, em vez de a cada 24 h, presumindo-se não haver antimicrobianos alternativos disponíveis.

Nos seres humanos, as dosagens de fármacos aminoglicosídicos são ajustadas para manter patamares de concentrações plasmáticas mínimas do fármaco abaixo de 2 μg/mℓ.[36] A aferição de concentrações mínimas do fármaco é ideal em pacientes com insuficiência renal subjacente; contudo, é necessária a mudança rápida das concentrações séricas do fármaco para que o monitoramento tera-

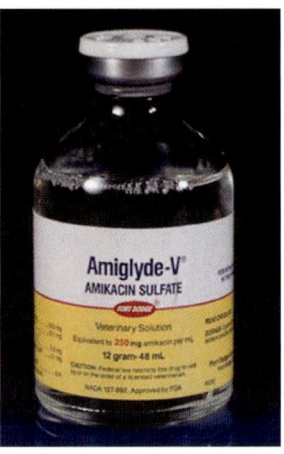

Figura 4.1 Os aminoglicosídios devem ser evitados, sempre que possível, em gatos com insuficiência renal. Administrar líquidos subcutâneos ou intravenosos, evitar terapia concomitante com anti-inflamatórios não esteroides ou com furosemida e monitorar o sedimento urinário diariamente (por conta de cilindros granulosos) podem diminuir o risco de nefrotoxicidade dose-dependente.

pêutico seja útil na tomada de decisão clínica em tempo real. Uma alternativa prática para o monitoramento clínico consiste em examinar diariamente sedimentos de urina fresca quanto a cilindros granulosos, que podem ser encontrados dias antes do desenvolvimento de azotemia.[82] Os cilindros granulosos indicam lesão tubular renal proximal e, se observados, sugerem que o medicamento deve ser suspenso, a menos que a infecção seja potencialmente fatal. Diminui-se a toxicidade em gatos se a terapia aminoglicosídica for limitada a 5 dias ou menos, sempre que possível.[38] Os aminoglicosídios estão contraindicados na associação à furosemida[1] ou a um fármaco anti-inflamatório não esteroide (AINEs),[65] já que ambos podem exacerbar a nefrotoxicidade.

As fluoroquinolonas, como os aminoglicosídios, são depuradas pelos rins. Embora não provoquem toxicidade na cartilagem em filhotes em crescimento na dosagem recomendada, provocam toxicidade retiniana dose-dependente em gatos.[101] Por conseguinte, os ajustes na dosagem de fluoroquinolonas podem ser importantes em gatos com insuficiência renal, embora tal fato não tenha sido avaliado diretamente. Os ajustes de dose podem ser particularmente importantes para o enrofloxacino, que parece ter mais efeito tóxico sobre a retina em gatos (lesões retinianas em doses quatro vezes maiores que a recomendada) em comparação com outras fluoroquinolonas veterinárias (orbifloxacino, lesões retinianas com doses 18 vezes maiores do que a recomendada; marbofloxacino, sem lesões na retina sob doses 20 vezes maiores que as recomendadas).[101] Embora não esteja estabelecido em gatos o método ideal para ajuste da dose, pode ser mais apropriado estender o intervalo entre as doses,[23] já que as fluoroquinolonas também são antimicrobianos dependentes da concentração.

Sulfonamidas potencializadas também devem ser utilizadas com cautela em pacientes azotêmicos, devido à diminuição da depuração renal e à diminuição da ligação de proteínas. As reduções de dosagem para o medicamento genérico humano, sulfametoxazol-trimetoprima, estão recomendadas para pacientes humanos.[96] As reduções das doses podem ser ainda mais importantes para a trimetoprima-sulfadiazina, pois a sulfadiazina é dita causadora de hematúria, urolitíase e, até mesmo, insuficiência renal aguda em seres humanos.[14] Este fato deve-se à relativa insolubilidade da sulfadiazina, que pode se precipitar como cristais do medicamento nos túbulos renais, especialmente sob altas concentrações ou na urina ácida.[66] Embora não existam estudos comparáveis em pacientes felinos, a autora recomenda a reidratação e a suspensão de acidificantes urinários antes do uso de trimetoprima-sulfadiazina em gatos.

A furosemida é depurada pelos rins e pode causar desidratação e hipopotassemia importantes, o que pode levar à descompensação renal adicional. Além disso, a furosemida não deve ser usada em gatos com insuficiência renal subjacente, a menos que haja uma boa justificativa (p. ex., insuficiência cardíaca congestiva fulminante). Os gatos tratados com furosemida devem ser monitorados atentamente quanto à desidratação, à hipopotassemia e ao agravamento da azotemia, por meio da avaliação de rotina de turgor cutâneo, peso corporal, índice de condição corporal, hematócritos e valores de proteínas totais, níveis séricos de potássio e índices renais a cada reavaliação.

Os antiácidos à base de bloqueadores de histamina 2 (H_2), como cimetidina, ranitidina e famotidina, são depurados pelos rins, e recomendam-se as reduções da dosagem para pacientes humanos com insuficiência renal.[62] Os bloqueadores H_2 também podem levar a transtornos do sistema nervoso central (mania, confusão), particularmente em pacientes idosos, embora não esteja claro se a diminuição da TFG é um fator.[11] Por conseguinte, a dosagem de bloqueadores H_2 pode requerer reduções em gatos com insuficiência renal, especialmente geriátricos. Tanto as reduções na dose individual quanto os prolongamentos dos intervalos entre as doses são empregados em seres humanos. A metoclopramida também é depurada pelos rins. Como antagonista dopaminérgico, a metoclopramida pode causar tremores em alguns pacientes humanos.[85] Doses de infusão a taxa constante (ITC) padrão (1 a 2 mg/kg/dia) podem causar tremor e ataxia em pacientes azotêmicos (observados em cães). Assim, doses menores (p. ex., 0,25 a 0,5 mg/kg/dia como ITC) parecem ser mais bem toleradas na prática.

Os inibidores da enzima conversora da angiotensina (ECA) são recomendados para reduzir a proteinúria em gatos com insuficiência renal (International Renal Interest Society Guidelines; http://www.iris-kidney.com, acesso em 25 de fevereiro de 2010). O benazepril não depende unicamente da eliminação renal e não exige ajuste da dose em gatos moderadamente azotêmicos.[46] Por conseguinte, o benazepril pode ser preferível ao enalapril em gatos com azotemia substancial. Embora os inibidores da ECA não costumem causar hipotensão sistêmica nas dosagens terapêuticas em gatos, podem influenciar de modo adverso a TFG sob doses altas, particularmente no paciente desidratado ou com a administração concomitante de furosemida. Portanto, é importante monitorar ureia sanguínea, bem como creatinina e eletrólitos em gatos tratados com inibidores da ECA: por exemplo, inicialmente após 1 semana, após 1 mês e depois a cada 3 meses, dependendo do estado clínico.

O uso de AINEs pode influenciar adversamente a TFG em pacientes com hipovolemia ou com nefropatia subjacente por meio do bloqueio da elaboração de prostaglandinas renais que autorregulam o fluxo sanguíneo renal.[44] Embora meloxicam seja, em geral, bem tolerado para uso crônico em gatos com osteoartrite em um estudo (sob 0,01 a 0,03 mg/kg/dia), relativamente poucos gatos com nefropatia crônica (3 de 46 gatos tratados) foram envolvidos no estudo.[35] Além disso, o meloxicam foi relacionado com episódios de insuficiência renal aguda em gatos. Coxibes (AINEs seletivos de ciclo-oxigenase-2 [COX-2]) apresentam o mesmo potencial para eventos renais adversos do de outros AINEs.[70] Isso ocorre porque a COX-2 é expressa no rim e é importante para regular o fluxo sanguíneo renal.[39] Para analgesia na insuficiência renal, a buprenorfina promove uma alternativa para AINEs, com eficácia analgésica comparável em gatos.[88] Se houver necessidade de efeito anti-inflamatório, os AINEs devem ser dosados de modo conservador e os gatos deverão ser monitorados com frequência quanto a desidratação, inapetência, evidência de ulceração gastrintestinal ou elevações nos níveis sanguíneos de ureia e creatinina.

Considerações sobre a terapia medicamentosa na insuficiência hepática

Em seres humanos com hepatopatia inflamatória sem insuficiência, o metabolismo hepático de fármacos mostra-se razoavelmente bem preservado. Contudo, na disfunção hepática ou na cirrose, os fármacos, normalmente bastante metabolizados pelo fígado, não são depurados com eficiência. Isso leva à diminuição da depuração de primeiro passo e ao aumento da biodisponibilidade oral de certos medicamentos, como o propranolol e as benzodiazepinas. Para esses fármacos, recomendam-se 50% de reduções das dosagens para pacientes humanos com comprometimento da função hepática.[26] Outros agentes químicos que exigem reduções de dosagem (de 25% a 50% das dosagens regulares) em seres humanos com cirrose estão relacionados no Boxe 4.1. Embora a cirrose seja rara em gatos, é comum disfunção hepática significativa na lipidose hepática fulminante ou em derivações portossistêmicas. Nesses pacientes, podem estar indicadas as reduções de dosagens para os fármacos relacionados no Boxe 4.1, embora não tenhamos estudos comparáveis em gatos.

Alguns tratamentos podem agravar a encefalopatia hepática e não são recomendados para gatos em risco de contrair esse tipo de encefalopatia. Sangue total estocado produz amônia, que aumenta com o tempo de estocagem (Figura 4.2).[51] Embora não tenham sido realizados estudos que contemplem o tempo de produção de amônia para sangue total ou concentrado de hemácias felino, o sangue estocado deve ser usado com cautela em gatos com insuficiência hepática, como naqueles com lipidose ou hepatotoxicidade aguda. Rastrear unidades de sangue quanto a amônia sanguínea alta antes da transfusão, utilizando um analisador apropriado é uma opção, assim como também usar doador sanguíneo próprio para obter sangue total fresco.

Os AINEs têm o potencial de exacerbar encefalopatia hepática, seja por causarem sangramento gastrintestinal (que é uma carga de proteína no intestino) seja por descompensação renal (que aumenta a ureia sanguínea, a partir da qual, subsequentemente, é reciclada a amônia).[28] A furosemida pode causar hipopotassemia, desidratação,

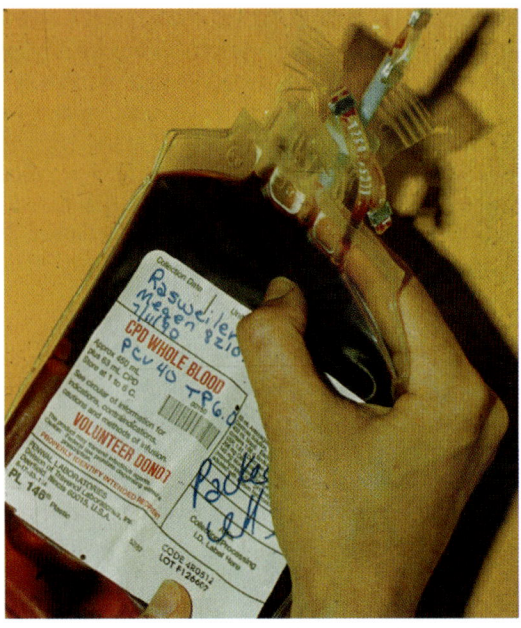

Figura 4.2 Sangue total e concentrado de hemácias podem produzir amônia durante a estocagem. A transfusão de unidades mais antigas pode exacerbar encefalopatia hepática em gatos com lipidose hepática ou hepatotoxicidades agudas.

azotemia e alcalose, e todos esses fatores talvez agravem a encefalopatia hepática.[28] Por fim, os glicocorticoides, que, às vezes, provocam catabolismo muscular,[28] podem estimular a desaminação de proteínas e a liberação de amônia (NH_3). Os glicocorticoides também podem aumentar a lipólise periférica, o que exacerba a lipidose hepática, embora tal fato nunca tenha sido avaliado diretamente em gatos. A atitude mais segura consiste em estabilizar os sinais clínicos, controlar a encefalopatia hepática e proporcionar suporte nutricional antes de considerar glicocorticoides em gatos com qualquer tipo de hepatopatia.

Considerações terapêuticas em neonatos e filhotes

O período neonatal em cães e gatos foi definido como as primeiras 4 semanas de vida, com o período pediátrico sendo de até 12 semanas de vida.[34] Embora a terapia medicamentosa em neonatos seja comum na medicina humana, foram realizados pouquíssimos estudos farmacocinéticos em neonatos e lactentes. Considerando-se que a farmacologia neonatal é ainda menos estudada em gatos, é difícil fazer recomendações específicas e válidas. Entretanto, existem certas diferenças fisiológicas entre neonatos e adultos (com base em estudos em seres humanos, cães, roedores e, ocasionalmente, em gatos) que podem ajudar a guiar a terapia medicamentosa racional nesses pacientes minúsculos e em rápida transformação.

A absorção oral pode ser diferente em gatinhos neonatos em comparação com gatos adultos. A imaturidade das células parietais gástricas leva a um pH gástrico relativamente alto em neonatos; por exemplo, o pH gástrico encontra-se acima de 3,0 ao longo de 5 semanas de vida

---

Boxe 4.1 Fármacos que exigem reduções da dose em seres humanos com comprometimento intenso da função hepática[37]

Buspirona	Loratadina
Butorfanol	Metronidazol
Cisaprida	Midazolam
Ciclofosfamida	Mirtazapina
Diazepam	Omeprazol
Doxorrubicina	Prednisona
Fluconazol	Propranolol
Fluoxetina	Teofilina
Itraconazol	Vincristina
Lidocaína	

em cãezinhos.[54] O pH gástrico alto pode diminuir a biodisponibilidade de fármacos que exigem meio ácido para absorção, como cetoconazol, itraconazol e suplementos de ferro.[54] O fluconazol é mais bem absorvido nesses neonatos, pois sua absorção não é influenciada pelo pH gástrico, pelo menos em seres humanos.[106] A absorção oral de alguns fármacos pode ser influenciada pela amamentação, em virtude da ligação de fármacos com componentes do leite, como o cálcio. Por exemplo, a biodisponibilidade de enrofloxacino, que é quelado pelo cálcio, é baixa em gatinhos lactentes, com biodisponibilidade geral inferior a 35%.[84] A via subcutânea promove a absorção mais confiável em gatinhos que estão sendo amamentados, com biodisponibilidade mais próxima a 85% para enrofloxacino.[84]

As atividades do citocromo P450 hepático são baixas em neonatos, porém alcançam e, até mesmo, excedem níveis de adulto às 7 semanas de vida, conforme mostrado em cãezinhos;[90] provavelmente, isso se deve a resposta evolutiva a uma variedade mais ampla de compostos químicos dietéticos encontrados ao desmame. O teor de citocromo P450 imaturo está associado ao retardo da depuração hepática de alguns fármacos em neonatos. Por exemplo, a lidocaína e a teofilina apresentam meia-vida de eliminação prolongada em cãezinhos muito novos (com menos de 1 a 2 semanas de vida).[2,40] Contudo, no momento em que a maioria dos pacientes felinos é levada ao veterinário para sua primeira vacinação, a função hepática já amadureceu bastante.

Gatinhos recém-nascidos apresentam índices diminuídos de TFG antes das 9 semanas de vida, quando a TFG alcança taxas encontradas em gatos adultos.[43] Antes dessa idade, os gatinhos podem correr alto risco de sobrecarga hídrica, devido ao comprometimento da excreção de solutos e água e pela toxicidade decorrente de fármacos eliminados pelos rins, como aminoglicosídios. Os primeiros sinais clássicos de nefrotoxicidade, como cilindros granulosos, não são observados consistentemente em cãezinhos recém-nascidos que recebem gentamicina, apesar do desenvolvimento de lesões tubulares renais e comprometimento da TFG.[22] Por conseguinte, devem ser evitados aminoglicosídios sempre que possível em pacientes muito novos. Por outro lado, o enrofloxacino, apesar de sua excreção renal, é depurado com eficiência em gatinhos de apenas 2 semanas de vida[84] e não parece exigir reduções da dosagem nesse grupo etário.

Considerações terapêuticas em gatos idosos

Reações medicamentosas adversas são duas a três vezes mais elevadas em pacientes humanos idosos em comparação com adultos jovens.[94] Um pouco desse risco pode ser atribuído à confusão e aos erros na autodosagem; contudo, fatores farmacocinéticos e farmacodinâmicos também estão envolvidos. Pacientes veterinários geriátricos são definidos como aqueles que alcançaram 75% do seu tempo de vida (Figura 4.3).[12] Tanto em gatos geriátricos quanto em seres humanos geriátricos, alterações na função renal, no fluxo sanguíneo hepático, na composição corporal e nas respostas fisiológicas compensatórias alteram a resposta medicamentosa.

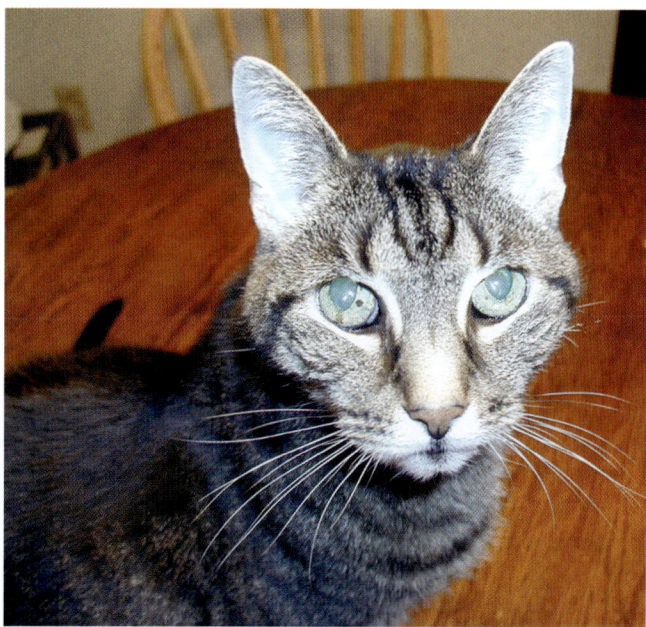

Figura 4.3 Gatos geriátricos foram definidos como aqueles que alcançaram 75% de seu ciclo de vida esperado. Este gato de 17 anos muito provavelmente tem algum grau de insuficiência renal, o que pode exigir ajustes das doses para alguns fármacos.

A insuficiência renal relacionada com a idade é o fator mais importante que influencia a dosagem de medicamentos em pacientes humanos geriátricos.[94] Até mesmo pacientes sem azotemia declarada provavelmente apresentam TFG diminuída associada ao envelhecimento. A prevalência de insuficiência renal em gatos mais velhos não foi estabelecida, mas parece ser relativamente alta, pelo menos de acordo com relatos de experiências práticas. Isso pode levar à diminuição da eliminação e ao aumento da toxicidade de fármacos depurados pelos rins (Tabela 4.2) em gatos idosos. O enrofloxacino foi associado à toxicidade da retina em gatos idosos na dose recomendada de 5 mg/kg/dia.[32] Como essa toxicidade ocular é dose-dependente,[101] os casos encontrados em gatos idosos devem-se, provavelmente, à diminuição da depuração renal dessa substância. Embora o orbifloxacino e o marbofloxacino também sejam depurados pelos rins, eles são menos retinotóxicos sob doses mais elevadas em gatos sadios jovens[101] e podem ser mais seguros para gatos geriátricos. Pacientes idosos também tendem a apresentar diminuição da água corporal total e da água intersticial,[94] o que pode contribuir para aumentar a suscetibilidade à desidratação quando pacientes idosos recebem diuréticos como a furosemida.

O envelhecimento está associado à diminuição da massa hepática, com reduções variáveis na função do citocromo P450 em pacientes humanos idosos.[27] A diminuição do fluxo sanguíneo hepático também ocorre com o envelhecimento e pode acarretar diminuição da depuração de certos agentes químicos.[83] Por exemplo, o propofol é um medicamento "limitado pelo fluxo sanguíneo", e sua depuração está diminuída em seres humanos idosos[95] e cães geriátricos, com maiores concentrações plasmáticas da substância e apneia encontradas em alguns cães idosos que receberam doses-padrão.[75] Outros fármacos que mostram comprometimento da depuração em pacientes humanos idosos, devido a comprometimento renal ou hepático ou a outros fatores, estão relacionados no Boxe 4.2. Embora não estejam disponíveis estudos comparáveis com felinos, provavelmente esses fármacos devem ser dosados de modo conservador em gatos idosos, e o proprietário deve ser orientado a monitorar com cuidado seu animal de estimação quanto a efeitos adversos.

É possível que gatos de meia-idade a idosos apresentem sobrepeso, o que pode influenciar na distribuição de fármacos. Para agentes químicos relativamente polares com má distribuição em gordura, como a digoxina, as doses devem ter por base o peso corporal magro (peso corporal ideal).[16] Para gatos, o peso corporal ideal pode ser estimado a partir da conformação do corpo do paciente ou de prontuários pregressos quando o paciente apresentava condição corporal normal. Para o agente polar gentamicina, indica-se redução da dose de 15 a 20% em gatos obesos, com base nas diferenças na farmacocinética entre gatos obesos e em forma.[103] Para os agentes lipossolúveis, como o propofol e as benzodiazepinas, doses unitárias ou de carga têm por base o peso corporal total (peso corporal magro mais gordura) em seres humanos.[13]

Composição de fármacos para gatos

As farmácias veterinárias que comercializam produtos sob encomenda são comuns nos EUA e fornecem opções de formulação, tais como suspensões líquidas flavorizadas, cápsulas, comprimidos mastigáveis e minicomprimidos. Os farmacêuticos nos EUA podem legalmente manipular fármacos veterinários ou humanos para pacientes veterinários individuais se não houver formulação veterinária apropriada aprovada.[67] Os farmacêuticos não estão legalmente autorizados a produzir em massa fármacos manipulados, e, assim como para todas as prescrições, deve haver uma relação válida profissional–proprietário–paciente.

Com frequência, os clínicos pensam que, como existe uma formulação customizada, ela deverá ser segura e eficaz; nem sempre isso é verdadeiro. Infelizmente, em geral, a estabilidade e a biodisponibilidade de fármacos veterinários manipulados não são testadas. Além disso, os proprietários podem realizar suas próprias reformulações em casa para facilitar a administração, como esmagar comprimidos no alimento ou na água ou associar medicações em uma cápsula. Em geral, os veterinários têm informações inadequadas para orientar os proprietários sobre essas manipulações. No entanto, alguns princípios básicos podem ajudar a determinar a conveniência de uma determinada reformulação.

Esmagar medicações nem sempre é bom. Comprimidos de liberação contínua, como a teofilina, o diltiazem, a fluoxetina revestida (semanal) e o tramadol nunca devem ser fragmentados. Esmagar formulações de liberação prolongada pode levar a rápidas concentrações plasmáticas de alto pico e efeitos colaterais potenciais. Além disso, os comprimidos revestidos não devem ser esmagados, pois isso pode causar gosto amargo e degradação no estômago. Como exemplos, temos a budesonida, a eritromicina, as cápsulas de omeprazol e os comprimidos de citrato de potássio. Agentes antineoplásicos, como a ciclofosfamida e a clorambucila, nunca devem ser divididos por ou por equipe clínica, porque isso resulta em aerossóis e pó que podem levar à exposição sistêmica.[31] Essas substâncias devem ser reformuladas apenas pelo farmacêutico e em local adequadamente ventilado.

Misturar fármacos com água também pode causar problemas. Medicamentos em embalagem de cartela, frequentemente sensíveis à umidade, não devem ser misturados com água,[67] tampouco os fármacos lipofílicos, como o itraconazol e o diazepam. O veterinário deve verificar a bula do produto para saber se ele é muito lipofílico. Fármacos irritantes, como a doxiciclina ou a clindamicina, não devem ser administrados como cápsulas a gatos, pois as cápsulas tendem a se alojar na região mesocervical do esôfago em gatos.[33] Isso pode provocar esofagite e, até mesmo, estenose esofágica, como ocorre com a doxiciclina ou a clindamicina em gatos (Figura 4.4).[4,6] As cápsulas podem ser acompanhadas com 30 g de alimento ou um bolo de 6 mℓ de água após cada dose, a fim de assegurar a passagem para o estômago.[33,99] Contudo, talvez isso seja impraticável em gatos inapetentes ou rebeldes. Nesses casos, pode ser mais seguro o uso de suspensões orais de doxiciclina ou de clindamicina.

Medicamentos que contenham alumínio ou outros minerais catiônicos não devem ser esmagados e associados a outros fármacos. Por exemplo, o alumínio no sucralfato ou no hidróxido de alumínio forma complexos com muitos outros medicamentos no trato gastrintestinal e pode comprometer acentuadamente a absorção de fluoroquinolonas, doxiciclina, teofilina, digoxina e amitriptilina.[56] Além disso, o alumínio pode diminuir o pico das concentrações plasmáticas de azitromicina em seres humanos.[30] Outros minerais catiônicos, como cálcio, ferro, zinco e magnésio, encontrados em multivitamínicos, também podem quelar as fluoroquinolonas e comprometer sua absorção.[52] Da mesma maneira, o cálcio em produtos lácteos pode diminuir a absorção de doxiciclina.[59]

Os fármacos que *podem* ser prontamente reformulados em cápsulas são emulsão de ciclosporina, comprimidos de cloreto de potássio, comprimidos revestidos de omeprazol e comprimidos de itraconazol. O número de péro-

---

Boxe 4.2 Fármacos que mostram diminuição da depuração (em 20% ou mais) em pacientes humanos idosos[95]

Amicacina	Lidocaína
Anlodipino	Metilprednisolona
Atenolol	Metoclopramida
Ciprofloxacino	Midazolam
Diazepam	Omeprazol
Digoxina	Ondansetrona
Difenidramina	Piroxicam
Famotidina	Propofol
Furosemida	Terbutalina
Gentamicina	Teofilina

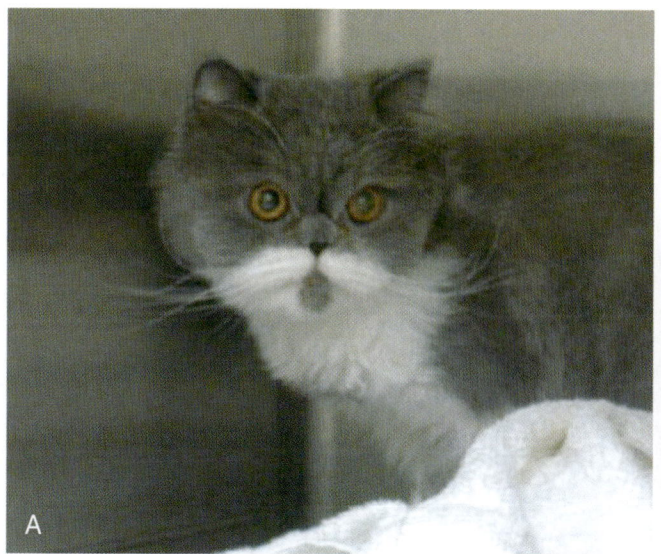
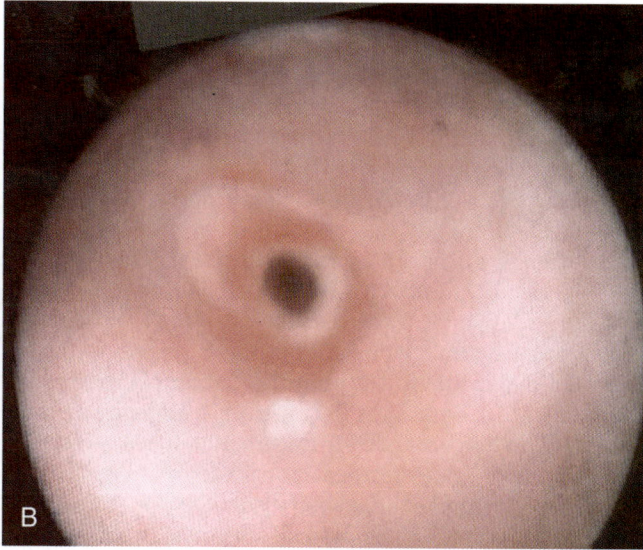

Figura 4.4 Este Persa castrado (**A**) desenvolveu estenose esofágica (**B**) após a administração de cápsulas de clindamicina. (*De Trepanier L: Acute vomiting in cats, rational treatment selection*, J Feline Med Surg *12(3):225-230, 2010.*)

las em uma cápsula original pode ser contado e dividido conforme necessário para a dose desejada. Para gatos com hipertensão, anlodipino e benazepril podem ser reformulados em uma única cápsula sem afetar a biodisponibilidade.[9] As fluoroquinolonas são razoavelmente estáveis na maioria dos veículos e sabores, como no melaço, no molho de peixe e no xarope de milho.[67] Contudo, é importante assegurar que o veículo não contenha minerais catiônicos (p. ex., ferro, cálcio), que comprometerão a absorção de fluoroquinolona. Outras suspensões reformuladas com estabilidade demonstrada estão resumidas na Tabela 4.3.

Tabela 4.3 Suspensões pediátricas com estabilidade demonstrada.[64]

Fármaco	Formulação	Estabilidade
Aminofilina	5 mg/ml em água bacteriostática	1 semana sob refrigeração
Clorambucila	2 mg/ml em metilcelulose e xarope	1 semana sob refrigeração; proteger da luz
Ciclofosfamida	2 mg/ml em elixir aromático (a partir de injetável)	2 semanas sob refrigeração
Hidralazina	2 mg/ml em água bacteriostática	24 h à temperatura ambiente
Metronidazol	20 mg/ml em água purificada USP* e xarope	10 dias sob refrigeração
Fenobarbital	10 mg/ml em água bacteriostática (a partir de injeção)	3 meses sob refrigeração
Sucralfato	200 mg/ml em água purificada USP*	2 semanas sob refrigeração Agitar bem

*United States Pharmacopeial Convention.

Formulações | Vias alternativas para medicar gatos

Formulações medicamentosas transdérmicas são comuns nos EUA. A administração transdérmica, em que o objetivo consiste em concentrações medicamentosas terapêuticas na circulação sistêmica, é diferente da administração tópica, em que o objetivo são concentrações medicamentosas terapêuticas localizadas em órgãos superficiais (pele, olho, canal auditivo). O aporte medicamentoso transdérmico eficaz é muito mais difícil de alcançar.

Os fármacos transdérmicos são interessantes por suas muitas vantagens potenciais, como melhor aceitação em comparação com comprimidos ou injeções, menor irritação gastrintestinal, inexistência de degradação intestinal ou hepática de primeira passagem, possível duração maior da ação sem efeitos colaterais de pico e habilidade de adequar a concentração medicamentosa, de acordo com o tamanho do paciente. Entretanto, existem desvantagens e limitações importantes relacionadas com as formulações medicamentosas transdérmicas do modo como estão disponíveis em compostos manipulados. A via transdérmica é inadequada para medicamentos de ação local no trato gastrintestinal e pode ser ineficaz para profármacos dependentes da biotransformação hepática para serem eficazes. Há falta de efeito imediato na maioria dos fármacos necessários no ambiente de emergência (nitroglicerina é exceção), e alguns gatos incomodam-se com a sensação de um gel transdérmico. Compor medicamentos transdérmicos pode encarecer bastante a receita. Além disso, muitos agentes químicos são mal absorvidos por via transdérmica e nunca alcançam concentrações plasmáticas terapêuticas.

Os agentes químicos transdérmicos que são absorvidos de modo eficiente em seres humanos tendem a apresentar solubilidade lipídica relativamente alta (de modo que conseguem atravessar o estrato córneo ceroso) e baixo ponto de fusão (ou seja, são prontamente convertidos do estado sólido para líquido sob temperaturas corporais). Compostos muito polares, como aminoglicosídios e muitos peptídios, são mal absorvidos sem intervenções adicionais, como campo elétrico, microagulhas ou ruptura ultrassônica do estrato córneo.[73] Os fármacos transdérmicos aprovados em seres humanos costumam ser pequenos compostos (ou seja, com peso molecular inferior a 500 g/mol ou 500 Da [daltons]).[7,8] São fármacos menores para formulações transdérmicas em gatos o metimazol (114 g/mol), a nitroglicerina (227 g/mol), a fentanila (336 g/mol) e a amitriptilina (277 g/mol). Fármacos maiores, menos passíveis de absorção, são oferecidos por farmácias de manipulação veterinárias e incluem itraconazol (705 g/mol), cetoconazol (531 g/mol) e amicacina (585 g/mol). A amicacina tem a desvantagem adicional de ser fracamente lipossolúvel.

Os fármacos transdérmicos aprovados para pacientes humanos tendem a ser aqueles eficazes sob dosagens muito baixas. Por exemplo, no caso de fentanila, lidocaína, nicotina, nitroglicerina, escopolamina, oxibutinina e hormônios anticoncepcionais, as dosagens diárias totais variam entre 0,1 e 32 mg.[73] A dosagem transdérmica é restrita pelas limitações físicas de estimuladores da permeação, e também por limitações práticas na quantidade de cobertura cutânea que os pacientes aceitarão. Formulações transdérmicas de agentes químicos veterinários que requerem doses diárias totais mais altas (ou seja, acima de 50 mg por paciente por dia) provavelmente não serão absorvidas de modo adequado, especialmente por meio da área superficial relativamente pequena da orelha de um gato.

Os medicamentos transdérmicos veterinários costumam ser formulados em um estimulador de permeação, como o organogel de lecitina plurônica (PLO), que aumenta a fluidez do estrato córneo e induz a formação de micelas do medicamento. O PLO também provoca a esfoliação do estrato córneo e uma inflamação de grau baixo com o uso crônico, o que, provavelmente, contribui para a penetração do medicamento. O PLO separa-se sob temperaturas frias e deve ser descartado se isso ocorrer. Outro estimulador da permeação existente é o Lipoderm®, um produto comercial com ingredientes patenteados. O Lipoderm® é comparável ao PLO, porém é menos gorduroso e não se separa sob temperaturas frias. Um segundo estimulador patenteado, VanPen®, é usado para fármacos mais lipofílicos. Basicamente, não existem dados para comparar a eficácia de PLO, Lipoderme® e VanPen® no aporte de fármacos veterinários. O dimetil sulfóxido (DMSO), embora um excelente estimulador da permeação, não é recomendado, pois pode ser bastante irritante.

Diversas substâncias mostraram baixa biodisponibilidade (inferior a 10% em comparação com oral) quando administradas por via transdérmica em gatos como doses únicas: fluoxetina, diltiazem, dexametasona, buspirona e amitriptilina.[18,25,57,102] A glipizida no PLO tem cerca de 20% de biodisponibilidade (com relação à administração oral) após uma única dose em gatos. Apesar da absorção relativamente baixa, o glipizídio transdérmico foi associado a demora da diminuição da glicemia em alguns gatos,[5] e há necessidade de estudos com múltiplas doses em gatos diabéticos. Múltiplas doses de metimazol transdérmico em PLO foram eficazes para baixar o T_4 sérico em gatos com hipertireoidismo e apresentaram menos efeitos colaterais

gastrintestinais do que o metimazol oral.[80] Entretanto, o risco de efeitos tóxicos medicamentosos e idiossincrásicos (prurido facial, hepatotoxicidade, discrasias sanguíneas) mostrou-se o mesmo pelas duas vias. Respostas semelhantes foram observadas no carbimazol transdérmico (profármaco do metimazol) na Europa.[10] Relatou-se pouca eficácia no atenolol transdérmico (6,25 mg 1 vez/dia, em propilenoglicol-glicerina-Tween 80) para reduzir a frequência cardíaca em gatos[53] e também foi observada essa baixa eficácia no anlodipino transdérmico (0,625 mg/dia em Lipoderm®) para a redução da pressão arterial em gatos hipertensos (embora a via transdérmica fosse inferior ao anlodipino oral).[42] A via transdérmica *não é adequada* para a dosagem empírica de antimicrobianos, em razão do considerável risco de fraca absorção, concentrações plasmáticas subterapêuticas e potencial seleção de cepas bacterianas resistentes.

Diferentemente da administração transdérmica, o aporte transmucosa de fármacos está quase sempre associado à absorção rápida e à biodisponibilidade relativamente alta. Isso ocorre porque as mucosas são muito vasculares e não têm o estrato córneo. Os medicamentos podem ser administrados por via transmucosa por meio de diversas vias (Tabela 4.4). Assim como a administração transdérmica, a administração transmucosa não sofre metabolismo intestinal e hepático de primeira passagem e pode prevenir problemas gastrintestinais decorrentes da irritação gástrica direta. Contudo, essa via não pode ser usada para medicações irritantes.

Com frequência, administra-se buprenorfina em gatos por via transmucosa (bucal). É bem aceita a 0,01 mg/kg de solução injetável na bolsa bucal e é absorvida tão bem quanto quando administrada pela via intravenosa, com analgesia equivalente.[76] Supõe-se que a biodisponibilidade mais alta em gatos (em comparação com seres humanos)

Tabela 4.4 Fármacos eficazes quando administrados pela via transmucosa.

Fármaco	Via de administração	Indicação
Apomorfina	Saco conjuntival	Êmese (cães apenas; dosagens para êmese em gatos provocam efeitos colaterais inaceitáveis no sistema nervoso central)[93]
Buprenorfina	Cavidade bucal[77]	Analgesia[76]
Desmopressina (DDAVP)	Mucosa nasal Bolsa conjuntival	Diabetes insípido (rara em gatos)
Diazepam	Intrarretal[68] Mucosa nasal	Convulsões (eficácia demonstrada em cães)[72]
Epinefrina	Pulmonar Por meio de tubo endotraqueal	Reanimação cardiopulmonar
Fluticasona	Pulmonar Via nebulizador com dosificador	Doença reativa de vias respiratórias/asma felina[47]

deva-se ao pH relativamente alto na boca do felino (pH de 8 a 9), no qual a buprenorfina encontra-se quase toda sem carga, o que favorece a absorção pela mucosa.[77]

A fluticasona, um glicocorticoide trifluoretado com potente atividade anti-inflamatória, também pode ser administrada pela via transmucosa (aerossol pulmonar) em gatos, usando-se um nebulizador graduado com espaçador. O objetivo consiste em alta potência tópica nos pulmões com poucos efeitos colaterais sistêmicos. A fluticasona inalada foi associada à diminuição da inflamação de vias respiratórias inferiores em gatos com bronquite,[47] e doses de até 220 µg a cada 12 h não foram associadas à supressão da adrenal em gatos.[19] Embora a irritação local possa provocar broncoespasmo agudo, a fluticasona inalada, na prática, é bem tolerada por muitos gatos com doença reativa de vias respiratórias.

Finalmente, a insulina regular recombinante humana foi comercializada recentemente para a administração transmucosa (aerossol pulmonar) em pacientes diabéticos humanos. Essa formulação mostrou baixar a glicemia em gatos sadios sob doses altas (25 U/kg), até mesmo havendo hipoglicemia em alguns gatos.[24] Esse fármaco, embora seja de curta duração de ação e tenha sido suspenso recentemente, devido ao fraco desempenho comercial, demonstra a prova do princípio de que substâncias peptídicas podem ser administradas sem injeção em gatos, o que é um grande progresso.

Conclusão

As diferenças entre gatos e seres humanos exigem que o clínico de felinos seja bastante cauteloso no que se refere à terapêutica felina. Dosagens maiores em gatos devem ser feitas sempre se atentando para o fato de o fármaco ser depurado por meio de glicuronidação em seres humanos e cães. Fármacos com margens de segurança estreitas devem ser dosados com atenção para a via primária de depuração em gatos adultos (ou em outras espécies, se não houver dados em gatos), filhotes pequenos, gatos idosos ou gatos com insuficiência renal ou hepática. A manipulação de medicamentos, embora muito atraente, deve ser realizada com olho crítico com relação a fatores como formulação original (revestidos ou com liberação prolongada), solubilidade em água do fármaco e interações entre fármacos e fármaco-mineral. A administração transdérmica de medicamentos deve ser reservada para fármacos com boas evidências de absorção ou eficácia (ou ambas) em gatos.

Referências bibliográficas

1. Adelman RD, Spangler WL, Beasom F et al: Furosemide enhancement of experimental gentamicin nephrotoxicity: comparison of functional and morphological changes with activities of urinary enzymes, *J Infect Dis* 140:342, 1979.
2. Alberola J, Perez Y, Puigdemont A et al: Effect of age on theophylline pharmacokinetics in dogs, *Am J Vet Res* 54:1112, 1993.
3. Beale KM, Altman D, Clemmons RR et al: Systemic toxicosis associated with azathioprine administration in domestic cats, *Am J Vet Res* 53:1236, 1992.
4. Beatty JA, Swift N, Foster DJ et al: Suspected clindamycin-associated oesophageal injury in cats: five cases, *J Feline Med Surg* 8:412, 2006.
5. Bennett N, Papich MG, Hoenig M et al: Evaluation of transdermal application of glipizide in a pluronic lecithin gel to healthy cats, *Am J Vet Res* 66:581, 2005.
6. Bissett SA, Davis J, Subler K et al: Risk factors and outcome of bougienage for treatment of benign esophageal strictures in dogs and cats: 28 cases (1995-2004), *J Am Vet Med Assoc* 235:844, 2009.
7. Bos JD, Meinardi MM: The 500 Dalton rule for the skin penetration of chemical compounds and drugs, *Exp Dermatol* 9:165, 2000.
8. Brown MB, Martin GP, Jones SA et al: Dermal and transdermal drug delivery systems: current and future prospects, *Drug Deliv* 13:175, 2006.
9. Budde J, Head Pharmacist UoW-M, Veterinary Medical Teaching Hospital: Personal Communication, 2009.
10. Buijtels JJ, Kurvers IA, Galac S et al: [Transdermal carbimazole for the treatment of feline hyperthyroidism], *Tijdschr Diergeneeskd* 131:478, 2006.
11. Cantu TG, Korek JS: Central nervous system reactions to histamine-2 receptor blockers, *Ann Intern Med* 114:1027, 1991.
12. Carpenter RE, Pettifer GR, Tranquilli WJ: Anesthesia for geriatric patients, *Vet Clin North Am Small Anim Pract* 35:571, 2005.
13. Casati A, Putzu M: Anesthesia in the obese patient: pharmacokinetic considerations, *J Clin Anesth* 17:134, 2005.
14. Catalano-Pons C, Bargy S, Schlecht D et al: Sulfadiazine-induced nephrolithiasis in children, *Pediatr Nephrol* 19:928, 2004.
15. Chen M, Leduc B, Kerr SG et al: Identification of human UGT2B7 as the major isoform involved in the O-glucuronidation of chloramphenicol, *Drug Metab Dispos* 38:368, 2010.
16. Cheymol G: Drug pharmacokinetics in the obese, *Fundam Clin Pharmacol* 2:239, 1988.
17. Christensen EF, Reiffenstein JC, Madissoo H: Comparative ototoxicity of amikacin and gentamicin in cats, *Antimicrob Agents Chemother* 12:178, 1977.
18. Ciribassi J, Luescher A, Pasloske KS et al: Comparative bioavailability of fluoxetine after transdermal and oral administration to healthy cats, *Am J Vet Res* 64:994, 2003.
19. Cohn LA, Declue AE, Cohen RL et al: Effects of fluticasone propionate dosage in an experimental model of feline asthma, *J Feline Med Surg* 12:91, 2010.
20. Court MH, Greenblatt DJ: Molecular basis for deficient acetaminophen glucuronidation in cats. An interspecies comparison of enzyme kinetics in liver microsomes, *Biochem Pharmacol* 53:1041, 1997.
21. Court MH, Greenblatt DJ: Molecular genetic basis for deficient acetaminophen glucuronidation by cats: UGT1A6 is a pseudogene, and evidence for reduced diversity of expressed hepatic UGT1A isoforms, *Pharmacogenetics* 10:355, 2000.
22. Cowan RH, Jukkola AF, Arant BS Jr: Pathophysiologic evidence of gentamicin nephrotoxicity in neonatal puppies, *Pediatr Res* 14:1204, 1980.
23. Czock D, Rasche FM: Dose adjustment of ciprofloxacin in renal failure: reduce the dose or prolong the administration interval? *Eur J Med Res* 10:145, 2005.
24. DeClue AE, Leverenz EF, Wiedmeyer CE et al: Glucose lowering effects of inhaled insulin in healthy cats, *J Feline Med Surg* 10:519, 2008.
25. DeFrancesco T: Transdermal cardiac therapy in cats: the NCSU experience. Annual Forum of the American College of Veterinary Internal Medicine, 2003.
26. Delco F, Tchambaz L, Schlienger R et al: Dose adjustment in patients with liver disease, *Drug Saf* 28:529, 2005.
27. El Desoky ES: Pharmacokinetic-pharmacodynamic crisis in the elderly, *Am J Ther* 14:488, 2007.
28. Faint V: The pathophysiology of hepatic encephalopathy, *Nurs Crit Care* 11:69, 2006.
29. Foster AP, Shaw SE, Duley JA et al: Demonstration of thiopurine methyltransferase activity in the erythrocytes of cats, *J Vet Intern Med* 14:552, 2000.
30. Foulds G, Hilligoss DM, Henry EB et al: The effects of an antacid or cimetidine on the serum concentrations of azithromycin, *J Clin Pharmacol* 31:164, 1991.
31. Gambrell J, Moore S: Assessing workplace compliance with handling of antineoplastic agents, *Clin J Oncol Nurs* 10:473, 2006.
32. Gelatt KN, van der Woerdt A, Ketring KL et al: Enrofloxacin-associated retinal degeneration in cats, *Vet Ophthalmol* 4:99, 2001.
33. Graham JP, Lipman AH, Newell SM et al: Esophageal transit of capsules in clinically normal cats, *Am J Vet Res* 61:655, 2000.
34. Grundy SA: Clinically relevant physiology of the neonate, *Vet Clin North Am Small Anim Pract* 36:443, 2006.

35. Gunew MN, Menrath VH, Marshall RD: Long-term safety, efficacy and palatability of oral meloxicam at 0.01-0.03 mg/kg for treatment of osteoarthritic pain in cats, *J Feline Med Surg* 10:235, 2008.

36. Hagen I, Oymar K: Pharmacological differences between once daily and twice daily gentamicin dosage in newborns with suspected sepsis, *Pharm World Sci* 31:18, 2009.

37. Hardman J, Limbard L: *Goodman and Gilman's the pharmacologic basis of therapeutics*, ed 10, New York, 2001, McGraw-Hill.

38. Hardy ML, Hsu RC, Short CR: The nephrotoxic potential of gentamicin in the cat: enzymuria and alterations in urine concentrating capability, *J Vet Pharmacol Ther* 8:382, 1985.

39. Harris RC: COX-2 and the kidney, *J Cardiovasc Pharmacol* 47(Suppl 1):S37, 2006.

40. Hastings CL, Brown TC, Eyres RL et al: The influence of age on lignocaine pharmacokinetics in young puppies, *Anaesth Intensive Care* 14:135, 1986.

41. Hays MT, Broome MR, Turrel JM: A multicompartmental model for iodide, thyroxine, and triiodothyronine metabolism in normal and spontaneously hyperthyroid cats, *Endocrinology* 122:2444, 1988.

42. Helms SR: Treatment of feline hypertension with transdermal amlodipine: a pilot study, *J Am Anim Hosp Assoc* 43:149, 2007.

43. Hoskins JD, Turnwald GH, Kearney MT et al: Quantitative urinalysis in kittens from four to thirty weeks after birth, *Am J Vet Res* 52:1295, 1991.

44. House AA, Silva Oliveira S, Ronco C: Anti-inflammatory drugs and the kidney, *Int J Artif Organs* 30:1042, 2007.

45. Kidd LB, Salavaggione OE, Szumlanski CL et al: Thiopurine methyltransferase activity in red blood cells of dogs, *J Vet Intern Med* 18:214, 2004.

46. King JN, Strehlau G, Wernsing J et al: Effect of renal insufficiency on the pharmacokinetics and pharmacodynamics of benazepril in cats, *J Vet Pharmacol Ther* 25:371, 2002.

47. Kirschvink N, Leemans J, Delvaux F et al: Inhaled fluticasone reduces bronchial responsiveness and airway inflammation in cats with mild chronic bronchitis, *J Feline Med Surg* 8:45, 2006.

48. Krishnaswamy S, Hao Q, Von Moltke LL et al: Evaluation of 5-hydroxytryptophol and other endogenous serotonin (5-hydroxytryptamine) analogs as substrates for UDP-glucuronosyltransferase 1A6, *Drug Metab Dispos* 32:862, 2004.

49. Kuehl GE, Bigler J, Potter JD et al: Glucuronidation of the aspirin metabolite salicylic acid by expressed UDP-glucuronosyltransferases and human liver microsomes, *Drug Metab Dispos* 34:199, 2006.

50. KuKanich B, Lascelles BD, Papich MG: Pharmacokinetics of morphine and plasma concentrations of morphine-6-glucuronide following morphine administration to dogs, *J Vet Pharmacol Ther* 28:371, 2005.

51. Latham JT, Jr, Bove JR, Weirich FL: Chemical and hematologic changes in stored CPDA-1 blood, *Transfusion* 22:158, 1982.

52. Lomaestro BM, Bailie GR: Absorption interactions with fluoroquinolones. 1995 update, *Drug Saf* 12:314, 1995.

53. Macgregor JM, Rush JE, Rozanski EA et al: Comparison of pharmacodynamic variables following oral versus transdermal administration of atenolol to healthy cats, *Am J Vet Res* 69:39, 2008.

54. Malloy MH, Morriss FH, Denson SE et al: Neonatal gastric motility in dogs: maturation and response to pentagastrin, *Am J Physiol* 236:E562, 1979.

55. Matal J, Jancova P, Siller M et al: Interspecies comparison of the glucuronidation processes in the man, monkey, pig, dog and rat, *Neuro Endocrinol Lett* 29:738, 2008.

56. McCarthy DM: Sucralfate, *N Engl J Med* 325:1017, 1991.

57. Mealey KL, Peck KE, Bennett BS et al: Systemic absorption of amitriptyline and buspirone after oral and transdermal administration to healthy cats, *J Vet Intern Med* 18:43, 2004.

58. Mensching D, Volmer P: Toxicology brief: managing acute carprofen toxicosis in dogs and cats, *Vet Med* 104(7):325, 2009.

59. Meyer FP, Specht H, Quednow B et al: Influence of milk on the bioavailability of doxycycline—new aspects, *Infection* 17:245, 1989.

60. Miyamoto K: Use of plasma clearance of iohexol for estimating glomerular filtration rate in cats, *Am J Vet Res* 62:572, 2001.

61. Morton DJ, Knottenbelt DC: Pharmacokinetics of aspirin and its application in canine veterinary medicine, *J S Afr Vet Assoc* 60:191, 1989.

62. Munar MY, Singh H: Drug dosing adjustments in patients with chronic kidney disease, *Am Fam Physician* 75:1487, 2007.

63. Myant NB: Excretion of the glucuronide of thyroxine in cat bile, *Biochem J* 99:341, 1966.

64. Nahata M, Hipple T: *Pediatric drug formulations*. ed 2, Cincinnati, 1992, Harvey Whitney Books.

65. Oliveira JF, Silva CA, Barbieri CD et al: Prevalence and risk factors for aminoglycoside nephrotoxicity in intensive care units, *Antimicrob Agents Chemother* 53:2887, 2009.

66. Olyaei AJ, Bennett WM: Drug dosing in the elderly patients with chronic kidney disease, *Clin Geriatr Med* 25:459, 2009.

67. Papich MG: Drug compounding for veterinary patients, *AAPS J* 7:E281, 2005.

68. Papich MG, Alcorn J: Absorption of diazepam after its rectal administration in dogs, *Am J Vet Res* 56:1629, 1995.

69. Parton K, Balmer TV, Boyle J et al: The pharmacokinetics and effects of intravenously administered carprofen and salicylate on gastrointestinal mucosa and selected biochemical measurements in healthy cats, *J Vet Pharmacol Ther* 23:73, 2000.

70. Pham K, Hirschberg R: Global safety of coxibs and NSAIDs, *Curr Top Med Chem* 5:456, 2005.

71. Plumb D: *Plumb's veterinary drug handbook*, ed 6, Ames, 2008, Blackwell.

72. Podell M: The use of diazepam per rectum at home for the acute management of cluster seizures in dogs, *J Vet Intern Med* 9:68, 1995.

73. Prausnitz MR, Mitragotri S, Langer R: Current status and future potential of transdermal drug delivery, *Nat Rev Drug Discov* 3:115, 2004.

74. Rea RS, Capitano B: Optimizing use of aminoglycosides in the critically ill, *Semin Respir Crit Care Med* 28:596, 2007.

75. Reid J, Nolan AM: Pharmacokinetics of propofol as an induction agent in geriatric dogs, *Res Vet Sci* 61:169, 1996.

76. Robertson SA, Lascelles BD, Taylor PM et al: PK-PD modeling of buprenorphine in cats: intravenous and oral transmucosal administration, *J Vet Pharmacol Ther* 28:453, 2005.

77. Robertson SA, Taylor PM, Sear JW: Systemic uptake of buprenorphine by cats after oral mucosal administration, *Vet Rec* 152:675, 2003.

78. Rubio F, Seawall S, Pocelinko R et al: Metabolism of carprofen, a nonsteroid anti-inflammatory agent, in rats, dogs, and humans, *J Pharm Sci* 69:1245, 1980.

79. Salavaggione OE, Yang C, Kidd LB et al: Cat red blood cell thiopurine S-methyltransferase: companion animal pharmacogenetics, *J Pharmacol Exp Ther* 308:617, 2004.

80. Sartor LL, Trepanier LA, Kroll MM et al: Efficacy and safety of transdermal methimazole in the treatment of cats with hyperthyroidism, *J Vet Intern Med* 18:651, 2004.

81. Savides MC, Oehme FW, Nash SL et al: The toxicity and biotransformation of single doses of acetaminophen in dogs and cats, *Toxicol Appl Pharmacol* 74:26, 1984.

82. Schentag JJ, Gengo FM, Plaut ME et al: Urinary casts as an indicator of renal tubular damage in patients receiving aminoglycosides, *Antimicrob Agents Chemother* 16:468, 1979.

83. Schmucker DL: Age-related changes in liver structure and function: implications for disease? *Exp Gerontol* 40:650, 2005.

84. Seguin MA, Papich MG, Sigle KJ et al: Pharmacokinetics of enrofloxacin in neonatal kittens, *Am J Vet Res* 65:350, 2004.

85. Sirota RA, Kimmel PL, Trichtinger MD et al: Metoclopramide-induced parkinsonism in hemodialysis patients. Report of two cases, *Arch Intern Med* 146:2070, 1986.

86. Somogyi A: Renal transport of drugs: specificity and molecular mechanisms, *Clin Exp Pharmacol Physiol* 23:986, 1996.

87. Spivak W, Carey MC: Reverse-phase h.p.l.c. separation, quantification and preparation of bilirubin and its conjugates from native bile. Quantitative analysis of the intact tetrapyrroles based on h.p.l.c. of their ethyl anthranilate azo derivatives, *Biochem J* 225:787, 1985.

88. Steagall PV, Taylor PM, Rodrigues LC et al: Analgesia for cats after ovariohysterectomy with either buprenorphine or carprofen alone or in combination, *Vet Rec* 164:359, 2009.

89. Sweileh WM: A prospective comparative study of gentamicin- and amikacin-induced nephrotoxicity in patients with normal baseline renal function, *Fundam Clin Pharmacol* 23:515, 2009.

90. Tanaka E, Narisawa C, Nakamura H et al: Changes in the enzymatic activities of beagle liver during maturation as assessed both in vitro and in vivo, *Xenobiotica* 28:795, 1998.

91. Taylor PM, Robertson SA, Dixon MJ et al: Morphine, pethidine and buprenorphine disposition in the cat, *J Vet Pharmacol Ther* 24:391, 2001.

92. Touw DJ, Westerman EM, Sprij AJ: Therapeutic drug monitoring of aminoglycosides in neonates, *Clin Pharmacokinet* 48:71, 2009.
93. Trulson ME, Crisp T: Behavioral and neurochemical effects of apomorphine in the cat, *Eur J Pharmacol* 80:295, 1982.
94. Turnheim K: Drug therapy in the elderly, *Exp Gerontol* 39:1731, 2004.
95. Turnheim K: Pharmacokinetic dosage guidelines for elderly subjects, *Expert Opin Drug Metab Toxicol* 1:33, 2005.
96. Van Scoy RE, Wilson WR: Antimicrobial agents in adult patients with renal insufficiency: initial dosage and general recommendations, *Mayo Clin Proc* 62:1142, 1987.
97. Verbeeck RK, Musuamba FT: Pharmacokinetics and dosage adjustment in patients with renal dysfunction, *Eur J Clin Pharmacol* 65:757, 2009.
98. Weinberg MS: Renal effects of angiotensin converting enzyme inhibitors in heart failure: a clinician's guide to minimizing azotemia and diuretic-induced electrolyte imbalances, *Clin Ther* 15:3, 1993.
99. Westfall DS, Twedt DC, Steyn PF et al: Evaluation of esophageal transit of tablets and capsules in 30 cats, *J Vet Intern Med* 15:467, 2001.
100. White SD, Rosychuk RA, Outerbridge CA et al: Thiopurine methyltransferase in red blood cells of dogs, cats, and horses, *J Vet Intern Med* 14:499, 2000.
101. Wiebe V, Hamilton P: Fluoroquinolone-induced retinal degeneration in cats, *J Am Vet Med Assoc* 221:1568, 2002.
102. Willis-Goulet HS, Schmidt BA, Nicklin CF et al: Comparison of serum dexamethasone concentrations in cats after oral or transdermal administration using pluronic lecithin organogel (PLO): a pilot study, *Vet Dermatol* 14:83, 2003.
103. Wright LC, Horton CR, Jr, Jernigan AD et al: Pharmacokinetics of gentamicin after intravenous and subcutaneous injection in obese cats, *J Vet Pharmacol Ther* 14:96, 1991.
104. Yoder Graber AL, Ramirez J, Innocenti F et al: UGT1A1*28 genotype affects the in-vitro glucuronidation of thyroxine in human livers, *Pharmacogenet Genomics* 17:619, 2007.
105. Zhanel GG: Cephalosporin-induced nephrotoxicity: does it exist? *DICP* 24:262, 1990.
106. Zimmermann T, Yeates RA, Riedel KD et al: The influence of gastric pH on the pharmacokinetics of fluconazole: the effect of omeprazole, *Int J Clin Pharmacol Ther* 32:491, 1994.

Fluidoterapia

Katharine F. Lunn, Anthony S. Johnson e Katherine M. James

A fluidoterapia deve ser realizada com a mesma atenção aos detalhes que o tratamento medicamentoso. Assim, a base para essa abordagem está no conhecimento do equilíbrio hídrico e da perfusão corporais. Sem compreender esses conceitos, o clínico se arrisca a seguir um "livro de receitas" ou uma conduta "tamanho único" para a fluidoterapia. São efeitos adversos potenciais de abordagens muito simplificadas para a fluidoterapia a desidratação persistente, a sobrecarga de líquidos, a hipoperfusão, o desequilíbrio acidobásico e os distúrbios eletrolíticos. Todos esses fatores têm efeitos profundos sobre a morbidade nos pacientes.

Equilíbrio hídrico do corpo

O equilíbrio hídrico do corpo depende do equilíbrio de sais e de água, além da relação entre esses elementos. Quando se refere a equilíbrio de sais, primordialmente considera-se o íon sódio (Na^+), pois é o principal cátion extracelular. O *equilíbrio hídrico* refere-se à quantidade de Na^+ existente com relação à água. Os conceitos de equilíbrio de sais e de água são desafiadores, porém são essenciais para se entenderem os tipos, os volumes e os índices de infusão dos líquidos a serem administrados. Talvez seja contraditório imaginar que o desequilíbrio de sais não provoque anormalidades na concentração sérica de sódio, mas sim no volume do líquido extracelular (LEC). Os distúrbios na concentração de sódio decorrem de anormalidades no equilíbrio hídrico. O equilíbrio de sais e de água será discutido com mais profundidade em seções posteriores.

Estado de equilíbrio dinâmico e conceito de manutenção

Com exceção de pequenas alterações fixas durante o crescimento, o volume de água que vai para o corpo a cada dia deve ser igual ao volume de água eliminado no mesmo período. Caso contrário, o gato apresentará certo ganho ou perda de água. Os gatos ingerem água ao bebê-la, na comida (o alimento contém um pouco de água) e na metabolização de nutrientes em CO_2 e água. Assim, as perdas fisiológicas de água decorrem de:

- Perda urinária obrigatória
- Perda fecal
- Perda salivar
- Evaporação a partir do trato respiratório e da superfície cutânea (perdas insensíveis).

A perda patológica de água pode decorrer de:

- Vômito ou regurgitação
- Diarreia
- Hemorragia
- Perda proveniente de feridas, queimaduras ou drenos
- Perda urinária excessiva
- Perda respiratória excessiva
- Perda salivar excessiva.

Os eletrólitos também precisam ser consumidos e eliminados em quantidades iguais em base praticamente diária, a fim de manter a homeostase. Essas perdas contínuas que precisam ser repostas logo e quase continuamente formam o conceito de "líquidos de manutenção." As necessidades de manutenção, normalmente satisfeitas ao se ingerir alimento e beber água, dependem muito da massa corporal magra do gato. Animais doentes que não estão mais comendo ou bebendo continuarão a ter perdas obrigatórias diárias de líquido e eletrólitos, as quais podem ser tratadas por fluidoterapia, para prevenir o equilíbrio hidreletrolítico negativo.

Compartimentos de líquido corporal

A água é o principal fator contributivo para o peso corporal de um gato. Em animais saudáveis, cerca de 60% do peso corporal consiste em água. Este valor pode se alterar levemente, conforme idade, massa corporal magra, grau de magreza ou de obesidade e sexo. Por exemplo, gatinhos recém-nascidos e jovens têm uma porcentagem relativamente mais alta de água no corpo do que os adultos.

A Figura 5.1 mostra os compartimentos hídricos corporais do gato. O corpo tem dois compartimentos principais de líquido, que são o líquido intracelular (LIC) e o LEC. Aproximadamente 66% da água corporal total funcional localizam-se no compartimento LIC e 33%, no compartimento LEC.

O LIC, naturalmente, não é um único compartimento, e sim o resultado da associação de volumes bem pequenos de trilhões de células corporais. Tal conceito é útil para a compreensão da fisiologia, em razão das equivalências da composição do LIC e de comportamento. O líquido no interior das células é rico em potássio (K^+) e magnésio (Mg^{++}) e baixo em íons Na^+ e cloreto (Cl^-). Além disso, o líquido no interior de todas as células responderá de maneira semelhante a alterações da tonicidade no LEC.

O espaço LEC compõe-se de quatro subcompartimentos principais: intersticial; intravascular; transcelular; e osso e tecido conjuntivo denso. O líquido intravascular é aquele contido no interior dos vasos sanguíneos. Ele contribui com apenas 8 a 10% da água corporal total (5% do peso corporal) e foi estimado em, aproximadamente, 45 mℓ/kg em gatos.[10]

O *compartimento intersticial* refere-se àquela porção do LEC localizada fora do espaço vascular. Assim como o LIC, não é um espaço unitário, mas sim um conceito, ou "espaço virtual," que seria criado se todos os espaços de líquido intersticial fossem associados. Contribui, aproximadamente, com 22 a 24% da água corporal total (15% do peso corporal total).

O líquido do osso e do tecido conjuntivo denso proporciona cerca de 15% da água corporal total. Entretanto, este líquido é mobilizado de modo muito lento, de menor importância se considerarmos os efeitos de intervenções agudas de hidratação. O líquido transcelular é um compartimento normalmente pequeno, que representa todos aqueles líquidos corporais formados a partir de atividades de transporte das células. Está dentro dos espaços revestidos por epitélio. Inclui o líquido cefalorraquidiano (LCR), os líquidos gastrintestinais, a urina na bexiga, o humor aquoso e o líquido articular. As composições eletrolíticas dos diversos líquidos transcelulares são diferentes, porém são pequenas no volume agregado. Entretanto, os fluxos de líquido envolvendo o líquido gastrintestinal podem ser importantes na doença.

A água no osso e no tecido conjuntivo denso e os líquidos transcelulares, devido à sua lenta mobilização, são subtraídos do volume do LEC total para produzir o LEC funcional. Vale lembrar que, quando se acumula líquido em excesso nos compartimentos transcelulares ou intersticiais em que o volume de líquido costuma ser pequeno, o processo é denominado *terceiro espaço*. O líquido em excesso no espaço peritoneal, no espaço pleural ou no trato gastrintestinal pode contribuir consideravelmente para o peso corporal, ao mesmo tempo diminuindo o volume efetivo do LEC.

Movimento de líquido no compartimento de líquido extracelular

A água nos compartimentos dos LEC corporais encontra-se em estado constante de fluxo. O líquido move-se através da membrana capilar, composta por células endoteliais que contêm sinapses por meio das quais o líquido e os solutos podem fluir. Os solutos dissolvidos no líquido movem-se de uma área de maior concentração para outra de menor concentração ao longo de gradientes de concentração, por meio do processo denominado difusão passiva. Os fatores que regulam esse transporte de líquido e de eletrólitos e de outras moléculas contidas são denominados *forças de Starling* (Boxe 5.1). Os fatores fundamentais

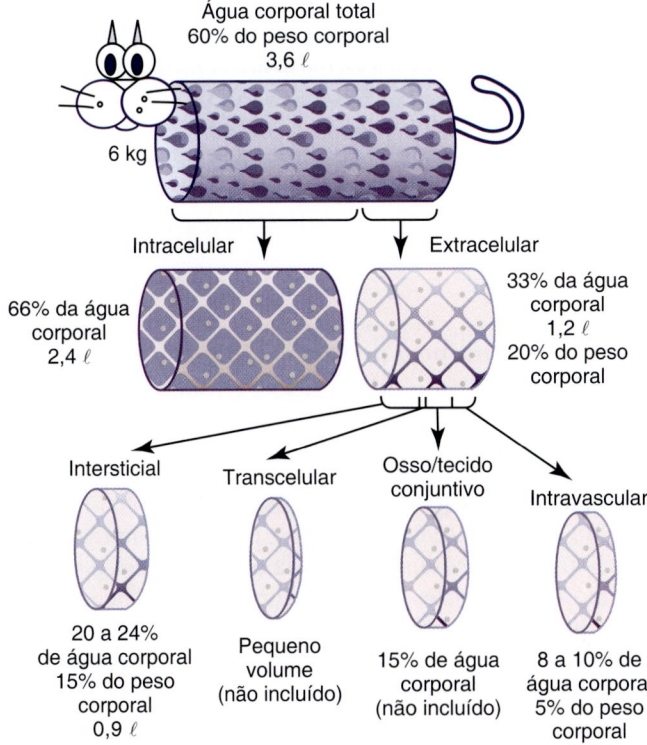

Figura 5.1 Compartimentos de líquido corporal do gato. Os dois principais compartimentos hídricos são o líquido intracelular (LIC) e o líquido extracelular (LEC). Aproximadamente 66% da água corporal total localizam-se no compartimento LIC e 33%, no LEC.

Boxe 5.1 Forças de Starling

Definem-se as forças de Starling pela equação $J_v = K_f([P_c - P_i] - \sigma[\pi_c - \pi_i])$, que relaciona as seis variáveis seguintes: pressão hidrostática capilar (P_c), pressão hidrostática intersticial (P_i), pressão oncótica capilar (π_c), pressão oncótica intersticial (π_i), coeficiente de filtração (K_f) e coeficiente de reflexão (σ).

Na equação, $([P_c - P_i] - \sigma[\pi_c - \pi_i])$ é a força de direcionamento resultante, K_f é a constante de proporcionalidade e J_v é o movimento de líquido resultante entre os compartimentos.

Por convenção, a força para fora é definida como positiva e a força para dentro, como negativa. A solução da equação é conhecida como a filtração resultante ou o movimento de líquido resultante (J_v). Se positiva, o líquido tenderá a deixar o capilar (filtração). Se negativa, o líquido tenderá a penetrar no capilar (absorção). Essa equação tem muitas implicações fisiológicas importantes, especialmente quando processos patológicos inteiramente alteram uma ou mais das variáveis.

---

são os gradientes de pressão hidrostática e pressão oncótica entre os espaços intravascular e extravascular. A pressão hidrostática é maior no capilar que no interstício, e o gradiente favorece a movimentação de líquido (filtração) para fora do capilar. A pressão oncótica, determinada pela concentração de proteína, também é maior no capilar e isso tende a puxar o líquido para ele. Em termos simples, no começo do capilar, a alta pressão hidrostática resulta em líquido fluindo do interstício. Conforme o líquido sai do capilar, a pressão hidrostática cai e a pressão oncótica aumenta, o que resulta na reentrada de líquido no lúmen capilar rumo ao fim do capilar. O líquido também deixa o compartimento intersticial por meio dos linfáticos.

Os fluidos no LEC movem-se continuamente entre o espaço vascular e o espaço intersticial através do endotélio capilar, alcançando, assim, a perfusão tecidual. Ocorre edema quando o equilíbrio entre os gradientes de pressão hidrostática e oncótica se desvia de modo tal que sai líquido do capilar. Os seguintes fatores promovem a formação de edema: (1) pressão oncótica plasmática diminuída; (2) pressão hidrostática capilar aumentada; (3) permeabilidade capilar aumentada; e (4) obstrução linfática. Outro fator essencial para a formação de edema é a retenção de Na^+: há aumento do teor de Na^+ no LEC.

Movimento de líquido entre os compartimentos de líquido intracelular e extracelular

O LIC e o LEC estão separados por membranas celulares. O teor proteico dessas membranas lhes confere permeabilidade substancial e rápida à água ao mesmo tempo que controla com cuidado sua permeabilidade a solutos, como os íons. As membranas celulares também são flexíveis. Assim, quando a água flui para o interior das células ou para fora delas, as células se expandem ou enrugam,

respectivamente. Por isso, a pressão hidrostática não desempenha papel importante na movimentação de líquido entre os compartimentos LEC e LIC, pois a osmose resulta em fluxo de água e não no desenvolvimento de pressão. Ocorre fluxo de água osmótica sempre que houver um gradiente de solutos impermeante (como o Na^+) através de uma membrana permeável à água (as membranas celulares corporais).

No corpo, os compartimentos LEC e LIC encontram-se sempre em equilíbrio osmótico, embora a composição dos líquidos dentro deles seja bastante diferente. A água flui para o interior das células ou para fora delas e altera seu volume quando existe gradiente osmótico entre os compartimentos LIC e LEC.

Perfusão

Perfusão refere-se ao processo em que o sangue transporta oxigênio e nutrientes para tecidos e órgãos corporais e transporta os produtos de eliminação do metabolismo celular para fora. A perfusão é otimizada quando um animal encontra-se em estado de equilíbrio hídrico normal. O aporte de oxigênio é parte fundamental da perfusão e depende do débito cardíaco e da capacidade de transporte de oxigênio do sangue do animal. O débito cardíaco é função da frequência cardíaca e do volume sistólico. O volume sistólico depende de pré-carga ventricular, de pós-carga ventricular e de contratilidade. O volume de sangue que penetra no ventrículo leva a parede ventricular a se estirar. Desse modo, induz a pré-carga ventricular, pois a extensão de estiramento da parede é diretamente proporcional à força de contração. Quando existe volume circulante adequado, a pré-carga cardíaca no ventrículo saudável resulta na contração de força adequada. Por outro lado, em um gato com hipovolemia, a pré-carga cardíaca estará diminuída, reduzindo a força da contração ventricular. A fluidoterapia intravenosa pode afetar a pré-carga cardíaca por repor volume de líquido intravascular no animal hipovolêmico.

Equilíbrio de sais | Distúrbios do volume do líquido extracelular

Teor de sódio

O teor de sódio do corpo determina o volume do LEC e do líquido corporal total. Assim o faz porque a osmolalidade dos líquidos corporais é regulada em uma faixa de variação muito estreita. Se forem adicionados íons Na^+ (sempre com um ânion acompanhando) ao espaço do LEC, mais moléculas de água precisarão ser acrescentadas ao espaço do LEC na mesma proporção ou a osmolalidade aumentará além da variação relativamente pequena, compatível com a saúde e a função celular normal. Assim, quando há mais íons de Na^+ no LEC (o teor de Na^+), aumenta-se o volume do LEC. Da mesma maneira, se íons Na^+ forem removidos do espaço do LEC, as moléculas de água deverão estar na mesma proporção. Isso resulta em volume do

LEC diminuído, ou na queda da osmolalidade do líquido a um nível além dos mecanismos reguladores corporais saudáveis. Nesse sentido, o teor de Na^+ no espaço do LEC determina seu volume.

Regulação do equilíbrio de sódio

Os mecanismos reguladores existem para controlar tanto o teor de Na^+ quanto a concentração de Na^+ ($[Na^+]$) e estão inter-relacionados. O teor corporal de Na^+ é regulado por mecanismos que controlam a excreção renal de Na^+ e que operam em resposta ao volume de líquido corporal, e não à $[Na^+]$.[9] O controle da $[Na^+]$ é determinado pelos mecanismos de controle osmorreguladores.

Em termos de evolução, parece que o sal era um item escasso. O rim desenvolveu mecanismos para conservar o sal. A excreção de Na^+ na urina pode variar em mais de 500 vezes, dependendo da ingestão de Na^+ e da necessidade do corpo. Muitas horas transcorrem até que excessos no teor de Na^+ (p. ex., quando se infunde salina isotônica) sejam corrigidos por aumento da excreção renal de Na^+. Por outro lado, excessos ou deficiências de água com relação ao Na^+ (alterações na $[Na^+]$) ativam os mecanismos osmorreguladores e são tratados com muita rapidez. Muitos fisiologistas acreditam que não exista um ponto de ajuste para a regulação de Na^+. Em vez disso, o Na^+ seria retido em estados de baixo volume até se corrigir o déficit de volume.[12]

O sódio em excesso resulta em aumento do volume do LEC, o que aumenta a excreção urinária de Na^+. Uma analogia útil consiste em um balde com um orifício em sua lateral. Quando o volume encontra-se na altura do orifício ou abaixo dele, a excreção de Na^+ é mínima. Enquanto isso, o balde é preenchido até o nível do orifício. Uma vez lá, o influxo equivale ao efluxo. Quando o volume do balde encontra-se acima do orifício (expansão do LEC), a pressão do líquido no balde direciona o líquido para fora do orifício mais rapidamente. Por exemplo, quando a ingestão dietética de Na^+ aumenta, passam-se vários dias até se alcançar um novo estado constante de equilíbrio neutro de Na^+.

Os seguintes fatores conhecidamente influenciam a excreção renal de Na^+:

1. Hipertensão arterial.
2. Retroalimentação tubuloglomerular.
3. Ritmo circadiano.

Suspeita-se que também existam outros. Acredita-se que os sensores (sinais aferentes) na regulação da excreção de Na^+ sejam os receptores de volume intratorácicos, os receptores de pressão atriais, os barorreceptores arteriais, os barorreceptores intrarrenais, a mácula densa, os receptores de volume hepáticos, os receptores de volume no LCR e, possivelmente, os receptores teciduais. Os mediadores da conservação ou da excreção de Na^+ são o sistema nervoso simpático, o sistema renina-angiotensina-aldosterona (SRAA), o vasopressina, o peptídio natriurético atrial (PNA), as prostaglandinas renais, o sistema calicreína-cinina, o óxido nítrico e os fenômenos renais de pressão e fluxo (taxa de filtração glomerular [TFG], fluxo sanguíneo renal e pressão arterial).

Os estados de excesso de sal envolvem insuficiência cardíaca congestiva, síndrome nefrótica, cirrose hepática, hiperaldosteronismo, defeitos nos canais de Na^+ e prenhez. Na patogenia de determinados estados de retenção de sais, a referência é o *volume plasmático efetivo*. Este volume não é uma quantidade mensurável, e o conceito não tem definição precisa. Refere-se ao "enchimento" do volume vascular. É a porção do volume vascular que está sendo sentida pelos mecanismos que regulam o volume de líquido corporal. Deduz-se o volume circulante inadequado quando mecanismos de retenção de sal são ativados.

Os estados de deficiência de sais são secundários a diversas condições mórbidas que resultam em perdas ou ingestão inadequada de Na^+. As perdas extrarrenais estão relacionadas com doenças de trato gastrintestinal, pele e trato respiratório, além de perdas no terceiro espaço. A perda de sal pelos rins pode ocorrer das seguintes maneiras:

1. Diurese (p. ex., fase diurética de necrose tubular aguda, diurese pós-obstrutiva ou uso de mecanismos diuréticos).
2. Nefropatia intrínseca (p. ex., insuficiência renal crônica, síndrome de Fanconi, síndrome de Bartter).
3. Defeitos no sistema renina-angiotensina-aldosterona (SRAA) (p. ex., hipoadrenocorticismo, hipoaldosteronismo hiporreninêmico).
4. Distúrbios resultando em excessos de PNA.

Desse modo, o uso de líquidos isotônicos ricos em sódio na fluidoterapia é fundamental para a administração de Na^+. Eles aumentam o teor total de Na^+ no LEC e, assim, expandem o volume de LEC funcional, tanto vascular quanto intersticial.

Equilíbrio hídrico | Distúrbios da concentração de sódio

Solutos permeantes e solutos impermeantes

O próximo conceito importante a ser entendido é o do equilíbrio hídrico. As células precisam estar em equilíbrio osmótico com o líquido que as circunda, já que suas membranas são permeáveis à água. Embora os líquidos extracelular e intracelular tenham composições muito diferentes, eles precisam ter as mesmas concentrações totais de soluto, por causa da livre movimentação de água. Analisando esse conceito "ao contrário," a concentração de água do LEC e do LIC deve ser a mesma. Pode haver desigualdades das concentrações de água dos compartimentos de líquido corporal apenas transitoriamente. Isso porque o movimento de água ocorre com rapidez, a fim de corrigir essas desigualdades. Esse conceito básico dá base à compreensão da movimentação de líquido entre compartimentos intracelulares e extracelulares durante a fluidoterapia intravenosa.

A concentração de solutos no líquido define a osmolalidade da solução. Como as membranas celulares são permeáveis à água e o movimento de água ocorre até que as soluções dos dois lados de uma membrana sejam iso-osmolares, a osmolalidade do plasma reflete a osmolalidade do fluido corporal no total. É importante distinguir entre solutos permeantes e impermeantes. Solutos permeantes (p. ex., ureia) movem-se livremente através de membranas celulares e, assim, não induzem à verdadeira movimentação de água pelas membranas celulares quando são introduzidos em uma solução; eles são denominados *osmoles ineficazes*. Os solutos impermeantes (p. ex., Na⁺) não se movimentam livremente através de membranas celulares e não levam à movimentação de água quando introduzidos em uma solução; dessa maneira, são osmoles eficazes.

Tonicidade

O termo *tonicidade* refere-se ao efeito que uma solução tem sobre o volume celular. Ocorre hipertonicidade quando solutos impermeantes são adicionados ao LEC; isso promove desidratação celular. A hipotonicidade decorre da diminuição na concentração de soluções impermeantes, resultando em movimentação de água para as células e tumefação celular. Soluções hipertônicas são sempre hiperosmolares. O oposto nem sempre é o caso: soluções hiperosmolares não são necessariamente hipertônicas, pois os osmoles ineficazes contribuem para a osmolalidade, mas não para a tonicidade.

A [Na⁺] plasmática é o determinante fundamental da osmolalidade dos fluidos corporais. A glicose e a ureia contribuem menos sob circunstâncias normais. A osmolalidade do plasma pode ser calculada utilizando-se a seguinte equação:

$$2[Na^+](mEq/\ell) + [glicose](mg/d\ell)/18 + [BUN](mg/d\ell)/2,8$$

A equação precedente é uma simplificação, pois não leva em conta o fato de que o plasma é constituído por apenas 93% de água; que os sais de sódio não estão completamente dissociados em solução; nem que os sais de cálcio, magnésio e potássio também contribuem. Entretanto, esses fatores parecem se compensar, pois evidências experimentais demonstram que a osmolalidade calculada e a osmolalidade medida são bastante próximas em pacientes normais.

A [Na⁺] plasmática reflete muito bem a tonicidade do plasma em pacientes normais. A ureia é um osmole ineficaz, pois se equilibra livremente através das membranas celulares e não induz a desvios de líquido. A glicose costuma se movimentar através de membranas celulares em pacientes normais quando há insulina. Por isso, em geral é um osmole ineficaz, semelhante à ureia. Em pacientes diabéticos sem insulina, torna-se um osmole eficaz. Assim, a [Na⁺] plasmática prediz a tonicidade do plasma quando se conhece a concentração de glicose. Na hiperglicemia, a água deixa as células por causa da hipertonicidade do LEC. Isso serve para diluir o Na⁺, e observa-se hiponatremia.

Vale lembrar que a [Na⁺] sérica não reflete o equilíbrio corporal de sal. O equilíbrio de sal determina o volume do LEC. A [Na⁺] sérica, em vez disso, reflete o estado de equilíbrio da água. O termo *osmorregulação* refere-se ao controle da tonicidade de líquido corporal. Ao estabilizar essa tonicidade do líquido corporal, a osmorregulação controla o volume celular. Na verdade, os osmorreceptores são células hipotalâmicas que percebem seu próprio volume celular. As alterações na osmolalidade plasmática sentidas por essas células influenciam a secreção de argininavasopressina (hormônio antidiurético [ADH]). O ADH é o regulador primário da excreção renal de água. As alterações na osmolalidade plasmática também influenciam fortemente o mecanismo da sede. Este é o motivo pelo qual os pacientes com diabetes insípido central, que, por isso, não secretam ADH, conseguem manter a osmolalidade relativamente normal desde que tenham acesso a água e capacidade de beber.

Regulação do equilíbrio hídrico

Diferentemente do equilíbrio de sal, que é controlado por muitos fatores e tem uma resposta relativamente lenta a alterações no volume plasmático efetivo, a osmolalidade plasmática é bem regulada. Quando a osmolalidade plasmática se altera, as mudanças na sede e na secreção de ADH, além da resposta renal resultante, são rápidas.

Além da osmolalidade plasmática, a hipotensão e a hipovolemia também estimulam a liberação de ADH e, assim, a regulação de sal e o equilíbrio hídrico estão inter-relacionados. A liberação de ADH não é sensível a estímulos hemodinâmicos tal como a alterações na osmolalidade; entretanto, quando o estímulo hemodinâmico for suficientemente forte, a resposta de ADH será de maior amplitude. Quando há um déficit significativo de volume, menor excreção de água pelo rim aumentará, de fato, o volume à custa da diminuição na osmolalidade do plasma.

A função primária do ADH consiste em aumentar a permeabilidade à água da membrana luminal do ducto coletor do néfron. O ADH, embora um sistema mensageiro de segunda ordem, leva canais de água denominados *aquaporinas* a serem inseridos na membrana celular. A reabsorção de água no ducto coletor ocorre por esses canais, possibilitando que o rim conserve água.

Como entender as perdas de líquido

Perdas de líquido sensíveis e insensíveis

As perdas de líquido sensíveis são aquelas que podem ser aferidas. Elas contemplam líquido perdido na forma de urina, fezes, vômito, derrames em cavidades corporais e exsudatos de feridas. É importante quantificar essas perdas e incorporá-las na prescrição de hidratação nos pacientes gravemente enfermos. Por exemplo, a produção de urina pode ser determinada coletando-se urina eliminada ou pesando-se a cama ou a areia higiênicas quando secas e, novamente, após a micção. Do mesmo modo, vômito ou diarreia podem ser pesados, a fim de possibilitar ao clínico estimar a perda de líquido, considerando que 1 g equivale, aproximadamente, a 1 mℓ de água. Nas feridas com grandes volumes de exsudato, o material de curativo do animal pode ser pesado antes e após o uso, para criar uma estimativa da perda de líquido. Nos pacientes com sondas ou drenos torácicos, a quantidade de líquido produzido a partir desses dispositivos também pode ser aferida.

As perdas insensíveis são aquelas que não podem ser aferidas diretamente. Têm relação com a água em grande parte sem solutos nas perdas respiratórias por evaporação, suor e saliva. Às vezes, essa definição clínica de *perdas insensíveis* é substituída por uma definição clínica que envolve perda de água fecal. Isso ocorre porque a quantidade de perda de água fecal diariamente é pequena e raramente mensurada.[16]

Grosso modo, as perdas sensíveis de líquido contribuem para 50% das necessidades diárias de líquido do animal sadio, enquanto as perdas insensíveis contribuem para a outra metade. Contudo, essa divisão é variável e depende da espécie e do meio ambiente. Por exemplo, os cães, enquanto uma espécie, podem apresentar um percentual mais alto de perdas insensíveis em comparação com os gatos, devido ao fato de ofegarem mais para a termorregulação. Contudo, os gatos podem ter perdas salivares consideráveis, se aumentarem a autolimpeza ou lamberem o pelo para promover resfriamento por evaporação em clima quente.[7]

Geralmente, as perdas insensíveis de líquido são consideradas como água sem solutos, pois as perdas respiratórias são o principal contribuidor em espécies de pequenos animais, o que inclui gatos. Estima-se que as perdas insensíveis sejam de 12 a 30 mℓ/kg/dia, dependendo do estudo e da definição.[16]

Em contraste com as perdas insensíveis, as de líquido sensíveis contêm solutos. Embora seja uma simplificação um tanto exagerada, isso explica o motivo pelo qual os tipos de líquido de manutenção são hipotônicos. Eles substituem a água sem solutos das perdas insensíveis e a água que contém solutos das perdas sensíveis. Para fins práticos, considerando-se essas estimativas e definições variáveis, é razoável pressupor que 50% dos líquidos de manutenção diariamente são níveis normais para compensar a produção obrigatória de urina para a excreção diária de solutos e são perdas de líquido contendo solutos. Os 50%, representados por todos os outros fatores são perdas de água sem solutos. Essa ideia é importante clinicamente quando se ajusta a prescrição de líquido para "entradas e saídas". Isso porque proporciona um método para estimar quanto da produção urinária por hora aferida constitui-se em perdas anormais nos pacientes poliúricos (que apresentam perda de líquido pela urina contínua excessiva, que precisa ser compensada pela porção de reposição da prescrição hídrica) e quanto é urina obrigatória normal (e, por conseguinte, satisfeita pela porção de manutenção da prescrição hídrica).

Peso corporal e perdas de líquido

A água corporal total permanece essencialmente a mesma dia após dia em um animal saudável. Contudo, na doença, pode ocorrer perda excessiva de líquido associada a hemorragia, vômitos, diarreia, queimaduras, febre, derrames, exsudatos de feridas, poliúria e ofego. Como alterações rápidas no peso corporal, em um espaço de tempo de horas até alguns dias, devem-se em grande parte a alterações na água corporal total, as mudanças no peso de um animal são um instrumento inestimável na avaliação do seu estado hídrico. Por causa do relativo pequeno tama-

nho dos gatos, é muito importante pesar os animais em balanças que podem detectar, com precisão, alterações de alguns gramas (balanças pediátricas humanas).

Relação com massa corporal magra

Como a massa corporal magra é bastante importante na determinação da quantidade hídrica diária de um animal, a necessidade de energia em repouso (NER), ou necessidade calórica diária, é usada para calcular quanto de água metabólica um animal precisa: para metabolizar 1 quilocaloria de energia, é consumido 1 mℓ de água. Dessa maneira, o cálculo da NER do animal pode ser também utilizado para determinar o volume de líquido em mℓ necessário no período de 24 h. É possível a utilização de diversas equações para calcular a NER e, consequentemente, a necessidade de água.[5] A fórmula seguinte é a mais comumente usada:

$$NER = 30 \text{ (peso corporal [kg])} + 70$$

Essa fórmula é precisa para animais que pesam mais de 2 kg e menos de 25 kg e, desse modo, é aplicável a gatos domésticos adultos. Filhotes e gatos que pesam menos de 2 kg precisam de uma fórmula diferente:

$$NER = 70 \text{ (peso corporal [kg])}^{0,75}$$

Terminologia do equilíbrio hídrico corporal

Por vezes, a terminologia empregada para descrever o equilíbrio hídrico corporal é impropriamente vaga. *Desidratação* refere-se à diminuição da água corporal total: perda de líquido a partir dos compartimentos dos LIC e LEC. No entanto, os achados do exame físico empregados para avaliar hidratação, como a elevação da pele e o ressecamento das mucosas, são avaliações especificamente do volume do LEC e sujeitas a variação e imprecisão individuais significativas. Por conseguinte, quando os clínicos sugerem que um paciente "apresenta-se desidratado", eles estão se referindo especificamente a sinais clínicos de depleção de volume do LEC. Isso deve ser diferenciado de *hipovolemia*, que se refere a volume hídrico intravascular circulante inadequado. A distinção é diferente porque a hipovolemia é uma condição muito mais sensível ao tempo, que requer tratamento agressivo e rápido.

Avaliação da perda de líquido

Pode-se presumir que existe diminuição da água corporal total quando há perdas verdadeiras excessivas conhecidas, como aquelas produzidas por vômito, diarreia, anorexia e acentuada poliúria. Isso mesmo sem aumento demonstrável na demora de a pele voltar ao normal quando elevada e ressecamento de mucosa, que são detectáveis apenas quando 4 a 5% do peso corporal total tiverem sido perdidos. Os seres humanos relatam cefaleias associadas a desidratação, e, presumivelmente, isso pode refletir um pouco da letargia geral observada em gatos com depleção de volume. Com 7% de perda do peso corporal total, também há a possibilidade de haver leve taquicardia. Com 10% de perda de peso corporal total, o paciente também pode apresentar pressão de pulso palpavelmente diminuída. Os sinais de perda de água corporal total muito grave são olhos fundos, córneas ressecadas e estado mental alterado. A hipovolemia evidente ocorrerá na perda de líquido intensa (> 12% do peso corporal), mesmo quando crônica. Nesse momento, é importante observar que pode haver letargia associada tanto a sub-hidratação quanto a hiperidratação. Esse fato é particularmente importante nos gatos com oligúria, pois eles são prontamente suscetíveis a hiperidratação.

Os achados físicos mencionados anteriormente utilizados para determinar o estado hídrico corporal total de um animal não são empregados para aferir hipovolemia. Em vez disso, deve ser avaliada a perfusão periférica por meio de tempo de enchimento capilar (TEC), coloração de mucosas, pressão arterial, qualidade e frequência do pulso e temperatura das extremidades.

O corpo responde à perda de líquido por meio da redistribuição do volume do LEC funcional – ou seja, puxando líquido para dentro do espaço intravascular a partir do espaço intersticial, a fim de manter o volume de sangue circulante como prioridade. Quando o espaço intersticial não consegue mais repor a depleção de volume intravascular, ocorrerão os sinais clínicos de hipovolemia. No choque descompensado, a hipovolemia grave resulta em agravamento acentuado dos parâmetros de perfusão. Há hipotensão, bradicardia, TEC prolongado, mucosas rosa-pálido a acinzentadas ou cianóticas, hipotermia, pressão venosa central diminuída, estado mental alterado e débito urinário diminuído no choque descompensado. A Tabela 5.1 traz exemplos de alguns problemas clínicos.

Avaliação do excesso de líquido

A hiperidratação, assim como a desidratação, é prejudicial aos pacientes e deve ser evitada naqueles sob hidroterapia. Pacientes humanos e caninos com excesso de volume do LEC podem apresentar edema pulmonar, ascite e edema periférico generalizado. Exclusivamente para o gato, talvez por causa da diferença na anatomia da drenagem venosa pulmonar, a efusão pleural pode se desenvolver mais rapidamente que o edema pulmonar ou a ascite. Os gatos com cardiopatia preexistente são mais suscetíveis a efusão pleural ou a edema pulmonar associados a sobrecarga de volume, dependendo da doença subjacente. Os gatos com oligúria ou com TFG acentuadamente reduzidas também se encontram particularmente sob risco de hiperidratação. Assim, é essencial a aferição do débito urinário nesses pacientes. Os sinais iniciais de hiperidratação podem ser achados mais sutis, como perda de apetite e obnubilação mental. Um clínico perspicaz observará taquipneia ou estertores à ausculta, já que a efusão pleural ou o edema pulmonar se desenvolvem antes do início da dispneia franca. A aferição cuidadosa e repetida do peso é importante na prevenção da sobrecarga de volume, especialmente em gatos, devido a seu pequeno tamanho.

Resposta corporal à hipovolemia

O volume intravascular é percebido por barorreceptores no corpo carotídeo e no arco aórtico. Em gatos euvolêmicos, a estimulação dos receptores de estiramento aciona o nervo vago, a fim de manter a frequência cardíaca adequada. Na hipovolemia, os barorreceptores sentem diminuição na tensão da parede, e o sistema nervoso simpático é ativado. A liberação de norepinefrina e epinefrina resulta em vasoconstrição, melhora da contractilidade cardíaca e aumento da frequência cardíaca. Esses efeitos ocorrem para compensar o volume de líquido intravascular diminuído, por meio da melhora do débito cardíaco e da manutenção da pressão sanguínea sistêmica e, por fim, da perfusão. Ocorre choque hipovolêmico quando o volume intravascular encontra-se suficientemente reduzido, de modo que tais mecanismos compensatórios são subjugados, e resulta na diminuição da perfusão tecidual. Os parâmetros de perfusão que podem ser avaliados são tempo de enchimento capilar, pressão arterial, frequência cardíaca e temperatura das extremidades.

Os gatos são únicos com relação à resposta vasoconstritora à perda de volume, que fica diminuída quando há hipotermia.[13,14] Por esse motivo, os gatos são mais propensos a sobrecarga hídrica com relação a outras espécies quando tiverem volume reposto enquanto hipotérmicos. Quando a temperatura corporal retorna ao normal, a resposta vasoconstritora retorna e a pressão intravascular eleva-se. Por esse motivo, a hipotermia em gatos é um potencializador do choque e também uma decorrência do choque. A reidratação cautelosa deve coincidir com esforços agressivos de reaquecimento, a fim de evitar a sobrecarga de volume. A terapia específica e os parâmetros terapêuticos para reanimação são discutidos em seções subsequentes.

Considerações gerais para fluidoterapia

As escolhas fluidoterápicas costumam derivar de conjecturas com base científica. Certamente, baseiam-se nas habilidades fisiológicas do rim com funcionamento normal para o ajuste fino. Embora haja muitas diretrizes úteis para a seleção de tipos e volumes de líquido, o bom gerenciamento

Tabela 5.1 Exemplos de tipos de perda de líquido esperados em alguns problemas clínicos.

Condição	Desidratação	Hipovolemia
Perda de sangue		X
Vômito	X	X (se intenso)
Diarreia	X	X (se intensa)
Sepse/vasodilatação		X
Hipoadrenocorticismo		X
Poliúria	X (dependendo da causa)	X (dependendo da causa)
Hipodipsia ou privação de água	X	

hídrico demanda monitoramento cuidadoso de peso corporal, exame físico e concentrações eletrolíticas. O veterinário deve estar preparado para alterar a terapia hídrica em resposta a alterações nesses parâmetros, além de compreender que o plano fluidoterápico inicial proporciona meramente um ponto de começo. O clínico também deve estar mais vigilante com o monitoramento da fluidoterapia em pacientes com doença cardiovascular ou renal. Vale lembrar que gatos podem ter cardiopatia sem sopro detectável.

Como não se diminuem as bolsas de líquido gradualmente para o tamanho de pacientes felinos, é útil empregar bombas de líquido, buretas e outros dispositivos. Isso previne a sobrecarga de líquido e o edema pulmonar ou o derrame pleural (Figura 5.2).

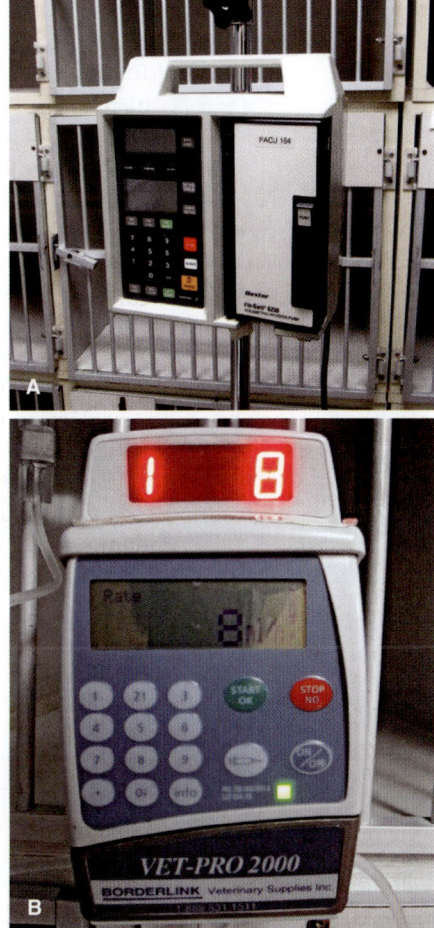

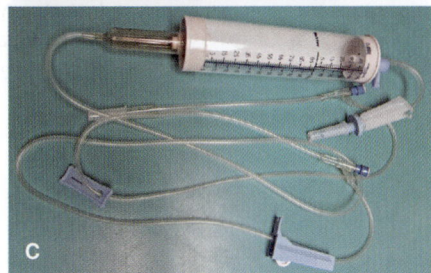

Figura 5.2 Como os tamanhos das bolsas de líquido não são reduzidos compensatoriamente para o tamanho dos pacientes felinos, é útil empregar bombas de líquido (**A** e **B**), buretas (**C**) e outros dispositivos para prevenir a superdose hídrica.

Tipos de líquido

Os dois tipos principais de líquido parenteral, cristaloides e coloides, apresentam diferenças fundamentais que influenciam a distribuição nos compartimentos de líquido corporal. Os cristaloides são compostos por moléculas menores que se difundem rapidamente; por conseguinte, cerca de 80% do líquido infundido deixará o espaço intravascular em 1 h. Os coloides, constituídos por moléculas maiores, permanecem no espaço intravascular por mais tempo, que é uma vantagem importante ao se tratar a hipovolemia. A tonicidade dos líquidos determina os índices de distribuição para os espaços intracelular e extracelular. Quando a [Na$^+$] de um líquido se aproxima à do plasma (145 mEq/ℓ), ele se equilibrará rapidamente no espaço intersticial. O líquido remanescente que não é perdido na urina, ou como outras perdas contínuas, se distribuirá para o LIC proporcionalmente ao tamanho normal desses compartimentos: dois terços de LIC e um terço de LEC.

Líquidos hipotônicos, com [Na$^+$] inferior à do plasma, diluirão o plasma e redirecionarão água para o interior das células, a fim de equilibrar a concentração de água dentro e fora das células. A osmolalidade plasmática (pOsm) decrescente também resultará na diminuição da produção de ADH e, assim, no aumento da excreção de água pelo rim. Dessa maneira, a maioria dos líquidos sem Na$^+$ ou penetra nas células ou é excretada. Líquidos hipertônicos com [Na$^+$] superior à do plasma drenarão água para fora das células e para o LEC, diminuindo os volumes intravascular e intersticial, porém a expensas de tirar água do compartimento do LIC. Assim, é essencial, na escolha do líquido, a compreensão de quais compartimentos corporais precisam ser repostos em qualquer paciente. Isso é verdadeiro não apenas com relação aos tipos de líquido escolhidos, mas também em termos da via de administração. Por exemplo, os líquidos instilados no espaço subcutâneo não podem ser usados para repor com rapidez a volemia intravascular, pois serão absorvidos lentamente demais no paciente com hipovolemia.

Cristaloides

Cristaloide é uma solução capaz de atravessar uma membrana semipermeável, inclusive o endotélio vascular. A habilidade de os cristaloides atravessarem o endotélio capilar lhes possibilita repor perdas de líquido tanto no compartimento intravascular quanto no intersticial, o que os torna ideais para a reidratação. Todos os fluidos cristaloides são soluções verdadeiras, o que significa que são homogêneos e transparentes, se difundem rapidamente e não se depositam. Substâncias dissolvidas em cristaloides são denominadas *solutos*; predominantemente, são os eletrólitos e a glicose.

Os solutos contidos em líquidos cristaloides movimentam-se livremente do espaço intravascular para o espaço intersticial. O movimento de solutos impermeantes, como íons e glicose, para o compartimento intracelular é comparativamente mais lento, ocorrendo por meio de difusão facilitada ou transporte ativo. Como soluções de líquido parenteral, a maior parte dos cristaloides é formulada com a concentração de solutos próxima à do plasma, a fim de evitar lesão celular osmótica, particularmente dano de eritrócitos provocado por movimentação de água osmótica induzida por tonicidade. Algumas soluções intravenosas parenterais, como NaCl a 0,45% e glicose a 5% em água (D5W), são hipotônicas e podem provocar hemólise se administradas muito rapidamente.

As três categorias de cristaloides são soro fisiológico isotônico rico em sódio, soro fisiológico hipotônico com baixo teor de sódio e soro fisiológico hipertônico. Diferem-se basicamente nas concentrações de sódio que apresentam.

Cristaloides isotônicos ricos em sódio

■ **Características gerais e indicações para cristaloides isotônicos ricos em sódio**

Os líquidos isotônicos ricos em sódio costumam ser chamados de *líquidos de reposição*, pois, com frequência, são usados para a reposição rápida de déficits de volume do LEC causados por vômitos e diarreia. Apresentam [Na^+] próxima à do LEC, variando desde, aproximadamente, 130 mEq/ℓ (p. ex., solução de lactato de Ringer [SRL]) até 154 mEq/ℓ (p. ex., soro fisiológico a 0,9%). A Tabela 5.2 traz exemplos adicionais de líquidos para reposição, destacados em rosa.

Os líquidos isotônicos ricos em sódio são usados tanto para hipovolemia quanto para depleção de volume do LEC menos grave, como na desidratação. Quando administrados rapidamente, podem ser usados para restabelecer o volume de líquido intravascular em gatos com hipovolemia. Também são empregados, quando administrados com velocidade mais lenta, para repor volume do LEC em estados de desidratação isotônica, que não sejam, de imediato, potencialmente fatais, como o que ocorre nos pacientes com perdas de líquido por via gastrintestinal ou urinária, quando a ingestão oral é insuficiente para equilibrar as perdas.

Os líquidos isotônicos ricos em sódio não são adequados para uso como líquidos de manutenção. Não têm teor suficiente de água livre de solutos para compensar a perda contínua de água sem solutos, como a que ocorre na evaporação respiratória. Quando usados por curto espaço de tempo, a maioria dos pacientes com função renal normal tolerará o Na^+ em excesso que esses líquidos contêm quando estão sendo usados para compensar a perda normal diária e contínua de líquido hipotônico. Isso é fundamental quando os pacientes conseguem beber um pouco de água, além da fluidoterapia intravenosa. Alguns pacientes podem se tornar hipernatrêmicos após a terapia com líquido rico em sódio. Também há alguns pacientes para os quais o uso de líquidos ricos em sódio está contraindicado, o que inclui aqueles com insuficiência cardíaca congestiva, doença renal oligúrica e alguns estados de edema.

Os líquidos isotônicos ricos em sódio são usados para manter pacientes com perdas contínuas de líquido isotônico, como, por exemplo, no vômito ou na diarreia. Entretanto, nesses pacientes os líquidos estão, na verdade, sendo usados para repor essas perdas e não para a manutenção verdadeira. É essencial compreender esta distinção. *Manutenção* é um termo usado para refletir o que é necessário para repor apenas as perdas normais sensíveis e insensíveis, e essas perdas não são isotônicas. Os líquidos isotônicos podem funcionar mantendo o equilíbrio hídrico em animais com perdas patológicas adicionais, pois os pacientes precisam de cloreto e sódio adicionais. No entanto, tais pacientes precisam beber água para tê-la sem solutos; senão, haverá o desenvolvimento de hipernatremia. Além do déficit relativo de água sem solutos dos líquidos isotônicos ricos em sódio, todos esses líquidos também apresentam baixo teor de potássio para serem usados como manutenção, a menos que o K^+ seja adicionado. Os pacientes com perdas contínuas e ininterruptas durante mais de 1 a 2 dias e que permanecem sob líquidos ricos em sódio são passíveis de precisar de suporte nutricional, que também poderá repor suas necessidades de líquido de manutenção hipotônico.

Tabela 5.2 Composição de cristaloides* comuns.

	NaCl 0,9%	Solução de lactato de Ringer	Solução de Ringer	Normosol-R	NaCl 0,45% + Glicose 2,5%	Glicose 5%	Cloreto de sódio, acetato de potássio e acetato de magnésio tetraidratado + glicose 5%
Na^+ (mEq/ℓ)	154	130	147	140	77	0	40
Cl^- (mEq/ℓ)	154	109	154	98	77	0	40
K^+ (mEq/ℓ)	0	4	4	5	0	0	13
Ca^{++} (mEq/ℓ)	0	3	4	0	0	0	0
Mg^{++} (mEq/ℓ)	0	0	0	3	0	0	3
Osmolalidade (mOsm/ℓ)	308	273	309	294	280	252	112
pH	5,6	6,6	5,4	6,6	4,3	4,3	5,5
Tampão (mEq/ℓ)	0	28 (lactato)	0	27 (acetato), 23 (gliconato)	0	0	16 (acetato)
Glicose (g/ℓ)	0	0	0	0	25	50	50
Calorias (kcal/ℓ)	0	9	0	15	85	170	175

*Líquidos de "reposição" ricos em sódio estão em rosa. "Líquidos de manutenção" com baixo teor de sódio estão em verde.

Alguns pacientes com déficits logo corrigidos e sem perdas contínuas precisarão ser passados para uma solução do tipo manutenção, como glicose a 5% + cloreto de sódio + acetato de potássio + acetato de magnésio ou cloreto de sódio + acetato de potássio + acetato de magnésio tetraidratado após reidratação e eletrólitos terem sido readequados e antes do início da nutrição enteral ou parenteral. A necessidade da mudança para um líquido de manutenção é indicada pelo aumento progressivo da [Na⁺] sérica nesses pacientes. As alterações devem ser feitas bem antes do desenvolvimento da hipernatremia.

Gatos doentes que estiveram anoréxicos durante 2 a 3 dias ou mais devem receber suporte nutricional. Em geral, o fornecimento de nutrição enteral ou parenteral suficiente para satisfazer as necessidades calóricas do paciente também contempla as de líquido de manutenção. Assim, o uso de líquidos adicionais isotônicos com alto teor de sódio nessas circunstâncias será para repor perdas isotônicas excessivas, como aquelas associadas a perda gastrintestinal ou poliúria. As taxas de líquido intravenoso podem ser bem reduzidas em pacientes que recebem nutrição, seja enteral ou parenteral, com índice suficiente para satisfazer apenas as perdas contínuas adicionais. Em outras palavras, a prescrição da fluidoterapia deve considerar todas as fontes de ingestão de líquido (Tabela 5.3; ver também Tabela 5.8).

▪ Líquidos acidificantes e alcalinizantes

Gatos doentes que necessitam de fluidoterapia também podem apresentar distúrbios acidobásicos. Desse modo, a fluidoterapia pode ser usada para mitigar essas alterações. O restabelecimento do volume do LEC melhorará a perfusão tecidual e corrigirá a acidose láctica. A reposição de água e eletrólitos em concentrações apropriadas também melhorará a perfusão renal e normalizará o manejo eletrolítico renal, promovendo melhor equilíbrio acidobásico. A expansão de volume e a melhora da perfusão advindas da hidroterapia adequada também promovem a utilização periférica da glicose e diminuem a produção de lactato. O resultado final pode ser a normalização do equilíbrio acidobásico sem a necessidade de recorrer ao uso de bicarbonato de sódio, que pode ter efeitos adversos, como hipernatremia e acidose do sistema nervoso central.

Cristaloides ricos em sódio terão efeito primário sobre o estado acidobásico do paciente, dependendo de sua composição. Como tal, podem ser classificados como soluções acidificantes ou alcalinizantes. Líquidos ricos em sódio que contêm mais Cl⁻ do que o existente no LEC do paciente são acidificantes. Embora a solução salina a 0,9% tenha um alto teor de Na⁺ e, assim, seja usada com frequência para restabelecer o fluido intravascular em pacientes hipovolêmicos, ela também tem um alto teor de Cl⁻ e será acidificante. Esse fluido é mais adequado para o tratamento de pacientes com alcalose metabólica hipoclorêmica, pois proporciona o Cl⁻ necessário. Um cenário clínico comum associado à acidose metabólica hipoclorêmica consiste no vômito de conteúdos gástricos. É importante acentuar que, embora o pH aferido das soluções de líquido parenteral varie de cerca de 4 até 6,5, elas são ácidos extremamente fracos. Esses baixos valores de pH medidos *in vitro não* refletem seu efeito sobre o pH no paciente, por causa do tamponamento.

Os líquidos alcalinizantes, por outro lado, não apresentam concentração mais elevada de Cl⁻ que o LEC. Um pouco do cloreto é substituído por outro ânion, como o lactato, o acetato ou o gliconato. Os ânions são metabolizados pelo fígado até bicarbonato. O exemplo de um líquido alcalinizante usado comumente é o SRL.

▪ Suplementos

Em algumas situações, os líquidos devem ser suplementados com eletrólitos adicionais; tal decisão baseia-se na avaliação do histórico, dos achados do exame físico e dos valores de eletrólitos aferidos. Os eletrólitos adicionados comumente estão relacionados na Tabela 5.4. Aditivos ele-

Tabela 5.3 Planilha de cálculo para fluidoterapia.*⁺

Componentes do plano de hidratação		Tipo de líquido	Volume de líquido	
			mℓ/dia	mℓ/h
Déficits	Isotônico			
	Hipertônico			
Manutenção	Perdas contínuas normais			
	(Contribuição enteral da alimentação)		( )	( )
	Perda normal a ser proporcionada por líquidos			
Perdas contínuas anormais	Gastrintestinal			
	Urinária			
	Outras sensíveis			
	Insensíveis			
Totais		1.	1.	1.
		2.	2.	2.
		3.	3.	3.

*A contribuição enteral inclui o que o gato está comendo ou bebendo por conta própria mais qualquer provisionamento de alimento ou água por meio de sonda de alimentação. Está indicada entre *parênteses* () para significar que esse volume é subtraído das necessidades do líquido de manutenção calculado para compensar a resultante que deve ser proporcionada ao gato como parte do plano de terapia de líquido intravenoso.
⁺Para um exemplo de caso, ver Tabela 5.8.

Tabela 5.4 Concentração de aditivos comuns de líquidos.

Produto	Concentração por mℓ
KCl	2 mEq cada
KPO$_4$	4,4 mEq K$^+$, 3 mM PO$_4$
MgCl	1,97 mEq cada
MgSO$_4$	4,06 mEq cada
Gliconato de Ca 10%	0,465 mEq Ca^{++}
CaCl$_2$	1,36 mEq Ca^{++}
NaPO$_4$	4 mEq Na$^+$, 3 mM PO$_4$
Glicose 50%	500 mg

De Abbott Animal Health Fluid Therapy Módulo 2. Cortesia do Dr. Steve Haskins.

Tabela 5.5 Escala móvel para a quantidade de KCl a ser adicionada aos líquidos intravenosos, dependendo da [K$^+$]* sérica.

K$^+$ sérico aferido (mEq/ℓ)	KCl acrescentado (mEq/ℓ)
> 5,5	Nenhum
3,6 a 5,5	20
3,1 a 3,5	30
2,6 a 3	40
2 a 2,5	60
< 2	80

*Se a [K$^+$] do líquido exceder 5 mEq/ℓ, o líquido *não* poderá ser infundido rapidamente para o restabelecimento do volume intravascular, devido ao risco de hiperpotassemia.

trolíticos são adequados para repor déficits e perdas normais de manutenção em pacientes anoréxicos, compensar movimento transcelular de íons ou repor perdas contínuas gastrintestinais ou urinárias. O potássio e o magnésio são encontrados em alguns líquidos hipotônicos com baixo teor de sódio formulados como líquidos de manutenção. Caso contrário, podem ser adicionados a líquidos para manter a homeostase em animais que não estejam com depleção.

Potássio. Todos os líquidos isotônicos ricos em sódio, exceto o NaCl a 0,9%, contêm 4 ou 5 mEq/ℓ de potássio. Embora essa quantidade de potássio esteja dentro da variação normal da [K$^+$] plasmática, não é suficiente para a manutenção do paciente. Isso ocorre porque a terapia com líquidos isotônicos ricos em sódio por via intravenosa costuma provocar diurese por solutos. A taxa de fluxo do filtrado pelo túbulo renal é um dos fatores que regulam a excreção renal de potássio. Conforme a taxa de fluxo de urina se eleva em resposta à administração de líquido intravenoso, a perda de K$^+$ na urina também aumentará. A perda de K$^+$ do corpo será maior posteriormente pela diminuição da ingestão em pacientes que se encontrem anoréxicos ou hiporéxicos e por aumento das perdas de K$^+$ nas secreções gastrintestinais em indivíduos com vômito ou diarreia. Assim, quando são utilizados líquidos isotônicos ricos em sódio para a manutenção de pacientes que estejam ingerindo água ou para o suporte de pacientes com perdas de líquido isotônico contínuas, é necessário suplementar os líquidos com K$^+$. O nível comum de suplementação para um gato normopotassêmico consiste na adição de 20 mEq/ℓ de KCl ao líquido isotônico rico em sódio. Esta quantidade é tipicamente adicionada ao K$^+$ já existente nos líquidos; não é necessário subtrair a pequena quantidade que já existe no fluido. Se o K$^+$ não for acrescentado a esses líquidos quando eles são usados durante além de um curto período de tempo em pacientes normopotassêmicos, ocorrerá hipopotassemia.

Nos pacientes hipopotassêmicos, uma escala móvel é usada para calcular a quantidade potássio a ser adicionada ao líquido. Um exemplo de escala é mostrado na Tabela 5.5. Quando se usam líquidos de reposição contendo potássio para a reidratação, deve-se ter em mente que, se a concentração de K$^+$ no líquido exceder 5 mEq/ℓ, o líquido não deverá ser infundido com rapidez para o restabelecimento do volume intravascular, devido ao risco de hiperpotassemia.

Gatos com anorexia, perdas gastrintestinais ou poliúria encontram-se particularmente sob risco de depleção de K$^+$. Como alternativa para a escala móvel, a infusão a taxa constante (ITC) costuma ser usada para administrar o K$^+$ separadamente quando o paciente parece resistente a quantidades "normais" de suplementação com K$^+$, particularmente na cetoacidose diabética (CAD) (Figura 5.3). Isso possibilita que o K$^+$ seja ajustado separadamente do restante da prescrição hídrica. Se a ITC for empregada, deverá ser monitorada com muito cuidado. A variação usual da dose para repor perdas contínuas de potássio é de 0,05 a 0,1 mEq/kg por hora. A dosagem para gatos com depleção grave de potássio de todo o corpo, hipopotassemia sintomática grave ou ambas pode alcançar 0,5 mEq/kg por hora, conhecida como KMáx. A administração sob índices superiores a 0,5 mEq/kg por hora pode causar arritmias cardíacas graves ou fatais. A administração de KCl não diluído (2 mEq/mℓ) por meio de bomba com seringa programável é possível, mas deverá ser realizada com extremo cuidado, reservada apenas para situações de cuidados intensivos em pacientes com hipopotassemia potencialmente fatal (em geral, níveis abaixo de 1,5 mEq/ℓ).

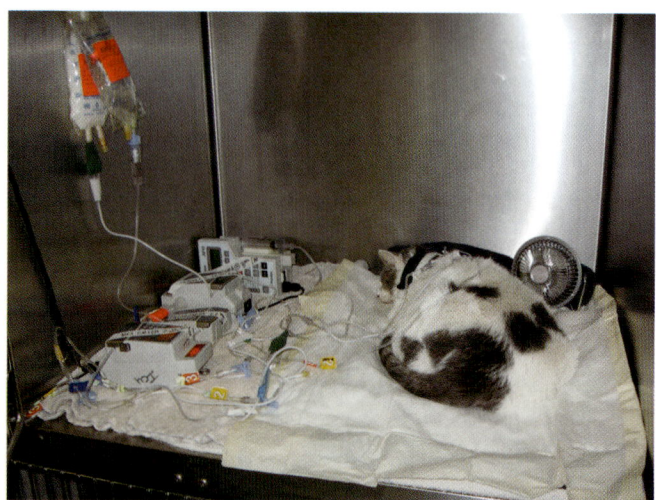

Figura 5.3 A infusão a taxa constante costuma ser usada para administrar K$^+$ separadamente quando o paciente mostra-se resistente a quantidades "normais" de suplementação de K$^+$, particularmente na cetoacidose diabética.

Fosfato. A hipofosfatemia pode se desenvolver rapidamente durante terapia insulínica para CAD. Na vigência de hipofosfatemia, uma parte ou todo o fosfato (PO_4^-) pode ser administrado sob a forma de fosfato de potássio (KPO_4) quando a $[PO_4^-]$ encontra-se abaixo de 2 mEq/ℓ ou quando a $[PO_4^-]$ sérica decresce rapidamente, e se espera uma queda abaixo de tal nível. Isso também fornece K^+ para pacientes hipopotassêmicos concomitantemente. Pode ocorrer hemólise quando a $[PO_4^-]$ estiver abaixo de, aproximadamente, 1,5 mEq/ℓ em gatos. O fosfato sódico é usado no caso incomum de pacientes com pouco fosfato e que não precisem de potássio. A variação usual da dose para repor perdas contínuas normais de fosfato é de 0,01 a 0,03 mmol/kg por hora. Variações de doses de até 0,12 mmol/kg por hora podem ser necessárias em alguns pacientes tratados para CAD.

Magnésio. A depleção de magnésio é comum em pacientes criticamente enfermos, particularmente aqueles com diminuição da ingestão dietética e poliúria, como os pacientes com diabetes melito. Em geral, recomenda-se a suplementação quando a concentração sérica total de magnésio for inferior a 1,5 mg/dℓ. Como a concentração sérica total de magnésio não representa a forma fisiologicamente ativa do elemento, deverá ser realizada a aferição de magnésio ionizado, quando possível; entretanto, este exame não é encontrado com facilidade na maioria dos hospitais veterinários.

Doses de reposição são de 0,03 a 0,04 mEq/kg por hora (nos casos graves que exigem reposição rápida) e de 0,013 a 0,02 mEq/kg/h na deficiência mais branda. $MgCl_2$ ou $MgSO_4$ também podem ser administrados, porém não misturados a líquidos contendo cálcio ou bicarbonato.[2] Pacientes com TFG reduzida correm risco maior de hipermagnesemia durante a suplementação e precisam ser monitorados com maior frequência. O magnésio é cofator para a homeostase do potássio, e a suplementação com magnésio deve ser considerada em qualquer paciente com hipopotassemia refratária.

Cálcio. O gliconato de cálcio a 10% é usado como uma fonte de cálcio nos animais com hipocalcemia sintomática, como a que ocorre associada a eclâmpsia, hipoparatireoidismo, pancreatite aguda e insuficiência renal. Pode ser administrado como emergência na dosagem de 0,5 a 1,5 mℓ/kg, diluído e administrado ao longo de alguns minutos, ou adicionado à hidroterapia e administrado mais lentamente e sob velocidade ajustada até o efeito. O cloreto de cálcio contém cerca de três vezes mais a quantidade de cálcio por mℓ em comparação com o gliconato de cálcio e é administrado em um terço do volume de gliconato de cálcio. Dá-se preferência para o gliconato de cálcio, pois é menos irritante se administrado de forma perivascular inadvertidamente. Os pacientes com insuficiência renal frequentemente apresentam hipocalcemia associada a hiperfosfatemia. Assim, a administração de cálcio pode provocar a formação de $CaPO_4$ nos tecidos. Tal composto ocorre quando o produto da $[Ca^{++}]$ e da $[PO_4^-]$ exceder 70. De modo ideal, esses pacientes devem ter seus níveis séricos de fosfato baixados o mais rapidamente possível, a fim de minimizar esse risco.

Infusões eletrolíticas. Como a infusão rápida de qualquer um desses eletrólitos pode provocar arritmias cardíacas e outros efeitos colaterais, eles devem ser adicionados a líquidos para manutenção fornecidos sob velocidade constante, para evitar superdosagem inadvertida. São fortemente recomendados os sistemas de aporte que protegem contra fluidos, sendo inadvertidamente deixados para fluir "amplamente aberto". É necessário o monitoramento eletrocardiográfico quando são administrados rapidamente Ca^{++} ou Mg^{++}.

Ao se empregarem esses aditivos eletrolíticos, deve-se ter em mente que sais catiônicos divalentes de fosfato são insolúveis. Não devem ser adicionados a líquidos que contenham Ca^{++}, Mg^{++} ou PO_4^-, a fim de evitar a precipitação de $CaPO_4$ ou de $MgPO_4$.

Glicose. A hipoglicemia pode acompanhar doença crítica; é possível tratá-la com a suplementação de glicose. Há evidências crescentes em seres humanos de que o controle glicêmico rigoroso melhora os resultados em pacientes criticamente enfermos; não se sabe se o mesmo é verdadeiro para gatos. Tipicamente, adiciona-se glicose a 50% a líquidos intravenosos em concentrações entre 2,5 e 5%, a fim de se manter a glicemia na variação entre 80 e 120 g/dℓ. Concentrações finais acima de 10% devem ser administradas por meio de cateteres venosos centrais, a fim de reduzir o risco de tromboflebite. A concentração pode ser aferida em porcentagem ou em g/dℓ. Por exemplo, para produzir 1 ℓ de solução a 5% (5 g/dℓ ou 50 g/ℓ), removem-se 100 mℓ de líquido da bolsa e acrescentam-se 100 mℓ (50 g) de glicose a 50%. Para volumes parciais, o volume de solução de glicose de estoque (em geral, glicose a 50%) a ser adicionado pode ser calculado da seguinte maneira:

$$\frac{\text{Volume remanescente na bolsa (m}\ell) \times \text{concentração desejada de glicose (como decimal)}}{\text{Concentração da solução estoque (como decimal)}}$$

Por exemplo, para produzir uma solução de glicose a 3% com 650 mℓ de líquidos usando glicose a 50%:

$$\frac{650 \text{ m}\ell \times 0,03}{0,5} = 39 \text{ m}\ell \text{ de glicose a 50\%}$$

Os 39 mℓ de glicose devem ser acrescentados após remover 39 mℓ de líquido da bolsa.

Cristaloides hipotônicos com baixo teor de sódio

■ **Manutenção**

Os líquidos cristaloides pobres em sódio estão indicados para o suporte a curto prazo da homeostase hídrica e eletrolítica, por meio da reposição das perdas contínuas normais em pacientes nos quais a ingestão oral não seja adequada ou não seja possível. Assim, líquidos hipotônicos com baixo teor de sódio têm sido chamados historicamente de *líquidos de manutenção*. Esses cristaloides apresentam $[Na^+]$ mais baixa do que o LEC. Considerando que as perdas de líquido insensíveis normais (respiratória e outras perdas por evaporação) não contêm Na^+, esses estão indicados quando o paciente precisar de suprimento de água sem solutos para repor as necessidades diárias normalmente satisfeitas bebendo-se água e por meio do metabolismo de alimento. A [Na$^+$] de líquidos cristaloides pobres em sódio varia entre 0 mEq/ℓ no caso de glicose a 5% em água até 77 mEq/ℓ no caso de metade da concentração, ou soro fisiológico a 0,45%. Soluções com menos de 77 mEq/ℓ de Na$^+$ contêm glicose a 2,5% ou a 5% para elevar a osmolalidade mais proximamente àquela do LEC. Não obstante, os líquidos de manutenção são hipotônicos e devem ser administrados lentamente para possibilitar o equilíbrio e prevenir hemólise. É importante observar que a glicose, quando houver nesses fluidos, não proporciona calorias significativas. A adição de glicose é simplesmente um modo de elevar a osmolalidade do líquido (para torná-lo isotônico ao plasma) com um soluto prontamente metabolizado que tornará possível administração de água sem sódio por via intravenosa sem causar hemólise. Convém observar que o teor de potássio nos cristaloides hipotônicos com baixo teor de sódio é bastante variável. Conforme discutido previamente, a concentração de potássio de 20 mEq/ℓ é o mínimo geralmente considerado necessário para a verdadeira manutenção de um paciente normopotassêmico.

A Tabela 5.2 relaciona alguns exemplos de fluidos cristaloides com baixo teor de sódio em verde. O índice de administração de líquido IV usado para manutenção tem por base o tamanho corporal metabólico e se altera apenas quando os pacientes começam a comer e beber. Os cristaloides com baixo teor de sódio estão contraindicados em pacientes que precisem de administração rápida, como na hipovolemia, pois ao fazê-lo ocorrerá a rápida redução da [Na$^+$] do LEC, provocando intumescimento celular, devido à rápida redução da osmolalidade.

■ Administração subcutânea

Em geral, os líquidos administrados para repor perdas contínuas normais a longo prazo são mais bem fornecidos por via oral, como por meio de tubo de alimentação enteral. Isso também possibilita o provisionamento essencial de calorias adicionais. Esses líquidos podem ser administrados, ainda, por via subcutânea em animais que estejam enfermos a ponto de não poderem manter de modo consistente sua hidratação por via oral, como os gatos com doença renal crônica (DRC) grave. SRL de metade da concentração com glicose é um exemplo de tipo de líquido adotado para esse tipo de administração subcutânea. No entanto, a administração no ambiente domiciliar de líquidos contendo glicose acrescenta risco, pois eles podem predispor ao crescimento de fungos e bactérias quando bolsas unitárias de líquido costumam ser reutilizadas durante vários dias. Com frequência, a SRL é usada na administração subcutânea de líquido nos gatos que não consigam manter a hidratação por via oral. Esse líquido é levemente hipotônico com relação ao plasma e pode proporcionar um pouco de água em solutos. Na prática, a SRL é mais bem tolerada pelos pacientes durante a administração subcutânea do que o cloreto de sódio a 0,9% ou o glicose a 5% + cloreto de sódio + acetato de potássio + acetato de magnésio. Contudo, a SRL ainda tem mais [Na$^+$] do que o ideal para uso de manutenção e pode resultar em ingestão mais elevada

de Na$^+$ do que a ideal. Isso pode promover hipertensão em pacientes predispostos e, até mesmo, hipernatremia se administrada de modo crônico e com volume alto. Uma vantagem adicional da administração subcutânea de SRL em gatos com CAD é que este líquido é alcalinizante, o que pode ser benéfico no manejo da acidose, que frequentemente ocorre nesses pacientes.

■ Outros usos

Veículo de infusão. Como, com frequência, o índice de administração do componente de manutenção do plano de terapia hídrica é constante, esses líquidos podem ser usados como veículo para a administração contínua de fármacos, desde que estes sejam fisicamente compatíveis com o líquido. Existem diversas referências que informam sobre a compatibilidade entre diferentes medicações e composições de líquido. Se forem administrados fármacos dessa maneira, os clínicos deverão se lembrar de que os ajustes no índice de líquido para satisfazer as necessidades, em alteração, dos líquidos do paciente também afetarão o índice de aporte de medicamentos.

Desidratação hipertônica. Líquidos cristaloides pobres em sódio também são usados para tratar desidratação hipertônica, que é a perda de água com soluto em excesso. Esses pacientes são hipernatrêmicos. Esse tipo de desidratação é comparativamente raro em gatos; há intermação (uma das causas mais comuns) com maior frequência em cães. Entretanto, a desidratação hipertônica pode ser vista em gatos trancados inadvertidamente em armários ou porões sem água ou em animais com doença hipotalâmica manifestada por hipodipsia. Esse tipo de desidratação também pode ser encontrado em gatos com síndrome hiperosmolar hiperglicêmica.

Associações de cristaloides ricos e pobres em sódio

Existe um conceito errôneo comum de que os pacientes precisam receber apenas uma solução de líquido intravenoso em determinado momento. Há muitos casos em que líquidos cristaloides, tanto ricos quanto pobres em sódio, devem ser usados concomitantemente. Pacientes que não estejam se alimentando nem ingerindo líquidos precisarão ter o déficit de volume de LEC reposto ou apresentarão perdas excessivas contínuas além de suas necessidades de manutenção. Com frequência, a associação de líquidos nesses pacientes satisfaz melhor suas necessidades do que os líquidos "de manutenção" pré-embalados.

Dessa maneira, o gato necessitará de um volume calculado de cristaloide rico em sódio para restabelecer o teor de LEC de volta aos níveis normais e repor quaisquer perdas contínuas patológicas de líquido rico em sódio, como as perdas gastrintestinais ou a poliúria. O paciente também deve receber um cristaloide com baixo teor de sódio para repor suas perdas diárias normais de água sem solutos. É muito importante lembrar-se de que os gatos com ingestão calórica inadequada também precisam ter essas necessidades atendidas bem no início da internação. A provisão de nutrição por meio enteral ou parenteral também irá satisfazer as necessidades de líquido de manutenção, conforme mencionado anteriormente.

Soluções salinas hipertônicas

Os líquidos salinos hipertônicos contêm sódio sob concentrações substancialmente mais elevadas do que o LEC. Assim, eles facilitam o restabelecimento rápido do teor de Na$^+$ no LEC durante o tratamento de choque hipovolêmico. Aumentar a [Na$^+$] no LEC provoca um efeito rápido, embora transitório, direcionado osmoticamente, de água do LIC para o LEC, o que pode ocorrer muito mais rapidamente do que quando se infundem líquidos isotônicos ricos em Na$^+$ individualmente. Como o volume do LEC determina o volume plasmático, este tipo de líquido é um rápido expansor do volume intravascular, à custa do volume hídrico do LIC. O soro fisiológico hipertônico deve ser sucedido por infusões de líquidos ricos em sódio, a fim de manter seu efeito, já que rapidamente entrarão em equilíbrio a partir do espaço intravascular para o LIC. O soro fisiológico hipertônico expandirá o volume intravascular em 2,5 a 3 mℓ para cada mℓ infundido.[15]

Situações clínicas em que soro fisiológico hipertônico pode ser útil em gatos envolvem reanimação de animais com choque hipovolêmico e edema tissular preexistente, particularmente edema cerebral decorrente de lesão cerebral traumática. A salina hipertônica promove o restabelecimento rápido da volemia, melhorando o fluxo sanguíneo do cérebro, ao mesmo tempo que reduz o volume celular, diminuindo o edema cerebral. Também apresenta efeitos inotrópicos positivos sobre o miocárdio. Existem diversas contraindicações ao uso de soro fisiológico hipertônico, como na insuficiência cardíaca, na hemorragia descontrolada, na hipernatremia e na desidratação intensa. A salina hipertônica não é adequada para o tratamento para hiponatremia crônica, por causa do risco de efeitos colaterais neurológicos graves que ocorrem quando a hiponatremia é corrigida mais rapidamente que a 0,5 mEq por hora.

As soluções salinas hipertônicas variam em concentração de 3 a 23,4%. As soluções acima de 7,5% devem ser diluídas antes da administração, pois podem provocar flebite no local da injeção. A dose em gatos para a solução a 7,5% é de 2 a 4 mℓ/kg, administrados durante 5 a 10 min.[3] A salina hipertônica deve ser administrada associada a um coloide. Uma das maneiras de realizar consiste em acrescentar uma parte de salina a 23,4% a 2 partes de hetamido; assim, obtém-se uma solução com concentração final logo acima de 7,5%.

Coloides

Características gerais de coloides

Os coloides são substâncias de alto peso molecular contidas em uma solução rica em sódio, em geral salina a 0,9%. Diferentemente dos cristaloides, os coloides não se difundem rapidamente através do endotélio vascular e, assim, permanecem no espaço intravascular por mais tempo que os cristaloides. Esse efeito é benéfico para se alcançar a elevação sustentada da volemia quando se trata a hipovolemia. Nos estados de pressão oncótica baixa, como na sepse, na síndrome da resposta inflamatória sistêmica (SRIS) e na hipoalbuminemia, os coloides teoricamente podem tapar extravasamentos no endotélio capilar e prevenir o extravasamento de líquido e o edema resultante.

Com frequência, os coloides são usados para repor e manter a pressão coloidosmótica (PCO) intravascular e diminuir o edema que pode decorrer do uso de líquidos cristaloides. Contudo, os coloides raramente são usados individualmente; quase sempre são usados junto a líquidos cristaloides. Devido à expansão eficiente de volume, os coloides podem produzir sobrecarga de volume e edema pulmonar sob volumes inferiores aos de cristaloides.

A controvérsia cristaloide *versus* coloide para a reanimação de pacientes hipovolêmicos tem sido uma discussão contínua na medicina humana e veterinária há muitos anos. Resultados de estudos não conseguiram revelar benefício evidente para coloides, apesar de numerosas vantagens teóricas. Alguns estudos concluíram que os coloides promovem menor mortalidade, enquanto outros mostram resultados melhores com a terapia com cristaloides. Até que sejam realizados mais estudos veterinários, é difícil fazer recomendações específicas. Uma abordagem clínica para pacientes felinos hipovolêmicos seria começar com terapia cristaloide, reservando a terapia coloide para os pacientes que não conseguem responder. Conforme discutido anteriormente, os pacientes felinos hipotérmicos devem ser reaquecidos intensivamente, de modo concomitante à terapia hídrica. Para o paciente bastante hipotenso, cristaloides, coloides e derivados sanguíneos podem ter de ser administrados concomitantemente.[11]

Coloides naturais e derivados sanguíneos

Os coloides naturais são a albumina humana, os derivados sanguíneos e os produtos à base de hemoglobina. Em geral, seu custo é mais elevado do que os coloides sintéticos, porém há determinadas situações em que eles são mais adequados. O principal uso de sangue total fresco e de concentrado de hemácias ocorre nos pacientes com anemia sintomática. Como diretriz bastante geral, deve-se considerar a transfusão de sangue quando o volume globular estiver abaixo de 20% (o que corresponde a uma concentração de hemoglobina de 7 g/dℓ). Contudo, a decisão de transfundir também deve se basear nos sinais clínicos do paciente, e não em valores numéricos apenas. Mais detalhes sobre a medicina da transfusão sanguínea são encontrados no Capítulo 25.

O sangue total fresco contém todos os fatores da coagulação e as plaquetas, de modo que pode ser usado em pacientes com distúrbios de coagulação ou plaquetários. Entretanto, 6 a 8 h após a doação, a viabilidade plaquetária diminui acentuadamente. O plasma fresco, com menos de 6 a 8 h de retirado, tem todos os fatores da coagulação, menos plaquetas, a não ser que se prepare especificamente um plasma rico em plaquetas. A manutenção sob refrigeração de sangue total ou de plasma resulta na perda gradual dos fatores de coagulação instáveis ou lábeis (fator VIII e fator de von Willebrand) em cerca de 24 h, e do fator V e do fator XI após cerca de 1 semana. O que permanece são os fatores estáveis da coagulação: II, VII, IX, X e XIII. O plasma fresco congelado (PFC) é criado ao se congelar plasma em até 4 a 6 h da coleta. O congelamento destrói as plaquetas, porém preserva todos os fatores da coagulação. O PFC não deve ser usado na trombocitopenia ou na trombocitopatia. O plasma pode ser congelado por até

1 ano, com os fatores da coagulação instáveis preservados. O plasma congelado após 6 h de coleta ou mantido congelado por período superior a 1 ano não tem os fatores da coagulação, apenas albumina, e é conhecido como plasma congelado (PC).

O plasma, ou a albumina humana concentrada, também pode ser usado primariamente para a reposição de albumina, embora os volumes de plasma necessários possam ser impasses. A albumina, apesar de ter muitas funções, é a principal proteína responsável pela pressão coloidosmótica. Os líquidos que contêm albumina são a albumina concentrada e alguns derivados sanguíneos.

A discussão sobre albumina humana deve ser precedida pela afirmação de que seu uso em gatos é considerado controverso por muitos. A solução de albumina humana concentrada costuma conter 20 ou 25% de albumina (200 ou 250 mg/mℓ). Por outro lado, o sangue total e o plasma contêm cerca de 2,5% de albumina; assim, não aumentarão a pressão coloidosmótica intravascular ou a albumina tão eficazmente e será necessário emprego de volumes maiores.

O plasma pode ser usado para a reposição de albumina e suporte da pressão oncótica na dose de 20 a 30 mℓ/kg, porém os volumes necessários talvez levem ao risco de sobrecarga de volume e incorram em custo considerável. A albumina a 25% concentrada pode ser o coloide mais adequado para a reanimação em pacientes com hipoalbuminemia sintomática, em particular nos pacientes felinos pós-cirúrgicos ou de cuidados sépticos fundamentais.

Os gatos devem sempre ter o sangue tipado antes da administração de qualquer derivado sanguíneo (a albumina sérica humana não exige a tipagem sanguínea em gatos). Os doadores também devem sempre ser tipados. O ideal seria a realização de teste de compatibilidade antes da realização de quaisquer transfusões, porém nem sempre isso é possível, por causa do número tipicamente limitado de doadores contra os quais se faria a reação cruzada.

Repor albumina simplesmente porque o valor aferido é baixo não é indicado se não houver sinais clínicos e expõe o paciente a risco desnecessário. Se possível, dá-se preferência ao suporte nutricional por meio de nutrição enteral ou parenteral para normalizar a albumina sérica por meio da síntese hepática, porém nem sempre isso é possível. Também se deve observar que, em pacientes com distúrbios com perda de proteínas, como as enteropatias ou nefropatias com perda de proteína, a albumina administrada terapeuticamente será perdida com rapidez pelas mesmas vias que a albumina do próprio paciente.

A dose de albumina para a transfusão de soluções de albumina concentrada pode ser calculada por meio da seguinte fórmula:

1. Calcular o volume plasmático corporal total em decilitros: 4,5% do peso corporal (kg) × 10.
2. Calcular a albumina plasmática total em gramas (do paciente e valor-alvo): isso é obtido por meio da albumina sérica aferida do paciente × volume plasmático, bem como pelo nível de albumina desejada × volume plasmático (quase sempre um valor de 2 g/dℓ é suficiente para o nível-alvo).

3. Calcular o déficit de albumina plasmática; isso é feito pela diferença entre o nível de albumina do paciente e o nível-alvo.
4. Como apenas 40% da albumina corporal total localizam-se no espaço vascular (60% são intersticiais), dividir o déficit de albumina plasmática por 0,4, a fim de obter o déficit de albumina corporal total em gramas.
5. Calcular o volume de albumina necessária, considerando-se que 1 mℓ de albumina a 25% contém 250 mg de albumina. Isso equivale a multiplicar o déficit de albumina em gramas por um fator de 4 para 25% e por um fator de 5 para 20%.

Um exemplo de cálculo é mostrado no Boxe 5.2.

Geralmente, a administração de 1 mℓ de sangue total por kg de peso corporal elevará o volume globular em 1%. Assim, para um aumento de 10%, dever-se-ia administrar 10 mℓ/kg de sangue total. Os concentrados de hemácias podem ser dosificados a 75% da dose do sangue total, por causa do hematócrito mais elevado.

Os riscos da utilização de albumina humana concentrada e derivados sanguíneos em gatos são reações transfusionais alérgicas e sobrecarga de volume.[11] Os sinais de reações transfusionais alérgicas brandas podem envolver febre, vômitos, urticária e tumefação facial. Reações transfusionais mais graves envolvem dificuldade respiratória aguda, hipotensão e colapso circulatório. A urina, o soro ou o plasma podem mostrar sinais de hemólise. Pode haver reações fatais a derivados sanguíneos incompatíveis, e realmente ocorrem, em especial, se um gato tipo B receber sangue do tipo A. Reações tardias várias semanas depois também foram relatadas com a administração de albumina humana. Os gatos devem ter o tempo de enchimento capilar (TEC), a coloração de mucosas, a temperatura, a frequência do pulso e a frequência respiratória monitorados inicialmente a cada 15 min durante a primeira hora de administração e depois a cada hora até que a transfusão esteja completa.

Boxe 5.2 Cálculo da dose de albumina para transfusão de solução de albumina concentrada | Exemplo de caso

O paciente é um gato de 5 kg saído há 2 dias de uma cirurgia devido a abdome séptico provocado por lesão penetrante. Há edema generalizado e vômitos persistentes. A albumina sérica é de 1,5 g/dℓ.

1. Volume plasmático: 5 kg × 4,5% × 10 = 2,25 dℓ
2. Albumina plasmática total: 1,5 g/dℓ × 2,25 dℓ = 3,375 g
3. Déficit de albumina plasmática utilizando-se volume-alvo de 2:
   a. Alvo: 2 g/dℓ × 2,25 dℓ = 4,5 g de albumina
   b. Albumina do paciente = 3,375 g
   c. O déficit é 4,5 − 3,375 = 1,125 g de albumina
4. O déficit de albumina corporal total é de 1,125 g/0,4 = 2,8 g
5. Volume de solução de albumina a 25% a administrar: 2,8 g/0,25 g/mℓ = 11,2 mℓ

Quando ocorrem efeitos colaterais, a transfusão deve ser imediatamente suspensa, considerando a terapia adicional, como a difenidramina (1 a 2 mg/kg intramuscular) nas reações brandas. Corticoides de ação rápida, como o fosfato sódico de dexametasona (0,1 a 0,2 mg/kg intramuscular ou intravenoso), podem ser usados nas reações transfusionais graves, porém, em geral, não são necessários nas reações mais brandas. Deve ser feita a avaliação para determinar se existe ainda a necessidade de derivados sanguíneos, porém sob velocidade de infusão mais lenta. A reavaliação da compatibilidade do doador por meio de teste de compatibilidade adicional deve ser considerada. Devido à possibilidade de derivados sanguíneos estarem contaminados com bactérias, convém considerar a submissão de uma amostra para exame bacteriológico. O pré-tratamento com corticoides ou anti-histamínicos não é indicado rotineiramente, a menos que o paciente tenha sofrido uma reação transfusional anterior.

Após a unidade de sangue ou o plasma ter entrado ("em pico" com o conjunto de administração), a transfusão deve ser terminada em 4 h, a fim de minimizar o risco de contaminação bacteriana. O derivado não utilizado deverá ser refrigerado imediatamente e usado em 24 h, a seguir descartado. (Se um gatinho tivesse que receber uma unidade parcial de sangue, o volume a ser administrado seria retirado sob condições estéreis e transfundido. O remanescente da unidade seria refrigerado imediatamente, estocado por 24 h e, a seguir, administrado.)

A oxiglobina (glutâmero 200 de hemoglobina bovina, glutâmero 250 de hemoglobina bovina) é outro coloide natural. Consiste em solução transportadora de oxigênio com base de hemoglobina usada para o tratamento de anemia sintomática, e as doses são as mesmas das de sangue total. O benefício da oxiglobina é que tem compatibilidade universal; por isso, não há necessidade de tipagem sanguínea nem de reação cruzada.

Existem riscos consideráveis associados ao uso de oxiglobina em gatos, e o veterinário deve conduzir com cuidado a avaliação de risco para cada paciente antes de usar o produto. Quando são infundidos volumes maiores, produz-se uma coloração escura no plasma, que interfere nos analisadores enzimáticos de bioquímica. Assim, esses resultados podem não ser confiáveis. Os efeitos colaterais são mais comuns em pacientes euvolêmicos, como aqueles com anemia hemolítica imunomediada. Está contraindicada em gatos com cardiopatia conhecida ou suspeita. Os efeitos colaterais envolvem sobrecarga de volume, edema pulmonar, vômitos, diarreia e hipertensão. Quando os efeitos colaterais surgem, o veterinário deve administrar pequenas quantidades lentamente até ajustar ao resultado. Atualmente, a oxiglobina não está disponível comercialmente.

Coloides sintéticos

Os coloides mais comumente empregados são as soluções sintéticas e o hetamido. O amido hidroxietila é um polímero sintético da glicose, um polissacarídio bastante semelhante ao glicogênio. Os produtos de amido de hidroxietila disponíveis são o hetamido e o pentamido. O hetamido a 6% é formulado em cloreto de sódio a 0,9% ou em solução de lactato de Ringer. A diferença entre as duas é que o hetamido com lactato de Ringer também contém cálcio, magnésio, uma pequena quantidade de glicose e [Cl⁻] mais baixa.

O hetamido contém moléculas muito grandes que precisam ser degradadas antes de deixar a vasculatura, o que ocasiona um efeito duradouro de pressão coloidosmótica. O hetamido pode diminuir a inflamação no espaço intravascular e também a permeabilidade da membrana vascular por tapar extravasamentos no endotélio vascular nos casos de choque séptico e em pacientes com SRIS.[4]

Infusões rápidas em 5 a 10 min em gatos podem resultar em vômito e hipotensão transitória. É possível que esse efeito seja aliviado empregando-se hetamido em pequenos incrementos de volume até chegar ao efeito (na ordem de 5 mℓ/kg) durante 10 a 15 min. A dose total para uso no choque e na hipotensão é de 10 a 20 mℓ/kg.

O hetamido pode interferir na coagulação; entretanto, o cálcio existente no hetamido com lactato de Ringer é capaz de reduzir esse efeito. Evidências clínicas de sangramento não foram relatadas em pacientes recebendo hetamido a 6% em doses de até 20 mℓ/kg/dia. Se o tempo de coagulação ou o tempo de tromboplastina parcial ativada aumentarem em 50% do limite superior da variação de referência, devem ser pesquisados problemas concomitantes de coagulação. O pentamido a 10% contém uma variação menor de tamanho de moléculas de amido de hidroxietila. Sem as moléculas maiores no hetamido, o pentamido degrada-se mais rapidamente e é eliminado do corpo com maior rapidez também. Tem menos efeito sobre a coagulação sanguínea que o hetamido.

Um objetivo importante ao se usarem coloides consiste em infundir o menor volume necessário para alcançar os objetivos de reanimação, como frequência cardíaca normalizada, pressão arterial melhor, aporte de oxigênio e depuração de lactato. Os gatos são muito suscetíveis à sobrecarga de volume, o que pode resultar em consequências graves e desastrosas. Portanto, é essencial o monitoramento cuidadoso.

Como a maioria dos pacientes que recebe coloides em geral está recebendo concomitantemente cristaloides isotônicos, o volume de cristaloide para a reposição de volume intravascular e a hidratação pode ser diminuído em 40 a 60% do volume calculado para cristaloides individualmente.

Quando estiver indicado mais de um tipo de coloide, em geral os coloides são administrados consecutivamente e não simultaneamente. Por exemplo, um paciente com choque hemorrágico causado por traumatismo grave pode receber sangue total para corrigir hipotensão e hipovolemia e, a seguir, hetamido para a manutenção de coloides durante a recuperação aguda. Infusões de coloides em bolo são tituladas sucessivamente. Já o monitoramento para os resultados finais de reanimação é realizado entre os bolos.

Conforme discutido anteriormente, os gatos devem ser monitorados com frequência quanto a sinais de sobrecarga de volume, o que envolve secreção nasal serosa, distensão jugular, quemose, taquipneia, sons pulmonares reduzidos (sugestivos de derrame pleural), sons pulmonares úmidos (sugestivos de edema pulmonar) e edema subcutâneo. Segundo a Figura 5.4, pode-se utilizar também o monitoramento da pressão venosa central (PVC) por meio de um

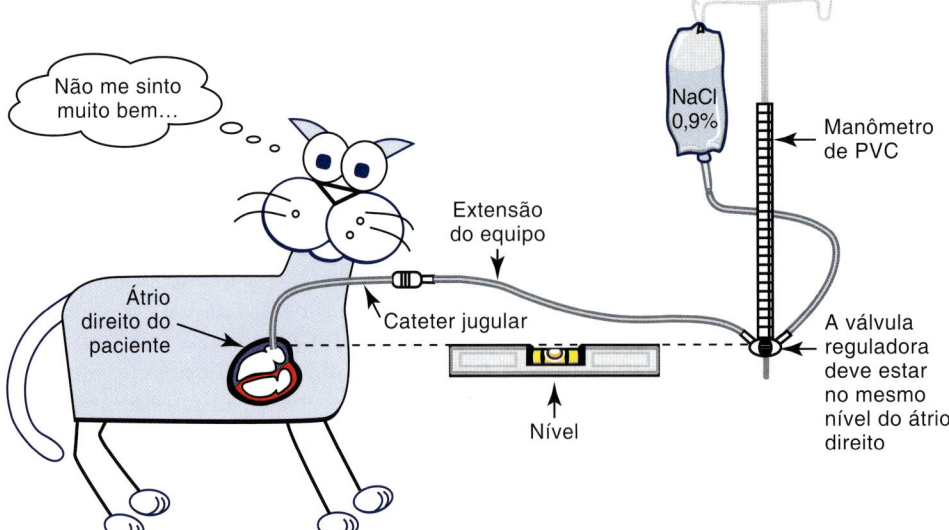

Figura 5.4 Monitoramento de pressão venosa central (PVC). Um cateter central com a ponta na veia cava cranial ou na caudal pode ser utilizado para guiar a fluidoterapia e a reanimação. A PVC normal é de 0 a 5 cmH$_2$O.

cateter central com sua ponta na veia cava cranial ou na caudal (ver *Acesso venoso* posteriormente neste capítulo), para orientar a fluidoterapia e a reanimação. A variação normal da PVC é de 0 a 5 cmH$_2$O. Há sobrecarga marginal de volume com 5 a 10 cmH$_2$O; e sobrecarga grave de volume ocorre com valores superiores a 10 cmH$_2$O. Devido à considerável variabilidade entre operadores, é vital o apuro na técnica e no posicionamento. As tendências na PVC são clinicamente mais úteis do que qualquer aferição individual. O monitoramento da PVC será discutido com mais detalhes no item sobre monitoramento da terapia nos casos de hipovolemia.

Os coloides estão relativamente contraindicados nos pacientes com hemorragia ativa não controlada, pois podem interferir na função plaquetária e exacerbar a hemorragia.

Vias de administração

Fluidoterapia subcutânea

Os gatos com doença branda ou aqueles que necessitem de fluidoterapia domiciliar são candidatos à administração subcutânea. A fluidoterapia subcutânea não é adequada para gatos com desidratação grave, hipovolemia, hipotensão ou doença crítica. Fluidos cristaloides isotônicos ricos em sódio (p. ex., solução de lactato de Ringer) são usados com maior frequência. O volume que pode ser aportado em qualquer um dos pontos limita-se pela distensibilidade do tecido subcutâneo, que, em geral, é favorável na região interescapular da porção superior do dorso. Na maioria dos gatos adultos, bolsas de líquido de 50 a 150 mℓ podem ser acomodadas sem desconforto para o paciente. Os proprietários devem ser avisados de que o líquido se assentará ventralmente com a gravidade e talvez se disperse em algumas horas. Determinar que quantidade será excessiva se faz pelo desenvolvimento do acúmulo firme de líquido, doloroso, que extravasa a partir do orifício criado pela agulha.

Embora se dê preferência a líquidos isotônicos ricos em sódio, as seguintes diretrizes, mais amplas, podem se aplicar a líquidos por via subcutânea. A osmolalidade do líquido a ser administrado não deve exceder 450 mOsm/kg e o líquido deve conter, no mínimo, 40 mEq/ℓ de sódio. A concentração máxima de K$^+$ não deve exceder 40 mEq/ℓ, embora tenham sido relatadas respostas dolorosas até mesmo sob doses mais baixas.[6] Também foi observado que os líquidos que contêm magnésio provocam desconforto.

Hidroterapia intravenosa

Acesso venoso

Indica-se o acesso vascular nos seguintes cenários clínicos:

- O paciente precisa de líquido ou de coloide, em bolo, para controlar a hipotensão
- O paciente precisa de reidratação, nutrição ou terapia para desequilíbrios eletrolíticos que não consigam ser corrigidos pelos meios enteral ou subcutâneo
- O paciente precisa de monitoramento hemodinâmico (PVC)
- O paciente precisa de infusões contínuas de analgésicos ou de substâncias vasoativas
- O paciente precisa de outras medicações intravenosas ou transfusão de derivados sanguíneos
- O paciente precisa ter amostras de sangue coletadas com frequência (p. ex., pacientes com cetoacidose diabética).

Se o paciente em particular não se encaixar em um desses cenários, pode não haver necessidade de acesso intravenoso ou de líquidos intravenosos. O simples fato de estar hospitalizado não significa a necessidade de cateter intravenoso, a menos que o estado do paciente seja incerto e o acesso vascular possa ser necessário. Deve-se considerar a previsão enteral de medicações, nutrição e líquidos, se o trato gastrintestinal estiver funcional.

Existem cinco tipos principais de cateteres intravenosos: periféricos, venosos centrais, centrais inseridos perifericamente (linhas CCIP), intraósseos e conjuntos de infusão com asas. A Tabela 5.6 resume as características desses cateteres.

O calibre do cateter reflete seu diâmetro interno; quanto menor o número do calibre, maior o diâmetro. Se for necessária a administração rápida de líquido, é aconselhável escolher o cateter com diâmetro maior, que se ajuste no interior do vaso. Os líquidos intravenosos podem ser administrados mais rapidamente por meio de cateteres de diâmetros maiores, mais curtos. Para os gatos com peso inferior a 5 kg, cateteres de calibres 24 a 22 serão adequados para fluidoterapia de rotina, porém os de diâmetro menor são propensos a mais problemas técnicos. A maioria dos gatos entre 5 e 7 kg consegue acomodar um cateter de calibre 22 para hidroterapia de rotina. Cateteres maiores (calibres 18 a 20) são úteis para a terapia de reanimação.

Os cateteres venosos não devem ser colocados em membros traumatizados ou doloridos. Os animais com coagulopatias graves, como a hipercoagulabilidade, não devem ter cateter colocado na veia jugular, sempre que possível. Um gato com tromboembolia aórtica não deve ter o cateter colocado em nenhum dos membros pélvicos.

As veias cefálica e cefálica acessória dos membros torácicos, ou a veia safena lateral dos membros pélvicos, são as veias periféricas mais comumente cateterizadas em felinos. Outros vasos são veias safenas mediais e as veias femorais. Os vasos periféricos de gatos hipotensos podem não ser observados com facilidade, embora as veias safenas lateral e medial com frequência sejam mais visíveis, por conta da fina camada de pele sobre essas áreas.

Se a pele ou os tecidos subcutâneos na área do cateter estiverem comprometidos, o local deverá ser evitado, a fim de diminuir o risco de infecção e trombose. Se a perna e a fita que prende o cateter forem passíveis de ficar sujos, o risco de uma infecção no local do cateter aumenta. Pacientes com diarreia, extravasamento urinário ou secreção vaginal devem ter o cateter colocado no membro torácico. Pacientes com vômitos devem ter o cateter envolvido adequadamente ou um cateter colocado no membro posterior. A escolha adequada da veia deve minimizar o risco do paciente de danificar ou remover o cateter. Em geral, uma atadura leve será suficiente para prevenir que a maioria dos gatos tente remover seu cateter; contudo, alguns podem precisar usar um colar elizabetano, a fim de prevenir a remoção prematura.

Tabela 5.6 **Características de cateteres usados para ganhar acesso vascular em gatos.**

Tipo de cateter	Indicações	Vantagens	Desvantagens	Comentários
Periférico	Administração a curto prazo de líquido e/ou medicação	Facilidade e rapidez de colocação Baixo índice de complicações	A ponta pode tornar-se romba, danificando a veia Com frequência, torna-se obstruído Pode ser sentido ou deslocado pelo paciente	Disponível sobre a agulha ou através da agulha (o primeiro é mais utilizado)
Venoso central	Soluções hiperosmolares (< 600 mOsm/ℓ) Nutrição parenteral Administração prolongada de líquido ou medicação Medicamentos cáusticos Amostragem frequente de sangue Monitoramento de PVC	Grande calibre possibilita amostragem de sangue A patência é mantida mais tempo	Mais difícil e mais demorado para colocar Custo mais alto	Cateteres de múltiplos lumens podem facilitar a amostragem de sangue e a concomitante administração de líquido e nutrição parenteral
Cateter central inserido perifericamente (CCIP)	Coagulopatia Soluções hiperosmolares (< 600 mOsm/ℓ) Nutrição parenteral Administração prolongada de líquido ou medicação Medicamentos cáusticos Amostragem frequente de sangue Monitoramento de PVC	Possibilita amostragem frequente de sangue A patência é mantida por mais tempo	Mais difícil e mais demorado para colocar Custo mais alto	Inserido em uma veia periférica e terminando em um grande vaso O posicionamento deve ser avaliado por meio de radiografias
Intraósseo	Pacientes muito pequenos (p. ex., filhotes)	Evita colocação difícil de cateter em veias pouco calibrosas	Não pode ser usado para coletar amostras de sangue	Agulha calibre 18 Os locais são úmero proximal, fossa intertrocantérica do fêmur e tíbia proximal
Cateter em borboleta (*butterfly*)	Administração muito rápida de medicamentos ou pequenos volumes de líquido	Colocação fácil e rápida	A ponta pode lacerar a veia	Não pode receber faixa nem ser deixado sem acompanhamento

PVC, pressão venosa central.

Também são importantes a habilidade do operador e o temperamento do paciente ao se decidir onde o cateter deverá ser colocado. Às vezes, pode ser um desafio colocar cateteres intravenosos em animais extremamente pequenos, hipovolêmicos ou difíceis de serem contidos. Profissionais veterinários experientes devem colocar o cateter em um vaso prontamente visível e tratável para cateterismo. Veterinários experientes devem fazer as primeiras tentativas de cateterismo na colocação de cateteres maiores em pacientes criticamente enfermos, em especial se os vasos forem difíceis de ser observados. Animais irritadiços não devem ter o cateter colocado nos membros torácicos, pois pode ser difícil ter acesso ao cateter sem o risco de lesão na equipe.

O objetivo geral do tratamento para o paciente deve ser considerado ao se decidir o tipo e a localização do cateter. Qualquer veia pode ser usada para a administração a curto prazo de líquidos intravenosos. Um cateter localizado centralmente ou uma linha CCIP podem ser necessários para o seguinte:

- Administração prolongada (> 3 a 5 dias) de líquido ou de medicamento IV
- Nutrição parenteral
- Tratamento com líquidos ou fármacos hipertônicos ou irritantes
- Aporte concomitante de fármacos ou líquidos incompatíveis
- Amostra frequente por flebotomia
- Monitoramento da PVC
- Marca-passo transvenoso.

Como colocar um cateter intravenoso

As veias jugulares, ou safenas, são as utilizadas com maior frequência para se ter acesso à circulação venosa central. O preparo para a colocação do cateter consiste em várias etapas: reunir todo o material necessário, depilar o local da inserção do cateter com uma lâmina 40 bem lubrificada, aplicar um preparado cirúrgico no local de inserção do cateter e ocluir a veia. Ao se estabelecer acesso intravenoso, deve-se ter cautela em pacientes muito doentes, dispneicos ou comprometidos, para os quais o estresse da contenção física pode causar descompensação aguda de seu estado.

Os locais para cateteres de demora devem ser friccionados assepticamente com pedaços de gaze estéril recém-embebida em solução antimicrobiana, alternando com álcool ou água esterilizada. Deve ser realizado o total de três aplicações, e o tempo de contato da solução da gaze com a superfície da pele deve ser de 3 a 5 min. Convém ter cuidado durante a depilação e a fricção, a fim de não lesar a superfície cutânea, o que pode aumentar a probabilidade de infecção no local do cateter.

Os agentes antissépticos adequados são gliconato de clorexidina a 4%, diacetato de clorexidina a 2% ou povidona-iodo. O clínico deve remover os resíduos da solução do antisséptico da pele e do pelo circundante com esponjas de gaze embebidas em álcool, água esterilizada ou solução salina estéril. O sabão residual é removido da pele para evitar irritação. O profissional que colocar o cateter deve lavar as mãos e aplicar uma loção germicida antes de fazer o procedimento. Estão recomendadas luvas limpas, para exame durante a colocação do cateter (no caso de cateteres intravenosos periféricos), e luvas estéreis, para a colocação de CCIP e linha central.

Para linhas centrais ou nos pacientes com pele espessa, pode ser útil fazer uma incisão facilitadora, a fim de possibilitar a passagem do cateter e diminuir o dano à ponta do cateter destinado a atravessar o tecido. Para uma incisão facilitadora, o clínico deve deslizar a pele sobre o ponto de venipuntura para um lado ou outro da veia, fazer um corte de cerca de 0,5 mm de extensão usando o bisel de uma agulha calibre 20 e, então, deixar a pele retornar à sua posição original. A incisão estará, agora, de modo ideal sobre a veia. O cateter é inserido a partir da incisão recém-criada.

A etapa final de preparação da colocação do cateter consiste na oclusão da veia proximal ao local previsto de inserção. O assistente deve assegurar que o vaso esteja em posição conducente para o cateterismo. Na cateterização cefálica, faz-se rolando o vaso lateralmente (em geral, com o polegar que está ocluindo a veia). O assistente deve assegurar, também, que a cabeça do paciente esteja adequadamente contida, de modo que o gato não possa provocar danos durante o procedimento. Cortar as unhas antes da cateterização ajuda a diminuir as lesões por arranhadura. Às vezes, são necessárias duas pessoas, no mínimo, para posicionar e conter o animal, adequadamente, enquanto outros animais são mais colaboradores e não necessitam tanto ser controlados. A contenção química pode ser necessária em alguns gatos. Convém ter cautela com os pacientes bastante enfermos ou comprometidos, pois nesses o estresse da contenção física pode causar descompensação aguda de seu estado.

Na inserção de cateter periférico, o membro é estabilizado e o cateter é inserido com o bisel para cima em ângulo de, aproximadamente, 15° com relação ao vaso. A seguir, o cateter é avançado para o interior do vaso por alguns milímetros, permanecendo paralelo ao vaso, de modo a não penetrar a parede do outro lado do vaso. Quando o sangue surge no canhão do estilete ou do cateter, a agulha e o cateter são avançados juntos por, aproximadamente, 1 a 4 mm, a fim de assegurar que a extremidade final do cateter encontre-se totalmente no lúmen do vaso. A seguir, o cateter é avançado para fora do estilete e para o interior do vaso. Removido o estilete, coloca-se uma tampa de injeção ou um conector T na extremidade do cateter e lava-se com soro fisiológico. Múltiplas linhas de líquido podem ser aderidas ao cateter intravenoso por meio do uso de conectores de três vias (Figura 5.5).

Os sinais que indicam que o cateter não está na veia são resistência à injeção ou uma bolha visível de líquido formando-se no espaço subcutâneo quando se injeta pequeno volume de salina.

Uma vez o cateter inserido e o estilete removido, o cateter deverá ser fixado com fita adesiva (nos cateteres periféricos) ou suturados (para a maioria das linhas centrais). Os cateteres que serão deixados aplicados por mais de alguns minutos deverão ser cobertos por uma atadura leve que proteja o cateter contra tração, dano ou contaminação (Figura 5.6). A adição de pomada antibiótica não é necessária. A cobertura do cateter deverá ser espessa o suficiente

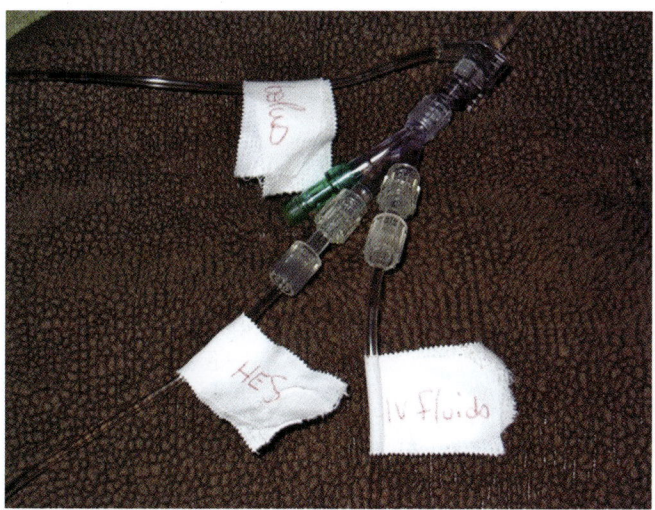

Figura 5.5 Múltiplas linhas de líquido podem ser aderidas ao cateter intravenoso, por meio do uso de conectores de três vias.

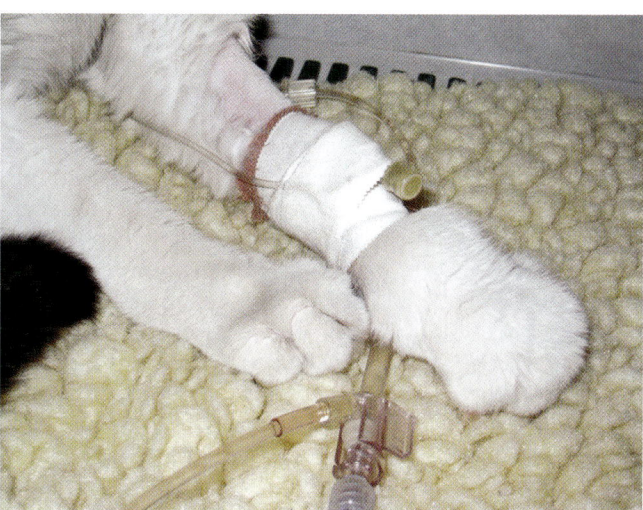

Figura 5.7 A tumefação distal ao cateter com frequência é provocada por atadura ou fita adesiva excessivamente apertadas.

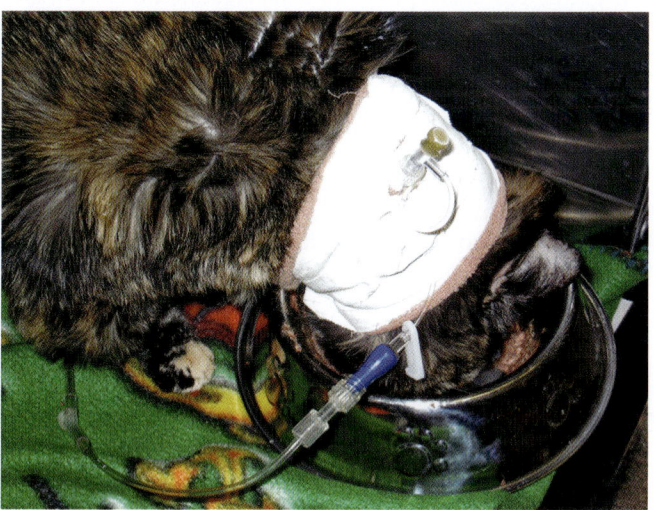

Figura 5.6 Um cateter jugular adequadamente coberto ainda assim tornará possível que o paciente coma e beba.

para proteger o cateter, porém não tão oclusiva a ponto de acumular umidade. A cobertura do cateter deve possibilitar a inspeção visual diária do ponto de inserção. Para cateteres periféricos de uso prolongado, costuma-se colocar uma camada de acolchoamento com aparelho gessado sobre a fita, além de faixa de atadura e material de atadura adesivo ou autoadesivo. O material deve envolver firmemente, porém não a ponto de ocluir o retorno venoso, em cujo caso resultará em edema. Os cateteres inseridos para uso de curtíssimo prazo (entre minutos e algumas horas) podem ser envolvidos apenas com fita adesiva, se desejado.

Uma vez adequadamente colocado e preso o cateter, torna-se necessário monitorá-lo e mantê-lo para assegurar função adequada e reduzir o risco de infecção. Os cateteres venosos de uso prolongado devem ter sua cobertura retirada e o local de inserção examinado e limpo a cada 24 h, ou com maior frequência se a cobertura do cateter estiver suja. A tumefação distal ao cateter costuma ser provocada por atadura ou fita excessivamente apertada (Figura 5.7).

Não há evidências em pacientes veterinários para se recomendar a prática comum da substituição do cateter a cada 72 h, como rotina. Se o cateter estiver funcional sem quaisquer sinais de tromboflebite, o cateter deverá ser monitorado atentamente e deixado no lugar. O propósito do monitoramento do cateter consiste em identificar qualquer um dos seguintes sinais de tromboflebite:

- Trombose, ou formação de trombo no cateter ou na parede do vaso
- Embolia, ou quebra de uma porção do cateter para a circulação
- Infiltração ou extravasamento de líquido subcutâneo no local de inserção
- Infecção ou secreção purulenta
- Dor durante injeção
- Febre sem nenhuma outra explicação.

Na vigência de qualquer uma dessas complicações, convém a remoção do cateter. Recomenda-se a cultura da ponta do cateter nos pacientes com evidência de infecção no local do cateter ou febre sem explicação.

Os cateteres utilizados para fluidoterapia contínua não precisam ser irrigados com frequência, porém ainda devem ser inspecionados visualmente. Os cateteres que não estejam em uso devem ser removidos ou irrigados a cada 4 a 6 h, utilizando-se NaCl a 0,9% com ou sem a adição de 1 U/mℓ de heparina.

Para diminuir o risco de contaminação bacteriana, os aparatos de administração devem ser estéreis e empregados com técnica limpa (o que envolve mãos e luvas descartáveis limpas), usada para acoplar e desacoplar o sistema ao trocar as bolsas de líquido. Deve-se utilizar um conector em T para ajudar a prevenir que o cateter seja puxado do local de inserção, e o cateter deverá ser pinçado sempre que não houver líquidos fluindo por ele. Sistemas de conexão sem agulha minimizam a contaminação do cateter e das linhas de líquido, por diminuírem a entrada no sistema, porém são consideravelmente de custo maior do que os conjuntos convencionais de hidratação.

O equipo para administração do fluido deve ser ancorado à atadura do cateter com fita adesiva, a fim de prevenir o deslocamento prematuro. Se o conector em T estiver bem preso à perna, isso pode não ser necessário, porém proporcionará segurança extra nos pacientes ativos. Caso seja utilizado um conector sem agulha, a linha do líquido deve ser desconectada antes de mover o paciente, se possível.

Os tubos intravenosos e as bolsas de líquido devem ser mudados a cada 24 a 72 h. As portas de injeção e os conectores sem agulha devem ser limpos com álcool isopropílico a 70% em *swab* antes da punção com agulha ou da administração de fármacos. Todas as coberturas das vias de injeção devem ser substituídas após, aproximadamente, 20 penetrações ou se houver qualquer extravasamento de líquido observável.

Boxe 5.3 Considerações importantes para gatos em choque

- Gatos não são cães pequenos
- Gatos são menos tolerantes a sobrecarga de volume que os cães
- Gatos em choque podem não estar taquicárdicos (conforme observado em cães)
- A pressão arterial é mais difícil de aferir com precisão em gatos
- Gatos hipotérmicos não conseguem regular a pressão arterial e, por isso, são mais propensos a sobrecarga de volume. O reaquecimento externo deve ocorrer antes de fluidoterapia agressiva, a fim de evitar sobrecarga de volume.

Planejamento de fluidoterapia e monitoramento

Tratamento de hipovolemia

Avaliação de hipovolemia

Podem ser usados diversos parâmetros para estimar a adequação da volemia, embora esta seja uma variável fisiológica quase impossível de se quantificar *in vivo*. É importante avaliar diversos parâmetros, pois nenhum individualmente pode mostrar com precisão o estado cardiovascular geral. Qualquer um dos seguintes sinais clínicos pode estar associado à hipovolemia:

- Distensão reduzida da veia jugular
- Pulso fraco
- Hipotensão
- PVC baixa
- Hipotermia
- Taquicardia
- Mucosas pálidas
- Tempo de enchimento capilar prolongado
- Extremidades frias
- Oligúria ou redução da produção de urina
- Acidose metabólica
- Hiperlactatemia
- Redução do oxigênio venoso central.

Muitos desses parâmetros também podem ser influenciados por anormalidades em outros sistemas corporais e não são sensíveis nem específicos para hipovolemia em gatos. A taquicardia carece de menção especial, já que os gatos podem apresentar hipovolemia profunda sem a taquicardia comumente encontrada em outras espécies. Há considerações importantes para gatos em choque no Boxe 5.3.

Opções de terapia para hipovolemia

A correção da hipovolemia e o restabelecimento da perfusão tecidual são os objetivos primários e imediatos da fluidoterapia em qualquer paciente com volume intravascular decrescente resultante de perda de sangue, desidratação intensa ou choque. Essa correção pode ser realizada de diferentes maneiras, dependendo da etiologia e do grau da hipovolemia e da resposta do paciente à terapia. A correção da hipovolemia deve ser conseguida rapidamente e, em gatos, realizada junto ao estabelecimento da normotermia e do reaquecimento intensivo, considerando-se a ligação entre o tônus vasomotor e a temperatura corporal, que é única para essa espécie.

A hipovolemia pode ser tratada inicialmente com cristaloides de reposição isotônicos ricos em sódio, que, em geral, estão disponíveis em qualquer clínica e são muito econômicos. A maioria dos líquidos cristaloides é redistribuída para o espaço intersticial dentro de 30 a 60 min de sua administração e, por isso, podem causar edema intersticial antes de se obter um volume sanguíneo circulante efetivo aceitável. Quando ocorrer edema ou hemodiluição antes da correção da hipovolemia, é aconselhável acrescentar um coloide adequado ou derivado sanguíneo, dependendo da causa da hipovolemia.

Quando cristaloides intravenosos se redistribuem para o espaço intersticial, o edema intersticial que sucede pode resultar em diminuição da perfusão celular. Para reduzir esse efeito, aumenta-se o fluxo de líquido no sistema linfático em resposta à pressão hidrostática mais elevada. Há concentrações altas de albumina no interior dos linfáticos, as quais retornam à circulação sistêmica com rapidez. Esse fenômeno é conhecido como *bomba de proteína*. O incremento resultante na concentração plasmática de albumina aumenta a pressão oncótica intravascular, o que reduz o volume de líquido intersticial e eleva o volume intravascular por meio de alterações nas forças de Starling.

O volume sanguíneo de felinos é de 50 a 60 mℓ/kg, o que costuma ser citado como a necessidade diária de líquido (ou seja, líquidos de manutenção) e como a dose de choque de líquidos. Os volumes e velocidades de administração de líquidos para tratar hipovolemia e desidratação em gatos devem ser consideravelmente mais baixos do que aqueles usados em cães, por causa do risco da sobrecarga de líquido. Para corrigir a hipovolemia, uma dose baixa de cristaloides de reposição é dada inicialmente, como 25% da dose de choque, ou, *grosso modo*, 10 a 15 mℓ/kg. Uma dica útil para o cálculo de 25% da dose de choque de cristaloides para um gato consiste em acrescentar "0" ao peso corporal do gato em kg. Assim, 25% da dose de choque para um gato de 5 kg seriam 50 mℓ. Os parâmetros cardiovasculares e do exame físico são reavaliados a seguir, administrando-se doses adicionais de líquido até que a condição cardiovascular tenha melhorado ou tenha sido dada uma dose de choque de líquidos completa. Por causa do risco de superdosagem de líquidos em gatos, não se recomenda a fluidoterapia intensiva para alcançar rapidamente parâmetros cardiovasculares normais. O objetivo consiste em assegurar reanimação suficiente para que a condição do paciente não se deteriore em decorrência de hipovolemia, além de prevenir lesão de órgão causada por fraca perfusão. Qualquer déficit remanescente causado por desidratação pode ser corrigido nas 6 a 24 h seguintes como parte da fluidoterapia de reidratação.

Um cristaloide adicional que pode ser usado para tratar certos tipos de hipovolemia é a salina hipertônica (em geral, 7%). A salina hipertônica proporciona maior aumento do volume sanguíneo por volume administrado do que os cristaloides isotônicos de reposição e tem efeito positivo sobre o débito cardíaco. Apresenta efeitos transitórios semelhantes aos dos líquidos cristaloides isotônicos. É mais eficaz em pacientes com lesão na cabeça e naqueles com parada, devido à sua propriedade de diminuir o edema cerebral. A eficácia da salina hipertônica é limitada, pois doses repetidas provocarão hipernatremia importante, e os eletrólitos devem ser monitorados com atenção durante seu uso. Além disso, os líquidos cristaloides devem ser administrados concomitantemente, a fim de contrabalançar os desvios de líquido que ocorrem a partir do espaço intersticial para o espaço intravascular. A salina hipertônica pode ser usada na reanimação da hipovolemia na dosagem de 2 a 4 mℓ/kg, administrada durante 10 a 15 min. Está contraindicada na vigência de hipernatremia ou de desidratação intensa.

Coloides também podem ser usados para tratar a hipovolemia, com cautela semelhante à relacionada com a sobrecarga de líquido no paciente felino quando recebe líquidos cristaloides. Os coloides têm a vantagem de mobilizar o líquido intersticial para o espaço intravascular e, de fato, aumentarão o volume circulante efetivo em um índice maior que o infundido. Adicionalmente, os coloides permanecerão no espaço intravascular por mais tempo do que os cristaloides, pois precisam ser degradados enzimaticamente antes da eliminação. Por esses motivos, são eficazes para o tratamento da hipovolemia, da pressão oncótica baixa e do choque. A dose diária total (tipicamente usada para suporte oncótico nos pacientes hipoalbuminêmicos ou naqueles com vasculite) e também no caso de choque encontra-se na variação entre 10 e 20 mℓ/kg. Para o choque, assim como na terapia com cristaloides, 25 a 33% da dose de líquido (5 a 7 mℓ/kg) são administrados rapidamente durante os primeiros 5 a 10 min e, depois, reavaliados os parâmetros hemodinâmicos e o exame físico do paciente.

Como monitorar a resposta à terapia em pacientes com hipovolemia

O monitoramento é um componente essencial da fluidoterapia e possibilita ajustes contínuos na prescrição do fluido para satisfazer as necessidades do paciente. A fluidoterapia é um processo dinâmico que requer monitoramento ativo e atento para assegurar sua eficácia, prevenir complicações e alcançar os objetivos do tratamento. Os objetivos para reanimação são mostrados no Boxe 5.4.

Boxe 5.4 Objetivos da reanimação

- Estado mental melhor
- Pressão arterial normal (sistólica > 90 mmHg)
- Frequência cardíaca normal
- Extremidades aquecidas
- Tempo de enchimento capilar melhor
- Débito urinário > 1 a 2 mℓ/kg por hora
- SV_{O_2} > 70% (saturação de oxigênio venoso mista): a SP_{O_2} do sangue que retorna ao coração – uma medida de quanto oxigênio os tecidos estão extraindo. SV_{O_2} baixa indica ou demanda excessiva de oxigênio pelos tecidos ou suprimento inadequado de oxigênio.

■ Parâmetros da volemia

A hipovolemia deve ser abordada nos pacientes antes da terapia para desidratação. O estado do volume costuma ser dividido em parâmetros de fluxo pré-carga e pós-carga. A lei Frank-Starling do coração afirma que o débito cardíaco está relacionado com o volume diastólico final e é componente da pré-carga cardíaca. Por esse motivo, o retorno venoso adequado é vital para assegurar a perfusão adequada. Os parâmetros de pré-carga são indicadores da adequação do retorno venoso ao coração e envolvem volume venoso e diâmetros das câmaras cardíacas. O volume venoso não pode ser aferido diretamente *in vivo* e deve ser estimado avaliando-se a facilidade da distensão venosa, a pressão venosa central e o diâmetro radiográfico da veia cava caudal.

Em um paciente com volume sanguíneo normal, tanto a veia jugular quanto as veias periféricas deverão se distender com facilidade quando ocluídas. A ausência de distensão venosa em vasos acima do nível do coração pode indicar hipovolemia. Evidentemente, esta avaliação é subjetiva, mas pode dar uma ideia do estado relativo de volume.

O volume venoso também pode ser avaliado indiretamente, aferindo-se a PVC, que é a pressão hidrostática do sangue que penetra no coração, medida por um cateter com sua ponta no átrio direito ou na veia cava. A PVC é proporcional ao volume de sangue na veia cava anterior e ao tônus venoso. Tal pressão diminui na hipovolemia ou na venodilatação, aumentando por hidroterapia ou por venoconstrição. Diversos outros fatores podem contribuir para a acurácia da medida da PVC, como doença cardíaca ou respiratória, tornando-a uma variável fisiológica algo não confiável (porém útil).

A PVC pode ser aferida com o manômetro de coluna (o método mais comum) ou por meio do transdutor de pressão direto. A variação normal encontra-se entre 0 e 10 cmH$_2$O. Entretanto, devido às variações no tônus venoso e a outros fatores técnicos, os valores unitários de PVC com frequência são difíceis de interpretar sem o auxílio de outro monitoramento. Valores normais e anormais podem se sobrepor. Por exemplo, a PVC varia de –5 até +5 cmH$_2$O em animais hipovolêmicos, e de 5 a 15 cmH$_2$O em animais com sobrecarga de volume. Por isso, as aferições devem ser consideradas significativas para a prescrição de fluidoterapia apenas se estiverem abaixo de 0 ou acima de 10 cmH$_2$O e, sobretudo, se a tendência geral na PVC for considerada. Levando-se em conta todos os parâmetros disponíveis, se a PVC do paciente estiver consistentemente abaixo de 0 cmH$_2$O, deve-se considerar um bolo de fluidos ou uma velocidade maior de administração de fluidos. Se o valor da PVC de um paciente estiver consistentemente acima de 10 cmH$_2$O, a administração de fluido deverá ser alentecida ou suspensa. Assim, deve-se considerar a administração de diurético.

As aferições da PVC estão indicadas principalmente durante o restabelecimento de volume na vigência de choque e nos pacientes para os quais existe a preocupação quanto à sobrecarga de volume, como nos pacientes em insuficiência renal aguda ou naqueles com cardiopatia concomitante.

A observação da técnica correta para a aferição da PVC é muito importante, levando-se em conta que existe variabilidade considerável entre os operadores. Para resultados mais precisos e clinicamente úteis, a posição do paciente deve ser registrada no prontuário clínico e, sempre que possível, convém a mesma equipe realizar as leituras.

Para medir a PVC (Figura 5.4), o paciente é posicionado em decúbito lateral direito e identifica-se o nível do átrio direito (próximo do manúbrio – ponta cranial do esterno). O clínico deve assegurar que o registro encontre-se no mesmo nível do átrio direito (essa linha é conhecida como *eixo flebostático*), empregando-se um nível de bolha. Esse nível serve como ponto de referência e é marca "zero" no manômetro.

Com o registro fechado na direção do paciente, o clínico abre a linha com a bolsa de líquido e preenche o manômetro até cerca de 25 a 30 cmH$_2$O. A seguir, o clínico abre o registro na direção do paciente (desligando-o na direção da bolsa de líquido) e possibilita que o líquido no manômetro corra para o paciente. Em algum ponto, o líquido começará a oscilar com o batimento cardíaco do paciente e interromperá as quedas à medida que se equilibrar com a pressão na veia cava (em geral, em cerca de 25 a 30 segundos). Esta é a aferição da PVC e deve ser anotada no prontuário do paciente.

O volume venoso também pode ser estimado *grosso modo*, avaliando-se o diâmetro na veia cava caudal em uma radiografia torácica lateral. O diâmetro normal *grosso modo* equivale à largura de uma costela. Um diâmetro pequeno de veia cava caudal sugere hipovolemia e, talvez, seja indicada a administração adicional de líquido, dependendo da condição do paciente. Um diâmetro grande da veia cava caudal pode sugerir hipervolemia ou insuficiência cardíaca e a prescrição de fluidoterapia deverá ser reavaliada.

■ Parâmetros relacionados com artérias calibrosas

Os parâmetros fisiológicos relacionados com artérias calibrosas são a qualidade do pulso e a pressão arterial. A avaliação da qualidade do pulso por meio de palpação é o reflexo do volume sistólico e a diferença entre pressão arterial sistólica e pressão arterial diastólica, não a medida da pressão arterial. Por essa razão, a fraca qualidade de pulso nem sempre se correlaciona com hipotensão.

A qualidade de pulso fraca pode estar associada a pequenos volumes sistólicos, venoconstrição ou hipotensão. A hipovolemia pode ser a causa mais comum de má qualidade de pulso, porém também é uma característica de outras condições, como fraca contratilidade cardíaca, taquicardia, cardiopatia restritiva, estenose aórtica e pressão de ventilação positiva. No entanto, nenhum desses fatores exige absolutamente fluidoterapia. Se a causa da fraca qualidade de pulso for hipovolemia devido a histórico compatível, sinais clínicos e outras aferições, indica-se a fluidoterapia.

A pressão arterial média é a média da pressão da onda da pressão do pulso. A pressão arterial sistólica é a pressão mais alta da onda e é determinada, principalmente, pelo volume sistólico e pela elasticidade da parede arterial. A pressão arterial diastólica é a pressão mais baixa antes do volume sistólico seguinte e determinada, principalmente, pelas resistência vascular sistêmica e frequência cardíaca. A pressão arterial pode ser aferida indiretamente (com um transdutor Doppler, manguito de oclusão e esfigmomanômetro) ou diretamente (com um cateter arterial por meio de um transdutor de pressão). As aferições normais de pressão sistólica variam entre 100 e 160 mmHg; as aferições médias de pressão; entre 80 e 120 mmHg; e as aferições de pressão diastólica, entre 60 e 100 mmHg.

Os determinantes da pressão arterial (PA) são os seguintes:

$$PA = DC \times RVS, \text{ em que DC é}$$
o débito cardíaco em mℓ/min e RVS é a resistência vascular sistêmica em dines/segundos/cm^5.

Os determinantes do DC são volume sistólico (VS) e frequência cardíaca (FC). Tomada como um todo, a equação fica da seguinte maneira:

$$PA = (FC \times VS) \times RVS$$

Com base nessa equação, pode-se ver que, a fim de obter uma PA constante (um análogo de perfusão) em face do débito cardíaco decrescente (como na hipovolemia), ou a frequência cardíaca tem que aumentar ou a resistência vascular sistêmica (conforme mediado pela liberação de catecolamina) precisa se elevar.

A pressão arterial não é uma boa medida da volemia, pois os animais apresentam grande habilidade de compensar alterações no volume sanguíneo, para preservar a pressão arterial. Contudo, por fim, a hipovolemia grave resultará em hipotensão à medida que a frequência cardíaca esteja no máximo ou a vasculatura sistêmica, com sua constrição máxima.

A hipotensão pode ser causada por hipovolemia, débito cardíaco fraco ou vasodilatação excessiva, conforme ilustrado pela fórmula pregressa. Se a causa da hipotensão for hipovolemia, indica-se a fluidoterapia adicional. A hipotensão decorrente de vasodilatação, conforme visto na hipotermia em gatos, deve ser tratada com fluidoterapia cautelosa, junto a reaquecimento externo. Quando a vasodilatação inadequada deve-se à vasoplegia, como o que ocorre na sepse ou no choque distributivo, convém o tratamento consistir em fluidoterapia associada a substâncias vasoativas (vasopressores ou catecolaminas), como a fenilefrina ou a dopamina. É importante ter em mente que as catecolaminas não devem ser administradas até que o veterinário esteja razoavelmente certo de que o volume circulante adequado foi restabelecido, pois seu uso enquanto o paciente estiver hipovolêmico apenas agravará a isquemia, não a melhorará. Quando a hipovolemia deve-se à insuficiência cardíaca, não se indica fluidoterapia adicional e há necessidade de tratamento específico para a doença.

Outra categoria de parâmetros de fluxo anterior consiste em variáveis que refletem o tônus vasomotor arteriolar pré-capilar. O aumento do tônus vasomotor, ou vasoconstrição, costuma ocorrer em condições como hipovolemia, insuficiência cardíaca, hipotermia e administração de vasoconstritores. O tônus vasomotor diminuído, ou vasodilatação, ocorre comumente em condições como choque séptico, hipotermia ou hipertermia e administração de vasodilatadores e alguns anestésicos. O tônus arteriolar pode ser avaliado pelo monitoramento da coloração das mucosas e pelo tempo de enchimento capilar.

A coloração normal das mucosas é rosada. A vasoconstrição diminui a perfusão capilar, levando a cor da mucosa a se alterar de rosada para rosa-pálido e, então, para branco, conforme a vasoconstrição evolui em gravidade. A vasodilatação aumenta a perfusão capilar, provocando a alteração da cor da mucosa de rosada para vermelho, à medida que a vasodilatação evolui em gravidade. Iluminação ambiente, acuidade visual e pigmentação do paciente podem tornar problemática a avaliação da cor das mucosas. Desse modo, a coloração deverá ser avaliada junto a outras variáveis e parâmetros fisiológicos. Os locais mais comuns para observar a coloração de mucosa são gengiva não pigmentada, língua e conjuntiva.

A hemoglobina desoxigenada provoca a alteração de cor vermelha normal para azulada dos leitos capilares, conforme a cianose evolui em intensidade. Em geral, a cianose é causada por hipoxemia, o que deve levar à avaliação imediata da função pulmonar, porém, ocasionalmente, pode ser causada por fluxo sanguíneo capilar lento ou débito cardíaco diminuído, o que carece de avaliação mais profunda da função cardiovascular.

A anemia provoca coloração pálida de mucosa e pode indicar a necessidade da infusão de hemoglobina. Determina-se a coloração da mucosa pela quantidade de hemoglobina oxigenada nos leitos capilares visíveis. O tônus vasomotor arteriolar determina o volume de sangue nos leitos capilares observados.

O tempo de enchimento capilar (TEC) é determinado, principalmente, pelo tônus vasomotor arteriolar. O TEC é avaliado usando-se pressão digital sobre as mucosas até que elas fiquem brancas e, a seguir, observando-se o tempo decorrido até que a coloração normal volte. O TEC normal é de 1 a 2 segundos. O local mais comum para avaliar o TEC é na gengiva não pigmentada. A vasoconstrição, que prolonga a TEC, pode ser causada por hipovolemia, insuficiência cardíaca, hipotermia e administração de vasoconstritores. Se o histórico do paciente e outros parâmetros cardiovasculares sugerirem hipovolemia, indica-se a fluidoterapia. A vasodilatação encurta o TEC. A vasodilatação pode ser causada por choque séptico, hipertermia e

administração de vasodilatadores e alguns anestésicos. A vasodilatação pode causar hipotensão. Por isso, a pressão arterial nesses pacientes deve ser avaliada.

Outra categoria de fluxo anterior, a perfusão tissular, contempla temperatura das extremidades, produção de urina, acidose láctica e pressão parcial venosa central de oxigênio. A produção de urina pode ser usada em gatos com rins funcionais como medida indireta da perfusão renal e da perfusão de órgãos vitais. Hipovolemia e desidratação reduzem a perfusão renal e a taxa de filtração glomerular. Nas duas situações, haverá reabsorção tubular intensa de Na^+ e filtrado glomerular, reduzindo o volume de urina. Assim, espera-se a diminuição do volume urinário na hipovolemia ou na desidratação, se a função renal e a habilidade de concentrar urina estiverem normais.

A temperatura de apêndices é uma avaliação subjetiva feita palpando-se as extremidades. Também pode ser avaliada pela aferição simultânea da temperatura central e da membrana interdigital. Durante a vasoconstrição, as extremidades não estão tão bem perfundidas como os órgãos vitais, por causa do desvio de sangue da periferia. Consequentemente, os apêndices resfriam-se para a temperatura ambiente. O gradiente normal de temperatura central-apêndice é de 2 a 4°C. Valores que excedem essa variação sugerem má perfusão, mais comumente causada por vasoconstrição ou hipovolemia.

A acidose metabólica tem diversas causas, uma das quais é a má perfusão. Isso ocorre quando o ácido láctico é produzido em tecidos mal oxigenados por causa de perfusão inadequada e metabolismo anaeróbico. A acidose é mais bem avaliada por meio de gasometria sanguínea venosa e pode ser identificada pela concentração elevada de lactato sanguíneo não provocada pela administração de fluido com o lactato, pela diminuição do bicarbonato aferido ou da concentração de CO_2 total ou por um déficit de base maior que o normal. As concentrações normais de lactato sanguíneo variam entre 0,5 e 2 mM/ℓ. Existe um monitor de lactato para pacientes veterinários. Desse modo, a aferição de lactato deve ser considerada em todos os pacientes hipotensos para ajudar a orientar as medidas de reanimação. Em vez de hiperinterpretar qualquer valor unitário, a normalização de lactato elevado após reanimação pode ser usada para indicar melhora do volume e da perfusão. Valores de lactato persistentemente elevados após reanimação inicial com fluido devem levar à procura de possível tecido isquêmico (p. ex., intestino desvitalizado) ou a necessidade de fluidoterapia adicional. Os clínicos não devem se surpreender ao encontrar lactato elevado em um paciente comprometido e hipotenso, porém a falha em normalizar o lactato deve desencadear a reavaliação da prescrição de líquido e, possivelmente, a avaliação de outras causas de má perfusão, como cardiopatia ou sepse.

A pressão parcial venosa central de oxigênio (Cv_{O_2}) é a medida da relação entre o aporte de oxigênio e o consumo de oxigênio; alterações em qualquer um dos dois componentes modificarão a Cv_{O_2}. Quando o aporte de oxigênio está diminuído por qualquer motivo, como má perfusão, os tecidos continuarão a extrair oxigênio para satisfazer a demanda metabólica. A extração continuada em face do aporte reduzido de oxigênio resulta em uma porcentagem maior de extração de oxigênio do sangue, culminando na redução da Cv_{O_2}. O aumento da demanda tecidual de oxigênio, como no estado hipermetabólico, também diminuirá a Cv_{O_2} se o aporte de oxigênio não for maior. A Cv_{O_2} pode ser avaliada com analisadores capazes de realizar gasometria sanguínea.

O sangue venoso jugular deve ser usado para avaliar Cv_{O_2}, pois os valores venosos periféricos são muito variáveis e considerados imprevisíveis. Os valores de Cv_{O_2} venosa central normais variam entre 40 e 50 mmHg. Valores entre 30 e 40 são comuns em pacientes criticamente enfermos e não têm consequências adversas conhecidas. Valores entre 20 e 30 mmHg são progressivamente mais preocupantes. Já valores abaixo de 20 mmHg são considerados indicativos de hipoxia tecidual potencialmente fatal.

Se a causa do fraco aporte de oxigênio for anemia, indica-se a infusão de hemoglobina. Se a causa for hipoxemia, recomenda-se a avaliação adicional da função pulmonar. Se a causa for hipovolemia, aconselha-se o aumento da volemia. Se a causa for insuficiência cardíaca ou vasoconstrição, a causa subjacente deverá ser pesquisada e tratada adequadamente. Os valores de P_{O_2} venosa central acima do normal podem representar hiperperfusão dos tecidos, porém mais frequentemente são consideradas indícios de má captação de oxigênio pelos tecidos em decorrência de metabolismo comprometido do oxigênio, como o que ocorre na sepse. Provavelmente, não são necessários ajustes na fluidoterapia.

Paciente hemodinamicamente estável

Desenvolvimento de um plano de fluidoterapia

O histórico, o exame físico, os resultados dos exames laboratoriais e o diagnóstico do paciente são usados para desenvolver um programa de hidroterapia, completando-se as seguintes etapas:

1. Determinar a quantidade fluidoterápica requerida para o paciente, considerando o componente que será satisfeito por meio da provisão das necessidades nutricionais do paciente. Isso pode ocorrer se o paciente estiver se alimentando, satisfazendo um pouco de suas próprias necessidades ou quando se proporciona suporte nutricional parenteral ou enteral.
2. Identificar o(s) cristaloide(s) e/ou líquido coloide ideais a administrar.
3. Determinar o volume e a taxa de administração do líquido, para cada líquido que estiver sendo administrado.
4. Selecionar tipo e tamanho adequados do cateter, bem como o local de inserção.
5. Desenvolver um protocolo de monitoramento e ajustar o programa de fluidoterapia, de acordo com a resposta do paciente ao tratamento.

▪ Hidratação versus hipovolemia

É importante ter em mente que o estado de hidratação consiste na água corporal total do gato. Reflete-se no volume do LEC (ou seja, a condição do volume cristaloide do LEC) e é determinado pelo teor de Na^+ no LEC por causa do emparelhamento da osmolalidade no LIC e no LEC. O compartimento do fluido vascular é um componente integral do compartimento do LEC, porém a associação entre o volume do LEC (e, assim, água corporal total) e a hipovolemia pode variar. O estado da volemia e o estado da hidratação devem ser avaliados independentemente, pois alterações no estado do volume intravascular podem ocorrer independentemente da hidratação. Os pacientes podem se encontrar hipovolêmicos sem estarem desidratados. Pacientes mantidos em terapia podem se tornar hipervolêmicos sem a correção do déficit de água corporal total. Pacientes com edema talvez fiquem hipervolêmicos, em decorrência de sobrecarga de líquido, ou hipovolêmicos, em virtude de vasculite ou de hipoproteinemia.

▪ Como criar um programa de líquidos

Em geral, divide-se o programa de líquido em três categorias, conforme cada paciente: déficits, manutenção e perdas contínuas. Dentro de cada categoria, o clínico deve determinar a quantidade e o tipo de líquido a administrar e o volume e a taxa de líquido para cada tipo de líquido a ser administrado. A planilha mostrada na Tabela 5.3 pode ser um instrumento útil para a elaboração do programa de hidroterapia. Embora frequentemente seja preferível empregar um único líquido devido a considerações de custo, nem sempre é adequado fazer isso nos casos complexos ou nos gatos gravemente enfermos.

▪ Correção da depleção de volume extracelular

O primeiro elemento do programa hidroterápico deve abordar a desidratação preexistente. Para determinar o grau de depleção de água corporal total (desidratação), o veterinário deve avaliar o turgor cutâneo, a umidade das mucosas, as alterações recentes no peso corporal, o débito urinário e as concentrações sanguíneas de solutos.

A maioria dos pacientes desidratados sofreu perda de líquido isotônico e, por isso, apresenta teor de Na^+ no LEC muito baixo. A magnitude do déficit é avaliada primeiramente por alterações no turgor cutâneo e na umidade das mucosas. A pele ao longo das costas ou dos ombros é elevada, fazendo-se uma prega. A seguir, nos pacientes com volume do LEC repleto, a pele voltará rapidamente à sua posição de repouso. Se a volta for detectavelmente lenta, estima-se que o animal tenha cerca de 5% de desidratação. Se a pele permanece formando uma prega, o animal tem depleção de volume do LEC potencialmente fatal, de cerca de 12% do peso corporal. O turgor cutâneo intermediário entre esses dois níveis de detecção gira em torno de 5 a 12% de desidratação. Essas estimativas são aproximadas, por causa da variação individual. O turgor cutâneo fraco em gatos emaciados pode levar a um indício muito forte de desidratação, enquanto a obesidade talvez leve a uma estimativa abaixo da verdadeira. A umidade das mucosas pode ser avaliada para dar suporte adicional à estimativa inicial. A alteração do peso corporal, especialmente a curto prazo, é uma excelente maneira de estimar o percentual de desidratação, desde que tenham sido registrados pesos corporais recentes e bastante precisos. Quando os pacientes têm o histórico compatível com o desenvolvimento de desidratação, como vômito, diarreia ou poliúria associada a fraca ingestão, deve-se presumir uma depleção de volume do LEC de 4% do peso corporal, mesmo quando o turgor cutâneo mostrar-se normal.

O déficit de volume é calculado multiplicando-se o percentual de desidratação pelo peso corporal do paciente (em kg). Por exemplo, um gato de 5 kg com 5% de desidratação precisa de reposição de déficit de líquido de 250 mℓ, pois 1 g equivale a 1 mℓ. A seguir, divide-se esse volume pelo número de horas durante as quais o déficit deverá ser compensado, a fim de calcular a taxa mL/h do líquido. Com frequência, são necessárias 24 h para o restabelecimento do déficit. Contudo, a existência de azotemia considerada pré-renal ou renal aguda exige o restabelecimento mais rápido do déficit, em 4 a 6 h. No paciente menos criticamente enfermo ou naquele com cardiopatia suspeita ou franca, o clínico pode corrigir o déficit em até 36 h ou mais. Novamente, é importante reconhecer que esses dados são meramente diretrizes. Desse modo, o clínico deve estar preparado para, periodicamente, reavaliar ou alterar a taxa de administração do líquido em resposta a mudanças no estado clínico do paciente.

Ao selecionar o cristaloide adequado, o clínico deve sempre avaliar o histórico e os sinais clínicos para entender o modo pelo qual o déficit se desenvolveu. Isso possibilita que o clínico faça uma estimativa com base científica quanto à composição do líquido que foi perdido. Se houver um painel de bioquímica sérica com eletrólitos, este pode ser usado para confirmar a melhor composição do líquido para reposição. Por exemplo, líquidos sem cálcio ou potássio estão indicados nos pacientes com hipercalcemia ou hiperpotassemia. Os líquidos com tampão são indicados para pacientes com bicarbonato sérico baixo. A Tabela 5.7 ilustra os tipos de líquidos recomendados para repor tipos específicos de perdas.

A maneira ideal de determinar a quantidade de KCl a ser adicionada aos líquidos consistiria em aferir a [K$^+$] sérica e, a seguir, usar a escala móvel na Tabela 5.5. Entretanto, se a [K$^+$] sérica corrente do paciente não for conhecida, em geral é seguro utilizar a dosagem empírica de 20 mEq/ℓ. Quando o KCl está sendo adicionado aos líquidos parenterais, é importante agitar a bolsa, a fim de distribuir o KCl por todo o líquido.

Tabela 5.7 Avaliação das perdas hidreletrolíticas típicas em diferentes síndromes clínicas.

Anormalidade	Tipo de perda	Tipo de desidratação	Equilíbrio eletrolítico	Equilíbrio acidobásico	Fluidoterapia
Desidratação simples (indisponibilidade de água, estresse, febre por exercícios físicos)	Água livre	Hipertônica Em grande parte intracelular	Normal	Normal	Água livre Água com glicose a 5%
Intermação	Muito hipotônica	Hipertônica	K$^+$ variável Na$^+$ variável	Acidose metabólica	NaCl a 0,45%, sucedido por solução eletrolítica balanceada
Anorexia (ainda bebendo)	Hipertônica	Hipotônica	Na$^+$ perdido K$^+$ perdido	Acidose metabólica	Solução eletrolítica balanceada com suplemento de KCl
Anorexia (incapaz de beber)	Hipotônica	Hipertônica Principalmente intracelular	Na$^+$ perdido K$^+$ perdido	Acidose metabólica	NaCl a 0,45% com KCl
Vômitos (conteúdo gástrico)	Hipotônica ou isotônica	Isotônica ou levemente hipertônica	Na$^+$ perdido K$^+$ perdido H$^+$ perdido Cl$^-$ perdido	Alcalose metabólica	NaCl a 0,9% com KCl
Vômitos (conteúdo duodenal)	Hipertônica ou isotônica	Isotônica ou levemente hipertônica	Na$^+$ perdido Mg^{++} perdido K$^+$ perdido HCO$_3^-$ perdido	Acidose metabólica	Solução eletrolítica balanceada com KCl
Diarreia	Hipotônica ou isotônica	Isotônica ou hipertônica	HCO$_3^-$ perdido K$^+$ perdido Mg^{++} perdido Na$^+$ perdido	Acidose metabólica	Solução eletrolítica balanceada com KCl
Diabetes melito	Hipotônica	Extracelular e intracelular hipertônica	Na$^+$ perdido PO$_4^{--}$ perdido K$^+$ perdido Mg^{++} perdido	Acidose metabólica Diferença de ânions com CAD	Soluções eletrolíticas balanceadas com KCl e Mg^{++} sob prescrição; alguma necessidade de PO$_4^{--}$
Hipoadrenocorticismo	Hipertônica	Hipotônica	Na$^+$ perdido	Acidose metabólica	NaCl a 0,9% inicialmente; se intenso, soluções eletrolíticas balanceadas
Diabetes insípido	Água livre	Hipertônica principalmente intracelular	K$^+$ perdido Mg^{++} perdido	Acidose metabólica	NaCl a 0,45%

(continua)

Tabela 5.7 Avaliação das perdas hidreletrolíticas típicas em diferentes síndromes clínicas. (*continuação*)

Anormalidade	Tipo de perda	Tipo de desidratação	Equilíbrio eletrolítico	Equilíbrio acidobásico	Fluidoterapia
Hipercalcemia	Hipotônica	Isotônica ou hipertônica	Na^+ perdido	Acidose metabólica	NaCl a 0,9% com KCl NaCl a 0,45%, se hipertônica
Insuficiência renal crônica	Isotônica	Isotônica	Variável, depende da TFG H^+ retido	Acidose metabólica	Soluções eletrolíticas balanceadas geralmente com KCl
Insuficiência renal aguda	Variável, depende do débito urinário	Variável, depende do débito urinário	K^+, H^+, PO_4^{--} retidos Na^+, Mg^{++} variáveis	Acidose metabólica	Variável
Obstrução uretral	Isotônica ou hipotônica	Isotônica ou hipertônica	K^+, H^+, PO_4^{--} retidos Na^+, Cl^- variáveis	Acidose metabólica	NaCl a 0,9% inicialmente sucedido por solução eletrolítica balanceada com KCl
Insuficiência cardíaca congestiva (não tratada)	Ganhos isotônicos	Isotônica Hiperidratação	Retenção de Na^+	Alcalose respiratória Acidose metabólica	Glicose a 5% em KVO
Insuficiência cardíaca congestiva (tratada com furosemida)	Dose-dependente	Variável	K^+ perdido Na^+ variável	Variável, com possível alcalose metabólica	Variável
Choque séptico/SRIS	Isotônica	Isotônica	Na^+ perdido	Acidose metabólica	NaCl a 0,9% ou hipertônico; soluções eletrolíticas balanceadas; coloides
Choque hemorrágico	Isotônica	Isotônica	Na^+ perdido	Acidose metabólica	NaCl a 0,9% ou hipertônico; soluções eletrolíticas balanceadas; coloides; sangue

CAD, cetoacidose diabética; *TFG*, taxa de filtração glomerular; *SRIS*, síndrome da resposta inflamatória sistêmica.
Adaptada de Muir WW, DiBartola SP: Fluid therapy. In Kirk RW, editor: *Current veterinary therapy VIII*, Philadelphia, 1983, Saunders, p. 31.

■ **Correção da depleção de volume de líquido intracelular**

Embora incomum, alguns pacientes podem apresentar desidratação hipertônica. Tal processo se desenvolve quando existe perda de água sem solutos em maior quantidade que a perda de líquido isotônico. Observa-se com maior frequência em cães, pois eles sofrem de intermação mais frequentemente que os gatos, por causa da alta perda de calor por evaporação respiratória, necessária para a termorregulação. Entretanto, os gatos também podem sofrer de intermação, liberando água por meio das perdas respiratória e salivar. Os gatos aprisionados em porões e armários podem apresentar desidratação hipertônica, pois são privados de uma fonte de água por via oral para repor as perdas. A desidratação hipertônica é detectada pela existência de hipernatremia. O volume de déficit de água sem solutos pode ser estimado a partir da [Na^+] plasmática da seguinte maneira:

Déficit de água livre (litros) = 0,6 × peso corporal (kg) × [Na^+] plasmática/148) – 1}

Esse tipo de déficit de volume recebe uma linha separada na planilha da Tabela 5.3, pois o tipo de líquido necessário para repor o déficit é água sem solutos. O déficit de

água pode ser reposto enteral ou parenteralmente e será discutido com mais detalhes posteriormente em *Hipernatremia*.

■ **Manutenção**

As perdas sensíveis e insensíveis contínuas normais devem ser equilibradas com a ingestão de líquido de manutenção, seja por fluidoterapia ou por suporte nutricional. As necessidades de manutenção do gato são calculadas usando-se a fórmula 30 × peso corporal (em kg) + 70. Por exemplo, em um gato de 5 kg, esse valor é de 220 mℓ. A seguir, divide-se por 24 h, alcançando-se a velocidade de 9 mℓ/h. As necessidades de líquido de manutenção são repostas utilizando-se um tipo de líquido de manutenção. Os pacientes que ingerem comida e bebida, ou que estão sob suporte de nutrição enteral ou parenteral, terão suas necessidades de líquido de manutenção já satisfeitas de modo completo ou parcial.

■ **Perdas contínuas**

A prescrição do líquido também deve compensar qualquer perda contínua anormal. O objetivo consiste em escolher o melhor cristaloide, que terá maior probabilidade de repor os eletrólitos perdidos no distúrbio patológico a ser tratado.

Com frequência, é o mesmo tipo de líquido que está sendo usado para reposição. Perdas típicas associadas a diversos distúrbios clínicos estão detalhadas na Tabela 5.7. As perdas gastrintestinais e urinárias podem ser aferidas. Contudo, para prevenir a subestimativa das perdas, com frequência são usadas informações dadas pelo paciente (p. ex., volume e frequência de vômitos) para as primeiras horas de fluidoterapia antes de se realizarem tais aferições.

Alguns pacientes também apresentam perdas insensíveis anormais como aquelas em decorrência de maior perda respiratória ou febre. Esses tipos de perdas são insensíveis e repostos com água sem solutos. Como elas não podem ser aferidas, devem ser estimadas. Alocar um quarto a um terço adicionais de índice de manutenção, dependendo da gravidade, é uma estimativa inicial razoável.

■ Ácido-base

O estado acidobásico é importante na escolha do líquido, pois muitos líquidos cristaloides contêm tampões. Os três tampões mais prevalentes encontrados em soluções cristaloides comerciais são lactato, acetato e gliconato. Eles são precursores de bicarbonato (HCO_3^-).

O estado acidobásico do gato pode ser avaliado a partir da concentração sérica total de dióxido de carbono ($[TCO_2]$) ou da gasometria venosa. A $[TCO_2]$ proporciona uma estimativa da $[HCO_3^-]$. Ocorre acidose metabólica quando a $[TCO_2]$ encontra-se abaixo do normal. Já a alcalose metabólica ocorre quando a $[TCO_2]$ encontra-se mais elevada do que o normal. Deve-se ter em mente que qualquer desorganização metabólica acidobásica pode ser primária ou compensatória. Por exemplo, pode haver alcalose metabólica como distúrbio primário, devido a vômito de conteúdo gástrico, ou como resposta compensatória à acidose respiratória. Assim, a $[TCO_2]$ deve sempre ser avaliada em face do histórico e dos sinais clínicos do gato. Para os pacientes com distúrbios acidobásicos graves ou complexos, é necessária a gasometria arterial para a avaliação completa.

São usados tampões na prevenção e no tratamento da acidose metabólica, pois eles repõem o déficit de HCO_3^-. Contudo, soluções tamponadas são consideradas contraindicadas em pacientes com alcalose metabólica.

Os gatos raramente precisam ser tratados para acidose metabólica por meio de HCO_3^-, pois o rim consegue corrigir o desequilíbrio acidobásico após a reidratação e o tratamento da doença primária. Contudo, quando a acidose é grave (pH < 7,1), o mEq de bicarbonato de sódio a ser administrado é calculado multiplicando-se o peso corporal (em kg) pelo excesso de base obtido na gasometria arterial e multiplicando-se esse valor por 0,3, o que representa o espaço do LEC para o qual o $NaHCO_3$ se redistribuirá. Apenas a acidose metabólica, e não a acidose respiratória, deverá ser tratada com $NaHCO_3$. A acidose respiratória é tratada melhorando-se a ventilação do felino.

Tipicamente, apenas entre um terço e metade da dose de reposição calculada anteriormente de $NaHCO_3$ é administrado por via intravenosa, durante 15 a 30 min, uma vez que o volume intravascular tenha sido restaurado. Após a administração e o tempo para equilíbrio, realiza-se uma nova gasometria arterial para reavaliar o estado acidobásico do paciente. O objetivo não consiste em normalizar completamente a acidose, e sim em aumentar o pH até o valor de 7,2.

Embora não seja o ideal, quando não houver maneira de realizar gasometria arterial, a $[TCO_2]$ pode ser usada para inferir a gravidade da acidose metabólica. A $[TCO_2]$ abaixo de 8 mEq/ℓ após reidratação sugere necessidade de terapia com $NaHCO_3$.

■ Glicose

Adiciona-se a glicose a líquidos como um método de proporcionar água sem solutos isotonicamente (a glicose movimenta-se intracelularmente quando há insulina) e *não* como fonte de energia. A glicose a 5% contém 170 kcal/ℓ de solução e não fornecerá suporte calórico importante. Cada mℓ conterá apenas 0,17 kcal. Utilizando-se a fórmula 30 × peso corporal (kg) + 70, a necessidade de energia em repouso para um gato de 5 kg é de 220 kcal. A quantidade de glicose a 5% requerida para satisfazer as necessidades basais de um gato de 5 kg seria 1.294 mℓ. Isso ficaria em torno de 6 vezes a necessidade diária de manutenção de líquido.

■ Exemplo de caso clínico

Em um exemplo de caso clínico, a Tabela 5.8 ilustra como desenvolver um programa de hidroterapia para um gato de 5 kg com histórico de vômitos há 7 dias. Acredita-se que o vômito seja em razão ao recrudescimento de doença intestinal inflamatória previamente diagnosticada e não de origem gástrica. Estima-se que o gato esteja 7% desidratado. Assim, o déficit de líquido seria estimado em 0,35 kg, que equivale a 350 mℓ. Provavelmente, essa perda é isotônica, em que se perdem Na^+, K^+, Mg^{++} e HCO_3^-. O conjunto de dados é colocado na tabela como 350 mℓ totais ou 14,5 mℓ/h. Como a desidratação se desenvolveu lentamente ao longo da semana, o programa consiste em restabelecer a hidratação ao longo de 24 h.

Até o laboratório liberar os resultados dos valores eletrolíticos aferidos, o clínico presumirá uma concentração hídrica de 20 mEq/ℓ de K^+ e usará um fluido com Mg^{++} em uma taxa de cerca de 3 mEq/ℓ. Assim, uma escolha razoável seria glicose a 5% + cloreto de sódio + acetato de potássio + acetato de magnésio com 15 mEq/ℓ de KCl acrescidos.

A próxima etapa consiste em determinar o volume necessário para as perdas contínuas normais para o gato e o líquido mais adequado a ser empregado com esse fim. Esse volume significa repor as perdas de líquido contínuas normais sensíveis e insensíveis, *não* contemplando déficits ou perdas contínuas anormais advindas de vômitos persistentes.

Usando-se a fórmula (30 × peso corporal em kg) + 70 para estimar o volume total de líquidos em mℓ por 24 h necessário pelo paciente, o clínico determina que um gato de 5 kg precisa de 220 mℓ/dia, ou 9 mℓ/h. Para manutenção, um líquido pobre em Na^+, como o cloreto de sódio + acetato de potássio + acetato de magnésio tetraidratado com glicose a 5%, é adequado. Contém tampão, Na^+, Mg^{++} e água livre de solutos para manutenção. O paciente será passado para a nutrição parenteral parcial, a fim de aten-

Tabela 5.8 Exemplo de caso clínico empregando a planilha de cálculo para a hidratação.

Componentes do programa de hidratação		Tipo de líquido	Volume de líquido	
			mℓ/dia	mℓ/h
1. Déficits	Isotônico	Cristaloide balanceado contendo 20 mEq/ℓ de K$^+$ e Mg^{++}	350	14,5
	Hipertônico			
2. Manutenção	Perdas contínuas normais	Líquido de manutenção pobre em Na$^+$	220	9
	(Contribuição enteral advinda da alimentação)	Será acrescentada no 2º dia	(0)	(0)
	Perda normal resultante a ser fornecida por líquidos		220	9
3. Perdas contínuas anormais	Gastrintestinal	Cristaloide balanceado contendo 20 mEq/ℓ de K$^+$ e Mg^{++}	Est 40	1,5
	Urinária		0	0
	Outras sensíveis		0	0
	Insensíveis		0	0
Totais		1. Glicose a 5% + cloreto de sódio + acetato de potássio + acetato de magnésio + KCl	1. 390	1. 16
		2. Cloreto de sódio + acetato de potássio + acetato de magnésio tetraidratado + glicose a 5%	2. 220	2. 9
		3. N/A		
			3. N/A	3. N/A

der às suas necessidades nutricionais nas primeiras 24 h da hospitalização. Isso promove suas necessidades de líquido de manutenção.

A seguir, o clínico seleciona o tipo e a taxa de infusão do líquido a administrar, para repor a perda contínua anormal. Ao conversar com o proprietário do animal, o clínico estima que o gato vomitou cerca de 40 mℓ nas 24 h pregressas. O profissional ajustará o programa de hidratação se o volume aferido diferir dessa estimativa, enquanto o gato é observado pelas 12 h seguintes. O gato não apresenta perda excessiva pela urina nem pela respiração, nem diarreia, febre ou terceiro espaço conhecido. Assim, no momento, a única perda contínua anormal é o vômito. Antecipando a quantidade de vômito semelhante nas 24 h seguintes, acrescentam-se 40 mℓ (cerca de 1,5 mℓ/h) ao programa de hidratação. Isso será fornecido como um líquido isotônico, como a glicose a 5% + cloreto de sódio + acetato de potássio + acetato de magnésio com potássio suplementar, conforme indicado previamente na terapia de reposição.

Na vigência de vômito duodenal, espera-se acidose metabólica. Contudo, como o gato provavelmente será capaz de corrigir por si só tal alteração quando completamente reidratado, em geral o clínico aguardará o resultado da bioquímica sérica antes de considerar qualquer tratamento específico para um distúrbio acidobásico.

Por fim, para calcular as gotas por minuto, o clínico considera a taxa de líquido desejada (em mℓ/h), multiplica pelas gotas/mℓ designadas pelo conjunto de administração do líquido e, a seguir, divide tal número por 60 min/h.

A planilha completa representa a prescrição de líquido para o gato. Depois, a prescrição deverá ser traduzida para um programa de infusão desse líquido. Os tipos de líquido podem ser administrados concomitantemente usando-se uma via dupla de entrada em T.

Recomendações para o monitoramento do paciente

Aferições repetidas do peso corporal constituem a melhor maneira de se avaliar a melhora da hidratação. Como as alterações na massa corporal magra e na gordura não ocorrem rapidamente, as mudanças a curto prazo do peso corporal refletem-se em mudanças no líquido corporal. As aferições de peso corporal deverão ser realizadas a cada 4 a 12 h, dependendo da gravidade do estado do gato e da taxa de infusão do líquido que está sendo administrado. É importante usar a mesma balança a cada vez. Por isso, uma balança pediátrica humana provavelmente será a mais precisa.

O turgor cutâneo pode ser usado seriadamente para avaliar melhora na hidratação. A tendência de a pele em permanecer elevada também pode ser usada para determinar a existência de edema subcutâneo. Quando a pele de um paciente normalmente hidratado é liberada, ela retorna rapidamente à sua posição de repouso. No edema subcutâneo intenso, de fato, a pressão digital aplicada à superfície cutânea provocará uma depressão transitória na superfície, quando o dedo for removido. Os pacientes edematosos já estão com sobrecarga com cristaloides; por isso, não se indica a terapia adicional com cristaloides.

O débito urinário também pode ser monitorado para avaliar o estado de hidratação de um paciente. A produção normal de urina varia entre 0,5 e 2 mℓ/kg/h. Oligúria (débito urinário < 0,5 mℓ/k por hora) associada a desidratação deve responder rapidamente à reidratação com líquidos cristaloides.

Parâmetros laboratoriais, como hematócrito, proteínas totais e eletrólitos séricos, devem ser monitorados em série, frequentemente, mais de 1 vez/dia, dependendo da gravidade de quaisquer distúrbios detectados, a fim de possibilitar ajustes necessários ao programa de fluidoterapia.

Líquidos intravenosos durante anestesia e cirurgia

A fluidoterapia é importante durante todos os procedimentos anestésicos. Os gatos que recebem fluidoterapia adequada apresentam melhores resultados e mostram menos efeitos colaterais adversos. O tempo e a qualidade da recuperação são melhores após a anestesia. Os pacientes humanos que recebem líquidos também relatam menos náuseas, tontura e sede. Embora alguns desses parâmetros sejam difíceis de avaliar em gatos, é provável que ocorram benefícios semelhantes. O uso adequado de líquidos ajuda a manter o volume intravascular, o equilíbrio acidobásico e a normalidade eletrolítica, dá suporte à função de órgãos e leva nutrientes e oxigênio às células. A manutenção de fluxo sanguíneo hepático adequado também facilita o metabolismo de agentes químicos anestésicos, o que, por sua vez, resulta em uma recuperação mais rápida do paciente. Além dos benefícios cardiovasculares da fluidoterapia durante a anestesia, alguns pacientes precisam de líquidos para corrigir anormalidades metabólicas específicas na glicose e no equilíbrio acidobásico. A fluidoterapia para cirurgia e anestesia será discutida com mais detalhes no Capítulo 7.

Condições mórbidas específicas

Hipernatremia

Os pacientes hipernatrêmicos apresentam déficit de água livre, ou perda de água que ultrapassa o sódio. Quando há hipernatremia, o cálculo da desidratação individualmente, como o que é feito para pacientes cujo sódio ainda se mantém na variação normal, costuma subestimar o volume de líquido necessário, pois a perda ocorre a partir do compartimento do LIC. Por isso, deve ser calculado o déficit de água livre ou a perda de água com relação a solutos.

O volume do déficit pode ser estimado da seguinte maneira:

Déficit de água livre (litros) = 0,6 × peso corporal (kg) × {[Na⁺] plasmática/148) – 1}[8]

Nos casos de hiperosmolalidade crônica, a taxa de reposição deve ser proporcional à duração da hiperosmolalidade. De modo ideal, o sódio sérico não deve ser elevado ou baixado em mais de 0,5 a 1 mEq/h. Por exemplo, para diminuir a [Na⁺] sérica de 168 mEq/ℓ para 150 mEq/ℓ, uma diferença de 18 mEq, divide-se 18 por 0,5 mEq/h, o que resulta em 36 h. Usando-se o exemplo de um gato de 5 kg, como o déficit é de 405 mℓ, divide-se 405 por 36 h, para se obter uma taxa de administração de água livre de 11 mℓ/h. Nos pacientes que estão comendo por conta própria ou por meio de sonda de alimentação, esse líquido pode ser dado por via oral como água. Quando precisar ser administrado por via intravenosa, poderá ser empregada glicose a 5% em água.

Nos pacientes com hipernatremia, o déficit de volume do LEC, a necessidade de manutenção e quaisquer perdas contínuas anormais também são calculados conforme se discutiu anteriormente e estão incluídos na prescrição da fluidoterapia. A taxa em que a [Na⁺] sérica está diminuída deve ser monitorada a cada 6 a 8 h.

A terapia ideal para pacientes com toxicidade aguda por sal (superdosagem de Na⁺ levando a hipernatremia hipervolêmica) é desconhecida, e a correção mais rápida poderá ser vantajosa. Em geral, a taxa de correção que não vá além de 1 mEq/h é empregada para prevenir complicações.[1] A furosemida pode ser administrada para aumentar a excreção renal de Na⁺. Entretanto, não é provável que se encontre hipernatremia em felinos, pois eles não são inclinados a ingerir substâncias que evitem o congelamento ou compostos para aumentar a espuma nos sabões (água mole).

Azotemia e doença renal

Localização da azotemia

Os pacientes com azotemia sempre deverão ser avaliados para determinar se sua azotemia é pré-renal, renal, pós-renal ou alguma associação desses tipos. Os pacientes sem doença renal preexistente devem apresentar depleção intensa de volume do LEC até manifestar azotemia que seja detectável como fora da variação de referência normal. Por outro lado, os pacientes com nefropatia funcional preexistente (mesmo quando não azotêmicos) podem desenvolver azotemia com depleção apenas branda do volume do LEC. Ambas as situações carecem de restabelecimento rápido do volume do LEC, embora o volume total necessário possa ser diferente. Assim, o grau de depleção de volume do LEC, e não o grau de azotemia, deve ser usado para orientar o volume de líquidos necessário.

As obstruções uretrais e ureterais são as causas mais comuns de azotemia pós-renal, embora as decisões quanto à fluidoterapia sejam semelhantes para o trato urinário rompido. A diferença primária entre obstrução uretral e ureteral é que a primeira costuma ser aguda e completa, enquanto a segunda, com frequência, é parcial ou unilateral, permanecendo um pouco da produção de urina. Convém sempre lembrar que a habilidade de o gato eliminar urina não descarta a azotemia de ser pós-renal. Os pacientes com azotemia pós-renal com frequência apresentam déficits de fluido concomitantes, variando de brandos a graves, a ponto de resultar em hipovolemia. Tais déficits devem ser restabelecidos rapidamente, mesmo nos pacientes com obstrução uretral completa. Deixar tais pacientes em estado de depleção de volume não os protege contra produzir mais urina e não previne contra ruptura de bexiga ou lesão renal. O volume deve ser restabelecido, enquanto a obstrução uretral está sendo corrigida ou a bexiga esvaziada, para remover a pressão que impede a filtração renal. Os gatos com azotemia pós-renal existente ou recentemente corrigida precisam ter seu débito urinário monitorado, pois a perda urinária contínua pode ser alta e imprevisível.

Convém suspeitar de azotemia renal primária quando as causas pré-renais e pós-renais de azotemia forem descartadas. A seguir, o gato com azotemia renal deverá ser avaliado, a fim de determinar se a doença renal é crônica ou aguda. Tal avaliação baseia-se, principalmente, no histórico. Os pacientes com insuficiência renal crônica costumam apresentar poliúria, embora existam exceções associadas à doença avançada. Os gatos com insuficiência renal aguda podem estar poliúricos ou oligúricos, dependendo da causa e da gravidade da doença. A avaliação da produção horária de urina é essencial em gatos com insuficiência renal aguda para a determinação de seu programa de fluidoterapia. Às vezes, é difícil determinar se um paciente tem insuficiência renal aguda ou crônica na primeira consulta. Quando houver essa dúvida, o veterinário deve presumir que seja aguda e começar a medir a produção de urina imediatamente. Ao tratar um gato com azotemia, o profissional sempre deve considerar as azotemias pré-renal, pós-renal e renal aguda, pois cada uma delas tem o potencial de ser reversível.

Distúrbios eletrolíticos

Os gatos com azotemia podem apresentar hipopotassemia ou hiperpotassemia. Mais frequentemente, observa-se hipopotassemia na insuficiência renal crônica de branda a moderada. A hipopotassemia pode causar insuficiência renal em gatos, conhecida como *nefropatia hipopotassêmica*.

É comum a hiperpotassemia associada à insuficiência renal aguda e à azotemia pós-renal. Pode haver vontade de empregar soluções sem K^+, como a salina a 0,9%, inicialmente. Entretanto, a salina a 0,9% pode contribuir para a acidose metabólica, que também, provavelmente, será intensa nesses pacientes. Infelizmente, não existem estudos comparando salina a 0,9% com soluções eletrolíticas balanceadas tamponadas sobre o resultado de gatos com hiperpotassemia potencialmente fatal causada por azotemia pós-renal. Postula-se que a diluição proporcionada por uma solução eletrolítica balanceada, mesmo aquela contendo pequenas quantidades de K^+, baixará a $[K^+]$ sérica do gato. Uma vez a obstrução eliminada e a filtração renal restabelecida, o K^+ será excretado. Contudo, isso pode não ocorrer rápido o suficiente em gatos que apresentem hiperpotassemia sintomática grave. Tais pacientes precisarão de terapia com insulina-glicose para desviar o K^+ intracelularmente e, possivelmente, gliconato de cálcio se houver arritmias cardíacas.

Gatos criticamente enfermos com obstrução uretral e outras formas de azotemia pós-renal podem apresentar acidose metabólica grave e o pH sanguíneo pode se encontrar abaixo de 7,1. Às vezes, esse grau de acidose provoca arritmias ventriculares e má perfusão tecidual. Nesses animais, o tratamento para acidose metabólica exige a correção imediata do problema que provoca a azotemia pós-renal, além de diurese hídrica e terapia com bicarbonato, já mencionada anteriormente.

Quando a acidose não é intensa, a resolução da obstrução e a diurese possibilitarão o retorno da filtração renal e o rim deverá corrigir o problema sem necessidade de HCO_3^- suplementar.

A hiperfosfatemia é comum sempre que a TFG encontra-se reduzida, e é vista nas azotemias pré-renal, renal e pós-renal. A hiperfosfatemia grave pode provocar hipocalcemia, acidose e deposição tecidual de sais de fosfato de cálcio, causando disfunção de rim, coração e outros órgãos. Em gatos que ainda estejam se alimentando, ligantes de fosfato podem ser adicionados ao alimento. Naqueles que ainda não estiverem se alimentando, apenas a melhora na TFG resolverá a situação. A hiperfosfatemia intratável é um fator que pode exigir diálise em pacientes com função renal intensamente comprometida. Quando houver hiperpotassemia associada a hiperfosfatemia, a hipocalcemia ionizada grave associada acentuará a importância da hiperpotassemia sobre a excitabilidade da membrana e aumentará o risco de desenvolvimento de arritmias. Não obstante, reserva-se o tratamento da hipocalcemia ionizada por meio de gliconato de cálcio para pacientes que apresentam os sinais clínicos dessa alteração, pois o cálcio adicional diante de hiperfosfatemia potencializará a mineralização tissular.

Diurese após resolução de obstrução e na fase de cura da insuficiência renal aguda

Existem duas situações clínicas associadas à azotemia em que a produção de urina pode estar excepcionalmente alta. A diurese pós-obstrutiva é a mais comum e pode ser profunda – superior a 120 mℓ/h em alguns gatos. Todos os gatos pós-obstruídos devem ter sua produção de urina e seu peso corporal aferidos com frequência, a fim de possibilitar ajustes na prescrição de fluidos, de modo que o volume que entra sempre equilibra o volume que sai. Confiar em macetes para cálculo de fluidoterapia (p. ex., duas vezes a manutenção, três vezes a manutenção) pode subestimar bastante as necessidades de líquido nesses pacientes. Gatos que estiveram obstruídos também sofrem agressão renal. Durante a fase de cura, uma segunda agressão (p. ex., desenvolvimento de depleção de volume do LEC e hipoperfusão) agravará o prognóstico para a recuperação renal completa. Talvez se desenvolva hipopotassemia durante a diurese pós-obstrutiva; por isso, a $[K^+]$ sérica também deverá ser monitorada. Alguns gatos podem precisar da suplementação de K^+ algumas horas após a estabilização inicial, apesar de inicialmente apresentarem hiperpotassemia.

Conforme a recuperação ocorre, existe o perigo de, ao se equiparar a ingestão de líquido com a produção de urina, criar uma situação em que os líquidos que estão sendo administrados levem a maior produção de urina. Para prevenir essa ocorrência, uma vez que o gato se encontre estável e comendo bem, os índices de líquido são ajustados para logo abaixo do débito em, aproximadamente, 5 mℓ por hora. Se o peso corporal cair ou o débito urinário não cair da mesma maneira, a diminuição da taxa de líquido poderá ter sido prematura. Realizar o desmame de líquidos de um gato com diurese pós-obstrutiva exige monitoramento cuidadoso e atenção a detalhes.

A outra situação em que a azotemia pode estar acompanhada por diurese considerável é a fase de recuperação da insuficiência renal aguda. Tais pacientes podem produzir grandes quantidades de "urina de má qualidade". Esse estado pode persistir por até 1 semana, e as considerações para o desmame do paciente da fluidoterapia intravenosa aplicam-se à diurese pós-obstrutiva. Alguns desses pacientes podem ficar com insuficiência renal crônica, em decorrência da agressão aguda inicial. Assim, espera-se que eles permaneçam poliúricos, conforme tiverem os líquidos desmamados. No entanto, desde que o paciente consiga beber e tenha a oportunidade de fazer isso, a maior ingestão de água deverá equilibrar a produção de urina aumentada. Convém retirar a fluidoterapia lenta e cuidadosamente de modo que o clínico possa observar se, de fato, o paciente consegue lidar com suas perdas urinárias maiores. Se não puder e os líquidos forem retirados muito rapidamente, a recuperação da doença renal aguda estará comprometida.

Doença renal proteinúrica

Embora comparativamente rara em gatos, em geral os pacientes com doença renal proteinúrica primária apresentam teor aumentado de Na^+ corporal total. Esses animais podem não precisar de fluidoterapia, contanto que haja Na^+ adicional, apesar da vigência de azotemia. O veterinário deve sempre avaliar a condição de volume do gato, em vez de presumir que o paciente azotêmico precise de fluidoterapia.

Doença renal oligúrica

Os pacientes com insuficiência renal oligúrica ou anúrica produzem pouca ou nenhuma urina, respectivamente. Eles precisam do monitoramento cuidadoso para a sobrecarga de volume do LEC. Os sinais de sobrecarga de volume de LEC foram discutidos anteriormente. Os gatos com insuficiência oligúrica precisam de cuidados de enfermagem intensivos e devem ter sua produção de urina e seu peso corporal monitorados com bastante frequência, inicialmente a cada 1 a 2 h. A produção de urina normal para um animal hidratado é de 1 a 2 mℓ/kg/h. Após os déficits de fluido intersticial e intravascular terem sido corrigidos, os pacientes com oligúria devem ter suas "entradas e saídas" monitoradas. Ou seja, o clínico pode medir o volume de líquido que entra, por via oral ou por meio de líquidos intravenosos, e comparar com o volume de líquido perdido sob a forma de urina, vômito, ou diarreia, agravamento do acúmulo de líquido no terceiro espaço e também por perdas insensíveis (20 a 30 mℓ/kg/dia). O clínico deve ajustar a taxa de infusão para equivaler ao líquido que sai, além das perdas insensíveis calculadas. Como todos os cálculos de necessidade de líquido são estimativas inerentemente acadêmicas, um componente fundamental do programa de monitoramento consistirá em pesar o paciente frequentemente, empregando uma balança bem precisa. Isso ajudará a prevenir a hiperidratação e a subidratação, ambas inimigas de um gato com insuficiência renal.

Doença renal crônica

Às vezes, os gatos com nefropatia crônica branda a moderadamente estável recebem prescrições de líquidos subcutâneos para diurese, como "lavagem do rim." Há pouca justificativa para essa prática. A maioria dos gatos com doença estável, de branda a moderada, come e bebe o suficiente para compensar suas próprias perdas, mesmo se houver poliúria. A fluidoterapia subcutânea não resulta em qualquer tipo de diálise para diminuir a azotemia. Os valores de ureia e creatinina sanguíneas podem cair

levemente, mas isso se deve ao aumento da carga de Na^+ aumentando a TFG, inicialmente fazendo o rim trabalhar mais intensamente. A fluidoterapia subcutânea deverá ser reservada para situações quando o gato não consegue lidar com as perdas, como em um episódio de vômito ou diarreia. Assim, os fluidos estão indicados para compensar a depleção de volume do LEC. Os gatos com nefropatia crônica mais grave podem não conseguir lidar com as perdas por meio da ingestão oral e podem se beneficiar da fluidoterapia subcutânea contínua. Entretanto, tais gatos talvez não comam o suficiente para satisfazer suas necessidades calóricas e podem estar mais bem servidos com uma sonda de alimentação, a fim de possibilitar a provisão tanto de líquidos quanto de calorias.

Insuficiência cardíaca congestiva

A insuficiência cardíaca congestiva (ICC) consiste em um estado de sobrecarga de volume no qual o teor de Na^+ no LEC é alto, assim como é alto o volume do líquido intravascular, com pressões diastólicas finais aumentadas. Isso provoca desequilíbrio nas forças de Starling por meio do endotélio capilar, o que resulta em edema. Dependendo da doença subjacente, a sobrecarga de volume e o edema podem estar bem localizados a cada uma das circulações sistêmicas ou pulmonares ou acometer ambas. Esses pacientes apresentam ativação do sistema renina-angiotensina-aldosterona e altos níveis circulantes de aldosterona, os quais promovem a retenção renal de Na^+. Consequentemente, a maioria dos pacientes com insuficiência cardíaca não se beneficia da adição de Na^+ sob a forma de líquidos intravenosos. De fato, o objetivo clínico mais frequentemente consiste em remover o Na^+ em excesso por meio do uso de diuréticos, que aumentam a perda de sais pelos rins e melhoram o desempenho cardíaco. Os pacientes com efusão pleural ou abdominal podem necessitar de toracocentese ou de abdominocentese para remover mais rápida e eficazmente o Na^+ e o líquido em excesso.

Como regra geral, é melhor não administrar volumes significativos de líquidos ou Na^+ por via intravenosa. Na maioria dos casos de ICC esquerda aguda e nos gatos com efusão pleural importante, é fundamental enfocar o tratamento da ICC e baixar as pressões diastólicas finais, frequentemente por meio de diuréticos. É menos importante corrigir anormalidades mensuráveis eletrolíticas ou acidobásicas. Essas podem ser abordadas quando o paciente se encontrar estável.

Pacientes estáveis com ICC compensada podem precisar de fluidoterapia para tratar distúrbios acidobásicos ou eletrolíticos ou perdas excessivas contínuas. Alguns pacientes com ICC apresentam fraca perfusão tecidual e acidose metabólica e podem exibir hipopotassemia ou hipomagnesemia. Além disso, talvez precisem de medicações intravenosas e infusões isotônicas intravenosas contínuas de glicose, a fim de manter os cateteres desobstruídos. Além disso, podem precisar de calorias. A nutrição parenteral poderá ser necessária se eles não conseguirem ou não desejarem comer.

Se forem administrados cristaloides, eles deverão ser pobres em Na^+, tamponados e potencialmente suplementados com K^+ ou Mg^{++}. Com frequência, a melhora do desempenho cardíaco corrigirá a acidose metabólica e, por isso, raramente é necessária a administração suplementar de bicarbonato de sódio.

Embora os pacientes com ICC quase sempre tenham sobrecarga de volume e não precisem de terapia de reidratação, eles podem apresentar perdas contínuas anormais, como vômito ou diarreia, que precisam ser compensadas.

Gatos com ICC recebendo diuréticos devem ser monitorados: os parâmetros são produção de urina, melhora da condição respiratória e habilidade de repousar e dormir. Isso reduz o risco de tratamento excessivo, desidratação e decréscimos acentuados na TFG. Leves incrementos da ureia e creatinina sanguíneas são esperados, porém deve ser evitada a indução de insuficiência renal por meio do decréscimo pré-renal extremo da TFG. O veterinário pode ser tentado a tratar pacientes com insuficiência cardíaca, por precaução, com uma dose conservadora de líquidos intravenosos como forma de proteção renal. Contudo, tal procedimento não é clinicamente acertado: os diuréticos são administrados para promover excreção renal de Na^+. Acrescentar Na^+ na forma de líquidos intravenosos apenas contrabalança o efeito. Ter um paciente mantido com diurético, como a furosemida, concomitantemente com líquidos intravenosos, é quase sempre contraprodutivo. Não é possível desidratar e reidratar um paciente simultaneamente.

Uma situação em que líquidos contendo Na^+ podem ser necessários é quando o paciente mostra-se evidentemente desidratado pelo uso exagerado de diurético e precisa ter sua euvolemia trazida de volta. Contudo, mesmo nesses casos, com frequência é melhor possibilitar a reidratação lenta por meio da suspensão temporária do diurético ou da diminuição da dose, enquanto se acompanham a frequência respiratória e outras indicações clínicas de desenvolvimento de edema pulmonar, com cuidado. Em alguns casos, a reidratação oral (simplesmente fazendo com que o paciente beba água) será suficiente.

Doenças cardíaca e renal concomitantes

Os gatos que apresentam cardiopatia e nefropatia concomitantes impõem um desafio único. É difícil prescrever um tratamento que dê suporte a um órgão sem danificar o outro, particularmente quando existe falência do órgão por qualquer uma das duas doenças. Expandir o fluido corporal total promove melhor perfusão renal e melhora a TFG, porém a adição de líquido também aumenta o risco de ICC. Reduzir o fluido corporal total, como o que ocorre mediante a administração de diuréticos, alivia a retenção de Na^+ e de líquido em pacientes com insuficiência cardíaca, mas baixa a TFG e agrava a insuficiência renal. Quando os dois distúrbios forem graves, o veterinário tem por objetivo abordar e melhorar as duas condições simultaneamente, otimizando a função cardíaca e ativando as funções do rim por meio da terapia de reposição renal contínua. No entanto, quando a doença é relativamente branda ou terapias avançadas, como a terapia de reposição renal contínua, não estiverem disponíveis, em geral uma condição é considerada mais grave a partir de um ponto de vista clínico com base no exame físico e nos dados laboratoriais. Com fre-

quência, identificar o distúrbio mais grave é um processo deliberado e direto. É o primeiro passo essencial para a escolha do tratamento ideal.

Por exemplo, se um gato com miocardiopatia e nefropatia crônica mostra-se dispneico e com edema pulmonar, o problema mais imediato é a ICC. Tal paciente precisará de um diurético, independentemente da gravidade de sua azotemia. Por outro lado, o paciente com miocardiopatia e nefropatia que exibe inapetência, letargia, vômitos e desidratação tem um problema dominante de insuficiência renal. Provavelmente, esse paciente necessita de líquidos ou de uma redução da dose administrada de diurético. Outra consideração consiste em remover medicações adjuntas, como inibidores da enzima conversora da angiotensina (ECA). Com frequência, os gatos voltarão a comer e beber quando a farmacoterapia for simplificada. Os clínicos devem resistir à tentação de solucionar cada problema com mais medicações.

Para os gatos com doença cardíaca, convém ser enfatizado que a densidade da urina pode estar inadequadamente concentrada, mesmo quando existir azotemia, se o gato estiver tomando medicamentos diuréticos ou tiver hipertireoidismo ou outras causas de poliúria forçada. Assim, a azotemia associada a isostenúria (ou urina minimamente concentrada) não é sinônimo de insuficiência renal. Nesses casos, a azotemia pode ser simplesmente pré-renal.

Quando o ritmo cardíaco de galope aparecer pela primeira vez durante fluidoterapia em um gato com cardiopatia, pode ser indicativo de sobrecarga hídrica. Os gatos podem ter terceira bulha cardíaca sem estarem com ICC, de modo que é a novidade do aparecimento do ruído em galope durante a fluidoterapia que deve alertar o clínico para os sinais iminentes de sobrecarga hídrica, inclusive a dispneia. Como regra geral, deve-se levantar a suspeita de ter evoluído para ICC a dispneia desenvolvida por um paciente cardiorrenal durante a fluidoterapia. Radiografias torácicas podem ser realizadas para confirmar o distúrbio e descartar outras causas potenciais de dispneia.

Líquidos de reposição, como solução de lactato de Ringer, não devem ser administrados a pacientes cardiorrenais, uma vez eles estando euvolêmicos, pois resultam na administração de excesso de Na^+ e déficit de K^+. Esses pacientes ou estarão comendo ou deverão receber um tipo de líquido de manutenção, embora isso deva ser suplantado pela provisão de calorias suficientes aos pacientes que não estejam comendo.

Para os gatos com nefropatia crônica e que estejam sendo tratados com líquidos subcutâneos em casa, convém atenção redobrada quando existir cardiopatia concomitante. Os proprietários desses gatos devem ser orientados a observar o desenvolvimento de dispneia, com frequência manifesta como "respiração pela barriga," pois o esforço abdominal de muitos gatos dispneicos é evidente para os proprietários.

Cetoacidose diabética

Os pacientes diabéticos mal controlados perdem Na^+, Cl^- e K^+ na urina em decorrência de diurese osmótica. A cetose agravará essas perdas e o gato poderá se tornar incapaz de compensar pela ingestão, particularmente se o apetite diminuir com o início da acidose e da desidratação. As perdas eletrolíticas e hídricas podem ser agravadas por vômitos, que ocorrem nos pacientes com cetoacidose diabética (CAD). Os componentes do tratamento da CAD, em ordem decrescente de importância, são os seguintes:

1. Correção dos déficits de volume e hidratação.
2. Correção e monitoramento das anormalidades eletrolíticas e de fósforo.
3. Resolução da cetose com insulina e glicose.

Embora a terapia insulínica esteja em terceiro lugar nessa lista, isso não significa que ela não seja importante. Simplesmente funciona como lembrete de que a desorganização hidreletrolítica é potencialmente fatal nesses pacientes. A correção das anormalidades acidobásicas também é um componente do tratamento de CAD, porém, em geral, isso é feito por meio de terapia com líquido e insulina.

Correção dos déficits de volume e hidratação

Em geral, o NaCl a 0,9% é o líquido inicial de escolha para o paciente diabético cetoacidótico com depleção grave de volume do LEC, já que a solução proporciona a reexpansão rápida do volume do LEC. Contudo, o NaCl a 0,9% é uma solução acidificante e, teoricamente, pode contribuir para agravar a acidose nesses pacientes. Uma vez iniciada a terapia insulínica, dá-se preferência a um líquido tamponado, não acidificante, como o glicose a 5% + cloreto de sódio + acetato de potássio + acetato de magnésio. Esse líquido contém 140 mEq/ℓ de sódio, gliconato e acetato como tampões, além de pequenas quantidades de potássio e magnésio – em geral, ambos diminuídos em pacientes com CAD. Os líquidos que empregam lactato no tampão podem, pelo menos em teoria, não ser a escolha ideal para a CAD. O metabolismo de lactato a bicarbonato ocorre no fígado, e os gatos com CAD podem ter lipidose hepática significativa. Apesar do potencial acidificante do NaCl a 0,9% e das preocupações sobre o metabolismo de lactato em gatos com CAD, na situação clínica, qualquer fluido de reposição isotônico é adequado para o tratamento inicial nesses pacientes, desde que os parâmetros de volume, hidratação, eletrólitos e acidobásicos sejam monitorados atentamente.

Correção e monitoramento de anormalidades de eletrólitos e fósforo

▪ Potássio

Embora exista depleção de K^+ corporal total, inicialmente a [K^+] sérica pode estar normal, ou mesmo elevada, em decorrência da deficiência de insulina e da acidose metabólica no paciente com CAD. Após a terapia insulínica ser iniciada, o K^+ sérico se moverá intracelularmente, com frequência caindo bastante. Assim, os gatos com CAD provavelmente precisarão da suplementação de K^+ no início do tratamento para prevenir a hipopotassemia. A [K^+] sérica deve ser monitorada com frequência durante o tratamento de CAD; idealmente, no mínimo a cada 4 h. A

Tabela 5.5 pode ser usada para determinar a quantidade de potássio a ser adicionada aos líquidos nesses pacientes. No entanto, os clínicos devem prever que a hipopotassemia nesses pacientes pode ser intensa e responder mal a níveis "normais" de suplementação de potássio. Em alguns casos, é necessária a administração de potássio por infusão a taxa constante, usando o valor KMáx (0,5 mEq/kg por hora). Contudo, essa administração jamais deverá ser realizada se não houver a possibilidade de monitorar com frequência os valores séricos da [K^+].

▪ Fósforo

O fósforo sérico deve ser monitorado a cada 8 a 12 h durante o tratamento inicial do paciente com CAD. Inicialmente, os níveis séricos de fósforo podem estar baixos ou normais, ou elevados se a TFG do paciente estiver reduzida. No entanto, é comum que os níveis de fósforo diminuam com o início da terapia com líquido e insulina. Isso ocorre devido à movimentação do fósforo para o interior das células diante de insulina, pela diluição por fluidoterapia intravenosa e pela melhora da TFG. Se os níveis de fósforo caírem abaixo de cerca de 1,5 mg/dℓ, o paciente corre risco de anemia hemolítica. A hipofosfatemia também pode ser clinicamente indetectável ou contribuir para fraqueza muscular e ataxia. Quando os níveis de fósforo aproximam-se da extremidade inferior da variação de referência, é necessária a suplementação associada ao monitoramento contínuo, a fim de possibilitar ajustes da dosagem, quando necessários. A suplementação é feita por meio da adição de potássio ou de fosfato de sódio aos líquidos intravenosos. Os índices de dose típicos para o fósforo variam entre 0,01 a 0,03 mmol/kg por hora. Doses de até 0,12 mmol/kg por hora podem ser necessárias em alguns pacientes que estejam sendo tratados da CAD. O fosfato de potássio é usado com maior frequência, e a quantidade de potássio fornecida dessa maneira deve ser levada em consideração ao se calcularem os índices de suplementação de potássio nesses pacientes. Alguns clínicos preferem satisfazer as necessidades de potássio calculadas do paciente com a mistura de KCl a 50% e fosfato de potássio a 50%, prevendo o desenvolvimento de hipofosfatemia. Entretanto, este é um macete que pode não fornecer a quantidade correta de fósforo em todos os pacientes.

▪ Magnésio

A hipomagnesemia é comum em gatos com CAD. No entanto, sua importância clínica não foi elucidada completamente. A suplementação poderá ser considerada se a [Mg] total sérica se aproximar de 1 mg/dℓ. Também se indica essa suplementação quando a hipopotassemia mostra-se resistente à suplementação com potássio. Uma dose inicial de 0,5 a 1 mEq/kg a cada 24 h é usada nessas situações. Tal dose pode ser administrada no primeiro dia e, a seguir, sucedida por metade dessa dose nos dias subsequentes. O magnésio pode ser administrado como cloreto ou sulfato. Esses sais não são compatíveis com soluções que contenham cálcio ou carbonato.

Resolução da cetose com insulina e glicose

No paciente com CAD, o primeiro objetivo consiste em restabelecer o volume do LEC e melhorar a perfusão renal e a produção de urina. Essas medidas diminuem os valores sanguíneos de glicose. A insulinoterapia nesses pacientes com frequência não é iniciada até que estejam sendo abordados os déficits de volume do LEC. A insulina pode ser administrada por meio de infusão a taxa constante ou por técnicas intermitentes subcutâneas ou intramusculares. Os detalhes da insulinoterapia na CAD vão além do escopo deste capítulo. No entanto, a adição de glicose nos líquidos intravenosos é parte importante da fluidoterapia nesses pacientes. Em geral, o objetivo consiste em diminuir a glicemia em, aproximadamente, 50 a 100 mg/dℓ por hora. A dose de insulina é ajustada de modo a alcançar este objetivo. Além disso, a glicose é adicionada aos líquidos intravenosos conforme seus níveis caem. Assim, previne-se a hipoglicemia e proporciona-se um substrato para a insulina, possibilitando que o corpo retome o metabolismo da glicose e resolva a cetose. Depois que a cetoacidose estiver resolvida e o paciente estiver comendo, a ingestão de alimentos fornecerá uma fonte de energia e a adição de glicose aos líquidos poderá ser suspensa.

Acidose

Além das anormalidades eletrolíticas e da glicose no paciente com cetoacidose, existe acidose metabólica considerável, devido aos cetoácidos circulantes. Na maioria dos casos, a acidose da CAD é rapidamente autocorretiva. A reexpansão rápida do volume do LEC melhora a perfusão. As cetonas, com sua produção suspensa, serão perdidas na urina ou convertidas a bicarbonato. Assim, em geral, não é necessária terapia específica para a acidose se a fluidoterapia e a insulinoterapia forem instituídas adequadamente. Quando um líquido contendo um precursor de bicarbonato, como o acetato, estiver sendo usado, provavelmente não será necessária a adição de bicarbonato.

Quando o nível de pH venoso estiver abaixo de 7,1, a administração de bicarbonato de sódio poderá ser considerada, a fim de promover as funções enzimáticas normais. Nesses casos, pode ser empregado o cálculo delineado anteriormente. Novamente, a maioria dos clínicos administrará entre um terço e metade da quantidade necessária durante 20 min e, a seguir, reavaliará o estado acidobásico do paciente. Convém observar que o uso de bicarbonato de sódio nesses pacientes é motivo de discórdia entre os clínicos. Os efeitos adversos potenciais da administração de bicarbonato de sódio envolvem exacerbação de hipopotassemia, aumento da afinidade da hemoglobina por oxigênio, acidose paradoxal do sistema nervoso central, desenvolvimento tardio de alcalose e sobrecarga de sódio. Devido a esses riscos, e particularmente à falta de evidências documentadas de benefício evidente, muitos especialistas não defendem o uso de bicarbonato de sódio em pacientes com CAD. A abordagem conservadora consiste em considerar o uso de bicarbonato de sódio em pacientes com acidose metabólica persistente, apesar de fluidoterapia durante 12 a 24 h, se o pH estiver em 7,1 ou abaixo, e se a $[HCO_3^-]$ for de 12 mEq/ℓ ou menos.

Monitoramento

O monitoramento frequente é decisivo para os pacientes com cetoacidose. O ideal é que esses pacientes tenham a glicemia monitorada a cada 2 h e o estado acidobásico e eletrolítico avaliado a cada 4 a 6 h. A concentração sérica de fósforo e as cetonas na urina devem ser aferidas duas vezes diariamente. A aferição de cetona sérica também pode estar disponível em alguns hospitais. Esse nível de monitoramento atento é particularmente importante nas fases iniciais de reidratação e de suplementação com insulina. Se a clínica veterinária não conseguir prover tal nível de cuidados, o paciente felino com CAD deverá ser encaminhado a um hospital especializado sempre que possível.

Síndrome hiperosmolar hiperglicêmica

A síndrome hiperosmolar hiperglicêmica (SHH) é uma complicação rara do diabetes melito em gatos. É menos comum que a CAD e, com frequência, está associada a um prognóstico ruim. A patogenia da SHH é semelhante à da CAD, porém existem níveis baixos de insulina nos pacientes com SHH. Assim, não ocorrem lipólise nem cetose. A hiperglicemia é a anormalidade predominante nesses pacientes, com a glicemia excedendo 600 mg/dℓ. A hiperglicemia resulta em diurese osmótica, e o paciente entra em déficit significativo de água. Isso agrava a hiperglicemia e, por fim, a desidratação provoca redução na TFG. Esse fato é exacerbado pelas perdas hídricas causadas por vômito e pela diminuição da ingestão de líquidos pelo paciente doente. A seguir, a TFG diminuída exacerba ainda mais a hiperglicemia.

Os pacientes com SHH são, por definição, hiperosmolares. A osmolalidade pode ser aferida ou calculada. A aferição é quase sempre realizada pelo método da depressão do ponto de congelamento, mas tal método não está disponível para todos os clínicos. Com frequência, a osmolalidade é calculada empregando-se a seguinte equação:

$$2[Na^+](mEq/\ell) + [glicose]\ (mg/d\ell)/18$$
$$+[BUN]\ (mg/d\ell)/2,8$$

A osmolalidade sérica em pacientes com SHH quase sempre é superior a 330 mOsm/kg, em grande parte devido à contribuição da hiperglicemia intensa. A osmolalidade normal em gatos situa-se em torno de 300 mOsm/kg.

Os gatos com SHH podem estar hipernatrêmicos, normonatrêmicos ou hiponatrêmicos. É importante relembrar que esses valores refletem o equilíbrio hídrico e não os níveis corporais totais de Na. Provavelmente, estes estarão baixos nos pacientes com SHH. Na vigência de hiperglicemia, a água movimenta-se para a vasculatura ao longo de um gradiente osmótico, e isso reduzirá a [Na$^+$] sérica. Tal processo é denominado hiponatremia por diluição. Para determinar se o grau de hiponatremia é adequado para o nível de hiperglicemia do paciente, a [Na$^+$] sérica corrigida pode ser calculada:

$$[Na^+]_{corrigida} = [Na^+]_{aferida}$$
$$+ 1,6\ [glicose\ aferida - glicose\ normal]/100$$

A equação mostra, essencialmente, que, para cada 100 mg/dℓ de aumento da glicose, deverá haver diminuição de 1,6 mg/dℓ de [Na$^+$]. Assim, se o paciente tiver [Na$^+$]

corrigida normal, a [Na$^+$] sérica aferida deverá se corrigir conforme a hiperglicemia sofrer resolução. Entretanto, o paciente com SHH pode apresentar importante perda de água livre contínua, contribuindo para incremento da [Na$^+$] sérica. Assim, se um paciente com SHH tiver [Na$^+$] sérica normal ou elevada sem correção em face de hiperglicemia, o paciente terá um déficit de água livre.

Embora os pacientes com SHH sejam hiperosmolares, os fluidos isotônicos estão indicados nesses casos. O NaCl a 0,9% é o líquido de escolha. Ele reporá o Na corporal total, corrigirá os déficits de volume, melhorará a TFG, promoverá a glicosúria e reduzirá a hiperglicemia. A suplementação com potássio também será necessária, dependendo dos níveis séricos. Assim como para os pacientes com CAD, espera-se que a suplementação intensiva com potássio inicie-se quando o paciente tiver recebido fluidoterapia adequada e a insulinoterapia tiver sido iniciada.

A fluidoterapia no paciente com SHH deve ser abordada de modo conservador. A correção rápida da hiperosmolalidade prolongada pode levar a desvios de líquido que causam edema cerebral. Recomenda-se que os déficits de líquido sejam repostos ao longo de 24 a 48 h nesses pacientes, começando com NaCl a 0,9%, conforme previamente indicado. Se líquidos hipotônicos forem logo usados, provavelmente a hiperosmolalidade será corrigida de modo muito rápido, e poderão resultar anormalidades neurológicas. Se a hipernatremia persistir e não melhorar após 6 a 12 h de administração de NaCl a 0,9%, o paciente provavelmente apresentará déficit importante de água livre e poderão estar indicados líquidos com teor mais baixo de Na, como NaCl a 0,45%. Contudo, a [Na$^+$] sérica deve ser monitorada atentamente para assegurar que a hipernatremia não sofra resolução com rapidez excessiva. A diminuição da [Na$^+$] sérica de, aproximadamente, 0,5 a 1 mEq por hora constitui-se em objetivo razoável. Associações diferentes de NaCl a 0,9% e 0,45% podem ser necessárias para alcançar esse objetivo.

A insulinoterapia deve ser suspensa nos pacientes com SHH durante, no mínimo, 4 a 6 h, para possibilitar a melhora na hipovolemia e desidratação. Durante esse tempo, a glicemia provavelmente cairá de modo significativo, em decorrência da diluição e do aumento da TFG. A hipopotassemia deverá também ser abordada antes do início da insulinoterapia. Os protocolos de insulina usados em gatos com CAD também podem ser usados para o tratamento de SHH, porém a dose de insulina deve ser reduzida em 50%. No manejo da SHH, o objetivo deve consistir em diminuir os níveis séricos de glicose em não mais que 50 mg/dℓ por hora. Novamente, faz-se isso para evitar alterações rápidas na osmolalidade com resultantes desvios prejudiciais de líquido. Assim como na CAD, a glicose deve ser adicionada aos líquidos, conforme os níveis de glicose sérica alcancem 250 mg/dℓ.

Doença hepática

Na hepatopatia grave, é difícil prever as anormalidades eletrolíticas e acidobásicas no paciente individual. Alguns pacientes apresentam elevação da concentração de Na$^+$, Cl$^-$, e HCO$_3^-$; outros apresentam exatamente o contrário.

Um achado consistente é que esses pacientes, em geral, estão hipopotassêmicos. Se houver dúvida sobre o estado eletrolítico e acidobásico de um paciente com hepatopatia grave, o clínico deverá escolher um líquido pobre em Na$^+$ e Cl$^-$. Um líquido que não contenha lactato é recomendado, pois o fígado pode não ser capaz de converter o lactato a HCO$_3^-$. É importante não confundir lactato com ácido láctico. O íon lactato na solução de lactato de Ringer é precursor de HCO$_3^-$ e não pode ser convertido a ácido láctico. Cloreto de sódio a 0,45% com glicose a 2,5% satisfaz essas necessidades. Como os gatos com doença hepática, em geral, encontram-se hipopotassêmicos, há a necessidade de KCl adicional nos líquidos. Isso é particularmente importante na hepatopatia, pois a hipopotassemia exacerba o desenvolvimento de encefalopatia hepática. Como os pacientes com doença hepática também podem apresentar consequente poliúria, o clínico deve estar preparado para ajustar a prescrição de líquido para contemplar a produção adicional de urina. Esta é uma preocupação particular nos pacientes que não bebem por causa de debilidade ou de encefalopatia hepática associada à sua doença primária.

Referências bibliográficas

1. Albi A, Baudin F, Matmar M et al: Severe hypernatremia after hypertonic saline irrigation of hydatid cysts, *Anesth Analg* 95:1806, 2002.
2. Bateman S: Disorders of magnesium: magnesium deficit and excess. In DiBartola SP, editor: *Fluid, electrolyte, and acid-base disorders in small animal practice*, ed 3, St Louis, 2006, Saunders, p 210.
3. Boag A: Shock and blood volume replacement. Proceedings of the 52nd British Small Animal Veterinary Association Congress 2009.
4. Dieterich HJ, Weissmuller T, Rosenberger P et al: Effect of hydroxyethyl starch on vascular leak syndrome and neutrophil accumulation during hypoxia, *Crit Care Med* 34:1775, 2006.
5. Freeman LM, Chan DL: Total parenteral nutrition. In Dibartola SP, editor: *Fluid, electrolyte, and acid-base disorders in small animal practice*, ed 3, St Louis, 2006, Saunders, p 589.
6. Hansen B: *Introduction to fluid types* (website): http://www.abbottanimalhealthce.com/fluid_therapy/index.htm. Accessed Sept. 13, 2010.
7. Haupt KA: *Domestic animal behavior*, ed 4, Ames, Iowa, 2005, Blackwell.
8. James KM, Lunn KF: Normal and abnormal water balance: hyponatremia and hypernatremia, *Compend Contin Edu Vet* 29:589, 2007.
9. Kirchner KA, Stein JH: Sodium metabolism. In Narins RG, editor: *Maxwell and Kleeman's clinical disorders of fluid and electrolyte metabolism*, New York, 1994, McGraw-Hill, p 45.
10. Kohn CW, DiBartola SP: Composition and distribution of body fluids in dogs and cats. In DiBartola SP, editor: *Fluid, electrolyte, and acid-base disorders in small animal practice*, ed 2, Philadelphia, 2000, Saunders, p 5.
11. Mathews KA: The therapeutic use of 25% human serum albumin in critically ill dogs and cats, *Vet Clin North Am Sm Anim Pract* 38:595, 2008.
12. Rose BD, Post TW: *Clinical physiology of acid-base and electrolyte disorders*, New York, 2001, McGraw-Hill.
13. Schwartz PJ, Pagani M, Lombardi F et al: A cardiocardiac sympathovagal reflex in the cat, *Circ Res* 32:215, 1973.
14. Schwartz PJ, Pagani M, Lombardi F et al: Reflex changes in cardiac vagal efferent nervous activity elicited by stimulation of afferent fibres in the cardiac sympathetic nerves, *Brain Res* 42:482, 1972.
15. Silverstein D: Past, present and future of fluid therapy. Proceedings of the 15th International Veterinary Emergency and Critical Care Symposium 2009.
16. Wellman ML, DiBartola SP, Kohn CW: Applied physiology of body fluids in dogs and cats. In DiBartola SP, editor: *Fluid, electrolyte, and acid-base disorders in small animal practice*, ed 3, St Louis, 2006, Saunders, p 16.

Analgesia

Carolyn McKune e Sheilah Robertson

A identificação e o tratamento da dor do felino ganham cada vez mais projeção na medicina veterinária. Considerando os 63,3 milhões de consultas veterinárias realizadas anualmente com cerca de 82 milhões de gatos com proprietários nos EUA,[22,121] há uma boa oportunidade para incluir a avaliação da dor como componente de rotina do exame em felinos. Pesquisas publicadas sobre o uso de analgésicos em gatos durante o período de 10 anos mostram um aumento acentuado no número de gatos que atualmente recebem analgésicos pericirúrgicos.[34,55,65,66] A formação acadêmica continuada do profissional e os artigos de revisão contribuem para esse fenômeno.[55,65] Os proprietários também estão procurando e exigindo tratamento adequado da dor para seus gatos, tanto para procedimentos cirúrgicos quanto para distúrbios crônicos, como a doença articular degenerativa.

Entretanto, tal quadro ainda pode melhorar. Alguns gatos continuam a não receber analgésicos em procedimentos como castração, e pouquíssimos gatos recebem agentes analgésicos no período pós-cirúrgico, apesar de muitos procedimentos provavelmente resultarem em dor durante alguns dias.[55] A percepção, pelos veterinários, de que os proprietários não gostam de pagar pela analgesia é dada como justificativa para o subtratamento da dor em gatos. Esta suposição foi comprovada em uma pesquisa na Finlândia, em que 77% dos respondentes concordaram que o custo de tratar a dor não era preocupação.[55,149] Entre 78 e 98% dos proprietários também concordaram que tratar a dor de seu animal era de "alguma importância" até "muito importante" para eles.[149] O objetivo deste capítulo consiste em rever o estado atual do conhecimento sobre a identificação e o tratamento da dor aguda em gatos.

Identificação e avaliação da dor

"Antes que possamos tratar algo, primeiramente temos de identificá-lo."
Sheilah Robertson

A American Animal Hospital Association (AAHA) e a American Association of Feline Practitioners (AAFP) publicaram diretrizes para a incorporação do tratamento da dor na clínica veterinária.[54] A primeira e fundamental etapa no algoritmo consiste em avaliar se o animal sente dor. Contudo, até 42% dos veterinários consideram inadequado seu conhecimento sobre avaliação da dor, tanto para cães quanto para gatos.[59,163]

A International Association for the Study of Pain (IASP; em português, Associação Internacional para o Estudo da Dor) define dor como "uma experiência sensorial ou emocional desagradável, associada a dano tecidual verdadeiro ou potencial, ou descrita em termos de tal dano".[140] Os aspectos emocionais ou afetivos da dor são importantes, porém difíceis de serem medidos em animais, que não verbalizam. Nestes, a avaliação da dor baseia-se principalmente na quantificação etológica do comportamento, porém a ampla avaliação de "personalidades" felinas e a variedade de comportamentos normais tornam esta quantificação um desafio. Alterações muito sutis no comportamento podem indicar dor, e passar facilmente despercebidas, tanto pelos proprietários quanto pelos cuidadores profissionais. Como a experiência da dor é única para cada indivíduo, os comportamentos variam entre os gatos, dificultando a padronização da dor. Os comportamentos relacionados com medo e estresse podem ser difíceis de serem diferenciados daqueles associados à dor. Por exemplo, um gato pode se encontrar imóvel e agachado na parte de trás da gaiola mesmo quando nenhum procedimento doloroso tiver sido realizado, ao passo que outro gato exibindo o mesmo comportamento pode estar sentindo dor. Por isso, é fundamental compreender o comportamento normal de cada paciente. Os proprietários podem oferecer dicas valiosas sobre o comportamento "normal" de seus gatos e devem ser consultados.

É necessário um instrumento de avaliação estruturado, tanto como fornecedor de dados basais quanto para monitoramento da resposta ao tratamento. Os componentes de tal instrumento devem ser de fácil utilização, precisos, confiáveis e rápidos. Dados objetivos, como frequência cardíaca e frequência respiratória, são fáceis de coletar; entretanto, há pouca correlação entre esse tipo de informação e os comportamentos observados em animais após cirurgia.[24] A pressão arterial é um bom indicador objetivo de dor em gatas após uma ovário-histerectomia em ambiente controlado, porém, na instalação clínica, tal instrumento é menos confiável.[131,132] O uso de múltiplos indicadores para avaliar desconforto felino é benéfico para formar o quadro geral. Em comparação com os cães, atualmente não existe uma escala composta bem testada ou validada para dor aguda em gatos;[57,92] entretanto, tais escalas de dor estão sendo desenvolvidas. Dados preliminares sugerem que gatos com dor demonstram alterações consideráveis no comportamento psicomotor (p. ex., conforto, atividade, estado mental), em "comportamentos diversos" e em comportamentos protetores (p. ex., resposta a ferida cirúrgica, palpação abdominal ou do flanco) e que existe correlação entre dor e vocalização.[13] Posturas específicas também estão associadas a dor abdominal.[158]

Embora escalas análogas visuais e escalas com graduação numéricas sejam tecnicamente mais fáceis de usar quando comparadas com uma escala de dor composta, elas são unidimensionais, e é grande a variação entre os observadores; em um estudo, a variabilidade foi de 36%.[58] Quando se usa um indicador comportamental de dor, destacar um descritor e uma contagem auxilia na reprodução e na consistência da contagem.[92] Por exemplo, sob o título "postura," descritores como relaxada, encurvada e rígida podem ser adicionados. Os detalhes desses descritores e o peso das contagens não foram trabalhados por completo. Informações úteis no ambiente hospitalar podem ser agrupadas em algumas categorias principais, relacionadas no Boxe 6.1.

Boxe 6.1 Informações úteis no ambiente hospitalar para avaliar a dor

Comportamentos e seus desvios do normal
- Interação com cuidadores
- Interesse em alimento
- Interesse em autolimpeza
- Interesse no meio ambiente
- Uso normal da caixa de areia

Postura

Localização na gaiola do hospital

Resposta e intensidade de resposta à palpação

Um gato com dor não se empenha muito em interagir com cuidadores, não procura atenção, tem pouca curiosidade pelo meio à sua volta e é mais retraído, demonstrando mínimo interesse por alimentos e podendo não realizar a autolimpeza normalmente (observa-se isso como falta de autolimpeza ou como excesso de autolimpeza, especialmente no local dolorido). Os gatos com dor podem urinar ou defecar fora da caixa de areia, pois é muito doloroso movimentar-se para dentro e para fora dela. A postura de um gato que sente dor após cirurgia abdominal foi descrita como "meio encolhida" ou "agachada".[158]

A Tabela 6.1 mostra o exemplo de um sistema de contagem da dor com base na postura. A Figura 6.1 mostra exemplos clínicos que correspondem a diversos pontos ao longo da escala.

A expressão facial tem sido usada para avaliar a dor em neonatos[118] e também pode ser útil em gatos. Os gatos com dor costumam manter a cabeça baixa e os olhos meio fechados ou completamente fechados em posição oblíqua (Figura 6.1).

À palpação, a resposta da ferida cirúrgica ou traumática confere informações úteis. A resposta à palpação pode ser branda ou desencadear comportamento defensivo por parte do gato (p. ex., sibilando, rosnando, tentando arranhar ou morder). Se a dor tiver sido bem controlada, é possível pressionar firmemente a ferida e a área circunvizinha sem o paciente ficar incomodado. Em alguns casos, o gato mostra-se defensivo antes que se faça qualquer contato, pois prevê a dor quando manipulado. Embora isso possa ser uma reação normal em alguns gatos (refletindo medo e não dor), em geral indica dor mal controlada. Em gatos ferozes cujo comportamento torna improváveis as interações, o clínico é obrigado por ética a tratar, presumindo que a lesão ou a cirurgia é dolorosa, e medicar adequadamente. Mesmo sem palpação, a melhora nos comportamentos observados costuma ser evidente após intervenção. Não se deve esperar que animal algum "faça por merecer" sua analgesia.

O momento certo das avaliações também é importante. A avaliação do animal *antes* de algum evento doloroso, como uma cirurgia ou outro procedimento invasivo, frequentemente é fundamental para avaliar o gato adequadamente após o evento ter ocorrido. O clínico procura alterações no comportamento e o objetivo do tratamento consiste em restabelecer comportamentos normais. Observações frequentes após eventos dolorosos são importantes, pois a escolha do fármaco, da dose e do intervalo entre as dosagens necessárias para manter todo paciente confortável irá variar. Essa decisão deve ser considerada junto à necessidade que o animal tem de dormir e descansar. Implementar um sistema prático de avaliar o animal a cada 2 h, exceto quando estiver dormindo confortavelmente, é um procedimento adequado.

A revisão da literatura relevante sobre o tratamento da dor em felinos traz diversos métodos de avaliação. Além das técnicas clinicamente aplicáveis descritas anteriormente, foram adaptados para uso em gatos, com sucesso, diversos dispositivos de testar o limiar nociceptivo. Com frequência, esses aparelhos são usados em ambiente laboratorial para rastrear analgésicos quanto a início, inten-

Tabela 6.1 **Exemplo de um sistema de pontuação da dor com base na postura e no comportamento.***

Observação	Contagem	Critérios do paciente
Conforto	0	Adormecido ou tranquilo
	1	Alerta; interessado pelo ambiente em volta
	2	Leve agitação; obnubilado e sem interesse no ambiente em volta
	3	Agitação moderada; desassossego e desconforto
	4	Agitação extrema e violenta
Movimentação	0	Quantidade normal de movimento
	1	Alterações frequentes de posição ou relutância em se mexer
	2	Agitação
Aspecto	0	Normal
	1	Alterações leves; pálpebras parcialmente fechadas; orelhas niveladas ou anormais
	2	Alterações moderadas: olhos fundos ou vítreos; aspecto de falta de desenvolvimento
	3	Alterações graves: olhos pálidos; pupilas aumentadas; "caretas" ou outras expressões faciais anormais; posição de guarda; posição encurvada; membros em posição anormal; grunhidos antes da expiração; dentes rangendo
Comportamento (não provocado)	0	Normal
	1	Pequenas alterações
	2	Moderadamente anormal: menos móvel e menos alerta do que o normal; desatento ao meio, muito inquieto
	3	Acentuadamente anormal: muito inquieto; automutilação; vocalização; grunhidos; voltado para o fundo da gaiola
Comportamento interativo	0	Normal
	1	Retrai quando o local cirúrgico é tocado; olha para a ferida; móvel
	2	Vocaliza quando a ferida é tocada; um pouco inquieto; relutante em se movimentar, porém o fará se persuadido
	3	Reação violenta a estímulos; vocalização quando a ferida não é tocada; mordendo; rosnando ou sibilando quando abordado; extremamente inquieto; não se movimenta quando agradado
Vocalização	0	Quieto
	1	Emite sons característicos; responde a voz tranquila e carinho
	2	Sons característicos intermitentes ou lamuriantes; não responde a voz tranquila e a afagos
	3	Ruído contínuo incomum para o animal
Frequência cardíaca	0	0 a 15% acima do valor pré-cirúrgico
	1	16 a 29% acima do valor pré-cirúrgico
	2	30 a 45% acima do valor pré-cirúrgico
	3	> 45% acima do valor pré-cirúrgico
Frequência respiratória	0	0 a 15% acima do valor pré-cirúrgico
	1	16 a 29% acima do valor pré-cirúrgico
	2	30 a 45% acima do valor pré-cirúrgico
	3	> 45% acima do valor pré-cirúrgico
Contagem total	(0 a 24)	

ESTE FORMULÁRIO NÃO SIGNIFICA QUE OS ANIMAIS PRECISAM PROVAR QUE SENTEM DOR ANTES DE A TERAPIA SER INICIADA. Em vez disso, este formulário tem por finalidade auxiliar na avaliação de cães e gatos que podem estar sentindo dor após cirurgia ou traumatismo. A contagem exata indicando que o tratamento contra a dor é adequado irá variar entre indivíduos. Os animais nos quais se tem a expectativa de estarem sentindo dor de moderada a intensa, com base no procedimento cirúrgico realizado, deverão ser tratados ANTES que a avaliação indique dor intensa. Muitos animais receberão analgésicos antes de a dor ser detectada com base neste sistema de contagem. Independentemente do total, se houver evidência de que o animal sente dor, deverá ser administrada uma dose-teste de analgésico e convém observar as alterações no comportamento.

*Após cirurgia ou traumatismo, o objetivo consiste em manter a contagem < 1,0. Ver Figura 6.1 para exemplos de contagem. (*De Hellyer PW, Gaynor JS: How I treat: acute postsurgical pain in dogs and cats*, Comp Contin Educ 20:140-153, 1998.)

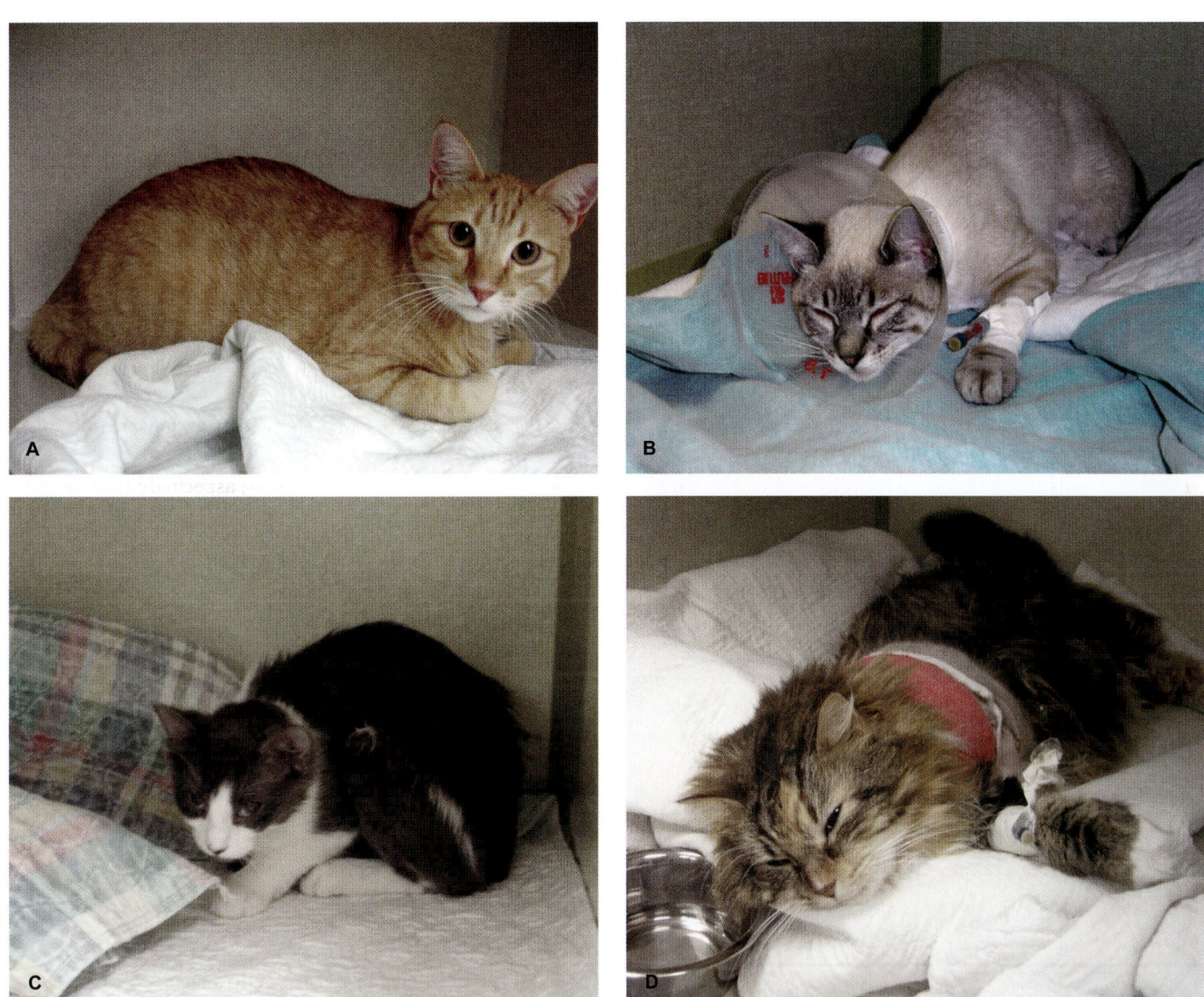

Figura 6.1 A. Este gato está na categoria 0,5 a 1,0. **B.** Este gato exibe a postura e a expressão facial frequentemente observadas em gatos com dor aguda não tratada. A cabeça do gato é mantida baixa, com os olhos quase fechados e em posição oblíqua. O animal encontra-se acocorado ou "encolhido." Ele recebeu o total de 2,5 a 3,0. **C.** Este gato recebeu o total de 2,5. **D.** Este gato sente dor e recebeu o total de 3,5 antes do tratamento.

sidade e duração das ações antinociceptivas antes que o teste clínico seja realizado. Além disso, diferentes vias de administração podem ser comparadas. Foram empregados modelos de estimulação térmica, mecânica, elétrica e visceral em gatos.[10,31,32,35]

Assim como em todas as espécies não verbais, os gatos dependem de seus proprietários para procurar cuidados e tratamentos para suas indisposições, inclusive a dor. Existem diferenças não apenas entre gatos individualmente, mas também entre cuidadores. Os proprietários variam desde novatos com seu primeiro animal de estimação até proprietários experientes que podem cuidar de diversos gatos de uma única vez. Tal variabilidade na exposição e na experiência pode influenciar a compreensão do proprietário da necessidade do gato quanto à analgesia. Por exemplo, quando proprietários que já tinham um gato há algum tempo foram comparados com proprietários que não haviam passado pela experiência de ter um gato, os

membros do primeiro grupo apresentaram maior probabilidade de concordar com a assertiva, o que sugere uma experiência de dor semelhante entre animais e seres humanos,[149] e esse fato incentiva mais ainda a analgesia adequada. Em uma pesquisa com proprietários de animais de companhia, 50% se preocupavam com a dor pós-cirúrgica.[153,154] Assim, parecia lógico que esses mesmos proprietários estavam receptivos ao aprendizado do reconhecimento e do alívio da dor.

Os objetivos do controle da dor consistem em minimizá-la, não necessariamente eliminá-la. Apenas os anestésicos locais podem abolir a dor completamente, e eles não são aplicáveis a todos os procedimentos cirúrgicos ou todos os tipos de traumatismo. Os objetivos veterinários consistem em fazer com que os pacientes felinos se sintam confortáveis, de modo a realizar atividades diárias normais e prevenir quaisquer alterações acentuadas no comportamento ou na personalidade normal dos gatos.

Vias e métodos de administração de fármacos

Os fármacos analgésicos são administrados por diversas vias, como parenteral (intravenosa, intramuscular, subcutânea), transdérmica, tópica, oral, transmucosa e epidural. É necessária a consideração cuidadosa com relação à escolha da via, tanto com relação à facilidade de administração quanto à eficácia. Por exemplo, a mesma dose de hidromorfona tem efeitos antinociceptivos e colaterais muito diferentes, dependendo de a substância ser administrada por via intravenosa, intramuscular ou subcutânea.[113]

Como é difícil medicar gatos, com frequência a adesão ao tratamento recomendado é reduzida. Por conseguinte, a via de administração, o número de fármacos e os esquemas de dosagem devem ser avaliados com cuidado quanto à exequibilidade em cada paciente.

Quando os fármacos forem administrados por diversas vias, eles serão discutidos no item específico sobre aquele fármaco. Os pontos pertinentes a determinadas vias de administração merecem discussão específica.

Administração parenteral

A administração parenteral (intravenosa, intramuscular, subcutânea) de agentes analgésicos é direta e comumente realizada na maioria das instalações veterinárias. Se houver um cateter aplicado em um gato que precisa de analgésico, é prudente fazer uso da via intravenosa. Além disso, a familiaridade com analgésicos específicos ajudará a elucidar qual via parenteral é adequada.

Formulações de liberação sustentada

As formulações de longa ação de fármacos são vantajosas em alguns gatos. Uma formulação de liberação sustentada de buprenorfina injetada por via subcutânea foi avaliada em gatos.[18]

Infusões a taxa constante

Opioides, quetamina e agonistas α_2-adrenérgicos foram administrados em gatos como infusões intravenosas a taxa constante (ITC). O objetivo da ITC consiste em alcançar a concentração constante do fármaco e evitar os picos e as depressões do tratamento intermitente, desse modo resultando em conforto mais consistente para o paciente. Selecionar os índices de carga e de infusão para alcançar a concentração contínua exige dados farmacocinéticos espécie-específicos e também dados sobre concentração plasmática-efeito, que atualmente não existem para todos os agentes analgésicos empregados em gatos. Contudo, existem dados farmacocinéticos e farmacodinâmicos para alguns opioides, como a fentanila e a remifentanila. O Boxe 6.2 mostra as etapas para o cálculo da ITC.

Boxe 6.2 Planejamento para infusão a taxa constante

Primeiro passo | Obter informações preliminares
- Peso do paciente em quilogramas (kg)
- Fármaco analgésico e sua concentração
- Método de aporte (bomba de seringa ou bolsa de líquido).

Segundo passo | Determinar dosagem e período de tempo para o fármaco analgésico
- A dose é em miligramas (mg) ou microgramas (μg)?
- Converter adequadamente para a unidade de concentração desejada (mg ou μg)
- Há variação de dosagens? Em caso afirmativo, iniciar com a dose baixa com a possibilidade de aumentá-la
- O intervalo entre as administrações é em minutos ou em horas?
- Converter adequadamente para a unidade de tempo desejada.

Terceiro passo | Programar uma bomba de seringa para o aporte
- Consultar o manual sobre a programação da bomba
- Calcular os mililitros para o aporte em 1 h
- Confirmar que a bomba esteja ajustada de modo a aportar acima de volume/h ou
- Verificar novamente a bomba de seringa a cada 15 min, garantindo apenas 25% de volume administrados em 1 h ou
- Ter equipes adequadamente treinadas de modo a uma delas verificar o que a outra fez.

Quarto passo | Usar líquido de manutenção para aporte
- Determinar o volume total de líquidos por kg/h para administração (mℓ/kg/h)

- Determinar a taxa de administração da infusão a taxa constante em miligrama/quilograma/h (mg/kg/h)
- Determinar o volume total para infusão em mℓ
- Dividir o número de mg/kg/h pelo mℓ/kg/h, com o resultado final em mg/mℓ
- Multiplicar este número (mg/mℓ) pelo volume total para infusão, resultando nos mg necessários para acrescentar aos líquidos
- Dividir esses miligramas pela concentração do fármaco em mg/mℓ
- Acrescentar esse volume de fármaco ao volume predeterminado de líquidos
- Administrar o líquido contendo o fármaco sob o índice selecionado.

Exemplo do uso de líquidos de manutenção para aporte em um gato de 5 kg recebendo 3 μg/kg/h de fentanila a 50 μg/mℓ*
- O gato receberá 2 mℓ/kg/h de líquidos como manutenção
- A substância será administrada na velocidade de 0,003 mg/kg/h (= 3 μg/kg/h)
- Colocaremos 6 h de líquido em um buretrol (60 mℓ)
- (0,003 mg/kg/h)/(2 mℓ/kg/h) = 0,0015 mg/h
- (0,0015 mg/h)/(0,05 mg/mℓ) = 0,03 mℓ
- Acrescentar 0,03 mℓ de fentanila a 60 mℓ do líquido escolhido
- Administrar sob 2 mℓ/kg/h (10 mℓ/h).

*Ter em mente que aumentar os líquidos elevará o aporte de agentes analgésicos, de modo que as alterações desejadas na administração do líquido e na administração da substância ocorrerão concomitantemente. A vantagem de uma bomba de seringa consiste no fato de a administração do fármaco analgésico ser independente da taxa de líquido e a variação do aporte de fármaco ter consequências mínimas sobre a administração do líquido.

Administração transdérmica

É fácil entender o motivo pelo qual a abordagem "sem pôr as mãos" para o aporte de agentes farmacológicos em gatos é atraente para cuidadores, já que evita a necessidade de injeções intramusculares ou intravenosas e propicia alívio da dor constante e prolongada. Existem diversos fármacos sob a forma de adesivos transdérmicos, como lidocaína, e os opioides fentanila e buprenorfina, empregados em gatos com sucesso variável.[71,82,96]

Géis transdérmicos contendo ampla variedade de agentes químicos foram enaltecidos em farmácias de manipulação como eficazes em gatos, e a simplicidade dessa técnica é muito atraente. Infelizmente, há poucas evidências científicas para afirmar que esse método de administração seja bem-sucedido na captação eficaz do medicamento (Capítulo 4). A fentanila formulada em gel de lecitina plurônica e aplicada à pele depilada do pescoço ou das orelhas do gato não foi detectada no plasma;[112] por isso, esse método não é recomendado pelas autoras.

Administração tópica

Existem preparados de anestésicos locais sob a forma de creme e gel que têm sido utilizados em gatos. Eles são úteis para a colocação de cateteres intravenosos.[38,41,157]

Administração oral

Administrar um fármaco por via oral resulta na absorção a partir do trato gastrintestinal. Em gatos, os agentes analgésicos mais comuns administrados por essa via são os anti-inflamatórios não esteroides (AINEs). O tramadol e a gabapentina apresentam boa biodisponibilidade oral,[105,122] ao passo que o metabolismo de primeira passagem dos opioides limita sua eficácia quando administrados por via oral. A palatabilidade é a grande prioridade nas medicações por via oral. A formulação oral do meloxicam, um AINE, é bastante palatável para gatos,[23,52,79] porém o tramadol não é (na experiência das autoras).

Administração transmucosa oral

A administração transmucosa oral, algumas vezes denominada *bucal*, envolve a deposição do agente químico (geralmente líquido) na mucosa bucal, em que é absorvido para a corrente sanguínea, desse modo evitando o metabolismo de primeira passagem. Em gatos, a abordagem mais fácil consiste na deposição do fármaco na bolsa da bochecha ou sob a língua. Diversos fármacos podem ser administrados dessa maneira em pacientes que não colaboram, como a dexmedetomidina.[128] A buprenorfina, um opioide que será discutido em detalhes mais adiante, tem quase 100% de biodisponibilidade após a administração transmucosa oral.[109,111] Comparada com outras espécies que têm pH oral neutro, a boca mais alcalina do gato pode aumentar a absorção desse agente. O butorfanol tem sido administrado pela via transmucosa oral em gatos, porém não é eficaz na manutenção das concentrações plasmáticas alcançadas após dose intravenosa.[161]

Epidural

A administração de agentes químicos no espaço epidural pode proporcionar benefício analgésico duradouro ao animal, com poucos efeitos sistêmicos. O índice de complicações epidurais é baixo, embora tenha sido observada a retenção urinária em 2 dentre 23 (8%) gatos em um estudo.[148] Entretanto, com cuidados de enfermagem adequados (p. ex., observando se ocorre micção, comprimindo a bexiga após o procedimento, colocando um cateter urinário), tal complicação pode ser minimizada. A medula espinal termina em L7-S1 no gato, de modo que a colocação cuidadosa da agulha e a observação quanto à existência de líquido cefalorraquidiano são necessárias para evitar a administração dos agentes químicos no espaço subaracnoide. Se o espaço subaracnoide for penetrado, o volume da substância vai à metade.[73] Existem cateteres epidurais para uso e eles têm sido usados com sucesso em cães,[139] porém não são amplamente empregados em gatos. Manipula-se o espaço epidural depois de o gato ter sido anestesiado. Esse espaço é facilmente palpável com o gato em decúbito esternal, com os membros posteriores puxados para frente. O animal é adequadamente depilado e preparado; a abordagem estéril é fundamental para evitar contaminação bacteriana do espaço epidural. A pele infectada é contraindicação absoluta para a epidural. As asas do ílio são palpadas lateralmente com o polegar e o terceiro dedo, com luvas descartáveis, enquanto o dedo indicador palpa o espaço lombossacro. Uma vez palpado o espaço, ele é abordado com uma agulha espinal de cerca de 4 cm calibre 22 sob o ângulo de 45 a 90° com relação à pele, tendo como alvo a linha média do animal e o centro do espaço epidural. Com frequência, é necessário ter prática para a colocação proficiente da agulha espinal. Se aparecer sangue na agulha espinal, o procedimento deverá ser abortado.

Fármacos analgésicos

Os agentes analgésicos clássicos e mais comumente empregados são os opioides, os AINEs e os anestésicos locais. Historicamente, informações sobre terapia medicamentosa em uma espécie têm sido utilizadas em gatos sem se levar em consideração o metabolismo exclusivo desses animais, o que pode alterar tanto o perfil farmacocinético quanto o efeito farmacodinâmico do agente químico. O metabolismo de substâncias é discutido no Capítulo 4 e essas informações devem ser lembradas antes de se usar um agente químico em gatos por qualquer motivo que seja, inclusive para controle da dor.

Opioides

Os opioides são o principal elemento para o tratamento da dor aguda em muitas espécies, inclusive o gato. As razões para sua popularidade são eficácia, alta margem de segurança[9] e reversibilidade. Felizmente, tem havido progresso significativo na dissipação do mito de que o uso de opioides no gato resulta em agitação, tornando seu uso inadequado. A chamada mania da morfina foi documentada no início da literatura, quando doses de até 20 mg/kg de morfina foram usadas.[138] Atualmente, sabe-se que, quando doses clinicamente relevantes de opioides são administradas, os gatos costumam exibir algumas respostas eufóricas, como ronronar, se esfregar e fazer esfregar as patinhas, e ficam fáceis de se lidar.[109,112] A administração de opioides é adequada para pacientes de traumatismo, gatos submetidos a cirurgia ou a procedimentos diagnósticos invasivos e aqueles com problemas clínicos dolorosos (p. ex., pancreatite, cistite).

Os opioides são mais eficazes quando administrados antes de um procedimento doloroso do que após, por causa de sua habilidade de diminuir o desenvolvimento da sensibilização central em resposta ao estímulo cirúrgico.[82] Esse efeito previsto foi demonstrado em muitas espécies, como cães[77] e ratos,[83] e não há razões para acreditar que não ocorra no gato. Consequentemente, os opioides devem ser incorporados sempre que possível nos protocolos pré-medicação para cirurgia eletiva. E isso não significa que a administração pós-cirúrgica seja desnecessária; a avaliação continuada para o conforto é essencial após cirurgia e administração de agentes analgésicos. Os opioides ou outros agentes analgésicos podem ser necessários durante alguns dias, dependendo da gravidade do procedimento cirúrgico.

Devido ao uso abusivo potencial em seres humanos, os opioides para uso veterinário são sujeitos a regulamentos rigorosos com relação a prescrição, estocagem e aplicação. Essas regras e regulamentos diferem entre os países, e é importante que o clínico esteja ciente da legislação local a respeito.

Efeitos colaterais de opioides

Temperaturas corporais elevadas foram relatadas em gatos que receberam opioides entre 1 e 5 h após recuperação da anestesia.[97,102] A hidromorfona sob doses clinicamente recomendadas (0,05 a 0,1 mg/kg por via subcutânea, intramuscular ou intravenosa) foi associada ao aumento da temperatura retal acima de 40°C em 75% dos gatos em um estudo,[97] e em um gato foi registrada a temperatura retal de 42,5°C. Em outro estudo, a maioria dos gatos submetidos a cirurgia eletiva e que receberam hidromorfona, diazepam e quetamina, sucedidos por isoflurano, apresentou temperaturas pós-anestésicas que excederam as registradas antes da anestesia, com o máximo de temperatura retal de 41,6°C, relatados em um gato.[102] Em um cenário clínico, um estudo[102] concluiu que, quanto mais baixa a temperatura de um gato durante anestesia e cirurgia, mais intensa a hipertermia de "rebote".

Em um estudo laboratorial, a hidromorfona a 0,1 mg/kg (administrada por via intravenosa) foi associada ao aumento significativo da temperatura corporal, ao passo que doses de 0,025 e 0,05 mg/kg não foram. No entanto, doses mais baixas mostraram ter mínimos efeitos antinociceptivos em comparação com a dose de 0,1 mg/kg.[159] Adesivos transdérmicos de fentanila resultaram em temperaturas retais mais altas em comparação com butorfanol em gatos submetidos a oniquectomia, embora nenhuma temperatura excedesse os 40°C.[40] As infusões de alfentanila durante anestesia também foram associadas a incrementos da temperatura retal em gatos.[61]

Estudos laboratoriais recentes em gatos com termistores implantados e que não foram submetidos a cirurgia mostraram que a administração intramuscular dos opioides hidromorfona (0,05 a 0,2 mg/kg), morfina (0,5 mg/kg), buprenorfina (0,02 mg/kg) e butorfanol (0,2 mg/kg) individualmente ou associados a quetamina ou a isoflurano provocou aumento, de brando a moderado, da temperatura corporal (≤ 40,1°C), que perdurou algumas horas, porém foi autolimitante.[103]

Após o fim da anestesia, a temperatura corporal em geral é medida até que o gato se torne normotérmico. No entanto, conforme observado previamente, convém monitorar além desse ponto e por 5 h ou mais até o fim da anestesia. Ar quente ou cobertores de água circulante podem prevenir a hipotermia intraoperatória, que, por sua vez, pode limitar a hipertermia grave "de rebote". Se houver o desenvolvimento de hipertermia profunda, o tratamento inclui resfriamento ativo ou administração de naloxona (0,01 mg/kg via intramuscular, subcutânea) ou ambos.[103]

Alguns opioides, como a morfina e a hidromorfona, podem causar ânsia de vômito, vômito e náuseas com salivação,[110,113] especialmente quando usados individualmente e em gatos sem dor (p. ex., como pré-medicamento para procedimento eletivo). Vômitos e salivação profusa são comuns após a administração subcutânea de hidromorfona e parecem angustiantes para gatos.[113] Vômitos e ânsia de vômito são mais bem evitados em gatos com pressão intraocular aumentada, corpo estranho corneano penetrante e pressão intracraniana elevada. Em muitos casos de ingestão de corpo estranho (p. ex., agulhas ou objetos lineares), vômitos e ânsia de vômito podem provocar a penetração no trato gastrintestinal.

Em cães, a administração de acepromazina reduz o vômito relacionado com opioide[151] e é potencialmente eficaz em gatos. Clinicamente, o vômito ocorre menos quando os opioides são associados a acepromazina do que quando são empregados individualmente em gatos. Maropitant, um antagonista da neurocinina-1, é bastante eficaz contra efeitos eméticos da xilazina em gatos,[56] mas não há relatos de seu uso associado a opioides. Se o vômito estiver contraindicado no paciente felino, porém for necessário um opioide para promover alívio da dor, as escolhas adequadas podem ser buprenorfina ou metadona (por via intramuscular ou intravenosa) ou fentanila sob a forma de infusão a taxa constante.

No gato, os opioides induzem midríase acentuada. Gatos com pupilas dilatadas frequentemente mostram-se mais agitados, talvez em decorrência da diminuição da acuidade visual, o que os leva a bater contra objetos e a se assustarem quando abordados. Diminuir a iluminação e falar com delicadeza com o gato, conforme se aproxima, ajudam a reduzir esses comportamentos.

Em seres humanos, a diminuição da motilidade intestinal é um efeito colateral desagradável problemático e comum da administração de opioides.[120] Segundo a experiência das autoras, é incomum encontrar constipação em gatos sendo tratados para dor aguda ou quando os opioides são usados apenas durante alguns dias.

Interações medicamentosas potenciais

Com o uso crescente de agentes psicoativos (inibidores seletivos da recaptação de serotonina, antidepressivos tricíclicos, inibidores da monoamina oxidase e agonistas de serotonina; ver Capítulo 14) na medicina veterinária como parte do esquema de tratamento para problemas comportamentais, há crescente preocupação quanto à possibilidade de interações medicamentosas adversas.[9,90] Os efeitos tóxicos da serotonina – que podem variar desde sinais brandos como salivação e diarreia até sinais intensos como mioclonia e hipertermia resultando em morte – podem ocorrer quando dois fármacos que aumentam os níveis de serotonina são administrados. Meperidina (petidina), fentanila, remifentanila, pentazocina e tramadol comprometem a recaptação da serotonina. Embora ainda não bem documentada na literatura veterinária, a adição desses agentes analgésicos a um protocolo farmacológico psicoativo estabelecido em seres humanos tem desencadeado toxicidade pela serotonina.[85] Antes de se planejar o esquema analgésico para um gato, é essencial estabelecer a lista de todas as medicações correntes. Isso inclui quaisquer suplementos ou ervas que o proprietário estiver administrando; a erva-de-são-joão (*Hypericum perforatum*), por exemplo, altera a recaptação de serotonina.

Agentes opioides específicos

A nomenclatura atual de receptores opioides baseia-se em clonagem molecular. Os três tipos de receptores (OP$_1$, OP$_2$ e OP$_3$) eram conhecidos anteriormente como delta (δ), capa (κ) e mu (μ), respectivamente.[123] Tradicionalmente, os opioides são classificados, de acordo com suas ações sobre esses receptores, em agonistas, agonistas parciais, agonistas-antagonistas, e antagonistas. As doses sugeridas dos agentes comumente utilizados estão apresentadas na Tabela 6.2.

O butorfanol é um dos poucos agentes analgésicos com autorização no mercado para uso especificamente em gatos em alguns países, como EUA e Reino Unido. É um agonista do receptor OP$_2$, antagonista do receptor OP$_3$ e exibe efeito máximo. Isso é relevante clinicamente, já que aumentar a dose não produzirá analgesia adicional.[81] Em um modelo de pesquisa usando estímulo térmico somático, a duração de ação foi de cerca de 90 min, independentemente da dose,[81] ao passo que um estudo semelhante mostrou grande variabilidade entre gatos, com a antinocicepção perdurando até por 8 h em alguns animais.[63] A resposta ao butorfanol pode variar, dependendo da fonte da dor. Demonstrou-se antinocicepção visceral com 0,1 mg/kg de butorfanol, enquanto a antinocicepção somática não foi afetada em alguns gatos.[117]

Um grande estudo multicentro comparando a utilidade clínica do butorfanol com a da buprenorfina em mais de 150 gatos submetidos primariamente, porém não unicamente, a ovário-histerectomia ou a castração, mostrou que a buprenorfina resultava em contagens de dor mais baixas por duração maior do que o butorfanol.[143] Dados atuais sugerem que o butorfanol é uma escolha sensata para dor visceral aguda (p. ex., cistite). No entanto, considerando sua duração de ação relativamente curta em efeito máxi-

Tabela 6.2 Variações sugeridas de doses e vias de administração para agentes analgésicos comumente utilizados para tratar dor aguda.*

Fármaco	Dose (variação)	Via de administração
OPIOIDES		
Butorfanol	0,1 a 0,2 mg/kg	IV, IM
Buprenorfina	0,02 a 0,03 mg/kg	IV, IM, OTM
Fentanila	2 a 10 μg/kg (bolo)	IV
	5 a 50 μg/kg/h (intracirúrgico)	IV
	2 a 10 μg/kg/h pós-operatório ou em pacientes de traumatismo	IV
Hidromorfona	0,05 a 0,1 mg/kg	IV, IM
Oximorfona	0,05 a 0,1 mg/kg	IV, IM
Meperidina (petidina)	5 mg/kg	IM – não deve ser administrada por via intravenosa
Metadona	0,2 a 0,5 mg/kg	IV, IM
Morfina	0,2 a 0,5 mg/kg	IV (aconselha-se a administração lenta para prevenir a liberação de histamina), IM
AINEs	*Doses sugeridas para um único uso*	
Carprofeno	2 a 4 mg/kg	SC IV
Cetoprofeno	2 mg/kg	SC, IM
Meloxicam	0,1 a 0,3 mg/kg	SC

SC, subcutânea; IM, intramuscular; IV, intravenosa; OTM, oral transmucosa; AINEs, anti-inflamatórios não esteroides.

*Para informações sobre dosagens repetidas ou intervalos entre as dosagens, favor ver detalhes no texto.

mo, constitui-se em má escolha para dor somática ou visceral que seja mais do que naturalmente transitória, como o que pode ocorrer em cirurgia invasiva.[108]

A nalburfina, assim como o butorfanol, é um opioide agonista-antagonista. Há poucos relatos publicados sobre o uso de nalburfina em gatos. Um estudo demonstrou analgesia visceral, com doses intravenosas de 0,75, 1,5 e 3 mg/kg, produzindo efeitos semelhantes que perduraram entre 156 e 200 min.[117] Nenhuma dessas doses resultou em analgesia somática.

A pentazocina, outro agonista-antagonista, proporcionou analgesia apenas visceral quando 3 mg/kg (via intravenosa) foram administrados.[117] Não se observou antinocicepção somática com essa dose e foram descritos efeitos colaterais indesejáveis, como ataxia e medo, sugerindo que essa substância tem pouca utilidade em gatos.

A buprenorfina é um agonista parcial de OP$_3$ e tem sido amplamente estudada em gatos, tanto em nível laboratorial quanto clínico. Está autorizada comercialmente para uso em gatos em alguns países. Estudos laboratoriais relatam tempos variáveis para início de efeito e duração da ação, o que parece parcialmente relacionado com a dose e a via de administração. Por exemplo, quando se avalia antinocicepção usando um modelo de limiar térmico, a dose de 0,01 mg/kg (intramuscular) precisou de até 2 h para início de ação e a duração do efeito variou entre 4 e 12 h.[110] No mesmo modelo, a dose de 0,02 mg/kg (intramuscular) resultou no início mais rápido de antinocicepção, que foi significativo aos 35 min e perdurou por cerca de 5 h.[63] A administração intravenosa de buprenorfina ao longo da variação de doses desde 0,01 mg/kg até 0,04 mg/kg mostrou que o início do tempo de antinocicepção térmica é curto (15 min), com pouca diferença na intensidade ou na duração do efeito. Um teste diferente de analgesia somática (limiar mecânico) mostrou efeito-dose relacionado; 0,01 mg/kg foi ineficaz, 0,02 mg/kg foram eficazes, porém de curta duração, e 0,04 mg/kg teve a mais longa duração de ação.[135] Tais autores comentaram que outra razão para a variabilidade entre os estudos foi a significativa variabilidade entre os gatos, o que faz lembrar que a dor e a eficácia dos agentes farmacológicos usados para avaliá-las são únicos para cada indivíduo e que a avaliação individual é a chave do sucesso em cada paciente.

Semelhantemente aos efeitos relatados de hidromorfona por via subcutânea, essa via também parece menos eficaz quando se usa uma única dose de buprenorfina.[43,134] Em ambiente laboratorial, não houve diferença no início ou na duração de ação (30 min e 6 h, respectivamente), entre a administração oral transmucosa e intravenosa da buprenorfina a 0,02 mg/kg. Em um experimento clínico, a administração intravenosa e a administração intramuscular de buprenorfina foram mais eficazes do que a via oral transmucosa.[43] Contudo, tal fato pode ser decorrente da baixa dose transmucosa oral empregada (0,01 mg/kg). Outra informação obtida com esses estudos é o tempo de efeito máximo, que ocorre, consistentemente, entre 60 e 90 min após a administração. A dor costuma ser mais intensa no período pós-cirúrgico imediato. Por conseguinte, o momento exato da administração de buprenorfina pré-cirúrgica (antecipada) deve ser planejado para satisfazer esses critérios.

Em diversos estudos clínicos, a analgesia produzida por buprenorfina (em geral, administrada por via intramuscular) em gatos submetidos a diversos procedimentos invasivos foi maior em magnitude e duração do que a produzida por diversos outros opioides, como butorfanol, levometadona, morfina, oximorfona e petidina.[33,91,129,133,143] No entanto, deve-se observar que doses equianalgésicas de opioides não foram necessariamente utilizadas, e os métodos de avaliação da dor não eram padronizados.

Um preparado de liberação constante de buprenorfina para a administração subcutânea foi avaliada em gatas submetidas a ovário-histerectomia. Uma única dose de liberação prolongada de 120 μg/kg foi tão eficaz quanto 20 μg/kg de buprenorfina por via transmucosa oral administrada a cada 12 h até 60 h após a cirurgia.[18] A formulação de liberação contínua é conveniente para uso e, em gatos ferozes, que frequentemente são difíceis de manejar após procedimentos, essa formulação constitui-se em uma opção viável para promover analgesia pós-cirúrgica de duração adequada.

A buprenorfina está disponível para uso em seres humanos em forma de adesivo. Em gatos, as concentrações plasmáticas foram bastante variáveis após a aplicação do adesivo de 35 μg/h, e não foi evidente analgesia alguma durante o período de 4 dias em um estudo.[96] Até que sejam realizados estudos mais aprofundados com tamanhos diferentes de adesivos e talvez usando uma dose de carga de buprenorfina, esses métodos de administração não podem ser recomendados.

As seguintes conclusões podem ser feitas a partir dos extensos dados publicados de buprenorfina em gatos: as doses para uso clínico devem ser de 0,02 mg/kg ou maiores; as vias de administração intravenosa, intramuscular e transmucosa oral são eficazes, porém a via subcutânea não é; e existe variação individual.

Agonistas opioides de OP₃

A fentanila é um potente opioide usado em gatos como bolo intravenoso, como infusão a taxa constante e como adesivo transdérmico.

Por via intravenosa (10 μg/kg IV), a fentanila alcança efeito máximo em menos de 5 min e proporciona importante antinocicepção por quase 2 h, sem efeitos adversos ou com efeitos adversos mínimos.[112] O perfil farmacocinético da fentanila a torna agente adequado para uso como IIC. Os níveis plasmáticos e, por conseguinte, o grau de analgesia podem ser alterados rapidamente, e, com frequência, a fentanila é usada dessa maneira para proporcionar analgesia nos casos de traumatismo tanto durante quanto após cirurgia. Um modelo de pesquisa sugere que a concentração plasmática eficaz em gatos é de 1 ng/mℓ.[112] A taxa de infusão necessária para manter essa concentração plasmática não foi verificada, e é provável que as necessidades variem dependendo do indivíduo e da gravidade e da lesão ou da extensão da cirurgia. Essas autoras têm usado índices de infusão de 0,08 a 0,8 μg/kg/min (5 a 50 μg/kg/h) durante cirurgia e de 0,03 a 0,16 μg/kg/min (2 a 10 μg/kg/h) no pós-cirúrgico ou em paciente de traumatismo.

Após a aplicação do adesivo transdérmico, a concentração plasmática de fentanila é muito variável e indetectável em alguns gatos. Muitos fatores podem contribuir para a variabilidade, como peso corporal (que direciona a dose/kg a partir do adesivo de tamanho padronizado), gordura subcutânea, temperatura corporal e localização e método de colocação do adesivo. Os níveis séricos de fentanila são mais elevados em gatos normotérmicos (38°C) do que em hipotérmicos (35°C).[101] Os gatos com peso inferior a 4 kg apresentam concentrações plasmáticas mais elevadas quando a camada completa de um adesivo de 25 μg/h é exposta, ao contrário de quando se coloca apenas a metade do adesivo.[27] O estado constante pode ser alcançado em 6 a 12 h e mantido por até 72 h após a colocação do adesivo em alguns gatos.[84] A pele do gato pode agir como depósito de fármacos, pois, diferentemente de cães, as concentrações séricas podem levar até 20 h para declinar após o adesivo ser removido.[84] Relatos clínicos sugerem que o adesivo de fentanila transdérmico tem utilidade clínica em gatos após oniquectomia e ovário-histerectomia,[37,40,47] porém os clínicos devem estar cientes de que somente porque o curativo foi aplicado não significa que esteja promovendo a analgesia adequada em todos os casos.

Existe o relato de um caso clínico de um cão que ficou extremamente sedado após ter perfurado e presumivelmente ingerido ou lambido o conteúdo de um adesivo transdérmico de fentanila aplicado no seu flanco,[119] e é bastante plausível que isso também possa ocorrer no gato. O clínico deve considerar todas as consequências com cuidado antes de mandar o gato para casa com o adesivo aplicado; isso tem causado algumas questões sérias na justiça na medicina humana, como mudança de aplicação, uso abusivo e ingestão acidental por uma criança.[146,147]

A remifentanila é rapidamente metabolizada e não se acumula. É usada como infusão em diversas espécies, inclusive nos seres humanos, por causa da habilidade de mudar as concentrações plasmáticas com bastante rapidez. Atualmente, a remifentanila é usada predominantemente para proporcionar analgesia durante anestesia sob índices de 1 a 2 μg/kg/min (60 a 120 μg/kg/h), o que poderia causar comportamento disfórico e, algumas vezes, muito agitado em gatos conscientes.[14] Entretanto, se as taxas de infusão forem mantidas abaixo de 1 μg/kg/min (< 60 μg/kg/h), esses efeitos adversos podem ser evitados e ainda se demonstra antinocicepção,[14] tornando o fármaco adequado para o uso pós-cirúrgico.

A hidromorfona é amplamente utilizada na medicina veterinária, devido a seu baixo custo.[5] A hidromorfona e a oximorfona (a 0,05 mg/kg) proporcionam analgesia clinicamente equivalentes em gatos submetidos a diversos procedimentos cirúrgicos.[5] Em um modelo de pesquisa, a dose intravenosa de 0,05 mg/kg proporcionou antinocicepção moderada por 80 min, enquanto 0,1 mg/kg (administrado por via intravenosa) proporcionou efeitos profundos durante 200 min em um estudo e por até 7 h em outro.[159,160] Dois estudos independentes observaram que vômitos e náuseas eram efeitos colaterais do uso de hidromorfona.[5,113] As preocupações com a hipertermia relacionada com a hidromorfona foram discutidas anteriormente.

A oximorfona tem uso clínico amplo, porém há poucas informações publicadas com relação a essa substância em gatos. Em um pequeno número de gatos, a oximorfona a 0,05 mg/kg (IV) mostrou-se tão eficaz clinicamente quanto a hidromorfona na mesma dose.[5] Em outro estudo, a oximorfona não teve efeito analgésico tão intenso quanto a buprenorfina em gatos submetidos a oniquectomia com ou sem castração.[33] As informações publicadas sugerem poucos efeitos adversos a partir da oximorfona, porém faltam dados com base em evidências para apoiar seu uso.

A meperidina, também conhecida como petidina, pode causar agitação quando administrada por via intravenosa; por conseguinte, recomenda-se administração apenas subcutânea ou intramuscular. Vários estudos tanto clínicos quanto laboratoriais sugerem que ela tem curta ação,[83,88] e os clínicos devem esperar que seja eficaz por apenas 1 a 2 h. Como a meperidina pode resultar em sedação, usa-se para esse fim quando o sedativo ou o tranquilizante tradicionais estiverem contraindicados, como no paciente hemodinamicamente instável.

O uso de metadona está cada vez mais popular na medicina veterinária. Atualmente, não existem dados farmacocinéticos para uso no gato. Além de suas ações opioides, a metadona tem outras propriedades desejáveis, como a ação no receptor N-metil-D-aspartato (NDMA),[50] que está envolvido no desenvolvimento da sensibilização central. A metadona encontra-se disponível como um isômero (levometadona) e uma mistura racêmica. Essa mistura racêmica, sob dose relativamente baixa de 0,2 mg/kg por via subcutânea, aumentou os limiares térmicos entre 1 e 3 h, porém esses tiveram pouco efeitos sobre os limiares mecânicos.[134] Em ambiente clínico, tanto a metadona racêmica (0,6 mg/kg intramuscular) quanto a levometadona (0,3 mg/kg intramuscular) administradas antes de ovariectomia proporcionaram a analgesia pós-cirúrgica eficaz, conforme avaliado por palpação e comportamento, sem efeitos adversos.[114] Entretanto, se comparada com buprenorfina ou carprofeno, a levometadona (0,3 mg/kg por via subcutânea a cada 8 h durante 5 dias) não foi eficaz para cirurgia ortopédica e esteve associada à agitação em alguns gatos.[91] Talvez resultados melhores possam ser alcançados com o intervalo entre doses mais curto; não é provável que a duração de ação seja de 8 h com tal dose.

A morfina tem longo histórico de uso em seres e humanos e em animais, e, com frequência, é considerada o padrão ouro para opioides. Por causa da habilidade limitada dos gatos de glicuronidar agentes químicos, a morfina pode ter menos eficácia geral do que em outras espécies, já que é necessária a glicuronidação para a produção de morfina-6-glicuronídio (M-6-G), metabólito potente e ativo. Esse metabólito não foi detectado após a administração intramuscular de morfina em gatos e foi detectado em apenas 3 entre 6 gatos que receberam morfina por via intravenosa.[144] Pela crença de que a morfina provocava a agitação em gatos, doses mais baixas (0,1 a 0,2 mg/kg) têm sido recomendadas historicamente. Assim, estas podem ter levado à impressão de que a morfina não é eficaz em gatos. Devido à falta de produção da M-6-G, é possível que doses mais elevadas do composto provedor sejam necessárias para conseguir analgesia do gato equivalente àquela em espécies capazes de produzir esse metabólito. Doses intramusculares de 0,5 mg/kg são empregadas com sucesso e mínimos efeitos colaterais[103] (na experiência das autoras).

A morfina intravenosa foi associada à liberação de histamina em cães de maneira dose-relacionada, embora não tenha sido feito um estudo semelhante em gatos.[51] Se a morfina for usada por via intravenosa, aconselha-se administração lenta.

Associações de opioides

A coadministração de opioides foi proposta como meio de alcançar os benefícios positivos de diferentes fármacos. Embora a mistura de opioides tenha sido relatada, os resultados variam desde a diminuição na intensidade antinocicepção, porém com prolongamento do efeito,[80] até nenhum efeito mensurável[63] ou até melhor resultado.[10] Devido a tal imprevisibilidade, não se recomenda a administração simultânea de opioides. Com base em relatos de doses ultralentas de antagonistas opioides aumentarem as ações analgésicas em roedores e seres humanos,[72] realizou-se um estudo semelhante. A associação de baixas doses de naloxona à buprenorfina não conseguiu mostrar quaisquer benefícios sobre a buprenorfina individualmente,[126] sugerindo que o uso direto dos dados entre as espécies não é prudente sem a avaliação cuidadosa na espécie-alvo.

Administração epidural de opioides

Quando avaliados em modelo limiar térmico, tanto a buprenorfina (12,5 µg/kg) quanto a morfina (0,1 mg/kg) promoveram analgesia pela via epidural. No entanto, a morfina promoveu analgesia de maior intensidade e duração (16 h em oposição a 10 h).[107] Meperidina, metadona, e fentanila foram avaliadas após injeção epidural.[35,64] Essas substâncias são mais lipofílicas do que a morfina, o que resulta em difusão e ações sistêmicas que simulam aquelas do medicamento quando administradas por via intravenosa ou intramuscular. Por outro lado, fármacos hidrofílicos, como a morfina, não se difundem prontamente, permanecendo no espaço epidural e proporcionando maior duração de ação e mínimos efeitos sistêmicos.[74] A morfina epidural não produz disfunção motora e é uma excelente escolha de técnica para cirurgia perianal e cirurgia de membro posterior, inclusive amputação.

Tramadol

Embora não classificado como opioide verdadeiro, o tramadol é incluído aqui, pois muito de sua analgesia decorre de seu local de receptor opioide. O tramadol exerce ação em múltiplos locais, como receptores opioides, de serotonina e adrenérgicos.[60] Está disponível em formulações injetáveis e orais e, atualmente, não é um agente químico controlado. Tem boa disponibilidade oral em gatos e seu metabólito ativo O-desmetil-tramadol foi encontrado após administração tanto sistêmica quanto oral. A meia-vida do tramadol é mais longa em gatos do que em cães, de modo que os intervalos entre as doses podem ser estendidos.[105] Em um modelo de pesquisa, a dose subcutânea de 1 mg/kg não aumentou o limiar térmico.[136] Contudo, a dose de 4 mg/kg administrados por via subcutânea melhorou clinicamente o conforto pós-cirúrgico em gatas submetidas a ovário-histerectomia em comparação com o AINE ácido tolfenâmico individualmente.[20] Da mesma maneira, a associação entre o AINE vedaprofeno e o tramadol sob 2 mg/kg melhorou a analgesia pós-cirúrgica mais do que uma ou outra substância administrada individualmente.[11,20] Em um estudo realizado pelo mesmo grupo, não houve efeitos adversos com relação a agregação plaquetária, vômitos, função gastrintestinal ou valores bioquímicos.[12] O tramadol produziu leve euforia,[11] porém esta não foi considerada atributo indesejável do fármaco.

Anti-inflamatórios não esteroides

Os AINEs são amplamente empregados para combater a dor aguda, pois a base da dor cirúrgica e traumática é a inflamação. Os AINEs são convenientes porque não são rigorosamente regulados e a maioria proporciona até 24 h de analgesia. Contudo, diferentemente de opioides e de agonistas α$_2$-adrenérgicos, os AINEs não são reversíveis e têm o potencial de alterar a função de coagulação, perfusão renal e integridade gastrintestinal.

Efeitos colaterais de anti-inflamatórios não esteroides

Tradicionalmente, acredita-se que as enzimas ciclo-oxigenase (COX) existam em duas isoformas principais, COX-1 e COX-2, porém são relatadas COX-3 e outras subclasses também. Inicialmente, a COX-1 foi tida como a enzima constitutiva "governanta" responsável por múltiplas funções fisiológicas essenciais, e a COX-2 era considerada uma enzima induzível que resultava da inflamação. Pensava-se que o bloqueio preferencial da enzima COX-2 aumentasse a segurança dos AINEs. Atualmente, sabe-se que as enzimas COX são multifacetadas. Existe sobreposição em suas funções e é improvável que a COX-2 seja inibida sem algum impacto sobre as enzimas COX-1. A COX-2 também é constitutiva e necessária para funções normais em muitos tecidos – por exemplo, nos rins de cães, ratos, macacos e seres humanos.[69,70,152]

Os AINEs têm sido menos usados em gatos do que em outras espécies, devido a seus efeitos colaterais tóxicos bem documentados. Uma revisão recente delineia os desafios de empregar AINEs em gatos, porém também conclui que, com as precauções adequadas, esses fármacos podem ser parte do controle bem-sucedido da dor aguda nessa espécie.[75] Muitos AINEs dependem intensamente da glicuronidação para o metabolismo e, por esse motivo, alguns AINEs têm meia-vida longa em gatos. Embora o ácido acetilsalicílico seja o exemplo clássico de tal fármaco, o carprofeno também tem meia-vida relativamente longa no gato em comparação com o cão.[99,142] Por outro lado, os AINEs oxidados (p. ex., meloxicam) podem apresentar meia-vida mais curta.[75]

Os AINEs não devem ser usados junto com corticoides ou em gatos portadores de comprometimento gastrintestinal. O meloxicam não altera a taxa de filtração glomerular em gatos conscientes e euvolêmicos saudáveis,[48] mas, com hipotensão, a autorregulação renal depende de prostaglandinas. Assim, um volume diminuído, como o encontrado após traumatismo agudo, é considerado contraindicação para uso de AINEs. Documenta-se hipotensão (pressão arterial média < 60 mmHg ou pressão arterial sistólica < 90 mmHg) entre 10 e 33% dos gatos sob anestesia.[39,49] Por esse motivo, muitos especialistas recomendam que AINEs não sejam administrados antes da anestesia e, em vez disso, sejam reservados para uso no período pós-cirúrgico imediato.

Os AINEs podem alterar a hemostasia em decorrência de seu efeito sobre as plaquetas e o endotélio vascular. Não há evidências de que AINEs mais recentes com autorização de comercialização para uso em gatos tenham efeito significativo sobre sangramento cirúrgico.[75]

Quando comparados entre si, cetoprofeno, carprofeno, meloxicam e ácido tolfenâmico foram igualmente eficazes em gatos submetidos a cirurgia de partes moles de rotina,[130] e, por conseguinte, o clínico deve selecionar um com base em preferência pessoal, facilidade de administração (oral *versus* injeção) e autorização de comercialização para cada fármaco em diversos países.

Quando se administrou uma única dose de cada fármaco em ambiente clínico, o carprofeno proporcionou melhor analgesia pós-cirúrgica do que meperidina, butorfanol, buprenorfina e levometadona.[3,76,91] Provavelmente, tal fato se deu pela diferença na duração de ação nas duas classes de fármacos.

Anti-inflamatórios não esteroides específicos

Embora o ácido acetilsalicílico (ácido acetilsalicílico) tenha venda livre, seus efeitos colaterais (p. ex., úlcera gastrintestinal, inativação de plaquetas e diminuição de prostaglandinas renais protetoras)[15,100] associados à meia-vida de até 45 dias[29] fazem do ácido acetilsalicílico um analgésico pericirúrgico inadequado.

Apenas os AINEs mais amplamente utilizados são discutidos aqui. Para outras informações sobre esses e outros agentes usados com menor frequência, recomenda-se ao leitor a revisão realizada por Lascelles *et al.*[75] Os AINEs discutidos neste capítulo têm autorização de comercialização para uso em gatos em alguns países, e sua indicação de bula também pode variar. Por conseguinte, recomenda-se firmemente que os profissionais verifiquem este dado em cada região antes do uso.

O carprofeno é um AINE que não se liga à COX-1, embora tal seletividade pareça diminuir à medida que a dose aumenta em modelos *in vitro*.[46] Como a meia-vida no gato é variável entre indivíduos e abrange qualquer ponto entre 9 e 49 h,[99] não se aconselha repetir a dosagem. Em países onde o medicamento tem autorização de comercialização para uso em gatos, é para ser empregado uma vez apenas. Em gatas submetidas a ovário-histerectomia, doses que variam de 1 mg/kg a 4 mg/kg foram mais eficazes do que a meperidina (petidina) de 2 até 20 h após cirurgia.[77] Recomenda-se com maior frequência a dose intravenosa ou subcutânea de 1 a 2 mg/kg.[75]

O cetoprofeno não é inibidor seletivo de COX e tem o potencial de produzir efeitos colaterais semelhantes aos descritos para o ácido acetilsalicílico. Entretanto, não são relatados efeitos evidentes sobre a hemostasia.[75] É eficaz para aliviar a dor associada à cirurgia e lesão de partes moles.[79,130] Em gatos com dor musculoesquelética, foi administrado na dose de 1 mg/kg por via oral durante 5 dias com efeitos benéficos.[79]

O meloxicam é um AINE que poupa o COX-1, e, ao diminuir a dosagem do fármaco, pode-se diminuir a incidência de efeitos mediados pela inibição de COX-1.[75] O meloxicam (0,3 mg/kg subcutâneo, administrado uma vez apenas) é o único AINE aprovado para controle da dor pós-cirúrgica relacionada com partes moles e cirurgia ortopédica em gatos nos EUA. Com base nas múltiplas avaliações comportamentais, os gatos que recebem meloxicam mostram-se mais confortáveis após oniquectomia em comparação com aqueles que recebem butorfanol.[17] O meloxicam foi tão eficaz quanto o cetoprofeno no alívio da dor em gatos com doença musculoesquelética, porém uma vantagem do meloxicam é sua palatabilidade.[79] Um trabalho recente indica não haver efeito mensurável sobre

a filtração glomerular na administração de meloxicam, uma vez a 0,2 mg/kg, sucedida por 0,1 mg/kg 1 vez/dia via oral durante 4 dias adicionais.[48] Embora não esteja indicado na bula, este esquema de dosagem é amplamente utilizado para proporcionar 5 dias de analgesia pós-cirúrgica em gatos sadios normovolêmicos.

O robenacoxibe, um AINE que poupa COX-1,[45] é o AINE mais recente e o primeiro AINE da classe coxib aprovado para uso em gatos. Está disponível nas formulações injetável e comprimido e é comercializado para alívio de dor aguda e inflamação associadas a distúrbios musculoesqueléticos e cirurgia de partes moles. A injeção está aprovada para uso pré-cirúrgico e os comprimidos, para até 6 dias em alguns países. Na dose de 2 mg/kg, foi eficaz para reduzir a dor e a tumefação em um modelo inflamatório de pata de animal.[44] Não há relatos publicados de seu uso em pacientes clínicos neste momento.

O ácido tolfenâmico tem poucas informações farmacocinéticas disponibilizadas, e sua condição como agente poupador de COX-1 é controverso.[67] Embora não aprovado nos EUA, o ácido tolfenâmico está licenciado e é popular em muitos outros países.[75] Na dose de 4 mg/kg, mostra-se tão eficaz quanto o meloxicam (0,3 mg/kg por via subcutânea) no gato para controle de dor pós-cirúrgica.[6]

Agentes anestésicos locais

Os anestésicos locais são agentes versáteis com múltiplas aplicações no tratamento da dor aguda. Diferentemente dos fármacos discutidos anteriormente, os anestésicos locais podem promover analgesia *completa*, por bloquear a transmissão nociceptiva. Infelizmente, essas técnicas são subutilizadas, talvez porque os gatos ficam sob anestesia geral na maioria dos procedimentos cirúrgicos e os benefícios potenciais de acrescentar uma técnica anestésica local são negligenciados. Embora a anestesia geral promova inconsciência e imobilidade, a transmissão de estímulos nocivos ainda ocorre e alcança a medula espinal e o cérebro do paciente anestesiado, onde efeitos prolongados como sensibilização central e hiperalgesia secundária podem se desenvolver. Os anestésicos locais bloqueiam a nocicepção e a transmissão de estímulos dolorosos, reduzindo essas consequências deletérias.

Embora existam muitos anestésicos locais, a lidocaína e a bupivacaína são os utilizados com maior frequência na medicina veterinária. Esses anestésicos locais diferem entre si na rapidez de início de ação, bem como na potência e na duração de ação, porém ambos sofrem metabolismo hepático. Acredita-se tradicionalmente que a lidocaína tenha início mais rápido, enquanto a bupivacaína tem início de ação mais lento. A bupivacaína é mais potente que a lidocaína e sua duração é mais longa.[124] Com frequência, esses dois anestésicos locais são associados para alcançar as qualidades mais desejáveis de cada um deles (ação de início rápido e prolongada); contudo, a eficácia dessa abordagem não foi testada. Ao incorporar anestésicos locais no plano analgésico, o clínico deve considerar a toxicidade e calcular a dose segura com base em mg/kg para cada gato individualmente. Por exemplo, ao usar 4 mg/kg de lidocaína para um gato de 5 kg, emprega não mais que o total de 1 mℓ de lidocaína a 2% para o animal. Se a dose calculada proporcionar volume insuficiente para o bloqueio pretendido, o agente farmacológico poderá ser diluído. Os efeitos tóxicos dos anestésicos locais envolvem sinais neurológicos, como convulsões e alterações cardiovasculares, que podem ser brandas ou resultar em colapso cardiovascular. Doses relatadas como causadoras de sinais neurológicos são 11,7 ± 4,6 mg/kg para a lidocaína e 3,8 ± 1 mg/kg para bupivacaína. Doses cardiotóxicas de lidocaína e bupivacaína são 47,3 ± 8,6 mg/kg e 18,4 ± 4,9 mg/kg, respectivamente. [19]

A lidocaína administrada por infusão a taxa constante é amplamente empregada em cães para diminuir as necessidades de agentes inalantes e proporcionar analgesia intra e pós-cirúrgica, porém não está recomendada para gatos. Efeitos adversos graves, como depressão cardiovascular e aumento dos valores plasmáticos de lactato foram relatados em gatos anestesiados com grande variedade de velocidade de infusão,[104] o que enfatiza a necessidade de avaliar criticamente técnicas bem-sucedidas em outras espécies antes de aplicá-las no gato.

A aplicação tópica de cremes anestésicos locais para dessensibilizar a pele pode facilitar a colocação do cateter e a venipunção, além de auxiliar em diversos outros procedimentos minimamente invasivos, como a biopsia de pele. Existem dois produtos facilmente encontrados: lidocaína em formulação lipossômica encapsulada e a mistura eutética de lidocaína e prilocaína. Há pouca absorção sistêmica após a aplicação da formulação lipossômica e nenhuma captação dos componentes da mistura eutética.[38,41] O índice de sucesso de cateterismo jugular aumentou em mais de 20% (entre 38 e 60%) quando a mistura eutética foi empregada como parte do processo de cateterismo em um estudo.[157] O local proposto da pele é raspado antecipadamente e limpo de maneira rotineira. O creme é aplicado e coberto com curativo oclusivo, que pode ser um pequeno quadrado cortado de um saco plástico ou luva cirúrgica ou luva de exame, e depois coberto com algo leve durante, aproximadamente, 20 min. Quando for a hora de colocar o cateter, o curativo é removido e faz-se a limpeza final da pele.

Outro método para aporte de anestesia local consiste no adesivo de lidocaína. Tal adesivo produz altas concentrações de lidocaína no local da aplicação com mínima absorção sistêmica e mostrou-se eficaz por 72 h de duração da avaliação.[71] O adesivo pode ser cortado para qualquer tamanho desejado, ou forma, sem temor de alteração do aporte do fármaco, tornando-o uma boa opção para o tratamento de feridas.

Outras técnicas úteis que valem a pena aprender são bloqueio de plexo braquial, bloqueio dentário, bloqueio distal das patas, bloqueio de nervos intercostais e cateteres de infusão na ferida ("embebidores"). Essas técnicas são de baixo custo, relativamente fáceis de serem realizadas e estão associadas a mínimas complicações se feitas corretamente.

Bloqueios anestésicos locais

Os gatos raramente toleram o bloqueio local realizado enquanto alertas, e podem surgir complicações se o animal se mover no momento errado. Por isso, recomendam-se sedação intensa ou anestesia geral antes de se realizar bloqueios locais. Alguns bloqueios clinicamente úteis são descritos adiante.

Bloqueio de plexo braquial

O objetivo desse procedimento consiste em bloquear os ramos ventrais dos nervos cervicais, 6, 7 e 8 e o nervo torácico 1. Esta técnica demonstrou reduzir a necessidade de inalante intracirúrgico e também a dor pós-cirúrgica inicial no gato.[93] É uma técnica útil em procedimentos localizados abaixo da articulação do cotovelo; o bloqueio pode ser realizado de três maneiras: com orientação ultrassonográfica, com o uso de estimulador de nervo ou com base nos marcos anatômicos sem visualização. Os bloqueios de nervos guiados por ultrassonografia constituem uma técnica relativamente nova em animais. Existem instruções para essa técnica em cães.[16] O uso de estimulação de nervo periférico foi descrito no coelho e também no cão, porém ainda não no gato.[8,162] A técnica de fato aumenta o índice de sucesso quando empregada em crianças[116] e tem grande potencial em gatos. Como o equipamento apropriado para essas duas técnicas ainda não está amplamente disponível na prática geral, a técnica descrita aqui se baseia nos marcos anatômicos (Figura 6.2).[73] O ponto do ombro (articulação escapuloumeral), primeira costela e vértebras cervicais são os marcos anatômicos que auxiliaram na realização completa desse bloqueio. Após a cobertura de pelos ser tosada no local de inserção empregando-se técnica estéril, a cabeça e o pescoço do paciente são colocados em posição neutra (ou seja, com flexão ou extensão mínima). Os processos transversos cervicais formam uma linha que costuma atravessar o plexo braquial proximal na primeira costela.[73] A primeira costela é seguida dorsalmente o máximo possível, e uma agulha estéril de cerca de 4 cm e calibre 22 é inserida e avançada na direção dessa costela e caudalmente, por baixo da escápula. Coloca-se a agulha em

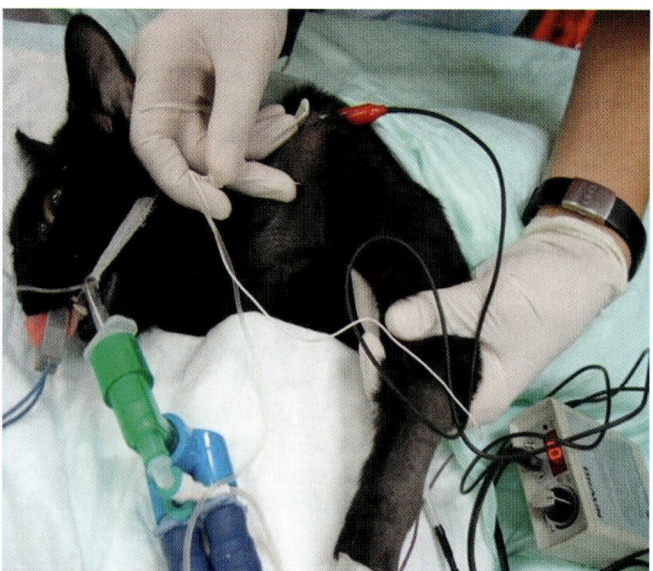

Figura 6.2 Gato recebendo bloqueio de plexo braquial. (*Cortesia de Heidi Reicht e Martina Mosing.*)

uma seringa contendo lidocaína (4 mg/kg) ou bupivacaína (2 mg/kg). É fundamental puxar para trás o êmbolo da seringa após ela ser montada com a agulha e antes da administração do fármaco; complicações desse bloqueio envolvem injeção na veia ou na artéria axilar e também colocação da agulha na cavidade torácica. Se houver aspiração de ar ou sangue, é melhor o procedimento ser encerrado. Se nada for aspirado, aproximadamente um quarto do volume total é depositado nessa posição e a agulha é retraída a uma curta distância (0,5 cm). Após aspirar novamente, pode ser depositado mais anestésico local. Continua-se o procedimento até que a agulha seja retirada da pele.

Bloqueios dentários[73]

Os bloqueios dentários frequentemente são empregados para ajudar a administrar a dor associada a cirurgia da mandíbula e da face e procedimentos dentários, tendo como alvo (conforme adequado) os nervos de mento, alveolar inferior (mandibular), e infraorbitário. O forame do nervo do mento pode ser palpado rostralmente entre o dente canino e o primeiro dente pré-molar, na face bucal da mandíbula. O nervo alveolar inferior é bloqueado de modo intraoral, a partir da abordagem externa, ou interna, na face caudal da mandíbula. É palpado na face lingual da mandíbula, ventral e rostralmente ao processo angular. Com frequência, devido ao pequeno tamanho da mandíbula do gato, é necessário abordar esse forame a partir da face caudal externa da mandíbula. A pele sobre o local da entrada da agulha deve ser raspada e preparada adequadamente. O canal infraorbitário no gato é extremamente raso, de modo que, embora esse forame seja facilmente palpável, deve-se ter cuidado para evitar inserir a agulha além de alguns milímetros para dentro do canal. Pode-se palpar o forame ventral ao olho, onde o arco zigomático encontra a maxila, elevando-se o lábio e palpando-se ao longo da mucosa bucal. É importante aspirar antes de depositar anestésico local em qualquer um desses forames e não exceder a dose tóxica total de lidocaína ou bupivacaína para o gato, ao realizar múltiplos bloqueios. Ocasionalmente, é necessário associar anestésico local à solução salina para promover maior volume.

Bloqueio distal da pata[124]

Retirar as garras dos gatos é procedimento cada vez mais controverso e não permitido em muitos países. Contudo, se for realizado, é essencial promover analgesia adequada, frequentemente durante alguns dias após a cirurgia. Recomendam-se opioides nos períodos pré-cirúrgico e pós-cirúrgico, associados a um AINE (p. ex., meloxicam), conforme previamente descrito. A adição do bloqueio regional é bastante utilizada, embora os benefícios pós-cirúrgicos não tenham sido evidentes em um estudo.[25] Entretanto, muitos clínicos comentam a melhora na qualidade da recuperação e do conforto pós-cirúrgico, com menor necessidade de anestésico durante a cirurgia e menos alterações na frequência cardíaca e na pressão arterial, intracirúrgicas, após sua incorporação no planejamento pe-

ricirúrgico. Com frequência denominado bloqueio de quatro pontos, os ramos superficiais dos nervos radial, ulnar cutâneo palmar e dorsal e nervo medial são bloqueados de modo seletivo. Os nervos radiais localizam-se próximos da articulação do carpo e sobre a face dorsomedial da pata, onde são bloqueados. O nervo ulnar é bloqueado em dois pontos: proximal e lateral ao osso acessório do carpo. O coxim carpal medial promove o marco para o bloqueio do nervo medial, que é bloqueado proximalmente a esse ponto (Figura 6.3).

Bloqueio de nervo intercostal[73]

Esse bloqueio pode aliviar a dor associada a uma incisão de toracotomia lateral ou de costela fraturada. Para o bloqueio eficaz, é importante relembrar que a inervação suprida a uma costela individualmente tem contribuições oriundas das raízes nervosas das costelas craniais e caudais ao nervo acometido. Por isso, é prudente bloquear um a dois espaços intercostais craniais e um a dois espaços intercostais caudais à costela acometida. O nervo é bloqueado próximo do forame intervertebral na borda caudal da costela, com cuidado para evitar os vasos sanguíneos que correm ao longo da borda caudal da costela. Quando se realiza a toracotomia, o(s) nervo(s) pode(m) ser diretamente visualizado(s). Se a técnica for realizada por via percutânea, em oposição à visualização direta, deve-se ter cuidado para não penetrar a cavidade torácica.

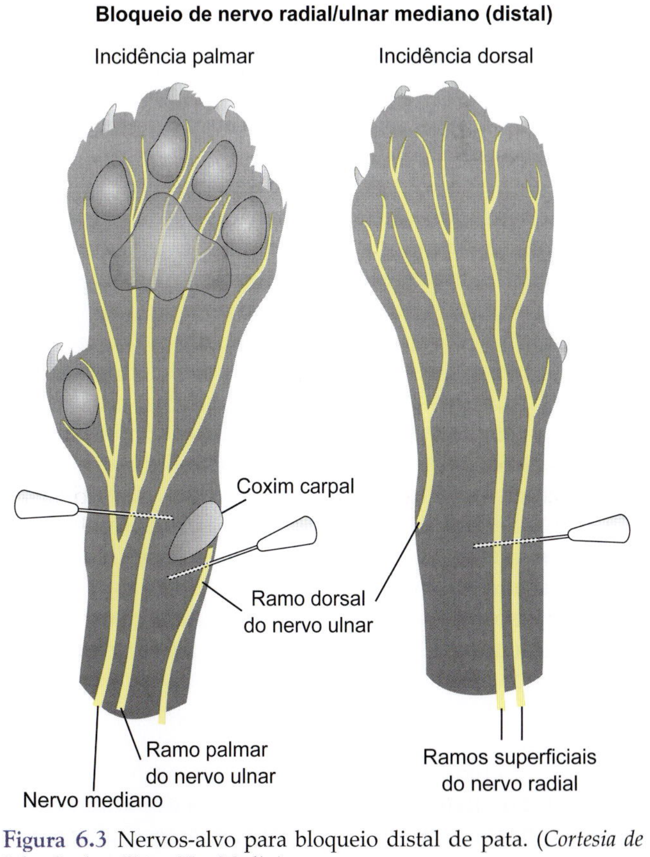

Bloqueio de nervo radial/ulnar mediano (distal)

Figura 6.3 Nervos-alvo para bloqueio distal de pata. (*Cortesia de John Spahr e Teton NewMedia.*)

Cateteres de infusão em ferida

Cateteres de infusão em ferida ("embebidores") promovem analgesia local contínua *in situ* em uma ferida. Esses cateteres podem ser comprados como produto "pronto para uso" ou podem ser feitos a partir de um cateter de borracha vermelha 5 F, com orifícios alternativos colocados com distância de 5 mm entre eles, começando 8 cm proximal à extremidade do cateter. Quando cateteres de infusão em ferida usados como parte de protocolo de controle da dor após redução de fibrossarcoma, os gatos receberam alta do hospital significativamente mais cedo, pois satisfizeram os critérios para alta (melhora da mobilidade e do consumo de alimentos) mais rapidamente.[28] O medo de haver infecção foi citado como razão para não usar essa técnica, mas um estudo retrospectivo de cães e gatos com cateteres embebidores de feridas não fundamentou tal preocupação.[1]

Agentes agonistas α_2-adrenérgicos

Há relatos de uso no gato de xilazina, detomidina, medetomidina, romifidina e dexmedetomidina. Atualmente, esta última substância é o agonista α_2 primário empregado em gatos e tem autorização para comercialização em muitos países. Agonistas α_2 promovem sedação, relaxamento muscular e analgesia. Em um modelo de pesquisa, os efeitos da dexmedetomidina (administrada como injeção intramuscular) sobre a sedação mostraram-se dose-relacionados, porém os efeitos analgésicos podem não ser.[127] Assim, o clínico deve estar ciente de que, embora a sedação seja essencial, a analgesia pode não ser adequada. A dexmedetomidina também produz efeitos cardiovasculares bem conhecidos, como bradicardia, diminuição do débito cardíaco e hipertensão.

A dexmedetomidina é usada basicamente como pré-medicamento antes de anestesia geral, para contenção química e associada a anestésicos locais para procedimentos pequenos.

A dexmedetomidina transmucosa oral (40 µg/kg) proporcionou sedação e efeitos antinociceptivos mensuráveis semelhantes aos da mesma dose administrada por via intramuscular.[128] É uma técnica particularmente útil quando se lida com um gato que sinta dor e seja difícil de manejar.

As ações da dexmedetomidina são revertidas com atipamezol, porém deve-se ter em mente que reverte todos os efeitos, inclusive a analgesia. Por conseguinte, se for realizado um procedimento invasivo, deverão ser administrados outros analgésicos (opioides, AINEs) antes da reversão.

No esforço de utilizar as propriedades analgésicas, evitando-se, porém, a sedação intensa e os efeitos cardiovasculares indesejáveis, podem ser dadas doses baixas de dexmedetomidina sob a forma de infusão a taxa constante. Essa estratégia tem sido exitosa em cães e gatos, e foi tão eficaz quanto a ITC de morfina no período pós-cirúrgico.[150] Estudos semelhantes não foram relatados em gatos, porém taxas de infusão de 0,5 a 2,0 µg/kg/h são usadas em ambientes clínicos com relatos de sucesso. O gato deve ser avaliado quanto a dor, inclusive dor na ferida, para assegurar que quaisquer efeitos sedativos do fármaco não a estejam mascarando. Um benefício dessa técnica é que o índice de infusão pode ser aumentado antes de intervenções de enfermagem, como troca de ataduras, e dimunuído com o passar do tempo, a fim de avaliar o nível de conforto do paciente.

Antagonistas de receptor N-metil-D-aspartato

Os agentes químicos nessa categoria são a quetamina, a amantadina e a memantina. As duas últimas são utilizadas mais comumente em pacientes com condições dolorosas crônicas, e não existem informações confiáveis sobre essas substâncias em gatos ou, pelo menos, de uso na prática. Contudo, a quetamina tem participação potencial no controle da dor aguda.

A quetamina, classificada como anestésico dissociativo, é bastante usada em gatos para contenção química ou associada a dexmedetomidina, diazepam ou medazolam para induzir anestesia geral (Capítulo 7). Entretanto, devido à sua interação no receptor NMDA, há grande interesse em usar quetamina para promover analgesia e prevenir sensibilização central e "excitação." Em gatos, excitação (conforme medida por eletroencefalografia [EEG]) e respostas autônomas durante estimulação nociceptiva foram abolidas por quetamina.[141] Um estudo clínico descobriu que gatas submetidas a ovário-histerectomia com quetamina como parte de seu protocolo de anestesia tiveram melhor analgesia nos pós-cirúrgico.[125] A experiência com infusões subanestésicas de quetamina administradas como parte do protocolo analgésico multimodal em cães submetidos a uma cirurgia grande sugere que o fármaco tem efeitos benéficos sobre a dor pós-cirúrgica.[156] A impressão clínica é a de que doses de quetamina na variação entre 5 e 10 µg/kg/min (300 a 600 µg/kg/h) durante cirurgia e 2 a 5 µg/kg/min após cirurgia (120 a 300 µg/kg/h) por até 24 h melhoram o resultado pós-cirúrgico em gatos, porém tal fato ainda não foi confirmado em um estudo bem controlado.

Assim como a quetamina, a amantadina também é um antagonista de NMDA, porém, diferentemente da quetamina, a amantadina estabiliza os canais NMDA em oposição ao bloqueio do fluxo corrente através do canal. A amantadina é adição relativamente nova ao arsenal analgésico veterinário e, como tal, existem poucas informações sobre seu uso em gatos. Descobriu-se que aumenta os efeitos dos AINEs em cães com osteoartrite,[68] porém seu papel na administração da dor aguda, especialmente em felinos, não é certo.

A administração epidural de quetamina foi relatada em gatos e, quando associada a lidocaína, pode promover analgesia prolongada[30] Entretanto, não existe uma formulação comercial de quetamina sem conservante, e os fármacos contendo conservantes não são recomendados para uso epidural. A morfina epidural proporciona analgesia eficaz e está disponível em formulação sem conservantes, tornando-a o agente de escolha para esta via de administração.

Outros agentes analgésicos

A gabapentina é um anticonvulsivante com utilidade no alívio da dor neuropática em seres humanos.[98] Também há interesse em usá-la no período pericirúrgico, a fim de se prevenir dor pericirúrgica persistente, a qual, possivelmente, resulte de lesão a nervo durante a cirurgia.[68]

No gato, a biodisponibilidade por via oral é alta (92%).[122] A gabapentina oral não produziu efeitos antinociceptivos em modelo de limiar térmico,[106] mas tal fato não surpreende, pois seu mecanismo de ação ocorre em nervos lesados.[26] A gabapentina tem sido usada como medicação "de acréscimo" em cães submetidos a cirurgia de disco intervertebral, e os efeitos benéficos foram vistos no terceiro e quarto dias pós-cirúrgicos.[2] Por outro lado, não se observou benefício quando a gabapentina foi usada como analgésico adjunto em cães submetidos a amputação de membro anterior.[155] Não existem estudos publicados sobre o uso pericirúrgico de gabapentina em gatos.

O maropitant, um antagonista de neurocinina-1 (NK-1) usado comumente em gatos na prevenção de êmese,[56] mostrou potencial como analgésico em outras espécies. Desse modo, estão sendo feitas pesquisas em gatos para esse fim. Em ambiente de pesquisa, houve variação acentuada nas respostas individuais a esse fármaco; em alguns gatos, a antinocicepção térmica pôde ser demonstrada, porém não em outros.[94]

Analgesia multimodal

A analgesia multimodal descreve o uso associado de fármacos que operam em diferentes receptores e vias com a ideia de que assim haverá analgesia superior ou tornará possível que doses mais baixas de cada fármaco diminuam os efeitos colaterais adversos. Embora isso soe lógico, são necessárias mais pesquisas para validar completamente essa associação no gato e para determinar quais fármacos, dosagens e associações serão mais benéficos. Demonstrou-se sinergismo entre o AINE vedaprofeno e o tramadol.[11] A buprenorfina pode ter ação sinérgica com o carprofeno; os gatos que receberam as duas substâncias exibiram menos sinais de dor do que os que receberam um ou outro fármaco individualmente.[137]

Medicações para usar em casa

Quando não são necessários cuidados de enfermagem intensivos nem suporte de líquido intravenoso, os gatos podem ir para casa, a fim de se recuperar da cirurgia. A maioria recupera-se melhor em ambiente familiar, longe dos agentes estressantes de uma clínica veterinária. As técnicas anestésicas e cirúrgicas ambulatoriais possibilitam que os gatos retornem à função normal rapidamente. Contudo, podem ser necessários analgésicos durante alguns dias do pós-cirúrgico. Já foram discutidas questões judiciais associadas a adesivos transdérmicos de fentanila. Um agente químico conhecido para uso domiciliar é a buprenorfina (um opioide menos controlado), que a maioria dos proprietários considera fácil de administrar por via transmucosa oral. Administram-se doses de 0,01 a 0,02 mg/kg, 2 ou 3 vezes/dia, dependendo da gravidade da cirurgia e do comportamento do gato em casa. Em geral, a buprenorfina não é mais necessária após 2 a 3 dias. O meloxicam oral (0,025 a 0,05 mg/kg, 1 vez/dia durante 4 dias) também é fácil de usar no ambiente domiciliar, pois é administrado 1 vez/dia e é bastante palatável; pode ser administrado individualmente ou junto com alimento.

Variação individual em resposta a fármacos analgésicos

A farmacogenética (estudo da variação genética que resulta em diferentes respostas a fármacos) é uma área importante de interesse na comunidade científica. Seres humanos e camundongos do sexo feminino com o gene do receptor da melanocortina 1 (que está associado a cabelo ruivo e pele clara em seres humanos) apresentam sensibilidade alterada à pentazocina, em comparação com o sexo masculino ou com pessoas do sexo feminino com outra cor de cabelo.[89] É bastante provável que os gatos, com seus diversos traços genéticos, também expressem variação individual em resposta a agentes químicos analgésicos. As diferenças de gênero na sensibilidade à dor são bem documentadas em seres humanos,[36] porém não são bem estudadas em animais, a não ser em roedores. Variações acentuadas na resposta ao butorfanol e à buprenorfina foram relatadas em gatos sob condições laboratoriais bem controladas.[63,81,117,135] Clinicamente, isso é preocupante, pois alguns gatos podem ser "não responsivos" a um opioide escolhido,[145] fazendo com que o controle analgésico desses animais seja mais desafiador. Entretanto, de posse desse conhecimento, boas habilidades de avaliação da dor e uma variedade de agentes analgésicos, os clínicos têm habilidade em manter pacientes felinos confortáveis. Agora que o genoma felino foi mapeado,[95] abrem-se possibilidades interessantes para a investigação da dor e da analgesia em gatos.

Populações especiais

Existem poucas informações sobre a segurança e a eficácia de fármacos analgésicos em gatas lactantes, filhotes e gatos adultos idosos.

Com frequência, os analgésicos não são administrados a animais jovens, devido à imaturidade de seus órgãos e menor habilidade de metabolizar agentes químicos. Entretanto, os neonatos sentem dor, e estímulos nocivos podem causar reações prejudiciais e permanentes no sistema nervoso em desenvolvimento.[87] O carprofeno tem sido usado em gatinhos a partir de 6 semanas de vida (ver a bula nos países onde está aprovado), enquanto o meloxicam não é recomendado até 16 semanas de idade.[62] Em filhotes com menos de 6 semanas, agonistas opioides são os agentes analgésicos de escolha, pois são reversíveis se houver eventos adversos. Em neonatos, o débito cardíaco depende da frequência cardíaca; por conseguinte, a bradicardia relacionada com opioides é uma preocupação. Por esse motivo, e pela observação de que os gatinhos podem ser mais sensíveis aos efeitos sedativos e depressores do sistema respiratório dos opioides, sugere-se que doses mais baixas sejam empregadas inicialmente, com o tratamento posterior fundamentado em uma observação atenta. A coadministração de anticolinérgico pode reduzir a incidência de bradicardia mediada por opioides.

Os fármacos administrados a uma fêmea com cria podem ser excretados no leite. Em espécies nas quais isso foi estudado, apenas uma pequena porcentagem do fármaco é detectável no leite. Em vacas, o carprofeno esteve abaixo dos limites detectáveis no leite após uma única dose ou dosagem diária;[86] não foi realizado estudo comparável em gata lactante. Existe preocupação quanto à exposição do feto ou dos neonatos a AINEs, que poderia comprometer o desenvolvimento renal ou a função do ducto arterioso.[4] Por isso, até que informações mais específicas estejam disponíveis, o uso de AINEs deve ser restrito a uma base "uma vez apenas" em gatas prenhas ou lactantes. É improvável que a concentração de agentes opioides existentes no leite após a administração sistêmica na gata tenha quaisquer efeitos negativos nos gatinhos lactentes. Opioides epidurais que sejam hidrofílicos (p. ex., morfina) permanecem concentrados no espaço epidural com mínima distribuição sistêmica, fazendo deles escolha adequada para uma gata submetida à cesariana. Um bloqueio em linha anestésica local é outra técnica anestésica eficaz, embora de curta ação, para a cesariana. A revisão feita por Mathews[87] confere mais informações sobre essas categorias de pacientes. Com esses casos infrequentes, porém desafiadores, o clínico precisa ajustar o programa analgésico ao paciente específico.

Gatos idosos são um desafio em termos de tratamento da dor por causa de doença preexistente e Rollin[115] nos lembra de que nossa obrigação consiste em preservar a qualidade de vida e não apenas a "quantidade" de vida nessa população.[115] A compreensão total das doenças coexistentes do paciente e a avaliação da função hepática e da função renal são essenciais antes de se desenvolver um esquema de tratamento. Ocorre neurodegeneração relacionada com o envelhecimento em gatos,[53] mas não se sabe o modo como esse processo se relaciona com mudanças na neurotransmissão, sensibilidade a dor ou necessidades analgésicas. Inicialmente, pode ser prudente usar uma dose reduzida de agente farmacológico em gatos idosos e basear a administração adicional em avaliação cuidadosa.

Outras modalidades analgésicas

Finalmente, nem todo controle da dor é farmacológico. Outras modalidades, como massagem, fisioterapia e acupuntura, podem proporcionar benefícios para o alívio da dor aguda no gato. Essas modalidades não foram submetidas a julgamento científico de peso nessa espécie, porém relatos de casos clínicos individuais são incentivadores.[21,42] Além disso, aquecimento, cama seca confortável, ambiente tranquilo e cuidadores delicados e atenciosos para o conforto geral de um gato não devem ser subestimados.

Conclusão

As características únicas do gato tornam a avaliação e o tratamento desses pacientes com relação à dor tanto compensadores quanto desafiadores. Entretanto, não há dúvida de que incorporar abordagens à avaliação da dor,

compreender a variação individual e desprezar mitos sobre agentes anestésicos são importantes na melhora dos cuidados de gatos após traumatismo e no período pericirúrgico. Assim, os clínicos têm uma compreensão melhor de como utilizar o conhecimento atual e identificar áreas específicas que careçam de pesquisas mais aprofundadas. Embora ainda haja muito a ser alcançado, os clínicos estão confrontando a questão da dor no gato com escolhas compassivas, lógicas e com base em evidências.

Referências bibliográficas

1. Abelson AL, McCobb EC, Shaw S et al: Use of wound soaker catheters for the administration of local anesthetic for post-operative analgesia: 56 cases, *Vet Anaesth Analg*, 36:597, 2009.
2. Aghighi SA, Tipold A, Kastner SBR: Effects of gabapentin as add on medication on pain after intervertebral disc surgery in dogs—preliminary results. In *10th World Congress of Veterinary Anaesthesia*, Glasgow, UK, 2009, p 133.
3. Balmer TV, Irvine D, Jones RS et al: Comparison of carprofen and pethidine as postoperative analgesics in the cat, *J Small Anim Pract* 39:158, 1998.
4. Baragatti BS, Sodini D, Uematsu S, Coceani F: Role of microsomal prostaglandin E synthase-1 (mPGES1)-derived PGE2 in patency of the ductus arteriosus in the mouse, *Pediatr Res* 64:523, 2008.
5. Bateman SW, Haldane S, Stephens JA: Comparison of the analgesic efficacy of hydromorphone and oxymorphone in dogs and cats: a randomized blinded study, *Vet Anaesth Analg* 35:341, 2008.
6. Benito-de-la-Vibora J, Lascelles BD, Garcia-Fernandez P et al: Efficacy of tolfenamic acid and meloxicam in the control of postoperative pain following ovariohysterectomy in the cat, *Vet Anaesth Analg* 35:501, 2008.
7. Blanpied TA, Clarke RJ, Johnson JW: Amantadine inhibits NMDA receptors by accelerating channel closure during channel block, *J Neurosci* 25:3312, 2005.
8. Boogaerts JG, Lafont ND, Luo H et al: Plasma concentrations of bupivacaine after brachial plexus administration of liposome-associated and plain solutions to rabbits, *Can J Anaesth* 40:1201, 1993.
9. Borron SW, Monier C, Risède P et al: Flunitrazepam variably alters morphine, buprenorphine, and methadone lethality in the rat, *Hum Exp Toxicol* 21:599, 2002.
10. Briggs SL, Sneed K, Sawyer DC: Antinociceptive effects of oxymorphone-butorphanol-acepromazine combination in cats, *Vet Surg* 27:466, 1998.
11. Brondani JT, Loureiro Luna SP, Beier SL et al: Analgesic efficacy of perioperative use of vedaprofen, tramadol or their combination in cats undergoing ovariohysterectomy, *J Feline Med Surg* 11:420, 2009.
12. Brondani JT, Luna SP, Marcello GC et al: Perioperative administration of vedaprofen, tramadol or their combination does not interfere with platelet aggregation, bleeding time and biochemical variables in cats, *J Feline Med Surg* 11:503, 2009.
13. Brondani JT, Luna SP, Padovani CR: Development and preliminary validation of a multidimensional composite pain scale for cats. In *10th World Congress of Veterinary Anaesthesia*, Glasgow, UK, 2009, p 151.
14. Brosnan RJ, Pypendop BH, Siao KT et al: Effects of remifentanil on measures of anesthetic immobility and analgesia in cats, *Am J Vet Res* 70:1065, 2009.
15. Bugat R, Thompson MR, Aures D et al: Gastric mucosal lesions produced by intravenous infusion of aspirin in cats, *Gastroenterology* 71:754, 1976.
16. Campoy L, Korich J, Bezuidenhout A: Peripheral nerve blocks in the dog. Accessed January 10, 2010, at http://www.partnersah.com/CAMPOY/CVM101_demo/index.html.
17. Carroll GL, Howe LB, Peterson KD: Analgesic efficacy of preoperative administration of meloxicam or butorphanol in onychectomized cats, *J Am Vet Med Assoc* 226:913, 2005.
18. Catbagan DL, Quimby JM, Mama KR et al: Comparison of the efficacy of subcutaneously administered sustained-release buprenorphine and oral transmucosal buprenorphine in cats post surgical ovariohysterectomy, *Am J Vet Res*, in press.
19. Chadwick HS: Toxicity and resuscitation in lidocaine- or bupivacaine-infused cats, *Anesthesiology* 63:385, 1985.

20. Chen HC, Radzi R, Rahman NA: Analgesic effect of tramadol combined with tolfenamic acid in cats after ovariohysterectomy. In *13th Annual IVECCS Conference*, New Orleans, 2007.

21. Choi KH, Hill SA: Acupuncture treatment for feline multifocal intervertebral disc disease, *J Feline Med Surg* 11:706, 2009.

22. Chu K, Anderson WM, Rieser MY: Population characteristics and neuter status of cats living in households in the United States, *J Am Vet Med Assoc* 234:1023, 2009.

23. Clarke SP, Bennett D: Feline osteoarthritis: a prospective study of 28 cases, *J Small Anim Pract* 47:439, 2006.

24. Conzemius MG, Hill CM, Sammarco JL et al: Correlation between subjective and objective measures used to determine severity of postoperative pain in dogs, *J Am Vet Med Assoc* 210:1619, 1997.

25. Curcio K, Bidwell LA, Bohart GV et al: Evaluation of signs of postoperative pain and complications after forelimb onychectomy in cats receiving buprenorphine alone or with bupivacaine administered as a four-point regional nerve block, *J Am Vet Med Assoc* 228:65, 2006.

26. Curros-Criado MM, Herrero JF: The antinociceptive effect of systemic gabapentin is related to the type of sensitization-induced hyperalgesia, *J Neuroinflammation* 4:15, 2007.

27. Davidson CD, Pettifer GR, Henry JDJ: Plasma fentanyl concentrations and analgesic effects during full or partial exposure to transdermal fentanyl patches in cats, *J Am Vet Med Assoc* 224:700, 2004.

28. Davis KM, Hardie EM, Martin FR et al: Correlation between perioperative factors and successful outcome in fibrosarcoma resection in cats, *Vet Rec* 161:199, 2007.

29. Davis LE, Westfall BA: Species differences in biotransformation and excretion of salicylate. *Am J Vet Res*, 33:1253, 1972.

30. DeRossi R, Benites AP, Ferreira JZ et al: Effects of lumbosacral epidural ketamine and lidocaine in xylazine-sedated cats, *J S Afr Vet Assoc* 80:79, 2009.

31. Dixon MJ, Robertson SA, Taylor PM: A thermal threshold testing device for evaluation of analgesics in cats, *Res Vet Sci* 72:205, 2002.

32. Dixon MJ, Taylor PM, Steagall PV et al: Development of a pressure nociceptive threshold testing device for evaluation of analgesics in cats, *Res Vet Sci* 82:85, 2007.

33. Dobbins S, Brown NO, Shofer FS: Comparison of the effects of buprenorphine, oxymorphone hydrochloride, and ketoprofen for postoperative analgesia after onychectomy or onychectomy and sterilization in cats, *J Am Anim Hosp Assoc* 38:507, 2002.

34. Dohoo SE, Dohoo IR: Postoperative use of analgesics in dogs and cats by Canadian veterinarians, *Can Vet J* 37:546, 1996.

35. Duke T, Cox AM, Remedios AM et al: The analgesic effects of administering fentanyl or medetomidine in the lumbosacral epidural space of cats, *Vet Surg* 23:143, 1994.

36. Fillingim RB: Sex, gender, and pain: women and men really are different, *Curr Rev Pain* 4:24, 2000.

37. Franks JN, Boothe HW, Taylor L et al: Evaluation of transdermal fentanyl patches for analgesia in cats undergoing onychectomy, *J Am Vet Med Assoc* 217:1013, 2000.

38. Fransson BA, Peck KE, Smith JK et al: Transdermal absorption of a liposome-encapsulated formulation of lidocaine following topical administration in cats, *Am J Vet Res* 63:1309, 2002.

39. Gaynor JS, Dunlop CI, Wagner AE et al: Complications and mortality associated with anesthesia in dogs and cats, *J Am Anim Hosp Assoc* 35:13, 1999.

40. Gellasch KL, Kruse-Elliott KT, Osmond CS et al: Comparison of transdermal administration of fentanyl versus intramuscular administration of butorphanol for analgesia after onychectomy in cats, *J Am Vet Med Assoc*, 220:1020, 2002.

41. Gibbon KJ, Cyborski JM, Guzinski MV et al: Evaluation of adverse effects of EMLA (lidocaine/prilocaine) cream for the placement of jugular catheters in healthy cats, *J Vet Pharmacol Ther* 26:439, 2003.

42. Ginman AA, Kline KL, Shelton GD: Severe polymyositis and neuritis in a cat, *J Am Vet Med Assoc* 235:172, 2009.

43. Giordano T, Steagall PVM, Ferreria TH et al: Postoperative analgesic effects of intravenous, intramusclar, subcutaneous or oral transmucosal buprenorphine administered to cats undergoing ovariohysterectomy. In *10th World Congress of Veterinary Anaesthesia*, Glasgow, UK, 2009, p 58.

44. Giraudel JM, King JN, Jeunesse EC et al: Use of a pharmacokinetic/pharmacodynamic approach in the cat to determine a dosage regimen for the COX-2 selective drug robenacoxib, *J Vet Pharmacol Ther* 32:18, 2009.

45. Giraudel JM, Toutain PL, King JN et al: Differential inhibition of cyclooxygenase isoenzymes in the cat by the NSAID robenacoxib, *J Vet Pharmacol Ther* 32:31, 2009.

46. Giraudel JM, Toutain PL, Lees P: Development of in vitro assays for the evaluation of cyclooxygenase inhibitors and predicting selectivity of nonsteroidal anti-inflammatory drugs in cats, *Am J Vet Res* 66:700, 2005.

47. Glerum LE, Egger CM, Allen SW et al: Analgesic effect of the transdermal fentanyl patch during and after feline ovariohysterectomy, *Vet Surg* 30:351, 2001.

48. Goodman LA, Brown SA, Torres BT et al: Effects of meloxicam on plasma iohexol clearance as a marker of glomerular filtration rate in conscious healthy cats, *Am J Vet Res* 70:826, 2009.

49. Gordon AM, Wagner AE: Anesthesia-related hypotension in a small-animal practice, *Vet Med* 101:22, 2006.

50. Gorman AL, Elliott KJ, Inturrisi CE: The d- and l-isomers of methadone bind to the non-competitive site on the N-methyl-D-aspartate (NMDA) receptor in rat forebrain and spinal cord, *Neurosci Lett* 223:5, 1997.

51. Guedes AG, Papich MG, Rude EP et al: Comparison of plasma histamine levels after intravenous administration of hydromorphone and morphine in dogs, *J Vet Pharmacol Ther* 30:516, 2007.

52. Gunew MN, Menrath VH, Marshall RD: Long-term safety, efficacy and palatability of oral meloxicam at 0.01-0.03 mg/kg for treatment of osteoarthritic pain in cats, *J Feline Med Surg* 10:235, 2008.

53. Gunn-Moore DA, McVee J, Bradshaw JM et al: Ageing changes in cat brains demonstrated by beta-amyloid and AT8-immunoreactive phosphorylated tau deposits, *J Feline Med Surg*, 8:234, 2006.

54. Hellyer P, Rodan I, Brunt J et al: AAHA/AAFP pain management guidelines for dogs and cats, *J Feline Med Surg* 9:466, 2007.

55. Hewson CJ, Dohoo IR, Lempke KA: Perioperative use of analgesics in dogs and cats by Canadian veterinarians in 2001, *Can Vet J* 47:352, 2006.

56. Hickman MA, Cox SR, Mahabir S et al: Safety, pharmacokinetics and use of the novel NK-1 receptor antagonist maropitant (Cerenia) for the prevention of emesis and motion sickness in cats, *J Vet Pharmacol Ther* 31:220, 2008.

57. Holton L, Reid J, Scott EM et al: Development of a behaviour-based scale to measure acute pain in dogs, *Vet Rec* 148:525, 2001.

58. Holton LL, Scott EM, Nolan AM et al: Relationship between physiological factors and clinical pain in dogs scored using a numerical rating scale, *J Small Anim Pract* 39:469, 1998.

59. Hugonnard M, Leblond A, Keroack S et al: Attitudes and concerns of French veterinarians towards pain and analgesia in dogs and cats, *Vet Anaesth Analg* 31:154, 2004.

60. Ide S, Minami M, Ishihara K et al: Mu opioid receptor-dependent and independent components in effects of tramadol, *Neuropharmacology* 51:651, 2006.

61. Ilkiw JE, Pascoe PJ, Fisher LD: Effect of alfentanil on the minimum alveolar concentration of isoflurane in cats, *Am J Vet Res* 58:1274, 1997.

62. Ingelheim B: Meloxicam Package Insert. Accessed January 10, 2010, at http://www.metacam.com/index.php/Package-Inserts.

63. Johnson JA, Robertson SA, Pypendop BH: Antinociceptive effects of butorphanol, buprenorphine, or both, administered intramuscularly in cats, *Am J Vet Res* 68:699, 2007.

64. Jones RS: Epidural analgesia in the dog and cat, *Vet J* 161:123, 2001.

65. Joubert KE: Anaesthesia and analgesia for dogs and cats in South Africa undergoing sterilisation and with osteoarthritis—an update from 2000, *J S Afr Vet Assoc* 77:224, 2006.

66. Joubert KE: The use of analgesic drugs by South African veterinarians, *J S Afr Vet Assoc* 72:57, 2001.

67. Kay-Mugford P, Benn SJ, LaMarre J et al: In vitro effects of nonsteroidal anti-inflammatory drugs on cyclooxygenase activity in dogs, *Am J Vet Res* 61:802, 2000.

68. Kehlet H, Jensen TS, Woolf CJ: Persistent postsurgical pain: risk factors and prevention, *Lancet* 367:1618, 2006.

69. Khan KN, Paulson SK, Verburg KM et al: Pharmacology of cyclooxygenase-2 inhibition in the kidney, *Kidney Int*, 61:1210, 2002.

70. Khan KN, Venturini CM, Bunch RT et al: Interspecies differences in renal localization of cyclooxygenase isoforms: implications in nonsteroidal antiinflammatory drug-related nephrotoxicity, *Toxicol Pathol* 26:612, 1998.

71. Ko JC, Maxwell LK, Abbo LA et al: Pharmacokinetics of lidocaine following the application of 5% lidocaine patches to cats, *J Vet Pharmacol Ther* 31:359, 2008.

72. La Vincente SF, White JM, Somogyi AA et al: Enhanced buprenorphine analgesia with the addition of ultra-low-dose naloxone in healthy subjects, *Clin Pharmacol Ther* 83:144, 2008.

73. Lamont LA: Feline perioperative pain management, *Vet Clin North Am Small Anim Pract* 32:747, 2002.

74. Lamont LA, Mathews KA: Opioids, non-steroidal anti-inflammatories, and analgesic adjuvants. In Tranquilli WJ, Thurmon JC, Grimm, KA, editors: *Lumb and Jones' veterinary anesthesia and analgesia*, ed 4, Ames, Iowa, 2007, Blackwell, p 246.

75. Lascelles BD, Court MH, Hardie EM et al: Nonsteroidal anti-inflammatory drugs in cats: a review, *Vet Anaesth Analg* 34:228, 2007.

76. Lascelles BD, Cripps P, Mirchandani S et al: Carprofen as an analgesic for postoperative pain in cats: dose titration and assessment of efficacy in comparison to pethidine hydrochloride, *J Small Anim Pract* 36:535, 1995.

77. Lascelles BD, Cripps PJ, Jones A et al: Post-operative central hypersensitivity and pain: the pre-emptive value of pethidine for ovariohysterectomy, *Pain* 73:461, 1997.

78. Lascelles BD, Gaynor JS, Smith ES et al: Amantadine in a multimodal analgesic regimen for alleviation of refractory osteoarthritis pain in dogs, *J Vet Intern Med* 22:53, 2008.

79. Lascelles BD, Henderson AJ, Hackett IJ: Evaluation of the clinical efficacy of meloxicam in cats with painful locomotor disorders, *J Small Anim Pract*, 42:587, 2001.

80. Lascelles BD, Robertson SA: Antinociceptive effects of hydromorphone, butorphanol, or the combination in cats, *J Vet Intern Med* 18:190, 2004.

81. Lascelles BD, Robertson SA: Use of thermal threshold response to evaluate the antinociceptive effects of butorphanol in cats, *Am J Vet Res* 65:1085, 2004.

82. Lascelles BD, Waterman A: Analgesia in cats, *In Pract* 19:203, 1997.

83. Lascelles BD, Waterman AE, Cripps PJ et al: Central sensitization as a result of surgical pain: investigation of the pre-emptive value of pethidine for ovariohysterectomy in the rat, *Pain* 62:201, 1995.

84. Lee DD, Papich MG, Hardie EM: Comparison of pharmacokinetics of fentanyl after intravenous and transdermal administration in cats, *Am J Vet Res* 61:672, 2000.

85. Looper KJ: Potential medical and surgical complications of serotonergic antidepressant medications, *Psychosomatics* 48:1, 2007.

86. Ludwig B, Jordan JC, Rehm WF et al: Carprofen in veterinary medicine. I. Plasma disposition, milk excretion and tolerance in milk-producing cows, *Schweiz Arch Tierheilkd* 131:99, 1989.

87. Mathews KA: Pain management for the pregnant, lactating, and neonatal to pediatric cat and dog, *Vet Clin North Am Small Anim Pract* 38:1291, 2008.

88. Millette VM, Steagall PV, Duke-Novakovski T et al: Effects of meperidine or saline on thermal, mechanical and electrical nociceptive thresholds in cats, *Vet Anaesth Analg* 35:543, 2008.

89. Mogil JS, Wilson SG, Chesler EJ, et al: The melanocortin-1 receptor gene mediates female-specific mechanisms of analgesia in mice and humans, *Proc Natl Acad Sci U S A*, 100:4867, 2003.

90. Mohammad-Zadeh LF, Moses L, Gwaltney-Brant SM: Serotonin: a review, *J Vet Pharmacol Ther* 31:187, 2008.

91. Möllenhoff A, Nolte I, Kramer S: Anti-nociceptive efficacy of carprofen, levomethadone and buprenorphine for pain relief in cats following major orthopaedic surgery, *J Vet Med A Physiol Pathol Clin Med* 52:186, 2005.

92. Morton CM, Reid J, Scott EM et al: Application of a scaling model to establish and validate an interval level pain scale for assessment of acute pain in dogs, *Am J Vet Res* 66:2154, 2005.

93. Mosing M, Reich H, Moens Y: Clinical evaluation of the anaesthetic sparing effect of brachial plexus block in cats, *Vet Anaesth Analg* 37:154, 2010.

94. Murison PJ, Waterman-Pearson AE, Murrell JC: Effect of maropitant on thermal and mechanical nociceptive thresholds in cats: preliminary results. In *10th World Congress of Veterinary Anaesthesia*, Glasgow, UK, 2009, p 130.

95. Murphy WJ: The feline genome, *Genome Dyn* 2:60, 2006.

96. Murrell JC, Robertson SA, Taylor PM et al: Use of a transdermal matrix patch of buprenorphine in cats: preliminary pharmacokinetic and pharmacodynamic data, *Vet Rec* 160:578, 2007.

97. Niedfeldt RL, Robertson SA: Postanesthetic hyperthermia in cats: a retrospective comparison between hydromorphone and buprenorphine, *Vet Anaesth Analg* 33:381, 2006.

98. O'Connor AB, Dworkin RH: Treatment of neuropathic pain: an overview of recent guidelines, *Am J Med* 122:S22, 2009.

99. Parton K, Balmer TV, Boyle J et al: The pharmacokinetics and effects of intravenously administered carprofen and salicylate on gastrointestinal mucosa and selected biochemical measurements in healthy cats, *J Vet Pharmacol Ther* 23:73, 2000.

100. Patrono C: Aspirin and human platelets: from clinical trials to acetylation of cyclooxygenase and back, *Trends Pharmacol Sci* 10:453, 1989.

101. Pettifer GR, Hosgood G: The effect of rectal temperature on perianesthetic serum concentrations of transdermally administered fentanyl in cats anesthetized with isoflurane, *Am J Vet Res* 64:1557, 2003.

102. Posner LP, Gleed RD, Erb HN et al: Post-anesthetic hyperthermia in cats, *Vet Anaesth Analg* 34:40, 2007.

103. Posner LP, Pavuk AA, Rokshar JL et al: Effects of opioids and anesthetic drugs on body temperature in cats, *Vet Anaesth Analg* 37:35, 2010.

104. Pypendop BH, Ilkiw JE: Assessment of the hemodynamic effects of lidocaine administered IV in isoflurane-anesthetized cats, *Am J Vet Res* 66:661, 2005.

105. Pypendop BH, Ilkiw JE: Pharmacokinetics of tramadol, and its metabolite O-desmethyl-tramadol, in cats, *J Vet Pharmacol Ther* 31:52, 2008.

106. Pypendop BH, Siao KT, Ilkiw JE: Effects of gabapentin on the thermal threshold in cats. In *10th World Congress of Veterinary Anaesthesia*, Glasgow, UK, 2009, p 129.

107. Pypendop BH, Siao KT, Pascoe PJ et al: Effects of epidurally administered morphine or buprenorphine on the thermal threshold in cats, *Am J Vet Res* 69:983, 2008.

108. Robertson SA: Managing pain in feline patients, *Vet Clin North Am Small Anim Pract* 38:1267, 2008.

109. Robertson SA, Lascelles BD, Taylor PM et al: PK-PD modeling of buprenorphine in cats: intravenous and oral transmucosal administration, *J Vet Pharmacol Ther* 28:453, 2005.

110. Robertson SA, Taylor PM, Lascelles BD et al: Changes in thermal threshold response in eight cats after administration of buprenorphine, butorphanol and morphine, *Vet Rec* 153:462, 2003.

111. Robertson SA, Taylor PM, Sear JW: Systemic uptake of buprenorphine by cats after oral mucosal administration, *Vet Rec* 152:675, 2003.

112. Robertson SA, Taylor PM, Sear JW et al: Relationship between plasma concentrations and analgesia after intravenous fentanyl and disposition after other routes of administration in cats, *J Vet Pharmacol Ther* 28:87, 2005.

113. Robertson SA, Wegner K, Lascelles BD: Antinociceptive and side-effects of hydromorphone after subcutaneous administration in cats, *J Feline Med Surg* 11:76, 2009.

114. Rohrer Bley C, Neiger-Aeschbacher G, Busato A et al: Comparison of perioperative racemic methadone, levo-methadone and dextromoramide in cats using indicators of post-operative pain, *Vet Anaesth Analg* 31:175, 2004.

115. Rollin BE: Ethical issues in geriatric feline medicine, *J Feline Med Surg* 9:326, 2007.

116. Rubin K, Sullivan D, Sadhasivam S: Are peripheral and neuraxial blocks with ultrasound guidance more effective and safe in children? *Paediatr Anaesth* 19:92, 2009.

117. Sawyer DC, Rech RH: Analgesia and behavioral effects of butorphanol, nalbuphine, and pentazocine in the cat, *J Am Anim Hosp Assoc* 23:438, 1987.

118. Schiavenato M, Byers JF, Scovanner P et al: Neonatal pain facial expression: evaluating the primal face of pain, *Pain* 138:460, 2008.

119. Schmiedt CW, Bjorling DE: Accidental prehension and suspected transmucosal or oral absorption of fentanyl from a transdermal patch in a dog, *Vet Anaesth Analg* 34:70, 2007.

120. Schwarzer A, Nauck F, Klaschik E: [Strong opioids and constipation]. *Schmerz* 19:214, 2005.

121. Shepherd AJ: Results of the 2007 AVMA survey of US pet-owning households regarding use of veterinary services and expenditures, *J Am Vet Med Assoc* 233:727, 2008.

122. Siao KT, Pypendop BH, Ilkiw JE: Pharmacokinetics of gabapentin in cats. In *10th World Congress of Veterinary Anaesthesia*, Glasgow, UK, 2009, p 129.

123. Singh VK, Bajpai K, Biswas S et al: Molecular biology of opioid receptors: recent advances, *Neuroimmunomodulation* 4:285, 1997.

124. Skarda RT, Tranquilli WJ: Local and regional anesthetic and analgesic techniques: cats. In Tranquilli WJ, Thurmon JC, Grimm KA, editor: *Lumb and Jones' veterinary anesthesia and analgesia*, ed 4, Ames, Iowa, 2007, Blackwell, p 597.

125. Slingsby LS, Lane EC, Mears ER et al: Postoperative pain after ovariohysterectomy in the cat: a comparison of two anaesthetic regimens, *Vet Rec* 143:589, 1998.

126. Slingsby LS, Taylor PM: Thermal and mechanical nociceptive thresholds in cats after administration of buprenorphine 10 mcg/kg, naloxone 0.67 mcg/kg or their 15:1 combination. In *10th World Congress of Veterinary Anesthesia*, Glasgow, UK, 2009, p 139.

127. Slingsby LS, Taylor PM: Thermal antinociception after dexmedetomidine administration in cats: a dose-finding study, *J Vet Pharmacol Ther* 31:135, 2008.

128. Slingsby LS, Taylor PM, Monroe T: Thermal antinociception after dexmedetomidine administration in cats: a comparison between intramuscular and oral transmucosal administration, *J Feline Med Surg* 11:829, 2009.

129. Slingsby LS, Waterman-Pearson AE: Comparison of pethidine, buprenorphine and ketoprofen for postoperative analgesia after ovariohysterectomy in the cat, *Vet Rec* 143:185, 1998.

130. Slingsby LS, Waterman-Pearson AE: Postoperative analgesia in the cat after ovariohysterectomy by use of carprofen, ketoprofen, meloxicam or tolfenamic acid, *J Small Anim Pract* 41:447, 2000.

131. Smith JD, Allen SW, Quandt JE: Changes in cortisol concentration in response to stress and postoperative pain in client-owned cats and correlation with objective clinical variables, *Am J Vet Res* 60:432, 1999.

132. Smith JD, Allen SW, Quandt JE et al: Indicators of postoperative pain in cats and correlation with clinical criteria, *Am J Vet Res* 57:1674, 1996.

133. Stanway G, Taylor P, Brodbelt D: A preliminary investigation comparing pre-operative morphine and buprenorphine for postoperative analgesia and sedation in cats, *Vet Anaesth Analg* 29:29, 2002.

134. Steagall PV, Carnicelli P, Taylor PM et al: Effects of subcutaneous methadone, morphine, buprenorphine or saline on thermal and pressure thresholds in cats, *J Vet Pharmacol Ther* 29:531, 2006.

135. Steagall PV, Mantovani FB, Taylor PM et al: Dose-related antinociceptive effects of intravenous buprenorphine in cats, *Vet J* 182:203, 2009.

136. Steagall PV, Taylor PM, Brondani JT et al: Antinociceptive effects of tramadol and acepromazine in cats, *J Feline Med Surg* 10:24, 2008.

137. Steagall PV, Taylor PM, Rodrigues LC et al: Analgesia for cats after ovariohysterectomy with either buprenorphine or carprofen alone or in combination, *Vet Rec* 164:359, 2009.

138. Sturtevant FM, Drill VA: Tranquilizing drugs and morphine-mania in cats, *Nature* 179:1253, 1957.

139. Swalander DB, Crowe DTJ, Hittenmiller DH et al: Complications associated with the use of indwelling epidural catheters in dogs: 81 cases (1996-1999), *J Am Vet Med Assoc* 216:368, 2000.

140. Taxonomy ITFo: Part III: Pain terms. A current list with definitions and notes on usagem ed 2. Accessed December 11, 2009, at http://www.iasp-pain.org/AM/Template.cfm?Section=Pain _Definitions&Template=/CM/HTMLDisplay.cfm&ContentID =1728#Pain.

141. Taylor JS, Vierck CJ: Effects of ketamine on electroencephalographic and autonomic arousal and segmental reflex responses in the cat, *Vet Anaesth Analg* 30:237, 2003.

142. Taylor PM, Delatour P, Landoni FM et al: Pharmacodynamics and enantioselective pharmacokinetics of carprofen in the cat, *Res Vet Sci* 60:144, 1996.

143. Taylor PM, Kirby JJ, Robinson C et al: A prospective multicentre clinical trial to compare buprenorphine and butorphanol for postoperative analgesia in cats, *J Feline Med Surg* 12(4):247, 2009.

144. Taylor PM, Robertson SA, Dixon MJ et al: Morphine, pethidine and buprenorphine disposition in the cat, *J Vet Pharmacol Ther* 24:391, 2001.

145. Taylor PM, Slingsby LS, Pypendop BH et al: Variable response to opioid analgesia, *Veterinary Anaesthesia and Analgesia* 34:6, 2007.

146. Teske J, Weller JP, Larsch K et al: Fatal outcome in a child after ingestion of a transdermal fentanyl patch, *Int J Legal Med* 121:147, 2007.

147. Tharp AM, Winecker RE, Winston DC: Fatal intravenous fentanyl abuse: four cases involving extraction of fentanyl from transdermal patches, *Am J Forensic Med Pathol* 25:178, 2004.

148. Troncy E, Junot S, Keroack S et al: Results of preemptive epidural administration of morphine with or without bupivacaine in dogs and cats undergoing surgery: 265 cases (1997-1999), *J Am Vet Med Assoc* 221:666, 2002.

149. Vaisanen MAM, Tuomikoski-Alin SK, Brodbelt DC et al: Opinions of Finnish small animal owners about surgery and pain management in small animals, *J Small Anim Pract* 49:626, 2008.

150. Valtolina C, Robben JH, Uilenreef J et al: Clinical evaluation of the efficacy and safety of a constant rate infusion of dexmedetomidine for postoperative pain management in dogs, *Vet Anaesth Analg* 36:369, 2009.

151. Valverde A, Cantwell S, Hernández J et al: Effects of acepromazine on the incidence of vomiting associated with opioid administration in dogs, *Vet Anaesth Analg* 31:40, 2004.

152. Vane JR, and Botting RM: New insights into the mode of action of anti-inflammatory drugs, *Inflamm Res* 44:10, 1995.

153. Wagner AE, Hellyer PW: Observations of private veterinary practices in Colorado, with an emphasis on anesthesia, *J Vet Med Educ* 29:176, 2002.

154. Wagner AE, Hellyer PW: Survey of anesthesia techniques and concerns in private veterinary practice, *J Am Vet Med Assoc* 217:1652, 2000.

155. Wagner AE, Hellyer PW, Mich PW et al: Perioperative gabapentin as an adjunct for post-operative analgesia in dogs undergoing amputation of a forelimb. In *American College of Veterinary Anesthesiologists*, Phoenix, 2008, p 2.

156. Wagner AE, Walton JA, Hellyer PW et al: Use of low doses of ketamine administered by constant rate infusion as an adjunct for postoperative analgesia in dogs, *J Am Vet Med Assoc* 221:72, 2002.

157. Wagner KA, Gibbon KJ, Strom TL et al: Adverse effects of EMLA (lidocaine/prilocaine) cream and efficacy for the placement of jugular catheters in hospitalized cats, *J Feline Med Surg* 8:141, 2006.

158. Waran N, Best L, Williams V et al: A preliminary study of behaviour-based indicators of pain in cats, *Anim Welf* 16:105, 2007.

159. Wegner K, Robertson SA: Dose-related thermal antinociceptive effects of intravenous hydromorphone in cats, *Vet Anaesth Analg* 34:132, 2007.

160. Wegner K, Robertson SA, Kollias-Baker C et al: Pharmacokinetic and pharmacodynamic evaluation of intravenous hydromorphone in cats, *J Vet Pharmacol Ther* 27:329, 2004.

161. Wells SM, Glerum LE, Papich MG: Pharmacokinetics of butorphanol in cats after intramuscular and buccal transmucosal administration, *Am J Vet Res* 69:1548, 2008.

162. Wenger S, Moens Y, Jäggin N et al: Evaluation of the analgesic effect of lidocaine and bupivacaine used to provide a brachial plexus block for forelimb surgery in 10 dogs, *Vet Rec* 156:639, 2005.

163. Williams VM, Lascelles BD, Robson MC: Current attitudes to, and use of, peri-operative analgesia in dogs and cats by veterinarians in New Zealand, *N Z Vet J* 53:193, 2005.

Anestesia e Cuidados Pericirúrgicos

Bruno H. Pypendop e Jan E. Ilkiw

Avaliação do risco

Na anestesia, tanto médica quanto veterinária, com frequência os pacientes são categorizados conforme a American Society of Anesthesiologists Physical Status Classification (ASA-PS), que tenta estabelecer o risco subjetivo e relativo com base apenas no histórico clínico pré-cirúrgico do paciente (Tabela 7.1). Nesta classificação, considera-se ASA1 um paciente saudável sem sinais francos de doença e 5, um indivíduo moribundo que, provavelmente, irá a óbito nas 24 h seguintes com ou sem cirurgia. O acréscimo de "E" à classificação indica cirurgia de emergência.[61]

Embora a morte relacionada com anestésicos, em gatos, tenha diminuído nos últimos anos, o índice de mortalidade publicado mais recentemente foi de 0,24%, ou 1 em 453 anestesias,[27] o que, ainda, é até dez vezes o percentual encontrado em estudos com seres humanos.[42] O "Confidential Enquiry into Perioperative Small Animal Fatalities"[26] foi aplicado em 117 clínicas veterinárias no Reino Unido entre 2002 e 2004. O estudo envolveu 79.178 gatos com riscos gerais de morte de 0,24% na sedação e na anestesia em até 48 h do procedimento. Nesse estudo, a maioria dos gatos foi pré-medicada (70%), intubada (70%) e respirou espontaneamente (92%). Os procedimentos foram curtos (25 a 30 min), e líquidos foram administrados a apenas 26% dos gatos. O monitoramento foi raro, com o pulso monitorado em 38%, oximetria de pulso em 16% e tanto oximetria de pulso quanto pulso em 25% dos gatos. A temperatura foi monitorada durante a cirurgia em 1 a 2% dos gatos e, após a cirurgia, em 11 a 15% dos gatos. Especificamente em gatos, os fatores associados à maior probabilidade de morte por anestésico foram mau estado de saúde (classificação ASA-PS), aumento da idade, excesso de peso, aumento da urgência e complexidade do procedimento, intubação endotraqueal e fluidoterapia. Nesse estudo, o maior

risco associado a gatos em comparação com cães esteve relacionado com o seu tamanho (relativamente pequeno com grande índice superfície/volume). Isso os predispõe a hipotermia e dosagem excessiva do fármaco, além de uma pequena via respiratória e laringe sensível, a qual predispõe os gatos a complicações de vias respiratórias altas. Com relação ao pulso, o monitoramento e a oximetria estiveram associados à redução das disparidades, relacionadas mais com o monitoramento do paciente do que com o equipamento específico empregado. O total de 61% dos gatos morreu no período pós-cirúrgico, com 62% das

Tabela 7.1 Classificação da condição física da American Society of Anesthesiologists Physical.

Classe*	Higidez pré-cirúrgica	Comentários
PS1	Paciente saudável normal	Sem problemas de saúde; descarta os muito jovens e os muito velhos
PS2	Pacientes com doença sistêmica branda	Doença sistêmica branda, bem controlada
PS3	Pacientes com doença sistêmica grave	Doença sistêmica grave ou mal controlada
PS4	Pacientes com doença sistêmica grave com risco de morte	Pelo menos, uma doença que seja mal controlada ou em estágio terminal; possível risco de morte
PS5	Pacientes moribundos sem expectativa de viver > 24 h, com ou sem cirurgia	Risco iminente de morte; falência de múltiplos órgãos

*Acrescenta-se um *E* à classe para designar cirurgia de emergência.
Adaptada de http://www.asahq.org/clinical/physicalstatus.htm.

mortes ocorrendo nas primeiras 3 h após a cirurgia. Os fatores considerados importantes na redução do risco de mortalidade estão relacionados no Boxe 7.1.

Sedação e pré-medicação

Frequentemente, os gatos requerem sedação para a realização de procedimentos diagnósticos ou de pequenos procedimentos. Embora se defina *sedação* como a indução de um estado relaxado, os objetivos podem envolver diminuição do estresse e da ansiedade além de depressão do sistema nervoso central – de modo que o manuseio seja mais fácil – e analgesia. Os fármacos ou as associações de fármacos empregados para a sedação em gatos com frequência são semelhantes àqueles usados na pré-medicação antes da anestesia geral. Preferencialmente, esses agentes químicos devem ter mínimo efeito sobre a função cardiovascular e a função respiratória. Contudo, agentes farmacológicos que produzem sedação de moderada a profunda em gatos ocasionam efeitos cardiorrespiratórios importantes. Em alguns casos, a anestesia geral pode ser a abordagem mais segura, mesmo se houver necessidade de sedação para o procedimento.

A pré-medicação antes da anestesia geral é parte do planejamento anestésico geral e deve ser pensada com relação a ele. A pré-medicação pode ter por objetivo produzir um ou vários efeitos e exigir a administração de um único fármaco ou, com maior frequência, uma associação de fármacos. Os objetivos da pré-medicação são:

- Sedação para facilitar cateterismo intravenoso (IV) e indução de anestesia
- Redução de estresse e ansiedade
- Analgesia
- Redução da dose anestésica para indução e manutenção, a fim de reduzir efeitos adversos devido aos agentes anestésicos
- Prevenção ou tratamento de efeitos adversos de outros fármacos administrados na pré-medicação
- Indução anestésica, ou manutenção
- Melhora da qualidade da indução anestésica e/ou recuperação
- Prevenção ou tratamento de distúrbios específicos.

Este último efeito não será estudado aqui; envolveria, por exemplo, a administração de agentes anti-histamínicos em pacientes com tumores de mastócitos.

Vale considerar que a pré-medicação nem sempre é necessária, e, em alguns pacientes, somente alguns dos efeitos mencionados anteriormente são desejáveis. Por exemplo,

---

Boxe 7.1 Fatores passíveis de reduzir a mortalidade

- Melhor avaliação pré-cirúrgica dos pacientes
- Melhor preparo dos pacientes
- Melhor monitoramento dos pacientes tanto durante anestesia quanto no período pós-cirúrgico inicial

---

no paciente obnubilado, a sedação é desnecessária e, com frequência, os agentes que produzem sedação são contraindicados, por causa dos efeitos adversos que produzem.

Em geral, o agentes empregados para pré-medicação são administrados por via parenteral. A administração por via subcutânea (SC) geralmente é fácil e provoca dor e estresse mínimos. Contudo, tem-se a expectativa de que o início do efeito seja tardio. Tal efeito é mais variável do que após administração por via intramuscular (IM) ou IV. Alguns agentes são administrados por via oral (VO), por exemplo, pelos proprietários antes de ir à clínica veterinária, o que pode ser vantajoso em pacientes particularmente ansiosos.

Os fármacos comumente usados para pré-medicação pertencem a uma dentre três classes: tranquilizantes/sedativos, analgésicos e anticolinérgicos. A farmacologia desses agentes químicos utilizados na pré-medicação é revista brevemente na Tabela 7.2.

Tranquilizantes e sedativos

Acepromazina

A acepromazina é o protótipo dos tranquilizantes e o único fármaco em tal categoria que se costuma utilizar no atendimento clínico (Boxe 7.2). Ela é um composto fenotiazínico e antagoniza as ações da dopamina como neurotransmissor central, além de bloquear os efeitos da dopamina e dos receptores periféricos D_1 e D_2. Seu início de ação é longo (15 min após administração por via IV, 30 a 45 min após administração IM, e ela tem duração longa (3 a 6 h). Às vezes, a acepromazina é administrada por VO, porém sua biodisponibilidade mostra-se fraca,[88] embora não existam dados em gatos. Por isso, doses altas devem ser empregadas.

A acepromazina também produz sedação. Tipicamente, os pacientes são excitados por estímulos de média intensidade. O efeito sedativo varia entre os indivíduos, mas pode ser melhorado associando-se acepromazina e opioides (neuroleptanalgesia). A clorpromazina, uma outra fenotiazina, pareceu diminuir a agitação induzida por morfina em gatos,[48] e espera-se que a acepromazina tenha efeitos semelhantes. As fenotiazinas mostram a supressão de comportamentos agressivos relacionados com dominância e não com medo. Em geral, não se acredita que a acepromazina produza analgesia. Entretanto, em um estudo recente em gatos, ela produziu antinocicepção mecânica e potencializou o efeito do tramadol.[211] Há relatos de que a acepromazina reduza as necessidades de anestésicos, tanto nos injetáveis quanto nos inaláveis.[95,233] Entretanto, em um estudo em gatos, ela não reduziu a dose de indução de propofol.[69] As fenotiazinas podem diminuir o limiar de convulsões[57,128] e devem ser usadas com cautela nos pacientes com histórico de convulsões ou durante procedimentos ou com medicamentos que possam causar convulsões.

A acepromazina produz, ainda, efeitos mínimos sobre o sistema respiratório. A frequência respiratória pode diminuir, mas a gasometria arterial permanece normal, provavelmente devido ao aumento do volume corrente. A acepromazina provoca vasodilatação e hipotensão.[41] O efeito

Tabela 7.2 Fármacos comumente empregados para sedação e pré-medicação no gato.

Fármaco	Principal efeito desejado	Variação de dose e via de administração sugeridas
Acepromazina	Sedação	0,02 a 0,05 mg/kg SC, IM, IV
Diazepam	Sedação	0,1 a 0,5 mg/kg IV
Midazolam	Sedação	0,1 a 0,3 mg/kg IM, IV
Xilazina	Sedação	0,5 a 2 mg/kg SC, IM, IV
Dexmedetomidina	Sedação	5 a 20 µg/kg SC, IM, IV
Morfina	Analgesia	0,1 a 0,2 mg/kg SC, IM
Hidromorfona	Analgesia	0,03 a 0,1 mg/kg SC, IM, IV
Oximorfona	Analgesia	0,03 a 0,1 mg/kg SC, IM, IV
Metadona	Analgesia	0,2 a 0,5 mg/kg SC, IM, IV
Buprenorfina	Analgesia	10 a 30 µg/kg SC, IM, IV
Butorfanol	Analgesia	0,1 a 0,4 mg/kg SC, IM, IV
Quetamina	Sedação	5 mg/kg SC, IM; 2 a 5 mg/kg IV
Mistura de tiletamina e zolazepam	Sedação	3 a 5 mg/kg SC, IM; 2 a 3 mg/kg IV
Atropina	Prevenção de bradicardia, diminuição de secreções	0,01 a 0,04 mg/kg SC, IM, IV
Glicopirrolato	Prevenção de bradicardia, diminuição de secreções	0,01 mg/kg SC, IM, IV

SC, Subcutâneo; *IM*, intramuscular; *IV*, intravenoso.

deve-se, principalmente, ao bloqueio alfa-adrenérgico. Simpatólise central, vasodilatação direta e/ou estimulação de receptores α_2-adrenérgicos podem contribuir. Se for usado um vasoconstritor para controlar a hipotensão em gatos sob tratamento com acepromazina, deverá ser utilizado um agonista α_1 sem efeito β_2, como a fenilefrina ou a norepinefrina. A frequência cardíaca pode diminuir, porém o efeito costuma ser brando. As fenotiazinas protegem contra arritmias induzidas por epinefrina.[153] Provocam sequestro esplênico de eritrócitos e reduzem bastante o nível de hematócrito.

A acepromazina interfere na regulação da temperatura. Pode resultar em hipotermia ou hipertermia, dependendo da temperatura ambiente, embora a hipotermia seja mais comum. A acepromazina produz efeitos antieméticos por causa de sua interação com receptores dopaminérgicos centrais no nível da zona de acionamento de quimiorreceptores. A acepromazina reduz a pressão do esfíncter gastresofágico, possivelmente aumentando a incidência de refluxo esofágico e regurgitação.[90] A acepromazina bloqueia os receptores de histamina H_1 e pode afetar os resultados de testes cutâneos intradérmicos.[14] A acepromazina aplicada topicamente não interfere na pressão intraocular em olhos normais. No entanto, pode reduzir se a pressão estiver elevada.[94] A acepromazina reduz a produção de lágrimas em gatos normais.[70]

De acordo com a experiência clínica dos autores, os gatos tratados com acepromazina mostram-se sedados na ausência de estimulação, porém os efeitos parecem desaparecer com o manuseio. A acepromazina agrava o efeito hipotensivo de anestésicos inalantes em gatos e os autores não utilizam comumente esse medicamento em pacientes felinos.

Benzodiazepínicos

São usados três agentes clínicos na classe de benzodiazepínicos no tratamento como parte da conduta anestésica: diazepam, midazolam e zolazepam. O zolazepam é encontrado apenas associado à tiletamina e não será discutido aqui (Boxe 7.3).

Os benzodiazepínicos atuam modulando os receptores $GABA_A$ (ácido γ-aminobutírico). O GABA é o neurotransmissor inibitório mais proeminente no cérebro de mamíferos. Os benzodiazepínicos têm um rápido início de ação e seu tempo de ação é farmacodependente. Os efeitos do diazepam perduram mais do que os do midazolam em decorrência de metabólitos ativos com depuração lenta.

Boxe 7.2 Vantagens e desvantagens da acepromazina

Vantagens

- Produz sedação
- Pode prevenir os efeitos comportamentais produzidos por opioides
- Diminui a necessidade de anestésico
- Tem impacto mínimo sobre a ventilação

Desvantagens

- A sedação mostra-se mínima e variável em gatos
- Produz vasodilatação e hipotensão
- Interfere na termorregulação, levando à hipotermia na maioria das situações

---

> **Boxe 7.3 Vantagens e desvantagens de benzodiazepínicos**
>
> **Vantagens**
>
> - Diminuem a ansiedade
> - Proporcionam relaxamento muscular
> - Previnem convulsões
> - Podem induzir sedação
> - Reduzem as necessidades anestésicas
> - Têm efeitos mínimos sobre os sistemas cardiovascular e respiratório
>
> **Desvantagem**
>
> - Podem provocar euforia

Os efeitos clínicos relevantes para a anestesia são sedação ou disforia, diminuição da ansiedade, inibição de comportamento agressivo, amnésia, relaxamento muscular, efeitos anticonvulsivantes e redução da necessidade de anestésicos. Os benzodiazepínicos não parecem produzir analgesia após administração sistêmica. Em gatos, 1 mg/kg de diazepam administrado por via IM aparentemente provocou sedação; entretanto, quando os gatos foram separados para manuseio, opuseram-se vigorosamente.[93] Um estudo examinou os efeitos do midazolam, administrado por via IV ou IM, sob diferentes doses, variando desde 0,05 a 5 mg/kg.[108] Inicialmente, foi observada inquietação, sucedida por sedação, com a maioria dos gatos que receberam as doses por via IV mais elevadas adotando posição em decúbito lateral. Quando os gatos foram contidos, uma proporção aproximadamente igual respondeu mais ou menos que o normal, independentemente da dose e do tempo. Por isso, parece que os benzodiazepínicos não produzem sedação em gatos de modo consistente, pelo menos quando administrados individualmente. As associações aos opioides podem melhorar o efeito sedativo.

Os benzodiazepínicos costumam ser utilizados com agentes de indução para melhorar o relaxamento muscular e/ou reduzir a dose de anestésico. O diazepam e o midazolam foram relatados como diminuidores da dose anestésica tanto de agentes inalados quanto injetáveis.* Eles podem ser muito eficazes na prevenção e no tratamento de convulsões. Nos seres humanos, o midazolam é útil no tratamento do estado de mal epiléptico refratário a fenobarbital, fenitoína e diazepam.[227]

Os benzodiazepínicos produzem efeitos cardiovasculares e respiratórios mínimos. O diazepam pode diminuir arritmias ventriculares decorrentes de isquemia do miocárdio.[152] Em pacientes hipovolêmicos, doses altas de midazolam são capazes de ocasionar hipotensão.[3] Após administração por via IV de diazepam, hipotensão, arritmias e assístole foram relatados; acredita-se que esses sintomas tenham relação com o propilenoglicol, usado como solvente em soluções comercialmente disponíveis.[79]

A principal diferença entre o diazepam e o midazolam relaciona-se com suas características físico-químicas e farmacocinéticas. O diazepam é bastante hidrofóbico e estudos em seres humanos sugerem que a absorção pode ser fraca após a administração em alguns grupos musculares. O midazolam é hidrofílico sob pH baixo e lipofílico sob pH mais alto; pode ser mais adequado para a administração IM que o diazepam. Sua biodisponibilidade após a administração IM é superior a 90% em seres humanos e cães. O início do efeito é rápido para ambos os fármacos. O diazepam sofre oxidação até nordiazepam, um metabólito ativo, que é eliminado cerca de 6 vezes mais lentamente que o diazepam. A depuração do diazepam individualmente em gatos é baixa. Consequentemente, espera-se que o diazepam tenha efeitos prolongados.[43] Não existem dados publicados sobre a farmacocinética do diazepam. Entretanto, em cães, o midazolam é rapidamente eliminado, ao contrário do diazepam.[44,126] Nas espécies em que foi estudado, o metabolismo de midazolam resulta na produção de hidroximidazolans, que têm atividade farmacológica, mas, em geral, são rapidamente eliminados. Clinicamente, a duração do efeito do midazolam é bem menor do que a do diazepam.

Foi relatada necrose hepática fulminante aguda em gatos após a administração de diazepam.[34] Entretanto, isso ocorreu após administração oral repetida; não foi relatada toxicidade semelhante depois de administração parenteral ocasional do agente clínico.

Clinicamente, os benzodiazepínicos são, em algumas ocasiões, usados como pré-medicação antes de anestesia geral, associados a opioides, na tentativa de melhorar a sedação ocasionada por opioide.

Agonistas de adrenorreceptor α_2

Os agonistas de receptores α_2-adrenérgicos (agonistas α_2) atuam, principalmente, modulando a transmissão noradrenérgica no sistema nervoso central. Também mostram efeitos diretos sobre diversos órgãos. Os agentes químicos nessa classe comumente utilizados em gatos são a xilazina e a dexmedetomidina (Boxe 7.4).

Os agonistas α_2 proporcionam sedação; o efeito é dose-dependente.[214] Sob altas doses, a sedação é profunda e os pacientes não respondem à maioria dos estímulos, embora agitação e comportamento agressivo sejam sempre possíveis. Os agonistas α_2 também proporcionam analgesia.[228] A duração do efeito analgésico tanto da xilazina quanto da dexmedetomidina é curta.[154,208] Os agonistas α_2 reduzem a necessidade de anestésicos de modo dose-dependente. Induzem hipotermia por meio de um efeito do centro termorregulador hipotalâmico.

Os efeitos respiratórios provocados por agonistas α_2 são considerados mínimos em gatos. A frequência respiratória tende a diminuir, mas, em geral, a gasometria não é afetada.[78,117]

A típica resposta cardiovascular à administração de agonistas α_2 é bifásica. Inicialmente, a pressão arterial e a resistência vascular sistêmica aumentam, enquanto a frequência cardíaca e o débito cardíaco diminuem.[74,117,154] O aumento da pressão arterial pode não ser observado após a administração IM. Esses efeitos são sucedidos por diminuição da pressão arterial. Já a frequência cardíaca e o

---

* Referências 84, 107, 111, 115, 133, 136, 169, 242, 243.

Boxe 7.4 Vantagens e desvantagens de agonistas de adrenorreceptor α_2

Vantagens

- Induzem sedação dose-dependente
- Sob doses altas, provocam sedação profunda
- Proporcionam analgesia
- Reduzem a necessidade de anestésico de modo dose-dependente
- Apresentam efeito mínimo sobre o sistema respiratório

Desvantagens

- Causam bradicardia e diminuição do débito cardíaco
- Provocam vasoconstrição
- Causam hiperglicemia
- Causam diurese
- Causam hipotermia

---

débito cardíaco permanecem mais baixos do que o normal. A resistência vascular sistêmica ou retorna progressivamente para o normal ou permanece elevada, dependendo do fármaco e da dose considerada. A bradicardia pode vir acompanhada por outras arritmias. Em geral, os efeitos vasculares de agonistas α_2 são considerados dose-dependentes. O aumento da resistência vascular sistêmica deve-se à estimulação de receptores α_2 na musculatura vascular lisa, o que resulta em vasoconstrição. A diminuição do débito cardíaco deve-se ao aumento da frequência cardíaca. A contratilidade miocárdica não se mostra afetada.

Como a diminuição do débito cardíaco relaciona-se principalmente com a bradicardia, defendeu-se a associação a um anticolinérgico. Entretanto, o uso concomitante de anticolinérgicos com agonistas α_2 é controverso. A eficácia em aumentar a frequência cardíaca dependeria do momento da administração dos fármacos. Quando administrados antes do agonista α_2, os anticolinérgicos tendem a aumentar a frequência cardíaca, a qual diminui após o agonista α_2 ser administrado. Quando administrados simultaneamente, ocorre bradicardia inicial sucedida pelo retorno da frequência cardíaca para os valores basais. Em ambos os casos, há intensa hipertensão e o desempenho cardíaco também diminui.[6,50,206]

Os agonistas α_2 inibem a liberação de insulina e provocam aumento da glicemia. Também inibem a liberação de hormônio antidiurético (ADH) e seu efeito sobre os túbulos renais, o que resulta em diurese de água. Além disso, os agonistas α_2 provocam vômitos em gatos e têm sido utilizados para esse fim. A incidência de vômitos é mais alta após a xilazina do que após a administração de dexmedetomidina.

A xilazina tem ação mais curta, é menos potente e menos seletiva para os receptores α_2 do que a dexmedetomidina. Alguns dos efeitos que sucedem a administração de xilazina podem estar relacionados com sua ação sobre os receptores α_1.

Clinicamente, a xilazina e a dexmedetomidina são usadas, principalmente, por seu efeito sedativo. Às vezes, são usadas para melhorar a analgesia. Associações a opioides podem reduzir a dose necessária para induzir a sedação.[199] Devido a seus efeitos cardiovasculares, devem ser usadas com cautela em pacientes geriátricos ou com disfunção significativa de órgãos. Foi sugerido que o uso de medetomidina em gatos com miocardiopatia hipertrófica e obstrução ao efluxo ventricular esquerdo diminua a obstrução; espera-se que a dexmedetomidina produza efeitos semelhantes.[118]

Anestésicos dissociativos

Às vezes, a quetamina e a mistura de tiletamina e zolazepam são usadas como pré-medicamento antes da anestesia geral. Sua farmacologia é revista no item sobre agentes de indução. Anestésicos dissociativos produzem efeitos dose-dependentes, que variam desde sedação leve a moderada até anestesia. Podem ser úteis no gato intratável, desde que possa ser administrada uma injeção. A quetamina não deve ser usada individualmente por causa de seu efeito sobre o tônus muscular e o risco de convulsões. Ela deve ser associada à acepromazina, a um benzodiazepínico ou a um agonista de α_2 (Boxe 7.5).

■ Opioides

A farmacologia dos opioides é abordada no Capítulo 6. Apenas seu uso no contexto de pré-medicação será tratado aqui.

Os opioides são usados por seu efeito analgésico (Boxe 7.6) e costumam ser administrados no momento da pré-medicação, a fim de produzir analgesia antecipadamente.

Boxe 7.5 Vantagens e desvantagens de anestésicos dissociativos

Vantagens

- Proporcionam sedação dose-dependente
- Sob doses moderadas, proporcionam sedação profunda
- Sob doses altas, proporcionam anestesia
- Seus efeitos são consistentes

Desvantagens

- A quetamina pode causar convulsões
- A quetamina aumenta o tônus vascular
- Devem sempre ser associados a um agente que proporcione relaxamento muscular

---

Boxe 7.6 Vantagens e desvantagens de opioides

Vantagens

- Proporcionam analgesia
- Sob doses moderadas, provocam euforia

Desvantagens

- Podem ocasionar disforia e agitação
- Sua eficácia pode ser variável

Uma vez que eles são considerados a primeira linha de tratamento para dor aguda (cirúrgica), devem ser incluídos no esquema anestésico para qualquer procedimento passível de causar dor. Além de seu efeito analgésico, os opioides reduzem a dose eficaz de agentes sedativos e anestésicos. Também causam certa alteração comportamental. Em geral, sob as doses recomendadas para uso clínico, os opioides produzem euforia em gatos (ou seja, estes não se mostram sedados, mas ficam mais brincalhões e menos resistentes a contenções). Sob doses mais elevadas, pode haver disforia, com os gatos se tornando hiperativos, excitáveis e mais difíceis de manusear. Diversos fármacos podem ser usados. Quase sempre os agonistas completos (p. ex., morfina, hidromorfona, oximorfona, metadona) são considerados agentes de maior eficácia analgésica do que o agonista parcial buprenorfina. Os agonistas-antagonistas, como o butorfanol, em geral apresentam baixa eficácia analgésica. Contudo, a buprenorfina, nas doses comumente empregadas clinicamente, tem proporcionado boa analgesia em gatos.

■ Anticolinérgicos

Os anticolinérgicos antagonizam os efeitos da acetilcolina em receptores muscarínicos, o que resulta no bloqueio da transmissão nos terminais nervosos pós-ganglionares parassimpáticos. Diminuem o tônus parassimpático geral (Boxe 7.7).

Dois fármacos nessa classe são usados em pacientes clínicos para a pré-medicação: a atropina e o glicopirrolato. O glicopirrolato é um amônio quaternário e não atravessa a barreira hematencefálica ou a placenta. Consequentemente, não tem o efeito da atropina sobre o sistema nervoso central, inclusive dilatação da pupila.

Sob doses elevadas, a atropina provoca excitação do sistema nervoso central, sucedida por depressão. Além disso, a atropina causa midríase, aumenta a pressão intraocular no glaucoma de ângulo agudo e, portanto, não deve ser usada em pacientes com esse distúrbio.

Os anticolinérgicos inibem secreções nasais, faríngeas, bucais e brônquicas. Reduzem a secreção mucosa e a depuração mucociliar, o que resulta, às vezes, na formação de tampões mucosos. Podem causar relaxamento da musculatura lisa brônquica e, consequentemente, broncodilatação.

Boxe 7.7 Vantagens e desvantagens de anticolinérgicos

Vantagens

- Previnem bradicardia devido ao alto tônus vagal
- Diminuem secreções

Desvantagens

- Podem causar arritmias
- Diminuem motilidade gastrintestinal
- Doses excessivas de atropina têm efeitos sobre o sistema nervoso central

---

Os anticolinérgicos aumentam também a frequência cardíaca. Às vezes, ocorre decréscimo transitório na frequência cardíaca após a administração de uma pequena dose de atropina. Eles previnem, ainda, os efeitos da estimulação vagal sobre a frequência cardíaca. São eficazes para tratar algumas formas de bloqueio atrioventricular de segundo grau e, às vezes, aumentam a frequência ventricular em bloqueio atrioventricular de terceiro grau.

Além disso, os anticolinérgicos diminuem as secreções salivares e gástricas. O pH gástrico é aumentado. Esses agentes reduzem a motilidade do estômago, do duodeno, do jejuno, do íleo e do cólon; também diminuem o tônus do esfíncter gastresofágico, o que aumenta o risco de regurgitação e refluxo.

O início e a duração do efeito do glicopirrolato são mais longos do que os da atropina. O glicopirrolato é considerado um diminuidor do risco de produção de taquicardia e pode apresentar eficácia maior para reduzir secreções.

Os principais efeitos desejáveis de anticolinérgicos consistem em prevenir a bradicardia causada por outros fármacos que aumentam o tônus vagal ou os reflexos vagais e diminuir secreções salivares e brônquicas. Com frequência, são usados para prevenir a bradicardia induzida por opioides e para bloquear o aumento das secreções induzido por anestésicos dissociativos. Seu uso na pré-medicação é controverso; alguns clínicos preferem tratar a bradicardia e o aumento das secreções se necessário, em vez de prevenir esses efeitos. Sob doses clínicas, seus efeitos indesejáveis parecem ser mais bem tolerados em gatos.

Agentes de indução

Os agentes anestésicos injetáveis correntemente disponíveis para induzir anestesia em gatos são: quetamina; mistura de tiletamina e zolazepam; tiopental; propofol; e etomidato. A alfaxalona está disponível em alguns países, mas não nos EUA. Embora a quetamina e o tiopental fossem os principais agentes anestésicos injetáveis na clínica veterinária por anos, agora o propofol é aparentemente o fármaco mais empregado, com o tiopental tendo desaparecido do mercado norte-americano em 2010. A mistura de tiletamina e zolazepam, em geral, está restrita para uso em gatos ferozes, nos quais é administrado por via IM ou SC. Já o uso de etomidato como agente indutor costuma estar restrito a gatos enfermos ou idosos. Nos países onde é encontrada, a alfaxalona tem aumentado sua popularidade.

Estudos sobre efeitos tóxicos em gatos possibilitaram que fossem derivados o índice terapêutico da quetamina, do tiopental e da alfaxalona.[36] Em um estudo,[36] a diferença entre a dose que provocava um decúbito e a dose fatal era de 4 vezes para o tiopental e de 5 vezes para a quetamina e a alfaxalona.

Os cálculos das doses de indução por via IV, mostrados na Tabela 7.3, variam, dependendo do objetivo e de o agente ser administrado após a pré-medicação ou junto a um benzodiazepínico.

Tabela 7.3 **Doses intravenosas calculadas para agentes de indução.**

Agentes de indução	Individualmente	Após pré-medicação	Após pré-medicação e associado a um benzodiazepínico
Tiopental	5 a 20 mg/kg	12 mg/kg	10 mg/kg
Quetamina	10 mg/kg*	5 mg/kg*	
Mistura de tiletamina e zolazepam	1 a 3 mg/kg		
Propofol	8 mg/kg	6 mg/kg	4 mg/kg
Etomidato	2 mg/kg*	2 mg/kg*	
Alfaxalona	5 mg/kg	2 a 3 mg/kg	

*Sempre deve ser administrado com um benzodiazepínico.

Tiopental

O tiopental é o mais antigo dos agentes anestésicos injetáveis, tendo sido introduzido na clínica veterinária no início dos anos 1930. É um tiobarbiturato de ação rápida com duração de ação ultracurta. É comercializado como sal sódico na forma de pó e reconstituído com cloreto de sódio a 0,9% ou com água para injeção. A concentração usual para uso clínico é de 2,5%. O fármaco é um ácido fraco e, como a forma não ionizada é pouco solúvel em água, soluções concentradas para administração são alcalinizadas de modo que o agente fique restrito quase que totalmente à forma ionizada hidrossolúvel. O alto pH da solução é parcialmente responsável pela irritação do agente se for administrado de maneira perivascular (Boxe 7.8).

▪ Uso clínico

A dose relatada na literatura varia entre 5 e 20 mg/kg, dependendo do objetivo desejado. Para a indução de anestesia, após pré-medicação, a dose calculada é de 12 mg, enquanto a administração de agentes adjuvantes, como o diazepam ou o midazolam, junto à pré-medicação, reduz a dose calculada para 10 mg/kg. A concentração usual é de 2,5%; contudo, se o volume calculado for pequeno (< 6 mℓ), a solução mais diluída possibilitará melhor titulação. Em geral, administra-se um quarto da dose calculada por 20 a 30 segundos, observando o paciente quanto aos efeitos do fármaco. Se houver necessidade de mais quantidade do fármaco, um outro quarto da dose calculada é administrado novamente durante 20 a 30 segundos. Em um gato com o tempo de circulação normal, 30 segundos é o tempo usual entre as administrações das doses.

Em geral, a indução da anestesia é rápida, sem intercorrências e livre de agitação. A ativação do sistema nervoso central ocorre inicialmente, o que pode ser traduzido como uma fase de excitação, se for administrado tiopental em quantidade insuficiente.

▪ Efeitos farmacodinâmicos

Embora o tiopental tenha sido usado na anestesia veterinária durante muitos anos, poucos são os relatos que o relacionam com os efeitos farmacológicos em gatos.

Boxe 7.8 **Vantagens e desvantagens do tiopental**

Vantagens

- É um fármaco de ação rápida, com efeitos discerníveis dentro de um tempo de circulação. O tiopental vai até a titulação para causar efeito e é especialmente útil quando uma via respiratória precisa ser assegurada com rapidez, como o que ocorre com um gato com o estômago cheio ou histórico de vômito
- Tem duração de ação ultracurta (5 a 10 min), dependendo da dose administrada. O tiopental é um excelente agente de indução antes da intubação e de manutenção com agentes inalantes. Também é adequado para procedimentos não dolorosos e de curta duração (15 a 20 min), embora o propofol promova melhores condições de recuperação
- Diminui a pressão intracraniana (PIC) em pacientes com PIC elevada e tem efeitos cerebrais protetores se for administrado antes de um evento hipoxêmico. É um anticonvulsivante eficaz, embora seus efeitos anestésicos e anticonvulsivantes não possam ser separados
- Deprime os reflexos laríngeos menos que outros agentes de indução, como o propofol e a quetamina e, por isso, facilita o exame das cordas vocais e o diagnóstico correto de paralisia laríngea

Desvantagens

- Não é um fármaco adequado para manter a anestesia, pois a depuração é lenta, levando ao acúmulo da substância e à recuperação mais demorada
- É irritante se administrado por via perivascular, e o tratamento é importante para prevenir a necrose tissular e a descamação
- Diminui o hematócrito e a leucometria e a plaquetometria, além de poder reduzir a concentração de proteínas totais
- Não bloqueia as respostas autônomas a estímulos nocivos e não é adequada para procedimentos dolorosos rápidos
- A recuperação pode ser difícil, em especial se o paciente acordar do tiopental por conta própria
- É um fármaco depressor do miocárdio que induz taquicardia e aumento da incidência de arritmias. Em animais sadios, essas arritmias raramente têm importância clínica
- Os reflexos laríngeos estão ativos, o que aumenta a dificuldade de intubação. Por esse motivo, a intubação traumática pode ser mais provável associada ao uso de tiopental do que ao uso de outros agentes

Estudos cardiopulmonares iniciais evidenciaram diminuição da frequência respiratória e do volume-corrente, queda na pressão arterial e desaceleração da frequência cardíaca.[80] A dose de 20 mg/kg produziu hipotensão branda entre 5 e 10 min após administração, com pouca mudança na frequência cardíaca. Aproximadamente 30% dos gatos desenvolveram apneia que perdurou quase 1 min e a tensão de dióxido de carbono foi elevada e a tensão de oxigênio arterial, diminuída em 1,5 min.[143] Um estudo mais aprofundado após a pré-medicação com acepromazina (0,2 mg/kg), meperidina (4 mg/kg) e atropina (0,05 mg/kg), sucedida por indução com tiopental (10 mg/kg), relatou depressão respiratória menor, porém queda significativa no índice cardíaco sem alteração na frequência cardíaca.[51] O tiopental (6,8 mg/kg) teve efeito negativo sobre o miocárdio do gato, o que sugere que a hipotensão deva-se, talvez, à depressão miocárdica direta.[76]

O tiopental induz uma depressão relacionada com a dose do índice de consumo de oxigênio metabólico cerebral e, presumivelmente, por causa da limitada autorregulação cerebral, reduz o fluxo sanguíneo cerebral.[142] Como resultado da diminuição do fluxo sanguíneo cerebral e da queda associada do volume sanguíneo cerebral, a pressão do líquido cerebroespinal é diminuída. Com o tiopental, assim como com o etomidato, a pressão de perfusão cerebral não é comprometida, pois a pressão intracraniana diminui mais do que a pressão arterial média. O tiopental é um anticonvulsivante eficaz, embora suas propriedades hipnóticas e anticonvulsivantes ocorram sob doses semelhantes.

Não foi relatada diferença na incidência de refluxo gastresofágico em gatos entre tiopental e propofol, com incidência de 16 e 12%, respectivamente.[66]

▪ Efeitos farmacocinéticos

A farmacocinética do tiopental em gatos não foi relatada, embora tenha sido descrita a de um tiobarbiturato bastante semelhante, o tiamilal.[238] A rápida meia-vida de distribuição foi de 1,91 min e uma segunda meia-vida de distribuição, ou mais lenta, foi de 26,51 min. A meia-vida de eliminação foi de 14,34 h. O volume aparente de distribuição foi 3,61 ℓ/kg, enquanto o volume aparente do compartimento central foi de 0,46 ℓ/kg e a depuração total, de 0,135 ℓ/kg/h. Assim como em outras espécies, o despertar inicial deve-se à redistribuição inicialmente em tecidos bem vascularizados e músculo e, posteriormente, na gordura.[28,29] Mesmo os fármacos não tendo depuração alta, o metabolismo contribui, de fato, para a recuperação.[192]

Quetamina

A quetamina é parcialmente solúvel em água e é preparada em uma solução levemente ácida (pH 3,5 a 5,5). É formulada para uso veterinário com solução a 10% em cloreto de sódio com o conservante cloreto de benzetônio (Boxe 7.9).

A quetamina é considerada um anestésico dissociativo, termo usado para descrever um estado no qual existe dissociação funcional e eletrofisiológica entre os sistemas talamoneocortical e límbico.[240] Esse estado clínico único de hipnose e analgesia caracteriza-se por olhos abertos,

---

> ## Boxe 7.9 **Vantagens e desvantagens da quetamina**
>
> ### Vantagens
>
> - Agente de ação rápida sem excitação e com duração de ação que possibilita indução lenta de anestesia
> - Excelente agente anestésico mesmo sob doses subanestésicas com propriedades analgésicas previstas
> - Indutor de menor depressão respiratória que tiopental ou propofol, e as respostas respiratórias a hipoxemia e hipercarbia são mais bem estáveis
> - Potente agente broncodilatador adequado como agente de indução em pacientes asmáticos ou pacientes com vias respiratórias reativas
>
> ### Desvantagens
>
> - Aumento do tônus muscular e indução de movimentos musculares sem propósito, dificultando a realização de determinados procedimentos
> - Há salivação e lacrimejamento, os quais podem ser profusos
> - Possibilidade de aumento da pressão intraocular, e os olhos permanecem abertos e são suscetíveis a abrasão corneana
> - Aumento do fluxo sanguíneo cerebral e do consumo de oxigênio cerebral, o que pode provocar sérios efeitos adversos em pacientes com aumento da pressão intracraniana
> - A quetamina deprime o miocárdio, porém a estimulação simpática central leva ao aumento da frequência cardíaca, da pressão arterial e do débito cardíaco. Em doenças como a miocardiopatia hipertrófica, esses efeitos cardiovasculares podem ser fatais

pupilas dilatadas, hipertônus muscular e aumento de lacrimejamento e salivação. Em geral, aplica-se um agente anticolinérgico como a atropina e o glicopirrolato, como pré-anestésico para diminuir a salivação.

A quetamina atua, principalmente, por meio do receptor *N*-metil-D-aspartato (NMDA).[112,158]

▪ Uso clínico

A indução da anestesia apenas com quetamina é insatisfatória, já que o tônus muscular é extremo e a movimentação espontânea, praticamente contínua.[246] Com frequência, são administrados tranquilizantes antes da quetamina. Enquanto isso, os benzodiazepínicos, diazepam ou midazolam, em geral são administrados associados a quetamina, para eliminar ou minimizar os efeitos colaterais prejudiciais. Quando a quetamina é usada como agente de indução, a dose calculada em gatos sadios não pré-medicados é de 10 mg/kg por via IV,[86] junto a diazepam (0,5 mg/kg IV) ou midazolam (0,3 a 0,5 mg/kg IV). A pré-medicação reduz a dose da quetamina a 5 mg/kg e a dose de diazepam ou de midazolam permanece a mesma. Estudos em gatos empregando uma dose calculada de 3 mg/kg de quetamina mostrou que a ED$_{50}$ (dose eficaz em 50% da população) de midazolam necessária para intubação e para prevenir movimentação em resposta a uma estimulação nociva foi de 0,286 mg/kg e de 0,265 mg/kg, respectivamente. Em tal dose, a recuperação até andar com ataxia levou 42,50 ± 15,18 min e, para recuperação completa, 3,6 ± 1,3 h.[107]

Geralmente, administra-se um quarto da dose calculada de quetamina, sucedida por metade da dose calculada de diazepam ou midazolam, durante 10 a 20 segundos e o paciente é observado para os efeitos do agente após 1 min. Se houver necessidade de mais fármaco, calcula-se mais um quarto da dose de quetamina e o restante do diazepam ou do midazolam é administrado por mais 1 min. Alguns veterinários preferem associar os fármacos na mesma seringa e, então, apenas administrar em bolos de um quarto da dose.[86]

A recuperação da anestesia com quetamina pode estar associada a hiperexcitabilidade, especialmente em gatos. As recomendações gerais consistem em possibilitar que os gatos se recuperem em ambiente tranquilo e com o mínimo de manipulação.

■ Efeitos farmacodinâmicos

A quetamina tem efeitos simpaticomiméticos que aumentam a frequência cardíaca, o débito cardíaco e a pressão arterial, principalmente por estimulação direta de estruturas do sistema nervoso central.[240] Na ausência de controle autônomo, a quetamina tem propriedades depressoras diretas sobre o miocárdio.[223,245] Os efeitos cardiopulmonares da administração por via IV da quetamina também foram estudados em gatos.[143] Sob doses clínicas (6,6 mg/kg IV), tanto a frequência cardíaca quanto a pressão arterial aumentaram, com picos em geral ocorrendo 2,5 min após a administração. Foi relatada, ainda, depressão respiratória transitória.[143] Em gatos anestesiados com halotano, a quetamina diminuiu o limiar arritmogênico.[17] A respiração foi observada como apnêustica, superficial e irregular imediatamente após a administração de quetamina em gatos.[37]

A quetamina tem propriedades broncodilatadoras[167] e, com frequência, é recomendada como agente de indução de escolha em gatos com asma.

Os reflexos da deglutição, da tosse e da ânsia permanecem relativamente íntegros após a quetamina e, em gatos, porém não em humanos, os reflexos protetores da laringe permanecem competentes, de modo que o material que alcança a traqueia é tossido indo para cima e sendo deglutido.[188,221] Em gatos, sugeriu-se a radiografia contrastada como auxílio diagnóstico em gatos anestesiados com quetamina suspeitos de anormalidades de reflexo laríngeo.[188]

É preciso cuidado na interpretação de aferições ecocardiográficas em gatos sob doses de sedação leve (1,5 a 2,5 mg/kg IV) de quetamina, já que foram relatadas diferenças importantes em estudos conduzidos utilizando diferentes fármacos, ou em gatos não anestesiados.[64] Embora não haja estudos publicados específicos em gatos, em outras espécies a quetamina aumenta o fluxo sanguíneo cerebral e a pressão intracraniana, principalmente por vasodilatação cerebral e pressão arterial sistêmica elevada.[200,218] Parte da vasodilatação deve-se ao aumento das tensões de gás carbônico arterial quando a ventilação não é controlada,[196] e os outros resultados mais prováveis advêm da estimulação da taxa metabólica cerebral. Assim, não se recomenda o uso de quetamina em pacientes com pressão intracraniana elevada. A quetamina causa convulsões em gatos,[15,186] embora, em geral, somente após a administração IM de doses altas.

Sob anestesia com quetamina, os reflexos de estiramento segmentar e de retirada são preservados, mesmo sob níveis que bloqueiem a estimulação eletroencefalográfica e as alterações autônomas em resposta à estimulação nociceptiva.[220]

A quetamina, em comparação com o tiopental, o propofol e a combinação de alfaxalona e alfadolona, teve o menor efeito sobre a pressão do esfíncter gastresofágico e da pressão de barreira em gatos.[89]

A administração de quetamina interfere nos resultados dos testes de tolerância à glicose e, por isso, esse teste deve ser realizado sem contenção química.[102]

Em gatos, ocorre aumento pequeno, porém significativo, na pressão intraocular com a quetamina,[182] de modo que esse agente deve ser evitado se o gato correr risco de perfuração corneana. Acredita-se que o aumento deva-se a incrementos do tônus do músculo extraocular induzidos pela quetamina.

Os gatos induzidos com quetamina (5 mg/kg por via IV) e diazepam (0,25 mg/kg IV) e mantidos com anestesia por halotano mostraram resposta normal a um teste de estimulação de ACTH, o que indica função adrenocortical adequada.[147]

Diversos protocolos de sedativos, inclusive aqueles que contêm quetamina, foram relatados como produtores de efeito significativo sobre a função tireóidea e a captação das glândulas salivares de tecnécio Tc 99m pertequinetato. Dessa maneira, pode haver interferência com a interpretação da imagem cintilográfica da tireoide.[194]

A sedação com quetamina resulta em um número menor de espermatozoides por ejaculado em comparação com medetomidina ou quando o sêmen foi colhido após eletroejaculação.[249]

Além disso, a quetamina tem propriedades analgésicas. A indução com quetamina ou a adição de quetamina à anestesia geral antes da estimulação cirúrgica diminui a dor pós-cirúrgica e leva a melhor controle da dor.[156,191] Parece que as propriedades analgésicas da quetamina reduzem a sensibilização das vias dolorosas e se estendem pelo período pós-cirúrgico. Apesar de a quetamina mostrar boa analgesia somática, sua analgesia visceral é fraca.[193]

■ Efeitos farmacocinéticos

A recuperação da quetamina deve-se tanto à redistribuição quanto ao metabolismo. Diversos estudos relataram o perfil farmacocinético da quetamina em gatos.[10,96] A quetamina tem distribuição rápida com breve meia-vida de distribuição de 5,2 min. A alta lipossolubilidade reflete-se no grande volume de distribuição (3,21 ℓ/kg). A depuração também é alta (37,8 mℓ/kg/min), o que contribui para a curta meia-vida de eliminação (60,6 min).[96] A depuração corporal total média é bastante semelhante à do fluxo sanguíneo hepático, o que significa que alterações no fluxo sanguíneo hepático influenciam a depuração. Isso foi relatado no gato, no qual a xilazina prolongou a duração da anestesia com quetamina por aumentar a meia-vida de eliminação.[232] A quetamina é metabolizada extensamente no fígado, formando norquetamina (metabólito I), que tem 20 a 30% da atividade da droga precursora. Os gatos, como espécie, não conseguem metabolizar a norquetamina e a eliminação depende da excreção renal. Assim, a duração de ação pode ser prolongada em gatos com disfunção renal.

Mistura de tiletamina e zolazepam

A mistura de tiletamina e zolazepam é a associação de um agente anestésico dissociativo, a tiletamina, e um benzodiazepínico, o zolazepam, e atualmente é comercializado para administração IM em cães e gatos. Uma vez reconstituído para uso, a solução, nos EUA, contém 50 mg/mℓ de cada composto ou 100 mg/mℓ da associação. Geralmente, a dose recomendada é expressa em termos da dose associada.

■ Uso clínico

Embora a mistura de tiletamina e zolazepam não esteja registrada para uso IV em gatos, é um agente de indução adequado. A dose é de 1 a 3 mg/kg e recomenda-se a administração de um anticolinérgico, pois a salivação pode ser profusa.[129] A dose de 3 mg/kg é diluída a 1 mℓ com salina, administrando-se um bolo de 1 mg/kg por via IV a cada 1 min até a intubação ser possível.

A dose de 9,9 mg/kg administrada por via IV ou IM resultou em duração semelhante de anestesia (20 min) e tempo até caminhar (174 a 180 min).[224]

■ Efeitos farmacodinâmicos

Há poucos dados publicados sobre os efeitos da mistura de tiletamina e zolazepam, especialmente em gatos. Assim, presume-se que os efeitos sejam semelhantes aos da quetamina.[125,129] Foram relatados os efeitos cardiovasculares e respiratórios da administração por via IV de mistura de tiletamina e zolazepam, embora as doses (9,7, 15,8 e 23,7 mg/kg) fossem mais elevadas do que aquelas comumente empregadas no tratamento.[98] Uma resposta depressora cardiovascular inicial, com grau e duração dependendo da dose, foi sucedida por uma resposta pressora. Em outro estudo, a mistura de tiletamina e zolazepam não alterou o limiar arritmogênico em gatos.[16]

O grau de depressão respiratória em gatos mostra-se acidose-dependente, com doses mais elevadas provocando maior depressão. Em um estudo, a frequência respiratória diminuiu e costuma-se caracterizar por um padrão respiratório apnêutico.[248] Em 10 a 15 min, a respiração retornou ao padrão normal.[224] Foram relatados períodos de apneia após administração por via IV de doses altas (15,8 e 23,7 mg/kg), e a tensão de dióxido de carbono arterial elevou-se.[98]

Considera-se a mistura de tiletamina e zolazepam um agente IV adequado para teste cutâneo intradérmico em gatos.[149]

Para a mistura de tiletamina e zolazepam, devem ser tomadas as mesmas precauções dos outros agentes dissociativos.[129] Não se recomenda para gatos com cardiopatia hipertrófica. Doença hepática ou doença renal podem prolongar as ações e relata-se depressão respiratória dose-dependente quando essa mistura é administrada por via IV associada a outros agentes anestésicos. De acordo com informações adicionais na bula, não se recomenda o uso em animais com grave disfunção cardíaca ou pulmonar e nas fêmeas que serão submetidas a cesariana.

■ Efeitos farmacocinéticos

A meia-vida plasmática da tiletamina em gatos é de 2 a 4 h, com apenas 5 a 10% da dose sendo detectados na urina, nenhum percentual nas fezes e um pouco na bile. Foram detectados três metabólitos na urina de gatos.[125] A meia-vida plasmática do zolazepam é de 4,5 h, com três metabólitos detectados na urina.[125]

A bula da embalagem recomenda não usar mistura de tiletamina e zolazepam em animais com doença renal, pois a tiletamina é excretada basicamente pelos rins.

Propofol

O propofol é um isopropilfenol substituído, que é apenas um pouco solúvel em água e formulado como solução aquosa a 1% contendo óleo de soja, lecitina do ovo e glicerol. Tem início rápido, com indução tranquila, sem agitação (Boxe 7.10).

Existem relatos de infecções no paciente relacionadas com o uso de propofol. Acredita-se que se devam à contaminação microbiana do propofol, o que resulta em sepse potencialmente fatal e infecções pós-cirúrgicas de feridas limpas, tanto em seres humanos quanto em pacientes veterinários.[18,97] O propofol é um excelente meio para crescimento rápido.[209] Recomenda-se descartar o propofol não utilizado 6 h após uma ampola ou um frasco serem abertos.[73]

■ Uso clínico

Estudos clínicos iniciais em gatos relataram a dose de indução com 6,8 mg/kg em gatos sem pré-medicação e 7,2 mg/kg em gatos pré-medicados.[24] Em alguns estudos, a pré-medicação reduziu a dose em até 60%,[148,201] enquanto, em outros estudos, a pré-medicação não influenciou a indução.[24,234] Em um grande experimento clínico, a dose em gatos sem pré-medicação foi de 8,03 mg/kg e, em gatos pré-medicados, de 5,97 mg/kg.[148] Relatou-se apneia pós-indução em estudos em animais, a qual foi minimizada pela administração lenta. O tempo da administração da última dose até o caminhar foi de 27 a 38 min, dependendo da pré-medicação e das doses máximas. A recuperação foi rápida e, em geral, sem agitação.

Foram relatados efeitos colaterais em todos os estudos em animais. Em gatos, foi relatada a incidência de 14%, com ânsia de vômito, espirros e esfregar da pata nos olhos e na boca sendo os efeitos mais proeminentes.[24] A incidência diminuiu mediante a pré-medicação com acepromazina.[24]

Devido à alta incidência de apneia associada a indução com propofol, deve ser aportado oxigênio por meio de máscara facial durante a indução. Se o paciente não tolerar a máscara facial antes da administração do propofol, pode-se colocá-la após a administração do primeiro quar-

---

> ## Boxe 7.10 **Vantagens e desvantagens do propofol**
>
> ### Vantagens
>
> - Fármaco de rápida ação com agitação mínima, mesmo após dose subanestésica
> - A recuperação é rápida, tranquila e completa, tornando-o ideal para a anestesia ambulatorial
> - Pode ser usado para induzir anestesia antes de intubação, ou a anestesia pode ser mantida com propofol, seja por injeções repetidas em bolo, seja por infusão a taxa constante
> - Diminui a pressão intracraniana em pacientes com pressão intracraniana elevada e tem efeitos cerebrais protetores se administrado antes de um evento hipóxico
> - Diminui a pressão intraocular e é um bom agente indutor em gatos com descemetoceles ou lacerações corneanas
> - É o agente de indução de escolha em gatas sadias que serão submetidas a cesariana se a viabilidade dos filhotes for importante
> - Induz broncodilatação e é um agente adequado em pacientes asmáticos
> - Não é irritante se administrado por via perivascular
>
> ### Desvantagens
>
> - A apneia é o efeito colateral mais comum em gatos, e, com frequência, observa-se cianose durante a indução
> - Às vezes, ocorre mioclonia durante a indução e, quando grave, pode impedir a cirurgia
> - Tem propriedades depressoras do miocárdio e vasodilatadoras, sem alterar a frequência cardíaca, e pode causar hipotensão, especialmente em pacientes hipovolêmicos e geriátricos
> - A contaminação bacteriana da solução pode aumentar a incidência de infecção da ferida cirúrgica ou causar sepse
> - As respostas autônomas a estímulos nocivos não são bloqueadas e, por isso, não é um agente anestésico adequado para procedimentos dolorosos
> - Os gatos apresentam menor capacidade de conjugar o propofol, e o período de recuperação aumenta com a duração da anestesia com o propofol se estende
> - Deve-se ter cuidado se o propofol for administrado em gatos por dias consecutivos, pois foi relatada lesão oxidativa em eritrócitos de felinos

to da dose. Em geral, administra-se um quarto da dose calculada durante 1 min e o paciente é observado quanto a efeitos do fármaco após 30 segundos. Se houver necessidade de mais fármaco, administra-se um segundo quarto da dose calculada por 1 min. Ao se administrar propofol a pacientes enfermos, o clínico deve primeiramente administrar uma dose calculada bem pequena (< 0,5 mg/kg) e determinar o tempo de início e efeito.

■ Efeitos farmacodinâmicos

Não existem estudos profundos relatando os efeitos cardiopulmonares em gatos, embora, em um estudo clínico inicial, não tenham sido relatadas alterações na frequência cardíaca ou na frequência respiratória.[234] Em outras espécies, o propofol é depressor, o que provoca queda da pressão arterial e do débito cardíaco. Não se recomenda o uso em pacientes humanos com doença cardíaca ou hipovolemia. O limiar arritmogênico em gatos induzido e mantido com o propofol aumentou em comparação com o de gatos com tiopental ou com propofol e mantidos com halotano.[72]

Assim como o tiopental e o etomidato, o propofol induz uma depressão dose-relacionada da taxa de consumo de oxigênio metabólico cerebral e, presumivelmente devido à autorregulação cerebral preservada, reduz o fluxo sanguíneo cerebral.[215] Como consequência da diminuição do fluxo sanguíneo cerebral e da queda do volume sanguíneo cerebral que acompanha, a pressão do líquido cerebroespinal é reduzida. Com o propofol, a pressão de perfusão cerebral pode cair em decorrência de queda da pressão arterial. Assim, deve-se ter cuidado para minimizar a queda de modo que a perfusão cerebral não seja comprometida.

O propofol, assim como a quetamina, demonstrou propriedades broncodilatadoras na traqueia isolada de porquinhos-da-índia[167] e é considerado um agente adequado de indução em gatos com asma.

O propofol baixa a pressão do esfíncter gastroesofágico e da pressão gástrica em gatos, embora esse efeito fosse menor do que o relatado com combinação de alfaxalona e alfadolona ou tiopental.[89]

Foi relatado que o propofol proporciona boas condições para a coleta de sêmen por meio da ejaculação em gatos. Esta última não induziu estresse, o início da anestesia foi rápido e a recuperação não teve intercorrências.[35]

Deve-se ter cuidado se o propofol for administrado a gatos durante dias consecutivos, pois foi relatada lesão oxidativa em eritrócitos de gatos.[8] A administração de propofol diariamente durante 6 dias resultou em aumento dos corpúsculos de Heinz no terceiro dia. Cinco dentre seis gatos desenvolveram mal-estar generalizado, anorexia e diarreia, com dois gatos desenvolvendo edema facial.[8] Se a anestesia fosse restrita a uma única dose de indução, os efeitos comportamentais não eram relatados após a administração diária durante 4 semanas, embora fossem observados aumentos na metemoglobinemia e nos corpúsculos de Heinz.[73]

■ Efeitos farmacocinéticos

Estudos iniciais relataram índice de utilização mais baixo (0,19 mg/kg/min) em gatos em comparação com outras espécies.[71] O índice de utilização foi relatado como a quantidade de fármaco administrado, dividido pela duração da anestesia. Provavelmente, as diferenças no índice de utilização se deveram a diferenças na taxa de biotransformação e conjugação, já que o gato tem uma deficiência em sua habilidade de conjugar fenóis.[71] Em animais de laboratório, o volume de distribuição inicial foi grande e a redistribuição para outras partes do corpo foi rápida. O volume aparente total de distribuição foi grande, assim como a depuração metabólica do corpo, com meias-vidas de eliminação variando entre 16 e 55 min.[2] Nesse estudo, a eliminação mais lenta foi encontrada no gato.[2] Na maioria das espécies, o fármaco não é cumulativo, tornando-o excelente para manutenção da anestesia. Em gatos, quando a recuperação até a marcha foi comparada com uma dose de indução apenas, uma dose de indução e uma dose de manutenção por 30 min, e uma dose de indução e uma de manutenção durante 150 min, foi relatado aumento significativo no tempo de recuperação para a última dose citada.[164] Esse fato confere mais evidências de que os gatos apresentam menor capacidade de conjugar o propofol. Assim, o tempo de recuperação aumentará quando for maior a duração da anestesia com propofol.

A extração pulmonar de propofol foi estudada em gatos, e é substancial.[132] Essa captação diminui pela administração concomitante de halotano ou fentanila.

Etomidato

O etomidato é um derivado imidazólico solúvel em água, porém não estável. É formulado como solução a 0,2% em propilenoglicol (35% em volume) com pH de 6,9 e osmolalidade de 4.640 mOsm/ℓ. O custo é mais alto do que o de outros agentes de indução e, por isso, não é usado extensamente na clínica veterinária. Contudo, em determinadas circunstâncias, de fato oferece vantagens em gatos (Boxe 7.11).

▪ Uso clínico

A dose inicial de etomidato é calculada com base no peso corporal; entretanto, o medicamento é titulado até o efeito. A dose calculada em 2 mg/kg é adequada e deve ser administrada com um agente adjuvante, como o diazepam (dose calculada, 0,5 mg/kg) ou o midazolam (dose calculada, 0,2 a 0,5 mg/kg) para facilitar a indução.

Em geral, administra-se um quarto da dose calculada de etomidato por 20 a 30 segundos, sucedida por um quarto a metade da dose calculada de um benzodiazepínico, e o paciente é observado quanto aos efeitos dos fármacos após 30 segundos. Se houver necessidade de mais agente químico, administra-se um outro quarto da dose calculada de etomidato sucedido por um quarto a metade da dose calculada de benzodiazepínico por 20 a 30 segundos. Para minimizar os efeitos colaterais associados à injeção da solução com alta osmolalidade em uma pequena veia periférica, o etomidato pode ser injetado na saída de injeção de um equipo para hidratação por meio do qual uma solução eletrolítica balanceada esteja sendo administrada.

Após 3 mg/kg por via IV, em que 50% foram administrados rapidamente e o restante durante 1 min, a indução da anestesia foi rápida e tranquila. A recuperação também foi rápida, embora um breve período de mioclonia fosse observado em todos os gatos no início da recuperação.[239]

▪ Efeitos farmacodinâmicos

Existem poucos relatos relacionados com os efeitos farmacológicos do etomidato em gatos. Em todas as espécies, o etomidato tem efeitos mínimos sobre os sistemas cardiovascular e respiratório. Em cães, a frequência cardíaca, a pressão arterial e o débito cardíaco não foram alterados após a administração de 1,5 ou 3 mg/kg de etomidato.[155] Da mesma maneira, 1 mg/kg de etomidato induziu

alterações mínimas em cães hipovolêmicos.[165] Também parece que o etomidato tem efeitos mínimos sob o sistema cardiovascular em gatos.[207]

O etomidato induz a depressão da taxa de consumo de oxigênio metabólico cerebral dose-relacionada e, presumivelmente por causa da autorregulação cerebral preservada,

---

Boxe 7.11 Vantagens e desvantagens do etomidato

Vantagens

- É um agente de ação rápida, com perda da consciência ocorrendo em 15 a 29 segundos. Em situações nas quais há necessidade de uma técnica de sequência rápida de indução, o etomidato é o agente indicado
- Tem duração de ação ultracurta, dependendo da dose administrada, com recuperação relativamente rápida. Também é adequado para procedimentos não dolorosos de curta duração
- A meia-vida de eliminação relativamente curta e a rápida depuração do etomidato fazem dele um fármaco adequado para a administração em uma única dose, em múltiplas doses, ou como infusão a taxa constante. Entretanto, sua supressão adrenocortical limita seu uso a uma única dose
- É o agente de indução recomendado quando a estabilidade hemodinâmica é importante. Tem sido recomendado em pacientes veterinários com doença cardiovascular preexistente ou distúrbio do ritmo cardíaco
- É um agente de indução útil em gatos com cardiopatia grave. Produz depressão respiratória mínima e, assim, é um agente adequado quando a estabilidade ventilatória é importante
- Diminui a pressão intracraniana nos pacientes com pressão intracraniana elevada e é um bom agente de indução quando existe doença cardiovascular concomitante ou hipovolemia em decorrência de traumatismo
- O etomidato é um anticonvulsivante eficaz; entretanto, como pode ativar um foco de convulsão, aconselha-se cautela nos gatos com epilepsia
- Diminui a pressão intraocular e é um bom agente de indução em gatos com descemetoceles ou lacerações corneanas associadas a outros traumatismos sistêmicos

Desvantagens

- É o agente anestésico injetável de mais alto custo
- Na solução comercialmente disponível, o diluente contém propilenoglicol a 35%, que pode causar hemólise, dor no local da injeção e tromboflebite
- A indução e a recuperação podem não ser tranquilas e envolver mioclonia e agitação
- Supressão adrenocortical sucede as doses tanto de indução quanto de manutenção. Embora seu uso como um agente de indução seja considerado seguro, não deve ser administrado sob a forma de infusão para a manutenção de anestesia
- Alguns autores sugerem que, em animais dependentes de corticosteroides, convém administrar uma dose fisiológica de dexametasona ou de qualquer outro glicocorticoide de curta ação se a anestesia for induzida por etomidato

reduz o fluxo sanguíneo cerebral.[144] Como consequência do fluxo sanguíneo cerebral reduzido e da queda concomitante do volume sanguíneo cerebral, a pressão do líquido cerebroespinal é menor. Com o etomidato, a pressão de perfusão cerebral não fica comprometida, pois a pressão intracraniana diminui mais do que a pressão arterial média.

Tal como outros agentes indutores, o etomidato diminui a pressão do esfíncter gastresofágico e a pressão de barreira. Desse modo, pode predispor os gatos à regurgitação sob anestesia.[89]

O etomidato provoca hemólise, mesmo após uma única dose de indução.[237] Acredita-se que o mecanismo seja o aumento rápido da osmolalidade causado pelo propilenoglicol, levando à ruptura dos eritrócitos. Deve-se ter cautela nos pacientes com insuficiência renal, por causa do aumento da carga de pigmentos produzido pela hemólise.[159]

A indução da anestesia com etomidato (2 mg/kg por via IV) em gatos causou a supressão da função adrenocortical durante 2 h de anestesia com halotano e durante 1 h na recuperação. Foram necessárias mais 2 h para que o cortisol retornasse aos valores iniciais.[147] O impacto da supressão adrenocortical após a administração de etomidato sobre a morbimortalidade a longo prazo não foi determinado. Alguns autores sugerem que, em animais dependentes de corticoides, uma dose fisiológica de dexametasona ou qualquer outro corticoide de curta ação deve ser administrada se a anestesia for induzida com etomidato.[129] Contudo, a supressão adrenocortical impede a administração de etomidato como infusão para a manutenção da anestesia.

Efeitos farmacocinéticos

A farmacocinética do etomidato em gatos foi relatada.[239] O fármaco tem rápida distribuição (meia-vida de 0,05 h); um grande volume de distribuição sob estado constante (4,88 ℓ/kg); e depuração rápida (2,47 ℓ/kg/h), o que contribui para sua curta duração de ação e uma rápida recuperação.[239]

Anestésicos esteroides

O derivado da progesterona, alfaxalona, é um agente anestésico esteroide neuroativo. Foi introduzido na anestesia veterinária em 1971 como componente da combinação de alfaxalona e alfadolona, agente anestésico em gatos. Alfaxalona era insolúvel em água e misturada com acetato de alfadolona para aumentar sua solubilidade. Alfadolona também tem propriedades anestésicas, com cerca da metade da potência da alfaxalona. A combinação de alfaxalona e alfadolona é formulada de modo que a mistura contenha 9 mg/mℓ de alfaxalona e 3 mg/mℓ de alfadolona, com o agente solubilizante sendo óleo de rícino polietoxilado a 20% (ricinoleato de macrogolglicerol + óleo de castor). A dose recomendada é expressa como mℓ de solução formulada/kg ou mg de esteroide associado/kg. Apesar do uso disseminado em outros países, a combinação de alfaxalona e alfadolona ou sua contraparte médica, alfadiona, nunca foram disponibilizadas nos EUA. O ricinoleato de macrogolglicerol + óleo de castor provoca a liberação de

histamina em animais, por estimular a desgranulação de mastócitos, o que foi responsável por eventos adversos inaceitáveis.[40,49,62] Em seres humanos, a incidência de reações anafilactoides foi alta, e o Althesin® (alfadiona) foi retirado do mercado.

Recentemente, uma empresa australiana reformulou a alfaxalona em hidroxipropil betaciclodextrina. Ela se encontra comercialmente disponível para cães e gatos na Austrália, na Nova Zelândia, na África do Sul e no Reino Unido.[150] Duas publicações recentes relataram a farmacocinética e os efeitos cardiorrespiratórios e anestésicos em gatos (Boxe 7.12).[150,241]

Uso clínico

A dose inicial de alfaxalona com alfadolona é calculada com base no peso corporal. Contudo, o fármaco é titulado até o efeito. A dose de indução por via IV é de 0,75 mℓ/kg (9 mg/kg). Em geral, 50% da dose calculada são administrados por 20 a 30 segundos, observando-se o paciente quanto aos efeitos do medicamento. Se houver necessidade de mais fármaco, administra-se uma dose de 25% do cálculo total durante 20 a 30 segundos, repetindo isso até que a profundidade anestésica desejada seja alcançada. A injeção por via IV produz inconsciência em 10 a 25 segundos e a profundidade e a duração da anestesia cirúrgica são dose-dependentes. O retorno do reflexo de endireitamento levou 7, 17, 44, 75 e 136 min após doses de 1,2, 2,4, 4,8, 9,6 e 19,2 mg/kg, respectivamente.[37] Após a dose IV recomendada de 9 mg/kg, o relaxamento ocorre em 9 segundos e a anestesia cirúrgica, em cerca de 25 segundos. Em geral, a anestesia mantém-se durante cerca de 10 min, e a recuperação é rápida.[116]

A dose calculada para a alfaxalona reformulada recém-liberada é de 5 mg/kg, com pré-medicamentos diminuindo a dose para 2 a 3 mg/kg.[114] Após a administração de doses de 5 e 15 mg/kg, a indução da anestesia caracterizou-se como tranquila, sem intercorrências e relaxada. O tempo para decúbito lateral foi inversamente proporcional à dose de alfaxalona administrada. O tempo médio para decúbito lateral foi de, aproximadamente, 15 a 30 segundos. Contagens de recuperação para as doses de 5 e 15 mg/kg de alfaxalona foram excelentes e não diferiram entre si. Quantidades 10 vezes a dose de indução foram invariavelmente fatais.[150]

Boxe 7.12 Vantagens e desvantagens da alfaxalona

Vantagens

- Fármaco de rápida ação com indução tranquila
- Recuperação rápida, tranquila e completa, tornando-o um anestésico ambulatorial ideal
- Não cumulativo no gato sob taxas de doses clínicas

Desvantagens

- Atualmente, não disponível nos EUA
- Pouquíssimos relatos de seu uso em pacientes clínicos

■ **Efeitos farmacodinâmicos**

Os primeiros estudos cardiovasculares e respiratórios relataram diminuição da pressão arterial e taquicardia.[37] A diminuição da pressão arterial foi menor do que a encontrada com doses comparáveis de quetamina. Foi relatada, também, depressão cardiovascular maior, com 9 mg/kg administrados como solução a 12 mg/mℓ sob 0,25 mℓ/s, induzindo hipotensão profunda e sustentada com manifestações clínicas compatíveis com liberação de histamina.[143] Um estudo aprofundado realizado em gatos demonstrou depressão significativa no débito cardíaco com 45 e 60 min.[52] Embora fossem observadas alterações no padrão respiratório, não foram encontradas alterações nas tensões da gasometria arterial nos dois últimos estudos.[52,143]

Em primatas, a alfadiona induziu queda no fluxo sanguíneo cerebral e diminuição da pressão do líquido cerebrospinal.[174]

Em gatos, o risco de refluxo gastresofágico foi mais elevado com combinação de alfaxalona e alfadolona do que com tiopental, com a pressão do esfíncter esofágico inferior e a pressão gástrica sendo utilizadas como indicadores de provável refluxo.[89]

Foi relatado que a administração de alfaxalona com alfadolona interfere nos resultados dos testes de tolerância à glicose em gatos. Assim, tal teste deve ser realizado sem contenção química.[102]

As complicações associadas à anestesia com combinação de alfaxalona e alfadolona foram registradas após 100 administrações do anestésico em gatos.[49] Registraram-se hiperemia ou edema das orelhas ou das patas dianteiras em 69% dos gatos. Outras complicações comuns foram tosse e espasmo laríngeo parcial na intubação, cianose, vômitos pós-cirúrgicos e opistótono.

Apesar dos efeitos colaterais relatados para a combinação de alfaxalona e alfadolona em gatos, a pesquisa realizada para observar a morbimortalidade no atendimento veterinário no fim dos anos 1980 revelou que essa combinação se apresentava o agente mais seguro para a indução de anestesia em gatos no atendimento geral veterinário.[39]

Mais recentemente, efeitos cardiorrespiratórios e anestésicos da nova formulação foram relatados em gatos.[150] A alfaxalona produziu anestesia dose-dependente, depressão cardiorrespiratória e falta de resposta a estimulação nociva em gatos não pré-medicados. Hipoventilação e apneia foram os efeitos colaterais mais comuns. Não se observaram outros efeitos colaterais comuns relatados após alfaxalona e alfadolona, além de movimento muscular involuntário ocasional.[150]

■ **Efeitos farmacocinéticos**

Estudos farmacocinéticos iniciais em gatos relataram meia-vida plasmática média de 3,5 min[116] e demonstraram falta de efeito cumulativo para combinação de alfaxalona e alfadolona.[36] Os gatos que tiveram picos dessa combinação por 3 h levaram de 3 a 4 h para retornarem ao comportamento normal.[116]

Mais recentemente, foram relatados os efeitos farmacocinéticos da nova formulação em gatos.[241] Em tal relato, foram estudadas duas doses, de 5 e 25 mg/kg, e a farmacocinética da alfaxalona em gatos não foi linear. A depuração plasmática foi de 25,1 e 14,8 mℓ/kg/min, e as meias-vidas de eliminação foram 45,2 e 76,6 min, respectivamente. Em um segundo experimento, a alfaxalona foi administrada por via IV sob 5 mg/kg, sucedida por quatro doses de 2 mg/kg cada, administradas no início de responsividade a um estímulo nocivo. Uma linha de regressão ao longo das concentrações de pico plasmático indicou que não houve acúmulo farmacocinético clinicamente relevante. A duração da falta de resposta a estímulos após cada dose de manutenção foi de, aproximadamente, 6 min, o que indica falta de acúmulo de efeito farmacodinâmico. Assim, sob taxas de doses clínicas, nem a alfaxalona nem seus efeitos anestésicos se acumularam em uma extensão clinicamente relevante.

Indução com anestésicos inalantes

Alguns gatos não são controlados por agentes de indução intravenosos e, em vez de usar fármacos administrados por via SC ou IM, alguns veterinários preferem usar anestésicos inalatórios por meio de uma câmara. As vantagens das induções inalatórias são menor necessidade de manipular o paciente habilidade de ajustar a dose anestésica e, consequentemente, a profundidade de acordo com o paciente individualmente, indução e recuperação relativamente rápidas e pouca dependência dos sistemas renal e hepático para a remoção do anestésico e para a recuperação.[226] As desvantagens dessa técnica são contaminação do meio com anestésicos e, em alguns casos, maior depressão cardiovascular e respiratória, além de custo mais elevado do que alguns injetáveis. Devido aos efeitos prejudiciais da exposição da equipe a baixas concentrações de anestésicos inalatórios, muitos recomendam que as induções por máscara ou câmara sejam evitadas sempre que possível.[87,91]

■ **Uso clínico**

Os agentes inalatórios comumente empregados no atendimento veterinário para indução com máscara ou em câmara são o isoflurano e o sevoflurano.

Com as induções em câmara, coloca-se o gato em uma câmara Plexiglass® à prova de ar, que possibilita a entrada de gases anestésicos (Figura 7.1). Um circuito de não reinalação, como o Bain, é ligado à câmara. Então, administra-se um fluxo alto de oxigênio (5 ℓ/min). Em geral, utiliza-se o ajuste máximo de vaporizador, e o paciente é observado com cuidado até que ocorra o decúbito. Em tal momento, a câmara é girada delicadamente e, quando o gato não responder mais, remove-se ele da câmara e mantém-se a indução utilizando-se a máscara facial até que seja possível a intubação. Uma vez mantida a indução por máscara facial, reduz-se o fluxo de oxigênio para 2 ℓ/min e coloca-se o ajuste do vaporizador de modo a manter a profundidade anestésica desejada.

As técnicas com máscara não são empregadas com frequência em gatos, pois elas requerem boa colaboração e contenção do paciente. Em geral, contém-se o gato pela nuca e adere-se a máscara bem ajustada a um circuito de não reinalação que é aplicado à face. Em geral, o oxigênio sozinho é administrado sob 2 ℓ/min e, a seguir, aumenta-se a concentração de inalante sob incrementos de 0,5% a cada 10 segundos até que o ajuste do vaporizador seja de

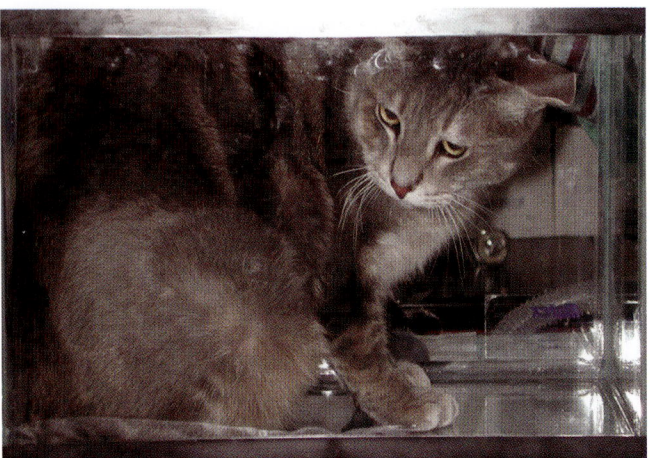

Figura 7.1 Câmara de indução Plexiglass® hermética, que possibilita a entrada de gases anestésicos; um circuito de não reinalação, como o circuito Bain, é ligado à câmara.

3% para o isoflurano ou 4% para sevoflurano. A indução é mantida até que o gato se encontre na profundidade anestésica desejada.

■ Farmacocinética e efeitos farmacodinâmicos

Não foram realizados estudos específicos para aferir os efeitos farmacodinâmicos de indução com máscara ou com câmara em gatos. A maioria dos estudos publicados determinou tempos de indução e recuperação, e qualidade de indução e recuperação, utilizando diferentes agentes inalatórios. Não foram relatadas diferenças nas características qualitativas de indução e recuperação quando o isoflurano e o sevoflurano foram comparados para indução em câmara nos gatos.[110] O tempo para decúbito e intubação foi mais curto com sevoflurano em comparação com isoflurano.[110] Resultados semelhantes foram relatados após indução com máscara em gatos.[124] O desflurano administrado por meios de indução em câmara resultou em excelente qualidade de indução e recuperação em gatos, com efeitos irritantes em vias respiratórias observados apenas durante recuperação e manifestados como períodos curtos de tosse após a extubação.[12] Foi descrita a técnica de indução com máscara usando sevoflurano com uma mistura de óxido nitroso de 2:1 em gatos.[226]

Intubação

O início da inconsciência produzida pela anestesia geral está associado à depressão de outros sistemas fisiológicos, como as vias respiratórias, o sistema respiratório e o sistema cardiovascular, que podem impor ameaças imediatas ao paciente. A intubação endotraqueal possibilita a manutenção de uma via respiratória desobstruída, a administração de oxigênio, o aporte de anestésicos inalatórios, a proteção da via respiratória contra corpo estranho, a aplicação de ventilação com pressão positiva, e a sucção da via respiratória. Embora todos esses fatores sejam vantagens importantes, a intubação endotraqueal em gatos aumenta o risco anestésico,[27] e, por isso, há necessidade de cuidados extras durante a intubação endotraqueal nessa espécie.

As complicações respiratórias representam uma causa importante de mortes pericirúrgicas relacionadas com anestésicos.[25] Problemas com a manutenção da via respiratória e a manutenção da ventilação foram os principais fatores que resultaram em morte. Problemas de intubação endotraqueal e obstrução respiratória representaram uma causa importante de morte em gatos em, no mínimo, três estudos.[27,39,53] Em um desses, mais gatos intubados morreram no pós-cirúrgico do que aqueles que não foram (63 *versus* 48%), o que sugere que traumatismo laríngeo, espasmo ou edema podem ter sido a causa colaboradora mais comum do que a obstrução do tubo traqueal.[27]

A sensibilidade da laringe e sua resposta a estímulos externos variam entre as espécies. A laringe do gato é muito reativa e o fechamento espástico é relativamente comum.[187] Por esses motivos, anestésicos locais tópicos, como a lidocaína, sempre devem ser aplicados para dessensibilizar a laringe, com, no mínimo, 60 segundos transcorridos desde a aplicação até a intubação.

Mais recentemente, a ruptura traqueal foi reconhecida como entidade clínica importante associada a intubação endotraqueal em gatos.[145] Em todos os casos relatados, a incidência foi alta após procedimento em que a hiperinflação inadvertida do manguito do tubo endotraqueal provavelmente ocorreu, como em procedimentos dentários, cirurgia bucal para remoção de massa ou lavagem broncoalveolar.[85,145] Os sinais clínicos associados a ruptura traqueal são enfisema subcutâneo, tosse, ânsia da vômito, dispneia, anorexia e febre. Em todos os gatos radiografados, houve enfisema subcutâneo e pneumodiastino sem pneumotórax (Figura 7.2).[85,145] O tratamento clínico individual é bem-sucedido nos gatos com dispneia moderada, enquanto o tratamento cirúrgico deve ser considerado nos gatos com dispneia grave (respiração com a boca aberta, apesar do tratamento com oxigênio) ou agravamento do enfisema subcutâneo. As rupturas que se estendem para o interior da carina estão associadas a um diagnóstico ruim.[85] A prevenção da ruptura traqueal é considerada possível desde que se tome cuidado na seleção do tubo endotraqueal e na insuflação do manguito. Deverá ser selecionado o tubo endotraqueal maior que passe com facilidade pela laringe (gato adulto, diâmetro interno de 3,5 a 4,5 mm). Depois de o tubo estar colocado na traqueia, deverá ser ligado a um circuito de não reinalação. Deve ser aplicada pressão positiva na bolsa-reservatório para a pressão de circuito de 10 a 15 cmH$_2$O durante não mais que 2 segundos enquanto o clínico percebe o escape de quantidades audíveis de ar pelo manguito do tubo endotraqueal. Se for ouvido o escape de ar, o manguito deverá ser insuflado com 0,5 mℓ de incremento de ar. Assim, novamente, aplica-se pressão positiva à bolsa-reservatório. Isso deve ser repetido até o escape de ar não estar mais audível. Em um estudo com um cadáver de gato, a quantidade de ar necessária para se obter um lacre hermético variou entre 0 e 3 mℓ (média ± DP, 1,6 ± 0,7 mℓ; mediana, 1,5 mℓ).[85] Também se recomenda que, cada vez que um gato for girado sob anestesia, o tubo endotraqueal deve ser desconectado do circuito inalatório, a fim de evitar traumatismo traqueal adicional.

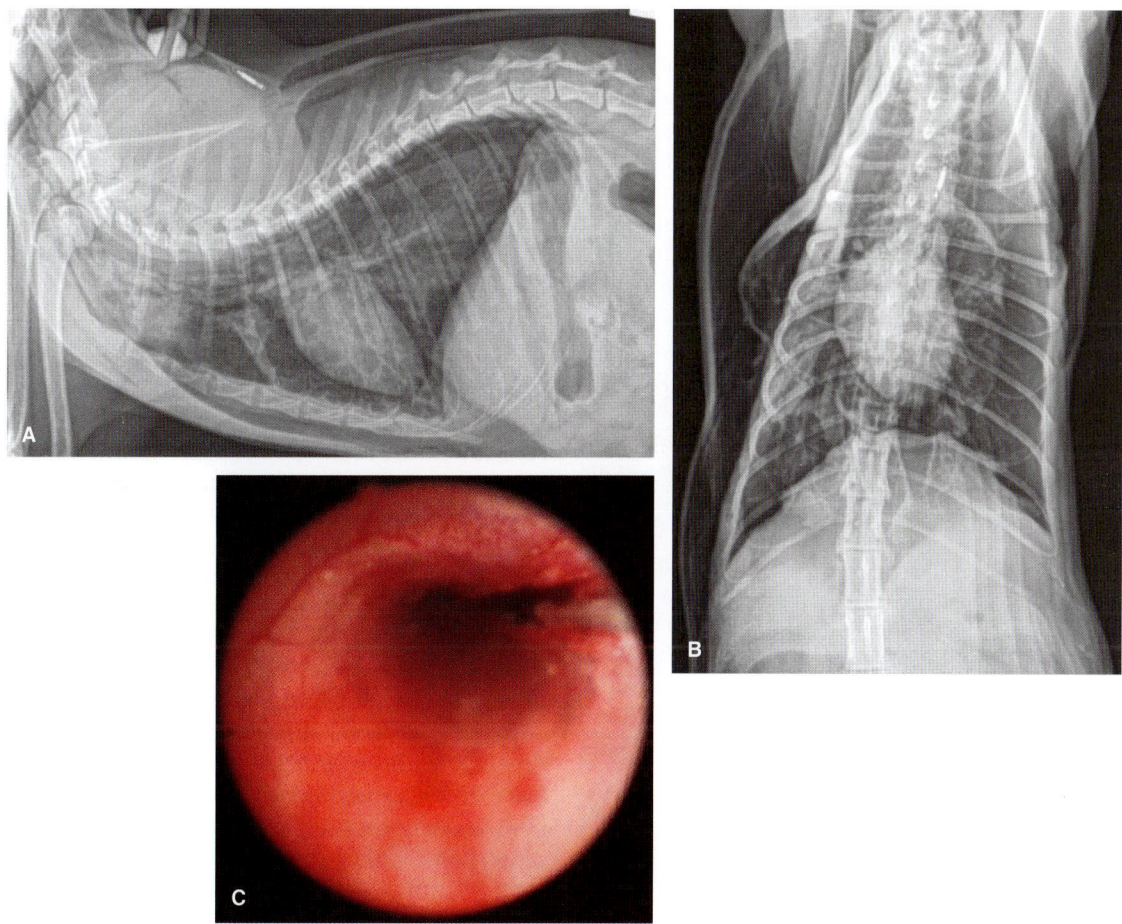

Figura 7.2 Incidências lateral (**A**) e ventrodorsal (**B**) de um gato com laceração traqueal apresentando enfisema subcutâneo e pneumodiastino; (**C**) incidência broncoscópica de uma laceração traqueal.

Manutenção

Anestésicos inalatórios

Os agentes anestésicos inalatórios são bastante utilizados para a manutenção de anestesia em gatos. Algumas vantagens são ajuste previsível e rápido da profundidade anestésica junto a recuperação rápida que não depende do metabolismo nem da excreção de fármacos pelo fígado ou pelos rins. O oxigênio é administrado junto aos anestésicos inalatórios, e a ventilação pode ser facilmente controlada quando necessário. Esses dois componentes diminuem a morbimortalidade.

Atualmente, apenas três anestésicos inalatórios estão disponíveis para uso em gatos: isoflurano, sevoflurano e desflurano. Desses, apenas o isoflurano e o sevoflurano são utilizados hoje em dia na clínica veterinária. Embora o óxido nitroso ainda esteja disponível, não induz inconsciência individualmente em gatos e, por isso, é usado como parte da técnica anestésica balanceada.

Isoflurano

O isoflurano é um éter fluoretado liberado para uso veterinário no fim da década de 1980. É estável em solução e não requer conservante. É facilmente vaporizado (pressão do vapor de 250 mmHg) e, assim, em geral, aportado por meio de um vaporizador de precisão de circuito externo. Tem baixa solubilidade nos gases sanguíneos (1,46), o que resulta em rápidas redução e recuperação, e sofre biotransformação mínima (0,2%). Assim, o potencial para metabólitos tóxicos é reduzido. É um anestésico potente, com a CAM (concentração anestésica mínima) necessária para prevenir uma resposta em 50% da população) no gato de 1,63%.[213] Estudos cardiopulmonares sob CAM de 1,3 em gatos relataram depressão cardiopulmonar mínima, especialmente se fosse deixado os gatos respirar espontaneamente.[101] Sob CAM de 2, o isoflurano provocou hipotensão e hipercapnia; contudo, o índice cardíaco foi mantido. Quando a hipercapnia era corrigida por ventilação controlada, o índice cardíaco diminuía. No gato, a frequência respiratória tende a ser mantida conforme se aumenta a dose, enquanto o volume corrente diminui. A concentração alveolar que provoca apneia é CAM de 2,4.[213] Em outro estudo, a pressão arterial média caiu de um valor de consciência de 95 ± 5 mmHg para 60 ± 7 mmHg sob 1,5% de concentração inspirada e 40 ± 2 mmHg sob 2,5% de concentração inspirada.[175] O isoflurano não sensibiliza o coração a catecolaminas. Tem odor pungente forte que muitos gatos consideram aversivo. Isso pode levar a luta ou a suspensão da respiração durante a indução com máscara.

Sevoflurano

O sevoflurano também é um éter fluoretado, liberado para uso veterinário no fim da década de 1990. É facilmente vaporizado (pressão de vapor de 160 mmHg) e, assim, em geral, aportado por meio de vaporizador de circuito externo, de precisão. Apresenta solubilidade mais baixa em gases sanguíneos (0,68) do que o isoflurano, o que resulta em indução e recuperação rápidas, e sofre biotransformação mínima (2 a 5%). Assim, o potencial para metabólitos tóxicos é reduzido. É um anestésico potente com a CAM no gato de 2,58%. Os efeitos cardiopulmonares de CAM de 1,25, 1,5 e 1,75 de sevoflurano foram relatados em gatos.[178] O sevoflurano induziu depressão cardiovascular dose-dependente caracterizada por decréscimos na pressão arterial, no índice cardíaco e no índice sistólico. A pressão arterial foi mais bem mantida do que com isoflurano, assim limitando a hipotensão a despeito da substancial depressão miocárdica. O sevoflurano também causou depressão respiratória dose-dependente, embora isso pareça menos grave do que o relatado em outras espécies. Assim como o isoflurano, o sevoflurano não sensibiliza o coração a catecolaminas. Entretanto, também tem odor frutado agradável e, desse modo, as induções com máscara são mais bem toleradas com isoflurano. Em comparação com o isoflurano, é um anestésico inalatório de alto custo.

Desflurano

O desflurano também é um éter fluoretado liberado apenas para uso humano. É difícil de vaporizar (pressão de vapor de 700 mmHg) e exige um vaporizador externo de precisão de alto custo, que é aquecido para aportar concentrações acuradas. Isso, junto com a recuperação muito rápida, limita seu uso na anestesia veterinária. Tem a solubilidade gasosa sanguínea mais baixa (0,42), o que resulta em indução e recuperação muito rápidas e, como sofre biotransformação mínima (0,02%), o potencial para metabólitos tóxicos é muito reduzido. É o anestésico menos potente, com a CAM no gato de 9,79%. Os efeitos cardiopulmonares de CAM de 1,3 e 1,7 de desflurano foram relatados em gatos.[138] O desflurano sob CAM de 1,7 diminuiu a pressão arterial média e induziu hipercapnia acentuada, embora o índice cardíaco não fosse afetado. Quando a hipercapnia foi corrigida por ventilação controlada, o índice cardíaco diminuiu. No gato, a frequência respiratória tende a ser mantida conforme a dose é aumentada, e o volume-corrente diminui. Assim como o isoflurano e o sevoflurano, o desflurano não sensibiliza o coração para catecolaminas; contudo, mostra-se irritante para as vias respiratórias. Em comparação com o isoflurano, é um anestésico inalatório de alto custo.

Técnicas anestésicas balanceadas

Anestesia balanceada refere-se ao uso de uma associação de agentes químicos, de modo que as vantagens de pequenas quantidades de fármacos sejam utilizadas sem a necessidade de enfrentar as desvantagens de grandes doses de qualquer uma das substâncias individualmente. Com frequência, fármacos específicos podem ser usados para efeitos específicos, como a analgesia. Embora as técnicas anestésicas balanceadas sejam a técnica usual de manutenção em seres humanos e em cães enfermos, sua utilização em gatos é rara, especialmente na clínica veterinária. As doses que foram relatadas podem ser encontradas na Tabela 7.4.

As técnicas anestésicas balanceadas pesquisadas em gatos são as discutidas nas seções seguintes.

Óxido nitroso

Embora o óxido nitroso tenha sido um componente de técnicas anestésicas mais gerais do que qualquer outro inalatório unitário[55] na anestesia humana, seu uso na veterinária é controverso. Seu uso veterinário resultou de muitas propriedades desejáveis, como baixa solubilidade em gases sanguíneos, depressão cardiovascular e respiratória limitada e efeitos tóxicos mínimos.[55] Na anestesia veterinária, alguns autores relatam mínimas vantagens na suplementação de agentes anestésicos mais potentes,[212] enquanto outros concordam que suas propriedades analgésicas evitam dosagens excessivas dos agentes mais potentes e minimizam a concomitante depressão cardiopulmonar.[83] Mais recentemente, a contribuição de óxido nitroso liberado por anestésico para o aquecimento global, o efeito estufa e a depleção do ozônio levaram alguns autores a pedir a eliminação desse fármaco no tratamento anestésico.

No gato, 50% do óxido nitroso diminui a CAM de halotano em 19%, e óxido nitroso a 75% diminuem a CAM de halotano em 31%.[212] Em um estudo semelhante realizado com isoflurano, as propriedades consistentes de redução de CAM do óxido nitroso em gatos não foram documentadas.[109] Em vez disso, houve grupos tanto respondentes quanto não respondentes ao efeito poupador de anestésico do óxido nitroso. Um estudo adiante comparando os efeitos cardiovasculares de doses equipotentes de isoflurano individuais *versus* isoflurano e óxido nitroso a 70% em gatos demonstrou melhora da pressão arterial, devido a um efeito vasoconstritor.[182] Em tal estudo, concentrações semelhantes de isoflurano foram administradas com e sem óxido nitroso. Apesar da falta de benefícios gerais relatados, nossa impressão clínica é que a adição de óxido nitroso ao isoflurano costuma estabilizar a pressão arterial média dentro da variação normal, a despeito de variações na estimulação cirúrgica, em especial em gatos criticamente enfermos.

Como concentrações altas de óxido nitroso são administradas com oxigênio e um inalador potente, deve-se ter cuidado para evitar o aporte de uma mistura hipoxêmica. Por causa do aumento na tensão de oxigênio alveolar com

Tabela 7.4 **Doses de adjuvantes administrados por via IV como parte de uma técnica anestésica balanceada.**

Fármaco adjuvante	Dose de carga	Dose de infusão
Fentanila	2 a 5 μg/kg	0,4 μg/kg/min
Lidocaína	Não recomendada	
Quetamina	0,5 mg/kg	10 μg/kg/min
Dexmedetomidina	0,5 μg/kg	0,5 μg/kg/h

relação ao arterial sob anestesia, recomenda-se a concentração de oxigênio inspirado de, no mínimo, 33%. Com um circuito de não reinalação, como o sistema o coaxial de Bain, a aferição precisa da concentração de oxigênio inspirado exige amostragem de gás dentro do tubo endotraqueal. Podem ser usados dispositivos de monitoramento de baixo custo apenas para acompanhar a concentração de oxigênio do influxo de gás fresco. Em geral, recomenda-se o fluxo gasoso total de 200 mℓ/kg/min para o circuito de Bain, e este fluxo gasoso deve ser dividido de modo que o oxigênio seja administrado sob o fluxo de 100 mℓ/kg/min e o óxido nitroso sob o fluxo de 100 mℓ/kg/min. Quando o óxido nitroso é interrompido, o fluxo de oxigênio deve ser aumentado para 200 mℓ/kg/min, a fim de evitar a reinalação dos gases inspirados.

Existem precauções quanto ao uso de óxido nitroso. Devido ao risco de hipoxemia, o óxido nitroso não deve ser administrado a pacientes com disfunção respiratória, a menos que a tensão de oxigênio arterial possa ser aferida. Os problemas potenciais associados a espaços gasosos podem acontecer quando o animal que previamente respirar recebe mistura gasosa contendo óxido nitroso. Como o óxido nitroso se movimenta para o interior do espaço mais rapidamente do que o nitrogênio se move para fora, ocorrerá aumento no volume nos espaços complacentes ou na pressão nos espaços não complacentes. Assim, o óxido nitroso não deve ser administrado a pacientes com pneumotórax ou em situações em que possam ocorrer êmbolos gasosos (p. ex., cirurgia espinal). No fim da anestesia, a rápida saída de óxido nitroso a partir do sangue para o pulmão resulta na diminuição transitória, porém acentuada, da tensão de oxigênio alveolar, com o resultante decréscimo da tensão de oxigênio arterial. Para evitar hipoxemia, deve ser administrado oxigênio a 10% ao paciente durante esse período, em vez de ar ambiente. Como o óxido nitroso não é absorvido pelos *canisters* de carvão ativado, é necessária a retirada ativa para se evitar a contaminação do ambiente.

Infusão de opioides

Em seres humanos, a administração de doses altas de opioides na anestesia, seja como anestésico primário ou como anestésico único, tornou-se popular porque os opioides produzem ou promovem hemodinâmica estável havendo ou não estímulos nocivos. De fato, os opioides têm a fama de serem superiores à maioria, se não todos, dos outros agentes químicos na anestesia para alcançar esse objetivo.[216] Efeitos benéficos semelhantes foram documentados em gatos, nos quais a administração durante a anestesia inalatória mostrou diminuir a necessidade de anestésico inalatório e o bloqueio das respostas autônomas a estímulos nocivos, o que resulta em melhor estabilidade hemodinâmica.[104,163]

O método mais popular de examinar o potencial anestésico de opioides envolve sua habilidade de substituir anestésicos inalatórios potentes. São relatados resultados variáveis e parece que o grau de redução da CAM inalatória induzida pelos opioides depende da dose administrada, da interação receptor específico-opioide e da espécie na qual se administra o opioide. Identifica-se a redução

de CAM inalatória máxima como o nível em que as mais altas concentrações de opioide plasmático não induzem a maior redução estatisticamente significativa na CAM. O efeito benéfico de opioides sobre a redução de CAM ou a falta desses efeitos foram estudados inicialmente em gatos por meio do rastreamento de diversos agentes químicos sob doses altas e baixas. A razão para essa abordagem foi que a administração de opioides, especialmente em doses altas para gatos, induzia mania, o que poderia aumentar a CAM por meio da liberação de transmissores centrais. Doses baixas e altas de morfina, de butorfanol, buprenorfina e U50488H (agonista κ) induziram reduções significativas da CAM de 12 e 28%, 18 e 19%, 11 e 14% e 4 e 11%, respectivamente. Entretanto, apenas as reduções de CAM induzidas pela morfina (1 mg/kg) e pelo butorfanol (0,08 e 0,8 mg/kg) foram consideradas clinicamente importantes.[105] Estudos posteriores identificaram redução máxima de CAM para a alfentanila em gatos na faixa de 35%.[104] Com base nesses estudos, o veterinário pode concluir que, ao selecionar um fármaco para a técnica opioide balanceada, deve ser escolhido um agonista μ. Os efeitos cardiovasculares benéficos foram relatados em gatos quando o isoflurano individualmente foi comparado com uma múltipla CAM equipotente anfetanil-isoflurano.[163] Nesse estudo, mostrou-se que a anfetanila atenuava a maioria das respostas hemodinâmicas e metabólicas a um estímulo nocivo. Mais recentemente, dois estudos publicaram o efeito de infusões de ramifentanil sobre a CAM de isoflurano em gatos.[30,58] No primeiro estudo, doses de infusão de 0,25, 0,5 e 1,0 µg/kg/min induziram redução de CAM significativa (23, 30, 26%, respectivamente).[58] No outro estudo, não foi relatada diminuição importante na CAM.[30]

Para a determinação acurada da dose de carga e dose de infusão a taxa constante para opioides em gatos, são necessários dados farmacocinéticos. Os perfis farmacocinéticos de fentanila,[121] alfentanila[161] e do mais novo opioide, remefentanil,[177] foram relatados em gatos. Dados farmacocinéticos publicados para a fentanila[121] predizem a dose de carga de 2 µg/kg (calculada usando o volume do compartimento central) com infusão de 0,4 µg/kg/min. Atualmente, os autores administram a dose de carga de 5 µg/kg, sucedida pela infusão de 0,4 µg/kg/min. Induz-se a anestesia com outros agentes e converte-se ela a uma técnica balanceada durante sua manutenção. A infusão é descontinuada cerca de 30 min antes do fim da cirurgia. Em gatos, diferentemente de cães, a frequência cardíaca não diminui e não é necessária a administração de um agente anticolinérgico. Embora as técnicas de infusão de opioides induzam menor depressão respiratória em gatos do que em cães, em geral a ventilação é controlada. Os gatos são hipersensíveis ao toque e ao som quando acordados, porém isso pode ser minimizado pela recuperação em ambiente tranquilo com mínimo manuseio.

Opioide epidural/espinal

Os opioides podem ser administrados por injeção no espaço epidural ou no subaracnoide (espinal) para proporcionar analgesia regional. Opioides como a morfina, a oximorfona e a fentanila bloqueiam a condução da dor seletivamente sem interferir na função motora. Embora os opioides geralmente sejam administrados por via epidural para promover analgesia pós-cirúrgica, seus efeitos serão evidentes durante a cirurgia.

A administração epidural de morfina mostrou reduzir a necessidade de anestésico inalatório em gatos.[75] Nesse estudo, a administração epidural de morfina a 0,1 mg/kg resultou em redução de CAM de isoflurano em 31%. Mais recentemente, o efeito significativo da administração epidural de morfina ou de buprenorfina sobre a CAM do isoflurano em gatos não pôde ser detectado.[183]

Anestesia por opioides transdérmicos/inalatória

A administração de fentanila por meio de adesivo transdérmico proporciona analgesia pós-cirúrgica. Contudo, para ser eficaz no período pós-cirúrgico, os adesivos são aplicados antes da cirurgia. Assim, os níveis plasmáticos de fentanila dentro da variação analgésica também estarão presentes durante a cirurgia e acrescentam um componente balanceado às técnicas inalatórias padronizadas.

Estudos farmacocinéticos em gatos relataram concentrações plasmáticas sustentadas de sulfato de fentanila durante um período de 5 dias. Entretanto, a variação das concentrações dos fármacos no plasma por meio da absorção transdérmica para cada gato foi pronunciada.[121]

Relatou-se a redução da CAM do isoflurano após a aplicação de adesivos de 25 e 50 µg/h em gatos.[247] Ambos os adesivos (de 25 e de 50 µg/h) reduziram a CAM do isoflurano (17 e 18%, respectivamente), embora a redução não fosse diferente entre as duas doses.

Lidocaína

A lidocaína é um agente analgésico e, em seres humanos, tem sido administrada por via IV para promover analgesia pós-cirúrgica.[137] Quando administrada durante a cirurgia, estende-se a analgesia em seres humanos durante o período pós-cirúrgico. Isso diminui a dor pós-cirúrgica[47] e a quantidade de analgesia suplementar.[13] Também foi relatado que a lidocaína reduz a necessidade de agentes anestésicos inalatórios e injetáveis.[100] Além disso, uma pequena dose de lidocaína administrada por via IV é anticonvulsivante e induz sedação.

Em gatos, a lidocaína diminuiu a CAM do isoflurano em animais com concentrações plasmáticas-alvo de 1, 3, 5, 7, 9 e 11 µg/mℓ, diminuindo a CAM linearmente a 3, 14, 24, 33, 40 e 52%, respectivamente.[181] Infelizmente, estudos cardiovasculares demonstraram que o decréscimo das necessidades inalatórias esteve associado a maior depressão cardiovascular do que a dose equipotente de isoflurano apenas.[180] O aporte de oxigênio diminuiu, o que pode resultar em má perfusão tissular. Por isso, não se recomenda a administração de lidocaína como parte da técnica anestésica balanceada em gatos.

Quetamina

A quetamina diminui a CAM de isoflurano em gatos em 45 ± 17%, 63 ± 18% e 75 ± 17% nas taxas de infusão de 23, 46 e 115 µg/kg/min. Esses índices de infusão corresponderam a concentrações plasmáticas de quetamina de 1,75 ± 0,21,

2,69 ± 0,40 e 5,36 ± 1,19 µg/mℓ.[162] Estudos cardiovasculares aprofundados não foram relatados em gatos; no entanto, no estudo sobre a redução da CAM, tanto a pressão arterial quanto a frequência cardíaca aumentaram significativamente com a infusão de quetamina. Infelizmente, a recuperação foi prolongada, e, por isso, há necessidade de outros trabalhos para definir mais adequadamente as doses de infusão antes que essa técnica seja recomendada em gatos.

O efeito da quetamina quando associado a morfina e lidocaína (MLK) foi estudado em cães.[151] Preparou-se a solução de MLK misturando-se 10 mg (0,8 mℓ) de sulfato de morfina, 150 mg (7,5 mℓ) de hidrocloreto de lidocaína a 2% e 30 mg (0,3 mℓ) de hidrocloreto de quetamina na mesma seringa e injetando-se o volume final (8,6 mℓ) em uma bolsa de 500 mℓ de solução de lactato de Ringer. A velocidade de administração foi ajustada em 10 mℓ/kg/h e comparou-se a redução da CAM do isoflurano com doses semelhantes de morfina, quetamina e lidocaína individualmente. Morfina, lidocaína, quetamina e MLK baixaram significativamente a CAM do isoflurano em 48, 29, 25 e 45% respectivamente. As reduções percentuais na CAM do isoflurano para morfina e MLK não foram significativamente diferentes. No entanto, foram significativamente maiores do que para lidocaína e quetamina. Essa mistura tornou-se uma técnica anestésica balanceada muito comum na clínica veterinária, sendo disseminado seu uso para gatos, embora alguns clínicos não adicionem lidocaína na solução.

Também se relatou o efeito da administração de quetamina nas analgesias intracirúrgica e pós-cirúrgica em cães.[229] A quetamina foi administrada por via IV como dose de carga (0,5 mg/kg), 10 µg/kg/min como infusão durante cirurgia e 2 µg/kg/min como infusão no pós-cirúrgico. Os resultados sugeriram que a administração pericirúrgica de doses baixas de quetamina em cães possa aumentar a analgesia e o conforto no período pós-cirúrgico. Essa técnica tornou-se comum na clínica veterinária, com seu uso estendido também para gatos.

Dexmedetomidina

A dexmedetomidina é agonista α_2-adrenérgico com efeitos sedativos, analgésicos e economizadores de anestésicos.[135] Além disso, provoca depressão cardiovascular, caracterizada por bradicardia, diminuição do débito cardíaco e aumento da resistência vascular sistêmica.[74,117,185] Em cães, a dexmedetomidina IV (dose de carga de 0,5 µg/kg sucedida por 0,5 µg/kg/h) diminuiu a CAM do isoflurano em cerca de 20%, sem produzir depressão cardiovascular importante.[160,166] Recentemente, a farmacocinética da dexmedetomidina em gatos anestesiados com isoflurano foi estudada (Escobar, Pypendop e Ilkiw, dados não publicados). Ao se utilizarem dados farmacocinéticos desse estudo, a dexmedetomidina sob concentrações plasmáticas-alvo com 1,25 e 20 ng/mℓ mostrou diminuir a CAM do isoflurano de maneira dose-dependente em 25 a 80% (Escobar, Pypendop e Ilkiw, dados não publicados). Em um estudo de acompanhamento, os pesquisadores descobriram que a dexmedetomidina sob concentrações plasmáticas-alvo de 2,5 ng/mℓ e acima desse valor produziram depressão cardiovascular significativa (Pypendop, Barter e Ilkiw, dados não publicados). Com base nesses estudos, parece que a dexmedetomidina administrada para a concentração plasmática-alvo de 1,25 ng/mℓ (correspondendo a uma dose de carga de 0,5 μg/kg sucedida por 0,5 μg/kg/h) produziu redução de cerca de 25% nas necessidades de isoflurano sem produzir depressão cardiovascular significativa. Entretanto, a hemodinâmica não melhorou em comparação com a concentração equipotente (ou seja, mais alta) de isoflurano individualmente. O uso de dexmedetomidina para anestesia balanceada em gatos, consequentemente, não tem suporte nesses dados se o objetivo consistir em melhorar a hemodinâmica. Não obstante, é possível que a dexmedetomidina proporcione outros benefícios (p. ex., analgesia, melhor estabilidade hemodinâmica).

Anestesia intravenosa total

A *anestesia intravenosa total* (*AIVT*) refere-se à indução e à manutenção de anestesia por agentes IV. A técnica AIVT ganhou popularidade em decorrência da introdução de agentes anestésicos injetáveis que podem ser infundidos por longos períodos sem resultar em tempo de recuperação excessivamente extenso. Os agentes anestésicos injetáveis que resultam em inconsciência e podem ser usados para AIVT são o tiopental, a quetamina, o propofol e a alfaxalona. Apenas o propofol e a alfaxalona oferecem qualidade e tempo de recuperação aceitáveis em gatos. Os agentes podem ser administrados por bolo intermitente ou como infusão a taxa constante, esta última oferecendo muitos benefícios, como maior profundidade anestésica estável, melhor administração total do fármaco e recuperação mais rápida.

Propofol

Estudos clínicos iniciais em gatos nos quais a anestesia foi mantida por incrementos de doses de propofol revelaram a necessidade média de manutenção do propofol de 0,51 mg/kg/min (limites de confiança de 0,41 a 0,62 mg/kg/min). Após a duração cirúrgica de cerca de 30 min, o tempo médio de recuperação foi de 37,5 min (limites de confiança de 7 a 26 min).[24] Esse índice de manutenção é muito mais baixo do que o de utilização inicial de 0,19 mg/kg/min [71] e representa a diferença entre doses necessárias para decúbito lateral *versus* cirurgia. Infelizmente, devido à reduzida capacidade de o gato conjugar o propofol, a recuperação da anestesia aumenta conforme sua duração.[164]

Embora o propofol produza hipnose, imobilidade e relaxamento muscular, não bloqueia respostas autônomas a estímulos nocivos em outras espécies e deve ser administrado sob altas velocidades de infusão, a fim de induzir o plano cirúrgico de anestesia.[140] Os opioides foram administrados com propofol em outras espécies, para promover melhores condições cirúrgicas. A administração de fentanila (0,1 μg/kg/min), sufentanila (0,01 μg/kg/min) ou alfentanila (0,5 μg/kg/min) com propofol em gatos resultou em anestesia satisfatória associada à redução na dose de infusão do propofol e sem depressão cardiovascular maior do que aquela associada à infusão de propofol individualmente. Embora os índices de infusão do propofol

não tenham sido revelados no texto, o de infusão para evitar resposta a um estímulo nocivo foi de, aproximadamente, 0,25 mg/kg/min para o propofol individualmente e entre 0,1 e 0,15 mg/kg/min durante as infusões de opioide.[140] A quetamina é outro fármaco que pode ser administrado em doses baixas para bloquear respostas autônomas a estímulos nocivos. Em gatos, a velocidade de infusão mínima (VIM) e necessária para parar o movimento em resposta a um pinçamento na cauda foi de 0,15 mg/kg/min para o propofol individualmente e 0,11 mg/kg/min quando se infundiu dose baixa de quetamina (dose de carga 2 mg/kg; velocidade de infusão constante, 23 μg/kg/min) ou quetamina sob alta dosagem (dose de carga, 4 mg/kg; infusão sob velocidade constante, 46 μg/kg/min).[106] Nesse estudo, encontrou-se uma relação linear, dependendo do tipo de estímulo aplicado, entre doses de propofol e respostas hemodinâmicas, como o aumento da dose do propofol diminuir a magnitude da resposta hemodinâmica a estímulo. Estudos cardiovasculares de acompanhamento também sustentaram que, no gato, o propofol individualmente promoveu hemodinâmica estável independentemente de estímulos nocivos e a adição de quetamina não foi benéfica.[103]

Quetamina

Dois estudos publicaram velocidades de infusão para anestesia com quetamina em gatos. O primeiro estudo mediu o despertar eletroencefalográfico e alterações autônomas em resposta a pinçamento da cauda e relatou que essas alterações foram abolidas quando se administrou a quetamina por via IV sob velocidadess de infusão entre 10 e 22 mg/kg/h.[220] No segundo estudo, a VIM em gatos para prevenir movimentação em resposta a pinçamento na cauda situou-se em 0,41 (variação de 0,32 a 0,52) mg/kg/min para a quetamina.[235]

Tiopental

A VIM em gatos para prevenir movimentação em resposta a pinçamento na cauda ficou em 0,37 (variação de 0,29 a 0,42) mg/kg/min para o tiopental.[130]

Alfaxalona

O único estudo relatado em gatos comparou a recuperação a partir de doses crescentes da combinação de alfaxalona e alfadolona, além do tiopental.[116] Os gatos que alcançaram 3 h precisaram de 39 a 42 mg/kg de alfaxalona e alfadolona, o que soma 0,22 a 0,23 mg/kg/min. A recuperação a partir da última dose até o comportamento normal foi de 160 a 233 min. Isso contrasta com o tiopental, em que a dose total administrada foi de 70 mg, totalizando 0,39 mg/kg/min, e recuperação desde a última dose, até o normal, de 45 até 47 h.[116]

Opções anestésicas para gatos ferozes

Os gatos ferozes são gatos domésticos que reverteram ao estado selvagem. Assim, por questões de segurança, devem ser vistos como animais selvagens. As tentativas para reduzir a população excessiva por meio da colocação de armadilhas não obtiveram sucesso, já que os gatos que permanecem nas colônias continuam a se reproduzir, preenchendo a lacuna deixada por aqueles que foram removidos. A castração de gatos ferozes por meio de programas de armadilha-castração-retorno (ACR; castração ou esterilização) é um método não letal de controle da população de gatos ferozes. Os programas de ACR constituem uma alternativa cada vez mais popular para a remoção, e os veterinários costumam ser convidados para participar da castração de gatos ferozes seja em base de gatos individuais seja em instalações de grande escala. O protocolo anestésico é componente importante desses programas se eles necessitarem operar de modo eficaz.

O agente anestésico ideal para gatos ferozes deve ter ampla margem de segurança; promover anestesia cirúrgica rápida e previsível e analgesia cirúrgica; e ser reversível, de baixo custo e simples de administrar em gatos em armadilhas.[244] O protocolo anestésico mais comumente relatado consiste em mistura de tiletamina e zolazepam, além de quetamina e xilazina (TKX). Cada mℓ de TKX contém 100 mg de tiletamina com zolazepam, 80 mg de quetamina e 20 mg de xilazina. Em uma população de quase 7.000 gatos, a dose inicial média de TKX foi de 0,24 ± 0,04 mℓ/gato. A dose média total de TKX foi de 0,27 ± 0,09 mℓ/gato. O fármaco foi injetado por via IM nos músculos lombares ou músculos da coxa. Após a cirurgia, foram administrados 0,5 mg de ioimbina por via IV em gatos adultos e 0,3 mg por via IV em filhotes. Embora as doses totais entre machos e fêmeas não fossem diferentes, as fêmeas receberam mais injeções do que os machos. Os gatos foram monitorados por meio da avaliação da coloração das mucosas e das frequências respiratória e cardíaca. Os gatos não foram intubados, respiraram ar ambiente e não receberam suporte por administração de líquido. Nesse estudo, a mortalidade geral foi de 0,35% e a taxa de mortalidade atribuível somente ao potencial de morte anestésica foi de 0,23%.[244] Em outro estudo com quase 100 gatos, foi administrada uma dose de 0,25 mℓ de TKX.[38] Ocorreu decúbito lateral em 4 ± 1 min, e a anestesia foi adequada em 92% dos gatos até o procedimento cirúrgico completo. A anestesia foi revertida com ioimbina (0,5 mg IV) no término da cirurgia. O tempo desde a reversão anestésica até o decúbito esternal foi prolongado (72 ± 42 min), embora todos os gatos tenham se recuperado.

Equipamento, monitoramento e hidroterapia

O equipamento para anestesia a ser usado em gatos é revisto em outros trabalhos.[123,157] Tipicamente, são empregados sistemas Mapleson (não reinalação) em gatos, e, por isso, são necessários fluxos altos de gás fresco. Na América do Norte, o sistema coaxial de Bain é o mais popular e confere boa eficiência na remoção do gás carbônico durante ventilação por pressão positiva e também ventilação espontânea (Figura 7.3). Recomenda-se o mínimo de 100 a 200 mℓ/kg/min de fluxo de gás fresco com esse sistema.[123] O fluxo de gás fresco mais elevado provavelmente prevenirá a reinalação, de fato, do gás expirado.

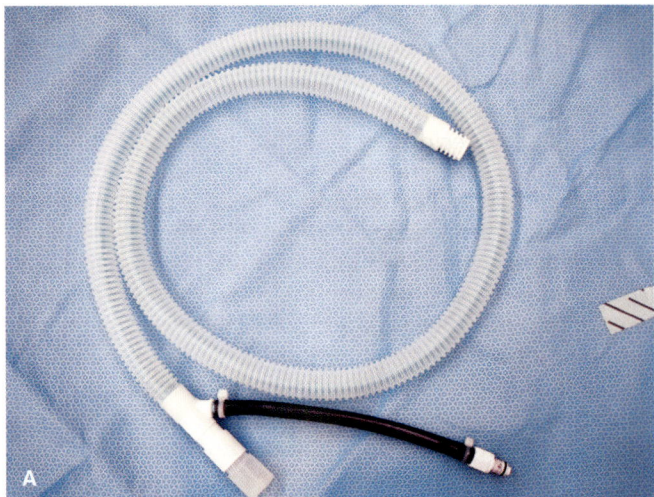

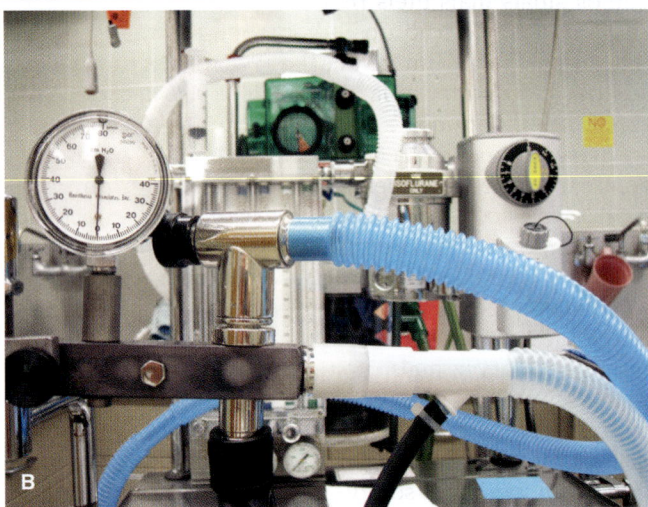

Figura 7.3 Circuito de Bain (**A**) e adaptador de circuito de Bain (**B**) com uma válvula de baixa pressão; esse ajuste ajuda a detectar incrementos na pressão de via respiratória se o sistema de exaustão for obstruído por qualquer motivo. Ele também é útil para a ventilação mecânica.

O American College of Veterinary Anesthesiologists (ACVA) recentemente publicou Recommendations for Monitoring Anesthetized Patients (recomendações para o monitoramento de pacientes anestesiados) (http://acva.org), e essas recomendações devem ser utilizadas como base para determinar as necessidades para funcionários, equipamento e técnicas.

O monitoramento direciona-se para a avaliação de funções vitais e a detecção de alterações precocemente, de maneira ao tratamento ser instituído conforme apropriado. A ênfase situa-se nas funções cardiovascular e respiratória. Além disso, a profundidade da anestesia deve ser aferida de modo a mantê-la sob um nível adequado para o grau de estimulação. Além disso, a temperatura corporal deve ser aferida e mantida o mais próximo possível do normal.

O papel mais crítico do sistema cardiovascular e do sistema respiratório consiste em aportar oxigênio aos tecidos. Esse aporte de oxigênio depende da quantidade transportada pelo sangue arterial e do debito cardíaco.[11,92] Como nenhum dos dois é aferido rotineiramente em pacientes anestesiados, é necessária a aferição indireta, com base na observação do paciente e na medida de variáveis como pressão arterial e hematócrito. Não obstante, o anestesista deve sempre priorizar a manutenção do aporte de oxigênio aos tecidos.

Deve haver um anestesista treinado e dedicado para monitorar a anestesia continuamente, em particular se o paciente não for sadio. A profundidade da anestesia exige a observação direta do paciente e não pode ser automatizada.[92] Como os fármacos anestésicos produzem efeitos adversos dose-dependentes, inclusive depressão cardiorrespiratória, sempre deverá ser usada a dose mais baixa produtora do efeito desejado. O monitoramento da profundidade da anestesia baseia-se, principalmente, na avaliação do tônus muscular e das respostas somáticas e autônomas à estimulação.[92] Os autores descobriram que os sinais mais úteis para avaliar a profundidade da anestesia são posição dos olhos, tônus da mandíbula e reflexo palpebral. Em geral, há reflexo palpebral apenas sob pequena profundidade de anestesia (algumas variações entre indivíduos e fármacos). O olho movimenta-se medioventralmente na maioria dos indivíduos e com a maioria dos agentes anestésicos sob profundidade cirúrgica de anestesia. O olho apresenta-se centralizado se a anestesia for leve ou muito profunda. O tônus da mandíbula confere um *continuum* na avaliação da depressão do SNC. Sob leve profundidade de anestesia, pode ser sentido forte tônus da mandíbula. À medida que a anestesia se torna cada vez mais profunda, o tônus da mandíbula progressivamente diminuiu, até desaparecer sob anestesia cirúrgica moderadamente profunda. Uma exceção notável ocorre com animais muito jovens, que tendem a perder o tônus da mandíbula sob profundidade leve de anestesia. Se esses sinais não puderem ser usados (p. ex., cirurgia da cabeça), a avaliação baseia-se na resposta autônoma a estimulação nociva (ou seja, aumento da frequência cardíaca, da pressão arterial e/ou da frequência respiratória ou da ventilação), e movimentação ou falta de movimentação. Os clínicos devem ter em mente que os anestésicos inalatórios não são potentes para bloquear respostas autônomas. Por isso, se a manutenção da anestesia se basear principalmente nesses agentes químicos, espera-se algum grau de resposta. A falta de resposta autônoma à estimulação nociva em tal situação pode significar anestesia excessivamente profunda.

Pulso, frequência respiratória e temperatura corporal devem ser aferidos a curtos intervalos e registrados. A frequência cardíaca normal em gatos varia entre 90 e 240 bpm.[1] Como a anestesia provoca depressão miocárdica, o debito cardíaco deve ser mantido dentro dessa variação. Em geral, a bradicardia é causada por tônus vagal excessivo e por hipotermia.[92] O tônus vagal excessivo pode ser prevenido ou tratado por anticolinérgicos (p. ex., atropina 0,01 mg/kg por via IV ou 0,02 mg/kg por via IM). Convém manter, ainda, o calor externo, a fim de evitar ou tratar a hipotermia. Os meios de proporcionar calor externo devem possibilitar que a temperatura seja controlada para impedir o risco de queimaduras cutâneas. Cobertores com água aquecida circulante são utilizados com frequência, porém eles têm eficácia limitada, por causa da área limitada disponível para a troca de calor com o paciente. Os sistemas de ar forçado são mais eficazes.[122] Quando esses sistemas são utilizados, deve-se ter cautela para não causar hipertermia.

A pressão arterial deve ser aferida como rotina. Técnicas não invasivas são apropriadas para a maioria dos pacientes. Se houver a expectativa de instabilidade hemodinâmica ou se ela ocorrer, é preferível o monitoramento invasivo da pressão arterial. A aferição não invasiva da pressão arterial baseia-se na colocação de um manguito oclusor. A largura ideal é de cerca de 40% da circunferência do apêndice sob o qual o manguito é colocado.[77] Duas técnicas são utilizadas comumente: ultrassonografia Doppler e oscilometria. A técnica de ultrassonografia Doppler exige a intervenção de um usuário e pode ser empregada apenas para determinar a pressão arterial sistólica (Figura 7.4). Em geral, é considerada com boa correlação com as aferições invasivas, porém tende a subestimar a pressão arterial sistólica invasiva.[33,77] A técnica de ultrassonografia Doppler também proporciona um sinal audível correspondente ao fluxo sanguíneo, que pode ser usado para contar a frequência do pulso e detectar arritmias. A técnica

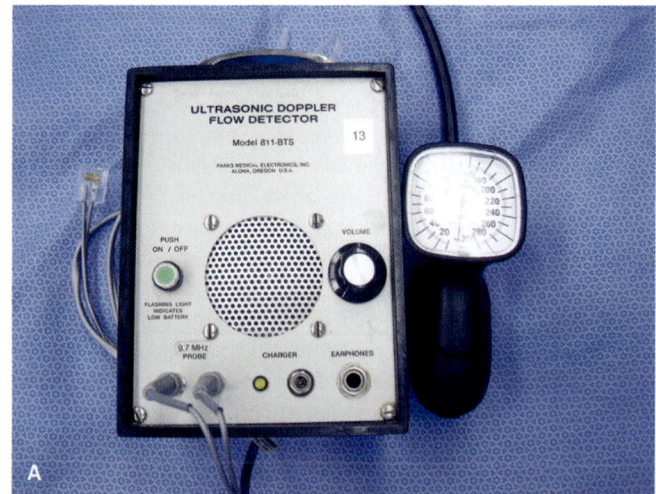

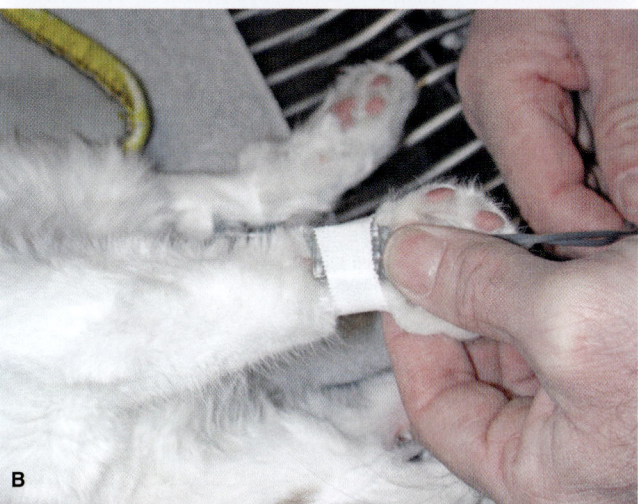

Figura 7.4 As unidades de ultrassonografia Doppler podem ser usadas apenas para determinar a pressão arterial sistólica, mas apresentam boa correlação com aferições invasivas. **A.** Detector de fluxo Parks Medical Ultrasonic Doppler. **B.** Sonda plana infantil colocada para monitoramento da pressão arterial durante anestesia.

oscilométrica possibilita a aferição automatizada das pressões sistólica, diastólica e arterial média. A precisão parece ser bastante dependente do dispositivo.[19,23,33,168] Espera-se que a pressão arterial média seja a aferição mais acurada com essa técnica. A maioria dos dispositivos também avalia a frequência do pulso. Aferições oscilométricas tendem a ser imprecisas nos casos de movimentação, arritmias ou vasoconstrição. As pressões sistólica e arterial média devem ser mantidas em 100 e 140 e 80 e 100 mmHg, respectivamente.[92] A hipertensão é incomum e, em geral, deve-se a anestesia e analgesia inadequadas. Outras causas são tratamento intensivo de hipotensão, fármacos causadores de vasoconstrição (p. ex., agonistas α_2) e algumas doenças (p. ex., hipertireoidismo, insuficiência renal crônica). Direciona-se o tratamento da hipertensão para a causa subjacente. A hipotensão é comum, mesmo em gatos levemente anestesiados, em particular quando não houver estimulação nociva. O tratamento envolve a diminuição da profundidade anestésica, se possível, a administração de um bolo de líquido (5 a 10 mℓ/kg, que pode ser repetido se for observada alguma melhora) e inotrópicos positivos (dopamina ou dobutamina, tituladas até o efeito, começando com 5 µg/kg/min). Dá-se preferência a vasoconstritores com relação a inotrópicos positivos em alguns estados mórbidos (p. ex., miocardiopatia hipertrófica, ver item adiante neste capítulo).

A capnografia e a oximetria de pulso podem ser adições úteis ao monitoramento básico. Os capnógrafos podem coletar amostra de gás (vapor lateral) ou medir o gás carbônico diretamente no fluxo de gases respiratórios para o paciente e advindo do animal, utilizando-se um adaptador conectado entre o paciente e o circuito (fluxo principal, Figura 7.5). A aferição da pressão parcial de gás carbônico do fim da corrente com frequência mostra valores mais baixos do que os verdadeiros em gatos. Isso particularmente se for empregado o método do fluxo auxiliar, por causa do pequeno volume corrente e da mistura de gás inspirado e gás expirado, em parte relacionada com o uso de altos fluxos de gás fresco. A pressão parcial de gás carbônico de fim de corrente aproxima-se bastante da pressão parcial do gás carbônico alveolar,[63] que, em geral,

é de 0 a 5 mmHg mais baixa do que a pressão parcial de gás carbônico arterial. Por isso, a capnografia possibilita a avaliação contínua e não invasiva de Pa_{CO_2}. A P_{CO_2} corrente final deverá ser mantida preferencialmente entre 35 e 45 mmHg. Valores mais altos indicam hipoventilação. Se forem empregados anestésicos inalatórios, com frequência a hipoventilação estará relacionada com profundidade excessiva de anestesia ou uso de outros fármacos que provocam depressão respiratória (ou ambos). O principal efeito prejudicial de P_{CO_2} alta é seu impacto sobre o pH (ou seja, acidose respiratória). A acidose respiratória (pH < 7,2) moderada a grave, induzida por anestesia, em geral é tratada por ventilação mecânica. Entretanto, a ventilação mecânica pode provocar ou agravar a depressão cardiovascular e deverá ser utilizada com cautela, particularmente se o paciente estiver sob anestesia profunda ou hipovolêmico.[65,101]

A oximetria de pulso mede a fração de hemoglobina saturada de oxigênio no sangue arterial. É uma avaliação contínua e não invasiva da oxigenação (Figura 7.6). Os oxímetros de pulso funcionam variavelmente em gatos.[134] Não é raro obter leituras erroneamente baixas. O valor da oximetria de pulso é algo limitado nos pacientes que estejam recebendo uma fração de oxigênio inspirado alta. Isso se deve à forma da curva de dissociação da hemoglobina. Em gatos normais que respirem próximo a 100% de oxigênio, a Pa_{O_2} esperada é de 500 mmHg ou mais. A saturação de oxigênio da hemoglobina estará entre 99 e 100% quando o Pa_{O_2} for acima de 120 mmHg. Por isso, nos pacientes recebendo alta fração de oxigênio inspirado, a oximetria detectará apenas deficiências extremamente graves na oxigenação. Tal fato deverá ser levado em consideração ao se empregar tal monitor nessas condições. Por outro lado, a saturação a 95%, que corresponde a Pa_{O_2} de 80 mmHg, em paciente respirando próximo a oxigênio a 100%, se precisa, indica um problema grave.

A pressão venosa central é a pressão aferida na veia cava torácica. Ela decorre da interação entre volume sanguíneo e capacidade.[92] É a medida da habilidade relativa do coração de bombear pré-carga e pode ser útil para orientar a fluidoterapia, particularmente quando são administrados

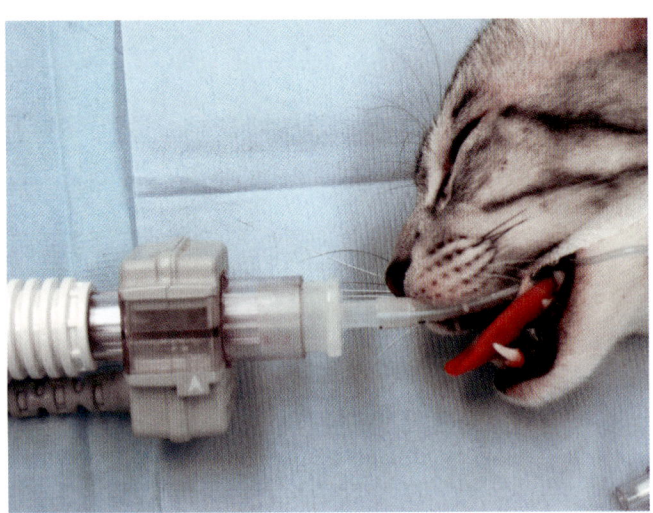

Figura 7.5 O censor de capnógrafo de fluxo principal usa um adaptador conectado entre o paciente e o circuito para aferir gás carbônico.

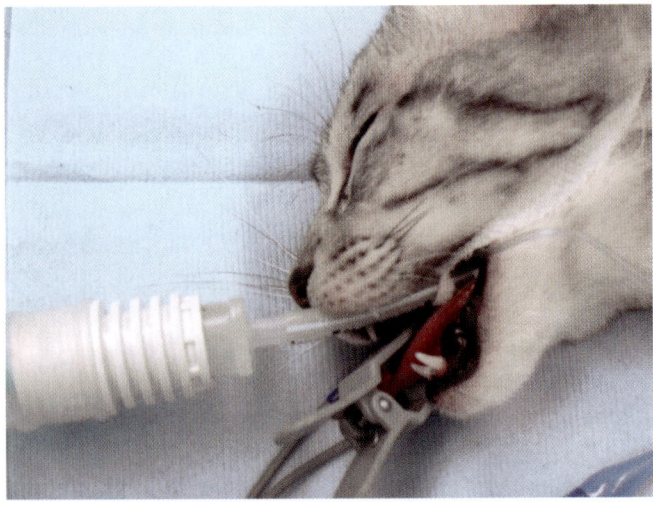

Figura 7.6 A oximetria de pulso é a aferição contínua e não invasiva da oxigenação e funciona variavelmente em gatos.

grandes volumes. A pressão venosa central exige a colocação de um cateter, cuja ponta situa-se na veia cava torácica. Em geral, o cateter é inserido na veia jugular. O cateter pode ser conectado a um manômetro a água ou a um transdutor e um monitor eletrônicos. A pressão venosa central normal é de 0 a 10 cmH$_2$O (0 a 7 mmHg) e deve ser medida no fim da expiração.[92] Valores baixos indicam hipovolemia. Valores altos podem indicar volume circulante excessivo.

A análise da gasometria sanguínea é o padrão-ouro para avaliar oxigenação, ventilação e situação acidobásica. Embora necessite de equipamento não disponível comumente no atendimento veterinário, possibilita informações valiosas em alguns casos. A avaliação da oxigenação exige a análise de sangue arterial. A Pa$_{O_2}$ costuma ser de, aproximadamente, cinco vezes a fração de oxigênio inspirada em porcentagem (ou seja, cerca de 100 mmHg respirando-se em ar ambiente; 500 mmHg ao respirar oxigênio a 100%). Valores mais baixos podem decorrer de hipoventilação, discordância entre ventilação-perfusão, desvio anatômico da direita para a esquerda ou comprometimento de difusão de oxigênio pela membrana alveolocapilar. Entre essas causas, a hipoventilação e a discordância ventilação-perfusão são as mais comuns nos pacientes anestesiados. Convém observar que, desde que Pa$_{O_2}$ seja superior a 80 a 100 mmHg, a hemoglobina estará quase completamente saturada e o teor de oxigênio arterial será adequado se a concentração de hemoglobina for normal, mesmo se a Pa$_{O_2}$ estiver muito mais baixa do que o normal (p. ex., se o paciente estiver respirando oxigênio a 100%). Não obstante, o teor inadequado de oxigênio pode ocorrer nestes casos quando a fração de oxigênio inspirado estiver diminuída (p. ex., quando se recupera de anestesia e respira em ar ambiente). A Pa$_{O_2}$ mais baixa do que esperado deve ser tratada abordando-se a causa subjacente e aumentando-se a fração de oxigênio inspirada. A hipoventilação é tratada diminuindo-se a profundidade anestésica ou utilizando-se ventilação mecânica (conforme previamente discutido). A discordância ventilação-perfusão é tratada aumentando-se a fração de oxigênio inspirado (se possível), ventilação mecânica e, às vezes, pressão expiratória final positiva. As manobras de recrutamento alveolar também foram descritas em seres humanos e podem restabelecer a melhor oxigenação.[119] A aferição da ventilação baseia-se na aferição da P$_{CO_2}$. Embora a P$_{CO_2}$ arterial seja o padrão-ouro, a P$_{CO_2}$ venosa é uma alternativa aceitável por encontrar-se apenas entre 3 e 6 mmHg superior à Pa$_{CO_2}$ na maioria dos estados. A P$_{CO_2}$ normal em gatos encontra-se, aproximadamente, em 33 mmHg.[99] A anestesia deprime a ventilação, e a Pa$_{CO_2}$ normal é considerada dentro da variação entre 35 e 45 mmHg em pacientes anestesiados.

Sobre detalhes de conduta de hidroterapia, recomenda-se ao leitor o Capítulo 5. Em geral, a hidroterapia durante a anestesia baseia-se na administração de cristaloides isotônicos, coloides ou a associação de ambos. Os líquidos devem ser administrados por via IV ou, se não for possível, por via intraóssea. A hidratação ou a hipovolemia pré-cirúrgica devem ser corrigidas antes de se anestesiar o paciente (Capítulo 5). A fluidoterapia intracirúrgica é direcionada à manutenção do volume circulante efetivo e às soluções de reposição (ou seja, soluções com concentração de eritrócitos próxima às concentrações plasmáticas), ou soluções permanecentes no espaço vascular são usadas depois. Se forem escolhidos cristaloides, a solução de lactato de Ringer ou algum preparado semelhante ou a salina isotônica são utilizados com maior frequência. Normalmente, a taxa de administração é ajustada entre 5 e 10 mℓ/kg/h.[197] O número é arbitrário e, em geral, excede as perdas de líquido verdadeiras por causa de metabolismo, excreção renal, evaporação no trato respiratório e evaporação por meio de cavidades corporais abertas. Contudo, utilizando-se essa taxa, raramente ocorrem efeitos adversos importantes em gatos com função cardíaca normal, e expandir o volume vascular pode compensar parcialmente a vasodilatação induzida pelo anestésico e a perda de sangue cirúrgica. Em gatos com função ou estrutura sanguínea normal, a taxa de administração de cristaloide geralmente é reduzida para 3 a 5 mℓ/kg/h. A perda aguda de sangue pode ser reposta por meio da administração, aproximadamente, de um volume de cristaloide de cerca de três vezes o do sangue perdido. A perda de sangue superior a 20% do volume sanguíneo ou a hemorragia no paciente anêmico são mais bem abordadas pela administração de sangue total ou de concentrados de eritrócitos. Os coloides permanecem no volume vascular por mais tempo que os cristaloides e, em geral, expandem o volume plasmático além do volume administrado. Dextranos e hetamido são coloides artificiais. Eles elevam a pressão coloidosmótica e podem aumentar a pressão arterial de modo mais confiável do que os cristaloides. Entretanto, inibem a coagulação de maneira dose-dependente e podem causar reações alérgicas (dextranos) e lesão renal.[46] Os coloides naturais são sangue total, concentrado de eritrócitos e plasma. O sangue total fresco contém eritrócitos, plaquetas e todos os fatores da coagulação e é o líquido de escolha quando todos esses componentes são necessários. O concentrado de eritrócitos contém apenas glóbulos vermelhos. O plasma fresco congelado contém todos os fatores da coagulação e é uma fonte de albumina. O sangue e seus derivados podem causar reações transfusionais. Em geral, os coloides são administrados como bolo (3 a 5 mℓ/kg) para a correção de hipotensão ou como infusão (2 a 5 mℓ/kg/h) em lugar dos cristaloides ou associados a eles.

Considerações anestésicas para condições especiais

Pacientes neonatais

Há poucas informações relacionadas com considerações anestésicas em pacientes felinos neonatais e geriátricos. A maior parte das informações relacionadas com o manejo desses pacientes advém da experiência com animais adultos e dados obtidos em cães e seres humanos. Os gatos são considerados neonatos desde o nascimento até o desmame, que ocorre, aproximadamente, nas primeiras 4 semanas de vida.[81] Durante esse tempo, muitos órgãos sofrem alterações importantes, que influenciarão a conduta anestésica (Boxe 7.13).

> **Boxe 7.13 Pontos fundamentais da anestesia neonatal**
>
> - O débito cardíaco depende muito da frequência cardíaca
> - As respostas simpáticas podem ser imaturas
> - O bloqueio de respostas parassimpáticas é importante
> - A pressão arterial é mais baixa em pacientes adultos
> - O jejum pré-anestésico deve ser limitado
> - A indução da anestesia é preferivelmente alcançada por meio de propofol ou de um anestésico inalatório
> - Pode haver necessidade de suplementar os líquidos com glicose
> - Convém manter calor externo desde o início da anestesia

Alterações fisiológicas

O sistema cardiovascular é bastante alterado ao nascimento, quando a circulação feto-materna é substituída pela circulação neonatal. Outras alterações ocorrem conforme o tempo passa para o neonato. A circulação neonatal caracteriza-se por pressão baixa, volume baixo e resistência baixa.[4] Isso resulta em alta frequência cardíaca e baixa pressão arterial. A frequência cardíaca progressivamente diminui e a pressão arterial aumenta até alcançar valores próximos àqueles observados em adultos com cerca de 4 semanas de vida.[4] A inervação simpática do coração encontra-se incompleta ao nascimento, enquanto a inervação parassimpática encontra-se anatomicamente madura.[127] Contudo, a administração de anticolinérgicos pode ter efeito mínimo sobre a frequência cardíaca durante os primeiros dias de vida, o que sugere que o sistema simpático ainda não esteja funcional. Em animais bem jovens, a hipoxemia resulta em bradicardia e hipotensão, uma resposta àquela encontrada no animal adulto. Tal resposta parece se perder aos 5 dias de vida.[60]

Os neonatos apresentam alta necessidade de oxigênio, porém seus quimiorreceptores dos corpos carotídeos são imaturos ao nascimento. Isso pode aumentar o risco de hipoxemia. Em gatinhos anestesiados, a resposta ventilatória à hipoxia mostra-se bifásica, com o aumento inicial da frequência respiratória e do volume corrente, sucedido em 5 min por decréscimo da frequência respiratória para níveis abaixo dos basais, enquanto o volume corrente diminui, porém permanece maior do que os valores basais.[21]

O nível do hematócrito é comparável com os valores do adulto ao nascimento, diminuindo nas primeiras 4 semanas e, a partir daí, aumentando até alcançar os valores do adulto com cerca de 10 semanas.[141] A atividade da enzima P450 é baixa ao nascimento e aumenta ao longo dos primeiros meses de vida.[219] A manutenção da temperatura corporal normal depende muito da temperatura ambiente. Devido a seu alto índice superfície-volume, os neonatos são particularmente suscetíveis à hipotermia.[45]

Conduta anestésica

No geral, os pacientes neonatais e pediátricos apresentam reservas fisiológicas limitadas e são menos capazes de compensar distúrbios homeostáticos. Convém avaliar a hidratação com cuidado e corrigir o déficit de líquido antes da anestesia. Os exames sanguíneos pré-anestésicos mínimos devem contemplar hematócrito, proteínas totais e glicemia. Outros exames laboratoriais deverão ser realizados, conforme a condição do paciente. O jejum pré-anestésico deve ser limitado ao período entre 2 e 4 h em pacientes pediátricos que ingiram alimento sólido. Não se indica jejum algum em pacientes neonatais ainda submetidos a dieta com leite.

A pré-medicação anestésica deve incluir um anticolinérgico, pois a pressão cardiovascular depende muito da frequência cardíaca e o sistema nervoso parassimpático parece alcançar a maturidade antes do sistema nervoso simpático.[127] Pode ser adicionado um opioide para procedimentos dolorosos. É melhor evitar tranquilizantes e sedativos, por causa de seu tempo de ação prolongado nestes pacientes e por causa do potencial de efeitos adversos. Se a sedação com um opioide for inadequada, pode ser usada a associação ao midazolam, porém ela talvez tenha efeitos prolongados em neonatos se comparados com pacientes adultos.

A indução de anestesia é alcançada, preferivelmente, com propofol, já que esse agente não se baseia apenas no metabolismo hepático para sua eliminação. Não obstante, espera-se que a duração de ação seja mais longa do que em adultos.[7] Além disso, pode ser usada indução com máscara e anestésico inalatório. Agentes dissociativos devem ser evitados por causa da evidência, em roedores, de que eles provocam neurodegeneração no cérebro em desenvolvimento.[139] Propofol e anestésicos inalados produzem depressão cardiovascular e respiratória dose-dependente e devem ser cuidadosamente titulados até fazerem efeito.

Tipicamente, a manutenção da anestesia é alcançada utilizando-se um anestésico inalatório. A administração concomitante de anestésicos deve ser realizada, se for indicada. Administra-se fluidoterapia com solução eletrolítica balanceada. Adiciona-se glicose se houver hipoglicemia ou se a glicemia não puder ser medida. O monitoramento mínimo deverá contemplar frequência cardíaca, frequência respiratória, profundidade da anestesia, pressão arterial e temperatura corporal. Convém prevenir ou tratar a hipotermia intensivamente, pois os neonatos são muito suscetíveis a grandes decréscimos na temperatura corporal.

A frequência cardíaca normal é de, aproximadamente, 200 bpm em gatos neonatais e a bradicardia deve ser tratada com diligência em neonatos. Convém fazer isso porque o débito cardíaco é bastante dependente da frequência. A pressão arterial normal é mais baixa em neonatos do que em adultos e aumenta ao longo das primeiras semanas de vida. Devem ser usadas variações apropriadas de referências.[4] Em neonatos caninos, a pressão arterial sistólica é de 61 ± 5 mmHg ao nascimento, aumentando para 139 ± 4 mmHg às 4 semanas de idade. Valores semelhantes não foram relatados em gatinhos neonatais.

Pacientes geriátricos

A definição de *geriátrico* no contexto de pacientes pequenos animais tem sido debatida. Aceita-se, em geral, que um animal que alcançou 66 a 75% de sua expectativa de vida é geriátrico.[32] O envelhecimento é um processo fisiológico caracterizado por diminuição da capacidade de reserva e de função dos órgãos, aumento do desequilíbrio dos mecanismos homeostáticos e aumento da incidência de doenças.[236] Contudo, há grande variabilidade na higidez entre pacientes geriátricos. Convém suspeitar bastante de doenças ou distúrbios comuns na velhice. Desse modo, exames apropriados devem ser realizados para confirmar ou descartar esses distúrbios (Boxe 7.14).

Alterações fisiológicas

Os principais sistemas de órgãos em animais idosos tiveram sua reserva funcional reduzida, o que pode alterar a resposta a agentes anestésicos. De particular interesse para o anestesista, são acometidos os sistemas cardiovascular, respiratório, hepático, renal e nervoso central. Normalmente, as necessidades de dose de fármaco estão diminuídas e a duração do efeito, em geral, é maior.[203] Deve-se ter especial consideração quanto ao agente químico ser parte necessária da conduta anestésica. Por isso, deve ser exercida a titulação cautelosa até o efeito.

Animais geriátricos compensam menos as alterações cardiovasculares produzidas por agentes sedativos e anestésicos do que pacientes mais jovens, o que resulta em maior depressão da hemodinâmica normal.[203] O controle autônomo é alterado, com diminuição da resposta à estimulação de adrenorreceptor beta e aumento da atividade do sistema nervoso simpático.[190] O número de miócitos cardíacos diminui, levando à redução da contratilidade e da complacência ventricular e ao aumento das pressões de enchimento ventricular.[176] Clinicamente, essas alterações traduzem maior incidência e gravidade de hipotensão no paciente geriátrico anestesiado. A resposta cronotrópica à hipotensão é reduzida. Espera-se que os animais geriátricos sejam particularmente sensíveis à hipovolemia pericirúrgica; contudo, devido à diminuição da complacência ventricular, também se espera que eles sejam mais sensíveis à sobrecarga hídrica do que pacientes mais jovens.

A depressão respiratória induzida por fármacos é aumentada nos pacientes geriátricos.[250] O envelhecimento provoca alterações estruturais nos pulmão. A perda do rechaço elástico deve-se à reorganização do colágeno e da elastina.[210] A complacência é aumentada. Pode ocorrer colapso de pequenas vias respiratórias durante a expiração. A capacidade de fechamento aumenta com relação à ca-

pacidade residual funcional, levando ao aumento da discordância ventilação-perfusão. As respostas ventilatórias à hipoxia e à hipercapnia encontram-se comprometidas.[250] No geral, essas alterações aumentam o risco de hipoxemia no paciente geriátrico.

A massa hepática e o fluxo sanguíneo hepático diminuem com a idade.[195] Esse processo é acompanhado pela diminuição da capacidade intrínseca do fígado de metabolizar agentes químicos. A depuração de agentes químicos com índices de extração tanto altos quanto baixos é afetada. A necessidade de dose de medicamentos, em particular para a manutenção, é reduzida.

A massa renal diminui com a idade, predominantemente no córtex.[56,131,205] Isso está relacionado com a diminuição no número de glomérulos. O fluxo sanguíneo renal também diminui. A capacidade renal de conservar sódio diminui com a idade, assim como a habilidade de excretar urina concentrada. Em geral, isso torna o paciente geriátrico menos tolerante a déficit de líquido. Além disso, a incidência de doença renal aumenta com o envelhecimento, e muitos gatos geriátricos apresentam algum grau de doença renal crônica.

A massa cerebral diminui com o envelhecimento.[67,68] O risco de delírio pericirúrgico e disfunção cognitiva é maior em humanos geriátricos. Pode haver desequilíbrio entre a neurotransmissão inibitória e a excitatória.[20] A concentração de dopamina cerebral diminui com o avançar da idade.[170] Os níveis de serotonina e de fator neurotrófico derivado do cérebro também caem.[170] Pode haver falta de regulação do cálcio, disfunção mitocondrial e produção de formas de oxigênio reativas. A densidade de receptores de NMDA está reduzida, e há alterações relacionadas com a idade na interação entre o glutamato e outros neurotransmissores, como o GABA e a dopamina.[198]

Conduta anestésica

De modo semelhante ao dos pacientes neonatais, os animais geriátricos apresentam reserva orgânica funcional limitada e respostas compensatórias também limitadas a distúrbios homeostáticos. Convém realizar o completo exame físico, com ênfase na hidratação e nos sistemas cardiovascular e respiratório. Em geral, recomendam-se hemograma, perfil bioquímico, urinálise e T_4 total.

Em geral, a pré-medicação anestésica envolve um opioide e um anticolinérgico, a menos que sejam contraindicados. Se for desejável sedação adicional, poderá ser adicionado um benzodiazepínico. A acepromazina mostra produzir hipotensão mais grave em animais geriátricos do que nos mais jovens, e, por isso, deverá ser evitada. Da mesma maneira, convém evitar agonistas α_2, devido a seus efeitos sobre o sistema cardiovascular e sobre o fluxo sanguíneo de órgãos. Os anestésicos dissociativos podem ter efeitos prolongados em animais geriátricos, por causa da diminuição da eliminação renal.

Os agentes de escolha para a indução da anestesia são o propofol e o etomidato. O propofol produz depressão cardiovascular e respiratória significativa e deve ser titulado com cuidado até o efeito. A qualidade da indução com etomidato não é grande, mas esse agente produz depressão cardiovascular mínima. O etomidato deve ser associado a

---

Boxe 7.14 Pontos fundamentais da anestesia geriátrica

- A reserva orgânica funcional está reduzida
- Os pacientes geriátricos tendem a ser mais sensíveis aos efeitos depressores cardiovasculares e respiratórios dos agentes anestésicos
- É importante a titulação cuidadosa da mais baixa dose possível de agente anestésico
- A acepromazina e os agonistas α_2 devem ser evitados sempre que possível
- Devem ser consideradas técnicas anestésicas balanceadas

um benzodiazepínico; o benzodiazepínico também pode ser usado com propofol, a fim de diminuir a dose necessária para indução de anestesia.

Em geral, a manutenção da anestesia baseia-se na administração de um inalatório, como o isoflurano ou o sevoflurano. Técnicas anestésicas balanceadas podem ser benéficas em pacientes geriátricos que toleram mal os efeitos depressores cardiovasculares dos inalatórios.

O monitoramento e o suporte fisiológicos meticulosos são particularmente importantes nos pacientes geriátricos para assegurar que sua limitada habilidade em compensar alterações não tenha sido ultrapassada. O monitoramento mínimo consiste em avaliações da profundidade da anestesia, da temperatura corporal, da aferição da pressão arterial não invasiva, da frequência de pulso e da frequência respiratória. O monitoramento adicional ajustado ao estado do paciente deverá ser empregado, quando indicado. Além disso, sempre deverá ser assegurado calor externo, a fim de prevenir ou limitar a hipotermia. Convém adotar a fluidoterapia, objetivando a manutenção do volume de líquido extracelular e o equilíbrio eletrolítico.

Hipertireoidismo

O hipertireoidismo é o distúrbio endócrino mais comum em gatos.[173] É um distúrbio multissistêmico, decorrente de níveis excessivos dos hormônios tireóideos T_4 e T_3. Gatos hipertireóideos apresentam aumento do metabolismo, da necessidade de energia e da produção de calor, o que resulta em aumento do apetite, perda de peso, perda de musculatura, fraqueza, intolerância ao calor e temperatura corporal levemente elevada. Os hormônios tireóideos também interagem com o sistema nervoso central; em particular, o tônus do sistema nervoso simpático encontra-se aumentado, o que resulta em hiperexcitabilidade ou nervosismo, alterações comportamentais, tremores e taquicardia (Boxe 7.15).

Os gatos com hipertireoidismo com frequência precisam ser submetidos à anestesia para conduta cirúrgica eletiva de hipertireoidismo. No entanto, ocasionalmente, são submetidos a anestésicos como emergência para problemas não relacionados com o hipertireoidismo. A fisiopatologia do hipertireoidismo é revista no Capítulo 24; apenas aspectos diretamente relevantes para a anestesia serão abordados aqui.

Sinais clínicos e achados laboratoriais

O hipertireoidismo provoca disfunção de muitos órgãos. De particular preocupação para a anestesia são os efeitos sobre os sistemas cardiovascular, respiratório, gastrintestinal e hepático. O manuseio de gatos hipertireóideos pode ser difícil, por causa da inquietação associada à doença. Além disso, é possível esses gatos se tornarem agressivos quando contidos. Aconselha-se a boa sedação para evitar estimulação simpática excessiva. Angústia respiratória, fraqueza e desenvolvimento de disritmias cardíacas podem ocorrer quando esses gatos são colocados em situações estressantes. A perda de peso pode influenciar a farmacocinética de alguns agentes anestésicos (p. ex., ao alterar o volume de distribuição) e agravará a hipotermia

---

Boxe 7.15 Pontos fundamentais da anestesia do paciente hipertireóideo

- A boa sedação é necessária para o manuseio do animal em segurança e para evitar estimulação simpática
- Se possível, deverá ser administrada medicação antitireóidea durante 2 a 3 semanas, no mínimo, antes da anestesia
- Se o procedimento for de emergência ou de urgência, bloqueadores beta-adrenérgicos deverão ser administrados, preferencialmente durante 48 h antes da anestesia
- Agentes arritmogênicos e agentes provocadores de estimulação simpática deverão ser evitados
- Indica-se a pré-medicação com um opioide associado a acepromazina ou a um agonista α_2
- Dá-se preferência à indução da anestesia com propofol ou etomidato
- Técnicas anestésicas balanceadas devem ser consideradas para diminuir respostas autônomas a estimulação nociva
- Deve-se ter cautela no tratamento de hipotensão com catecolaminas

---

induzida pela anestesia. Quando presente, a fraqueza muscular pode predispor a hipoventilação sob anestesia, o que pode levar a disritmias sob anestesia.

O sistema cardiovascular é influenciado pelo hipertireoidismo de maneira importante.[217] Além disso, a frequência cardíaca aumenta e o sistema simpático adrenal apresenta-se hiper-responsivo. A resistência vascular sistêmica diminui, porém a pressão arterial sistólica aumenta, o que resulta em hipertensão sistêmica. O débito cardíaco aumenta, assim como o volume plasmático. Sopros sistólicos e ritmos em galope são frequentes. Às vezes, há taquipneia, porém ela não está necessariamente associada a insuficiência cardíaca congestiva. Com o tempo, a maioria dos gatos com hipertireoidismo desenvolverá miocardiopatia com hipertrofia da parede livre ventricular esquerda e do septo ventricular. É comum obstrução ao trato do fluxo de saída ventricular direito ou esquerdo (ou ambos) dinâmico. Esses gatos são predispostos a arritmias cardíacas.

Fluxo sanguíneo renal, taxa de filtração glomerular e excreção de sódio são elevados no hipertireoidismo experimental e no de ocorrência natural, possivelmente como consequência da ativação do sistema renina-angiotensina-aldosterona.[146,217] A reabsorção de sódio também apresenta-se maior, de modo que a concentração sanguínea de sódio é normal. Poliúria e polidipsia podem ser sinais proeminentes, e estudos experimentais em ratos tireotóxicos revelam comprometimento da concentração, devido à infrarregulação das aquaporinas.[222,230]

Dispneia, ofego e hiperventilação foram relatados em alguns gatos com hipertireoidismo, com frequência associados a situações de estresse.[222] A fraqueza de musculatura respiratória foi relatada em humanos hipertireóideos.[202] Pode haver hipertensão pulmonar.[204] A depressão respiratória induzida por agentes anestésicos é comum sob anestesia geral e aconselha-se o controle da ventilação em gatos hipertireóideos. A dispneia em gatos com insuficiência cardíaca congestiva pode ser causada por edema pulmonar ou por derrame pleural. Se o derrame pleural for extenso, aconselha-se a toracocentese antes da indução da anestesia.

É possível que o nível de hematócritos esteja elevado ou as alterações hematológicas sejam mínimas.[172,222] As anormalidades bioquímicas séricas mais comuns consistem em altos níveis de ureia, fosfatase alcalina, lactato desidrogenase, aspartato aminotransaminase e alanina aminotransaminase.[172,222] Evitar a hipoxemia e manter o fluxo sanguíneo hepático são considerações anestésicas importantes.

Conduta anestésica

Os gatos tireotóxicos costumam ser considerados maus candidatos anestésicos, pois tendem a ser animais idosos, frágeis, com disfunção de sistemas de órgãos. A preparação antes da anestesia é importante no gato hipertireóideo a fim de prevenir complicações graves, como disritmias ventriculares e morte súbita. Os gatos que não são tornados eutireóideos antes da anestesia correm risco maior de mortalidade pericirúrgica. Por isso, os gatos não tratados devem ser anestesiados apenas para procedimento de emergência.[171] Os procedimentos eletivos devem ser postergados por 2 a 3 semanas, iniciando a medicação antitireóidea nos gatos. Os níveis de T_4 devem ser verificados novamente antes da anestesia.

Como o hipertireoidismo acomete múltiplos sistemas de órgãos e as funções cardiovascular, respiratória, renal e hepática podem estar comprometidas, é importante que as informações laboratoriais e outros exames diagnósticos definam de maneira precisa o envolvimento desses sistemas corporais. São essenciais em todos os casos hemograma e perfil bioquímico sérico completos, eletrocardiograma e hormônios tireóideos séricos. Os gatos com anormalidades cardíacas à ausculta ou à eletrocardiografia devem ter outros exames cardíacos realizados, como radiografia torácica e ecocardiografia. O tratamento deve ser instituído conforme adequado.

Se houver necessidade de anestesia antes de ter transcorrido o tempo para tornar o paciente eutireóide e o gato não apresentar insuficiência cardíaca com má contratilidade, é possível que as manifestações periféricas de hipertireoidismo melhorem bastante em alguns dias após o início de tratamento com propranolol. As manifestações cronotrópicas e inotrópicas de excesso de secreção de hormônio diminuem, a eficiência ventricular esquerda aumenta e o risco de arritmias se reduz.

Se o gato alcançar o estado eutireóide, o risco de anestesia é bastante semelhante ao de um paciente normal, e muitos agentes químicos podem ser tolerados se o envolvimento cardíaco for mínimo. É desejável a boa sedação para evitar estimulação do sistema nervoso simpático. Além disso, agentes químicos arritmogênicos devem ser evitados e convém monitorar o eletrocardiograma.

Em seres humanos, relatou-se que nenhum fármaco mostrou-se melhor que qualquer outro quando o desfecho foi analisado.[189] Por isso, é provável que a estabilização pré-cirúrgica seja mais crítica que a seleção do fármaco anestésico.

Em geral, utiliza-se um opioide para pré-medicação. Pode ser adicionada uma dose baixa de acepromazina para a melhora da sedação. Medetomidina ou dexmedetomidina podem ser úteis para produzir sedação e diminuir o tônus simpático. Em geral, a atropina é omitida, pois há a possibilidade de que ela induza à taquicardia sinusal e aumente disritmias provocadas por anestésicos. Em geral, os autores administram glicopirrolato, pois tem efeitos mínimos sobre frequência e ritmos cardíacos.

A indução IV é melhor em comparação com a indução com máscara e com câmara. Em gatos sem insuficiência cardíaca, um tiobarbiturato pode ser adequado, pois proporciona a indução tranquila sem a liberação de catecolaminas. O diazepam pode ser administrado associado a tiobarbitúricos, a fim de diminuir a dose do tiobarbitúrico e prolongar levemente a duração da ação. Outro benefício possível do tiopental é sua ação antitireóidea.[231] Entretanto, o tiopental é o agente de indução mais arritmogênico, atualmente empregado em pacientes clínicos. O propofol ou o etomidato são boas alternativas. Em particular, em gatos com insuficiência cardíaca ou disritmias, o etomidato associado a um benzodiazepínico provavelmente terá efeitos mínimos sobre a função cardiovascular e a função respiratória. Geralmente, os agentes dissociativos quetamina e tiletamina são evitados por causa da estimulação simpática que produzem.

A anestesia costuma ser mantida com inalatórios. A laringe deverá ser aspergida com lidocaína para auxiliar na intubação e atenuar a liberação de catecolaminas. Os objetivos durante a manutenção da anestesia consistem em evitar a administração de fármacos que sensibilizam o coração a catecolaminas e proporcionar certo nível de anestesia ou usar uma técnica que evite respostas exageradas a estimulação nociva. O isoflurano ou o sevoflurano são boas escolhas. Como os gatos sob inalatórios unicamente respondem à estimulação cirúrgica com incrementos na frequência cardíaca e na pressão arterial, o óxido nitroso pode ser adicionado para diminuir essas respostas.

Gatos hipertireóideos devem ser monitorados atentamente durante a anestesia, com particular ênfase no sistema cardiovascular. Antes da indução, são colocadas derivações de eletrocardiograma em membro, além de um cristal Doppler e um manguito de oclusão, sem causar estresse, se possível. A hipoxemia deve ser evitada por meio de oxigenação, utilizando-se a máscara facial durante a indução. O monitoramento adicional pode ser aplicado após a indução da anestesia, com sonda de temperatura, capnógrafo e oxímetro de pulso. Se houver insuficiência cardíaca, a aferição direta da pressão arterial é útil para determinar a necessidade de conduta mais intensiva e resposta a tratamento. Além disso, o cateter arterial torna possível a amostragem de sangue arterial para a gasometria sanguínea. Isso possibilita o reconhecimento precoce, bem como o tratamento da hipoxemia e da hipercarbia, duas situações passíveis de aumentar a incidência de arritmias em pacientes hipertireóideos.

Deve ser administrada uma solução de reposição eletrolítica equilibrada. A velocidade de administração de líquido dependerá do estado cardiovascular do paciente (conservadora, 3 a 5 mℓ/kg/h, se houver insuficiência cardíaca) e da necessidade do paciente (10 a 20 mℓ/kg em bolo, se ocorrer perda de sangue significativa).

As catecolaminas devem ser empregadas para o tratamento de hipotensão. Pacientes hipertireóideos podem ter responsividade exagerada a catecolaminas. Além disso, doses reduzidas de vasopressores de ação direta, como a fenilefrina, podem ser opção mais lógica do que fármacos como a efedrina, que atua em parte por meio da liberação de catecolaminas. Em geral, as arritmias são tratadas por meio da administração de agentes bloqueadores beta-adrenérgicos, como o propranolol ou o esmolol.

Obstrução uretral

É comum em gatos a doença do trato urinário inferior. Encontra-se a obstrução uretral quase exclusivamente no sexo masculino. A obstrução uretral aguda pode ser fatal e induzir insuficiência renal aguda. Enquanto isso, a obstrução parcial aguda pode induzir a redução da função renal. A fisiopatologia da obstrução uretral é revista em outro local neste livro, e apenas os aspectos diretamente relevantes para a anestesia serão abordados aqui. Os animais do sexo masculino com obstrução uretral aguda precisam ser contidos de algum modo, em geral, para possibilitar o restabelecimento do fluxo urinário (Boxe 7.16).

Sinais clínicos e achados laboratoriais

A obstrução renal aguda provoca distensão da bexiga com aumento da tensão da parede vesical e da pressão intravesical. A pressão intravesical aumentada é transmitida aos túbulos renais, onde a maior pressão hidrostática intratubular reduz a taxa de filtração glomerular, a qual persiste durante algum tempo após o alívio da obstrução. Na obstrução parcial crônica, o fluxo sanguíneo renal diminui progressivamente e, após dias a semanas, a taxa de filtração glomerular encontra-se variavelmente diminuída. Dependendo da duração e do grau da obstrução, a função renal deverá estar significativamente reduzida. Por isso, uma consideração importante quanto à anestesia nesses pacientes consiste em preservar a função renal existente e evitar a perda adicional de função.

A hiperpotassemia é a anormalidade mais importante associada à obstrução completa, pois essa anormalidade eletrolítica pode causar alterações fatais na condução cardíaca. Em geral, os primeiros sinais clínicos de hiperpotassemia

são fraqueza, ausência de reflexos e outra disfunção neuromuscular, por fim levando a paralisia muscular e respiratória. O potássio causa depressão progressiva da excitabilidade e da velocidade de condução. As anormalidades eletrocardiográficas são pico da onda T, diminuição da amplitude e do alargamento da onda P, prolongação do intervalo P-R, desaparecimento, com o passar do tempo, da onda P, alargamento do complexo QRS e intervalos RR irregulares e ausência de complexos QRS do tipo onda em forma de seno. Por fim, a hiperpotassemia intensa culmina em fibrilação ventricular ou assistolia. A identificação e o tratamento imediatos da hiperpotassemia são críticos. Ocasionalmente, a exposição de gatos hiperpotassêmicos a agentes anestésicos é capaz de agravar a depressão cardiovascular e resultar em parada cardíaca. Uma parte essencial da preparação pré-anestésica consiste na terapia direta para a normalização da concentração de potássio sérico antes da administração de agentes anestésicos.

Os gatos com obstrução uretral apresentam graus variáveis de desidratação. A correção dos déficits de líquido corporal antes da indução da anestesia é necessária, pois a vasodilatação periférica e a depressão miocárdica induzidas pela anestesia acentuam déficits de líquidos preexistentes e podem causar hipotensão profunda.

Ocorre acidemia na uropatia obstrutiva e diversos efeitos: diminuição da contratilidade miocárdica, do volume sistólico e do débito cardíaco; alterações da membrana excitável levando a disritmias; depressão do sistema nervoso central; disfunção de vias metabólicas; alterações na distribuição de potássio transcelular; e alterações na ligação e na ionização de agentes farmacológicos por proteínas plasmáticas. Devido a seus efeitos de longo alcance, a acidemia deve ser corrigida antes da indução da anestesia.

Ocorre, também, elevação da ureia sanguínea na uropatia obstrutiva. A uremia provoca depressão do sistema nervoso central e do miocárdio. Os efeitos de agentes anestésicos gerais são potencializados e as dosagens dos fármacos devem ser reduzidas.

Conduta anestésica

A fluidoterapia e o restabelecimento do fluxo de urina são os componentes mais importantes da terapia para gatos com obstrução uretral. Parece que o alívio da obstrução como único tratamento acarreta resultado desanimador. Por isso, é essencial corrigir os déficits de líquidos e os desequilíbrios eletrolíticos e acidobásicos.[59]

O sangue deve ser coletado antes da anestesia para a determinação de: nível de hematócrito, proteínas totais, ureia, creatinina, eletrólitos e, se possível, gasometria arterial e estado acidobásico. Deve ser obtida a derivação II do eletrocardiograma com monitoramento contínuo quanto a sinais de hiperpotassemia. Qualquer sinal eletrocardiográfico de hiperpotassemia carece de intervenção. O gliconato de cálcio ou o cloreto de cálcio podem ser administrados, a fim de restabelecer a excitabilidade cardíaca normal; entretanto, o efeito é de curta duração e não resolve o problema primário. Insulina, glicose e bicarbonato de sódio provocam a movimentação do potássio extracelular para intracelular. Os líquidos sem potássio diminuem a concentração de potássio sanguíneo por diluição.

Boxe 7.16 Pontos fundamentais da anestesia do paciente com obstrução uretral

- A desidratação deve ser corrigida antes da anestesia
- A concentração de potássio sérica deve ser aferida e a hiperpotassemia, corrigida
- O eletrocardiograma deve ser monitorado quanto a sinais de hiperpotassemia, mesmo se não houver esta antes da anestesia
- O débito cardíaco e a pressão arterial devem ser mantidos, a fim de evitar lesão renal adicional

Mesmo em pacientes saudáveis, a anestesia geral deprime a função renal por diminuir o fluxo sanguíneo renal, a taxa de filtração glomerular e a excreção de eletrólitos, pelo menos de modo transitório.[31] Após anestesia curta e sem complicações, o fluxo sanguíneo renal e a taxa de filtração glomerular retornam ao normal em algumas horas. Entretanto, no paciente obstruído no qual o fluxo sanguíneo renal e a taxa de filtração glomerular já se encontrem diminuídos, a depressão adicional induzida pela anestesia pode ter efeitos profundos. Assim, deve-se envidar todos os esforços para minimizar essas alterações.

Costuma-se administrar um opioide e um anticolinérgico como pré-medicação antes da anestesia geral. Normalmente, os gatos com anormalidades mínimas podem ser contidos por meio da administração por via IV de dose baixa de quetamina e diazepam ou midazolam até obter-se o efeito. A administração dos agentes dissociativos, quetamina e tiletamina, a gatos com insuficiência renal é controversa. Estudos farmacocinéticos após a administração da quetamina em gatos mostraram que ela é eliminada inalterada principalmente pelo rim.[10] Por isso, esse fármaco deve ser usado com cautela em gatos que apresentem função renal anormal. Contudo, assim como ocorre com a maioria dos anestésicos injetáveis, há recuperação, pelo menos em parte, por causa da distribuição e não pela eliminação. Experiências clínicas indicam que a quetamina, sob baixas doses, é adequada para conter gatos com obstrução uretral, desde que eles não apresentem insuficiência renal e estejam hidratados como parte da conduta. O aumento dos efeitos tóxicos dos tiobarbitúricos pode ser observado em gatos com obstrução uretral, por causa do aumento da porção não ionizada e não ligada do fármaco a partir de acidose metabólica, e também por aumento da permeabilidade da barreira hematencefálica. Além disso, os barbitúricos são arritmogênicos e é possível que seu uso faça anormalidades cardíacas se tornarem mais proeminentes. A indução com máscara ou câmara com isoflurano é aceitável nesses pacientes, desde que a agitação possa ser minimizada.

Em gatos criticamente enfermos, os autores preferem induzir anestesia com baixa dose de etomidato e midazolam.

A intubação traqueal é realizada e administra-se o oxigênio. Se necessário, administram-se isoflurano ou sevoflurano para prolongar a anestesia. Se necessário, institui-se a ventilação mecânica. Tanto a hipoxemia quanto a hipercarbia devem ser evitadas, já que, possivelmente, aumentam a incidência de arritmias.

O monitoramento deve ser direcionado para a identificação de arritmias e hipotensão. Conforme previamente mencionado, o monitoramento eletrocardiográfico deve ser iniciado antes da administração de agentes anestésicos. Um cristal Doppler e um manguito de oclusão também podem ser colocados antes da indução e usados para monitorar a pressão arterial sistólica antes e durante a manutenção da anestesia. Se a pressão arterial sistólica cair abaixo de 50 mmHg, o nível de anestésico deverá ser diminuído, um bolo de líquido deverá ser administrado e convém considerar a administração de um agente inotrópico, como a dopamina. A temperatura corporal deverá ser medida, e a hipotermia, prevenida. A aferição da produção de urina, usando uma técnica fechada, proporciona o índice da função renal e deve se encontrar acima de 1 mℓ/kg/h.

Lipidose hepática idiopática

Sinais clínicos e achados laboratoriais

Geralmente, os gatos com lipidose hepática apresentam perda de peso significativa. As alterações no peso e na composição corporal tornam os gatos mais suscetíveis a hipotermia sob anestesia e, em alguns casos, alteram a farmacocinética dos agentes anestésicos (Boxe 7.17).

Muitos gatos com lipidose hepática são levados para a consulta com desidratação. Vômitos, diarreia, anorexia crônica e relutância em beber líquidos contribuem para a desidratação nesses animais. Pode haver anormalidades eletrolíticas, como a hipopotassemia grave provocando fraqueza muscular.[9] A correção dos déficits de líquido corporal antes da indução da anestesia é necessária para prevenir hipotensão profunda em decorrência de vasodilatação periférica e depressão miocárdica produzida pelo anestésico.

Muitos desses pacientes apresentam anemia, de branda a moderada, normocítica, normocrômica e não regenerativa.[9] Pode haver distúrbios de coagulação.

Os gatos com lipidose grave podem apresentar encefalopatia hepática manifesta por letargia, alterações comportamentais, cegueira intermitente, demência, ptialismo, convulsões, fúria e coma. Podem ocorrer alterações na resposta a agentes anestésicos por meio de alterações em receptores, como o GABA e os opioides, e também alterações em neurotransmissores.

Os gatos com lipidose hepática apresentam graus variáveis de disfunção hepática. O aumento da atividade de fosfatase alcalina sérica, alanina aminotransferase, aspartato aminotransferase e gamaglutamiltransferase é comum. Em geral, os gatos com doença moderada a grave são hiperbilirrubinêmicos e apresentam-se ictéricos. Essas alterações provocam disfunção de hepatócitos e os fármacos que precisam muito do fígado para serem metabolizados ou excretados devem ser evitados.

Conduta anestésica

O sangue deverá ser coletado para realização de hemograma completo e perfil bioquímico. Convém avaliar o estado da coagulação antes de um procedimento, especialmente se o paciente estiver ictérico. O tempo de coagulação prolongado deve ser corrigido por meio da administração pré-cirúrgica de plasma fresco congelado. Se houver

---

Boxe 7.17 Pontos fundamentais da anestesia do paciente com lipidose hepática

- A desidratação deverá ser corrigida antes da anestesia
- Deverão ser administrados líquidos para manter volume sanguíneo circulante adequado
- Deve-se evitar acepromazina, agonistas α_2 e benzodiazepínicos
- A indução da anestesia é alcançada preferivelmente empregando-se um anestésico inalatório
- A pressão arterial deve ser monitorada e a hipotensão, tratada agressivamente

desidratação, o paciente deverá ser reidratado antes da indução de anestesia por meio da administração por via IV de solução eletrolítica balanceada com suplemento de potássio adequado. As concentrações eletrolíticas séricas deverão ser monitoradas para orientar a suplementação de líquidos.

A manutenção do fluxo sanguíneo hepático durante a anestesia é importante nesses pacientes. A anestesia e a cirurgia diminuem o fluxo sanguíneo hepático, em geral proporcionalmente à redução da pressão sistêmica. A manutenção da volemia circulante adequada limita decréscimos no fluxo sanguíneo hepático. As alterações na tensão de gás carbônico arterial também podem influenciar o fluxo sanguíneo hepático. Relatou-se que a hipocapnia diminui significativamente o fluxo sanguíneo hepático, enquanto a hipercapnia tem o efeito oposto.

A doença hepática altera a farmacocinética do agente químico. Além disso, a eliminação hepática de fármacos pode ser influenciada tanto por alterações do fluxo sanguíneo hepático quanto por alterações na habilidade das células hepáticas de biotransformarem ou excretarem determinado medicamento. Outros mecanismos de farmacocinética alterada na hepatopatia são mudanças na ligação de proteínas a fármacos e também no volume de distribuição.

Devido a alterações na farmacocinética e na farmacodinâmica (em casos de encefalopatia hepática), a resposta do paciente com doença hepática a agentes anestésicos é praticamente imprevisível. Por isso, cada substância deve ser selecionada com cuidado e, sobretudo, cuidadosamente titulada até o efeito desejável.

Em geral, a pré-medicação consiste na dose baixa de um opioide e um anticolinérgico. A acepromazina e os agonistas α_2 devem ser evitados, por causa de seus efeitos sobre o sistema cardiovascular e o fluxo sanguíneo hepático.[120,225] O uso de benzodiazepínico na encefalopatia hepática é controverso.[5]

A indução da anestesia é alcançada preferivelmente empregando-se um anestésico inalatório como o isoflurano ou o sevoflurano. Como alternativa, o propofol ou o etomidato são aceitáveis, embora este último em geral associado a um benzodiazepínico para diminuir a incidência de mioclonia. Normalmente, a anestesia é mantida usando-se um anestésico inalatório.

A administração de uma solução eletrolítica balanceada sob 5 a 10 mℓ/kg/h durante a manutenção da anestesia ajuda a compensar parte da diminuição do fluxo sanguíneo hepático induzida pelo fármaco. A pressão arterial deve ser monitorada e a hipotensão, tratada intensivamente.

Miocardiopatia hipertrófica

Sinais clínicos e achados laboratoriais

Muitos gatos com doença branda a moderada não apresentam sinais clínicos outros que ritmo em galope auscultável ou sopro cardíaco sistólico. O sopro pode estar relacionado com regurgitação mitral ou com obstrução ao fluxo de saída do ventrículo esquerdo. Ele pode variar com alterações em frequência cardíaca, ventilação ou posição do corpo. Estertores audíveis sobre os campos pulmonares sugerem edema pulmonar. Em geral, os exames laboratoriais são normais, a menos que haja aumento do potássio sérico ou das enzimas musculares esqueléticas provocado por obstrução aórtica secundária a tromboembolia aórtica, ou a menos que tenha ocorrido infarto renal resultando em azotemia (Boxe 7.18).

Conduta anestésica

Antes de sedar ou anestesiar um gato com miocardiopatia hipertrófica, deve ser obtida a avaliação recente da gravidade da doença. Avaliação hematológica e bioquímica completas, radiografias torácicas, eletrocardiograma e ultrassonografia cardíaca são recomendados. A anemia pode ser exacerbada por anestesia e deve ser corrigida. Devido à sensibilidade de alguns desses pacientes à sobrecarga hídrica, a correção da anemia é mais bem realizada antes da anestesia, empregando-se administração lenta de concentrado de eritrócitos e monitorando-se o paciente cuidadosamente. Os gatos submetidos a diuréticos de alça podem ter desequilíbrios eletrolíticos que devem ser corrigidos antes da anestesia. Preferencialmente, arritmias e edema pulmonar devem ser tratados antes da anestesia. Medicações administradas cronicamente, como bloqueadores beta-adrenérgicos e bloqueadores dos canais de cálcio devem ser administradas como de hábito no dia da anestesia. Contudo, pode ser preferível suspender inibidores da enzima conversora de angiotensina, pois esses fármacos estiveram associados à hipotensão refratária grave em pacientes humanos anestesiados. Um estudo em gatos sugere que o enalapril agrave significativamente a hipotensão induzida por isoflurano.[113]

Os gatos com miocardiopatia hipertrófica apresentam fraca complacência ventricular e a manutenção do débito cardíaco exige grande volume ventricular e manutenção de ritmo sinusal (lento), a fim de melhorar o enchimento diastólico. A contribuição atrial para o enchimento é importante. Se a obstrução do trato de saída for um componente da doença de saída, espera-se aumento da contratilidade do miocárdio, diminuição da pós-carga e diminuição da pré-carga, o que reduz o débito cardíaco por agravar a obstrução. Entretanto, fatores que normalmente diminuem o débito cardíaco, como depressão do miocárdio, aumento da resistência vascular sistêmica e hiperdistensão ventricular, costumam melhorar a função sistólica e o débito cardíaco nesses casos.

Comumente, os gatos com miocardiopatia hipertrófica são pré-medicados com um agonista de receptor μ-opioide, como a oximorfona, a hidromorfona ou a metadona.

Boxe 7.18 Pontos fundamentais da anestesia no paciente com miocardiopatia hipertrófica

- Acepromazina e anticolinérgicos devem ser evitados
- Anestésicos dissociativos, tiopental e indução com anestésicos inalatórios devem ser evitados
- Eletrocardiografia e pressão arterial devem ser monitoradas
- O tratamento da hipotensão com vasoconstritores pode ser melhor que o uso de inotrópicos positivos

O glicopirrolato pode ser adicionado se a frequência cardíaca estiver excessivamente baixa. O uso do agonista α_2-adrenérgico medetomidina mostrou reduzir a obstrução do trato de saída do ventrículo esquerdo em gatos com hipertrofia muscular esquerda[118]. Contudo, o efeito não foi estudado em gatos anestesiados e não está claro se os efeitos hemodinâmicos sobre os agonistas α_2 se mostrariam benéficos durante a anestesia em gatos com miocardiopatia hipertrófica. A indução da anestesia é mais bem realizada empregando-se um agente injetável, pois a indução com agentes inalatórios provoca agitação e liberação de catecolaminas. Etomidato e um benzodiazepínico são preferíveis, particularmente em casos graves. Nos casos brandos a moderados, o propofol, seja individualmente ou associado a um benzodiazepínico, é uma alternativa aceitável, mas causa vasodilatação sistêmica e diminuição da pós-carga. Tiopental e agentes dissociativos (quetamina, tiletamina) devem ser evitados – o primeiro por causa da taquicardia e das arritmias ventriculares que pode induzir e os outros por causa da estimulação simpática produzida. A anestesia é mantida com isoflurano ou sevoflurano no oxigênio. O sevoflurano pode ser levemente preferível, pois dados sugerem que ele reduza a resistência vascular sistêmica a uma extensão menor que o isoflurano e que seu efeito vasodilatador seja capaz de alcançar um teto sob concentrações baixas a moderadas.[178]

Técnicas anestésicas balanceadas, mais comumente com base na utilização de infusão opioide para reduzir a quantidade de anestésico inalatório e melhorar a hemodinâmica, têm sido empregadas nesses pacientes. No entanto, os opioides diminuem as necessidades de anestésico inalatório apenas moderadamente em gatos [58,104,105] ou podem, até mesmo, nem diminuir essas necessidades.[30] Além disso, sob as formas necessárias para alcançar tal efeito, relatou-se importante estimulação simpática,[163] o que seria prejudicial aos gatos com miocardiopatia hipertrófica. Doses baixas de opioides podem ser empregadas, porém os benefícios ainda precisam ser demonstrados. A morfina epidural pode ser utilizada para promover analgesia, mas foram publicados resultados conflitantes sob seu efeito na necessidade de anestésico.[75,83] As alternativas para os opioides na anestesia balanceada que foram estudadas em gatos são quetamina, óxido nitroso e lidocaína. A quetamina e o óxido nitroso produzem estimulação simpática e, por isso, podem não ser boas opções para gatos com miocardiopatia hipertrófica.[22,54] A lidocaína produz depressão cardiovascular significativa em gatos normais.[179] Assim, deve-se ter cautela em gatos com doença cardíaca. Agonistas α_2-adrenérgicos sob doses baixas podem mostrar-se úteis na anestesia balanceada em gatos com miocardiopatia hipertrófica. Entretanto, não existem até esta data estudos sobre seu uso com tal finalidade.

Derivação II do eletrocardiograma, temperatura e pressão arterial devem ser monitorados durante a anestesia. Preferencialmente, convém avaliar o eletrocardiograma durante a indução da anestesia também. É possível que a pressão arterial seja aferida por meio de técnicas não invasivas; contudo, para procedimentos longos ou invasivos, dá-se preferência à aferição direta. Um cateter pode ser inserido na artéria dorsal do pé ou na femoral, e é possível que a ventilação seja espontânea, a menos que ocorra hipoventilação significativa, ou nos casos em que edema pulmonar interfira com a oxigenação. Nesses casos, geralmente indica-se a ventilação com pressão positiva intermitente, com ou sem pressão expiratória final positiva. A oxigenação deve ser avaliada por gasometria ou pelo uso de um oxímetro de pulso. A administração de líquido e a reposição de perda sanguínea devem ser criteriosas, a fim de tornar ideal a pré-carga sem provocar edema pulmonar. Tipicamente, são administrados cristaloides com velocidade mais lenta do que no gato normal; entretanto, convém a hipovolemia ser corrigida adequadamente, e grandes volumes de líquidos devem ser administrados, se necessário. O tratamento de hipotensão não relacionada com hipovolemia baseia-se no decréscimo da concentração de anestésico inalatório e, se necessário, na administração de vasoconstritores. Pode ser preferível o emprego de fenilefrina em vez de norepinefrina nesses pacientes, por causa da falta de efeito sobre receptores β_1-adrenérgicos. As taquiarritmias devem ser tratadas com o antagonista beta-adrenérgico. O esmolol é usado comumente em pacientes anestesiados, devido à sua curta duração de ação.

Referências bibliográficas

1. Abbott JA: Heart rate and heart rate variability of healthy cats in home and hospital environments, *J Feline Med Surg* 7:195, 2005.
2. Adam HK, Glen JB, Hoyle PA: Pharmacokinetics in laboratory animals of ICI 35 868, a new i.v. anaesthetic agent, *Br J Anaesth* 52:743, 1980.
3. Adams P, Gelman S, Reves JG et al: Midazolam pharmacodynamics and pharmacokinetics during acute hypovolemia, *Anesthesiology* 63:140, 1985.
4. Adelman RD, Wright J: Systolic blood pressure and heart rate in the growing beagle puppy, *Dev Pharmacol Ther* 8:396, 1985.
5. Ahboucha S, Butterworth RF: Role of endogenous benzodiazepine ligands and their GABA-A–associated receptors in hepatic encephalopathy, *Metab Brain Dis* 20:425, 2005.
6. Alibhai HI, Clarke KW, Lee YH et al: Cardiopulmonary effects of combinations of medetomidine hydrochloride and atropine sulphate in dogs, *Vet Rec* 138:11, 1996.
7. Allegaert K, de Hoon J, Verbesselt R et al: Maturational pharmacokinetics of single intravenous bolus of propofol, *Paediatr Anaesth* 17:1028, 2007.
8. Andress JL, Day TK, Day D: The effects of consecutive day propofol anesthesia on feline red blood cells, *Vet Surg* 24:277, 1995.
9. Armstrong PJ, Blanchard G: Hepatic lipidosis in cats, *Vet Clin North Am Small Anim Pract* 39:599, 2009.
10. Baggot JD, Blake JW: Disposition kinetics of ketamine in the domestic cat, *Arch Int Pharmacodyn Ther* 220:115, 1976.
11. Barrett KE, Barman SM, Boitano S et al: Gas transport and pH in the lung. In Barrett KE, Barman SM, Boitano S et al, editors: *Ganong's review of medical physiology*, ed 23, New York, 2009, McGraw-Hill Medical, p 609.
12. Barter LS, Ilkiw JE, Pypendop BH et al: Evaluation of the induction and recovery characteristics of anesthesia with desflurane in cats, *Am J Vet Res* 65:748, 2004.
13. Bartlett EE, Hutserani O: Xylocaine for the relief of postoperative pain, *Anesth Analg* 40:296, 1961.
14. Beale KM, Kunkle GA, Chalker L et al: Effects of sedation on intradermal skin testing in flea-allergic dogs, *J Am Vet Med Assoc* 197:861, 1990.
15. Beck CC, Coppock RW, Ott BS: Evaluation of Vetalar (ketamine HCl): A unique feline anesthetic, *Vet Med Small Anim Clin* 66:993, 1971.
16. Bednarski RM, Muir WW: Ventricular arrhythmogenic dose of epinephrine in dogs and cats anesthetized with tiletamine/zolazepam and halothane, *Am J Vet Res* 51:1468, 1990.
17. Bednarski RM, Sams RA, Majors LJ et al: Reduction of the ventricular arrhythmogenic dose of epinephrine by ketamine administraton in halothane-anesthetized cats, *Am J Vet Res* 49:350, 1988.

18. Bennett SN, McNeil MM, Bland LA et al: Postoperative infections traced to contamination of an intravenous anesthetic, propofol, *N Engl J Med* 333:147, 1995.

19. Binns SH, Sisson DD, Buoscio DA et al: Doppler ultrasonographic, oscillometric sphygmomanometric, and photoplethysmographic techniques for noninvasive blood pressure measurement in anesthetized cats, *J Vet Intern Med* 9:405, 1995.

20. Bishop NA, Lu T, Yankner BA: Neural mechanisms of ageing and cognitive decline, *Nature* 464:529, 2010.

21. Blanco CE, Hanson MA, Johnson P et al: Breathing pattern of kittens during hypoxia, *J Appl Physiol* 56:12, 1984.

22. Bovill JG: Intravenous anesthesia for the patient with left ventricular dysfunction, *Semin Cardiothorac Vasc Anesth* 10:43, 2006.

23. Branson KR, Wagner-Mann CC, Mann FA: Evaluation of an oscillometric blood pressure monitor on anesthetized cats and the effect of cuff placement and fur on accuracy, *Vet Surg* 26:347, 1997.

24. Brearley JC, Kellagher RBE, Hall LW: Propofol anaesthesia in cats, *J Small Anim Pract* 28:315, 1988.

25. Brodbelt D: Perioperative mortality in small animal anaesthesia, *Vet J* 182:152, 2009.

26. Brodbelt DC, Blissitt KJ, Hammond RA et al: The risk of death: the confidential enquiry into perioperative small animal fatalities, *Vet Anaesth Analg* 35:365, 2008.

27. Brodbelt DC, Pfeiffer DU, Young LE et al: Risk factors for anaesthetic-related death in cats: results from the confidential enquiry into perioperative small animal fatalities (CEPSAF), *Br J Anaesth* 99:617, 2007.

28. Brodie BB: Physiological disposition and chemical fate of thiobarbiturates in the body, *Fed Proc* 11:632, 1952.

29. Brodie BB, Bernstein E, Mark LC: The role of body fat in limiting the duration of action of thiopental, *J Pharmacol Exp Ther* 105:421, 1952.

30. Brosnan RJ, Pypendop BH, Siao KT et al: Effects of remifentanil on measures of anesthetic immobility and analgesia in cats, *Am J Vet Res* 70:1065, 2009.

31. Burchardi H, Kaczmarczyk G: The effect of anaesthesia on renal function, *Eur J Anaesthesiol* 11:163, 1994.

32. Carpenter RE, Pettifer GR, Tranquilli WJ: Anesthesia for geriatric patients, *Vet Clin North Am Small Anim Pract* 35:571, 2005.

33. Caulkett NA, Cantwell SL, Houston DM: A comparison of indirect blood pressure monitoring techniques in the anesthetized cat, *Vet Surg* 27:370, 1998.

34. Center SA, Elston TH, Rowland PH et al: Fulminant hepatic failure associated with oral administration of diazepam in 11 cats, *J Am Vet Med Assoc* 209:618, 1996.

35. Chatdarong K, Ponglowhapan S, Manee-in S et al: The use of propofol for electroejaculation in domestic cats, *Theriogenology* 66:1615, 2006.

36. Child KJ, Currie JP, Dis B et al: The pharmacological properties in animals of CT1341 — a new steroid anaesthetic agent, *Br J Anaesth* 43:2, 1971.

37. Child KJ, Davis B, Dodds MG et al: Anaesthetic, cardiovascular and respiratory effects of a new steroidal agent CT 1341: a comparison with other intravenous anaesthetic drugs in the unrestrained cat, *Br J Pharmacol* 46:189, 1972.

38. Cistola AM, Golder FJ, Centonze LA et al: Anesthetic and physiologic effects of tiletamine, zolazepam, ketamine, and xylazine combination (TKX) in feral cats undergoing surgical sterilization, *J Feline Med Surg* 6:297, 2004.

39. Clarke KW, Hall LW: A survey of anaesthesia in small animal practice: AVA/BSAVA report, *Journal of the Association of Veterinary Anaesthetists of Great Britain and Ireland* 17:4, 1990.

40. Clarke RS, Dundee J, Garrett FT et al: Adverse reactions to intravenous anaesthetics, *Br J Anaesth* 47:575, 1975.

41. Colby ED, Sanford TD: Blood pressure and heart and respiratory rates of cats under ketamine/xylazine, ketamine/acepromazine anesthesia, *Fel Pract* 11:19, 1981.

42. Cooper GM: Confidential enquiries into anaesthetic deaths, *Br J Anaesth* 99:606, 2007.

43. Cotler S, Gustafson JH, Colburn WA: Pharmacokinetics of diazepam and nordiazepam in the cat, *J Pharm Sci* 73:348, 1984.

44. Court MH, Greenblatt DJ: Pharmacokinetics and preliminary observations of behavioral changes following administration of midazolam to dogs, *J Vet Pharmacol Ther* 15:343, 1992.

45. Crighton GW, Pownall R: The homeothermic status of the neonatal dog, *Nature* 251:142, 1974.

46. Dart AB, Mutter TC, Ruth CA et al: Hydroxyethyl starch (HES) versus other fluid therapies: effects on kidney function, *Cochrane Database Syst Rev*:CD007594, 2010.

47. De Clive-Lowe SG, Desmond J, North J: Intravenous lignocaine anaesthesia, *Anaesthesia* 13:138, 1958.

48. Dhasmana KM, Dixit KS, Jaju BP et al: Role of central dopaminergic receptors in manic response of cats to morphine, *Psychopharmacologia* 24:380, 1972.

49. Dodman NH: Complications of saffan anaesthesia in cats, *Vet Rec* 107:481, 1980.

50. Dunkle N, Moise NS, Scarlett-Kranz J et al: Cardiac performance in cats after administration of xylazine or xylazine and glycopyrrolate: echocardiographic evaluations, *Am J Vet Res* 47:2212, 1986.

51. Dyson DH, Allen DG, Ingwersen W et al: Evaluation of acepromazine/meperidine/atropine premedication followed by thiopental anesthesia in the cat, *Can J Vet Res* 52:419, 1988.

52. Dyson DH, Allen DG, Ingwersen W et al: Effects of saffan on cardiopulmonary function in healthy cats, *Can J Vet Res* 51:236, 1987.

53. Dyson DH, Maxie MG, Schnurr D: Morbidity and mortality associated with anesthetic management in small animal veterinary practice in Ontario, *J Am Anim Hosp Assoc* 34:325, 1998.

54. Ebert TJ, Kampine JP: Nitrous oxide augments sympathetic outflow: direct evidence from human peroneal nerve recordings, *Anesth Analg* 69:444, 1989.

55. Eger EI: *Nitrous oxide/N2O*, ed 1, New York, 1985, Elsevier.

56. Epstein M: Aging and the kidney, *J Am Soc Nephrol* 7:1106, 1996.

57. Farver TB, Haskins SC, Patz JD: Cardiopulmonary effects of acepromazine and of the subsequent administration of ketamine in the dog, *Am J Vet Res* 47:631, 1986.

58. Ferreira TH, Aguiar AJ, Valverde A et al: Effect of remifentanil hydrochloride administered via constant rate infusion on the minimum alveolar concentration of isoflurane in cats, *Am J Vet Res* 70:581, 2009.

59. Finco DR, Cornelius LM: Characterization and treatment of water, electrolyte, and acid-base imbalances of induced urethral obstruction in the cat, *Am J Vet Res* 38:823, 1977.

60. Finley JP, Kelly C: Heart rate and respiratory patterns in mild hypoxia in unanaesthetized newborn mammals, *Can J Physiol Pharmacol* 64:122, 1986.

61. Fischer S, Bader AM, Sweitzer B: *Preoperative evaluation*, ed 7, Philadelphia, 2010, Churchill Livingstone.

62. Fisher MM: Severe histamine mediated reactions to intravenous drugs used in anaesthesia, *Anaesth Intensive Care* 3:180, 1975.

63. Fordyce WE, Kanter RK: Arterial-end tidal PCO2 equilibration in the cat during acute hypercapnia, *Respir Physiol* 73:257, 1988.

64. Fox PR, Bond BR, Peterson ME: Echocardiographic reference values in healthy cats sedated with ketamine hydrochloride, *Am J Vet Res* 46:1479, 1985.

65. Fujita Y, Yamamoto T, Sano I et al: A comparison of changes in cardiac preload variables during graded hypovolemia and hypervolemia in mechanically ventilated dogs, *Anesth Analg* 99:1780, 2004.

66. Galatos AD, Savas I, Prassinos NN et al: Gastro-oesophageal reflux during thiopentone or propofol anaesthesia in the cat, *J Vet Med A Physiol Pathol Clin Med* 48:287, 2001.

67. Ge Y, Grossman RI, Babb JS et al: Age-related total gray matter and white matter changes in normal adult brain. Part I: volumetric MR imaging analysis, *Am J Neuroradiol* 23:1327, 2002.

68. Ge Y, Grossman RI, Babb JS et al: Age-related total gray matter and white matter changes in normal adult brain. Part II: quantitative magnetization transfer ratio histogram analysis, *Am J Neuroradiol* 23:1334, 2002.

69. Geel JK: The effect of premedication on the induction dose of propofol in dogs and cats, *J S Afr Vet Assoc* 62:118, 1991.

70. Ghaffari MS, Malmasi A, Bokaie S: Effect of acepromazine or xylazine on tear production as measured by Schirmer tear test in normal cats, *Vet Ophthalmol* 13:1, 2010.

71. Glen JB: Animal studies of the anaesthetic activity of ICI 35 868, *Br J Anaesth* 52:731, 1980.

72. Glen JB, Hunter SC, Blackburn TP et al: Interaction studies and other investigations of the pharmacology of propofol ("Diprivan"), *Postgrad Med J* 61 (Suppl 3):7, 1985.

73. Glowaski MM, Wetmore LA: Propofol: application in veterinary sedation and anesthesia, *Clin Tech Small Anim Pract* 14:1, 1999.

74. Golden AL, Bright JM, Daniel GB et al: Cardiovascular effects of the alpha$_2$-adrenergic receptor agonist medetomidine in clinically normal cats anesthetized with isoflurane, *Am J Vet Res* 59:509, 1998.

75. Golder FJ, Pascoe PJ, Bailey CS et al: The effect of epidural morphine on the minimum alveolar concentration of isoflurane in cats, *J Vet Anaesth* 25:52, 1998.

76. Gordh T: The effect of Althesin on the heart in situ in the cat, *Postgrad Med J* 48:(Suppl 2):31, 1972.

77. Grandy JL, Dunlop CI, Hodgson DS et al: Evaluation of the Doppler ultrasonic method of measuring systolic arterial blood pressure in cats, *Am J Vet Res* 53:1166, 1992.
78. Granholm M, McKusick BC, Westerholm FC et al: Evaluation of the clinical efficacy and safety of dexmedetomidine or medetomidine in cats and their reversal with atipamezole, *Vet Anaesth Analg* 33:214, 2006.
79. Greenblatt DJ, Koch-Weser J: Adverse reactions to intravenous diazepam: a report from the Boston Collaborative Drug Surveillance Program, *Am J Med Sci* 266:261, 1973.
80. Gruber CM: The effects of anesthetic doses of sodium thio-pentobarbital, sodium thio-ethamyl and pentothal sodium upon the respiratory system, the heart and blood pressure in experimental animals, *J Pharmacol Exp Ther* 60(2):143-173, 1937.
81. Grundy SA: Clinically relevant physiology of the neonate, *Vet Clin North Am Small Anim Pract* 36:443, 2006.
82. Hahnenberger RW: Influence of various anesthetic drugs on the intraocular pressure of cats, *Albrecht Von Graefes Arch Klin Exp Ophthalmol* 199:179, 1976.
83. Hall LW, Clarke KW: *Veterinary anaesthesia*, ed 9, London, 1991, Baillière Tindall.
84. Hall RI, Schwieger IM, Hug CC Jr: The anesthetic efficacy of midazolam in the enflurane-anesthetized dog, *Anesthesiology* 68:862, 1988.
85. Hardie EM, Spodnick GJ, Gilson SD et al: Tracheal rupture in cats: 16 cases (1983-1998), *J Am Vet Med Assoc* 214:508, 1999.
86. Hartsfield SM: Advantages and guidelines for using ketamine for induction of anesthesia, *Vet Clin North Am Small Anim Pract* 22:266, 1992.
87. Harvey RC: Precautions when using mask induction, *Vet Clin North Am Small Anim Pract* 22:310, 1992.
88. Hashem A, Kietzmann M, Scherkl R: The pharmacokinetics and bioavailability of acepromazine in the plasma of dogs, *Dtsch Tierarztl Wochenschr* 99:396, 1992.
89. Hashim MA, Waterman AE: Effects of thiopentone, propofol, alphaxalone-alphadolone, ketamine and xylazine-ketamine on lower oesophageal sphincter pressure and barrier pressure in cats, *Vet Rec* 129:137, 1991.
90. Hashim MA, Waterman AE: Effects of acepromazine, pethidine and atropine premedication on lower oesophageal sphincter pressure and barrier pressure in anaesthetised cats, *Vet Rec* 133:158, 1993.
91. Haskins SC: Inhalational anesthetics, *Vet Clin North Am Small Anim Pract* 22:297, 1992.
92. Haskins SC: Monitoring anesthetized patients. In Tranquilli WJ, Thurmon JC, Grimm KA, editors: *Lumb & Jones' veterinary anesthesia and analgesia*, ed 4, Ames, 2007, Blackwell Publishing, p 533.
93. Hatch RC, Kitzman JV, Zahner JM et al: Comparison of five preanesthetic medicaments in thiopental-anesthetized cats: antagonism by selected compounds, *Am J Vet Res* 45:2322, 1984.
94. Hayreh SS, Kardon RH, McAllister DL et al: Acepromazine. Effects on intraocular pressure, *Arch Ophthalmol* 109:119, 1991.
95. Heard DJ, Webb AI, Daniels RT: Effect of acepromazine on the anesthetic requirement of halothane in the dog, *Am J Vet Res* 47:2113, 1986.
96. Heavner JE, Bloedow DC: Ketamine pharmacokinetics in domestic cats, *Vet Anesthesia* 6:16, 1979.
97. Heldmann E, Brown DC, Shofer F: The association of propofol usage with postoperative wound infection rate in clean wounds: a retrospective study, *Vet Surg* 28:256, 1999.
98. Hellyer PW, Muir WW, III, Hubbell JAE et al: Cardiorespiratory effects of the intravenous administration of tiletamine-zolazepam to cats, *Vet Surg* 17:172, 1988.
99. Herbert DA, Mitchell RA: Blood gas tensions and acid-base balance in awake cats, *J Appl Physiol* 30:434, 1971.
100. Himes RS, Jr, DiFazio CA, Burney RG: Effects of lidocaine on the anesthetic requirements for nitrous oxide and halothane, *Anesthesiology* 47:437, 1977.
101. Hodgson DS, Dunlop CI, Chapman PL et al: Cardiopulmonary effects of anesthesia induced and maintained with isoflurane in cats, *Am J Vet Res* 59:182, 1998.
102. Hsu WH, Hembrough FB: Intravenous glucose tolerance test in cats: influenced by acetylpromazine, ketamine, morphine, thiopental, and xylazine, *Am J Vet Res* 43:2060, 1982.
103. Ilkiw JE, Pascoe PJ: Cardiovascular effects of propofol alone and in combination with ketamine for total intravenous anesthesia in cats, *Am J Vet Res* 64:913, 2003.
104. Ilkiw JE, Pascoe PJ, Fisher LD: Effect of alfentanil on the minimum alveolar concentration of isoflurane in cats, *Am J Vet Res* 58:1274, 1997.
105. Ilkiw JE, Pascoe PJ, Tripp LD: Effects of morphine, butorphanol, buprenorphine, and U50488H on the minimum alveolar concentration of isoflurane in cats, *Am J Vet Res* 63:1198, 2002.
106. Ilkiw JE, Pascoe PJ, Tripp LD: Effect of variable-dose propofol alone and in combination with two fixed doses of ketamine for total intravenous anesthesia in cats, *Am J Vet Res* 64:907, 2003.
107. Ilkiw JE, Suter C, McNeal D et al: The optimal intravenous dose of midazolam after intravenous ketamine in healthy awake cats, *J Vet Pharmacol Ther* 21:54, 1998.
108. Ilkiw JE, Suter CM, Farver TB et al: The behaviour of healthy awake cats following intravenous and intramuscular administration of midazolam, *J Vet Pharmacol Ther* 19:205, 1996.
109. Imai A, Ilkiw JE, Pypendop BH et al: Nitrous oxide does not consistently reduce isoflurane requirements in cats, *Vet Anaesth Analg* 29:98, 2002.
110. Imai A, Steffey E, Ilkiw J et al: Quantitative characteristics of anesthetic induction with and recovery from isoflurane and sevoflurane in cats, *Vet Anaesth Analg* 30:106, 2003.
111. Inagaki Y, Sumikawa K, Yoshiya I: Anesthetic interaction between midazolam and halothane in humans, *Anesth Analg* 76:613, 1993.
112. Irifune M, Shimizu T, Nomoto M et al: Ketamine-induced anesthesia involves the N-methyl-D-aspartate receptor-channel complex in mice, *Brain Res* 596:1, 1992.
113. Ishikawa Y, Uechi M, Ishikawa R et al: Effect of isoflurane anesthesia on hemodynamics following the administration of an angiotensin-converting enzyme inhibitor in cats, *J Vet Med Sci* 69:869, 2007.
114. Kastner SBR: *Intravenous anaesthetics*, ed 2, Gloucester, UK, 2007, British Small Animal Veterinary Association.
115. Kissin I, Vinik HR, Bradley EL, Jr: Midazolam potentiates thiopental sodium anesthetic induction in patients, *J Clin Anesth* 3:367, 1991.
116. Laboratories G: *A Glaxo guide to Saffan*, Greenford, Middlesex, 1974, Glaxo Laboratories, Ltd.
117. Lamont LA, Bulmer BJ, Grimm KA et al: Cardiopulmonary evaluation of the use of medetomidine hydrochloride in cats, *Am J Vet Res* 62:1745, 2001.
118. Lamont LA, Bulmer BJ, Sisson DD et al: Doppler echocardiographic effects of medetomidine on dynamic left ventricular outflow tract obstruction in cats, *J Am Vet Med Assoc* 221:1276, 2002.
119. Lapinsky SE, Mehta S: Bench-to-bedside review: Recruitment and recruiting maneuvers, *Crit Care* 9:60, 2005.
120. Lawrence CJ, Prinzen FW, de Lange S: The effect of dexmedetomidine on nutrient organ blood flow, *Anesth Analg* 83:1160, 1996.
121. Lee DD, Papich MG, Hardie EM: Comparison of pharmacokinetics of fentanyl after intravenous and transdermal administration in cats, *Am J Vet Res* 61:672, 2000.
122. Lenhardt R: Monitoring and thermal management, *Best Pract Res Clin Anaesthesiol* 17:569, 2003.
123. Lerche P, Muir WW, 3rd, Bednarski RM: Nonrebreathing anesthetic systems in small animal practice, *J Am Vet Med Assoc* 217:493, 2000.
124. Lerche P, Muir WW, Grubb TL: Mask induction of anaesthesia with isoflurane or sevoflurane in premedicated cats, *J Small Anim Pract* 43:12, 2002.
125. Lin HC, Thurmon JC, Benson GJ et al: Telazol: a review of its pharmacology and use in veterinary medicine, *J Vet Pharmacol Ther* 16:383, 1993.
126. Loscher W, Frey HH: Pharmacokinetics of diazepam in the dog, *Arch Int Pharmacodyn Ther* 254:180, 1981.
127. Mace SE, Levy MN: Neural control of heart rate: a comparison between puppies and adult animals, *Pediatr Res* 17:491, 1983.
128. Maly P, Olivecrona H, Almen T et al: Interaction between chlorpromazine and intrathecally injected non-ionic contrast media in non-anaesthetized rabbits, *Neuroradiology* 26:235, 1984.
129. Mama KR: New drugs in feline anesthesia, *Compendium on Continuing Education for the Practicing Veterinarian* 20:125, 1998.
130. Marroum PJ, Webb AI, Aeschbacher G et al: Pharmacokinetics and pharmacodynamics of acepromazine in horses, *Am J Vet Res* 55:1428, 1994.
131. Martin JE, Sheaff MT: Renal ageing, *J Pathol* 211:198, 2007.
132. Matot I, Neely CF, Katz RY et al: Pulmonary uptake of propofol in cats. Effect of fentanyl and halothane, *Anesthesiology* 78:1157, 1993.

133. Matthews NS, Dollar NS, Shawley RV: Halothane-sparing effect of benzodiazepines in ponies, *Cornell Vet* 80:259, 1990.

134. Matthews NS, Hartke S, Allen JC, Jr.: An evaluation of pulse oximeters in dogs, cats and horses, *Vet Anaesth Analg* 30:3, 2003.

135. Maze M, Tranquilli W: Alpha-2 adrenoceptor agonists: defining the role in clinical anesthesia, *Anesthesiology* 74:581, 1991.

136. McClune S, McKay AC, Wright PM et al: Synergistic interaction between midazolam and propofol, *Br J Anaesth* 69:240, 1992.

137. McLaughlin JA: The intravenous use of novocaine as a substitute for morphine in postoperative care, *Can Med Assoc* 52:383, 1945.

138. McMurphy RM, Hodgson DS: Cardiopulmonary effects of desflurane in cats, *Am J Vet Res* 57:367, 1996.

139. Mellon RD, Simone AF, Rappaport BA: Use of anesthetic agents in neonates and young children, *Anesth Analg* 104:509, 2007.

140. Mendes GM, Selmi AL: Use of a combination of propofol and fentanyl, alfentanil, or sufentanil for total intravenous anesthesia in cats, *J Am Vet Med Assoc* 223:1608, 2003.

141. Meyers-Wallen VN, Haskins ME, Patterson DF: Hematologic values in healthy neonatal, weanling, and juvenile kittens, *Am J Vet Res* 45:1322, 1984.

142. Michenfelder JD: The interdependency of cerebral functional and metabolic effects following massive doses of thiopental in the dog, *Anesthesiology* 41:231, 1974.

143. Middleton DJ, Ilkiw JE, Watson AD: Physiological effects of thiopentone, ketamine and CT 1341 in cats, *Res Vet Sci* 32:157, 1982.

144. Milde LN, Milde JH, Michenfelder JD: Cerebral functional, metabolic, and hemodynamic effects of etomidate in dogs, *Anesthesiology* 63:371, 1985.

145. Mitchell SL, McCarthy R, Rudloff E et al: Tracheal rupture associated with intubation in cats: 20 cases (1996-1998), *J Am Vet Med Assoc* 216:1592, 2000.

146. Montiel M, Jimenez E, Navaez JA et al: Aldosterone and plasma renin activity in hyperthyroid rats: effects of propranolol and propylthiouracil, *J Endocrinol Invest* 7:559, 1984.

147. Moon PF: Cortisol suppression in cats after induction of anesthesia with etomidate, compared with ketamine-diazepam combination, *Am J Vet Res* 58:868, 1997.

148. Morgan DW, Legge K: Clinical evaluation of propofol as an intravenous anaesthetic agent in cats and dogs, *Vet Rec* 124:31, 1989.

149. Mueller RS, Ihrke PJ, Kass PH et al: The effect of tiletamine-zolazepam anesthesia on the response to intradermally injected histamine in cats, *Vet Dermatol* 2:119, 1991.

150. Muir W, Lerche P, Wiese A et al: The cardiorespiratory and anesthetic effects of clinical and supraclinical doses of alfaxalone in cats, *Vet Anaesth Analg* 36:42, 2009.

151. Muir WW, 3rd, Wiese AJ, March PA: Effects of morphine, lidocaine, ketamine, and morphine-lidocaine-ketamine drug combination on minimum alveolar concentration in dogs anesthetized with isoflurane, *Am J Vet Res* 64:1155, 2003.

152. Muir WW, Werner LL, Hamlin RL: Antiarrhythmic effects of diazepam during coronary artery occlusion in dogs, *Am J Vet Res* 36:1203, 1975.

153. Muir WW, Werner LL, Hamlin RL: Effects of xylazine and acetylpromazine upon induced ventricular fibrillation in dogs anesthetized with thiamylal and halothane, *Am J Vet Res* 36:1299, 1975.

154. Murrell JC, Hellebrekers LJ: Medetomidine and dexmedetomidine: a review of cardiovascular effects and antinociceptive properties in the dog, *Vet Anaesth Analg* 32:117, 2005.

155. Nagel ML, Muir WW, Nguyen K: Comparison of the cardiopulmonary effects of etomidate and thiamylal in dogs, *Am J Vet Res* 40:193, 1979.

156. Ngan Kee WD, Khaw KS, Ma ML et al: Postoperative analgesic requirement after cesarean section: a comparison of anesthetic induction with ketamine or thiopental, *Anesth Analg* 85:1294, 1997.

157. Nicholson A: Monitoring techniques and equipment for small animal anaesthesia, *Aust Vet J* 74:114, 1996.

158. Oye I, Paulsen O, Maurset A: Effects of ketamine on sensory perception: evidence for a role of N-methyl-D-aspartate receptors, *J Pharmacol Exp Ther* 260:1209, 1992.

159. Pablo LS, Bailey JE: Etomidate and telazol, *Vet Clin North Am Small Anim Pract* 29:779, 1999.

160. Pascoe P: The cardiovascular effects of dexmedetomidine given by continuous infusion during isoflurane anesthesia in dogs, *Vet Anaest Analg* 32:9, 2005.

161. Pascoe PJ, Ilkiw JE, Black WD et al: The pharmacokinetics of alfentanil in healthy cats, *J Vet Anaest* 20:9, 1993.

162. Pascoe PJ, Ilkiw JE, Craig C et al: The effects of ketamine on the minimum alveolar concentration of isoflurane in cats, *Vet Anaesth Analg* 34:31, 2007.

163. Pascoe PJ, Ilkiw JE, Fisher LD: Cardiovascular effects of equipotent isoflurane and alfentanil/isoflurane minimum alveolar concentration multiple in cats, *Am J Vet Res* 58:1267, 1997.

164. Pascoe PJ, Ilkiw JE, Frischmeyer KJ: The effect of the duration of propofol administration on recovery from anesthesia in cats, *Vet Anaesth Analg* 33:2, 2006.

165. Pascoe PJ, Ilkiw JE, Haskins SC et al: Cardiopulmonary effects of etomidate in hypovolemic dogs, *Am J Vet Res* 53:2178, 1992.

166. Pascoe PJ, Raekallio M, Kuusela E et al: Changes in the minimum alveolar concentration of isoflurane and some cardiopulmonary measurements during three continuous infusion rates of dexmedetomidine in dogs, *Vet Anaesth Analg* 33:97, 2006.

167. Pedersen CM, Thirstrup S, Nielsen-Kudsk JE: Smooth muscle relaxant effects of propofol and ketamine in isolated guinea-pig trachea, *Eur J Pharmacol* 238:75, 1993.

168. Pedersen KM, Butler MA, Ersboll AK et al: Evaluation of an oscillometric blood pressure monitor for use in anesthetized cats, *J Am Vet Med Assoc* 221:646, 2002.

169. Perisho JA, Buechel DR, Miller RD: The effect of diazepam (Valium) on minimum alveolar anaesthetic requirement (MAC) in man, *Can Anaesth Soc J* 18:536, 1971.

170. Peters R: Ageing and the brain, *Postgrad Med J* 82:84, 2006.

171. Peterson ME, Birchard SJ, Mehlhaff CJ: Anesthetic and surgical management of endocrine disorders, *Vet Clin North Am Small Anim Pract* 14:911, 1984.

172. Peterson ME, Kintzer PP, Cavanagh PG et al: Feline hyperthyroidism: pretreatment clinical and laboratory evaluation of 131 cases, *J Am Vet Med Assoc* 183:103, 1983.

173. Peterson ME, Ward CR: Etiopathologic findings of hyperthyroidism in cats, *Vet Clin North Am Small Anim Pract* 37:633, 2007.

174. Pickerodt VW, McDowall DG, Coroneos NJ et al: Effect of althesin on cerebral perfusion, cerebral metabolism and intracranial pressure in the anaesthetized baboon, *Br J Anaesth* 44:751, 1972.

175. Poterack KA, Kampine JP, Schmeling WT: Effects of isoflurane, midazolam, and etomidate on cardiovascular responses to stimulation of central nervous system pressor sites in chronically instrumented cats, *Anesth Analg* 73:64, 1991.

176. Priebe HJ: The aged cardiovascular risk patient, *Br J Anaesth* 85:763, 2000.

177. Pypendop BH, Brosnan RJ, Siao KT et al: Pharmacokinetics of remifentanil in conscious cats and cats anesthetized with isoflurane, *Am J Vet Res* 69:531, 2008.

178. Pypendop BH, Ilkiw JE: Hemodynamic effects of sevoflurane in cats, *Am J Vet Res* 65:20, 2004.

179. Pypendop BH, Ilkiw JE: Assessment of the hemodynamic effects of lidocaine administered IV in isoflurane-anesthetized cats, *Am J Vet Res* 66:661, 2005.

180. Pypendop BH, Ilkiw JE: Assessment of the hemodynamic effects of lidocaine administered IV in isoflurane-anesthetized cats, *Am J Vet Res* 66:661, 2005.

181. Pypendop BH, Ilkiw JE: The effects of intravenous lidocaine administration on the minimum alveolar concentration of isoflurane in cats, *Anesth Analg* 100:97, 2005.

182. Pypendop BH, Ilkiw JE, Imai A et al: Hemodynamic effects of nitrous oxide in isoflurane-anesthetized cats, *Am J Vet Res* 64:273, 2003.

183. Pypendop BH, Pascoe PJ, Ilkiw JE: Effects of epidural administration of morphine and buprenorphine on the minimum alveolar concentration of isoflurane in cats, *Am J Vet Res* 67:1471, 2006.

184. Pypendop BH, Siao KT, Pascoe PJ et al: Effects of epidurally administered morphine or buprenorphine on the thermal threshold in cats, *Am J Vet Res* 69:983, 2008.

185. Pypendop BH, Verstegen JP: Hemodynamic effects of medetomidine in the dog: a dose titration study, *Vet Surg* 27:612, 1998.

186. Reid JS, Frank RJ: Prevention of undesirable side reactions of ketamine anesthetic in cats, *J Am Anim Hosp Assoc* 8:115, 1972.

187. Rex MA: The laryngeal reflex, *N Z Vet J* 15:222, 1967.

188. Robinson EP, Johnston GR: Radiographic assessment of laryngeal reflexes in ketamine-anesthetized cats, *Am J Vet Res* 47:1569, 1986.

189. Roizen MF, Fleisher LA: Anesthetic implications of concurrent diseases. In Miller RD, editor: *Miller's anesthesia*, Philadelphia, 2009, Churchill Livingstone.

190. Rooke GA: Cardiovascular aging and anesthetic implications, *J Cardiothorac Vasc Anesth* 17:512, 2003.

191. Roytblat L, Korotkoruchko A, Katz J et al: Postoperative pain: the effect of low-dose ketamine in addition to general anesthesia, *Anesth Analg* 77:1161, 1993.

192. Saidman LJ, Eger EI, 2nd: The effect of thiopental metabolism on duration of anesthesia, *Anesthesiology* 27:118, 1966.

193. Sawyer DC, Rech RH, Durham RA: Does ketamine provide adequate visceral analgesia when used alone or in combination with acepromazine, diazepam, or butorphanol in cats, *J Vet Anest* 18(S1):381, 1991.

194. Schaafsma IA, Pollak YW, Barthez PY: Effect of four sedative and anesthetic protocols on quantitative thyroid scintigraphy in euthyroid cats, *Am J Vet Res* 67:1362, 2006.

195. Schmucker DL: Age-related changes in liver structure and function: implications for disease? *Exp Gerontol* 40:650, 2005.

196. Schwedler M, Miletich DJ, Albrecht RF: Cerebral blood flow and metabolism following ketamine administration, *Can Anaesth Soc J* 29:222, 1982.

197. Seeler DC: Fluid, electrolyte, and blood component therapy. In Tranquilli WJ, Thurmon JC, Grimm KA, editors: *Lumb & Jones' veterinary anesthesia and analgesia*, ed 4, Ames, Iowa, 2007, Blackwell, p 185.

198. Segovia G, Porras A, Del Arco A et al: Glutamatergic neurotransmission in aging: a critical perspective, *Mech Ageing Dev* 122:1, 2001.

199. Selmi AL, Mendes GM, Lins BT et al: Evaluation of the sedative and cardiorespiratory effects of dexmedetomidine, dexmedetomidine-butorphanol, and dexmedetomidine-ketamine in cats, *J Am Vet Med Assoc* 222:37, 2003.

200. Shaprio HM, Wyte SR, Harris AB: Ketamine anaesthesia in patients with intracranial pathology, *Br J Anaesth* 44:1200, 1972.

201. Short CE, Bufalari A: Propofol anesthesia, *Vet Clin North Am Small Anim Pract* 29:747, 1999.

202. Siafakas NM, Alexopoulou C, Bouros D: Respiratory muscle function in endocrine diseases, *Monaldi Arch Chest Dis* 54:154, 1999.

203. Sieber FS, Pauldine R: Geriatric anesthesia. In Miller RD, editor: *Miller's anesthesia*, Philadelphia, 2009, Churchill Livingstone.

204. Silva DR, Gazzana MB, John AB et al: Pulmonary arterial hypertension and thyroid disease, *J Bras Pneumol* 35:179, 2009.

205. Silva FG: The aging kidney: a review—part I, *Int Urol Nephrol* 37:185, 2005.

206. Sinclair MD, O'Grady MR, Kerr CL et al: The echocardiographic effects of romifidine in dogs with and without prior or concurrent administration of glycopyrrolate, *Vet Anaesth Analg* 30:211, 2003.

207. Skovsted P, Sapthavichaikul S: The effects of etomidate on arterial pressure, pulse rate and preganglionic sympathetic activity in cats, *Can Anaesth Soc J* 24:565, 1977.

208. Slingsby LS, Taylor PM: Thermal antinociception after dexmedetomidine administration in cats: a dose-finding study, *J Vet Pharmacol Ther* 31:135, 2008.

209. Sosis MB, Braverman B: Growth of Staphylococcus aureus in four intravenous anesthetics, *Anesth Analg* 77:766, 1993.

210. Sprung J, Gajic O, Warner DO: Review article: age related alterations in respiratory function—anesthetic considerations, *Can J Anaesth* 53:1244, 2006.

211. Steagall PV, Taylor PM, Brondani JT et al: Antinociceptive effects of tramadol and acepromazine in cats, *J Feline Med Surg* 10:24, 2008.

212. Steffey EP, Gillespie JR, Berry JD et al: Anesthetic potency (MAC) of nitrous oxide in the dog, cat, and stump-tail monkey, *J Appl Physiol* 36:530, 1974.

213. Steffey EP, Howland D, Jr: Isoflurane potency in the dog and cat, *Am J Vet Res* 38:1833, 1977.

214. Stenberg D, Salven P, Miettinen MV: Sedative action of the alpha 2-agonist medetomidine in cats, *J Vet Pharmacol Ther* 10:319, 1987.

215. Stephan H, Sonntag H, Schenk HD et al: [Effect of Disoprivan (propofol) on the circulation and oxygen consumption of the brain and CO_2 reactivity of brain vessels in the human], *Anaesthesist* 36:60, 1987.

216. Stevens WC, Kingston HGG: *Inhalation anesthesia*, ed 1, Philadelphia, 1989, JB Lippincott.

217. Syme HM: Cardiovascular and renal manifestations of hyperthyroidism, *Vet Clin North Am Small Anim Pract* 37:723, 2007.

218. Takeshita H, Okuda Y, Sari A: The effects of ketamine on cerebral circulation and metabolism in man, *Anesthesiology* 36:69, 1972.

219. Tavoloni N: Postnatal changes in hepatic microsomal enzyme activities in the puppy, *Biol Neonate* 47:305, 1985.

220. Taylor JS, Vierck CJ: Effects of ketamine on electroencephalographic and autonomic arousal and segmental reflex responses in the cat, *Vet Anaesth Analg* 30:237, 2003.

221. Taylor PA, Towey RM: Depression of laryngeal reflexes during keatmine anaesthesia, *Br Med J* 2:688, 1971.

222. Thoday KL, Mooney CT: Historical, clinical and laboratory features of 126 hyperthyroid cats, *Vet Rec* 131:257, 1992.

223. Traber DL, Wilson RD, Priano LL: Differentiation of the cardiovascular effects of CI-581, *Anesth Analg* 47:769, 1968.

224. Tracy CH, Short CE, Clark BC: Comparing the effects of intravenous and intramuscular administration of Telazol, *Vet Med* 83:104, 1988.

225. Turner DM, Ilkiw JE, Rose RJ et al: Respiratory and cardiovascular effects of five drugs used as sedatives in the dog, *Aust Vet J* 50:260, 1974.

226. Tzannes S, Govendir M, Zaki S et al: The use of sevoflurane in a 2:1 mixture of nitrous oxide and oxygen for rapid mask induction of anaesthesia in the cat, *J Feline Med Surg* 2:83, 2000.

227. Ulvi H, Yoldas T, Mungen B et al: Continuous infusion of midazolam in the treatment of refractory generalized convulsive status epilepticus, *Neurol Sci* 23:177, 2002.

228. Vaha-Vahe T: Clinical evaluation of medetomidine, a novel sedative and analgesic drug for dogs and cats, *Acta Vet Scand* 30:267, 1989.

229. Wagner AE, Walton JA, Hellyer PW et al: Use of low doses of ketamine administered by constant rate infusion as an adjunct for postoperative analgesia in dogs, *J Am Vet Med Assoc* 221:72, 2002.

230. Wang W, Li C, Summer SN et al: Polyuria of thyrotoxicosis: downregulation of aquaporin water channels and increased solute excretion, *Kidney Int* 72:1088, 2007.

231. Wase AW, Foster WC: Thiopental and thyroid metabolism, *Proc Soc Exp Biol Med* 91:89, 1956.

232. Waterman AE: Influence of premedication with xylazine on the distribution and metabolism of intramuscularly administered ketamine in cats, *Res Vet Sci* 35:285, 1983.

233. Watney GC, Pablo LS: Median effective dosage of propofol for induction of anesthesia in dogs, *Am J Vet Res* 53:2320, 1992.

234. Weaver BM, Raptopoulos D: Induction of anaesthesia in dogs and cats with propofol, *Vet Rec* 126:617, 1990.

235. Webb AI: Minimum infusion rates (MIR) for ketamine and thiopentone in the cat, *J Vet Anaesth* 21:41, 1994.

236. Weinert BT, Timiras PS: Invited review: Theories of aging, *J Appl Physiol* 95:1706, 2003.

237. Wertz E: Does etomidate cause haemolysis? *Br J Anaesth* 70:490, 1993.

238. Wertz EM, Benson GJ, Thurmon JC et al: Pharmacokinetics of thiamylal in cats, *Am J Vet Res* 49:1079, 1988.

239. Wertz EM, Benson GJ, Thurmon JC et al: Pharmacokinetics of etomidate in cats, *Am J Vet Res* 51:281, 1990.

240. White PF, Way WL, Trevor AJ: Ketamine—its pharmacology and therapeutic uses, *Anesthesiology* 56:119, 1982.

241. Whittem T, Pasloske KS, Heit MC et al: The pharmacokinetics and pharmacodynamics of alfaxalone in cats after single and multiple intravenous administration of Alfaxan at clinical and supraclinical doses, *J Vet Pharmacol Ther* 31:571, 2008.

242. Wilder-Smith OH, Ravussin PA, Decosterd LA et al: Midazolam premedication and thiopental induction of anaesthesia: interactions at multiple end-points, *Br J Anaesth* 83:590, 1999.

243. Wilder-Smith OH, Ravussin PA, Decosterd LA et al: Midazolam premedication reduces propofol dose requirements for multiple anesthetic endpoints, *Can J Anaesth* 48:439, 2001.

244. Williams LS, Levy JK, Robertson SA et al: Use of the anesthetic combination of tiletamine, zolazepam, ketamine, and xylazine for neutering feral cats, *J Am Vet Med Assoc* 220:1491, 2002.

245. Wilson RD, Traber DL, McCoy NR: Cardiopulmonary effects of CI-581—the new dissociative anesthetic, *South Med J* 61:692, 1968.

246. Wright M: Pharmacologic effects of ketamine and its use in veterinary medicine, *J Am Vet Med Assoc* 180:1462, 1982.

247. Yackey M, Ilkiw JE, Pascoe PJ et al: Effect of transdermally administered fentanyl on the minimum alveolar concentration of isoflurane in cats, *Vet Anaesth Analg* 31:183, 2004.

248. Yoda Y, Mori N, Oka K et al: Intracytoplasmic localization of CD3 antigen in NKH1+ azurophilic granular T-lymphoblastic lymphoma cells, *Nippon Ketsueki Gakkai Zasshi* 52:740, 1989.

249. Zambelli D, Cunto M, Prati F et al: Effects of ketamine or medetomidine administration on quality of electroejaculated sperm and on sperm flow in the domestic cat, *Theriogenology* 68:796, 2007.

250. Zaugg M, Lucchinetti E: Respiratory function in the elderly, *Anesthesiol Clin North Am* 18:47, 2000.

Cuidados Preventivos de Saúde em Gatos

Ilona Rodan e Andrew H. Sparkes

Os gatos são os animais de companhia mais populares nos EUA, no Canadá e no norte da Europa. Além disso, 78% dos proprietários consideram seus gatos membros da família (Figura 8.1).[93] Apesar da popularidade e da afeição pela espécie felina, os gatos ainda estão aquém dos cães no que tange a cuidados veterinários, especialmente os preventivos. Este capítulo discute os benefícios dos cuidados preventivos de saúde de felinos, as barreiras aos cuidados, as oportunidades de melhora e os componentes de um programa preventivo de saúde de felinos

abrangente para todos os estágios de vida dessa espécie animal. Os autores deste capítulo também são membros do grupo que desenvolveu as diretrizes Feline Life Stage Guidelines pela American Association of Feline Practitioners (AAFP) e a American Animal Hospital Association (AAHA). Embora sejam fornecidas mais informações neste capítulo, o esboço para os cuidados abrangentes é tirado dessas diretrizes.[99]

Benefícios dos cuidados preventivos em gatos

Os gatos, acima de todas as espécies, precisam de cuidados preventivos, pois eles escondem a dor e a doença, um mecanismo protetor derivado de evitar o predador na natureza. Os proprietários de gatos procuram com mais frequência os cuidados veterinários quando entendem e dão valor à sua importância.[56] Para alcançar o ideal de cuidados de saúde em gatos, os veterinários precisam orientar os proprietários sobre os benefícios dos cuidados preventivos em felinos, como:

- Melhor qualidade de vida e longevidade
- Detecção precoce de doenças, quando elas são mais fáceis de tratar ou controlar
- Prevenção da dor e detecção precoce para evitar sofrimento
- Redução das despesas associadas a cuidados de urgência e aqueles relacionados com doença
- Desenvolvimento de dados basais dos valores normais de cada gato individualmente para comparação quando esses gatos ficarem doentes (p. ex., comparações de peso e banco de dados mínimo), o que auxilia na detecção precoce de doença e nas preocupações com a saúde
- Aumento da ligação proprietário-animal e diminuição do abandono e da eutanásia de gatos de companhia por meio da prevenção de comportamentos indesejá-

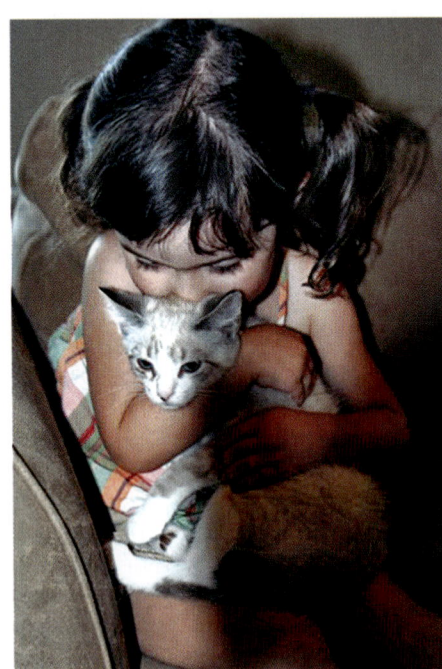

Figura 8.1 As pessoas consideram seu gato um companheiro e afetuoso membro da família. Os gatos são benéficos para a saúde das pessoas de todas as idades e ajudam a prevenir doenças. (*Cortesia da Dra. Deb Given.*)

veis (com frequência, comportamento normal manifesto, mas que os proprietários consideram indesejáveis) e problemas comportamentais

- Aumento da ligação proprietário–veterinário e lealdade, o que aumenta a adesão aos cuidados preventivos necessários
- Aumento da qualidade de vida para os proprietários de gatos (p. ex., a ligação homem-gato pode diminuir a pressão arterial, reduzir a possibilidade de um segundo infarto, diminuir ou prevenir depressão e solidão e aumentar a confiança dos filhos)
- Detecção precoce de ganho ou perda de peso.

As visitas de bem-estar também são uma boa oportunidade para orientar os proprietários sobre as necessidades de seu gato. Tais visitas devem ser estruturadas de modo a se ter tempo para ouvir as preocupações do proprietário e abordá-las.

Barreiras atuais nos cuidados preventivos em gatos | Como compreender os problemas

Somente nos EUA, milhões de gatos não recebem os cuidados veterinários de que precisam. Um dos principais empecilhos consiste no fato de que os proprietários, com frequência, não têm ciência das necessidades clínicas de seu animal e da importância dos cuidados preventivos.[56] As estatísticas de problemas indicam que os cães são levados ao veterinário com frequência duas vezes maior que os gatos. Em geral, os cães vão a consultas 2,3 vezes por ano, enquanto os gatos são levados ao veterinário apenas 1,1 vez por ano.[56] Entre 33 e 36% dos gatos não são consultados por um veterinário uma vez por ano pelo menos. Nos domicílios com gatos e cães, os gatos receberam menos cuidados veterinários do que os cães, sendo que os gatos adultos são os que mais sofrem a falta de cuidados preventivos.[56] Infelizmente, os gatos adultos têm muitas enfermidades que não são observadas, como obesidade, doenças do trato urinário inferior e problemas comportamentais. Os gatos adultos também são mais passíveis de serem abandonados por causa de problemas de comportamento. A falta de cuidados tem impacto sobre a qualidade de vida e a longevidade.

Existe um conceito errôneo comum de que os gatos são independentes e autossuficientes, tornando-os fáceis de serem cuidados.[56] Um motivo para esse conceito errôneo consiste em os gatos esconderem a dor e a enfermidade e poderem se mostrar sadios ou exibir apenas sinais sutis que costumam não ser observados por seus proprietários até o problema se tornar sério. A campanha "Healthy Cats for Life" da AAFP e Boehringer Ingelheim relaciona os 10 sinais sutis de doença em gatos (http://www.healthycatsforlife.com):

1. Comportamento inadequado de eliminação de urina e fezes.
2. Alterações na interação.
3. Alterações na atividade.
4. Alterações nos hábitos de sono.
5. Alterações no consumo de alimentos e água.
6. Perda ou ganho de peso sem explicação.
7. Alterações nos cuidados de autolimpeza.
8. Sinais de estresse.
9. Alterações na vocalização.
10. Mau hálito.

Outro problema importante é a dificuldade em levar os gatos à clínica veterinária e a própria experiência relacionada. Isso envolve as dificuldades práticas de colocar o gato no transportador e o medo ou o estresse do gato associado ao trajeto feito de carro e a consulta veterinária. Os proprietários de gatos também podem se sentir constrangidos, devido ao modo como o gato se comporta na clínica, ou podem não gostar da maneira como o médico-veterinário ou a equipe da clínica lidam com seu animal.[56]

Um dos principais obstáculos para a adesão do proprietário consiste na falta de uma recomendação clara pela equipe veterinária.[1] Com frequência, os proprietários de gatos queixam-se de que não sabiam que os cuidados eram necessários, que o veterinário não recomendou o serviço ou que a necessidade ou o benefício não foram bem explicados.[56]

Oportunidades

Os médicos-veterinários e sua equipe têm oportunidades imensas de melhorar os cuidados preventivos e aumentar o número de pacientes e a frequência das consultas veterinárias em felinos nas suas clínicas. Muitas dessas oportunidades foram identificadas em um grande estudo sobre o impacto da ligação proprietário–animal e proprietário–veterinário.[56] As diretrizes dos estágios de vida de felinos da AAFP e da AAHA oferecem recomendações fundamentadas em evidências para ajudar as equipes veterinárias e os proprietários a compreender cada componente dos cuidados preventivos em felinos e os benefícios associados.[99]

A comunicação do veterinário, sua interação com os animais e a habilidade de orientar os proprietários acerca das necessidades de seus animais de companhia direcionam a percepção dos proprietários para o valor dos serviços e a qualidade dos cuidados. Um estudo revelou que a comunicação clara e direta entre médico-veterinário e proprietário poderia *aumentar o seguimento das orientações em até 40%*.[56] Por exemplo, quando o veterinário recomenda e claramente explica o serviço e os benefícios para o paciente, os cuidados dentários preventivos aumentam em 64%.[56] A melhora das habilidades de comunicação pode aumentar o modo como o médico-veterinário e os membros da equipe comunicam-se com os proprietários. Palestras sobre comunicação estão disponíveis em toda conferência veterinária importante e também por meio de seminários pela internet, bem como recursos de comunicação em geral. Embora a pesquisa abordasse o médico especificamente, todos os membros das equipes veterinárias devem ter excelentes habilidades de comunicação.

As maneiras pelas quais os veterinários interagem com seus pacientes felinos e o fato de os profissionais contribuírem para um ambiente na clínica propício ao gato influencia o número de pacientes felinos atendidos e a frequência das consultas. A maioria dos proprietários não consegue avaliar a qualidade dos cuidados realizados pelo veterinário, porém eles sabem como o veterinário manipula seu gato. Os proprietários não se importam com o quanto o veterinário sabe até eles tomarem ciência do quanto o médico se preocupa com eles, os proprietários e os animais. O Capítulo 1 informa sobre o manuseio amistoso aos gatos e o Capítulo 2, sobre o ambiente da clínica. Seja um hospital apenas para gatos ou para animais de companhia, seja uma clínica mista, a equipe veterinária deve seguir etapas para tornar as consultas veterinárias felinas mais agradáveis. Oferecer uma área de sala de espera separada para gatos ou colocá-los diretamente em um consultório para evitar os agentes de estresse da área de recepção (p. ex., ruído, odores, indicações visuais) é um modo de o ambiente da clínica tornar-se mais amistoso ao gato. Se algum membro da equipe em particular na clínica para animais de companhia ou na clínica mista apresentar um talento especial para lidar com gatos e seus proprietários, tal pessoa deve ser escalada para trabalhar sempre com os felinos. Assim, podem ser fornecidas informações para amenizar a dificuldade de levar o gato à clínica veterinária quando o proprietário marcar a consulta.

Ao atender um cão ou um gato da família, os membros da equipe veterinária devem, como rotina, questionar sobre outros gatos da casa. Se existirem gatos da mesma casa com prontuário na clínica, verificá-lo enquanto se preenche o formulário do paciente agendado pode ajudar a equipe veterinária a alertar os proprietários sobre os cuidados necessários aos outros gatos. Ao atender um proprietário novo, o veterinário deve perguntar sobre os animais de companhia da casa e solicitar informações relevantes que possam ajudar a assegurar cuidados ideais para todos os bichos do domicílio.

Desenvolver uma parceria com os proprietários de gatos possibilita que a equipe trabalhe junta para proporcionar aos felinos cuidados de saúde de alta qualidade. Embora os proprietários de gatos em geral tenham nível educacional mais alto do que o de cães, eles podem não ter informações suficientes para tomar as melhores decisões para seus bichos. No entanto, tendem a ser passíveis de procurar ajuda quando o veterinário se comunica de modo eficaz.[56] Os veterinários têm a oportunidade de aumentar de modo substancial os cuidados de prevenção em geral para gatos por meio de explicações e recomendações completas para proprietários relacionadas com os *benefícios para seus gatos.*

Achados do estudo também revelam que os proprietários com laços mais fortes com seus animais de companhia têm maior probabilidade de procurar cuidados preventivos e seguir as recomendações do clínico, independentemente do custo.[56] Especialmente durante consultas com filhotes, os veterinários têm a oportunidade, por meio de diversos encontros, de melhorar a ligação proprietário-gato e ensinar aos proprietários atitudes normais do gato que podem enriquecer a vida do animal e prevenir problemas comportamentais. Esse também é o momento perfeito para reforçar a mensagem de que os proprietários devem entrar em contato com o veterinário se tiverem perguntas ou preocupações relacionadas com o comportamento de seu gato ou filhote.

As orientações sobre os cuidados necessários para gatos adultos (p. ex., exame e histórico abrangentes, profilaxia dentária e vacinações) devem ocorrer na última consulta do filhote. Agendar uma consulta para 1 ano após esse encontro também aumenta a adesão aos cuidados do gato adulto.

Alertar quanto aos cuidados de saúde do animal adulto e seus benefícios na clínica veterinária é especialmente importante, em razão da grande negligência durante esse estágio da vida e das doenças silenciosas que costumam ocorrer, como obesidade e problemas odontológicos. Com frequência, relações ruins entre os gatos passam despercebidas durante esse estágio da vida e podem levar a problemas comportamentais e ao abandono de animais em abrigos. A detecção e a intervenção precoces para esses problemas resultam em impactos positivos para os gatos conforme eles envelhecem.

A consistência da mensagem da equipe veterinária aumenta a credibilidade e a adesão do proprietário. Infelizmente, as recomendações para cuidados odontológicos, prevenção de parasitas, comportamento e vacinas variam muito entre as clínicas veterinárias. As diretrizes para felinos da AAFP e da AAHA oferecem um plano de cuidados abrangente, fundamentado em evidências, para todos os estágios de vida do gato. Isso possibilita que os veterinários façam recomendações consistentes, desse modo aumentando a credibilidade de sua profissão.[99]

A pertinência das recomendações dadas por todos os membros da equipe veterinária em uma clínica também é decisiva. Convém determinar se todo gato que é levado para cuidados preventivos recebe todas as recomendações. Elaborar uma lista de verificação detalhada de todo procedimento de bem-estar recomendado e rever o prontuário de cada paciente, a fim de determinar quais recomendações são adequadas para cada consulta, são fundamentais e evitam o não comparecimento à consulta.[1] Um exemplo de tal lista é mostrado na Figura 8.2.

A utilização dos recursos para ajudar a orientar os proprietários sobre a importância dos procedimentos preventivos e de bem-estar poupa o tempo do veterinário e aumenta a credibilidade. Campanhas de conscientização pública, como a "Healthy Cats For Life" [gatos sadios a vida toda] (http://www.healthycatsforlife.com), a "Know Heartworms" [conheça a dirofilariose] (http://www.know-heartworms.org) e a "National Pet Wellness Month" [mês nacional do bem-estar do animal de estimação] (http://www.npwm.com) oferecem materiais e *sites* enfatizando e reiterando as recomendações do médico-veterinário. Organizações veterinárias como a AAFP, a AAHA, a American Veterinary Medical Association (AVMA), o Companion Animal Parasite Council (CAPC) e o Catalyst Council têm recursos e diretrizes disponíveis para ajudar os veterinários a oferecer estratégias de bem-estar consistentes.

Observação para a lista de verificação pré-chegada: marque SIM, se estiver de acordo,
ou NÃO, se não estiver de acordo com o protocolo

Lista de verificação de saúde para:	**Data:**
Médico-veterinário:	**Auxiliar:**

Agendamento hoje para daqui a:

☐ 3 meses   ☐ 6 meses   ☐ 12 meses   ☐ Outro período

Vacinas:

FVRCP   **Vencimento:**   **Adiada para:**
Raiva   **Vencimento:**   **Adiada para:**
Leucemia   **Vencimento:**   **Adiada para:**

Exame e prevenção de parasitas

☐ Sim   ☐ Não **Fezes**   ☐ Sim   ☐ Não **Prevenção de parasitas intestinais/dirofilárias**

Microchip

☐ Sim   ☐ Não **Chip implantado**
☐ Sim   ☐ Não **Escaneado para verificar funcionamento adequado**
☐ Sim   ☐ Não **Identidade do chip colocada no computador**

Teste para retrovírus

☐ Sim   ☐ Não **FeLV**
☐ Sim   ☐ Não **FIV**

Rastreamento de saúde de acordo com a idade:

☐ Sim ☐ Não ☐ N/A **Controle de idoso**   ☐ Sim ☐ Não ☐ N/A **Controle renal**
☐ Sim ☐ Não ☐ N/A **Controle de adulto**   ☐ Sim ☐ Não ☐ N/A **Controle renal estendido**
☐ Sim ☐ Não ☐ N/A **Controle da tireoide**   ☐ Sim ☐ Não ☐ N/A **Controle hepático**
☐ Sim ☐ Não ☐ N/A **Controle da tireoide estendido**

Última profilaxia odontológica:

Última dieta recomendada:

Agendamento proativo: Rubrica de quem agendou a consulta: _____

Próxima consulta (tipo):   Vencimento: Agendado hoje: ☐ Sim ☐ Não

Cat Care Clinic
322 Junction Road
Madison, WI 52717
Lista de verificação de saúde personalizada com base na Healthy Check List da AAHA, Six Steps to Higher Quality Patient Care,
pela AAHA Press.

Figura 8.2 Fazer uma lista de verificação detalhada para cada procedimento de bem-estar recomendado e rever os prontuários de cada paciente, a fim de determinar quais recomendações são apropriadas para cada consulta, são de fundamental importância e evitam o não comparecimento às consultas. Healthy Check List, Cat Care Clinic. (*Adaptada de AHHA:* Six steps to higher-quality patient care, *Lakewood, Colo, 2009, AAHA Press; cortesia de Dra. Ilona Rodan.*)

Cuidados felinos de acordo com o estágio de vida

A divisão dos cuidados preventivos de saúde em estágios de vida do felino possibilita que o veterinário concentre-se nas alterações físicas e comportamentais específicas e nas necessidades (p. ex., anomalias congênitas em filhotes, prevenção da obesidade em gatos jovens e controle da osteoartrite em gatos idosos). Os gatos idosos foram identificados previamente como aqueles a partir dos 7 anos. Contudo, muitos gatos vivem mais de metade da vida no chamado período idoso. Como as necessidades de um idoso mais jovem podem diferir bastante das de um gato geriátrico, o estadiamento foi subdividido adicionalmente em adulto, idoso e geriátrico (Figura 8.3). Discutir a idade do gato em comparação com o equivalente humano ajuda os proprietários a reconhecer que os gatos envelhecem muito mais rapidamente do que as pessoas.

É importante relembrar ao proprietário que, assim como nos seres humanos, os animais e os sistemas corporais envelhecem de modo diferente. Sendo assim, qualquer

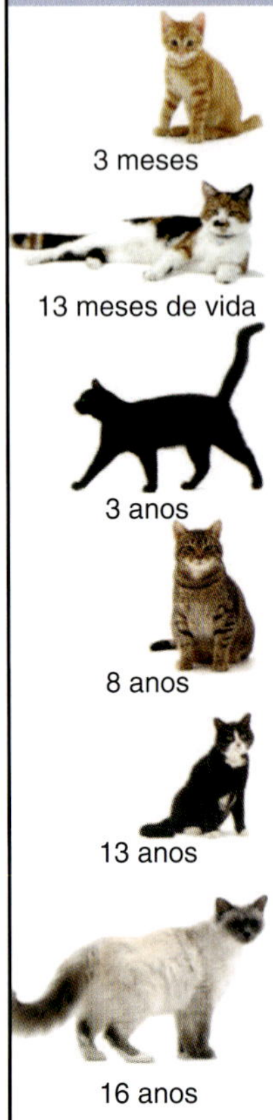

Estágio de vida	Idade do gato	Equivalente humano
Filhotes do nascimento aos 6 meses	0 a 1 mês	0 a 1 ano
	2 a 3 meses	2 a 4 anos
	4 meses	6 a 8 anos
	6 meses	10 anos
Júnior de 7 meses a 2 anos	7 meses	12 anos
	12 meses	15 anos
	18 meses	21 anos
	2 anos	24 anos
3 anos a 6 anos	3	28
	4	32
	5	36
	6	40
Adulto 7 anos a 10 anos	7	44
	8	48
	9	52
	10	56
Idoso 11 anos a 14 anos	11	60
	12	64
	13	68
	14	72
Geriátrico 15 anos +	15	76
	16	80
	17	84
	18	88
	19	92
	20	96
	21	100
	22	104
	23	108
	24	112
	25	116

Figura 8.3 Diferentes estágios de vida dos felinos e seus equivalentes humanos aproximados. (*Cortesia do Feline Advisory Bureau, http://www.fabcats.org.*)

indivíduo pode apresentar um problema que não seja comum a um estágio de vida em particular (p. ex., hipertireoidismo em um gato de 5 anos).

Além disso, as recomendações também precisam ter base no estilo de cada gato individualmente (p. ex., sempre dentro de casa, fora de casa com supervisão, ou de vida livre), histórico, sinais clínicos e achados do exame físico (Capítulo 3). É importante fazer perguntas abertas (ou seja, perguntas que terão como resposta algo mais que "sim" ou "não") e perguntas específicas para identificar estilo de vida e preocupações. Por exemplo, a pergunta aberta "Que alterações comportamentais você observou desde a última consulta?" auxiliará na detecção precoce de preocupações, tanto comportamentais quanto clínicas, pois os sinais mais precoces de problemas clínicos, em geral, são alterações no comportamento. Na verdade, mais de 50% dos casos atendidos em uma clínica de comportamento estiveram associados a problemas clínicos subjacentes.[71] Fazer perguntas mais específicas (p. ex., "Seu gato sai de casa?"; "Seu gato caça camundongos ou outros animais vivos?") oferece à equipe veterinária as informações necessárias para individualizar os cuidados para aquele paciente.

Os cuidados preventivos de felinos abrangentes ou holísticos consistem em diversos componentes para manter a saúde e o bem-estar em geral do gato. Embora os estágios de vida exijam vários cuidados, cada um deles precisa de itens específicos, conforme necessário. A Tabela 8.1 traz tópicos recomendados para a orientação do proprietário e itens de ação para cuidados preventivos.

Frequência de exames

Justifica-se o mínimo de exames e consultas de bem-estar anuais para todos os gatos. Os médicos-veterinários e as organizações veterinárias costumam recomendar exames de bem-estar semianuais para todos os gatos em todos os estágios de vida. As razões são: alterações no estado de saúde podem ocorrer em curto período de tempo; com frequência, os gatos enfermos não mostram sinais de doença; e a detecção mais precoce de enfermidades, alterações de peso corporal, doença odontológica e outros problemas possibilita a intervenção mais precoce. Além disso, os exames semianuais oferecem uma comunicação mais frequente com o proprietário no que se refere a alterações comportamentais e de atitude e orientações sobre cuidados

Tabela 8.1 Consulta de bem-estar | Discussão e itens de ação.*

	Discussão/itens de ação gerais Todas as idades	Filhotes (0 a 6 meses)	Júnior (7 meses a 2 anos)
Geral	**Orientar/discutir:** • Frequência recomendada de consultas veterinárias (o painel recomenda um mínimo de exames anuais) • Sinais iniciais e sutis de dor ou doença; importância de prevenção e detecção precoce de doença • Planejamento financeiro dos cuidados de saúde • Preparação para problemas • Planejamento de capital • *Microchip*	**Discutir:** • Cuidados de saúde de acordo com a raça • Cuidados com unhas e alternativas para retirada • Questões congênitas/genéticas	
Comportamento e meio ambiente	• Moradia (dentro de casa/fora de casa) • Atividade de caça • Crianças e outros animais de companhia na casa • Enriquecimento ambiental (p. ex., brinquedos, postes para arranhar) • Comportamento • Viagem (doenças regionais)	• Confirmar alocação de recursos adequados e lidar com brinquedos adequados • Ensinar comandos (junto, sentado) • Aclimatar para as consultas veterinárias e o carro	• Interação entre gatos e socialização podem diminuir ou se deteriorar com a maturidade • Providenciar treinamento continuado a fim de possibilitar manipulação da boca, orelhas e pés
Histórico clínico/cirúrgico; castração	**Perguntar:** • Histórico clínico/cirúrgico pregresso • Medicamentos • Itens de venda livre (p. ex., suplementos, parasiticidas, medicamentos alternativos)	Discutir castração, incluindo os prós e os contras da cirurgia em diferentes idades	• Realizar a castração se ainda não tiver sido feita • Discutir estabelecimento de dados basais para avaliar alterações subsequentes (p. ex., peso, contagem de condição corporal [CCC], banco de dados mínimo [BDM])
Eliminação de urina e fezes	**Discutir:** • Saúde do trato urinário e métodos para estimular hábitos saudáveis de usar a caixa de areia • Hábitos de eliminação (frequência, quantidade e qualidade) e controle da caixa de areia (p. ex., número, tamanho, localização, limpeza)	Estabelecimento da caixa de areia, limpeza e comportamento normal de eliminação	Confirmar que o tamanho da caixa de areia acomode o gato em crescimento
Nutrição e controle do peso	• Discutir hábitos de alimentação, dieta(s) e recomendações de alimentação • Enfatizar a importância da avaliação regular do peso e da CCC	• Alimentar para alcançar condição corporal moderada • Discutir necessidade de crescimento e controle de peso saudável • Introduzir variedade de sabores/texturas de alimentos	Monitorar quanto a alterações de peso e alimentares. (As necessidades calóricas diminuem após castração e aumentam nas fêmeas em reprodução.)
Saúde bucal	• Discutir saúde odontológica e cuidados domiciliares • Monitorar e discutir doença odontológica, cuidados preventivos, profilaxia odontológica e tratamento	**Orientar/discutir:** • Manipulação da boca, escovação dos dentes e alternativas • Erupção dos dentes permanentes (momento e sinais) **Coordenar:** • Todo cuidado com o dente de leite é necessário em caso de castração (anestesia simultânea)	Moderar e discutir

Adulto jovem (de 3 a 6 anos)	Adulto (de 7 a 10 anos)	Idoso (de 11 a 14 anos)	Geriátrico (a partir dos 15 anos)
Esta faixa etária costuma ser negligenciada e poderia se beneficiar de cuidados veterinários regulares	O manejo específico de gatos maduros e idosos é descrito nas diretrizes AAFP Senior Care e AAHA Senior Care para cães e gatos*	O manejo específico de gatos maduros e mais velhos é descrito nas diretrizes AAFP Senior Care e AAHA Senior Care para cães e gatos	O manejo específico de gatos maduros e mais velhos é descrito nas diretrizes AAFP Senior Care e AAHA Senior Care para cães e gatos
• Rever enriquecimento ambiental • Ensinar técnicas para aumentar a atividade do gato (p. ex., pegar objetos) • Estimular jogo com objeto e jogo interativo como estratégia de controle de peso	Aumento da importância de fácil acessibilidade à caixa de areia, à cama e à alimentação	• As necessidades ambientais podem mudar (p. ex., na vigência de osteoartrite): assegurar fácil acessibilidade à caixa de areia, à cama macia e ao alimento • Orientar os proprietários sobre alterações sutis de comportamento que não são "apenas velhice"	• Assegurar a acessibilidade à caixa de areia, à cama e ao alimento • Monitorar função cognitiva (vocalização/confusão), sinais de dor/osteoartrite • Discutir questões de qualidade de vida
Discutir dados basais de adulto para avaliar alterações subsequentes (p. ex., peso, CCC, BDM)	• Monitorar alterações sutis, como maior tempo de sono ou diminuição da atividade • Aumentar o foco em movimentação, duração e/ou evolução de quaisquer sinais específicos	Aumentar o foco em movimentação, duração, e/ou evolução de quaisquer sinais específicos	Aumento da importância de revisão regular de medicamentos e suplementos
	Rever o tamanho e a altura da borda da caixa de areia a fim de assegurar que o gato consiga entrar facilmente conforme envelhece	Ajustar o tamanho da caixa de areia, a altura e os esquemas de limpeza, conforme necessário	Ajustar tamanho da caixa de areia, a altura e os esquemas de limpeza, conforme necessário
Alimentar para moderar condição corporal. Monitorar alterações de peso e modificar a ingestão de alimento de acordo	Alimento para moderar condição corporal. Monitorar alterações de peso e modificar a ingestão de alimento de acordo	Alimento para moderar condição corporal. Monitorar alterações de peso e modificar a ingestão de alimento de acordo	Alimento para moderar condição corporal. Monitorar a ingestão de alimento e alterações de peso CCC
Moderar e discutir	Moderar e discutir	Monitorar quanto a tumores bucais, incapacidade de se alimentar e diminuição da qualidade de vida devido a doença odontológica dolorosa	Monitorar quanto a tumores bucais, incapacidade de se alimentar e diminuição da qualidade de vida devido a doença odontológica dolorosa

(continua)

Tabela 8.1 Consulta de bem-estar | Discussão e itens de ação (*continuação*).*

	Discussão/itens de ação gerais Todas as idades	Filhotes (0 a 6 meses)	Júnior (7 meses a 2 anos)
Controle de parasitas	• Ajustar a avaliação laboratorial de acordo com o estilo de vida • Avaliar a mudança de risco, ou outro risco, com base na prevalência geográfica e na viagem • Discutir riscos zoonóticos. Recomenda-se a prevenção da dirofilária para todos os gatos em áreas endêmicas	• Vermifugar a cada 2 semanas a partir de 3 semanas até 9 semanas de vida; depois, mensalmente até 6 meses de vida • Exames de fezes 2 a 4 vezes no primeiro ano de vida	• Continuar os exames de fezes 1 a 4 vezes por ano, dependendo da saúde e de fatores do estilo de vida
Vacinação	**Vacinas fundamentais:** • Vírus da panleucopenia felina • Herpes-vírus felino-1 • Calicivírus felino • Vírus da raiva **Adequar:** • Protocolos de vacinas para os animais individualmente e regulamentos legais, considerando riscos e benefícios, meio ambiente e baseando-se nas diretrizes correntes	Recomenda-se bastante a vacina FeLV para filhotes em vista de seu futuro estilo de vida ser desconhecido • Rever, completar, continuar a série de vacinação	• Rever, completar, continuar a série de vacinação • Rever histórico vacinal/ rastreamento viral

CCC, contagem de condição corporal; *BDM*, banco de dados mínimo.
Adaptada de Vogt AH. Rodan I, Brown M *et al.*: AAFP-AAHA: feline life stage guidelines, *J Feline Med Surg* 12:43, 2010.
*N.R.T.: Todas essas diretrizes são dos EUA e, portanto, estão redigidas em inglês.

preventivos de saúde. Tanto as AAFP Senior Care Guidelines[74] quanto as AAHA Senior Care Guidelines for Dogs and Cats[25] recomendam exames semianuais para gatos aparentemente sadios a partir dos 7 anos. Gatos com problemas de saúde previamente diagnosticados podem precisar de exames mais frequentes. São necessárias mais pesquisas para identificar o esquema ideal de exames, a fim de maximizar a saúde e a longevidade do gato.

Recomendações gerais para cuidados preventivos

Conhecer o custo dos cuidados veterinários

A maioria dos proprietários de gatos não deixa de ir a um veterinário por causa do custo do atendimento,[56] porém os proprietários realmente querem saber os valores de tudo na clínica. As realidades financeiras devem ser consideradas. É importante abordar o custo dos cuidados e oferecer aos proprietários o agendamento e o planejamento de tratamento (inclusive o custo estimado) para as futuras consultas, de modo que possam planejar essas despesas. A AAHA sugere firmemente que todas as famílias donas de um animal de companhia considerem sua habilidade de satisfazer despesas inesperadas referentes a atendimento veterinário (Boxe 8.1). As despesas podem ser cobertas utilizando-se poupança existente, reservas em cartão de crédito, Care Credit ou outros cartões de pagamentos médicos, o que promove orçamento mensal para despesas ou cuidados de animais de companhia, ou políticas de seguro de saúde animal.

Nos EUA, o seguro-saúde para animais de companhia tornou-se um bom método de aliviar as despesas com os cuidados de saúde. A proporção de gatos segurados varia muito entre os diferentes países, porém é quase invariavelmente mais baixa do que a proporção de cães na mesma situação. O seguro de animais de companhia pode cobrir com excelência os custos e possibilitar que os pacientes recebam cuidados de urgência bastante caros, entre outros, que talvez não fossem realizados caso não houvesse o serviço. Atualmente, muitas políticas oferecem cobertura de cuidados preventivos de saúde. Cada empresa de seguro trabalha de um modo diferente, e os proprietários são estimulados a avaliar as políticas cuidadosamente. Poucos proprietários sabem que existe um seguro para animais de pequeno porte sem a recomendação específica veterinária. A equipe veterinária deve explicar os benefícios e as possíveis limitações do seguro para seu animal. O documento de posicionamento da National Commission on Veterinary Economic Issues (NCVEI), "Um guia para o veterinário para o seguro-saúde do animal de companhia", contém excelentes informações para ajudar as equipes e os médicos-veterinários a saber mais sobre o seguro de animais de companhia.[100] Nos EUA, também existe um *site* que ajuda os consumidores a comparar diferentes empresas de seguro-saúde de animais (Pet Insurance Review, ver Boxe 8.1).

Microchip

Recomenda-se a colocação de *microchip* em gatos de todos os estilos de vida (de interior, interior-exterior e totalmente exterior), a fim de garantir a identificação permanente, que não pode ser perdida, e aumentar a probabilidade de os animais perdidos serem levados de volta a seus proprietários. Um estudo descobriu que 41% das pessoas que procuram seus gatos perdidos os consideravam animais

Adulto jovem (de 3 a 6 anos)	Adulto (de 7 a 10 anos)	Idoso (de 11 a 14 anos)	Geriátrico (a partir dos 15 anos)
Realizar exames de fezes 1 a 2 vezes por ano, dependendo da saúde e de fatores do estilo de vida	Realizar exames de fezes 1 a 2 vezes por ano, dependendo da saúde e de fatores do estilo de vida	Realizar exames de fezes 1 a 2 vezes por ano, dependendo da saúde e de fatores do estilo de vida	Realizar exames de fezes 1 a 2 vezes por ano, dependendo da saúde e de fatores do estilo de vida
Continuar as vacinas fundamentais, de acordo com as diretrizes correntes. Avaliar a determinação de risco e o uso de vacinas não fundamentais, se indicado, conforme as diretrizes correntes	Continuar as vacinas fundamentais, de acordo com as diretrizes correntes. Avaliar a determinação de risco e o uso de vacinas não fundamentais, se indicado, conforme as diretrizes correntes	Continuar as vacinas fundamentais de acordo com as diretrizes correntes. Avaliar a determinação de risco e o uso de vacinas não fundamentais, se indicado, conforme as diretrizes correntes	Continuar as vacinas fundamentais de acordo com as diretrizes correntes. Avaliar a determinação de risco e o uso de vacinas não fundamentais, se indicado, conforme as diretrizes correntes

de companhia apenas "de interior",[55] o que enfatiza a importância da colocação de *microchips* em todos os gatos, independentemente do estilo de vida. De acordo com a American Humane Association, apenas cerca de 2% dos gatos perdidos retornam a seus lares quando estão em abrigos, uma razão importante sendo a falta de coleira com identificação ou *microchip* (Boxe 8.1). De acordo com outro estudo, os proprietários de quase 75% dos gatos com *microchips* foram localizados em virtude do dispositivo em seu animal.[54]

O exame de bem-estar é o momento ideal para discutir a importância da identificação com os proprietários. Os benefícios da identificação visível (p. ex., coleira e medalha) e da identificação permanente devem ser explicados; a AVMA oferece um recurso excelente para os veterinários nos EUA tomarem decisões sobre o tipo de *microchip* e os métodos para sua implantação (Boxe 8.1). O veterinário deve observar o que o proprietário pôs na identificação e registrar o número do *microchip* no prontuário do paciente.

A implantação de *microchip* é um processamento minimamente invasivo que pode ser realizado no consultório, sem anestesia, ou agendado junto a um procedimento de profilaxia odontológica ou um procedimento cirúrgico de rotina. O local padrão para a injeção subcutânea do *microchip* é na linha média dorsal, imediatamente cranial à lâmina do ombro ou da escápula. Nos EUA, a implantação do *microchip* deve ser realizada por um veterinário ou sob a supervisão de um (ver política da AVMA sobre identificação eletrônica; ver Boxe 8.1). No Reino Unido, a inserção de *microchip* não é considerada prática veterinária. Embora os riscos sejam raros, quaisquer reações adversas devem ser relatadas.

Todas as grandes organizações veterinárias endossam o uso de identificação eletrônica. Os padrões da International Standards Organization (ISO) foram aceitos no Canadá, na Europa, na Ásia e na Austrália. Mesmo os EUA apoiando a padronização ISO, neste momento ainda não existe padrão norte-americano para a frequência das implantações de *microchips*. Os animais que viajam para países com regulamentações adotadas pela ISO devem receber implante de *microchips* que satisfaçam os padrões, ou o proprietário do gato deve transportar um *scanner* que leia o *microchip* fora das normas da ISO.[55]

Todo gato deve ser escaneado durante os exames de rotina. Escanear novos pacientes identifica a existência ou não de *microchip*. Escanear pacientes que sabidamente tenham *microchip* garante que ele funcione adequadamente na região correta (às vezes, os *microchips* se deslocam). O veterinário deve usar um escaneador universal que leia *microchips* de todas as frequências utilizadas comumente. Esse escaneamento de rotina também lembra os proprietários de manter atualizadas as informações de contato no banco de dados do *microchip*. As informações mais detalhadas sobre o escaneamento de *microchips* são oferecidas pela World Small Animal Veterinary Association (WSAVA; ver Boxe 8.1).

Os integrantes da equipe devem ser treinados a passar o *scanner* sobre o gato em diferentes direções; pode ser necessário fazer isso mais de uma vez. O escaneamento deve ser realizado longe de computadores, mesas de metal e iluminação fluorescente. Além disso, as coleiras de metal devem ser removidas primeiramente. As baterias devem ser verificadas ou substituídas regularmente, a fim de assegurar que o dispositivo funcione adequadamente.[55] Os

Boxe 8.1 Recursos da internet

Recomendações gerais de cuidados preventivos

- AAHA Statement on Meeting the Cost of Pet Care
  - http://www.aahanet.org/
- Pet Insurance Review
  - http://www.petinsurancereview.com
- AVMA policy on electronic identification
  - http://www.avma.org/issues/policy/electronic_identification.asp
- WSAVA microchip identification
  - http://www.wsava.org/MicrochipID.htm
- AAHA Pet Microchip Lookup Tool
  - http://www.petmicrochiplookup.org/
- Chloe Standard, Inc., Check the Chip
  - http://www.checkthechip.com/

Recomendações para o caso de acidentes

- American Humane Association – Don't Leave Your Pet's Safety To Chance
  - http://www.americanhumane.org/about-us/who-we-are/american-humane-blog/blog-posts/dont-leave-your-pets-safety.html
- AVMA Saving the Whole Family booklet
  - http://www.avma.org/disaster/saving_family.asp
- Humane Society of the United States, Disaster Preparedness for Pets
  - http://www.hsus.org/hsus_fi eld/hsus_disaster_center/
  - resources/disaster_preparedness_for_pets.html
- ASPCA Disaster Preparedness
  - http://www.aspca.org/pet-care/disaster-preparedness/

Planejamento de capital

- AVMA Pet Estate Planning
  - http://www.avma.org/onlnews/javma/dec01/s120101e.asp
- Humane Society of the United States – Planning Your Estate?
  - http://www.hsus.org/press_and_publications/press_releases/planning_your_estate_the.html

Enriquecimento ambiental

- The Indoor Cat Initiative, The Ohio State University
  - http://www.vet.osu.edu/indoorcat.htm
- AAFP Feline Behavior Guidelines, 2004
  - http://www.catvets.com/professionals/guidelines/publications/?Id=177

Cuidados com unhas

- AAFP Position Statement on Declawing
  - http://www.catvets.com/professionals/guidelines/position/?Id=291
- AAHA Declawing (Onychectomy) Position Statement
  - http://www.aahanet.org
- AVMA Position Statement on the Declawing of Domestic Cats
  - http://www.avma.org/onlnews/javma/apr03/030415c.asp
- CVMA Position Statement on Declawing
  - http://canadianveterinarians.net/ShowText.aspx?ResourceID=28
- Cornell University, College of Veterinary Medicine: Trimming Your Cat's Claws
  - http://www.partnersah.vet.cornell.edu/pet/fhc/trimming_claws

Testes para doenças hereditárias

- University of California – Davis, Veterinary Genetics Laboratory
  - http://www.vgl.ucdavis.edu/services/cat/
- Washington State University, Veterinary Cardiac Genetics Lab
  - http://www.vetmed.wsu.edu/deptsVCGL/
- University of Pennsylvania, PennGen Laboratories
  - http://research.vet.upenn.edu/Default.aspx?alias=research.vet.upenn.edu/penngen

Cuidados dentários

- American Veterinary Dental Society
  - http://www.avds-online.org/
- Cornell University, College of Veterinary Medicine – Brushing Your Cat's Teeth
  - http://partnersah.vet.cornell.edu/pet/fhc/brushing_teeth
- Veterinary Oral Health Council – Products awarded the VOHC Seal
  - http://www.vohc.org/accepted_products.htm

Controle de parasitas

- Companion Animal Parasite Council
  - http://www.capcvet.org/
- European Scientific Counsel Companion Animal Parasites
  - http://www.esccap.org/
- Centers for Disease Control and Prevention – Healthy Pets, Healthy People
  - http://www.cdc.gov/healthypets/index.htm
- American Heartworm Society
  - http://www.heartwormsociety.org/

EUA são o único país em que a implantação e o registro de *microchips* costumam ser processos separados.[54] Tal falta de banco de dados centralizado tem levado à preocupação sobre a menor habilidade de identificar animais de companhia. Para resolver o problema, a AAHA criou o AAHA University Pet Microchip Lookup Tool [instrumento universal para procura de *microchips* em animais de companhia]. A Chloe Standard, Inc. também criou um dispositivo para busca, o Check the Chip (Boxe 8.1).

Preparo para acidentes e planejamento de capital

Embora a maioria das pessoas relute em pensar sobre isso, acidentes podem ocorrer com qualquer ser vivo, seja de causa natural ou de outro tipo. Após o desastre do furacão Katrina em 2005, uma pesquisa de opinião realizada pela Zogby International descobriu que 61% dos proprietários de animais de companhia não teriam saído da área se não pudessem levar seus animais com eles (http://www.zogby.com/news/readnews.cfm?ID=1029). Em 2006, o Congresso dos EUA abordou essa questão aprovando a "Pets Evacuation and Transportation Standards (PETS) Act" (Public Law 109-308). Essa lei exige que as agências estaduais e os locais para o gerenciamento de emergências se planejem de modo a considerar as necessidades das pessoas com animais de companhia e animais de serviço, no caso de um desastre maior ou uma urgência. O Boxe 8.1 relaciona os *sites* que oferecem informações úteis sobre como se preparar para acidentes.

É importante que os proprietários tenham um plano financeiro para o animal no caso de ele viver mais do que o proprietário. Os proprietários podem receber informações para apoiá-los na tomada de decisões sobre cuidados no evento de sua morte ou se não forem mais capazes de cuidar de seus gatos (Boxe 8.1).

Comportamento

Apesar dos avanços contínuos nos cuidados de saúde de felinos, a prevenção de problemas comportamentais é a área mais fraca da maioria dos programas de saúde preventiva para gatos. Também é o problema mais sério relacionado com a ruptura da ligação ser humano-animal, devolução, abandono e eutanásia de gatos de companhia. Os fatos a seguir indicam a série de problemas comportamentais em gatos:

- Não existe ameaça maior à ligação ser humano-animal do que os problemas comportamentais[85]
- Os problemas comportamentais continuam a ser o motivo mais comum pelo qual os gatos são abandonados e sacrificados[87]
- Comportamentos felinos *normais* que os proprietários de gatos consideram inaceitáveis estão entre os motivos mais comuns de abandono[2]
- Os gatos com hábitos de eliminação inadequada de urina e fezes apresentam risco mais alto de abandono, com cerca de 4 milhões de animais sacrificados anualmente em abrigos nos EUA[92]
- Os problemas comportamentais influenciam diretamente o bem-estar do animal[26] e reduzem a qualidade de vida dos gatos e de seus proprietários

- Os problemas comportamentais não resolvidos levam os médicos-veterinários a perder cerca de 15% de sua base de proprietários anualmente[70]
- A maioria dos animais de companhia deixada em abrigos era atendida por um veterinário, no mínimo, uma vez por ano antes do abandono[83]
- Dos proprietários de gatos que eliminavam a urina verticalmente [fora do local adequado] 26% não entraram em contato com o veterinário, pois pensavam que o profissional não poderia ajudá-los a resolver o problema; e 93% relataram que consultaram outras fontes (± o veterinário).[8]

Ao prevenir problemas comportamentais, os profissionais têm a oportunidade de proteger e fortalecer a ligação ser humano-animal de companhia-veterinário e aumentar a qualidade de vida tanto para os gatos quanto para as pessoas que gostam de gatos.[70] É fundamental que os veterinários orientem sua equipe e seus proprietários, bem como a si próprios, sobre cuidados de saúde preventivo-comportamentais. Durante as consultas de rotina, existem dois modos de ajudar os proprietários a respeito do comportamento do gato: identificar as preocupações do proprietário e as alterações comportamentais por meio da revisão do histórico e orientar os proprietários a prevenir problemas relacionados.

O histórico clínico é fundamental para a detecção precoce de problemas comportamentais e para a coleta de informações sobre o estilo de vida do gato (*i. e.*, de interiores *versus* de exterior), outros gatos em casa e como eles interagem e outros agentes de estresse em potencial para o gato. Uma pergunta excelente a fazer é: "Que alterações no comportamento ou que comportamentos indeseáveis você tem observado?" Isso possibilita que o veterinário detecte problemas mais precocemente, oriente seus proprietários sobre o fato de que alterações comportamentais costumam dever-se a problemas clínicos subjacentes e aborde as preocupações do proprietário sobre comportamentos indesejáveis.

A segunda oportunidade de lidar com questões comportamentais durante as consultas de rotina consiste em orientar os proprietários sobre comportamentos normais de gatos e enriquecimento ambiental. Se os proprietários forem informados adequadamente, os gatos poderão reter seus comportamentos normais de maneira a também serem aceitáveis aos proprietários. A orientação do proprietário deve começar no primeiro encontro e ser revista durante cada fase de vida. Foi demonstrado que adestramento de cães e recebimento de conselhos relacionados com o comportamento de animais de companhia reduzem o risco de abandono do animal em abrigo e aumentam as interações ser humano-animal de companhia.[87] Se os proprietários de gatos receberem a mesma orientação, participando de treinamento ou de aulas de "Kitten Kindy" (Capítulo 11) que lidam com o comportamento felino normal e a prevenção de problemas comportamentais, eles serão menos passíveis de abandonar seus animais e mais propensos a ter uma relação ser humano–gato satisfatória. Os veterinários também devem lembrar os proprietários de entrar em contato com a clínica quando houver quaisquer dúvidas e preocupações sobre comportamento, o que, com sorte, evitará que esses proprietários ajam com base em informações errôneas advindas de outras fontes. Se o médico não for capaz de ajudar, encaminhar o proprietário a um especialista adequado é um modo importante de manter a ligação ser humano-animal e também a relação veterinário–proprietário. Uma relação de especialistas em comportamento veterinário certificados pelo Conselho pode ser encontrada no American College of Veterinary Behaviorists (http://www.veterinarybehaviorists.org/). Em áreas onde não houver especialistas em comportamento, o encaminhamento àquelas pessoas com especial interesse e extenso treinamento em comportamento felino é uma boa alternativa.

Estilo de vida interno versus externo

Existem controvérsias sobre o fato de os gatos serem mantidos exclusivamente dentro de casa ou lhes ser permitido sair de casa algumas vezes. Em geral, esses debates refletem diferenças geográficas e culturais.[12,17,67,95] O estilo de vida interno-externo pode proporcionar o meio mais natural e estimulante para os gatos, mas também aumenta o risco de o animal contrair uma doença infecciosa ou de ter um traumatismo, e isso tem consequências ambientais importantes, já que os gatos caçam na vida selvagem. O acesso supervisionado ou controlado para o meio externo (p. ex., uma abertura segura para o meio externo, andar na coleira) tem sido recomendado para reduzir alguns dos riscos associados ao acesso ao meio externo (Figuras 8.4 e 8.5). O estilo de vida apenas interno pode diminuir os riscos de doença infecciosa e traumatismo e aumentar a longevidade, mas também pode elevar os riscos ao bem-estar e de doença, devido ao estresse associado à falta de estimulação ambiental.

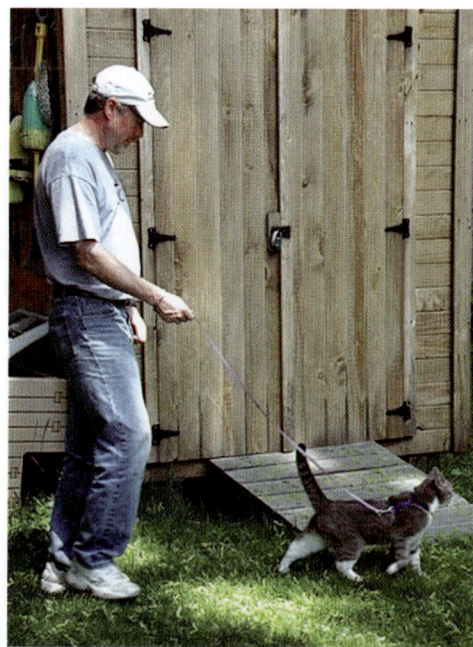

Figura 8.4 Os gatos de interiores frequentemente encontram-se enfadados. Os gatos podem ser ensinados a caminhar com a guia, o que pode lhes oferecer um estilo de vida mais rico do que o animal que fica somente dentro de casa. (*Cortesia da Dra. Deb Given.*)

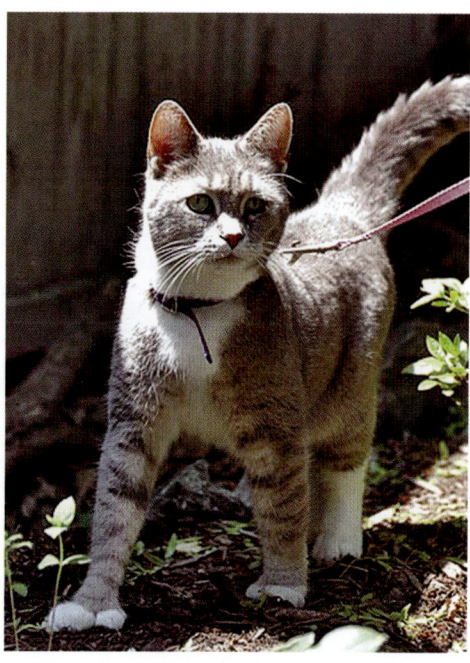

Figura 8.5 Observar o quanto este gato se interessa pelo que vê, ou ouve e fareja fora de casa. (*Cortesia da Dra. Deb Given.*)

Enriquecimento ambiental

O enriquecimento ambiental adequado é essencial para manter o bem-estar mental e físico de gatos que ficam dentro de casa.[39,70] Isso possibilita que os gatos realizem seus comportamentos normais, que são semelhantes àqueles de seus ancestrais, de maneira aceitável para os proprietários dos animais. Os gatos precisam de recursos na casa que lhes possibilitem realizar seu comportamento normal: arranhar postes em localizações desejáveis e árvores de gatos, poleiros ou prateleiras que tornem possíveis a escalada e o repouso e aumentem o espaço geral na casa (Figura 8.6). Alimentação normal e múltiplas áreas de toalete (caixa de areia) também são necessários. Muitos gatos também gostam de locais para se esconder, especialmente em casas com vários felinos, domicílios com crianças e quando há visitas. As gatas ensinam seus filhotes a brincar de modo que eles aprendem a procurar alimento e pegar sua presa; o jogo é um componente importante do dia do gato. Os gatos são animais sociais e apreciam brinquedos interativos e também jogos de caça. Eles também gostam de brincar por conta própria; a rotatividade de brinquedos evita o tédio. Existem excelentes recursos para orientar equipes veterinárias e proprietários de gatos sobre as necessidades dos animais e a adequação ao ambiente. A Indoor Cat Initiative (Boxe 8.1) e o Capítulo 46 oferecem ótimas informações. Outro recurso para os proprietários é o livro *From the Cat's Point of View* (Bohnenkamp G, Perfect Paws Publishing, 1991).

O enriquecimento do meio ambiente evita problemas comportamentais e também é necessário para o tratamento da maioria deles, seja como único procedimento seja como componente importante do plano em geral. A modificação ambiental multimodal também tem mostrado diminuir sinais clínicos de cistite intersticial e doenças respiratórias e gastrintestinais.[12,14]

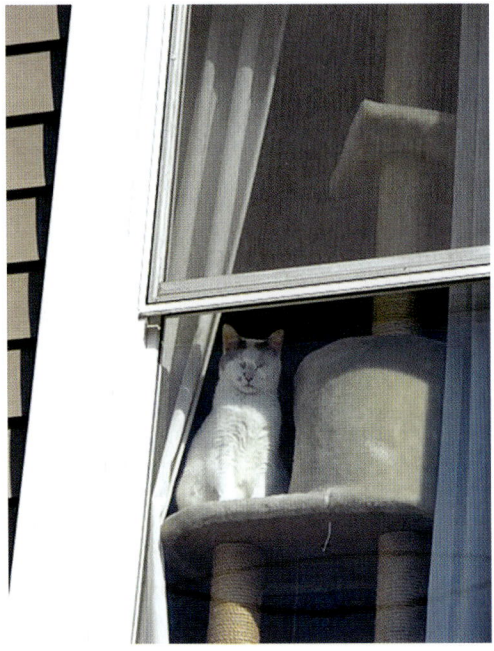

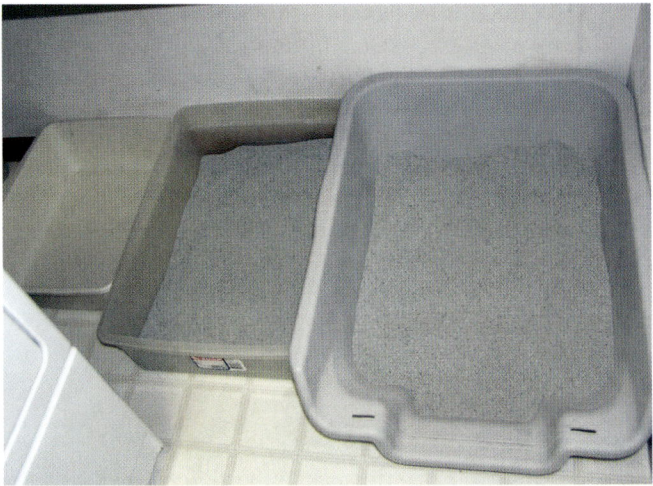

Figura 8.7 A caixa de areia para gatos comercializada (*esquerda*) costuma ser pequena demais para gatos crescidos. A caixa de estocagem de retalhos (*meio*) e a caixa de areia para cães de até 16 kg (*direita*) são opções mais adequadas. (*Cortesia da Dra. Ilona Rodan.*)

Figura 8.6 As torres colocadas próximo às janelas aumentam o espaço verticalmente e oferecem a visão do meio externo. (*Cortesia da Dra. Deb Given.*)

Quanto mais gatos em casa, mais recursos são necessários para aumentar o bem-estar felino e ajudar a evitar problemas comportamentais. As caixas de areia são um exemplo excelente para mostrar o motivo pelo qual os gatos precisam de múltiplos recursos. Tradicionalmente, a recomendação para o número de caixas é de uma por gato além de uma extra, de modo que a casa com três gatos deve conter quatro caixas de areia, colocadas em localizações diferentes. Em uma residência de vários andares, pelo menos uma caixa em cada piso deve ser colocada para que os gatos tenham acesso. Isso lhes possibilita o acesso fácil à caixa de areia, independentemente do local onde o animal se encontre na casa, e reduz o risco de outro gato bloquear o acesso ou incomodar enquanto o outro estiver satisfazendo suas necessidades. As caixas devem se localizar em áreas de fácil acesso, mas não de grande movimentação. A maioria dos gatos prefere material sem odor,[65,70] e alguns podem ter aversão a caixas perfumadas. Devem-se oferecer aos filhotes diferentes opções de caixa de areia para que eles escolham, sendo que uma delas com areia do tipo que forme torrões, sem perfume.[66] As caixas de areia devem ser limpas pelo menos 1 vez/dia e trocadas por completo semanalmente no caso das areias formadoras de lama e uma vez a cada 15 dias no caso das formadoras de torrões. Os gatos também preferem caixas de areia[66] grandes o suficiente para que eles possam girar dentro delas. O tamanho ideal é de cerca de 1,5 vez o tamanho do gato, desde a ponta do nariz até a base da cauda.[70] A maioria das caixas de areia para gatos comercializadas é pequena demais; caixas de plástico para guardar roupas e caixas de areia para cães de até 16 kg são opções excelentes (Figura 8.7). Os gatos com artrite e outros problemas de saúde que tenham dificuldades para alcançar a borda da caixa devem receber a caixa com uma aba ou

borda menor na frente; as caixas para cães já são dessa maneira. Ou, então, pode ser cortada uma abertura em outra caixa plástica.

Os gatos aprendem melhor quando o comportamento desejado é reforçado e recompensado e quando o comportamento indesejável é redirecionado. Convém lembrar aos proprietários que os gatos nunca devem ser punidos verbal ou fisicamente.

A comunicação com os proprietários deve ocorrer tanto verbalmente quanto por meio de folhetos ou qualquer outro material educacional. Existem excelentes folhetos de orientação ao proprietário nas diretrizes sobre comportamento felino da AAFP[70] (ver Boxe 8.1), como os seguintes tópicos:

- Introdução de novo gato em casa na qual já existem outros gatos
- Cuidados com a caixa de areia para evitar ou tratar problemas de eliminação de urina e fezes
- Maneiras de evitar arranhadura dos gatos em áreas indesejáveis
- Dicas de alimentação para evitar a obesidade no gato
- Maneiras de ajudar o gato a passar por consultas veterinárias agradáveis
- Enriquecimento ambiental para melhorar a qualidade de vida do gato

Necessidades comportamentais por estágios da vida

■ Filhotes, do nascimento aos 6 meses

Os gatos têm forte tendência para brincar. Os jogos sociais entre os gatos alcançam o pico com cerca de 12 semanas de vida,[16] após a brincadeira com objetos tornar-se mais prevalente. Os brinquedos oferecem uma saída para os instintos predatórios normais e ajudam a evitar as brincadeiras de morder. O primeiro período de socialização de gatos com pessoas vai de 3 a 9 semanas de vida. Se os filhotes associarem experiências positivas à exposição a humanos durante esse período, terão maior tendência a abordar pessoas e ser segurados por elas mais tarde. Os filhotes devem ser manipulados com delicadeza e expostos o mais cedo possível a quaisquer estímulos com que o gato possa se deparar durante a vida (p. ex., crianças, cães, aparadores de unhas, escovas de dente, passeios de carro) (Figuras 8.8 e 8.9). Experiências positivas relacionadas com o transportador, o carro e o veterinário ocorrendo em uma fase precoce da vida podem melhorar as futuras consultas veterinárias (Figura 8.10). Os comportamentos positivos devem sempre ser reforçados utilizando-se alimento ou outras recompensas adequadas; os filhotes nunca devem ser punidos, pois isso pode provocar agressividade defensiva.

■ Júnior, dos 7 meses aos 2 anos

É importante durante o estágio de vida júnior continuar a treinar o gato jovem, a fim de possibilitar a manipulação da boca, das orelhas e dos pés. As relações intergatos podem mudar quando um animal alcança 1 a 2 anos (a idade em que a prole de vida livre deixa a unidade familiar). Às vezes, desenvolve-se agressividade entre os gatos. O estresse associado à mudança nas relações intergatos pode provocar micção ou borrifo de urina inadequados. É de fundamental importância oferecer recursos necessários em múltiplas áreas. A terapia com ferormônio felino sintético (difusores e *sprays* de Feliway®) é indicada para auxiliar na organização espacial, melhorar as relações entre os gatos e promover estabilização emocional.[66]

■ Adulto jovem, dos 3 aos 6 anos, e adulto, dos 7 aos 10 anos

O declínio na atividade lúdica nos gatos adultos jovens e adultos aumenta a suscetibilidade a ganho de peso. Três seções de brincadeiras de 10 a 15 min diariamente podem levar a perda de cerca de 1% do peso corporal em 1 mês, sem restrições à ingestão de alimentos.[18]

■ Idoso, dos 11 aos 14 anos

Os veterinários devem sempre avaliar os gatos sênior com relação às alterações comportamentais (p. ex., vocalização, alterações no uso da caixa de areia), devido a problema clínico subjacente.[74] Um estudo descobriu que 28% dos gatos de companhia com 11 a 14 anos desenvolvem, no mínimo, um problema comportamental, aumentando para mais de 50% dos gatos com mais de 15 anos de idade.[61] Os proprietários devem ser informados sobre alterações sutis de comportamento que não sejam apenas parte do processo normal de envelhecimento. A osteoartrite é comum em gatos seniores e geriátricos. A colocação de rampas de modo que o gato possa alcançar lugares mais altos, acolchoados macios e a aba mais baixa na frente das caixas de areia diminuem o risco de problemas comportamentais e melhoram a qualidade de vida do animal.

■ Geriátrico, a partir dos 15 anos

Convém lembrar ao proprietário que assegure a acessibilidade do gato à sua caixa de areia, à sua cama e a seu alimento, além de monitorá-lo quanto a sinais de dor e osteoartrite. Os gatos geriátricos podem também apresentar declínio da função cognitiva, com confusão. A vocalização pode ser causada por diversos distúrbios geriátricos (p. ex., perda da visão ou da audição, hipertensão, hiper-

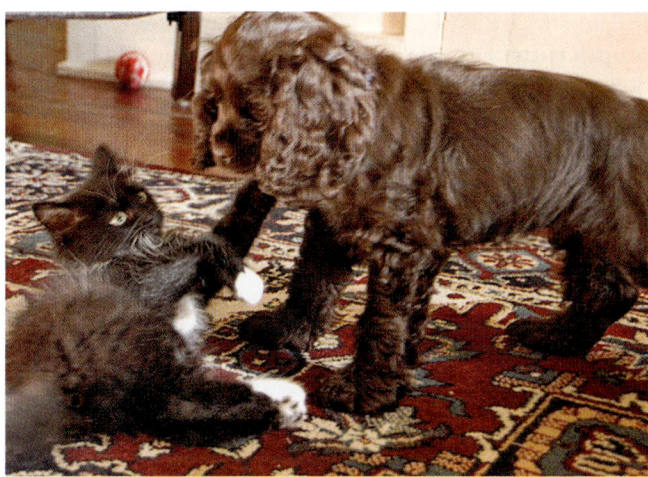

Figura 8.8 Os cães e os gatos podem ser grandes amigos, brincando e dormindo juntos. É melhor expô-los um ao outro enquanto filhotes, com experiências positivas. (*Cortesia da Dra. Deb Given.*)

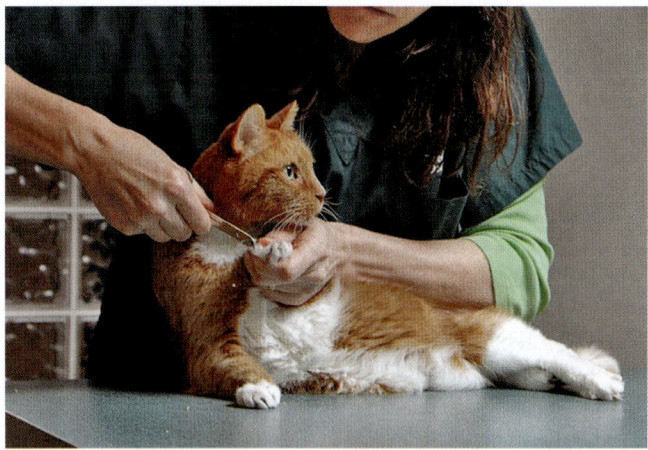

Figura 8.9 Ensinar os proprietários como aparar as unhas do gato e associá-lo a recompensas possibilita que a maioria deles consiga realizar todos os serviços de cuidados em casa. (*Cortesia da Dra. Deb Given.*)

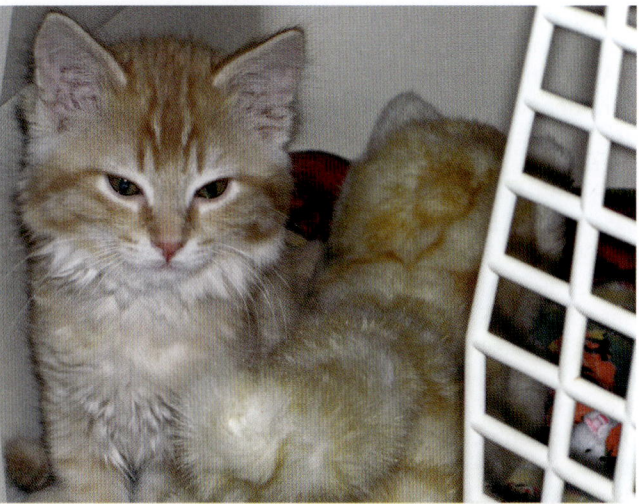

Figura 8.10 Esse gatinho foi treinado durante a aula para filhotes a entrar no transportador.

tireoidismo e disfunção cognitiva). É importante ajudar os proprietários a avaliar questões de qualidade de vida. Um questionário para mobilidade e disfunção cognitiva é oferecido nas diretrizes de cuidados de sênior da AAFP, para ajudar os proprietários a identificar os problemas mais precocemente.[74]

Tosa e cuidados com as unhas

Arranhar é o comportamento felino normal usado para alongar, acondicionar as unhas e marcar o território tanto visualmente quanto com odor. É importante ensinar aos proprietários que o arranhar é comportamento normal que pode ser direcionado para locais que o proprietário considere adequados. Os materiais de preferência da maioria dos gatos são madeira, corda de sisal e tecido grosso. Como os gatos costumam alongar-se e arranhar quando acordam, os postes devem ser colocados próximo do local de dormir do animal. Muitos gatos preferem postes verticais para arranhar; contudo, se um animal continua a meter a unha em tapetes, também podem ser oferecidos postes para arranhadura horizontais. Os postes verticais devem ser firmes e altos o suficiente para o gato ser capaz de se alongar completamente. Em casas com diversos gatos, deve haver diversos postes para arranhar, tanto verticais quanto horizontais.

Os proprietários podem treinar os filhotes e os gatos adultos a usar os arranhadores estimulando-os a irem até lá com gatária, guloseimas ou brinquedos e recompensando o comportamento no poste de arranhar. Se o gato arranhar em outros locais, deverá ser pego delicadamente e levado para o poste de arranhadura e, então, recompensado. Se o gato continuar a ir para outra área, o proprietário deverá usar fita adesiva dupla-face ou cobertura com textura que o gato considere pouco atraente. Conforme dito anteriormente, os gatos devem ser recompensados ou reforçados positivamente na vigência de comportamento desejável e jamais punidos verbal ou fisicamente.

A oniquectomia felina, ou retirada das unhas, é ilegal na Austrália, na Nova Zelândia, em Israel e em muitos países da Europa. Embora já se tenha considerado a retirada das unhas um procedimento de rotina nos EUA, atualmente há controvérsias em termos éticos. As declarações de posicionamento atual (Boxe 8.1) da AVMA, da Canadian Veterinary Medical Association, da AAFP e da AAHA afirmam que a retirada das unhas deve ser considerada apenas após terem sido feitos esforços para evitar que o gato as use de maneira destrutiva (p. ex., postes de arranhadura, aparo das unhas) ou para os gatos que vivem com pessoas imunocomprometidas e para as quais as unhas podem representar risco de doença zoonótica ou de lesão. Doença zoonótica potencial deve ser discutida e documentada no prontuário. Se for realizada a retirada das unhas, não se recomenda o procedimento nas quatro patas; manter as unhas traseiras possibilita ao gato algum modo de proteção. Além disso, os danos na casa e as lesões nos humanos ocorrem menos frequentemente com as patas traseiras. Existem boas alternativas para a oniquectomia, como treinar os gatos a usar os postes de arranhadura e aparar suas unhas regularmente. Na maioria dos casos, os proprietários podem ser ensinados a aparar as unhas, especialmente com gatinhos novos. As unhas devem ser aparadas em ambiente calmo e o gato deve ser reforçado positivamente. Além das demonstrações de aparo de unhas, a orientação sobre atividades em casa pode ser reforçada com folhetos educativos ou vídeo sobre aparo de unhas (Boxe 8.1). O folheto educacional para proprietários "Como impedir que os gatos arranhem áreas indesejáveis" está disponível no fim das diretrizes sobre comportamento felino da AAFP.[70] Outra alternativa consiste em coberturas sintéticas temporárias para unhas que, em geral, são aplicadas a cada 4 a 6 semanas.

Embora a retirada das unhas seja controversa, não há evidências científicas de que leve a anormalidades comportamentais. Os gatos sem unhas devem ser abrigados dentro de casa ou somente sair com supervisão rigorosa. Se for realizada oniquectomia cirúrgica, é essencial o controle multimodal da dor, com bloqueios de nervos locais e analgesia pericirúrgica pelo período adequado de tempo.

Embora a maioria dos gatos não precise de banho, pentear o pelo regularmente ajuda a identificar problemas da cobertura mais rapidamente, evita o emaranhamento e diminui a ingestão de pelo em excesso. Certos tipos de coberturas de pelo podem precisar de mais cuidados. A escovação influencia apenas a parte de cima da cobertura de pelos, porém pentear possibilita cuidar da parte sob a cobertura também. Gatos com excesso de peso podem ter dificuldades para cuidarem de si próprios e precisam de mais atenção, especialmente na parte de trás do corpo.

Castração

Os benefícios da ovário-histerectomia e da castração são bem conhecidos. Dentre eles, estão prevenção de população felina em excesso, infecção e neoplasia de órgãos reprodutores e redução da marcação de território com urina e das tendências a perambular. Para também prevenir o problema da população em excesso, com frequência os gatos são castrados nos abrigos antes de serem liberados para seus novos proprietários. Vários estudos mostram que a castração em filhotes é segura e pode ser realizada quando o gatinho tiver apenas 6 semanas de vida.[44,88,91] Um grande estudo envolvendo 1.660 gatos mostrou que a gonadectomia precoce não provocava problemas clínicos ou comportamentais significativos.[88] Devem ser seguidas etapas para prevenir hipoglicemia e hipotermia durante procedimentos anestésicos em gatinhos novos. Para mais informações sobre castração em filhotes, ver Capítulo 41.

Banco de dados mínimo

O objetivo do banco de dados mínimo em gatos aparentemente sadios consiste na detecção e no tratamento precoces de doenças. É particularmente importante em gatos, pois eles escondem a doença e podem não exibir sinais de enfermidade até uma fase tardia do processo mórbido. O banco de dados mínimo também funciona para realizar exames pré-anestésicos, a fim de identificar problemas que, de outra maneira, não seriam detectados, o que auxilia nas decisões sobre anestesia. A detecção precoce e o tratamento podem levar ao aumento da qualidade de vida e à longevidade.

Realizar um banco de dados mínimo anual (ou com maior frequência) possibilita que os médicos-veterinários estabeleçam dados basais para cada paciente individualmente e seus valores normais, o que ajuda na detecção precoce de doenças. O exame diagnóstico pode se enquadrar na variação normal do intervalo de referência laboratorial, mas ainda assim ser anormal para o paciente se existir tendência crescente. Por exemplo, o paciente pode ter a concentração sérica normal de creatinina entre 0,9 mg/dℓ e 1,1 mg/dℓ por vários anos e, depois, a creatinina aumentar para 1,5 mg/dℓ no ano seguinte. Embora esse valor ainda esteja na variação normal, está elevado para o paciente; assim, indicam-se outros exames diagnósticos e acompanhamento. As comparações individuais com testes laboratoriais podem ser feitas em folhas com resumos mostrando os resultados de todos os testes em ordem cronológica, o que possibilita que cada exame específico seja comparado ao longo dos anos. Também existe *softwares* por meio dos quais os resultados de testes específicos podem ser comparados e anotados em um gráfico com relação ao tempo.

Os perfis laboratoriais avaliam diversos testes de uma vez para avaliar mais adequadamente o estado geral de saúde do paciente. Mesmo um teste individualmente podendo fornecer algumas informações, realizar diversos testes ao mesmo tempo costuma oferecer uma avaliação diagnóstica mais completa. Qualquer teste individualmente pode dar margem a interpretações errôneas sem esses outros testes e levar a diagnóstico equivocado ou diagnóstico parcial.[78] Por exemplo, a alanina aminotransferase (ALT) sérica pode estar significativamente elevada no hipertireoidismo; porém, se apenas a ALT for analisada, o veterinário talvez se concentre em problemas hepáticos em vez dos muitos outros distúrbios de saúde que influenciam a ALT.

É de grande valia para um gato quando se detecta a doença precocemente, mesmo quando muitos testes mostram resultados normais. Entretanto, os exames laboratoriais de rotina de animais em outros aspectos aparentemente normais aumentam a probabilidade estatística de revelar resultados fora da variação normal, porém sem importância clínica. A interpretação desses valores e decisões para outros exames posteriores exigem julgamento clínico no contexto do paciente; nem sempre exames adicionais são inócuos.[74]

Os componentes do banco de dados mínimo para os diferentes estágios de vida podem ser encontrados na Tabela 8.2. A incidência de muitas doenças felinas aumenta com a idade.[74]

Embora tenham sido feitos exames para identificar a idade de início do hipertireoidismo em gatos, tal doença é considerada o distúrbio endócrino mais comum em gatos acima de 8 anos.[62] Recomenda-se o exame de T$_4$ total (TT$_4$) para todos os gatos idosos e geriátricos, e os veterinários devem considerar bastante o teste de T$_4$ em gatos adultos aparentemente sadios.[99] Muitos gatos apresentam nefropatia crônica e hipertireoidismo concomitante, e é possível que cada doença influencie os exames laboratoriais da outra. A nefropatia crônica pode reduzir a TT$_4$ para a variação normal e o hipertireoidismo pode levar à diminuição do valor de creatinina sérica apesar da nefropatia crônica.[37]

A hipertensão, problema comum em gatos idosos, está associada mais comumente a doença renal crônica ou hipertireoidismo. Atualmente, os dispositivos de ultrassonografia Doppler são os mais precisos para aferir pressão arterial de pequenos pacientes, como os gatos. Para evitar a "hipertensão do jaleco branco", o veterinário deve aferir a pressão arterial do gato no consultório com o proprietário presente. Convém deixar que o gato se acostume com a sala durante, pelo menos, 5 a 10 min; isso pode diminuir a hipertensão associada à ansiedade em até 20 mmHg.[11] Mais informações sobre coleta de amostra são encontradas no Capítulo 1.

Teste de retrovírus

O vírus da leucemia felina (FeLV) e o vírus da imunodeficiência felina (FIV) estão entre as doenças infecciosas mais comuns de gatos; em um estudo de mais de 18.000 gatos testados nos EUA em 2004, 2,3% eram soropositivos para o antígeno do FeLV e 2,5% eram soropositivos para o anticorpo do FIV.[50] Uma pesquisa semelhante com mais de 11.000 gatos no Canadá descobriu que a soroprevalência para o antígeno do FeLV era de 3,4% e a soroprevalência do anticorpo para FIV era de 4,3%.[52] Mesmo havendo vacinas para ambos os vírus, a testagem e a segregação dos gatos infectados são fundamentais para se evitar a disseminação para gatos não infectados.

O estado do FeLV e do FIV de todos os gatos deve ser conhecido. O teste para antígeno de FeLV e o ELISA para o anticorpo de FIV são as opções para rastreamento. Embora sejam testes excelentes, nenhum deles é 100% preciso. Contudo, resultados negativos para o teste tanto para FeLV quanto para FIV são muito mais confiáveis do que

Tabela 8.2 Componentes do banco de dados mínimo para diferentes estágios da vida.

	Filhote/júnior	Adulto jovem	Adulto	Idoso/geriátrico
Hemograma completo	±	±	+	+
Bioquímica + eletrólitos	±	±	+	+
PAS	±	±	+	+
T$_4$ total		±	±*	+
Pressão arterial		±	±	+
Teste para FeLV/FIV	+	±	±	±
Fezes por flutuação	+	+	+	+

Adaptada de Vogt AH, Rodan I, Brown M *et al.*: AAFP-AAHA: feline life stage guidelines, *J Feline Med Surg* 12:43, 2010.

*O painel recomenda que os veterinários considerem bastante o exame de T$_4$ em gatos adultos aparentemente sadios. São necessários mais dados sobre incidência para se fazerem recomendações concretas.

resultados positivos de testes, por causa da baixa prevalência de infecção na maioria das populações de gatos. Convém confirmar os resultados positivos. Um gato com resultado de teste positivo confirmado deve ser diagnosticado como apresentando infecção retroviral, não doença clínica; mesmo na doença, o gato infectado com FeLV ou FIV pode não estar doente em decorrência da infecção pelo retrovírus. De fato, os gatos infectados com FeLV ou FIV podem viver muitos anos. A decisão de sacrificar o animal nunca deve ser feita apenas com base no fato de o gato estar infectado. Os testes positivos ajudam a identificar gatos infectados de modo a se prevenir a exposição a outros e influenciam o manejo do paciente em cuidados preventivos e de enfermidade.

Duas situações podem causar resultados de FIV falso-positivos: gatos vacinados contra FIV serão soropositivos e filhotes com menos de 6 meses podem apresentar resultado positivo se a mãe estava infectada ou foi vacinada e passou anticorpos FIV para os gatinhos por meio do colostro. Os filhotes com resultado positivo para anticorpos de FIV devem ser testados novamente a cada 60 dias até os 6 meses de idade. Se o filhote for soronegativo aos 6 meses, é improvável que esteja infectado.

Todos os gatos devem ser testados a intervalos regulares com base na avaliação do risco. Isso inclui testar todos os gatos novos que entrem em uma casa ou instalações coletivas (p. ex., abrigos). Os gatos com exame negativo devem ser testados novamente em 60 dias ou mais. Se for realizado um novo teste para FeLV e FIV separadamente, o veterinário deverá testar de novo para FeLV após 30 dias do primeiro exame para FeLV e, no mínimo, 60 dias após teste inicial de FIV. Isso é especialmente útil quando os proprietários não conseguem ou não mantêm o gato novo separado dos outros gatos na casa, pois o FeLV é transmitido mais entre gatos "amigos". O teste também deve ocorrer antes da vacinação inicial para FeLV ou FIV; assim, recomenda-se o teste anual para retrovírus nos gatos que permanecem sob risco de infecção, independentemente do estado vacinal. Esse teste para retrovírus é discutido em detalhes nas diretrizes de gerenciamento de retrovírus felino da AAFP.[49]

A tinha, em especial a causada por *Microsporum canis*, é muito comum em gatos de abrigos; em um estudo, até 38% dos gatos que viviam em abrigos apresentavam cultura positiva.[79] O exame por meio de cultura de fungos de todos os filhotes e dos gatos adultos adotados de abrigos pode diminuir a disseminação desse agente fúngico para outros animais de companhia e humanos.

Exames genéticos

Futuramente, os exames genéticos podem se tornar a parte mais importante dos exames de rotina em medicina veterinária. Os gatos estão sujeitos a muitas doenças genéticas, as mais comuns sendo a miocardiopatia hipertrófica (diversas raças e também gatos sem *pedigree*) e a doença do rim policístico nas raças Persa, Exotic Short Hair, Himalaia e qualquer raça de origem Persa.[9] A testagem genética pode ajudar os criadores a reduzir a prevalência de doenças genéticas (ou eliminá-las) por meio de escolhas informadas de cruzamentos. Os adotantes de animais de companhia também podem identificar gatos com possíveis problemas genéticos antes da operação, o que é útil para

a cruza e a criação de animais de companhia. Quando os donos quiserem comprar um animal de raça associada a doenças genéticas conhecidas, os veterinários devem avisá-los a solicitar exames genéticos nos pais dos gatos e, se possível, no filhote. Muitos laboratórios que oferecem testagem genética aceitam amostras coletadas com *swab* da bochecha. Os resultados de exames genéticos devem ser registrados em prontuário com nome e localização fácil (p. ex., "lista de problemas importantes").

Por exemplo, foram identificadas mutações genéticas de miocardiopatia hipertrófica (MCH) em gatos das raças Maine Coon e Ragdoll. A prevalência de mutação na proteína C de ligação da miosina na raça Maine Coon no mundo todo é de 34%.[29] Nos humanos com essa doença, existem muitas mutações genéticas diferentes causadoras, o que também, provavelmente, é o caso no gato. No entanto, até o momento, a maioria dessas mutações não foi identificada. É importante reconhecer que a ausência das mutações identificadas não significa que o gato jamais desenvolverá MCH. O Veterinary Cardiac Genetics Laboratory of Washington State University e o University of California Veterinary Genetics Laboratory (Boxe 8.1) oferecem testes para MCH: um para a mutação encontrada predominantemente na raça Maine Coon,[59] e outro para a raça Ragdoll.[60] Tanto a Universidade da Califórnia quanto a Universidade da Pensilvânia, no Departamento de Genética Médica, oferecem outros testes genéticos felinos (Boxe 8.1).

Também se recomenda a tipagem sanguínea para raças com alta prevalência de sangue tipo B, como Cornish e Devon Rex, Birman e British Shorthair. Se for necessária a transfusão de sangue em gatos com tipo sanguíneo B, é preciso um doador com o mesmo tipo para evitar a reação transfusional grave (Capítulo 25). É sensato obter a tipagem sanguínea de gatos pertencentes a essas raças quando eles são filhotes e registrar o tipo sanguíneo de maneira evidente no prontuário.

Mais informações sobre exames genéticos são encontradas no Capítulo 44.

Cuidados odontológicos

A doença odontológica é extremamente comum em gatos e pode influenciar a saúde e o bem-estar felinos.[53] A orientação do proprietário sobre cuidados odontológicos preventivos é decisiva, pois a maioria dos donos de gatos não compreende a gravidade dessa doença silenciosa. Conforme observado antes, os gatos raramente mostram sinais de dor. Assim, sua dificuldade em mastigar e outros problemas relacionados com sua doença odontológica podem não ser evidentes. Se não tratada, com frequência a doença odontológica é dolorosa e pode levar à inapetência e contribuir para outras doenças locais e sistêmicas. Felizmente, os cuidados odontológicos possibilitam saúde e qualidade de vida ideais.[41]

O índice de adesão aos cuidados odontológicos preventivos nos EUA é de apenas 9% para gatos,[56] menor que qualquer outro necessário.[1] Conforme já mencionado, em geral os donos de gatos têm nível mais elevado de instrução acadêmica que os de cães e podem aderir mais se receberem informações adequadas.[56] Estudos sobre incidência e outras informações estatísticas podem ajudar os proprietários a reconhecer que os cuidados odontológicos preventivos felinos são necessários. Em um estudo com 109 gatos aparentemente sadios, 98,2% apresentavam doença periodontal.[34] A prevalência de lesões de reabsorção de dentes em gatos no mesmo ambiente clínico mostrou que elas aparecem em 70% de gatos de raça pura e 38% de gatos de raça mista. Esses gatos eram alimentados apenas com ração e submetidos à limpeza dos dentes anualmente.[33]

Gatos em todos os estágios de vida precisam de cuidados odontológicos tanto domiciliares quanto veterinários, a fim de proporcionar uma saúde bucal completa – os filhotes, devido a dentes de leite retidos e problemas de dentição, e gatos a partir dos 2 anos para doença periodontal e outros problemas.[41] O exame de rotina é o momento ideal para falar a respeito da saúde odontológica. Deve-se contemplar um exame bucal em cada avaliação, e, pelo menos, um exame anual está recomendado em gatos com dentição sadia. Exames semianuais podem ajudar a assegurar cuidados domiciliares ideais.[41] Além disso, gatos com gengivite devem ser avaliados a cada 6 meses, e mais frequentemente se houver periodontite.[41]

A avaliação da cavidade bucal no paciente felino consciente torna possível que o veterinário planeje o tratamento preliminar;[41] é necessário aplicar anestesia para o completo exame bucal e formular um plano preciso de tratamento. A limpeza de dentes, a passagem de sonda periodontal com o explorador odontológico e as radiografias intrabucais possibilitam a avaliação completa do paciente. As radiografias odontológicas, e não as de crânio, são fundamentais para avaliar os dentes e determinar a doença quando ela não estiver aparente de outra maneira (Figura 8.11). Foi encontrada doença importante em um estudo em 41,7% dos gatos quando não se observou nenhum achado anormal no paciente acordado.[98] Quando achados anormais eram observados no paciente consciente, as radiografias odontológicas revelaram outra doença em 53,9% dos gatos.[98]

É importante a orientação da equipe e do proprietário para reforçar os conceitos de que a maioria das doenças odontológicas está oculta e que a anestesia com revisão de radiografias digitais ou intrabucais é necessária para o exame bucal completo. O veterinário deve discutir todas as medidas de segurança tomadas para dar suporte ao gato sob anestesia e controle da dor para evitar ou controlar a dor.

A terminologia também é importante. A maioria das pessoas associa cuidados odontológicos a dentes limpos e não a saúde bucal. Isso reduz a adesão e a compreensão do proprietário dos cuidados odontológicos preventivos. Em vez de dizer "Seu gato precisa de um dentista", os veterinários devem explicar aos donos os benefícios dos cuidados da saúde bucal e o que está envolvido. Por exemplo, o veterinário pode dizer: "A profilaxia odontológica é recomendada a gatos de todas as idades, a partir de 1 ano, para evitar doenças periodontais".[41] A profilaxia odontológica deve ser realizada em gatos com a boca essencialmente sadia ou com gengivite branda.[41] Os pacientes com doença odontológica devem ser submetidos a tratamento odontológico ou cirurgia bucal. É importante explicar aos proprietários que a profilaxia envolve a remoção de placas e de cálculos, tanto supragengival (acima da linha da mandíbula) quanto subgengivalmente (abaixo da linha da

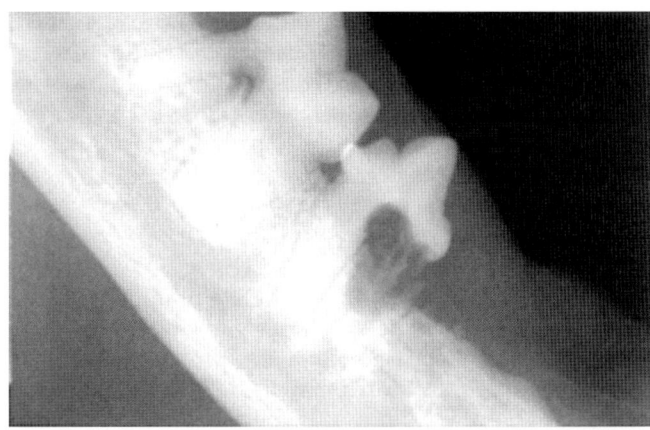

Figura 8.11 As radiografias odontológicas identificam lesões de reabsorção de dentes que não seriam evidentes de outra maneira e possibilitam a avaliação de outras estruturas odontológicas. (*Cortesia da Dra. Ilona Rodan.*)

gengiva). A limpeza somente acima da linha da gengiva não tem efeito terapêutico; são a placa e o cálculo abaixo da linha da gengiva que provocam doenças periodontais, o problema odontológico mais comum em gatos. A profilaxia odontológica envolve diversos passos importantes. Por isso, a American Veterinary Dental Society desenvolveu um excelente produto que pode usado para orientar os proprietários quanto às etapas da profilaxia e a outros cuidados odontológicos necessários (Boxe 8.1).

Os cuidados odontológicos domiciliares devem ser abordados tanto nas consultas de rotina quanto após a profilaxia odontológica, com ou sem tratamento. Os cuidados domiciliares mantêm ou melhoram a saúde odontológica.[77] A escovação dos dentes é o principal cuidado odontológico domiciliar. É melhor começar a orientar o proprietário sobre o modo de escovar os dentes quando o paciente for filhote. Entretanto, mesmo gatos mais velhos podem ser treinados a aceitar a escovação dos dentes – e isso deve ser recomendado para eles rotineiramente. A adesão do proprietário com gatos adultos pode aumentar se a orientação for seguida de profilaxia ou tratamento odontológico. Isso porque esse tipo de proprietário está mais ciente dos problemas de saúde odontológica. A escovação dos dentes nunca deve ser feita de maneira forçada e quando o proprietário correr risco de ser machucado. É melhor treinar o gato com reforço positivo, começando primeiramente por levantar os lábios e, imediatamente, dando um agrado ao animal. Então, o proprietário pode tentar dar ao gato um pouco de pasta de dente sabor frutos do mar ou ave, que, com sorte, o animal considerará palatável. O condicionamento ou o treinamento podem levar 1 semana ou mais, porém, o reforço positivo continuado do comportamento desejado é bem-sucedido na maioria dos gatos. É útil prover os proprietários de instrução verbal e informações suplementares sobre escovação dos dentes; o Cornell Feline Health Center tem um vídeo útil (Boxe 8.1).

Outros cuidados domiciliares são dietas odontógicas, guloseimas ou mastigadores aprovados pelo Veterinary Oral Health Council (VOHC [Conselho de Saúde Bucal Veterinária]), que certifica produtos como eficazes para remoção de placa ou cálculo (ou ambos). Tais produtos podem ser encontrados no *site* do VOHC (Boxe 8.1). Isso é bastante útil para os proprietários que não conseguem ou não desejam escovar os dentes do gato em casa. No entanto, provavelmente, não é tão eficaz quanto uma escovação diária de dentes. (Ver Capítulo 21 para mais informações sobre doenças odontológicas e bucais.)

Nutrição e controle de peso

Providenciar uma nutrição adequada é fundamental nos cuidados preventivos de saúde dos gatos de todos os estágios de vida. A nutrição felina e os produtos dietéticos para gatos são discutidos com mais detalhes nos Capítulos 15 até 19, porém alguns dos conceitos básicos relacionados com dados preventivos de saúde são brevemente delineados aqui.

Fundamentos da dieta

Os gatos são carnívoros obrigatórios, com estilo de vida natural predatório mais do que de rapina, além de preferirem o consumo de pequenas alimentações frequentes. Sua dieta natural, que consiste principalmente em roedores selvagens, é relativamente alta em proteína e gordura, e, em estudos, os gatos mostram preferência por dietas sintéticas que simulam esse perfil.[27,73] Como carnívoros obrigatórios, os gatos têm alta necessidade de proteínas e muitos nutrientes derivados de animais. Os aminoácidos taurina e arginina, as vitaminas A, D e B_3 [niacina] e os ácidos graxos poli-insaturados ácido araquidônico e ácido docosaexaenoico, por exemplo, são obrigatórios em suas dietas, embora possam não ser absolutamente essenciais durante todos os estágios de vida.[6,64]

As necessidades precisas de energia e nutrientes em gatos variam conforme diversos fatores, como idade (p. ex., aumento da demanda de nutrientes durante o crescimento e digestão reduzida em gatos mais velhos), níveis de atividade, ser castrado ou não e prenhez e lactação. Embora as dietas preparadas em casa possam ser úteis em todos os estágios de vida de felinos, assegurar que todas as necessidades macronutricionais e micronutricionais sejam adequadamente proporcionadas em tais alimentos pode ser problemático e levar a riscos associados a comidas cruas (p. ex., transmissão de doenças infecciosas). Alimentos industralizados, secos ou úmidos, que satisfazem as necessidades nutricionais específicas de gatos no estágio de vida apropriado e foram testados em pesquisas são a melhor maneira de assegurar uma dieta satisfatória.[99] As preferências de alimentos dos gatos são complexas e ainda não estão completamente entendidas. Estudos sobre comportamento alimentar em gatos revelaram um efeito denominado monotonia, no qual os gatos desenvolvem aversão a alimentos que participaram bastante de sua dieta. Esse pode ser um mecanismo protetor; ingerir uma variedade de alimentos pode reduzir a probabilidade de dieta desequilibrada ou deficiente. Entretanto, embora o efeito monotonia tenha sido demonstrado tanto em filhotes quanto em adultos, parece ser muito mais forte em gatos de vida livre e pode ser reduzido, pelo menos em parte, em gatos criados com dietas nutricionalmente completas.[10] Os filhotes também são bastante influenciados nas suas preferências de alimentos pelas mães.[10,101] Desse modo, pode

ser visto um efeito de primazia por meio do qual os gatos adultos desenvolvem forte preferência por sua dieta ao desmame ou dieta normal.[10,90]

Esquemas de alimentação

Vários esquemas de alimentação podem ser bem-sucedidos na manutenção da saúde nutricional felina, não apenas o livre acesso a rações diárias, mas também a provisão de refeições. É impossível replicar a dieta natural ou as condições de alimentação de gatos selvagens, porém, parcialmente simulá-la, colocando alimento seco em dispositivos especiais (p. ex., brinquedos ou jogos contendo alimentos) ou disponibilizar a comida em diversas pequenas refeições em diferentes locais bem dispersos (o que pode incluir esconder o alimento). Isso pode ajudar a desacelerar a ingestão de alimentos e proporcionar estimulação física e mental.[99] Os gatos devem ser alimentados longe das áreas de toalete (p. ex., das caixas de areia). Assim, são convenientes áreas tranquilas, especialmente para gatos nervosos. Para gatos sadios, não há evidências sugerindo que promover uma única dieta ou alimentar uma variedade de dietas (ou sabores) seja benéfico ou prejudicial. As preferências de um gato individual podem ser determinadas, em parte, pela exposição ao alimento no momento do desmame.

Nem a comida úmida (enlatada) nem a seca simulam a textura, a consistência ou a densidade de energia da dieta felina natural, porém ambas demonstram ser eficazes em manter a nutrição ideal. Para gatos sadios, não há evidências de que tenham preferência por alimentos secos ou úmidos, pois a escolha depende bastante do proprietário.[13,99] Contudo, em determinadas condições nas quais é desejável o aumento da ingestão de água, alimentar com comida úmida em vez de seca pode ajudar a alcançar esse objetivo.

Fatores importantes na troca de dietas

A troca da dieta pode ser necessária por motivos clínicos ou outros em diferentes momentos na vida do gato. Mudar a dieta pode ser um problema por diversos motivos, como aqueles associados à preferência alimentar. Em gatos, o efeito monotonia (ou seja, o desejo de explorar fontes alternativas de alimento) ou o de primazia (ou seja, o desejo de manter a mesma fonte de alimento) podem dominar. Em geral, aceitar um novo alimento é mais fácil para gatos nos quais domina o efeito monotonia, porém, como o desenvolvimento de preferências por alimentos é complexo, os padrões de alimentação que alcançariam a aceitação são difíceis de recomendar. A alimentação pregressa de um único item ou a alimentação pregressa de diversos outros não estão necessariamente associadas a maior facilidade de introduzir um novo.

As considerações gerais com a introdução de um novo alimento consistem em prover ingestão isocalórica igual à do antigo alimento (a menos que sejam necessários ajustes específicos). Além disso, convém oferecer a nova dieta junto com a antiga durante um período de tempo, talvez misturando as duas e, gradualmente, aumentando a proporção. Misturar as dietas pode aumentar a aceitação da nova, porém também pode resultar na rejeição dos dois tipos de alimento. A mudança gradual ajudará a aumentar a aceitação da nova dieta e também minimizará os riscos de quaisquer distúrbios gastrintestinais que ocorram com a troca súbita. Aquecer a nova dieta e aumentar sua palatabilidade acrescentando caldo de peixe podem ajudar.[99]

Controle do peso

A obesidade, em geral definida como 20% ou mais acima do peso corporal ideal, é prevalente em gatos em muitos países ocidentais. As estimativas do número de gatos obesos ou com sobrepeso variam entre 5 e 50%. A obesidade está associada a muitas outras doenças, como diabetes melito, lipidose hepática, osteoartrite e doença do trato urinário inferior.[19,103] A obesidade é mais prevalente em gatos de meia-idade, e os fatores de risco conhecidos são castração, sexo (mais prevalente em machos), falta de exercícios físicos (apenas dentro de casa, sem outros animais na casa) e a tendência do proprietário em subestimar a condição corporal do gato.[4,19,81,82] Convém notar que um estudo realizado na Holanda mostrou associação entre o grau de obesidade em cães e o índice de massa corporal dos proprietários, porém tal relação não foi vista entre gatos e seus proprietários.[69] Não obstante, as complexas interações humano–animal de companhia associadas à alimentação, sem dúvida, são componentes importantes da alta prevalência de obesidade.[47]

A castração parece contribuir bastante para o desenvolvimento da obesidade. Tanto o macho quanto a fêmea tornam-se menos ativos após a castração e sofrem alterações hormonais que também contribuem para a obesidade, como a redução da lipoproteína lipase, da atividade da adiponectina e da sensibilidade da insulina, além do aumento de leptina, prolactina e expressão do fator de crescimento insulinossímile-1.[7,40,58]

A prevenção da obesidade após a castração é um objetivo fundamental em medicina veterinária preventiva. Deve-se conversar cuidadosamente com os proprietários sobre a necessidade de se restringir a ingestão calórica após a castração – por meio da medição atenta das alocações diárias de alimento – e evitar a alimentação *ad libitum*, a importância de estimular atividade e o valor potencial de alterar o tipo da dieta (p. ex., umidade aumentada, ar ou fibra) para ajudar a controlar a ingestão calórica. O monitoramento regular do peso corporal e da contagem de condição corporal e os ajustes adequados da ingestão calórica são essenciais. Provavelmente, os gatos castrados necessitam de cerca de 30% menos calorias do que se costuma indicar nas diretrizes de alimentação impressas nas embalagens de alimento para gatos.[103] Fazer uso de brinquedos com alimento, esconder o alimento e estimular a procura por outros meios podem ser maneiras interessantes de se aumentar o exercício físico e prevenir o excesso alimentar nas refeições (Figura 8.12).[99]

Controle de parasitas

O controle e a prevenção eficazes de parasitas são de considerável importância tanto para promover a saúde dos filhotes e dos gatos quanto para prevenir infecções zoonóticas. Encontram-se informações sobre controle de ectoparasitas no Capítulo 22 sobre infecções endoparasitárias

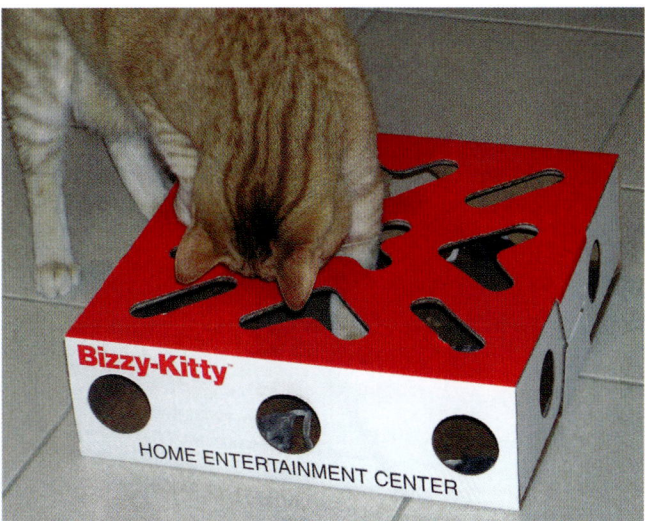

Figura 8.12 Ocultar brinquedos e grãos de ração em uma caixa simula a procura por alimento. (*Cortesia de Dra. Ilona Rodan.*)

específicas no Capítulo 23. Aqui nos concentramos nos cuidados preventivos de saúde relacionados com as principais infecções endoparasitárias.

Diversos estudos publicaram a avaliação da prevalência de parasitas gastrintestinais em gatos por meio do exame de fezes ou de exame *post mortem*. Os resultados de alguns desses estudos são mostrados na Tabela 8.3. Os dados de diferentes países e pesquisas não são claramente comparáveis, já que a prevalência de infecção depende bastante da idade, dos antecedentes e do estilo de vida dos gatos examinados, além da influência pela técnica de detecção empregada. Em geral, nematódeos (com exceção dos ancilostomatídios) e infecções por protozoários são mais comuns em gatos jovens, enquanto as infecções por cestódios e ancilostomatídios tendem a ser mais comuns em adultos. Em geral, as infecções também são mais comuns em gatos de rua ou de vida livre e nos gatos que convivem com diversos outros. Além disso, existem variações geográficas na prevalência dos parasitas, alguns apresentando distribuição restrita.

Embora existam diversos testes diagnósticos para avaliar a existência de endoparasitas, as técnicas de flutuação de fezes são empregadas comumente na clínica veterinária. Elas diagnosticam e demonstram infecções por endoparasitas comuns, como helmintos, nematódeos e coccídeos. As soluções normalmente empregadas para as técnicas de flutuação fecal são sulfato de zinco (331 g de $ZnSO_4$ em 1 ℓ de água, para a densidade de 1,18 a 1,20), sulfato de magnésio (450 g de $MgSO_4$ em 1 ℓ de água, para a densidade de 1,20) e solução saturada de sal (350 g de NaCl em 1 ℓ de água, para a densidade de 1,18 a 1,20). Contudo, estudos em cães (presumivelmente aplicáveis a gatos) indicam que utilizar uma solução de açúcar de Sheather modificada, a qual produz uma densidade mais elevada (1,2) (454 g de açúcar granulado dissolvidos em 355 mℓ de água quente com 6 mℓ de formaldeído para impedir crescimento microbiano), é consideravelmente mais eficiente para diagnosticar infecções comuns. Esse método confere menos resultados falso-negativos (estudos utilizaram 2 g de fezes misturadas a 10 mℓ de solução de flutuação),

Tabela 8.3 Prevalência de parasitas gastrintestinais em sete estudos diferentes.

	Gates e Nolan[32]	Gow et al.[36]	Barutzki e Schaper[5]	Yamamoto et al.[102]	Calvete et al.[15]	Nichol et al.[68]	Palmer et al.[72]
Ano	2009	2009	2003	2009	1998	1981	2007
País	EUA	Reino Unido	Alemanha	Japão	Espanha	Reino Unido	Austrália
Número de gatos	1.566	57	3.167	1.079	58	92	572
Toxocara cati	7,5%	15,7%	26,2%	21,8%	55,2%	53,3%	3,2%
Toxascaris leonina	0,1%	0	0			1,1%	0,3%
Ancylostoma spp.	0,5%	0	0,3%	13,2%	29,3%		0%
Isospora felis	3,7%	7%	15,3%	4,5%		4,3%	5,6%
Isospora rivolta	1,2%	0	7,9%	2,2%			2,7%
Taenia taeniaformis	0,3%	0	2,6%	0,2%	8,6%	12,0%	0
Dipylidium caninum	0,8%	0	0,1%	1,4%	20,7%	38,4%	0,2%

especialmente ao lidar com ovos de vermes mais pesados, como *Taenia* spp. Além disso, a técnica de centrifugação-flutuação (280 g durante 5 min) seguida pelo tempo de espera de 10 min também foi muito mais sensível do que a simples flutuação com espera (mesmo até 20 min de tempo de espera nesse último caso).[22] Esses estudos enfatizam a importância de se usarem as técnicas corretas a fim de otimizar os resultados dos exames de fezes de rotina.

De acordo com o CAPC (Boxe 8.1) nos EUA, a conscientização dos proprietários quanto a parasitas intestinais é baixa, e o conhecimento sobre os riscos zoonóticos é ainda mais baixo. Entre os parasitas zoonóticos, *Toxocara cati* tem sido cada vez mais identificado como a causa potencial da *larva migrans* visceral e ocular em humanos.[28] Tanto o CAPC quanto o European Scientific Counsel Companion Animal Parasites (ESCCAP) (Boxe 8.1) publicam diretrizes sobre o diagnóstico e a prevenção de infecções parasitárias de cães e gatos. Juntas, as diretrizes do CAPC de 2008 e as diretrizes do ESCCAP de 2006 trazem muitas recomendações, como:

- O controle de parasitas deve ser guiado por médicos-veterinários e adaptado às necessidades individuais do animal (p. ex., dados regionais e epidemiológicos, estilo de vida do gato, acesso a hospedeiros intermediários e paratênicos, higidez e histórico do gato)
- Os proprietários dos animais de companhia devem estar informados sobre os riscos das infecções parasitárias tanto para seus bichos quanto para humanos; a responsabilidade pelo animal deve ser estimulada
- As populações de animais de companhia devem ser protegidas contra os riscos associados ao aumento de viagens; o impacto que isso pode ter sobre a disseminação de parasitas deve ser considerado (ESCCAP, 2006)
- O controle de parasitas de amplo espectro regular durante todo ano (como dirofilária) deve ser realizado durante toda a vida do animal de companhia
- Recomendam-se exames de fezes regularmente – duas a quatro vezes no primeiro ano de vida e uma a duas vezes por ano em adultos (CAPC, 2008). O exame de fezes pode ser utilizado para monitorar a eficácia de programas de prevenção
- Os animais de companhia devem ser alimentados com comidas industrializadas ou com alimentos cozidos, a fim de evitar parasitas transmitidos pela carne crua

- Devem ser tomadas boas medidas de higiene, como limpar as fezes regularmente (todos os dias), a fim de reduzir a contaminação do ambiente e os riscos zoonóticos. Convém dar especial atenção ao controle de vermes em gatos com livre acesso ao meio exterior, considerando-se a dificuldade de controlar o lugar onde eles defecam (ESCCAP 2006); as caixas de areia dos filhotes sempre devem ser cobertas quando não estiverem sendo utilizadas
- Todos os membros da equipe dentro da clínica veterinária devem ter ciência dos protocolos de controle de infecções parasitárias: convém aplicá-los de maneira consistente
- Deve-se ter especial cuidado ao informar com precisão os proprietários (ou cuidadores) imunocomprometidos de animais e outros grupos que podem ser mais suscetíveis a doenças zoonóticas, como lactentes e crianças pequenas, pessoas com dificuldades de aprendizado e indivíduos com riscos ocupacionais.

As informações para o proprietário estão disponíveis tanto no CAPC quanto no ESCCAP para ajudar a orientar os proprietários. O *site* do Centers for Disease Control norte-americano (Boxe 8.1) também informa sobre diversas zoonoses. Uma revisão detalhada e abrangente dos endoparasitas felinos está além do escopo deste capítulo, porém as seções seguintes trazem um breve panorama dos principais vermes relacionados com a profilaxia de rotina.

Toxocara cati e *Toxascaris leonina*

Toxocara cati e *Toxascaris leonina* são nematódeos (vermes redondos) ascarídios que provocam infecções em gatos. Acredita-se que a maioria dos gatos se infecte em algum ponto de sua vida com eles. Em geral, o *T. cati* é encontrado com maior frequência que o *T. leonina*, e ambos são mais comuns em filhotes e gatos jovens do que em adultos. Os vermes adultos medem de 8 a 15 cm de comprimento e são encontrados no intestino delgado, com os ovos sendo liberados nas fezes após um período pré-patente de cerca de 5 a 7 semanas para *T. cati* e cerca de 9 a 12 semanas para *T. leonina*. O ciclo de vida pode ser direto (pela ingestão de ovos do parasita) ou indireto (pela ingestão de hospedeiros paratênicos infectados, como roedores, pássaros, minhocas ou moluscos). Diferentemente de cães, não ocorre migração transplacentária com *Toxocara* spp. em gatos, embora a infecção com *T. cati* leve à migração fígado-pulmões de larvas. Além disso, como as larvas também podem estar no leite das mães, elas podem ser transmitidas a filhotes recém-nascidos. O diagnóstico da infecção dá-se por meio de técnicas de flutuação de fezes, para demonstrar a existência de ovos. Entretanto, o exame fecal de rotina pode nem sempre detectar uma infecção. Como esses ascarídios são prevalentes e o *T. cati* deve ser considerado um agente zoonótico, recomenda-se sempre a profilaxia (discutida adiante).

Dipylidium caninum

Em geral, o *Dipylidium caninum* é a infecção por cestódios mais prevalente em gatos, mesmo havendo variações geográficas no estilo de vida. Os vermes adultos têm 20 a 50 cm de comprimento e liberam proglotes móveis (com sacos de ovos) nas fezes. As proglotes, que se assemelham a grãos de arroz, também podem ser observadas ao redor do períneo, e bolsas de ovos podem ser vistas microscopicamente nas fezes. As larvas de pulga ingerem os ovos do meio ambiente, e o ciclo de vida é completado quando os gatos ingerem pulgas infectadas durante a autolimpeza. O período pré-patente é de cerca de 3 semanas. Como as pulgas são os hospedeiros intermediários, os gatos podem estar infectados desde muito jovens. Ocasionalmente, os humanos também são atingidos ao ingerir pulgas infectadas.

Taenia taeniaformis

A *Taenia taeniaformis* é a espécie de *Taenia* mais prevalente em gatos, embora ocorram variações geográficas. Em geral, *Taenia* spp. são encontradas em gatos caçadores ativos ou que se alimentam de carne crua, a fonte primária de infecção (hospedeiros intermediários). Os vermes adultos têm, aproximadamente, 60 cm de comprimento e liberam proglotes nas fezes. Os roedores e os lagomorfos atuam como hospedeiros intermediários para *T. taeniaformis*, e, após a ingestão, existe um período pré-patente de 4 a 11 semanas. O diagnóstico é feito por meio da observação de proglotes ou da identificação de ovos de tênias nas fezes por meio de flutuação ou sedimentação.

Ancilóstomos e Uncinaria spp.

Os gatos são hospedeiros de diversas espécies de ancilostomatídios, sendo o *Ancylostoma tubaeforme* o mais comum. Embora a *Uncinaria stenocephala* tenha ampla distribuição geográfica, os gatos são relativamente resistentes à infecção por esse verme. Os adultos no intestino delgado costumam ter 1 a 3 cm de comprimento, os ovos são eliminados nas fezes e as larvas que se desenvolvem infectam tanto gatos quanto hospedeiros paratênicos. Os gatos são infectados por penetração cutânea ou ingestão de larvas, ou ingestão de um hospedeiro paratênico infectado (p. ex., roedores), com um período pré-patente de 2 a 4 semanas. Não há evidências de transmissão transplacentária ou transmamária de ancilostomatídios em gatos, porém os humanos podem ser infectados também (larva *migrans* cutânea). A infecção pode ser detectada ao se constatarem ovos nas fezes por meio de flutuação.

Dirofilaria immitis

Embora mais resistentes à infecção que os cães (a prevalência de infecção em gatos em geral é de, aproximadamente, 10% da observada em cães), os gatos podem hospedar a dirofilária, com pequenos números de vermes adultos se desenvolvendo em alguns animais (no ventrículo direito e na artéria pulmonar). Em geral, as infecções em gatos são mais graves do que em cães e a *Dirofilaria immitis* é uma causa importante de morbimortalidade em gatos. Existe ampla distribuição geográfica de *D. immitis*, sendo a infecção mais prevalente em climas tropicais e subtropicais, onde se encontram mosquitos hospedeiros intermediários. O diagnóstico da infecção por *D. immitis* em gatos baseia-se na associação de exames de antígeno e anticorpos e também em ecocardiografia, que pode demonstrar vermes adultos no lado direito do coração, veia cava caudal ou artérias pulmonares.[51] As radiografias de tórax podem revelar o aumento das artérias lobares caudais e um padrão pulmonar broncointersticial (doença respiratória associada a dirofilária) que pode assemelhar-se a asma felina. Não se recomenda o tratamento de gatos infectados com *D. immitis* adulta, pois pode induzir reações fatais, o que ressalta a importância da profilaxia para se evitar a infecção por esse parasita em gatos.

Profilaxia de endoparasitas em filhotes

Como a infecção pré-natal não ocorre em filhotes, tanto o CAPC quanto o ESCCAP recomendam iniciar a profilaxia quanto a nematelmintos e ascarídeos a partir das 3 semanas de vida do gato, sendo o tratamento repetido a cada 2 semanas até o filhote ter 9 semanas. A seguir, o CAPC recomenda que os gatinhos recebam profilaxia mensal junto com a mãe lactante. Em áreas endêmicas de dirofilária, escolher uma terapia preventiva mensal para dirofilária também eficaz contra nematelmintos é uma boa abordagem sensível para controle.

Profilaxia de endoparasitas em todos os estágios da vida

As diretrizes do ESCCAP observam que o tratamento anual ou semestral para nematelmintos e ancilostomatídeos não tem qualquer impacto importante sobre a liberação patente de ovos. Assim, o tratamento mensal continuado é adequado, especialmente em situações de risco maior, como nos casos em que o gato reside em uma casa com crianças ou com livre acesso ao ambiente externo (onde podem estar defecando e contaminando o ambiente). O tratamento mensal para nematelmintos e ancilostomatídeos também é recomendado pelo CAPC como ideal para adultos. Em situações de baixo risco, o ESCCAP indica a frequência mínima de tratamento de quatro vezes por ano. Usar anti-helmíntico de amplo espectro ou de espectro reduzido depende do risco de exposição a outros parasitas, e o exame de fezes duas a quatro vezes por ano não apenas ajuda a monitorar a eficácia da profilaxia como também possibilita a identificação de infecções parasitárias não cobertas pelos anti-helmínticos de rotina utilizados.

A infecção por cestódios é mais comum em adultos do que em gatinhos, e o risco está diretamente relacionado com o contato e o acesso a hospedeiros intermediários. A prevenção da predação, a provisão de alimentos industrializados ou de carne totalmente cozida apenas, além de evitarem as infestações de pulgas, minimizam o risco de infecção por cestódeos. Entretanto, quando tais riscos não puderem ser completamente controlados, indica-se a profilaxia e um anti-helmíntico de amplo espectro (e não um de pequeno espectro que controle apenas ascarídeos e ancilostomatídeos).

Tanto os gatos de interiores quanto de exteriores correm risco de infecção por dirofilária e a profilaxia é importante em áreas onde o parasita for endêmico ou quando os gatos puderem se movimentar para tais regiões (p. ex., gatos que viajam de férias com os proprietários para essas áreas). Nesses casos, recomenda-se a profilaxia mensal. Os testes (antígeno e anticorpos séricos) de gatos antes do começo do tratamento estão recomendados tanto pelo CAPC quanto pelo ESCCAP, a fim de detectar quaisquer gatos já infectados; usar produtos adulticidas no gato infectado pode criar uma reação potencialmente fatal. Por isso, o tratamento adulticida em geral não é recomendado para gatos nesse período. Não há evidências de que melhore a sobrevida em gatos infectados, e a morte de vermes adultos pode ser fatal. Entretanto, a American Heartworm Society (Boxe 8.1) recomenda doses mensais de ivermectina ou de milbemicina oxima por via oral ou moxidectina ou selamectina tópicos como profilaxia contra infecção por dirofilária a partir de 8 semanas de idade em gatos em áreas endêmicas. No entanto, a administração desses medicamentos não está descartada diante do exame sérico positivo para antígeno ou anticorpo. Muitos preventivos de dirofilária também proporcionam controle de outros parasitas, e o espectro de atividade de alguns anti-helmínticos usados em gatos é mostrado na Tabela 8.4.

Vacinação

A prevenção de doenças é o objetivo final dos veterinários e o uso amplo de vacinas, sem dúvida, tem contribuído bastante para alcançar tal meta. Entretanto, a prevalência corrente de vacinação em população de gatos não é suficientemente alta para alcançar um bom nível imunológico da comunidade e a eliminação de agentes infecciosos,[42] com a estimativa de apenas 25% dos gatos na América do Norte tendo sido vacinados.[84] A implicação prática desta estatística é que o objetivo mais realista consiste na contenção e no controle de infecção em populações definidas de gatos (p. ex., ambientes com vários gatos), junto à proteção do animal individualmente contra doenças e infecções. No entanto, o valor de alcançar uma população bem maior de gatos por meio de vacinação não deve ser subestimado. Assim, o grupo de diretrizes para vacinas Vaccine Guidelines Group (VGG) da WSAVA afirmou que o objetivo deve ser imunizar *qualquer* animal, porém cada um individualmente com menor frequência.[21]

A vacinação não é um procedimento totalmente inócuo, e, às vezes, ocorrem efeitos colaterais. A prevalência de eventos adversos associados à vacinação foi relatada recentemente como sendo inferior a 1%, dependendo da vacina e do método de coleta de dados.[31,35,63] É importante observar que a maioria dessas reações é branda e transitória. Em um estudo, o risco de reação adversa após a vacinação foi maior em gatos de, aproximadamente, 1 ano de vida, e letargia com ou sem febre foi a reação mais relatada.[63] As fêmeas apresentaram risco maior do que os machos na mesma situação, castrados ou não. Embora a raça não estivesse associada a aumento de risco nesse estudo, em outro relato com base em um sistema passivo de pesquisa no Reino Unido, algumas raças foram mais representativas que outras.[31] Ocasionalmente, porém, podem ocorrer eventos graves e fatais, como reações de hipersensibilidade ou sarcomas no local da injeção.[20,42] Tais efeitos devastadores, embora raros, desafiam a assertiva de que a escolha da vacina e os intervalos de vacinação não são considerações importantes. Os eventos adversos devem ser relatados tanto para o fabricante do produto quanto para a autoridade reguladora adequada. Nos EUA, esta é o Ministério da Agricultura, Centro de

Tabela 8.4 Espectro de atividade de anti-helmínticos selecionados e associações de anti-helmínticos.

Fármacos	Ascarídeos	Ancilostomatídeos	Cestódios	Dirofilária
Piperazina	×	×		
Pirantel	×	×		
Benzimidazóis	×	×	×*	
Praziquantel			×	
Milbemicina	×	×		×
Ivermectina		×		×
Pirantel/praziquantel	×	×	×	
Selamectina	×	×		×
Imidacloprida/moxidectina	×	×		×
Milbemicina/praziquantel	×	×	×	×

*Exceto para *Dipylidium caninum.*

Biologia Veterinária (http://www.aphis.usda.gov); no Canadá, é a Agência de Inspeção de Alimentos Canadense (http://www.inspection.gc.ca); e, no Reino Unido, é o Diretório de Vacinas Veterinárias (http://www.vmd.gov.uk).

Embora antigamente houvesse a tendência a se recomendar imunizações anuais de reforço para todas ou a maioria das vacinas, aumentam os dados científicos que demonstram a verdadeira duração delas (DOI, do inglês *duration of immunity*) após o uso de diferentes vacinas. Isso proporciona uma base racional maior para as recomendações relacionadas com a frequência de inoculações de reforço. Também tem havido interesse na aferição de respostas imunológicas para a resistência prevista à infecção e a determinação da necessidade de revacinação. Para a maioria dos agentes infecciosos felinos, a existência de anticorpos séricos indica que o gato tem a memória imunológica necessária para montar uma rápida resposta anamnéstica se exposto ao agente. Infelizmente, respostas imunológicas localizadas, particularmente importantes para determinados patógenos dos tratos respiratório e gastrintestinal, não são aferidas facilmente. As informações sobre respostas de anticorpos séricos induzidas por vacina e a resistência à infecção foram coletadas primeiramente para o vírus da leucopenia felina (FPV), o herpesvírus felino (FHV-1) e o calicivírus felino (FCV). Os gatos com FPV com anticorpos séricos decorrentes de vacinação nos 7 anos anteriores estão protegidos.[80] Entretanto, a situação não é tão clara para o FHV-1 e o FCV, pois a vacinação contra esses patógenos não induz de modo confiável a imunidade esterilizante. O valor de previsão dos títulos de anticorpos séricos para determinar a necessidade de revacinação não está claro.[80] Convém observar que os testes de anticorpos oferecidos pelos laboratórios não devem ser tomados como equivalentes e os ensaios de neutralização viral provavelmente são o melhor fator de previsão de resistência à infecção. Por fim, não conseguir demonstrar anticorpos séricos contra FPV, FCV ou FHV-1 não indica necessariamente suscetibilidade à infecção, mas deve ser tomado como um indicador de que a revacinação provavelmente é benéfica.

Foram estabelecidos três painéis para produzir diretrizes sobre protocolos de vacinação de felinos (Tabela 8.5): o de aconselhamento vacinal da AAFP (o mais recente é de 2006);[80] o WSAVA VGG (2007);[21] e o European Advisory Board on Cat Diseases (ABCD) (2009).* As principais recomendações feitas por essas três instituições são:

- As vacinas não devem ser administradas desnecessariamente
- É aconselhável o exame de saúde anual, independentemente de as vacinas serem aplicadas ou não
- Os proprietários devem estar envolvidos nas discussões; além disso, convém explicar os riscos e benefícios da vacinação, tão logo seja dado o consentimento
- As reações adversas a vacinas devem ser adequadamente relatadas aos fabricantes e às autoridades reguladoras
- As vacinas devem ser classificadas como *fundamentais* (ou seja, vacinação de *todos* os gatos é justificável) e *não fundamentais* (ou seja, a vacinação pode ser justificada apenas em determinadas circunstâncias)

- Os esquemas de reforço de vacinação têm intervalos estendidos (além dos tradicionais 12 meses), especialmente para as vacinas fundamentais (para as quais existem mais dados), porém as escolhas devem ser feitas com base individual; assim, não podem ser formulados protocolos adequados para todos os gatos e em todas as circunstâncias.

Determinadas circunstâncias podem influenciar a habilidade do gato de responder à vacinação. Os gatos e os filhotes devem sempre ser submetidos ao completo exame físico antes da vacinação para determinar idade, existência de enfermidade e fatores que possam influenciar a resposta imune. Anticorpos derivados da mãe (ADM) podem influenciar a habilidade de filhotes de responder à vacinação. Na maioria dos gatinhos, os ADM são perdidos com 9 a 12 semanas de vida, porém isso pode ocorrer antes (6 semanas de vida ou menos) ou depois (até 16 semanas de vida), dependendo do indivíduo e do patógeno. Existem poucos dados para determinar se gatos idosos respondem à vacinação como aqueles mais jovens. Sem esses dados, os gatos idosos sadios e aqueles com doenças crônicas estáveis devem ser vacinados como os gatos mais jovens.[80]

Em gatos com doença aguda, febre alta ou debilitação, a vacinação deve ser postergada até que o gato tenha se recuperado.[80] A vacinação de gatos com doenças crônicas, porém estáveis, pode ser feita de acordo com o veterinário. Outra situação comum que os veterinários enfrentam é a vacinação de gatos submetidos à terapia crônica com corticoides. Esses medicamentos podem causar supressão das respostas imunológicas, mas ainda não existem estudos avaliando a eficácia e a segurança vacinais em gatos que recebem corticosteroides. O uso concomitante de corticoides no momento da vacinação deve ser evitado, quando praticável.[80]

As vacinas fundamentais podem ser administradas a gatos sadios infectados por FIV e FeLV. Já as não fundamentais devem ser usadas apenas se justificadas pelo risco de exposição. Os gatos com FeLV podem não receber proteção da vacinação em comparação com a alcançada em gatos não infectados.[80] Gatos sadios infectados por FIV conseguem montar uma resposta imunológica à vacinação. Não se sabe se gatos com FIV podem desenvolver doença induzida pela vacina. Recomenda-se a administração de vacinas com vírus mortos quando possível.

Em geral, as vacinas são administradas a intervalos de 3 a 4 semanas. O intervalo mínimo entre as vacinações é de 2 semanas, e o intervalo máximo recomendado é de 4 semanas.[80] Se um filhote for levado para a vacinação de reforço com 6 semanas ou mais após a dose anterior, deverão ser administradas, no mínimo, duas doses da vacina, com intervalo de 3 a 4 semanas.[80] Os gatos adultos de condição vacinal desconhecida podem receber uma única vacinação fundamental com vírus vivo modificado, com reforço 1 ano depois. Se for utilizado um produto vacinal fundamental com vírus morto, os gatos adultos devem receber duas injeções, com intervalo de 3 a 4 semanas, com o reforço 1 ano depois. A exceção é para a vacina contra a raiva, em que uma injeção é administrada com o reforço 1 ano depois. Qualquer marca de vacina é adequada como reforço; não é necessário usar a mesma marca da imunização anterior.

---

*Referências 3, 24, 30, 38, 43, 57, 76, 94, 97.

Tabela 8.5 Resumo da AAFP, da WSAVA e dos Grupos de Diretrizes Vacinais ABCD sobre recomendações vacinais em felinos.

Vacina	Série inicial: filhotes (< 16 semanas)	Série inicial: adultos (> 16 semanas)	Reforços
VACINAS FUNDAMENTAIS			
FPV	Primeira dose com 8 semanas (ou até 6 semanas), reforço a cada 3 a 4 semanas até 16 semanas de vida	Duas doses, intervalo de 3 a 4 semanas	Reforço 1 ano após a última vacina do filhote; depois, a cada 3 anos
FHV-1 + FCV	Primeira dose com 8 semanas (ou até 6 semanas), reforço a cada 3 a 4 semanas até 16 semanas de vida	Duas doses, intervalo de 3 a 4 semanas	Reforço 1 ano após a última vacina do filhote; depois, a cada 3 anos
Raiva: com vetor de vírus carinapox	Começar já com 8 semanas, revacinação 1 ano depois	Duas doses, intervalo de 1 ano	Anualmente, ou cada 3 anos, dependendo da legislação local e do licenciamento do produto
Raiva: vírus morto	Iniciar já com 12 semanas; revacinação 1 ano depois	Duas doses, intervalo de 1 ano	Anualmente, ou cada 3 anos, dependendo da legislação local e do licenciamento do produto
VACINAS NÃO FUNDAMENTAIS			
FeLV	Iniciar já com 8 semanas; reforço 3 a 4 semanas depois	Duas doses, intervalo de 3 a 4 semanas	Reforço 1 ano após a última vacina do filhote; a seguir, anualmente para gatos sob risco contínuo (o ABCD recomenda reforço de vacinas a cada 2 a 3 anos após 3 a 4 anos de idade)
FIV	Iniciar já com 8 semanas; reforço a cada 2 a 3 semanas para duas doses adicionais (são necessárias 3 doses)	Necessidade de três doses; intervalo de 2 a 3 semanas	Reforço 1 ano após a última vacina do filhote; depois, anualmente para gatos sob risco contínuo
FIP	Primeira dose com 16 semanas; reforço 3 a 4 semanas depois	Duas doses; intervalo de 3 a 4 semanas	Reforço anual recomendado pelo fabricante da vacina
Chlamydophila felis	Iniciar já com 9 semanas; reforço 3 a 4 semanas depois	Duas doses; intervalo de 3 a 4 semanas	Reforço anual para gatos sob risco contínuo
Bordetella bronchiseptica	Dose única já com 8 semanas	Dose única	Reforço anual para gatos sob risco contínuo

FPV, vírus da panleucopenia felina; *FHV*, herpes-vírus felino; *FCV*, calicivírus felino; *FeLV*, vírus da leucemia felina; *FIV*, vírus da imunodeficiência felina; *FIP*, peritonite infecciosa felina.

Quase sempre os filhotes são inscritos em aulas de socialização entre 7 e 14 semanas de vida, jovens demais para terem recebido um conjunto completo de vacinações. De modo ideal, o tamanho do grupo deve ser limitado a menos de 8 gatinhos. Além disso, eles devem receber, no mínimo, uma vacina FVP, FHV-1 e FCV, pelo menos 10 dias antes da primeira aula.[80]

Vírus da panleucopenia felina

Em geral, a vacinação contra FPV é bastante eficaz, com a maioria dos gatos sendo completamente protegida contra doenças e infecções. Mesmo a vacinação sendo muito eficaz, o FPV permanece como um vírus prevalente. Além disso, todos os três grupos de diretrizes de vacinas de felinos (FVGG) recomendam a vacina contra o FPV fundamental. Em filhotes, a vacinação deve começar já com 6 a 8 semanas de vida, e as inoculações devem ser repetidas a cada 3 a 4 semanas até que o gato tenha 16 a 20 semanas. Administrar uma vacina final às 16 a 20 semanas de idade ajuda a assegurar uma eficácia ótima nos gatos em que os níveis altos de ADM possam impedir uma boa resposta em idade precoce. As vacinas com vírus vivo modificado não devem ser usadas em filhotes com menos de 4 semanas de vida ou em gatas gestantes por causa do risco de lesão cerebelar no cérebro em desenvolvimento. Nas situações de alto risco, as vacinas injetáveis com vírus vivo modificado podem proporcionar o início mais rápido de imunidade, enquanto as vacinas intranasais podem ser menos eficientes. Em gatos infectados por FeLV e FIV e nos gatos imunocomprometidos, recomenda-se utilizar uma vacina com vírus morto em vez de vacina com vírus vivo modificado.

Estudos demonstraram DOI prolongado após vacinação bem-sucedida com FPV. Por isso, todos os três FVGG recomendaram o reforço com 1 ano de vida, sucedido por reforços com intervalos a partir de 3 anos.

Herpes-vírus felino e calicivírus felino

Tanto o FHV-1 quanto o FCV são vírus de distribuição bastante ampla; a infecção é extremamente comum e a vacinação desempenha papel importante no controle da doença. A vacinação é importante para proteger os gatos contra doença e reduzir a gravidade da doença em gatos infectados, embora necessariamente a vacinação não evite a infecção por esse vírus (em parte porque existem muitas cepas diferentes de FCV, e parcialmente por causa da dificuldade inerente em induzir a imunidade esterilizadora contra esses vírus). Os gatos vacinados também podem se tornar portadores e transmitir a infecção a outros. Devido à natureza prevalente desses vírus e à doença grave que às vezes causam, os três FVGG recomendam essas vacinas como fundamentais. De modo semelhante ao FPV, as recomendações são de iniciar a vacinação com 6 a 9 semanas de idade e repetir a cada 3 a 4 semanas até 16 semanas de vida. A vacinação precoce (a partir de cerca de 4 a 6 semanas) é particularmente adequada em situações de alto risco ou quando o estado de anticorpos derivados da mãe for questionável. Assim como no FPV, nos gatos infectados por FeLV e FIV e naqueles imunocomprometidos, recomendam-se as vacinas com vírus mortos.

As diretrizes da AAFP e da WSAVA sugerem a aplicação do primeiro reforço com 1 ano de vida, sucedido por inoculações de reforço a cada 3 anos (embora a AAFP sugira considerar reforços se o animal for enfrentar uma conhecida situação de alto risco, como abrigo para gatos). Por outro lado, as diretrizes do ABCD em geral recomendam reforços anuais para FHV-1 em todas as situações, exceto as de baixo risco, e reforços a cada 3 anos para FCV. Entretanto, o ABCD define gatos de baixo risco como aqueles mantidos estritamente dentro de casa e sem entrar em contato com outros gatos. Talvez seja questionável se esses gatos possam ser definidos como de baixo risco, já que seu estilo de vida confere pouca ou nenhuma exposição a vírus respiratórios e, consequentemente, pequena ou nenhuma oportunidade de reforço natural de imunidade. Embora no mínimo uma vacina comercial tenha sido disponibilizada com um isolado de FCV com uma cepa virulenta, a AAFP mostrou que, como os surtos de doença sistêmica virulenta são causados por mutações únicas e variáveis de isolados de FCV, a incorporação de tal variante em uma vacina é improvável de apresentar benefícios consideráveis na proteção contra outras possíveis cepas.

Vírus da leucemia felina

A infecção pelo FeLV tem sido uma das principais causas infecciosas de morte em populações de gatos domésticos. Por muitos anos, as políticas de teste e remoção foram o principal modo de controlar a infecção por FeLV. Embora isso ainda seja adequado em colônias de cruzamento, não há dúvidas de que a introdução de vacinas eficazes contra FeLV tem desempenhado um papel muito importante no controle dessa doença entre gatos de companhia. Existem diversas vacinas contra FeLV, e há diferenças acentuadas na maneira pela qual muitas dessas vacinas foram desenvolvidas, o que pode provocar diferenças consideráveis na eficácia entre elas.[89,96] Os três FVGG veem a vacinação contra FeLV como não fundamental, já que nem todos os gatos necessariamente correm risco de infecção (em geral, o vírus requer o contato mais prolongado e próximo entre os gatos para a transmissão eficiente). A vacinação de filhotes é iniciada com 8 a 9 semanas de vida, com a segunda vacina administrada 3 a 4 semanas depois. Recomenda-se a testagem para FeLV antes da imunização, e, como nenhuma vacina contra FeLV pode garantir proteção

completa, ela não deve ser vista como um modo infalível de proteger os gatos contra FeLV que vivem entre gatos infectados por esse vírus.

A AAFP recomenda que seja bastante considerada a vacinação de todos os filhotes contra FeLV. Esta é uma recomendação lógica e séria, pois raramente é possível predizer com absoluta certeza qual ambiente e qual estilo de vida um filhote terá (e, consequentemente, qual o risco futuro potencial de exposição) e também porque os filhotes são o grupo etário mais suscetível à infecção pelo vírus.

Quando necessário, os grupos da AAFP e WSAVA recomendam vacinações anuais de reforço para FeLV, enquanto o grupo ABCD recomenda reforços anuais até 3 a 4 anos de vida e, então, reforços a cada 2 a 3 anos. Esta última recomendação tem o mérito de a DOI para vacinas para FeLV superior a 12 meses (embora faltem estudos específicos avaliando esse fato). Desse modo, tradicionalmente pensa-se que exista uma resistência natural à infecção, relacionada com a idade, o que significa que gatos mais velhos apresentam menor probabilidade de se infectar do que aqueles mais jovens.

Vírus da raiva

A vacinação contra o vírus da raiva é considerada fundamental pelos três FVGG onde a raiva seja endêmica ou onde a vacinação seja necessária por lei. O vírus da raiva é um agente zoonótico importante. A vacinação contra a raiva é bastante eficaz após uma única inoculação e existem vacinas recombinantes, com vetores e com vírus mortos. Em geral, os três FVGG recomendam a vacinação de filhotes com 12 a 16 semanas de vida, a fim de evitar quaisquer riscos de interferência a partir dos anticorpos derivados da mãe, embora a vacinação mais precoce (a partir de 8 semanas) seja possível com algumas vacinas. Os três grupos recomendam o reforço aos 12 meses e, depois, inoculações a cada 1 a 3 anos, dependendo dos regulamentos legais e da licença da vacina.

Vírus da imunodeficiência felina

O uso de vacinas contra FIV permanece controverso. Uma das principais dificuldades com a vacina contra FIV atualmente disponível é que ela induz a resposta de anticorpos indistinguível daquela provocada por infecção natural e, assim, os gatos vacinados mostram resultados positivos em testes diagnósticos sorológicos utilizados rotineiramente (e sabe-se que anticorpos induzidos por vacina persistem por, no mínimo, 12 meses). Algumas perguntas também surgiram com relação à eficácia, e, embora tenha sido demonstrada a proteção cruzada com outras cepas ou clades de FIV em alguns estudos,[45,46,48,75] a vacina não induziu proteção contra um isolado de FIV virulento oriundo do Reino Unido em um estudo.[23] Além disso, ela não foi ainda testada amplamente contra isolados europeus do vírus. A AAFP recomenda que a vacina contra FIV seja considerada não fundamental, com uso restrito a gatos sob alto risco de infecção, com a testagem de anticorpos sendo realizada imediatamente antes da vacinação e os gatos vacinados sendo permanentemente identificados como tal (p. ex., por meio de *microchips*). Contudo, a WSAVA não recomenda a vacina contra FIV e o ABCD estipula que não se recomenda a vacina na Europa pelas razões citadas.

Peritonite infecciosa felina

Existe controvérsias semelhantes acerca do uso da vacina contra peritonite infecciosa felina (PIF) atualmente disponível. A AAFP afirma que esta vacina, em geral, não é recomendada, afirmando que, embora ela (uma vacina com coronavírus felino [FCoV] intranasal vivo modificado termossensível) se mostre segura, foram levantadas questões importantes relacionadas com sua eficácia. Isso porque apenas gatos soronegativos (e potencialmente sem FCoV) são passíveis de responder à vacinação e mostrar alguma proteção. A vacina não está licenciada para uso em filhotes com menos de 16 semanas de vida, e os gatinhos que crescem em ambientes onde o FCoV é endêmico (ou seja, aqueles mais passíveis de se beneficiarem com a vacinação) provavelmente já foram expostos ao vírus em tal idade, o que torna a vacinação irrelevante. De modo semelhante, a WSAVA afirma que a vacina contra PIF não é recomendada, enquanto o ABCD a classifica como não fundamental e recomenda que ela seja considerada em filhotes passíveis de serem soronegativos, mas que possam subsequentemente pertencer a um meio endêmico com relação a FCoV. O ABCD observa que a imunidade induzida pela vacina, provavelmente, é de curta duração e indica vacinações de reforço regulares (anuais) quando o uso for justificado.

Chlamydophila felis e Bordetella bronchiseptica

Tanto a *Chlamydophila felis* quanto a *Bordetella bronchiseptica* podem causar doenças dos tratos ocular e respiratório superior, sendo mais prevalentes em ambientes com vários gatos. Entretanto, diferentemente do FCV e do FHV-1, tanto a *C. felis* quanto a *B. bronchiseptica* podem eficientemente ser tratadas com antibióticos, e esses agentes não são tão prevalentes como as causas virais de doença do trato respiratório superior. Embora a vacinação possa prevenir ou reduzir a gravidade da doença clínica, e o início da proteção com a vacina intranasal contra *B. bronchiseptica* seja muito rápido, os três FVGG recomendam que essas vacinas sejam consideradas não fundamentais, com seu uso restrito a gatos sob risco de exposição em ambientes com múltiplos gatos (i. e., onde esses agentes se mostraram endêmicos). Os antibióticos devem ser evitados no momento da administração de vacinas bacterianas vivas modificadas. Por isso, o ABCD recomenda que a vacinação contra *B. bronchiseptica* seja evitada em gatos imunossuprimidos.

Resumo

A vacinação tem papel fundamental no controle de muitas doenças. No entanto, é preciso cuidado no desenvolvimento de programas de vacinação adequados às necessidades do gato individualmente. A vacinação de todos os gatos contra determinados patógenos comuns e importantes pode ser justificada, porém, para outros patógenos, a escolha de vacinar ou não deve ser feita cuidadosamente conforme a epidemiologia local, o estilo de vida no gato e a discussão sobre os riscos e benefícios da vacinação com o proprietário do animal. O objetivo declarado da WSAVA – vacinar todo animal, porém cada um menos frequentemente – é bastante louvável. Para muitas vacinas, cada vez mais demonstram-se DOI prolongada, e os veterinários devem se esforçar para não vacinar com maior frequência do que o necessário. Convém observar que, nos EUA, desde 1998, quando a AAFP introduziu recomendações para imunização de reforço para vacinas fundamentais com menor frequência (ou seja, a cada 3 anos) e apesar da aparente captação disseminada dessa recomendação, não tem havido relatos ou sugestões de surtos de doença que, de outro modo, seriam prevenidos por vacinação mais frequente.

Ainda são necessárias mais informações para conciliar algumas das discrepâncias entre as indicações dos três FVGGs internacionais e para promover uma base de evidências mais ampla para o refinamento e as alterações contínuas dessas recomendações, porém emergindo um consenso crescente relacionado com a maneira de empregar as vacinas de felinos. Também é notável que a AAFP tenha feito recomendações sobre o local de administração de vacinas em felinos para ajudar a identificar aquelas que estejam associadas ao desenvolvimento de sarcomas no local da injeção e para possibilitar tratamento mais eficaz desses nas raras ocasiões em que surgem. As recomendações quanto ao local da vacina são:

- FPV, FHV-1, FCV (± *C. felis*): administradas por via subcutânea no membro anterior direito lateral, abaixo do cotovelo
- Raiva: administrada por via subcutânea no membro posterior direito lateral abaixo da rótula
- FeLV e/ou FIV: administradas por via subcutânea no membro posterior esquerdo lateral, abaixo da rótula
- O local das outras medicações deve ser anotado.

O valor desse procedimento foi enfatizado por uma publicação recente mostrando que o uso de tais recomendações, de fato, tem tido sucesso na alteração da distribuição anatômica dos sarcomas do local da injeção e podem, consequentemente, ter impacto importante sobre o controle da doença quando esse efeito colateral devastador ocorre.[86]

Comunicação com o proprietário e recursos

Os proprietários se deparam com uma quantidade potencialmente avassaladora de informações a cada consulta no veterinário; sendo assim, é essencial a comunicação efetiva para os gatos realmente receberem cuidados de saúde ideais. Estudos em medicina humana demonstram que, após consultas com os médicos, os pacientes se lembram apenas de uma quantidade bastante limitada de informações com precisão, o que leva à necessidade de muitos reforços, como livretos, DVD e *sites* confiáveis para se oferecerem aos proprietários.

Além da literatura concebida pelos veterinários para seus próprios proprietários, muitos outros recursos estão disponíveis para ajudá-los. Os *sites* podem ser direcionados para os donos de animais de companhia, os veterinários ou ambos. Alguns recursos úteis para o veterinário de felinos e o dono de gatos estão relacionados na Tabela 8.6.

Tabela 8.6 **Outros recursos da web para cuidados de saúde em felinos.**

Categoria		Veterinário	Proprietário/dono
INFORMAÇÕES GERAIS SOBRE BEM-ESTAR			
Feline Advisory Bureau (FAB)	http://www.fabcats.org	✓	✓
Morris Animal Foundation Healthy Happy Cat	http://www.research4cats.org		✓
Veterinary Partner	http://www.veterinarypartner.com		✓
CATalyst Council	http://www.catalystcouncil.org	✓	✓
AAHA Compliance Study (2003, 2009)	http://www.aahanet.org	✓	
Veterinary Information Network	http://www.vin.com	✓	
Felipedia	http://www.felipedia.org	✓	✓
The Cat Group	http://www.thecatgroup.org.uk	✓	✓
Cornell Feline Health Center	http://www.vet.cornell.edu/fhc	✓	✓
Winn Feline Foundation	http://www.winnfelinehealth.org	✓	✓
COMPORTAMENTO, MEIO AMBIENTE E EXPERIÊNCIA VETERINÁRIA			
OSU Indoor Cat Initiative	http://www.indoorcat.org	✓	✓
Humane Society of US – Indoor Cats	http://www.hsus.org	✓	✓
FAB Cat Friendly Practice	http://www.fabcats.org	✓	
Dumb Friends League: Playing With Your Cat	http://www.ddfl.org		✓
NUTRIÇÃO E DIETA			
American College of Veterinay Nutrition	http://www.acvn.org	✓	
CUIDADOS CLÍNICOS/ODONTOLÓGICOS			
AAFP Vaccination Guidelines	http://www.catvets.com	✓	
AAFP Zoonoses Guidelines	http://www.catvets.com	✓	
AAFP Retrovirus Testing Guidelines	http://www.catvets.com	✓	
AAFP Feline Senior Care Guidelines	http://www.catvets.com	✓	✓
AAHA Senior Care Guidelines For Dogs & Cats	http://www.aahanet.org	✓	
AAHA Dental Care Guidelines for Dogs & Cats	http://www.aahanet.org	✓	
AAHA/AAFP Pain Management Guidelines	http://www.aahanet.org	✓	
International Veterinary Academy of Pain Management	http://www.ivapm.org	✓	
Veterinary Anesthesia and Analgesia Support Group	http://www.vasg.org	✓	
PREVENÇÃO DE PARASITAS			
Veterinary Parasitology Image Database	http://instruction.cvhs.okstate.edu	✓	
Companion Animal Parasite Council	http://www.petsandparasites.org		✓
VACINAÇÃO			
European Advisory Board on Cat Diseases	http://www.abcd-vets.org	✓	

Referências bibliográficas

1. AAHA: *Six steps to higher-quality patient care*, Lakewood, Colo, 2009, AAHA Press.
2. Adamelli S, Marinelli L, Normando S et al: Owner and cat features influence the quality of life of the cat, *Appl Anim Behav Sci* 94:89, 2005.
3. Addie D, Belák S, Boucraut-Baralon C et al: Feline infectious peritonitis. ABCD guidelines on prevention and management, *J Feline Med Surg* 11:594, 2009.
4. Allan FJ, Pfeiffer DU, Jones BR et al: A cross-sectional study of risk factors for obesity in cats in New Zealand, *Prev Vet Med* 46:183, 2000.
5. Barutzki D, Schaper R: Endoparasites in dogs and cats in Germany 1999-2002, *Parasitol Res* 90(Suppl 3):S148, 2003.
6. Bauer JE: Metabolic basis for the essential nature of fatty acids and the unique dietary fatty acid requirements of cats, *J Am Vet Med Assoc* 229:1729, 2006.
7. Belsito KR, Vester BM, Keel T et al: Impact of ovariohysterectomy and food intake on body composition, physical activity, and adipose gene expression in cats, *J Anim Sci* 87:594, 2009.
8. Bergman L, Hart B, Bain M et al: Evaluation of urine marking by cats as a model for understanding veterinary diagnostic and treatment approaches and client attitudes, *J Am Vet Med Assoc* 221:1282, 2002.
9. Biller D, DiBartola S, Eaton K et al: Inheritance of polycystic kidney disease in Persian cats, *J Hered* 87:1, 1996.
10. Bradshaw JW: The evolutionary basis for the feeding behavior of domestic dogs (*Canis familiaris*) and cats (*Felis catus*), *J Nutr* 136:1927S, 2006.
11. Brown S, Atkins C, Bagley R et al: Guidelines for the identification, evaluation, and management of systemic hypertension in dogs and cats, *J Vet Intern Med* 21:542, 2007.
12. Buffington CA: External and internal influences on disease risk in cats, *J Am Vet Med Assoc* 220:994, 2002.

13. Buffington CA: Dry foods and risk of disease in cats, *Can Vet J* 49:561, 2008.

14. Buffington CA, Westropp JL, Chew DJ et al: Clinical evaluation of multimodal environmental modification (MEMO) in the management of cats with idiopathic cystitis, *J Feline Med Surg* 8:261, 2006.

15. Calvete C, Lucientes J, Castillo JA et al: Gastrointestinal helminth parasites in stray cats from the mid-Ebro Valley, Spain, *Vet Parasitol* 75:235, 1998.

16. Caro T: Predatory behaviour and social play in kittens, *Behaviour* 76:1, 1981.

17. Clancy E, Moore A, Bertone E: Evaluation of cat and owner characteristics and their relationships to outdoor access of owned cats, *J Am Vet Med Assoc* 222:1541, 2003.

18. Clarke DL, Wrigglesworth D, Holmes K et al: Using environmental and feeding enrichment to facilitate feline weight loss, *J Anim Physiol Anim Nutr (Berl)* 89:427, 2005.

19. Colliard L, Paragon B-M, Lemuet B et al: Prevalence and risk factors of obesity in an urban population of healthy cats, *J Feline Med Surg* 11:135, 2009.

20. Davis-Wurzler GM: Current vaccination strategies in puppies and kittens, *Vet Clin North Am Small Anim Pract* 36:607, 2006.

21. Day MJ, Horzinek MC, Schultz RD: Guidelines for the vaccination of dogs and cats. Compiled by the Vaccination Guidelines Group (VGG) of the World Small Animal Veterinary Association (WSAVA), *J Small Anim Pract* 48:528, 2007.

22. Dryden M, Payne P, Ridley R et al: Gastrointestinal parasites: the practice guide to accurate diagnosis and treatment, *Comp Contin Edu Pract Vet* 28:3, 2006.

23. Dunham SP, Bruce J, MacKay S et al: Limited efficacy of an inactivated feline immunodeficiency virus vaccine, *Vet Rec* 158:561, 2006.

24. Egberink H, Addie D, Belak S et al: *Bordetella bronchiseptica* infection in cats ABCD guidelines on prevention and management, *J Feline Med Surg* 11:610, 2009.

25. Epstein M, Kuehn NF, Landsberg G et al: AAHA senior care guidelines for dogs and cats, *J Am Anim Hosp Assoc* 41:81, 2005.

26. Fatjo J, Ruiz-de-la-Torre JL, Manteca X: The epidemiology of behavioural problems in dogs and cats: a survey of veterinary practitioners, *Animal Welfare* 15:179, 2006.

27. Fekete SG, Fodor K, Proháczik A et al: Comparison of feed preference and digestion of three different commercial diets for cats and ferrets, *J Anim Physiol Anim Nutr (Berl)* 89:199, 2005.

28. Fisher M: *Toxocara cati:* an underestimated zoonotic agent, *Trends Parasitol* 19:167, 2003.

29. Fries R, Heaney AM, Meurs KM: Prevalence of the myosin-binding protein C mutation in Maine Coon cats, *J Vet Intern Med* 22:893, 2008.

30. Frymus T, Addie D, Belak S et al: Feline rabies ABCD guidelines on prevention and management, *J Feline Med Surg* 11:585, 2009.

31. Gaskell R, Gettinby G, Graham S et al: Veterinary Products Committee working group report on feline and canine vaccination, *Vet Rec* 150:126, 2002.

32. Gates MC, Nolan TJ: Endoparasite prevalence and recurrence across different age groups of dogs and cats, *Vet Parasitol* 166:153, 2009.

33. Girard N, Servet E, Biourge V et al: Feline tooth resorption in a colony of 109 cats, *J Vet Dent* 25:166, 2008.

34. Girard N, Servet E, Biourge V et al: Periodontal health status in a colony of 109 cats, *J Vet Dent* 26:147, 2009.

35. Gobar G, Kass P: World Wide Web–based survey of vaccination practices, postvaccinal reactions, and vaccine site–associated sarcomas in cats, *J Am Vet Med Assoc* 220:1477, 2002.

36. Gow AG, Gow DJ, Hall EJ et al: Prevalence of potentially pathogenic enteric organisms in clinically healthy kittens in the UK, *J Feline Med Surg* 11:655, 2009.

37. Graves TK: Hyperthyroidism and the kidneys. In August J, editor: *Consultations in feline internal medicine*, ed 6, St Louis, 2010, Saunders Elsevier, p 269.

38. Gruffydd-Jones T, Addie D, Belak S et al: *Chlamydophila felis* infection ABCD guidelines on prevention and management, *J Feline Med Surg* 11:605, 2009.

39. Heidenberger E: Housing conditions and behavioural problems of indoor cats as assessed by their owners, *Appl Anim Behav Sci* 52:345, 1997.

40. Hoenig M, Ferguson DC: Effects of neutering on hormonal concentrations and energy requirements in male and female cats, *Am J Vet Res* 63:634, 2002.

41. Holmstrom SE, Bellows J, Colmery B et al: AAHA dental care guidelines for dogs and cats, *J Am Anim Hosp Assoc* 41:277, 2005.

42. Horzinek MC, Thiry E: Vaccines and vaccination: the principles and the polemics, *J Feline Med Surg* 11:530, 2009.

43. Hosie MJ, Addie D, Belák S et al: Feline immunodeficiency. ABCD guidelines on prevention and management, *J Feline Med Surg* 11:575, 2009.

44. Howe LM: Short-term results and complications of prepubertal gonadectomy in cats and dogs, *J Am Vet Med Assoc* 211:57, 1997.

45. Huang C, Conlee D, Gill M et al: Dual-subtype feline immunodeficiency virus vaccine provides 12 months of protective immunity against heterologous challenge, *J Feline Med Surg* 12:451, 2010.

46. Huang C, Conlee D, Loop J et al: Efficacy and safety of a feline immunodeficiency virus vaccine, *Anim Health Res Rev* 5:295, 2004.

47. Kienzle E, Bergler R: Human–animal relationship of owners of normal and overweight cats, *J Nutr* 136:1947S, 2006.

48. Kusuhara H, Hohdatsu T, Okumura M et al: Dual-subtype vaccine (Fel-O-Vax FIV) protects cats against contact challenge with heterologous subtype B FIV infected cats, *Vet Microbiol* 108:155, 2005.

49. Levy J, Crawford C, Hartmann K et al: 2008 American Association of Feline Practitioners' feline retrovirus management guidelines, *J Feline Med Surg* 10:300, 2008.

50. Levy J, Scott H, Lachtara J et al: Seroprevalence of feline leukemia virus and feline immunodeficiency virus infection among cats in North America and risk factors for seropositivity, *J Am Vet Med Assoc* 228:371, 2006.

51. Litster AL, Atwell RB: Feline heartworm disease: a clinical review, *J Feline Med Surg* 10:137, 2008.

52. Little S, Sears W, Lachtara J et al: Seroprevalence of feline leukemia virus and feline immunodeficiency virus infection among cats in Canada, *Can Vet J* 50:644, 2009.

53. Lommer MJ, Verstraete FJ: Radiographic patterns of periodontitis in cats: 147 cases (1998-1999), *J Am Vet Med Assoc* 218:230, 2001.

54. Lord LK, Ingwersen W, Gray JL et al: Characterization of animals with microchips entering animal shelters, *J Am Vet Med Assoc* 235:160, 2009.

55. Lord LK, Wittum TE, Ferketich AK et al: Search and identification methods that owners use to find a lost cat, *J Am Vet Med Assoc* 230:217, 2007.

56. Lue TW, Pantenburg DP, Crawford PM: Impact of the owner-pet and client-veterinarian bond on the care that pets receive, *J Am Vet Med Assoc* 232:531, 2008.

57. Lutz H, Addie D, Belak S et al: Feline leukaemia ABCD guidelines on prevention and management, *J Feline Med Surg* 11:565, 2009.

58. Martin LJ, Siliart B, Dumon HJ et al: Spontaneous hormonal variations in male cats following gonadectomy, *J Feline Med Surg* 8:309, 2006.

59. Meurs K, Sanchez X, David R et al: A cardiac myosin binding protein C mutation in the Maine Coon cat with familial hypertrophic cardiomyopathy, *Hum Mol Genet* 14:3587, 2005.

60. Meurs KM, Norgard MM, Ederer MM et al: A substitution mutation in the myosin binding protein C gene in ragdoll hypertrophic cardiomyopathy, *Genomics* 90:261, 2007.

61. Moffat K, Landsberg G: An investigation into the prevalence of clinical signs of cognitive dysfunction syndrome (CDS) in cats, *J Am Anim Hosp Assoc* 39:512, 2003.

62. Mooney CT: Hyperthyroidism. In Ettinger S, Feldman EC, editors: *Textbook of veterinary internal medicine diseases of the dog and cat*, ed 6, St Louis, 2005, Elsevier Saunders, p 1544.

63. Moore GE, DeSantis-Kerr AC, Guptill LF et al: Adverse events after vaccine administration in cats: 2,560 cases (2002-2005), *J Am Vet Med Assoc* 231:94, 2007.

64. Morris JG: Idiosyncratic nutrient requirements of cats appear to be diet-induced evolutionary adaptations, *Nutr Res Rev* 15:153, 2002.

65. Neilson J: Thinking outside the box: feline elimination, *J Feline Med Surg* 6:5, 2004.

66. Neilson JC: House soiling in cats. In Horwitz DF, Mills DS, editors: *BSAVA manual of canine and feline behavioural medicine*, ed 2, Cheltenham, UK, 2009, British Small Animal Veterinary Association, p 117.

67. Neville PF: An ethical viewpoint: the role of veterinarians and behaviourists in ensuring good husbandry for cats, *J Feline Med Surg* 6:43, 2004.

68. Nichol S, Ball S, Snow K: Prevalence of intestinal parasites in feral cats in some urban areas of England, *Vet Parasitol* 9:107, 1981.

69. Nijland ML, Stam F, Seidell JC: Overweight in dogs, but not in cats, is related to overweight in their owners, *Public Health Nutr* 13:102, 2010.

70. Overall K, Rodan I, Beaver B et al: Feline behavior guidelines from the American Association of Feline Practitioners, *J Am Vet Med Assoc* 227:70, 2005.

71. Overall KL: The veterinary importance of clinical behavior medicine. In *Clinical behavioral medicine for small animals*, St Louis, 1997, Mosby, p 1.

72. Palmer CS, Thompson RC, Traub RJ et al: National study of the gastrointestinal parasites of dogs and cats in Australia, *Vet Parasitol* 151:181, 2008.

73. Peachey SE, Harper EJ: Aging does not influence feeding behavior in cats, *J Nutr* 132:1735S, 2002.

74. Pittari J, Rodan I, Beekman G et al: American Association of Feline Practitioners. Senior Care Guidelines, *J Feline Med Surg* 11:763, 2009.

75. Pu R, Sato E, Coleman J et al: Dual-subtype FIV vaccine protection against virulent heterologous subtype virus. 7th International Feline Retrovirus Research Symposium 2004.

76. Radford AD, Addie D, Belak S et al: Feline calicivirus infection ABCD guidelines on prevention and management, *J Feline Med Surg* 11:556, 2009.

77. Ray JD, Jr., Eubanks DL: Dental homecare: teaching your clients to care for their pet's teeth, *J Vet Dent* 26:57, 2009.

78. Rebar A: Maximize diagnostic value: use laboratory profiling to establish baselines and follow trends in health and disease, *Dx Consult* 2:8, 2009.

79. Reberg SR, Blakemore JC, Thorpe RJ: *Dermatophytosis in shelter cats in northeastern Indiana: a survey of disease prevalence and the influence of shelter management practices*. AAVD/ACVD Proceedings 1999, p 39.

80. Richards JR, Elston TH, Ford RB et al: The 2006 American Association of Feline Practitioners Feline Vaccine Advisory Panel report, *J Am Vet Med Assoc* 229:1405, 2006.

81. Robertson ID: The influence of diet and other factors on owner-perceived obesity in privately owned cats from metropolitan Perth, Western Australia, *Prev Vet Med* 40:75, 1999.

82. Scarlett JM, Donoghue S, Saidla J et al: Overweight cats: prevalence and risk factors, *Int J Obes Relat Metab Disord* 18 (Suppl 1):S22, 1994.

83. Scarlett JM, Salman MD, New JG et al: The role of veterinary practitioners in reducing dog and cat relinquishments and euthanasias, *J Am Vet Med Assoc* 220:306, 2002.

84. Schultz RD, Thiel B, Mukhtar E et al: Age and long-term protective immunity in dogs and cats, *J Comp Pathol* 142 (Suppl 1):S102, 2010.

85. Seibert LM, Landsberg GM: Diagnosis and management of patients presenting with behavior problems, *Vet Clin North Am Small Anim Pract* 38:937, 2008.

86. Shaw SC, Kent MS, Gordon IK et al: Temporal changes in characteristics of injection-site sarcomas in cats: 392 cases (1990-2006), *J Am Vet Med Assoc* 234:376, 2009.

87. Shore ER, Burdsal C, Douglas DK: Pet owners' views of pet behavior problems and willingness to consult experts for assistance, *J Appl Anim Welf Sci* 11:63, 2008.

88. Spain C, Scarlett J, Houpt K: Long-term risks and benefits of early-age gonadectomy in cats, *J Am Vet Med Assoc* 224:372, 2004.

89. Sparkes AH: Feline leukaemia virus: a review of immunity and vaccination, *J Small Anim Pract* 38:187, 1997.

90. Stasiak M: The development of food preferences in cats: the new direction, *Nutr Neurosci* 5:221, 2002.

91. Stubbs WP, Bloomberg MS, Scruggs SL et al: Effects of prepubertal gonadectomy on physical and behavioral development in cats, *J Am Vet Med Assoc* 209:1864, 1996.

92. Sung W, Crowell-Davis SL: Elimination behavior patterns of domestic cats *(Felis catus)* with and without elimination behavior problems, *Am J Vet Res* 67:1500, 2006.

93. Taylor P, Funk C, Craighill P: Gauging family intimacy: dogs edge cats (dads trail both): Pew Research Center, 2006.

94. Thiry E, Addie D, Belak S et al: Feline herpesvirus infection ABCD guidelines on prevention and management, *J Feline Med Surg* 11:547, 2009.

95. Toribio J-ALM, Norris JM, White JD et al: Demographics and husbandry of pet cats living in Sydney, Australia: results of cross-sectional survey of pet ownership, *J Feline Med Surg* 11:449, 2009.

96. Torres AN, O'Halloran KP, Larson LJ et al: Feline leukemia virus immunity induced by whole inactivated virus vaccination, *Vet Immunol Immunopathol* 134:122, 2010.

97. Truyen U, Addie D, Belak S et al: Feline panleukopenia ABCD guidelines on prevention and management, *J Feline Med Surg* 11:538, 2009.

98. Verstraete FJ, Kass PH, Terpak CH: Diagnostic value of full-mouth radiography in cats, *Am J Vet Res* 59:692, 1998.

99. Vogt AH, Rodan I, Brown M et al: AAFP-AAHA: Feline life stage guidelines, *J Feline Med Surg* 12:43, 2010.

100. Volk J, Merle C: *A veterinarian's guide to pet health insurance*, Schaumberg, Ill, 2009, National Commission on Veterinary Economic Issues.

101. Wyrwicka W: Social effects on development of food preferences, *Acta Neurobiol Exp (Wars)* 53:485, 1993.

102. Yamamoto N, Kon M, Saito T et al: [Prevalence of intestinal canine and feline parasites in Saitama Prefecture, Japan], *Kansenshogaku Zasshi* 83:223, 2009.

103. Zoran DL: Feline obesity: clinical recognition and management, *Comp Contin Educ Vet* 31:284, 2009.

Comportamento dos Gatos

Editora: Kersti Seksel

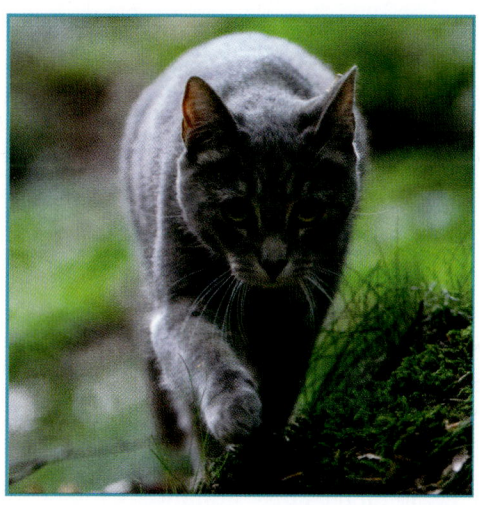

Desenvolvimento do Filhote

Gary Landsberg e Jacqueline Mary Ley

O desenvolvimento de um filhote, desde o período neonatal dependente, em que a habilidade de perceber e responder a estímulos está limitada, até a etapa independente com a fisiologia totalmente desenvolvida (na qual o animal é capaz de cuidar de si próprio, caçar e interagir com outros gatos), é um processo rápido, embora complexo, influenciado por vários fatores. Estes últimos envolvem a genética do pai e da mãe, o ambiente do útero e o ambiente do filhote após o nascimento. Há uma mudança complexa de desenvolvimento neurológico, fisiológico, musculoesquelético e psicológico, que precisa acontecer na sequência correta para ele crescer normalmente. Um dos estágios mais importantes do desenvolvimento do filhote é o período de socialização, durante o qual os gatinhos são mais receptivos a aprender quais coisas e indivíduos devem evitar e ignorar, bem como a partir de quais deles é possível obter benefícios.

Podem ocorrer problemas em qualquer estágio do desenvolvimento, e os efeitos podem ser profundos para os filhotes, especialmente os gatos de companhia. Os gatos cujo comportamento não satisfaça as expectativas dos proprietários correm o risco de serem deixados em um abrigo,[36] onde, provavelmente, serão sacrificados. Compreender o desenvolvimento normal do filhote possibilita que os proprietários adotem os procedimentos corretos para um animal saudável. Também é importante que os clínicos compreendam os comportamentos que os filhotes normalmente exibem em diferentes estágios de desenvolvimento e orientem os proprietários de acordo.

Influência de fatores parentais sobre o desenvolvimento comportamental

Genética

Os gatos são peculiares entre os animais domesticados, pois a maioria de seus acasalamentos não é controlada pelos seres humanos.[11] Muitos filhotes decorrem de cruzamentos oportunistas em que as habilidades sociais do macho e as preferências da fêmea ditam quem será o pai dos gatinhos. A época de cruza para o gato doméstico moderno consiste em múltiplos ciclos estrais ao longo do ano, principalmente da primavera até o verão, com o segundo pico no fim do outono. O gato é capaz de produzir duas ou três ninhadas por ano, dependendo do tempo em que os filhotes permanecem com a mãe após o desmame. A seleção natural é preponderante, em oposição às preferências humanas por cor do pelo e dos olhos, tamanho e temperamento. Embora isso funcione para manter a população felina relativamente livre de doenças genéticas, pode ter efeitos importantes sobre o fato de os gatinhos serem adequados ao papel de animais de companhia. O desenvolvimento do comportamento é o resultado da inter-relação complexa entre fatores hereditários (ou seja, genéticos) e influências ambientais não hereditárias.[6]

Efeitos in utero

O ambiente no útero durante a prenhez pode ter efeitos prolongados sobre o comportamento e o desenvolvimento do filhote individualmente. A nutrição de má qualidade durante a prenhez resulta em uma série de anormalidades comportamentais e físicas dos filhotes. Os gatinhos de mães alimentadas com dieta de baixo teor proteico durante o fim da prenhez e durante a lactação são mais emotivos e se movimentam e vocalizam com maior frequência do que os gatinhos de mães que tiveram uma dieta formulada adequadamente.[20] Esses filhotes também perdem o equilíbrio com maior frequência e apresentam menor interação social com a mãe e em geral. Não está claro se a restrição de proteínas provoca a emotividade ou se as alterações no comportamento da mãe provocadas pela deficiência de proteínas levam à mudança do comportamento dos filhotes. Em outro estudo, quando a alimentação das mães foi restringida até metade de suas necessidades nutricionais, os filhotes demonstraram déficits de crescimento em algumas regiões cerebrais (p. ex., cérebro, cerebelo e tronco encefálico).[38] Foram notórios os atrasos em diversas etapas, como as de sucção, abertura dos olhos, rastejamento, postura, marcha, correr, brincar e escalar.

Há sensibilidade tátil no embrião a partir do 24º dia da vida pré-natal, e o reflexo vestibular de endireitamento desenvolve-se, aproximadamente, no 54º dia de prenhez.[6] Geralmente, os filhotes nascem após uma prenhez de 63 dias.

Fatores maternos

O bom comportamento materno é essencial para o desenvolvimento sadio do filhote. Como os gatinhos nascem cegos, com limitada habilidade de se movimentar e regular a temperatura corporal, eles dependem totalmente das mães (Figura 9.1). Os filhotes podem ser criados em colônia por outras gatas, especialmente em ambientes onde o alimento é abundante. Gatinhos que foram separados da mãe e cresceram criados por seres humanos a partir de 2 semanas de vida mostraram-se mais medrosos e agressivos com relação a pessoas e outros gatos, foram mais sensíveis a estímulos novos, tiveram problemas de aprendizagem e desenvolveram habilidades sociais e parentais fracas.[34,37] Esses efeitos podem ser atenuados, pelo menos em parte, se os gatinhos forem criados pelo ser humano em uma casa com outros gatos.[15,34] Quando as mães receberam dieta racionada, seus filhotes foram mais ativos e aptos a caçar, além de envolverem-se em brincadeiras com objetos.[1,7] Os agentes de estresse da gata, antes e após o nascimento dos filhotes, podem influenciar o comportamento de seus gatinhos. Os filhotes de gatas que receberam dieta com restrição de proteínas vocalizaram mais do que os gatinhos de mães que receberam dieta balanceada.[7]

Fatores paternos

Embora o macho não esteja envolvido na criação dos filhotes, ele mostra ter um forte efeito sobre o desenvolvimento social do filhote. Estudos sobre a personalidade do gato identificaram três tipos de caráter: sociável, confiante e à vontade; tímido e nervoso; e ativo e agressivo.[29,32] Mesmo a genética materna e a influência da mãe e da prole sobre o desenvolvimento inicial sendo importantes, os fatores genéticos do pai parecem ser a influência mais forte para a personalidade. Gatinhos filhos de machos considerados "arrojados" mostraram-se significativamente mais amistosos com as pessoas familiares, menos estressados pela aproximação de pessoas não familiares e mais passíveis de despender tempo frente a um novo objeto.[32]

É claro que a socialização de gatinhos é um processo complexo que envolve a inter-relação de genética, meio ambiente e aprendizado. Entretanto, é provável que alguns gatos selvagens sejam geneticamente tímidos, o que prejudicaria sua convivência com seres humanos. Seus filhotes serão influenciados de modo semelhante, tornando menos certas sua socialização com os seres humanos e sua adequação como animais de companhia.

Desenvolvimento comportamental

Desenvolvimento após o nascimento

Semelhantemente aos padrões identificados em cães durante o desenvolvimento dos filhotes, os gatinhos têm diversos períodos intensos – desde o nascimento até os 6 meses de vida. Eles tendem a apresentar períodos sensíveis mais curtos do que os cãezinhos, e o gatinho de 8 semanas de vida é bastante diferente do cãozinho de 8 semanas de vida no que se refere ao desenvolvimento físico, mental e social. Os estágios iniciais do desenvolvimento (período neonatal e período de transição) costumam ocorrer muito rapidamente. Há importantes marcos em cada um dos períodos sensíveis que correspondem ao desenvolvimento físico dos filhotes felinos. Por exemplo, a mielinização de nervos precisa ocorrer antes que o filhote de gato consiga fazer um ajuste fino de sinais sociais por meio de alterações na postura corporal ou ter comportamentos de caça, como avançar com as garras.

Períodos sensíveis

Neonatal | De 0 a 7 dias

O período neonatal é um momento basicamente de amamentação e sono no qual o filhote depende completamente d mãe. Durante as primeiras 2 semanas, a amamentação e os comportamentos de eliminação são influenciados pela mãe, que proporciona alimento e calor, limpa os filhotes e estimula a defecação e a micção lambendo a área anogenital dos filhotes. O gatinho é guiado por estímulos táteis, térmicos e olfatórios para encontrar a mãe e os irmãos. Os filhotes não ouvem ao nascimento, porém a audição se desenvolve no quinto dia. Os gatinhos mantêm a temperatura corporal apertando-se uns contra os outros e contra a mãe. Inicialmente, os movimentos dos gatinhos recém-nascidos são bastante desajeitados, porém, conforme o sistema nervoso e os músculos amadurecem, e os comportamentos são repetidos, as ações tornam-se mais regulares e eficientes. Por exemplo, com 4 dias de vida, a maioria dos gatinhos

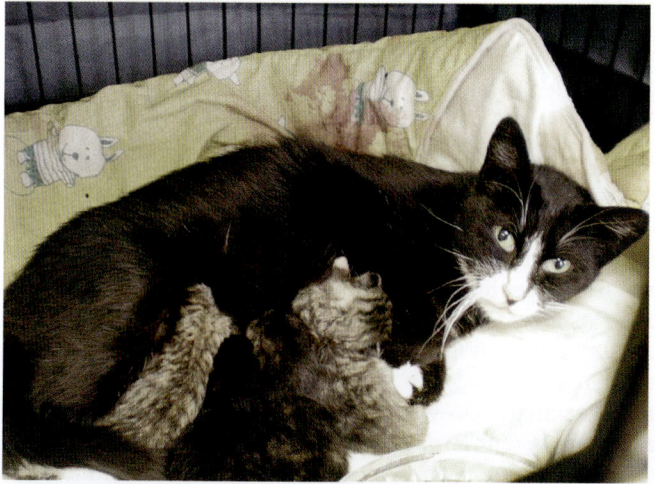

Figura 9.1 Filhotes recém-nascidos dependem totalmente da mãe.

consegue localizar a teta preferida na mãe e ligar-se a ela.[9] O fato é notório e bastante desenvolvido ao nascimento, já que os filhotes usam o olfato para localizar as tetas da mãe e descobrir a preferida. Isso é importante quando os gatinhos apresentam infecções do trato respiratório superior, pois eles não sugam ativamente e talvez precisem de alimentação artificial. Até mesmo filhotes de 2 dias de vida mostram rejeição pronunciada a odores desagradáveis.[8,27]

O gatinho neonato apresenta comportamentos limitados. Pode orientar o corpo em direção ao toque e ao calor, locomover-se por meio de contorções com movimentos de natação dos membros anteriores, sugar e vocalizar. Os gatinhos começam a vocalizar logo após o nascimento. Esses sons atraem a mãe e aumentam a probabilidade de ela amamentar. Ela também localizará um gatinho perdido pelas vocalizações e o trará de volta para o ninho.[9]

Os gatinhos apresentam diversos reflexos ao nascimento. Se tocados na face, eles girarão na direção do lado que foi tocado (reflexo auriculonasocefálico). Um gatinho também girará para o lado que está sendo tocado quando for tocado no flanco. O reflexo fundamental, por meio do qual o filhote se aninha à mãe, aos irmãos ou a qualquer material morno, permanece até 16 dias. Esse comportamento é usado para localizar as tetas. Os gatinhos recém-nascidos apresentam um forte reflexo de sucção, que, inicialmente, é estimulado por objetos na boca ou ao serem tocados na face. O reflexo de sucção é mais forte ao acordar. Os filhotes rapidamente desenvolvem preferências por tetas e se alimentam preferencialmente em uma ou duas tetas.[24] De início, o reflexo de sucção pode ser estimulado tocando-se uma grande área da face do filhote ou colocando pequenos objetos na boca. Entretanto, à medida que ele ganha experiência, a área que produzirá tal resposta estará reduzida à região dos lábios. Ao mesmo tempo, corpos estranhos colocados na boca serão rejeitados.[28] Em geral, o reflexo da sucção desaparece após cerca de 20 dias.[28]

Transição | De 7 a 14 dias

Durante o período de transição, o filhote muda a expressão de comportamentos neonatais limitados e começa a mostrar movimentos de adulto no ato de comer, eliminar, locomover-se e ao interagir socialmente. A partir de cerca de 2 semanas de vida, os filhotes tiram o corpo do chão e movem-se com um andar lento, como se tivessem nadadeiras. Entre 2 e 3 semanas, os olhos e os ouvidos se abrem, o que possibilita ao filhote processar mais informações sobre o meio ambiente. Os olhos se abrem com cerca de 7 a 10 dias. Embora a audição se desenvolva a partir do quinto dia de vida, o gatinho não se orienta na direção dos sons até cerca de 2 semanas. O olfato amadurece completamente com 3 semanas. O desenvolvimento dentário começa entre duas e 3 semanas de vida.

O aninhamento comunitário resulta em filhotes deixando o ninho mais cedo: 20 dias, em comparação com 30 dias para gatinhos criados em ninhada única.[19]

Socialização | De 14 dias a 7 semanas

Durante o período de socialização, os gatinhos começam a explorar seu meio, e conhecem os problemas e os prazeres. Os filhotes desenvolvem a orientação visual e o acompanhar com os olhos na terceira semana, mas não conseguem evitar obstáculos até 4 a 5 semanas. A acuidade visual completa leva até 3 a 4 meses. Por sua vez, a marcha rudimentar tem início com, aproximadamente, 3 semanas e desenvolve-se em breves corridas com 5 semanas. Os gatinhos usam todos os padrões de marcha da locomoção adulta até 6 a 7 semanas de vida.[6] Entre a terceira e a sexta semanas, eles começam a se endireitar no ar, que é a habilidade de aterrissar sobre os pés.[23]

Com 4 semanas, o filhote movimenta-se para fora do ninho e desenvolve relações pessoais com pessoas e outros animais em seu meio. O "jogo" social com irmãos e a mãe começa com cerca de 4 semanas e envolve luta, rolagem e mordedura. Quando não existem outros filhotes ou gatos, esses comportamentos podem ser direcionados para as mãos dos seres humanos e outras partes do corpo que se movem. O "jogo" social alcança seu pico com 7 a 9 semanas e continua sob nível relativamente alto até cerca de 16 semanas de vida.

Na 4ª semana, tem início o desmame, e os filhotes começam a ingerir alimentos sólidos. Com 7 a 8 semanas, o desmame está praticamente completo, embora os gatinhos possam fazer um pouco de sucção de modo intermitente durante mais algumas semanas.[6,30] A partir de cerca de 4 semanas de vida, a mãe pode começar a trazer presa morta; ao longo das semanas seguintes, ela talvez traga para casa alguma presa enfraquecida e depois viva, que ela solta no ninho, dando aos filhotes a oportunidade de caçar e matar.[13] Em geral, os gatinhos compartilham as preferências alimentares da mãe e sua escolha de presa.[13] Os filhotes que são desmamados precocemente (4 semanas) são mais passíveis de serem caçadores de camundongos, enquanto o desmame tardio (9 semanas) está associado a atraso do instinto predador e a reduzida propensão de matar camundongos.[39] O tempo do desmame está associado a uma mudança do jogo social para a brincadeira com objetos.[3] De fato, os gatinhos desmamados cedo mostraram índices mais altos de brincadeiras.[7,31] O jogo locomotor também começa em torno dessa idade.

Com 5 a 6 semanas de vida, o filhote apresenta completo controle voluntário da eliminação de urina e fezes, começando a cavar e cobri-las em solo fofo.

Reações de medo a estímulos ameaçadores são exibidas com 6 semanas de vida.[27] As diferenças individuais no comportamento começam a ser mostradas durante o segundo mês de vida, devido às influências genéticas e aos ambientes iniciais contrastantes.[2]

Juvenil | Das 7 primeiras semanas à maturidade sexual com 6 a 12 meses

O período juvenil inicia-se quando os filhotes se tornam prontos para sair dos limites da casa da mãe, completamente independentes para as necessidades de alimento. A brincadeira e a exploração de objetos inanimados e a liberdade locomotora começam a aumentar entre, aproximadamente, a 7ª e a 8ª semana, com pico, mais ou menos, na 18ª semana de vida. O jogo social, por outro lado, é mais prevalente a partir da 4ª até a 16ª semana de vida. O jogo social começa a ter contornos de predação no terceiro mês. A brincadeira com objetos pode ser social ou solitária e pode consistir em patinhar, "atacar" à espreita, saltar e morder objetos e segurá-los com as patinhas. Esse tipo de brincadeira simula diversos comportamentos da sequência predatória.

Adulto | Maturidade sexual e social

O período juvenil termina, e, assim, inicia-se o adulto, com o desenvolvimento da maturidade sexual. Os filhotes do sexo feminino exibem seus primeiros sinais de cio entre 3,5 e 12 meses de vida, embora o primeiro cio costume ocorrer entre 5 e 9 meses.[9] Os sinais iniciais do cio podem ser influenciados por fatores ambientais, como nascimento no início da primavera, exposição a gatos adultos, existência de outras fêmeas no cio ou períodos de maior luminosidade.[9,23] Ainda que os gatos consigam se reproduzir na maturidade sexual, esta não é equivalente à maturidade social. A *maturidade social* refere-se ao desenvolvimento de comportamento social adulto e interações com outros gatos e, acredita-se, ocorre entre 36 e 48 meses de vida. A maturidade sexual envolve a defesa do território. Os gatinhos domésticos do sexo masculino alcançam a maturidade sexual entre 9 e 12 meses. Machos selvagens alcançam a maturidade sexual até os 18 meses.

Padrões específicos de comportamento

Brincadeira

De todos os comportamentos em que os gatinhos se envolvem, os comportamentos de brincar, provavelmente, são os mais fascinantes. A brincadeira é normal e possivelmente essencial para o desenvolvimento normal de filhotes. Ela ajuda os gatinhos a desenvolver adequação física e praticar padrões de comportamentos essenciais para sua sobrevida como adultos. Caçar, por exemplo, é um comportamento complexo que precisa ser praticado, a fim de se ter sucesso. A caça, por exemplo, de folhas, ajuda os gatinhos a coordenarem os músculos e saberem o momento certo de diferentes sequências do processo. A brincadeira possibilita que os filhotes explorem seu meio ambiente e também estabelecem contatos sociais.[9]

Como a expressão de comportamentos depende do desenvolvimento físico do gatinho, a brincadeira muda com o passar do tempo. A brincadeira pode ser dividida em social (que envolve dois ou mais gatos) e brincadeira individual ou direcionada a um objeto (que se mostra independentemente organizada e separadamente controlada).[3] Em geral, observam-se as primeiras tentativas de um gatinho brincar com cerca de 2 semanas de vida, quando o filhote tentará dar patadas nos objetos que encontra.[9] Com 3 semanas de vida, as brincadeiras sociais consistem em dar patadas direcionadas e ocasionais mordidas.[9] Os ocorrem entre 2,5 semanas até 3 semanas. Entre 5 e 6 semanas, têm início os movimentos de caçar e lutar. Escalar e equilibrar-se em lugares altos começam com cerca de 7 semanas (Figura 9.2).[9] Os padrões de comportamento de brincar contêm elementos de outros padrões de comportamento, como caçar, matar e padrões de comportamento social.

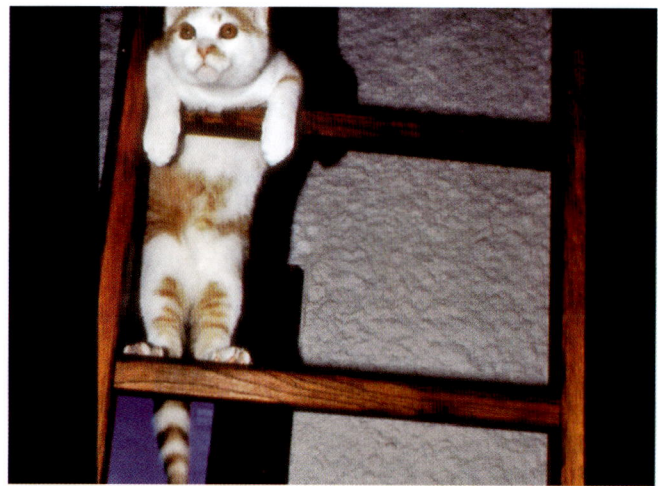

Figura 9.2 A habilidade de escalar e de equilibrar-se em objetos começa com cerca de 7 semanas de vida.

A brincadeira social é vista mais comumente entre 4 e 16 semanas de vida.[9,41] Foram identificados oito comportamentos diferentes de brincadeira – ocorrendo em diversas idades (Tabela 9.1): ficar de barriga para cima e de pé (3 semanas), andar de lado e agarrar a presa (4,5 semanas), andar de costas (5 semanas), caçar (5,5 semanas), pular horizontalmente (6 semanas) e virar o rosto (7 semanas). O declínio geral nas brincadeiras sociais entre 12 e 16 semanas pode coincidir com a diminuição do interesse social antes da dispersão.[9] Os comportamentos sexuais são vistos durante brincadeiras, a partir de 3 a 4 meses de idade, com alguns gatinhos do sexo masculino apresentando ações de montar e morder o pescoço, além de movimentos pélvicos.[9]

A brincadeira solitária ou com um objeto também é observada em filhotes a partir das 2 semanas de idade e começa a se intensificar no desmame, com, aproximadamente, 7 semanas de vida.[7,9,31] Esse comportamento pode ser importante para o desenvolvimento de caça. Os filhotes estão interessados em objetos que se movem e pularão, lutarão e agarrarão pequenos objetos com movimentação errática (Figura 9.3). Em outros momentos, os filhotes parecem brincar com objetos imaginários e pularão e baterão no que parecer ser um objeto imaginário. Uma outra versão dessa brincadeira ocorre quando os filhotes se arremessam de modo selvagem ao redor da casa, com frequência à noite, sem motivo aparente para os seres humanos.

Individualmente, os filhotes podem brincar mais com objetos e com sua mãe em comparação com filhotes em ninhadas.[35] Os filhotes precisam de oportunidade para a brincadeira social, a brincadeira com objeto e a exploração, as quais são importantes tanto para o gato quanto para o proprietário do animal de estimação. Os brinquedos estimulam o desenvolvimento normal e previnem os filhotes de direcionar o comportamento normal de brincadeira para os seres humanos. Os brinquedos mais atraentes para gatos e filhotes são pequenos (do tamanho de camundongos) e com textura e movimentação atraentes; a brincadeira aumenta conforme a fome.[21,22]

Tabela 9.1 Comportamentos de brincadeira de filhotes.

Comportamento de brincadeira*	Idade em que o comportamento de brincadeira é observado pela primeira vez e percentual de tempo despendido							
	2 semanas	3 semanas	4 semanas	5 semanas	6 semanas	7 a 9 semanas	12 semanas	16 semanas
Barriga pra cima		21 a 23 dias			13%		16%	
Ficar de pé		23 dias						
Passo lateral			32 dias		20%			
Agarrar a presa			33 a 35 dias		42%		37%	
Andar de ré				35 dias			25%	
Caçar				38 a 41 dias				
Pulo horizontal					43 dias			
Esfregar a pata na face					48 dias			
Brincar com objeto	14 dias					Pico aos 50 dias		

*__Ficar de barriga para cima__: o filhote encontra-se em decúbito dorsal, com os membros anteriores movimentando-se (dando patadas) e os membros inferiores com movimentos de pisadas. A boca pode estar aberta, com os dentes expostos. __Ficar de pé__: o filhote senta-se sobre os membros posteriores com as patas dianteiras em movimento. __Dar passo lateral__: o filhote fica de pé na lateral de seu parceiro de brincadeira e com as costas levemente arqueadas e com uma curva para cima na cauda. __Agarrar__: é semelhante à corrida de emboscada da sequência de caça. O filhote agacha-se com os membros anteriores sob o corpo e a cauda estirada. Desvia o peso entre os membros posteriores antes de correr até o parceiro de brincadeira. __Ficar com postura (elevação) vertical da traseira__: é semelhante a ficar de pé, exceto pelo fato de o filhote empurrar a si próprio para cima, sobre os membros posteriores. __Caçar__: envolve perseguição e voo entre os filhotes. Às vezes, um corre, mas o parceiro de brincadeira não caça. __Pular horizontalmente__: o filhote anda de lado e, então, salta do chão. __Esfregar as patas na face:__ o filhote encara o parceiro de brincadeira e faz movimentos com as patas dianteiras na face do parceiro. O parceiro também pode ser recíproco nesse comportamento. __Brincar com o objeto__: essa brincadeira tem a ver com objetos inanimados, como brinquedos ou folhas. Adaptada de Caro TM: The effects of experience on the predatory patterns of cats, *Behav Neural Biol* 29:1, 1980.

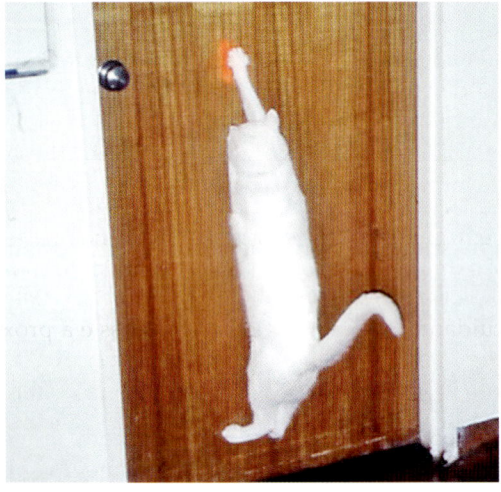

Figura 9.3 Os brinquedos a *laser* simulam objetos em movimento, e os filhotes pularão e agarrarão em resposta ao movimento errático.

Comportamento social

Os filhotes começam a desenvolver respostas sociais quando seus olhos estão abertos e seus músculos são suficientemente coordenados para enviar sinais. Observa-se isso, primeiramente, no período de transição, com cerca de 3 semanas de vida. A época mais receptiva para socializar filhotes com seres humanos e outras espécies ocorre entre 2 e 7 semanas de vida. Quanto maior o contato com as pessoas, menor a probabilidade de os gatinhos terem medo dos seres humanos.[6,25,26]

As reações semelhantes às dos adultos com relação à urina de gatos estranhos começam a ser vistas a partir de, aproximadamente, 8 semanas de vida em filhotes, enquanto as respostas de medo à silhueta de um gato ameaçador são percebidas a partir de 6 semanas.[27] Os comportamentos sociais relacionados com interações positivas entre gatos, como a esfregação mútua, são registrados em filhotes com 4 meses de vida da mesma ninhada.[29]

Alimentação

Embora a urgência de sugar seja um comportamento natural e inato, inicialmente os filhotes recém-nascidos são muito desajeitados quando tentam mamar; entretanto, com 4 dias, em geral eles conseguem localizar a teta e sugá-la. O filhote recém-nascido despende cerca de 25% do seu tempo mamando. Com cerca de 5 semanas de vida, esse tempo diminui para, aproximadamente, 20%.

Em geral, o desmame começa na 4ª semana de vida e tende a ser iniciado pela gata. Conforme os filhotes se tornam habilidosos e audaciosos na amamentação com cerca de 4 semanas, a mãe torna-se cada vez mais evasiva.[9] Os filhotes começam a mostrar interesse em alimentos sólidos – sejam presas, comida fornecida à mãe pelos seres humanos – e itens não comestíveis, como sujeira e areia sanitária, entre 28 e 50 dias.

A mãe exibe uma série de comportamentos quando começa a levar presas para seus filhotes. Assim, o incentivo da mãe pode desempenhar um papel importante no desenvolvimento da predação em gatos.[13] A experiência dos filhotes com tipos específicos de presa influencia as preferências do gato adulto.[12] As preferências da mãe por espécies de presas também influenciam as dos filhotes. Os gatinhos começam a seguir a mãe em caçadas com 15 a 18 semanas de vida e a observam localizar, parar, fazer a emboscada e matar a presa. Não está claro se o modelamento da mãe estimula respostas predatórias já no animal jovem[1] ou se os filhotes apreendem por observação direta do comportamento da mãe. Em geral, os filhotes selvagens caçam independentemente em torno dos 6 meses de vida.[13]

Toalete

Inicialmente, a gata estimula o gatinho a esvaziar o intestino e a bexiga lambendo a área anogenital (Figura 9.4). Ela ingere os materiais indesejáveis. O reflexo anogenital desaparece entre 23 e 39 dias. O controle voluntário do intestino e da bexiga começa a se desenvolver com 3 semanas. A gata pode ainda limpar após os filhotes fazerem suas necessidades até eles completarem 6 semanas de vida, pois permanecem próximos ao ninho.[9] O ninho deve ser limpo e relativamente livre de odores para manter os filhotes seguros contra predadores.

Aproximadamente aos 30 dias de vida, os gatinhos começam a explorar materiais leves e soltos da toalete. Pelo olfato, mostram-se atraídos pela área de toalete da mãe ou pela caixa de areia sanitária; então, entram na caixa ou na área e começam a enterrar a urina e as fezes. A ingestão da areia como forma de exploração é comum nessa idade. Logo após, eles começam a mostrar – semelhantes aos adultos – comportamentos de eliminação de urina e fezes, como utilizar áreas com material leve e solto e cobrir as fezes e a urina.

Muitos filhotes são adotados e levados para seus novos lares na expectativa de estarem completamente treinados. Contudo, os hábitos na caixa de areia não são considerados confiáveis antes dos 6 meses de vida, pois eles ainda estão formando preferências de localização e substrato para a toalete. Alguns gatinhos precisam que lhes sejam mostrados a área e o material para higiene de preferência do proprietário. Isso é feito facilmente pegando o gato, levando-o até a caixa de areia ou à área de higiene após

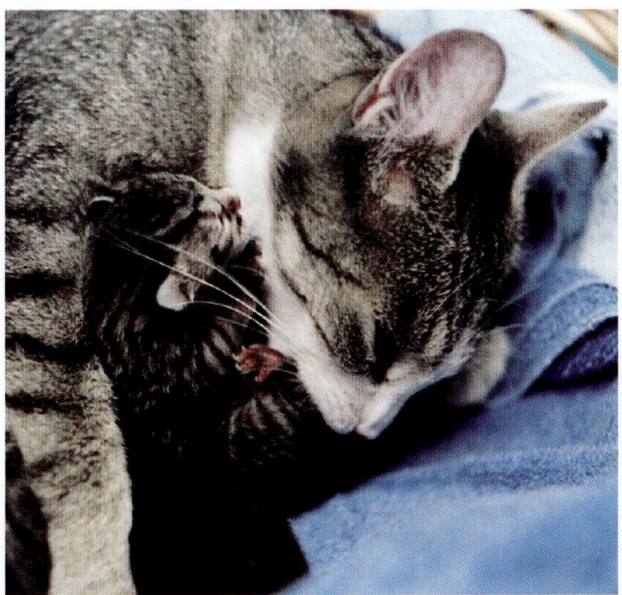

Figura 9.4 Filhotes recém-nascidos não conseguem eliminar voluntariamente urina e fezes. A gata lambe a área anogenital para estimular a eliminação e ingere os excrementos para manter o ninho limpo. *(Cortesia de Susan Little.)*

comer, beber, dormir e brincar. Dar ao gatinho várias oportunidades de usar a caixa de areia e mantê-la limpa e em localização atraente para ele – bem como prevenir acidentes observando o filhote ou confiná-lo em local com uma caixa de areia – são, em geral, atitudes que resultarão em um gato treinado para estar em casa.

Autolimpeza

Durante as primeiras semanas de vida, os neonatos felinos dependem das mães para satisfazer suas necessidades de autolimpeza. Ela deixa sua cobertura de pelo em condições adequadas e estimula tanto a micção quanto a defecação, além de proporcionar o tato. A autolimpeza começa com cerca de 2 semanas de vida, porém os esforços do gatinho são desajeitados e incompletos. Em geral, os primeiros esforços do filhote envolvem lamber uma pata da frente; em alguns dias, o gatinho estará lambendo o resto do corpo. Ele se coça com uma das patas traseiras aos 18 dias de vida. Com aproximadamente 4 semanas, o filhote começará a usar suas patas dianteiras para ajudar na autolimpeza da cabeça e do pescoço após a alimentação. Com a maturidade, o gato gastará 30 a 50% de sua hora em que ele esteja acordado para a autolimpeza.[9] O propósito fundamental desses autolimpeza consiste na higiene corporal, o que inclui remover pelo e pele soltos e minimizar parasitos externos. A maior parte da autolimpeza é realizada com a língua (lambendo) ou com os dentes e, em geral, ocorre após repouso, sono ou alimentação. No tempo quente, o resfriamento por evaporação é alcançado lambendo-se a pele e o pelo.

A autolimpeza também é um comportamento gregário entre os gatos. Além da limpeza mãe-filhote, algumas fêmeas lambem tanto fêmeas quanto machos em seu grupo social; em geral, os machos lambem apenas fêmeas.[4] Os gatos são mais propensos a lamber outros gatos familiares (ou seja, aqueles dentro de seu grupo social). Entretanto, os alocuidados higiênicos mais frequentes e a proximidade mais íntima são passíveis de ocorrer entre gatos que estejam relacionados.[16] Os cuidados mútuos também podem ser demonstrados por gatos com relação aos humanos ao lamberem e, nos humanos, com relação a gatos ao acariciá-los. Entretanto, não é raro os humanos acariciarem além do tempo aceitável para o gato ou em áreas do corpo do animal que não a cabeça e o pescoço. Às vezes, isso resulta em agressão.

Os gatos desenvolvem autolimpeza gradual após um evento estressante e podem adotar o comportamento de deslocarem-se para autolimpeza em situações de conflito. Embora a autolimpeza que leve à perda excessiva de pelos possa estar associada a estresse e transtornos compulsivos, a maioria dos gatos é passível de causa clínica, inclusive parasitos externos, como pulgas. Por outro lado, a prática de autolimpeza pode diminuir se houver estresse crônico e recorrente. Isso é acompanhado por sinais como alteração do apetite, pouco interesse em interagir socialmente ou o gato esconder-se. Obviamente, como a redução da autolimpeza pode ocorrer devido a problemas clínicos – como doença sistêmica e dentária, distúrbios metabólicos, dor e envelhecimento –, convém que essas alterações sejam descartadas primeiramente.

Aprendizado

Embora os princípios de aprendizado apliquem-se a gatos em treinamento, como em outras espécies domésticas, pode ser um desafio encontrar um incentivo adequado para gatos. Além disso, comportamentos típicos da espécie influenciam quais comportamentos são mais prováveis de serem aprendidos. Por isso, é importante que os gatos, não apenas como predadores mas também presas, estejam em um ambiente propício ao aprendizado de novas habilidades.

Os filhotes podem aprender imediatamente após o nascimento com base no desenvolvimento sensorial. Eles aprendem a localizar a teta preferida aos 10 dias de vida por meio de tentativa e erro e do olfato.[9] As respostas condicionadas a sons são vistas também aos 10 dias. O evitar ativo também começa nessa idade. O evitar passivo, em que o filhote aprende a associar sinais a estímulos nocivos, desenvolve-se entre 25 e 50 dias.[17]

Os gatinhos não são capazes de aprender e responder a sinais puramente visuais até, no mínimo, 1 mês de vida. Com 6 a 8 semanas, os filhotes começam a mostrar respostas semelhantes às dos adultos tanto para ameaças sociais visuais quanto olfatórias.[6]

Os gatos aprendem bem observando outros gatos. Os filhotes aprendem melhor observando sua própria mãe, mas também podem aprender olhando os irmãos e outros membros felinos da colônia.[14] De modo ideal, os filhotes aprendem a imitar instintivamente a mãe, como comportamento de caça, o que é necessário para a autopreservação. Os gatos adultos também apresentam aprendizado social ao observar outros gatos e, até mesmo, humanos. É mais importante para os gatos observar outro gato adquirir uma habilidade do que observar alguma previamente aprendida.[6]

Com 8 semanas de vida, os filhotes podem começar a resolver problemas, mas sua atenção ainda não é estável.[9] Experiências focando interações com humanos e exposição a novos ambientes quando o filhote tem entre 5 e 6,5 semanas podem resultar em aprendizado latente; posteriormente, são menos temerosos quando expostos a novas pessoas e novos estímulos.[9] Outro processo importante é o hábito, em que os filhotes aprendem sobre ameaças e coisas que não são boas para eles. Isso não é o mesmo que socialização.

A socialização e o filhote

O processo em que os filhotes inexperientes aprendem a aceitar a proximidade íntima de membros de sua própria espécie e de outras é denominado *socialização*. O momento mais receptivo para socializar filhotes com humanos e outras espécies ocorre com 2 a 7 semanas de vida.[25,26] O medo das pessoas pode ser diminuído ao não ameaçá-los, manipulá-los com delicadeza e expô-los aos humanos durante esse período, que pode persistir até a vida adulta.[5,10] Por outro lado, a falta de exposição humana durante esse tempo aumenta a probabilidade de o gato interagir mal com as pessoas, embora variáveis genéticas também desempenhem um papel importante.

A socialização é repetida em cada geração de filhotes e não é o mesmo que domesticação. Está fortemente ligada ao desenvolvimento neurológico e físico do filhote. No entanto, o processo de socialização não está limitado ao período de filhote do gato, porém continua durante toda a vida. A socialização de um filhote pode ser importante na maneira como ele se relaciona com novos indivíduos quando adultos. Podem surgir problemas no comportamento do gato adulto se sua socialização for inadequada, porém a socialização ruim do filhote não é incontornável. Talvez sejam formadas ligações em outros momentos fora do período sensível, embora o processo seja muito mais lento e envolva exposição muito maior.

Os gatinhos criados por humanos podem desenvolver, ainda, ligações sociais com outros filhotes, porém isso ocorre muito mais lentamente (Figura 9.5). Contudo, um estudo recente descobriu que os filhotes criados por humanos não apresentavam maior probabilidade de agressividade e medo coespecífico direcionado ao humano, desde que houvesse um outro gato na casa e fossem utilizados brinquedos do tipo varinha para estimular a brincadeira e a caça.[15]

O manuseio precoce de filhotes por humanos não é benéfico apenas para melhorar as relações sociais entre os dois, mas também leva à aceleração do desenvolvimento físico e do sistema nervoso central e à redução geral do medo. Os filhotes que são segurados e acariciados levemente todos os dias nas primeiras semanas de vida abrem os olhos mais cedo e começam a explorar o ambiente mais cedo.[33] Os filhotes manipulados diariamente desde o nascimento até 45 dias de vida aproximam-se de pessoas e brinquedos estranhos com maior frequência e foram mais lentos para aprender a evitá-los.[42]

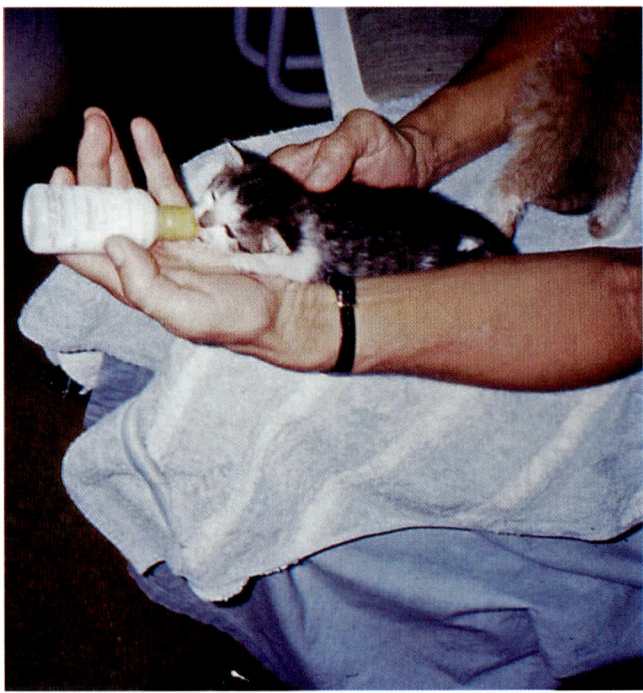

Figura 9.5 Filhotes criados por seres humanos podem sofrer de má socialização, a qual é superada por manuseio e cuidados adequados, existência de outro gato durante o desenvolvimento social e uso de brinquedos.

O contato social com a mãe também é importante para o desenvolvimento social dos filhotes. Cuidados maternos insuficientes podem resultar em gatos mais temerosos de humanos e de outros gatos. Entretanto, com o manuseio adequado pelos humanos, além de cuidados, a existência de outro gato durante o desenvolvimento social do filhote e uso de brinquedos, esses problemas podem ser minimizados ou prevenidos.[15]

Os gatos, como outras espécies sociais, nascem aptos para as experiências sociais espécie-específicas, porém necessitam de experiências com sua própria espécie durante o período sensível de desenvolvimento para refinar suas habilidades sociais e de comunicação com outros gatos. Um filhote separado da mãe e dos irmãos, mantido como gato único em uma moradia, pode não conseguir formar laços sociais funcionais com outros gatos em uma etapa posterior da vida, tendo perdido oportunidades para a socialização futura durante esse período inicial de desenvolvimento.

O que não se sabe em detalhes é qual a quantidade de manuseio necessária para socializar um gatinho com humanos e ambientes humanos ou que tipo de experiência é necessário para que os filhotes se desenvolvam normalmente. Por exemplo, todas as experiências devem ser positivas, ou os filhotes precisam ter algumas experiências moderadamente desagradáveis para se desenvolver completamente? As pesquisas procuram as respostas para algumas dessas perguntas, mas convém uma investigação detalhada para determinar o melhor processo de socialização para gatinhos domésticos. De fato, estudos em que os gatinhos foram manipulados desde 1 min até 5 h diariamente, sugerem que, em geral, quanto maior o manuseio, mais amigo é o filhote, embora possa haver um limite superior de cerca de 1 h acima do qual não se vê mais nenhum benefício.[40]

Referências bibliográficas

1. Adamec RE, Stark-Adamec C, Livingston KE: The development of predatory aggression and defense in the domestic cat *(Felis catus)*. I. Effects of early experience on adult patterns of aggression and defense, *Behav Neural Biol* 30:389, 1980.
2. Baerands van Room J, Baerands G: *The morphogenesis of the behaviour of the domestic cat*, Amsterdam, 1978, Elsevier Science.
3. Barrett P, Bateson P: The development of play in cats, *Behaviour* 66:106, 1978.
4. Barry KJ, Crowell-Davis SL: Gender differences in the social behavior of the neutered indoor-only domestic cat, *Appl Anim Behav Sci* 64:193, 1999.
5. Bateson P: How do sensitive periods arise and what are they for? *Anim Behav* 27:470, 1979.
6. Bateson P: Behavioural development in the cat. In Turner D, Bateson P, editors: *The domestic cat: the biology of its behaviour*, ed 2, Cambridge, 2000, Cambridge University Press, p 9.
7. Bateson P, Mendl M, Feaver J: Play in the domestic cat is enhanced by rationing of the mother during lactation, *Anim Behav* 40:514, 1990.
8. Beaver B: Reflex development in the kitten, *Appl Anim Ethol* 4:93, 1978.
9. Beaver B: *Feline behavior: a guide for veterinarians*, ed 2, St Louis, 2003, Saunders Elsevier.
10. Bradshaw J, Horsfield G, Allen J et al: Feral cats: their role in the population dynamics of *Felis catus*, *Appl Anim Behav Sci* 65:273, 1999.
11. Budiansky S: *The character of cats: the origins, intelligence, behavior, and stratagems of Felis silvestris catus*, New York, 2002, Viking.
12. Caro TM: The effects of experience on the predatory patterns of cats, *Behav Neural Biol* 29:1, 1980.
13. Caro TM: Effects of the mother, object play, and adult experience on predation in cats, *Behav Neural Biol* 29:29, 1980.
14. Chesler P: Maternal influence in learning by observation in kittens, *Science* 166:901, 1969.
15. Chon E: The effects of queen *(Felis sylvestris)*-rearing versus hand-rearing on feline aggression and other problematic behaviors. In Mills D, Levine E, editors: *Current issues and research in veterinary behavioral medicine, West Lafayette, Ind.*, 2005, Purdue University Press, p 201.
16. Curtis T, Knowles R, Crowell-Davis S: Influence of familiarity and relatedness on proximity and allogrooming in domestic cats *(Felis catus), Am J Vet Res* 64:1151, 2003.
17. Davis J, Jensen R: The development of passive and active avoidance learning in cats, *Dev Psychogiol* 9:175, 1976.
18. Deag J, Manning A, Lawrence C: Factors influencing the mother-kitten relationship. In Turner D, Bateson P, editors: *The domestic cat: the biology of its behaviour*, ed 2, Cambridge, 2000, Cambridge University Press, p 24.
19. Feldman H: Maternal care and differences in the use of nests in the domestic cat, *Anim Behav* 45:13, 1993.
20. Gallo PV, Werboff J, Knox K: Protein restriction during gestation and lactation: development of attachment behavior in cats, *Behav Neural Biol* 29:216, 1980.
21. Hall SL, Bradshaw JWS: The influence of hunger on object play by adult domestic cats, *Appl Anim Behav Sci* 58:143, 1998.
22. Hall SL, Bradshaw JWS, Robinson IH: Object play in adult domestic cats: the roles of habituation and disinhibition, *Appl Anim Behav Sci* 79:263, 2002.
23. Houpt K: *Domestic animal behavior*, ed 4, Ames, Iowa, 2005, Blackwell Publishing.
24. Hudson R, Raihani G, Gonzalez D et al: Nipple preference and contests in suckling kittens of the domestic cat are unrelated to presumed nipple quality, *Dev Psychobiol* 51:322, 2009.
25. Karsh E: *The effects of early and late handling on the attachment of cats to people. The pet connection: its influence on our health and quality of life: proceedings of conferences on the human-animal relationships and human-animal bond*, University of Minnesota, 1983, p 207.
26. Karsh E: The effects of early handling on the development of social bonds between cats and people. In Katcher A, Beck A, editors: *New perspectives on our lives with companion animals*, Philadelphia, 1983, University of Pennsylvania Press, p 22.
27. Kolb B, Nonneman AJ: The development of social responsiveness in kittens, *Anim Behav* 23:368, 1975.
28. Kovach JK, Kling A: Mechanisms of neonate sucking behaviour in the kitten, *Anim Behav* 15:91, 1967.
29. Lowe SE, Bradshaw JW: Ontogeny of individuality in the domestic cat in the home environment, *Anim Behav* 61:231, 2001.
30. Martin P: An experimental study of weaning in the domestic cat, *Behavior* 99:221, 1986.
31. Martin P, Bateson P: The influence of experimentally manipulating a component of weaning on the development of play in domestic cats, *Anim Behav* 33:511, 1985.
32. McCune S: The impact of paternity and early socialisation on the development of cats' behaviour to people and novel objects, *Appl Anim Behav Sci* 45:109, 1995.
33. Meier G: Infantile handling and development in Siamese kittens, *J Comp Physiol Psychol* 54:284, 1961.
34. Mellen J: Effects of early rearing experience on subsequent adult sexual behavior using domestic cats *(Felis catus)* as a model for exotic small felids, *Zoo Biol* 11:17, 1992.
35. Mendl M: The effects of litter-size variation on the development of play behaviour in the domestic cat: litters of one and two, *Anim Behav* 36:20, 1988.
36. Patronek G, Glickman L, Beck A et al: Risk factors for relinquishment of cats to an animal shelter, *J Am Vet Med Assoc* 209:582, 1996.
37. Seitz PFD: Infantile experience and adult behavior in animal subjects: II. Age of separation from the mother and adult behavior in the cat, *Psychosom Med* 21:353, 1959.
38. Smith B, Jensen G: Brain development in the feline, *Nutr Rep Int* 16:487, 1977.
39. Tan PL, Counsilman JJ: The influence of weaning on prey-catching behaviour in kittens, *Z Tierpsychol* 70:148, 1985.
40. Turner D: The human–cat relationship. In Turner D, Bateson P, editors: *The domestic cat: the biology of its behaviour*, ed 2, Cambridge, 2000, Cambridge University Press, p 194.
41. West M: Social play in the domestic cat, *Am Zool* 14:427, 1974.
42. Wilson M, Warren JM, Abbott L: Infantile stimulation, activity, and learning by cats, *Child Dev* 36:843, 1965.

Comportamento Normal de Gatos

Jacqueline Mary Ley e Kersti Seksel

O comportamento apresentado por um gato é o resultado da inter-relação entre predisposição genética, o que o gato aprendeu de experiências pregressas e o meio atual em que ele se encontra. Embora alguns padrões comportamentais sejam comuns a todos os membros de uma espécie, outros são exclusivos de cada indivíduo. É essencial compreender os padrões normais ou comuns dos gatos, a fim de avaliar os comportamentos que preocupam os proprietários. Às vezes, estes ficam apreensivos com condutas normais de gatos, como borrifar urina ou ter um comportamento predatório. Em outras vezes, o conhecimento dos vários padrões de comportamento (p. ex., autolimpeza) ajudará o veterinário a determinar quando o comportamento é normal e de adaptação ou quando é anormal e de má adaptação.

Biologia dos gatos

Para entender o comportamento dos gatos, primeiramente o veterinário deve olhar para as características físicas do gato, como seu tamanho e suas habilidades sensoriais, pois esses aspectos estão todos entremeados. Somente por meio da apreciação da biologia comportamental do gato doméstico é possível compreender suas necessidades comportamentais.

O gato doméstico é um pequeno caçador solitário, crepuscular, da família dos felídeos. Ainda há controvérsias quanto ao gato doméstico ser uma espécie única ou um subtipo do gato selvagem (*Felis silvestris*) do norte da África.[16] Os gatos evoluíram em áreas áridas e caçam pequenos animais, como roedores, rãs, pássaros e répteis. Eles são pequenos, tendendo a pesar entre 2 kg e 8 kg e apresentam olhos grandes, voltados para frente; orelhas grandes e móveis; e vibrissas sensíveis na face que auxiliam na detecção da presa em luz tênue. Têm dentes caninos achatados ventralmente, grandes garras afiadas e retráteis, em todos os dedos, com a finalidade de apreender, segurar e matar a presa. O gato é um caçador de emboscada, localiza a presa usando a visão e o olfato sensíveis. Depois, aproxima-se da presa silenciosamente até estar perto o suficiente para corrida e apreensão súbitas. Os gatos não têm o caráter de perseguir a presa durante longos períodos. Contudo, conseguem escalar e pular até 5 vezes sua própria altura.[16] Sendo pequenos, são presas potenciais para animais maiores, de modo que sua habilidade é uma vantagem não apenas para a caça mas também para evitar ser caçado.

Órgãos sensoriais

Visão

Uma das razões pelas quais os gatos são tão atraentes aos seres humanos consiste em seus grandes e proeminentes olhos, necessários para ver (e caçar) sob luz tênue. Eles apresentam diversas características para maximizar tanto o campo visual quanto a quantidade de luz que penetra no olho e estimula as células da retina.[3] A córnea é grande e abaúla-se para fora, o que possibilita a penetração de luz 5 vezes maior no olho do gato do que no do ser humano.[16] A retina tem cerca de 25 bastonetes sensíveis à luz para cada cone sensível a cor. Quando os bastonetes em um conjunto são estimulados pela luz, ativam uma fibra nervosa. Isso resulta em o gato ser capaz de ver em luz muito fraca, embora em uma imagem difusa.[16] O tapete lúcido sob a retina reflete a luz de volta, a fim de aumentar a probabilidade de os bastonetes serem estimulados. É essa camada que faz os olhos do gato brilharem com coloração verde-amarelada quando a luz brilha neles. Os gatos têm pouca necessidade de enxergar cores, pois caçam, principalmente, à noite. Assim, maioria das espécies de presas não apresenta variedade de cores de cobertura. Parece que os gatos podem ver comprimentos de ondas de luz amarela e azul e ser ensinados a distinguir entre vermelho e outras cores. No entanto, é difícil para eles aprender, o que sugere que os gatos apenas não estão interessados em cores.[16]

O cristalino do olho tem capacidade limitada para acomodação, o que significa que a visão de um gato é melhor a, aproximadamente, 2 a 6 metros a partir do objeto visualizado.[16] Esse é o motivo pelo qual os gatos têm dificuldade de pegar alimento da mão do proprietário. Para maximizar a acuidade visual, eles apresentam cristalino multifocal que concentra a luz sob comprimentos de ondas particulares. A pupila em fenda previne a perda de campos visuais que podem focar sob comprimentos de onda estabelecidos e maximiza a visão do gato.[27]

A visão binocular auxilia o gato no julgamento de distâncias para pegar a presa, subir e pular. A sobreposição binocular é de cerca de 98°, o que possibilita que os gatos julguem distâncias com muita precisão.[13,16] Sua acurácia é ainda mais surpreendente em vista do quão míopes eles são. Os gatos são muito atentos para movimentos, até mesmo pequenos, em seu campo visual.

Os olhos dos gatos não são funcionais ao nascimento. As pálpebras se abrem entre o 11º e o 21º dia. A visão desenvolve-se com a experiência. Se não for permitida aos filhotes a visão por meio de venda nos olhos antes que eles os abram[30] ou se eles forem abrigados em ambientes alterados que não mostrem linhas horizontais, os gatinhos não desenvolvem visão normal, embora os olhos sejam estrutural e funcionalmente normais.[21,29]

Audição

As aurículas grandes e móveis dos gatos atuam coletando e afunilando sons para dentro do canal auditivo. Cada orelha pode movimentar-se independentemente da outra, girando quase 180°, o que confere um som circundante (Figura 10.1).

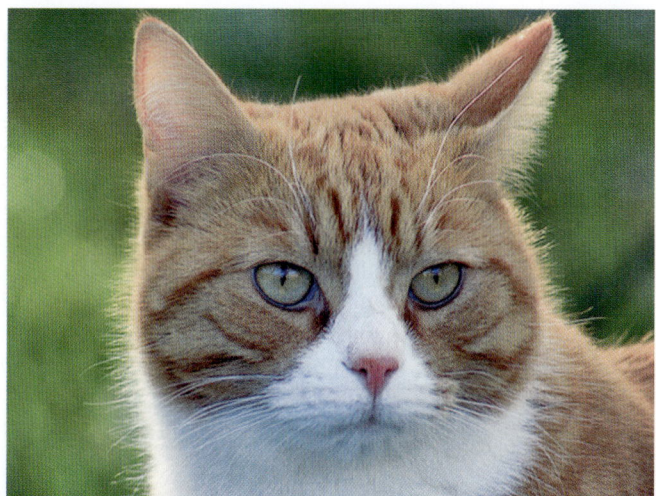

Figura 10.1 As orelhas dos gatos são grandes e móveis, podendo movimentar-se independentemente, bem como girar quase 180°. (*Cortesia de Mats Hamnas.*)

Quando rastreiam um som, como o de uma presa, os gatos associam suas diferenças de tempo interaurais (para os sons alcançarem as duas aurículas), as diferenças de nível entre as aurículas e os efeitos da amplificação direcional das orelhas, a fim de localizar o som e orientar sua cabeça.[4] Conseguem fazer isso enquanto o animal-presa e eles estão em movimento.

Olfato

Os gatos têm o sentido de olfato bem desenvolvido ao nascimento. Os nervos olfatórios estão mielinizados ao nascimento, diferentemente da maioria dos outros neurônios do sistema nervoso. Isso torna possível que os sinais passem rapidamente ao cérebro. Os filhotes usam seu olfato e o tato para encontrar os mamilos da mãe. Se não conseguem sentir cheiro, devido a uma infecção do trato respiratório superior, por exemplo, os gatinhos não conseguem encontrar os mamilos da mãe e se alimentar.[24]

Os gatos usam seu olfato para localizar a presa e avaliar os sinais de comunicação deixados por outros gatos. Os odores desempenham papel importante na organização social dos gatos e na reprodução. A mucosa nasal felina tem entre 20 e 40 cm², pequena em comparação com a de cães, embora ainda se sobreponha ao epitélio nasal humano. Para auxiliar na detecção do odor, o gato tem duas estruturas: a prateleira subetmoidal[6] e o órgão vomeronasal (OVM).[22]

A prateleira subetmoidal aprisiona o ar e partículas odoríferas captadas na cavidade nasal, possibilitando mais tempo para que elas estimulem os receptores na mucosa olfatória.[11,28] O OVM situa-se entre a cavidade bucal e a cavidade nasal. Ele tem conexões com essas duas cavidades. Os receptores do OVM são diferentes daqueles do epitélio nasal. A resposta *flehmen* ou de abrir a boca pode ocorrer após o gato ter inspirado ou mesmo lambido uma fonte de odor. Ao enrugar o lábio superior e abrir a boca, o gato abre os ductos do OVM e bombeia saliva e o odor para ele.[22] Os gatos não conseguem revirar totalmente o lábio superior como os cavalos e os bovinos fazem, por causa do frênulo entre o lábio superior e a mandíbula superior. Observa-se a reação de abrir a boca quando machos felinos encontram urina de outro macho. Entretanto, as gatas inteiras e os gatos castrados também exibem este comportamento ao investigar odores.

Tato

Qualquer pessoa que tenha acariciado um gato sabe quão importante o contato físico é para eles. O tato é usado como um meio de construir laços sociais dentro de grupos sociais felinos. A resposta dos gatos ao toque e à temperatura varia através de seus corpos. Os gatos não reagem à temperatura no corpo até ela alcançar 51 a 54°C. No entanto, a pele ao redor da área nasal é extremamente sensível a alterações de temperatura, reagindo a aumentos de temperatura de 0,2°C e decréscimos de 0,5°C. Essa habilidade é uma vantagem para a localização de presas. Os gatos apresentam diferenças individuais em suas preferências no que concerne a afagos e ao manuseio. Alguns gostam de pressão bem forte, enquanto outros preferem o toque leve.

Os gatos apresentam vibrissas táteis especializadas na face e nos membros anteriores. As vibrissas são longos pelos espessos, evidentes na cobertura de pelo do animal. Situam-se em um grande folículo com uma glândula sebácea aderida. A musculatura estriada aderida ao folículo torna possível que as vibrissas movam-se voluntariamente. O folículo tem diversos receptores nervosos associados a ele. São sensíveis a pressões de apenas 2 mg ou 5 Angstrom sobre as vibrissas,[15] e à movimentação das vibrissas a partir da posição normal.

As vibrissas faciais, mais conhecidas como "bigodes", são características em gatos. Estão organizadas em fileiras nos lábios superiores. As fileiras superiores movem-se independentemente das fileiras inferiores. Os gatos dobram as vibrissas para trás, quando relaxados, e as abrem ao caminhar ou mostrar interesse em algo. Como os gatos não conseguem ver coisas próximas, o bigode é importante para a localização da presa, de alimento, água e outros objetos próximos da face. As vibrissas também auxiliam na conscientização espacial. Os gatos apresentam um tufo superciliar acima de cada olho e dois tufos entre a orelha e os pontos da mandíbula conhecidos como tufos genais 1 e 2. O tufo genal 1 é dorsal ao tufo genal 2. Essas vibrissas também auxiliam na conscientização espacial. Também existem vibrissas na face posterior de ambos os carpos, dorsalmente ao coxim acessório. Acredita-se que esses tufos auxiliem o gato a usar os membros anteriores para atividades como a caça.

Paladar

O sentido do paladar é importante para os gatos. Eles têm dois tipos de botões gustativos na língua: papilas em forma de cogumelo na parte frontal e nas laterais da língua e papilas em forma de taça na parte de trás da língua. Os gatos podem sentir gosto salgado, amargo e ácido. Apresentam pouca reação a sacarose e tendem a beber água doce apenas se o açúcar estiver disfarçado com sal. De fato, os gatos não têm a habilidade de sentir o gosto doce, diferentemente de outros mamíferos. O receptor do paladar para doce é constituído de duas proteínas geradas por dois genes *Tas1r2* e *Tas1r3*. Em gatos, o gene *Tas1r2* não codifica a proteína normal dos mamíferos, comprometendo, assim, a função dos receptores gustativos para o doce.[26]

Comunicação

O gato envia sinais usando linguagem corporal – ou seja, mudando sua postura, a posição dos membros e orelhas e o tamanho das pupilas e ao eriçar o pelo, para parecerem maiores. Os gatos são muito expressivos, e essa capacidade de eriçar os pelos pode ajudá-los a aprender os sinais de comunicação entre gatos, que olham para cada área do corpo separadamente.

Linguagem corporal

Corpo

Os gatos enviam mensagens a outros gatos, a outros animais e a seres humanos usando o corpo. O tamanho do corpo, sua forma, a posição das orelhas, o tamanho das pupilas, o tamanho e a posição da cauda e a visibilidade de armas, como os dentes, transmitem mensagens importantes aos outros animais. Em termos gerais, um gato confiante fica de pé e igualmente distribuído nos quatro pés, com a cauda para cima ou no nível das costas e as orelhas voltadas para frente. Um gato que vai atacar, em geral, faz a si próprio parecer maior ficando de pé na altura completa e arrepiando sua cobertura de pelo. A cauda também será elevada, com os pelos eriçados. Quando um gato realmente quer transmitir uma mensagem a um oponente que já está pronto para lutar se o outro não bater em retirada, ele arqueará as costas (Figura 10.2). Quanto mais amedrontado estiver um gato, mais próximo do chão seu corpo estará. Um gato inseguro pode recuar, com frequência baixando o dorso e, ao mesmo tempo, mantendo as pernas dianteiras prontas para lutar.

Orelhas

Um gato interessado terá suas orelhas giradas para frente. Um gato assustado terá as orelhas planas e voltadas para trás. Os gatos que estão tentando enganar outro gato ou que estejam inseguros mantêm as orelhas "a meio caminho", com uma apontando para frente e outra achatada e direcionada para trás.

Olhos

Gatos interessados olharão para a pessoa ou o objeto de seu interesse. O gato manterá o olhar fixo em outros gatos ou pessoas como um sinal de agressividade. Isso não deve ser confundido com fazer contato visual. Os olhares fixos agressivos são intensos. O contato visual amistoso pode

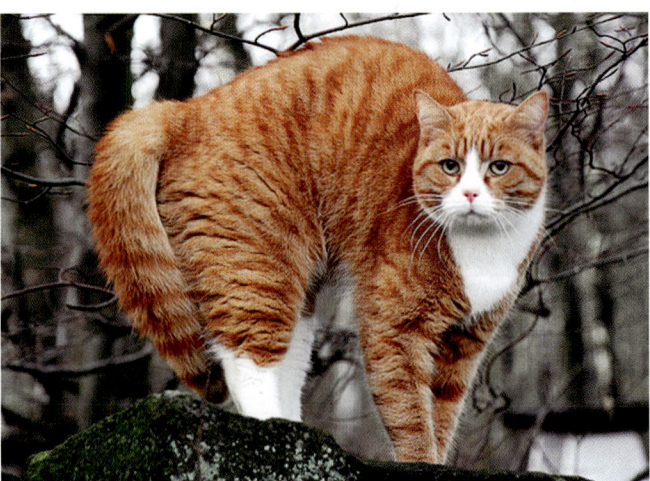

Figura 10.2 Quando um gato se sente ameaçado, arqueia as costas e eriça o pelo na tentativa de parecer maior. (*Cortesia de Mats Hamnas.*)

ser tranquilo e, com frequência, o gato pode piscar de maneira exagerada. Gatos menos confiantes e aqueles que desejam evitar um embate físico evitam olhar para outro gato ou para uma pessoa que os esteja encarando. Ao evitar o contato visual, o gato pode simplesmente desviar o olhar ou, se estiver se sentindo desconfortável, pode fazer uma autolimpeza intensa – daí a importante regra de ouro para felinos: "quando em dúvida, limpe". Em linguagem científica, a estratégia da autolimpeza consiste no comportamento de deslocamento que ocorre quando o gato se sente ameaçado, porém está inseguro quanto a correr ou enfrentar.

Cauda

Os gatos são extremamente expressivos e raramente ficam quietos. A cauda vertical é vista nos cumprimentos, durante brincadeiras e nas fêmeas durante abordagens sexuais. Acredita-se que os gatos elevem a cauda em reconhecimento do *status* social mais elevado de outro gato.[5] Por exemplo, os filhotes mostram esse comportamento com relação à mãe. As caudas horizontais são vistas durante abordagens amistosas. Observam-se cauda baixa em incidentes agressivos e cauda mantida entre as pernas quando um gato quer evitar qualquer embate. A cauda em posição côncava, em que ela é mantida verticalmente na base e depois se curva de modo que a extremidade aponta para o chão, é usada com frequência em incidentes agressivos, mas também pode ser vista durante brincadeiras.

Vocalizações

Os ruídos que os gatos fazem têm sido estudados há muitos anos, pois sua audição é mais sensível que a dos humanos e porque os gatos eram usados como o modelo animal para o desenvolvimento do implante coclear, ou ouvido biônico.[8] Os sons que o gato produz podem ser divididos em três categorias principais: sons feitos com a boca fechada, sons produzidos com a boca inicialmente aberta e depois fechada e sons mantidos com a boca aberta. Alguns sons são produzidos por circunstâncias particulares, como os sons que a mãe faz para seus filhotes.

Boca fechada

Existem dois sons incluídos na categoria boca fechada. São o ronronar e o miado de trinado/estridulação/cumprimento. O ronronar fascina os seres humanos há muito tempo. É um som monótono produzido pelos gatos em uma série de situações. Entretanto, a característica comum de todas elas parece ser o contato gato a gato ou gato com o ser humano. É interessante notar que os gatos também ronronam quando sentem dor extrema. Existem poucas informações para explicar o motivo pelo qual isso ocorre, porém algumas pessoas pensam que pode ser a tentativa de o próprio gato querer acalmar-se. O miado trinado/estridulação/cumprimento é realizado em contato com outro gato ou outra pessoa conhecida e de que se gosta.

Boca aberta fechando-se

Existem quatro sons incluídos no grupo da boca aberta fechando-se: o miado, o miado longo, o chamado da fêmea e o chamado (o chamado do macho, também conhecido como *miar alto estridentemente*). Somente o miado e o miado longo serão considerados aqui, já que são comunicações sociais frequentemente direcionadas aos seres humanos.

O miado é um som de comunicação geral para os gatos, sendo o miado longo uma versão de alta intensidade do miado comum. Muitos gatos apresentam miados expressivos que podem ser identificados como tendo diferentes significados para as pessoas. A variedade nos miados parece ocorrer devido a diferenças individuais entre gatos e, no caso de miados direcionados para seres humanos, ao resultado de interações com as pessoas. O papel do miado longo na comunicação intergatos não está claro no momento; porém, muitos proprietários sabem o que seu gato quer transmitir quando emite um miado longo para eles (p. ex., "Abra a porta, por favor!"; "Anda logo com a comida!").

Boca aberta

Os sons realizados com a boca aberta são os sons de agressão – ou seja, o rugido, o uivo, o rosnado, o sibilo e o som de cuspir. Os gatos rugem, uivam e rosnam quando querem sinalizar que estão ameaçando ou atacando ativamente. Enquanto isso, o sibilo e o som de cuspir tendem a ser usados na agressividade defensiva, quando o gato é ameaçado ou atacado.

Sinais de odor

Os gatos reconhecem os membros de seu grupo social ou um gato com que tenha brigado pelo aspecto e pelo cheiro. Cada gato tem seu cheiro particular, que é o resultado de secreções advindas de glândulas na pele dos cantos da boca, laterais da testa e ao longo da cauda. Outro comportamento de cumprimento felino envolve cheirar essa área e ao redor do ânus. Os gatos esfregam ou batem a face contra objetos, pessoas, cães familiares e outros gatos para disseminar seu odor. Foi sugerido que esse comportamento forma um odor de grupo, que identifica os membros de um grupo social particular. Os membros que se afastam do grupo podem inicialmente ser rejeitados até que cheirem "direito" novamente. Este é o motivo pelo qual pode ser útil em residências com vários gatos esfregar um recém-chegado ou um felino recentemente ausente com uma toalha que foi esfregada sobre outros membros felinos da família. O fato de o gato exalar um odor "correto" pode acelerar sua aceitação no grupo.

Urina

Os sinais de odor prolongados são feitos, principalmente, com urina borrifada em superfícies verticais. A urina pode ser de odor bem forte e funciona para informar aos outros gatos quanto ao sexo e à condição sexual do gato que reclama o território. Antes de borrifar a urina, o gato pode cheirar a área e mostrar uma resposta *flehmen*. A seguir, voltará as costas para a superfície vertical e ejetará um pequeno e forte jato de urina na superfície. O animal costuma manter a cauda ereta e agitá-la, conforme a urina é eliminada.

A urina do gato tem seu odor característico devido a substâncias químicas voláteis, algumas das quais apresentam felinina, um aminoácido exclusivo contendo enxofre. A felinina é exclusiva de certas espécies *Felidae*, como o lince e o gato doméstico. As concentrações de felinina são mais altas em machos felinos íntegros, mais baixas em machos felinos castrados e mais baixas ainda nas fêmeas.[18] São necessários cerca de 5 dias após a castração para os níveis de felinina diminuírem na urina.[18] Não se conhece a função biológica da felinina, porém se acredita que seja um precursor do ferormônio.

O comportamento de borrifar urina difere entre os sexos, com os machos íntegros borrifando mais que os gatos castrados e as fêmeas íntegras. As fêmeas castradas são o grupo com menor probabilidade de borrifar. O ato de borrifar aumenta quando as gatas estão no cio (estro). Alguns gatos também borrifam ao se sentirem preocupados ou ansiosos. Entretanto, os gatos não borrifam por estarem sendo "malcriados".

Aprendizado

Os gatos nascem com os padrões de comportamento para alimentação, caça, autolimpeza, marcação de território e reprodução já gravados no cérebro. Ou seja, eles são instintivos. O comportamento instintivo em gatos é refinado por meio do aprendizado e da experiência. Os filhotes instintivamente orientam-se na direção de sons de alto-diapasão e a experiência os auxilia a aprender o modo de localizar o som, identificá-lo e, a seguir, potencialmente aproximar-se em silêncio, lançar-se sobre a presa e capturar um pequeno roedor, por exemplo.

Ganha-se muita experiência por meio do aprendizado por tentativa e erro. Esse tipo de aprendizado descreve o modo como os gatos aprendem sobre seu meio ambiente por meio da interação com objetos de interesse. Quando os gatos repetidamente exploram e manipulam objetos, está acontecendo um dos seguintes itens: querem receber compensação (reforço positivo); ocorre algo aversivo (punição positiva); ou nada acontece, em cujo caso aprendem em que não vale a pena interagir com o objeto.

Os gatos empregam o método da tentativa e erro ao aprender o modo de aplicar padrões de comportamento instintivos. Assim, gatos inexperientes sabem como caçar uma nova espécie de presa, porém a técnica melhora com a experiência.[6,7] No entanto, os filhotes são capazes de aprender um pouco por meio de observação. Os gatos também se mostram capazes de aprender observando outros gatos adquirirem uma nova habilidade.[20] Os filhotes podem aprender observando a mãe demonstrar comportamentos de caçar e de matar.[6]

Caça e alimentação

O gato é um carnívoro obrigatório que evoluiu para caçar espécies de pequenos animais – principalmente camundongos e ratos, porém também lagartixas, rãs, pássaros e insetos. Os gatos também podem pegar sobra de comida humana no lixo.

Eles mostram padrões comportamentais diferenciados quando lhes são oferecidos alimentos palatáveis e não palatáveis.[32] Quando o gato busca um alimento, ele cheira os palatáveis e, em geral, lambe os lábios e cheira ao redor da comida antes de consumi-la. Quando lhes é dado um alimento não palatável, o gato comporta-se de maneira diferente, cheirando o alimento e, depois, lambendo o focinho. A seguir, pode lamber o tórax e o corpo. Após comer, o gato, em geral, limpa a face e o corpo.

Autolimpeza

O comportamento de autolimpeza do gato é familiar à maioria das pessoas. Lamber-se é muito importante na autolimpeza e na manutenção dos gatos, porém também é algo realizado quando o gato está ansioso. Quando realizada em outro gato, a atividade é denominada *alocuidados de higiene* e ajuda a criar ou a reforçar uma ligação social.

Os gatos despendem, aproximadamente, 8% de seu tempo acordados envolvidos em atividades de autolimpeza.[13] A maior parte desse tempo é gasta lambendo várias áreas do corpo. Despende-se pouquíssimo tempo coçando uma única área com a perna traseira.[13] O ato de lamber-se remove pelo solto e parasitos da pele. Quando não deixamos os gatos se lamberem, eles têm mais pulgas do que os gatos deixados livremente.[12] Gatos com pulgas lambem a si próprios em taxa muito mais elevada do que gatos que não têm. Os gatos ingerem cerca de dois terços do pelo que perdem anualmente.[19]

Conforme mencionado anteriormente, a autolimpeza pode ser usada como comportamento de deslocamento quando o gato encontra-se ansioso ou após estresse agudo.[31] Não surpreende o fato de a manifestação comum de ansiedade em gatos ser o excesso de autolimpeza, a qual pode levar a perda de pelos e lesão cutânea.[25] A autolimpeza também pode ser utilizada como um sinal de desligamento para evitar o encontro agressivo com outro gato. O alocuidado de higiene é observado entre membros de um grupo social com laços.[9]

Organização e densidade social

A organização social normal de gatos é variável, o que pode ser um dos motivos pelos quais os gatos são tão bem-sucedidos como espécie. Em vez de serem facilmente descritos como um sistema social, são muito variáveis quanto ao modo de viver e se organizar socialmente. Os gatos podem ser encontrados vivendo como animais solitários, intolerantes a outros gatos; como membros de grandes comunidades populosas; e também em qualquer variação entre esses extremos.

Embora sejam caçadores solitários, já que suas presas são pequenos animais mais bem capturados por um único caçador, em geral se aceita que os gatos sejam uma espécie social que forma grupos sociais complexos.[9] Os gatos podem viver em diversas estruturas de grupos sociais. Dentre essas estruturas, estão viver de modo solitário, a menos que acasalando ou criando filhotes para formar grupos sociais estáveis. A composição dos grupos varia conforme a distribuição e a abundância de alimento e o sexo dos gatos. Onde o alimento é abundante, os gatos se juntam e formam grupos estruturados.

A população de gatos dentro de uma área pode ser considerada uma colônia.[9] Dentro dela, os gatos formarão relações de agregação e de antagonismo. Os gatos agregados cumprimentam-se, esfregam cabeça e corpo, às vezes, balançam a cauda e, conforme discutido anteriormente, podem lamber um ao outro.[9] Acredita-se que esse comportamento possa ajudar a criar um odor do grupo que identifique todos os membros. Em geral, os associados de longo tempo são encontrados juntos e podem compartilhar espaços de sono e de alimento (Figura 10.3).[1] Existem diferenças entre os sexos com relação ao contato social, e um estudo de 60 domicílios com dois gatos descobriu que os machos despendem mais tempo em proximidade íntima do que as fêmeas[2] e um outro estudo descobriu a falta de comportamento de agregação entre machos felinos selvagens.[10] Os encontros antagonistas são raros na colônia selvagem. Os gatos que não convivem bem tendem a se evitar e fazem rodízio para acessar áreas compartilhadas.

Em geral, as mães formam grupos com seus filhotes. As gatas podem criar seus filhotes com outras mães. Esses filhotes deixam o ninho mais cedo do que os filhotes criados apenas pela mãe: 20 dias para gatinhos criados em grupo em comparação com 30 dias para gatinhos em ninhada única.[14]

Os machos íntegros podem ligar-se a grupos por períodos breves. Nos machos inteiros, despender tempo com as gatas é importante para aumentar a probabilidade de conseguirem acasalar-se quando elas estiverem no próximo cio. Contudo, despender tempo demais em um grupo de fêmeas reduz o tempo disponível com outras fêmeas. Há relação de quão intimamente os grupos de gatos vivem. Os gatos castrados frequentemente formam laços íntimos com outros gatos.

Além disso, os gatos formam territórios. Os limites do território são mantidos por meio de sinais visuais e olfatórios na forma de arranhar superfícies verticais e depositar urina, fezes, ou ambos (Figura 10.4). Ao redor do território, está a amplitude do lar, que pode ser dividida, em parte, com outros gatos. O tamanho da amplitude do lar está relacionado diretamente com a densidade de fontes de alimento. Onde o alimento for abundante, as amplitudes de lares podem ser de apenas 800 m² para gatas e 8.500 m² para machos. Em áreas com menos abundância de comida, as variações foram de 270 hectares para fêmeas e 420 hectares para machos.[3]

Organização do tempo | A rotina dos gatos

Embora se acredite que os gatos tenham comportamento noturno, eles são mais bem classificados como animais crepusculares, já que são mais ativos ao amanhecer e ao anoitecer. Tendem a passar mais tempo descansando.[10] Os gatos de laboratório dormem cerca de 10 h por dia, com intervalos curtos de atividade somando 1 h30, aproximadamente.

Durante o tempo quente, os gatos despendem mais tempo deitados estirados, enquanto, em dias mais frios, passam mais tempo enrolados. Um estudo realizado com gatos urbanos encontrou relação positiva entre a atividade noturna de gatos e o tempo à noite, com os gatos sendo menos ativos em noites mais frias.[17] A chuva reduziu a atividade dos gatos, e a atividade aumentou na primavera, antes de diminuir no outono.[17]

Os comportamentos de autolimpeza e autocuidados de sobrevivência como caça, pilhagem e alimentação consomem 50% do tempo do gato.[13] O tempo despendido em interações sociais não foi avaliado.

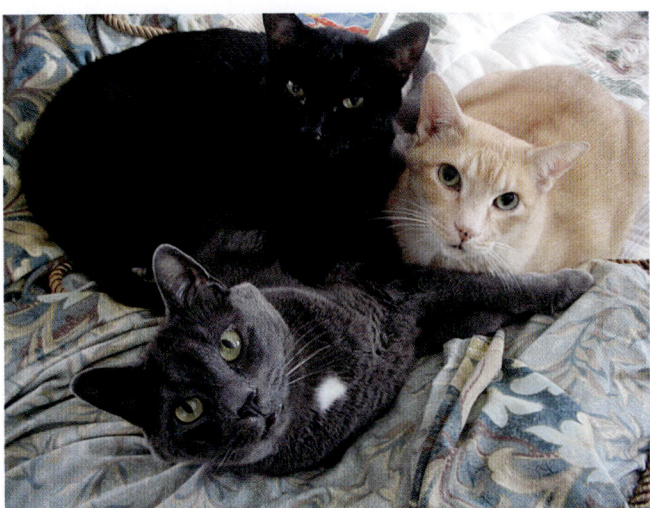

Figura 10.3 Os agregados de longo tempo costumam ser encontrados juntos e compartilham locais para dormir e descansar. (*Cortesia de Susan Little.*)

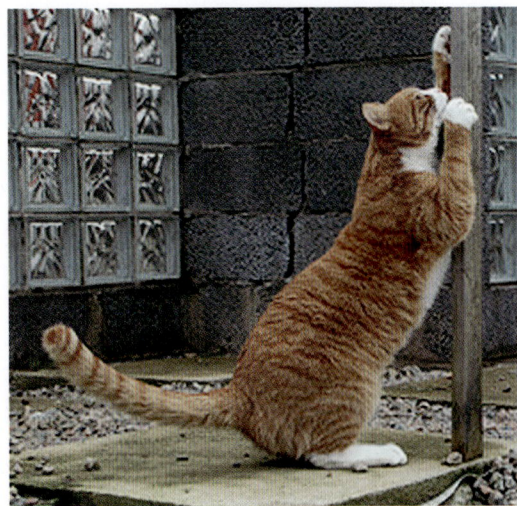

Figura 10.4 Os limites territoriais são mantidos por sinais visuais e olfatórios deixados ao arranhar superfícies verticais. (*Cortesia de Mats Hamnas.*)

Referências bibliográficas

1. Alger JM, Alger SF: *Cat culture: the social world of a cat shelter*, Philadelphia, 2005, Temple University Press.
2. Barry KJ, Crowell-Davis SL: Gender differences in the social behavior of the neutered indoor-only domestic cat, *Appl Anim Behav Sci* 64:193, 1999.
3. Beaver B: *Feline behavior: a guide for veterinarians*, ed 2, St Louis, 2003, Saunders Elsevier.
4. Beitel RE: Acoustic pursuit of invisible moving targets by cats, *J Acoust Soc Am* 105:3449, 1999.
5. Cafazzo S, Natoli E: The social function of tail up in the domestic cat *(Felis silvestris catus)*, *Behav Processes* 80:60, 2009.
6. Caro TM: The effects of experience on the predatory patterns of cats, *Behav Neural Biol* 29:1, 1980.
7. Caro TM: Effects of the mother, object play, and adult experience on predation in cats, *Behav Neural Biol* 29:29, 1980.
8. Clark G: Research directions for future generations of cochlear implants, *Cochlear Implants Int* 5 Suppl 1:2, 2004.
9. Crowell-Davis S, Curtis T, Knowles R: Social organization in the cat: a modern understanding, *J Feline Med Surg* 6:19, 2004.
10. Dards JL: The behavior of dockyard cats: interactions of adult males, *Appl Anim Ethol* 10:133, 1983.
11. Done SH, Goody PC, Stickland NC et al: *Color atlas of veterinary anatomy: the dog and cat*, Barcelona, 2003, Elsevier Science.
12. Eckstein RA, Hart BL: Grooming and control of fleas in cats, *Appl Anim Behav Sci* 68:141, 2000.
13. Eckstein RA, Hart BL: The organization and control of grooming in cats, *Appl Anim Behav Sci* 68:131, 2000.
14. Feldman H: Maternal care and differences in the use of nests in the domestic cat, *Anim Behav* 45:13, 1993.
15. Fitzgerald O: Discharges from the sensory organs of the cat's vibrissae and the modification in their activity by ions, *J Physiol* 98:163, 1940.
16. Fogle B: *The cat's mind*, London, 1991, Pelham Books.
17. Haspel C, Calhoon RE: Activity patterns of free-ranging cats in Brooklyn, New York, *J Mammal* 74:1, 1993.
18. Hendriks WH, Rutherfurd-Markwick KJ, Weidgraaf K et al: Testosterone increases urinary free felinine, N-acetylfelinine and methylbutanolglutathione excretion in cats *(Felis catus)*, *J Anim Physiol Anim Nutr (Berl)* 92:53, 2008.
19. Hendriks WH, Tarttelin MF, Moughan PJ: Seasonal hair loss in adult domestic cats *(Felis catus)*, *J Anim Physiol Anim Nutr (Berl)* 79:92, 1998.
20. Herbert MJ, Harsh CM: Observational learning by cats, *J Comp Psychol* 37:81, 1944.
21. Hirsch HV, Spinelli DN: Visual experience modifies distribution of horizontally and vertically oriented receptive fields in cats, *Science* 168:869, 1970.
22. Houpt KA: *Domestic animal behavior for veterinarians and animal scientists*, Ames, Iowa, 1998, Iowa State University Press.
23. Izawa M, Doi T: Flexibility of the social system of the feral cat, *Felis catus*, *Physiol Ecol Japan* 29:237, 1993.
24. Kovach JK, Kling A: Mechanisms of neonate sucking behaviour in the kitten, *Anim Behav* 15:91, 1967.
25. Landsberg G, Hunthausen W, Ackerman L: *Handbook of behavior problems of the dog and cat*, ed 2, St Louis, 2003, Elsevier Saunders.
26. Li X, Li W, Wang H et al: Cats lack a sweet taste receptor, *J Nutr* 136:1932S, 2006.
27. Malmstrom T, Kroger RH: Pupil shapes and lens optics in the eyes of terrestrial vertebrates, *J Exp Biol* 209:18, 2006.
28. Negus VE: Observations on the comparative anatomy and physiology of olfaction, *Acta Otolaryngol* 44:13, 1954.
29. Olson CR, Pettigrew JD: Single units in visual cortex of kittens reared in stroboscopic illumination, *Brain Res* 70:189, 1974.
30. Pettigrew JD: The effect of visual experience on the development of stimulus specificity by kitten cortical neurones, *J Physiol* 237:49, 1974.
31. Van den Bos R: Post-conflict stress-response in confined group-living cats *(Felis silvestris catus)*, *Appl Anim Behav Sci* 59:323, 1998.
32. Van den Bos R, Meijer MK, Spruijt BM: Taste reactivity patterns in domestic cats *(Felis silvestris catus)*, *Appl Anim Behav Sci* 69:149, 2000.

11

Socialização e Treinamento do Filhote

Kersti Seksel e Steve Dale

Atualmente se sabe que os filhotes de gatos se beneficiam das aulas de socialização e de treinamento. Se os cãezinhos podem ter aulas, por que não os gatinhos? Há muitos resultados positivos quando os gatinhos e as pessoas assistem a aulas de socialização, as quais foram desenvolvidas primeiramente na Austrália, como a Kitten Kindy.[13]

A ideia de treinar gatos, o que significa mantê-los em aulas de socialização e treinamento, é um conceito estranho para a maioria das pessoas.[13] Entretanto, as aulas para filhotes podem ter tanto sucesso e proporcionar muitos dos mesmos benefícios aos proprietários, aos próprios gatinhos e ao atendimento veterinário quanto as aulas para cãezinhos (Boxe 11.1). As aulas para filhotes de gatos são preparadas para funcionar como um programa precoce de socialização, treinamento e orientação, a fim de ajudar os proprietários e os filhotes a começar pelo caminho certo. As aulas para gatinhos têm por objetivo ajudar a prevenir problemas comportamentais e orientar os proprietários quanto a todos os aspectos relativos à criação de um gato na família, além de estabelecer vínculo entre o gato, o proprietário e a clínica veterinária. É também outro serviço valioso que os médicos veterinários devem oferecer a seus pacientes e proprietários.

Embora a questão não tenha sido estudada formalmente, as aulas para filhotes de gatos provavelmente salvam vidas, já que alguns dos fatores de risco para abandono podem ser abordados em aulas bem dirigidas. Entre esses fatores de risco, incluem-se os de ter expectativas irreais sobre o papel do gato em ambiente doméstico, permitir a saída do animal para fora de casa, ter um gato sexualmente íntegro e nunca ter lido livros sobre o comportamento de gatos. Os gatos que eliminam fezes e urina inadequadamente, diária ou semanalmente, também correm riscos.[11] As explicações mais frequentes para o abandono são problemas comportamentais – problemas que poderiam ser prevenidos.[9,10]

A maioria dos comportamentalistas veterinários acredita que as aulas de socialização de gatinhos (quando adequadamente ministradas) são benéficas.[9,10,12] Essas aulas de socialização dos filhotes são sugeridas pelas diretrizes de comportamento felino da American Association of Feline Practitioners.[10]

Em média, os gatos são levados ao veterinário com frequência 50% menor com relação aos cães,[7] embora os gatos superem os cães, em número, em cerca de 20%.[1] Considerando que a maioria das aulas de socialização exige uma declaração de concordância assinada pelo veterinário, a matrícula para a aula assegura, no mínimo, uma consulta, estabelecendo a relação com esse profissional.[10]

Existem muitas razões pelas quais os gatos podem ir ao veterinário com menor frequência que os cães. Elas variam desde o medo que o gato tem do transportador e da viagem de carro correspondente a dificuldades de manipular o gato para procedimentos até mesmo simples. Os instrutores dos gatinhos podem abordar algumas dessas questões na aula, além de dar instruções relacionadas com as melhores maneiras de dessensibilizar os filhotes a transportadores e viagens de carro, mesmo antes da primeira aula.

Os treinadores de cães que dão aulas para filhotes com frequência observam que orientar o proprietário é o aspecto mais importante das aulas. As aulas para gatinhos não são diferentes, pois oferecem uma oportunidade de orientar os proprietários sobre o comportamento de seu filhote e estabelecer expectativas realistas de morar com um gato na mesma casa.

Conhecer melhor o gato pode ajudar quando o animal não se sente bem. Isso é ainda mais imperativo com os gatos do que com os cães, porque os primeiros, com frequência, escondem os sinais de doença. Quanto mais conectadas as famílias são com seus gatos, maior a probabilidade de os membros terem de detectar esses sinais sutis.

> ### Boxe 11.1 O valor das aulas de socialização para filhotes de gatos
>
> - Todos os filhotes são examinados antes de participarem das aulas, o que exige o estabelecimento de uma relação com o médico veterinário
> - Os gatinhos são dessensibilizados do transportador
> - Os gatinhos são acostumados a viajar
> - Os gatinhos são habituados a pessoas não familiares
> - Os proprietários aprendem sobre diversos cuidados (p. ex., quanto ao aparo das unhas, à escovação do pelo e à escovação dos dentes), o que melhora a saúde do gato
> - Os proprietários que têm um laço mais forte com seus gatos podem ser mais passíveis de observar sinais sutis de doença e consultar o veterinário proativamente para exames de rotina
> - Muitos problemas comportamentais podem ser prevenidos
> - A aula proporciona um recurso veterinário para os problemas relacionados com o comportamento
> - O instrutor pode dar informações sobre a prevenção da dirofilária felina e como controlar pulgas e carrapatos (quando aplicável)
> - A aula ajuda a desfazer mitos comuns sobre gatos (p. ex., os gatos são antissociais)
> - Os proprietários aprendem que podem exercitar seus gatos e proporcionar uma vida dentro de casa enriquecida e interessante. Eles também descobrem que os gatos podem aprender e ser treinados
> - A aula estimula a confiança dos gatinhos e dos proprietários da mesma maneira. Desse modo, as sessões são divertidas para os filhotes, os proprietários e os instrutores.

Como começar

Como planejar as aulas

Para o máximo de benefícios, as aulas devem acontecer em uma clínica de modo que os proprietários e seus filhotes possam conhecer os veterinários e a equipe, bem como se familiarizar com eles. Tais aulas devem ser planejadas com cuidado. O objetivo e o resultado para a realização das aulas devem ser considerados antecipadamente.

É necessário que se promovam aulas divertidas e em um ambiente tranquilo e seguro tanto para os animais quanto para os proprietários aprenderem. Os objetivos das aulas para filhotes de gato diferem de uma clínica veterinária para outra, porém devem almejar o seguinte:

- Informar os proprietários sobre o comportamento felino normal
- Possibilitar que os filhotes de gato se socializem em ambiente seguro e controlado
- Ensinar os gatinhos a aceitar a manipulação delicada dos humanos
- Habituar os gatinhos a uma variedade de estímulos de modo a poderem crescer e se tornar gatos adultos controláveis, facilmente manipuláveis

- Identificar problemas comportamentais e fornecer possíveis soluções, como treinamento na caixa de areia higiênica e como lidar com mordidas e arranhões
- Aconselhar sobre o modo de modificar o comportamento inaceitável e encaminhar a um veterinário comportamentalista, se necessário
- Ajudar os proprietários a terem expectativas realistas para seu animal de estimação
- Ajudar os proprietários a construir um laço forte com a clínica veterinária
- Orientar os proprietários em todos os aspectos quanto a desenvolvimento e cuidados e como viver com um gato na família – fomentando uma relação socialmente responsável com o animal de estimação.

Recrutamento e promoção

De modo ideal, os filhotes são recrutados no momento da primeira vacinação ou no primeiro exame de saúde. Essa consulta deve incluir a provisão de material escrito sobre cuidados e aulas para gatinhos. Como as aulas para filhotes são novidade, com frequência a mídia local tem interesse em cobrir a história e, desse modo, ajudar a divulgá-las. Também há alguns veterinários que trabalham junto a abrigos locais que apoiam o conceito de aulas para gatinhos. Trabalhar junto com abrigos proporciona benefícios, pois assim há uma parceria para ajudar a promover as aulas e a conseguir novos lares para os filhotes. Entretanto, o sucesso do programa depende do apoio de todos os funcionários da clínica veterinária. Todos precisam entender que as aulas envolvem recrutar os filhotes de modo eficiente.

Gatinhos

Todos os filhotes que participam das aulas devem ter entre 8 e 14 semanas de vida e já ter começado o processo de vacinação e vermifugação. Os filhotes não podem ter mais de 14 semanas de vida ao completar o curso, a fim de prevenir possível relutância. O número mínimo recomendado de filhotes por turma é de 3, e o número máximo ideal é de 6, de modo que todos os gatinhos e seus proprietários recebam atenção adequada.

Participantes

Toda a família, inclusive as crianças, deve ser estimulada a comparecer. Se houver crianças pequenas, convém que um adulto acompanhe cada criança, a fim de serem supervisionadas. Os proprietários de gatos acima de 14 semanas de vida são estimulados a assistir às aulas *sem* os gatos, de modo que eles também possam beneficiar-se das informações fornecidas.

Equipe

Para que as aulas sejam funcionais e os proprietários e os filhotes se beneficiem, pelo menos duas pessoas devem comandar cada aula. Isso possibilita a melhor observação dos filhotes e o controle mais efetivo da "turma". No mínimo, um instrutor deve ser bem versado em comportamento felino normal, a fim de serem administrados aconselhamentos atualizados relacionados com questões clínicas e comportamentais.

Equipamento

Os seguintes itens podem ser empregados e demonstrados na aula de "jardim de infância" de filhotes:

- Coleiras, guias e peitorais seguros para gatos
- *Clickers* (se o instrutor quiser mostrar seu uso)
- Diferentes tipos de postes para arranhar (horizontais e verticais)
- Caixas de papelão vazias
- Diversos brinquedos:
  - Túneis (p. ex., tubulação usada de ar-condicionado, túneis para gatos comercializados)
  - Brinquedos que se movimentem, em que uma bola é mantida dentro de um andador de plástico ou de uma caixa, possibilitando que o gatinho bata nele (pode ser algo tão simples quanto uma caixa vazia de lenços de papel com uma bola dentro) (Figura 11.1)
  - Bolas
  - Brinquedos sobre varas elásticas ou de pescar, seguros para gatos
  - Brinquedos artesanais que as crianças podem fizer ou pintar
- Variedades de transportadores de gatos: com abertura superior, abertura frontal, e assim por diante, de modo que possam ser explicadas as vantagens e desvantagens de cada um
- Seleção de caixas de lixo (p. ex., cobertas, sem tampa, lineares), a fim de que as vantagens e as desvantagens de cada uma sejam explicadas. (As caixas de lixo padronizadas ou as caixas de lixo de papelão, descartáveis, de baixo custo sempre devem estar disponíveis para que os filhotes usem durante a aula. Elas podem ser descartadas e substituídas ou desinfetadas após cada aula.)
- Um jardim interno com amostras de grama dos gatos, gatária e outros vegetais, folhosos seguros para gatos, a fim de que os instrutores possam explicar quais plantas são adequadas e os perigos potenciais de determinadas plantas tóxicas encontradas em casa.

Embora todos os participantes gostem de observar os filhotes interagindo entre si, a aula não deve se assemelhar a um *playground*. Brincadeira em excesso pode ser hiperestimulante e, por fim, não ser agradável para os filhotes. Além disso, como as pessoas são facilmente distraídas pela graça dos gatinhos brincando, podem não ouvir os instrutores.

Local

Conforme previamente mencionado, a clínica veterinária é o local ideal para as aulas, porque o objetivo consiste em familiarizar os filhotes e os proprietários com a clínica e sua equipe (Figura 11.2). Embora outros locais possibilitem que outros gatinhos se socializem e os proprietários sejam orientados sobre os animais, esses lugares não tornam possível a familiarização ideal com a clínica veterinária ou sua equipe.

O local deve ter tamanho adequado. Se for muito grande, os filhotes terão liberdade em excesso. Caso seja muito pequeno, pode não proporcionar espaço adequado entre as cadeiras para as pessoas se sentarem. Se os filhotes estiverem em grande número, isso também pode ser um problema. O ambiente seguro com portas fechadas é imperativo, a fim de que os filhotes não escapem. Um difusor com o análogo sintético de um ferormônio facial felino deve ser utilizado para ajudar a reduzir possível ansiedade e aumentar o conforto.

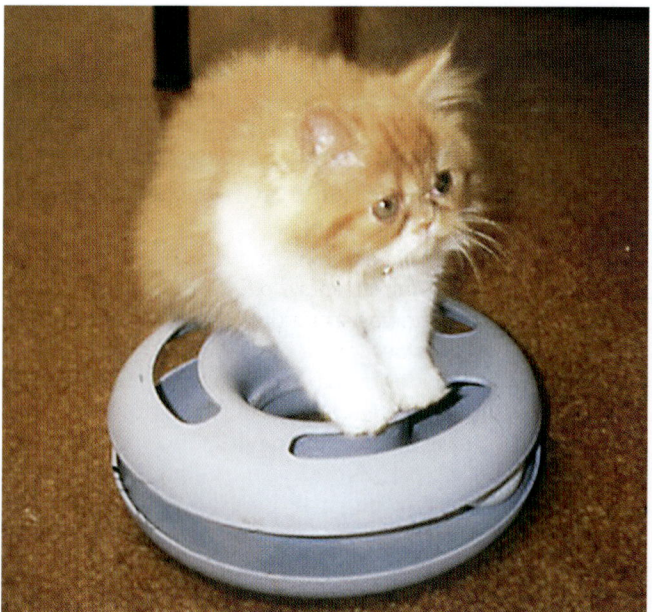

Figura 11.1 Brinquedos do tipo que se movimenta e têm uma bola dentro de uma caixa ou um cilindro plástico circular são populares com os filhotes.

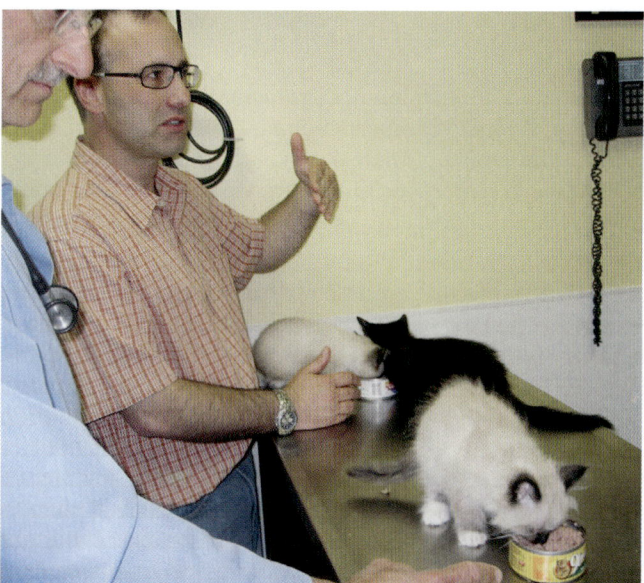

Figura 11.2 A aula para filhotes realizada na clínica veterinária possibilita que os gatinhos se acostumem com as consultas veterinárias; o comportamento tranquilo deve ser recompensado com afago e comida.

Como ensinar filhotes

Os gatinhos não são cãezinhos pequenos. Embora os princípios básicos de treinamento sejam os mesmos daquele para cãezinhos ou outro animal (ou seja, recompensar comportamentos apropriados e aceitáveis), as aulas não podem ser conduzidas da mesma maneira. A comunicação e a linguagem corporal de gatos são muito diferentes, e o período de socialização termina muito mais cedo do que o de cães. Conforme os filhotes interagem, os instrutores podem enfatizar e discutir as diferenças na sinalização e na linguagem corporal entre cães e gatos.

Ao ensinar qualquer exercício físico, os instrutores devem ser bem pacientes, permanecendo firmes e mantendo as sessões de treinamento curtas. Apenas 5 min de ensino em qualquer momento é algo suficientemente longo, pois a concentração de um filhote de gato é curta. O treinamento deve ocorrer quando o gatinho estiver mais responsivo (p. ex., um pouco antes de uma refeição).

Recompensas

Pequenas guloseimas saborosas, como fígado desidratado, frango grelhado, queijo, carne moída ou extrato de levedura, funcionam bem. As recompensas de alimentos devem ser variadas, pois alguns gatinhos são muito tímidos e podem não estar acostumados a comer na mão. O alimento como recompensa também deve ser bem pequeno, para que o gatinho não se sinta saciado no início da aula e perca o interesse na guloseima.

Alguns filhotes respondem mais a brinquedos e jogos. Por isso, esses também funcionam bem como recompensas.

Indicações verbais e visuais podem ser ensinadas em cada aula. Por exemplo, os gatos podem ser ensinados a se aproximar quando chamados, caminhar com guia, sentar e, até mesmo, realizar truques como "me dá a patinha". Entretanto, o objetivo principal consiste em ajudar os proprietários a compreender seus gatos e prevenir o desenvolvimento de comportamentos problemáticos, além de reconhecer problemas comportamentais (doença ou problema comportamental), a fim de que possam ser recomendados programas de intervenção e controle adequados e os gatinhos encaminhados a um especialista em comportamento veterinário, se necessário.

É sempre importante estimular os proprietários acerca do progresso de seu filhote, mesmo se tal progresso não for evidente na aula. Os instrutores devem explicar que existem muitos motivos para distração na aula que dificultam o aprendizado. Assim, todos os exercícios devem ser repetidos em diferentes lugares em diversos momentos, para o gatinho poder aprendê-los.

Punição

A punição não deve ser empregada ao ensinar um novo comportamento em qualquer espécie. Ela não ensina o comportamento esperado e pode levar ao medo e à quebra no laço entre o gato e o proprietário.

Estrutura da aula

Como existem diversos tipos de espaço, cada clínica deve decidir qual estrutura funciona mais adequadamente para cada aula. De modo ideal, as aulas para gatinhos são realizadas durante uma hora por semana, e o curso é conduzido ao longo de 2 a 3 semanas. Uma opção consiste em fazer os proprietários assistirem à primeira aula sem seus gatinhos, para que possam ouvir sem serem distraídos por eles.

O ideal consiste em agendar uma aula de 1 h por semana, durante 2 semanas consecutivas (p. ex., duas noites de terça-feira seguidas). Entretanto, outras opções são duas aulas de 1 h em 2 dias consecutivos (p. ex., a noite de uma terça e depois no dia seguinte, quarta-feira, na mesma hora e no mesmo local). Outra opção que pode funcionar em algumas clínicas consiste em uma aula de 90 min, embora isso não possibilite o acompanhamento, exceto pelo telefone.

Tópicos a serem discutidos

Treinamento da areia higiênica

A eliminação inadequada de urina e fezes é, de acordo com alguns dados, a razão aludida mais frequentemente para o abandono.[11] Uma coluna de jornal[2] sobre comportamentos de animais de companhia relatou que, durante o período de 15 anos, a eliminação inapropriada da urina e das fezes dos felinos foi o tópico mais comum de perguntas (seguido por agressão canina).

Muitos proprietários precisam ser ensinados sobre as caixas de areia: quando mudá-las, como limpá-las, quantas são necessárias e onde as colocar. A seguir, um resumo que pode ser discutido em aula:

- Uma boa ideia é ter uma caixa de areia por gato e uma extra
- As caixas de areia devem ter, no mínimo, uma vez e meia o comprimento do gato; senão, caixas maiores poderão ser necessárias conforme o crescimento do animal
- As caixas de areia devem ser colocadas em locais bem acessíveis. Por exemplo, uma caixa de areia dentro do banheiro no andar de baixo não é conveniente para o filhote que passa a maior parte do dia no andar de cima
- As caixas de areia devem ser limpas, no mínimo, 1 vez/dia
- Deve-se oferecer uma seleção de diferentes areias (p. ex., areia que forme torrões, areia de praia, pó de serra, papel reciclado) para descobrir a preferência do gatinho
- É importante agendar horas de alimentação (isso torna as horas de eliminação de fezes e urina mais previsíveis)
- Colocar caixas de areia em zona de pouco movimento, que proporcione privacidade. Se o filhote for assustado enquanto estiver na caixa de areia, poderá ser desestimulado de usá-la. Por exemplo, se o gatinho for encurralado por um cachorro ou um gato mais velho ou se a máquina de lavar entrar no ciclo máximo no momento em que ele estiver usando a caixa de areia, provavelmente ele não vai querer voltar a usá-la para suas necessidades fisiológicas.

Manuseio

Os gatos que são manuseados com frequência em idade precoce beneficiam-se física e emocionalmente, apresentando menos medo e maior confiança e amizade quando adultos.[5] Gatos socializados entre 2 e 12 semanas de vida mostraram, com 1 ano de vida, aproximar-se, tocar e se esfregar em pessoas-teste familiares e não familiares; isso se deve ao aumento da ligação entre o proprietário e o gato.[7a] Convém ensinar aos proprietários o modo de manipular os gatinhos. Os instrutores devem demonstrar o modo de segurar filhotes, cortas as unhas e medicar, usando recompensas por bom comportamento. Também devem mostrar aos proprietários o modo de limpar e escovar o filhote e discutir como se dar banho, quando necessário.

Se a aula estiver sendo realizada na clínica veterinária, os instrutores devem pegar um gato de cada vez para ser manipulado em uma mesa de exame, recompensando o comportamento tranquilo com carinho e comidas saborosas. O instrutor deve usar um jaleco ou o uniforme da equipe neste exercício, a fim de torná-lo o mais parecido possível com uma consulta veterinária real. O controle de parasitos externos, a prevenção de dirofilária, a nutrição e os cuidados dentários podem ser discutidos nessas sessões.

Hábito de arranhar

O hábito de os gatos arranharem os móveis é uma queixa comum de muitos proprietários. A importância de arranhar como meio de comunicação deve ser explicada, além do aconselhamento sobre postes para arranhar, material adequado para os gatos arranharem e uma discussão do que fazer se os filhotes começarem a arranhar de modo inapropriado.

Mais informações sobre ambientes equipados para gatos que ficam dentro de casa são encontradas no Capítulo 46.

Exemplo de conteúdo

A seguir, encontra-se o exemplo de conteúdo de aulas. A ordem e os tópicos discutidos podem variar em cada clínica, de acordo com diferenças regionais na incidência de doenças e preferências individuais.[4,10,12,13] Os proprietários são sempre estimulados a fazer perguntas. Devem ser distribuídos folhetos informativos, repetindo as orientações dadas em cada uma das aulas. Outros recursos estão relacionados no Boxe 11.2.

Semana um

1. Inscrição: verificar os certificados de vacinação e realizar um breve exame à procura de quaisquer sinais de doença, como olhos lacrimejantes ou nariz com secreção.
2. Recepção:
   - Pedir a todos os proprietários que se sentem. Todos os filhotes precisam estar nos transportadores, pois as pessoas tendem a prestar mais atenção enquanto os animais estão confinados
   - Apresentar os instrutores e pedir aos proprietários que se apresentem, bem como apresentem seus gatinhos

---

- Estabelecer as regras da casa e delinear os objetivos e o conteúdo do curso. Convém explicar por que as aulas para filhotes são importantes. Parabenizar os proprietários por se preocuparem a ponto de trazerem seus gatinhos
- Enfatizar que os participantes da aula devem fazer acompanhamento com o veterinário, como recurso futuro quanto a qualquer questão de comportamento que venha a acontecer, e consultar de modo proativo esse profissional para exames duas vezes por ano, mesmo se os gatos parecerem sadios

3. Interação:
   - Diversos brinquedos para gatinhos e arranhadores são distribuídos ao acaso na área de brincadeira (Figura 11.3)
   - Liberar os filhotes um a um de seu transportador, a fim de que interajam, porém, se o grupo for grande, nem todos devem ser retirados do transportador ao mesmo tempo (Figura 11.14)
   - Alguns gatinhos podem se sentir mais confortáveis sentados no colo de seu proprietário. É importante não forçar os filhotes a interagir; não se deve assobiar

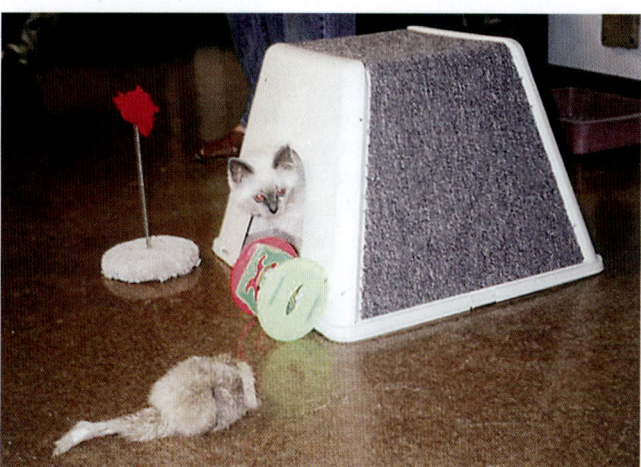

Figura 11.3 Diferentes tipos de brinquedos devem ser proporcionados na área de brincadeira nas aulas de filhotes.

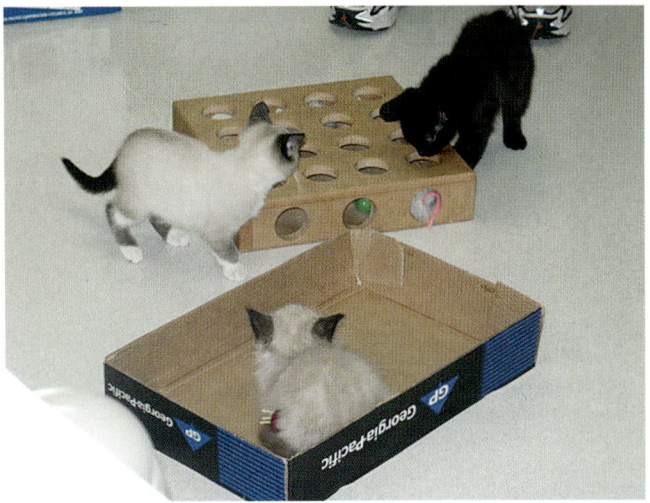

Figura 11.4 Durante as aulas para gatinhos esses devem ser liberados dos transportadores, a fim de interagirem uns com os outros, porém é necessária a supervisão cuidadosa.

• Deve-se permitir que os gatinhos investiguem o local durante 15 min enquanto diferentes tópicos são discutidos. É importante observar com cuidado o comportamento dos filhotes e intervir, a fim de evitar que os gatinhos se assustem ou sejam agredidos
• Discutir cada um dos brinquedos e mostrar aos proprietários a maneira de interagir e brincar com os filhotes de modo adequado
• Explicar diferentes aspectos da comunicação dos gatos. Os proprietários adoram saber o motivo de seu gato se comportar de determinada maneira
• Dar tempo para os proprietários fazerem perguntas. As crianças que estiverem assistindo às aulas devem receber instruções do modo como brincar adequadamente com os filhotes.

4. Treinamento:
• Há limitações quanto ao que as pessoas podem fazer com seus animais (embora atualmente existam competições de agilidade para gatos). No entanto, acredita-se que treinar o gato leve a uma formação mais intensa de laço com a família.[9,10] Uma ligação coesa também é importante se ocorrer um problema comportamental, como eliminação de urina e fezes em lugares inaceitáveis, ou se houver uma doença. Em comparação com cães, um número maior de gatos é deixado em abrigos pelos proprietários.[8] É possível que, ao se tornar mais intimamente ligado com o proprietário por meio de treinamento e de "trabalho em equipe", o gato se torne mais passível de ser tratado, em vez de abandonado
• Muitos proprietários mostram-se genuinamente surpresos com o fato de os gatos poderem ser treinados. As pessoas acham graça quando um instrutor demonstra o modo como um gato pode ser treinado a sentar com um *clicker* em 1 min. O instrutor explica o condicionamento operante
• O treinamento confere aos gatos tanto exercícios mentais quanto físicos. Os participantes podem aprender a treinar, com um *clicker*, seus gatos a fazerem algo, como sentar quando solicitado

• Como ensinar o gato a se aproximar: em geral, ensinar os filhotes a se aproximar, não é difícil. O filhote sempre deve ser recompensado quando se aproxima ouvindo seu nome e a palavra "junto". Ajudará se o filhote estiver com fome, interessado nas recompensas e desejoso de comer na mão. Oferecer um agrado ao filhote e, lentamente, voltar alguns passos. Chamar o filhote pelo nome e dizer "junto", conforme ele andar na sua direção. Recompensar o filhote imediatamente. Repetir esse exercício algumas vezes. A seguir, um a um, os participantes da aula devem praticar com seus próprios gatinhos. Estimular os proprietários a fazerem esse exercício em casa antes de cada refeição, quando existem menos fatores de distração
• Exercícios de manuseio: despender alguns minutos mostrando aos proprietários a maneira de segurar e manipular o filhote com delicadeza. Discutir o modo como massagear delicadamente o gatinho, a fim de relaxá-lo (Figura 11.5). O instrutor também pode demonstrar a maneira de cortar as unhas e de medicar, usando recompensas para se ter um comportamento tranquilo. Demonstrar o modo de cuidar, escovar e, se necessário, dar banho no filhote. Tal discussão pode incluir tópicos como controle de pulgas, nutrição e cuidados com os dentes. Estimular os proprietários a verificarem a boca e os dentes do gatinho diariamente. Também deve ser discutida a importância da higiene dentária e a escovação dos dentes (usando escova de dente para animais de companhia, escovas para dedo e pasta de dentes para animais).

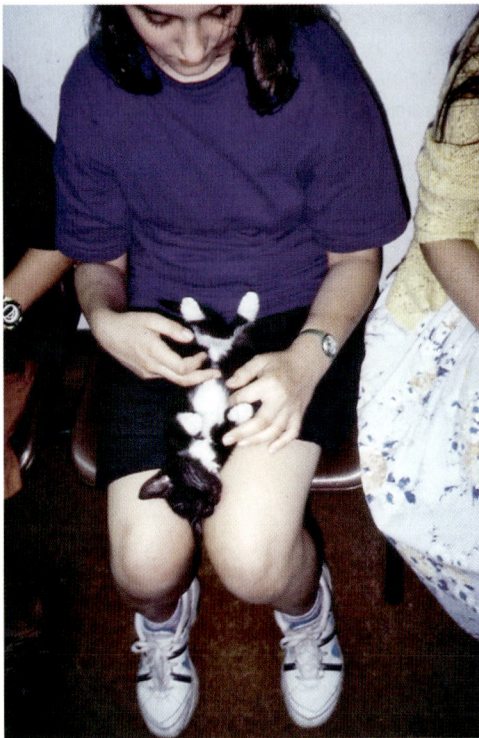

Figura 11.5 Deve-se ensinar aos proprietários o modo de segurar e manipular delicadamente o filhote e, também, massagem e técnicas de relaxamento.

5. Tópicos para discussão:
- Gatos reclusos e equipagem do ambiente: algumas pessoas ainda acreditam que manter seus gatos dentro de casa é cruel. É importante explicar que, como os gatos reclusos não se perdem, não são atropelados e não se envolvem em brigas com outros gatos, em geral, são mais saudáveis. Os gatos reclusos precisam de seus proprietários, para que tenham um meio física e mentalmente estimulante. A demonstração de como treinar os filhotes com guia e arreio pode ser sucedida por ideias de como os deixar ir para o lado de fora com segurança (p. ex., usando passeador e cercados para gatos) (Figura 11.6)
- Como modificar comportamentos normais indesejáveis (que podem ser arranhar os móveis ou pular em balcões): é sempre melhor ensinar ao filhote comportamentos desejáveis, em vez de punir os indesejáveis. Arranhar é outra maneira pela qual os gatos se comunicam. Eles deixam um marcador visual e olfatório quando arranham. Postes para arranhaduras adequados e colocados corretamente ajudam a prevenir o estrago na mobília
- Com frequência, os proprietários preocupam-se com os instintos predatórios do gato, porém nem todos eles caçam. Os gatos gostam mesmo é de espreitar e agarrar; desse modo, podem ser ensinadas aos proprietários maneiras apropriadas de lidar com o comportamento, como por meio de jogos interativos que façam o gatinho se exercitar. Um cordão, ou barbante, amarrado na cintura do proprietário, com um brinquedo na extremidade sendo arrastado pelo chão possibilita que os proprietários desviem a atenção do gato de seu calcanhar ou seus pés.

6. Conclusão: distribuir folhetos informativos reforçando os conselhos ministrados nas aulas. Estimular os proprietários a fazer perguntas.

Segunda semana

1. Boas-vindas: cumprimentar os proprietários e responder a quaisquer perguntas que possam ter surgido desde a semana anterior. Examinar rapidamente o aspecto físico dos gatinhos de novo. Delinear o plano de aula para aquele dia.

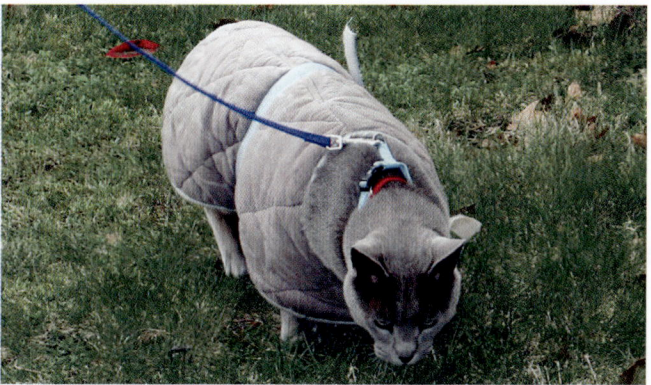

Figura 11.6 Os gatos podem ser treinados desde novos a aceitar um peitoral e uma guia para que possam exercitar-se e se estimular fora de casa de maneira segura.

2. Interação: deixar os gatinhos saírem dos transportadores para que possam explorar o ambiente e interagir entre si, se forem tranquilos. Os filhotes tendem a se mostrar mais confiantes nesse segundo encontro.

3. Revisar: são revistos os exercícios de manipulação e "junto". Pedir aos proprietários que demonstrem, um de cada vez, com seus próprios filhotes. Lembrar-se de que esse é um meio estranho para os filhotes, pois existem muitas distrações e vários odores. Por isso, alguns filhotes podem ter dificuldade de se concentrar, e o medo talvez se sobreponha ao desejo de ganhar como recompensa um petisco, ao receber um chamado. É preciso estimular os proprietários a praticarem em casa.

4. Discussão: outros tópicos que podem ser cobertos nesta semana são os cuidados de saúde de rotina:
- A importância de castração de machos e fêmeas, vacinação e vermifugação podem ser discutidas. Também deve ser debatida a importância da identificação (ou seja, *microchips* e coleiras com medalhas) nesse momento. Convém falar sobre a legislação local com relação a licença/registro, hora de recolher e assim por diante.[6] Os cuidados de limpeza, o banho e o controle de pulgas e carrapatos devem ser discutidos, se não tiverem sido comentados na primeira semana
- Comportamento felino: convém revisar os sistemas sociais, a comunicação e a importância de uma rotina previsível. Aconselhar os proprietários a empregarem horas regulares para alimentação, cuidados e brincadeira com o filhote. Sessões diárias de brincadeiras são importantes para que os gatinhos usem sua energia e desenvolvam um laço forte com o proprietário.

5. Treinamento:
- "*Sit*": chamar o filhote pelo nome e oferecer-lhe uma recompensa. Segurar a recompensa diretamente acima do focinho do gatinho e a seguir, pôr a mão para trás, sobre a cabeça do filhote em direção à parte traseira dele. Conforme a cabeça se levanta e se volta para trás, a parte traseira é baixada até o chão. O gatinho é recompensado tão logo a parte traseira encontre o chão. Repetir algumas vezes. Quando o gatinho estiver se sentando mais firmemente, começar a dizer a palavra "*sit*", ao mesmo tempo (Figura 11.7)
- "Dá a patinha": este é um exercício divertido, semelhante a ensinar o cão a dar a pata. Naturalmente, os filhotes elevam suas patas em resposta ao alimento oferecido, de modo que esse comportamento pode ser adequado lentamente a "me dá a patinha" ou "me dá as duas patinhas" em resposta à indicação verbal
- Caminhar com guia: o filhote deve ser habituado a usar coleira ou peitoral. Depois de estar acostumado à coleira ou ao peitoral, deixar que o gatinho arraste a guia pela casa, de modo a ele se acostumar ao peso da coleira ou do peitoral e do fecho da guia. Estimular os filhotes a caminhar e prosseguir usando recompensas ou agitando um brinquedo na frente deles, conforme a pessoa anda.

6. Preocupações comportamentais comuns: qualquer comportamento que os proprietários considerarem inaceitável deve ser abordado neste momento, já que os gatos não vão "perdê-lo com o tempo". Os métodos para modificar ou lidar com comportamentos inaceitáveis

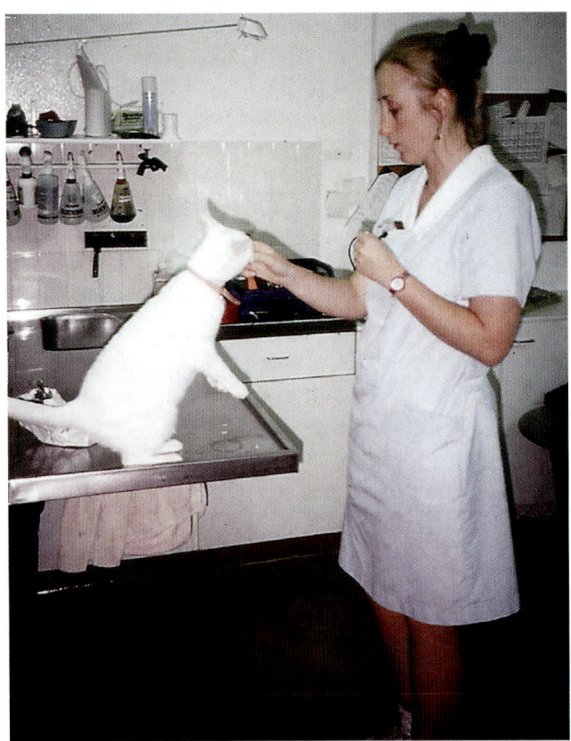

Figura 11.7 Os filhotes e os gatos podem ser ensinados a se sentar segurando-se uma recompensa logo acima do focinho do filhote, induzindo a cabeça a se elevar e a parte de trás a se abaixar.

devem ser discutidos. Dessa maneira, convém que os proprietários sejam conscientizados quanto aos comportamentos normais de modo a poderem ter expectativas realistas de seu gato.

7. Graduação: as aulas para gatinhos terminam com uma pequena cerimônia. Cada proprietário recebe um certificado de comparecimento, algumas amostras de produtos e uma relação de fontes de pesquisa. As perguntas finais e os comentários são respondidos. Os proprietários devem ser avisados de que sempre podem voltar à clínica ou consultar o instrutor caso ocorram proble-

mas futuramente. Se o problema for complexo demais e exigir a ajuda de um especialista, o proprietário deverá ser encaminhado a um comportamentalista animal ou a um veterinário comportamentalista.

Referências bibliográficas

1. American Veterinary Medical Association: *U.S. pet demographic sourcebook*, Schaumberg, Ill, 2007, American Veterinary Medical Association.
2. Dale S: *My pet world,* Tribune Media Services.
3. Horwitz DF: House soiling cats. In Horwitz DF, Mills DS, Heath S, editors: *BSAVA manual of canine and feline behavioural medicine*, ed 1, Gloucester, UK, 2002, British Small Animal Veterinary Association, p 97.
4. Hunthausen W, Seksel K: Preventive behavioural medicine. In Horwitz DF, Mills DS, Heath S editors: *BSAVA manual of canine and feline behavioural medicine*, ed 1, Gloucester, UK, 2002, British Small Animal Veterinary Association.
5. Karsh E: The effects of early handling on the development of social bonds between cats and people. In Katcher A, Beck A, editors: *New perspectives on our lives with companion animals*, Philadelphia, 1983, University of Pennsylvania Press, p 22.
6. Lord LK, Wittum TE, Ferketich AK, et al: Search and identification methods that owners use to find a lost cat, *J Am Vet Med Assoc* 230:217, 2007.
7. Lue TW, Pantenburg DP, Crawford PM: Impact of the owner–pet and client–veterinarian bond on the care that pets receive, *J Am Vet Med Assoc* 232:531, 2008.
7a. McCune S: *The impact of paternity and early socialisation on the development of cats' behaviour to people and novel objects, Appl Anim Behav Sci* 45:109, 1995.
8. National Council on Pet Population Study and Policy: The shelter statistics survey, 1994-1997: http://www.petpopulation.org/statsurvey.html. Accessed December 12, 2010.
9. Overall K: *Clinical behavioral medicine for small animals*, St Louis, 1997, Mosby.
10. Overall K, Rodan I, Beaver B et al: Feline behavior guidelines from the American Association of Feline Practitioners, *J Am Vet Med Assoc* 227:70, 2005.
11. Patronek G, Glickman L, Beck A et al: Risk factors for relinquishment of cats to an animal shelter, *J Am Vet Med Assoc* 209:582, 1996.
12. Seksel K: *Training your cat*, Victoria, Australia, 2001, Hyland House Publishing.
13. Seksel K: Preventative behavioural medicine for cats. In Horwitz DF, Mills DS, editors: *BSAVA manual of canine and feline behavioural medicine*, ed 2, Gloucester, UK, 2009, British Small Animal Veterinary Association.

Como Obter o Histórico Comportamental

Debbie Calnon

A primeira etapa da realização de um diagnóstico comportamental ou uma lista de diagnósticos diferenciais consiste na obtenção de um histórico preciso e completo. Sem dúvida, esse histórico comportamental completo é a parte mais importante ao lidar-se com a conduta animal.[5]

Embora o interesse principal na clínica veterinária geralmente seja o paciente por si só, os problemas comportamentais invariavelmente exigem uma base muito mais ampla. Tal histórico deve contemplar informações mais detalhadas, não apenas a respeito do paciente, das pessoas e dos outros animais em casa, mas também sobre as características do ambiente físico do gato. Aspectos menos tangíveis do ambiente, como as respostas emocionais do proprietário ao comportamento do gato, são essenciais para a boa compreensão da conduta do animal. Não é apenas a questão de fazer o diagnóstico comportamental – o que o diagnóstico *significa* para o proprietário pode ser tão importante quanto o diagnóstico em si.

A importância da boa comunicação

A boa habilidade de comunicação com os proprietários é bastante importante na medicina comportamental, principalmente na obtenção do histórico. Não e apenas o conteúdo das perguntas importa, mas também a maneira como essas perguntas são feitas e quais são as respostas mais frequentes. Os transtornos comportamentais podem provocar angústia nos proprietários e levar à desarmonia entre os membros da casa.[4]

Um grande número de proprietários gosta muito de ter a oportunidade de conversar sobre o problema comportamental de seu gato com alguém que eles identifiquem

como objetivo e compreensivo. Isso é particularmente importante se considerarmos que diversos proprietários se sentem culpados pelo problema comportamental de seu animal.[3] O momento exato para coletar o histórico verbal pode ajudar a construir uma forte relação entre o veterinário e o proprietário e possibilitar o esclarecimento de quaisquer questões complexas.

Empatia

A empatia sustenta quaisquer orientações. Trata-se da habilidade que "cria um ambiente para aceitação, apoio, revelação e aliança de trabalho. É decisiva para uma relação de confiança".[13] A empatia consiste em ser sensível aos sentimentos do proprietário sem fazer julgamento. Requer respeito e interesse no proprietário e honestidade construtiva para melhorar a ligação entre o gato e o ser humano. O veterinário deve ser suficientemente objetivo, a fim de tomar decisões racionais e bem informadas.

Habilidades de aconselhamento

Muitas das habilidades básicas de aconselhamento, empregadas em diversos tipos de orientação psicológica, são apropriadas para a tomada do histórico no contexto veterinário. A necessidade de desenvolver uma resposta e a compreensão com o proprietário é fundamental nos dois casos. Essas habilidades envolvem:[13]

1. *Audição refletiva*: Esta habilidade envolve prestar muita atenção ao que o proprietário diz e resumir a mensagem principal. Pode ser útil deixar o proprietário expressar

qualquer coisa que ele sinta, sendo fundamental para o veterinário compreender a situação no início da consulta. Por exemplo, se o proprietário estiver preocupado quanto ao veterinário não entender exatamente o valor sentimental de um objeto depois de este ser inutilizado após o gato ter urinado nele, isso pode reduzir o desejo de o proprietário colaborar na formulação de um plano de tratamento útil para o animal. Mais tarde, durante a consulta, será necessário dar mais forma e estrutura à conversa. O veterinário deve despender tempo no início para refletir sobre:

- O que está acontecendo: muito disso pode estar contido em um dicionário comportamental (será discutido adiante)
- Os pensamentos, os sentimentos e as reações dos proprietários: isso pode variar entre os habitantes da casa
- Temas aparentes: com frequência, esses temas podem dar ao veterinário o senso do motivo pelo qual os proprietários entraram em contato com ele e sua compreensão atual da situação. A mesma apresentação pode revelar diferentes temas para diferentes proprietários. Por exemplo, para uma família, o gato que marca território pode estar causando grande angústia porque ele está falhando quanto às expectativas de limpeza; para outra família, a questão principal pode ser que eles identifiquem a marcação de território como um sinal de ansiedade do gato e isso se tornar um tema recorrente durante toda a consulta
- O significado da situação para o proprietário: por exemplo, o ponto em que a questão da higiene torna-se uma preocupação varia muito entre os proprietários. Alguns podem considerar tolerável haver fezes fora da caixa de areia 1 vez/semana, enquanto outros podem considerar que encontrar fezes fora da caixa uma vez por mês é motivo de eutanásia se o problema não for resolvido.

2. *Questionamento sensível*: possibilita o esclarecimento da situação e maior compreensão pelo veterinário.

3. *Resumir com precisão*: o histórico comportamental exige a obtenção de muitas informações. Resumir os principais eventos, temas e reações à medida que se relacionem com a situação atual do proprietário pode ser muito útil. Ajuda a assegurar que o veterinário e o proprietário estejam na mesma sintonia antes de avançarem.

4. *Foco e estruturação*: essa parte da consulta possibilita tempo para concentrar-se nas preocupações fundamentais, esclarecer as expectativas e estabelecer objetivos realistas.

5. *Formulação, em conjunto, de conduta e plano de tratamento*: a medicina comportamental é sempre interessante e desafiadora, pois não existem duas situações para o mesmo problema comportamental em particular. O veterinário estará em melhor condição para recomendar um plano de tratamento eficaz se tiverem sido seguidas as etapas precedentes na coleta do histórico que engloba as preocupações e expectativas do proprietário, além dos comportamentos do paciente.

Como organizar a consulta

O tipo, a duração e a intensidade dos problemas comportamentais variam enormemente. Este capítulo concentra-se em questões que exigem a abordagem adequada para uma consulta comportamental. Um bom ponto de partida para questões comportamentais consiste no completo exame físico e, em termos gerais, perfil bioquímico e urinálise para ajudar a descartar problemas clínicos que possam contribuir para o problema comportamental e também ter impacto no plano de tratamento.[7] Um estudo de caso mostrou a importância do completo exame clínico de um gato que apresentava cistite idiopática felina que podia ser controlada com sucesso apenas por meio de terapia comportamental.[12] Não é raro haver relação entre questões clínicas e comportamentais, e ambas precisam ser abordadas. Os resultados de tais investigações serão parte do histórico obtido e são abordados no Capítulo 3.

Pode ser usado um questionário comportamental, a fim de possibilitar aos proprietários tempo para considerar e responder a diversas questões sobre o gato antes de eles irem à consulta. Muitos proprietários responderão que nunca haviam levado o gato a uma consulta comportamental antes. Uma carta com o questionário explicando a duração provável da consulta, os tópicos que serão abordados e a estimativa do custo é útil para desmistificar o processo e pode ser entregue junto com o questionário.

O questionário não apenas provê a estrutura para o veterinário a respeito de quais áreas críticas serão cobertas, mas também ajuda os proprietários a ver os problemas de seus gatos com maior clareza. Estimular todos os habitantes da casa a fornecer informações dá maior possibilidade de se obter um histórico preciso e identificar áreas potenciais de desacordo que, talvez, precisem ser abordadas. Muitos livros-texto trazem esquemas de históricos comportamentais que podem ser adaptados de acordo com o estilo e as preferências do veterinário que está atendendo o caso (Boxe 12.1).[6,8,10]

O local da consulta também pode influenciar o tipo de informação que será solicitada ao proprietário. Por exemplo, uma planta da casa e de quaisquer cercados pode ser útil se a consulta acontecer na clínica veterinária. Pontos de interesse, como áreas de eliminação de urina e fezes, posição das caixas sanitárias, áreas favorecidas para repouso e áreas de alimentação, podem ser marcados na planta. Se for realizada uma consulta domiciliar, o veterinário poderá analisar esses aspectos em primeiro lugar.

Existem vantagens e desvantagens para as consultas na clínica em comparação com as domiciliares – nos dois casos, pode haver bons resultados. Em geral, as consultas comportamentais duram mais tempo do que uma consulta padrão; por isso, é importante que o proprietário esteja sentado confortavelmente e que o veterinário tenha tempo suficiente para obter o histórico adequado sem se apressar nas perguntas. O nível de estresse do gato deverá ser reduzido ao máximo. De modo ideal, o tempo de espera é curto e a exposição a outros animais na clínica é mínimo.

Pedir aos proprietários que façam um vídeo do gato também pode ser útil. Mesmo em uma consulta longa, o gato será observado apenas em um contexto particular,

---

Boxe 12.1 Amostra de questionário comportamental

Detalhes do proprietário:

Detalhes do gato:

- Principal razão para a consulta:
- Quaisquer outros problemas comportamentais:
- Histórico clínico (se não estiver prontamente disponível na clínica):
- Nome das pessoas que vivem na casa (incluir a idade das crianças):
- Você tem algum problema físico que influencie na sua habilidade de interagir com o gato?
- Você já teve um animal de companhia antes desse gato?
- Onde e com que idade seu gato atual foi obtido?
- Seu gato teve outros proprietários antes? Em caso afirmativo, você sabe por que ele foi doado?
- Você conhece qualquer detalhe sobre os genitores ou os gatos da mesma ninhada?
  - Em caso afirmativo, eles apresentam problemas comportamentais?
- Por que você escolheu essa raça?
- Por que você escolheu esse gato em especial?
- Onde o gato dorme?
- O que, quando e onde o gato é alimentado?
- Relacionar os alimentos e brinquedos favoritos do gato em ordem de preferência:
- Quanto tempo seu gato passa dentro de casa/fora de casa?
- Como seu gato reage a:
  - Outros gatos
  - Estranhos
  - Crianças
  - Amigos
  - Cuidador
  - Veterinário

- Existem outros animais na casa? Em caso afirmativo, como eles convivem?
- Qual é a rotina diária típica de seu gato?
- Qual é sua rotina diária típica?
- Há quanto tempo o problema começou? Consegue descrever o primeiro episódio?
- Descrever os três últimos episódios em que o comportamento problemático aconteceu:
- Com que frequência o comportamento problemático ocorre?
- O problema mudou com o tempo em frequência ou intensidade? Em caso afirmativo, com que rapidez a alteração ocorreu?
- É possível identificar fatores que possam ter desencadeado ou coincidido com o início do problema comportamental?
- Pode-se prever a ocorrência do problema?
- Houve tentativa de corrigir o problema? Que resultado tais medidas obtiveram?
- Quais são seus objetivos para o tratamento?
- Informar se o gato está urinando ou defecando inadequadamente:
  - Número de caixas sanitárias fornecidas
  - Tipo de caixa sanitária (forma, profundidade, tamanho, existência de cobertura, existência de revestimento)
  - Tipo de material usado na caixa
  - Localização das caixas sanitárias
  - Uso típico do gato com relação à caixa (p. ex., fezes cobertas/deixadas não cobertas, arranhaduras do gato antes da eliminação de urina e fezes, o gato permanece de pé enquanto urina ou evacua, o gato se agacha nesse momento)
- Favor anotar quaisquer outras informações que possam ser relevantes para o problema.

---

que será influenciado pela presença do veterinário, seja a consulta na clínica ou em domicílio. É muito importante que o proprietário não provoque o gato para realizar os comportamentos que podem ser prejudiciais para o bem-estar do animal. Por exemplo, se dois gatos da casa estão se envolvendo em comportamento agressivo entre si, os proprietários não devem filmá-los brigando. Isso pode parecer óbvio, mas muitos proprietários precisam ser orientados para o fato de que muitos comportamentos são mais bem descritos do que demonstrados.

Informações básicas sobre o paciente

Conforme discutido anteriormente, muitos veterinários usam um questionário para ajudar a tornar a consulta mais produtiva. As informações por escrito fornecidas pelo proprietário sempre devem ser revistas durante a parte "cara a cara" da consulta. A terminologia que os proprietários usam para descrever o comportamento do gato pode ser ambígua. O proprietário pode pensar que o gato está marcando território com urina, mas depois revela, mediante questionamento mais aprofundado, que o gato está simplesmente urinando fora da caixa higiênica e

não, de fato, borrifando urina. Um estudo descobriu que quase um terço dos veterinários não pareceu distinguir corretamente marcação com urina (borrifação) e micção inadequada.[2] Como as abordagens de tratamento para essas duas condições podem ser bastante diferentes, é de fundamental importância fazer as perguntas certas. Outro exemplo de necessidade para esclarecimento adicional é quando os proprietários relatam que o gato os mordeu. Uma mordida pode variar desde fazer contato com a pele sem deixar marca ou contusão até múltiplas feridas puntiformes profundas; as implicações de cada caso são bastante diferentes.

Os detalhes do proprietário devem ser coletados, como em qualquer consulta veterinária. Os detalhes identificadores do gato também podem ser úteis a partir de uma perspectiva comportamental. Até mesmo o nome do gato pode dar alguma indicação de sua relação com o proprietário. A idade do gato à apresentação pode coincidir com a maturidade sexual ou social ou sugerir o possível papel da senilidade no transtorno. O gênero e o *status* reprodutivo influenciam a manifestação de muitos comportamentos, como borrifação de urina.[11] Ocorrem predisposições de raça para muitos transtornos comportamentais; gatos da raça Siamês, por exemplo, são levados exageradamente para exame por problemas comportamentais de ingestão.[1] Finalmente, o peso do gato é relevante ao dispensar medicamento e é particularmente importante com relação a transtornos alimentares, como pica.

A idade e o gênero dos outros animais e das pessoas que convivem com o gato devem ser determinados. Perguntar sobre quaisquer problemas físicos que possam influenciar a habilidade de o proprietário interagir com o gato é útil porque isso pode não ser imediatamente evidente durante a consulta. O tipo de trabalho dos habitantes da casa pode ajudar o veterinário a dar exemplos ou descrições com os quais os proprietários se relacionem prontamente. Perguntar se eles já teveram gatos também ajuda a entender os potenciais desafios da situação atual. Por exemplo, enquanto novos proprietários de gatos podem ter dificuldade de interpretar a linguagem corporal felina, os proprietários experientes talvez tenham dificuldades em entender o motivo pelo qual eles estão enfrentando problemas se os gatos anteriores não causavam entraves semelhantes. Ocasionalmente, indivíduos de fora da casa também podem ser considerados. Por exemplo, as rotinas dos gatos da vizinhança podem ter impacto significativo sobre o gato em questão.

A queixa comportamental primária à apresentação, conforme percebida pelo proprietário, deve ser fornecida em um questionário. Como às vezes os proprietários estão preocupados com mais de um problema comportamental, recomenda-se dar espaço para que outras questões sejam relacionadas. O veterinário pode se conscientizar de outros problemas que não foram percebidos como tal pelo proprietário ou decidir que questões secundárias devem vir antes daquela citada como primária pelo proprietário.[3] Pode levar algum tempo para cobrir todas essas questões e chegar a uma concordância sobre as intervenções prioritárias.

A idade do gato à aquisição e o lugar de onde veio devem ser conhecidos. Se o gato teve outros proprietários antes, convém que o veterinário pergunte por que o animal foi deixado. As razões pela escolha de uma raça em particular ou de um gato específico podem ajudar a definir a relação entre animal e proprietário. Se disponível, qualquer informação sobre o comportamento de parentes próximos do gato também pode ajudar a proporcionar informações sobre a etiologia. Sabe-se que as experiências iniciais podem influenciar bastante o comportamento do gato. Embora tais informações possam ser muito úteis, com frequência é impossível obtê-las. Gatos de rua e aqueles adotados em abrigos frequentemente não apresentam histórico inicial conhecido.

O proprietário pode suspeitar que um gato na casa está arranhando, urinando ou evacuando inadequadamente, mas não estar certo de qual gato é responsável – ou quais gatos são responsáveis. Uma terceira pessoa (p. ex., um vizinho) pode relatar que o gato do proprietário está urinando ou evacuando no seu jardim, porém o proprietário talvez não tenha percebido ainda esse comportamento.

Invariavelmente, alguns fatos serão omitidos ou discutíveis em qualquer histórico comportamental. A observação contínua e a coleta de dados podem ajudar a compensar quaisquer deficiências no momento da consulta. Por exemplo, pode-se instalar uma câmara de vídeo para identificar qual deles está marcando território com urina na casa.

Comportamentos de automanutenção

A dieta, a ingestão de água, a autolimpeza e os hábitos de sono do gato, bem como os comportamentos de eliminação de urina e fezes, precisam ser revisados. Provavelmente, o nível de detalhes coletados sobre qualquer um desses itens irá variar dependendo da queixa à apresentação. Por exemplo, para um gato com problemas de higiene, poderão ser feitas as seguintes perguntas:

- Quantas caixas de areia higiênica existem?
- Que tipo de caixa de areia é usado (p. ex., forma, profundidade, tamanho, cobertura, revestimento)?
- Que tipo de material higiênico é usado nas caixas?
- Quando as caixas são limpas, e o que é usado para a limpeza?
- Onde as caixas higiênicas se localizam?
- Como a bandeja é utilizada? Geralmente, as fezes são cobertas ou deixadas descobertas? O gato arranha antes da eliminação da urina ou das fezes? O gato fica de pé ou se agacha?

Ambiente social

A quantidade de tempo que um gato despende dentro ou fora de casa pode desempenhar um papel importante na etiologia de alguns transtornos comportamentais e também ter impacto sobre o tipo de intervenção a ser escolhido. Informações detalhadas podem ser obtidas com relação à maneira que o gato responde a outros gatos (tanto dentro de casa quanto fora), adultos estranhos e amigos, crianças, cuidador (se aplicável), veterinário, outros animais (se aplicável) e o proprietário.

Conhecer as rotinas diárias do gato e do proprietário auxilia na definição da relação que eles têm juntos, do tempo disponível para trabalhar sobre o problema, e de algumas estratégias de manejo práticas.

Comportamentos problemáticos

Na seção "Comportamentos problemáticos" do histórico do paciente, provavelmente os proprietários farão um breve relato inicial do comportamento problemático. Fazê-los preencher o questionário com mais detalhes costuma ajudá-los a compreender que o comportamento não existe por si só, mas sim é influenciado por muitos fatores do meio. Após entender isso, em geral os proprietários ficam mais desejosos de implementar estratégias que abordem algumas das questões mais amplas, em vez de esperar aprender um simples método para suprimir o comportamento problemático. Por exemplo, inicialmente, o dono pensa que uma boa maneira de abordar o problema do gato que vocaliza à noite é molhá-lo com uma pistola de água. Quando o quadro tornar-se mais claro, o proprietário é mais propenso a considerar algumas das causas subjacentes de vocalização e abordá-las, em vez de simplesmente tentar parar o comportamento. Invariavelmente, essa abordagem garante o bem-estar do gato e melhora a relação gato – proprietário com o passar do tempo.

As seguintes perguntas são feitas para elucidar o comportamento problemático:

- Há quanto tempo o problema começou?
- É possível descrever o que aconteceu na primeira vez em que o comportamento ocorreu?
- É possível descrever os últimos três episódios em que o comportamento ocorreu?
- Com que frequência o problema ocorre?
- O problema se alterou com o tempo em frequência ou intensidade? Em caso afirmativo, quão rápida foi a mudança?
- É possível identificar quaisquer fatores que possam ter desencadeado ou coincidido com o início do comportamento problemático?
- É possível prever quando o problema provavelmente ocorrerá?
- O que foi tentado para corrigir o problema? Que resultado essas medidas tiveram?
- Existe algo mais que possa ser importante e que não tenha sido discutido anteriormente?

Em suma, dados adicionais podem ser obtidos com relação a detalhes específicos de comportamento. Por exemplo, um instrumento de rastreamento de agressividade felina foi formulado por Overall[10] para avaliar mais precisamente um gato que se mostra hostil. Também é útil pedir aos proprietários que descrevam características particulares, como a linguagem corporal do animal antes, durante e após um evento, como uma briga.[9] Solicitar detalhes específicos pode ser a maneira útil de contrabalançar a interpretação subjetiva que os proprietários frequentemente apresentam quando questionados pela primeira vez sobre tais incidentes (p. ex., descrevendo o gato como raivoso, ciumento ou malcriado ou "humanizando" seu comportamento de alguma outra maneira).

Como formular um plano de tratamento

Para detalhes relacionados com as opções de tratamento para os diferentes transtornos comportamentais, veja os Capítulos 13 e 14. A última pergunta do formulário do histórico é particularmente importante. Tanto o proprietário quanto o veterinário devem ser absolutamente claros quanto aos objetivos para a implementação do plano de tratamento. O histórico completo, coletado de modo a ajudar o proprietário, é o melhor ponto de partida para fazer o diagnóstico comportamental. A seguir, o veterinário pode identificar e determinar os pontos fortes do proprietário, mostrar novos horizontes para abordar o problema e construir um plano de tratamento colaborativo que o proprietário terá vontade de fazer e será capaz de implementar.

Referências bibliográficas

1. Bamberger M, Houpt KA: Signalment factors, comorbidity, and trends in behavior diagnoses in cats: 736 cases (1991-2001), *J Am Vet Med Assoc* 229:1602, 2006.
2. Bergman L, Hart B, Bain M et al: Evaluation of urine marking by cats as a model for understanding veterinary diagnostic and treatment approaches and client attitudes, *J Am Vet Med Assoc* 221:1282, 2002.
3. Crowell-Davis S, Murray T: *Veterinary psychopharmacology*, Ames, Iowa, 2005, Blackwell.
4. Dehasse J: The role of the family in behavioral therapy. In Horwitz D, Mills D, Heath S, editors: *BSAVA manual of canine and feline behavioural medicine*, Gloucester, UK, 2002, British Small Animal Veterinary Association.
5. Horwitz D: Behavior fundamentals. In *Atlantic Coast Veterinary Conference*, Atlantic City, NJ, 2001.
6. Horwitz DF, Mills DS, Heath S: *BSAVA manual of canine and feline behavioural medicine,* ed 1, Gloucester, UK, 2002, British Small Animal Veterinary Association.
7. Juarbe-Diaz SV. Behavioral triage: treat or refer. *North American Veterinary Conference*, Orlando, FL, 1999.
8. Landsberg G, Hunthausen W, Ackerman L: *Handbook of behavior problems of the dog and cat*, ed 2, St Louis, 2003, Elsevier Saunders.
9. Luescher UA: Feline aggression to people, *Western Veterinary Conference*, Las Vegas, 2004.
10. Overall K: *Clinical behavioral medicine for small animals*, St Louis, 1997, Mosby.
11. Pryor P, Hart B, Bain M et al: Causes of urine marking in cats and effects of environmental management on frequency of marking, *J Am Vet Med Assoc* 219:1709, 2001.
12. Seawright A, Casey R, Kiddie J et al: A case of recurrent feline idiopathic cystitis: The control of clinical signs with behavior therapy, *J Vet Behav* 3:32, 2008.
13. *Lifeline—it's a fine line training manual*, session 2, p 2, Melbourne, Australia, 2009, Wesley Mission.

Problemas Comportamentais

Kersti Seksel

As preocupações dos proprietários de gatos relacionadas com as atitudes do animal podem ser classificadas de duas principais maneiras: comportamentos problemáticos e problemas comportamentais. É importante que os veterinários distingam os dois, a fim de que possam recomendar manejos e programas de tratamento adequados.

Classificam-se como comportamentos problemáticos aqueles que são parte do "repertório" comportamental normal de um gato, porém são inaceitáveis pelo proprietário ou pela comunidade. Embora seja considerado problemático pelos proprietários, o comportamento em si é normal. Este talvez apareça devido à falha de compreensão das necessidades comportamentais do felino, à falta de conhecimento da estrutura social dos gatos ou ao seu treinamento insuficiente. Por exemplo, um animal que pula em uma bancada da cozinha pode estar fazendo isso como parte da preferência normal do gato de estar em um local alto. Além disso, podem faltar lugares mais apropriados na casa (p. ex., prateleiras). Também é possível que o gato nunca tenha sido ensinado a sentar-se em outro local, como em um poste para arranhadura ou um local de brincadeira, e que seria o comportamento preferido do proprietário.

Os problemas comportamentais, por sua vez, classificam-se em outras duas categorias: (1) comportamentos normais para o gato, mas excessivos em duração ou intensidade e apresentados em resposta a estímulos que não deveriam desencadear tal resposta e (2) comportamentos anormais e que, por isso, indicam que o animal não deve estar bem (nesse caso, questões de saúde devem ser consideradas). Em geral, os problemas comportamentais advêm da má adaptação do gato e também são danosos ao proprietário ou à comunidade. Entre os exemplos estão os transtornos compulsivos, a automutilação e as fobias.

Embora essas duas categorias não sejam mutuamente excludentes, classificar qualquer comportamento inaceitável dessa maneira ajuda a determinar não apenas que conselhos deverão ser dados, mas também a que lugar encaminhar o proprietário, se necessário.

Os problemas mais comuns que os proprietários de gatos relatam são alguns dos fatores de risco para abandono. São exemplos agressividade, sujeira da casa, arranhadura e comportamentos relacionados com medo e ansiedade.[14] Alguns desses comportamentos são normais e não podem ser eliminados completamente. De fato, pode ser prejudicial ao bem-estar do gato tentar parar esses comportamentos normais. Contudo, é possível tomar providências para controlá-los.

Alguns desses comportamentos inaceitáveis, destrutivos e incômodos são exacerbados por falta de atividades física e mental. Os gatos são animais sociais muito inteligentes e ativos e precisam de atividade, companhia e estimulação. Orientar os proprietários sobre as necessidades básicas do gato deve ajudar a lidar melhor com ele.

Cada vez mais, os veterinários que trabalham em clínicas de animais de companhia reconhecem que o medo e a ansiedade são os fatores subjacentes de muitos dos problemas comportamentais apresentados. A prevalência real de transtornos relacionados com a ansiedade é desconhecida, No entanto, provavelmente, eles consistem na classe mais comum de transtornos comportamentais de animais de companhia. Os transtornos de ansiedade correspondem a mais de 90% dos transtornos veterinários apresentados para encaminhamento.[4] Muitos casos que são levados ao consultório com problemas clínicos recorrentes, como vômito, diarreia ou alterações cutâneas, podem ser causados ou influenciados por questões subjacentes de ansiedade.

A maneira como um animal se comporta depende de três fatores fundamentais: sua predisposição genética, suas experiências pregressas e seu ambiente. Nenhum desses fatores atua isoladamente. Todos precisam ser considerados ao se lidar com animais que apresentam questões comportamentais.

Todos os problemas comportamentais exigem uma abordagem sistemática de modo que se alcance o melhor resultado para o paciente. Usar um questionário, o qual é enviado ao proprietário e preenchido antes da consulta, é uma abordagem útil. O veterinário, então, estará preparado para fazer perguntas específicas sobre o comportamento durante a consulta e começar a avaliar o meio, as interações sociais e as atitudes do gato. Isso possibilita ao profissional determinar a causa plausível (ou causas) e o prognóstico (probabilidade de sucesso) e delinear um programa de tratamento e manejo.

Quanto mais detalhadas forem as informações dadas, mais específicas podem ser as recomendações. O processo de avaliar esse histórico de comportamento no contexto de outras informações clínicas sobre o gato consome uma quantidade significativa de tempo, com frequência 2 a 3 h. A maioria dos gatos que apresenta problemas comportamentais não pode ser curada, assim como o diabetes é controlável, não sanado. Entretanto, com o controle ambiental, a modificação comportamental e, às vezes, a medicação, é possível que a qualidade de vida do gato seja bastante melhorada e o laço com seus proprietários, restabelecido.

Ansiedade, medo e fobia

Panorama

Embora os termos *ansiedade* e *medo* costumem ser usados como sinônimos, eles não são a mesma coisa. O medo está relacionado com comportamentos específicos de fuga e evitação, enquanto a ansiedade decorre de ameaças percebidas como incontroláveis ou inevitáveis. Tanto o medo quanto a ansiedade podem estar ligados à adaptação em algumas circunstâncias, ao passo que as fobias, à má adaptação. Acredita-se que o córtex pré-frontal, a amígdala, o sistema límbico e o hipotálamo (eixo hipotálamo-hipófise-adrenal) estejam envolvidos na regulação do medo. A serotonina, a norepinefrina, a dopamina e o ácido γ-aminobutírico (GABA) são neurotransmissores envolvidos no desenvolvimento do medo e da ansiedade. A serotonina foi identificada como mediador delas.

Medo

O medo é uma reação fisiológica, emocional e comportamental a estímulos potencialmente lesivos. A resposta do medo é uma resposta fisiológica complexa que envolve diversas áreas do cérebro. Ocorrem respostas cognitivas, musculoesqueléticas e neuroendócrinas quando o animal percebe uma situação ameaçadora.[3] Ter medo é um mecanismo de defesa e uma resposta de adaptação que, geralmente, ocorre em resposta a estímulos específicos. Com frequência, o medo está ligado à dor ou a um evento traumático. Por exemplo, se o gato cair de um lance de escada, poderá desenvolver medo de escada.

As situações que evocam o medo levam à ativação da substância ferruginosa, que é a área noradrenérgica fundamental do cérebro. Essa ativação estimula a neurotransmissão nas vias noradrenérgicas, que se projetam ao córtex cerebral, ao sistema límbico e à medula espinal, preparando o gato fisiologicamente para lidar com a ameaça.

Diversos estados emocionais do medo correspondem aos efeitos fisiológicos do sistema nervoso simpático: as respostas de fuga, luta ou congelamento. Os músculos usados para o movimento físico são retesados e abastecidos com oxigênio e glicose como preparação para uma resposta física de luta ou fuga. Por exemplo, um gato pode tentar fugir correndo de um estímulo que provoca medo (p. ex., um veterinário). Contudo, se encurralado, poderá ficar estático ou se tornar defensivamente agressivo. Existe uma quarta resposta emocional: a resposta *fiddle* (comportamento de deslocamento). Neste caso, o gato, ao encarar o estímulo provocador de medo, boceja ou lambe os lábios.

A reação fisiológica resulta em aumento das frequências cardíaca e respiratória (ofego), transpiração, tremor, movimentação e, possivelmente, micção e defecação.

Os gatos apresentam alteração na postura corporal e na atividade quando sentem medo e talvez tenham uma resposta de evitação, como fuga ou esconder-se. Um animal temeroso pode adotar posturas de proteção, como baixar o corpo e a cabeça, colocar as orelhas mais juntas na cabeça, arregalar os olhos e pôr a cauda entre as pernas. Se o animal perceber uma ameaça, a resposta também pode envolver elementos de agressividade defensiva. Se o animal vai lutar ou fugir quando temeroso ou defensivo, isso dependerá de sua predisposição genética, suas experiências pregressas e seu ambiente atual. O medo normal é de adaptação e transitório.

Fobia

Define-se *fobia* como um medo irracional, intenso e persistente de determinadas situações, atividades, coisas ou pessoas. A resposta de medo (ou pânico) é desproporcional ao estímulo e proveniente de má adaptação. Os animais com fobias não se habituam ao estímulo, mesmo após muitos contatos inofensivos. Além disso, a resposta não diminui com o passar do tempo.

As fobias comuns normais envolvem ruídos e lugares. As respostas fóbicas são respostas fisiológicas, comportamentais e emocionais semelhantes a medo, porém são extremamente exageradas.

Ansiedade

O medo deve ser diferenciado da ansiedade, que costuma ocorrer sem uma ameaça externa. Define-se ansiedade como a antecipação de um perigo ou uma fatalidade. A ameaça pode ser real ou imaginária, assim como há possibilidade de a resposta do gato ser normal ou anormal, dependendo do contexto. A ansiedade também pode ser uma resposta de adaptação a uma ameaça específica em algumas circunstâncias. Contudo, enquanto o medo é, em geral, de início agudo e de duração transitória, a ansiedade é o estado mais crônico de apreensão inespecífica. A desregulação das vias do medo desempenha um papel fundamental na ansiedade. As alterações na atividade de neurotransmissores nos transtornos de ansiedade advêm de problemas em muitos sistemas neuroquímicos, como os serotoninérgico, noradrenérgico, dopaminérgico e gabaérgico. Como esses sistemas estão intimamente integrados, as alterações em um sistema desencadeiam efeitos em outro ponto. O fator liberador de corticotrofina (CRF) foi identificado como o neurotransmissor de estresse que altera o sistema serotoninérgico em razão de problemas ocorridos na função de receptores que contribuem para o início da ansiedade.[9]

A ansiedade crônica leva à estimulação simpática e, em geral, é acompanhada por sinais de hipervigilância, como olhar atentamente; hiperatividade autônoma, como transtornos gastrintestinais; e aumento da atividade motora, como deambulação.

A ansiedade pode ocorrer após sensibilização a um estímulo específico e depois se tornar generalizada para outras situações. Também pode ter origem inespecífica. É problemática para o gato quando ocorre fora de contexto e em um nível constante e elevado ou quando interfere no desempenho normal das funções. Embora as crises de pânico não sejam observadas em todos os animais que sofrem de ansiedade, elas são relativamente comuns. Em geral, as crises de pânico surgem sem aviso. Embora o medo geralmente seja irracional, o perigo percebido é bastante real.

Transtornos relacionados com ansiedade

Os transtornos relacionados com ansiedade em gatos podem incluir autolimpeza excessiva, alterações no apetite e eliminação inadequada de urina (p. ex., borrifar urina). O estresse ou a ansiedade em gatos podem se manifestar de várias maneiras. Os sinais comportamentais mais observados são:

- Alterações no apetite (p. ex., diminuição do paciente, perversão do apetite
- Alterações nos hábitos de autolimpeza (ou seja, aumento ou diminuição)
- Alterações na eliminação de urina (p. ex., borrifar urina, marcar território sem borrifação)
- Alterações nas interações sociais (p. ex., vocalização)
- Alterações nas atividades físicas (ou seja, aumento ou diminuição).

São relatados muitos fatores que resultam em ansiedade em gatos. Entre esses estão alterações ambientais como mudança de moradia, a chegada de um novo bebê no lar ou cônjuge, separação do proprietário, número excessivo de gatos na moradia ou na área, existência de novos gatos na região, perda de território, punição pelo proprietário, falta de estimulação e, até mesmo, a existência de pássaros agressivos (p. ex., certos tipos de pombos). Entretanto, talvez não seja possível determinar todos os fatores. Os distúrbios clínicos, como o hipertireoidismo, também estão associados à ansiedade felina, assim como algumas medicações.

Os transtornos de ansiedade felina envolvem alguns tipos de agressividade, ansiedade de separação, fobias por ruídos, perversão do apetite e transtornos obsessivo-compulsivos (TOC). O diagnóstico tem por base a história comportamental completa e um exame físico abrangente. Pode envolver hemograma e bioquímica do sangue, exa-

mes dermatológicos e neurológicos, além de radiografia e outras modalidades de imagem para descartar fatores clínicos contributivos ou concorrentes.

Em geral, o tratamento requer técnicas de modificação do comportamento, manejo do ambiente e uso de medicações psicotrópicas. Medicações que agem no metabolismo da serotonina, como inibidores seletivos da recaptação da serotonina (ISRS) e antidepressivos tricíclicos (ATC), têm sido usados no tratamento de transtornos relacionados com a ansiedade (Capítulo 14). A medicação ansiolítica (p. ex., benzodiazepínicos) também se mostra útil em alguns casos associados a ATC e ISRS, especialmente se o gato apresentar fobia ou crises de pânico. O proprietário deve estabelecer objetivos realistas e reconhecer que, na maioria dos casos, o problema comportamental pode ser controlado com sucesso, porém, não necessariamente eliminado. Isso exige o total comprometimento por parte do proprietário. Não se recomenda a punição, pois aumenta ainda mais a ansiedade e impede o aprendizado do comportamento adequado.

Transtornos obsessivo-compulsivos

Em gatos, os transtornos obsessivo-compulsivos (TOC) envolvem estereótipos e comportamentos autodirecionados. Estes são os constantes e repetitivos, sem propósito evidente, que interferem no desempenho normal das funções do animal. Com frequência, os TOCs derivam de comportamentos normais nos demais aspectos, como autolimpeza, alimentação ou marcha, porém são anormais no sentido de serem excessivos em duração, frequência ou intensidade e contexto em que são realizados. Assim, algumas causas de autolimpeza excessiva, perversão do apetite e vocalização podem ser consideradas parte do complexo TOC.

Acredita-se que o foco anatômico do TOC seja o sistema límbico. A tomografia computadorizada sugere que haja alguma ligação com os gânglios basais próximos do núcleo caudado. Acredita-se, também, que as vias dopaminérgica, serotoninérgica e opioide estejam envolvidas nos comportamentos compulsivos e autolesivos. O metabolismo anormal de serotonina e possivelmente, o metabolismo da endorfina provavelmente contribuem. O aumento da dopamina nos gânglios basais e o relativo aumento do metabólito da serotonina 5-hidroxindolacético (5-HIAA) no líquido cefalorraquidiano (LCR) também foram detectados.[12,15b]

O diagnóstico tem por base a história comportamental completa e o exame físico abrangente. Pode envolver hemogramas completos, exames dermatológicos e neurológicos e radiografia ou outras modalidades de imagem para descartar fatores clínicos contributivos ou concorrentes (p. ex., convulsões).

Em geral, o tratamento requer técnicas de modificação do comportamento; controle ambiental; e, em muitos casos, medicamentos psicotrópicos. As medicações que atuam no metabolismo da serotonina, como os ISRS e ATC, têm sido utilizadas no tratamento de TOC (Capítulo 14).[12a,15a]

O gato não deve ser punido, pois seu comportamento não é proposital. Assim, a punição pode aumentar ainda mais a ansiedade e, consequentemente, o comportamento.

Excesso de autolimpeza

A autolimpeza é um comportamento normal de gatos e serve a vários propósitos, como higiene, remoção de parasitos, regulação da temperatura corporal e alívio do estresse. Com frequência, observa-se após punição ou após encontros agressivos entre gatos. Os gatos adultos normais despendem cerca de 30 a 50% de suas horas de vigília em autolimpeza. Atualmente, hiperestesia felina, excesso de autolimpeza, automutilação e alopecia psicogênica são considerados parte da resposta de ansiedade.

■ Sinais clínicos

A perda e a alteração da cor do pelo ocorrem apenas nas partes do corpo que podem ser alcançadas pelos dentes e pela língua. Em geral, tal perda de pelo é mais observável nas regiões laterais e da anca, além de membros traseiros e virilha. A cabeça e a face posterior do pescoço podem ter ainda cobertura normal de pelo. Em geral, a alopecia não é simétrica e a pele pode ter aspecto normal.

O pelo pode ser removido por arrancamento, raspagem ou apenas lambedura e escoriação. O pelo arrancado por mordida tem evidências de laceração. Em alguns gatos, torna-se excessiva a autolimpeza e ocorrem automutilação e ulceração nas áreas acometidas. A seguir, podem ocorrer infecções bacterianas secundárias que também precisarão ser tratadas. Ocasionalmente, o excesso de autolimpeza é tão intenso que se desenvolvem úlceras na boca (língua e faringe), o que torna a alimentação muito difícil ou mesmo impossível.

■ Diagnósticos diferenciais

Muitos distúrbios, como alergia a pulgas, alergia dietética e sensibilidade a ácaros da poeira progressivamente desencadeiam episódios iniciais de autolimpeza. Esses fatores precisam ser eliminados como causas ou fatores contributivos. No caso das pulgas, o tratamento deve ser instigado mesmo quando não houver evidências típicas.[18]

Transtornos que causem dor, como doença do trato urinário inferior felino (que pode levar a autolimpeza do abdome), assim como qualquer fonte de traumatismo ou infecção, devem ser descartados como fatores contributivos.

■ Controle

É essencial o tratamento de qualquer problema clínico concomitante ou subjacente, como pulgas, ou a resolução da alergia alimentar por meio da alteração da dieta. Se houver suspeita de ansiedade como um fator, a causa dela deve ser minimizada ou removida, se possível. A dor sempre deve ser uma consideração nos pacientes felinos e abordada em qualquer programa de controle.

Convém proporcionar ao gato uma rotina previsível e regular, o que envolve alimentar e brincar em determinado momento todos os dias. Em muitos casos, também há necessidade de medicação. As medicações que influenciam o metabolismo da serotonina, como os ISRS e a ATC, têm sido usadas no tratamento de transtornos relacionados com a ansiedade. Outras medicações ansiolíticas também se mostram úteis em alguns casos. Nesse estágio, a eficácia comparativa de cada medicação ainda precisa ser avaliada e pode depender dos fatores subjacentes ou das causas desencadeadoras.

Deve ser realizado hemograma completo, com painel bioquímico, antes da administração de medicamentos, a fim de determinar parâmetros basais, especialmente para o fígado e o rim. Muitos gatos precisam de medicação por um período prolongado (no mínimo, 6 meses a 12 meses, a fim de que o pelo cresça novamente e o distúrbio seja avaliado). A seguir, deve-se tentar a retirada lenta da medicação. Se os gatos precisarem de medicação por muito tempo ou vitalícia, o monitoramento por painel bioquímico deverá ser realizado a cada 6 a 12 meses, ou com maior frequência, conforme os sinais clínicos.

A punição não é eficaz para alterar esses comportamentos. Funciona apenas para aumentar a ansiedade e também impede o aprendizado de comportamento não ansioso. Por isso, deve ser evitada.

Perversão do apetite

A perversão do apetite relaciona-se com a ingestão de substâncias não nutritivas. Contudo, ingerir substâncias que não alimentam nem sempre é anormal. O consumo de material de origem vegetal pode ser provocado pela falta de acesso a grama ou a vegetação ou a comportamento investigatório normal. Os gatos jovens, principalmente, conseguem mastigar, mas não necessariamente ingerir, substâncias não alimentares como parte de seu comportamento exploratório normal.

■ Sinais clínicos

Os gatos ingerem muitas substâncias, como terra, borracha, papel, madeira, barbante, plantas da casa, lã e tecido. Cada gato tende a ingerir um tipo de substância apenas. Alguns desses comportamentos podem ser mais irritantes do que nocivos até começar a interferir no desempenho normal das funções do gato.

Os gatos que ingerem tecidos costumam começar a comer tecidos de lã (Figura 13.1). A seguir, vão para outros tipos, como algodão, seda e sintéticos, porém nem sempre é esse o caso. Enquanto o gato está mastigando, parece estar totalmente absorto. O gato puxa a lã e, a seguir, mói com seus molares. Quantidades relativamente grandes

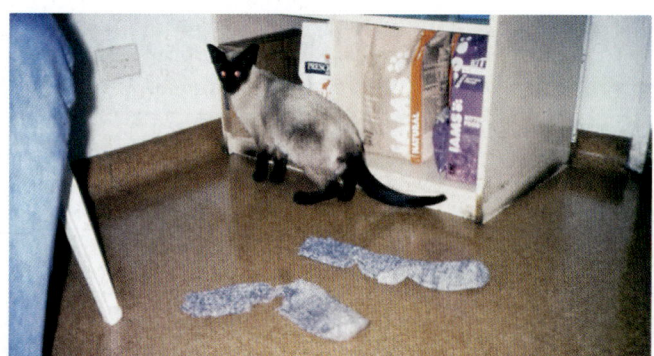

Figura 13.1 A ingestão de tecido é um tipo de perversão do apetite observado com frequência em gatos siameses. Se forem ingeridas grandes quantidades, poderá ocorrer obstrução intestinal.

são ingeridas, e isso é um problema se forem comidos cobertores, meias e suéteres, pois esses itens podem causar obstrução intestinal.

Tal comportamento é mais comum em raças orientais como Siamês e Birmanês, embora tenha sido relatada em todas as outras, além de gatos sem *pedigree*. Não foi relatada a predisposição de sexo para ingestão de lã. Assim, comportamento pode ocorrer entre 2 e 8 meses e de 1 a 2 anos de idade. Acredita-se que seja mais comum em gatos mantidos exclusivamente em ambiente fechado. Alguns animais parecem superar o problema e, desse modo, a resolução ocorre no início da vida adulta sem tratamento.[2a]

Entre as muitas causas postuladas estão:

- Desmame precoce (com 2 a 4 semanas); os gatos selvagens mamam até os 6 meses de vida
- Manuseio insuficiente dos filhotes antes de abrigá-los
- Fibras insuficientes na dieta
- Ansiedade da separação
- Falta de oportunidade de desenvolver comportamentos de exploração e caça
- Disfunção do controle neural do comportamento de apetite.

■ Diagnósticos diferenciais

Diversos transtornos clínicos também podem produzir a perversão do apetite. Dentre esses estão hipertireoidismo, intoxicação por chumbo, deficiências dietéticas, parasitos intestinais e anemias. Também pode ser um comportamento investigativo normal, mais comum em gatos jovens.

■ Controle

É importante que os transtornos clínicos sejam abordados. Se o comportamento estiver causando problema, o gato deverá ser mantido longe de materiais ingeríveis potencialmente lesivos. Modificadores de gosto, como alguns disponíveis no mercado ou pimenta, foram relatados como úteis para deter alguns gatos. Essas substâncias são mais potentes se forem misturadas a um odor diferenciador, como óleo de eucalipto ou perfume, a fim de proporcionar indicação adicional (olfatória) de que a substância deve ser evitada. O gato aprende a associar o cheiro do óleo a um gosto desagradável e, por fim, apenas o cheiro será suficiente para fazer o gato evitar o material. Essa técnica controla alguns gatos, se o comportamento tiver origem recente e a ingestão da substância for limitada.

Estabelecer uma rotina previsível ajuda muitos gatos, por reduzir o estresse. Isso pode significar ter que estabelecer horários para alimentar o animal e brincar com ele ou de alguma outra maneira interagir com o gato. Promover um ambiente enriquecido, oferecendo brinquedos e outros tipos de estimulação metal e física ao gato, também é útil. Plantar um jardim dentro de casa com grama, gatária ou erva-do-gato proporciona uma fonte segura de vegetação (fibra) e também um meio de enriquecer o ambiente do gato. As seguintes sugestões ajudam o animal:

- Possibilitar o acesso do gato a alimento seco o dia todo
- Aumentar o teor de fibras da dieta acrescentando farelo ou vegetais

- Oferecer carne em pedaços e ossos crus para mastigar, a fim de aumentar o tempo despendido na mastigação e na alimentação.

A punição direta não é útil, pois pode aumentar a ansiedade e exacerbar o problema.

Talvez seja necessário tratamento com medicação psicotrópica, como ISRS e ATC, se houver diagnóstico de TOC. Indica-se hemograma completo antes da pré-medicação (hemograma completo e perfil bioquímico sérico) para valores basais, especialmente se o gato permanecer sob medicação por tempo prolongado ou por toda a vida. Esses testes devem ser repetidos a cada 6 a 12 meses, dependendo da idade e do estado de saúde do gato. Recomenda-se um período mínimo de tratamento de 6 meses, porque as medicações podem levar de 6 a 8 semanas até alcançarem os níveis terapêuticos. O desmame gradual da medicação pode ser tentado quando o comportamento tiver sido controlado com sucesso durante, no mínimo, 3 meses.

Ansiedade da separação

Ansiedade da separação é o termo usado para descrever gatos que são muito ligados ou dependentes de pessoas, especialmente de membros da família. Tornam-se extremamente ansiosos e apresentam comportamento de angústia com vocalização, destruição, sujar a casa, inapetência, inatividade e, até mesmo, vômito ou diarreia quando separados de seus proprietários.

■ Sinais clínicos

Os gatos com ansiedade de separação tendem a seguir seus proprietários de um cômodo para outro e manifestar sinais de ansiedade tão logo os proprietários se preparem para sair. Isso pode ocorrer tão logo um alarme dispare pela manhã. Alguns gatos acometidos também exibem comportamentos excessivos de chamarem a atenção e procuram contato físico com os proprietários. Durante essas separações, o gato pode vocalizar, eliminar fezes ou urina, recusar-se a comer ou se tornar muito quieto e retirado. Nem todos os gatos exibem todos os sinais; entretanto, em geral, quanto mais sinais são exibidos, mais difícil é tratar o caso. Embora o comportamento em geral ocorra toda vez que o proprietário sai, às vezes acontece apenas em determinadas saídas, como quando ele vai para o trabalho ou quando sai de novo após chegar a casa depois do trabalho.

■ Diagnósticos diferenciais

Como o complexo da ansiedade da separação envolve diversos sinais, é necessário o completo exame físico para descartar as causas dos sinais exibidos. Por exemplo, devem-se contemplar outras causas para a eliminação fora da caixa de areia ou qualquer distúrbio que provoque dor que possa levar à vocalização.

■ Controle

O objetivo do controle consiste em ensinar o gato a lidar sem a companhia humana. Esse processo pode ser muito lento, e convém o proprietário ser paciente e persistente. Quanto mais cedo forem dados os passos para reduzir a ansiedade do gato, mais fácil será controlar.

O primeiro passo envolve ensinar o animal a ficar tranquilo enquanto o proprietário está presente. Quando o gato aprende a relaxar em um local (p. ex., em sua cama ou em um capacho especial), em vez de seguir constantemente o proprietário, será possível ensinar a ele a aceitar até mesmo a mais breve das ausências. Também pode ser útil ajudar o gato a associar um perfume ou odor particular à cama ou ao capacho, para ficar calmo. Sempre que o animal estiver sentado tranquilo em qualquer lugar, deverá ser recompensado com um agrado.

O proprietário deve estabelecer uma rotina previsível, alimentando o gato e brincando com ele em uma hora determinada todo dia. Além disso, convém enriquecer o ambiente do felino, oferecendo brinquedos (e trocando-os regularmente), lugares para se esconder e oportunidades para brincar. Entretanto, deve-se ter cuidado para não dar escolhas em excesso, o que pode exacerbar a ansiedade.

Com frequência, existe necessidade de medicação, especialmente em casos graves. A medicação costuma ser administrada mais adequadamente no início do tratamento e não depois de a ansiedade ter aumentado a um nível difícil de controlar. De acordo com um estudo, os cães melhoram cerca de 3 a 4 vezes mais rapidamente quando se utiliza medicação antidepressiva (p. ex., clomipramina) associada à modificação de comportamento do que quando se emprega apenas a modificação de comportamento.[6a] Talvez o mesmo seja verdadeiro para gatos.

Medicações que influenciam o metabolismo da serotonina, como ISRS e ATC, têm sido usadas no tratamento de transtornos relacionados com a ansiedade. Medicações ansiolíticas (p. ex., benzodiazepínicos) também se mostram úteis em alguns casos associadas a ATC e ISRS, em especial se o gato apresentar crises de pânico. Devem ser administradas antes do evento potencialmente estressante. No entanto, não se recomenda o uso a longo prazo.

O análogo ao feromônio facial felino natural tem se mostrado útil para diminuir a ansiedade em alguns gatos. Não recomenda a punição física ou verbal. Elas aumentam a ansiedade e impedem o aprendizado de comportamento mais adequado.

Deve ser feito hemograma completo antes da administração da medicação, a fim de determinar dados basais, especialmente para parâmetros de fígado e rim. O gato poderá precisar de medicação por períodos prolongados (até 12 meses) ou mesmo durante toda a vida. Os proprietários devem ser informados sobre a possibilidade de medicação permanente no estabelecimento de um programa de controle.

Vocalização excessiva

A vocalização é um comportamento normal de gatos. Os gatos produzem muitos sons, como ronronar, trinar e miar, e cada um indica um propósito ou função diferente, como necessidade de contato social, atenção ou alimento. A vocalização excessiva é um comportamento inato normal em algumas raças, como nos Siameses. Também foi relatada em gatos sob dietas com restrição calórica, o que pode indicar fome.

Sinais clínicos

A vocalização problemática tem duração, frequência ou intensidade alterada. Pode ser um comportamento noturno ou mais observável aos proprietários à noite. É relativamente comum em gatos mais velhos com menor habilidade de percepção e locomoção. A ansiedade é relatada, ainda, como fator mais incidente em animais idosos em geral. Talvez se deva à redução da função cognitiva (p. ex., senilidade).

Diagnósticos diferenciais

A vocalização pode ser uma resposta comportamental normal a agentes de estresse físico, como frio e fome. Hipertireoidismo, disfunção cognitiva (p. ex., envelhecimento, senilidade), síndrome da hiperestesia felina e qualquer outra condição que provoque dor devem ser considerados como fatores contributivos. As gatas no cio também vocalizam. Sinais comportamentais clássicos de inquietação, micção frequente, borrifação de urina, rolagem e lordose durante o período de acasalamento podem ajudar a diferenciar o cio como um diagnóstico.

Controle

Os problemas clínicos concomitantes ou subjacentes devem ser tratados. O comportamento felino normal deve ser explicado aos proprietários para ajudá-los a entender que algumas vocalizações não podem ser eliminadas, e sim controladas. Ignorar o gato quando ele está vocalizando talvez reduza algum comportamento de chamar a atenção. Problemas clínicos concomitantes ou subjacentes devem ser tratados. Se possível, convém remover ou minimizar os desencadeadores para a ansiedade. Deverá ser estabelecida uma rotina previsível regular, com o proprietário alimentando e brincando com o gato em determinada hora todos os dias. O ambiente do gato deve ser enriquecido oferecendo-se brinquedos (e trocando-os regularmente), locais para esconderijos e oportunidades de brincadeiras. Nos casos de ansiedade intensa, o tratamento também pode envolver medicação. As medicações que influenciam o metabolismo da serotonina, como os ISSR e ATC, têm sido empregadas no tratamento de transtornos relacionados com a ansiedade. O tratamento para o declínio cognitivo também pode ser necessário com suplementos naturais, como fosfatidilserina + extrato de ginkgo biloba + vitamina B_6 + vitamina E + resveratrol (um nutracêutico que associa fosfatidilserina e antioxidantes) ou S-adenosilmetionina (SAMe). A selegilina (também conhecida como L-deprenil), na dose de 0,5 a 1 mg/kg/dia por via oral, tem se mostrado eficaz, porém não está autorizada para uso em gatos. Outras medicações ansiolíticas se mostraram úteis em alguns casos. Deve-se observar que os benzodiazepínicos podem provocar aumento da vocalização em alguns gatos. Foi relatado que o feromônio facial felino natural é útil para diminuir a ansiedade em alguns gatos. As punições físicas ou verbais não devem ser usadas, pois aumentam a ansiedade e impedem o adequado aprendizado de comportamento.

Deverá ser realizado hemograma completo antes da administração da medicação, a fim de determinar valores basais, especialmente para parâmetros de fígado e rim. O gato poderá precisar de medicação durante períodos prolongados (até 12 meses).

Eliminação de urina e fezes em locais inadequados[15c]

O problema da eliminação de urina e fezes é o transtorno comportamental mais comum relatado em gatos, o que contribui para cerca de 40 a 75% dos problemas comportamentais relatados. Tanto machos quanto fêmeas, castrados ou não, têm problemas de eliminação urinária e fecal e estes são relatados em todas as raças e em todos os grupos etários. Os problemas de eliminação urinária e fecal devem ser diferenciados da borrifação de urina ou do comportamento de marcação de território.

■ Sinais clínicos

Os sinais clínicos são micção, defecação ou ambas fora da caixa de areia. A eliminação urinária e fecal tem quantidade, frequência ou localização diferente e pode estar associada a um transtorno clínico. Também pode ser uma resposta normal. Em geral, a micção ou a defecação fora da caixa de areia são inaceitáveis pelos proprietários. Normalmente, envolve o gato eliminando volume normal de urina e fezes e está associada a produtos de degradação. O animal costuma se agachar para produzir uma quantidade normal de urina. Ele usa uma superfície horizontal e, com frequência, arranha depois. Raramente, a defecação fora da caixa de areia é um comportamento de marcação de território. Os fatores predisponentes são:

1. Aversão à caixa de areia (substrato e/ou localização):
   - Pode ser devido a um novo tipo de areia ou uma caixa suja
   - Os gatos que sentem dor durante a micção ou a defecação (p. ex., devido a constipação intestinal, dor artrítica) podem desenvolver aversão ao uso da caixa de areia
   - A aversão também pode aparecer ao se "pegar" o gato na caixa de areia antes de realizar procedimentos potencialmente desagradáveis, como medicar ou cuidar.

2. Preferência por caixa de areia (substrato e/ou localização):
   - Pode ser influenciada por medo e/ou ansiedade
   - A ansiedade da separação pode levar a problema de eliminação urinária e fecal e, em geral, isso acontece quando o proprietário se ausenta. O gato pode escolher eliminar resíduos sobre objetos associados ao proprietário (p. ex., roupas, roupa de cama, pastas, sapatos). Em geral, observa-se após a separação de 12 h ou imediatamente após o proprietário retornar
   - Gatos medrosos podem eliminar dejetos no local onde se sentem amedrontados, pois com frequência eles têm muito medo de ir até a caixa de areia
   - O fato de haver outro gato também pode levar a problemas de eliminação de urina e fezes, pois isso pode levar à ansiedade ou bloquear o acesso às caixas de areia.

■ Diagnósticos diferenciais

Problemas clínicos, como artrite, diarreia, constipação intestinal, doença do trato urinário inferior e qualquer causa de poliúria foram apontados como fatores que contribuem para problemas de eliminação.

■ Conduta

É importante questionar com cuidado o proprietário, a fim de diferenciar a marcação de território com urina em localizações inadequadas. Após obter a história comportamental completa, o veterinário deve realizar o exame físico, o hemograma e o painel bioquímico completos, urinálise e, possivelmente, radiografia ou outros procedimentos de imagem para descartar causas clínicas.

Após quaisquer problemas clínicos concomitantes ou contributivos serem abordados, o tratamento envolve dois aspectos:

1. Atrair mais à área que o proprietário quer que o gato utilize.
2. Atrair menos à área que o gato quer usar.

Não se recomenda a punição, pois aumenta a ansiedade do gato e impede o aprendizado de comportamento apropriado.

Problemas com a caixa de areia. As seguintes recomendações mostraram-se úteis para ajudar a deixar a caixa de areia mais atrativa para o gato:

- Mudar o tipo de areia trocando-se a marca ou trocando-se para pó de serra, jornal picado (ou papel reciclado), areia que forma grumos ou areia natural
- Aumentar a frequência de limpeza e troca da caixa de areia
- Alterar o agente de limpeza empregado para limpar a caixa; e evitar desinfetantes ou água sanitária quando limpá-la
- Anotar o número de caixas (uma boa regra consiste em uma caixa de areia por gato e uma extra)
- Colocar as caixas de areia em localizações acessíveis e separadas de recipientes para alimento e água
- Providenciar uma caixa de areia grande o suficiente para o gato (no mínimo, uma vez e meia o comprimento do gato)
- Assegurar que o animal entre na caixa de areia. Por exemplo, se as laterais forem muito altas, gatos pequenos ou idosos podem ter problemas em pular para dentro da caixa.

Problemas de localização. Para tornar a localização da caixa de areia mais aceitável para o gato, podem ser úteis as seguintes sugestões:

- Colocar uma caixa de areia sobre a área que está sendo usada pelo gato. A seguir, aos poucos, alterar a localização da caixa de areia até que esteja em local mais aceitável para o proprietário. Isso pode significar aumentar gradualmente os movimentos em apenas 5 cm todos os dias
- Cobrir a caixa de areia para torná-la mais íntima para o gato. Por exemplo, colocar uma caixa de papelão, com aberturas adequadas, sobre a caixa de areia

- Mudar o tipo de caixa de areia (p. ex., uma com laterais mais altas ou mais baixas)
- Colocar a caixa longe de áreas ruidosas ou de grande movimentação.

Os gatos podem ser desestimulados a usar locais específicos para eliminar urina e fezes por meio das seguintes sugestões:

- Alimentar ou brincar com o gato nessas áreas
- Colocar ração nessas áreas (porque leva mais tempo para consumir do que o alimento enlatado)
- Deixar os brinquedos ou a roupa de cama do gato na área
- Tornar a área menos acessível e menos agradável ao gato, cobrindo-a com plástico espesso, folha de alumínio ou fita adesiva dupla-face.

Problemas de substrato. O proprietário deve tornar o material a ser usado pelo gato logo aceitável pelo animal, por meio das seguintes condições:

- Mudar o tipo de material para um que o gato prefira
- Limpar a caixa de areia tão logo seja utilizada
- Usar uma caixa de areia vazia para o gato que prefere superfícies lisas como banheiras e pias (Figura 13.2).

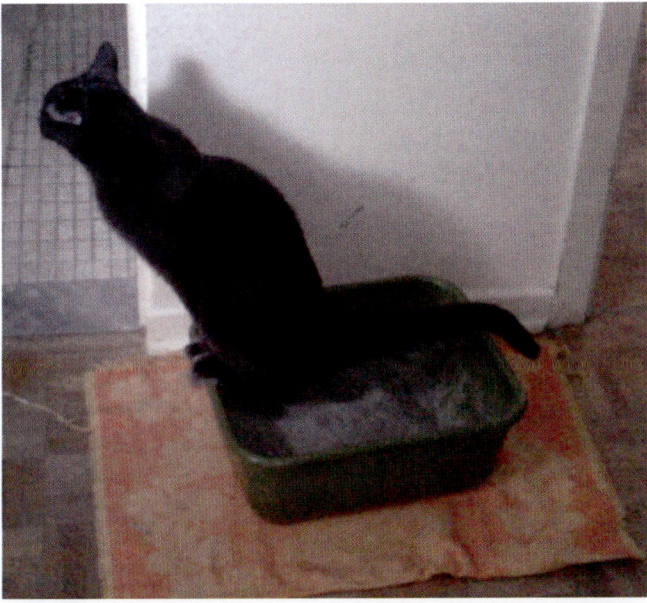

Figura 13.2 Um gato com aversão ao material da caixa empoleira-se nas laterais da caixa para evitar tocar o material. (*Cortesia da Dra. Susan Little.*)

Problemas relacionados com ansiedade. Remover ou reduzir a causa da ansiedade, se possível, é importante. Estipular uma rotina, como alimentar e brincar em determinado momento do dia, pode ser útil. Em alguns casos, o gato precisa estar confinado em uma pequena área para ser contido. Entretanto, como isso pode aumentar a ansiedade em alguns gatos, o animal deve ser tratado com cuidado. O acesso a áreas maiores deve acontecer muito gradualmente, quando o gato começar a usar a caixa de areia de modo regular.

Limpeza. As áreas sujas deverão ser limpas com produtos sem amônia, como sabão em pó com enzimas. Além disso, usar neutralizantes de odor animal, após a limpeza da área com água, pode ser eficaz na remoção do odor.

Borrifação de urina

A borrifação de urina é um comportamento de marcação de território e, com frequência, está associada à ansiedade. Pode ser territorial, sexual ou agonista. Em casas com diversos gatos, pode estar associada à agressão franca ou velada. Os gatos não castrados borrifam mais do que os castrados, e os machos fazem mais isso que as fêmeas. Estima-se que 10% dos machos castrados e 5% das fêmeas castradas borrifam urina.[6] A borrifação parece ser mais comum em casas com diversos gatos, com a probabilidade relatada de 100% de, no mínimo, 1 gato borrifar em uma casa com mais de 10 gatos. Os machos felinos que vivem com uma fêmea felina são mais passíveis de borrifar do que aqueles que vivem com outro macho.

■ **Sinais clínicos**

Em geral, os gatos que borrifam fazem isso de pé (mas podem se agachar). Eles costumam produzir apenas um pequeno volume de urina e, com frequência, usam superfícies verticais (mas podem usar superfícies horizontais) e raramente arranham depois.

■ **Diagnósticos diferenciais**

Os fatores predisponentes são condições clínicas que variam desde aquelas associadas ao sistema urogenital (p. ex., cálculos renais, insuficiência renal, doença do trato urinário inferior), doenças virais (p. ex., vírus da imunodeficiência felina, vírus da leucemia felina) até bolsas anais impactadas. Relata-se que até 30% dos gatos levados à clínica por borrifarem podem ter um distúrbio clínico concomitante.[5]

Encontros agonistas territoriais, ou quaisquer circunstâncias de grande estimulação, como estímulos ambientais (p. ex., a visão, o som ou o odor de outro gato dentro de casa, bem como do lado de fora), estão associados à borrifação. Problemas relacionados com a ansiedade, como ansiedade da separação e alterações na rotina (p. ex., mudança de casa, um novo cônjuge, um novo bebê ou um gato novo) também foram apontados.[15a]

■ **Manejo**

Após a história comportamental completa e o exame físico abrangente, além de exames diagnósticos, como hemograma completo e bioquímica sanguínea, urinálise e radiografia (ou outras técnicas de imagem ou diagnóstica) podem ser necessários para descartar causas clínicas.

É importante o questionamento meticuloso do proprietário, a fim de diferenciar marcação de território com urina e micção em locais inaceitáveis. Problemas clínicos devem ser abordados antes ou, no mínimo, concomitantemente a qualquer terapia comportamental que seja estabelecida. Castrar o gato mostrou sucesso em muitos casos de borrifação.

Orientar os proprietários sobre comportamento felino normal é importante, de modo a compreenderem que as atitudes podem não ser eliminadas completamente, porém pode ser controladas em geral, com sucesso. Se possível, quaisquer estímulos indutores de ansiedade deverão ser removidos ou minimizados. Uma rotina com atividades regulares, como alimentar o gato ou brincar com ele em determinado horário todos os dias, mostra-se útil em muitos casos. Não se recomenda a punição, pois aumenta a ansiedade e impede o aprendizado do comportamento.

Controle ambiental. A manipulação ambiental pode ser difícil de se alcançar na prática, embora em teoria funcione bem. Raramente é possível ou prático afastar o gato do vizinho, do novo bebê ou do novo cônjuge ou prevenir completamente quaisquer outras circunstâncias que levem à ansiedade, como a mudar de casa. Outras recomendações sugeridas são:

- Diminuir o número de gatos na residência
- Diminuir o acesso a janelas e portas, a fim de reduzir estímulos visuais, sonoros e olfatórios
- Alterar a quantidade de tempo despendida dentro de casa ou fora de casa
- Prevenir o acesso a estímulos que o agitem
- Tornar as áreas borrifadas menos atraentes para o gato, transformando-as em áreas de alimentação e de brincadeira
- Empregar difusor ou *spray* de ferormônio facial felino.

Tratamentos farmacológicos. Em geral, os tratamentos farmacológicos têm por objetivo reduzir o nível de ansiedade do gato alterando-se o ambiente neuroquímico junto à modificação do comportamento e ao controle ambiental. Os efeitos colaterais potenciais devem ser explicados ao proprietário antes de se prescrever qualquer terapia, pois a maioria das medicações não está registrada para uso em gatos. Deve ser realizado o hemograma completo antes de iniciar a terapia medicamentosa. Todas as medicações devem ser retiradas gradualmente sob supervisão veterinária. Os medicamentos mais comumente utilizados são ATC, como a clomipramina, e ISRS, como a fluoxetina. Entretanto, benzodiazepinas, azapironas e anti-histamínicos mostram-se úteis em alguns casos.

Limpeza. As áreas sujas de excrementos devem ser limpas com produtos sem amônia, como sabão em pó com enzimas. Além disso, neutralizadores de odor animal podem ser eficazes na remoção do odor, após a limpeza.

Agressão

Panorama

A agressão não é um diagnóstico, e sim uma descrição do que está acontecendo em um momento específico. Define-se *agressão* como uma ameaça, um desafio ou um ataque direcionado para um ou mais indivíduos. Pode ser intraespecífica (entre gatos) ou interespecífica (entre um gato e outro animal).[15] A agressão pode ser normal ou anormal, dependendo do contexto em que ocorre.[12]

A agressão é um sinal inespecífico – ou seja, pode ser exibida em diversas situações. Pode ser passiva (dissimulada, velada) ou ativa (franca), e é importante reconhecer que talvez ocorram, ao mesmo tempo, vários "tipos" de agressão. Quanto mais "tipos" de agressão ocorrerem simultaneamente, mais reservado costuma ser o prognóstico, a menos que exista um desencadeador subjacente comum (p. ex., dor).

Os sinais de agressão podem ser visuais (p. ex., alterações na postura corporal, e na posição das orelhas e dos olhos; piloereção), auditivos (p. ex., rosnar, cuspir, emitir silvos), olfatórios (p. ex., borrifar urina; arranhar) ou táteis (p. ex., arranhar). Além disso, podem envolver o uso dos dentes e das unhas (Figura 13.3).

Embora sejam reconhecidos muitos tipos diagnósticos de agressão, existe alguma variação na classificação conforme o autor, o país e o continente. A agressão pode ser classificada por seu alvo ou por sua função presumida. A prevalência real de cada categoria de agressão na população de gatos é desconhecida.

Problemas clínicos como toxoplasmose, problemas vasculares isquêmicos, hepatoencefalopatia, encefalite, meningioma, envenenamento por chumbo, artrite, déficits sensoriais (auditivo, visual), hipertireoidismo, epilepsia, doença do trato urinário inferior, infecção pelo vírus da imunodeficiência felina, raiva e qualquer transtorno que provoque dor ou desconforto foram associados a agressão, assim como o uso de medicações como agentes anestésicos e corticosteroides. Por isso, é sempre necessário o completo exame clínico e o estudo clínico apropriado.

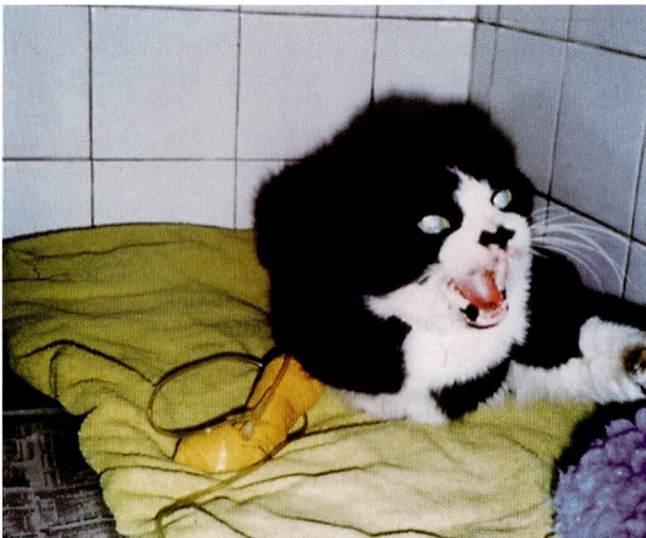

Figura 13.3 Os sinais de agressão são alterações na posição corporal, e de orelhas e olhos, além de piloereção e rosnados.

Agressão por medo

Sinais clínicos

Os gatos podem temer pessoas, lugares, outros gatos e diferentes estímulos, como ruídos e odores. Os sinais de agressão podem ser uma associação de agressão e defesa. Inicialmente, o gato amedrontado tentará evitar o estímulo e exibir muitos sinais de aviso. Ele costuma emitir silvos, cuspir, rosnar, eriçar o pelo ou aplainar as orelhas contra a cabeça e adota uma posição corporal baixa ou agachada. É comum a dilatação da pupila. Ele pode tentar fugir, porém, se tiver aprendido que fugir não adianta, pode atacar. Em geral, a agressão é o último recurso, mas, geralmente, é muito violenta. Assim, o comportamento pode se tornar condicionado.

Diagnósticos diferenciais

Geneticamente, foram reconhecidos dois tipos de personalidades felinas – gatos tímidos e amedrontados e gatos confiantes e amistosos. Parece que a personalidade do macho tem influência maior sobre a dos filhotes. Isso pode contribuir para alguns comportamentos de medo observados em gatos. A falta de socialização ou a socialização inadequada e o manuseio antes de 12 semanas de vida também podem contribuir para a resposta do gato a pessoas. A socialização inadequada ou a falta de socialização com outros gatos no início da vida pode contribuir para as respostas do gato a outros gatos. Os gatos aprendem a temer determinadas situações, especialmente se tiverem enfrentado uma experiência negativa sem possibilidade de escapar (p. ex., manipulação bruta, ruídos altos, odores desagradáveis em hospitais veterinários).

Opções de manejo

Conforme a gravidade do problema, o gato pode não necessitar de tratamento ou pode precisar de modificação do tratamento, como dessensibilização e contracondicionamento, associada à intervenção psicofarmacológica nos casos prolongados. A modificação do comportamento envolve dessensibilização e contracondicionamento, o que significa introduzir lentamente o gato à situação de medo em uma sequência gradual e controlada.

A primeira etapa consiste em ensinar o gato a ficar tranquilo e relaxado. Isso pode ser feito oferecendo-se ao animal uma recompensa saborosa, como pasta de untar, frango, papinha de bebê ou fígado desidratado. Se o gato comer, em geral é uma boa indicação de que não está ansioso demais. A seguir, se o gato estiver comendo, o estímulo amedrontador (p. ex., uma pessoa) é gradualmente introduzido a determinada distância. A distância inicial deve ser grande o suficiente para não desencadear a resposta de medo. Se o gato continuar a pegar alimento, a pessoa pode se aproximar muito lentamente do animal. O tempo para a abordagem gradual varia desde dias até meses, conforme a gravidade do problema. O gato não deve ser forçado a interagir de modo algum, pois isso exacerbará seu medo.

Talvez seja necessário utilizar também medicação ansiolítica. ATC e ISRS ou benzodiazepínicos podem ser necessários. O gato pode precisar de medicação por um período prolongado (até 12 meses). As tentativas de desmame da medicação devem ser lentas. Alguns gatos podem precisar de tratamento permanente. Deverá ser obtido o painel bioquímico sérico antes da prescrição da medicação. Também pode ser útil o feromônio facial felino. Utiliza-se este último em casa ou no hospital veterinário. Pode ser aspergido nos pulsos e nas mãos antes de se manipular,

a fim de diminuir os níveis de estimulação. O difusor é útil no ambiente. A punição ou a contenção forçada agravam a situação e não devem ser usadas para controlar gatos amedrontados.[1a] Poderão aumentar a ansiedade do gato e impedir o aprendizado.

Agressão entre gatos

Sinais clínicos

A agressão entre gatos é um problema muito comum. Em gatos não castrados, em geral, tem início entre 2 e 4 anos de idade, quando alcançam a maturidade social. Em alguns casos, pode ser agressão normal entre machos associada a acasalamento. Isso aumenta durante a estação de cruza e na superpopulação. Na agressão entre machos, o gato abaixa as orelhas, rosna, emite silvos, eriça o pelo e usa os dentes e as unhas nas lutas (Figura 13.4). A agressão entre machos envolve alterações hormonais associadas à maturidade sexual e às alterações neuroquímicas relacionadas com a maturidade social.

Em gatos castrados, tende a surgir durante a vida e pode estar associada a um papel social. Os sinais dependem do modo e podem ser ativos (ameaçando) ou passivos (bloqueando acessos). A luta declarada é rara.

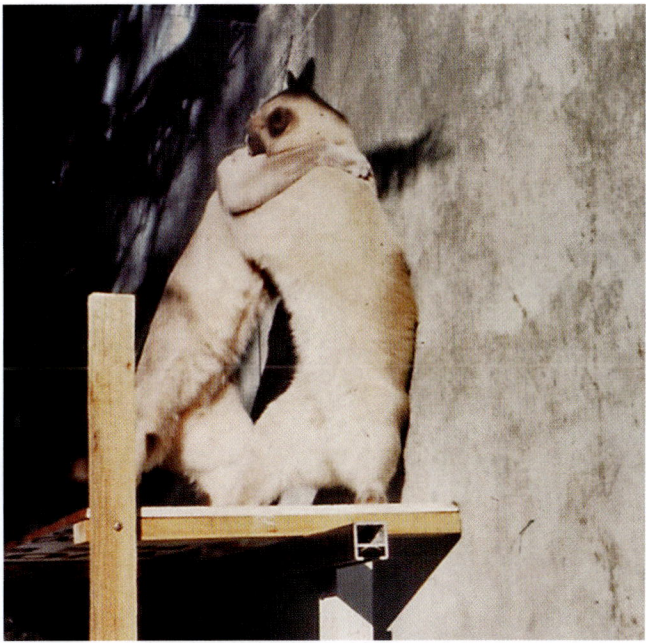

Figura 13.4 A agressão intergatos é comum entre machos não castrados e pode levar a luta com uso dos dentes e das unhas.

Opções de manejo

A castração pré-púbere ou pós-púbere reduz ou interrompe a frequência de lutas em cerca de 90% dos casos que ocorrem entre machos inteiros.[6] O manejo pode envolver a alteração do ambiente social. Gatos na mesma casa devem ser reintroduzidos lentamente, conforme descrito posteriormente neste capítulo com relação à agressão redirecionada. É importante não tentar reintroduzi-los cedo ou rápido demais.

Também poderá será necessária a medicação ansiolítica para um ou para ambos os gatos, a fim de alterar o meio neuroquímico. A análise bioquímica do sangue deverá ser obtida antes da prescrição de medicamento, para determinar valores basais, especialmente para parâmetros de fígado e rins. Convém verificar esses níveis a cada 6 a 12 meses, dependendo da idade e da condição geral de saúde. Os pacientes podem precisar de medicação por um período prolongado (até 12 meses) e, a seguir, ser submetidos a desmame lento. Tem sido relatado que o ferormônio facial felino é benéfico no controle da agressão em casas com vários gatos.

Agressão materna

Sinais clínicos

A gata com filhotes ameaçará, emitirá silvos e demonstrará outros sinais a longa distância, quando ela, os filhotes ou a área do ninho forem abordados. Ela atacará, se for acuada. Em geral, a agressão materna envolve comportamento ameaçador mais do que ataque verdadeiro e costuma ser direcionada a pessoas desconhecidas. O ataque tende a ser o último recurso quando a gata está acuada.

Algumas gatas podem comer seus próprios filhotes, comportamento considerado anormal. Pode acontecer se a gata estiver estressada ou desnutrida, e é possível que a ocorrência aumente se a ninhada for muito grande e nas segundas gestações, se houver filhotes doentes. Entretanto, pode ser normal se a gata comer natimortos ou fetos abortados. O canibalismo também é possível durante a ingestão exagerada da placenta após o nascimento.

A agressão materna ocorre no período periparturiente e envolve a proteção da área do ninho e também a dos filhotes. Essa agressão pode ser a consequência normal de influências hormonais do hipotálamo e está associada à proximidade dos filhotes. Do mesmo modo, a gata pode ser agressiva diante de machos. Isso talvez esteja relacionado com o fato de que machos com livre movimentação podem matar filhotes. A resposta também pode estar relacionada com ansiedade.

Manejo

As pessoas devem evitar se aproximar da gata durante este período, a fim de reduzir seu estresse. Ela deve ser separada de outros gatos, especialmente machos, nesse momento. As gatas que matam seus filhotes não devem ser usadas para procriação. A agressão é solucionada quando os gatinhos são separados da mãe, porém o problema de matar os filhotes pode se repetir na próxima ninhada.

Agressão de brincadeira

Sinais clínicos

Um gato pode espreitar, caçar, atacar e deitar-se à espera de pessoas enquanto brinca, porém raramente vocaliza. A agressão de brincadeira envolve mordidas e arranhaduras. Em geral, os alvos são objetos que se movimentam, pessoas ou um outro gato, especialmente um mais velho

na casa. Gatos jovens, especialmente os órfãos, criados na mão ou desmamados precocemente, são mais passíveis de mostrar esse tipo de agressão e, em muitos casos, isso pode ser um comportamento normal.[2b,12]

Às vezes, é difícil reconhecer a agressão por brincadeira, pois alguns gatos brincam de maneira mais bruta que os outros e não retraem suas unhas quando golpeiam. Em gatos, observa-se a brincadeira social entre 4 e 12 semanas de idade. Com 14 semanas, isso pode evoluir para luta social.

Opções de manejo

O tratamento consiste em redirecionar o comportamento de brincadeira para objetos mais adequados, em vez de tentar interrompê-lo completamente. Um modo de redirecionar o comportamento consiste em prover o gato com brinquedos adequados (p. ex., brinquedos em postes), de maneira ao gato dar patadas sem machucar ninguém. Contudo, os brinquedos devem ser trocados a intervalos regulares, até mesmo diariamente, para que o gato mantenha o interesse. Além disso, o animal pode precisar ser ensinado sobre o modo como brincar com esses brinquedos e ser estimulado a fazer isso.

Brincadeiras brutas, especialmente envolvendo mãos ou outras partes do corpo, não são recomendáveis. Sempre que o gato agir desse modo, a brincadeira deverá ser interrompida ou suspensa e a atenção do gato direcionada para objetos adequados.

Qualquer punição, como fazer "psiu" ou molhar o gato com uma pistola de água, pode estimular o comportamento e aumentar a excitação do animal. A punição é desencorajada, pois pode levar a outros problemas, como agressão por medo. Oferecer ao gato uma rotina regular que envolva brincadeiras interativas com brinquedos 2 a 3 vezes diariamente, durante 5 a 10 min, é importante para a interrupção natural do comportamento. Em alguns casos, um segundo filhote, preferencialmente um que não seja muito novo, também pode ajudar a ensinar o comportamento mais adequado de brincadeira. No entanto, não se recomenda isso, a menos que os proprietários realmente queiram outro gato, pois a introdução de outro animal pode resultar em mais problemas.

Agressão redirecionada

Sinais clínicos

A agressão redirecionada ocorre quando seu alvo original não está acessível e o gato direciona sua agressão para um alvo não relacionado. Este alvo pode ser uma pessoa ou um outro gato que penetre na área após o evento provocador. Os fatores desencadeantes da agressão são diferentes no episódio inicial e nos episódios subsequentes. O primeiro episódio é desencadeado por um estímulo em que o gato é, de alguma maneira, estimulado a tentar responder. Geralmente, esse episódio não é percebido. O gato altamente estimulado pode direcionar sua atenção para a próxima coisa (em geral, em movimento) que encontra. Por exemplo, um gato pode ver outro gato pela janela e não conseguir alcançá-lo. Então, um outro gato na casa entra na sala e ele redireciona sua atenção para este segundo gato. No segundo episódio e nos subsequentes, não mais haverá o estímulo inicial para desencadear a agressão; apenas o alvo do primeiro ataque. Comumente, o comportamento do alvo também muda, e assim tem-se um conflito prolongado, com o segundo gato agora agindo com medo, correndo e mostrando comportamento de evitação (comportamento de vítima) sempre que o primeiro gato entrar na sala ou se aproximar.

Os gatos têm sido usados como modelos para *"kindling"* (alteração na função cerebral em que convulsões são induzidas por estímulos químicos ou elétricos repetidos). Uma vez estimuladas, as células do sistema nervoso apresentam limiar muito baixo para estimulação. Assim, os gatos permanecem reativos por até 48 h (ou mais).

Opções de manejo

O gato deve ser deixado afastado até que se acalme. Não se aconselha aproximar-se de um gato muito agitado, em especial para tentar acalmá-lo. Se outro gato estiver envolvido, os animais deverão ser separados logo (desde que seja seguro fazer isso), independentemente de qual gato é a vítima e qual gato é o instigador. A seguir, o tratamento envolve a reaproximação lenta dos gatos. Eles devem ser colocados em cômodos separados, de modo a poderem ouvir e sentir o cheiro um do outro. No entanto, convém não haver contato visual. Os gatos podem mudar de ambiente até que tenham deixado seu cheiro em todos os ambientes. Isso pode levar até 2 semanas. Enquanto os gatos estiverem separados, deverá ser estabelecida uma rotina com cada gato, de modo que certos eventos, como alimentação e brincadeira, ocorram em determinada hora todos os dias. O ideal é que os gatos sejam alimentados com 5 a 6 pequenas refeições diariamente.

A seguir, os gatos são lentamente reaproximados, porém apenas após estarem tranquilos e sem apresentar sinais de ansiedade com relação a sons e odores do outro gato. O objetivo consiste em fazê-los se associar positivamente. Isso significa que coisas "boas", como brincar ou se alimentar, acontecem apenas diante do outro gato. Inicialmente, eles ficam no mesmo ambiente apenas durante os horários de refeição. São colocados em gaiolas em extremidades opostas no cômodo e alimentados nesse momento. Isso deve criar uma associação positiva entre a alimentação e a existência do outro gato na área, embora se tenha sugerido que comida pode nem sempre ser a recompensa adequada, já que os gatos não a compartilham. Se não ocorrerem silvos ou cuspidas e os gatos comerem o alimento, as gaiolas são gradualmente levadas para perto uma da outra e, cada vez mais, durante um período de dias e refeições. Isso pode levar algumas semanas ou, até mesmo, meses. Depois, permite-se que saia um gato de cada vez da gaiola para explorar e, se não ocorrer agressão, permite-se que ambos interajam sob supervisão. A reaproximação deve ser bem gradual.

Em alguns casos, também pode ser necessária a medicação ansiolítica para tratar um ou os dois gatos, para ajudar a diminuir a reatividade. Deverá ser obtida a análise bioquímica sanguínea antes de se prescrever medicação, a fim de determinar dados basais, especialmente parâmetros do fígado e dos rins. Os ATC, como amitriptilina e clomipramina, ou os ISRS, como a fluoxetina, podem ser úteis para o agressor. Benzodiazepínicos, como diazepam ou uma azapirona, como a buspirona, podem ser necessários para a vítima. Os proprietários devem ser informados que os gatos podem precisar de medicação por um período de prolongado de até 12 meses ou mesmo por toda a vida, se persistir a ansiedade induzida pelo fato de haver outro gato. A redução gradual e o desmame da medicação deverão ser tentados apenas se os gatos tiverem aprendido a se tolerar durante, pelo menos, 6 meses.

Quando aspergido nas gaiolas durante o processo de dessensibilização, o feromônio facial felino também pode ser benéfico para diminuir a ansiedade. Além disso, o difusor desse feromônio pode ser ligado nos ambientes em que os gatos passam a maior parte do tempo, o que também ajuda a reduzir a ansiedade. O feromônio deverá ser empregado durante, no mínimo, 2 a 3 meses.

Agressão aos proprietários

Sinais clínicos

Os sinais de agressão aos proprietários são ativos (francos) ou passivos (velados). O gato pode morder quando o proprietário tenta se aproximar, levantar, movimentar ou manusear o gato (agressão franca). Também envolve comportamentos como solicitar atenção por meio de mordidas. O gato morde quando alguém se aproxima ou quando é manipulado ou ao solicitar atenção. Assim, morde se recebe ou não atenção. A mordedura também pode ocorrer quando a atenção cessa. O gato também pode bloquear o acesso a áreas, possivelmente sentando-se em vãos de portas e encarando (agressão velada). Esse tipo de agressão pode ter a ansiedade como base quando o gato não recebe sinais claros e consistentes dos proprietários.

Opções de manejo

O papel do veterinário consiste em ajudar o proprietário a identificar todas as situações que provoquem a atitude e aconselhar estratégias de modo que isso seja evitado (p. ex., aproximar, acariciar, manusear o gato). A seguir, é importante estabelecer um programa de modificação da atitude em que o gato seja ensinado a realizar determinado comportamento (como chegar perto ou sentar-se) para ganhar atenção. O gato deverá se aproximar ou se sentar mediante a solicitação do proprietário antes de qualquer interação com ele. Se o gato pedir atenção, o proprietário deverá ignorar completamente o animal ou se afastar. Não se oferece nenhuma recompensa nem se dá atenção até que o gato mude e responda a uma indicação verbal (p. ex., *"sit"* ou "junto"; ver Capítulo 11).

A dessensibilização e o contracondicionamento para manuseio, modificação e outras ações indutoras pode ser realizada e o gato, recompensado por um comportamento aceitável. Se o gato mostrar qualquer sinal de agressão, o proprietário deve se afastar e interromper todas as ações. O gato não deve ser punido fisicamente, pois isso exacerba o problema. Talvez também seja necessária a medicação psicotrópica para controlar o gato. Além disso, o feromônio facial felino pode ser útil para diminuir a reatividade em alguns gatos.

Agressão territorial

Sinais clínicos

A agressão territorial pode ser intraespecífica ou interespecífica, inclusive com relação a pessoas. O gato pode patrulhar seu território e marcá-lo esfregando-se ou borrifando urina para manter distância social e também para definir hierarquia. A agressão pode ser direcionada a um outro gato ou a uma pessoa que se aproximem ou penetrem no território dele. O comportamento pode ser mais acentuado em felinos machos não castrados durante a estação de cruza. Gatos desconhecidos são menos bem tolerados do que os gatos familiares ou da vizinhança. A agressão diminui com o aumento da distância do território central do gato (o lar).

Opções de manejo

As opções de manejo envolvem tentar evitar todas as situações potencialmente provocadoras, de modo a não reforçar o comportamento. Se a agressão for direcionada a um outro gato da casa, os animais devem ser separados e reaproximados lentamente, conforme descrito anteriormente. Um difusor de ferormônio facial felino ligado no cômodo no qual o gato passa a maior parte de seu tempo também é útil. Poderá ser necessária também medicação psicotrópica para diminuir qualquer ansiedade associada.

Se a agressão for direcionada a pessoas, deverá ser negado o acesso do gato a todas as áreas que precisam ser guardadas. Se o gato mostrar quaisquer sinais de agressão, convém o proprietário movimentar-se lentamente e interromper todas as interações. Não se recomenda a punição física, pois ela pode exacerbar o problema.

Agressão quando o gato é acariciado

Sinais clínicos

Alguns gatos apresentam tolerância muito baixa ao serem acariciados ou tocados. Embora o gato possa procurar atenção e pular no colo do proprietário, talvez não goste de ser acariciado. O animal pode morder ou arranhar, de repente, após ser tocado, independentemente do tempo de duração disso. O gato pode golpear se o carinho parar ou se for prolongado. Ele pode ficar rígido, bater com a cauda ou dar uma mordida de aviso enquanto está sendo acariciado. Alguns gatos gostam de se sentar no colo desde que não sejam acariciados ou que não ocorra outro toque. Os proprietários são mordidos ou arranhados com maior frequência nas mãos e nos braços. O comportamento é relatado como mais comum em felinos machos não castrados. Assim, acredita-se que isso se relacione com comportamentos de autocuidados sociais.

Opções de manejo

Alguns desses gatos podem ser ensinados a, gradualmente, tolerar períodos mais longos de carinhos, porém isso requer tempo e paciência. Alguns gatos jamais aprendem a tolerar o carinho e isso precisa ser explicado aos proprietários. Também é importante ensinar aos proprietários a maneira de acariciar o gato adequadamente, onde acariciar e como evitar a estimulação excessiva do animal. Problemas clínicos que causem dor ou irritação da pele devem ser pesquisados e tratados.

Após os proprietários entenderem que alguns gatos não toleram toques, nenhum tratamento será necessário. O que os proprietários consideram angustiante é o fato de que alguns desses animais, de fato, solicitam a atenção e, a seguir, atacam quando a obtêm.

Antes de dar início a um programa de dessensibilização, o veterinário precisa determinar por quanto tempo o gato consegue tolerar a atenção. Se o gato em geral tolerar um curto período de estimulação (p. ex., entre 3 min e 4 min), o gato deverá ser acariciado lentamente apenas por 2 min. O período de tempo usado sempre deverá estar abaixo do limiar atual de estimulação do gato. Convém recompensar o animal com alimentos ou brincadeira. O tempo pode ser gradualmente aumentado durante dias ou semanas, até o gato tolerar períodos cada vez mais longos. O proprietário deve ser instruído a sempre parar de acariciar antes de o gato demonstrar sinais de estimulação. Realiza-se a sessão de treinamento em hora previsível todos os dias. A punição não é eficaz, pois tende a levar a mais agressão, uma vez que o gato já se encontra agitado e superestimulado.

Tem sido usada medicação ansiolítica para tratar alguns gatos. O ferormônio facial felino também tem sido utilizado em alguns casos, quando aspergido nas mãos do proprietário antes de manusear o gato.

Agressão por dor

Sinais clínicos

Quando a agressão for em decorrência de dor, o gato pode responder de maneira agressiva ao ser manipulado ou abordado. O gato pode mostrar sinais de contato agressivo (p. ex., contato visual direto; posição corporal para frente; cauda agitando-se para trás e para frente, especialmente a ponta) ou agressão defensiva (p. ex., postura de gato "Halloween" – costas arqueadas, pelos eriçados, orelhas aplainadas, pupilas dilatadas) ou evitação mediante o manuseio. Além disso, os sinais podem ser exibidos antes de qualquer manipulação ou quando o gato for abordado.

Opções de manejo

O objetivo do tratamento consiste em aliviar a fonte dolorosa (p. ex., mediante o uso de analgésicos). A seguir, trata-se a ansiedade associada à dor. Isso pode exigir o uso de ansiolíticos, ATC ou outros agentes. Todas as situações potencialmente dolorosas devem ser evitadas. O reforço inadvertido acariciando, dizendo para o gato "tudo bem" em um esforço de acalmá-lo e respostas semelhantes devem ser evitadas, a menos que ajudem a diminuir o nível de agitação do animal. Infelizmente, em muitos desses casos, pode ocorrer certa agressão condicionada. Em outras palavras, o gato pode ter associado um toque anterior a dor, de modo que podem ser necessários a dessensibilização e o contracondicionamento, para que o gato aprenda a relaxar quando manipulado.

A prevenção é mais prática do que a resolução. De modo ideal, deve-se evitar que a agressão se desenvolva, proporcionando-se analgesia adequada com todas as manipulações potencialmente dolorosas, especialmente cirurgia. Não se recomenda a punição, pois ela pode exacerbar a agressão.

Agressão predatória

Sinais clínicos

Embora as atitudes sejam as mesmas daquelas exibidas no comportamento predatório (que é normal), na agressão predatória, elas se tornam anormais. Os sinais de comportamento predatório são espreitar em silêncio, postura corporal baixa e ataque ou bote súbito quando o alvo se move repentinamente. No entanto, a agressão direciona-se a algo ou alguém que não a presa. O gato espreita e deita-se aguardando a "vítima", atacando quando o alvo se movimenta. Não existe uma ameaça precedente aparente. Em outras palavras, o gato mostra todos os comportamentos contextuais de comportamento predatório, porém fora de contexto. Não há sinais de aviso e pode ser direcionado a pessoas e a outros animais. Pode ser difícil diferenciar agressão predatória de comportamento predatório, que é normal e instintivo. O foco da agressão predatória (p. ex., algo que não seja presa, parte do corpo) e o resultado (a "vítima" não é comida) são diferentes.

Opções de manejo

O objetivo consiste em evitar todas as situações problemáticas. As seguintes opções podem ajudar a minimizar o comportamento predatório direcionado a uma presa:

- Confinar todos os gatos dentro de casa para evitar predação
- Confinar os animais de área externa em corredores e túneis, como parques modulados ou cercados para gatos
- Supervisionar quando do lado de fora, com o uso de um peitoral ou uma coleira com a guia
- Oferecer brinquedos adequados para estimulação mental (ver discussão sobre enriquecimento no Capítulo 14)
- Se o gato estiver do lado de fora sem supervisão, colocar alguns sinos na coleira do gato, para alertar a presa
- Usar distratores como ruídos audíveis quando o gato estiver prestes a atacar. A seguir, recompensar o gato se houver comportamento tranquilo. Vale lembrar que isso *não* é usado para punir o gato. Assim, o animal pode aprender apenas que não deve caçar enquanto estiver na presença do proprietário.

Em casos de agressão predatória a "não presas" (p. ex., humanos), as seguintes sugestões podem ser úteis:

- Oferecer brinquedos adequados para estimulação mental
- Colocar diversos sinos na coleira do gato, de modo que a vítima seja alertada diante do animal
- Usar distratores, como ruídos audíveis quando o gato estiver prestes a atacar. A seguir, recompensar o gato se houver comportamento tranquilo.

A agressão predatória é perigosa quando os alvos são, em especial, crianças e idosos, nos quais o gato pode provocar lesão grave. Em alguns casos, é necessária a eutanásia ou a realocação cuidadosa.

Agressão idiopática

Sinais clínicos

A agressão idiopática é imprevisível e não provocada. Foram relatadas alterações súbitas de humor e episódios agressivos, sem provocação nem previsão. O processo foi descrito como agressão *"toggle-switch"* (algo como alavanca de disparo), já que pode ter início subitamente, como se um interruptor tivesse sido ligado. Este diagnóstico é de exclusão e muito raro. Não é bem conhecido, porém reflete um comportamento verdadeiramente anormal. Pode indicar atividade convulsiva.

Opções de manejo

A agressão idiopática é difícil de tratar empregando-se técnicas padronizadas de modificação de comportamento, pois é imprevisível. Além disso, é impossível evitar situações potencialmente provocadoras, uma vez que não existe a provocação verdadeira. O tratamento com anticonvulsivantes, como fenobarbital, deve ser considerado se forem prováveis as convulsões. Não deve ser empregada a punição física.

Oniquectomia e comportamento

A oniquectomia (retirada das unhas) é uma cirurgia controversa permitida em alguns países e proibida em outros. Muitos proprietários e veterinários preocupam-se com o fato de o procedimento provocar alterações físicas e comportamentais permanentes. As razões comuns para considerar a oniquectomia são prevenir danos advindos de arranhaduras e lesões em humanos (particularmente, idosos e pessoas com diabetes, câncer e sistema imunológico comprometido) ou outros animais de estimação. Para alguns proprietários, a oniquectomia pode ser uma alternativa para o abandono em um abrigo, a alteração para o estilo de vida ao ar livre ou a eutanásia.[7,10] Estudos mostram que os proprietários de gatos que tiverem as unhas retiradas têm atitude positiva sobre o procedimento e percebem aumento da qualidade da ligação com seu animal.[7,8,13,19] Muitos estudos não conseguiram mostrar aumento de problemas comportamentais em gatos sem unhas.[1,2,11,13] Em países nos quais a oniquectomia não é realizada, a habilidade de resolver problemas comportamentais associados às unhas do gato não parece ser menos exitosa do que em países onde se faz a oniquectomia. A oniquectomia não deve ser recomendada de modo rotineiro como solução para arranhaduras e comportamentos de atacar com as unhas. Deve ser recomendada apenas quando todos os outros meios de abordar o problema tiverem sido tentados. Além disso, a oniquectomia não aborda as razões subjacentes para o comportamento problemático.

A oniquectomia é um procedimento doloroso e deve ser proporcionada analgesia adequada tanto no período pós-cirúrgico imediato quanto posteriormente, conforme a necessidade do paciente. As complicações associadas à oniquectomia são dor, claudicação, hemorragia, deiscência da ferida, crescimento da unha novamente, paralisia, infecção da ferida e isquemia da pata e do membro distal causada por atadura inadequada.[8,13,17] Contudo, essas consequências são quase totalmente evitáveis com atenção adequada à instrumentação e à técnica.

As alternativas para a oniquectomia envolvem modificação do comportamento e provisão de materiais adequados para arranhar, aparo frequente das unhas e proteções para as unhas. A tenectomia do flexor digital profundo é um procedimento cirúrgico alternativo semelhante à oniquectomia em termos de tempo de recuperação. Contudo, não é tão bem aceita pelos proprietários. As unhas podem crescer excessivamente se não forem aparadas regularmente. Além disso, foram relatadas complicações a longo prazo, como membros anteriores enrijecidos e dolorosos.[16]

Tanto a American Veterinary Medical Association (AVMA) quanto a Canadian Veterinary Medical Association recomendam que a oniquectomia seja realizada somente após outras opções terem sido tentadas à exaustão ou quando o risco de uma lesão representar ameaça para a saúde humana. Para mais informações, convém o leitor consultar o artigo de 2009 da AVMA acerca das implicações da retirada das unhas dos gatos domésticos (http://www.avma.org/issues/animal_welfare/declawing_bgnd.asp).

Referências bibliográficas

1. Bennett M, Houpt KA, Erb HN: Effects of declawing on feline behavior, *Comp Anim Pract* 2:7, 1988.
1a. American Association of Feline Practitioners: Feline friendly handing guidelines, *J Feline Med Surg* Volume 13, May 2011.
2. Borchelt PL, Voith VL: Aggressive behavior in cats, *Comp Contin Educ Pract Vet* 9:49, 1987.
2a. Bradshaw JWS, Neville PF, Sawyer D: Factors affecting pica in the domestic cat, *Applied Animal Behaviour Science* 52:373-379, 1997.
2b. Caro TM: Predatory behaviour and social play in kittens, *Behaviour* 76:1-24, 1981.
3. Casey R: Fear and stress. In Horwitz D, Mills D, Heath S, editors: *BSAVA manual of canine and feline behavioural medicine*, Gloucester, UK, 2002, British Small Animal Veterinary Association, p 144.
4. Denenberg S, Landsberg GM, Horwitz D et al: A comparison of cases referred to behaviorists in three different countries. In Mills D, Levine E, editors: *Current issues and research in veterinary behavioral medicine: papers presented at the fifth veterinary behavior meeting*, West Lafayette, Ind, 2005, Purdue University Press, p 56.
5. Frank DF, Erb HN, Houpt KA: Urine spraying in cats: presence of concurrent disease and effects of a pheromone treatment, *Appl Anim Behav Sci* 61:263, 1999.
6. Hart BL, Cooper L: Factors relating to urine spraying and fighting in prepubertally gonadectomized cats, *J Am Vet Med Assoc* 184:1255, 1984.
6a. King JN, Simpson KL, Overall D, et al: Treatment of separation anxiety in dogs with clomipramine: results from a prospective, randomized, double-blind, placebo-controlled, parallel-group, multicenter clinical trial, *Appl Anim Behav Sci* 67:255-275, 2000.
7. Landsberg GM: Cat owners' attitudes toward declawing, *Anthrozoos* 4:192, 1991.
8. Landsberg GM: Feline scratching and destruction and the effects of declawing, *Vet Clin North Am Small Anim Pract* 21:265, 1991.
9. Leonard BE: The HPA and immune axes in stress: the involvement of the serotonergic system, *Eur Psychiatry* 20(Suppl 3):S302, 2005.
10. McKeown D, Luescher A, Machum M: The problem of destructive scratching by cats, *Can Vet J* 29:1017, 1988.
11. Morgan M, Houpt KA: Feline behavior problems: the influence of declawing, *Anthrozoos* 3:50, 1989.
12. Overall K: *Clinical behavioral medicine for small animals*, St Louis, 1997, Mosby.
12a. Overall KL, Dunham AE: Clinical features and outcome in dogs and cats with obsessive-compulsive disorder: 126 cases (1989-2000), *J Am Vet Med Assoc* 221:1445-1452, 2001.
13. Patronek G: Assessment of claims of short- and long-term complications associated with onychectomy in cats, *J Am Vet Med Assoc* 219:932, 2001.
14. Patronek G, Glickman L, Beck A et al: Risk factors for relinquishment of cats to an animal shelter, *J Am Vet Med Assoc* 209:582, 1996.
15. Seksel K: Aggression, cat. In Cote E, editor: *Clinical veterinary advisor*, ed 2, St Louis, 2011, Elsevier, p 46.
15a. Seksel K, Lindeman MJ: Use of clomipramine in the treatment of anxiety-related and obsessive-compulsive disorders in cats, *Austral Vet J* 76:317-321, 1998.
15b. Stein DJ: Neurobiology of the obsessive—compulsive spectrum disorders, *Biological Psychiatry* 47(4):296-304, 2000.
15c. Sung W, Crowell-Davis SL: Elimination behavior patterns of domestic cats (*Felis catus*) with and without elimination behavior problems, *Am J Vet Res* 67:1500-1504, 2006.
16. Swiderski J: Onychectomy and its alternatives in the feline patient, *Clin Tech Small Anim Pract* 17:158, 2002.
17. Tobias K: Feline onychectomy at a teaching institution: a retrospective study of 163 cases, *Vet Surg* 23:274, 1994.
18. Waisglass S, Landsberg G, Yager J et al: Underlying medical conditions in cats with presumptive psychogenic alopecia, *J Am Vet Med Assoc* 228:1705, 2006.
19. Yeon S, Flanders J, Scarlett J et al: Attitudes of owners regarding tendonectomy and onychectomy in cats, *J Am Vet Med Assoc* 218:43, 2001.

14

Terapêutica Comportamental

Kersti Seksel, Gary Landsberg e Jacqueline Mary Ley

Após diagnosticar um problema comportamental, o veterinário deve planejar o tratamento e a conduta que sejam não apenas práticos, mas também racionais, a partir da perspectiva do proprietário. Se o programa for complexo ou consumir tempo excessivo, os proprietários terão dificuldade em incorporá-lo em sua vida e rotina diárias. Se o programa não fizer sentido para o proprietário, provavelmente ele não irá considerar as orientações. Qualquer que seja o caso, se a questão não for resolvida de modo satisfatório, o gato poderá ser deixado em um abrigo ou sacrificado. É essencial que os veterinários despendam tempo ajudando os proprietários a compreenderem o problema e o motivo pelo qual ele ocorre (causas subjacentes) e, então, desenvolver expectativas razoáveis.

A abordagem inicial consiste em modificar o ambiente e administrar as expectativas do proprietário, de modo a prevenir problemas posteriores. Isso pode ser não apenas um remédio a curto prazo, mas também a melhor ou a única solução prática a longo prazo para alguns proprietários e determinados problemas. A seguir, orienta-se o proprietário sobre como os gatos aprendem e como seu comportamento pode ser modificado de maneira eficaz. Tal conhecimento ajudará o proprietário a implementar o programa de modo a haver algum alívio de suas preocupações.

Não existe uma abordagem "tamanho único" para resolver os problemas comportamentais. Assim, cada tratamento e cada programa de manejo devem ser ajustados conforme o animal individualmente e sua moradia. Se houver uma questão de segurança, a primeira preocupação consiste na prevenção de lesão adicional. Desse modo, é essencial a avaliação do proprietário, do gato, do problema e da moradia, não apenas para determinar o prognóstico, mas também para desenvolver um programa eficaz de tratamento e manejo.

Em geral, os programas de tratamento e manejo para a maioria dos problemas comportamentais consistem em três áreas principais, os chamados três M: modificação de comportamento, manejo do ambiente e medicação psicotrópica. A medicação nem sempre é necessária. No entanto, casos de longa duração, recorrentes ou graves apresentam pouca probabilidade de melhorar sem medicação. Também deve ser observado que aguardar para empregar medicação impõe sérias implicações no bem-estar do gato. Por isso, se houver indicação de medicação, quanto mais cedo ela for iniciada, melhor.

Modificação de comportamento

Desde que foi cunhado pela primeira vez por Thorndike em 1911,[43] o termo *modificação do comportamento* tem sido usado de muitas maneiras. Hoje em dia, refere-se, principalmente, às técnicas para aumentar o comportamento de adaptação por meio de reforço e diminuição de comportamento de má adaptação por meio de extinção ou punição (com ênfase muito maior na extinção). Assim é porque, quando são empregados castigos aversivos (ou empregados inadequadamente), essas punições podem provocar mais angústia emocional e mais problemas comportamentais envolvendo medo e ansiedade. A maioria das técnicas de aversão é inadequada no contexto, na duração, na intensidade ou no tempo de aplicação. Estudos recentes confirmam que o treinamento com base na punição e as técnicas de confrontação são mais passíveis de provocar aumento da agressividade e comportamentos de evitação.

O objetivo de qualquer programa de modificação de comportamento deve sempre consistir em recompensar comportamentos apropriados, em vez de punir os comportamentos indesejáveis. Assim, em vez de focar na interrupção do que é indesejável, o proprietário deve primeiramente atentar para a provisão de uma alternativa desejável (p. ex., lugar onde dormir, onde escalar, onde arranhar).

Em geral, a modificação do comportamento em gatos envolve treinamento com base em recompensa, dessensibilização, contracondicionamento e substituição de resposta. Dessa maneira, é essencial a compreensão da teoria do aprendizado e dos efeitos do condicionamento operante e clássico antes de recomendar algum tratamento.

O condicionamento clássico consiste na equiparação de um estímulo não atrelado a um outro neutro. Este último deve resultar em estímulo e resposta condicionados. Ele não usa recompensas, mas o gato aprende a parear um comportamento involuntário com outro estímulo neutro.

O condicionamento clássico pode acontecer de maneiras tanto positivas quanto negativas. Exemplos de resposta emocional condicionada positiva são a equiparação de um *clicker** com petiscos oferecidos (para treinamento de *clicker*) ou quaisquer sons associados à alimentação (p. ex., encher a vasilha de ração, abrir o armário de ração, abrir a geladeira, sacudir o pacote de guloseimas).

Surgem problemas quando uma resposta emocional condicionada pelo medo é estabelecida para um estímulo previamente neutro (visual, olfatório, auditivo, animado ou inanimado) ao repetidamente pareá-lo a um estímulo produtor de medo. Quando isso ocorrer, o estímulo por si só desencadeará a resposta de medo. Alguns exemplos são o som de uma campainha da porta ou de um carro estacionando, que ocorre quando chegam pessoas não familiares (para os gatos que temem visitantes). Outro exemplo pode ser ver uma escova para limpeza ou de um cortador de unhas para o gato que tenha medo desses procedimentos.

O condicionamento operante envolve o modo pelo qual as ações resultam em consequências. Os resultados ou aumentam ou diminuem a probabilidade de respostas futuras. Existem quatro tipos de relações comportamento-consequência. O reforço aumenta a probabilidade de um comportamento ser repetido, e a punição diminui a probabilidade de de ele ser exibido. Pode haver técnicas de reforço e de punição tanto positivas quanto negativas. *Negativa* refere-se à remoção de um estímulo; já *positiva* refere-se à aplicação de um estímulo.

Ocorre o contracondicionamento quando um estímulo que evoca uma resposta desagradável é consistente e repetidamente pareado com algo bastante positivo até que seja estabelecida uma associação positiva. Para ter sucesso, o contracondicionamento deve ser associado à dessensibilização, por meio da qual a intensidade do estímulo é reduzida até um nível que não desencadeie a resposta de medo, tal como o que ocorre pela redução de volume, pelo aumento da distância, pela alteração do ambiente ou pela modificação do estímulo para algo menos ameaçador.

A dessensibilização e o contracondicionamento consomem tempo demais. Os exercícios devem ser repetidos com constância, de modo que a resposta seja alterada para uma considerada positiva. Com frequência, os proprietários desejam um ajuste rápido e menos trabalho. Contudo, uma mudança rápida demais provoca ansiedade e sabota qualquer programa de modificação de comportamento.

A substituição da resposta envolve trocar uma resposta indesejável por outra desejável. O processo pode consistir em usar recompensas de grande valor para ensinar comportamentos desejáveis que foram selecionados como alternativa aceitável e prática para o comportamento indesejável. Entretanto, se o comportamento for parte do repertório natural do gato (p. ex., arranhar), talvez seja particularmente difícil treinar o gato a desempenhar outros comportamentos.

O treinamento sempre deve começar no ambiente com mais possibilidade de sucesso. O comportamento-alvo é o gato ficar tranquilo e quieto. Assim, o proprietário deve aprender a ler o olhar do gato, sua postura corporal, suas expressões faciais e sua respiração para conseguir, gradualmente, dar forma ao comportamento desejado. Por isso, o treinamento pode mudar para ambientes com distrações crescentes e locais onde o problema seja mais passível de acontecer.

Para trocar o comportamento indesejável por outro desejável, a substituição da resposta deverá estar associada à dessensibilização por meio do estabelecimento da exposição a níveis baixos do estímulo e pela prática dos comportamentos-alvo e exercícios de relaxamento, ao mesmo tempo reforçando com os petiscos de maior valor. Se o gato estiver temeroso ou ansioso, o foco deverá estar no contracondicionamento clássico, de modo a cada exposição ao estímulo estar associada apenas a resultados altamente positivos e nenhum resultado negativo.

Controle do ambiente

Em geral, é necessário o controle do ambiente para prevenir exposição ao estímulo, prevenir acesso a localizações onde os problemas podem surgir ou prover saídas para a expressão do comportamento. Por exemplo, os gatos talvez precisem ficar confinados para evitar a exposição ou o acesso a outros gatos, com cercados feitos de metal ou tela ligados a uma porta ou uma janela. Isso possibilita o acesso do gato ao lado de fora e ao quintal ou parte do quintal (Figura 14.1). Outra opção seria cercar o jardim de modo a manter o gato recluso.

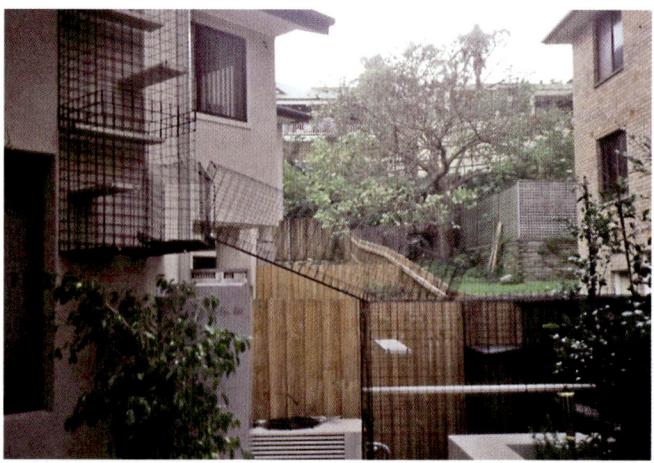

Figura 14.1 Um cercado para gato ligado a uma porta ou janela torna possível o acesso seguro ao meio externo estimulante.

N.R.T.: ruído crepitante para condicionamento.

O controle também pode envolver estimulação física e mental na forma de enriquecimento, o que pode reduzir o estresse e também ajudar o gato a lidar com agentes potenciais de estresse na vida diária. Existem muitos tipos de melhorias ambientais que possibilitam ao gato manifestar comportamentos normais de maneira aceitável.

Qualquer programa de enriquecimento ambiental deve ser projetado para oferecer saídas e oportunidades suficientes para padrões comportamentais normais espécie-específicos, ao mesmo tempo dando a cada gato o controle e as escolhas suficientes para conseguir lidar com os desafios de maneira normal. Por isso, motivação, novidade e complexidade são considerações importantes ao desenvolver estratégias de enriquecimento.

O objetivo consiste no ambiente que o gato pode usar de modo positivo, ao mesmo tempo reduzindo ou eliminando comportamentos anormais. O programa de melhorias sugerido deve ser ajustado individualmente, conforme a personalidade e o problema comportamental do animal, de modo ao comportamento não ser inadvertidamente exacerbado. Também se deve observar que o enriquecimento excessivo, ou seja, escolhas em excesso, pode levar ao aumento do estresse em gatos ansiosos.

Estudos pesquisaram índices de doenças entre animais em ambientes enriquecidos em comparação com animais em moradias padronizadas. Foi observado que os ambientes enriquecidos diminuíam a incidência de úlceras gástricas em ratos[35] e distúrbios do trato urinário em gatos[4] e melhoravam a função imunológica dos animais.[39] Por outro lado, o estresse pode alterar a função imunológica e mostrou ser um fator contributivo ou agravante em doenças gastrintestinais, distúrbios dermatológicos, distúrbios respiratórios e cardíacos, transtornos comportamentais e menor expectativa de vida.[12,31,44]

O enriquecimento também retardaria o início ou diminuiria os efeitos de disfunção cognitiva felina. Os estudos realizados em cães e em seres humanos mostraram que o aprendizado contínuo, os exercícios físicos e a mudança para uma dieta rica em antioxidantes, ácidos graxos essenciais e cofatores mitocondriais podem ter efeito positivo sobre o bem-estar,[26,29] e o mesmo pode ser aplicável a gatos.[16]

O enriquecimento adequado pode prevenir alguns comportamentos que preocupam os proprietários,[33,46] diminuindo o estresse e a probabilidade de doenças relacionadas, como a cistite intersticial.[3-5]

O enriquecimento pode aliviar o tédio e desempenhar um papel na prevenção da obesidade e de problemas clínicos associados, como diabetes melito, lipidose hepática e osteoartrite.[33] O estresse tem impacto negativo no desenvolvimento de distúrbios cutâneos, como infecções e prurido, doença felina do trato urinário inferior (DFTUI)) e distúrbios como a síndrome do intestino irritável.[31,44] Abordar o ambiente de gatos acometidos pode ajudar na redução do número e da gravidade de surtos de doenças crônicas, como a DFTUI.[21]

Qualquer melhora realizada no ambiente de um gato deve levar em consideração o comportamento espécie-específico dos gatos e as preferências do gato individualmente. Um gato idoso que viveu a maior parte de sua vida sem companhia de outros gatos terá necessidades diferentes de um gato jovem vivendo em um local com diversos gatos. Conforme discutido em capítulos anteriores, os gatos são pequenos caçadores solitários que fazem emboscadas e têm padrão de atividade crepuscular. Apresentam sistemas sociais complexos e muito variáveis, conforme o arranjo e a quantidade de recursos, como alimento e teto.[9,11] Os gatos são territoriais, com as áreas masculinas sobrepondo-se a várias regiões femininas.[10] Os dispositivos e atividades de enriquecimento devem abordar as necessidades biológicas dos gatos e também as preferências individuais para que haja efeito positivo sobre o bem-estar do felino.

Comportamento de caça e procura de alimento

Gatos não domesticados e selvagens despendem uma considerável parte de suas horas de vigília pilhando e caçando alimentos. Por isso, não surpreende que os gatos de companhia investiguem objetos novos em seus ambientes e se envolvam em brincadeiras com pequenos objetos do tamanho de presas.[17] Não se deve permitir que os gatos brinquem com as mãos ou os pés dos humanos, por causa do potencial de lesão decorrente das garras e dos dentes. Entretanto, os brinquedos que estimulam os comportamentos da sequência de caça, como espreitar, correr, atacar e morder são populares com gatos e seus cuidadores, o que proporciona oportunidades para os gatos se envolverem nesses comportamentos normais. Existem muitos tipos de brinquedos que fomentam isso, como varas de pescar e ponteiras a *laser*. Contudo, como o gato nunca consegue agarrar a luz, alguns gatos consideram os brinquedos a *laser* frustrantes. Também pode ser um problema para os gatos propensos ao transtorno obsessivo-compulsivo. Proporcionar recompensas periodicamente durante ou após o jogo pode reduzir a frustração.

Os gatos caçam em pequenos ataques, de modo que as sessões de brincadeira devem simular esse comportamento natural. O proprietário deve oferecer brinquedos de tamanho e textura que motivem o animal. Os gatos podem se habituar rapidamente a um brinquedo em particular e perder interesse por ele. Estudos mostram que a intensidade da brincadeira pode ser maior a curto prazo se ela for repetida com três ou quatro objetos diferentes que apresentem características levemente diferentes. Os proprietários devem tentar manter o papel do gato como predador e do brinquedo como uma presa, por meio do emprego de alterações súbitas de velocidade e direção ao manipular o objeto. Brinquedos em cordões devem ser usados apenas para brincadeiras supervisionadas, pois, quando sozinho, o gato pode ingerir o cordão, o que leva a lesão intestinal grave e possível morte. Após as sessões de brincadeiras, o interesse do gato em mais outras pode permanecer estimulado por 15 min ou mais. Assim, é aconselhável proporcionar ao gato algum alimento ou guloseimas para mantê-lo ocupado e talvez simular a alimentação que logicamente sucederia à atividade predatória na vida selvagem.

Os gatos que caçam para se alimentar caçarão, capturarão e comerão várias refeições pequenas por dia. Desse modo, alguns gatos podem se beneficiar de mais sessões de brincadeiras e diversas refeições menores do tamanho de uma presa. Isso é possível empregando-se pratos com alimentos em horas determinadas ou tornando a alimentação mais complexa ao colocar comida enlatada em bandejas de cubo de gelo, pequenos recipientes ou brinquedos que exijam a manipulação com as patas ou os dentes para extrair o alimento. Atualmente, existem muitos brinquedos no comércio que exigem graus variáveis de batidas e rolagens, destreza e atividade mental para liberar o alimento.

Os gatos silvestres e não domesticados costumam comer grama.[1] A gatária constitui-se em uma escolha de grama segura para gatos mantidos dentro de casa (Figura 14.2). Se o proprietário periodicamente trocar de lugar a gatária na casa, o gato terá que procurar a forragem e, assim, replicar o comportamento natural.

Locais para repouso

Os gatos passam uma média de 2,8 h repousando e 7,8 h dormindo durante o dia.[1] Devem ser proporcionadas áreas protegidas e confortáveis aos gatos para dormir e repousar. Muitos gatos gostam de posições altas e subirão em camas e locais altos, como armários e prateleiras. Em casas com vários gatos, eles são menos passíveis de competir por espaços privilegiados quando houver diversas escolhas, como peitoris de janelas, estruturas para escalada de gatos e móveis aos quais os felinos têm acesso livre. Todo cômodo que o gato visitar frequentemente deverá lhes oferecer locais apropriados para esconderijo e empoleiramento, que podem reduzir o estresse (Figura 14.3).[23] Os gatos são, ao mesmo tempo, predadores e presas e podem se sentir mais seguros no lugar onde observem atividades sem eles próprios serem notados.

Arranhadura

Arranhar é o comportamento normal de gatos. Dentre as motivações para arranhar estão os cuidados de limpeza das unhas e a deposição de uma marca olfatória para transmitir indicações temporais conforme a proximidade

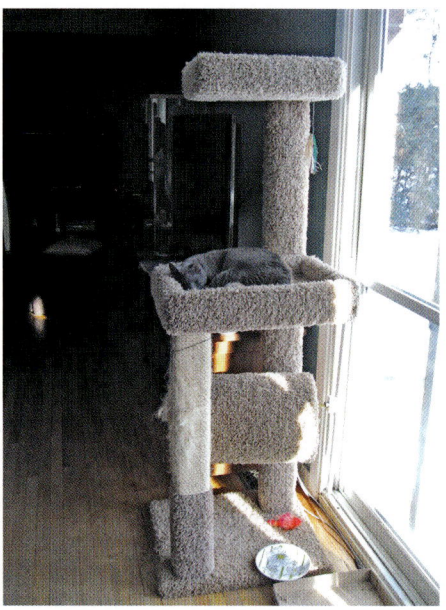

Figura 14.3 Locais para esconderijo e empoleiramento adequados podem reduzir o estresse. Se os aparadores forem colocados próximo às janelas, os gatos podem observar pássaros, borboletas e outras atividades externas, o que pode ser enriquecedor para eles. *(Cortesia da Dra. Susan Little.)*

ou a passagem do gato.[25] Com frequência, os gatos arranham quando estão assustados (p. ex., quando os proprietários chegam em casa ou durante alguma brincadeira) e após dormir.[25] Objetos antigos e novos serão arranhados, embora postes para arranhaduras mais velhos e usados com frequência pareçam continuar a manter o interesse de muitos gatos.[25]

Os proprietários devem oferecer fácil acesso aos locais adequados e atraentes para arranhar e tornar os alvos mais inaceitáveis, como a mobília, menos atraentes. Quando a arranhadura de um gato parecer excessiva em frequência, localização ou duração, a possibilidade de que a marcação esteja relacionada com estresse ou ansiedade (assim como na marcação com urina) deverá ser considerada. Nesse caso, poderão ser necessários o aumento do enriquecimento ambiental, a identificação e a remoção de agentes de estresse potenciais, provavelmente com terapia com ferormônio.

Aconselha-se ter, no mínimo, um poste para arranhadura no cômodo mais frequentado pelos membros da família e em outros locais de boa movimentação na casa. Em casas com diversos gatos, são necessários mais postes. De modo ideal, os postes para arranhadura vertical devem ser altos o suficiente para o gato ficar sobre os membros traseiros e alcançar a parte de cima para arranhar. Os postes também devem ser fortes e estáveis. Os gatos têm preferências individuais com relação aos materiais e à orientação (vertical ou horizontal) dos postes. Por isso, os proprietários podem ser pró-ativos e reativos, ao mesmo tempo, ao proverem postes de arranhadura que atraiam as preferências do gato quanto a tipo, textura e localização.

Os gatos podem ser estimulados a arranhar usando-se um brinquedo interativo (p. ex., um brinquedo do tipo vara de pescar com penas) e agitando-o sobre o poste ou

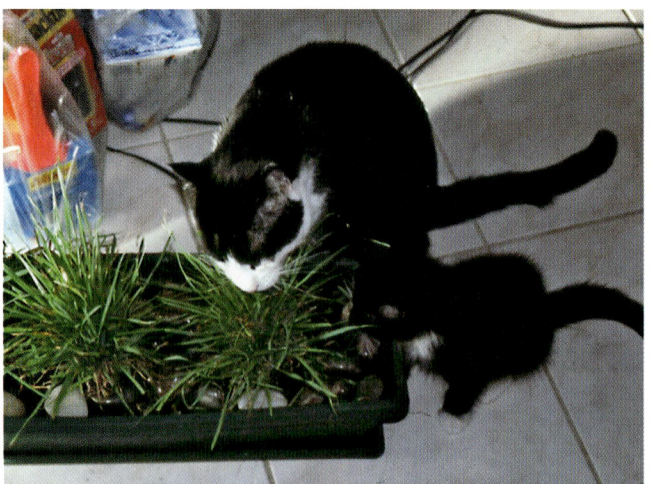

Figura 14.2 Gatos silvestres costumam comer grama. Os jardins para gatos de interiores possibilitam que os animais adotem esse comportamento normal.

colocando um brinquedo no poste. Após o odor do gato ter entranhado no poste, haverá maior probabilidade de retornar ao ponto. Os gatos também podem ser treinados com *clicker* para arranhar os postes.

Locais para observar

Observar pássaros, borboletas e outras coisas pode ser enriquecedor para os gatos. Contudo, a existência de outros felinos com livre movimentação nas proximidades pode ser estressante para alguns gatos de ambiente interno. Isso resulta em frustração e agressividade redirecionada para outros membros da família, tanto humanos quanto felinos.[26]

Novidade

Para os gatos que têm todas as suas necessidades básicas satisfeitas, o comportamento exploratório torna-se uma prioridade.[46] Como a maioria dos gatos não precisa despender várias horas por dia caçando, as novidades constituem um elemento importante para enriquecer o tempo de um gato bem alimentado e repousado. O proprietário pode aumentar a novidade empregando diferentes técnicas de alimentação, como colocar a comida em "bolas de recompensa", espalhando ração por uma área ampla para o gato caçar e pondo o alimento em locais distintos, oferecendo brinquedos novos e trocando os brinquedos a intervalos de dias. Outra opção consiste em oferecer novos objetos com os quais o gato possa interagir, como uma caixa ou um túnel. Objetos e brinquedos podem ser movidos pelo espaço que o gato ocupa, a fim de criar o aspecto de um novo ambiente. Os gatos podem se acostumar com brinquedos do "tipo caça" em alguns minutos, necessitando da introdução de alguns itens diferentes dentro e entre as sessões de brincadeiras.[17]

Interação social

Os gatos são criaturas sociais[3] e, com frequência, encontrados próximo a pessoas com as quais têm laços. Eles apreciam não apenas a companhia humana, mas também a de membros de sua própria espécie e de outras espécies. No entanto, pode haver extensa variação individual, dependendo da genética, das experiências anteriores e dos encontros pregressos. Apenas porque um gato tem um relacionamento social sadio com um ou mais gatos não significa que ele tolerará outro não familiar em casa.

Escovar e afagar seu pelo são formas de enriquecimento para gatos que gostam de contato físico e atenção. O treinamento com reforço positivo também pode ser enriquecedor para gatos[45] e utilizado para treinar diversos comportamentos simples, como "senta", "gira" e "junto". Uma forma útil e eficaz de adestrar gatos é o treinamento com *clicker*. O treinamento aumenta a ligação humano-animal em cães[2] e é provável que tenha o mesmo efeito em gatos.

Já o enriquecimento ambiental exige esforço. No entanto, deve ser considerado parte importante dos cuidados de gatos de companhia, independentemente de apresentarem problemas comportamentais.

Medicação psicotrópica

A medicação para problemas comportamentais não deve ser vista como uma solução rápida ou certeira. A decisão de usar algum medicamento depende do diagnóstico, e este deve contemplar um completo exame físico, além de hemogramas e avaliação comportamental. Em geral, as medicações não são indicadas para comportamentos problemáticos (frequentemente são comportamentos normais, mas parecem problemáticos para os proprietários). Recomendam-se medicações apenas para problemas comportamentais. Desse modo, é importante que os veterinários saibam prescrever a medicação psicotrópica.[40]

Muitas das medicações de uso comum não são registradas para esse fim em animais. Conforme há crescente aumento de registro de medicamentos para uso em animais, maior a importância de os veterinários conhecerem-nos, além das pesquisas que justificam sua utilização. Assim, os veterinários podem tomar uma decisão acertada sobre qual medicação usar e também os motivos e quando usá-la.

Muitas informações relacionadas com a medicação psicotrópica derivam da literatura médica humana. Quando usada em animais, a medicação pode ter ações diferentes, efeitos colaterais distintos e outros níveis terapêuticos e tóxicos, pois esses fatores também podem variar com a espécie. É de responsabilidade do veterinário conhecer esses fatores antes de prescrever a medicação.

As medicações não alteram a relação com o estímulo, e também será necessária a modificação do comportamento concorrente, a fim de dessenbilizar, contracondicionar e treinar o gato em respostas desejáveis. Os proprietários devem entender que a modificação de comportamento e o manejo do ambiente são necessários se houver emprego de medicação. Os proprietários devem ser informados de que o gato pode precisar de medicação por toda a vida, de maneira semelhante à terapia crônica para doenças como o diabetes. Uma vez controlado o comportamento para satisfazer o proprietário, poderão ser necessários o comprometimento vitalício por parte do proprietário e a assistência contínua do veterinário.

Em medicina veterinária, há poucas oportunidades para realizar estudos com base em evidências sobre o uso de medicação em gatos. Assim, grande parte das informações tem sido retirada da literatura médica humana.[24] Essas informações devem ser interpretadas com cuidado, pois o metabolismo de agentes químicos e os efeitos de receptores podem variar entre as espécies. Desse modo, tal variação pode levar a hipóteses inadequadas com relação a dose, duração de efeito, contraindicações e efeitos colaterais. Por isso, os medicamentos com o uso permitido em gatos (p. ex., clomipramina) devem ser considerados em primeiro lugar, pois existem dados relacionados com segurança, eficácia, efeitos colaterais, contraindicações, efeitos tóxicos e farmacocinética. Além disso, o fabricante pode oferecer dados especializados adicionais, o que é particularmente importante no evento de um efeito adverso.

Quando um medicamento for usado por mais de 8 semanas, é prudente considerar o desmame gradual para determinar a dose eficaz mais baixa e reduzir efeitos potenciais de abstinência.

Por que usar medicação psicotrópica?

A justificativa para o uso de medicações psicotrópicas tem por base suas ações neuroquímicas no cérebro. Atualmente, muitos medicamentos são usados para modificar o comportamento em humanos e animais de companhia. Os medicamentos podem influenciar os neurotransmissores de três principais maneiras:

1. Atuação em nível pré-sináptico, influenciando o potencial de ação pré-sináptico, a síntese, a estocagem, o metabolismo, a liberação ou a recaptação.
2. Atuação sobre as enzimas que desativam o neurotransmissor.
3. Atuação em nível pós-sináptico, influenciando a ligação a receptores por agirem como agonistas ou como antagonistas ou, de fato, modificando receptores.

Sempre se recomenda obter os resultados de exames de sangue antes de prescrever medicações, especialmente em animais idosos ou muito jovens e naqueles com histórico pregresso de problemas clínicos. Um banco de dados mínimo deve contemplar hemograma completo, painel bioquímico e urinálise. Como a maioria dos medicamentos é metabolizada no fígado e, depois, excretada pelo sistema renal, o monitoramento das funções hepática e renal é importante antes e durante o tratamento.

Pode ser necessário repetir esses testes, frequentemente com 4 a 6 semanas após o início da medicação, dependendo do gato, da medicação e dos efeitos encontrados. Todos os gatos sob medicação prolongada devem ser reavaliados e ter os exames de sangue realizados a cada 6 a 12 meses, de acordo com a idade e o histórico clínico.

Também é importante questionar os proprietários quanto a quaisquer outras medicações que estejam sendo administradas a seu animal. Isso inclui o uso de remédios naturais ou medicações homeopáticas. Muitos proprietários não se dão conta de que esses agentes também podem ter efeitos importantes sobre seu animal de companhia e interagir com as medicações prescritas pelo veterinário.

Quando usar medicação psicotrópica

As medicações psicotrópicas se mostraram úteis em diversas categorias de problemas comportamentais. Dentre eles estão problemas relacionados com ansiedade (como medos e fobias), comportamentos obsessivo-compulsivos, alguns tipos de agressividade e problemas comportamentais geriátricos.

O tratamento de sinais inespecíficos (p. ex., vocalização excessiva, agressividade e eliminação inadequada de urina e fezes) com medicação não é aceitável. Desse modo, tal abordagem, por fim, levará a insucesso de tratamento.

E se o medicamento não funcionar?

Às vezes, os proprietários podem acreditar que a medicação não está sendo eficaz. As razões são:

- Não foi feito o diagnóstico
- Foi feito um diagnóstico incorreto
- Foi selecionada uma medicação incorreta
- Transcorreu um período de tempo inadequado para o programa de tratamento ter produzido efeito
- A medicação está sendo usada como terapia individual quando deveria estar associada a um programa de modificação do comportamento
- O proprietário não conseguiu medicar o animal
- O proprietário tem expectativas irreais com relação à influência da medicação.

Em alguns casos, os efeitos da medicação são vistos apenas quando ela é suspensa. É importante avisar aos proprietários que a medicação jamais deverá ser interrompida subitamente, exceto sob orientação veterinária. O paciente sempre deverá ser desmamado da medicação lentamente e monitorado por um veterinário.

O que os proprietários precisam saber sobre medicação psicotrópica

- A medicação pode levar de 6 a 8 semanas até alcançar níveis sanguíneos terapêuticos. Os proprietários precisam compreender que os efeitos não serão imediatos
- Poderá ser necessário mudar a medicação ou a dose à medida que o controle e o tratamento evoluírem
- O tempo mínimo necessário para um gato receber medicação, em geral, é de 6 meses
- A medicação poderá ser necessária por toda a vida do animal. Isso deve ser discutido com o proprietário antes de a medicação ser prescrita
- A medicação jamais deverá ser interrompida bruscamente. O gato sempre deverá ser desmamado gradualmente, a fim de evitar efeito rebote. Os proprietário devem ser alertados quanto aos perigos da suspensão repentina sempre que a medicação for prescrita
- A alteração de dose, a suspensão de medicação ou a modificação do tipo de medicação devem ocorrer apenas sob orientação e supervisão veterinárias.

Dosagem e aderência

Como muitos proprietários não conseguem administrar comprimidos, com frequência estes são reformulados em líquidos manipulados, comprimidos flavorizados e medicações transdérmicas. Para medicações manipuladas, é necessário determinar a validade e a estocagem desses produtos. Até o momento, não há dados que sustentem a eficácia da medicação transdérmica para fármacos modificadores de comportamento em gatos. Um estudo descobriu que a biodisponibilidade de doses transdérmicas de fluoxetina era de 10% em comparação com a dosagem oral.[7] Em outro estudo, a absorção sistêmica de amitriptilina e de buspirona foi fraca, se comparada com a administração pela via oral.[28]

Medicações psicotrópicas comuns

As medicações com ação ansiolítica são os benzodiazepínicos, os antidepressivos tricíclicos (ATC), os anti-histamínicos, os barbitúricos, os inibidores da recaptação seletiva da serotonina (IRSS) e os betabloqueadores. Eles têm se mostrado úteis em alguns casos. Os medicamentos usados comumente, bem como as dosagens, estão resumidos na Tabela 14.1 e no Boxe 14.1.

Tabela 14.1 Doses de medicamentos para terapia de modificação de comportamento em gatos.

Fármaco	Dose
Alprazolam	0,125 a 0,25 mg/gato, a cada 8, 12 ou 24 h
Diazepam	0,2 a 0,5 mg/kg, a cada 8 a 12 h
Oxazepam	0,2 a 0,5 mg/kg, a cada 12 a 24 h
Clonazepam	0,02 a 0,2 mg/kg, a cada 12 a 24 h
Lorazepam	0,025 a 0,05 mg/kg, a cada 12 a 24 h
Amitriptilina	0,5 a 1 mg/kg, a cada 24 h
Clomipramina	0,3 a 0,5 mg/kg, a cada 24 h
Fluoxetina	0,5 a 1 mg/kg, a cada 24 h
Paroxetina	0,5 a 1 mg/kg, a cada 24 h
Buspirona	0,5 a 1 mg/kg, a cada 12 h

Os antidepressivos provocam pouca ou nenhuma sedação e são improváveis de inibirem o aprendizado ou a memória. Há evidências extensas sobre a eficácia da clomipramina e da fluoxetina para tratar transtornos da ansiedade, transtornos obsessivo-compulsivos e marcação de território com urina em cães e gatos. Entretanto, apesar de seu uso no tratamento da agressividade, existem mínimas evidências que sustentem sua eficácia.

Embora os antidepressivos alcancem níveis plasmáticos máximos em algumas horas, isso não significa que haja efeito terapêutico, pois a inibição da recaptação pode induzir a infrarregulação de receptores pós-sinápticos. Por isso, em geral recomenda-se a terapia de 4 a 8 semanas para avaliar completamente os efeitos terapêuticos.

Os ATC e IRSS não devem ser usados junto a outros antidepressivos ou inibidores da monoamina oxidase (MAO), como selegilina e amitraz, e devem ser usados com cautela em animais de companhia com convulsões. Como os IRSS inibem as enzimas citocromo P450, podem provocar aumento da toxicidade se associados a outros agentes químicos metabolizados por essas enzimas.

Antidepressivos tricíclicos

O mecanismo de ação primário dos ATC, como a clomipramina e a amitriptilina, consiste em bloquear a recaptação da serotonina e, em menor grau, da norepinefrina. O grau de bloqueio da recaptação da serotonina e da norepinefrina, bem como os efeitos anticolinérgicos,

---

Boxe 14.1 Características de medicações comumente empregadas para modificação de comportamento em gatos

Antidepressivos tricíclicos

- Usos clínicos: borrifação de urina, doença felina do trato urinário inferior, excesso de autolimpeza, ansiedade, agressividade entregatos, impulsividade, transtornos obsessivo-compulsivos[22,27,41]
- Efeitos colaterais: letargia ou sedação de curta duração, vômitos brandos e intermitentes (em geral, transitórios), apetite maior ou menor, boca seca, constipação intestinal, retenção de urina (especialmente sob doses mais elevadas),[37] taquicardia, arritmia cardíaca, diminuição da produção de lágrima; doses altas foram associadas a aumento das enzimas hepáticas, hepatotoxicidade
- Contraindicações e precauções: disritmias cardíacas, retenção urinária, glaucoma de ângulo estreito, convulsões ou 2 semanas sem agente inibidor da monoamina oxidase; esses medicamentos podem interferir com a função da tireoide e devem ser usados com cautela em pacientes acometidos
- Exemplos: amitriptilina, clomipramina, doxepina

Inibidores seletivos da recaptação de serotonina

- Usos clínicos: borrifação de urina, alguns tipos de agressividade, transtornos obsessivo-compulsivos
- Efeitos colaterais: alterações hepáticas, distúrbios gastrintestinais, erupções cutâneas; náuseas, perda de peso; foram relatados em humanos tremores e agitação
- Contraindicações e precauções: não devem ser usados concomitantemente com inibidores da monoamina oxidase (podem causar síndrome da serotonina); deve-se respeitar o período de, no mínimo, 2 semanas entre a terapia com inibidor de recaptação seletiva da serotonina e inibidor da monoamina oxidase (convém um período de eliminação de 5 semanas para a fluoxetina)
- Exemplos: fluoxetina, paroxetina

Benzodiazepínicos

- Usos clínicos: borrifação de urina, excesso de autolimpeza, agressividade relacionada com medo
- Efeitos colaterais: aumento do apetite, ataxia transitória, hiperatividade paradoxal, maior docilidade, aumento da vocalização, necrose hepática idiopática fatal, interferência na memória e no aprendizado, desinibição de comportamentos reprimidos, como agressividade
- Contraindicações e precauções: não recomendados para pacientes com insuficiência hepática ou renal ou em gatos obesos; deve-se usar com cautela em gatos agressivos
- Exemplos: diazepam, alprazolam, oxazepam, clonazepam

Azapironas

- Usos clínicos: medo brando; problemas crônicos relacionados com ansiedade, como marcação de território ou dispersão de urina e micção inadequada[19] e autolimpeza excessiva
- Efeitos colaterais: bradicardia e taquicardia, nervosismo, distúrbios gastrintestinais, comportamentos estereotipados; foi relatada inquietação em humanos
- Contraindicações e precauções: podem levar a aumento da agressividade, conforme os efeitos desinibitórios de medo são diminuídos
- Exemplo: buspirona

anti-histamínicos e alfa-adrenérgicos, varia entre os ATC. A clomipramina é o inibidor mais seletivo da recaptação de serotonina dos ATC. Também inibe a recaptação da norepinefrina e tem efeitos anticolinérgicos e anti-histamínicos brandos, que talvez contribuam para alguns de seus efeitos colaterais, como letargia, boca seca e desconforto gastrintestinal.

A clomipramina pode ajudar a facilitar o treinamento em gatos que sentem medo de pessoas desconhecidas ou de animais desconhecidos. Assim, é útil para diversos problemas comportamentais com base em medo e ansiedade, individualmente ou associada a outros agentes ansiolíticos.

Inibidores seletivos da recaptação de serotonina

Conforme o nome indica, os inibidores seletivos da recaptação de serotonina (ISRS) são seletivos para serotonina e não têm os efeitos colaterais anticolinérgicos e cardiovasculares dos ATC. Desse modo, os ISRS são seletivos no bloqueio da recaptação do neurotransmissor 5-hidroxitriptamina (5-HT) nos neurônios pré-sinápticos. Como são seletivos para a recaptação de serotonina, podem ter menos efeitos colaterais que os ATC, com menos efeitos cardíacos e menor hipotensão.[42] Também podem ser preferíveis quando retenção de urina, aumento da pressão intraocular, sedação ou efeitos anticolinérgicos constituam preocupação. A paroxetina é um anticolinérgico brando.

Em um estudo sobre transtornos generalizados de ansiedade, a fluoxetina e a paroxetina foram eficazes quando associadas a terapia comportamental. O efeito colateral primário é a diminuição do apetite, que pode se resolver com a diminuição da dose.

Para agressão entre gatos, a sertralina, a paroxetina ou um ansiolítico podem ser usados para aumentar a confiança do gato-vítima. Já o gato-agressor pode ser tratado com fluoxetina. A fluoxetina também pode ser eficaz no tratamento de marcação de território com urina dos gatos.[18,38]

Benzodiazepínicos

Os benzodiazepínicos potencializam os efeitos do ácido gama-aminobutírico (GABA), um neurotransmissor inibidor. Provocam diminuição da ansiedade e hiperfagia e induzem relaxamento muscular. Alcançam efeito de pico logo após cada dose e podem ser usados individualmente ou associados a outros fármacos em uma base, conforme necessário. O diazepam pode ser eficaz para a marcação de território com urina felina.[8] Como o clonazepam, o oxazepam e o lorazepam não têm metabólitos intermediários ativos, podem ser mais seguros quando a função hepática estiver comprometida. Os benzodiazepínicos devem ser dosados com frequência, e pode haver efeito rebote se a retirada não for gradual. Podem causar excitabilidade paradoxal e ter efeito amnésico. São úteis para o contracondicionamento, pois diminuem a ansiedade e aumentam o apetite. Entretanto, o diazepam pode causar raros casos de hepatotoxicidade fatal em gatos.[6] Os benzodiazepínicos também são usados para dessensibilização medicamentosa.

Azapironas

A buspirona, uma azapirona, é agonista de receptor de serotonina (5HT1A) e agonista da dopamina (D_2). Não é sedativa, não estimula o apetite e parece não inibir a memória. Leva 1 semana ou mais para alcançar efeito e, por isso, não é útil para ansiedades situacionais. Doses mais elevadas podem ter efeito mais imediato. Acrescentar buspirona ao ISRS ou ao ATC talvez ajude a assegurar um acúmulo de serotonina adequado.

Análogos sintéticos de ferormônio

Os ferormônios são liberados quando os gatos esfregam a face em objetos sentindo-se confortáveis em seu ambiente. Um ferormônio facial felino sintético foi desenvolvido como auxílio no tratamento de transtornos relacionados com ansiedade. Diversos estudos documentaram a diminuição significativa no comportamento de dispersão de urina quando o ferormônio é espargido no ambiente de um gato.[13,20,30,32] Outros usos documentados são redução do estresse durante manuseio, hospitalização ou transporte, além de tratamento de agressividade entre gatos em moradias com vários gatos.[14,15,34,36] Não há efeitos colaterais relatados associados ao uso desse ferormônio, embora se deva ter cautela quando utilizar o produto perto de gatos com asma ou em áreas com pássaros.

Referências bibliográficas

1. Beaver B: *Feline behavior: a guide for veterinarians*, ed 2, St Louis, 2003, Saunders Elsevier.
2. Bennett PC, Rohlf VI: Owner–companion dog interactions: relationships between demographic variables, potentially problematic behaviours, training engagement and shared activities, *Appl Anim Behav Sci* 102:65, 2007.
3. Buffington CA: External and internal influences on disease risk in cats, *J Am Vet Med Assoc* 220:994, 2002.
4. Buffington CA, Westropp JL, Chew DJ et al: Clinical evaluation of multimodal environmental modification (MEMO) in the management of cats with idiopathic cystitis, *J Feline Med Surg* 8:261, 2006.
5. Cameron ME, Casey RA, Bradshaw JW et al: A study of environmental and behavioural factors that may be associated with feline idiopathic cystitis, *J Small Anim Pract* 45:144, 2004.
6. Center SA, Elston TH, Rowland PH et al: Fulminant hepatic failure associated with oral administration of diazepam in 11 cats, *J Am Vet Med Assoc* 209:618, 1996.
7. Ciribassi J, Luescher A, Pasloske K et al: Comparative bioavailability of fluoxetine after transdermal and oral administration to healthy cats, *Am J Vet Res* 64:994, 2003.
8. Cooper L, Hart BL: Comparison of diazepam with progestin for effectiveness in suppression of urine-spraying behavior in cats, *J Am Vet Med Assoc* 200:797, 1992.
9. Crowell-Davis S, Curtis T, Knowles R: Social organization in the cat: a modern understanding, *J Feline Med Surg* 6:19, 2004.
10. Crowell-Davis SL, Barry K, Wolfe R: Social behavior and aggressive problems of cats, *Vet Clin North Am Small Anim Pract* 27:549, 1997.
11. Curtis T, Knowles R, Crowell-Davis S: Influence of familiarity and relatedness on proximity and allogrooming in domestic cats (*Felis catus*), *Am J Vet Res* 64:1151, 2003.
12. Dreschel NA: Anxiety, fear, disease, and lifespan in domestic dogs, *J Vet Behav* 4:249, 2009.
13. Frank DF, Erb HN, Houpt KA: Urine spraying in cats: presence of concurrent disease and effects of a pheromone treatment, *Appl Anim Behav Sci* 61:263, 1999.
14. Gaultier E, Pageat P, Tessier Y: Effect of a feline appeasing pheromone analogue on manifestations of stress in cats during transport. In *Proceedings 32nd Congress of the International Society for Applied Ethology*, Clermont-Ferrand, 1998, p. 198.

15. Griffith CA, Steigerwald ES, Buffington CA: Effects of a synthetic facial pheromone on behavior of cats, *J Am Vet Med Assoc* 217:1154, 2000.

16. Gunn-Moore D, Moffat K, Christie LA et al: Cognitive dysfunction and the neurobiology of ageing in cats, *J Small Anim Pract* 48:546, 2007.

17. Hall SL, Bradshaw JWS, Robinson IH: Object play in adult domestic cats: the roles of habituation and disinhibition, *Appl Anim Behav Sci* 79:263, 2002.

18. Hart B, Cliff K, Tynes V et al: Control of urine marking by use of long-term treatment with fluoxetine or clomipramine in cats, *J Am Vet Med Assoc* 226:378, 2005.

19. Hart B, Eckstein R, Powell K et al: Effectiveness of buspirone on urine spraying and inappropriate elimination in cats, *J Am Vet Med Assoc* 203:254, 1993.

20. Hunthausen W: Evaluating a feline facial pheromone analogue to control urine spraying, *Vet Med* 95:151, 2000.

21. Ibanez M, Dominguez C, Martin M: Cats showing comfort or well-being in cages with an enriched and controlled environment. In *Proceedings of the 3rd International Congress on Veterinary Behavioural Medicine*, 2001, p. 50.

22. King J, Steffan J, Heath S et al: Determination of the dosage of clomipramine for the treatment of urine spraying in cats, *J Am Vet Med Assoc* 225:881, 2004.

23. Kly K, Casey R: The effects of hiding enrichment on stress levels, behaviour and time to homing of domestic cats in a rescue shelter in the UK. In *Proceedings of the Companion Animal Behaviour Therapy Study Group study day*, Birmingham, England, 2004.

24. Kochevar DT, Fajt V: Evidence-based decision making in small animal therapeutics, *Vet Clin North Am Small Anim Pract* 36:943, 2006.

25. Landsberg G: Feline behavior and welfare, *J Am Vet Med Assoc* 208:502, 1996.

26. Landsberg G, Hunthausen W, Ackerman L: *Handbook of behavior problems of the dog and cat*, ed 2, St Louis, 2003, Elsevier Saunders.

27. Landsberg GM, Wilson AL: Effects of clomipramine on cats presented for urine marking, *J Am Anim Hosp Assoc* 41:3, 2005.

28. Mealey KL, Peck KE, Bennett BS et al: Systemic absorption of amitriptyline and buspirone after oral and transdermal administration to healthy cats, *J Vet Intern Med* 18:43, 2004.

29. Milgram NW, Head E, Zicker SC et al: Long-term treatment with antioxidants and a program of behavioral enrichment reduces age-dependent impairment in discrimination and reversal learning in beagle dogs, *Exp Gerontol* 39:753, 2004.

30. Mills DS, Mills CB: Evaluation of a novel method for delivering a synthetic analogue of feline facial pheromone to control urine spraying by cats, *Vet Rec* 149:197, 2001.

31. Nagata M, Shibata K, Irimajiri M et al: Importance of psychogenic dermatoses in dogs with pruritic behavior, *Vet Derm* 13:211, 2002.

32. Ogata N, Takeuchi Y: Clinical trial of a feline pheromone analogue for feline urine marking, *J Vet Med Sci* 63:157, 2001.

33. Overall K, Rodan I, Beaver B et al: Feline behavior guidelines from the American Association of Feline Practitioners, *J Am Vet Med Assoc* 227:70, 2005.

34. Pageat P, Tessier Y: Usefulness of the F3 synthetic pheromone Feliway in preventing behaviour problems in cats during holidays. In *Proceedings 1st International Veterinary Behavior Meeting*, Birmingham, 1997, p 231.

35. Pare WP, Kluczynski J: Developmental factors modify stress ulcer incidence in a stress-susceptible rat strain, *J Physiol Paris* 91:105, 1997.

36. Patel G, Health S, Coyne K et al: Pilot study to investigate whether a feline pheromone analogue reduces anxiety-related behavior during clinical examination of cats in a rescue shelter, *J Vet Behav* 5:33, 2010.

37. Pfeiffer E, Guy N, Cribb A: Clomipramine-induced urinary retention in a cat, *Can Vet J* 40:265, 1999.

38. Pryor P, Hart B, Cliff D et al: Effects of a selective serotonin reuptake inhibitor on urine spraying behavior in cats, *J Am Vet Med Assoc* 219:1557, 2001.

39. Schapiro SJ, Nehete PN, Perlman JE et al: A comparison of cell-mediated immune responses in rhesus macaques housed singly, in pairs, or in groups, *Appl Anim Behav Sci* 68:67, 2000.

40. Seksel K: Behaviour modifying drugs. In Maddison J, Page S, Church D, editors: *Small animal clinical pharmacology*, St Louis, 2008, Saunders.

41. Seksel K, Lindeman M: Use of clomipramine in the treatment of anxiety-related and obsessive-compulsive disorders in cats, *Aust Vet J* 76:317, 1998.

42. Steinberg MI, Smallwood JK, Holland DR et al: Hemodynamic and electrocardiographic effects of fluoxetine and its major metabolite, norfluoxetine, in anesthetized dogs, *Toxicol Appl Pharmacol* 82:70, 1986.

43. Thorndike E: *Animal intelligence*, Cambridge, Mass, 1911, Harvard University Press.

44. Westropp JL, Kass PH, Buffington CA: Evaluation of the effects of stress in cats with idiopathic cystitis, *Am J Vet Res* 67:731, 2006.

45. Yin S: *Low stress handling, restraint and behavior modification of dogs and cats*, Davis, Calif, 2009, Nerd Books.

46. Young R: *Environmental enrichment for captive animals*, Oxford, 2003, Blackwell Science.

Nutrição de Felinos

Editor: Joe Bartges

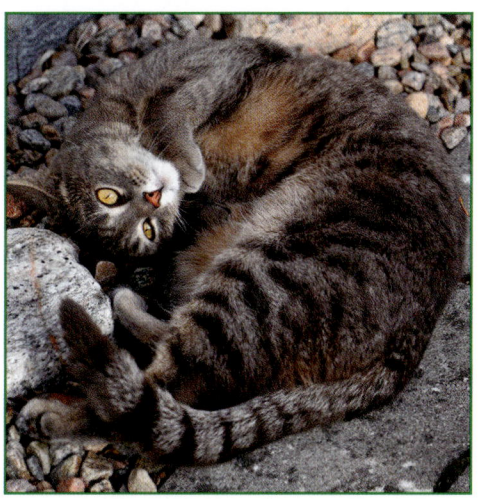

As Necessidades Nutricionais Únicas do Gato | Um Carnívoro Estrito

Beth Hamper, Joe Bartges, Claudia Kirk, Angela L. Witzel, Maryanne Murphy e Donna Raditic

Resumo do capítulo

Acredita-se que o gato doméstico tenha evoluído do gato selvagem africano *Felis sylvestris libyca* entre 4.000 e 10.000 anos atrás.[4,20] Os gatos pertencem à ordem Carnivora, o que significa "comedor de carne", e à família Felidae. Os felídeos divergem dos outros grupos de carnívoros no início da árvore evolucionária.[16] Outros membros da ordem Carnivora são os canídeos/caninos, os ursos, os pandas, as doninhas, os guaxinins e as hienas. Existe uma série de padrões de alimentação dentro da ordem Carnivora. Os canídeos e os ursos são considerados onívoros, enquanto pandas são herbívoros estritos. Todos os felídeos são comedores de carne, ou carnívoros estritos. Essa dieta especializada de carne levou a adaptações metabólicas e nutricionais exclusivas, não observadas em canídeos/caninos ou em outros membros da ordem Carnivora. Obteve-se bastante conhecimento com relação às necessidades metabólicas e nutricionais únicas do gato nos últimos 60 anos, graças ao trabalho dos doutores James Morris e Quinton Rodgers, junto a muitos outros nutricionistas e pesquisadores do mundo todo. O objetivo deste capítulo consiste em rever esses achados e oferecer uma revisão das necessidades únicas do gato.[16,18] Alguns pontos importantes dessa pesquisa em nutrição e metabolismo felinos são:

- Habilidade limitada de infrarregular as enzimas do catabolismo do nitrogênio e aquelas do ciclo da ureia
- Necessidade estrita pelo aminoácido arginina, que, se faltar na dieta por mais de 24 h, pode levar a consequências fatais
- Incapacidade de sintetizar taurina a partir da cisteína
- Capacidade limitada de lidar com carboidratos na dieta

- Incapacidade de sintetizar vitamina A a partir de beta-carotenos
- Incapacidade de sintetizar niacina a partir do aminoácido triptofano.

Arginina, taurina, niacina e vitamina A são abundantes em todas as dietas que consistem em carne, junto a níveis altos de proteína e aminoácidos, e carboidratos muito limitados.

Anatomia e fisiologia

Os gatos têm menos dentes do que os cães, mas o mesmo número de incisivos, caninos e dentes *carniceiros* (quarto pré-molar superior). Além disso, os gatos têm menor número de dentes pré-molares e molares com superfícies fissuradas. Sua dentição é mais especializada para dilacerar carne e não para triturá-la. Tais animais felinos não produzem a amilase salivar, que é a enzima envolvida na digestão inicial de amido.[19] Como os gatos evoluíram para pequenas refeições frequentes ao longo do dia, a capacidade de seu estômago é menor do que a de cães. A capacidade estomacal máxima do gato encontra-se entre 45 e 60 mℓ/kg de peso corporal, em comparação com 90 mℓ/kg no cão.

O comprimento intestinal relativo é determinado pelo índice comprimento intestinal/comprimento do corpo. O comprimento do intestino é um dos fatores que influenciam a quantidade de tempo para que ocorram digestão e absorção. Os gatos apresentam comprimento intestinal mais curto do que os cães e outros carnívoros e herbívoros.

No gato, esse índice é de 4:1 em comparação para 6:1 em cães.[19] Nas espécies herbívoras, esse índice é muito mais alto, devido à digestibilidade mais baixa de seus componentes alimentares: 12:1 no cavalo, 20:1 no bovino e 27:1 no ovino.[19]

A cobalamina, ou vitamina B_{12}, precisa se ligar ao fator intrínseco para sua absorção e sua captação no íleo. A maioria dos mamíferos produz e secreta fator intrínseco a partir do estômago e do pâncreas. No gato, o fator intrínseco é produzido apenas no pâncreas.[7]

Sabe-se muito pouco sobre o microbioma dos animais de companhia. O efeito dos micróbios no intestino delgado sobre as necessidades de nutrientes em cães e gatos ainda precisa ser estabelecido. O microbioma humano contém cerca de 10^{14} microrganismos – dez vezes o número de células humanas.[28] As funções metabólicas da microflora dentro do trato gastrintestinal envolvem produção de metabólitos como ácidos graxos de cadeia curta usados como fonte de energia para colonócitos, degradação de compostos potencialmente tóxicos, aumento do metabolismo de aminoácidos e de carboidratos não digeríveis e síntese de vitaminas e lipídios.[29] Um estudo em gatos clinicamente sadios demonstrou que eles têm números maiores de bactérias na porção proximal do intestino delgado em comparação com cães. Os gatos exibem números específicos de micróbios dentro do trato intestinal. As contagens totais de bactérias a partir de culturas duodenais em gatos variaram entre 10^5 e 10^8 unidades formadoras de colônias (UFC)/mℓ, em comparação com um máximo de 10^4 UFC/mℓ em cães.[10] Níveis bacterianos mais altos no intestino podem ser outra adaptação a uma dieta carnívora. Basear-se em métodos de cultura apenas limitou muito a identificação de espécies microbianas. Técnicas moleculares mais recentes são promissoras na avaliação desses ecossistemas, tanto no gato quanto no cão, e seu efeito sobre a dieta, e vice-versa.[27]

Comportamento alimentar

Na natureza, os gatos caçam pequenas presas, como camundongos, ratos, coelhos, pássaros, rãs, répteis e insetos. Os camundongos constituem a presa mais comum para o gato, com uma densidade calórica de cerca de 30 kcal por camundongo. O tamanho pequeno e o baixo percentual de quilocalorias de sua presa obrigam o gato a precisar comer muitas refeições pequenas ao longo do dia para satisfazer suas necessidades energéticas e nutricionais. Os gatos preferem ingerir presa recém-morta em vez de carniça. Os gatos domésticos farão 7 a 20 pequenas refeições por dia se tiverem livre acesso a alimento. O comportamento predatório é um forte no gato e até prevalece sobre a alimentação. Os gatos podem parar de comer para matar uma presa e, a seguir, voltar a fazer a refeição original em vez do rato recém-morto.[1]

As preferências alimentares são influenciadas pela dieta da gata-mãe durante a prenhez e a lactação. Particularmente importante para as preferências e escolhas alimentares posteriores são os sabores que os filhotes experimentam entre 1 e 6 meses de vida.[32] Os proprietários devem ser estimulados a alimentar filhotes com diversos sabores e texturas nesse estágio, na esperança de que os gatinhos tenham maior flexibilidade na vida adulta.

Odor, gosto e textura são importantes nas preferências dietéticas do gato. Os receptores gustativos mais abundantes (neurônios do nervo facial) são aqueles para aminoácidos, particularmente os aminoácidos descritos como doces.[3] Entre esses estão prolina, cisteína, ornitina, lisina, histidina e alanina. Os gatos rejeitam aminoácidos de sabor amargo, como arginina, isoleucina, fenilalanina e triptofano. O segundo receptor gustativo mais abundante é para alimentos ácidos. Esses receptores são estimulados por ácido fosfórico, ácidos carboxílicos e dipeptídios e tripeptídios nucleotídios.[3] Os gatos evitam nucleotídios monofosfato, que se acumulam nos tecidos após a morte. Esse pode ser o motivo pelo qual os gatos não gostam de carniça. Os gatos não têm receptores gustativos para sacarose/açúcar.[3,14] A temperatura também é importante. Assim, tais animais preferem alimentos na temperatura corporal ou na do ambiente. Em geral, os gatos rejeitam alimentos a temperaturas inferiores a 15°C ou superiores a 50°C.[32] As preferências alimentares são fortemente correlacionadas à quantidade de proteína na dieta, particularmente proteína animal. Fígado, sangue e carne vermelha são bastante palatáveis a gatos. Além da proteína, a gordura mostra ter palatabilidade positiva em gatos. A gordura aplicada a pedaços de ração é um estimulador positivo de sabor. No entanto, acredita-se que a influência positiva da gordura esteja mais relacionada com alterações de textura e não com sabor. Apesar disso, os gatos mostram verdadeiramente forte aversão por ácidos graxos de cadeia média.[16] Em geral, os gatos selecionam alimentos úmidos semelhantes ao teor de água do tecido animal, em comparação com dietas secas. Os gatos alimentados exclusivamente de rações secas por período prolongado de tempo podem desenvolver forte preferência por apenas esse tipo de comida.

As situações de estresse podem resultar em aversões aprendidas a alimentos novos ou recentes. Desse modo, não é aconselhável começar uma nova dieta terapêutica com gatos hospitalizados. Os gatos são intermediários na habilidade de evitar alimentos que talvez resultem em deficiências por um longo período de tempo. Por exemplo, esses animais certamente seguirão dietas sem taurina, apesar do desenvolvimento de doenças cardíacas, reprodutivas e retinianas. Semelhantemente a outras espécies, o gato aprende a evitar alimentos tóxicos.

Acredita-se que o gato tenha evoluído como um animal do deserto, por sua habilidade de concentrar bastante a urina (densidade de até 1.080 a 1.085). Os gatos bebem menos água do que os cães sob as mesmas condições. Gatos mantidos com rações enlatadas ou úmidas não bebem mais água, embora sempre seja aconselhável. Além do teor de água do alimento, o teor proteico e mineral da dieta pode influenciar a ingestão de água. Dietas com alto teor proteico elevam a carga de solutos, com aumento da produção de água e de urina. O fraco estímulo de sede em gatos foi atribuído a alguns aspectos da saúde do trato urinário inferior, particularmente naqueles alimentados com ração seca, devido à propensão de os minerais se cristalizarem em soluções concentradas.

Nutrientes específicos

Proteína e aminoácidos

Proteína

A proteína na dieta é necessária por dois motivos. O primeiro consiste nos aminoácidos (AA) que o gato não pode sintetizar, denominados essenciais. A segunda consiste no nitrogênio e nas cadeias de carbono para a síntese de AA não essenciais e outros compostos necessários contendo nitrogênio (ou seja, purinas, pirimidinas, heme, hormônios e neurotransmissores). Tanto os AA essenciais quanto os não essenciais tornam-se parte do acúmulo de AA para a síntese de proteína nos tecidos. Os AA essenciais, tanto para cães quanto para gatos, são arginina (Arg), histidina (His), isoleucina (Ile), leucina (Leu), lisina (Lys), metionina (Met), fenilalanina (Phe), treonina (Thr), triptofano (Trp) e valina (Val).[19] Os gatos apresentam necessidade adicional para a taurina, que eles não conseguem sintetizar a partir da cisteína em comparação com cães.

A necessidade de proteínas para gatinhos é de cerca 1,5 vez a necessidade de proteína para o filhote de cão. Os gatos adultos precisam de 2 a 3 vezes mais proteína que os cães adultos.[19] A maior necessidade proteica no gato não ocorre para níveis mais elevados de AA essenciais, e sim para uma fonte dietética de nitrogênio. O nitrogênio em excesso, oriundo de proteínas e outras fontes, é removido por meio do ciclo da ureia no fígado. A maioria das espécies onívoras, quando recebem dieta com baixo teor proteico, conservará AA por meio da diminuição dos níveis de enzimas envolvidas no catabolismo de AA. As espécies onívoras também conseguem conservar AA e nitrogênio quando recebem dietas de baixo teor proteico por meio da alteração da atividade das enzimas do ciclo da ureia. Em gatos que recebem dietas com baixo teor proteico, as enzimas tanto para o catabolismo de AA quanto para o ciclo da ureia não são infrarreguladas.[23] Por isso, os gatos não conseguem conservar nitrogênio quando recebem dietas com baixo teor proteico e começam a catabolizar fontes de proteínas dentro do corpo (ou seja, músculo) para suprir as necessidades teciduais. As perdas endógenas de nitrogênio urinário em animais que recebem dietas sem proteína são de 360 mg N/kg em gatos, em comparação com 210 mg N/kg em cães, 128 mg N/kg em ratos e 62 mg N/kg em humanos, o que indica a falta de adaptação enzimática no gato.[19] A proteína também é continuamente utilizada para a gliconeogênese no gato. Devido ao número muito limitado de carboidratos que ingerem na dieta natural, os felinos são muito eficientes na síntese de glicose a partir de proteínas por meio da gliconeogênese. Em outras espécies, a gliconeogênese ocorre várias horas após uma refeição, enquanto, em gatos, acontece imediatamente após cada refeição e fica permanentemente "ligada", a fim de manter a glicemia. O benefício dessas adaptações consiste na habilidade imediata de catabolizar níveis elevados de proteína sem desenvolver hiperamonemia e na capacidade rápida de produzir glicose a partir de proteína para a produção de energia por meio da gliconeogênese.[18]

Arginina

A arginina é um intermediário fundamental no ciclo da ureia envolvida na excreção do nitrogênio via ureia. Uma única refeição sem o AA arginina pode resultar em eventos essencialmente fatais no gato. Gatos com deficiência de arginina desenvolvem êmese, hipersalivação, hiperatividade e hiperestesia. Isso provoca a morte em decorrência da intoxicação por amônia. Tal fato ocorre por causa da incapacidade de o gato sintetizar arginina a partir de outros precursores da dieta. A arginina pode ser produzida a partir da ornitina e da citrulina no intestino de seres humanos e ratos e, até certo ponto, de cães. O gato perdeu essa habilidade devido à falta de duas enzimas na via, a pirrolina-5-carboxilato sintase e a ornitina aminotransferase. A privação de alimento durante a noite resulta em baixa concentração plasmática de arginina e de intermediários do ciclo da ureia. Quando o gato ingere uma refeição com proteína que inclua arginina, esta repõe o nível do fígado para a função do ciclo da ureia com subsequente eliminação de nitrogênio e amônia. Se a arginina não estiver na alimentação, o gato não irá repor os intermediários do ciclo da ureia e ocorrerá o desenvolvimento de hiperamonemia grave.[17] O tecido animal é rico em arginina, o que torna sua síntese *de novo* redundante em carnívoros mantidos em dietas à base de carne. Além disso, a depleção de intermediários do ciclo da ureia após uma refeição resulta na conservação do nitrogênio necessário para a síntese de AA descartáveis.

Metionina e cisteína

A necessidade dietética para os AA com enxofre, metionina e cisteína é mais elevada em gatos do que em outros mamíferos.[19] A metionina pode ser convertida a cisteína; assim, a necessidade de AA com enxofre pode ser satisfeita mediante metionina individualmente ou metionina e cisteína. A metionina é um doador importante de grupamento metil para a síntese de DNA e RNA, além de ser um componente de muitas proteínas. A cisteína é importante componente de muitas proteínas, sendo encontrada em cabelos/pelos. A cisteína também é precursora de glutationa, um importante antioxidante em sistemas de mamíferos, e precursor para a síntese de felinina. A felinina é um AA de cadeia ramificada encontrado na urina de gatos domésticos. Não se conhece completamente a função biológica da felinina, embora se acredite que funcione como um ferormônio e seja importante na marcação de território. Pode ser encontrada na urina de gatos com apenas 2 meses de vida, com níveis bastante altos nos machos felinos não castrados (0,4 a 8 gramas/litro de urina).[8] As concentrações de felinina em fêmeas são de apenas 20 a 25% daquelas dos machos felinos inteiros. A alta necessidade de AA com enxofre em gatos foi atribuída à sua densa pelagem e à necessidade de síntese de felinina.[16]

Taurina

A taurina é um AA betassulfônico não empregado na síntese de proteína, porém encontrado como AA livre em tecidos. As concentrações mais elevadas de taurina são encontradas no coração, nos músculos, no cérebro e na retina. A taurina tem muitas funções importantes, como osmorregulação, modulação dos canais de cálcio, ação antioxidante e conjugação de ácidos biliares.[9] Muitos mamíferos conseguem usar a glicina ou a taurina para a conjugação de ácidos biliares. Os gatos e os cães são capazes de utilizar apenas a taurina para conjugar ácidos biliares. Os cães conseguem sintetizar taurina suficiente a partir da cisteína. Os gatos também conseguem sintetizar taurina a partir da cisteína. No entanto, a atividade das duas enzimas na via é tão baixa que não se considera a síntese de taurina. Assim, a taurina precisa ser incluída na dieta.[18] A deficiência de taurina pode ser devido a:

- Fornecimento dietético inadequado
- Perda de taurina na circulação êntero-hepática associada à flora bacteriana que degrada taurina ou a efeitos de processamento.

A deficiência de taurina no gato está sabidamente associada à miocardiopatia dilatada (Capítulo 20), à degeneração retiniana central felina (ver Capítulo 29, Figuras 29.61 e 29.62) e à falência reprodutiva. Já que a taurina é abundante em tecido animal, a necessidade da síntese de taurina seria redundante nas vias metabólicas normais do gato.

Gordura e ácidos graxos

As gorduras e os ácidos graxos apresentam quatro papéis fisiológicos importantes:[26]

1. Como fonte concentrada de energia para depósito e utilização.
2. Como componentes estruturais de membranas celulares.
3. Como lubrificantes.
4. Como moléculas sinalizadoras importantes (*i. e.*, eicosanoides, hormônios derivados de colesterol).

Os gatos conseguem tolerar níveis altos de gordura na dieta. As gorduras de sua dieta são ácidos graxos ligados a arcabouço de glicerol, como triglicerídios, ou ácidos graxos ligados a colesterol ou retinol, como ésteres de colesterol ou de retinil. Ácidos graxos livres são hidrocarbonetos de cadeia longa com ligações duplas (não saturados) ou sem ligações duplas (saturados). Os ácidos graxos podem ser classificados de duas maneiras com base na posição dessas ligações duplas em comparação com a extremidade carboxila ou a extremidade metila da cadeia de hidrocarbonetos. O sistema delta utiliza a contagem a partir da extremidade carboxila. O ácido linoleico de 18 carbonos com duas ligações duplas é anotado como 18:2 Δ9,12 no sistema delta. Se contado a partir da extremidade metila como no sistema ômega, o ácido linoleico é 18:2 n-6.

Os gatos conseguem sintetizar ácidos graxos saturados e monoinsaturados não essenciais a partir da glicose ou de AA. Entretanto, como outros mamíferos, eles não conseguem introduzir ligações duplas entre carbonos 12 e 13 e carbonos 15 e 16 via enzimas dessaturases Δ12 e Δ15. Essa é a base para a natureza essencial dos ácidos graxos linoleico (18:2n-6) e linolênico (18:3n-3).[2] Desse modo, a maioria dos mamíferos consegue converter o linoleico (n-6) e o linolênico (n-3) a seus derivados respectivos de cadeia mais longa, o ácido araquidônico e o eicosapentaenoico/ácido docosaexaenoico (EPA/DHA), por meio de uma dessaturase Δ6. O ácido araquidônico é um precursor para a síntese eicosanoide e é um componente abundante de membranas celulares. Os gatos são únicos em apresentar atividade de dessaturase Δ6 baixa. Inicialmente, acreditava-se que esses animais não apresentavam qualquer atividade de Δ6 dessaturase e, assim, tinham necessidade absoluta de ácido araquidônico e de ácido linoleico. Estudos adicionais mostraram que os gatos podem ter uma via alternativa para a síntese do ácido araquidônico.[2] Além disso, outras experiências mostraram que os gatos conseguem sintetizar quantidades suficientes para manutenção, porém apresentam necessidade absoluta de ácido araquidônico durante a reprodução e no início do crescimento.[2] Da mesma maneira, para os ácidos graxos n-3 ou ômega 3 EPA/DHA, os gatos apresentam síntese limitada para o precursor ácido alfalinolênico. Níveis elevados de DHA são necessários para o desenvolvimento de tecido neural e retiniano em gatinhos, de modo que o DHA se torna condicionalmente essencial para gatos nesse estágio de vida. O óleo de semente de girassol é um ácido graxo de 18 carbonos n-3 tipicamente adicionado a alimentos para aumentar os níveis de EPA/DHA. Tal ácido graxo de 18 carbonos n-3 não é convertido significativamente a EPA/DHA em cães ou gatos e não deve ser considerado uma fonte.[19]

Carboidratos

Os gatos que se alimentam apenas de carne animal têm dieta pobre em carboidratos. Assim como com a proteína, os gatos evoluíram diversas adaptações únicas no metabolismo de carboidratos em comparação com os onívoros ou os herbívoros. Dentre essas adaptações, estão:

- Ausência de atividade da glicoquinase no fígado
- Níveis mais baixos de amilase e das dissacaridases sucrase e lactase no pâncreas e no intestino
- Pouca adaptação na atividade da amilase com dietas ricas em carboidratos
- Níveis altos de gliconeogênese a partir de proteínas e gorduras.

Os gatos não apresentam necessidade dietética para carboidratos, mas sim para energia. Desde que a dieta contenha gorduras e proteínas gliconeogênicas, conseguem sintetizar glicose e energia suficientes para manutenção. Um estudo em cães demonstrou que cães lactantes que recebiam dieta sem carboidratos tornavam-se hipoglicêmicos, com baixa taxa de sobrevida entre os filhotes.[24] É provável que, embora os gatos não tenham necessidade absoluta de carboidratos, as gatas-mães com um pouco de carboidratos na dieta consigam suportar mais adequadamente a lactação e os gatinhos em amamentação.

Os mamíferos têm até quatro isoenzimas no fígado que catalisam a conversão de glicose a glicose-6-fosfato, a primeira etapa na utilização da glicose. A hexoquinase responsável pela operação sob altas quantidades de glicose é a hexoquinase D, ou glicoquinase. O gato não tem a atividade da glicoquinase, o que está de acordo com uma dieta com níveis baixos de carboidratos.[30] Por outro lado, os cães apresentam a atividade da glicoquinase e conseguem lidar com cargas maiores de carboidratos. Além disso, enzimas envolvidas na gliconeogênese, como a piruvato carboxilase, a frutose 1,6-bifosfato e a glicose-6-fosfatase são muito mais numerosas no fígado do gato do que do cão.[30] Acreditava-se anteriormente que os gatos não manifestassem atividade de frutoquinase, já que dietas ricas em sacarose resultavam em frutosúria e frutosemia. Um estudo recente mostrou que os gatos apresentam, de fato, atividade da enzima frutoquinase no fígado, produzindo frutose-1-fosfato.[25] A seguir, a frutose-1-fosfato é catalisada, formando di-hidroxiacetona e gliceraldeído por meio da enzima aldolase. Talvez a intolerância à frutose em humanos deva-se a um defeito nessa enzima. O nível de atividade da aldolase não foi analisado em gatos, porém níveis baixos explicariam sua baixa tolerância a níveis elevados de frutose com decorrente frutosúria.

A atividade da amilase, enzima responsável pela hidrólise do amido até glicose, é baixa em gatos em comparação com cães. O gato não tem amilase salivar,[19] com níveis de amilase pancreática de apenas 5% daqueles encontrados em cães e valores intestinais de apenas 10% daqueles encontrados em cães.[11] A atividade dos transportadores de açúcar no intestino também não é adaptável a níveis mais elevados de carboidratos na dieta, em comparação com o cão. Comparados com outras espécies, os gatos apresentam níveis muito mais baixos de atividade de maltase, isomaltase e sacarase na mucosa do intestino delgado.[12] A atividade da lactase é alta em filhotes recém-nascidos, porém rapidamente diminui ao desmame, conforme visto em outros mamíferos. Contudo, comparados com cãezinhos, os gatinhos exibem diminuição mais rápida na lactase.[12] Apesar da degradação enzimática limitada de açúcares, uma vez absorvidos, a digestibilidade deles, com exceção da lactose, é alta, entre 98 e 100%.[12] Foi constatada evidente redução da digestibilidade de proteínas nas dietas com lactose ou sacarose em 4 a 5% em comparação com dieta sem carboidratos.[13] Acredita-se que tal fato se deva ao índice acelerado de passagem do alimento decorrente dos efeitos osmóticos dos açúcares solúveis e do aumento da fermentação bacteriana dos carboidratos com aumento da fixação de nitrogênio bacteriano.

Tem havido muita especulação recentemente com relação a dietas ricas em carboidratos e a incidência crescente de obesidade e diabetes melito em gatos. Rações secas podem conter até 40% de carboidratos em base de matéria seca. Embora isso pareça administrável, considerando-se as vias metabólicas únicas do gato, são necessários estudos a longo prazo para avaliar, completamente, os efeitos da alimentação prolongada com carboidratos no gato.

Vitaminas

O gato apresenta diversas necessidades vitamínicas únicas, tanto em termos quantitativos quanto qualitativos, daquelas de outros mamíferos. Isso envolve:

- Necessidade absoluta para vitamina A pré-formada
- Aumento da tolerância para níveis elevados de vitamina A na dieta
- Necessidade absoluta de niacina
- Nível mais elevado de necessidade de tiamina (quatro vezes mais elevado que o do cão), piridoxina (quatro vezes o do cão) e folato (quatro vezes mais elevado que o do cão).

Vitamina A

Os gatos são capazes de absorver carotenoides, mas não conseguem convertê-los à forma ativa da vitamina A por causa da falta da enzima 15,15'-dioxigenase.[18] Os carotenoides são precursores de vitamina A sintetizados em lipídios vegetais. A vitamina A pré-formada ocorre naturalmente apenas em tecidos animais, nos quais há níveis altos nas vísceras. Assim, seria redundante converter carotenoides quando a vitamina pré-formada já existe na dieta. A vitamina A, por ser lipossolúvel, pode se tornar tóxica se administrada em grandes doses. Ocorrem efeitos tóxicos pela vitamina A em gatos que recebem, principalmente, dietas à base de fígado ou com dosagens altas de suplementos de vitamina A. A hipervitaminose A crônica em gatos caracteriza-se pela formação de exostoses nas vértebras cervicais, o que causa anquilose, deformidade e incapacitação.[21] Acredita-se que os gatos sejam mais tolerantes a níveis altos de vitamina A do que roedores ou humanos. Em um estudo que comparou os efeitos de níveis altos de vitamina A administrados durante a prenhez em gatos e ratos, a incidência de malformações na prole dos ratos foi de 80% em comparação com 2,9% nos gatinhos.[6] Ao contrário dos roedores e dos humanos, os gatos transportam vitamina A principalmente como ésteres de retinil, em vez de retinol, e são capazes de excretar grandes quantidades de ésteres de retinil na urina.[22] Os gatos também conseguem depositar concentrações mais elevadas de vitamina A no fígado em comparação com humanos, ratos e cães. Uma quantidade menor também é depositada nos rins. Como vísceras de animais podem ser ricas em vitamina A, o aumento do depósito e a habilidade de excretar grandes quantidades na urina seriam mecanismos protetores para minimizar a toxicidade pela vitamina A.

Vitamina D

A vitamina D é essencial para a maioria dos mamíferos dependentes de sua exposição à luz solar. Tanto os gatos quanto os cães são incapazes de converter o precursor da vitamina D na pele (o 7-desidrocolesterol) a pré-vitamina D, via radiação ultravioleta. Isso ocorre não por sua espessa cobertura de pelos, mas sim devido a níveis altos de uma enzima em uma via alternativa que converte 7-desidrocolesterol a colesterol e não a pré-vitamina D.[19] Considerando que uma dieta carnívora tem quantidades adequadas de vitamina D, seriam desnecessárias vias para a síntese.

Niacina

A niacina (B_3) pode ser sintetizada de modo endógeno a partir do AA triptofano, porém a eficiência dessa conversão varia entre os mamíferos. Os ratos conseguem fazer essa conversão muito bem, enquanto os gatos sintetizam apenas quantidades mínimas de niacina. Isso ocorre devido à alta atividade de uma enzima em um ponto ramificante na via. A enzima picolínico carboxilase domina esse ponto de ramificação no gato e o direciona para a produção de acetil CoA e CO_2, em vez da síntese de niacina.[18] Como o tecido muscular é bem suprido com niacina, a síntese *de novo* é desnecessária. Assim, a produção de acetil CoA para a produção de ATP é mais vantajosa em termos energéticos.

Piridoxina

Uma das principais funções biológicas da piridoxina (B_6) consiste em funcionar como uma coenzima nas reações de transaminação ou de remoção de grupamento amino a partir de aminoácidos.[26] Os gatos apresentam alta atividade de transaminase, devido a seu estado constante de gliconeogênese. Desse modo, apresentam alta necessidade de piridoxina, cerca de quatro vezes mais elevada que a do cão.

Tiamina

A tiamina (B_1) é uma das vitaminas B hidrossolúveis necessárias para a formação da coenzima tiamina pirofosfato (TPP). A TPP funciona como coenzima nas reações de descarboxilação no catabolismo tanto de carboidratos quanto de AA. Os gatos precisam de quatro vezes mais tiamina na dieta em comparação com cães. Isso pode ser devido a seu nível mais elevado de catabolismo de AA e gliconeogênese. A TPP é uma coenzima no complexo de desidrogenases de cetoácidos de cadeia ramificada envolvida no catabolismo da leucina, isoleucina e valina. Essas reações resultam na produção de acetil CoA, que pode entrar no ciclo do ácido tricarboxílico para a produção de ATP.

A deficiência de tiamina pode ser encontrada em gatos alimentados com dietas à base de peixe cru ou malcozido. Determinados peixes crus contêm enzimas tiaminases.[15] As enzimas tiaminases também são encontradas em certas espécies das bactérias *Clostridium* spp. e *Bacillus* spp. A produção bacteriana de tiaminase foi encontrada em animais ruminantes, com consequentes déficits neurológicos.[5] Está provado que os gatos apresentam maior número de bactérias no trato intestinal em comparação com os cães. Não se sabe, até o momento, se existem bactérias com tiaminase dentro dessas populações, o que resulta na necessidade mais elevada de tiamina. Os sinais clínicos de deficiência de tiamina são anorexia, perda de peso e depressão, os quais evoluem para sinais neurológicos de pupilas dilatadas, ataxia, fraqueza, convulsão e, por fim, morte.

Folato

O folato, de maneira semelhante a outras vitaminas B, é uma coenzima importante em diversas vias metabólicas. Ele é usado em reações metabólicas que envolvem transferências de um carbono. É importante no metabolismo de AA, na síntese de DNA e na síntese de proteína.[26] Especificamente, o folato está envolvido no catabolismo da histidina, na síntese do timidilato, na interconversão dos AA serina e glicina e no catabolismo de metionina. Os gatos têm necessidade de folato quatro vezes maior em comparação com cães. Provavelmente, isso se deve à maior atividade catabólica de aminoácidos. No metabolismo da histidina, o folato é necessário para a conversão do intermediário, formiminoglutamato, a glutamato. A deficiência de folato mostrou resultar em aumento da secreção urinária do ácido formiminoglutâmico (FIGLU) em gatos.[31]

Conclusão

As necessidades nutricionais específicas dos gatos levam à adaptação deles a uma dieta com base apenas em carne. Sua alta necessidade de proteínas reflete seu alto nível de atividade gliconeogênica e de catabolismo de aminoácidos e sua incapacidade de infrarregular as vias enzimáticas catabólicas do nitrogênio. A necessidade específica para arginina, taurina, vitamina A, vitamina D e niacina deve-se a adaptações em seus sistemas enzimáticos secundárias à deleção ou à infrarregulação de enzimas para a síntese de nutrientes encontrados abundantemente em sua dieta.[18]

Referências bibliográficas

1. Adamec RE: The interaction of hunger and preying in the domestic cat *(Felis catus):* an adaptive hierarchy? *Behav Biol* 18:263, 1976.
2. Bauer JE: Metabolic basis for the essential nature of fatty acids and the unique dietary fatty acid requirements of cats, *J Am Vet Med Assoc* 229:1729, 2006.
3. Bradshaw JW, Goodwin D, Legrand-Defretin V et al: Food selection by the domestic cat, an obligate carnivore, *Comp Biochem Physiol A Physiol* 114:205, 1996.
4. Driscoll CA, et al: The Near Eastern origin of cat domestication, *Science* 317:519, 2007.
5. Edwin EE, Jackman R: Ruminant thiamine requirement in perspective, *Vet Res Commun* 5:237, 1982.
6. Freytag TL: *Vitamin A metabolism and toxicity in the domestic cat*, Davis, Calif, 2001, University of California.
7. Fyfe JC: Feline intrinsic factor is pancreatic in origin and mediates ileal cobalamin absorption (abstract), *J Vet Intern Med* 7:133, 1993.
8. Hendriks WH, Rutherfurd-Markwick KJ, Weidgraaf K et al: Urinary felinine excretion in intact male cats is increased by dietary cystine, *Br J Nutr* 100:801, 2008.
9. Huxtable RJ: Physiological actions of taurine, *Physiol Rev* 72:101, 1992.
10. Johnston K, Lamport A, Batt RM: An unexpected bacterial flora in the proximal small intestine of normal cats, *Vet Rec* 132:362, 1993.
11. Kienzle E: Carbohydrate metabolism of the cat 1. Activity of amylase in the gastrointestinal tract of the cat, *J Anim Physiol Anim Nutr (Berl)* 69:92, 1993.
12. Kienzle E: Carbohydrate metabolism of the cat. 3. Digestion of sugars, *J Anim Physiol Anim Nutr (Berl)* 69:203, 1993.
13. Kienzle E: Effect of carbohydrates on digestion in the cat, *J Nutr* 124:2568S, 1994.
14. Li X, Li W, Wang H et al: Cats lack a sweet taste receptor, *J Nutr* 136:1932S, 2006.
15. Lonsdale D: A review of the biochemistry, metabolism and clinical benefits of thiamin(e) and its derivatives, *Evid Based Complement Alternat Med* 3:49, 2006.
16. MacDonald ML, Rogers QR, Morris JG: Nutrition of the domestic cat, a mammalian carnivore, *Annu Rev Nutr* 4:521, 1984.
17. Morris JG: Nutritional and metabolic responses to arginine deficiency in carnivores, *J Nutr* 115:524, 1985.
18. Morris JG: Idiosyncratic nutrient requirements of cats appear to be diet-induced evolutionary adaptations, *Nutr Res Rev* 15:153, 2002.
19. National Research Council: *Nutrient requirements of dogs and cats*, Washington, DC, 2006, National Academies Press.
20. O'Brien SJ, Yuhki N: Comparative genome organization of the major histocompatibility complex: lessons from the Felidae, *Immunol Rev* 167:133, 1999.

21. Polizopoulou Z, Kazakos G, Patsikas M et al: Hypervitaminosis A in the cat: a case report and review of the literature, *J Fel Med Surg* 7:363, 2005.

22. Raila J, Mathews U, Schweigert FJ: Plasma transport and tissue distribution of beta-carotene, vitamin A and retinol-binding protein in domestic cats, *Comp Biochem Physiol A Mol Integr Physiol* 130:849, 2001.

23. Rogers QR, Morris JG, Freedland RA: Lack of hepatic enzymatic adaptation to low and high levels of dietary protein in the adult cat, *Enzyme* 22:348, 1977.

24. Romsos DR, Palmer HJ, Muiruri KL et al: Influence of a low carbohydrate diet on performance of pregnant and lactating dogs, *J Nutr* 111:678, 1981.

25. Springer N, Lindbloom-Hawley S, Schermerhorn T: Tissue expression of ketohexokinase in cats, *Res Vet Sci* 87:115, 2009.

26. Stipanuk M: *Biochemical, physiological and molecular aspects of human nutrition*, ed 2, St Louis, 2006, Saunders.

27. Swanson KS: Using molecular techniques to study canine and feline gut microbial ecology, *Comp Contin Edu Pract Vet* 29:34, 2007.

28. Turnbaugh PJ, Ley RE, Hamady M et al: The human microbiome project, *Nature* 449:804, 2007.

29. Verberkmoes NC, Russell AL, Shah M et al: Shotgun metaproteomics of the human distal gut microbiota, *ISME J* 3:179, 2009.

30. Washizu T, Tanaka A, Sako T et al: Comparison of the activities of enzymes related to glycolysis and gluconeogenesis in the liver of dogs and cats, *Res Vet Sci* 67:205, 1999.

31. Yu S, Morris JG: Folate requirement of growing kittens to prevent elevated formiminoglutamic acid excretion following histidine loading, *J Nutr* 128:2606S, 1998.

32. Zaghini G, Biagi G: Nutritional peculiarities and diet palatability in the cat, *Vet Res Commun* 29(Suppl 2):39, 2005.

Nutrição do Gato Normal

*Angela L. Witzel, Joe Bartges, Claudia Kirk, Beth Hamper,
Maryanne Murphy e Donna Raditic*

Resumo do capítulo

Comportamento alimentar normal

O gato doméstico, *Felis catus*, evoluiu do gato selvagem do norte da África *Felis silvestris lybica* e começou a conviver com os egípcios já em 2300 a.C.[29] Embora os gatos convivam com os humanos já há muitos anos, a domesticação dos felinos ocorreu efetivamente com a criação e o cruzamento para constituir um grupo reprodutivamente isolado. Nesse grupo, apenas os gatos de raça se qualificam.[4] Os gatos domésticos comuns, em geral, escolhem seus próprios parceiros e ainda podem se reproduzir com o *F. sylvestris* quando compartilham território comum.[4,9] Com relativamente pequena interferência de seres humanos no cruzamento, a maioria dos gatos de estimação tem habilidades de caça e padrões de alimentação semelhantes aos de seus ancestrais selvagens. Os gatos são caçadores solitários e ingerem de 7 a 20 refeições, consistindo em pequenas presas, ao longo de 24 h.[17,23] São exemplos de presas os roedores, os lagomorfos, as aves e os répteis.[14] Os gatos domésticos, mesmo mantendo diversos comportamentos inatos de caça, adaptam-se bem a situações de alimentação controlada. Desse modo, podem ser alimentados *ad libitum* ou em refeições. A alimentação *ad libitum* assemelha-se mais de perto aos padrões naturais, mas pode ser um fator de risco para a obesidade. Além disso, a alimentação *ad libitum* dificulta a avaliação do apetite do gato por seus proprietários, e períodos de anorexia podem passar despercebidos até que tenha ocorrido perda de peso significativa. Os gatos são caçadores; por isso, colocar alimentos em diferentes localizações e usar dispositivos para esconder o alimento de modo que precise ser procurado (p. ex., bolas) não apenas estimula o direcionamento predatório como também o exercício físico.

As preferências dos gatos são instintivas e adquiridas. Os receptores gustativos em gatos são especializados para a ingestão de carne. Por exemplo, os botões gustativos do nervo facial são muito reativos a aminoácidos, porém não respondem a muitos monossacarídios e dissacarídios.[5] As preferências gustativas adquiridas em gatinhos foram demonstradas por meio da exposição pré-natal e pós-natal a determinados sabores no líquido amniótico e no leite das gatas-mãe.[2] Os filhotes também aprendem a escolher os alimentos apropriados imitando suas mães. Um estudo demonstrou que, quando gatinhos ao desmame (5 a 8 semanas de vida) acompanhavam suas mães comendo bananas e purê de batatas, eles posteriormente também comiam alimentos inadequados por conta própria.[32] Do mesmo modo, as preferências para textura do alimento se mostram um comportamento aprendido. Em um estudo comparando gatos domésticos e gatos de vida livre em fazendas, os gatos domésticos evitavam carne crua enquanto os de vida livre não aceitavam ração seca.[6] Embora os gatos possam desenvolver preferências quanto a determinados tipos de alimentos com base em sua experiência, também podem se cansar do mesmo alimento (conhecido como "efeito monotonia"). Assim, com frequência preferem uma nova dieta desde que tenha textura familiar.[4,6]

Adaptações de carnívoros

Mark Twain uma vez afirmou: "Se o homem pudesse ser cruzado com o gato, isso provavelmente melhoraria o homem, porém deterioraria o gato".[30] Os gatos são criaturas únicas com adaptações evolucionárias diferentes. A natureza carnívora do gato conduziu a modificações anatômicas e metabólicas. Os gatos são projetados para caçar presas pequenas. Eles apresentam um grande córtex óptico para focar pequenos movimentos rápidos; têm menos molares e pré-molares do que os cães onívoros; suas orelhas são mais sensíveis aos sons de alto diapasão dos roedores; suas garras retráteis lhes possibilitam espreitar a presa com passos macios e, a seguir, atacar; e suas mandíbulas têm pouco movimento lateral para triturar.[1] Como os tipos de presas de felinos compreendem, principalmente, proteína e gordura, os gatos não apresentam amilase salivar para a digestão de carboidrato. Os gatos evoluíram ingerindo uma dieta altamente digestível, com poucas fibras e carboidratos complexos. Por isso, têm o intestino mais curto e menor capacidade de absorção do que os cães e seres humanos.[1]

A diferença metabólica mais notável entre gatos e espécies mais onívoras, como os seres humanos e os cães, é que os felinos necessitam muito mais de proteína. Os gatos adultos precisam de cerca de 4 gramas de proteína a cada quilo de peso corporal em comparação com 2,6 gramas em cães e 0,8 grama em seres humanos.[16,24] Como os gatos evoluíram ingerindo uma dieta plena em proteína e baixa em carboidratos, a gliconeogênese a partir de aminoácidos é usada para manter a glicemia. A proteína dietética também é um estimulador potente da liberação de insulina no gato. Embora a maioria dos animais suprima a gliconeogênese durante as refeições, os gatos aumentam a produção hepática de glicose durante a fase de absorção para compensar os níveis elevados de insulina. Como os gatos dependem bastante de proteínas para gliconeogênese, eles continuam metabolizando aminoácidos para energia mesmo quando desnutridos em termos de proteínas. Consequentemente, os gatos não são capazes de infrarregular a produção de aminotransferases e enzimas do ciclo da ureia em resposta à baixa ingestão de proteínas. Dessa maneira, podem ficar desnutridos em termos proteicos rapidamente quando anoréxicos.[26,33] As deficiências de aminoácidos essenciais podem provocar doença grave e morte. A resposta mais notável à deficiência de aminoácidos é causada por falta de arginina. A arginina é necessária no ciclo da ureia para converter amônia tóxica a ureia. A amônia é um produto intermediário do metabolismo de proteínas, e pode ocorrer hiperamonemia se os gatos forem alimentados com apenas uma refeição sem arginina. Os sintomas são vocalização, vômitos, ataxia, apneia, cianose e morte em algumas horas.[23] A taurina é tecnicamente um ácido sulfônico e não um aminoácido e pode ser sintetizada a partir da cisteína na maioria das espécies. Os gatos apresentam atividade mínima de enzimas necessárias para a síntese de taurina e precisam obtê-la da dieta. A taurina é usada exclusivamente para conjugar sais biliares em ácidos biliares em gatos, e isso causa a perda obrigatória de taurina, mesmo quando a ingestão dietética é deficiente.[18] Os sintomas mais notáveis da deficiência de taurina em gatos são miocardiopatia dilatada e degeneração da retina.[1,25]

A natureza carnívora do felino selvagem também levou a modificações nas necessidades de ácidos graxos e vitaminas. O ácido araquidônico é um ácido graxo abundante em tecidos animais. Como é abundante na dieta felina natural, os gatos não têm a habilidade dos cães e dos humanos de sintetizar ácido araquidônico a partir do ácido linoleico. O ácido araquidônico é especialmente importante para crescimento, prenhez e lactação.[1,23] Os gatos e os cães não conseguem sintetizar vitamina D a partir da luz solar, pois não têm 7-desidrocolesterol adequado na pele. A vitamina D é abundante na gordura e nos tecidos animais, como o fígado, de modo que raramente ocorrem deficiências.[15] A vitamina A é encontrada apenas em tecidos animais, enquanto seu precursor, o betacaroteno, é sintetizado pelos vegetais. Os gatos têm capacidade limitada de converter betacaroteno em vitamina A e precisam ingerir a vitamina em forma de éster, retinol ou retinil (p. ex., acetato de retinil ou palmitato de retinil).[24]

Necessidade de energia

A necessidade calórica do gato, ou necessidade diária de energia (NDE), é uma combinação de vários fatores. No gato doméstico comum, a maior parte da energia é dirigida para a manutenção das funções metabólicas basais, conhecida como necessidade de energia em repouso (NER). A energia também é gasta por exercícios físicos, digestão e regulação da temperatura. Para estimar quantas quilocalorias um gato deve receber na alimentação diariamente, a NER é estimada de acordo com o peso corpóreo ideal de um gato. Diferentemente do tecido muscular, o adiposo utiliza pouca energia calórica. Por isso, um gato com sobrepeso que carrega 1,4 kg de gordura extra não necessita de calorias adicionais para dar suporte ao excesso de massa adiposa. A NER pode ser estimada a partir de uma equação exponencial ou linear:

$$\text{NER (kcal/dia)} = (\text{peso corporal}_{kg})^{0,75} \times 70$$

ou

$$\text{NER (kcal/dia)} = (\text{peso corporal}_{kg} \times 30) + 70$$

Por exemplo, um gato de 4,5 kg teria NER de 217 kcal/dia com a equação exponencial e 205 kcal/dia com a equação linear. Após a NER ter sido estimada, será necessário considerar a idade, a atividade, e o fato de o gato ser castrado ou não, a fim de determinar sua NDE. Os fatores dos estágios de vida pelos quais a NER pode ser multiplicada para estimar a NDE são encontrados na Tabela 16.1. Por exemplo, para um felino macho não castrado, sua NER

Tabela 16.1 Necessidades de energia estimadas para gatos em diferentes estágios da vida.*

Estágio da vida	Fator para multiplicar pela necessidade de energia em repouso
Não castrado	1,4 a 1,6
Castrado	1,2 a 1,4
Propensão a obeso	1
Perda de peso	0,8
Idoso	1,1 a 1,4
Geriátrico	1,1 a 1,6
Prenhez	1,6 a 2
Lactação	2 a 6
Crescimento < 50% do peso de adulto 50 a 70% do peso de adulto 70% até o peso de adulto	 3 2,5 2
Ativo	1,8 a 2,5

*A necessidade de energia em repouso (NER) é calculada, e o resultado, multiplicado pelo fator adequado para estimar as necessidades diárias de energia (NDE).

é calculada conforme o peso ideal utilizando-se uma das equações descritas anteriormente e, a seguir, multiplicando-se o resultado por 1,4 ou 1,6.

Nutrição por estágio de vida

Gatos adultos

A primeira etapa ao desenvolver um plano nutricional para gatos adultos consiste em avaliar o estado de saúde do paciente. Histórico completo, exame físico e exames laboratoriais necessários deverão ser realizados para descartar doenças responsivas a alterações nutricionais específicas (Capítulo 18). Um componente fundamental do exame físico deve ser a avaliação da condição corporal. A contagem da condição corporal é um método semiquantitativo para estimar a massa adiposa corporal por meio do uso da combinação de avaliação visual e palpação (Tabela 16.2; Figura 3.3). O veterinário pode usar uma escala de 5 ou de 9 pontos em que 1 é caquético e 5 ou 9 é obeso (Capítulo 3). Após a condição corporal ser determinada, estima-se a massa gordurosa corporal. De modo ideal, os gatos devem ter entre 20 e 25% de massa gorda. Se a contagem de condição corporal for 5/5 ou 9/9, então se estima que a massa gordurosa seja de 40 a 45%. Por exemplo, um gato de 6,8 kg que esteja com 45% de gordura corporal tem 55% de massa magra: 6,8 kg × 0,55 = 3,7 kg de tecido magro. Sob uma condição corporal ideal (20% de massa gordurosa), 3,7 kg de tecido magro corresponderiam a 80% do peso corporal total do gato: 3,7 kg × 100/80 = 4,7 kg seriam o peso ideal do gato. Depois de estimado o peso ideal, é possível calcular a NER a partir das equações precedentes e utilizar um fator NDE (Tabela 16.1) para aproximar as necessidades calóricas diárias.

Após a NDE ser estimada, deverá ser escolhido o alimento adequado. As formas mais comuns de alimento comercial disponível são rações úmidas, rações enlatadas e ração seca. Entretanto, também existem alimentos nas formas congelada, refrigerada, congelada-desidratada e semiúmida. Muitos proprietários também escolhem cozinhar para seu animal ou alimentá-lo com dietas cruas (Capítulo 19). O melhor tipo de alimento para gatos é discutível. Rações secas tendem a ser calóricas, muito palatáveis e com teor mais alto de carboidratos (ver Capítulo 19 para a discussão sobre dietas pobres em carboidratos) e podem contribuir para a obesidade felina, especialmente quando os animais têm acesso livre ao alimento. Os alimentos enlatados são mais caros e menos convenientes para administrar. No entanto, ajudam a aumentar a ingestão de água e parecem saciar mais diversos gatos.

É difícil avaliar a qualidade dos alimentos com base nas assertivas das embalagens. A Association of American Feed Controle Officials (AAFCO) estabeleceu padrões e regulamentos relacionados com a alimentação animal. Um método para avaliar a qualidade de determinada marca de alimento para gatos consiste em procurar um selo da AAFCO na embalagem. Os alimentos podem ser submetidos a uma avaliação padronizada da AAFCO ou testados quimicamente para satisfazer as necessidades nutricionais estipuladas por essa instituição. Os experimentos de alimentação são considerados o padrão-ouro, pois eles testam teor de nutrientes, digestibilidade e biodisponibilidade. Além de procurar pelas assertivas

Tabela 16.2 Sistemas de contagem de condição corporal (5 pontos e 9 pontos) com teor adiposo corporal correlacionado.*

Escala de 5 pontos	Escala de 9 pontos	% Gordura corporal	Contagem de condição corporal
1	1	≤ 5	Emaciado – costelas e proeminências ósseas são visíveis de longe. Não há gordura corporal palpável. Perda de massa muscular
2	2	6 a 9	Muito magro – costelas e proeminências ósseas visíveis. Perda mínima de massa muscular, porém sem gordura palpável
	3	10 a 14	Magro – costelas facilmente palpáveis, parte superior da lombar é visível. Cintura evidente e possível compressão abdominal
3	4	15 a 19	Esbelto – costelas facilmente palpáveis, cintura visível olhando-se de cima. Pode haver gordura abdominal ou não. Se houver, é constituída de pele solta sem gordura dentro
	5	20 a 24	Ideal – costelas palpáveis sem excesso de cobertura de gordura. Os gatos podem apresentar cintura e coxim gorduroso abdominal mínimo
4	6	25 a 29	Levemente com sobrepeso – as costelas apresentam leve excesso de cobertura adiposa. A cintura é discernível olhando-se de cima, porém não é evidente. O coxim gorduroso abdominal é aparente, porém não é evidente em gatos
	7	30 a 34	Sobrepeso – as costelas são difíceis de serem palpadas. Coxim adiposo abdominal moderado ao redor do abdome
5	8	35 a 39	Obeso – costelas não palpáveis; o abdome pode estar arredondado. Coxim adiposo abdominal proeminente e depósitos adiposos lombares. O depósito adiposo pode ser evidente no ombro ou na área abdominal
	9	40 a 45+	Obesidade mórbida – depósitos intensos de gordura na área lombar, face e membros. Coxim adiposo abdominal grande e abdome arredondado. O corpo apresenta-se alargado quando visto de cima

Ver também Figura 3.3.

da AAFCO antes de recomendar a marca de alimento, o proprietário do gato deverá também se basear na reputação da empresa e procurar aquelas com bom controle de qualidade e medidas e segurança.

Prenhez e lactação

As demandas físicas da gestão e da lactação podem ser imensas para as gatas. Por isso, a nutrição ótima é importante para fêmeas reprodutoras antes da concepção. Elas não devem estar nem abaixo nem acima do peso, e precisam receber uma dieta com proteína de alta qualidade e repleta de aminoácidos essenciais. Gatas desnutridas podem ter dificuldade de ficar prenhas, produzir fetos mais passíveis a anormalidades ou aborto e dar à luz filhotes abaixo do peso.[11] Por outro lado, as gatas obesas são mais propensas a cesarianas e a parir natimortos.[3]

As gatas prenhes ganham peso de maneira linear e constante desde a concepção até o parto. Isso é diferente da maioria das outras espécies, como as cadelas, que ganham a maior parte do peso da prenhez no último terço de prenhez. O peso ganho pelas gatas inicialmente vai para a construção das reservas adiposas maternas e não para o crescimento fetal ou de tecido reprodutor.[21] A média de ganho de peso das gatas durante a prenhez é de 40% do peso pré-prenhez.[11,21] As gatas costumam perder apenas 40% do excesso do peso da prenhez ao parto. O restante é usado para manter a lactação.[11]

As gatas começam a produzir leite no momento do parto. Nas primeiras 24 a 72 h, será produzido o colostro. Após o nascimento, os filhotes têm uma "janela" curta (12 a 18 h) para a absorção de anticorpos do colostro pelo trato gastrintestinal.[8] A lactação alcança o máximo 3 a 4 semanas após o nascimento. A melhor maneira de avaliar a produção de leite em gatas é por meio do crescimento e do ganho de peso dos filhotes. Gatinhos recém-nascidos devem ganhar 10 a 15 gramas diariamente. Se estiverem ganhando menos de 7 gramas por dia, é necessária a suplementação com leite.[11,20]

São poucas as informações concernentes às necessidades nutricionais específicas de gatas prenhes e lactantes.[11,31] A maioria das recomendações nutricionais tem por base as necessidades de filhotes em crescimento. As gatas prenhes costumam precisar de 25 a 50% mais calorias do que as necessidades de manutenção. Isso pode ser alcançado alimentando-se 1,6 vez a NER na cruza e gradualmente aumentando para 2 vezes a NER no parto (Tabela 16.1). As gatas lactantes precisam da maior taxa de energia dentre qualquer outro estágio de vida e precisam de 2 a 6 vezes a NER. Fórmulas de crescimento de alta qualidade e ricas em energia ou fórmulas projetadas para gravidez e lactação devem ser oferecidas livremente a gatas prenhes e lactantes.[11] As dietas vegetarianas são especialmente prejudiciais para gatas prenhes e lactantes, pois são necessários aminoácidos essenciais e ácidos graxos, de animais, para o desenvolvimento do feto e dos gatinhos. Além disso, a produção de leite exige aumento da ingestão de líquido. Todos os gatos, as lactantes em particular, devem ter acesso a água potável limpa em todos os momentos.[11]

Crescimento

Em geral, os filhotes felinos iniciam o desmame com 3 a 4 semanas de vida e completam o processo com 6 a 9 semanas. Devem ser oferecidos aos filhotes alimentos úmidos ou levemente umedecidos com água no início do desmame. Os gatinhos continuarão a receber a maior parte das calorias a partir do leite nas primeiras 2 semanas de desmame. Com 5 a 6 semanas, devem ingerir cerca de 30% das suas calorias a partir de alimento sólido.[10] Para informações sobre alimentação de filhotes órfãos, ver Capítulo 41.

Após o desmame, os gatinhos devem comer ração para filhotes ou outros alimentos certificados pela AAFCO. As estimativas para NDE podem ser feitas empregando-se a Tabela 16.1. Os gatinhos podem ser alimentados livremente até terem cerca de 5 meses de idade. Após esse momento, os proprietários devem monitorar a ingestão de alimento do gato, a fim de prevenir o desenvolvimento de obesidade. A gonadectomia também influencia as necessidades calóricas de gatos jovens. Machos felinos castrados precisam de 28% menos calorias do que os íntegros, e as fêmeas castradas precisam de 33% menos calorias do que as íntegras.[27] Ensinar os proprietários a realizar a contagem da condição corporal é um bom método para ajudar a prevenir a obesidade no adulto jovem (Tabela 16.2). Os gatos costumam alcançar seu peso adulto com cerca de 10 meses de vida. Assim, pode-se fazer a troca da ração para filhotes pela ração para adultos nesse momento.

Gatos idosos e geriátricos

A população de gatos idosos e geriátricos nos EUA quase que dobrou nos últimos anos.[28] Muitos autores consideram os gatos idosos quando estes alcançam os 7 anos de idade. Contudo, em geral, as alterações metabólicas e digestivas não são detectadas até uma fase avançada da vida. Sob essa perspectiva, os gatos são considerados idosos aos 11 anos e geriátricos aos 15 anos.[7]

As necessidades nutricionais de gatos idosos são únicas em comparação com as dos humanos e cães. Enquanto as NDE da maioria dos animais diminuem conforme a idade, os gatos idosos precisam de mais energia para manter seu peso corporal. Existem duas explicações para tal diferença. Os padrões de atividade de gatos permanecem semelhantes ao longo da vida.[13] Eles passam a maior parte do tempo dormindo e se autolimpando. Por isso, um gato de 5 anos pode não se movimentar mais do que um gato de 15 anos. Os gatos idosos também precisam de mais energia dietética, pois a digestão da gordura e da proteína está comprometida. Cerca de 30% dos gatos em idade superior a 12 anos apresentam diminuição da absorção de gordura, e 20% apresentam diminuição da digestibilidade proteica.[19] Tal digestão atenuada também pode levar a deficiências de outras vitaminas e minerais.[19] Para compensar a absorção comprometida de nutrientes, os gatos idosos tendem a ingerir mais alimento do que os gatos mais jovens, conforme seu peso corporal.[12]

Escolher uma dieta adequada para gatos idosos e geriátricos deve se basear em necessidades individuais. Devem ser realizados exames de saúde rotineiramente, em busca de doença renal, gastrintestinal, endócrina e oncológica (Capítulo 18). Gatos geriátricos sadios, com perda de peso, beneficiam-se de dietas caloricamente densas e altamente digestíveis, que são mais ricas em gordura e proteína. As dietas para crescimento de felinos podem ser usadas para esse fim. A proteína não deve ser restrita em gatos idosos que não apresentem doença renal subjacente. A obesidade é uma preocupação nutricional importante em gatos e tende a alcançar o máximo em gatos de meia-idade (5 a 10 anos).[22] Após cerca de 11 anos de vida, as taxas de obesidade diminuem bastante. Muitas dietas para gatos idosos são comercializadas para animais com mais de 7 anos de vida e podem minimizar o ganho de peso. Por outro lado, as dietas para idosos podem não ser apropriadas para todos os pacientes geriátricos. Assim, o veterinário deve avaliar a condição corporal e o estado geral de saúde antes de fazer uma recomendação quanto à dieta.

Referências bibliográficas

1. Armstrong P, Gross K, Becvarova I et al: In Hand M, Thatcher C, Remillard R et al, editors: *Small animal clinical nutrition*, ed 5, Topeka, Kan, 2010, Mark Morris Institute, p 361.
2. Becques A, Larose C, Gouat P et al: Effects of pre- and postnatal olfactogustatory experience on early preferences at birth and dietary selection at weaning in kittens, *Chem Senses* 35:41, 2010.
3. Bilkei G: Effect of the nutrition status on parturition in the cat, *Berl Munch Tierarztl Wochenschr* 103:49, 1990.
4. Bradshaw JWS: The evolutionary basis for the feeding behavior of domestic dogs (*Canis familiaris*) and cats (*Felis catus*), *J Nutr* 136:1927S, 2006.
5. Bradshaw JWS, Goodwin D, Legrand-Defrétin V et al: Food selection by the domestic cat, an obligate carnivore, *Comp Biochem Physiol A Physiol* 114:205, 1996.
6. Bradshaw JWS, Healey LM, Thorne CJ et al: Differences in food preferences between individuals and populations of domestic cats *Felis silvestris catus*, *Appl Anim Behav Sci* 68:257, 2000.
7. Caney S: Weight loss in the elderly cat. Appetite is fine and everything looks normal, *J Feline Med Surg* 11:738, 2009.
8. Casal M, Jezyk P, Giger U: Transfer of colostral antibodies from queens to their kittens, *Am J Vet Res* 57:1653, 1996.
9. Daniels MJ, Johnson PJ, Balharry D et al: Ecology and genetics of wild-living cats in the north-east of Scotland and the implications for the conservation of the wildcat, *J Appl Ecol* 38:146, 2001.
10. Gross K, Becvarova I, Debraekeleer J: Feeding nursing and orphaned kittens from birth to weaning. In Hand M, Thatcher C, Remillard R et al, editors: *Small animal clinical nutrition*, ed 5, Topeka, Kan, 2010, Mark Morris Institute, p 415.
11. Gross K, Becvarova I, Debraekeleer J: Feeding reproducing cats. In Hand M, Thatcher C, Remillard R et al, editors: *Small animal clinical nutrition*, ed 5, Topeka, Kan, 2010, Mark Morris Institute, p 401.
12. Harper EJ: Changing perspectives on aging and energy requirements: aging and digestive function in humans, dogs and cats, *J Nutr* 128:2632S, 1998.
13. Harper EJ: Changing perspectives on aging and energy requirements: aging and energy intakes in humans, dogs and cats, *J Nutr* 128:2623S, 1998.
14. Horwitz D, Soulard Y, Junien-Castagna A: The feeding behavior of the cat. In Pibot P, Biourge V, Elliott DA, editors: *Encyclopedia of feline clinical nutrition*, Aimargues, France, 2008, Direction Communication Royal Canin Group, p 439.
15. How KL, Hazewinkel HAW, Mol JA: Dietary vitamin D dependence of cat and dog due to inadequate cutaneous synthesis of vitamin D, *Gen Comp Endocrinol* 96:12, 1994.
16. Institute of Medicine of the National Academies: *Dietary reference intakes for energy, carbohydrate, fiber, fat, fatty acids, cholesterol, protein, and amino acids*, Washington, DC, 2005, The National Academies Press.
17. Kane E, Rogers QR, Morris JG: Feeding behavior of the cat fed laboratory and commercial diets, *Nutr Res* 1:499, 1981.
18. Knopf K, Sturman JA, Armstrong M et al: Taurine: an essential nutrient for the cat, *J Nutr* 108:773, 1978.
19. Laflamme DP: Nutrition for aging cats and dogs and the importance of body condition, *Vet Clin North Am Sm Anim Pract* 35:713, 2005.
20. Lawlor DA, Bebiak D: Nutrition and management of reproduction in the cat, *Vet Clin North Am Sm Anim Pract* 16:495, 1986.
21. Loveridge G, Rivers J: Bodyweight changes and energy intakes of cats during pregnancy and lactation. In Burger I, Rivers J, editors: *Nutrition of the dog and cat*, Cambridge, UK, 1989, Cambridge University Press, p 113.
22. Lund E, Armstrong P, Kirk C et al: Prevalence and risk factors for obesity in adult cats from private US veterinary practices, *Intern J Appl Res Vet Med* 3:88, 2005.
23. MacDonald ML, Rogers QR, Morris JG: Nutrition of the domestic cat, a mammalian carnivore, *Annu Rev Nutr* 4:521, 1984.
24. National Research Council: *Nutrient requirements of dogs and cats*, Washington, DC, 2006, National Academies Press.
25. Novotny MJ HP, Flannigan G: Echocardiographic evidence for myocardial failure induced by taurine deficiency in domestic cats, *Can J Vet Res* 58:6, 1994.
26. Rogers Q, Morris J, Freedland R: Lack of hepatic enzymatic adaptation to low and high levels of dietary protein in the adult cat, *Enzyme* 22:348, 1977.
27. Root MV, Johnston SD, Olson PN: Effect of prepuberal and postpuberal gonadectomy on heat production measured by indirect calorimetry in male and female domestic cats, *Am J Vet Res* 57:371, 1996.
28. Stratton-Phelps M: AAFP and AFM panel report of feline senior health care, *Compend Contin Educ Pract Vet* 21:531, 1999.
29. Turner DC, Bateson P: *The domestic cat*, ed 2, New York, 2000, Cambridge University Press.
30. Twain M: *Notebook*, 1894.
31. Wichert B, Schade L, Gebert S et al: Energy and protein needs of cats for maintenance, gestation, and lactation, *J Feline Med Surg* 11:808, 2009.
32. Wyrwicka W: Imitation of mother's inappropriate food preference in weanling kittens, *Pavlov J Biol Sci* 13:55, 1978.
33. Zoran DL: The carnivore connection to nutrition in cats, *J Am Vet Med Assoc* 221:1559, 2002.

17

Transtornos Nutricionais

Joe Bartges, Donna Raditic, Claudia Kirk, Angela L. Witzel, Beth Hamper e Maryanne Murphy

Resumo do capítulo

Prover nutrição a animais de companhia é relativamente fácil e seguro. Contudo, ocasionalmente ocorre reação adversa a uma dieta ou a um nutriente ou exposição a um risco alimentar. A dieta completa e balanceada é aquela que contém os ingredientes adequados nas quantidades apropriadas de modo que os animais permaneçam clinicamente sadios. Ela provê nutrição completa, e os nutrientes são balanceados entre si, especialmente a quantidade de energia. Os transtornos nutricionais podem ser decorrentes de desequilíbrios na formulação da dieta ou de componentes específicos do alimento.

Componentes alimentares

Os componentes alimentares prejudiciais englobam componentes da dieta existentes nos alimentos. Esses componentes podem ser os que deveriam estar presentes, porém se apresentam de maneira desequilibrada, ou podem ser componentes que deveriam estar ausentes. É possível ocorrer *desequilíbrios de nutrientes* quando há um problema na formulação ou na fabricação de uma dieta, ou se o proprietário oferecer uma dieta completa e balanceada com alimentos ou suplementos incompletos e não balanceados. Alimentos genéricos são muito mais passíveis de não serem balanceados e resultarem em doença clínica.[26]

Excessos

Os componentes dos alimentos podem apresentar-se em quantidades maiores que as recomendadas. Por exemplo, o consumo de energia além do gasto é um mecanismo potencial para o desenvolvimento da obesidade (Capítulo 18). Outros componentes da dieta que estejam em excesso podem impor preocupações sérias de saúde e são discutidos nas seções subsequentes e na Tabela 17.1.

Tabela 17.1 Excessos de nutrientes.

Classe/elementos nutricionais	Doenças/problemas associados
Energia	Obesidade Aumento do risco de outras doenças
Proteína	Pode resultar em dieta não balanceada ou deficiente
Carboidratos	Intolerância à lactose Diarreia, abdome distendido
Minerais	
Magnésio	Urolitíase e tampões uretrais relacionados com estruvita
Fósforo	Hiperparatireoidismo nutricional secundário
Sódio	Hipertensão Insuficiência cardíaca congestiva
Vitaminas	
Vitamina A	Hiperplasia osteocartilaginosa cervical
Vitamina D	Calcificação de partes moles
Microelementos	
Ferro	Vômitos, diarreia, sinais neurológicos
Cobre	Hepatite ativa crônica
Zinco	Anemia hemolítica
Iodo	Hipertireoidismo

Hipervitaminose A

Os gatos precisam de vitamina A pré-formada na dieta. Isso porque o betacaroteno – o precursor vegetal da vitamina A – não pode ser convertido nela em gatos (Capítulo 15).[6] Observa-se hipervitaminose A raramente, porém ela resulta em espondilose anquilosante, particularmente das vértebras cervicais em gatos. Também pode induzir atraso do crescimento, dentição anormal e déficits neurológicos em decorrência do aprisionamento de nervo pelas hiperostoses.[10,16,44,51,52] Ocorre quando existe excesso de vitamina A na dieta sob a forma de fígado cru ou óleo de fígado de bacalhau ou como suplemento vitamínico.* As hiperostoses resultantes da hipervitaminose A envolvem rigidez cervical e claudicação de membros anteriores primariamente. Os gatos acometidos recusam-se a se movimentar, particularmente ao realizar a flexão do pescoço. Os sinais clínicos são atribuídos à formação de osso novo periosteal em locais de adesão de ligamento e tendão, com restrição dos movimentos articulares. Isso pode comprimir os nervos que saem dos forames vertebrais. Com a exposição sustentada a níveis altos de vitamina A, há possibilidade de as alterações ósseas se estenderem para o esterno, as costelas, a escápula, outros ossos longos e a pelve. Pode ocorrer anquilose de vértebras cervicais e articulações do cotovelo. Os gatos acometidos costumam apresentar aspecto desleixado, por causa da incapacidade de autolimpeza. À apresentação, os gatos adultos quase sempre têm histórico de mal-estar crônico, pouco apetite e dieta consistindo, principalmente, de fígado ou de outra fonte concentrada (ou fontes) de vitamina A. O exame físico frequentemente revela perda muscular, hiperestesia cutânea, incapacidade de movimentar o pescoço e tendência a se sentar nos membros inferiores em uma posição de "canguru". A radiografia cervical é diagnóstica para espondilose anquilosante. A vitamina A plasmática pode ser medida. As concentrações normais de vitamina A plasmática são de 960 ± 770 ng/mℓ.[2] Já aquelas em gatos com hipervitaminose A podem ultrapassar 4.500 ng/mℓ.[9,16,44,51] O tratamento da hipervitaminose A envolve a suspensão da dieta rica em vitamina A ou do suplemento, mudando-se a dieta para outra com níveis recomendados de vitamina A e administrando um analgésico e, possivelmente, medicação anti-inflamatória. Se percebida logo, a mudança da dieta poderá resultar na resolução da anquilose em fase inicial. Contudo, quando já houver anquilose há algum tempo, não sofrerá resolução. Os gatos acometidos podem ter dificuldade para comer e beber, em razão da incapacidade de flexionar o pescoço. Talvez seja necessário o proprietário colocar alimento e água a uma altura que não exija a flexão do pescoço, ou poderá ser necessária uma sonda de alimentação.

Hipervitaminose D

A necessidade dietética de vitamina D de gatos adultos é razoavelmente baixa, embora tais animais precisem de uma fonte dietética, pois não necessitam de luz solar para a ativação da vitamina D.[46] A hipervitaminose D é incomum, porém pode ocorrer se dietas completas forem suplementadas com vitamina D ou quando ocorrerem erros de fabricação. Em 2006, um importante fabricante de ração animal fez *recall* de dietas enlatadas para cães e gatos em razão dos níveis excessivos de vitamina D₃ contida no pré-mix vitamina-mineral. Os gatos acometidos desenvolveram sinais gastrintestinais, hipercalcemia e doença renal. Mais comumente, a hipervitaminose D resulta da ingestão de rodenticidas com vitamina D e causa uma doença aguda manifestada por hipercalcemia, poliúriapolidipsia, fasciculações musculares, vômitos, diarreia, anorexia, convulsões e, possivelmente, insuficiência renal (Capítulo 31). A hipervitaminose D crônica resulta em deformidades musculoesqueléticas, embora os gatos pareçam ser relativamente resistentes.[53]

Ingestão excessiva de ácidos graxos poli-insaturados

A esteatite, um distúrbio inflamatório doloroso do tecido adiposo, pode decorrer da ingestão excessiva de ácidos graxos poli-insaturados ou da ingestão de gordura rançosa. Massas dolorosas endurecidas podem ser palpadas no tecido adiposo de gatos acometidos.* Embora esse distúrbio seja incomum, pode ocorrer se a atividade antioxidante do alimento não for adequada, se o alimento for administrado após a validade eficaz dos antioxidantes incluídos ou com dietas feitas em casa estocadas por períodos longos sem a adição de antioxidantes. O óleo de peixe é particularmente suscetível à oxidação e requer níveis mais elevados de antioxidantes em comparação com fontes de gordura vegetal ou animal. O tratamento envolve analgésicos, suplementação com antioxidantes e, possivelmente, excisão cirúrgica do tecido necrótico.

Deficiências

As dietas podem ser deficientes em nutrientes necessários, como macronutrientes e micronutrientes. Deficiências importantes são descritas nas seções subsequentes e na Tabela 17.2.

Tiamina

A tiamina é uma vitamina B relacionada com a função neurológica. A deficiência clássica de tiamina ocorre na ingestão de grandes quantidades de peixe cru, que contém tiaminase. Esta enzima destrói a tiamina. Cozinhar o peixe destrói a tiaminase e elimina o problema. A deficiência de tiamina foi relatada na conservação de carne dietética com dióxido de enxofre e em gatos alimentados com ração industrializada.[11,30,31,55,57] Alguns poucos casos de deficiência de tiamina associada a alimentos industrializados para gatos ocorreram na região leste dos EUA em 2009. Houve, também, um outro *recall*, por precaução, de alimentos enlatados para gatos devido ao teor inadequado de tiamina em 2010. Os sinais clínicos da deficiência de tiamina são diminuição da ingestão de alimento, hipersalivação, flexão ventral do pescoço (Figura 26.19) e convulsões. A degeneração miocárdica também foi associada à deficiência de tiamina.[1] O exame do fundo de olho pode revelar dilatação venosa e hemorragias retinianas. O tratamento envolve a suspensão da dieta causadora, mudando para um alimento completo e balanceado para gatos e suplementando com tiamina (5 mg por via oral [VO] ou 1 mg por via parenteral). A suplementação com tiamina resulta na resolução dos sinais clínicos, em geral em 24 h.

---

*Referências 3, 10, 16, 44, 51, 52.

*Referências 6, 17, 27, 34, 37, 38, 62, 67.

Tabela 17.2 Deficiências de nutrientes.

Classe/elementos nutricionais	Doenças/problemas associados
Energia	Desnutrição Crescimento e condição corporal deficientes
Proteína	Fraca cobertura de pelos Hipoproteinemia Edema/ascite Hepatopatia vacuolar
Taurina	Miocardiopatia dilatada Degeneração da retina Desempenho reprodutivo ruim
Gordura: linoleico, araquidônico	Fraca cobertura de pelos Deficiências de vitaminas lipossolúveis
Minerais Cálcio, fósforo	Hiperparatireoidismo secundário nutricional
Magnésio	Urolitíase por oxalato de cálcio (?) Disfunção cardíaca
Sódio	Falta de apetite
Potássio	Polimiopatia
Vitaminas Vitamina A	Doença dermatológica e oftalmológica
Vitamina D	Raquitismo
Tiamina	Convulsões
Niacina	Pelagra/língua negra
Biotina	Fraca cobertura de pelos
Vitamina E	Panesteatite
Traços Ferro	Anemia
Cobre	Anemia Despigmentação da pele
Zinco	Paraqueratose, fraca cobertura de pelos
Iodo	Bócio, alopecia
Selênio	Fraqueza muscular

Vitamina E

A ingestão de grandes quantidades de peixe cru também pode resultar em deficiência de vitamina E. O peixe contém ácidos graxos poli-insaturados que são facilmente oxidados. A vitamina E é um antioxidante que previne a oxidação de ácidos graxos nas membranas celulares. Os sinais de deficiência de vitamina E são pan-esteatite (discutida anteriormente), diminuição do apetite, hiperestesia, febre e miosite.[13,15,64] O tratamento consiste em mudar a dieta com suplementação de vitamina E (vitamina E acetato 100 mg/kg/dia via oral). Os glicocorticoides podem ajudar a diminuir a inflamação.

Taurina

A taurina é um aminoácido betassulfônico e um nutriente essencial para gatos, com sua deficiência associada a doença cardíaca. Os gatos não conseguem produzir taurina a partir de outros aminoácidos e perdem taurina na bile. A taurina é encontrada primariamente em produtos de origem animal, e os alimentos industrializados para gatos têm taurina adicional. Ocorre deficiência de taurina em gatos quando a perda excede a ingestão. Em geral, tal fato acontece quando são administradas dietas vegetarianas feitas em casa ou quando os gatos se alimentam principalmente de alimentos para cães. Em gatos, a deficiência de taurina está associada à degeneração da retina e à cegueira (Figuras 29.61 e 29.62), miocardiopatia dilatada (Figura 18.1), problemas de reprodução e desenvolvimento esquelético anormal em filhotes.* Em gatas prenhes, a deficiência de taurina está associada a abortos, natimortos e nascimento de gatinhos que não sobrevivem. Caso gatas deficientes em taurina deem à luz filhotes vivos, com frequência eles apresentarão anormalidades esqueléticas, como coluna vertebral encurvada e baixa estatura.

Na miocardiopatia dilatada, o diagnóstico de deficiência de taurina é feito por meio de radiografia e do ecocardiograma (Capítulo 20). Em gatos com degeneração da retina, deve ser realizado o completo exame oftalmológico (Capítulo 29). Se houver problemas reprodutivos, realiza-se a avaliação à procura de outras causas para índices baixos de concepção ou de natimortos (Capítulo 40). Em filhotes de gatos com anormalidades esqueléticas, deverá ser feita uma radiografia. Em gatos, a concentração plasmática de taurina pode diminuir a níveis abaixo da variação normal após menos de 24 h de jejum. Assim, dá-se preferência ao sangue total para a avaliação dos níveis de taurina.[22,36,54] Embora a deficiência de taurina atualmente seja uma causa rara de miocardiopatia dilatada em gatos, ela é de baixo custo e segura. Além disso, costuma ser administrada empiricamente (250 a 500 mg por via oral a cada 12 h) durante 8 semanas a pacientes com deficiência presumida. É preciso que as rações industrializadas para gatos contenham 0,1% de taurina em base de matéria seca e os alimentos enlatados, 0,2% em base de matéria seca. As dietas enlatadas devem conter mais taurina do que as secas, pois o alimento enlatado promove proliferação bacteriana no intestino, que degrada a taurina.

Componentes alimentares inadequados

Ocasionalmente, os alimentos e ingredientes que não são nocivos em outras espécies podem induzir toxicidade em gatos. São exemplos a cebola e o alho, capazes de causar anemia hemolítica com corpúsculos de Heinz.[5,47] O princípio tóxico primário em membros do gênero *Allium* é o n-propil-dissulfeto, que provoca lesão oxidativa em eritrócitos. Foram relatadas toxicoses com produto fresco, cozido, seco ou em pó. Papinha de neném industrializada com cebola em pó também causa toxicidade em gatos. Os sinais clínicos são vômito, fraqueza e palidez. Os gatos acometidos também podem apresentar hemoglobinúria. A terapia envolve induzir êmese e administrar carvão ativado se a ingestão tiver sido recente, junto a cuidados de suporte. É possível que os pacientes com anemia grave precisem de transfusões de sangue total. Desse modo, recomenda-se a diurese líquida para gatos com hemoglobinúria.

---

*Referências 19 a 21, 24, 42, 43, 48, a 50, 58 a 61.

Contaminantes alimentares

Ocasionalmente, há possibilidade de o alimento ser contaminado. Isso pode ocorrer se o fabricante empregar matéria-prima contaminada ou se o alimento for contaminado após a produção. A contaminação bacteriana por *Salmonella*, *Campylobacter* e *Escherichia coli* foi relatada em gatos. Em geral, os sinais clínicos são vômito, diarreia e inapetência.[12,23,56]

Em 2007, a contaminação de ração de gatos por melamina e ácido cianúrico resultou em insuficiência renal, morte e o maior *recall* de ração de gatos e cães na história dos EUA, envolvendo cerca de 150 marcas de ração.[8,29,40,45] Provavelmente, a melamina e o ácido cianúrico foram adicionados para aumentar o teor de nitrogênio da farinha de trigo ou do glúten de trigo importados. Embora seja ilegal acrescentar melamina a alimento humano ou animal nos EUA, é um aditivo comum em outros países, como a China. Os sinais clínicos variaram em gravidade e envolveram inapetência com ou sem vômitos, polidipsia, poliúria, desidratação, vômitos, letargia, e anorexia. Com frequência, a palpação abdominal revelava nefromegalia. Os gatos acometidos tornaram-se azotêmicos, com diminuição da densidade da urina em 2 semanas de ingestão de alimento contaminado. Embora alguns gatos mostrassem recuperar a função renal, poucos desenvolveram doença renal crônica. Os gatos com azotemia intensa, hiperfosfatemia e hiperpotassemia mostraram pouca probabilidade de sobreviver. O exame microscópico da urina de alguns gatos revelou cristais e, à necropsia, os rins continham esses cristais. Também havia necrose tubular renal. Amostras de rim e urina continham melamina e ácido cianúrico.

Em 1996, um surto de neuropatia periférica associada a alimentação em gatos ocorreu nos Países Baixos e na Suíça.[41,63] O surto estava relacionado com a alimentação com duas marcas de ração contaminada pelo agente coccidiostático salinomicina. Os gatos acometidos apresentaram início agudo de sinais neuromotores inferiores de gravidade variável. Os sinais clínicos variaram de paraparesia a tetraplegia, foram simétricos e bilaterais e evoluíram da pelve para os membros torácicos. Ocorreu dispneia em alguns gatos gravemente tetraplégicos. A maioria dos casos relatados recuperou-se mediante a retirada da dieta e de cuidados de apoio, embora os gatos mais gravemente acometidos tenham morrido ou sido sacrificados.

Hipersensibilidade alimentar

Define-se *reação adversa* a alimento como a resposta clinicamente anormal atribuída à ingestão de um alimento ou de uma substância alimentar. Pode ser imunológica ou não imunológica.

Uma reação de hipersensibilidade ou alérgica consiste na reação, imunologicamente mediada, a um alimento ou ingrediente alimentar ingeridos. É diferente de intolerância alimentar, que é a reação adversa não imunologicamente mediada. As reações de hipersensibilidade alimentar mostram sinais clínicos primariamente dermatológicos e gastrintestinais.

Ao longo da vida, o gato é exposto a diversos alérgenos dietéticos potenciais. Entretanto, após um período variável de tempo, alguns animais podem desenvolver uma resposta imunológica contra o alimento em particular que ativa uma ou mais vias imunopatogênicas. Após o desenvolvimento dessa resposta, a ingestão subsequente desse produto alimentar resulta em sinais clínicos. Normalmente, esses antígenos da dieta não causam problemas, pois a mucosa intestinal forma uma barreira que limita a absorção de macromoléculas. No entanto, esse mecanismo não é perfeito. Há evidências de que os antígenos sejam absorvidos pelo intestino não só normal quanto no anormal. De fato, os anticorpos contra alérgenos alimentares, em geral IgG, frequentemente se apresentam em indivíduos normais, mas não resultam em doença clínica. Na apresentação inicial do antígeno à mucosa intestinal, em geral existe uma resposta imunológica envolvendo IgA. Isso reduz a quantidade de material antigênico absorvido. Complexos imunológicos de antígeno e anticorpo IgA são transportados, por meio dos hepatócitos, para a bile. Assim, recirculam para o intestino. Essa resposta de IgA local pode ser sucedida por uma resposta imunológica sistêmica transitória, porém com tolerância imunológica. Desse modo, existe um evidente paradoxo de intensa resposta imunológica local sucedida por tolerância sistêmica. A absorção de macromoléculas pode ser alterada nas duas direções pela imunidade local. A diminuição da captação foi demonstrada experimentalmente após imunização oral ou parenteral em ratos, com aumento da absorção em humanos deficientes de IgA. A absorção também é estimulada por vasodilatação da mucosa intestinal, como a decorrente de uma reação alérgica local. Nesse caso, o paciente torna-se aprisionado em um círculo vicioso imunológico, pois as reações de hipersensibilidade locais favorecem o acesso de alérgenos, o que, por sua vez, aumenta a resposta de anticorpos.[14,33,65]

Fatores que levam ao desenvolvimento de hipersensibilidade a antígenos ingeridos são assunto de especulação. Aqueles mais frequentemente arrolados são glicoproteínas estáveis ao calor e ao ácido, com peso molecular de 18.000 a 30.000 dáltons. As reações de hipersensibilidade envolvidas em alergias alimentares mostraram envolver reações dos tipos I, III e IV. No entanto, pesquisas indicam que a IgE esteja arrolada na maioria dos casos e as reações envolvidas incluem tanto a reação imediata clássica tipo I quanto as reações tardias mediadas por IgE.[4,39] Os fatores que determinam a extensão da absorção de alérgenos pelo intestino não estão bem compreendidos, embora a vasodilatação local seja claramente facilitadora. Uma vez estimulada a vasodilatação local por reações locais, o ciclo alimenta-se por si próprio. Ainda não está claro o que inicia a reação imunológica original. Certamente, se ocorrer doença gastrintestinal clínica ou subclínica que altere a integridade da mucosa, há possibilidade de absorção de proteínas antigênicas, a qual é capaz de dar início aos processos. Mediadores inflamatórios envolvidos na alergia alimentar podem envolver interleucinas, fator ativador de plaquetas, histamina e outros produtos de mastócitos e basófilos, e citocinas.

Não foi identificada predisposição de idade, sexo ou raça nas hipersensibilidades alimentares em gatos. São sinais clínicos de reação de hipersensibilidade alimentar em gatos os dermatológicos e os gastrintestinais.* Os sinais dermatológicos envolvem prurido não sazonal; alopecia e eritema, particularmente ao redor da face e orelhas (Figura 17.1); e piodermite bacteriana secundária. Outros sinais dermatológicos são complexo granuloma eosinofílico e dermatite miliar. Em geral, os sinais gastrintestinais envolvem vômito, porém pode haver diarreia e inapetência. Especula-se se a reação de hipersensibilidade alimentar está envolvida na asma felina, no complexo colangite-colângio-hepatite e na cistite idiopática.

A maioria dos ingredientes alimentares básicos tem o potencial de induzir resposta alérgica, embora as proteínas causem a maior parte das reações. Os componentes da dieta que podem causar sensibilidade alimentar em gatos são leite de vaca, carne bovina, carneiro, porco, frango, coelho, carne de cavalo, peixe, ovos, farinha de aveia, trigo, milho, soja, farinha de arroz, batata, feijão, alimentos enlatados, óleo de fígado de bacalhau, ração seca, petiscos para animais de estimação e aditivos alimentares.

O diagnóstico de hipersensibilidade alimentar envolve primeiramente descartar outras causas potenciais dos sinais clínicos (Boxe 17.1). Isso pode ser complicado por doenças concomitantes com sinais clínicos semelhantes (p. ex., um gato com dermatite por alergia a pulgas e hipersensibilidade alimentar). A testagem cutânea intradérmica e os testes sorológicos não são confiáveis para o diagnóstico de alergias alimentares em gatos. Um instrumento mais útil e confiável no diagnóstico de sensibilidade da dieta é o procedimento de alimentar com dieta restrita ou de eliminação, sucedida pelo desafio dietético com o alimento-teste. Contudo, isso é difícil em gatos, em especial em casas com vários animais. As dietas de eliminação precisam ser individualizadas com base na exposição dietética pregressa, podendo ser industrializadas ou preparadas em casa. Por definição, as dietas de eliminação contêm fontes de proteína e carboidrato às quais o gato não foi exposto. Um estudo detalhado da dieta do gato (inclusive todas as guloseimas, os alimentos de mesa, as medicações e os suplementos flavorizados) possibilitará a identificação de comidas que não foram oferecidas antes e que po-

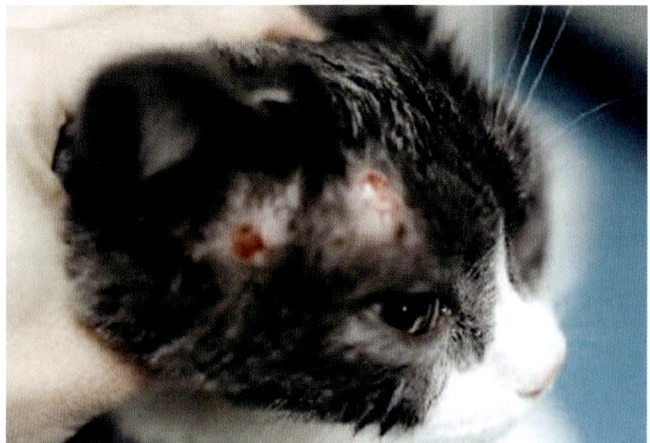

Figura 17.1 Prurido e escoriação faciais em um gato com suspeita de alergia alimentar.

*Referências 25, 32, 35, 65, 66, 68, 69.

Boxe 17.1 Diagnóstico de hipersensibilidade alimentar

1. Descartar outras causas potenciais para os sinais clínicos; iniciar com um banco de dados mínimo (hemograma completo, bioquímica sanguínea, urinálise [e T_4 total para gatos idosos]), bem como testes básicos sistema-específicos, como análise de parasitos fecais e raspados de pele; realizam-se mais testes conforme necessário.
2. Obter o completo histórico dietético de todos os petiscos e comidas de mesa; incluir alimento usado para administrar medicamentos – como petiscos para felinos com proteínas de salmão ou de frango e outros ingredientes –, e quaisquer medicações ou suplementos flavorizados.
3. Escolher uma dieta de eliminação (comercial ou preparada em casa); de modo ideal, a dieta deve conter uma única fonte de proteína e de carboidratos à qual o gato não tenha sido exposto anteriormente; introduzir a dieta gradualmente (Boxe 18.5) e orientar o proprietário a ser paciente, pois alguns gatos precisarão de várias semanas para responder.
4. Após a resolução dos sinais clínicos, tentar identificar o antígeno responsável por meio da introdução de produto alimentar "um a um" à dieta de eliminação; se o proprietário não desejar tentar a identificação, o gato pode ser alimentado com dieta industrializada, com fonte limitada de proteína e que não provoque sinais clínicos.

T_4, tiroxina.

---

deriam ser usadas para formular uma dieta de eliminação nutricionalmente balanceada e hipoalergênica.[18,28,32] Como a variedade de fontes de proteína em dietas industrializadas se expandiu ao longo dos anos, ficou mais difícil encontrar uma proteína nova. Se não for possível formular uma dieta adequada de eliminação, pode-se usar, então, uma dieta restritiva que contenha apenas um ou dois alérgenos potenciais, preferencialmente aqueles que o animal não ingeriu no mês precedente. A ração enlatada pode ser preferível à seca. Muitas dietas feitas em casa, que são usadas como dietas de eliminação, não são completas e balanceadas (p. ex., queijo cottage e arroz, ou frango e arroz). Assim, não são adequadas para uso prolongado (ou seja, mais de 4 semanas). Incentiva-se a suplementação de uma dieta feita em casa com vitaminas e minerais, porém não se recomenda o uso de suplementos de conteúdo alimentar potencialmente lesivo (p. ex., carne bovina ou suína). Em um estudo, o emprego da dieta feita em casa resultou em melhor resolução dos sinais clínicos do que dietas industrializadas.[28] O dono também deve ser instruído a não dar petiscos e comida de mesa ao gato, bem como restringir o acesso do animal a alimentos de outros animais de estimação na casa. A orientação e a comunicação adequadas com ele são críticas para o sucesso de um experimento de dieta, em especial em lugares com vários gatos. Agendar chamadas telefônicas de acompanhamento e consulta de acompanhamento na primeira semana ou até a segunda pode ajudar a identificar problemas corrigíveis precocemente. Os sinais gastrintestinais podem ceder em 3 a 5 dias, porém, se eles forem crônicos, podem levar 4 a 6 semanas ou mais. É possível a resolução de sinais dermatológicos levar 8 semanas ou mais. Uma vez observada a melhora clínica, o veterinário deverá tentar identificar o agente agressor por meio da introdução paulatina de alimentos, um de cada vez, à dieta de eliminação. A maioria dos gatos apresentará recaída em alguns dias ou até 2 semanas quando o alérgeno desencadeador for reintroduzido. Entretanto, nem todos os proprietários desejam realizar essa etapa, pois consome tempo e é entediante. Desse modo, o proprietário talvez relute em arriscar recorrência dos sinais clínicos do gato.

Como proteínas com peso molecular acima de 18.000 dáltons são incriminadas como antigênicas, a modificação de proteínas em compostos apresentando peso molecular mais baixo pode ser benéfica. A modificação da proteína é um processo que altera as características físicas das moléculas de proteína, presumivelmente reduzindo a antigenicidade e conferindo-lhes menor probabilidade de desencadear uma resposta imunológica. Ao reduzir o peso médio de uma molécula de proteína, tal processo pode resultar em proteína que seja verdadeiramente hipoalergênica. Para ser eficaz, o processo precisa diminuir o peso molecular da proteína para menos de 18.000 dáltons.[7,18] Recentemente, foram introduzidas diversas dietas industrializadas com hidrolisados de proteínas. Essas dietas mostram-se eficazes como dietas de eliminação e apresentam a vantagem de serem completas e balanceadas.

Se o proprietário tiver sido cooperativo, o antígeno alimentar presumido é identificado. Caso isso ocorra, ou se não for possível identificar o antígeno, então deverão ser instituídos procedimentos de manejo a longo prazo. Se a dieta de eliminação for um alimento completo e balanceado, preparado industrialmente, poderá ser usada a longo prazo. Se a dieta de eliminação for preparada em casa, deverá ser mudada para uma dieta industrializada de proteína selecionada ou dieta com hidrolisado de proteínas. Assim, consegue-se não apenas uma dieta nutricionalmente balanceada e completa, mas também mais conveniente para os proprietários. Existem muitas dietas com fonte em uma única proteína, incluindo dietas que contêm carne de pato, veado, carneiro, coelho e canguru. Se o gato continuar a passar bem, o proprietário será fortemente incentivado a não alimentar o gato com sobras de mesa nem com guloseimas, nem mudar a dieta, mesmo se os sinais clínicos não recorrerem. Alguns gatos com hipersensibilidade dietética podem, por fim, desenvolver sensibilidade a ingredientes na nova dieta. Desse modo, o procedimento para identificar o ingrediente agressor deverá ser repetido. A hipersensibilidade dietética responde mal à terapia com corticoides e, por causa dos riscos do tratamento prolongado com corticoides, deve-se enfatizar o controle dietético, e não a terapia medicamentosa.

Intolerância alimentar

A intolerância alimentar é uma resposta fisiológica anormal não imunológica a um item alimentar e pode envolver reações tóxicas, farmacológicas ou metabólicas, ou idiossincrasias dietéticas, em que o animal não consegue digerir ou de alguma outra maneira processar um componente da dieta. Entre os exemplos de intolerância alimentar estão a intolerância à lactose, a intolerância ao glúten, as reações a aminas vasoativas na dieta, as reações a alimentos com histamina ou alimentos que estimulem a liberação de histamina, as reações a alimentos com opiatos ou aditivos e a reação tóxica a substâncias alimentares. Para o diagnóstico e o tratamento das intolerâncias alimentares, o veterinário deverá seguir as mesmas etapas para hipersensibilidades alimentares.

Referências bibliográficas

1. Anderson WI, Morrow LA: Thiamine deficiency encephalopathy with concurrent myocardial degeneration and polyradiculoneuropathy in a cat, *Cornell Vet* 77:251, 1987.
2. Baker H, Schor SM, Murphy BD et al: Blood vitamin and choline concentrations in healthy domestic cats, dogs, and horses, *Am J Vet Res* 47:1468, 1986.
3. Bennett D: Nutrition and bone disease in the dog and cat, *Vet Rec* 98:313, 1976.
4. Bircher AJ, Van Melle G, Haller E et al: IgE to food allergens are highly prevalent in patients allergic to pollens, with and without symptoms of food allergy, *Clin Exp Allergy* 24:367, 1994.
5. Botha CJ, Penrith ML: Potential plant poisonings in dogs and cats in southern africa, *J S Afr Vet Assoc* 80:63, 2009.
6. Burger I, Edney A, Horrocks D: Basics of feline nutrition, *In Practice* 9, 1987.
7. Cave NJ: Hydrolyzed protein diets for dogs and cats, *Vet Clin North Am Small Anim Pract* 36:1251, 2006.
8. Cianciolo RE, Bischoff K, Ebel JG et al: Clinicopathologic, histologic, and toxicologic findings in 70 cats inadvertently exposed to pet food contaminated with melamine and cyanuric acid, *J Am Vet Med Assoc* 233:729, 2008.
9. Clark L: Hypervitaminosis A: A review, *Aust Vet J* 47:568, 1971.
10. Clark L, Seawright AA: Skeletal abnormalities in the hindlimbs of young cats as a result of hypervitaminosis A, *Nature* 217:1174, 1968.
11. Davidson MG: Thiamin deficiency in a colony of cats, *Vet Rec* 130:94, 1992.
12. Deming MS, Tauxe RV, Blake PA et al: Campylobacter enteritis at a university: transmission from eating chicken and from cats, *Am J Epidemiol* 126:526, 1987.
13. Dennis JM, Alexander RW: Nutritional myopathy in a cat, *Vet Rec* 111:195, 1982.
14. Farhadi A, Banan A, Fields J et al: Intestinal barrier: An interface between health and disease, *J Gastroenterol Hepatol* 18:479, 2003.
15. Gershoff SN: Nutritional problems of household cats, *J Am Vet Med Assoc* 166:455, 1975.
16. Goldman AL: Hypervitaminosis A in a cat, *J Am Vet Med Assoc* 200:1970, 1992.
17. Griffiths RC, Thornton GW, Willson JE: Eight additional cases of pansteatitis ("yellow fat") in cats fed canned red tuna, *J Am Vet Med Assoc* 137:126, 1960.
18. Guilford WG, Matz ME: The nutritional management of gastrointestinal tract disorders in companion animals, *N Z Vet J* 51:284, 2003.
19. Hayes KC: Nutritional problems in cats: Taurine deficiency and vitamin a excess, *Can Vet J* 23:2, 1982.
20. Hayes KC, Carey RE, Schmidt SY: Retinal degeneration associated with taurine deficiency in the cat, *Science* 188:949, 1975.
21. Hayes KC, Trautwein EA: Taurine deficiency syndrome in cats, *Vet Clin North Am Small Anim Pract* 19:403, 1989.
22. Heinze CR, Larsen JA, Kass PH et al: Plasma amino acid and whole blood taurine concentrations in cats eating commercially prepared diets, *Am J Vet Res* 70:1374, 2009.
23. Hill SL, Cheney JM, Taton Allen GF et al: Prevalence of enteric zoonotic organisms in cats, *J Am Vet Med Assoc* 216:687, 2000.
24. Hilton J: The biosynthesis, function and deficiency signs of taurine in cats, *Can Vet J* 29:598, 1988.
25. Hirt R, Iben C: Possible food allergy in a colony of cats, *J Nutr* 128:2792s, 1998.

26. Huber TL, Laflamme DP, Medleau L et al: Comparison of procedures for assessing adequacy of dog foods, *J Am Vet Med Assoc* 199:731, 1991.

27. Kolata RJ: Feline steatitis (a case report), *Vet Med Small Anim Clin* 66:1028, 1971.

28. Leistra M, Willemse T: Double-blind evaluation of two commercial hypoallergenic diets in cats with adverse food reactions, *J Feline Med Surg* 4:185, 2002.

29. Lewin-Smith MR, Kalasinsky VF, Mullick FG et al: Melamine-containing crystals in the urinary tracts of domestic animals: sentinel event? *Arch Pathol Lab Med* 133:341, 2009.

30. Loew FM, Martin CL, Dunlop RH et al: Naturally-occurring and experimental thiamin deficiency in cats receiving commercial cat food, *Can Vet J* 11:109, 1970.

31. Malik R, Sibraa D: Thiamine deficiency due to sulphur dioxide preservative in "pet meat"—a case of deja vu, *Aust Vet J* 83:408, 2005.

32. Medleau L, Latimer KS, Duncan JR: Food hypersensitivity in a cat, *J Am Vet Med Assoc* 189:692, 1986.

33. Merchant SR, Taboada J: Food allergy and immunologic diseases of the gastrointestinal tract, *Semin Vet Med Surg (Small Anim)* 6:316, 1991.

34. Merchant SR, Taboada J: Systemic diseases with cutaneous manifestations, *Vet Clin North Am Small Anim Pract* 25:945, 1995.

35. Messinger LM: Therapy for feline dermatoses, *Vet Clin North Am Small Anim Pract* 25:981, 1995.

36. Muhlum A, Meyer H: Influence of taurine intake on plasma taurine values and renal taurine excretion of cats, *J Nutr* 121:S175, 1991.

37. Munson TO, Holzworth J, Small E et al: Steatitis (yellow fat) in cats fed canned red tuna, *J Am Vet Med Assoc* 133:563, 1958.

38. Niza MM, Vilela CL, Ferreira LM: Feline pansteatitis revisited: hazards of unbalanced home-made diets, *J Feline Med Surg* 5:271, 2003.

39. Orhan F, Karakas T, Cakir M et al: Prevalence of immunoglobulin e-mediated food allergy in 6-9-year-old urban schoolchildren in the eastern black sea region of turkey, *Clin Exp Allergy* 39:1027, 2009.

40. Osborne CA, Lulich JP, Ulrich LK et al: Melamine and cyanuric acid-induced crystalluria, uroliths, and nephrotoxicity in dogs and cats, *Vet Clin North Am Small Anim Pract* 39:1, 2009.

41. Pakozdy A, Challande-Kathman I, Doherr M et al: Retrospective study of salinomycin toxicosis in 66 cats, *Vet Med Int* 147:142, 2010.

42. Pion PD, Kittleson MD, Rogers QR et al: Myocardial failure in cats associated with low plasma taurine: a reversible cardiomyopathy, *Science* 237:764, 1987.

43. Pion PD, Kittleson MD, Rogers QE et al: Taurine deficiency myocardial failure in the domestic cat, *Prog Clin Biol Res* 351:423, 1990.

44. Polizopoulou ZS, Kazakos G, Patsikas MN et al: Hypervitaminosis A in the cat: a case report and review of the literature, *J Feline Med Surg* 7:363, 2005.

45. Puschner B, Poppenga RH, Lowenstine LJ et al: Assessment of melamine and cyanuric acid toxicity in cats, *J Vet Diagn Invest* 19:616, 2007.

46. Rivers JP, Frankel TL, Juttla S et al: Vitamin D in the nutrition of the cat, *Proc Nutr Soc* 38:36a, 1979.

47. Robertson JE, Christopher MM, Rogers QR: Heinz body formation in cats fed baby food containing onion powder, *J Am Vet Med Assoc* 212:1260, 1998.

48. Schmidt SY: Biochemical and functional abnormalities in retinas of taurine-deficient cats, *Fed Proc* 39:2706, 1980.

49. Schmidt SY, Berson EL, Hayes KC: Retinal degeneration in the taurine-deficient cat, *Trans Sect Ophthalmol Am Acad Ophthalmol Otolaryngol* 81:Op687, 1976.

50. Schuller-Levis G, Mehta PD, Rudelli R et al: Immunologic consequences of taurine deficiency in cats, *J Leukoc Biol* 47:321, 1990.

51. Seawright AA, English PB: Hypervitaminosis A and deforming cervical spondylosis of the cat, *J Comp Pathol* 77:29, 1967.

52. Seawright AA, Hrdlicka J: Severe retardation of growth with retention and displacement of incisors in young cats fed a diet of raw sheep liver high in vitamin A, *Aust Vet J* 50:306, 1974.

53. Sih TR, Morris JG, Hickman MA: Chronic ingestion of high concentrations of cholecalciferol in cats, *Am J Vet Res* 62:1500, 2001.

54. Sisson DD, Knight DH, Helinski C et al: Plasma taurine concentrations and m-mode echocardiographic measures in healthy cats and in cats with dilated cardiomyopathy, *J Vet Intern Med* 5:232, 1991.

55. Steel RJ: Thiamine deficiency in a cat associated with the preservation of "pet meat" with sulphur dioxide, *Aust Vet J* 75:719, 1997.

56. Stiver SL, Frazier KS, Mauel MJ et al: Septicemic salmonellosis in two cats fed a raw-meat diet, *J Am Anim Hosp Assoc* 39:538, 2003.

57. Studdert VP, Labuc RH: Thiamin deficiency in cats and dogs associated with feeding meat preserved with sulphur dioxide, *Aust Vet J* 68:54, 1991.

58. Sturman JA: Dietary taurine and feline reproduction and development, *J Nutr* 121:S166, 1991.

59. Sturman JA, Gargano AD, Messing JM et al: Feline maternal taurine deficiency: effect on mother and offspring, *J Nutr* 116:655, 1986.

60. Sturman JA, Messing JM: Dietary taurine content and feline reproduction and outcome, *J Nutr* 121:1195, 1991.

61. Sturman JA, Messing JM: High dietary taurine effects on feline tissue taurine concentrations and reproductive performance, *J Nutr* 122:82, 1992.

62. Summers BA, Sykes G, Martin ML: Pansteatitis mimicking infectious peritonitis in a cat, *J Am Vet Med Assoc* 180:546, 1982.

63. van der Linde-Sipman JS, van den Ingh TS, van Nes JJ et al: Salinomycin-induced polyneuropathy in cats: morphologic and epidemiologic data, *Vet Pathol* 36:152, 1999.

64. van Vleet JF, Ferrans VJ: Etiologic factors and pathologic alterations in selenium–vitamin E deficiency and excess in animals and humans, *Biol Trace Elem Res* 33:1, 1992.

65. Verlinden A, Hesta M, Millet S et al: Food allergy in dogs and cats: A review, *Crit Rev Food Sci Nutr* 46:259, 2006.

66. Wasmer ML, Willard MD, Helman RG et al: Food intolerance mimicking alimentary lymphosarcoma, *J Am Anim Hosp Assoc* 31:463, 1995.

67. Watson AD: More on feline pansteatitis, *Can Vet J* 21:321, 1980.

68. Zoran D: Is it IBD? Managing inflammatory disease in the feline gastrointestinal tract, *Vet Med* 95:128, 2000.

69. Zoran DL: Nutritional management of feline gastrointestinal diseases, *Top Companion Anim Med* 23:200, 2008.

18

Tratamento Nutricional de Doenças

Joe Bartges, Donna Raditic, Claudia Kirk, Angela L. Witzel, Beth Hamper e Maryanne Murphy

O American College of Veterinary Nutrition recomenda três etapas para avaliar o paciente, que incluem o exame dos fatores do paciente, dos fatores da dieta e dos fatores da alimentação. Após a fase de avaliação, desenvolve-se e se institui um plano de tratamento nutricional, além do monitoramento e o ajuste seriados (um processo interativo).[259] Este capítulo concentra-se no controle nutricional de distúrbios em felinos. Mais informações sobre cada estudo podem ser encontradas em outros capítulos neste livro.

Doenças cardiovasculares

A doença cardiovascular é comum em gatos. Já a doença miocárdica ocorre com maior frequência que a doença valvar. A prevalência de miocardiopatia dilatada diminuiu após a descoberta de sua associação à deficiência de taurina.[213] Miocardiopatias hipertróficas e restritivas ocorrem com maior frequência. A hipertensão arterial sistêmica também pode resultar em hipertrofia ventricular esquerda e insuficiência miocárdica. Os gatos com doença miocárdica podem ser assintomáticos ou podem apresentar evidências de congestão venosa – em geral, derrame pleural. Para mais informações sobre doença cardíaca, ver Capítulo 20.

Fatores do animal

Os gatos com doença miocárdica podem estar condicionados de maneira ideal ou podem estar subcondicionados ou hipercondicionados, dependendo da gravidade e da cronicidade da doença. A obesidade resulta em expansão do volume sanguíneo com débito cardíaco elevado, aumento de líquido plasmático e extracelular, aumento da atividade neuro-humoral, redução da excreção de sódio e água pela urina, taquicardia, função ventricular sistólica e diastólica anormal, intolerância a exercícios físicos e hipertensão arterial sistêmica.[86] Esse quadro pode resultar na evolução da doença. Da mesma maneira, pode ocorrer caquexia associada à insuficiência do miocárdio. A caquexia associada à cardiopatia ou à insuficiência cardíaca resulta em balanço negativo de nitrogênio e de energia.[89] A patogenia da caquexia cardíaca é multifatorial, envolvendo aumento do tônus simpático, aumento dos níveis de fator de necrose tumoral e interleucina-1, diminuição da atividade física com aumento da necessidade de energia em repouso (NER), diminuição da perfusão tissular, congestão venosa e efeitos adversos de medicações. Ocorre diminuição da ingestão de nutrientes e, possivelmente, aumento das perdas de nutrientes (p. ex., perda de potássio na terapia diurética) e perda de peso corporal e, sobretudo, perda de massa corporal magra, o que resulta em incapacidade de responder à terapia medicamentosa e aumento dos índices de morbimortalidade.

Os gatos têm necessidade dietética de taurina, pois apresentam habilidade limitada de sintetizá-la a partir da cisteína e da metionina e porque a taurina é usada exclusivamente para conjugar ácidos biliares. A deficiência de taurina resulta em miocardiopatia dilatada em gatos predispostos (Figura 18.1). O mecanismo de insuficiência cardíaca em gatos com deficiência de taurina não é bem compreendido. A taurina pode funcionar na osmorregulação, na modulação de cálcio e na inativação de radicais livres.[213] Provavelmente, outros fatores estão envolvidos, pois muitos gatos que recebem alimentos deficientes em taurina durante períodos prolongados não desenvolvem disfunção do miocárdio. Além disso, existe uma associação entre a taurina e o equilíbrio de potássio.[67] A ingestão inadequada de potássio pode induzir a depleção significativa de taurina, o que resulta em disfunção miocárdica. Os machos podem ser mais propensos ao desenvolvimento de insuficiência miocárdica associada à deficiência de taurina do que as fêmeas, ou os machos podem ser mais propensos a desenvolver sinais clínicos sob concentrações de taurina plasmática mais elevadas.[83]

A L-carnitina é um nutriente condicionalmente essencial envolvido no transporte de ácidos graxos de cadeia longa a partir do citosol para dentro da mitocôndria, na qual sofrem betaoxidação para a produção de energia. A deficiência de L-carnitina foi associada a miocardiopatia dilatada em alguns cães.[132] Entretanto, não foi associada a essa doença em gatos.

Com frequência, a ingestão de sódio é restringida na doença cardíaca; contudo, isso pode não ser necessário até uma fase tardia da doença. Deve ocorrer restrição de sódio concomitantemente à restrição de cloreto, pois o sal de sódio com cloreto tem mais efeito sobre a pressão arterial e sobre o volume plasmático do que os sais de sódio sem cloreto.[26] A sensibilidade ao sal não foi documentada em gatos. Hipocalcemia e hipomagnesemia estão associadas a arritmias, diminuição da contratilidade miocárdica e fraqueza muscular. Além disso, a ingestão inadequada de potássio pode estar associada à deficiência de taurina.

Fatores da dieta

As recomendações dietéticas para gatos com cardiopatia são programadas de modo a aperfeiçoar a condição corporal e estão resumidas no Boxe 18.1. Existem dietas comerciais formuladas para gatos com doença cardiovascular.

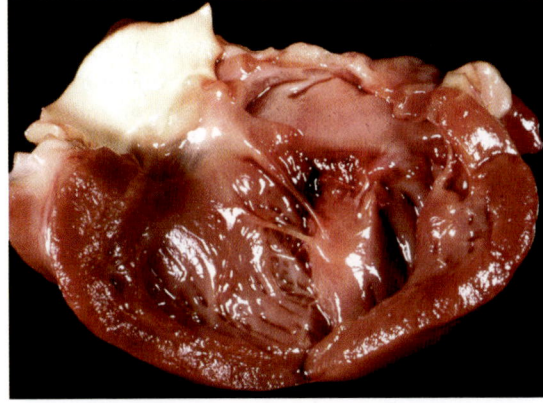

Figura 18.1 Miocardiopatia dilatada em uma fêmea felina doméstica de pelo curto, castrada e com deficiência de taurina.

Fatores da alimentação

Alguns gatos precisam ser alimentados com pequenas refeições frequentes por causa de menor apetite. Podem ser necessárias a estimulação farmacológica do apetite (Tabela 18.1) ou a alimentação assistida por meio do uso de

---

> ### Boxe 18.1 Recomendações dietéticas para gatos com doença cardíaca
>
> 1. Restringir calorias, se obeso; entretanto, aumentar ingestão calórica, se caquético
> 2. O teor proteico deve ser adequado ou acima do normal (30 a 45% de proteína em base de matéria seca)
> 3. Ácidos graxos ômega-3 podem ser benéficos na proporção ômega-6:ômega-3 de 5:1
> 4. Indica-se restrição de sódio (0,07 a 0,3% em base de matéria seca) e restrição de cloreto (para 1,5 vez o teor de sódio) na insuficiência cardíaca congestiva
> 5. Potássio (> 0,5% em base de matéria seca), fósforo (0,3 a 0,7% em base de matéria seca) e magnésio (> 0,04% em base de matéria seca) adequados. Na terapia diurética, poderá ser necessária a suplementação adicional de potássio para prevenir hipopotassemia
> 6. A taurina deve estar integras a dieta sob 0,3% em base de matéria seca, mas pode ser suplementada de 250 até 500 mg por via oral a cada 12 a 24 h

---

Tabela 18.1 Estimulantes de apetite para uso em gatos.

Agente	Dose	Via	Frequência
Mirtazapina	1/8 a 1/4 de comprimido de 15 mg	VO	q 72 h
Maropitante	2 a 4 mg/kg	VO	q 24 h × 5 dias
Diazepam	1 a 2 mg/gato	VO	SOS
	0,05 a 0,1 mg/kg	IV	SOS
	0,5 a 2,0 mg	IV	SOS
Oxazepam	0,3 a 0,4 mg/kg	VO	q 12 a 24 h
	2 a 2,5 mg	VO	q 12 a 24 h
Flurazepam	0,2 a 0,4 mg/kg	VO	q 4 a 7 dias
Clordiazepóxido	2 mg	VO	q 12 a 24 h
Cipro-heptadina	2 mg	VO	q 8 a 12 h
Prednisona	0,25 a 0,5 mg/kg	VO	q 48 h
Boldenona undecilenato	5 mg	IM/SC	q 7 dias
Nandrolona decanoato	10 mg	IM	q 7 dias
Estanozolol	1 a 2 mg	VO	q 12 h
	25 a 50 mg	IM	q 7 dias
Vitaminas B	1 mℓ/ℓ de líquidos	IV	–
Cobalamina	0,5 mg/kg	SC	q 24 h
Zinco elementar	1 mg/kg	VO	q 24 h
Potássio	0,5 a 1 mgEq KCl/kg	VO	q 12 h
	3 mEq K gliconato	VO	q 6 a 8 h
Interferona alfa-2b	3 a 30 UI	VO	q 12 h

IM, intramuscular; *IV*, intravenosa; q, a cada; *SC*, subcutânea. *VO*, via oral.

sondas. Outros nutrientes benéficos são coenzima Q10 (necessária para reações de energia e antioxidante) e outros antioxidantes, que podem diminuir o estresse oxidativo na miocardiopatia dilatada.

Doenças dentárias e bucais

As doenças bucais primárias estão subdivididas em condições que afetam dente, periodonto e outros tecidos bucais. Em muitos casos, a doença dentária é secundária a um distúrbio sistêmico, como doença renal crônica em gatos. Isso acontece embora distúrbios primários, como gengivite-estomatite linfoplasmocitária, reabsorção de dentes e neoplasia, ocorram em felinos. Para mais informações, ver Capítulo 21.

Fatores do animal

A doença bucal ocorre mais comumente em gatos idosos e, em geral, está associada a doença sistêmica. Assim, a doença bucal pode estar relacionada com efeitos sistêmicos desses distúrbios e a desequilíbrios nutricionais provocados por tais problemas ou dificuldades de alimentação. O histórico deve informar dieta, comportamento alimentar e acesso a brinquedos e outros corpos estranhos. Convém o médico-veterinário realizar o exame bucal completo, o que pode exigir sedação ou anestesia, além do exame físico para avaliar doença sistêmica.

Fatores da dieta

Diversos fatores da dieta foram levantados na doença bucal. A textura e a composição do alimento podem influenciar diretamente a saúde da cavidade bucal por meio de:

- Manutenção da integridade tecidual
- Alteração do metabolismo da placa bacteriana
- Estimulação do fluxo salivar
- Limpeza de dentes e superfícies bucais por contato físico
- Quelação de constituintes calculogênicos.[162]

Não existem comprovações para as assertivas de que ração seca seja melhor para a prevenção de placa dentária que rações úmidas.[30] Da mesma maneira, não existem dados que apoiem a noção de que dietas e alimentos naturais são melhores para a saúde bucal do que os industrializados A textura da dieta pode ser modificada aumentando-se o teor de fibra com tamanho e textura que promovam mastigação e limpeza mecânica dos dentes.[30,161,272] Os petiscos para os dentes não conferem vantagens sobre rações secas; contudo, alguns contêm hexametafosfato, um quelante de cálcio, que pode diminuir a formação de cálculos, embora os dados sejam contraditórios.[114,256] O hexametafosfato não foi avaliado em gatos. Muitas doenças são inflamatórias, e a modificação do processo inflamatório pode ser benéfica. Antioxidantes, vitaminas E e C e selênio podem ser benéficos, porém faltam dados referentes a gatos. As deficiências nutricionais de elementos como cálcio e as vitaminas A, B, C, D e E estão associadas a doença da cavidade bucal, porém são incomuns (ver Capítulo 17).

A nutrição tem sido considerada uma das causas de reabsorção de dentes em gatos. A cobertura ácida de rações foi sugerida como causadora da reabsorção de dentes, embora isso ainda não tenha sido comprovado.[5,226,278] Ração seca pode provocar microfraturas que predispõem os dentes a infecção e inflamação; contudo, também nada foi comprovado. A vitamina D da dieta foi relacionada com a reabsorção de dentes. As evidências que apoiam tal assertiva envolvem a correlação entre gatos com reabsorção de dentes e aumento dos níveis sanguíneos de 25-hidroxivitamina D e comparações histológicas entre os efeitos da ingestão excessiva de vitamina D e os efeitos de reabsorção óssea.[226,227] Embora não tenha sido estabelecido o efeito direto da vitamina D, há evidências de sinalização ativa da vitamina D na fisiopatologia da reabsorção de dentes.[27,28]

Fatores da alimentação

Alimentar o animal com uma dieta "dentária" que exiba o selo Veterinary Oral Health Council (http://www.vohc.org/) para controle de placas pode ser benéfico ao gato propenso a doença periodontal. Outras recomendações são:

1. Vitamina E: > 500 UI/kg
2. Vitamina C: 100 a 200 mg/kg
3. Selênio: 0,5 a 1,3 mg/kg
4. Fósforo: 0,5 a 0,8% em base de matéria seca
5. Sódio: 0,2 a 0,5% em base de matéria seca
6. Magnésio: 0,04 a 0,1% com base em matéria seca.

Distúrbios cutâneos

Os distúrbios cutâneos felinos mais comuns são abscessos, dermatoses parasitárias, alergia (hipersensibilidade a picada de pulgas e dermatite atópica), dermatite miliar, complexo granuloma eosinofílico, dermatite fúngica, reações adversas a alimentos, dermatoses psicogênicas, distúrbios seborreicos, neoplasia e dermatoses imunomediadas.[116,243]

Fatores do animal

Os sinais clínicos associados a anormalidades nutricionais são cobertura de pelos esparsa, ressecada, sem brilho e quebradiça, que se solta com facilidade; crescimento lento do pelo; acúmulo anormal de descamação; alopecia; eritema; crostas; úlceras de decúbito; e cicatrização lenta de feridas. Podem ocorrer outros sinais clínicos com dermatoses por deficiências de nutrientes (ver Capítulo 17). Para mais informações sobre doenças cutâneas, ver o Capítulo 22.

Fatores da dieta

A ingestão inadequada de energia está associada a anormalidades de queratinização, despigmentação, alterações nas glândulas epidérmicas e sebáceas, além de aumento da suscetibilidade a traumatismo. A deficiência proteica está associada a sinais clínicos semelhantes. Os ácidos graxos ômega-6 essenciais são o ácido linoleico (> 0,5% em base de matéria seca) e o ácido araquidônico (> 0,02% em base de matéria seca).[169] Os ácidos graxos ômega-3 podem suprir parte do componente de ácidos graxos ômega-6. Os sinais clínicos de deficiência de ácidos graxos essenciais são descamação, falta de brilho do pelo, perda de elasticidade da pele, cobertura de pelo seca e sem vida, eritema, descamação da epiderme, otite externa e crescimento capilar lento. Certas deficiências de minerais podem acometer a pele (ver Capítulo 17). A deficiência de cobre está associada a perda da coloração normal do pelo, diminuição da densidade ou falta de pelo e cobertura pilosa sem brilho ou sem vida. Muitas condições dermatológicas podem ocorrer na deficiência de zinco e respondem à sua suplementação. O fitato da dieta liga-se ao zinco, o que resulta em sinais clínicos de deficiência. Esses sinais clínicos são eritema, alopecia e hiperqueratose. Certas deficiências vitamínicas podem acometer a pele. A deficiência de vitamina A está associada a lesões cutâneas e a descamação focal de pele. Em gatos, a deficiência de vitamina E está associada a esteatite. Os sinais clínicos são eritema e defeitos de queratinização. As dermatoses responsivas a vitamina E são lúpus eritematoso discoide, lúpus eritematoso sistêmico, pênfigo eritematoso, paniculite estéril, acantose *nigricans*, dermatomiosite e vasculite da margem da orelha. Os distúrbios dermatológicos também se originam de alergias alimentares (ver Capítulo 17).

Fatores da alimentação

Em gatos com doença dermatológica, o veterinário deve avaliar a qualidade e a quantidade da dieta oferecida, o que inclui os petiscos, os lanches e a mesma comida servida às pessoas da casa. Uma dieta completa e balanceada pode se tornar incompleta ou não balanceada quando administrada com outras substâncias alimentares. As dietas caseiras precisam ser avaliadas com cuidado.[228] Se houver suspeita de deficiência nutricional, o veterinário deverá discutir com o proprietário a possibilidade de mudar a dieta para outra de melhor qualidade. Na suspeita de reação adversa a alimento, a alteração da dieta deve ser considerada (ver Capítulo 17). Se for identificada uma deficiência nutricional específica, a dieta poderá ser alterada ou suplementada de acordo. O zinco é suplementado para as dermatoses responsivas a zinco (sulfato de zinco: 10 a 15 mg/kg/dia via oral; zinco metionina: 2 mg/kg/dia, via oral). A vitamina A é suplementada nos casos de dermatoses responsivas a vitamina A (tretinoína topicamente a cada 12 a 24 h; isotretinoína: 1 a 3 mg/kg/dia via oral; etretinato: 0,75 a 1 mg/kg/dia via oral).

Com frequência, recomenda-se a suplementação de ácidos graxos no tratamento de doença inflamatória cutânea. Os gatos apresentam capacidade limitada de converter ácidos graxos de cadeia longa de 18 carbonos a ácidos graxos de cadeia longa de 20 carbonos, devido à baixa atividade da delta-6-dessaturase.[201] São os ácidos graxos de cadeia longa de 20 carbonos aqueles incorporados nas membranas celulares e, subsequentemente, metabolizados a prostaglandinas, leucotrienos e tromboxanos. Para alterar níveis dessas citocinas em gatos, é necessário suplementar com ácidos graxos de cadeia longa de 20 carbonos. A inserção de ácido graxo ômega-3 (ácido eicosapentaenoico [EPA]) nas membranas celulares resulta na produção de citocinas da série de números ímpares (p. ex., prostaglandina E_3, leucotrieno B_5), em vez da série de números pares de citocinas produzida a partir de ácido graxo de cadeia longa ômega-6, ácido araquidônico (p. ex., prostaglandina E_2, leucotrieno B_4). Essas citocinas de número ímpar produzem menos inflamação e são mais vasodilatadoras do que as citocinas de número par. Os gatos suplementados com ácidos graxos ômega-3 devem receber ácidos graxos de 20 e 22 carbonos, devido à sua habilidade limitada de converter ácidos graxos de 18 carbonos em ácidos graxos de 20 carbonos. O ácido graxo ômega-3 de 20 carbonos é o EPA, e o ácido graxo ômega-3 de 22 carbonos é o ácido doxosaexaenoico (DHA). Os óleos derivados de vegetais, como semente de girassol e borago, contêm basicamente ácidos graxos de 18 carbonos. Assim, limita sua conversão ao ácido graxo de 20 carbonos necessário e sua eficácia em controlar inflamação. Não há dados sobre a eficácia de ácidos graxos ômega-3 no controle de doenças cutâneas inflamatórias em gatos.[41]

Doenças gastrintestinais

Muitos distúrbios do sistema gastrintestinal podem responder ao controle dietético, sejam eles decorrentes da dieta ou não. Para mais informações sobre doenças gastrintestinais, ver Capítulo 23. Para informações sobre reações adversas a alimentos, ver Capítulo 17.

Tipos de alimentos usados no controle de doença gastrintestinal

Dietas gastrintestinais

As rações gastrintestinais são bastante digeríveis, com perfis consistentes de ingredientes e nutrientes. Alta digestibilidade significa digestibilidade de proteína acima de 87% e digestibilidade de gordura e carboidratos acima de 90%. Essas dietas contêm fontes refinadas de carne e carboidratos, sendo estes últimos em maior quantidade. Tais fontes são enriquecidas com vitaminas solúveis e contêm menos de 5% de fibras (em base de matéria seca). Em geral, a fibra é solúvel ou uma fonte mista de fibras proporcionando substrato para a fermentação microbiana intestinal.

Dietas enriquecidas com fibras

As dietas enriquecidas com fibras contêm 15 a 25% de fibras (em base de matéria seca), com frequência insolúveis. A fibra solúvel aumenta a viscosidade dos conteúdos intestinais, retarda o esvaziamento gástrico, desacelera o tempo de trânsito intestinal, sofre fermentação microbiana e liga-se a toxinas e ácidos biliares. A fibra insolúvel é lentamente fermentável, tem pouco ou nenhum efeito sobre o esvaziamento gástrico, normaliza o tempo de trânsito intestinal e aumenta o bolo fecal.

Alimentos com restrição de gordura e com gordura moderada

A gordura da dieta é mais digerível e mais energética que o carboidrato. A digestibilidade média é de 74 a 91% em gatos. As rações com gordura moderada contendo 15 a 22% (em base de matéria seca) são toleráveis. As com baixo teor de gordura (< 10% em base de matéria seca) precisam do aumento da ingestão de alimento para satisfazer as necessidades calóricas.

Alimentos de eliminação

Existem muitas dietas com novas fontes de proteínas, como hidrolisados proteicos, pato, veado, coelho, canguru, carneiro e peixe.

Alimentos sem glúten e sem gliadina

Diversos antígenos potenciais são encontrados na farinha quando grãos de cereais são processados. A gliadina, um polipeptídio, é responsável pelas enteropatias sensíveis ao glúten e encontrada na farinha de trigo, na cevada, no centeio, no trigo-sarraceno e na aveia. Não está presente em grãos integrais nem em farinhas produzidas a partir de arroz e milho.

Alimentos monoméricos

Os alimentos monoméricos são alimentos líquidos hidrossolúveis contendo nutrientes em formas simples. Além disso, são hipoalergênicos, pois exigem digestão mínima para sua absorção. Contudo, são de alto custo e não muito palatáveis.

Fatores do animal

Os gatos com doença faríngea ou esofágica têm dificuldade em deglutir alimento. No entanto, essas doenças são incomuns em gatos. Os gatos com doença gástrica ou do intestino delgado com frequência vomitam e podem apresentar diarreia caracterizada por fezes volumosas aquosas ou inapetência. Podem ocorrer má condição física e perda de peso por causa da incapacidade de comer, pelos vômitos ou pela perda de nutrientes na diarreia. A doença intestinal inflamatória é a causa mais comum de doença do intestino delgado; contudo, outras condições, como neoplasia e obstrução por corpo estranho, podem ocorrer. A doença do intestino grosso em geral está associada a fezes firmes de pequeno volume com muco e/ou sangue e a constipação intestinal ou obstipação.

Fatores da dieta

Os gatos com doença faríngea e doença esofágica devem receber alimentos ricos em proteína (> 40% em base seca), pois a proteína aumenta o tônus esofágico inferior. Alimentar com a dieta rica em gordura (> 25% em base de matéria seca) aumenta a densidade calórica da dieta; no entanto, desacelera o esvaziamento gástrico. Conse-

quentemente, se a motilidade e o esvaziamento gástricos forem preocupantes, a dieta rica em gordura pode não ser indicada.

Existem diversas opções para o manejo nutricional de gatos com gastrenterite inflamatória.[106,280] Além da terapia farmacológica, os gatos podem responder a dietas de eliminação, seja a dieta contendo uma nova fonte de proteínas, a dieta com hidrolisado de proteína e a dieta caseira com ingredientes simples. Provavelmente, as reações inflamatórias ocorrem por meio da interação de uma proteína com um anticorpo direcionado contra ela. *Nova proteína* refere-se a uma única fonte proteica dietética que o gato não recebeu como alimentação antes. Assim, não deverá ser provocada resposta inflamatória.[106] Ter uma dieta com hidrolisado proteico significa administrar uma em que a proteína tenha sido hidrolisada até um tamanho tal não reconhecido pelas células processadoras de antígenos e anticorpos, tipicamente abaixo de 12.000 dáltons.[43] A dieta caseira costuma compreender ingredientes unitários não processados. No processamento de alimentos, produtos finais de proteína glicada podem ser produzidos por meio da reação de Mallard e esses produtos finais glicados podem induzir uma resposta inflamatória. Alimentar com comida não processada diminui a exposição a esses produtos finais da glicação e a subsequente resposta inflamatória.[156]

Os gatos com doença do intestino grosso podem responder a uma dieta de eliminação ou uma dieta rica em fibras (> 5% em base de matéria seca).[63,202,247,280] As fibras da dieta aumentam o bolo fecal, o que estimula a contração do cólon; entretanto, aumentam o volume fecal, o que pode exacerbar a constipação intestinal.[247] As recomendações dietéticas para gatos com doença intestinal inflamatória estão resumidas no Boxe 18.2.[61]

Fatores da alimentação

A mudança da dieta ou da formulação desta, como uma dieta caseira, pode ser necessária para tratar gatos com doença intestinal. Administrar refeições menores ou restringir a quantidade consumida em uma refeição podem ser atitudes benéficas.

Boxe 18.2 Recomendações dietéticas para gatos com doença intestinal inflamatória

1. Gordura: 15 a 25% quando administrar dieta altamente digerível ou 9 a 18% em base de matéria seca ao administrar dieta rica em fibras
2. Proteína: > 35% em base de matéria seca. Ao empregar uma dieta com proteína limitada (eliminação), restringir a proteína a uma ou duas fontes e usar uma fonte de proteína que o gato não tenha consumido anteriormente (nova proteína)
3. Fibra: < 5% em base de matéria seca para dieta altamente digerível ou 7 a 15% para alimentos ricos em fibra
4. Digestibilidade: acima de 87% para proteína e acima de 90% para gordura e carboidrato digerível na dieta altamente digerível, ou > 80% para proteína e gordura e > 90% para carboidrato na dieta rica em fibra

Doença hepática

O fígado é um órgão metabolicamente ativo envolvido na digestão e no metabolismo de nutrientes, na síntese (p. ex., albumina), no depósito (p. ex., glicogênio), na remoção de substâncias nocivas ambientais e endógenas e no metabolismo de agentes químicos e toxinas. Ele influencia o estado nutricional por meio da síntese e da excreção de ácidos biliares no trato gastrintestinal e seu papel central no metabolismo intermediário de proteínas, carboidratos, lipídios e vitaminas. As causas mais comuns de doença hepática felina são distúrbios inflamatórios (complexo colangite-colângio-hepatite), lipidose, neoplasia (particularmente linfoma) e anomalias portovasculares.[194] Para mais informações sobre doenças hepáticas, ver Capítulo 23. Em geral, direciona-se o tratamento nutricional de doença hepatobiliar para as manifestações clínicas da doença e não à causa específica. Os objetivos do tratamento nutricional de gatos com doença hepática são:

- Manutenção de processos metabólicos normais e homeostase
- Prevenção e tratamento de hepatoencefalopatia
- Promoção de substratos para dar suporte ao reparo e à regeneração hepatocelulares
- Diminuição de lesão oxidativa adicional a tecido hepático lesado
- Correção de distúrbios eletrolíticos.[45]

Fatores do animal

Os animais com doença hepática podem demonstrar diversos sinais clínicos, desde sinal algum até hepatoencefalopatia (caracterizada por ptialismo, vômitos, depressão e, possivelmente, convulsões). Pode haver ou não perda de peso e má condição física, dependendo da gravidade e da cronicidade da doença subjacente. Os gatos podem ou não apresentar hiperbilirrubinemia.

Fatores da dieta

É importante a manutenção da condição e do peso corporais; por isso, a ingestão calórica adequada é fundamental. A lipidose hepática é a consequência de equilíbrio energético negativo com mobilização de tecido adiposo periférico e acúmulo de lipídio intra-hepático.[46] Ao tratar de gatos com lipidose hepática, reverter o equilíbrio energético negativo é muito importante na reversão do processo mórbido. Não é necessária a restrição de proteína, a menos que haja hepatoencefalopatia e hiperamonemia. Pode ocorrer hipopotassemia na doença hepática, alteração relatada em cerca de um terço dos gatos com lipidose hepática;[46] assim, a dieta deverá ser repleta de potássio. Muitas doenças hepáticas estão associadas a estresse oxidativo, que pode induzir a lesão hepatocelular adicional. Administrar dietas com antioxidantes adicionais ou suplementar com antioxidante pode ser benéfico. A disfunção hepática envolve a falta de regulação do metabolismo lipídico; isso é particularmente proeminente na lipidose hepática. A L-carnitina está envolvida no metabolismo lipídico e, embora não

ocorra deficiência de L-carnitina na lipidose hepática,[126] a suplementação com L-carnitina a 250 a 500 mg/dia pode ser benéfica em gatos com lipidose hepática.[44]

As recomendações dietéticas para gatos com doença hepatobiliar estão resumidas no Boxe 18.3.[194]

Boxe 18.3 Recomendações dietéticas para gatos com doença hepatobiliar

1. Dieta rica em energia contendo > 4,2 kcal/g
2. Proteína: 30 a 45% em base de matéria seca, a menos que haja hepatoencefalopatia: 25 a 30% em base de matéria seca
3. Arginina: 1,5 a 2% em base de matéria seca
4. Taurina: > 0,3% em base de matéria seca
5. Potássio: 0,8 a 1,0% em base de matéria seca
6. L-carnitina: > 0,02% em base de matéria seca
7. Vitamina E: > 500 UI/kg
8. Vitamina C: 100 a 200 mg/kg

Fatores da alimentação

Pode ser necessário administrar pequenas refeições, ou facilitar a ingestão de alimentos, usando estimulação farmacológica ou sondas de alimentação. Deve-se ter cautela na administração de medicamentos que exijam metabolismo hepático, como estimulantes do apetite, pois talvez ocorram efeitos colaterais.

Doenças endócrinas | Obesidade

A obesidade é a doença nutricional mais importante em gatos. Com taxa de prevalência estimada de até 40%,[8,166,242] a obesidade deve ser considerada um prejuízo importante em gatos. A maior ênfase em programas de saúde e saúde preventiva de pequenos animais faz da prevenção da obesidade um aspecto importante dos programas de manutenção para cães e gatos. O tratamento para obesidade varia desde casos frustrados àqueles com sucesso. Assim, avaliar e prescrever perda de peso e manutenção do peso, bem-sucedidas e a longo prazo, em geral requerem o manejo de diversos fatores inter-relacionados do paciente e do proprietário. O diagnóstico de doença secundária à obesidade e a orientação e a motivação do proprietário são de responsabilidade do veterinário.

A obesidade é um distúrbio de equilíbrio energético positivo e acúmulo excessivo de tecido adiposo que influi de maneira adversa na qualidade e no tempo de vida. *Obesidade* literalmente significa aumento da gordura corporal, porém a aferição de frações de gordura da composição corporal é difícil na prática. Consequentemente, define-se *obesidade* como peso corporal acima de 15 a 20% do ideal, devido ao acúmulo de gordura corporal.[281] Com frequência, as manifestações negativas na saúde começam nesse nível de excesso de peso e são praticamente uma certeza quando o excesso do peso ideal alcança os 30%. Os riscos à saúde associados são doença musculoesquelética e cardiovascular, diabetes melito, hiperlipidemia, lipidose hepática, maior incidência de câncer, possíveis complicações anestésicas e cirúrgicas, diminuição da tolerância ao calor e da resistência e problemas reprodutivos. A obesidade é uma condição pró-inflamatória, e o tecido adiposo é um órgão endócrino ativo que produz citocinas denominadas adipocinas.[168,221] Isso pode explicar, em parte, a associação entre obesidade e distúrbios inflamatórios, como a osteoartrite.

A patogenia da obesidade é multifatorial e transcende a ideia de apenas ser "energia em excesso que entra e pouca energia despendida."[145] Existem influências genéticas, de sexo e ambientais. Animal morando em apartamento, inatividade, meia-idade, sexo masculino, ser castrado ou não, ser mestiço e determinados fatores da dieta estão associados ao sobrepeso.[166,242] A contribuição do proprietário do animal para o problema pode ser significativa e deve ser compreendida e abordada. Em uma pesquisa com mais de 18.000 proprietários de cães e gatos na Austrália e nos EUA, quase um terço desses proprietários relatou que seus animais de estimação tinham sobrepeso ou eram obesos, porém menos de 1% consideravam a obesidade um problema de saúde.[87] Em outro estudo, na Alemanha, as respostas de 120 proprietários de gatos de interiores, com peso corporal normal, foram comparadas com as de proprietários de gatos com sobrepeso.[133] Os proprietários de gatos com sobrepeso eram mais passíveis de observar o que seus animais comiam e cediam com maior frequência quando pediam comida. Esses proprietários de gatos com sobrepeso foram menos passíveis de despender tempo brincando com seus animais e mostraram ter uma relação diferente com eles. Tais proprietários eram mais passíveis de antropomorfizá-los e considerá-los substitutos da companhia humana.

O diagnóstico da obesidade é a primeira etapa no tratamento da doença. Determinar se um gato apresenta sobrepeso não é difícil; contudo, é difícil a determinação precisa do grau de sobrepeso e do peso ideal do gato. Muitos proprietários subestimam a condição corporal de seu gato, e os veterinários podem não perceber a obesidade. É importante documentar o peso corporal no prontuário. Na verdade, os veterinários podem ser parte do problema. Em determinado estudo, prontuários relataram de modo bem discrepante o sobrepeso e a obesidade em gatos quando os resultados da contagem de condição corporal (CCC) foram comparados com diagnósticos relatados.[166] Por exemplo, a prevalência de obesidade definida por CCC na população estudada foi de 6,4% em comparação com 2,2% quando obesidade era definida por um código diagnóstico registrado no prontuário. Além de registrar o peso corporal, pode ser útil calcular a alteração percentual do peso desde a última consulta e compará-lo a um ganho de peso semelhante em uma pessoa. Por exemplo, um gato de 4 kg que ganhou 0,5 kg aumentou seu peso corporal em cerca de 12%; isso equivale a um ganho de peso de 6,3 kg para um indivíduo de 54,5 kg.

A contagem de condição muscular e a CCC proporcionam mais informações com relação à adequação do peso corporal do gato à sua condição geral.* Existem diversos sistemas CCC; os mais utilizados são as escalas de 5 pontos e 9 pontos (ver Tabela 16.2).† Em ambas as escalas, o valor médio (3/5 ou 5/9) é considerado condição ideal, e esses gatos apresentam 15 a 25% de gordura corporal. Valores mais baixos na escala são graus de subcondição (gatos apresentando 2/5 ou 3/9 têm 5 a 15% de gordura corporal, e gatos que têm 1/5 ou 1/9 apresentam < 5% de gordura corporal). Enquanto isso, valores mais elevados na escala são graus de condição excessiva (gatos com 4/5 ou 7/9 têm 25 a 35% de gordura corporal, e gatos com 5/5 ou 9/9 têm gordura corporal superior a 35%).[265] Conforme mais dados são gerados, é possível que ocorram revisões das escalas.[265] A contagem de condição muscular avalia massa e tônus musculares.[196] A avaliação da massa muscular envolve exame visual e palpação sobre ossos temporais, escápulas, vértebras lombares e ossos pélvicos. A massa muscular diminuída pode aumentar os índices de morbimortalidade associados a doença.[52]

Fatores do animal

A etapa mais importante consiste em reconhecer que um gato encontra-se com sobrepeso ou obeso. O veterinário deve comparar a CCC com o peso corporal, especialmente com base no histórico produzido pelos exames anuais. Com frequência, o peso corporal ideal de um gato pode ser determinado encontrando seu peso com cerca de 1 ano de idade no prontuário. Os gatos obesos podem exibir sinais clínicos de distúrbios relacionados, como diabetes melito, lipidose hepática e osteoartrite. O veterinário deve obter um bom histórico da dieta, com tipo(s) de alimento administrado, quantidade(s) e frequência.[195] É importante juntar informações sobre lanches, petiscos e comida de mesa que podem ser oferecidos, além de acesso a alimentos no lado de fora da casa se isso for permitido ao gato (Boxe 18.4). Pode ser útil fazer o proprietário manter um diário de alimentos durante 1 ou 2 semanas antes de o programa de perda de peso ser iniciado. Coletar as informações pode ajudar a fazer os proprietários mais conscientes do papel que eles desempenham na obesidade do gato, e também prover informações úteis.

Boxe 18.4 Perguntas após se obter o histórico da dieta

1. Que tipos e quantidades de alimento são administrados?
   - Incluir todos os petiscos e comida de mesa, comida de outros animais de companhia que possa ser consumida, presas e alimentos dados por vizinhos para gatos de rua
   - Incluir alimentos ou recompensas empregados para administrar medicação.
2. Como o alimento é medido?
   - Quem alimenta o gato nas suas refeições regulares? Quem dá petiscos a ele?
   - Quando e onde o gato é alimentado?
   - Existem outros animais de companhia na casa? Em caso afirmativo, cada animal tem uma estação separada para alimentação ou eles podem acessar a comida uns dos outros?

---

* Referências 10, 40, 56, 144, 145, 167, 239, 241, 242, 274.

† Referências 10, 40, 143-145, 239, 241.

Fatores da dieta

Para alcançar a perda de peso até o peso corporal ideal, é necessária a alteração na dieta. Em geral, oferecer menor quantidade do mesmo alimento não dá bons resultados, pois o gato está acostumado a comer a dieta. Assim, essa redução não induz a mudança no metabolismo e pode levar a deficiências. Há duas estratégias dietéticas para induzir a perda de peso em gatos:

1. Dietas ricas em fibra/pobres em carboidratos:
   - Carboidratos: < 40% em base de matéria seca. Evitar açúcares simples e amido
   - Fibras: 7 a 18% em base de matéria seca
   - Gordura: < 15 a 17% em base de matéria seca
   - Proteína: 30 a 55% em base de matéria seca
   - Forma do alimento: evitar alimentos semiúmidos. Os alimentos enlatados podem facilitar a perda de peso mais adequadamente que os secos.

2. Dietas ricas em proteína/pobres em carboidratos:[267]
   - Carboidratos: < 20% em base de matéria seca. Evitar açúcares simples e amido
   - Fibras: em geral < 5% em base de matéria seca
   - Gordura: < 12 a 25% em base de matéria seca
   - Proteína: 30 a 55% em base de matéria seca
   - Forma do alimento: evitar alimentos semiúmidos. Os alimentos enlatados podem facilitar a perda de peso mais adequadamente que os alimentos secos.

Não se sabe qual estratégia dietética funcionará em cada gato individualmente. Se uma estratégia não funcionar, o veterinário deverá mudar para outra.

Recentemente, o primeiro fármaco licenciado para perda de peso em medicina veterinária foi aprovado em cães. Dirlotapide é um inibidor seletivo de proteína de transferência de triglicerídios em microssomo. O agente químico reduz a absorção de gordura e aumenta os sinais de saciedade. Contudo, dirlotapide está contraindicado em gatos porque aumenta o risco de lipidose hepática. Em locais com diversos animais em que um cão esteja recebendo o medicamento, é importante orientar o proprietário quanto a evitar a administração do medicamento aos gatos da casa com sobrepeso ou obesos.

Fatores da alimentação

Os programas de redução de peso consistem em uma abordagem de várias etapas envolvendo o comprometimento do proprietário, um plano de alimentação e comunicações e monitoramento repetidos.[145,281] Os proprietários devem reconhecer que seu gato está obeso e compreender os riscos de saúde associados. Antes de instituir o programa de perda de peso, o veterinário deverá realizar o completo exame físico e obter um banco de dados mínimo (hemograma completo, painel bioquímico, urinálise) para detectar doenças concomitantes. A seguir, deverá ser instituído um plano de alimentação. O veterinário deve primeiramente estabelecer a quantidade de calorias a serem administradas com base em necessidades felinas de energia conhecidas ou estimadas (ver Capítulo 16). Calcular as NER:

$$\text{NER (kcal/dia)} = (\text{Peso corporal}_{kg})^{0,75} \times 70$$

ou

$$\text{NER (kcal/dia)} = (\text{Peso corporal}_{kg} \times 30) + 70$$

Esse número é multiplicado por um fator de 0,8 para induzir a perda de peso de 1 a 2% de peso corporal por semana. O veterinário deve comparar esta necessidade estimada de energia com a ingestão calórica corrente, pois alguns animais precisam de restrição maior a fim de induzir perda de peso.[268] O cálculo para um gato de 8 kg cujo peso corporal ideal é de 5 kg seria:

$$(8 \text{ kg} \times 30) + 70 = 310 \times 0,8 = 248 \text{ kcal/dia}$$

Alcançar uma perda de peso segura de 3 kg levará entre 5 e 9 meses.

O veterinário deve escolher uma dieta comercial, conforme previamente descrito, e recomendar que seja administrada para satisfazer as necessidades de energia estimadas para induzir perda de peso. O profissional deve eliminar ou considerar a comida e os petiscos adicionais na ingestão calórica, que devem ser inferiores a 5% da ingestão calórica diária total. Alguns animais toleram uma alteração súbita na dieta com poucos problemas, embora outros exibam menos problemas gastrintestinais se o alimento for mudado gradualmente durante o período de 7 a 10 dias. Uma nova dieta pode ser prontamente aceita por alguns gatos, porém, será necessário paciência com outros (Boxe 18.5).

O objetivo da redução de peso consiste em reduzir o excesso de tecido adiposo do gato. No entanto, também ocorre perda de massa muscular magra. Administrar uma dieta rica em proteína está associado a menos perda de músculo magro.[267] Além disso, o aumento das fibras na dieta está associado a diminuição da digestibilidade proteica;[75] consequentemente, são formuladas dietas ricas em fibras para compensar esse fato. É importante os proprietários se assegurarem de que o gato obeso continuará a comer por causa do risco de lipidose hepática. A L-carnitina (250 a 500 mg/dia, via oral) mostrou-se benéfica na prevenção da lipidose hepática associada a perda de peso em gatos obesos.[24,48] As dietas devem conter mais de 500 ppm.

Embora a administração por refeições esteja associada a perda de peso mais consistente, às vezes não é possível, dependendo do gato. Proporcionar uma quantidade medida de alimento durante o período de 24 h alcança o mesmo objetivo. Usar esconderijos para alimento ou esconder alimento em diferentes localizações proporciona ambiente mais estimulante e provoca o gasto de energia (Figuras 18.2 e 18.3). Ao administrar dietas secas, alguns proprietários consideram o uso de porções pré-pesadas de alimento mais aceitável que medir a quantidade de alimento diariamente em uma xícara.[23] Em locais com vários gatos, o proprietário deve se esforçar para evitar que o gato obeso coma o alimento oferecido aos não obesos. Isso pode ser feito separando-se os gatos e limitando-se o tempo para consumo de alimento. Outra estratégia consiste em oferecer alimentos para os gatos não obesos em uma área na qual o gato obeso não consiga entrar (p. ex., uma caixa com um orifício que possibilite a passagem apenas dos gatos não obesos). Muitos proprietários se acostumaram a usar alimento e petiscos para aumentar a ligação com seu gato e erroneamente acreditam que comer é um evento social para gatos, assim como é para os humanos. Além disso, com frequência os proprietários percebem

Boxe 18.5 Como mudar a dieta de um gato

A transição para uma nova dieta deve ser lenta, em especial em gatos acostumados a um tipo ou um sabor de alimento. É mais fácil fazer a transição de gatos para um novo alimento semelhante na textura e na forma do antigo. Evitar a mudança na dieta quando o gato estiver estressado devido a dor, doença ou separação do proprietário (p. ex., enquanto hospitalizado ou hospedado). Aguardar a condição do gato melhorar, voltar a comer normalmente e estar em casa antes de mudar para a nova dieta. A paciência é uma virtude ao trocar dietas; pode levar 1 ou 2 meses para a transição bem-sucedida. Orientar os proprietários acerca de expectativas realistas pode ajudar a melhorar a adesão. Monitorar o peso corporal do gato durante as transições da dieta e intervir voltando à dieta antiga ao longo de algumas semanas se ocorrer perda superior a 10%.

1. A administração de alimentos por refeições faz a transição para a nova dieta mais fácil do que a administração *ad libitum*, pois o gato é mais passível de estar com fome na hora da refeição. A transição para administrar às refeições pode ser feita deixando alimento exposto durante 1 h, 2 a 3 vezes/dia. Com frequência, é mais fácil iniciar este processo durante a hora do dia quando o proprietário costuma estar fora de casa e não pode ser tentado a alimentar o gato fora do agendamento

2. Oferecer o novo alimento junto com o antigo, em vez de suspender subitamente o antigo. O ideal é os dois alimentos estarem no mesmo tipo de recipiente familiar. Talvez seja necessário oferecer um novo alimento durante alguns dias até 1 semana, ou mesmo mais, antes de o gato experimentá-lo. Após o gato começar a consumir o novo alimento, diminuir a quantidade do antigo por uma pequena quantidade por dia, para fazer a transição total para a nova dieta durante o período de 1 a 2 semanas

3. Outra opção é misturar o alimento antigo com o novo. Nos primeiros dias, dá-se ao gato uma mistura de 75% do alimento corrente e 25% do alimento novo. A seguir, o índice é mudado para 50:50 nos próximos dias. Ao final da primeira semana, será possível oferecer 25% da dieta corrente e 75% da antiga. A quantidade do novo alimento é aumentada daí para frente até o gato consumir 100% da dieta pretendida

4. Os gatos devem ser expostos tanto ao odor quanto ao gosto de um novo alimento para superar a neofobia. Se a nova dieta for ração enlatada, pode ser útil esfregar uma pequena quantidade na pata dianteira para estimular o gato a lamber e provar o alimento

5. Pode-se enriquecer o odor e o sabor do novo alimento aquecendo-o levemente ou acrescentando poucas quantidades (cerca de 1 colher de sopa) de caldo de atum ou moluscos ou caldo de frango pobre em sal.

A comunicação e o monitoramento são importantes. O gato deve ser pesado em semanas alternadas, e o peso corporal, anotado em um gráfico. Os proprietários devem estar cientes de que poderá ser necessário ajustar a quantidade de alimento, especialmente considerando-se que os gatos, com frequência, perdem peso de modo constante no início da dieta e depois alcançam um platô. Muitos gatos obesos precisam de 12 meses para uma perda de peso segura. Diversos proprietários consideram que os comportamentos de fome aprendidos (p. ex., vocalização, procura da atenção) aumentam em frequência e intensidade depois que o plano de perda de peso é estabelecido, e alguns não conseguem lidar com isso. É importante para o proprietário ter expectativas realistas e entender e prever alguns dos problemas que podem surgir.

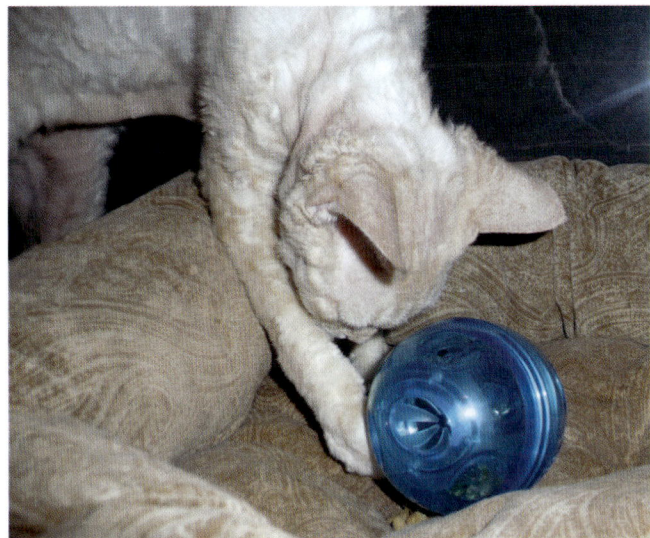

Figura 18.2 Esconderijo de alimento para estimular o gasto de energia pelo gato para conseguir alimento. (*Cortesia de Steve Dale.*)

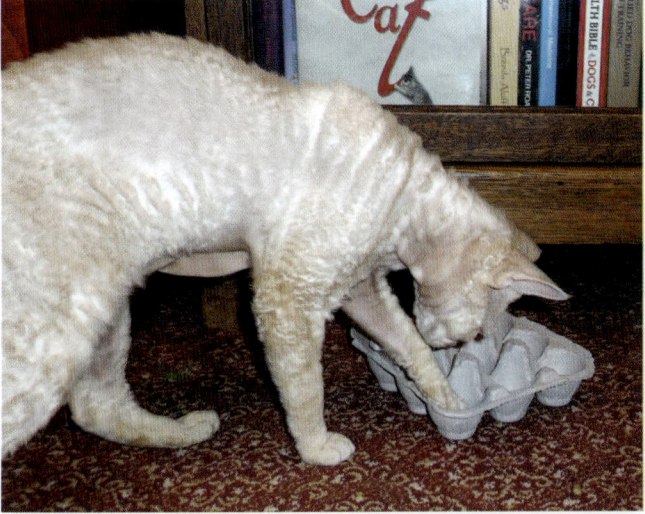

Figura 18.3 Colocar pequenas quantidades de alimento em diferentes compartimentos de uma caixa de ovos estimula os gatos a gastarem energia para conseguir o alimento. (*Cortesia de Steve Dale.*)

erroneamente qualquer vocalização como pedido de alimento. Ensinar os proprietários a interagirem com seus gatos por meio de brincadeiras ou sessões de treinamento pode ser uma parte importante do programa. O enriquecimento ambiental para gatos de interiores pode ser parte integrante do programa de perda de peso.

O veterinário deve usar reforço positivo com o proprietário e recompensar os sucessos. Colocar a perda de peso do gato em um gráfico tornará o progresso mais aparente. Uma fotografia do gato pode ser tirada antes e após a perda de peso ser alcançada e, a seguir, exibida na sala de espera. Alguns proprietários são motivados por diplomas de merecimento. Uma vez que o peso corporal-alvo tenha sido alcançado, a ingestão de alimento deve ser ajustada para manter tal peso. É importante que o proprietário não volte aos hábitos antigos, como deixar o gato comer à vontade, oferecer guloseimas e não assegurar que o gato se exercite. Os proprietários devem entender que será necessário o controle da porção a longo prazo.

A prevenção da obesidade é mais fácil do que tratar a obesidade em gatos. O veterinário deve ensinar os proprietários a manter o bom condicionamento físico do gato durante o crescimento, a fim de que o animal permaneça magro.[9,19,111,120,182] Será necessário ajustar a ingestão de alimento após a castração, pois a gonadectomia reduz as necessidades de energia, embora a ingestão de alimento aumente em semanas após a cirurgia. A cada consulta veterinária, o peso corporal e a CCC devem ser registrados no prontuário.[111,129,233]

Doenças endócrinas | Diabetes melito

O diabetes melito é a doença endócrina mais comum em gatos. Pode ser diabetes melito insulinodependente (DMID), em que ocorre deficiência absoluta de insulina, ou diabetes melito não insulinodependente (DMNID), em que ocorre antagonismo da insulina; entre 50 e 70% dos gatos com diabetes melito recém-diagnosticado apresentam DMNID. Os objetivos de tratar um gato com diabetes melito são alcançar e manter condição corporal ideal e manter euglicemia. Gatos obesos com DMNID podem se tornar não diabéticos mediante a perda de peso e o controle dietético.[20,85,135,231] Para mais informações sobre diabetes melito, ver Capítulo 24.

Fatores do animal

A insulina é um hormônio anabólico importante envolvido no metabolismo de energia, proteína, carboidrato e lipídio. Na deficiência de insulina ou no antagonismo de insulina, as vias metabólicas são interrompidas, o que resulta em poliúria/polidipsia, polifagia, perda de peso, perda de massa muscular, diminuição da condição corporal e sinais clínicos de cetoacidose com evolução de DMID (p. ex., vômitos, anorexia, convulsões). Os gatos com DMNID quase sempre são obesos e, em geral, não desenvolvem cetoacidose. Os fatores de risco identificados para DMNID em gatos são confinamento dentro de casa e diminuição da atividade física, o que, provavelmente, resulta em obesidade e resistência à insulina. O tipo de alimento consumido não é necessariamente um risco.[223,248]

Fatores da dieta

O controle dietético de gatos com diabetes melito depende, em parte, de ser DMID ou DMNID. Nos gatos com DMID, a hora certa das refeições com a administração de insulina é vantajosa. Contudo, alguns gatos com diabetes melito ingerem pequenas refeições, mesmo quando alimentados *ad libitum*.[180] As dietas ricas em fibra podem aumentar a sensibilidade da insulina e diminuir a hiperglicemia pós-prandial.[135,203] Em gatos com subcondicionamento em decorrência de DMID não regulada, administrar uma dieta caloricamente rica para aumentar o peso corporal e o condicionamento pode ser necessário enquanto se regula o DMID com insulina.

Como os gatos com DMNID são quase sempre obesos, a perda de peso é um componente importante do tratamento. Muitos gatos podem alcançar remissão diabética mediante a associação entre perda de peso e tratamento com insulina[178] ou apenas perda de peso. As dietas tradicionais de gatos diabéticos foram enriquecidas com fibra para reduzir a absorção pós-prandial de glicose e controlar o peso.[135,203] Muitos gatos respondem a dietas com baixo índice de carboidrato e ricas em proteína. Em estudos até o momento, as dietas com baixo teor de carboidratos e ricas em proteínas estão associadas a melhora dos índices de remissão em comparação com dietas ricas em fibras (68% *versus* 41%) e mantêm mais massa corporal magra durante a perda de peso.* Entretanto, nos gatos que não entram em remissão e precisam de terapia a longo prazo, parece haver pouca diferença entre as dietas. Além disso, alguns gatos respondem mais adequadamente a dietas ricas em fibra, e o controle de peso pode ser mais fácil com um alimento menos denso em termos calóricos. Dá-se preferência a alimento enlatado para gatos diabéticos, a fim de manter a hidratação, reduzir o teor de carboidratos e melhorar a saciedade. As recomendações dietéticas para gatos com diabetes melito estão resumidas no Boxe 18.6.[279]

Boxe 18.6 Recomendações dietéticas para gatos com diabetes melito

Dietas ricas em fibra/ricas em carboidratos:

1. Carboidratos: < 40% em base de matéria seca. Evitar açúcares simples e amido
2. Fibras: 7 a 18% em base em matéria seca
3. Gordura: < 15 a 17% com base de matéria seca
4. Proteína: 30 a 55% em base de matéria seca
5. Forma do alimento: evitar alimentos semiúmidos

Dietas com maior teor proteico/menor teor de carboidratos:

1. Carboidratos: < 20% em base em matéria seca. Evitar açúcares simples e amido
2. Fibras: em geral < 5% em base de matéria seca
3. Gordura: 12 a 25% em base de matéria seca
4. Proteína: 30 a 55% em base de matéria seca
5. Forma do alimento: evitar alimentos semiúmidos

---

* Referências 20, 85, 135, 185, 200, 260.

Os seguintes suplementos foram sugeridos para o controle de gatos com diabetes melito, embora grande parte não esteja comprovada:

- Carnitina (250 a 500 mg/dia, via oral) é importante para a degradação de ácidos graxos de cadeia longa. Ao facilitar a utilização de energia de lipídios, a cartinina protege contra o catabolismo muscular durante a perda de peso. A carnitina também suprime a cetogênese e a acidose em cães famintos e protege a função hepática em gatos em jejum[24,48,124]
- Acredita-se que o cromo aumente o número e a atividade de receptores de insulina. Não existem estudos em gatos com diabetes, apenas em gatos sadios[6]
- Acredita-se que o vanádio tenha atividade insulinossímile. Um estudo mostrou que o vanádio baixava a frutosamina, as necessidades de insulina e os sinais clínicos em gatos diabéticos. Contudo, vômito e anorexia foram efeitos colaterais importantes[179]
- O papel da taurina no diabetes ainda é controverso. Acredita-se que a taurina exerça propriedades antioxidantes e anti-inflamatórias que diminuem a incidência de complicações diabéticas, como neuropatia, retinopatia e doença cardiovascular. Poucas pesquisas avaliaram a taurina para uso em gatos diabéticos
- A suplementação com ácidos graxos ômega em pesquisas em humanos mostrou melhorar o metabolismo lipídico e aumentar a glicólise nas células. No entanto, os ácidos graxos não foram avaliados em gatos com diabetes melito.

Fatores da alimentação

O objetivo consiste em alcançar e manter condição corporal e peso corporal ideais. Para gatos com DMID, a ingestão dietética deve ser equiparada à administração de insulina. Para gatos com DMNID, o peso corporal deve ser diminuído da condição corporal obesa até a condição corporal ótima.

Doenças endócrinas | Hipertireoidismo

Fatores do animal

O hipertireoidismo é um distúrbio clínico associado à produção e à secreção excessivas de tiroxina (T_4). A maioria dos gatos é idosa, com média de idade ao diagnóstico de 13 anos. Os sinais clínicos associados a hipertireoidismo em geral são polifagia com perda de peso, perda de massa muscular, poliúria/polidipsia e hiperatividade. O hipertireoidismo também está associado a miocardiopatia. Como o hipertireoidismo ocorre em gatos mais velhos, pode estar associado a outras doenças, mais comumente insuficiência renal crônica, que pode ser descoberta quando o hipertireoidismo for tratado. Para mais informações sobre hipertireoidismo, ver Capítulo 24.

Fatores da dieta

A maioria dos gatos com hipertireoidismo encontra-se abaixo do peso e do condicionamento; consequentemente, pode ser útil administrar uma dieta caloricamente densa para restabelecer a condição e o peso corporais. Aumentar o teor de gordura da dieta aumenta o conteúdo calórico. Os gatos abaixo do peso devem receber uma dieta contendo níveis mais elevados de proteína; entretanto, deve-se ter cautela por causa da associação entre doença renal e hipertireoidismo. As concentrações de ureia e creatinina sanguíneas devem ser monitoradas. Se houver o desenvolvimento de azotemia associada ao tratamento de hipertireoidismo, a proteína da dieta deverá ser restrita (ver discussão sobre doença renal). As recomendações nutricionais para alimentar gatos abaixo do peso com hipertireoidismo estão resumidas no Boxe 18.7.[279]

Boxe 18.7 Recomendações dietéticas para gatos abaixo do peso com hipertireoidismo

1. Calorias: administrar as necessidades de manutenção do adulto com peso ideal estimado ou conhecido; tipicamente, 1,2 × necessidade de energia em repouso
2. Gordura: < 15 a 25% em base de matéria seca
3. Proteína: 30 a 55% em base de matéria seca, a menos que haja doença renal ou que ela seja descoberta mediante o tratamento do hipertireoidismo
4. Fibra: < 5% em base de matéria seca

Os fatores nutricionais foram apontados na patogenia do hipertireoidismo, embora a etiopatogenia não seja conhecida. Estudos epidemiológicos identificaram o consumo de alimentos enlatados, em especial peixe ou fígado e vísceras, como risco para o desenvolvimento de hipertireoidismo, o que sugere a possibilidade de haver um composto bociogênico na dieta.[130,181,207,270] No entanto, não foi identificado fator bociogênico específico. O iodo é um bociógeno dietético potencial; entretanto, a maioria das rações industrializadas para gatos contém quantidades adequadas de iodo. É importante observar que tais estudos mostram associação, porém não necessariamente uma relação de causa e efeito. Foram identificados outros fatores de risco não nutricionais, como: uso de caixa de areia para gatos; ser um gato de interiores; dormir no chão; ocorrência de doença odontológica; presença de fumante no local de moradia; uso de produtos contra pulgas; e exposição a herbicidas, pesticidas ou defensivos agrícolas.[130,181,207,270]

Fatores da alimentação

Os gatos com hipertireoidismo não tratado frequentemente são esfaimados, embora alguns possam apresentar hiporexia (o chamado "hipertireoidismo apático"), e, com frequência, vomitam. Mediante tratamento, o apetite frequentemente diminui; consequentemente, os proprietários devem garantir a ingestão dietética adequada durante o tratamento. Além disso, a terapia clínica com metimazol ou a descoberta de doença renal durante a terapia podem resultar em hiporexia ou anorexia.

Doenças musculoesqueléticas | Osteoartrite

A osteoartrite (OA) tem diversas etiologias e caracteriza-se por alterações patológicas das articulações sinoviais ou diartrodiais, acompanhadas por dor e incapacitação. Embora não se conheça a prevalência de OA em gatos, foram encontradas evidências radiográficas em 63 dentre 292 gatos (22%) em um estudo.[101] Os sinais clínicos de OA em gatos são diminuição da atividade, relutância em saltar ou subir escada, diminuição da autolimpeza, claudicação, eliminação inadequada, diminuição do apetite e letargia.[18] Para mais informações sobre osteoartrite, ver Capítulo 26.

Fatores do animal

A OA ocorre mais comumente em gatos acima de 10 anos de idade. Em um estudo de gatos com idade superior a 12 anos, examinados por motivos outros além da claudicação, 90% das radiografias realizadas demonstraram OA.[109] Os gatos com sobrepeso têm probabilidade 3 vezes maior de apresentar claudicação não associada a abscesso por mordida de gato.[241] A obesidade pode provocar forças excessivas nas articulações e cartilagem articular, o que leva a inatividade e ganho de peso extra. Contudo, a obesidade é uma condição pró-inflamatória.[38,69,105,282] Consequentemente, a obesidade pode resultar não apenas em forças mecânicas anormais sobre as articulações como também na produção de adipocinas, e a suprarregulação de vias inflamatórias associada à obesidade pode promover inflamação articular e evolução da OA.[222]

Fatores da dieta

Existem poucas informações relacionadas com o tratamento nutricional da OA em gatos. A perda de peso é um componente importante do manejo nutricional da OA em gatos (ver discussão sobre obesidade). Em um estudo, o consumo de dieta contendo níveis elevados de ácidos graxos n-3 (ácidos eicosapentaenoico e docosa-hexanoico) e suplementada com extrato de mexilhão *green-lipped* e glicosamina/sulfato de condroitina melhorou a atividade em gatos com OA.[149] Não existem estudos avaliando a suplementação com ácidos graxos n-3, glicosamina/sulfato de condroitina, antioxidantes ou nutracêuticos em gatos com OA. Conforme mencionado, os ácidos graxos n-3 podem alterar a inflamação por meio da produção de citocinas de número ímpar.[15,38,246] Os antioxidantes retiram os radicais livres que estão em grande quantidade na OA e podem ser benéficos.[17,38] Agentes condromoduladores, como sulfato de condroitina e glicosamina, podem desacelerar a evolução e alterar os processos envolvidos na OA, como estimulação da síntese da matriz de cartilagem, inibindo enzimas catabólicas e aumentando a fluidez do líquido sinovial.[17,38]

Fatores da alimentação

Casos de obesidade devem ser tratados, o que pode exigir mudar de um esquema de oferta de alimentação *ad libitum* para administração de refeições ou alterar a dieta.

Oncologia

O câncer está entre as principais causas de morte não acidental em gatos. O controle nutricional de gatos com câncer tem diversos objetivos. O suporte nutricional pode reduzir ou prevenir toxicose associada à terapia contra o câncer (clínica, cirúrgica, por radiação, ou associada) e pode melhorar alterações supostas no metabolismo associadas ao câncer. Talvez nutrientes específicos possam ser usados para tratar o câncer direta ou indiretamente.[240] Há quatro estágios de alterações metabólicas que podem ocorrer com o câncer:

1. A fase 1 é uma fase pré-clínica, sem sinais clínicos evidentes; as alterações metabólicas são hiperlactatemia, hiperinsulinemia e perfis alterados de aminoácidos.
2. A fase 2 está associada a sinais clínicos iniciais, como anorexia, letargia e perda de peso; as alterações metabólicas são semelhantes àquelas da fase 1.
3. A fase 3 está associada a sinais clínicos avançados, como caquexia, anorexia, letargia e aumento da morbidade associados ao tratamento contra o câncer; as alterações metabólicas são mais profundas do que nas fases 1 e 2.
4. A fase 4 é de recuperação e remissão; em geral, persistem as alterações metabólicas.[240]

O câncer pode causar alterações no metabolismo.[206,276] As anormalidades no metabolismo de carboidratos são intolerância à glicose, resistência à insulina, depuração desacelerada da glicose, secreção anormal de insulina, aumento do *turnover* de glicose, aumento da gliconeogênese, hiperlactatemia, e aumento da atividade do ciclo de Cori (a via em que o ácido láctico é reciclado). As anormalidades do metabolismo lipídico são excessiva depleção da gordura corporal com relação à perda de proteína, diminuição do teor lipídico corporal total, aumento da lipólise, diminuição da lipogênese, hiperlipidemia, aumento das taxas de *turnover* de ácidos graxos livres e glicerol, falha da glicose de suprimir a oxidação de ácidos graxos livres e diminuição da atividade sérica da lipoproteína lipase. As anormalidades no metabolismo de proteína envolvem aumento do *turnover* proteico corporal total, aumento das taxas de síntese de frações proteicas pelo fígado, redução das taxas de síntese de frações de proteína muscular, diminuição da incorporação de aminoácidos ao músculo, aumento da síntese de proteína no fígado, degradação muscular e diminuição dos aminoácidos plasmáticos de cadeia ramificada. Dependendo da localização e da distribuição do câncer, pode ocorrer desnutrição devido à interferência com o ato de comer e a digestão (Figura 18.4).

O tratamento do câncer também produz problemas. A cirurgia aumenta as necessidades nutricionais, especialmente para energia e proteína, e pode comprometer

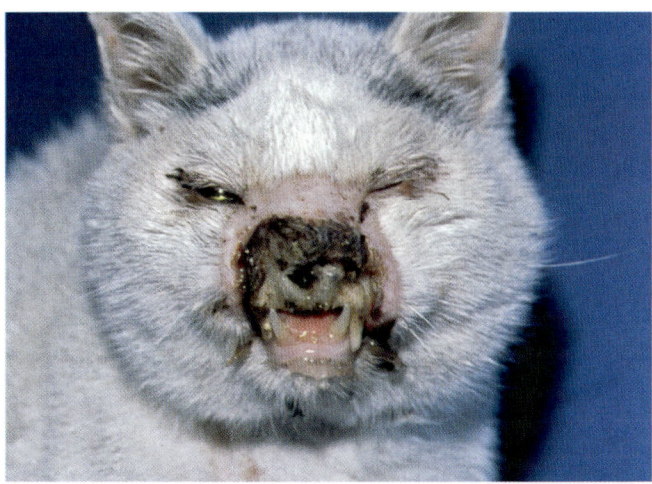

Figura 18.4 Um macho felino de pelo curto doméstico, castrado, de 15 anos de idade com incapacidade de ingerir alimentos por causa de carcinoma escamocelular facial.

a ingestão de alimentos por resultar em má assimilação. A quimioterapia pode induzir anorexia, vômitos, mucosite, infecções e lesão de órgão. A radioterapia pode causar mucosite ou dermatite. As complicações podem aumentar se for empregada terapia multimodal. Para mais informações sobre oncologia felina, ver Capítulo 28.

Fatores do animal

Dependendo do tipo de câncer, de estar disseminado e dos tratamentos realizados, um gato com câncer pode estar condicionado idealmente ou extremamente mal condicionado. Contudo, a obesidade pode estar associada a determinados cânceres.[282] Em um estudo de pacientes felinos com câncer, a massa adiposa estava reduzida em 60% e a massa muscular estava reduzida em 91%; gatos com condição corporal abaixo da ideal apresentavam média de tempo de sobrevida aproximadamente 5 vezes menor do que os gatos que mostravam condição no mínimo ideal.[10]

Fatores da dieta

Não existem estudos sobre as necessidades nutricionais de gatos com câncer. As informações sobre fatores nutricionais para gatos com essa doença derivam das informações produzidas basicamente para cães com linfoma.[205] Gatos com câncer podem não utilizar carboidratos de modo eficiente, mas podem utilizar a gordura preferencialmente; consequentemente, pode ser benéfica uma dieta pobre em carboidratos e rica em gordura. As necessidades proteicas podem ser mais elevadas para ajudar a manter a massa muscular magra. Outros nutrientes que podem ser benéficos são ácidos graxos n-3, antioxidantes e arginina. As recomendações nutricionais para gatos com câncer estão resumidas no Boxe 18.8.[240]

Prevenir a obesidade diminui o risco de câncer em geral e de determinados tipos de câncer (p. ex., câncer de mama).[117,282]

> **Boxe 18.8 Recomendações dietéticas para gatos com câncer**
>
> 1. Carboidratos: < 25% em base de matéria seca
> 2. Gordura: 25 a 40% em base de matéria seca
> 3. Ácidos graxos n-3: > 5% em base de matéria seca com índice ácidos graxos n-6:n-3 de aproximadamente 1:1
> 4. Proteína: 40 a 50% em base de matéria seca
> 5. Arginina: 2% em base de matéria seca

Fatores da alimentação

Como muitos animais apresentam diminuição do apetite ou anorexia, é importante um bom histórico da dieta. Fazer um animal comer pode envolver modificar o tipo de alimento, a textura ou os padrões de alimentação, ou pode envolver estimular o apetite. O suporte nutricional é individualizado. Se possível, o gato deve ser alimentado por via entérica; contudo, poderá ser necessária a nutrição parenteral. Os objetivos da nutrição são manter a condição corporal e a massa muscular magra e minimizar o suporte nutricional do câncer em questão.[10]

Doenças oftalmológicas | Infecção por herpes-vírus

A associação entre nutrição e doenças oftalmológicas em gatos é mínima, além daquelas ligadas a deficiências de nutrientes (ver Capítulo 17). Contudo, lisina e probióticos estão associados ao tratamento de gatos com infecção por herpes-vírus.[68,148,175] Para mais informações sobre infecções por herpes-vírus, ver o Capítulo 29.

Fatores do animal

Em geral, os gatos com infecção ativa por herpes-vírus apresentam sinais respiratórios superiores e queratite puntiforme.[97,172,261] Muitos gatos infectados com herpes-vírus apresentam infecções latentes com recidivas ocasionais, particularmente de doença ocular.[230] Durante infecções ativas, os gatos podem estar anoréxicos.

Fatores da dieta

A lisina, um aminoácido, mostrou-se benéfica no tratamento de gatos com herpes-vírus, embora os dados sejam contraditórios.[68,173–175,224,252] Foi recomendada a dose oral de 400 a 500 mg de L-lisina a cada 12 a 24 h.[174,252] Foram publicados dois estudos avaliando a adição de L-lisina a dietas sob 5% em base de matéria seca; não ocorreu nenhum benefício.[68,175] Existe um pequeno estudo avaliando um probiótico (*Enterococcus faecium* SF68) em gatos com infecção por herpes-vírus; os dados foram inconclusivos, embora em alguns gatos tenha diminuído a morbidade.[148]

Fatores da alimentação

Em geral, não há necessidade de modificar a dieta, embora os gatos com infecção por herpes-vírus, anoréxicos, possam precisar de uma dieta caloricamente rica e palatável. A lisina suplementar pode ser benéfica em alguns gatos.

Medicina pulmonar e torácica | Quilotórax

Quilotórax refere-se ao acúmulo de líquido rico em gordura na cavidade torácica (Figura 18.5). Pode ocorrer como doença idiopática ou estar associado a doença cardíaca ou intratorácica.* O controle do distúrbio subjacente, se identificado, pode ser necessário para tratar quilotórax em um gato. No entanto, em alguns gatos não se encontra causa alguma, e o distúrbio é denominado *quilotórax idiopático*.[21,22,80] O manejo nutricional de gatos com quilotórax idiopático está direcionado para a diminuição do fluxo linfático a partir do trato intestinal e a redução do acúmulo de quilo na cavidade torácica. Para mais informações sobre quilotórax, ver o Capítulo 30.

Fatores do animal

Os gatos com quilotórax idiopático costumam estar na meia-idade.[21,81] Conforme a duração de tempo do quilotórax, o gato pode ou não se encontrar em condição corporal ótima.

Fatores da dieta

A restrição de gordura na dieta pode diminuir a drenagem linfática e a quantidade de acúmulo de quilo na cavidade torácica. As dietas devem conter menos de 12 a 15% de

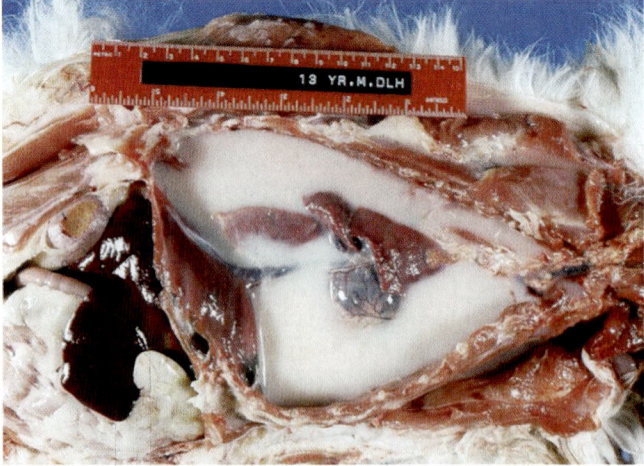

Figura 18.5 Derrame pleural quiloso em felino doméstico macho, de pelo longo, castrado, 13 anos de idade, com quilotórax idiopático.

* Referências 21, 78, 81, 82, 113, 118, 157, 189, 191, 271.

gordura em base de matéria seca. A rutina é um glicosídio flavonoide cítrico encontrado no trigo-sarraceno e que se mostrou benéfica em alguns gatos com quilotórax idiopático. É administrada por via oral a cada 8 h até a resolução do quilotórax – em alguns casos, indefinidamente.[102,139,264] Os mecanismos de ação sugeridos para a rutina são diminuição do extravasamento da linfa a partir dos vasos linfáticos, aumento da remoção de proteínas pelos linfáticos, aumento da fagocitose pela estimulação de macrófagos, aumento do recrutamento de macrófagos em tecidos e aumento da proteólise e da remoção de proteínas de tecidos.[264]

Fatores da alimentação

Os gatos com quilotórax idiopático precisam que sua dieta seja alterada para outra pobre em gordura, a menos que o gato encontre-se gravemente subcondicionado. Administrar quantidades menores de alimentos pode diminuir o derrame quiloso. A rutina é benéfica em alguns gatos.

Toxicologia

Os alimentos, seja para consumo humano ou animal, devem prover nutrientes para a manutenção da saúde; entretanto, às vezes o alimento pode ser a fonte do problema. Basicamente, existem dois tipos de toxicidades que ocorrem com alimentos para animais de companhia, assim como em humanos: agentes infecciosos e toxinas. Reações alimentares adversas adicionais podem ocorrer como resultado de reações imunológicas e não imunológicas, como o consumo de um alimento incompleto ou não balanceado ou uma reação imunológica em decorrência de um alérgeno com origem no alimento. A aflatoxina envolvida em um *recall* recente de ração para animais (nos EUA) foi especialmente hepatotóxica e, com frequência, fatal. No entanto, nem todos os cães expostos à aflatoxina desenvolvem a doença.[251] Bactérias potencialmente patogênicas e zoonóticas foram identificadas em rações para cães, como a *Escherichia coli* O157:H7 (*E. coli* enterotoxigênica),[88] *Salmonella*,[253] *Yersinia enterocolitica, Campylobacter, Clostridium* e *Listeria*.[280] Além disso, parasitos podem ser transmitidos no alimento, em especial no alimento não submetido a cocção, como *Echinococcus, Taenia, Toxocara, Toxoplasma, Trichinella* e *Neospora*. O Centers for Disease Control and Prevention (CDC) (http://www.cdc.gov) oferece informações sobre problemas alimentares relacionados com doenças infecciosas (http://www.cdc.gov/ncidod/diseases/food/index.htm). Toxinas podem ser inadvertida ou intencionalmente adicionadas a uma ração, ou um animal pode consumi-las independentemente de sua dieta. Exemplos de toxinas ingeridas são cebola,[232] lírio [32,107,146,238,254] e melamina-ácido cianúrico.[55,155,220,275]

Pode ser difícil diagnosticar doença associada a alimento, pois os casos frequentemente manifestam-se esporadicamente, sem conexão aparente. É importante reconhecer grupos de casos geograficamente (p. ex., regionalmente) ou durante o mesmo período de tempo (p. ex., animais na mesma casa). O veterinário deve obter o bom histórico da dieta a partir dos proprietários. A introdução de um novo alimento ou de um novo saco de ração, a baixa palatabilidade, ou a aceitação da ração pelo animal de estimação e os felinos ingerindo a mesma ração, seja no mesmo local ou em diferentes moradias, podem proporcionar sinais de problemas com a dieta. O veterinário deve ter em mente que os animais podem manifestar sinais clínicos e históricos semelhantes, porém consumir dietas e recompensas ou petiscos diferentes. O veterinário deve discutir casos com colegas, pois eles podem estar tendo experiências semelhantes. As diretrizes para notificação de doenças e efeitos adversos relacionados com ração estão resumidas no Boxe 18.9.

Boxe 18.9 Notificação de doenças e efeitos adversos relacionados com ração

1. Entrar em contato com o fabricante. Um representante deverá ouvir e obter as informações e também responder a perguntas relacionadas com outras queixas, se houver
2. Nos EUA, entrar em contato com a Food and Drug Administration (FDA): http://www.fda.gov/AnimalVeterinary/default.htm. Questões de segurança relacionadas com ração para pequenos animais podem ser relatadas no Safety Reporting Portal: https://www.safetyreporting.hhs.gov
3. Entrar em contato com a American Veterinary Medical Association (AVMA) para relatar eventos adversos relacionados com fármacos, vacinas e ração animal: http://www.avma.org/animal_health/reporting_adverse_event.asp
4. Para relatar o evento adverso associado a ração animal (ou outro alimento animal), entrar em contato com o coordenador de queixas do consumidor da FDA do seu estado (norte-americano). Informações para contato podem ser encontradas em http://www.fda.gov/Safety/ReportaProblem/ConsumerComplaintCoordinators/default.htm. Ao notificar, incluir o máximo possível de informações, como o nome do produto específico, os números do lote, a descrição e o diagnóstico do veterinário e qualquer outra informação pertinente

---

É importante juntar o máximo possível de informação e guardar também o máximo possível da ração. O veterinário deverá documentar o nome do produto, o tipo de ração, as informações sobre fabricante/distribuidor e o código da data ou código da validade. Uma cópia da embalagem deve ser guardada, se possível. Se um proprietário tiver uma cópia do recibo da compra, poderá ser útil. O veterinário deve manter amostras da ração, mantendo no mínimo quatro latas ou embalagens de ração enlatada ou semiúmida e 1 kg de ração seca. O veterinário não deve enviar todas as amostras para análise e sim manter ou fazer o proprietário manter algumas. Deve-se pedir ao proprietário que documente o consumo da ração pelo(s) animal(is) com o máximo possível de detalhes que puder relembrar. Registros completos, com idade, sexo, raça, sinais clínicos e exames laboratoriais, devem ser guardados. Se um animal morrer, o veterinário deve realizar a necropsia ou solicitar uma, assegurando avisar ao laboratório diagnóstico que realiza a necropsia que existe suspeita de toxicidade. Amostras de tecido e líquido devem ser coletadas, se possível. Todas as comunicações com o fabricante e com a Food and Drug Administration (FDA) e a American Veterinary Medical Association (AVMA) devem ser documentadas. Se outros animais de estimação tiverem sido expostos, também deverão ser testados.

A intoxicação pela ração para animais de companhia ocorre com frequência, embora menos do que ocorre em humanos com relação a outros alimentos. O CDC estima que 76 milhões de norte-americanos adoeçam, mais de 300.000 sejam hospitalizados, e 5.000 morram em decorrência de doenças com origem em alimento, anualmente. Após ingerir alimento contaminado, as pessoas podem desenvolver qualquer condição, desde uma doença branda e curta, com frequência erroneamente chamada de "intoxicação alimentar", até uma potencialmente fatal. O veterinário deve suspeitar de uma doença relacionada com alimento, especialmente se houver evidentes tendências nos abrigos dos animais, no alimento consumido ou em grupos de casos geograficamente. O alimento e as informações devem ser guardados conforme descrito. Os proprietários devem ser instruídos a suspender a alimentação com o alimento suspeito imediatamente. Como solução a curto prazo, os proprietários podem dar a seus animais refeições preparadas em casa, se desejarem. Para diminuir o risco de intoxicação alimentar em animais de estimação, os proprietários devem fazer o seguinte:

- Impedir os animais de comer lixo ou carniça
- Cobrir e refrigerar porções não utilizadas de alimento úmido
- Evitar administrar rações que tenham aspecto ou odor suspeitos
- Usar tigelas e utensílios de aço inoxidável e limpá-los bem
- Estocar ração seca em local frio e seco, livre de pragas.

A Veterinary Information Network (http://www.vin.com) tem uma relação de perguntas realizadas com frequência e informações sobre alimentos caseiros para animais. Foi desenvolvida durante a crise de ração animal desencadeada pelo *recall* devido a melamina-ácido cianúrico (Boxe 18.10).

> ## Boxe 18.10 Receita genérica de alimento caseiro para cão e gato adultos*
>
> Esta receita deve ser administrada por não mais de 2 meses. Os veterinários são aconselhados a agendar uma consulta com o proprietário ao final desse período para rever as necessidades de alimentação e considerar a reinstituição de produtos alimentares industrializados ou consultar um nutricionista clínico.
>
> Esta dieta é adequada para cães e gatos sadios a partir de 6 meses de vida:
>
> * 1/2 quilo de peito de frango fresco, sem pele e sem osso
> * 2 2/3 xícaras de arroz branco cozido
> * 1 colher de sopa de óleo de girassol
> * 1/4 de colher de chá de sal light
> * 1/4 de colher de chá de sal iodado
> * 3 gramas de carbonato de cálcio sem vitamina D: Usar Tums Regular Strength, 6 comprimidos (cada um contém 500 mg de carbonato de cálcio, que proporciona 200 mg de cálcio elementar). Outros preparados com cálcio contêm quantidades diferentes de cálcio. Por exemplo, Tums 500 contém 1.200 mg de carbonato de cálcio, proporcionando 500 mg de cálcio elementar
> * 1 suplemento multivitamínico-mineral adulto Centrum (não usar Silver, Ultra Women's, Ultra Men's ou qualquer outra versão)
> * 1/4 de colher de chá de pó de taurina (ou comprimido de 500 mg). (A taurina é opcional para cães, porém essencial para gatos.)
>
> Refogar no óleo o peito de frango cortado até totalmente cozido. Acrescentar arroz e sal. Moer carbonato de cálcio, comprimido multivitamínico-mineral e suplemento de taurina juntos. Acrescentar à mistura depois que resfriar. Reservar em refrigerador. Podem ser preparadas versões maiores adiantadamente e guardadas no *freezer*.
>
> ### Perfil nutricional
>
> * 40% de proteína (em base de matéria seca [MS])
> * 12% de gordura MS
> * 6% de cálcio MS
> * 4,3% de fósforo
> * 1,4:1 de cálcio: fósforo
> * Calorias: 1.046 kcal por preparado, ou 1,12 kcal/g
> * Tamanho do preparado: 932 g.
>
> Para administrar, calcular as necessidades calóricas e dividir em duas ou mais refeições diariamente. Uma receita deve promover ingestão adequada para um cão de 20 quilos durante 1 dia. Ajustar a ingestão para manter peso corporal ideal.
>
> *Cortesia de Veterinary Information Network, http://www.vin.com.

Cuidados críticos

Doenças críticas podem ser causadas por fatores como traumatismo e doença aguda ou crônica e, com frequência, resultam em inapetência. Indica-se o suporte nutricional para animais que não ingeriram alimento por 3 a 5 dias, apresentam má condição física ou aumentaram as necessidades de nutrição.[49,50,212] Alguns dias de privação de alimento não são prejudiciais para gatos sadios. Contudo, podem ser prejudiciais para um gato doente. Períodos curtos de não ingestão de alimento não são problema, pois o corpo é capaz de utilizar substratos de energia endógenos, como o glicogênio. Durante a privação prolongada de alimento, o corpo muda para um estado hipometabólico, a fim de conservar as proteínas estruturais e funcionais ao máximo possível. Assim, a glicose e os ácidos graxos tornam-se as principais fontes de energia. No entanto, durante períodos de privação de comida associados a estresse e doença, o corpo não consegue utilizar ácidos graxos ou glicose de modo eficaz. Consequentemente, aminoácidos são mobilizados e usados para gliconeogênese, para síntese de DNA e RNA e para produção de proteína de fase aguda. A desnutrição ocorre rapidamente.[123,190, 193,217] É importante lembrar que a administração de líquidos parenterais contendo glicose a 5% não promove suporte nutricional, pois 1 mℓ de glicose a 5% proporciona 0,17 kcal. Para um gato de 5 kg, seriam necessários 1.294 mℓ de glicose a 5% por dia para satisfazer as necessidades de energia em repouso.

Os objetivos de suporte nutricional para pacientes de cuidados fundamentais são:

1. Minimizar desequilíbrios metabólicos
   * Manter hidratação
   * Atenuar distúrbios acidobásicos
   * Atenuar distúrbios eletrolíticos
   * Proporcionar nutrientes específicos à doença.

2. Proporcionar nutrientes para facilitar a recuperação
   * Suprimir resposta hipermetabólica
   * Restaurar ou reverter catabolismo proteico e balanço nitrogenado negativo
   * Manter integridade e função do trato gastrintestinal
   * Otimizar a função imunológica.
3. Manter massa corporal magra e peso corporal.
4. Evitar complicações associadas à readministração de alimentos.

Existem duas "Regras de Ouro" da nutrição: (1) Se o intestino funcionar, usá-lo; (2) simplificar [Menos é mais] (Figura 18.6). A nutrição deve ser provida por via entérica, quando possível, porque é mais fácil, mais segura e é a via mais fisiológica. O máximo do trato gastrintestinal deve ser usado. A via entérica não apenas fornece nutrientes para o animal como um todo; também oferece nutrição aos enterócitos. A manutenção da saúde dos enterócitos é importante para prevenir translocação bacteriana do trato gastrintestinal para a circulação sistêmica ou para os linfáticos e facilitar a recuperação pelo animal.[62] Existem algumas desvantagens potenciais na promoção de nutrição

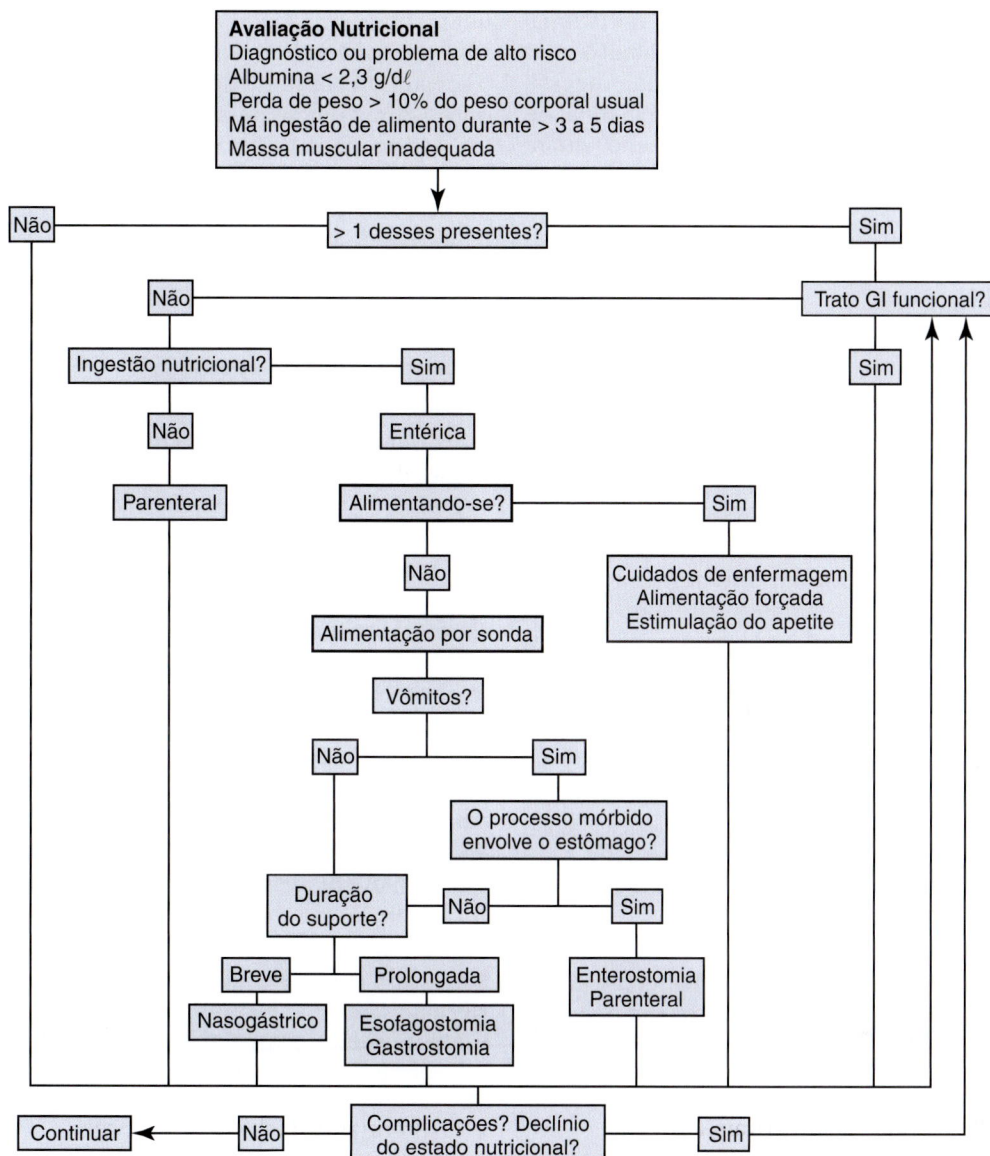

Figura 18.6 Algoritmo para suporte nutricional.

entérica: alguns pacientes não toleram a alimentação entérica, outros não conseguem assimilar nutrientes quando administrados por via entérica e existe o risco de pneumonia por aspiração se ocorrer regurgitação ou vômito. A nutrição parenteral está limitada a pacientes comatosos ou paralisados, e ainda àqueles com disfunção gastrintestinal grave, com vômitos intratáveis, síndromes de má assimilação, pancreatite grave e peritonite. A nutrição parenteral deve ser considerada em animais nos quais a provisão de nutrientes não é possível empregando-se a via entérica.

Fatores do animal

A primeira etapa na promoção de suporte nutricional consiste em determinar se ele está indicado (Figura 18.6). Essa decisão tem por base o histórico e os achados do exame físico. Histórico e exame físico completos, com exames diagnósticos apropriados, são necessários antes de dar início ao suporte nutricional. É importante assegurar que

o gato consiga se alimentar. Doença periodontal grave e câncer bucal são exemplos de etiologias que incapacitam os gatos a se alimentar.

As necessidades de energia em repouso (NER) são estimadas do seguinte modo:

$$NER \ (kcal/dia) = (peso \ corporal_{kg})^{0,75} \times 70$$

ou

$$NER \ (kcal/dia) = (peso \ corporal_{kg} \times 30) + 70$$

Em condições de cuidados críticos, internações ou associadas a doença, as NER são multiplicadas por 1. Em outras palavras, o objetivo consiste em proporcionar NER à maioria dos pacientes. As exceções para tal envolvem os casos de traumatismo grave, lesão da cabeça e queimaduras, em que as necessidades de energia são maiores que as NER, com frequência estando acima do dobro das NER.[57,76,186,225] As necessidades de proteína variam dependendo de ocorrer suporte nutricional entérico ou suporte nutricional parenteral. No suporte nutricional entérico, os gatos adultos devem ser alimentados com 6 g de proteína/peso corporal$_{kg/dia}$. Os gatos que necessitam de restrição de proteína (p. ex., insuficiência renal ou hepatoencefalopatia) são alimentados com menor quantidade (3 a 5 g de proteína/peso corporal$_{kg/dia}$), enquanto os gatos que necessitam de suplementação proteica (p. ex., aqueles com nefropatia com perda de proteínas ou peritonite) são alimentados com maior proporção (> 6 g de proteína/peso corporal$_{kg/dia}$).[158,159,212,229,262] Para o suporte nutricional parenteral, as necessidades proteicas baseiam-se na ingestão calórica. Os gatos adultos devem receber 6 g de proteína/100 kcal por dia, ao passo que os gatos que precisam de restrição de proteína recebem 3 a 5 g de proteína/100 calorias por dia, e os gatos que precisam de suplementação proteica recebem acima de 6 g de proteína/100 calorias por dia. A taurina é um aminoácido essencial para gatos e não é fornecida nas soluções parenterais. A água é fornecida por suporte nutricional, pois a maioria dos gatos anoréxicos não ingere água. As necessidades de líquido de manutenção para gatos adultos são de, aproximadamente, 60 mℓ/kg/dia, porém podem ser superiores nas doenças associadas a perda de líquido (p. ex., insuficiência renal, diarreia, peritonite).[183] Finalmente, o veterinário deve determinar se existem outros nutrientes de interesse, como taurina e ácidos graxos n-3 que devem ser acrescentados ao suporte nutricional ou restritos desse suporte.

Fatores da dieta

A escolha da dieta depende de vários fatores, como provisão ou exclusão de nutrientes específicos para a doença e a via de suporte nutricional.

Fatores da alimentação

O suporte nutricional pode ser realizado empregando-se as vias entérica ou parenteral. A via escolhida depende do paciente individualmente e de sua habilidade de usar o trato gastrintestinal (Figura 18.6).

Via entérica

A nutrição entérica pode ser realizada de diversas maneiras.

■ Cuidados de enfermagem e gerais

Alguns bons cuidados de enfermagem são necessários para estimular um animal a comer. Entre esses cuidados estão alimentar o animal na mão, usando um alimento rico em energia e muito palatável, aquecer o alimento até a temperatura corporal (especialmente importante para gatos), acrescentar água ao alimento, dar agrados ao gato quando ele comer e alimentar o animal em ambiente sem estresse, em que não haja competição. Muitos gatos não comem enquanto estão hospitalizados, porém comerão voluntariamente em casa. Embora com frequência os gatos anoréxicos precisem de internação com fins diagnósticos e terapêuticos, convém eles ficarem internados o menor tempo possível. Quando alimento for oferecido, o gato deverá ser acariciado e receber reforço vocal para estimular o consumo voluntário de alimento. Embora alterar a dieta ou misturar dietas possa estimular o apetite, alguns gatos podem não aceitar alterações na textura da dieta. Se um gato apresentar secreção nasal, as narinas deverão ser limpas. Às vezes, esses esforços são bem-sucedidos, particularmente se for uma doença aguda e transitória. Entretanto, se a anorexia persistir, outros meios devem ser considerados.

■ Estimulantes do apetite

Alguns fármacos podem estimular o apetite (ver Tabela 18.1). Eles não funcionam todas as vezes, porém, quando funcionam, podem dispensar meios mais intensivos de suporte nutricional. Diversos agentes farmacológicos têm sido usados com sucesso variável em medicina veterinária. A mirtazapina é, em parte, um antagonista da serotonina com propriedades antieméticas e estimuladoras do apetite. Diazepam[171] pode causar sedação e deve ser usado com cautela em gatos com doença hepática, pois pode induzir falência hepática.[47] Os glicocorticoides estão associados a efeitos colaterais como catabolismo e antagonismo da insulina, o que limita sua utilidade como estimulantes do apetite.[197] Esteroides anabolizantes não são tão eficazes quanto as benzodiazepinas e podem estar associados a hepatotoxicidade quando usados por períodos prolongados.[110] Além disso, pode haver uma fase de demora entre o início da administração e o início da estimulação do apetite. O acetato de megestrol[58] pode induzir diabetes melito, supressão da adrenal e neoplasia mamária em felinos.[54,119,170,197,219] Nenhum desses agentes químicos funciona de modo consistente e nenhum foi avaliado ainda sob condições controladas.

■ Alimentação forçada

Bolos de alimento na orofaringe estimulam a deglutição, o que pode ser conseguido modelando-se a ração enlatada em formato de almôndega ou utilizando-se uma seringa. Ração enlatada ou produtos veterinários enlatados para convalescentes podem ser administrados por meio de uma seringa (Figura 18.7). É fácil realizar a alimentação forçada; contudo, isso pode aumentar o estresse de um animal doente. Além disso, é difícil realizá-la por pouco mais de alguns dias, e a maioria dos gatos não a tolera bem.

■ Alimentação entérica

A alimentação entérica pode ser realizada colocando-se uma sonda no trato gastrintestinal.[7,49,212] Essas sondas podem ser orogástrica, nasoesofágica, de faringostomia, de esofagostomia, de gastrostomia e de enterostomia.

■ Sonda de alimentação orogástrica

Passar uma sonda de alimentação pela boca até o terço distal do esôfago ou até o estômago é tecnicamente fácil de realizar (Figura 18.8); no entanto, em geral, é muito estressante para gatos adultos. Com frequência, é usada para prover nutrição a filhotes órfãos.

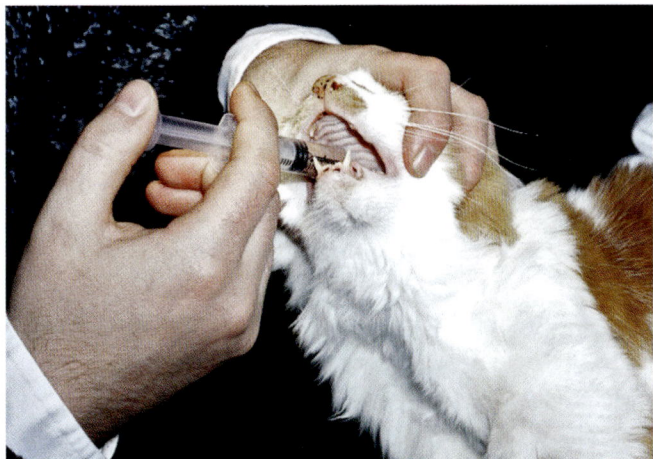

Figura 18.7 Administração de um bolo de ração enlatada homogênea usando uma seringa.

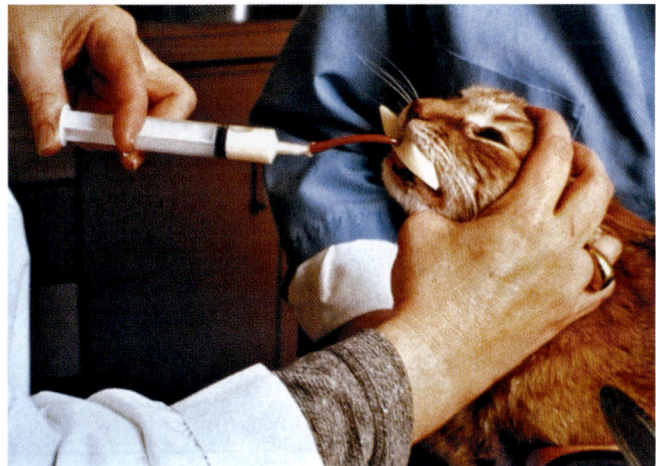

Figura 18.8 Suporte nutricional usando uma sonda de alimentação orogástrica em um felino macho castrado de 4 anos de idade.

▪ Sonda de alimentação nasoesofágica

As sondas de alimentação nasoesofágica são tecnicamente fáceis de serem colocadas e podem ser usadas com segurança em muitos animais (Figura 18.9).[1] Não devem ser usadas se o paciente estiver comatoso ou não apresentar o reflexo do vômito por causa do risco de aspiração. As sondas de alimentação nasoesofágicas não devem ser utilizadas em animais com distúrbios de motilidade esofágica. Essas sondas podem ser aplicadas sem anestesia geral. Entre as complicações da sonda de alimentação nasoesofágica estão rinite, dacriocistite, refluxo esofágico, vômitos, aspiração, pneumonia, remoção inadvertida da sonda e obstrução da sonda.

▸ *Colocação*[29]

É necessário:

- Aplicar 0,5 a 1 mℓ de cloridrato de proparacaína a 5% em uma das cavidades nasais do gato. Inclinar a cabeça para cima para estimular o anestésico local a cobrir a mucosa nasal. Repetir a aplicação para assegurar anestesia local adequada

- Se o gato ficar muito estressado durante a colocação da sonda, induzir sedação leve ou plano leve de anestesia
- Em geral, em gatos com peso inferior a 3 kg, escolher uma sonda de calibre 5 Fr. Em gatos acima de 4 kg, com frequência uma sonda de calibre 8 Fr pode ser inserida. Sondas de alimentação de cloreto de polivinila ou cateteres de borracha vermelha (*red rubber*) são mais adequados por causa da sua flexibilidade. As sondas de poliuretano podem ser preferíveis quando tiverem de ficar colocadas durante muito tempo por causa de sua resistência à degradação.[245] Usar sonda radiopaca para facilitar a confirmação radiográfica da colocação
- Medir o comprimento da sonda na lateral do animal, a partir do plano nasal até a última costela. Se a sonda tiver de terminar no estômago, marcá-la na extremidade proximal com fita adesiva *butterfly*. Se a sonda tiver que terminar no esôfago torácico, puxar o tubo de volta 1 a 5 cm e colocar a fita *butterfly* na extremidade proximal. Em geral, a intubação nasogástrica não está associada a complicações por causa do pequeno diâmetro do tubo
- Lubrificar a sonda com gel de lidocaína a 5% antes da inserção. Manter a cabeça do gato em posição normal para evitar intubação traqueal. Pode ser usado um fio-guia para sondas pequenas e flexíveis
- Inserir a sonda caudoventralmente e medialmente na cavidade nasal (Figura 18.10). Flexionar a cabeça do gato, a fim de facilitar a passagem para a orofaringe e o esôfago. A sonda deve atravessar a orofaringe e estimular o reflexo de deglutição. Quando o gato deglutir, passar a sonda para o esôfago até a distância predeterminada
- Injetar 3 a 5 mℓ de salina estéril na sonda para confirmar sua colocação no esôfago. Se for provocada tosse, remover a sonda e tentar a colocação novamente. Para outra confirmação, injetar 6 a 12 mℓ de ar na sonda e auscultar se ocorrerem borborigmos no xifoide. Se ainda houver incerteza ou se o gato estiver sob anestesia geral, uma radiografia torácica lateral confirmará de modo definitivo

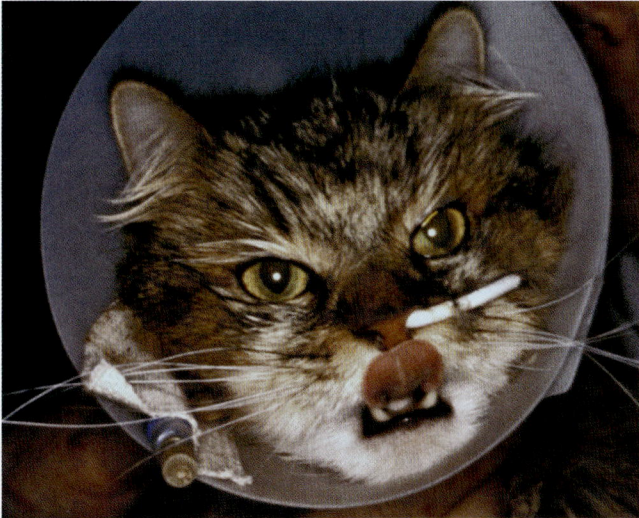

Figura 18.9 Sonda de alimentação nasoesofágica.

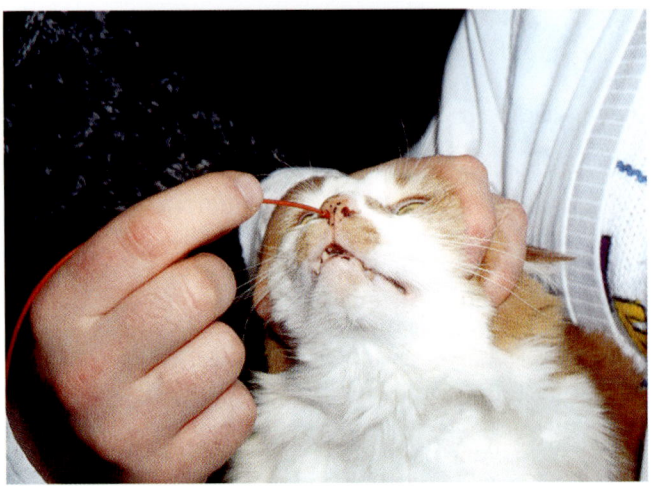

Figura 18.10 Inserção de sonda de alimentação de borracha vermelha na cavidade nasal ventral de um gato para suporte nutricional empregando-se uma sonda de alimentação nasoesofágica.

- Prender a sonda corretamente posicionada à face lateral do nariz com a fita adesiva *butterfly* pré-colocada e novamente no arco zigomático. Isso pode ser feito com suturas. A maioria dos gatos tolerará a sonda sem um colar elisabetano
- Colocar uma coluna de água na sonda e tampá-la quando não estiver em uso e ocluir a extremidade com uma tampa de infusão, com uma válvula de três vias, ou uma tampa de agulha hipodérmica (sem a agulha). Isso evita a ingestão de ar, o refluxo de conteúdo esofágico e a oclusão da sonda pela dieta.

■ **Sonda de alimentação de esofagostomia**

As sondas de esofagostomia são fáceis de serem colocadas, e uma sonda de alimentação de grosso calibre (> 12 Fr) pode ser colocada na maioria dos animais.* As vantagens da sonda de alimentação de esofagostomia são que não há interferência com o consumo voluntário de alimento. Além disso, podem ser usadas papinhas por causa do diâmetro da sonda. As sondas de esofagostomia devem ser colocadas sob sedação intensa ou anestesia geral. A ponta distal da sonda deve terminar no terço distal do esôfago, e não no estômago, a fim de evitar refluxo gastresofágico e esofagite.[59] A sonda não deve ser usada em gatos com distúrbios de motilidade esofágica. Outras complicações são inflamação e infecção no local de saída da sonda e vômito.[154] O vômito pode ocorrer como resultado do distúrbio subjacente, em decorrência da administração excessivamente rápida do alimento ou devido a não aquecer o alimento até próximo da temperatura corporal.

▶ *Colocação*[266]

É necessário:
- Anestesiar e intubar o gato, e posicioná-lo em decúbito lateral direito; realizar a tricotomia e preparar a área cervical a partir da base da orelha até o ponto do ombro (Figura 18.11 A)

* Referências 60, 64, 108, 125, 128, 154, 269.

- Inserir um espéculo para manter a boca aberta
- Passar a extremidade encurvada de uma pinça de Carmalt curva pela cavidade bucal até o terço médio a proximal do esôfago
- Palpar a extremidade encurvada da pinça e fazer uma incisão de 1 cm na pele sobre a extremidade (ver Figura 18.11 B e C)
- Continuar a incisão através do tecido subcutâneo e da parede do esôfago e exteriorizar as pontas encurvadas da pinça
- Apreender a extremidade distal da sonda de alimentação com a pinça encurvada e puxá-la pela incisão para o interior da cavidade bucal e para fora da boca (ver Figura 18.11 D e E)
- Redirecionar a extremidade distal da sonda de alimentação para dentro do esôfago ventralmente até a marca pré-medida. A extremidade distal é presa conforme deixa a cavidade bucal e é inserida ventralmente no esôfago à mão ou empregando a pinça (ver Figura 18.11 F)
- Prender a sonda no pescoço do paciente em seu ponto de saída com uma sutura *finger trap* (ver Figura 18.11 G e H). A sonda pode ser incorporada em uma atadura leve de pescoço
- Colocar uma coluna de água na sonda após a administração de alimento e fechar a extremidade com válvula de três vias, tampa de infusão ou tampa de agulha hipodérmica (sem agulha)
- Quando o tubo estiver pronto para ser removido, não há necessidade de sedação. As suturas são removidas e a sonda é delicadamente puxada. Deixa-se o local da abertura para fechar por segunda intenção.

■ **Sonda de alimentação de gastrostomia**

As sondas de alimentação de gastrostomia podem ser colocadas cirurgicamente por meio de uma pequena incisão de laparotomia ou no momento da cirurgia abdominal, ou não cirurgicamente empregando-se um endoscópio (tubo de gastrostomia endoscópico percutâneo) ou de modo não endoscópico.* As vantagens de um tubo de gastrostomia são que o tubo pode ser usado em animais com doença esofágica ou mais alta. Um tubo de alimentação com calibre maior (16 a 24) pode ser usado de modo que papinhas possam ser administradas. Esse tubo pode ser usado por períodos estendidos de tempo (meses a anos) e não existe inibição mecânica do consumo voluntário de alimento (Figura 18.12). Os gatos tendem a tolerar bem as sondas de alimentação de gastrostomia. Além disso, um dispositivo de sonda de alimentação de gastrostomia de perfil baixo pode ser usado por períodos prolongados de tempo (Figura 18.13). As complicações advindas do uso de sondas de alimentação de gastrostomia são vômito com risco de pneumonia por aspiração (frequentemente associado a administração de alimento frio ou administração muito rápida de alimento), deslocamento da sonda que pode resultar em peritonite ou celulite, infecções periestomais, e dificuldade de manter as ataduras nos gatos.

* Referências 7, 33, 90, 100, 127, 164, 192, 250, 263.

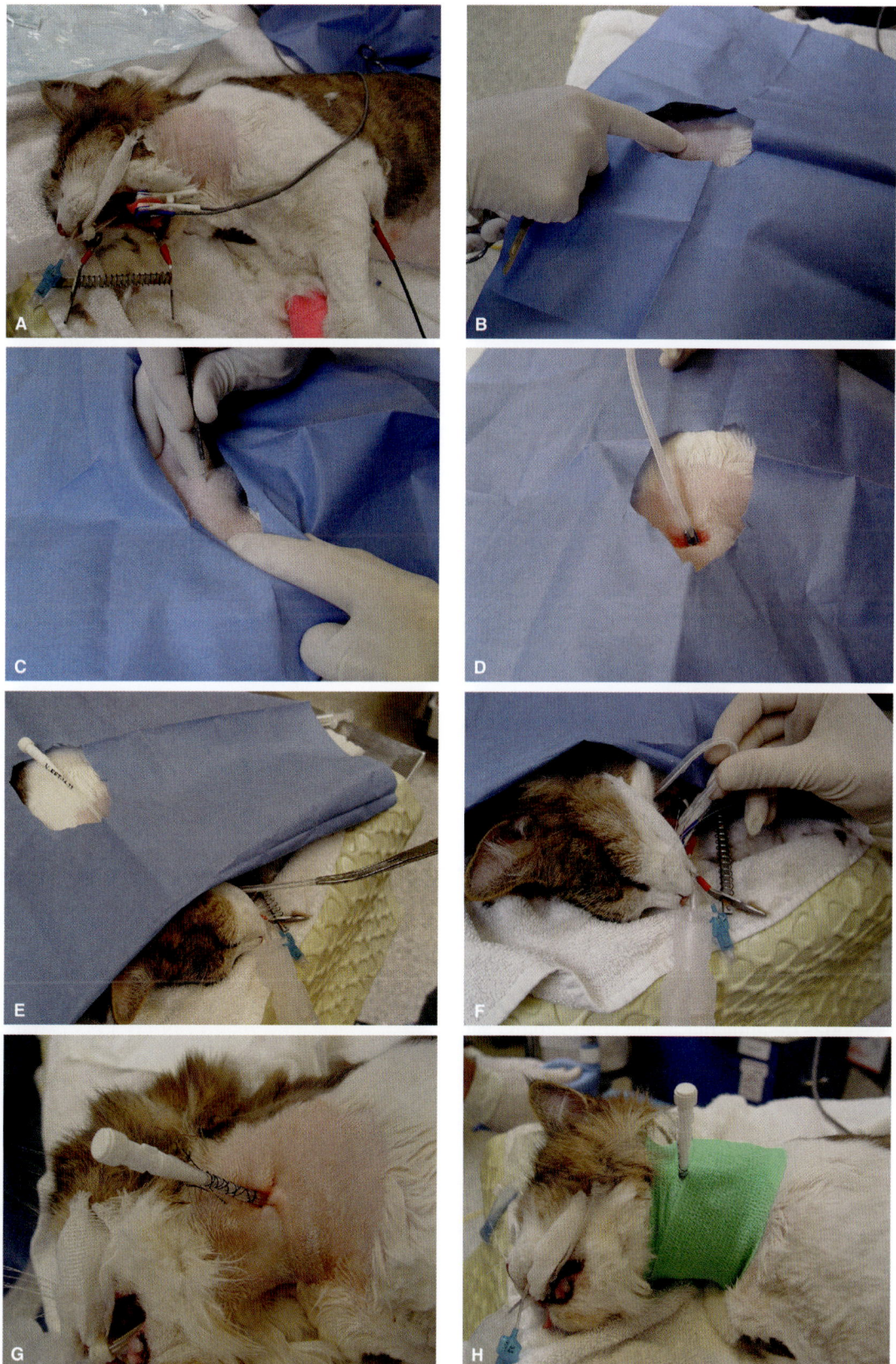

Figura 18.11 A. Colocação de sonda de alimentação de esofagostomia. Anestesiar e intubar o gato, e posicioná-lo em decúbito lateral direito; realizar a tricotomia e preparar a área cervical a partir da base da orelha até o ponto do ombro. Inserir um espéculo para manter a boca aberta. **B** e **C.** Após passar a extremidade de uma sonda de Carmalt curva pela cavidade bucal e para dentro do mesoesôfago, palpar a extremidade da pinça por meio da pele e fazer uma incisão de 1 cm. **D** e **E.** Prender a extremidade distal da sonda de alimentação com a pinça e puxá-la por meio da incisão para dentro da cavidade bucal e para fora da boca. **F.** Redirecionar a extremidade distal da sonda de alimentação e ventralmente pelo esôfago à mão ou usando a pinça até a marca pré-medida. **G** e **H.** Prender a sonda ao pescoço do paciente no ponto de saída com uma sutura e enfaixar levemente. (*De Chan DL: The inappetent hospitalised cat: clinical approach to maximising nutritional support,* J Feline Med Surg *11:925, 2009.*)

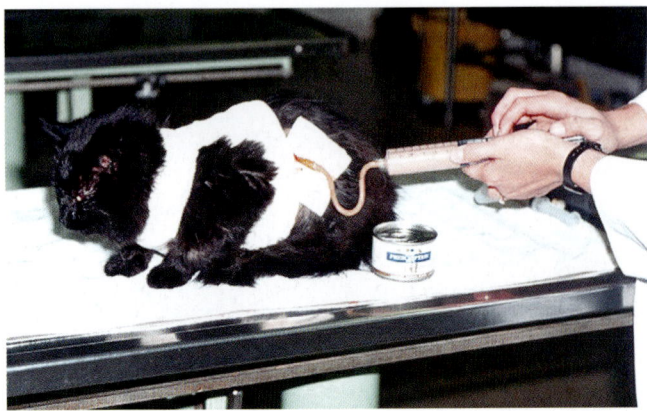

Figura 18.12 Promoção de suporte nutricional a uma fêmea felina doméstica de pelo curto, castrada, de 6 anos de idade e com lipidose hepática idiopática, por meio do uso de sonda de alimentação de gastrostomia colocada com o auxílio do endoscópico percutâneo.

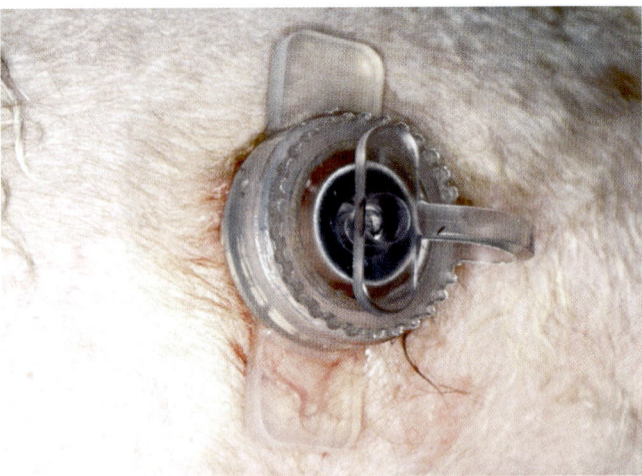

Figura 18.13 Tubo de alimentação de gastrostomia de perfil baixo.

■ Sonda de alimentação de enterostomia

Em geral, as sondas de alimentação de enterostomia são de calibre 5 Fr e colocadas diretamente no duodeno ou no jejuno, seja cirurgicamente ou de maneira percutânea, usando endoscópio.[7,84,115,127,176] A colocação de uma sonda de alimentação de enterostomia pode ser realizada no momento da cirurgia; por isso, é necessário o planejamento cuidadoso para evitar uma segunda cirurgia. As vantagens da sonda de alimentação de enterostomia são que elas não passam pelo estômago e, assim, podem ser usadas em animais submetidos a cirurgia gástrica ou em gatos com pancreatite. Em geral, dietas entéricas líquidas são administradas por sonda de alimentação calibre 5 Fr usando velocidade de infusão constante.

A seleção da dieta administrada por meio de sonda de alimentação depende do diâmetro da sonda e da localização de seu término dentro do trato gastrintestinal. Dietas líquidas ou papinhas homogêneas de alimentos enlatados podem ser administradas por sondas de alimentação calibre 5 Fr e maiores. As papinhas de alimentos enlatados podem ser administradas por meio de sondas de alimentação a partir do calibre 10 Fr. Ao utilizar papinha, o

veterinário deve se assegurar de que não existam pedaços grandes de alimento ou de constituintes dietéticos que possam entupir a sonda.

Convém começar a alimentação por sonda administrando água morna pelo tubo. Se for bem tolerada, dividir o primeiro dia de administração da dieta em seis refeições e administrar a cada 4 h. Se continuar bem tolerado, aumentar o volume do alimento administrado e diminuir a frequência de alimentação. Muitos gatos conseguem suportar 2 a 3 bolos de alimentação diariamente por meio da sonda de alimentação. Infusões sob velocidade constante são usadas para sondas de enterostomia e são iniciadas com a metade da velocidade de administração calculada para as primeiras 6 ou 12 h e, a seguir, aumentadas até o índice total, se bem toleradas. Deve-se assegurar que a sonda de alimentação situe-se adequadamente antes de alimentar por meio da infusão de 6 a 12 mℓ de água morna através do tubo e da observação de sinais clínicos de desconforto. Após a administração da refeição, lavar a sonda com 6 a 12 mℓ de água morna e cobrir a sonda, deixando uma coluna de água dentro dela. Isso ajudará a prevenir a oclusão da sonda com alimento.

Nutrição parenteral

A nutrição parenteral pode ser usada para suporte nutricional a curto prazo, se a nutrição entérica não puder ser usada ou para suplementar a ingestão de alimento por via entérica.* A nutrição parenteral com frequência é considerada "total" se todos os componentes forem utilizados, e "parcial" se forem empregados componentes selecionados. Na verdade, a nutrição parenteral em medicina veterinária não é completa e, por isso, não é "total". É melhor considerar a nutrição parenteral como centralmente administrada, em que a solução é hipertônica, ou perifericamente administrada, em que a solução é isotônica ao plasma. Os componentes da nutrição parenteral têm 3,5 a 10% de aminoácidos com ou sem eletrólitos (fonte de proteínas); 5 a 50% de glicose (fonte de carboidratos); 20% de emulsão de lipídios (fonte de gordura); e vitaminas, minerais e eletrólitos (Figura 18.14). Frequentemente, outras vitaminas além daquelas do complexo B (1 mℓ por litro de líquido parenteral) e minerais são excluídos das formulações para nutrição parenteral em gatos.[198] Os líquidos isotônicos usados na nutrição parenteral apresentam 3,5% de aminoácidos e 5% de glicose. As emulsões de lipídios não exercem tonicidade, embora possam diminuir a tonicidade da solução final. Como regra geral, as soluções que se encontram acima de 600 mOsm/kg (aproximadamente duas vezes a osmolalidade do plasma) devem ser administradas apenas através de um cateter venoso colocado centralmente.

As soluções para a nutrição parenteral devem ser preparadas de modo asséptico e administradas durante não mais que 3 dias, devido ao potencial de contaminação e à degradação da emulsão lipídica. As soluções de nutrição parenteral preparadas podem ser refrigeradas por até 7 dias. Os cateteres venosos usados para a administração de soluções nutricionais parenterais devem ser usados

---

*Referências 49, 51, 53, 158 a 160, 212, 262.

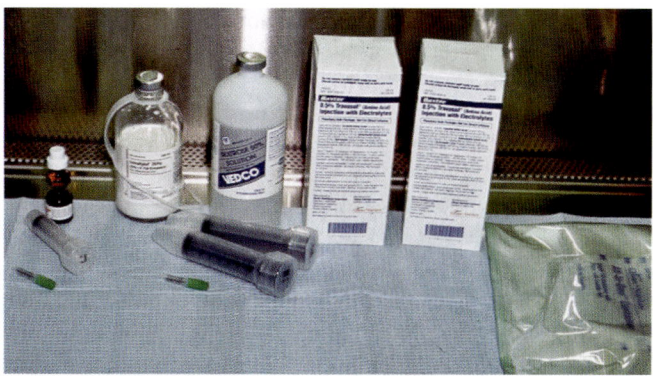

Figura 18.14 Componentes da nutrição parenteral com multivitamínico para infusão, emulsão de lipídios, glicose e solução de aminoácidos.

apenas para suporte nutricional. Eles não devem ser usados para coleta de amostra de sangue ou para a administração de medicações.

■ Nutrição parenteral administrada centralmente

As soluções para nutrição parenteral administradas centralmente são formuladas e compostas no intuito de fornecer aminoácidos, glicose, lipídios, eletrólitos e vitaminas do complexo B. Além disso, podem conter oligoelementos e outras vitaminas (mistura total). São hipertônicas e devem ser administradas por meio de cateter venoso localizado centralmente. As necessidades de energia são calculadas conforme já explicado, e a glicose e os lipídios são usados para satisfazer essas necessidades de energia – alguns autores recomendam incluir calorias proporcionadas por aminoácidos. O teor calórico de glicose a 50% é de 1,7 kcal/mℓ e de lipídios a 20% é de 2 kcal/mℓ. Na maioria dos casos, o índice de glicose com relação a lipídio varia de 40:60 a 60:40, embora outros índices possam ser usados, dependendo do paciente.[158,159,229] As necessidades de proteínas são calculadas conforme descrito previamente, e o volume de aminoácidos infundido é determinado pela solução empregada. A solução com 8,5% de aminoácidos fornece 0,085 g/mℓ e a solução de aminoácidos a 10% fornece 0,1 g/mℓ. Os eletrólitos são fornecidos como um componente da solução de aminoácidos, acrescentados como suplemento ou acrescentados como um cristaloide balanceado à solução de nutrição parenteral. As vitaminas são adicionadas sob a forma de 1 mℓ de vitaminas do complexo B/mℓ da solução, embora existam soluções multivitamínicas e com oligoelementos para adição a soluções de nutrição parenteral.[198] Convém iniciar a infusão com metade da velocidade estimada para as primeiras 8 a 12 h. Nesse momento, verificar as concentrações de glicose e ureia sanguíneas e inspecionar o plasma quanto a lipemia. Se as concentrações estiverem dentro da variação de referência normal e a lipemia não for aparente, aumentar o índice até a administração completa e reavaliar um painel bioquímico após mais 8 a 12 h. Não interromper abruptamente a nutrição parenteral administrada centralmente; diminuir o índice pela metade durante 8 a 12 h; e, a seguir, suspender. As complicações da nutrição parenteral administrada centralmente estão relacionadas com o cateter ou a solução (p. ex., sepse, tromboflebite, remoção inadvertida com cateter) ou com complicações metabólicas (p. ex., hiperglicemia ou hipoglicemia, azotemia, acidose metabólica, desequilíbrios eletrolíticos).[51,160,184,199]

■ Nutrição parenteral administrada perifericamente

A *nutrição parenteral administrada perifericamente* refere-se à administração de um ou dois componentes, como lipídios individualmente, ou à administração de mistura total sob índice abaixo do necessário para a manutenção do paciente.[53,212,229] As soluções para a nutrição parenteral administrada perifericamente podem ser administradas individualmente ou usadas associadas a nutrição entérica. Comumente, administram-se 20% de lipídios como uma fonte calórica; ou 5% de glicose com 3,5% de solução de aminoácidos são administrados como fonte calórica e proteica. As soluções para nutrição parenteral administrada perifericamente devem estar 2 vezes abaixo da osmolalidade plasmática (< 600 mOsm/kg) ou poderá ocorrer tromboflebite.[229]

Pode ocorrer a síndrome da realimentação em gatos que enfrentaram anorexia prolongada, como aqueles com lipidose hepática. A anorexia prolongada induz um estado hipometabólico, conforme já descrito. A realimentação estimula a liberação de insulina, provocando mudanças intensas nos eletrólitos, do espaço extracelular para o intracelular. Isso afeta principalmente fósforo, potássio e magnésio. A hipofosfatemia também pode provocar anemia hemolítica em gatos. Para evitar a síndrome da realimentação, identificar pacientes sob risco, especialmente aqueles que enfrentaram anorexia durante mais de 5 a 7 dias. Os índices iniciais de alimentação não devem exceder as NER básicas do paciente. Fósforo, potássio e magnésio séricos devem ser monitorados, no mínimo, diariamente nos primeiros dias de realimentação. Do mesmo modo, deverá ser fornecida terapia suplementar conforme necessário. Os pacientes também devem ser monitorados com cuidado para sobrecarga de líquido.

Distúrbios do trato urinário | Doença renal crônica

Fatores do animal

Os gatos com doença renal crônica podem exibir sinais clínicos compatíveis com uma doença crônica, como perda de peso, perda de massa muscular, fraca cobertura de pelos e mucosas pálidas; entretanto, podem parecer clinicamente normais.[70,104,150,215] Pode ocorrer doença renal crônica associada a outros distúrbios, como hipertireoidismo.[4,25,138,147] Foram desenvolvidos um sistema de estadiamento e um plano recomendado de tratamento pela International Renal Insufficiency Society (http://iris-kidney.com/). O estadiamento de doença renal crônica (DRC) é realizado após o diagnóstico de DRC, a fim de facilitar o tratamento e o monitoramento apropriados do paciente. O estadiamento baseia-se inicialmente na creatinina plasmática em jejum, aferida no mínimo em duas ocasiões no paciente estável. A seguir, o paciente é subestadiado com base na proteinúria e na pressão arterial sistêmica. Este sistema de estadiamento mostrou ter correlação à sobrevida.[31] Outras variáveis associadas à diminuição da sobrevida em gatos com insuficiência renal crônica são grau de azotemia, proteinúria, leucocitose, anemia, hipertensão arterial sistêmica e cálculos ureterais.* A nefrolitíase não está associada à evolução da insuficiência renal.[236] Para mais informações sobre DRC, ver Capítulo 32.

Fatores da dieta

A modificação da dieta demonstrou melhorar a sobrevida e a qualidade de vida de gatos com DRC.† Como os gatos com DRC apresentam poliúria e polidipsia, pode ser benéfico alimentá-los com ração enlatada. A água para beber deve estar disponível em todos os momentos. Alguns gatos com DRC não bebem adequadamente e precisam de soluções cristaloides suplementares administradas por via subcutânea (75 a 150 mℓ/dia). Se a administração subcutânea de líquido não for possível, a colocação de uma sonda de alimentação (esofagostomia ou gastrostomia) proporciona um meio para administrar líquidos suplementares, nutrição e medicações. Alguns gatos com DRC apresentam diminuição do apetite; por isso, devem receber dieta caloricamente densa (ou seja, dieta rica em gordura). Convém restringir a proteína dietética para 3,8 a 4,4 g/kg/dia, ou 28 a 32% em base de matéria seca. Pode ocorrer hipopotassemia em gatos com DRC (Figura 18.15) e, assim, uma dieta repleta de potássio (0,8 a 1,2% em base de

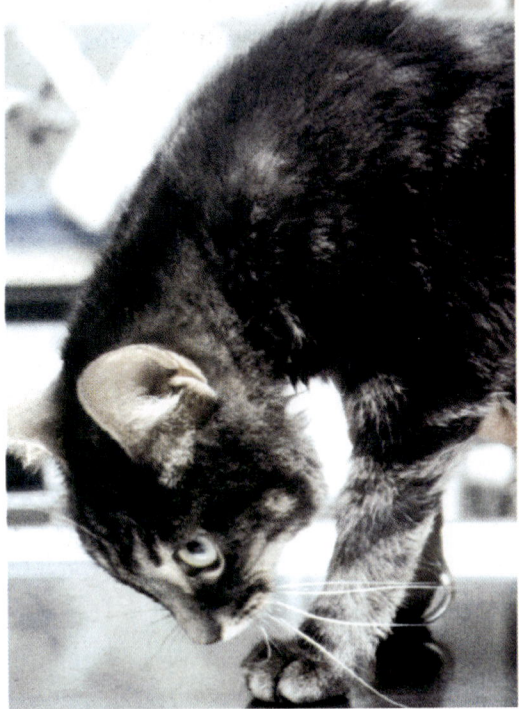

Figura 18.15 Polimiopatia hipopotassêmica em um macho felino doméstico, de pelo curto, castrado, com 16 anos de idade e doença renal crônica.

*Referências 72, 134, 140, 142, 257, 258.
†Referências 2, 3, 11, 73, 74, 112, 214, 216, 218, 235.

matéria seca) deve ser administrada, ou a suplementação fornecida por meio de gliconato de potássio ou citrato de potássio. As dietas para doença renal são quase sempre com restrição de sódio, o que pode ser benéfico quando associada a retenção de líquido e hipertensão arterial sistêmica. Contudo, há evidências de que possam contribuir para hiperpotassemia.[39] Ocorre acidose metabólica com DRC, embora possa não acontecer até uma fase tardia no curso da doença. Convém administrar uma dieta alcalinizante para contrabalançar a acidose metabólica ou suplementar com um agente alcalinizante (p. ex., citrato de potássio). A restrição de fósforo demonstrou modificar a evolução de DRC.[234] A modificação dos ácidos graxos da dieta, com aumento da ingestão de ácidos graxos n-3, mostrou-se benéfica em cães,[16,35-37] porém a eficácia não foi provada em gatos. A DRC é um distúrbio pró-oxidativo, e antioxidantes podem ser benéficos.[34,131,277]

A formulação dietética recomendada para alimentar gatos com insuficiência renal crônica está resumida no Boxe 18.11.[77]

> **Boxe 18.11 Recomendações dietéticas para gatos com doença renal crônica**
>
> 1. Proteína: 28 a 35% em base de matéria seca
> 2. Fósforo: 0,3 a 0,6% em base de matéria seca
> 3. Sódio: < 0,4% em base de matéria seca, se hipertenso
> 4. Cloreto: 1,5 vez o nível de sódio em base de matéria seca
> 5. Potássio: 0,7 a 1,2% em base de matéria seca
> 6. Ácidos graxos n-3: 0,4 a 2,5% em base de matéria seca. A proporção de ácidos graxos n-6:n-3 na dieta deve ser de 1:1 a 7:1
> 7. Vitamina E: > 500 UI/kg da dieta
> 8. Vitamina C: 100 a 200 mg/kg da dieta

Fatores da alimentação

Pode decorrer diminuição do apetite por gastrenterite urêmica. O tratamento envolve oferecer uma dieta bem palatável e caloricamente rica, administrar antagonistas de receptor de histamina$_2$ ou antiácidos, dar refeições pequenas com frequência e empregar sondas de alimentação.[71]

Distúrbios do trato urinário | Urolitíase

Fatores do animal

Diferentes tipos de minerais podem compor a urolitíase; estruvita e oxalato de cálcio ocorrem com maior frequência em gatos adultos.[42,121,210] Em gatinhos, ocorrem com maior frequência urólitos de estruvita e urato causados por infecção. Em adultos jovens, os urólitos de estruvita tipicamente não estão associados a infecção bacteriana do trato urinário. Em gatos mais velhos, ocorrem com maior frequência urólitos de estruvita e oxalato de cálcio causados por infecção.[12] Urólitos do trato urinário superior são quase sempre compostos por oxalato de cálcio.[141,151,237]

A formação de urólitos está associada a etiologias subjacentes diferentes. Urólitos de estruvita estéreis estão associados à administração de refeições *versus* administração de alimentos *ad libitum*, ração seca, aumento de carboidratos, determinadas fontes de proteína e alcalúria.* As condições necessárias para a formação de cristais e urólitos de estruvita envolvem concentração suficiente dos minerais que a compõem (ou seja, magnésio, amônia, e fosfato) e retenção dos componentes no trato urinário por tempo suficiente que possibilite a cristalização. Assim, a produção de pequenos volumes de urina concentrada seria um fator contribuinte. Além disso, deve existir um pH favorável para a precipitação de estruvita (7 e acima). Contudo, muitos gatos com urolitíase de estruvita apresentam pH urinário neutro ou ácido à apresentação.

Os urólitos de oxalato de cálcio estão associados a hipercalcemia (a hipercalcemia idiopática é a causa mais comum em gatos) ou hipercalciúria. Os fatores que predispõem os gatos sem hipercalcemia a hipercalciúria não são bem compreendidos ainda e podem envolver o consumo de níveis elevados de sódio (discutido adiante) e de vitamina D e ácido ascórbico na dieta. Alguns gatos com urólitos de oxalato de cálcio encontram-se levemente acidêmicos, o que pode resultar na mobilização de cálcio excretado na urina. A maioria dos gatos com urólitos de oxalato de cálcio apresenta cálcio sérico normal, porém alguns mostram hipercalcemia moderada, que pode promover excreção urinária de cálcio. Os urólitos de urato estão associados a doença hepática ou a uma alteração subjacente no metabolismo do ácido úrico.[13,188] Os urólitos de cistina estão associados a um erro inato da reabsorção de cistina no túbulo proximal renal.[66] Para mais informações sobre urolitíase, ver Capítulo 32.

Fatores da dieta

Os urólitos de estruvita podem ser dissolvidos mecanicamente, mediante uma dieta calculolítica. Para a dissolução de urólitos de estruvita, administrar uma dieta diurética; pobre em magnésio, fósforo e proteína; e acidificante (pH 5,5 a 6,5). Além disso, convém prescrever antibióticos se os urólitos estiverem associados a infecção.[13,208,209] O tempo médio para a dissolução de urólitos de estruvita estéreis é de 2 a 4 semanas.[13,209]

A formulação dietética recomendada para induzir a dissolução de urólitos por estruvita estéreis em gatos está resumida no Boxe 18.12.[79]

No momento em que foi escrito este livro, não havia rações terapêuticas para a dissolução de urólitos de oxalato de cálcio em gatos. Outros métodos de remoção de urólitos do trato urinário inferior devem ser empregados, como recuperação em cesta cistoscópica, uro-hidropropulsão de eliminação e cistotomia.

A prevenção de urólitos pode envolver mudanças na dieta, já que muitos tipos de urólitos felinos são recidivantes.

Para a infecção causada por urólitos de estruvita, não há necessidade de mudança da dieta. Esses urólitos decorrem de infecção microbiana por um microrganismo que produza urease. Por isso, se uma infecção não recidivar, os urólitos de estruvita induzidos por infecção não recidivarão.[13,244] Os urólitos de estruvita estéreis serão recidivantes se a dieta não for modificada. A formulação dietética recomendada para a prevenção de urólitos de estruvita estéreis está resumida no Boxe 18.13.[79]

O tratamento dietético para prevenir a recorrência de urólitos de oxalato de cálcio depende de o gato ser normocalcêmico ou hipercalcêmico. Em gatos que estejam normocalcêmicos, administrar uma dieta preventiva de oxalato, que é baixa em cálcio e repleta de magnésio e que induz pH urinário neutro a alcalino (> 7).[13,14,99,165] Os gatos com hipercalcemia idiopática devem receber uma dieta rica em fibra e suplementada com citrato de potássio.[187] A formulação dietética recomendada para a prevenção de urólitos de oxalato de cálcio em gatos está resumida no Boxe 18.14.[79]

> ### Boxe 18.12 Recomendações dietéticas para dissolução de urólitos de estruvita estéreis em gatos
>
> 1. Água: alimentos enlatados induzem poliúria e excreção de minerais
> 2. Magnésio: 0,04 a 0,09% em base de matéria seca
> 3. Fósforo: 0,45 a 1,1% em base de matéria seca
> 4. Proteína: 30 a 50% em base de matéria seca
> 5. Sódio: 0,3 a 0,6% em base de matéria seca
> 6. pH urinário: 5,5 a 6,5

> ### Boxe 18.13 Recomendações dietéticas para prevenção de urólitos de estruvita estéreis em gatos
>
> 1. Água: dieta enlatada pode aumentar o volume urinário e diluir compostos calculogênicos potenciais
> 2. Magnésio: 0,04 a 0,14% em base de matéria seca
> 3. Fósforo: 0,5 a 0,9% em base de matéria seca
> 4. Proteína: 30 a 50% em base de matéria seca
> 5. pH urinário: 6 a 6,8

> ### Boxe 18.14 Recomendações dietéticas para a prevenção de urólitos de oxalato de cálcio em gatos
>
> 1. Água: alimentos enlatados aumentam o volume urinário e diluem compostos calculogênicos potenciais
> 2. Magnésio: 0,07 a 0,14% em base de matéria seca
> 3. Fósforo: 0,5 a 1% em base de matéria seca
> 4. Cálcio: 0,6 a 1% em base de matéria seca
> 5. Proteína: 30 a 40% em base de matéria seca
> 6. pH urinário: > 7
> 7. Fibra bruta: > 7% em base de matéria seca se houver hipercalcemia idiopática

---

*Referências 14, 65, 91 a 96, 211, 249.

Uma controvérsia atual no manejo dos urólitos de oxalato de cálcio consiste no teor dietético de sódio. O consumo de níveis altos de sódio pode aumentar a excreção renal de cálcio em humanos. Evidências epidemiológicas sugerem que níveis baixos dietéticos de sódio em alimentos de cães e gatos aumentam o risco de urolitíase por oxalato de cálcio, e as dietas com níveis de sódio dietéticos altos diminuem esse risco.[152,153] Estudos recentes em gatos sadios não encontraram maior excreção de cálcio na urina em resposta a maior ingestão de sal na dieta (mínimo de 1,2% de sódio em base de matéria seca).[137] Em humanos com hipocitratúria, a suplementação com sódio aumentou o volume urinário e diminuiu a saturação urinária para oxalato de cálcio.[255] Contudo, em um estudo em humanos com hipercalciúria, a restrição de sódio diminuiu a excreção urinária de cálcio e o risco de formação de cálculo.[204] Em um estudo em gatos com urólitos de oxalato de cálcio ocorrendo naturalmente, os animais excretaram menos cálcio urinário quando receberam dieta mais pobre em sódio.[165] Em gatos sadios ou naqueles com função renal marginal e hipercalciúria, o aumento do sódio na dieta exacerbou a excreção de cálcio com[136] e sem[39,122,163,273] azotemia ou pressão arterial crescentes. Além disso, em um outro estudo, a restrição de sódio na dieta foi associada à caliurese, ao aumento do risco de hipopotassemia e à diminuição do índice de filtração glomerular em gatos com insuficiência renal crônica induzida.[39] Até que haja mais dados, a administração de cloreto de sódio ou de diuréticos de alça por via oral, que promovem a excreção renal de sódio, para a diurese, deve ser usada com cautela e com monitoramento atento, pois pode aumentar o risco de formação de urólitos de oxalato de cálcio ou o agravamento de azotemia em alguns pacientes. Não se conhecem os níveis recomendados de sódio em alimentos para gatos predispostos à formação de oxalato de cálcio. Dietas com apenas 0,4 g/1.000 kcal de sódio e até 3,5 g/1.000 kcal de sódio estão disponíveis comercialmente.

Para urólitos de urato não associados a doença hepática subjacente, os gatos devem receber uma dieta pobre em proteína, alcalinizante e diurética. O alopurinol não foi estudado em gatos. A formulação dietética recomendada para a prevenção de urólitos de urato em gatos está resumida no Boxe 18.15.

Para o controle de urólitos de cistina, os gatos devem receber uma dieta pobre em proteína, alcalinizante e diurética, semelhante àquela empregada para tratar gatos com urólitos de urato.

Boxe 18.15 Recomendações dietéticas para a prevenção de urólitos de urato em gatos

1. Proteína: 28 a 35% em base de matéria seca
2. Fósforo: 0,3 a 0,6% em base de matéria seca
3. Sódio: < 0,4% em base de matéria seca, se hipertenso
4. Cloreto: 1,5 vez o nível de sódio em base de matéria seca
5. Potássio: 0,7 a 1,2% em base de matéria seca
6. pH urinário: > 7

Fatores da alimentação

A alimentação com livre escolha está associada a acidúria persistente, pois ingerir diversas refeições pequenas por dia reduz a magnitude da onda de alcalose pós-prandial. Conforme o tamanho da refeição aumenta, também aumenta o pH urinário pós-prandial. Por isso, a alimentação *ad libitum* pode não ser a mais apropriada para o controle de urolitíase por estruvita. Administrar uma dieta enlatada pode diminuir o risco de recorrência de urólitos estéreis de estruvita, oxalato de cálcio, urato e cistina, por diminuir as concentrações de compostos calculogênicos na urina. Para gatos que não ingerem ração enlatada, outros métodos podem ser empregados para aumentar a ingestão de água (Boxe 18.16). Monitorar a resposta à terapia dietética por meio de densidade urinária, pH urinário e ausência de cristalúria.

Boxe 18.16 Como aumentar o consumo de água

1. A água de beber deve ser providenciada todos os dias
   - Alguns gatos beberão mais água se lhes for oferecida água filtrada em vez de água da torneira
   - A água pode ser flavorizada com cubos de gelo feitos a partir de ou caldo de atum ou de moluscos
2. Fornecer água em mais de um local
   - Assegurar que as tigelas de água estejam colocadas longe de pratos de alimento. Se possível, bem afastadas das caixas de areia
3. Tentar um tipo diferente de tigela de água
   - Tigelas largas ou rasas podem ser preferidas por alguns gatos; tentar usar uma tigela para água para cães
   - Manter o nível de água próximo à borda; alguns gatos não gostam de colocar a face dentro da tigela
   - Limpar as tigelas de alimento e água, no mínimo, em dias alternados
   - Usar tigelas de aço inoxidável ou de cerâmica; o plástico é mais difícil de limpar e retém odores
4. Tentar promover uma fonte de água corrente, como uma torneira pingando ou uma fonte de água para pés
   - As fontes de água para pés exigem limpeza meticulosa
5. Aumentar a frequência das refeições
   - Prover número maior de pequenas refeições, assegurando que a quantidade total administrada não aumente
6. Acrescentar água a alimento enlatado, mas convém não o tornar ralo demais; alguns gatos aceitam até mesmo água adicionada a rações secas

---

Distúrbios do trato urinário | Cistite idiopática

Fatores do animal

A cistite idiopática é um processo inflamatório estéril que ocorre, em geral, em gatos adultos jovens e é o diagnóstico mais comum em felinos jovens com sinais de doença do trato urinário inferior. Os sinais clínicos são polaciúria, disúria, hematúria e periúria. Os sinais clínicos tendem a ser autolimitantes, com resolução em 3 a 7 dias. Contudo, é comum a recorrência. Os machos podem formar obstrução a partir de tampões uretrais de matriz cristalina frequentemente compostos por estruvita. A fisiopatologia da cistite idiopática não está bem compreendida, mas parece envolver distúrbios das interações entre o sistema nervoso central e o sistema endócrino, com a bexiga como órgão-alvo. Para mais informações sobre cistite idiopática, ver Capítulo 32.

Fatores da dieta

As rações secas podem resultar em urina concentrada e aumento da concentração de compostos cristalogênicos. Embora os gatos que consomem rações secas possam beber mais água do que os gatos que consomem rações enlatadas, eles não aumentam a ingestão de água em quantidades suficientes de compensar o teor de umidade mais baixo das rações secas. Este é um conceito importante para os proprietários entenderem. As rações enlatadas aumentam a ingestão de água e o volume de urina e diminuem a densidade da urina, o que pode ser benéfico.[13,103,177] O aumento da ingestão de água também pode diluir componentes nocivos na urina que poderiam irritar a mucosa da bexiga. O objetivo do tratamento deve objetivar a diminuição da densidade urinária do gato para 1,030 ou abaixo. As dietas acidificadoras *per se* não têm valor no tratamento da cistite idiopática, a menos que exista cristalúria significativa por estruvita.

Fatores da alimentação

Os gatos alimentados *ad libitum* podem apresentar aumento da frequência de micção e maior volume urinário total do que os gatos alimentados por refeições. Administrar uma ração enlatada também aumenta o volume e a frequência da micção e pode ser benéfico em gatos com cistite idiopática. As alterações na dieta são um agente de estresse e devem ser abordadas com cuidado em gatos com cistite idiopática (ver Boxe 18.5). Para gatos que não comem ração enlatada, podem ser empregados outros métodos para aumentar a ingestão de água (ver Boxe 18.16).

Referências bibliográficas

1. Abood SK, Buffington CA: Enteral feeding of dogs and cats: 51 cases (1989-1991), *J Am Vet Med Assoc* 201:619, 1992.
2. Adams LG, Polzin DJ, Osborne CA et al: Effects of dietary protein and calorie restriction in clinically normal cats and in cats with surgically induced chronic renal failure, *Am J Vet Res* 54:1653, 1993.
3. Adams LG, Polzin DJ, Osborne CA et al: Influence of dietary protein/calorie intake on renal morphology and function in cats with 5/6 nephrectomy, *Lab Invest* 70:347, 1994.
4. Adams WH, Daniel GB, Legendre AM et al: Changes in renal function in cats following treatment of hyperthyroidism using 131I, *Vet Radiol Ultrasound* 38:231, 1997.
5. Anderson JG, Harvey CE, Flax B: Clinical and radiographic evaluation of external odontoclastic resorptive lesions in cats (abstract), *J Vet Intern Med* 7:134, 1993.
6. Appleton DJ, Rand JS, Sunvold GD et al: Dietary chromium tripicolinate supplementation reduces glucose concentrations and improves glucose tolerance in normal-weight cats, *J Feline Med Surg* 4:13, 2002.
7. Armstrong PJ, Hand MS, Frederick GS: Enteral nutrition by tube, *Vet Clin North Am Small Anim Pract* 20:237, 1990.
8. Armstrong PJ, Lund EM: Changes in body composition and energy balance with aging, *Vet Clinical Nutr* 3:83, 1996.
9. Backus RC, Cave NJ, Keisler DH: Gonadectomy and high dietary fat but not high dietary carbohydrate induce gains in body weight and fat of domestic cats, *Br J Nutr* 98:641, 2007.
10. Baez JL, Michel KE, Sorenmo K et al: A prospective investigation of the prevalence and prognostic significance of weight loss and changes in body condition in feline cancer patients, *J Feline Med Surg* 9:411, 2007.
11. Barber PJ, Rawlings JM, Markwell PJ et al: Effect of dietary phosphate restriction on renal secondary hyperparathyroidism in the cat, *J Small Anim Pract* 40:62, 1999.
12. Bartges JW: Lower urinary tract disease in older cats: What's common, what's not? In *Health and nutrition of geriatric cats and dogs*, Proceedings, North American Veterinary Conference, Orlando, Fla, 1996.
13. Bartges JW, Kirk CA: Nutrition and lower urinary tract disease in cats, *Vet Clin North Am Small Anim Pract* 36:1361, 2006.
14. Bartges JW, Kirk CA, Moyers T: Influence of alkalinization and acidification on urine saturation with calcium oxalate and struvite and bone mineral density in healthy cats, *Urol Res* 32:172, 2004.
15. Bauer JE: Responses of dogs to dietary omega-3 fatty acids, *J Am Vet Med Assoc* 231:1657, 2007.
16. Bauer JE, Markwell PJ, Rawlings JM et al: Effects of dietary fat and polyunsaturated fatty acids in dogs with naturally developing chronic renal failure, *J Am Vet Med Assoc* 215:1588, 1999.
17. Beale BS: Use of nutraceuticals and chondroprotectants in osteoarthritic dogs and cats, *Vet Clin North Am Small Anim Pract* 34:271, 2004.
18. Beale BS: Orthopedic problems in geriatric dogs and cats, *Vet Clin North Am Small Anim Pract* 35:655, 2005.
19. Belsito KR, Vester BM, Keel T et al: Impact of ovariohysterectomy and food intake on body composition, physical activity, and adipose gene expression in cats, *J Anim Sci* 87:594, 2009.
20. Bennett N, Greco DS, Peterson ME et al: Comparison of a low carbohydrate-low fiber diet and a moderate carbohydrate-high fiber diet in the management of feline diabetes mellitus, *J Feline Med Surg* 8:73, 2006.
21. Birchard SJ, McLoughlin MA, Smeak DD: Chylothorax in the dog and cat: a review, *Lymphology* 28:64, 1995.
22. Birchard SJ, Smeak DD, McLoughlin MA: Treatment of idiopathic chylothorax in dogs and cats, *J Am Vet Med Assoc* 212:652, 1998.
23. Bissot T, Servet E, Vidal S et al: Novel dietary strategies can improve the outcome of weight loss programmes in obese client-owned cats, *J Feline Med Surg* 12:104, 2010.
24. Blanchard G, Paragon BM, Milliat F et al: Dietary L-carnitine supplementation in obese cats alters carnitine metabolism and decreases ketosis during fasting and induced hepatic lipidosis, *J Nutr* 132:204, 2002.
25. Boag AK, Neiger R, Slater L et al: Changes in the glomerular filtration rate of 27 cats with hyperthyroidism after treatment with radioactive iodine, *Vet Rec* 161:711, 2007.
26. Boegehold MA, Kotchen TA: Relative contributions of dietary Na+ and Cl- to salt-sensitive hypertension, *Hypertension* 14:579, 1989.
27. Booij-Vrieling HE, Ferbus D, Tryfonidou MA et al: Increased vitamin D-driven signalling and expression of the vitamin D receptor, MSX2, and RANKL in tooth resorption in cats, *Eur J Oral Sci* 118:39, 2010.
28. Booij-Vrieling HE, Tryfonidou MA, Riemers FM et al: Inflammatory cytokines and the nuclear vitamin D receptor are implicated in the pathophysiology of dental resorptive lesions in cats, *Vet Immunol Immunopathol* 132:160, 2009.
29. Bosworth C, Bartges JW, Snow P: Nasoesophageal and nasogastric feeding tubes, *Vet Med* 99:590, 2004.
30. Boyce EN, Logan EI: Oral health assessment in dogs: study design and results, *J Vet Dent* 11:64, 1994.
31. Boyd LM, Langston C, Thompson K et al: Survival in cats with naturally occurring chronic kidney disease (2000-2002), *J Vet Intern Med* 22:1111, 2008.
32. Brady MA, Janovitz EB: Nephrotoxicosis in a cat following ingestion of Asiatic hybrid lily (*Lilium* sp), *J Vet Diagn Invest* 12:566, 2000.
33. Bright RM: Percutaneous endoscopic gastrostomy, *Vet Clin North Am Small Anim Pract* 23:531, 1993.
34. Brown SA: Oxidative stress and chronic kidney disease, *Vet Clin North Am Small Anim Pract* 38:157, 2008.
35. Brown SA, Brown CA, Crowell WA et al: Does modifying dietary lipids influence the progression of renal failure? *Vet Clin North Am Small Anim Pract* 26:1277, 1996.

36. Brown SA, Brown CA, Crowell WA et al: Effects of dietary polyunsaturated fatty acid supplementation in early renal insufficiency in dogs, *J Lab Clin Med* 135:275, 2000.

37. Brown SA, Finco DR, Brown CA: Is there a role for dietary polyunsaturated fatty acid supplementation in canine renal disease? *J Nutr* 128:2765S, 1998.

38. Budsberg SC, Bartges JW: Nutrition and osteoarthritis in dogs: does it help? *Vet Clin North Am Small Anim Pract* 36:1307, 2006.

39. Buranakarl C, Mathur S, Brown SA: Effects of dietary sodium chloride intake on renal function and blood pressure in cats with normal and reduced renal function, *Am J Vet Res* 65:620, 2004.

40. Burkholder WJ: Use of body condition scores in clinical assessment of the provision of optimal nutrition, *J Am Vet Med Assoc* 217:650, 2000.

41. Campbell KL: Fatty acid supplementation and skin disease, *Vet Clin North Am Small Anim Pract* 20:1475, 1990.

42. Cannon AB, Westropp JL, Ruby AL et al: Evaluation of trends in urolith composition in cats: 5,230 cases (1985-2004), *J Am Vet Med Assoc* 231:570, 2007.

43. Cave NJ: Hydrolyzed protein diets for dogs and cats, *Vet Clin North Am Small Anim Pract* 36:1251, 2006.

44. Center SA: Hepatic lipidosis, glucocorticoid hepatopathy, vacuolar hepatopathy, storage disorders, amyloidosis and iron toxicity. In Guilford WG, Center SA, Strombeck DR et al, editors: *Strombeck's small animal gastroenterology*, ed 3, Philadelphia, 1996, Saunders, p 766.

45. Center SA: Nutritional support for dogs and cats with hepatobiliary disease, *J Nutr* 128:2733S, 1998.

46. Center SA, Crawford MA, Guida L et al: A retrospective study of 77 cats with severe hepatic lipidosis: 1975-1990, *J Vet Intern Med* 7:349, 1993.

47. Center SA, Elston TH, Rowland PH et al: Fulminant hepatic failure associated with oral administration of diazepam in 11 cats, *J Am Vet Med Assoc* 209:618, 1996.

48. Center SA, Harte J, Watrous D et al: The clinical and metabolic effects of rapid weight loss in obese pet cats and the influence of supplemental oral L-carnitine, *J Vet Intern Med* 14:598, 2000.

49. Chan DL: The inappetent hospitalised cat: clinical approach to maximising nutritional support, *J Feline Med Surg* 11:925, 2009.

50. Chan DL, Freeman LM: Nutrition in critical illness, *Vet Clin North Am Small Anim Pract* 36:1225, 2006.

51. Chan DL, Freeman LM, Labato MA et al: Retrospective evaluation of partial parenteral nutrition in dogs and cats, *J Vet Intern Med* 16:440, 2002.

52. Chandler ML: Nutritional support for the hospitalised small animal patient, *Practice* 30:442, 2008.

53. Chandler ML, Guilford WG, Payne-James J: Use of peripheral parenteral nutritional support in dogs and cats, *J Am Vet Med Assoc* 216:669, 2000.

54. Chastain CB, Graham CL, Nichols CE: Adrenocortical suppression in cats given megestrol acetate, *Am J Vet Res* 42:2029, 1981.

55. Cianciolo RE, Bischoff K, Ebel JG et al: Clinicopathologic, histologic, and toxicologic findings in 70 cats inadvertently exposed to pet food contaminated with melamine and cyanuric acid, *J Am Vet Med Assoc* 233:729, 2008.

56. Colliard L, Paragon BM, Lemuet B et al: Prevalence and risk factors of obesity in an urban population of healthy cats, *J Feline Med Surg* 11:135, 2009.

57. Cook AM, Peppard A, Magnuson B: Nutrition considerations in traumatic brain injury, *Nutr Clin Pract* 23:608, 2008.

58. Cooper JH: Megestrol acetate and appetite gain, *Vet Rec* 102:45, 1978.

59. Crowe DT, Downs MO: Pharyngostomy complications in dogs and cats and recommended technical modifications: Experimental and clinical investigations, *J Am Anim Hosp Assoc* 22:493, 1986.

60. Crowe DT, Jr, Devey JJ: Esophagostomy tubes for feeding and decompression: clinical experience in 29 small animal patients, *J Am Anim Hosp Assoc* 33:393, 1997.

61. Davenport DJ, Jergens AE, Remillard RL: Inflammatory bowel disease. In Hand MS, Thatcher CD, Remillard RL et al, editors: *Small animal clinical nutrition*, ed 5, Topeka, Kan, 2010, Mark Morris Institute, p 1065.

62. De-Souza DA, Greene LJ: Intestinal permeability and systemic infections in critically ill patients: effect of glutamine, *Crit Care Med* 33:1125, 2005.

63. Dennis JS, Kruger JM, Mullaney TP: Lymphocytic/plasmacytic colitis in cats: 14 cases (1985-1990), *J Am Vet Med Assoc* 202:313, 1993.

64. Devitt CM, Seim HB III: Clinical evaluation of tube esophagostomy in small animals, *J Am Anim Hosp Assoc* 33:55, 1997.

65. Devois C, Biourge V, Morice G et al: Struvite and oxalate activity product ratios and crystalluria in cats fed acidifying diets. In *Urolithiasis 2000*, Capetown, South Africa, 2000.

66. DiBartola SP, Chew DJ, Horton ML: Cystinuria in a cat, *J Am Vet Med Assoc* 198:102, 1991.

67. Dow SW, Fettman MJ, Smith KR et al: Taurine depletion and cardiovascular disease in adult cats fed a potassium-depleted acidified diet, *Am J Vet Res* 53:402, 1992.

68. Drazenovich TL, Fascetti AJ, Westermeyer HD et al: Effects of dietary lysine supplementation on upper respiratory and ocular disease and detection of infectious organisms in cats within an animal shelter, *Am J Vet Res* 70:1391, 2009.

69. Eckersley RM: Losing the battle of the bulge: causes and consequences of increasing obesity, *Med J Aust* 174:590, 2001.

70. Elliott DA: Nutritional management of chronic renal disease in dogs and cats, *Vet Clin North Am Small Anim Pract* 36:1377, 2006.

71. Elliott DA, Riel DL, Rogers QR: Complications and outcomes associated with use of gastrostomy tubes for nutritional management of dogs with renal failure: 56 cases (1994-1999), *J Am Vet Med Assoc* 217:1337, 2000.

72. Elliott J, Barber PJ: Feline chronic renal failure: clinical findings in 80 cases diagnosed between 1992 and 1995, *J Small Anim Pract* 39:78, 1998.

73. Elliott J, Barber PJ, Rawlings JM et al: Effect of phosphate and protein restriction on progression of chronic renal failure in cats, *J Vet Intern Med* 12:221(abstract), 1998.

74. Elliott J, Rawlings JM, Markwell PJ et al: Survival of cats with naturally occurring chronic renal failure: effect of dietary management, *J Small Anim Pract* 41:235, 2000.

75. Fekete S, Hullar I, Andrasofszky E et al: Reduction of the energy density of cat foods by increasing their fibre content with a view to nutrients' digestibility, *J Anim Physiol Anim Nutr (Berl)* 85:200, 2001.

76. Flynn MB: Nutritional support for the burn-injured patient, *Crit Care Nurs Clin North Am* 16:139, 2004.

77. Forrester SD, Adams LG, Allen TA: Chronic kidney disease. In Hand MS, Thatcher CD, Remillard RL et al, editors: *Small animal clinical nutrition*, ed 5, Topeka, Kan, 2010, Mark Morris Institute, p 865.

78. Forrester SD, Fossum TW, Rogers KS: Diagnosis and treatment of chylothorax associated with lymphoblastic lymphosarcoma in four cats, *J Am Vet Med Assoc* 198:291, 1991.

79. Forrester SD, Kruger JM, Allen TA: Feline lower urinary tract diseases. In Hand MS, Thatcher CD, Remillard RL et al, editors: *Small animal clinical nutrition*, ed 5, Topeka, Kan, 2010, Mark Morris Institute, p 925.

80. Fossum TW: Chylothorax in cats: is there a role for surgery? *J Feline Med Surg* 3:73, 2001.

81. Fossum TW, Forrester SD, Swenson CL et al: Chylothorax in cats: 37 cases (1969-1989), *J Am Vet Med Assoc* 198:672, 1991.

82. Fossum TW, Miller MW, Rogers KS et al: Chylothorax associated with right-sided heart failure in five cats, *J Am Vet Med Assoc* 204:84, 1994.

83. Fox PR, Trautwein EA, Hayes KC et al: Comparison of taurine, alpha-tocopherol, retinol, selenium, and total triglycerides and cholesterol concentrations in cats with cardiac disease and in healthy cats, *Am J Vet Res* 54:563, 1993.

84. Francis H, Bartges JW, Tobias K et al: Enterostomy feeding tubes, *Vet Med* 99:627, 2004.

85. Frank G, Anderson W, Pazak H et al: Use of a high-protein diet in the management of feline diabetes mellitus, *Vet Ther* 2:238, 2001.

86. Freeman LM: Interventional nutrition for cardiac disease, *Clin Tech Small Anim Pract* 13:232, 1998.

87. Freeman LM, Abood SK, Fascetti AJ et al: Disease prevalence among dogs and cats in the United States and Australia and proportions of dogs and cats that receive therapeutic diets or dietary supplements, *J Am Vet Med Assoc* 229:531, 2006.

88. Freeman LM, Michel KE: Evaluation of raw food diets for dogs, *J Am Vet Med Assoc* 218:705, 2001.

89. Freeman LM, Rush JE: Nutrition and cardiomyopathy: lessons from spontaneous animal models, *Curr Heart Fail Rep* 4:84, 2007.

90. Fulton RB, Jr, Dennis JS: Blind percutaneous placement of a gastrostomy tube for nutritional support in dogs and cats, *J Am Vet Med Assoc* 201:697, 1992.

91. Funaba M, Matsumoto C, Matsuki K et al: Comparison of corn gluten meal and meat meal as a protein source in dry foods formulated for cats, *Am J Vet Res* 63:1247, 2002.

92. Funaba M, Oka Y, Kobayashi S et al: Evaluation of meat meal, chicken meal, and corn gluten meal as dietary sources of protein in dry cat food, *Can J Vet Res* 69:299, 2005.

93. Funaba M, Tanak T, Kaneko M et al: Fish meal vs. corn gluten meal as a protein source for dry cat food, *J Vet Med Sci* 63:1355, 2001.

94. Funaba M, Uchiyama A, Takahashi K et al: Evaluation of effects of dietary carbohydrate on formation of struvite crystals in urine and macromineral balance in clinically normal cats, *Am J Vet Res* 65:138, 2004.

95. Funaba M, Yamate T, Hashida Y et al: Effects of a high-protein diet versus dietary supplementation with ammonium chloride on struvite crystal formation in urine of clinically normal cats, *Am J Vet Res* 64:1059, 2003.

96. Funaba M, Yamate T, Narukawa Y et al: Effect of supplementation of dry cat food with D,L-methionine and ammonium chloride on struvite activity product and sediment in urine, *J Vet Med Sci* 63:337, 2001.

97. Gaskell R, Dawson S, Radford A et al: Feline herpesvirus, *Vet Res* 38:337, 2007.

98. German AJ, Holden S, Bissot T et al: Changes in body composition during weight loss in obese client-owned cats: loss of lean tissue mass correlates with overall percentage of weight lost, *J Feline Med Surg* 10:452, 2008.

99. Gisselman K, Langston C, Palma D et al: Calcium oxalate urolithiasis, *Compend Contin Educ Vet* 31:496, 2009.

100. Glaus TM, Cornelius LM, Bartges JW et al: Complications with non-endoscopic percutaneous gastrostomy in 31 cats and 10 dogs: a retrospective study, *J Small Anim Pract* 39:218, 1998.

101. Godfrey DR: Osteoarthritis in cats: a retrospective radiological study, *J Small Anim Pract* 46:425, 2005.

102. Gould L: The medical management of idiopathic chylothorax in a domestic long-haired cat, *Can Vet J* 45:51, 2004.

103. Grant DC: Effect of water source on intake and urine concentration in healthy cats, *J Feline Med Surg* 12:431, 2009.

104. Grauer GF: Early detection of renal damage and disease in dogs and cats, *Vet Clin North Am Small Anim Pract* 35:581, 2005.

105. Greenberg AS, Obin MS: Obesity and the role of adipose tissue in inflammation and metabolism, *Am J Clin Nutr* 83:461S, 2006.

106. Guilford WG, Matz ME: The nutritional management of gastrointestinal tract disorders in companion animals, *N Z Vet J* 51:284, 2003.

107. Hadley RM, Richardson JA, Gwaltney-Brant SM: A retrospective study of daylily toxicosis in cats, *Vet Hum Toxicol* 45:38, 2003.

108. Han E: Esophageal and gastric feeding tubes in ICU patients, *Clin Tech Small Anim Pract* 19:22, 2004.

109. Hardie EM, Roe SC, Martin FR: Radiographic evidence of degenerative joint disease in geriatric cats: 100 cases (1994-1997), *J Am Vet Med Assoc* 220:628, 2002.

110. Harkin KR, Cowan LA, Andrews GA et al: Hepatotoxicity of stanozolol in cats, *J Am Vet Med Assoc* 217:681, 2000.

111. Harper EJ, Stack DM, Watson TD et al: Effects of feeding regimens on bodyweight, composition and condition score in cats following ovariohysterectomy, *J Small Anim Pract* 42:433, 2001.

112. Harte JG, Markwell PJ, Moraillon RM et al: Dietary management of naturally occurring chronic renal failure in cats, *J Nutr* 124:2660S, 1994.

113. Hayes G: Chylothorax and fibrosing pleuritis secondary to thyrotoxic cardiomyopathy, *J Small Anim Pract* 46:203, 2005.

114. Hennet P, Servet E, Soulard Y et al: Effect of pellet food size and polyphosphates in preventing calculus accumulation in dogs, *J Vet Dent* 24:236, 2007.

115. Heuter K: Placement of jejunal feeding tubes for post-gastric feeding, *Clin Tech Small Anim Pract* 19:32, 2004.

116. Hill PB, Lo A, Eden CA et al: Survey of the prevalence, diagnosis and treatment of dermatological conditions in small animals in general practice, *Vet Rec* 158:533, 2006.

117. Hill RC: Conference on "Multidisciplinary approaches to nutritional problems". Symposium on "Nutrition and health." Nutritional therapies to improve health: lessons from companion animals, *Proc Nutr Soc* 68:98, 2009.

118. Hinrichs U, Puhl S, Rutteman GR et al: Lymphangiosarcomas in cats: a retrospective study of 12 cases, *Vet Pathol* 36:164, 1999.

119. Hinton M, Gaskell CJ: Non-neoplastic memmary hypertrophy in the cat associated either with pregnancy or with oral progestagen therapy, *Vet Rec* 100:277, 1977.

120. Hoenig M, Ferguson DC: Effects of neutering on hormonal concentrations and energy requirements in male and female cats, *Am J Vet Res* 63:634, 2002.

121. Houston DM, Moore AE: Canine and feline urolithiasis: examination of over 50 000 urolith submissions to the Canadian veterinary urolith centre from 1998 to 2008, *Can Vet J* 50:1263, 2009.

122. Hughes KL, Slater MR, Geller S et al: Diet and lifestyle variables as risk factors for chronic renal failure in pet cats, *Prev Vet Med* 55:1, 2002.

123. Iapichino G, Radrizzani D, Destrebecq A et al: Metabolic support of the critically ill: 2008 update, *Minerva Anestesiol* 74:709, 2008.

124. Ibrahim WH, Bailey N, Sunvold GD et al: Effects of carnitine and taurine on fatty acid metabolism and lipid accumulation in the liver of cats during weight gain and weight loss, *Am J Vet Res* 64:1265, 2003.

125. Ireland LM, Hohenhaus AE, Broussard JD et al: A comparison of owner management and complications in 67 cats with esophagostomy and percutaneous endoscopic gastrostomy feeding tubes, *J Am Anim Hosp Assoc* 39:241, 2003.

126. Jacobs G, Cornelius L, Keene B et al: Comparison of plasma, liver, and skeletal muscle carnitine concentrations in cats with idiopathic hepatic lipidosis and in healthy cats, *Am J Vet Res* 51:1349, 1990.

127. Jergens AE, Morrison JA, Miles KG et al: Percutaneous endoscopic gastrojejunostomy tube placement in healthy dogs and cats, *J Vet Intern Med* 21:18, 2007.

128. Kahn SA: Placement of canine and feline esophagostomy feeding tubes, *Lab Anim (NY)* 36:25, 2007.

129. Kanchuk ML, Backus RC, Calvert CC et al: Neutering induces changes in food intake, body weight, plasma insulin and leptin concentrations in normal and lipoprotein lipase-deficient male cats, *J Nutr* 132:1730S, 2002.

130. Kass PH, Peterson ME, Levy J et al: Evaluation of environmental, nutritional, and host factors in cats with hyperthyroidism, *J Vet Intern Med* 13:323, 1999.

131. Keegan RF, Webb CB: Oxidative stress and neutrophil function in cats with chronic renal failure, *J Vet Intern Med*, 2010.

132. Keene BW, Panciera DL, Atkins CE et al: Myocardial L-carnitine deficiency in a family of dogs with dilated cardiomyopathy, *J Am Vet Med Assoc* 198:647, 1991.

133. Kienzle E, Bergler R: Human-animal relationship of owners of normal and overweight cats, *J Nutr* 136:1947S, 2006.

134. King JN, Tasker S, Gunn-Moore DA et al: Prognostic factors in cats with chronic kidney disease, *J Vet Intern Med* 21:906, 2007.

135. Kirk CA: Feline diabetes mellitus: low carbohydrates versus high fiber? *Vet Clin North Am Small Anim Pract* 36:1297, 2006.

136. Kirk CA, Jewell DE, Lowry SR: Effects of sodium chloride on selected parameters in cats, *Vet Ther* 7:333, 2006.

137. Kirk CA, Ling GV, Osborne CA et al: Clinical guidelines for managing calcium oxalate uroliths in cats: medical therapy, hydration, and dietary therapy. In *Managing urolithiasis in cats: recent updates and practice guidelines*, Topeka, Kan, 2003, Hill's Pet Nutrition Inc, p 10.

138. Kobayashi DL, Peterson ME, Graves TK et al: Hypertension in cats with chronic renal failure or hyperthyroidism, *J Vet Int Med* 4:58, 1990.

139. Kopko SH: The use of rutin in a cat with idiopathic chylothorax, *Can Vet J* 46:729, 2005.

140. Kuwahara Y, Ohba Y, Kitoh K et al: Association of laboratory data and death within one month in cats with chronic renal failure, *J Small Anim Pract* 47:446, 2006.

141. Kyles AE, Hardie EM, Wooden BG et al: Clinical, clinicopathologic, radiographic, and ultrasonographic abnormalities in cats with ureteral calculi: 163 cases (1984-2002), *J Am Vet Med Assoc* 226:932, 2005.

142. Kyles AE, Hardie EM, Wooden BG et al: Management and outcome of cats with ureteral calculi: 153 cases (1984-2002), *J Am Vet Med Assoc* 226:937, 2005.

143. Laflamme D: Development and validation of a body condition score system for cats: a clinical tool, *Feline Pract* 25:13, 1997.

144. Laflamme DP: Nutrition for aging cats and dogs and the importance of body condition, *Vet Clin North Am Small Anim Pract* 35:713, 2005.

145. Laflamme DP: Understanding and managing obesity in dogs and cats, *Vet Clin North Am Small Anim Pract* 36:1283, 2006.

146. Langston CE: Acute renal failure caused by lily ingestion in six cats, *J Am Vet Med Assoc* 220:49, 2002.

147. Langston CE, Reine NJ: Hyperthyroidism and the kidney, *Clin Tech Small Anim Pract* 21:17, 2006.

148. Lappin MR, Veir JK, Satyaraj E et al: Pilot study to evaluate the effect of oral supplementation of *Enterococcus faecium* SF68 on cats with latent feline herpesvirus 1, *J Feline Med Surg* 11:650, 2009.

149. Lascelles BD, Depuy V, Thomson A et al: Evaluation of a therapeutic diet for feline degenerative joint disease, *J Vet Intern Med* 24(3):487, 2010.

150. Lees GE: Early diagnosis of renal disease and renal failure, *Vet Clin North Am Small Anim Pract* 34:867, 2004.

151. Lekcharoensuk C, Osborne CA, Lulich JP et al: Increased frequency of calcium oxalate uroliths in the upper urinary tract of cats: 1981 to 1999. In *Managing urolithiasis in cats: recent updates and practice guidelines*, Davis, Calif, 2003.

152. Lekcharoensuk C, Osborne CA, Lulich JP: Epidemiologic study of risk factors for lower urinary tract diseases in cats, *J Am Vet Med Assoc* 218:1429, 2001.

153. Lekcharoensuk C, Osborne CA, Lulich JP et al: Association between dietary factors and calcium oxalate and magnesium ammonium phosphate urolithiasis in cats, *J Am Vet Med Assoc* 219:1228, 2001.

154. Levine PB, Smallwood LJ, Buback JL: Esophagostomy tubes as a method of nutritional management in cats: a retrospective study, *J Am Anim Hosp Assoc* 33:405, 1997.

155. Lewin-Smith MR, Kalasinsky VF, Mullick FG et al: Melamine-containing crystals in the urinary tracts of domestic animals: sentinel event? *Arch Pathol Lab Med* 133:341, 2009.

156. Lin L: RAGE on the Toll Road? *Cell Mol Immunol* 3:351, 2006.

157. Lindsay FE: Chylothorax in the domestic cat—a review, *J Small Anim Pract* 15:241, 1974.

158. Lippert AC: Enteral and parenteral nutritional support in dogs and cats with gastrointestinal disease, *Semin Vet Med Surg (Small Anim)* 4:232, 1989.

159. Lippert AC, Faulkner JE, Evans AT et al: Total parenteral nutrition in clinically normal cats, *J Am Vet Med Assoc* 194:669, 1989.

160. Lippert AC, Fulton RB, Jr, Parr AM: A retrospective study of the use of total parenteral nutrition in dogs and cats, *J Vet Intern Med* 7:52, 1993.

161. Logan EI: Dietary influences on periodontal health in dogs and cats, *Vet Clin North Am Small Anim Pract* 36:1385, 2006.

162. Logan EI, Wiggs RB, Scherl DS et al: Periodontal disease. In Hand MS, Thatcher CD, Remillard RL et al, editors: *Small animal clinical nutrition*, ed 5, Topeka, Kan, 2010, Mark Morris Institute, p 979.

163. Luckschander N, Iben C, Hosgood G et al: Dietary NaCl does not affect blood pressure in healthy cats, *J Vet Intern Med* 18:463, 2004.

164. Luhn A, Bartges JW, Snow P: Gastrostomy feeding tubes: percutaneous endoscopic placement, *Vet Med* 99:612, 2004.

165. Lulich JP, Osborne CA, Lekcharoensuk C et al: Effects of diet on urine composition of cats with calcium oxalate urolithiasis, *J Am Anim Hosp Assoc* 40:185, 2004.

166. Lund EM, Armstrong PJ, Kirk CA et al: Prevalence and risk factors for obesity in adult cats from private veterinary practices, *Int J Appl Res Vet Med* 3:88, 2005.

167. Lund EM, Armstrong PJ, Kirk CA et al: Health status and population characteristics of dogs and cats examined at private veterinary practices in the United States, *J Am Vet Med Assoc* 214:1336, 1999.

168. Lusby AL, Kirk CA, Bartges JW: The role of key adipokines in obesity and insulin resistance in cats, *J Am Vet Med Assoc* 235:518, 2009.

169. MacDonald ML, Rogers QR, Morris JG: Role of linoleate as an essential fatty acid for the cat independent of arachidonate synthesis, *J Nutr* 113:1422, 1983.

170. MacDougall LD: Mammary fibroadenomatous hyperplasia in a young cat attributed to treatment with megestrol acetate, *Can Vet J* 44:227, 2003.

171. Macy DW, Gasper PW: Diazepam-induced eating in anorexic cats, *J Am Anim Hosp Assoc* 21:17, 1985.

172. Maggs DJ: Update on pathogenesis, diagnosis, and treatment of feline herpesvirus type 1, *Clin Tech Small Anim Pract* 20:94, 2005.

173. Maggs DJ, Collins BK, Thorne JG et al: Effects of L-lysine and L-arginine on in vitro replication of feline herpesvirus type-1, *Am J Vet Res* 61:1474, 2000.

174. Maggs DJ, Nasisse MP, Kass PH: Efficacy of oral supplementation with L-lysine in cats latently infected with feline herpesvirus, *Am J Vet Res* 64:37, 2003.

175. Maggs DJ, Sykes JE, Clarke HE et al: Effects of dietary lysine supplementation in cats with enzootic upper respiratory disease, *J Feline Med Surg* 9:97, 2007.

176. Marks SL: The principles and practical application of enteral nutrition, *Vet Clin North Am Small Anim Pract* 28:677, 1998.

177. Markwell PJ, Buffington CA, Chew DJ et al: Clinical evaluation of commercially available urinary acidification diets in the management of idiopathic cystitis in cats, *J Am Vet Med Assoc* 214:361, 1999.

178. Marshall RD, Rand JS, Morton JM: Treatment of newly diagnosed diabetic cats with glargine insulin improves glycaemic control and results in higher probability of remission than protamine zinc and lente insulins, *J Feline Med Surg* 11:683, 2009.

179. Martin G, Rand J: Current understanding of feline diabetes: part 2, treatment, *J Feline Med Surg* 2:3, 2000.

180. Martin GJ, Rand JS: Food intake and blood glucose in normal and diabetic cats fed ad libitum, *J Feline Med Surg* 1:241, 1999.

181. Martin KM, Rossing MA, Ryland LM et al: Evaluation of dietary and environmental risk factors for hyperthyroidism in cats, *J Am Vet Med Assoc* 217:853, 2000.

182. Martin L, Siliart B, Dumon H et al: Leptin, body fat content and energy expenditure in intact and gonadectomized adult cats: a preliminary study, *J Anim Physiol Anim Nutr (Berl)* 85:195, 2001.

183. Mathews KA: The various types of parenteral fluids and their indications, *Vet Clin North Am Small Anim Pract* 28:483, 1998.

184. Mazzaferro EM: Complications of fluid therapy, *Vet Clin North Am Small Anim Pract* 38:607, 2008.

185. Mazzaferro EM, Greco DS, Turner AS et al: Treatment of feline diabetes mellitus using an alpha-glucosidase inhibitor and a low-carbohydrate diet, *J Feline Med Surg* 5:183, 2003.

186. McCarthy MS, Fabling J, Martindale R et al: Nutrition support of the traumatically injured warfighter, *Crit Care Nurs Clin North Am* 20:59, 2008.

187. McClain HM, Barsanti JA, Bartges JW: Hypercalcemia and calcium oxalate urolithiasis in cats: a report of five cases, *J Am Anim Hosp Assoc* 35:297, 1999.

188. McCue J, Langston C, Palma D et al: Urate urolithiasis, *Compend Contin Educ Vet* 31:468, 2009.

189. Meadows RL, MacWilliams PS, Dzata G et al: Chylothorax associated with cryptococcal mediastinal granuloma in a cat, *Vet Clin Pathol* 22:109, 1993.

190. Mehta NM, Duggan CP: Nutritional deficiencies during critical illness, *Pediatr Clin North Am* 56:1143, 2009.

191. Meincke JE, Hobbie WV, Jr, Barto LR: Traumatic chylothorax with associated diaphragmatic hernias in the cat, *J Am Vet Med Assoc* 155:15, 1969.

192. Mesich ML, Bartges JW, Tobias K et al: Gastrostomy feeding tubes: surgical placement, *Vet Med* 99:604, 2004.

193. Mesotten D, Van den Berghe G: Clinical benefits of tight glycaemic control: focus on the intensive care unit, *Best Pract Res Clin Anaesthesiol* 23:421, 2009.

194. Meyer HP, Twedt DC, Roudebush P et al: Hepatobiliary disease. In Hand MS, Thatcher CD, Remillard RL et al, editors: *Small animal clinical nutrition*, ed 5, Topeka, Kan, 2010, Mark Morris Institute, p 1155.

195. Michel KE: Focus on nutrition, *Compend Contin Educ Vet* 31:22, 2009.

196. Michel KE, Anderson W, Cupp C et al: Validation of a subjective muscle mass scoring system for cats, *J Anim Physiol Anim Nutr (Berl)* 93:806, 2009.

197. Middleton DJ, Watson AD: Glucose intolerance in cats given short-term therapies of prednisolone and megestrol acetate, *Am J Vet Res* 46:2623, 1985.

198. Miller CC, Bartges JW: Parenteral feeding products. In Kirk RW, Bonagura JD, editors: *Current veterinary therapy XIII*, Philadelphia, 1999, Saunders, p 80.

199. Miller CC, Bartges JW: Refeeding syndrome. In Kirk RW, Bonagura JD, editors: *Current veterinary therapy XIII*, Philadelphia, 1999, Saunders, p 89.

200. Mori A, Sako T, Lee P et al: Comparison of three commercially available prescription diet regimens on short-term post-prandial serum glucose and insulin concentrations in healthy cats, *Vet Res Commun* 33:669, 2009.

201. Morris JG: Idiosyncratic nutrient requirements of cats appear to be diet-induced evolutionary adaptations, *Nutr Res Rev* 15:153, 2002.

202. Nelson RW, Dimperio ME, Long GG: Lymphocytic-plasmacytic colitis in the cat, *J Am Vet Med Assoc* 184:1133, 1984.

203. Nelson RW, Scott-Moncrieff JC, Feldman EC et al: Effect of dietary insoluble fiber on control of glycemia in cats with naturally acquired diabetes mellitus, *J Am Vet Med Assoc* 216:1082, 2000.

204. Nouvenne A, Meschi T, Prati B et al: Effects of a low-salt diet on idiopathic hypercalciuria in calcium-oxalate stone formers: a 3-mo randomized controlled trial, *Am J Clin Nutr* 91:565, 2010.

205. Ogilvie GK, Fettman MJ, Mallinckrodt CH et al: Effect of fish oil, arginine, and doxorubicin chemotherapy on remission and survival time for dogs with lymphoma: a double-blind, randomized placebo-controlled study, *Cancer* 88:1916, 2000.

206. Ogilvie GK, Vail DM: Nutrition and cancer. Recent developments, *Vet Clin North Am Small Anim Pract* 20:969, 1990.

207. Olczak J, Jones BR, Pfeiffer DU et al: Multivariate analysis of risk factors for feline hyperthyroidism in New Zealand, *N Z Vet J* 53:53, 2005.

208. Osborne CA, Lulich JP, Bartges JW et al: Medical dissolution and prevention of canine and feline uroliths: diagnostic and therapeutic caveats, *Vet Rec* 127:369, 1990.

209. Osborne CA, Lulich JP, Kruger JM et al: Medical dissolution of feline struvite urocystoliths, *J Am Vet Med Assoc* 196:1053, 1990.

210. Osborne CA, Lulich JP, Kruger JM et al: Analysis of 451,891 canine uroliths, feline uroliths, and feline urethral plugs from 1981 to 2007: perspectives from the Minnesota Urolith Center, *Vet Clin North Am Small Anim Pract* 39:183, 2009.

211. Palma D, Langston C, Gisselman K et al: Feline struvite urolithiasis, *Compend Contin Educ Vet* 31:542, 2009.

212. Perea SC: Critical care nutrition for feline patients, *Top Companion Anim Med* 23:207, 2008.

213. Pion PD, Kittleson MD, Rogers QR et al: Myocardial failure in cats associated with low plasma taurine: A reversible cardiomyopathy, *Science* 237:764, 1987.

214. Plantinga EA, Beynen AC: A case-control study on the intake of polyunsaturated fatty acids and chronic renal failure in cats, *J Appl Res Vet Med* 1:127, 2003.

215. Plotnick A: Feline chronic renal failure: long-term medical management, *Compend Contin Educ Vet* 29:342, 2007.

216. Polzin DJ, Osborne CA, Ross S et al: Dietary management of feline chronic renal failure: where are we now? In what direction are we headed? *J Feline Med Surg* 2:75, 2000.

217. Powell-Tuck J: Nutritional interventions in critical illness, *Proc Nutr Soc* 66:16, 2007.

218. Pratt A: Effect of commercial diets on cats with chronic renal insufficiency, *Vet Rec* 157:455, 2005.

219. Pukay BP: A hyperglycemia-glucosuria syndrome in cats following megestrol acetate therapy, *Can Vet J* 20:117, 1979.

220. Puschner B, Poppenga RH, Lowenstine LJ et al: Assessment of melamine and cyanuric acid toxicity in cats, *J Vet Diagn Invest* 19:616, 2007.

221. Radin MJ, Sharkey LC, Holycross BJ: Adipokines: a review of biological and analytical principles and an update in dogs, cats, and horses, *Vet Clin Pathol* 38:136, 2009.

222. Rajala MW, Scherer PE: Minireview: The adipocyte—at the crossroads of energy homeostasis, inflammation, and atherosclerosis, *Endocrinology* 144:3765, 2003.

223. Rand JS, Fleeman LM, Farrow HA et al: Canine and feline diabetes mellitus: nature or nurture? *J Nutr* 134:2072S, 2004.

224. Rees TM, Lubinski JL: Oral supplementation with L-lysine did not prevent upper respiratory infection in a shelter population of cats, *J Feline Med Surg* 10:510, 2008.

225. Reid CL: Nutritional requirements of surgical and critically-ill patients: do we really know what they need? *Proc Nutr Soc* 63:467, 2004.

226. Reiter AM, Lewis JR, Okuda A: Update on the etiology of tooth resorption in domestic cats, *Vet Clin North Am Small Anim Pract* 35:913, 2005.

227. Reiter AM, Lyon KF, Nachreiner RF et al: Evaluation of calciotropic hormones in cats with odontoclastic resorptive lesions, *Am J Vet Res* 66:1446, 2005.

228. Remillard RL: Homemade diets: attributes, pitfalls, and a call for action, *Top Companion Anim Med* 23:137, 2008.

229. Remillard RL, Saker KE: Parenteral-assisted feeding. In Hand MS, Thatcher CD, Remillard RL et al, editors: *Small animal clinical nutrition*, ed 5, Topeka, Kan, 2010, Mark Morris Institute, p 477.

230. Richter M, Schudel L, Tobler K et al: Clinical, virological, and immunological parameters associated with superinfection of latently with FeHV-1 infected cats, *Vet Microbiol* 138:205, 2009.

231. Rios L, Ward C: Feline diabetes mellitus: diagnosis, treatment, and monitoring, *Compend Contin Educ Vet* 30:626, 2008.

232. Robertson JE, Christopher MM, Rogers QR: Heinz body formation in cats fed baby food containing onion powder, *J Am Vet Med Assoc* 212:1260, 1998.

233. Root MV, Johnston SD, Olson PN: Effect of prepuberal and postpuberal gonadectomy on heat production measured by indirect calorimetry in male and female domestic cats, *Am J Vet Res* 57:371, 1996.

234. Ross LA, Finco DR, Crowell WA: Effect of dietary phosphorus restriction on the kidneys of cats with reduced renal mass, *Am J Vet Res* 43:1023, 1982.

235. Ross SJ, Osborne CA, Kirk CA et al: Clinical evaluation of dietary modification for treatment of spontaneous chronic kidney disease in cats, *J Am Vet Med Assoc* 229:949, 2006.

236. Ross SJ, Osborne CA, Lekcharoensuk C et al: A case-control study of the effects of nephrolithiasis in cats with chronic kidney disease, *J Am Vet Med Assoc* 230:1854, 2007.

237. Ross SJ, Osborne CA, Lulich JP et al: Canine and feline nephrolithiasis. Epidemiology, detection, and management, *Vet Clin North Am Small Anim Pract* 29:231, 1999.

238. Rumbeiha WK, Francis JA, Fitzgerald SD et al: A comprehensive study of Easter lily poisoning in cats, *J Vet Diagn Invest* 16:527, 2004.

239. Russell K, Sabin R, Holt S et al: Influence of feeding regimen on body condition in the cat, *J Small Anim Pract* 41:12, 2000.

240. Saker KE, Selting KA: Cancer. In Hand MS, Thatcher CD, Remillard RL et al, editors: *Small animal clinical nutrition*, ed 5, Topeka, Kan, 2010, Mark Morris Institute, p 588.

241. Scarlett JM, Donoghue S: Associations between body condition and disease in cats, *J Am Vet Med Assoc* 212:1725, 1998.

242. Scarlett JM, Donoghue S, Saidla J et al: Overweight cats: prevalence and risk factors, *Int J Obes Relat Metab Disord* 18(Suppl 1):S22, 1994.

243. Scott DW, Paradis M: A survey of canine and feline skin disorders seen in a university practice: Small Animal Clinic, University of Montreal, Saint-Hyacinthe, Quebec (1987-1988), *Can Vet J* 31:830, 1990.

244. Seaman R, Bartges JW: Canine struvite urolithiasis, *Compen Contin Educ Pract Vet* 23:407, 2001.

245. Seim HB, Bartges JW: Enteral and parenteral nutrition. In Tams TR, editor: *Handbook of small animal gastroenterology*, ed 2, Philadelphia, 2003, Saunders, p 416.

246. Simopoulos AP: Omega-3 fatty acids in inflammation and autoimmune diseases, *J Am Coll Nutr* 21:495, 2002.

247. Simpson JW: Diet and large intestinal disease in dogs and cats, *J Nutr* 128:2717s, 1998.

248. Slingerland LI, Fazilova VV, Plantinga EA et al: Indoor confinement and physical inactivity rather than the proportion of dry food are risk factors in the development of feline type 2 diabetes mellitus, *Vet J* 179:247, 2009.

249. Smith BH, Stevenson AE, Markwell PJ: Urinary relative supersaturations of calcium oxalate and struvite in cats are influenced by diet, *J Nutr* 128:2763S, 1998.

250. Smith SA, Ludlow CL, Hoskinson JJ et al: Effect of percutaneous endoscopic gastrostomy on gastric emptying in clinically normal cats, *Am J Vet Res* 59:1414, 1998.

251. Stenske KA, Smith JR, Newman SJ et al: Aflatoxicosis in dogs and dealing with suspected contaminated commercial foods, *J Am Vet Med Assoc* 228:1686, 2006.

252. Stiles J, Townsend WM, Rogers QR et al: Effect of oral administration of L-lysine on conjunctivitis caused by feline herpesvirus in cats, *Am J Vet Res* 63:99, 2002.

253. Stiver SL, Frazier KS, Mauel MJ et al: Septicemic salmonellosis in two cats fed a raw-meat diet, *J Am Anim Hosp Assoc* 39:538, 2003.

254. Stokes JE, Forrester SD: New and unusual causes of acute renal failure in dogs and cats, *Vet Clin North Am Small Anim Pract* 34:909, 2004.

255. Stoller ML, Chi T, Eisner BH et al: Changes in urinary stone risk factors in hypocitraturic calcium oxalate stone formers treated with dietary sodium supplementation, *J Urol* 181:1140, 2009.

256. Stookey GK, Warrick JM, Miller LL: Effect of sodium hexametaphosphate on dental calculus formation in dogs, *Am J Vet Res* 56:913, 1995.

257. Syme HM, Barber PJ, Markwell PJ et al: Prevalence of systolic hypertension in cats with chronic renal failure at initial evaluation, *J Am Vet Med Assoc* 220:1799, 2002.

258. Syme HM, Markwell PJ, Pfeiffer D et al: Survival of cats with naturally occurring chronic renal failure is related to severity of proteinuria, *J Vet Intern Med* 20:528, 2006.

259. Thatcher CD, Hand MS, Remillard RL: Small animal clinical nutrition: an iterative process. In Hand MS, Thatcher CD, Remillard RL et al, editors: *Small animal clinical nutrition*, ed 5, Topeka, Kan, 2010, Mark Morris Institute.

260. Thiess S, Becskei C, Tomsa K et al: Effects of high carbohydrate and high fat diet on plasma metabolite levels and on i.v. glucose tolerance test in intact and neutered male cats, *J Feline Med Surg* 6:207, 2004.

261. Thiry E, Addie D, Belak S et al: Feline herpesvirus infection. ABCD guidelines on prevention and management, *J Feline Med Surg* 11:547, 2009.

262. Thomovsky E, Reniker A, Backus R et al: Parenteral nutrition: uses, indications, and compounding, *Compend Contin Educ Vet* 29:76, 2007.

263. Thompson K, Bartges JW, Snow P: Gastrostomy feeding tubes: percutaneous, nonsurgical, nonendoscopic placement, *Vet Med* 99:619, 2004.

264. Thompson MS, Cohn LA, Jordan RC: Use of rutin for medical management of idiopathic chylothorax in four cats, *J Am Vet Med Assoc* 215:345, 1999.

265. Toll PW, Yamka RM, Schoenherr WD et al: Obesity. In Hand MS, Thatcher CD, Remillard RL et al, editors: *Small animal clinical nutrition*, ed 5, Topeka, Kan, 2010, Mark Morris Institute, p 501.

266. Vannatta M, Bartges JW, Snow P: Esophagostomy feeding tubes, *Vet Med* 99:596, 2004.

267. Vasconcellos RS, Borges NC, Goncalves KN et al: Protein intake during weight loss influences the energy required for weight loss and maintenance in cats, *J Nutr* 139:855, 2009.

268. Villaverde C, Ramsey JJ, Green AS et al: Energy restriction results in a mass-adjusted decrease in energy expenditure in cats that is maintained after weight regain, *J Nutr* 138:856, 2008.

269. von Werthern CJ, Wess G: A new technique for insertion of esophagostomy tubes in cats, *J Am Anim Hosp Assoc* 37:140, 2001.

270. Wakeling J, Everard A, Brodbelt D et al: Risk factors for feline hyperthyroidism in the UK, *J Small Anim Pract* 50:406, 2009.

271. Walberg J: Idiopathic chylothorax in a cat, *J Am Vet Med Assoc* 182:525, 1983.

272. Watson AD: Diet and periodontal disease in dogs and cats, *Aust Vet J* 71:313, 1994.

273. Xu H, Laflamme DP, Long GL: Effects of dietary sodium chloride on health parameters in mature cats, *J Feline Med Surg* 11:435, 2009.

274. Yang VK, Freeman LM, Rush JE: Comparisons of morphometric measurements and serum insulin-like growth factor concentration in healthy cats and cats with hypertrophic cardiomyopathy, *Am J Vet Res* 69:1061, 2008.

275. Yhee JY, Brown CA, Yu CH et al: Retrospective study of melamine/cyanuric acid-induced renal failure in dogs in Korea between 2003 and 2004, *Vet Pathol* 46:348, 2009.

276. Young CD, Anderson SM: Sugar and fat—that's where it's at: metabolic changes in tumors, *Breast Cancer Res* 10:202, 2008.

277. Yu S, Paetau-Robinson I: Dietary supplements of vitamins E and C and beta-carotene reduce oxidative stress in cats with renal insufficiency, *Vet Res Commun* 30:403, 2006.

278. Zetner K, Steurer I: The influence of dry food on the development of feline neck lesions, *J Vet Dent* 9:4, 1992.

279. Zicker SC, Nelson RW, Kirk CA et al: Endocrine disorders. In Hand MS, Thatcher CD, Remillard RL et al, editors: *Small animal clinical nutrition*, ed 5, Topeka, Kan, 2010, Mark Morris Institute, p 559.

280. Zoran D: Is it IBD? Managing inflammatory disease in the feline gastrointestinal tract, *Vet Med* 95:128, 2000.

281. Zoran DL: Feline obesity: recognition and management, *Compend Contin Educ Vet* 31:284, 2009.

282. Zoran DL: Obesity in dogs and cats: a metabolic and endocrine disorder, *Vet Clin North Am Small Anim Pract* 40:221, 2010.

Controvérsias sobre a Nutrição de Felinos

*Maryanne Murphy, Joe Bartges, Claudia Kirk, Angela L. Witzel,
Beth Hamper e Donna Raditic*

Resumo do capítulo

Ao considerar a alimentação dos gatos na casa do proprietário, o veterinário talvez precise fazer recomendações mais detalhadas do que meramente prescrever determinada quantidade de ração industrializada e específica para o estágio de vida de cada felino. Atualmente, muitos proprietários tomam para si responsabilidades e peneiram informações que obtêm na internet, em livros, na televisão ou na conversa com outras pessoas, decidindo por conta própria a dieta a ser adotada. Como, porém, o veterinário deve proceder quando os proprietários dizem que pretendem dar ao gato alimentos crus ou uma dieta caseira adaptada de uma receita que eles encontraram na internet?

Este capítulo explora questões atualmente controversas na nutrição felina. Ao final desta Seção, o leitor estará familiarizado com as pesquisas mais recentes e poderá fazer recomendações seguras e embasadas (pelo menos, até que surja o próximo modismo em dieta).

Dietas com alimentos crus

Os proponentes das dietas com alimentos crus têm uma filosofia muito básica: os gatos são carnívoros obrigatórios, projetados para ingerir carne crua, tal como seus ancestrais consumiam. As rações tradicionais, secas e enlatadas, disponíveis hoje em dia, são processadas pelo calor, o que pode degradar vitaminas, minerais e enzimas naturalmente encontradas na forma pré-processada. Assim, os ancestrais dos gatos domesticados não seriam afetados pela degradação de nutrientes, pois caçavam presas vivas e ingeriam carne a partir de carcaças frescas. Os proponentes dessa ideia também afirmam que essas dietas, além de manterem o equilíbrio natural de nutrientes, conferem benefícios como melhora da função imunológica, resistência, energia, saúde do pelo e da pele e comportamento.

Também se diz que os odores (de hálito, corpo e fezes) são mais amenos, bem como é menor a incidência de problemas clínicos.[17]

Give Your Dog a Bone, livro publicado em 1993 pelo Dr. Ian Billinghurst,[5] foi um dos primeiros manuais mais divulgados e referenciados sobre dietas com alimentos crus. A seguir, Dr. Billinghurst publicou outro livro, *The BARF Diet: Raw Feeding for Dogs and Cats Using Evolutionary Principles*,[6] que alavancou as dietas com alimentos crus em 2001. Com essa publicação, o Dr. Billinghurst propôs uma "volta às origens", possibilitando que os proprietários de gatos e cães proporcionassem a seus animais de companhia um retorno à "dieta evolucionária". Ele cunhou o acrônimo *BARF* a partir dos termos, em inglês, *"biologically appropriate raw food"* ou *"bone and raw food"* (alimento cru biologicamente adequado ou dieta com osso e alimento cru). O Dr. Billinghurst propõe que uma dieta felina deve ser semelhante à carcaça de um pequeno mamífero ou pássaro e conter 75% de ossos com músculos crus, 15% de miúdos amassados (órgãos internos) e 5% de vegetais também amassados e suplementos simulando fezes e terra. Embora refeições individuais possam ser balanceadas, Billinghurst defende ser preferível alcançar o equilíbrio nutricional em diversas delas.[6]

Ele pode ter contribuído para a difusão da dieta com alimentos crus, mas o Dr. Billinghurst não estava só. Em uma pesquisa rápida pela internet, encontram-se diversos produtores e divulgadores do alimento cru. Também existem muitos testemunhos de proprietários e outros relatos afirmando que as dietas cruas melhoram os problemas de saúde dos animais, bem como o comportamento e o aspecto (apenas para citar alguns). Até o momento da preparação deste livro, nenhum estudo científico havia sido publicado com dados concordando ou discordando desses relatos. Contudo, existem relatos publicados com relação a preocupações levantadas por oponentes da dieta crua, como a possibilidade de contaminação bacteriana e não bacteriana com potencial zoonótico, inadequações nutricionais e doenças clínicas.

Questões de contaminação

Salmonella

A *Salmonella* ganhou mais atenção com relação à contaminação bacteriana de dietas com alimentos crus. Em humanos, a taxa nacional de isolados de *Salmonella* em 2006 foi de 13,6 por 100.000 nos EUA.[9] Uma grande proporção de isolados de *Salmonella typhimurium*, o subtipo mais comum, também se mostrou resistente a diversos antimicrobianos. Em 2004, 39% dos isolados de *S. thyphimurium* nos EUA eram resistentes a um ou mais agentes farmacológicos e 23% apresentavam padrão de resistência a cinco fármacos.[10]

Os sintomas de salmonelose são semelhantes entre as espécies: febre, vômitos, dor abdominal e diarreia. Os casos graves, especialmente em indivíduos previamente imunocomprometidos ou com doença sistêmica, podem ser fatais. Entretanto, é comum haver *Salmonella* nas fezes de animais assintomáticos. De acordo com estimativas publicadas, 1 a 36% de cães sadios e 1 a 18% de gatos sadios são eliminadores fecais assintomáticos. A eliminação fecal de *Salmonella* pode aumentar e diminuir após a primeira semana de infecção e, além disso, observam-se sinais clínicos associados a estresse e imunossupressão.[35]

Considerando-se que a maioria das infecções humanas por *Salmonella* advém de alimentos de origem animal, as fontes são ovos, carne, aves e derivados. As infecções humanas também ocorrem a partir do contato direto com animais e seu ambiente.[8] É o risco associado de ter contato com carne e aves cruas que faz os oponentes de alimentação crua ficarem preocupados com a saúde humana.

Existem diversos relatos publicados de cães e gatos de estimação positivos para *Salmonella*, que foram indistinguíveis de isolados obtidos em humanos. Nesses casos, tanto os animais sintomáticos quanto os assintomáticos estavam ligados a humanos em diversas situações. Alguns eram funcionários de clínicas veterinárias; outros, proprietários de animais, filhos dos proprietários ou vizinhos de animais de companhia infectados. Também foi encontrada uma ligação entre crianças que frequentavam determinada creche e uma criança que vivia com dois gatos positivos assintomáticos.[11,33,56] Apenas um desses relatos mencionou dietas consumidas por animais positivos para *Salmonella*. Nesse caso, um lactente sintomático foi positivo para isolado de *Salmonella virchow* indistinguível de isolados encontrados em dois dentre três cães assintomáticos vivendo na mesma casa. Os três cães eram alimentados com uma ração especial complementada com frango cozido 2 a 3 vezes/semana.[36] Os isolados de *Salmonella* em todos os relatos anteriores também eram resistentes a vários antimicrobianos, com fluoroquinolonas e cefalosporinas de terceira geração em alguns casos. Isso é significativo, pois essas classes de antimicrobianos costumam ser usadas para tratar salmonelose humana.[53]

O risco de zoonose é algo importante na salmonelose, em especial porque, em todos os relatos mencionados anteriormente, diversos animais de companhia em uma casa eram infectados pela variação quando havia animais de estimação sintomáticos e assintomáticos.[11,36,53] Após investigação em uma clínica veterinária, 5 de 43 gatos hospitalizados deram resultado positivo para *Salmonella*, inclusive o gato assintomático doador de sangue. O assoalho da área de abrigo e o assoalho e as maçanetas da enfermaria de isolamento nessa clínica também foram positivos.[53] Em outra clínica veterinária, três animais previamente sadios desenvolveram diarreia transitória após procedimentos dentais profiláticos realizados por um técnico veterinário, o qual, mais tarde, revelou-se *Salmonella*-positivo. Um dos três bichos apresentava amostra de fezes positiva com um isolado indistinguível daquele do técnico veterinário.[11]

Esses relatos enfatizam a importância de treinar a equipe veterinária a reconhecer, abordar e aprender a evitar situações que possam colocá-los, e a outras pessoas, sob o risco de infecção por *Salmonella*. Com base em uma lista de fatores contributivos para quatro dos surtos mencionados, devem ser feitas recomendações a todos da equipe veterinária (Boxe 19.1).[53]

Uma recomendação na lista envolve preocupações com a contaminação ambiental. Um pequeno estudo realizado por Weese e Rousseau[50] avaliou a sobrevida de *Salmonella* spp. em recipientes de alimento para animais usando um isolado de *Salmonella copenhagen* previamente obtido de um produto alimentar industrializado cru. Os autores inocularam diversos recipientes e os deixaram sob temperatura ambiente durante 7 dias. A concentração média de *Salmonella* spp. foi de $5,4 \times 10^5$ unidades formadoras de colônia por grama e a *Salmonella* foi isolada de todos os recipientes nos 1º, 2º, 4º e 7º dias. A seguir, os autores pegaram seis recipientes de aço inoxidável e seis de plástico e os inocularam com a mesma cepa de *Salmonella*. Após distribuir os recipientes a diferentes grupos de tratamento desinfetante, os pesquisadores os avaliaram quanto à persistência da *Salmonella*. Não houve diferença significativa entre os métodos de desinfecção para os recipientes plásticos. Esfregar o recipiente de aço inoxidável com sabão e a seguir enxaguá-lo em água sanitária foi significativamente mais eficaz do que nenhuma limpeza. Do mesmo modo, foi mais eficaz do que esfregar com água morna e enxaguar em água morna apenas. Nenhuma das técnicas

---

Boxe 19.1 Avisos sobre o risco de *Salmonella* em instalações veterinárias

1. Existe o risco de transmissão zoonótica ocupacional de *Salmonella* spp.
2. Existe o risco de transmissão zoonótica de *Salmonella* spp. a proprietários de animais de companhia
3. Existe o risco de transmissão nosocomial de *Salmonella* spp. entre animais em instalações veterinárias e abrigos de animais
4. A contaminação ambiental pode funcionar como fonte contínua de infecção, em especial ao beber e comer a partir de superfícies de trabalho contaminadas

de limpeza utilizadas foi capaz de erradicar todos os traços de bactérias – nem uma lavadora de pratos. Pode ter contribuído um pouco para esses resultados a quantidade de resquícios orgânicos usada para inocular os pratos, porém o risco de contaminação no recipiente de alimento é um conceito importante a ser discutido com os proprietários que que simpatizam com a alimentação crua.

Outros patógenos

Além de *Salmonella*, outras espécies bacterianas comuns em carne crua são *Campylobacter* spp., *Escherichia coli*, *Yersinia enterocolitica*, *Listeria monocytogenes*, *Clostridium perfringens*, *Staphylococcus aureus* e *Bacillus cereus*.[24] Em um estudo realizado em dietas alimentares cruas realizado em Ontário, no Canadá, foram encontrados coliformes em todas as amostras de dietas cruas, com o valor médio de $8,9 \times 10^5$ unidades formadoras de colônia por grama.[51] A Tabela 19.1 ilustra o número total e os tipos de bactérias isoladas dessas dietas alimentares cruas, que contêm enteropatógenos tanto de animais quanto de humanos.

Outro estudo avaliou a contaminação de bactérias e protozoários em dietas alimentares cruas, secas e enlatadas para cães. De 233 amostras, 153 (53%) foram positivas para *E. coli* não tipo-específica, inclusive nas variedades de ração seca e enlatada. A *Salmonella enterica* foi encontrada em 17 de 233 (5,9%) amostras de produtos crus, e 3 de 144 (2,1%) amostras continham *Cryptosporidium* spp. em produtos crus e enlatados. Infelizmente, esse estudo não possibilitava a comparação direta entre o grau de contaminação bacteriana em dietas cruas com relação a secas e enlatadas.[42]

Um terceiro estudo comparou três rações secas industrializadas e três dietas cruas caseiras. A *E. coli* O157:H7 foi encontrada em uma das dietas caseiras, enquanto as três dietas caseiras foram negativas para *Salmonella* spp.[17] Esses dados são especialmente problemáticos porque a *E. coli* O157:H7 é um patógeno humano importante, causador de colite hemorrágica em todas as idades e síndrome hemolítico-urêmica em crianças e idosos, com índice de mortalidade entre 3 e 5%. Também não existe atualmente terapia antimicrobiana para esse agente bacteriano específico em humanos.[12]

Tabela 19.1 Tipos de bactérias encontradas em 25 rações industrializadas à base de alimento cru comercializadas em Ontário, Canadá.

Tipo de bactéria	Resultado total
Escherichia coli	16/25
Salmonella spp.	5/25
Campylobacter spp.	0/25
Bactérias formadoras de esporos	4/25 (cultura direta), 25/25 (meio enriquecido)
Clostridium perfringens	5/25
Clostridium difficile	1/25
Staphylococcus aureus	1/25

De Weese JS, Rosseau J, Arroyo L; Bacteriological evaluation of commercial canine and feline raw diets, *Can Vet J* 46:513, 2005.

Inadequações nutricionais

Conforme já discutido, de acordo com as recomendações da dieta BARF do Dr. Billinghurst, alcança-se o equilíbrio nutricional ao longo de muitas refeições e não a cada refeição balanceada individualmente.[6] Em termos logísticos, é difícil determinar o valor nutritivo completo de uma dieta caseira durante muitos dias, devido à grande variabilidade. No entanto, existem dados em cães relacionando três refeições com dieta crua (duas para adultos, uma para filhote) preparadas em casa por três proprietários e dois preparados crus industrializados. As duas dietas caseiras para adultos e as duas rações industrializadas foram comparadas a padrões de nutrientes para a manutenção de adulto canino desenvolvidos pela Association of American Feed Control Officials (AAFCO). Uma ração industrializada e as duas dietas caseiras cozidas de adultos eram pobres em fósforo e cálcio, com desequilíbrio cálcio:fósforo. As mesmas dietas caseiras e a segunda ração industrializada eram ricas em vitamina D. Havia quantidades inadequadas de zinco, ferro, magnésio e vitamina E nessas dietas. Empregando-se padrões da AAFCO para crescimento canino, todas as dietas caseiras para filhotes e as duas rações industrializadas apresentaram desequilíbrios nutricionais, especialmente quanto aos níveis de fósforo, cálcio e vitamina D.[17]

Embora não haja dados semelhantes publicados, esses resultados sugerem que as dietas caseiras "cruas ou cozidas" permanecem desequilibradas até serem avaliadas por um nutricionista veterinário. Encontram-se mais discussões sobre dietas não balanceadas no item sobre dieta caseira, adiante neste capítulo.

Preocupações com doenças clínicas

Animais

Quando existem inadequações na dieta, uma doença clínica pode ser a consequência, dependendo dos nutrientes envolvidos, da duração da administração da dieta deficiente e do estágio de vida do animal. Uma das doenças clínicas nutricionais mais relatadas é a osteodistrofia atribuída a desequilíbrios de cálcio, fósforo ou vitamina D. Embora a incidência dessas doenças musculoesqueléticas seja baixa em gatos,[49] ela não é desconhecida, e todos os proprietários dos animais acometidos devem ser questionados sobre a dieta específica que está sendo administrada, de modo que a probabilidade dessa etiologia seja avaliada. Existem vários relatos de casos clínicos envolvendo suspeitas de casos de hiperparatireoidismo secundário nutricional e casos dessa alteração já diagnosticada,[19,45,46,52] além de raquitismo por falta de vitamina D,[18,38,43] manifestados por anormalidades ósseas em gatos domesticados e selvagens. Embora nem todos esses casos estivessem especificamente associados a dietas cruas, a maioria deles envolve animais que receberam dieta não balanceada. Assim, conforme já explicado, é importante ter em mente que qualquer dieta com alimento cru (mesmo aquelas com alimentos industrializados) devem ser consideradas não balanceadas até serem avaliadas por um nutricionista veterinário.

É discutível se a consequência mais grave de preparar uma dieta de alimentos crus envolve o risco de salmonelose sistêmica. Em caso clínico envolvendo dois gatos que habitavam a mesma casa foi diagnosticado que eles apresentavam salmonelose septicêmica. Os dois foram alimentados com dieta à base de carne bovina crua. O primeiro, um da raça pelo curto exótico, de 14 anos, foi levado morto com histórico de 1 semana de perda de peso, fezes amolecidas e anorexia. Foram observadas à necropsia evidências histopatológicas de hepatite necrosante, enterite crônica e pneumonia intersticial, com *S. typhimurium* isolada no pulmão, no fígado, no baço e nos rins. Nove meses depois, um filhote da mesma raça, de 10 semanas de vida e que morava na mesma casa foi levado moribundo, com histórico de possível obstrução respiratória. Após a eutanásia, foram observadas evidências macroscópicas de redução dos depósitos de gordura e músculo, secreção nasal serosa, opacidade corneana e pulmões consolidados, além de sinais histopatológicos de pneumonia supurativa e enterite com erosão e embotamento das vilosidades. Isolouse *Bordetella bronchiseptica* dos pulmões e identidicou-se *Salmonella newport* no intestino delgado e nos pulmões. As amostras da carne bovina crua administradas ao filhote apresentaram *S. newport* e *Salmonella bardo* e *E. coli* entre muitos outros isolados bacterianos.[40]

Seres humanos

As preocupações de saúde pública quanto a dietas cruas relacionam-se com a possível exposição humana a *Salmonella* spp. e a *E. coli*, dentre outros patógenos. Alguns defensores da alimentação crua acreditam que o risco de bacteriose humana, como a salmonelose, não tem consequências. Isso porque existem poucos casos documentados de transferência direta a partir de animais de companhia criados com alimento cru para seus proprietários. Para o adulto saudável mediano, consciente do risco e da prevenção de patógenos de origem alimentar, a possibilidade de salmonelose é baixa. Convém relembrar que, contudo, a menos que os sinais gastrintestinais sejam graves, esse mesmo adulto sadio mediano tem pouca probabilidade de submeter amostra de cultura de fezes dele e de seus animais. Além disso, muitos veterinários reservam o uso de culturas fecais para os animais com diarreia refratária. Em muitos desses casos clínicos mencionados nas seções anteriores, as autoridades reguladoras de saúde obtiveram culturas de fezes diagnósticas apenas após o laboratório de diagnóstico notificar algum padrão de surto entre um pequeno subgrupo de amostras humanas e de animais.[11,36,53]

Ponto principal

Os esforços de orientação do veterinário devem se concentrar especialmente nas casas em que os animais são alimentados com comida crua e onde haja pessoas imunocomprometidas (crianças, idosos, doentes crônicos), pois esses indivíduos correm maior risco de se tornarem infectados. A desinfecção dos recipientes de alimentos e da superfície de trabalho da cozinha contaminados é de importância fundamental. Assim, convém usar pratos que possam ser limpos em máquina de lavar pratos com enxágue de água sanitária no esquema de desinfecção. Deve-se lavar bem as mãos após cada interação com os animais, especialmente antes do preparo e do consumo de alimentos. Como os gatos domesticados sabidamente gostam de pular em balcões da cozinha, todas essas superfícies devem ser consideradas contaminadas em todos os momentos. Desse modo, os alimentos (humanos ou animais) devem ser preparados apenas em outra superfície, como uma tábua de corte.

Neste ponto, não existem evidências suficientes para determinar se as dietas cruas têm influência sobre a função imunológica, a saúde geral, a energia, a saúde do pelo e da pele, o comportamento, as doenças metabólicas ou o odor das fezes. Embora os relatos de experiências sejam convincentes, são necessários estudos com base na clínica e revisão por outros colegas antes de quaisquer conclusões definitivas. Até que isso ocorra, os veterinários são aconselhados a instruir os proprietários a cozinhar toda carne incluída em dietas preparadas em casa.

Gatos e carboidratos

Os gatos são carnívoros obrigatórios, e precisam controlar a glicemia em face da ingestão pobre em carboidratos. O exemplo clássico de uma dieta felina pobre em carboidrato é a carcaça do rato, que apresenta 55% de proteína, 38,1% de gordura, 9,1% de carboidrato e 1,2% de fibra em base de matéria seca.[54] Como os gatos são carnívoros, é necessária a adaptação a uma dieta rica em proteína, como a carcaça de rato, pois os gatos adultos precisam de 2 a 3 vezes mais proteína do que os onívoros adultos, e os filhotes de gato precisam de 1,5 vez mais proteína que os jovens de espécie não carnívora.[31] Os gatos também têm produção de glicose hepática constante a partir de aminoácidos (gliconeogênese) e atraso no uso de carboidrato da dieta (baixa atividade de glicoquinase).[25] A associação entre a adaptação natural a uma dieta rica em proteína e a demora no uso do carboidrato da dieta mudou o argumento recente de que os carboidratos devem constituir parte importante da refeição do gato doméstico. O detalhe que deve ser lembrado com relação a esse argumento é que, nas rações animais, os carboidratos complexos são a maioria, não os açúcares simples, como costuma ocorrer em alimentos humanos processados.[22] Essa distinção é importante, pois dietas ricas em sacarose e açúcares simples não são metabolizadas de modo eficaz no gato. No entanto, os carboidratos complexos usados em alimentos industrializados para animais podem ser completamente metabolizados.

Destino dos carboidratos no gato

Com uma dieta rica em carboidratos, a glicemia aumenta, o que provoca a necessidade de maior nível de insulina. A atividade da lipoproteína lipase aumenta conforme mais glicose penetra nas células adiposas para conversão em ácidos graxos, com subsequente depósito sob a forma de gordura. Com uma dieta pobre em carboidratos, os níveis sanguíneos de glicose e insulina são mais baixos e as vias enzimáticas são alteradas, a fim de preservar a glicose, limitar a gliconeogênese a partir de aminoácidos (para conservar proteínas corporais) e mobilizar gorduras. Além disso, ocorre maior consumo de gordura e proteína e são necessários níveis mais altos de proteína para dar suporte ao aumento da gliconeogênese hepática. A produção de glicose hepática é responsável por uma taxa lenta e constante de glicose sendo liberada para a corrente sanguínea, o que mantém um nível adequado de glicose.[21]

Tal conceito mencionado anteriormente constitui a base da dieta de Atkins para humanos. Este defende a ideia de que poucos carboidratos na dieta levam a desvio do direcionamento metabólico a partir da oxidação da glicose para o metabolismo da gordura como fonte primária de energia. Isso leva à glicose sérica mais baixa e ao direcionamento limitado para a secreção de insulina do pâncreas. Nos seres humanos, os supostos benefícios dessa dieta pobre em carboidratos e rica em proteínas são controle do apetite, aumento da perda calórica por meio de ciclo inútil e da perda de cetona, melhora da sensibilidade à insulina, desvio da oxidação da glicose e da lipogênese para lipólise e perda de peso.[2]

Ao se discutir o conceito de poucos carboidratos, seja em humanos ou em gatos, é importante ter em mente que gordura, proteína ou ambas devem aumentar para compensar a perda de energia que seria proporcionada pelos carboidratos.[21] Diversos relatos publicados (Tabela 19.2) avaliaram as implicações de substituir uma dieta pobre em carboidratos por uma rica em gordura. Um desses estudos descobriu que, durante o crescimento, a deposição de gordura era 2,5 vezes maior quando uma dieta rica em gordura era administrada a camundongos, e que a deposição de gordura era mais baixa no grupo com a dieta rica em carboidratos.[7] Outro estudo descobriu que a deposição total de gordura é muito menor quando se administra uma dieta rica em carboidrato em comparação com uma dieta rica em gordura.[3] Um terceiro estudo avaliou gatos sadios alimentados com três rações secas: dieta pobre em carboidrato e rica em proteína *versus* dieta rica em carboidrato e rica em gordura, *versus* dieta rica em carboidrato e rica em fibras. A dieta pobre em carboidrato e rica em proteína resultou em concentração sérica pós-prandial de glicose mais baixa durante um curto período de tempo (10 h) em comparação com níveis pré-prandiais. No entanto, também resultou em duas vezes mais insulina pós-prandial da dieta pobre em carboidrato e rica em fibras no mesmo período. Esse efeito pode ser decorrente do maior teor de gordura na dieta pobre em carboidrato e rica em proteína, o que levaria a resistência a insulina ou a seu nível mais elevado de arginina, que também aumenta a insulina em gatos.[30]

O problema com uma correlação cruzada direta dos estudos mencionados é que as dietas variaram mais do que apenas em teor de proteínas, gorduras e carboidratos, pois foram formuladas por diferentes fabricantes com diferentes ingredientes de base. Thiess e colaboradores[44] estudaram dietas isonitrogenadas em felinos sadios, a fim de diminuir a variação indesejada entre dietas. Uma dieta rica em carboidratos foi comparada com uma dieta rica em gorduras (Tabela 19.2), o que resultou em depuração de glicose levemente alongada e diminuição da resposta aguda à insulina mediante a administração de glicose. Esses resultados sugerem a diminuição da secreção de insulina pelo pâncreas e da responsividade de células β à glicose, ou ambas, em associação à dieta rica em gordura.[44] Backus e colaboradores[3] também limitaram a variabilidade indesejada entre dietas experimentais. Os pesquisadores estudaram 24 gatos antes e após gonadectomia, com alimentação *ad libitum* de uma a quatro refeições diferindo no teor de carboidratos (Tabela 19.2). Qualquer diferença do teor de carboidratos entre as dietas foi substituída por gorduras, enquanto o mesmo nível de proteínas permaneceu em todas as dietas. A ingestão de energia metabolizável (EM) e o peso corporal aumentaram em todos os grupos após a gonadectomia, especialmente nas fêmeas. A combinação de dieta mais rica em gorduras (64% EM) com dieta mais pobre em carboidratos foi associada a ganho de peso e aumento da concentração de insulina, possivelmente indicando um fator de risco para resistência à insulina e subsequente diabetes melito (DM).

Talvez seja observada menor resistência à insulina ao se administrar dieta rica em proteína por causa do aumento da produção de calor. Hoenig e colaboradores[21] notaram aumento da produção de calor em gatos magros que consumiram quantidades isocalóricas em dietas ricas em proteínas, em comparação àqueles com dieta rica em

Tabela 19.2 Percentual de composição de macronutrientes por matéria seca (%MS) de diversas dietas em estudos diferenciados.

	Hoenig et al.[21]		Mazzaferro et al.[28]	Thiess et al.[44]		Michel et al.[30]		Bennett et al.[4]*		Backus et al.[3]				Frank et al.[17]		Verbrugghe et al.[47]		
	RC	RP	PC	RC	RG	RC	PC	MC, RF	PC, PF	PC	PMC	MRC	RC	RF	RP	PP	PF	PC
Proteínas	31	48	49	37	50	39	63	46	42	47	41	36	33	42	57	19	32	30
Gorduras	18	17	36	15	30	10	20	19	24	40	24	12	4	17	24	12	8	13
Carboidrato	43	26	7	40	13	44	16	30	14	4	27	45	56	24	8	19	16	4
Fibra bruta	1	1	–	2	1	7	1	12	0,4	–	–	–	–	11	4	0,2	0,2	0,3

RC, rico em carboidratos; PMC, carboidrato de pobre a moderado; MC, carboidrato moderado; MRC, carboidrato moderado a rico; PC, pobre em carboidratos; RP, rico em proteínas; RF, rico em fibras; PF, pobre em fibras; RG, rico em gorduras; PG, pobre em gorduras.
Traços (–) indicam informações ainda não fornecidas em estudos referenciados.
* A densidade calórica das dietas não foi informada em estudo, de modo que os cálculos de matéria seca foram feitos na hipótese de uma dieta de 4.000 kcal EM/kg MS.

carboidrato (Tabela 19.2). É necessário um estudo mais apurado para investigar se os gatos com a mesma ingestão calórica desenvolvem menos obesidade e mostram menor resistência à insulina quando recebem dieta rica em proteína, em comparação com dieta rica em carboidrato.

Carboidratos enlatados e secos

O alimento enlatado quase sempre contém menos carboidratos, porém não foram estudadas diferenças específicas entre carboidratos enlatados e carboidratos secos. Apesar dessa falta de dados, muitos veterinários atualmente recomendam aos proprietários de gatos administrar rações enlatadas exclusivamente no esforço de limitar a ingestão de carboidratos. A maioria dos gatos domesticados é castrada, o que, conforme discutido anteriormente, está associado a menor taxa metabólica e maior ingestão de alimento. Em pesquisas com proprietários, estes eram mais propensos a dar ração seca aos gatos *ad libitum* em vez de administrar uma quantidade específica de alimentos em refeições individualizadas, como fariam com alimento enlatado.[23] Alguns veterinários expressaram preocupação com o alimento seco ser um fator de risco para o desenvolvimento de obesidade e diabetes melito. Uma pesquisa com base em estudo com 96 gatos diabéticos em comparação com 192 controles equiparados revelou confinamento no interior das casas e inatividade física com fatores de risco para DM, não a proporção de consumo de alimento seco.[39]

Preocupações com doença clínica

Obesidade

A obesidade é uma das condições mais prevalentes em gatos domesticados no mundo todo, o que provocou o amplo interesse em intervenção nutricional a fim de limitar sua ocorrência. Dados epidemiológicos sugeriram que alimentos ricos em gorduras desempenham papel mais importante na obesidade do que aqueles ricos em carboidratos.[37] Dados adicionais demonstram que a ingestão total de energia influencia a alteração de peso em gatos, com as dietas ricas em gorduras promovendo a ingestão calórica excessiva, não o alto teor de carboidratos.[32] Foi realizado um estudo cruzado envolvendo 12 gatos magros e 16 obesos, todos castrados, com uma dieta rica em carboidratos (38,1 g/100 g) ou rica em proteína (45,2 g/100 g) para cada grupo, durante 4 meses cada dieta, a fim de manter o peso (Tabela 19.2). Após esse período de 8 meses, os gatos obesos continuaram em sua dieta experimental corrente e a ingestão foi diminuída para se obter cerca de 1,5% de perda de peso corporal semanalmente a fim de retornar ao peso magro original. Quando os gatos obesos mantidos na dieta rica em proteína perderam peso, essa perda compreendeu mais gordura total do que os gatos mantidos em dieta rica em carboidratos. No entanto, os dois grupos perderam a mesma quantidade total de peso. Foi observado que a obesidade, não o nível de proteínas ou carboidratos na dieta, levava à resistência a insulina e à diminuição acentuada da eficácia da glicose. Os autores calcularam que cada incremento por quilograma no peso levava a, aproximadamente, 30% de perda na sensibilidade da insulina e eficácia da glicose, importante no desenvolvimento de DM.[20] Em outro estudo com 24 gatos domesticados adultos, foram administradas rações ricas em carboidratos em comparação com outras pobres em carboidratos obtidas de diferentes fabricantes (Tabela 19.2). A condição corporal e a ingestão de energia, não o tipo de dieta, influenciaram o peso, porém os gatos estavam abrigados em grupo e não foi avaliada a ingestão de energia individual.[28]

Conforme já mencionado, é difícil fazer correlações diretas entre os estudos por causa da variação dos ingredientes utilizados e da composição final de macronutrientes da dieta. Contudo, os dados dão forma ao argumento de que a quantidade de calorias administrada é inerentemente mais importante no ganho de peso com predisposição potencial a DM do que a composição específica do nutriente do alimento.

Diabetes melito

Os objetivos do manejo nutricional do DM consistem em diminuir a hiperglicemia pós-prandial, controlar o peso corporal, garantir as necessidades nutricionais alteradas, melhorar a sensibilidade periférica à insulina, evitar complicações do diabetes, coordenar a captação máxima de nutrientes e alcançar remissão diabética quando possível.[21] Para alcançar esses objetivos, considerando as adaptações metabólicas mencionadas na seção anterior, criou-se a hipótese de que uma dieta pobre em carboidratos (< 10 a 20% matéria seca) seria melhor.[54] Diversos autores relataram melhora do controle glicêmico em gatos sadios e diabéticos alimentados com dietas pobres em carboidratos (< 15% de matéria seca) (Tabela 19.2).[4,16,26] O controle de peso e a subsequente melhora da sensibilidade à insulina também são fundamentais para o sucesso na alimentação pobre em carboidratos.[21]

A administração de alimento enlatado pobre em carboidratos a 18 gatos diabéticos com ou sem acarbose (um inibidor da α-amilase) resultou na redução dos níveis de glicose sanguínea e frutosamina sérica junto às necessidades exógenas de insulina. Mais de 60% dos gatos alimentados com a dieta pobre em carboidratos reverteram ao estado não diabético.[26] Dietas pobres em carboidratos em comparação com aquelas ricas em fibras e ricas em carboidratos foram estudadas em 63 gatos com DM de ocorrência natural. Após 4 meses de alteração da dieta, aproximadamente 68% dos gatos que consumiam dietas pobres em carboidratos e 41% dos gatos no grupo rico em fibras tiveram a administração de insulina interrompida, mas nenhum dos animais que estiveram diabéticos por mais de 36 meses reverteu ao estado não dependente de insulina. Os autores concluíram que gatos diabéticos que receberam alimentos pobres em carboidratos foram três vezes mais passíveis de interromper a insulina e reverter ao estado não diabético.[4] No que se refere ao conhecimento do autor, não existem atualmente pesquisas publicadas mostrando o benefício de administrar menos de 12% (matéria seca) de calorias na dieta sob a forma de carboidratos, que é o padrão no estudo mencionado anteriormente. Também é interessante observar a semelhança entre 9,1% de matéria seca e o teor de carboidratos da carcaça mediana de rato.

Os dois estudos usaram variações de carboidratos e gorduras em suas formulações da dieta. Como as gorduras sabidamente aumentam a resistência à insulina e diminuem a tolerância à glicose, Thiess e colaboradores sugeriram que é lógico substituir carboidratos por proteínas. Há evidências com base na prática de que uma refeição rica em proteínas leva à melhora da homeostase da glicose e à queda das necessidades de insulina, já que a dieta não teve efeito sobre a sensibilidade à insulina.[44] A equipe da pesquisa verificou que o grupo submetido à dieta rica em proteínas apresentou produção de calor significativamente mais elevada, o que pode ter, por fim, levado à diminuição da ingestão de alimento. Há necessidade de mais pesquisas sobre esse assunto antes de se estabelecerem tais conclusões.

A cetoacidose diabética (CAD) pode ser uma complicação do DM não controlado. Há propensão a se produzir β-hidroxibutirato em gatos com aumento do metabolismo de lipídios. No entanto, tiras reagentes para corpos cetônicos na urina reagem apenas com cetoacetato e acetona, de modo que uma reação positiva não é encontrada até que os corpos cetônicos aumentem significativamente, como ocorre no DM não controlado. O alimento pobre em carboidratos melhora a perda de peso e aumenta os níveis sanguíneos de corpos cetônicos, pois essas dietas invariavelmente também apresentam nível mais elevado de gorduras. É importante ter em mente que a cetose mediada pela dieta é mínima em comparação com a má regulação diabética, o que significa que uma tira reagente para corpos cetônicos urinários positiva não deve ser considerada resultado de uma alimentação pobre em carboidratos.[21]

Contraindicações para dietas pobres em carboidratos

Qualquer distúrbio que exija a restrição de proteínas ou gorduras deve ser considerado com cuidado antes de se recomendarem dietas pobres em carboidratos. Isso envolve doença renal, doença hepática grave, encefalite hepática e, possivelmente, pancreatite. As recomendações dietéticas para gatos com pancreatite são um tanto controversas, com alguns especialistas aconselhando dietas com teor moderado de proteínas, baixo em gorduras e alto de carboidratos e outros defendendo dietas ricas em proteínas, ricas em gorduras e pobres em carboidratos.[21]

Pesquisas recentes

Utilizando-se três dietas caseiras isoenergéticas (pobre em proteínas *versus* pobre em gorduras *versus* pobre em carboidratos), foram avaliados os efeitos sobre a glicose e a resposta à insulina. A cada 3 semanas, nove gatos magros foram expostos a uma entre três dietas em um experimento quadrado latino até que todos os felinos tivessem consumido cada dieta. Não houve diferença nos níveis de glicose entre as dietas. Embora todas elas de fato exibissem um pico bimodal de insulina, o segundo pico foi postergado na dieta pobre em carboidratos (45% de proteínas MS, 48% de gorduras MS). Caso fosse seguida a longo prazo, essa dieta teria levado a um estado de resistência à insulina que poderia ter produzido exaustão de células β. Os autores também sugerem que o efeito dos carboidratos sobre a sensibilidade à insulina seria uma resposta em U na qual níveis extremamente baixos e extremamente altos de carboidratos provocam menor sensibilidade à insulina. É possível que uma avaliação a longo prazo das duas condições dietéticas possa apresentar exaustão de células β ao final.[47]

Um outro instigante estudo recente examinou gatinhos alimentados com dietas que diferiam apenas no teor de carboidratos e proteínas, *in utero* e após o desmame durante o crescimento. Embora a diferença não fosse significativa, os filhotes alimentados com a dieta rica em proteínas tenderam a apresentar nível médio total mais elevado de atividade física. Essa tendência pode estar relacionada com o alto efeito térmico do consumo de proteínas em gatos magros observados por Hoenig e colaboradores. Os gatinhos que receberam a dieta rica em proteínas também tenderam a apresentar mais massa corporal magra em comparação com aqueles sob dietas ricas em carboidratos, porém não houve diferença na massa adiposa corporal entre os grupos aos 8 meses de vida. As tendências levaram à conclusão de que a ingestão de alimento tinha maior influência sobre a composição corporal do que a composição de macronutrientes da dieta.[48] Convém comparar os resultados desses gatos quando adultos futuramente. O grupo submetido à dieta rica em carboidratos se tornará mais obeso do que o grupo da dieta rica em proteínas, ou o acompanhamento a longo prazo dissipará todas as nossas dúvidas atuais sobre gatos e carboidratos?

Ponto principal

Até o término deste livro, não havia ainda evidências concretas suficientes que orientassem o teor ideal de carboidratos da dieta de um gato domesticado. Embora os gatos sejam carnívoros obrigatórios, necessitando das dietas com carne para fornecer todos os nutrientes dietéticos essenciais, eles também conseguem metabolizar de modo eficaz carboidratos complexos. Determinados distúrbios metabólicos necessitam de proteínas ou gorduras limitadas com o inevitável aumento dos carboidratos da dieta. A decisão cabe ao veterinário, que considerará cada paciente individualmente e determinará a estratégia individual ideal, dependendo do estágio de vida e da condição mórbida do indivíduo.

Neste ponto, seria possível alcançar consenso de que o consumo total de energia e o manejo do peso são fundamentais tanto para a prevenção de diabetes melito quanto para a indução da remissão diabética junto à saúde geral. Talvez futuramente, quando existirem mais estudos a longo prazo publicados, haja recomendação padronizada para a composição de macronutrientes da dieta média de um gato sadio. No momento, parece sensato o veterinário concentrar-se em ajudar o gato a alcançar o peso corporal magro em vez de se concentrar no teor de carboidratos ou se o alimento vem em lata ou em pacote.

Dietas caseiras

Os proprietários de gatos podem desejar preparar as refeições para seus animais na própria casa por diferentes motivos que se encaixam nas seguintes categorias gerais:

1. Conscientização com a relação a aditivos, conservantes e contaminantes.
2. Incapacidade de entender os ingredientes no rótulo da ração e subsequente desconfiança.
3. Falta de produtos industrializados adequados que satisfaçam as necessidades clínicas do animal.

Muitos desses proprietários também se referem a seus animais de companhia como filhos. Assim, eles se veem na obrigação de proporcionar o melhor cuidado possível, como fariam para um filho humano.

Em uma pesquisa nos EUA e na Austrália realizada por telefone, descobriu-se que 13,1% dos gatos eram alimentados com comida não industrializada, como sobras de mesa, restos de pratos e rações caseiras como parte da dieta principal e, pelo menos, um quarto da dieta total para 6,2% dos gatos. A mesma pesquisa também descobriu que 98,8% dos gatos eram alimentados, no mínimo, com metade de sua ingestão diária sob a forma de ração industrializada *ad libitum* com relação aos cães.[23] Um relato em separado usando as mesmas informações dessa pesquisa por telefone observou que os proprietários que alimentavam seus animais com 50 a 75% de alimentos preparados em casa demonstravam maior falta de confiança nas rações industrializadas, no processamento de alimentos e na indústria de produtos animais em geral e apresentavam opiniões mais positivas sobre dietas cruas e preparadas em casa.[29]

Segurança

Em geral, a preocupação mais comum sobre segurança afirmada pelos proprietários que não desejavam usar um produto alimentar industrializado para seu animal de estimação era o risco de contaminação, o que levaria ao *recall* da ração, conforme ocorreu com a melamina, em 2007. De março de 2009 até março de 2010, o Center for Veterinary Medicine da Food and Drug Administration (FDA) relacionou 10 relatos de *recalls* nacionais de alimentos para animais de companhia. As razões para esses procedimentos variaram desde possível contaminação por *Salmonella* de produto alimentar cru nacionalmente disponível até deficiência de tiamina.[15] No mês de março de 2010, houve mais de 45 *recalls* de produtos alimentares humanos com contaminação por *Salmonella* relacionada como causa desencadeante frequente.[14] Essas estatísticas enfatizam que todo alimento produzido nacionalmente, seja para ser humano, seja para animal, é atentamente verificado quanto à contaminação e à segurança dos ingredientes, e que os seres humanos têm probabilidade muito maior de um *recall* por um item alimentar destinado a seu próprio consumo do que um item alimentar destinado a seu animal de companhia.

Outras questões de segurança que os proprietários têm afirmado com relação às rações industrializadas envolvem o uso de aditivos artificiais, especialmente conservantes, corantes e flavorizantes, o que leva à ingestão elevada desses itens.[27] Muitos temem que os aditivos alimentares contribuam para a carcinogênese e o desenvolvimento de transtornos de hipersensibilidade ou autoimunes dietéticos.[13] Ao avaliar a segurança de uma substância e o fato de ela dever ser aprovada, a FDA considera os seguintes fatores:

- Composição e propriedades da substância
- Quantidades que costumam ser consumidas
- Efeitos imediatos e a longo prazo sobre a saúde
- Diversos fatores de segurança.

Todas as substâncias são aprovadas junto ao nível apropriado de uso, bem mais baixo do que aquele que se espera produzir efeitos adversos.[32] Os efeitos adversos com associação suspeita a aditivos alimentares específicos são notificados à FDA para pesquisa, o que possibilita revisões contínuas de segurança, mesmo após a aprovação inicial do ingrediente.

Apesar desse processo de regulação, os alimentos livres de aditivos artificiais ou com ingredientes que são mais integrais e seguros podem ser atraentes ao entusiasta da dieta caseira.[27] Mesmo aqueles que procuram uma ração industrializada mais natural devem ser orientados sobre os regulamentos que envolvem os rótulos dos produtos. De acordo com a definição da AAFCO, o produto natural é aquele em que todos os ingredientes derivam apenas de fontes vegetais, animais ou minerais não sujeitas a processo de síntese química e sem quaisquer aditivos ou auxílios de processamento que sejam quimicamente sintéticos. Produtos orgânicos devem ser produzidos e manipulados de acordo com as exigências do U.S. Department of Agriculture National Organic Program.[1] Todos os alimentos industrializados para animais com o rótulo comercial *natural* ou *orgânico* precisam satisfazer essa definição.

Do ponto de vista de saúde pública, a questão de segurança mais importante documentada relacionada com o uso de dietas caseiras é a popularidade crescente de dietas com alimentos crus. Também existe um número crescente de produtos alimentares crus disponíveis no mercado. Esses planos alimentares foram discutidos em seções anteriores.

Completa e balanceada

Todas as rações disponíveis no mercado norte-americano que foram projetadas para alimentação a longo prazo devem conter um rótulo de adequação nutricional da AAFCO. Esse rótulo afirmará que a dieta ou foi formulada para satisfazer as necessidades da faixa etária específica do animal ou foi submetida a um experimento de alimentação da AAFCO.[1] As formulações de dieta caseiras não são governadas por regulação da AAFCO e, atualmente, não existe um sistema padronizado para regular a adequação nutricional de receitas publicadas de dietas preparadas em casa. Tal falta de regulação padronizada leva a preocupações relacionadas com a adequação nutricional das dietas caseiras. Mesmo se a dieta for desenvolvida por um nutricionista veterinário, ela é boa apenas no que concerne ao banco de dados que o nutricionista usa para avaliação individual de ingredientes, como o proprietário segue as instruções e se ele desiste da dieta substituindo por outros ingredientes com o passar do tempo.[33]

Em um relato analisando 49 dietas para manutenção e 36 dietas para crescimento com base em 6 publicações (comparadas com as recomendações da AAFCO), 55% das dietas continham quantidades inapropriadas de proteínas e 62% eram inadequadas em vitaminas. A suplementação com taurina ou colina resolveria a deficiência em 77% dos casos. Muitos dos ingredientes dos bancos de dados usados para níveis nutricionais dos ingredientes não foram analisados quanto a taurina e colina, o que significa que as dietas determinadas como inadequadas e deficientes podem, na verdade, estar adequadas. Dessas dietas, 86% estavam inadequadas em diferentes minerais e 8%, em aminoácidos essenciais.[34] Em um estudo em separado, 44 rações caninas industrializadas foram comparadas com 35 rações caninas preparadas em casa. As dietas não foram diferentes no teor de energia, porém foram observadas diferenças entre vitaminas e minerais. Os índices cálcio-fósforo e os níveis de vitamina A e vitamina E, junto às quantidades de potássio, cobre e zinco da dieta caseira, estiveram abaixo das recomendações da AAFCO, enquanto todos os nutrientes das rações industrializadas estavam acima dos níveis da AAFCO, exceto a proporção cálcio-fósforo, que se encontrava dentro da variação recomendada.[41]

A proteína em excesso é comum nas dietas caseiras, com muitas receitas recomendando uma proporção a mais de carne com relação à de cereal. Níveis excessivamente altos de proteína podem levar ao desequilíbrio de cálcio com níveis elevados de fósforo. A adição de osso, farinha de osso ou cálcio não resolve a proporção cálcio-fósforo de uma dieta que também está proporcionalmente alta em fósforo. Os proprietários devem ser orientados quanto à maioria de suplementos para animais de venda livre não conter vitaminas e minerais em concentrações suficientes para equilibrar e completar uma dieta feita em casa.[33] Por todos esses motivos, as dietas caseiras devem ser avaliadas por um nutricionista veterinário, a fim de determinar o risco ou o motivo de se administrar cada dieta individual.

Ponto principal

Para os proprietários que desejam muito preparar os alimentos para seus animais em casa, a orientação é a principal obrigação de seu veterinário. Atualmente, não existem informações básicas na literatura para questões associadas a aditivos alimentares aprovados pela FDA quanto aos níveis permitidos na dieta. Embora questões ocasionais, como o amplo *recall* desencadeado pela contaminação por melamina em 2007, tenham de fato ocorrido, elas são raras em alimentos para animais, especialmente em comparação com *recalls* para produtos alimentícios humanos.

Existe risco mínimo de o proprietário administrar uma dieta caseira formulada por um veterinário, desde que o proprietário seja diligente ao seguir todas as instruções específicas quanto a ingredientes e suplementação. Há muitos nutricionistas veterinários [nos EUA] para consulta por telefone e eles são capazes de analisar dietas individuais

quanto à adequação nutricional. Isso ajudará a retirar o "peso nos ombros" dos clínicos gerais, ao mesmo tempo dando aos proprietários acesso a informações precisas sobre nutrição.

Referências bibliográficas

1. AAFCO: Official Publication of Association of American Feed Control Officials, 2010
2. Atkins R: *Dr. Atkins' new diet revolution, revised edition*, New York, 2002, M Evans and Company.
3. Backus RC, Cave NJ, Keisler DH: Gonadectomy and high dietary fat but not high dietary carbohydrate induce gains in body weight and fat of domestic cats, *Br J Nutr* 98:641, 2007.
4. Bennett N, Greco DS, Peterson ME et al: Comparison of a low-carbohydrate low-fiber diet and a moderate carbohydrate-high fiber diet in the management of feline diabetes mellitus, *J Feline Med Surg* 8:73, 2006.
5. Billinghurst I: *Give your dog a bone: the practical commonsense way to feed dogs for a long healthy life*, Alexandria, Australia, 1993, Ian Billinghurst.
6. Billinghurst I: *The BARF diet: raw feeding for dogs and cats using evolutionary principles*, Alexandria, Australia, 2001, Ian Billinghurst.
7. Brunengraber DZ, McCabe BJ, Kasumov T et al: Influence of diet on the modeling of adipose tissue triglycerides during growth, *Am J Physiol Endocrinol Metab* 285:E917, 2003.
8. Centers for Disease Control and Prevention, Foodborne Diseases Active Surveillance Network (FoodNet): *FoodNet surveillance final report for 2005*, Atlanta, 2008, U.S. Department of Health and Human Services.
9. Centers for Disease Control and Prevention: *Salmonella surveillance: annual summary*, Atlanta, 2006, U.S. Department of Health and Human Services, Centers for Disease Control.
10. Centers for Disease Control: *National Antimicrobial Monitoring System for Enteric Bacteria (NARMS): Human isolates final report, 2006*, Atlanta, 2009, US Department of Health and Human Services, Centers for Disease Control and Prevention.
11. Center for Food Safety and Applied Nutrition: Food Ingredients and Colors, 2010.
12. Cherry B, Burns A, Johnson GS et al: *Salmonella typhimurium* outbreak associated with veterinary clinic, *Emerg Infect Dis* 10:2249, 2004.
13. DuPont HL: Clinical practice. Bacterial diarrhea, *N Engl J Med* 361:1560, 2009.
14. Dzanis DA: Safety of ethoxyquin in dog foods, *J Nutr* 121:S163, 1991.
15. Food and Drug Administration: 2010 recalls, market withdrawals and safety alerts, 2010.
16. Food and Drug Administration: *Pet food recalls and withdrawals*, March 2010.
17. Frank G, Anderson W, Pazak H et al: Use of a high-protein diet in the management of feline diabetes mellitus, *Vet Ther* 2:238, 2001.
18. Freeman LM, Michel KE: Evaluation of raw food diets for dogs, *J Am Vet Med Assoc* 218:705, 2001.
19. Geisen V, Weber K, Hartmann K: Vitamin D–dependent hereditary rickets type I in a cat, *J Vet Intern Med* 23:196, 2009.
20. Herz V, Kirberger RM: Nutritional secondary hyperparathyroidism in a white lion cub *(Panthera leo)*, with concomitant radiographic double cortical line, *J S Afr Vet Assoc* 75:49, 2004.
21. Hoenig M, Thomaseth K, Waldron M et al: Insulin sensitivity, fat distribution, and adipocytokine response to different diets in lean and obese cats before and after weight loss, *Am J Physiol Regul Integr Comp Physiol* 292:R227, 2007.
22. Kirk CA: Feline diabetes mellitus: low carbohydrates versus high fiber? *Vet Clin North Am Small Anim Pract* 36:1297, 2006.
23. Laflamme DP: Letter to the editor: cats and carbohydrates, *Top Companion Anim Med* 23:159, 2008.
24. Laflamme DP, Abood SK, Fascetti AJ et al: Pet feeding practices of dog and cat owners in the United States and Australia, *J Am Vet Med Assoc* 232:687, 2008.
25. Lauten S, Kirk CA: Computer analysis of nutrient sufficiency of published home-cooked diets for dogs and cats [abstract], *J Vet Intern Med* 19:476, 2005.
26. LeJeune JT, Hancock DD: Public health concerns associated with feeding raw meat diets to dogs, *J Am Vet Med Assoc* 219:1222, 2001.

27. MacDonald ML, Rogers QR, Morris JG: Nutrition of the domestic cat, a mammalian carnivore, *Annu Rev Nutr* 4:521, 1984.

28. Mazzaferro EM, Greco DS, Turner AS et al: Treatment of feline diabetes mellitus using an alpha-glucosidase inhibitor and a low-carbohydrate diet, *J Feline Med Surg* 5:183, 2003.

29. Michel KE: Unconventional diets for dogs and cats, *Vet Clin North Am Small Anim Pract* 36:1269, 2006.

30. Michel KE, Bader A, Shofer FS et al: Impact of time-limited feeding and dietary carbohydrate content on weight loss in group-housed cats, *J Feline Med Surg* 7:349, 2005.

31. Michel KE, Willoughby KN, Abood SK et al: Attitudes of pet owners toward pet foods and feeding management of cats and dogs, *J Am Vet Med Assoc* 233:1699, 2008.

32. Mori A, Sako T, Lee P et al: Comparison of three commercially available prescription diet regimens on short-term post-prandial serum glucose and insulin concentrations in healthy cats, *Vet Res Commun* 33:669, 2009.

33. Morris JG: Idiosyncratic nutrient requirements of cats appear to be diet-induced evolutionary adaptations, *Nutr Res Rev* 15:153, 2002.

34. Remillard RL: Homemade diets: attributes, pitfalls, and a call for action, *Top Companion Anim Med* 23:137, 2008.

35. Sanchez S, Hofacre CL, Lee MD et al: Animal sources of salmonellosis in humans, *J Am Vet Med Assoc* 221:492, 2002.

36. Sato Y, Mori T, Koyama T et al: Salmonella virchow infection in an infant transmitted by household dogs, *J Vet Med Sci* 62:767, 2000.

37. Scarlett JM, Donoghue S: Associations between body condition and disease in cats, *J Am Vet Med Assoc* 212:1725, 1998.

38. Schreiner CA, Nagode LA: Vitamin D–dependent rickets type 2 in a four-month-old cat, *J Am Vet Med Assoc* 222:337, 2003.

39. Slingerland LI, Fazilova VV, Plantinga EA et al: Indoor confinement and physical inactivity rather than the proportion of dry food are risk factors in the development of feline type 2 diabetes mellitus, *Vet J* 179:247, 2009.

40. Stiver SL, Frazier KS, Mauel MJ et al: Septicemic salmonellosis in two cats fed a raw-meat diet, *J Am Anim Hosp Assoc* 39:538, 2003.

41. Streiff EL, Zwischenberger B, Butterwick RF et al: A comparison of the nutritional adequacy of home-prepared and commercial diets for dogs, *J Nutr* 132:1698S, 2002.

42. Strohmeyer RA, Morley PS, Hyatt DR et al: Evaluation of bacterial and protozoal contamination of commercially available raw meat diets for dogs, *J Am Vet Med Assoc* 228:537, 2006.

43. Tanner E, Langley-Hobbs SJ: Vitamin D-dependent rickets type 2 with characteristic radiographic changes in a 4-month-old kitten, *J Feline Med Surg* 7:305, 2005.

44. Thiess S, Becskei C, Tomsa K et al: Effects of high carbohydrate and high fat diet on plasma metabolite levels and on i.v. glucose tolerance test in intact and neutered male cats, *J Feline Med Surg* 6:207, 2004.

45. Tomsa K, Glaus T, Hauser B et al: Nutritional secondary hyperparathyroidism in six cats, *J Small Anim Pract* 40:533, 1999.

46. van Rensburg IB, Lowry MH: Nutritional secondary hyperparathyroidism in a lion cub, *J S Afr Vet Assoc* 59:83, 1988.

47. Verbrugghe A, Hesta M, Van Weyenberg S et al: The glucose and insulin response to isoenergetic reduction of dietary energy sources in a true carnivore: the domestic cat *(Felis catus)*, *Br J Nutr* 104:214, 2010.

48. Vester BM, Liu KJ, Keel TL et al: In utero and postnatal exposure to a high-protein or high-carbohydrate diet leads to differences in adipose tissue mRNA expression and blood metabolites in kittens, *Br J Nutr* 102:1136, 2009.

49. von Pfeil DJ, Decamp CE, Abood SK: The epiphyseal plate: nutritional and hormonal influences; hereditary and other disorders, *Compend Contin Educ Vet* 31:E1, 2009.

50. Weese JS, Rousseau J: Survival of *Salmonella Copenhagen* in food bowls following contamination with experimentally inoculated raw meat: effects of time, cleaning, and disinfection, *Can Vet J* 47:887, 2006.

51. Weese JS, Rousseau J, Arroyo L: Bacteriological evaluation of commercial canine and feline raw diets, *Can Vet J* 46:513, 2005.

52. Won DS, Park C, In YJ et al: A case of nutritional secondary hyperparathyroidism in a Siberian tiger cub, *J Vet Med Sci* 66:551, 2004.

53. Wright JG, Tengelsen LA, Smith KE et al: Multidrug-resistant *Salmonella typhimurium* in four animal facilities, *Emerg Infect Dis* 11:1235, 2005.

54. Zoran DL: The carnivore connection to nutrition in cats, *J Am Vet Med Assoc* 221:1559, 2002.

Medicina Interna de Felinos

Editores: Randolph M. Baral, Susan E. Little e Jeffrey N. Bryan (Capítulo 28 | Oncologia)

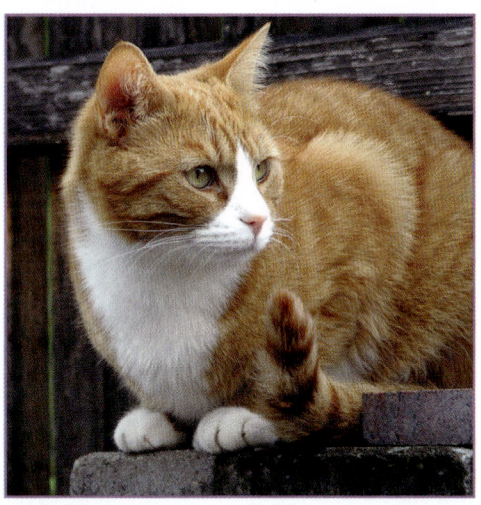

Doenças Cardiovasculares

Mark Rishniw

Prevalência e fatores de risco

Prevalência

Não existe, atualmente, uma prevalência de doença cardíaca na população geral. Stalis *et al.* [83] viram que a cardiopatia miopática foi identificada em, aproximadamente, 9% de 1.472 necropsias de felinos entre 1986 e 1992 na Universidade da Pensilvânia. Mais recentemente, dois pequenos estudos (envolvendo cerca de 200 gatos no total) examinaram a prevalência de cardiopatia em felinos aparentemente sadios.[18,61] Côté *et al.*[18] analisaram a prevalência de sopros cardíacos em gatos aparentemente sadios. Foram detectados sopros em 22 dos 103 gatos examinados. Desses 22 gatos, 7 foram submetidos a exame ecocardiográfico e 6 apresentaram evidências de hipertrofia miocárdica (um estado anormal). Paige *et al.*[61] examinaram 103 gatos aparentemente saudáveis: 16 de 103 apresentavam sopros, e 5 desses tinham hipertrofia miocárdica. Além disso, 11 de 103 gatos apresentavam evidências de hipertrofia miocárdica, porém sem sopros.

Com base nesses pequenos estudos epidemiológicos, cerca de 20% de gatos aparentemente sadios examinados de modo aleatório apresentarão sopros cardíacos, e uma porcentagem semelhante poderá apresentar hipertrofia do miocárdio. Desses animais, metade terá sopros e metade, doença oculta. Da mesma maneira, 50% ou mais dos gatos com sopro não apresentarão doença cardíaca identificável. Provavelmente, sopros fisiológicos dinâmicos contribuem para alguns desses casos. Convém observar que os dois estudos examinaram poucos gatos. Além disso, não foi realizada uma avaliação longitudinal para determinar se a hipertrofia do miocárdio era transitória (p. ex., secundária a desidratação, doença da tireoide, ou por causas ainda não identificadas de hipertrofia transitória) ou persistente. Apenas este último caso seria compatível com miocardiopatia hipertrófica. Assim, a prevalência de doença cardíaca na população felina permanece desconhecida. Entretanto, atualmente um grande estudo longitudinal de gatos conduzidos a abrigos em Londres está sendo realizado. Ele poderá definir melhor a prevalência de doenças miocárdicas em felinos.

A prevalência relativa de cardiopatia foi examinada por Harpster[31] em uma única instituição de encaminhamento. De 500 gatos levados ao departamento de Cardiologia do Angell Memorial Animal Hospital, de 1987 a 1989, 22% tinham miocardiopatia hipertrófica; 15%, miocardiopatia não classificada; 14%, valvopatia mitral; 12%, miocardiopatia dilatada; 10%, cardiopatia tireotóxica; e, aproximadamente, 7%, doença congênita. Identificou-se hipertensão sistêmica em 1%. Evidentemente, essas porcentagens não representam a prevalência (ou incidência) e sim descrevem a distribuição de doenças cardíacas em pacientes conduzidos à avaliação de cardiopatia. Além disso, alterações substanciais na nutrição felina (como suplementação com taurina) e a detecção e o controle precoces de hipertireoidismo reduziram bastante o percentual de gatos com miocardiopatia dilatada ou cardiopatia tireotóxica.

Da mesma maneira, a prevalência de cardiopatia congênita em gatos é bem menos relatada em termos gerais do que em cães. Não se constatou a frequência de cardiopatia congênita nos últimos 30 anos. Buchanan[11] estimou que malformações na valva atrioventricular eram a anomalia congênita mais comum em gatos, sucedida por defeito de septo interventricular (DSV), fibroelastose endocárdica e patência do canal arterial (PCA).

Côté e Jaeger[17] examinaram a incidência de cardiopatia estrutural em 106 gatos com arritmias ventriculares. Quase todos os gatos com taquiarritmias ventriculares tiveram evidências ecocardiográficas de cardiopatia estrutural

(102 de 106). Estudos anteriores desenvolvidos por Fox et al.[26] e Fox e Harpster[25] sugeriram incidência substancialmente menor de taquiarritmias ventriculares em gatos com miocardiopatia hipertrófica (MCH) (10 a 40%). Entretanto, os dois estudos relataram que todas as arritmias em gatos com MCH tinham índices muito mais elevados (25 a 70%).

Fatores de risco

Determinados fatores de risco estão associados a algumas doenças cardíacas de felinos. A MCH tem predisposição específica de acordo com a raça. Assim, pelo menos, há uma causa genética identificada em duas raças (Maine Coon e Ragdoll).[53,55] Gatos das raças Sphynx, Norwegian Forest Cat, Pelo Curto Norte-americano, Scottish Fold, Persa, Siamês, Abissínio, Himalaio e Birmanês são considerados predispostos a miocardiopatias.[23] Não está bem definido se existem diferenças de sexo na manifestação de traços genéticos ou na prevalência de distúrbios congênitos.

A deficiência de taurina foi identificada como causa importante de miocardiopatia dilatada em gatos em meados da década de 1980.[64] A suplementação subsequente de dietas comercializadas com taurina levou ao desaparecimento quase completo da insuficiência do miocárdio por deficiência desta em gatos. Entretanto, ocasionalmente dietas caseiras podem ainda levar à deficiência de taurina, o que resulta em miocardiopatia dilatada.

O hipertireoidismo é um fator de risco para doença cardíaca em gatos. No entanto, provavelmente a prevalência de cardiopatia tireotóxica diminuiu desde que o hipertireoidismo foi reconhecido pela primeira vez, conforme os clínicos passaram a identificar gatos com hipertireoidismo mais precocemente no curso da doença, normalmente antes do desenvolvimento de remodelamento cardíaco grave e com insuficiência cardíaca de débito alto. Outros fatores de risco, como acromegalia, mostram-se extremamente incomuns, e as descrições desses fatores estão limitadas a poucos casos.

Histórico e exame físico

Embora a obtenção do histórico possa orientar sobre como está o paciente, a estranha habilidade de os gatos mascararem seu estado mórbido até o problema estar crítico impede que muitos proprietários forneçam informações diagnosticamente úteis. Os proprietários talvez relatem achados como respiração ofegante, comportamento de esconder-se ou de relutar em participar de atividades comuns no dia anterior da consulta, a fim de se detectarem doenças graves. Com doença subclínica branda, nenhuma alteração será evidente para os proprietários. O histórico da doença será útil apenas se houver suspeita de deficiência de taurina. Contudo, uma dieta caseira pode ser o indicador para o clínico examinar o paciente quanto a deficiência de taurina.

Geralmente, o tromboembolismo sistêmico vem acompanhado por histórico de paralisia aguda ou paresia ou dor excruciante evidente. Os proprietários costumam relatar que seu gato miou ou uivou alto no início do evento, sem evidência aparente de traumatismo. Os gatos que são apresentados depois, durante o curso da doença, frequentemente têm o histórico de terem desaparecido por um período de tempo e terem sido encontrados paralisados ou paréticos.

Sopros

Normalmente, o exame físico de gatos com doença cardíaca é pouco revelador. Muitos gatos com doença cardíaca não apresentam sinais clínicos ou achados ao exame físico. Em um estudo, apenas 5 de 16 gatos com miocardiopatia apresentavam sopros ao exame inicial; e 11 tinham doença oculta.[61] Esse número aumentou para 11 em 16 gatos quando foram observados sopros dinâmicos (não necessariamente auscultados no momento do exame, e sim provocados durante avaliação ecocardiográfica). Por outro lado, muitos gatos com sopro não apresentam cardiopatia identificável. Paige et al.[61] também identificaram sopros em 16 de 103 gatos sadios, porém encontraram cardiopatia em apenas 5 desses animais. Onze deles não tinham evidência de doença estrutural.

Sopros dinâmicos são achados comuns em gatos com e sem doença cardíaca. Paige et al.[61] identificaram sopros dinâmicos em 28 de 103 gatos aparentemente sadios. Os sopros dinâmicos mudam de intensidade ou aparecem apenas após provocação (p. ex., medo, agressividade). Em geral, são sopros paraesternais (lado direito ou esquerdo) e bem transitórios, persistindo apenas alguns batimentos em alguns gatos. Rishniw e Thomas[71] identificaram uma obstrução ao fluxo de saída ventricular direita dinâmica em 50 gatos, entre 1954 e 1996, que estava associada apenas a cardiopatia estrutural. As doenças mais comuns associadas a esse sopro fisiológico foram nefropatia crônica e carcinoma escamocelular nasal, porém esses gatos foram examinados na Califórnia, onde o carcinoma escamocelular nasal é muito prevalente. Gatos com idade inferior a 4 anos com obstrução dinâmica ao fluxo de saída ventricular direito costumavam ter maior incidência de MCH.

A movimentação anterior sistólica da valva mitral e a obstrução ventricular esquerda dinâmica associadas contribuem para a maioria dos outros casos de sopros dinâmicos identificáveis em gatos. Costuma-se observar o fenômeno em gatos com MCH, porém, ocasionalmente, ele pode ser notado em felinos sem qualquer doença cardíaca estrutural identificável. Obstruções mesoventriculares também foram identificadas em gatos com MCH ou outras doenças cardíacas de felinos[49] e podem contribuir para a causa de alguns dos sopros dinâmicos. Em um estudo, apenas 36% dos sopros induzíveis tinham uma etiologia identificável. Assim, muitos sopros dinâmicos podem não ter uma etiologia facilmente identificável.[61]

Bulhas cardíacas e arritmias

A bulha cardíaca anormal mais observada na cardiopatia de felinos (excluindo sopros) é a em galope. Ela pode ser intermitente ou sustentada e resultar do aumento de intensidade da terceira ou da quarta bulhas cardíacas (ou uma soma das duas). Uma bulha em galope verdadeira indica cardiopatia grave em gatos, além de disfunção diastólica acentuada. Contudo, devido aos intervalos de tempo sistólicos e diastólicos quase idênticos em gatos, as bulhas em galope em felinos são indistinguíveis à ausculta de cliques sistólicos. Os cliques sistólicos são incomuns e, como em cães, acredita-se que estejam associados a valvopatia mitral branda em gatos idosos. Podem ser diferenciados de bulhas em galope apenas por meio de fonocardiograma de alta fidelidade com sincronização eletrocardiográfica, demonstrando que ocorre a bulha cardíaca extra na mesossístole. Por fim, às vezes extrassístoles ventriculares (bigeminia ventricular) podem produzir uma bulha em galope se o batimento extrassistólico ventricular ocorrer próximo do batimento sinusal. Nesses casos, a valva mitral se abre e se fecha durante a extrassístole, porém a valva aórtica não se abre (provocando apenas uma bulha cardíaca a partir da extrassístole e duas bulhas cardíacas a partir do batimento sinusal precedente). Identifica-se esse fenômeno por meio de eletrocardiograma (ECG). Assim, uma bulha cardíaca adicional em um gato carece de investigação diagnóstica mais aprofundada.

Arritmias ocorrem com frequência em gatos com cardiopatia. Em um estudo retrospectivo, 96% dos gatos com taquiarritmias ventriculares apresentavam evidências ecocardiográficas de cardiopatia estrutural. Assim, a ausculta de extrassístoles requer investigação adicional. No entanto, é mais difícil definir taquiarritmias sustentadas em gatos levados aos clínicos para avaliação clínica. A frequência cardíaca de felinos facilmente alcança 240 a 260 bpm em situações de estresse e pode alcançar esses números em questão de segundos. Gatos estressados por causa de uma consulta clínica ou devido a outra doença sistêmica podem apresentar frequência cardíaca sustentada acima de 220 bpm.[1] O clínico experiente deve avaliar a frequência cardíaca de consultas anteriores de pacientes regulares para determinar se a frequência é adequada ao animal em questão. Frequências cardíacas inesperadamente altas, em especial aquelas que se desviam de frequências pregressas, devem ser objeto de investigação mais profunda.

Bradiarritmias são auscultadas com menor frequência, mas ocorrem especialmente em gatos mais velhos. O autor considera qualquer frequência cardíaca persistentemente inferior a 130 bpm em um gato durante um exame clínico como inesperadamente baixa, o que acaba levando a exames diagnósticos adicionais. Entretanto, felinos filhotes sadios (principalmente machos) ocasionalmente apresentam frequências cardíacas em repouso baixas.

Arritmias sinusais são incomuns em gatos no ambiente hospitalar e foram associadas, principalmente, a doenças extracardíacas.[69] Contudo, alguns gatos jovens sadios podem apresentar uma leve arritmia sinusal como achado ocasional. Além disso, a maioria dos gatos exibe períodos breves de arritmia sinusal durante o sono.[86]

Sinais clínicos de insuficiência cardíaca congestiva

Os gatos são extremamente hábeis na capacidade de esconder sinais de doença cardíaca até ela alcançar um estado crítico. Com frequência, sinais clínicos como taquicardia branda e redução da atividade não são aparentes aos proprietários e os gatos são levados ao clínico com dispneia profunda. A ausculta torácica pode revelar sinais de insuficiência cardíaca congestiva (ICC). Um sopro ou uma bulha em galope, junto a dispneia, aumenta o grau de suspeita de ICC. Sons respiratórios abafados ou ausentes ou deslocados dorsalmente (ventralmente ausentes) sugerem derrame pleural. Por outro lado, tosse e ânsia de vômito, sibilos ou estertores auscultáveis raramente estão associados a ICC, porém, quase sempre indicam doença respiratória primária. As extremidades podem estar frias devido à vasoconstrição que ocorre na ICC, mas esse é um sinal não confiável dessa patologia.

Procedimentos do exame físico de valor limitado no diagnóstico de cardiopatia felina

Qualidade do pulso periférico

Com exceção da doença tromboembólica sistêmica, a avaliação de pulsos periféricos em gatos com cardiopatia soma pouco na avaliação cardiovascular geral do paciente. Raramente os pulsos estão alterados na maioria das cardiopatias de felinos, e a habilidade do clínico em discernir alterações menores na qualidade do pulso é limitada. Assim, o autor aconselha avaliar pulsos felinos apenas se houver suspeita de paresia ou de paralisia de membros.

Coloração de mucosas e tempo de enchimento capilar

A maioria dos gatos apresenta coloração de mucosa um tanto "anêmica" ou "parecendo cianótica". Cardiopatia grave e mesmo ICC com frequência não alteram a coloração da mucosa ou o tempo de enchimento capilar, e a interpretação dos achados é questionável, a ponto de não se recomendar esses procedimentos em gatos com suspeita de doença cardíaca.

Localização e caracterização do sopro

Embora a localização de sopros em cães possa ajudar na identificação da cardiopatia subjacente, essa abordagem é muito mais difícil em gatos. Primeiramente, muitos clínicos usam estetoscópios com diafragma grande. Além disso, a área do diafragma é semelhante à área do contorno cardíaco. Isso limita a habilidade de localizar uma área menor que o coração inteiro. Em segundo lugar, muitos gatos com (e sem) cardiopatia apresentam sopros paraesternais, que costumam ser dinâmicos. Esses sopros podem ocorrer por diversos motivos e não ajudam a definir a natureza da cardiopatia.

Em alguns casos, a localização e a descrição do sopro podem auxiliar no diagnóstico. Em geral, DSV e anomalias da valva tricúspide são auscultadas no lado direito, enquanto sopros por PCA são contínuos suprabasilares.

Assim, os clínicos devem, na prática, limitar sua ausculta à detecção de um sopro e, se possível, à descrição de localização, porém não devem esperar a conclusão de um diagnóstico somente com base nesse procedimento do exame físico.

Diagnóstico de cardiopatia em felinos

Conforme já explicado, o histórico e o exame físico, embora importantes, em geral não conseguem fornecer o diagnóstico definitivo de cardiopatia ou o tipo de cardiopatia. Na maioria dos casos, quando existe suspeita de doença cardíaca, são necessários exames diagnósticos adicionais para confirmar a suspeita antes da instituição de qualquer terapia.

Eletrocardiografia

A eletrocardiografia (ECG) é bastante limitada para o diagnóstico de arritmias e distúrbios de condução em gatos. Ela fica reservada para os pacientes com arritmias auscultáveis. As arritmias são relativamente incomuns em gatos, com exceção da taquicardia sinusal. Contudo, sua frequência aumenta substancialmente em casos de de cardiopatia.

Em gatos eupneicos, a ECG é registrada em decúbito lateral direito. No entanto, o decúbito esternal altera poucos parâmetros eletrocardiográficos de interesse clínico.[29,32] Consequentemente, convém a avaliação em decúbito esternal em pacientes irritadiços, eupneicos ou frágeis.

O monitoramento ambulatorial contínuo da ECG em 24 h (Holter) historicamente tem sido menos bem-sucedido em gatos do que em cães, em grande parte por causa do tamanho do sistema de registro. Novos sistemas digitais Holter são pequenos o suficiente para serem presos ao gato com ataduras adesivas. O monitoramento Holter pode fornecer informações diagnósticas em gatos com síncope.[22] Além disso, gravadores de pequenos eventos podem ser implantados cirurgicamente em pacientes com síncope, a fim de aumentar a probabilidade de detecção de arritmia.[20,38] Os monitores Holter não devem ser usados em gatos com cardiopatia estrutural grave ou ICC porque o estresse do monitoramento pode resultar em morte do paciente.

Eletrocardiografia como exame de triagem para cardiopatia subclínica

A eletrocardiografia (ECG) é ineficaz como instrumento de triagem para doença cardíaca oculta em gatos. A base para a utilização dela como instrumento de triagem detecta aumento da câmara ou desvios do eixo elétrico médio (EEM). Entretanto, a ECG é muito pouco sensível e relativamente imprecisa na detecção de aumento da câmara (ou hipertrofia concêntrica miocárdica). Desse modo, embora possa identificar desvios no EEM, estes ocorrem com frequência relativamente pequena na população geral e podem surgir em gatos com e sem doença estrutural subjacente. Apenas um estudo examinou a habilidade da ECG de identificar aumento atrial esquerdo em gatos.[76] Esse estudo mostrou baixa sensibilidade (12 a 60%) e boa especificidade (72 a 100%), o que sugere que pouquíssimos gatos com anormalidades de onda *p* apresentem átrio esquerdo normal. Não existem estudos equivalentes que examinem de modo específico a sensibilidade e a especificidade da ECG na detecção de aumento ventricular em ga-

tos. No entanto, estudos em humanos e em outras espécies sugerem sensibilidades de cerca de 50% e especificidades de 80% (semelhantes àquelas encontradas por Schober *et al.*[76] para aumento atrial esquerdo). Dois estudos examinaram anormalidades de ECG em gatos com cardiopatia. Ferasin *et al.*[21] identificaram 106 gatos com graus variáveis de MCH. Desses, 41 (39%) não apresentavam anormalidades identificáveis à ECG. Riesen *et al.*[68] examinaram 395 gatos com diversas cardiopatias sintomáticas, com 169 gatos com MCH. Desses, 35 (21%) não apresentavam anormalidades identificáveis à ECG. Riesen *et al.* identificaram alterações morfológicas (ou seja, padrões de aumento de câmara) em apenas 15 de 169 (10%) gatos com MCH, enquanto Ferasin *et al.* encontraram alterações morfológicas em 30 de 61 (50%) gatos com MCH. Se esses dados forem associados, as alterações morfológicas indicativas de aumento de câmara ocorrem em menos de 20% dos gatos com MCH. No entanto, essa estimativa pode ser excessiva, pois, individualmente, os animais nesses estudos podem ter apresentado mais de uma alteração morfológica. Presumimos que cada observação seja independente, o que confere o "cenário ideal". Assim, a sensibilidade da ECG na detecção de alterações morfológicas compatíveis com aumento da câmara ou com MCH, com base nesses dois estudos, é de apenas 20%. Se for considerado que 15% da população felina geral tem doença cardíaca, o valor preditivo positivo de alterações morfológicas da ECG é de, aproximadamente, 15%, e o valor preditivo negativo é de cerca de 85%. Dessa maneira, o clínico tem probabilidade seis vezes maior de encontrar um resultado falso-positivo com relação a um resultado verdadeiramente positivo ao rastrear gatos por ECG. Isso leva a uma substancial despesa para os proprietários na procura de uma doença inexistente. Com prevalência mais baixa, a probabilidade de um achado falso-positivo apenas aumenta. Um resultado negativo deve sugerir fortemente que o gato "não está acometido", pois a maioria dos gatos examinados será normal. Entretanto, a maioria dos gatos com MCH examinada também apresentará resultados normais de ECG; esses animais não serão identificados.

Arritmias patológicas (contração ventricular prematura [CVP], contração atrial prematura [CAP], fibrilação atrial) ocorreram em 17 de 169 (10%) dos gatos com MCH em um estudo,[68] e em 8 de 106 (8%) em outro estudo.[21] Novamente, não ficou evidente se essas observações foram independentes ou se havia múltiplas arritmias no mesmo gato. No entanto, isso resulta de novo em sensibilidade de 10%, o que impede o clínico de descartar de modo eficaz a ocorrência de MCH quando não há arritmias.

Radiografia

A radiografia tem sido usada para o diagnóstico de cardiopatia felina desde o início da década de 1970. Mais recentemente, foi suplantada pela ecocardiografia para o diagnóstico de cardiopatia, porém ainda é um exame de valor diagnóstico na identificação de ICC ou na diferenciação de etiologias de dispneia em gatos.

É difícil a identificação de cardiomegalia, com base em radiografias, em felinos. Os padrões mais compatíveis com avaliação radiográfica são *aumento atrial esquerdo* ou *biatrial* e *sobrecarga de volume ventricular esquerda*. Em geral, o aumento brando (conforme definido ecocardiograficamente) não é detectável aos raios X. As câmaras devem estar, pelo menos, moderadamente aumentadas para que sejam detectáveis em radiografias. Alterações no coração direito são não apenas incomuns como também difíceis de identificar em gatos (e cães). Da mesma maneira, hipertrofia concêntrica ventricular esquerda, conforme o que ocorre na MCH, não é identificável radiologicamente. Os gatos podem ter paredes ventriculares esquerdas profundamente espessadas e que não são detectáveis radiograficamente.

Incidências tanto lateral quanto dorsoventral (DV) ou ventrodorsal (VD) são necessárias para o diagnóstico de cardiopatia de felinos, pois o aumento atrial é mais bem apreciado na incidência DV/VD. Existe pouca diferença entre as incidências DV ou VD. Os gatos dispneicos ou taquipneicos são mais bem radiografados em decúbito esternal, pois isso reduz o estresse da contenção, que pode resultar em deterioração clínica grave. Dá-se preferência a filmes no fim da inspiração, embora isso não seja essencial na maioria dos gatos. Na experiência do autor em avaliar radiografias torácicas de felinos obtidas por médicos veterinários generalistas, a maioria dos filmes ofereceu qualidade suficiente para interpretação. Gatos obesos podem ser problemáticos por causa da relutância em respirar profundamente. Nesses pacientes, a interpretação do parênquima pulmonar pode ser complexa.

A maioria das regras tradicionais de aferição do coração (medida) tem pouco valor em gatos. As comparações do contorno cardíaco com a cavidade torácica ou o grau de contato cardioesternal não têm valor na avaliação de radiografias torácicas de felinos para cardiopatia. O contato esternal é proeminente em muitos gatos e aumenta com a idade em gatos com coração normal.[57,59] Da mesma maneira, "redundância" ou "ondulação" aórtica, em que a aorta forma um contorno proeminente em filmes torácicos, com o coração posicionado de modo mais esternal, é observada com frequência em gatos mais velhos, sendo um achado ocasional.[57] Um estudo sugeriu que esse achado está associado a hipertensão sistêmica.[60]

A escala cardíaca vertebral (ECV) foi desenvolvida para avaliar o tamanho do coração em gatos[46] e pode ajudar na identificação de aumento atrial ou de cardiomegalia generalizada. Uma ECV superior a 8,1 é compatível com cardiomegalia felina (Figuras 20.1 e 20.2). Contudo, os clínicos devem reconhecer que a doença de início agudo mais comum (MCH) costuma não apresentar aumento radiograficamente detectável de ventrículos. Assim, a ECV normal não isenta uma cardiopatia importante.

A avaliação da vasculatura pulmonar é substancialmente menos confiável em gatos do que em cães. O aumento venoso ou arterial está sujeito a considerável interpretação errônea e raramente reflete de modo preciso o estado hemodinâmico pulmonar. Em alguns gatos com ICC, a vasculatura pulmonar na projeção lateral mostra-se pronunciada, porém é um achado subjetivo e não confiável.

Radiografias torácicas auxiliam o diagnóstico de ICC em gatos. Os clínicos não devem fazer o diagnóstico de ICC se não houver sinais clínicos de suporte. Ou seja, as radiografias não devem ser as fontes primárias por meio

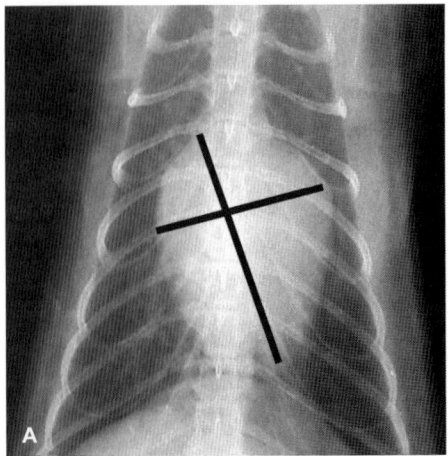

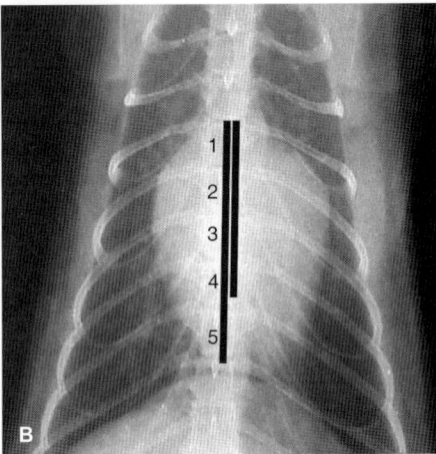

Figura 20.1 Aferição da escala cardíaca vertebral na incidência radiográfica dorsoventral. **A.** Atravessando o eixo longo do coração, desenha-se uma linha indo do átrio direito ao ápice ventricular esquerdo. Desenha-se uma segunda linha perpendicular ao eixo longo, dividindo os átrios. **B.** A seguir, essas linhas são transferidas para a borda craniana da quarta vértebra torácica. Além disso, o número de vértebras abrangido por essas duas linhas é somado. Neste exemplo, a escala cardíaca vertebral é de cerca de nove vértebras.

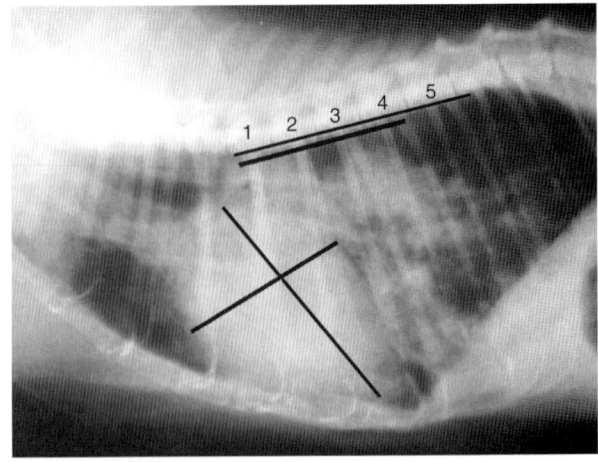

Figura 20.2 Cálculo da escala cardíaca vertebral em incidência radiográfica lateral. Emprega-se o mesmo método utilizado na incidência dorsoventral. Neste exemplo, a escala cardíaca vertebral mede nove vértebras. Convém observar o padrão intersticial-alveolar acentuado nos lobos pulmonares caudal e acessório, compatível com insuficiência cardíaca congestiva (edema pulmonar).

das quais o diagnóstico é feito. De modo ideal, a cardiomegalia acentuada evidencia-se cardiograficamente, a fim de dar suporte à hipótese de doença cardíaca grave subjacente às alterações pulmonares. Contudo, em muitos gatos, as alterações pulmonares graves (edema pulmonar ou derrame pleural) obscurecem o contorno cardíaco, tornando impossível a interpretação do tamanho do coração. Diferentemente de cães, o edema pulmonar em gatos tem pouca consistência radiográfica.[50] Um estudo com 23 gatos com ICC mostrou, pelo menos, 6 padrões de parênquima pulmonar distintos indicativos de edema pulmonar (Figuras 20.3 e 20.4).[7] Desse modo, o edema pulmonar não pode ser descartado com base no padrão radiográfico diferente

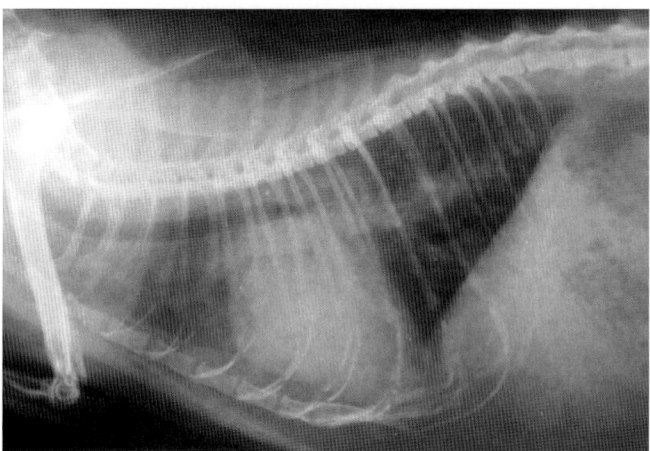

Figura 20.3 Radiografia lateral mostrando insuficiência cardíaca congestiva secundária a miocardiopatia hipertrófica em um gato. Observam-se os vasos lobares caudais proeminentes com padrão intersticial perivascular. O átrio esquerdo está acentuadamente maior.

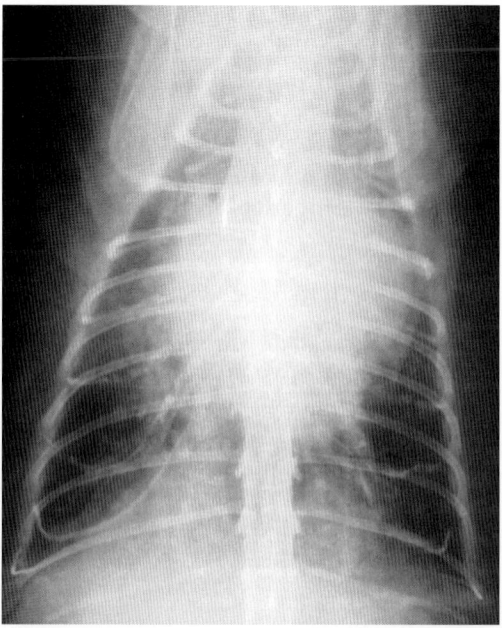

Figura 20.4 Radiografia dorsoventral mostrando insuficiência cardíaca congestiva secundária a miocardiopatia hipertrófica em um gato. Observam-se a cardiomegalia acentuada e o intenso padrão intersticial por todos os campos pulmonares.

daquele visto na maioria dos cães. Esse fato pode complicar o diagnóstico de ICC em gatos quando o contorno cardíaco não estiver visível com clareza.

Ecocardiografia

A ecocardiografia ainda é o instrumento mais útil para identificar cardiopatia em gatos. Ela exige considerável habilidade tanto para a obtenção quanto para a interpretação dos dados. Além disso, muitos dos distúrbios mais comuns precisam de análise Doppler espectral e colorido. Assim, a ecocardiografia felina continua praticamente um exame diagnóstico para especialistas. É importante reconhecer essas necessidades ao considerar a ecocardiografia para um paciente, pois a avaliação ecocardiográfica incompleta ou abaixo do padrão pode levar a gastos desnecessários ao proprietário sem um diagnóstico.

Em razão da alta frequência cardíaca e do pequeno tamanho do coração do gato, em geral realiza-se a imagem com transdutor de alta frequência (7 a 10 MHz). Avanços nas capacidades de processamento de máquinas de ultrassonografia nos últimos anos têm possibilitado que seja realizada a maioria das aferições de tamanho de câmara e parede a partir de imagens bidimensionais, e não com imagens em modo M. Isso também possibilita ao ecocardiógrafo avaliar dimensões em regiões não mensuráveis por meio de ecocardiografia em modo M (p. ex., faces anterior e posterior da parede ventricular esquerda). Podem ser obtidas dimensões lineares e da área da câmara.

A explicação detalhada da técnica ecocardiográfica está além do escopo deste capítulo. Por isso, os leitores devem consultar livros-texto sobre cardiologia ou ecocardiografia para mais detalhes.

Biomarcadores

Mais recentemente, foram desenvolvidos e comercializados indicadores bioquímicos de miocardiopatia. Entre esses, estão troponina cardíaca I; peptídio natriurético atrial (PNA) e seu pró-hormônio, o NP-pró-PNA; e o peptídio natriurético tipo B (PNB) e seu hormônio, o NP-pró-PNB. São proteínas secretadas ou liberadas por miocardiócitos em resposta a estiramento ou lesão, os quais podem ser medidas no soro ou no plasma. Em humanos, esses biomarcadores têm possibilitado a identificação rápida de lesão miocárdica aguda e estratificação de pacientes para intervenções agudas pertinentes ou exames diagnósticos adicionais.

Em grande parte, o uso de biomarcadores na medicina de felinos está restrito à identificação de miocardiopatia subclínica (ou seja, como exame de rastreamento) e à diferenciação de causas de dispneia aguda (cardiogênica *versus* pneumogênica/outras).

NT-pró-PNB como exame de triagem

Diversos estudos examinaram o emprego de NT-pró-PNB como teste de triagem para doença cardíaca em gato, como a miocardiopatia hipertrófica (MCH). Embora o teste mostrasse uma diferença nas concentrações de NT-pró-PNB entre os gatos "acometidos" e "não acometidos" nesses estudos e sensibilidades e especificidades boas ou muito boas para diferenciar os gatos "acometidos" e os gatos "não acometidos", a maioria dos estudos não separou os gatos de acordo com a gravidade da doença subclínica. Apenas dois pequenos estudos atentaram para a possibilidade de o NT-próPNB identificar gatos com MCH com graus variáveis de doença subclínica.[35,78] Os autores do primeiro estudo mostraram que apenas os gatos com hipertrofia miocárdica grave (porém não alterações moderadas ou equívocas) poderiam ser identificados de modo quase confiável como sendo "acometidos". Entretanto, quando os autores repetiram o estudo com uma nova versão do ensaio, até mesmo essa habilidade de detectar gatos gravemente enfermos estava comprometida. Assim, com base nesses dados, pode-se esperar que um NT-pró-PNB alto ajude a identificar um gato com doença subclínica grave (sem muitos resultados falso-positivos). No entanto, ele não seria capaz de descartar gatos com MCH (muitos resultados falso-negativos). Além disso, de acordo com observações pessoais do autor, há achados falso-positivos em gatos mais comuns do que os relatados nesses estudos. Finalmente, o exame sofreu modificações consideráveis desde que essas pesquisas foram realizadas e ainda não foi reavaliado. Por isso, são necessários estudos cruzados substancialmente maiores, com os pacientes categorizados em graus de gravidade subclínica e com o uso da nova versão do exame.

NT-pró-PNB como exame diagnóstico para insuficiência cardíaca congestiva

O uso alternativo para esse exame foi direcionado para discriminar causas de dispneia ou de angústia respiratória. Diversos estudos mostraram que populações de gatos não acometidos ou de gatos com dispneia decorrente de doença respiratória aguda apresentam concentrações mais baixas de NT-pró-PNB do que felinos com dispneia por ICC. Contudo, ocorre alguma sobreposição. Um estudo realizado por Connolly et al.[16] mostrou que cerca de 80% dos gatos seriam diagnosticados corretamente com base nas concentrações de NT-pró-PNB. No entanto, isso também sugere que 1 em 5 gatos seria diagnosticado de maneira incorreta e com o potencial de ser inadequadamente tratado, com possíveis consequências potencialmente fatais.

O diagnóstico da etiologia de taquidispneia em gatos pode ser difícil quando a silhueta cardíaca está obscurecida por derrame pleural, gordura ou outras alterações do parênquima pulmonar. Quando a "probabilidade de ICC" iguala a "probabilidade de não ICC", uma aferição do NT-pró-PNB talvez aumente as possibilidades de diagnóstico correto. No entanto, como essas situações clínicas são agudas e demandam intervenção rápida, o teste terá pouco valor no diagnóstico ou no tratamento de taquidispneia aguda, até que o exame se torne disponível com um teste rápido domiciliar, uma vez que, provavelmente, uma decisão terapêutica já terá sido tomada bem antes de os resultados estarem disponíveis.

Não se sabe até que ponto o teste pode melhorar a probabilidade de diagnóstico correto além do que é alcançado com os exames diagnósticos atuais (exame físico, histórico, ecocardiografia, radiografia). São necessários mais estudos para demonstrar a verdadeira eficácia clínica de biomarcadores na medicina de felinos.

Usos abusivos de ensaios com biomarcadores

Qualquer teste de triagem deve ser aplicado apenas em uma população "sob risco", em vez de ser realizado de modo indiscriminado. Além disso, o exame de triagem deve ser específico ou sensível (dependendo de o médico-veterinário desejar incluir uma doença ou descartar uma doença) ou ambos (o que é raro). Deve ser de custo razoável. O diagnóstico precoce deve possibilitar a intervenção que altere o risco da doença ou reduza o risco de eventos adversos. Poderíamos argumentar que todo gato adulto corre o risco de ter cardiopatia subclínica. Contudo, atualmente não existem terapias conhecidas que alterem a evolução de cardiopatias em gatos (com exceção da quase erradicada insuficiência miocárdica por deficiência de taurina). Assim, identificar MCH precocemente no curso da doença não possibilita que o clínico altere o desfecho para aquele paciente. Em razão disso, não se recomenda a testagem aleatória, já que a probabilidade de resultados falso-positivos (com consequentes investigações adicionais de alto custo) excede em muito a probabilidade de resultados verdadeiramente positivos. Poderíamos argumentar também que o NT-pró-PNB é um teste pré-anestésico, embora, conforme afirmado anteriormente, são necessárias mais pesquisas para avaliar mais adequadamente a validade desse estudo.

Hipertensão e cardiopatia em felinos

Definições

A hipertensão sistêmica está bem documentada em gatos e pode resultar em significativa morbidade e potencial mortalidade. A hipertensão sistólica costuma ser identificada mais comumente, enquanto a hipertensão diastólica não tem sido relatada rotineiramente. Definiu-se hipertensão sistólica como pressão arterial (PA) sistólica superior a 160 mmHg. Foi inventado um esquema de gradação, com níveis crescentes de hipertensão presumivelmente associados aos piores desfechos (Tabela 20.1).[10]

Tabela 20.1 **Classificação da pressão arterial sistólica por risco de lesão em órgão-alvo no gato.**

Categoria de risco	Pressão arterial sistólica (mmHg)	Risco de lesão em órgão-alvo
I	< 150	Mínimo
II	150 a 159	Brando
III	160 a 179	Moderado
IV	> 180	Grave

Adaptada de Brown S, Atkins C, Bagley R et al.: Guidelines for the identification, evaluation, and management of systemic hypertension in dogs and cats, *J Vet Intern Med* 21:542, 2007.

Causas

Em geral, acredita-se que a hipertensão sistêmica em felinos esteja associada a doenças subjacentes, como doença renal e hipertireoidismo. A hipertensão essencial e a hipertensão geriátrica (causas mais comuns de hipertensão em seres humanos) não foram identificadas como entidades distintas em animais domésticos. Essas formas de hipertensão são secundárias a diferentes fatores, principalmente genéticos (compostos por fatores ambientais, como obesidade), no primeiro caso, e perda de elasticidade vascular no segundo caso. Assim, qualquer paciente felino diagnosticado com hipertensão sistêmica deve ter uma etiologia subjacente identificada. A doença renal é a causa mais comum de hipertensão sistêmica em gatos, a qual resulta em hipertensão hiper-reninêmica. No entanto, a avaliação da atividade da renina plasmática não está disponível rotineiramente para comprovar a etiologia renal. Como a doença renal em gatos mais comumente se manifesta no início como perda da habilidade de concentração de urina, a maioria dos gatos idosos com hipertensão apresenta habilidade abaixo da ideal de concentrar urina.

Sinais clínicos

A hipertensão sistêmica foi descrita como um "matador silencioso" em humanos, pois os sinais clínicos da doença com frequência não são aparentes até que esteja ocorrendo dano em órgão final. De igual modo, em pacientes felinos, poucos sinais clínicos são aparentes e eles podem ser sutis e inespecíficos, como anorexia e letargia. A doença renal pode ser extremamente branda e não aparente clinicamente. A apresentação clínica mais comum associada à hipertensão sistêmica grave é retinopatia aguda (separação ou hemorragia da retina) (ver Figura 29.59).[52] Pupilas dilatadas e hifema também são alguns dos sinais oculares. De acordo com experiências, a hipertensão grave aguda resultou em encefalopatia hemorrágica ("derrame"), porém isso não é identificado comumente em gatos com doença espontânea. Os sinais neurológicos podem ser inclinação da cabeça, ataxia, desorientação e convulsões. Sopros cardíacos foram associados a hipertensão, mas não existe razão fisiológica para a hipertensão produzir turbulência que resulte em sopro. Assim, é provável que essa associação seja mais coincidência do que relação causal. Diversos autores relataram alterações cardíacas em gatos com hipertensão, como hipertrofia ventricular esquerda concêntrica e redundância da aorta ascendente.[12,14,34,60] Em geral, essas alterações são brandas, mas podem ser confundidas com o diagnóstico de MCH.

Diagnóstico

O diagnóstico de hipertensão sistêmica em gatos é complicado por diversas razões. Em primeiro lugar, o equipamento atualmente disponível para aferição de pressão arterial não invasiva (PANI) não é preciso nem acurado. Apesar de diversos estudos defendendo a validação de sistemas PANI, a maioria não faz comparações com um padrão-ouro verdadeiro (monitoramento instantâneo invasivo telemétrico da PA). Além disso, muitos desses estudos examinaram sistemas em gatos anestesiados e não nos conscientes. Recentemente, um estudo comparando sistemas oscilométricos com aferições diretas em gatos anestesiados descobriu que nenhum sistema era suficientemente preciso a ponto de ser útil.[2] As recomendações para a PANI em gatos foram feitas por diversos investigadores que sugeriram que devem ser feitas quatro aferições, com a primeira descartada e fazendo-se a média das três aferições remanescentes. Contudo, esse método não garante precisão da aferição.

Hoje em dia, existem diversos sistemas PANI comercializados e usados para medir a pressão arterial sistólica (PAS) em gatos: sistemas oscilométricos tradicionais; sistemas Doppler e, mais recentemente, sistemas oscilométricos de alta definição (OHD). Conforme observado, os clínicos perceberam que a metodologia Doppler era mais precisa que a oscilométrica. Todavia, estudos não publicados comparando os dois sistemas nos mesmos animais contra aferições invasivas não conseguiram dar suporte a isso, pois as duas metodologias são igualmente imprecisas.[18b] Não existem estudos detalhando o desempenho de sistemas OHD em gatos. Entretanto, exames em cães sugerem que esses sistemas não teriam desempenho melhor do que os oscilométricos padronizados e os de Doppler.[87]

Para complicar a aferição precisa da PAS, existe a labilidade da PA felina. O autor observou gatos conscientes delicadamente contidos e acostumados ao manuseio, com aferições de PAS que variaram até 100 mmHg no espaço de alguns segundos com pouca alteração na frequência cardíaca ou no nível de estresse percebido. Muitos clínicos tentam medir a PAS na casa do paciente a fim de reduzir o impacto do estresse, porém nenhum estudo demonstrou que essa estratégia resulta em aferição mais precisa. Um estudo pesquisou o efeito do condicionamento sobre a PAS em cães e mostrou que aferições repetidas ao longo de várias semanas resultaram em considerável redução gradual na PA aferida, à medida que o efeito do "jaleco branco" diminuiu nesses pacientes.[73] Espera-se um padrão semelhante em gatos. Um estudo em gatos demonstrou efeito significativo do "jaleco branco" em gatos, que resultaria em aferições de PAS substancialmente mais elevadas do que aquelas obtidas em repouso.[6]

Em geral, a PAS sustentada acima de 200 mmHg resulta em lesão de órgão final. Com frequência, isso pode ser constatado na patologia vascular retiniana, pois os vasos sanguíneos da retina são especialmente suscetíveis a lesão hipertensiva. Convém procurar o ingurgitamento e a tortuosidade vasculares e a hemorragia da retina se houver aferições de PAS excedendo 200 mmHg. Se as retinas mostrarem-se normais, o diagnóstico de hipertensão sistêmica deve ser questionado. No entanto, as aferições repetidas acima de 220 mmHg provavelmente indicam hipertensão verdadeira. Do mesmo modo, a evidência de hipertensão grave em paciente com retinopatia aguda aumenta a probabilidade de um diagnóstico preciso.

Os clínicos devem adotar diversas etapas no diagnóstico de hipertensão sistêmica em felinos:

1. Examinar a população-alvo adequada. A hipertensão é um distúrbio essencialmente geriátrico em gatos. Gatos com menos de 8 ou 9 anos de vida raramente apresentam

hipertensão sistêmica. Por isso, a PA não deve ser aferida em gatos sadios jovens a de meia-idade, pois a probabilidade de esses pacientes apresentarem hipertensão verdadeira é muito baixa, a menos que tenham doença renal. Na verdade o valor do rastreamento de PA de rotina em gatos é questionável. Parece mais prudente realizar urinálise e exame oftalmológico de retina e restringir a aferição de PA nos pacientes com habilidade inadequada de concentrar urina ou com retinopatia.

2. Obter diversas aferições ao longo de várias semanas se um paciente aparentemente sadio for presumivelmente diagnosticado com hipertensão em um exame de rotina. Como a hipertensão é um distúrbio progressivo crônico, em geral não é necessário o diagnóstico rápido (a menos que haja lesão aparente em órgão final). Essa técnica pode ser trabalhosa tanto para o clínico quanto para o proprietário, mas reduz o risco de um diagnóstico falso-positivo.

3. Realizar as aferições em ambiente tranquilo usando a mesma técnica a cada vez. A aferição da PA deve ser realizada antes do exame físico ou de quaisquer procedimentos diagnósticos, como coleta de sangue ou de urina. Algumas máquinas Doppler requerem o uso de *headphones* para minimizar o ruído (Figura 20.5). A largura do manguito de PA deve ser de 30 a 40% a circunferência da perna, posicionando-se ele ao nível do coração (Figura 20.6). Usar a mesma equipe treinada para cada avaliação, a fim de evitar variabilidades entre os operadores. Registrar o tamanho do manguito e a localização da aferição no prontuário junto com as leituras de PA.

4. Aceitar a leitura mais baixa obtida em diversas sessões como a mais provável.

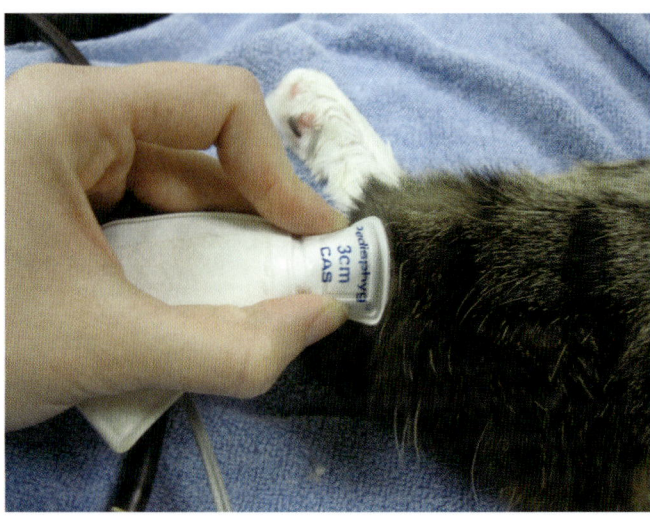

Figura 20.6 A largura do manguito de pressão arterial deve ser de 30 a 40% da circunferência da perna.

5. Examinar o paciente quanto a doença renal subjacente (como a urinálise) e outros distúrbios endócrinos que resultem em hipertensão sistêmica. Se não for identificada uma causa subjacente, reconsiderar o diagnóstico de hipertensão.

6. Realizar o exame da retina para identificar retinopatias hipertensivas, especialmente se a PAS estiver consistentemente superior a 200 mmHg.

7. Permanecer cético sobre o diagnóstico em todo paciente no qual o diagnóstico seja inesperado ou inexplicável.

Recentemente, um estudo avaliou o uso de NT-pró-PNB em gatos hipertensos com doença renal crônica (DRC).[44] Esses autores encontraram concentrações elevadas de NT-pró-PNB em gatos hipertensos com DRC e, ocasionalmente, em felinos normotensos com DRC grave. Assim, o NT-pró-PNB ajuda a identificar a hipertensão em gatos com DRC quando não há doenças cardíacas. São necessários outros grandes estudos para confirmar essa observação inicial.

Tratamento

Em geral, o tratamento da hipertensão sistêmica envolve a administração de dilatadores arteriais (Tabela 20.2). O agente farmacológico mais comum empregado na hipertensão felina é o anlodipino. Normalmente, administra-se 0,625 mg de medicamento por gato, a cada 12 a 24 h, por via oral. A medicação pode ser administrada por via transdérmica. No entanto, tais reduções na PAS são menos previsíveis e de menor magnitude do que mediante a administração oral.[33] Esperam-se reduções de 20 a 50 mmHg na PAS com a terapia oral com anlodipino.

Outros fármacos que foram examinados no tratamento da hipertensão são inibidores da enzima conversora da angiotensina (ECA), betabloqueadores e hidralazina. Nenhum desses medicamentos se mostrou eficaz no controle de rotina da PAS nem foi associado a efeitos colaterais indesejáveis. Em caso de hipertensão refratária à terapia com doses altas de anlodipino, os clínicos podem considerar

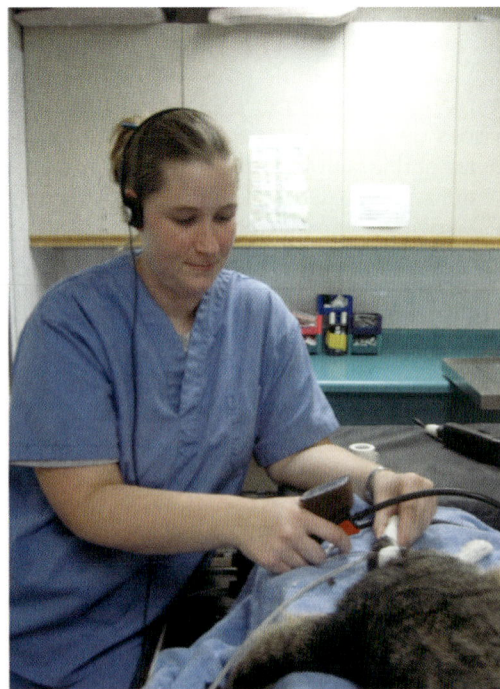

Figura 20.5 Os *headphones* com unidades de pressão arterial Doppler reduzem o ruído, que pode estressar o paciente.

Tabela 20.2 **Agentes farmacológicos usados no tratamento de hipertensão felina.**

Agente farmacológico	Dose	Mecanismo	Comentários
Anlodipino	0,625 a 1,25 mg/gato, a cada 12 a 24 h VO	Bloqueador de canais de cálcio	Terapia de primeira linha de preferência; pode ser associada a inibidor da ECA ou a betabloqueador em casos refratários
Benazepril	0,25 a 0,5 mg/kg, a cada 12 a 24 h VO	Inibidor da ECA	Terapia adjunta, especialmente para gatos com doença renal proteinúrica
Hidralazina	1 a 3 mg/kg, a cada 12 h VO	Dilatador arterial direto	Basicamente empregada para o controle agudo da hipertensão em ambiente hospitalar
Atenolol	6,25 a 12,5 mg/gato, a cada 24 h VO	Bloqueador de beta-adrenorreceptor	Primariamente usado em gatos hipertireóideos ou como terapia adjunta em casos refratários

ECA, enzima conversora da angiotensina.

a adição de inibidores da ECA ou de betabloqueadores ao protocolo terapêutico, embora os resultados não sejam previsíveis.

Apesar da popularidade tanto do diagnóstico quanto do tratamento da hipertensão felina nos últimos 10 a 15 anos, nenhum estudo documentou a diminuição da morbidade ou o aumento dos índices de sobrevida em gatos espontaneamente hipertensos tratados. Um estudo pesquisando o efeito de controle bom e ruim da hipertensão em gatos com doença renal não conseguiu mostrar qualquer melhora na sobrevida de gatos com bom controle em comparação com gatos com fraco controle da PAS. Isso sugere que o tratamento da hipertensão nessa população de gatos poderia não resultar em desfechos clínicos melhores.[39] Esses pesquisadores examinaram fatores de sobrevida e descobriram que a única variável que predizia a sobrevida era a proteinúria. O autor não tem ciência de quaisquer estudos examinando índices de complicações não fatais (p. ex., retinopatias, doença renal progressiva, encefalopatias) em gatos com hipertensão bem controlada *versus* com hipertensão mal controlada. Assim, não se sabe se a morbidade é influenciada por terapias anti-hipertensivas. Os clínicos devem considerar que, em muitos pacientes presumidamente diagnosticados com hipertensão, a terapia pode não ser de valor clínico. Além disso, convém questionar o tratamento de gatos com hipertensão limítrofe, por causa da imprecisão inerente do diagnóstico e da falta de qualquer benefício documentado de tal terapia.

Miocardiopatias

As miocardiopatias somam a maioria das cardiopatias adquiridas nos felinos. Foram descritos diversos tipos de miocardiopatias em gatos: hipertrófica, dilatada, restritiva, não classificada, miocardiopatia ventricular direita arritmogênica, faixa moderadora excessiva e fibroelastose endomiocárdica. Também foram descritos exemplos de miocardiopatias atriais isoladas. Desses, a MCH é a mais comumente diagnosticada.

Miocardiopatia hipertrófica

A MCH é a hipertrofia concêntrica do miocárdio ventricular, difusa ou localizada, não atribuível a qualquer etiologia identificável, como hipertensão, hipertireoidismo,

neoplasia ou aumento da sobrecarga (p. ex., estenose aórtica). As causas de MCH de felinos são quase desconhecidas, embora, em humanos, as mutações genéticas provavelmente contribuam para algum percentual de casos. A maioria das mutações em humanos com MCH foi detectada em proteínas sarcoméricas (proteínas associadas ao aparato contrátil). Uma mutação genética na proteína C ligadora de miosina foi proposta como uma causa de MCH nas raças Maine Coon[53] e Ragdoll,[55] embora dois estudos subsequentes tenham contradito a observação inicial.[13,88]

Não se estima muito bem a prevalência de MCH em gatos. Estudos relativamente pequenos de gatos aparentemente sadios identificaram hipertrofia ventricular esquerda em 7 a 15% dos felinos.[18,61] Essas estimativas parecem alarmantes, em especial considerando-se o fato de que a maioria dos gatos com MCH nesses estudos foi obtida aleatoriamente. Além disso, os animais não eram parentes e não eram gatos domésticos de pelo curto ou pelo longo nem de raças predispostas a MCH. Em estudos semelhantes com humanos, encontrou-se uma estimativa de 0,2% da população geral. A "epidemia" de MCH é difícil de explicar por meio de causas genéticas e requer o envolvimento de etiologias infecciosas ou outras etiologias ambientais. De fato, alguns autores prepuseram etiologias não genéticas para a MCH de felinos. Como alternativa, já que o diagnóstico tem por base a avaliação e a aferição ecocardiográficas. Considerando que muitos, senão a maioria, desses gatos permanecem subclínicos durante a vida toda, é possível que os critérios diagnósticos atuais sejam insuficientemente estritos para o diagnóstico preciso desse distúrbio, o que resulta em alto percentual de diagnósticos falso-positivos. Ademais, nenhuma pesquisa examinou longitudinalmente uma grande coorte de gatos aparentemente sadios a fim de determinar se as observações iniciais de hipertrofia persistiam com o passar do tempo. Atualmente, esses estudos estão sendo conduzidos, porém os resultados ainda terão que ser aguardados para os próximos anos.

A taxa de sobrevida mediana de gatos desde o momento do diagnóstico de MCH alcança os 5 anos. Alguns estudos sugeriram a taxa de sobrevida de 80% com 5 anos dos gatos diagnosticados com MCH subclínica.[3,72] Assim, o desfecho parece ser bastante variável, o que apoia também a hipótese de que nem toda hipertrofia ventricular esquerda idiopática diagnosticada por meio de ecocardiografia é MCH. Por outro lado, esse achado poderia ser atribuído a uma ampla variedade de manifestações da doença em indivíduos acometidos. Em humanos com MCH, mutações idênticas podem causar uma série de fenótipos, variando desde aparentemente não acometido até gravemente acometido.

Sinais clínicos

Os gatos com MCH podem apresentar diversos sinais clínicos e achados ao exame físico. Há sopros em, aproximadamente, 50% dos gatos com MCH. Por outro lado, gatos com sopro não têm necessariamente MCH ou mesmo doença cardíaca. Por isso, a existência ou não de um sopro não é informação útil em gatos com MCH. Sopros em gatos com MCH costumam estar associados à movimentação da valva mitral anterior sistólica, que produz obstrução ao fluxo de saída ventricular esquerda dinâmico e regurgitação mitral (Figura 20.7). Alguns gatos com MCH podem desenvolver obstrução do trato de saída ventricular direito dinâmico.

As arritmias são observadas com frequência em gatos com MCH subclínica. Um estudo recente sugeriu que gatos aparentemente sadios com arritmias ventriculares apresentam evidências de cardiopatia estrutural. Entretanto, esse estudo requer validação adicional com populações maiores de amostragem.[17]

Mais comumente, gatos com MCH clínica são apresentados com ICC esquerda. Com frequência, os gatos exibem sinais sutis de ICC até alcançarem um ponto crítico, em cujo momento descompensam rapidamente. Sinais clínicos sutis podem ser taquipneia branda, comportamentos de autolimpeza ou atividade alterados e diminuição do apetite. A tosse é um sinal clínico raro em gatos com ICC; a maioria de gatos com tosse apresenta distúrbios não cardíacos, como asma. A ICC em gatos com MCH manifesta-se como edema pulmonar, derrame pleural ou ambos. Raramente, pode ser detectado derrame pericárdico, mas, em geral, ele é brando e sem consequências hemodinâmicas clínicas. A distribuição e o padrão radiográfico de edema pulmonar em gatos com ICC são bastante variáveis.[7] Desse modo, os clínicos não devem confiar na identificação de achados radiográficos "típicos" ao fazer o diagnóstico de ICC. Com frequência, o derrame pleural acompanha o edema pulmonar (Figura 20.8). No entanto, um derrame substancial obscurecerá o padrão radiográfico do edema pulmonar. O derrame pleural pode ser um transudato modificado ou quilo.

Gatos com ICC grave manifestam taquidispneia acentuada ou angústia respiratória. A temperatura corporal pode ser normal ou baixa; hipotermia com ICC é um indicador prognóstico mau. De igual modo, os gatos podem estar taquicárdicos, apresentar arritmias atriais ou ventriculares ou ser normocárdicos. Gatos sem taquicardia ao diagnóstico de ICC também recebem prognóstico pior do que aqueles com taquicardia.

Diagnóstico

O diagnóstico de MCH exige ecocardiografia. As espessuras das paredes ventriculares esquerdas (global ou regionalmente), aferidas na localização submitral padrão, que excedam 6 mm, constituem uma tentativa de diagnóstico de MCH (Figura 20.9). Os gatos com espessuras de parede

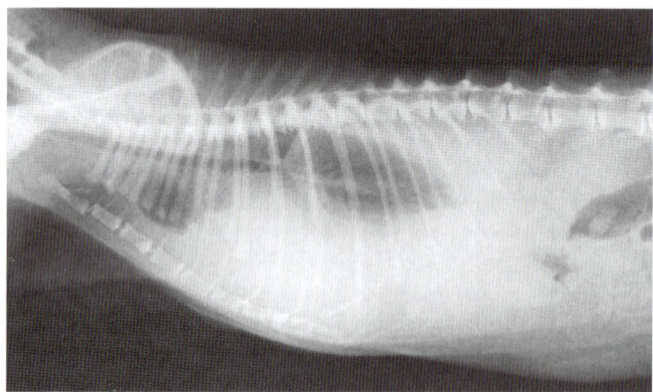

Figura 20.8 O derrame pleural costuma acompanhar o edema pulmonar em gatos com insuficiência cardíaca congestiva e pode dificultar a visualização do coração e também dos campos pulmonares.

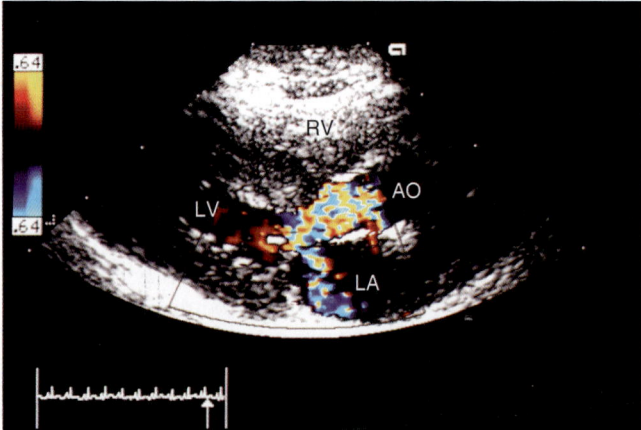

Figura 20.7 Imagem ecocardiográfica de Doppler colorido de eixo longo paraesternal direita demonstrando os jatos divergentes característicos de movimentação anterior sistólica da valva mitral. Observa-se turbulência que se estende para o interior da aorta (*AO*). Um segundo jato individualizado é visto estendendo-se em direção à parede posterior do átrio esquerdo (*LA*). Legenda: *LV*, ventrículo esquerdo; *RV*, ventrículo direito.

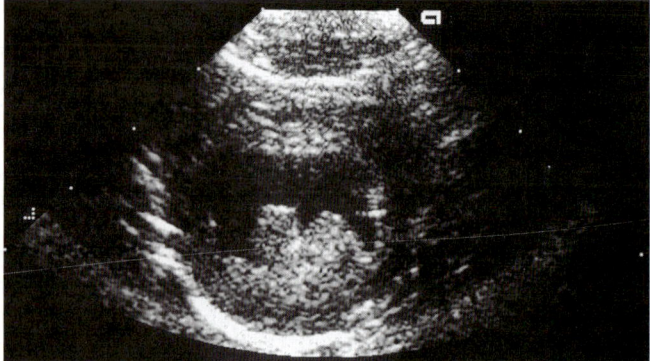

Figura 20.9 Imagem ecocardiográfica de eixo longo paraesternal direito demonstrando hipertrofia e fusão papilares acentuadas de um gato com miocardiopatia hipertrófica. Observa-se que o septo e as paredes laterais não parecem acentuadamente espessados neste paciente.

excedendo 7 mm são considerados com hipertrofia ventricular esquerda moderada. A hipertrofia pode ser focal ou difusa. Existem mais controvérsias relacionadas com abaulamento ou espessamento septal basilar. Esse achado é comum em gatos idosos e pode provocar obstrução dinâmica do trato de saída ventricular esquerdo. Entretanto, não está claro se isso constitui MCH ou se é simplesmente a consequência das alterações do envelhecimento.

O diagnóstico de MCH não pode ser feito com base em ECG e radiografia. Muitos gatos com doença subclínica apresentam resultados eletrocardiográficos normais e contorno cardíaco normal em radiografias de tórax. Por outro lado, alterações em radiografias compatíveis com aumento atrial esquerdo (especialmente na incidência DV) não são patognomônicas de MCH. Assim, simplesmente indicam cardiomegalia e cardiopatia esquerda (Figuras 20.10 e 20.11). A ECG é tanto insensível quanto inespecífica para o diagnóstico de cardiomegalia e deve estar reservado para o diagnóstico de arritmias.

Atualmente, os biomarcadores não parecem ter utilidade no diagnóstico de MCH subclínica. Seu uso no diagnóstico de ICC também não está decidido neste momento. Não existem estudos demonstrando verdadeira utilidade clínica do exame. Contudo, quando não há disponibilidade de ECG e as radiografias não conseguem demonstrar cardiomegalia (p. ex., devido a obscurecimento do contorno cardíaco por derrame pleural ou edema pulmonar), o NT-pró-PNB pode fornecer informações úteis em um subgrupo de gatos com ICC. Isso possibilita aos clínicos aumentar a probabilidade de diagnóstico correto e instituir tratamento a tempo e adequado.

Existe exame genético disponível para mutações cardíacas específicas associadas a MCH. Esses testes são reservados para determinadas raças nas quais as mutações foram especificadas, e não como um instrumento geral de triagem. Foram identificadas duas mutações na proteína C de ligação da miosina associadas a MCH nas raças Maine Coon e Ragdoll.[53,55] Os pesquisadores que identificaram tais mutações sugeriram que os gatos homozigóticos para a mutação morrem *in utero* (ou seja, a mutação é embrionicamente letal quando ambos os alelos manifestam a

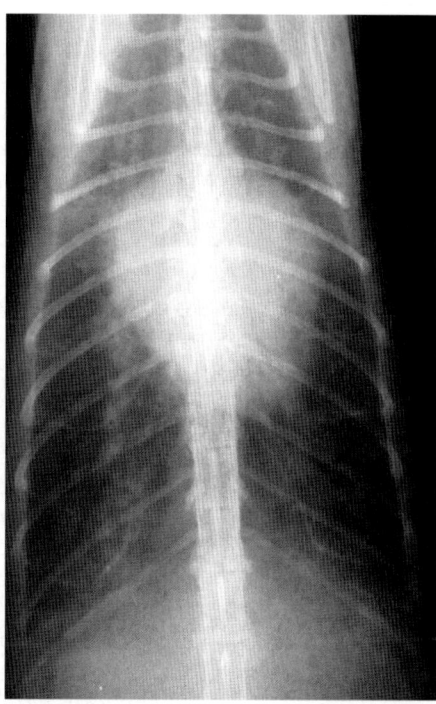

Figura 20.11 Radiografia dorsoventral de um gato com miocardiopatia hipertrófica grave. Observam-se o aumento atrial esquerdo acentuado e o padrão pulmonar intersticial generalizado moderado, compatível com insuficiência cardíaca congestiva. Nota-se também que o aumento atrial esquerdo é significativamente mais evidente que na radiografia lateral correspondente vista na Figura 20.10.

mutação). No entanto, estudos recentes na Europa contestaram essas assertivas, tendo identificado gatos homozigóticos para a mutação com e sem evidências ecocardiográficas de MCH.[13,88] Esses pesquisadores contestaram ainda a hipótese de que a mutação proposta na raça Maine Coon esteja associada ao MCH nessa raça. Contudo, os pesquisadores europeus usaram metodologia diferente para identificar e determinar o genótipo em seus gatos, examinando predominantemente gatos mais novos, nos quais a doença poderia ainda não ser aparente. Assim, ainda é sujeito a debate se a mutação é causal e diferenças no fenótipo meramente refletem expressividade do traço ou se a mutação é um polimorfismo não causal. Outras evidências para a causalidade foram propostas em um estudo recente por pesquisadores que identificaram originalmente a mutação, em que os autores demonstraram metilação alterada de locais de CpG dentro do gene MyBPC.[54]

Também foram identificados animais da raça Maine Coon sem a mutação MyBPC com MCH, tanto na colônia onde a mutação foi identificada inicialmente quanto na população de Maine Coon geral.[13,88] Desse modo, um genótipo normal nessa raça não descarta o diagnóstico de MCH.

Tratamento

O tratamento de MCH é controverso. Atualmente, não existem pesquisas terapêuticas demonstrando resultados clinicamente importantes em gatos com MCH subclínica. Nenhum fármaco demonstrou desaceleração na evolução

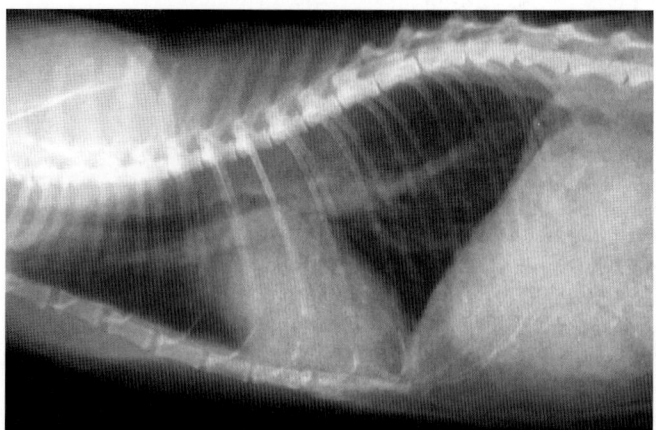

Figura 20.10 Radiografia lateral de um gato com miocardiopatia hipertrófica grave. Observam-se a cardiomegalia, as veias pulmonares ingurgitadas e o padrão pulmonar intersticial generalizado moderado, compatível com insuficiência cardíaca congestiva.

ou reversão da hipertrofia em gatos com MCH. Um estudo examinando a terapia com inibidor da ECA em doença subclínica não conseguiu demonstrar a regressão da hipertrofia ao longo de 1 ano. No entanto, o exame não identificou se a terapia a longo prazo com inibidores da ECA prevenia ou desacelerava o início de ICC ou de tromboembolia arterial (TEA).[51] Um estudo não publicado revelou que betabloqueadores reduziam a obstrução do trato de saída dinâmica em gatos com doença subclínica mais adequadamente que bloqueadores de canais de cálcio.[64] Todavia, não foi pesquisado se reduzir a obstrução altera os resultados clínicos, como a evolução para ICC. Argumentos de que reduzir a obstrução altera "atitude" ou "comportamento" são difíceis de aceitar porque esses gatos são, por definição, assintomáticos ("subclínicos"). Além disso, os betabloqueadores têm efeitos psicotrópicos, de modo que é inadequado atribuir qualquer alteração no comportamento a uma redução da obstrução do trato de saída ventricular esquerdo sem um estudo controlado.

O tratamento de ICC em gatos, do mesmo modo, carece de evidências publicadas. Os diuréticos são o ponto principal do tratamento, tanto em situações agudas quanto crônicas. Um estudo não publicado que comparou a adição de betabloqueadores, bloqueadores de canais de cálcio, inibidores da ECA, ou placebo, com furosemida sobre a sobrevida de gatos com ICC crônica não conseguiu demonstrar benefício de qualquer terapia.[24] Nesse estudo, os inibidores da ECA tenderam a melhorar os resultados e os betabloqueadores agravaram os desfechos, em comparação com placebo. Um estudo anterior de bloqueadores de canais de cálcio (diltiazem) e betabloqueadores em gatos com ICC e MCH sugeriu o benefício de diltiazem. Nenhum grupo placebo foi incluído em tal estudo, a fim de determinar se a diferença se devia ao benefício do diltiazem ou ao prejuízo provocado pelo bloqueio beta.[9] Evidências recentes concluídas por diversos pesquisadores sugeriram que a pimobendana não parece agravar de modo intenso os resultados clínicos em gatos com MCH e ICC, apesar das preocupações iniciais de administrar um inotrópico positivo a gatos com MCH. No entanto, nenhum estudo controlado demonstrou benefício claro do tratamento com pimobendana na MCH. Assim, os clínicos devem considerar cuidadosamente suas estratégias de tratamento em gatos com ICC. Assim, convém ter em mente que a polifarmácia em gatos costuma ser bem mais difíceis do que em cães e que acrescentar medicamentos talvez não melhore os resultados clínicos e possa agravar a qualidade de vida tanto para o proprietário quanto para o paciente.

O tratamento agudo de ICC em gatos é mais bem realizado seguindo-se diversas regras simples:

- O estresse exagerado pode matar um gato com angústia respiratória. Por isso, a contenção física para procedimentos diagnósticos deve ser mínima, breve e delicada. Considera-se a obtenção de chapas DV e laterais em estação, se necessário (não se preocupar excessivamente com o posicionamento). Não realizar exames diagnósticos que requeiram sedação ou contenção manual extensa

- Antes de quaisquer exames de imagem, especialmente se não houver ecocardiografia, realizar a pleurocentese diagnóstica (e potencialmente terapêutica bilateral). Ela pode ser realizada com o paciente em decúbito esternal ou sentado sobre a mesa de exame (Figura 20.12). Uma agulha em borboleta calibre 23 acoplada a uma seringa de 10 mℓ e registro de três vias são suficientes para a maioria dos casos (Figura 20.13). Esse procedimento possibilita a identificação rápida e fácil de derrame pleural grave (especialmente se a ausculta torácica pregressa for sugestiva) e a retirada de líquido. Até mesmo a remoção de 50% do volume pleural alivia bastante a dispneia em pacientes felinos com ICC, o que possibilita a realização de outros exames diagnósticos no paciente mais estável em termos hemodinâmicos

- Não fornecer oxigênio por máscara facial; em geral, a máscara provoca muito estresse no gato. Considerar colocar o paciente em uma câmara de oxigênio para melhorar a oxigenação e, a seguir, adotar procedimentos diagnósticos de modo que o paciente tenha tempo de se recuperar na câmara de oxigênio

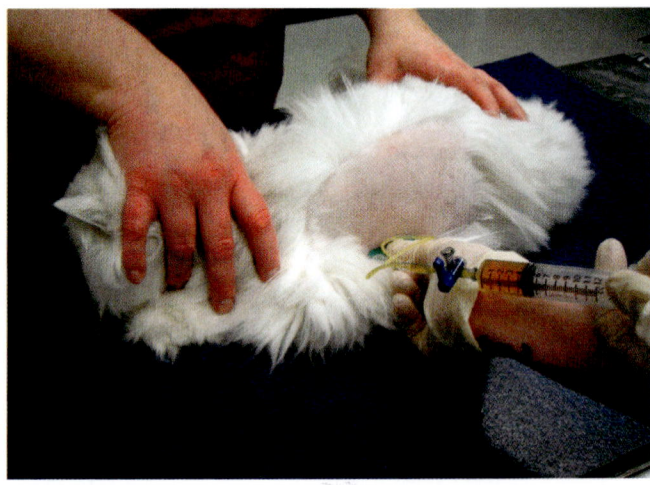

Figura 20.12 A pleurocentese deve ser realizada em pacientes com angústia respiratória antes do exame de imagem. O paciente pode ser posicionado em decúbito esternal; convém evitar estresse exagerado.

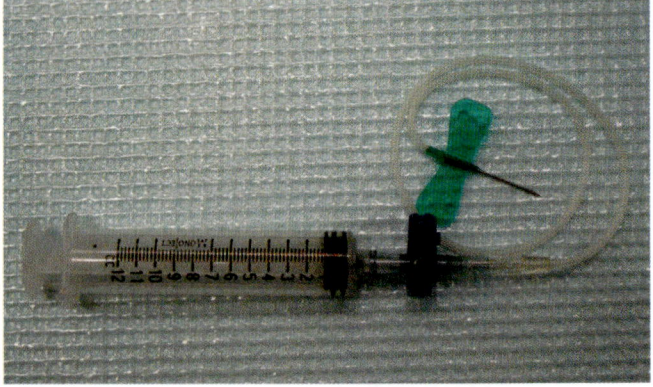

Figura 20.13 A pleurocentese pode ser realizada com uma agulha em borboleta calibre 23 acoplada a uma seringa de 10 mℓ e registro de três vias.

- Se o cateterismo intravenoso não for facilmente alcançável com mínima contenção do paciente, administrar furosemida por via intramuscular. As doses para angústia respiratória intensa devem alcançar 4 mg/kg a cada 2 a 4 h até que seja observada melhora substancial no esforço respiratório. A seguir, as doses devem ser diminuídas, a fim de evitar a desidratação excessiva e a depleção de eletrólitos

- Se não houver certeza do diagnóstico de ICC, realizar um ecocardiograma rápido com o paciente no colo, para determinar se existe aumento atrial esquerdo acentuado. A maioria dos gatos com MCH e ICC apresenta átrio esquerdo aumentado. Não existe necessidade de ecocardiograma completo durante o período agudo de tratamento, porém uma breve avaliação delicada do tamanho do átrio esquerdo costuma ser benéfica para estabelecer o diagnóstico e direcionar o tratamento apropriado

- Resistir à tentação de realizar exames físicos repetidos do paciente; observar o caráter respiratório do paciente pela gaiola e manipulá-lo apenas quando absolutamente necessário

- *Não* administrar líquido a gato *algum* com ICC enquanto inicialmente tentar reduzir o edema pulmonar de modo agudo. É impossível desidratar o parênquima pulmonar e o espaço pleural ao mesmo tempo que se hidrata o resto do corpo. Em vez disso, fornecer água *ad libitum* para que o paciente beba quando tiver vontade

- *Não* avaliar eletrólitos repetidamente; isso estressa o paciente. Esses testes podem ser realizados quando o paciente estiver estável

- Não se preocupar com anorexia temporária. Os gatos com ICC costumam ser anoréxicos, porém, em geral, começam a comer a partir de 3 ou 4 dias de estabilização. Embora a depleção de potássio seja possível durante esse período, raramente é uma preocupação clínica importante

- Não se preocupar acerca do desenvolvimento de azotemia branda ou moderada. A desidratação aguda possivelmente resulta em azotemia; você não está induzindo insuficiência renal ou lesando os rins por desidratar seu paciente. O tratamento de gatos com doença renal crônica preexistente, que desenvolvem ICC, é difícil, já que as terapias específicas para cada distúrbio são diametralmente opostas. Tais casos são mais bem controlados por especialistas, ou os proprietários deverão ser avisados da dificuldade associada a essa situação, de modo que possam ser feitas decisões informadas sobre o tratamento agudo e crônico. Para mais informações sobre o manejo de gatos com ICC e doença renal crônica, ver o Capítulo 35.

Provavelmente, os clínicos que seguirem essas diretrizes resolverão uma crise aguda de ICC na maioria de seus pacientes felinos.

Miocardiopatia dilatada

A miocardiopatia dilatada (MCD) é uma doença incomum em gatos. É identificada por ecocardiograma como ventrículo esquerdo hipocontrátil (em geral, aumentado) (com comprometimento ventricular direito ocasional) (Fi-

gura 20.14). Logo após a identificação de MCD no fim da década de 1980, a prevalência dessa doença diminuiu notavelmente. No momento, a maioria dos casos de MCD em gatos não está relacionada com deficiência de taurina. Contudo, após o incidente de 2008 de contaminação de rações para animais de estimação por melamina, muitos proprietários optaram por evitar alimentos comercializados e se voltaram para as dietas feitas em casa. É possível que, se essas dietas continuarem a ser administradas por períodos prolongados, a incidência de MCD associada à taurina aumente em gatos mantidos sob dietas caseiras. Assim, os clínicos devem considerar o teste de qualquer gato diagnosticado com MCD quanto à deficiência de taurina. Isso porque tal diagnóstico pode resultar em cura

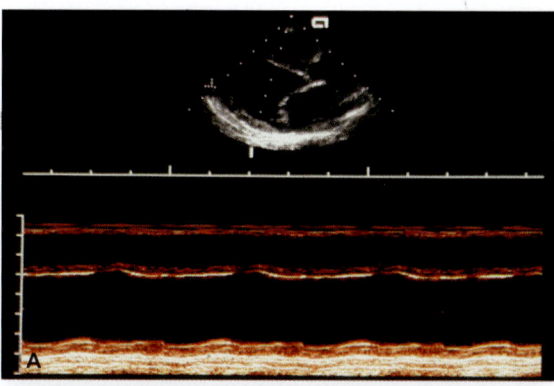

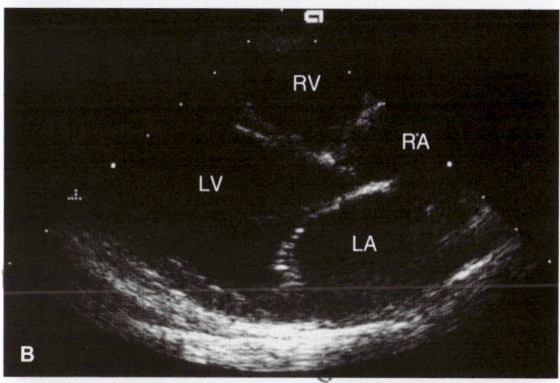

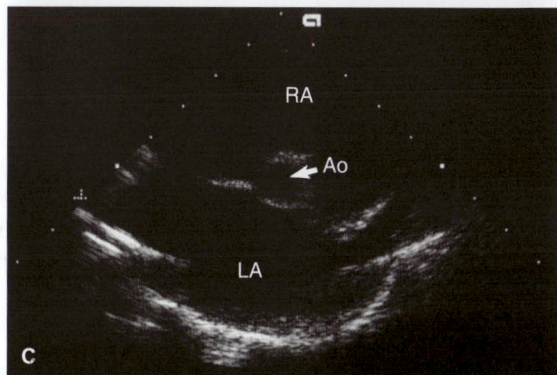

Figura 20.14 Imagens ecocardiográficos de um gato com miocardiopatia dilatada. **A.** Modo M do ventrículo esquerdo (*LV*) mostrando hipertrofia excêntrica acentuada e insuficiência miocárdica. **B.** Imagem de eixo longo paraesternal direito demonstrando aumentos ventricular e atrial esquerdos (e um pouco de aumento do lado direito). **C.** Imagem de eixo curto paraesternal direito revelando átrio esquerdo (*LA*) grande. Legenda: *Ao*, aorta; *RA*, átrio direito; *RV*, ventrículo direito.

completa do paciente. O teste de taurina requer coleta de sangue específica se a análise for realizada no plasma. Tubos heparinizados para plasma devem ser pré-resfriados sobre gelo. O sangue deve ser colocado dentro dos tubos resfriados e, a seguir, centrifugado imediatamente para separar plasma e células. A seguir, o plasma pode ser retirado e colocado em um tubo comum para soro (não um tubo separador) e enviado resfriado para laboratórios que realizem a análise de taurina.

Os gatos com MCD são apresentados de maneira semelhante àqueles com ICC. Muitos permanecem subclínicos por grandes períodos de tempo. É preciso um ecocardiograma para o diagnóstico. O tratamento da doença subclínica é controverso; não foram estudados fármacos quanto à habilidade de retardar o início de sinais clínicos ou de reverter a doença. O tratamento da ICC é o mesmo da MCH: diuréticos, inibidores da ECA, ou ambos. A digoxina pode melhorar a contratilidade em uma minoria de pacientes, porém está associada a riscos importantes de efeitos tóxicos, devido à sua meia-vida longa em gatos. A pimobendana não foi avaliada criticamente em gatos com MCD. Relatos com base em evidências sugerem que as respostas na contratilidade e no quadro clínico são quase insignificantes. Entretanto, o medicamento pode ser considerado como terapia adjunta, se desejado.

Outras miocardiopatias

Existem diversas miocardiopatias menos facilmente caracterizadas em gatos. Miocardiopatias restritivas e não classificadas (Figura 20.15) são praticamente indistinguíveis *antemortem*. Ambas resultam em disfunção diastólica primária devido a relaxamento alterado ou complacência alterada dos ventrículos. Esses dois distúrbios costumam acometer ambos os ventrículos, o que resulta em aumento biatrial. O diagnóstico é feito por ecocardiograma. Os gatos com essas miocardiopatias são apresentados com ICC e as impressões pessoais e com base em evidências são de que a possibilidade de sobrevida entre os pacientes com essas miocardiopatias é pior do que a de pacientes com MCH.

A miocardiopatia ventricular direita arritmogênica (MVDA) é um distúrbio descrito relativamente há pouco tempo, caracterizado por infiltração fibroadiposa da parede ventricular direita.[27] O fenômeno resulta em disfunção contrátil grave do ventrículo direito, dilatação do anel tricúspide e regurgitação tricúspide intensa. O nome dessa doença é, de certa maneira, errôneo, já que as arritmias *não* são uma característica dessa doença; ele teve por base a semelhança histopatológica com a MVDA em humanos. Os gatos com MVDA tendem a ser mais velhos e apresentar ICC direita grave (ascite e derrame pleural). Em geral, o tratamento é direcionado para a redução das efusões por meio de abdominocentese e toracocentese. As taxas de sobrevida de gatos com MVDA não foram examinadas de modo extenso; contudo, impressões pessoais sugerem que esses pacientes são relativamente refratários a tratamentos e têm má qualidade de vida, em geral resultando em eutanásia.

A miocardiopatia por faixa moderadora excessiva é uma doença rara, de etiologia ou fisiopatologia desconhecidas. Costuma caracterizar-se por uma rede de faixas fibrosas que atravessam a câmara ventricular esquerda e, presumivelmente, altera a complacência do ventrículo. Pode ser observado espessamento endocárdico em alguns casos. Além disso, a existência substancial de falsos tendões sem cardiopatia aparente torna difícil o diagnóstico desse distúrbio. O tratamento é direcionado contra a ICC, conforme já descrito.

Foi descrita, ainda, parada atrial em um gato. É um distúrbio raro, caracterizado por aumento atrial e perda da atividade elétrica e mecânica atrial com subsequente ICC direita. A frequência cardíaca depende de marca-passos juncionais ou ventriculares. É diferente da atividade atrial deprimida secundária à hiperpotassemia em que esta não inibe a ativação do nodo sinusal, e sim meramente deprime a despolarização miocárdica, o que resulta em ritmo sinoventricular. A depressão atrial hiperpotassêmica é reversível, enquanto a parada atrial é uma condição fatal.

Tromboembolia arterial

A tromboembolia arterial (TEA) cardiogênica é uma complicação rara de miocardiopatias em gatos.[4,45,77,82] A TEA manifesta-se como súbita vasculopatia oclusiva das artérias sistêmicas. Embora a fisiopatologia exata da síndrome não esteja completamente entendida, a maioria dos cardiologistas acredita que o distúrbio tem origem quando trombos oriundos do átrio esquerdo ganham a circulação sistêmica e se alojam em localizações distais, com subsequente oclusão dos vasos acometidos. A aorta distal é o local mais comumente identificado de oclusão arterial, e essa oclusão pode ser parcial ou completa. Pode haver o desenvolvimento de trombose secundária, estendendo-se cranialmente pela aorta e ocluindo artérias viscerais (intestinal, renal). Ocasionalmente, pode ocorrer infarto esplâncnico direto. Com menor frequência, tromboêmbolos ocluirão artérias do membro anterior (o direito mais que o esquerdo), o que resulta em paresia ou paralisia unilateral de membro anterior. Acredita-se que a oclusão arterial cerebrovascular ocorra às vezes, porém é difícil de documentar ou descrever.

A TEA cardiogênica ocorre quase exclusivamente em gatos com átrio esquerdo aumentado. Contudo, o aumento atrial por si só não é suficiente para desenvolver TEA. Isso é evidente pelo fato de que a maioria dos gatos com MCH que desenvolve ICC (e, por isso, apresentam átrio esquerdo acentuadamente aumentado) não desenvolve TEA. Além disso, gatos com outras cardiopatias, como defeito do septo interventricular e valvopatia mitral, também podem desenvolver átrios acentuadamente aumentados sem aumento do risco de TEA. Assim a TEA requer disfunção atrial, que produz estase sanguínea ou diminuição do fluxo sanguíneo dentro do átrio esquerdo.[75] As alterações na função plaquetária ou na coagulação (ou ambas) também podem participar no desenvolvimento de TEA.[5,84] Até o momento, estudos não conseguiram identificar fatores de risco específicos no desenvolvimento de TEA. Entretanto, pela prática, o contraste ecocardiográfico espontâneo (CEE) dentro do átrio esquerdo é considerado, pela maioria dos cardiologistas, um fator de risco, já que tal achado sugere estase sanguínea intra-atrial e agregação de hemácias. O CEE foi associado à diminuição de fluxo

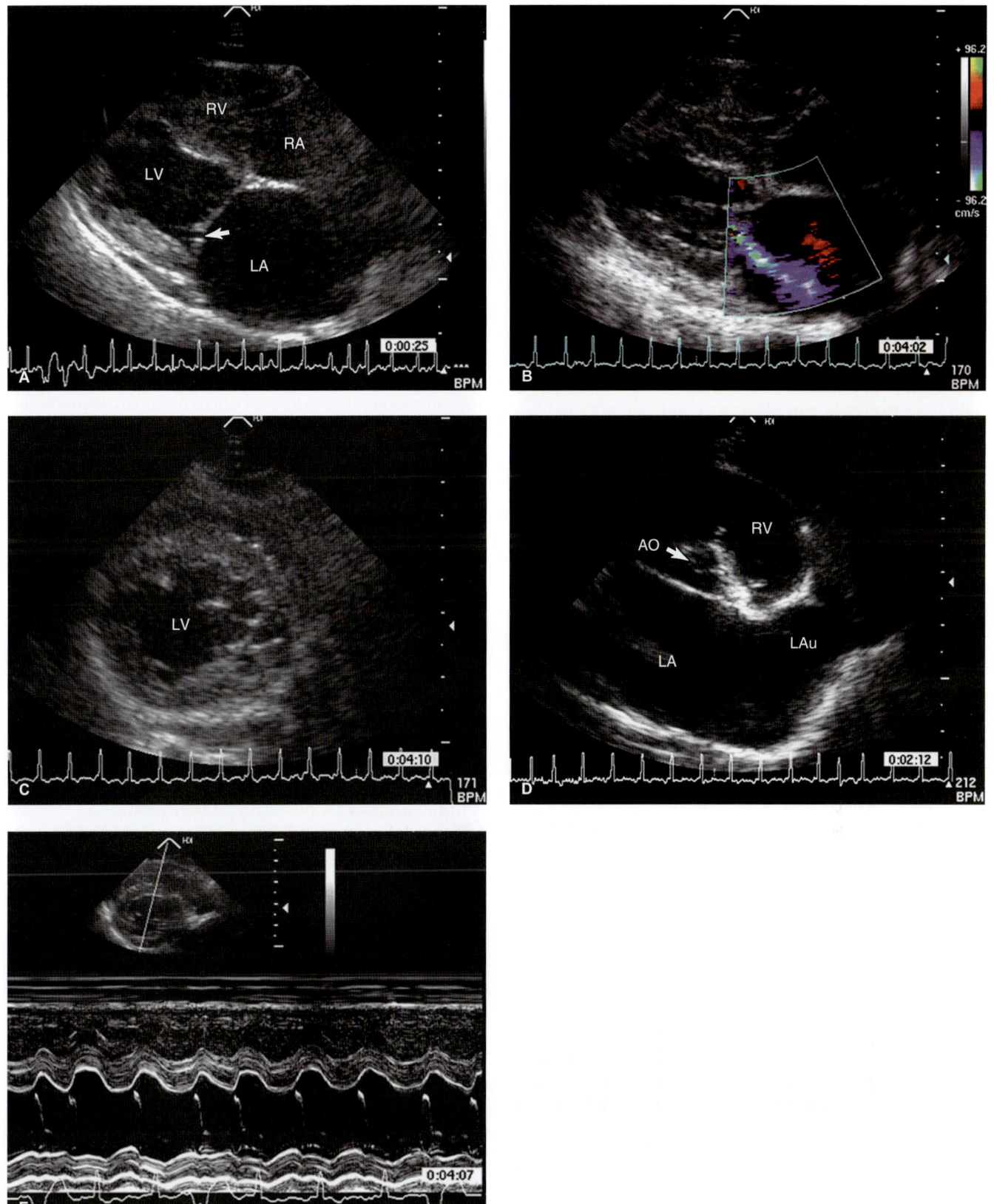

Figura 20.15 Imagens ecocardiográficas de um gato com miocardiopatia não classificada. **A.** Incidência de eixo longo paraesternal direito do coração. Observa-se o aumento das quatro câmaras. A *seta* está apontando para uma lacuna no ponto de coaptação da valva mitral, compatível com distensão anular. **B.** Doppler colorido mostrando regurgitação mitral. **C.** Incidência de eixo curto paraesternal direito do ventrículo esquerdo (*LV*), mostrando espessura de parede normal, com acentuada heterogeneidade da superfície endocárdica. **D.** Incidência de eixo curto paraesternal direito revelando aumento atrial esquerdo (*LAu*) acentuado. **E.** Modo M do ventrículo esquerdo na altura da valva mitral revelando aumento moderado da câmara e leve hipocinesia, evidente principalmente na parede posterior. Legenda: *AO*, aorta; *LA*, átrio esquerdo; *RA*, átrio direito; *RV*, ventrículo direito.

sanguíneo atrial esquerdo e evidência clinicopatológica de hipercoagulabilidade, dando suporte adicional à hipótese de ser um fator de risco para a TEA.[75,84] Contudo, nem todos os gatos com CEE desenvolvem TEA e gatos com CEE também podem desenvolver TEA. A existência de um trombo intra-atrial é considerada um forte fator de risco para TEA cardiogênica (Figuras 20.16 e 20.17).

Sinais clínicos

Os sinais clínicos de TEA dependem do leito vascular ocluído e do grau de oclusão. Mais comumente, os proprietários observam paresia ou paralisia agudas, processo acompanhado por dor aguda e intensa sem traumatismo evidente. A resposta de dor aguda é um marco da TEA. A dor pode persistir por horas e cede conforme se desenvolve a isquemia neuronal. Quase sempre, a dor cede após 24 a 48 h de isquemia completa. A reperfusão ou a oclusão

incompleta pode produzir dor contínua ou recorrente. Por fim, prossegue com anestesia do membro (ou dos membros) acometido. O exame físico pode revelar perda de pulso no membro acometido. Dependendo da gravidade e da duração da oclusão, os membros acometidos podem ficar hipotérmicos, com perda de função motora e sensorial (Figura 20.18). O leito das unhas e os coxins plantares podem estar cianóticos. Pinçar uma unha da pata no membro acometido resultará em ausência de sangramento ou extravasamento de sangue desoxigenado escuro. Ao longo de algumas horas, podem ser palpados edema e rigidez da musculatura do membro acometido (p. ex., gastrocnêmio, bíceps), se a oclusão for grave e persistente. Em geral, a análise química revela elevação de creatinoquinase e aspartato aminotransferase devido à mionecrose isquêmica.

A ICC não é uma característica necessária da TEA. Entretanto, em alguns gatos, a ICC pode se desenvolver secundariamente a estresse oclusivo e a subsequente internação e tratamento. Por isso, os clínicos devem monitorar com cuidado a frequência e o esforço respiratório em gatos levados para consulta e internados devido a TEA em decorrência do possível desenvolvimento de ICC durante a hospitalização. No entanto, a frequência respiratória elevada ou a taquidispneia branda podem estar associadas a dor e não a ICC.

Se a tromboembolia evoluir, talvez ocorra embolia renal e gastrintestinal. Os pacientes com esse problema ou aqueles com infarto esplâncnico primário apresentam grave prognóstico; assim, convém considerar a eutanásia.

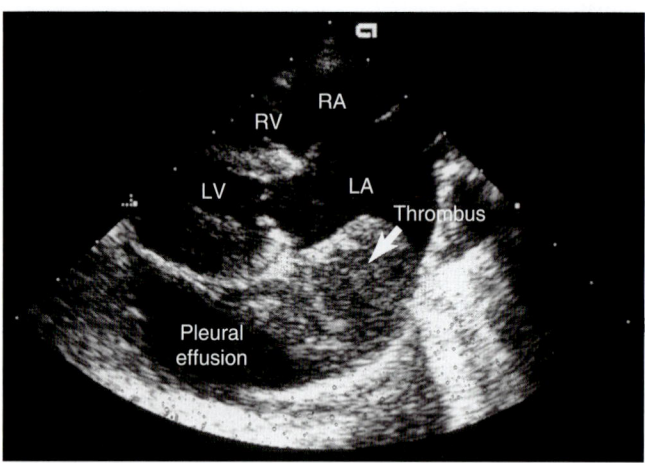

Figura 20.16 Imagem ecocardiográfica de eixo longo paraesternal direito apresentando um grande trombo atrial esquerdo (*thrombus*). Observa-se derrame pleural (*pleural effusion*) distal ao coração. Legenda: *LA*, átrio esquerdo; *LV*, ventrículo esquerdo; *RA*, átrio direito; *RV*, ventrículo direito.

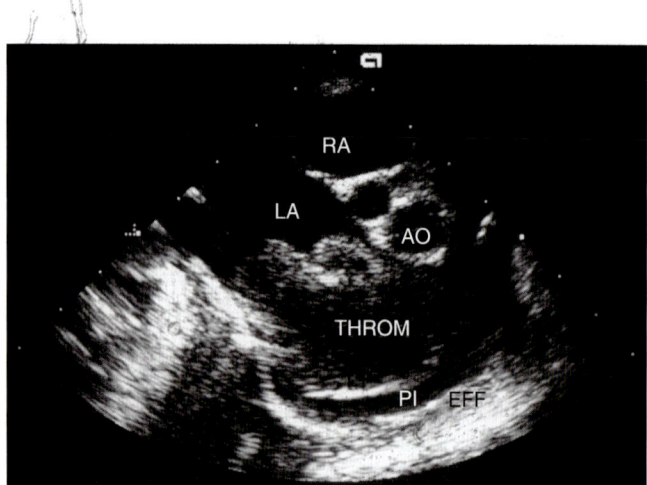

Figura 20.17 Imagem ecocardiográfica de eixo curto paraesternal direito apresentando um imenso trombo (*throm*) atrial esquerdo. Legenda: *AO*, aorta; *EFF*, derrame; *LA*, átrio esquerdo; *Pl*, pleura; *RA*, átrio direito.

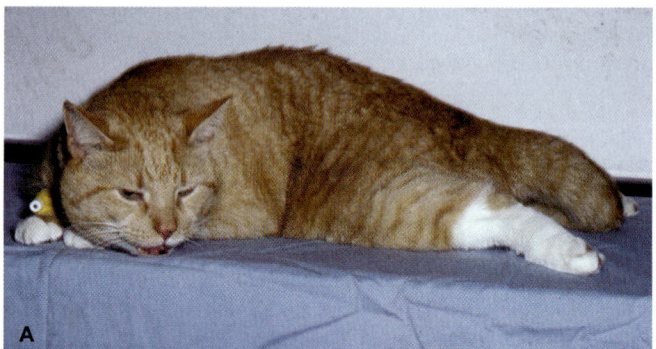

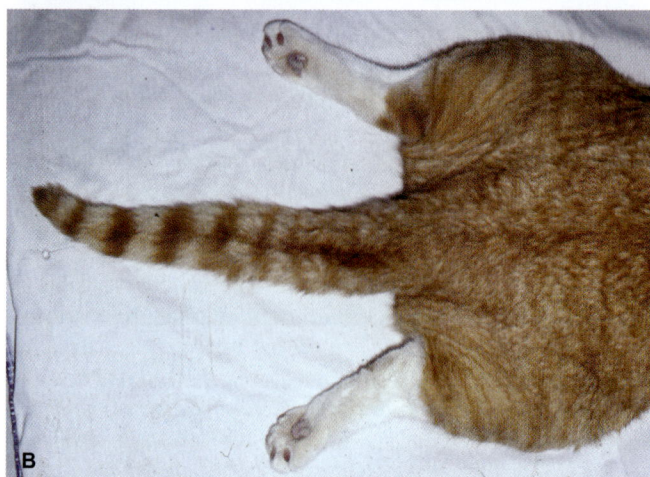

Figura 20.18 **A.** Gato com paresia de membro posterior secundária a tromboembolia aórtica. **B.** Observam-se os coxins cianóticos.

O curso clínico da TEA é variável. Raramente, observa-se a resolução completa em 24 a 48 h. Mais comumente, persiste paresia ou paralisia, com o retorno lento de função ou de sensação. Ocasionalmente, o tromboêmbolo maior se fragmenta e desloca, ocluindo artérias mais distais, o que resulta em alteração do quadro clínico. Quanto mais rápida e completamente tais função e sensação sejam recuperadas, melhor o prognóstico a curto prazo. O retorno parcial de função (sensorial ou motora) em 48 a 72 h é estimulado e esperado em muitos casos. Paralisia completa persistente além desse período de tempo envolve diagnóstico mais reservado. Entretanto, o autor tem visto gatos com paralisia completa por mais de 10 dias e que, por fim, recuperaram as funções parciais motoras e sensoriais. Desde que os proprietários desejem tratar de um gato com paralisia completa, com potencial compressão da bexiga, os clínicos devem considerar postergar a eutanásia. Em geral, se não for evidente a isquemia gangrenosa completa e os artelhos ou coxins plantares não estiverem completamente desprovidos de sangue (negro-azul) após 72 h, o autor recomenda continuar com a terapia casos os proprietários assim desejarem. Assim, uma vez passada a fase aguda da síndrome (em geral, menos de 48 h), os cuidados domiciliares podem ser instituídos a fim de reduzir o estresse e os custos, com os proprietários sendo ensinados a observar sinais de isquemia progressiva ou sem resolução dos membros acometidos.

Tratamento

O tratamento da TEA é totalmente prático e sem experimentos clínicos importantes que demonstrem benefício ou prejuízo. A maioria dos estudos sobre terapia aguda consiste em pequenas séries de casos. O tratamento da TEA aguda pode ser dividido em diversos objetivos: trombólise, promoção de circulação colateral, prevenção de trombose adicional, controle da dor e tratamento de qualquer cardiopatia subjacente.

Tem-se tentado tratamento trombolítico com diversas abordagens químicas e mecânicas, como o estreptoquinase;[58] uroquinase;[43] ativador de plasminogênio tissular;[63] e, mais recentemente, trombectomia intravascular.[67] Todas essas abordagens resultaram em importante mortalidade peri-intervencional (p. ex., lesão por reperfusão) ou falha em resolver o trombo. Desse modo, o autor considera difícil recomendar terapia trombolítica agressiva na TEA aguda.

Teoricamente, a fluidoterapia é benéfica (para promover circulação colateral). Contudo, como a maioria desses gatos tem cardiopatia grave subjacente a TEA, a fluidoterapia deve ser usada com critério, devido ao medo de produzir ICC. Outras abordagens para melhorar a circulação colateral, como o uso de vasodilatadores (p. ex., acepromazina), não se mostraram eficazes. Não existem relatos concernentes ao uso de dilatadores arteriais mais potentes, como anlodipino, nitroprusseto e hidralazina, de maneira que seu uso não pode ser recomendado nesse momento. A terapia com clopidogrel antes de TEA experimental mostrou manter circulação colateral por mecanismo ainda desconhecido.[34a] No en-

tanto, não se sabe atualmente se o tratamento profilático com clopidogrel reduzirá episódios de TEA e isso continua sendo pesquisado.

A prevenção de trombose adicional durante a fase aguda da doença foi defendida por diversos autores. Mais comumente, pode-se administrar heparina não fracionada (300 UI/gato, a cada 12 h, por via subcutânea).[19] Contudo, não existem estudos clínicos que demonstrem quaisquer benefícios da heparina. Tratamentos antitrombóticos orais não mostraram utilidade no ambiente agudo de TEA felina.[82] Experimentalmente, o pré-tratamento com antitrombóticos pode reduzir a TEA. Entretanto, isso não reflete o cenário clínico da TEA, em que existe trombose no momento da apresentação.[62]

O controle da dor é fundamental na TEA aguda. Os gatos devem ter o controle da dor de rotina com adesivos de fentanila (aplicados sobre a parte mais cranial do corpo para assegurar a absorção) ou outro tratamento analgésico agudo, como a buprenorfina. O controle da dor pode ser reduzido após 48 a 72 h, desde que o paciente esteja confortável.

O tratamento da cardiopatia subjacente é realizado conforme necessário. A menos que haja ICC franca, o tratamento da cardiopatia deve ser postergado até que o paciente se recupere do episódio agudo de TEA.

Uma publicação contendo uma série de casos clínicos de TEA sugeriu que até 65% dos pacientes deixam o hospital vivos (não foram detalhados qual seria o percentual recuperado e até que grau alcançaria).[45,82] A vigência de ICC não altera de modo considerável essas estatísticas. A hipotermia, a perda do tônus do esfíncter anal e a perda do tônus da cauda são consideradas maus indicadores prognósticos (porque demonstram embolia mais profunda). São necessários mais estudos sobre indicadores prognósticos (p. ex., retorno da função), a fim de possibilitar que o clínico oriente mais adequadamente os proprietários antes que esses incorram em dispêndios financeiros substanciais.

Quando a circulação começar a retornar, os clínicos devem monitorar a cor dos coxins plantares ou a temperatura dos membros. Além disso, a reperfusão pode ser dolorosa e associada a hiperpotassemia. Consequentemente, o potássio sérico deverá ser aferido, se os sinais clínicos sugerirem probabilidade de hiperpotassemia.

O tratamento crônico da TTA durante o período de recuperação pode incluir fisioterapia. Manipulação e massagem delicadas do membro podem ajudar a melhorar a circulação ou o retorno da função (embora não haja estudos demonstrando qualquer benefício). De todo modo, a fisioterapia tem pouco potencial lesivo, desde que o paciente a tolere. Os clínicos devem orientar os proprietários a verificar necrose gangrenosa, a qual exige amputação do membro ou eutanásia. É possível que se cogite em amputação em casos de perda permanente da função de um único membro. Contudo, a cardiopatia subjacente e a forte predisposição à recorrência de tromboembolia devem contrapor a vontade do clínico de realizar tal cirurgia radical. Os proprietários devem ser ensinados a manipular os coxins digitais quanto a alterações de cor ou temperatura que indiquem o retorno da circulação.

Recorrência e prevenção

Séries limitadas de casos clínicos examinaram a recorrência de TEA em gatos que sobreviveram ao episódio inicial.[45,82] Alguns desses relatos sugerem que a maioria dos gatos sofrerá um segundo evento 6 meses após o primeiro, mesmo se eles se recuperarem completamente do primeiro. Existem alguns pacientes que apresentaram vários episódios dos quais se recuperaram. Entretanto, isso não é comum – no mínimo em parte –, pois a maioria dos proprietários não deseja enfrentar diversos episódios de TEA. A maioria dos pacientes é submetida a eutanásia se sofrer um segundo ataque de TEA.

A terapia para prevenir ou atrasar a ocorrência de episódios subsequentes de TEA envolve o uso de ácido acetilsalicílico, heparina de baixo peso molecular (HBPM) fracionada[79] e clopidogrel. Desses, apenas o clopidogrel está sendo avaliado criticamente em um experimento randomizado. Tal estudo estava em andamento no momento da publicação deste capítulo, de modo que não existem resultados disponíveis. Uma preocupação com esse estudo é que o grupo comparativo recebeu ácido acetilsalicílico em vez de placebo. Contudo, considerando a falta de evidências de eficácia de ácido acetilsalicílico (dose baixa ou dose alta), poderíamos defender a ideia de que se o ácido acetilsalicílico não é, de fato, um placebo. Da mesma maneira, não existem estudos clínicos sobre a eficácia de HBPM. Isso, junto ao custo da terapia por HBPM e a necessidade de injeções diárias, dificulta recomendar o tratamento em gatos sem evidências adicionais de eficácia. Alguns clínicos consideraram associar o ácido acetilsalicílico ao clopidogrel, a fim de reduzir a recorrência ou a ocorrência de TEA, porém não há evidências que deem base a tal abordagem.

A prevenção de episódios iniciais de TEA envolve o uso dos mesmos fármacos usados para prevenção de recorrência: ácido acetilsalicílico, clopidogrel e HBPM, individualmente ou em associação. Assim como na prevenção da TEA recorrente, não há experimentos clínicos que demonstrem o valor de qualquer uma dessas abordagens. Além disso, a identificação clara de pacientes sob alto risco de TEA que se beneficiariam da terapia preventiva não foi estudada. Aconselha-se a realização de pesquisas avaliando os fatores de risco para ajudar a definir a subpopulação de gatos com doença cardíaca, o que poderia se beneficiar da intervenção precoce (presumindo que a intervenção precoce seja eficaz na redução do risco).

Infarto do miocárdio

O infarto do miocárdio tem sido documentado à necropsia em gatos com ICC.[23] No entanto, mais recentemente, os cardiologistas reconheceram o que parece ser infarto do miocárdio sem evidências de ICC. Com frequência, esses pacientes não têm sinais clínicos associados à lesão, que é identificada por meio de ecocardiografia. Os gatos acometidos costumam ser idosos e apresentar outras doenças, como nefropatia. As características ecocardiográficas são adelgaçamento regional da parede ventricular esquerda ou do septo interventricular associada a discinesia ou hipocinesia regional do segmento da parede acometido.

Ocasionalmente, pode ocorrer a hipertrofia excêntrica compensatória se a região atingida for grande. Em geral, a etiologia é desconhecida, e, atualmente, não existem evidências patológicas na literatura veterinária que deem base a essa observação *antemortem*. Além disso, não existe tratamento que aborde especificamente tal lesão presuntiva do miocárdio.

Arritmias

As taquiarritmias ventriculares – contração ventricular prematura (CVP) e taquicardia ventricular (TV) – são a causa mais comum de arritmias associadas a cardiopatia felina (Figuras 20.19 e 20.20). Essas arritmias ocorrem na ICC, na miocardiopatia não classificada e na miocardiopatia ventricular direita arritmogênica. As arritmias ventriculares mostram-se comuns em gatos adultos sadios. Um estudo de 23 gatos revelou que 80% apresentavam CVP detectáveis em eletrocardiografia de 24 h no ambulatório. No entanto, 50% desses apresentaram menos de 4 CVP em 24 h (com variação de 0 a 146 CVP/24 h).[30] Esses achados corroboraram um estudo anterior de 20 gatos em que foram observadas CVP na maioria dos gatos sadios e a frequência aumentou com o envelhecimento.[86]

As taquiarritmias supraventriculares não sinusais são observadas com menor frequência em gatos do que em cães. Complexos prematuros supraventriculares, taquicardia supraventricular (Figura 20.21) e fibrilação atrial costumam carecer de aumento atrial profundo a ponto de possibilitar a propagação do impulso, e, na maioria das cardiopatias de felinos, a menos que a doença seja grave, o tamanho atrial é insuficiente para manter essas arritmias. O estudo mencionado anteriormente de 23 gatos sadios revelou que apenas um apresentava contração atrial prematura (CAP) individual por um período de 24 h. O estudo de 20 gatos aparentemente sadios revelou ter encontrado uma frequência maior de ocorrência de CAP, com mais CAP sendo detectados em gatos mais velhos. Não está claro se essas diferenças podem ser explicadas por meio de diferenças na metodologia (monitoramento domiciliar *versus* monitoramento intra-hospitalar).

A fibrilação atrial (FA) está quase sempre associada a cardiopatia grave em gatos,[18] porém foram documentados casos raros de fibrilação atrial primária ou solitária.[15] Em um estudo de 50 gatos com FA, Côté *et al*.[18a] identificaram doença estrutural em todos os casos, porém 14 (36%) para os quais havia dados atriais esquerdos disponíveis apresentaram aumento atrial questionável ou brando. Isso sugere que outros fatores além de apenas o tamanho do átrio esquerdo determinam a probabilidade de FA em gatos. A fibrilação atrial em gatos quase sempre se caracteriza por alta frequência de resposta ventricular, o que resulta em taquicardia. O diagnóstico é idêntico ao de outras espécies: uma taquicardia supraventricular sem ondas p aparentes e irregularidades sem padrão. O diagnóstico é complexo em gatos porque a frequência ventricular costuma ser tão rápida que a irregularidade batimento a batimento é muito pequena, e a arritmia parece regular em um primeiro instante. Além disso, com frequência os gatos apresentam distúrbio de condução ventricular (p. ex., desvio do eixo esquerdo) que pode fazer com que os complexos QRS mostrem-se ventriculares e não supraventriculares.

As bradiarritmias não são comuns em gatos. Um estudo sobre bradiarritmias em gatos descobriu que os animais com bloqueio atrioventricular completo podiam desenvolver frequências de escape de até 130 bpm.[41] Assim, qualquer gato com frequência cardíaca inferior a 130 bpm durante o exame físico é candidato a investigação por ECG.

A parada atrial também foi documentada em gatos. Comumente, hiperpotassemia grave resulta em leitura eletrocardiográfica que se assemelha a parada atrial. De fato, esse termo é usado por muitos para descrever o ritmo sinoventricular que se desenvolve na hiperpotassemia grave. Nesses casos, o miocárdio atrial não consegue se despolarizar suficientemente a fim de produzir uma onda *p*, porém os impulsos continuam a surgir no nodo sinusal e são propagados para o nodo atrioventricular e, a seguir,

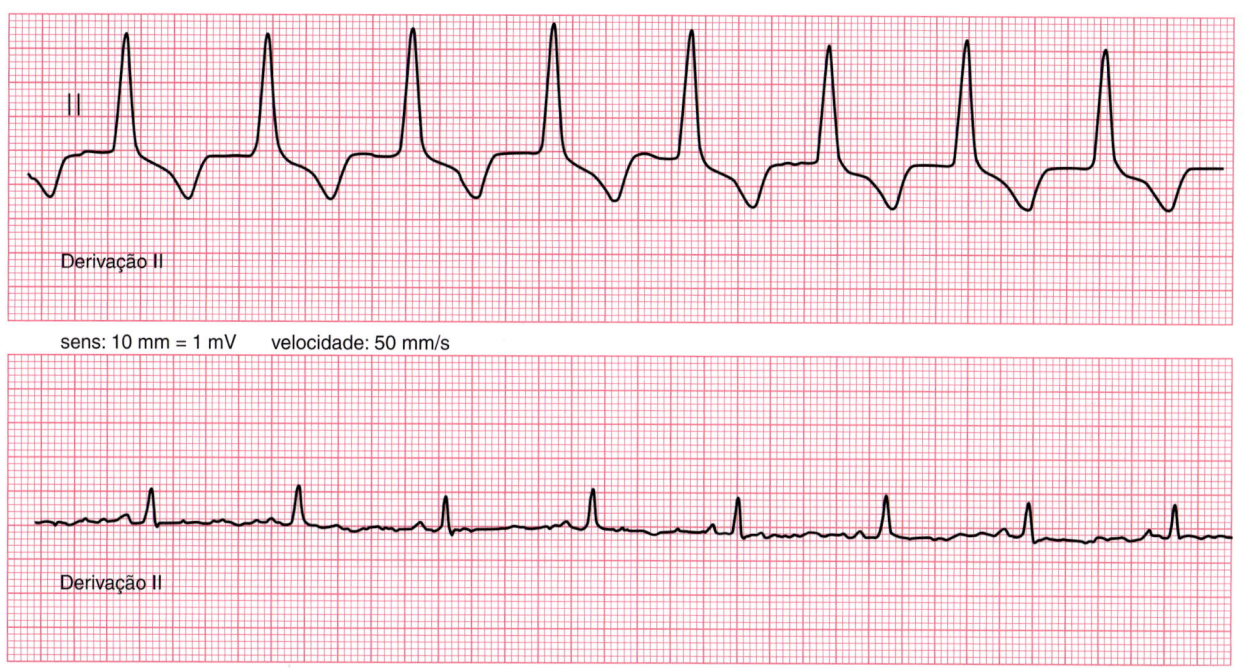

Figura 20.19 Traçado eletrocardiográfico de taquicardia ventricular lenta (ritmo idioventricular acelerado) (*tira superior*). O ritmo converteu espontaneamente para ritmo sinusal (*tira inferior*).

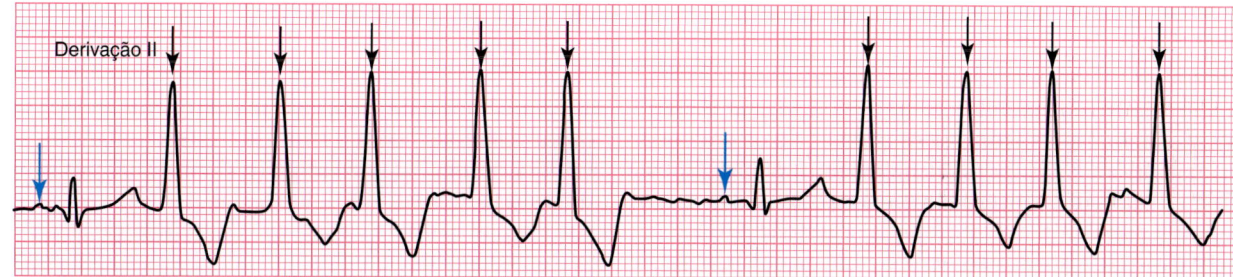

Figura 20.20 Traçado eletrocardiográfico de taquicardia ventricular não sustentada. As *setas azuis* indicam as ondas p conduzidas normalmente. Já as *setas pretas* indicam os complexos ectópicos ventriculares.

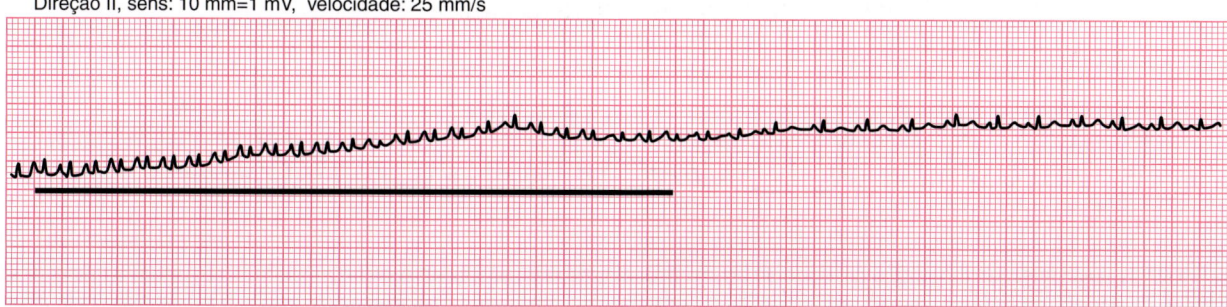

Figura 20.21 Traçado eletrocardiográfico de taquicardia supraventricular (*sublinhado*), que converte espontaneamente a ritmo sinusal.

para os ventrículos. Com frequência, a despolarização ventricular é anormal, o que resulta em um complexo QRS amplo e bizarro. A correção da hiperpotassemia resolve a disfunção atrial. Também foi identificada parada atrial persistente verdadeira em gatos, o que resulta em ritmo de escape ventricular ou juncional.[28] Acredita-se que esses casos representem miocardiopatia atrial ou miocardiopatia ventricular direita com evolução do ventrículo direito para o átrio direito.

Distúrbios de condução

Com frequência, os gatos apresentam desvios na direção geral da despolarização ventricular. Em geral, os desvios são para a esquerda, com um eixo elétrico médio de 0° a –90°, o denominado *padrão do tipo bloqueio fascicular anterior esquerdo (BFAE)*. Não se tem conhecimento se tais desvios verdadeiramente representam um bloqueio de condução por meio do fascículo anterior ou de alguma outra anormalidade de condução. Essa anormalidade de condução tradicionalmente tem sido equiparada a cardiopatia esquerda, em geral ICC ou cardiopatia tireotóxica. Entretanto, o autor observou tal padrão de polarização em gatos ecocardiograficamente normais. Ferasin *et al.*[21] relataram padrões do tipo BFAE em 17 de 61 (28%) gatos com ICC (esses foram parte de um total de 19 em 106 gatos com diversas formas de miocardiopatia que demonstraram essa anormalidade de condução). Contudo, Riesen *et al.*[68] encontraram prevalência mais baixa de padrões do tipo BFAE em um estudo de gatos com ICC sintomática (9 em 169; 5%).

Os *desvios do eixo direito* são encontrados com menor frequência em gatos. O autor não reconheceu bloqueio de ramo de feixe direito (BRFD) em gatos ecocardiograficamente normais, assim como ocorre em cães. Ferasin *et al.*[21] identificaram BRFD em apenas 3% de 106 gatos com miocardiopatias.

Bloqueios atrioventriculares

Os bloqueios atrioventriculares são observados com frequência em gatos e aumentam em prevalência com o avançar da idade, sendo 95% dos gatos acometidos com idade superior a 10 anos.[41] Bloqueios atrioventriculares de segundo e terceiro graus foram descritos em gatos com e sem cardiopatia estrutural ou cardiopatia secundária (ou seja, em decorrência de doença sistêmica, como tireotoxicose).[40] Em geral, esses bloqueios são evidentes por meio da análise eletrocardiográfica de rotina, porém, ocasionalmente, podem ser intermitentes e necessitar de registro de ECG ambulatorial para ser detectado (Figura 20.22). Embora esteja aconselhada a implantação de marca-passo em gatos com bloqueio atrioventricular clinicamente significativo, um estudo retrospectivo de gatos com bloqueio atrioventricular de terceiro grau calculou uma sobrevida mediana de 400 dias na ausência de implantação de marca-passo.[41] No estudo, 14 em 21 gatos morreram no momento da publicação: 6 morreram ou foram sacrificados por motivos desconhecidos, 5 foram sacrificados por causas não cardíacas, 1 foi sacrificado devido a tromboembolia aórtica e 2 foram sacrificados por questões de qualidade de vida. Nenhum gato morreu subitamente. Além disso, 6 de 21 gatos nesse estudo não tinham sinais clínicos à apresentação. A experiência pessoal do autor garante esse achado. Muitos, se não a maioria, dos gatos com bloqueio atrioventricular de terceiro grau são diagnosticados no exame de rotina, e não por sinais clínicos específicos. Assim, parecem não precisar de intervenções específicas na maioria dos casos. A possível explicação seriam as frequências de escape em gatos sendo, em geral, mais elevadas do que aquelas em cães (80 a 140 bpm *versus* 20 a 60 bpm), e gatos idosos são bastante sedentários, de modo que uma bradicardia discreta tem pouco impacto sobre a hemodinâmica.

Dissociação isorrítmica

A dissociação isorrítmica é uma forma de distúrbio de condução prevalente em gatos. Com frequência, é observada durante a anestesia, porém, ocasionalmente, é identificada em gatos conscientes e não está necessariamente associada a cardiopatia estrutural. A dissociação isorrítmica é identificada observando-se uma onda *p* que "vagueia" para dentro e para fora do complexo QRS adjacente ao longo de vários segundos. Isso indica que os dois complexos não estão associados. Assim, as despolarizações ventriculares independem das despolarizações atriais, mas ocorrem sob essencialmente a mesma frequência (Figura 20.23). Se a despolarização atrial ocorrer cedo o suficiente após a despolarização precedente, pode ocorrer "captura sinusal" com o ritmo sinusal retomando por um período inespecífico de tempo (e identificado por causa de intervalo R-R encurtado). Em geral, a atropina corrigirá a arritmia por meio da aceleração da frequência sinusal acima da frequência de escape juncional. Contudo, a arritmia é considerada benigna e não precisa de tratamento.

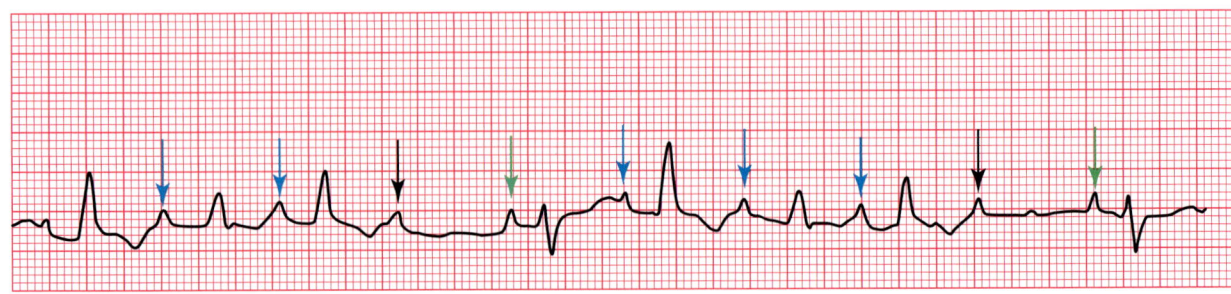

Figura 20.22 Traçado eletrocardiográfico de bloqueio atrioventricular de segundo grau. As *setas pretas* indicam ondas *p* não conduzidas (enterradas na onda *T* precedente; as *setas verdes*, ondas *p* normalmente conduzidas; as *setas azuis*, ondas *p* conduzidas com aberração (observar o intervalo PR mais longo – bloqueio atrioventricular de primeiro grau – e complexo QRS amplo.

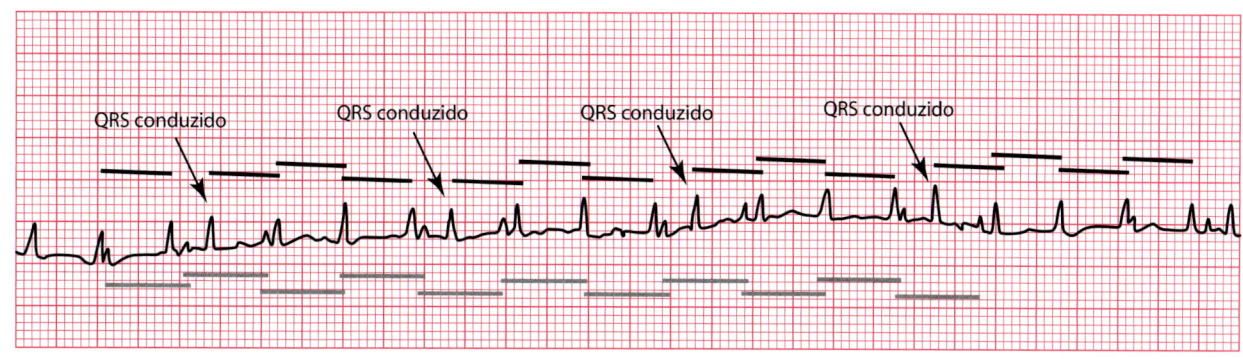

Figura 20.23 Traçado eletrocardiográfico de dissociação isorrítmica. O intervalo P-P é denotado pelas barras cinza abaixo do traçado eletrocardiográfico. Os intervalos R-R de complexos QRS ao conduzidos são denotados pelas barras pretas acima do traçado eletrocardiográfico. Os complexos sinusais são acentuados como "QRS conduzidos" com a onda *p* precedente sendo conduzida de maneira normal.

Tratamento de arritmias

Surpreende o fato de haver poucas informações relacionadas com o tratamento de arritmias em felinos (Tabela 20.3). A terapia aguda de arritmias ventriculares requer a administração de agentes intravenosos, mais comumente a lidocaína. Contudo, a lidocaína tem uma janela terapêutica relativamente pequena em gatos e pode induzir facilmente eventos neurológicos, como convulsões. Pode-se tentar também o bloqueio beta agudo com propranolol ou esmolol intravenoso, porém não há literatura publicada dando suporte a essas estratégias.

Com frequência, as taquicardias atriais respondem a tratamento com diltiazem ou digoxina, embora esta última também tenha uma pequena janela terapêutica em gatos e deva ser administrada com cautela.

O bloqueio beta é a estratégia mais comum para taquiarritmias ventriculares. O atenolol tem sido usado extensamente em gatos e requer administração 2 vezes/dia. Mais recentemente, o sotalol ganhou popularidade no controle de taquiarritmias ventriculares de felinos. Contudo, nenhum estudo demonstrou a história natural das taquiarritmias ventriculares em gatos, de modo que é impossível determinar se o tratamento dessas arritmias previne ou reduz o risco de morte súbita cardíaca nestes pacientes.

As bradiarritmias de felinos podem, às vezes, carecer de tratamento. A implantação de marca-passo resolve mais o bloqueio atrioventricular aparente em termos clínicos (segundo grau alto ou terceiro grau) e pode ser tentado em casos de parada atrial persistente.

Já a dissociação isorrítmica não requer terapia específica, pois a frequência ventricular é suficiente para satisfazer as demandas do paciente.

Cardiopatias congênitas

Pouco se sabe sobre a prevalência de cardiopatias congênitas em gatos. Nenhum estudo pesquisou predisposição de raças. Na experiência do autor, a anomalia congênita mais comum levada para avaliação diagnóstica é o defeito do septo interventricular. A maioria das anomalias congênitas encontradas em cães também foi relatada em gatos, com poucas exceções. O autor, por exemplo, não conhece casos de coração triatriado direito em gatos, porém viu diversos gatos com uma anomalia semelhante acometendo o átrio esquerdo (coração triatriado esquerdo ou estenose mitral supravalvar), a qual não foi relatada em cães. O tratamento de anomalias congênitas comuns é semelhante ao de cães.

Tabela 20.3 **Fármacos empregados no tratamento de arritmias no gato.**

Fármaco	Dose	Indicações
Atenolol	6,25 a 12,5 mg/gato VO, 1 vez/dia	Taquiarritmias ventriculares
Digoxina	0,005 a 0,008 mg/kg/dia, via oral, divididos em duas vezes no dia	Taquiarritmias atriais
Diltiazem	7,5 mg/gato, via oral, a cada 8 h	Taquiarritmias atriais
Esmolol	Dose de carga 200 a 500 µg/kg IV lentamente; sucedida por 25 a 200 µg/kg/min como infusão a taxa constante	Tratamento agudo de arritmias ventriculares
Lidocaína	0,25 a 0,5 mg/kg IV lentamente; repetir até duas vezes mais, se necessário	Tratamento agudo de arritmias ventriculares
Propranolol	0,02 mg/kg IV lentamente; repetir até quatro vezes mais, se necessário	Tratamento agudo de arritmias ventriculares
Sotalol	2 mg/kg, via oral, a cada 12 h	Taquiarritmias ventriculares

Defeito do septo interventricular

Os DSV em gatos são semelhantes àqueles em outras espécies (Figura 20.24). A maior parte é perimembranosa (situada imediatamente sob a valva aórtica), e suas consequências hemodinâmicas são determinadas pelo tamanho do defeito. Na experiência do autor, muitos DSV são achados ocasionais em gatos e causam pouca perturbação hemodinâmica, além de um sopro audível. A maioria dos DSV apresenta sopro sistólico direito audível. Em geral, DSV maiores resultam em desvio da esquerda para a direita, com circulação pulmonar excessiva e aumento do coração esquerdo. Se suficientemente grandes, as pressões diastólicas ventriculares e atriais esquerdas podem aumentar a ponto de haver ICC (edema pulmonar e derrame pleural). As alterações no lado direito são incomuns, a menos que o DSV seja extremamente grande ou localizado mais ventralmente (no septo muscular, e não no septo membranoso). Como o defeito está presente ao nascimento e, em geral, não aumenta de tamanho à medida que o paciente cresce, o DSV clinicamente sem consequências aos 3 meses de vida não se tornará comprometedor conforme o crescimento do paciente.

O tratamento dos DSV também depende do tamanho do desvio. Na maioria dos casos, o tratamento é reservado aos casos com evidência de ICC. Em geral, é prescrita terapia padrão com diuréticos e inibidores da ECA. Além disso, a redução da pós-carga com dilatadores arteriais, como a hidralazina ou anlodipino, pode diminuir a fração do desvio e a pré-carga ventricular esquerda. Em geral, não é possível a correção cirúrgica em gatos por causa da incapacidade de realizar procedimentos a céu aberto nessa espécie e pela falta de dispositivos endovasculares adequados que fecham a anomalia por meio de abordagem venosa.

As malformações valvares atrioventriculares (denominadas "defeitos de coxins endocárdicos") também são encontradas em gatos, embora, na experiência do autor, são menos comuns que os DSV. Os sinais variam muito com essas anomalias e dependem muito da extensão das valvas e septos. Na maioria dos casos, esses defeitos resultam em ICC esquerda.

Defeito do septo interatrial

Os defeitos do septo interatrial (DSA) são relativamente pouco diagnosticados em gatos. Os defeitos do septo do tipo *primum* parecem ser mais comuns que os do tipo *secundum*. Ocasionalmente, podem ser encontrados DSA com estenose mitral supravalvar. A ausência completa de septo interatrial também foi descrita.[42a] Finalmente, os DSA podem ser encontrados como parte do complexo de anomalias do coxim endocárdico.

A maioria dos DSA não provoca problemas clínicos. Entretanto, quando eles são grandes, ocorre sobrecarga de volume direita (desviando do átrio esquerdo para o átrio direito e ventrículo direito em diástole), o que resulta em aumento das pressões do ventrículo direito diastólicas finais e ICC direita (ascite, derrame pleural). Já o fluxo sanguíneo pulmonar aumenta, ocasionando hipertensão pulmonar.

No momento, o fechamento de um DSA clinicamente relevante não é praticável na maioria dos gatos. O tratamento inclui terapia diurética e abdominocentese, conforme necessário.

Estenose mitral supravalvar | Coração triatriado esquerdo

A estenose mitral supravalvar (também identificada em alguns gatos como coração triatriado esquerdo) é uma anomalia rara em que o átrio esquerdo apresenta uma membrana intra-atrial perfurada imediatamente dorsal ao anel da valva mitral. Isso produz efetivamente uma perturbação hemodinâmica semelhante à estenose valvar mitral. O fluxo para o ventrículo esquerdo fica bastante restrito. Em alguns casos, os defeitos do septo interatrial podem resultar em desvio da esquerda para a direita no nível atrial. Uma consequência interessante dessa anomalia

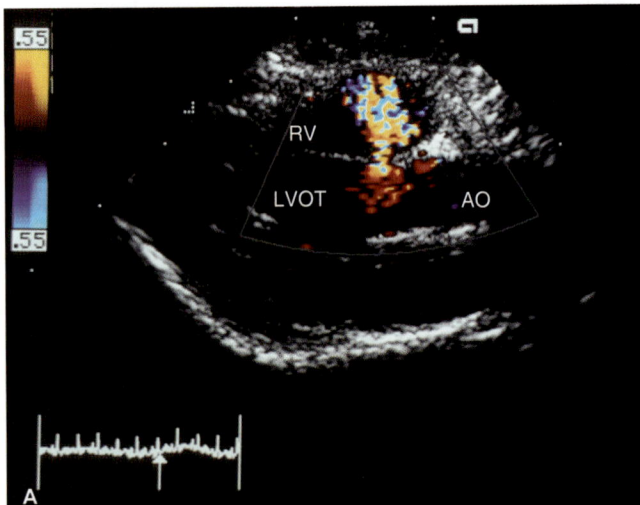

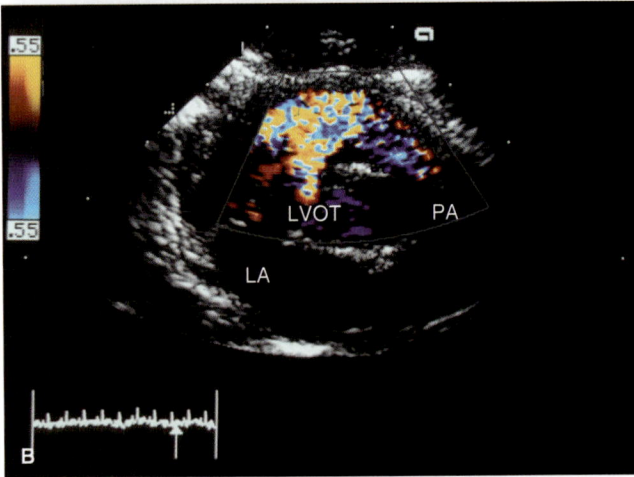

Figura 20.24 Imagens ecocardiográficas de um gato com defeito do septo interventricular. **A.** Imagem de Doppler colorido revelando o eixo longo paraesternal direito, com desvio da esquerda para a direita de sangue através do defeito do septo interventricular. **B.** Imagem de Doppler colorido revelando eixo curto paraesternal direito, com desvio da esquerda para a direita de sangue através do defeito do septo interventricular. Observar o jato turbulento direcionado para o interior do trato de saída ventricular esquerdo (LVOT) na sístole. Legenda: *AO*, aorta; *LA*, átrio esquerdo; *PA*, artéria pulmonar; *RV*, ventrículo direito.

é o desenvolvimento de hipertensão pulmonar grave, e não ICC esquerda, apesar do aumento acentuado das pressões venosas esquerdas atrial e pulmonar em alguns gatos. Outros gatos podem desenvolver edema pulmonar ou derrame pleural.

Foi descrita a correção cirúrgica em um caso em que a membrana foi dilacerada para tornar possível o fluxo atrial normal.[85] O autor esteve envolvido em uma tentativa malsucedida de correção cirúrgica em outro caso. Em geral, o tratamento clínico da ICC é desapontador, pois a terapia diurética, suficiente para reduzir pressões venosas pulmonares, em geral resulta em subcarga do ventrículo esquerdo e falência de débito.

Hérnias diafragmáticas peritoniopericárdicas

As hérnias diafragmáticas peritoniopericárdicas (HDPP) são anomalias congênitas encontradas em radiografia de rotina em pacientes idosos. A maioria das HDPP não causa sinais clínicos. O impulso precordial, ou ponto de intensidade máxima das bulhas cardíacas à ausculta, pode estar deslocado (p. ex., ausente à esquerda ou posicionado extremamente dorsal no tórax) como consequência de vísceras abdominais movendo o coração dentro do pericárdio. Com frequência, a gordura falciforme é encontrada prolapsando-se pela hérnia. Contudo, outros órgãos também podem se prolapsar para o pericárdio (Figura 20.25). Ocasionalmente, isso também pode provocar aprisionamento ou estrangulamento de órgãos. Alguns gatos desenvolvem dispneia ou taquipneia, o que se acredita ser secundário a HDPP. Em geral, os achados radiográficos são silhueta cardíaca maciça com visualização de múltiplas estruturas de partes moles (Figuras 20.26 e 20.27). As vísceras abdominais (p. ex., gordura falciforme e silhueta hepática) podem estar fora de suas localizações habituais. Foram descritos sinais radiográficos mais específicos.[8]

Em geral, o tratamento da HDPP baseia-se no desenvolvimento de sinais clínicos que podem ser atribuídos à anomalia. O fechamento eletivo do defeito em gatos que não apresentam sinais clínicos (porém nos quais o defeito

tenha sido detectado por acaso) é questionável, já que o risco associado ao procedimento não é mínimo. Um estudo mostrou que a hipertermia pós-cirúrgica era vista com frequência nesses gatos e a mortalidade pericirúrgica era de 14% – o que não é uma complicação insignificante.[66] Na opinião do autor, a correção cirúrgica deve ser realizada se os sinais clínicos assim indicarem ou se o paciente for submetido a outra cirurgia abdominal eletiva (p. ex., castração). No entanto, ela não deve ser realizada em gatos (especialmente idosos) nos quais o achado é ocasional.

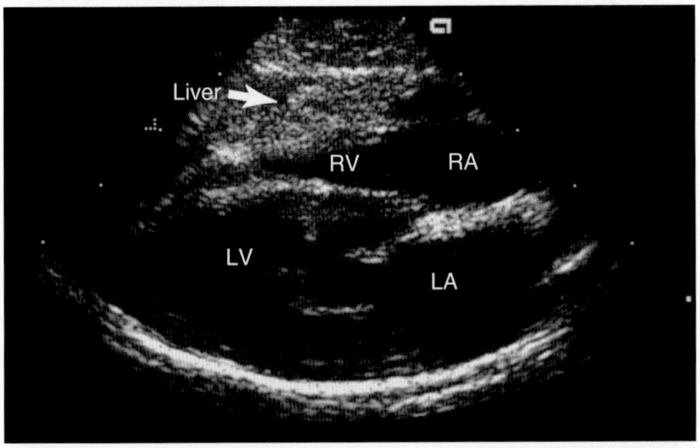

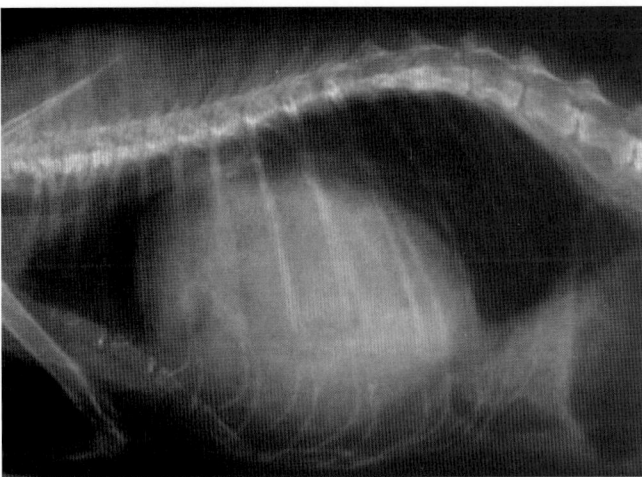

Figura 20.26 Radiografia lateral de um gato com hérnia diafragmática peritoniopericárdica. Observa-se a cardiomegalia acentuada com opacidade heterogênea da silhueta cardíaca, o que sugere gordura e partes moles dentro do pericárdio. Nota-se também a ausência do fígado no lado abdominal do diafragma.

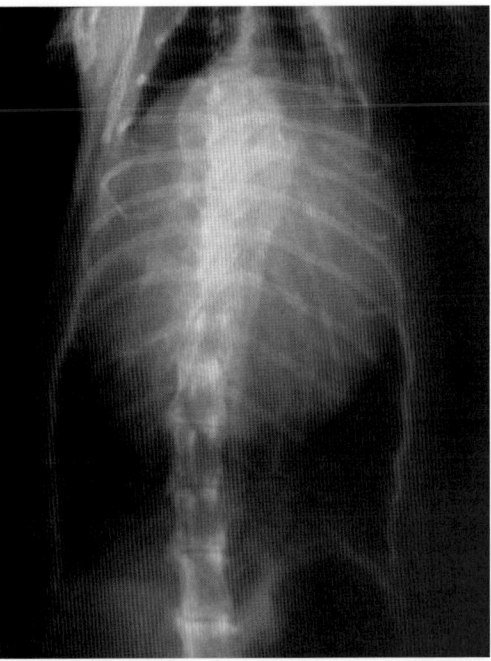

Figura 20.27 Radiografia dorsoventral de um gato com hérnia diafragmática peritoniopericárdica. Observa-se a cardiomegalia acentuada com opacidade heterogênea da silhueta cardíaca, o que sugere gordura e partes moles dentro do pericárdio. Nota-se também a ausência do fígado no lado abdominal do diafragma.

Figura 20.25 Imagem ecocardiográfica em eixo longo paraesternal direito revelando a existência intrapericárdica de tecido hepático secundário a hérnia diafragmática peritoniopericárdica. Legenda: *Liver*, fígado; *LA*, átrio esquerdo; *LV*, ventrículo esquerdo; *RA*, átrio direito; *RV*, ventrículo direito.

Um estudo sugeriu que apenas uma pequena porcentagem desses casos desenvolve depois sinais clínicos que exigem intervenção.[66] Assim, os riscos associados à cirurgia ultrapassam os da anormalidade não tratada na maioria dos pacientes.

Patência do canal arterial

A patência do canal arterial (PCA) é diagnosticada com menor frequência em gatos do que em cães. Por isso, as consequências hemodinâmicas dessa anomalia são idênticas àquelas em cães – como sobrecarga do volume de circulação pulmonar e do lado esquerdo do coração. Os achados do exame clínico são sopro contínuo esquerdo cranial à base cardíaca, pulsos fortes e, potencialmente, ICC. O tratamento da PCA em gatos requer toracotomia cirúrgica e ligadura, já que os dispositivos de oclusão transvasculares são grandes demais para serem usados em gatos. A ligadura exitosa da PCA resulta na resolução dos sinais clínicos e deve possibilitar ao paciente uma vida normal.

A PCA desviando da direita para a esquerda raramente é identificada em gatos. Novamente, os gatos acometidos sofrem consequências hemodinâmicas semelhantes àquelas em cães com tal anomalia. Hipoxemia e policitemia decorrem do sangue que não passa pela circulação pulmonar. Os achados ao exame clínico são ausculta normal (sem sopro) e fraqueza dos membros posteriores e falta de ar induzida por exercícios físicos. As membranas cianóticas podem ser observadas caudalmente (mucosa genital), porém a mucosa bucal mostra-se normal (cianose diferencial). O tratamento pode envolver a flebotomia, embora esta possa ser difícil de ser realizada em alguns gatos. Não existe tratamento eficaz para controlar os sinais clínicos.

Outras cardiopatias

Insuficiência cardíaca congestiva associada a glicocorticoides

Nos últimos anos, pesquisadores postularam a possível associação causal entre a administração de glicocorticoides e o subsequente desenvolvimento de ICC em gatos. Relatos iniciais dão conta de gatos com a miocardiopatia hipertrófica devido a ICC logo após serem submetidos a procedimento anestésico ou receber glicocorticoides administrados por diversos distúrbios não associados (p. ex., asma, dermatopatias).[81] Uma série de casos clínicos subsequentes relatou 13 gatos, em um período de 10 anos, que foram encaminhados a uma instituição de referência com ICC após a administração de diferentes glicocorticoides.[80] Vários desses gatos sucumbiram à ICC, enquanto outros apresentaram hipertrofia ventricular esquerda reversível. Esses autores sugeriram depois que a administração de glicocorticoides resultava em aumento hiperesmolar do volume plasmático (até 44% em alguns gatos), o que poderia contribuir para a ocorrência de ICC. Entretanto, esses autores não conseguiram documentar quaisquer alterações das câmaras cardíacas que tivessem sido previstas com tais incrementos no volume plasmático. Outros autores também administraram glicocorticoides a gatos sadios e realizaram ecocardiografias seriadas, porém não conseguiram registrar alteração alguma nas dimensões cardíacas que a sobrecarga de volume aguda pudesse provavelmente produzir.[70]

O mecanismo pelo qual os glicocorticoides poderiam produzir ICC ainda não foi descoberto. Um grupo de pesquisadores registrou o aumento do volume plasmático secundário a leve hiperglicemia.[65] No entanto, tal hipótese não é convincente. Em primeiro lugar, a glicose é um osmol fraco, com efeito osmótico de cerca de 5% daquele do sódio ou do potássio. A concentração de glicose plasmática registrada nesses gatos encontrava-se abaixo do limiar renal (180 mg/dℓ). Assim, o efeito osmótico seria mínimo e não conseguiria aumentar o volume plasmático em 44%. Em segundo lugar, a hipótese não explica a observação de hipertrofia ventricular esquerda reversível. Além disso, embora um estudo proclamasse a associação entre ICC e diabetes melito em gatos,[47] esse trabalho apresenta falhas importantes que impedem o autor de chegar a conclusões semelhantes. Considerando que a ICC não é uma característica frequente de gatos diabéticos ou de gatos com cetoacidose diabética, e que até 20% dos gatos diabéticos provavelmente apresentam miocardiopatia hipertrófica subclínica, é difícil aceitar uma hipótese que invoque a hiperglicemia como causa. O efeito mineralocorticoide pode ser descartado, pois a maioria dos gatos relatados com ICC secundária à administração de glicocorticoides recebeu injeções com acetato de metilprednisolona, o qual praticamente não tem efeito mineralocorticoide.

Em todos os relatos, existe um fator de confusão não considerado: a consulta hospitalar que acompanha cada prescrição de glicocorticoide. É possível que o estresse pela ida ao hospital, de um gato com MCH subclínica, porém crítica, desencadeie um início de ICC logo após a consulta. O autor observou exatamente essa situação diversas vezes. Assim, existe a possibilidade de que, em alguns gatos com cardiopatia subclínica grave, os glicocorticoides, por meio de algum mecanismo ainda indefinido, possa ainda induzir o início de ICC. Contudo, as evidências não são convincentes e pode haver um efeito de tendência de seleção. Além disso, a incidência mostra-se rara (13 gatos ao longo de 10 anos em uma única instituição de encaminhamento foram identificados), de modo que os clínicos devem continuar a usar glicocorticoides quando indicado em gatos. Minimizar o uso de glicocorticoides tem uma consequência clínica (p. ex., diminuir o risco de diabetes melito) que não evita a ICC. Desse modo, os clínicos devem prescrever esses fármacos criteriosamente em gatos, independentemente de sua condição cardíaca. Talvez seja prudente evitar glicocorticoides, quando possível, em gatos com cardiopatia grave preexistente (p. ex., gatos com episódios pregressos de ICC).

Hipertireoidismo e doença cardíaca

O hipertireoidismo é a doença endócrina mais diagnosticada em gatos. O aumento das doenças metabólicas produzido pelo hipertireoidismo resulta em hipertrofia cardíaca. Além disso, a estimulação direta de miocardiócitos pelo hormônio da tireoide resulta na expressão de genes miocárdicos codificando proteínas estruturais e contráteis, novamente ocasionando hipertrofia. Por isso, o coração de um paciente com hipertireoidismo apresenta aumento da espessura da parede, do volume da câmara ventricular esquerda e da contratilidade. Esses achados, quando associados à taquicardia induzida por hipertireoidismo, aumentam o débito cardíaco em 2 a 3 vezes acima do basal. Assim, o coração de um gato com hipertireoidismo está trabalhando na capacidade próxima da máxima, mesmo em repouso. A "insuficiência com débito alto" pode ocorrer devido ao hipertireoidismo prolongado, pois as pressões diastólicas ventriculares esquerdas elevam-se em decorrência do aumento na pré-carga e no volume sanguíneo e produzem edema pulmonar ou derrame pleural.

Existem relatos de hipertireoidismo provocando MCH em gatos.[48,56] Entretanto, não existe uma base racional para os gatos com hipertireoidismo desenvolverem MCH. Em vez disso, provavelmente esses casos representam comorbidades independentes. Com frequência, a pré-carga aumentada induzida pelo estado hipertireóideo resulta em ICC secundária à MCH previamente subclínica. Assim, a hipertrofia concêntrica verdadeira em um gato hipertireóideo deve ser considerada evidência de MCH, independentemente da doença de tireoide. Além disso, a regressão da hipertrofia do miocárdio não deve ser prevista nesses casos depois que a doença da tireoide estiver controlada. Entretanto, qualquer ICC pode sofrer resolução após ser alcançado o estado eutireóideo, por causa da redução da pré-carga e do débito cardíaco.

Existe um único relato de insuficiência do miocárdio em gatos com hipertireoidismo.[36] Atualmente, raramente se observa tal apresentação, pois o distúrbio é diagnosticado muito mais rapidamente do que há 30 anos. É provável que a insuficiência do miocárdio observada nesses casos fosse um achado em estágio terminal. Contudo, alguns dos gatos em tal relato também poderiam ter apresentado miocardiopatia por deficiência de taurina como comorbidade independente (porque a associação entre taurina e insuficiência do miocárdio ainda não havia sido estabelecida).

Normalmente, defende-se o controle da frequência cardíaca no hipertireoidismo e esse é aconselhável se a frequência for excessivamente alta ou se houver ICC.[42] Nesses casos, recomenda-se o bloqueio beta, o que, com frequência, resulta em melhora dos sinais clínicos e estabilização hemodinâmica. Isso é importante se o paciente estiver para ser internado em uma instituição para tratamento com I-131, o que exige vários dias de internação, pois o estresse pode aumentar a probabilidade de ICC. Os clínicos devem observar que o propranolol tem duração *mais longa* de ação em gatos hipertireóideos do que em sadios e fazer os ajustes das doses de acordo. Não se sabe se existem alterações semelhantes na farmacocinética do atenolol.

Endocardite

A endocardite é um distúrbio raro em gatos. A infecção das valvas cardíacas foi relatada em alguns casos clínicos ou séries de casos, com as valvas cardíacas esquerdas (aórtica, mitral) envolvidas mais frequentemente do que as direitas. Os agentes infecciosos que estiveram mais comumente associados à endocardite felina são o *Bartonella* (*B. henselae*) e os microrganismos gram-positivos (*Streptococcus*).[14a,52a,61a] Os sinais clínicos são mal-estar, febre e um novo sopro com ou sem ICC (que depende do grau de lesão valvar). Para o diagnóstico, são necessários a cultura ou o conhecimento dos efeitos do microrganismo junto a evidências ecocardiográficas de lesões vegetativas proliferativas ou erosivas valvares, especialmente da valva aórtica ou da mitral. Em geral, o tratamento requer antibioticoterapia intravenosa agressiva. O prognóstico é reservado, embora um relato de caso clínico sugerisse que a intervenção precoce e intensa na endocardite provocada por infecções por *B. henselae* pode ter resolução completa.[61a] Entretanto, a maioria dos outros relatos esteve associada ou a mortalidade aguda ou a sinais clínicos persistentes (p. ex., ICC), além de haver necessidade de antibioticoterapia contínua.

Referências bibliográficas

1. Abbott JA: Heart rate and heart rate variability of healthy cats in home and hospital environments, *J Feline Med Surg* 7:195, 2005.
2. Acierno MJ, Seaton D, Mitchell MA et al: Agreement between directly measured blood pressure and pressures obtained with three veterinary-specific oscillometric units in cats, *J Am Vet Med Assoc* 237:402, 2010.
3. Atkins CE, Gallo AM, Kurzman ID et al: Risk factors, clinical signs, and survival in cats with a clinical diagnosis of idiopathic hypertrophic cardiomyopathy: 74 cases (1985-1989), *J Am Vet Med Assoc* 201:613, 1992.
4. Baty C, Malarkey D, Atkins C et al: Natural history of hypertrophic cardiomyopathy and aortic thromboembolism in a family of domestic shorthair cats, *J Vet Intern Med* 15:595, 2001.
5. Bedard C, Lanevschi-Pietersma A, Dunn M: Evaluation of coagulation markers in the plasma of healthy cats and cats with asymptomatic hypertrophic cardiomyopathy, *Vet Clin Pathol* 36:167, 2007.
6. Belew A, Barlett T, Brown S: Evaluation of the white-coat effect in cats, *J Vet Intern Med* 13:134, 1999.
7. Benigni L, Morgan N, Lamb CR: Radiographic appearance of cardiogenic pulmonary oedema in 23 cats, *J Small Anim Pract* 50:9, 2009.
8. Berry CR, Koblik PD, Ticer JW: Dorsal peritoneopericardial mesothelial remnant as an aid to diagnosis of feline congenital peritoneopericardial diaphragmatic hernia, *Vet Radiol Ultrasound* 31:239, 1990.
9. Bright JM, Golden AL, Gompf RE et al: Evaluation of the calcium channel-blocking agents diltiazem and verapamil for treatment of feline hypertrophic cardiomyopathy, *J Vet Intern Med* 5:272, 1991.
10. Brown S, Atkins C, Bagley R et al: Guidelines for the identification, evaluation, and management of systemic hypertension in dogs and cats, *J Vet Intern Med* 21:542, 2007.
11. Buchanan JW: Prevalence of cardiovascular disorders. In Fox PR, Sisson DD, Moise NS editors: *Textbook of canine and feline cardiology*, ed 2, Philadelphia, 1999, Saunders, p 457.
12. Carlos Sampedrano C, Chetboul V, Gouni V et al: Systolic and diastolic myocardial dysfunction in cats with hypertrophic cardiomyopathy or systemic hypertension, *J Vet Intern Med* 20:1106, 2006.
13. Carlos Sampedrano C, Chetboul V, Mary J et al: Prospective echocardiographic and tissue Doppler imaging screening of a population of Maine Coon cats tested for the A31P mutation in the myosin-binding protein C gene: a specific analysis of the heterozygous status, *J Vet Intern Med* 23:91, 2009.
14. Chetboul V, Lefebvre H, Pinhas C et al: Spontaneous feline hypertension: clinical and echocardiographic abnormalities, and survival rate, *J Vet Intern Med* 17:89, 2003.
14a. Chomel BB, Wey AC, Kasten RW et al: Fatal case of endocarditis associated with *Bartonella henselae* type I infection in a domestic cat, *J Clin Microbiol* 41:5337, 2003.
15. Connolly DJ: A case of sustained atrial fibrillation in a cat with a normal sized left atrium at the time of diagnosis, *J Vet Cardiol* 7:137, 2005.

16. Connolly DJ, Magalhaes RJS, Fuentes VL et al: Assessment of the diagnostic accuracy of circulating natriuretic peptide concentrations to distinguish between cats with cardiac and non-cardiac causes of respiratory distress, *J Vet Cardiol* 11:S41, 2009.

17. Côté E, Jaeger R: Ventricular tachyarrhythmias in 106 cats: associated structural cardiac disorders, *J Vet Intern Med* 22:1444, 2008.

18. Côté E, Manning A, Emerson D et al: Assessment of the prevalence of heart murmurs in overtly healthy cats, *J Am Vet Med Assoc* 225:384, 2004.

18a. Côté E, Harpster N, Laste N et al: Atrial fibrillation in cats: 50 cases (1979-2002), *J Am Vet Med Assoc* 225:256, 2004.

18b. Cowgill L: Personal communication, *Feb* 2009.

19. Falconer L, Atwell R: Feline aortic thromboembolism, *Aust Vet Pract* 33:20, 2003.

20. Ferasin L: Recurrent syncope associated with paroxysmal supraventricular tachycardia in a Devon Rex cat diagnosed by implantable loop recorder, *J Feline Med Surg* 11:149, 2009.

21. Ferasin L, Sturgess C, Cannon M et al: Feline idiopathic cardiomyopathy: a retrospective study of 106 cats (1994-2001), *J Feline Med Surg* 5:151, 2003.

22. Ferasin L, van de Stad M, Rudorf H et al: Syncope associated with paroxysmal atrioventricular block and ventricular standstill in a cat, *J Small Anim Pract* 43:124, 2002.

23. Fox PR: Feline cardiomyopathies. In Fox PR, Sisson DD, Moise NS, editors: *Textbook of canine and feline cardiology*, ed 2, Philadelphia, 1999, Saunders, p 623.

24. Fox PR: Prospective, double-blinded, multicenter evaluation of chronic therapies for chronic diastolic heart failure: interim analysis (abstract), *J Vet Intern Med* 17:398, 2003.

25. Fox PR, Harpster NK: Diagnosis and management of feline arrhythmias. In Fox PR, Sisson DD, Moise NS, editors: *Textbook of canine and feline cardiology*, ed 2, Philadelphia, 1999, Saunders, p 387.

26. Fox PR, Liu SK, Maron BJ: Echocardiographic assessment of spontaneously occurring feline hypertrophic cardiomyopathy. An animal model of human disease, *Circulation* 92:2645, 1995.

27. Fox PR, Maron BJ, Basso C et al: Spontaneously occurring arrhythmogenic right ventricular cardiomyopathy in the domestic cat: A new animal model similar to the human disease, *Circulation* 102:1863, 2000.

28. Gavaghan BJ, Kittleson MD, McAloose D: Persistent atrial standstill in a cat, *Aust Vet J* 77:574, 1999.

29. Gompf RE, Tilley LP: Comparison of lateral and sternal recumbent positions for electrocardiography of the cat, *Am J Vet Res* 40:1483, 1979.

30. Hanås S, Tidholm A, Egenvall A et al: Twenty-four hour Holter monitoring of unsedated healthy cats in the home environment, *J Vet Cardiol* 11:17, 2009.

31. Harpster NK: Feline arrhythmias: diagnosis and management. In Kirk RW, Bonagura JD editors: *Current veterinary therapy XI small animal practice*, Philadelphia, 1992, Saunders, p 732.

32. Harvey AM, Faena M, Darke PG et al: Effect of body position on feline electrocardiographic recordings, *J Vet Intern Med* 19:533, 2005.

33. Helms SR: Treatment of feline hypertension with transdermal amlodipine: a pilot study, *J Am Anim Hosp Assoc* 43:149, 2007.

34. Henik R, Stepien R, Bortnowski H: Spectrum of m-mode echocardiographic abnormalities in 75 cats with systemic hypertension, *J Am Anim Hosp Assoc* 40:359, 2004.

34a. Hogan DF: Unpublished data, June 2009.

35. Hsu A, Kittleson MD, Paling A: Investigation into the use of plasma NT-proBNP concentration to screen for feline hypertrophic cardiomyopathy, *J Vet Cardiol* 11:S63, 2009.

36. Jacobs G, Hutson C, Dougherty J et al: Congestive heart failure associated with hyperthyroidism in cats, *J Am Vet Med Assoc* 188:52, 1986.

37. Jacobs G, Whittem T, Sams R et al: Pharmacokinetics of propranolol in healthy cats during euthyroid and hyperthyroid states, *Am J Vet Res* 58:398, 1997.

38. James R, Summerfield N, Loureiro J et al: Implantable loop recorders: a viable diagnostic tool in veterinary medicine, *J Small Anim Pract* 49:564, 2008.

39. Jepson RE, Elliott J, Brodbelt D et al: Effect of control of systolic blood pressure on survival in cats with systemic hypertension, *J Vet Intern Med* 21:402, 2007.

40. Johnson L, Sisson DD: Atrioventricular block in cats, *Comp Contin Edu Pract Vet* 15:1356, 1993.

41. Kellum HB, Stepien RL: Third-degree atrioventricular block in 21 cats (1997-2004), *J Vet Intern Med* 20:97, 2006.

42. Kienle RD, Bruyette D, Pion PD: Effects of thyroid hormone and thyroid dysfunction on the cardiovascular system, *Vet Clin North Am Small Anim Pract* 24:495, 1994.

42a. Kittleson MD: Septal defects. In Kittleson MD, Kienle RD editors: *Small animal cardiovascular medicine*, St. Louis, 1998, Mosby, p 231.

43. Koyama H, Matsumoto H, Fukushima RU et al: Local intra-arterial administration of urokinase in the treatment of a feline distal aortic thromboembolism, *J Vet Med Sci* 72:1209, 2010.

44. Lalor SM, Connolly DJ, Elliott J et al: Plasma concentrations of natriuretic peptides in normal cats and normotensive and hypertensive cats with chronic kidney disease, *J Vet Cardiol* 11:S71, 2009.

45. Laste NJ, Harpster NK: A retrospective study of 100 cases of feline distal aortic thromboembolism: 1977-1993, *J Am Anim Hosp Assoc* 31:492, 1995.

46. Litster A, Buchanan J: Vertebral scale system to measure heart size in radiographs of cats, *J Am Vet Med Assoc* 216:210, 2000.

47. Little CJ, Gettinby G: Heart failure is common in diabetic cats: findings from a retrospective case-controlled study in first-opinion practice, *J Small Anim Pract* 49:17, 2008.

48. Liu SK, Peterson ME, Fox PR: Hypertropic cardiomyopathy and hyperthyroidism in the cat, *J Am Vet Med Assoc* 185:52, 1984.

49. Liu SK, Tilley LP: Animal models of primary myocardial diseases, *Yale J Biol Med* 53:191, 1980.

50. Lord PF, Zontine WJ: Radiologic examination of the feline cardiovascular system, *Vet Clin North Am* 7:291, 1977.

51. MacDonald KA, Kittleson MD, Larson RF et al: The effect of ramipril on left ventricular mass, myocardial fibrosis, diastolic function, and plasma neurohormones in Maine Coon cats with familial hypertrophic cardiomyopathy without heart failure, *J Vet Intern Med* 20:1093, 2006.

52. Maggio F, DeFrancesco TC, Atkins CE et al: Ocular lesions associated with systemic hypertension in cats: 69 cases (1985-1998), *J Am Vet Med Assoc* 217:695, 2000.

52a. Malik R, Barrs V, Church D et al: Vegetative endocarditis in six cats, *J Feline Med Surg* 1:171, 1999.

53. Meurs K, Sanchez X, David R et al: A cardiac myosin binding protein C mutation in the Maine Coon cat with familial hypertrophic cardiomyopathy, *Hum Mol Genet* 14:3587, 2005.

54. Meurs KM, Kuan M: Differential methylation of CpG sites in two isoforms of myosin binding protein C, an important hypertrophic cardiomyopathy gene, *Environ Mol Mutagen* 52:161, 2011.

55. Meurs KM, Norgard MM, Ederer MM et al: A substitution mutation in the myosin binding protein C gene in ragdoll hypertrophic cardiomyopathy, *Genomics* 90:261, 2007.

56. Miyamoto T, Kato M, Kuwamura M et al: A first feline case of cardiomyopathy associated with hyperthyroidism due to thyroid adenoma in Japan, *Feline Pract* 26:6, 1998.

57. Moon M, Keene BW, Lessard P et al: Age related changes in the feline cardiac silhouette, *Vet Radiol Ultrasound* 34:315, 1993.

58. Moore KE, Morris N, Dhupa N et al: Retrospective study of streptokinase administration in 46 cats with arterial thromboembolism, *J Vet Emerg Crit Care* 10:245, 2000.

59. Myer CW, Bonagura JD: Survey radiography of the heart, *Vet Clin North Am Small Anim Pract* 12:213, 1982.

60. Nelson O, Reidesel E, Ware W et al: Echocardiographic and radiographic changes associated with systemic hypertension in cats, *J Vet Intern Med* 16:418, 2002.

61. Paige CF, Abbott JA, Elvinger F et al: Prevalence of cardiomyopathy in apparently healthy cats, *J Am Vet Med Assoc* 234:1398, 2009.

61a. Perez C, Hummel JB, Keene BW et al: Successful treatment of *Bartonella henselae* endocarditis in a cat, *J Feline Med Surg* 12:483, 2010.

62. Piegras DG, Sundt TM Jr, Didisheim P: Effect of anticoagulants and inhibitors of platelet aggregation on thrombotic occlusion of endarterectomized cat carotid arteries, *Stroke* 7:248, 1976.

63. Pion PD: Feline aortic thromboemboli: t-PA thrombolysis followed by aspirin therapy and rethrombosis, *Vet Clin North Am Small Anim Pract* 18:262, 1988.

64. Pion PD, Kittleson MD, Rogers QR et al: Myocardial failure in cats associated with low plasma taurine: a reversible cardiomyopathy, *Science* 237:764, 1987.

65. Ployngam T, Tobias AH, Smith SA et al: Hemodynamic effects of methylprednisolone acetate administration in cats, *Am J Vet Res* 67:583, 2006.

66. Reimer S, Kyles A, Filipowicz D et al: Long-term outcome of cats treated conservatively or surgically for peritoneopericardial diaphragmatic hernia: 66 cases (1987-2002), *J Am Vet Med Assoc* 224:728, 2004.

67. Reimer SB, Kittleson MD, Kyles AE: Use of rheolytic thrombectomy in the treatment of feline distal aortic thromboembolism, *J Vet Intern Med* 20:290, 2006.
68. Riesen SC, Kovacevic A, Lombard CW et al: Prevalence of heart disease in symptomatic cats: an overview from 1998 to 2005, *Schweiz Arch Tierheilkd* 149:65, 2007.
69. Rishniw M, Bruskiewicz K: ECG of the month. Respiratory sinus arrhythmia and wandering pacemaker in a cat, *J Am Vet Med Assoc* 208:1811, 1996.
70. Rishniw M, Center SA, Randolph JF et al: Methylprednisolone acetate fails to alter echocardiographic variables in healthy cats. Proceedings European College of Veterinary Internal Medicine—Companion Animals Congress, 2008.
71. Rishniw M, Thomas WP: Dynamic right ventricular outflow obstruction: a new cause of systolic murmurs in cats, *J Vet Intern Med* 16:547, 2002.
72. Rush J, Freeman L, Fenollosa N et al: Population and survival characteristics of cats with hypertrophic cardiomyopathy: 260 cases (1990-1999), *J Am Vet Med Assoc* 220:202, 2002.
73. Schellenberg S, Glaus TM, Reusch CE: Effect of long-term adaptation on indirect measurements of systolic blood pressure in conscious untrained beagles, *Vet Rec* 161:418, 2007.
74. Schober KE, Bonagura JD, Fuentes VL: Atenolol versus diltiazem for LV diastolic function in cats with occult HCM. *Proceedings American College of Veterinary Internal Medicine Forum*, 2007.
75. Schober KE, Maerz I: Assessment of left atrial appendage flow velocity and its relation to spontaneous echocardiographic contrast in 89 cats with myocardial disease, *J Vet Intern Med* 20:120, 2006.
76. Schober KE, Maerz I, Ludewig E et al: Diagnostic accuracy of electrocardiography and thoracic radiography in the assessment of left atrial size in cats: comparison with transthoracic 2-dimensional echocardiography, *J Vet Intern Med* 21:709, 2007.
77. Schoeman J: Feline distal aortic thromboembolism: a review of 44 cases (1990-1998), *J Feline Med Surg* 1:221, 1999.
78. Singh MK, Cocchiaro MF, Kittleson MD: NT-proBNP measurement fails to reliably identify subclinical hypertrophic cardiomyopathy in Maine Coon cats, *J Feline Med Surg* 12:942, 2010.
79. Smith C, Rozanski E, Freeman L et al: Use of low molecular weight heparin in cats: 57 cases (1999-2003), *J Am Vet Med Assoc* 225:1237, 2004.
80. Smith S, Tobias A, Fine D et al: Corticosteroid-associated congestive heart failure in 12 cats, *Intern J Appl Res Vet Med* 2:159, 2004.
81. Smith S, Tobias A, Fine D et al: Corticosteroid-associated congestive heart failure in 29 cats (abstract), *J Vet Intern Med* 16:371, 2002.
82. Smith S, Tobias A, Jacob K et al: Arterial thromboembolism in cats: acute crisis in 127 cases (1992-2001) and long-term management with low-dose aspirin in 24 cases, *J Vet Intern Med* 17:73, 2003.
83. Stalis IH, Bossbaly MJ, Van Winkle TJ: Feline endomyocarditis and left ventricular endocardial fibrosis, *Vet Pathol* 32:122, 1995.
84. Stokol T, Brooks M, Rush JE et al: Hypercoagulability in cats with cardiomyopathy, *J Vet Intern Med* 22:546, 2008.
85. Wander K, Monnet E, Orton E: Surgical correction of cor triatriatum sinister in a kitten, *J Am Anim Hosp Assoc* 34:383, 1998.
86. Ware W: Twenty-four-hour ambulatory electrocardiography in normal cats, *J Vet Intern Med* 13:175, 1999.
87. Wernick M, Doherr M, Howard J et al: Evaluation of high-definition and conventional oscillometric blood pressure measurement in anaesthetised dogs using ACVIM guidelines, *J Small Anim Pract* 51:318, 2010.
88. Wess G, Schinner C, Weber K et al: Association of A31P and A74T polymorphisms in the myosin binding protein C3 gene and hypertrophic cardiomyopathy in Maine Coon and other breed cats, *J Vet Intern Med* 24:527, 2010.

21

Doenças Dentárias e Bucais

Alexander M. Reiter

A reabsorção de dentes é muito comum em gatos. No entanto, sua etiologia ainda é um mistério. Da mesma maneira, a estomatite tem sido descrita há várias décadas, porém ainda são um desafio a identificação de sua etiologia e o tratamento eficaz. Traumatismos bucal e maxilofacial também se manifestam quase exclusivamente no gato nos casos em que a sínfise mandibular, as articulações temporomandibulares e o palato duro são acometidos de modo típico. No entanto, raramente a porção média do corpo mandibular é atingida. Carcinoma escamocelular é o tumor mais comum da cavidade bucal do gato, e, em geral, o tratamento cirúrgico curativo está reservado para os tumores que acometem a mandíbula. Foi publicada recentemente uma revisão abrangente das doenças dentárias e bucais do gato.[8]

Anatomia bucal

Erupção dos dentes decíduos e permanentes

Os gatos apresentam dois conjuntos de dentes, a dentição decídua e a permanente. Os incisivos decíduos irrompem com 2 a 3 semanas, os caninos com 2 a 4 semanas e os pré-molares com 3 a 6 semanas de vida. Deve haver 26 dentes decíduos. Os incisivos permanentes irrompem com 3 a 4 meses, os caninos com 4 a 5 meses, os pré-molares com 4 a 6 meses, e os molares com 4 a 5 meses de vida. Deve haver 30 dentes permanentes. Aos 7 meses de vida, o gato jovem costuma apresentar 30 dentes permanentes completamente irrompidos no lugar certo (Tabela 21.1).

Existem quatro tipos específicos de dentes, cada um servindo a uma finalidade distinta. Os incisivos são projetados para cortar, apreender e limpar. Os caninos são usados para penetrar e agarrar a presa ou o alimento, além de funcionarem como armas defensivas na proteção. Os dentes localizados na altura da bochecha (pré-molares e molares) ajudam na habilidade de segurar e transportar, além de quebrar e lacerar o alimento em pedaços menores, preparando para a digestão. Os denominados carniceiros referem-se ao quarto pré-molar maxilar e ao primeiro molar mandibular, que têm a função de cisalhamento em carnívoros.[66]

Fórmula dos dentes no gato doméstico

O número total de dentes no gato é bastante reduzido em comparação com o do cão, e os formatos das coroas dos dentes felinos são próprios de um verdadeiro carnívoro.[90] São mostradas fórmulas dentárias aceitas para a dentição decídua e a permanente no gato doméstico nas Tabelas 21.2 e 21.3. Empregando-se o sistema de numeração de dentes de Triadan modificado, cada quadrante do maxilar é numerado da seguinte maneira: quadrante maxilar direito 100 (500 ao se referir a dentes decíduos), quadrante maxilar esquerdo 200 (600, ao se referir a dentes decíduos), quadrante mandibular esquerdo 300 (700, ao se referir a dentes decíduos) e quadrante mandibular direito 400 (800, ao se referir a dentes decíduos).[66]

Começando do 01 para o primeiro incisivo (aquele mais próximo da linha média), os dentes são consecutivamente numerados de mesial (a superfície do dente voltada para a linha média da arcada dentária) a distal (a superfície do dente afastada da linha média da arcada dentária). Vários pré-molares e molares perderam-se evolucionariamente na dentição permanente do gato. O canino (04) e o primeiro molar (09) são dentes de referência e possibilitam a contagem para frente ou para trás ao numerar os dentes. O primeiro pré-molar maxilar permanente (05) e o primeiro (05) e segundo (06) pré-molares mandibulares permanentes não existem no gato. Como o quarto pré-molar maxilar (08) e o primeiro molar mandibular (09) são os maiores dentes da bochecha nos maxilares superior e inferior, a contagem adiante identifica os pré-molares entre o canino e o quarto pré-molar maxilares como segundo e terceiro pré-molares maxilares (dentes 06 e 07). Da mesma maneira, os pré-molares entre o canino e o primeiro molar mandibulares são identificados como terceiro e quarto pré-molares mandibulares (dentes 07 e 08).[66]

Considerando o quadrante e o número do dente, são usados três números para identificar um dente específico. Por exemplo, o canino maxilar direito permanente é o dente 104. O quarto pré-molar maxilar direito é o dente 108. O segundo pré-molar maxilar esquerdo permanente é o dente 206. O terceiro e o quarto pré-molares mandibulares esquerdos permanentes são os dentes 307 e 308. O primeiro molar mandibular direito permanente é o dente 409 (Figura 21.1). O canino maxilar direito decíduo é o dente 504. O quarto pré-molar mandibular direito decíduo é o dente 808 (Figura 21.2).

Tabela 21.1 Erupção das dentições decídua e permanente no gato doméstico.

	Dentes decíduos	Dentes permanentes
Incisivos	2 a 3 semanas	3 a 4 meses
Caninos	3 a 4 semanas	4 a 5 meses
Pré-molares	3 a 6 semanas	4 a 6 meses
Molares	Sem molares decíduos	4 a 5 meses

Tabela 21.2 Fórmula para a dentição decídua no gato doméstico.

Decíduos	Incisivos	Caninos	Pré-molares	Total
Maxila	3	1	3	
				× 2 = 26
Mandíbula	3	1	2	

Dentes

O dente consiste em uma coroa e uma ou mais raízes. O esmalte (com > 95% de mineralização, o tecido mais rígido do corpo) cobre a coroa, e o cemento cobre a raiz (ou as raízes). O limite entre a coroa e a raiz (ou as raízes) anatômica(s) é a junção cementoesmalte.[21] Os dentes incisivos e caninos têm uma raiz. Os segundos pré-molares e primeiros molares maxilares têm duas raízes, as quais com frequência estão fundidas, dando o aspecto de apenas uma raiz.[114] O terceiro e quarto pré-molares e primei-

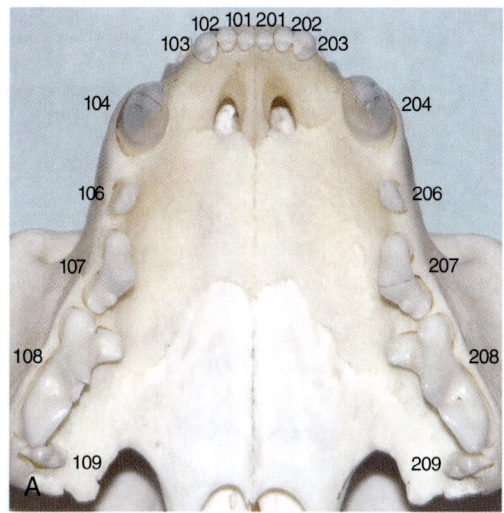

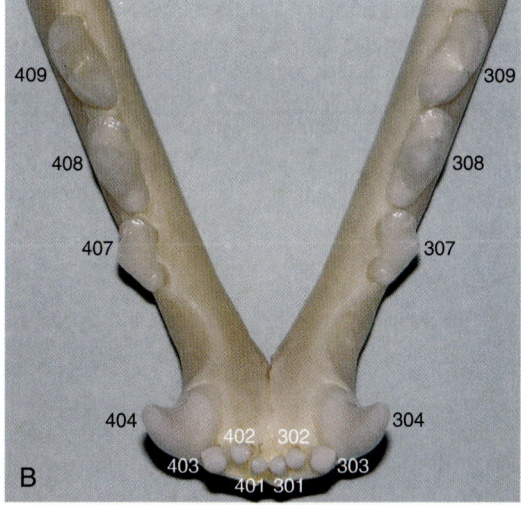

Figura 21.1 Sistema de numeração de dentes de Triadan adaptado para os dentes permanentes maxilares (**A**) e mandibulares (**B**) do gato doméstico. Observar que não existem primeiros pré-molares maxilares ou primeiro e segundo pré-molares mandibulares permanentes. (*Copyright 2010 Dr. Alexander M. Reiter; usada com permissão.*)

Tabela 21.3 Fórmula para a dentição permanente no gato doméstico.

Permanentes	Incisivos	Caninos	Pré-molares	Molares	Total
Maxila	3	1	3	1	
					× 2 = 30
Mandíbula	3	1	2	1	

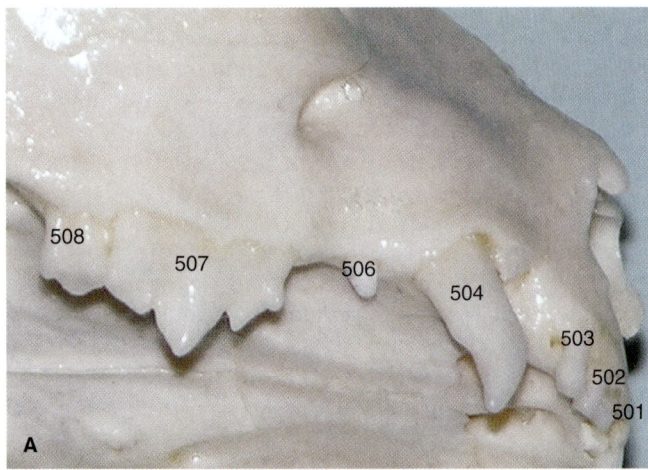

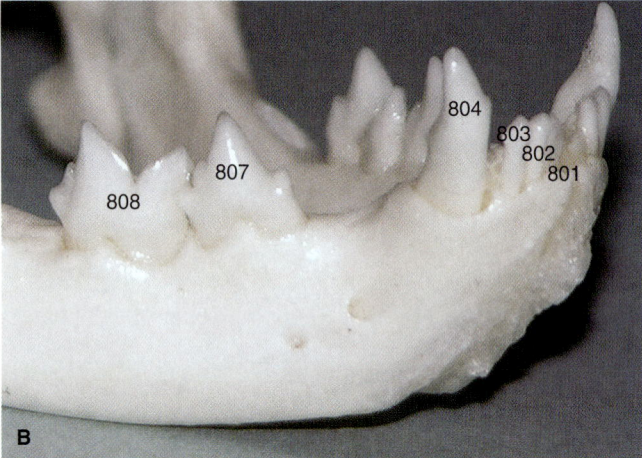

Figura 21.2 Sistema de numeração de dentes de Triadan adaptado para os dentes decíduos maxilares (**A**) e mandibulares (**B**) dos filhotes do gato doméstico. Observar que o número de dentes decíduos difere do de dentes permanentes, pois não existem primeiros molares maxilares e mandibulares decíduos. (*Copyright 2010 Dr. Alexander M. Reiter; usada com permissão.*)

ros molares mandibulares e os terceiros pré-molares maxilares apresentam duas raízes. O quarto pré-molar maxilar tem três raízes. A bifurcação é o local onde duas ou mais raízes encontram a coroa.[66]

A dentina constitui a matéria do dente adulto. É cerca de 70% mineralizada e porosa, e consiste em milhares de túbulos de dentina por milímetro quadrado irradiando-se para fora a partir da polpa para o esmalte (na coroa) e para o cemento (na raiz).[90] Os odontoblastos revestem a periferia da cavidade dentária e produzem dentina, a qual – no dente vivo – é depositada por toda a vida. Os túbulos de dentina contêm processos citoplasmáticos de odontoblastos, líquido e nervos que se estendem a partir da polpa. É possível que haja dor de dente pela movimentação de líquido e pela estimulação de nervo na área de túbulos expostos. Os odontoblastos adjacentes aos túbulos de dentina expostos podem responder produzindo dentina terciária para interromper a progressão de uma lesão externa.[66]

A cavidade pulpar consiste na câmara da polpa na coroa e no(s) canal(is) da raiz na(s) raízes do dente. Contém a polpa, constituída de células mesenquimatosas indife-

renciadas, fibroblastos, odontoblastos, vasos sanguíneos e linfáticos e nervos.[90] Os odontoblastos revestem o interior da cavidade pulpar na periferia da polpa, inicialmente produzindo pré-dentina não mineralizada, a qual, posteriormente, se torna dentina mineralizada. Diferentemente dos dentes humanos, que apresentam apenas um forame apical, a polpa dos dentes dos gatos conecta-se com os tecidos periapicais por meio de diversos forames no ápice da raiz (formando o delta apical). Canais secundários, acessórios, laterais e bifurcados também podem conectar o tecido pulpar com o ligamento periodontal.[80] Consequentemente, a penetração na cavidade pulpar pode ser feita pelos túbulos de dentina expostos, por exposição direta da polpa e pelas ramificações apicais e não apicais.

O dente "cresce" para o lado de dentro. A dentina torna-se continuamente mais espessa no dente vitalizado. A aposição de dentina ao longo do interior da cavidade pulpar continua por toda a vida, a menos que ocorra pulpite irreversível ou necrose na polpa. Assim, os dentes de gatos adultos jovens têm uma cavidade pulpar relativamente ampla (Figura 21.3). Em gatos mais velhos, geralmente a cavidade pulpar dos dentes com polpa viva é muito estreita (Figura 21.4). Quanto mais estreita a cavidade pulpar, mais espessas são as paredes de dentina e, assim, mais forte e mais envelhecido é o dente.

Periodonto

O periodonto é uma unidade funcional e consiste em gengiva, ligamento periodontal, cemento e osso alveolar.[90] A gengiva circunda o dente como um colarinho e está firmemente aderida ao osso alveolar e à porção cervical do dente. A margem mais coronal da gengiva é a margem gengival. O espaço normal entre o dente e a gengiva mais coronal é denominado sulco gengival, que não deve ter profundidade maior que 0,5 mm em gatos. O ligamento periodontal atua como absorvente de choque e adere o dente ao osso alveolar por meio das fibras de Sharpey. Algumas fibras conectam dentes adjacentes por atravessarem ou por serem coronais ao septo alveolar. Radiograficamente, o espaço do ligamento periodontal mostra-se como uma linha escura circundando a raiz.

O cemento cobre a raiz (ou as raízes) e é produzido por cementoblastos. É semelhante ao osso na composição mineral e no aspecto histológico. A largura do cemento aumenta com a idade.[66] Produção excessiva de cemento (hipercementose) é vista com frequência em dentes felinos, mais comumente na porção apical da raiz. O osso alveolar circunda a cavidade alveolar. O aumento da radiodensidade do osso alveolar é visível adjacente ao espaço do ligamento periodontal, fenômeno denominado *lâmina dura*, que é uma extensão do osso cortical para o interior do alvéolo. A borda mais coronal do osso alveolar é a margem alveolar.[66] O osso alveolar encontra-se em constante remodelamento em resposta ao uso e às forças implantadas sobre ele.

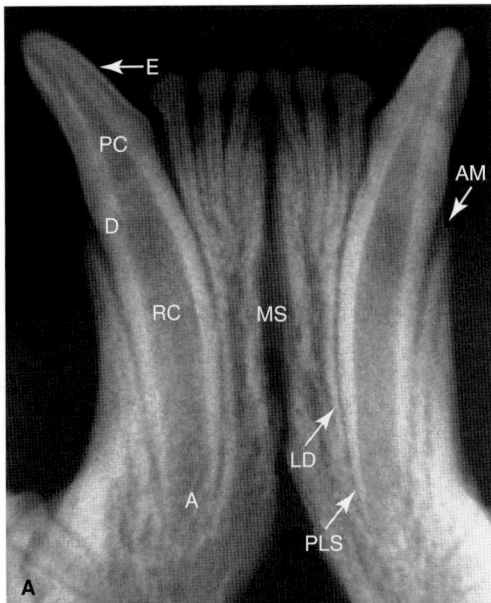

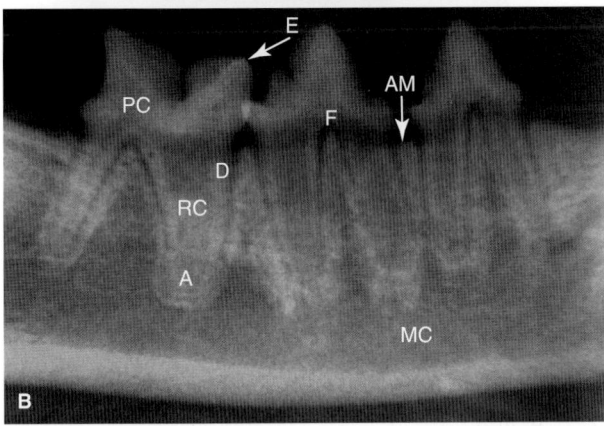

Figura 21.3 Radiografias dos incisivos e caninos mandibulares (**A**) e dentes da bochecha mandibular direita (**B**) em um gato jovem de 1 ano. Observar as paredes delgadas de dentina, as cavidades amplas de polpa e os ápices radiculares abertos. *E*, esmalte; *PC*, câmara da polpa; *D*, dentina: *RC*, canal radicular; *A*, ápice; *MS*, sínfise mandibular; *AM*, margem alveolar; *LD*, lâmina dura; *PLS*, espaço do ligamento periodontal; *F*, bifurcação; *MC*, canal mandibular. *(Copyright 2010 Dr. Alexander M. Reiter; usada com permissão.)*

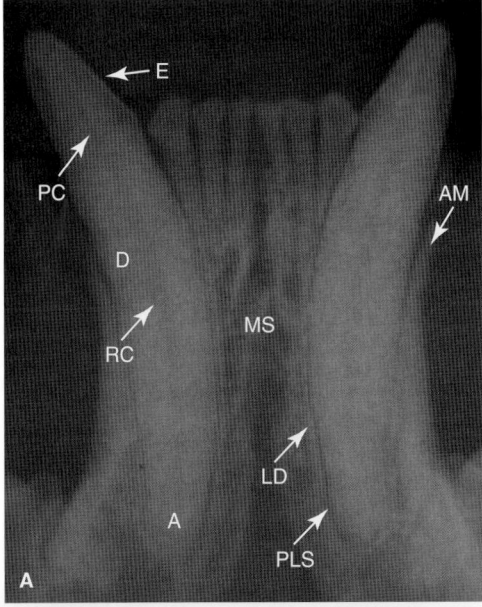

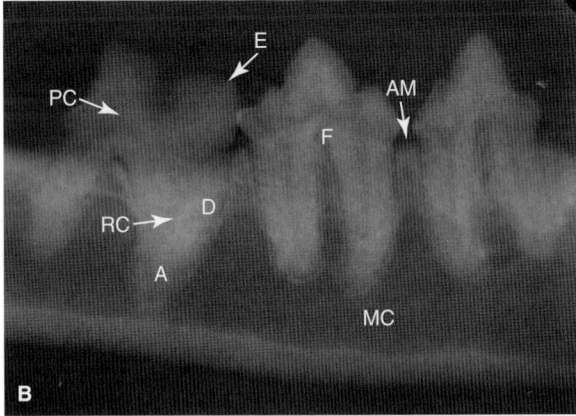

Figura 21.4 Radiografias dos incisivos e caninos mandibulares (**A**) e dentes da bochecha mandibular direita (**B**) em um gato com mais de 3 anos de idade. Observar as paredes dentinais mais espessas, as cavidades pulpares mais estreitas e ápices radiculares fechados, em comparação com a Figura 21.3. *E*, esmalte; *PC*, câmara da polpa; *D*, dentina: *RC*, canal radicular; *A*, ápice; *MS*, sínfise mandibular; *AM*, margem alveolar; *LD*, lâmina dura; *PLS*, espaço do ligamento periodontal; *F*, bifurcação; *MC*, canal mandibular. *(Copyright 2010 Dr. Alexander M. Reiter; usada com permissão.)*

Mucosa bucal

Além da gengiva, a mucosa bucal inclui a mucosa alveolar, bastante flexível e elástica, que cobre o osso alveolar e está separada da gengiva pela junção mucogengival; as mucosas labial e bucal, que revestem o interior do lábio e da bochecha; a mucosa sublingual frouxa, a mucosa que cobre as superfícies dorsal e ventral da língua; a mucosa do palato duro, que está firmemente aderida às maxilas subjacentes e ossos palatinos; e a mucosa do palato mole.[66] A mucosa bucal está separada da pele pela junção mucocutânea (Figura 21.5).

Ossos e articulações

A maioria dos gatos é mesaticefálica; em outras palavras, sua cabeça tem proporções médias. Gatos braquicefálicos, como os da raça Persa, têm cabeça larga e curta. Gatos dolicocefálicos, como os Siameses, têm cabeça estreita e longa. A mandíbula superior e a face consistem em ossos incisivos pareados; maxilas; ossos palatino, nasal, zigomático e temporal; e osso vômer não pareado. Os ossos incisivos portam os dentes incisivos maxilares, e as maxilas portam os caninos, pré-molares e molares maxilares. O canal infraorbitário (com artéria, veia e nervo infraorbitário) penetra o osso maxilar na área dos dentes quarto pré-molar e molar.[66]

A maxila inferior consiste em ossos mandibulares pareados. O terço ventral de cada mandíbula inclui o canal mandibular, que contém artéria, veia e nervo alveolar inferior. As mandíbulas direita e esquerda estão pareadas rostralmente por uma sincondrose fibrocartilaginosa (sínfise mandibular) e portam todos os dentes mandibulares. A articulação temporomandibular é formada pelo processo mandibular da mandíbula e pela fossa mandibular e pelo

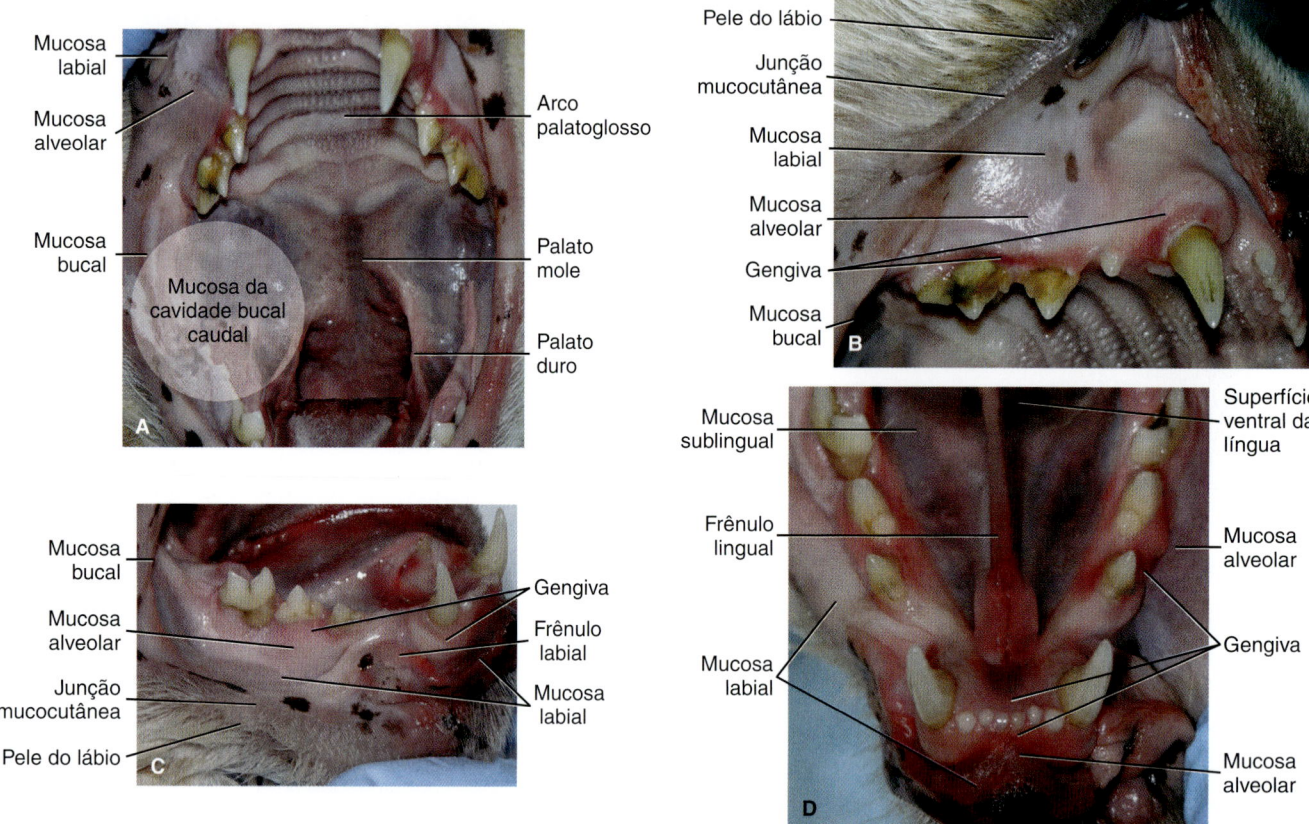

Figura 21.5 Mucosa bucal do teto da boca e cavidade bucal caudal (**A**), mandíbula superior (**B**), mandíbula inferior (**C**) e região sublingual (**D**). *(Copyright 2010 Dr. Alexander M. Reiter; usada com permissão.)*

processo retroarticular do osso temporal (Figura 21.6). Um disco fibrocartilaginoso delgado situa-se entre as superfícies articulares cobertas por cartilagem hialina. Uma faixa espessa de tecido fibroso na face lateral da cápsula articular forma o ligamento lateral, que retesa quando a mandíbula se abre.[66]

Músculos, bochechas e lábios

A musculatura mastigatória inclui os músculos masseter, temporal e pterigoide (medial e lateral), que fecham a boca, e o músculo digástrico, que abre a boca.[90] Os lábios e as bochechas dos gatos são "retesados" e seu vestíbulo oral é menos espaçoso do que o de cães, fazendo com que sua mucosa bucal e labial esteja menos disponível para o fechamento de grandes feridas intrabucais. A comissura fica onde os lábios superior e inferior se encontram. Existem três estruturas importantes dentro das partes moles da bochecha que correm praticamente paralelas ao músculo masseter em direção rostrocaudal: os ramos bucais dorsal e ventral do nervo facial e o ducto parotídio atravessam entre os dois nervos e se abrem na boca na papila da parótida na mucosa bucal, próximo do quarto pré-molar maxilar.[66]

Palato

O palato primário é constituído pelo lábio superior rostral e pelo palato duro mais rostral. A maior parte do palato duro e do palato mole constitui o palato secundário.

A mucosa do palato duro não é elástica e tem várias cristas transversas (pregas palatinas transversas) e depressões. Na linha média rostral à primeira prega palatina e imediatamente caudal aos primeiros dentes incisivos maxilares, encontra-se a papila incisiva, que não deve ser confundida com uma lesão proliferativa anormal (Figura 21.7).[90] O principal suprimento sanguíneo à mucosa do palato duro é fornecido pelas artérias principais pareadas, que passam pelos canais palatinos e emergem nos forames palatinos principais palatais na altura dos dentes quartos pré-molares maxilares (cerca de meio caminho na direção da linha média), a partir de onde correm rostralmente nos sulcos palatinos para as fissuras palatinas.[66]

Quando a língua é retirada da boca, é possível ver as pregas palatoglossais correndo do corpo da língua para a face rostrolateral do palato mole muscular e elástico que recebe seu principal suprimento sanguíneo a partir das artérias pareadas palatinas menores. O palato mole está elevado e se fecha próximo à nasofaringe durante a deglutição, e encontra-se deprimido e se fecha próximo da orofaringe durante a respiração.

Língua

A língua tem uma estrutura muscular complexa e é usada para lamber, formar bolos alimentares e limpar o pelo do gato. O corpo da língua constitui os dois terços rostrais, e a raiz da língua constitui o terço caudal. As margens laterais da língua separam as superfícies dorsal e ventral.

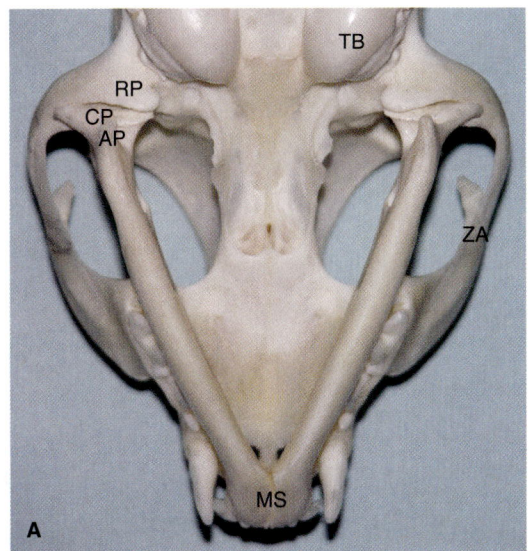

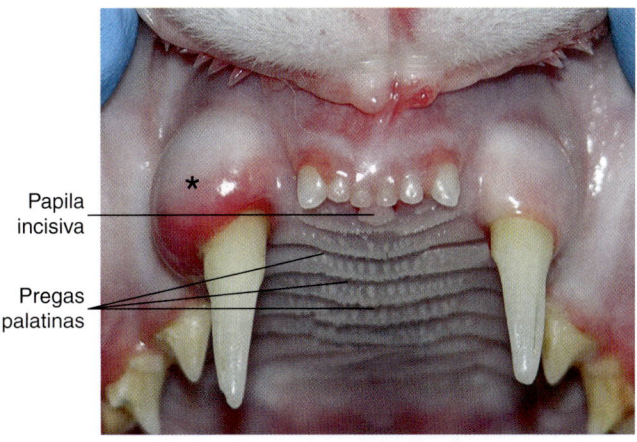

Figura 21.7 Observar a papila incisiva imediatamente caudal aos primeiros incisivos maxilares e pregas palatinas do palato duro. O canino maxilar direito mostra-se extrudido e revela inflamação periodontal e expansão óssea alveolar intensa (asterisco). (Copyright 2010 Dr. Alexander M. Reiter; usada com permissão.)

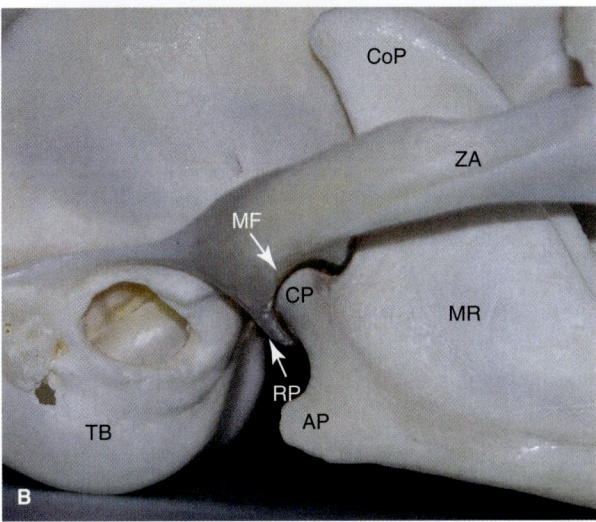

Figura 21.6 Incidências ventral (A) e lateral (B) do crânio felino, mostrando as articulações temporomandibulares e a sínfise mandibular. CP, processo condilar; RP, processo retroarticular; AP, processo angular; TB, bolha timpânica; ZA, arco zigomático; MS, sínfise mandibular; CoP, processo coronoide; MR, ramo mandibular. (Copyright 2010 Dr. Alexander M. Reiter; usada com permissão.)

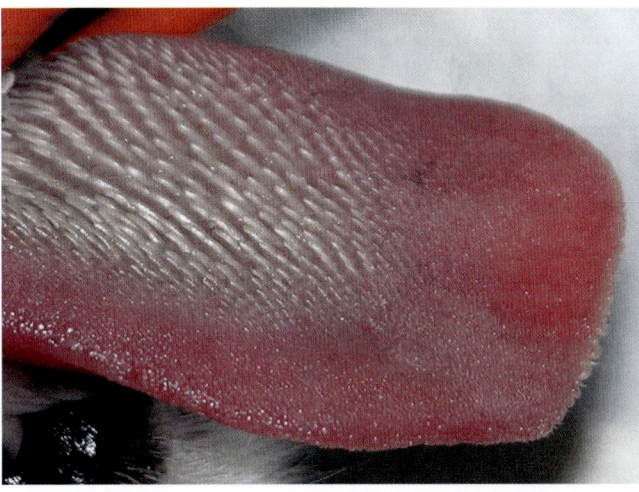

Figura 21.8 Papilas firmes apontando caudalmente sobre a face áspera dorsal da língua. (Copyright 2010 Dr. Alexander M. Reiter; usada com permissão.)

A mucosa lingual é espessa e intensamente córnea dorsalmente, porém delgada e menos cornificada ventralmente. A superfície dorsal da língua do gato é bastante áspera, com papilas firmes que apontam caudalmente (Figura 21.8). O freio lingual, que é parte da mucosa sublingual cuja mucosa contém as veias pareadas sublinguais e os ductos das glândulas pareadas mandibulares e sublinguais, conecta o corpo da língua com o assoalho da boca. As carúnculas sublinguais situam-se na face rostroventral do frênulo e contêm os orifícios dos ductos glandulares mandibulares e sublinguais. A artéria lingual é o principal suprimento sanguíneo da língua.[66]

Glândulas salivares

Existem quatro pares de glândulas salivares principais em gatos: a glândula parótida que circunda o canal auditivo horizontal; a glândula mandibular situada no triângulo de Viborg, próximo das veias maxilar e linguofacial; a glândula sublingual, com sua parte monostomática intimamente aderida à glândula mandibular e sua parte polistomática localizada mais rostralmente entre a mandíbula e a língua; e a glândula zigomática, no assoalho da órbita, cujos ductos se abrem na mucosa bucal próximo do primeiro molar maxilar.[90] Existe tecido glandular disperso na submucosa nos lábios (glândulas bucais ventrais e dorsais). Uma pequena glândula molar lingual situa-se caudolingualmente a cada primeiro molar e não deve ser confundida com uma lesão proliferativa anormal.[88]

Linfonodos e tonsilas

Existem três centros de linfonodos na cabeça (parotídio, mandibular e retrofaríngeo).[66] O linfonodo parotídio localiza-se na base rostral do ouvido. Diversos linfonodos mandibulares situam-se ventrais ao ângulo da maxila, acima e abaixo da veia linguofacial. O linfonodo retrofaríngeo medial é um linfonodo alongado, transversalmente comprido, e situa-se ao longo da parede craniodorsal da faringe. A pequena tonsila palatina pareada encontra-se aderida à parede faríngea lateral.

Estruturas neurovasculares

Os ramos maxilar e mandibular do nervo trigêmeo são sensoriais, porém o ramo mandibular também aciona função motora da musculatura mastigatória e de outros músculos. O nervo lingual é um ramo do nervo mandibular e proporciona função sensorial aos dois terços rostrais da língua. O nervo facial proporciona função motora a muitos músculos faciais cutâneos e ao ventre caudal do músculo digástrico e é responsável pelo paladar nos dois terços rostrais da língua.

A artéria maxilar proporciona suprimento sanguíneo ao maxilar superior por meio das artérias infraorbitária, palatinas (maior e menor) e esfenopalatina. A artéria alveolar inferior (correndo no canal mandibular) é um ramo da artéria maxilar e proporciona suprimento sanguíneo à mandíbula inferior. Ela sai nos forames mentual caudal, médio e rostral, suprindo os lábios inferiores. Com frequência, as veias saem concomitantemente com artérias e desembocam por meio das veias maxilar e linguofacial para o interior da veia jugular externa.[66]

Terminologia comum

Rostral refere-se à direção para a ponta do nariz; *caudal*, à direção para a cauda; *ventral*, à direção para a mandíbula; e *dorsal*, à direção para a parte superior da cabeça ou do focinho. *Mesial* é a face de um dente voltada para a linha média da arcada dentária e *distal* é aquela voltada para fora da linha média da arcada dentária. *Labial* é a face de um dente voltada para o lábio e *bucal* é a face de um dente virada para a bochecha. *Lingual* refere-se à superfície dos dentes mandibulares voltados para a língua e *palatal* refere-se à face dos dentes maxilares voltada para o palato duro (Figura 21.9). *Oclusal* refere-se à superfície de um dente voltada para um arco dentário em oposição; *coronal*, a uma localização ou direção para a coroa de um dente; e *apical*, a uma localização ou direção para o ápice da raiz de um dente. *Subgengival* refere-se a uma área apical à margem gengival; e *supragengival*, a uma área coronal à margem gengival.[66]

Exame bucal

Histórico e sinais clínicos do paciente

Idade, raça e sequência do desenvolvimento dos sinais clínicos frequentemente são indicadores úteis. O completo histórico do paciente é essencial e deve incluir perguntas sobre apetite, padrões de alimentação; apreensão, mastigação e deglutição; preferência por alimento macio ou rígido; idiossincrasias comportamentais; acesso a petiscos e brinquedos; vômitos, diarreia e perda de peso; tosse e espirro; polidipsia e poliúria; arranhadura, balan-

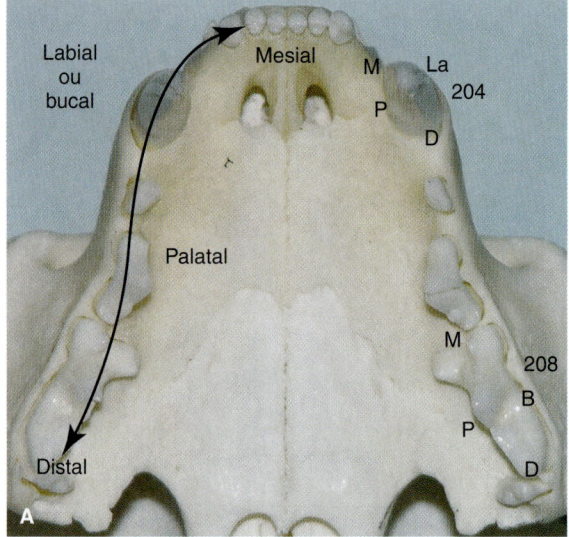

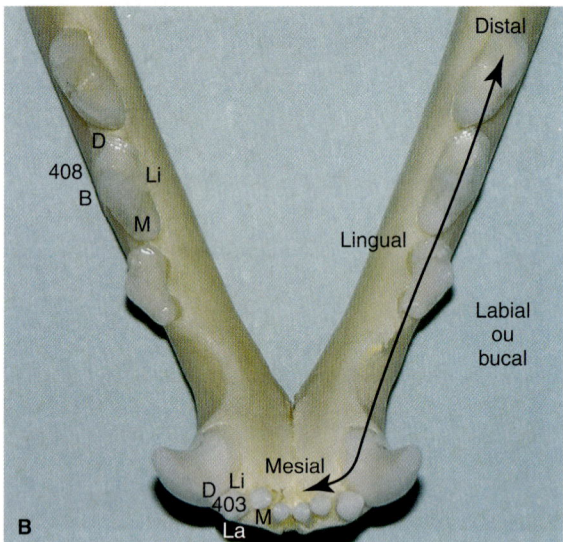

Figura 21.9 Direções e superfícies de dentes maxilares (**A**) e mandibulares (**B**). *M*, mesial; *La*, labial; *B*, bucal; *D*, distal; *P*, palatal; *Li*, lingual. *(Copyright 2010 Dr. Alexander M. Reiter; usada com permissão.)*

çar a cabeça; movimentos mandibulares rápidos, medicações pregressas e correntes (e resposta a medicações); ambiente do animal; e tipo e frequência da higiene bucal no domicílio.[46]

Devem ser avaliados casos de halitose, mastigação preferencial em um lado da boca, inabilidade ou relutância em abrir ou fechar a boca, deixar cair alimento da boca, extravasamento de saliva da boca, inapetência, perda de peso, espirros, secreção nasal, dar patadas na face, enoftalmia ou exoftalmia, tumefações bucais e maxilofaciais, dor à palpação de tecidos bucais e maxilofaciais, atrofia de músculos mastigatórios, má oclusão e outros sinais clínicos anormais. Com frequência, é útil para o examinador verificar o animal comer e beber se o proprietário relatar qualquer comportamento anormal durante esses atos.[46]

A halitose pode ser causada por doença bucal (p. ex., doença periodontal, estomatite, neoplasia), doenças não bucais (p. ex., uremia, doença respiratória ou gastrintestinal) e pela dieta. Há possibilidade de a inapetência decorrer de dor associada a inflamação e ulceração da cavidade bucal. O processo pode evoluir até falta de vontade ou incapacidade de beber, o que, por sua vez, leva a desidratação. Dar patadas na boca e esfregá-la em móveis são indicadores de dor bucal ou facial. Em geral, deixar escorrer saliva decorre da relutância ou da incapacidade de deglutir, e não do aumento da produção de saliva. Também é possível que seja causado pela relutância ou pela incapacidade de fechar a boca. A saliva pode estar manchada de sangue se houver ulceração na boca. Há possibilidade de a disfagia (ou seja, dificuldade ou dor à deglutição) decorrer de tecidos inflamados, ulcerados ou traumatizados, provocando dor local, ou ser causada pela obstrução da mecânica da deglutição por lesão expansiva, doença neurológica ou anomalias do palato. Movimentos mandibulares rápidos ("maxila rangendo") costumam indicar dor bucal em gatos com reabsorção de dente. A secreção nasal pode estar relacionada com rinite, doença endodôntica, neoplasia ou defeito no palato.[46]

É possível que o gato não seja capaz ou não esteja desejoso de se alimentar ou mastigar no lado da boca que apresenta um problema. Os dentes no lado acometido podem, a seguir, mostrar aumento de placa e acúmulo de cálculo em comparação com aqueles no lado sadio. Os diagnósticos diferenciais para um gato que não consegue ou não deseja abrir a boca são ulceração bucal, anquilose da articulação temporomandibular, fraturas maxilofaciais, tétano, doença ocular, lesão expansiva retrobulbar, doença do ouvido e neoplasia. Os diagnósticos diferenciais para um gato que não consegue ou não deseja fechar a boca são luxação da articulação temporomandibular ou fratura de ossos que formam a articulação, trismo com a boca aberta, fraturas mandibulares (bilaterais) e maxilares e neoplasias.[46]

Exame extrabucal

Olhos, ouvidos, nariz, face, lábios, maxilares, músculos mastigatórios, linfonodos e glândulas salivares devem ser examinados. Convém dar atenção às narinas (uma narina é fechada com o polegar enquanto o fluxo de ar advindo da outra narina é avaliado); a qualquer secreção oriunda de orifícios ou fístulas bucais, nasais e oculares; a lacerações faciais; a assimetria e tumefações faciais; à ocorrência de exoftalmia ou de enoftalmia; à habilidade de retropulsar os globos oculares (avaliada empurrando-os para o interior das orbitas); e a tumefação ou atrofia de músculos mastigatórios.

As maxilas, os tecidos intermandibulares, os arcos zigomáticos e o pescoço devem ser palpados quanto à dor, à assimetria, à descontinuidade, à crepitação e ao enfisema. A amplitude da abertura da boca é avaliada, o que também informa sobre anormalidades das articulações temporomandibulares e dos músculos da mastigação.[46]

Exame intrabucal

A pele e as áreas mucocutâneas devem ser examinadas antes da abertura da boca do gato. As mucosas labial e bucal são examinadas elevando-se os lábios superior e inferior

do gato. A mucosa bucal deve estar úmida, íntegra e não dolorosa ao toque e pode ser pigmentada. Coloração, tamanho, localização, espessura, características superficiais e simetria de quaisquer lesões devem ser avaliados sem abrir a boca. Abrir a boca é bastante facilitado quando a cabeça do gato é girada dorsalmente. Com uma das mãos, segura-se a cabeça inteira (na área dos arcos zigomáticos) e, depois, roda-se dorsalmente. A outra mão abre a boca empurrando a mandíbula dorsalmente (Figura 21.10). A superfície ventral da língua e os tecidos sublinguais podem ser inspecionados forçando-se dorsalmente o polegar da segunda mão na área intermandibular – o que eleva a língua. Há possibilidade também de se inspecionar o palato duro.[46] Com frequência, lesões evidentes (como dentes fraturados), doença periodontal de moderada a grave, estomatite e massas bucais podem ser identificadas no paciente consciente. Contudo, em geral é necessário administrar sedação ou anestesia geral para o exame intrabucal completo.

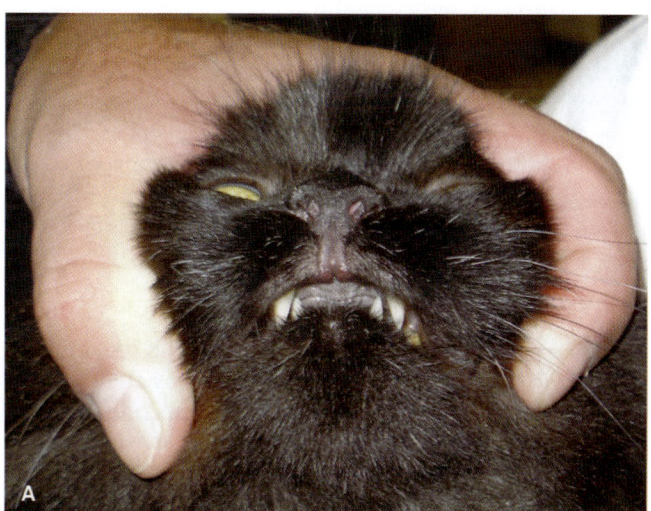

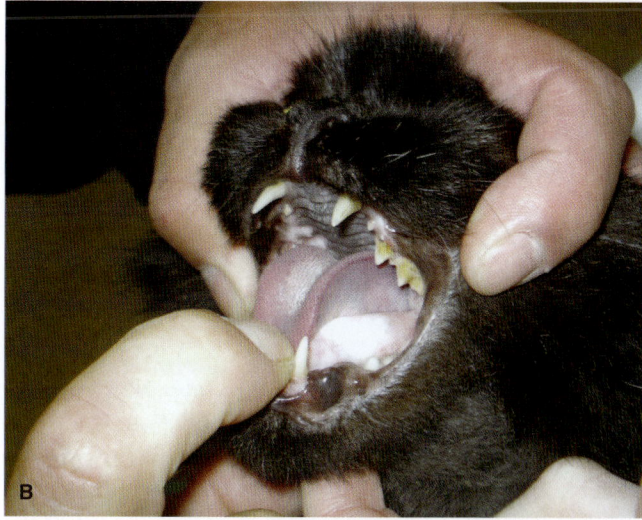

Figura 21.10 Observar que o gato já começa a abrir a boca após leve rotação dorsal da cabeça com uma das mãos. (**A**) O dedo indicador da outra mão abre a boca puxando a mandíbula ventralmente. Ao forçar o polegar da mesma mão, com delicadeza, dentro da área intermandibular, a língua se elevará, o que possibilita a inspeção de sua face ventral e dos tecidos sublinguais (**B**). *(Copyright 2010 Dr. Alexander M. Reiter; usada com permissão.)*

Os dois instrumentos mais importantes para a avaliação de tecidos dentários e tecidos periodontais são o explorador dentário e a sonda periodontal (Figura 21.11). A integridade estrutural dos dentes é avaliada com um explorador dentário cuja ponta afilada torna possível detectar irregularidades da superfície da coroa. Também é usado para determinar se há exposição da polpa em um dente fraturado. A mucosa alveolar sobre as raízes dos dentes deve ser observada e palpada quanto à existência de tumefações e fístulas (essas com frequência localizadas próximo da junção mucogengival), que podem indicar doença endodôntica ou neoplasia.[46] A sonda periodontal é importante para o exame periodontal preciso. A sonda é inserida com delicadeza no sulco gengival, e as aferições são obtidas em diferentes localizações ao redor de toda a circunferência de cada dente. O sulco gengival dos dentes do gato não deve ter mais de 0,5 mm de profundidade. Medidas maiores indicam a existência de bolsa periodontal ou, no caso de aumento gengival, uma pseudobolsa. Outros parâmetros periodontais são acúmulo de placa e cálculo (tártaro), índice gengival, retração ou aumento da gengiva, perda total de aderência, mobilidade de dente e dentes faltantes. Quaisquer outras anormalidades devem ser anotadas no prontuário dentário, como dentes decíduos persistentes (retidos), dentes supranumerários, má oclusão dentária ou esquelética, úlceras circunscritas, inflamação bucal disseminada, defeitos do palato, massas bucais, lacerações e outros sinais de traumatismo.[46]

Exame laboratorial

O exame para doença sistêmica é importante para avaliar o risco anestésico ou para determinar a possibilidade de lesões dentárias e bucais sendo secundárias a um distúrbio sistêmico.[46] Os exames de sangue pré-anestésicos devem contemplar o hemograma completo e o perfil bioquímico. Ocasionalmente, podem estar indicadas a tipagem sanguínea e a prova cruzada. A urinálise e o exame cardíaco são realizados conforme necessário. Os gatos com inflamação bucal aguda ou crônica (além de gengivite) devem ser testados para o vírus da leucemia felina (FeLV), para o vírus da imunodeficiência felina (FIV) e, ocasionalmente, para a bartonelose felina.

Imagens diagnósticas

Radiografia dentária

Antes da extração de dentes, sempre devem ser feitas radiografias dentárias para avaliar a saúde do osso alveolar e as variações na anatomia das raízes e determinar se há anquilose dentoalveolar ou reabsorção de raízes capazes de complicar o procedimento de extração. As radiografias também são essenciais para todas as etapas dos procedimentos endodônticos, inclusive para a avaliação do resultado do tratamento em consulta de acompanhamento. Além dos distúrbios relacionados com os dentes, a maior parte da patologia maxilar pode ser avaliada satisfatoriamente com filme dentário (*nonscreen* [sem tela]) e técnicas de imagem intrabucais e extrabucais.[28]

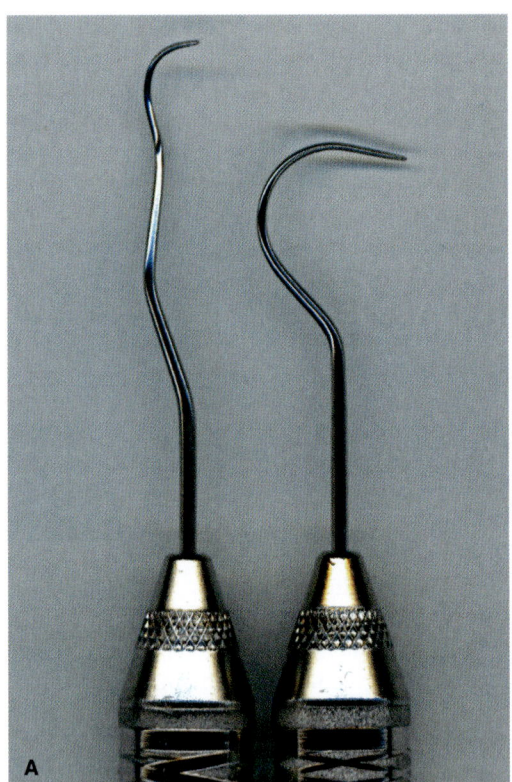

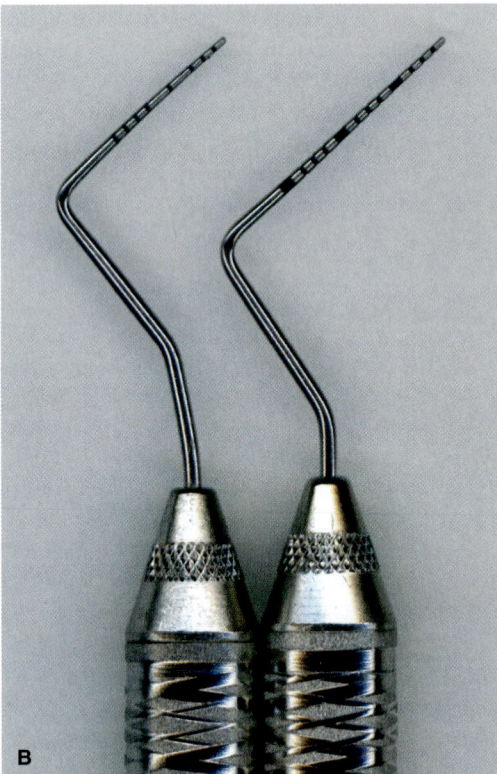

Figura 21.11 Exploradores dentários (**A**) são usados para a exploração tátil das superfícies dos dentes; o explorador ODU 11/12 à esquerda é preferível ao cajado de pastor à direita para a exploração dos dentes dos felinos. Sondas periodontais (**B**) são usadas para medir o sulco gengival e a profundidade de bolsas periodontais; a sonda de Williams à esquerda (com marcações em 1, 2, 3, a seguir 5, depois 7, 8, 9 e 10 mm) é preferível à CP-15 UNC à direita (com marcações em milímetros e a marcação preta com 5, 10 e 15 mm) para sondar dentes felinos. *(Copyright 2010 Dr. Alexander M. Reiter; usada com permissão.)*

O equipamento necessário inclui máquina de radiografia dentária, filmes dentários (*nonscreen*), processador de filme portátil, soluções de revelação e fixação e um negatoscópio. A imagem digital usa coxins sensores ou placas de fósforo (em vez de filmes), que transferem a imagem para um computador. O sistema digital exige menos radiação para produzir uma imagem, que também pode ser modificada com programas de *software*. Com frequência, o tempo de exposição é o único ajuste a ser feito e depende do paciente e da espessura do tecido cuja imagem será obtida.[82,84] Existem filmes dentários em diversos tamanhos e velocidades, com os tamanhos 0, 2 e 4 e filme D (ultravelocidade) sendo os mais empregados (Figura 21.12). O maior filme dentário (tamanho 4) é muito útil para avaliar doenças da cavidade nasal, órbita, arco zigomático, ramo mandibular, articulação temporomandibular e bolha timpânica em gatos. Os filmes encontram-se no interior de uma embalagem resistente à umidade e circundada por papel preto. Uma camada de folha de chumbo é localizada na parte de trás da embalagem, próximo à abertura, protegendo o filme contra radiação secundária. Encontra-se uma depressão em um canto da caixa de filme e também no filme; ela é usada para distinguir imagens obtidas do lado direito e do lado esquerdo da boca nas radiografias processadas. A superfície convexa (elevada) da depressão deve estar voltada para o feixe radiográfico durante a exposição. Soluções para revelação e fixação rápidas dentárias são colocadas em pequenos contêineres dentro de um processador portátil para filme (da esquerda para a direita: revelador, água, fixador, e água).[47]

Todas as pessoas devem sair da sala enquanto as radiografias são expostas. Se não for possível, qualquer pessoa que permaneça no local deverá ficar, no mínimo, a 1 m do cone radiográfico e a um ângulo de 90 a 135° com relação à cabeça do tubo. Gaze ou papel podem ser usados para segurar os filmes na posição adequada dentro da boca de um gato intubado. A técnica paralela é usada para se obterem imagens dos molares mandibulares e dos pré-molares mandibulares caudais, com o filme colocado paralelo aos dentes e o feixe radiográfico direcionado perpendicular (90°) aos filmes e aos dentes (Figura 21.13).[84] A técnica do ângulo dissecante minimiza a distorção quando se obtêm radiografias de todos os dentes maxilares e dos caninos incisivos e pré-molares rostrais mandibulares (Figura 21.14).[42] Coloca-se o filme o mais próximo possível dos dentes. O ângulo formado entre o eixo longo dos

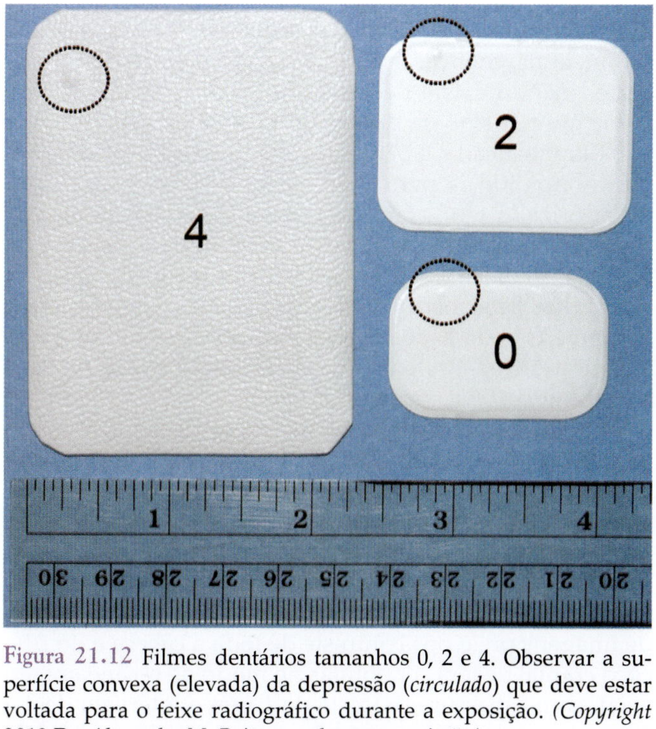

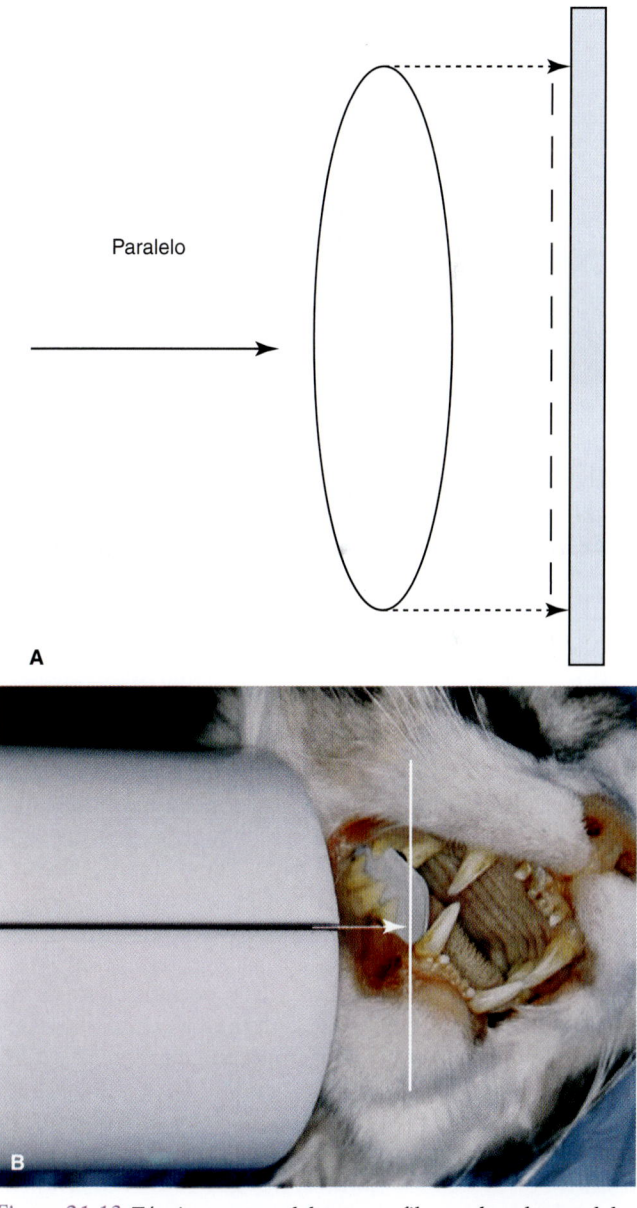

Figura 21.12 Filmes dentários tamanhos 0, 2 e 4. Observar a superfície convexa (elevada) da depressão (*circulado*) que deve estar voltada para o feixe radiográfico durante a exposição. *(Copyright 2010 Dr. Alexander M. Reiter; usada com permissão.)*

Figura 21.13 Técnica em paralelo com o filme colocado paralelamente ao dente e o feixe radiográfico direcionado perpendicularmente (90°) ao filme e ao dente (**A**), para obter imagens dos molares mandibulares em um gato (**B**). (A, *Copyright 2010 Dr. Alexander M. Reiter; usada com permissão;* B, *de Harvey CE, Flax BM: Feline oral dental radiographic examination and interpretation,* Vet Clin North Am Small Anim Pract 22:1279, 1992.)

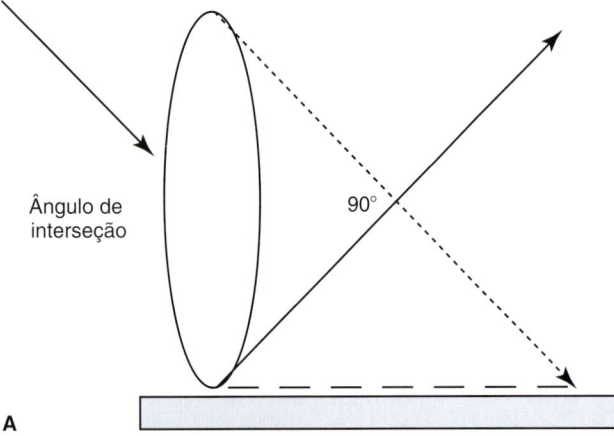

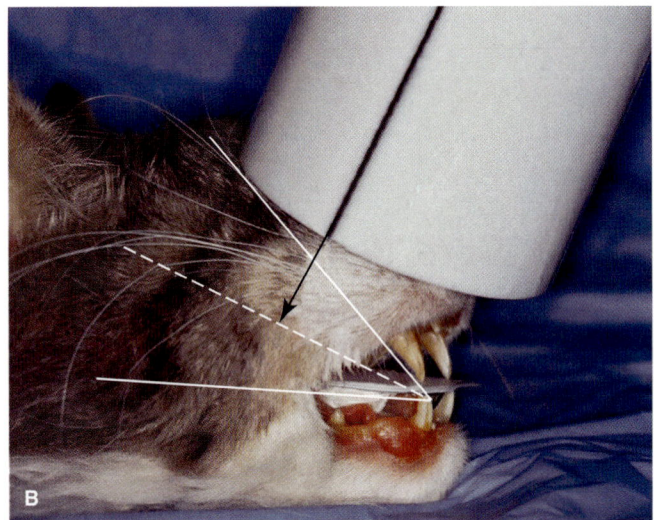

Figura 21.14 Técnica do ângulo de interseção com o feixe radiográfico direcionado perpendicularmente (90°) a uma linha imaginária que corta o ângulo formado entre o eixo longo dos dentes e o plano do filme (**A**), para fazer a imagem dos caninos e incisivos maxilares em um gato (**B**). (A, *Copyright 2010 Dr. Alexander M. Reiter; usada com permissão*; B, *de Harvey CE, Flax BM: Feline oral-dental radiographic examination and interpretation,* Vet Clin North Am Small Anim Pract 22:1279, 1992.)

dentes e o plano do filme é cortado por uma linha imaginária. A cabeça do tubo é posicionada perpendicular a essa linha imaginária. Também foi sugerida uma técnica extrabucal para fazer imagens dos molares maxilares a fim de evitar sobreposição dos dentes com o arco zigomático do gato.[28,47,83]

A tampa do processador de filme portátil deve ser fechada ao processar radiografias dentárias. Uma das mãos segura o filme, a outra segura um clipe de filme. As duas mãos deslizam pelas aberturas frontais do processador. O filme exposto é removido da embalagem e colocado no clipe de filme. O filme é primeiro colocado em um revelador durante cerca de 30 segundos, a seguir é brevemente enxaguado em água e colocado em um fixador durante, no mínimo, 60 segundos antes de ser visualizado. Após outro breve enxágue, o filme pode ser visualizado utilizando-se um negatoscópio dentário. Após a visualização inicial, o filme deverá ser colocado por mais 15 min na solução fixadora, sucedido por outro enxágue (esse último por

meio de água de torneira correndo durante 20 min antes da secagem do filme ao ar). Os filmes secados durante a noite são depositados em um envelope rotulado e mantido como parte do prontuário do paciente.[28,86]

As radiografias dentárias devem ser vistas em montagem labial (todas as radiografias deste capítulo foram obtidas com filme dentário e organizadas em montagem labial). Isso exige que o filme processado seja colocado no negatoscópio com o ponto elevado voltado para o observador.[28] Determina-se se a imagem é o maxilar superior ou inferior e se é do lado esquerdo ou do lado direito. Os únicos dentes de três raízes são os quartos pré-molares maxilares. A fissura palatina também está localizada na maxila superior. O córtex mandibular central ou o canal mandibular com frequência é visível em filmes da maxila inferior. Filmes dos dentes dos maxilares esquerdos são colocados no lado direito da caixa de visualização e aqueles dos maxilares direitos à esquerda do negatoscópio. Cada filme deve ser produzido de modo que as coroas dos dentes maxilares estejam voltadas para baixo e as dos dentes mandibulares, voltadas para cima.

Devem ser avaliados esmalte, dentina, cemento (visível radiograficamente apenas quando espessado), margem alveolar, espaço do ligamento periodontal, lâmina dura e cavidade pulpar. O canal mandibular é visível como estrutura tubular radiotransparente na mandíbula. Às vezes, os forames mentual e as fissuras palatinas podem ser confundidos com doença periapical.[28,47]

Tomografia computadorizada

A tomografia computadorizada é uma modalidade de imagem útil para o planejamento do diagnóstico e do tratamento de traumatismo bucal e maxilofacial, neoplasia e de muitos outros distúrbios.[3,108] É de grande valor para a exploração de grande volume de partes moles e tecido rígido em tempo de exame significativamente mais curto e sob custo muito mais baixo do que a ressonância magnética. Esse fato é particularmente importante quando existe necessidade do diagnóstico rápido para traumatismo da cabeça ou doença da cabeça ainda não diagnosticada, e para aqueles animais que não sejam candidatos ideais para a anestesia. A tomografia computadorizada tem grande valor na detecção de tecidos rígidos, o que é fundamental ao se definirem margens de tumor e planejar excisão cirúrgica radical. Ela também possibilita a reconstrução tridimensional, o que facilita a compreensão do aspecto geral das lesões e ajuda a guiar o aspirado com agulha, a fim de estabelecer o diagnóstico citológico.

O paciente é colocado na mesa em decúbito esternal com a cabeça estendida e presa em posição e os membros anteriores são flexionados caudalmente. As linhas de equipo e outras estruturas estranhas são mantidas fora do campo de visão para prevenir artefatos. Após a varredura pré-contraste, administra-se meio de contraste iodado intravenoso e realiza-se a varredura pós-contraste. As séries de imagens pré e pós-contraste de toda a cabeça e do pescoço cranial devem ser obtidas no modo de escaneamento axial, com espessura de corte de 1 mm e intervalo de 2 a 3 mm para osso e espessura de corte de 3 mm e intervalo de 3 mm para partes moles. Se as lesões estiverem localizadas em pontos cirurgicamente inacessíveis, o aspirado com agulha fina pode ser obtido com uma agulha adequada, a qual é inserida na pele e avançada sob orientação subsequente de tomografia computadorizada (varredura, avança, varredura) da lesão.

As estruturas de partes moles são avaliadas em imagens de algoritmo de partes moles. Além disso, dentes, ossos e articulações da cabeça são analisados em imagens de algoritmo de osso (Figura 21.15). Os níveis e as larguras das janelas são ajustados manualmente, conforme necessário. As estruturas de partes moles maxilofaciais de interesse são os músculos mastigatórios, as glândulas salivares, as coberturas de partes moles da cavidade nasal e da cavidade bucal, o palato mole, a faringe e a laringe e os linfonodos da cabeça e do pescoço. Essas partes moles podem ser analisadas quanto a tamanho, atenuação de tecido pré-contraste e forma de densidades anormais, e grau e distribuição de acentuação por contraste. Partes moles aumentadas são compatíveis com edema, inflamação ou neoplasia. Estruturas anormalmente pequenas de partes moles indicam atrofia, necrose ou fibrose. A hipoatenuação tecidual pré-contraste indica aumento de conteúdo de líquido compatível com edema. Já a acentuação irregular com contraste indica áreas de maior vascularização (compatível com inflamação ou neoplasia, e núcleos sem acentuação sugerem necrose ou abscesso. Convém avaliar ossos e articulações da cabeça quanto a evidências de reação periosteal ou formação periarticular de osso novo, fraturas, osteólise, deformidades, massas e doença articular.[37] Os dentes são avaliados quanto a defeitos estruturais, larguras anormais de canal radicular e alterações do aparato de aderência periodontal.

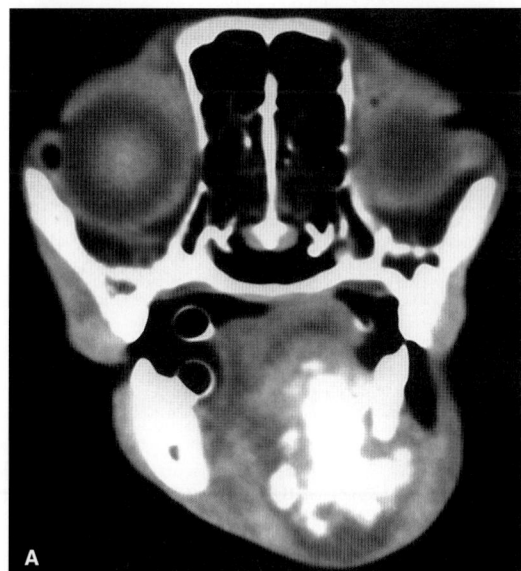

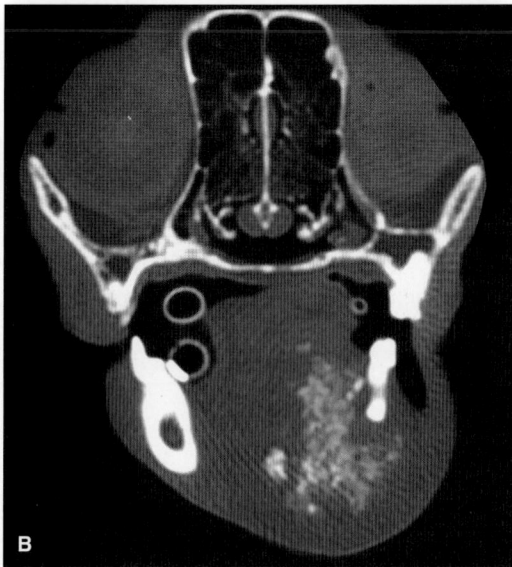

Figura 21.15 Tomografia computadorizada realizada em um gato com carcinoma escamocelular mandibular esquerdo. As estruturas de partes moles são avaliadas em imagem de algoritmo de partes moles (**A**) e dentes, ossos e articulações da cabeça, em imagem de algoritmo de osso (**B**). (*Copyright 2010 Dr. Alexander M. Reiter; usada com permissão.*)

Anestesias local e regional

A anestesia local e a anestesia regional possibilitam a redução da concentração de anestésico inalado, o que reduz as complicações advindas de hipotensão, bradicardia e hipoventilação. Desse modo, os pacientes recuperam-se mais rapidamente e com menos complicações. Além disso, a anestesia local e a regional continuam a proporcionar analgesia no período pós-cirúrgico, aumentando o conforto do paciente e diminuindo a necessidade de administração sistêmica de analgésicos.[6,43,59,103]

A *anestesia local* (p. ex., anestesia por infiltração, uso de géis anestésicos tópicos, bloqueio por aspersão) é realizada menos comumente na odontologia e na cirurgia bucal. Já *anestesia regional* (bloqueios de nervos) é realizada com injeção de uma solução anestésica local ao redor de um nervo local, com agulhas calibre 27, 3,5 cm em seringas de 1 mℓ (agulhas calibre 22 quando atravessar a pele).[53,59,103] Os anestésicos locais comumente empregados na odontologia e na cirurgia bucal são bupivacaína a 0,5% (eficaz durante 6 a 10 h) e lidocaína a 2% sem epinefrina (eficaz durante menos de 2 h). O tempo de início para analgesia é mais longo com anestésicos locais de duração mais longa (alguns minutos para lidocaína, até 30 min para bupivacaína). A dose máxima total em gatos consiste em 2 mg/kg para bupivacaína e 1 mg/kg para lidocaína.[53,59] Há 5 mg de bupivacaína em 1 mℓ da solução a 0,5% (bupivacaína a 0,5%).

O bloqueio do nervo maxilar é administrado na região imediatamente caudal ao primeiro molar, onde o nervo maxilar penetra no canal infraorbitário através do forame maxilar (Figura 21.16). Deve-se ter cuidado para não injetar anestésico no globo ocular. As áreas bloqueadas são osso incisivo, osso maxilar e palatino, todos os molares daquele lado e partes moles adjacentes. Como o canal infraorbitário é muito curto no gato e o nervo maxilar pode ser alcançado com facilidade por meio de uma agulha avançada através do canal infraorbitário, em geral opta-se pela abordagem infraorbitária para realizar o bloqueio do nervo maxilar. Realiza-se esse bloqueio no forame infraorbitário ou dentro do canal infraorbitário (Figura 21.17). As áreas bloqueadas são o osso incisivo e maxilar, os incisivos, o canino e os pré-molares/molares maxilares (dependendo do quanto a agulha é avançada no interior do canal infraorbitário) e as partes moles adjacentes. O bloqueio do nervo palatino principal é administrado através da espessa mucosa palatal imediatamente rostral ao forame palatino principal (Figura 21.18). As áreas bloqueadas são a prateleira palatina da maxila e as partes moles adjacentes. O bloqueio do nervo alveolar inferior pode ser realizado por via intrabucal (em ângulo relativamente

reto por meio da mucosa alveolar na face lingual da mandíbula) (Figura 21.19) ou por via extrabucal, por meio da pele levemente rostral ao processo angular no lado medial da mandíbula. As áreas bloqueadas são o corpo mandibular, todos os dentes mandibulares e as partes moles adjacentes. Realiza-se o bloqueio do nervo do mento médio pelo frênulo labial lateral no forame mentual médio a meio caminho entre o canino e o terceiro pré-molar (Figura 21.20). As áreas bloqueadas são o corpo mandibular rostral, os dentes rostrais ao ponto de injeção e as partes moles adjacentes.[6,53,59,103]

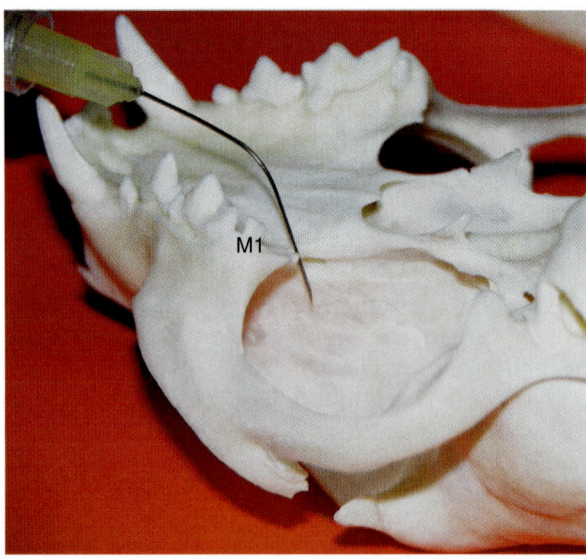

Figura 21.16 Bloqueio de nervo maxilar no crânio de um gato. Observar a localização da agulha com relação ao primeiro molar maxilar (M1). (*Copyright 2010 Dr. Alexander M. Reiter; usada com permissão.*)

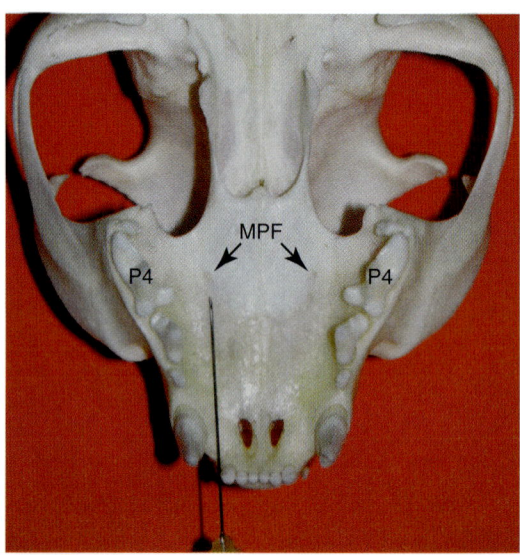

Figura 21.18 Bloqueio do nervo palatino principal demonstrado no crânio de um gato. Observar a localização dos forames palatinos principais (*seta*) com relação ao quarto pré-molar m axilar (P4). (*Copyright 2010 Dr. Alexander M. Reiter; usada com permissão.*)

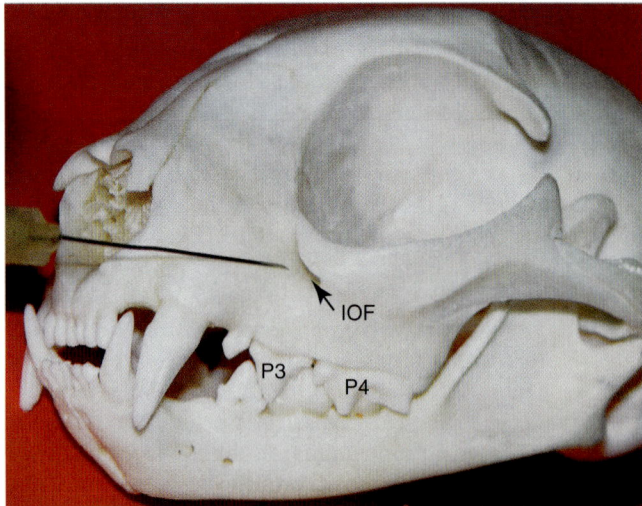

Figura 21.17 Bloqueio de nervo infraorbitário no crânio de um gato. Observar a localização do forame infraorbitário (IOF) com relação ao terceiro (P3) e ao quarto (P4) pré-molares maxilares. A agulha também pode ser avançada no canal infraorbitário para bloquear os tecidos rígidos e moles caudais ao forame infraorbitário. (*Copyright 2010 Dr. Alexander M. Reiter; usada com permissão.*).

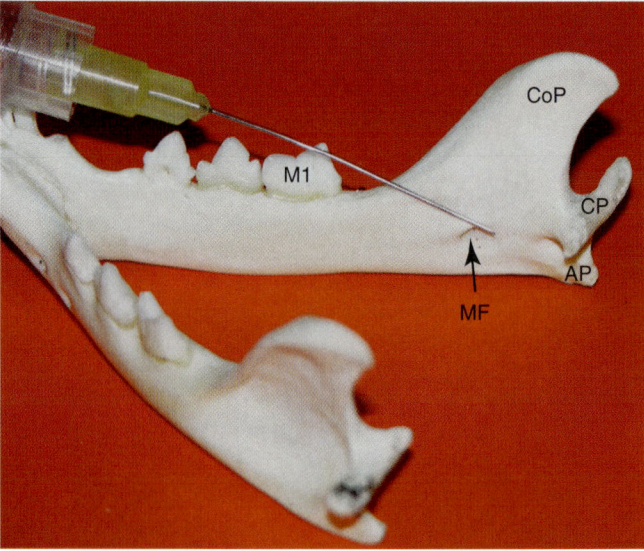

Figura 21.19 Bloqueio do nervo alveolar inferior no crânio de um gato. Observar a localização do forame mandibular (MF) com relação ao primeiro molar mandibular (M1) e ao processo do ramo mandibular. *CoP*, processo coronoide; *CP*, processo condilar; *AP*, processo angular. (*Copyright 2010 Dr. Alexander M. Reiter; usada com permissão.*)

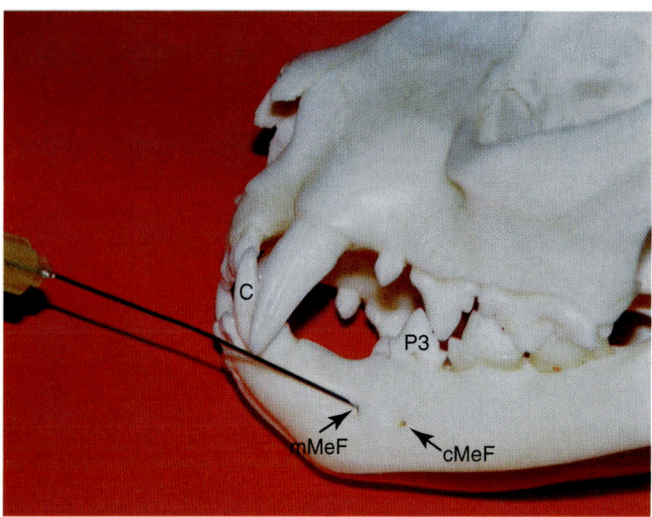

Figura 21.20 Bloqueio do nervo do mento médio no crânio de um gato. Observar a localização do forame mentual médio (mMeF) com relação ao canino mandibular (C) e ao terceiro pré-molar (P3) e ao forame mentual caudal (cMeF). *(Copyright 2010 Dr. Alexander M. Reiter; usada com permissão.)*

Figura 21.21 Gengivite (mais grave no dente 407) em um gato. O canino e o segundo pré-molar maxilares direitos estão ausentes. *(Copyright 2010 Dr. Alexander M. Reiter; usada com permissão.)*

Doença periodontal

A doença periodontal acomete a maioria dos gatos adultos e envolve inflamação e infecção do periodonto (gengiva, ligamento periodontal, osso alveolar e cemento) causadas por placa bacteriana e pela resposta do hospedeiro à agressão bacteriana. Seus efeitos sistêmicos estão bem documentados em humanos (cardiopatia e AVC, diabetes, doença respiratória e aumento do risco de parto prematuro e lactentes com baixo peso ao nascimento) e, cada vez mais, investigados em animais de companhia.[98]

Gengivite e periodontite

A gengivite é reversível, acometendo apenas a gengiva (Figura 21.21). A gengiva pode se descolar do dente, criando uma bolsa periodontal, e ocorre desvio na flora gengival de gram-positivos aeróbios para o espectro anaeróbio gram-negativo. O tratamento da gengivite requer o controle da placa, e a escovação diária pode resolver o processo. Em gatos adolescentes, foi identificada uma forma particular de gengivite. É a denominada gengivite hiperplásica juvenil, que ocorre após a erupção da dentição permanente com cerca de 6 a 8 meses de vida, com a gengiva inflamada ficando aumentada a ponto de poder cobrir a coroa do dente (Figura 21.22). Não se sabe se a gengivite hiperplásica juvenil é um tipo precursor de inflamação bucal mais intenso ou se pode evoluir para estomatite no gato adulto. O aumento da gengiva também é causado após a administração de anticonvulsivantes, ciclosporina e bloqueadores do canal de cálcio O tratamento da hiperplasia gengival envolve a interrupção de sua etiologia e a remoção da gengiva em excesso. Como a maioria dos dentes dos gatos tem menos de 2 mm de gengiva aderida, a cirurgia gengival deve ser executada com cuidado e costuma-se reservá-la para os caninos e os dentes com aumento gengival importante.[8]

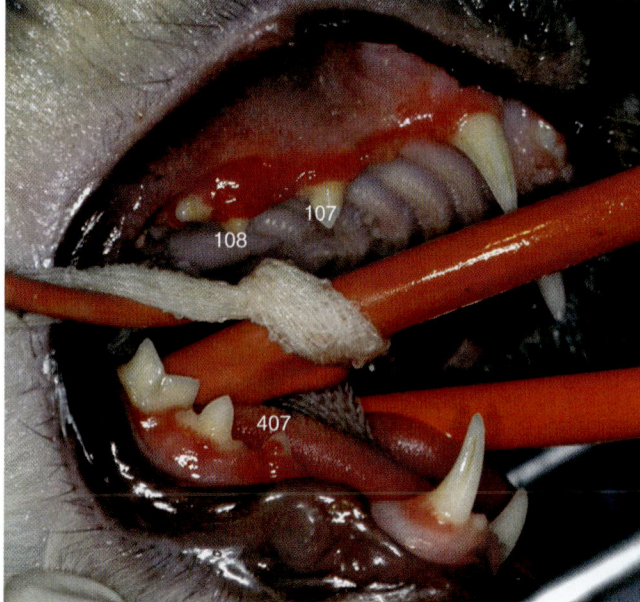

Figura 21.22 Gengivite hiperplásica juvenil em um gato adolescente. Observar a gengiva inflamada e aumentada, cobrindo parcialmente a coroa dos dentes 107, 108 e 407. *(Copyright 2010 Dr. Alexander M. Reiter; usada com permissão.)*

A periodontite é a forma mais grave de doença periodontal. Ela acomete todos os tecidos periodontais e resulta em perda de aderência, retração gengival e perda do osso alveolar (Figura 21.23).[69] A infecção bacteriana da polpa é possível em áreas desprovidas de cemento e em ramificações apicais e não apicais. Em geral, a perda de osso alveolar é irreversível, levando o dente a ficar mole e, por fim, cair.[45] De modo semelhante à gengivite hiperplásica juvenil, a periodontite de início juvenil foi descrita em gatos com menos de 1 ano de vida.[8] Os dentes desses gatos adolescentes costumam ser intensamente móveis sob palpação digital e mostram a maioria dos outros sinais clínicos e radiográficos associados à periodontite.

Terapia periodontal

O tratamento fechado pode ser suficiente quando a profundidade das bolsas periodontais não exceder 2 mm em gatos. A limpeza profissional dos dentes é realizada com o uso de raspadeiras manuais para remover cálculo residual em depressões, fissuras e ranhuras do desenvolvimento das coroas de modo supragengival, e curetas de mão para limpar e aplainar superfícies radiculares expostas de modo infragengival (Figura 21.24).[64] A prevenção da hipotermia é particularmente importante quando se utiliza a

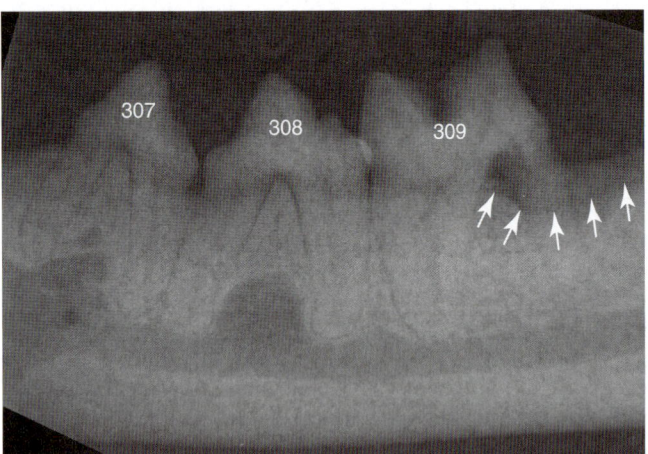

Figura 21.23 Radiografia dentária mostrando os molares mandibulares esquerdos em um gato adulto. Observar a perda de osso alveolar, particularmente ao redor da raiz distal (*seta*) do dente 309. (*Copyright 2010 Dr. Alexander M. Reiter; usada com permissão.*)

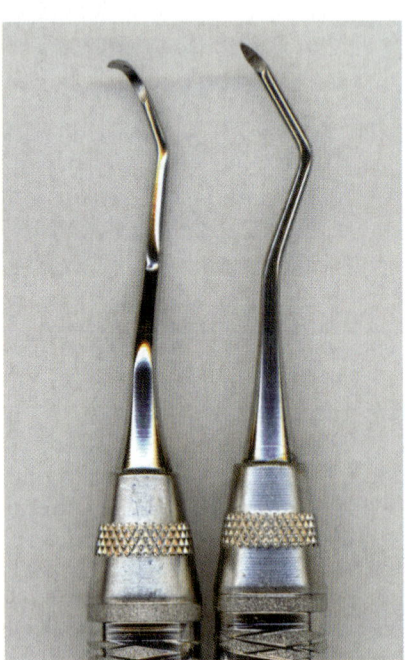

Figura 21.24 Observar as diferentes extremidades de trabalho entre uma raspadeira (*direita*) e uma cureta (*esquerda*). A raspadeira tem uma ponta afinada para remover cálculos residuais em depressões, fissuras e ranhuras do desenvolvimento em áreas supragengivais do dente. Já a cureta tem uma ponta arredondada para evitar lesão em partes moles em áreas subgengivais do dente. (*Copyright 2010 Dr. Alexander M. Reiter; usada com permissão.*)

água para resfriar instrumentos com motor ou enxaguar detritos para fora da boca.[44] As curetas de mão também podem ser usadas para a curetagem gengival, que remove o tecido mole inflamado e infectado revestindo a bolsa periodontal. Após completa descamação, as superfícies do dente são polidas com pasta fina específica para esse procedimento e uma ponteira de borracha montada sobre um aparato que é aderido a uma peça manual de baixa velocidade. Os resquícios e a pasta de polimento são enxaguados da superfície do dente com água proveniente de uma seringa hidroaérea.[45]

Em geral, indica-se o tratamento a céu aberto quando a profundidade das bolsas excede 2 mm e quando se realiza o tratamento após a reflexão de retalho mucoperiósteo, com ou sem incisões de liberação verticais feitas na gengiva e na mucosa alveolar. A cirurgia óssea e a colocação de implantes são possíveis com esse desenho de retalho.[7] O retalho é suturado com material monofilamento absorvível sintético como o poliglecaprone 25. Existem retalhos de deslizamento laterais e técnicas de enxerto gengival para o tratamento de fendas gengivais. A terapia clínica envolve o uso de soluções tópicas para enxágue (p. ex., clorexidina a 0,2%) ou antimicrobianos sistêmicos (p. ex., amoxicilina-ácido clavulânico, clindamicina). Devido aos efeitos colaterais potenciais e à possibilidade de resistência bacteriana, os antimicrobianos sistêmicos devem ser usados apenas em casos escolhidos para servirem como adjuvantes no tratamento local.[25] Gel com doxiciclina sob dose baixa pode ser inserido em bolsas periodontais limpas, maiores de 4 mm após o aplainamento da raiz e a curetagem da gengiva.

Higiene bucal domiciliar

O controle de placas é um componente crítico da prevenção de doença periodontal e na manutenção do sucesso do tratamento.[17,18,25104] O proprietário recebe instruções sobre a escovação diária dos dentes com uma escova de dente de cerdas macias e dentifrício para animais de companhia.[92] Além disso, a higiene bucal é estimulada pelo uso de recompensas, rações e produtos que satisfazem critérios estabelecidos para a eficácia no controle mecânico ou químico de placa ou de deposição de cálculo.[36,40,56,115] Para uma lista de produtos aprovados, favor visitar o *website* do Veterinary Oral Health Council (http://vohc.org).

Reabsorção de dentes

A reabsorção de dente (anteriormente denominada lesão por reabsorção odontoclásica felina [LROF]) acomete 25 a 75% dos gatos, dependendo da população de animais pesquisada e dos instrumentos diagnósticos aplicados. Em geral, a condição envolve vários dentes permanentes e é possível que tenha início em qualquer ponto da superfície da raiz do dente.[101] A ingestão dietética crônica de excesso de vitamina D foi sugerida como uma causa potencial de reabsorção de dentes em gatos.[99,100]

Reabsorção por substituição e reabsorção inflamatória

Os dentes dos felinos podem parecer clinicamente sadios, porém, com frequência, mostram alterações histológicas e radiográficas de tecidos periodontais e dentários, como degeneração do ligamento periodontal, hipercementose e hiperosteoidose. O estreitamento do espaço periodontal é capaz de resultar em fusão anquilótica (anquilose dento-alveolar) entre o dente e o osso alveolar. Esses achados demonstram eventos que ocorrem antes da reabsorção óbvia do dente e sugerem que a lesão bastante precoce, provavelmente, seja não inflamatória.[41] Raízes anquilosadas correm risco de serem incorporadas no processo de remodelamento normal do osso, o que resulta em reabsorção gradual da raiz e substituição por osso (reabsorção por substituição) (Figura 21.25).[100,101]

A reabsorção do esmalte pode ocorrer quando a reabsorção da raiz evoluiu de modo coronal para o interior da coroa. Assim, é possível que o esmalte se torne minado ou penetrado pelo processo de reabsorção. Quando tais lesões emergem na margem gengival, tornam-se expostas a bactérias bucais, o que resulta na formação de tecido de granulação inflamado (Figura 21.26). Esses defeitos são dolorosos e sangram com facilidade quando sondados com instrumento dentário. Uma característica comum da reabsorção inflamatória da raiz é que o osso alveolar adjacente de defeito do dente também é reabsorvido.[100,101]

São observadas diversas outras peculiaridades nos dentes permanentes de gatos que possivelmente estão associadas a reabsorção de dente, como espessamento incomum do osso alveolar (expansão do osso alveolar), com ou sem formação de bolsa periodontal, e extrusão anormal de dentes caninos (supererupção).[65,100,101]

Considerações etiológicas

Os gatos com reabsorção de dentes apresentam densidade urinária significativamente mais baixa e concentrações séricas de 25-hidroxivitamina D (25OHD) significativamente

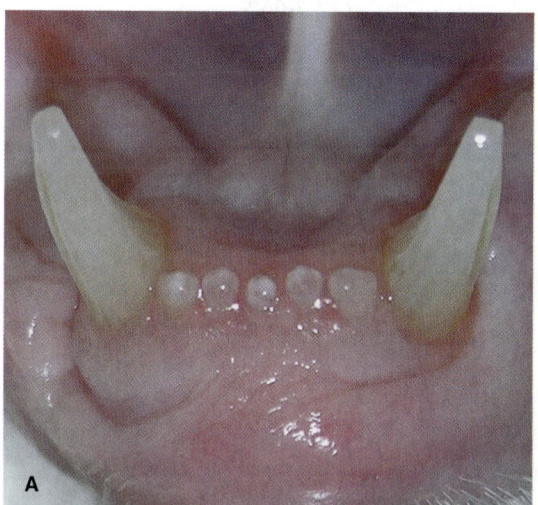

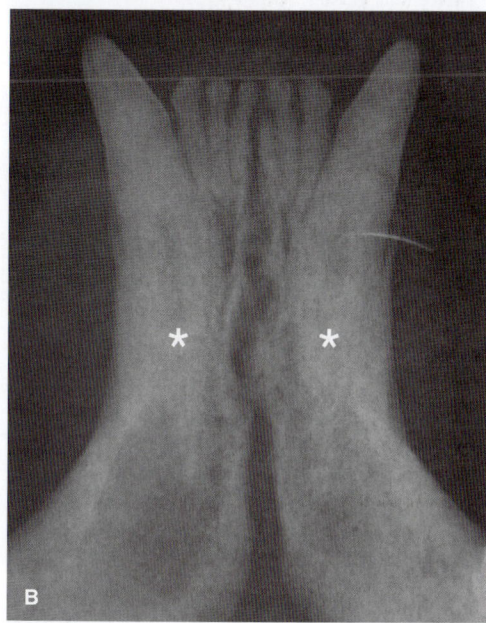

Figura 21.25 Reabsorção por substituição em um gato. A fotografia clínica (**A**) mostra dentes caninos mandibulares com gengivite branda. A radiografia (**B**) revela intensa reabsorção por substituição (*asteriscos*) das raízes dos dois caninos. (*Copyright 2010 Dr. Alexander M. Reiter; usada com permissão.*)

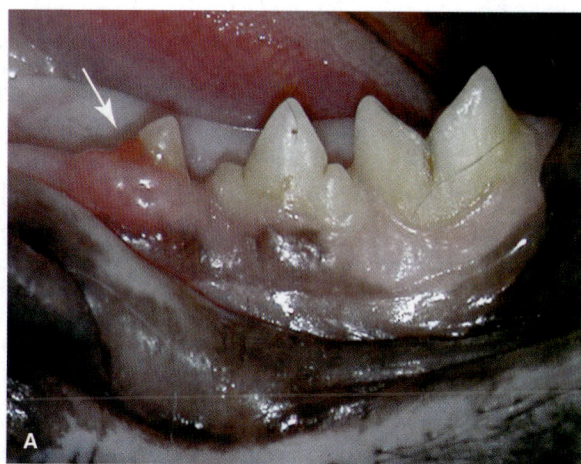

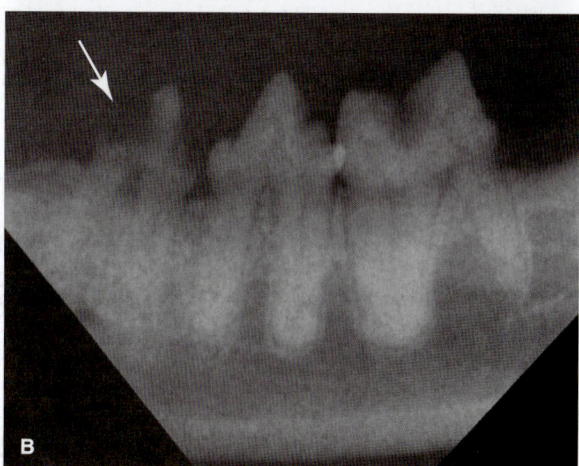

Figura 21.26 Reabsorção inflamatória em um gato. Fotografia clínica (**A**) e radiografia (**B**) dos dentes molares mandibulares esquerdos em um gato, mostrando a reabsorção inflamatória (*setas*) coronal à aderência gengival do terceiro pré-molar mandibular esquerdo. (*Copyright 2010 Dr. Alexander M. Reiter; usada com permissão.*)

mais elevadas em comparação com gatos sem reabsorção de dentes.[99] Esses achados, junto ao fato de que diversos dentes são acometidos, indicam que a reabsorção de dente em felinos possa ter uma causa sistêmica, em vez de local. Os gatos não conseguem produzir vitamina D na pele,[54] e sua necessidade dietética mínima de vitamina D pode ser baixa se comparada com a de outras espécies.[78] As rações comerciais para gatos frequentemente contêm excesso de vitamina D, acima do máximo permitido.[77] Como existe uma relação linear direta entre as concentrações séricas entre 25OHD e a ingestão dietética de vitamina D,[79] os gatos com concentrações séricas mais elevadas de 25OHD devem ter ingerido quantidades maiores de vitamina D ou de seus metabólitos. A densidade urinária significativamente diminuída em gatos com reabsorção de dente[99] também indica a possibilidade de esse distúrbio não ser apenas uma doença bucal local, mas, provavelmente, está associado a doença de outras áreas do corpo, como mineralização anormal dos rins decorrente de ingestão dietética excessiva de vitamina D.[99,100] Estudos recentes demonstraram, ainda, que o receptor nuclear de vitamina D também está relacionado com a fisiopatologia da reabsorção de dentes em gatos.[13,14]

Muitos estudos demonstram os efeitos da vitamina D e dos metabólitos da vitamina D em excesso sobre o periodonto em animais experimentais.[100] Essas alterações nos tecidos periodontais assemelham-se a características histológicas de dentes de gatos com reabsorção de dente e envolvem degeneração de ligamento periodontal, hipercementose, hiperosteoidose, estreitamento do espaço periodontal, anquilose dentoalveolar e reabsorção de tecidos duros dentários. A perda da largura biológica (distância entre a parte inferior do sulco gengival e a margem alveolar) e o deslocamento coronal de fibras transeptais também foram relatados nesses animais experimentais, o que pode explicar os dois outros fenômenos observados na boca de felinos (ou seja, espessamento do osso alveolar e extrusão dos caninos).[65,100]

Sinais clínicos

Raramente há reabsorção de dentes em gatos com idade inferior a 2 anos, e a doença clinicamente evidente pode não ser observada antes de o gato alcançar 4 a 6 anos de vida. Observa-se o aumento da prevalência com o envelhecimento. Não existe predisposição evidente com relação a sexo, raça ou ser castrado ou não. Os dentes mais comumente acometidos são os terceiros pré-molares mandibulares; contudo, qualquer dente pode ser acometido. Diversos dentes – em alguns casos a dentição inteira – são passíveis de serem acometidos ao longo da vida de um gato.[99,101]

Muitos gatos acometidos não mostram sinais clínicos. Alguns felinos manifestam desconforto bucal, letargia, anorexia, desidratação e perda de peso. Há possibilidade de serem observados halitose, acúmulo de placa e cálculo, gengivite e aumento gengival em áreas de anomalias de coroas. Secreção nasal e espirros são vistos ocasionalmente quando há reabsorção intensa de dentes maxilares. Movimentos repetitivos da mandíbula podem ser vistos durante a alimentação, a ingestão de líquidos e a autolim-

peza ou durante palpação de tecidos bucais e dentários.[101] Frequentemente, a expansão de osso alveolar (Figura 21.27) e a extrusão dos caninos (Figura 21.28) podem ser observados em gatos com reabsorção de dentes.[100]

Quando a reabsorção dos dentes evolui da raiz para a coroa e se torna exposta ao meio bucal, um componente inflamatório junta-se ao processo inicialmente não inflamatório, preenchendo o defeito com tecido de granulação inflamado. A reabsorção coronal para a aderência gengival é palpável por meio de um explorador dentário e, se grande o suficiente, será visível como um ponto vermelho na superfície da coroa.[101] As coroas acometidas com frequência se quebram, deixando remanescentes de raízes em reabsorção no osso alveolar. Resquícios de raízes retidos são capas de irritar os tecidos circunvizinhos, o que resulta em abscessos e osteomielite local com ou sem fístula na gengiva, mucosa alveolar ou pele. Uma protuberância pode ser vista em áreas onde a gengiva cobriu totalmente remanescentes de tecido dentário em reabsorção.[101]

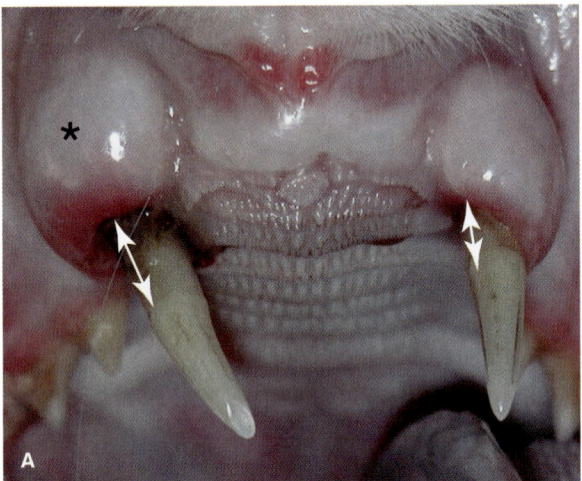

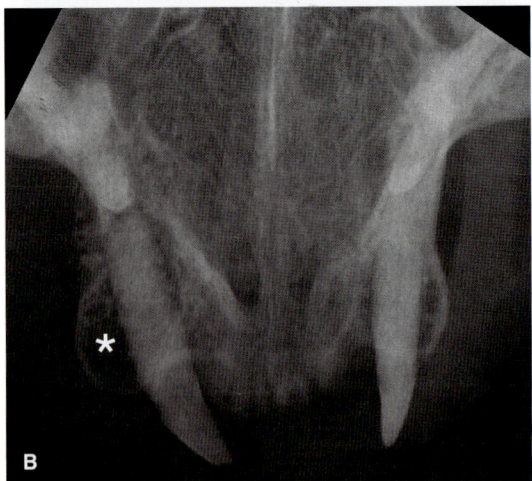

Figura 21.27 Fotografia clínica (**A**) e radiografia (**B**) do maxilar superior rostral em um gato, revelando expansão de osso alveolar – mais intensa à direita (*asterisco*) – e extrusão de ambos os caninos maxilares (*setas de pontas duplas* indicam exposição da superfície radicular). A coroa do canino maxilar direito está deslocada no sentido palatal e há remanescentes de raiz em áreas sem incisivos maxilares. (*Copyright 2010 Dr. Alexander M. Reiter; usada com permissão.*)

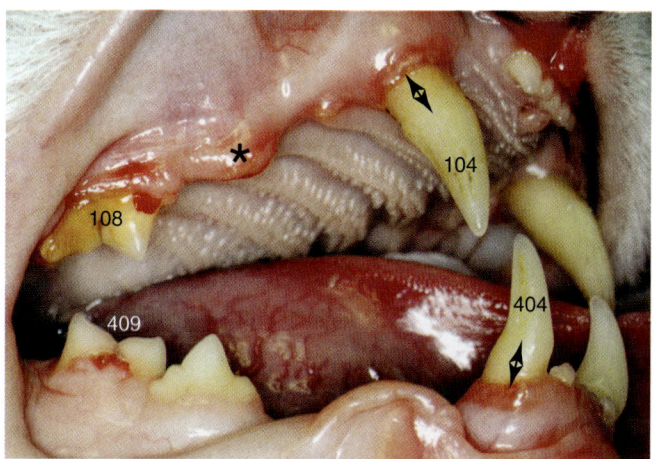

Figura 21.28 Boca de um gato revelando tecido de granulação vascular preenchendo áreas de reabsorção na face mesiobucal do dente 108 e face bucal do dente 409. Faltam os terceiros pré-molares maxilar e mandibular. Existe um abaulamento com gengiva inflamada (*asterisco*) na área onde deveria estar o terceiro pré-molar, indicando fragmentos retidos de raiz. Os caninos direitos maxilar e mandibular (dentes 104 e 404) mostram-se extrudidos (*setas de pontas duplas* indicando exposição da superfície radicular). (*De Reiter AM, Mendoza KA: Feline odontoclastic resorptive lesions. An unsolved enigma in veterinary dentistry*, Vet Clin North Am Small Anim Pract 32:791, 2002.)

A superfície exposta da dentina – embora coberta por tecido de granulação inflamado – é sensível a estímulos mecânicos e térmicos. Desse modo, a reabsorção de dentes emergindo na margem gengival é considerada dolorosa. Contudo, quando não existe pulpite e inflamação periapical, a reabsorção de dente apical à aderência gengival provavelmente é assintomática.

Sinais radiográficos

Com base no aspecto radiográfico da raiz (ou das raízes) nos dentes acometidos, são diferenciadas duas apresentações. Nas lesões do tipo 1, as áreas não acometidas da raiz estão circundadas por um espaço periodontal radiograficamente visível.[27] Em geral, radiotransparências chanfradas com margens bem definidas ou serrilhadas são encontradas em áreas cervicais da raiz ou da coroa de dente, onde se encontram expostas a estímulos inflamatórios do meio bucal. A reabsorção do osso alveolar adjacente ao defeito do dente é patognomônica da reabsorção inflamatória.[100] Contudo, o envolvimento pulpar associado a essas lesões não parece estar associado ao desenvolvimento de transparência periapicais detectáveis à radiografia.[68] A reabsorção de dente que emerge na margem gengival com frequência mostra-se clinicamente pequena, porém pode exibir reabsorção por substituição da raiz (ou das raízes) com o desaparecimento da lâmina dura, costumando conferir ao dente um aspecto difusamente estriado ou "roído por traça". As raízes anquilosadas e aquelas com reabsorção por substituição foram classificadas radiograficamente como lesões do tipo 2.[27] É importante compreender que os dois tipos de reabsorção podem estar em um único dente. O Nomenclature Committee of the American Veterinary

Dental College (http://avdc.org) propôs um sistema de estadiamento de 1 a 5 (com 4a, b e c) para a classificação de reabsorção de dentes (Boxe 21.1).

Características histológicas

Os estudos histológicos conferem evidências de que a reabsorção de dentes muito precoce em gato é não inflamatória.[41] Clínica e radiograficamente, dentes normais de gatos com reabsorção evidente de outros dentes demonstraram perda da arquitetura fisiológica do ligamento periodontal, estreitamento do espaço do ligamento periodontal (causado por hipercementose ao longo da superfície da raiz, hipereosteoidose ao longo da superfície do osso alveolar ou mineralização dentro do ligamento periodontal), fusão da raiz do dente com o osso alveolar (anquilose dentoalveolar), e áreas de reabsorção de cemento e dentina.[41]

Os dentes com anquilose dentoalveolar correm o risco de serem incorporados no processo normal de remodelamento ósseo e, por fim, de serem reabsorvidos e substituídos por um osso novo (reabsorção por substituição). Quando esse processo ocorre próximo à aderência gengival, o defeito pode emergir na margem gengival, e é possível que o quadro histológico se altere para reabsorção inflamatória, cuja característica patognomônica é a reabsorção

---

Boxe 21.1 Classificação da reabsorção de dentes proposta pelo American Veterinary Dental College

Estágio 1

Perda branda de tecido rígido dentário (cemento ou cemento e esmalte)

Estágio 2

Perda moderada de tecido rígido dentário (cemento ou cemento e esmalte com perda de dentina que não se estende até a cavidade pulpar)

Estágio 3

Profunda perda de tecido rígido dentário (cemento ou cemento e esmalte com perda de dentina que se estende até a cavidade pulpar); a maior parte do dente mantém a integridade

Estágio 4

Extensa perda de tecido rígido dentário (cemento ou cemento e esmalte com perda de dentina que se estende até a cavidade pulpar); a maior parte do dente perdeu a integridade

    4a: Coroa e raiz são acometidas igualmente

    4b: A coroa é acometida mais gravemente que a raiz

    4c: A raiz é acometida mais gravemente que a coroa

Estágio 5

Os resquícios do tecido rígido dentário são visíveis apenas como radiopacidades irregulares, e a cobertura gengival é completa

frequente também no osso alveolar adjacente.[100] Tentativas de reparo podem não ser observadas pela produção de osso ou de material semelhante a cemento; contudo, em geral a reabsorção de dentes em gatos evolui até que as raízes estejam completamente reabsorvidas ou que a coroa se quebre, deixando os remanescentes da raiz para trás.[101]

Tratamento

O tratamento tópico com fluoreto nunca foi avaliado na prevenção da reabsorção de dentes em gatos. Além disso, é muito pouco provável que a aplicação de fluoreto na coroa dos dentes tenha algum efeito sobre a reabsorção de raízes apicais à aderência gengival.[101] A terapia sistêmica com alendronato foi sugerida com base em resultados de uma amostra muito pequena de gatos;[75] no entanto, estudos em camundongos evidenciaram que, de fato, ocorrem anquilose dentoalveolar e extensa reabsorção de dentes a partir da administração de bifosfonato.[116,117] A terapia de restauração também não contempla a doença localizada apical à aderência gengival e mostrou-se repetidamente falha, tanto a curto quanto a longo prazos.[101] Se o aumento da atividade da vitamina D for comprovado como fator etiológico da reabsorção de dentes, recomenda-se administrar uma dieta com menos vitamina D.

A extração e a amputação da coroa com retenção intencional da raiz são as atuais opções de tratamento. Os dentes de felinos são mais bem extraídos utilizando a técnica a céu aberto. Eleva-se um retalho mucoperiosteal, realiza-se alveolectomia, seccionam-se dentes de raízes múltiplas e elevam-se e extraem-se os dentes e segmentos coroa-raiz.[12,106] Resquícios retidos de raízes são removidos de modo semelhante. Esses resquícios sob gengiva íntegra e sadia e sem doença endodôntica ou periapical em radiografias dentárias devem ser deixados onde se encontram. Dentes anquilosados e aqueles com reabsorção por substituição de suas raízes costumam impossibilitar a extração completa. A amputação da coroa com retenção intencional de tecido de raiz em reabsorção (discutido adiante neste capítulo) é uma opção viável para tais dentes.[26]

Traumatismo dentoalveolar

O desgaste rápido de dentes pode resultar em irritação crônica da polpa ou mesmo exposição da polpa. Entretanto, abrasão e atrito são bastante incomuns em gatos. Há possibilidade de que a fratura de dente não seja complicada (sem exposição da polpa) ou complicada (com exposição da polpa).[98] A fratura dos caninos é comum em gatos após traumatismo por veículo automotor, quedas, chutes e pancadas. Se a dentina for exposta em uma fratura não complicada, ainda pode existir uma via para estímulos passarem através dos túbulos dentinais até a polpa, o que resulta em formação de dentina terciária ou de doença endodôntica. A exposição da polpa em fraturas complicadas sempre resultará em doença endodôntica (pulpite e necrose da polpa). A extensão de doença endodôntica para os tecidos periapicais provocará periodontite ou granuloma ou formação de abscessos apicais, com frequência manifestando-se em tumefação facial e formação de fístulas.

A infecção localizada ou disseminada do osso e da medula óssea (osteomielite) pode originar-se de uma infecção endodôntica.[98] A reabsorção de dentes com começo em superfícies externas da raiz e com progressão para a dentina da raiz ou da coroa com frequência é a causa da fratura de dentes de gatos. Lesões por deslocamento de dentes (luxação e avulsão) podem ser encontradas em gatos cujos caninos estejam afetados por expansão de osso alveolar e supererupção.

Sinais clínicos e diagnóstico

A relutância em ingerir alimento rígido pode ser observada no paciente com traumatismo dentoalveolar. A seguir, há possibilidade de que os dentes no lado acometido apresentem aumento de placa e acúmulo de cálculo e inflamação gengival. É possível haver linfadenopatia regional e febre na vigência de um abscesso apical agudo. A doença endodôntica pode resultar em alteração da cor da coroa (cor-de-rosa, vermelha, roxa, cinza ou castanha), que talvez indique necrose pulpar.[98] A integridade da coroa dos dentes é avaliada com um explorador dentário, cuja ponta fina e encurvada engata em uma câmara pulpar aberta. Exposições pulpares recentes revelam tecido vermelho ou sangramento no local da fratura (Figura 21.29), enquanto exposições pulpares antigas revelam resquícios pretos e tecido pulpar necrótico. Caninos ou molares maxilares com doença endodôntica podem provocar tumefação maxilofacial e formação de fístulas extrabucais ou intrabucais que, com frequência, têm histórico de resposta a antibióticos e recorrência quando se suspende a antibioticoterapia. As fístulas podem ser acompanhadas com um cone *guta-percha* (material de preenchimento de canal radicular). Depois, realiza-se uma radiografia para localizar a fonte da fístula.[98]

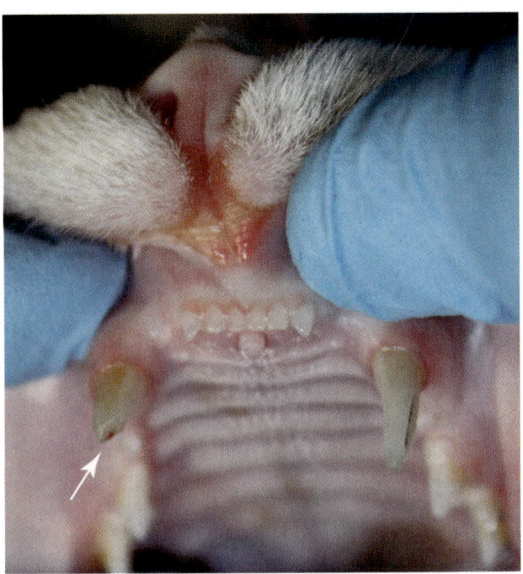

Figura 21.29 Maxilar superior de um gato com fratura complicada do canino maxilar direito (*seta*). Observar o sangramento a partir do tecido pulpar exposto após a avaliação do local da fratura com um explorador dentário. (*Copyright 2010 Dr. Alexander M. Reiter; usada com permissão.*)

Tratamento

A terapia pulpar vital é realizada principalmente em dentes com fratura de coroa complicada aguda (com menos de 2 dias de duração em animais com mais de 18 meses e com duração inferior a 2 semanas em animais com mais de 18 meses). Isso preserva a vitalidade da polpa, aumenta a força do dente e possibilita a formação continuada de dentina.[85] A redução intencional da coroa com terapia pulpar vital pode ser realizada em gatos com mandibulectomias unilaterais quando o movimento medial da mandíbula remanescente faz com que o dente canino mandibular perfure o palato ao se fechar a boca. Instrumentos e materiais em contato com a polpa vital devem ser estéreis, a fim de evitar infecção bacteriana iatrogênica. A redução intencional da coroa é sucedida por pulpectomia parcial, cobertura direta da polpa e restauração. São realizadas radiografias dentárias em 6 meses para confirmar a vitalidade da polpa e, depois, 1 vez ao ano.

Se a polpa for exposta por períodos maiores de tempo ou se ela necrosar, realiza-se a terapia padrão para canal radicular. Isso inclui acessar a cavidade pulpar; desbridamento, formatação, desinfecção e obturação do canal radicular; e restauração de acesso e locais de fratura (Figura 21.30).[52,81] É essencial uma radiografia dentária pericirúrgica e também um conjunto de instrumentos e materiais para realizar as diversas etapas da radiografia do canal radicular. Esse tratamento cirúrgico é realizado quando a terapia padrão de canal radicular não obtém sucesso e envolve o acesso pela mucosa bucal (canino maxilar) ou pela pele (canino mandibular), alveolectomia, apicoectomia e preenchimento retrógrado. Nas duas técnicas, o dente tratado deve ser reexaminado radiograficamente em 6 meses e, depois, anualmente.[4,39] Dentes que sofreram luxação e avulsão perderam o suprimento sanguíneo e devem ser extraídos em gatos, em vez de serem reposicionados ou reimplantados.

Estomatite

A estomatite é diagnosticada principalmente em gatos adultos e caracteriza-se por inflamação persistente na mucosa bucal. Uma pesquisa descobriu que 88% dos gatos com estomatite estavam liberando não apenas calicivírus felino (FCV) como também herpes-vírus 1 felino (FHV-1) na saliva. Isso sugere que esses dois vírus possam participar da estomatite felina.[70] Não foram encontradas evidências para relação causa e efeito entre *Bartonella* e estomatite felina.[24,91]

Sinais clínicos e diagnóstico

Frequentemente, os gatos com estomatite apresentam um longo histórico de inapetência, perda de peso, patadas na face e dor bucal. Em geral, os sinais clínicos são inflamação bucal focal ou difusa envolvendo gengiva, mucosa alveolar, mucosa labial e bucal, mucosa sublingual e a área das pregas palatoglossais ou laterais a elas (Figura 21.31).[71] Nos casos graves, os tecidos inflamados tornam-se proliferativos e ulcerados e sangram espontaneamente. É possível que haja diferentes graus de doença dentária e periodontal (reabsorção de dentes, retração gengival, bolsas periodontais, dentes com movimentação ou faltantes), bem como linfadenopatia mandibular; secreção bucal, nasal e ocular e ulceração focal dos lábios.

Realizam-se hemograma completo, perfil bioquímico e urinálise para verificar doenças concomitantes ou contributivas. Em geral, o aumento da proteína total deve-se à elevação de concentrações de gamaglobulina. Pode haver leucocitose causada por neutrofilia branda a moderada. Convém fazer avaliação sorológica para antígeno de FeLV e anticorpo para FIV. A testagem para a infecção por *Bartonella* é controversa. Deve ser obtida uma espécie de biopsia para descartar neoplasia ou outras causas de inflamação bucal.

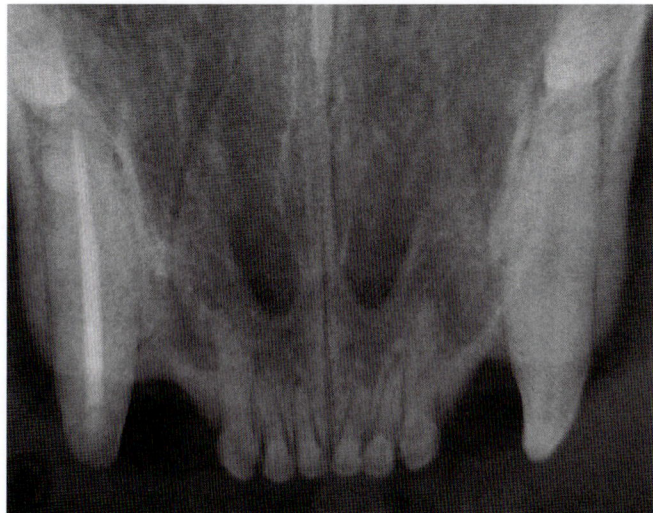

Figura 21.30 Radiografia obtida após tratamento padrão de canal radicular do canino maxilar direito mostrado na Figura 21.29. *(Copyright 2010 Dr. Alexander M. Reiter; usada com permissão.)*

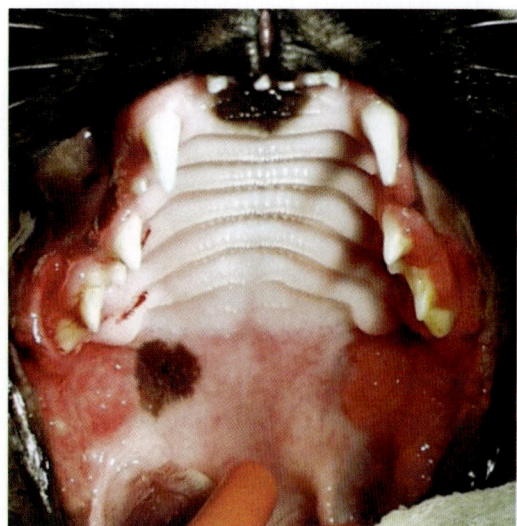

Figura 21.31 Gato com inflamação da gengiva, mucosa alveolar, mucosa labial e mucosa da cavidade bucal caudal lateral às pregas palatoglossais. Observar que a mucosa do palato duro em geral não está inflamada em gatos com estomatite. *(De Harvey CE: Stomatitis. In Cote E, editor: Clinical veterinary advisor, ed 1, St Louis, 2007, Mosby, p. 1039.)*

A histopatologia quase sempre revela ulceração com infiltração linfocítico-plasmocitária subepitelial, que pode refletir resposta crônica à existência de uma carga bacteriana imensa e não ser um indicador da causa primária do distúrbio.[71]

Tratamento

A estomatite é um desafio terapêutico e o tratamento costuma ser frustrante tanto para o veterinário quanto para o proprietário. Muitos casos são refratários ao tratamento. Uma abordagem de tratamento multimodal é fundamental no atendimento ao paciente com estomatite, com frequência exigindo a associação de terapias clínicas e cirúrgicas para a resolução dos sinais clínicos e a colocação ocasional de sonda de alimentação esofágica para o manejo nutricional. O controle da placa é alcançado mediante limpeza profissional dos dentes, terapia antimicrobiana tópica e sistêmica e extração de dente. A antibioticoterapia sistêmica (p. ex., amoxicilina-ácido clavulânico e clindamicina) costuma proporcionar benefício clínico apenas a curto prazo ou pode ser ineficaz no tratamento inicial da inflamação. Há possibilidade de serem usados produtos tópicos com clorexidina a 0,12% para terapia adjuvante no tratamento inicial.[71]

Com frequência, são necessários glicocorticoides para diminuir a inflamação, reduzir a dor e estimular o apetite. A administração de prednisolona por via oral (começando com 1 a 2 mg/kg a cada 12 h inicialmente durante 1 semana, sucedido pelo ajuste até a menor dose eficaz durante um período de 4 a 8 semanas) pode ser angustiante para o paciente com dor. Assim, é possível que alguns gatos inicialmente se beneficiem com injeções subcutâneas de metilprednisolona (4 mg/kg) e, após algumas semanas, administração oral de prednisolona.[71] A existência de linfócitos em tecidos acometidos sugere que agentes antilinfocitários, como ciclosporinas, podem ser úteis. Convém começar com 2,5 mg/kg de solução de ciclosporina, via oral, a cada 12 h; administrar por 3 semanas antes de julgar a eficácia; e, por fim, monitorar níveis mínimos de medicamento [devem ser de 250 a 500 ng/mℓ], valores renais e outros parâmetros sanguíneos).[112] Foi relatada melhora clínica em gatos com estomatite que receberam lactoferrina bovina (imunomodulador bactericida que pode inibir a adesão de periodontopatógenos; 250 mg por via oral 1 vez/dia).[1] Também foram sugeridos como opções de tratamento clínico para gatos com estomatite doxiciclina em baixas doses (efeitos anti-inflamatórios, anticolagenolíticos e antimetaloproteinolíticos; 1 mg/kg por via oral 1 vez/dia) e interferona ômega felina. Diluem-se e dividem-se 5 MU, conforme o necessário para injetar por via submucosa em todas as áreas inflamadas. Os 5 MU remanescentes são injetados em uma bolsa de 100 mℓ de cloreto de sódio e congelados em 10 alíquotas de 10 mℓ. O proprietário administrará 1 mℓ por via oral a cada 24 h durante 100 dias. Depois, refrigera-se a fração de 10 mℓ em uso e mantêm-se as outras alíquotas congeladas até quando for necessário.[109,120]

A extração do dente parece ser a melhor estratégia terapêutica a longo prazo, pois remove as superfícies disponíveis para a retenção de placa.[50] Os dentes com periodontite, reabsorção ou raízes retidas devem ser extraídos. A placa parece participar da perpetuação da estomatite mesmo se os dentes estiverem localizados relativamente distantes do local verdadeiro da inflamação (p. ex., em casos de estomatite da cavidade bucal caudal). Desse modo, dentes razoavelmente sadios podem ser extraídos em gatos com estomatite grave que não respondem à medicação. A extração de todos os dentes caudais aos caninos costuma ser suficiente. Se a inflamação também ocorrer adjacente aos caninos e incisivos, talvez seja necessário um tratamento de extração de todos os dentes. O desbridamento de partes moles friáveis e inflamadas e de osso antes do fechamento da ferida com material de sutura monofilamento absorvível (p. ex., poliglecaprone 25) ajudará na resolução da inflamação. A resposta à extração de dentes varia desde resolução completa da inflamação (60%), inflamação residual mínima e ausência de dor bucal (20%) até melhora inicial exigindo terapia clínica continuada para controlar os sinais clínicos (13%). Também pode não ocorrer melhora alguma (7%). Os gatos toleram as extrações muito bem, mesmo de boca completa, e são capazes de ingerir, sem os dentes, alimento úmido e até mesmo seco.[50]

A cirurgia a *laser* pode ser usada como adjuvante em pacientes com estomatite refratária que não responde a extrações e a tratamento clínico.[67] O *laser* de CO_2 é usado nas modalidades de excisão e ablação. A formação de fibrose é estimulada quando áreas que receberam *laser* são deixadas para cicatrizar por segunda intenção. O exame bucal de acompanhamento quase sempre mostra tecido de granulação e estriações de tecido fibroso alastrando-se nas áreas previamente tratadas. Os tratamentos com *laser* são repetidos em intervalos de algumas semanas a meses. Isso aumenta a quantidade de tecido fibroso e diminui as áreas entremeadas de inflamação contínua. O paciente deve ser avaliado para novos exames a intervalos de poucas semanas, a fim de monitorar a melhora, obter aferições de peso corporal e reduzir lentamente os glicocorticoides orais. Os tecidos sublinguais e orofaríngeos ao redor da sonda endotraqueal com frequência podem se tornar intumescidos, devido a intubação e manipulação. Pode ser administrada dexametasona (0,25 mg/kg por via intravenosa) para reduzir a tumefação, o que talvez afete a respiração após extubação.[67]

Extração de dentes

A extração de dentes é realizada com maior frequência em gatos com doença periodontal, reabsorção de dentes, estomatite e dentes traumatizados. Outras indicações são raízes retidas nas maxilas; dentes decíduos persistentes; dentes provocando má oclusão; dentes não rompidos; dentes próximos a linhas de fratura da mandíbula, em áreas de osteomielite e osteonecrose circundados por neoplasia bucal; e preferência do proprietário.[94] Este deverá permitir a extração de qualquer dente antes do procedimento. Para evitar complicações como infecção local ou sistêmica,[97] todo o dente deverá ser removido, sem deixar qualquer estrutura de raiz no alvéolo.

Instrumentos e mecânica

Luxadores dentários apresentam lâminas afiadas e com a ponta plana que penetram no espaço periodontal. Já os elevadores dentários apresentam lâminas menos afiadas e mais encurvadas que se ajustam à forma do dente. Elevadores luxadores costumam associar os benefícios dos dois instrumentos básicos. Eles são seguros com a coronha assentada na palma, e o dedo indicador é estendido ao longo da lâmina para atuar como um freio no caso de o instrumento deslizar. Elevadores luxadores menores, alavancas para a ponta da raiz, pinças para a ponta da raiz, curetas de osso, elevadores de periósteo e fórceps de extração estão disponíveis para uso em gatos (Figura 21.32).[94]

Os dentes estão presos ao osso alveolar do osso incisivo, maxila e mandíbula pela gengiva e pelo ligamento periodontal. As raízes dos incisivos e dos caninos em gatos são levemente ovais encurvadas e achatadas em corte transverso, o que proporciona retenção antirrotacional. A circunferência máxima dos caninos não está na junção cemento-esmalte nem na margem alveolar, e sim a uma distância apical a essas estruturas. Isso prende as raízes dentro da maxila. As raízes dos pré-molares e dos molares divergem, o que também auxilia na retenção. Os quartos pré-molares maxilares em gatos apresentam três raízes. Os molares de muitos gatos costumam apresentar ápices radiculares bulbosos em decorrência de hipercementose.[94]

Extração fechada

Insere-se uma lâmina de bisturi número 15 no sulco gengival, e a aderência gengival é cortada ao redor do dente. A seguir, a lâmina de um elevador luxador é trabalhada verticalmente para dentro do espaço entre o dente e o osso alveolar, e o cabo é girado ao longo de seu eixo para criar pressão delicada e constante sobre o dente. Essa força em cunha alargará o espaço do ligamento periodontal até que o instrumento possa ser inserido mais apicalmente. A seguir, aplica-se e mantém-se pressão rotacional com o instrumento durante, no mínimo, 10 segundos para provocar

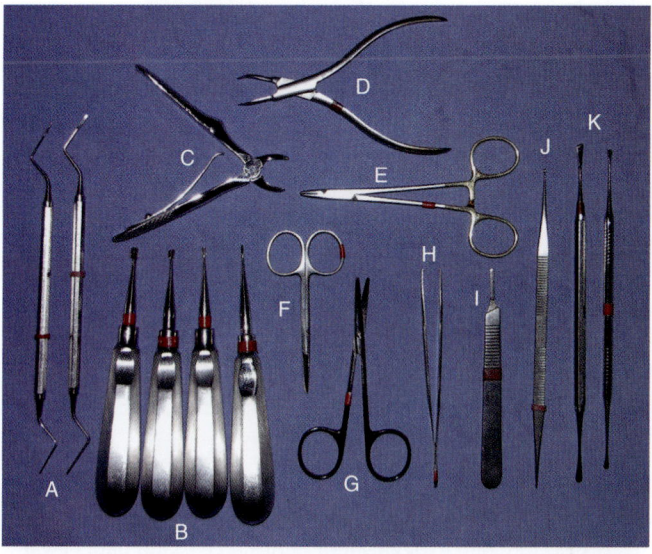

Figura 21.32 Conjunto de instrumentos de tamanho menor para a extração de dentes de felino, como elevadores de fragmentos de raiz (*A*), elevadores luxadores alados (*B*), alicates de extração (*C*), alicate para fragmento de raiz (*D*), porta-agulha (*E*), tesoura de sutura (*F*), tesoura de Metzenbaum curva (*G*), pinça de polegar de Adson (*H*), cabo de bisturi (*I*), cureta em concha (*J*) e elevadores de periósteo (*K*). (*Copyright 2010 Dr. Alexander M. Reiter; usada com permissão.*)

a laceração das fibras do ligamento periodontal. O elevador luxador deve ser movimentado ao redor de todo o dente, ao mesmo tempo progredindo na direção do ápice da raiz. O alicate de extração deve ser utilizado apenas quando o dente já estiver móvel e aplicado o mais apicalmente possível, a fim de reduzir as possibilidades de fratura do dente. O dente deve ser examinado visualmente e por meio de palpação digital. Assim, verifica-se se o dente inteiro foi extraído. A seguir, o alvéolo é desbridado e lavado, as margens ósseas agudas são amenizadas e o local da extração é suturado com monofilamento absorvível sintético (p. ex., 5.0 poliglecaprone 25) no padrão de pontos separados simples. Um coágulo sanguíneo deve permanecer no alvéolo para possibilitar a cicatrização adequada.[22,94]

Dentes com diversas raízes devem ser seccionados antes da extração para prevenir fratura da raiz. Assim, obtêm-se diversos segmentos coroa-raiz de uma única raiz, cuja extração não é mais difícil do que a de diversos dentes de uma única raiz. Realiza-se a secção com uma broca de fissura montada em cabo de alta velocidade refrigerado a água, começando na bifurcação e alcançando a coroa do dente. Dentes de duas raízes são separados em segmento de uma única raiz e única coroa mesial e um segmento do mesmo modo distal. Dentes de três raízes são separados em três segmentos coroa-raiz de uma raiz. O instrumento luxador também pode ser colocado perpendicular ao dente entre os segmentos coroa-raiz para elevá-los aos alvéolos.[22,94]

Extração a céu aberto

Quando caninos decíduos firmemente assentados, dentes permanentes grandes e periodontalmente íntegros, ou múltiplos dentes permanentes em um quadrante da maxila precisarem ser extraídos, eleva-se uma aba mucoperiosteal com uma ou duas incisões de liberação. Estas se estendem da margem gengival além da junção mucogengival para o interior da mucosa alveolar. Brocas de carboneto arredondadas ou em forma de pera são atadas a um cabo de alta velocidade resfriado a água e são usadas para remover osso alveolar nas superfícies dentárias vestibulares em até um terço a dois terços do comprimento da raiz (ou das raízes). O corte de dentes de várias raízes, a extração de segmentos coroa-raiz e o desbridamento dos alvéolos são realizados com a técnica de extração fechada.[22,94]

As margens do retalho são aparadas com delicada tesoura gengival ou tesoura de Metzenbaum curva. Uma lâmina de bisturi é usada no tecido conjuntivo para incisar o periósteo em uma direção distomesial pela base do retalho. Este avançará à medida que a camada periosteal inelástica for cortada. A outra borda da lâmina de bisturi também pode ser usada para "dedilhar" e enfraquecer a camada periosteal sem cortar a aba, ação sucedida por dissecção romba com uma tesoura. Como alternativa, pode ser feita uma pequena incisão no periósteo com uma lâmina de bisturi. A seguir, as pontas da tesoura de Metzenbaum fechada são inseridas pela abertura e são abertas, a fim de soltar a camada periosteal mesial e distalmente, evitando com cuidado lesar estruturas neurovasculares adjacentes. A aba é suturada à gengiva palatal ou lingual com monofilamento absorvível sintético em padrão de pontos interrompidos simples (Figura 21.33).[12,108]

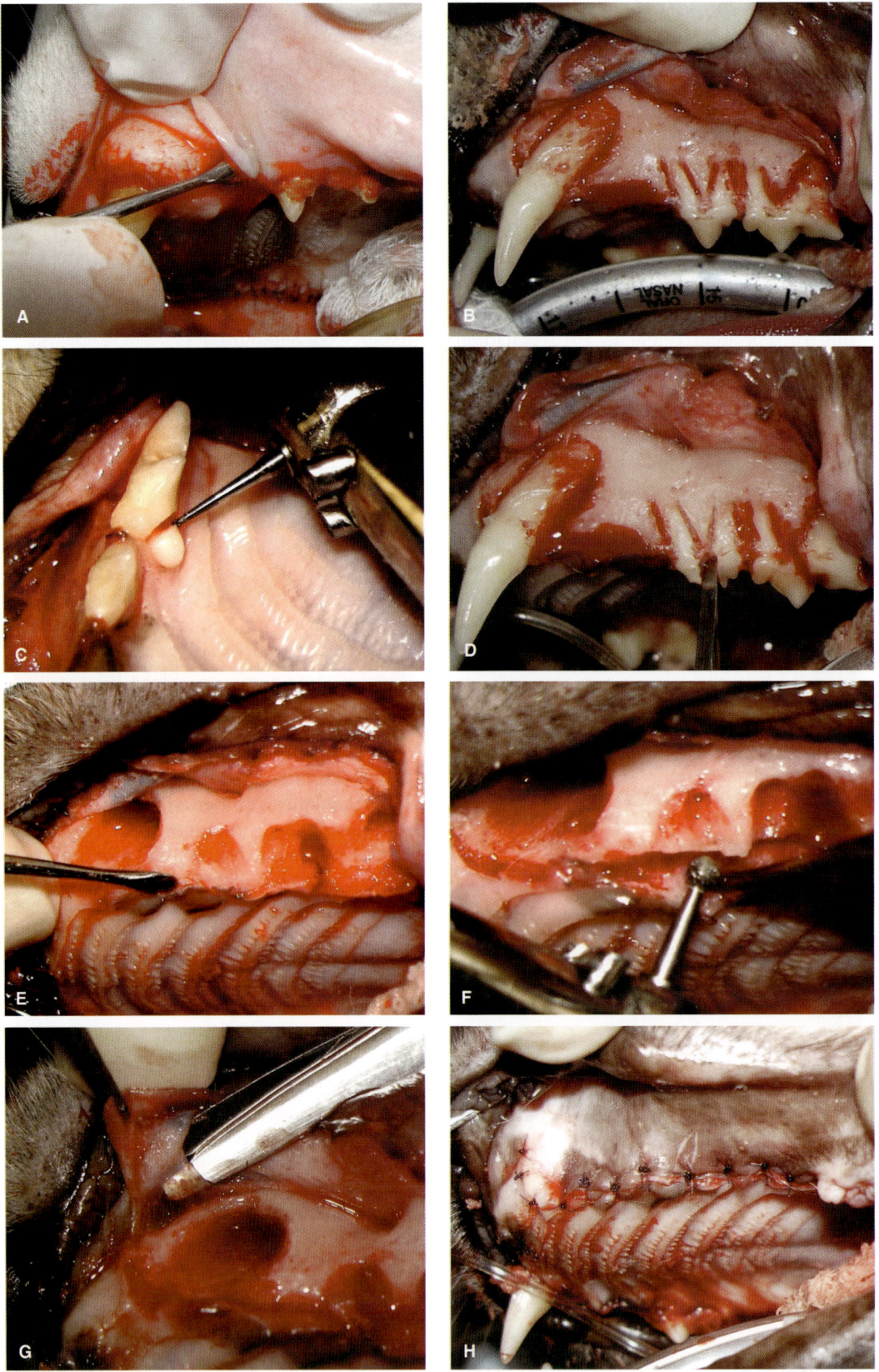

Figura 21.33 Fotografias clínicas mostrando a extração de diversos molares em um gato. Um elevador periósteo é usado para elevar o retalho mucoperiósteo (**A**). A seguir, alveolectomia com uma broca redonda (**B**) e secção do dente com a mesma broca ou uma broca de fissura (**C** e **D**). Após a elevação e a remoção de todos os dentes e segmentos coroa-raiz, a gengiva palatal é elevada como uma aba em envelope (**E**), a fim de possibilitar a alveoloplastia de margens alveolares expostas com uma broca redonda com ponta de diamante (**F**). Uma pequena incisão é feita no periósteo com lâmina de bisturi, e a tesoura de Metzenbaun fechada é inserida pela abertura para, com a ponta romba, soltar mesial, labial, bucal e distalmente a camada perióstea (**G**). Os locais de extração são enxaguados antes do fechamento da ferida com uma aba sem tensão (**H**). (*De Blazejewski S, Lewis JT, Reiter AM. Mucoperiosteal flap for extraction of multiple teeth in the maxillary quadrant of the cat*, J Vet Dent 23:200, 2006; usada com permissão.)

Os resquícios de raiz com fístulas, raízes fraturadas com procedimento de extração e raízes que permanecem após mandibulectomia e maxilectomias devem ser removidos, para evitar infecção e inflamação do osso. Existem elevadores especiais para ponta de raiz, removedores e alicates para extração. A criação de uma aba mucoperiosteal e alveolectomia parcial facilita a remoção de um fragmento de raiz. Se tal fragmento não puder ser recuperado, o local cirúrgico deverá ser avaliado periodicamente por meio de exame de acompanhamento clínico e radiográfico. A recuperação de fragmentos de raiz a partir da cavidade nasal ou do canal intraorbital ou mandibular após sua repulsão acidental para esses espaços pode ser feita por meio de partes moles e osso fora do local de extração.[94]

Há possibilidade de que amputação da coroa com a retenção intencional de tecido radicular em reabsorção seja realizada em dentes com anquilose dentoalveolar e reabsorção por substituição da raiz. Está contraindicada para dentes móveis com periodontite, doença endodôntica e doença periapical e não está recomendada se puder ser feita extração fechada ou a céu aberto.[94] A aderência gengival é cortada, realiza-se uma aba mucoperiosteal com ou sem incisões de liberação e a coroa é amputada com uma broca redonda ou de fissura ligada a um cabo de alta velocidade resfriado a água no nível da porção da raiz cervical do dente. Além disso, reduz-se a raiz em reabsorção com uma broca redonda com ponta de diamante até cerca de 1 a 2 mm abaixo do nível da margem alveolar, a fim de tornar possível o crescimento alveolar sobre ela. A seguir, a gengiva é suturada sobre a ferida (Figura 21.34). Devem ser realizadas radiografias pós-cirúrgicas para monitoramento futuro (Figura 21.35).[26]

Complexo granuloma eosinofílico

O complexo granuloma eosinofílico engloba um grupo de lesões que podem acometer cavidade bucal, lábios e pele. Não existe predisposição de raça. As lesões são identificadas em vários gatos que moram em locais com diversos felinos, e a transmissão experimental foi demonstrada de uma área para outra. Assim, foi sugerida uma etiologia

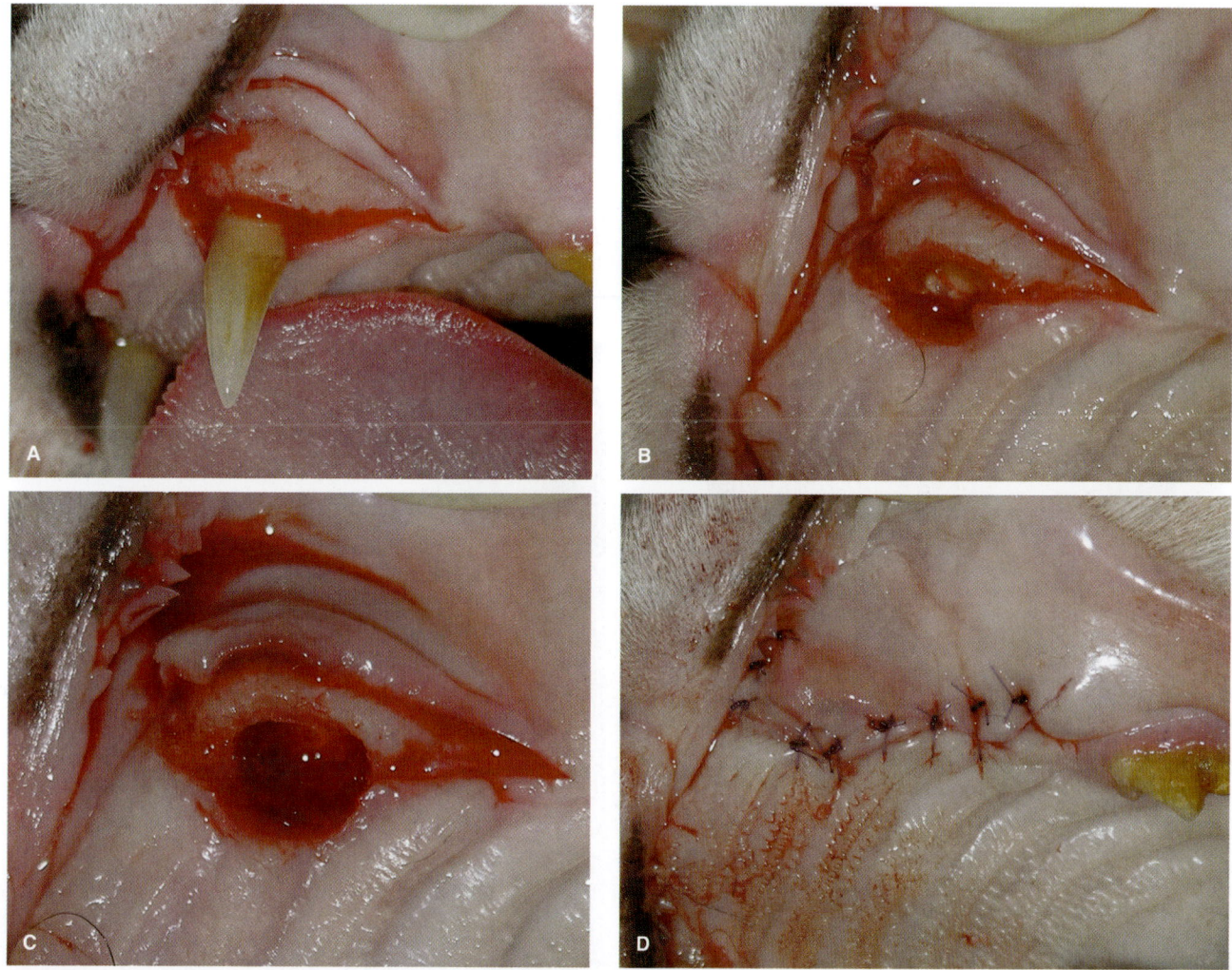

Figura 21.34 Fotografias clínicas mostrando amputação da coroa do canino maxilar esquerdo com retenção intencional de tecido radicular em absorção. Uma aba mucoperióstea é elevada (**A**). A coroa é amputada com uma broca dentária no nível da porção cervical da raiz do dente (**B**). Reduz-se ainda mais a raiz em reabsorção por meio de uma broca dentária até cerca de 1 ou 2 mm abaixo do nível da margem alveolar (**C**). A gengiva é suturada sobre a ferida (**D**). *(Copyright 2010 Dr. Alexander M. Reiter; usada com permissão.)*

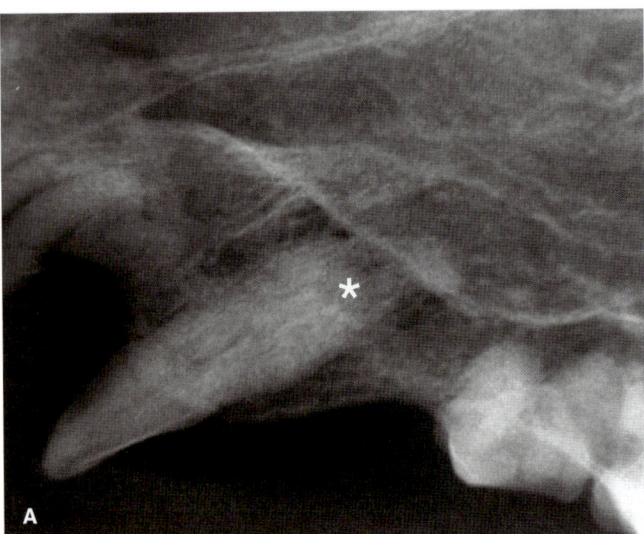

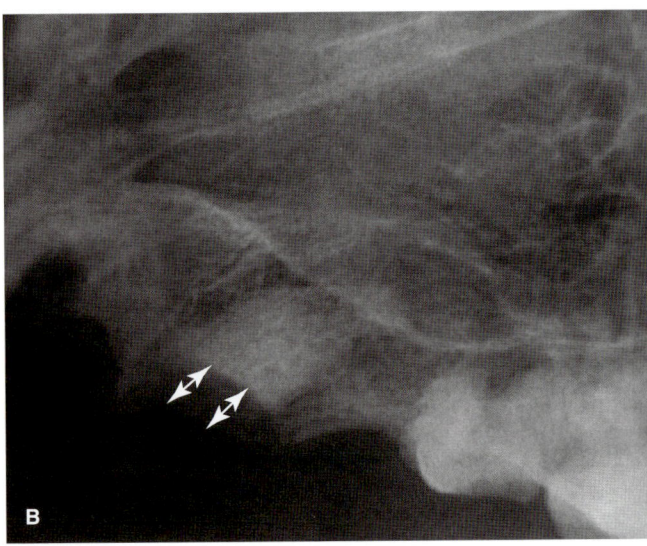

Figura 21.35 A. Radiografia pré-cirúrgica do canino maxilar esquerdo da Figura 21.34, mostrando reabsorção por substituição da raiz (*asterisco*). **B.** Radiografia pós-cirúrgica após amputação da coroa e retenção intencional de tecido radicular, com redução da raiz em reabsorção cerca de 1 ou 2 mm abaixo do nível da margem alveolar (*setas de pontas duplas*). (*Copyright 2010 Dr. Alexander M. Reiter; usada com permissão.*)

infecciosa ou alérgica, com as lesões resultando de alergias por pulgas ou mosquitos, alimento, contato ou ambientais.[46] Os granulomas eosinofílicos manifestam-se na boca, com frequência na mucosa do palato duro e do palato mole, face dorsal da língua e região sublingual. As superfícies das lesões bucais podem ser pontilhadas com pequenas áreas brancas densas (Figura 21.36). Em geral, a úlcera eosinofílica ("úlcera roedora") é encontrada na porção rostral do lábio superior, bem demarcada com margens elevadas que circundam uma superfície ulcerada

rosa-amarelada (Figura 21.37). As duas lesões são mais encontradas em fêmeas felinas jovens e caracterizam-se por infiltrados eosinofílicos à histopatologia. O diagnóstico diferencial importante é o carcinoma escamocelular e a biopsia deve ser realizada antes do tratamento.[46]

O tratamento das lesões eosinofílicas consiste em terapia glicocorticosteroide (1 a 2 mg/kg de prednisolona por via oral a cada 12 h durante 1 semana, sucedida pela diminuição, até a menor dose eficaz, por um período de 4 a 8 semanas). Também se pode tentar injetar fármacos

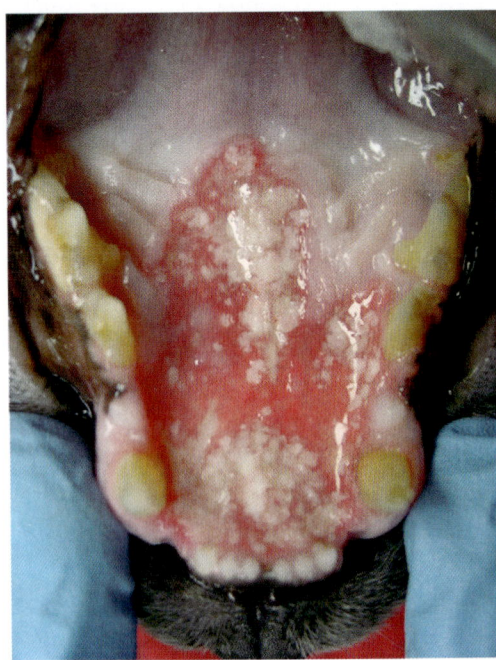

Figura 21.36 Granuloma eosinofílico da mucosa do palato duro em um gato. Observar a superfície mucosa pontilhada com pequenas áreas brancas densas. (*Copyright 2010 Dr. Alexander M. Reiter; usada com permissão.*)

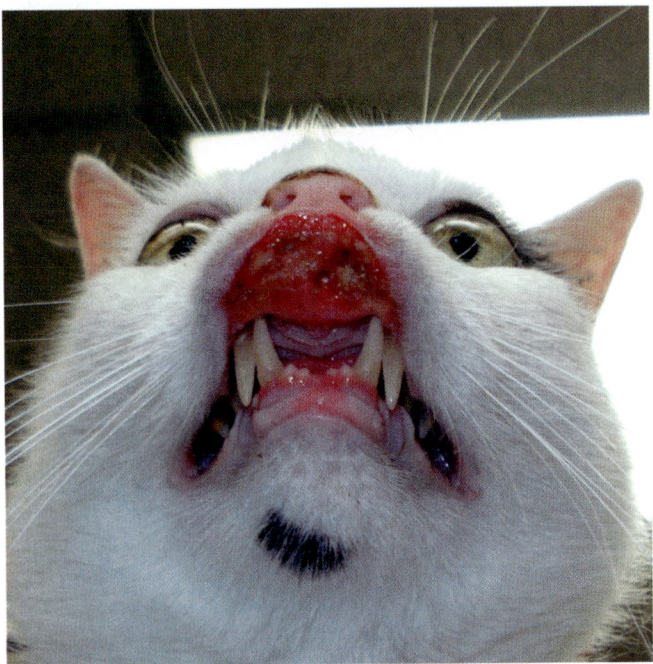

Figura 21.37 Úlcera eosinofílica na porção rostral do lábio superior em um gato. Observar a lesão bem demarcada com bordas elevadas que circundam uma superfície ulcerada rosa-amarelada. (*Copyright 2010 Dr. Alexander M. Reiter; usada com permissão.*)

(4 mg/kg de metilprednisolona por via subcutânea) 2 a 3 vezes, com intervalo de algumas semanas. Às vezes, a injeção intralesão de triancinolona é útil.[46] A ciclosporina oral pode ser uma alternativa eficaz aos esteroides.[112] É possível tratar a infecção secundária com amoxicilina-ácido clavulânico a 14 mg/kg por via oral, a cada 12 h, durante 2 a 3 semanas. A excisão cirúrgica e a terapia a *laser* também foram sugeridas para lesões bucais individuais. No caso de infestação por pulgas, deve-se iniciar o programa de controle de pulgas. Convém tentar uma dieta rigorosa de eliminação quando houver suspeita de reação alimentar adversa como causa subjacente.

Síndrome da dor orofacial em felinos

A síndrome da dor orofacial felina (SDOF) é considerada um distúrbio doloroso neuropático episódico causado por disfunção do processamento central ou ganglionar de informações do trigêmeo. Em geral, os gatos acometidos manifestam o hábito de lamber exageradamente, movimentos de mastigação incomuns e patadas na boca. Nos casos mais graves, os animais têm dor bucal aguda (com intervalos sem dor) restrita a um lado da boca e da face (ou pior em um lado). Também pode haver mutilação de língua, lábios e mucosa labial e bucal. A doença tem sido vista predominantemente em gatos da raça Burmês nos EUA e parece ser um distúrbio hereditário, com a possibilidade de acometer gatos em qualquer idade. Muitos gatos revelam os primeiros sinais de SDOF no momento da erupção da dentição permanente, costumando desenvolver novamente a síndrome à medida que crescem. Relata-se que o desconforto é desencadeado por movimentos da boca, como aqueles associados a alimentação, beber e autolimpeza. Os gatos podem estar anoréxicos e não desejosos de comer. Com frequência, a doença é recorrente e contínua e alguns gatos são sacrificados por causa do distúrbio.[105]

Sensibilização de terminações nervosas do trigêmeo a partir da erupção de dentes e doença bucal e estresse ambiental parecem ser fatores desencadeadores importantes na etiologia da doença. Isso sugere que ela possa ser um distúrbio álgico análogo a neuralgia do trigêmeo e glossodinia (síndrome da boca queimando) em humanos. O diagnóstico é feito pela exclusão de outras formas de dor bucal ou de disfunção do nervo trigêmeo. A doença bucal deverá ser tratada adequadamente e convém identificar a incompatibilidade social no ambiente domiciliar com vários gatos. Agentes antiepilépticos com efeitos analgésicos (p. ex., fenobarbital, diazepam, carbamazepina, gabapentina) mostram-se melhores no alívio da dor em SDOF do que analgésicos tradicionais (p. ex., opioides, agentes anti-inflamatórios). Recomenda-se o monitoramento periódico da função hepática e das concentrações séricas do fármaco para gatos tratados com agentes antiepilépticos.[105]

Defeitos do palato

Raramente, encontram-se defeitos congênitos no lábio e no palato em gatos. Em geral, os defeitos do palato adquiridos após o nascimento localizam-se no palato duro e decorrem de infecção crônica (p. ex., doença periodontal grave), traumatismo (p. ex., síndrome por queda de altura, lesão por fio elétrico e arma de fogo, mordida de cão, penetração de corpos estranhos e feridas por compressão secundárias a um dente com má oclusão), neoplasia e terapia cirúrgica ou radioterapia. Tais anomalias oronasais não cicatrizam por causa da contínua passagem de ar e alimento, levando a rinite crônica e secreção nasal.[96]

A escolha da técnica de reparação depende da localização e do tamanho do defeito e da quantidade de tecido disponível para procedimentos de retalhos. Pode haver considerável sangramento durante cirurgia do palato duro, porém a pressão digital com esponjas de gaze com frequência é suficiente para controlar a hemorragia. A maior possibilidade de sucesso é na primeira tentativa de reparo. Os dentes no local cirúrgico e aqueles que poderiam cicatrizar os retalhos devem ser extraídos. Convém evitar eletrocautério para hemostasia. Os retalhos devem ser maiores que o defeito que cobrirão. O suprimento sanguíneo para os retalhos deverá ser mantido e eles serão manipulados com o máximo possível de cuidados. Em vez de usar pinça para tecido, o médico-veterinário deve fazer suturas nas margens do retalho para manipulação do tecido. As superfícies de tecido conjuntivo ou as margens de corte serão suturadas juntas ou fecham-se em duas camadas, quando isso for prático. Recomendam-se material de sutura monofilamento absorvível sintético de duração mais longa (p. ex., 4.0 polidioxanone [PDS]) e pontos separados simples ou sutura em colchoeiro. As linhas de sutura não devem se localizar sobre um vazio, se possível. Do mesmo modo, convém realizar o fechamento sem tensão.[96,102]

Defeitos congênitos do palato

O lábio fendido mostra-se como um defeito do lábio (lábio leporino) e da parte mais rostral do palato duro. Os lábios fendidos raramente resultam em sinais clínicos além de rinite branda, e o reparo pode ser realizado por questões estéticas. O palato mais rostral e o assoalho do vestíbulo nasal são reconstruídos. A técnica envolve criar pregas duplas que se sobrepõem e retalhos de avanço, giro ou transposição utilizando tanto tecido bucal quanto nasal ou retalhos retirados de partes moles bucais unicamente. A cirurgia cutânea reconstrutora completa o retalho.[96]

A fenda palatina é quase sempre na linha média e, em geral, vem associada a uma anormalidade na linha média do palato mole. Defeitos do palato mole sem defeitos no palato duro podem ocorrer na linha média ou ser unilaterais. Os sinais clínicos e o histórico de pacientes com fenda palatina são falha em criar pressão negativa para amamentação, secreção nasal, tosse, ânsia de vômito, espirros, refluxo nasal, tonsilite, rinite, pneumonia por aspiração, ganho de peso inadequado e falta de desenvolvimento geral. O tratamento exige cuidados de enfermagem pelo proprietário, o que envolve alimentação por sonda para evitar pneumonia por aspiração.[96,102]

Realiza-se a correção cirúrgica em gatos com 3 a 4 meses, preferivelmente usando a técnica do retalho sobreposto, pois existe menos tensão na linha de sutura (que não está localizada diretamente sobre a anomalia) e a área de tecidos conjuntivos em oposição é maior, o que resulta em uma cicatriz mais forte. Proporciona resultados mais confiáveis em comparação com a técnica da aba posicionada medialmente. São feitas incisões no mucoperiósteo até o osso (retalhos de espessura completa) na margem medial da anomalia em um lado (retalho em envelope) e ao longo do arco dentário cerca de 1 a 2 mm palatal aos dentes até as margens rostral e caudal da anomalia no outro lado (retalho de sobreposição). Os tecidos são soltos com um elevador periosteal. Isso assegura que as artérias palatinas principais não sejam seccionadas. A aba sobreposta é dobrada sobre si própria, girada e suturada sob a aba em envelope, de modo que as superfícies de tecido conjuntivo estejam em contato. Colocam-se as suturas em padrão de colchoeiro horizontal. A granulação e a epitelização dos tecidos expostos são completadas em 3 a 4 semanas.[96,102]

As anomalias no palato mole na linha média são corrigidas fazendo-se incisões ao longo das margens mediais do defeito até o nível da extremidade caudal das tonsilas. O tecido palatal é separado com tesoura de Metzenbaum formando uma aba dorsal (nasofaríngea) e ventral (orofaríngea) de cada lado. As duas abas dorsais e as duas abas ventrais são suturadas separadamente em padrão separado simples na extremidade caudal ou no ponto médio das tonsilas.[96,102]

Defeitos adquiridos do palato

Uma fístula oronasal pode ocorrer por perda de osso incisivo e maxilar associada a doença periodontal grave ou a extração de dentes, quase sempre na área de um canino maxilar. Diagnostica-se uma fístula oronasal aguda após a extração de dente pela visualização direta da cavidade nasal e pelo sangramento a partir da narina ipsolateral. Os sinais clínicos de uma fístula oronasal crônica são espirros e secreção nasal ipsolateral, além de defeito que se comunica com a cavidade nasal na área em que falta um dente, o qual pode ser observado ao exame bucal. Elevar e posicionar um retalho mucoperiosteal com base labial sobre o defeito repara a fístula oronasal.[96,102]

A fenda palatina traumática é um defeito agudo de partes moles ou de tecido rígido na linha média do palato duro (Figura 21.38), quase sempre associada a uma síndrome de queda de altura[95] e menos comumente a traumatismo por acidente de trânsito em gatos. Embora essas fendas às vezes possam se curar espontaneamente em 2 a 4 semanas mediante tratamento conservador, o benefício do tratamento cirúrgico com abas posicionadas medialmente sobrepõe-se ao risco de desenvolvimento de comunicação oronasal persistente. Uma fenda palatina traumática aguda é tratada por meio do desbridamento das margens laceradas de tecido palatal, soltura do mucoperiósteo palatal a cada lado do defeito (cuidadosamente evitando a transecção das artérias palatinas principais), aproximação das estruturas ósseas deslocadas com pressão digital e aposição e sutura das duas abas palatais em padrão de pontos separados ou em colchoeiro. A tensão sobre a linha de sutura pode ser minimizada por meio da criação de incisões de alívio ao longo dos arcos dentários cerca de 1 a 2 mm palatais aos dentes. Isso torna possível que as abas se movam medialmente em aposição uma com a outra (Figura 21.39). Deixa-se granular e epitelizar o osso

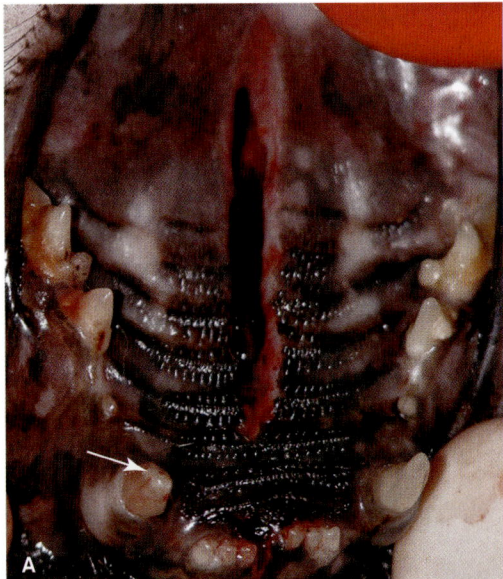

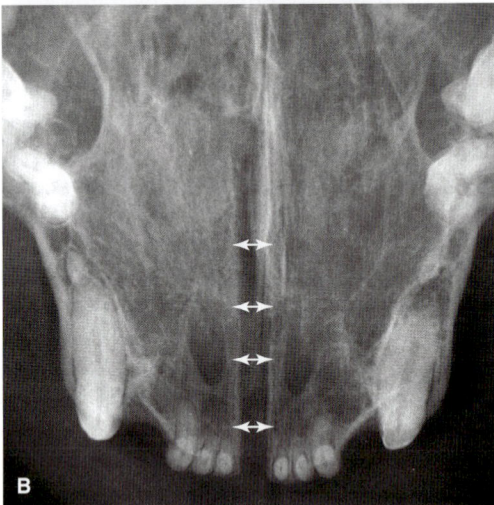

Figura 21.38 Fotografia clínica (**A**) e radiografia (**B**) mostrando fenda palatina traumática em um gato, em decorrência de queda. Observar a ampla separação dos ossos incisivos e maxilares direitos e esquerdos (*setas de pontas duplas*) e o canino maxilar esquerdo fraturado (*seta*). (*Copyright 2010 Dr. Alexander M. Reiter; usada com permissão.*)

exposto próximo aos dentes. Se o defeito palatal for extenso, a fixação interquadrantes é realizada segurando um arame girado entre os caninos maxilares (ou outros dentes maxilares, se as coroas dos caninos estiverem ausentes) e cobrindo-se o arame com composto bisacril.[96,102]

O retalho em U palatal fendido modificado é útil para grandes defeitos caudais.[96,102] As margens epiteliais do defeito são desbridadas com uma lâmina de bisturi. São criadas uma aba de comprimento um pouco mais longo e outra de comprimento um pouco mais curto. A aba mais curta é girada cerca de 90° e transposta para cobrir o defeito. Sua face medial é suturada à face caudal do defeito palatino. A aba mais longa é girada cerca de 90° e transporta rostralmente à aba mais curta. Sua face medial é suturada na margem lateral da aba mais curta. Deixa-se granular e epitelizar a face rostral desnuda do palato a partir de onde os retalhos foram retirados.[72,96,102]

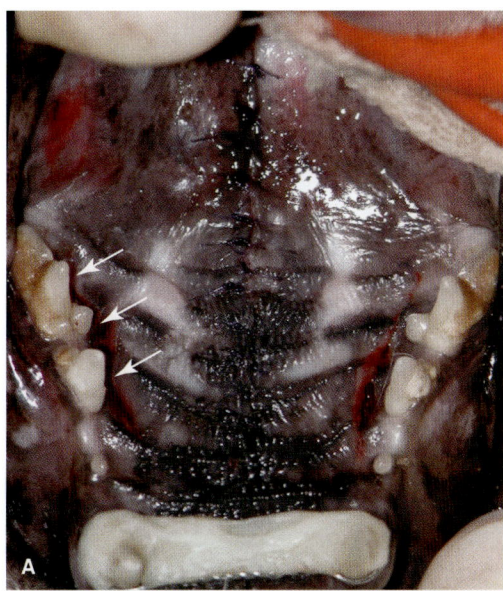

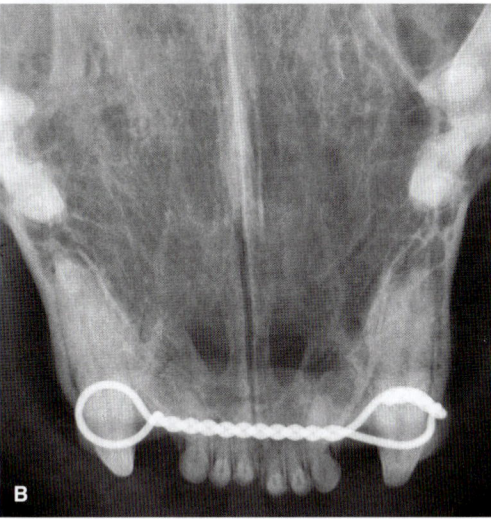

Figura 21.39 Fotografia clínica (**A**) e radiografia (**B**) mostrando o reparo da fenda palatal traumática na Figura 21.38, realizada por meio da aproximação e sutura de abas posicionadas medialmente após a criação de incisões bilaterais de liberação (setas) no mucoperiósteo palatal ao longo dos arcos dentários. Observar a fixação interquadrante (arame girado e resina) entre os caninos maxilares. (*Copyright 2010 Dr. Alexander M. Reiter; usada com permissão.*)

Outras técnicas para reparo de defeitos palatais grandes são associações de abas sobrepostas e abas em padrão de pedículo com base bucal ou labial ou em padrão axial. Elas são criadas e suturadas por meio do defeito 4 a 6 semanas após a extração de diversos dentes. Essas abas são supridas em vasos sanguíneos palatinos ou infraorbitários importantes. O uso de enxertos de cartilagem auricular sobre as abas também foi descrito.[20] Uma alternativa para o reparo de defeitos na parte rostral ou média do palato duro é o uso de retalho de língua. As margens da face dorsal da língua são excisadas e apostas nas margens desbridadas do defeito palatino. Separa-se a língua do palato várias semanas depois, deixando tecido lingual suficiente com o palato para fechar o defeito sem tensão. Outra alternativa consiste em criar um obturador de silicone ou acrílico, permanente ou removível.[110]

Lesão de partes moles orofaciais

A penetração da cavidade bucal pode decorrer de mordidas de animais ou, com menor frequência, corpos estranhos. É possível que corpos estranhos lineares (como fio dental) prendam-se ao redor da língua e sejam vistos por meio do frênulo lingual. Feridas penetrantes podem ser profundas e contaminadas e, com frequência, localizam-se em área sublingual, palato, tonsilas, assoalho da órbita ou paredes faríngeas. O tratamento dessas lesões exige exploração cirúrgica, limpeza e, conforme seja adequado, sutura. É raro haver traumatismo nos ductos de glândulas salivares mandibulares ou sublinguais com subsequente formação de mucocele (rânula) sublingual no gato. Lacerações na bochecha ou no lábio são desbridadas e suturadas para aposição da mucosa e da pele.

A avulsão do lábio é uma lesão de desenluvamento frequentemente associada a traumatismo de trânsito ou quando alguém pisa no lábio de um gato, em geral, jovem. O lábio inferior costuma ser mais comprometido do que o superior.[73] Desbrida-se a ferida e reposiciona-se o lábio. Pontos simples separados são feitos em áreas com gengiva e mucosa alveolar remanescentes suficientes. Grandes suturas horizontais em colchoeiro podem ser passadas ao redor das coroas dos dentes. Segurar o lado de tecido conjuntivo do lábio inferior solto aos tecidos intermandibulares e à sínfise mandibular diminuirá o espaço morto e reduzirá a probabilidade de formação de seroma (Figura 21.40).

A lesão por fio elétrico ocorre mais frequentemente em gatos jovens que mastigam fios elétricos.[60] Pode haver comprometimento potencialmente fatal de vias respiratórias, devido a edema causado por inalação de fumaça ou exposição elétrica. Inicialmente, o paciente é tratado de modo conservador (lavado com solução de lactato de Ringer) e os tecidos lesados são deixados necrosar. Assim, a quantidade máxima de tecido é retida. Podem transcorrer alguns dias antes que a extensão da lesão local seja claramente definida. É comum necrose dos lábios, das bochechas, da língua e do palato duro (Figura 21.41). Além disso, queimaduras elétricas mais extensas provocam necrose de tecido pulpar dentário e dos ossos maxilar, palatal ou mandibular. Uma vez evidente o tecido necrótico, inicia-se o desbridamento cirúrgico, que deve ser conservador no nível de tecido sangrante, possibilitando tempo para a demarcação definitiva de tecido desvitalizado. A formação de osteonecrose ou de fístula oronasal exige cirurgia posterior.[60] Substâncias corrosivas (a pele do gato também deve ser avaliada) ou refluxo gástrico são causas possíveis de queimaduras químicas. As lesões são úlceras de início agudo cobertas por resquícios necróticos. A terapia inicial consiste em lavagem com solução de lactato de Ringer sucedida por tratamento conservador.

Diversos fatores influenciam a destruição tecidual em gatos por traumatismo de armas de fogo, como massa, velocidade e instabilidade do voo do projétil e projéteis secundários formados pelo projétil primário. Os projéteis danificam o tecido por meio de laceração e esmagamento, ondas de choque e cavitação. Os ossos são despedaçados,

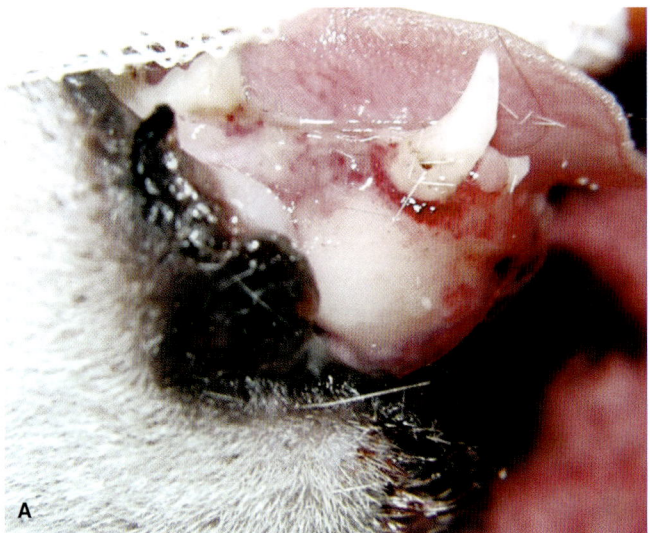

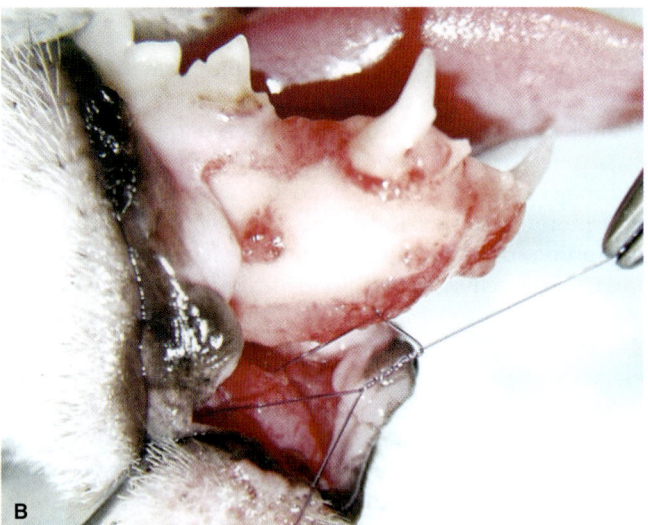

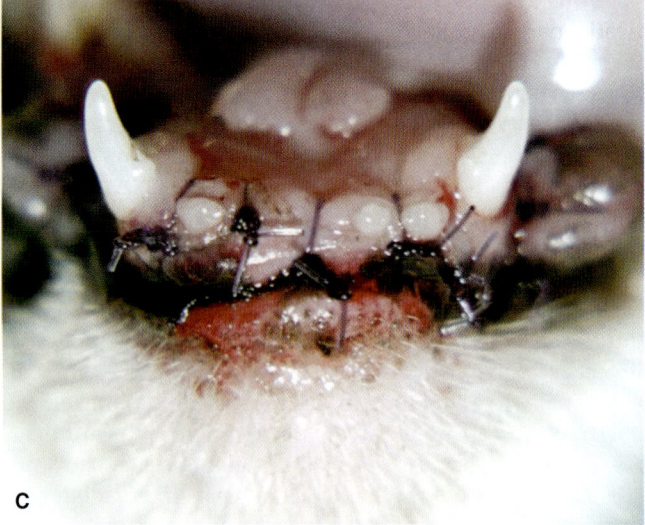

Figura 21.40 Filhote de gato com avulsão do lábio inferior. Observar a superfície exposta das mandíbulas (**A**). Prender o lado de tecido conjuntivo do lábio inferior desenluvado aos tecidos intermandibulares e à sínfise mandibular reduzirá o espaço morto e a probabilidade de formação de seroma (**B**). Grandes suturas horizontais em colchoeiro podem ser passadas ao redor da coroa dos dentes (**C**). *(Copyright 2010 Dr. Alexander M. Reiter; usada com permissão.)*

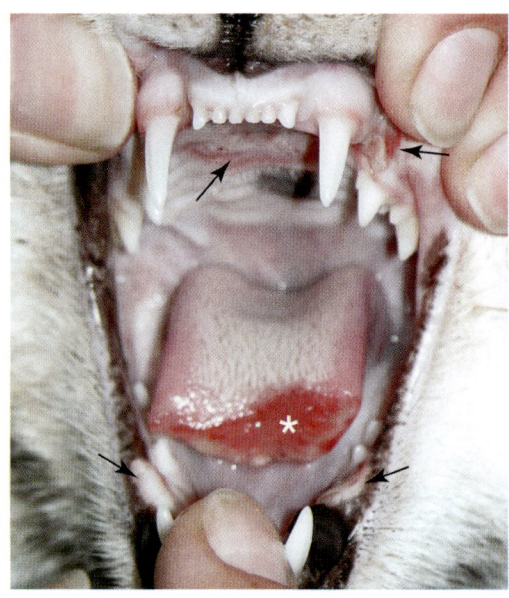

Figura 21.41 Gatinho encaminhado para reexame de 1 semana após lesão por fio elétrico. Observar que uma porção rostral do corpo lingual foi perdida (*asterisco*). Existem diversas queimaduras elétricas não completamente curadas no palato duro, na mucosa alveolar da maxila esquerda e em áreas de junção mucocutânea dos lábios inferiores (*setas*). *(Copyright 2010 Dr. Alexander M. Reiter; usada com permissão.)*

e pode ocorrer dano em partes moles bem além da lesão visível em decorrência de comprometimento vascular progressivo. O controle do sangramento e a manutenção de vias respiratórias são considerações iniciais, sucedidas por desbridamento cuidadoso, remoção de projéteis e fragmentos de projéteis e fechamento da ferida. Feridas maiores podem ser suturadas apenas temporariamente, a fim de possibilitar que o edema tecidual diminua e ocorra a descamação de tecido necrótico. Tratar o paciente de modo conservador durante alguns dias torna possível a determinação de tecidos viáveis disponíveis para o reparo definitivo posteriormente.

Fraturas dos maxilares

Após a estabilização de lesões potencialmente fatais, as fraturas de maxila são avaliadas por inspeção e palpação dos ossos mandibular e maxilar e articulações temporomandibulares. A cabeça é examinada quanto a assimetria e descontinuidade, exoftalmia ou enoftalmia, avulsões labiais, lacerações de mucosa, dentes fraturados e deslocados, má oclusão, hematomas e hemorragia.

A maioria das fraturas mandibulares e maxilares pode ser avaliada satisfatoriamente com filme de radiografia dentária de tamanhos 2 e 4. O filme radiográfico dentário maior pode ser usado também no gato para avaliar lesões no arco zigomático, ramo mandibular e articulação temporomandibular e bolha timpânica. Indica-se a tomografia computadorizada para fraturas mandibulares caudais, fraturas maxilares e lesão em articulação temporomandibular que não pode ser avaliada adequadamente por meio de radiografia. Estudos de imagens de estruturas intracranianas devem ser considerados em qualquer paciente com traumatismo da cabeça de moderado a grave à apresentação e também nos animais que não melhoram ou que mostram deterioração dos sinais clínicos.

Fraturas da mandíbula

As fraturas mandibulares em gatos quase sempre se localizam na área da sínfise mandibular (separação sinfiseal ou fratura parassinfiseal) ou ramo mandibular (fratura do processo condilar ou processo coronoide). A porção média do corpo mandibular é fraturada com menor frequência em gatos. Entretanto, ocorre fratura mandibular iatrogênica após extração de dentes, particularmente na área dos caninos mandibulares. As fraturas mandibulares unilaterais frequentemente resultam em desvio da maxila inferior para a direção do lado da lesão, provocando má oclusão. As fraturas mandibulares bilaterais podem levar ao aspecto de "mandíbula caída". Uma fratura de corpo mandibular oblíqua, com a linha de fratura correndo em direção rostroventral, é relativamente estável, já que as forças dos músculos mastigatórios podem manter os segmentos da fratura em aposição (fratura favorável). Uma fratura de corpo mandibular com a linha de fratura correndo em direção caudoventral é instável, pois as forças musculares levarão ao deslocamento dos segmentos da fratura (fratura desfavorável).[63]

As fraturas do ramo mandibular são relativamente estáveis porque a massa muscular circunvizinha com frequência evita o deslocamento evidente dos segmentos da fratura. Alguns dizem que fraturas do processo condilar devem ser tratadas por condilectomia. Outros autores sugerem deixá-las consolidar como não união sem dor e funcional, porém gatos novos e adultos jovens com tais lesões correm o risco de desenvolver anquilose da articulação temporomandibular.

Fraturas da maxila

As fraturas da maxila superior são menos frequentes em gatos. Epistaxe, tumefação facial, enfisema subcutâneo, dor e assimetria são os achados clínicos habituais. Alguns gatos com traumatismo da cabeça apresentam fenda palatina traumática aguda, fratura de arco zigomático ou separação unilateral do osso parietal (esta costuma passar despercebida). Fraturas associadas do arco zigomático e do ramo mandibular podem resultar em formação excessiva de calo ósseo e fusão anquilótica em animais jovens, resultando na incapacidade de abrir a boca.

As fraturas da maxila superior minimamente deslocadas podem não precisar de reparo cirúrgico além de suturas de partes moles laceradas. Fraturas cominutivas, deprimidas e macroscopicamente instáveis exigem intervenção cirúrgica. A obstrução de vias respiratórias causada por ossos deslocados, tumefação ou sangue é potencialmente fatal. Os gatos com comprometimento respiratório devem ser colocados em câmara de oxigênio. Do mesmo modo, convém limpar o sangue e a secreção das narinas, além de mantê-las desobstruídas.

Reparo de fratura da maxila

O tratamento cirúrgico tem por objetivo reparar lesões em tecidos rígidos e moles, estabelecendo função mastigatória normal e promovendo estética aceitável. Inicialmente, a boca é enxaguada com clorexidina diluída (0,12%), e os locais de fratura são cuidadosamente desbridados a fim de remover coágulos sanguíneos, partículas de alimentos, material estranho, pequenos fragmentos ósseos e tecido necrótico. Dentes com grande mobilidade, dentes com periodontite e doença apical avançada e aqueles que interferem com a redução da fratura da maxila devem ser extraídos. Se houver retenção de dentes com linhas de fraturas estendendo-se ao longo do espaço do ligamento periodontal na direção do ápice da raiz, eles deverão ser cuidadosamente monitorados quanto a evidências de doença periodontal ou endodôntica. Da mesma maneira, deverá ser instituído o tratamento adequado o mais rapidamente possível após o diagnóstico. Lacerações de partes moles são suturadas ou fechadas após reparo ortopédico. A maioria das fraturas mandibulares e algumas fraturas maxilares abre-se para a cavidade bucal e, por isso, a antibioticoterapia deve ser considerada em casos escolhidos a fim de evitar infecção.

Focinheiras de fita adesiva ou náilon[55,118] podem ser usadas como tratamento provisório de primeiros socorros enquanto se aguarda o reparo definitivo para a maioria das fraturas mandibulares. Elas são um suporte complementar para pacientes ativos nos quais a mandíbula em consolidação pode estar sujeita a forças excessivas. Há possibilidade de as focinheiras serem o único meio de estabilização de fraturas mandibulares em gatos jovens, fraturas de ramo mandibular minimamente deslocadas e fraturas mandibulares patológicas quando o proprietário não aceita reparo cirúrgico. Entretanto, contraindica-se a técnica nos casos de fraturas maxilares (comprometimento de vias respiratórias). Ela também pode estar contraindicada para a lesão de articulação temporomandibular (a imobilidade da articulação pode promover anquilose da articulação temporomandibular). A focinheira em fita adesiva é aplicada retesada o suficiente para manter a integração dentária, porém frouxa (com um espaço de cerca de 0,5 a 1 cm entre as bordas incisivas dos incisivos maxilares e mandibulares) a fim de tornar possível a língua sair, para que o gato lamba água e alimento semilíquido (Figura 21.42).[55,118] O alinhamento oclusal e a estabilização de fraturas mandibulares do corpo médio e caudal também podem ser alcançados com ponte de composto de bisacril entre os caninos maxilares e mandibulares (ou outros dentes) (Figura 21.43).[9] Semelhantemente à técnica da focinheira, um pequeno espaço entre os incisivos maxilares e mandibulares deve deixar que a língua se projete. Se a distância entre os incisivos maxilares e mandibulares for muito extensa, o gato poderá ter dificuldade em deglutir o alimento. Outras complicações de técnicas de fixação maxilomandibulares são dermatite (apenas no caso de focinheiras), dispneia e pneumonia por aspiração.[9,63]

A separação da sínfise mandibular ou as fraturas parassinfisárias são reparadas por colocação circunferencial de fios.[63] Realiza-se uma incisão no queixo e na linha média ventral. Insere-se uma agulha calibre 18 entre o osso e as partes moles, saindo na boca distal aos caninos. Um fio ortopédico calibre 20 a 22 é passado através da agulha. A agulha é removida e reinserida no outro lado, e a extremidade do fio bucal é passada através da abertura da agulha. Novamente a agulha é removida, a sínfise é mantida em alinhamento adequado e as extremidades do fio são giradas abaixo do queixo até o maxilar inferior ficar estável.

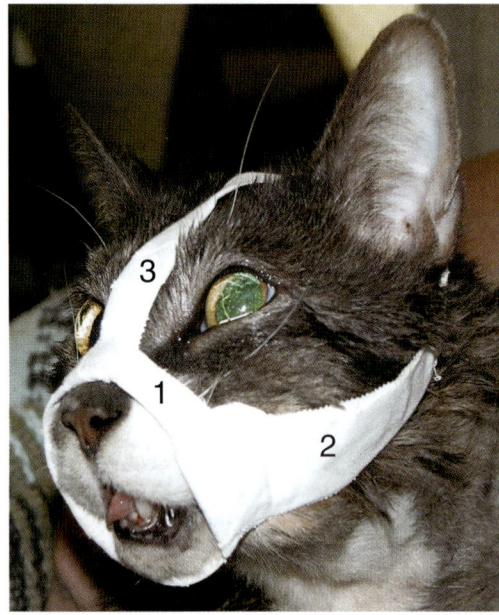

Figura 21.42 Gato com fratura mandibular e focinheira com fita adesiva aplicada. Notar as três partes da focinheira: (*1*) alça circulando as maxilas superior e inferior, (*2*) alça ventral às orelhas e ao redor do pescoço, e (*3*) uma camada média adicional passando sobre a testa. (*Copyright 2010 Dr. Alexander M. Reiter; usada com permissão.*)

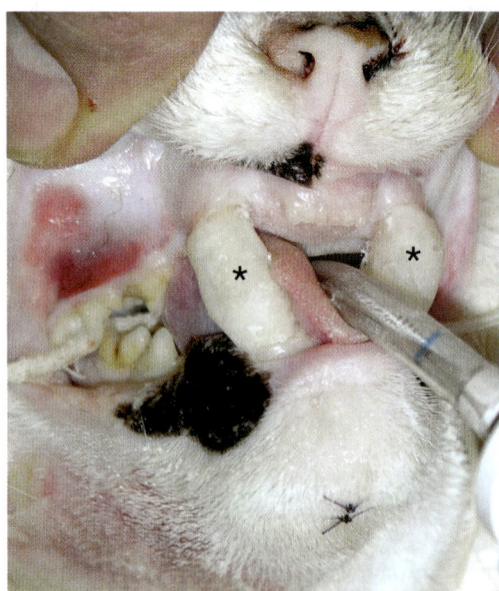

Figura 21.43 Gato com fratura mandibular e pontes de composto de bisacril (*asteriscos*) entre os caninos maxilares e mandibulares. Observar o espaço entre as bordas mandibulares que possibilitam ao gato projetar a língua e lamber água e alimento pastoso. (*Copyright 2010 Dr. Alexander M. Reiter; usada com permissão.*)

O fio girado é aparado, e a porção de 0,5 a 1 cm de fio girado é inclinada caudalmente de modo que a pele a cubra. Remove-se o fio em cerca de 4 semanas, cortando-o intraoralmente e puxando-o por baixo do queixo (Figura 21.44). Deixar o fio colocado por períodos extensos ou apertá-lo excessivamente trazem o risco de necrose e reabsorção de osso ao redor das raízes dos caninos. Um fio intraoral girado pode ser aplicado entre as coroas dos caninos mandibulares, a fim de conferir estabilidade adicional.[61] Um padrão de fio em 8 ao redor dos caninos mandibulares não está recomendado porque o giro das extremidades dos fios pode resultar em caninos linguovertidos e má oclusão a longo prazo.

Alcança-se o alinhamento eficaz de segmentos de fratura com técnicas de fios interdentários, fazendo uso da coroa dos dentes como pontos de ancoragem e proporcionando superfície adicional de retenção para materiais de contenção.[53,63] O fio interdental nunca deve ser um

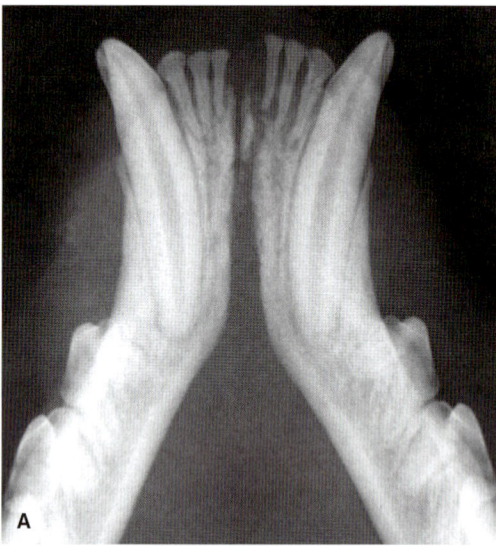

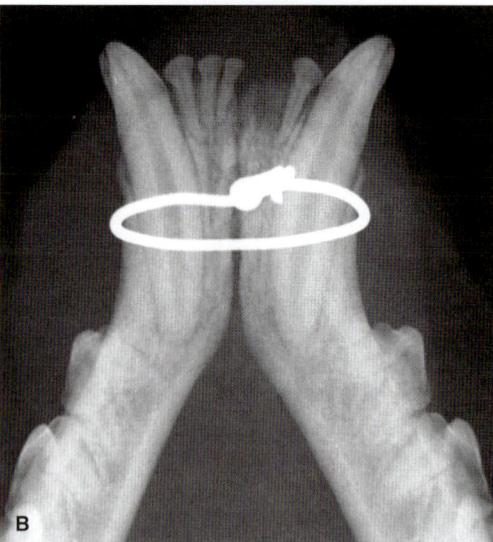

Figura 21.44 Radiografias dentárias de um gato com separação da sínfise mandibular antes do tratamento (**A**) e após passagem circunferencial de fio (**B**). Observar que dois incisivos com movimentação foram extraídos. (*Copyright 2010 Dr. Alexander M. Reiter; usada com permissão.*)

tratamento individual, mas sim ser sucedido por imobilização intraoral com resina. Os dentes devem ser limpos com raspadores manuais ou ultrassônicos e sua superfície, levemente enrugada com pedra-pomes antes do reparo maxilofacial. A técnica de Stout de múltiplas alças de fio contempla, no mínimo, dois dentes de cada fragmento de fratura no procedimento de passagem de fio. O tamanho do fio ortopédico usado em gatos pode variar entre os calibres 24 e 28. É possível fazer o deslizamento do fio dos dentes utilizando-se uma agulha de calibre 20 ou 22 e colocando-se o fio de modo subgengival entre os dentes. Como alternativa, podem ser colocadas gotas de composto no terço gengival na superfície medial e distal da coroa dos dentes a fim de criar ganchos que possibilitem que o fio permaneça na posição. As alças são situadas no lado bucal dos espaços interdentários dos dentes maxilares e lado lingual (ou bucal – dependendo da avaliação da oclusão) dos espaços interdentários dos dentes mandibulares. O fio pode ser girado em áreas onde não existem dentes, e a alça é continuada com os próximos dentes alinhados. Após dentes suficientes terem recebido a alça, a extremidade "estática" do fio é passada por todas as alças, de maneira que as duas extremidades do fio possam ser giradas do modo "puxar e girar". Finalmente, todas as alças são giradas (levemente puxadas ventralmente para dentes mandibulares e dorsalmente para dentes maxilares) e inclinadas de modo interdental. Na técnica modificada de fio de Risdon, usa-se um fio cuja porção média é inicialmente ancorada a um dente. As duas extremidades do fio são giradas ao longo do arco dentário e ancoradas novamente em um outro dente. Um fio girado é suturado à gengiva em diversas localizações entre os dois dentes de ancoragem, que efetivamente alinha segmentos deslocados da fratura antes da colocação de uma tala de resina intraoral.

O composto bisacril é usado para fabricar imobilizadores intraorais de resina. Os dentes limpos são tratados com ácido (para melhorar a aderência da resina) e secos ao ar. A resina é aplicada com uma pistola aplicadora (seringa com ponta que realiza a mistura) principalmente na face lingual dos dentes mandibulares e face labial e face bucal dos dentes maxilares, de preferência de modo coronal à junção mucogengival.[62] Após o material ter sido assentado, a tala é aparada e ganha forma com brocas de acrílico ou cabos de baixa velocidade. Isso possibilita o fechamento da boca e, finalmente, o material é polido (Figura 21.45).[53] Como partículas de alimento podem ficar presas entre a tala e os tecidos bucais, institui-se a higiene bucal domiciliar (enxágue repetido com clorexidina diluída e escovação regular dos dentes e da tala). A imobilização é removida por meio do corte interdentário com uma broca e o descolamento do material em segmentos, usando um alicate de extração ou um elevador luxador. Após a remoção da contenção, os dentes são limpos e polidos. Em geral, a inflamação gengival decorrente do traumatismo da tala e do fio cede em alguns dias.

Outras técnicas empregadas com menor frequência são passagem de fio em osso, fixação externa e colocação de placa em osso.[11] Independentemente de se usar uma técnica não invasiva ou invasiva para reparar uma fratura da mandíbula, a oclusão deve ser avaliada e devem ser feitas radiografias dos locais cirúrgicos antes da extubação. O gato

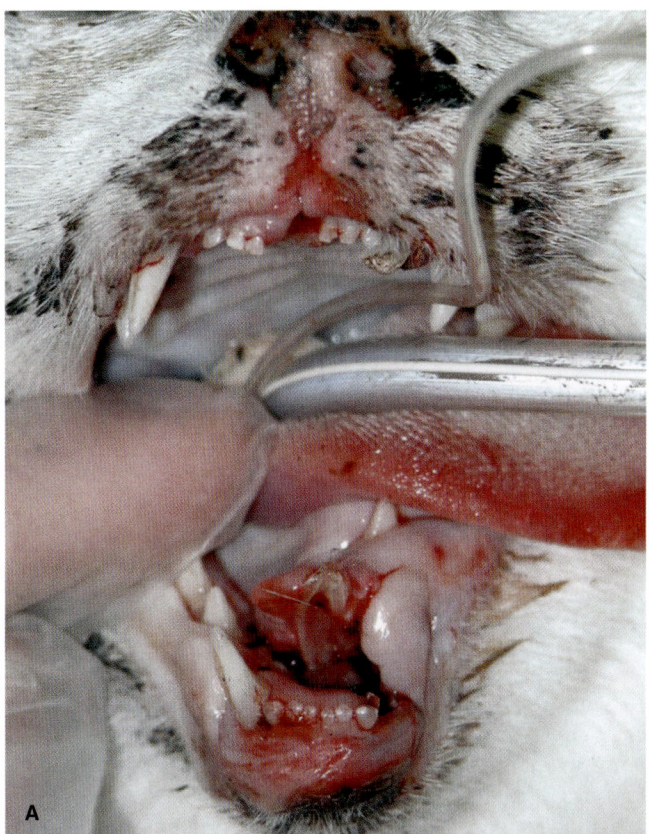

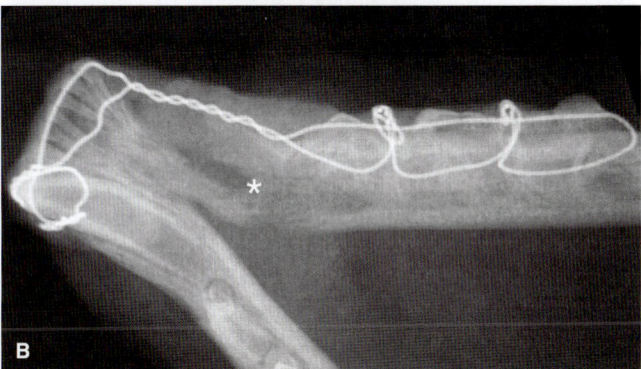

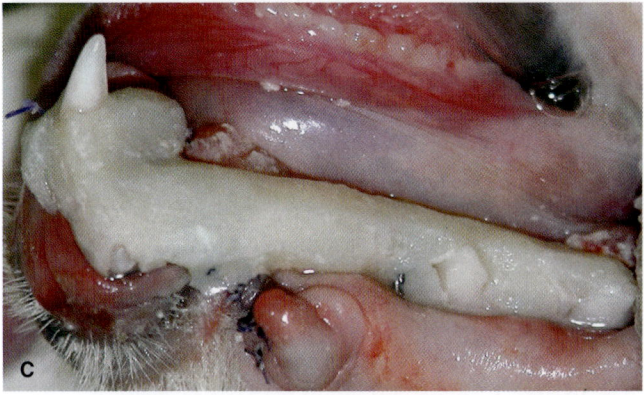

Figura 21.45 Fotografias clínicas e radiografia de gato com traumatismo grave na cabeça. Há fraturas maxilares e mandibulares (**A**). O reparo da fratura mandibular na área do canino mandibular esquerdo lesionado e extraído envolveu a passagem de fio interdental empregando-se a técnica de múltiplas alças de Stout e giro (*asterisco*) das extremidades do fio em áreas sem dentes (**B**) e imobilização intraoral usando resina de composto de bisacril (**C**). (*Copyright 2010 Dr. Alexander M. Reiter; usada com permissão.*)

recebe alta sob controle adequado da dor, além de colar elisabetano e instruções adequadas para alimentação. Os dispositivos de reparo são removidos após a confirmação radiográfica da consolidação da fratura, em geral de 3 semanas (gatos imaturos e adolescentes) a 7 semanas pós-cirurgia. Pequenas discrepâncias oclusais após a remoção do dispositivo podem ser corrigidas por odontoplastia. Se a má oclusão for grave e impedir o fechamento da boca, será necessária a extração de um ou mais dentes para restabelecer a função mastigatória aceitável. As mandíbulas e os dentes acometidos deverão ser reavaliados em 6 a 12 meses para determinar consolidação adequada e assegurar a saúde periodontal e endodôntica dos dentes próximo às linhas de fraturas mandibulares. Algumas fraturas graves da mandíbula em gatinhos podem dificultar o crescimento esquelético normal, bem como o desenvolvimento normal dos dentes. Isso resulta em deformidades faciais e anormalidades dentárias no gato em crescimento.

Distúrbios da articulação temporomandibular

Existem três distúrbios da articulação temporomandibular (ATM) relevantes para o gato: luxação da articulação temporomandibular, trismo com a boca aberta e anquilose da articulação temporomandibular. A luxação da articulação temporomandibular costuma ser confundida com trismo com a boca aberta. Geralmente, os dois distúrbios manifestam-se com incapacidade de fechar a boca e os tratamentos são completamente diferentes. O diagnóstico definitivo pode ser feito com base no exame clínico e na radiologia (incidência dorsoventral). Saber qual distúrbio está ocorrendo é fundamental para formular o plano de tratamento. Embora a luxação da ATM com frequência possa ser resolvida com um bastão de madeira (p. ex., um lápis) colocado entre os caninos mandibulares e maxilares e, a seguir, fechando as maxilas, o mesmo tratamento provocará traumatimo adicional e dor no gato com trismo de boca aberta. Convém observar que qualquer traumatismo na articulação temporomandibular em gatos jovens pode provocar anquilose da articulação.

Luxação da articulação temporomandibular

A luxação quase sempre acontece em decorrência de traumatismo. Na luxação rostrodorsal, o côndilo mandibular movimenta-se rostral e dorsalmente.[58] Em consequência, a mandíbula desvia-se laterorrostralmente para o lado contralateral. A má oclusão é um sinal à apresentação, o que resulta na incapacidade de o animal fechar a boca completamente, devido ao contato anormal entre os dentes maxilares e mandibulares. Processos retroarticulares muito bem desenvolvidos resistem ao deslocamento caudal do côndilo mandibular. Consequentemente, a fratura dessa estrutura é obrigatória para que a luxação ocorra (o que é raro).

A incidência radiográfica dorsoventral demonstra mais adequadamente a luxação da ATM rostrodorsal, em geral revelando aumento da largura do espaço articular e deslocamento rostral do côndilo mandibular (Figura 21.46). Incidências oblíquas laterais também são úteis para estabelecer o diagnóstico. A redução da luxação da ATM

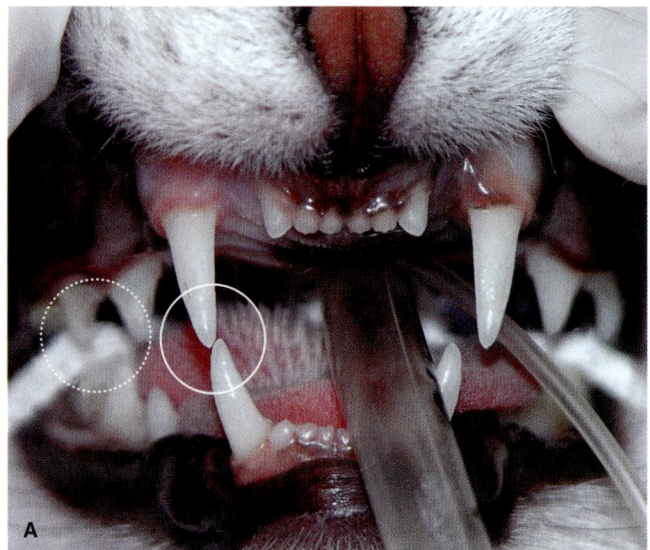

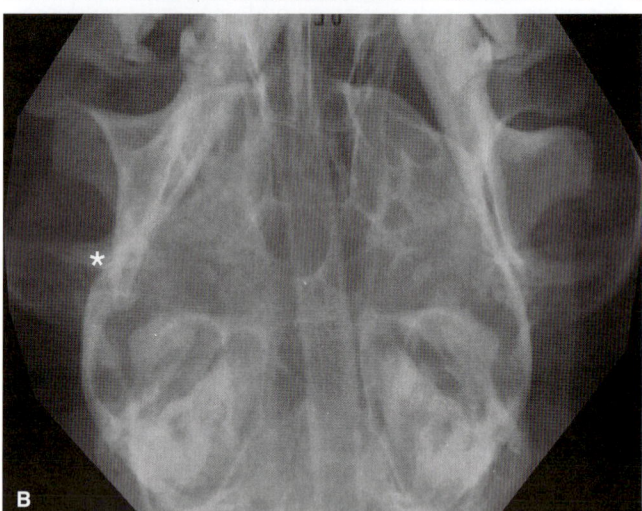

Figura 21.46 Gato com luxação rostrodorsal da articulação temporomandibular esquerda. Convém observar a incapacidade de fechar a boca completamente por causa do contato entre os caninos maxilar e mandibular (círculo cheio) e molares (*círculo tracejado*) após o desvio da mandíbula para a direção do lado não acometido (**A**). A incidência radiográfica dorsoventral mostra o processo condilar (*asterisco*) da mandíbula esquerda sendo deslocado rostralmente (**B**). *(Copyright 2010 Dr. Alexander M. Reiter; usada com permissão.)*

rostrodorsal no gato é feita colocando-se um lápis entre o quarto pré-molar maxilar e o primeiro molar mandibular no lado acometido apenas (o lápis funciona como um fulcro) e fechando a mandíbula contra o lápis e, ao mesmo tempo, tirando a tensão da maxila caudalmente. Com frequência a redução é instável, e pode ser recomendável uma focinheira com fita adesiva durante 2 a 4 semanas. Isso impede que o gato abra muito a boca, reduzindo a probabilidade de recorrência de deslocamento. A luxação crônica é tratada por condilectomia.[29]

Trismo da maxila com a boca aberta

A displasia de tecidos ósseos ou tecidos moles da articulação temporomandibular (ATM) é congênita ou adquirida durante a vida e foi relatada principalmente em gatos da raça Persa.[93] Pode aumentar se houver maior frouxidão da cápsula da ATM e trancamento da maxila com a boca aberta. O bocejo costuma desencadear o evento. É possível o processo coronoide da mandíbula se deslocar lateralmente trancando-se sobre o arco zigomático ou ventrolateral a ele. Diferentemente da luxação rostrodorsal da ATM, não existe contato entre os dentes maxilares e mandibulares, e o gato apresenta-se com a boca completamente aberta (Figura 21.47). A tomografia computadorizada é de interesse acadêmico e talvez não seja necessária para estabelecer o diagnóstico (Figura 21.48).[93,108]

Uma protuberância ipsolateral na face ventrolateral do arco zigomático pode ser palpável. O trancamento ocorre no lado oposto da articulação displásica. Entretanto, há possibilidade de as duas articulações serem acometidas (necessitando de cirurgia bilateral). Já o trancamento manual do lado aparentemente não acometido deve ser ten-

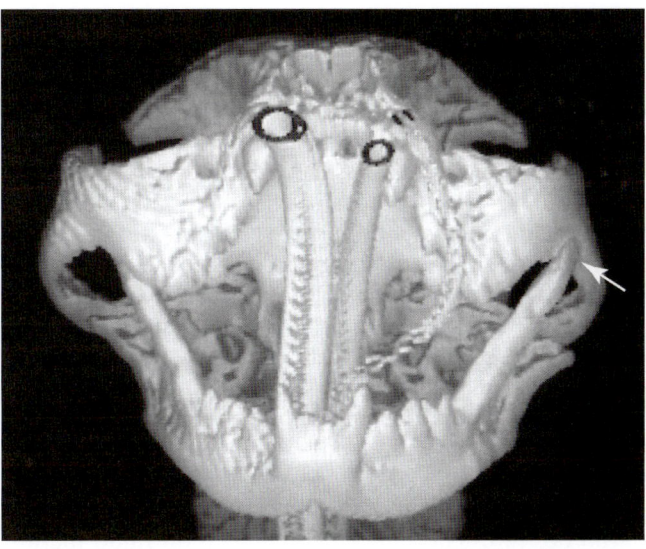

Figura 21.48 Tomografia computadorizada (reconstrução tridimensional) realizada em um gato com trismo de boca aberta, demonstrando o processo coronoide da mandíbula esquerda sendo trancado ventrolateralmente ao arco zigomático (*seta*). *(De Reiter AM. Symphysiotomy, symphysiectomy and intermandibular arthrodesis in a cat with open-mouth jaw locking: case report and literature review,* J Vet Dent *21:147, 2004; usada com permissão.)*

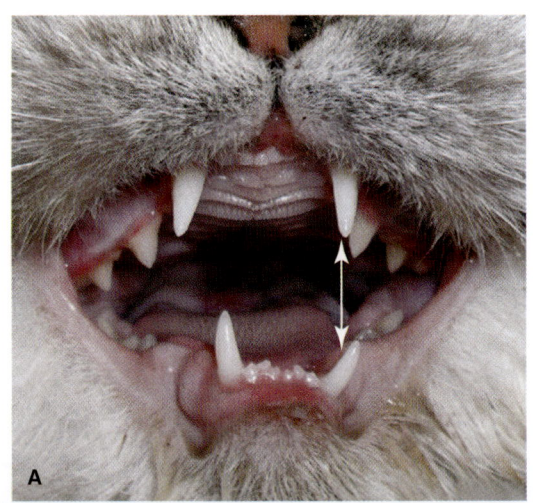

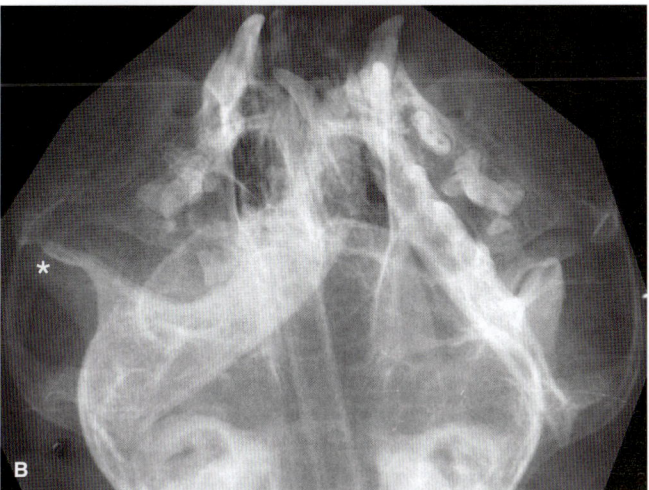

Figura 21.47 Gato com trismo no lado esquerdo com a boca aberta. Observar o desvio da mandíbula na direção do lado acometido (com o arco dentário mandibular esquerdo em posição mais ventral em comparação com o da direita) e a incapacidade de fechar a boca, que é mantida aberta (*seta de pontas duplas*) sem qualquer contato entre os dentes maxilares e mandibulares (**A**). A incidência radiográfica dorsoventral mostra o processo coronoide (*asterisco*) da mandíbula esquerda sendo trancado ventrolateral ao arco zigomático (**B**) *(Copyright 2010 Dr. Alexander M. Reiter; usada com permissão.)*

tado sob contenção química antes do tratamento cirúrgico. Também pode ocorrer trismo de boca aberta sem displasia da ATM, como resultado de eventos traumáticos que levaram ao achatamento do arco zigomático ou à formação excessiva de calo nesse local, assim como fratura com não alinhamento do corpo mandibular e aumento da frouxidão da sínfise mandibular.[93]

O tratamento imediato do trismo com a boca aberta consiste na abertura ainda maior da boca (sedação pode ser necessária) para liberar o processo coronoide da face ventrolateral do arco zigomático e, a seguir, fechamento da boca. A focinheira com fita adesiva é uma solução temporária. O tratamento cirúrgico definitivo envolve coronoidectomia parcial, zigomectomia parcial, ou, preferivelmente, a associação de ambas.[93] Realiza-se uma incisão curvilínea paralela ao arco zigomático, aderências de músculos são dissecadas do osso com um elevador periósteo. Assim, identifica-se o processo coronoide trancado ventrolateral a ele. Um segmento do arco zigomático é removido com uma pinça saca-bocado. A seguir, o mesmo instrumento é usado para remover uma porção do processo coronoide e, depois, faz-se o fechamento do local cirúrgico. É útil segurar o processo coronoide, uma vez identificado, com uma pequena pinça de toalha de modo que ele possa ser prontamente encontrado após a zigomectomia parcial.[93]

Anquilose da articulação temporomandibular

Em geral, a incapacidade progressiva de abrir a boca ocorre como uma complicação após traumatismo da articulação temporomandibular (ATM). A anquilose verdadeira ou intracapsular é a fusão de tecidos rígidos dentro da cápsula da ATM. Os aspectos radiográficos são perda de espaço da ATM, contorno irregular do côndilo mandíbular e extensa formação de osso novo. O tratamento consiste em condilectomia e excisão de todos os calos ósseos associados (que, frequentemente, se estendem de maneira extracapsular).[2,74,89] Pode ser útil transpor tecido muscular adjacente ou fazer transplante de gordura no espaço entre as superfícies ósseas cortadas para evitar ou reduzir a reanquilose. Os cuidados pós-cirúrgicos são fisioterapia (abertura da boca repetidamente várias vezes/dia) e uso de glicocorticoides (que desaceleram a capacidade de cicatrização de tecido conjuntivo, como o osso). Administram-se 1 a 2 mg/kg/dia de prednisolona por via oral, divididos em duas doses durante 1 semana. A seguir, reduz-se a dose até 0,25 a 0,5 mg/kg 1 vez/dia durante o período de 4 semanas. A injeção de triancinolona repositória em cada local cirúrgico pode ser usada se a prednisolona oral não for satisfatória.

A formação excessiva de calo ósseo durante a consolidação de fraturas do arco zigomático e do ramo mandibular também pode levar à incapacidade progressiva de abrir a boca sem envolvimento da ATM. Essa falsa anquilose ou anquilose extracapsular também pode ser uma sequela da formação extensa de osso novo associada a otite média. O tratamento cirúrgico depende da natureza e da localização da lesão anquilótica e, com frequência, exige a ressecção do arco zigomático, do processo coronoide, do processo condilar e do osso novo em excesso.

Tumores bucais e maxilofaciais

Os tumores bucais e maxilofaciais podem ser benignos (não invasivos ou invasivos sem metástase) ou malignos (invasivos e com metástase), e ser de origem dentária (odontogênico; epitelial, mesenquimatoso ou misto) ou não dentária.[102] Em geral, gatos geriátricos são predispostos a tumores bucais e maxilofaciais, mas existem certos tumores que quase sempre ocorrem em felinos adolescentes e adultos jovens (p. ex., o fibroameloblastoma indutivo costuma ocorrer na maxila rostral de gatos com menos de 2 anos de vida). Os tumores odontogênicos podem ocorrer em qualquer idade, porém os tumores em gatos jovens têm mais possibilidade de ser de origem odontogênica.

É possível não haver queixas clínicas nos casos de tumores benignos, porém disfagia, salivação, secreção bucal sanguinolenta, halitose e perda de peso com frequência são relatadas nos tumores malignos. É possível a existência de massa proliferativa óbvia ou tumefação da mandíbula ou da maxila. A higiene bucal domiciliar diária pelo proprietário e o exame bucal profissional em cada consulta do paciente e pelo veterinário são fundamentais para a detecção precoce de tumor.

Lesões benignas

Os tumores bucais e maxilofaciais benignos são menos comuns em gatos, porém ocasionalmente são encontrados osteoma, lipoma, fibroma odontogênico periférico, epúlide de células gigantes, ameloblastoma indutivo (tumor odontogênico indutivo felino), tumor odontogênico produtor de amiloide e plasmocitoma.[32,34,35] *Epúlide* é um termo clínico inespecífico que se refere ao crescimento exofítico

local sobre a gengiva, o qual pode apresentar doença tanto não neoplásica quanto neoplásica (benigna ou maligna). Assim, não se incentiva seu uso sem a adição de adjetivos descritivos. A natureza e a origem dos denominados epúlides felinos múltiplos são controversas. Alguns autores consideram essas proliferações gengivais como neoplasias benignas;[16,19] outros sugerem que se originem do periósteo e representem lesões inflamatórias (reação a placa, cálculo e outra irritação).[33]

Lesões malignas

O tumor maligno oral e maxilofacial predominante em gatos é o carcinoma escamocelular (CEC),[111] o qual – quando ocorre na mandíbula – com frequência manifesta-se como tumefação mandibular (com invasão óssea e formação de "explosão solar") (Figura 21.49). No entanto, não costuma haver proliferação significativa de partes moles intrabucais. Se ocorrer na maxila superior (há frequentemente histórico de local de extração de dente que não cicatriza), em geral o CEC é não protuberante, com grave invasão óssea para

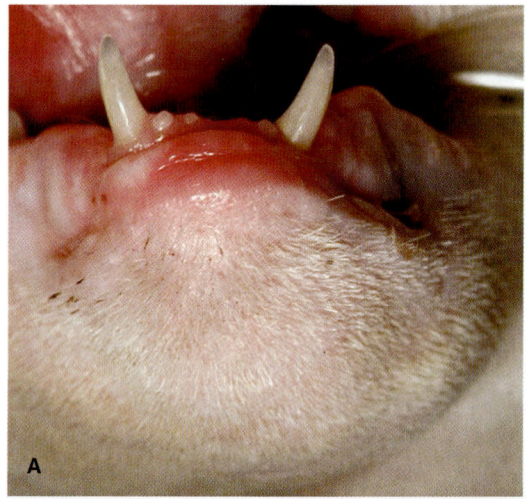

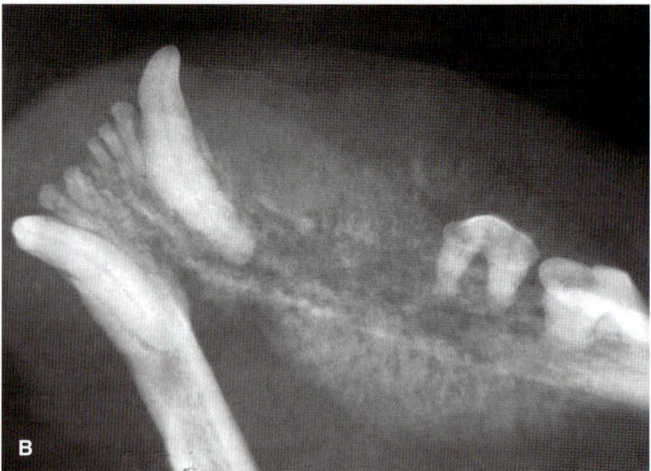

Figura 21.49 Gato com carcinoma escamocelular mandibular. A tumefação da mandíbula sem proliferação de partes moles intrabucais significativa costuma ser vista neste tipo de tumor (**A**). Radiografia da mandíbula esquerda revelando destruição óssea e efeito de explosão solar, além de ausência do terceiro pré-molar (**B**). *(Copyright 2010 Dr. Alexander M. Reiter; usada com permissão.)*

a maxila, a órbita e o arco zigomático. O CEC tende a ser mais proliferativo e ulcerado quando localizado em lábios, bochechas, língua e região sublingual. O CEC lingual e sublingual com frequência se estende para o corpo caudal ou a raiz da língua, tornando-a firme e não elástica à palpação. É comum a metástase para linfonodos regionais, e podem ocorrer metástases distantes em uma fase tardia do processo mórbido. A média de idade de início é de 10 anos, e a ocorrência de CEC em gatos foi associada a exposição a coleiras contra pulgas, alta ingestão de ração enlatada, ingestão regular de atum enlatado e aspiração de fumaça de cigarro do ambiente.[10,107] O histórico e os sinais clínicos são mobilidade de dentes, locais de extração que não cicatrizam, tumefação da mandíbula ou da maxila, ulceração bucal e sangramento, halitose e disfagia se a massa for grande o suficiente para afetar a função mastigatória. Fibrossarcoma, osteossarcoma, hemangiossarcoma e linfossarcoma são tumores bucais e maxilofaciais menos comuns, e o melanoma maligno é muito raro na boca de gatos.[102]

Diagnósticos diferenciais

Muitos diagnósticos diferenciais podem simular tumores bucais e maxilofaciais. A anatomia normal deve ser diferenciada de doença (p. ex., papila incisiva caudal a incisivos maxilares, glândula molar lingual caudolingual ao primeiro molar mandibular). Se a lesão suspeita estiver localizada diretamente sobre a linha média ou for bilateral, deverá ser consultado um livro de anatomia para que estruturas normais sejam descartadas antes de se realizar uma biopsia.

Outros diagnósticos diferenciais não neoplásicos são tecido cicatricial (em geral sobre mucosa bucal ao longo de planos de mordida ou da língua), lesões eosinofílicas (granuloma e úlcera), feridas em cicatrização (tecido de granulação), lesões inflamatórias (p. ex., úlceras), corpos estranhos, abscesso apical, celulite, osteomielite, hiperplasia gengival (aumento anormal do número de células normais em organização normal que resulta clinicamente em aumento gengival), cisto dentígero (com origem na área de um dente que não rompeu), odontomas (conglomerado de células tissulares normais desorganizadas), edema e sialoceles (extravasamento de saliva para submucosa ou tecidos subcutâneos como resultado de traumatismo em ductos salivares ou cápsula de glândula salivar).[38]

Estadiamento, exame bucal e biopsia

Devem ser realizadas radiografias torácicas em qualquer paciente quando houver suspeita de câncer bucal e maxilofacial. Também pode ser feita ultrassonografia abdominal em alguns casos. O aumento de linfonodos regionais indica metástase tumoral ou reatividade relacionada com inflamação bucal. Linfonodos aumentados devem ser avaliados por aspirado com agulha fina ou biopsia excisional. Uma biopsia negativa de linfonodo não descarta a possibilidade de metástase regional, a qual pode ocorrer ao longo de vias perineurais ou vasculares, ou metástase para outros linfonodos menos acessíveis.[51]

O exame bucal concentra-se na localização, no tamanho, na extensão e nas características superficiais da lesão, que pode ser lisa, irregular, pigmentada, inflamada, ulcerada, hemorrágica ou necrótica. Há possibilidade de haver dentes deslocados ou ausentes. Alguns gatos têm dificuldade em abrir (quando o movimento rostral do processo coronoide da mandíbula é inibido ou quando a ATM está envolvida) ou fechar completamente a boca (quando dentes em oposição tocam o interior de tumor intrabucal). Além disso, o apetite e o nível de atividade podem ser afetados. A diminuição da habilidade de retropulsar os globos oculares com frequência é observada no caso de massas maxilares, retro-orbitais e faríngeas caudais. A radiografia das maxilas e da cabeça (usando filme padronizado ou tamanhos 2 e 4 de filme dentário) definirá mais profundamente a extensão de tumores bucais e maxilofaciais. A tomografia computadorizada é particularmente útil em gatos com tumores mandibulares e maxilares caudais e na avaliação de linfonodos regionais.

Devem ser coletadas amostras de lesões suspeitas para exame.[102] Realiza-se a biopsia preferencialmente em uma área que possa ser incluída na ressecção definitiva. Se os resultados citológicos ou histológicos não forem compatíveis com os achados clínicos, obtém-se um segundo espécime, mais profundo e maior. Com frequência, são realizadas técnicas citológicas com agulha calibre 22 por meio de biopsia por agulha ("método pica-pau") ou aspirado com agulha. Esfregaços por impressão e raspados podem ser úteis apenas se obtidos da superfície de corte de um tumor. Os instrumentos para amostragem histológica são pinças saca-bocado, saca-bocado descartável para biopsia cutânea de extremidade aberta e lâminas de bisturi frio para biopsia incisional ou excisional. Devem ser obtidas diversas amostras. Alcança-se a hemostasia por meio de compressão digital e suturam-se os locais de biopsia de tumores que invadem mais profundamente. Para a fixação adequada, o espécime é colocado em formalina tamponada a 10% na proporção de uma parte de tecido para 10 partes de fixador.[102]

Devem ser realizados exames laboratoriais antes da cirurgia definitiva com hemograma completo e perfil bioquímico. Urinálise, tipagem e prova cruzada sanguíneas, perfis de coagulação e tempo de sangramento da mucosa bucal são realizados em alguns casos. O proprietário deve ser informado sobre complicações intracirúrgicas e pós-cirúrgicas, cuidados de acompanhamento, função a longo prazo, qualidade de vida e prognóstico.

Tratamento

A ressecção marginal com pequenas quantidades de tecido circunvizinho não acometido está restrita a pequenos tumores bucais e maxilofaciais benignos. A cirurgia radical (mandibulectomia, maxilectomia, glossectomia e ressecção ampla de lábio e bochecha) de tumores invasivos e malignos deve contemplar, no mínimo, 1% de tecido aparentemente sadio (incluindo a pele) que circunde a lesão neoplásica.[113] Convém evitar o uso de eletrocautério ao longo das margens da ferida que serão suturadas. O fechamento da ferida depende de tecidos disponíveis para a criação de retalhos (mucosa, pele, local, e distante). A terapia associada (cirurgia e radioterapia ou quimioterapia ou ambas) pode ser recomendável, particularmente para tumores com metástase regional ou distante.[76] Quando a excisão cirúrgica não for opção, devem-se enviar esforços para diminuir o índice de crescimento (radioterapia, quimioterapia) e proporcionar alívio em decorrência do desconforto (extração de dentes tocando o tumor, administração de analgésicos).* A expressão da ciclo-oxigenase (COX) em CEC oral felino foi determinada,[23,48] e o uso de inibidores da COX, como piroxicam e meloxicam para a paliação do câncer, promove uma vantagem de sobrevida. Convém evitar o uso concomitante de corticosteroides, e protetores gástricos, como misoprostol, devem ser considerados.

O tamanho relativamente pequeno da cabeça do gato, a proximidade da maxila superior à cavidade nasal e órbita, e os lábios superiores relativamente curtos e retesados (limitando a quantidade de partes moles disponíveis para fechamento de ferida) fazem da maxilectomia radical bem mais desafiadora no gato do que no cão.

Consequentemente, a maxilectomia no gato com frequência fica reservada a pequenos tumores rostrais da maxila superior. Processos malignos maxilares medianos e caudais podem parecer pequenos ao exame clínico, porém tendem a invadir a cavidade nasal, a órbita e o arco zigomático. Além disso, a eficácia cirúrgica é fundamental quando se realizam maxilectomias, pois a hemorragia talvez não seja controlada eficazmente até que o pedaço de maxila acometido seja removido. Inicialmente, o osso deve ser preparado com instrumentos motorizados (brocas giratórias; serras sagitais e oscilatórias) ou por osteótomo e martelo, sucedidos pelo uso de alavancagem com instrumento adequado para quebrar as aderências ósseas remanescentes. Essa abordagem evita lesão da mucosa nasal e possibilita a ligadura segura de vasos dentro dos canais intraorbitários (ou mandibulares, no caso de mandibulectomia parcial). A hemorragia difusa a partir da mucosa basal pode responder à irrigação da ferida com 0,05 a 0,1 mℓ/kg da mistura de 0,25 mℓ de fenilefrina a 1% e 50 mℓ de lidocaína a 2%. Quando houver lábio e mucoperiósteo de bochecha insuficientes para o fechamento da ferida, serão necessários retalhos distantes para fechar o local da maxilectomia.

A mandibulectomia rostral unilateral e a bilateral imediatamente distal aos caninos proporciona boa função e estética em gatos.[87] A ressecção bilateral caudal bilateral nessa altura ou a ressecção do corpo mandibular unilateral resulta em perda da sínfise mandibular, "flutuação" das seções mandibulares remanescentes e problemas progressivamente maiores com retenção da língua, alimentação e autolimpeza. No caso de mandibulectomia total unilateral,[113] separa-se a sínfise mandibular com uma lâmina de bisturi. São feitas incisões bem distantes do tumor na mucosa bucal e na pele, e a mandíbula é solapada por dissecção contusa. As aderências laterais da língua são separadas, e os ductos salivares mandibulares e sublinguais são ligados quando cortados. Isso libera a mandíbula para dissecção adicional dos músculos masseter e pterigoide de suas aderências. A artéria e a veia alveolares inferiores que penetram o canal mandibular e o deixam através do forame mandibular na face medial na mandíbula são ligadas e cortadas. A cápsula da articulação temporomandibular é cortada, as aderências do músculo temporal no processo coronoide são dissecadas e liberadas e a mandíbula

é elevada para fora. Fecha-se a incisão com suturas com monofilamento absorvível sintético, colocando em aposição margens de tecido conjuntivo e mucosa bucal (Figura 21.50). Após procedimentos de mandibulectomia com envolvimento mais unilateral, duas complicações devem ser abordadas, preferivelmente no momento da cirurgia de ressecção. A mandíbula oposta oscilará na direção da linha média, o que pode resultar em o canino mandibular remanescente tocar o palato quando a boca for fechada. Para evitar isso, o dente é extraído ou sua coroa é reduzida cirurgicamente e, depois, por terapia pulpar vital. A língua também pode perder seu suporte ventrolateral e pender da boca, o que leva à salivação e dermatite crônica. É possível que isso seja evitado por meio do avanço rostral ipsilateral da comissura labial formando uma prega que contenha a língua (comissuroplastia).

Em geral, a deiscência da ferida 2 a 3 dias após a cirurgia decorre de tensão nas linhas de sutura ou do comprometimento da vascularidade dos retalhos. Retalhos recém-decíduos são suturados novamente após soltura adicional para eliminar tensão. O fechamento de defeitos oronasais crônicos deve ser realizado após a cura completa das partes moles circunvizinhas. A dor pós-cirúrgica é controlada mediante a associação de opioides de ação central e medicamentos anti-inflamatórios não esteroides. Opioides injetáveis ou orais são suplementados até que a fentanila a partir de um adesivo transdérmico alcance nível adequado no sangue.[5] A antibioticoterapia não é necessária

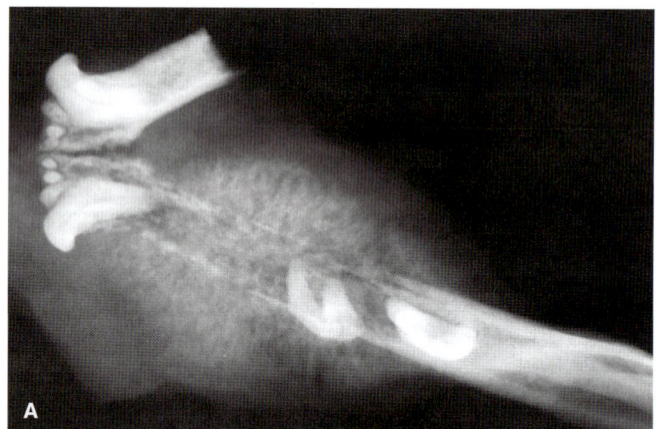

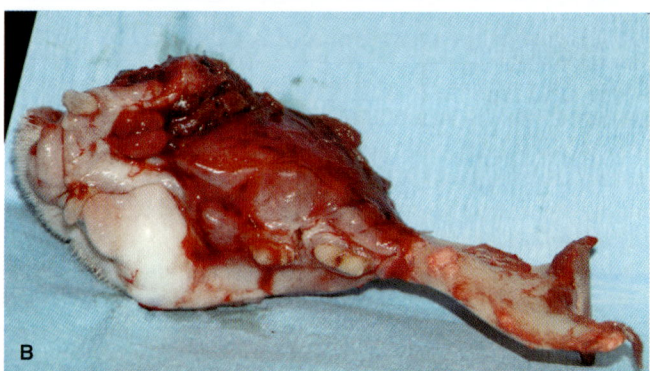

Figura 21.50 Radiografia (**A**) e fotografia clínica de espécime ressecado (**B**) do gato na Figura 21.49 submetido a mandibulectomia total esquerda e parcial direita. *(Copyright 2010 Dr. Alexander M. Reiter; usada com permissão.)*

_____
* Referências 15, 30, 31, 49, 57, 76, 119.

após cirurgias bucais e maxilofaciais no gato saudável nos demais aspectos. Administram-se antibióticos de largo espectro durante a cirurgia em pacientes debilitados e imunodeprimidos e naqueles que sofrem de doença orgânica, distúrbios endócrinos, doença cardiovascular, feridas gravemente contaminadas e infecções sistêmicas.

Oferece-se água após o animal ter se recuperado da anestesia. Após 12 a 24 h da cirurgia, pode-se dar alimento pastoso e manter esse tipo de alimentação durante cerca de 2 semanas.[102] Talvez sejam necessários alguns dias para o gato se adaptar às circunstâncias alteradas na sua boca antes de querer comer normalmente. Uma sonda de alimentação esofágica proporcionará nutrição adequada durante o período pós-cirúrgico imediato. Administra-se solução ou gel de digliconato de clorexidina (0,12%) na boca durante 2 a 3 semanas. Pode ser usado um colar elisabetano para evitar a ruptura dos locais cirúrgicos. Agendam-se novos exames (como palpação de linfonodos da cabeça e do pescoço) após 2 semanas (remoção das suturas da pele) e aos 2, 6 e 12 meses do pós-cirúrgico e, depois, uma vez ao ano (Figura 21.51. Após a chegada dos resultados

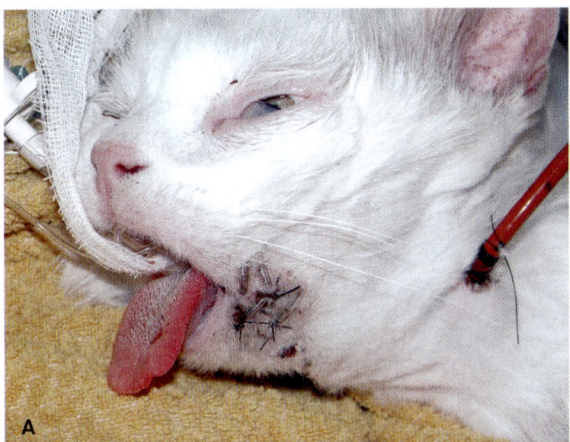

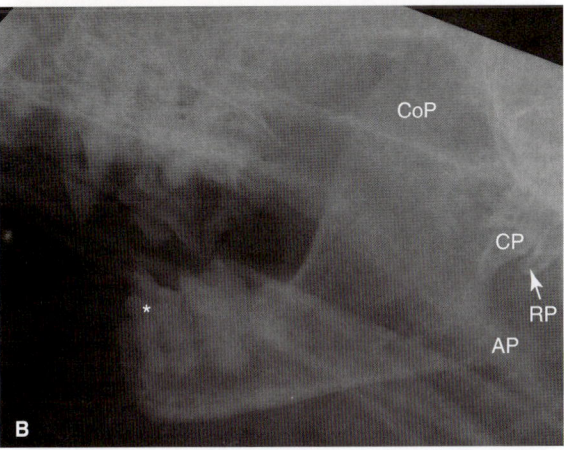

Figura 21.51 A. Fotografia clínica do gato da Figura 21.49, tirada 2 semanas após mandibulectomia esquerda total e direita parcial, comissuroroplastia esquerda (suturas para alívio de tensão ainda no lugar) e sonda de alimentação esofágica aplicada. **B.** Radiografia revelando extensão da ressecção mandibular imediatamente rostral ao quarto pré-molar mandibular direito (*asterisco*). Legenda: *CoP*, processo coronoide; *CP*, processo condilar; *RP*, processo retroarticular; *AP*, processo angular. *(Copyright 2010 Dr. Alexander M. Reiter; usada com permissão.)*

histopatológicos, a colaboração do oncologista é útil para discutir a necessidade de tratamento adicional (cirurgia, radioterapia e quimioterapia). Radiografias torácicas são repetidas conforme necessário, para monitorar metástases distantes.

Referências bibliográficas

1. Addie DD, Radford A, Yam PS et al: Cessation of feline calicivirus shedding coincident with resolution of chronic gingivostomatitis in a cat, *J Small Anim Pract* 44:172, 2003.
2. Anderson MA, Orsini PG, Harvey CE: Temporomandibular ankylosis: treatment by unilateral condylectomy in two dogs and two cats, *J Vet Dent* 13:23, 1996.
3. Bar-Am Y, Pollard RE, Kass PH et al: The diagnostic yield of conventional radiographs and computed tomography in dogs and cats with maxillofacial trauma, *Vet Surg* 37:294, 2008.
4. Beckman BW: Engine driven rotary instrumentation for endodontic therapy in a cat, *J Vet Dent* 21:88, 2004.
5. Beckman BW: Pathophysiology and management of surgical and chronic oral pain in dogs and cats, *J Vet Dent* 23:50, 2006.
6. Beckman B, Legendre L: Regional nerve blocks for oral surgery in companion animals, *Comp Cont Ed Pract Vet* 24:439, 2002.
7. Beebe DE, Gengler WR: Osseous surgery to augment treatment of chronic periodontitis of canine teeth in a cat, *J Vet Dent* 24:30, 2007.
8. Bellows J: *Feline dentistry—oral assessment, treatment, and preventative care*, ed 1, Ames, Iowa, 2010, Wiley-Blackwell.
9. Bennett JW, Kapatkin AS, Marretta SM: Dental composite for the fixation of mandibular fractures and luxations in 11 cats and 6 dogs, *Vet Surg* 23:190, 1994.
10. Bertone ER, Snyder LA, Moore AS: Environmental and lifestyle risk factors for oral squamous cell carcinoma in domestic cats, *J Vet Intern Med* 17:557, 2003.
11. Bilgili H, Kurum B: Treatment of fractures of the mandible and maxilla by mini titanium plate fixation systems in dogs and cats, *Aust Vet J* 81:671, 2003.
12. Blazejewski S, Lewis JR, Reiter AM: Mucoperiosteal flap for extraction of multiple teeth in the maxillary quadrant of the cat, *J Vet Dent* 23:200, 2006.
13. Booij-Vrieling HE, Ferbus D, Tryfonidou MA et al: Increased vitamin D-driven signalling and expression of the vitamin D receptor, MSX2, and RANKL in tooth resorption in cats, *Eur J Oral Sci* 118:39, 2010.
14. Booij-Vrieling HE, Tryfonidou MA, Riemers FM et al: Inflammatory cytokines and the nuclear vitamin D receptor are implicated in the pathophysiology of dental resorptive lesions in cats, *Vet Immunol Immunopathol* 132:160, 2009.
15. Bregazzi VS, LaRue SM, Powers BE et al: Response of feline oral squamous cell carcinoma to palliative radiation therapy, *Vet Radiol Ultrasound* 42:77, 2001.
16. de Bruijn ND, Kirpensteijn J, Neyens IJ et al: A clinicopathological study of 52 feline epulides, *Vet Pathol* 44:161, 2007.
17. Clarke DE: Clinical and microbiological effects of oral zinc ascorbate gel in cats, *J Vet Dent* 18:177, 2001.
18. Clarke DE: Drinking water additive decreases plaque and calculus accumulation in cats, *J Vet Dent* 23:79, 2006.
19. Colgin LM, Schulman FY, Dubielzig RR: Multiple epulides in 13 cats, *Vet Pathol* 38:227, 2001.
20. Cox CL, Hunt GB, Cadier MM: Repair of oronasal fistulae using auricular cartilage grafts in five cats, *Vet Surg* 36:164, 2007.
21. Crossley DA: Tooth enamel thickness in the mature dentition of domestic dogs and cats—preliminary study, *J Vet Dent* 12:111, 1995.
22. DeBowes LJ: Simple and surgical exodontia, *Vet Clin North Am Small Anim Pract* 35:963, 2005.
23. DiBernardi L, Dore M, Davis JA et al: Study of feline oral squamous cell carcinoma: potential target for cyclooxygenase inhibitor treatment, *Prostaglandins Leukot Essent Fatty Acids* 76:245, 2007.
24. Dowers KL, Hawley JR, Brewer MM et al: Association of *Bartonella* species, feline calicivirus, and feline herpesvirus 1 infection with gingivostomatitis in cats, *J Feline Med Surg* 12:314, 2010.
25. DuPont GA: Prevention of periodontal disease, *Vet Clin North Am Small Anim Pract* 28:1129, 1998.
26. DuPont GA: Crown amputation with intentional root retention for dental resorptive lesions in cats, *J Vet Dent* 19:107, 2002.

27. DuPont GA, DeBowes LJ: Comparison of periodontitis and root replacement in cat teeth with resorptive lesions, *J Vet Dent* 19:71, 2002.

28. DuPont GA, DeBowes LJ: *Atlas of dental radiography in dogs and cats*, ed 1, St Louis, 2009, Saunders.

29. Eisner ER: Bilateral mandibular condylectomy in a cat, *J Vet Dent* 12:23, 1995.

30. Fidel JL, Sellon RK, Houston RK et al: A nine-day accelerated radiation protocol for feline squamous cell carcinoma, *Vet Radiol Ultrasound* 48:482, 2007.

31. Fox LE, Rosenthal RC, King RR et al: Use of cis-bis-neodecanoato-trans-R,R-1,2-diaminocyclohexane platinum (II), a liposomal cisplatin analogue, in cats with oral squamous cell carcinoma, *Am J Vet Res* 61:791, 2000.

32. Gardner DG: Ameloblastoma in cats: a critical evaluation of the literature and the addition of one example, *J Oral Pathol Med* 27:39, 1998.

33. Gardner DG: Odontogenic tumors in animals with emphasis on dogs and cats, *Proc Eur Cong Vet Dent* 11:16, 2002.

34. Gardner DG, Dubielzig RR: Feline inductive odontogenic tumor (inductive fibroameloblastoma)—a tumor unique to cats, *J Oral Pathol Med* 24:185, 1995.

35. Gardner DG, Dubielzig RR, McGee EV: The so called calcifying epithelial odontogenic tumour in dogs and cats (amyloid-producing odontogenic tumour), *J Comp Pathol* 111:221, 1994.

36. Gawor JP, Reiter AM, Jodkowska K et al: Influence of diet on oral health in cats and dogs, *J Nutr* 136:2021S, 2006.

37. Gendler A, Lewis JR, Reetz JA et al: Computed tomographic features of oral squamous cell carcinoma in cats: 18 cases (2002-2008), *J Am Vet Med Assoc* 236:319, 2010.

38. Gioso MA, Gomes Carvalho VG: Maxillary dentigerous cyst in a cat, *J Vet Dent* 20:28, 2003.

39. Girard N, Southerden P, Hennet P: Root canal treatment in dogs and cats, *J Vet Dent* 23:148, 2006.

40. Gorrel C, Inskeep G, Inskeep T: Benefits of a "dental hygiene chew" on the periodontal health of cats, *J Vet Dent* 15:135, 1998.

41. Gorrel C, Larsson A: Feline odontoclastic resorptive lesions: unveiling the early lesion, *J Small Anim Pract* 43:482, 2002.

42. Gracis M: Radiographic study of the maxillary canine tooth of four mesaticephalic cats, *J Vet Dent* 16:115, 1999.

43. Gross ME, Pope ER, Jarboe JM et al: Regional anesthesia of the infraorbital and inferior alveolar nerves during noninvasive tooth pulp stimulation in halothane-anesthetized cats, *Am J Vet Res* 61:1245, 2000.

44. Hale FA, Anthony JMG: Prevention of hypothermia in cats during routine oral hygiene procedures, *Can Vet J* 38:297, 1997.

45. Harvey CE: Management of periodontal disease: understanding the options, *Vet Clin North Am Small Anim Pract* 35:819, 2005.

46. Harvey CE, Emily PP: *Small animal dentistry*, ed 1, St Louis, 1993, Mosby.

47. Harvey CE, Flax BM: Feline oral-dental radiographic examination and interpretation, *Vet Clin North Am Small Anim Pract* 22:1279, 1992.

48. Hayes A, Scase T, Miller J et al: COX-1 and COX-2 expression in feline oral squamous cell carcinoma, *J Comp Pathol* 135:93, 2006.

49. Hayes AM, Adams VJ, Scase TJ et al: Survival of 54 cats with oral squamous cell carcinoma in United Kingdom general practice, *J Small Anim Pract* 48:394, 2007.

50. Hennet P: Chronic gingivo-stomatitis in cats: long-term follow-up of 30 cases treated by dental extractions, *J Vet Dent* 14:15, 1997.

51. Herring ES, Smith MM, Robertson JL: Lymph node staging of oral and maxillofacial neoplasms in 31 dogs and cats, *J Vet Dent* 19:122, 2002.

52. Holmstrom SE: Feline endodontics, *Vet Clin North Am Small Anim Pract* 22:1433, 1992.

53. Holmstrom SE, Frost PF, Eisner ER: *Veterinary dental techniques for the small animal practitioner*, ed 3, Philadelphia, 2004, Saunders.

54. How KL, Hazewinkel AW, Mol JA: Dietary vitamin D dependence of cat and dog due to inadequate cutaneous synthesis of vitamin D, *Gen Comp Endocrinol* 96:12, 1994.

55. Howard PE: Tape muzzle for mandibular fractures, *Vet Med Small Anim Clin* 76:517, 1981.

56. Ingham KE, Gorrel C, Bierer TL: Effect of a dental chew on dental substrates and gingivitis in cats, *J Vet Dent* 19:201, 2002.

57. Jones PD, de Lorimier LP, Kitchell BE et al: Gemcitabine as a radiosensitizer for nonresectable feline oral squamous cell carcinoma, *J Am Anim Hosp Assoc* 39:463, 2003.

58. Klima LJ: Temporomandibular joint luxation in the cat, *J Vet Dent* 24:198, 2007.

59. Lantz GC: Regional anesthesia for dentistry and oral surgery, *J Vet Dent* 20:181, 2003.

60. Legendre LFJ: Management and long term effects of electrocution in a cat's mouth, *J Vet Dent* 10(3):6, 1993.

61. Legendre L: Use of maxillary and mandibular splints for restoration of normal occlusion following jaw trauma in a cat: a case report, *J Vet Dent* 15:179, 1998.

62. Legendre L: Intraoral acrylic splints for maxillofacial fracture repair, *J Vet Dent* 20:70, 2003.

63. Legendre L: Maxillofacial fracture repairs, *Vet Clin North Am Small Anim Pract* 35:985, 2005.

64. Lewis JR, Miller BR: Dentistry and oral surgery, In Bassert JM, McCurnin DM, editors: *McCurnin's clinical textbook for veterinary technicians*, ed 7, St Louis, 2010, Saunders, p 1093.

65. Lewis JR, Okuda A, Pachtinger G et al: Significant association between tooth extrusion and tooth resorption in domestic cats, *J Vet Dent* 25:86, 2008.

66. Lewis JR, Reiter AM: Anatomy and physiology, In Niemiec BA, editor: *Small animal dental, oral and maxillofacial disease*, ed 1, London, 2010, Manson Publishing Ltd., p 9.

67. Lewis JR, Tsugawa AJ, Reiter AM: Use of CO_2 laser as an adjunctive treatment for caudal stomatitis in a cat, *J Vet Dent* 24:240, 2007.

68. Lommer MJ, Verstraete FJ: Prevalence of odontoclastic resorption lesions and periapical radiographic lucencies in cats: 265 cases (1995-1998), *J Am Vet Med Assoc* 217:1866, 2000.

69. Lommer MJ, Verstraete FJ: Radiographic patterns of periodontitis in cats: 147 cases (1998-1999), *J Am Vet Med Assoc* 218:230, 2001.

70. Lommer MJ, Verstraete FJ: Concurrent oral shedding of feline calicivirus and feline herpesvirus 1 in cats with chronic gingivostomatitis, *Oral Microbiol Immunol* 18:131, 2003.

71. Lyon KF: Gingivostomatitis, *Vet Clin North Am Small Anim Pract* 35:891, 2005.

72. Marretta SM, Grove TK, Grillo JF: Split palatal U-flap: a new technique for repair of caudal hard palate defects, *J Vet Dent* 8(1):5, 1991.

73. Masztis PS: Repair of labial avulsion in a cat, *J Vet Dent* 10(1):14, 1993.

74. Meomartino L, Fatone G, Brunetti A et al: Temporomandibular ankylosis in the cat: a review of seven cases, *J Small Anim Pract* 40:7, 1999.

75. Mohn KL, Jacks TM, Schleim KD et al: Alendronate binds to tooth root surfaces and inhibits progression of feline tooth resorption: a pilot proof-of-concept study, *J Vet Dent* 26:74, 2009.

76. Moore A: Treatment choices for oral cancer in cats. What is possible? What is reasonable? *J Feline Med Surg* 11:23, 2009.

77. Morris JG: Vitamin D synthesis by kittens, *Vet Clin Nutr* 3(3):88, 1996.

78. Morris JG: Ineffective vitamin D synthesis in cats is reversed by an inhibitor of 7-dehydrocholesterol-delta7-reductase, *J Nutr* 129:903, 1999.

79. Morris JG, Earle KE, Anderson PA: Plasma 25-hydroxyvitamin D in growing kittens is related to dietary intake of cholecalciferol, *J Nutr* 129:909, 1999.

80. Negro VB, Hernandez SZ, Maresca BM et al: Furcation canals of the maxillary fourth premolar and the mandibular first molar teeth in cats, *J Vet Dent* 21:10, 2004.

81. Niemiec BA: Fundamentals of endodontics, *Vet Clin North Am Small Anim Pract* 35:837, 2005.

82. Niemiec BA: Digital dental radiography, *J Vet Dent* 24:192, 2007.

83. Niemiec BA, Furman R: Feline dental radiography, *J Vet Dent* 21:252, 2004.

84. Niemiec BA, Gilbert T, Sabatino D: Equipment and basic geometry of dental radiography, *J Vet Dent* 21:48, 2004.

85. Niemiec BA, Mulligan TW: Vital pulp therapy, *J Vet Dent* 18:154, 2001.

86. Niemiec BA, Sabatino D, Gilbert T: Developing dental radiographs, *J Vet Dent* 21:116, 2004.

87. Northrup NC, Selting KA, Rassnick KM et al: Outcomes of cats with oral tumors treated with mandibulectomy: 42 cases, *J Am Anim Hosp Assoc* 42:350, 2006.

88. Okuda A, Inouc E, Asari M: The membranous bulge lingual to the mandibular molar tooth of a cat contains a small salivary gland, *J Vet Dent* 13:61, 1996.

89. Okumura M, Kadosawa T, Fujinaga T: Surgical correction of temporomandibular joint ankylosis in two cats, *Aust Vet J* 77:24, 1999.

90. Orsini P, Hennet P: Anatomy of the mouth and teeth of the cat, *Vet Clin North Am Small Anim Pract* 22:1265, 1992.

91. Quimby JM, Elston T, Hawley J et al: Evaluation of the association of *Bartonella* species, feline herpesvirus 1, feline calicivirus, feline leukemia virus and feline immunodeficiency virus with chronic feline gingivostomatitis, *J Feline Med Surg* 10:66, 2008.

92. Ray JD, Eubanks DL: Dental homecare: teaching your clients to care for their pet's teeth, *J Vet Dent* 26:57, 2009.

93. Reiter AM: Symphysiotomy, symphysiectomy and intermandibular arthrodesis in a cat with open-mouth jaw locking—case report and literature review, *J Vet Dent* 21:147, 2004.

94. Reiter AM: Dental surgical procedures. In Tutt C, Deeprose J, Crossley D, editors: *BSAVA manual of canine and feline dentistry*, ed 3, Gloucester, 2007, British Small Animal Veterinary Association, p 178.

95. Reiter AM: High-rise syndrome. In Cote E, editor: *Clinical veterinary advisor*, ed 1, St Louis, 2007, Mosby, p 518.

96. Reiter AM: Palate defect. In Bojrab MJ, Monnet E, editors: *Mechanisms of disease in small animal surgery*, ed 3, Jackson, 2010, Teton NewMedia, p 118.

97. Reiter AM, Brady CA, Harvey CE: Local and systemic complications in a cat after poorly performed dental extractions, *J Vet Dent* 21:215, 2004.

98. Reiter AM, Harvey CE: Periodontal and endodontic disease. In Bojrab MJ, Monnet E, editors: *Mechanisms of disease in small animal surgery*, ed 3, Jackson, 2010, Teton NewMedia, p 125.

99. Reiter AM, Lyon KF, Nachreiner RF et al: Evaluation of calciotropic hormones in cats with odontoclastic resorptive lesions, *Am J Vet Res* 66:1446, 2005.

100. Reiter AM, Lewis JR, Okuda A: Update on the etiology of tooth resorption in domestic cats, *Vet Clin North Am Small Anim Pract* 35:913, 2005.

101. Reiter AM, Mendoza KA: Feline odontoclastic resorptive lesions. An unsolved enigma in veterinary dentistry, *Vet Clin North Am Small Anim Pract* 32:791, 2002.

102. Reiter AM, Smith MM: The oral cavity and oropharynx. In Brockman DJ, Holt DE, editors: *BSAVA manual of canine and feline head, neck and thoracic surgery*, ed 1, Gloucester, 2005, British Small Animal Veterinary Association, p 25.

103. Rochette J: Regional anesthesia and analgesia for oral and dental procedures, *Vet Clin North Am Small Anim Pract* 35:1041, 2005.

104. Roudebush P, Logan E, Hale FA: Evidence-based veterinary dentistry: a systematic review of homecare for prevention of periodontal disease in dogs and cats, *J Vet Dent* 22:6, 2005.

105. Rusbridge C, Heath S, Gunn-Moore DA et al: Feline orofacial pain syndrome (FOPS): a retrospective study of 113 cases, *J Feline Med Surg* 12:498, 2010.

106. Smith MM: Extraction of teeth in the mandibular quadrant of the cat, *J Vet Dent* 25:70, 2008.

107. Snyder LA, Bertone ER, Jakowski RM et al: p53 expression and environmental tobacco smoke exposure in feline oral squamous cell carcinoma, *Vet Pathol* 41:209, 2004.

108. Soukup JW, Snyder CJ, Gengler WR: Computed tomography and partial coronoidectomy for open-mouth jaw locking in two cats, *J Vet Dent* 26:226, 2009.

109. Southerden P, Gorrel C: Treatment of a case of refractory feline chronic gingivostomatitis with feline recombinant interferon omega, *J Small Anim Pract* 48:104, 2007.

110. Souza de HJ, Amorim FV, Corgozinho KB et al: Management of the traumatic oronasal fistula in the cat with a conical silastic prosthetic device, *J Feline Med Surg* 7:129, 2005.

111. Stebbins KE, Morse CC, Goldschmidt MH: Feline oral neoplasia: a ten-year survey, *Vet Pathol* 26:121, 1989.

112. Vercelli A, Raviri G, Cornegliani L: The use of oral cyclosporin to treat feline dermatoses: a retrospective analysis of 23 cases, *Vet Dermatol* 17:201, 2006.

113. Verstraete FJ: Mandibulectomy and maxillectomy, *Vet Clin North Am Small Anim Pract* 35:1009, 2005.

114. Verstraete FJM, Terpak CH: Anatomical variations in the dentition of the domestic cat, *J Vet Dent* 14:137, 1997.

115. Vrieling HE, Theyse LRF, Winkelhoff van AJ et al: Effectiveness of feeding large kibbles with mechanical cleaning properties in cats with gingivitis, *Tijdschr Diergeneeskd* 130:136, 2005.

116. Wesselink PR, Beertsen W: Ankylosis of the mouse molar after systemic administration of 1-hydroxyethylidene-1,1-bisphosphonate (HEBP), *J Clin Periodontol* 21:465, 1994.

117. Wesselink PR, Beertsen W: Repair processes in the periodontium following dentoalveolar ankylosis: the effect of masticatory function, *J Clin Periodontol* 21:472, 1994.

118. Withrow SJ: Taping of the mandible in treatment of mandibular fractures. *J Am Anim Hosp Assoc* 17:27, 1981.

119. Wypij JM, Fan TM, Fredrickson RL et al: In vivo and in vitro efficacy of zoledronate for treating oral squamous cell carcinoma in cats, *J Vet Intern Med* 22:158, 2008.

120. Zetner K, Stoian C, Benetka V et al: Influence of omega-interferon on the chronic gingivostomatitis of the cat, *Prakt Tierarzt* 85:798, 2004.

Dermatologia

Doenças Cutâneas em Felinos

Karen A. Moriello

Este capítulo concentra-se nas doenças cutâneas comuns encontradas nas clínicas veterinárias. As informações estão organizadas conforme o problema. Prurido, descamação e crostas, alopecia, úlcera e erosões, distúrbios da pata e das unhas, otite, doenças das bolsas anais e pele frágil são os problemas dermatológicos felinos encontrados com maior frequência. O capítulo encerra-se com uma breve discussão sobre alergias humanas a gatos. As dermatopatias mais raras de gatos são discutidas em diversas excelentes fontes enciclopédicas.[40,43,55,66]

Abordagem diagnóstica

Para o tratamento adequado de um gato com doença cutânea, o objetivo consiste em se fazer o diagnóstico definitivo e delinear um plano terapêutico. Existem três pontos principais que o veterinário deve discutir com os proprietários. O primeiro é que as doenças cutâneas de gatos envolvem ou um diagnóstico fácil ou um complexo. Em segundo lugar, as doenças cutâneas de felinos ou são "tratadas e curadas" ou "tratadas e controladas". Por fim, a facilidade ou a dificuldade de diagnóstico de modo algum prediz se a doença é curável ou apenas administrável. Do ponto de vista prático, a primeira atitude que o veterinário deve tomar, por meio do histórico e do exame físico, é saber se o gato tem prurido. O prurido é o problema mais comum em gatos.

A consulta clínica é menos estressante para todas as partes envolvidas se o gato estiver o mais confortável possível. Alguns veterinários preferem examinar gatos sobre toalhas brancas limpas que foram borrifadas com ferormônios felinos. Se possível, convém obter o histórico primeiramente e colocar o transportador sobre a toalha, deixando que o gato relaxe. O uso de *kits* diagnósticos preparados (Figura 22.1) possibilita que sejam coletados espécimes facilmente assim que o exame começar. Iluminação e aumento adequados são importantes, pois o exame da pele exige inspeção próxima. Lentes de aumento seguras na mão funcionam tão bem quanto lupas para exame. A quantidade de luz necessária para o exame completo da pele é semelhante àquela necessária para cirurgia. Se não houver refletores de alta potência, lanternas manuais operadas por baterias são uma opção excelente.

Obtenção do histórico

O valor do completo histórico em qualquer doença é evidente. As seguintes informações devem ser obtidas por meio de um formulário de histórico impresso ou de entrevistas:

1. Queixa do proprietário: isso pode ou não ajudar a determinar o problema dermatológico.

2. Informações de assinalamento:
   - Idade: muitas doenças cutâneas são comuns em determinadas faixas etárias. Sarna na orelha, parasitos contagiosos e dermatofitoses são mais comuns em filhotes do que em gatos adultos. Doenças alérgicas tendem a ser observadas primeiramente em gatos com 6 meses a 2 anos de idade. Gatos mais velhos são mais suscetíveis a doenças cutâneas imunomediadas, tumores ou doenças associadas a doenças sistêmicas
   - Sexo: felinos machos inteiros, especialmente se tiverem vida livre, são mais propensos a abscessos e outras infecções
   - Raça: esse item é menos importante do que em cães, porém existem algumas doenças relacionadas com a raça, como a dermatite por *Malassezia* de gatos Rex
   - Estilo de vida e o fato de haver ou não outros gatos morando no mesmo local: gatos com acesso ao ambiente externo são mais passíveis de contrair doenças cutâneas contagiosas; assim, saber se há problema de pele em outros felinos do lugar pode ajudar a determinar se a doença cutânea é contagiosa
   - Origem: animais de companhia recém-adquiridos de criadores, abrigos, lojas especializadas ou organizações de resgate apresentam risco maior de doenças cutâneas contagiosas e infecciosas.

Com relação à doença cutânea em si, o veterinário deve estabelecer os seguintes elementos fundamentais:

1. Data de início: esse dado ajuda a estabelecer a idade do início e duração da doença cutânea.
2. Desenvolvimento agudo ou crônico: início agudo pode sugerir reações medicamentosas ou reações irritantes em contraste com um problema crônico que é mais compatível com doenças alérgicas ou tumores.
3. Sazonalidade: as doenças cutâneas sazonais envolvem pulgas, alergias a pulgas, dermatites atópicas e doenças parasitárias. As alergias alimentares não são sazonais.

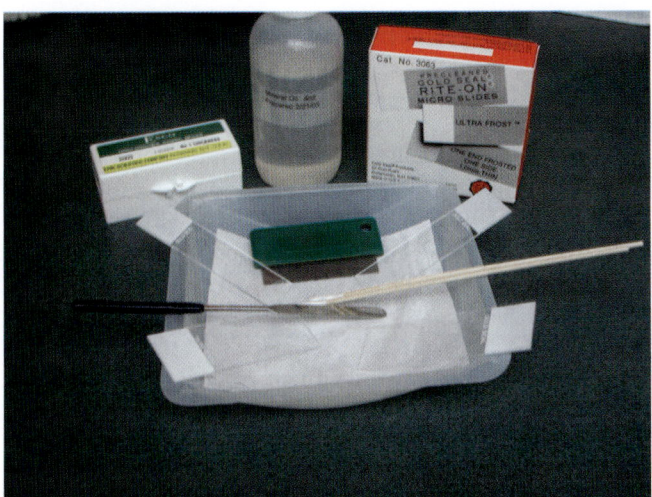

Figura 22.1 *Kit* de dermatologia diagnóstico. Este *kit* diagnóstico pré-organizado torna o exame clínico e a coleta de espécimes mais eficientes. *(Cortesia da University of Wisconsin School of Veterinary Medicine.)*

4. Qual era o aspecto no início?
5. A doença é pruriginosa? Este fato é importante e, com frequência, difícil de estabelecer, pois muitos comportamentos associados a prurido em gatos podem não ser reconhecidos como tal pelos proprietários. Quando estiver em dúvida, o veterinário deve presumir que o gato tem prurido.

Em gatos com prurido conhecido ou suspeito, existem cinco pontos fundamentais a estabelecer:

1. O prurido desenvolveu-se antes, ao mesmo tempo ou após o desenvolvimento das lesões?
2. Quão grave é o prurido, e com que frequência ocorre? Costuma ser mais útil adotar adjetivos em vez de uma escala de 1 a 10 na consulta inicial. Termos como *franco*, *intenso*, *constante*, *intermitente* e *ocasional* são mais significativos do que números.
3. Como o prurido se manifesta (p. ex., com o animal dando mordidas, comendo as unhas, puxando o pelo, esfregando-se)?
4. Que partes do corpo estão acometidas?
5. O prurido responde a tratamento com corticosteroide?

Exame físico

É fácil concentrar-se apenas na pele, de modo que o exame de saúde geral deve ser realizado antes do exame dermatológico. Com bastante frequência, as informações obtidas no exame físico geral podem ser úteis no processo diagnóstico. Ao realizar o exame dermatológico em um gato, o clínico deve concentrar-se no seguinte:

- Vibrissas: estão rombas ou quebradas? Há possibilidade de isso ser sinal de prurido e é comum em gatos atópicos
- Queixos e lábios: há perda de pelo? Há comedões ou furúnculos? Esses são sinais de fricção facial
- Orelhas e áreas pré-auriculares: há exsudato excessivo nas orelhas? Qual a consistência? A hiperpigmentação pré-auricular pode ser decorrente de comedões. Há evidências de hematoma auricular pregresso? As lesões estão na parte interna das orelhas? Há perda de pelo ou crostas nas orelhas? Dermatofitose e pênfigo acometem as orelhas. As margens das orelhas são normais? Margens irregulares podem decorrer de traumatismo, enregelamento ou neoplasia. Há pelo branco na cabeça? A pele está normal? Se estiver anormal, poderá ser decorrente de lesão solar. Além disso, há possibilidade de ocorrerem carcinomas escamocelulares ou alterações actínicas iniciais
- Nariz e face: há perda de pelo? Crostas? Ulceração?
- Cavidade bucal: procurar úlceras ou erosões
- Patas e leito das unhas: gatos com prurido costumam morder as unhas, que terão aspecto quebrado e dividido. Há fragmentos cerosos pretos próximos do leito da unha ou na área interdigital? Com frequência, esse é um sinal de crescimento excessivo de leveduras associado a alergias ou doenças sistêmicas.[77] O pênfigo provocará exsudação e crostas no leito das unhas. Os coxins plantares estão normais? Crostas e espessamento dos coxins plantares são anormais e podem ser causados por

doenças imunomediadas, dermatofitoses e síndrome hepatocutânea. Há calosidades nos coxins plantares? Isso pode sugerir distúrbio de queratinização ou anormalidade de desenvolvimento, ou ainda explicar claudicação. Os coxins plantares parecem inchados? Isso é comum na pododermatite por plasmócitos

- Qualidade dos pelos: os gatos praticam autolimpeza meticulosa, e pelos emaranhados e não cuidados não são normais. Há descamação excessiva? Os pelos têm descamação presa? Isso é comum em gatos com piodermite bacteriana. Se houver descamação, ela é espessa e aderente? Isso é gravemente anormal e está mais comumente associado a doenças neoplásicas ou imunomediadas. Também pode ser encontrada em dermatofitose grave. Os pelos se soltam com facilidade? Há perda de pelo? Em caso afirmativo, os pelos estão ásperos, sugerindo raspagem? Qual o padrão geral da perda de pelo?
- Ventre: inspecionar atentamente os mamilos. Há pústulas ou crostas? Pústulas ao redor dos mamilos são raras e mais comumente vistas nos casos de pênfigo. Examinar a cauda e a base da cauda. Pelo excessivamente oleoso na cauda sugere inflamação de glândulas sebáceas, autolimpeza ruim, ou ambas. Convém inspecionar atentamente a pele quanto a lesões primárias e secundárias. Muitas lesões não são encontradas facilmente, exceto por palpação da pele.

Exames diagnósticos essenciais

À medida que o exame é realizado, o veterinário deve coletar amostras no momento em que a lesão é observada, e não posteriormente. Assim, é mais eficiente e menos estressante para o gato. Por esse motivo, é uma boa ideia manter o *kit* de dermatologia (Figura 22.1) à mão. Os exames diagnósticos essenciais contemplam raspados de pele, pente-fino, *swab* de ouvido com óleo mineral, citologia de *swab* de ouvido, citologia cutânea (lâmina de vidro ou fita adesiva), tricogramas do pelo e culturas para fungos em escova de dente. O Boxe 22.1 traz uma relação do equipamento para exame diagnóstico dermatológico domiciliar.

Raspados de pele

Os parasitos primários identificados por raspados de pele são os ácaros de felinos *Demodex*, *Cheyletiella* e *Notoedres*. Às vezes, podem ser encontrados *Octodectes* nos raspados de pele. Raspados de pele positivos arrolam uma etiologia, mas raspados de pele negativos não descartam necessariamente tais parasitos. Os raspados de pele em gatos devem ser realizados apenas com espátula (Figura 22.2). Essas espátulas são mais seguras e de baixo custo e proporcionam material melhor que lâminas de bisturi sem corte. As amostras ideais são obtidas colocando-se várias gotas de óleo mineral sobre a pele e usando-se a extensão da espátula (não a ponta) para deslocar material da superfície e do folículo ao raspar com delicadeza com movimentos de varredura curtos. Usar a extensão da espátula possibilita ao veterinário delicadamente raspar áreas pequenas ou grandes da pele. Os ácaros de interesse são mais superficiais na pele do gato que na do cão, de modo que, a menos que

haja espessamento da pele, raramente é necessário raspar até haver sangramento capilar aparente. É mais útil raspar mais frequentemente e sobre áreas maiores ao lidar com gatos com doenças cutâneas.

Após obter a amostra, o material é transferido para uma lâmina de vidro e coberto com lamínula. Esta é importante porque a pressão por ela provocada empurra ácaros para as margens da lâmina. Convém examinar as lâminas com aumento de 10×, iniciando nas margens da lamínula. Com frequência, é útil mover o condensador para baixo para aumentar o contraste e observar primeiramente se há movimento. Ácaros *Demodex* spp. podem variar em forma, e o ácaro *Demodex gatoi*, curto e largo, passa facilmente despercebido, particularmente no aumento de 4×. Seguem alguns artefatos: glóbulos vermelho-acastanhados (eritrócitos), grânulos preto-acastanhados (grânulos de melanina), fios coloridos, hastes de pelos quebradas e pólen de plantas ou esporos de bolor (em geral, escuros). Macroconídias de *Microsporum canis* nunca são encontradas em raspados de pele.

Boxe 22.1 Relação de material para minilaboratório de dermatologia

Lâminas de vidro com margem para microscópio
Lamínulas
Lâmina de bisturi
Espátula para raspado de pele (espátula de metal para pesagem em laboratórios químicos)
Óleo mineral em frasco gotejador
Swabs com ponta de algodão
Seringas de 5 mℓ e 10 mℓ
Agulhas de calibres 22 e 23
Lâmpada de Wood (opcional)
Escovas de dentes comuns, novas (não abertas)
Corante lactofenol azul-algodão
Meios para testes de dermatófitos
Swabs estéreis para cultura com meio de transporte
Agulhas estéreis de calibres 25 e 27
Fósforos ou isqueiro
Pinça pequena
Hidróxido de potássio a 20% em frasco gotejador
Álcool ou *swabs* com álcool
Pente-fino
Fita adesiva de acetato transparente
Microscópio com objetivas de 4×, 10× e de imersão em óleo
Corantes Diff-Quick

Material para biopsia de pele

Hidrocloreto de lidocaína
Agulhas e seringas
Lâminas para bisturi números 10 ou 11
Material de sutura ou grampos cutâneos
Pinça Adson-Brown
Instrumentos cirúrgicos estéreis
Depressores de madeira para língua
Saca-bocados (*punches*) para biopsia cutânea diâmetros 4, 6 e 8 mm (opcionais)
Frascos com formalina tamponada a 10%
Câmera

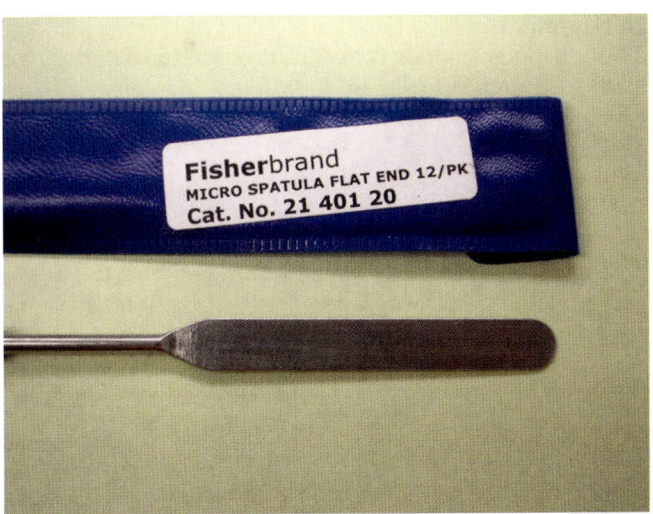

Figura 22.2 Espátula para raspado de pele para coletar amostras citológicas. Este instrumento torna mais fácil e segura a coleta do que a lâmina de bisturi. (*Cortesia da University of Wisconsin School of Veterinary Medicine.*)

Pente-fino

Aconselha-se passar o pente-fino em qualquer gato com perda de pelo, descamação ou prurido. Usa-se esse tipo de pente, que pode ser de plástico ou de metal, para encontrar pulgas, excrementos de pulgas, carrapatos, piolhos e ácaros *Cheyletiella* spp. É possível examinar o material com lupa ou sob o microscópio. Partículas de terra podem ser confundidas com excrementos de pulga, e a água é útil para diferenciar as duas substâncias. Os excrementos de pulga se dissolvem, deixando uma mancha castanho-avermelhada. Resíduos de xampu (pouco comum em gatos) podem simular descamação excessiva. Têm o aspecto de fragmentos de pó fino na extremidade distal dos fios.

Montagens com fita de acetato

As montagens com fita de acetato podem ser usadas para capturar pulgas e excrementos de pulgas e carrapatos, e para coletar descamações à procura de ácaros *Cheyletiella* spp. Esses ácaros são encontrados mais frequentemente em raspados de pele ou no pente-fino; a utilidade dessa técnica é bastante enfatizada. O lado pegajoso de um pedaço limpo de fita de acetato é pressionado contra o objeto de interesse e, a seguir, colocado sobre uma lâmina de microscópio com uma gota de óleo mineral. Uma outra gota de óleo mineral é pingada sobre a fita e, sobre essa gota, coloca-se uma lamínula. Dessa maneira, os ácaros são mais bem observados. A lâmina é examinada com aumentos crescentes. São artefatos comuns dobras da fita, fita fosca, linhas de tecido, esporos pigmentados de fungos e matéria orgânica.

Citologia de swab da orelha

É importante coletar espécimes para citologia de *swab* da orelha *antes* de se fazer a coleta dos espécimes para exame com óleo mineral. A citologia de *swab* da orelha exami-

na fragmentos, cera e exsudato do canal da orelha. Está indicada em todos os casos de otite, prurido da cabeça e do pescoço. Um *swab* seco com ponta de algodão é usado para coletar material e depois é girado sobre uma lâmina de vidro de microscópio. A lâmina é fixada por calor, além de receber corante Giemsa rápido. As lâminas devem ser examinadas sob pequeno aumento (aumento de 4× ou 10×), a fim de localizar áreas de celularidade para o exame detalhado. Bactérias e fungos são mais bem-observados sob imersão em óleo. Se houver bastonetes evidentes, recomenda-se a cultura de orelha.

Citologia de swab de ouvido em óleo mineral

A citologia de *swab* de orelha em óleo mineral é usada mais comumente quanto há suspeita de ácaros de *Otodectes* spp. É um teste diagnóstico que poderia ser mais utilizado em gatos. *D. gatoi* e *D. cati* podem provocar otite pruriginosa em gatos jovens e adultos. Os *swabs* de orelha estão indicados sempre que houver suspeita de ácaros, fragmentos no ouvido ou prurido na cabeça e pescoço ou na orelha. Utiliza-se um *swab* seco com ponta de algodão para coletar fragmentos de material da orelha. Na procura por ácaros, o veterinário deve rolar a ponta do *swab* em uma gota de óleo mineral sobre uma lâmina de microscópio e, a seguir, colocar uma lamínula sobre a gota de óleo.

Citologia de pele e citologia de leito da unha

A citologia de pele e a citologia de leito da unha são exames diagnósticos ainda pouco utilizados na dermatologia felina. São usados mais comumente para identificar crescimento bacteriano e fúngico excessivo. Também podem ser utilizados para ajudar a identificar células acantolíticas que são observadas no pênfigo foliáceo (PF). Existem três métodos comuns para obter amostras da pele: impressões com lâmina de vidro, fita de acetato transparente e coleta com espátula:

- Esfregaços por impressão em lâmina de vidro: com a lâmina de vidro limpa, o veterinário delicadamente comprime a pele lesada para cima, fazendo uma pequena prega da pele-alvo e pressiona a lâmina de vidro firmemente sobre a área. A pressão deve ser aplicada diretamente sobre o local da amostra por meio do polegar ou do indicador. Não se fazendo dessa maneira, a lâmina poderá quebrar
- Fita adesiva transparente: com uma fita adesiva transparente, o veterinário pressiona o lado pegajoso da fita sobre a área-alvo e delicadamente puxa para cima. Essa técnica é especialmente útil para pequenas áreas da pele ou quando o gato for rebelde, em cujo caso o proprietário pode ser instruído quanto ao local de colocação da fita. É fundamental pular a etapa de fixação ao corar espécimes para citologia em fita para que esta não seja danificada. Usando pinça ou pregador de roupas, a fita é embebida em corante e deixada para secar (Figura 22.3). Para visualizar o espécime, o veterinário pinga uma gota de óleo de imersão sobre uma lâmina de vidro e, depois, coloca a fita sobre essa gota

- Coleta com espátula: com uma espátula limpa para raspado de pele, o veterinário delicadamente raspa a pele e esfrega o material em uma lâmina de vidro. Isso será útil quando a área-alvo for pequena (p. ex., área focal de comedões) ou quando a área for oleosa. Fragmentos no leito de unha ou material entre rachaduras na pele podem ser escavados com uma espátula para raspado de pele ou na extremidade de madeira de um *swab* de algodão. A seguir, esse material pode ser passado em uma lâmina de microscopia
- Amostras coletadas em lâmina de vidro devem ser fixadas delicadamente pelo calor, a fim de aumentar a habilidade de encontrar leveduras. Convém *não* fixar lâminas pelo calor se a estrutura for relevante (p. ex., exame de exsudato).

Dois achados normais comuns são facilmente confundidos com bactérias: grânulos de melanina (densamente pigmentados e com pouca refração) e lipídios superficiais (muito pequenos e levemente basofílicos, aspecto granular). Cocos, diplococos, bastonetes e leveduras são profundamente basofílicos e não sofrem refração.

Exame com lâmpada de Wood

A lâmpada de Wood é uma luz ultravioleta com comprimento de onda de 273,7 nm, filtrada por filtro de cobalto ou níquel. A luz interage com um metabólito na superfície de pelos infectados, o que resulta em uma fluorescência verde-maçã (Figura 22.4). *M. canis* é a única espécie de importância em medicina veterinária que fosforesce sob a lâmpada de Wood. Após o aquecimento da lâmpada por alguns minutos, o veterinário deve apagar as luzes do ambiente e segurar a lâmpada em cima das lesões suspeitas por alguns minutos. O exame do pelo deve continuar por, no mínimo, 3 ou 4 min para assegurar que os olhos do examinador se adaptaram à luz. Pelos positivos podem ser arrancados para cultura de fungos ou tricograma de pelo.

Nem todas as cepas de *M. canis* fosforescem. Qualquer medicação tópica pode causar um resultado falso-positivo ou falso-negativo. O resultado falso-positivo mais comum ocorre com a fluorescência branco-azulada de poeira e descamações.

Tricogramas

Os tricogramas são usados para examinar a haste dos pelos e os bulbos pilosos quanto a evidência de infecções fúngicas, estágio do crescimento (anagênico ou telogênico) e ácaros *Demodex*. Os pelos-alvo devem ser tracionados na direção do crescimento, colocados sobre uma gota de óleo mineral, cobertos por lamínula e examinados. Os ácaros podem ser encontrados ao redor do bulbo piloso. Quando examinar pelos quanto a esporos de fungos, o veterinário não precisa usar um agente clareador como o hidróxido de potássio. Os pelos infectados apresentarão um manguito de esporos ao redor da haste e parecerão mais largos e mais filamentosos que os pelos normais (Figura 22.5). Os esporos de fungos são mais refrativos. Se não forem observados pelos brilhantes suspeitos em lâmina de microscopia, a lâmpada de Wood pode ser usada para localizá-los sobre a lâmina de vidro. O veterinário deverá apagar as luzes novamente e segurar a lâmpada sobre a lâmina, a fim de localizá-los.

Culturas de dermatófitos

A cultura para fungos é a melhor maneira de diagnosticar uma infecção por dermatófitos. Indica-se sempre que o exame com a lâmpada de Wood acusar resultado positivo ou o veterinário suspeitar de infecção por dermatófitos.

As amostras são coletadas com maior frequência por meio de passagem de escova de dentes nas lesões suspeitas ou arrancando pelos suspeitos. Uma escova de dentes

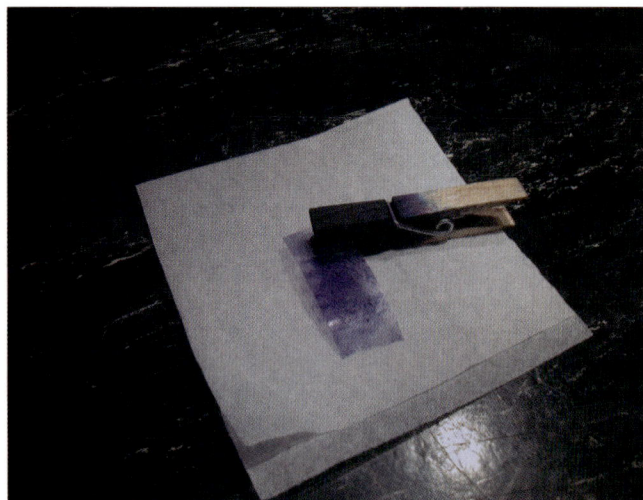

Figura 22.3 Espécime para citologia em fita de acetato. A fita de acetato transparente facilita a coleta de espécimes citológicos da pele de gatos. (*Cortesia da University of Wisconsin School of Veterinary Medicine.*)

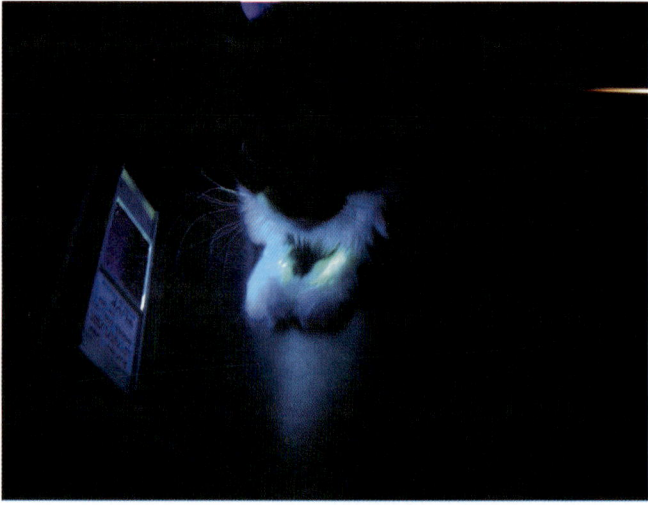

Figura 22.4 Pelos positivos sob a lâmpada de Wood. Convém observar a fluorescência esverdeada dos pelos. (*Cortesia da University of Wisconsin School of Veterinary Medicine.*)

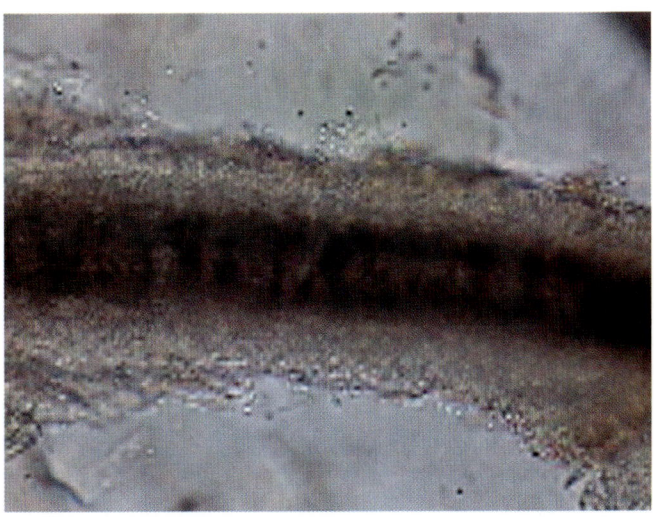

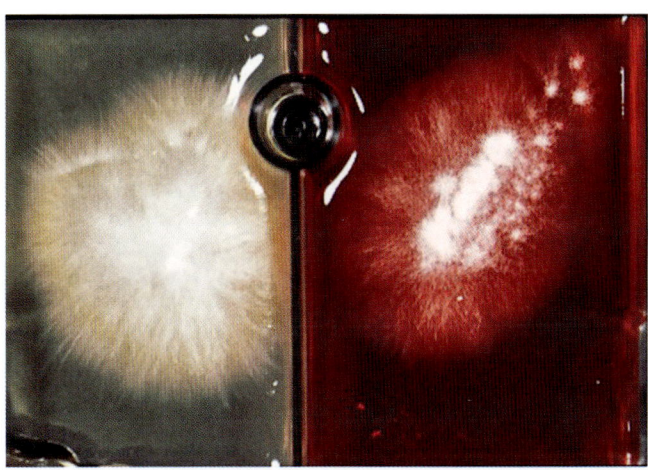

Figura 22.6 Cultura positiva de *M. canis*. Esta é uma placa de cultura dupla com DTM em um lado (convém observar a alteração da cor para vermelho ao redor da colônia em crescimento) e ágar dextrose do outro lado. A diferença nas características macroscópicas ocorre porque o indicador de cor fenol em DTM altera a morfologia macroscópica da colônia. (*Cortesia da University of Wisconsin School of Veterinary Medicine.*)

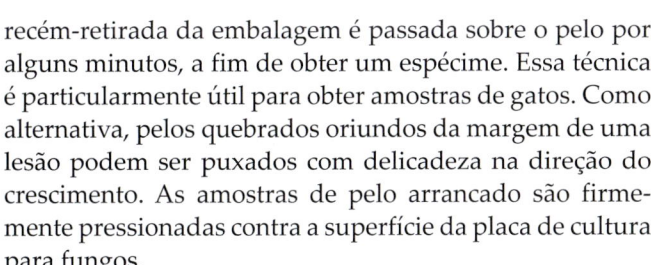

Figura 22.5 Tricograma de pelo infectado por *M. canis*. Observar o grande manguito de esporos vistos ao redor da base do pelo. Esta é uma montagem de pelo infectado com óleo mineral. (*Cortesia da University of Wisconsin School of Veterinary Medicine.*)

recém-retirada da embalagem é passada sobre o pelo por alguns minutos, a fim de obter um espécime. Essa técnica é particularmente útil para obter amostras de gatos. Como alternativa, pelos quebrados oriundos da margem de uma lesão podem ser puxados com delicadeza na direção do crescimento. As amostras de pelo arrancado são firmemente pressionadas contra a superfície da placa de cultura para fungos.

As amostras na escova de dentes são inoculadas por meio da batida delicada das cerdas 10 a 20 vezes, tomando-se cuidado para não elevar o meio da placa. As placas com meio de cultura comerciais devem ser colocadas em um saco de autofechamento do tipo *zip-lock* e etiquetadas. O saco plástico ajudará a diminuir a contaminação cruzada de amostras, a manter a placa úmida e a evitar infestações por meio de ácaros. As placas são incubadas a 21°C até 23,8°C.[99] O meio de cultura para fungos mais comumente utilizado é o Dermatophyte Test Media (DTM) que contém um indicador de cor e ágar dextrose Sabouraud simples. Vale lembrar que a alteração da coloração para vermelho no meio DTM é apenas sugestiva de um patógeno, e não diagnóstica. Se o DTM for usado, as colônias suspeitas são aquelas descoradas com a alteração de cor para vermelho ao redor delas conforme crescem (Figura 22.6). A maioria dos patógenos crescerá até o 14° dia de cultura. Todas as culturas suspeitas devem ser identificadas microscopicamente empregando-se o corante lactofenol azul-algodão ou o novo azul de metileno. Um pedaço de fita de acetato limpa é pressionado contra a superfície do crescimento e colocado sobre uma gota de corante. Coloca-se uma segunda gota de corante por cima da fita e acrescenta-se uma lamínula. Mais informações podem ser encontradas em http://www.doctorfungus.org com relação à identificação de patógenos comuns, especialmente *M. canis*.

Biopsia de pele

Os espécimes de biopsia de pele podem ser obtidos usando-se uma lâmina de bisturi ou um saca-bocado (*punch*) para esse procedimento (Figura 22.7). As lesões primárias (p. ex., pústulas, vesículas) devem ser coletadas para amostra. Se não forem encontradas, devem ser obtidas diversas amostras representativas. Quando se obtêm diversos espécimes de biopsia cutânea, as lesões devem ser circuladas com um marcador preto de modo que o veterinário possa identificar os locais de biopsia após o anestésico local ter sido injetado. Não se lava nem se esfrega a pele, pois a doença superficial é muito importante na avaliação diagnóstica. Um anestésico local é injetado por via subcutânea diretamente abaixo da amostra. Os saca-bocados para biopsia de pele são colocados diretamente sobre a lesão e girados em uma direção, pressionando-se delicadamente. Girar no sentido horário e no sentido anti-horário produz laceração, o que estraga o espécime. Como a pele do gato é muito fina, o veterinário deve ter cuidado para cortar a derme sem penetrar a musculatura subjacente. Usar pinça de ponta fina ajuda o veterinário a coletar a amostra agarrando o pedículo adiposo subcutâneo. Coleta-se a amostra da mesma maneira como uma flor é arrancada (Figura 22.7 B). Se forem necessárias amostras juncionais, coleta-se uma biopsia elíptica. O sangue é delicadamente absorvido da amostra e coloca-se o lado subcutâneo sobre um pedaço de depressor de língua e fixa-se ele em formol tamponado neutro a 10%. Se houver lesão única ou lesões que o veterinário queira cortar em um bloco, ele poderá colocar um pequeno ponto negro no local e pedir ao patologista que corte sobre este local, já que características evidenciadoras, como eritema, talvez se percam pelo tecido em fixador. O veterinário sempre deve contemplar fotografias digitais e o completo histórico. As amostras devem ser enviadas a um laboratório onde haja patologistas veterinários especializados em dermatopatologia.

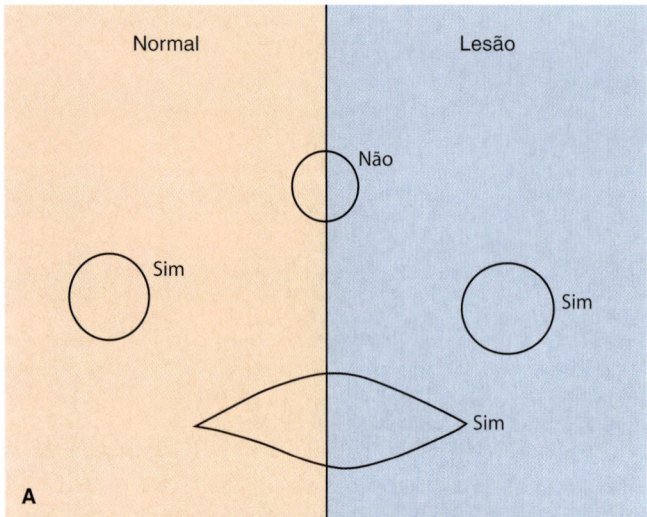

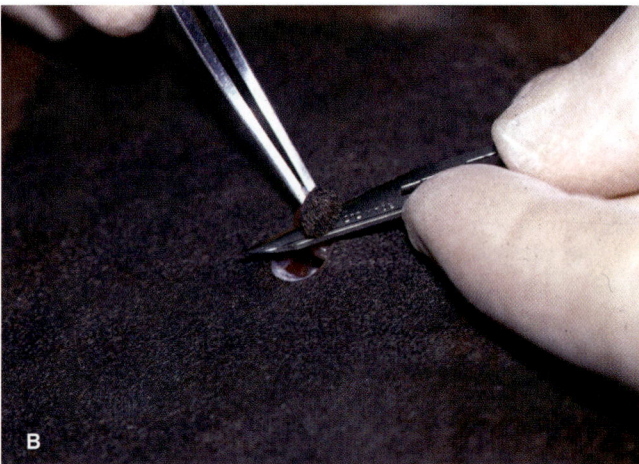

Figura 22.7 **A.** Coleção de espécimes de biopsia. Esse diagrama mostra a colocação certa de um saca-bocado de biopsia de pele para coletar uma amostra de tecido. Considerando-se o pequeno tamanho do saca-bocado, as lesões marginais não são recomendadas, pois não há meios de assegurar que o patologista saberá como cortar a amostra. Convém obter amostras de uma área anormal e de uma área normal. Se for importante ver as margens, usar uma incisão elíptica. **B.** É importante segurar o espécime da biopsia pelo pedículo subcutâneo e liberá-lo da pele sem esmagar a amostra. *(A e B, cortesia da University of Wisconsin School of Veterinary Medicine.)*

Prurido

O problema cutâneo mais comum em gatos é o prurido, e o diagnóstico ou é evidente ou exige exames sistêmicos (Figura 22.8). As três causas mais comuns de prurido em gato são parasitos, infecções e doenças cutâneas alérgicas. Os comportamentos e os achados clínicos associados a prurido são (porém não estão limitados a) ato de coçar e morder o corpo evidente, esfregação da face, vibrissas quebradas e tortas, perda de pelo no queixo, formação de comedões nos lábios e no queixo, balançar da cabeça, excesso de autolimpeza em padrões simétricos ou assimétricos de perda de pelo, pelo quebrado ou eriçado, mancha por saliva das patas, automutilação, áreas focais de exsudação compatíveis com placas eosinofílicas, tiques nervosos e irritabilidade quando o animal é acariciado.

Causas parasitárias de prurido

O conjunto geral de exames de um gato com prurido tem início com a eliminação de parasitos como a causa, mesmo se o gato estiver recebendo controle contra pulgas ou, até mesmo, se outros gatos do local tiverem sido acometidos. As infestações por parasitos podem ser difíceis de diagnosticar em gatos por causa de seus hábitos de autolimpeza meticulosos. Os exames de fezes por flutuação podem ser úteis no diagnóstico de infecções por ácaros em gatos, já que esses são ingeridos durante a autolimpeza.

Otodectes

A infestação por ácaros mais comum em gatos é o ácaro da orelha *Otodectes*. Os ácaros vivem sobre ou no interior das orelhas. Os ovos instalam-se nos pelos e na pele da margem das orelhas. Os ácaros alimentam-se de epitélio e o canal da orelha preenche-se de material preto-acastanhado. Os gatinhos são tidos como grupo de alto risco, porém qualquer felino pode ser acometido. Os animais adultos devem ser examinados com o mesmo cuidado que os filhotes. Os sinais clínicos clássicos são secreção em borra de café e prurido. Reações de hipersensibilidade em gatos podem se desenvolver secundariamente a infestações por ácaros. O prurido será intenso, mas, por outro lado, os ácaros não costumam ser encontrados. As infestações por ácaros dos ouvidos não tratadas e tratadas inadequadamente podem levar a infecções secundárias, otite externa (OE) ou otite média (OM) purulenta e hematomas na orelha. Além disso, podem estar envolvidas no desenvolvimento de OM crônica em gatos adultos. Infecções intensas por ácaros podem ocorrer em todo o corpo, provocando uma doença cutânea papular pruriginosa que simula muitas doenças parasitárias e não parasitárias (Figura 22.9).

O diagnóstico de infestações por ácaros da orelha é feito encontrando-se ácaros por exame direto com o otoscópio ou, mais comumente, em citologia de *swab* de orelha em óleo mineral. Um ácaro ou ovo é diagnóstico de infestação. Reflexos auriculopodálicos positivos em gatos são comuns nas infestações evidentes ou subclínicas. Quando se manipula a orelha ou se passa o *swab*, o gato arranha com o membro posterior ipsolateral. Com frequência, os ácaros podem ser encontrados em raspados de pele da orelha em animais nos quais existam suspeitas de ácaro. No entanto, eles não são encontrados em citologia de *swab* na orelha.

Há diversos protocolos de tratamento bem aceitos e eficazes para infestações por ácaros. Os pontos fundamentais de tratamento são:

- Os fragmentos são removidos delicadamente do canal da orelha, pois nenhum tratamento tópico para a orelha ou tratamentos *spot-on* (p. ex., selamectina) consegue penetrar nesse material, que pode conter grande número de ácaros e ovos. O óleo mineral é útil para amolecer o material
- O alívio do prurido no ouvido é proporcionado pela aplicação tópica de um esteroide ótico
- Um tratamento de corpo inteiro é empregado para prevenir a reinfestação de ácaros migrantes. Recomenda-se o uso concomitante de um acaricida ótico e um produto para controle de pulgas no corpo inteiro

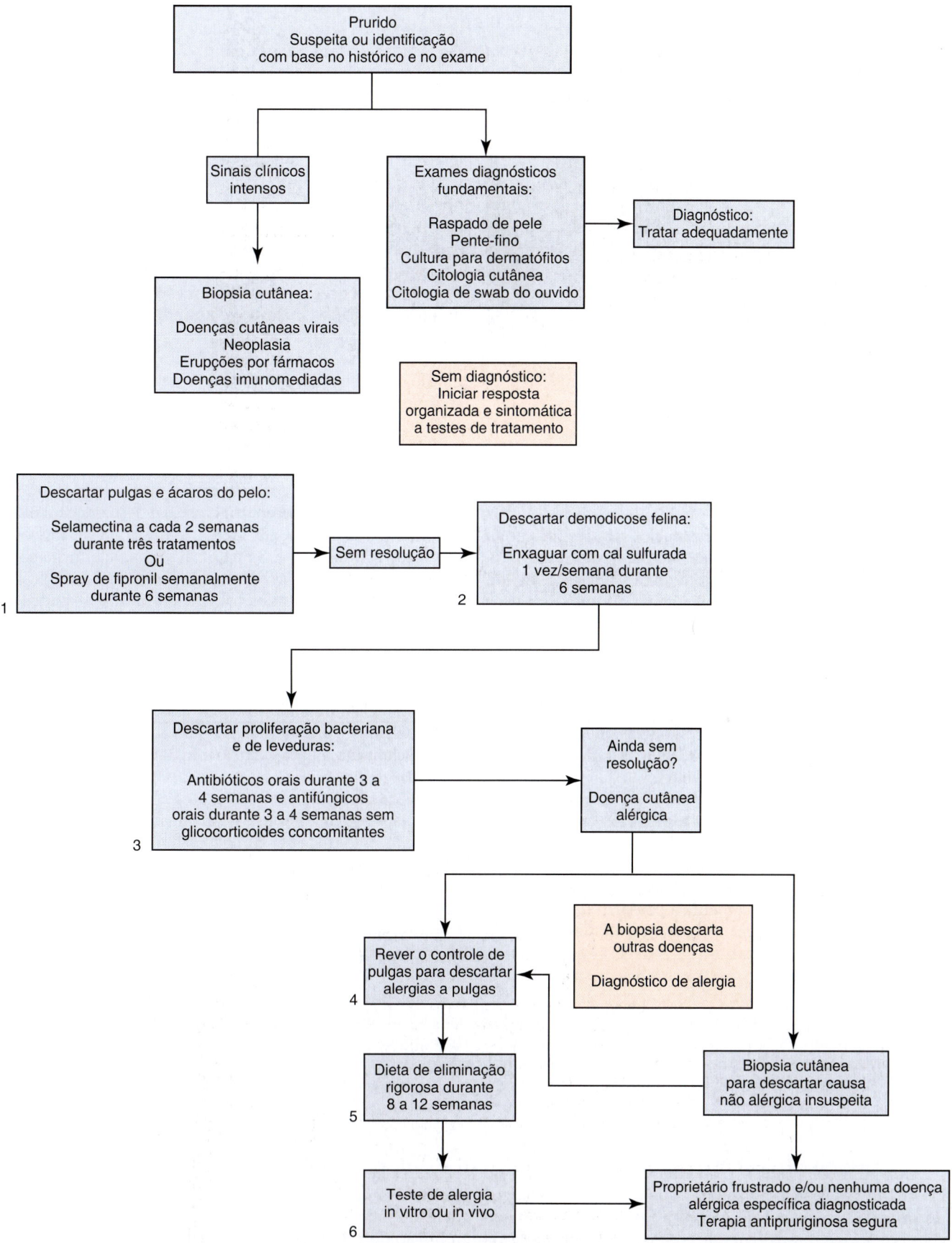

Figura 22.8 Fluxograma de prurido. Identifica-se o prurido, ou suspeita-se dele com base no histórico e no exame clínico. (*Cortesia da University of Wisconsin School of Veterinary Medicine.*)

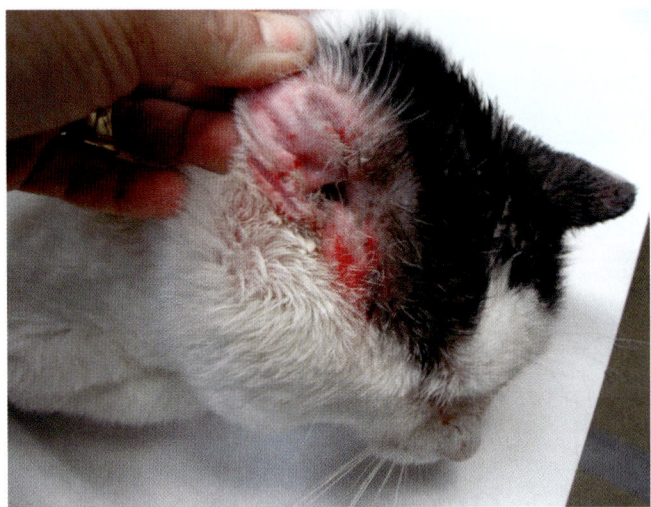

Figura 22.9 Gato adulto com prurido intenso na orelha, devido a reação de hipersensibilidade a *Otodectes*. *(Cortesia da University of Wisconsin School of Veterinary Medicine.)*

- O tratamento de todos os animais acometidos (e aqueles com os quais eles têm contato) deve ser mantido por, no mínimo, 4 semanas.

A aplicação de preparados para ácaros da orelha à noite tem sido recomendada com base no relato de um ser humano infestado com ácaros no ouvido. Essa pessoa relatou que os ácaros eram mais ativos à noite do que durante o dia. Neste relato fascinante, um veterinário autoinoculou ácaros nas orelhas três vezes.[50]

Ácaros e piolhos do pelo

Os ácaros mais comuns do pelo são *Dermanyssus gallinae*, *Lynxacarus radovskyi*, trombiculídios (bicho-de-pé [*Eutrombicula* spp., *Walchia americana*]) e *Cheyletiella* spp. (ver adiante).[40,43,55,66] *D. gallinae*, ou ácaro-da-galinha, é mais comum em pássaros silvestres e pássaros criados como animais de estimação. Estes podem ser acometidos se entrarem em contato com pássaros silvestres. A necessidade de contato não precisa ser direta. Os ácaros podem ser transmitidos mecanicamente a pássaros de estimação por meio do contato com material contaminado ou da exposição próxima a ninhos. Os sinais clínicos variam desde nenhum até erupções papulares pruriginosas. O contato com aves domésticas ou a exposição a aves silvestres é uma parte importante do histórico. Os gatos de estimação são expostos mais comumente quando as casas têm pássaros silvestres fazendo ninhos próximos a pórticos telados. O diagnóstico pode ser difícil, porém um achado útil no histórico consiste em o proprietário relatar encontrar pássaros novinhos mortos próximos a esses ninhos.

As infestações por *L. radovskyi* foram relatadas no Havaí, no Texas e na Flórida.[22] Os sinais clínicos variaram de prurido leve a intenso e erupção papular. As infestações por ácaros foram generalizadas e produziram grande quantidade de descamação. Nos poucos casos vistos por esses autores, os ácaros não foram difíceis de serem encontrados.

Os trombiculídios são uma causa pouco diagnosticada de prurido em gatos. Os bichos-de-pé vivem em material orgânico, e é a larva que parasita e se alimenta de animais. As picadas podem ocorrer em qualquer lugar, porém são mais comuns em áreas de contato com grama ou solo. O sinal clínico mais comum é uma erupção papular. Nos casos vistos pelos autores, tanto os proprietários quanto os gatos estavam acometidos. As infestações são sazonais e tendem a ocorrer no fim do verão e no outono.

Os ácaros do gênero *Cheyletiella* são a causa mais conhecida e comum de infestação de ácaros no pelo de gatos. Esses ácaros também podem acometer cães, coelhos e outros pequenos mamíferos. Os ácaros são bastante contagiosos e de importância zoonótica. Existem diversas espécies, porém todas têm o mesmo aspecto geral. Os animais infestados podem ser assintomáticos e não identificados até que pessoas ou outros gatos estejam acometidos. A apresentação clínica clássica consiste em descamação dorsal com prurido de leve a moderado, que pode ser intenso.

Já o ácaro *Notoedres cati*, também conhecido como "sarna felina", é responsável por uma doença cutânea de gatos altamente pruriginosa. É incomum e encontrada com maior frequência em gatis e locais com diversos gatos. Os gatos acometidos apresentam crostas e descamação intensamente pruriginosas em face, orelhas, cabeça, pescoço, patas e região perineal. Se não tratada, a pele torna-se liquenificada, hiperpigmentada, alopécica e escoriada. Esses ácaros são encontrados com facilidade em raspados de pele e têm o aspecto semelhante a *Sarcoptes* spp.

Os piolhos são espécie-específicos e contraídos por contato direto com outro hospedeiro infectado. Os gatos são acometidos por apenas uma espécie de piolho, *Felicola subrostratus*. Os animais infestados podem estar assintomáticos ou, mais comumente, manifestar inquietação, prurido, descamação, perda de pelo e irritabilidade. Os piolhos deitam seus ovos nos pelos, e esses ovos costumam ser denominados *lêndeas*.

O diagnóstico definitivo de infestações de piolhos e ácaros do pelo pode ser difícil, pois não existe teste diagnóstico isolado para descobrir esses parasitos. Recomendam-se raspados de pele, pente-fino, tricogramas de pelo, preparações com fita de acetato e exames de fezes. Entretanto, em muitos casos o diagnóstico definitivo ou o descarte de infestações por ácaros só pode ser feito pela identificação de uma resposta ao experimento de tratamento. As infestações de piolhos com maior frequência são identificadas ao se encontrar o piolho ou as lêndeas (ou ambos) ao se fazer a inspeção visual da cobertura de pelos do gato.

As opções de tratamento para as infestações de piolho, ácaros do pelo, *Cheyletiella* e *Notoedres* são semelhantes. A chave para o tratamento exitoso consiste em usar um produto que seja aplicado em toda a cobertura de pelo. Se possível, o gato deve ser banhado, a fim de remover resquícios, descamação em excesso, casulos de ovos e lêndeas do pelo. As lêndeas podem ser soltas do pelo com a diluição de 1:4 de vinagre branco caseiro em água. Aplica-se solução no pelo durante 2 a 3 min e, a seguir, enxagua-se o pelo. Se o gato tiver pelo longo e a infestação for intensa, ou se for difícil embeber a cobertura de pelos do animal, poderá ser necessária a tosa. Em geral, esses parasitos têm o ciclo de vida de 3 semanas, de modo que se recomenda um plano de tratamento de 4 semanas. Os tratamentos para o corpo inteiro envolvem enxágues com cal sulfurada, aspersão de fipronil e aspersão com piretrina.[23] As aspersões de piretrina em água, tidas como seguras para uso em filhotes felinos, estão recomendadas para minimizar os riscos de toxicidade dessas substâncias. As permetrinas são muito tóxicas em gatos e nunca devem ser empregadas. Os tratamentos de corpo inteiro devem ser feitos, no mínimo, 1 vez/semana. As opções de tratamento sistêmico são ivermectina (0,2 mg/kg a 0,4 mg/kg por via oral, 1 vez/dia, durante 4 semanas) e milbemicina (0,5 a 2 mg/kg por via oral, 1 vez/dia, durante 4 semanas). Selamectina a cada 2 semanas em três tratamentos também é eficaz. Contudo, é importante remover os fragmentos mecanicamente, assim como as descamações e as lêndeas dos pelos.

Demodicose

A demodicose é cada vez mais identificada como causa de doença cutânea e prurido em gatos. A doença é causada por *D. cati*, um ácaro fino e longo, ou por *D. gatoi* (Figura 22.10), um ácaro arredondado e curto. A doença cutânea pode estar limitada às orelhas, provocando otite pruriginosa. É possível que também sejam encontradas lesões cutâneas localizadas ou generalizadas. Assim como na dermatofitose, a apresentação clínica é muito variável. As lesões localizadas, em geral, caracterizam-se por perda de pelos em áreas, descamação e eritema ao redor dos olhos ou sobre a cabeça ou o pescoço. Podem ser encontrados eritema, descamações, crostas, pelos facilmente depiláveis, alopecia simétrica ou apenas prurido intenso semelhante a tremores felinos simulando "hiperestesia". O *D. cati* é encontrado mais comumente em gatos com prurido nas orelhas ou com lesões cutâneas e doença concomitante,

como diabetes melito, hiperadrenocorticismo felino, vírus da imunodeficiência felina (FIV), vírus da leucemia felina (FeLV), toxoplasmose, lúpus sistêmico ou outras doenças imunomediadas e neoplasia.[70]

O *D. cati* não é considerado um ácaro contagioso. Já o *D. gatoi* cada vez mais é visto como doença cutânea pruriginosa de gatos e com contágio conhecido. Pode ser difícil de encontrar em raspados de pele.[87] O ácaro reside nas camadas superficiais do estrato córneo, e a autolimpeza de rotina dos gatos com frequência o remove. Cada vez mais é encontrado em gatos com alopecia simétrica. Isso sugere que esse ácaro passe despercebido e seja uma causa subdiagnosticada desse tipo de padrão de reação em gatos (Figura 22.11).[32] O diagnóstico é feito por meio da demonstração do ácaro em raspados de pele, flutuação de fezes, citologia de *swab* de orelha ou tricograma de pelos. Nos gatos com alopecia simétrica, o diagnóstico costuma ser feito por meio da resposta ao tratamento.[32] Com frequência, *D. cati* sofre evolução sem tratamento se a doença subjacente puder ser identificada ou tratada. Tem sido tratado com sucesso por meio de enxágues com cal sulfurada a cada 4 a 7 dias durante até 8 semanas.[23] A demodicose felina responde bem a diversas opções de tratamento, com enxágues com cal sulfurada 2 vezes/semana individualmente ou associada a ivermectina oral diária (200 μg/kg) durante 4 a 8 semanas ou milbemicina oral diariamente (0,5 mg/kg) durante 4 a 8 semanas. Se a cal sulfurada não for a opção, use a adotada pela autora: *spray* de fipronil tópico 1 vez/semana. Os gatos com infestação suspeita ou conhecida por *D. gatoi* devem ser isolados durante o tratamento. Todos os gatos em contato com o felino acometido deverão ser tratados.

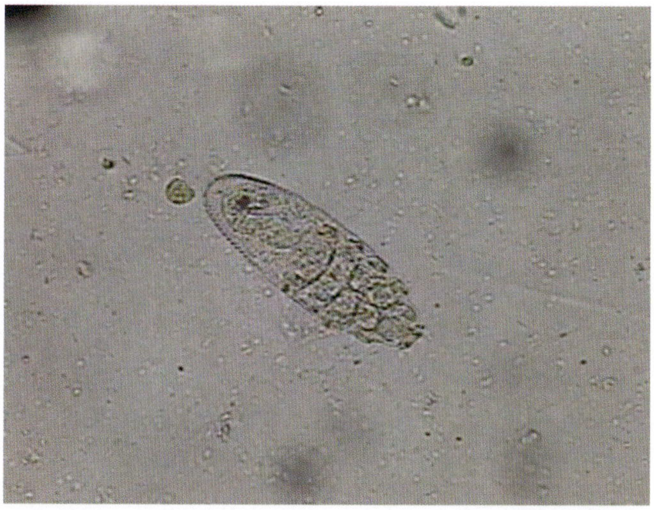

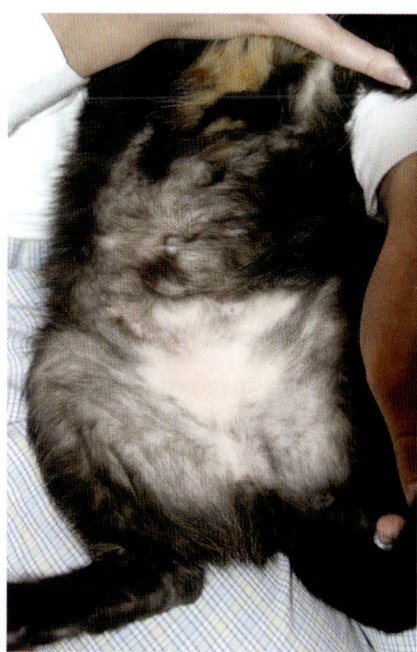

Figura 22.10 Ácaro *Demodex gatoi*. Este ácaro vive nas camadas superficiais da pele e pode ser difícil de ser encontrado. Este ácaro foi encontrado no exame de fezes de um gato com prurido intenso (aumento de 400×). *(Cortesia da University of Wisconsin School of Veterinary Medicine.)*

Figura 22.11 Gato infestado por *D. gatoi*. Este gato foi levado à clínica por problema de excesso de autolimpeza e alopecia simétrica felina. Foram encontrados ácaros *D. gatoi*, e o prurido se resolveu com o tratamento. *(Cortesia da University of Wisconsin School of Veterinary Medicine.)*

Infestações por carrapatos e pulgas e hipersensibilidade a picada de pulgas

As pulgas são ectoparasitos comuns em gatos. As infestações por pulgas são mais comuns nos meses de clima quente, mas podem ser encontradas durante o ano todo, mesmo em climas com estações bem definidas e invernos frios. Raposas, guaxinins, gambás e outros pequenos mamíferos são os reservatórios de infestações nesses climas. As infestações por pulgas podem provocar anemia grave por picada de pulgas. Gatos jovens, idosos e gravemente debilitados correm maior risco. A Tabela 22.1 mostra um resumo dos produtos utilizados comumente para o controle de pulgas.[89]

Os gatos não alérgicos a pulgas podem não demonstrar sinais de doença, mesmo se a cobertura pilosa estiver intensamente infestada por elas. Isso representa um estado de tolerância e não é comum em gatos de companhia. A maioria dos gatos com infestação por pulgas tem prurido. Perda de pelo, descamação, erupções papulares com ou sem crostas e áreas de autotraumatismo (ou seja, placas eosinofílicas) são comuns. A intensidade do prurido em gato alérgico a pulgas é desproporcional ao número de pulgas encontrado. Pode não ser encontrada pulga alguma porque os gatos alérgicos a pulgas irão morder, mordiscar, caçar e ingerir pulgas. A perda de pelo na área lombossacra, nos membros posteriores e no pescoço é comum (Figura 22.12). A dermatite miliar (pequenas crostas vermelhas de soro e sangue) também é comum, especialmente na face e no abdome. Lábios ulcerados e alopecia simétrica são habituais. Lesões do tipo "úlcera roedora" costumam resultar de picadas de pulga ao redor dos lábios.

O diagnóstico de pulgas ou de dermatite por alergia a pulgas pode ser feito com base nos sinais clínicos e na suspeita clínica. É possível que evidências de infestação por pulgas sejam encontradas empregando-se um pente-fino. Pulgas, ovos de pulgas e excrementos de pulgas são achados comuns. O achado de tênias em um espécime fecal também sugere pulgas, pois as tênias podem decorrer da ingestão de pulgas. Tanto os gatos quanto os cães com infestação por pulgas e dermatite por alergia a pulgas com frequência apresentam infecções bacterianas secundárias. O tratamento de infestações por pulgas é fortemente estimulado, não apenas por causa do desconforto que as pulgas provocam no animal como também pela angústia que causam no proprietário e porque as pulgas transmitem doenças zoonóticas, como a bartonelose (febre da arranhadura do gato).

O diagnóstico de infestação por pulgas pode ser fácil ou difícil, conforme sejam encontrados ou não pulgas ou excrementos de pulgas. Se não forem encontradas pulgas, muitos proprietários costumam hesitar (quando não se opõem abertamente) ao esquema de tratamento para controle, em especial se o gato for animal exclusivamente de ambiente interno. O que os proprietários não se dão conta é que as pulgas podem invadir a casa e infestar os gatos mesmo se eles não forem para o lado de fora. Para complicar mais a situação, os gatos farão autolimpeza e ingerirão pulgas, tornando difícil encontrá-las. O esquema com um produto para controle de pulgas (p. ex., fipronil) a cada 2 semanas durante 3 a 4 tratamentos é uma abordagem excelente como tratamento para eliminar pulgas, ácaros da orelha e ácaros do pelo.

O tratamento de infestações francas pode começar com nitempiram oral (1 mg/kg por via oral, a cada 24 a 48 h durante 1 a 2 semanas até nenhuma pulga mais ser observada). Ao mesmo tempo, podem ser iniciados tratamentos mensais locais. Relatos sobre eficácia regional são comuns, e o clínico deve utilizar produtos reconhecidamente eficazes em sua área de atendimento. Os proprietários devem ser aconselhados a usar produtos com indicação no rótulo de que são seguros para emprego em filhotes e gatos, além de ser avisados de que podem ocorrer áreas focais de perda de pelo no local da aplicação do produto.

O tratamento de filhotes exige a remoção intensa das pulgas, já que podem causar anemia potencialmente fatal. Lavar o gato com xampu para animais ou xampu diluído para bebê (1:4), pode ser necessário para aumentar a remoção das pulgas. Após uma secagem completa e a passagem de pente na cobertura de pelos, recomenda-se a aplicação completa de *spray* de piretrina com base em água com uso para filhotes, sucedido por pente-fino. Se a infestação for alta ou se o filhote for jovem demais para receber a aspersão com segurança, utiliza-se uma "tenda" para remover pulgas, conforme recomendação da autora deste capítulo. O veterinário coloca o filhote em uma toalha limpa, embebe um papel-toalha com um *spray* e coloca uma toalha de maneira semelhante a uma tenda sobre o filhote, mantendo o *spray* fora dos olhos do gatinho e assegurando que ele não inale a substância. As pulgas cairão do neonato, facilitando a remoção. Um produto de aplicação local pode ser empregado, e a autora tem usado selamectina com segurança em filhotes de gato de apenas 6 semanas de vida em áreas endêmicas para pulgas.

As infestações por carrapatos, de fato, ocorrem em gatos e precisam ser controladas porque podem transmitir doenças infecciosas. Com frequência, os proprietários não observam infestações ou não acreditam que elas possam ocorrer, pois é possível os carrapatos serem removidos mecanicamente por autolimpeza em muitos casos. As picadas de carrapato podem levar a pequenas reações nodulares na pele no local da fixação. As lesões tendem a ocorrer várias semanas após a picada. Outra complicação comum da infestação por carrapatos é a invasão do canal auditivo. Um gato acometido pode manifestar otite ou, possivelmente, doença vestibular grave.

Causas infecciosas de prurido

As causas infecciosas de pele pruriginosa em gatos são proliferação bacteriana (piodermite), proliferação de leveduras e dermatofitose. (Ver, adiante, discussão sobre descamação, crostas e pele oleosa para mais detalhes.)

Piodermite

Até recentemente, a piodermite bacteriana em gatos era considerada rara. Os sinais clínicos de infecções bacterianas ou de proliferação bacteriana são mais sutis do que em cães e passam facilmente despercebidos. Os patógenos mais comumente isolados são *Staphylococcus* spp. Os sinais clínicos de piodermite bacteriana felina são pápulas, pústulas (raras), lesões semelhantes a dermatite miliar, colaretes epidérmicos e descamação (Figura 22.13). Os colaretes

Tabela 22.1 Resumo dos produtos comumente utilizados para o controle de pulgas em gatos.

Agente químico	Classe	Modo de ação	Aplicação	Parasito-alvo	Idade para uso
Imidacloprida Primariamente um adulticida Atividade larvicida	Neonicotinoide	Atua como agonista de receptores polissinápticos nicotínicos e de acetilcolina; resulta em paralisia e morte de pulgas adultas	Tratamento local que se dissemina pela pele por meio de translocação e não é absorvido sistemicamente; deve ser aplicado à pele, não à cobertura pilosa	Pulgas	Indicado para uso em gatos com 8 semanas de vida ou mais
Imidacloprida com moxidectina	Neonicotinoide e avermectina	É uma avermectina e provoca paralisia	Local	Pulgas, prevenção de dirofilária, ácaros da orelha, ancilostomídios e nematelmintos	Recomendado para uso em gatos com 9 semanas de vida ou mais
Fipronil Também disponível com metoprene Adulticida	Fenilpirazol	Liga-se a canal de cloreto comandado por GABA, provocando estimulação neuronal excessiva, paralisia e morte de pulgas adultas	*Spray* ou local Dissemina-se pela pele por translocação por meio dos lipídios superficiais sobre a pele e é depositado em glândulas sebáceas, nas quais é constantemente secretado novamente sobre o pelo e a pele Não é absorvido sistemicamente Deve ser aplicado na pele	Pulgas e carrapatos	Recomendado para uso em gatos com 8 semanas de vida ou mais e é seguro em gatas em reprodução, prenhes e lactantes
Selamectina Adulticida, mas tem atividade ovicida e larvicida	Avermectina semissintética	Liga-se a receptores sobre canais de cloreto comandados por glutamato (e possivelmente GABA), levando a paralisia flácida e morte	Aplicação local tópica Absorvida através da pele para o sangue e, a seguir, redistribuída às glândulas sebáceas	Pulgas, prevenção de dirofilária, controle de infestações de ácaros da orelha, controle de ancilostomídios e nematelmintos	Recomendada para uso em gatos com 6 semanas de vida ou mais, e é seguro para gatas em reprodução, prenhes e lactantes
Nitenpiram Adulticida	Neonicotinoide ativo sistemicamente	Ver imidacloprida	Administrado por via oral	Pulgas adultas	Indicado como seguro para gatos com 4 semanas de vida ou mais, e com peso de, no mínimo, 1 kg Seguro para gatas em reprodução, prenhes ou lactantes Pode ser usado com imidacloprida, fipronil, piretrinas, lufenuron
Dinotefuran	Neonicotinoide	Ver imidacloprida	Formulação para uso tópico associado a piriproxifeno, que é regulador de crescimento do inseto Dissemina-se sobre o corpo e adere à pele e ao cabelo, sendo absorvido em contato com as pulgas	Pulgas	Indicado para uso em gatos com 8 semanas de vida ou mais
Piretrinas e piretroides	Piretrina e piretroides sintéticos	Afetam os canais de sódio dependentes da voltagem neuronais e provocam paralisia	*Sprays* e esponjas locais	Pulgas adultas, carrapatos, piolhos, *Cheyletiella*, ácaros da orelha, ácaros de pelo	Importante ler as instruções no rótulo para cada produto Piretroides, especialmente > 2%, podem ser extremamente tóxicos para gatos

GABA, ácido gama-aminobutírico.
Tabela reproduzida, com autorização, de Schwassman M, Logas D: How to treat common parasites safely. In August J, editor: *Consultations in feline internal medicine*, Ed 6, St Louis, 2010, Saunders Elsevier, p 390.

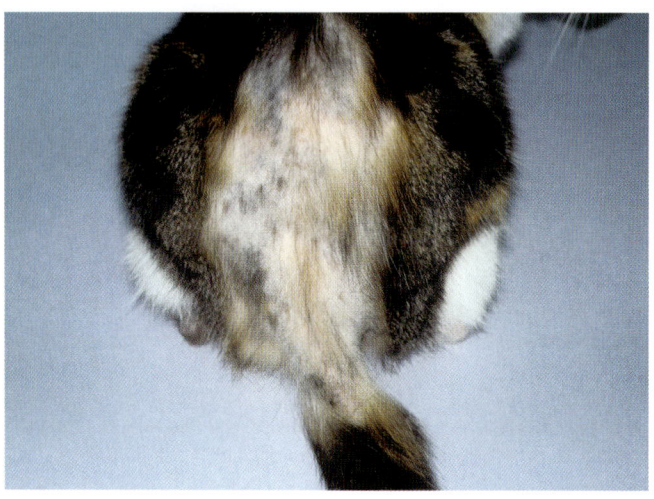

Figura 22.12 Gato com padrão clássico de alergia a pulgas. Observar a perda de pelo sobre a área lombossacra. A palpação da pele nessa área revela pápulas crostosas disseminadas. *(Cortesia da University of Wisconsin School of Veterinary Medicine.)*

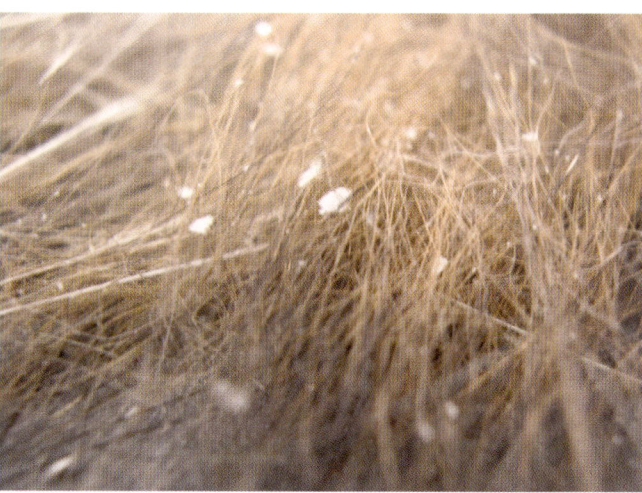

Figura 22.14 Piodermite. Observar a descamação excessiva típica desse distúrbio. *(Cortesia da University of Wisconsin School of Veterinary Medicine.)*

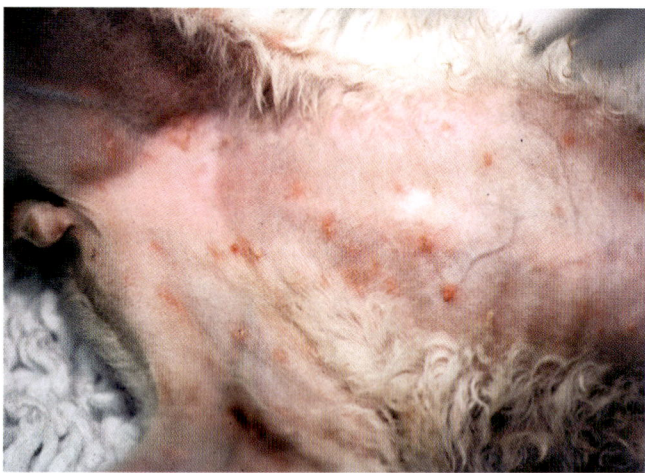

Figura 22.13 Piodermite. Há pústulas íntegras, pápulas e pequenos colaretes epidérmicos neste gato Rex. *(Cortesia da University of Wisconsin School of Veterinary Medicine.)*

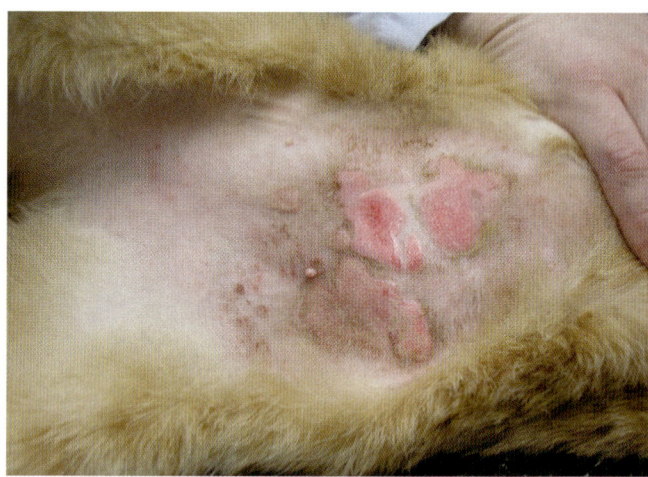

Figura 22.15 Placa eosinofílica. Esta lesão foi desencadeada por alergia a pulgas e não sofreu resolução com terapia por glicocorticoides, porém mediante terapia associada antibacteriana e contra leveduras. *(Cortesia da University of Wisconsin School of Veterinary Medicine.)*

epidérmicos são muito sutis e pequenos, normalmente com apenas 1 a 2 mm de tamanho.[41,104] A apresentação clínica mais comum encontrada consiste em descamação excessiva (Figura 22.14), especialmente nas áreas lombossacras. A inspeção cuidadosa dos pelos revela descamações aderidas aos pelos. Outras lesões comuns responsivas a antibióticos em gatos ocorrem em áreas de autotraumatismo e têm o aspecto clínico de placas eosinofílicas[105] (Figura 22.15). Antes da identificação da capacidade dessas lesões de resposta a antimicrobianos, empregava-se a terapia corticosteroide.

O diagnóstico da piodermite bacteriana felina é semelhante ao do cão: é primariamente um diagnóstico clínico com a confirmação costumando basear-se na resposta à antibioticoterapia. Esfregaços por decalque da pele em lâmina de vidro são excelentes para lesões cutâneas exsudativas ou ulcerativas. Contudo, os preparados para citologia com fita de acetato são muito mais fáceis de empregar em ou-

tras áreas do corpo. Lesões cutâneas exsudativas mostrarão neutrófilos, eosinófilos, bactérias ou *Malassezia* spp. Entretanto, amostras oriundas de locais com descamação predominante podem revelar apenas queratinócitos soltos.

Fármacos apropriados para o tratamento estão relacionados na Tabela 22.2. É importante tratar durante, pelo menos, 21 dias e, possivelmente, mais. Também é importante relembrar que as infecções bacterianas da pele com frequência são complicadas pela proliferação concomitante de *Malassezia*, e costuma haver necessidade do tratamento conjunto de ambos. A piodermite felina ocorre por causa de um desencadeante subjacente, e, embora seja importante tratar essas infecções, deve sempre haver uma pesquisa para saber a etiologia subjacente. O agente desencadeador pode ser um evento isolado que passou (p. ex., infestação por pulgas), ou, mais frequentemente, uma doença cutânea crônica subjacente ou uma doença sistêmica.

Tabela 22.2 Fármacos antimicrobianos selecionados para o tratamento de doença cutânea em gatos.

ANTIBIÓTICOS		
Fármaco	**Variação da dose**	**Via**
Amoxicilina-ácido clavulânico	12,5 a 25 mg/kg a cada 12 h	VO, IM, SC
Cefalexina	15 a 30 mg/kg a cada 12 h	VO
Cefadroxila	20 mg/kg a cada 12 h	VO
*Cefpodoxima	5 a 10 mg/kg a cada 24 h	VO
Clindamicina	5,5 mg/kg a cada 12 h	VO
Doxiciclina	5 a 10 mg/kg a cada 12 h	VO
Enrofloxacino	5 mg/kg a cada 24 h	VO, SC
Marbofloxacino	2 a 5 mg/kg a cada 24 h	VO
Lincomicina	20 mg/kg a cada 12 h	VO
Trimetoprima-sulfadiazina	15 a 30 mg/kg a cada 12 h	VO
ANTIFÚNGICOS		
Fármaco	**Variação da dose**	**Via**
†Itraconazol	5 a 10 mg/kg a cada 24 h	VO
†Terbinafina	40 mg/kg a cada 24 h	VO
Fluconazol	10 mg/kg a cada 24 h	VO

VO, oral; *IM*, intramuscular; *SC*, subcutânea.

*Esta é uma cefalosporina de terceira geração e convém reservar o uso a infecções que não possam ser tratadas com outro agente químico. Para reduzir o desenvolvimento de infecções resistentes à meticilina, o fármaco deve ser usado no limite superior da variação de dosagem.

†Esses fármacos podem ser usados diariamente ou como terapia de pulso, em semanas alternadas, até que a infecção-alvo sofra resolução.

Proliferação de Malassezia

Assim como na piodermite bacteriana, a proliferação de microrganismos *Malassezia* é uma causa pouco identificada e subdiagnosticada de doença cutânea pruriginosa em gatos. É causada pela proliferação da levedura *Malassezia* spp., que é parte da flora normal dos canais auditivos, mucosas (oral e anal) e bolsas anais. Existe uma ampla diversidade das espécies de *Malassezia* que variam de tamanho e forma.

As manifestações clínicas encontradas com mais frequência são otite externa (OE recidivante prurignosa, acne do queixo recidivante, paroníquia e seborreia descamativa e cerosa.[1,2] As orelhas podem conter material negro ceroso ou apenas resquícios ceruminosos excessivos. Resquícios cerosos ao redor do leito das unhas de gatos não são comuns e são típicos de dermatite por *Malassezia*. O sinal clínico unificador consiste em prurido que varia desde brando a intenso. A dermatite por *Malassezia* é uma complicação frequente de doenças cutâneas alérgicas, autolimpeza ruim, imunossupressão decorrente de FIV ou FeLV, diabetes melito e neoplasia.[77]

É importante relembrar que a fisiopatologia de dermatite por *Malassezia* inclui uma reação de hipersensibilidade. Consequentemente, o número de microrganismos pode ser desproporcional à gravidade dos sinais clínicos. Segundo a autora, se o gato for sintomático e os sinais clínicos forem compatíveis, qualquer número de microrganismos encontrados é importante. Assim, o gato deverá ser tratado para proliferação de leveduras. A técnica de amostragem depende do local anatômico acometido: *swabs* de orelha para orelha, raspados com espátula para leitos de unhas e áreas de tampões foliculares e acne do queixo e preparado com fita de acetato para locais na pele. As amostras devem ser examinadas com cuidado sob aumento maior. É importante ter em mente que existem muitas espécies de levedura, e algumas delas e outras recentemente divididas podem se assemelhar a cocos. O principal fator diferenciador é o tamanho do microrganismo. Os cocos medem, aproximadamente, 0,2 a 2 μm de diâmetro, e as leveduras são muito maiores. Ao observar uma lâmina ou ao descrever a diferença aos proprietários, o veterinário poderá observar que a comparação do tipo "lua *versus* terra" funciona bem. Esta é mais fácil de determinar se houver uma população mista de microrganismos no ponto para o propósito da comparação.

O banho é uma parte importante do tratamento em cães e pode ser utilizado em gatos se o animal for cooperativo. Na maioria dos casos, essa não é uma opção de tratamento. Contudo, a higiene, seja por um profissional ou pelo proprietário, é muito útil em gatos com dermatite por levedura. A remoção de pelos soltos, descamação e óleos acumulados, associada a terapia sistêmica, é bastante útil. Se a proliferação de leveduras estiver restrita a uma área focal, como leito de unhas, queixo ou orelhas, pode ser realizada a aplicação tópica de xampu ou solução antibacteriana e antifúngica associada. Em geral, o uso de produtos contendo fitosfingosina é fortemente recomendado. Esta molécula é parte dos lipídios cutâneos responsáveis pela manutenção da coesão cutânea normal, do controle da flora local e da regulação do equilíbrio de umidade. Esses produtos podem ser usados como substitutos de xampu. Contudo, a maioria dos gatos precisa de tratamento sistêmico com um fármaco antifúngico oral (Tabela 22.2), como itraconazol ou terbinafina. Não se recomenda o cetoconazol, pois os gatos não toleram bem essa substância. O fluconazol tem sido usado com sucesso pela autora a 10 mg/kg por via oral, 1 vez/dia, durante 30 dias. Estudos farmacocinéticos com itraconazol e terbinafina mostram que os protocolos de terapia pulsátil podem ser usados com esses fármacos. O protocolo mais comum consiste em semanas alternadas durante dois ou três ciclos.[35,101] A otite por levedura é muito pruriginosa e recomenda-se glicocorticoide ótico. A escolha de glicocorticoide ótico pela autora é a solução composta de propilenoglicol e dexametasona injetável (2 mg/mℓ) em concentrações iguais, aplicada 1 vez/dia nas orelhas.

As raças de gatos com cobertura anormal de pelo (p. ex., Rex, Sphynx) têm maior produção de óleo na pele e correm o risco de proliferação de leveduras. Isso pode envolver o corpo inteiro, as pregas das unhas ou ambos. Não obstante, é importante ter em mente que o crescimento excessivo de leveduras sempre decorre de uma doença cutânea subjacente ou de uma condição clínica. Falta de resposta ao tratamento pode ser consequência de infecção bacteriana concomitante não diagnosticada ou de doença cutânea subjacente persistente.

Dermatofitose

Esta é a doença cutânea infecciosa e contagiosa mais comum em gatos, e o prurido pode variar. Esta doença de pele é discutida na seção sobre descamação, crostas e pele oleosa.

Causas alérgicas de prurido

As doenças cutâneas alérgicas mais comuns de gatos são dermatite por alergia a pulgas, alergia alimentar, dermatite atópica felina e hipersensibilidade felina a picada de insetos. A patogenia dessas doenças alérgicas envolve associações de reações de hipersensibilidade do tipo 1 e do tipo 4 a alérgenos. O diagnóstico tem por base histórico; sinais clínicos compatíveis; descarte de outras etiologias mais comuns de doença alérgica; e resposta a esquemas de tratamentos. No caso da dermatite atópica felina, é importante relembrar que o teste alérgico (*in vitro* ou intradérmico) revela exposição e não é um teste diagnóstico definitivo. Em outras palavras, não responde a pergunta: "Este gato é atópico ou não?"

Dermatite por alergia a pulgas

A dermatite por alergia a pulgas é uma doença cutânea muito comum de felinos, causada por reações de hipersensibilidade a picadas de pulgas. Conforme a região geográfica, os sinais clínicos podem ser sazonais ou ocorrer durante todo o ano. Os sinais clínicos sazonais são mais comuns em regiões onde existem estações de tempo frio bem definidas; a alergia a pulgas tende a ocorrer nos meses de tempo quente, porém nem sempre. Pode haver uma população viável de pulgas, suficientemente grande para perpetuar a dermatite por picadas de pulgas, em durante os meses de inverno. Além disso, pequenos mamíferos que vivem no local ou ao redor dela podem ser uma fonte de exposição a pulgas durante todo o ano.

Os sinais clínicos de dermatite por alergia a pulgas são bastante variáveis e podem causar qualquer um dos padrões de reação cutânea bem reconhecidos em gatos (Boxe 22.2). O padrão clássico consiste em perda de pelo e dermatite miliar sobre a região lombossacra e membros posteriores. Contudo, isso pode não ser observado na clínica (ver Figura 22.12). Os proprietários cada vez mais têm ciência da importância do controle de pulgas em gatos e o uso de produtos de aplicação local tornou essa prática muito mais fácil. A dermatite por alergia a pulgas é uma causa comum de alopecia simétrica com lesões pruriginosas papulares recorrentes, proliferação recidivante de bactérias e leveduras, doenças eosinofílicas e comportamentos estranhos. A alergia a pulgas é um diagnóstico diferencial importante em gatos levados a exame devido a mordeduras frequentes da pele; ataques frenéticos súbitos da pele; e episódios repentinos de comportamentos hiperativos por meio dos quais o felino parece ser caçado ou tenta escapar. A autora observou uma apresentação consistente de alergia a pulgas em gatos obesos ou geriátricos que não conseguem se autolimpar, particularmente o abdome e a área lombossacra. Em resposta a áreas pruriginosas da pele que o gato não pode alcançar, o animal tende a limpar em excesso ou mutilar áreas alcançáveis (p. ex., a ponta da cauda, os coxins plantares). Esses comportamentos com frequência podem ser desencadeados na sala de consulta ao se coçar a área lombossacra do gato. Deve-se tomar cuidado porque, às vezes, o prurido é tão intenso que o gato morde. Outra apresentação de possível alergia a pulgas são pequenas úlceras eosinofílicas no lábio, com frequência intermitentes. O padrão de reação de "úlcera de roedor" de gatos pode ser desencadeado particularmente por qualquer traumatismo ou reação inflamatória, como uma picada de pulga.

O diagnóstico de dermatite por pulgas pode ser fácil ou difícil. A existência de um histórico clínico compatível, sinais clínicos e pulgas ou excrementos de pulgas indica bastante. Infelizmente, esses últimos não são encontrados com frequência em gatos que conseguem se limpar de modo eficaz. A testagem intradérmica com antígeno de pulgas e a observação da reação positiva são sugestivas, porém não são diagnósticas. O melhor instrumento diagnóstico é a resposta ao controle de pulgas. Nesse ponto, pode haver resistência por parte dos proprietários, pois a técnica envolve o tratamento de todos os animais de estimação da casa e porque "ter pulgas" ainda está associado a um estigma. Nesses casos, com frequência é útil discutir os gastos financeiros de uma série de exames diagnósticos para a doença cutânea e enfatizar que, mesmo se a etiologia subjacente não for as pulgas, o controle delas durante todo o ano é parte da conduta relacionada com gatos com doenças cutâneas crônicas. Essas doenças despendem tempo e dinheiro quando tratadas e tendem a recidivar, e é importante saber que a recidiva não é causada por algo tão simples quanto pulgas.

Uma mudança na resposta aos esquemas de tratamento para dermatite por alergia a pulgas em gatos consiste em os clínicos deverem estar preparados para tratar concomitantemente a proliferação secundária de bactérias e leveduras. Se ela não for tratada, poderá haver a falsa impressão de que a tentativa de controle de pulgas não obteve sucesso. É bastante comum para a autora encontrar gatos levados para uma segunda opinião após excelentes esquemas de controle de pulga e alimentos terem "falhado". Assim, acaba-se por descobrir que o gato tem uma infecção não diagnosticada por bactérias e fungos.

Boxe 22.2 Padrões de reação cutânea em gatos

Prurido da cabeça e pescoço
Otite recorrente
Alopecia simétrica
Alopecia autoinduzida com autotraumatismo
Autolimpeza excessiva sem autotraumatismo
Gato com hiperestesia
Padrões eosinofílicos (com frequência crônicos e recorrentes):
• Úlcera indolente
• Placa eosinofílica
• Granuloma eosinofílico
• Dermatite miliar

Hipersensibilidade a picada de insetos

A hipersensibilidade a picada de insetos é uma doença cutânea causada por reações de hipersensibilidade a picadas de pequenos insetos picadores, como diversos tipos de mosquitos, como os da espécie mosquito-pólvora (*Culicoides*).[8] A hipersensibilidade a picada de insetos pode ocorrer em gatos que andam livremente no meio externo ou naqueles que têm acesso ao meio externo por meio de quintais telados ou com telas que possibilitem a entrada de insetos. Os sinais clínicos podem ocorrer durante todo o ano, dependendo da geografia e do ciclo de vida do inseto picador.

As picadas de insetos ocorrem sobre áreas de pelos finos do gato, como nariz, face interna e externa das aurículas, área periocular e coxins plantares próximo à junção das áreas com e sem pelo.[53] As picadas de insetos resultam em pápulas que variam em gravidade desde brandas a graves. Os sinais clínicos tornam-se mais intensos conforme a gravidade do prurido aumenta e podem envolver ulceração disseminada, perda de pelo, hiperpigmentação ou hipopigmentação (Figuras 22.16 e 22.17). Os coxins plantares podem se tornar hiperceratóticos, tumefatos, dolorosos ou ulcerados. A autora tem observado linfadenopatia regional a generalizada e eosinofilia periférica.

O diagnóstico baseia-se, principalmente, no histórico e nos sinais clínicos. A exposição a ambientes externos, particularmente pela manhã ou à noite, deve levantar suspeita. As lesões sofrerão resolução em 1 semana sem tratamento se o gato for mantido dentro de casa.

Não há necessidade de tratamento, a menos que o prurido seja intenso. As opções de tratamento possíveis são doses anti-inflamatórias de prednisolona (0,5 mg/kg por via oral, 1 vez/dia até que as lesões sofram cicatrização) ou doses de prednisolona em dias alternados se o gato não puder ser mantido dentro de casa. Algumas evidências sugerem que a prednisolona é mais bem absorvida em gatos do que a prednisona.[39] Como alternativa, pode ser usado acetato de metilprednisolona repositol a cada 6 a 8 semanas ao longo de toda a estação acometida (20 mg/gato por via subcutânea ou intramuscular). O uso crônico de prednisolona não é apropriado para terapia prolongada. As lesões localizadas podem ser tratadas com glicocorticoides tópicos. Outro fármaco útil é a ciclosporina (5 mg/kg por via oral, 1 vez/dia durante 30 dias e, então, em dias alternados). Há duas formulações: modificada e não modificada. A formulação modificada tem melhor absorção e é a única formulação recomendada para uso em gatos.

A doença pode ser prevenida mantendo-se o gato dentro de casa. Se isso não for possível, o gato deverá ser mantido dentro de casa nos períodos do amanhecer e do anoitecer. Em casos em que os quintais telados são áreas da congregação familiar à noite, isso pode ser impossível ou sem sentido. Melhorar as telas dos quintais é uma opção. O uso de velas de citronela é bastante útil. A aplicação de produtos de piretrina com base aquosa também pode ser empregada. Os produtos com piretroides devem ser usados com cautela em gatos, e os produtos comercializados para humanos como repelentes costumam ser tóxicos para gatos.

As lesões da hipersensibilidade a picadas de insetos podem simular atopia felina; alergia alimentar; dermatofitose; e, sobretudo, pododermatite plasmocitária felina e pênfigo foliáceo. Os gatos que não respondem rapidamente ao simples confinamento ou que são refratários a doses baixas de prednisolona deverão ser investigados mais intensamente quanto a outras doenças.

Alergia alimentar

As alergias alimentares em gatos são causadas por reação de hipersensibilidade a um alimento ou aditivo alimentar.[100] Essas alergias podem se desenvolver em qualquer idade. Neste momento, não existem estudos documentando se as alergias alimentares em gatos são mais comuns que a atopia, conforme se relata na clínica.

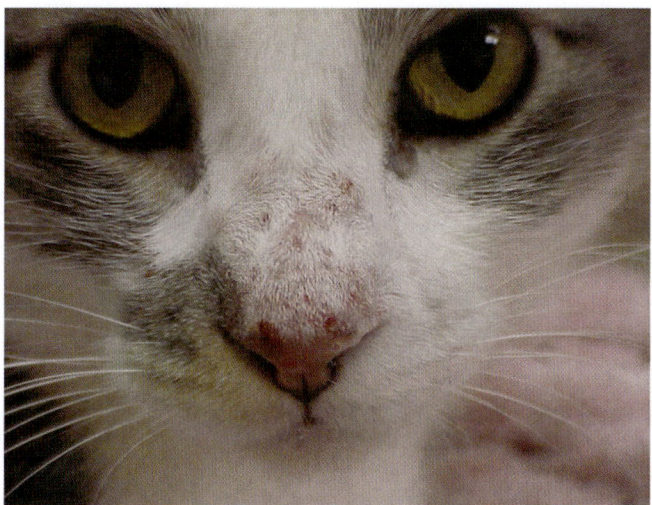

Figura 22.16 Hipersensibilidade a picada de inseto. Observar as áreas multifocais de perda de pelo no nariz. Esta é a apresentação comum dessa síndrome. (*Cortesia da University of Wisconsin School of Veterinary Medicine.*)

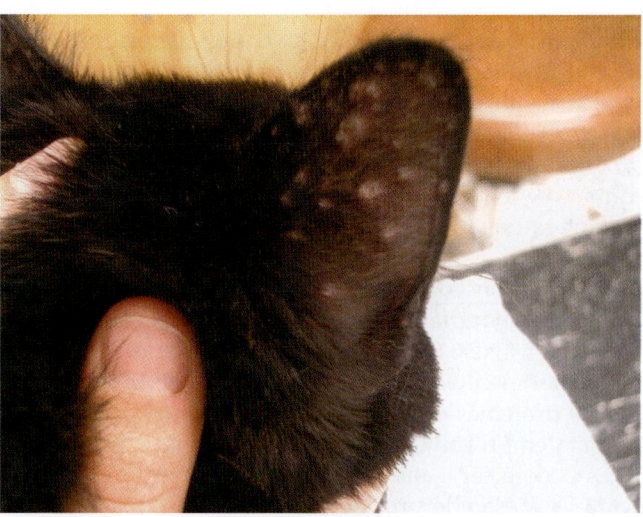

Figura 22.17 Hipersensibilidade a picada de insetos. Neste gato, as orelhas foram atacadas e as picadas de inseto resultaram em rápido desenvolvimento de pequenos granulomas eosinofílicos. (*Cortesia da University of Wisconsin School of Veterinary Medicine.*)

Os sinais clínicos da alergia alimentar são muito variáveis. Não existe uma apresentação clássica. As alergias alimentares podem se manifestar com ou sem sinais gastrintestinais; contudo, em um estudo, a existência de sinais concomitantes foi a apresentação mais comum.[44] As alergias alimentares podem ser a causa de qualquer um dos padrões de reação cutânea comumente identificados em gatos. O que é exclusivo das alergias alimentares é que elas estão associadas a prurido não sazonal, e a resposta a terapia ou a glicocorticoides varia.

As perguntas frequentes sobre alergias alimentares de felinos são: "Quando está indicado um experimento dietético?", "Podem ser diagnosticadas por teste alérgico?" e "Que tipo de dieta é mais indicado?" Na prática da autora, tenta-se um experimento dietético apenas após diagnósticos diferenciais mais comuns terem sido descartados, entre eles:

- Resposta a esquema de tratamento para demodicose
- Resposta a controle de pulgas
- Cultura fúngica negativa para dermatofitose
- Falta de resposta à terapia para infecção bacteriana e de leveduras associada.

Usando a cal sulfurada como resposta ao tratamento para demodicose felina também se descarta a suspeita de outras infestações parasitárias, exceto pulgas. Se o gato ainda estiver com prurido nesse ponto, as causas mais prováveis em um gato sadio nos demais aspectos serão alergia alimentar e dermatite atópica felina.

As alergias alimentares em gatos não podem ser diagnosticadas por testes alérgicos sanguíneos ou testes cutâneos intradérmicos. Um dos aspectos mais difíceis do gato com prurido é lidar com o proprietário que recebeu o resultado de um teste alérgico sanguíneo que apresente reações positivas para todos os ingredientes do teste. Esses testes revelam exposição ao alérgeno e as reações positivas não se correlacionam ao diagnóstico. A única maneira de diagnosticar a alergia alimentar consiste na implementação de um experimento de dieta estrito sucedido por um teste de desafio.[46] A hipersensibilidade dietética é diagnosticada quando o sinal clínico-alvo (ou seja, prurido) sofre resolução quando a dieta-teste está sendo administrada e volta quando o gato é alimentado com sua dieta original. Os experimentos dietéticos devem ser conduzidos durante um período de 8 a 12 semanas para se ter certeza e, durante esse tempo, poderia ocorrer mudança de estação ou outros fatores. Consequentemente, é necessária a prova positiva por meio do desafio.

Não há consenso entre os dermatologistas veterinários sobre a melhor dieta, nem estudos que apoiem alguma em particular. Existem três tipos principais de dietas usados em experimentos alimentares: dietas caseiras, dietas com novas proteínas e dietas hidrolisadas. Qualquer que seja a dieta empregada, ela deve ser completa e balanceada, pois poderá ser a alimentaçãodo gato para o resto de sua vida. A adesão do proprietário aumenta com a facilidade da administração do alimento, o que sugere que as dietas comerciais sejam superiores. No entanto, este não é necessariamente o caso. Se for selecionada uma dieta caseira, o proprietário pode dedicar 1 dia para fazer a dieta e conge-

lar porções para o restante do mês. O principal empecilho dessas dietas é que, se uma alergia alimentar for confirmada, o proprietário precisa continuar a preparar a dieta ou procurar uma dieta alternativa adequada.

O sucesso do experimento dietético está relacionado diretamente com a abordagem a diversos fatores fundamentais. O teste deve ser indicado e realizado no momento apropriado durante a série de exames. Os diagnósticos diferenciais precisam ser limitados até alergia (alimentar ou atopia). O proprietário precisa ser capaz de realizar o esquema dietético e desejar fazê-lo, e as perguntas sobre os proprietários aderirem ao plano alimentar devem ser feitas e respondidas positivamente. Os experimentos alimentares podem ser impossíveis em locais com diversos animais de estimação se houver alguma possibilidade de o gato comer outro alimento. Os gatos são menos passíveis de serem alimentados com sobras de mesa do que os cães, porém esse nem sempre é o caso. Por exemplo, os gatos conseguem e, de fato, sobem em mesas e cadeiras e podem alcançar pratos e panelas ainda não lavados, e alguns gatos roubam alimento. O gato também deve ser mantido dentro de casa durante todo o período da experiência alimentar.

A mudança da dieta original para a nova dieta pode levar várias semanas em gatos exigentes para comer. A palatabilidade é importante para muitos gatos, e os proprietários e os veterinários podem ter de usar um tipo de dieta em vez de outro, dependendo de o animal comer ou não. Outro problema importante é o conforto do gato durante a experiência. Se o gato estiver com prurido intenso, deverá ser usado algum tipo de agente antipruriginoso durante o esquema. A autora costuma usar ciclosporina modificada (5 mg/kg, até 25 mg/gato VO, 1 vez/dia) durante as primeiras 4 a 6 semanas da experiência. Após o gato estar confortável e comendo a dieta de experimento, o fármaco é gradualmente retirado entre as 6ª e 8ª semanas. Se o gato apresentar prurido após a suspensão da ciclosporina, essa dieta em particular não teve sucesso. Caso contrário, a dieta é mantida durante algumas semanas e, então, o desafio se realiza.

É importante os proprietários compreenderem que eles podem precisar repetir um experimento com outro tipo de dieta se o original não mostrar sucesso e todas as outras causas de prurido tiverem sido descartadas, ou se o gato for diagnosticado com dermatite atópica e não houver resposta à imunoterapia.

Não é raro os proprietários interromperem os esquemas alimentares se o gato responder à ciclosporina. Os proprietários querem alívio do prurido para o gato. Se a ciclosporina proporcionar tal alívio, o proprietário pode não desejar continuar com quaisquer outros diagnósticos. A autora não usa terapia glicocorticoide durante a semana experimental por diversas razões. Primeiro, se houver necessidade para o teste alérgico alimentar, a ciclosporina não interferirá nos resultados do teste. Em segundo lugar, a terapia glicocorticoide para o tratamento a longo prazo de prurido está relacionada com problemas bem conhecidos. A ciclosporina tem sido usada com sucesso e poucos efeitos adversos e pode ser empregada durante períodos longos. Em terceiro lugar, se o proprietário completar o esquema alimentar e a alergia alimentar for diagnosticada, o proprietário tem a opção de alimentar o gato com a dieta usada na experiência, procurando a identificação do alérgeno alimentar responsável individualmente, e, a seguir, evitando-o ou usando terapia de ciclosporina no tratamento a longo prazo.

Dermatite atópica

O nome da doença cutânea causada por uma hipersensibilidade tipo 1 a alérgenos ambientais em gatos é motivo de discussão, pois a doença não foi bem caracterizada em gatos como foi em cães. Nessa discussão, o termo *dermatite atópica felina* será usado. Contudo, o leitor poderá ver outros termos, como *dermatite felina semelhante a atópica, dermatite por hipersensibilidade felina* e *dermatite alérgica felina*.

Não existe predileção de sexo ou raça para a dermatite atópica felina. Na experiência da autora, os proprietários em geral relatam o desenvolvimento de sinais clínicos em seus gatos entre 6 meses a 3 anos de vida, embora o gato possa não ser levado ao médico-veterinário para a avaliação até que esteja muito mais velho. A autora registrou uma família de gatos com atopia, e outros autores já relataram, na prática, um componente genético, porém não há muitas evidências para a predisposição de raça ou genética em felinos como existe em cães.[59] É raro ter informações sobre a família de qualquer gato em particular. O marco da doença é prurido responsivo à terapia glicocorticoide. Se houver fatores complicadores, como crescimento excessivo secundário bacteriano ou de levedura, a resposta pode não ser completa. Os sinais clínicos podem ser sazonais ou durante todo o ano e variáveis.

O trabalho diagnóstico para a dermatite atópica felina é feito descartando-se outras etiologias comuns de prurido (ou seja, parasitos, infecções, alergia a pulgas e alergia alimentar) e ter histórico e sinais clínicos compatíveis. Talvez seja difícil para os proprietários confirmar prurido, pois eles podem não conseguir identificá-lo nem observar comportamentos associados a prurido (p. ex., lambedura). O histórico de vômitos de bola de pelo ou de constipação intestinal pode sugerir autolimpeza excessiva. A dermatite atópica é um diagnóstico diferencial para muitos padrões de reação de felinos. Além da alopecia simétrica felina, alguns dos sinais clínicos mais comuns são, porém não estão limitados a, lesões eosinofílicas recorrentes (placas, granuloma linear, dermatite miliar, úlceras nos lábios), "queixa do gato que se coça todo", alopecia em áreas específicas, mordedura da cobertura de pelos (Figura 22.18), perda de pelo nas faces medial e lateral dos membros (Figura 22.19), prurido podal (Figura 22.20), crescimento excessivo de leveduras no leito das unhas, otite recorrente por leveduras, aumento da secreção ceruminosa dos ouvidos, alopecia simétrica, vibrissas quebradas, perda de pelo no queixo e nos lábios e desenvolvimento de comedões. A cobertura de pelos pode estar sem brilho, áspera ou, até mesmo, úmida. Os sinais não dermatológicos podem ser rinite, espirros, conjuntivite, tosse crônica e linfadenopatia.

Surge, então, a seguinte questão: "Onde o teste de alergia se enquadra no diagnóstico de doença cutânea atópica felina?". É importante ter em mente que os testes de alergia revelam a infecção e não são diagnósticos para dermatite atópica. O teste de alergia é apropriado para o gato cuja imunoterapia está indicada como modalidade

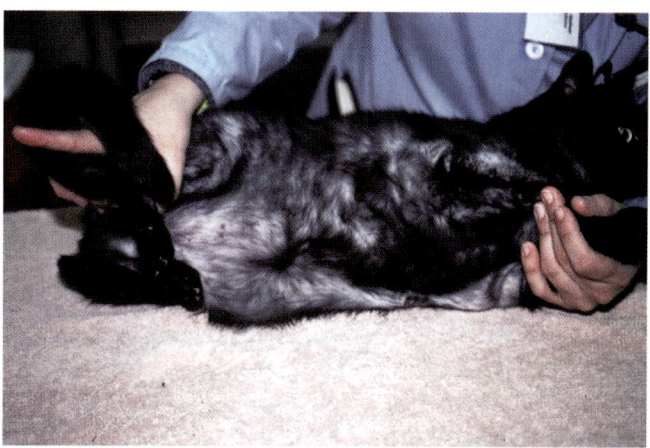

Figura 22.18 Gato atópico. Este felino tinha prurido generalizado e o proprietário se queixou de o gato "morder a si próprio feito louco". (*Cortesia da University of Wisconsin School of Veterinary Medicine.*)

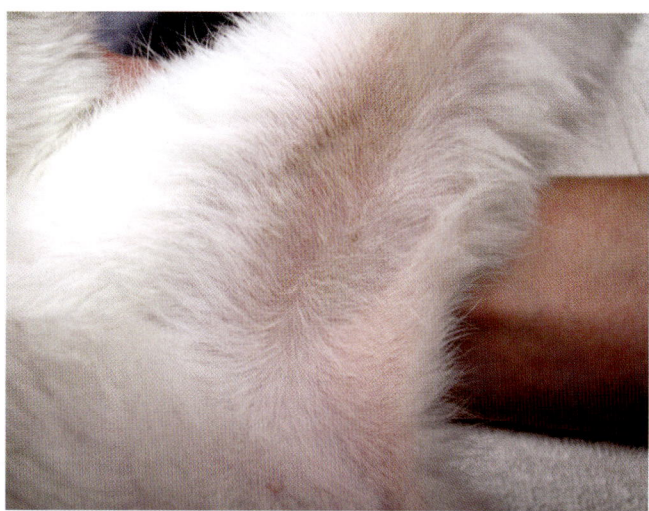

Figura 22.19 Gato atópico. Convém observar a perda de pelo na face medial do membro anterior. A citologia por preparado em fita revelou infecção bacteriana e por levedura associada, intensificando o prurido. (*Cortesia da University of Wisconsin School of Veterinary Medicine.*)

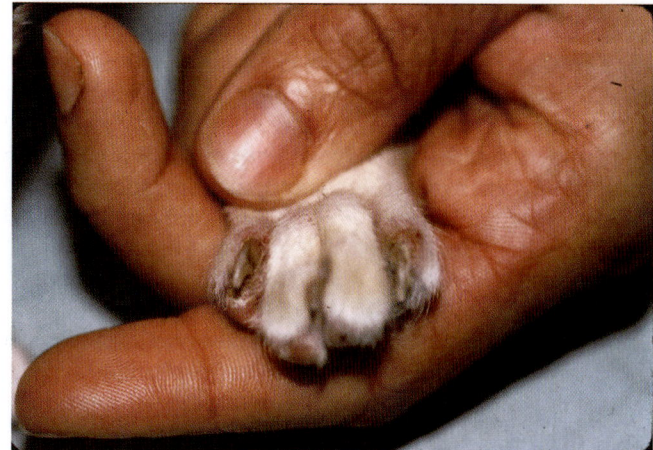

Figura 22.20 Gato atópico com prurido podálico. Este gato comeu as unhas e apresentava requícios cerosos na base da unha. A citologia revelou grande quantidade de leveduras. (*Cortesia da University of Wisconsin School of Veterinary Medicine.*)

de tratamento. Também está indicado em gatos que não obtêm sucesso em experimentos alimentares ou proprietários que não farão um experimento alimentar até que os resultados do teste alérgico sejam negativos. A identificação do alérgeno pode ser feita por meio de teste cutâneo intradérmico ou teste *in vitro*. Assim como em cães, existe muita controvérsia quanto a que teste seria o ideal. Como o exame cutâneo intradérmico exige retirada de fármacos e encaminhamento ao veterinário dermatologista é mais dispendioso e envolve um procedimento mais complexo, a autora recomenda primeiramente o teste para alergia *in vitro*. Na prática da autora, os gatos são submetidos a produtos comerciais disponíveis (Figura 22.21), um teste de minirrastreamento sérico para alergia. Além dos controles positivo e negativo, existem três repositórios (para árvores, ervas e alérgenos de interiores). Se houver uma reação positiva nesse teste de rastreamento, o soro é enviado para o rastreamento completo. Em um estudo recente em gatos, houve forte concordância entre o teste comercial para alergia positivo e o teste para alergia *in vitro* (88%).[30] Se o teste for negativo, realiza-se o teste cutâneo intradérmico.

A preparação para o teste cutâneo intradérmico em gatos exige suspensão de fármacos esteroides e anti-histamínicos. Contudo, a ciclosporina não precisa ser retirada antes do teste cutâneo.[37] Os anti-histamínicos devem ser suspensos 7 dias antes do teste. O tempo necessário para a suspensão do esteroide varia, porém, em geral, não é inferior a 4 semanas para o gato que recebe glicocorticoides por via oral e não menos que 8 semanas após uma única injeção de um glicocorticoide de longa duração (repositol), e possivelmente mais tempo. As reações de testes intradérmicos cutâneos em gatos costumam ser, porém nem sempre, menos intensas do que as encontradas em cães (Figura 22.22). Isso torna a interpretação mais difícil.

A dermatite atópica felina pode ser tratada, porém não curada. O controle da doença depende de os sinais clínicos serem sazonais ou durante todo o ano; da gravidade do prurido durante o período de alergia do gato; da distribuição dos locais acometidos; dos problemas clínicos concomitantes; e, naturalmente, do que o proprietário é capaz ou deseja fazer pelo gato.

Raramente é possível ou praticável evitar o alérgeno responsável. No entanto, se o gato regularmente vai para a área externa, mantê-lo dentro de casa diminuirá a exposição direta a diversos alérgenos sazonais. O pólen pode ser reduzido no interior da casa por meio da limpeza regular dos ductos de aquecimento da casa e do uso de filtros para fornalha descartáveis de alta qualidade. Para os gatos com alergia a ácaros da poeira domiciliar, camas antigas de gatos devem ser substituídas por camas novas lavadas no mínimo 1 vez/semana. Tapetes, colchões, roupas e móveis devem ser tratados com benzoato de benzila, uma vez por mês durante 3 meses e, a seguir, a cada 3 meses, para matar e controlar as populações de ácaros da poeira doméstica. O benzoato de benzila não é difícil de ser encontrado e é o ingrediente comum na maioria dos produtos de venda livre comercializados para remover ou matar ácaros da poeira doméstica. É importante usar um aspirador de pó de alta qualidade para remover os ácaros. Estes não se desenvolvem bem em ambientes secos, e reduzir a unidade relativa (< 40%) diminuirá o ácaro da poeira doméstica, pulgas e os alérgenos do mofo na casa. Os proprietários podem precisar comprar diversas unidades desumidificantes e obter os modelos mais eficientes em termos de energia.

Todos os animais na casa deverão ser tratados durante todo o ano com controle de pulgas, de modo que estas não agravem o prurido do gato acometido. Muitos proprietários irão reclamar, argumentando que nunca viram pulgas no gato ou que o gato não vai para o meio externo. Conforme mencionado previamente, o comportamento de autolimpeza dos gatos torna difícil encontrar pulgas, e os gatos de interiores podem entrar em contato com pulgas. É possível que o tratamento da dermatite atópica seja complexo, e algo tão simples quanto o controle de pulgas pode tornar

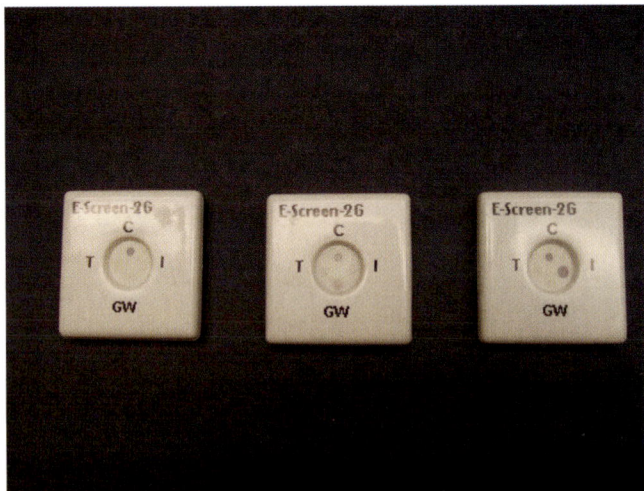

Figura 22.21 Teste comercial, o qual pode ser usado como rastreamento para determinar se um gato com atopia clínica provavelmente apresenta reação positiva no painel completo. Se for negativo, deverá ser considerado o teste cutâneo intradérmico. (*Cortesia da University of Wisconsin School of Veterinary Medicine.*)

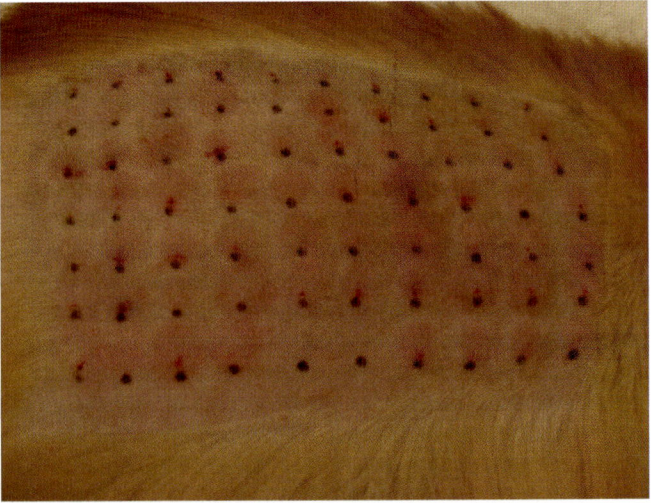

Figura 22.22 Teste intradérmico positivo em um gato. Observar o grande número de reações de pápula e rubor. Diferentemente do que é relatado com frequência em gatos, esse animal apresentou reações no teste cutâneo, facilmente identificáveis. (*Cortesia da University of Wisconsin School of Veterinary Medicine.*)

a avaliação e o tratamento de recidivas muito mais fáceis e rápidos de se resolver. Um dos contra-argumentos mais fortes para esses proprietários é uma explanação do limiar pruriginoso. Os gatos podem estar confortáveis com sua alergia se forem adotadas modalidades de tratamento menos rigorosas desde que outros fatores, como infestações de pulgas e infecções secundárias, estejam controlados.

Sabe-se, atualmente, que parte da patogenia da doença cutânea alérgica envolve função de barreira anormal. A partir da perspectiva de tratamento, isso significa que é necessário maior atenção à saúde da cobertura de pelos e da pele. A reposição e a manutenção da função de barreira em gatos podem ser estimuladas por meio do uso de produtos de aplicação local que contenham ceramidas e ácidos graxos normalmente encontrados na pele. Adicionalmente, isso também pode ser alcançado por meio do uso de *sprays* e xampus com ingredientes semelhantes. As formulações em *spray* são, sem dúvida alguma, mais toleráveis, para a maioria dos gatos, do que banhos semanais.

A proliferação recorrente de bactérias e leveduras é comum em animais atópicos. Conforme mencionado, os sinais de piodermite bacteriana felina e de proliferação de leveduras são menos intensos do que em cães. Essas proliferações são subidentificadas, subdiagnosticadas e subtratadas. Os sinais da piodermite bacteriana podem ter início com excessiva descamação. Em alguns gatos, a proliferação de leveduras ocorre com mais frequência nas orelhas e no leito das unhas. Os gatos que desenvolvem proliferação decorrente de *Malassezia* no leito das unhas podem tolerar e se beneficiar do pedilúvio.

O tratamento do prurido do gato é o problema fundamental na dermatite atópica. Alguns gatos apresentam áreas focais de prurido que podem ser tratadas apenas por meios tópicos. O prurido periocular pode ser tratado com esteroides oftálmicos tópicos, se for intenso. Depois que o prurido intenso tiver sofrido resolução ou se o prurido ocular for menos intenso, outras opções são ciclosporina oftalmológica ou com alguns dos colírios tópicos de venda livre mais recentemente comercializados para pessoas com olhos pruriginosos em decorrência de alergias. Para o controle a longo prazo de otite pruriginosa ou de otite ceruminosa, a autora usa uma solução esteroide otológica contendo a mistura 1:1 de propilenoglicol e dexametasona injetável (2 mg/mℓ). Essa associação é de baixo custo e bem tolerada por gatos.

As opções para o controle sistêmico do prurido são ácidos graxos essenciais, anti-histamínicos, glicocorticoterapia, ciclosporina e imunoterapia. Na experiência da autora, os ácidos graxos essenciais e os anti-histamínicos são benéficos apenas em um pequeno número de pacientes. Estes tendem a ser gatos com prurido sazonal muito brando. A autora usa ácidos graxos essenciais em formulações líquidas que podem ser aplicadas em alimentos. Os anti-histamínicos que podem ser usados em gatos estão relacionados na Tabela 22.3;[95,96] não existe consenso quanto à opção mais eficaz. É importante dizer aos proprietários que talvez sejam necessários 7 a 10 dias até que haja o benefício completo de um anti-histamínico. A falta de resposta de um fármaco não prediz necessariamente se outros fármacos serão eficazes. Há possibilidade de os efeitos colaterais de anti-histamínicos variarem desde nenhum até sonolência, diminuição do apetite e hiperexcitabilidade. Em geral, a terapia com glicocorticoides é bastante eficaz no controle de prurido em gatos e pode ser uma escolha menos dispendiosa se o gato apresentar alergias sazonais e for saudável nos demais aspectos. As opções de tratamento estão relacionadas na Tabela 22.3. Além dos efeitos adversos bem conhecidos da terapia com glicocorticoide, há evidências crescentes de que o acetato de metilprednisolona tem capacidade de predispor alguns gatos a insuficiência cardíaca congestiva.[80,91] A ciclosporina é outra opção clínica para o controle da dermatite atópica felina. Talvez sejam necessários até 30 dias para se obter o benefício máximo do fármaco. No entanto, pode ser usado em gatos com alergias sazonais (> 1 mês) ou que perdurem o ano todo como tratamento primário para o prurido ou junto a outros tratamentos. Se a resposta terapêutica for boa, a dose pode ser ajustada para dias alternados. A terapia com glicocorticoides pode ser usada concomitantemente para promover uma resposta mais imediata.

Tabela 22.3 **Fármacos antipruriginosos usados comumente em gatos atópicos.**

Fármaco	Dose comum	Efeitos adversos comuns
ANTI-HISTAMÍNICOS		
Cloridrato de cetirizina	5 mg/gato VO, a cada 24 h	Nenhum relatado
Maleato de clorfeniramina	2 a 4 mg/kg VO, a cada 12 h	Sonolência, salivação devido a comprimidos amargos
Fumarato de clemastina	0,68 mg/gato VO, a cada 12 h	Diarreia, letargia
Cloridrato de difenidramina	0,5 mg/kg VO, a cada 12 h	Hiperexcitabilidade
Cloridrato de hidroxizina	5 a 10 mg/gato VO, a cada 12 h	Depressão, alterações comportamentais
CORTICOSTEROIDES		
Prednisolona	0,5 a 1 mg/kg VO, a cada 24 h	Poliúria, polidipsia, polifagia
Acetato de metilprednisolona	5 mg/kg ou 20 mg/gato SC/IM	
Ciclosporina modificada*	5 mg/kg VO, a cada 24 h; pode ser diminuída para a cada 48 h	Vômitos, diarreia

VO, via oral; *SC*, via subcutânea; *IM*, via intramuscular.
*Somente as formulações modificadas desse fármaco podem ser usadas.

Indica-se a imunoterapia para os gatos que não respondem ao tratamento. Atualmente, existem dois protocolos para a administração de imunoterapia em gatos (terapia tradicional e terapia breve [*rush*]). Eles são discutidos em detalhes em outras fontes.[95,96] Em breves palavras, a diferença está na administração de alérgenos em quantidades crescentes até que seja alcançada uma dose de manutenção ao longo de cerca de 1 mês (tradicional) *versus* alguns dias (breve). Depois disso, administra-se uma dose de manutenção do alérgeno a intervalos regulares (p. ex., a cada 7 a 10 dias). Na experiência da autora, observa-se uma resposta favorável em 2 de 3 gatos. Em alguns gatos, pode ser a única terapia, enquanto em outros, poderá ser necessário o uso intermitente de algum tipo de terapia antipruriginosa associada. Com base em informações obtidas de estudos em cães, talvez não se observe o benefício máximo por até 12 meses. Entretanto, na experiência da autora, algumas evidências de eficácia em geral ocorrem em 3 a 6 meses. A ciclosporina ou a terapia glicocorticoide podem ser usadas para tratar o prurido do gato durante esse tempo e proporcionar significativo alívio deste problema.[74,106] Se o gato responder à terapia com ciclosporina, o custo da imunoterapia *versus* a terapia com ciclosporina deve ser considerado, já que a ciclosporina é de baixo custo em pequenos pacientes e pode ser menos dispendiosa no tratamento a longo prazo.[85] Os gatos que recebem ciclosporina por tempo prolongado devem ser rastreados para *Toxoplasma* spp., pois esse fármaco pode predispor os gatos a toxoplasmose sistêmica fatal.[48] Os proprietários também devem se precaver para novas infecções. As precauções fundamentais consistem em manter o gato dentro de casa, a fim de limitar a exposição por meio da predação de roedores e de outros hospedeiros intermediários potenciais e o consumo de água do meio ambiente. Outras precauções importantes consistem em limpar a caixa de areia diariamente, evitar dar carne crua ao gato ou leite não pasteurizado, controlar a população de roedores dentro de casa com segurança e praticar boa higiene ao manipular alimento para consumo humano.

Pele escamosa, crostosa e oleosa

A descamação ("caspa") e as crostas são queixas comuns dos clientes. Crostas e esfoliação disseminadas não são comuns e, em geral, estão associadas a um problema clínico ou a doença dermatológica mais grave. A cobertura de pelos com oleosidade pode ser focal ou generalizada. Assim como em outros problemas dermatológicos, é possível o histórico fornecer informações fundamentais que limitarão os possíveis diagnósticos diferenciais. Gatos jovens e gatos que transitem livremente são mais passíveis de contrair dermatofitose e infecções parasitárias. Gatos mais velhos são mais passíveis de apresentar doenças imunomediadas e tumores cutâneos. As evidências de transmissão a outros animais ou pessoas são compatíveis com o contágio. Tratamentos anteriores podem ajudar a incluir ou descartar erupções devidas a medicamentos. A resposta a glicocorticoides pode sugerir doenças cutâneas alérgicas.

A raça do gato também é capaz de fornecer informações úteis. A associação entre gatos de pelo longo e dermatofitose é o exemplo clássico.

Descamação excessiva

Em geral, as causas mais comuns de descamação e crostas em gatos são ectoparasitas, infecções bacterianas e por leveduras da pele e dermatofitose. Pente-fino, raspado de pele e resposta a controle de pulgas são exames diagnósticos fundamentais e experiências de tratamento (ver discussão anterior). Conforme já mencionado, a descamação excessiva com fragmentos presos nos pelos é comum em gatos com infecções bacterianas da pele. A resposta à antibioticoterapia é importante para estabelecer parâmetros. O exame cuidadoso do esfregaço de decalque de pele e a citologia da pele são necessários para determinar a existência de uma infecção concomitante por levedura (ver discussão anterior). Finalmente, indica-se cultura para dermatófitos na primeira consulta, a fim de descartar ou incluir infecção por dermatófitos.

Não é raro encontrar gatos que começam a perder pelos ou descamar em excesso quando sob estresse durante um exame. Sem dúvida, isso é algo natural, não um problema patológico que exija tratamento. Alguns proprietários relatam que o pelo de seu gato descama excessivamente quando a umidade relativa é baixa (p. ex., no inverno). Isso se relaciona mais provavelmente com o comportamento de procurar calor e pode ser corrigido aumentando-se a umidade na casa e usando umectantes sobre o pelo. É possível os gatos que não conseguem se autocuidar (p. ex., devido a obesidade) desenvolverem descamação excessiva. Às vezes, essa descamação pode ser corrigida fazendo o proprietário escovar o pelo regularmente. A coleção maior de glândulas sebáceas localiza-se no dorso do gato, e a autolimpeza de rotina ajuda a dispersar esses óleos.

Dermatofitose

A dermatofitose é a doença cutânea infecciosa e contagiosa mais comum em gatos. O patógeno isolado com maior frequência é *M. canis*; no entanto, os gatos podem ser infectados por *Trichophyton* spp. e *Microsporum gypseum*. Como *M. canis* é o patógeno primário de gatos, tal discussão enfocará a dermatofitose por *M. canis*, a menos que especificado de outra maneira. Embora os gatos costumem ser denominados "reservatórios" de infecção para *M. canis*, vale lembrar que esse microrganismo não é parte da flora fúngica normal dos gatos.[61,62] A importância clínica é que o isolamento de *M. canis* do pelo de gatos está associado a uma das seguintes situações: transporte mecânico dos esporos, infecção subclínica ou doença clínica franca. É necessária a discussão sobre algum tipo de ação quando uma cultura fúngica der resultado positivo.

Não se conhece a prevalência da doença, pois não é notificável. Em geral, contribui com cerca de 2% das doenças de pele apresentadas para um veterinário de atendimento inicial.[56] Em uma instalação com diversos animais, a prevalência depende de diversos fatores, como, porém não limitado a, uso da instalação (gatil, domicílio, abrigo fechado, abrigo aberto, organização de resgate), número de gatos existentes, região geográfica (a dermatofitose é mais comum em climas ou estações úmidas e quentes), idade dos animais (a dermatofitose é mais comum em filhotes do que em adultos), saúde da população (gatos doentes não realizam autolimpeza, o que os predispõe à doença) e práticas e filosofias gerais de cuidados com os animais.

A dermatofitose é transmitida pelo contato com ambientes contaminados ou por outros animais infectados. Para que uma infecção se estabeleça com sucesso, os artrósporos (material infectante formado a partir da segmentação e da fragmentação de hifas fúngicas) têm de se livrar dos mecanismos protetores mecânicos, fisiológicos e imunológicos. O mecanismo protetor mais importante do gato consiste em pelo sadio associado a autolimpeza de rotina. Os esporos infectantes são prontamente removidos do pelo dos gatos. Os esporos de fungos são pequenos e podem ser transportados em correntes de ar. Além disso, a autora isolou "pulgas positivas à cultura", e recentemente foi descoberto que a mosca doméstica transmite mecanicamente esporos.[14] A carga de esporos infectantes necessária para iniciar uma infecção é desconhecida; contudo, sob condições experimentais, são necessários, no mínimo, 100.[25] Depois que os esporos penetram na cobertura de pelo e alcançam a superfície da pele, é necessário algum tipo de traumatismo para estabelecer a infecção, pois os esporos não conseguem penetrar na pele íntegra. O aumento da hidratação e da maceração da pele favorece a penetração e a germinação de esporos. Em geral, a pele e os pelos normalmente secos associados às propriedades fungistáticas do soro e do sebo são defesas fisiológicas naturais do hospedeiro. O comportamento normal de autolimpeza dos gatos distribui o sebo de áreas de alta concentração e produção (queixo e dorso) a outras áreas. É fácil entender como as infestações por pulgas, o prurido decorrente de outras etiologias, ou mesmo, a falta de autolimpeza podem predispor um gato a uma infecção por dermatófitos. O período de incubação é de cerca de 1 a 3 semanas a partir do tempo de exposição até o desenvolvimento de lesões. A recuperação da infecção depende de uma forte resposta imunológica celular; o estresse e a imunossupressão comprometem a recuperação.

A dermatofitose é uma doença pleomórfica e não pode ser diagnosticada com base nos sinais clínicos apenas. A doença acomete o folículo piloso e os achados clínicos mais comuns são perda de peso, quebra do pelo, descamação e crostas (Figura 22.23). As consequências do prurido variam desde nenhuma até automutilação. Em gatos, é possível que o aspecto das lesões seja focal, multifocal ou generalizado. Como os esporos se disseminam com facilidade pelo corpo todo, a distribuição da lesão pode estar acentuadamente mais limitada do que a quantidade de material infectante sobre a pele. A hiperpigmentação não é comum nas doenças cutâneas de felinos, porém é encontrada comumente em gatos com dermatofitose. Há possibilidade de a descamação ser focal ou generalizada, bem como de variar desde escamas finas até esfoliação acentuada. Nos casos graves, o gato pode parecer ter pênfigo foliáceo.

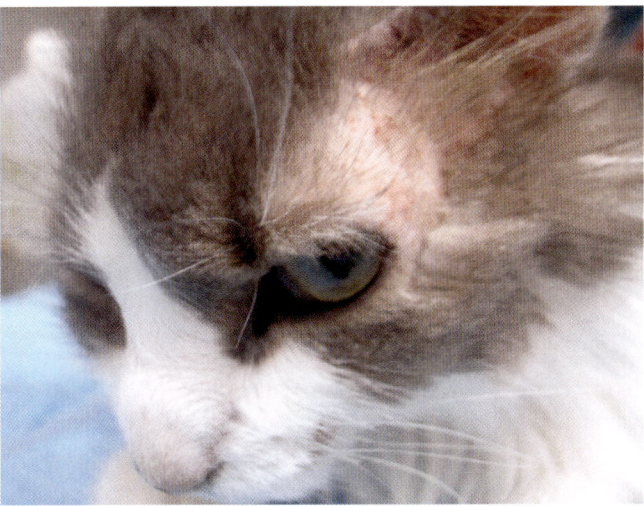

Figura 22.23 Gato com dermatofitose. Trata-se de doença folicular, cuja maior característica consiste na perda de pelo. Nesse caso, as lesões estavam na face e na área pré-auricular. (*Cortesia da University of Wisconsin School of Veterinary Medicine.*)

A queixa típica à apresentação é perda de pelo, porém, como a doença é zoonótica, os proprietários podem se queixar de lesões que eles ou outros membros da família contraíram. Os gatos com dermatofitose generalizada frequentemente ingerem grande quantidade de pelo durante a autolimpeza e podem ter histórico de vômitos, constipação intestinal, problemas com bola de pelos ou com qualquer associação desses fatores. Também são comuns eritema e descamação da face interna ou da face externa (ou ambas) das orelhas como sintomas de apresentação em gatos adultos. Áreas de descamação com pequena alopecia ou quebra do pelo são uma das apresentações mais comuns em gatos de pelo longo. Os padrões felinos de reação cutânea para os quais a dermatofitose deve ser considerada como diagnóstico diferencial são dermatite miliar, alopecia simétrica, placas eosinofílicas e úlceras indolentes, especialmente úlceras unilaterais em gatos jovens. As lesões por dermatófitos em filhotes tendem a consistir em áreas de perda de pelo e descamação. O eritema é variável e com frequência difícil de detectar em gatos de pelo escuro. As lesões costumam ser vistas, em primeiro lugar, como áreas de perda de pelo no focinho, na face, nas orelhas e nos membros anteriores. Conforme a saúde geral do filhote, as lesões podem ser focais, multifocais ou generalizadas. Os gatinhos com lesões limitadas por dermatófitos que desenvolvem infecções respiratórias superiores, doenças gastrintestinais, ou ambas, correm risco de desenvolvimento de lesões generalizadas. O *M. canis* pode causar lesões semelhantes a comedões (ou seja, acne do queixo) em gatos jovens.

São apresentações não frequentes de dermatofitose felina o aspecto clinicamente idêntico ao de pênfigo foliáceo, com descamação e crostas sobre a ponte nasal e a face e a paroníquia exsudativa crostosa, ou ambos. O prurido auricular unilateral ou bilateral é outra apresentação subidentificada de *M. canis*. Nos gatos examinados pela autora, os pelos infectados estavam limitados à margem da orelha ou em pelos longos dentro do "sino" da orelha (ou ambos). O *M. canis* é uma causa pouco frequente de otite externa recorrente.[26] A dermatite granulomatosa, na forma de nódulos dérmicos ulcerados bem circunscritos, é pouco identificada em gatos. As lesões ocorrem em gatos acometidos de infecções típicas mais generalizadas por *M. canis*. Essas lesões foram denominadas *micetomas*, *pseudomicetomas* e *granulomas de Majocchi*.

Os exames diagnósticos foram descritos anteriormente neste capítulo. Todos os gatos com lesões cutâneas devem ser rastreados com a lâmpada de Wood e deve ser obtida a cultura para fungos. Novamente, o exame positivo com a lâmpada de Wood é sugestivo, porém não diagnóstico, de infecção. O valor deste teste é que ele possibilita ao veterinário selecionar pelos para exame direto ou cultura. A técnica de cultura de preferência é a cultura fúngica com escova de dentes. Se forem observados esporos no exame direto, isso confirma a infecção, e o tratamento pode ser iniciado sem o resultado da cultura. Sempre se recomenda a cultura para confirmar a infecção e a espécie, mesmo se os esporos forem observados ao exame direto. Também é necessário obter uma cultura pré-tratamento de modo que o número de unidades formadoras de colônias (UFC) por placa possa ser monitorado. Esse fato é um método cada vez mais importante para monitorar a resposta à terapia, particularmente quando existem diversos gatos ou programas de rastreamento ocorrendo.

É importante ter em mente que esta doença apresenta cura espontânea em gatos sadios nos demais aspectos. O motivo pelo qual os gatos são tratados consiste em acelerar a resolução da doença, limitar a disseminação a outros animais e pessoas e diminuir a contaminação do ambiente. Sem o tratamento, os gatos e os filhotes estarão curados em 60 a 100 dias, ao passo que, com o tratamento, esse tempo pode ser significativamente encurtado. O tratamento ideal envolve modalidades tópicas, sistêmicas e ambientais, cada uma com um papel diferente. O tratamento tópico reduz a contaminação da cobertura de pelos, ajuda a minimizar a reinfecção do hospedeiro e diminui a disseminação de esporos para o ambiente. O tratamento sistêmico beneficia o gato por reduzir o número de semanas para completar a cura por afetar o crescimento do dermatófito no estágio de folículo piloso. A limpeza do ambiente reduz as possibilidades de infecção e disseminação para outros hospedeiros suscetíveis.

O ato de cortar o pelo mecanicamente removerá os pelos frágeis que tendem a se partir e soltar esporos sobre a cobertura de pelos e no ambiente. Também possibilita a aplicação mais adequada de um enxágue tópico e diminui a quantidade e a duração do tratamento. Se o corte for realizado na clínica veterinária, é importante reduzir a disseminação de material infectante. O único momento em que o corte do pelo pode ser feito na clínica veterinária é se o gato necessitar ser tosado. O procedimento deve ser feito em área onde o gato esteja confinado, como em gaiola transportadora ou em transportador aberto de animais. O gato, após ser sedado (ele não deve ser tosado sem sedação devido ao risco de lesão), é colocado sobre um grande pano de campo cirúrgico descartável e tosado. O técnico deve vestir roupas protetoras, que devem ser removidas e lavadas. Depois de o gato ser tosado, é imediatamente tratado com uma solução antifúngica tópica. A seguir, todo o material em contato com o gato é descartado em um saco para material biológico contaminado. A área física usada para confinar o gato é limpa mecanicamente. Em vez de aspirar, o veterinário ou o membro da equipe deverá usar panos de campo descartáveis, semelhantes a alguns panos secos comerciais, porém são pegajosos, desse modo aprisionando o pelo e os esporos. A seguir, a área deve ser lavada com detergente várias vezes, terminando com uma solução de cloro diluída (1:10 a 1:100) durante 10 min de contato. O corte de pelo põe o gato sob risco de queimaduras térmicas por tosadores elétricos. Pode ser necessária a sedação, a qual talvez não seja possível e prática em algumas situações. Também pode não ser possível em situações com diversos gatos. Finalmente, há possibilidade de o microtraumatismo agravar temporariamente as lesões. O corte de lesões localizadas pode ser realizado com facilidade, empregando-se tesouras infantis. Nas lesões mais generalizadas, em geral cortar o pelo com uma lâmina de tosa número 10 é adequado. A autora tratou com sucesso gatos de abrigo com dermatofitose de branda a generalizada grave sem a tosa do pelo, empregando uma associação de terapia tópica 2 vezes/semana e itraconazol.[64,71,72] Contudo, é importante observar que houve aplicação completa da solução tópica, uso concomitante de fármaco sistêmico e confinamento dos gatos.

Enxágues antifúngicos tópicos consistentemente eficazes contemplaram cal sulfurada, enilconazol e miconazol. A cal sulfurada (diluição de 1:16) administrada 2 vezes/semana é eficaz como adjuvante ou como terapia única. Existem diversas formulações disponíveis de cal sulfurada, e não foi encontrada diferença na eficácia esporicida contra *M. canis* entre elas quando os produtos foram testados *in vitro*.[31] Os efeitos adversos são manchas no pelo e ressecamento dos coxins plantares e da pele. Não se observou ulceração bucal em gatos tratados com cal sulfurada por um dos autores (KM), mesmo se os gatos tivessem lambido a solução diluída. Cita-se que ulcerações bucais atribuídas à cal sulfurada foram causadas mais provavelmente por vírus associados a infecções do trato respiratório superior.

O enilconazol não está aprovado para uso em gatos nem se encontra disponível nos EUA. Sua segurança e sua eficácia foram avaliadas em gatos. Em geral, é bem tolerado, porém foram observadas algumas reações adversas, como hipersalivação, anorexia, perda de peso, êmese, fraqueza muscular idiopática e concentrações séricas levemente elevadas de alanina aminotransferase. Há relatos de, na prática, serem incomuns as reações adversas graves e morte, porém podem ocorrer, e os gatos devem ser impedidos de lamber a solução úmida do pelo ao fazer a autolimpeza. O miconazol é um agente antifúngico eficaz e está bem demonstrado o sinergismo entre miconazol e clorexidina.[78] Esta associação está disponível sob as formas de xampu e enxágue.

Os agentes antifúngicos sistêmicos devem ser baratos e bem tolerados em gatos. Os dois fármacos antifúngicos de escolha para a terapia sistêmica em gatos são o itraconazol e a terbinafina, pois ambos mostraram ter atividade residual no estrato córneo de gatos. Os dois fármacos são muito eficazes e bem tolerados por gatos e podem ser usados em pulsoterapia, que é bastante tolerada tanto para os gatos quanto para os proprietários. O itraconazol (5 a 10 mg/kg, via oral) pode ser administrado diariamente ou durante semanas alternadas até a cura da micose.[101] A terbinafina (40 mg/kg VO) pode ser administrada da mesma maneira.[35] Os efeitos adversos desses fármacos são vômito, diarreia, inapetência, elevação das enzimas hepáticas séricas e prurido facial (terbinafina). A autora tem usado fluconazol a 10 mg/kg VO, porém ainda não se sabe se esse fármaco pode ser usado na pulsoterapia. O lufenurom mostrou-se ineficaz tanto como tratamento quanto como preventivo na dermatofitose felina.[27,60,63] Considerando-se a ampla disponibilidade de fármacos alternativos mais seguros e mais bem tolerados por gatos, não se recomenda a griseofulvina para terapia antifúngica sistêmica.

O tratamento concomitante antifúngico tópico e sistêmico deve ser mantido até a cura micológica, conforme definido por, no mínimo, duas culturas para fungos consecutivas negativas. De modo ideal, as culturas devem ser realizadas a intervalos semanais. Os proprietários devem ser orientados a realizar culturas para fungos com escovas de dentes em casa. É importante enfatizar a aplicação da solução antifúngica tópica na face, na área periocular (Figura 22.24) e no interior das orelhas, pois esses locais com frequência não são tratados adequadamente e infecções persistentes ou falhas aparentes de cura costumam estar relacionados com esse problema.

Um dilema comum consiste em o que fazer com os outros animais na casa. Todos os animais devem ser examinados quanto a lesões e ter amostras cultivadas para fungos. Com as culturas pendentes, todos os animais devem ser tratados topicamente com enxágues de cal sulfurada 2 vezes/semana. Se as lesões e as culturas para fungos indicarem que existe outro animal infectado, este deverá receber terapia antifúngica sistêmica concomitante. Caso contrário, o veterinário deve continuar a tratar todos os animais topicamente até que o felino infectado esteja curado. A abordagem ao tratamento da dermatofitose não é diferente daquela necessária para ácaros contagiosos ou pulgas. Todos os animais em contato devem ser tratados.

De modo ideal, os gatos devem ser examinados a cada 2 a 4 semanas. A maioria dos gatos com sistema imunológico sadio precisa de 30 a 60 dias para alcançar a cura micológica. Podem ser necessários tratamentos mais longos em gatos doentes ou naqueles com infecções graves. As culturas para fungos devem ser observadas diariamente e, em vez de simplesmente relatar os resultados como positivo ou negativo, o veterinário deve registrar o número de UFC (unidades formadoras de colônia). O tratamento bem-sucedido deve mostrar diminuição do número de UFC no prazo de 1 semana. A persistência de números elevados de UFC indica contaminação ambiental, persistência de lesões ou desenvolvimento de novas lesões. Conforme já mencionado, infecções aparentemente resistentes devem-se quase sempre a questões relacionadas com o tratamento. Se houver qualquer preocupação sobre a habilidade de o proprietário aplicar de modo adequado um enxágue antifúngico tópico, a terapia antifúngica diária poderá ser a melhor escolha.

As seguintes estratégias reduzirão a contaminação em casa:

- Tão logo um animal seja infectado, isolá-lo em um cômodo de fácil limpeza
- Remover tudo o que for desnecessário do cômodo e manter as portas de armários fechadas
- Remover brinquedos contaminados e lavar as camas
- Tosar, pentear ou usar rolo de retirar fiapos a fim de remover pelos infectados
- Usar enxágue antifúngico tópico 2 vezes/semana. A cal sulfurada é particularmente segura e eficaz
- Limpar a casa de modo rotineiro e usar a técnica de tríplice limpeza no cômodo onde o gato está confinado. Em especial:
  - Remover mecanicamente resquícios macroscópicos por meio do aspirador de pó
  - Lavar a área com detergente que seja seguro para uso próximo a gatos
  - Repetir a lavagem de uma área é bastante eficaz na remoção mecânica de pelos e esporos infectados
  - Em áreas não porosas, usar a diluição de 1:100 de água sanitária em água
- Após o gato estar curado, a casa deve ser lavada completamente, utilizando-se a técnica da tríplice limpeza. Superfícies que possam ser danificadas pelo cloro de uso doméstico devem ser limpas repetidamente com algum produto seguro específico
- Se houver necessidade de confirmação de descontaminação, a seguinte técnica de amostragem pode ser usada. Aguardar 1 h após a área ou o cômodo ter sido limpo e, depois, quando as superfícies estiverem secas, esfregar a área com um pequeno pedaço de esponja de gaze estéril até que ela se suje. Lacrar a amostra em um saco plástico, rotulá-lo e submetê-lo a cultura. Esta técnica detectará prontamente esporos e ajudará a identificar áreas que precisam de mais limpeza.

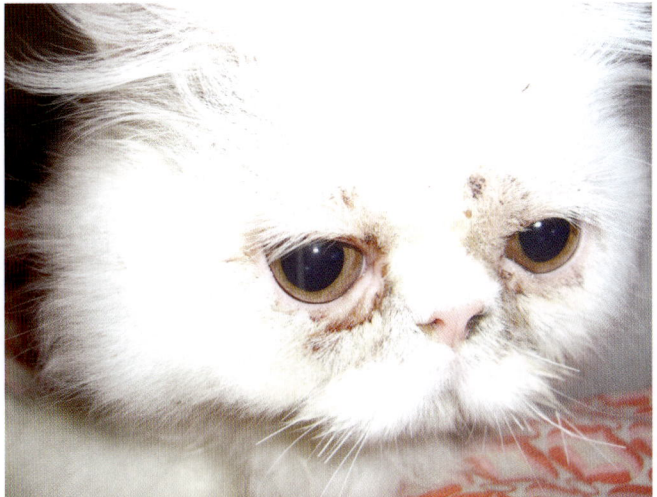

Figura 22.24 Dermatofitose persistente em gato Persa. Este felino foi encaminhado devido a "infecção resistente", porém o exame minucioso revelou pelos brilhantes na área periocular. O proprietário não tinha tratado a face do gato com o enxágue antifúngico tópico. *(Cortesia da University of Wisconsin School of Veterinary Medicine.)*

Considerações especiais para instalações com vários animais infectados[56]

O espaço não possibilita uma discussão detalhada sobre o tratamento da dermatofitose em abrigos de animais. Por isso, recomenda-se que o leitor consulte fontes confiáveis[58,64] para mais detalhes. Contudo, os pontos principais são discutidos nos parágrafos a seguir.

A dermatofitose endêmica tem um efeito profundo sobre a saúde, a reputação da comunidade e a condição econômica de colônias de criação de animais e abrigos para animais. Os programas de criação devem ser interrompidos, pois animais neonatos são rápida e facilmente infectados, levando à debilidade e, às vezes, à morte. A adoção de animais de estimação de abrigos deve ser suspensa temporariamente para evitar a disseminação da infecção aos novos proprietários. A erradicação da dermatofitose de uma instalação infectada é completamente possível, porém requer o compromisso com um programa de rastreamento e tratamento e pode não ser prático ou possível em muitas instalações. É importante fazer o trabalho corretamente na primeira vez e instituir medidas preventivas contra futuros surtos. Com um sistema padronizado de avaliação, cultura e tratamento, consegue-se a erradicação em apenas 2 meses.[16]

É importante reconhecer que animais com lesões visíveis e evidentes são apenas a "ponta do *iceberg*". Em uma colônia endêmica, particularmente em local infectado por *M. canis,* muitos animais também têm infecções subclínicas e muitos outros estarão portando inocentemente esporos de dermatófitos sobre a cobertura de pelos. Assim, o processo de erradicação deve começar pela cultura de material obtido com escova de dentes em todos os animais na instalação, independentemente do aspecto clínico deles. Enquanto se aguarda o resultado das culturas iniciais, os membros da equipe devem pôr em quarentena quaisquer animais com suspeita de infecção ou com franca infecção. Essa precaução exige isolamento em um cômodo *contaminado* separado, ou prédio, com as superfícies do assoalho que possam ser desinfetadas com facilidade. A lâmpada de Wood é muito útil nesse caso, se o surto for causado por uma cepa fluorescente. Um cômodo ou uma habitação *limpos* separados também devem ser preparados, para dentro dos quais os animais curados são gradualmente removidos. Se novos animais precisarem ser introduzidos na colônia durante o esforço de erradicação, recomenda-se a liberação de um terceiro cômodo. Enquanto se aguarda o resultado das culturas para fungo, todos os animais devem ser tratados com cal sulfurada tópica em diluição 1:16 2 vezes/semana. Essa solução é muito segura e de fácil e rápida aplicação nos animais empregando-se um borrifador de jardim. É importante usar água morna, pois ela torna a aplicação menos incômoda. O borrifador deverá ser mantido o mais próximo possível da pele, de modo que tanto a pele quanto o pelo sejam totalmente cobertos. Os procedimentos de descontaminação ambiental devem começar imediatamente em todos os três cômodos e mantidos indefinidamente, pois a introdução de dermatofitose em abrigo ou em local com diversos animais é sempre um risco.

Uma vez conhecidos os resultados da cultura inicial, os animais poderão ser divididos em três grupos com base nos resultados da cultura, presumindo-se que os dois grupos de animais possam ser mantidos separados e a contaminação cruzada não seja provável. O primeiro grupo consiste em gatos que tiveram cultura negativa e são mantidos no cômodo limpo. O segundo grupo consiste em gatos que apresentaram cultura positiva com ou sem lesões. Todos os gatos com cultura positiva deverão ser tratados com itraconazol (10 mg/kg VO, 1 vez/dia) durante 21 dias ou terbinafina (40 mg/kg VO, 1 vez/dia) durante 21 dias. Além disso, a aplicação de cal sulfurada 2 vezes/semana deverá ser mantida até que sejam obtidas duas culturas fúngicas consecutivas negativas. Um esquema de dosagem para itraconazol em semanas alternadas é bastante aceitável. Entretanto, se houver grande número de gatos envolvidos ou diversas pessoas envolvidas na medicação dos gatos, esse protocolo de semanas alternadas torna-se confuso e podem ocorrer lapsos de tratamento.

Os animais no cômodo limpo deverão ser submetidos a cultura uma vez após serem transferidos para este local, como medida de precaução. Os animais em cômodo contaminado são cultivados 1 vez/semana até que cada animal apresente resultado negativo em, no mínimo, dois momentos sucessivos. Os animais que, de início, apresentaram resultado positivo de cultura, porém transportavam apenas alguns esporos (em oposição a estarem ativamente infectados) desenvolverão resultados negativos rapidamente e, quando alcançarem as duas culturas com resultado negativo, poderão ser transferidos para o cômodo limpo. Isso é facilmente reconhecido pela redução acentuada e rápida do número de UFC em cada placa de cultura para fungos. Logo será evidente quais animais estão verdadeiramente infectados, pois eles apresentarão sucessivos resultados positivos de cultura, mesmo durante o tratamento. Esses são mantidos no cômodo contaminado até que todos os animais estejam curados e sejam removidos para o cômodo limpo. Nesse momento, o cômodo contaminado deverá ser completamente limpo e descontaminado antes de uso posterior.

Durante o período de tratamento, é importante observar animais que apresentam cultura persistentemente positiva para fungos e com muitas UFC sobre a placa de cultura e pouca resolução aparente, apesar de tratamento. Esses animais, que costumam ser apenas um ou alguns poucos, podem estar infectados de modo crônico, devido à incapacidade de desenvolver uma resposta imunológica celular apropriada. Por isso, eles representam uma ameaça potente à saúde sustentada de toda a colônia. Convém testar esses gatos para FeLV e FIV, já que estes poderiam explicar a falta de resposta, porém o resultado dos exames não mudará o protocolo de tratamento, a menos que os proprietários queiram remover os gatos infectados da população. Se o pelo não tiver sido tosado, recomenda-se isso. Também se recomenda o início do tratamento antifúngico diário. Além disso, esses animais cronicamente infectados deverão ser sacrificados ou removidos para uma instalação separada para tratamento.

Se novos animais entrarem pelo cômodo inicial, conforme cada animal entrar, deverá haver material imediatamente cultivado com coleta por escova de dentes e, a seguir, receber banho e imersão antifúngicos. A maioria dos animais apresentará resultado negativo de cultura e poderá ser transferida para um cômodo limpo quando o resultado de cultura for conhecido. Qualquer animal que apresente resultado positivo de cultura será transferido para um cômodo contaminado e tratado conforme anteriormente observado. Após a conclusão dos esforços de erradicação, o procedimento de entrada deverá ser mantido indefinidamente.

Síndromes de seborreia oleosa

Em geral, não é comum gatos apresentarem cobertura de pelos oleosos, devido a seus hábitos de autolimpeza. No entanto, existem diversas apresentações clínicas bem descritas que o veterinário deve reconhecer. Os gatos não param a autolimpeza simplesmente. Os gatos que desenvolvem pelos sem manutenção e oleosos fazem isso devido à doença ou à dor e há necessidade de exame físico e avaliação clínica cuidadosos. O pelo oleoso é um achado comum em gatos com hipertireoidismo ou diabetes melito, porém pode ocorrer em qualquer felino que não se sinta bem. Outra apresentação comum em gatos sadios consiste em uma área focal de pelo oleoso no terço proximal da cauda (Figura 22.25). Existem glândulas sebáceas em grande quantidade no dorso do gato e, em particular, nessa área. Esse distúrbio é denominado "cauda de garanhão" (*stud tail*) por leigos. Isso significa que ocorre mais frequentemente em felinos machos íntegros. No entanto, pode ocorrer em felinos machos ou fêmeas, íntegros ou castrados. É possível que essa área se torne secundariamente infectada. Conforme a gravidade da cauda oleosa, o tratamento pode variar desde limpar a cauda do gato até banhar e cuidar. Há possibilidade de que os gatos das raças Persa e Himalaia desenvolvam dermatite facial idiopática caracterizada pelo acúmulo, de moderado a intenso, de fragmentos aderentes. Relata-se essa dermatite de prega facial idiopática como não pruriginosa, porém o prurido é variável, dependendo do desenvolvimento de infecções secundárias (Figura 22.26).[9,11] Esses gatos devem ser avaliados completamente, pois alguns podem ter doenças subjacentes tratáveis. Eles também precisam ser diferenciados de gatos com lesões faciais provocadas por herpes-vírus.[45] O tratamento desses gatos é difícil, porém pomada de tacrolimo foi recentemente relatada como útil. Além disso, existem relatos de terapia com ciclosporina com bons resultados.[18] Contudo, é importante que os proprietários entendam que limpar a face pode ser uma terapia para a vida inteira. A pele oleosa é um achado comum em gatos das raças Rex e Sphynx.[1,2,10] A proliferação de *Malassezia* pode ser um problema crônico em alguns gatos. A seborreia primária também pode ser encontrada em algumas raças de pelo longo como distúrbio primário de queratinização. Dar banho com xampu antisseborreico e usar o produto em *spray* que o acompanha tem dado bons resultados no tratamento desses gatos. O *spray* também pode ser usado como substituto do xampu.

Adenite sebácea

A adenite sebácea é uma doença imunomediada na qual as glândulas sebáceas são destruídas. É mais comum em cães do que em gatos, mas isso pode ser decorrente de diferenças na apresentação. Os poucos casos descritos na literatura foram apresentados com alopecia não inflamatória do corpo, áreas de perda de pelo ou um exsudato preto-acastanhado periocular ao redor das pálpebras e da vulva.[75] A doença é diagnosticada por meio de biopsia de pele e pode ser tratada com ciclosporina.

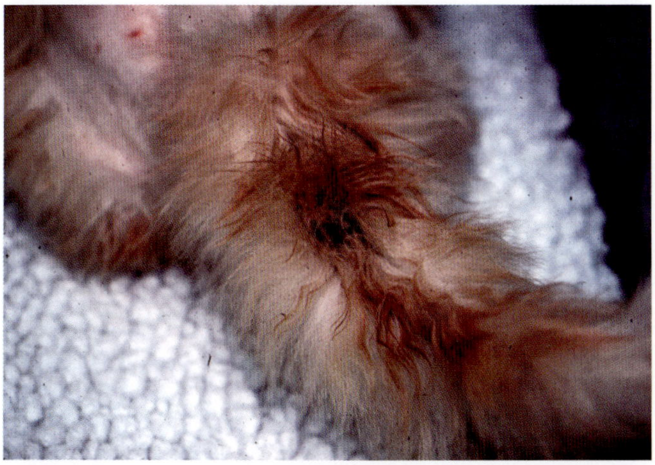

Figura 22.25 Distúrbio de queratinização. O aumento de oleosidade do pelo na parte dorsal da cauda é uma forma comum de distúrbio de queratinização em gatos. (*Cortesia da University of Wisconsin School of Veterinary Medicine.*)

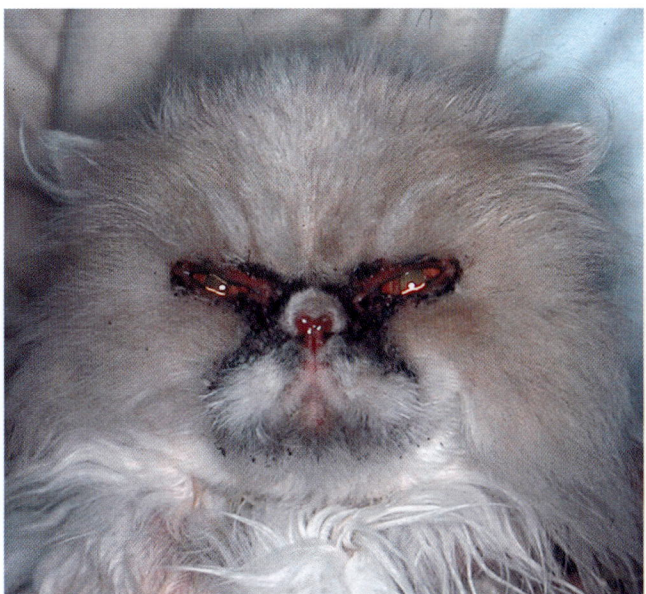

Figura 22.26 Gato Persa com a face oleosa. O animal tem exsudatos perioculares e faciais simétricos e ricos em sebo. (*De Rest J: Controversial and emerging diseases. In August J, editor:* Consultations in feline internal medicine, *ed 5, St Louis, 2006, Saunders Elsevier, p. 270.*)

Pênfigo foliáceo

O pênfigo foliáceo (PF) é uma doença cutânea imunomediada caracterizada pela perda da adesão intercelular de células na epiderme. Autoanticorpos atacam as moléculas de adesão provocando o descolamento das células epidérmicas (acantócitos). Os neutrófilos invadem os espaços em resposta aos mediadores inflamatórios. A doença pode ocorrer de modo espontâneo ou ser consequência de reações medicamentosas.

A doença é mais comum em gatos de meia-idade. Contudo, a autora viu um caso em um filhote Siamês com 6 meses de vida. Clinicamente, a doença caracteriza-se por ondas de pústulas íntegras que se rompem e formam crostas, o que resulta em áreas acometidas por crostas e descamação.[17,83] Em gatos, as lesões são encontradas com maior frequência na face, no nariz e na face interna das aurículas (Figura 22.27). As lesões também podem envolver as patas, o que resulta em paroníquia exsudativa e crostas nos coxins plantares (Figura 22.28). As lesões podem disseminar-se e são palpadas mais facilmente do que observadas. Há pequenas crostas sobre áreas de exsudação por toda a cobertura de pelos. Pústulas íntegras são difíceis de encontrar e são mais comuns na face interna das orelhas e ao redor das mamas. Conforme mencionado anteriormente, as lesões tendem a se desenvolver em ondas, e os gatos podem ficar deprimidos e febris imediatamente antes do início do desenvolvimento de uma onda de lesão.

O diagnóstico definitivo é feito por meio do exame histológico de espécimes de biopsia cutânea. Deve ser feita uma pesquisa cuidadosa de pústulas íntegras. Se essas lesões não forem encontradas, devem ser retiradas para amostra várias biopsias cutâneas de áreas de crostas da pele. Micropústulas costumam ser encontradas dentro de lesões características. Com frequência, o exame citológico de exsudato a partir de uma pústula íntegra pode proporcionar um diagnóstico de suspeição se forem observados grandes agrupamentos de acantócitos (Figura 22.29).

Esta é uma doença que pode ser controlada, porém não curada. A maioria dos gatos se beneficia do tratamento, cujas opções são terapia por glicocorticoide; clorambucila; esteroides tópicos adjuvantes; e, mais recentemente, ciclosporina. Em geral, os corticosteroides são o primeiro fármaco de escolha, já que a remissão pode ser induzida rapidamente. Administra-se prednisolona oral (2 a 4 mg/kg, 1 vez/dia ou dividida) até que as lesões entrem em remissão. A seguir, a dose é administrada em dias alternados e gradualmente reduzida até que seja encontrada a dose mais baixa possível que manterá o gato em remissão. É importante observar que, em casos raros, períodos até mesmo curtos de prednisolona podem causar diabetes melito em gatos. Além disso, embora raro, o uso de corticosteroide foi associado a insuficiência cardíaca congestiva em gatos.[81,91] Alguns casos de PF felino não respondem

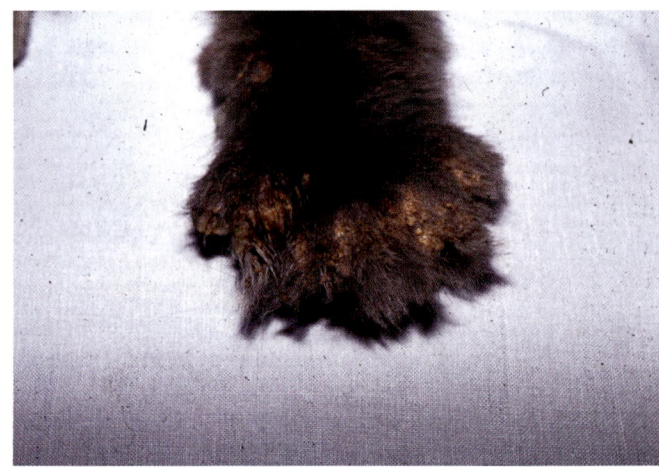

Figura 22.28 Pata de gato com pênfigo foliáceo. Observar as crostas sobre as patas. Este é um local excelente para se obter citologia. Com frequência, o exsudato pode ser removido da parte abaixo da crosta, revelando acantócitos. *(Cortesia da University of Wisconsin School of Veterinary Medicine.)*

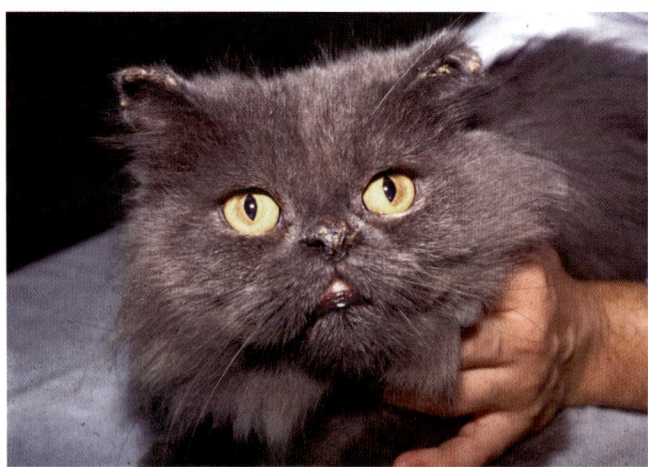

Figura 22.27 Gato com pênfigo foliáceo. Observar as lesões no nariz e na ponta das orelhas. Esta apresentação mórbida pode simular dermatofitose. *(Cortesia da University of Wisconsin School of Veterinary Medicine.)*

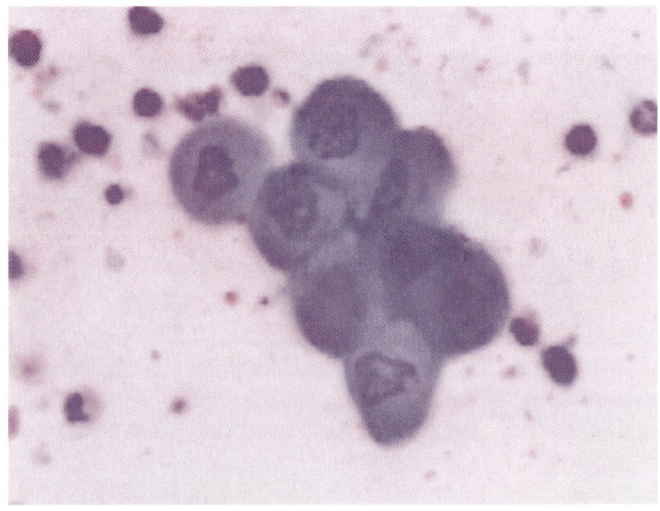

Figura 22.29 Citologia da pata na Figura 22.28. As grandes células intensamente coradas são queratinócitos arredondados ou acantócitos e são fortemente sugestivas de pênfigo foliáceo. *(Cortesia da University of Wisconsin School of Veterinary Medicine.)*

a prednisolona, e é possível a dexametasona ser bastante eficaz nesses casos. Nos casos em que os corticosteroides não puderem ser usados a longo prazo ou não proporcionarem controle adequado, administra-se clorambucila (0,1 mg/kg por via oral, 1 vez/dia, ou 0,2 mg/kg VO, em dias alternados) concomitantemente ao glicocorticoide. Existe uma janela de 2 a 4 semanas antes de se observar o benefício máximo. O hemograma completo deve ser monitorado a cada semana no primeiro mês e, a partir daí, a cada 2 a 4 semanas, pois esse fármaco pode provocar supressão da medula óssea. A azatioprina é contraindicada para gatos, devido aos graves efeitos tóxicos sobre a medula óssea.[5] Outra opção consiste no uso de ciclosporina (5 mg/kg por via oral, 1 vez/dia). Considerando-se que esse fármaco tem uma janela de 30 dias antes de o benefício máximo ser observado, é necessário o uso concomitante de prednisolona para induzir a remissão.

Dermatite esfoliativa paraneoplásica

Os sinais clínicos de dermatite esfoliativa paraneoplásica podem preceder o desenvolvimento do tumor no timo. As lesões têm início como dermatite eritematosa não pruriginosa que logo se torna acentuadamente esfoliativa na cabeça, no pescoço, nas orelhas e no corpo. A proliferação de leveduras é muito comum e ocorre em números muito grandes, e esses microrganismos são encontrados com facilidade em biopsia da pele. A apresentação cutânea pode ser o único sinal do timoma. São sinais não dermatológicos tosse, dispneia, anorexia, letargia e perda de peso. A timectomia quase sempre resulta na resolução de todos os sinais clínicos (inclusive os sinais paraneoplásicos) e em sobrevida prolongada.[13,34,36,86,97]

Linfoma epiteliotrópico

O linfoma epiteliotrópico é um linfoma de células T cutâneo incomum, caracterizado por eritrodermia esfoliativa pruriginosa com perda de pelo e descamação (Figura 22.30). As lesões podem começar com descamação excessiva ou apenas eritrodermia difusa,[90,94] evoluindo para áreas de placas e nódulos. Essa neoplasia é diagnosticada por meio de biopsia cutânea.

Dermatite solar ou actínica

Ocorrem alterações solares ou actínicas em virtude da exposição crônica à luz solar e aos raios ultravioleta. Além disso, existe o relato de um gato que desenvolveu fotossensibilização durante tratamento com clofazimina por doença micobacteriana.[6] Isso enfatiza a importância de um bom histórico. Os efeitos prejudiciais dependem da duração e da frequência da exposição, da intensidade de ação e da reatividade da pele, que tem por base coloração da pele geneticamente determinada, densidade da cobertura de pelos e suscetibilidade genética.[12] Em gatos, os sinais clínicos iniciais aparecem nas margens das orelhas com pelos esparsos sob a forma de eritema e descamação fina. À medida que as lesões evoluem, o eritema aumenta com a formação de crostas e escamas, dor e movimentação das

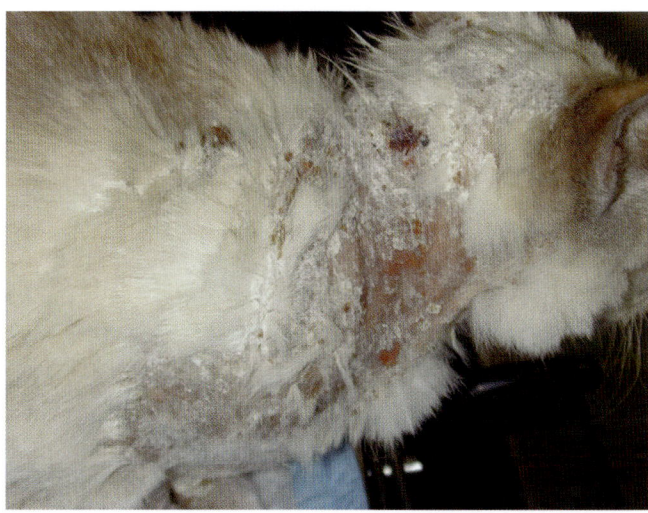

Figura 22.30 Esfoliação. Este gato tem esfoliação intensa e proliferação de *Malassezia*. O gato tinha um timoma. *(Cortesia da University of Wisconsin School of Veterinary Medicine.)*

orelhas. A progressão adicional das lesões não tratadas leva a ulceração e hemorragia. Além das lesões na orelha, podem ocorrer lesões solares ou actínicas na pálpebra e nas faces dorsais do nariz. Os principais diagnósticos diferenciais são as doenças imunomediadas. Contudo, o histórico de exposição crônica ao sol e de evolução lenta é bastante sugestivo. O diagnóstico definitivo é feito por meio de biopsia. Um achado fundamental na biopsia é a existência de queratinócitos epidérmicos apoptóticos.[102] O tratamento clínico varia desde limitar a exposição ao sol até a excisão cirúrgica da área acometida. Considerando-se a dificuldade de limitar a exposição dos gatos ao sol, coberturas bloqueadoras dos raios ultravioleta do sol são mais práticas para serem usadas. Pode ser usado o filtro solar, porém provavelmente será removido durante a autolimpeza. Se for aplicado filtro solar, que seja seguro para uso em lactentes, com o maior fator de proteção solar (FPS) possível. Os produtos de bálsamo para lábios são seguros e fáceis de aplicar. Para o benefício máximo, o filtro solar precisa ser aplicado 30 min antes da exposição ao sol. Se as lesões actínicas não forem tratadas, é provável a transformação em carcinoma escamocelular (CEC) maligno. Gatos com CEC tendem a ser brancos ou de cor clara, e as lesões são mais comuns no nariz, nas pálpebras e nas orelhas.

Acne do queixo e furunculose do queixo

A acne do queixo foi revista recentemente.[47] Considera-se a acne um distúrbio folicular que varia em apresentação desde comedões dispersos até furunculose intensa do queixo. Este é um diagnóstico clínico (Figuras 22.31 e 22.32). É importante ter em mente que o prurido facial é um sinal clínico comum em gatos com muitas doenças, e o esfregar repetido da face resulta em perda de pelo e tamponamento de glândulas sebáceas ou comedões. Exames diagnósticos úteis envolvem citologia da pele para pesquisar proliferação de bactérias e leveduras. Frequentemente, o desencadeador subjacente da doença não existe mais e os sinais clínicos sofrem resolução mediante tratamento. Raspados de pele e pelos arrancados devem ser examinados, à procura de demodicose. O início rápido de acne no queixo em um local com gatos pode ser causado por infecção bacteriana, dermatofitose ou *D. gatoi*. Curiosamente, esta última é capaz de se desenvolver em uma população estável de gatos de estimação na moradia. Com frequência, não há necessidade de biopsia cutânea para o diagnóstico ou como parte da avaliação diagnóstica, porém poderá ser útil em casos refratários. O lavado facial com um xampu antibacteriano e antifúngico suave pode ser útil. Em muitos casos, lavar com água morna apenas junto a terapia antimicrobiana sistêmica é eficaz. A pomada de mupirocina tópica é muito eficaz, porém os gatos lamberão essa solução retirando-a da face, causando ruptura dos folículos pilosos na derme e agravando a doença. Foi relatado que alguns gatos respondem à ciclosporina. A expressão manual das lesões nunca é útil.

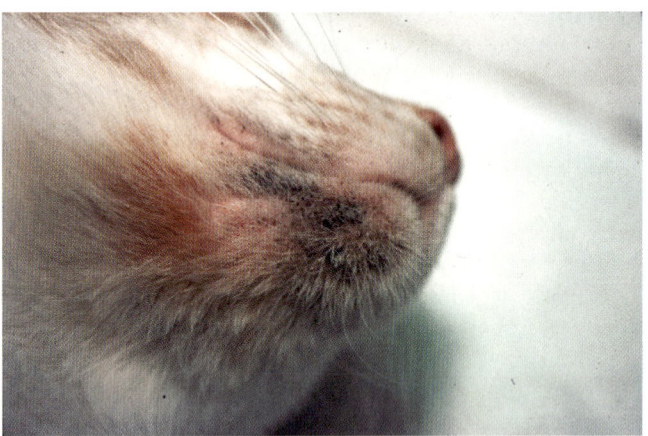

Figura 22.31 Acne do queixo. Esta é uma apresentação clássica com comedões e resquícios pretos. *(Cortesia da University of Wisconsin School of Veterinary Medicine.)*

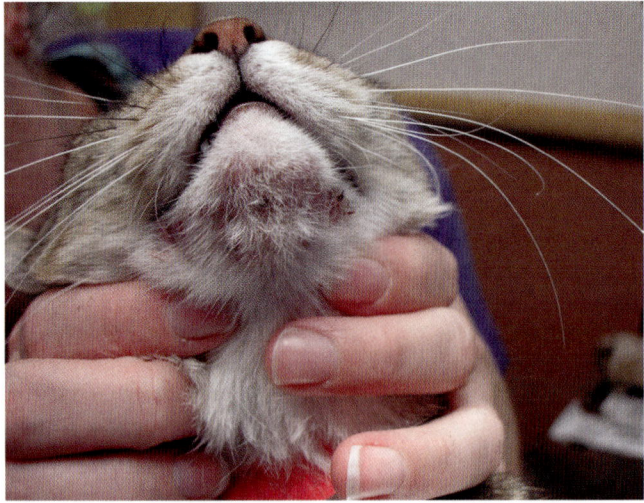

Figura 22.32 Piodermite do queixo. Esta é uma forma mais purulenta de acne do queixo e se caracteriza por pústulas e furúnculos. *(Cortesia da University of Wisconsin School of Veterinary Medicine.)*

Alopecia

Após o prurido, a alopecia é o motivo mais frequente pelo qual os gatos são levados ao veterinário para exame dermatológico. A causa mais comum de alopecia em gatos é a lambedura autoinduzida. A avaliação diagnóstica para a maioria dos casos de alopecia deve incluir histórico cuidadoso, exame completo e plano diagnóstico esquematizado (Figura 22.33).

Alopecia simétrica de felinos

A alopecia simétrica de felinos (ASF) é um padrão de reação clínica no qual o gato manifesta alopecia simétrica sob o tórax, o flanco, o abdome ventral ou as regiões pélvicas. Na maioria dos casos, a etiologia subjacente é uma doença pruriginosa que pode estar complicada por proliferação secundária bacteriana ou de leveduras. A ASF também é capaz de se desenvolver após exposição a irritantes ou fármacos tópicos. Em um relato, dois gatos desenvolveram ASF em 2 semanas de exposição a óleo diesel.[28] No início da avaliação diagnóstica, é importante determinar se o excesso de autolimpeza está associado a dor ou a uma doença clínica, de modo que o gato não sofra inutilmente.[103] Radiografias da área acometida podem revelar fraturas, particularmente sobre a área lombossacra (Figura 22.34). A autolimpeza excessiva do abdome ventral pode indicar dor abdominal, particularmente dor associada à bexiga. Cada vez a mais a autora está encontrando gatos idosos sem histórico de doença cutânea pregressa sendo levados à clínica devido a autolimpeza excessiva de áreas anatômicas onde radiografias revelam alterações artríticas, particularmente artrite intervertebral. A resolução da autolimpeza excessiva e o recrescimento do pelo após o alívio da dor crônica conferem fortes evidências de que a dor era o desencadeador.

Etiologias comportamentais verdadeiras para autolimpeza excessiva são raras[103] e, na experiência da autora, estão comumente associadas a outros problemas comportamentais (p. ex., micção ou defecação inadequadas). O tratamento com agentes modificadores do comportamento deve ser o último recurso, pois esses fármacos não são destituídos de risco. O tratamento deve aliviar a autolimpeza excessiva, possibilitando que o pelo cresça novamente e retorne, uma vez retirada a substância modificadora do comportamento. Um cenário muito comum com autolimpeza obsessivo-compulsiva em gatos que apresentam ASF é o histórico de infestação por pulgas que foi tratada com êxito e sucedida por autolimpeza persistente. Os gatos foram levados para consulta quando os fármacos modificadores de comportamento não eram mais eficazes. Invariavelmente, esses gatos respondem ao curso de tratamento de terapia antimicrobiana associada.

Eflúvio telogênico

O eflúvio telogênico é um padrão de perda de pelo não pruriginoso e não inflamatório caracterizado por pelos facilmente removidos. A inspeção atenta dos bulbos pilosos revela que eles se encontram na fase telogênica. Clínica-

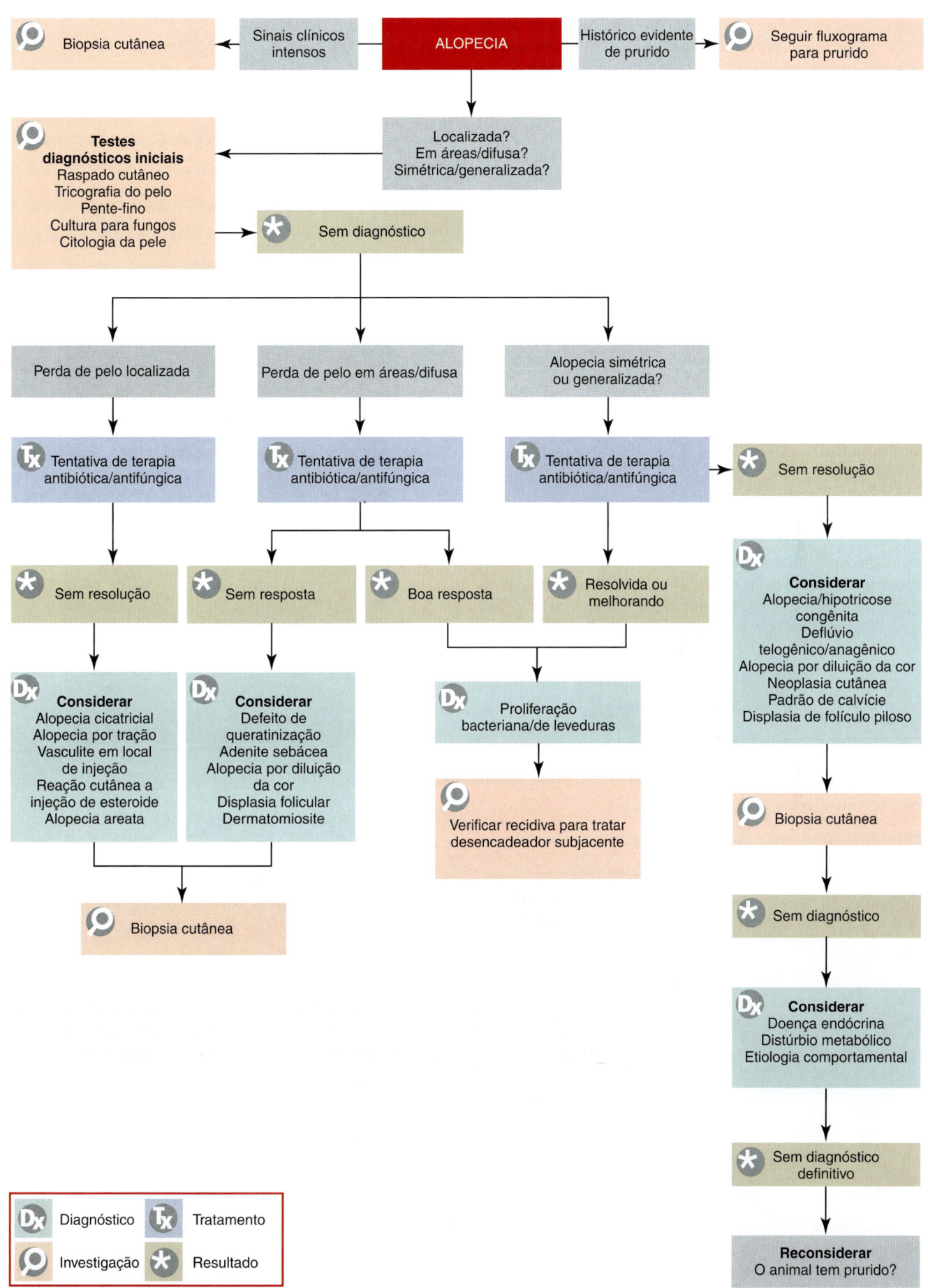

mente, os pelos são removidos com facilidade mediante tração delicada, e, com frequência, tem-se a impressão de que a cobertura de pelos pode ser quase retirada (Figura 22.35). Este distúrbio é comum em gatos ou gatinhos de abrigos para animais que apresentam histórico de infecção respiratória grave, especialmente acompanhada de febre (Figura 22.36). A etiologia é desconhecida, embora possa estar relacionada com uma infecção viral ou debilidade geral. A perda de pelo sem prurido sofre resolução sem tratamento. Na prática, a apresentação mais comum desse fenômeno é um filhote com perda súbita de pelo, o qual cresce rapidamente. A dermatofitose é um diagnóstico diferencial importante, já que a infecção grave pode resultar em perda maciça de pelo provocada pela quebra de hastes do pelo. Entretanto, em geral, na dermatofitose em gatos, as hastes do pelo são mais curtas e a pele encontra-se inflamada.

Hipotricose congênita

A hipotricose congênita é uma doença rara na qual um ou mais filhotes felinos em uma ninhada são acometidos. Os gatinhos nascem alopécicos ou perdem seus pelos no primeiro mês de vida (Figura 22.37). A biopsia de pele revela ausência de folículos pilosos ou estes se mostram acentuadamente atróficos. O problema é estético, porém convém ter cuidado para a pele não ser lesada com a falta de proteção da cobertura de pelos. Ainda não se sabe se esses gatos são mais suscetíveis a alterações actínicas na pele ou a neoplasia cutânea associada ao sol.

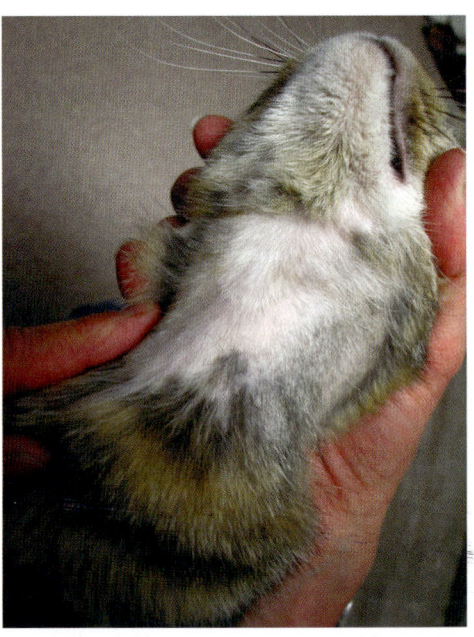

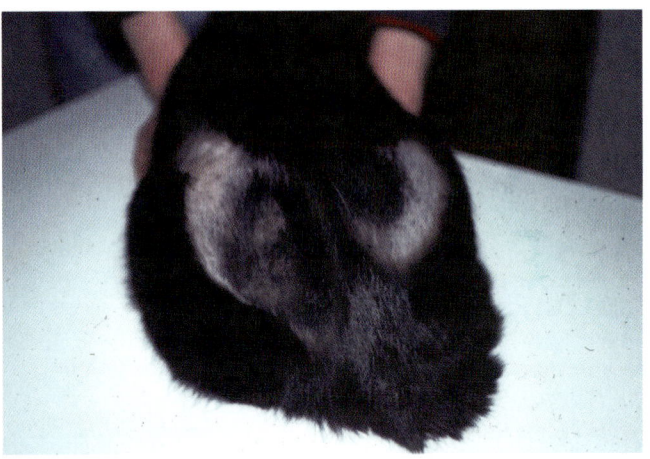

Figura 22.34 Alopecia simétrica. Esta é uma forma incomum de alopecia simétrica. Contudo, este padrão e este local são comuns em gatos que sofreram fratura pélvica. (*Cortesia da University of Wisconsin School of Veterinary Medicine.*)

Figura 22.36 Eflúvio telogênico focal. Aproximadamente 2 semanas após a recuperação de uma infecção respiratória superior grave, este gato desenvolveu áreas focais de pelos facilmente retiráveis. (*Cortesia da University of Wisconsin School of Veterinary Medicine.*)

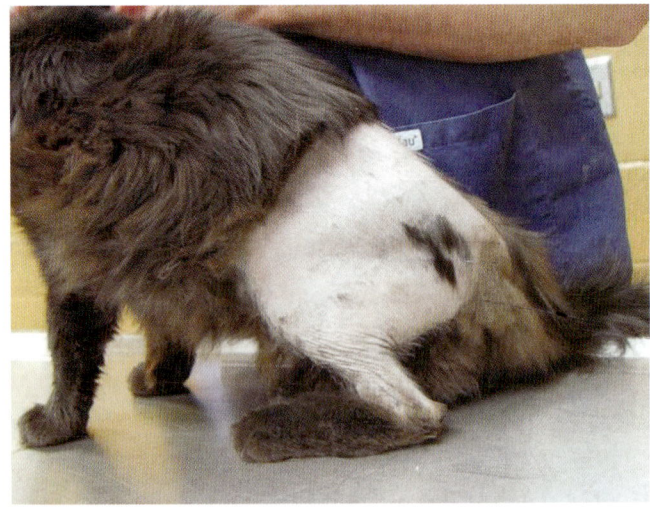

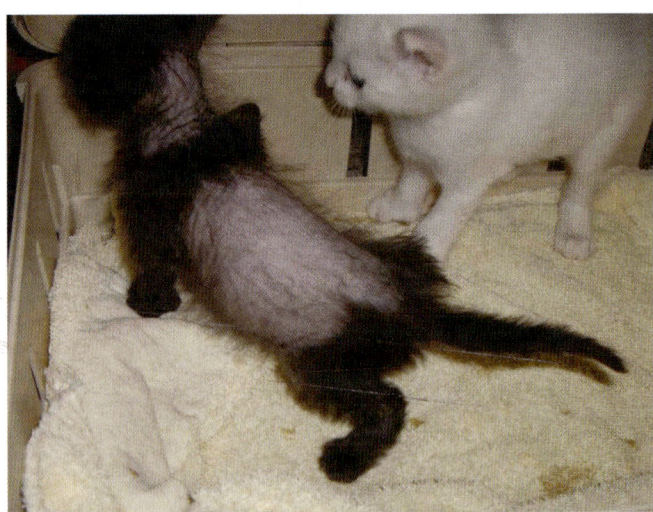

Figura 22.35 Eflúvio telogênico. Esse gato encontrava-se em um abrigo, e grandes quantidades de pelo eram retiradas com facilidade. A cobertura de pelo cresceu novamente. (*Cortesia da University of Wisconsin School of Veterinary Medicine.*)

Figura 22.37 Perda de pelo congênita em filhote felino. Um gatinho na ninhada nasceu sem folículos pilosos no tronco. (*Cortesia da University of Wisconsin School of Veterinary Medicine.*)

Alopecia paraneoplásica

A alopecia paraneoplásica é uma rara doença cutânea em gatos em que existe alopecia disseminada. Uma característica exclusiva da pele é que o animal tem o aspecto brilhoso e os pelos remanescentes são facilmente retirados (Figura 22.38). Pode estar associada ao crescimento excessivo de bactérias e de microrganismos *Malassezia*.[79,93] É vista mais comumente em gatos com neoplasias sistêmicas e é reversível se a neoplasia original for removida. Este é um sinal clínico de doença sistêmica.[97]

Alopecia inflamatória focal

As causas mais comuns de alopecia inflamatória focal em gatos são dermatofitose, piodermite com ou sem infecção leveduriforme secundária, demodicose e autotraumatismo secundário a uma infestação parasitária. A inspeção atenta da pele revela que essas lesões raramente são solitárias. Os exames diagnósticos principais envolvem cultura para fungos, citologia da pele, tricograma e raspado de pele.

Alopecia pré-auricular e auricular

A perda de pelo pré-auricular é normal em gatos, porém é mais intensa em gatos de cor escura. A alopecia auricular é incomum e caracteriza-se por crises episódicas de perda de pelo no pavilhão auricular (Figura 22.39). Os gatos Siameses são predispostos. Este problema é estético e não convém tratamento algum.

Alopecia focal não inflamatória associada a tratamentos

Áreas focais de perda de pelo não inflamatória costumam ser bem demarcadas. Uma apresentação frequente consiste na área interescapular. Essas alterações são cada vez mais comuns com o uso disseminado de produtos para controles de pulga de aplicação local. Áreas focais de perda de pelo podem ocorrer no local da injeção de glicocorticoide. A autora não observou áreas focais de alopecia não inflamatória no local de vacinações.

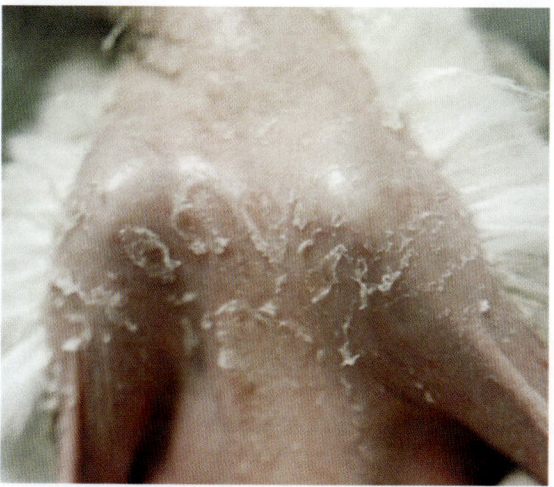

Figura 22.38 Neoplasia paraneoplásica. Observar a alopecia, as descamações finas e a pele brilhosa. (*Cortesia da Dra. Susan Little.*)

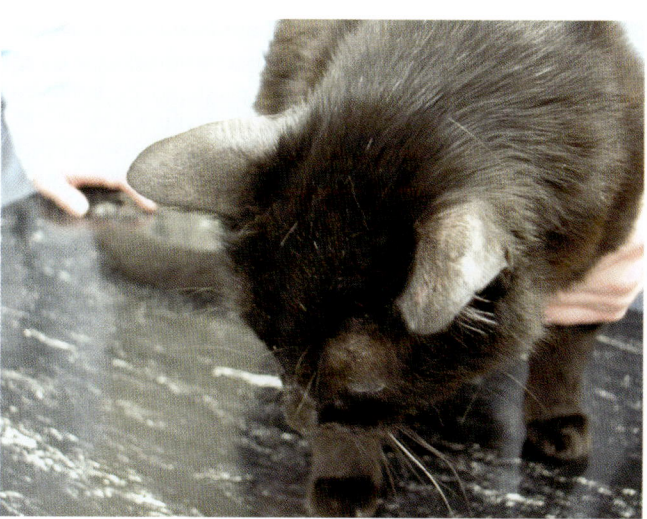

Figura 22.39 Alopecia auricular. Perda de pelo bilateralmente simétrica nas orelhas de um gato de meia-idade. (*Cortesia da University of Wisconsin School of Veterinary Medicine.*)

Alopecia areata

A alopecia areata é uma doença cutânea imunomediada que se manifesta como áreas solitárias ou múltiplas de alopecia não inflamatória. As áreas são bem demarcadas e podem ocorrer em qualquer parte do corpo. O diagnóstico é feito descartando-se outras causas de perda de pelo focal não inflamatória e por biopsia cutânea. As lesões iniciais são raramente observadas no gato, porém é possível a biopsia da pele revelar acúmulos peribulbares e intrabulbares de células inflamatórias acometendo pelos no período anagênico. Lesões mais antigas revelam pelos atróficos ou pelos na fase telogênica ou catagênica. As lesões crônicas podem revelar ausência de pelos. Não existe tratamento bem-sucedido. É importante descartar infecções ou etiologias contagiosas de perda de pelo.

Úlceras e erosões

As causas mais comuns de úlceras e erosões em gatos são doenças pruriginosas ou associadas a descamação e crostas. Essas lesões podem ter aspecto impressionante e o objetivo imediato do histórico e do exame físico consiste em determinar se as lesões devem-se a uma etiologia infecciosa, contagiosa, imunomediada ou de outra maneira potencialmente fatal. Em geral, é raro gatos com doenças cutâneas exibirem sinais de doença sistêmica, como febre, anorexia ou perda de peso. Esses sinais indicam a necessidade de exames clínicos abrangentes, além de testes dermatológicos.

Na maioria dos casos, os exames diagnósticos mais úteis em gatos com úlceras ou erosões são citologia da lesão e do exsudato, culturas para fungos e biopsia cutânea. A dermatofitose pode simular qualquer doença cutânea e um dos principais diagnósticos diferenciais para doenças cutâneas ulcerativas ou erosivas é uma doença imunomediada ou uma doença que requeira terapia com glicocorticoides. As doenças agravadas pelo uso de glicocorticoides devem ser logo eliminadas dos diagnósticos diferenciais. Por exemplo, as lesões mostradas na Figura 22.40 revelam um processo erosivo sugestivo de doença imunomediada, porém consistiam em infecção bacteriana das dobras dos lábios. Devem ser realizadas diversas amostras para citologia cutânea obtidas com lâmina de vidro para microscópico. É importante não fixar pelo calor essas lâminas, a fim de evitar lesão à integridade celular. Diversas lâminas devem ficar sem fixador e sem corante para serem submetidas a um laboratório de referência, se necessário. As lâminas devem ser examinadas quanto à existência de neutrófilos, eosinófilos, bactérias (intracelulares e extracelulares), células neoplásicas e outros agentes infecciosos. Se não houver sinais sistêmicos de doença, inflamação neutrofílica ou eosinofílica séptica da pele, pode ser compatível com uma doença cutânea responsiva a antibióticos. O diagnóstico definitivo de muitas das lesões cutâneas erosivas e ulcerativas pode ser feito apenas por meio do exame histológico dos espécimes de biopsia da pele. É importante incluir uma relação de diagnósticos diferenciais com o encaminhamento. Vale lembrar que saber o que descartar como causa de uma lesão pode ser tão útil quanto ter um diagnóstico definitivo. Em outras palavras, as lesões não compatíveis com neoplasia, doenças imunomediadas, agentes infecciosos e erupções por fármacos são importantes como eliminadoras.

Algumas condições carecem de menção especial. A ulceração bucal em gatos está associada mais comumente a doenças virais, e o diagnóstico imediato em geral não é difícil. Embora raros, o pênfigo vulgar e o lúpus sistêmico podem ocorrer em gatos. A apresentação mais provável de uma dessas doenças será em um gato de meia-idade. Nas duas doenças, os gatos acometidos exibem sinais de doença sistêmica e outras áreas mucocutâneas estão envolvidas (p. ex., pálpebras, área nasal, áreas genital e anal). Outra doença rara é a dermatite ulcerativa idiopática. Os gatos acometidos apresentam áreas focais de prurido intenso, com frequência na área escapular. O diagnóstico é de exclusão após outras causas de ulceração focal terem sido

descartadas. Não se conhece a etiologia, e as lesões são difíceis de controlar. Algumas são tão refratárias a tratamento que a excisão cirúrgica é a única opção. Se houver dor neuropática envolvida, a gabapentina pode ser uma opção terapêutica.

Lesões eosinofílicas

As lesões eosinofílicas são aquelas caracterizadas por eosinófilos ao exame histológico da pele ou ao exame citológico de amostras de biopsia cutânea. A eosinofilia periférica é variável. Nos casos graves, há possibilidade de os gatos apresentarem linfadenopatia e de o aspirado com agulha fina revelar linfonodos reativos com grande número de eosinófilos. As lesões tendem a ser pruriginosas e estão mais comumente associadas a doença cutânea alérgica.

Úlcera indolente

O termo *úlcera indolente*[108] descreve uma lesão erosiva unilateral ou bilateral no lábio superior de gatos de qualquer idade (Figura 22.41). Recentemente, têm surgido evidências de que alguns gatos podem apresentar predisposição genética para o desenvolvimento de lesões quando expostos a desencadeadores alérgicos, particularmente pulgas.[8,82] Outro achado interessante é que essas lesões também podem ocorrer como resultado de corpos estranhos (p. ex., espinhos de cactos) ou no local de uma lesão focal, como nas margens dos lábios em locais onde foram encontrados pelos infectados por dermatófitos, infestados por pulgas de aves ou carrapatos.[21] As úlceras indolentes em decorrência de traumatismo focal são transitórias e, com frequência, ocorrências únicas e podem explicar por que, em alguns gatos, particularmente filhotes novos, as lesões podem se desenvolver e sofrer resolução sem tratamento e sem recorrer. As lesões que persistirem ou que forem recorrentes são causadas por um desenca-

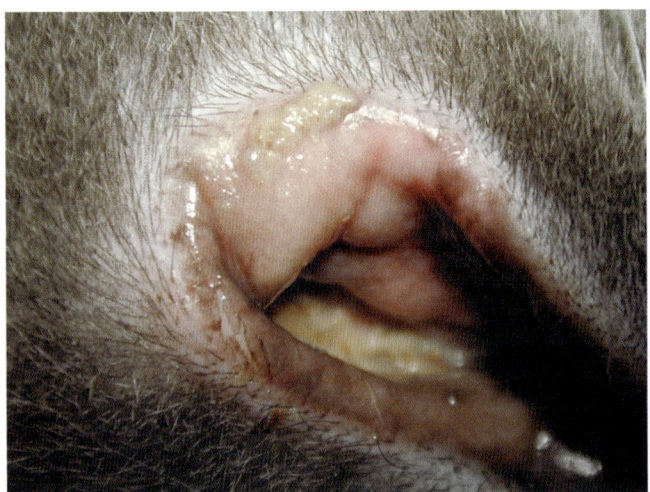

Figura 22.40 Ulceração mucocutânea. Não é comum em gatos e sugere doença infecciosa grave, doença gengival ou doenças imunomediadas. (*Cortesia da University of Wisconsin School of Veterinary Medicine.*)

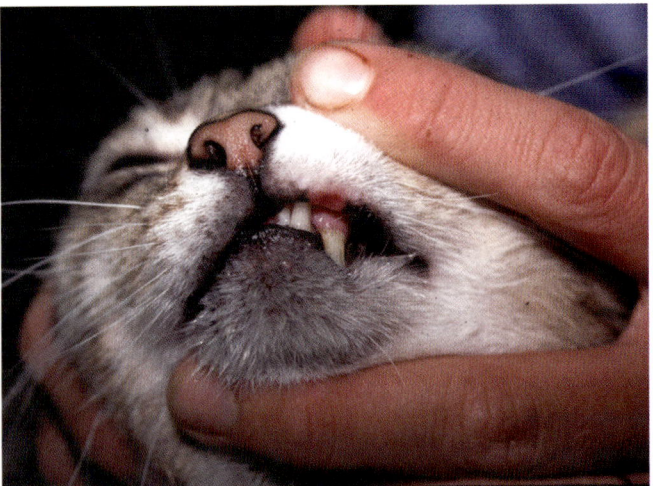

Figura 22.41 Úlcera indolente focal. Essa lesão encontra-se no local de diversos pelos infectados por *N. canis*. (*Cortesia da University of Wisconsin School of Veterinary Medicine.*)

deador persistente, como alergias alimentares ou atopia. Recomenda-se o tratamento inicial com antibióticos. Pode ser necessário tratar lesões que não respondam completamente a antibióticos com glicocorticoides até as lesões sofrerem resolução.

Dermatite miliar e placas eosinofílicas

A *dermatite miliar* refere-se a um padrão de reação eritematoso da pele com formação de crostas.[108] As placas eosinofílicas são lesões elevadas exsudativas, erosivas, intensamente pruriginosas e de tamanho variável.[108] Mediante inspeção atenta de muitas placas eosinofílicas, com frequência encontram-se lesões concomitantes semelhantes a dermatite miliar ou placas que são uma coalescência dessas lesões papulocrostosas (Figura 22.42). O novo achado clínico mais importante é que essas lesões cada vez mais são identificadas como o equivalente felino de lesões piotraumáticas de caninos (ou seja, *hot spots*). Além disso, colonizações secundárias excessivas por bactérias ou por *Malassezia* spp. são achados citológicos comuns. As lesões são o resultado direto de autotraumatismo e são vistas comumente na face, no abdome, na região inguinal, nas áreas medial e caudal das coxas e no pescoço (Figuras 22.43 e 22.44). Essas lesões são desencadeadas com maior frequência por um evento que provoca prurido e leva ao ato de coçar. As lesões recorrentes costumam ser o início de uma doença alérgica subjacente, embora nem sempre esse seja o caso. Essas lesões também podem se desenvolver como resultado de infecções decorrentes de dermatofitose, bactérias e *Malassezia* spp.

Granuloma eosinofílico

Os granulomas eosinofílicos[108] são a única variante verdadeira de granuloma nas doenças eosinofílicas de felinos. Existem duas variações clínicas bem identificadas. A primeira consiste em uma lesão proliferativa e ulcerada, frequentemente na cavidade bucal (Figura 22.45). Conforme a localização da massa, pode haver disfagia, salivação, mastigação anormal e tosse. O outro tipo caracteriza-se por uma tumefação não inflamatória rígida. A alopecia é variável, e os gatos parecem não se incomodar com a lesão. As apresentações clínicas são lesões lineares da espessura de um lápis sobre a face caudal da coxa de gatos jovens; lesões lineares nos membros (Figura 22.46); "lábios gordos" ou tumefação assintomática do queixo (Figura 22.47); lesões papulares firmes de 1 a 5 mm nas orelhas dos gatos; e massas interdigitais. Acreditava-se que a origem dessas lesões seria o resultado da degeneração de colágeno e eosinófilos. Recentemente, foi conduzido um estudo no qual a ultraestrutura dessas lesões foi investigada. Assim, os pesquisadores descobriram que fibrilas de colágeno não estavam danificadas, porém estavam separadas umas das outras por edema e circundadas por eosinófilos sofrendo desgranulação. Nesse estudo, os autores demonstraram que o recrutamento de eosinófilos, bem como sua desgranulação, são os desencadeadores de eventos primários nessa doença e que as fibras de colágeno não participam de modo ativo no desenvolvimento dessas lesões.[4,33] Este

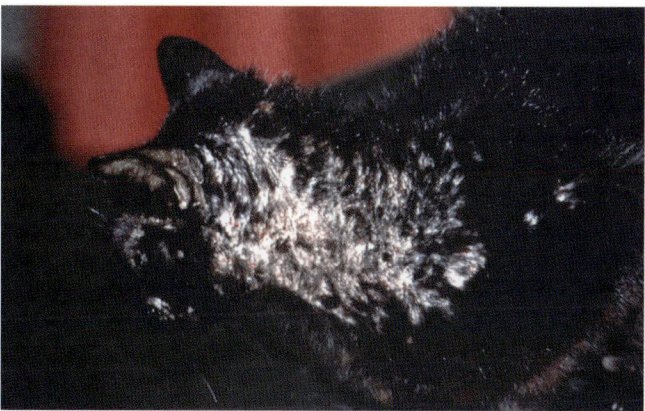

Figura 22.42 Dermatite miliar. Esta lesão crostosa papular é um padrão comum de reação para muitas doenças em gatos. A citologia cutânea típica revela neutrófilos e eosinófilos. *(Cortesia da University of Wisconsin School of Veterinary Medicine.)*

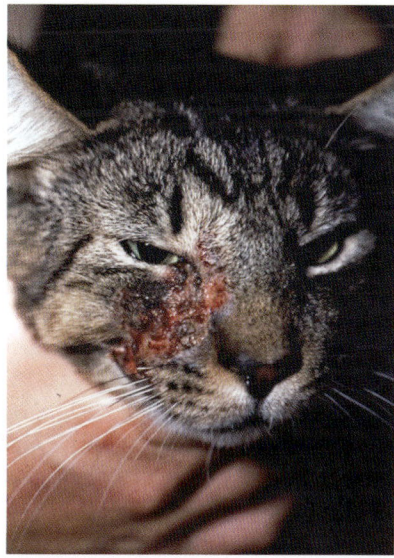

Figura 22.43 Ulceração facial. Esta é uma área de autotraumatismo. A lesão consiste em uma placa eosinofílica desencadeada por qualquer doença pruriginosa. *(Cortesia da University of Wisconsin School of Veterinary Medicine.)*

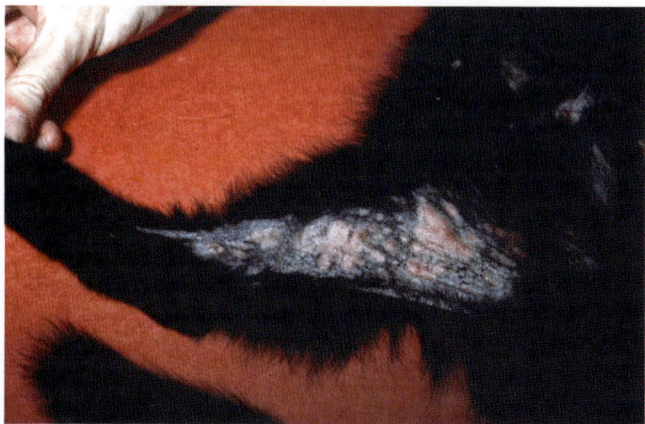

Figura 22.44 Placa eosinofílica. Esta é uma lesão elevada, intensamente pruriginosa, comum nas doenças alérgicas de felinos. *(Cortesia da University of Wisconsin School of Veterinary Medicine.)*

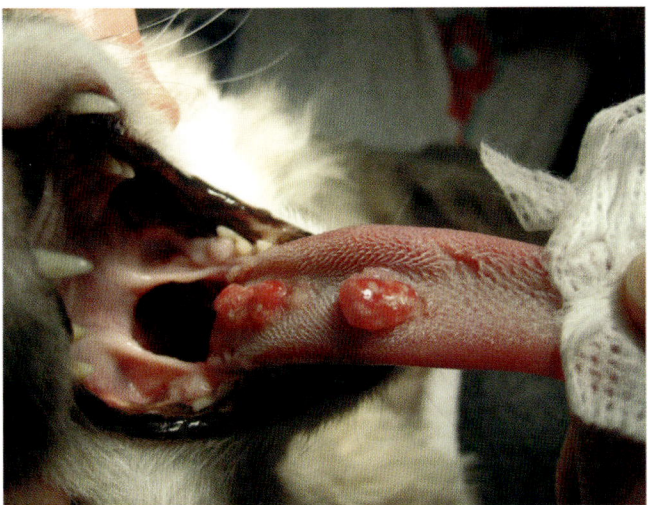

Figura 22.45 Granuloma eosinofílico bucal. As lesões proliferativas na boca podem se assemelhar a neoplasia bucal. Indica-se a biopsia. *(Cortesia da Dra. Susan Little.)*

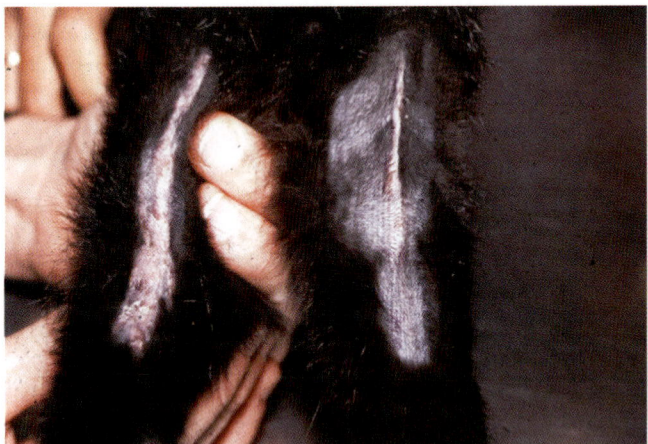

Figura 22.46 Granuloma linear. Os granulomas lineares das pernas traseiras de gatos são uma apresentação clássica do complexo granuloma verdadeiro. *(Cortesia da University of Wisconsin School of Veterinary Medicine.)*

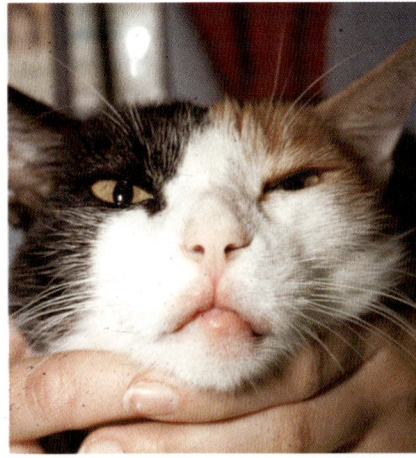

Figura 22.47 Granuloma do queixo. A síndrome do lábio gordo caracteriza-se pela tumefação rígida do queixo. Raramente essas lesões incomodam o gato. *(Cortesia da University of Wisconsin School of Veterinary Medicine.)*

é um desafio importante para a antiga crença de que essas lesões eram causadas por degeneração do colágeno. As lesões decorrem da infiltração e da desgranulação maciça de eosinófilos. O diagnóstico do desencadeador subjacente é o mais importante nesses casos. Essas lesões raramente provocam problemas para o gato e são bastante responsivas a corticoide. Elas recorrerão se o desencadeador subjacente não for identificado.

Hipersensibilidade a picada de mosquitos e insetos

A hipersensibilidade a picada de mosquitos e insetos[108] caracteriza-se pela erupção erosiva papular em face, pontas das orelhas, nariz e coxins digitais de gatos. As lesões tendem a começar em áreas de pelo fino e podem ser mais comuns em gatos de cobertura escura. As lesões são intensamente pruriginosas, podendo ocorrer despigmentação, crostas e exsudatos. Elas foram observadas primeiramente em gatos expostos a mosquitos, porém podem decorrer de picadas de outros insetos voadores, como borrachudos e espécies de *Culicoides*. Tipicamente, os gatos acometidos têm acesso ao meio externo, especialmente de manhã cedo ou ao entardecer, quando esses insetos estão se alimentando. É importante ter em mente que muitos desses insetos picadores são pequenos suficientemente para atravessar os orifícios na maioria das telas colocadas nas portas e janelas externas. Embora lesões faciais ulcerativas simétricas sejam os sinais clínicos mais comumente descritos em relatos de casos clínicos individuais, um estudo com 26 gatos no Japão descobriu que as lesões mais observadas eram as semelhantes a dermatite miliar nas orelhas.[67] Áreas com crostas nas margens das orelhas são queixas comuns de proprietários, e esse relato sugere que a prevalência da hipersensibilidade a picada de insetos pode estar subidentificada.

Lesões eosinofílicas familiares

As lesões eosinofílicas familiares[108] foram descritas em gatos de laboratório sem patógeno específico por, pelo menos, dois pesquisadores.[19,82] Esses gatos desenvolveram lesões entre 4 e 18 meses de vida, e observou-se que essas lesões recidivavam até que os gatos tivessem, no mínimo, 4 anos de vida. Em um estudo, 21 de 24 gatos descendentes desses originais também desenvolveram lesões. As lesões tendiam a ser mais comuns durante a primavera e o verão, o que sugere um possível alérgeno sazonal, inseto, desencadeador hormonal ou reprodutivo. Não surpreende uma predisposição hereditária a lesões eosinofílicas, particularmente com relação a lesões que tenham etiologias alérgicas. A atopia canina já foi identificada há muito tempo como hereditária, e a atopia felina foi descrita recentemente em três animais de uma ninhada.[59]

Pele frágil

Pele que se lacera com facilidade não é comum em gatos. As causas mais frequentes são síndrome de Ehlers-Danlos (SED), hiperadrenocorticismo felino de ocorrência espontânea, uso excessivo de glicocorticoides exógenos e reações medicamentosas. A SED é mais comum em gatos domésticos de raças de pelo curto e Himalaia (Figura 22.48). Tais gatos são jovens e sadios, com pele hiperextensível, em geral observada no primeiro ano de vida e gradualmente piorando conforme o gato envelhece. A pele lacera-se facilmente, com dor mínima associada às lesões, e cicatriza. O diagnóstico é clínico, tendo a pele uma capacidade de estiramento não natural. Não existe tratamento. Os gatos acometidos costumam morrer em decorrência de problemas relacionados com a doença (p. ex., vasos aórticos rotos) ou são sacrificados a pedido dos proprietários.

O hiperadrenocorticismo de ocorrência espontânea acontece em gatos mais velhos. Os animais acometidos exibem sinais de doença sistêmica como depressão, letargia, obesidade ou perda de peso, anorexia, fraqueza muscular ou debilidade, hepatomegalia e pele que se lacera com facilidade (Figura 22.49). (Ver Capítulo 24,

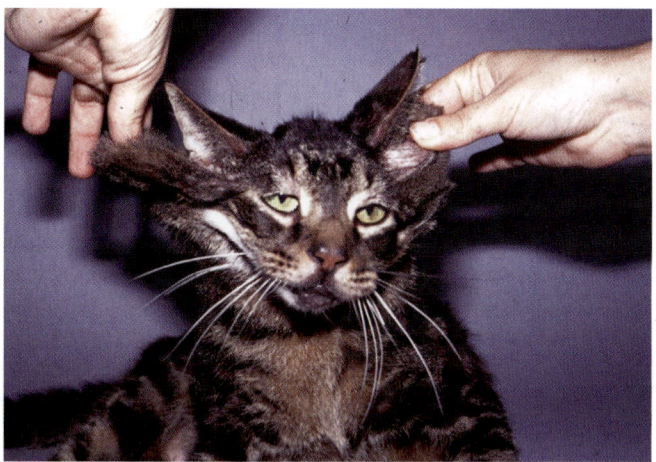

Figura 22.48 Síndrome de Ehlers-Danlos. Este é um defeito congênito do colágeno caracterizado por pele estirável. *(Cortesia da University of Wisconsin School of Veterinary Medicine.)*

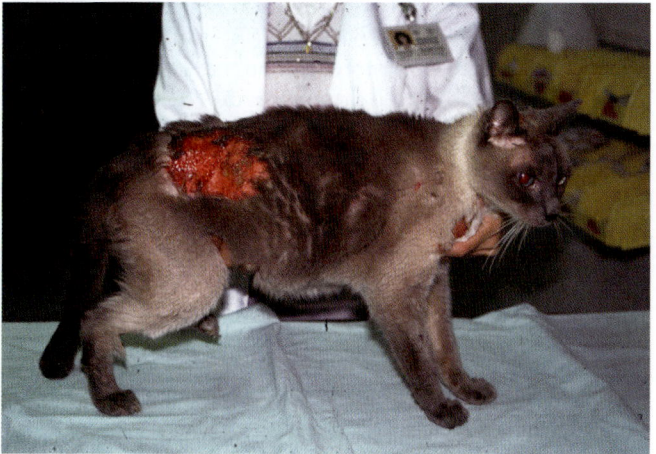

Figura 22.49 Síndrome da fragilidade cutânea. Este gato tem hiperadrenocorticismo felino de ocorrência natural, e a pele lacera-se com facilidade. *(Cortesia da University of Wisconsin School of Veterinary Medicine.)*

discussão sobre doenças da adrenal.) Além da cobertura anormal dos gatos com as doenças sistêmicas, outra indicação dermatológica inicial pode ser a formação fácil de hematomas.

A pele frágil em decorrência do uso excessivo de glicocorticoides não é um diagnóstico difícil.[49] Invariavelmente, existe o histórico de uso exógeno de glicocorticoides, e a tomada cuidadosa do histórico quase sempre revela que os glicocorticoides estavam sendo usados para tratar prurido. A autora já observou início agudo de fragilidade cutânea em um gato recebendo antibióticos à base de sulfa para problemas gastrintestinais. Além disso, a autora já viu alguns gatos com necrólise epidérmica tóxica associada à queixa de "pele lacerada". Nesses últimos gatos, a pele era amolecida e exsudativa. A biopsia de pele pode ou não identificar uma causa subjacente para a pele que se lacera com facilidade, conforme a causa. A condição ser reversível ou não depende da etiologia subjacente e da resposta ao tratamento. Na experiência da autora, a manipulação delicada do gato e o uso de *stockinettes* [material flexível amolecido feito de algodão] cirúrgicos sobre a pele para proteger contra laceração adicional têm sido úteis. Até que o problema subjacente tenha sido resolvido, as principais questões encontradas são infecção e necessidade de proteger o tecido de granulação.

Pele rígida

Áreas focais de pele rígida costumam se apresentar mais como nódulos e podem ser causadas por infecções bacterianas ou fúngicas, neoplasia, corpos estranhos (p. ex., tiro de chumbinho) ou paniculite nodular estéril com pan-esteastite. A causa mais comum de nódulos não inflamatórios na pele consiste em degeneração do colágeno; o desencadeador mais comum é a hipersensibilidade à picada de insetos. Indica-se a biopsia para o diagnóstico.

Provavelmente, áreas lineares ou mais difusas são causadas por um granuloma eosinofílico verdadeiro. A biopsia é diagnóstica. Uma causa menos comum de pele rígida consiste em uma escara por queimadura ou lesão traumática. Geralmente, o exame cuidadoso da lesão revela uma placa endurecida de tecido morto sobre um leito de tecido de granulação. As escaras protegem o tecido de granulação subjacente e se deslocam à medida que o tecido abaixo cicatriza. As queimaduras são pouco identificadas em gatos, pois a cobertura de pelos esconde a lesão. As escaras também podem se desenvolver em decorrência de traumatismo (Figura 22.50). Além disso, o tipo mais comum de queimadura em gato é pela radiação a partir do contato próximo, porém não direto, com uma fonte de calor, como um forno a lenha. Muitos dias ou semanas pode se passar até que a lesão seja descoberta. Embora incomum em gatos, áreas focais de calcificação (calcinose circunscrita) podem ocorrer no local de injeções ou de lesão.[76]

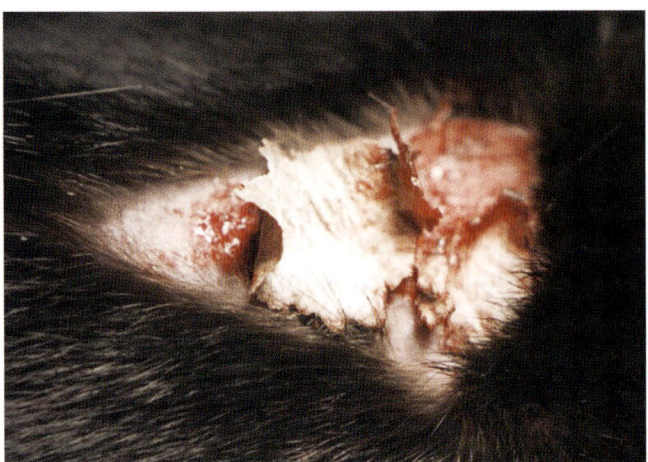

Figura 22.50 Escara cutânea desenvolvida sobre uma área de traumatismo. *(Cortesia da University of Wisconsin School of Veterinary Medicine.)*

Alterações pigmentares

Hiperpigmentação pós-inflamatória

A hiperpigmentação pós-inflamatória não é comum em gatos. Na experiência da autora, é mais frequente em gatos com dermatofitose. Áreas focais de hiperpigmentação em pele sob exame devem ser observadas atentamente, pois quase sempre se devem a tamponamento folicular. Indicam-se raspados de pele, citologia de pele e cultura para fungos para os pacientes felinos com hiperpigmentação pós-inflamatória desconhecida. A citologia cutânea pode revelar proliferação bacteriana ou de leveduras. Talvez seja difícil coletar amostras próximas ou ao redor das orelhas. Preparados com fita de acetato ou técnicas para coleta com espátula seca são úteis.

Lentigo

A área focal de hiperpigmentação não inflamatória encontrada com maior frequência é lentigo simples em gatos de cor alaranjada. Máculas não endurecidas planas, variando em tamanho de 1 mm até 10 mm, desenvolvem-se no nariz, nos lábios, na gengiva, nas orelhas, nas pálpebras ou no palato duro. Essas lesões podem se tornar mais disseminadas conforme o gato envelhece. São uma alteração estética, sem necessidade de tratamento. O principal diagnóstico diferencial é o melanoma. Se houver alteração no tamanho ou na natureza da lesão, indica-se a biopsia.

Despigmentação

A despigmentação não é comum em gatos, embora o leucoderma idiopático dos coxins de gatos da raça Siamês tenha sido relatado. Além disso, os gatos dessa raça podem desenvolver leucotriquia periocular (síndrome da viseira) após prenhez, deficiência dietética ou doença sistêmica.

Acromelanismo

O acromelanismo é encontrado em filhotes de gatos das raças Siamesa, Himalaia, Balinesa e Birmanesa, que nascem brancos e desenvolvem pontos pigmentados conforme amadurecem, devido à influência de temperaturas externas. Temperaturas altas produzem pelos claros, e temperaturas baixas produzem pelos escuros. Isso é causado por uma enzima que depende da temperatura envolvida na síntese da melanina. A alteração pigmentar que depende da temperatura é encontrada com maior facilidade quando a cobertura de pelos é tosada e os pelos que crescem novamente mostram-se de coloração diferente (em geral, mais escuros). A coloração normal dos pelos retorna no próximo ciclo do pelo.

Doenças de coxins digitais, paroníquia e bolsas anais

Coxins digitais

Em gatos, as doenças dos coxins digitais são raras, porém, quando de fato ocorrem, os problemas mais comuns são descamação e crostas, tumefação, calosidades e calos digitais e ulceração. As etiologias subjacentes são variáveis e envolvem traumatismo, doenças alérgicas, infecções, doenças imunomediadas, tumores e doenças virais. As causas mais comuns são discutidas nesta seção.

Se houver descamação e crostas, as causas mais comuns são dermatofitose e PF. A autora observou que os coxins digitais de gatos tratados com cal sulfurada podem ressecar e escamar. Embora incomuns, descamação e crostas podem ser a manifestação inicial da síndrome hepatocutânea em gatos. Com menor frequência, há possibilidade de infecções por poxvírus causarem descamação.

Ulcerações em um ou mais coxins podem decorrer de autotraumatismo, lesões, reações a substâncias irritantes, pododermatite de plasmócitos, infecções, granulomas eosinofílicos, tumores (Figura 22.51) e reações medicamentosas. O diagnóstico depende do histórico, dos exames dermatológicos e clínicos completos e da biopsia.

A causa mais comum de tumefação dos coxins digitais é a pododermatite de plasmócitos (Figura 22.52). A tumefação pode ou não ser dolorosa. É possível a cor dos coxins ser vermelha a roxa, e os proprietários descreverem-nos como "semelhantes a travesseiros". Na experiência da autora, essas lesões sofrem exacerbação e remissão e podem formar úlceras e crostas. O diagnóstico definitivo é feito por biopsia. Os coxins ficam dolorosos para a biopsia, e as amostras podem ser obtidas daqueles não sustentadores de peso, se possível. Como alternativa, é possível o veterinário realizar uma biopsia com saca-bocado (*punch*) de 4 mm para obter a amostra. Se os coxins não estiverem sensíveis nem ulcerados, é razoável fazer o diagnóstico clínico, já que não existe necessidade de tratamento. Coxins sensíveis ou ulcerados precisam ser tratados. Prednisolona (4 mg/kg por via oral, 1 vez/dia) induz a remissão mais rápida das lesões. Após as lesões sofrerem resolução, a dose pode ser diminuída enquanto se utiliza um agente alternativo para uso prolongado (doxiciclina ou ciclosporina).

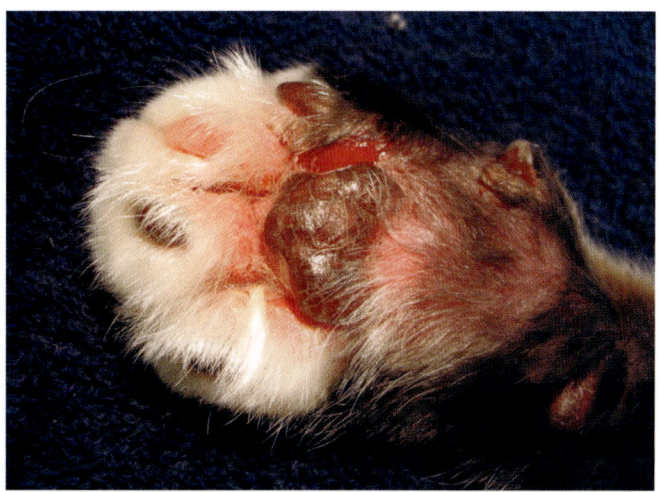

Figura 22.51 Linfoma cutâneo. Este é um caso de linfoma cutâneo manifestado em forma de tumefação e crostas do coxim digital. (*Cortesia da Dra. Susan Little.*)

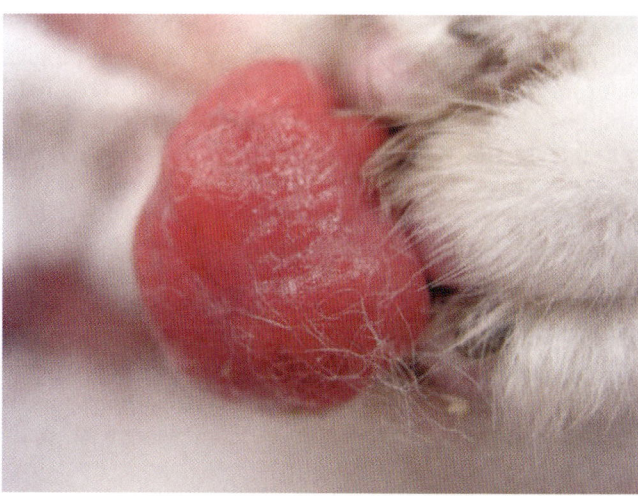

Figura 22.52 Pododermatite de plasmócitos. Esta é uma doença cutânea infiltrativa benigna que acomete os coxins digitais. Observar a tumefação e o aspecto "semelhante a travesseiro". (*Cortesia da University of Wisconsin School of Veterinary Medicine.*)

A doxiciclina (5 a 10 mg/kg por via oral, a cada 12 h) ou a ciclosporina (5 mg/kg, via oral, a cada 24 h) podem ser usadas para manter as lesões em remissão ou para induzir a remissão em casos menos graves. Podem ser necessários 1 a 2 meses para que o máximo benefício seja observado.

Os calos do coxim digital são comuns e podem incomodar o gato (Figura 22.53). Ocorrem em qualquer lugar dos coxins. O tratamento varia desde nenhum até a excisão cirúrgica da lesão.

Paroníquia

As duas apresentações mais comuns de paroníquia em gatos são crostas e exsudação e prurido podálico com exsudato ceroso. As causas mais comuns de crostas e exsudação do leito da unha são infecção bacteriana, infestação por *Notoedres*, dermatofitose e PF. Leito de unhas pruriginoso quase sempre decorre da proliferação de leveduras (Figura 22.54).[20,68]

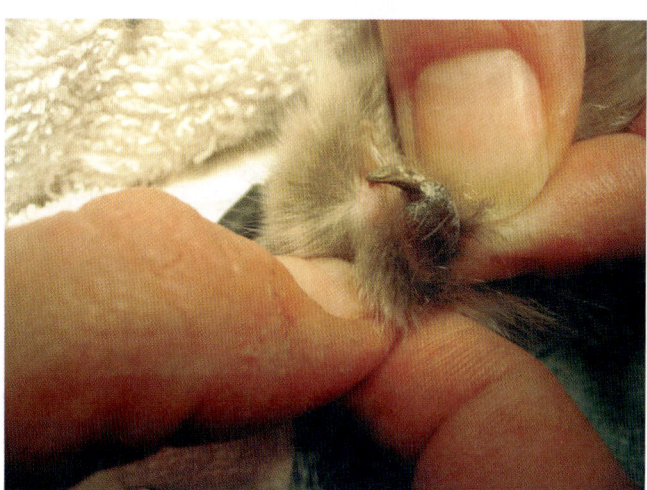

Figura 22.53 Calo em coxim digital. (*Cortesia da Dra. Susan Little.*)

As infecções bacterianas caracterizam-se por leito de unha intumescido, doloroso para o gato. A exsudação é frequente e malcheirosa. Em geral, diversos dígitos estão envolvidos. Os agentes causais são *Staphylococcus* spp., *Streptococcus* spp., *Pseudomonas* spp. e *Proteus* spp. Em casos raros, essa pode ser uma apresentação de criptococose. O diagnóstico baseia-se nos sinais clínicos. A citologia e a cultura cutâneas são utilizadas para orientar a terapia.

A infestação por *Notoedres* caracteriza-se por crostas intensas com prurido de leve a intenso. Em geral, sinais clínicos semelhantes estão localizados na face e nas orelhas. Os raspados de pele revelam ácaros. Todos os gatos em contato devem ser tratados com um acaricida adequado. O banho e a remoção mecânica de crostas facilita o tratamento. Ivermectina (0,2 a 0,4 mg/kg, por via oral ou subcutânea) a cada 2 semanas por três tratamentos é eficaz. Ver discussão anterior para outras opções de tratamento.

O pênfigo foliáceo em gatos começa com crostas no leito das unhas e nos coxins digitais. Quase sempre, todos os dígitos estão envolvidos. O exame cuidadoso do animal

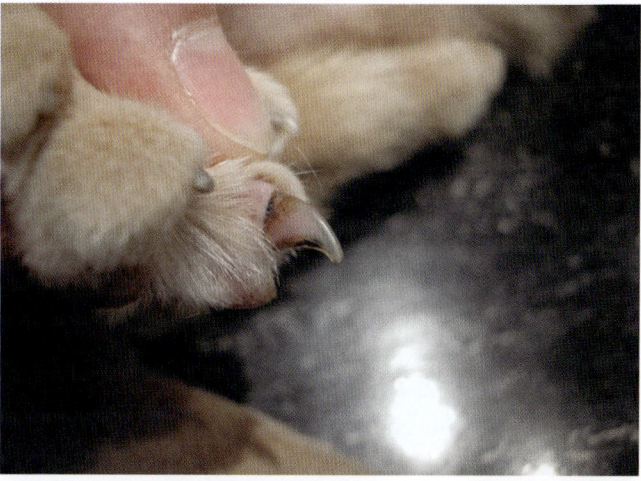

Figura 22.54 Leito da unha. O acúmulo de fragmentos no leito da unha ao redor da base é típico em gatos com pododermatite por leveduras. Esta doença pode decorrer de várias etiologias. (*Cortesia da University of Wisconsin School of Veterinary Medicine.*)

poderá revelar outras lesões compatíveis com PF, como crostas na face, nas orelhas e no corpo. O exame citológico de exsudato revela neutrófilos e muitos acantócitos. Também pode haver bactérias intra ou extracelulares. Os gatos com infecção bacteriana que não respondem ao tratamento adequado e os gatos com culturas negativas levantam grande suspeita de pênfigo foliáceo. O diagnóstico definitivo é feito por meio de exame histológico de uma biopsia da pele.

A dermatofitose grave envolvendo todos os dígitos pode ser indiferenciável do pênfigo foliáceo ou de infecções bacterianas. Os critérios discriminadores podem ser encontrados no histórico (p. ex., idade do animal, outros animais acometidos na moradia). O exame com a lâmpada de Wood pode revelar pelos que brilham para exame direto ou cultura de fungos. A inspeção atenta do gato inteiro quase sempre revela outras lesões sugestivas ou diagnósticas de dermatofitose.

O leito das unhas e as porções proximais das unhas devem ser examinados em gatos que apresentam prurido podálico intenso. Acúmulos de fragmentos cerosos não são achados normais na unha de gatos e são típicos de proliferação de *Malassezia* (Figura 22.54). Este é um problema comum em raças de gatos com pelos anormais (p. ex., raças Devon e Cornish Rex, Sphynx), gatos com doenças sistêmicas (p. ex., diabetes melito) e gatos com doenças cutâneas alérgicas. Grandes números de leveduras são prontamente evidentes ao exame citológico de fragmentos. O tratamento com agentes antifúngicos sistêmicos resolverá o prurido ou o reduzirá de modo significativo. Se o problema for causado por uma doença subjacente, esta deverá ser tratada ou o problema recidivará. O tratamento da proliferação de *Malassezia* relacionado com a raça é mais difícil e requer a associação de terapia sistêmica e um esquema vitalício de banho das patas e do leito das unhas (pedilúvio).

Tumores e outras tumefações de dígitos individuais

A tumefação de dígitos individuais pode ser causada por neoplasia, corpos estranhos ou infecção. A biopsia é o modo mais rápido de diagnosticar o problema.

Doenças das bolsas anais

As doenças das bolsas anais não são comuns em gatos em comparação com cães. A causa mais comum de problemas em bolsas anais em gatos é o prurido perineal causado por alergias. A pele que circunda a área perineal torna-se inflamada, os pequenos ductos superficiais tornam-se intumescidos e as excreções não podem ser evacuadas quando o gato defeca. Gatos com impactações recorrentes de bolsas anais ou gatos cujos proprietários queixam-se de lambedura anal excessiva devem ser examinados com cuidado quanto a doenças cutâneas alérgicas, o que inclui alergia a pulgas, alergia alimentar e dermatite atópica (Figura 22.55). A pele perineal é facilmente colonizada em excesso por bactérias e leveduras, o que aumenta o pru-

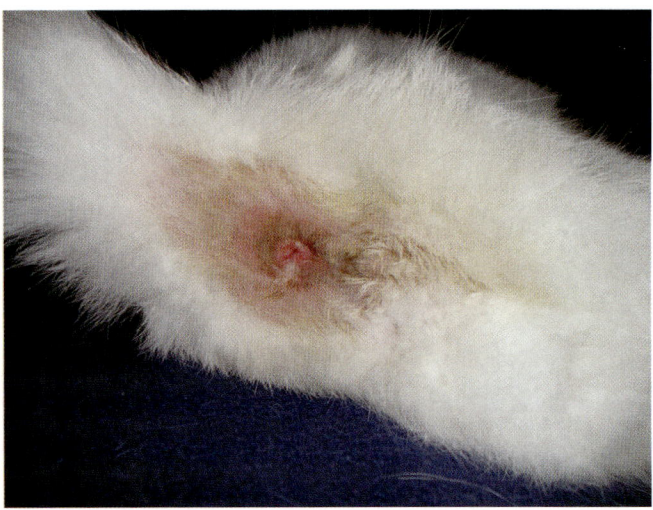

Figura 22.55 Prurido perianal. Este foi um gato atópico com saculite anal crônica. A área tornou-se colonizada por proliferação bacteriana, o que aumenta o prurido. As bolsas anais do gato foram cauterizadas quimicamente, mas isso não resolveu o prurido. O gato foi diagnosticado com atopia, e o prurido perineal sofreu resolução mediante tratamento para alergias. *(Cortesia da University of Wisconsin School of Veterinary Medicine.)*

rido. Pode ser necessária terapia antimicrobiana sistêmica associada para resolver essa inflamação. É possível os gatos com prurido perineal não complicado, causado por alergias, serem tratados com corticoterapia tópica, esquemas curtos de esteroides por via oral, se o problema for sazonal ou ciclosporina.

A impactação de bolsas anais é quase sempre bilateral. A bolsa anal acometida encontra-se distendida e pode desencadear dor à palpação, e os conteúdos, espessos e de coloração escura, não são exteriorizados com facilidade. O desconforto pode levar o gato a arrastar a parte traseira no chão. Também podem ocorrer tenesmo e lambedura do períneo. A etiologia para impactação de bolsa anal não é bem conhecida. Os conteúdos normalmente não são esvaziados durante a defecação. A retenção de conteúdos de bolsas anais pode provocar inflamação e infecção. Abscessos de bolsas anais podem romper e, de fato, ocorrem em gatos. Tipicamente, o problema é unilateral. É possível que os proprietários se queixem de sangue, vocalização e outras indicações de dor no gato. Os sinais clínicos são típicos de um abscesso (Figura 22.56), com tumefação, dor, exsudação e possível ruptura (Figuras 22.57 e 22.58). A conduta varia desde conservadora (p. ex., antibióticos, emolientes de fezes, lavagens) até desbridamento cirúrgico e irrigação de povidona-iodo. Laxantes que contêm polietilenoglicol são emolientes eficazes de fezes. São pós insípidos que podem ser aspergidos sobre uma pequena quantidade de alimento. Administra-se diariamente cerca de um quarto de uma colher das de chá para constipação intestinal e amolecimento das fezes. Os casos recorrentes de abscessos de bolsas anais refratários à conduta conservadora podem ser tratados por meio de saculectomia anal após a inflamação e a infecção terem sofrido resolução.

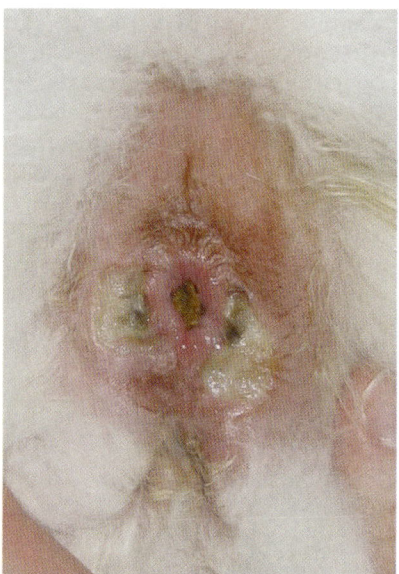

Figura 22.56 Abscesso de bolsas anais. Este gato apresentava abscessos crônicos de bolsas anais e exsudatos em decorrência de alergias. *(Cortesia da University of Wisconsin School of Veterinary Medicine.)*

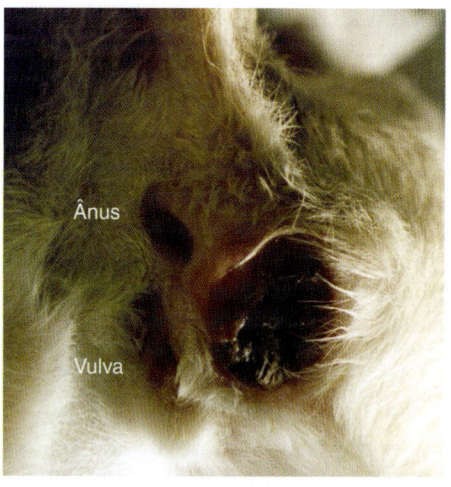

Figura 22.57 Abscesso de bolsas anais. *(Cortesia da Dra. Susan Little.)*

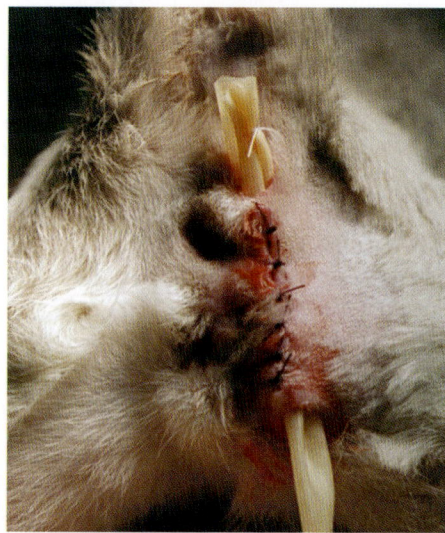

Figura 22.58 Abscesso de bolsas anais, após o desbridamento cirúrgico. Este foi um caso de abscesso grave e precisou da colocação de um dreno cirúrgico. *(Cortesia da Dra. Susan Little.)*

Otite

Existem três apresentações clínicas de otite[57] em gatos, conforme a localização anatômica: otite externa (OE), otite média (OM) e otite interna (OI).[38,65] A etiologia subjacente e a patogenia da otite felina envolvem a inter-relação de fatores predisponentes, doenças primárias e fatores secundários ou perpetuadores.

Os fatores predisponentes a serem considerados em gatos são, por exemplo, clima úmido e aumento da maceração do tecido da orelha causado por autolimpeza frequente.[38] A estenose do canal da orelha e a orelha deformada secundariamente a hematomas aurais podem predispor os gatos à proliferação de microrganismos microbianos se o canal da orelha estiver ocluído ou se houver dor e autotraumatismo secundário. Os gatos podem desenvolver otite secundária a limpezas de orelha francamente rigorosas ou frequentes. São fatores predisponentes exclusivos de gato OM secundária a infecções agudas ou crônicas do trato respiratório superior ou a sinusite crônica.[29,88] Outro fator é a OE causada por uma reação medicamentosa fixa ou uma reação de contato alérgica em decorrência da administração transdérmica de medicamento. Finalmente, em alguns gatos com otite crônica, o único achado anormal é infecção por retrovírus.

As causas primárias são doenças que provocam diretamente doença na orelha.[38] São exemplos doenças parasitárias, alergias, doenças autoimunes, neoplasia, distúrbios de queratinização, dermatite facial de gatos da raça Persa, doenças congênitas (raças de gatos sem pelos), corpos estranhos, pólipos e traumatismo (como lesões térmicas e enregelamento).

Os fatores perpetuadores impedem que a doença da orelha se cure.[38] Os mais comuns são bactérias e leveduras. As etiologias mais comuns de otite recorrente em gatos são OM não diagnosticada, infecções resistentes e obstruções do canal auditivo.

A OE em gato inclui, por exemplo, qualquer combinação dos seguintes sinais clínicos: eritema; perda de pelo; descamação; crostas; prurido; dor; pavilhão auricular deformado; espessamento do pavilhão externo; odor; e exsudato de coloração, quantidade e consistência variáveis. O proprietário pode relatar agitação da cabeça, coceira nas orelhas, ataques de coçar a orelha após manipulação,[9] alterações nos hábitos alimentares, alterações no comportamento (p. ex., esconder-se ou agredir) ou alterações na vocalização. Os sinais clínicos podem ser unilaterais ou bilaterais, persistentes ou intermitentes e agudos ou crônicos. A queixa à apresentação inicial pode não estar relacionada com as orelhas. Alguns gatos são levados ao veterinário devido a lesões faciais. A OM é uma complicação comum em gatos com OE intensa.

A OM é uma inflamação da cavidade da orelha média, o que inclui a membrana e a bolha timpânica. Muitos gatos, porém não todos, com OM apresentam OE concomitante. Deve-se sempre suspeitar de OM quando os gatos manifestarem OE purulenta intensa e OE recorrente crônica. Gatos com OM sem sinais de OE podem ser levados ao veterinário devido ao balançar da cabeça, dar patadas na orelha, dor quando a cabeça é tocada, alterações nos hábitos alimentares ou no apetite, dor quando a boca é aberta, depressão e perda da audição. Os sinais clínicos podem ser unilaterais ou bilaterais. O exame otoscópico do canal da orelha costuma revelar exsudatos e alterações inflamatórias no canal quando também há OE. Em geral, a manipulação da orelha é dolorosa e é comum um som *"de molhado"*, indicando líquido no canal. Se a membrana timpânica puder ser observada, talvez sejam evidentes abaulamento, alteração da cor ou ruptura. É possível a OM ocorrer sem sinais de OE, porém a membrana timpânica quase sempre se mostra anormal. Gatos com OM e membrana timpânica rompida frequentemente apresentam secreção líquida malcheirosa abundante ao exame otoscópico. E isso também pode ser visto no assoalho do canal horizontal. Pode ser encontrado muco na OM. É importante observar que o muco não costuma estar em qualquer local ao longo do canal auditivo externo, porém extravasa a partir da bolha timpânica por meio de qualquer laceração na membrana timpânica. Se houver muco ao exame otoscópico do canal externo, existirá laceração na membrana timpânica. A OM é subdiagnosticada em gatos. A sinusite crônica pode levar a efusão da bolha e a OM em gatos.[29]

A OI envolve inflamação do labirinto ósseo, onde os órgãos da audição (cóclea) e o aparelho vestibular (canais semicirculares e vestíbulo) localizam-se.[7] Perda da audição, inclinação da cabeça, andar em círculos, cair, descoordenação generalizada, elevação e deambulação difíceis, nistagmo, paralisia de nervo facial e síndrome de Horner são sinais comuns em gatos com OI. Nos casos de OM concomitante, a inclinação da cabeça é para o lado acometido e o animal pode andar em círculos e cair na direção do lado acometido. Há possibilidade de o nistagmo ser espontâneo, horizontal ou rotatório, com o componente rápido afastado do lado acometido e da inclinação da cabeça. A OI provocada por infecção pode ser consequência de uma infecção ascendente através da tuba auditiva ou secundária a OM com ou sem OE complicadora. Quando os sinais vestibulares estão associados a sinais concomitantes de OE ou OM, é razoável presumir que a OI do gato é consequência dessa infecção. Os gatos que exibem sinais de OI sem os sinais de OE e OM são um desafio. Esses gatos precisam ser submetidos a estudo diagnóstico intenso, a fim de determinar se os sinais vestibulares são periféricos ou centrais.

Além do histórico e do exame físico, cuidadosos e abrangentes, existem diversos outros exames diagnósticos úteis para ajudar a descobrir a causa da otite. Microscopia com óleo mineral pode ser usada para *Otodectes* spp. e demodicose. Com frequência, é um teste diagnóstico não devidamente usado em gatos adultos com orelhas pruriginosas. Recomenda-se a cultura para dermatófitos, especialmente quando os gatos são jovens, de vida livre ou recentemente adquiridos. A dermatofitose é bastante variável e o pênfigo foliáceo e a dermatofitose em gatos de pelo longo podem ter aspectos bastante semelhantes.[84] Além disso, as infecções em fase inicial em gatos com frequência começam na face e nas orelhas. Os pelos dentro das orelhas podem ser o primeiro local de infecção. O exame citológico do exsudato da orelha é obrigatório independentemente do número de vezes que o gato for levado ao veterinário devido à doença na orelha. Não é adequado presumir que o que foi visto anteriormente é o que se encontra

no presente, naquele exame do momento. A citologia ótica ajuda mais o diagnóstico e é um instrumento útil para monitorar o tratamento. Lâminas fixadas pelo calor antes da coloração melhoram a observação da levedura.

Em geral, a proliferação não é comum em gatos. Quando são encontradas bactérias (bastonetes ou cocos), indica-se a cultura. A existência de leucócitos sinaliza otite supurativa (OS) e a necessidade de tratamento clínico agressivo. Também se recomenda a cultura na OS. Levedura é um achado comum em gatos normais, e o fator determinante de sua importância consiste em o felino ser sintomático no momento da amostragem.[68,69] Um estudo recente sobre a prevalência de *Malassezia* spp. em felinos mostrou que havia a levedura em 23% de gatos normais e em 64% daqueles com OE.[69]

As culturas de bactérias devem ser realizadas por um laboratório de referência. Além disso, o laboratório deverá especificar patógenos e investigar sensibilidades de várias cepas de um patógeno quando for indicado ou requisitado. Isso se torna importante nos casos de otite bacteriana crônica. A existência de patógenos de diversas cepas com sensibilidades variáveis é comum, especialmente quando são isoladas *Pseudomonas* spp. A biopsia de pele da orelha é um exame diagnóstico subutilizado. Recomenda-se fortemente quando houver doença dermatológica imunomediada, tumor ou doença proliferativa. Conforme a localização das lesões cutâneas, a biopsia da pele pode ser realizada utilizando-se saca-bocado para biopsia de pele de 4 mm, agulha de biopsia Tru-Cut, ou endoscópio otoscópico. A imagem diagnóstica das bolhas pode ser útil no diagnóstico de OM subjacente, lesões expansivas (ou seja, tumores, pólipos) ou outra obstrução no canal auditivo. Nos casos de OM crônica, pode identificar doença sinonasal subjacente.

Infestações por Otodectes

As infestações por ácaros da orelha são uma das causas mais comuns de otite em gatos e uma das doenças do ouvido mais exitosamente "tratáveis e curáveis" em gatos (ver discussão anterior). Em uma pesquisa, foi identificada como a causa de otite em 25% dos gatos consultados em razão da otite.[92] As complicações não são comuns quando se administra o tratamento adequado. São complicações associadas ao tratamento de infestações de ácaros no ouvido:

- OM e OE supurativas
- Prurido intenso da cabeça e do pescoço
- Sarna otodética do corpo inteiro
- Tratamentos malsucedidos de infestação clássica
- Infestações subclínicas
- Hematomas auriculares
- Pavilhão auricular deformado e infecções decorrentes crônicas por leveduras (Figura 22.59)
- Concreções no canal auditivo externo, na orelha média ou em ambos.

A complicação mais frequente das infestações por ácaros da orelha é o hematoma auricular. O tratamento ideal que reduzirá a recorrência e a deformação das orelhas envolve drenagem cirúrgica do sangue e sutura completa da orelha, a fim de fechar o espaço morto. Evidentemente,

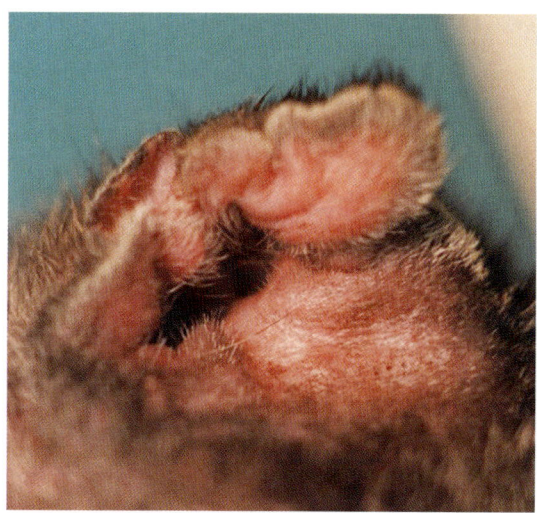

Figura 22.59 Pavilhão auricular deformado. A falta de tratamento adequado ou a ocorrência de hematomas aurais recorrentes crônicos podem provocar pavilhões auriculares deformados. Esta alteração predisporá o gato a infecções crônicas da orelha. *(Cortesia da Dra. Susan Little.)*

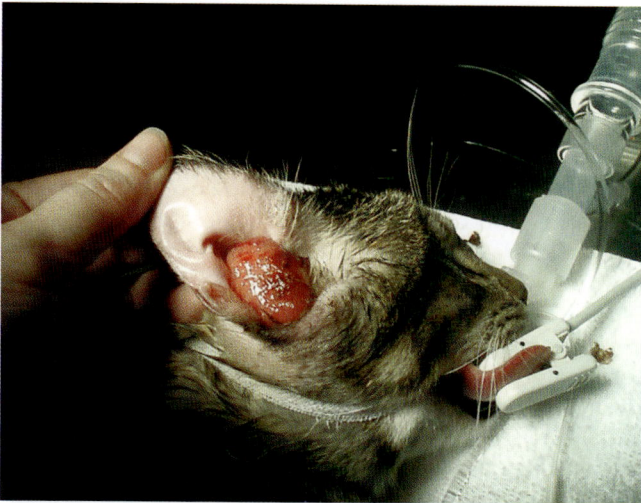

Figura 22.60 Pólipo da orelha. Este é um pólipo evidente; contudo, nem sempre os pólipos são evidentes e, às vezes, são necessárias exploração cirúrgica ou imagem (ou ambas) para observá-los. *(Cortesia da Dra. Carol Tice.)*

deve ser abordada a causa subjacente. Diferentemente da situação em cães, a dermatite atópica não se mostra um desencadeador comum em gatos.

Demodicose ótica

D. cati (comprido e fino) e *D. gatoi* (curto e grosso) podem ser encontrados à microscopia com óleo mineral a partir de orelhas de gatos com OE prurítica. As duas apresentações mais comuns encontradas são gatos jovens e gatos idosos com orelhas pruriginosas. Também foi relatada ser a causa de otite ceruminosa em gatos.[42,98] Neste último caso, uma doença sistêmica concomitante já estava diagnosticada ou foi diagnosticada logo a seguir. Em gatos jovens, não é raro encontrar infestações concomitantes por ácaros *Otodectes* e *Demodex*. Não existem produtos aprovados nos Estados Unidos para o tratamento da demodicose ótica felina. Os tratamentos bem-sucedidos são milbemicina (0,5 mg/kg, por via oral, 1 vez/dia ou em semanas alternadas durante 30 dias), ivermectina ótica, milbemicina ótica e preparados óticos rotulados para o tratamento de ácaros da orelha em gatos. Não se recomenda amitraz para uso em gatos porque pode ser tóxico. Em animais jovens, a atenção para cuidados pediátricos gerais comumente evita recorrências. Em animais mais velhos, a demodicose ótica pode ser difícil de curar se o processo mórbido subjacente (p. ex., neoplasia, hipertireoidismo, e diabetes melito) não for adequadamente tratado. Esteroides óticos tópicos concomitantes podem ser úteis no alívio do prurido.

Otite obstrutiva

As causas mais comuns de otite obstrutiva em gatos são pólipos na orelha (Figura 22.60), tumores da orelha, estenose secundária a inflamação, deformidade da orelha causada por hematomas auriculares não tratados e concreções de fragmentos na orelha. Os sinais clínicos mais comuns associados a lesões obstrutivas expansivas são OE ou OM recorrentes crônicas, agitação da cabeça e secreção supurativa malcheirosa. Essas lesões tendem a ser unilaterais, mas podem ser bilaterais com pólipos da orelha. Mastocitomas em gatos jovens, particularmente da raça Siamesa, podem se manifestar como lesões obstrutivas. No caso de lesões expansivas, a resolução do problema exige a elaboração de imagens da orelha para localizar a obstrução e realizar a remoção cirúrgica da obstrução. Como esses casos tendem a ser crônicos, em geral os gatos apresentam OM concomitante e precisam de tratamento antimicrobiano sistêmico e tópico pós-cirúrgico com base nos achados de cultura e suscetibilidade. Também pode ser necessária a irrigação do canal auditivo e da bolha. É importante se lembrar de realizar citologia ótica, pois ela pode ajudar a orientar a seleção inicial de antibióticos e ser capaz de identificar otite concomitante por leveduras que, de outra maneira, não seria diagnosticada. O tratamento concomitante das duas OM, bacteriana e por leveduras, é comum.

A estenose do canal auditivo externo de gatos é mais comumente, porém não exclusivamente, encontrada como consequência de hematomas auriculares que cicatrizaram sem intervenção cirúrgica. Se a obstrução estiver provocando desconforto clínico e resultando em otite supurativa, há necessidade de intervenção. Se o gato não demonstrar incômodo pelo problema, é melhor não tratar.

Otite alérgica

A otite alérgica em gatos é uma complicação comum de atopia e de alergia alimentar. O tratamento ideal consiste no manejo adequado da alergia subjacente (alimentar ou atópica). A atopia sazonal é comum e o prurido ótico pode ser o único sinal clínico. Os proprietários podem se queixar de aumento da secreção ceruminosa. A citologia ótica com frequência revelará otite concomitante por levedura. O tratamento da otite por levedura diminuirá, porém não eliminará completamente o prurido, e serão necessários glicocorticoides óticos.

Otite por leveduras

A otite crônica recorrente por levedura em gatos é encontrada com maior frequência em animais com doença alérgica da orelha causada por atopia ou alergia alimentar, doença obstrutiva branda da orelha e anormalidades congênitas dos pelos (p. ex., raças Devon Rex e Sphynx). O tratamento de escolha mais comum é o itraconazol (2 a 5 mg/kg por via oral, 1 vez/dia) durante 30 dias ou 1 vez/dia em um esquema de semanas alternadas durante 30 dias. O fluconazol está cada vez mais sendo usado como opção de tratamento, pois é menos dispendioso do que o itraconazol. É utilizado com frequência em cães, porém os gatos não toleram este medicamento. Devido ao maior potencial de hepatotoxicidade, seu uso é desestimulado em gatos. Nos casos brandos ou casos agudos passíveis de serem encontrados nos cuidados primários, a associação de produtos tópicos antifúngicos e anti-inflamatórios pode ser bastante apropriada.

A otite recorrente crônica por leveduras pode se dar em razão de OM por *Malassezia*. É possível fazer o diagnóstico definitivo por meio de imagem diagnóstica ou de miringotomia com cultura e citologia do exsudato oriundo da bolha. Na experiência da autora, esses casos exigem irrigação rigorosa da orelha e terapia sistêmica para resolução. Deverá ser feita uma reavaliação cuidadosa do histórico do caso clínico, a fim de determinar se existe uma doença subjacente (p. ex., alergias).

Otite média

A OM pode ser sequela de uma infecção respiratória superior; ocorrer como complicação de infestação por ácaro na orelha ou lesão obstrutiva, como um pólipo; ou pode ser doença primária quando microrganismos oriundos da retrofaringe ascendem pela tuba auditiva para o interior da bolha timpânica.

Os sinais clínicos de OM estão descritos nas seções anteriores, porém nunca é demais afirmar que se deve suspeitar de OM sempre que houver OE unilateral ou bilateral recorrente, especialmente se a citologia revelar inflamação séptica.

Os principais exames diagnósticos são citologia e cultura bacteriana do ouvido. A cultura bacteriana é particularmente importante se forem observados bastonetes. Infecções recorrentes por *Pseudomonas* spp. no ouvido são difíceis de tratar. As opiniões divergem quanto à imagem diagnóstica necessária ou ao custo. Radiografias convencionais são facilmente alcançáveis e um ponto importante deste tipo de imagem é que ele proporciona uma visão global do crânio, da cavidade nasal e da bolha. O maior problema, naturalmente, é que ocorre uma sobreposição de estruturas subjacentes. A tomografia computadorizada (TC) proporciona incidências transversas, o que possibilita a localização de lesões. Se for observada opacidade de partes moles na bolha timpânica, essa será tecido ou líquido, e a diferenciação em radiografias não é possível. A imagem em TC pode fazer essa diferenciação, pois o líquido não se acentuará pelo contraste. Em geral, indica-se a imagem diagnóstica quando existir suspeita de obstrução (unilateral ou bilateral); otite junto a sinais de pólipos nasofaríngeos; inclinação da cabeça; ou se a otite séptica não responder ao tratamento.

Conduta clínica para otite média

Nem todos os casos de OM precisam ser tratados clinicamente do modo intensivo descrito nesta seção. A irrigação da orelha média não é destituída de risco e custo. É bastante razoável tratar a OM com antibióticos sistêmicos e tópicos e agentes antifúngicos durante 4 a 6 semanas. A lavagem delicada da orelha poderá ser necessária. Em todos os casos, podem ser providenciados fármacos anti-inflamatórios e analgésicos. Na experiência de uma autora, as causas mais comuns de otite média em gatos são *Malassezia* e *Pseudomonas*.

O seguinte plano de tratamento é adequado para OM:

1. Administrar anestesia geral e analgésicos na preparação para a coleta de amostra e a lavagem da bolha. Realizar exames otoscópicos do canal auditivo para determinar a integridade da membrana timpânica.
2. Se a membrana timpânica estiver íntegra, deverá ser realizada a miringotomia para coletar espécimes para citologia e cultura. Isso pode ser feito com um vídeo-otoscópico ou com um otoscópio com cabeça aberta (*operating head otoscope*). Com este último tipo, um cateter uretral estéril ou uma agulha espinal de 15 cm e calibre 22, em uma seringa de 3 mℓ contendo 1 mℓ de salina estéril, é inserido através da membrana timpânica. O líquido é jogado na bolha, soltando fragmentos e exsudatos que podem ser aspirados para amostragem (Figura 22.61). Esse líquido pode ser usado tanto para citologia quanto para cultura. Outra técnica igualmente útil consiste em usar um dispositivo (culturete) com miniponta para realizar a incisão e coletar a amostra. O *swab* para cultura *minitip* é passado por um cone auditivo estéril aderido à cabeça do otoscópio aberto. É usado para perfurar a membrana timpânica e, a seguir, empurrado para a bolha. Gira-se a ponta para coletar espécimes. Repete-se a operação para a coleta de amostras para exame citológico. A agulha, o cateter ou o *swab* são inseridos pela membrana timpânica na posição de 5 para as 7 do relógio. A porção caudo-ventral da membrana timpânica é a área maior e mais segura para passar tubo e instrumentos, já que evita importantes vasculatura, nervos e aparelho auditivo (localizados craniodorsalmente).
3. Se a membrana timpânica não puder ser observada, será necessário limpar e secar o canal auditivo completamente, usando sucção antes da coleta de amostras da bolha. A face e os olhos do gato devem estar protegidos contra os limpadores de ouvido e o líquido de lavagem enrolando-se delicadamente a cabeça do gato em uma toalha. Se a membrana timpânica estiver rompida, as amostras poderão ser coletadas da bolha pela abertura da membrana timpânica, tanto para citologia quanto para cultura. Deve-se ter cuidado para não contaminar a ponta do instrumento com fragmentos. Pode-se conseguir isso utilizando-se uma técnica de cateter duplo em que se emprega um cateter de lúmen grande para abrigar um pequeno cateter dentro dele. Quando o cateter grande estiver com segurança na bolha, empurra-se a ponta do cateter menor para a bolha, a fim de coletar a amostra. Se não puder ser aspirado líquido, coloca-se 1 mℓ de salina estéril na

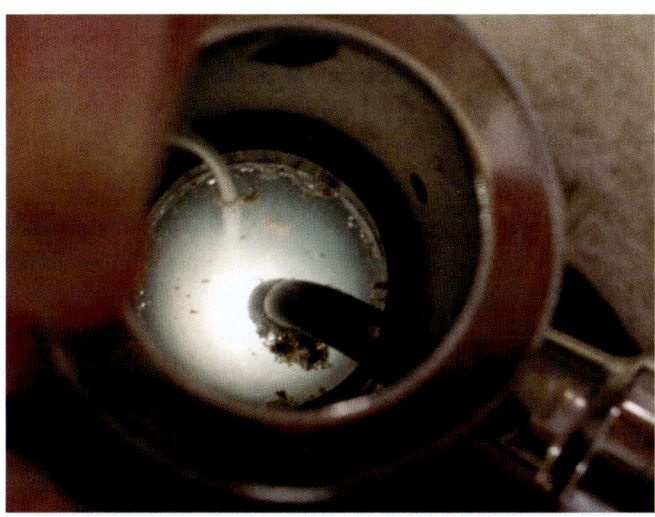

Figura 22.61 Exsudato de irrigação da orelha média. Foi injetada salina estéril na membrana timpânica, a qual soltou fragmentos que podem ser usados para cultura ou aspirado. Esta técnica pode ser usada quando a vídeo-otoscopia não estiver disponível ou não for possível. (*Cortesia da University of Wisconsin School of Veterinary Medicine.*)

bolha. A mesma técnica de "envolvimento" pode ser feita utilizando-se um cone auditivo estéril aderido a um otoscópio. A seguir, passa-se um cateter urinário estéril pelo cone e ele é usado para coletar um espécime aspirando-se líquido. Novamente, se nenhum líquido for obtido, 1 mℓ de salina estéril pode ser colocado na bolha e aspirado.

4. Após as amostras terem sido coletadas, a bolha é enxaguada com volumes grandes de líquido para lavado estéril morno. É empregada com frequência solução diluída de povidona-iodo. Emprega-se sucção para remover o líquido. Esse processo é mantido até o líquido estar límpido. Esse processo com frequência desaloja grandes blocos de fragmentos. Também é possível um pequeno volume de hemorragia.

5. Após o enxágue, instilar gotas óticas com enrofloxacino e solução ótica com dimetilssulfóxido-fluocinolona na bolha para diminuir a inflamação e aplicar alta concentração de antibióticos na área-alvo.

6. Após o procedimento, os pacientes são tratados com prednisolona oral (1 a 2 mg/kg por via oral, diariamente, durante 2 semanas e, depois, gradualmente diminuída ao longo das 2 semanas seguintes). Os esteroides diminuem a inflamação, as secreções e a exsudação na bolha. Se a medicação oral for difícil, como alternativa pode-se usar acetato de metilprednisolona injetável ou dexametasona intravenosa (0,2 mg/kg) no momento do tratamento e, depois, 1 vez/semana.

7. Muitos casos de OM em gatos devem-se a *Malassezia* spp. ou a uma infecção bacteriana associada. Enquanto se aguardam os resultados de cultura e sensibilidade, a autora com frequência prescreve marbofloxacino (3 a 5 mg/kg, via oral, 1 vez/dia) e itraconazol ou fluconazol (3 a 5 mg/kg, via oral, 1 vez/dia).

8. A OM grave que precisa de irrigação da orelha média e lavagem da bolha é mais bem tratada com antibióticos tópicos concomitantes. Mais comumente, usa-se

o seguinte: fluoroquinolonas (p. ex., ciprofloxacino, enrofloxacino, orbifloxacino), ticarcilina ou ceftazidima. Talvez essas soluções óticas precisem ser feitas em farmácia de manipulação.

9. A maioria dos gatos precisará de analgésicos após a lavagem da orelha durante, no mínimo, 5 a 7 dias. Tramadol (1 a 4 mg/kg por via oral, a cada 8 h) é eficaz.

10. A antibioticoterapia prolongada será determinada pelos resultados da citologia e da cultura. Não é raro a citologia revelar grandes números de microrganismos de levedura que não são evidentes à cultura. O tempo total de tratamento varia, porém proprietários devem ter a expectativa de administrar medicação durante, no mínimo, 4 a 8 semanas.

11. As complicações que podem ocorrer após o enxágue são inclinação da cabeça, nistagmo, OI potencial e dor. Os proprietários devem ser avisados de que poderá ser observada pequena quantidade de líquido com sangue após o procedimento. Este é mais bem realizado de manhã cedo e o paciente é liberado o mais tarde possível naquele dia. A internação durante a noite é ideal, pois possibilita que o gato se recupere completamente e o veterinário monitore o gato quanto a efeitos adversos. Com frequência, os efeitos colaterais neurológicos são transitórios e acabam em 24 h após o lavado.

12. Os gatos com OM devem ser reexaminados a cada 2 a 4 semanas durante o período de tratamento.

Doença vestibular e otite média e otite interna[57]

Neste espaço, não é possível uma discussão detalhada sobre a doença vestibular em gatos. Entretanto, existem diversos pontos importantes a relembrar. Os gatos com doença vestibular precisam de exame físico e neurológico cuidadoso, a fim de determinar se os sinais vestibulares são periféricos ou centrais. Se houver sinais clínicos de OE ou OM, é provável que os sinais vestibulares estejam associados à OM. A OM pode ocorrer sem sinais evidentes de otite, o que torna essa determinação difícil. Em geral, indicam-se exame neurológico e de imagem nessas situações. A imagem diagnóstica é necessária em gatos com sinais vestibulares, a fim de assegurar que não existe uma lesão obstrutiva (p. ex., pólipo) provocando os sinais e, espera-se, para confirmar OM.

Os animais com doença vestibular central (DVC) apresentam disfunção troncoencefálica. Na doença vestibular periférica (DVP), os animais apresentam nistagmo rotatório ou horizontal que não se altera com a posição da cabeça do animal. Embora o nistagmo possa não ser um achado constante em casos crônicos, geralmente movimentos súbitos da cabeça podem desencadear o nistagmo e sua direção é constante. A inclinação da cabeça é sempre para o lado com a otite, porém a fase rápida do nistagmo é para fora da orelha com a doença. A propriocepção é normal em animais com DVP. Além disso, a DVP provocada por OM ou OI pode vir acompanhada por paresia do nervo facial ipsolateral e síndrome de Horner. Os animais com DVC podem apresentar qualquer tipo de nistagmo, porém o nistagmo vertical é mais comum na DVC do que na DVP. Foi relatado que os animais com DVC apresentam nistagmo que altera a característica ou a direção mediante mudança da posição da cabeça. Com maior frequência, o nistagmo não se altera, porém existirá doença central caso isso ocorra. Anormalidades dos nervos cranianos além do VII e VIII sugerem DVC, assim como há déficits proprioceptivos. Os sinais mais confiáveis para investigar DVC são déficits proprioceptivos e alterações da capacidade mental. Talvez seja difícil avaliar os déficits proprioceptivos em gatos, ainda mais se estiverem atáxicos.

Os três principais diagnósticos diferenciais para gatos com DVP são OI, OM, pólipos nasofaríngeos e doença vestibular felina idiopática. Esta última é mais comum no verão e no outono e pode acometer gatos de qualquer idade, porém parece ser mais comum em felinos que andam em ambiente externo. Ocorre início súbito de ataxia, nistagmo e inclinação da cabeça compatíveis com lesão vestibular periférica. Paralisia facial, síndrome de Horner e déficits proprioceptivos não são características dessas doenças. É importante descartar OM e OI. Os sinais neurológicos quase sempre melhoram espontaneamente em cerca de 12 semanas. Isto não ocorrerá nos gatos com otite bacteriana. É possível alguns gatos terem leve inclinação da cabeça e ataxia persistentes. A causa é desconhecida, mas podem ser devidas a vírus ou a migração anormal de larvas do gênero *Cuterebra*.

A otite causa doença vestibular por meio de um dentre dois mecanismos. As bactérias que infectam a orelha média podem produzir toxinas que inflamam o labirinto (OM) ou bactérias podem invadir o próprio labirinto (OI). OI ou OM bacterianas devem ser tratadas durante, no mínimo, 4 a 6 semanas com antibióticos sistêmicos com base na cultura e no antibiograma. Apenas antibióticos tópicos não são suficientes. Considerando-se que a OM e a OI podem ser difíceis de serem diagnosticadas por exame otoscópico e imagem, recomenda-se um ensaio de tratamento mesmo se OM ou OI não puderem ser identificadas de modo conclusivo. Devido ao dano às estruturas neuronais, pode estar aparente algum resíduo de inclinação da cabeça, paralisia facial ou síndrome de Horner.

Preocupações com a ototoxicidade

Antibióticos aminoglicosídios (ou seja, gentamicina, amicacina) mostraram causar ototoxicidade em animais particularmente sensíveis. O fármaco pode alcançar concentrações muito altas na orelha, provocando efeitos colaterais tóxicos. Em geral, o desenvolvimento de ototoxicidade depende da duração do tratamento, da dose cumulativa, da dosagem diária média, das concentrações séricas máximas e constantes, do uso concomitante de diuréticos, da condição de doença subjacente e do uso pregresso de antibióticos aminoglicosídios. Em geral, os efeitos ototóxicos são precedidos por nefrotoxicidade, já que o fármaco também se acumula no tecido renal. Em cães, a perda da audição é a apresentação mais comum. Entretanto, geralmente os gatos mostram sintomas vestibulares quando ocorre ototoxicidade. Por fim, os sintomas podem sofrer resolução quando a medicação for suspensa, embora, em alguns casos, os efeitos adversos sejam irreversíveis. Outros medicamentos que podem causar ototoxicidade são clorexidina, polimixina B, ácido etacrínico, furosemida, salicilatos e cisplatina. Não se recomenda o uso de clorexidina como limpador de orelha por esse motivo.

Hidrocistoma apócrino

Este é um distúrbio não neoplásico raro no qual os gatos apresentam vários nódulos ou vesículas no canal auditivo externo, interior das orelhas ou da pálpebra (Figura 22.62). As vesículas são pequenas; medem menos de 2 mm em média. Essas lesões são bastante coloridas (azul-escuras, castanhas ou negras) e podem ser confundidas com neoplasias pigmentadas. A biopsia das lesões confirmará o diagnóstico. Encontra-se o distúrbio em gatos de todas as idades. A remoção cirúrgica ou a ablação a *laser* pode ser benéfica em animais sintomáticos. Outros tratamentos são a lancetada dos cistos com uma agulha ou uma lâmina e o uso de estiletes de nitrato de prata como cautério. Em algumas semanas, os cistos secarão e involuirão. Após algumas semanas, os cistos remanescentes podem ser tratados. A ablação química com ácido tricloroacético tem sido usada com sucesso para tratar esses cistos quando eles ocorrem ao redor das pálpebras.[15,73] Os cistos podem ser desbridados cirurgicamente e, depois, tratados topicamente com ácido tricloroacético a 20%.[107]

Otite externa necrosante proliferativa

Filhotes entre 2 e 6 meses de vida são os principais acometidos por OE necrosante proliferativa, distúrbio visualmente distinguível. Entretanto, um relato clínico mostrou o diagnóstico do distúrbio em três gatos domésticos jovens de pelo curto entre 3 e 5 anos de idade.[54] É uma condição rara de etiologia desconhecida. O distúrbio caracteriza-se por placas eritematosas bem demarcadas com bordas anulares ou serpiginosas (onduladas). Também existem fragmentos queratinosos espessos. A biopsia das lesões confirma o diagnóstico. As lesões manifestam-se na face interna dos pavilhões auriculares, no canal auditivo externo e, às vezes,

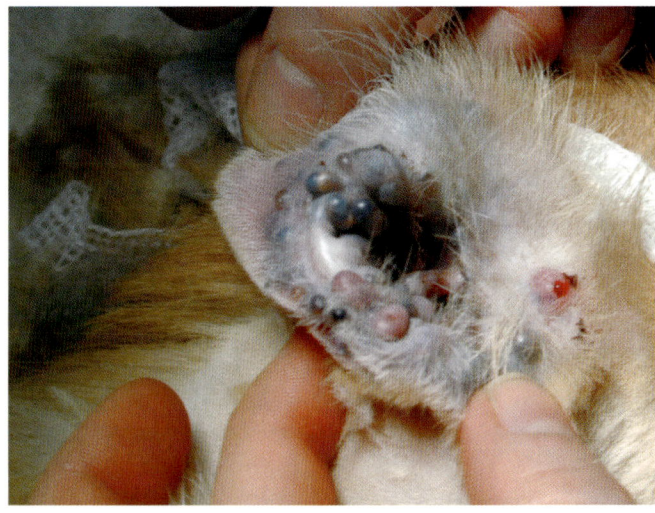

Figura 22.62 Hidrocistoma apócrino. Esta é a apresentação comum dessa doença benigna nas orelhas. (*Cortesia da University of Wisconsin School of Veterinary Medicine.*)

na região pré-auricular na face. As lesões desenvolvem-se com rapidez e costumam evoluir para erosão e ulceração. O animal pode estar com prurido. Com frequência, pode haver infecções secundárias bacterianas e por leveduras. Em geral, as lesões regridem espontaneamente quando o animal alcança 12 a 24 meses de vida. Contudo, a doença pode ser mais persistente em gatos mais velhos. Um estudo relatou resultados benéficos quando o animal era tratado com pomada de tacrolimo 1 vez/dia.[54]

Feridas que não cicatrizam

A expressão *ferida que não cicatriza* simplesmente descreve qualquer lesão que não sofra resolução com o que, inicialmente, parece ser o cuidado apropriado. As causas de feridas que não cicatrizam em gatos são inúmeras e alguns dos diagnósticos diferenciais mais importantes estão relacionados no Boxe 22.3. A resolução bem-sucedida dessas lesões depende do uso de uma abordagem diagnóstica pouco dispendiosa. Em geral, os seguintes exames diagnósticos são fundamentais para feridas que não cicatrizam: raspados de pele, citologia cutânea, aspirado com agulha fina de massa ou tecido, cultura de tecido por cunha excisional e biopsia cutânea. Conforme a região geográfica da clínica veterinária, algumas doenças podem ser mais ou menos prováveis, e exames adicionais com base em alto índice de suspeita são aconselháveis. Como alguns dos agentes são zoonoses potenciais, todos os gatos com feridas que não cicatrizam devem ser manipulados com luvas.

Costumam ser necessários corantes especiais para identificar agentes infecciosos. É fundamental ter uma relação de diagnósticos diferenciais de modo que esses testes possam ser solicitados prontamente. O encaminhamento de diversos espécimes de citologia não fixados é útil, assim como o envio de esfregaços (*imprints*) de tecido a partir do local da biopsia. A fim de melhorar a utilidade desses últimos, o tecido excisado deve ser comprimido em uma toalha de papel até que o sangue seja removido. A seguir, o veterinário faz diversos esfregaços do tecido sobre uma lâmina de vidro e encaminha essa amostra com o espécime da biopsia. Os espécimes de biopsia mais diagnósticos são cortes em cunha profundos. Muitos patógenos estão em pequeno número na pele e são encontrados com profundidade no tecido.

Síndromes de hanseníase felina

A *hanseníase felina* é uma doença micobacteriana em que se formam múltiplos granulomas na pele e no tecido subcutâneo.[24] Esses microrganismos são difíceis de cultivar e apresentam crescimento muito lento. Isso exige condições especiais de cultura. Foram identificados três padrões de doença.[51] *Mycobacterium lepraemurium* ocorre em gatos jovens com lesões nodulares a ulcerativas nas pernas. As lesões evoluem rapidamente. Pode haver números esparsos a moderados de bactérias acidorresistentes (BAR) observados em citologia ou histopatologia. A confirmação do diagnóstico tem por base o teste de reação em cadeia de polimerase (PCR). Observa-se uma segunda apresentação clínica da hanseníase felina em gatos idosos. Os animais podem apresentar doença localizada ou disseminada e a evolução da doença é lenta e prolongada. Diferentemente do que ocorre em gatos jovens, grandes números de BAR são encontrados em citologia ou histopatologia. Novamente, o diagnóstico definitivo é feito com o teste de PCR. Finalmente, foi descrita uma terceira apresentação encontrada no oeste do Canadá e dos EUA, denominada *micobacteriose granulomatosa multissistêmica felina*.[3] É causada pela *Mycobacterium visibilis*, de crescimento lento, que provoca doença cutânea difusa e ampla disseminação para órgãos internos. O tratamento é difícil, e são empregados excisão cirúrgica, rifabutina, agentes à base de sulfa e clofazimina.[51]

Infecções micobacterianas de crescimento rápido

As infecções micobacterianas atípicas ou de rápido crescimento[52] são causadas pelo grupo *Mycobacterium fortuitum*, que cresce em 7 dias em meio de cultura apropriado. Em gatos, a apresentação clínica mais comum é uma ferida que não cicatriza na área inguinal, com frequência, no local de um abscesso por mordida de gato. A infecção invade a pele e o tecido subcutâneo circunvizinho. As áreas acometidas são alopécicas e apresentam fístulas e secreção aquosa. O diagnóstico pode ser feito por meio de exame citológico de exsudatos e cultura de exsudatos, porém a confirmação histológica poderá ser necessária. Talvez seja necessário também o tratamento envolvendo a associação de excisão cirúrgica e terapia antimicrobiana com agentes como a claritromicina, embora algumas espécies sejam suscetíveis a antibióticos mais rotineiros, como doxicilina e fluoroquinolonas.

Boxe 22.3 Diagnóstico diferencial de feridas que não cicatrizam em gatos

Parasitos
  Cuterebra
  Leishmaniose
  Infecções disseminadas com *Protista*
Fungos
  Granuloma subcutâneo por *Microsporum canis*
  Esporotricose
  Infecções fúngicas oportunistas (p. ex., micetoma, feo-hifomicose)
  Comprometimento cutâneo por micoses sistêmicas: criptococose, coccidioidomicose, blastomicose, histoplasmose
Corpos estranhos
Doenças neoplásicas
Infecções bacterianas
  Furunculose bacteriana
  Infecções por *Actinomyces/Nocardia*
  Granuloma bacteriano cutâneo
  Infecções micobacterianas cutâneas
  Hanseníase felina

Referências bibliográficas

1. Ahman S, Perrins N, Bond R: Carriage of *Malassezia* spp. yeasts in healthy and seborrhoeic Devon Rex cats, *Med Mycol* 45:449, 2007.

2. Ahman S, Perrins N, Bond R: Treatment of *Malassezia pachydermatis*–associated seborrhoeic dermatitis in Devon Rex cats with itraconazole: a pilot study, *Vet Dermatol* 18:171, 2007.

3. Appleyard GD, Clark EG: Histologic and genotypic characterization of a novel *Mycobacterium* species found in three cats, *J Clin Microbiol* 40:2425, 2002.

4. Bardagi M, Fondati A, Fondevila D et al: Ultrastructural study of cutaneous lesions in feline eosinophilic granuloma complex, *Vet Dermatol* 14:297, 2003.

5. Beale KM, Altman D, Clemmons RR et al: Systemic toxicosis associated with azathioprine administration in domestic cats, *Am J Vet Res* 53:1236, 1992.

6. Bennett S: Photosensitisation induced by clofazimine in a cat, *Aust Vet J* 85:375, 2007.

7. Bensignor E: An approach to otitis externa and otitis media. In Foster AP, Foil CS, editors: *BSAVA manual of small animal dermatology*, ed 2, Gloucester, 2003, British Small Animal Veterinary Association, p 102.

8. Bloom PB: Canine and feline eosinophilic skin diseases, *Vet Clin North Am Small Anim Pract* 36:141, 2006.

9. Bond R, Curtis CF, Ferguson EA et al: An idiopathic facial dermatitis of Persian cats, *Vet Dermatol* 11:35, 2000.

10. Bond R, Stevens K, Perrins N et al: Carriage of *Malassezia* spp. yeasts in Cornish Rex, Devon Rex and Domestic short-haired cats: a cross-sectional survey, *Vet Dermatol* 19:299, 2008.

11. Bond RC, Mason C: An idiopathic facial dermatitis of thirteen Persian cats. In Thoday KL, Foil C, Bond R, editors: *Advances in veterinary dermatology*, ed 4, Oxford, 2002, Blackwell Publishing, p 307.

12. Burrows M: An approach to nodules and draining tracts. In Foster AP, Foil CS, editors: *BSAVA manual of small animal dermatology*, ed 2, Gloucester, 2003, British Small Animal Veterinary Association, p 213.

13. Byrne KP: Metabolic epidermal necrosis–hepatocutaneous syndrome, *Vet Clin North Am Small Anim Pract* 29:1337, 1999.

14. Cafarchia C, Lia RP, Romito D et al: Competence of the housefly, *Musca domestica*, as a vector of *Microsporum canis* under experimental conditions, *Med Vet Entomol* 23:21, 2009.

15. Cantaloube B, Raymond-Letron I, Regnier A: Multiple eyelid apocrine hidrocystomas in two Persian cats, *Vet Ophthalmol* 7:121, 2004.

16. Carlotti DN, Guinot P, Meissonnier E et al: Eradication of feline dermatophytosis in a shelter: a field study, *Vet Dermatol* 21(3):259-266, 2010.

17. Chapelin F, Cadiergues MC, Delverdier M et al: Feline pemphigus foliaceus: a clinical case and literature review, *Rev Med Vet* 155:87, 2004.

18. Chung TH, Ryu MH, Kim DY et al: Topical tacrolimus (FK506) for the treatment of feline idiopathic facial dermatitis, *Aust Vet J* 87:417, 2009.

19. Colombini S, Hodgin EC, Foil CS et al: Induction of feline flea allergy dermatitis and the incidence and histopathological characteristics of concurrent indolent lip ulcers, *Vet Dermatol* 12:155, 2001.

20. Colombo S, Nardoni S, Cornegliani L et al: Prevalence of *Malassezia* spp. yeasts in feline nail folds: a cytological and mycological study, *Vet Dermatol* 18:278, 2007.

21. Cornegliani L: Collagenolytic granuloma in three domestic short-haired cats following foreign body penetration, *Vet Dermatol* 11:30, 2000.

22. Craig TM, Teel PD, Dubuisson LM et al: *Lynxacarus radovskyi* infestation in a cat, *J Am Vet Med Assoc* 202:613, 1993.

23. Curtis CF: Current trends in the treatment of *Sarcoptes, Cheyletiella* and *Otodectes* mite infestations in dogs and cats, *Vet Dermatol* 15:108, 2004.

24. Davies JL, Sibley JA, Myers S et al: Histological and genotypical characterization of feline cutaneous mycobacteriosis: a retrospective study of formalin-fixed paraffin-embedded tissues, *Vet Dermatol* 17:155, 2006.

25. DeBoer DJ, Moriello KA: Development of an experimental model of *Microsporum canis* infection in cats, *Vet Microbiol* 42:289, 1994.

26. DeBoer DJ, Moriello KA: Inability of two topical treatments to influence the course of experimentally induced dermatophytosis in cats, *J Am Vet Med Assoc* 207:52, 1995.

27. DeBoer DJ, Moriello KA, Blum JL et al: Effects of lufenuron treatment in cats on the establishment and course of *Microsporum canis*

28. infection following exposure to infected cats, *J Am Vet Med Assoc* 222:1216, 2003.

29. Declercq J, De Bosschere H: Diesel oil-induced alopecia in two cats, *Vet Dermatol* 20:135, 2009.

30. Detweiler DA, Johnson LR, Kass PH et al: Computed tomographic evidence of bulla effusion in cats with sinonasal disease: 2001-2004, *J Vet Intern Med* 20:1080, 2006.

31. Diesel ADD: Allergen specific IgE in atopic and healthy cats—comparison of rapid screening immunoassay and complete panel analysis, *Vet Dermatol* 20:216, 2009.

32. Diesel A, Verbrugge M, Moriello KA: Efficacy of eight commercial formulations of lime sulphur on in vitro growth inhibition of M. canis, *Vet Dermatol* 19:107, 2008.

33. Ferrer-Canals G, Beale KM, Fadok V: Demodex gatoi infestation in cats presenting with noninflammatory alopecia, *Vet Dermatol* 20:224, 2009.

34. Fondati A, Fondevila D, Ferrer L: Histopathological study of feline eosinophilic dermatoses, *Vet Dermatol* 12:333, 2001.

35. Forster-Van Hijfte MA, Curtis CF, White RN: Resolution of exfoliative dermatitis and Malassezia pachydermatis overgrowth in a cat after surgical thymoma resection, *J Small Anim Pract* 38:451, 1997.

36. Foust AL, Marsella R, Akucewich LH et al: Evaluation of persistence of terbinafine in the hair of normal cats after 14 days of daily therapy, *Vet Dermatol* 18:246, 2007.

37. Godfrey DR: Dermatosis and associated systemic signs in a cat with thymoma and recently treated with an imidacloprid preparation, *J Small Anim Pract* 40:333, 1999.

38. Goldman C, Rosser Jr E, Petersen A et al: Investigation on the effects of ciclosporin (Atopica®) on intradermal skin test reactivity in dogs, *Vet Dermatol* 20:215, 2009.

39. Gotthelf LN: Diagnosis and treatment of otitis media in dogs and cats, *Vet Clin North Am Small Anim Pract* 34:469, 2004.

40. Graham CA, Rosser EJ: Bioavailabity and activity of prednisone and prednisolone in the feline patient, *Vet Dermatol* 15:7, 2004.

41. Gross TL, Ihrke PJ, Walder EJ et al: *Skin diseases of the dog and cat: clinical and histopathologic diagnosis*, ed 2, Ames, Iowa, 2005, Blackwell Science.

42. Guaguere E: Topical treatment of canine and feline pyoderma, *Vet Dermatol* 7:145, 1996.

43. Guaguere E MA, Degorce-Rubiales F: Feline demodicosis: retrospective study of 12 cases, *Vet Dermatol* 15:34, 2004.

44. Guaguere E, Pascal P: *A practical guide to feline dermatology*, Paris, 1999, Merial.

45. Guilford WG, Jones BR, Markwell PJ et al: Food sensitivity in cats with chronic idiopathic gastrointestinal problems, *J Vet Intern Med* 15:7, 2001.

46. Hargis AM, Ginn PE: Feline herpesvirus 1–associated facial and nasal dermatitis and stomatitis in domestic cats, *Vet Clin North Am Small Anim Pract* 29:1281, 1999.

47. Jackson HA: Diagnostic techniques in dermatology: the investigation and diagnosis of adverse food reactions in dogs and cats, *Clin Tech Small Anim Pract* 16:233, 2001.

48. Jazic E: Acne. In August J, editor: *Consultations in feline internal medicine*, vol 6, St Louis, 2010, Saunders Elsevier, p 375.

49. Last RD, Suzuki Y, Manning T et al: A case of fatal systemic toxoplasmosis in a cat being treated with cyclosporin A for feline atopy, *Vet Dermatol* 15:194, 2004.

50. Lien YH, Huang HP, Chang PH: Iatrogenic hyperadrenocorticism in 12 cats, *J Am Anim Hosp Assoc* 42:414, 2006.

51. Lopez RA: Of mites and man, *J Am Vet Med Assoc* 203:606, 1993.

52. Malik R, Hughes MS, Martin P, Wigney D: Feline leprosy syndrome. In Greene CE, editor: *Infectious diseases of the dog and cat*, ed 3, St Louis, 2005, Saunders Elsevier, p 477.

53. Malik R, Martin P, Wigney D, Foster S: Infections caused by rapidly growing mycobacteria. In Greene CE, editor: *Infectious diseases of the dog and cat*, ed 3, St Louis, 2005, Saunders Elsevier, p 482.

54. Mason KV, Evans AG: Mosquito bite–caused eosinophilic dermatitis in cats, *J Am Vet Med Assoc* 198:2086, 1991.

55. Mauldin EA, Ness TA, Goldschmidt MH: Proliferative and necrotizing otitis externa in four cats, *Vet Dermatol* 18:370, 2007.

56. Medleau L, Hnilica KA: *Small animal dermatology: a color atlas and therapeutic guide*, ed 2, St Louis, 2006, Saunders Elsevier.

57. Moriello K, DeBoer DJ: Dermatophytosis. In Greene CE, editor: *Infectious diseases of the dog and cat*, ed 4, 2012, Saunders Elsevier (in press).

58. Moriello K, Diesel A: Medical management of otitis. In August J, editor: *Consultations in feline internal medicine*, vol 6, St Louis, 2010, Saunders Elsevier, p 347.

58. Moriello K, Newbury S: Dermatophytosis. In Hurley KF, Miller L, editors: *Management of infectious diseases in animal shelters*, Ames, 2009, Wiley Blackwell, p 243.

59. Moriello KA: Feline atopy in three littermates, *Vet Dermatol* 12:177, 2001.

60. Moriello KA: Treatment of dermatophytosis in dogs and cats: review of published studies, *Vet Dermatol* 15:99, 2004.

61. Moriello KA, DeBoer DJ: Fungal flora of the coat of pet cats, *Am J Vet Res* 52:602, 1991.

62. Moriello KA, DeBoer DJ: Fungal flora of the haircoat of cats with and without dermatophytosis, *J Med Vet Mycol* 29:285, 1991.

63. Moriello KA, DeBoer DJ, Schenker R et al: Efficacy of pre-treatment with lufenuron for the prevention of *Microsporum canis* infection in a feline direct topical challenge model, *Vet Dermatol* 15:357, 2004.

64. Moriello KA, Newbury S: Recommendations for the management and treatment of dermatophytosis in animal shelters, *Vet Clin North Am Small Anim Pract* 36:89, 2006.

65. Morris DO: Medical therapy of otitis externa and otitis media, *Vet Clin North Am Small Anim Pract* 34:541, 2004.

66. Muller GH, Kirk RW, Scott DW et al: *Muller & Kirk's small animal dermatology*, ed 6, Philadelphia, 2001, Saunders.

67. Nagata M, Ishida T: Cutaneous reactivity to mosquito bites and its antigens in cats, *Vet Dermatol* 8:19, 1997.

68. Nardoni S, Corazza M, Mancianti F: Diagnostic and clinical features of animal malasseziosis, *Parassitologia* 50:81, 2008.

69. Nardoni S, Mancianti F, Rum A et al: Isolation of *Malassezia* species from healthy cats and cats with otitis, *J Feline Med Surg* 7:141, 2005.

70. Neel JA, Tarigo J, Tater KC et al: Deep and superficial skin scrapings from a feline immunodeficiency virus–positive cat, *Vet Clin Pathol* 36:101, 2007.

71. Newbury S, Moriello K, Verbrugge M et al: Use of lime sulphur and itraconazole to treat shelter cats naturally infected with Microsporum canis in an annex facility: an open field trial, *Vet Dermatol* 18:324, 2007.

72. Newbury S, Moriello KA: Skin diseases of animals in shelters: triage strategy and treatment recommendations for common diseases, *Vet Clin North Am Small Anim Pract* 36:59, 2006.

73. Newkirk KM, Rohrbach BW: A retrospective study of eyelid tumors from 43 cats, *Vet Pathol* 46:916, 2009.

74. Noli C, Scarampella F: Prospective open pilot study on the use of ciclosporin for feline allergic skin disease, *J Small Anim Pract* 47:434, 2006.

75. Noli C, Toma S: Three cases of immune-mediated adnexal skin disease treated with cyclosporin, *Vet Dermatol* 17:85, 2006.

76. O'Brien CR, Wilkie JS: Calcinosis circumscripta following an injection of proligestone in a Burmese cat, *Aust Vet J* 79:187, 2001.

77. Ordeix L, Galeotti F, Scarampella F et al: *Malassezia* spp. overgrowth in allergic cats, *Vet Dermatol* 18:316, 2007.

78. Perrins N, Bond R: Synergistic inhibition of the growth in vitro of *Microsporum canis* by miconazole and chlorhexidine, *Vet Dermatol* 14:99, 2003.

79. Perrins N, Gaudiano F, Bond R: Carriage of *Malassezia* spp. yeasts in cats with diabetes mellitus, hyperthyroidism and neoplasia, *Med Mycol* 45:541, 2007.

80. Ployngam T, Tobias AH, Smith SA et al: Hemodynamic effects of methylprednisolone acetate administration in cats, *Am J Vet Res* 67:583, 2006.

81. Ployngam T, Tobias AH, Smith SA et al: Hemodynamic effects of methylprednisolone acetate administration in cats, *Am J Vet Res* 67:583, 2006.

82. Power HT, Ihrke PJ: Selected feline eosinophilic skin diseases, *Vet Clin North Am Small Anim Pract* 25:833, 1995.

83. Preziosi DE, Goldschmidt MH, Greek JS et al: Feline pemphigus foliaceus: a retrospective analysis of 57 cases, *Vet Dermatol* 14:313, 2003.

84. Preziosi DE, Goldschmidt MH, Greek JS et al: Feline pemphigus foliaceus: a retrospective analysis of 57 cases, *Vet Dermatol* 14:313, 2003.

85. Robson DC, Burton GG: Cyclosporin: applications in small animal dermatology, *Vet Dermatol* 14:1, 2003.

86. Rottenberg S, von Tscharner C, Roosje PJ: Thymoma-associated exfoliative dermatitis in cats, *Vet Pathol* 41:429, 2004.

87. Saari SA, Juuti KH, Palojarvi JH et al: *Demodex gatoi*–associated contagious pruritic dermatosis in cats—a report from six households in Finland, *Acta Vet Scand* 51:40, 2009.

88. Schlicksup MD, Van Winkle TJ, Holt DE: Prevalence of clinical abnormalities in cats found to have nonneoplastic middle ear disease at necropsy: 59 cases (1991-2007), *J Am Vet Med Assoc* 235:841, 2009.

89. Schwassman M, Logas D: How to treat common parasites safely. In August J, editor: *Consultations in feline internal medicine*, ed 6, St Louis, 2010, Saunders Elsevier, p 390.

90. Skorinsky I, Papadogiannakis E, Horowitz I et al: Epitheliotropic cutaneous lymphoma (mycosis fungoides) in a coati, *J Small Anim Pract* 49:204, 2008.

91. Smith S, Tobias A, Fine D et al: Corticosteroid-associated congestive heart failure in 12 cats, *Intern J Appl Res Vet Med* 2:159, 2004.

92. Sotiraki ST, Koutinas AF, Leontides LS et al: Factors affecting the frequency of ear canal and face infestation by *Otodectes cynotis* in the cat, *Vet Parasitol* 96:309, 2001.

93. Tasker S, Griffon DJ, Nuttall TJ et al: Resolution of paraneoplastic alopecia following surgical removal of a pancreatic carcinoma in a cat, *J Small Anim Pract* 40:16, 1999.

94. Tobey JC, Houston DM, Breur GJ et al: Cutaneous T-cell lymphoma in a cat, *J Am Vet Med Assoc* 204:606, 1994.

95. Trimmer AM, Griffin CE, Rosenkrantz WS: Feline immunotherapy, *Clin Tech Small Anim Pract* 21:157, 2006.

96. Trimmer AM, Newton HM: Rush and conventional immunotherapy. In August J, editor: *Consultations in feline internal medicine*, ed 6, St Louis, 2010, Saunders Elsevier, p 357.

97. Turek MM: Cutaneous paraneoplastic syndromes in dogs and cats: a review of the literature, *Vet Dermatol* 14:279, 2003.

98. Van Poucke S: Ceruminous otitis externa due to *Demodex cati* in a cat, *Vet Rec* 149:651, 2001.

99. Verbrugge M, Kettings R, Moriello K: Effects of light and temperature variations on time to growth of dermatophytes using commercial fungal culture media, *Vet Dermatol* 19:110, 2008.

100. Verlinden A, Hesta M, Millet S et al: Food allergy in dogs and cats: a review, *Crit Rev Food Sci Nutr* 46:259, 2006.

101. Vlaminck KMJA, Engelen MACM: Overview of the pharmokinetic and pharmodynamic studies on the development of itraconazole for feline *Microsporum canis* dermatophytosis. In Hillier A, Foster AP, Kwochka K, editors: *Advances in veterinary dermatology*, ed 5, Oxford, 2005, Blackwell Publishing, p 130.

102. Vogel JW, Scott DW, Erb HN: Frequency of apoptotic keratinocytes in the feline epidermis: a retrospective light-microscopic study of skin-biopsy specimens from 327 cats with normal skin or inflammatory dermatoses, *J Feline Med Surg* 11:963, 2009.

103. Waisglass SE, Landsberg GM, Yager JA et al: Underlying medical conditions in cats with presumptive psychogenic alopecia, *J Am Vet Med Assoc* 228:1705, 2006.

104. Wildermuth BE, Griffin CE, Rosenkrantz WS: Feline pyoderma therapy, *Clin Tech Small Anim Pract* 21:150, 2006.

105. Wildermuth BE, Griffin CE, Rosenkrant, WS: Response of feline eosinophilic cutaneous plaques and eosinophilic lip ulcers to amoxicillin-clavulanate therapy, *Vet Dermatol* 20:223, 2009.

106. Wisselink MA, Willemse T: The efficacy of cyclosporine A in cats with presumed atopic dermatitis: a double blind, randomised prednisolone-controlled study, *Vet J* 180:55, 2009.

107. Yang SH, Liu CH, Hsu CD et al: Use of chemical ablation with trichloroacetic acid to treat eyelid apocrine hidrocystomas in a cat, *J Am Vet Med Assoc* 230:1170, 2007.

108. Young KM, Moriello, KA: Eosinophils and eosinophilic diseases. In August J, editor: *Consultations in feline internal medicine*, ed 5, St Louis, 2006, Elsevier Saunders, p 238.

Alergias Humanas a Gatos

Daniel O. Morris

Informações gerais

A prevalência de alergia humana à descamação de animais de companhia aumentou rapidamente nas últimas décadas como consequência de alterações no estilo de vida que acentuaram a exposição de pessoas a alérgenos com fontes em animais de estimação. Durante esse tempo, a popularidade de gatos como animais de companhia aumentou substancialmente nos países industrializados, e alterações de controle de clima em ambientes fechados, móveis e prática de higiene aumentaram a retenção de alérgenos em prédios públicos e privados. O efeito final tem sido o aumento da exposição ambiental à descamação de gatos tanto em meios domésticos quanto públicos.[49,52,68] A alergia humana à descamação de pequenos animais é um problema de importância de saúde pública global, já que a morbidade associada a doenças alérgicas influencia de modo desproporcional populações socioeconomicamente comprometidas, em particular crianças.[16,70] Também é um problema ocupacional para alguns trabalhadores, como os profissionais de cuidados de saúde animal. Embora com frequência as pessoas procurem os profissionais de veterinária em busca de orientações quanto a práticas saudáveis de como manejar o animal, como estratégias para reduzir a exposição à descamação em casa, persistem muitos conceitos equivocados relacionados com o assunto. Talvez o mais prevalente seja a crença de que determinadas raças de cães e gatos são "hipoalergênicas" como consequência do tipo de cobertura de pelos.

As doenças humanas mais comumente associadas à sensibilização a alérgenos ambientais são asma alérgica, dermatite atópica, urticária e rinoconjuntivite alérgica ("febre do feno"). Coletivamente denominadas reações atópicas, essas doenças resultam de respostas de hipersensibilidade imediata ou de tipo 1 e se caracterizam pela produção de níveis elevados de imunoglobulina E (IgE) específica ao alérgeno e podem ser detectadas por teste sorológico ou cutâneo.[79] Embora as *reações atópicas* provavelmente evoluam como mecanismos de proteção contra parasitos, são puramente patogênicas quando direcionadas contra alérgenos inofensivos nos demais aspectos, como polens e descamação de animais em abundância. A predisposição genética é evidente com base em estudos de famílias, embora o estado atópico seja um traço complexo provavelmente influenciado por vários genes.[42,54] Ainda assim, o rápido aumento da incidência de doenças alérgicas em populações humanas não pode ser explicado apenas por modelos genéticos. Mudanças na exposição ou na imunorreatividade também devem participar. Presumindo que a exposição seja igual, o insucesso em desenvolver alergia clínica deve resultar de falta de resposta imunológica a alérgenos (anergia) ou resposta que induza tolerância imunológica.[61] Tolerância é a habilidade de uma resposta imune ativa evitar ou redirecionar a sensibilização a um alérgeno e acredita-se que ocorra mais frequentemente por meio da produção natural ou induzida de anticorpos bloqueadores de IgG4.[61] A indução de anticorpos bloqueadores por imunização com vacinas de alérgenos (técnica também conhecida como imunoterapia específica ao alérgeno ou "injeções de alergia") pode ser uma estratégia importante de tratamento clínico para indivíduos com alergia à descamação de animais.[25] Da mesma maneira, a exposição natural a níveis altos de alérgeno ambiental (p. ex., descamação de gatos) proporciona tolerância específica em algumas pessoas (ver discussão adiante).

O termo *descamação* refere-se a partículas descamadas da pele do animal. Embora composto primariamente de flocos de pele, suas propriedades físicas não podem ser padronizadas e definidas com precisão. Daí o termo ser usado de maneira genérica. A *descamação* serve como veículo para alérgenos animais, que são tipicamente proteínas ou glicoproteínas de baixo peso molecular, com origem em fontes vegetais ou animais, encontradas em todos os lugares. Os alérgenos são denominados por meio de nomenclatura mantida por um subcomitê da Organização Mundial da Saúde/União Internacional de Sociedades Imunológicas. A designação deriva das primeiras três letras do nome do gênero do organismo fonte, a primeira letra do nome da espécie e um numeral arábico que indica a cronologia da descoberta do alérgeno.[14] Por exemplo, o primeiro alérgeno purificado da descamação do gato doméstico (*Felis domesticus*) é o Fel d 1. Alérgenos como o Fel d 1 podem ser transportados por diversos tipos de partículas,[24] muitas delas com tamanho aerodinâmico (inferior a 3 µm de diâmetro). Assim, os alérgenos aderidos permanecem carregados pelo ar por longos períodos após o distúrbio (ou seja, continuamente em lares ocupados).[11]

A maioria dos organismos produz mais de um tipo de alérgeno que pode ser reconhecido pelo sistema imunológico de uma pessoa alérgica e, quando mais de 50% de uma população alérgica é reativa a um alérgeno particular, ele é denominado *alérgeno maior*. Os *alérgenos menores* são reconhecidos por menos de 50% da população alérgica.[66] O Fel d 1 é uma globulina secretada pelas glândulas salivares,[6,29] sebáceas[6,15,29] e perianais,[22] de felinos, com a pele e o pelo servindo de reservatórios.[15,22] Sua função fisiológica permanece desconhecida. É reconhecida por uma IgE específica produzida por 85 a 95% de indivíduos sensibilizados por gato,[49] e sua produção pode ser influenciada por testosterona, já que a produção de glândulas sebáceas de felinos machos é reduzida após a castração.[81] De fato, um estudo sobre os níveis de Fel d 1 em poeira doméstica mostrou estado reprodutivo como a única variável dependente do felino associada a níveis de alérgenos nas casas. Contudo, isso foi o oposto do que seria esperado: as casas de gatos castrados abrigavam significativamente *mais* alérgenos do que aquelas que abrigavam animais sexualmente íntegros (tamanho de efeito maior para machos do que fêmeas).[56] O tamanho do pelo, a idade, a massa corporal e o tempo despendido no meio externo não mostraram influenciar um modelo de regressão de multivariáveis.[58] Contudo, de fato a produção de alérgeno variou com o local anatômico, com a face produzindo níveis intensamente mais elevados do que o tórax.[12] Esse fato faz sentido ao se considerar a maior distribuição glandular e a atividade secretora da pele facial.

Outros alérgenos do gato menores (já definidos) são o Fel d 2, uma proteína de albumina sérica com extensa antigenicidade cruzada com outras albuminas séricas de mamíferos, e o Fel d 3, um inibidor de protease de cisteína produzido na pele (estrutura exata de origem desconhecida).[37] Esses alérgenos são reconhecidos por IgE específicas por cerca de 20% e 10% das pessoas sensibilizadas por gatos, respectivamente.[49] Por fim, uma proteína salivar lipocalina designada Fel d 4, que esteve ligada por uma IgE específica em 64% dos soros de indivíduos alérgicos a gatos, foi caracterizada recentemente.[69] Embora a maioria dessas amostras de soro abrigasse títulos relativamente baixos de IgE anti-Fel d 4, 47% delas excederam os títulos correspondentes de IgE anti-Fel d 1. Consequentemente, a relevância clínica do alérgeno Fel d 4 precisa ser mais investigada, já que pode ser o alérgeno mais relevante para alguns indivíduos alérgicos.

O maior volume nas pesquisas epidemiológicas sobre o tópico de alergia à descamação de animais de estimação concentrou-se no Fel d 1, que está universalmente no meio ambiente humano, e porque os gatos são a fonte dominante de alergia de origem animal em pessoas. Embora níveis de Fel d 1 sejam muito mais elevados em locais com gatos residentes,[27,33] pode ser detectado em casas sem gatos residentes.[7,33,34,55] Nos locais onde nunca houve algum felino residente, existe correlação direta de níveis de alérgenos dentro de casa com a prevalência de proprietários de gatos na comunidade em geral.[33] O nível médio de contaminação por alérgeno na descamação acumulada em lares norte-americanos, independentemente de se ter um gato,[7] deve ser suficiente tanto para sensibilizar quanto para desencadear sintomas em indivíduos predispostos geneticamente, com base em estimativas correntes de relações dose-resposta.[60,72]

O Fel d 1 também é detectável em muitos locais públicos em níveis capazes de sensibilizar indivíduos suscetíveis. Isso é especialmente relevante e problemático para crianças em escolas e creches[1,4,38,65,78] mas também ocorre em locais de trabalho,[51] automóveis,[55] aeronaves,[51] cinemas[51] e, até mesmo, hospitais para humanos.[18] A exposição secundária (p. ex., em ambiente onde o gato esteve previamente) pode ser alta a ponto não apenas de sensibilizar o indivíduo, mas também de provocar inflamação alérgica aguda.[80] As evidências para sensibilização e exacerbação de alergia à descamação de gatos em crianças na escola são fortes. Estudos epidemiológicos demonstraram que a sensibilização de crianças sem contato regular com gatos pode aumentar de maneira dose-resposta, de acordo com o grau de contato experimentado por seus colegas de turma.[4,65] O desencadeamento de sintomas também é possível: crianças asmáticas que não têm gatos, na sala de aula com nível alto de proprietários de gatos, sofreram duas vezes mais sintomas asmáticos e uso de medicação nas 2 semanas após seu retorno da escola após as férias. Aquelas nas salas de aula com baixo índice de proprietários de gatos não mostraram esse aumento.[4] Devido ao risco para crianças asmáticas, foram estudados ambientes escolares com redução de alérgenos.[25,40,78] Medidas como proibir ter animais de companhia[40,78] ou oferecer uniformes aos estudantes durante o tempo de permanência[40] foram exitosas na redução das concentrações ambientais de Fel d 1, embora os efeitos sobre os sintomas alérgicos não tivessem sido avaliados.

Nas escolas e creches, os colchões mostraram ser uma fonte de níveis mais elevados de alérgenos dentro da escola do que a descamação assentada.[8,38] Os colchões são um reservatório conhecido para ácaro da poeira e alérgenos de animais de companhia, e a quantidade de Fel d 1 aumenta com o avançar do tempo de uso do colchão.[26] Até mesmo colchões recém-comprados podem conter níveis detectáveis e relevantes de alérgenos de gatos e cães, embora, quando embalados em plásticos ao serem comprados, provoquem menos preocupação.[21,23] Um estudo no qual proprietários em lojas suecas puderam experimentar colchões do mostruário que se encontravam no assoalho mostrou incrementos altamente significativos em termos estatísticos na deposição de alérgenos de cão, gato e cavalo. Para os alérgenos de gato e cavalo, as concentrações detectadas correlacionaram-se fortemente à duração de exibição do material dentro da loja.[23] Em casas onde não há gatos, a associação entre a existência de bichinhos de pelúcia na cama, a falta de protetores nos colchões e nos travesseiros e a lavagem infrequente dos lençóis estiveram associadas a níveis significativamente maiores de Fel d 1 nas camas de crianças.[58] A experiência em geral sugere que o uso de protetores impermeáveis a alérgenos para colchões e travesseiros pode ser um componente útil nas estratégias de evitar alérgenos, embora a eficácia de exclusão da Fel d 1 por meio desses materiais varie muito.[57] Além disso, não foram relatados experimentos controlados. Também é de interesse o achado de que travesseiros feitos com fibras sintéticas "aprisionam" de modo significativo mais alérgenos de animais de companhia que travesseiros de penas. Provavelmente, isso se deve ao trançado mais justo usado nas capas de travesseiros para evitar a saída das penas.[19]

As fontes de exposição secundária estendem-se além do ambiente interno. A roupa dos colegas de turma, dos amigos e dos colegas de trabalho estão implicadas com frequência.[20,55] De fato, frequentemente a roupa é a fonte pontual para contaminação dentro de casa, já que os níveis de Fel d 1 nos lares que não têm gatos se correlacionaram ao nível de exposição das crianças na escola. Assim, o veículo são as roupas.[3] Até mesmo o cabelo humano mostrou funcionar como veículo para a dispersão de Fel d 1.[41,50] Nas sociedades nas quais manter animais de companhia dentro de casa é raro, a prevalência de sensibilização a alérgeno de gatos é ainda semelhante aos índices observados em países ocidentais. Isso sugere que os gatos silvestres, de meio externo, proporcionam exposição suficiente à descamação, o que provoca alergia em humanos.[13,32]

Estratégias de diminuição

Prevenção por meio de intervenções ambientais

A maior utilização de carpetes, os quais não podem ser removidos para lavagem, consta como uma das alterações no estilo de vida dentro de casa que contribuíram para o aumento das doenças alérgicas humanas nas últimas décadas.[24,46,60] Do mesmo modo, a maior eficiência de sistemas de climatização em ambientes fechados contribuiu para o problema. Tais sistemas reduzem a troca de ar com o meio externo (diminuindo os alérgenos internos), enquanto os estofados e os tapetes congregam alérgenos internos e complicam os sistemas de limpeza.[49] Devido ao alto grau da dispersão dos alérgenos de animais de companhia, a intervenção em casa e na sala de aula é difícil. Experimentos casualizados mostraram que a redução ambiental dos alérgenos de descamação do animal de companhia pode ser alcançada em alguns casos, com modestos benefícios clínicos.[2,43,67] Contudo, as medidas necessárias – como esquemas extensos de limpeza da casa, remoção de carpete e móveis estofados e instalação de capas em colchões e travesseiros com membranas impermeáveis – podem ser de alto custo e difíceis de manter. Além disso, o estado socioeconômico está bastante associado a fatores ambientais (p. ex., características da casa, número de residentes, se há proprietário de animais de companhia e higiene geral da casa) que influenciam fortemente a sensibilização alérgica[10,16,70] e é evidente que as populações que apresentam a maior carga da doença com frequência são aquelas com menor acesso a cuidados de saúde e outros recursos.

Passar o aspirador de pó pode, na verdade, exacerbar a dispersão do alérgeno de animais a partir de reservatórios no carpete e o extravasamento de alérgenos da máquina e do saco do aspirador é uma preocupação importante.[60] Contudo, na última década, avanços como sacos para aspirador de pó com microfiltração de duas e três camadas e filtros com aprisionamento de alta eficiência de partículas (HEPA [high-efficiency particulate arresting]), tanto em aspiradores de pó quanto em purificadores de ar de ambientes (que podem capturar até 99,9% das partículas de diâmetro 0,3 μm ou maior), aumentaram a captação de alérgeno e reduziram o extravasamento.[30,31,62,77] O uso destes esteve correlacionado com diminuição de alérgenos em pó no reservatório e melhora em pacientes asmáticos,[62] embora a avaliação dos níveis de alérgenos de gatos após aplicação de aspirador de pó com filtro HEPA mostrasse aumento real no Fel d 1 inalado quando medido por amostragem de ar nasal.[30,31] Os autores deste livro atribuem esse fenômeno à perturbação pelo alérgeno aderido a paredes e outras superfícies por todos os modelos de aspirador de pó pela ação da barra de batimento, o movimento para frente e para trás da cabeça de limpeza e do fluxo de exaustão do ar da máquina. Com relação aos purificadores de ar com filtro HEPA, os resultados também são pouco conclusivos, com alguns sugerindo excelente utilidade na redução de níveis de alérgenos de animais de companhia transportados pelo ar,[28,30,31,74] mas não na poeira acumulada e a um ponto em que eles provavelmente sejam eficazes individualmente.[71,74-76] O efeito de tirar o pó dos móveis também foi avaliado em estudos de simulação. Como seria esperado, a retirada de pó a seco de superfícies de madeira libera alérgeno, enquanto a aplicação de um polidor em spray no pano para a retirada do pó ou na superfície da madeira reduz de modo significativo a formação de aerossóis de Fel d 1.[39,40,44]

Além dos esquemas de manutenção da casa, a lavagem das roupas desempenha papel importante na redução de alérgenos. A lavagem de tecidos de algodão em água é um método simples e bastante eficaz para a remoção de Fel d 1.[47] Além disso, o uso de detergentes é um método superior para a remoção de Fel d 1 com sabão ou água individualmente.[73] Também foi demonstrado que a remoção de alérgeno de cães de lençóis de algodão por meio de máquinas de lavar pode ser bastante eficaz em todas as temperaturas. Contudo, a remoção é significativamente melhor sob alta temperatura (60°C) e quando são usados dois ciclos de enxágue.[17] A lavagem a seco de peças de lã reduz significativamente as concentrações de Fel d 1, mas não as abole por completo, e peças sem alérgenos, de fato, podem se tornar contaminadas durante o processo de lavagem a seco.[48]

Intervenções direcionadas ao animal de companhia

Talvez a intervenção mais eficaz direcionada para o animal seja sua remoção da casa. Essa recomendação tem sido parte de diversos estudos de intervenção, e, não surpreendentemente, a adesão tem sido baixa. Alguns clínicos e profissionais de saúde pública também sugeriram transferir os animais de companhia para o ambiente externo, recomendação que, especialmente para gatos, é inaceitável para a maioria dos veterinários e proprietários de bichos. Além disso, o tempo despendido dentro de casa não tem correlação com os níveis de Fel d 1 na poeira domiciliar acumulada.[58] Além disso, sabe-se que ocorre certo grau de reatividade cruzada entre alérgenos de descamação canina e felina, e existe alta prevalência de cossensibilização humana a cães e gatos.[45,53,63,64] Por fim, embora a remoção de um animal de companhia provavelmente vá reduzir a carga geral de alérgenos de uma casa, os níveis ainda assim não cairão abaixo dos limiares de sensibilização ou de desencadeamento.

À luz desses fatos, foram realizados estudos para avaliar a utilidade de banhar o animal de companhia para reduzir a carga de alérgeno. Tanto para cães quanto para gatos, o banho remove significativas quantidades de alérgeno do animal, porém isso deve ser realizado, no mínimo, 2 vezes/semana para manter redução relevante.[9,36] Para cães, esse esquema alcança apenas modesta redução de Can f 1 no ar ambiente.[36] Os produtos comerciais para gatos e para cães, como xampus e lenços umedecidos, podem reduzir substancialmente a quantidade de alérgenos na casa com animais. Entretanto, um estudo de avaliação mostrou que uma das soluções removia significativamente menos alérgeno do que a submersão em água e não mais alérgenos do que a aplicação de toalhas molhadas.[59]

Talvez a questão mais prevalente, porém essencialmente irrelevante apresentada aos profissionais de cuidados veterinários com relação às alergias humanas de origem animal, seja que raça ou que tipo de pelo seria "hipoalergênico". A ideia prontamente aceita de que raças que descamam menos produzem menos alérgeno foi equivocada para cães, e o comprimento do pelo dos gatos não teve correlação com os níveis de pó acumulado nas casas.[56]

Recentemente, foram produzidos e comercializados os denominados gatos hipoalergênicos. Eles foram desenvolvidos não por meio de engenharia genética, e sim pelo cruzamento natural de indivíduos deficientes em Fel d 1, como resultado de mutações genéticas ao acaso. Embora não tenha havido relatos científicos até o momento, a empresa responsável pelos gatos hipoalergênicos oferece diversos testemunhos de proprietários satisfeitos e afirma que testes clínicos cegos conduzidos por um alergista de reputação foram eficazes. (http://www.allerca.com; acessado em 31 de dezembro de 2009). É claro que isso não é uma questão de saúde pública (especialmente com um preço que varia de 6.950 a 27.000 dólares para um gato), porém, a partir de uma perspectiva de saúde individual, seria uma solução bem-vinda para pessoas que sofrem com a exposição direta a um animal de companhia. No entanto, conforme discutido antes, o Fel d 1 não é o único alérgeno de descamação identificado por todas as pessoas alérgicas a gatos. Assim, é concebível que esses animais de companhia cruzados com um propósito não promovam benefício completo para as pessoas acometidas.

A ligação homem-animal é uma faceta inegável da saúde humana, tanto psiquiátrica quanto física[35] e está claro que os animais de companhia estão nos nossos corações e nas nossas casas. Apesar de avanços significativos na compreensão da epidemiologia e da imunologia de alergias à descamação de animais de companhia nas últimas duas décadas, ocorreu pouco progresso no alívio do problema em base populacional. Felizmente, os tratamentos clínicos para emprego em base individual melhoraram significativamente nesse mesmo período,[5] embora os cuidados de saúde ainda sejam bastante inacessíveis em muitas populações humanas. Pela magnitude da morbidade que as doenças alérgicas criam – especialmente a asma pediátrica –, o foco primário para os profissionais de saúde pública, agora e no futuro, deve ser a eliminação de disparidades no acesso aos cuidados de saúde. Como uma quantidade significativa de informações errôneas persiste entre o público em geral e os provedores de cuidados de saúde humana, o papel primário dos veterinários continuará a ser a orientação relacionada com as práticas de ter um animal de companhia sadio.

Referências bibliográficas

1. Abramson SL, Turner-Henson A, Anderson L et al: Allergens in school settings: results of environmental assessments in 3 city school systems, *J School Health* 76:246, 2006.
2. Adgate JL, Ramachandran G, Cho SJ et al: Allergen levels in inner city homes: baseline concentrations and evaluation of intervention effectiveness, *J Exp Sci Env Epidemiol* 18:430, 2008.
3. Almqvist C, Larsson PH, Egmar AC et al: School as a risk environment for children allergic to cats and a site for transfer of cat allergen to homes, *J Allergy Clin Immunol* 103:1012, 1999.
4. Almqvist C, Wickman M, Perfetti L et al: Worsening of asthma in children allergic to cats, after indirect exposure to cat at school, *Am J Resp Crit Care Med* 163:694, 2001.
5. Alvarez-Cuesta E, Berges-Gimeno P, Mancebo EG et al: Sublingual immunotherapy with a standardized cat dander extract: evaluation of efficacy in a double blind placebo controlled study, *Allergy* 62:810, 2007.
6. Anderson MC, Baer H, Ohman JL: A comparative study of the allergens of cat urine, serum, saliva, and pelt, *J Allergy Clin Immunol* 76:563, 1985.
7. Arbes SJ, Cohn RD, Yin M et al: Dog allergen (Can f 1) and cat allergy (Fel d 1) in US homes: results from the National Survey of Lead and Allergens in Homes, *J Allergy Clinical Immunol* 114:111, 2004.
8. Arbes SM, Sever M, Mehta J et al: Exposure to indoor allergens in day-care facilities: results from 2 North Carolina counties, *J Allergy Clin Immunol* 116:133, 2005.
9. Avner DB, Perzanowski MS, Platts-Mills TAE et al: Evaluation of different techniques for washing cats: quantitation of allergen removal from the cat and the effect on airborne Fel d 1, *J Allergy Clin Immunol* 100:307, 1997.
10. Bjornsdottir JS, Jakobinudottir S, Runarsdottir V et al: The effect of reducing levels of cat allergen (Fel d 1) on clinical symptoms in patients with cat allergy, *Ann Allergy Asthma Immunol* 91:189, 2003.
11. Bousquet J, Demoly P: Allergens in 1998: from molecular biology to improved patient care, *Allergy* 53:549, 1998.
12. Carayol N, Birnbaum J, Magnan A et al: Fel d 1 production in the cat skin varies according to anatomical sites, *Allergy* 55:570, 2000.
13. Chan-Yeung M, McClean PA, Sandell PR et al: Sensitization to cat without direct exposure to cats, *Clin Exp Allergy* 29:762, 1999.
14. Chapman MD, Pomes A, Breiteneder H et al: Nomenclature and structural biology of allergens, *J Allergy Clin Immunol* 119:414, 2007.
15. Charpin C, Mata P, Charpin D et al: Fel d 1 allergen distribution in cat fur and skin, *J Allergy Clin Immunol* 88:77, 1991.
16. Chen CM, Mielck A, Fahlbusch B et al: Social factors, allergen, endotoxin, and dust mass in mattress, *Indoor Air* 17:384, 2007.
17. Choi SY, Lee IY, Sohn JH et al: Optimal conditions for the removal of house dust mite, dog dander, and pollen allergens using mechanical laundry, *Ann Allergy Asthma Immunol* 100:583, 2008.
18. Custovic A, Fletcher A, Pickering CA et al: Domestic allergens in public places. III: House dust mite, cat, dog and cockroach allergens in British hospitals, *Clin Exp Allergy* 28:53, 1998.
19. Custovic A, Hallam C, Woodcock H et al: Synthetic pillows contain higher levels of cat and dog allergen than feather pillows, *Ped Allergy Immunol* 11:71, 2000.
20. D'Amato G, Liccardi G, Russo M et al: Clothing is a carrier of cat allergens, *J Allergy Clin Immunology* 99:577, 1997.
21. de Boer R: Allergens, Der p 1, Der f 1, Fel d 1, and Can f 1 in newly bought mattresses for infants, *Clin Exp Allergy* 32:1602, 2002.
22. Dornelas De Andrade A, Birnbaum J, Magalon C et al: Fel d 1 levels in cat anal glands, *Clin Exp Allergy* 26:178, 1996.
23. Egmar AC, Almqvist C, Emenius G et al: Deposition of cat (Fel d 1), dog (Can f 1), and horse allergen over time in public environments—a model of dispersion, *Allergy* 53:957, 1998.
24. Erwin EA, Woodfolk JA, Custis N et al: Animal dander, *Immunol Allergy Clin North Amer* 23:469, 2003.
25. Ewbank PA, Murray J, Sanders K et al: A double-blind, placebo controlled immunotherapy dose-response study with standardized cat extract, *J Allergy Clin Immunol* 111:155, 2003.
26. Fahlbusch B, Gehring U, Richter K et al: Predictors of cat allergen (Fel d 1) in house dust of German homes with/without cats, *J Invest Allergol Clin Immunol* 12:12, 2002.
27. Giovanangelo M, Nordling E, Gehring U et al: Variation of biocontaminant levels within and between houses—the AIRALLERG study, *J Exp Sci Environ Epidemiol* 17:134, 2007.
28. Green R, Simpson A, Custovic A et al: The effect of air filtration on airborne dog allergen, *Allergy* 54:484, 1999.
29. Griffith IJ, Craig S, Pollock J et al: Expression and genomic structure of the genes encoding Fd1, the major allergen from the domestic cat, *Gene* 113:263, 1992.
30. Gore RB, Bishop S, Durrell B et al: Air filtration units in homes with cats: can they reduce personal exposure to cat allergen? *Clin Exp Allergy* 33:765, 2003.
31. Gore RB, Durrell B, Bishop S et al: High-efficiency particulate arrest-filter vacuum cleaners increase personal cat allergen exposure in homes with cats, *J Allergy Clin Immunol* 111:784, 2003.
32. Gulbahar O, Sin A, Mete N et al: Sensitization to cat allergens in non-cat owner patients with respiratory allergy, *Ann Allergy Asthma Immunol* 90:635, 2003.
33. Heinrich J, Bedada GB, Zock JP et al: Cat allergen level: its determinants and relationship to specific IgE to cat across European centers, *J Allergy Clin Immunol* 18:674, 2006.
34. Heissenhuber A, Heinrich J, Fahlbusch B et al: Health impacts of second-hand exposure to cat allergen Fel d 1 in infants, *Allergy* 58:154, 2003.
35. Hines L, Fredrickson M: Perspectives on animal-assisted activities and therapy. In Wilson CC, Turner DC, editors: *Companion animals in human health*, Thousand Oaks, Calif, 1998, Sage Publications, p 23.
36. Hodson T, Custovic A, Simpson A et al: Washing the dog reduces dog allergen levels but the dog needs to be washed twice a week, *J Allergy Clin Immunol* 103:581, 1999.
37. Ichikawa K, Vailes LD, Pomes A et al: Molecular cloning, expression and modelling of cat allergen, cystatin (Fel d 3), a cysteine protease inhibitor, *Clin Exp Allergy* 31:1279, 2001.
38. Instanes C, Hetland G, Berntsen S et al: Allergens and endotoxin in settled dust from day-care centers and schools in Oslo, Norway, *Indoor Air* 15:356, 2005.
39. Jerrim KL, Whitmore LF, Hughes JF et al: Airborne dust and allergen generation during dusting with and without spray polish, *J Allergy Clin Immunol* 109:63, 2002.
40. Karlsson AS, Andersson B, Renstrom A et al: Airborne cat allergen reduction in classrooms that use special school clothing or ban pet ownership, *J Allergy Clin Immunol* 113:1172, 2004.
41. Karlsson AS, Renstrom A: Human hair is a potential source of cat allergen contamination of ambient air, *Allergy* 60:961, 2005.
42. Kere J, Laitinen T: Positionally cloned susceptibility genes in allergy and asthma, *Current Opin Immunol* 16:689, 2004.
43. Kitch BT, Chew G, Burge HA et al: Socioeconomic predictors of high allergen levels in homes in the greater Boston area, *Env Health Perspect* 108:301, 2000.

44. Ko G, Burge HA: Effects of furniture polish on release of cat allergen-laden dust from wood surfaces, *Indoor Air* 14:434, 2004.
45. Konieczny A, Morgenstern JP, Bizinkauskas CB et al: The major dog allergens, *Can f* 1 and *Can f* 2, are salivary lipocalin proteins: cloning and immunological characterization of the recombinant forms, *Immunol* 92:577, 1997.
46. Lewis RD, Breysse PN: Carpet properties that affect the retention of cat allergen, *Ann Allergy Asthma Immunol* 84:31, 2000.
47. Liccardi G, Russo M, Barber D et al: Washing the clothes of cat owners is a simple method to prevent can allergen dispersal, *J Allergy Clin Immunol* 102:143, 1998.
48. Liccardi G, Russo M, Barber D et al: Efficacy of dry-cleaning in removing Fel d 1 allergen from wool fabric exposed to cats, *Ann Allergy Asthma Immunol* 88:301, 2002.
49. Liccardi G, D'Amato G, Russo M et al: Focus on cat allergen (Fel d 1): Immunological and aerodynamic characteristics, modality of airway sensitization and avoidance strategies, *Int Archives Allergy Immunol* 132:1, 2003.
50. Liccardi G, Barber D, Russo M et al: Human hair: an unexpected source of cat allergen, *Int Archives Allergy Immunol* 137:141, 2005.
51. Martin IR, Wickens K, Patchett K et al: Cat allergen in public places in New Zealand, *New Zealand Med J* 111:356, 1998.
52. Matricardi PM: Prevalence of atopy and asthma in eastern versus western Europe: why the difference? *Ann Allergy Asthma Immunol* 87(suppl):24, 2001.
53. Mattson L, Lundgren T, Everberg H et al: Prostatic kallikrein: a new major dog allergen, *J Allergy Clin Immunol* 123:362, 2009.
54. Morar N, Willis-Owen SAG, Moffatt MR et al: The genetics of atopic dermatitis, *J Allergy Clin Immunol* 118:24, 2006.
55. Neal JS, Arlian LG, Morgan MS: Relationship among house-dust mites, Der 1, Fel d 1, and Can f 1 on clothing and automobile seats with respect to densities in houses, *Ann Allergy Asthma Immunol* 88:410, 2002.
56. Nicholas C, Wegienka G, Havstad S et al: Influence of cat characteristics on Fel d 1 levels in homes, *Ann Allergy Asthma Immunol* 101:47, 2008.
57. Peroni DG, Ress M, Pigozzi R et al: Efficacy in allergen control and air permeability of different materials used for bed encasement, *Allergy* 59:969, 2004.
58. Perry TT, Wood RA, Matsui EC et al: Room-specific characteristics of suburban homes as predictors of indoor allergen concentrations, *Ann Allergy Asthma Immunol* 97:628, 2006.
59. Perzanowski MS, Wheatley LM, Avner DB et al: The effectiveness of Allerpet/C in reducing the cat allergen Fel d 1, *J Allergy Clin Immunol* 100:428, 1997.
60. Platts-Mills TAE, Vaughan JW, Carter MC et al: The role of intervention in established allergy: avoidance of indoor allergens in the treatment of chronic allergic disease, *J Allergy Clin Immunol* 106:787, 2000.
61. Platts-Mills TA, Woodfolk JA, Erwin EA et al: Mechanisms of tolerance to inhalant allergens: the relevance of modified Th2 response to allergens from domestic animals, *Springer Semin Immunopathol* 25:271, 2004.
62. Popplewell EJ, Innes VA, Lloyd-Hughes S et al: The effect of high-efficiency and standard vacuum cleaners on mite, cat and dog allergen levels and clinical progress, *Ped Allergy Immunol* 11:142, 2000.
63. Ramadour M, Guetat M, Guetat J et al: Dog factor differences in Can f 1 allergen production, *Allergy* 60:1060, 2005.
64. Reininger R, Varga EM, Zach M et al: Detection of an allergen in dog dander that cross-reacts with the major cat allergen, Fel d 1, *Clin Exp Allergy* 37:116, 2007.
65. Ritz BR, Hoelscher B, Frye C et al: Allergic sensitization owing to "second-hand" cat exposure in schools, *Allergy* 57:357, 2002.
66. Schaub B, Lauener R, von Mutius E: The many faces of the hygiene hypothesis, *J Allergy Clin Immunol* 117:969, 2006.
67. Simpson A, Simpson B, Custovic A et al: Stringent environmental control in pregnancy and early life: the long-term effects on mite, cat and dog allergen, *Clin Exp Allergy* 33:1183, 2003.
68. Sly RM: Changing prevalence of allergic rhinitis and asthma, *Ann Allergy Asthma Immunol* 82:233, 1999.
69. Smith W, Butler AJL, Hazell LA et al: Fel d 4, a cat lipocalin allergen, *Clin Exp Allergy* 34:1732, 2004.
70. Stevenson LA, Gergen PJ, Hoover DR et al: Sociodemographic correlates of indoor allergen sensitivity among United States children, *J Allergy Clin Immunol* 108:747, 2001.
71. Sulser C, Schulz G, Wagner P et al: Can the use of HEPA cleaners in homes of asthmatic children and adolescents sensitized to cat and dog allergens decrease bronchial hyperresponsiveness and allergen contents in solid dust? *Int Archives Allergy Immunol* 148:23, 2009.
72. Torrent M, Sunyer J, Garcia R et al: Early-life exposure and atopy, asthma, and wheeze up to 6 years of age, *Am J Resp Crit Care Med* 176:446, 2007.
73. Tovey ER, Taylor DJ, Mitakakis TZ et al: Effectiveness of laundry washing agents and conditions in the removal of cat and dust mite allergen from bedding dust, *J Allergy Clin Immunol* 108:369, 2001.
74. van der Heide S, Kauffman JF, Dubois AE et al: Allergen reduction measures in houses of allergic asthma patients: Effects of air-cleaners and allergen-impermeable mattress covers, *Eur Resp J* 10:1217, 1997.
75. van der Heide S, Kauffman JF, Dubois AE et al: Allergen reduction measures in houses of allergic asthma patients: Effects of air-cleaners and allergen-impermeable mattress covers, *Eur Resp J* 10:1217, 1997.
76. van der Heide S, van Aalderen WM, Kauffman HF et al: Clinical effects of air cleaners in homes of asthmatic children sensitized to pet allergens, *J Allergy Clin Immunol* 104:447, 1999.
77. Vaughan JW, Woodfolk JA, Platts-Mills TA: Assessment of vacuum cleaners and vacuum cleaner bags recommended for allergic subjects, *J Allergy Clin Immunol* 104:1079, 1999.
78. Wickman M, Egmar A, Emenius G et al: Fel d 1 and Can f 1 in settled dust and airborne Fel d 1 in allergen avoidance day-care centres for atopic children in relation to number of pet-owners, ventilation, and general cleaning, *Clin Exp Allergy* 29:626, 1999.
79. Woodfolk JA: T-cell responses to allergens, *J Allergy Clin Immunol* 119:280, 2007.
80. Zeidler MR, Goldin JG, Kleerup EC et al: Small airways response to naturalistic cat allergen exposure in subjects with asthma, *J Allergy Clinical Immunol* 118:1075, 2006.
81. Zielonka TM, Charpin D, Berbis P et al: Effects of castration and testosterone on Fel d 1 production by sebaceous glands of male cats: I. Immunological assessment, *Clin Exp Allergy* 24:1169, 1994.

Sistema Digestivo, Fígado e Cavidade Abdominal

Resumo do capítulo

Como Tratar o Gato com Vômitos

Randolph M. Baral

Define-se vômito como a ejeção de parte ou de todo o conteúdo do estômago e/ou do intestino alto pela boca, em geral em uma série de movimentos espasmódicos involuntários. Os distúrbios de motilidade gastrintestinal (GI) estão coordenados às contrações de músculos respiratórios e abdominais e são mediados pelo sistema nervoso central (SNC).

O vômito começa com a ânsia de vômito, uma série de pulsos de pressão intratorácica negativa breve que coincidem com contrações abdominais positivas. Essas alterações de pressão ocorrem como consequência de herniações repetidas do esôfago abdominal e da porção cárdica do estômago para o interior do esôfago. Durante a ânsia, o alimento movimenta-se livremente para frente e para trás no esôfago, que, nesse momento, encontra-se dilatado por causa da ingesta. Por fim, o diafragma movimenta-se rapidamente na direção cranial, resultando em pressão intratorácica positiva que leva à expulsão desse conteúdo.[12] O vômito é um processo tão ativo que parece envolver o gato inteiro. Assim, não surpreende que ele preocupe tanto os proprietários.

Uma vez que o vômito é mediado pelo SNC com *input* (transmissão de informação) e influencia praticamente qualquer lugar no corpo, é importante abordar essa fisiologia ao se lidar com casos clínicos. O vômito resulta da estimulação do "centro do vômito" localizado no tronco encefálico. Existem quatro vias principais que estimulam

o centro do vômito,[12] as quais estão resumidas a seguir, na Figura 23.1.

1. Receptores sensoriais periféricos
   a. Intra-abdominais
      i. A partir de estômago, intestinos, pâncreas, fígado, peritônio, rins, bexiga
      ii. Via fibras aferentes viscerais nos nervos simpáticos e vagais
   b. Coração e grandes vasos
      i. Via nervo vago
   c. Faringe
      i. Via nervo glossofaríngeo
2. Substâncias no sangue que podem estimular a zona de desencadeamento de quimiorreceptores (ZDQ). A ZDQ não tem barreira hematencefálica; por isso, as substâncias difundem-se nela livremente.
   a. Uremia
   b. Desequilíbrios eletrolíticos
   c. Toxinas bacterianas
   d. Agentes químicos (p. ex., antibióticos, anti-inflamatórios não esteroides, quimioterápicos)
3. Estímulos vestibulares
   a. Processos inflamatórios
   b. Cinetose
      i. Via nervo acústico
4. Centros superiores do SNC
   a. Psicogênico
      i. Medo, estresse, agitação por liberação de catecolaminas
   b. Lesões inflamatórias no SNC.

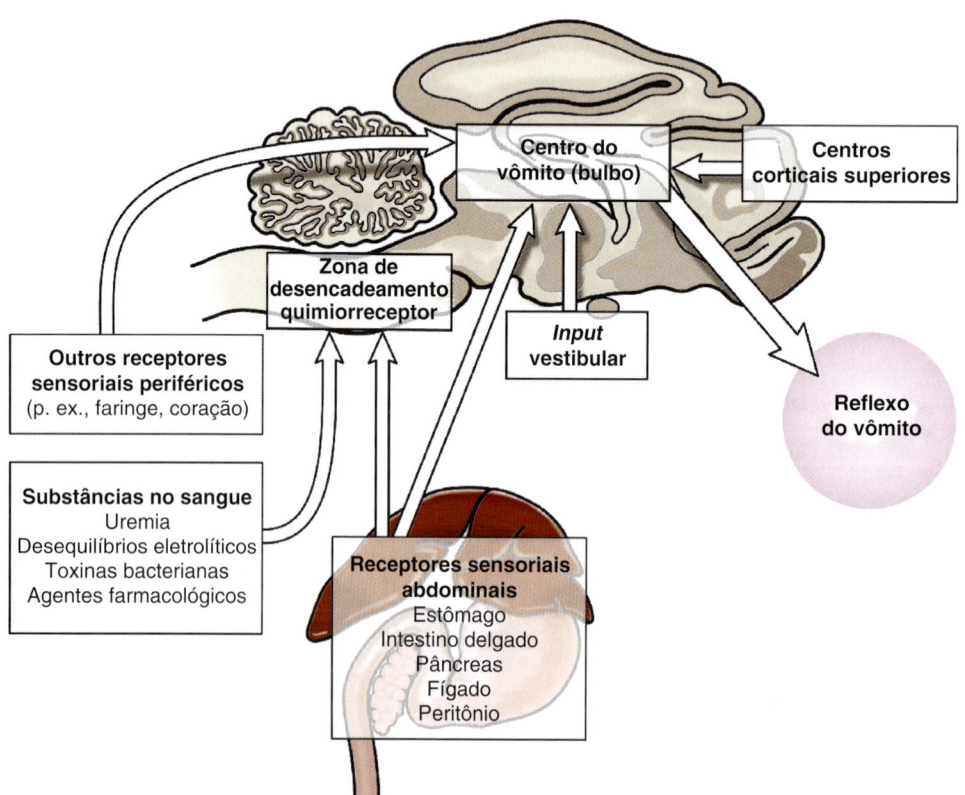

Figura 23.1 Resumo das principais vias que estimulam o centro do vômito.

Essas vias complexas acentuam a necessidade de considerar o gato *por inteiro*, e não apenas seu trato gastrintestinal ao se avaliar um gato em uma consulta, devido a vômitos. A abordagem para tratar um gato com vômitos deve seguir etapas lógicas. Quando a etiologia subjacente for doença gastrintestinal, o diagnóstico preciso só é alcançado após a obtenção de amostras para biopsia. A Figura 23.2 resume as etapas diagnósticas e as possíveis etiologias subjacentes.

As etapas diagnósticas são:

1. Sinais e histórico clínico
2. Exame físico
3. Exames de sangue e urina
4. Imagem (radiografia, ultrassonografia)
5. Amostras para biopsia
6. Tratamento e controle de problema subjacente.

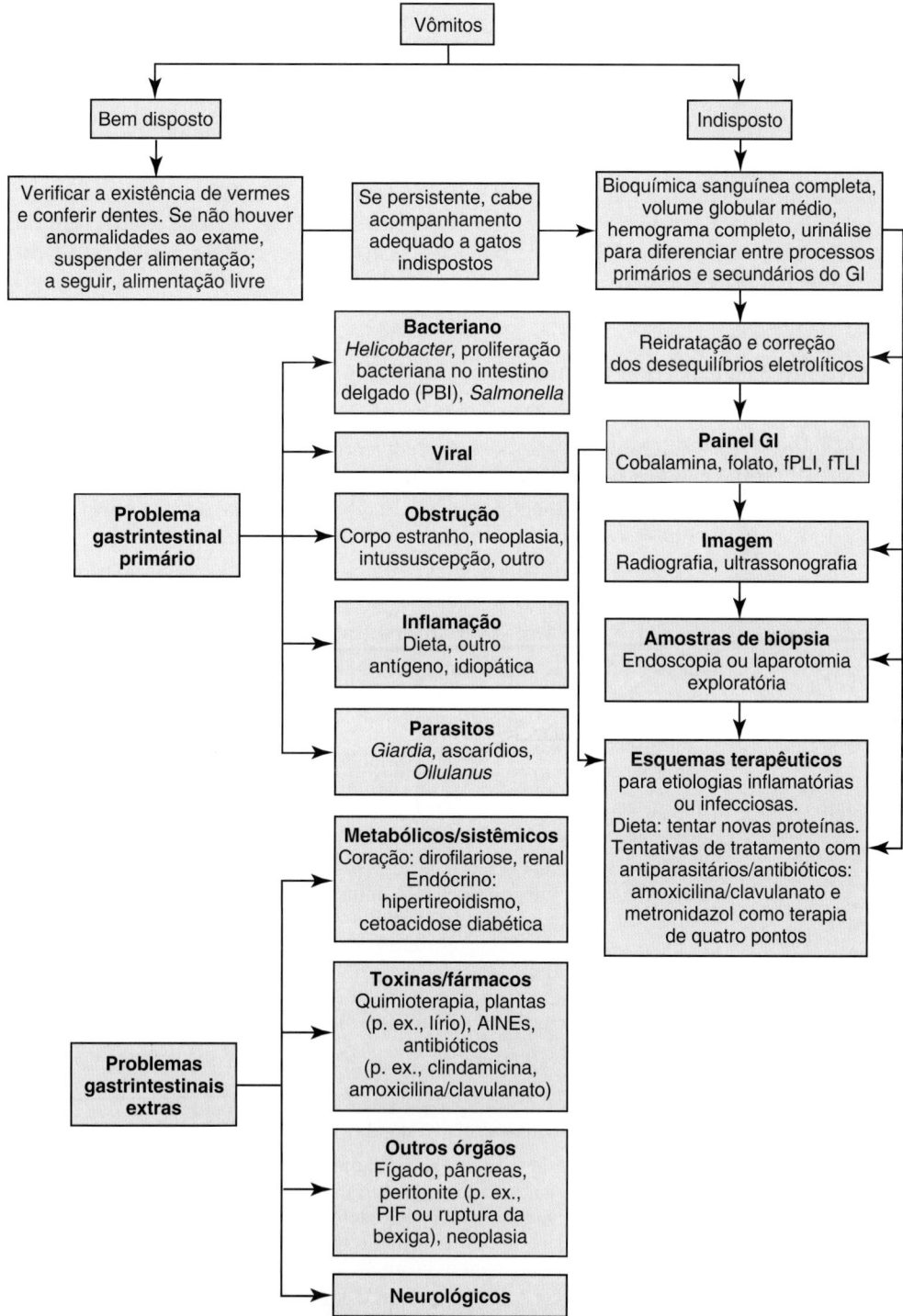

Figura 23.2 Resumo das etapas diagnósticas e das possíveis etiologias subjacentes de vômito. Legenda: *AINEs*, anti-inflamatórios não esteroides; *PBI*, proliferação bacteriana intestinal; *GI*, gastrintestinal; *fPLI*, imunorreatividade à lipase pancreática felina; *fTLI*, imunorreatividade tripsinoide felina; *PIF*, peritonite infecciosa felina.

A decisão de avançar para as etapas 4 e 5 tem por base a presunção de que as etapas anteriores restringiram a etiologia subjacente como gastrintestinal, pancreática ou hepática em origem.

Etapa 1 | Sinais e histórico clínico

Os aspectos relevantes do histórico clínico são mostrados na Tabela 23.1. Os sinais são importantes, pois gatos muito jovens são mais passíveis de ingerir corpos estranhos (embora nem todos os gatos idosos larguem esse hábito). Alguns problemas extragastrintestinais, como hiperparatireoidismo e doença renal, são mais passíveis de ocorrer em gatos idosos.

A maioria dos livros-textos e das referências instruem os clínicos a restabelecerem a diferença entre vômito e regurgitação, sendo esta última relativamente passiva.[3,11,12] Na prática, talvez seja difícil fazer tal distinção, pois, na experiência do autor, os gatos com doença esofágica podem apresentar movimentos espasmódicos forçados ao ejetar ingesta por regurgitação. No entanto, também é possível a regurgitação ser um processo passivo. Considerando que a fisiologia do vômito, conforme descrito anteriormente, resulta em ingesta forçada para o esôfago e, a seguir, expulsa, não surpreende poder se assemelhar à regurgitação. Felizmente, a regurgitação e a doença esofágica variam do vômito de outras maneiras! O vômito, em geral, é precedido por o gato lamber os lábios, salivar ou fazer tentativas de deglutir. A ingesta regurgitada, com frequência, tem estrutura tubular e, se não digerida, pode estar coberta com saliva espumosa. Alimento parcialmente digerido sugere vômito e a existência de bile ou sangue digerido confirma a suspeita.

É importante determinar se o gato vomita regularmente. Muitos proprietários percebem seus gatos vomitarem regularmente sem evidências de o animal se sentir indisposto, e se observa isso com frequência na literatura veterinária.[3,12] Bolas de pelo podem provocar irritação gástrica, e é possível que comer rapidamente estimule os receptores sensoriais periféricos contribuintes para o vômito. Se um gato vomita regularmente, é importante

Tabela 23.1 **Histórico clínico para gatos com vômitos.**

Item	Interpretação
Sinal	Gatos muito jovens são mais passíveis de ingerir corpos estranhos, caçar presas; gatos idosos são mais passíveis de apresentarem doença sistêmica ou crônica
Dieta	Dieta regular, qualquer alteração da dieta; potencial de intolerância alimentar, hipersensibilidade alimentar, sensibilidade alimentar
Meio ambiente	Existência de diversas plantas e corpos estranhos, animal visto com presa, acesso a toxinas; estado de saúde de outros gatos na moradia
Duração e frequência	Vomita regularmente? Agudo *versus* crônico, e intensidade
Relação com a alimentação	Imediatamente após se alimentarem, alguns gatos gulosos podem ingerir excessos por si próprios e vomitar logo depois Se mais de 8 h após ingerir alimentos, significa obstrução à saída gástrica ou distúrbio de motilidade gástrica Sem relação com o ato da alimentação significa doença sistêmica ou metabólica
Descrição do processo do vômito	Vômito (lamber lábios, salivação, movimentos de deglutição) *versus* regurgitação (pode ser passiva, porém nem sempre); a natureza da ingesta também auxilia a diferenciação
Aspecto do vômito	Sangue – lesão da mucosa gástrica, estado da digestão, neoplasia ou úlcera Bile: refluxo do intestino delgado descarta por completo obstrução pilórica Parasitose: vermes adultos no vômito (*Ollulanus tricuspis, Physaloptera* spp.) Alimento: estado da digestão Pelo: bolas de pelo, distúrbio de motilidade Odor fecal: obstrução GI ou proliferação bacteriana
Histórico de vermifugação	Incluir/descartar parasitos GI
Doenças pregressas	Órgão acometido, recorrência
Medicações atuais	Reação medicamentosa ou efeitos tóxicos
Alterações comportamentais	Ptialismo ou lamber lábios excessivamente/deglutição implica náuseas Anorexia implica aumento da gravidade Hiperatividade sugere hipertireoidismo Olhar abobalhado; falta de resposta sugere encefalopatia hepática Polidipepsia/poliúria sugere incapacidade de concentrar urina
Sinais sistêmicos coexistentes	Diarreia e perda de peso são compatíveis com doença GI (mas também podem sugerir hipertireoidismo) Polidipsia, poliúria ou tosse sugerem distúrbios polissistêmicos

Adaptada de Hall JE: Clinical approach to chronic vomiting. In August JR, editor: *Consultations in feline internal medicine*, ed 3, Philadelphia, 1997, Saunders, p 63.

avaliar se o animal está sendo levado à consulta devido a uma alteração no padrão de vômitos (p. ex., frequência ou momento em relação à alimentação) e se ele se encontra indisposto de alguma maneira, com anorexia ou perda de peso, por exemplo.

O padrão do vômito é importante em todos os casos, pois os gatos com gastrite aguda, em geral, apresentam início súbito de vômitos frequentes em comparação com aqueles com processos mórbidos crônicos. Estes últimos podem vomitar a intervalos de poucos dias. O momento com relação à alimentação pode ser útil, pois o estômago deve ser esvaziado em 6 a 8 h após a refeição; assim, vomitar 8 h após a refeição pode sugerir distúrbios de motilidade ou de retenção. A descrição do vômito também pode ser útil. Se houver bile, o piloro não estará obstruído; sangue (digerido ou fresco) indica ulceração. Pelo no vômito pode indicar gastrite por bola de pelo. Desse modo, a possibilidade de obstrução por tricobezoar deve ser considerada.

O acesso a corpos estranhos ou toxinas é um aspecto importante do histórico clínico. O gato foi visto brincando com um inseto, um camundongo ou outra presa? Há quaisquer medicações que não foram consideradas (p. ex., um comprimido de AAS que tenha caído)? Há lírios na casa?

Etapa 2 | Exame físico

O vômito é o principal sinal de doença gástrica, porém, considerando um número de órgãos potenciais que podem estar envolvidos, deve ser realizado o completo exame físico. Como corpos estranhos lineares são uma causa comum de vômitos, *todos os gatos apresentados devido a anorexia ou vômito devem ter a face inferior da língua examinada quanto à existência de alguma linha retida.* Aplicar pressão delicada com o polegar no espaço intermandibular para elevar a língua é uma maneira eficaz de se observarem lesões ou corpos estranhos na área sublingual (ver Figura 3.8).

O exame completo pode revelar sinais específicos, como nódulo palpável na tireoide e taquicardia no caso de hipertireoidismo, ou rins pequenos à palpação na doença renal crônica. O autor descobriu que alguns gatos com doença dentária podem regurgitar a alimentação, o que resulta em vômito. Por isso, é importante prestar atenção ao estado dos dentes e das gengivas. É claro que alguns gatos podem ter diversos problemas e a correção da doença dentária talvez não resolva o vômito se existir outro processo. Durante o exame, também é importante observar consequências tanto do processo subjacente quanto do próprio vômito. Entre essas estão o comportamento do gato, o estado de hidratação e a dor abdominal.

Os achados do exame físico junto ao histórico clínico ajudam a determinar as próximas etapas adequadas. Gatos que não vomitam continuamente e se mostram bem hidratados, sem outros sinais específicos, podem ser tratados como pacientes ambulatoriais por meio da suspensão de alimento durante 24 h. A seguir, retorna-se à alimentação com dieta pastosa, como frango cozido puro ou dietas

de prescrição comerciais pobres em resíduos, para este fim. O acompanhamento é importante para assegurar que os sinais não evoluam. Os gatos com sinais inespecíficos podem precisar de cuidados de suporte por meio de hidratação subcutânea ou intravenosa e talvez analgesia (com opioides). Se os sinais clínicos não sofrerem resolução, deve-se tentar procurar o diagnóstico específico. Convém o clínico fazer a si próprio as seguintes perguntas importantes:

- Existem mais testes adequados?
- Cuidados de suporte são necessários?
- Existe necessidade de medicação?

Etapa 3 | Exames de sangue e urina

Exames de rotina

Bioquímica sérica/plasmática de rotina, hematologia, urinálise e tiroxina total (T_4) (para gatos idosos) são importantes não apenas para diferenciar entre doença gastrintestinal primária e secundária como também para procurar consequências do vômito que podem precisar ser abordadas, como grau de hidratação e anormalidades eletrolíticas. As interpretações dos resultados devem ser cuidadosas. Pode ocorrer azotemia intensa, mesmo com hiperfosfatemia, como consequência de doença gastrintestinal primária e, em geral, a distinção de doença renal requer a avaliação da densidade da urina.

Exames de sangue para doença gastrintestinal

Os exames para cobalamina, folato, imunorreatividade felina tripsinoide (fTLI) e imunorreatividade para lipase pancreática felina (fPLI) são marcadores úteis de doença intestinal e pancreática,[7,8,9,10] porém é importante observar que nem sempre dão o diagnóstico preciso. Observam-se mais detalhes sobre a utilidade desse teste adiante, em *Como Abordar o Gato com Diarreia.*

Etapa 4 | Imagem | Ultrassonografia e radiologia

A radiografia é o exame de imagem mais útil para identificar corpos estranhos ou sinais de obstrução intestinal por outras causas. Os principais achados serão abordados no item *Obstrução intestinal.* A radiografia contrastada pode ajudar no diagnóstico de corpos estranhos tanto individualizados quanto lineares, porém deve ser usada com cautela porque há o risco de perfuração intestinal. Agentes iodados não iônicos usados quase sempre para mielografia (como iopamidol ou io-hexol) devem ser empregados, já que o bário irrita o peritônio e os compostos iodados por via oral são hipertônicos. Compostos hipertônicos podem levar líquido para o interior do estômago e dos intestinos após a administração oral, com o potencial de criar desequilíbrios hidreletrolíticos adicionais no paciente já comprometido.[6]

A ultrassonografia é adjuvante diagnóstico útil e ajuda a detectar e caracterizar espessamento localizado da parede do estômago ou do intestino, linfadenopatia, corpos estranhos radiotransparentes e alterações no tamanho e na ecogenicidade de pâncreas, fígado, rins, ou baço. Derrames abdominais podem ser avaliados e ter amostras coletadas. O aspirado por agulha fina guiada por ultrassonografia pode ser usado para coletar amostra de massas, bile ou líquido peritoneal. Deve-se ter em mente que, na maioria dos casos de doença gastrintestinal, a imagem não dará o diagnóstico definitivo e será necessária a biopsia, em geral, empregando endoscopia ou laparotomia. A ultrassonografia pode ser considerada um meio de "pesquisar o campo", avaliando:

- A natureza da doença subjacente, como
  - Intestinos espessados com ou sem camadas individualizadas
  - Envolvimento de linfonodos
  - Envolvimento de outros órgãos
- A localização da doença, por exemplo:
  - Difusa ou focal
  - Duodeno proximal (alcançável por endoscópio) em comparação ao íleo distal.

Esses fatores podem ser usados para avaliar a adequação do endoscópio *versus* a laparotomia para obter amostras diagnósticas.

Etapa 5 | Biopsias intestinais e de outros órgãos

Em geral, é necessária a avaliação histológica do tecido acometido para o diagnóstico da maioria das doenças gastrintestinais crônicas. As amostras de biopsia intestinal podem ser obtidas por meio do uso de endoscópio, laparotomia ou laparoscopia – cada uma com vantagens e desvantagens. A laparotomia possibilita o exame macroscópico e o acesso a todo o trato intestinal e a outros órgãos abdominais. A laparotomia é a alternativa mais invasiva, porém, mediante anestesia e analgesia cuidadosas, muitos gatos se recuperam sem intercorrências. Uma pesquisa avaliou que 83% dos gatos submetidos a laparotomia exploratória sobreviveram à hospitalização. Embora tivessem ocorrido complicações em 26% dos gatos, essas foram mais passíveis de estarem associadas ao processo mórbido subjacente, e não à cirurgia e à anestesia.[4]

A laparoscopia não está prontamente disponível em todas as clínicas veterinárias. Essa alternativa é menos invasiva e possibilita a exploração do abdome, porém não tão completamente como na laparotomia. Em geral, os órgãos são exteriorizados para a biopsia. Existe a possibilidade de complicações anestésicas associadas à insuflação do abdome.

A endoscopia é um procedimento menos invasivo e é a única alternativa que possibilita o exame do lúmen intestinal. Essa opção limita as partes do trato gastrintestinal, as quais podem ter amostras coletadas para biopsia. Além disso, não possibilita exame ou amostragem de qualquer outra parte do trato gastrintestinal nem amostras para biopsia de espessura completa. Um estudo mostrou que, dos gatos pesquisados para doença gastrintestinal, 9 de 33 gatos (27%) não apresentavam doença identificada proximal ao jejuno (ou seja, o comprimento efetivo dos endoscópios diagnósticos teria impedido este diagnóstico). Assim, outros órgãos estavam acometidos em 9 de 10 gatos com doença intestinal inflamatória e 7 de 8 gatos com linfoma intestinal de células pequenas.[1] A seleção cuidadosa de casos para endoscopia com base na ultrassonografia pode reduzir o número de diagnósticos perdidos, devido à endoscopia, porém ainda existe a possibilidade.

A qualidade das amostras para biopsia obtidas endoscopicamente varia muito com a habilidade do endoscopista. Afirma-se que "é muitíssimo fácil coletar amostras inadequadas de tecido com um endoscópio flexível".[5] Em uma avaliação de amostras para biopsia obtidas por endoscopia, foram comparados dois laboratórios, um que recebeu amostra de qualquer profissional e o outro que recebeu amostra APENAS de profissionais treinados para coletar, montar e submeter amostras para endoscopia. Todas as lâminas foram revistas por três patologistas observando que, das amostras do primeiro laboratório, 15% das lâminas foram consideradas inadequadas para diagnóstico; 71%, questionáveis; e apenas 14%, adequadas. Em comparação, no segundo laboratório (com amostras de profissionais experientes), 0% das lâminas foi inadequada; 21%, questionáveis; e 69%, adequadas para diagnóstico.[13] No caso de diferenciar entre infiltrados intestinais linfocitários (comumente conhecidos como doença intestinal inflamatória) e neoplasia linfocitária (linfoma de células pequenas), as amostras obtidas por endoscopia podem fornecer um diagnóstico incorreto.[2] Muitos desses problemas podem ser minimizados por profissionais experientes e seleção cuidadosa de casos a partir da ultrassonografia pregressa.

Referências bibliográficas

1. Baral RM: Laparotomy for gastro-intestinal biopsies, Science Week Conference Proceedings (Small Animal Medicine chapter), Gold Coast, Queensland, Australia, 2006, Australian College of Veterinary Scientists, p 70.
2. Evans SE, Bonczynski JJ, Broussard JD et al: Comparison of endoscopic and full-thickness biopsy specimens for diagnosis of inflammatory bowel disease and alimentary tract lymphoma in cats, *J Am Vet Med Assoc* 229:1447, 2006.
3. Hall J: Clinical Approach to chronic vomiting. In August J, editor: *Consultations in feline internal medicine*, ed 3, Philadelphia, 1997, Saunders, p 61.
4. Lester S, Welsh E, Pratschke K: Complications of exploratory coeliotomy in 70 cats, *J Small Anim Pract* 45:351, 2004.
5. Mansell J, Willard MD: Biopsy of the gastrointestinal tract, *Vet Clin North Am Small Anim Pract* 33:1099, 2003.
6. Shaiken L: Radiographic appearance of linear foreign bodies in cats, *Vet Med* 94:417, 1999.
7. Simpson KW, Fyfe J, Cornetta A et al: Subnormal concentrations of serum cobalamin (vitamin B12) in cats with gastrointestinal disease, *J Vet Intern Med* 15:26, 2001.
8. Steiner JM, Williams DA: Serum feline trypsin-like immunoreactivity in cats with exocrine pancreatic insufficiency, *J Vet Intern Med* 14:627, 2000.
9. Steiner JM, Wilson BG, Williams DA: Development and analytical validation of a radioimmunoassay for the measurement of feline pancreatic lipase immunoreactivity in serum, *Can J Vet Res* 68:309, 2004.

10. Suchodolski JS, Steiner JM: Laboratory assessment of gastrointestinal function, *Clin Tech Small Anim Pract* 18:203, 2003.
11. Tams TR: A diagnostic approach to vomiting in dogs and cats, *Vet Med* 87:785, 1992.
12. Twedt DC: Diseases of the stomach. In Sherding RG, editor: *The cat: clinical diseases and management*, ed 2, New York, 1994, Churchill Livingstone, p 1181.
13. Willard MD, Lovering SL, Cohen ND et al: Quality of tissue specimens obtained endoscopically from the duodenum of dogs and cats, *J Am Vet Med Assoc* 219:474, 2001.

Terapêutica para Vômitos e Diarreia

Katrina R. Viviano

As estratégias terapêuticas usadas no tratamento de doenças gastrintestinais de felinos envolvem terapias de suporte inespecíficas e terapias focadas com base no processo mórbido subjacente primário identificado. Os tratamentos mais eficazes para tratar vômitos e diarreia em felinos são aqueles direcionados para o tratamento do processo mórbido subjacente primário. Contudo, existe necessidade de cuidado de suporte sintomático antes de chegar ao diagnóstico definitivo no início da terapia-alvo ou durante períodos de recidiva clínica.

Terapias de suporte inespecíficas para vômitos

Antieméticos e procinéticos

Os antieméticos e os procinéticos são usados para controlar ou evitar vômitos por meio de interações entre receptores específicos mediadas central ou perifericamente, o que faz alguns desses medicamentos serem mais eficazes em gatos. Os cinco principais antieméticos mais usados controlam o vômito por mecanismos diferentes e são a mirtazapina, a metoclopramida, o dolasetron/ondansetron, o maropitant e as fenotiazinas (Tabelas 23.2 e 23.3).

A metoclopramida funciona tanto como antiemético quanto como procinético em gatos. Enquanto isso, a cisaprida funciona apenas como procinético.

Mirtazapina

A mirtazapina, uma piperazinoazepina, antagoniza um receptor α_2-adrenérgico pré-sináptico, aumentando a neurotransmissão noradrenérgica e serotoninérgica. O mecanismo primário que objetiva seu uso consiste em efeito antidepressivo em humanos. A mirtazapina também é um antagonista potente dos receptores serotoninérgicos póssinápticos ($5\text{-}HT_2$ e $5\text{-}HT_3$) e receptores de histamina H_1. Devido a seus efeitos antisserotoninérgicos e anti-histamínicos, usa-se a mirtazapina como antiemético e estimulante do apetite em gatos.

A anorexia é um problema clínico comum em gatos enfermos. Assim, em alguns gatos anoréxicos e parcialmente anoréxicos, o uso de um estimulante do apetite como terapia adjuvante para suporte nutricional (ou seja, sondas de alimentação) pode ter benefício clínico. Antes do desenvolvimento da mirtazapina, a cipro-heptadina era usada como estimulante de apetite em gatos, com resultados clínicos variáveis.

Recentemente, a farmacocinética e a farmacodinâmica da mirtazapina foram relatadas em gatos. Em um grupo de gatos sadios, a mirtazapina mostrou ser estimulante eficaz do apetite, com meia-vida mais curta do que a relatada em humanos. A dose oral recomendada é de 1,88 mg/gato a cada 48 h.[55a] Em humanos, a idade e a disfunção renal e hepática influenciam o metabolismo da mirtazapina (enzimas CYP450 hepáticas) e a depuração (excretada na urina e nas fezes). Isso sugere que pode ser necessário um ajuste da dose.[69a] Os efeitos colaterais relatados em gatos tratados com mirtazapina são alterações do comportamento (vocalização e interação), tremores, contrações musculares e hiperatividade.[9a,55a]

Tabela 23.2 Mecanismo de ação e efeitos adversos dos agentes antieméticos e procinéticos comuns empregados no tratamento de vômitos em gatos.

Fármaco	Mecanismo de ação	Efeitos adversos
Metoclopramida (antiemético e procinético)	Antagonismo D_2 Antagonismo $5\text{-}HT_3$ Agonista $5\text{-}HT_4$	Sinais extrapiramidais
Dolasetron (antiemético) Ondandetron (antiemético)	Antagonismo $5\text{-}HT_3$	Prolongamento do intervalo QT Arritmias
Maropitant (antiemético)	Antagonista NK-1	
Fenotiazinas (antieméticos) Proclorperazina Clorpromazina	Antagonismo D_2 Antagonismo H_1, H_2 Antagonismo colinérgico Antagonismos alfa$_1$, alfa$_2$	Sinais extrapiramidais Sedação Diminuição do limiar convulsional Hipotensão
Cisaprida (procinético)	Agonista $5\text{-}HT_4$	Prolongamento do intervalo QT Arritmias
Mirtazapina (estimulante do apetite e antiemético)	Antagonismo $5\text{-}HT_2$, $5\text{-}HT_3$ Antagonismo H_1	Alterações comportamentais Tremores, contrações musculares Hiperatividade

Tabela 23.3 Recomendações de dose, contraindicações, interações medicamentosas potenciais e indicações clínicas para ajustes de dose para os agentes antieméticos e procinéticos comuns empregados no tratamento de vômitos em gatos.

Fármaco	Dose (gatos)	C: Contraindicações IM: Interações medicamentosas AD: Ajustes de dose
Metoclopramida	0,2 a 0,4 mg/kg SC, VO, a cada 8 h 1 a 2 mg/kg/dia ITC	C: Obstrução GI IM: Fenotiazinas: sinais extrapiramidais AD: Azotemia
Dolasetron Ondansetron	0,5 a 1,0 mg/kg IV, SC, VO a cada 12 a 24 h 0,22 a 0,5 mg/kg IV, VO a cada 8 a 12 h	IM: Cisaprida: prolongamento do intervalo QT e arritmias
Maropitant	1 mg/kg IV, SC, VO a cada 24 h (até 5 dias)	
Fenotiazinas proclorperazina clorpromazina	0,2 a 0,4 mg/kg SC a cada 8 h	C: Desidratação; hipotensão; hx de convulsões IM: Metoclopramida: sinais extrapiramidais
Cisaprida	1,5 mg/kg VO a cada 12 h	C: Obstrução GI IM: Dolasetron: intervalo QT prolongado e arritmias; antifúngicos azóis: inibição da isoenzima CYP3A
Mirtazapina	1,88 mg/gato VO 48 h	IM: Administração concomitante a outros inibidores da MAO (ou seja, selegilina, amitraz, tramadol, amitriptilina, clomipramina) e/ou ISRS (ou seja, fluoxetina) está contraindicada AD: Disfunção renal ou hepática

ITC, infusão a taxa constante; *hx*, histórico, *ISRS*, inibidor seletivo da recaptação de serotonina.

Metoclopramida

A metoclopramida é um fármaco antiemético e procinético que age perifericamente sobre o trato gastrintestinal e centralmente no sistema nervoso central (SNC). Sob doses baixas, a metoclopramida inibe a transmissão dopaminérgica (D_2). Já sob doses mais altas, inibe receptores serotoninérgicos 5-HT$_3$ na zona de desencadeamento de quimiorreceptor (ZDQR).[15,23] A metoclopramida também atua perifericamente como procinético na musculatura lisa gastrintestinal do estômago e do duodeno, desencadeando esvaziamento gástrico e contrações duodenais. Diversos mecanismos medeiam a atividade procinética da metoclopramida, o que envolve maior liberação de acetilcolina e aumento da sensibilidade da musculatura lisa à neurotransmissão colinérgica, que, em parte, pode ocorrer devido ao antagonismo da dopamina. No entanto, mais recentemente, foi sugerida a ativação do receptor serotoninérgico 5HT$_4$.[23,56] Foi relatado que a metoclopramida aumenta o tônus do esfíncter esofágico inferior dos humanos,[20] embora, em gatos, relata-se que a influência da metoclopramida sobre o esfíncter esofágico inferior é fraca.[32]

Os sinais extrapiramidais adversos do sistema nervoso central ocorrem secundariamente ao antagonismo de dopamina (D_2), com agitação e alterações comportamentais. Tais sinais costumam ser encontrados sob doses mais elevadas, necessárias para bloquear receptores 5-HT$_3$. Devido às propriedades procinéticas da metoclopramida, deve-se descartar obstrução intestinal antes do seu uso.

A dopamina é um neurotransmissor menos importante na zona de desencadeamento de quimiorreceptores de gatos do que os receptores α_2-adrenérgicos e 5-HT$_3$ serotoninérgicos. Isso sugere que um antagonista dopaminérgico D_2 pode ser antiemético menos eficaz em gatos. Clinica-

mente, a metoclopramida comumente controla vômitos em gatos, embora essa resposta clínica possa ser secundária aos efeitos de antagonismo de 5-HT$_3$ e/ou seus efeitos procinéticos.[32,44]

Extrapolando da curta meia-vida de eliminação da metoclopramida em cães (90 min), é necessária a dosagem intermitente frequente ou o aporte por infusão a taxa constante (ITC). A dosagem empírica em gatos é de 0,2 a 0,4 mg/kg por via subcutânea ou via oral a cada 8 h ou 1 a 2 mg/kg/dia como ITC. Cerca de 25% da metoclopramida é excretada na urina. Dessa maneira, recomenda-se a redução da dose nos gatos com azotemia renal subjacente.[42]

Dolasetron e ondansetron

O dolasetron e o ondansetron são antagonistas seletivos da serotonina que inibem receptores centrais e periféricos 5-HT$_3$. Seu principal efeito antiemético ocorre por meio do antagonismo dos receptores periféricos 5-HT$_3$ no trato gastrintestinal. Em gatos, o antagonismo de 5-HT$_3$ na ZDQR também, provavelmente, é importante no efeito antiemético do dolasetron e ondansetron. Antigamente, esses fármacos eram usados para vômito após quimioterapia, devido à eficácia clínica superior.

O uso clínico de dolasetron e ondansetron em gatos não foi associado a efeitos colaterais relatados. Já estudos experimentais relatam efeitos tóxicos mínimos em animais sob doses 30 vezes a antiemética.[15] Cefaleia, enzimas hepáticas elevadas, raras reações de hipersensibilidade, prolongamento do intervalo QT e arritmias são efeitos colaterais relatados em humanos.[14,24]

O dolasetron costuma ser usado para administração parenteral e o ondansetron para administração oral, com base principalmente nos tamanhos de comprimidos disponíveis e no custo. A dose recomendada de dolasetron é de 0,5 a 1 mg/kg por via intravenosa a cada 24 h e a do ondansetron é de 0,5 mg/kg por via oral a cada 12 h.

Maropitant

O maropitant é um antagonista de receptor de neurocinina-1 (NK-1) que bloqueia a ligação da substância P aos receptores NK-1 localizados no centro antiemético, na ZDQR e no plexo entérico.[55] Em gatos, relata-se que o maropitant é eficaz para tratar o vômito induzido por xilazina e cinetose.[31] A dose recomendada em gatos é de 1 mg/kg por via intravenosa, subcutânea ou oral, a cada 24 h, até 5 dias.[31] Relata-se que o maropitant é bem tolerado em gatos.

Fenotiazinas

Consideram-se a proclorperazina e a clorpromazina antieméticos de amplo espectro por meio do antagonismo de receptores D_2-dopaminérgicos, histaminérgicos (H_1 e H_2) e colinérgicos (muscarínicos) dentro da ZDQR e, sob altas doses, os receptores alfa-adrenérgicos (alfa$_1$ e alfa$_2$) no centro do vômito. Em gatos, os receptores alfa$_2$ participam de modo fundamental na êmese (convém lembrar que a xilazina é o emético de escolha em gatos). Isso sugere que os gatos podem ser mais sensíveis aos efeitos antieméticos das fenotiazinas.

A proclorperazina e a clorpromazina provocam efeito antiemético sob doses relativamente baixas, o que evita sedação profunda, embora, devido ao antagonismo dos receptores alfa, a vasodilatação e a hipotensão possam ser efeitos colaterais clinicamente importantes. As fenotiazinas têm o potencial de baixar o limiar de convulsões. Não se recomenda seu uso em pacientes com histórico conhecido de convulsões. Outros efeitos colaterais associados ao SNC ligados ao antagonismo de D_2 ocorrem sob doses mais elevadas e produzem sinais extrapiramidais, como rigidez, tremores, fraqueza e inquietação. O antagonismo dos receptores histaminérgicos está associado ao risco de sedação.

Devido à necessidade de doses frequentes (0,2 a 0,4 mg/kg por via subcutânea a cada 8 h) e risco de hipotensão e sedação, o uso clínico de antieméticos fenotiazínicos está limitado a pacientes hospitalizados com vômitos refratários. Assim, deve ser evitado em pacientes desidratados ou hipotensos.

Cisaprida

A cisaprida é um agonista serotoninérgico 5-HT$_4$ que aumenta a motilidade propulsiva gastrintestinal a partir do esfíncter esofágico inferior ao cólon. A cisaprida liga-se a receptores serotoninérgicos 5-HT$_4$ no plexo mientérico, aumentando a liberação de acetilcolina na musculatura lisa gastrintestinal. Em cães, a cisaprida tem atividade procinética maior no estômago em comparação com a metoclopramida.[29] A cisaprida não tem efeito antiemético direto, embora esteja indicada para gatos com vômitos e dismotilidade colônica secundária a megacólon. A distensão do cólon pode desencadear o reflexo do vômito em gatos. A cisaprida induz contrações da musculatura lisa do cólon em gatos com megacólon, conforme o influxo de cálcio extracelular, e é apenas parcialmente colinérgico-dependente.[30] Outras indicações potenciais são íleo adinâmico generalizado refratário ou refluxo gastresofágico. As recomendações de dosagem com base na farmacocinética em gatos sadios são de 1,5 mg/kg por via oral a cada 12 h.[41] Antes do uso da cisaprida, deve ser descartada a possibilidade de obstrução intestinal, por causa de seus fortes efeitos procinéticos.

Os efeitos colaterais relatados em humanos são cólicas e diarreia. Já os efeitos colaterais potencialmente fatais envolvem prolongamento de QT e arritmias ventriculares, os quais foram as principais preocupações em humanos. Estes motivos levaram à remoção da cisaprida do mercado norte-americano.[47] Em gatos, o prolongamento de QT associado à administração de cisaprida requer 20 vezes a dose terapêutica.[37] Devido ao risco de prolongamento do intervalo QT e de arritmias ventriculares, não se recomenda o uso concomitante de cisaprida e dolasetron.[14] Outras interações medicamentosas potenciais associadas à cisaprida são terapia concomitante a antifúngicos azóis (cetoconazol e itraconazol), devido à sua inibição do sistema de isoenzimas hepáticas CYP3A, e inibição do metabolismo da cisaprida.[47]

Modificação da dieta

Modificações da dieta são utilizadas com frequência em gatos com sinais gastrintestinais idiopáticos ou com hipersensibilidades alimentares suspeitas ou conhecidas. As estratégias dietéticas usadas para controlar vômitos em gatos concentram-se em dieta altamente digestível ou em dieta de eliminação (proteína nova/carboidratos ou proteína hidrolisada).[72] O uso empírico das dietas de eliminação em gatos é relativamente bem-sucedido, com cerca de 50% dos animais que apresentam sinais gastrintestinais idiopáticos responsivos a dietas com proteínas nova/carboidrato em 2 a 3 dias.[28] Cabe observar que as modificações dietéticas tradicionais estão recomendadas, pelo menos, durante 8 a 12 semanas, porém, neste grupo de gatos que respondem à dieta com doença gastrintestinal crônica, a melhora clínica foi relatada em alguns dias.[28] A seguir, se um gato tiver de ser considerado responsivo à dieta, a melhora clínica à modificação da dieta deverá ser contemplada relativamente cedo.

Dietas altamente digestíveis

As dietas altamente digestíveis capacitam a absorção e a assimilação mais eficazes de nutrientes em razão de um trato digestivo comprometido. Essas dietas contêm proteínas e carboidratos altamente digestíveis, gordura e fibras solúveis de moderadas a baixas, porém baixas concentrações de fibra insolúvel, e são complementadas com ácidos graxos ômega 3.

Dietas com proteína nova/carboidratos ou de eliminação

Recomendam-se essas dietas quando há suspeita de alergia alimentar ou intolerância alimentar. Tais dietas contêm uma única fonte altamente digestível de carboidrato novo e uma única fonte também altamente digestível de proteína nova. Como alternativa, as dietas formuladas com proteínas hidrolisadas podem ser usadas em lugar daquelas com proteína/carboidratos novos.

Terapias centradas nas indicações específicas para vômitos

Úlceras gastrintestinais

Ver Tabelas 23.4 e 23.5 para informações sobre úlceras gastrintestinais.

Famotidina

A famotidina não tem efeito antiemético direto, porém é um inibidor competitivo dos receptores de histamina (H_2) associados às células parietais gástricas. O receptor H_2 é o receptor dominante envolvido na secreção de ácido gástrico. O antagonismo de receptor H_2 resulta na redução de 70 a 90% da produção de ácido.[13] A famotidina é mais eficaz na supressão da secreção de ácido gástrico com relação à ranitidina. A famotidina é bem tolerada, embora, no tratamento crônico, exista o potencial de hipoacidez e proliferação bacteriana gástrica. Em humanos, recomenda-se a redução da dose quando existir disfunção renal.[21] A famotidina não é inibidora do sistema de enzimas citocromo P-450 microssomais. Consequentemente, não são esperadas interações medicamentosas importantes.

Individualmente, a hiperacidez não é considerada uma causa comum para vômito em gatos, porém a famotidina é eficaz para tratar vômitos em gatos quando associados a úlceras gástricas ou gastrite. A dose recomendada para gatos é de 0,5 mg/kg a cada 12 a 24 h.

Ranitidina

A ranitidina também é inibidora competitiva do receptor H_2 associado às células parietais gástricas. Além disso, a ranitidina aumenta o tônus do esfíncter esofágico inferior e funciona como agente procinético (aumentando o esvaziamento gástrico e estimulando a motilidade intestinal, inclusive a motilidade do cólon), devido à atividade anticolinesterase.[40,54] Interações medicamentosas importantes associadas à inibição do sistema de enzimas citocromo P-450 microssomais hepáticas não são uma preocupação clínica no uso de ranitidina.[46] Um efeito adverso a se ter em mente nos gatos tratados com ranitidina é hipotensão transitória associada à ranitidina administrada como bolo IV.[19] Em humanos, recomenda-se a redução da dose em pacientes com azotemia renal.[39]

A ranitidina é eficaz para diminuir ácido gástrico em gatos.[22] Ela parece ser uma escolha lógica no gato com ulceração e/ou atonia gastrintestinal. A recomendação de dosagem relatada para ranitidina em gatos é de 3,5 mg/kg por via oral a cada 12 h ou 2,5 mg/kg por via intravenosa a cada 12 h.[19]

Omeprazol

O omeprazol é um inibidor da bomba de prótons que tem por alvo a bomba de H^+/K^+ ATPase na superfície luminal de células parietais O omeprazol é eficaz na supressão da secreção de ácidos pelas células parietais, e seus efeitos persistem por cerca de 24 h após a suspensão do fármaco por causa de seu acúmulo na célula parietal (por aprisionamento de íons). As indicações para terapia com omeprazol são para o tratamento e a prevenção de úlceras provocadas por anti-inflamatórios não esteroides (AINEs).[9]

Tabela 23.4 **Mecanismo de ação e efeitos adversos dos fármacos comuns usados no tratamento de úlceras gástricas em gatos.**

Fármaco	Mecanismo de ação	Efeitos adversos
Famotidina (aumenta pH gástrico)	Antagonismo de H_2	
Ranitidina (aumenta pH gástrico) (procinética)	Antagonismo de H_2 Anticolinesterase	Hipotensão (IV)
Omeprazol (aumenta pH gástrico)	Inibidor de H^+/K^+ ATPase	
Sucralfato (cicatrizador de úlcera gástrica)	Evita difusão retrógrada de H^+, inativa pepsina, absorve ácidos biliares e aumenta síntese de prostaglandinas da mucosa gástrica	

Tabela 23.5 **Recomendações de dose, contraindicações, interações medicamentosas potenciais e indicações clínicas para ajustes de dosagens para fármacos comuns usados no tratamento de úlceras gástricas em gatos.**

Fármaco	Dose (gatos)	C: Contraindicações IM: Interações medicamentosas AD: Ajustes de dose
Famotidina	0,5 mg/kg IV, SC, VO a cada 12 a 24 h	AD: azotemia
Ranitidina	2,5 mg/kg IV a cada 12 h 3,5 mg/kg VO a cada 12 h	AD: azotemia
Omeprazol	0,5 a 1 mg/kg VO a cada 24 h	IM: inibição de CYP2C: diazepam Não fragmentar compridos revestidos
Sucralfato	250 mg VO a cada 12 h	IM: diminui absorção oral de fluoroquinolonas, tetraciclinas e digoxinas

O omeprazol é revestido a fim de prevenir sua degradação pelo ácido gástrico; desse modo, as formulações orais não devem ser esmagadas. Com base em estudos em humanos, o omeprazol é um inibidor da enzima citocromo P-450 microssomal hepática com conhecidas interações medicamentosas com o diazepam.[2] A extensão das interações medicamentosas clinicamente significativas no gato ainda precisa ser estudada.

O omeprazol é eficaz na redução da secreção de ácido gástrico em gatos.[22] A dosagem empiricamente recomendada em gatos é de 0,5 a 1 mg/kg por via oral 1 vez/dia. O uso prolongado em humanos[33] e cães[11] está associado a pólipos gástricos e hiperplasia de células parietais, respectivamente, porém o efeito do uso prolongado em gatos ainda não é conhecido.

Sucralfato

O sucralfato é um dissacarídio em complexo com o alumínio, que se dissocia até octassulfato de sacarose e hidróxido de alumínio, mediante exposição ao ácido gástrico. O octassulfato de sacarose sofre polimerização espontânea, produzindo um material viscoso capaz de se ligar a lesões ulcerativas na mucosa gástrica. Uma vez ligado à mucosa exposta, previne a difusão retrógrada de H^+, inativa a pepsina, absorve ácidos biliares e aumenta a síntese de prostaglandinas pela mucosa, efeitos esses que dão suporte à cicatrização de úlceras.

O sucralfato não é absorvido sistemicamente, mas evita a absorção de fármacos capazes de quelar alumínio, o que inclui fluoroquinolonas, tetraciclinas e digoxina. Se for indicado sucralfato para gato tratado concomitantemente com fluoroquinolonas, tetraciclinas ou digoxina, recomenda-se administrar um outro fármaco 2 h antes da administração de sucralfato, a fim de otimizar a absorção do medicamento.

As indicações clínicas para o uso de sucralfato em gatos são tratamento de úlceras gástricas e esofagite.[36] A recomendação de dose em gatos é de 250 mg por via oral a cada 12 h. O sucralfato pode ser esmagado, suspenso em água e administrado como pasta.

Terapias de suporte para diarreias inespecíficas

Modificação da dieta

As modificações da dieta são usadas em alguns gatos com diarreia, caso a causa subjacente seja hipersensibilidade alimentar diagnosticada ou suspeita. O tratamento dietético inclui uma dieta altamente digestível, uma dieta de eliminação (proteína/carboidrato novo ou proteína hidrolisada) (ver anteriormente esses dois itens) ou uma dieta rica em fibras.[72]

Dietas ricas em fibras

As dietas ricas em fibras contêm uma mistura de fibras tanto solúveis quanto insolúveis que podem ser benéficas em pacientes com sinais de diarreia do intestino grosso. Fibras insolúveis, como a celulose, atuam aumentando o volume das fezes, ligando líquidos e regulando a motilidade intestinal. Fibras solúveis, como pectinas de fibras e vegetais e polpa de beterraba, funcionam como uma fonte de ácido butírico que pode ser usado pela mucosa do cólon e diminui citocinas pró-inflamatórias.[69,72]

Suplementação vitamínica

Cobalamina

A cobalamina (vitamina B_{12}) é uma vitamina essencial necessária por diferentes enzimas, inclusive as enzimas fundamentais envolvidas no metabolismo da metionina e na conversão de metilfolato a tetra-hidrofolato necessário para a síntese de DNA. A cobalamina e o folato estão intimamente associados e a hipocobalaminemia pode provocar deficiência funcional de folato.[57] Para que a cobalamina ingerida seja absorvida pelos enterócitos no nível do íleo, há necessidade de ligação com o fator intrínseco.

A hipocobalaminemia costuma estar associada a enfermidades do intestino delgado distal em gatos, como doença intestinal inflamatória. Além disso, níveis baixos de cobalamina têm impacto negativo sobre a função dos enterócitos. Desse modo, em muitos gatos com doença intestinal e com hipocobalaminemia, é necessária a suplementação com cobalamina para a resolução dos sinais clínicos.[60,64] Recomenda-se a quantificação dos níveis séricos de cobalamina em gatos com sinais clínicos de diarreia do intestino delgado; naqueles com suspeita de doença infiltrativa do intestino delgado (doença intestinal inflamatória ou linfoma gastrintestinal); ou nos com disfunção pancreática. Quando a hipocobalaminemia é identificada, recomenda-se a suplementação (250 µg/gato a cada 7 dias) enquanto a etiologia subjacente da má absorção do gato estiver sendo investigada e no início da terapia-alvo.

Probióticos e pré-bióticos

Probióticos

Os probióticos são microrganismos vivos ingeridos com a intenção de beneficiar o hospedeiro. Mais especificamente, dão suporte ao meio da flora do trato gastrintestinal e também promovem benefício geral para a função imune corporal por meio de imunomodulação.[8,18,51] Quimicamente, os probióticos modificam a ingesta e o muco intestinal e também influenciam células imunológicas, enterócitos e células caliciformes dentro da mucosa intestinal diretamente por meio de interações de receptores e indiretamente por meio da ação de citocinas.

Os microrganismos comumente utilizados são bactérias e leveduras não patogênicas que têm papel vital na saúde gastrintestinal, como *Lactobacillus* spp., *Enterococcus faecium*, *Bifidobacterium* spp. e *Saccharomyces* spp. Por exemplo, os lactobacilos sintetizam vitaminas do complexo B, enzimas digestivas e coenzimas de folato.[63] As indicações clínicas para o uso de probiótico são diversas, como doença gastrintestinal primária, doença renal crônica e pancreatite.[71]

O uso racional de probióticos no tratamento de doenças gastrintestinais envolve sua habilidade de modular a flora gastrintestinal, minimizar a colonização por bactérias patogênicas e diminuir a probabilidade de translocação bacteriana.[17] Em gatos sadios, o *Lactobacillus acidophilus* reduz contagens fecais de *Clostridium*.[45] Quando o *Lactobacillus acidophilus* foi usado como adjuvante da terapia antimicrobiana, reduziu-se a liberação fecal de *Campylobacter* em gatos com diarreia provocada por *Campylobacter* com relação a gatos tratados com apenas com antimicrobianos.[3] Especificamente em gatos com doença gastrintestinal, as pesquisas existentes apoiam o probiótico *Enterococcus faecium* como clinicamente benéfico na resolução de diarreia em filhotes felinos.[16] Quanto ao grupo-controle, os gatinhos tratados com probióticos apresentaram concentrações aumentadas de *Bifidobacteria* fecais e IgA sanguínea e contagens fecais diminuídas de *Clostridium perfringens*.

Pré-bióticos

Os pré-bióticos são suplementos dietéticos usados para selecionar a flora entérica mais benéfica, dar suporte a flora gastrintestinal e prevenir a proliferação de bactérias patogênicas, como *Salmonella*, *Escherichia coli*, *Clostridium* e *Campylobacter*. Para que um aditivo alimentar seja considerado um pré-biótico, ele precisa ser não digerível pelo trato gastrintestinal (resistente a acidez gástrica, hidrólise e absorção gastrintestinais). Por outro lado, devem ser fermentáveis pela flora gastrintestinal até ácidos graxos de cadeia curta, a fim de estimular o crescimento de flora bacteriana "boa".[72]

Os pré-bióticos são oligossacarídios não digeríveis – comumente oligofrutose, fruto-oligossacarídios, mananoligossacarídios, inulina, chicória e lactossacarose.[72] Os relatos sobre o uso de pré-bióticos em gatos estão limitados a seu emprego em gatos sadios; estes, quando alimentados com fruto-oligossacarídios, apresentaram tendência para aumento das concentrações fecais de *Lactobacilli* e diminuição da concentração de *C. prefringens* e *E. coli* com relação aos controles.[65] Até o momento, não existem relatos sobre o uso de pré-bióticos em gatos com doença gastrintestinal.

Os probióticos e os pré-bióticos potencialmente têm um papel de suporte no tratamento de doença gastrintestinal em gatos. A consideração clínica importante no uso de probióticos como terapia adjuvante consiste em assegurar o uso de microrganismos vivos não patogênicos que colonizam o trato intestinal de gatos. A flora gastrintestinal coevolui com seu hospedeiro. A colonização por microrganismos gastrintestinais varia entre as espécies e dentro de cada animal individualmente. A distribuição de flora fecal para determinado indivíduo é considerada única, porém estável com o tempo.[68]

Terapias centradas para indicações específicas no tratamento da diarreia

Antimicrobianos e antiparasitários

O tratamento antimicrobiano e o antiparasitário para diarreia felina são indicados com base no diagnóstico específico de diarreia infecciosa, enterite bacteriana ou como terapia adjuvante da doença intestinal inflamatória. Os patógenos infecciosos associados mais frequentemente à diarreia felina são aqueles de enteropatias bacterianas (*Clostridium*, *Campylobacter*), enteropatias por protozoários (*Tritrichomonas foetus*, *Giardia* spp.) e enteropatias por helmintos associadas a ascarídios, ancilostomídeos, nematelmintos, tricurídeos e cestódios. Apenas os tratamentos anti-helmínticos, antimicrobianos e antiprotozoários mais comuns serão discutidos adiante (Tabelas 23.6 e 23.7). Mais informações sobre antimicrobianos e antiparasitários são encontradas adiante, nos itens *Enterite infecciosa* e *Parasitos gastrintestinais*.

Fembendazol

O fembendazol é um anti-helmíntico usado para tratar infecções helmínticas frequentes, como ascarídeos, ancilostomídeos, tricurídeos e uma única espécie de tênia, *Taenia pisiforms*. A *Giardia* spp. também é considerada suscetível ao fembendazol. Este fármaco liga subunidades de betatubulina de microtúbulos, interferindo com sua polimerização. Os efeitos colaterais são vômito e diarreia, embora ambos sejam considerados raros. O fembendazol não tem seu uso aprovado em gatos na América do Norte, porém, com frequência, é usado clinicamente. Assim, recomenda-se a dosagem empírica de 50 mg/kg por via oral a cada 24 h durante 5 dias consecutivos.

Tabela 23.6 Mecanismo de ação e efeitos adversos dos antimicrobianos e antiparasitários comuns usados no tratamento de causas específicas de diarreia em gatos.

Fármaco	Mecanismo de ação	Efeitos adversos
Fembendazol (anti-helmíntico)	Liga subunidades de betatubulina de microtúbulos, prevenindo a polimerização	Vômitos Diarreia
Pamoato de pirantel (anti-helmíntico)	Tem por alvo receptores nicotínicos de acetilcolina de parasitos: despolarização e paralisia espástica	
Metronidazol (antimicrobiano)	Ambiente anaeróbico: convertido a intermediários instáveis que interrompem a síntese de DNA bacteriano	Inapetência, anorexia Náuseas, vômitos Hipersalivação Ataxia cerebelovestibular
Ronidazol (antimicrobiano)	Ambiente anaeróbico: convertido a intermediários instáveis que interrompem a síntese de DNA bacteriano	Hepatotoxidade Neurotoxicidade

Tabela 23.7 **Recomendações de dose e espectro de atividade dos agentes antimicrobianos e antiparasitários comuns empregados no tratamento de causas específicas de diarreia em gatos.**

Fármaco	Dose (gatos)	Espectro
Fembendazol	50 mg/kg VO a cada 24 h por 5 dias	Ascarídios, ancilostomídeos, tricurídeos, *Taenia pisiformis*
Pamoato de pirantel	5 mg/kg VO uma vez, repetir em 3 semanas	Ascarídios, nematelmintos, *Physaloptera*
Metronidazol Benzoato de metronidazol	10 a 15 mg/kg/dia 20 mg/kg/dia	Anaeróbios, *Giardia* spp.
Ronidazol	30 mg VO a cada 24 h	*T. foetus*

Pamoato de pirantel

O pamoato de pirantel é um anti-helmíntico nicotínico usado principalmente para o tratamento de ascarídeos, mas seu espectro de atividade também inclui ancilostomídeos e o verme do estômago *Physaloptera* spp. O pirantel é tóxico a parasitos suscetíveis por meio de sua ação seletiva sobre os receptores nicotínicos de acetilcolina desses organimos, o que resulta em despolarização e paralisia espástica. O pirantel não tem uso aprovado em gatos, mas é considerado seguro nesses animais e costuma ser utilizado na clínica. A recomendação de dosagem em gatos é de 5 mg/kg por via oral, dose única, repetindo-se em 3 semanas, e, finalmente, a cada 3 meses.

Metronidazol

O metronidazol é um antibiótico nitroimidazol com espectro antibacteriano anaeróbico e atividade antiprotozoária contra *Giardia* spp. Em meio anaeróbico, o metronidazol é convertido a intermediários estáveis (radicais nitrosos livres) que interrompem a síntese bacteriana de DNA. Foram descritas propriedades imunomoduladoras capazes de inibir a imunidade celular para o metronidazol, embora essas sejam relatadas em doses bem além da recomendada para uso clínico.[62] Isso levanta questionamentos sobre o uso clínico do metronidazol como terapia adjuvante no tratamento de doença intestinal inflamatória.[34,43]

A resistência ao metronidazol é considerada rara.[43] A reação adversa mais comum é distúrbio gastrintestinal, o que inclui inapetência, anorexia, náuseas e vômitos. Pode ocorrer salivação profusa em gatos após a administração oral de base de metronidazol (formulação usada em comprimidos padronizados), o que levou ao uso de benzoato de metronidazol (formulação manipulada não aprovada pela Food and Drug Administration [dos Estados Unidos]) em alguns gatos, devido à sua melhor palatabilidade.[61] Sob doses altas (> 200 mg/kg/dia), o ácido benzoico tem efeitos neurotóxicos em gatos, porém, na dosagem clínica apropriada de benzoato de metronidazol, a toxicidade pelo ácido benzoico é improvável.[6] Efeitos tóxicos do metronidazol relacionados com a dose em gatos resultam em ataxia cerebelovestibular após a inibição de ácido gama-aminobutírico (GABA) sob doses maiores ou iguais a 58 mg/kg/dia.[12,52] Os sinais clínicos são nistagmo, inclinação da cabeça, ataxia, convulsões e obnubilação.

Em gatos com doença intestinal inflamatória, a recomendação de dose para o metronidazol base é de 10 a 15 mg/kg/dia. O benzoato de metronidazol contém, aproximadamente, 60% de metronidazol base em peso. Isso significa a dosagem empírica de 20 mg/kg/dia de benzoato de metronidazol (equivalente a 12,4 mg/kg/dia de metronidazol base).[61] Pouco se sabe sobre a segurança do uso crônico de metronidazol em gatos; contudo, ele interrompe o DNA dentro de células mononucleares periféricas felinas após 7 dias de tratamento.[61] Esta genotoxicidade induzida por metronidazol é reversível e não mais detectada 6 dias após a suspensão da antibioticoterapia.

Ronidazol

O ronidazol é um antibiótico nitroimidazólico (semelhante ao metronidazol) e disponível como antibiótico em pó pronto para uso. O ronidazol não tem seu uso aprovado em gatos, porém tem sido usado fora de suas recomendações para tratar de modo eficaz tritricomoníase em gatos natural e experimentalmente infectados (30 mg/kg por via oral a cada 12 h durante 14 dias).[25] O *T. foetus* reduz nitromidazóis até seus radicais livres nitrosos. Foi relatado que o ronidazol tem melhor atividade *in vitro* e atividade *in vivo* 10 vezes maior contra *T. foetus*, comparando-se com o metronidazol.[25,35,49] Começa a ser relatada a resistência ao ronidazol em isolados de *T. foetus* oriundos de gatos com diarreia.[26]

Os efeitos colaterais são hepatotoxidcidade e neurotoxicidade. A neurotoxicidade está associada a doses altas e foi relatada em gatos.[59] Recomenda-se o uso de ronidazol apenas para os casos confirmados de *T. foetus*, e a dosagem não deve exceder 30 mg/kg 1 vez/dia em gatos, especialmente naqueles sob risco de efeitos neurotóxicos. O ronidazol não está registrado para uso humano nem veterinário nos EUA. Consequentemente, sua utilização em gatos requer consentimento do proprietário e orientação ao cliente sobre danos humanos potenciais.

Tratamentos imunossupressores

As terapias imunossupressoras são consideradas o padrão de cuidados em gatos com biopsias gastrintestinais compatíveis com doença intestinal inflamatória (inflamação linfoplasmocitária ou eosinofílica). As terapias imunossupressoras comuns usadas em gatos com doença intestinal inflamatória envolvem glicocorticoides, ciclosporina e clorambucila (Tabelas 23.8 e 23.9). Mais informações sobre o tratamento de doença intestinal inflamatória são encontradas ao longo deste capítulo.

Glicocorticoides

Consideram-se os glicocorticoides a terapia de primeira linha no tratamento de gatos com doença intestinal inflamatória. Eles se ligam a seus receptores intracelulares de glicocorticoide. Isso modifica a expressão de genes com elementos de resposta ao glicocorticoide. A imunomodulação é alcançada por meio da inibição da liberação e da resposta de citocina, com a diminuição de fagocitose, quimiotaxia e expressão de antígeno, lecucocitários. Os efeitos colaterais mais comuns em gatos são ulceração gastrintestinal, infecções oportunistas (p. ex., infecções do trato urinário), pancreatite e diabetes melito. Os gatos são menos suscetíveis a hiperadrenocorticismo iatrogênico do que os cães.

Inicialmente, em geral faz-se a terapia com prednisona ou prednisolona oral. A prednisona é um profármaco metabolizado até sua forma ativa prednisolona. Relata-se que os gatos são menos eficientes na conversão de prednisona a prednisolona;[27] desse modo, dá-se preferência à prednisolona em gatos, em especial aqueles refratários às terapias com prednisona.

Formas alternativas de glicocorticoides podem ser consideradas em populações específicas de pacientes. Nos pacientes com má absorção grave, a dexametasona injetável pode promover melhora da biodisponibilidade e da resposta clínica. A dexametasona também pode ser mais adequada nos pacientes com histórico de insuficiência cardíaca, retenção de líquido ou hipertensão devido à falta de atividade mineralocorticoide relativa a prednisona/prednisolona. A potência da dexametasona é 4 a 10 vezes a da prednisolona; assim, é necessária a redução da dose ao se prescrever dexametasona (a dose de dexametasona é 1/7 da dose de prednisolona).[4,10] A budesonida é um glicocorticoide de alta potência, localmente ativo, administrado por via oral, e formulado de modo a ser liberado na parte distal do trato gastrintestinal (com base no diferencial de pH entre as porções proximal e distal do intestino delgado), onde é absorvida e atua localmente como imunomodulador no nível do enterócito. A quantidade de budesonida absorvida sistemicamente é reduzida, pois 80 a 90% da budesonida absorvida do trato gastrintestinal sofrem metabolismo de primeira passagem no fígado. De fato, ocorre alguma absorção sistêmica conforme evidenciado por embotamento de teste de estimulação de hormônio adrenocorticotrófico (ACTH) em cães tratados com budesonida a 3 mg/m² por 30 dias.[66,70] O uso de budesonida em gatos ainda se baseia na prática com uma dose empírica sugestiva de 0,5 a 1 mg/gato/dia.

A terapia glicocorticoide inicial para gatos com doença intestinal inflamatória consiste em dosagens anti-inflamatórias (0,5 a 1 mg/kg/dia) até imunossupressoras (2 a 4 mg/kg/dia), com as dosagens de acordo na potência de prednisona/prednisolona. O objetivo da terapia consiste em alcançar remissão clínica e lentamente diminuir a dose dos glicocorticoides até a dose mais baixa que controle os sinais clínicos do gato.[67] Alguns gatos podem ter a terapia completamente suspensa, enquanto outros precisarão da terapia prolongada com doses baixas. A diminuição do tratamento deve ser lenta, com redução da dose de 25 a 50% a cada 3 a 4 semanas.

Tabela 23.8 Mecanismo de ação e efeitos adversos dos fármacos imunossupressores comuns usados no tratamento de doença intestinal inflamatória em gatos.

Fármaco	Mecanismo de ação	Efeitos adversos
Glicocorticoides	Imunomodulação: diminuição da fagocitose leucocitária, quimiotaxia e expressão de antígeno	Ulceração gastrintestinal Infecções secundárias Pancreatite Diabetes melito Hiperadrenocorticismo
Ciclosporina	Atenua ativação e proliferação de linfócitos T por meio da inibição de interleucina-2	Vômitos Infecções secundárias Hepatotoxicidade
Clorambucila	Alquila e liga de modo cruzado DNA Citotoxidade linfocítica	Supressão de medula óssea Neurotoxicidade

Tabela 23.9 Recomendações de dose e interações medicamentosas para os fármacos imunossupressores comuns empregados no tratamento de doença intestinal inflamatória em gatos.

Fármaco	Tipos	Dose (gatos)	Interações medicamentosas
Glicocorticoides	Prednisona/prednisolona Anti-inflamatórios Imunossupressores Dexametasona Budesonida	 0,5 a 1 mg/kg/dia 2 a 4 mg/kg/dia Dose de prednisona dividida por 7 0,5 a 1 mg/gato/dia	AINEs: ulceração gastrintestinal
Ciclosporina	Ciclosporina modificada (microemulsão)	4 mg/kg VO a cada 12 a 24 h	Cetoconazol: inibição de CYP3A
Clorambucila	–	Gato < 4 kg: 2 mg/gato a cada 72 h Gato > 4 kg: 2 mg/gato a cada 48 h	–

AINEs: anti-inflamatórios não esteroides.

Ciclosporina

Considera-se ciclosporina um agente imunossupressor de segunda linha usado para tratar doença intestinal inflamatória em gatos. O uso de ciclosporina no tratamento de diarreia associada a doença intestinal inflamatória em gatos é extrapolado a partir de seu uso em cães para tratar diarreia intestinal inflamatória refratária a glicocorticoide.[1] A ciclosporina suprime a inflamação mediada por linfócitos T no trato gastrintestinal secundariamente à supressão de citocinas inflamatórias. Especificamente, a ciclosporina atenua a ativação e a proliferação de linfócitos T por meio da inibição da produção de interleucina-2 (IL-2). Os efeitos colaterais da ciclosporina em gatos são inapetência e vômitos dependentes da dose, que podem ocorrer no início do tratamento e, em geral, respondem à redução da dose. Outros efeitos colaterais menos comuns relatados em gatos são infecções oportunistas, como toxoplasmose[5] e hepatotoxicicidade.

A formulação de ciclosporina como microemulsão tem biodisponibilidade oral mais elevada e farmacocinética menos variável.[58] Uma dose inicial sugerida de ciclosporina é de 4 mg/kg a cada 12 ou 24 h. Os níveis séricos de ciclosporina podem ser usados para monitorar concentração plasmática excessivamente alta (> 400 ng/mℓ), conforme determinado empregando-se um método analítico de cromatografia líquida de alto desempenho.[53]

Clorambucila

A clorambucila é uma mostarda nitrogenada de ação lenta que alquila e efetivamente estabelece ligações cruzadas com DNA, provocando alteração na produção de proteínas. Os efeitos imunossupressores da clorambucila resultam de seu efeito citotóxico sobre os linfócitos, de modo semelhante a outras mostardas nitrogenadas. Considera-se a supressão da medula óssea branda a moderada e rapidamente reversível. Foram relatadas neurotoxicidade e mioclonia em um gato que recebeu acidentalmente dose excessiva de clorambucila.[7]

A clorambucila é usada como agente de segunda linha em gatos para tratar distúrbios imunomediados, em parte devido à facilidade de administração e seu baixo risco de mielossupressão. Para o tratamento de doença intestinal inflamatória, a dose recomendada para gatos é de 2 mg/gato a cada 48 h em gatos com mais de 4 kg e de 2 mg/gato a cada 72 h em animais com menos de 4 kg.[50] A clorambucila é usada comumente associada a glicocorticoides no tratamento de doenças imunomediadas, como a doença intestinal inflamatória,[48,50] e como agente quimioterápico no tratamento de linfoma gastrintestinal de células pequenas em gatos.[38]

Referências bibliográficas

1. Allenspach K, Rufenacht S, Sauter S, et al: Pharmacokinetics and clinical efficacy of cyclosporine treatment of dogs with steroid-refractory inflammatory bowel disease, *J Vet Intern Med* 20:239, 2006.
2. Andersson T: Omeprazole drug interaction studies, *Clin Pharmacokinet* 21:195, 1991.
3. Baillon ML, Butterwick RF: The efficacy of a probiotic strain, *Lactobacillus acidophilus* DSM, in the recovery of cats from clinical *Campylobacter* infection [abstract], *J Vet Intern Med* 17:416, 2003.
4. Ballard PL, Carter JP, Graham BS, et al: A radioreceptor assay for evaluation of the plasma glucocorticoid activity of natural and synthetic steroids in man, *J Clin Endocrinol Metab* 41:290, 1975.
5. Barrs VR, Martin P, Beatty JA: Antemortem diagnosis and treatment of toxoplasmosis in two cats on cyclosporin therapy, *Aust Vet J* 84:30, 2006.
6. Bedford PG, Clarke EG: Experimental benzoic acid poisoning in the cat, *Vet Rec* 90:53, 1972.
7. Benitah N, de Lorimier LP, Gaspar M, et al: Chlorambucil-induced myoclonus in a cat with lymphoma, *J Am Anim Hosp Assoc* 39:283, 2003.
8. Benyacoub J, Czarnecki-Maulden GL, Cavadini C, et al: Supplementation of food with *Enterococcus faecium* (SF68) stimulates immune functions in young dogs, *J Nutr* 133:1158, 2003.
9. Bersenas AM, Mathews KA, Allen DG, et al: Effects of ranitidine, famotidine, pantoprazole, and omeprazole on intragastric pH in dogs, *Am J Vet Res* 66:425, 2005.
9a. Cahil C: Mirtazapine as an antiemetic, *Vet Forum* 23:34, 2006.
10. Cantrill HL, Waltman SR, Palmberg PF, et al: In vitro determination of relative corticosteroid potency, *J Clin Endocrinol Metab* 40:1073, 1975.
11. Carlsson E: A review of the effects of long-term acid inhibition in animals, *Scand J Gastroenterol Suppl* 166:19, 1989.
12. Caylor KB, Cassimatis MK: Metronidazole neurotoxicosis in two cats, *J Am Anim Hosp Assoc* 37:258, 2001.
13. Coruzzi G, Bertaccini G, Noci MT, et al: Inhibitory effect of famotidine on cat gastric secretion, *Agents Actions* 19:188, 1986.
14. Cubeddu LX: Iatrogenic QT abnormalities and fatal arrhythmias: mechanisms and clinical significance, *Curr Cardiol Rev* 5:166, 2009.
15. Cunningham RS: 5-HT3-receptor antagonists: a review of pharmacology and clinical efficacy, *Oncol Nurs Forum* 24:33, 1997.
16. Czarnecki-Maulden G, Cavadini C, Lawler D, et al: Incidence of naturally occurring diarrhea in kittens fed *Enterococcus faecium* SF68. *Supplement to Compend Contin Edu Vet* 29:37, 2007.
17. Damaskos D, Kolios G: Probiotics and prebiotics in inflammatory bowel disease: microflora "on the scope", *Br J Clin Pharmacol* 65:453, 2008.
18. Dotan I, Rachmilewitz D: Probiotics in inflammatory bowel disease: possible mechanisms of action, *Curr Opin Gastroenterol* 21:426, 2005.
19. Duran S, Jernigan A, Ravis W, et al: Pharmacokinetics of oral and intravenous ranitidine in cats [abstract], *Proceedings of 9th Annual ACVIM Forum* 1991, p 902.
20. Durazo FA, Valenzuela JE: Effect of single and repeated doses of metoclopramide on the mechanisms of gastroesophageal reflux, *Am J Gastroenterol* 88:1657, 1993.
21. Echizen H, Ishizaki T: Clinical pharmacokinetics of famotidine, *Clin Pharmacokinet* 21:178, 1991.
22. Fandriks L, Jonson C: Effects of acute administration of omeprazole or ranitidine on basal and vagally stimulated gastric acid secretion and alkalinization of the duodenum in anaesthetized cats, *Acta Physiol Scand* 138:181, 1990.
23. Freeman AJ, Cunningham KT, Tyers MB: Selectivity of 5-HT3 receptor antagonists and anti-emetic mechanisms of action, *Anticancer Drugs* 3:79, 1992.
24. Goodin S, Cunningham R: 5-HT(3)-receptor antagonists for the treatment of nausea and vomiting: a reappraisal of their side-effect profile, *Oncologist* 7:424, 2002.
25. Gookin, JL, Copple, CN, Papich, MG, et al: Efficacy of ronidazole for treatment of feline Tritrichomonas foetus infection, *J Vet Intern Med* 20:536, 2006.
26. Gookin JL, Stauffer SH, Dybas D, et al: Documentation of in vivo and in vitro aerobic resistance of feline *Tritrichomonas foetus* isolates to ronidazole, *J Vet Intern Med* 24:1003, 2010.
27. Graham-Mize CA, Rosser EJ Jr: Comparison of microbial isolates and susceptibility patterns from the external ear canal of dogs with otitis externa, *J Am Anim Hosp Assoc* 40:102, 2004.
28. Guilford WG, Jones BR, Markwell PJ, et al: Food sensitivity in cats with chronic idiopathic gastrointestinal problems, *J Vet Intern Med* 15:7, 2001.
29. Gullikson GW, Loeffler RF, Virina MA: Relationship of serotonin-3 receptor antagonist activity to gastric emptying and motor-stimulating actions of prokinetic drugs in dogs, *J Pharmacol Exp Ther* 258:103, 1991.
30. Hasler AH, Washabau RJ: Cisapride stimulates contraction of idiopathic megacolonic smooth muscle in cats, *J Vet Intern Med* 11:313, 1997.

31. Hickman MA, Cox SR, Mahabir S, et al: Safety, pharmacokinetics and use of the novel NK-1 receptor antagonist maropitant (Cerenia) for the prevention of emesis and motion sickness in cats, *J Vet Pharmacol Ther* 31:220, 2008.

32. Hillemeier C, McCallum R, Oertel R, et al: Effect of bethanechol and metoclopramide on upper gastrointestinal motility in the kitten, *J Pediatr Gastroenterol Nutr* 5:134, 1986.

33. Jalving M, Koornstra JJ, Wesseling J, et al: Increased risk of fundic gland polyps during long-term proton pump inhibitor therapy, *Aliment Pharmacol Ther* 24:1341, 2006.

34. Jergens A: Feline idiopathic inflammatory bowel disease, *Compend Contin Educ Prac Vet* 14:509, 1992.

35. Kather EJ, Marks SL, Kass PH: Determination of the in vitro susceptibility of feline *Tritrichomonas foetus* to 5 antimicrobial agents, *J Vet Intern Med* 21:966, 2007.

36. Katz PO, Ginsberg GG, Hoyle PE, et al: Relationship between intragastric acid control and healing status in the treatment of moderate to severe erosive oesophagitis, *Aliment Pharmacol Ther* 25:617, 2007.

37. Kii Y, Nakatsuji K, Nose I, et al: Effects of 5-HT(4) receptor agonists, cisapride and mosapride citrate on electrocardiogram in anaesthetized rats and guinea-pigs and conscious cats, *Pharmacol Toxicol* 89:96, 2001.

38. Kiselow MA, Rassnick KM, McDonough SP, et al: Outcome of cats with low-grade lymphocytic lymphoma: 41 cases (1995-2005), *J Am Vet Med Assoc* 232:405, 2008.

39. Koch KM, Liu M, Davi, IM, et al: Pharmacokinetics and pharmacodynamics of ranitidine in renal impairment, *Eur J Clin Pharmacol* 52:229, 1997.

40. Kounenis G, Koutsoviti-Papadopoulou M, Elezoglou A, et al: Comparative study of the H2-receptor antagonists cimetidine, ranitidine, famotidine and nizatidine on the rabbit stomach fundus and sigmoid colon, *J Pharmacobiodyn* 15:561, 1992.

41. LeGrange SN, Boothe DM, Herndon S, et al: Pharmacokinetics and suggested oral dosing regimen of cisapride: a study in healthy cats, *J Am Anim Hosp Assoc* 33:517, 1997.

42. Lehmann CR, Heironimus JD, Collins CB, et al: Metoclopramide kinetics in patients with impaired renal function and clearance by hemodialysis, *Clin Pharmacol Ther* 37:284, 1985.

43. Lofmark S, Edlund C, Nord CE: Metronidazole is still the drug of choice for treatment of anaerobic infections, *Clin Infect Dis* 50(Suppl 1):S16, 2010.

44. Mangel AW, Stavorski JR, Pendleton RG: Effects of bethanechol, metoclopramide, and domperidone on antral contractions in cats and dogs, *Digestion* 28:205, 1983.

45. Marshall-Jones ZV, Baillon ML, Croft JM, et al: Effects of *Lactobacillus acidophilus* DSM13241 as a probiotic in healthy adult cats, *Am J Vet Res* 67:1005, 2006.

46. Martinez C, Albet C, Agundez JA, et al: Comparative in vitro and in vivo inhibition of cytochrome P450 CYP1A2, CYP2D6, and CYP3A by H2-receptor antagonists, *Clin Pharmacol Ther* 65:369, 1999.

47. Michalets EL, Williams CR: Drug interactions with cisapride: clinical implications, *Clin Pharmacokinet* 39:49, 2000.

48. Miller E: The use of cytotoxic agents in the treatment of immune-mediated diseases of dogs and cats, *Semin Vet Med Surg (Small Anim)* 12:157, 1997.

49. Miwa GT, Wang R, Alvaro R, et al: The metabolic activation of ronidazole [(1-methyl-5-nitroimidazole-2-yl)-methyl carbamate] to reactive metabolites by mammalian, cecal bacterial and *T. foetus* enzymes, *Biochem Pharmacol* 35:33, 1986.

50. Moore L: Beyond corticosteroids for therapy of inflammatory bowel disease in dogs and cats [abstract], Proceedings 22nd Am Coll Vet Intern Med Forum 2004, p 611.

51. Nomoto K: Prevention of infections by probiotics, *J Biosci Bioeng* 100:583, 2005.

52. Olson EJ, Morales SC, McVey AS, et al: Putative metronidazole neurotoxicosis in a cat, *Vet Pathol* 42:665, 2005.

53. Papich MG: Immunosuppressive drug therapy, Proceedings of 14th Annual Members Meeting of the American Academy of Veterinary Dermatology and American College of Veterinary Dermatology 1998, p 41.

54. Petroianu GA, Arafat K, Schmitt A, et al: Weak inhibitors protect cholinesterases from strong inhibitors (paraoxon): in vitro effect of ranitidine, *J Appl Toxicol* 25:60, 2005.

55. Prommer E: Aprepitant (EMEND): the role of substance P in nausea and vomiting, *J Pain Palliat Care Pharmacother* 19:31, 2005.

55a. Quimby JM, Gustafson DL, Samber BJ et al: Studies on the pharmacokinetics and pharmacodynamics of mirtazapine in healthy young cats, *J Vet Pharmacol Ther* (in press).

56. Rao AS, Camilleri M: Review article: metoclopramide and tardive dyskinesia, *Aliment Pharmacol Ther* 31:11, 2010.

57. Reed N, Gunn-Moore D, Simpson K: Cobalamin, folate and inorganic phosphate abnormalities in ill cats, *J Feline Med Surg* 9:278, 2007.

58. Robson D: Review of the pharmacokinetics, interactions and adverse reactions of cyclosporine in people, dogs and cats, *Vet Rec* 152:739, 2003.

59. Rosado TW, Specht A, Marks, SL: Neurotoxicosis in 4 cats receiving ronidazole, *J Vet Intern Med* 21:328, 2007.

60. Ruaux CG, Steiner JM, Williams DA: Early biochemical and clinical responses to cobalamin supplementation in cats with signs of gastrointestinal disease and severe hypocobalaminemia, *J Vet Intern Med* 19:155, 2005.

61. Sekis I, Ramstead K, Rishniw M, et al: Single-dose pharmacokinetics and genotoxicity of metronidazole in cats, *J Feline Med Surg* 11:60, 2009.

62. Sen P, Chakravarty AK, Kohli J: Effects of some imidazoles on cellular immune responses—an experimental study, *Indian J Exp Biol* 29:867, 1991.

63. Shahani KM, Ayebo AD: Role of dietary lactobacilli in gastrointestinal microecology, *Am J Clin Nutr* 33:2448, 1980.

64. Simpson KW, Fyfe J, Cornetta A, et al: Subnormal concentrations of serum cobalamin (vitamin B12) in cats with gastrointestinal disease, *J Vet Intern Med* 15:26, 2001.

65. Sparkes AH, Papasouliotis K, Sunvold G, et al: Effect of dietary supplementation with fructo-oligosaccharides on fecal flora of healthy cats, *Am J Vet Res* 59:436, 1998.

66. Stroup ST, Behrend EN, Kemppainen RJ, et al: Effects of oral administration of controlled-ileal-release budesonide and assessment of pituitary-adrenocortical axis suppression in clinically normal dogs, *Am J Vet Res* 67:1173, 2006.

67. Tams TR: Feline inflammatory bowel disease, *Vet Clin North Am Small Anim Pract* 23:569, 1993.

68. Tannock GW: New perceptions of the gut microbiota: implications for future research, *Gastroenterol Clin North Am* 34:361, vii, 2005.

69. Tedelind S, Westberg F, Kjerrulf M, et al: Anti-inflammatory properties of the short-chain fatty acids acetate and propionate: a study with relevance to inflammatory bowel disease, *World J Gastroenterol* 13:2826, 2007.

69a. Timmer CJ, Sitsen JM, Delbressine LP: Clinical pharmacokinetics of mirtazapine, *Clin Pharmacokinet* 38:461, 2000.

70. Tumulty JW, Broussard JD, Steiner JM, et al: Clinical effects of short-term oral budesonide on the hypothalamic-pituitary-adrenal axis in dogs with inflammatory bowel disease, *J Am Anim Hosp Assoc* 40:120, 2004.

71. Wynn SG: Probiotics in veterinary practice, *J Am Vet Med Assoc* 234:606, 2009.

72. Zoran DL: Nutritional management of feline gastrointestinal diseases, *Top Companion Anim Med* 23:200, 2008.

Doenças do Esôfago

Susan E. Little

A doença esofágica não é comum em gatos em comparação com cães, porém a espécie também é passível de problemas como esofagite. Além disso, estenoses esofágicas frequentemente passam despercebidas. A conscientização de doenças esofágicas em felinos é baixa. Com frequência, os sinais clínicos não são específicos e podem ser necessárias imagens e radiografias para o diagnóstico.

O esôfago compõe-se de quatro camadas (da mais interna para a mais externa): mucosa, submucosa, muscular e adventícia (não existe a camada serosa). No cão, a camada muscular é formada totalmente de musculatura esquelética, porém, em gatos, o terço distal do esôfago compõe-se de musculatura lisa. O esfíncter esofágico superior previne o refluxo de conteúdo esofágico para a faringe e reduz a aerofagia. O esfíncter esofágico inferior evita o refluxo gastresofágico e relaxa durante a deglutição, a fim de que alimento e líquido penetrem no estômago.

Apresentação clínica

Os sinais clínicos de doença esofágica são salivação, disfagia, dor à deglutição (odinofagia) e, mais classicamente, regurgitação. Pode ocorrer perda de peso secundária a ingestão inadequada de alimentos quando a doença é grave ou crônica. Outros sinais clínicos como anorexia, tosse, dispneia e febre podem ocorrer se houver complicações, como pneumonia por aspiração ou perfuração esofágica.

A regurgitação é a expulsão passiva de alimento e líquido a partir do esôfago. O alimento encontra-se não digerido e, com frequência, acompanhado por muco e saliva. Erosões da mucosa podem produzir sangue evidente no material regurgitado. A regurgitação precisa ser diferenciada de vômitos (Tabela 23.10). O vômito quase sempre é precedido por salivação, ânsia e contrações abdominais. O vômito consiste em alimento parcialmente digerido a partir do estômago e/ou intestinos e pode estar misturado a líquido tingido de bile. Alguns gatos apresentam tanto vômito quanto regurgitação. A expectoração também pode ser confundida com vômito ou regurgitação. A expectoração está associada a tosse, porém os gatos que tossem excessivamente também podem estimular o vômito. Assim, é necessário o histórico cuidadoso para caracterizar os sinais clínicos corretamente. A tosse também pode ocorrer em gatos que tenham aspirado em decorrência de regurgitação.

Tabela 23.10 **Como diferenciar vômito de regurgitação.**

Sinal	Regurgitação	Vômito
Náuseas prodrômicas (salivação, lambedura dos lábios, ansiedade)	Não	Em geral
Ânsia (jatos secos)	Não	Em geral
Material produzido:		
Alimento	Às vezes	Às vezes
Bile	Não	Às vezes
Sangue	Às vezes não digerido	Às vezes (digerido ou não digerido)
Volume produzido	Variável	Variável
Momento relativo com a alimentação	Variável	Variável
Distensão do esôfago cervical	Algumas vezes	Não

Adaptada de Willard MD: Clinical Manifestations of gastrintestinal disorders. In Nelson RW, Couto CG, editors: *Small animal internal medicine*, St. Louis, 2009, Mosby Elsevier, Table 28-1, p 354.

Salivação, disfagia e odinofagia costumam ser observadas em distúrbios da orofaringe e/ou esôfago proximal. A odinofagia está associada mais comumente a esofagite e corpos estranhos. Disfagia e regurgitação juntas costumam indicar disfunção oral ou faríngea; se a regurgitação não vier acompanhada por disfagia, é provável haver disfunção esofágica.[55] A regurgitação em gatos com doença esofágica é causada por obstrução ou por disfunção muscular. As causas de obstrução são anomalia do anel vascular, objeto estranho, estenose e neoplasia. As causas de disfunção muscular são doença congênita, esofagite, miopatias, neuropatias e disautonomia.

A regurgitação pode ocorrer imediatamente após a refeição se a lesão se encontrar no esôfago proximal. Entretanto, o esôfago dilatado proporciona o reservatório para alimento e líquido, de modo que a regurgitação pode não estar associada à hora da refeição.

Sinais de doença esofágica em felinos jovens devem levantar suspeita de anomalia congênita, como anomalia de anel vascular ou de corpo estranho. Felinos adultos com doença esofágica podem ter histórico recente de anestesia geral, administração de determinados medicamentos orais ou ingestão de substâncias químicas irritantes. O início agudo de sinais clínicos pode sugerir um corpo estranho, enquanto sinais que se agravam lentamente, crônicos, talvez indiquem estenose ou tumor.

Abordagem diagnóstica

Todos os gatos com suspeita de doença esofágica devem ter um banco de dados mínimo como parte do plano diagnóstico (hemograma completo, bioquímica sérica, urinálise e outros testes, conforme indicado pela idade ou pelas doenças concomitantes, como T_4 total sérica e aferição da pressão arterial). Uma parte importante do diagnóstico é a observação do gato enquanto ele se alimenta, a fim de localizar o ponto da disfunção. Se o gato não quiser comer enquanto estiver na clínica veterinária, o proprietário pode fazer um vídeo do gato comendo em casa para que o clínico veja.

A abordagem diagnóstica geral para regurgitação em gatos é mostrada na Figura 23.3. Radiografias simples e contrastadas e endoscopia são importantes instrumentos diagnósticos para doença esofágica. A fluoroscopia tem valor para o diagnóstico de distúrbios de motilidade, porém a disponibilidade está restrita a universidades e centros de encaminhamento, por causa do custo do equipamento. A ultrassonografia está limitada à região do esôfago cervical e um pequeno segmento do esôfago abdominal entre a cárdia do estômago e o diafragma.

Todo o esôfago deve ser avaliado por meio de radiografias cervicais e torácicas. As radiografias torácicas também podem mostrar evidências de complicações, como pneumonia por perfuração ou perfuração esofágica. O esôfago normal não é visualizado em radiografias simples, porém pode ser observado se houver alimento ou líquido retido, ou corpo estranho ou massa. Os agentes de contraste radiográficos úteis para esofagografia em gatos são bário líquido ou em pasta. Um agente de contraste

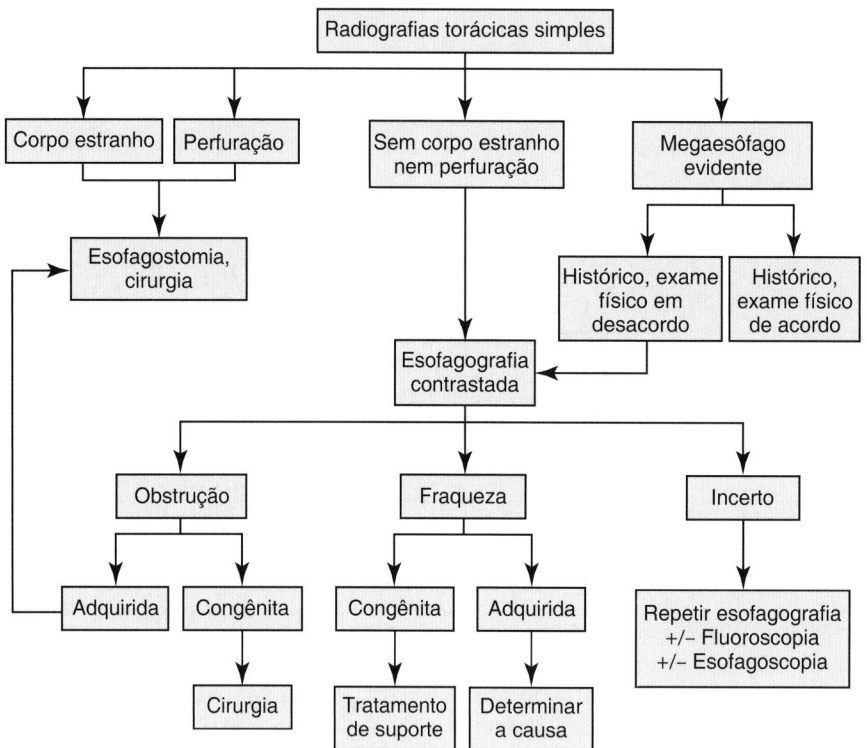

Figura 23.3 Abordagem diagnóstica à regurgitação. (*Adaptada de Willard MD: Clinical Manifestations of gastrintestinal disorders. In Nelson RW, Couto CG, editors:* Small animal internal medicine, *St. Louis, 2009, Mosby Elsevier, Figure 28-1, p. 354.*)

iodado hidrossolúvel (p. ex., io-hexol) é preferível, caso haja algum risco de o esôfago estar perfurado, pois esses agentes são menos irritantes e reabsorvidos com maior rapidez. As esofagografias são mais úteis para o diagnóstico de obstruções luminais, compressão extraluminal, irregularidades da mucosa e, possivelmente, irritações na motilidade.

O bário líquido diluído pode ser administrado em uma seringa ou misturado a alimento enlatado, especialmente se houver suspeita de distúrbio de motilidade ou de estenose. São feitas diversas radiografias laterais rapidamente, começando em 20 segundos da deglutição do agente de contraste. O contraste é rapidamente eliminado do esôfago normal por peristalse. Se o contraste no esôfago terminar abruptamente, existe a probabilidade de obstrução. Caso o contraste fique retido por todo o esôfago, existe a suspeita de disfunção muscular. Alguns distúrbios, como esofagite, são difíceis de diagnosticar radiograficamente porque os agentes de contraste podem ou não aderir à mucosa ulcerada.

A endoscopia flexível é um instrumento diagnóstico não invasivo para distúrbio do esôfago e empregada se as radiografias simples e contrastadas não tiverem conseguido estabelecer o diagnóstico. É mais sensível para o diagnóstico de massa, úlceras, perfurações e obstruções. Além disso, com frequência se podem recuperar corpos estranhos por meio de endoscopia e também auxiliar nos casos de dilatação, de estenoses ou colocação de sondas de alimentação por gastrostomia, se necessário. A biopsia da mucosa do esôfago é mais difícil do que a biopsia da mucosa gástrica ou da intestinal e não é realizada frequentemente, exceto quando há lesões expansivas.

Doenças específicas

Esofagite e estenoses esofágicas

A esofagite pode decorrer de várias etiologias de inflamação, como irritação por contato a partir de corpos estranhos (inclusive tricocobezoares alojados no esôfago), irritantes químicos ou medicamentos cáusticos, refluxos gastresofágicos, vômitos persistentes, hérnia de hiato ou anestesia geral. A inflamação rompe a mucosa esofágica e expõe a submucosa. Uma parte importante do plano de tratamento é a identificação e a causa do tratamento subjacente.

Os sinais clínicos são disfagia, regurgitação, salivação e deglutição repetida, embora os sinais possam não aparecer em gatos com esofagite branda. Gatos com odinofagia podem repetidamente estender a cabeça e o pescoço enquanto deglutem. Se a esofagite ou a doença subjacente for grave, talvez ocorram perda de peso e desidratação secundariamente a anorexia.

Caso a mucosa e a muscular estejam lesadas, podem se formar estenoses em decorrência da produção de tecido conjuntivo fibroso e do comprometimento do lúmen esofágico.[54] Neoplasia é uma causa importante de estenose esofágica em humanos, mas não em gatos. A maioria dos casos apresenta estenoses unitárias, porém é possível haver várias. Em dois estudos, o diâmetro médio das estenoses foi de 5 mm.[26,32] A maioria das estenoses tem menos de 1 cm de comprimento. Os sinais clínicos associados a estenoses surgem 5 a 14 dias após a lesão esofágica e podem estar presentes durante semanas antes de se propor o tratamento definitivo. Tipicamente, a regurgitação ocorre logo após a refeição, embora, se a estenose for mantida, possa se formar uma bolsa cranial à lesão na qual o alimento se acumula.

Radiografias podem estar normais em gatos com esofagite e estenoses, porém são úteis para descartar outras causas pelos sinais clínicos, como corpo estranho, ou para detectar problemas relacionados, como pneumonia por aspiração. Em alguns pacientes, talvez seja observada dilatação do esôfago com líquido ou ar.[45] Uma esofagografia contrastada pode revelar irregularidades da mucosa em gatos com esofagite. Pode ocorrer dilatação segmentar na inflamação intensa. As estenoses podem ser diagnosticadas por esofagografia (Figura 23.4). Contudo, em alguns casos, pode ser difícil diferenciar estenose de espessamento intramural (p. ex., devido a uma neoplasia).

A endoscopia é útil para o diagnóstico de esofagite; os achados são vermelhidão da pele, hemorragia e erosões ou ulcerações. Se houver refluxo gastresofágico, as lesões serão mais intensas na porção distal do esôfago e o esfíncter esofágico inferior poderá estar dilatado. Com frequência, usa-se a endoscopia para o diagnóstico definitivo de estenose esofágica e também para observar a lesão durante o tratamento por meio de *bougienage* ou dilatação por cateter com balão. As estenoses aparecem como um anel de tecido fibroso branco que estreita o lúmen esofágico. Se for realizada endoscopia após esofagografia baritada, deve-se esperar 24 h entre os procedimentos ou o bário obscurecerá a observação com o endoscópio.[19]

A anestesia geral é uma causa importante de esofagite em gatos (às vezes, leva à formação de estenose), provavelmente porque o refluxo gastresofágico parece ocorrer com frequência em gatos anestesiados.* Por exemplo, em uma

série de 7 gatos com estenose esofágica benigna, anestesia recente para ovário-histerectomia foi a causa suspeita em cinco casos.[1] Os sinais clínicos apareceram até 21 dias após a anestesia.

Muitos fármacos pré-anestésicos e agentes de indução reduzem a pressão do esfíncter esofágico inferior.[27,28] Outros fatores predisponentes podem ser cirurgia intra-abdominal e posição de cabeça baixa na mesa de cirurgia. O líquido de refluxo com pH inferior a 4 é passível de provocar lesão da mucosa esofágica, assim como o tempo de contato prolongado. Os mecanismos de defesa do esôfago são depuração do líquido do refluxo por meio de peristalse e neutralização do pH ácido por meio do bicarbonato presente na saliva.

Em um estudo com 40 gatinhos com menos de 15 semanas de vida, o risco de refluxo gastresofágico durante a anestesia foi avaliado por meio do uso de máscara de via respiratória laríngea *versus* intubação endotraqueal.[47] O refluxo gastresofágico foi observado em 50% dos filhotes que usaram a máscara de via respiratória laríngea, porém de modo mais relevante em 22% dos filhotes que receberam a intubação endotraqueal. Os episódios de refluxo ocorreram logo após a indução da anestesia. Em um estudo de 50 gatos anestesiados com tiopentona ou propofol, ocorreu refluxo gastresofágico em 14% deles.[16] O refluxo também ocorreu logo após a anestesia ser induzida e perdurou, em média, 23 min. Não se sabe por que se formam estenoses esofágicas apenas em um pequeno número de gatos que enfrentam refluxo gastresofágico durante a anestesia.

A doença do refluxo gastresofágico (DRGE) é uma causa comumente relatada de esofagite em humanos, porém é relatada raramente em gatos quando não associada a anestesia geral.[24,33] Não se conhece a incidência verdadeira, e o diagnóstico pode ser prejudicado pelo escasso conhecimento sobre a apresentação clínica e o diagnóstico. Os sinais clínicos e os procedimentos diagnósticos são aqueles para outras causas de esofagite. Em uma série de casos de três gatos, o diagnóstico de DRGE teve por base sinais clínicos, radiografia contrastada e achados endoscópicos.[24] Foram realizadas biopsia e histopatologia do tecido esofágico anormal em dois casos. Os autores observaram que a mucosa esofágica pode mostrar-se normal macroscopicamente, mas se observa inflamação da submucosa ao exame histológico das biopsias.

A consequência da DRGE crônica grave em humanos é o desenvolvimento de epitélio colunar metaplásico (esôfago de Barrett) que substitui o epitélio escamoso normal. Uma série de casos relatou esôfago semelhante a Barrett em três gatos.[23] Dois casos estiveram associados a hérnia de hiato e um a incompetência da cárdia.

A lesão esofágica induzida por fármaco e a formação de estenose são bem conhecidas em humanos e gatos (ver Figura 4.4). Para seres humanos, mais de 70 medicamentos estão arrolados, e a maioria é de antibacterianos ou de AINEs.[30] Os fármacos arrolados para o gato são tetraciclina, doxiciclina e clindamicina em comprimido ou cápsula mediante administração sem bolo de alimento ou de água.[4,17,32,36,37] Os sinais clínicos (disfagia, regurgitação, salivação, anorexia) aparecem 3 a 16 dias após o início do tratamento. As estenoses costumam se formar no esôfago

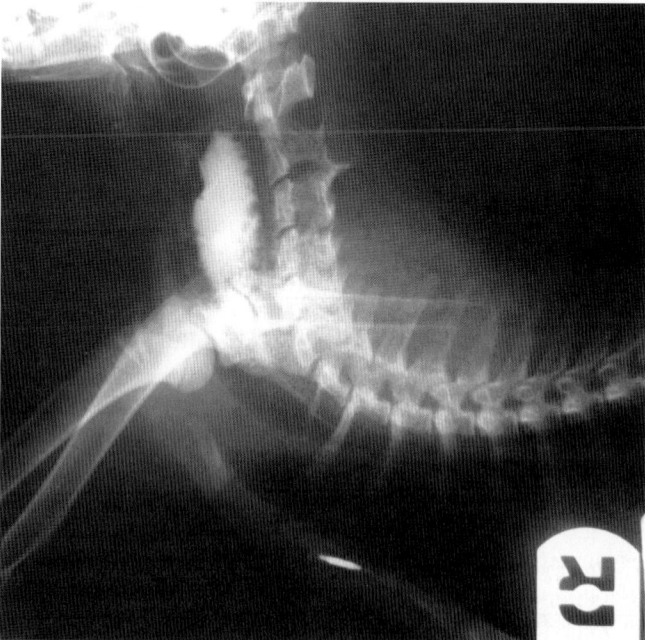

Figura 23.4 Esofagografia baritada lateral de gato doméstico de pelo curto com 4 meses de vida, com estenose esofágica associada à administração de comprimidos de doxiciclina. *(Cortesia da Dra. Emma Thom.)*

*Referências 1, 8, 11, 15, 38, 43.

mesocervical ou sobre a base do coração no esôfago torácico. O hiclato de doxiciclina está associado mais comumente a estenoses esofágicas em gatos, e a justificativa para as suas propriedades irritativas é o pH ácido. O sal de mono-hidrato de doxiciclina é menos irritante e comercializado como comprimidos e pasta palatável aprovada para uso em cães e gatos em alguns países.[48] Em humanos, a ulceração esofágica após terapia com doxiciclina é mais comum do que a formação de estenose. Embora o desenvolvimento de estenoses em gatos mostre-se incomum, talvez a incidência de esofagite seja subestimada, pois os sinais clínicos (p. ex., odinofagia, dor torácica) podem não ser identificados.

Estudos sobre o trânsito esofágico de gatos normais mostraram que o tempo de passagem de comprimidos e cápsulas deglutidos secos é prolongado (mais que 30 segundos).[20,53] O aprisionamento completo (retenção por mais de 4 min) na região mesocervical ocorre com frequência. Entretanto, um pequeno bolo de alimento ou de água é suficiente para assegurar a passagem imediata da medicação para o estômago.[20,53] O risco de retenção no esôfago também pode ser reduzido cobrindo-se o comprimido ou a cápsula com manteiga ou um suplemento dietético em gel.[21] Um estudo determinou que comprimidos ou cápsulas administrados por meio de um instrumento do tipo arma com líquido flavorizado ou um dispositivo para aporte de comprimidos asseguravam o tempo médio de trânsito de 60 segundos ou menos.[6]

O trânsito esofágico lento de medicações possibilita que comprimidos e cápsulas desintegrem-se dentro do esôfago, expondo a mucosa a substâncias químicas irritantes. Os gatos podem estar sob risco de trânsito esofágico desacelerado, pois não costumam beber água com medicação e eles não têm postura vertical. Além disso, as medicações com frequência são administradas a pacientes doentes ou desidratados, que podem ser de maior risco para retenção esofágica de medicação. Todos os medicamentos administrados por via oral em comprimidos ou cápsulas devem ser seguidos por alimento ou líquido.

A esofagite branda tem resolução espontânea, especialmente se a causa subjacente puder ser removida ou tratada. Deve ser providenciada a administração frequente de alimento enlatado. Os gatos com esofagite de moderada a intensa precisarão de tratamento clínico e aqueles com dificuldade de deglutição ou perda de peso também poderão precisar de alimentação por sonda de gastrotomia. Sondas de alimentação para esofagostomia ou faringostomia devem ser evitadas nesses pacientes. Providencia-se o tratamento, a fim de controlar a inflamação e promover a cura, ao mesmo tempo reduzindo a secreção de ácido gástrico e aumentando o tônus do esfíncter esofágico inferior. O período de tratamento clínico variará desde 1 semana até algumas semanas, dependendo da etiologia subjacente e da gravidade da doença. Medicações indicadas para esofagite abrangem procinéticos, antagonistas de receptor H_2, inibidores de bomba de próton e sucralfato (Tabela 23.11).

Os agentes procinéticos estimulam o esvaziamento gástrico e aumentam o tônus do esfíncter esofágico inferior. A metoclopramida também tem efeitos antieméticos, que podem ser benéficos em pacientes com vômitos crônicos. Pode ser administrada por via subcutânea (SC), o que é uma vantagem no paciente com vômitos ou com regurgitação. A cisaprida pode ser mais eficaz na estimulação tanto do esvaziamento gástrico quanto do tônus do esfíncter esofágico inferior, mas deve ser obtida em farmácia de manipulação na maioria dos países e apenas administrada por via oral.

Os antagonistas de receptor H_2 são inibidores competitivos que bloqueiam receptores H_2 parietais e diminuem a quantidade de ácido gástrico produzido. Os inibidores da bomba de prótons são inibidores não competitivos que atuam sobre o sistema de enzimas H^+/K^+ ATPase na superfície secretora das células parietais gástricas. São considerados superiores na diminuição de secreção de ácido gástrico e, consequentemente, são a primeira escolha, apesar de seu custo mais elevado.[45] Uma desvantagem dos inibidores da bomba de prótons é que eles devem ser administrados por via oral. O sucralfato pode ser benéfico para esofagite por refluxo, pois se liga a erosões na mucosa em meio ácido e promove uma barreira protetora. É administrado como pasta oral, de modo ideal separado de refeições ou de outros medicamentos.

Em geral, os antibióticos não são recomendados, a menos que haja pneumonia por aspiração ou se a mucosa que sofreu erosão corre risco de infecção bacteriana no

Tabela 23.11 Fármacos empregados no tratamento de esofagite e de estenoses esofágicas.

Fármaco	Dose	Mecanismo
Cisaprida	1,5 mg/kg, a cada 12 h VO	Procinético; aumenta a pressão do esfíncter gastresofágico inferior; promove esvaziamento gástrico
Famotidina	0,5 a 1,0 mg/kg, a cada 12 a 24 h VO ou IV	Antagonista de receptor H_2; reduz secreção de ácido gástrico
Metoclopramida	0,2 a 0,4 mg/kg, a cada 6 h SC ou VO	Procinético; aumenta a pressão do esfíncter gastresofágico inferior; promove esvaziamento gástrico
Omeprazol	0,5 a 1,0 mg/kg, cada 24 h VO	Inibidor de bomba de próton; reduz secreção de ácido gástrico
Ranitidina	2,5 mg/kg, cada 12h IV ou 3,5 mg/kg, cada 12 h VO	Antagonista de receptor H_2; reduz secreção de ácido gástrico
Sucralfato	0,25 g/gato, cada 6 a 8 h VO	Adere à mucosa lesionada e a protege

Doses dos fármacos de acordo com Trepanier L: Acute vomiting in cats: rational treatment selection; *J Feline Med Surg* 12:225, 2010.

paciente com doença grave ou com o sistema imunológico comprometido. Com frequência, recomendam-se os corticosteroides para gatos com esofagite, a fim de reduzir a inflamação do esôfago e dificultar a formação de tecido conjuntivo fibroso. No entanto, o benefício de corticosteroide em gatos com esofagite não foi investigado e a administração deverá ser ponderada com relação a potenciais efeitos adversos, especialmente em pacientes com pneumonia por aspiração.

O tratamento da estenose esofágica quase sempre requer dilatação com passagem de *bougienage* ou um cateter com balão; ambos são usados com observação endoscópica e sob anestesia geral. Deve ser promovida a analgesia apropriada, pois a dilatação da estenose provoca dor. A colocação de uma sonda para alimentação por gastrostomia não parece especificamente necessária para a recuperação do procedimento de dilatação, embora possa ser colocada uma sonda em alguns gatos anoréxicos para assegurar a ingestão nutricional e administrar medicamentos por via oral.

Bougie é um dilatador mecânico, oblongo, estreito e longo, disponível em diferentes tamanhos (quase sempre 9 a 12 mm são os usados em gatos). Ele é delicadamente passado por meio da estenose, em geral sobre um fio-guia. Não existem critérios estabelecidos para a seleção do diâmetro do *bougie* e dos pontos finais de dilatação. Em um estudo, o *bougie* inicial escolhido tinha cerca do mesmo tamanho do diâmetro estimado da estenose, ou não mais que 2 mm maior.[8] Após passar o primeiro *bougie*, os subsequentes de diâmetros crescentes são empregados. Dois a quatro *bougies* de tamanho crescente podem ser passados em uma única sessão, com o objetivo de dilatar a estenose sem causar laceração nem perfuração esofágica. Determinar o momento em que a dilatação deve ser interrompida é uma questão de julgamento clínico. O procedimento pode ser repetido conforme necessário para manter a melhora; o número total de procedimentos necessários é variável. Em uma série de casos retrospectivos de oito gatos tratados com *bougienage*, o número mediano de procedimentos foi 4,5, e um bom resultado foi alcançado em 75% dos casos.[8] Em alguns casos, a própria ponta do endoscópio foi usada como *bougienage* quando não existiam *bougies* ou cateteres com balão.

Nos últimos anos, a dilatação por meio de cateter com balão tornou-se um método mais empregado.[26,32,38] Embora alguns clínicos considerem esse procedimento mais seguro que o *bougienage*, não existem dados na literatura para apoiar tal pensamento. O cateter pode ser colocado através do canal de biopsia do endoscópio, ao longo deste ou com o auxílio de um fio-guia pré-colocado. Assim como no *bougienage*, não existem critérios estabelecidos para a seleção do diâmetro do balão e dos pontos finais de dilatação. Assim, convém seguir o que for julgado melhor pelo clínico. Existem balões de diversos tamanhos; em um estudo, o tamanho foi selecionado de modo que o diâmetro insuflado fosse 4 mm maior que o diâmetro da estenose.[32] O balão é passado pela estenose com orientação endoscópica. Depois, é insuflado até uma pressão predeterminada durante 1 a 2 min, a fim de expandir a estenose, em geral com salina, porém agentes de contraste também podem ser usados se a fluoroscopia for utilizada.

Assim como no *bougienage*, mais de um procedimento de dilatação será necessário em alguns casos (quase sempre 2 a 4). Tubos traqueais com manguito não são substitutos apropriados para os cateteres com balão.

Independentemente do método utilizado, após o procedimento de dilatação, o endoscópio deverá ser usado para pesquisar outras estenoses, e convém que este vá até o estômago para procurar causas potenciais, como as etiologias de vômitos crônicos. Após o tratamento, deverá ser instituída uma conduta clínica para diminuir o refluxo gastresofágico contínuo, resolver a inflamação e prevenir a formação adicional de estenose (conforme descrito anteriormente). A maioria dos gatos consegue comer no dia seguinte ao procedimento de dilatação. O tratamento com corticosteroide após a dilatação é controverso, e não existem estudos controlados em animais. Os antibióticos não são recomendados rotineiramente.

Em geral, o prognóstico para gatos submetidos à dilatação do esôfago é bom, com base na habilidade de ingerir comida enlatada com mínimos episódios de regurgitação. Entretanto, estudos publicados mostram que 10 a 30% dos gatos morrem ou são submetidos a eutanásia, apesar dos diversos episódios de dilatação, e até 30% só puderam ser alimentados por dietas líquidas.[1,8,32,38] Mesmo entre gatos com bons resultados, às vezes não é possível o retorno a uma dieta com grãos secos.

A técnica de dilatação empregada pode ser ditada pela experiência do clínico, pelo equipamento disponível e pelo custo. As complicações potenciais de ambos os métodos são laceração ou perfuração do esôfago, hemorragia, infecção e aspiração. As lacerações ou as perfurações do esôfago podem provocar pneumotórax ou pneumomediastino. Também é possível a formação repetida de estenoses, restando apenas opções de tratamento menos desejáveis, como alimentação com sonda de gastrostomia percutânea prolongada ou cirurgia.

Em geral, evita-se a cirurgia do esôfago sempre que possível, pois é difícil e invasiva (requer toracotomia), com o risco de complicações sérias, como insucesso da anastomose, necrose e formação de estenose. O fechamento de incisões no esôfago é difícil, porque não existe serosa e os músculos são orientados longitudinalmente. As indicações para cirurgia do esôfago são reparo de perfurações, tratamento de estenoses que não respondem a dilatação e ressecção de tumor.

Recentemente, foi descrita a colocação de *stent* em gatos com estenoses esofágicas, apresentando resultados variáveis. Foi levado para atendimento um gato com 1 ano de idade, histórico de disfagia e regurgitação há 4 semanas, provocadas por uma única estenose esofágica cervical em decorrência de tratamento com clindamicina oral.[18] Realizou-se dilatação com balão guiada seis vezes durante o período de 3 semanas, porém a formação de estenose sempre voltava. Foi colocado um *stent* de metal autoexpansor empregando-se endoscopia e fluoroscopia após outro procedimento de dilatação. O gato passou bem, ingerindo dieta enlatada colocada em posição elevada durante 10 meses, porém, aos 12 meses, o animal não conseguia mais comer nem alimento líquido e foi sacrificado. À necropsia, observou-se que o *stent* havia migrado e estava obstruído por pelo deglutido.

Em um outro caso, um *stent* biodegradável autoexpansor foi usado para tratar com êxito um gato de 11 anos com estenose no esôfago cervical após anestesia odontológica.[3] Foi realizada dilatação com balão duas vezes, porém a regurgitação recorreu 5 dias após o último procedimento. A estenose foi dilatada uma terceira vez com um cateter de balão, e foi colocado um *stent* de polidioxanona autoexpansor tubular com orientação fluoroscópica. A vida útil do *stent* foi estimada em 10 a 12 semanas, tempo suficiente para a cura do esôfago.

Corpos estranhos

Corpos estranhos são encontrados com menor frequência no esôfago do gato do que em outras localizações gastrintestinais. Entre os corpos estranhos relatados estão barbante, agulhas, anzol e ossos. Tricobezoares podem causar obstrução quando se alojam no esôfago durante o vômito (Figura 23.5). Tricobezoares esofágicos recorrentes são relatados com pouca frequência na literatura.[12,51] Não se sabe se um distúrbio da motilidade esofágica é a causa subjacente para obstruções recorrentes. Em um caso, um divertículo esofágico desenvolveu-se associado a tricobezoares recorrentes.[12] O tratamento para tricobezoares recorrentes inclui terapia com agente procinético (p. ex., cisaprida), dietas com teor de fibras de moderado a alto e raspagem de gatos de pelo longo.

As áreas comuns para o alojamento de corpos estranhos são a entrada torácica, a base do coração e o hiato esofágico no diafragma.[5] A obstrução do lúmen do esôfago pode ser completa ou parcial. Os sinais clínicos são início agudo de ânsia de vômito, salivação, deglutição repetida, disfagia e regurgitação. Contudo, corpos estranhos esofágicos crônicos foram relatados em gatos com disfagia, regurgitação intermitente e perda de peso ao longo de um período de semanas ou meses.[2]

Tosse, secreção nasal mucopurulenta e febre podem ser encontradas se tiver havido aspiração. O traumatismo do estômago pode causar esofagite e, até mesmo, estenose esofágica. A perfuração do esôfago por um corpo estranho pode provocar pneumotórax, pneumomediastino ou piotórax com sinais de depressão, anorexia, febre e dispneia.

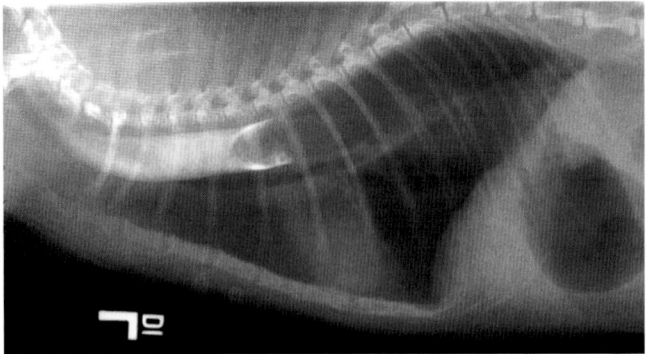

Figura 23.5 Esofagografia lateral de um gato com um corpo estranho esofágico do tipo tricobezoar. Os tricobezoares podem causar obstrução quando se alojam no esôfago durante o vômito. (*Cortesia do Dr. John Graham.*)

Se a perfuração ocorrer no esôfago cervical, poderão ser observadas tumefação, celulite e drenagem de material seroso ou purulento.

Muitos corpos estranhos são prontamente identificados em radiografias diagnósticas, especialmente se forem radiopacos. Outros achados radiográficos são esôfago dilatado com líquido ou ar. Objetos radiotransparentes podem ser detectados com a esofagografia. Deve-se ter cuidado ao realizar esofagografias em gatos que possam ter uma obstrução, pois existe a possibilidade de aspiração. Se anormalidades que possam ser compatíveis com uma perfuração esofágica (p. ex., gás ou líquido periesofágico, derrame pleural) forem detectadas durante radiografias investigativas, deverá ser empregada uma solução de contraste iodada aquosa.

A remoção de corpos estranhos no esôfago deve ser realizada o mais rapidamente possível, a fim de reduzir o traumatismo esofágico e a necrose por compressão. A endoscopia pode ser empregada para confirmar o diagnóstico e, com frequência, remover o objeto. Podem ser usados endoscópios tanto rígidos quanto flexíveis, junto a acessórios, como pinças diversas e cateteres de Foley. Convém ter cuidado para remover o objeto de maneira mais atraumática possível, em especial se o objeto for pontiagudo ou cortante. Se o objeto estiver no esôfago caudal e não puder ser apreendido e removido, deverá ser feita uma tentativa de, delicadamente, empurrá-lo para o estômago, onde pode ser recuperado por meio de laparotomia e gastrotomia. Se tiver ocorrido perfuração do esôfago, a esofagotomia está recomendada e é descrita em outro local.[5,14]

A remoção de anzóis pode exigir uma associação entre cirurgia e endocopia.[5,39] É feita a abordagem cirúrgica ao esôfago, porém o órgão não é cortado. Em vez disso, a porção do anzol que se projeta através do esôfago é cortada e removida, e o endoscópio é usado para recuperar o restante.

Após a remoção não complicada de corpos estranhos, o esôfago deverá ser cuidadosamente inspecionado quanto a lesões e sangramento antes da retirada do endoscópio. Água e alimentos devem ser suspensos por 24 a 48 h. Os cuidados de suporte envolvem hidratação e analgesia; uma sonda de alimentação de gastrostomia pode ser necessária em alguns casos para suporte nutricional. Administram-se antibióticos de amplo espectro para controlar infecção bacteriana e a terapia para esofagite deve ser instituída conforme descrito anteriormente. O acompanhamento atento deve incluir a avaliação quanto a estenoses.

Se tiver ocorrido uma perfuração esofágica, a conduta conservadora pode ser suficiente se o defeito for pequeno. Um antibiótico de largo espectro deve ser administrado junto a cuidados de suporte, como hidratação e analgesia. Recomenda-se a alimentação por meio de sonda de gastrostomia durante alguns dias e também o monitoramento atento para complicações, como pleurite. As perfurações grandes precisam de toracotomia para reparo cirúrgico.

Megaesôfago

O megaesôfago é um distúrbio difuso de hipomotilidade que pode ser classificado como congênito *versus* adquirido ou idiopático *versus* secundário a outras doenças.

Não é frequente em gatos quando comparados a cães. Foram identificadas, pelo menos, duas raças de cães com megaesôfago congênito hereditário. Foi sugerida uma forma hereditária de megaesôfago em gatos, particularmente da raça Siamês, embora não haja ainda estudos detalhados.[13,29] Com frequência, é difícil determinar a causa subjacente de megaesôfago adquirido. O megaesôfago pode ser uma manifestação de doenças neuromusculares, como disautonomia ou miastenia *gravis* (ver Capítulo 27). O megaesôfago também pode se desenvolver secundariamente à esofagite, devido a vômitos crônicos ou DRGE.[24,43]

Outras causas incomuns de megaesôfago são encontradas na literatura. Um relato de casos descreve um gato jovem com megaesôfago secundário a um grande pólipo nasofaríngeo que se estendia ao esôfago cervical.[10] O megaesôfago sofreu resolução após a remoção do pólipo. Em outro estudo, um gato jovem com hérnia diafragmática foi diagnosticado com megaesôfago e dilatação gástrica.[31] O megaesôfago sofreu resolução mediante tratamento clínico e correção cirúrgica do defeito diafragmático.

Os sinais clínicos são quase sempre aqueles de disfunção do esôfago; a regurgitação é o sinal encontrado mais consistentemente. A regurgitação pode não estar intimamente relacionada com o momento da alimentação se o esôfago estiver acentuadamente distendido e segurar alimento. Gatos com doença de longa duração podem sofrer perda de peso ou rinite secundária. Em geral, o apetite é normal ou aumentado. Outros sinais podem ocorrer se houver doença neuromuscular sistêmica. A pneumonia por aspiração pode causar febre, dispneia e tosse. Dois casos clínicos descrevem gatos com megaesôfago idiopático e vômitos crônicos associados a intussuscepção gastresofágica intermitente.[35,50] Investigação e radiografia contrastadas podem identificar esôfago dilatado (Figura 23.6), porém a fluoroscopia contrastada é o instrumento diagnóstico de escolha quando disponível, pois possibilita a avaliação da peristalse. Convém ter cuidado com exames contrastados, devido ao risco de aspiração.

O tratamento do megaesôfago é praticamente sintomático e de suporte, a menos que um distúrbio subjacente possa ser identificado e tratado. São oferecidas pequenas refeições frequentes com o gato sendo alimentado em posição vertical. Essa posição deve ser mantida por, no mínimo, 10 min após a alimentação, a fim de possibilitar a passagem de alimento para o interior do estômago auxiliada pela gravidade. Consegue-se essa posição mais facilmente com o proprietário segurando o gato no ombro, de modo que o esôfago fique em posição vertical.[44] Devem ser oferecidos diferentes tipos de dieta, a fim de determinar qual é a melhor para cada paciente individualmente. Dietas ricas em calorias podem ser benéficas para pacientes com perda de peso. Agentes procinéticos, como a cisaprida, estimulam a musculatura lisa, porém, já que a maior parte do esôfago é constituída por musculatura esquelética, a eficácia desses fármacos é questionável no tratamento do megaesôfago. Os agentes procinéticos também aumentam o tônus do esfíncter esofágico inferior e podem prolongar o tempo de trânsito esofágico. Desse modo, nenhum desses dois aspectos é desejável em pacientes com megaesôfago.

Anomalia do anel vascular

As anomalias do anel vascular são malformações congênitas dos grandes vasos que aprisionam o esôfago torácico e provocam obstrução. A anomalia mais comumente relatada é a persistência do arco aórtico direito. O esôfago fica aprisionado pela aorta à direita, pelo ligamento arterial e pelo tronco pulmonar à esquerda, e pela base do coração ventralmente. Outras anomalias vasculares são descritas raramente em gatos, como o arco aórtico duplo descrito em um gato Siamês.[56]

O início dos sinais clínicos ocorre no período de desmame para alimentos sólidos. Assim, a maioria dos gatos acometidos é apresentada com menos de 6 meses de vida. O sinal clínico mais comum é a regurgitação, e a maioria dos pacientes encontra-se abaixo do peso. O esôfago cervical distendido pode ser palpado, e pode ocorrer pneumonia secundária por aspiração.

O histórico de regurgitação desde o desmame é bastante sugestivo de anomalia de anel vascular, porém outras causas de regurgitação devem ser descartadas. As radiografias para diagnóstico mostram o esôfago dilatado cranialmente em direção ao coração, enquanto o esôfago caudal, em geral, é normal. O abaulamento do arco aórtico, normalmente visto na incidência radiográfica ventrodorsal, estará ausente. Emprega-se a esofagografia para confirmar a localização da obstrução e a gravidade da doença.

O tratamento definitivo é o reparo cirúrgico do defeito vascular (ou seja, ligadura e transecção do ligamento arterioso). Alguns pacientes precisam de suporte nutricional por meio de sonda de alimentação de gastrostomia e do tratamento da pneumonia por aspiração antes da cirurgia. O diagnóstico e a intervenção cirúrgica precoce estão relacionados com melhor prognóstico de retorno à função esofágica normal. Alguns gatos acometidos ficam com hipomotilidade esofágica residual, que é tratada da mesma maneira que o megaesôfago idiopático.

Neoplasia

A neoplasia esofágica é rara no gato, assim como no cão. Embora granulomas parasitários provocados por *Spirocerca lupi* estejam associados a neoplasia do esôfago em cães, esse parasito não infecta gatos. Os tumores esofágicos,

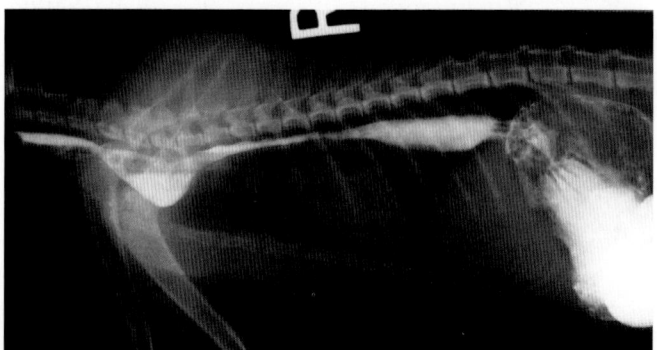

Figura 23.6 Esofagografia lateral de filhote felino de 5 meses com megaesôfago. (*Cortesia da Dra. Emilia Monachino.*)

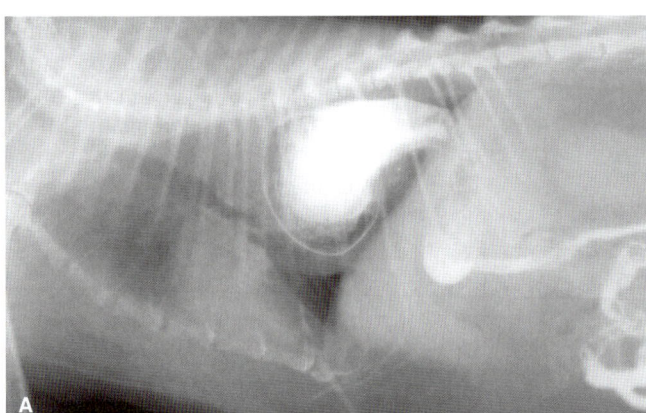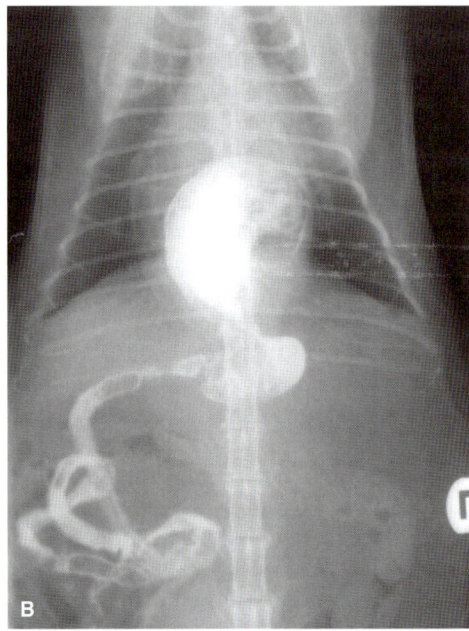

Figura 23.7 Esofagografias lateral (**A**) e ventrodorsal (**B**) de um gato com hérnia de hiato revelando protrusão do esôfago distal e do estômago, por meio do hiato esofágico do diafragma, para o interior da cavidade torácica. (*Cortesia do Dr. John Graham.*)

tanto primários quanto metastáticos, podem ocorrer no gato. Carcinoma escamocelular é o tumor primário esofágico mais comum em gatos e encontrado com frequência nos dois terços caudais do esôfago.[7,22,25,46] Os gatos acometidos são de meia-idade ou idosos. Os sinais clínicos são aqueles tipicamente associados a obstrução do esôfago, como regurgitação, disfagia, odinofagia e salivação. Os pacientes com doença avançada podem apresentar anorexia, depressão e perda de peso. Ao exame físico, a massa esofágica pode ou não ser palpável.

Radiografias investigativas e contrastadas revelam massa de partes moles ou lesões periesofágicas que deslocam o esôfago. A tomografia computadorizada é útil para identificar massas periesofágicas ou intraluminais. O diagnóstico definitivo é feito por meio de endoscopia e biopsia. As biopsias da mucosa são difíceis de obter, pois a mucosa do esôfago é rígida. A citologia esfoliativa também pode ser útil. Raramente faz-se tratamento, pois a doença com frequência encontra-se avançada no momento do diagnóstico e muitos pacientes apresentam complicações, como pneumonia por aspiração. Podem-se tentar procedimentos paliativos por meio de quimioterapia ou radiação, embora não existam dados sobre sua eficácia. Em geral, os carcinomas escamocelulares em outras localizações anatômicas respondem mal a tratamento. A ressecção cirúrgica pode ser tentada, se puder ser realizada uma anastomose sem tensão excessiva.

Hérnia de hiato

Os distúrbios do hiato são raros em gatos. A hérnia de hiato é a protrusão do esôfago distal e do estômago através do hiato esofágico do diafragma para dentro da cavidade torácica. A protrusão pode ser intermitente ("deslizante") ou persistente. Ocasionalmente, outros órgãos estão envolvidos, como o omento.[40] Esta alteração é diferente da intussuscepção gastresofágica, em que o estômago está prolapsado para o lúmen do esôfago distal.[35,49] Hérnias hiatais tanto congênitas quanto traumáticas foram descritas em gatos.[9,23,41,42,52] As hérnias congênitas parecem ser mais comuns que as adquiridas e acometem gatos levados para atendimento quase sempre com sinais clínicos antes de 1 ano de vida. Suspeita-se que o maior esforço inspiratório associado à obstrução de vias respiratórias superiores, como um pólipo nasofaríngeo, também possa levar ao desenvolvimento de hérnia hiatal.[23]

A herniação hiatal reduz a pressão do esfíncter esofágico inferior. Os sinais clínicos associados a hérnia hiatal, como vômito e regurgitação intermitentes, podem acontecer devido a esofagite de refluxo, hipomotilidade ou obstrução. Hérnias grandes e pneumonia secundária por aspiração podem estar associadas a angústia respiratória. Radiografias investigativas podem revelar densidade em partes moles repleta de gás no mediastino dorsal caudal. A esofagografia revelará a junção gastresofágica e as pregas gástricas craniais ao diafragma (Figura 23.7). A fluoroscopia, assim como a endoscopia, podem ser úteis no diagnóstico, porém quase nunca são necessárias.

O prognóstico para gatos com hérnia de hiato é considerado bom. Recomenda-se um esquema de tratamento clínico (semelhante ao para esofagite por refluxo) durante 1 mês antes da cirurgia.[34] A cirurgia é o tratamento de escolha para grandes defeitos, especialmente para gatos jovens com doença congênita ou naqueles que não responderam ao tratamento clínico. Foram descritas diversas técnicas de cirurgias reconstrutoras.[14]

Referências bibliográficas

1. Adamama-Moraitou KK, Rallis TS, Prassinos NN et al: Benign esophageal stricture in the dog and cat: a retrospective study of 20 cases, *Can J Vet Res* 66:55, 2002.

2. Augusto M, Kraijer M, Pratschke KM: Chronic oesophageal foreign body in a cat, *J Feline Med Surg* 7:237, 2005.

3. Battersby I, Doyle R: Use of a biodegradable self-expanding stent in the management of a benign oesophageal stricture in a cat, *J Small Anim Pract* 51:49, 2009.

4. Beatty JA, Swift N, Foster DJ et al: Suspected clindamycin-associated oesophageal injury in cats: five cases, *J Feline Med Surg* 8:412, 2006.

5. Bebchuk TN: Feline gastrointestinal foreign bodies, *Vet Clin North Am Small Anim Pract* 32:861, 2002.

6. Bennett AD, MacPhail CM, Gibbons DS et al: A comparative study evaluating the esophageal transit time of eight healthy cats when pilled with the FlavoRx pill glide versus pill delivery treats, *J Feline Med Surg* 12:286, 2010.

7. Berube D, Scott-Moncrieff JC, Rohleder J et al: Primary esophageal squamous cell carcinoma in a cat, *J Am Anim Hosp Assoc* 45:291, 2009.

8. Bissett SA, Davis J, Subler K et al: Risk factors and outcome of bougienage for treatment of benign esophageal strictures in dogs and cats: 28 cases (1995-2004), *J Am Vet Med Assoc* 235:844, 2009.

9. Brinkley CH: Hiatus hernia in a cat, *Vet Rec* 127:46, 1990.

10. Byron JK, Shadwick SR, Bennett AR: Megaesophagus in a 6-month-old cat secondary to a nasopharyngeal polyp, *J Feline Med Surg* 12:322, 2010.

11. Cottrell BD: Post anaesthetic oesophageal stricture in the cat, *Vet Rec* 118:645, 1986.

12. Durocher L, Johnson SE, Green E: Esophageal diverticulum associated with a trichobezoar in a cat, *J Am Anim Hosp Assoc* 45:142, 2009.

13. Forbes DC, Leishman DE: Megaesophagus in a cat, *Can Vet J* 26:354, 1985.

14. Fossum T, Hedlund C: Surgery of the digestive system. In Fossum TW, editor: *Small animal surgery*, ed 3, St Louis, 2007, Mosby Elsevier, p 339.

15. Galatos AD, Rallis T, Raptopoulos D: Post anaesthetic oesophageal stricture formation in three cats, *J Small Anim Pract* 35:638, 1994.

16. Galatos AD, Savas I, Prassinos NN et al: Gastro-oesophageal reflux during thiopentone or propofol anaesthesia in the cat, *J Vet Med A Physiol Pathol Clin Med* 48:287, 2001.

17. German AJ, Cannon MJ, Dye C et al: Oesophageal strictures in cats associated with doxycycline therapy, *J Feline Med Surg* 7:33, 2005.

18. Glanemann B, Hildebrandt N, Schneider MA et al: Recurrent single oesophageal stricture treated with a self-expanding stent in a cat, *J Feline Med Surg* 10:505, 2008.

19. Glazer A, Walters P: Esophagitis and esophageal strictures, *Comp Contin Edu Pract Vet* 30:281, 2008.

20. Graham J, Lipman A, Newell S et al: Esophageal transit of capsules in clinically normal cats, *Am J Vet Res* 61:655, 2000.

21. Griffin B, Beard DM, Klopfenstein KA: Use of butter to facilitate the passage of tablets through the esophagus in cats [abstract], *J Vet Intern Med* 17:445, 2003.

22. Gualtieri M, Monzeglio MG, Di Giancamillo M: Oesophageal squamous cell carcinoma in two cats, *J Small Anim Pract* 40:79, 1999.

23. Gualtieri M, Olivero D: Reflux esophagitis in three cats associated with metaplastic columnar esophageal epithelium, *J Am Anim Hosp Assoc* 42:65, 2006.

24. Han E, Broussard J, Baer K: Feline esophagitis secondary to gastroesophageal reflux disease: clinical signs and radiographic, endoscopic, and histopathologic findings, *J Am Anim Hosp Assoc* 39:161, 2003.

25. Happe RP, van der Gaag I, Wolvekamp WT et al: Esophageal squamous cell carcinoma in two cats, *Tijdschr Diergeneeskd* 103:1080, 1978.

26. Harai BH, Johnson SE, Sherding RG: Endoscopically guided balloon dilatation of benign esophageal strictures in 6 cats and 7 dogs, *J Vet Intern Med* 9:332, 1995.

27. Hashim MA, Waterman AE: Effects of thiopentone, propofol, alphaxalone-alphadolone, ketamine and xylazine-ketamine on lower oesophageal sphincter pressure and barrier pressure in cats, *Vet Rec* 129:137, 1991.

28. Hashim MA, Waterman AE: Effects of acepromazine, pethidine and atropine premedication on lower oesophageal sphincter pressure and barrier pressure in anaesthetised cats, *Vet Rec* 133:158, 1993.

29. Hoenig M, Mahaffey MB, Parnell PG et al: Megaesophagus in two cats, *J Am Vet Med Assoc* 196:763, 1990.

30. Jaspersen D: Drug-induced oesophageal disorders: pathogenesis, incidence, prevention and management, *Drug Saf* 22:237, 2000.

31. Joseph R, Kuzi S, Lavy E et al: Transient megaoesophagus and oesophagitis following diaphragmatic rupture repair in a cat, *J Feline Med Surg* 10:284, 2008.

32. Leib MS, Dinnel H, Ward DL et al: Endoscopic balloon dilation of benign esophageal strictures in dogs and cats, *J Vet Intern Med* 15:547, 2001.

33. Lobetti R, Leisewitz A: Gastroesophageal reflux in two cats, *Feline Pract* 24:5, 1996.

34. Lorinson D, Bright RM: Long-term outcome of medical and surgical treatment of hiatal hernias in dogs and cats: 27 cases (1978-1996), *J Am Vet Med Assoc* 213:381, 1998.

35. Martinez NI, Cook W, Troy GC et al: Intermittent gastroesophageal intussusception in a cat with idiopathic megaesophagus, *J Am Anim Hosp Assoc* 37:234, 2001.

36. McGrotty Y, Knottenbelt C: Oesophageal stricture in a cat due to oral administration of tetracycline, *J Small Anim Pract* 43:221, 2002.

37. Melendez L, Twedt D, Wright M: Suspected doxycycline-induced esophagitis with esophageal stricture formation in three cats, *Feline Pract* 28:10, 2000.

38. Melendez LD, Twedt DC, Weyrauch EA et al: Conservative therapy using balloon dilation for intramural, inflammatory esophageal strictures in dogs and cats: a retrospective study of 23 cases (1987-1997), *Eur J Comp Gastroenterol* 3:31, 1998.

39. Michels G, Jones B, Huss B et al: Endoscopic and surgical retrieval of fishhooks from the stomach and esophagus in dogs and cats: 75 cases (1977-1993), *J Am Vet Med Assoc* 207:1194, 1995.

40. Mitsuoka K, Tanaka R, Nagashima Y et al: Omental herniation through the esophageal hiatus in a cat, *J Vet Med Sci* 64:1157, 2002.

41. Owen MC, Morris PJ, Bateman RS: Concurrent gastro-oesophageal intussusception, trichobezoar and hiatal hernia in a cat, *N Z Vet J* 53:371, 2005.

42. Papazoglou L, Patsikas M, Rallis T et al: Hiatal hernia with esophageal stricture in a cat, *Feline Pract* 28:10, 2000.

43. Pearson H, Darke PG, Gibbs C et al: Reflux oesophagitis and stricture formation after anaesthesia: a review of seven cases in dogs and cats, *J Small Anim Pract* 19:507, 1978.

44. Ridgway MD, Graves TK: Megaesophagus, Clin Brief 8:43, 2010.

45. Sellon RK, Willard MD: Esophagitis and esophageal strictures, *Vet Clin North Am Sm Anim Pract* 33:945, 2003.

46. Shinozuka J, Nakayama H, Suzuki M et al: Esophageal adenosquamous carcinoma in a cat, *J Vet Med Sci* 63:91, 2001.

47. Sideri AI, Galatos AD, Kazakos GM et al: Gastro-oesophageal reflux during anaesthesia in the kitten: comparison between use of a laryngeal mask airway or an endotracheal tube, *Vet Anaesth Analg* 36:547, 2009.

48. Trumble C: Oesophageal stricture in cats associated with use of the hyclate (hydrochloride) salt of doxycycline [letter], *J Feline Med Surg* 7:241, 2005.

49. Van Camp S, Love N, Kumaresan S: Gastroesophageal intussusception in a cat, *Vet Radiol Ultrasound* 39:190, 1998.

50. Van Geffen C, Saunders JH, Vandevelde B et al: Idiopathic megaoesophagus and intermittent gastro-oesophageal intussusception in a cat, *J Small Anim Pract* 47:471, 2006.

51. Van Stee EW, Ward CL, Duffy ML: Recurrent esophageal hairballs in a cat (a case report), *Vet Med* 75:1873, 1980.

52. Waldron DR, Moon M, Leib MS et al: Oesophageal hiatal hernia in two cats, *J Small Anim Pract* 31:259, 1990.

53. Westfall D, Twedt D, Steyn P et al: Evaluation of esophageal transit of tablets and capsules in 30 cats, *J Vet Intern Med* 15:467, 2001.

54. Weyrauch E, Willard M: Esophagitis and benign esophageal strictures, *Comp Contin Edu Pract Vet* 20:203, 1998.

55. Willard M: Clinical manifestations of gastrointestinal disorders. In Nelson RW, Couto CG, editors: *Small animal internal medicine*, ed 4, St Louis, 2009, Mosby Elsevier, p 351.

56. Yarim M, Gultiken ME, Ozturk S et al: Double aortic arch in a Siamese cat, *Vet Pathol* 36:340, 1999.

Doenças do Estômago

Susan E. Little

O estômago é um local frequente de problemas gastrintestinais em gatos, e os problemas gástricos mais comuns são descritos neste capítulo. Alguns distúrbios, como dilatação vólvulo-gástrica, são relatados com frequência em cães, porém raramente em gatos. Em um relato de três casos em felinos, todos estavam associados a hérnia diafragmática.[15] Parasitos gástricos, abordagem diagnóstica ao gato com vômitos e terapêutica para vômitos são abordados em outras seções neste capítulo.

A anatomia do estômago felino é semelhante à de outros mamíferos com estômago glandular simples. A maior parte do estômago situa-se no lado esquerdo da cavidade abdominal. Tem cinco regiões, começando do esfíncter esofágico inferior: cárdia, fundo, corpo, antro e piloro (Figura 23.8). O piloro do gato é especial se comparado com outras espécies, porque é estreito e tem grande resistência, a fim de manter um lacre hermético (Figura 23.9). O estômago normal tem aspecto característico quando visto durante endoscopia (Figura 23.10) ou visualizado na ultrassonografia (Figura 23.11).

O tempo de esvaziamento gástrico em gatos normais é mais curto do que de outros mamíferos. Em um estudo, o tempo médio de esvaziamento gástrico para alimento sólido em gatos normais foi de 1,4 a 3,6 h.[53] Isso significa que é desnecessário o jejum prolongado (além de 8 h) na preparação da anestesia para cirurgia.

Apresentação clínica

O principal sinal clínico de doença gástrica é o vômito. No entanto, vale lembrar que o vômito também está associado a muitos problemas não gástricos, inclusive doença intes-

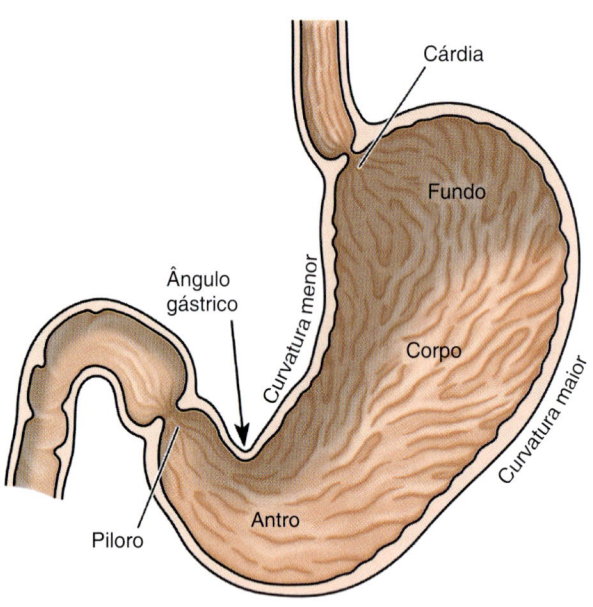

Figura 23.8 As cinco regiões do estômago felino. (*De Twedt DC: Diseases of the stomach. In Sherding R, editor:* The cat: diseases and clinical management, *ed 2, Philadelphia, 1994, Saunders, Figure 38-1, p 1182.*)

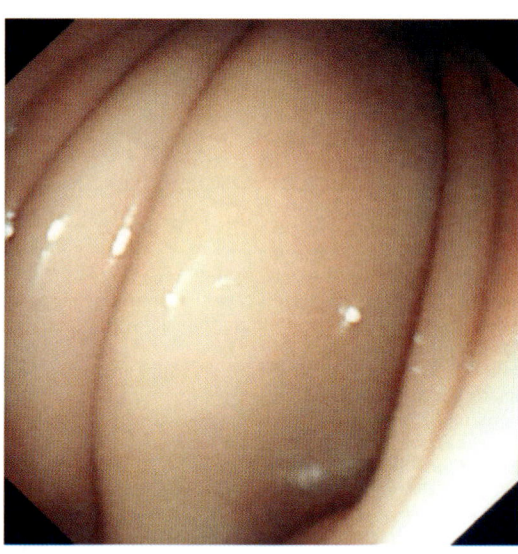

Figura 23.10 Aspecto endoscópico de pregas gástricas normais no gato. Pregas rugosas proeminentes são visíveis na curvatura maior do estômago. (*Cortesia da Profª. Danièlle Gunn-Moore.*)

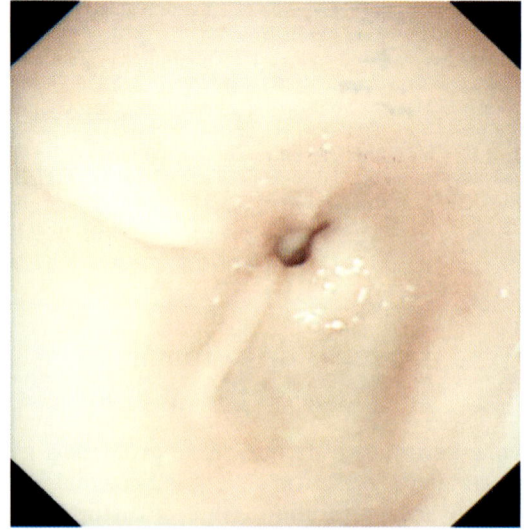

Figura 23.9 Observação endoscópica do piloro felino normal. O piloro é prontamente visível durante exame endoscópico, e pode estar aberto ou fechado. (*Cortesia da Profª. Danièlle Gunn-Moore.*)

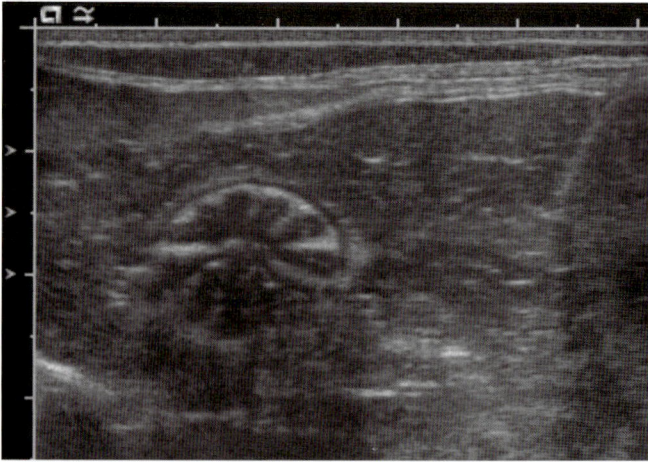

Figura 23.11 Aspecto ultrassonográfico do estômago felino normal mostrando o aspecto característico em roseta ou em roda de carroça. (*Cortesia do Dr. John Graham.*)

tinal concomitante, como enterite ou colite. Consequentemente, os pacientes com vômito precisam ser submetidos ao exame físico e ao completo exame diagnóstico, a fim de determinar a etiologia. Vômito deve ser diferenciado de regurgitação, a qual está basicamente associada a doença esofágica (ver Tabela 23.10). Com frequência, o vômito contém alimento, pelo, bile que sofreu refluxo ou sangue. O sangue vivo pode mostrar-se em forma de coágulos grandes ou pequenos. Os coágulos sanguíneos não frescos têm aspecto de "pó de café" castanho. A hemorragia gástrica também pode provocar melena. Outros sinais clínicos podem estar associados a doença gástrica, como anorexia, perda de peso, dor, letargia, distensão abdominal e náuseas.

Doenças específicas

Gastrite

A gastrite pode ter natureza aguda ou crônica e tal distinção pode ser útil na avaliação da etiologia potencial. Por exemplo, pode haver a suspeita de corpo estranho ou ingestão de planta, exposição a fármaco ou toxina (ver Capítulo 31) ou indiferenciação dietética em gatos com gastrite aguda. Os gatos com gastrite crônica podem ser suspeitos de parasistismo, infecção por *Helicobacter* spp. ou intolerância ou hipersensibilidade alimentares (ver Capítulo 17). A gastrite plasmocitária linfocítica crônica de etiologia desconhecida também é uma etiologia comum de vômitos crônicos. Sempre que possível, deve ser procurada e tratada a etiologia subjacente específica.

Gastrite aguda não complicada

Os pacientes com início súbito de vômitos podem ter uma causa evidente no histórico (p. ex., indistinção dietética), porém, em muitos casos, a causa não é aparente. Devem ser realizadas radiografias abdominais se houver a possibilidade de ingestão de corpo estranho, especialmente em gatos jovens. Se o paciente estiver bem em termos sistêmicos, exames diagnósticos adicionais podem ser postergados enquanto se espera a resposta ao tratamento. O tratamento para gastrite aguda não complicada é sintomático e de suporte. Os sinais clínicos deverão sofrer resolução em 24 a 48 h; se os sinais persistirem, indica-se a a reavaliação com investigação adicional. Hidroterapia subcutânea usando uma solução eletrolítica balanceada isotônica pode ser útil para corrigir leves déficits de líquido (< 5%). A ingestão oral de líquido deve ser suspensa por até 24 h. Uma dieta altamente digerível, comercial ou caseira, é introduzida com transição gradual de volta à dieta normal nos próximos dias seguintes.

O tratamento com antieméticos pode estar indicado na gastrite não complicada aguda se os vômitos forem frequentes ou se o gato apresentar sinais de náuseas (ver Tabela 23.3). Protetores, como caolim e pectina, são difíceis de administrar a gatos e não têm eficácia comprovada. O subsalicilato de bismuto é controverso. Considera-se contraindicado por alguns especialistas, por causa da sensibilidade dos gatos a salicilatos,[39] embora seja empregado com frequência no atendimento clínico.

Ingestão de corpo estranho

Os gatos ingerem corpos estranhos com menor frequência que os cães. Em um estudo de 208 casos de ingestão de corpo estranho gastrintestinal, apenas 12% foram em gatos.[22] A ingestão de corpo estranho é mais passível de ser encontrada em gatos jovens e pode envolver uma variedade de objetos, desde objetos lineares (p. ex., fio dental, linha com ou sem agulha, ouropel, barbante). O proprietário pode ou não estar ciente da ingestão. A ingestão de diversos corpos estranhos pode ser encontrada em gatos com transtorno de pica (Figura 23.12). Em relato de caso clínico, um gato doméstico jovem de pelo curto precisou ser submetido a gastrotomia para a remoção de 32 moedas de cobre de 1 centavo norte-americano.[43] Alguns pacientes precisam ser submetidos a várias cirurgias, por ingestão repetida de corpos estranhos.[22] Em tais casos, deve-se procurar o diagnóstico comportamental e instituir o tratamento (ver Capítulo 13).

Os tricobezoares (grandes massas de pelo) também são considerados objetos estranhos. Podem ser acometidos os gatos tanto de pelo longo quanto de pelo curto. O pelo costuma ser ingerido durante a autolimpeza e é eliminado no vômito e nas fezes. Os gatos não apresentam as fortes contrações peristálticas que livram o estômago de conte-

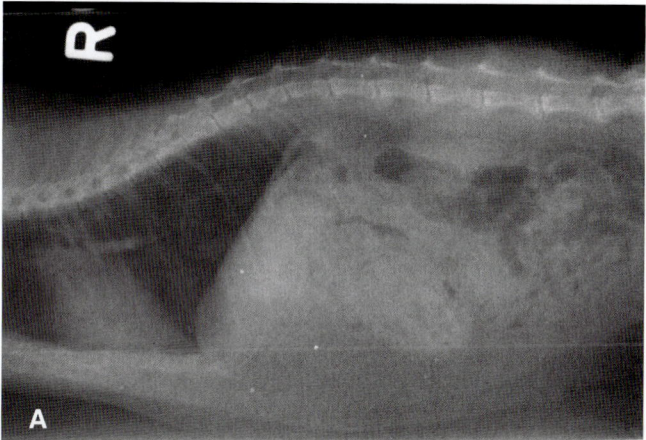

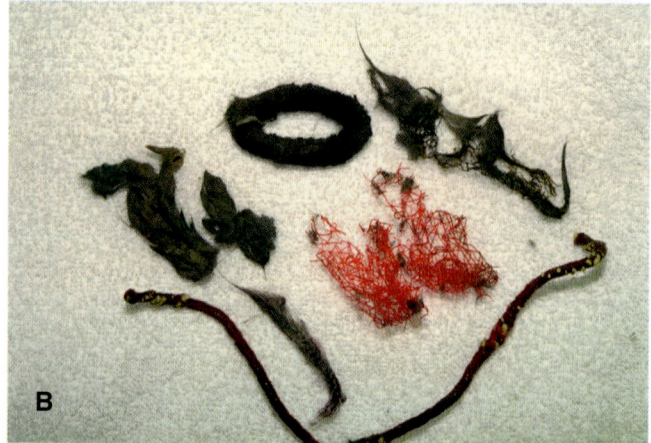

Figura 23.12 A. Radiografia abdominal de felino Siamês fêmea, de 4 anos, com pedaços de elástico para cabelo vomitados. **B.** Vários objetos removidos por gastrotomia da mesma gata. Esta foi a segunda cirurgia para a paciente, devido à múltipla ingestão de objetos estranhos.

údo não digerido, normais em outras espécies. Isso pode explicar o motivo pelo qual os gatos parecem ser suscetíveis a tricobezoares gástricos. Suspeita-se que a disfunção de motilidade gástrica provoque tricobezoares gástricos repetidos em alguns gatos. Também foram documentadas obstruções intestinal[3,22] e esofágica[14,59] com tricobezoares. Os tratamentos tradicionais para gatos com tricobezoares recorrentes envolvem autolimpeza regular, raspagem do pelo em animais de pelo longo, controle de pulgas, tratamento de distúrbios dermatológicos subjacentes e administração de laxantes vaselinados semissólidos. Mais frequentemente, foram formuladas dietas comerciais para controle de tricobezoares. Gatos com tricobezoares recorrentes provocando doença e suspeita de distúrbios de motilidade podem se beneficiar do tratamento com agentes procinéticos, como a cisaprida.

Os sinais clínicos de corpos estranhos no estômago variam, porém quase sempre envolvem vômitos intermitentes ou persistentes por causa dos efeitos, no estômago, de obstrução do fluxo de saída, distensão e irritação da mucosa. A obstrução gástrica pode ser parcial ou total. Os pacientes com obstrução completa apresentam sinais mais intensos, como anorexia e depressão. A base da língua deve sempre ser examinada, pois, às vezes, corpos estranhos lineares permanecem ancorados nessa localização ou podem se alojar no piloro, provocando plicatura intestinal. Os corpos estranhos no estômago também podem ser assintomáticos e encontrados ao acaso.[5] O exame físico pode não identificar alteração alguma ou talvez revele desidratação ou dor abdominal. Se o estômago estiver acentuadamente distendido, o corpo estranho pode ser palpável em alguns pacientes.

As radiografias investigativas estão sempre indicadas quando existe suspeita de ingestão de corpo estranho. Corpos estranhos radiopacos podem ser diagnosticados imediatamente, embora alguns, junto a objetos radiotransparentes, precisem de exame contrastado para o diagnóstico (Figura 23.13). Com frequência, o bário é usado como agente de contraste, embora, se houver suspeita de perfuração gástrica, prefira-se um agente iodado aquoso. A ultrassonografia também é útil na detecção de corpos estranhos gastrintestinais.[56]

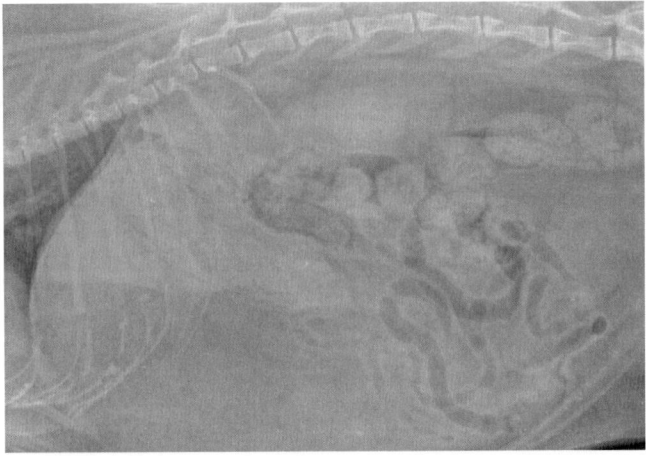

Figura 23.13 Radiografia abdominal de gato com um grande tricobezoar gástrico. (*Cortesia do Dr. John Graham.*)

Pode-se tentar a remoção de alguns corpos estranhos endoscopicamente, em especial se o objeto não tiver margens cortantes e não for muito grande. Já foi descrita a remoção bem-sucedida de anzóis, particularmente os do tipo ponta única, por meio de endoscopia.[35] Nos demais aspectos, os corpos estranhos são removidos mais adequadamente pela gastrotomia por meio de laparotomia na linha média ventral. Sempre deve ser realizada uma radiografia antes da cirurgia para assegurar que o objeto não tenha se movimentado mais adiante no trato gastrintestinal.

A conduta pós-cirúrgica após gastrotomia inclui manutenção da hidratação e do equilíbrio eletrolítico. Hipopotassemia é comum na anorexia e nos vômitos e deve ser tratada por meio de suplementação de líquidos IV com 20 a 40 mEq/ℓ de cloreto de potássio (não exceder 0,5 mEq/kg/h). Cabe tratar vômitos refratários com antieméticos. Uma dieta altamente digestiva pode ser introduzida no dia seguinte ao da cirurgia. Em geral, o prognóstico para a recuperação é bom. Em um estudo, 88% dos gatos com corpos estranhos gastrintestinais sobreviveram até a alta.[22] Os gatos que não sobreviveram apresentaram corpos estranhos lineares de longa duração com peritonite subsequente.

Gastrite por Helicobacter

Helicobacter são bactérias gram-negativas, espiraladas ou encurvadas, que inibem as glândulas, as células parietais, o muco e o fundo gástrico. *Helicobacter* contém grandes quantidades de urease, que altera o pH nas regiões vizinhas ao local das bactérias e possibilita a colonização no meio ácido do estômago. No início da década de 1980, a descoberta da associação entre *Helicobacter pylori* e doença gástrica (gastrite, úlceras pépticas e neoplasia) em humanos revolucionou o tratamento dessas doenças. A partir daí, *Helicobacter* spp. têm sido associadas a doenças gástricas em diversas espécies veterinárias, inclusive gatos e cães. Diversas *Helicobacter* spp. (p. ex., *H. heilmannii, H. bizzozeronii, H. felis*) foram identificadas em gatos, algumas delas com o potencial de infectar humanos, embora se acredite que a infecção seja rara.[19,48] A prevalência de infecção de *Helicobacter* em gatos varia geograficamente e pode ser muito alta (< 40%) em algumas áreas.[1,27,37,47,58]

A importância de *Helicobacter* como causa de doença gástrica em gatos não está clara; as bactérias podem ser encontradas no estômago de gatos tanto clinicamente normais quanto daqueles com gastrite. A prevalência de infecção por *Helicobacter* não é mais alta em gatos com gastrite em comparação com os normais.[61] A determinação do papel de *Helicobacter* também está prejudicado pela escassez de experimentos clínicos controlados para avaliar a erradicação de gastrite e sinais clínicos em gatos infectados.

Uma resposta imunológica à infecção caracterizada por hiperplasia linfoide gástrica é comum, embora a resposta imunológica local em gatos, em geral, seja menos grave que a resposta em humanos infectados por *H. pylori*. Até o momento, as úlceras gastrintestinais não foram associadas à infecção por *Helicobacter* em gatos. Estudos recentes sugerem uma possível associação entre infecção por *Helicobacter* e linfoma gástrico em gatos. No entanto, são necessárias mais pesquisas para confirmar a associação e entender a patogenia.[7,32] As *Helicobacter* spp. podem ser comensais na maioria dos gatos e talvez a perda da tolerância explique o desenvolvimento de gastrite em alguns indivíduos.[49] Outra possibilidade é que a resposta inflamatória costume ser bem organizada e a doença ocorra caso haja uma anormalidade no sistema imunorregulador.[21]

Os métodos mais comumente utilizados para o diagnóstico de infecção por *Helicobacter* em gatos baseiam-se em espécimes de estômagos obtidos durante endoscopia (ou laparotomia): citologia esfoliativa, exame histopatológico de espécimes de biopsia e teste rápido para urease de espécimes de biopsia.[28] Contudo, é importante observar que, mesmo quando identificados microrganismos *Helicobacter*, a infecção pode não ser a causa dos sinais clínicos do paciente e devem ser sempre avaliadas outras causas de vômito.

A citologia esfoliativa é o teste diagnóstico menos dispendioso e mais facilmente realizado. Em um estudo, também foi o método diagnóstico mais sensível quando comparado ao teste da urease e ao exame histológico.[20] Amostras de citologia por escovação, agrupadas durante endoscopia, são secas ao ar em lâminas de microscópio e coradas com corante Wright. A lâmina é examinada sob aumento de 100 vezes sob imersão em óleo. As bactérias espiraladas são facilmente observadas quando presentes. No mínimo, devem ser examinados 10 campos de imersão em óleo em duas lâminas antes de determinar que um espécime é negativo para microrganismos semelhantes a *Helicobacter*.[28]

Como a *Helicobacter* produz urease em abundância, um teste rápido para urease pode ser empregado para o diagnóstico.[38] O *kit* consiste em um ágar em gel impregnado com ureia e indicador de pH. Aplica-se uma amostra de biopsia gástrica no gel e, em caso de urease, haverá formação de amônia com alteração do pH (e, consequentemente, da cor) do gel. O gel pode mudar de cor rapidamente (em 30 min), porém deverão se passar 24 h até que o teste possa ser considerado negativo.[28] Quanto mais rapidamente a cor se alterar, mais elevada será a carga bacteriana. São possíveis resultados falso-positivos e falso-negativos nesse teste rápido para urease por vários motivos, dando ao teste a sensibilidade de 70 a 90%.[28,37]

O exame histopatológico de amostras de biopsia gástrica usando-se hematoxilina e eosina (H&E) ou corantes com prata é bastante sensível e específico nos estudos em humanos para a detecção de microrganismos semelhantes a *Helicobacter*. Os microrganismos não são distribuídos igualmente; daí, o exame de espécimes de biopsia advindos de múltiplos pontos aumentar a sensibilidade. As bactérias podem ser vistas no muco do epitélio superficial e também nas depressões gástricas, no lúmen glandular e nas células parietais. Os microrganismos também podem ser observados na submucosa no interior de folículos linfoides gástricos.[46] O exame histopatológico de amostras de biopsia também possibilita a avaliação de outras anormalidades. Pode haver gastrite linfocítico-plasmocitária, ou linfocítica, de branda a grave.

Em humanos, recomenda-se a terapia de associação entre antibióticos e agentes antissecretores para reduzir o risco de úlceras gástricas e câncer em decorrência de infecção por *H. pylori*. O tratamento apresenta bastante êxito na erradicação tanto dos sinais clínicos quanto das alterações histológicas da mucosa gástrica. Como a infecção por *Helicobacter* é comum em gatos, por outro lado não foi ainda estabelecido nenhum papel patogênico evidente. É difícil saber quando o tratamento deverá ser tentado. Um especialista recomenda tratar apenas os pacientes com sinais clínicos de gastrite que tiveram a infecção por *Helicobacter* confirmada por biopsia, mediante um esquema de tratamento com amoxicilina (20 mg/kg, a cada 12 h VO), claritromicina (7,5 mg/kg, a cada 12 h VO) e metronidazol (10 mg/kg, a cada 12 h VO) durante 14 dias.[49] Um dilema comum é determinar o tratamento de escolha para pacientes com inflamação linfoplasmocitária do estômago e do intestino delgado e infecção confirmada por *Helicobacter*. Tais pacientes são mais bem tratados para doença intestinal inflamatória, infecção por *Helicobacter* ou ambas? Atualmente, não existem orientações para estabelecer a melhor abordagem de tratamento.

Alem disso, poucos estudos foram conduzidos em gatos sobre a eficácia da terapia associativa. A erradicação da infecção a longo prazo pode ser difícil, e a resolução histopatológica da gastrite pode não acontecer, o que levanta a pergunta de *Helicobacter* ser a etiologia subjacente verdadeira.[38,41] Em um estudo, dois gatos com gastrite clínica e infecção por *Helicobacter* foram tratados com metronidazol, amoxicilina e subsalicilato de bismuto, por via oral, durante 7 semanas, além de alimentados com ração de eliminação comercial.[25] As biopsias gástricas póstratamento foram obtidas, em média, 7 semanas após a suspensão do tratamento. A resolução dos sinais clínicos ocorreu rapidamente, e a eliminação de *Helicobacter* spp. foi alcançada nesse momento, porém a inflamação gástrica persistiu nas biopsias pós-tratamento. Em outro estudo, 13 gatos com infecção assintomática por *Helicobacter* foram tratados com omeprazol, amoxicilina, metronidazol e claritromicina, por via oral, durante 14 dias.[26] O tratamento não conseguiu erradicar a infecção em 4 dos gatos com base na análise molecular de biopsias gástricas póstratamento. Não está claro se o insucesso do tratamento ocorre por recrudescência ou por reinfecção.

Para mais informações, recomenda-se a leitura das excelentes revisões sobre *Helicobacter* em gatos.[27,38,48]

Gastrite crônica

A gastrite crônica é comum em gatos com vômitos intermitentes crônicos. O *Ollulanus tricuspis* é um verme que infecta o estômago de gatos, provocando gastrite crônica, e é difícil de diagnosticar (ver *Parasitos gastrintestinais*, adiante). O verme é encontrado ocasionalmente em exame histológico de amostras de biopsia gástrica.[9] É razoável adotar tratamento empírico (fembendazol 10 mg/kg, 1 vez/dia VO, por 2 dias) para esse parasito, quando a causa da gastrite não for aparente.[49]

A frequência de vômitos em gatos com gastrite crônica é muito diversa, variando desde 1 a 2 vezes/semana (e não necessariamente toda semana) até mais de 1 vez/dia. Os pacientes apresentam-se bem nos demais aspectos, embora outros sinais clínicos (inapetência, anorexia, depressão ou perda de peso) sejam possíveis, conforme a gravidade da doença. Os resultados dos exames laboratoriais de rotina são quase sempre normais, mas podem mostrar leucocitose neutrofílica, eosinofilia ou hipoproteinemia. Com frequência, as radiografias simples e contrastadas são normais.

O achado mais frequente ao exame histológico de amostras de biopsia é gastrite linfocítico-plasmocitária (LP) (Figura 23.14). Alguns pacientes também mostram evidências concomitantes de inflamação LP no intestino delgado, no pâncreas e/ou no fígado. Tais pacientes são tratados pelo seu problema concomitante. O tratamento de doença intestinal inflamatória, pancreatite e colângio-hepatite é abordado em outro local neste capítulo.

Alguns gatos com gastrite LP crônica respondem a tratamento para intolerância ou hipersensibilidade dietéticas com dieta contendo antígenos limitados (ver Capítulo 17). Os pacientes com gastrite LP de moderada a grave podem ser mais adequadamente tratados com a dieta com antígenos limitados e terapia imunossupressora (prednisolona 1 a 2 mg/kg/dia VO, diminuindo em dias alternados até a menor dose que controle os sinais clínicos). Os pacientes que não conseguem melhorar mediante esta abordagem de tratamento inicial podem precisar de terapia imunossupressora adicional, como a clorambucila (ver Tabela 23.9).

Ocasionalmente, gatos com gastrite crônica são diagnosticados com inflamação eosinofílica ao exame histopatológico de espécimes de biopsia. O tratamento é semelhante àquele para gastrite LP, embora esses pacientes devam ser avaliados quanto a evidências de síndrome hipereosinofílica e enterite eosinofílica. Em um relato de caso clínico,[33] houve a suspeita de a gastrite fibrosante eosinofílica ter sido causada por toxoplasmose.

Ulceração gástrica

Ulcerações gástricas ou gastroduodenais não são comuns em gato em comparação ao cão e podem ser causadas por diversos distúrbios, tanto gástricos quanto não gástricos.[29] Os sinais clínicos clássicos são vômito, hematêmese e melena. Contudo, em uma revisão com 8 gatos, hematêmese

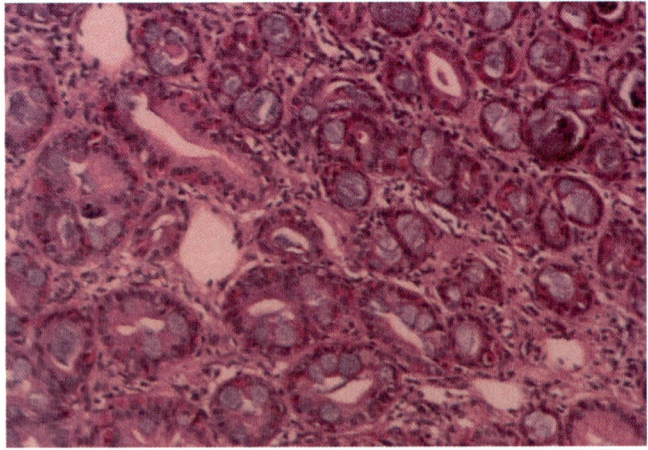

Figura 23.14 Imagem histopatológica (40×) de biopsia de estômago de gato com 10 anos e histórico de vômitos crônicos. Linfócitos pequenos estão em maior número na lâmina própria; fragmentos de células são evidentes no interior de algumas glândulas gástricas. (*Cortesia da Dra. Sally Lester.*)

e melena estiveram presentes em menos de um terço dos casos.[29] Conforme a causa subjacente e a gravidade da doença, também podem ocorrer dor abdominal, anorexia, letargia, mucosas pálidas e salivação. Os gatos com doença neoplásica podem ter sinais clínicos crônicos e ser mais passíveis de apresentar anorexia e perda de peso. Os gatos com úlceras perfuradas podem ou não ser apresentados com sinais de choque. O diagnóstico pode ser problemático, pois os sinais clínicos e os achados do exame físico com frequência não são específicos, mesmo em gatos com ulcerações perfuradas.[8]

As causas de ulceração gástrica em gatos não estão bem caracterizadas. Em cães, a causa mais comum é a administração de agentes ulcerogênicos, particularmente AINEs, seja individualmente ou associados a corticosteroides. Vários casos de ulceração gástrica ou perfuração gastrintestinal induzida por AINEs foram relatados em gatos.[8,34,45] Outros casos podem ser relatados no futuro, pois a administração a longo prazo desses fármacos está ganhando popularidade no tratamento de doenças crônicas, como a osteoartrite. Os AINEs provocam lesão direta na mucosa e interferem na síntese de prostaglandina. Embora a inibição da enzima COX-1 seja considerada a etiologia de efeitos adversos, como ulceração gástrica, até mesmo os agentes COX-2-seletivos foram associados a efeitos adversos, e a segurança em gatos doentes não foi bem avaliada. Recentemente, foram publicadas diretrizes, para o uso a longo prazo, para AINEs em gatos pela International Society of Feline Medicine e pela American Association of Feline Practitioners.[51] As recomendações envolvem administrar AINEs, seja com alimento ou logo após a alimentação, e suspender a terapia se houver o desenvolvimento de inapetência ou de anorexia, determinando a dose com base no peso corporal magro e diminuindo-a até a dose eficaz mais baixa.

As etiologias neoplásicas de ulceração gástrica são mastocitose sistêmica, tumor de mastócitos, linfossarcoma, adenocarcinoma e gastrinoma (síndrome de Zollinger-Ellison). Os gatos com doença renal crônica podem sofrer dano na mucosa, devido a toxinas urêmicas e aumento da produção de ácido gástrico em decorrência de hipergastrinemia (pela diminuição do metabolismo renal de gastrina).[18] A doença hepática é uma causa de ulceração gástrica em cães, porém pouco relatada em gatos.[23] Anestesia e cirurgia recentes foram apontadas como causa de ulceração e perfuração gástrica, talvez por meio de hipovolemia, hipoperfusão ou estresse.[8,29] Outras causas não neoplásicas relatadas para ulceração gástrica ou gatroduodenal em gatos são parasitos (p. ex., *Ollulanus tricuspis*, *Toxocara cati*, *Aonchotheca putorii*, *Gnathostoma* spp.), infecções bacterianas, toxinas, doença intestinal inflamatória e corpos estranhos. Um relato de caso clínico descreve um gato com ulceração gástrica intensa causada por intoxicação por folhas de *Dieffenbachia*.[36] Em alguns relatos de casos clínicos, a etiologia para ulcerações gástricas não pôde ser determinada.

Deve ser coletado um banco de dados mínimo para gatos suspeitos de ulceração gástrica, a fim de detectar as doenças subjacentes. Anemia, em geral regenerativa, pode estar presente. Outros achados dependem da existência de doenças subjacentes; por exemplo, azotemia e isostenúria podem indicar doença renal. Anormalidades eletrolíticas e acidobásicas podem ocorrer devido a vômitos crônicos e anorexia.

Radiografias simples e contrastadas e ultrassonografias são úteis basicamente para descartar outras causas para os sinais clínicos, como corpos estranhos. Os gatos com úlcera perfurada podem apresentar evidências de pneumoperitônio (às vezes graves) em radiografias simples ou ultrassonografias, e esta é uma indicação para exploração cirúrgica.[6,8,24,31,34] Evidências de peritonite em imagem devem ser sucedidas por análise de líquido peritoneal. O diagnóstico definitivo pode ser feito usando-se endoscopia, a qual possibilita a observação direta de lesões e a coleta de amostras para biopsia. Entretanto, alguns gatos com ulceração gástrica são levados ao clínico em más condições, o que pode impedir a endoscopia devido a risco anestésico e de perfuração da úlcera.[29] A localização de úlceras costuma ser piloroantral ou fúndica em gatos com doença não neoplásica.[8,29] As áreas de erosão podem se mostrar pálidas ou hemorrágicas; com frequência, a mucosa é friável e sangra com facilidade. Pode ser observado sangue fresco ou coagulado no lúmen do estômago. Em alguns casos, a ulceração da mucosa deve ser diferenciada de tumores ulcerados. Úlceras induzidas por AINEs são encontradas quase sempre no antro e não apresentam espessamento acentuado da mucosa. Tumores ulcerados frequentemente apresentam bordas e mucosas circunvizinhas espessadas.[49] Devem ser coletadas amostras para biopsia na periferia da úlcera, a fim de evitar perfuração.

O tratamento deve ser direcionado para qualquer que seja o distúrbio subjacente. O tratamento para efeitos tóxicos de AINEs é descrito no Capítulo 31. As medidas de suporte geral são hidratação e reposição de eletrólitos; também pode ser necessário transfusão de sangue (ver Capítulo 25). A produção de ácido gástrico pode estar diminuída pelo uso de bloqueadores de receptores H_2 ou de inibidores de bomba de prótons. Assim, utiliza-se o sucralfato como protetor de mucosa (ver Tabela 23.5). O sucralfato pode inibir a absorção de outras medicações orais e deve ser administrado com intervalo de 2 h de outros fármacos. Se os vômitos forem intensos ou persistentes, aconselha-se tratamento antiemético (ver Tabela 23.3). Deve ser providenciada analgesia para os pacientes com dor; uma boa escolha é o opioide buprenorfina (ver Tabela 6.1). Indica-se a antibioticoterapia de amplo espectro para os pacientes com disfunção significativa de barreira mucosa, perfuração, leucopenia e/ou neutrofilia, febre e melena.

Aconselha-se a intervenção cirúrgica aos pacientes com hemorragia potencialmente fatal, incapacidade de responder a conduta clínica ou evidência de perfuração.[29] Toda a cavidade abdominal e o trato gastrintestinal devem ser explorados completamente para localizar lesões extraintestinais, úlceras não perfuradas e múltiplas úlceras. Em uma série de casos, foram detectadas úlceras não perfuradas durante laparotomia associadas a aderências ou massa gástrica.[29] O tratamento cirúrgico envolve desbridamento e sutura da área da úlcera, além de coleta de amostras de biopsia para exame histopatológico. O prognóstico de recuperação foi excelente nos dois estudos, particularmente em gatos com causas não neoplásicas de ulceração gástrica

ou gastroduodenal.[8,29] Em um estudo de 7 gatos com úlceras gástricas ou duodenais perfuradas, a taxa de sobrevida foi baixa (14%).[23]

Distúrbios de motilidade gástrica e esvaziamento gástrico lento

Os distúrbios de motilidade gástrica são mais bem caracterizados em cães do que em gatos. O sinal clínico mais comum consiste em vômito de alimento não digerido 8 h ou mais após a refeição. Se houver obstrução ao trato de saída, o vômito pode ser projetado. Também pode haver histórico de tricobezoares recorrentes. Diversos distúrbios estão associados a comprometimento da motilidade gástrica, como gastrite crônica, terapia medicamentosa (p. ex., fármacos anticolinérgicos e narcóticos), disautonomia, neoplasia gástrica, distúrbios metabólicos (p. ex., hipopotassemia) e gastroparesia pós-cirúrgica temporária. Em alguns casos de disfunção de motilidade crônica, nenhuma causa foi identificada. A obstrução ao fluxo de saída pode ser causada por neoplasia, corpos estranhos e massas extragástricas. Às vezes, documenta-se estenose pilórica em gatos jovens, com frequência da raça Siamês.[4,40,55]

Como a amplitude de distúrbios subjacentes é variada, a abordagem diagnóstica deve possibilitar a detecção de distúrbios tanto gástricos quanto não gástricos. É usado um banco de dados mínimo (hemograma completo, bioquímica sérica, urinálise, sorologia para vírus da leucemia felina [FeLV] e vírus da imunodeficiência felina [FIV]) para estabelecer o estado geral de saúde. As radiografias são usadas para confirmar se há alimento no estômago por mais de 8 h. A ultrassonografia pode detectar lesões gástricas, como massas. A endoscopia é usada para identificar obstrução ao fluxo de saída e também outras lesões, como úlceras e gastrite evidente.

A avaliação de esvaziamento gástrico empregando-se cintilografia nuclear é o método mais preciso, porém está limitado a centros de referência. Os tempos de esvaziamento gástrico para líquidos, alimentos enlatados e alimentos secos foram estabelecidos empregando-se cintilografia nuclear.[11,16,17] Entretanto, os tempos de esvaziamento são variáveis, dependendo da quantidade e do tipo de dieta administrada e também do volume de água ingerido. Até mesmo o formato dos fragmentos do alimento influenciam o tempo de esvaziamento.[2] Séries radiográficas contrastadas são bastante utilizadas, porém os tempos para esvaziamento gástrico variam para o bário, seja na forma líquida seja misturado a alimento enlatado. Realiza-se a radiografia contrastada usando bário líquido (8 a 10 mℓ/kg) com o paciente em jejum. As radiografias são obtidas imediatamente após a administração do bário e depois com 15 e 30 min, em alguns casos, também com 1 e 3 h. Espera-se que o bário líquido penetre no duodeno não mais que 30 min após a administração, e o estômago deverá estar completamente vazio de bário em 3 h. O clínico sempre deve ter em mente que alguns gatos com distúrbio de motilidade gástrica apresentarão tempo normal de esvaziamento gástrico com o bário líquido. O bário também pode ser misturado a alimento enlatado e administrado em uma refeição; a retenção de alimento com bário no estômago durante mais de 8 a 12 h é anormal.

O tempo de esvaziamento gástrico também pode ser estabelecido com radiografia e uso de poliesferas impregnadas com bário. Os tempos de esvaziamento gástrico para essas poliesferas foram estabelecidos em gatos sadios em jejum e alimentados e também em gatos sedados,[10,52] porém os valores não se correlacionam bem como os exames cintilográficos.[17] Administra-se uma mistura de pequenas (1,5 mm) e grandes (5 mm) esferas com alimento, e são feitas duas a quatro radiografias nas 24 h seguintes. As pequenas esferas têm por justificativa simular o tempo de trânsito de líquido e as grandes esferas, o tempo de trânsito de sólidos. Contudo, faltam estudos avaliando a relevância clínica desse método. Uma revisão concluiu que essas esferas, provavelmente, são sensíveis o bastante para detectar esvaziamento gástrico evidentemente lento.[60]

O tratamento de distúrbios de esvaziamento gástrico direciona-se às causas identificáveis. O tratamento de úlceras gástricas, gastrite crônica e corpos estranhos é descrito em outras seções neste capítulo. A estenose pilórica é tratada cirurgicamente. Se não houver obstrução ao fluxo de saída, pode ser benéfico o tratamento com agentes procinéticos, como metoclopramida ou cisaprida (ver Tabela 23.3).

Neoplasia gástrica

Os tumores gástricos contribuem com menos de 1% dos processos malignos em cães e gatos.[30] Tumores gástricos benignos são, até mesmo, menos comuns do que os processos malignos gástricos. Relatou-se hamartoma de musculatura lisa do estômago em um gato com 1 ano de idade.[50] Enquanto o adenocarcinoma é o câncer gástrico mais comum em cães, o linfoma é o câncer gástrico mais comum em gatos. O linfoma gastrintestinal felino ocorre em dois tipos principais: a forma em células pequenas (linfocitário) e a mais agressiva, de células grandes (linfoblástico). Os linfomas de pequenas células costumam ser entéricos.[57] Em um estudo de 12 gatos com linfoma gástrico, houve predominância de tumores de linfócitos B grandes difusos de tipo nuclear imunoblástico.[42] O linfoma gástrico não está associado a FeLV, e a participação da *Helicobacter* no desenvolvimento de linfoma gástrico em gatos requer pesquisas.[7] Também foram descritos adenocarcinoma,[12,13,54] plasmocitoma[62] e carcinoide gástrico.[44] O gato da raça Siamês pode estar predisposto ao adenocarcinoma.[54] Como seria esperado, a maioria dos gatos com neoplasia gástrica é idosa.

Assim como ocorre para a maioria das doenças gástricas, o vômito é o sinal clínico mais comum de neoplasia. O vômito pode conter sangue e talvez haja melena. Outros sinais clínicos são anorexia, perda de peso, distensão abdominal e depressão. Pode ocorrer perfuração do tumor, levando a pneumoperitônio ou a peritonite séptica. Os sinais clínicos manifestam-se gradualmente e, com frequência, estão presentes durante semanas ou meses. Os achados ao exame físico são inespecíficos, embora ocasionalmente massa gástrica ou espessamento gástrico possam ser palpados se o estômago estiver acentuadamente aumentado.

Em geral, os resultados dos exames diagnósticos de rotina são inespecíficos; anemia pode estar associada a ulceração. Radiografias simples ou contrastadas podem revelar a massa (Figura 23.15 A). Outros achados são esva-

ziamento gástrico demorado, comprometimento da motilidade e ulceração da mucosa. A ultrassonografia também é útil para o diagnóstico e pode ser usada para orientar aspirado de massas com agulha (Figura 23.15 B). A endoscopia possibilita a observação de lesões e a obtenção da amostra de biopsia com espessura parcial. Os problemas relacionados com a interpretação da biopsia endoscópica são detecção de necrose, inflamação e ulceração, e não a lesão primária. Em cães, algumas lesões neoplásicas estão na submucosa, o que dificulta muito a obtenção de amostras diagnósticas por meio de endoscopia. Por isso, devem ser realizadas diversas biopsias e convém submeter as massas a biopsia diversas vezes no mesmo local para coletar tecidos mais profundos. O centro de lesões ulceradas não deve ser coletado para biopsia. As biopsias cirúrgicas são mais confiáveis para o diagnóstico.

A ressecção cirúrgica é o tratamento mais comum para neoplasia gástrica que não seja linfoma (Figura 23.16). O prognóstico para a maioria dos pacientes é mau, tipicamente por causa de debilitação, doenças concomitantes, doenças recorrentes ou metastáticas.[30] O sucesso da quimioterapia para linfoma dependerá do tipo celular, com os tumores de pequenas células associados a melhor prognóstico que os tumores de grandes células.

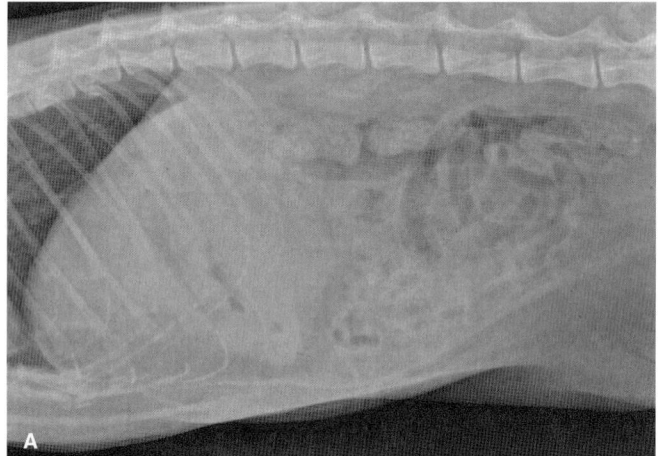
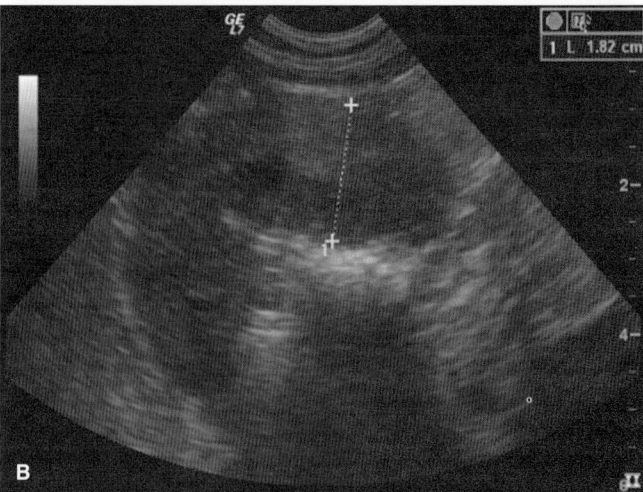

Figura 23.15 Imagens radiográfica (**A**) e ultrassonográfica (**B**) de um gato com massa gástrica diagnosticada como linfoma à biopsia. (*Cortesia do Dr. John Graham.*)

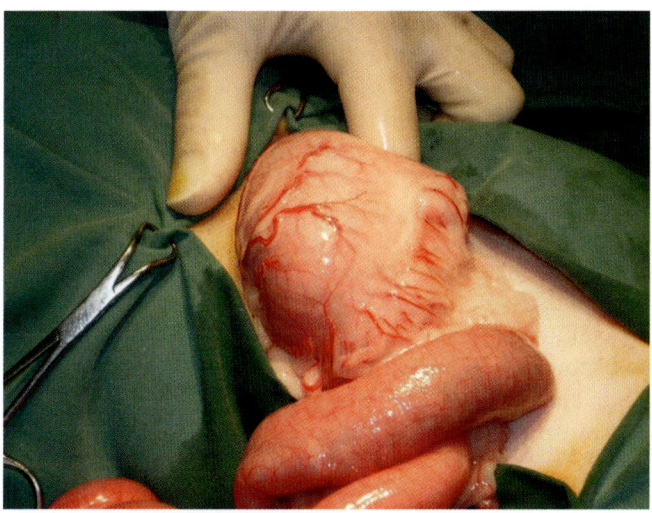

Figura 23.16 Aspecto cirúrgico de massa gástrica provocada por linfoma de pequenas células. (*Cortesia do Dr. Randolph Baral.*)

Referências bibliográficas

1. Araujo IC, Mota SB, de Aquino MHC et al: *Helicobacter* species detection and histopathological changes in stray cats from Niterói, Brazil, *J Feline Med Surg* 12:509, 2010.
2. Armbrust LJ, Hoskinson JJ, Lora-Michiels M et al: Gastric emptying in cats using foods varying in fiber content and kibble shapes, *Vet Radiol Ultrasound* 44:339, 2003.
3. Barrs VR, Beatty JA, Tisdall PL et al: Intestinal obstruction by trichobezoars in five cats, *J Feline Med Surg* 1:199, 1999.
4. Baumberger A: [Pyloric dysfunction as a cause of chronic vomiting in the cat], *Schweiz Arch Tierheilkd* 119:415, 1977.
5. Bebchuk TN: Feline gastrointestinal foreign bodies, *Vet Clin North Am Small Anim Pract* 32:861, 2002.
6. Boysen SR, Tidwell AS, Penninck DG: Ultrasonographic findings in dogs and cats with gastrointestinal perforation, *Vet Radiol Ultrasound* 44:556, 2003.
7. Bridgeford EC, Marini RP, Feng Y et al: Gastric *Helicobacter* species as a cause of feline gastric lymphoma: a viable hypothesis, *Vet Immunol Immunopathol* 123:106, 2008.
8. Cariou MPL, Halfacree ZJ, Lee KCL et al: Successful surgical management of spontaneous gastric perforations in three cats, *J Feline Med Surg* 12:36, 2010.
9. Cecchi R, Wills SJ, Dean R et al: Demonstration of *Ollulanus tricuspis* in the stomach of domestic cats by biopsy, *J Comp Pathol* 134:374, 2006.
10. Chandler M, Guilford G, Lawoko C: Radiopaque markers to evaluate gastric emptying and small intestinal transit time in healthy cats, *J Vet Intern Med* 11:361, 1997.
11. Costello M, Papasouliotis K, Barr FJ et al: Determination of solid- and liquid-phase gastric emptying half times in cats by use of nuclear scintigraphy, *Am J Vet Res* 60:1222, 1999.
12. Cribb AE: Feline gastrointestinal adenocarcinoma: a review and retrospective study, *Can Vet J* 29:709, 1988.
13. Dennis MM, Bennett N, Ehrhart EJ: Gastric adenocarcinoma and chronic gastritis in two related Persian cats, *Vet Pathol* 43:358, 2006.
14. Durocher L, Johnson SE, Green E: Esophageal diverticulum associated with a trichobezoar in a cat, *J Am Anim Hosp Assoc* 45:142, 2009.
15. Formaggini L, Schmidt K, De Lorenzi D: Gastric dilatation-volvulus associated with diaphragmatic hernia in three cats: clinical presentation, surgical treatment and presumptive aetiology, *J Feline Med Surg* 10:198, 2008.
16. Goggin JM, Hoskinson JJ, Butine MD et al: Scintigraphic assessment of gastric emptying of canned and dry diets in healthy cats, *Am J Vet Res* 59:388, 1998.
17. Goggin JM, Hoskinson JJ, Kirk CA et al: Comparison of gastric emptying times in healthy cats simultaneously evaluated with radiopaque markers and nuclear scintigraphy, *Vet Radiol Ultrasound* 40:89, 1999.
18. Goldstein R, Marks S, Kass P et al: Gastrin concentrations in plasma of cats with chronic renal failure, *J Am Vet Med Assoc* 213:826, 1998.
19. Haesebrouck F, Pasmans F, Flahou B et al: Gastric helicobacters in domestic animals and nonhuman primates and their significance for human health, *Clin Microbiol Rev* 22:202, 2009.
20. Happonen I, Saari S, Castren L et al: Comparison of diagnostic methods for detecting gastric *Helicobacter*-like organisms in dogs and cats, *J Comp Pathol* 115:117, 1996.
21. Harbour S, Sutton P: Immunogenicity and pathogenicity of *Helicobacter* infections of veterinary animals, *Vet Immunol Immunopathol* 122:191, 2008.
22. Hayes G: Gastrointestinal foreign bodies in dogs and cats: a retrospective study of 208 cases, *J Small Anim Pract* 50:576, 2009.
23. Hinton L, McLoughlin M, Johnson S et al: Spontaneous gastroduodenal perforation in 16 dogs and seven cats (1982-1999), *J Am Anim Hosp Assoc* 38:176, 2002.
24. Itoh T, Nibe K, Naganobu K: Tension pneumoperitoneum because of gastric perforation in a cat, *J Vet Med Sci* 67:617, 2005.
25. Jergens AE, Pressel M, Crandell J et al: Fluorescence in situ hybridization confirms clearance of visible *Helicobacter* spp. associated with gastritis in dogs and cats, *J Vet Intern Med* 23:16, 2009.
26. Khoshnegah J, Jamshidi S, Mohammadi M, Sasani F: The efficacy and safety of long-term *Helicobacter* species quadruple therapy in asymptomatic cats with naturally acquired infection, *J Feline Med Surg* 13:88, 2011.
27. Lecoindre P, Chevallier M, Peyrol S et al: Gastric heliocbacters in cats, *J Feline Med Surg* 2:19, 2000.
28. Leib M, Duncan R: Diagnosing gastric *Helicobacter* infections in dogs and cats, *Comp Contin Edu Pract Vet* 27:221, 2005.
29. Liptak J, Hunt G, Barrs V et al: Gastroduodenal ulceration in cats: eight cases and a review of the literature, *J Feline Med Surg* 4:27, 2002.
30. Liptak JM, Withrow SJ: Cancer of the gastrointestinal tract. In Withrow SJ, Vail DM, editors: *Withrow & MacEwen's small animal clinical oncology*, ed 4, St Louis, 2007, Saunders Elsevier, p 455.
31. Lykken JD, Brisson BA, Etue SM: Pneumoperitoneum secondary to a perforated gastric ulcer in a cat, *J Am Vet Med Assoc* 222:1713, 2003.
32. Marini RP, Fox JG, White H et al: *Helicobacter* spp. influences the development of primary gastric lymphoma in cats: a viable hypothesis, *Gut* 49:A52, 2001.
33. McConnell JF, Sparkes AH, Blunden AS et al: Eosinophilic fibrosing gastritis and toxoplasmosis in a cat, *J Feline Med Surg* 9:82, 2007.
34. Mellanby RJ, Baines EA, Herrtage ME: Spontaneous pneumoperitoneum in two cats, *J Small Anim Pract* 43:543, 2002.
35. Michels G, Jones B, Huss B et al: Endoscopic and surgical retrieval of fishhooks from the stomach and esophagus in dogs and cats: 75 cases (1977-1993), *J Am Vet Med Assoc* 207:1194, 1995.
36. Muller N, Glaus T, Gardelle O: [Extensive stomach ulcers because of *Dieffenbachia* intoxication in a cat], *Tierarztl Prax Ausg K Klientiere Heimtiere* 26:404, 1998.
37. Neiger R, Dieterich C, Burnens A et al: Detection and prevalence of *Helicobacter* infection in pet cats, *J Clin Microbiol* 36:634, 1998.
38. Neiger R, Simpson K: *Helicobacter* infection in dogs and cats: facts and fiction, *J Vet Intern Med* 14:125, 2000.
39. Papich MG, Davis CA, Davis LE: Absorption of salicylate from an antidiarrheal preparation in dogs and cats, *J Am Anim Hosp Assoc* 23:221, 1987.
40. Pearson H, Gaskell CJ, Gibbs C et al: Pyloric and oesophageal dysfunction in the cat, *J Small Anim Pract* 15:487, 1974.
41. Perkins SE, Yan LL, Shen Z et al: Use of PCR and culture to detect *Helicobacter pylori* in naturally infected cats following triple antimicrobial therapy, *Antimicrob Agents Chemother* 40:1486, 1996.
42. Pohlman LM, Higginbotham ML, Welles EG et al: Immunophenotypic and histologic classification of 50 cases of feline gastrointestinal lymphoma, *Vet Pathol* 46:259, 2009.
43. Poortinga E: Copper penny ingestion in a cat, *Can Vet J* 36:634, 1995.
44. Rossmeisl JH Jr, Forrester SD, Robertson JL et al: Chronic vomiting associated with a gastric carcinoid in a cat, *J Am Anim Hosp Assoc* 38:61, 2002.

45. Runk A, Kyles A, Downs M: Duodenal perforation in a cat following the administration of nonsteroidal anti-inflammatory medication, *J Am Anim Hosp Assoc* 35:52, 1998.

46. Serna JH, Genta RM, Lichtenberger LM et al: Invasive *Helicobacter*-like organisms in feline gastric mucosa, *Helicobacter* 2:40, 1997.

47. Shojaee Tabrizi A, Jamshidi S, Oghalaei A et al: Identification of *Helicobacter* spp. in oral secretions vs. gastric mucosa of stray cats, *Vet Microbiol* 140:142, 2010.

48. Simpson K, Neiger R, DeNovo R et al: The relationship of *Helicobacter* spp. infection to gastric disease in dogs and cats, *J Vet Intern Med* 14:228, 2000.

49. Simpson KW: Diseases of the stomach. In Ettinger SJ, Feldman EC, editors: *Textbook of veterinary internal medicine*, ed 6, St Louis, 2005, Saunders Elsevier, p 1310.

50. Smith TJ, Baltzer WI, Ruaux CG et al: Gastric smooth muscle hamartoma in a cat, *J Feline Med Surg* 12:334, 2010.

51. Sparkes AH, Heiene R, Lascelles BDX et al: ISFM and AAFP consensus guidelines: Long-term use of NSAIDs in cats, *J Feline Med Surg* 12:521, 2010.

52. Sparkes AH, Papasouliotis K, Barr FJ et al: Reference ranges for gastrointestinal transit of barium-impregnated polyethylene spheres in healthy cats, *J Small Anim Pract* 38:340, 1997.

53. Steyn PF, Twedt D, Toombs W: The scintigraphic evaluation of solid phase gastric emptying in normal cats, *Vet Radiol Ultrasound* 36:327, 1995.

54. Turk MA, Gallina AM, Russell TS: Nonhematopoietic gastrointestinal neoplasia in cats: a retrospective study of 44 cases, *Vet Pathol* 18:614, 1981.

55. Twaddle AA: Congenital pyloric stenosis in two kittens corrected by pyloroplasty, *N Z Vet J* 19:26, 1971.

56. Tyrrell D, Beck C: Survey of the use of radiography vs. ultrasonography in the investigation of gastrointestinal foreign bodies in small animals, *Vet Radiol Ultrasound* 47:404, 2006.

57. Valli VE, Jacobs RM, Norris A et al: The histologic classification of 602 cases of feline lymphoproliferative disease using the National Cancer Institute working formulation, *J Vet Diagn Invest* 12:295, 2000.

58. Van den Bulck K, Decostere A, Baele M et al: Identification of non-*Helicobacter pylori* spiral organisms in gastric samples from humans, dogs, and cats, *J Clin Microbiol* 43:2256, 2005.

59. Van Stee EW, Ward CL, Duffy ML: Recurrent esophageal hairballs in a cat (a case report), *Vet Med* 75:1873, 1980.

60. Wyse CA, McLellan J, Dickie AM et al: A review of methods for assessment of the rate of gastric emptying in the dog and cat: 1898-2002, *J Vet Intern Med* 17:609, 2003.

61. Yamasaki K, Suematsu H, Takahashi T: Comparison of gastric lesions in dogs and cats with and without gastric spiral organisms, *J Am Vet Med Assoc* 212:529, 1998.

62. Zikes CD, Spielman B, Shapiro W et al: Gastric extramedullary plasmacytoma in a cat, *J Vet Intern Med* 12:381, 1998.

Como Abordar o Gato com Diarreia

Randolph M. Baral

Panorama

Define-se diarreia como aumento do volume e/ou aumento da frequência de eliminação de fezes com maior teor de água. As abordagens à diarreia, assim como a qualquer sinal clínico, precisam levar em consideração o animal individualmente. Por exemplo, é muito menos passível de ocorrer neoplasia em filhote do que no gato idoso. Em muitos casos, o diagnóstico preciso de doença gastrintestinal não pode ser feito sem amostras de biopsia. A decisão para obter amostras de biopsia deve seguir uma lógica apropriada à condição do gato. Essa lógica está resumida na Figura 23.17. Por exemplo, muitos casos de diarreia aguda no gato que se encontra bem pode sofrer resolução com intervenção limitada ou nenhuma intervenção e, portanto, isso não requer o diagnóstico preciso.

As etapas diagnósticas são:

1. Sinais e histórico clínico.
2. Exame físico.
3. Exame de fezes.
4. Exame de sangue e urina.
5. Imagem (radiografia/ultrassonografia).
6. Amostras de biopsia.

Essas etapas não contemplam tratamento/dietas ou outras terapias empíricas apropriadas em muitos casos. Com frequência, as etapas 3 e 4 são realizadas ao mesmo tempo, e não existe ordem definida para essas etapas. Estão divididas aqui para maior clareza. Em um gato mais jovem, no qual as causas infecciosas são mais prováveis, o teste fecal completo é mais importante; no gato mais idoso, doenças extragastrintestinais, como hipertireoidismo, são mais prováveis. Assim, os exames de sangue e urina são mais importantes, porém a avaliação fecal nunca poderá ser negligenciada.

A decisão de realizar a etapa 4 (e cada etapa subsequente) deve levar em consideração alguns fatos. As principais considerações na avaliação e no tratamento do gato com diarreia são:

- Há início agudo ou evolução crônica?
- Há quaisquer alterações ou incongruências na dieta?
- O gato está bem ou indisposto?
- Há doença gastrintestinal primária ou secundária?
- Há diarreia de intestino delgado ou intestino grosso?

Etapa 1 | Sinais e histórico clínico

Os componentes do histórico clínico para gatos com diarreia estão detalhados na Tabela 23.12. Após estabelecer a idade, a raça, o histórico de vacinação e a vermifugação do gato, é importante estabelecer a duração e a natureza da diarreia. Em geral, define-se a diarreia crônica como aquela superior a 3 semanas de duração. Desse modo, aconselha-se, no mínimo, algum conjunto de exames diagnósticos. Enquanto isso, a diarreia aguda costuma ser autolimitante no gato que se encontre bem.

A descrição das fezes ajuda a determinar se a diarreia tem origem no intestino delgado ou no intestino grosso (Tabela 23.13). Isso influenciará o modo como as pesquisas poderão prosseguir. Perguntas importantes a fazer se relacionam com a frequência da defecação (e como ela se compara ao estado normal), tenesmo (em geral, esforço indica diarreia do intestino grosso, já que o cólon irritado provoca urgência), volume das fezes (volumes menores são típicos de diarreia do intestino grosso), volumes

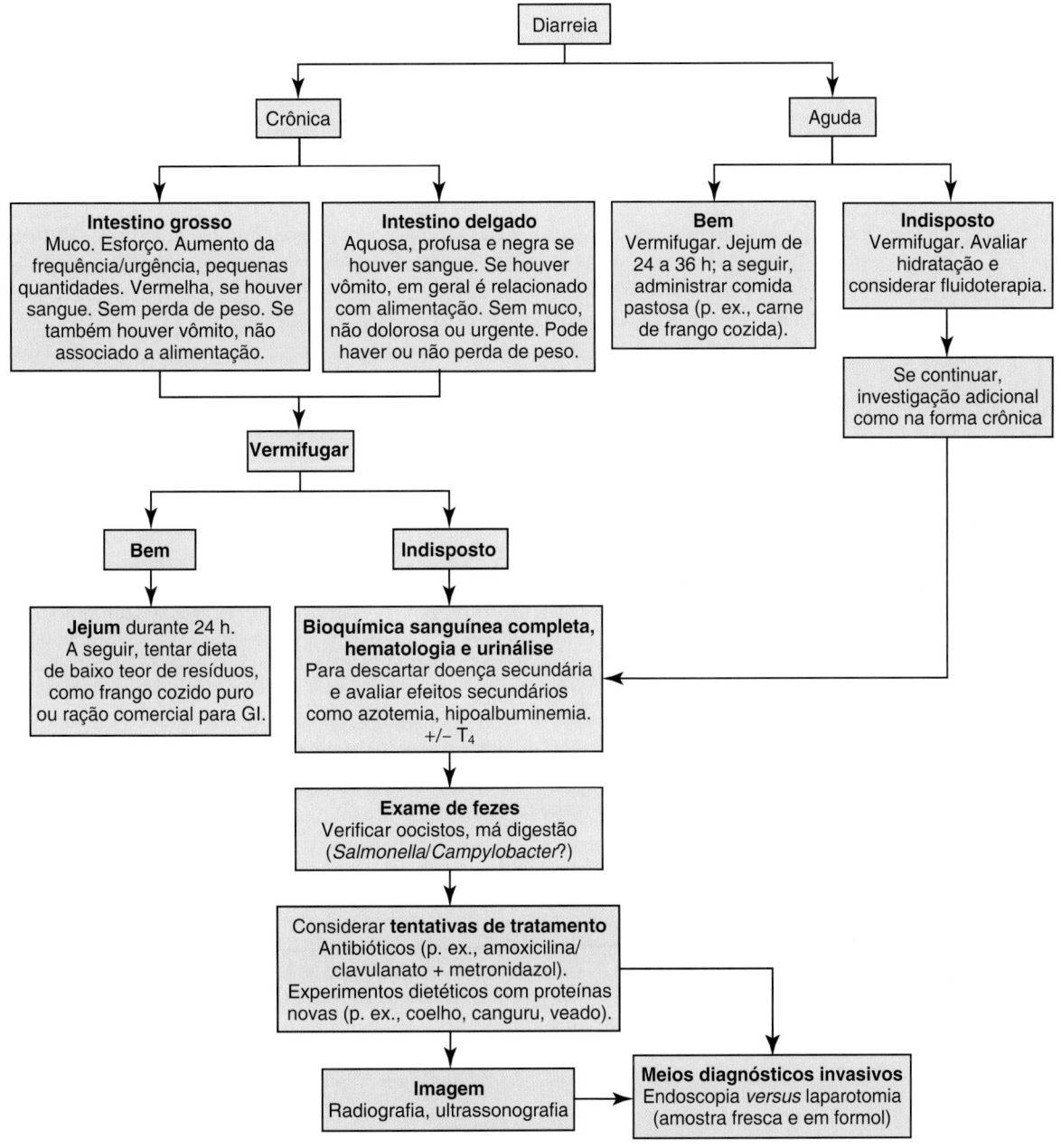

Figura 23.17 Abordagem diagnóstica ao gato com diarreia.

maiores são mais típicos de intestino delgado, forma das fezes (desde fezes amolecidas, passando pela consistência de esterco até líquido parecido com chá. Em geral, fezes mais aquosas relacionam-se com doença do intestino delgado, coloração (mais escura indica sangue digerido) e existência de qualquer quantidade de muco ou sangue (esta associa-se ao intestino grosso).

A maioria das toxinas domiciliares, como plantas, provoca problemas além da diarreia, como vômito ou sinais neurológicos,[11] porém, é importante certificar-se de o gato ter tido acesso a algo incomum. Da mesma maneira, é importante descobrir se o gato teve contato com dietas extravagantes. Isso pode incluir se o gato foi visto caçando uma presa ou se reconhecidamente caça presas, como insetos. As baratas transmitem bactérias patogênicas,[12,18] e outras presas, como pássaros e ratos, podem transmitir *Salmonella*. A salmonelose em gatos tem sido chamada de febre do canário.[6]

É causa simples de diarreia autolimitante a alteração da dieta (seja um novo sabor ou tipo de alimento, como ração seca pela primeira vez). Assim, o proprietário deve também ser questionado quanto a alguma coisa nova ter sido ofertada ao animal, seja ração ou petisco (como peixe ou frango gordurosos).

Embora o exame físico, em geral, determine quão indisposto um gato esteja, as impressões do proprietário também são importantes, pois o animal pode esconder sinais estranhos, particularmente no ambiente clínico. Letargia e inapetência são sinais importantes, pois gatos doentes quase sempre não se alimentam bem.

Tabela 23.12 **Histórico clínico para diarreia em gatos.**

Sinais	Idade? Gatos jovens são propensos a causas dietéticas, infecciosas e parasitárias de diarreia; gatos idosos são mais passíveis de apresentar causas inflamatórias, metabólicas e neoplásicas de diarreia
Estado de vacinação	Vacinação contra panleucopenia, FeLV apropriada?
Dieta	Histórico dietético detalhado bem como alterações recentes na dieta. Reações adversas a alimentos são etiologias comuns de diarreia. A diarreia que cessa quando o animal não é alimentado sugere diarreia osmótica
Meio ambiente	Existência de diversos vegetais, substâncias químicas e objetos estranhos? Estado de saúde dos gatos na moradia? Gatos que vivem fora de casa são mais passíveis de desenvolver distúrbios parasitários, tóxicos e infecciosos
Histórico de viagens	Área potencial infecciosa ou enzoótica (diarreia fúngica ou parasitária)?
Medicamentos atuais	Reação ou toxicidade medicamentosa? Terapias medicamentosas que possam causar diarreia devem ser anotadas (p. ex., antibióticos, agentes anti-inflamatórios, glicosídios cardíacos)
Problemas clínicos e cirúrgicos pregressos	Órgão acometido? Recorrência? Resposta a tratamento pregresso?
Início e duração da diarreia	Aguda *versus* crônica? As diarreias agudas têm início súbito e duração curta e, em geral, são autolimitantes. Normalmente, as diarreias crônicas persistem mais de 3 semanas e não respondem a tratamento sintomático
Aspecto da diarreia	Quantidade e qualidade das fezes (cor, consistência, caráter, existência de sangue ou muco)? Fezes amolecidas a aquosas com gotículas de gordura, alimento não digerido, melena e cores variáveis sugerem doença no intestino delgado. O volume está sempre aumentado na doença do intestino delgado. Fezes amolecidas a semissólidas com excesso de muco e sangue fresco (hematoquezia) indicam doença do intestino grosso. O volume pode ser normal ou levemente diminuído na doença do intestino grosso
Descrição do processo de defecação	Tenesmo (esforço) ou disquezia (defecação dolorosa)? Existem marcos de doença do intestino grosso (p. ex., lesões inflamatórias ou obstrutivas de colo, reto ou ânus)
Frequência de defecação	Frequência normal a levemente aumentada na doença do intestino delgado. No entanto, é bastante aumentada na doença do intestino grosso
Sinais físicos associados	Vômitos, anorexia, perda de peso e disquezia podem ajudar a localizar o distúrbio em área específica do trato gastrintestinal. Sinais clínicos relacionados com problemas em outros órgãos ou sistemas corporais deverão ser observados e podem sugerir doença mais generalizada. Vômitos podem ocorrer como consequência de inflamação do intestino delgado em alguns gatos com diarreia. A perda de peso pode decorrer de diminuição da ingestão calórica (anorexia), diminuição da assimilação de nutrientes (má digestão/má absorção) ou perda calórica excessiva (enteropatia ou nefropatia com perda de proteínas). Observa-se a perda de peso com pouca frequência na doença do intestino grosso

FeLV, vírus da leucemia felina.

De Hall JE: Clinical approach to chronic diarrhea. In August JR, editor: *Consultations in feline internal medicine*, ed 4, Philadelphia, 2001, Saunders, p 130.

Tabela 23.13 **Distinções entre diarreia do intestino delgado e do intestino grosso.**

Observação	Diarreia do intestino delgado	Diarreia do intestino grosso
Frequência da defecação	Normal a levemente aumentada	Muito aumentada
Produção fecal	Grandes volumes	Frequentemente pequenos volumes
Urgência ou tenesmo	Ausente	Presente
Disquezia	Ausente	Presente na doença retal
Muco nas fezes	Ausente	Presente
Exsudato nas fezes	Ausente	Às vezes presente
Hematoquezia (eritrócitos)	Ausente	Às vezes presente
Melena (sangue digerido)	Às vezes presente	Ausente
Esteatorreia	Às vezes presente	Ausente
Flatulência e borborigmos	Às vezes presentes	Ausentes
Perda de peso	Às vezes presente	Rara
Vômitos	Às vezes presentes	Raros

De Sherding R: Diseases of the intestines. In Sherding R, editor: *The cat: diseases and clinical management*, ed 2, New York, 1994, Churchill Livingstone, p 1215.

Etapa 2 | Exame físico

O comportamento geral do gato pode ser o indicador de quão indisposto ele se encontra e, por isso, dita a extensão dos exames diagnósticos necessários. Isso pode ser observado avaliando-se quão interessado o gato está no ambiente ou quaisquer alterações de comportamento nas consultas anteriores, como um gato geralmente difícil de lidar e que se encontre tranquilo. O peso corporal deve ser avaliado e, se possível, comparado com os das consultas pregressas (mesmo que anotados em prontuário de outro veterinário). O índice de condição corporal (ICC) também deve ser avaliado e pode ser muito importante quando não houver informação sobre peso pregresso.

Em geral, a desidratação é sinal de que o gato precisa de tratamento mais abrangente. Deve ser realizada palpação abdominal para avaliar dor (onde?), quaisquer massas (corpos estranhos, linfonodos), ou mesmo intestinos focalmente espessados, como em uma neoplasia, ou intestinos túrgidos. Com frequência, a febre indica infecção, porém também pode refletir neoplasia ou outras alterações inflamatórias. O exame completo de todos os sistemas corporais deverá sempre ser realizado, independentemente do motivo pelo qual o gato é levado para exame. No caso de diarreia, os sinais extragastrintestinais podem ser de vital importância, como tireoide palpável e taquicardia, sugerindo hipertireoidismo. Após a obtenção do histórico clínico e da realização do exame físico, o veterinário deve tomar decisões importantes quanto à necessidade de quaisquer intervenções e quanto ao paciente ser tratado como internado ou ambulatorial. O veterinário deve se perguntar:

- São necessários testes adicionais?
- É necessário cuidado de suporte?
- São necessárias quaisquer medicações?

Em muitos casos, as respostas a essas perguntas são evidentes. Por exemplo, um gato pode parecer bem, porém ter acesso a lírios (o autor viu diarreia como sinal primário de apresentação devido a isso!) ou tem massa palpável no abdome. A perda de peso substancial é indicador de que são necessárias mais investigações como prevenção. Se for tomada decisão para conduta empírica e cuidados ambulatoriais, é fundamental fazer o acompanhamento por meio do agendamento de uma consulta para revisão ou de telefonema ao cliente, pois problemas agudos simples podem se transformar em problemas crônicos complexos.

O gato bem-disposto e que tem diarreia de início agudo

Se a diarreia estiver presente por menos de 1 semana e o gato não apresentar perda de peso, desidratação, febre nem anormalidades palpáveis abdominais, é apropriado tratar o gato como paciente ambulatorial. Mesmo não havendo exame de fezes, convém vermifugar o gato (ver o item *Parasitos gastrintestinais*). O gato deverá ficar em jejum durante 24 h (12 h, se tiver menos de 4 meses de vida)

e então ser alimentado com dieta pastosa (como frango sem pele cozido puro ou rações de prescrição com baixos resíduos projetadas para gatos com problemas gastrintestinais). É adequado manter o gato sob a dieta pobre em resíduos durante, no mínimo, 7 a 10 dias e, a seguir, lentamente reintroduzir a dieta regular.

Etapa 3 | Avaliação e/ou cultura de fezes

A avaliação fecal é o exame mais empregado para avaliar agentes infecciosos, como diarreia associada a parasitos, porém a importância de examinar as fezes, mesmo quando não houver suspeita de infecções parasitárias ou bacterianas, não deve ser subestimada. O exame macroscópico das fezes pode determinar se existe melena ou sangue fresco ou muco, a fim de ajudar a distinguir doença do intestino grosso de doença do intestino delgado quando as observações do proprietário puderem estar equivocadas. O sangue oculto nas fezes pode ser indicador de inflamação gastrintestinal nos casos de doença sutil, e amido e gordura não digeridos talvez indiquem má digestão ou má absorção.[8]

Para a avaliação das fezes quanto a parasitos, a amostra fecal ideal deverá ser fresca (< 1 h de coletada). A refrigeração (durante não mais de 1 semana) pode preservar ovos, oocistos e cistos, mas não trofozoítos de protozoários. As fezes devem ser avaliadas por meio de:

1. Preparo úmido direto
   a. Para avaliar trofozoítos.
2. Esfregaço de fezes corado
   a. Pode ajudar na observação de estruturas internas de alguns protozoários.
3. Flutuação fecal (preferivelmente com centrífuga)
   a. Para descobrir cistos, oocistos e ovos.

Essas técnicas estão descritas no Boxe 23.1. As análises fecais específicas podem ser realizadas para avaliar:

1. *Tritricomonas foetus*
   a. Produto comercial[5]
   b. Avaliação por reação de cadeia de polymerase (PCR).[4]
2. *Giardia:* produto comercial.[10]
3. Ensaio imunoabsorvente ligado a enzima (ELISA) para *Cryptosporidium* (porém é conveniente ter cuidado, já que diferentes testes ELISA apresentam sensibilidade e especificidade variáveis).[9]

A cultura de fezes deve ser realizada com o entendimento de que bactérias *serão* cultivadas. Então, a interpretação baseia-se na relevância no resultado positivo da cultura. Os fatores que influenciam a interpretação são o crescimento intenso e puro de um patógeno conhecido, como *Salmonella, Campylobacter, Yersinia* ou *Clortridium difficile.* Mais informações sobre a relevância da cultura e os resultados de PCR estão adiante, no item *Enterite infecciosa.*

Boxe 23.1 Métodos de análise fecal

Preparação úmida direta

Usada para avaliar o esfregaço quanto à existência de trofozoítos, como *Giardia* spp. e *Tritrichomonas foetus*.

1. Colocar quantidade de fezes semelhante ao tamanho de um grão de pimenta sob uma lâmina aquecida e misturar com uma gota de salina a 0,9% (o esfregaço não deve ser espesso demais, senão os trofozoítos serão facilmente despercebidos).
2. Aplicar lamínula.
3. Avaliar sistematicamente quanto a microrganismos móveis usando aumento de 10×.
4. Confirmar com aumento de 40×.

Esfregaço de fezes corado

Adicionar iodo a uma montagem úmida por meio da margem da lamínula pode ajudar na observação das estruturas internas de alguns protozoários. O preparado úmido direto deve ser examinado sem qualquer corante para motilidade primeiramente, pois a coloração mata o microrganismo. O azul de metileno é útil na identificação de trofozoítos, em particular aqueles de *Entamoeba histolytica*. Esse método tem pouco ou nenhum valor diagnóstico para diarreia associada a bactérias.

Flutuação fecal

Empregada para descobrir cistos, oocistos e ovos nas fezes. Os métodos de flutuação por estação (gravitacionais) são mais fáceis e mais rápidos, porém têm sensibilidade muito mais baixa do que os métodos de centrifugação.[2] As soluções usadas nos métodos de flutuação por centrifugação são sulfato de zinco e açúcar de Sheather.

Procedimento para flutuação simples em centrífuga[3]

1. Pesar 2 a 5 gramas de fezes.
2. Misturar as fezes com cerca de 10 mℓ de solução para flutuação.
3. Passar a mistura por um filtro de chá para um *beaker* ou um copo fecal.
4. Verter a solução coada em um tubo de centrífuga de 15 mℓ.
5. Encher o tubo com a solução de flutuação, de modo que se forme um leve menisco positivo, certificando-se de não transbordar o tubo.
6. Colocar uma lamínula sobre o tubo. Colocar, também, o tubo na centrífuga.
7. Certificar-se de que a centrífuga esteja balanceada.
8. Centrifugar a 1.200 rpm (280× g) por 5 min.
9. Remover o tubo e deixar descansar por 10 min.
10. Remover a lamínula e colocá-la sobre uma lâmina de vidro. Sistematicamente examinar toda a área sob a lamínula com aumento de 100× (ou seja, objetiva de 10×). O operador poderá desejar usar a objetiva de 40× para confirmar o diagnóstico e fazer medidas. Contudo, *com a prática, a maioria dos parasitos poderá ser identificada usando a objetiva de 10× (aumento de 100×)*.

As citações são de referências em *Como Abordar o Gato com Diarreia*.

Adaptado de Marks SL: The scoop on poop – maximizing the diagnostic yield of the fecal examination. *WSAVA Conference Proceedings* 2007; Dryden MW, Payne PA, Smith V: Accurate diagnosis of *Giardia* spp. and proper fecal examination procedures, *Vet Ther* 7:4, 2006.

Etapa 4 | Exames de sangue e urina

Exames de rotina

As investigações começam avaliando se a diarreia decorre de doença gastrintestinal primária ou se é secundária a outro processo, realizando-se bioquímica sérica/plasmática de rotina, hematologia, urinálise e T_4 total (para gatos mais velhos). Na maioria dos casos de doença gastrintestinal secundária, a diarreia *não* é a queixa principal à apresentação. No entanto, como a abordagem às investigações e o manejo divergem, essa etapa é importante. Os exames bioquímicos e de urina também podem revelar as consequências da diarreia, como desidratação e anormalidades eletrolíticas.

A hematologia pode estar normal em alguns gatos, com alterações esperadas. Assim, não deve ser usada para descartar qualquer distúrbio. Pode ser útil, por exemplo, se houver neutrofilia com desvio para a esquerda, o que indica infecção aguda, ou eosinofilia, significando parasitismo. Monocitose pode sugerir doença crônica não aventada pelo histórico clínico.

O gato indisposto com diarreia de início agudo

No caso de diarreia de início agudo, o gato pode estar indisposto em decorrência da diarreia (p. ex., devido a desidratação) e não por causa da etiologia da diarreia).

Se houver necessidade de reidratação (com líquidos por via intravenosa ou subcutânea, conforme a gravidade da doença), é importante que os exames bioquímicos sejam realizados antes da administração de fluido, de modo a quaisquer indicações diagnósticas não serem perdidas pela alteração do perfil por causa da hidroterapia. Febre e neutrofilia podem indicar a necessidade de antibioticoterapia. Se houver suspeita de infecção, devem ser obtidas amostras de fezes (ver Etapa 4) antes do início dos antibióticos. Caso um gato esteja indisposto devido a desidratação, talvez a realização de mais exames não seja aconselhável. O clínico deve estar alerta quanto a corpos estranhos lineares poderem resultar em diarreia (ver *Obstrução intestinal*).

O gato bem-disposto com diarreia crônica, porém sem perda de peso

A diarreia de duração crônica (acima de 3 semanas), de fato, precisa ser investigada de modo abrangente no início. Entretanto, se estiver clinicamente bem, o gato poderá ser tratado como um paciente ambulatorial no primeiro instante, pelo menos enquanto aguardar os resultados diagnósticos. O esquema dietético com uma proteína nova é adequado para o gato que se encontre bem e com peso estável. Assim como em qualquer paciente tratado como paciente ambulatorial, o acompanhamento é fundamental e, nesse cenário, inclui agendamento de consultas para reavaliação.

Exames de sangue para doença gastrintestinal

Cobalamina, folato, imunorreatividade tripsinoide felina (fTLI) e imunorreatividade para lipase pancreática felina (fPLI) são marcadores úteis de doença intestinal e pancreática,[14-17] porém vale lembrar que quase sempre não conferem o diagnóstico preciso.

A cobalamina e o folato são vitaminas hidrossolúveis e encontradas prontamente em alimentos comercializados para gatos. Desse modo, é rara a insuficiência dietética, e níveis diminuídos são quase sempre decorrentes de doenças GI. Essas vitaminas são captadas por meio de receptores específicos em diferentes áreas do intestino delgado. A doença gastrintestinal inflamatória crônica pode danificar os receptores e levar a concentrações séricas diminuídas de uma ou ambas as vitaminas, desde que o processo mórbido seja grave e de longa duração suficiente para exaurir os estoques corporais. As concentrações séricas de cobalamina e folato também podem estar diminuídas em gatos com insuficiência pancreática exócrina (IPE).

A imunorreatividade tripsinoide é um marcador específico do pâncreas e usa-se a avaliação da PLI para o diagnóstico de IPE e pancreatite no gato, embora a sensibilidade do teste para pancreatite seja baixa. A PLI é um marcador para inflamação pancreática e é mais sensível que a TLI para o diagnóstico de pancreatite. Como a inflamação do intestino delgado pode ser encontrada junto a pancreatite, a TLI e a PLI séricas são exames adjuvantes úteis no diagnóstico de diarreia.

A TLI, a PLI e a cobalamina são estáveis no soro sob temperatura ambiente durante vários dias, porém o folato é instável. Assim, as amostras para análise de cobalamina/folato devem ser congeladas (Tabela 23.14). As amostras submetidas para concentração de folato não devem estar hemolisadas, pois os eritrócitos contêm níveis altos de folato. Além disso, o folato é sensível a luz, e as amostras devem ser envolvidas em cobertura para proteger da luz. A lipemia intensa pode interferir com os exames comuns para PLI e TLI.

As principais utilidades desses exames são:

1. Indicar que está aconselhada investigação adicional para doença gastrintestinal. Quando um gato é levado à clínica devido a perda de peso sem sinais francos de doença GI, cobalamina ou folato diminuídos podem indicar que são aconselhadas investigações adicionais por meio de imagem e, por fim, amostragem por biopsia. Muitos clientes são mais desejosos de proceder com diagnósticos invasivos quando se reconhece um marcador específico da doença no órgão envolvido. Deve-se ter cautela porque tanto a cobalamina quanto o folato podem não estar reduzidos na doença GI. Em um estudo sobre linfoma de pequenas células, apenas 78% dos gatos encontravam-se hipocobalamininêmicos.[7] Isso significa que, se esse era o único fator pesquisado, quase 25% dos gatos não seriam submetidos a investigações adicionais. Além disso, a cobalamina pode estar reduzida em doenças não alimentares.[1]

2. Detectar hipocobalaminemia que pode indicar a necessidade de suplementação para melhora clínica.[13]

3. Reconhecer doença pancreática quando a fPLI estiver elevada.[17] É importante observar que um valor elevado não indica a natureza da doença pancreática.

4. Fazer o diagnóstico de IPE quando a fTLI estiver baixa.[15] Deve-se observar que IPE pode decorrer de outra doença que possa exigir mais observações.

Etapa 5 | Imagem

Individualmente, a radiologia raras vezes é útil em gatos com diarreia. Intestinos enrugados podem indicar corpos estranhos lineares e massas precisam ser identificadas. Por outro lado, a ultrassonografia é modalidade muito útil para avaliar a espessura da parede intestinal e para diferenciar as cinco camadas desta. Massas abdominais podem ser avaliadas para determinar se existe espessamento mural focal ou de linfonodos (ou de outra origem). Todos os órgãos intra-abdominais devem ser avaliados para estabelecer se existe doença multiórgãos (mesmo se não indicada pelos resultados da bioquímica). Apesar de sua utilidade, deve-se reconhecer que o diagnóstico não pode ser alcançado apenas por ultrassonografia. Há necessidade de aspirado com agulha fina (ou biopsia Tru-Cut) de massas individualizadas e, se não houver massas, são necessárias amostras de biopsia empregando-se endoscopia ou laparotomia ou laparoscopia.

A ultrassonografia pode ser considerada um meio de "pesquisar o campo", avaliando-se:

- A natureza da doença subjacente, como:
  - Intestinos espessados com ou sem camadas individualizadas

Tabela 23.14 **Fatores de manuseio da amostra para testes usados na avaliação da função gastrintestinal.**

Parâmetro	Cobalamina	Folato	fTLI	fPLI
Estável à temperatura ambiente?	Sim	Não	Sim	Sim
A hemólise interfere?	Não	Sim	Não	Não
A lipemia interfere?	Não	Não	Sim	Sim
O jejum é necessário?	Não	Não	Sim (12 a 18 h)	Sim (12 a 18 h)
É espécie-específico?	Não	Não	Sim	Sim

fPLI, imunorreatividade para lipase pancreática felina; *fTLI*, imunorreatividade tripsina-símile felina.

- Comprometimento de linfonodos
- Comprometimento de outros órgãos
- Localização da doença, por exemplo:
  - Difusa ou focal
  - Duodeno proximal (alcançável por endoscópio) *versus* íleo distal.

Esses fatores podem ser usados para avaliar a adequação da endoscopia em comparação com a laparotomia, a fim de se obterem amostras diagnósticas.

Etapa 6 | Biopsia intestinal e de outro órgão

Esta etapa diagnóstica coincide com o item *Como Tratar o Gato com Vômitos* e é aqui abordada.

Referências bibliográficas

1. Barron P, Mackie J, Evans N et al: Serum cobalamin concentrations in healthy cats and cats with non-alimentary tract illness in Australia, *Aust Vet J* 87:280, 2009.
2. Dryden MW, Payne PA, Ridley RK et al: Comparison of common fecal flotation techniques for the recovery of parasite eggs and oocysts, *Vet Ther* 6:15, 2005.
3. Dryden MW, Payne PA, Smith V: Accurate diagnosis of Giardia spp and proper fecal examination procedures, *Vet Ther* 7:4, 2006.
4. Gookin JL, Birkenheuer AJ, Breitschwerdt EB et al: Single-tube nested PCR for detection of *Tritrichomonas foetus* in feline feces, *J Clin Microbiol* 40:4126, 2002.
5. Gookin JL, Foster DM, Poore MF et al: Use of a commercially available culture system for diagnosis of *Tritrichomonas foetus* infection in cats, *J Am Vet Med Assoc* 222:1376, 2003.
6. Greene CE: Salmonellosis. In Greene CE, editor: *Infectious diseases of the dog and cat*, ed 3, St Louis, 2006, Saunders Elsevier, p 355.
7. Kiselow MA, Rassnick KM, McDonough SP et al: Outcome of cats with low-grade lymphocytic lymphoma: 41 cases (1995-2005), *J Am Vet Med Assoc* 232:405, 2008.
8. Lassen ED: Laboratory investigation of digestion and intestinal absorption. In Thrall MA, editor: *Veterinary hematology and clinical chemistry*, ed 1, Baltimore, Maryland, 2004, Lippincott Williams & Wilkins, p 387.
9. Marks SL, Hanson TE, Melli AC: Comparison of direct immunofluorescence, modified acid-fast staining, and enzyme immunoassay techniques for detection of *Cryptosporidium* spp in naturally exposed kittens, *J Am Vet Med Assoc* 225:1549, 2004.
10. Mekaru SR, Marks SL, Felley AJ et al: Comparison of direct immunofluorescence, immunoassays, and fecal flotation for detection of *Cryptosporidium* spp. and *Giardia* spp. in naturally exposed cats in 4 Northern California animal shelters, *J Vet Intern Med* 21:959, 2007.
11. Milewski LM, Khan SA: An overview of potentially life-threatening poisonous plants in dogs and cats, *J Vet Emerg Crit Care* 16:25, 2006.
12. Miller P, Peters B: Overview of the public health implications of cockroaches and their management, *NSW Public Health Bulletin* 15:208, 2004.
13. Ruaux CG, Steiner JM, Williams DA: Early biochemical and clinical responses to cobalamin supplementation in cats with signs of gastrointestinal disease and severe hypocobalaminemia, *J Vet Intern Med* 19:155, 2005.
14. Simpson KW, Fyfe J, Cornetta A et al: Subnormal concentrations of serum cobalamin (vitamin B12) in cats with gastrointestinal disease, *J Vet Intern Med* 15:26, 2001.
15. Steiner JM, Williams DA: Serum feline trypsin-like immunoreactivity in cats with exocrine pancreatic insufficiency, *J Vet Intern Med* 14:627, 2000.
16. Steiner JM, Wilson BG, Williams DA: Development and analytical validation of a radioimmunoassay for the measurement of feline pancreatic lipase immunoreactivity in serum, *Can J Vet Res* 68:309, 2004.
17. Suchodolski JS, Steiner JM: Laboratory assessment of gastrointestinal function, *Clin Tech Small Anim Pract* 18:203, 2003.
18. Zarchi AAK, Vatani H: A survey on species and prevalence rate of bacterial agents isolated from cockroaches in three hospitals, *Vector Borne Zoonotic Dis* 9:197, 2009.

Doenças dos Intestinos
Randolph M. Baral

Doença intestinal inflamatória

A doença intestinal inflamatória (DII) refere-se a infiltrados inflamatórios do intestino delgado ou do intestino grosso (ou ambos) de etiologia desconhecida. O termo DII deve ser aplicado unicamente para significar DII *idiopática*. Desse modo, exclui enterite inflamatória devido a sensibilidades alimentares, embora o uso comum tenha levado a DII se referir a infiltrados inflamatórios intestinais tanto de etiologia conhecida quanto desconhecida. A DII não é um ponto diagnóstico final, e sim a descrição de uma série de doenças intestinais que compartilham histopatologia. Esforços recentes pelo grupo de Padronização Gastrintestinal da World Small Animal Veterinary Association (WSAVA) produziu diretrizes de diagnóstico e classificação[35,168,169] que englobam cronicidade, falta de resposta a tratamento sintomático e nenhuma etiologia específica determinada, *além de* confirmação histológica de alterações inflamatórias intestinais não neoplásicas.

Apresentação clínica

Não há predisposições evidentes quanto a raça ou sexo e, embora gatos de qualquer idade possam ser acometidos, as doenças intestinais inflamatórias são mais passíveis de ocorrer em gatos de meia-idade (5 a 10 anos de idade ou mais) do que em naqueles mais jovens. Os sinais clínicos à apresentação são vômito, diarreia e perda de peso com apetite aumentado ou diminuído. Esses sinais podem ocorrer isoladamente ou em conjunto. A perda de peso sem vômitos ou sem diarreia carece de menção especial porque não apenas diversos estudos[38,58] mostraram que esse é o sinal mais comum de apresentação para DII, como também muitos veterinários não consideram doença intestinal primária se não houver vômito ou diarreia. Perda de peso, apesar de ingestão calórica normal a aumentada, pode representar má absorção de alimento devido a doença do intestino delgado. No entanto, pode também significar má digestão associada a insuficiência do pâncreas exócrino ou a aumento do metabolismo relacionado com hipertireoidismo ou mesmo falta de utilização de energia ligada a diabetes melito. Por outro lado, o apetite pode estar reduzido, mais provavelmente devido a náuseas. Se o intestino delgado estiver acometido, os sinais são quase sempre de desconforto ao defecar, o que resulta em pequenos volumes frequentes de diarreia, frequentemente com muco e sangue. Se o intestino delgado estiver acometido individualmente, pode não haver perda de peso.

Com frequência, os sinais físicos são inespecíficos, porém os achados mais consistentes para doença do intestino delgado são perda de peso (ou estar abaixo do peso em um gato não examinado previamente) e intestinos "espessados" à palpação. Considerar um gato abaixo do peso pode ser subjetivo, e os pesos registrados anteriormente (mesmo de outros veterinários se o paciente for novo na clínica) em geral são úteis. O índice de condição corporal (usando-se uma escala de 5 pontos ou de 9 pontos) para cada gato examinado é útil para reconhecer aqueles que se encontram abaixo do peso. A perda de peso com frequência ocorre associada a perda de massa muscular em gatos. Além disso, a massa muscular pode ser avaliada sobre as costelas e a pelve e, ainda, na escápula e na crista da nuca. Intestinos espessados também constituem um achado subjetivo. Na opinião do autor, intestinos espessados são, na verdade, intestinos com aumento da turgidez. Isso porque diferenças entre intestinos normais e aqueles com infiltrados inflamatórios podem ser de apenas 0,5 mm.

Talvez mais importante durante a obtenção do histórico e do exame físico sejam os sinais que podem apontar para doença extragastrintestinal. Quando confrontado com um gato revelando perda de peso ou vômito ou diarreia (ou uma associação de sinais), o clínico deve iniciar tentando diferenciar os sinais como sendo sinais gastrintestinais primários ou secundários. Exemplos de indicações que apontam para doenças extragastrintestinais são taquicardia e nódulo palpável na tireoide. Estes indicam hipertireoidismo ou poliúria/polidipsia que têm uma variedade de causas, porém não são típicas de doença intestinal primária.

Fisiopatologia

Tradicionalmente, a doença intestinal inflamatória tem sido considerada uma doença imunomediada. Sem dúvida, o sistema imunológico local da mucosa intestinal participa de maneira importante, porém trabalhos recentes também mostraram a importância da população bacteriana normal na perpetuação e, talvez, até mesmo na iniciação da doença. Com certeza, sabe-se que as DII são manifestações de uma resposta imune exagerada, com um estudo recente[104] indicando incrementos nas citocinas inflamatórias (IL-6), de imunidade tipo 1 (IL-12 p40), e imunomoduladoras (fator de crescimento transformador [TGF]-beta, IL-10). Outros pesquisadores descobriram associação entre contagens bacterianas (Enterobacteriaceae, *E. coli* e *Clostridium* spp.) e anormalidades na arquitetura da mucosa. Isso indica que bactérias na mucosa estão envolvidas na etiopatogenia.[65]

Podemos resumir essas teorias ao afirmar que as DII, provavelmente, são consequência de reações de hipersensibilidade a antígenos oriundos do lúmen intestinal (p. ex., antígenos bacterianos, parasitários ou dietéticos). Tal hipersensibilidade pode ocorrer devido a imunomodulação malsucedida (função supressora) do tecido linfoide associado a intestino (TLAI). Sabe-se que a colite granulomatosa em cães Boxer está associada a infecção,[143] e patógenos podem ser encontrados em, pelo menos, alguns casos de DII em gatos que provocam a resposta imunológica e o subsequente infiltrado inflamatório da lâmina própria que são vistos quase sempre. Embora não descrita especificamente em gatos, a alteração inflamatória intestinal crônica pode comprometer a motilidade.

Diagnóstico

As investigações devem seguir as diretrizes apresentadas em outro local neste capítulo (ver *Como Tratar o Gato com Vômitos* e *Como Abordar o Gato com Diarreia*), mesmo se esse felino não estiver apresentado sinais de vômito ou de diarreia. Essas investigações culminam na obtenção de amostras de biopsia, seja por meio endoscópico, seja durante laparotomia para obtenção de amostras de espessura completa ou durante laparoscopia (Figura 23.18).

Não existem achados laboratoriais típicos na DII e muitos gatos podem apresentar resultados totalmente normais nos exames de rotina bioquímicos e hematológicos. Podem ser encontradas elevações moderadas de enzimas hepáticas,[5,38,58,66] mesmo na ausência de doença hepática identificável. Tal fato pode significar hepatopatia secundária subclínica, colestase secundária ou chegada ao fígado de células inflamatórias oriundas do intestino delgado por meio da circulação porta.[66] Outras alterações podem significar consequências da doença intestinal, como azotemia ou hemoconcentração revelando desidratação,[58] ou hipopotassemia sugerindo inapetência.[38] A inflamação crônica pode se evidenciar por meio de neutrofilia, monocitose[5,38,58,66] ou hiperglobulinemia.[38] A hipocobalaminemia pode significar inflamação ileal, e folato sérico baixo, inflamação do intestino delgado proximal.[149]

Os achados ultrassonográficos típicos compatíveis com DII são espessamento focal ou difuso da parede intestinal (Figura 23.19). A espessura normal da parede é menor ou igual a 2,8 mm para o duodeno e menor ou igual 3,2 mm para o íleo,[50] e linfonodos mesentéricos grandes com alterações hipoecoicas podem ser encontrados. Um estudo descobriu que os achados ultrassonográficos tinham correlação à graduação histológica de DII.[5] Não existe diferenciação evidente entre alterações ultrassonográficas provocadas por DII e aquelas provocadas por linfoma de pequenas células. Um trabalho recente sugeriu que o espessamento ultrassonográfico da camada muscular é mais provável em gatos com linfoma intestinal de pequenas células do que em gatos com DII. No entanto, essa alteração também foi encontrada em 12% dos gatos com intestino delgado normal.[177]

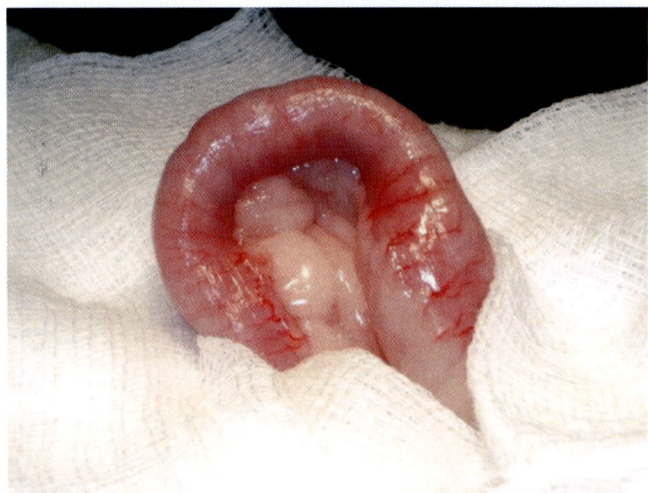

Figura 23.18 Aspecto do intestino delgado de um gato com doença intestinal inflamatória (DII) durante cirurgia. Convém observar a turgidez do intestino que permanece em posição arqueada. Este caso é extremo e, em muitos casos, o intestino pode ter o aspecto normal a olho nu.

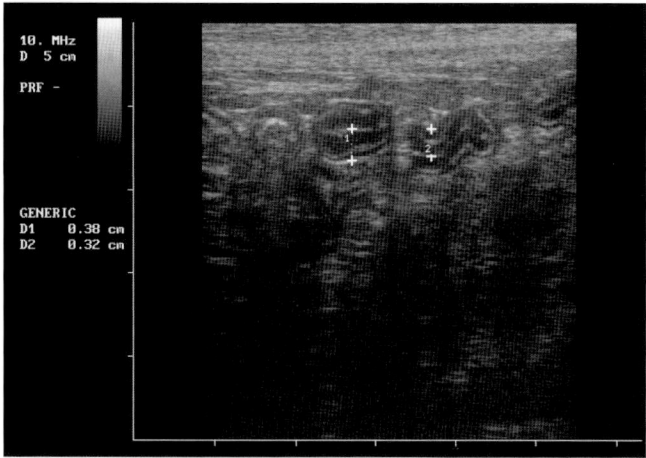

Figura 23.19 Imagem ultrassonográfica de um gato com doença intestinal inflamatória (DII). As aferições da parede duodenal em duas localizações numeradas D1 e D2 foram 3,8 e 3,2 mm, respectivamente, em comparação com aferições normais inferiores ou iguais a 2,8 mm. Cabe observar que a maior parte do espessamento encontra-se na camada mucosa. As camadas (*a partir do centro*) são lúmen (*branco*), mucosa (*preto*), submucosa (*branco*), muscular (*preto*) e serosa (*branco*).

As doenças intestinais inflamatórias precisam ser analisadas quanto aos achados histológicos a partir de amostras de biopsia para o diagnóstico. No entanto, este não deve ser feito unicamente com base em tais achados. O grupo de padronização gastrintestinal internacional da WSAVA propôs "Uma Definição Abrangente de Doença Intestinal Inflamatória", que engloba critérios clínicos, de imagem e fisiopatológicos.[169]

Critérios clínicos

Os critérios clínicos para o diagnóstico de DII são:

1. Duração crônica (> 3 semanas) de sinais gastrintestinais, como vômito, diarreia e perda de peso.
2. Ausência de resposta a terapia sintomática individualmente (como parasiticida, antibióticos e experimentos dietéticos).
3. Sem etiologia específica após investigação completa.
4. Confirmação histológica de alterações intestinais não neoplásicas.

Nem sempre é fácil para o clínico ou o patologista que faz a histologia estabelecer essas distinções! Os infiltrados inflamatórios mais comuns[30,66,74,80,171] são:

1. Linfocíticos/plasmocitários (70 a 100% dos casos).
2. Eosinofílicos.
3. Neutrofílicos.
4. Inflamatórios mistos.
5. Granulomatosos.

Com frequência, os clínicos consideram a avaliação de amostras histológicas fora de seu domínio. Contudo, é importante trabalhar com o patologista, fornecendo amostras de boa qualidade e bom histórico clínico, além de manter um diálogo aberto se os achados não estiverem dentro das expectativas.

Por exemplo, nas infiltrações linfocíticas/plasmocitárias, o patologista tem a difícil tarefa de distinguir tecido normal em um local carregado de linfócitos no estado sadio. Uma vez decidido que o tecido apresenta doença, a próxima tarefa do patologista consiste em distinguir infiltrado inflamatório de infiltrado neoplásico com linfócitos maduros normais (conforme visto no linfoma de pequenas células). A alteração inflamatória também resulta em inflamações na arquitetura tissular normal, com vilosidades espessadas, edema ou erosão do epitélio sendo as alterações clínicas. Os clínicos devem ter a expectativa de descrições morfológicas e de avaliações de grau e tipo da inflamação.

Essas dificuldades são mais complicadas com o reconhecimento de que a graduação histológica como branda, moderada ou grave não se correlaciona necessariamente à gravidade dos sinais clínicos. Isso significa que um gato com sinais clínicos graves de perda de peso e vômito ou diarreia pode apresentar alterações histológicas apenas brandas (e vice-versa).

Outros órgãos concomitantemente acometidos

A inflamação concomitante do pâncreas e do fígado na inflamação intestinal foi descrita pela primeira vez no meio da década de 1990.[171] Apesar da menção constante a tal fenômeno em referências e *websites* veterinários, houve poucas descrições desde então, embora um estudo encontrasse 70% de casos de DII associados a inflamação do fígado e 30% associados a inflamação do pâncreas.[6] O termo "triadite" tem sido usado com frequência, mas o autor prefere a forma "tri-idite" para diferenciá-lo de inflamação das tríades portais. Não houve avaliação do prognóstico quando o pâncreas e/ou o fígado estavam envolvidos. Contudo, o autor não encontrou diferenças no prognóstico.

Terapia dietética

Muitos casos que recebem o diagnóstico de infiltrados inflamatórios intestinais apresentam essas alterações devido a sensibilidade dietética. Em um estudo, 29% dos gatos com alterações gastrintestinais histológicas melhoraram por meio de dieta de eliminação apenas. É interessante notar que a melhora foi observada em 4 dias, em comparação com a duração mais longa de 8 semanas com frequência recomendada para a melhora de manifestações dermatológicas a sensibilidades alimentares. Esse estudo cuidadoso observou as dietas pregressas do gato e as possíveis causas dietéticas de sensibilidades.[55] Um outro estudo revelou insucesso na terapia dietética em 52 dentre 60 gatos, porém não foram observadas as especificidades das dietas tentadas.[58] Assim como em qualquer experimento terapêutico, as consultas de acompanhamento são extremamente importantes. Muitos gatos com doença do intestino delgado podem mostrar melhora inicial simplesmente porque a dieta apresenta baixo teor de resíduos. Isso porque existe diminuição do substrato para bactérias intestinais digerirem e menor potencial osmótico. A conclusão a que se chega é que o insucesso de uma dieta com proteína nova não significa que todas as dietas com proteína nova também serão malsucedidas.

Em geral, quando a sensibilidade alimentar for responsável por sinais clínicos gastrintestinais em gatos, o ingrediente alimentar desencadeador é um produto básico da dieta. Os ingredientes comumente causadores desse tipo de problema são carne bovina, peixe, trigo e glúten de milho.[55] Por conseguinte, é importante um histórico dietético cuidadoso. A inflamação do intestino grosso quase sempre melhora com dietas ricas em fibras,[38,58] sendo certamente apropriado adotar uma dieta desse tipo.

Terapia medicamentosa

A terapia imunossupressora é o ponto fundamental do tratamento de DII. Assim, glicocorticoides, como prednisolona, são os mais comumente usados. O uso de sulfassalazina para sinais do intestino grosso não foi avaliado criticamente, porém parece seguro e eficaz.

Em gatos com perda de peso substancial ou sinais clínicos intensos, como diarreia crônica, o autor prefere começar com terapia corticosteroide, mesmo se causas dietéticas não tiverem ainda sido descartadas. A dieta também deve ser alterada para alguma contendo uma proteína nova e, se e quando os sinais clínicos sofrerem resolução, faz-se uma tentativa de desmame da terapia corticosteroide do animal, até chegar ao ponto de suspensão. Uma dieta-desafio pode ser usada para confirmar o diagnóstico de sensibilidade alimentar.

Não existem diretrizes universais para doses de corticosteroides. O autor prefere usar prednisolona administrada por via oral, a fim de reduzir a possibilidade de efeitos colaterais, escolhendo a dose inicial com base na gravidade da doença. Em geral, a dose de início é de 2 mg/kg, 1 vez/dia VO (10 mg/gato/dia para a maioria dos gatos), iniciando 10 dias após as biopsias terem sido obtidas, a fim de possibilitar tempo para a mucosa cicatrizar-se. Se houver melhora após uma reavaliação com 2 semanas, a dose mais alta é mantida por mais 2 a 4 semanas. Assim, muitos gatos voltam ao peso normal e não exibem sinais clínicos. Se for esse o caso, a dose de corticosteroide pode ser diminuída até 1 mg/kg VO (com frequência, 5 mg/gato/dia) durante alguns meses, com reavaliações contínuas agendadas, a fim de avaliar peso, sinais clínicos e dieta. O objetivo consiste em diminuir a dose até a menor dose eficaz.

Se houver hipocobalaminemia, pode ser necessária a suplementação com cobalamina.[144] Administra-se a cobalamina por via parenteral com 250 µg/gato por via subcutânea semanalmente durante 5 semanas; a seguir, a cada segunda semana durante 6 semanas; e, depois, mensalmente. Os proprietários podem ser ensinados quanto o modo de aplicar a injeção em seus gatos (como os médicos-veterinários rotineiramente fazem com relação aos animais diabéticos).

Alguns gatos parecem resistentes à terapia convencional. Se for esse o caso, os achados disgnósticos deverão ser avaliados para assegurar que nenhuma etapa tenha sido omitida ou nenhum achado tenha sido desconsiderado. O gato deve ser reexaminado para procurar o surgimento de outros sinais. Além disso, o patologista que ler a histologia deverá ser contatado para reavaliar os achados. Alguns casos de DII aparentemente resistentes são, na verdade, sensibilidade alimentar, mas pode ser difícil

encontrar a fonte dietética responsável, e dietas comerciais nem sempre são eficazes. Caso etiologias infecciosas subjacentes tenham sido descartadas completamente e se o clínico estiver certo de doença idiopática, a terapia imunossupressora pode ser aumentada elevando-se a dose de prednisolona ou empregando-se outros agentes, como clorambucila, quase sempre 2 mg/gato VO, em dias alternados. Foi sugerido que gatos com inflamação eosinofílica podem ter maior propensão a serem refratários à terapia padrão. Os efeitos colaterais de terapia imunossupressora são raros, mas envolvem a indução de diabetes melito, supressão imunológica, cicatrização retardada e ulceração gastrintestinal.

As doses relatadas de sulfassalazina para tratar DII de intestino grosso são 10 a 20 mg/kg VO, 1 vez/dia durante 7 a 10 dias.[174] Como esse em fármaco, com frequência, está disponível apenas sob a forma de comprimidos de 500 mg, 1/8 de comprimido (o que fornece uma dose de 62,5 mg), em geral é apropriado para a maioria dos gatos. Em alguns países, é possível uma farmácia de manipulação formular o fármaco em tamanhos de comprimidos mais convenientes ou como suspensão oral. Geralmente, os gatos são considerados suscetíveis a salicilatos e possíveis efeitos colaterais são vômito e diarreia ou anemia. A farmacodinâmica exata desse medicamento não é conhecida. Desse modo, convém ter maior cautela ao se fazer uso desse fármaco e ele deve ser suspenso se quaisquer sinais adversos possíveis forem observados. No entanto, existem relatos com base na prática do uso prolongado desse fármaco sem consequências adversas.

Neoplasia intestinal

Uma pesquisa do *site* Veterinary Cancer Registry (http://www.vetcancerregistry.com) identificou 6% de todos os tumores felinos submetidos como tumores intestinais. Aproximadamente 74% dos tumores do intestino delgado em felinos eram linfomas. Os adenocarcinomas somaram 17%, e outros tipos tumorais relatados foram tumores de mastócitos e liomiossarcomas.[135]

Lymphoma in veterinary medicine: no longer a one-word diagnosis (em português, algo como: "Linfoma na medicina veterinária: não mais um diagnóstico de uma palavra") foi o título do editorial em um número recente do periódico *Veterinary Clinical Pathology*,[95] e isso não é mais verdadeiro do que no trato gastrintestinal felino! Um estudo recente classificou 50 casos de linfoma gastrintestinal felino tanto histológica quanto imunofenotipicamente, e foram encontradas 8 categorias diferentes de acordo com o sistema de classificação da Revised European and American Lymphoma/World Health Organization (REAL/WHO) e seis categorias, conforme o sistema National Cancer Institute Working Formulation (NCIWF).[116]

Para a maior parte dos médicos-veterinários que clinicam, a distinção mais importante é a graduação histológica, pois o linfoma de grau baixo (linfocitário ou de pequenas células) tem prognóstico muito melhor (e requer tratamento diferente) em comparação com linfoma de grau alto (com frequência linfoblástico) ou grau intermediário. Para os fins de simplificação e prática, apenas o linfoma de pequenas células e o linfoma de grau alto serão abordados aqui. O prognóstico e o tratamento para linfoma intestinal de grau intermediário deverão ser considerados como o linfoma de grau alto.

Linfoma intestinal de pequenas células

O linfoma de pequenas células (grau baixo) foi descrito pela primeira vez na patologia humana em 1966.[122] Anteriormente, linfócitos pequenos eram considerados células em estado final *sem* a habilidade de se dividir. Em gatos, o linfoma de pequenas células está associado mais comumente ao trato gastrintestinal ou à pele.[163]

A neoplasia de pequenas células pode ser um conceito confuso, já que nossas ideias tradicionais de neoplasia maligna concentram-se em células com divisão rápida. A confusão é aumentada pelos diversos termos usados na literatura, como linfoma linfocitário, linfoma de grau baixo, linfoma bem diferenciado ou linfoma difuso. Outro termo, linfoma maligno epiteliotrófico, predominantemente se aplica a linfoma de pequenas células, e outros trabalhos não conseguiram diferenciar esses linfomas de linfossarcoma linfoblástico (a forma agressiva, tradicional). "Linfoma de pequenas células" parece ser o termo mais amplamente utilizado, embora o autor prefira "linfossarcoma linfocitário", já que é mais descritivo.

O linfoma intestinal de pequenas células pode ser considerado um infiltrado intestinal linfocitário grave, a forma mais comum, normalmente denominada DII. Não apenas o DII linfocitário é difícil de distinguir histologicamente de linfossarcoma linfocitário; as abordagens e o tratamento também são semelhantes. Diversos relatos sugeriram uma relação entre os dois distúrbios em que os infiltrados inflamatórios podem se tornar neoplásicos com o passar do tempo.[27,43,90]

Prevalência

A verdadeira prevalência de linfomas intestinais de pequenas células é desconhecida, porém vários estudos recentes indicam taxas semelhantes às de doenças intestinais inflamatórias. Kleinschmidt *et al.* observaram 10 gatos com linfomas de pequenas células comparando-os com 14 infiltrados linfocitários intestinais.[74] Evans *et al.* relataram 10 casos em comparação com 12 DII.[40] Baral *et al.* diagnosticaram 8 casos em comparação com 10 com DII.[6] Tradicionalmente, 90% dos linfossarcomas felinos são vistos como intermediários ou de grau alto,[163] mas esse pode não ser o caso dentro do trato gastrintestinal. Fondacaro *et al.* concluíram que 75% dos linfomas gastrintestinais eram linfocitários;[43] um trabalho mais recente encontrou, aproximadamente, números iguais de linfomas gastrintestinais de grau alto e de grau baixo.[84]

Sinais e fatores de risco do paciente

Gatos idosos correm maior risco de linfomas de pequenas células, com a média das idades ou a mediana delas relatadas entre 9 e 13 anos. Contudo, foram identificados gatos mais jovens com a doença.[40,43,73,84] Não foram definitivamente identificadas predisposições de raça ou sexo.

Dois estudos maiores sugeriram a tendência em machos, com 28 machos comparados com 22 fêmeas em um relato,[43] e 24 machos comparados com 17 fêmeas no outro;[73] a maioria dos outros estudos que pesquisaram raça e sexo não distinguiu claramente entre neoplasia linfoblástica e linfocitária.

Sinais clínicos

Clinicamente, é impossível distinguir gatos com DII de gatos com linfoma de pequenas células. Isso não surpreende, já que até mesmo a diferenciação histológica pode ser difícil! Por isso, os gatos serão levados à clínica com perda de peso ou vômito ou diarreia com frequência semelhante àquela com DII. A perda de peso foi identificada como um sinal à apresentação em 82 a 100% dos casos, diarreia em 25 a 60% dos casos e vômito em 25 a 73% dos casos, com diversas associações entre esses sinais. Outros sinais variáveis são letargia e inapetência ou, por outro lado, polifagia.[40,43,73,83,84] Esses achados podem ser resumidos afirmando-se que gatos com linfoma gastrintestinal de pequenas células talvez sejam apresentados com qualquer combinação de sinais relacionados com o trato gastrintestinal.

Localização e envolvimento de outros órgãos

O linfoma intestinal de pequenas células é quase sempre uma doença difusa e, assim, em geral são acometidas diversas áreas do trato alimentar. Em estudos cujas diferentes localizações no intestino delgado foram avaliadas, a do jejuno foi a mais acometida (100%), com o íleo frequentemente acometido (93 a 100%), e doença duodenal levemente menos prevalente (83 a 90%).[40,84] Embora os números de gatos avaliados nesses estudos sejam pequenos, o importante fato de o duodeno nem sempre ser acometido precisa ser reconhecido, o que tem importantes implicações quanto à maneira de obter amostras de biopsia, pois as lesões além do duodeno, provavelmente, estarão além do alcance de um endoscópio. Outras dificuldades no diagnóstico preciso podem surgir, já que infiltrados linfocitários não neoplásicos (p. ex., DII) com frequência são encontrados em outras áreas ao longo do trato intestinal.[27,40,84] O estômago também é acometido em 14 a 40% nos casos de linfoma de pequenas células.[40,43,84] Embora não completamente avaliado, o envolvimento do cólon mostra-se raro.[84]

O envolvimento de linfonodos locais é comum, sendo observado em até 59% dos casos.[84] Esse percentual pode ser ainda mais elevado, pois muitos estudos avaliaram citologia de linfonodos a partir de aspirados com agulha fina guiados por ultrassonografia, que podem não identificar disseminação para o linfonodo. Isso porque a população de células linfocitárias neoplásicas é indistinguível da população normal de células de linfonodos. É necessária a realização de histologia para avaliar alterações da arquitetura de linfonodos.

O comprometimento do fígado não é incomum, porém não está totalmente avaliado. Um estudo observou neoplasia linfocitária neoplásica em 8 de 38 gatos com neoplasia linfocitária de intestino delgado.[73] Outro estudo encontrou 5 dentre 15 gatos acometidos em que o fígado havia sido submetido a biopsia.[84] Enquanto isso, outro observou 2 de 4 gatos com envolvimento do fígado.[27] Por fim, um detectou neoplasia "nos linfonodos, no fígado ou em ambos" em todos os 10 gatos com linfoma intestinal de pequenas células.[40]

O pâncreas também pode estar envolvido.[73,84] Isso pode estar de acordo com a associação observada entre informação linfocitária do intestino, do pâncreas e do fígado[171] que foi denominada tri-idite.

Os achados ultrassonográficos podem não sugerir envolvimento extragastrintestinal. No caso de doença do fígado, a ultrassonografia pode não revelar alterações em até 75 a 80% dos casos.[40,84] Alterações nodulares focais e hepatomegalia foram reconhecidas como sinais ultrassonográficos de linfoma hepático de pequenas células.[7]

Fisiopatologia

Tanto a DII linfocitária quanto a neoplasia linfocitária com frequência são identificadas simultaneamente no mesmo gato.[40,84] Assim, muitos autores sugeriram que a DII linfocitária possa ser um precursor de neoplasia linfoide intestinal.[90,125] Se for esse o caso, fatores antigênicos, como alterações de população bacteriana ou sensibilidades alimentares, podem ser considerados fatores desencadeadores primários para o linfoma de pequenas células, já que eles são etiologias subjacentes potenciais de DII.[79] Entretanto, para existir neoplasia também é necessário que ocorram mutações genéticas (frequentemente acometendo a regulação de morte celular e sobrevida celular). Desse modo, essas mutações podem ser iniciadas pelos fatores antigênicos incitadores ou pelas alterações inflamatórias em desenvolvimento.[154] Em oposição a outras neoplasias linfoides felinas, não foi feita associação a infecção por FeLV.[27,43,73,125]

O linfossarcoma linfocitário intestinal começa na mucosa superficial e evolui a ponto de envolver toda a mucosa e submucosa. A seguir, avança em padrão perivascular para o interior da túnica muscular. Por fim, infiltra as quatro túnicas intestinais.[43] Provavelmente, o envolvimento de linfonodo e outros órgãos (como fígado ou pâncreas) significa metástase por meio de linfáticos e talvez via hematógena. Metástases mais distantes não estão relatadas.

Diagnóstico

Bioquímica sérica ou plasmática e achados hematológicos quase sempre são inespecíficos. Contudo, esses exames são importantes como parte do trabalho diagnóstico para descartar doença extra GI, como hipertireoidismo ou diabetes melito. Os achados bioquímicos comuns são elevações discretas a moderadas de enzimas hepáticas, como alanina aminotransferase (ALT), aspartato aminotransferase (AST) e/ou fosfatase alcalina.[27,40,43,84] Assim como nas DII, essas alterações nas enzimas hepáticas podem ou não representar doença franca.[67] A albumina pode estar reduzida,[43] mas se encontra normal na maioria dos casos.[27,43,84] É possível que haja azotemia, a qual pode ser de origem pré-renal ou significar doença renal concomitante. Em um estudo, 25 de 32 gatos encontravam-se hipocobalaminêmicos; 1 de 27 gatos apresentava baixo folato, porém 10 de 27 apresentavam folato elevado; e 12 de 16 gatos apresentavam fTLI aumentada.[73]

Em termos hematológicos, às vezes uma neutrofilia madura com ou sem monocitose está presente, revelando a resposta inflamatória. Pode haver linfopenia como resposta de estresse. Da mesma maneira, talvez ocorra anemia como consequência de perda lenta crônica de sangue pelo GI e, em alguns casos, ulceração, ou em decorrência de doença crônica. A hemoconcentração também é possível, significando desidratação.[27,40,84]

Intestinos palpáveis ou utrassonograficamente espessados (30 a 41% dos casos)[27,40,43,84] ou linfonodos mesentéricos (20 a 50% dos casos)[27,40,43,84] não são mais nem menos prováveis de estarem presentes em comparação com DII. Não existem diretrizes ultrassonográficas definidas para gatos com linfoma intestinal de pequenas células, pois a maioria dos trabalhos anteriores não distingue entre neoplasia de pequenas células e neoplasia linfoblástica.[54,113] Um trabalho mais recente encontrou 9 de 15 gatos apresentando espessamento difuso da parede do intestino delgado, com média de 4,3 mm (variação, 3,4 a 5 mm; mediana, 4,5 mm). Assim, foi observado espessamento mural focal de 20 mm em um gato.[84] Em muitos casos, contra as expectativas, as camadas das paredes intestinais estavam preservadas. Esses achados também significam que 5 de 15 gatos apresentavam espessura ultrassonograficamente normal da parede intestinal (≤ 2,8 mm para o duodeno e ≤ 3,2 mm para o íleo).[50] Se acometidos, os linfonodos do jejuno podem se mostrar hipoecoicos e aumentados. No mesmo estudo, 12 de 15 gatos apresentavam alterações de linfonodos com o diâmetro médio de 15,9 mm (variação, 6,5 a 30 mm; mediana, 10 mm)[84] em comparação com o diâmetro normal inferior ou igual a 5 mm.[132] Nenhum desses achados pode diferenciar de modo definitivo linfomas de pequenas células e DII. Embora um trabalho recente tenha sugerido que o espessamento ultrassonográfico da camada muscular seja mais provável em gatos com linfoma intestinal de pequenas células (Figura 23.20) do que naqueles com DII, tal alteração também foi encontrada em 12% dos gatos com intestino delgado normal. No entanto,

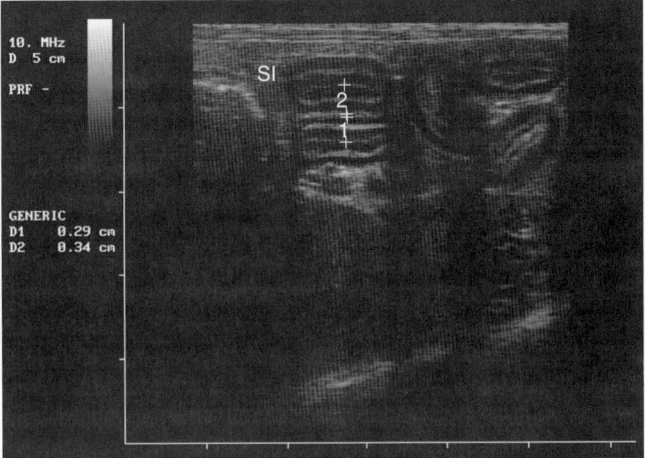

Figura 23.20 Achados ultrassonográficos de linfoma de pequenas células; as aferições da parede duodenal nas duas localizações marcadas como D1 e D2 são de 2,9 mm e 3,4 mm, respectivamente. Comvém observar que a proeminência da camada própria muscular na segunda aferição foi comparável ao aspecto ultrassonográfico de doença intestinal inflamatória (DII) na Figura 23.19, de acordo com os achados de Zwingenberger *et al.*[177]

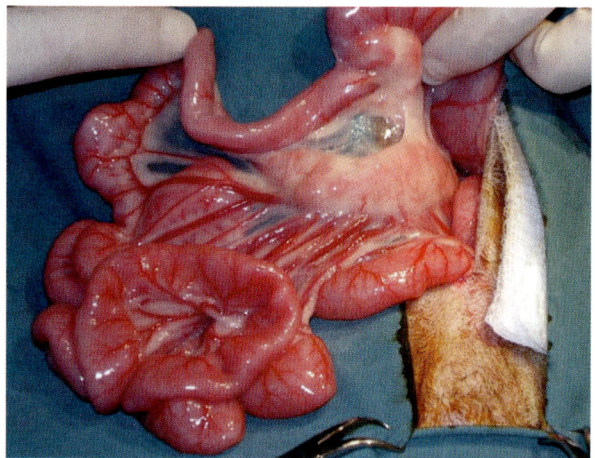

Figura 23.21 Aspecto do linfoma intestinal de pequenas células à laparotomia. Cabe observar os intestinos eritematosos e, geralmente, espessados e os linfonodos mesentéricos proeminentes.

o espessamento da camada muscular junto a linfadenopatia foi identificado em 26% daqueles gatos com linfoma de pequenas células em comparação com 4% daqueles com DII e 2% dos gatos sem doença no intestino delgado.[177]

São necessárias amostras para biopsia e histopatologia para o diagnóstico definitivo. Um exemplo de aspecto de linfonodo jejunal e mesentérico à laparotomia é mostrado na Figura 23.21. Conforme observado para as DII, é importante trabalhar com o patologista, fornecendo amostras de boa qualidade e completo histórico clínico e tendo um diálogo aberto se os achados não corresponderem às expectativas.

É difícil distinguir entre inflamação linfocitária e neoplasia linfocitária de pequenas células em qualquer localização. Algumas características histopatológicas que podem ajudar na diferenciação entre as extremidades do espectro são:

1. Demonstração de domínio de pequenos linfócitos (às vezes denominado população monótona ou monomórfica) no linfoma de pequenas células, em comparação com populações de células morfologicamente mistas na DII.[27,40]
2. Infiltração para camadas mais profundas (submucosa e parede da muscular) na neoplasia linfocitária.[27,40,43]
3. Sem congestão, edema ou fibrose na mucosa na neoplasia linfocitária,[43] em comparação com a DII.
4. Epiteliotropismo, ou abrigamento de linfócitos T neoplásicos no epitélio da mucosa na neoplasia linfocitária.[27]

Essas características podem ser vistas na Figura 23.22. Cada um desses critérios pode ser útil, porém improvável de ser definitivo. Outros estudos que podem não estar disponíveis como rotina, mas talvez sejam úteis, são:

1. Imunofenotipagem; a maioria dos relatos encontrou puramente linfócitos T na maioria dos casos de linfoma intestinal de pequenas células [27,73,84,116] (Figura 23.23).
2. Clonalidade; a detecção de uma população clonal de células, conforme recentemente descrito para linfossarcoma linfocitário intestinal,[101] seria o dado mais próximo de promover a base para o diagnóstico definitivo.

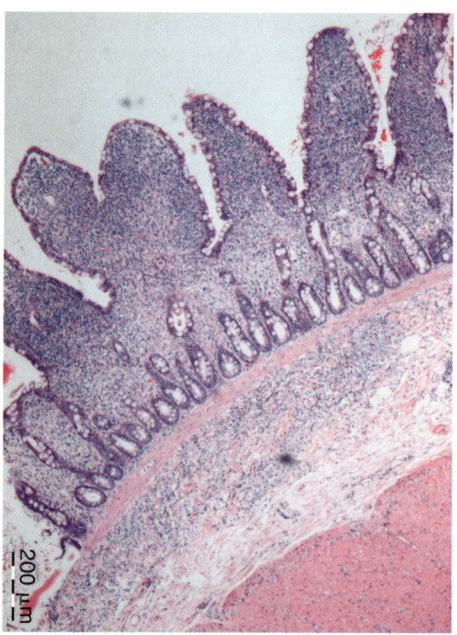

Figura 23.22 Fotomicrografia de mucosa do intestino delgado em um gato com linfoma intestinal de pequenas células. Existe infiltrado celular acentuado da lâmina própria, estendendo-se pela lâmina muscular penetrando na submucosa. A morfologia das vilosidades está distorcida pelo infiltrado.

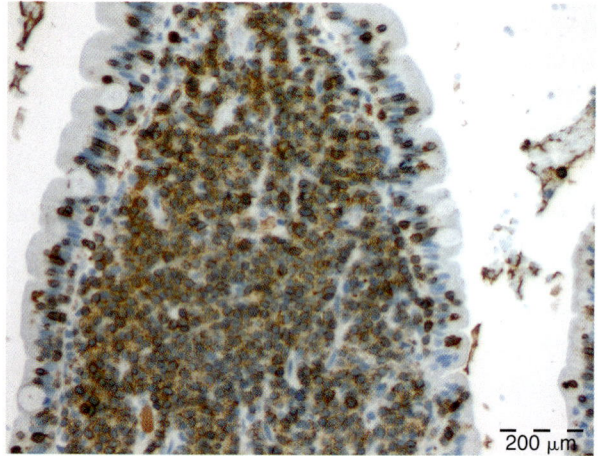

Figura 23.23 Fotomicrografia de mucosa do intestino delgado em um gato com linfoma intestinal de células T. A rotulagem imunohistoquímica com marcador para panlinfócitos T revela marcação positiva das células infiltrativas, compatíveis com origem em linfócitos T. As células CD3-positivas podem ser vistas no epitélio da mucosa, porém não são evidentes os abscessos de Pautrier.

Terapia medicamentosa

O tratamento eficaz do linfoma intestinal felino de pequenas células foi trazido à luz por Fondacaro et al.[43] e, assim, tornou-se conhecido como protocolo de Fondacaro. Este consiste em uma associação de prednisolona e clorambucila administrada por via oral pelo cliente em casa (Tabela 23.15). A justificativa é que um agente alquilante lento, como a clorambucila, é mais apropriado para uso nos linfócitos bem diferenciados de divisão lenta que provocam a doença. Esse fato pode ser contrastado com os agentes

Tabela 23.15 **Comparação entre protocolos para linfomas de pequenas células, todos os fármacos dosados por via oral.**

Protocolo	Clorambucila	Prednisolona	Sobrevida mediana (meses)
Pulsado	15 mg/m²/24 h durante 4 dias a cada 3 semanas[43]	10 mg/gato/24 h[43] *ou* 3 mg/kg/24 h[84]	17 (variação 0,33 a 50)[43] 15 (variação 0,5 a 77)[84]
Contínuo	2 mg/gato/48 h[73] *ou* 1 mg/gato/24 h	10 mg/gato/24 h[73] *ou* 5 mg/gato/12 a 24 h[84]	25 (variação 1,5 a 67)[73]

As citações de referências são do item *Doenças dos intestinos.*

quimioterápicos agressivos necessários para as células em rápida proliferação na neoplasia linfoblástica que costuma estar associada ao linfossarcoma.

Os índices de resposta relatados a este protocolo são excelentes, com 59 a 76% dos gatos alcançando completa remissão clínica, tempos de sobrevida medianos relatados de 20 a 30 meses para os gatos que respondem à terapia e relatos de gatos individuais sobrevivendo até 76 meses.[43,73,84] O protocolo relatado original compreendia prednisolona (10 mg/gato VO ou 2 mg/kg VO) administrada diariamente com clorambucila pulsada pela administração de 15 mg/m² por 4 dias a cada 3 semanas. Um estudo[73] mais recente dosificou a prednisolona de modo semelhante, porém a clorambucila foi administrada como terapia contínua de 2 mg/gato VO, a cada 2 ou 3 dias.

Protocolos semelhantes são usados em humanos com linfossarcoma de baixo grau (ou seja, linfocitário) e leucemia linfocítica crônica.[117,151] Alguns estudos em humanos indicam que a terapia contínua com clorambucila resulta em sobrevida prolongada,[64] embora meta-análises não tenham conseguido determinar a dosagem e o esquema ideais de administração de clorambucila ou de outros agentes alquilantes nesses distúrbios em humanos.[20,72]

Embora não tenhamos dados suficientes para comparar de modo crítico a terapia pulsada com a dosagem contínua, pareceu haver um número mais baixo de gatos que responderam completamente. Isso porque os gatos que não responderam apresentaram sobrevida mediana mais longa[73] em comparação com aqueles nos estudos que avaliaram dosagem pulsada de clorambucila.[43,84] As diferenças também podem se relacionar com as definições usadas para resposta completa. A dose de clorambucila de 2 mg/gato VO em dias alternados (ou no terceiro dia) com frequência é escolhida por causa da pronta disponibilidade de comprimidos de 2 mg revestidos, cuja quebra pode expor o proprietário a essas medicações citotóxicas. A clorambucila pode ser preparada em doses menores, possibilitando a dosagem diária de cápsula de 1 mg. O autor tem usado essa dose com bons efeitos aparentes, porém não houve avaliação crítica.

Não se sabe se o envolvimento de linfonodos ou outros órgãos, como o fígado, influencia o prognóstico. O único estudo de tamanho substancial a envolver áreas extra GI descobriu que a localização anatômica não era prognóstica de resposta nem de tempo de sobrevida.[73] Em outro estudo, dos cinco gatos com envolvimento hepático, dois gatos não sobreviveram mais que 5 meses. Já os outros três viveram mais que 2 anos e meio, com dois sobrevivendo mais de 4 anos e meio.[84] Um estudo de linfoma hepático de pequenas células sugere que a densidade de linfócitos neoplásicos pode influenciar a sobrevida, e a densidade pode estar relacionada com o estágio da doença quando o diagnóstico ocorre.[7]

Os efeitos adversos da clorambucila são raros, porém sinais gastrintestinais, mielossupressão e mioclonia foram relatados. Sinais gastrintestinais, como vômito, diarreia ou inapetência, podem ser difíceis de diferenciar de continuação da doença gastrintestinal diagnosticada. Em geral, esses sinais são autolimitantes. A mielossupressão também é possível, conforme trombocitopenia relatada.[57,84] A monoclonia foi relatada em uma ocasião.[17] É ideal verificar parâmetros hematológicos a cada 2 meses nos gatos que recebem clorambucila. O tratamento contínuo empregando-se doses mais baixas de clorambucila pode ser menos passível de provocar esses efeitos adversos.

Doses elevadas de corticosteroides podem induzir diabetes melito e, por isso, a glicemia deve ser verificada regularmente. Se ocorrer diabetes, o autor descobriu que budesonida (1 mg de budesonida, em geral, é considerado equivalente a 5 mg de prednisolona) pode substituir a prednisolona, já que tem efeitos sistêmicos reconhecidamente menores (embora não tenham sido realizadas avaliações da eficácia desse fármaco em gatos). Uma alternativa consiste em o gato ser desmamado de corticosteroide e a clorambucila ser mantida como monoterapia (conforme frequentemente acontece em humanos). Em geral, o diabetes melito iatrogênico precisa ser tratado com isulinoterapia, pelo menos inicialmente (ver Capítulo 24).

Linfoma de grau alto intestinal

O linfoma de grau alto (linfoblástico), ou linfossarcoma, é o estilo tradicional de neoplasia linfoide agressiva, de rápida divisão, que indica prognóstico muito mais sombrio que o linfoma de pequenas células.

Prevalência

A maioria dos estudos iniciais não distingue grau de neoplasia. Assim, a prevalência do linfoma alimentar de grau baixo e de grau alto é difícil de avaliar. Vários estudos recentes encontraram prevalência semelhante de cada um.[84,116] Contudo, o trabalho seminal descrevendo linfoma de pequenas células encontrou apenas 17 casos de linfoma linfoblástico em comparação com 50 casos de linfoma de pequenas células.[43] Esse índice de cerca de um linfoma GI de grau alto para cada 3 casos de grau baixo está mais próximo ao encontrado na prática do autor.

Sinais e fatores de risco do paciente

As idades medianas relatadas dos gatos acometidos variam de 10 a 12 anos, porém foram diagnosticados gatos de apenas 1 ano de vida. A maioria dos trabalhos observa que os machos estão em número bem maior, e os gatos da raça Siamês também podem estar em maior número, embora a maioria dos gatos acometidos seja doméstica de pelo curto.[43,49,90,116,176] O sinal preciso é difícil de determinar com base na literatura, pois muitos trabalhos avaliam todas as localizações anatômicas de linfoma sem necessariamente produzir dados epidemiológicos para cada local anatômico. Além disso, existem poucas comparações com uma população de referência.

Fisiopatologia

A associação entre linfoma e infecção por FeLV está bem estabelecida e documentada[139] e é abordada no Capítulo 28. A FIV também mostrou ser linfomagênica.[12,139] Como o controle de FeLV por meio de vacinação começou na década de 1980, a neoplasia linfoide não associada a retrovírus tornou-se mais comum. Assim, os índices de linfoma intestinal aumentaram desde que os índices de infecção por FeLV diminuíram.[86] As causas subjacentes para tal aumento são desconhecidas. A associação à inflamação das DII foi observada para linfomas de pequenas células e, talvez, exista um espectro desde DII linfocitária, passando por linfomas de pequenas células, até linfoma de grau alto. Alguns gatos com alterações inflamatórias seriam mais passíveis de se tornar neoplásicos, de acordo com o trabalho que observou índices mais elevados de linfoma em gatos com sarcomas associados a vacina (uma condição neoplásica em que a participação da inflamação crônica está bem observada).[89]

Seja a causa subjacente retroviral ou inflamação crônica ou qualquer outra coisa, a patogenia de linfoma intestinal de grau alto, assim como do linfoma de pequenas células e outras neoplasias, depende de alterações cromossômicas que influenciam a regulação do crescimento e morte celular. Isso resulta em transformação maligna e expansão clonal de linfócitos imaturos.[164]

Pode ocorrer metástase em 1/3 a 2/3 dos casos,[90,92] sendo mais comumente observado o comprometimento de linfonodos mesentéricos. No entanto, também é possível disseminação para fígado, baço, rins e tórax.[90]

Uma pesquisa recente sobre linfoma gastrintestinal mostrou que a maioria dos casos (37 a 50) comprometeu o intestino delgado (incluindo três que também envolveram o estômago e quatro que também envolveram o intestino grosso). Além disso, 4 de 50 casos envolveram apenas o intestino grosso.[116]

Sinais clínicos

Os gatos com linfoma alimentar de grau alto com frequência apresentam-se de modo semelhante àqueles com outras doenças gastrintestinais. Os sinais clínicos típicos são perda de peso, anorexia, letargia, vômito, diarreia ou uma associação desses sinais. Estudos repetidos encontraram gatos sem vômito ou diarreia. Em outro estudo, 13 de 28 gatos apresentavam apenas anorexia ou perda de peso à apresentação.[90]

Em geral, os gatos com doença do intestino grosso são levados à clínica, como ocorre em outros casos de colite, com aumento da urgência, e pequenas quantidades frequentes de diarreia, em geral com sangue ou muco. Os gatos com neoplasia do intestino grosso de qualquer forma podem ser levados para exame devido a constipação intestinal causada por obstrução intestinal.

A palpação de massa abdominal foi identificada em 59 a 85% dos casos,[43,90] porém a conclusão disso é que 15 a 41% dos casos não apresentavam massa palpável. Também é importante observar que até 50% dos gatos com linfoma intestinal de pequenas células, e muitos com DII, apresentam linfonodos mesentéricos palpáveis. Portanto, a massa abdominal palpável não é indicação específica de neoplasia de grau alto. Muitos gatos apresentam alças intestinais espessadas à palpação.[124]

Diagnóstico

Os achados da hematologia e da bioquímica plasmática ou sérica também são inespecíficos. Enzimas hepáticas elevadas podem ou não indicar envolvimento hepático. Pode haver anemia e ela poderá ser não regenerativa, o que significa doença crônica ou perda lenta de sangue, ou regenerativa, se houver perda de sangue mais substancial associada a ulceração da mucosa. A hipoalbuminemia pode decorrer de perda de sangue ou perda de proteínas pelo intestino. A hipercalcemia da malignidade é uma possibilidade, porém não é relatada com frequência. Apesar dos sinais inespecíficos, os exames laboratoriais são importantes para descartar doenças GI e ajudar a tratar as consequências da doença entérica, como o linfoma de pequenas células e as DII.

A ultrassonografia costuma revelar espessamento intestinal focal (de 5 a 25 mm) com perda parcial ou completa da distinção entre as camadas intestinais, conforme mostrado na Figura 23.24. A área de infiltração linfomatosa é hipoecoica, pois contém uma população celular uniforme sem muito tecido fibroso reativo. A linfadenomegalia mesentérica é comum (Figura 23.25), assim como são as alterações em outros órgãos, como rim, fígado ou pâncreas. Também pode ser encontrada ascite.[54,113] Embora as distinções ultrassonográficas predominem, existe considerável

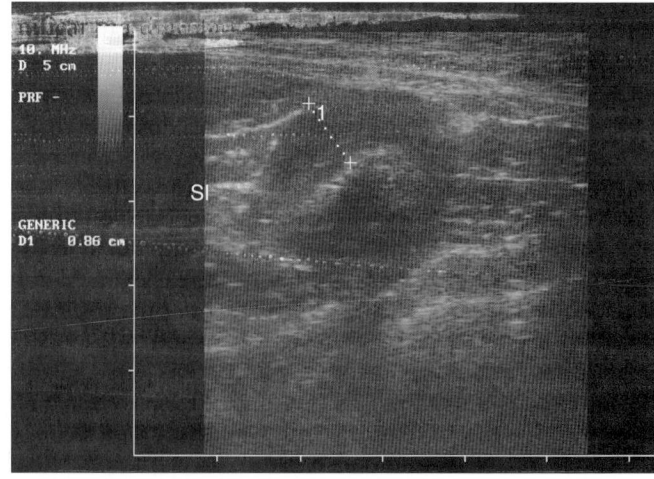

Figura 23.24 Imagem ultrassonográfica de linfoma linfoblástico intestinal. A medida da parede intestinal é de 8,6 mm. Convém observar a total falta de camadas.

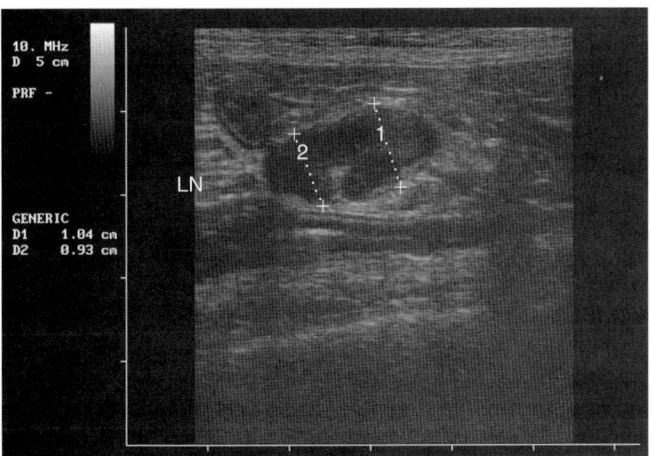

Figura 23.25 Imagem ultrassonográfica de linfonodo (LN) em um gato com linfoma linfoblástico intestinal, com medidas de 10,4 mm e 9,3 mm (os linfonodos normais têm < 5 mm).

sobreposição entre os achados ultrassonográficos do linfoma de pequenas células e do linfoma de grau alto. O clínico não deve perder o foco no fato de que são necessárias diferenciações microscópicas para diagnosticar um ou outro distúrbio.

O diagnóstico citológico de linfoma de grau alto a partir de aspirados com agulha fina (AAF) é muito mais provável do que o de linfoma de pequenas células. Isso ocorre porque, em geral, existe uma lesão focal, e as células neoplásicas constituem uma população monomórfica de grandes células imaturas (ou seja, que não são vistas normalmente em tecido). Às vezes, populações linfoides mistas (de linfoblastos imaturos e linfócitos maduros) são encontradas se um folículo linfoide germinal for aspirado, e o diagnóstico preciso poderá ser difícil se houver grande número de linfoblastos.[160] As amostras de AAF são obtidas mais adequadamente por meio de orientação ultrassonográfica. A qualidade da amostra citológica melhora muito quando não se aspira no momento em que a agulha é observada na massa, e sim meramente "picada" na massa. Ou seja, a agulha atua simplesmente para "centralizar" a massa. Ao remover a seringa e a agulha, o canhão da agulha é tirado antes de entrar ar na seringa. Susbstitui-se o canhão e espreme-se a amostra dentro da agulha em uma lâmina.

Em geral, a decisão de diagnosticar por meio de citologia a partir de AAF baseia-se no aspecto ultrassonográfico da massa. Como existe cruzamento substancial de aspecto ultrassonográfico de massas intestinais, com frequência realiza-se laparotomia para a excisão e o intestino acometido é submetido à histologia. Exceto quando resultar em obstrução intestinal, não existe benefício terapêutico de excisar um linfoma gastrintestinal (que requer excisão e anastomose). No entanto, praticamente não há dúvida quando se alcança o diagnóstico etiológico.

Quimioterapia

A resposta ao tratamento para linfoma intestinal de grau alto é significativamente pior do que aquela para linfoma de pequenas células.[43,124] Além disso, a resposta ao tratamento para linfoma intestinal de grau alto parece ser pior que aquela para linfoma em outras localizações anatômicas.[142] Índices de remissões precisos e tempos de sobrevida são difíceis de quantificar. Isso porque muitos estudos avaliam o linfoma com origem em diversas localizações e não diferenciam necessariamente a resposta de linfoma gastrintestinal ou relatam o grau dele. Com índices de remissões relatados variando de 18 a 80%[43,92,176] e tempo de sobrevida mediano de até 41 semanas (variação, 4 a 120 semanas),[176] pode-se afirmar com alguma certeza que poucos gatos respondem ao tratamento por períodos razoáveis. Diversos autores observaram que o melhor indicador diagnóstico é a resposta a um ciclo de tratamento inicial,[92,100,176] o que deve estimular os clínicos a estimular os proprietários a iniciar a terapia e decidir se deve continuar ou não com base na resposta do animal.

Existem diversos protocolos quimioterápicos publicados,[43,92,100,142,176] porém todos seguem os mesmos princípios de usar medicamentos focados em fases específicas do ciclo de divisão celular (como L-asparaginase e vincristina) com outras medicações que interrompam diversas fases do ciclo celular (ciclofosfamida e doxorrubicina). Ter por alvo a célula cancerosa em diferentes maneiras possibilita que mais células sejam destruídas, reduz os efeitos tóxicos do agente químico individual utilizado e diminui a probabilidade de resistência a um fármaco específico. Diversos autores observaram maior sucesso mediante a adição de L-asparaginase e doxorrubicina aos protocolos.[92,162,176]

A quimioterapia para linfoma é abordada com mais detalhes no Capítulo 28, *Oncologia*.

Adenocarcinoma

Embora observado como a segunda neoplasia intestinal mais comum, após as diferentes formas de linfoma, o adenocarcinoma é visto relativamente com pouca frequência. A maioria dos gatos tem mais de 10 anos de vida e[32,76,126] os machos podem estar representados em excesso. Além disso, diversos estudos reconheceram uma representação distinta excessiva de gatos da raça Siamês.[32,76]

Foram descritas três formas distintas:[140]

1. Infiltrativa: caracterizada por lesão estenótica, anular, espessada (Figura 23.26) que, por fim, resulta em obstrução intestinal.
2. Ulcerativa: caracterizada por úlcera na mucosa endurecida com bordas elevadas.
3. Proliferativa: caracterizada por massa intestinal em expansão, lobulada.

Os gatos quase sempre são apresentados com sinais inespecíficos de doença gastrintestinal, mas podem ser levados a exame devido a sinais obstrutivos. Os gatos com neoplasia de intestino grosso podem ser apresentados devido a tenesmo ou a hematoquezia e, até mesmo, constipação intestinal, se a lesão for obstrutiva (ou parcialmente obstrutiva). Ao exame físico, a massa abdominal é palpável em cerca de 50% dos casos, porém outros achados, em geral, são inespecíficos. Pode haver anemia se tiver ocorrido ulceração na mucosa, mas não existem achados laboratoriais diferenciadores.

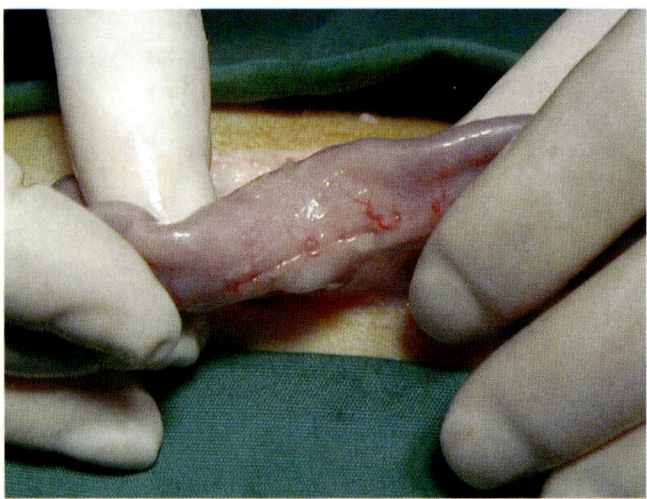

Figura 23.26 Aspecto da forma infiltrativa de adenocarcinoma intestinal durante cirurgia. A lesão estenótica anular espessada pode ser vista.

As lesões podem ocorrer em qualquer local ao longo do trato gastrintestinal. Um estudo de 100 casos encontrou 40% das lesões de adenocarcinoma intestinal felino presentes no íleo ou na junção ileocólica.[32] Entre 25 e 50% dos casos apresentavam metástase no momento do diagnóstico, e isto constitui mau indicador prognóstico.[32,76,145]

A radiologia pode revelar uma lesão expansiva ou obstrução intestinal. Além disso, a ultrassonografia pode localizar lesões de origem intestinal. O aspecto ultrassonográfico da forma expansível para fora, circunferencial, proliferativa é mais bem descrito que a forma em constrição de faixa, anular, com mínimo aumento para fora. Nesses casos, sonograficamente, existe massa mural intestinal segmentar secundária, a qual se caracteriza por espessamento da parede intestinal circunferencial com perda transmural de camadas da parede normais à sonografia. O espessamento pode variar em ecogenicidade, porém pode ser hipoecoico e simétrico ou assimétrico. Contudo, não existe distinção definitiva de linfossarcoma, tumor de mastócitos, tumores com origem em musculatura lisa ou mesmo doença intestinal inflamatória benigna segmentar.[126]

A ressecção cirúrgica é o tratamento de escolha. Parece haver dois grupos distintos em termos de tempo de sobrevida pós-ressecção.

1. Sobrevida de curta duração (eutanásia ou morte em 2 semanas de cirurgia)
2. Sobrevida prolongada (tempo médio de sobrevida de 15 meses,[76] com diversos gatos sobrevivendo mais de 2 anos)[76,109]

Como margens limpas melhoram o prognóstico, no adenocarcinoma do intestino grosso, pode ser necessária a colectomia subtotal para a excisão completa.[145] Devido ao potencial de sucesso após ressecção, recomenda-se excisar massas não identificadas no momento da cirurgia.[145]

Outras neoplasias intestinais

Outras formas de neoplasia intestinal são identificadas com pouca frequência e contemplam tumores intestinais de mastócitos, pólipos adenomatosos, fibroplasia esclerosante eosinofílica, tumores do estroma gastrintestinal (liomiossarcoma) e hemangiossarcoma.

Tumores de mastócitos intestinais

Com frequência, os tumores de mastócitos (TM) são citados como a terceira forma mais comum de tumor gastrintestinal felino.[85] No entanto, os intestinos são locais bem menos comuns do que mastócitos com neoplasia cutânea, esplênica ou hepática.[85,124] Em geral, as massas são espessamentos nodulares segmentares que ocorrem em gatos mais velhos.[140] As massas são indiferenciáveis, ultrassonograficamente, de outros tumores, como o linfossarcoma linfoblástico.[126] Uma série recente de 50 casos descreveu uma variante de tumor intestinal felino de mastócitos, denominada tumor esclerosante de mastócitos, pois as células neoplásicas formam um padrão trabecular com denso colágeno estromal. Além disso, infiltrados eosinofílicos eram de moderados a acentuados na maioria dos casos. Esses casos podem ser confundidos histologicamente com enterite eosinofílica, tumor de estroma gastrintestinal ou fibrossarcoma.[76] Recomenda-se a ressecção cirúrgica, porém as lesões são comumente infiltrativas ou dão metástases amplamente, e existem poucos relatos de tratamento bem-sucedido. A lomustina (com doses de 50 a 60 mg/m² VO, a cada 4 a 6 semanas) recentemente foi avaliada como quimioterapia adjuvante para neoplasia de mastócitos em várias localizações,[123] e os resultados parecem promissores, porém apenas dois gatos avaliados apresentaram neoplasia gastrintestinal de mastócitos. A lomustina foi usada sem sucesso em um gato com TM esclerosante. Um outro gato com TM esclerosante recebeu oito tratamentos de vimblastina e apresentou tempo de sobrevida superior a 4 anos.[56]

Pólipos adenomatosos

Pólipos adenomatosos foram relatados no duodeno[87] e no íleo[106] e podem resultar em intussuscepção.[133] Os gatos de ascendência asiática, predominantemente da raça Siamês, são representados em número expressivo, e a maioria dos casos tem sido de machos.[87] Em geral, os gatos são apresentados devido a vômito ou hematêmese, que, surpreendentemente, podem ser muito agudos no início. Pode decorrer obstrução intestinal completa.[87,106,133] A ressecção é curativa, com tempos de sobrevida relatados superiores a 4 anos.[87]

Fibroplasia esclerosante eosinofílica gastrintestinal

A fibroplasia esclerosante eosinofílica foi descrita recentemente em uma série de 25 casos e, a rigor, não é uma neoplasia.[29] As lesões expansivas ulcerativas que podem ocorrer em qualquer local desde o estômago até o cólon com frequência são confundidas macroscópica e histologicamente com neoplasia. Parece não existir predisposição de raça nem de idade (com as idades variando desde

14 semanas a 16 anos), porém 18 de 25 casos (72%) foram em felinos machos castrados em comparação com 7 de 25 (28%) de gatas castradas. Oitenta e quatro por cento dos gatos tinham vômito, 68% apresentavam perda de peso e 7 de 12 gatos (58%) tinham eosinofilia periférica. Todos os casos apresentavam massa abdominal palpável. O esfíncter pilórico foi o local mais comum, e as lesões nessa localização foram consideradas principalmente não ressecáveis. Quatorze de 25 gatos (56%) apresentavam colônias bacterianas com microabscessos e focos necróticos no interior da lesão. As bactérias identificadas foram predominantemente bastonetes gram-negativos, porém os antibióticos não se mostraram clinicamente eficazes. Suspeita-se que as bactérias tenham iniciado as lesões, tendo sido embutidas após a penetração de corpo estranho. Não existem recomendações específicas de tratamento, mas a excisão, quando possível, é prudente. Os corticosteroides parecem ser úteis como terapia adjuvante. Os tempos de sobrevida são difíceis de estimar, já que muitos gatos são submetidos a eutanásia por suspeita de neoplasia e os tempos de acompanhamento são curtos (até 6 meses) para os gatos remanescentes.[29]

Tumores do estroma gastrintestinal | Liomiossarcoma

Existem poucos relatos de liomiossarcomas intestinais em gatos,[8,159] que foram reclassificados como tumores do estroma gastrintestinal.[99] É mais provável que esses tumores originem-se da junção ileocecocólica. Quando possível, em geral, recomenda-se a ressecção, com tempos de sobrevida relatados de 3 a 4 meses antes de recorrência. O autor tem um gato com este tumor em que a ressecção não foi possível, e o animal mostrou-se saudável 24 meses após o diagnóstico (Figura 23.27).

Hemangiossarcoma

Com frequência, os gatos com hemangiossarcoma intestinal são apresentados com anemia e a doença parece ser bastante metastática.[33] Os intestinos mostram-se espessados a olho nu por tecido vermelho-escuro.[138] O intestino delgado e o intestino grosso parecem ser acometidos com frequência semelhante. Recomenda-se a remoção da doença macroscópica, porém, em geral, a extensão completa da gravidade só é identificada durante cirurgia.[33] O prognóstico é sombrio.

Enterite infecciosa

Como diagnosticar

Devem ser levantadas suspeitas de causas infecciosas de diarreia em gatos mais novos, assim como em gatos oriundos de abrigos ou com imunossupressão. Ao considerar etiologias infecciosas de diarreia, os clínicos devem avaliar se a diarreia tem origem no intestino grosso ou no intestino delgado e correlacionar esse dado a patógenos específicos que tenham possibilidade de causar os sinais clínicos conforme mostrado na Tabela 23.16. Para aumentar o campo diagnóstico do exame de fezes para causas parasitárias de diarreia, devem ser realizados esfregaços úmidos e métodos adequados de flutuação fecal em amostras de fezes frescas (< 1 h de coleta). É adequado administrar anti-helmínticos de largo espectro, mesmo se os exames de fezes forem negativos.

Causas bacterianas e virais de diarreia devem ser consideradas quando o gato se encontrar sistemicamente indisposto e com febre. Convém realizar a cultura de fezes nessas circunstâncias, porém as limitações desse exame devem ser reconhecidas, pois muitas bactérias intestinais podem ser encontradas em animais sadios.[70] A administração adicional de antibióticos pode resultar no aumento de outras bactérias.[69]

Em geral, causas fúngicas de diarreia são identificadas a partir da histologia de amostras de biopsia.

Ainda precisa ser observado se a recente pronta disponibilidade de painéis de PCR na pesquisa de diversas causas infecciosas de diarreia será benéfica para a identificação de patógenos que foram anteriormente diagnostica-

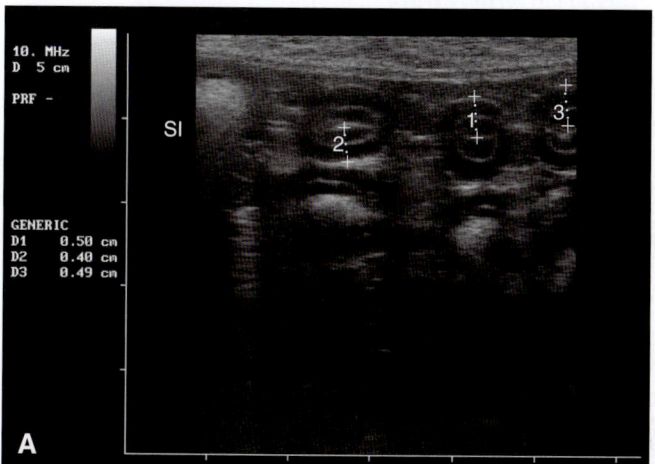
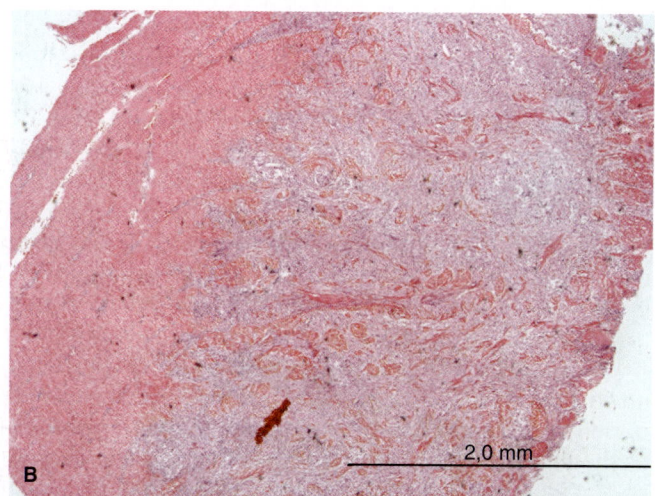

Figura 23.27 Imagem ultrassonográfica (**A**) e fotomicrografia (**B**) de um gato com tumor estromal gastrintestinal (liomiossarcoma). A imagem ultrassonográfica (**A**) demonstra espessamento notável tanto da camada mucosa quanto da muscular. A histologia (**B**) revela proliferação de células fusiformes estendendo-se entre os feixes de musculatura lisa da túnica muscular.

Tabela 23.16 Patógenos intestinais comuns diferenciados pela localização mais provável.

Intestino delgado	Ambos	Intestino grosso
Coronavírus	*Campylobacter* spp.	Parvovírus (panleucopenia)
Toxocara cati	*Escherichia coli*	*Trichuris vulpis*
Toxascaris leonina	*Salmonella*	*Tritrichomonas foetus*
Ancylostoma tubaeforme		*Campylobacter* spp.
Giardia spp.		*Clostririum* spp.
Cryptosporidium parvum		*Yersinia enterocolitica*

dos erroneamente. Do mesmo modo, deve-se ainda ver se ela será um empecilho para o reconhecimento imediato de microrganismos comensais não necessariamente causadores dos sinais clínicos que estão sendo investigados.

As etiologias virais, bacterianas e micóticas de diarreia mais comuns gatos são descritas mais à frente. Doenças gastrintestinais parasitárias são abordadas adiante neste capítulo.

Enterite viral

Geralmente, as etiologias virais de diarreia não são diagnosticadas especificamente, já que, com exceção do ELISA fecal canino para parvovírus, não existem testes definitivos de rotina.

Panelucopenia | Parvovírus

Os sinais clínicos de panleucopenia (infecção por parvovírus felino) mais provavelmente ocorrem em filhotes, com a morbimortalidade mais elevada ocorrendo entre 3 e 5 meses de vida. Os casos subclínicos em gatos idosos (suscetíveis) provavelmente passam sem serem identificados. O microrganismo é muito estável na maioria dos ambientes, e as infecções ocorrem mais comumente a partir do contato ambiental.

Os casos peragudos podem resultar em morte em 12 h com pouco ou nenhum sinal. Os casos agudos com frequência apresentam febre, depressão e anorexia, com os sinais começando cerca de 3 a 4 dias antes da apresentação. O vômito, em geral, é manchado de bile e não se relaciona com a alimentação. Nem sempre ocorre diarreia e, quando ela acontece, geralmente é em uma fase posterior no curso da doença. A leucopenia não é patognomônica, pois pode ocorrer também na infecção bacteriana aguda (p. ex., a salmonelose pode ter a mesma apresentação).[53]

Os testes ELISA disponíveis comercialmente para antígeno de parvovírus canino nas fezes podem detectar parvovírus felino. Contudo, a eliminação dos vírus pode ter cessado no momento da ocorrência dos sinais clínicos, e a vacinação pode resultar em teste positivo em até 2 semanas.[111]

Em geral, existe a necessidade de fluidoterapia intensiva, comumente o dobro dos índices de manutenção. Emprega-se cobertura antibiótica de amplo espectro para prevenir ou tratar infecção bacteriana secundária advinda de lesão viral da mucosa intestinal. Dá-se preferência a antibióticos parenterais, a fim de prevenir a possibilidade de mais irritação gastrintestinal. O autor recomenda calcular doses IV e introduzir quantidades apropriadas de antibióticos nas bolsas de líquido, para criar uma infusão a taxa constante (ITC). A cefazolina pode ser usada dessa maneira na medida de 100 mg/kg/24 h, e ITC para betalactâmicos comumente são usados em medicina humana.[127] Aminoglicosídios ou fluoroquinolonas podem ser utilizados concomitantemente sob doses de rotina se a febre persistir após 24 h ou se o gato estiver moribundo à apresentação. No entanto, deve-se ter cautela com esses agentes. Os aminoglicosídios são potencialmente nefrotóxicos e as fluoroquinolonas resultam em lesão de cartilagem em animais em crescimento, embora isso não tenha sido demonstrado clinicamente em gatos.[134] A toxicidade retiniana da fluoroquinolona foi observada em todos os animais. Em geral, os gatos que sobrevivem à primeira semana se recuperam, e a infecção pregressa confere imunidade vitalícia.[28] As vacinações são muito eficazes na prevenção da doença.

Coronavírus

O coronavírus entérico felino (CVEF) provoca, em especial, diarreia branda autolimitante e deve ser diferenciado de coronavírus da peritonite infecciosa felina (CVPIF). Esta última é essencialmente sempre fatal e a diarreia não é um sinal típico (embora seja possível). A teoria atual mais amplamente aceita para a patogenia de peritonite infecciosa felina envolve infecção inicial por CVEF e, a seguir, mudança para CVPIF em pequenos números de indivíduos suscetíveis.[112,165]

Os testes sorológicos de rotina para CVEF em gatos com diarreia não comprovam correlação aos sinais clínicos nem influenciam o modo como a doença é tratada e, por isso, não são recomendados. Os gatos com diarreia por CVEF devem ser tratados mediante terapia sintomática de jejum. Aseguir, reintroduzem-se dieta pastosa e cuidados de suporte com hidratação, se necessário.

Outras enterites virais

Outras viroses, como astrovírus, reovírus, rotavírus e agente semelhante ao torovírus, foram identificadas como causadoras de diarreia em gatos, porém sua participação como patógenos não está clara. Não são identificados rotineiramente no atendimento clínico, já que a microscopia eletrônica de amostras de fezes é necessária para o diagnóstico e não se realiza tal técnica como rotina. O tratamento consiste em cuidados de suporte com jejum apropriado. A seguir, reintroduzem-se dietas pastosas e repõem-se líquidos e eletrólitos, se necessário.[51]

Enterite bacteriana

A identificação bem-sucedida de um patógeno bacteriano conhecido a partir de uma amostra de fezes não significa necessariamente que o agente encontrado seja a causa da doença no gato. Embora diversos patógenos bacterianos tenham sido demonstrados como causadores de doenças quando gatos livres de patógenos específicos eram infectados experimentalmente,[42] esses mesmos microrganismos podem ser encontrados em gatos sadios.[93] As diferenças entre gatos sadios e diarreicos que tenham bactérias encontradas nas fezes podem se relacionar com fatores de virulência do microrganismo, ou fatores do hospedeiro (imunidade local ou sistêmica) do gato. Não existe resposta definitiva para essa questão. A opinião deste autor é que

- Se um gato diarreico estiver sistemicamente indisposto e apresentar febre, então as fezes devem ser cultivadas
- Se um microrganismo for isolado e tal microrganismo reconhecidamente provoca sinais compatíveis com aqueles que o gato está demonstrando, o gato deve ser tratado apropriadamente.

Campylobacter

Em geral, a diarreia por *Campylobacter* é causada por *C. jejuni*. Os sinais clínicos de infecção estão mal documentados, porém a maioria dos gatos é assintomática. Gatos mais jovens são mais passíveis de apresentar sinais clínicos e diarreia mucoide hemorrágica foi relatada. O diagnóstico pode ser feito com base em cultura de fezes ou *swabs*, e o microrganismo é bastante resistente; Assim, em geral, ele sobrevive ao transporte até o laboratório.[28] Em casos individuais, o microrganismo não é cultivado após o tratamento antibiótico,[45,46] porém não está comprovado definitivamente que a antibioticoterapia influencie a evolução da doença. Os antibióticos que podem ser usados são amoxicilina-clavulanato (15 mg/kg, a cada 12 h VO) ou fluoroquinolonas, como enrofloxacino (5 mg/kg, 1 vez/dia VO), por períodos de 14 a 21 dias.[44] Macrolídios, como eritromicina (10 a 15 mg/kg, a cada 8 h VO), são vistos como o fármaco de escolha em humanos, mas podem causar efeitos colaterais gastrintestinais.[91]

Clostridium

Clostridium difficile tem sido identificado em até 5% dos gatos diarreicos.[93] Os sinais clínicos são quase sempre diarreia aquosa de início agudo e anorexia. O diagnóstico é feito com a detecção da toxina A ou da toxina B em amostras de fezes empregando-se ELISA. Embora esses testes não tenham ainda sido validados em gatos, eles podem se mostrar um auxílio útil para o diagnóstico[94] e estão disponíveis para testes de fezes de equino em alguns laboratórios comerciais. Existem cepas não toxigênicas. Assim, a cultura individualmente não assegura o diagnóstico. O metronidazol (10 mg/kg, a cada 12 h VO), durante cerca de 7 dias, é o tratamento de escolha.[93]

Clostridium perfringens quase sempre resulta em diarreia do intestino grosso com tenesmo, muco e hematoquezia, porém também podem ser encontrados sinais no intestino delgado.[42] O exame de PCR para a enterotoxina A está disponível comercialmente e pode se mostrar adjuvante útil no diagnóstico. Os antibióticos que podem ser usados são metronidazol (10 mg/kg, a cada 12 h VO), tilozina (10 a 20 mg/kg, 2 vezes/dia VO) ou amoxicilina-clavulanato (22 mg/kg, a cada 12 h VO) durante 7 dias.[94]

Escherichia coli

A *Escherichia coli* é um microrganismo universal dentro do trato intestinal felino. Desse modo, é incomum não cultivar com sucesso *E. coli* a partir de fezes de gatos tanto sadios quanto doentes. Quando a *E. coli* está associada a sinais clínicos de doença gastrintestinal, é principalmente patógeno oportunista, com o crescimento excessivo decorrendo de condições ambientais alteradas, como inflamação por outra doença ou outro patógeno. Também existem cepas específicas de *E. coli* que são patógenos verdadeiros, devido a fatores de virulência não presentes na *E. coli* comensal. Essas cepas incluem *E. coli* enteropatogênica e *E. coli* enterotoxigênica, em que ambas induzem diarreia aquosa, e *E. coli* êntero-hemorrágica, que produz uma síndrome diarreica com secreção sanguinolenta copiosa, porém sem febre.[77] O exame de PCR está disponível comercialmente para identificar cepas patogênicas de *E. coli*.[16,148] Embora não oferecido em laboratórios veterinários de rotina, esse teste está disponível para médicos-veterinários, e os laboratórios que oferecem tais serviços podem ser prontamente encontrados *online*. O diagnóstico também deverá documentar lesões histológicas correspondendo à cepa de *E. coli* identificada.[77] Tem havido resistência à *E. coli* no mundo todo em todas as espécies de animais, inclusive humanos. Isso inclui as terapias típicas para bactérias gram-negativas de penicilinas betalactâmicas e fluoroquinolonas.[167] O fator de risco importante é o uso pregresso de antibióticos, pois os microrganismos comensais são expostos aos antibióticos. O exame de PCR não possibilita o exame de sensibilidade antibiótica, e a cultura de fezes pode não conseguir diferenciar cepas patogênicas de não patogênicas. Assim, as sensibilidades podem não ser o reflexo preciso do microrganismo patogênico. O exame de PCR para genes que conferem resistência a *E. coli* foi descrito recentemente, porém não está ainda disponível comercialmente.[34] Em algumas circunstâncias, os cuidados de suporte com a reposição de líquidos e eletrólitos podem ser o suficiente enquanto o sistema imunológico do gato combate a infecção. A terapia empírica deve incluir penicilinas betalactâmicas (como amoxicilina-clavulanato sob 20 mg/kg, a cada 12 h VO), fluoroquinolonas (como enrofloxacino sob 5 mg/kg, 1 vez/dia VO) ou cefovecina (8 mg/kg, a cada 2 semanas SC). No entanto, o clínico deve estar ciente da possível resistência ao fármaco).

Salmonella

A infecção por *Salmonella typhimurium* é possível a partir da ingestão de presa infectada, fontes alimentares infectadas ou a partir do ambiente contaminado, inclusive o hospital veterinário. Os sinais clínicos resultantes dependem do número de microrganismos infectantes, do estado imunológico do gato e da ocorrência de doenças concomitantes. Os índices de infecção em gatos (e em humanos) foram correlacionados a migrações sazonais de pássaros,[153] e a doença foi denominada febre do canário.[52] Contudo, não existe diferença entre essa doença e as infecções por *Salmonella*. Em geral, os sinais clínicos começam com 3 a 5 dias após a exposição, iniciando com febre (com frequência > 40°C), mal-estar e anorexia e evoluindo para diarreia, vômito e dor abdominal. A hematologia pode revelar leucopenia com desvio para a esquerda e anemia não regenerativa. Em geral, os resultados bioquímicos são inespecíficos. O diagnóstico tem por base o isolamento do microrganismo por meio de cultura ou de identificação por PCR. No entanto, convém ter cuidado ao correlacionar a identificação do patógeno aos sinais clínicos, já que, para a maioria dos patógenos GI, o microrganismo pode ser isolado de animais sadios.[147] Assim como acontece com a *E. coli*, a resistência a antibióticos é ampla,[120] com uma pesquisa no Reino Unido descobrindo a cepa multifármacos resistente DT104 como o tipo bacteriófago mais frequente identificado.[115] O tratamento deve ser reservado apenas para aqueles gatos que mostram sinais sistêmicos, pois o uso de antibióticos no tratamento de salmonelose induz a cepas farmacorresistentes e prolonga o período de excreção convalescente.[52] A escolha do antibiótico deve ter por base apenas os achados de sensibilidade, já que as resistências são bastante disseminadas e imprevisíveis.[98] Isso significa que, se o microrganismo for identificado por PCR, deverá ser realizada a cultura das fezes. A duração do tratamento deve ser longa suficiente para eliminar a excreção fecal do microrganismo, prevenir a possibilidade de recidiva e reduzir a probabilidade de desenvolvimento de resistência; até 28 dias foram citados.[4,164] Essas precauções são particularmente importantes, por causa do potencial zoonótico da salmonelose.

Outras enterites bacterianas

Foram relatadas outras causas bacterianas de diarreia em gatos, como *Yersinia enterocolitica*,[48] *Yersinia pseudotuberculosis*,[63] *Clostridium piliforme* (doença de Tyzzer)[71] e *Anaerobiospirillum* sp.[36] O diagnóstico específico dessas (e de outras infecções bacterianas) pode ser encontrado no curso da investigação. O tratamento segue os princípios dos cuidados de suporte e antibiose apropriada com base no teste de sensibilidade.

Proliferação bacteriana no intestino delgado

A proliferação bacteriana no intestino delgado não foi descrita especificamente em gatos. O critério definido para cães consiste em contagem bacteriana em jejum, no suco duodenal, superior a 10^5 microrganismos/mℓ[11] e, com frequência, é identificado em outras doenças gastrintestinais crônicas.[130] Os gatos sadios parecem ter, no mínimo, esse número de bactérias na porção intestinal alta, com a variação de 10^5 a 10^8/mℓ identificada.[68] A proliferação bacteriana talvez ocorra potencialmente na adinamia ou na inflamação intestinal de qualquer causa subjacente. A diarreia de intestino delgado de odor fétido, sem patógenos reconhecidos, pode indicar esse distúrbio, assim como o aumento dos metabólitos bacterianos, como o folato. Se houver a suspeita, é apropriado tratar com antibiótico de amplo espectro, como metronidazol (10 a 15 mg/kg, a cada 12 h VO) ou amoxicilina (10 mg/kg, a cada 12 h VO), durante um período de tempo estendido, como 21 a 28 dias. Foram identificadas alterações na flora intestinal após tal tratamento.[69] No entanto, qualquer conselho sobre esse "distúrbio" é totalmente empírico. Todos os esforços devem ser direcionados na identificação da etiologia subjacente precisa.

Enterite micótica

Os agentes infecciosos micóticos e outros são apenas raramente identificados com os patógenos intestinais em gatos. O diagnóstico é feito por meio da análise histológica e microbiana de amostras obtidas de biopsia. Os possíveis agentes são *Histoplasma capsulatum*,[24] *Aspergillus* spp., *Candida albicans*[140] e *Pythium insidiosum*.[119]

Obstrução intestinal

As obstruções intestinais originam-se mais comumente como resultado de neoplasia em gatos idosos e ingestão de corpo estranho predominantemente em gatos mais jovens.[10,41,60] Causas menos comuns são intussuscepção[83] e inflamação granulomatosa (p. ex., a partir de PIF);[59] também já foi relatada infecção por tênias, com mais de 30 vermes atuando como corpo estranho linear.[173] Outras causas relacionadas são vólvulo, torção intestinal, encarceramento do intestino em uma hérnia, aderências ou estenose, abscesso ou hematoma intramural e malformações congênitas.[140]

Corpos estranhos intestinais

Sinais e fatores de risco do paciente

Tradicionalmente, corpos estranhos lineares são considerados mais comuns que corpos estranhos isolados em gatos.[10,14,41] No entanto, um estudo a partir de uma instalação de cuidados primários indicou apenas 33% dos casos de corpos estranhos como decorrentes de corpos estranhos lineares.[60] A maior quantidade de casos de corpos estranhos lineares em instituições de encaminhamento observados em estudos anteriores pode ajudar os clínicos de cuidados primários a identificar e lidar com obstruções de corpos estranhos individualizados.

A maior parte dos estudos relevou que os gatos com corpos estranhos intestinais, em geral, são os mais jovens (média, 1,0 a 2,7 anos), exceto a obstrução decorrente de tricobezoares, em que 3 de 5 gatos em um estudo tinham 10 anos ou mais. O fator de risco mais elevado parece ser o comprimento do pelo.[9] Não existem predisposições específicas de raças, porém gatos da raça Siamês e cruzamentos com ela mostraram ter fixações orais.[13] Então, pode-se esperar que essa raça esteja representada em excesso nos casos de corpos estranhos intestinais.

Sinais clínicos

Os sinais clínicos variam conforme o tipo de corpo estranho (linear ou individualizado), a posição da obstrução e o tempo desde a obstrução. A maioria dos gatos é apresentada devido a anorexia ou vômito. A obstrução parcial talvez resulte em diarreia (que pode ser sanguinolenta). A obstrução por corpo estranho quase sempre é considerada uma condição aguda, com duração da obstrução devido a corpo estranho linear, aferida desde o início dos sinais clínicos até o diagnóstico, variando de 1 a 10 dias.[10,41,60] No entanto, um trabalho demonstrou doença gastrintestinal intermitente crônica em decorrência de corpo estranho linear de 1 mês de duração.[175] Isso demonstra que a obstrução parcial pode levar a evolução crônica.

O exame físico pode ou não revelar dor abdominal, massa abdominal palpável (ou plicatura), desidratação ou febre. *Todos os gatos apresentados devido a anorexia ou vômito devem ter a parte inferior da língua examinada quanto à existência de um corpo estranho linear.* Pressionar delicadamente com o polegar no espaço intermandibular, para elevar a língua, é uma maneira eficaz de observar lesões ou corpos estranhos na área sublingual (ver Figura 3.8).

Fisiopatologia

Talvez decorram consequências potencialmente fatais pelas interações de fatores locais e sistêmicos que se originam da obstrução intestinal. Em nível local, a lesão da mucosa a partir de tração e compressão do objeto estranho pode causar hemorragia, isquemia e necrose. Em termos sistêmicos, podem suceder hipovolemia, toxemia e desequilíbrios acidobásicos e eletrolíticos.

A obstrução intestinal completa por massas individualizadas resulta em distensão hidroaérea do lúmen proximal à obstrução. A maior parte do acúmulo de gases é consequência de ar deglutido, predominantemente nitrogênio que não pode ser absorvido pela mucosa intestinal. Os gases também se originam da fermentação bacteriana. O fluido acumula-se em decorrência de aumento das secreções (saliva, bile e secreções de origem gástrica, pancreática e do intestino delgado) e retenção de líquido já ingerido. Assim, o acúmulo pode ser aumentado por hemorragia local.[39] Como a maioria dos casos de obstrução intestinal em gatos não alcança o mesojejuno,[60] a reabsorção de líquidos que normalmente ocorre no jejuno e no íleo encontra-se comprometida.[39]

Corpos estranhos lineares, como barbante, fio dental ou brinquedos elásticos requerem ancoragem proximal, em geral sob a língua ou no piloro (p. ex., por meio de parte de um brinquedo aderido a elástico). A peristalse movimenta a extremidade livre do "barbante" pelo trato intestinal, o que resulta em camadas de intestino sobre o corpo estranho. Conforme o corpo estranho é forçado contra a mucosa intestinal, esta se torna edematosa e a penetração até mesmo parcial influencia a integridade da mucosa, o que possibilita a entrada sistêmica de bactérias.

Populações bacterianas intraluminais aumentam tanto em corpos estranhos individualizados quanto lineares em decorrência da estase. A permeabilidade da mucosa pode estar acometida pela distensão luminal prolongada. Isso possibilita a entrada de bactérias e toxinas sistemicamente ou para o interior da cavidade peritoneal. A entrada direta de bactérias na cavidade peritoneal, que provoca peritonite séptica, pode decorrer de perfuração da parede intestinal a partir de corpos estranhos lineares ou corpos estranhos individualizados cortantes, como palitos de dentes ou brinquedos plásticos.

Diagnóstico

O diagnóstico definitivo exige a identificação do corpo estranho recuperado à cirurgia, ou, em alguns casos, por meio de endoscopia. Esta pode ser auxiliada muito antes da cirurgia por meio de imagem diagnóstica. Entretanto, os achados à imagem, particularmente no caso de obstruções parciais, podem ser sutis a ponto de não ser identificada a causa da obstrução ou nenhum outro sinal franco ser aparente. Os achados laboratoriais não são úteis para o diagnóstico preciso, porém são importantes para avaliar desequilíbrios hidreletrolíticos a ser corrigidos.

Raramente os gatos ajudam os clínicos ingerindo objetos radiopacos, porém, nos raros casos em que isso acontece, eles podem ser observados com facilidade em radiografias simples. Corpos estranhos não opacos dependem da dilatação do intestino pelo acúmulo hidroaéreo proximal à obstrução para que haja identificação radiográfica (Figura 23.28). Um estudo sugeriu que, se o diâmetro jejunal for maior que 2,5 vezes o comprimento da placa terminal craniana da segunda vértebra lombar, a obstrução intestinal é a anormalidade mais provável. Deve-se ter cuidado quanto ao diâmetro do jejuno, e não o do duodeno, ser aferido. Do mesmo modo, as radiografias devem estar estritamente laterais, pois uma incidência oblíqua pode alterar a aferição da vértebra lombar.[1] Contudo, a dilatação do intestino obstruído pode não ocorrer se a obstrução for parcial ou intermitente, ou se o vômito resultar em menor quantidade de líquido. Como a maior parte das obstruções por corpos estranhos em gatos é proximal, a dilatação identificável pode não ser observada por esse motivo.[78] Corpos estranhos lineares conferem mais desafios para a identificação radiográfica. Os seguintes sinais radiográficos típicos[129,137] podem ou não estar presentes:

- Pregueamento ou dobradura (plicatura) do jejuno semelhante a acordeão

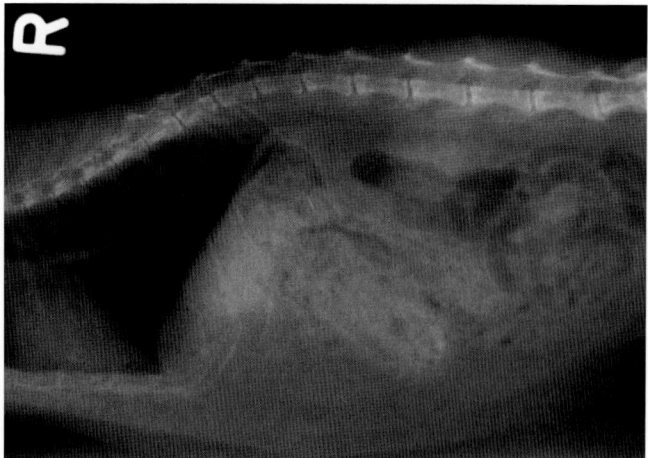

Figura 23.28 Radiografia de corpo estranho individualizado. Convém observar que a dilatação do intestino pelo acúmulo de gás e líquido proximal ao corpo estranho mostra-se caudal à obstrução. O corpo estranho era um pedaço de couro, e a obstrução encontrava-se no duodeno. O aspecto macroscópico é mostrado na Figura 23.33.

- Maior parte do intestino delgado localizada na região mesoventral da cavidade abdominal, em vez de estar dispersa uniformemente pela cavidade peritoneal à incidência lateral (Figura 23.29)
- Ajuntamento do intestino delgado no lado direito da linha média na incidência ventrodorsal (Figura 23.30)
- Padrão de gás alterado com gás luminal agrupando-se em pequenas bolhas em vez das colunas tubulares encurvadas normais. Essa alteração pode ser sutil quando existir envolvimento do intestino apenas mínimo, porém é franca quando envolve o intestino delgado. Padrões de gás em forma de vírgula são mais passíveis de ocorrer com corpos estranhos lineares.[1]

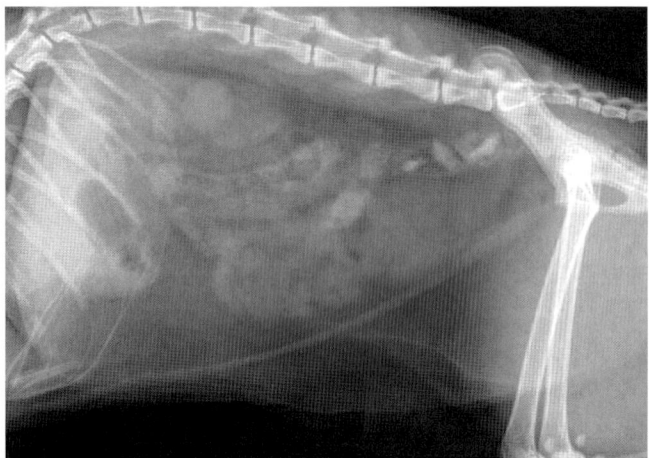

Figura 23.29 Aspecto radiográfico de corpo estranho linear (incidência lateral). Cabe observar que a maior parte do intestino delgado localiza-se na região mesoventral da cavidade abdominal, em vez de estar dispersa uniformemente pela cavidade peritoneal.

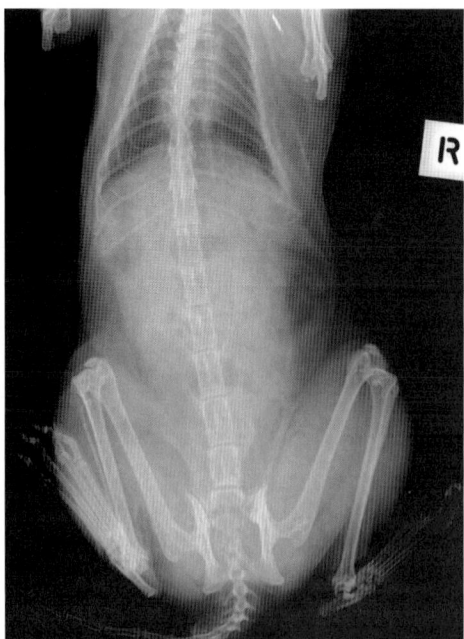

Figura 23.30 Aspecto radiográfico de corpo estranho linear (incidência ventrodorsal). Cabe observar ajuntamento da maior parte do intestino delgado para a direita da linha média.

A radiografia contrastada pode auxiliar no diagnóstico de corpos estranhos tanto individualizados quanto lineares. No entanto, deve ser usada com cautela pois pode haver perfuração intestinal. Agentes iodados não iônicos que são tipicamente usados para mielografia (como iopamidol ou io-hexol) devem ser usados, já que o bário é irritante para o peritônio e os compostos orais de iodo são hipertônicos. Compostos hipertônicos podem direcionar líquido para o estômago e os intestinos após administração oral, com o potencial de criar desequilíbrios hidreletrolíticos adicionais em um paciente já comprometido.[137]

A ultrassonografia é um instrumento diagnóstico muito útil, particularmente para corpos estranhos individualizados, em que, na maioria dos casos, existe distensão franca do intestino delgado com líquido intraluminal evidente (Figura 23.31). Essa modalidade ainda não foi avaliada extensamente como adjuvante para diagnóstico de obstrução intestinal por corpos estranhos em gatos especificamente, embora existam vários trabalhos avaliando cães e pequenos números de gatos, que estão de acordo com essa utilidade.[114,156,161] Corpos estranhos lineares são mais difíceis de serem avaliados por meio de ultrassonografia, porém pode ser identificado intestino pregueado, às vezes com o corpo estranho visto como linha hiperecoica centralmente.[156]

Tratamento conservador

O tratamento bem-sucedido de obstrução por corpo estranho exige a eliminação ou remoção do corpo estranho e também correção de bacteriemia ou endotoxemia, caso existam, além de desequilíbrios acidobásicos ou hídricos. A obstrução por corpo estranho individualizado exige cirurgia ou endoscopia para remover o objeto. Em algumas circunstâncias específicas, a obstrução por corpo estranho linear *pode* ser tratada de modo conservador cortando-se o ponto de ancoragem abaixo da língua e possibilitando que o gato passe o corpo estranho por meio de peristalse. Contudo, a decisão de tratar um gato de maneira conservadora deve ser tomada com o animal hospitalizado,

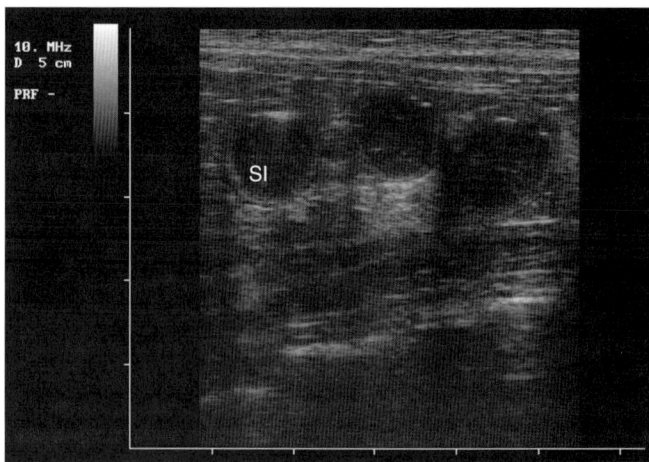

Figura 23.31 Imagem ultrassonográfica do lúmen intestinal evidentemente distendido devido à obstrução intestinal por um corpo estranho individualizado.

com hidratação e antibióticos, e o claro reconhecimento pelo clínico e pelo proprietário de que a cirurgia pode ser necessária.

Pode-se conseguir cortar um corpo estranho linear sublingual em um gato consciente pressionando-se com o polegar no espaço intermandibular, a fim de elevar a língua e delicadamente segurá-la utilizando gaze com a outra mão. Enquanto isso, uma segunda pessoa separa a linha com um cortador de sutura. Existe a possibilidade de um pequeno beliscão na superfície sublingual. Se o gato não tolerar o procedimento, a sedação é adequada. Ao cortar a linha, a natureza do corpo estranho, deverá ser avaliada (ou seja, se é mais ou menos passível de cortar mucosa). Em um estudo,[10] 19 gatos com corpos estranhos lineares foram tratados de maneira conservadora e 10 gatos subsequentemente precisaram ser operados. Os autores de tal trabalho criaram diretrizes que serão adaptadas aqui.

A conduta conservadora deve ser tentada se o gato:

- For apresentado de maneira aguda (em 2 dias) após a ingestão conhecida de um corpo estranho linear
- Tiver um corpo estranho linear fixado sublingualmente que possa ser cortado
- Não tiver sinais francos de peritonite.

A intervenção cirúrgica é obrigatória se:

- Sinais clínicos (p. ex., vômito ou anorexia) persistirem ou ocorrer deterioração ou o tratamento conservador
- O gato apresentar sinais francos de peritonite
- O corpo estranho linear estiver fixado no piloro.

Alguns autores discordam quanto à tentativa de tratamento conservador, já que o intestino perfurado devido a um corpo estranho linear carrega a taxa de mortalidade 50%[41,88] e a intervenção cirúrgica precoce nunca é uma decisão incorreta. Isso deve ser ponderado com a observação de que os gatos podem ter um corpo estranho intestinal linear, como um barbante elástico, durante 1 mês sem perfuração intestinal.[175] Entretanto, uma linha de pescar, por exemplo, não seria tão benigna!

Conduta cirúrgica

A cirurgia para remoção de um corpo estranho intestinal (Figuras 23.32 e 23.33) deve ser considerada uma laparotomia exploratória. Ou seja, o objetivo da cirurgia não é apenas remover o corpo estranho, e sim avaliar todo o trato intestinal e o abdome quanto a outros corpos estranhos ou outras doenças.

A enterotomia para remover corpos estranhos separados deve sempre ser distal à obstrução, pois é provável que o intestino esteja comprometido proximalmente à obstrução e também sobre ela, retardando a cura e criando o potencial de deiscência cirúrgica. Corpos estranhos lineares precisam de incisões múltiplas de enterotomia, já que puxar o objeto para fora por meio de uma única incisão pode criar uma perfuração intestinal iatrogênica. O ponto de ancoragem (sublingual ou no piloro por gastrotomia) deve ser liberado em primeiro lugar. As incisões de enterotomia são fechadas com material de sutura absorvível

monofilamentar sintético 5/0, como polidioxianone (PDS) ou equivalente, em um padrão de pontos separados simples ou sutura contínua simples.[14,88]

Foi descrita a técnica para remoção de corpos estranhos lineares realizando-se uma única incisão de enterotomia proximalmente e passando-se um cateter de borracha vermelha sobre o corpo estranho linear aboralmente. Assim, pega-se o corpo estranho para dentro do cateter através do cólon, com um assistente recuperando-o a partir do ânus do gato.[2] Essa técnica nem sempre é eficaz porque pode ser prejudicada se o corpo estranho estiver com nós ou não deslizar pelo cateter de borracha vermelha.[102]

Se o segmento intestinal acometido demonstrar evidência de necrose ou de perfuração na borda mesentérica do intestino, devem ser realizadas ressecção e anastomose. Indica-se a necrose por alteração da cor para escuro, parede intestinal delgada, má pulsação arterial, fraco

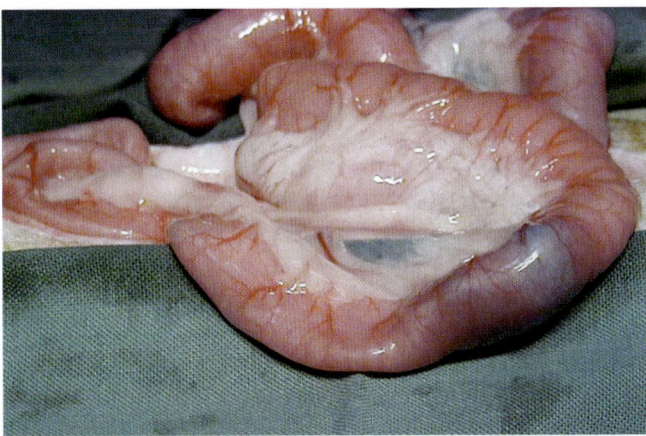

Figura 23.32 Aspecto de um corpo estranho individualizado à laparotomia. Vale observar que os intestinos estão distendidos distalmente à obstrução (parte superior e direita da figura), porém não proximalmente (à esquerda e parte inferior da ilustração).

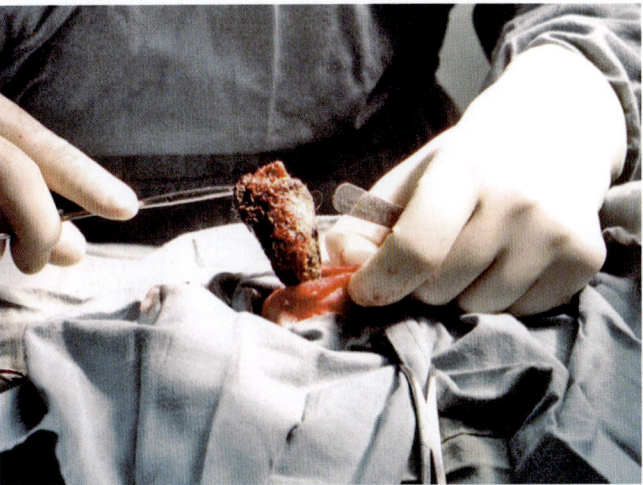

Figura 23.33 Remoção de um corpo estranho individualizado (um pedaço de couro) à laparotomia. A enterotomia para remover corpos estranhos individualizados sempre deve ser distal à obstrução, pois o intestino provavelmente estará comprometido proximalmente à obstrução e também sobrejacente a ela. Este é o mesmo animal da imagem de radiologia da Figura 23.28.

preenchimento capilar ou falta de peristalse. A anastomose terminoterminal pode ser realizada empregando-se o padrão aposicional interrompido simples ou o padrão aposicional contínuo simples modificado com o mesmo tipo de material de sutura usado para o fechamento de enterotomia.[14,88]

Obstrução por massa

Massas intra-abdominais causando obstrução intestinal frequentemente são presumidas como neoplásicas, porém podem ter origem infecciosa. A ressecção, onde for possível, está sempre recomendada, pois a ressecção da neoplasia (sem metástase) pode oferecer um bom prognóstico.[76,87,109,145] Desse modo, causas infecciosas podem ser tratadas por meio de terapia adjuvante após diagnóstico definitivo.

Neoplasia

A obstrução intestinal em gatos idosos tem maior probabilidade de ser secundária a uma neoplasia. Qualquer neoplasia pode causar obstrução, porém o adenocarcinoma[32,76] e os pólipos adenomatosos[88,106] são relatados como etiologias de obstrução com maior frequência que outros tipos de neoplasia. Convém dirigir-se às seções sobre neoplasia intestinal anteriormente neste capítulo para mais detalhes.

Inflamação granulomatosa

A inflamação granulomatosa provocando uma única lesão intestinal focal pode levar à obstrução da mesma maneira que a alteração neoplásica o faz. A peritonite infecciosa felina (PIF) pode se manifestar como lesões focais,[59] com frequência no cólon ou na junção ileocecocólica. No caso de PIF, em geral a lesão focal é um indicador de doença multissistêmica; desse modo, a ressecção não ajuda no prognóstico.

O microrganismo semelhante a fungo, *Pytium insidiosum*, também foi relatado como causador de lesões granulomatosas. Elas resultam em obstrução intestinal[129] a partir de grandes massas extraluminais que têm, aproximadamente, o tamanho de um punho. A ressecção com itraconazol adjunto (10 mg/kg) durante 2 meses após a cirurgia foi um tratamento bem-sucedido.

Intussuscepção

A intussuscepção refere-se à invaginação ou ao prolapso de uma porção do intestino para o interior de parte do trato que ou a precede ou a sucede. Existe distribuição etária bimodal nas intussuscepções em gatos mais velhos, mais provavelmente associadas a neoplasia (ou DII em alguns casos).[25] Causas subjacentes para gatos mais novos estão mal definidas e podem ser idiopáticas em muitos casos,[15,25] porém foram feitas associações a parasitismo e, em um caso, a um corpo estranho linear. Gatos das raças Siamês ou Burmês parecem estar hiper-representadas. As localizações mais comuns são a região ileocólica e o jejuno.[15,25,83,110]

Os gatos acometidos apresentam sinais inespecíficos de doença gastrintestinal, como anorexia e letargia. O vômito não é necessariamente um sinal de apresentação; pode ocorrer diarreia. A palpação abdominal revela massa na maioria dos gatos. As radiografias simples e contrastadas podem revelar apenas evidências de obstrução e, em geral, não ajudam a definir que o intestino sofreu intussuscepção.[15,25,83,110]

A ultrassonografia é muito útil para o diagnóstico porque o padrão distintivo de anéis concêntricos alternantes hipoecoicos e hiperecoicos (Figura 23.34) está presente em seções transversas.[105,110] Às vezes, a lesão-alvo observada pode ser difícil de diferenciar da afecção de outras massas intra-abdominais, como linfonodos. Nesses casos, o tamanho das lesões pode ajudar, pois a largura sempre será superior a 11 mm na intussuscepção (porque a soma de, no mínimo 4 larguras de parede intestinal não pode medir menos) e, com frequência, é superior a 16 mm.[110]

A correção cirúrgica é sempre necessária, e quase sempre a redução manual não é possível, pois, em geral, há infarto venoso, edema e congestão significativos (Figura 23.35), bem como aderências a partir de fibrina e derrames do intestino acometido.[15,25] Se a intussuscepção *não* for reduzida manualmente, é necessária a ressecção do intestino acometido, com anastomose do tecido saudável. Parece não haver benefícios de enteroplicação, o que pode resultar em adinamia importante. Não existe benefício em realizar ressecção-anastomose se a intussuscepção, *de fato*, for reduzida manualmente.[15,25]

O prognóstico depende do processo mórbido subjacente e da cronicidade da intussuscepção e, consequentemente, de quão debilitado o gato se encontra à apresentação. Contudo, o prognóstico é quase sempre bom, com sobrevida relatada de até 80% dos casos, embora possa ocorrer recidiva em alguns gatos com doença idiopática, com frequência em localizações diferentes do trato intestinal.[15]

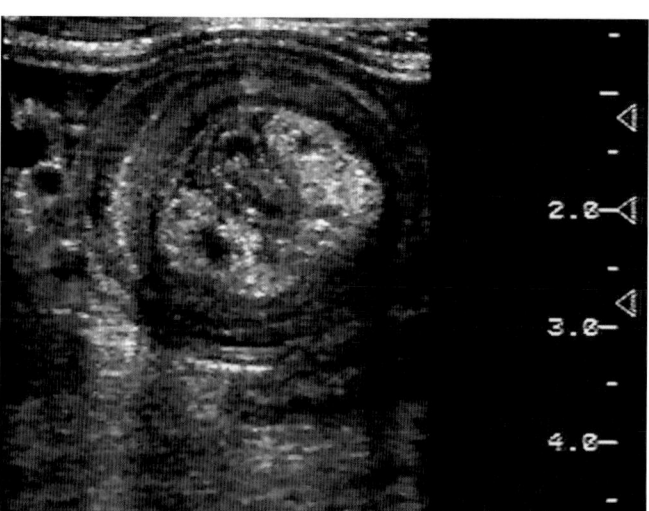

Figura 23.34 Imagem ultrassonográfica de intussuscepções ileocólicas. Convém observar círculos concêntricos alternando ecogenicidade maior e menor dentro de intestinos evidentemente distendidos. (*Cortesia da Dra. Karon Hoffmann, Universsity of Sydney.*)

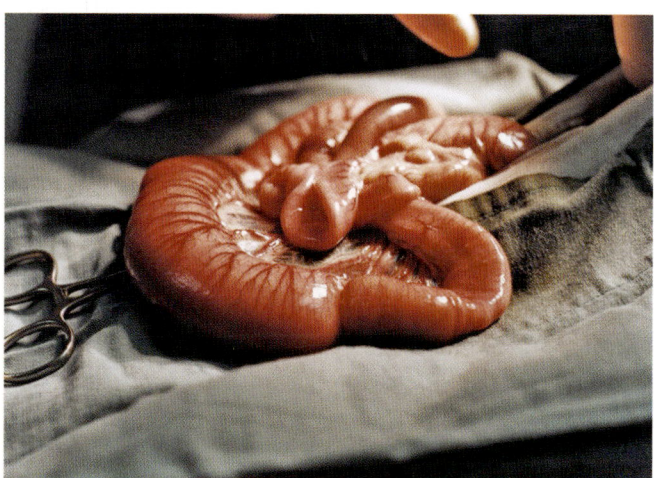

Figura 23.35 Aspecto macroscópico de intussuscepção ileal à laparotomia.

Constipação intestinal e megacólon

Define-se *constipação intestinal* como a defecação infrequente ou difícil associada a retenção de fezes dentro do cólon e do reto. A constipação intestinal prolongada resulta em fezes mais endurecidas e ressecadas que se tornam impactadas; tal processo é conhecido como *obstipação*.[140] A constipação intestinal e a obstipação recorrentes e crônicas podem resultar em *megacólon*, o qual se refere ao diâmetro intestinal persistentemente aumentado e que não responde a tratamento. O megacólon não é uma entidade mórbida específica; pode ser considerado o estágio mais avançado no espectro de constipação intestinal crônica.[18]

Na maioria dos casos, a constipação intestinal pode ser tratada de maneira razoavelmente simples se a causa subjacente for determinada e tratada. Uma relação abrangente de etiologias de constipação intestinal é mostrada na Tabela 23.17, porém as causas subjacentes em geral podem ser atribuídas a:

1. Reticência para defecar devido a
   a. Dor colorretal ou anal
   b. Dificuldade para se posicionar.
2. Incapacidade de defecar devido a
   a. Fatores fecais (como desidratação e volume fecal)
   b. Fatores colônicos (peristalse ruim).
3. Obstrução física (menos comum) como
   a. Massa (corpos estranhos separados não obstruem distalmente em gatos)
   b. Traumatismo resultando em estreitamento do canal pélvico.

É claro que diversos fatores podem interagir. Por exemplo, um gato idoso pode ter doença renal. Por isso, estará desidratado até certo ponto e pode ter quadris artríticos. Assim, teria dificuldade para se agachar.

Sinais clínicos

Em geral, os sinais de constipação intestinal à apresentação são evidentes aos proprietários, como esforço na caixa de areia e produção de fezes ressecadas e duras, se tanto.

Entretanto, às vezes os proprietários podem interpretar erroneamente os sinais. Os gatos podem fazer esforço devido a problemas do trato urinário inferior e, se não houver produção de urina, alguns proprietários presumem que o problema consiste em constipação intestinal. Alguns gatos constipados podem ter diarreia intermitentemente por causa da irritação colônica direta provocada pelas fezes endurecidas secas. Então, podem ter diarreia e não constipação intestinal. Os gatos também podem ser apresentados por sinais menos específicos, como anorexia, letargia, perda de peso e, até mesmo, vômito.[140,170] O vômito pode ocorrer devido a receptores colônicos estimulando terminações aferentes vagais. Estes, por sua vez, podem estimular a zona de desencadeamento de quimiorreceptor.[61] Às vezes, os proprietários estão preocupados com o fato de seu gato estar defecando menos, porém o animal apenas alterou a dieta para outra muito mais pobre em resíduos e, portanto, produz menos fezes. O histórico dietético completo é um aspecto importante para a avaliação inicial.

O exame físico deve confirmar se há fezes no cólon e avaliar o grau de impactação. Em geral, a existência de fezes pode ser confirmada por palpação abdominal. Nos gatos constipados, com frequência o cólon é palpado como um tubo longo e firme estendendo-se cranialmente. Às vezes, as fezes podem ser palpadas na flexura cólica e ao redor dela. Alternativamente, as fezes podem ser palpadas com grandes concreções fecais separadas (que, às vezes, talvez sejam difíceis de distinguir de massas intra-abdominais, como linfonodos). Se houver alguma dúvida sobre a existência ou o grau de impactação fecal, deverão ser realizadas radiografias abdominais. A incidência lateral realizada no gato consciente deverá ser adequada para confirmar o diagnóstico.

O exame físico também deve avaliar as etiologias contributivas, como distúrbios musculoesqueléticos. Qualquer traumatismo recente deverá ser considerado. Convém avaliar os quadris e a região lombossacra quanto à dor. O grau de flexão e extensão dos quadris deverá ser delicadamente verificado. A coluna lombossacra pode ser avaliada correndo dois dedos a cada lado dos processos espinais. O gato encolhe-se nas áreas dolorosas. Qualquer alteração artrítica é aumentada no gato abaixo do peso, já que pode haver menos massa muscular e as articulações podem sustentar uma carga mais pesada. Quaisquer suspeitas de anormalidades musculoesqueléticas subjacentes podem ser confirmadas com radiografias.

Também deverá ser realizado o exame neurológico. Alterações sutis afetando apenas inervação colônica não estarão aparentes no exame físico apenas. No entanto, a avaliação de propriocepção, reflexos de colocação e marcha podem, no mínimo, ser realizadas para verificar doença na medula espinal lombossacra. Convém avaliar anormalidades ou lesões anorretais. Bolsas anais impactadas ou infectadas podem provocar reticência para defecar; assim, as bolsas anais devem ser avaliadas e espremidas. Como isso é doloroso para a maioria dos gatos, o animal deverá ser segurado por um assistente experiente. O autor prefere espremer uma bolsa anal de cada vez com luvas bem lubrificadas e o dedo indicador dentro do reto e o polegar posicionado externamente. Pode ser realizado o exame

Tabela 23.17 **Classificações e causas de constipação intestinal.**

Categoria	Causa
Fatores dietéticos	Ingestão de material estranho (p. ex., impactação de pelo, ossos, roedores ou carcaças de pássaros, tecido, lixo, material vegetal) Ingestão diária de água inadequada
Fatores ambientais/psicológicos	Caixa de areia está suja Inatividade prolongada Confinamento (hospitalização, hospedagem) Mudança no *habitat* ou na rotina diária Competição territorial com outros gatos
Postura difícil para defecação	Paraplegia Doenças ortopédicas (coluna, pelve ou membros caudais)
Distúrbios anorretais dolorosos	Impactação, infecção, ou abscesso de bolsa anal Estenose, tumor ou corpo estranho anorretal Miíase Celulite ou abscesso em ferida por mordida perianal Pseudocoprostase
Obstrução anorretal	Extramural Má união de fraturas pélvicas e sacroilíacas Colapso prévio atribuível a doença óssea nutricional Tumor perianal Pseudocoprostase Intramural ou intraluminal Estenose, tumor ou corpo estranho anorretal Hérnia perineal (divertículo retal) Prolapso retal Fecálito
Disfunção neuromuscular	Doença da medula espinal lombossacral (traumatismo, doença de disco, deformidade, degeneração, infecção, neoplasia, infecção) Lesão de nervo pélvico bilateral Disautonomia (síndrome de Key-Gaskell) Hipotireoidismo Megacólon idiopático
Anormalidades hidreletrolíticas	Desidratação Hipopotassemia Hipercalcemia (hiperparatireoidismo) Associação de desequilíbrios (p. ex., doença renal crônica)
Efeitos relacionados com fármacos	Antiácidos contendo hidróxido de alumínio Anticolinérgicos Anti-histamínicos Bloqueadores adrenérgicos Sulfato de bário Bloqueadores dos canais de cálcio Diuréticos Ferro Caolin-pectina Analgésicos narcóticos (opiáceos e opioides) Fenotiazinas e benzodiazepinas Sucralfato

De Sherding R: Diseases of the intestines. In Sherding R, editor: *The cat diseases and clinical management*, ed 2, New York, 1994, Churchill Livingstone, p 1211.

retal com o dedo médio (enluvado!) bem lubrificado, palpando a margem pélvica quanto a massas e também verificando se o cólon se fecha (comprime) o dedo. Se houver a sensação de que o cólon se abre ao redor do dedo, isso pode ser indicador de inervação colônica comprometida, porém não significa que seja uma alteração permanente. Se houver fezes impactadas continuando-se para o ânus, o exame retal não é possível até que essas fezes tenham sido retiradas. Se o gato sentir muita dor durante a compressão das bolsas anais ou durante exame retal (com base no julgamento do clínico), esses procedimentos deverão ser feitos sob sedação.

O estado hidreletrolítico também é um fator importante no gato constipado. Define-se nefropatia crônica por azotemia (junto a urina inadequadamente concentrada). Isso significa que o gato deverá estar desidratado até certo ponto. A bioquímica plasmática ou sérica e a urinálise podem ser empregadas para diagnosticar doença renal, avaliar o grau de doença renal ou identificar desidratação pré-renal. As alterações eletrolíticas, como hipopotassemia e hipocalcemia, também podem contribuir para a redução da função da musculatura lisa do cólon.[140] Em gatos jovens até os de meia-idade, com aparente boa saúde e hidratação, em geral os exames de sangue e urina não são necessários em apresentação inicial devido à constipação intestinal.

Manejo

Em todos os casos, os mesmos princípios de conduta se aplicam:

1. Assegurar a remoção das fezes que provocam a obstrução.
2. Assegurar motilidade colônica e passagem tranquila de fezes.
3. Reduzir o bolo fecal.
4. Assegurar a hidratação adequada.
5. Controlar os problemas subjacentes.

Manejo do primeiro episódio em um gato indisposto com fezes obstrutivas mínimas

A primeira etapa consiste em assegurar a remoção das fezes que provocam a obstrução. Nos casos simples, o gato evacuará fezes após o uso de um supositório retal pediátrico de glicerina ou sorbitol. Outra opção consiste em administrar um microenema, que contenha 5 mℓ de sódio laurilsulfoacetato. Esses produtos agem lubrificando a parede do cólon, e, assim, facilitam a passagem de fezes. O autor prefere usar um ou dois desses dentro da sala de consultas, a fim de observar o gato defecando (deve ser providenciada uma bandeja higiênica para o animal!). O tubo do lado externo deve estar lubrificado com o conteúdo do supositório antes de ser inserido cuidadosamente e, a seguir, espremendo o resto do conteúdo. Também existem laxantes estimulantes (que têm sido usados).[140]

Se o supositório não puder ser inserido com facilidade, devido a conteúdo fecal endurecido obstruindo sua entrada, um enema mais substancioso será necessário (às vezes necessitando de sedação ou anestesia). Isso será abordado na próxima seção sobre tratamento. Alguns gatos são apresentados pela dificuldade para defecar e eliminam fezes secas e rígidas, porém não demonstram impactação fecal no momento do exame.

Após as fezes que estavam obstruindo terem sido removidas, deverão ser adotadas etapas para assegurar a motilidade do cólon e a passagem regular das fezes. O tratamento clínico da constipação intestinal tradicionalmente envolve agentes laxantes e procinéticos. Eles podem não ser necessários em casos evidentes. Desde que não haja lesão obstrutiva, a cisaprida a 2,5 mg/gato, a cada 12 h VO,[82] é bastante segura e pode ser instituída com o objetivo de reduzir a dose para 1 vez/dia após 10 a 14 dias e suspender se os sinais permanecerem embotados. Doses de até 7,5 mg/gato, a cada 8 h VO, foram relatadas. A cisaprida está disponível apenas em farmácias de manipulação na maioria dos países. Um laxante osmótico ou lubrificante (Tabela 23.18) pode ser usado concomitantemente sob doses reduzidas, conforme necessário.

Tabela 23.18 Tratamento clínico da constipação intestinal.

Classificação	Exemplos	Comentário
Laxativos lubrificantes	Vaselina Óleo mineral	Produtos para animais de venda livre, muito seguros EVITAR, risco de pneumonia lipídica
Laxantes hiperosmóticos	Lactulose Polietileno glicol	Dose inicial 2 mℓ/gato a cada 12 h Dose inicial ¼ de colher das de chá a cada 12 h Sem dados controlados
Laxativos emolientes	Docusato	50 mg/gato VO a cada 12 h
Laxantes de volume	Dietas ricas em fibra *Psyllium*	Aumenta a motilidade do cólon, mas também aumenta o volume de fezes
Laxantes estimulantes	Bisacodil	5 mg/gato VO a cada 24 h
Agentes procinéticos	Cisaprida	2,5 a 5,0 mg/gato a cada 12 a 24 h Deve ser manipulado

Reduzir o volume fecal produzido é uma parte importante do tratamento a longo prazo. Recomendações dietéticas tradicionais consistem em aumentar a quantidade de fibras.[18,26,140,170] O aumento de fibras na dieta resulta na produção de ácidos graxos de cadeia curta, que estimulam contrações da musculatura lisa colônica felina.[128] Entretanto, as fibras dietéticas também são classificadas como laxante de volume e, então, por definição, aumentarão o volume fecal. Em seres humanos, as fibras dietéticas são consideradas um ponto fundamental da terapia para constipação intestinal. No entanto, uma revisão recente concluiu que muitos pacientes com constipação intestinal muito grave apresentam agravamento dos sintomas quando se aumenta a ingestão de fibras dietéticas.[103] Quando se acredita que megacólon seja o resultado final de dilatação crônica,[140,170] o autor crê firmemente que os esforços dietéticos iniciais devem ser direcionados para a redução do volume fecal, introduzindo uma dieta de baixos resíduos. A ingestão reduzida de matéria seca diminui o volume das fezes,[31] e o autor percebeu que os índices de recorrência de constipação intestinal caem muito quando os gatos são passados para dietas alimentares totalmente úmidas. As dietas alimentares úmidas também ajudam a assegurar ingestão de água adequada. Por isso, ajudam a manter a hidratação. No entanto, o aumento das fibras na dieta é benéfico em alguns gatos. Assim, é necessário tentativa e erro para determinar se uma dieta rica em fibras ou com baixo teor de fibras será benéfica para cada gato individualmente. Em um relato, 15 gatos com constipação intestinal recorrente refratária a tratamento clínico e dietético tradicional foram tratados com êxito com dieta extrudida seca enriquecida com psílio.[48a] Após 1 mês na dieta, 14 gatos não apresentavam sinais clínicos de constipação intestinal. O gato restante estava clinicamente normal após 2 meses na dieta. Observou-se melhora em 10 de 15 gatos após apenas 7 dias de terapia dietética.

Devem ser tomadas medidas para assegurar hidratação adequada. Manter a hidratação adequada é particularmente relevante para gatos com doença renal crônica que apresentem comprometimento da habilidade de conservar água. Mudar para dietas alimentares úmidas ajuda a aumentar a ingestão de água. Alguns gatos com nefropatia crônica talvez precisem de suporte hídrico adicional, como líquidos subcutâneos administrados pelo proprietário em casa em base regular.

Problemas subjacentes podem ser menos importantes e simples de tratar, como abscesso na glândula anal, ou mais complexos, como redução de fluxo de saída pélvico em decorrência de traumatismo. A artrite é um fator subjacente comum em muitos gatos idosos e pode ser tratada com o uso prudente de agentes não esteroides (ver Capítulo 26).

Manejo de gatos com episódios repetidos de obstipação

Em casos de obstipação, o gato mais possivelmente estará debilitado até certo ponto. Desse modo, o ideal é a realização de exames laboratoriais para avaliar parâmetros bioquímicos plasmáticos ou séricos e também hematologia e urinálise. Qualquer déficit de hidratação ou na normalidade eletrolítica deverá ser corrigido antes da anestesia, a qual costuma ser necessária para remover as fezes que provocam obstrução. Em geral, supositórios e microenemas retais são ineficazes em gatos obstipados. Com frequência, os enemas são necessários para remover fezes impactadas em tais circunstâncias. A solução do enema deve ser aquecida e introduzida lentamente, a fim de evitar vômito. O volume típico necessário é de 5 a 10 mℓ/kg (ou, então, até cerca de 50 mℓ/gato). A solução do enema pode ser uma solução eletrolítica isotônica ou água filtrada. Assim, convém adicionar sabão brando (porém o sabão utilizado *não* deve conter hexaclorofeno, que é neurotóxico quando absorvido). Pode ser usado óleo mineral (5 a 10 mℓ/gato) como lubrificante ou docusato como emoliente (5 a 10 mℓ/gato). Contudo, os dois agentes não podem ser usados juntos, já que o ducosato promove absorção pela mucosa. Enemas contendo fosfato de sódio não podem ser usados, pois talvez induzam hipernatremia, hiperfosfatemia e hipocalcemia graves em gatos.

Com frequência, apenas a solução do enema não é suficiente para reduzir a massa fecal. Desse modo, é necessária a manipulação das fezes por meio de palpação abdominal. Às vezes, as fezes precisam ser quebradas por meio de dedo enluvado através do reto, enquanto o colo é massageado manualmente por meio da parede abdominal com a outra mão. No entanto, deve-se ter muito cuidado com essa manobra, porque o cólon desvitalizado pode ser perfurado com mais facilidade.[140,170] Conforme descrito, enemas são dolorosos para o gato, e recomenda-se a analgesia opioide no momento da anestesia. Os opioides podem reduzir peristalse em humanos,[96] porém, tendo evacuado o intestino, o alívio da dor é mais importante do que esse efeito transitório.

Uma alternativa para enemas consiste na administração de solução oral de polietilenoglicol (PEG 3350). Coloca-se uma sonda nasoesofágica e administra-se a solução com gotejamento lento (6 a 10 mℓ/kg/h) durante 4 a 18 h. Em geral, a defecação ocorre em 6 a 12 h. Em um estudo retrospectivo de 9 gatos, o tempo mediano para defecação foi de 8 h e a dose total mediana de PEG 3350 foi de 80 mℓ/kg.[26a] Não foram observados efeitos adversos.

Um gato que tenha estado obstipado precisa de terapia de suporte ao receber alta. Não existem comparações controladas entre as diferentes terapias listadas na Tabela 23.18. O autor prefere cisaprida 2,5 mg, a cada 12 ou a cada 8 h VO[82] (primeira providência pela manhã, quando o proprietário retornar do trabalho, no momento em que este for dormir), e xarope de lactulose 2 mℓ/gato, a cada 12 h VO. Espera-se que um gato que tenha estado tão intensamente obstipado e precise da aplicação de um enema sob anestesia continue essas medicações a vida toda.

Para reduzir o volume fecal e diminuir a oportunidade de recorrência, alimentos enlatados com baixos resíduos (ou sachês) são preferíveis para gatos que se tornaram obstipados. Alguns gatos podem se beneficiar de dietas ricas em fibras. Assim, nos episódios iniciais simples, o alimento enlatado ajuda a manter a hidratação adequada, e os líquidos administrados no domicílio podem ser usados adicionalmente nos gatos com doença renal crônica. Com episódios repetidos ou constipação intestinal grave, deve ser procurada a etiologia subjacente, o que inclui a avaliação para obstruções por massa no cólon. Uma revisão de casos publicados indicou que 96% dos casos de megacólon contribuem para megacólon idiopático (62%), estenose de canal pélvico (23%), lesão de nervo (6%) ou deformidade da medula espinal sacral de Manx (5%).[170] Embora a maioria dos casos seja idiopática, deve-se tentar identificar e tratar quaisquer causas subjacentes específicas.

Megacólon

O megacólon não está definido especificamente em gatos. Foi descrito como "disfunção colônica generalizada manifesta como dilatação colônica e impactação fecal graves", ou "cólon irreversivelmente e gravemente dilatado e hipomóvel"[140] e "uma avaliação subjetiva do diâmetro do cólon, em geral com base em avaliação radiográfica".[18] Existem diretrizes radiográficas específicas para humanos com megacólon, em que um diâmetro do cólon superior a 6,5 cm do nível da borda pélvica é considerado diagnóstico.[118]

Radiograficamente, na incidência lateral, o cólon normal deve ter, aproximadamente, o mesmo diâmetro do comprimento do corpo da segunda vértebra lombar.[81] Entretanto, em gatos, "não existem diretrizes publicadas para a determinação do megacólon, de modo que o diagnóstico de dilatação colônica anormal é subjetivo."[75] Contudo, um autor sugeriu que "como regra, o diâmetro do cólon deverá ter menos que o comprimento do corpo da sétima vértebra lombar (L7)."[105] Tal autor continua: "o aumento do diâmetro do cólon além de 1,5 vez o comprimento do corpo de L7 indica disfunção crônica do intestino grosso e convém procurar uma explicação".[105] Um trabalho recente descobriu que 15 de 20 gatos sem doença gastrintestinal apresentavam diâmetro colônico superior ao comprimento de L7; porém, não foi feita avaliação de gatos constipados.[1] Muitos gatos com megacólon têm o diâmetro do cólon excedendo em muito essa diretriz (Figura 23.36). Um estudo de 11 gatos com megacólon mostrou que o diâmetro médio do gato era 2,7 vezes maior que o comprimento da sétima vértebra lombar (mediana, 2,4; variação, 1,8 a 3,3).[107] No entanto, em geral, faltam descrições objetivas desse distúrbio na literatura veterinária.

A definição de megacólon em gatos deve incluir diretrizes funcionais e também radiográficas. Na ausência de recomendações radiográficas amplamente reconhecidas, o autor propõe que as diretrizes de O'Brien[105] (conforme observado anteriormente) sejam introduzidas até um estudo mais abrangente poder estabelecer outros critérios diagnósticos radiográficos (ou confirmar esses). Assim, o autor propõe definir megacólon como a dilatação do cólon a mais de 1,5 vez o comprimento da sétima vértebra lombar, que seja refratária a tratamento clínico e dietético. Os clínicos podem esperar a avaliação radiográfica da dilatação colônica excedendo tal diretriz com gatos com megacólon. Por outro lado, provavelmente existem gatos que apresentam distensão colônica e que responderão a tratamento clínico e dietético e, portanto, não podem ser definidos como apresentando megacólon.

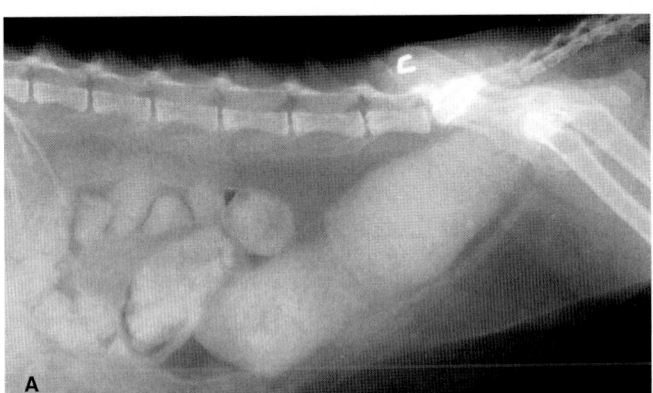

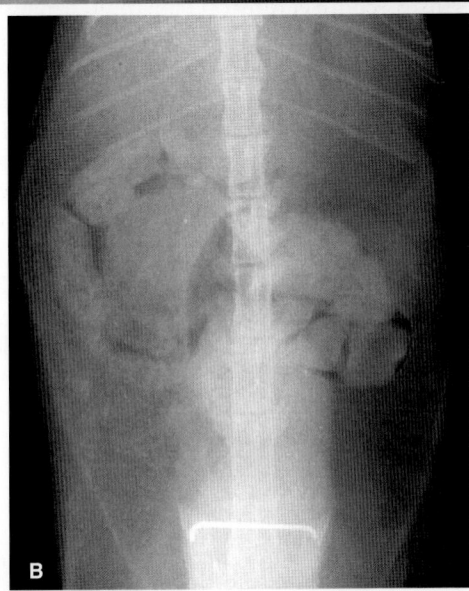

Figura 23.36 Aspecto radiográfico de gato obstipado com megacólon; incidências lateral (**A**) e ventrodorsal (**B**).

Manejo de megacólon

Pela definição empregada anteriormente, o megacólon é refratário a tratamento clínico e dietético. Então, para ser definido como apresentando megacólon, um gato poderá ter tido diversos episódios de obstipação tratados por enema e também por tentativas dietéticas (com dietas tanto pobres em resíduos quanto ricas em fibras) e tratamento clínico com cisaprida e um laxante osmótico ou emoliente. Por outro lado, o gato ainda estará obstruído com fezes. Nessas circunstâncias, a única terapia possível é a colectomia subtotal.

A colectomia subtotal refere-se à excisão cirúrgica de 95 a 98% do cólon, esteja ele macroscopicamente doente ou não, com a preservação da junção ileocólica (JIC). Essa abordagem resulta em uma resposta clínica mais favorável do que quando a JIC também é excisada.[22,170] Quando se preserva a JIC, observa-se que, em alguns raros casos, pode ser difícil ligar o crescimento proximal do cólon à parte distal de cólon descendente, por causa do efeito de amarra dos vasos sanguíneos ileocecocólicos. Nesses casos, recomenda-se sacrificar esses vasos e remover a JIC (ou seja, colectomia total), a fim de facilitar a aproximação do íleo ao segmento colônico distal.[21] Uma técnica recentemente descrita, empregando anel de anastomose biofragmentável comparado com anastomoses com suturas, mostrou não haver efeito discernível no prognóstico.[131] O prognóstico após colectomia subtotal é bom. Uma revisão de diversos trabalhos, totalizando mais de 100 gatos submetidos a colectomia subtotal, descobriu que a complicação pericirúrgica mais relatada era diarreia ou fezes pastosas imediatamente após a cirurgia. Na maioria dos indivíduos, a consistência das fezes melhora sem tratamento adicional, de modo que, em 1 a 6 semanas de cirurgia, há fezes formadas e macias. A diarreia pode persistir em um pequeno número de casos. A longo prazo, em alguns gatos, a constipação intestinal pode acabar retornando. No entanto, em geral, isso pode ser tratado por terapias dietéticas e clínicas.[172]

Doenças anorretais

A doença do reto ou do ânus é relativamente rara em gatos e, por isso, pouco descrita na literatura veterinária. Desse modo, as informações publicadas frequentemente não têm referência. Isso sugere que expressam as opiniões dos autores. Os leitores terão acesso aqui a textos para detalhes e abordagens nas correções cirúrgicas.

Doenças da bolsa anal

As bolsas anais são evaginações cutâneas pareadas situadas entre os músculos esfinctéricos internos e externos. Essas bolsas guardam secreções advindas de glândulas alveolares e sebáceas situadas no interior das bolsas. Cada glândula anal tem um ducto associado que se abre na superfície da pele imediatamente lateral ao ânus.[136,155] As secreções normais de glândulas anais foram descritas apenas bastante recentemente[47] e variam muito. A cor pode ser branca, castanha, laranja, amarela, bronzeada ou cinza. Além disso, a consistência pode variar de aquosa a espessa e cremosa, com dois terços dos gatos apresentando porções sólidas dentro da secreção. Ao exame microscópico, células epiteliais são observadas comumente, com a maioria dos gatos apresentando alguns neutrófilos. Comumente, são identificadas bactérias, assim como leveduras, em algumas ocasiões. As bactérias encontradas nesse estudo eram principalmente cocos gram-positivos (63%) ou cocos gram-negativos (30%). Bastonetes gram-negativos ou gram-positivos também foram encontrados, porém raramente constituíam a população bacteriana dominante.[47] Com tal variedade de secreções normais, é difícil diagnosticar qualquer doença com base na natureza da secreção apenas. Contudo, poucas vezes se identifica sangue, e os neutrófilos quase sempre se encontram em pequenos números nas secreções normais.

As doenças das bolsas anais descritas em gatos são impactação, inflamação (saculite), infecção, abscessos e neoplasia (essencialmente as mesmas de cães).[140,155]

Impactação/inflamação/infecção/abscedação de bolsas anais

Há controvérsias se, em cães, saculite e abscedação são extensão de impactação. Não se sabe quais são as causas predisponentes em cães ou gatos, porém razões subjacentes sugeridas são fezes amolecidas (que são menos eficazes na espremedura da bolsa durante defecação), tumefação ou edema local ocluindo o ducto e obesidade.[155] O autor também observou que a constipação intestinal pode resultar em impactação de bolsa anal por causa da expulsão menos frequente dos conteúdos da bolsa. A dor resultante da impactação das bolsas anais pode levar a mais constipação intestinal, estabelecendo um ciclo. A retenção de secreções talvez predisponha a saculite, porém bolsas anais impactadas nem sempre resultam em inflamação. A abscedação é uma sequela provável de saculite.[155]

Em geral, os gatos são levados a exame devido a lamber, coçar ou morder a área perineal. Assim, podem ser apresentados ao veterinário por esfregar o ânus como os cães fazem. Outros sinais à apresentação são incapacidade de sentar ou ficar parado, um caroço visto pelo proprietário ou estado geral de indisposição.

A espremedura é o único tratamento necessário para bolsas anais impactadas (e não infectadas). O autor prefere comprimir uma bolsa anal de cada vez com luvas bem lubrificadas e o dedo indicador dentro do reto e o polegar externamente. Isso é doloroso para a maioria dos gatos. Desse modo, o gato deve ser imobilizado por um assistente experiente e, às vezes, não é possível sem algum grau de sedação. Com episódios frequentes, as causas subjacentes devem ser investigadas. Às vezes, a alteração da dieta por meio de tentativa e erro, a fim de manipular a natureza das fezes com mais (dietas ricas em fibras) ou menos (dietas pobres em resíduos) volume, ajuda a reduzir a frequência dos episódios. A obesidade deve ser tratada pela redução da ingestão calórica, porém cabe o tratamento dietético levar em consideração a natureza das fezes.

Infecção franca pode ser identificada pela secreção de pus a partir das bolsas anais, que terá números elevados de neutrófilos. Esse fato pode ser controlado por antibió-ticos de amplo espectro, como amoxilina/clavulanato ou cefalosporinas. O tratamento único com um agente anti-inflamatório não esteroide, como meloxicam, pode ser administrado em animais com hidratação apropriada e sem outra doença.

Com frequência, os abscessos de bolsa anal já são apresentados abertos e drenando. Muitos cicatrizam bem por segunda intenção e tratamento antibiótico até que estejam fechados. Desse modo, são necessárias reavaliações antes da suspensão do esquema de antibióticos. Grandes abscessos podem requerer drenagem cirúrgica com a inserção de dreno de Penrose e conduta como a de abscesso por briga de gato. Deve-se ter em mente que as feridas nessa área são facilmente infectadas por contaminação fecal. Impactação, saculite e infecções recorrentes podem exigir saculectomia anal (como em cães). Esse procedimento deve ser postergado até que a infecção tenha passado. O procedimento é semelhante àquele realizado em cães.

Neoplasia

Os relatos de neoplasia em bolsa/glândula anal estavam restritos a casos clínicos esporádicos,[97,108] até uma grande série de casos ser publicada recentemente.[141] Nesse estudo, 64 casos de carcinoma de glândula anal foram identificados em um laboratório diagnóstico particular durante o período de 12 anos, com encaminhamentos de 62 clínicas. Isso indica que, para a maioria das clínicas, essa condição será vista, no máximo, uma vez a cada 12 anos. Os gatos acometidos variaram em idade de 6 a 17 anos (mediana e média, 12 anos); gatas (principalmente castradas) foram hiper-representadas (61% dos casos), e os gatos da raça Siamês podem ter sido hiper-representados (7,8% dos casos). O número de gatos Siameses com neoplasia de bolsa anal foi três vezes superior ao daqueles da mesma raça na população do laboratório de referência. Os gatos acometidos foram levados a exame devido a disquezia, constipação intestinal recorrente, alteração na natureza ou no volume das fezes, e/ou tumefação ou ulceração perineal, às vezes com secreção purulenta ou hemorrágica. A maioria dos tumores foi interpretada inicialmente como abscesso de bolsa anal e tratada como tal, inicialmente. Identificou-se metástase presumível em fígado, pulmão ou linfonodos abdominais por exame físico e radiografia em 6 gatos; um gato encontrava-se hipercalcêmico. A excisão mostrou ser curativa (no período de acompanhamento de 3 a 4 anos) em 3 de 29 gatos submetidos a cirurgia por ressecção ou desbastamento [debulking] (outros foram submetidos apenas a biopsia incisional). Para os 36 gatos restantes com resultado pós-cirúrgico conhecido, a sobrevida mediana foi de apenas 3 meses, com taxa de sobrevida de 1 ano de 19% (com nenhum desses gatos vivendo além de 2 anos.[141]

Doenças anais

Atresia anal

A atresia anal é um defeito da abertura anal ou da porção terminal do reto (ver Figura 41.4). Em geral, os filhotes felinos apresentam, dias ou semanas após o nascimento, distensão abdominal, desconforto, tenesmo, inquietação, vômitos e/ou perda de apetite. Há diversas variações anatômicas:[22]

- *Tipo I*: Permanece a membrana sobre a abertura anal, com o reto terminando como uma bolsa imediatamente cranial ao ânus fechado
- *Tipo II*: O ânus encontra-se fechado como no tipo I, mas a bolsa retal localiza-se algo cranial à membrana sobre o ânus
- *Tipo III*: O reto termina como bolsa cega cranialmente no interior do canal pélvico (atresia retal), enquanto o reto terminal e o ânus são normais
- *Tipo IV*: Ocorre em fêmeas, e a atresia anal existe com uma comunicação persistente entre o reto e a vagina (fístula retovaginal). Essa fístula pode aparecer em uma abertura anal também.

A maioria dos casos relatados é do tipo IV,[23,146,150,158,166] e este fato também foi identificado na agenesia sacrococcígea concomitante.[3] A correção cirúrgica foi descrita para a atresia anal dos tipos II[157] e IV[19,91] em gatos. O leitor deve consultar essas referências para aconselhamento cirúrgico. As possíveis complicações são megacólon após obstrução prolongada, estenose anal pós-cirúrgica e incontinência fecal devido a disfunção do esfíncter.

Fecálitos

Corpos estranhos em gatos raramente obstruem o trato gastrintestinal distal ao jejuno.[60] Entretanto, grandes bolas de fezes decorrentes de constipação intestinal podem, além da constipação intestinal ou obstipação, provocar distensão do ânus. Essa distensão talvez resulte em inflamação do esfíncter anal com perda do tônus (Figura 23.37 A),

que, na experiência do autor, é temporária com a correção da causa subjacente da constipação intestinal. Podem transcorrer algumas semanas até o ânus dilatado retornar ao normal (Figura 23.37 B). Recomenda-se dieta pobre em resíduos, a fim de reduzir o bolo fecal durante o período de recuperação.

Prolapso retal

O prolapso retal ocorre como consequência de um processo mórbido que provoca esforço crônico, como:

1. Distúrbios intestinais, os quais resultam em diarreia e tenesmo.
2. Distúrbios que resultam em constipação intestinal ou outra obstrução interstinal.
3. Doenças do trato urinário inferior.
4. Distocia.

Os prolapsos, em geral, são classificados de três maneiras:[62]

1. Primeiro grau: prolapso apenas da mucosa.
2. Segundo grau: prolapso da espessura completa da parede retal.
3. Terceiro grau: o prolapso é suficiente para levar o mesorreto para fora do ânus.

O prolapso retal é evidente, mas deve ser diferenciado de intussuscepções ileocólicas, que foram descritas como neoplasia.[37] Esta distinção pode ser feita inserindo-se um termômetro através do ânus, ao longo da massa que sofreu prolapso. A inserção não será possível na vigência de intussuscepção, mas será na vigência de prolapso anorretal.

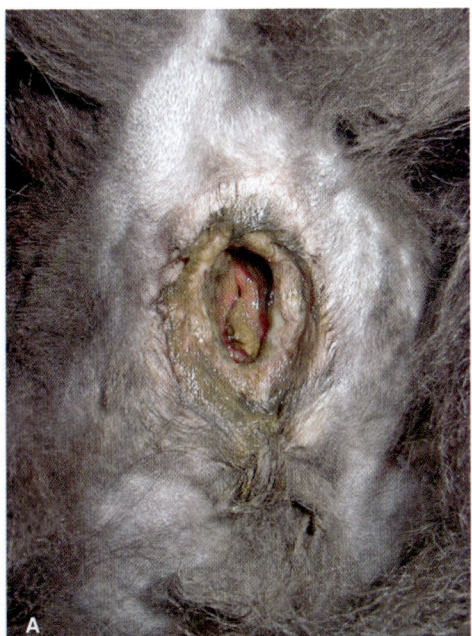 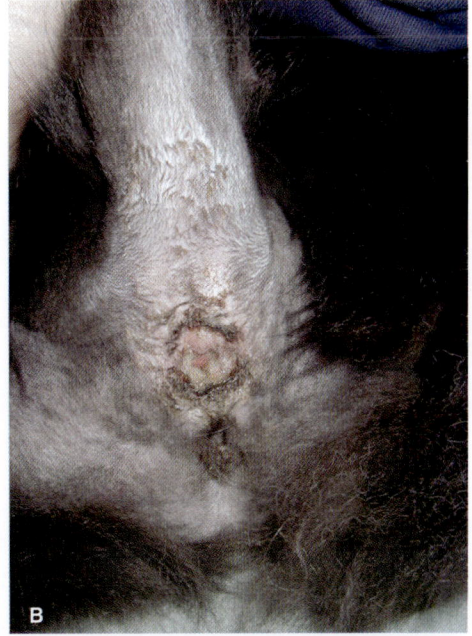

Figura 23.37 A. Ânus dilatado com perda do tônus anal após remoção de um fecálito. **B.** Este é o mesmo animal de A, 2 semanas depois. Observar a redução da dilatação anal. O tônus anal do gato retornou à completa normalidade na semana seguinte. O único tratamento consistiu em administrar dieta pobre em resíduos.

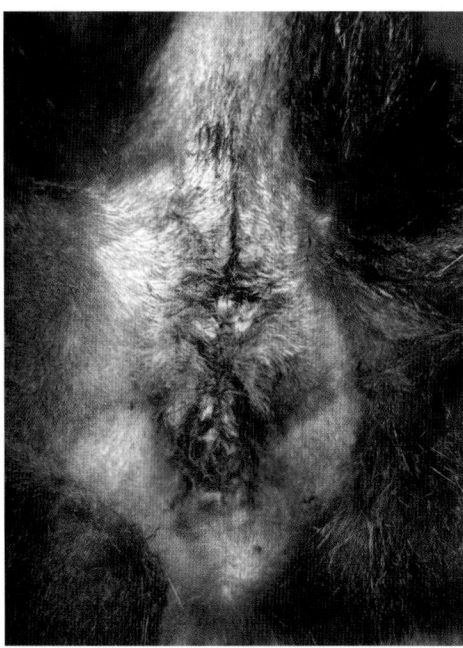

Figura 23.38 Dermatite perineal/de prega cutânea associada a obesidade. Foram necessários antibióticos para tratar a piodermite enquanto o gato foi submetido a uma dieta durante 12 semanas. O distúrbio sofreu resolução com a perda de peso, e não foi necessário tratamento adicional.

O tecido prolapsado deve ser avaliado quanto a viabilidade, e convém a conduta incluir a determinação e o tratamento da causa subjacente, além do tratamento do prolapso. Em casos simples, em que a mucosa esteja viável, o prolapso pode ser reduzido mediante lubrificação e pressão delicada. Poderá ser necessária uma sutura em bolsa de tabaco, a fim de prevenir a recorrência.

Dermatite perineal

Com frequência, confunde-se a dermatite perineal com doença gastrintestinal ou urogenital, pois, em geral, há secreções sebáceas copiosas que podem simular secreções fecais ou urinárias. É possível a dermatite perineal decorrer de alergia a pulgas ou outras alergias, mas também a abrasão por fezes ou urina associados a diarreia ou a incontinência urinária, respectivamente. A dermatite em prega cutânea também pode ocorrer em gatos obesos (Figura 23.38). A episioplastia foi descrita para corrigir tal alteração,[121] mas o autor percebeu que a dieta adstringente pode resultar na melhora. Ao mesmo tempo, trata-se a dermatite em prega cutânea por meio de antibióticos, como as cefalosporinas, e também limpeza regular.

Referências bibliográficas

1. Adams WM, Sisterman LA, Klauer JM et al: Association of intestinal disorders in cats with findings of abdominal radiography, *J Am Vet Med Assoc* 236:880, 2010.
2. Anderson S, Lippincott C, Gill P: Single enterotomy removal of gastrointestinal linear foreign bodies, *J An Anim Hosp Assoc* 28:487, 1992.
3. Araújo FPD, Araújo BM, Kemper B et al: Sacrococcygeal agenesis association and anal atresia in mixed breed cats, *Ciencia Rural* 39:1893, 2009.
4. Asperilla MO, Smego RA, Scott LK: Quinolone antibiotics in the treatment of *Salmonella* infections, *Rev Infect Dis* 12:873, 1990.
5. Baez J, Hendrick M, Walker L et al: Radiographic, ultrasonographic, and endoscopic findings in cats with inflammatory bowel disease of the stomach and small intestine: 33 cases (1990-1997), *J Am Vet Med Assoc* 215:349, 1999.
6. Baral RM: *Laparotomy for gastro-intestinal biopsies, Science Week Conference Proceedings (Small Animal Medicine chapter)*, Gold Coast, Queensland, Australia, 2006, Australian College of Veterinary Scientists, p 70.
7. Baral RM, Krockenberger MB, Foster DJ et al: Hepatic small cell lymphosarcoma in four cats, *J Feline Med Surg*, in press.
8. Barrand KR, Scudamore CL: Intestinal leiomyosarcoma in a cat, *J Small Anim Pract* 40:216, 1999.
9. Barrs VR, Beatty JA, Tisdall PL et al: Intestinal obstruction by trichobezoars in five cats, *J Feline Med Surg* 1:199, 1999.
10. Basher AW, Fowler JD: Conservative versus surgical management of gastrointestinal linear foreign bodies in the cat, *Vet Surg* 16:135, 1987.
11. Batt RM, Needham JR, Carter MW: Bacterial overgrowth associated with a naturally occurring enteropathy in the German Shepherd dog, *Res Vet Sci* 35:42, 1983.
12. Beatty J, Terry A, MacDonald J et al: Feline immunodeficiency virus integration in B-cell lymphoma identifies a candidate tumor suppressor gene on human chromosome 15q15, *Cancer Res* 62:7175, 2002.
13. Beaver BV: Disorders of behavior. In Sherding RG, editor: *The cat: diseases and clinical management*, ed 2, New York, 1994, Churchill Livingstone, p 191.
14. Bebchuk TN: Feline gastrointestinal foreign bodies, *Vet Clin North Am Small Anim Pract* 32:861, 2002.
15. Bellenger CR, Beck JA: Intussusception in 12 cats, *J Small Anim Pract* 35:295, 1994.
16. Bellin T, Pulz M, Matussek A et al: Rapid detection of enterohemorrhagic *Escherichia coli* by real-time PCR with fluorescent hybridization probes, *J Clin Microbiol* 39:370, 2001.
17. Benitah N, de Lorimier L-P, Gaspar M et al: Chlorambucil-induced myoclonus in a cat with lymphoma, *J Am Anim Hosp Assoc* 39:283, 2003.
18. Bertoy RW: Megacolon in the cat, *Vet Clin North Am Small Anim Pract* 32:901, 2002.
19. Bornet JP: Recto-vaginal fistula and anal imperforation in a cat: surgical treatment, *Bull Acad Vet Fr* 63:53, 1990.
20. Brandt L, Kimby E, Nygren P et al: A systematic overview of chemotherapy effects in indolent non-Hodgkin's lymphoma, *Acta Oncol* 40:213, 2001.
21. Bright RM: GI surgery. In *Proc Am Assoc Feline Pract Fall Meeting*, Atlanta, Ga, 1997.
22. Bright RM, Bauer MS: Surgery of the digestive system. In Sherding RG, editor: *The cat: diseases and clinical management*, ed 2, New York, NY, 1994, Churchill Livingstone, p 1353.
23. Broek AHM, Else RW, Hunter MS: Atresia ani and urethrorectal fistula in a kitten, *J Small Anim Pract* 29:91, 1988.
24. Brömel C, Sykes JE: Histoplasmosis in dogs and cats, *Clin Tech Small Anim Pract* 20:227, 2005.
25. Burkitt JM, Drobatz KJ, Saunders HM et al: Signalment, history, and outcome of cats with gastrointestinal tract intussusception: 20 cases (1986-2000), *J Am Vet Med Assoc* 234:771, 2009.
26. Byers C, Leasure C, Sanders NA: Feline idiopathic megacolon, *Comp Contin Edu Pract Vet* 28:658, 2006.
26a. Carr AP, Gaunt MC: Constipation resolution with administration of polyethylene glycol solution in cats (abstract), *J Vet Intern Med* 24:753, 2010.
27. Carreras JK, Goldschmidt M, Lamb M et al: Feline epitheliotropic intestinal malignant lymphoma: 10 Cases (1997-2000), *J Vet Intern Med* 17:326, 2003.
28. Cook AK: Feline infectious diarrhea, *Top Companion Anim Med* 23:169, 2008.
29. Craig LE, Hardam EE, Hertzke DM et al: Feline gastrointestinal eosinophilic sclerosing fibroplasia, *Vet Pathol* 46:63, 2009.
30. Crandell J, Jergens A, Morrison J et al: Development of a clinical scoring index for disease activity in feline inflammatory bowel disease, *J Vet Intern Med* 20:788, 2006
31. Crane SW, Griffin RW, Messent PR: Introduction to commercial pet Ffoods. In Hand MS, Thatcher CD, Remillard RL et al, editors: *Small animal clinical nutrition*, ed 4, Topeka, Kans, 2000, Mark Morris Institute, p 111.

32. Cribb A: Feline gastrointestinal adenocarcinoma: A review and retrospective study, *Can Vet J* 29:709, 1988.

33. Culp WTN, Drobatz KJ, Glassman MM et al: Feline visceral hemangiosarcoma, *J Vet Intern Med* 22:148, 2008.

34. Dallenne C, Da Costa A, Decre D et al: Development of a set of multiplex PCR assays for the detection of genes encoding important beta-lactamases in Enterobacteriaceae, *J Antimicrob Chemother* 65:490, 2010.

35. Day MJ, Bilzer T, Mansell J et al: Histopathological standards for the diagnosis of gastrointestinal inflammation in endoscopic biopsy samples from the dog and cat: a report from the World Small Animal Veterinary Association Gastrointestinal Standardization Group, *J Comp Pathol* 138(Suppl 1):S1, 2008.

36. De Cock HEV, Marks SL, Stacy BA et al: Ileocolitis associated with *Anaerobiospirillum* in cats, *J Clin Microbiol* 42:2752, 2004.

37. Demetriou J, Welsh E: Rectal prolapse of an ileocaecal neoplasm associated with intussusception in a cat, *J Feline Med Surg* 1:253, 1999.

38. Dennis JS, Kruger JM, Mullaney TP: Lymphocytic/plasmacytic colitis in cats: 14 cases (1985-1990), *J Am Vet Med Assoc* 202:313, 1993.

39. Ellison G: Intestinal obstruction. In Bojrab M, editor: *Disease mechanisms in small animal surgery*, ed 2, Philadelphia, 1993, Lea & Febiger, p 252.

40. Evans SE, Bonczynski JJ, Broussard JD et al: Comparison of endoscopic and full-thickness biopsy specimens for diagnosis of inflammatory bowel disease and alimentary tract lymphoma in cats, *J Am Vet Med Assoc* 229:1447, 2006.

41. Felts J, Fox P, Burk R: Thread and sewing needles as gastrointestinal foreign bodies in the cat: a review of 64 cases, *J Am Vet Med Assoc* 184:56, 1984.

42. Foley J, Hirsh DC, Pedersen NC: An outbreak of *Clostridium perfringens* enteritis in a cattery of Bengal cats and experimental transmission to specific pathogen free cats, *Feline Pract* 24:31, 1996.

43. Fondacaro JV Richter KP, Carpenter JL: Feline gastrointestinal lymphoma: 67 cases (1988-1996), *Eur J Comp Gastroenterol* 4:5, 1999.

44. Fox JG: *Campylobacter* infections. In Greene CE, editor: *Infectious diseases of the dog and cat*, ed 3, St Louis, 2006, Saunders Elsevier, p 339.

45. Fox JG, Ackerman JA, Newcomer CE: The prevalence of *Campylobacter jejuni* in random-source cats used in biomedical research [correspondence], *J Infect Dis* 151:743, 1985.

46. Fox JG, Claps M, Beaucage CM: Chronic diarrhea associated with *Campylobacter jejuni* infection in a cat, *J Am Vet Med Assoc* 189:455, 1986.

47. Frankel JL, Scott DW, Erb HN: Gross and cytological characteristics of normal feline anal-sac secretions, *J Feline Med Surg* 10:319, 2008.

48. Fredriksson-Ahomaa M, Korte T, Korkeala H: Transmission of *Yersinia enterocolitica* 4/O:3 to pets via contaminated pork, *Lett Appl Microbiol* 32:375, 2001.

48a. Freiche V, Deswarte G, Soulard Y et al: A psyllium-enriched dry extruded diet improves recurrent feline constipation (abstract), *J Vet Intern Med* 24:1547, 2010.

49. Gabor LJ, Malik R, Canfield PJ: Clinical and anatomical features of lymphosarcoma in 118 cats, *Aust Vet J* 76:725, 1998.

50. Goggin JM, Biller DS, Debey BM et al: Ultrasonographic measurement of gastrointestinal wall thickness and the ultrasonographic appearance of the ileocolic region in healthy cats, *J Am Anim Hosp Assoc* 36:224, 2000.

51. Greene CE: Feline enteric viral infections. In Greene CE, editor: *Infectious diseases of the dog and cat*, ed 3, St Louis, 2006, Saunders Elsevier, p 103.

52. Greene CE: Salmonellosis. In Greene CE, editor: *Infectious diseases of the dog and cat*, ed 3 St Louis, 2006, Saunders Elsevier, p 355.

53. Greene CE, Addie DD: Feline parvovirus infections. In Greene CE, editor: *Infectious diseases of the dog and cat*, ed 3, St Louis, 2006, Elsevier, p 78.

54. Grooters AM, Biller DS, Ward H et al: Ultrasonographic appearance of feline alimentary lymphoma, *Vet Radiol Ultrasound* 35:468, 1994.

55. Guilford WG, Jones BR, Markwell PJ et al: Food sensitivity in cats with chronic idiopathic gastrointestinal problems, *J Vet Intern Med* 15:7, 2001.

56. Halsey CH, Powers BE, Kamstock DA: Feline intestinal sclerosing mast cell tumour: 50 cases (1997-2008), *Vet Comp Oncol* 8:72, 2010.

57. Handagma PJ, Feldman BF: Drug-induced thrombocytopenia, *Vet Res Commun* 10:1, 1986.

58. Hart J, Shaker E, Patnaik A et al: Lymphocytic-plasmacytic enterocolitis in cats: 60 cases (1988-1990), *J Am Anim Hosp Assoc* 30:505, 1994.

59. Harvey CJ, Lopez JW, Hendrick MJ: An uncommon intestinal manifestation of feline infectious peritonitis: 26 cases (1986-1993), *J Am Vet Med Assoc* 209:1117, 1996.

60. Hayes G: Gastrointestinal foreign bodies in dogs and cats: a retrospective study of 208 cases, *J Small Anim Pract* 50:576, 2009.

61. Hicks GA, Coldwell JR, Schindler M et al: Excitation of rat colonic afferent fibres by 5-HT3 receptors, *J Physiol* 544:861, 2002.

62. Holt P: Anal and perianal surgery in dogs and cats, *In Pract* 7:82, 1985.

63. Iannibelli F, Caruso A, Castelluccio A et al: *Yersinia pseudotuberculosis* in a persian cat, *Vet Record* 129:103, 1991.

64. Jaksic B, Brugiatelli M: High dose continuous chlorambucil vs intermittent chlorambucil plus prednisone for treatment of B-CLL–IGCI CLL-01 trial, *Nouv Rev Fr Hematol* 30:437, 1988.

65. Janeczko S, Atwater D, Bogel E et al: The relationship of mucosal bacteria to duodenal histopathology, cytokine mRNA, and clinical disease activity in cats with inflammatory bowel disease, *Vet Microbiol* 128:178, 2008.

66. Jergens A, Moore F, Haynes J et al: Idiopathic inflammatory bowel disease in dogs and cats: 84 cases (1987-1990), *J Am Vet Med Assoc* 201:1603, 1992.

67. Jergens AE, Moore FM, Haynes JS et al: Idiopathic inflammatory bowel disease in dogs and cats: 84 cases (1987-1990), *J Am Vet Med Assoc* 201:1603, 1992.

68. Johnson K, Lamport A, Batt RM: An unexpected bacterial flora in the proximal small intestine of normal cats, *Vet Record* 132:362, 1993.

69. Johnston KL, Lamport AI, Ballèvre OP et al: Effects of oral administration of metronidazole on small intestinal bacteria and nutrients of cats, *Am J Vet Res* 61:1106, 2000.

70. Johnston KL, Swift NC, Forster-van Hijfte MF et al: Comparison of the bacterial flora of the duodenum in healthy cats and cats with signs of gastrointestinal tract disease, *J Am Vet Med Assoc* 218:48, 2001.

71. Jones BR, Greene CE: Tyzzer's disease. In Greene CE, editor: *Infectious diseases of the dog and cat*, ed 3 St Louis, 2006, Saunders Elsevier, p 362.

72. Kimby E, Brandt L, Nygren P et al: A systematic overview of chemotherapy effects in B-cell chronic lymphocytic leukaemia, *Acta Oncol* 40:224, 2001.

73. Kiselow MA, Rassnick KM, McDonough SP et al: Outcome of cats with low-grade lymphocytic lymphoma: 41 cases (1995-2005), *J Am Vet Med Assoc* 232:405, 2008.

74. Kleinschmidt S, Harder J, Nolte I et al: Chronic inflammatory and non-inflammatory diseases of the gastrointestinal tract in cats: diagnostic advantages of full-thickness intestinal and extraintestinal biopsies, *J Feline Med Surg* 12:97 2010.

75. Konde LJ, Pugh CR: Radiology and sonography of the digestive system. In Tams TR, editor: *Handbook of small animal gastroenterology*, Philadelphia, 1996, Saunders, p 75.

76. Kosovsky J, Matthiesen D, Patnaik A: Small intestinal adenocarcinoma in cats: 32 cases (1978-1985), *J Am Vet Med Assoc* 192:233, 1988.

77. Kruth SA: Gram-negative bacterial infections. In Greene CE, editor: *Infectious diseases of the dog and cat*, ed 3, St Louis, 2006, Elsevier, p 320.

78. Lamb CR, Hansson K: Radiological identification of nonopaque intestinal foreign bodies, *Vet Radiol Ultrasound* 35:87, 1994.

79. Lecoindre P: Chronic inflammatory bowel diseases, etiopathogeny, diagnosis, *Bull Acad Vét France* 159:333, 2006.

80. Lecoindre P, Chevallier M: Contribution to the study of feline inflammatory bowel disease: 51 cases (1991-1994). *Rev Méd Vét* 11:893, 1997

81. Lee R, Leowijuk C: Normal parameters in abdominal radiology of the dog and cat, *J Small Anim Pract* 23:251, 1982.

82. LeGrange S, Boothe D, Herndon S et al: Pharmacokinetics and suggested oral dosing regimen of cisapride: a study in healthy cats, *J Am Anim Hosp Assoc* 33:517, 1997.

83. Levitt L, Bauer MS: Intussusception in dogs and cats: a review of thirty-six cases, *Can Vet J* 33:660, 1992.

84. Lingard AE, Briscoe K, Beatty JA et al: Low-grade alimentary lymphoma: clinicopathological findings and response to treatment in 17 cases, *J Feline Med Surg* 11:692, 2009.

85. Litster AL, Sorenmo KU: Characterisation of the signalment, clinical and survival characteristics of 41 cats with mast cell neoplasia, *J Feline Med Surg* 8:177, 2006.

86. Louwerens M, London CA, Pedersen NC et al: Feline lymphoma in the post-feline leukemia virus era, *J Vet Intern Med* 19:329, 2005.

87. MacDonald J, Mullen H, Moroff S: Adenomatous polyps of the duodenum in cats: 18 cases (1985-1990), *J Am Vet Med Assoc* 202:647, 1993.

88. MacPhail C: Gastrointestinal obstruction, *Clin Tech Small Anim Pract* 17:178, 2002.

89. Madewell BR, Gieger TL, Pesavento PA et al: Vaccine site-associated sarcoma and malignant lymphoma in cats: a report of six cases (1997-2002), *J Am Anim Hosp Assoc* 40:47, 2004.

90. Mahony OM, Moore AS, Cotter SM et al: Alimentary lymphoma in cats: 28 cases (1988-1993), *J Am Vet Med Assoc* 207:1593, 1995.

91. Makkena S, Suryawanshi RV, Rambabu K: Management of atresia ani and recto-vaginal fistula in a Persian cat, *Indian Vet J* 85:985, 2008.

92. Malik R, Gabor LJ, Foster SF et al: Therapy for Australian cats with lymphosarcoma, *Aust Vet J* 79:808, 2001.

93. Marks SL: *Critical appraisal of infectious diarrhea in cats.* Proceedings 80th Western Veterinary Conference, Las Vegas, Nev, 2008.

94. Marks SL, Kather EJ: *Clostridium perfringens*- and *Clostridium difficile*-associated diarrhea. In Greene CE, editor: *Infectious diseases of the dog and cat*, ed 3, St Louis, 2006, Saunders Elsevier, p 363.

95. McManus P: Lymphoma in veterinary medicine: no longer a one-word diagnosis, *Vet Clin Pathol* 37:360, 2008.

96. Mehendale SR, Yuan CS: Opioid-induced gastrointestinal dysfunction, *Dig Dis* 24:105, 2006.

97. Mellanby RJ, Foale R, Friend E et al: Anal sac adenocarcinoma in a Siamese cat, *J Feline Med Surg* 4:205, 2002.

98. Michael GB, Butaye P, Cloeckaert A et al: Genes and mutations conferring antimicrobial resistance in *Salmonella*: an update, *Microbes Infect* 8:1898, 2006.

99. Miettinen M, Lasota J: Gastrointestinal stromal tumors—definition, clinical, histological, immunohistochemical, and molecular genetic features and differential diagnosis, *Virchows Archiv* 438:1, 2001.

100. Mooney SC, Hayes AA, MacEwen EG et al: Treatment and prognostic factors in lymphoma in cats: 103 cases (1977-1981), *J Am Vet Med Assoc* 194:696, 1989.

101. Moore PF, Woo JC, Vernau W et al: Characterization of feline T cell receptor gamma (TCRG) variable region genes for the molecular diagnosis of feline intestinal T cell lymphoma, *Vet Immunol Immunopathol* 106:167, 2005.

102. Muir P, Rosin E: Failure of the single enterotomy technique to remove a linear intestinal foreign body from a cat, *Vet Rec* 136:75, 1995.

103. Müller-Lissner SA, Kamm MA, Scarpignato C et al: Myths and misconceptions about chronic constipation, *Am J Gastroenterol* 100:232, 2005.

104. Nguyen Van N, Taglinger K, Helps CR et al: Measurement of cytokine mRNA expression in intestinal biopsies of cats with inflammatory enteropathy using quantitative real-time RT-PCR, *Vet Immunol Immunopathol* 113:404, 2006.

105. O'Brien T: Large intestine. In O'Brien TR, editor: *Radiographic diagnosis of abdominal disorders in the dog and cat*, Philadelphia, 1978, Saunders, p 352.

106. Orr CM, Gruffydd-Jones TJ, Kelly DF: Ileal polyps in Siamese cats, *J Small Anim Pract* 21:669, 1980.

107. Özak A, Beşaltı Ö, Gökçe P et al: Megacolon in cats: 11 cases (1995-2001), *Veteriner Cerrahi Dergisi* 7:28, 2001.

108. Parry NMA: Anal sac gland carcinoma in a cat, *Vet Pathol* 43:1008, 2006.

109. Patnaik A, Johnson G, Greene R et al: Surgical resection of intestinal adenocarcinoma in a cat, with survival of 28 months, *J Am Vet Med Assoc* 178:479, 1981.

110. Patsikas MN, Papazoglou LG, Papaioannou NG et al: Ultrasonographic findings of intestinal intussusception in seven cats, *J Feline Med Surg* 5:335, 2003.

111. Patterson EV, Reese MJ, Tucker SJ et al: Effect of vaccination on parvovirus antigen testing in kittens, *J Am Vet Med Assoc* 230:359, 2007.

112. Pedersen NC, Allen CE, Lyons LA: Pathogenesis of feline enteric coronavirus infection, *J Feline Med Surg* 10:529, 2008.

113. Penninck DG, Moore AS, Tidwell AS et al: Ultrasonography of alimentary lymphosarcoma in the cat, *Vet Radiol Ultrasound* 35:299, 1994.

114. Penninck DG, Nyland TG, Kerr LY et al: Ultrasonographic evaluation of gastrointestinal diseases in small animals, *Vet Radiol Ultrasound* 31:134, 1990.

115. Philbey AW, Brown FM, Mather HA et al: Salmonellosis in cats in the United Kingdom: 1955 to 2007, *Vet Rec* 164:120, 2009.

116. Pohlman LM, Higginbotham ML, Welles EG et al: Immunophenotypic and histologic classification of 50 cases of feline gastrointestinal lymphoma, *Vet Pathol* 46:259, 2009.

117. Portlock CS, Fischer DS, Cadman E et al: High-dose pulse chlorambucil in advanced, low-grade non-Hodgkin's lymphoma, *Cancer Treat Rep* 71:1029, 1987.

118. Preston D, Lennard-Jones J, Thomas B: Towards a radiologic definition of idiopathic megacolon, *Abdom Imaging* 10:167, 1985.

119. Rakich PM, Grooters AM, Tang KN: Gastrointestinal pythiosis in two cats, *J Vet Diagn Invest* 17:262, 2005.

120. Randall LP, Cooles SW, Osborn MK et al: Antibiotic resistance genes, integrons and multiple antibiotic resistance in thirty-five serotypes of *Salmonella enterica* isolated from humans and animals in the UK, *J Antimicrob Chemother* 53:208, 2004.

121. Ranen E, Zur G: Perivulvar dermatitis in a cat treated by episioplasty, *J Small Anim Pract* 46:582, 2005.

122. Rappaport H: Tumors of the hematopoietic system. Atlas of tumor pathology, *Ann Intern Med* 67:686, 1967.

123. Rassnick KM, Williams LE, Kristal O et al: Lomustine for treatment of mast cell tumors in cats: 38 cases (1999-2005), *J Am Vet Med Assoc* 232:1200, 2008.

124. Richter K: Feline gastrointestinal lymphoma. In Bonagura J, Twedt D, editors: *Kirk's current veterinary therapy XIV*, St Louis, Saunders Elsevier, 2009.

125. Richter KP: Feline gastrointestinal lymphoma, *Vet Clin North Am Small Anim Pract* 33:1083, 2003.

126. Rivers BJ, Walter PA, Feeney DA et al: Ultrasonographic features of intestinal adenocarcinoma in five cats, *Vet Radiol Ultrasound* 38:300, 1997.

127. Roberts JA, Webb S, Paterson D et al: A systematic review on clinical benefits of continuous administration of beta-lactam antibiotics, *Crit Care Med* 37:2071, 2009.

128. Rondeau M, Meltzer K, Michel K et al: Short-chain fatty acids stimulate feline colonic smooth muscle contraction, *J Feline Med Surg* 5:167, 2003.

129. Root CR, Lord PF: Linear radiolucent gastrointestinal foreign bodies in cats and dogs: their radiographic appearance, *Vet Radiol Ultrasound* 12:45, 1971.

130. Rutgers HC, Batt RM, Kelly DF: Lymphocytic-plasmacytic enteritis associated with bacterial overgrowth in a dog, *J Am Vet Med Assoc* 192:1739, 1988.

131. Ryan S, Seim H 3rd, Macphail C et al: Comparison of biofragmentable anastomosis ring and sutured anastomoses for subtotal colectomy in cats with idiopathic megacolon, *Vet Surg* 35:740, 2006.

132. Schreurs E, Vermote K, Barberet V et al: Ultrasonographic anatomy of abdominal lymph nodes in the normal cat, *Vet Radiol Ultrasound* 49:68, 2008.

133. Schwandt CS: Low-grade or benign intestinal tumours contribute to intussusception: a report on one feline and two canine cases, *J Small Anim Pract* 49:651, 2008.

134. Seguin MA, Papich MG, Sigle KJ et al: Pharmacokinetics of enrofloxacin in neonatal kittens, *Am J Vet Res* 65:350, 2004.

135. Selting KA: Intestinal tumors. In Withrow SJ, Vail DM, editors: *Withrow and MacEwen's small animal clinical oncology*, ed 4, St Louis, 2007, Saunders Elsevier, p 491.

136. Shabadash SA, Zelikina TI: Unknown hepatoid glands of certain cats and deer, *Biol Bull Russ Acad Sci* 30:383, 2003.

137. Shaiken L: Radiographic appearance of linear foreign bodies in cats, *Vet Med* 94:417, 1999.

138. Sharpe A, Cannon MJ, Lucke VM et al: Intestinal haemangiosarcoma in the cat: clinical and pathological features of four cases, *J Small Anim Pract* 41:411, 2000.

139. Shelton GH, Grant CK, Cotter SM et al: Feline immunodeficiency virus and feline leukemia virus infections and their relationships to lymphoid malignancies in cats: a retrospective study (1968-1988), *J Acquir Immune Defic Syndr* 3:623, 1990.

140. Sherding R: Diseases of the intestines. In Sherding R, editor: *The cat: diseases and clinical management*, ed 2, New York, 1994, Churchill Livingstone, p 1211.

141. Shoieb AM, Hanshaw DM: Anal sac gland carcinoma in 64 cats in the United Kingdom (1995-2007), *Vet Pathol* 46:677, 2009.
142. Simon D, Eberle N, Laacke-Singer L et al: Combination chemotherapy in feline lymphoma: treatment outcome, tolerability, and duration in 23 cats, *J Vet Intern Med* 22:394, 2008.
143. Simpson KW, Dogan B, Rishniw M et al: Adherent and invasive *Escherichia coli* is associated with granulomatous colitis in Boxer dogs, *Infect Immun* 74:4778, 2006.
144. Simpson KW, Fyfe J, Cornetta A et al: subnormal concentrations of serum cobalamin (vitamin B12) in cats with gastrointestinal disease, *J Vet Intern Med* 15:26, 2001.
145. Slawienski M, Mauldin G, Mauldin G et al: Malignant colonic neoplasia in cats: 46 cases (1990-1996), *J Am Vet Med Assoc* 211:878, 1997.
146. Souza HJM, Corgozinho KB, Rosário JMP et al: Rectovaginal fistula and atresia ani in a kitten: case report, *Clin Vet (Milano)* 5:26, 2000.
147. Spain CV, Scarlett JM, Wade SE et al: Prevalence of enteric zoonotic agents in cats less than 1 year old in Central New York State, *J Vet Intern Med* 15:33, 2001.
148. Stacy-Phipps S, Mecca JJ, Weiss JB: Multiplex PCR assay and simple preparation method for stool specimens detect enterotoxigenic *Escherichia coli* DNA during course of infection, *J Clin Microbiol* 33:1054, 1995.
149. Suchodolski JS, Steiner JM: Laboratory assessment of gastrointestinal function, *Clin Tech Small Anim Pract* 18:203, 2003.
150. Suess RP Jr, Martin RA, Moon ML et al: Rectovaginal fistula with atresia ani in three kittens, *Cornell Vet* 82:141, 1992.
151. Summerfield GP, Taylor PR, Mounter PJ et al: High-dose chlorambucil for the treatment of chronic lymphocytic leukaemia and low-grade non-Hodgkin's lymphoma, *Br J Haematol* 116:781, 2002.
152. Sweetenham J: Lymphoblastic lymphoma in adults, *Curr Hematol Malig Rep* 1:241, 2006.
153. Tauni MA, Österlund A: Outbreak of *Salmonella typhimurium* in cats and humans associated with infection in wild birds, *J Small Anim Pract* 41:339, 2000.
154. Thieblemont C, Nasser V, Felman P et al: Small lymphocytic lymphoma, marginal zone B-cell lymphoma, and mantle cell lymphoma exhibit distinct gene-expression profiles allowing molecular diagnosis, *Blood* 103:2727, 2004.
155. Thompson MS: Diseases of the anal sacs. In Bonagura J, editor: *Current veterinary therapy XIII small animal practice*, Philadelphia, 2000, Saunders, p 591.
156. Tidwell AS, Penninck DG: Ultrasonography of gastrointestinal foreign bodies, *Vet Radiol Ultrasound* 33:160, 1992.
157. Tsioli V, Papazoglou LG, Anagnostou T et al: Use of a temporary incontinent end-on colostomy in a cat for the management of rectocutaneous fistulas associated with atresia ani, *J Feline Med Surg* 11:1011, 2009.
158. Tudury EA, Lorenzoni OD: Colostomy in persian female cat with atresia ani and rectovaginal fistula, *Rev Centr Cienc Rurai* 19:155, 1989.
159. Turk M, Gallina A, Russell T: Nonhematopoietic gastrointestinal neoplasia in cats: a retrospective study of 44 cases, *Vet Pathol* 18:614, 1981.
160. Twomey L, Alleman, AR: Cytodiagnosis of feline lymphoma, *Comp Contin Educ Pract Vet* 27:17, 2005.
161. Tyrrell D, Beck C: Survey of the use of radiography vs. ultrasonography in the investigation of gastrointestinal foreign bodies in small animals, *Vet Radiol Ultrasound* 47:404, 2006.
162. Vail DM, Moore AS, Ogilvie GK et al: Feline lymphoma (145 cases): proliferation indices, cluster of differentiation 3 immunoreactivity, and their association with prognosis in 90 cats, *J Vet Intern Med* 12:349, 1998.
163. Valli V, Jacobs R, Norris A et al: The histologic classification of 602 cases of feline lymphoproliferative disease using the National Cancer Institute working formulation, *J Vet Diagn Invest* 12:295, 2000.
164. van Duijkeren E, Houwers DJ: A critical assessment of antimicrobial treatment in uncomplicated *Salmonella enteritis*, *Vet Microbiol* 73:61, 2000.
165. Vennema H, Poland A, Foley J et al: Feline infectious peritonitis viruses arise by mutation from endemic feline enteric coronaviruses, *Virology* 243:150, 1998.
166. Waknitz D, Greer DH: Urethrorectal fistula in a cat, *Vet Med Small Anim Clin* 78:1551, 1983.
167. Warren AL, Townsend KM, King T et al: Multi-drug resistant *Escherichia coli* with extended-spectrum β-lactamase activity and fluoroquinolone resistance isolated from clinical infections in dogs, *Aust Vet J* 79:621, 2001.
168. Washabau RJ: 2005 Report from: WSAVA Gastrointestinal Standardization Group. Available at http://www.wsava.org/GIStandards1.htm. Accessed January 17, 2010.
169. Washabau RJ, Day MJ, Willard MD et al: Endoscopic, biopsy, and histopathologic guidelines for the evaluation of gastrointestinal inflammation in companion animals, *J Vet Intern Med* 24:10, 2010.
170. Washabau RJ, Hasler AH: Constipation, obstipation, and megacolon. In August JR, editor: *Consultations in feline internal medicine*, ed 3, Philadelphia, 1997, Saunders, p 104.
171. Weiss DJ, Gagne JM, Armstrong PJ: Relationship between inflammatory hepatic disease and inflammatory bowel disease, pancreatitis, and nephritis in cats, *J Am Vet Med Assoc* 209:1114, 1996.
172. White R: Surgical management of constipation, *J Feline Med Surg* 4:129, 2002.
173. Wilcox RS, Bowman DD, Barr SC et al: Intestinal obstruction caused by *Taenia taeniaeformis* infection in a cat, *J Am Anim Hosp Assoc* 45:93, 2009.
174. Willard MD: Feline inflammatory bowel disease: a review, *J Feline Med Surg* 1:155, 1999.
175. Willis SE, Farrow CS: Partial gastrointestinal obstruction for one month because of a linear foreign body in a cat, *Can Vet J* 32:689, 1991.
176. Zwahlen CH, Lucroy MD, Kraegel SA et al: Results of chemotherapy for cats with alimentary malignant lymphoma: 21 cases (1993-1997), *J Am Vet Med Assoc* 213:1144, 1998.
177. Zwingenberger AL, Marks SL, Baker TW et al: Ultrasonographic evaluation of the muscularis propria in cats with diffuse small intestinal lymphoma or inflammatory bowel disease, *J Vet Intern Med* 24:289, 2010.

Parasitos Gastrintestinais
Edward Javinsky

Um tema comum quando se discute a prevalência da maioria dos parasitos gastrintestinais em gatos é que eles ocorrem mais em gatos mais jovens e naqueles que vivem em ambientes populosos, como gatis e abrigos. É provável que exista maior probabilidade de transmissão nessas populações.[48] A prevalência relatada de cada parasito varia muito com a população estudada e sua localização geográfica, além da sensibilidade do exame diagnóstico empregado para estudar tal grupo.[48]

A ocorrência ou não de diarreia não é um previsor confiável de um gato particular estar ou não infectado ou abrigando um parasito.[42] De fato, a maioria dos gatos com diarreia não abriga protozoários entéricos.[48] Por outro lado, a maior parte dos gatos com diarreia em decorrência de patógenos entéricos liberará esses organismos, com frequência, de modo intermitente.

É importante relembrar que a maioria das infecções causadas por parasitos gastrintestinais pode não provocar sinais clínicos. Por isso, a detecção de um parasito patogênico em um gato com diarreia não comprova necessariamente a etiologia.[48] Sempre deve ser realizada uma pesquisa para identificar outras causas de diarreia antes de considerar que um gato tenha diarreia em virtude de um parasito em especial. Além disso, coinfecções ou outras causas não infecciosas de diarreia podem resultar em diarreia mais grave que, com frequência, é refratária a tratamento para o parasito. O tratamento será mais compensador se todas as causas potenciais de diarreia forem identificadas no paciente.

Os parasitos entéricos com potencial zoonótico ocorrem o bastante para que os gatos, em especial aqueles com diarreia e cujos proprietários sejam pessoas imunocomprometidas, passem por avaliação quanto a tais patógenos.[26, 27] A seguir, há uma discussão dos parasitos entéricos mais comuns encontrados em gatos. Para mais informações sobre prevenção e controle de parasitos, ver o Capítulo 8, e sobre parasitos entéricos zoonóticos, ver o Capítulo 34.

Nematódeos

Ollulanus tricuspis

O *Ollulanus tricuspis* é um verme nematódeo quase microscópico, que infecta o estômago de gatos domésticos e silvestres.[5] O verme mede menos de 1 mm de comprimento.[3]

Ciclo de vida

As larvas de *O. tricuspis* desenvolvem-se e eclodem no útero do verme fêmea. Desenvolvem-se até amadurecerem no estômago do gato, onde são capazes de reinfectar o hospedeiro.[3] O verme é transmitido a outros gatos que ingerem o vômito de um gato infectado.[41]

Sinais clínicos e fisiopatologia

Os sinais clínicos demonstrados pelos gatos são vômito, anorexia e perda de peso.[2,5] Já os achados histológicos nos gatos infectados são gastrite linfocítico-plasmocitária, hiperplasia linfoide e fibrose da mucosa. As lesões macrocópicas podem estar ausentes, ou talvez o gato desenvolva gastrite nodular.[41] Um relato sugeriu que o parasito possa ter sido um fator contribuinte na carcinogênese do adenocarcinoma gástrico em um gato infectado.[10]

Diagnóstico e tratamento

O diagnóstico da infecção por *O. tricuspis* é difícil, pois os ovos não são liberados nas fezes. Em vez disso, o vômito deve ser examinado quanto a vermes ou larvas. Os vermes também podem aparecer em biopsias da mucosa gástrica.[41] Um relato de 131 gatos submetidos a exames endoscópicos encontrou o parasito em amostras de biopsia gástrica em 4 gatos.[5]

O fembendazol pode ser eficaz no tratamento de infecções por *O. tricuspis*.[41] Os preparados com febantel também devem tratar com êxito essas infecções.

Prevenção e potencial zoonótico

A transmissão pode ser prevenida por meio do tratamento adequado dos gatos infectados. Outros gatos devem ser impedidos de ingerir vômito infectado. Esse parasito não tem importância zoonótica.

Physaloptera

Outro parasito que habita raramente o estômago de gatos é o gênero *Physaloptera*. Maior que o *Ollulanus tricuspis*, este verme sugador de sangue infeta gatos que ingeriram hospedeiros intermediários, como baratas, grilos ou carunchos da farinha.[11] Fazer de presas os hospedeiros transportadores, como camundongos que tenham ingerido um hospedeiro intermediário, é outro modo de infecção. Os sinais clínicos de infecção por *Physaloptera* spp. são vômito, anorexia e melena. O diagnóstico de infecção por *Physaloptera* pode ser feito após a identificação dos ovos nas fezes do paciente ou vermes adultos no vômito. Ocasionalmente, os vermes podem ser observados durante gastroscopia. Os vermes adultos devem ser diferenciados de ascarídeos.[11] A infecção pode ser tratada com ivermectina, pirantel pamoato ou fembendazol.[3] Como não existe fase migratória no ciclo de vida, o tratamento não precisa ser repetido.[11]

Strongyloides

Três espécies de *Strongyloides* infectam gatos. O *Strongyloides felis* infecta gatos na Índia e na Austrália tropical,[1,43] o *S. tumefaciens* é um parasito raro em gatos do sudeste dos EUA[3] e o *S. planiceps* é encontrado nesses animais na Malásia e no Japão.[1] O *Strongyloides stercoralis*, encontrado em cães e em humanos, produz infecções experimentais em gatos, mas a infecção natural por essa espécie não foi observada.[1] Considera-se rara a infecção felina por *Strongyloides* spp. pela maioria dos autores. No entanto, um relato da Austrália identificou *S. felis* em 169 de 504 gatos submetidos a necropsia.[43]

Ciclo de vida

A infecção por *Strongyloides* spp. ocorre após a ingestão de larvas infectantes. Ela também pode ocorrer após as larvas penetrarem na pele do gato.[11] As larvas ingeridas penetram na parede intestinal e migram pelo diafragma até os pulmões. Após a penetração cutânea, as larvas ganham a circulação venosa e penetram nos pulmões. Depois de se desenvolver nos pulmões, o parasito migra traqueia acima e é deglutido. O *S. felis* e o *S. planiceps* adultos se aninham na parede do intestino delgado, enquanto o *S. tumefaciens* adulto vive na mucosa do cólon. Os ovos podem ser liberados nas fezes ou eclodir no trato intestinal. Ocorre autoinfecção se as larvas se tornarem infectantes e penetrarem na parede intestinal antes de serem liberadas. Os ovos e as larvas que são liberados desenvolvem-se formando vermes adultos de vida livre.[11] O período prépatente é de 7 a 10 dias.[1, 11]

Sinais clínicos e diagnóstico

Em geral, não há sinais da infecção por *Strongyloides* spp.[1,40] A migração pelo pulmão pode causar tosse ou angústia respiratória. A existência do parasito no trato intestinal talvez resulte em diarreia e perda de peso.[11] O *Strongyloides tumefaciens* está associado à formação de pequenos nódulos repletos de vermes no cólon.[40]

É necessária a identificação das larvas de *Strongyloides* spp. usando-se a técnica de concentração de fezes de Baermann para diagnosticar a maioria das infecções. A menos que a infecção seja intensa, o exame de esfregaço de fezes frescas é insensível para a identificação dessas larvas.[1]

Os nódulos formados pela infecção por *S. tumefaciens* podem ser vistos durante a colonoscopia. À histologia, os nódulos submetidos à biopsia devem revelar muitos vermes adultos.[40]

Tratamento e prevenção

A infecção por *Strongyloides* spp. pode ser tratada com fembendazol,[11] pamoato de pirantel,[40] tiabendazol[1,11] ou ivermectina.[3] Para avaliar a eficácia, repetir o exame de fezes 2 a 3 dias após o término do tratamento. Devido à existência de vermes adultos de vida livre no ambiente e à habilidade de as larvas causarem infecção por meio da penetração na pele íntegra, a prevenção é difícil. Manter os gatos em ambientes fechados em climas quentes e úmidos pode ser o único meio de o proprietário prevenir infecção por parasitos de *Strongyloides* spp.

Tricurídeos

As infecções por *Trichuris vulpis* raramente ocorrem em gatos e são consideradas sem importância clínica.[3,14]

Nematelmintos

As duas espécies de nematelmintos que costumam infectar os gatos são *Toxocara cati* (Figura 23.39) e *Toxascaris leonina* (Figura 23.40). Esta última também pode infectar cães.[14]

Ciclo de vida

A infecção por *T. cati* em gatos ocorre de diversas maneiras. Mais comumente, acontece por ingestão de alimento ou água contaminados, ou de hospedeiros paratênicos infectados, como roedores. A transmissão transuterina não foi relatada.[14] Ocorre infecção transmamária, mas apenas se a gata for agudamente infectada ao final da gestação. As gatas infectadas de modo crônico não transmitem ovos de *T. cati* no leite.[14]

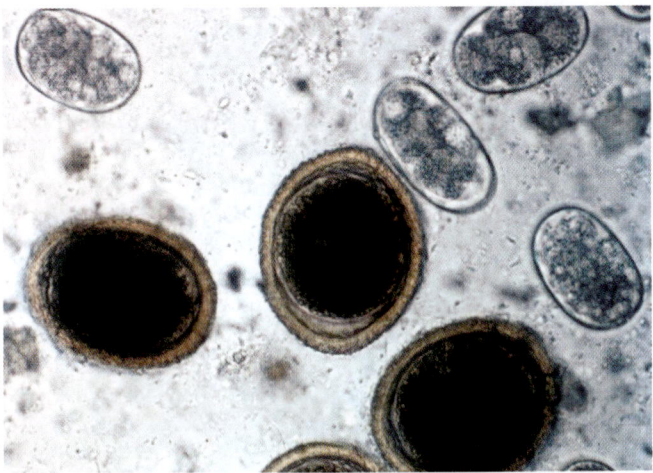

Figura 23.39 Flutuação fecal mostrando os grandes ovos castanhos, de parede espessa, de *Toxocara cati*. Os outros ovos são de *Ancylostoma caninum* (aumento 400×). *(De Marks SL, Willard MD: Diarrhea in kittens. In August JR, editor:* Consultations in feline internal medicine, *ed 5, St Louis, 2006, Saunders, Elsevier, p 138.)*

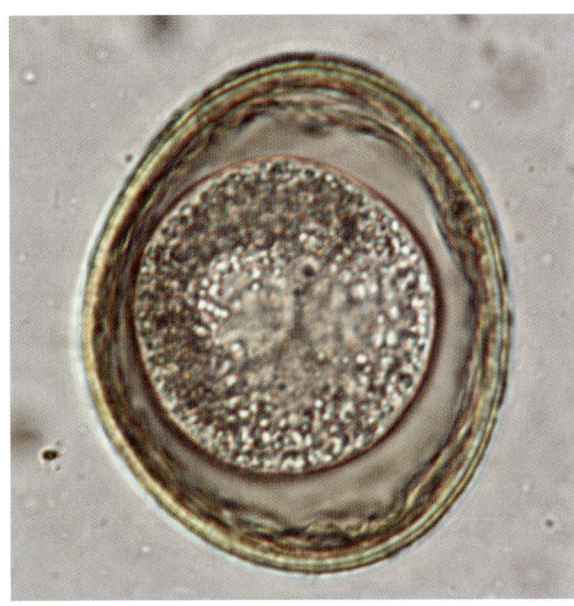

Figura 23.40 Ovo de *Toxascaris leonina* (aumento 400×). *(De Bowmann DD: Helminths. In Bowman DD, editor:* Georgis' parasitology for veterinarians, *ed 9, St Louis, 2009, Saunders Elsevier, p 313.)*

Após a ingestão, as larvas de *T. cati* migram através da parede do intestino delgado, pelo fígado, e a seguir aos pulmões, de onde saem na tosse e são deglutidas. Essas larvas, então, infectam o intestino delgado. Algumas das larvas migrantes tornam-se encistadas no tecido muscular do gato. As larvas oriundas de ovos ingeridos com o leite tendem a não sofrer migração e amadurecem diretamente no intestino delgado.[14] O período pré-patente é de cerca de 8 semanas.

A infecção por *T. leonina* ocorre após a ingestão de ovos infectantes ou de um hospedeiro paratênico infectado. Diferentemente do *T. cati*, pouquíssimas larvas de *T. leonina* migram através dos tecidos do gato. A maioria desenvolve-se na parede do intestino delgado. O período pré-patente é de 7 a 10 semanas. Os ovos de *Toxascaris leonina* podem se tornar infectantes 8 dias após terem sido eliminados nas fezes quando a temperatura ambiente é de 27°C, mas costumam ser necessárias 3 a 4 semanas.[14]

Sinais clínicos

É rara a doença clínica devido a infecção por nematelmintos. A doença, quando ocorre, é mais frequente em filhotes.[26] Os sinais podem ser brandos e envolver vômito,[14] diarreia, perda de peso, atraso do desenvolvimento e enterite catarral. Infecções graves talvez provoquem obstrução intestinal e, possivelmente, perfuração.[26] Surgem alterações muito menos notáveis após infecção por *T. leonina*, embora também possa ocorrer enterite.[14]

Diagnóstico e tratamento

Os nematelmintos frequentemente são diagnosticados por meio de flutuação de fezes. A técnica de flutuação por centrifugação é mais sensível que a técnica de flutuação fecal simples, que muitas clínicas usam.[14] Ocasionalmente, os vermes adultos são eliminados nas fezes.

Os objetivos de tratar nematelmintos são prevenir doença em um gato ou filhote individualmente, evitar contaminação ambiental por gatos que defecam fora de casa e conter infecções zoonóticas. Existem muitos anti-helmínticos eficazes e seguros (Tabela 23.19). Benzimidazóis, como fembendazol, atuam sobre a estrutura microtubular do parasito, levando à desintegração dos intestinos do verme, bem como sua camada muscular e a hipoderme.[14] O pirantel, na formulação de pamoato, é mal absorvido e causa a morte do parasito por paralisia. Lactonas macrocíclicas, como milbemicina, também levam à morte do parasito por paralisia. Esses compostos atuam sobre o ácido gama-aminobutírico (GABA) do parasito e canais de íons controlados por glutamato. Esses canais inexistem em cestódios, o que contribui para a falta de eficácia sobre esses parasitos.[14] Por fim, a emodepsida (um octadepsipeptídio cíclico) foi associado ao praziquantel em um produto comercial. Esse parasiticida tópico tem se mostrado seguro e eficaz.[14]

Esses fármacos mostram-se tão seguros que a dosagem excessiva é praticamente impossível.[14] Os filhotes podem ser vermifugados com 2 semanas de vida e novamente com 4, 6, 8, 12 e 16 semanas.[26] Filhotes mais velhos e adultos podem ser vermifugados a cada 1 a 4 meses.[14] Pela segurança desses fármacos, pela possibilidade de exames falso-negativos e, sobretudo, pelo potencial zoonótico dessas infecções, talvez seja conveniente todos os filhotes felinos serem vermifugados – não apenas os que apresentem resultado positivo.

Prevenção

Os ovos de nematelmintos são muito resistentes e podem permanecer infectantes por anos.[14] Sobrevivem ao tratamento de esgoto e compostagem, e não existe meio prático de diminuir a população de ovos depois que o ambiente encontra-se contaminado. Assim, é melhor tentar prevenir a contaminação em primeiro lugar. Quando praticável, manter os gatos em ambientes fechados leva ao controle adequado de material fecal potencialmente contaminado. Se for possível o gato ir ao meio externo, tentar evitar que ele cace pode reduzir a possibilidade de infecção. Manter as áreas de lazer infantil, como aquelas com areia, inacessíveis aos gatos quando as crianças não estiverem brincando. Administrar apenas alimento bem cozido pode evitar infecção por alimento contaminado. Finalmente, a vermifurgação empírica preventiva, para gatos que saem à rua, deve ser realizada 3 a 4 vezes ao ano. Qualquer frequência menor que esta não diminui de modo considerável a prevalência do parasito.

Potencial zoonótico

Os nematódeos infectam os humanos que ingerem os ovos facilmente, em especial as crianças. A larva *migrans* visceral ocorre após infecção por *Toxocara canis* em humanos. A infecção pode acarretar a formação de nódulos em cérebro, fígado, pulmões e rins. A larva *migrans* ocular resulta em retinite granulomatosa, frequentemente diagnosticada de modo equivocado como retinoblastoma em crianças maiores,[3] o que leva à enucleação desnecessária. Contudo, o *T. cati* parece ser menos importante que o *T. canis* como infecção em humanos.[3]

Ancilostomídeos

As espécies de ancilostomídeos que infectam gatos são *Ancylostoma tubaeforme* e *Ancylostoma braziliense* (ver Figura 23.39). Constituem infecção incomum em gatos.[26,34] O *Ancylostoma braziliense* também pode infectar cães.

Ciclo de vida

As infecções por ancilostomídeos ocorrem após a ingestão de alimento ou água contaminados com larvas do verme ou após a ingestão de hospedeiros paratênicos. As larvas podem sobreviver meses nos tecidos de hospedeiros paratênicos.[14] A infecção também ocorre após a migração de larvas através da pele. Qualquer que seja o caso, o verme amadurece no intestino delgado.[14] Diferentemente de cães, a infecção transmamária não foi relatada em gatos.[3,14]

O período pré-patente é de 19 a 28 dias, conforme a via de infecção. O tempo de patência após a infecção transcutânea é mais longo do que para a colonização direta. A larva L3 infectante desenvolve-se 2 a 7 dias após os ovos terem sido eliminados.[3]

Sinais clínicos

As larvas em desenvolvimento aderem à mucosa do intestino delgado, onde ingerem grande quantidade de sangue. Como os vermes podem sorver um volume significativo de sangue dos filhotes, talvez seja observada anemia ferropriva[34] ou anemia por perda de sangue.[14] Também podem ser identificadas melena e diarreia. Os sinais são raros em gatos adultos.

Diagnóstico e tratamento

A identificação e o tratamento de infecções por ancilostomídeos são semelhantes aos das infecções por nematódeos (ver Tabela 23.19).

Prevenção

As larvas de ancilostomídeos não são tão resistentes quanto os ovos de nematódeos. A contaminação do solo pode ser um problema temporário em áreas que enfrentam geadas intensas.[3] As larvas de ancilostomídeos não se desenvolvem em temperaturas inferiores a 15°C ou acima de 37°C. O descarte frequente e adequado das fezes, a limpeza das superfícies com solução de cloro a 1% e o impedimento de caça a presas podem evitar infecções.

Potencial zoonótico

A migração através da pele de pessoas que entraram em contato com as larvas de *A. braziliense* é a causa mais comum de larva *migrans* cutânea, particularmente no sudeste dos EUA.[3] A larva *migrans* cutânea é uma erupção cutânea pruriginosa e eiritematosa, encontrada com frequência na sola dos pés de crianças infectadas.

Tabela 23.19 **Fármacos anti-helmínticos.**

Fármaco	Dose	Via de administração e duração	Parasitos suscetíveis
Emodepsida*	3 mg/kg	Tópico, dose única	Nematelmintos Ancilostomídeos Tênias
Epsiprantel	2,75 mg/kg	VO, dose única	Tênias *Alaria marcianae*
Febantel†	15 mg/kg	VO	Nematelmintos Ancilostomídeos Tênias
Fembendazol	50 mg/kg a cada 24 h	VO, 3 a 5 dias	Nematelmintos Ancilostomídeos *Taenia* spp. *Strongyloides* spp.
Flubendazol	22 mg/kg a cada 24 h	VO, 2 a 3 dias	Nematelmintos Ancilostomídeos Tênias
Ivermectina	200 µg/kg	VO, dose única	Nematelmintos Ancilostomídeos *Strongyloides* spp.
Milbemicina*	2 mg/kg	VO, dose única	Nematelmintos Ancilostomídeos Tênias (com praziquantel)
Piperazina	110 mg/kg	VO, repetir em 3 semanas	Nematelmintos
Praziquantel	20 a 25 mg/kg	VO, SC, dose única	Trematódeos
Praziquantel	5 mg/kg	VO, SC, 1 vez/dia durante 3 a 5 dias	Tênias
Pamoato de pirantel	5 a 20 mg/kg	VO, repetir em 3 semanas	Nematelmintos Ancilostomídeos *Strongyloides* spp.
Pirantel mais praziquantel	1 comprimido/4 kg	VO, dose única	Nematelmintos Ancilostomídeos Tênias
Selamectina	6 mg/kg	Tópico, dose única	Nematelmintos Ancilostomídeos

* Associado a praziquantel.
†Associado a praziquantel e pirantel.

Cestódios

As tênias mais encontradas em gatos são *Dipylidium caninum* e *Taenia taeniaeformis*. Ocasionalmente, *Diphyllobotrium latum*, *Spirometra* spp. e *Echinococcus multilocularis* infectam gatos. Esta última é importante, pois pode levar à equinococose alveolar em humanos.[8] As tênias de *Spirometra* são encontradas na América do Norte (*S. mansonoides*) e no Extremo Oriente (*S. mansoni* e *S. erinacei*), enquanto a *D. latum* prefere climas temperados.[11]

Ciclo de vida

O ciclo de vida das tênias é indireto. Isso significa que um gato precisa ingerir os tecidos de um hospedeiro intermediário infectado. Para o *D. caninum*, este hospedeiro intermediário é a pulga *Ctenocephalides felis*.[3] Os hospedeiros intermediários para *T. taeniaeformis* são pequenos mamíferos, como os roedores. Como o *D. latum* e a *Spirometra* spp. precisam de dois hospedeiros intermediários para completar o desenvolvimento, o primeiro hospedeiro para ambos é um copépode aquático. O segundo hospedeiro intermediário para *D. latum* é o peixe de água doce, enquanto as tênias de *Spirometra* usam sapos, cobras, mamíferos[11] e pássaros.[3] Os gatos infectam-se com essas tênias apenas após ingerir o segundo hospedeiro intermediário. Após a ingestão, o parasito adere à parede do intestino delgado e começa a produzir segmentos. Essas tênias raramente migram através dos tecidos do hospedeiro, porém, quando o fazem, a infecção pode ser fatal. As infecções patentes tornam-se evidentes em 17 dias para *D. caninum*,[8] 34 a 80 dias para *T. taeniaeformis*,[3] 5 a 6 semanas para *D. latum* e 10 dias para *Spirometra* spp.[3] A eliminação das proglotes pode perdurar anos, a menos que a infecção seja tratada. Os ovos de *Taenia taeniaeformis* são imediatamente infectantes e sobrevivem por períodos variáveis de tempo, dependendo do meio ambiente. Os ovos preferem temperaturas baixas e umidade alta e podem viver até 1 ano nessas condições.[8] Tanto *D. latum* quanto *Spirometra* spp. eliminam ovos nas fezes, não os segmentos.[11]

Sinais clínicos

As infecções por tênia são bem toleradas pelo gato. Em geral, não existem sinais de infecções além do achado de proglotes nas fezes ou aderidas ao pelo perianal. Como as tênias de *D. latum* e *Spirometra* absorvem vitamina B_{12} pela cutícula, existe a possibilidade de anemia megaloblástica, porém ela é improvável.[11]

Diagnóstico e tratamento

As infecções por tênias são diagnosticadas pela identificação do aspecto típico das proglotes ou das bolsas de ovos dentro das proglotes.[26] Os segmentos de *T. taeniaeformis* são planos, enquanto os de *D. caninum* foram descritos como semelhantes a um grão de arroz. As proglotes devem ser manipuladas com cuidado, pois são friáveis e sua ruptura pode resultar na exposição do manipulador.[8] Os ovos operculados de *D. latum* e *Spirometra* spp. devem ser diferenciados de ovos de trematódeos.

Embora as infecções por tênias sejam bem toleradas, os gatos devem ser tratados por causa do desconforto do proprietário e por questões de saúde pública (ver Tabela 23.19). Essas infecções são tratadas facilmente, pois a terapia medicamentosa é bastante eficaz. A reinfecção deve ser controlada utilizando-se medidas preventivas, especialmente controle de pulgas para prevenir a reinfecção por *D. caninum*. Praziquantel e epsiprantel são seguros e eficazes. O fembendazol é eficaz contra *T. taniaeformis*, porém não contra *D. caninum*.

Prevenção

Sem o controle da exposição a hospedeiros intermediários, as infecções por tênias são difíceis de eliminar. O controle de pulgas é fundamental na erradicação das infecções por *D. caninum*. O controle da predação ajuda a evitar a ingestão de roedores infectados com *T. taeniaeformis*.

Potencial zoonótico

A infecção por *D. caninum* ocorre em crianças pequenas que são mais passíveis de ingerir pulgas. Ela resulta em sinais mínimos de doença.[8] O estágio larvário de *T. taeniaeformis* é de pouca importância zoonótica.[3] Embora os gatos raramente sejam infectados por *Echinococcus multilocularis*, ocorre lesão alveolar potencialmente fatal em humanos na América do Norte infectados por esta tênia.[8] Plerocercoides de *Spirometra* spp. podem penetrar nas mucosas ou em feridas abertas da pele de humanos e migrar pelo tecido conjuntivo subcutâneo, formando um distúrbio denominado esparginose.[3] Pode ocorrer anemia megaloblástica em decorrência da deficiência de vitamina B_{12} em humanos infectados por tênias *D. latum* ou *Spirometra* spp.[11]

Trematódeos

Alaria

Os trematódeos da espécie *Alaria marcianae* vivem no trato intestinal de gatos em geral e glândulas mamárias de gatas lactantes. Os miracídios eclodem na água a partir de ovos liberados nas fezes e penetram na pele de um caramujo. Após esse desenvolvimento, as cercárias penetram na pele de girinos de rãs e são capazes de sobreviver à metamorfose até a rã adulta.[3] Se o anuro for ingerido por uma cobra, um pássaro ou um mamífero, o parasito penetra nos tecidos do hospedeiro, porém não sofre outro desenvolvimento. Após um felino macho ou fêmea não lactante ingerir o hospedeiro intermediário infectado, o parasito penetra na parede do intestino delgado, atravessa o diafragma e entra nos pulmões para outro desenvolvimento. Finalmente, o parasito sai por meio de tosse e é deglutido até o amadurecimento completo e a reprodução no intestino delgado.

Contudo, se um hospedeiro infectado for ingerido por uma gata lactante, o parasito migra através dos tecidos até as glândulas mamárias, e não os pulmões.[3] Uma vez liberados no leite, os parasitos desenvolvem-se até adultos maduros nos filhotes. Algumas das mesocercárias permanecem nas glândulas mamárias infectando futuras ninhadas. Os sinais clínicos associados a vermes no intestino delgado são raros.[11] A migração através dos pulmões costuma passar despercebida, porém o gato pode tossir ou apresentar hemoptise.[3] O diagnóstico envolve a demonstração de ovos de trematódeos nas fezes. Embora a terapia seja desnecessária, praziquantel ou epsiprantel são eficazes na eliminação da população intestinal de trematódeos.

Platynosomum

Platynosomum spp. são trematódeos que vivem na vesícula biliar, nos ductos biliares[46] e nos ductos pancreáticos.[3] Esses trematódeos são mais prevalentes no sudeste dos EUA e nas ilhas do Caribe[3] e precisam de dois hospedeiros intermediários. O primeiro hospedeiro é um caramujo, enquanto o segundo hospedeiro intermediário é um camaleão, um sapo, uma lagartixa ou um gambá.[46] Os gatos infectam-se após ingerirem um segundo hospedeiro intermediário infectado. O período pré-patente para o trematódeo é de 8 semanas.[46] A maioria das infecções é subclínica. Se ocorrerem sinais clínicos de fato, eles podem ser perda de peso, vômito, diarreia, icterícia, hepatomegalia ou distensão abdominal. O diagnóstico envolve a identificação de ovos liberados nas fezes por meio de um método de sedimentação fecal[46] ou ao se encontrarem trematódeos adultos na vesícula biliar ou nos ductos biliares durante cirurgia abdominal. O tratamento envolve a administração de praziquantel (20 mg/kg, a cada 24 h VO, durante 3 a 5 dias) e/ou remoção cirúrgica dos trematódeos.[3]

Protozoários

Coccídios

Duas espécies de coccídios são as mais comuns infectando gatos, *Isospora felis* e *Isospora rivolta* (Figura 23.41). O gênero *Isospora* pode ser renomeado *Cystoisospora*. Esses coccídios são parasitos intracelulares obrigatórios espécie-específicos.[4,13] Eles conseguem sobreviver no ambiente durante meses.[13]

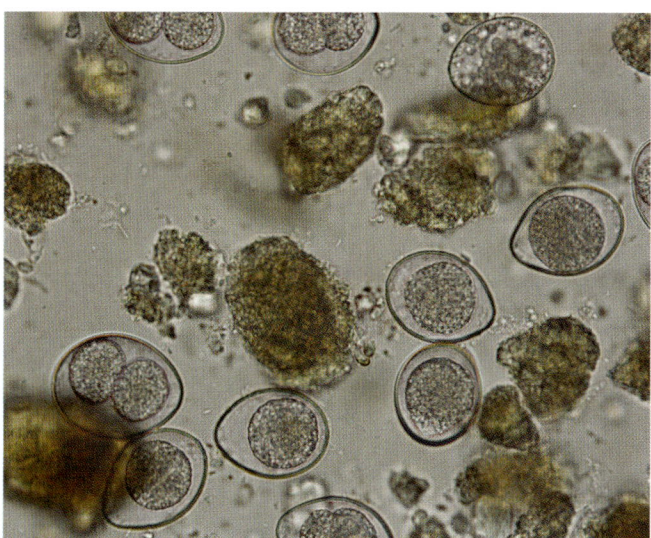

Figura 23.41 Flutuação de fezes com sulfato de zinco mostrando o cisto de *Isospora* spp. de um filhote felino com diarreia (aumento de 1.000×). (*De Marks SL, Willard MD: Diarrhea in kittens. In August JR, editor:* Consultations in feline internal medicine, *ed 5, St Louis, 2006, Saunders Elsevier, p 138.*)

Ciclo de vida

A descrição detalhada do ciclo de vida dos coccídios pode ser encontrada em outro local.[4,13] Em termos simples, a transmissão direta ocorre pela ingestão de água ou alimento contaminados por oocistos ou por meio da autolimpeza de partes do corpo contaminadas. A transmissão indireta se dá após a ingestão de um vetor mecânico ou tecidos infectados de hospedeiros paratênicos.[39] Após a ingestão pelo gato, o oocisto excista no intestino delgado e penetra no enterócito, onde ocorre desenvolvimento posterior.[26]

O parasito também pode migrar através da parede intestinal, formando cistos nos linfonodos mesentéricos. Esses cistos podem funcionar como fonte para reinfecção.[4,13] O período pré-patente é de 4 a 11 dias[26] e o oocisto liberado torna-se infectante após alguns dias de exposição a calor e umidade.[13]

Sinais clínicos

Em geral, a infecção por *Isospora* spp. é subclínica.[26] Sinais, quando ocorrem, variam desde diarreia aquosa transitória branda até diarreia muco hemorrágica grave com vômito, além de desidratação e perda de peso.[4,13] Os sinais são mais identificados em filhotes neonatos intensamente infectados,[26] em especial aqueles com doença concomitante, e surgem por causa de congestão do intestino delgado, erosão da mucosa ou atrofia de vilosidades.[39] Os sinais também podem ser observados em gatos adultos imunocomprometidos.[26]

Diagnóstico e tratamento

As espécies de *Isospora* são encontradas em exames de flutuação fecal ou de montagem úmida. A eliminação pode ser intermitente, porém a maioria dos gatos com diarreia libera grande número de oocistos.[39]

Felizmente, na maioria dos gatos, a diarreia devido a infecção por *Isospora* spp. é autolimitante.[26] De fato, se um gatinho estiver liberando oocistos persistentemente apesar do tratamento adequado[13] ou se o parasito for identificado em um gato adulto com diarreia crônica, convém tentar achar outras doenças que possam causar diarreia.[39]

Fármacos anticoccídeos ou são coccidiostáticos ou são coccidiocidas (Tabela 23.20). Os agentes coccidiostáticos são os mais utilizados para gatos de companhia individualmente. Sulfadiazina com trimetoprima ou outro antibiótico contendo sulfa, sulfadimetoxina, podem ser utilizados. Conforme necessário, convém ter cuidados de suporte para os gatinhos intensamente acometidos, como reidratação parenteral.

Os agentes coccidiocidas com frequência têm seu uso reservado a situações densamente populosas, como gatis ou abrigos.[26] Contudo, muitos médicos-veterinários atualmente estão usando esses produtos como defesa de primeira linha contra infecção por *Isospora* spp.[13] Ponazurila, formulada para equinos, é eficaz e pode ser administrada com segurança em gatos. Para mais informações sobre o uso de ponazurila em gatos, ver Capítulo 46. Um agente químico relacionado, a diclazurila, também está disponível e pode ser administrado sob dose única a 25 mg/kg VO.[13] Embora não disponível na América do Norte, a toltrazurila pode ser administrada sob dose única de 30 mg/kg VO ou 15 mg/kg VO 1 vez/dia durante 3 dias.[32a] Pode ser necessário um segundo curso de terapia 10 dias depois para eliminar os oocistos completamente.

Prevenção

O saneamento é muito importante, pois o oocisto precisa de alguns dias para se tornar infectante. Recomenda-se a remoção frequente de fezes, de preferência diariamente, para prevenir a reinfecção e a transmissão a outros gatos.[39] O controle da habilidade de um gato caçar reduz a probabilidade de ingerir um roedor infectado por *Isospora*. O controle de vetores mecânicos, como baratas e moscas, também é útil.[13] Como um gato pode se tornar infectado após lamber o períneo de um gato infectado, deve-se considerar o tratamento de todos os gatos em contato com o paciente.[39]

Além disso, gatis e abrigos devem assegurar que todo o alimento esteja bem cozido, as caixas de areia sejam limpas diariamente e as superfícies sejam bem limpas com vapor[13] ou amônia a10%.[39] Onde infecções recorrentes por *Isospora* spp. forem um problema, convém considerar o tratamento profilático de todos os filhotes com 2 a 3 semanas de vida, com ponazurila.[13] Apesar de todos os esforços bem intencionados quanto a higiene e tratamento, a infecção por *Isospora* spp. ainda pode ser transmitida a outros gatos.[13]

Potencial zoonótico

Como são parasitos espécie-específicos, não ocorre a transmissão de *I. felis* e *I. rivolta* de gatos para humanos.

Tabela 23.20 **Fármacos antiprotozoários.**

Fármaco	Dose	Via de administração, duração	Parasitos suscetíveis
Azitromicina	10 mg/kg, a cada 24 h	VO, 10 dias no mínimo; 28 dias para *T. gondii*	*Cryptosporidium* spp., *Toxoplasma gondii*
Clindamicina	25 mg/kg, a cada 12 h	VO, 14 a 21 dias	Liberação de *Toxoplasma gondii*
Clindamicina	10 mg/kg, a cada 12 h	VO, 28 dias	*Toxoplasma gondii*
Febantel†	56,5 mg/kg, a cada 24 h	VO, 5 dias	*Giardia* spp.
Fembendazol	50 mg/kg, a cada 24 h	VO, 5 dias	*Giardia* spp.
Metronidazol	25 mg/kg, a cada 12 h	VO, 7 dias	*Giardia* spp.
Nitazoxanida	25 mg/kg, a cada 12 h	VO, 5 a 28 dias	*Giardia* spp., *Crytosporidium*
Paramomicina	125 a 165 mg/kg, a cada 12 h	VO, 5 dias	*Giardia* spp., *Crytosporidium*
Ponazurila*	20 a 50 mg/kg, a cada 24 h	VO, 1 a 2 dias	*Isospora* spp., liberação de *Toxoplasma gondii*
Ronidazol	30 mg/kg, a cada 24 h	VO, 14 dias	*Tritrichomonas foetus*
Sulfadimetoxina	50 mg/kg dose única; a seguir, 25 mg/kg, a cada 24 h	VO, 14 a 21 dias	*Isospora* spp.
Trimetoprima-sulfa	30 mg/kg, a cada 12 h	VO, 14 dias	*Isospora*, spp.
Trimetoprima-sulfa	15 mg/kg, a cada 12 h	VO, 28 dias	*Toxoplasma gondii*

* Diluir 1 grama da pasta em 3 mℓ de água para produzir 37,5 mg de ponazurila por mℓ de solução.[39]
†Associado a praziquantel e pirantel.

Giardia

O parasito protozoário flagelado *Giardia duodenalis* tem sete genótipos ou montagens microscopicamente indistinguíveis.[26] As montagens A e B infectam humanos, enquanto a montagem F é abrigada por gatos. Gatos ocasionalmente abrigarão as montagens A e B.[39]

Ciclo de vida

A infecção por *G. duodenalis* ocorre após a ingestão de fezes contaminadas por cistos, pela limpeza de um gato infectado ou a partir de fômites contaminados.[37] Pode ocorrer reinfecção por meio de autolimpeza. Apenas um pequeno número de cistos precisa ser ingerido para estabelecer a infecção. Em humanos, apenas dez cistos são necessários para causar infecção.[37]

Após a ingestão de cistos infectantes, os trofozoítos começam a excistar no estômago.[37] Esse processo é completado no duodeno proximal.[26] Os trofozoítos aderem aos enterócitos ao longo da extensão do intestino delgado usando o disco de sucção ventral. A liberação intermitente de cistos imediatamente infectantes começa com 5 a 16 dias após a infecção.[28] As proteínas liberadas durante o encistamento dos trofozoítos são detectadas pelos testes de antígeno fecal.[37] Os cistos podem aderir à região perianal, o que facilita a reinfecção por meio de autolimpeza.[28] Ocasionalmente, são encontrados trofozoítos em exames de fezes aquosas frescas. Eles não sobrevivem muito tempo e não são reinfectantes.[4]

Patogenia

Os mecanismos de doença induzida por *G. duodenalis* ainda não estão claros. Após o trofozoíto aderir à borda em escova do enterócito, a ligação entre as células é rompida, aumentando a permeabilidade intestinal.[37] A borda em escova torna-se atenuada, adicionalmente exacerbando a má absorção de água, eletrólitos e outros nutrientes.[39] A alteração da aderência intercelular resulta em ativação de linfócitos T e lesão das células da mucosa.[37] A infecção também promove apoptose (morte celular pré-programada) de células da mucosa.[28] Além disso, a proliferação bacteriana no intestino delgado pode acompanhar infecções por *G. duodenalis*, o que leva a sinais clínicos mais intensos.[39]

Sinais clínicos

Felizmente, a maioria dos gatos infectados por *G. duodenalis* não revela sinais clínicos.[28,39] O sinal mais comum consiste em diarreia transitória aguda do intestino delgado, sem doença sistêmica, como febre ou vômito.[39] Com menor frequência, um gato pode apresentar diarreia[37] aquosa profusa malcheirosa,[37] com muco.[39] É possível, porém incomum, perda de peso[26,28] ou dor abdominal.[37] A gravidade dos sinais clínicos exibidos em um gato individualmente depende da idade e da saúde geral do gato.[37] Gatos coinfectados com *Cryptosporidium felis* ou *Tritrichomonas foetus* podem apresentar diarreia mais grave e mais difícil de controlar,[39] assim como o fará a proliferação bacteriana.

Diagnóstico

O diagnóstico de *G. duodenalis* requer a demonstração de trofozoítos ou cistos no exame de fezes ou a detecção de proteínas de encistamento ou de DNA de *Giardia* em uma amostra de fezes. O diagnóstico confiável pode ser difícil de se obter por diversos motivos. Os cistos são pequenos, passam facilmente despercebidos e devem ser diferenciados de fragmentos de vegetais e leveduras.[37] Os trofozoítos têm vida curta fora do corpo e podem ser encontrados apenas em fezes aquosas muito frescas ou, sobretudo, em fezes diarreicas coletadas diretamente do reto do gato.[37] Em geral, a liberação de cistos é intermitente, e essa intensidade de liberação varia muito.[28,37] Devido a esses empecilhos, a ausência do microrganismo em uma amostra de fezes não o descarta como causa da diarreia. Com frequência, é necessário realizar o teste em várias amostras de fezes, empregando pelo menos duas técnicas diferentes, a fim de encontrar o microrganismo.[37,39]

O teste mais fácil de realizar é o esfregaço fecal ou a montagem úmida, para trofozoítos ou cistos (Figuras 23.42 e 23.43). A amostra examinada deve constar de fezes diarreicas mornas recém-eliminadas.[39] Uma gota de

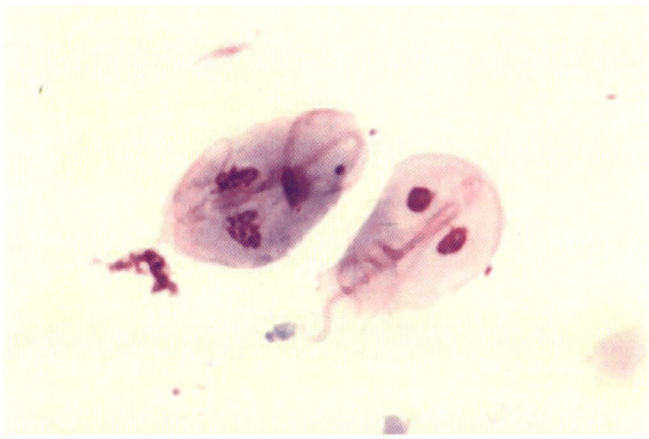

Figura 23.42 Esfregaço de fezes corado por Giemsa mostrando dois trofozoítos de *Giardia duodenalis*. O trofozoíto à direita, visto de cima, exibe o aspecto característico de face em forma de pera com simetria bilateral, dois núcleos, corpos medianos posteriores e fibrilas correndo ao longo do comprimento do parasito. (*De Marks SL, Willard MD: Diarrhea in kittens. In August JR, editor:* Consultations in feline internal medicine, *ed 5, St Louis, 2006, Saunders Elsevier, p 136.*)

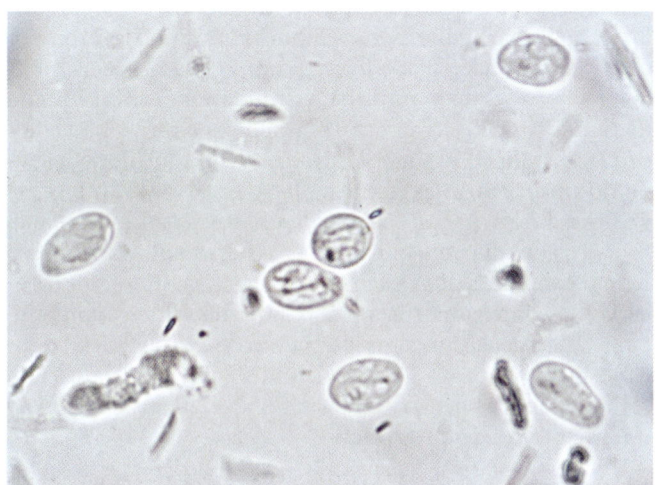

Figura 23.43 Flutuação de fezes com sulfato de zinco mostrando cistos de *Giardia duodenalis* (aumento de 400×). (*De Marks SL, Willard MD: Diarrhea in kittens. In August JR, editor:* Consultations in feline internal medicine, *ed 5, St Louis, 2006, Saunders Elsevier, Figure 15.6, p 137.*)

fezes é colocada sobre uma lâmina junto com uma gota de salina a 0,9% ou Lugol.[28] Os trofozoítos são identificados por suas estruturas características (Tabela 23.21). Os trofozoítos móveis apresentam um movimento semelhante ao de uma folha virando para trás e para frente quando cai. Como o corante Lugol mata o trofozoíto, não há movimentação ao detectá-lo.[28] Esse exame não é muito sensível. Entretanto, com examinadores treinados, o teste tem alta especificidade.

Pode-se alcançar aumento da sensibilidade realizando-se a flutuação em centrífuga com sulfato de zinco. A amostra deve ser de fezes recém-obtidas mornas, ou fezes refrigeradas por não mais de 2 dias.[28] A amostra processada é examinada quanto às mesmas estruturas da montagem úmida. A sensibilidade de examinar uma amostra é de 70%[28] e aumenta conforme mais amostras são examinadas. A sensibilidade de olhar três amostras é de 95%.[26,28] Por isso, o teste não é considerado negativo até que três espécimes tenham se mostrado livres do microrganismo.[39]

Existe um teste de antígeno fecal que identifica a proteína do encistamento. O teste para antígeno comercial de *Giardia* emprega fezes frescas ou congeladas, ou refrigeradas por não mais de 7 dias.[34] Como o antígeno é constantemente liberado, esse teste evita o problema de liberação intermitente do microrganismo inteiro.[28] A sensibilidade do teste é de 85% com especificidade de 100%.[35] Ao combinar o teste de antígenos com flutuação de fezes com centrifugação e sulfato de zinco, a sensibilidade melhora para 97,8%.[11] Não se sabe por quanto tempo o antígeno permanece nas fezes após tratamento. Assim, o exame de flutuação em centrífuga com sulfato de zinco deve ser usado para avaliar a eficácia terapêutica.[28,39] O uso desse teste em gatos sem diarreia é controverso, pois eles, provavelmente, não estão liberando cistos. A importância zoonótica de um teste para antígenos positivo em um gato que não libere cistos é desconhecida e pode causar confusão.[39]

Existe a reação de cadeia de polimerase para detectar DNA de *Giardia*, porém o teste não foi padronizado em todos os laboratórios diagnósticos. Convém assegurar que o laboratório que realiza o teste o tenha validado para a montagem F. O teste também pode ser usado para identificar gatos que abrigam as montagens zoonóticas A e B. Não se conhece a sensibilidade desse teste.[39]

Tabela 23.21 **Características físicas de *Tritrichomonas foetus* em comparação com *Giardia duodenalis*.**

Característica	*Tritrichomonas foetus*	*Giardia duodenalis*
Tamanho	15 μm × 5 μm	15 μm × 8 μm
Motilidade	Errática, movimento para a frente	Folha caindo, movimento de rolagem
Estruturas	Membrana ondulante	Disco ventral, corpos medianos
Flagelos	3 anteriores, 1 posterior	8
Núcleos	1	2

Tratamento

Dois fármacos comumente disponíveis são usados com maior frequência para tratar infecções por *G. duodenalis* (ver Tabela 23.20). O fembendazol pode ser eficaz e usado em gatas prenhes[28] e em gatos coinfectados por nematelmintos, ancilostomídeos e *Taenia* spp.[39] No entanto, em um pequeno estudo, apenas 4 de 8 gatos infectados por *G. duodenalis* e *Cryptosporidium fetis* cessaram a liberação de *Giardia* permanentemente após receberem fembendazol.[29] O febantel, em produto associado ao praziquantel, é convertido a fembendazol. Quando 6 gatos infectados experimentalmente receberam 56,5 mg/kg de febantel a cada 24 h VO durante 5 dias, quatro deles pararam de liberar cistos de *G. duodenalis*.[39]

O metronidazol tem sido o agente tradicional usado para tratar *G. duodenalis* em animais de estimação.[28] O fármaco também é útil para tratar proliferação bacteriana no intestino delgado e infecções concomitantes por clostrídios.[39] A administração de metronidazol pode eliminar a liberação em 67% dos gatos.[26] Talvez ocorram efeitos colaterais neurológicos na dose recomendada para o tratamento de *Giardia* (ver, anteriormente, *Terapêutica para Vômitos e Diarreia*). O uso de uma vacina contra *Giardia* foi ineficaz na eliminação da infecção por si só.[44]

A associação fembendazol e metronidazol foi sugerida como tratamento inicial de escolha para infecções por *G. duodenalis*.[39] Embora não existam estudos controlados, as substâncias funcionam de modo sinérgico ao agirem sobre dois alvos diferentes dentro do parasito.[28] Talvez o febantel tenha o mesmo sinergismo com o metronidazol.

A terapia medicamentosa pode não ser necessária em gatos com diarreia e que estejam infectados por *G. duodenalis*,[37] pois é incomum um gato portar as montagens necessárias para infectar humanos. O médico-veterinário pode ser obrigado a tratar um gato sadio se o proprietário assim o desejar, se o dono for imunocomprometido ou quando se tentar a erradicação da infecção em uma casa com diversos gatos ou a prevenção da transmissão do parasito em gatos que nunca tiveram *Giardia*.[28]

O que pode parecer insucesso no tratamento é mais provável que seja reinfecção. Além da terapia medicamentosa, devem ser elaboradas etapas para evitar a reinfecção. Todos os gatos com diarreia positivos para *G. duodenalis* devem ser tratados junto com seus companheiros de moradia.[37] A limpeza é fundamental na luta contra a reinfecção e a transmissão de *G. duodenalis*. Vale descartar caixas higiênicas e pás antigas e usar caixas de areia descartáveis durante o tratamento. Quando a infecção for eliminada, não apenas controlada, novas caixas de areia poderão ser compradas. Deve-se também dar banho em todos os gatos durante o tratamento, a fim de remover os cistos do pelo. Como os cistos de *Giardia* spp. são suscetíveis a ressecamento,[28] convém secar todos os gatos com um secador de ar morno, atentando especialmente para a área perineal. Cabe desinfetar recipientes, camas e outros utensílios com água sanitária.[28]

Além dos agentes antiprotozoários e de limpeza, podem ser necessários cuidados de suporte. Probióticos e dieta pastosa altamente digestível podem ser oferecidos a gatos com diarreia do intestino delgado. Enquanto isso, uma dieta rica em fibras pode ser útil nos poucos gatos com diarreia do intestino grosso.[39] Quando necessário, os desequilíbrios hidreletrolíticos devem ser corrigidos e convém utilizar antieméticos para controlar o vômito.

A terapia pode ser avaliada fazendo-se novos exames de fezes com flutuação em centrífuga com sulfato de zinco 1 a 3 dias após o tratamento e depois, 3 semanas mais tarde. O exame positivo imediatamente pós-tratamento é mais passível de ocorrer por insucesso terapêutico. Se o gato for negativo assim que o tratamento terminar, porém for positivo 3 semanas mais tarde, é provável a reinfecção.[28] Como o teste de antígeno fecal permanece positivo muito tempo depois de a infecção ter sido erradicada, esse teste é inadequado para avaliar o tratamento.[28,39]

O tratamento adicional dos gatos recuperados que apresentarem resultado positivo na flutuação de fezes pode ser realizado de maneira semelhante à de gatos sadios positivos mencionada anteriormente.[28] Os gatos com diarreia que continuam a liberar cistos podem ser tratados novamente para infecção por *G. duodenalis*, além de terem modificação da dieta e tratamento empírico para outros parasitos intestinais comuns. Contudo, deve-se considerar seriamente pesquisar outras causas potenciais de diarreia.[28]

Prevenção

A vacina para *Giardia* mostrou-se ineficaz na prevenção da infecção[37] e sua produção foi suspensa.[39] Isso significa que a prevenção da infecção por *Giardia* envolve evitar exposição, estresse e reinfecções. Proporcionar ambiente limpo, alimentar apenas com alimentos processados e controlar os potenciais hospedeiros de transporte ajudam a reduzir as probabilidades de exposição. O isolamento de gatos com diarreia pode ser importante também.[39] O controle sanitário municipal é difícil, já que o cisto sobrevive semanas em ambientes frios e úmidos.[28] Os cistos também conseguem sobreviver ao tratamento da água e podem passar pela filtração de água.[37]

Potencial zoonótico

A giardíase está associada a diarreia debilitante em alguns humanos, particularmente aqueles imunocomprometidos.[35] Contudo, os gatos não portam comumente as montagens necessárias para infectar humanos. A transmissão de *G. duodenalis* de gatos para humanos é rara e não comprovada.[28] Ainda assim, parece prudente considerar a saúde do proprietário ao contemplar o controle de infecções por *Giardia* em gatos. Para evitar riscos à saúde humana, os gatos com diarreia que apresentarem resultado positivo para o teste de *G. duodenalis* devem ser tratados com o objetivo de controlar a diarreia.[39] Como nenhum tratamento para *G. duodenalis* é completamente eficaz ou 100% seguro, o tratamento de gatos positivos sem diarreia devem começar apenas após discussão dos benefícios e riscos do tratamento com o proprietário.[39]

Tritrichomonas foetus

Tritrichomonas foetus é mais conhecido por causar infecções reprodutivas em bovinos. É um parasito anaeróbico obrigatório[26] que também coloniza o trato intestinal inferior de gato. Existem diferenças suficientes entre os dois isolados em que o isolado felino não provoca doença em novilhas e vice-versa.[39] O parasito depende da flora e das secreções intestinais normais do hospedeiro para obter nutrientes.[7] Um relato nos EUA de gatos de raça pura testados em uma amostra internacional de gatos encontrou T. foetus em 36 dos 117 gatos testados (prevalência de 31%).[23] Esse parasito parece ter prevalência mais elevada em gatos de raça pura do que naqueles sem raça pura. Um estudo em gatos de estimação levados a consulta a hospitais veterinários relatou 12 de 32 gatos de raça pura positivos para T. foetus, enquanto apenas 5 de 141 gatos sem raça pura foram positivos. Nesse mesmo estudo, 12 dos 17 testes positivos foram de gatos de pura raça.[45] O estudo realizado no Reino Unido com amostras de fezes diarreicas enviadas para um laboratório de diagnóstico veterinário apresentou resultados semelhantes. Os gatos de raça pura representaram 14 dos 16 gatos que tiveram resultados positivos para T. foetus. O estudo do Reino Unido também descobriu que as raças Siamês e Bengalês representaram 6 dos 14 gatos positivos. Apenas duas outras raças foram positivas.[25]

Transmissão

Assim como outros parasitos protozoários, o T. foetus é transmitido por sua ingestão – neste caso, trofozoíto. Diferentemente da maioria dos outros parasitos, T. foetus não forma cistos e sobrevive apenas até 3 dias fora do corpo em fezes úmidas.[47] Um gato torna-se infectado pelo uso da caixa de areia compartilhada com um gato infectado. Após andar na caixa, o parasito é transferido das fezes infectadas de um gato para as patas do outro. Então, a infecção ocorre por meio da ingestão dos trofozoítos durante a autolimpeza.[47] Após a infecção, o T. foetus coloniza o íleo distal e o cólon,[15] e ocorre a liberação de trofozoíto infectante 2 a 7 dias mais tarde.[19]

Sinais clínicos

Existem diversos mecanismos pelos quais T. foetus provoca diarreia. Esses são alteração da população da flora bacteriana normal do gato, incremento das concentrações locais de citocinas inflamatórias, produção de enzima e lesão direta da mucosa. A lesão resultante provoca colite plasmocitário-linfocitária[49] e neutrofílica.[37] Embora a maioria das infecções envolva apenas a mucosa do cólon, um estudo relatou 2 de 7 gatos com diarreia e infecções por T. foetus em forma trofozoítica em camadas mais profundas da parede colônica.[49] A coinfecção por Cryptosporidium felis[17] ou Giardia duodenalis[39] pode estar associada a números maiores de trofozoítos de T. foetus e aumento da gravidade da diarreia.

Os sinais de infecção são mais frequentes em felinos filhotes e jovens, embora possam ocorrer infecções sem sinais clínicos.[39] Entretanto, gatos adultos também podem apresentar sinais de infecção por T. foetus. O sinal mais comum é diarreia do intestino delgado com odor pútrido e aumento da frequência da defecação,[39] muco, sangue[15] e flatulência.[37] A consistência da diarreia pode melhorar e piorar, porém a frequência da diarreia, não.[47] Os gatos

com diarreia mostram boa saúde nos demais aspectos e mantêm sua condição corporal.[15,39] Diarreia grave pode resultar em tumefação anal e incontinência fecal.[39] A diarreia pode responder ao uso de antibióticos por causa das alterações na flora microbiana intestinal do gato. Contudo, sempre retorna na suspensão da terapia.[39,47] Muitos casos têm resolução espontânea da diarreia depois de 2 anos do diagnóstico.[15,38]

Como T. foetus provoca infecções reprodutivas em vacas e touros, especula-se que o parasito também infecte o trato reprodutivo de gatos. Foi encontrado Tritrichomonas foetus no útero de uma gata com piometra.[9] Entretanto, em um estudo com 60 gatos machos e fêmeas para reprodução oriundos de 33 criadores, não houve evidências citológicas e moleculares de T. foetus no trato reprodutivo. Os autores relataram infecção do cólon por T. foetus em 15 dos 60 gatos, representando 22 dos 33 criadores.[24]

Diagnóstico

A detecção dos trofozoítos em uma amostra de fezes é o meio mais adequado de diagnosticar T. foetus (Figura 23.44). É necessário um alto índice de suspeita, pois a apresentação clínica da infecção por T. foetus, com frequência, é confundida com infecção por Giardia duodenalis. Se um gato não responder ao tratamento para tal parasito, considerar T. foetus como a etiologia da diarreia.

O necessário para o diagnóstico T. foetus é uma amostra fresca não refrigerada de fezes aquosas. A refrigeração mata os trofozoítos e eles não são encontrados em fezes normais.[34] A amostra precisa ser de diarreia recém-eliminada, fezes coletadas usando uma alça de arame passada até o cólon ou coletada por lavagem do cólon usando um cateter de borracha vermelha e 10 mℓ de salina.[47]

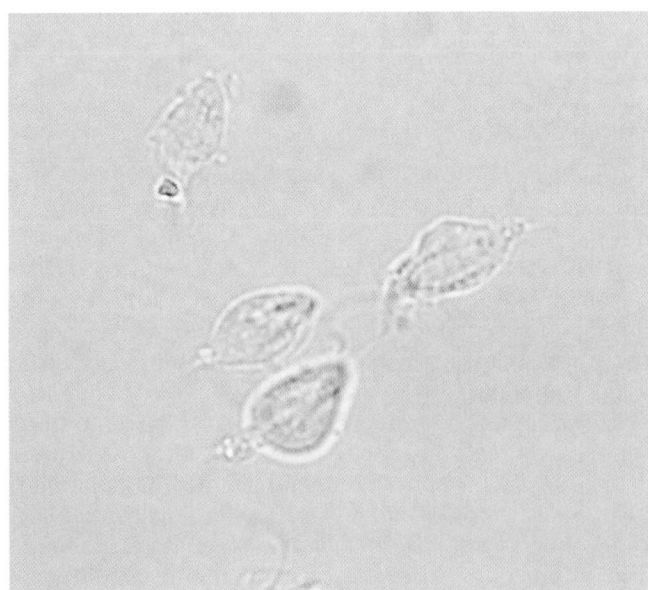

Figura 23.44 Trofozoítos de *Tritrichomonas foetus* de cultura. Observar a membrana ondulante do trofozoíto à direita. (*De Scorza AV, Lappin MR: Gastrintestinal protozoal infections. In August JR, editor*: Consultations in feline internal medicine, *ed 6, St Louis, 2010, Saunders Elsevier, p 207.*)

O exame de montagem úmida ou esfregaço das fezes deve ser realizado em todos os gatos com diarreia. O exame de diversas amostras pode ser necessário para encontrar os trofozoítos de *T. foetus* com essa técnica, pois ela é insensível.[39] Os trofozoítos devem ser diferenciados de *Giardia duodenalis* com base em diferenças estruturais e padrões de motilidade (ver Tabela 23.21).

Os trofozoítos de *T. foetus* podem ser cultivados usando um sistema comercial. Este teste é mais sensível que o exame da montagem úmida de fezes e detecta 1.000 trofozoítos por amostra.[15] O número de parasitos liberados por um gato com diarreia é grande o suficiente para ser rotineiramente detectado com esse método.[18] O teste deve ser realizado em domicílio, pois o parasito tem pouca probabilidade de sobreviver no percurso até o laboratório.[47] A bolsa do teste é inoculada com 50 μg de fezes coletadas, aproximadamente o tamanho de um grão de pimenta.[18] Qualquer quantidade acima dessa aumenta as possibilidades de proliferação bacteriana.[15] A bolsa é incubada a 25°C e examinada à microscopia quanto a trofozoítos móveis, em dias alternados, durante 12 dias. A bolsa deve ser agitada com delicadeza para deslocar os parasitos, que tendem a se colecionar ao longo das costuras.[15] O teste é considerado negativo se não forem encontrados parasitos após 12 dias. Um benefício desse sistema é que não dá suporte ao crescimento de *Giardia duodenalis* ou de *Pentatrichomonas hominis*.[18]

Se o exame com montagem úmida e a cultura de fezes forem negativos e ainda houver suspeita de infecção por *T. foetus*, convém realizar um exame de PCR. Esse exame detecta DNA de trofozoítos vivos ou mortos, porém é de custo mais alto que outros métodos diagnósticos.[47] Esse teste é mais sensível que os outros dois métodos e pode detectar 10 parasitos por amostras.[16] O tamanho de amostra é de 200 mg de fezes não contaminadas por material de caixa de areia, preservados em 3 a 5 mℓ de álcool enviado sob temperatura ambiente.[15] Às vezes, os trofozoítos de *T. foetus* são encontrados em biopsia de cólon aderidos à superfície ou no lúmen das criptas.[15]

Tratamento

O medicamento mais eficaz ao tratamento de *T. foetus* em gatos é o ronidazol.[17] O fármaco tem sabor amargo e deve ser manipulado em cápsulas. A equipe veterinária e os proprietários devem usar luvas ao manusear o ronidazol.[15] Se ocorrer recidiva confirmada, outro esquema de tratamento poderá eliminar o parasito.[39] Talvez sejam necessárias várias semanas até a diarreia sofrer resolução após a eliminação do parasito porque, com frequência, existe colite importante.[47] A eficácia do tratamento pode ser avaliada realizando-se testes de PCR fecal com duas e com 20 semanas após o fim do tratamento.[15] Os aparentes insucessos de tratamento podem ocorrer devido à reinfecção, coinfecção por *Giardia duodenalis* ou *Cryptosporidium felis* ou por outro distúrbio concomitante provocador de diarreia. Uma causa mais preocupante para o insucesso do tratamento consiste no relato recente de resistência parasitária ao ronidazol em dois gatos.[22] Felizmente, por fim, a diarreia sofreu resolução nos dois animais, apesar da existência sustentada do parasito. Se no gato for feito

novo teste que dê negativo e a diarreia não melhorar após 2 semanas, convém considerar a possibilidade de existência de outra doença.

O tratamento não específico para diarreia é inútil[37] e pode prolongar sua duração.[15] A diarreia pode responder a antibióticos conforme eles alteram a população da flora intestinal. Entretanto, quando o tratamento é interrompido, a diarreia retorna.[47]

Um efeito colateral importante e potencialmente grave da administração de ronidazol em gatos é a neurotoxicidade reversível. Com frequência, os sinais começam em 1 semana do início do tratamento e podem perdurar 1 a 4 semanas após a suspensão do medicamento.[38] Esses sinais podem envolver depressão, ataxia, convulsões,[47] alterações comportamentais, fraqueza e hiperestesia e tremores.[38] Em geral, a neurotoxicose exige apenas a suspensão da dose. O gato acometido em termos neurológicos deverá ser submetido novamente a teste para a existência do parasito, pois este pode ter sido eliminado.[38] Devido ao potencial de neurotoxicidade, o uso de ronidazol deve ser restrito a gatos com infecções confirmadas por *T. foetus*.[47]

Prevenção e potencial zoonótico

Ambientes populosos devem ser evitados, pois a transmissão de *T. foetus* é maior nessas circunstâncias.[39] Os gatos que tiverem resultado positivo devem ser isolados de outros durante o tratamento.[37] Ter o ambiente limpo ajuda a prevenir a transmissão de trofozoítos.

Embora existam relatos de infecção em pessoa imunocomprometida, a transmissão de trofozoítos de *T. foetus* de gatos para humanos não foi relatada.[39] Ainda assim, a prudência manda manipular as fezes infectadas por trofozoítos de *T. foetus* com cuidado.

Cryptosporidium felis

Avaliações genéticas recentes mostraram que a maioria das infecções felinas por *Cryptosporidium* spp. deve-se ao *C. felis*. Não são, conforme antes se pensava, por *C. parvum*.[36] O *Cryptosporidium parvum* parece estar limitado a animais de fazenda. O *Cryptosporidium felis* é um parasito intracelular obrigatório que infecta o intestino delgado.[4]

Ciclo de vida

Oocistos infectantes são ingeridos de fezes contaminadas durante a autolimpeza de partes do corpo contaminadas e de alimento e água contaminados.[32,39] Após a infecção, o parasito adere à borda em escova do enterócito. O período pré-patente é de 3 a 10 dias,[39] e os oocistos são infectantes tão logo sejam liberados, tornando a doença muito contagiosa.[20] Assim como a maioria dos parasitos intestinais, a liberação com frequência é intermitente.

Sinais clínicos

Os efeitos patogênicos de infecções por *C. felis* não estão bem compreendidos. A citotoxicidade direta e a inflamação provocam atrofia das vilosidades e diminuição da área superficial para absorção de água, eletrólitos e outros nutrientes.[20,32] A apoptose (morte celular programada) das células da mucosa pode ser acelerada, o que agrava a má absorção.[20]

A maioria das infecções por *C. felis* é subclínica.[39] Os sinais, se presentes, variam desde diarreia do intestino delgado branda, autolimitante,[33] até diarreia do intestino delgado intermitente crônica.[32] Também pode ocorrer diarreia intensa com perda de peso e anorexia.[32,33] As infecções clinicamente evidentes são mais comuns em filhotes, em gatos adultos com doenças gastrintestinais concomitantes e em animais coinfectados por *Giardia duodenalis* ou *Tritrichomonas foetus*.[39] Os gatos com coinfecções podem manifestar sinais clínicos mais graves.

Diagnóstico

Um método de flutuação fecal, que deve ser realizado em todos os gatos com diarreia, pode revelar *C. felis* se houver grande quantidade de oocistos (Figura 23.45). Contudo, o exame por flutuação de fezes com frequência é negativo[39] por causa da liberação intermitente. O parasito é pequeno e flutua em um plano mais elevado do que os ovos de helmintos. Convém pesquisar com aumento maior e ajuste apropriado do estágio do microscópio para encontrar o parasito.[32] O pequeno tamanho do oocisto torna difícil a identificação, particularmente se o examinador não estiver procurando por ele especificamente.[34]

A coloração de Ziehl-Neelsen modificada em um esfregaço fecal fino pode ajudar na identificação dos oocistos.[39] Essa técnica funciona bem em humanos com grande quantidade de oocistos.[33] Após os sinais sofrerem resolução ou depois que o número de oocistos diminuir, um único exame de esfregaço corado será insensível. Quando existir apenas uma amostra, uma boa escolha consiste em testar com o antígeno de *C. felis*.[34] Há um teste comercial, norte-americano, mais sensível e específico para o diagnóstico de *C. felis* que o exame de um esfregaço corado.[6] O teste com anticorpos imunofluorescentes está disponível em alguns laboratórios.

O DNA de *C. felis* fecal pode ser detectado usando-se o teste de PCR. Esse teste está disponível em muitos laboratórios de diagnósticos veterinários; contudo, no momento, não existe uma padronização do teste entre os laboratórios.[39] Não se conhece a importância clínica e zoonótica de um teste PCR associado a um teste negativo para oocistos.[39] Por isso, o teste de PCR positivo em um gato sem diarreia constitui uma situação de confusão para o clínico com relação às recomendações para o proprietário.

Tratamento

Infelizmente, não existem protocolos de tratamento completamente eficazes e seguros para *C. felis*.[32,39] Primeiro, deve-se tentar descobrir bem outras causas de diarreia antes de afirmar que o gato apresenta o distúrbio unicamente devido a infecção por *C. felis*. A maioria dos relatos sobre tratamento para *C. felis* não é controlada e baseia-se na prática. Diversos agentes clínicos foram discutidos. A azitromicina durante, no mínimo, 10 dias parece segura, porém produz resultados variáveis.[39] Paromomicina, um aminoglicosídio oral, pode ser eficaz. Contudo, um estudo relatou insuficiência renal aguda em 4 de 32 gatos recebendo o medicamento. Também ocorreu surdez em 3 desses 4 gatos.[21] A nitazoxanida é um fármaco aprovado para tratar humanos com diarreia provocada por infecções com *Cryptosporidium* spp. A administração de nitazoxanida em gatos sob 25 mg/kg, a cada 12 h VO durante pelo menos 5 dias[39] até 28 dias,[32] pode ser eficaz. Contudo, a nitazoxanida é um irritante gastrintestinal que costuma ocasionar vômito e diarreia de odor pútrido.

Coinfecções por *Giardia duodenalis* e/ou *Tritrichomonas foetus* são mais difíceis de controlar. Se a diarreia em decorrência de infecção por *C. felis* melhorar, porém não sofrer resolução ao final do tratamento, a duração desse tratamento pode ser estendida.[39] Devem ser realizados também outros testes diagnósticos para assegurar que a única causa da diarreia seja infecção por *C. felis*.

Prevenção

O controle ambiental do *C. felis* é difícil, pois ele é extremamente resistente. Resiste à cloração e à maioria dos desinfetantes.[32] Os oocistos permanecem viáveis sob temperaturas desde acima do ponto de congelamento até 65°C.[4] O parasito é difícil de ser filtrado e sobrevive a tratamento nas instalações de tratamento de água municipais.[20] A limpeza, com vapor, da cama e dos utensílios, pode ser benéfica no controle do número de parasitos, e eles são suscetíveis a soluções de amônia a 5%. Contudo, o tempo de contato necessário é de 18 h.

Potencial zoonótico

O *Cryptosporidium* spp. é relativamente espécie-específico, e não há relatos de surtos de criptosporidiose humana associada a *C. felis* com origem na água.[32] A criptospori-

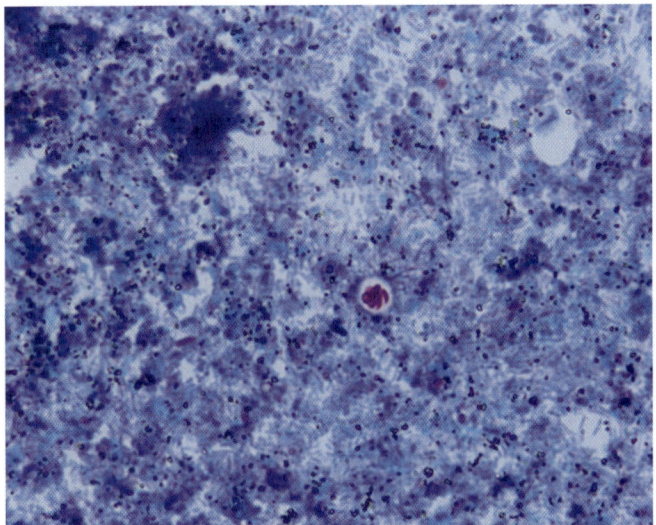

Figura 23.45 Esfregaço de fezes de gato com diarreia revelando um único oocisto de *Cryptosporidium felis* corado por Ziehl-Neelsen modificado (aumento de 1.000×). (*De Marks SL, Willard MD: Diarrhea in kittens. In August JR, editor:* Consultations in feline internal medicine, *ed 5, St Louis, 2006, Saunders Elsevier, p 135.*)

diose pode causar diarreia potencialmente fatal em indivíduos HIV-positivos.[20] Felizmente, os humanos raramente são infectados por *C. felis*.[39] Na verdade, a espécie zoonótica mais frequentemente encontrada em humanos (com frequência estudantes de medicina veterinária) é o *C. parvum* identificado em novilhas jovens.[4] Independentemente da saúde do indivíduo, as fezes de um gato com diarreia devem ser manipuladas com cuidado. Se um gato infectado por *Cryptosporidium* spp. for de propriedade de pessoa imunocomprometida, o teste de PCR poderá ser útil para determinar a espécie do parasito e o risco zoonótico.

Toxoplasma gondii

Assim como outros coccídios, o *Toxoplasma gondii* é um parasito intracelular obrigatório.[12] Os gatos domésticos e outros felídeos são os únicos animais que liberam oocistos. Qualquer animal de sangue quente, inclusive os humanos, pode ser infectado pelo parasito.

Ciclo de vida

O *Toxoplasma gondii* pode ser transmitido por oocistos infectantes em alimento ou água contaminados, após a ingestão de cistos teciduais por meio de carnes ou por transmissão transplacentária ou transmamária do parasito. O parasito penetra em um de dois ciclos, dependendo da espécie do hospedeiro. O ciclo enteroepitelial ocorre apenas em gatos e resulta na liberação de oocistos após a reprodução sexual do parasito. Após o gato ingerir o oocisto infectante ou um cisto tecidual, o parasito penetra nas células da mucosa do intestino delgado, onde pode sofrer desenvolvimento e reprodução sexual. Depois disso, os oocistos são liberados.[12] O período pré-patente após ingerir o oocisto infectante é de 19 a 48 dias, enquanto a eliminação após a ingestão de cistos teciduais tem início em 3 a 10 dias.[4] A liberação fecal, que ocorre apenas após a infecção inicial, perdura por 2 a 3 semanas[4,31] e os oocistos tornam-se infectantes 1 a 5 dias após serem eliminados.[12]

O ciclo extraintestinal ocorre em qualquer animal, inclusive gatos. Então, após ingestão, o parasito penetra nas células do intestino delgado e rapidamente sofre replicação nos enterócitos e linfonodos associados, formando taquizoítos. Após disseminação hematógena e linfática, os taquizoítos infectam células em todos os tecidos do corpo.[4] Os tecidos mais comumente infectados são cérebro, fígado, pâncreas e pulmões.[30] Se uma gata prenhe se infectar, os taquizoítos provocam placentite e infectam o feto.[13] Em 3 semanas, a resposta imunológica do hospedeiro desacelera a replicação do parasito, e os bradizoítos resultantes formam cistos teciduais[30] no cérebro, músculo estriado e fígado, permanecendo por toda a vida do animal.[4] Medicamentos ou doença imunossupressora podem embotar a supressão da divisão do parasito pelo sistema imunológico do hospedeiro. Isso possibilita que a divisão lenta dos bradizoítos nos cistos teciduais sofra aceleração, reativando a infecção com traquizoítos.[30]

Patogenia

Nenhuma das formas de *T. gondii* produz toxina. A replicação rápida de taquizoítos dentro de uma célula leva à ruptura dessa célula e necrose do tecido em que ela se localiza.[12] Os tecidos mais comumente lesados são cérebro, pulmões, fígado e pâncreas. A infecção pré-natal provoca doença mais grave, porque o sistema imunológico imaturo é incapaz de desacelerar a replicação pelos trofozoítos, o que possibilita lesão sustentada dos tecidos. A infecção pré-natal é mais passível de resultar em infecção ocular, e a morte neonatal em geral é causada por infecção pulmonar ou hepática.[30] As hipersensibilidades tipo II e tipo IV podem estar envolvidas na patogenia da doença crônica a partir de bradizoítos em cistos teciduais.[30]

Sinais clínicos

Os filhotes felinos infectados no período perinatal podem ser natimortos ou morrer logo após o nascimento. Também podem sofrer de hepatomegalia e ascite, sinais no sistema nervoso central decorrentes de encefalite, angústia respiratória ou uveíte.[12,13]

Os sinais clínicos de infecção em felinos adultos sadios são incomuns (Boxe 23.2).[31] A diarreia devido ao desenvolvimento enteroepitelial do parasito é rara.[39] Os gatos que desenvolvem a doença clínica costumam apresentar um curto episódio com sinais vagos,[30] que dependem do sistema corporal acometido. O início da doença pode ser agudo ou crônico, e os órgãos mais comumente acometidos são cérebro, pulmões, fígado, coração, pâncreas e olhos.[13] Os sinais são resultantes da disseminação de taquizoítos após a infecção inicial ou a reativação de cistos tissulares. Os gatos que sofrem de uveíte podem desenvolver luxação do cristalino e glaucoma.

Diagnóstico

A melhor maneira para identificar o gato que libera oocistos de *T. gondii* consiste em demonstrá-los com a técnica de flutuação fecal em centrífuga usando solução de açúcar Sheather. Os oocistos têm cerca de um quarto do tamanho dos oocistos de *Isospora felis* (Figura 23.46).[12] Os oocistos de *T. gondii* são morfologicamente indiferenciáveis dos oocistos de *Hammondia* ou *Besnoitia* spp. [13] A detecção de DNA de *T. gondii* fecal usando um teste PCR pode ser empregada para diferenciar definitivamente os oocistos de *T. gondii* dos oocistos semelhantes.[31] Entretanto, provavelmente, é melhor presumir que os oocistos suspeitos sejam de *T. gondii* até que se prove o contrário.

Também é difícil comprovar que a infecção por *T. gondii* seja responsável por uma doença sistêmica do animal. Encontrar taquizoítos em amostras de citologia é incomum. Provavelmente, essas estruturas mais serão identificadas em derrames de cavidades corporais.[36] O método mais comum para identificar um gato infectado consiste em detectar imunoglobulinas associadas a *T. gondii* empregando-se as técnicas de anticorpo imunofluorescente ou ELISA. Como os gatos tornam-se infectados para a vida toda, o gato soropositivo foi infectado em algum momento de sua vida. Entretanto, o uso da sorologia individualmente é insuficiente para diagnosticar a infecção ativa por *T. gondii*.

Boxe 23.2 Achados clínicos na toxoplasmose felina

Febre
Anorexia, letargia
Perda de peso
Dor muscular, hiperestesia
Doença do trato respiratório
 Conjuntivite
 Rinite
 Tosse
 Angústia respiratória, taquipneia
 Estertores pulmonares difusos
Vômito, diarreia
Desconforto abdominal
Icterícia
Derrame abdominal
Artrite, dor articular, claudicação
Arritmias cardíacas, morte súbita
Esplenomegalia
Linfadenomegalia
Dermatite piogranulomatosa
Sinais neurológicos
 Ataxia
 Andar em círculos
 Alterações comportamentais
 Contrações musculares
 Tremores
Sinais oculares
 Retinocoroidite, hemorragias retinianas
 Neurite óptica
 Atrofia do nervo óptico
 Anisocoria
 Cegueira
 Uveíte anterior, rubor aquoso [efeito Tyndall], hifema, íris aveludada
 Glaucoma
 Luxação do cristalino
 Deslocamento da retina
Doença neonatal (após transmissão transplacentária)
 Natimorto
 Filhotes que desmaiam
 Disfunção de órgãos
  Fígado: hepatomegalia, icterícia, ascite
  Pulmão: angústia respiratória
  Sistema nervoso central: sono excessivo, miar alto

Adaptado de Dubey JP, Lappin MR: Toxoplasmosis and neosporosis. In Greene CE. Editor: *Infectious diseases of the dog and cat*, ed. 3, St Louis, 2006, Saunders Elsevier, p 759.

A imunoglobulina M (IgM) sérica é produzida em 1 a 2 semanas após a infecção, porém títulos aumentados de IgM podem persistir durante meses ou anos. As imunoglobulinas G (IgG) séricas começam a elevar-se posteriormente. Em alguns gatos, a IgG pode não ser detectável durante 4 a 6 semanas.[12] No momento em que a IgG é detectável, a liberação já terá cessado. A IgG adquirida maternalmente persiste nos filhotes por 8 a 12 semanas.[13] Um título crescente de IgG está associado à infecção ativa, mas o grau de aumento não está ligado à gravidade dos sinais clínicos. Se um gato se tornar soronegativo, é mais provável que o título tenha caído abaixo da sensibilidade do teste e não que o parasito tenha sido eliminado do corpo.[31] Devido à natureza vaga dos sinais clínicos, muitos gatos são apresentados em uma fase tardia do curso da doença. Nesse momento, podem ter mudado a produção de IgM para IgG ou passado o tempo da produção máxima de IgG. Assim, um título IgM negativo ou a falta de título crescente de IgG não descarta infecção por *T. gondii*.[30] Da mesma maneira, a reativação de títulos teciduais raramente está associada a títulos crescentes de IgG.[31]

Por fim, o diagnóstico de infecção sistêmica ativa por *T. gondii* exige a demonstração do título de IgM superior a 1:64 ou o aumento de quatro vezes nos títulos de IgG ao longo do período de 2 a 3 semanas *junto a* sinais compatíveis com toxoplasmose, exclusão de outras doenças que possam causar os sinais clínicos e resposta ao tratamento adequado anti-*T. gondii*.[31] Embora os títulos séricos de IgM possam estar aumentados em gatos sadios nos demais aspectos, títulos elevados de IgM no líquido cefalorraquidiano ou no humor aquoso ocorrem apenas em gatos com infecções ativas no SNC ou oculares.[30]

Tratamento

Os objetivos de tratar um gato infectado por *T. gondii* consistem em reduzir a liberação de oocistos e controlar os sinais clínicos em gatos doentes. A liberação pode ser reduzida empregando-se ponazuril,[13] toltrazuril ou altas doses de clindamicina.

As opções medicamentosas para tratar um gato doente são clindamicina, trimetoprima-sulfadiazina ou azitromicina durante, no mínimo, 4 semanas (ver Tabela 23.20). As recorrências são mais comuns se o gato for tratado por menos de 4 semanas.[13,30] O medicamento antifolato pirimetamina pode ser mais eficaz que a trimetoprima, porém ocorre o desenvolvimento de anemia megaloblástica em muitos gatos. A suplementação com ácido folínico (5 mg/gato, 1 vez/dia VO) ou levedura de cerveja (100 mg/kg,

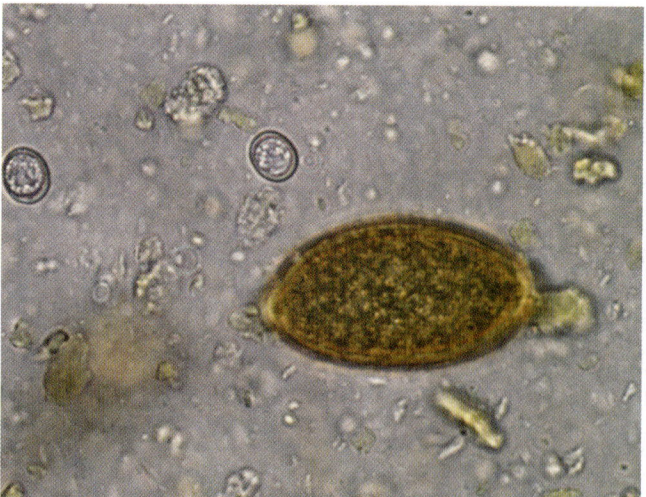

Figura 23.46 Amostra de fezes não corada de um gato naturalmente infectado, apresentando oocistos de *Toxoplasma gondii* comparados com um ovo de *Capillaria* spp. (aumento de 400×). (*De Dubey JP, Lappin MR: Toxoplasmosis and neosporosis. In Greene CE. Editor: Infectious diseases of the dog and cat, ed. 3, St Louis, 2006, Saunders Elsevier, p 756.*)

Boxe 23.3 Diretrizes para proprietários de gatos para evitar contrair toxoplasmose

- Lavar as mãos após lidar com gatos, especialmente em caso de prenhe ou imunocomprometido
- Remover material fecal do ambiente domiciliar diariamente, já que oocistos liberados precisam de, pelo menos, 24 h para se tornarem infectantes
- Não deixar pessoas imunocomprometidas limparem a caixa de areia. Se uma pessoa imunocomprometida precisar limpar a caixa de areia, ela deverá usar luvas e lavar bem as mãos quando terminar
- Usar revestidores para a caixa de areia e, periodicamente, lavá-la com água fervente e detergente
- Usar luvas ao praticar jardinagem e lavar bem as mãos quando terminar
- Cobrir as caixas de brincar de areia das crianças quando não estiverem em uso, a fim de evitar contaminação fecal de gatos de vida externa
- Alimentar os gatos apenas com alimento cozido ou processado industrialmente

- Controlar hospedeiros de transporte potencial, como moscas e baratas, que podem trazer o microrganismo para dentro de casa
- Filtrar ou ferver água de fontes no meio ambiente
- Cozinhar carne para consumo humano a 80°C durante 15 min no mínimo (por causa do aquecimento desigual, o forno de micro-ondas não mata todos os *T. gondii*)[12]
- Congelar a carne a –12°C durante 24 h.[12]
- Usar luvas ao manusear carne e lavar bem as mãos com água e sabão quando terminar.

Citação 12: Dubey JP, Lappin MR: Toxoplasmosis and neosporosis. In Greene CE. Editor: *Infectious diseases of the dog and cat*, ed, 3, St Louis, 2006, Saunders Elsevier, p 754.

Adaptado de Boxe 274-1 in Lappin M: Toxoplasmosis. In Bonagura ID, Twedt DC, editors: *Kirk's current veterinary therapy XIV*, St Louis, 2009, Saunders Elselvier, p 1257.

---

1 vez/dia VO) pode prevenir ou reverter a anemia.[12] Nenhum fármaco elimina todos os cistos tissulares. Assim, os gatos permanecem infectados por toda a vida. Se também houver uveíte, convém usar corticosteroide apropriado tópico, oral ou parenteral. Para um gato com apenas uveíte comprovada associada a *T. gondii*, o único tratamento necessário consiste em glicocorticosteroide ocular tópico. Não há necessidade de antibiótico, a menos que a uveíte seja persistente ou recorrente.[31]

Os sinais clínicos são mal-estar, febre e dor muscular, que devem começar a sofrer resolução em 2 a 3 dias.[30] Se não houver resposta em 7 dias, convém mudar ou acrescentar outro fármaco.[31] Se ainda assim não houver resposta, cabe pesquisar outro distúrbio que possa causar os sinais clínicos observados. Contudo, os sinais oculares e do SNC sofrem resolução mais lentamente e as alterações radiográficas torácicas podem levar semanas para sofrer resolução.[30] Algumas alterações do SNC podem nunca se curar completamente. Os gatos infectados pelo vírus da imunodeficiência felina (FIV) também não respondem ao tratamento anti-*T. gondii* tão bem quanto os gatos FIV-negativos.[12]

Prevenção

Alimentar gatos com alimentos próprios comercialmente processados e evitar carne malcozida ou crua podem prevenir a exposição a *T. gondii*. Controlar a caça reduz o acesso a hospedeiros paratênicos com cistos tissulares infectantes. O acesso a portadores mecânicos de *T. gondii*, como minhocas ou baratas, deve ser minimizado.

Potencial zoonótico

A infecção humana por *T. gondii* é comum, ainda mais em climas úmidos e quentes, em que a prevalência de pessoas soropositivas para *T. gondii* alcança 100%. O número de indivíduos soropositivos para *T. gondii* está estimado em 500 milhões no mundo todo.[12] Oocistos infectantes são resistentes e podem permanecer viáveis no meio ambiente por até 18 meses.[12] A infecção humana ocorre com maior frequência após a ingestão de carne crua ou malcozida infectadas com oocistos teciduais ou por meio de infecção transplacentária.[31] Os gatos soropositivos deixam de liberar e são pouco passíveis de retomar a liberação do microrganismo, mesmo quando a infecção se torna reativada.[31] Os gatos que estiverem liberando oocistos devem ser mantidos em quarentena em um hospital veterinário até que cesse a liberação. Os oocistos de *T. gondii* não foram encontrados no pelo.[13] Desse modo, não ocorre transmissão de toxoplasmose após tocar um gato.[31]

As mulheres grávidas infectadas por *T. gondii* pela primeira vez, ou as mulheres infectadas cronicamente que também sejam HIV-positivas, podem transmitir o parasito a seu filho ainda não nascido. A infecção transplacentária pode resultar em natimortos, doença do SNC ou ocular.[30] Talvez ocorra doença fetal mais grave se a infecção surgir na primeira metade da gestação da mulher.[12] A infecção de humanos imunocompetentes por *Toxoplasma gondii*, em geral, resulta em febre autolimitante e mal-estar.[30] O Boxe 23.3 traz etapas úteis na prevenção e na transmissão de *T. gondii* a humanos.

Referências bibliográficas

1. Bowman D, Hendrix C, Lindsay D et al: Strongyloides species. In *Feline clinical parasitology*, ed 1, Ames, Iowa, 2002, Iowa State University Press, p 235.
2. Bowman DD: Diagnostic parasitology. In Bowman DD, editor: *Georgis' parasitology for veterinarians*, ed 9, St Louis, 2009, Saunders Elsevier, p 295.
3. Bowman DD: Helminths. In Bowman DD, editor: *Georgis' parasitology for veterinarians*, ed 9, St Louis, 2009, Saunders Elsevier, p 115.
4. Bowman DD: Protozoans. In Bowman DD, editor: *Georgis' parasitology for veterinarians*, ed 9, St Louis, 2009, Saunders Elsevier, p 84.
5. Cecchi R, Wills SJ, Dean R et al: Demonstration of *Ollulanus tricuspis* in the stomach of domestic cats by biopsy, *J Comp Pathol* 134:374, 2006.

6. Cirak VY, Bauer C: Comparison of conventional coproscopical methods and commercial coproantigen ELISA kits for the detection of *Giardia and Cryptosporidium* infections in dogs and cats, *Berl Munch Tierarztl Wochenschr* 117:410, 2004.

7. Coati N, Hellmann K, Mencke N et al: Recent investigation on the prevalence of gastrointestinal nematodes in cats from France and Germany, *Parasitol Res* 90(Suppl 3):S146, 2003.

8. Conboy G: Cestodes of dogs and cats in North America, *Vet Clin North Am Small Anim Pract* 39:1075, 2009.

9. Dahlgren SS, Gjerde B, Pettersen HY: First record of natural *Tritrichomonas foetus* infection of the feline uterus, *J Small Anim Pract* 48:654, 2007.

10. Dennis MM, Bennett N, Ehrhart EJ: Gastric adenocarcinoma and chronic gastritis in two related Persian cats, *Vet Pathol* 43:358, 2006.

11. Dimski DS: Helminth and noncoccidial protozoan parasites of the gastrointestinal tract. In Sherding RG, editor: *The cat: diseases and clinical management*, ed 2, Philadelphia, 1994, Saunders, p 585.

12. Dubey JP, Lappin MR: Toxoplasmosis and neosporosis. In Greene CE, editor: *Infectious diseases of the dog and cat*, ed 3, St Louis, 2006, Saunders Elsevier, p 754.

13. Dubey JP, Lindsay DS, Lappin MR: Toxoplasmosis and other intestinal coccidial infections in cats and dogs, *Vet Clin North Am Small Anim Pract* 39:1009, 2009.

14. Epe C: Intestinal nematodes: biology and control, *Vet Clin North Am Small Anim Pract* 39:1091, 2009.

15. Gookin JL: Tritrichomonas. In Bonagura JD, Twedt DC, editors: *Kirk's current veterinary therapy* XIV, St Louis, 2009, Saunders Elsevier, p 509.

16. Gookin JL, Birkenheuer AJ, Breitschwerdt EB et al: Single-tube nested PCR for detection of *Tritrichomonas foetus* in feline feces, *J Clin Microbiol* 40:4126, 2002.

17. Gookin JL, Copple CN, Papich MG et al: Efficacy of ronidazole for treatment of feline *Tritrichomonas foetus* infection, *J Vet Intern Med* 20:536, 2006.

18. Gookin JL, Foster DM, Poore MF et al: Use of a commercially available culture system for diagnosis of *Tritrichomonas foetus* infection in cats, *J Am Vet Med Assoc* 222:1376, 2003.

19. Gookin JL, Levy MG, Law JM et al: Experimental infection of cats with *Tritrichomonas foetus*, *Am J Vet Res* 62:1690, 2001.

20. Gookin JL, Nordone SK, Argenzio RA: Host responses to *Cryptosporidium* infection, *J Vet Intern Med* 16:12, 2002.

21. Gookin JL, Riviere JE, Gilger BC et al: Acute renal failure in four cats treated with paromomycin, *J Am Vet Med Assoc* 215:1821, 1999.

22. Gookin JL, Stauffer SH, Dybas D et al: Documentation of in vivo and in vitro aerobic resistance of feline *Tritrichomonas foetus* isolates to ronidazole, *J Vet Intern Med* 24:1003, 2010.

23. Gookin JL, Stebbins ME, Hunt E et al: Prevalence of and risk factors for feline *Tritrichomonas foetus* and Giardia infection, *J Clin Microbiol* 42:2707, 2004.

24. Gray SG, Hunter SA, Stone MR et al: Assessment of reproductive tract disease in cats at risk for *Tritrichomonas foetus* infection, *Am J Vet Res* 71:76, 2010.

25. Gunn-Moore DA, McCann TM, Reed N et al: Prevalence of *Tritrichomonas foetus* infection in cats with diarrhoea in the UK, *J Feline Med Surg* 9:214, 2007.

26. Hall EJ, German AJ: Diseases of the small intestine. In Ettinger SJ, Feldman EC, editors: *Textbook of veterinary internal medicine*, ed 7, St Louis, 2010, Saunders Elsevier, p 1526.

27. Hill SL, Cheney JM, Taton-Allen GF et al: Prevalence of enteric zoonotic organisms in cats, *J Am Vet Med Assoc* 216:687, 2000.

28. Janeczko S, Griffin B: Giardia infection in cats, *Compend Contin Educ Vet* 32:E1, 2010.

29. Keith CL, Radecki SV, Lappin MR: Evaluation of fenbendazole for treatment of *Giardia* infection in cats concurrently infected with *Cryptosporidium parvum*, *Am J Vet Res* 64:1027, 2003.

30. Lappin MR: Toxoplasmosis. In Bonagura JD, Twedt DC, editors: *Kirk's current veterinary therapy XIV*, St Louis, 2009, Saunders Elsevier, p 1254.

31. Lappin MR: Update on the diagnosis and management of *Toxoplasma gondii* infection in cats, *Top Companion Anim Med* 25:136, 2010.

32. Lindsay DS, Zajac AM: Cryptosporidium infections in cats and dogs, *Compend Contin Educ Vet* 26, 2004.

32a. Lloyd S, Smith J: Activity of toltrazuril and diclazuril against *Isospora* species in kittens and puppies, *Vet Rec* 148:509, 2001.

33. Marks SL, Hanson TE, Melli AC: Comparison of direct immunofluorescence, modified acid-fast staining, and enzyme immunoassay techniques for detection of Cryptosporidium spp in naturally exposed kittens, *J Am Vet Med Assoc* 225:1549, 2004.

34. Marks SL, Willard MD: Diarrhea in kittens. In August JR, editor: *Consultations in feline internal medicine*, ed 5, St Louis, 2006, Saunders Elsevier, p 133.

35. Mekaru SR, Marks SL, Felley AJ et al: Comparison of direct immunofluorescence, immunoassays, and fecal flotation for detection of *Cryptosporidium* spp. and *Giardia* spp. in naturally exposed cats in 4 Northern California animal shelters, *J Vet Intern Med* 21:959, 2007.

36. Palmer CS, Traub RJ, Robertson ID et al: Determining the zoonotic significance of *Giardia* and *Cryptosporidium* in Australian dogs and cats, *Vet Parasitol* 154:142, 2008.

37. Payne PA, Artzer M: The biology and control of *Giardia* spp and *Tritrichomonas foetus*, *Vet Clin North Am Small Anim Pract* 39:993, 2009.

38. Rosado TW, Specht A, Marks SL: Neurotoxicosis in 4 cats receiving ronidazole, *J Vet Intern Med* 21:328, 2007.

39. Scorza AV, Lappin MR: Gastrointestinal protozoal infections. In August JR, editor: *Consultations in feline internal medicine*, ed 6, St Louis, 2010, Saunders Elsevier, p 201.

40. Sherding RG, Johnson S: Diseases of the intestines. In Birchard S, Sherding RG, editors: *Saunders manual of small animal practice*, ed 3, St Louis, 2006, Saunders Elsevier, p 702.

41. Simpson KW: Diseases of the stomach. In Ettinger SJ, Feldman EC, editors: *Textbook of veterinary medicine*, ed 7, St Louis, 2010, Saunders Elsevier, p 1504.

42. Spain CV, Scarlett JM, Wade SE et al: Prevalence of enteric zoonotic agents in cats less than 1 year old in central New York State, *J Vet Intern Med* 15:33, 2001.

43. Speare R, Tinsley DJ: Survey of cats for *Strongyloides felis*, *Aust Vet J* 64:191, 1987.

44. Stein JE, Radecki SV, Lappin MR: Efficacy of *Giardia* vaccination in the treatment of giardiasis in cats, *J Am Vet Med Assoc* 222:1548, 2003.

45. Stockdale HD, Givens MD, Dykstra CC et al: *Tritrichomonas foetus* infections in surveyed pet cats, *Vet Parasitol* 160:13, 2009.

46. Tams TR: Hepatobiliary parasites. In Sherding RG, editor: *The cat: diseases and clinical management*, ed 2, Philadelphia, 1994, Saunders, p 607.

47. Tolbert MK, Gookin J: *Tritrichomonas foetus*: a new agent of feline diarrhea, *Compend Contin Educ Vet* 31:374, 2009.

48a. Tzannes S, Batchelor DJ, Graham PA et al: Prevalence of *Cryptosporidium, Giardia* and *Isospora* species infections in pet cats with clinical signs of gastrointestinal disease, *J Feline Med Surg* 10:1, 2008.

49. Yaeger MJ, Gookin JL: Histologic features associated with *Tritrichomonas foetus*-induced colitis in domestic cats, *Vet Pathol* 42:797, 2005.

Doenças do Pâncreas Exócrino
Randolph M. Baral

Pancreatite

A pancreatite refere-se à inflamação do pâncreas apenas, sem implicação da causa subjacente ou da doença. Por exemplo, a pancreatite necrosante a aguda (PNA) com autodigestão pancreática, que requer predominantemente cuidados de suporte por meio da manutenção hidreletrolítica e alívio da dor, não deve ser confundida com a pancreatite crônica (PC) causada por infiltração linfocitária e comumente associada a doença intestinal inflamatória (DII) linfocitária. Assim, com frequência, precisa ser tratada com corticosteroides. Esses dois distúrbios (e outros) só podem ser diferenciados em definitivo pela histologia. Em muitos casos, os sinais clínicos de gatos com pancreatite aguda sofrerão resolução com cuidados de suporte antes que o diagnóstico preciso seja alcançado, e assim permanecer sem diagnóstico.

Não existem classificações formais para a pancreatite felina, porém a maioria dos autores[78,89,90] utiliza os termos:

- Pancreatite aguda
  - Pancreatite necrosante aguda, caracterizada por necrose gordurosa peripancreática grave
  - Pancreatite supurativa aguda, caracterizada por infiltração neutrofílica
- Pancreatite crônica, caracterizada por infiltração linfocitária.

Prevalência

A prevalência exata da pancreatite felina é desconhecida. Estudos de necropsia realizados em 1970 e 1990 relataram prevalência de pancreatite felina variando entre 0,45 e 2,4%.[21,67] Um estudo mais recente[17] encontrou 67% de 115 gatos com evidências de pancreatite. Contudo, isso incluiu doença pancreática em 45% de gatos aparentemente sadios, o que sugere que a afecção branda tenha pouca probabilidade de provocar sinais clínicos. Todos esses estudos mostram que a pancreatite linfocitária pode ser significativamente mais prevalente que a pancreatite aguda. Isso pode subestimar a prevalência verdadeira da pancreatite aguda, já que não existem alterações histopatológicas permanentes após a resolução da pancreatite aguda.[89] Também é possível que os estudos avaliando doença em casos de necropsia não reflitam a abordagem clínica.

Sinais do paciente e fatores de risco

Não existem predisposições específicas quanto a idade, raça ou sexo. Embora um estudo relate gatos da raça Siamês como correndo maior risco de pancreatite aguda,[33] pesquisas subsequentes viram que a maioria dos casos é constituída por gatos domésticos de pelo curto. Isso sugere não haver predisposição de raças.[22,29,60,71] A maioria dos estudos tem indicado gatos mais velhos (8 a 10 anos de vida) como mais passíveis de serem acometidos.[22,29,60,71] No entanto, esses estudos mais provavelmente sub-representam gatos com doença clínica menos grave para os quais o diagnóstico definitivo pode não ser alcançado e que sejam, talvez, mais jovens. Não foi estabelecida associação a dieta rica em gordura ou obesidade.

Etiologia e associações mórbidas

Na maioria dos casos de pancreatite aguda e pancreatite crônica, não se encontra uma causa específica e a doença é primariamente considerada idiopática.[22,90] Entretanto, existem algumas etiologias subjacentes específicas que são identificadas esporadicamente. Entre elas estão herpesvírus,[75] calicivírus,[37,49] peritonite infecciosa felina (PIF),[44] trematódeo hepático,[58] trematódeo pancreático[26,77] e toxoplasmose.[20] No entanto, um trabalho recente não encontrou associação entre concentrações de imunorreativida-

de para lipase pancreática felina (fPLI) sérica e sorologia de *Toxoplasma gondii*.[8] Também se identificou pancreatite subsequente a traumatismo[81] e envenenamento por organofosforado.[33]

A associação entre pancreatite e doença intestinal inflamatória e colangite com frequência é mencionada (triadite), porém é mal descrita na literatura.[80] Um estudo descobriu que 30% dos casos de DII têm evidências histológicas de envolvimento do pâncreas.[6] Já um outro descobriu que concentrações de fPLI estavam elevadas em 70% dos casos com DII confirmada à histologia.[3] Na experiência do autor, muitos casos de pancreatite identificados com DII não têm sinais clínicos específicos atribuíveis à pancreatite e, por isso, devem ser diagnosticados e tratados como doença intestinal.

O diabetes melito é uma comorbidade reconhecida da pancreatite em gatos. Um estudo recente encontrou concentrações de fPLI significativamente mais elevadas em 29 gatos diabéticos em comparação com 23 não diabéticos. Não pode ser feita associação alguma entre as concentrações de fPLI e o grau de controle do diabetes.[23]

Um estudo mostrou 5 de 13 gatos (38%) histologicamente diagnosticados com lipidose hepática que também tinham pancreatite aguda. Não se sabe se a pancreatite é a causa, a consequência ou uma doença coincidente da lipidose hepática. Por exemplo, a anorexia associada a pancreatite aguda deve predispor a infiltração gordurosa do fígado. Contudo, a alta taxa de doença concomitante tem importantes implicações para assegurar que os gatos com pancreatite recebem ingestão calórica adequada.[1]

Pancreatite sustentada ou recorrente pode provocar cistos pancreáticos[10] ou insuficiência pancreática exócrina,[64] ambos abordados adiante neste capítulo.

Fisiopatologia

Embora a pancreatite tenha sido induzida experimentalmente em gatos,[18,41,56] a fisiopatologia da doença ocorrida de modo espontâneo permanece desconhecida. A pancreatite aguda é iniciada pelo aumento da secreção de enzimas pancreáticas, o que leva à ativação celular inadequada de tripsina e, subsequentemente, a outros zimogênios digestivos. Essas enzimas digestivas ativadas provocam efeitos locais, como inflamação, hemorragia, necrose de células acinares e necrose da gordura peripancreática.[43,78,86] A pancreatite crônica pode decorrer de diversos processos subjacentes: episódios de pancreatite aguda de grau baixo sustentados podem instigar cronicidade. Induziu-se pancreatite crônica com predominância de inflamação linfocitária experimentalmente com 5 semanas ao se estreitar o ducto pancreático principal em, aproximadamente, 25% do seu diâmetro normal.[18] Além disso, associação a DII[80] pode sugerir uma causa imunomediada.

Sinais clínicos

Os sinais clínicos de pancreatite em gatos são inespecíficos. Uma revisão de oito séries pregressas totalizando 159 casos de pancreatite aguda em gatos encontrou anorexia (87% dos casos) e letargia (81% dos casos) como os achados mais comuns ao histórico.[78] Vômitos foram identificados em 46% dos casos, diarreia em 12% e perda de peso em 47%. Os achados ao exame físico foram inespecíficos também, com desidratação (54%) sendo o principal achado. Identificou-se febre em apenas 25% dos casos e dor abdominal em 19%. É importante observar que vômito e dor abdominal, características-chave de pancreatite em cães, não são identificados de modo consistente em gatos. Da mesma maneira, achados inespecíficos indistinguíveis de DII são encontrados em gatos com pancreatite crônica.[3,6]

Diagnóstico

Como os sinais à apresentação e os achados ao exame físico são inespecíficos, o diagnóstico de pancreatite pode ser difícil, exigindo não apenas suspeita clínica, mas também uma associação de modalidades diagnósticas. Na maior parte dos casos, os achados de hematologia e bioquímica plasmática não apresentam alterações, embora uma combinação de achados possa aumentar a suspeita clínica. Por exemplo, elevações moderadas nas enzimas hepáticas, bilirrubina e glicose estão presentes em cerca de 50% dos casos, e hipocalcemia em um de três casos. A hipocalcemia infere um prognóstico mais sombrio. Encontra-se hipoalbuminemia em, aproximadamente, um de três casos, com importantes implicações para a hidratação.[78] As elevações de amilase e lipase não são reflexos de pancreatite em gatos.[47] A imunorreatividade tripsinoide felina (fTLI) é o teste diagnóstico de escolha para insuficiência pancreática exócrina. No entanto, elevações na pancreatite não são encontradas com consistência suficiente para aconselhar o uso deste teste com esse fim.[29,47,71]

O maior avanço recente no diagnóstico pancreático felino foi a caracterização de lipase pancreática felina,[69] a qual levou ao desenvolvimento de um radioimunoensaio para a aferição da imunorreatividade da lipase pancreática felina (fPLI).[70] Contudo, deve ser relembrado que o aumento da fPLI apenas diz ao clínico que existe doença pancreática, não a causa da doença que pode ser (p. ex., pancreatite neutrofílica ou linfocitária ou neoplasia). Além disso, pode ou não envolver os intestinos ou fígado. Por isso, a fPLI deve ser usada como teste de rastreamento, com resultados elevados não sugerindo um ponto final diagnóstico. Ademais, a alta variabilidade interexames desse teste[70] talvez sugira que os casos brandos sejam perdidos conforme mostrado em um estudo[24] e que o teste pode não ser adequado para o monitoramento seriado. Atualmente, existe a fPLI como "Spec fPL" de laboratórios comerciais com sensibilidade de 79% e especificidade de 82% quando 5,4 µg/ℓ são usados como corte diagnóstico[25] em comparação com 3,5 µg/ℓ, que é o ponto alto de variação de referência listado.

Em um gato indisposto de modo agudo (menos de 2 dias), com sinais apenas brandos a moderados da doença, não estão aconselhados exames diagnósticos adicionais. Assim, muitos gatos melhorarão mediante terapia de suporte para equilibrar líquido e eletrólitos, alívio da dor e terapia antináuseas/antivômito.

Os gatos com duração crônica de sinais e os gatos indispostos de maneira aguda e que não melhoram mediante terapia de suporte precisam ser submetidos a mais exames diagnósticos. O processo mórbido subjacente não pode ser pressuposto com base em fPLI elevada. Em um estudo de 63 casos, a pancreatite necrosante aguda não pôde ser diferenciada da pancreatite não supurativa crônica por sinais, duração dos sinais ou achados clínicos.[22]

A maior utilidade da imagem diagnóstica consiste em descartar outros diagnósticos diferenciais, como corpo estranho intestinal, e talvez confirmar que o pâncreas esteja acometido. A radiologia é inespecífica para o diagnóstico de pancreatite, porém os achados podem incluir diminuição de detalhes abdominais (às vezes associados a ascite), densidade de partes moles no quadrante cranial direito do abdome, hepatomegalia ou intestinos repletos de gás[22,60,64] (Figura 23.47). Além disso, radiografias torácicas podem revelar derrame pleural. Um estudo encontrou 5 de 20 gatos com necrose pancreática apresentando tal alteração.[60] Os mecanismos que resultam em derrame pleural não estão definidos com precisão. A ultrassonografia tem alta especificidade (> 85%), porém baixa sensibilidade (< 35%) no reconhecimento de pancreatite em gatos,[22,29,60,71] com os achados dependendo das habilidades do operador, da qualidade do equipamento e da gravidade das lesões. Os achados típicos são hipoecogenicidade do pâncreas, que pode estar aumentado ou irregular; hiperecogenicidade da gordura peripancreática; e possível derrame abdominal. Além disso, achados anormais em outros órgãos, como fígado e intestinos, podem contribuir para o quadro clínico[22,60,64,71] (Figura 23.48). Um estudo indicou que a ultrassonografia Doppler contrastada pode fornecer indicações diagnósticas adicionais.[54] Um estudo recente sugeriu que a endossonografia pode ser útil em casos em que a ultrassonografia transabdominal é difícil, devido a obesidade, mesentério hiperecoico ou gás intestinal em excesso.

Durante mais de 20 anos, a tomografia computadorizada (TC) tem sido usada como modalidade para confirmar pancreatite em humanos,[55] porém essa confiabilidade não foi demonstrada em gatos, em que a sensibilidade pode ser de apenas 20%.[24,29]

O diagnóstico definitivo de pancreatite, o que inclui a diferenciação do processo inflamatório, só pode ser feito por meio da avaliação citológica do tecido pancreático.

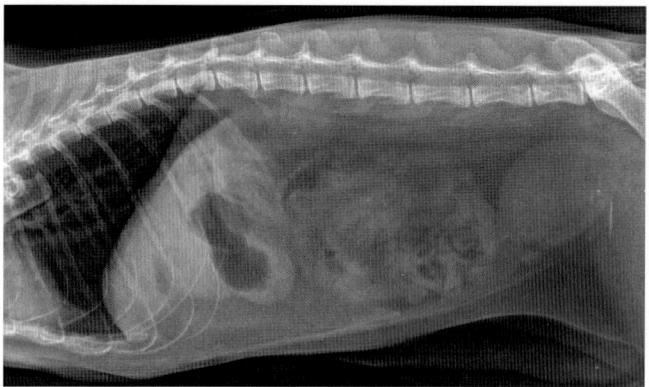

Figura 23.47 Radiografia abdominal (incidência lateral) de um gato com pancreatite aguda. Os achados são basicamente sem alterações. Há aumento de gás no estômago e perda mínima de detalhes da serosa cranialmente. (*Cortesia de Small Animal Specialist Hospital, North Ryde, Sydney, Australia.*)

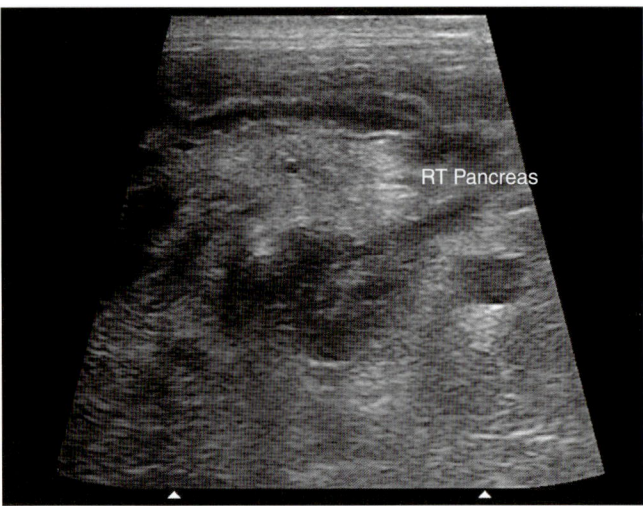

Figura 23.48 Ultrassonografia do ramo direito do pâncreas de um gato com pancreatite aguda. O pâncreas está delineado pelo duodeno (acima) e por derrame pleural (nas laterais e abaixo). As áreas hiperecoicas (p. ex., à direita da imagem, próximo do texto) são mais possivelmente gordura peripancreática. (*Cortesia de Small Animal Specialist Hospital, North Ryde, Sydney, Australia.*)

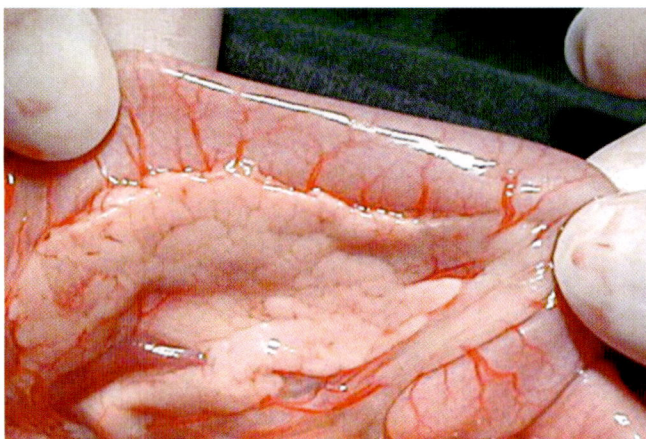

Figura 23.49 Aspecto macroscópico de pâncreas durante laparotomia. Este foi diagnosticado histologicamente como pancreatite crônica (ou seja, foi identificada infiltração linfocitária).

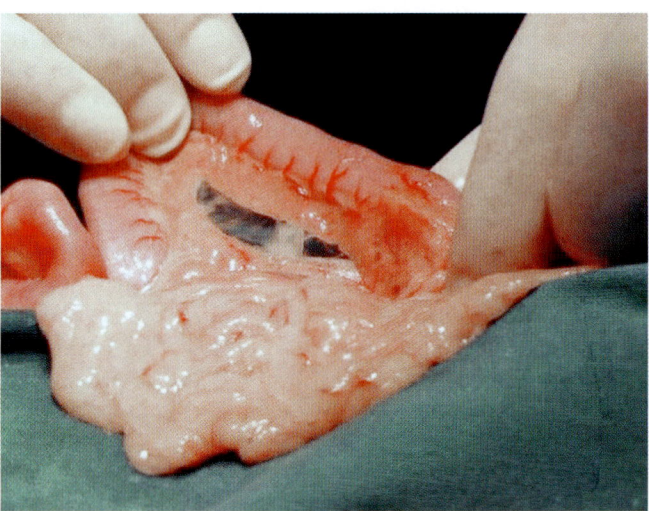

Figura 23.50 Aspecto macroscópico de pâncreas durante laparotomia. Este pâncreas mostrou-se normal à histologia. De fato, ele parece menor do que se vê tipicamente. A atrofia pancreática pode ter aspecto semelhante a este à macroscopia.

Na maioria dos casos, o aspirado com agulha fina (AAF) guiado por ultrassonografia do pâncreas é tecnicamente difícil, por causa da pequena dimensão do pâncreas felino. Parece não haver modo de interpretar achados de AAF pancreática felina na literatura. A inspeção macroscópica do pâncreas e as amostras para investigação histológica podem ser obtidas durante laparotomia[22,64] (Figuras 23.49 e 23.50) ou laparoscopia.[16,79] Como a pancreatite ocorre frequentemente junto a doença de outros órgãos,[22] recomendam-se a avaliação completa do abdome por meio de ultrassonografia ou de inspeção a olho nu e diversas biopsias de, por exemplo, intestinos, fígado e linfonodos mesentéricos, quando adequadas. Os clínicos podem relutar em realizar biopsia do pâncreas por causa dos riscos percebidos de efeitos deletérios. Estudos de biopsia pancreática de gatos sadios dissipam a preocupação de que o pâncreas sofre com a manipulação branda e a biopsia.[16,42a] Além disso, a experiência clínica do autor é compatível com esses achados.

Tratamento

Os cuidados de suporte compreendendo correção de desequilíbrios hidreletrolíticos, controle da dor e suporte nutricional são os principais elementos da terapia para gatos com pancreatite.[78,86,89] Causas subjacentes específicas, quando diagnosticadas, devem ser tratadas, assim como as doenças concomitantes. Determina-se a avaliação de acompanhamento com base caso a caso. A redução ou a resolução dos sinais clínicos é o principal critério para o sucesso da terapia. Valores seriados de fPLI podem ser monitorados quando os resultados iniciais forem extremamente altos, porém têm valor limitado nos incrementos brandos em razão da variabilidade do teste.

Hidroterapia

Desidratação, anormalidades acidobásicas e eletrolíticas devem ser corrigidas durante as primeiras 12 a 24 h. A hipocalcemia, quando presente, deve ser tratada com infusão de gluconato de cálcio a 50 até 150 mg/kg durante 12 a 24 h, com avaliação contínua das concentrações plasmáticas de cálcio.

Podem ser consideradas transfusões de plasma em gatos com hipoalbuminemia.[78,86,90]

Controle da dor

Embora a dor abdominal não seja descrita com frequência em gatos com pancreatite, é provável que esteja presente na maioria dos casos e pode contribuir para anorexia. Questões históricas sobre exacerbação de pancreatite com opioides não são mais aceitas. Assim, essa classe de fármaco é considerada apropriada. Meperidina (1 a 2 mg/kg SC ou IM) a cada 1 a 2 h, butorfanol (0,2 a 0,4 mg/kg SC) a cada 6 h ou buprenorfina de liberação sustentada (120 µg/kg SC) a cada 72 h são alternativas.[67,78,86] O autor usa uma dose de metadona (0,1 a 0,2 mg/kg SC, IM ou IV) inicialmente e aplica um adesivo de fentanila para o controle da dor a longo prazo.

Suporte nutricional

A recomendação tradicional para o tratamento de pancreatite em todas as espécies é de dieta zero durante alguns dias. Tal recomendação é apropriada para gatos com vômito intenso. No entanto, não existem evidências que apoiem essa abordagem em gatos que não apresentem vômito e que estejam comendo normalmente. Ademais, o suporte nutricional é vital para os gatos com lipidose hepática concomitante. Se o gato não se alimentar voluntariamente, costuma ser aconselhado o suporte nutricional por meio de alimentação com sonda.[67,78,86] Um trabalho recente concluiu que alimentação com sonda nasogástrica em gatos com pancreatite foi bem tolerada, o que resultou em poucas complicações clinicamente importantes.[42] Outras estratégias nutricionais relatadas para gatos com pancreatite incorporam nutrição parenteral parcial (NPP; 8,5% de aminoácidos, 20% de lipídios), ou nutrição parenteral total (NPT; 6% de aminoácidos, 20% de lipídios, 50% de glicose), ou ambas, em vez de alimentação enteral.[14,39,53] Os gatos não mostram benefícios a partir da alimentação com dietas especialmente formuladas com baixo teor de gordura. Dietas liquefeitas veterinárias, disponíveis comercialmente, mostram-se mais bem toleradas apesar de seu teor rico em gordura.[86]

Terapia medicamentosa

Outros tratamentos podem ser adequados em casos individuais.

■ Antieméticos

Todos os gatos com pancreatite que apresentam vômito devem ser tratados com antieméticos. Exemplos de medicamentos que podem ser usados são antagonistas de 5-HT$_3$, como dolasetron (0,5 a 1,0 mg/kg IV ou VO, uma vez a 2 vezes/dia); ondansetron (0,1 a 0,2 mg/kg IV a cada 6 a 12 h); e maropitant, um inibidor de NK$_1$ (0,5 a 1,0 mg/kg SC 1 vez/dia). Esses fármacos são abordados com detalhes neste capítulo anteriormente, em *Terapêutica para Vômitos e Diarreia*. Antagonistas dopaminérgicos, como a metoclopramida, são agentes antieméticos menos eficazes em gatos que as outras opções mencionadas.[78,89]

■ Antibióticos

Na maioria dos casos, a pancreatite começa como um processo estéril, e a antibioticoterapia é controversa. Necrose e inflamação pancreáticas podem predispor à colonização bacteriana no pâncreas, conforme demonstrado em modelos experimentais.[82,84] Tal fato não foi demonstrado na doença espontânea, e não foi feita comparação de desfechos em gatos com pancreatite tratados com ou sem antibióticos. A cefotaxima (20 a 80 mg/kg IV, IM) tem sido usada para prevenir colonização bacteriana em modelos experimentais.[83] Outras cefalosporinas de largo espectro ou ampicilina podem agir de modo semelhante. Considerações antibióticas são possivelmente mais importantes para pancreatite aguda do que para o tratamento da doença crônica.

■ Corticosteroides

Os gatos com pancreatite linfocitária demonstrada, com ou sem DII ou colangite linfocitária concomitante, devem ser tratados com corticosteroides (p. ex., prednisolona, 1 a 2 mg/kg 1 a 2 vezes/dia) com diminuição da dose até a menor dose eficaz. Não existe justificativa para o uso de corticosteroides em gatos com pancreatite necrosante aguda ou pancreatite supurativa aguda, ou em gatos cuja causa de pancreatite não tenha sido diagnosticada à histologia. O uso de corticosteroides em gatos com doença pancreática cria um risco de diabetes melito iatrogênica.

Intervenção cirúrgica

Aconselha-se a intervenção cirúrgica para aliviar qualquer obstrução de ducto biliar que possa resultar em abscessos ou tecido necrótico pancreáticos ou para seu desbridamento, quando presentes. Em muitos casos, os gatos sobrevivem diversos anos após essa correção cirúrgica.[65]

Cistos, pseudocistos e vesículas pancreáticas

Cistos, pseudocistos e vesículas pancreáticas são descritos esporadicamente em gatos.* Os cistos pancreáticos são revestidos por uma única camada de epitélio cuboide e não se comunicam com o ducto pancreático. Os pseudocistos são envolvidos por uma parede de tecido fibroso, não havendo o revestimento epitelial característico dos cistos verdadeiros. Ademais, os pseudocistos podem se formar devido a inflamação pancreática. Dilatações císticas do ducto pancreático são denominadas vesículas pancreáticas. Cistos pancreáticos verdadeiros foram descritos em três gatos;[9,10,15] um cisto pancreático congênito com inflamação associada foi descrito como achado ocasional em um gato adulto.[5] Vários cistos pancreáticos foram descritos em um gato com doença policística concomitante no rim e no fígado.[9] Um outro gato apresentou diversos cistos pancreáticos recorrentes com inflamação pancreática branda e atrofia concomitantes associadas a curso clínico rápido resultando em diabetes melito.[10]

Cistos, pseudocistos e vesículas podem ser identificados por meio de ultrassonografia ou de TC. Essas alterações podem ser benignas, porém a inflamação pancreática associada e outras sequelas, como diabetes melito, precisam ser tratadas. As vesículas pancreáticas podem resultar em obstrução biliar e talvez seja necessária a correção cirúrgica.

---

*Referências 4, 9, 10, 15, 28, 34, 76, 88.

Hiperplasia nodular pancreática

Identifica-se a hiperplasia nodular pancreática com razoável frequência como achado ocasional em gatos mais velhos ou à necropsia.[45,67] Pequenos nódulos disseminados podem ser encontrados por toda a porção exócrina do pâncreas (Figuras 23.51 e 23.52). Essas lesões podem ser diferenciadas de adenomas pancreáticos pela ausência de uma cápsula nos casos de hiperplasia nodular.[45,67] A hiperplasia nodular não provoca alterações funcionais e estas não provocam quaisquer sinais clínicos, a menos que o ducto biliar esteja obstruído.[38] Coledocoenterostomia ou colenterostomia são opções praticáveis nessa circunstância,[13] com sobrevida muito mais longa do que a relatada quando esses procedimentos são realizados em gatos com doença neoplásica.

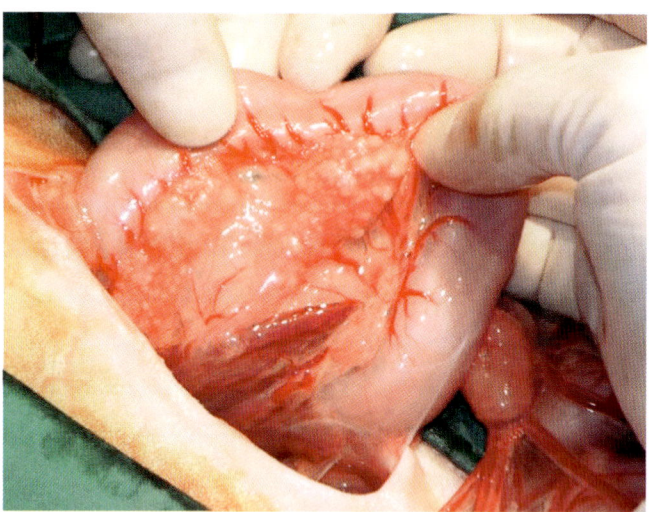

Figura 23.51 Aspecto macroscópico de hiperplasia nodular pancreática à laparotomia. Este foi um achado ocasional.

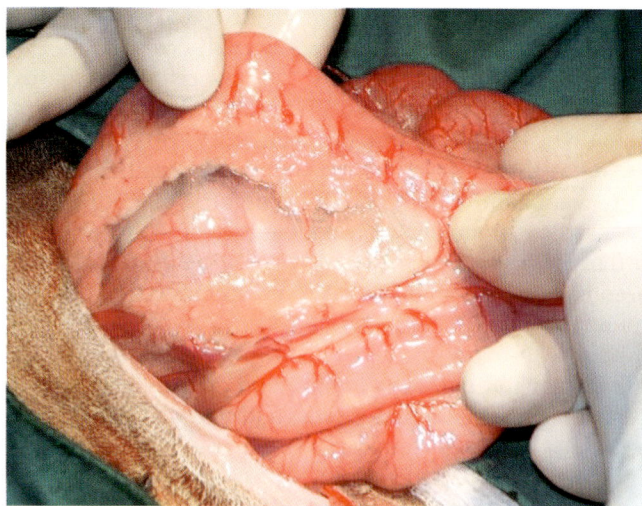

Figura 23.52 Aspecto macroscópico de hiperplasia nodular pancreática à laparotomia. Este foi um achado ocasional. Convém observar que as alterações são mais sutis do que as da Figura 23.51.

Neoplasia pancreática

A neoplasia do pâncreas exócrino é rara em gatos. Sua frequência foi avaliada na década de 1970 quando um estudo estimou 12,6 casos por 100.000 pacientes por ano sob risco,[52] e um outro encontrou tumores pancreáticos em 5 de 800 necropsias felinas.[45] Um estudo mais recente reconheceu, a partir de 15.764 entradas de felinos durante um período de 20 anos do estudo, apenas 2 gatos com adenoma pancreático (0,013% das entradas) e 8 com adenocarcinomas pancreáticos (0,05% das admissões).[62]

Os adenomas mostram-se como nódulos pequenos, solitários e multifocais e não costumam estar associados a inflamação pancreática adjacente. Não provocam sinais clínicos, a menos se forem grandes, quando quaisquer sinais clínicos decorrem do tamanho físico e, em geral, constituem um achado ocasional.[45,86]

Algumas generalidades podem ser tecidas acerca da apresentação, devido a adenocarcinoma pancreático. A variação etária é grande (4 a 20 anos), não existe predisposição de sexo e também não há predisposições evidentes de raça.[62,86] Apenas a citologia ou a histopatologia podem distinguir pancreatite de carcinoma pancreático em gatos *antemortem*, embora seja importante diferenciar os dois distúrbios. Isso porque, diferentemente dos adenomas, o adenocarcinoma pancreático está associado a prognóstico grave.

Lesões compatíveis com metástases à radiografia ou à ultrassonografia podem sugerir processo maligno, porém um estudo não conseguiu diferenciar neoplasia de hiperplasia nodular pancreática por ultrassonografia com base apenas no aspecto do pâncreas[32] (Figuras 23.53 e 23.54).

Os adenocarcinomas pancreáticos em gatos podem resultar em um distúrbio hematológico paraneoplásico consistindo em alopecia simétrica não pruriginosa acometendo face, corpo ventral e face medial dos membros dos

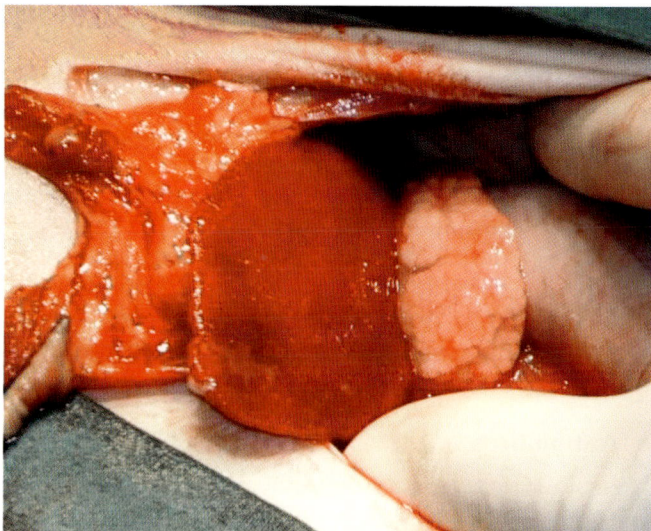

Figura 23.53 Aspecto macroscópico de adenocarcinoma à laparotomia. Cabe observar que o aspecto do pâncreas é bastante semelhante ao da hiperplasia nodular pancreática na Figura 23.51. Além disso, pode ser vista ascite entre o polegar do cirurgião e o pâncreas e o mesentério está bastante inflamado.

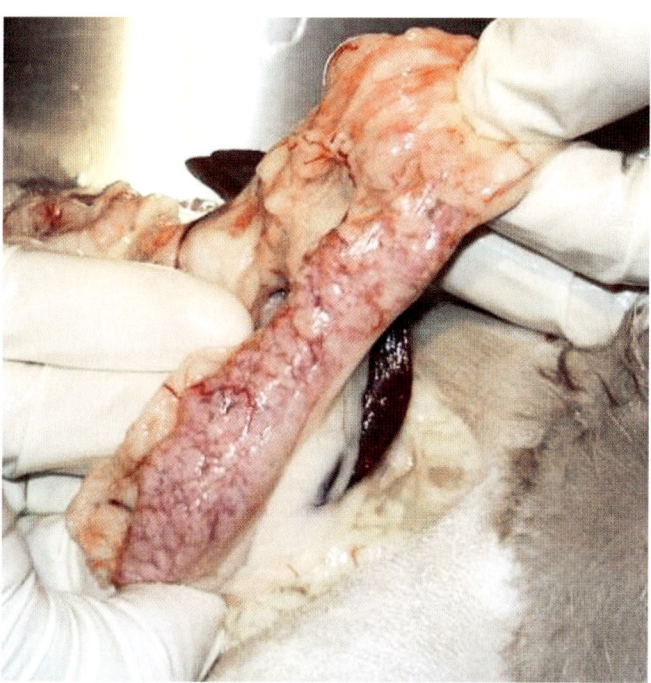

Figura 23.54 Aspecto macroscópico de adenocarcinoma pancreático à laparotomia. Vale observar que o aspecto do pâncreas é bastante semelhante ao da hiperplasia nodular pancreática na Figura 23.51.

gatos. Em geral, a pele brilha, porém não é frágil, e pode haver lesões crostosas dos coxins plantares.* A patogenia deste distúrbio dermatológico é desconhecida. Em um caso, a excisão cirúrgica do carcinoma pancreático resultou na resolução da doença dermatológica, indicando que o processo seja reversível (embora os sinais tenham recorrido conforme o tumor surgiu novamente).[73]

O diabetes melito é uma complicação reconhecida do adenocarcinoma pancreático. Não se conhece o mecanismo e também pode ser simplesmente secundário à compressão ou por invasão de células das ilhotas pelo tumor. Em alguns gatos, o diabetes é identificado antes da neoplasia pancreática.[31,40,62]

A icterícia obstrutiva também foi descrita associada a adenocarcinoma pancreático.[13]

A maioria dos casos de adenocarcinoma pancreático em gatos já conferiu metástase no momento do diagnóstico, e a maior parte dos casos relatados morre ou é sacrificada em 7 dias do diagnóstico.[62] A excisão cirúrgica é uma opção potencial se a neoplasia estiver confinada a um ramo do pâncreas. Entretanto, a recorrência é possível mesmo se não houver evidências de metástase e a excisão parecer completa no momento da cirurgia.[73]

Insuficiência pancreática exócrina

A insuficiência pancreática exócrina (IPE) é um distúrbio causado pela síntese e pela secreção insuficientes das enzimas digestivas pancreáticas advindas da porção exócrina

do pâncreas.[66] Em humanos, foi relatado que 90% das células acinares pancreáticas precisam ser perdidas até que os sinais clínicos de IPE sejam encontrados.[19]

Prevalência e sinais do paciente

Considera-se a IPE rara em gatos, porém talvez esteja sendo identificada com maior frequência por causa da maior conscientização. Existem menos de 50 casos descritos na literatura veterinária,* com um desses trabalhos descrevendo apenas 16 casos de 5 instituições, com prevalência descrita com 0,01 a 0,1% dos gatos atendidos no período de 15 anos.[74] Diferentemente desse dado, o Gastrointestinal Laboratory na Texas A&M University identificou 1.342 amostras com concentrações séricas de fPLI a 8,0 μg/ℓ, ou inferior a isso, o que é diagnóstico para IPE, em 84.523 atendimentos.[66] Isso equivale 1,6% *dos gatos com doença gastrintestinal conhecida ou suspeita.*

Todos os estudos indicam que uma larga amplitude etária de gatos pode ser acometida, desde filhotes felinos com menos de 6 meses de vida até gatos com mais de 15 anos, com idade mediana de cerca de 7 anos. Também não existe predisposição aparente de raça.[66,68,74] O trabalho identificou 10 de 16 (62,5%) de gatos do sexo masculino[74] e um outro identificou 15 de 20 (75%) machos,[86] o que sugere uma possível predisposição para sexo.

Etiologia e associações mórbidas

Acredita-se que a pancreatite crônica seja a causa mais comum de IPE em gatos,[66,85] embora a maioria dos casos relatados não tenha confirmação histológica para esse dado. A atrofia acinar pancreática (AAP) é reconhecida como a causa mais comum de IPE em cães. Ela foi descrita de modo definitivo em dois casos em felinos[74] e mencionada como causa para outros casos.[85] Outras etiologias potenciais para IPE são ruptura do fluxo enzimático pancreático na papila duodenal sucedendo ressecção duodenal[72] e infecção por trematódeos pancreáticos (*Eurytrema procyonis*).[2,26] Deposição de amiloide e neoplasia também são outras causas possíveis de lesão de células pancreáticas que não foram ainda descritas de modo definitivo.[66] A hipoplasia, ou aplasia pancreática congênita, não foi relatada de modo definitivo em gatos, porém relatos de IPE em gatos de apenas 3 meses de vida[63,74] sugerem essa possibilidade.

Como pancreatite crônica é uma causa comum de IPE, com forte associação a DII, em muitos casos pode haver pancreatite e enterite linfocitária concomitante.[66,74,85] Por isso, os gatos que não conseguem responder ao tratamento para IPE podem precisar de mais exames diagnósticos e tratamento de um distúrbio subjacente. Além disso, a destruição do tecido pancreático exócrino funcional também pode afetar o tecido endócrino pancreático funcional, o que resulta em diabetes melito concomitante.[35]

Sinais clínicos

Diversos estudos indicam que todos os gatos com IPE apresentam perda de peso ao diagnóstico, a menos que seja um filhote, em cujo caso identifica-se atraso do desenvolvimento.[68,74] A diarreia não está presente necessariamente, sendo descrita em 50 a 75% dos gatos. Desse modo, a natureza das fezes pode variar desde fezes malcheirosas e volumosas com coloração alterada (amarelas ou descoradas), às vezes com esteatorreia, até fezes normais em outros gatos. O aumento da frequência de defecação e a existência de muco nas fezes de alguns gatos podem fazer crer que a diarreia tenha origem no intestino delgado. Apenas cerca de 20 a 30% dos gatos são polifágicos, alguns descritos como tendo apetite incontrolável. Por outro lado, alguns gatos apresentam anorexia. Também foi descrito vômito. Como alguns gatos com IPE com frequência apresentam distúrbios concomitantes, como DII, os sinais clínicos identificados podem refletir a doença concomitante e não, necessariamente, IPE individualmente. Os achados ao exame físico são inespecíficos de modo semelhante, com condição corporal magra/edemaciada sendo o achado mais comum. Os achados hematológicos não são específicos, porém podem ser detectadas leve anemia normocítica normocrômica não regenerativa e também linfopenia ou neutrofilia. Os resultados da bioquímica plasmática podem mostrar incremento leve a moderado na alanina aminotransferase (ALT) e leve aumento da fosfatase alcalina em alguns gatos. Pode ser vista hiperglicemia branda a moderada, assim como hipoglicemia branda ou normoglicemia.[66,68,74] Encontra-se a hipocobalaminemia em praticamente todos os gatos com IPE.[66,68,74,85,87] Esse fato pode decorrer da produção insuficiente de fator intrínseco, uma proteína ligada à cobalamina produzida apenas pelo pâncreas nos gatos e que é necessária para a absorção ileal de cobalamina.[27] Também pode ser decorrente de a falência das enzimas pancreáticas liberar cobalamina a partir da ligação pela proteína R no duodeno ou da proliferação bacteriana no intestino delgado (PBID), ainda não descritos especificamente em gatos.[74] As concentrações de folato podem estar reduzidas (devido a má absorção intestinal concomitante),[68] normais[68,74] ou aumentadas,[74] o que pode estar relacionado com a menor secreção pancreática de bicarbonato secundária a hipocobalaminemia intensa[59] ou associado a PBID.[7]

Nada dessas queixas à apresentação, dos achados ao exame físico ou dos resultados dos testes de rotina é específico para IPE. Por isso, para que o diagnóstico de IPE seja possível, convém um certo grau de suspeita clínica e/ou exames diagnósticos abrangentes.

Diagnóstico

O nível sérico baixo de fTLI é diagnóstico para IPE.[66,68,74] As amostras podem ser enviadas ao Gastrointestinal Laboratory na Texas A&M University com origem em qualquer parte do mundo (para instruções sobre exigência de manuseio, ver: http://vetmed.tamu.edu/gilab/). A variação de referência para fPLI sérica é de 12 a 82 $\mu g/\ell$, com concentrações de 8 $\mu g/\ell$ ou inferiores diagnósticas de IPE.

Como os sinais clínicos e os achados laboratoriais de rotina são inespecíficos para IPE, é ideal testar o soro quanto a fTLI em qualquer gato que apresente perda de peso ou tendência a doença. O painel gastrintestinal da Texas A&M também inclui testar níveis de cobalamina, folato e fTLI, assegurando que a hipocobalaminemia concomitante não passará despercebida e potencialmente fornecendo indicações de outra doença gastrintestinal.

Por outro lado, embora o nível sérico baixo de fTLI confirme o diagnóstico de IPE, não é um ponto final diagnóstico necessariamente, já que IPE também é identificada junto a outra doença gastrintestinal com frequência. Não conseguir responder ao tratamento deve incitar o clínico a considerar e investigar mais profundamente junto a processos concomitantes.

Manejo

A maioria dos gatos com IPE pode ser tratada de modo bem-sucedido por meio da suplementação dietética com enzimas pancreáticas. Produtos comerciais estão disponíveis e o pó é considerado mais eficaz que comprimidos ou cápsulas (algumas cápsulas podem ser abertas e o conteúdo salpicado cobre o alimento, como o pó). A dose necessária pode variar bastante entre os gatos. É apropriado iniciar com uma colher das de chá de pó com alimento 2 vezes/dia, e os ajustes podem ser feitos dependendo da resposta. A maioria dos gatos aceita o pó prontamente se ele estiver bem misturado com alimento enlatado, porém outros sabores (p. ex., óleo de peixe ou salmoura de atum enlatado) podem ser usados para disfarçar o sabor, se necessário. Pâncreas cru (p. ex., de bovino ou de suíno) também pode ser usado, com 30 a 60 g 2 vezes/dia sendo uma dose apropriada para começar.[66]

Como a maioria dos gatos com IPE encontra-se hipocobalaminêmica, é necessária a suplementação com injeção subcutânea (a suplementação oral não é eficaz, já que a deficiência de cobalamina leva à má absorção de cobalamina). Uma dose apropriada para gatos é de 250 μg, e, em geral, administrada semanalmente durante 6 semanas; a seguir, em semanas alternadas para mais 6 doses. É adequado continuar a dosagem a cada mês além desse. Os proprietários podem ser orientados a injetar a substância nos animais de casa (assim como os proprietários de animais diabéticos são orientados com relação à insulina).[66] Como alguns gatos podem ter PBID, antibióticos como metronidazol (15 a 25 mg/kg VO a cada 12 h durante 14 dias) podem ser aconselháveis. A elevação de folato talvez levante a suspeita de PBID, porém é adequado tentar antibióticos em um gato que não responde à suplementação com enzima e cobalamina.

Doenças concomitantes, como pancreatite linfocitária crônica ou DII, podem precisar ser tratadas com corticosteroides, ou diabetes melito com insulina. Nenhum estudo avaliou necessidades dietéticas específicas em gatos com IPE.

A maioria dos gatos responde a tratamento apropriado, com o retorno ao peso normal e fezes normais. Com a manutenção da terapia, os gatos podem levar vida normal durante toda a sua existência.

Referências bibliográficas

1. Akol KG, Washabau RJ, Saunders HM et al: Acute pancreatitis in cats with hepatic lipidosis, *J Vet Intern Med* 7:205, 1993.
2. Anderson W, Georgi M, Car B: Pancreatic atrophy and fibrosis associated with *Eurytrema procyonis* in a domestic cat, *Vet Rec* 120:235, 1987.
3. Bailey S, Benigni L, Eastwood J et al: Comparisons between cats with normal and increased fPLI concentrations in cats diagnosed with inflammatory bowel disease, *J Small Anim Pract* 51:484, 2010.
4. Bailiff NL, Norris CR, Seguin B et al: Pancreatolithiasis and pancreatic pseudobladder associated with pancreatitis in a cat, *J Am Anim Hosp Assoc* 40:69, 2004.
5. Banner BF, Alroy J, Kipnis RM: Acinar cell carcinoma of the pancreas in a cat, *Vet Pathol* 16:543, 1979.
6. Baral RM: Laparotomy for gastro-intestinal biopsies, Science Week Conference Proceedings (Small Animal Medicine chapter), Gold Coast, Queensland, Australia, 2006, Australian College of Veterinary Scientists, p 70.
7. Batt RM, Rutgers HC, Sancak AA: Enteric bacteria: friend or foe? *J Small Anim Pract* 37:261, 1996.
8. Bayliss DB, Steiner JM, Sucholdolski JS et al: Serum feline pancreatic lipase immunoreactivity concentration and seroprevalences of antibodies against *Toxoplasma gondii* and *Bartonella* species in client-owned cats, *J Feline Med Surg* 11:663, 2009.
9. Bosje JT, van den Ingh TS, van der Linde-Sipman JS: Polycystic kidney and liver disease in cats, *Vet Q* 20:136, 1998.
10. Branter EM, Viviano KR: Multiple recurrent pancreatic cysts with associated pancreatic inflammation and atrophy in a cat, *J Feline Med Surg* 12:822, 2010.
11. Brooks DG, Campbell KL, Dennis JS et al: Pancreatic paraneoplastic alopecia in three cats, *J Am Anim Hosp Assoc* 30:557, 1994.
12. Browning T: Exocrine pancreatic insufficiency in a cat, *Aust Vet J* 76:104, 1998.
13. Buote NJ, Mitchell SL, Penninck D et al: Cholecystoenterostomy for treatment of extrahepatic biliary tract obstruction in cats: 22 cases (1994-2003), *J Am Vet Med Assoc* 228:1376, 2006.
14. Chan DL, Freeman LM, Labato MA et al: Retrospective evaluation of partial parenteral nutrition in dogs and cats, *J Vet Intern Med* 16:440, 2002.
15. Coleman MG, Robson MC, Harvey C: Pancreatic cyst in a cat, *N Z Vet J* 53:157, 2005.
16. Cosford KL, Shmon CL, Myers SL et al: Prospective evaluation of laparoscopic pancreatic biopsies in 11 healthy cats, *J Vet Intern Med* 24:104, 2010.
17. De Cock HEV, Forman MA, Farver TB et al: Prevalence and histopathologic characteristics of pancreatitis in cats, *Vet Pathol* 44:39, 2007.
18. De Giorgio R, Sternini C, Widdison AL et al: Differential effects of experimentally induced chronic pancreatitis on neuropeptide immunoreactivities in the feline pancreas, *Pancreas* 8:700, 1993.
19. DiMagno EP, Go VLW, Summerskill WHJ: Relations between pancreatic enzyme outputs and malabsorption in severe pancreatic insufficiency, *N Engl J Med* 288:813, 1973.
20. Dubey JP, Carpenter JL: Histologically confirmed clinical toxoplasmosis in cats: 100 cases (1952-1990), *J Am Vet Med Assoc* 203:1556, 1993.
21. Duffell SJ: Some aspects of pancreatic disease in the cat, *J Small Anim Pract* 16:365, 1975.
22. Ferreri JA, Hardam E, Kimmel SE et al: Clinical differentiation of acute necrotizing from chronic nonsuppurative pancreatitis in cats: 63 cases (1996-2001), *J Am Vet Med Assoc* 223:469, 2003.
23. Forcada Y, German AJ, Noble PJ et al: Determination of serum fPLI concentrations in cats with diabetes mellitus, *J Feline Med Surg* 10:480, 2008.
24. Forman MA, Marks SL, De Cock HE et al: Evaluation of serum feline pancreatic lipase immunoreactivity and helical computed tomography versus conventional testing for the diagnosis of feline pancreatitis, *J Vet Intern Med* 18:807, 2004.
25. Forman MA, Shiroma J, Armstrong PJ et al: Evaluation of feline pancreas-specific lipase (Spec fPL™) for the diagnosis of feline pancreatitis [abstract], *J Vet Intern Med* 23:733, 2009.
26. Fox JN, Mosley JG, Vogler GA et al: Pancreatic function in domestic cats with pancreatic fluke infection, *J Am Vet Med Assoc* 178:58, 1981.
27. Fyfe JC: Feline intrinsic factor (IF) is pancreatic in origin and mediates ileal cobalamin (CBL) absorption [abstract], *J Vet Intern Med* 7:133, 1993.
28. Garvey MS, Zawie DA: Feline pancreatic disease, *Vet Clin North Am Small Anim Pract* 14:1231, 1984.
29. Gerhardt A, Steiner JM, Williams DA et al: Comparison of the sensitivity of different diagnostic tests for pancreatitis in cats, *J Vet Intern Med* 15:329, 2001.
30. Godfrey DR: A case of feline paraneoplastic alopecia with secondary *Malassezia*-associated dermatitis, *J Small Anim Pract* 39:394, 1998.
31. Goossens MMC, Nelson RW, Feldman EC et al: Response to insulin treatment and survival in 104 cats with diabetes mellitus (1985-1995), *J Vet Intern Med* 12:1, 1998.
32. Hecht S, Penninck DG, Keating JH: Imaging findings in pancreatic neoplasia and nodular hyperplasia in 19 cats, *Vet Radiol Ultrasound* 48:45, 2007.
33. Hill RC, Van Winkle TJ: Acute necrotizing pancreatitis and acute suppurative pancreatitis in the cat, *J Vet Intern Med* 7:25, 1993.
34. Hines B, Salisbury S, Jakovljevic S et al: Pancreatic pseudocyst associated with chronic-active necrotizing pancreatitis in a cat, *J Am Anim Hosp Assoc* 32:147, 1996.
35. Holzworth J, Coffin DL: Pancreatic insufficiency and diabetes mellitus in a cat, *Cornell Vet* 43:502, 1953.
36. Hoskins JD, Turk JR, Turk MA: Feline pancreatic insufficiency, *Vet Med Small Anim Clin* 77:1745, 1982.
37. Hurley KF, Pesavento PA, Pedersen NC et al: An outbreak of virulent systemic feline calicivirus disease, *J Am Vet Med Assoc* 224:241, 2004.
38. Kelly DF, Baggott DG, Gaskell CJ: Jaundice in the cat associated with inflammation of the biliary tract and pancreas, *J Small Anim Pract* 16:163, 1975.
39. Kerry H: Placement of jejunal feeding tubes for post-gastric feeding, *Clin Tech Small Anim Pract* 19:32, 2004.
40. Kipperman BS, Nelson RW, Griffey SM et al: Diabetes mellitus and exocrine pancreatic neoplasia in two cats with hyperadrenocorticism, *J Am Anim Hosp Assoc* 28:415, 1992.
41. Kitchell BE, Strombeck DR, Cullen J et al: Clinical and pathologic changes in experimentally induced acute pancreatitis in cats, *Am J Vet Res* 47:1170, 1986.
42. Klaus JA, Rudloff E, Kirby R: Nasogastric tube feeding in cats with suspected acute pancreatitis: 55 cases (2001-2006), *J Vet Emer Crit Car* 19:337, 2009.
42a. Lutz TA, Rand JS, Watt P, et al: Pancreatic biopsy in normal cats, *Aust Vet J* 17:223, 1994.
43. Mansfield CS, Jones BR: Review of feline pancreatitis part one: the normal feline pancreas, the pathophysiology, classification, prevalence and aetiologies of pancreatitis, *J Feline Med Surg* 3:117, 2001.
44. Montali RJ, Strandberg JD: Extraperitoneal lesions in feline infectious peritonitis, *Vet Pathol* 9:109, 1972.
45. Owens JM, Drazner FH, Gilbertson SR: Pancreatic disease in the cat, *J Am Anim Hosp Assoc* 11:83, 1975.
46. Packer RA, Cohn LA, Wohlstadter DR et al: D-Lactic acidosis secondary to exocrine pancreatic insufficiency in a cat, *J Vet Intern Med* 19:106, 2005.
47. Parent C, Washabau RJ, Williams DA et al: Serum trypsin-like immunoreactivity, amylase, lipase in the diagnosis of feline acute pancreatitis [abstract], *J Vet Intern Med* 9:194, 1995.
48. Pascal-Tenorio A, Olivry T, Gross TL et al: Paraneoplastic alopecia associated with internal malignancies in the cat, *Vet Derm* 8:47, 1997.
49. Pedersen NC, Elliott JB, Glasgow A et al: An isolated epizootic of hemorrhagic-like fever in cats caused by a novel and highly virulent strain of feline calicivirus, *Vet Microbiol* 73:281, 2000.
50. Perrins N, Gaudiano F, Bond R: Carriage of *Malassezia* spp. yeasts in cats with diabetes mellitus, hyperthyroidism and neoplasia, *Med Mycol* 45:541, 2007.
51. Perry LA, Williams DA, Pidgeon GL et al: Exocrine pancreatic insufficiency with associated coagulopathy in a cat, *J Am Anim Hosp Assoc* 27:109, 1991.
52. Priester WA: Data from eleven United States and Canadian colleges of veterinary medicine on pancreatic carcinoma in domestic animals, *Cancer Res* 34:1372, 1974.
53. Pyle SC, Marks SL, Kass PH: Evaluation of complications and prognostic factors associated with administration of total parenteral nutrition in cats: 75 cases (1994-2001), *J Am Vet Med Assoc* 225:242, 2004.
54. Rademacher N, Ohlerth S, Scharf G et al: Contrast-enhanced power and color doppler ultrasonography of the pancreas in healthy and diseased cats, *J Vet Intern Med* 22:1310, 2008.

55. Ranson J, Shamamian P: Diagnostic standards for acute pancreatitis, *World J Surg* 21:136, 1997.
56. Reber PU, Lewis MP, Patel AG et al: Ethanol-mediated neutrophil extravasation in feline pancreas, *Dig Dis Sci* 43:2610, 1998.
57. Root MV, Johnson KH, Allen WT et al: Diabetes mellitus associated with pancreatic endocrine insufficiency in a kitten, *J Small Anim Pract* 36:416, 1995.
58. Rothenbacher H, Lindquist WD: Liver cirrhosis and pancreatitis in a cat infected with *Amphimerus Pseudofelineus, J Am Vet Med Assoc* 143:1099, 1963.
59. Ruaux CG, Steiner JM, Williams DA: Early biochemical and clinical responses to cobalamin supplementation in cats with signs of gastrointestinal disease and severe hypocobalaminemia, *J Vet Intern Med* 19:155, 2005.
60. Saunders HM, VanWinkle TJ, Drobatz K et al: Ultrasonographic findings in cats with clinical, gross pathologic, and histologic evidence of acute pancreatic necrosis: 20 cases (1994-2001), *J Am Vet Med Assoc* 221:1724, 2002.
61. Schweighauser A, Gaschen F, Steiner J et al: Evaluation of endosonography as a new diagnostic tool for feline pancreatitis, *J Feline Med Surg* 11:492, 2009.
62. Seaman RL: Exocrine pancreatic neoplasia in the cat: a case series, *J Am Anim Hosp Assoc* 40:238, 2004.
63. Sheridan V: Pancreatic deficiency in the cat [letter], *Vet Rec* 96:229, 1975.
64. Simpson KW, Shiroma JT, Biller DS et al: Ante mortem diagnosis of pancreatitis in four cats, *J Small Anim Pract* 35:93, 1994.
65. Son TT, Thompson L, Serrano S et al: Retrospective study: surgical intervention in the management of severe acute pancreatitis in cats: 8 cases (2003-2007*), J Vet Emer Crit Car* 20:426, 2010.
66. Steiner JM: Exocrine pancreatic insufficiency. In August JR, editor: *Consultations in feline internal medicine*, ed 6, St Louis, 2010, Saunders Elsevier, p 225.
67. Steiner JM, Williams DA: Feline exocrine pancreatic disorders, *Vet Clin North Am Small Anim Pract* 29:551, 1999.
68. Steiner JM, Williams DA: Serum feline trypsin-like immunoreactivity in cats with exocrine pancreatic insufficiency, *J Vet Intern Med* 14:627, 2000.
69. Steiner JM, Wilson BG, Williams DA: Purification and partial characterization of feline classical pancreatic lipase, *Comp Biochem Physiol B Biochem Mol Biol* 134:151, 2003.
70. Steiner JM, Wilson BG, Williams DA: Development and analytical validation of a radioimmunoassay for the measurement of feline pancreatic lipase immunoreactivity in serum, *Can J Vet Res* 68:309, 2004.
71. Swift NC, Marks SL, MacLachlan NJ et al: Evaluation of serum feline trypsin-like immunoreactivity for the diagnosis of pancreatitis in cats, *J Am Vet Med Assoc* 217:37, 2000.
72. Tangner CH, Turrel JM, Hobson HP: Complications associated with proximal duodenal resection and cholecystoduodenostomy in two cats, *Vet Surg* 11:60, 1982.
73. Tasker S, Griffon DJ, Nuttall TJ et al: Resolution of paraneoplastic alopecia following surgical removal of a pancreatic carcinoma in a cat, *J Small Anim Pract* 40:16, 1999.
74. Thompson KA, Parnell NK, Hohenhaus AE et al: Feline exocrine pancreatic insufficiency: 16 cases (1992-2007), *J Feline Med Surg* 11:935, 2009.
75. Van Pelt CS, Crandell RA: Pancreatitis associated with a feline herpesvirus infection, *Compan Anim Pract* 1:7, 1987.
76. VanEnkevort BA, O'Brien RT, Young KM: Pancreatic pseudocysts in 4 dogs and 2 cats: ultrasonographic and clinicopathologic findings, *J Vet Intern Med* 13:309, 1999.
77. Vyhnal KK, Barr SC, Hornbuckle WE et al: *Eurytrema procyonis* and pancreatitis in a cat, *J Feline Med Surg* 10:384, 2008.
78. Washabau RJ: Acute necrotizing pancreatitis. In August JR, editor: *Consultations in feline internal medicine*, ed 5, St Louis, 2006, Saunders Elsevier, p 109.
79. Webb CB, Trott C: Laparoscopic diagnosis of pancreatic disease in dogs and cats, *J Vet Intern Med* 22:1263, 2008.
80. Weiss DJ, Gagne JM, Armstrong PJ: Relationship between inflammatory hepatic disease and inflammatory bowel disease, pancreatitis, and nephritis in cats, *J Am Vet Med Assoc* 209:1114, 1996.
81. Westermarck E, Saario E: Traumatic pancreatic injury in a cat: a case history, *Acta Vet Scand* 30:359, 1989.
82. Widdison AL, Alvarez C, Chang Y-B et al: Sources of pancreatic pathogens in acute pancreatitis in cats, *Pancreas* 9:536, 1994.
83. Widdison AL, Karanjia ND, Reber HA: Antimicrobial treatment of pancreatic infection in cats, *Br J Surg* 81:886, 1994.
84. Widdison AL, Karanjia ND, Reber HA: Routes of spread of pathogens into the pancreas in a feline model of acute pancreatitis, *Gut* 35:1306, 1994.
85. Williams DA: Feline exocrine pancreatic insufficiency. In Bonagura JD, editor: *Kirk's current veterinary therapy XII*, St Louis, 1995, Saunders, p 732.
86. Williams DA: Feline exocrine pancreatic disease. In Bonagura JD, Twedt DC, editors: *Kirk's current veterinary therapy XIV*, St Louis, 2009, Saunders Elsevier, p 538.
87. Williams DA, Reed SD, Perry L: Fecal proteolytic activity in clinically normal cats and in a cat with exocrine pancreatic insufficiency, *J Am Vet Med Assoc* 197:210, 1990.
88. Wolff A: An unusual unidentified abdominal mass in a cat, *Vet Med Small Anim Clin* 74:162, 1979.
89. Xenoulis PG, Steiner JM: Current concepts in feline pancreatitis, *Top Companion Anim Med* 23:185, 2008.
90. Zoran DL: Pancreatitis in cats: diagnosis and management of a challenging disease, *J Am Anim Hosp Assoc* 42:1, 2006.

Doenças do Fígado

Debra L. Zoran

O fígado felino é um grande órgão complexo envolvido em diversos processos metabólicos, funcionais e de destoxificação que podem ser influenciados, individual ou coletivamente, por doença ou disfunção. Os gatos apresentam um conjunto único de doenças hepáticas que ocorrem com maior frequência nessa espécie em comparação com as doenças típicas que ocorrem em cães. Tais doenças são lipidose hepática, síndrome da colangite felina e hepatopatias infecciosas (p. ex., PIF, trematódeos, histoplasmose e toxoplasmose).[2,25,34,58,61] Não obstante, esses distúrbios com frequência manifestam-se com alterações clínicas, laboratoriais e histopatológicas características, que são necessárias para o diagnóstico e o tratamento adequados. O objetivo desta seção consiste em rever a interpretação de alterações clínicas e laboratoriais que ocorrem nessas doenças do fígado felino e proporcionar uma abordagem para a separação das doenças mais comuns por meio de suas características clínicas. A seguir, pretende-se discutir o tratamento de cada doença hepática com base no nosso nível atual de compreensão de hepatoprotetores, antioxidantes e fármacos usados com fins terapêuticos específicos.

Sinais clínicos

Os sinais clínicos de doença hepática em gatos com frequência são vagos e inespecíficos. Entretanto, a identificação de determinadas anormalidades clínicas e laboratoriais e a sua associação a hepatopatia podem ajudar muito no processo diagnóstico. Os sinais clínicos precoces mais comuns observados em gatos com doença hepática são anorexia, letargia e perda de peso, que são sinais presentes em muitas (se não a maioria!) das doenças de felinos.[2,15] Como esses indicadores iniciais de doença não apontam especificamente para hepatopatia, ocorrerá atraso no diagnóstico, a menos que o clínico considere com cuidado todas as possibilidades e realize outros testes para avaliar mais profundamente a situação. Por exemplo, a lipidose hepática felina é a forma mais comum de doença hepática em gatos em EUA, Reino Unido, Japão e Europa Ocidental, ocorrendo com prevalência de quase 16% de um estudo.[2] No entanto, o sinal clínico mais comum e, com frequência, o único, associado ao início desta condição é anorexia. Os sinais de doença hepática grave (em especial, icterícia e vômito) não ocorrem até mais tarde (dias ou semanas) no curso da doença.[2,21] O reconhecimento de que a anorexia em um gato, mesmo durante alguns dias, seja fator de risco para desenvolvimento de lipidose hepática é essencial, e este risco é maior em gatos obesos.[11,21] Além disso, os sinais clínicos de insuficiência hepática desenvolvem-se muito mais lentamente. Muitos gatos com lipidose hepática mostram-se alertas e responsivos até uma fase bem avançada no curso da doença, retardando o início do tratamento apropriado. Existe uma situação clínica semelhante para a segunda forma mais comum de doença hepática em gatos, a síndrome da colangite felina.[15,28,58] Este complexo de doenças no gato pode estar associado a sinais que variam desde anorexia e letargia até vômitos e icterícia. Esses sinais podem variar em gravidade e prevalência. O ponto fundamental é que, exceto pelo desenvolvimento de icterícia, não existe uma constelação de sinais clínicos que sejam indicadores clínicos clássicos de doença hepática em gatos.[15,28] Assim como ocorre em muitas doenças felinas, alterações clínicas sutis, como anorexia, letargia ou inatividade, com frequência são os únicos sinais de doença e devem ser investigados mais atentamente.

Exames laboratoriais de rotina

Existem poucas alterações no hemograma completo que sejam indicadores específicos de hepatopatia primária em gatos. O achado mais comum é a existência de poiquilócitos, que são eritrócitos com forma irregular, provavelmente por alterações nos lipídios da membrana em decorrência de disfunção hepática.[14] Podem ocorrer outras anormalidades, como anemia da doença crônica ou neutrofilia, porém esses achados são inespecíficos e ocorrem com frequência variável. Talvez a razão mais importante para obter o hemograma em gatos ictéricos seja porque esse teste é essencial para ajudar a descartar a hemólise como causa da hiperbilirrubinemia.

O perfil químico sérico pode ser bastante útil, mas existem diversos pontos críticos na interpretação desses valores que são importantes para revisar. As transaminases hepáticas (alanina aminotransferase [ALT] e aspartato aminotransferase [AST]) são enzimas de extravasamento, porém não diferenciam entre distúrbios hepatobiliares nem fornecem um indicador da gravidade da doença de origem. Assim, embora possam ser observados incrementos na ALT em gatos com doença hepática, esses incrementos também estão presentes em diversas outras doenças infecciosas, inflamatórias, neoplásicas e endócrinas sistêmicas, como hipertireoidismo, dirofilariose felina, PIF e neoplasia.* Como alternativa, as enzimas associadas a membrana colestática, fosfatase alcalina e gamaglutamiltransferase (GGT) são especialmente úteis para identificar distúrbios que envolvem componentes ductais biliares ou pancreáticos. Diferentemente do cão, essas enzimas apresentarão aumento pequeno em gatos, mesmo com doença

grave, e não existe indução por glicocorticoides ou fármacos das enzimas que influencie a interpretação.[14,37] Assim, incrementos na ALT no gato adulto significam liberação da enzima a partir da árvore hepatobiliar e devem ser importantes. Tanto a fostatase alcalina quanto a GGT são produzidas em outros tecidos além do fígado, com a atividade mais alta de GGT no rim e no pâncreas. Contudo, outras fontes além do fígado não contribuem para a atividade dessas enzimas na saúde. Estudos recentes sobre os efeitos dessas enzimas em gatos com pancreatite, colangite, obstrução de ducto biliar extra-hepático (ODBEH)) e lipidose hepática revelam algumas características importantes no incremento dessas enzimas.[14] Em primeiro lugar, tanto a ALP quanto a GGT estão aumentadas em gatos com pancreatite, colangite ou ODBEH, pois a inflamação da árvore biliar também influencia os ductos pancreáticos (e vice-versa, Figura 23.55). Além disso, se os incrementos nessas enzimas forem semelhantes, o diagnóstico provavelmente é um dentre esses três.[15] Por outro lado, em gatos com lipidose hepática (sem doença inflamatória concomitante do sistema de ductos biliares ou pancreáticos), grandes incrementos na fosfatase alcalina são observados, porém a GGT permanece normal ou levemente aumentada. Assim, se o aumento da fosfatase alcalina for de 5 a 10 vezes, enquanto a GGT não está aumentada ou aumentar apenas 1 a 2 vezes, então o diagnóstico provável é de lipidose hepática.[14-16]

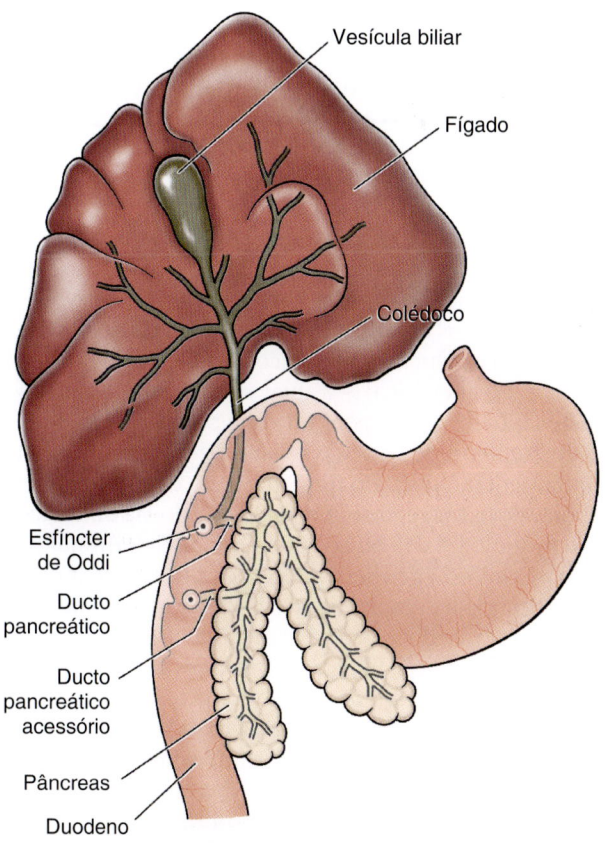

Figura 23.55 Diagrama da anatomia da árvore biliar felina, dos ductos pancreáticos e da ligação com o duodeno. *(Disponível em http://media.gradvet.com/show10MinuteTopUp.php?type=&Entity=10 MinuteTopUps&ID=31.)*

---

*Referências 4, 14, 31, 34, 45, 58.

Além de enzimas do painel bioquímico, que são de valor limitado para avaliar função hepática, existem diversos testes fundamentais que podem ser usados para determiná-la em gatos com enzimas hepáticas elevadas. Esses cinco testes encontrados na maioria dos painéis bioquímicos de rotina são indicadores funcionais úteis: colesterol, bilirrubina, glicose, albumina e ureia sanguínea (BUN). Contudo, nenhum desses elementos é imune a influências externas em sua interpretação, como bilirrubina e colesterol, que são os mais específicos para o fígado. Em gatos com hepatopatia grave ou insuficiência hepática, os níveis de bilirrubina tendem a ser bastante elevados, enquanto as concentrações de BUN, albumina, colesterol e glicose tendem a estar significativamente diminuídas. Isso significa incapacidade de metabolizar ureia (falta de arginina), e de produzir albumina ou colesterol, além de metabolização anormal da glicose. Entretanto, essas alterações representam perda intensa de função hepática e, por isso, não são indicadores sensíveis da função hepática. Isso porque as alterações ocorrem bastante tardiamente no curso da doença. Não obstante, em gatos com enzimas hepáticas elevadas e sinais clínicos de doença hepática, esses valores devem ser cuidadosamente avaliados. Como doença GI e nefropatias com perda de proteína também podem provocar perda de albumina e influenciar o colesterol, é essencial avaliar o gato quanto a esses problemas ao interpretar esses resultados. Finalmente, o metabolismo da bilirrubina é uma função crítica do fígado, porém a interpretação da hiperbilirrubinemia exige a consideração atenta da distribuição da bilirrubina. A hiperbilirrubinemia desenvolve-se devido a uma dentre três causas possíveis: (1) hemólise excessiva de eritrócitos (também conhecida como icterícia pré-hepática) – a bilirrubina alta na corrente sanguínea ocorre por sobrecarga do sistema mononuclear/fagócitos com pigmentos heme a partir da destruição de eritrócitos; (2) doença do parênquima hepático ou insuficiência hepática (também conhecida como icterícia hepática) – que resulta em falta de metabolismo normal da bilirrubina nos hepatócitos e regurgitação dos pigmentos para a corrente sanguínea, onde não são captados para o interior das células e excretados na bile; e (3) doença da vesícula biliar, trato biliar ou do ducto pancreático (também conhecida como icterícia pós-hepática) – a qual resulta em obstrução dos ductos biliares ou de perda da bile para o abdome (ruptura de ducto ou de vesícula biliar e peritonite por bile).[41] O fundamental é que, em qualquer gato com hiperbilirrubinemia, deve ser realizada a avaliação do volume globular e da morfologia dos eritrócitos, a fim de determinar se a icterícia é causada por hemólise. Após a hemólise ser descartada, completa-se a avaliação de doença parenquimatosa primária *versus* doença da árvore biliar por meio da avaliação da apresentação clínica, dos exames laboratoriais e das imagens da árvore biliar e do abdome quanto a evidências possíveis de doença biliar ou pancreática.

A urinálise também é parte importante do banco de dados mínimo. Isso não é diferente em um gato doente com suspeita de doença hepática. Em gatos, a existência de hiperbilirrubinúria é anormal sob qualquer concentração de urina, pois os gatos não conseguem conjugar bilirrubina nos túbulos renais.[14] Contudo, assim como a bilirrubinemia, a bilirrubina na urina pode ocorrer devido às três causas possíveis de hiperbilirrubinemia: pré-hepática, hepática e pós-hepática. Por isso, é necessária a avaliação mais aprofundada quando a bilirrubina for detectada. A cristalúria por biurato de amônia sugere hiperamonemia, a qual, no gato, ou decorre de desvio portossistêmico congênito (menos comum em gatos que em cães) ou de doença hepática grave em estágio terminal resultando em hipertensão portal, que costuma ser causada por cirrose ou por doença hepática policística avançada.[6,41]

Testes de função hepática

As hepatopatias felinas mais comuns são lipidose hepática e síndrome da colangite felina, as quais são duas doenças que resultam com frequência no desenvolvimento de icterícia clínica ou bioquímica. Assim, como a hiperbilirrubinemia é um indicador mais sensível de função hepática do que ácidos biliares ou outros testes de função hepática, a necessidade de teste adicional é discutível. Entretanto, haverá circunstâncias em que se indicará a avaliação adicional da função hepática e, por esse motivo, poderão ser necessários ácidos biliares séricos, níveis de amônia sanguínea e ácidos biliares na urina. Existem algumas situações em que os exames de função hepática podem estar indicados, porém as indicações mais comuns para exames adicionais seriam um gato com enzimas hepáticas persistentemente elevadas e sem origem conhecida, um gato que desenvolve obstrução uretral devido a cálculos de urato (sugestivos de desvio portossistêmico) ou um gato com possível doença hepática policística.[5] Um dos testes mais antigos para função hepática, devido à associação ao desenvolvimento de hepatoencefalopatia, é a aferição dos níveis de amônia no sangue.[38] Entretanto, embora esse teste seja a única maneira prática de diagnosticar hepatoencefalopatia em cães, ele tem diversas limitações, como diferenças nos níveis de amônia entre amostras arteriais e venosas (mais baixas) e questões importantes relacionadas com o manuseio (amônia é lábil e os resultados são influenciados pelo manuseio inadequado da amostra ou por falta de aferição imediata). Isso torna difícil seu uso na prática.[43] Em gatos, a hiperamonemia é até menos comum do que em cães, provavelmente por causa de suas vias de alto funcionamento do ciclo da ureia.[14] Os testes não foram validados para sangue felino na maioria dos laboratórios. Assim, não se recomenda o teste como indicador único de insuficiência hepática. Em gatos não ictéricos com doença hepática grave ou em gatos jovens com suspeita de desvio portossistêmico, os ácidos biliares séricos constituem o indicador mais confiável de insuficiência hepática.[18]

A aferição das concentrações de ácidos biliares séricos pré-prandiais e pós-prandiais é o teste mais confiável, prontamente disponível e sensível de função hepática em gatos não ictéricos.[5,14] Com essa explicação, embora os incrementos nos ácidos biliares sejam indicadores precisos de insuficiência hepática, os níveis não podem ser utilizados para avaliar a gravidade da doença ou o tipo de disfunção. Além disso, os exames para ácidos biliares são mais eficazes quando amostras pareadas (pré-prandiais e pós-prandiais) são comparadas. Isso porque amostras de ácidos biliares unitárias, em jejum ou aleatórias, podem apresentar resultado falso-negativo (normal). Entretanto, com frequência, os gatos não se alimentarão na clínica ou quando estiverem doentes e isso impede a coleta de amostra pós-prandial. Contudo, tal fato não invalida os resultados porque, se o resultado de uma única amostra de ácidos biliares for anormal, ela indica disfunção hepática confiavelmente.

Uma alternativa para o emprego do soro para o teste de ácidos biliares em gatos é a análise de ácidos biliares na urina. Gatos sadios excretam pequena porcentagem de ácidos biliares conjugados na urina.[14] Contudo, em gatos com distúrbios hepáticos que provoquem aumento de ácidos biliares séricos (e especialmente doenças hepáticas colestáticas), ocorre incremento significativo da excreção de ácidos biliares na urina. Quando os ácidos biliares urinários (ABU) foram coletados 4 a 8 h após uma refeição e aferidos (normalizando o valor com a creatinina urinária: ABU/CrU) e comparados com ácidos biliares séricos em um estudo com 54 gatos com doença hepática, 17 gatos com doença não hepática e 8 gatos normais, os resultados estiveram bastante correlacionados.[47] A utilidade do teste de ácidos biliares urinários consiste no fato de o exame não exigir uma amostra pareada (teste pós-prandial) e não ser influenciado, como o teste sérico, por hemólise ou lipemia da amostra de sangue. Gatos normais apresentam ABU/CrU inferior a 4,4 µmol/mg, enquanto valores superiores a 4,4 são considerados evidência de disfunção hepática significativa.[47]

Sabe-se bem que o fígado desempenha um papel central na homeostase da coagulação e é o único local da síntese de muitas proteínas da coagulação, proteínas anticoagulantes e fatores fibrinolíticos. A vitamina K é um dos fatores mais comuns encontrados inativos ou deficientes em gatos com disfunção hepática e ela é essencial para o funcionamento normal dos fatores II, VII, IX e X, proteínas C e S e trombina. Vitamina K insuficiente ou inativa pode ocorrer por diversos motivos, como restrição dietética (p. ex., anorexia ou deficiência na dieta), ruptura da flora entérica que sintetiza vitamina K (p. ex., antibioticoterapia crônica), doenças que provocam má absorção de gordura (p. ex., DII, insuficiência pancreática exócrina), ingestão de antagonistas de vitamina K ou disfunção hepática.[20] Por exemplo, em gatos com lipidose hepática, aproximadamente 25% apresentarão tempo de protrombina (TP) aumentado e 35% apresentarão tempo de tromboplastina parcial (TPP) aumentado, porém 60% dos gatos apresentarão elevadas proteínas induzidas por antagonistas de vitamina K ou ausência de vitamina K.[20] Não obstante, embora essas proteínas sejam um teste bastante sensível para anormalidades da função da vitamina K, a maioria dos gatos com doença hepática que tem TP/TPP normais – porém apresente anormalidade na proteína induzida por antagonistas de vitamina K ou ausência de vitamina K – não dá evidências clínicas de sangramento. Em qualquer caso, anormalidades na cascata da coagulação relacionadas com deficiência de vitamina K em gatos com doença hepática são comuns, haja ou não evidências de hemorragia ativa. E, como o equilíbrio do sistema de coagulação em um gato com doença hepática pode ser rompido por um procedimento que desencadeie pequenos sangramentos (p. ex.,

uma biopsia), todos os gatos com doença hepática devem receber vitamina K como medida preventiva antes e após procedimentos invasivos, mesmo se os tempos de coagulação (TP e TPP) forem normais. Isso pode ser especialmente importante em gatos com lipidose hepática, porque seu estado de coagulação de vitamina K provavelmente é ainda mais influenciado pela anorexia concomitante e pela ruptura da flora entérica.[14] A dose de vitamina K_1 usada profilaticamente é de 2,5 mg SC, IM ou VO a cada 12 h durante 3 a 5 dias; a partir de então, semanalmente até a recuperação.

Colestase e icterícia

Para resumo das causas de icterícia, convém ver o Boxe 23.4. A colestase é a redução do fluxo biliar, que pode ocorrer em qualquer ponto ao longo da árvore biliar. Ocorre produção de bile nos hepatócitos, e o fluxo está ligado aos componentes de concentração distal (vesícula biliar e colédoco) pelos dúctulos biliares. Assim, a colestase pode ocorrer no interior da árvore biliar hepática (colestase intra-hepática) ou fora do fígado (na vesícula biliar e no colédoco) (colestase extra-hepática). A colestase intra-hepática ocorre com maior frequência em doenças que envolvam lesão hepatocelular, extravasamento ou tumefação hepatocelulares, como infecções (p. ex., colângio-hepatite bacteriana, toxoplasmose, PIF ou outras doenças que causem inflamação), doenças infiltrativas (p. ex., linfoma),

---

Boxe 23.4 Resumo das causas de icterícia

A icterícia resulta de colestase e a causa subjacente pode ser hemólise ou doença hepatobiliar. Por isso, são necessários exames clínicos adicionais para determinar se está ocorrendo destruição de eritrócitos ou doença hepática. Na maioria das doenças hepatobiliares de gatos, ocorre colestase, porém pode não haver icterícia clinicamente evidente. Isso porque o grau de hiperbilirrubinemia precisa estar, no mínimo, 2 a 3 vezes acima dos valores normais para exceder a capacidade do fígado de processar esse excesso de bilirrubina. Em gatos com hiperbilirrubinemia não causada por hemólise, seja o processo clínico ou subclínico, não existe necessidade de avaliação adicional de função hepática (p. ex., exames para ácidos biliares), pois a bilirrubina é um indicador mais sensível de função hepática do que os ácidos biliares. O grau de hiperbilirrubinemia não sugere diferenciação entre colestase intra-hepática e extra-hepática. Entretanto, fezes acólicas (fezes brancas) são diagnósticas de obstrução de ducto biliar extra-hepático (ODBEH), pois há falta de estercobilinogênio (o pigmento castanho/negro nas fezes) apenas em gatos com obstrução completa do ducto biliar. Finalmente, a colestase intra-hepática e a icterícia clínica em um gato indicam doença hepatobiliar difusa, como colangite ou lipidose hepática. Isso porque a doença hepática focal, mesmo se grave, não causará hiperbilirrubinemia clínica por causa da imensa capacidade de reserva do fígado para captar bilirrubina.

doenças metabólicas (p. ex., lipidose hepática) ou doenças que causem a ruptura da arquitetura (p. ex., cirrose ou doença policística grave).[41] A colestase intra-hepática ocorre na zona 1 dos lóbulos hepáticos (zona periporta) e no nível de hepatócitos, canalículos ou dúctulos biliares. Além disso, é lesiva às células por causa das propriedades emulsificantes de lipídio sobre lipídios da membrana. No entanto, como o fígado tem uma grande capacidade de reserva, a icterícia clínica (p. ex., icterícia) ocorre apenas nos casos mais graves, quando o fígado está acometido de modo difuso. Por isso, a colestase intra-hepática grave ou persistente pode funcionar perpetuando a inflamação e a lesão celular se não for corrigida.

A colestase extra-hepática ou obstrução de ducto biliar extra-hepático (ODBEH) é menos comum do que a colestase intra-hepática e está mais comumente associada a obstrução do colédoco. Como cálculos biliares não são frequentes em gatos, as etiologias mais comuns são neoplasia (primariamente do pâncreas, porém podem ocorrer colangiocarcinomas) ou pancreatite crônica. Esta pode ocorrer concomitantemente a colangite em gatos, a qual resulta em colestase tanto intra-hepática quanto extra-hepática em alguns gatos.[23,41] Os ductos biliares são acometidos em gatos com pancreatite crônica porque o sistema biliar e o sistema de ductos pancreáticos de felinos emergem na altura do pâncreas, formando o único ducto que desemboca no duodeno. Assim, em gatos com pancreatite ou com doença biliar, evidências recentes mostram que a inflamação acomete os dois órgãos.[54,59] Além disso, na pancreatite crônica, a inflamação persistente ou o desenvolvimento de fibrose podem resultar em dilatação ou obstrução do colédoco.[33] Em gatos com ODBEH crônica, o colédoco se tornará bastante dilatado e tortuoso, um achado facilmente observado na ultrassonografia abdominal, mas um problema de controle difícil (Figuras 23.56 e 23.57). É interessante notar que a vesícula biliar, com frequência, não se encontra aumentada e pode, na verdade, estar pequena em gatos com esse distúrbio, pois o líquido remanescente na vesícula biliar é bile branca (bile mucinosa altamente

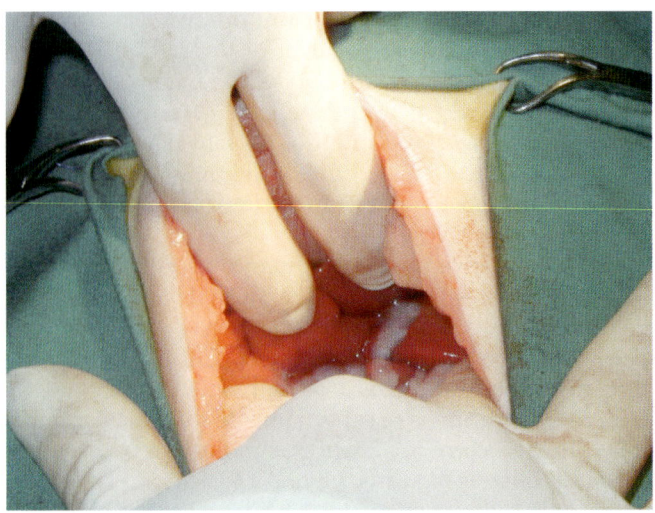

Figura 23.57 Aspecto de ducto biliar distendido de gato à laparotomia, com colangite infecciosa (mesmo animal da Figura 23.56). (*Cortesia do Dr. Randolph Baral.*)

concentrada a partir da qual o pigmento foi reabsorvido).[41] Além disso, o preenchimento variável da vesícula biliar é um fenômeno normal. Assim, o tamanho da vesícula biliar não é um indicador de ODBEH.

Hipertensão portal e encefalopatia hepática, ascite e derivação portossistêmica adquirida

A hipertensão portal é a pressão venosa anormalmente alta no sistema porta. Quase sempre ela é causada por aumento da resistência ao fluxo do sangue portal. Existem potencialmente três causas regionais de hipertensão portal: pré-hepática (doença na própria veia porta), hepática (doenças intra-hepáticas provocando compressão ou diminuição do fluxo) e pós-hepática (doenças da veia cava caudal, coração direito ou vasculatura pulmonar). A etiologia mais comum de hipertensão portal no gato é cirrose ou trombose venosa portal, pois a hipoplasia da veia porta (antes conhecida como displasia microvascular) sabidamente ocorre apenas no cão. Ademais, outras causas de hipertensão portal (síndrome de Budd-Chiari, síndrome caval por dirofilária, hipertensão pulmonar) são raras e mais prováveis de ocorrer no cão.[41,44] De qualquer maneira, os efeitos clinicamente reconhecíveis de hipertensão portal são desenvolvimento de ascite (incomum no gato), derivação portossistêmica adquirida (relatada em gatos) e desenvolvimento de encefalopatia hepática (menos comum em gatos que em cães devido à sua profunda habilidade de lidar com as perdas de proteínas).[5,36,41] Na maioria dos gatos e cães que desenvolvem encefalopatia hepática (EH) secundariamente à hipertensão portal, o motivo é a redução da função hepática (devido a derivação vascular portossistêmica [DVP] ou a cirrose e a derivação adquirida que se desenvolve). Os gatos podem desenvolver outra forma de EH por causa de lipidose hepática, porém se acredita que seja pela associação entre insuficiência hepática e jejum prolongado. Isso resulta em deficiência de arginina e comprometimento da destoxificação de amônia.[2]

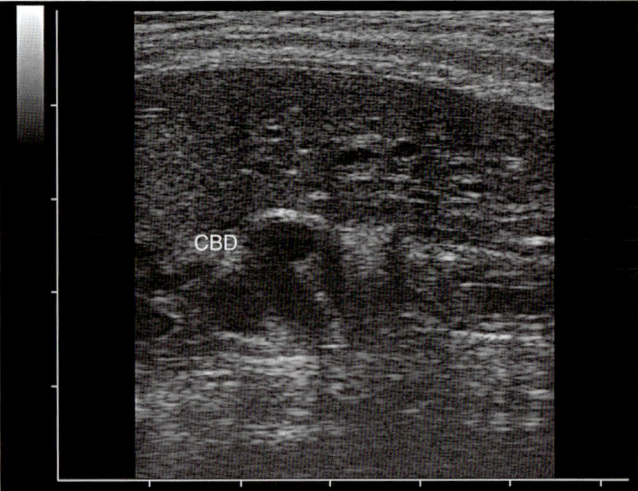

Figura 23.56 Aspecto ultrassonográfico de colédoco tortuoso e distendido (marcado como CBD) em um gato com colangite infecciosa. (*Cortesia do Dr. Randolph Baral.*)

Anomalias vasculares portossistêmicas, também denominadas derivações portossistêmicas ou derivações portovenosas, embora menos comuns que em cães, também ocorrem em gatos. Essas anomalias vasculares podem ser congênitas ou adquiridas, solitárias ou múltiplas e ocorrem como derivações vasculares extra-hepáticas ou no interior do próprio fígado (derivações intra-hepáticas).[5] A derivação de sangue ao redor do fígado é a causa da atrofia hepática e da redução da função hepática que resulta no acúmulo de toxinas, particularmente amônia, a qual leva ao desenvolvimento de hepatoencefalopatia. As duas veias mais comuns que funcionam como ponto de conexão para a derivação de sangue venoso portal são a veia cava caudal e a veia ázigo.[5] Em gatos, um único desvio portocaval extra-hepático é a forma mais comumente relatada e ocorre em 75% dos gatos com DVP.[5] Assim como em cães, raças específicas de gatos podem ter DVP mais comumente; entre essas, estão gatos de pelo curto domésticos e dos tipos Birmanês, Siamês, Persa e Himalaio.[5] Diferentemente de cães, os machos felinos podem estar mais predispostos a DVP que as fêmeas, porém os sinais clínicos relacionam-se com os três sistemas corporais mais acometidos: sistema nervoso central, trato GI e trato urinário. As queixas mais comuns à apresentação, em gatos, são perda de peso ou crescimento fraco/imperceptível e comportamento abobalhado, bizarro ou letárgico, em especial após a alimentação. Os sinais de doença GI comuns em cães, como vômito, diarreia ou inapetência, são menos comuns em gatos, porém, em um relato, 75% dos gatos com DVP salivavam.[5] Finalmente, gatos com DVP com frequência são levados à clínica com sinais de doença do trato urinário inferior (p. ex., hematúria, estrangúria ou mesmo obstrução) por causa do desenvolvimento de urólitos de urato (que são radiotransparentes; desse modo, são difíceis de serem detectados).[5]

Como os sinais mais comuns de EH são apatia, inquietação e diminuição da vigília mental, não são identificados especificamente, com frequência, como indicativos de disfunção cerebral, e sim como parte da constelação de sinais da doença hepática. Contudo, com a evolução da doença, outros sinais se desenvolvem, como ataxia, salivação, torpor ou coma. O melhor e o único teste diagnóstico prático para EH é a aferição plasmática dos níveis de amônia.[43] Contudo, conforme previamente observado, o teste envolve muitas questões técnicas que tornam difícil sua utilidade no ambiente da clínica e existem poucos laboratórios que tenham validado a aferição da amônia no gato.

Outras doenças | Neoplasia hepatobiliar e amiloidose

O câncer do fígado pode ocorrer como patologia primária (Tabela 23.22) ou em consequência de metástase de doença neoplásica afetando outro local e, mais tipicamente, na cavidade abdominal. A infiltração neoplásica mais comum do fígado que não um tumor hepático primário

Tabela 23.22 **Neoplasia hepatobiliar.**

Tipo de tumor	Incidência/espécie	Comentários
Tumores de hepatócitos: Adenoma hepatocelular Carcinoma hepatocelular	Gatos > cães Tumor primário mais comum em cães	O diagnóstico por biopsia (AAF) não consegue diferenciar tecido normal de adenoma) A remoção cirúrgica é curativa
Tumores do epitélio dos ductos biliares: Adenoma (cistadenoma biliar [ver Figura 23.60]) Carcinoma de ductos biliares (colangiocarcinoma)	O adenoma é o tumor mais comum de ductos biliares em gatos e causa frequente de colestase (raro em cães) Carcinoma mais comum em cães	Os carcinomas (em ambas as espécies) são bastante metastáticos (linfonodos e pulmão) e 80% conferiram metástase no momento do diagnóstico em gatos
Tumores neuroendócrinos: Carcinoma ou carcinoide	Incomum em gatos; porém tumores carcinoides são relatados ocasionalmente	Pode ser intra-hepático ou extra-hepático; se solitário, pode ser excisado, porém não há terapia se for difuso (mais comum em cães)
Tumores de células do estroma: Sarcomas (hemangiossarcoma, liomiossarcoma, osteossarcoma, fibrossarcoma)	Todos são raros, porém ocasionalmente relatados em gatos (< 13% de todos os tumores hepáticos em cães)	Todos se comportam agressivamente e, provavelmente, indicam doença metastática
Outros tumores comuns: Linfossarcoma Sarcoma histiocitário Mastocitose	Tumor de células redondas mais comum no fígado de gatos (pode ser multicêntrico, alimentar ou hepatoesplênico), sucedido por tumor de mastócitos (tipicamente metástase do baço) Tumores histiocitários são mais comuns em cães	Ocorrem tanto linfoma linfocitário de grau baixo (pequenas células) quanto de grau alto (células grandes, blástico); o prognóstico varia com o tipo tumoral O prognóstico mediante esplenectomia e terapia com lomustina é muito bom

AAF, aspirado com agulha fina.

Dados de Balkman C: Hepatobiliary neoplasia in dogs and cats, *Vet Clin North Am Small Anim Pract* 39:617, 2009.

é o linfoma (Figuras 23.58 e 23.59), sucedido por masto-citose visceral.[4] Assim como em muitos outros tipos de câncer, a neoplasia hepatobiliar é mais comum em gatos de meia-idade a idosos. Além disso, é relativamente rara, com incidência relatada de 1,5 a 2,3%.[4] Tumores benignos, como cistadenoma biliar (Figura 23.60), têm bom prognós-tico se forem tratados por meio de ressecção cirúrgica. A incidência de neoplasia metastática (inclusive linfoma e tumores de mastócitos) não foi relatada. A apresentação clínica é quase sempre inespecífica (os sinais mais comuns são vômito, letargia e anorexia) e não existem alterações laboratoriais sugestivas de neoplasia hepática. Por isso, o diagnóstico deve ser feito pela identificação de anorma-lidades estruturais por meio de imagens hepatobiliares e exames subsequentes do tecido, seja por aspirado com agulha fina, seja por técnicas de biopsia.

Historicamente, a amiloidose tem sido identificada como basicamente uma doença renal, em especial em ga-tos da raça Abissínio. Mais recentemente, casos de amiloi-dose hepática sem envolvimento renal foram diagnostica-dos gatos da raça Siamês relacionados e também naqueles sem *pedigree*.[4a,10a,30a] A maioria dos casos foi descrita na Austrália, no Reino Unido e na Europa. O amiloide AA é depositado no fígado, provavelmente em resposta a infla-mação crônica em outro órgão. Na raça Siamês, um com-ponente genético pode contribuir.[48a] A proteína amiloide A que ocorre no gato Siamês difere daquela conhecida no Abissínio.[48a]

Os sinais clínicos mais comuns estão relacionados com a ruptura espontânea do fígado aumentado e fri-ável. Os gatos acometidos podem apresentar letargia, anorexia, mucosas pálidas e sopro cardíaco secundário à anemia. Em geral, não existem sinais clínicos de doença hepática. Hepatomegalia e hipotensão também podem ser encontradas. Os resultados dos exames laboratoriais de rotina (incrementos brandos a acentuados em ALT e

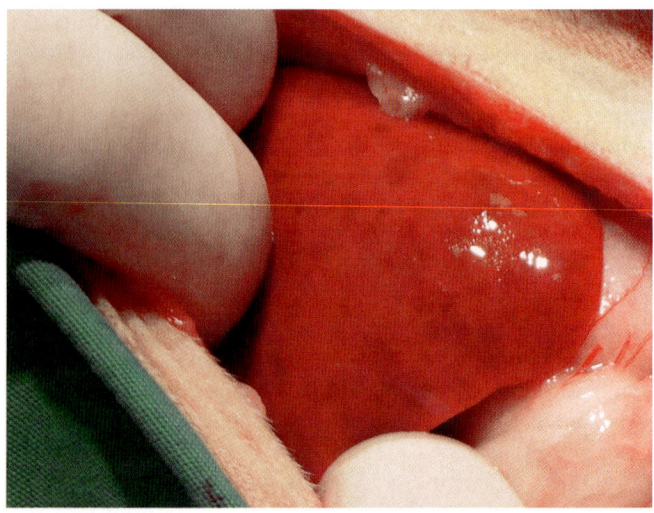

Figura 23.59 Aspecto macroscópico de fígado de um gato diagnos-ticado com linfoma hepático de pequenas células. Cabe observar as áreas salpicadas. (*Cortesia do Dr. Randolph Baral.*)

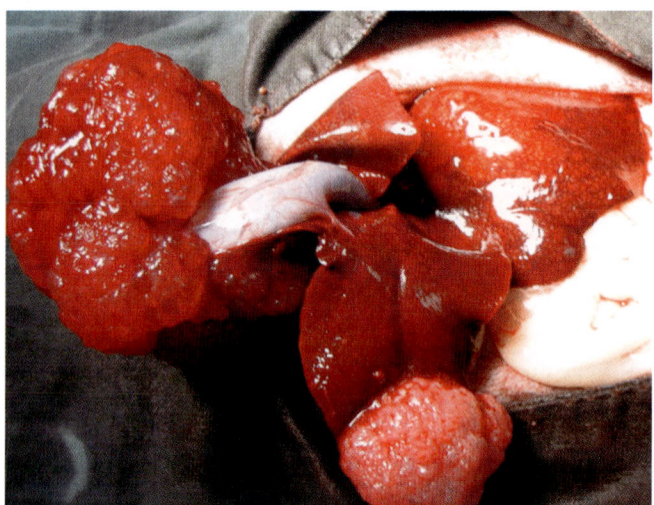

Figura 23.60 Aspecto macroscópico de cistadenoma biliar (ade-noma de ductos biliares). Esses tumores somam mais de 50% de todos os tumores hepatobiliares felinos e podem alcançar um ta-manho grande até o momento do diagnóstico. (*Cortesia da Dra. Susan Little.*)

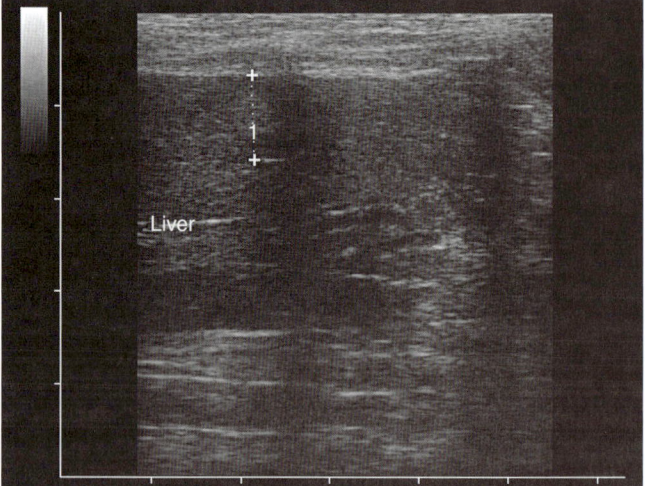

Figura 23.58 Imagem ultrassonográfica de lesão nodular associada a linfoma de pequenas células hepáticas. O nódulo mostra-se como lesão em alvo, sendo hipoecoica perifericamente, mas hiperecoica centralmente. A hipoecogenicidade costuma ocorrer na infiltração por células inflamatórias. Já a hiperecogenicidade densa, conforme observado aqui, com frequência está associada a fibrose. (*Cortesia do Dr. Randolph Baral.*) Legenda: *Liver*, fígado.

globulinas, enquanto a fosfatase alcalina e a GGT costu-mam ser normais) e o exame ultrassonográfico (hepa-tomegalia, aumento generalizado da ecogenicidade do parênquima hepático)[4a] do fígado podem dar suporte. No entanto, o diagnóstico definitivo baseia-se no exame histopatológico da biopsia hepática. O AAF do fígado não é útil porque o amiloide raramente é detectado por esse método. A hemostasia deve ser averiguada com cui-dado antes do planejamento de qualquer procedimento de biopsia. Os diagnósticos diferenciais mais importan-tes são peritonite infecciosa felina, lipidose hepática e linfoma hepático. A imagem cintilográfica usando com-ponente amiloide P sérico e I-123 tem potencial como teste não invasivo.[39a] Não existe tratamento específico para amiloidose em gatos, de modo que a terapia é ba-sicamente de suporte (antioxidantes, vitamina K, transfusão de sangue). Deve-se dar atenção à identificação e ao controle de qualquer doença inflamatória crônica subjacente. Infelizmente, o prognóstico a longo prazo é sombrio, pois a maioria dos gatos acometidos morre de hemorragia intra-abdominal.

Imagem hepatobiliar

A radiografia abdominal investigativa é a modalidade de imagem mais simples e mais prontamente disponível para avaliar estruturas na cavidade abdominal. As radiografias são úteis, principalmente, para avaliar o tamanho do fígado, revelar grandes massas hepáticas e proporcionar evidências de massas radiopacas ou outras anormalidades no abdome. Contudo, a modalidade de imagem preferida empregada para avaliar estruturas hepáticas em gatos com suspeita de doença hepática é a ultrassonografia abdominal. As razões pelas quais a ultrassonografia é um instrumento mais útil para a avaliação do fígado em gatos são muitas. No entanto, como as doenças hepáticas de felinos são primariamente doenças difusas, infiltrativas ou metabólicas que também afetam a árvore biliar, a ultrassonografia é o único instrumento de imagem que dará informação diagnóstica confiável. Este instrumento de diagnóstico amplamente disponível pode ser útil na determinação do tamanho do fígado e da ecogenicidade do parênquima, na identificação de lesões expansivas, na avaliação da árvore biliar e da vesícula biliar, na quantificação do fluxo (técnicas Doppler) e na identificação de anomalias vasculares.[29] Assim como ocorre em todas as modalidades diagnósticas, a habilidade e a experiência do operador são vitais para a procura e a interpretação precisas das imagens. Além disso, é importante ter em mente que, embora as imagens ultrassonográficas sejam extremamente úteis na avaliação clínica de um gato com possível doença hepática, as imagens por si sós não representam um diagnóstico histológico.

Para as doenças hepáticas mais comuns de gatos (lipidose hepática, síndrome da colangite felina e neoplasia/linfoma), o exame ultrassonográfico abdominal proporciona um meio útil de obter indicações clínicas e tecido para apoiar ou refutar os diagnósticos diferenciais. Por exemplo, em gatos em lipidose hepática, o fígado encontra-se bastante aumentado e costuma estar difusamente hiperecoico. Enquanto isso, na colangite ou em outras doenças inflamatórias, o fígado encontra-se com maior frequência difusamente hipocoico.[29] No entanto, esses achados sonográficos são bastante inespecíficos e podem com facilidade levar a erros no diagnóstico se o tecido não tiver uma amostra depois para confirmação.[24,35] Assim, uma das utilidades mais importantes da ultrassonografia abdominal é a habilidade de obter tecido hepático (seja por aspirado, seja por biopsia guiada por agulha) e para o aspirado da vesícula biliar, a fim de obter bile para cultura.[24,49] Essas técnicas individualmente tornaram a ultrassonografia abdominal um instrumento diagnóstico extremamente importante na avaliação de doença hepática em gatos.

Histopatologia hepática | Aspirados e biopsias

Para se chegar ao diagnóstico da maioria das doenças hepáticas, é necessária uma amostra histopatológica do tecido hepático e isso é particularmente verdadeiro nas doenças hepáticas mais comuns de felinos, que tendem a ser doenças difusas acometendo todo o fígado. Os gatos com uma dessas doenças difusas podem ter amostra retirada ao acaso usando uma dessas técnicas comumente empregadas: aspirados com agulha fina (AAF) guiados por ultrassonografia, biopsias com agulha guiadas por ultrassonografia, biopsias laparoscópicas ou biopsias obtidas cirurgicamente. Alguns tipos de neoplasia (particularmente tumores de células redondas) e hepatopatias vacuolares (lipidose hepática) com frequência podem ser diagnosticados por citologia usando técnicas de AAF. Contudo, a diferenciação entre tumores de células hepáticas (adenomas e carcinomas) e doenças inflamatórias do fígado não pode ser feita sem uma amostra maior de tecido e o exame histopatológico.[30,50] Além disso, mesmo em gatos com alterações por lipidose hepática clássica, doenças concomitantes, como colangite ou linfoma, podem passar despercebidas se forem empregadas apenas técnicas de AAF.[60] Assim, é essencial considerar que, em muitas doenças hepáticas, as lesões, embora quase sempre difusas, também podem ter componentes focais. Por exemplo, a inflamação pode estar disseminada pelo fígado, porém a fibrose estará presente apenas em áreas focais. Por isso, os resultados de AAF ou de biopsias por agulha Tru-Cut sempre devem ser considerados à luz das evidências clínicas, laboratoriais e ultrassonográficas.

Antes de marcar uma biopsia para um gato, sempre deverá ser considerado o índice risco-benefício de realizar a biopsia hepática. Essencialmente, isso ocorre porque a sedação intensa ou a anestesia serão essenciais na maioria dos gatos submetidos a AAF de fígado e para todos os gatos submetidos a biopsia de fígado (com agulha ou algum outro tipo). Além dos riscos da anestesia, o uso de armas automáticas de biopsia com mola para obter biopsias orientadas por ultrassonografia de tecido hepático está contraindicado em gatos, pois pode causar uma reação de choque letal.[40] Reação semelhante pode ser vista com a penetração dos ductos biliares maiores ou da vesícula biliar com uma agulha para biopsia de grosso calibre. Isso porque esses tecidos têm inervação autônoma importante no gato que pode resultar em bradicardia e choque sucedendo o procedimento.[40,48,54] É particularmente importante conhecer esse fato como um risco em gatos com OBDEH ou ductos biliares dilatados. Assim, este fator de risco reitera a necessidade de exame ultrassonográfico do fígado antes de tomar decisões de biopsia. Não obstante, os proprietários devem ser informados desses riscos potenciais, além do risco de sangramento a partir dos locais de biopsia em qualquer gato submetido a amostragem do fígado.[7,48]

Técnicas de biopsia

As biopsias de fígado, sejam elas obtidas por agulha, laparoscopia ou cirurgia, devem ser obtidas de uma área que represente a doença hepática primária, manipulada apropriadamente para assegurar interpretação precisa da amostra. Além disso, a descrição histopatológica deve ser interpretada de acordo com as diretrizes estabelecidas pelos padrões da WSAVA [World Small Animal Veterinary Association] para o Clinical and Histologic Diagnosis of Canine and Feline Liver Disease[42,61] [Diagnóstico Cínico e Histológico de Doença Hepática Canina e Felina]. As diretrizes para obtenção e manuseio de biopsias cirúrgicas do fígado são revistas em outras partes[27] e não serão discutidas mais profundamente. Como aspirados/biopsias com agulha, biopsias do tipo Tru-Cut e biopsias laparoscópicas comumente são usados para obter tecido hepático em gatos, os benefícios e as limitações de cada uma dessas técnicas serão discutidos. Como regra geral, quanto mais tecido puder ser obtido, melhor a interpretação do patologista das anormalidades do tecido. Por exemplo, a maioria dos patologistas acredita que, no mínimo, seis áreas portais são necessárias para fazer o diagnóstico de doença hepática inflamatória em gatos.[42] Para tanto, será necessária uma agulha calibre 16 ou 18 ou pedaço de tecido maior do que se obtém com pequenas agulhas ou um aspirado. A quantidade de tecidos necessária para observar, no mínimo, seis áreas portais é de cerca de 15 mg, e 5 mg serão necessários para cultura do tecido.[42] Se outras análises dos tecidos forem consideradas (p. ex., análise de metais), são necessários, aproximadamente, 20 a 40 mg de fígado.[42] A agulha de biopsia em cálice laparoscópica fornece 45 mg de tecido hepático, a agulha para biopsia do tipo Tru-Cut de 14 g proporciona 15 a 20 mg e a agulha de biopsia calibre 18 consegue apenas 3 a 5 mg de tecido hepático.[42] Assim, dependendo das circunstâncias clínicas e dos diagnósticos diferenciais considerados, a melhor abordagem para obter o tecido necessário deve ser considerada antes de planejar o procedimento.

O aspirado com agulha fina para obter tecido hepático para exame citológico comumente é realizado em gatos com doença hepática com boa justificativa. O procedimento é de baixo custo, fácil de realizar, tem risco relativamente baixo e, com frequência, precisa apenas de sedação para ser realizado.[57] Além disso, as amostras obtidas por esse método podem ser diagnósticas para lipidose hepática, linfoma hepático ou outros tumores de células redondas, e em áreas nas quais é necessário o diagnóstico definitivo e apropriado de determinadas doenças infecciosas (p. ex., histoplasmose).[57] Contudo, mesmo com essas doenças relativamente claras, o AAF de tecido hepático tem limitações importantes, sendo a mais importante a falha em identificar, com precisão, a doença primária. Por exemplo, embora seja fácil fazer o diagnóstico de lipidose hepática empregando essa técnica, um trabalho mostrou recentemente quatro gatos que foram diagnosticados incorretamente com lipidose hepática, em vez de linfoma. Isso porque as amostras por AAF foram obtidas de áreas que não apresentavam infiltração por linfoma. Em um outro estudo, revendo a concordância entre amostras citológicas por AAF de fígado e o diagnóstico histopatológico, apenas 51% dos casos tiveram concordância geral.[50] Assim, embora a citologia de amostras de AAF de tecido hepático em gatos com doença hepática difusa permaneça uma etapa inicial útil,

é importante para o clínico interpretar com cuidado os resultados e discutir as limitações potenciais dessa técnica com os proprietários.

Existem diversas técnicas para biopsia com agulha para a amostragem de tecido hepático, porém nem todas são adequadas ou seguras para emprego em gatos. A técnica de Menghini é uma dessas abordagens não adequadas para uso em gatos. Isso porque é um procedimento cego que emprega agulha de grosso calibre a qual não pode ser usada com orientação ultrassonográfica.[42] A segunda opção entre as técnicas de biopsia com agulha não recomendada em gatos é o dispositivo de arma de biopsia. As armas para biopsia Tru-Cut são acionadas por um dispositivo de gatilho que pode resultar na indução de uma reação de choque vagotônico letal no gato logo após o procedimento.[40] Para a maioria dos procedimentos de biopsia hepática guiados por ultrassonografia, o dispositivo Tru-Cut manual ou, preferivelmente, o semiautomático é recomendado para uso na obtenção de biopsias com agulha em gatos. Como regra geral, o dispositivo Tru-Cut avança no interior do fígado até a profundidade de 2 cm. Então, é essencial observar com cuidado a quantidade de tecido hepático disponível durante a avaliação ultrassonográfica antes de avançar a agulha para a coleta de tecido. Biopsias com agulha Tru-Cut adequadamente obtidas constituem uma técnica valiosa para uma amostra representativa de tecido hepático.[61] Entretanto, devido ao risco de sangramento ou de fratura do fígado mediante qualquer movimento, é essencial que os gatos estejam anestesiados para esse procedimento.

A laparoscopia é uma etapa intermediária entre a biopsia com agulha e a laparotomia cirúrgica para a obtenção de tecido hepático para histopatologia em gatos.[48,54] Essa técnica está se tornando cada vez mais utilizada conforme mais especialistas são treinados para esse procedimento que possibilita a observação de tecidos a terem amostras coletadas para biopsia sem a abertura do abdome todo. Embora essa técnica exija anestesia geral, o grau limitado de invasividade, o grande tamanho da amostra de biopsia e a rápida recuperação do paciente fazem da laparoscopia um instrumento de valor na obtenção de tecido hepático.[48] Desse modo, pode ser usada para obter biopsias do baço, do pâncreas, dos rins e dos linfonodos ou para aspirar a vesícula biliar. Para a discussão detalhada de técnicas e equipamento laparoscópicos, encaminha-se o leitor interessado a diversas revisões recentes sobre o assunto.[48,54] Para tornar máxima a precisão histopatológica, as biopsias obtidas por laparoscopia ou cirurgicamente devem ser retiradas de áreas tanto de aspecto normal quanto anormal no fígado. Além disso, se houver necessidade de obter amostras de tecidos mais profundos, o laparoscópio pode ser usado a fim de direcionar uma biopsia com agulha Tru-Cut para a melhor localização da amostragem. Uma das principais vantagens da técnica laparoscópica é que ela possibilita ao operador observar os locais de biopsia quanto a sangramento excessivo. Este é incomum, porém, se acontecer, poderá ser estancado empregando-se pressão sobre o local, colocação de material gelatinoso para coagulação ou eletrocautério. Com operadores experientes, o índice de complicação para laparoscopia é muito baixo (inferior a 2%). Assim, a maioria das complicações ocorre por causa de anestesia, hemorragia ou embolia gasosa.[48] Finalmente, embora não seja necessária a observação direta para obter o aspirado de bile da vesícula biliar, a laparoscopia possibilita a fácil amostragem de bile para cultura. Isso é importante em todos os gatos com suspeita de doença hepática inflamatória ou de doença hepatobiliar.

Terapia da doença hepática

Uma vez obtido o diagnóstico de doença hepática no gato, convém instituir a terapia específica para a etiologia (se disponível). Contudo, para muitas doenças hepáticas de felinos, não existe terapia específica e, por isso, a terapia hepatoprotetora é usada concomitantemente para ajudar na recuperação do fígado. Nesta seção, o tratamento de duas das doenças mais comuns do fígado felino será considerado, com ênfase especial em aspectos nutricionais de tratamento, terapia nutracêutica e necessidades únicas dos gatos.

Lipidose hepática idiopática

A doença hepática mais comum em gatos é a lipidose hepática idiopática (Figuras 23.61 e 23.62), doença que resulta em insuficiência hepática devido a uma combinação de fatores como acúmulo de lipídios no fígado, resistência a insulina, jejum e deficiência de proteína (em especial a arginina).[2,8,9,11] Assim, diferentemente de muitas doenças do fígado, o foco primário da terapia e o componente essencial para a recuperação são o suporte nutricional. Da mesma maneira que ocorre em qualquer paciente com hepatopatia grave, a terapia inicial sempre tem por objetivo

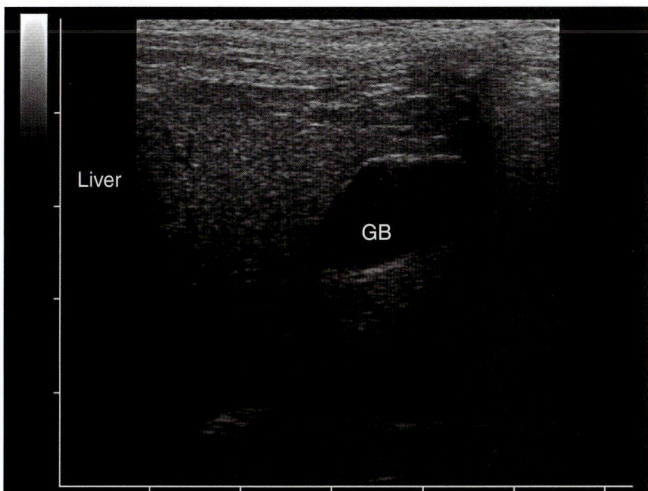

Figura 23.61 Aspecto ultrassonográfico de fígado com lipidose hepática. A ecogenicidade do parênquima encontra-se uniformemente aumentada, o que é mais evidente se comparada com outras imagens ultrassonográficas mostradas neste capítulo. Além disso, a vesícula biliar apresenta-se distendida. A lipidose hepática neste gato foi secundária à anorexia associada a doença intestinal primária. (*Cortesia do Dr. Randolph Baral.*) Legenda: *Liver*, fígado; *GB*, vesícula biliar.

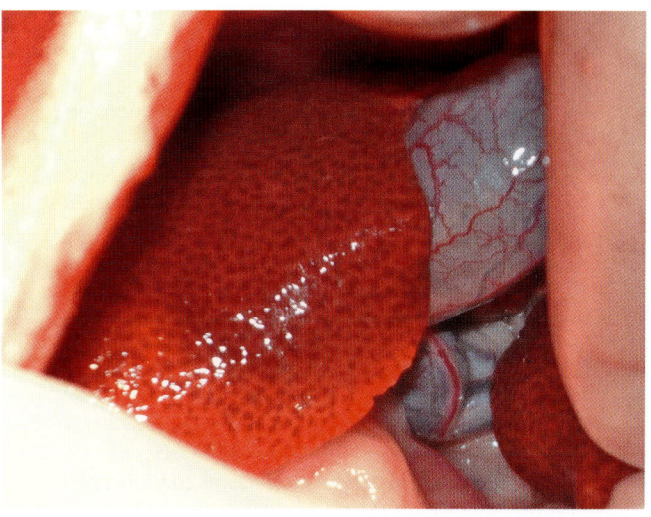

Figura 23.62 Aspecto macroscópico de fígado de um gato com lipidose hepática. Observar o cobreado pálido e o padrão reticular exagerado. Na maioria dos casos, as bordas mostram-se mais arredondadas do que está evidente aqui. A lipidose hepática neste gato foi secundária à anorexia associada a doença intestinal primária (mesmo animal da Figura 23.61). (*Cortesia do Dr. Randolph Baral.*)

a correção de quaisquer anormalidades hidreletrolíticas que possam existir, porque essas podem ser profundas se o gato apresentar vômito. Além disso, a normalização de eletrólitos é particularmente importante em gatos que estiveram anoréxicos por um período de tempo especialmente longo (de 1 a 2 semanas) por causa da síndrome da realimentação que pode ser desencadeada com o início da alimentação, o que resulta em decréscimos súbitos de potássio, fosfato e magnésio.[1] Embora esse fenômeno seja menos comum e, em geral, menos profundo em gatos alimentados por via enteral em comparação com animais que iniciaram nutrição intravenosa, pode ser uma fonte importante de morbidade se a reposição e o monitoramento de eletrólitos não forem acompanhados com cuidado.

Após o gato estar hemodinamicamente estável, a próxima etapa no planejamento do tratamento em gatos com lipidose hepática é a reintrodução da nutrição, que deve incluir a colocação de uma sonda de alimentação (Boxe 23.5). Contudo, como muitos desses gatos encontram-se extremamente enfermos e não são bons candidatos para anestesia, a colocação de uma sonda nasoesofágica (NE) a fim de dar início à alimentação enteral costuma ser a etapa mais apropriada nos primeiros dias. A alimentação forçada deve ser fortemente desincentivada nesses gatos enfermos por diversos motivos:

- É muito estressante e aumentará também os fenômenos de resposta a estresse e de resistência à insulina que perpetuam a lipidose hepática
- Pode ser perigosa para o gato (aspiração) ou para o operador (arranhões/mordidas)
- Raramente é capaz de satisfazer os objetivos nutricionais necessários estabelecidos para o paciente
- Pode induzir aversão a alimento, fenômeno exclusivo de gatos, porém criando aversão profunda ao alimento escolhido, a qual pode permanecer a vida toda.[12]

Boxe 23.5 Considerações para sondas de alimentação em pacientes com doença hepática

Ao administrar alimento por meio de sonda de alimentação, existem alguns pontos importantes:

1. O alimento deve estar à temperatura ambiente (nem quente nem frio demais).
2. O tubo deve ser enxaguado com água após a alimentação, para remover quaisquer partículas de alimento ou de medicação que possam entupir a sonda.
3. Se o gato for sensível a volume, é importante calcular com cuidado o quanto de água é utilizado para lavar o tubo, pois um volume importante de líquido pode ser infundido, criando uma sobrecarga de fluido potencial. Se o gato for sensível ao volume, o volume total de líquidos (quantidade no alimento; aquela acrescentada ao alimento se amolecido; e a do enxágue) deve ser determinado. Além disso, a quantidade de líquido usado nos enxágues ou na preparação do alimento poderá ter de ser reduzida.

A curto prazo, embora as sondas NE sejam opções excelentes para alimentação de gatos que não querem comer, existem várias desvantagens para seu uso a longo prazo, como irritação nasal, relativa facilidade com que os gatos podem (e irão) removê-las e necessidade de usar dietas enterais líquidas.[62] Por isso, depois que o gato for considerado estável o suficiente para a anestesia geral, é necessária uma solução com sonda de alimentação a longo prazo e esta costuma ser uma sonda esofágica (E) (Figura 23.63) ou sonda para gastrostomia endoscópica percutânea (GEP).[22,62] Em geral, as duas opções de alimentação são métodos bem tolerados para proporcionar alimentação a longo prazo, porém as sondas E têm a vantagem de serem colocadas sem a necessidade de qualquer equipamento especializado e, se ocorrerem complicações, em geral são facilmente abordadas, pois as complicações mais comuns são infecção no local da sonda ou remoção prematura da sonda pelo gato. A colocação de uma sonda GEP, embora relativamente fácil de aprender a fazer, exige o equipamento endoscópico apropriado e, se ocorrerem complicações em decorrência de infecção ou remoção da sonda, pode resultar morbidade mais significativa. Como não existe vantagem na colocação de sondas GEP em gatos em comparação com sondas E, a das E é defendida como a melhor abordagem para a maioria das situações na prática. Recomendamos aos leitores interessados as diversas revisões recentes sobre a colocação de sonda para obter detalhes específicos de cada método e ao Capítulo 18.[22,62]

A seleção da dieta é a etapa seguinte no planejamento do tratamento de gatos com lipidose hepática. Diferentemente da crença que animais com insuficiência hepática necessitam de menores quantidades de proteínas, a fim de reduzir a carga de trabalho sobre o fígado, os gatos com lipidose hepática, de fato, precisam de proteína para recuperação. Na verdade, o trabalho de Biourge e colaboradores mostrou que a proteína era o nutriente essencial na redução do acúmulo de lipídios hepáticos, para elimi-

nar o equilíbrio nitrogenado negativo, e também mostrou minimizar o catabolismo muscular.[9] Além disso, dietas com alto teor de proteína podem melhorar a sensibilidade à insulina e auxiliar a perda de peso na recuperação da obesidade.[8,11] Por outro lado, embora os carboidratos sejam uma fonte de energia prontamente disponível, com frequência estão associados a distúrbio gastrintestinal (diarreia, cólicas abdominais) e hiperglicemia (secundária à resistência à insulina estabelecida em decorrência de obesidade e lipidose hepática).[2] Assim, as dietas selecionadas para gatos com lipidose hepática devem, de modo ideal, ser ricas em proteína (> 40% de energia metabolizável [EM]) e quantidades menores de carboidratos (< 20% EM), com as calorias remanescentes advindas da gordura. A dieta que melhor se ajusta a esse perfil é a dieta formulada para gatos diabéticos. Contudo, ração para filhotes, muitas rações para gatos adultos e algumas dietas para recuperação enteral têm esse perfil rico em proteína/pobre em carboidratos. Muitas das dietas intestinais são pobres em proteínas mas ricas em carboidratos. Assim, não seriam a opção ideal. O ponto principal para utilizar qualquer um dos alimentos que não são projetados para uso em uma sonda de alimentação consiste em amolecê-los (e, se necessário, coar o alimento). Desse modo, ele facilmente passará pela sonda de alimentação calibre 14 ou 16 sem entupi-la. As dietas enterais planejadas para uso em sondas de alimentação são as mais fáceis de usar e constituem uma opção aceitável na maioria das situações. Finalmente, como o estômago de muitos gatos é sensível a volume com o início da alimentação, é muito importante começar de modo conservador com alimentação de pequenos volumes em um esquema mais frequente. No jejum prolongado, o volume do estômago de um gato com lipidose hepática pode estar notavelmente reduzido, impedindo a expansão normal e limitando a ingestão até apenas 10% da normal. Por isso, para evitar o vômito ao alimentar, o volume inicial pode ter de ser de apenas 10 a 15 mℓ a cada 2 a 3 h. Uma boa regra consiste em iniciar com a estimativa de necessidade de energia em repouso (NER) (40 a 50 kcal/kg é uma boa estimativa de NER) e, a seguir, tentar

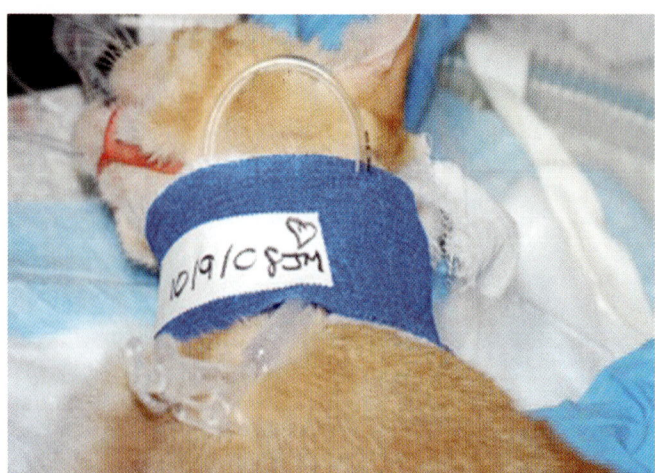

Figura 23.63 As sondas de alimentação esofágica são ideais para a nutrição enteral em gatos, pois são facilmente colocadas e estão associadas a poucas complicações graves.

alcançar 25% da NER no primeiro dia. Se não houver problemas, aumentar a quantidade para 50% de NER no segundo dia, e assim por diante. No entanto, durante esse período, convém manter a frequência mais alta possível (alimentar quatro a seis refeições por dia), de modo que o volume permaneça relativamente pequeno em cada refeição. Quando a NER completa tiver sido alcançada com diversas refeições por dia, a frequência de alimentação poderá ser gradualmente reduzida para três a quatro refeições diárias. A maioria dos gatos tolerará bem três refeições por dia, e alguns conseguem tolerar duas refeições diariamente, porém isso é muito variável e não deve ser tentado nas primeiras semanas de alimentação. Em geral, a maioria dos gatos com lipidose hepática precisará da sonda de alimentação durante, no mínimo, 3 a 6 semanas antes que possam mostrar interesse em alimento e começar a comer novamente por conta própria. A sonda deve ser mantida até que o gato esteja comendo por conta própria durante, no mínimo, 1 semana ou mais. Além disso, pode ser mantida por mais tempo se estiver sendo usada para administrar medicamentos. Isso porque os gatos podem comer normalmente com a sonda esofágica colocada.

As outras considerações terapêuticas para gatos diagnosticados com lipidose hepática são direcionadas para o manejo das complicações da doença e redução do estresse oxidativo sobre o fígado por meio de terapia hepatoprotetora (Tabela 23.23). Em gatos que apresentem vômitos, a terapia antiemética pode ser benéfica, pois é fundamental que o gato continue a receber algum alimento, e o vômito complica isso. Com frequência, usa-se metoclopramida em gatos por causa de sua pronta disponibilidade e baixo custo, porém é um antiemético muito fraco em gatos e, por isso, pode não ser a melhor opção. Na maioria dos gatos, o novo antagonista de receptor NK-1, maropitant, tem sido uma escolha segura e eficaz.[32] Os antieméticos mais comumente utilizados pelo autor no atendimento a felinos são maropitant (1 mg/kg IV, SC ou por meio de sonda E a cada 24 h), ondansetron (0,22 mg/kg IV a cada 8 a 12 h) ou dolasetron (0,5 mg/kg IV, SC a cada 24 h). Além do controle do vômito, todos os gatos com lipidose hepática devem receber vitamina K_1 (2,5 mg/gato VO, SC) diariamente durante 1 semana; a seguir semanalmente até que o gato tenha se recuperado e vitamina B_{12} (cobalamina) (250 µg/gato SC) semanalmente durante 6 semanas, depois mensalmente até que os valores sanguíneos sejam normais.[46] Outras vitaminas podem se tornar deficitárias, como algumas das vitaminas B e a vitamina E. Contudo, a alimentação provavelmente reporá com rapidez essas deficiências, caso existam. Isso também é provavelmente verdadeiro para as deficiências de aminoácidos, mas a suplementação com L-carnitina (250 mg/dia VO) pode ser benéfica para melhorar a oxidação de ácidos graxos.[10] Finalmente, terapia hepatoprotetora e antioxidante com S-adenosilmetionina (SAMe) (20 mg/kg VO a cada 24 h) tem sido defendida como capaz de aumentar a glutationa e pode ser benéfica em gatos com lipidose hepática.[13,19,56] É importante observar que, se a SAMe estiver sendo administrada pelo tubo (e, assim, os comprimidos precisam ser esmagados), a dose deverá ser aumentada em, aproximadamente, 50% para compensar à perda de absorção devido a perda da cobertura entérica.

Tabela 23.23 Medicações e suplementos usados no tratamento de lipidose hepática.

Medicação	Dose
Antieméticos:	
Maropitant	1 mg/kg IV/SC/VO, a cada 24 h
Ondansetron	0,22 a 0,50 mg/kg IV/VO, a cada 8 a 12 h
Dolasetron	0,5 a 1,0 mg/kg IV/SC/VO, a cada 12 a 24 h
Vitamina K_1	2,5 mg/gato/dia durante 1 semana; a seguir, semanalmente até recuperado, VO, SC
Vitamina B_{12}	250 µg/gato semanalmente durante 6 semanas; a seguir, mensalmente até que os valores sanguíneos sejam normais, SC
L-carnitina	250 mg/gato/dia, VO
SAMe	20 mg/kg VO, a cada 24 h

SAMe, S-adenonilmetionina.

Como frequentemente o metabolismo de fármacos encontra-se comprometido em gatos com lipidose hepática, estimulantes do apetite como mirtazapina, cipro-heptadina e clonazepam não devem ser usados em gatos, pois a dosagem e os efeitos colaterais podem ser imprevisíveis. Agentes agonistas de benzodiazepínicos (p. ex., diazepam) devem ser evitados em gatos com possível hepato-encefalopatia induzida por lipidose, porque esses agentes exacerbarão os sinais que podem causar insuficiência hepática fulminante.[2,14] Felizmente, a maioria dos gatos com lipidose hepática fulminante que recebem terapia imediata e rigorosa e alimentação para sua doença se recupera completamente. Os gatos que desenvolvem lipidose hepática secundária a outras doenças graves (p. ex., linfoma) têm possibilidade muito menor de recuperação completa e, com frequência, morrem de sua doença ou de complicações relacionadas.

Síndrome da colangite felina

A doença hepática inflamatória mais comum no gato é uma síndrome complexa com diversos subgrupos de doença antes denominada complexo colangite/colângio-hepatite (CCH). No entanto, atualmente é identificada sob a terminologia de síndrome da colangite felina.[61] Essa doença é bastante variável tanto na apresentação quanto na gravidade e pode ocorrer como processo primário ou secundário/concomitante a outras doenças (p. ex., pancreatite, DII). Como o ponto básico de iniciação da doença inflamatória em gatos são os ductos biliares (colangite), com a inflamação estendendo-se ao parênquima hepático (colângio-hepatite) apenas com o passar do tempo e com a gravidade, o termo síndrome da colangite tornou-se a terminologia de preferência. A síndrome mórbida foi classificada adicionalmente pelo WSAVA Liver Diseases Group em um dos três tipos primários: neutrofílico ou supurativo, linfoplasmocitário crônico (Figuras 23.64 e 23.65) e linfocítico (não supurativo).[61] Cada uma das formas mostra comportamento bastante diferente em termos clínicos e também na progressão e no desfecho. Em geral, os gatos com a forma supurativa de CCH quase sempre apresentam

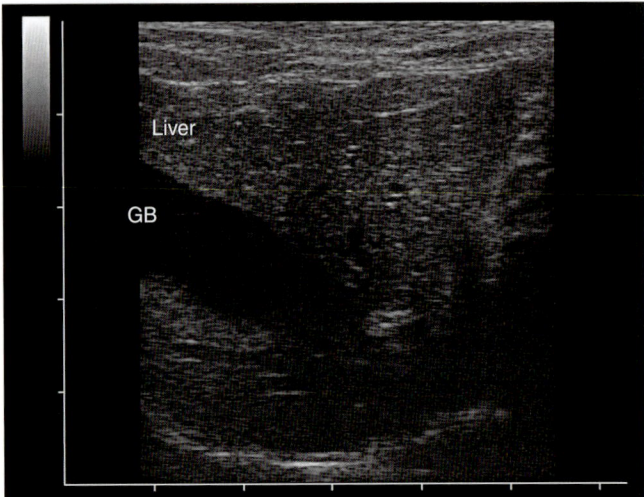

Figura 23.64 Aspecto ultrassonográfico de fígado (*Liver*) com inflamação linfocitária/plasmocitária. Vale observar a ecogenicidade variável pelo parênquima hepático. Áreas de hipoecogenicidade possivelmente indicam infiltração de células inflamatórias. A vesícula biliar (*GB*) encontra-se distendida; sua forma está distorcida pela pressão provocada pelo transdutor. (*Cortesia do Dr. Randolph Baral.*)

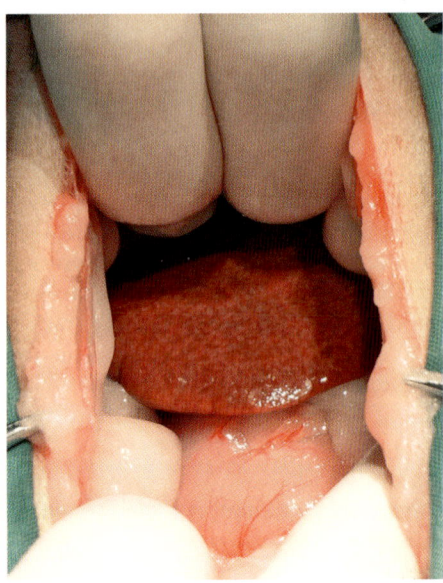

Figura 23.65 Aspecto macroscópico do fígado de um gato diagnosticado com inflamação linfocitária/plasmocitária. Cabe observar que o fígado mostra-se espessado com bordas arredondadas e tem padrão reticular. (*Cortesia do Dr. Randolph Baral.*)

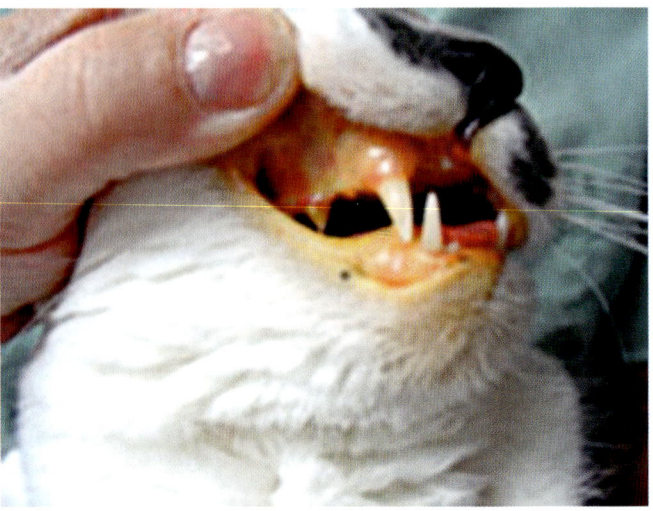

Figura 23.66 A icterícia é a consequência de colestase e será evidente clinicamente apenas quando os níveis de bilirrubina forem 2 a 3 vezes os valores normais.

o início agudo de doença, que, com frequência, envolve febre, anorexia e vômito. Ademais, podem se tornar ictéricos bastante rapidamente (Figura 23.66).[28,52] A forma não supurativa de CCH (forma linfocitária) tende a ser um distúrbio mais crônico, com os gatos acometidos exibindo sinais inespecíficos de doença que podem ser anorexia parcial e letargia, mas os sinais podem ir e vir ou podem ser não progressivos.[28,52] Devido à anatomia pancreática e de ductos biliares felina, é comum gatos com CCH apresentarem pancreatite e vice-versa. Em alguns casos, os gatos também apresentam DII concomitante. O conjunto dos três sinais ocorrendo juntos é denominado triadite.[59] Essa associação é cada vez mais identificada em gatos, e relatos recentes sugerem que entre 50 e 85% dos gatos com a síndrome apresentarão as três doenças.[25,51,54,59] Neste momento, a etiologia de cada uma dessas síndromes, bem como sua patogenia, não está bem compreendida. No entanto, a flora entérica presumivelmente participa de modo importante na forma supurativa, e presume-se que mecanismos imunológicos sejam a causa da inflamação crônica encontrada nas formas não supurativas. Contudo, estando essas síndromes relacionadas ou não, um conjunto contínuo de doença ou doenças completamente diferentes ainda não foi determinado.

Após obter o diagnóstico definitivo por meio de histopatologia do tecido hepático e cultura de bile, o tratamento pode ser ajustado às necessidades do gato. Gatos com a forma supurativa mais agressiva de colangite frequentemente precisam de fluidoterapia intravenosa, antibioticoterapia (com base nos resultados de cultura sempre que possível) e terapia de suporte (antieméticos, vitamina K_1 e hepatoprotetores, como SAMe [20 mg/kg VO a cada 24 h] e ácido ursodesoxicólico [10 mg/kg VO a cada 24 h]), e, se também houver pancreatite, controle da dor com analgésicos opioides (p. ex., buprenorfina, 0,05 a 0,1 mg/kg VO SC, a cada 8 a 12 h).[52] Se não for possível a realização de cultura, é razoável a terapia associada ao enrofloxacino (4 mg/kg VO a cada 24 h) e ao metronidazol (5 mg/kg VO, a cada 12 h). Em gatos com as formas linfoplasmocitárias crônicas de colangite, a conduta deve ser ajustada à situação individual. Com frequência, isso exige terapia com doses imunossupressoras de prednisolona (2 a 4 mg/kg VO, a cada 24 h) ou clorambucila (4 mg/m² VO a cada 2 dias), junto a hepatoprotetores e coleréticos, e o tratamento concomitante de outras doenças (pancreatite ou DII) que podem estar ocorrendo.[52] As formas linfocitárias ou linfoplasmocitárias de colangite mostram exacerbação e remissão em intensidade com o passar do tempo e podem exigir terapia contínua ou intermitente, a longo prazo, para controlar a doença. Não existe dieta específica recomendada para gatos com doença hepática inflamatória. Contudo, a restrição proteica não deve ser iniciada, a menos que o gato apresente evidências claras de hepatoencefalopatia grave. A dieta deve ser selecionada com base em outros distúrbios (como DII), para a qual a dieta pode ser mais crítica no tratamento. Recomenda-se o monitoramento de valores bioquímicos séricos (em especial a glicose), tempos de coagulação, níveis de cobalamina e concentrações de PLI/TLI (imunorreatividade de lipase pancreática/imunorreatividade tripsinoide) a cada 3 a 4 meses. Do mesmo modo, indica-se o monitoramento cuidadoso do hemograma em todos os gatos submetidos a tratamento com clorambucila. Em todos os gatos com doença hepática inflamatória crônica, antes do início da terapia imunossupressora, deve ser realizada a avaliação cuidadosa do amimal quanto a outras possíveis causas de inflamação (Boxe 23.6).

Hepatoencefalopatia | Derivação portossistêmica

Assim como ocorre em cães, se um gato com derivação portossistêmica puder ser submetido ao fechamento cirúrgico do vaso derivado (ligadura, colocação de constritor ameroide, mola intravenosa), o prognóstico a longo prazo para função e qualidade de vida em geral é muito bom.[5] Entretanto, mesmo se houver a expectativa de correção cirúrgica e, especialmente, se a correção cirúrgica for impossível ou não completamente bem-sucedida, indica-se o tratamento clínico de hepatoencefalopatia. Ver Tabela 23.24 para a abordagem terapêutica básica ao tratamento clínico de gatos com hepatoencefalopatia decorrente de derivação portossistêmica.

Terapia nutracêutica

Como os hepatócitos, devido à sua posição no corpo entre o trato GI e o resto do corpo, e também devido a seu papel fundamental no metabolismo e na destoxificação, são suscetíveis à lesão oxidativa e aos intermediários reativos do metabolismo de modo único, eles precisam ser capazes de proteger a si próprios. As defesas naturais do fígado são a superóxido dismutase e a glutationa, os eliminadores de radicais livres, como a vitamina E e o ascorbato, e

Tabela 23.24 **Tratamento clínico de hepatoencefalopatia em gatos.**

Problema específico a abordar	Opções terapêuticas
Diminuição da produção bacteriana de amônia	Emergente: enemas com água morna ou lactulose Crônica: (1) lactulose oral (0,5 a 1 mℓ/kg, a cada 8 h: com base no amolecimento das fezes), (2) antibióticos: metronidazol (5 a 10 mg/kg VO, a cada 12 h) ou ampicilina (20 mg/kg VO, a cada 8 h ou IV a cada 6 h)
Coagulopatia (pós-cirúrgica ou sintomática)	Emergente: terapia com plasma (fresco congelado) 10 mℓ/kg durante 4 h (pode ser repetido) Vitamina K$_1$, 1 a 2 mg/kg SC ou VO diariamente por 3 dias; a seguir, conforme necessário
Úlceras gastrintestinais e gastrite	Famotidina (0,5 a 1 mg/kg VO, a cada 12 a 24 h) Omeprazol (0,5 a a 1 mg/kg VO, a cada 24 h) Sucralfato (0,25 g/5 kg VO a cada 8 h em pasta)
Convulsões	Benzodiazepínicos são controversos Fenobarbital 4 mg/kg dose de carga: pode ser administrada a cada 6 h durante 24 h se necessário Levetiracetam (20 mg/kg VO, a cada 8 h; aumentar até o efeito)
Suporte nutricional	Colocar sonda E, se necessário Proteína, no mínimo, 35% (base MS); apenas restringir adicionalmente se os sinais/a amônia não melhorarem Suplementação com vitamina B (1 mℓ/ℓ de líquidos ou pode ser administrado 0,25 mℓ SC diariamente)
Hepatoprotetores	Ver Tabela 23.25 SAMe/silimarina individualmente ou em associação N-acetilcisteína (se quiser administrar IV) Vitamina E

SAMe, S-adenosilmetionina.

De Berent AC, Tobias KM: Portosystemic vascular anomalies, *Vet Clin North Am Small Anim Pract* 39:513, 2009.

Boxe 23.6 **Doenças infecciosas associadas a hepatopatia ou inflamação no fígado dos gatos**

Agentes bacterianos: abscesso hepático, infecção ascendente/translocação bacteriana, leptospirose, *Clostridium* spp., *Helicobacter* spp., bartonelose.
Agentes virais: peritonite infecciosa felina, herpes-vírus felino, calicivírus virulento.
Agentes protozoários: toxoplasmose, leishmaniose visceral.
Agentes parasitários: trematódeos (*Platynosomum*), larva *migrans* visceral (*Toxocara*), dirofilariose.
Agentes fúngicos: histoplasmose, paecilomicose.

De Kearns S: Infectious hepatopathies in dogs and cats, *Top Comp Anim Med* 24:189, 2009.

outras vias de sinalização pró-sobrevivência controladas por hormônios e fatores de crescimento.[56] No entanto, no caso de lesão ou de infecção ou inflamação muito intensas, as defesas naturais do fígado podem ser subjugadas e, então, é essencial que terapias medicamentosa e nutracêutica sejam incluídas no plano de tratamento para ajudar a reduzir a inflamação e a fibrose, proteger contra lesão oxidativa e estimular o fluxo biliar. Os agentes citoprotetores mais comumente empregados nas doenças hepáticas para auxiliar nesses processos (Tabela 23.25) são:

- S-adenosilmetionina (SAMe) – precursor na síntese de glutationa e um importante doador de metil para DNA e proteínas, é um importante antioxidante e estabiliza funções da membrana

Tabela 23.25 Vantagens e indicações de agentes hepatoprotetores comumente usados na doença hepática de felinos.

Agente	Indicações	Dose
S-adenosilmetionina (SAMe)	Hepatopatias inflamatórias, lipidose hepática, hepatopatias colestáticas, toxicidade pelo paracetamol	20 mg/kg/dia VO A quebra/o esmagamento de comprimidos entéricos revestidos reduz a biodisponibilidade
N-acetilcisteína (NAC); o pó encontra-se amplamente disponível e é usado em uma solução a 10% com soro fisiológico	Insuficiência hepática, toxicidade pelo paracetamol	140 mg IV dose única, 1 vez/dia; a seguir, 70 mg/kg IV, a cada 6 h ou 100 mg/kg/24 h em ITC
Silimarina (o cardo-mariano tem quatro isômeros: isossilibina, silidianina, silicristina e silibina; este é o componente ativo da silimarina)	Hepatopatias tóxicas, hepatopatias metabólicas (lipidose hepática) e hepatopatias inflamatórias	20 a 50 mg/kg/dia VO divididos, a cada 8 h
Ácido ursodesoxicólico (UDCA)	Hepatopatias colestáticas e inflamatórias e hepatopatias metabólicas	10 a 15 mg/kg/dia VO
Vitamina E	Hepatopatias colestáticas e inflamatórias	10 a 15 UI/kg/dia VO

ITC, infusão a taxa constante; *UI*, unidades internacionais.
De Webster CRL, Cooper J: Therapeutic use of cytoprotective agents in canine and feline hepatobiliary disease, *Vet Clin North Am Small Anim Pract* 39:631, 2009.

- N-acetilcisteína – precursor da glutationa e antioxidante, também melhora o aporte de oxigênio tecidual
- Ácido ursodesoxicólico (ácido biliar terciário) – usado para substituir ácidos biliares hidrofóbicos hepatotóxicos e para aumentar o fluxo biliar
- Silimarina (cardo-mariano) – um eliminador de radicais livres e agente anti-inflamatório/antifibrótico
- Vitamina E – antioxidante e vitamina anti-inflamatória.*

Embora tenham sido realizados poucos experimentos clínicos desses nutracêuticos na doença hepática felina, alguns estudos recentemente mostraram que a SAMe, o ácido ursodesoxicólico, a silimarina e a N-acetilcisteína são hepatoprotetores, apresentam poucos efeitos colaterais adversos e podem ser benéficos em muitos tipos de doença hepática em gatos.[3,26,39,53,55]

Resumo

A doença hepática em felinos é um problema comum que exige a consideração cuidadosa da queixa à apresentação, dos achados clinicopatológicos, dos resultados dos exames de imagem e, se disponível, da interpretação histopatológica para que se consigam alcançar diagnóstico e plano terapêutico precisos. Diversas agressões podem ser responsáveis por disfunção ou insuficiência hepática, porém a lipidose hepática e a síndrome da colangite felina continuam as etiologias mais comuns em gatos levados a atendimento clínico com icterícia ou insuficiência hepática. O tratamento deve ser ajustado individualmente, mas o suporte nutricional é fundamental na lipidose hepática. Assim, a terapia de suporte adequada por meio de hepatoprotetores pode ser decisiva para o sucesso do tratamento.

*Referências 13, 19, 21, 26, 53, 55, 56.

Referências bibliográficas

1. Armitage-Chan E, O' Toole T, Chan DL: Management of prolonged food deprivation, hypothermia, and refeeding syndrome in a cat, *J Vet Emerg Crit Care* 16:S34, 2006.
2. Armstrong PJ, Blanchard G: Hepatic lipidosis in cats, *Vet Clin North Am Small Anim Pract* 39:599, 2009.
3. Avizeh R, Najafzadeh H, Razijalali M et al: Evaluation of prophylactic and therapeutic effects of silymarin and N-acetylcysteine in acetaminophen-induced hepatotoxicity in cats, *J Vet Pharmacol Therap* 33:95, 2009.
4. Balkman C: Hepatobiliary neoplasia in dogs and cats, *Vet Clin North Am Small Anim Pract* 39:617, 2009.
4a. Beatty JA, Barrs VR, Martin PA et al: Spontaneous hepatic rupture in six cats with systemic amyloidosis, *J Small Anim Pract* 43:355, 2002.
5. Berent AC, Tobias KM: Portosystemic vascular anomalies, *Vet Clin North Am Small Anim Pract* 39:513, 2009.
6. Bertolini G: Acquired portal collateral circulation in dogs and cats, *Vet Radiol* 51:25, 2010.
7. Bigge LA, Brown DJ, Pennick DG: Correlation between coagulation profile findings and bleeding complications after ultrasound guided biopsy: 434 cases (1993-1996), *J Am Anim Hosp Assoc* 37:228, 2001.
8. Biourge V, Nelson RW, Feldman EC, et al: Effect of weight gain and subsequent weight loss on glucose tolerance and insulin response in healthy cats, *J Vet Int Med* 11:86, 1997.
9. Biourge V, Massat B, Groff JM, et al: Effects of protein, lipid or carbohydrate supplementation on hepatic lipid accumulation during rapid weight loss in obese cats, *Am J Vet Res* 55:1406, 1994.
10. Blanchard G, Paragon BM, Mullat F, et al: Dietary L-carnitine supplementation in obese cats alters carnitine metabolism and decreases ketosis during fasting and induced hepatic lipidosis, *J Nutr* 132:204, 2002.
10a. Blunden A, Smith A: Generalized amyloidosis and acute liver haemorrhage in four cats, *J Small Anim Pract* 33:566, 1992.
11. Brown B, Mauldin GF, Armstrong PF, et al: Metabolic and hormonal alterations in cats with hepatic lipidosis, *J Vet Int Med* 14:20, 2000.
12. Brunetto MA, Gomes MOS, Andre MR, et al: Effects of nutritional support on hospital outcomes in dogs and cats, *J Vet Emerg Crit Care* 20:224, 2010.

13. Center SA: Metabolic, antioxidant, nutraceutical, probiotic, and herbal therapy relating to the management of hepatobiliary disorders, *Vet Clin North Am Small Anim Pract* 34:67, 2004.

14. Center SA: Current considerations for evaluating liver function in the cat. In August JR, editor: *Consultations in feline internal medicine*, ed 5, Philadelphia, 2006, Elsevier, p 89.

15. Center SA: Diseases of the gallbladder and biliary tree, *Vet Clin North Am Small Anim Pract* 39:543, 2009.

16. Center SA, Baldwin BH, Dillingham S et al: Diagnostic value of serum gamma glutamyl transferase and alkaline phosphatase in hepatobiliary disease in the cat: 1975-1990, *J Am Vet Med Assoc* 188:507, 1986.

17. Center SA, Crawford MA, Guida L et al: Retrospective study of 77 cats with severe hepatic lipidosis: 1975-1990, *J Vet Int Med* 7:349, 1993.

18. Center SA, Erb HN, Joseph SA: Measurement of serum bile acids concentrations for diagnosis of hepatobiliary disease in cats, *J Am Vet Med Assoc* 207:1048, 1995.

19. Center SA, Randolph JF, Warner KL et al: The effects of s-adenosylmethionine on clinical pathology and redox potential in the red blood cell, liver and bile of normal cats, *J Vet Int Med* 19:303, 2005.

20. Center SA, Warner D, Corbett J et al: Proteins invoked by vitamin K absence in clotting times in clinically ill cats, *J Vet Int Med* 14:292, 2000.

21. Center SA, Warner KL, Erb HN: Liver glutathione concentrations in dogs and cats with naturally occurring liver disease, *Am J Vet Res* 63:1187, 2003.

22. Chan DL: Critical care nutrition. In August JR, editor: *Consultations in feline internal medicine*, ed 6, Philadelphia, 2010, Elsevier, p 116.

23. Fahie MA, Martin RA: Extrahepatic biliary tract obstruction, a retrospective study of 45 cases (1983-1993), *J Am Anim Hosp Assoc* 31:478, 1995.

24. Feeney DA, Anderson KL, Ziegler LE, et al: Statistical relevance of ultrasound criteria in the assessment of different liver diseases in dogs and cats, *Am J Vet Res* 69:212, 2008.

25. Ferrari J, Hardam E, Van Winkle TJ, et al: Clinical differentiation of acute and chronic feline pancreatitis, *J Am Vet Med Assoc* 223:469, 2003.

26. Flora K, Hahn M, Rosen H, et al: Milk thistle (*Silybum marianum*) for the therapy of liver disease, *Am J Gastroenterol* 93:139, 1998.

27. Fossum TW, Hedlund CS: Surgery of the liver. In Fossum TW, editor: *Small animal surgery*, St Louis, 1997, Mosby, p 367.

28. Gagne JM, Armstrong PF, Weiss DJ: Clinical features of inflammatory liver disease in cats: 41 cases (1983-1993), *J Am Vet Med Assoc* 214:513, 1999.

29. Gaschen L: Update on hepatobiliary imaging, *Vet Clin North Am Small Anim Pract* 39:439, 2009.

30. Giordano A, Paltrinieri S, Bertazzolo W: Sensitivity of tru-cut and fine needle aspirate biopsies of liver and kidney for the diagnosis of feline infectious peritonitis, *Vet Clin Path* 34:368, 2004.

30a. Godfrey D, Day M: Generalised amyloidosis in two Siamese cats: spontaneous liver haemorrhage and chronic renal failure, *J Small Anim Pract* 39:442, 1998.

31. Haney DR, Christiansen JS, Toll J: Severe cholestatic liver disease secondary to liver fluke (*Platynosomum concinnum*) infection in three cats, *J Am Anim Hosp Assoc* 42:234, 2006.

32. Hickman MA, Cox SR, Mahabir S et al: Safety, pharmacokinetics and use of the novel NK-1 antagonist maropitant (Cerenia) for the prevention of emesis and motion sickness in cats, *J Vet Pharmacol Ther* 31:220, 2008.

33. Karanjia ND, Singh SM, Widdison AL et al: Pancreatic ductal and interstitial pressures in cats with chronic pancreatitis, *Gastroenterol* 37: 268, 1992.

34. Kearns S: Infectious hepatopathies in dogs and cats, *Top Comp Anim Med* 24:189, 2009.

35. Lewis KM, O'Brien RT: Abdominal ultrasonographic findings associated with feline infectious peritonitis: a retrospective review of 16 cases, *J Am Anim Hosp Assoc* 46:152, 2010.

36. Lipscomb VL, Jones HJ, Brockman DJ: Complications and long-term outcomes of the ligation of congenital portosystemic shunts in 49 cats, *Vet Rec* 160:465, 2007.

37. Lowe AD, Campbell KL, Barger A, et al: Clinical, clinicopathological, and histological changes observed in 14 cats treated with glucocorticoids, *Vet Rec* 162:777, 2009.

38. Maddison JE: Hepatic encephalopathy. Current concepts of the pathogenesis, *J Vet Int Med* 6:341, 1992.

39. Nicolson BT, Center SA, Randolph JF: Effects of oral ursodeoxycholic acids in healthy cats on clinicopathological parameters, serum bile acids and light microscopic and ultrastructural features of the liver, *Res Vet Sci* 61:258, 1996.

39a. Piirsalu K, McLean R, Zuber R et al: Role of I-123 serum amyloid protein in the detection of familial amyloidosis in Oriental cats, *J Small Anim Pract* 35:581, 1994.

40. Proot SJM, Rothuizen J: High complication rate of an automatic tru-cut biopsy gun device for liver biopsy in cats, *J Vet Int Med* 20:1327, 2006.

41. Rothuizen J: Important clinical syndromes associated with liver disease, *Vet Clin North Am Small Anim Pract* 39:419, 2009.

42. Rothuizen J, Twedt D: Liver biopsy techniques, *Vet Clin North Am Small Anim Pract* 39:469, 2009.

43. Rothuizen J, van den Ingh TS: Arterial and venous ammonia concentrations in the diagnosis of canine hepatoencephalopathy, *Res Vet Sci* 33:17, 1982.

44. Rogers CL, O'Toole TE, Keating JH, et al: Portal vein thrombosis in cats: 6 cases (2001-2006), *J Vet Int Med* 22:282, 2008.

45. Sergeeff JS, Armstrong PJ, Bunch SE: Hepatic abscesses in cats: 14 cases (1985-2002), *J Vet Int Med* 18:295, 2004.

46. Simpson KW, Fyfe I, Cornetta A, et al: Subnormal concentrations of serum cobalamin (vitamin B12) in cats with gastrointestinal disease, *J Vet Int Med* 15:26, 2001.

47. Trainor D, Center SA, Randolph JF, et al: Urine sulfated and non-sulfated bile acids as a diagnostic test for liver disease in cats, *J Vet Int Med* 17:145, 2003.

48. Twedt DC: Laparoscopy of the liver and pancreas. In Tams TR, editor: *Small animal endoscopy*, ed 2, St Louis, 1999, Mosby, p 44.

48a. van der Linde-Sipman J, Niewold T, Tooten P et al: Generalized AA-amyloidosis in Siamese and Oriental cats, *Vet Immunol Immunopathol* 56:1, 1997.

49. Wagner KA, Hartman FA, Trepanier LA: Bacterial culture results from liver, gallbladder, or bile in 248 dogs and cats evaluated for hepatobiliary disease: 1998-2003, *J Vet Int Med* 21:417, 2007.

50. Wang KY, Panciera DL, Al Rukivati RK, et al: Accuracy of ultrasound guided fine needle aspirate of the liver and cytologic finding in dogs and cats: 97 cases (1990-2000), *J Am Vet Med Assoc* 224:75, 2004.

51. Washabau RJ: Acute necrotizing pancreatitis. In August JR, editor: *Consultations in feline internal medicine*, ed 5, St Louis, 2006, Elsevier, p 109.

52. Webb C: Feline cholangitis syndrome. In Cote EC, editor: *Veterinary clinical advisor*, ed 2, Philadelphia, 2010, Elsevier, p 196.

53. Webb CB, McCord KW, Twedt DC: Oxidative stress and neutrophil function following oral supplementation of a silibinin-phosphatidylcholine complex in cats, *J Vet Int Med* 22: 808A, 2008.

54. Webb CB, Trott C: Laparoscopic diagnosis of pancreatic disease in dogs and cats, *J Vet Intern Med* 22:1263, 2008.

55. Webb CB, Twedt DC, Fettman MJ, et al: S-adenosylmethionine in a feline acetaminophen model of oxidative injury, *J Feline Med Surg* 38:246, 2003.

56. Webster CRL, Cooper J: Therapeutic use of cytoprotective agents in canine and feline hepatobiliary disease, *Vet Clin North Am Small Anim Pract* 39:631, 2009.

57. Weiss DJ, Moritz A: Liver cytology, *Vet Clin North Am Small Anim Pract* 32:1267, 2002.

58. Weiss DJ, Armstrong PJ, Gagne MJ: Inflammatory liver disease, *Sem Vet Med Surg* 12:22, 1997.

59. Weiss DJ, Gagne JM, Armstrong PJ, et al: Relationship between feline inflammatory liver disease and inflammatory bowel disease, pancreatitis, and nephritis, *J Am Vet Med Assoc* 209:1114, 1996.

60. Willard MD: Fine needle aspiration cytology suggests hepatic lipidosis in 4 cats with infiltrative hepatic disease, *J Feline Med Surg* 1:215, 1999.

61. WSAVA Liver Standardization Group, editors: *WSAVA Standards for clinical and histological diagnosis of canine and feline liver diseases*, Edinburgh, 2006, Churchill Livingston.

62. Zoran DL: Nutrition for anorectic, critically ill or injured cats. In August JR, editor: *Consultations in feline internal medicine*, ed 5, Philadelphia, 2006, Elsevier, p 145.

Como Tratar o Gato com Ascite e Doenças que Acometem a Cavidade Peritoneal

Randolfh M. Baral

O peritônio é a membrana serosa que reveste a cavidade abdominal e também cobre os órgãos do abdome. Compreende uma única camada de células mesoteliais escamosas que repousam sobre uma camada mais profunda de tecido conjuntivo frouxo. A camada de peritônio que reveste a superfície interna do abdome é denominada peritônio parietal; os órgãos abdominais são revestidos por peritônio visceral. A área superficial total do peritônio é 1 vez a 1 vez e meia a área cutânea total do corpo.[5,30]

A cavidade peritoneal contém um pequeno volume de líquido (inferior a 1 mℓ/kg de peso corporal) que reduz a fricção entre os órgãos abdominais, conforme eles deslizam um sobre o outro. O líquido é um transudato puro e contém solutos na mesma concentração do soro (Boxe 23.7). Este líquido é absorvido da cavidade abdominal predominantemente por meio dos vasos linfáticos situados abaixo da membrana basal mesotelial sobre a superfície do diafragma. A drenagem linfática ocorre, predominantemente, para os linfonodos esternais.[5,30] A ascite é o derrame e o acúmulo de líquido anormais na cavidade abdominal.

Boxe 23.7 Características do líquido peritoneal normal

- Límpido, levemente amarelo
- Densidade < 1,016
- Proteína: 20 g/ℓ (principalmente, albumina)
- Leucometria total: 2.000 a 2.500/mℓ
  - 50% de macrófagos
  - Alguns eosinófilos, mastócitos
  - Poucos neutrófilos
- Sem fibrinogênio (não coagula em repouso)
- Contém fibronectina (uma proteína de opsonização bacteriana)

De Bray J: Diagnosis and management of peritonitis in small animals, *In Practice* 18:403, 1996.

Fisiopatologia da ascite

A troca de líquidos por meio do leito capilar é determinada pelas forças de Starling, ou seja, o equilíbrio entre a pressão hidrostática, que causa transudação de líquido para fora dos vasos sanguíneos, e a pressão coloidosmótica, a qual atua retendo líquido no interior dos vasos sanguíneos. Consequentemente, estipula-se o volume de líquido peritoneal pelo equilíbrio dessas forças, e também pela permeabilidade vascular, com excesso de líquido sendo drenado pelo sistema linfático. O acúmulo de líquido dentro de uma cavidade corporal ocorre quando a taxa de fil-

tração de líquido para o interior de um espaço é maior do que a taxa de reabsorção do líquido a partir de tal espaço. Desse modo, o acúmulo de derrame está correlacionado a aumento da pressão hidrostática capilar, alargamento do gradiente de pressão oncótica, aumento da permeabilidade endotelial, elevação da pressão hidrostática intersticial ou perda de drenagem linfática eficaz ou, ainda, uma associação desses fatores.[10,23,32]

A peritonite de qualquer etiologia resulta em dilatação vascular, aumento da permeabilidade capilar e migração de células inflamatórias para o peritônio, em resposta a mediadores imunomoduladores. O peritônio inflamado torna-se uma membrana livremente difusível, o que possibilita a saída maciça de líquido e proteínas plasmáticas da circulação.[5,30]

Avaliação clínica da ascite

A ascite não é vista com frequência no atendimento. Um estudo identificou ascite em apenas três gatos dentre 1.000 atendimentos em um hospital universitário veterinário norte-americano.[34] Contudo, a prevalência pode ser maior na clínica de cuidados primários. No estudo citado, a miocardiopatia dilatada (MCD) foi a doença mais comum associada o derrame peritoneal. No entanto, a MCD foi diagnosticada na maioria desses gatos antes de 1987, quando a deficiência de taurina era identificada como causa primária dessa forma de miocardiopatia em gatos. Neoplasia foi a causa mais comum após 1987.[34] A peritonite infecciosa felina (PIF) foi, de longe, a causa mais comum de ascite diagnosticada durante o período de 10 anos no Feline Centre at the University of Bristol, compreendendo 50% de todos os gatos com ascite identificada.[32]

Apresentação e sinais clínicos

Em geral, os gatos com ascite apresentam sinais clínicos inespecíficos, como anorexia ou letargia. Os proprietários podem levar o gato à consulta por observarem aumento abdominal (Figura 23.67), mas, em muitos casos, eles acreditam que esse aumento seja decorrente de ganho de peso. Os clínicos devem estar cientes de que o ganho de peso repentino em um gato com subpeso crônico pode ser devido ao acúmulo de líquido (que pode ser líquido intratorácico se não houver ascite), particularmente se a massa muscular parecer reduzida. Os gatos com ascite subsequente a traumatismo podem ter hemorragia intra-abdominal ou ruptura de trato urinário. Febre em um gato jovem com ascite com frequência sugerirá PIF. Gatos com essa doença podem ou não apresentar icterícia. Distensão jugular ou mesmo pulso jugular pode sugerir insuficiência cardíaca do lado direito.

Líquido palpável pode ajudar a diferenciar ascite de outras causas de aumento abdominal, como organomegalia, massas abdominais, distensão da bexiga, fraqueza da parede abdominal, obesidade ou, ocasionalmente, acúmulos de gás dentro da cavidade abdominal[27] (Tabela 23.26). Identificar o rechaço de líquido envolve

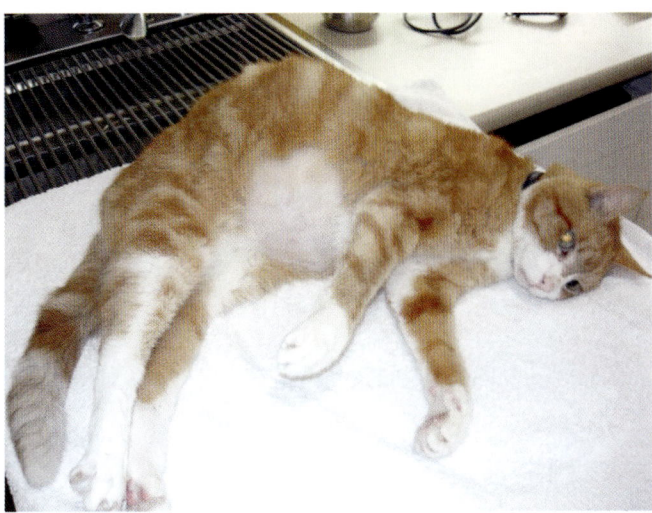

Figura 23.67 Distensão abdominal devido a ascite em um gato idoso. O animal apresenta massa muscular reduzida, apesar do ganho de peso por causa do líquido abdominal.

bater levemente um lado da parede abdominal com os dedos de uma das mãos, enquanto os dedos da outra posicionados no lado oposto do abdome sentem a movimentação de líquido.

Abordagens diagnósticas

Hematologia, bioquímica e urinálise

Em geral, os achados laboratoriais de rotina são inespecíficos, porém podem fornecer indicações quanto à etiologia subjacente da ascite. Por exemplo, neutrofilia pode apontar para peritonite séptica, mas também pode ocorrer na PIF. A maioria dos gatos com hemoperitônio encontra-se anêmica à apresentação;[8] com frequência, uroperitônio resulta em azotemia e anormalidades eletrolíticas. A hipoglicemia pode indicar sepse na peritonite séptica, e um estudo recente identificou 83% dos casos de peritonite séptica com hipocalcemia ionizada.[17] Enzimas hepáticas elevadas podem estar associadas a hepatopatias inflamatórias, infecciosas ou neoplásicas, como a PIF. A elevação de globulinas séricas ocorre em muitos gatos com PIF, mas também pode estar associada a neoplasia ou peritonite séptica. Por fim, o achado de hipoalbuminemia (que pode causar um transudato puro) deve levar à avaliação da relação proteína:creatinina urinárias, a fim de verificar se existe perda de proteína pelos rins.

Imagem

A obtenção de imagens pode ser necessária para confirmar se há líquido e também para ajudar no diagnóstico da etiologia subjacente. Os achados radiográficos podem variar muito, dependendo do volume de líquido abdominal presente e da etiologia subjacente. A perda de detalhes normais ou o aspecto de "vidro fosco" da cavidade abdominal sugerem a existência de líquido (Figuras 23.68 e 23.69). Gatos muito jovens, magros ou desidratados também podem apresentar perda de detalhes da imagem

do método, que pode simular a existência de líquido. A ultrassonografia do abdome (Figuras 23.70 e 23.71) pode ajudar a detecção de volumes, até mesmo muito pequenos de líquido. Também possibilita a avaliação do tamanho e da estrutura dos órgãos intra-abdominais, como o fígado e o baço, o que pode ajudar a determinar a causa subjacente de ascite.

Abdominocentese

A abdominocentese confirma a existência de líquido abdominal (nos casos de derrame de baixo volume) e a avaliação do líquido é necessária para diagnosticar a causa subjacente da ascite. A maioria dos gatos tolera abdominocentese sem sedação e o animal pode ser contido em estação ou em decúbito lateral (o que for mais confortável para o gato e mais familiar para o clínico). O abdome é depilado e preparado assepticamente. Uma agulha borboleta (*butterfly*) calibre 20 a 22 pode ser usada com uma seringa de 5 a 10 mℓ. Nos casos de derrame de baixo volume, a ultrassonografia pode ajudar a direcionar o aspirado com agulha fina a partir de pequenas bolsas de líquido abdominal. É possível usar lavado peritoneal diagnóstico se o aspirado guiado por ultrassonografia não for bem-sucedido. Para esse procedimento, infundem-se 10 a 20 mℓ/kg de líquido estéril aquecido no abdome ao longo de 2 a 5 min após a preparação asséptica do local. O gato é delicadamente girado de um lado para outro ou deixado de pé; o massageamento delicado do abdome também ajuda a distribuir o líquido. Deixa-se o líquido assentar durante, no mínimo, 2 a 5 min antes que a preparação asséptica seja repetida antes da paracentese. Não se tenta remover todo o líquido. Deve ser lembrado que, já que o líquido recuperado foi diluído por esse procedimento, as contagens de células e as análises bioquímicas serão influenciadas.[33]

Se um derrame volumoso provocar desconforto devido à distensão abdominal, pode ser utilizada uma torneira (*stopcock*) de três vias, de modo que volumes grandes possam ser drenados a partir de uma punção (Figura 23.72). Contudo, a remoção de grandes volumes de líquido ascítico talvez seja prejudicial, pois pode impedir a reabsorção subsequente de proteína e/ou eritrócitos valiosos. A redução resultante da pressão intra-abdominal pode estimular o acúmulo adicional de líquido. Além disso, a retirada rápida de grandes volumes pode levar a desvios de líquido, provocando colapso cardiovascular.[32] O líquido pode ser coletado em tubos contendo ácido etilenodiaminotetracético (EDTA) (para contagem de células nucleadas totais, volume globular, proteína total e citologia), tubos para soro (para bioquímica, como albumina, bilirrubina, creatinina, potássio, triglicerídios, glicose, lactato e lipase), tubos estéreis para cultura e/ou outros tubos para exames específicos em derrame, como reação em cadeia de polimerase. As amostras devem ser priorizadas de acordo com o volume de líquido disponível e conforme a suspeita quanto ao processo mórbido subjacente.[10]

Tabela 23.26 **Causas de distensão abdominal.**

Parede abdominal fraca	Hiperadrenocorticismo
Organomegalia	Hepatomegalia/renomegalia/esplenomegalia Lindedenopatia mesentérica Distensão gástrica/distensão da bexiga/obstipação avançada Gestação/piometra Neoplasia Obesidade
Acúmulo de gás (pneumoperitônio)	Penetração traumática da parede abdominal Ruptura do estômago ou do intestino Infecção bacteriana formadora de gás Extensão a partir de pneumomediastino ou pneumotórax
Acúmulo de líquido (ascite)	
Transudatos	
Transudato puro*	Hipoproteinemia: doença glomerular, má absorção ou perda de proteína pelo intestino, doença hepática crônica grave (Neoplasia) (Obstrução da drenagem linfática/linfangiectasia)
Transudato modificado	Insuficiência cardíaca congestiva Doença hepática: cirrose, neoplasia Neoplasia: obstrução de vasos sanguíneos e/ou linfáticos Hipertensão portal/obstrução de veia cava posterior
Exsudatos	
Exsudatos não sépticos	Peritonite infecciosa felina Hepatite (particularmente colangite linfocítica) Peritonite por bile ou urina Peritonite pancreática Hérnia difragmática ou pericárdica Esteatite Neoplasia
Exsudatos sétpicos	Extensão de infecção de outro local Perfuração intestinal/ruptura intestinal Piometra rota Ferida penetrante Corpo estranho em migração Disseminação hematógena
Causada por vaso roto	
Derrame hemorrágico	Ruptura de órgão ou de vaso sanguíneo de grosso calibre; associado a traumatismo ou secundário à neoplasia rota Perfuração de estômago ou intestino Distúrbios hemorrágicos Torção esplênica ou gástrica Trombose
Quilo	Drenagem linfática rota Obstrução da drenagem linfática/linfangiectasia Neoplasia Insuficiência cardíaca congestiva Esteatite
Causada por víscera rota	
Urina	Trato urinário roto. Como a urina é irritante, em geral resulta em exsudato não séptico secundário
Bile	Trato biliar roto. Como a bile é irritante, em geral resulta em exsudato não séptico secundário

*Quando presente por qualquer período de tempo, um transudato puro se tornará modificado. Isso é particularmente verdadeiro para transudatos com desenvolvimento lento, como aqueles associados a insuficiência cardíaca congestiva ou hipertensão porta. Por isso, transudatos modificados são mais comuns que transudatos puros.

Adaptada de Tasker S, Gunn-Moore D: Differential diagnosis of ascites in cats, *In Practice* 22:472, 2000.

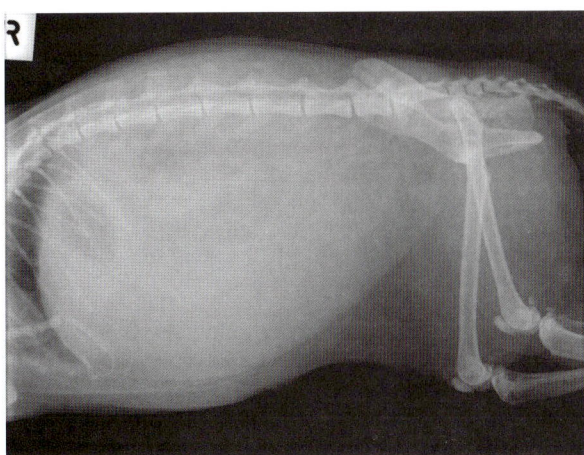

Figura 23.68 Aspecto radiográfico (incidência lateral direita) do mesmo gato da Figura 23.67. Vale observar que, além da distensão abdominal, a perda de detalhe da serosa dificulta discernir órgãos abdominais.

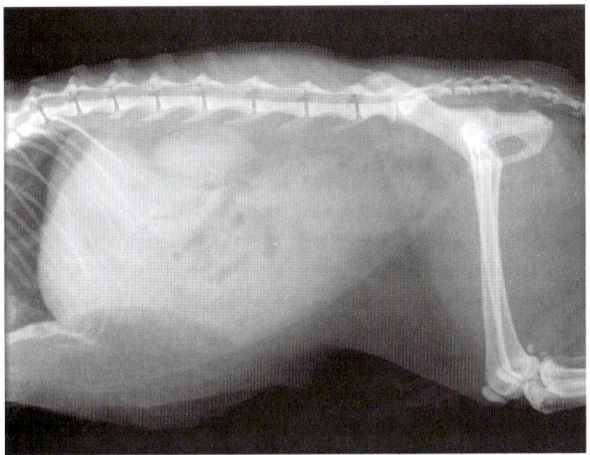

Figura 23.69 Aspecto radiográfico (incidência lateral direita) do mesmo gato da Figura 23.67 após a drenagem de um volume substancial de líquido. A distensão abdominal está reduzida, porém o líquido remanescente ainda obscurece de algum modo os órgãos mesoabdominais.

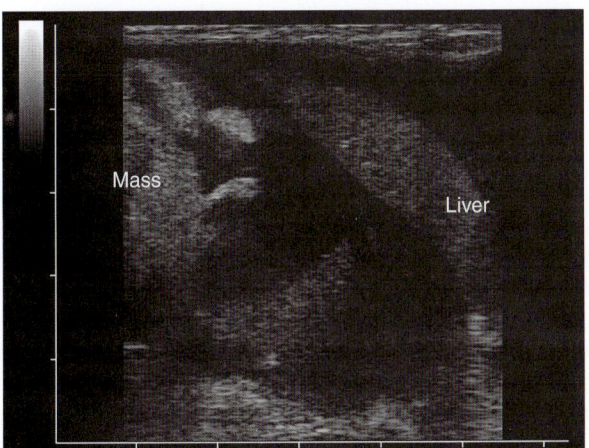

Figura 23.70 Aspecto ultrassonográfico de ascite. Cabe observar que os órgãos estão realçados pelo fundo escuro do líquido hipoecoico. Esse fato é particularmente enfatizado pela baixa celularidade deste derrame em especial.

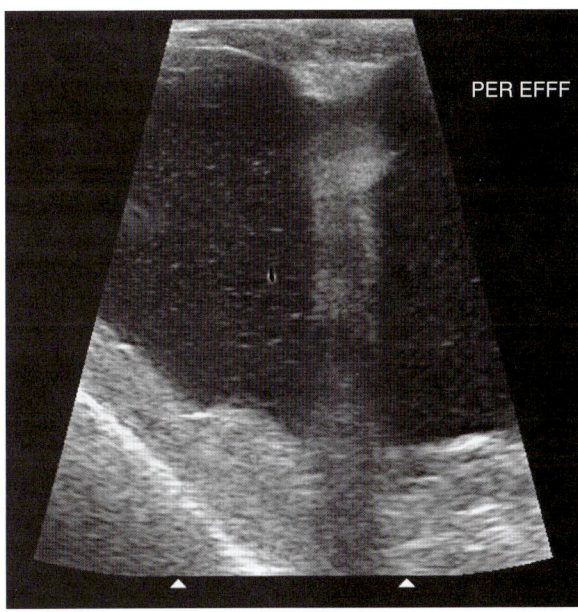

Figura 23.71 Aspecto ultrassonográfico de ascite. Vale observar os fragmentos ecogênicos disseminados no líquido que refletem a natureza celular deste derrame quiloso. (*Cortesia de Small Animal Specialist Hospital, North Ryde, Sydney*, Austrália.)

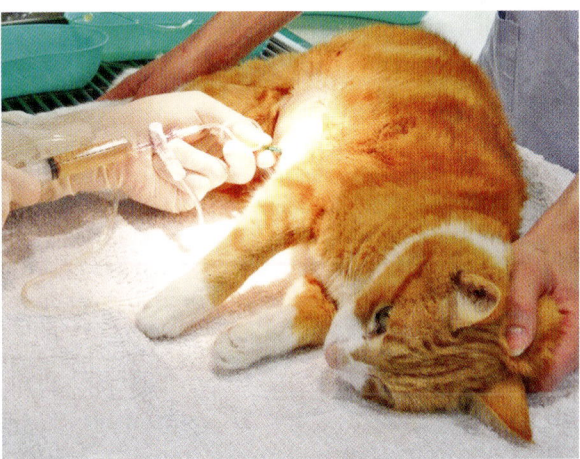

Figura 23.72 Drenagem de derrame abdominal volumoso usando cateter borboleta (*butterfly*), torneira (*stopcock*) de três vias e seringa de 10 mℓ.

Análise e classificação do líquido

A avaliação inicial do líquido retirado é feita com base na cor e na concentração de proteína. Assim, podem ser obtidas muitas informações a partir desta simples avaliação, mesmo antes de serem avaliados os números e os tipos celulares. Embora essa breve avaliação inicial seja útil para refinar os diagnósticos diferenciais, é necessária a avaliação completa com base na etiologia e na fisiopatologia subjacentes para o diagnóstico definitivo e, consequentemente, para o tratamento adequado (Tabela 23.27). O líquido ascítico, classificado de acordo com sua causa fisiopatológica, pode ser dividido em transudatos, transudatos modificados, exsudatos (sépticos ou não sépticos) ou derrames (quiloso ou hemorrágico).[10,23]

Tabela 23.27 **Características de líquido de derrame peritoneal.**

	Transudato puro	Transudato modificado	Exsudato	Quilo	Hemorragia
Aspecto do líquido	Em geral límpido e incolor ou ocasionalmente âmbar	Amarelo ou tingido de sangue, pode ser túrbido	Líquido túrbido	Leitoso ou opaco rosado	Vermelho (sangue)
Proteína total (g/ℓ)	< 25	> 25	> 25, em geral > 30	De 25 a 60	De 35 a 75
Densidade	< 1,015	De 1,015 a 1,025	> 1,025	Não aplicável	Não aplicável
Células nucleadas (x10⁹/ℓ)	< 1	De 1 a 7	> 5	0,25 a 20	De 1 a 20, dependendo da contagem periférica
Tipos predominantes de células	Macrófagos Células mesoteliais	Macrófagos Células mesoteliais Linfócitos Eritrócitos Neutrófilos (não degenerados) ± Células neoplásicas	Neutrófilos (não degenerados ou, degenerados, se bacteriano) Macrófagos Eritrócitos ± Células neoplásicas	Pequenos linfócitos Neutrófilos Macrófagos	Eritrócitos Neutrófilos Macrófagos Células mesoteliais Células neoplásicas

Adaptada de Tasker S, Gunn-Moore D: Differential diagnosis of ascites in cats, *In Practice* 22:472, 2000.

Transudatos

Os transudatos são uma consequência da dinâmica alterada dos líquidos. Transudatos pobres em proteína (comumente denominados transudatos puros) formam-se predominantemente em decorrência de hipoalbuminemia grave, que provoca diminuição da pressão coloidosmótica. Como não existe alteração na permeabilidade endotelial ou mesotelial, conforme o líquido se acumula, não existe extravasamento celular concomitante. Então, há diminuição da contagem de células por meio de efeito dilucional. Consequentemente, os derrames transudativos quase sempre são líquidos e incolores.[10,23,32] Outras causas patológicas de transudatos pobres em proteína são cirrose, obstrução linfática e hipertensão portal não cirrótica (pré-sinusoidal e sinusoidal). Como a hipoalbuminemia é a causa mais comum de transudatos, as concentrações séricas de albumina precisam ser aferidas para direcionar diagnóstico posterior. Se a concentração sérica de albumina for normal (ou apenas minimamente diminuída), estão indicadas radiografias, ultrassonografia abdominal, e/ou ecocardiografia para avaliar a função cardíaca e ruptura da bexiga.[10] Uma revisão de casos de ascite em felinos encontrou 24% dos derrames classificados como transudatos pobres em proteínas, nos quais 82% decorriam de insuficiência hepática ou de doença renal primária.[34]

Transudatos modificados

Os transudatos modificados podem decorrer do aumento da pressão hidrostática no interior dos vasos pós-sinusoidais do fígado secundário à insuficiência cardíaca congestiva direita (p. ex., insuficiência tricúspide) ou potencialmente a partir de lesões expansivas (como massas neoplásicas) obstruindo o fluxo sanguíneo advindo da veia hepática ou da veia cava caudal para o interior do lado direito do coração. O aumento da pressão hidrostática dentro dos vasos do fígado provoca a saída de um líquido rico em proteína para fora do fígado na cavidade abdominal. Como a permeabilidade da membrana celular não se altera, as células não se acumulam no derrame.[10] Transudatos modificados também podem decorrer de aumento da permeabilidade vascular nos estágios iniciais de um processo inflamatório, em cujo caso a celularidade estará aumentada. Transudatos modificados foram descritos como o tipo mais comum de derrame ascítico identificado em gatos em um estudo, com a maioria resultando de neoplasia e insuficiência cardíaca congestiva. Contudo, tal estudo incluiu parcialmente casos anteriores a 1987, quando a insuficiência cardíaca direita associada a miocardiopatia dilatada era prevalente.[34] O reconhecimento do papel da deficiência de taurina nesse distúrbio e o subsequente acréscimo de tal aminoácido às rações felinas atualmente significa que a insuficiência cardíaca do lado direito é encontrada apenas raramente como causa de ascite em gatos.

Exsudatos

Os exsudatos são consequência de permeabilidade mesotelial e/ou endotelial alterada. Essa permeabilidade decorre de uma resposta inflamatória mediada por citocinas de qualquer etiologia subjacente (p. ex., infecciosa, neoplásica, imunomediada). Os exsudatos apresentam altas concentrações de proteína e concentrações celulares de moderadas a altas e são classificados como não sépticos ou sépticos.

Com frequência, os exsudatos compõem-se de neutrófilos. Neutrófilos não degenerados (e a ausência de microrganismos) apontam para um exsudato não séptico (principalmente PIF, porém também neoplasia). A PIF é a causa mais comum de derrame exsudativo em gatos e foi a causa mais frequente de ascite felina diagnosticada no período de 10 anos no Feline Centre da University of Bristol.[32] A existência de células neoplásicas indica neoplasia, mas a ausência de tais células não descarta este diagnóstico, já que muitos casos de ascite neoplásica não estão associados a células neoplásicas esfoliadas. Outras causas de exsudatos não sépticos são pancreatite, colangite linfocítica e ruptura de víscera, como a vesícula biliar ou a bexiga.

Neutrófilos degenerados tipificam exsudatos sépticos (ou seja, peritonite séptica). Desse modo, sua existência deve instigar a pesquisa de causas de infecção (principalmente extravasamento de conteúdo gastrintestinal).[34]

Derrames quilosos

Os derrames quilosos têm o aspecto de líquido opaco leitoso ou rosado, e inicialmente pequenos linfócitos maduros predominam nas contagens celulares. Após a drenagem, podem ser encontrados mais macrófagos e neutrófilos não degenerados. O quilo costuma ser classificado como um exsudato, porém suas características podem ser compatíveis com um transudato modificado (teor proteico entre 25 e 40 g/ℓ). É necessária a análise bioquímica de níveis de triglicerídios e de colesterol no fígado para confirmar o diagnóstico. Derrames pseudoquilosos assemelham-se a quilo verdadeiro tanto no aspecto quanto na citologia, mas não contêm gordura. Distúrbios semelhantes resultam em derrames tanto quilosos quanto pseudoquilosos. Os derrames abdominais quilosos raramente são relatados no gato e somaram apenas 7% dos casos de ascite em um estudo.[34] As causas descritas de ascite quilosa em gatos são, predominantemente, neoplásicas. Em uma série de nove gatos, a ascite quilosa esteve associada a neoplasia abdominal não ressecável em quatro casos (ou seja, hemangiossarcoma e paraganglioma), com linfoma intestinal e mesentérico em dois casos e linfangiossarcoma da parede abdominal em um outro caso.[13] Um caso descrito em um animal de 10 anos de idade foi considerado relacionado com PIF.[28] A Figura 23.71 mostra a imagem ultrassonográfica de um gato com derrame abdominal quiloso associado a pancreatite. Outras causas potenciais são insuficiência cardíaca congestiva direita, esteatite (inflamação de gordura), cirrose biliar e linfangiectasia.

Derrames hemorrágicos

O hemoperitônio em animais de companhia é classificado como traumático ou espontâneo. O hemoperitônio traumático é dividido também em causas contusas de traumatismo (ou seja, acidentes em veículos automotores e quedas de altura) e traumatismo penetrante (ou seja, feridas por arma de fogo e mordidas).[8,21]

Aspiração esplênica inadvertida, venipuntura ou hemorragia grave aguda devem ser suspeitadas se a citologia for compatível com sangue periférico incluindo plaquetas, porém sem eritrofagocitose ou se o sangue coagular rapidamente.

Quando não existir histórico de traumatismo, devem ser consideradas coagulopatia ou ruptura espontânea de uma neoplasia vascular. Em um estudo de 16 casos de feli-

nos com hemoperitônio espontâneo, 12 deles (75%) foram associados a doença hepática, como neoplasia, necrose e amiloidose.[21] Um outro estudo de 65 casos de hemoperitônio espontâneo apresentou 46% (30 de 65) dos gatos com neoplasia abdominal e 54% (35 de 65) com distúrbios não neoplásicos. Os gatos com neoplasia eram significativamente mais velhos e tinham valores de hematócrito bem mais baixos do que gatos com doença não neoplásica. O hemangiossarcoma foi a neoplasia diagnosticada com maior frequência (18 de 30, 60%) e o baço foi a localização mais comum de neoplasia (11 de 30, 37%). Coagulopatias (8 de 35, 23%) e necrose hepática (8 de 35, 23%) foram as causas mais comuns de hemoperitônio não neoplásico.[8] Outras causas não neoplásicas de hemoperitônio são bexiga rota, ruptura hepática secundária a amiloidose hepática, úlcera gástrica/duodenal, hematoma hepático, hepatite, pseudocisto perinéfrico, ruptura de fígado induzida por peritonite infecciosa felina e nefrite induzida por peritonite infecciosa felina.[8,21]

O prognóstico de gatos com hemoperitônio espontâneo é mau. Em dois estudos, apenas cerca de 12% dos casos sobreviveu até a alta hospitalar.[8,21] O tempo de sobrevida mediano para gatos que receberam alta em um desses estudos foi de 54 dias (variação, 5 a 1.825 dias).[8]

Causas específicas de ascite

Peritonite infecciosa felina

A peritonite infecciosa felina (PIF) compreendeu 50% dos gatos com ascite identificada ao longo do período de 10 anos no Feline Centre da University of Bristol.[32] Desse modo, como regra, quando a ascite é identificada em um gato mais jovem, a PIF deve ser considerada a principal doença a ser pesquisada. O derrame abdominal encontrado na PIF costuma ser cor de palha até amarelodourado (embora a cor seja muito variável, por exemplo, pode haver quilo), pode conter coágulos de fibrina e tem alta concentração de proteínas. O teor proteico total é superior a 35 g/ℓ e, com frequência, acima de 45 g/ℓ, com as globulinas compreendendo 50% ou mais.[31] Um estudo descreveu um derrame com proteína total superior a 80 g/ℓ como 90% específico, 55% sensível e apresentando valor de previsão positivo de 0,78 para diagnosticar PIF.[31] O teste de Rivalta avalia o teor de globulina do líquido e se mostrou muito sensível, porém apenas 80% específico. Esse teste é realizado acrescentando-se uma gota de ácido acético (98%) a 5 mℓ de água destilada. Tal líquido é bem misturado, e, a seguir, uma gota do derrame é colocada delicadamente na superfície da mistura. Se a gota permanecer na superfície do líquido ou flutuar lentamente até o fundo, o teste é considerado positivo. O teste pode dar resultados imprecisos se for empregada técnica inadequada ou se houver uma diferença significativa de temperatura entre a amostra de líquido e a solução de ácido acético. O teste de Rivalta positivo pode decorrer de linfossarcoma, derrames sépticos ou PIF. Esses podem ser diferenciados por citologia e cultura. A coloração por imunofluorescência do antígeno de coronavírus em macrófagos tem valor preditivo positivo de 1,00, mas valor preditivo negativo de 0,57.[15] Os quadros clínicos potenciais, o diagnóstico e o tratamento da PIF são discutidos em detalhes no Capítulo 33.

Neoplasia

Um estudo concluiu que a neoplasia era a causa mais comum de ascite em gatos.[34] Desse modo, a neoplasia deve ser considerada a principal suspeita a ser descartada em gatos mais velhos com ascite. O derrame oriundo de gatos com ascite decorrente de neoplasia pode ser um transudato modificado, devido à compressão de veias hepáticas ou da veia cava caudal, ou de metástases no peritônio. Derrames quilosos podem ter origem em drenagem linfática reduzida ou ruptura de vasos linfáticos. Além disso, o aumento da permeabilidade vascular causado por hipertensão neoplásica pode resultar em derrame exsudativo. Carcinomas, mesoteliomas e células neoplásicas isoladas (redondas) (p. ex., linfoma, tumores de mastócitos, histiocitose maligna) esfoliam células para derrames mais prontamente do que sarcomas e, desses, o linfossarcoma é o processo maligno mais comum de gatos. A citologia de líquido ascítico revela células neoplásicas em menos de 25% dos casos. Desse modo, a ausência de tais células não descarta o diagnóstico de neoplasia. Nessas circunstâncias, o diagnóstico pode ser alcançado por aspirado com agulha fina guiada por ultrassonografia dos órgãos acometidos, ou mesmo amostras de biopsia obtidas por laparotomia. As abordagens específicas dependem da neoplasia específica diagnosticada.

Peritonite séptica

Em geral, os exsudatos causados por inflamação séptica decorrem de contaminação bacteriana da cavidade peritoneal secundária ao extravasamento do trato gastrintestinal ou a feridas penetrantes associadas a traumatismo. O extravasamento do trato gastrintestinal pode ocorrer como consequência de ulceração associada a neoplasia ou doença inflamatória ou de penetração de um objeto cortante ingerido (como um palito de dente). Também pode ocorrer subsequentemente a cirurgia abdominal pregressa.[7,9,17,24] A peritonite séptica primária em que não existe causa aparente também foi descrita em gatos.[26]

Geralmente, os exsudatos sépticos são de amarelos a acastanhados, com matéria particulada amarela e de odor fétido. À microscopia, o líquido caracteriza-se pela existência de neutrófilos degenerados e bactérias. Com frequência, as bactérias são observadas de modo intracelular, no interior de neutrófilos. O distúrbio está associado a altas taxas de morbimortalidade, com taxas de sobrevida relatadas entre 32 e 80%.[7,9,17,24,26] O histórico e os sinais clínicos, com frequência, são vagos e inespecíficos, mas podem incluir dor abdominal, vômito, letargia/depressão e anorexia. A dor abdominal é um achado inconsistente, tendo sido identificada em apenas 62% dos gatos em um estudo[7] e 43% em outro.[24] Alguns gatos podem apresentar frequência cardíaca inadequadamente baixa.[7,26] Os achados hematológicos e da bioquímica sérica também são inconsistentes. Pode haver neutrofilia com desvio à esquerda, assim como neutropenia ou contagem normal de neutrófilos. Da mesma maneira, os gatos podem se encontrar hipoglicêmicos, hiperglicêmicos ou normoglicêmicos e estar hipoalbuminêmicos.[7,24,26] Um estudo reconheceu hipocalcemia ionizada em 89% dos gatos com peritonite séptica no momento do diagnóstico.[17] O outro sugeriu que a hiperlactatemia, quando presente, pode estar associada a prognóstico mais sombrio.[24] Em geral, os achados radiográficos são típicos de ascite de qualquer causa, porém pneumoperitônio em gato que não foi submetido a cirurgia recente pode sugerir a existência de bactérias formadoras de gás ou de ruptura de uma víscera abdominal e requer intervenção cirúrgica imediata. A ultrassonografia não auxilia diretamente no diagnóstico de peritonite séptica.[7] É necessária a laparotomia exploratória para determinar e corrigir um problema subjacente, como perfuração gastrintestinal de espessura completa (com frequência, exigindo ressecção parcial). Do mesmo modo, também é necessário o lavado abdominal copioso com líquidos aquecidos estéreis (Figura 23.73). Não existem diferenças estatisticamente significativas da sobrevida entre fechamento primário pós-cirúrgico, drenagem peritoneal aberta ou drenagem com sucção fechada de lavado pós-cirúrgico. Entretanto, tem havido uma tendência no sentido de taxa de sobrevida mais alta em gatos tratados com fechamento primário.[24,26] O tratamento também envolve antibióticos, inicialmente por via parenteral, com base nos achados de cultura e sensibilidade. Compatível com o conteúdo intestinal, a maioria das bactérias identificadas é de aeróbios gram-negativos, como *E. coli* ou *Enterobacter* spp., mas, em geral são encontradas infecções mistas.[7,24] Os anaeróbios parecem mais comuns em gatos com peritonite séptica primária,[26] o que talvez sugira que esses casos decorram de feridas por sobremordidas cicatrizadas no abdome. Amoxicilina/clavulanato seria uma escolha empírica apropriada de antibióticos enquanto se aguardam os resultados de sensibilidade. Não existem diretrizes definitivas para a duração do tratamento antibiótico. O autor usa esquemas estendidos de tratamento de 4 a 6 semanas. Também são necessários cuidados de suporte com líquidos intravenosos para manter o equilíbrio hidreletrolítico no período pericirúrgico.

Peritonite por bile

A peritonite por bile é pouco relatada em felinos, mas foi identificada associada a traumatismo por arma de fogo[20] ou por veículo automotivo,[2] com obstrução biliar devido a cálculos biliares,[2,22] e subsequente a colecistocentese percutânea guiada por ultrassonografia em um gato com colangite infecciosa.[4] Identificou-se infecção bacteriana concomitante em cada caso. Isso aumenta a gravidade da inflamação e agrava o prognóstico, embora a recuperação completa fosse alcançada na maioria dos casos relatados.[2,4,20] A peritonite por bile tem o potencial de resultar em derrames de pequeno volume. Então, se a abdominocentese não proporcionar uma amostra de derrame, mas se a suspeita de peritonite por bile for alta na lista de diagnósticos diferenciais, é apropriado o lavado peritoneal diagnóstico. Como o reparo ou a remoção da vesícula biliar e o lavado abdominal são necessários, a laparotomia

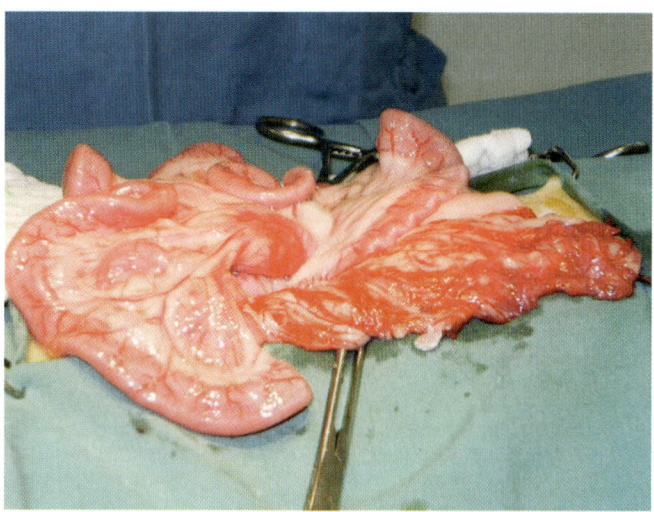

Figura 23.73 Peritonite fulminante associada a perfuração gastrintestinal. Neste caso, o volume do derrame era baixo, porém é evidente a intensa inflamação da serosa.

exploratória é o meio adequado de diagnosticar este distúrbio. O tratamento deve ser considerado como o de peritonite séptica de outras causas.

Uroabdome

O traumatismo, incluindo traumatismo abdominal contuso, cateterismo uretral e compressão da bexiga, é a causa mais comum de uroperitônio em gatos.[1] Também é identificado como complicação de cirurgia ureteral.[18] A bexiga é o local mais frequente de extravasamento de urina após traumatismo abdominal contuso, enquanto a uretra é lesada mais comumente sucedendo cateterismo. Os gatos com bexiga rota ainda podem apresentar bexiga palpável e habilidade de urinar. Queixas comuns no histórico são anúria (53,8%) e vômito (50%). A azotemia é um achado comum, e encontra-se hiperpotassemia em cerca de 50% dos casos. A drenagem de urina da cavidade peritoneal parece melhorar a estabilização do paciente. A morbimortalidade dependeu bastante da gravidade das lesões associadas.[1] Independentemente do local da lesão ou da causa do uroabdome, o primeiro objetivo do tratamento é a estabilização do paciente. A reposição de líquidos isotônicos é usada para a reanimação inicial. O tratamento de choque hipovolêmico, se presente, é a prioridade da fluidoterapia. Após reanimação hídrica, convém estabelecer a drenagem da urina a partir do abdome. É necessária a drenagem passiva contínua da urina para a estabilização e a diurese eficazes. Recomenda-se o cateter de demora da bexiga para manter a bexiga descomprimida e reduzir o fluxo de urina para a cavidade abdominal nos pacientes com lesão da bexiga e da uretra proximal. Se a uretra estiver traumatizada e o cateter não puder ser passado, poderá ser necessária a cistostomia com tubo pré-púbico para alcançar desvio urinário temporário. A decisão de tratar o paciente com uroabdome cirurgicamente ou de modo conservador deve se basear na localização e na gravidade da lesão subjacente, na condição do paciente à apresentação e na resposta do paciente à estabilização inicial.[1,12]

Insuficiência cardíaca congestiva direita

A insuficiência cardíaca congestiva tornou-se uma causa incomum de ascite em gatos desde o fim da década de 1980/início da década de 1990, a partir de quando a miocardiopatia dilatada foi praticamente erradicada.[32,34] A ascite ainda resulta, de fato, de insuficiência cardíaca congestiva direita em distúrbios como insuficiência tricúspide,[6] miocardiopatia ventricular direita arritmogênica,[16] infiltração fibroadiposa miocárdica[14] ou miocardiopatia restritiva.[29,34] Derrame pleural ou edema pulmonar concomitantes são frequentes, mas não estão necessariamente presentes na ascite induzida pelo coração. Não se observa obrigatoriamente um sopro cardíaco. Observar pulso ou frêmito jugular é útil em termos de diagnóstico, quando presente. O líquido ascítico costuma ser um transudato modificado, porém também é possível um derrame quiloso. As doenças cardíacas são abordadas no Capítulo 20.

Hepatopatias

Em alguns casos, a lipidose hepática foi relatada como causadora de ascite, em especial associada a pancreatite. Esses gatos, com frequência, são hipoalbuminêmicos, com a possibilidade de hidroterapia intravenosa contribuindo para a ascite por meio da elevação da pressão hidrostática.[11] Outras doenças hepáticas que podem resultar em ascite são colangite linfocitária,[19,25] colangite neutrofílica, cirrose,[13] necrose, neoplasia e colângio-hepatite supurativa.[34] Derivações portossistêmicas em gato raramente resultam em ascite, em comparação com cães.[3] Hipoalbuminemia e insuficiência hepática resultam em transudatos. Hipertensão portal e cirrose provocam ascite com maior teor de proteínas por causa da pressão hidrostática capilar elevada levando a extravasamento de linfa rica em proteína. Hepatopatias foram abordadas em detalhes anteriormente, neste capítulo.

Referências bibliográficas

1. Aumann M, Worth L, Drobatz K: Uroperitoneum in cats: 26 cases (1986-1995), *J Am Anim Hosp Assoc* 34:315, 1998.
2. Bacon NJ, White RAS: Extrahepatic biliary tract surgery in the cat: a case series and review, *J Small Anim Pract* 44:231, 2003.
3. Blaxter AC, Holt PE, Pearson GR et al: Congenital portosystemic shunts in the cat: a report of nine cases, *J Small Anim Pract* 29:631, 1988.
4. Brain PH, Barrs VR, Martin P et al: Feline cholecystitis and acute neutrophilic cholangitis: clinical findings, bacterial isolates and response to treatment in six cases, *J Feline Med Surg* 8:91, 2006.
5. Bray J: Diagnosis and management of peritonitis in small animals, *In Practice* 18:403, 1996.
6. Closa J, Font A: Traumatic tricuspid insufficiency in a kitten, *J Am Anim Hosp Assoc* 35:21, 1999.
7. Costello MF, Drobatz KJ, Aronson LR et al: Underlying cause, pathophysiologic abnormalities, and response to treatment in cats with septic peritonitis: 51 cases (1990-2001), *J Am Vet Med Assoc* 225:897, 2004.
8. Culp WTN, Weisse C, Kellogg ME et al: Spontaneous hemoperitoneum in cats: 65 cases (1994-2006), *J Am Vet Med Assoc* 236:978, 2010.
9. Culp WTN, Zeldis TE, Reese MS et al: Primary bacterial peritonitis in dogs and cats: 24 cases (1990-2006), *J Am Vet Med Assoc* 234:906, 2009.

10. Dempsey SM, Ewing PJ: A review of the pathophysiology, classification, and analysis of canine and feline cavitary effusions, *J Am Anim Hosp Assoc* 47:1, 2011.
11. Dimski DS: Feline hepatic lipidosis, *Clin Tech Small Anim Pract* 12:28, 1997.
12. Gannon KM, Moses L: Uroabdomen in dogs and cats, *Compend Contin Educ Vet* 24:604, 2002.
13. Gores BR, Berg J, Carpenter JL et al: Chylous ascites in cats: nine cases (1978-1993), *J Am Vet Med Assoc* 205:1161, 1994.
14. Harjuhahto TAI, Leinonen MR, Simola OTM et al: Congestive heart failure and atrial fibrillation in a cat with myocardial fibro-fatty infiltration, *J Feline Med Surg* 13:109, 2011.
15. Hartmann K, Binder C, Hirschberger J et al: Comparison of different tests to diagnose feline infectious peritonitis, *J Vet Int Med* 17:781, 2003.
16. Harvey AM, Battersby IA, Faena M et al: Arrhythmogenic right ventricular cardiomyopathy in two cats, *J Small Anim Pract* 46:151, 2005.
17. Kellett-Gregory LM, Mittleman Boller E, Brown DC et al: Retrospective study: ionized calcium concentrations in cats with septic peritonitis: 55 cases (1990-2008), *J Vet Emerg Crit Care* 20:398, 2010.
18. Kyles AE, Hardie EM, Wooden BG et al: Management and outcome of cats with ureteral calculi: 153 cases (1984-2002), *J Am Vet Med Assoc* 226:937, 2005.
19. Lucke VM, Davies JD: Progressive lymphocytic cholangitis in the cat, *J Small Anim Pract* 25:249, 1984.
20. Ludwig LL, McLoughlin MA, Graves TK et al: Surgical treatment of bile peritonitis in 24 dogs and 2 cats: a retrospective study (1987-1994), *Vet Surg* 26:90, 1997.
21. Mandell DC, Drobatz K: Feline hemoperitoneum 16 cases (1986-1993), *J Vet Emerg Crit Care* 5:93, 1995.
22. Moores AL, Gregory SP: Duplex gall bladder associated with choledocholithiasis, cholecystitis, gall bladder rupture and septic peritonitis in a cat, *J Small Anim Pract* 48:404, 2007.
23. O'Brien PJ, Lumsden JH: The cytologic examination of body cavity fluids, *Semin Vet Med Surg* (Small Anim) 3:140, 1988.
24. Parsons KJ, Owen LJ, Lee K et al: A retrospective study of surgically treated cases of septic peritonitis in the cat (2000-2007), *J Small Anim Pract* 50:518, 2009.
25. Prasse KW, Mahaffey EA, DeNovo R et al: Chronic lymphocytic cholangitis in three cats, *Vet Path* 19:99, 1982.
26. Ruthrauff CM, Smith J, Glerum L: Primary bacterial septic peritonitis in cats: 13 cases, *J Am Anim Hosp Assoc* 45:268, 2009.
27. Saunders WB, Tobias KM: Pneumoperitoneum in dogs and cats: 39 cases (1983-2002), *J Am Vet Med Assoc* 223:462, 2003.
28. Savary KC, Sellon RK, Law JM: Chylous abdominal effusion in a cat with feline infectious peritonitis, *J Am Anim Hosp Assoc* 37:35, 2001.
29. Saxon B, Hendrick M, Waddle JR: Restrictive cardiomyopathy in a cat with hypereosinophilic syndrome, *Can Vet J* 32:367, 1991.
30. Seim HB: Management of peritonitis. In Bonagura JD, Kirk RW, editors: *Kirk's current veterinary therapy XII: small animal practice*, Philadelphia, 1995, Saunders, p 764.
31. Sparkes A, Gruffydd-Jones T, Harbour D: Feline infectious peritonitis: a review of clinicopathological changes in 65 cases, and a critical assessment of their diagnostic value, *Vet Rec* 129:209, 1991.
32. Tasker S, Gunn-Moore D: Differential diagnosis of ascites in cats, *In Practice* 22:472, 2000.
33. Walters JM: Abdominal paracentesis and diagnostic peritoneal lavage, *Clin Tech Small Anim Pract* 18:32, 2003.
34. Wright KN, Gompf RE, DeNovo RC Jr: Peritoneal effusion in cats: 65 cases (1981-1997), *J Am Vet Med Assoc* 214:375, 1999.

Endocrinologia

Distúrbios Pancreáticos Endócrinos

Randolph M. Baral e Susan E. Little

Panorama

O pâncreas endócrino compreende várias ilhas de células dentro do pâncreas exócrino conhecidas como *ilhotas de Langerhans*. As ilhotas representam apenas 2% do pâncreas e congregam diversos tipos celulares. Cada tipo de célula secreta um hormônio diferente. Os principais tipos celulares e hormônios que produzem são mostrados na Tabela 24.1. A íntima inter-relação entre esses diferentes tipos celulares possibilita o controle direto da secreção de alguns hormônios por outros hormônios. Por exemplo, a insulina inibe a secreção de glucagon e a somatostatina inibe a secreção tanto de insulina quanto de glucagon. A atividade de células beta e a produção de insulina são de suma importância para o diabetes melito (DM).[24]

Diabetes melito

Epidemiologia

A prevalência de DM felino encontra-se na ordem de 1 em 100 a 1 em 200 casos, com números mais elevados de casos encontrados na clínica de encaminhamento do que na clínica do primeiro atendimento.[5,62,93,95] O número de casos de diabetes em gatos parece estar aumentando (Figura 24.1), e isso pode estar relacionado com taxas mais elevadas de obesidade e maior número de gatos sendo alimentados com dietas ricas em carboidratos.[93] Os felinos machos parecem correr risco maior, o que representa cerca de 60 a 70% de todos os diabéticos.[5,62,89,93,95] O avançar da idade também se correlaciona com o aumento do risco de DM. Aproximadamente 20 a 30% dos diabéticos são diag-

Tabela 24.1 Principais tipos celulares do pâncreas endócrino e os hormônios que eles produzem.

Tipo celular	Hormônio
Células alfa (20 a 25% de cada ilhota)	Glucagon
Células beta (60 a 80% de cada ilhota)	Insulina
Células delta (10% de cada ilhota)	Somatostatina
Células gama têm dois subtipos: células PP ou F	Polipeptídio pancreático
Células D	Peptídio intestinal vasoativo
Células EE (ou enterocromafins)	Serotonina, motilina, substância P

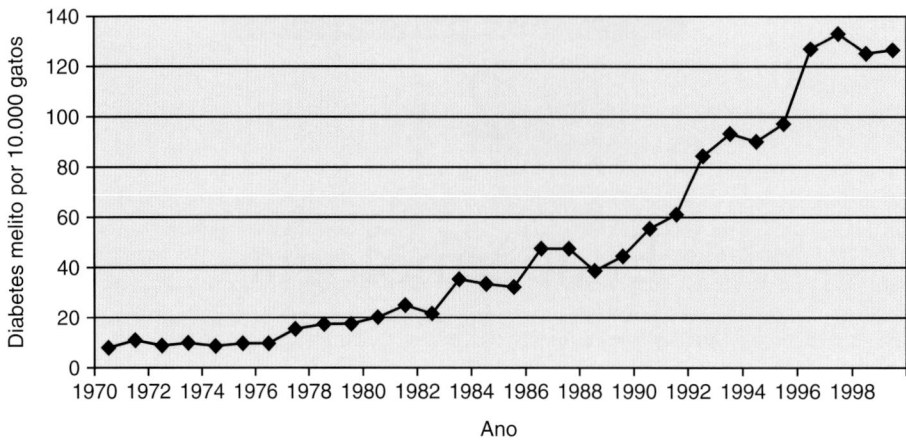

Figura 24.1 Prevalência hospitalar de diabetes melito felino. Banco de dados clínicos veterinários 1970-1999. (*De Prahl A, Guptill L, Glickman NW et al.: Time trends and risk factors for diabetes mellitus in cats presented to veterinary teaching hospitals, J Feline Med Surg 9:351, 2007.*)

nosticados aos 7 a 10 anos de idade e 55 a 65% dos diabéticos diagnosticados quando tinham mais de 10 anos.[5,89,93,95] Muitos estudos revelaram que os gatos da raça Burmês correm risco maior de diabetes que outros tipos na Austrália e na Nova Zelândia.[5,62,95,114,121] Além disso, uma pesquisa no Reino Unido indicou dados semelhantes.[77] O mesmo não parece acontecer na América do Norte, onde a raça Burmês mostra-se geneticamente diferente. Um estudo nos EUA indicou representação excessiva de gatos da raça Siamês,[89] porém um estudo subsequente não confirmou tal dado.[93]

Sinais clínicos e diagnóstico

De acordo com um especialista, "atualmente não existem critérios internacionalmente aceitos para o diagnóstico de diabetes em gatos".[94] Apesar de tal assertiva, o DM em geral é identificado como hiperglicemia persistente acima do limiar renal para gatos normais, que é a glicose sanguínea (GS) superior a 16 mmol/ℓ (288 mg/dℓ), com sinais clínicos compatíveis (poliúria, polidipsia e perda de peso). As elevações de GS acima do limiar renal resultam em glicosúria. Convém ter cautela para descartar hiperglicemia por estresse (relatada como alcançando 60,4 mmol/ℓ [1.087 mg/dℓ]).[59] Em muitos casos, a concentração de frutosamina sérica estará normal na hiperglicemia por estresse. A hiperglicemia por estresse também pode ser descartada por meio do tratamento de distúrbios subjacentes e, a seguir, verificando novamente a glicose sanguínea e urinária no dia subsequente. Isso é particularmente importante se a GS estiver inferior a 20 mmol/ℓ (360 mg/dℓ), se houver doença intercorrente que cause hiperglicemia por estresse ou se não houver sinais clínicos típicos de DM. Em geral, não é necessário um segundo teste se a GS for superior a 20 mmol/ℓ (360 mg/dℓ).

Evidências de gliconeogênese (cetose ou cetonúria) apoiam o diagnóstico de DM.[94] Todos os gatos diabéticos em um estudo recente apresentavam, no mínimo, alguma elevação da cetona plasmática beta-hidroxibutirato. Usando-se o valor plasmático de 0,22 mmol/ℓ de beta-hi-

droxibutirato como o valor de corte para o diagnóstico de DM, obteve-se um índice falso-positivo de 9%, enquanto 0,58 mmol/ℓ reduziram o índice de falso-positivos para 1,2%. Nenhum gato com hiperglicemia relacionada com estresse, de moderada a grave, apresentou concentrações de beta-hidroxibutirato superiores a 0,22 mmol/ℓ.[132]

Frutosamina é o termo usado para descrever proteínas plasmáticas glicadas, e a concentração sérica de frutosamina está ligada à de GS. A concentração sérica de frutosamina pode ser usada para auxiliar no diagnóstico de DM, porém convém ter cuidado. Isso porque, em cães, uma única aferição da concentração de frutosamina sérica reflete mais provavelmente a concentração de GS média aproximadamente na semana anterior (em comparação com duração mais longa em outras espécies). Além disso, a frutosamina sérica pode não exceder a variação de referência em gatos com hiperglicemia moderada inferior a 17 mmol/ℓ (306 mg/dℓ),[64] fazendo do exame seriado de GS um indicador mais confiável de diabetes. A maioria dos gatos com DM recém-diagnosticado apresentará níveis de frutosamina sérica superiores a 400 μmol/ℓ.[16]

Outras alterações bioquímicas séricas ou plasmáticas no DM são variáveis, porém comumente envolvem elevações nas enzimas hepáticas alanina aminotransferase (ALT) e fosfatase alcalina (FA). Os valores voltam ao normal com o tratamento bem-sucedido do diabetes.

Tipicamente, a hematologia é normal, mas pode ser identificado leucograma de estresse com neutrofilia branda e linfopenia. Pode haver infecção concomitante resultando em neutrofilia mais pronunciada, talvez com desvio para a esquerda, e o tratamento com êxito do diabetes exige o tratamento da infecção subjacente.

Glicosúria deve ser considerada parte dos critérios diagnósticos, pois ocorre como consequência de GS superior ao limiar renal. A urina pode estar diluída e associada a polidipsia, porém não necessariamente, já que alguns gatos acometidos apresentam urina concentrada. Um estudo mostrou que 13% dos gatos com DM apresentam infecção do trato urinário (ITU),[4] e, assim como em outras infecções, a ITU deve ser tratada para auxiliar o controle diabético.

Fisiopatologia

O tratamento com êxito do DM exige a compreensão de sua fisiopatologia. A hiperglicemia resultando em DM compreende três processos:

1. Falta de produção de insulina
2. Falta de receptividade à insulina (resistência à insulina)
3. Gliconeogênese hepática.

No indivíduo sadio, para a maioria dos órgãos, a insulina precisa se ligar a receptores de insulina na periferia de células, a fim de possibilitar a entrada de glicose oriunda da corrente sanguínea para o interior da célula. Quando a insulina se liga ao receptor, são ativados mecanismos intracelulares que resultam em transportadores de glicose (contidos no interior de vesículas intracelulares) movimentando-se na direção da membrana celular. Foram descritas pelo menos 12 proteínas transportadoras de glicose (GLUT [*glucose transporter proteins*]). GLUT4 é responsável pela captação de glicose mediada por insulina. As vesículas de GLUT4 ancoram na membrana celular e, a seguir, GLUT4 funde-se à membrana celular, o que torna possível a difusão intracelular de glicose. Este é um processo complexo mediado por, no mínimo, três genes em mamíferos. A glicose na corrente sanguínea é metabolizada, principalmente, a partir de alimento.[63] Esses processos foram simplificados, conforme demonstrado na Figura 24.2. Existem dois órgãos principais com importantes diferenças no metabolismo da glicose:

1. O *fígado* tem captação estimulada de glicose mediada conforme descrito anteriormente, porém também *deposita* glicose na forma de glicogênio. Na maioria das espécies, o glicogênio hepático é dividido de novo formando glicose (gliconeogênese) em momentos de jejum, como entre as refeições. Em gatos, relata-se que a gliconeogênese é ativa mesmo no estado alimentado.[38] Os gatos apresentam níveis baixos de glicoquinase, enzima que facilita a conversão de glicose a glicose-6-fosfato, mas níveis altos de glicose-6-fosfato. A glicose-6-fosfato desempenha papel vital na produção de glicogênio e na glicólise (produção de energia).[43] As implicações completas dessas diferenças específicas para felinos não estão bem compreendidas, porém podem ser fundamentais para o conhecimento da patogenia do diabetes felino.

2. As células *cerebrais* são permeáveis à glicose e podem usá-la sem a intermediação de insulina. O cérebro costuma usar apenas glicose para energia e pode utilizar outros substratos (p. ex., gordura) para energia apenas com dificuldade (em oposição a outros órgãos). Por essas razões, é essencial que a concentração de GS não caia demais, pois pode resultar em choque hipoglicêmico.[38]

Na insuficiência de insulina ou na falta de receptividade a ela, as células ficam sem glicose. A glicose permanece na corrente sanguínea e, quando o limiar renal é alcançado, ela sai na urina. Como as células ficam privadas de glicose, a retroalimentação negativa a partir das células aumenta o apetite. Isso resulta em polifagia, porém, como existe diminuição do metabolismo celular, também ocorre

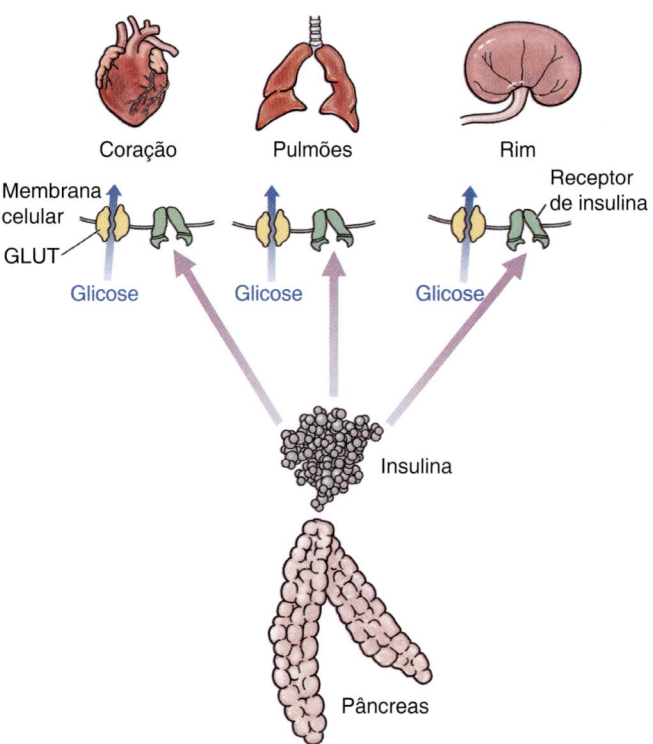

Figura 24.2 Fisiologia normal do metabolismo de glicose. As células beta das ilhotas do pâncreas produzem e secretam insulina. Esta se liga a receptores de insulina nas células de órgãos ao redor do corpo (p. ex., coração, pulmões, rim), o que aumenta o número de transportadores de glicose (GLUT) na membrana plasmática. As GLUT possibilitam a captação de glicose pelas células.

concomitante perda de peso. A perda de peso também é influenciada pelo catabolismo de músculo e proteínas, a fim de proporcionar substratos para a gliconeogênese. A glicosúria resulta na perda osmótica de água a partir dos rins, de modo a ocorrer poliúria. Para manter a hidratação, o animal apresenta polidipsia compensatória. Como existe menor identificação celular de glicose, um outro mecanismo de retroalimentação negativa estimula a gliconeogênese no fígado. Os corpos cetônicos são produto intermediário da gliconeogênese e há aumento nas concentrações de corpos cetônicos e na urina. Entretanto, os corpos cetônicos podem criar náuseas e, paradoxalmente, tornar o animal inapetente.

O DM tipo 1 é provocado por falta de insulina (Figura 24.3). Raramente é descrito em gatos. Está associado com maior frequência à destruição imunomediada de células beta das ilhotas, mas também foi descrito na insuficiência pancreática exócrina.[107,118,131] O DM tipo 2 é muito mais comum em gatos.[94] O fator de iniciação é a resistência à insulina (Figura 24.4). Isso pode estar associado ao menor número de receptores de insulina,[110] à atividade reduzida destes,[115] ao efeito direto sobre a GLUT4[9] ou a uma associação de fatores. Inicialmente, o corpo responde produzindo mais insulina. Esta hiperfunção crônica das células beta das ilhotas contribui para a insuficiência e a incapacidade de secretar insulina em quantidade adequada.

A produção insuficiente de insulina pode influenciar o metabolismo de potássio, já que a insulina possibilita que o potássio penetre nas células. No DM, a falta de insulina

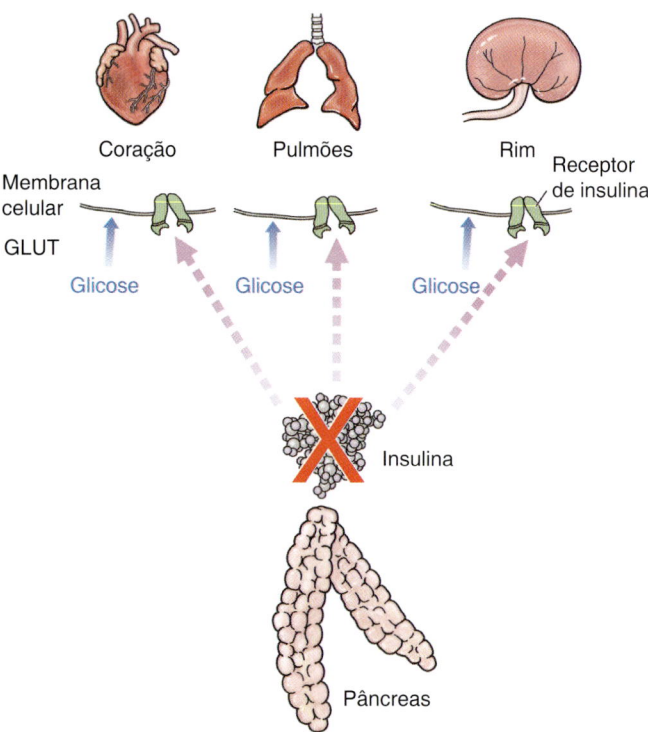

Figura 24.3 Diabetes melito tipo 1, raramente descrito em gatos. A falta de produção de insulina resulta em menor número de transportadores de glicose (GLUT) da membrana plasmática. A menor quantidade de GLUT significa que a glicose é menos capaz de penetrar nas células.

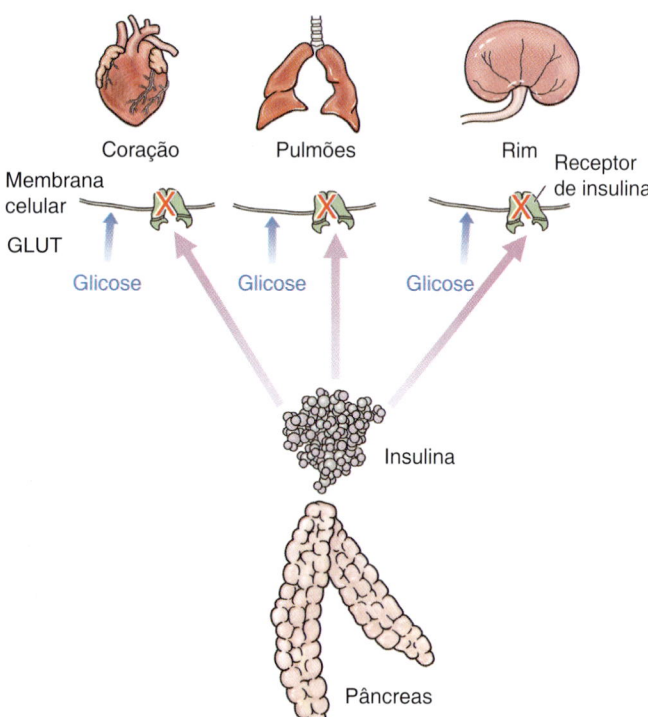

Figura 24.4 O diabetes melito tipo 2 é instigado pela resistência à insulina. Os processos dos receptores de insulina não funcionam adequadamente, de modo que são formados menos transportadores de glicose (GLUT) da membrana plasmática. A menor quantidade de GLUT significa que a glicose é menos capaz de penetrar nas células. Desse modo, o organismo responde inicialmente produzindo mais insulina. A hiperfunção crônica das células beta das ilhotas contribui para sua falência e sua incapacidade de secretar insulina suficientemente.

ou de receptores significa que menos potássio consegue penetrar nas células. Daí haver aumento de potássio no sangue, o qual é depurado pelos rins, especialmente com poliúria. Consequentemente, o potássio sérico/plasmático reflete ainda menos o potássio corporal total do que o habitual. Além disso, a produção insuficiente de insulina pode influenciar a atividade da lipoproteína lipase (LPL). A LPL trabalha com a insulina no metabolismo de ácidos graxos. A atividade reduzida de LPL pode ser importante a ponto de resultar em lipemia. A lipemia pode ocorrer devido a triglicerídios (TG) ou a colesterol, porém os TG guiam-se mais por quilomícrons (CMs) e lipoproteína de baixa densidade (VLDL), os quais são mais dependentes da atividade da LPL.[127]

Causas subjacentes

Fatores pancreáticos

Mesmo sem qualquer disfunção pancreática exócrina franca, os gatos diabéticos produzem amilina (precursor de amiloide), que é depositada em células das ilhotas, o que leva à diminuição da produção de insulina. Em humanos, avaliações genéticas indicaram que muitos dos genes associados ao diabetes tipo 2 estão vinculados à secreção de insulina pelas células beta das ilhotas.[102] Além disso, a doença pancreática exócrina ocorre como comorbidade do diabetes, e foi identificada em gatos diabéticos elevação da imunorreatividade da lipase pancreática felina (fPLI) sérica.[31] Doenças pancreáticas, como pancreatite e adenocarcinoma pancreático,[94] e associações genéticas podem participar do processo.[61]

Fatores periféricos

O DM surge como consequência de interações complexas de múltiplos fatores tanto pancreáticos quanto periféricos em qualquer indivíduo. As causas periféricas mais comuns citadas são idade, sexo e predisposições de raça. Também há obesidade, carboidratos da dieta, administração de corticosteroide e distúrbios concomitantes, como infecção.

Estudos epidemiológicos em gatos mostram de modo consistente o DM como uma doença de gatos mais velhos, com a incidência aumentando acentuadamente em gatos com idade acima de 8 anos.[5,89,93,95] As associações entre idade e resistência à insulina são controversas nas pessoas com resultados discordantes, mais provavelmente devido a saúde geral, condicionamento físico e alterações no tamanho do fígado.[10,28] Diversos estudos indicaram aumento da resistência à insulina em felinos do sexo masculino (em particular após castração), o que é compatível com a representação excessiva de machos entre felinos diabéticos.[3,44,46]

Atualmente, existem alguns estudos indicando que gatos da raça Burmês correm risco maior de DM que outros gatos na Austrália, na Nova Zelândia e no Reino Unido.[5,62,77,95,114,121] Provavelmente, as predisposições de raça são análogas à situação para humanos, em que o DM é mais prevalente em diversos grupos indígenas, como aborígines australianos, afro-norte-americanos e índios Pima.[17,55,67] Estudos genéticos em humanos identificaram

20 variantes genéticas comuns associadas ao diabetes tipo 2. A maioria desses genes está associada à regulação da secreção de insulina a partir das células beta das ilhotas em resposta à resistência a insulina. No entanto, também existem genes relacionados com o transporte de glicose e a sensibilidade à insulina. Muitos genes associados participam de modo desconhecido. Na maioria dos casos, vários genes são acometidos em indivíduos.[102] A crescente disponibilidade de avaliações relacionadas com o genoma tornará as pesquisas para genes específicos mais fáceis em gatos. Contudo, as interações complexas de diversos genes em humanos podem tornar a interpretação mais difícil em gatos, nos quais o número de casos avaliados em estudos será bem menor.

A obesidade tem estado diretamente relacionada com a resistência à insulina em gatos e também em humanos[3,9] e especificamente reduz a expressão de GLUT4.[9] Outras consequências da obesidade em pessoas, como a diminuição das taxas de sinalização da insulina e de deposição de glicose,[63] provavelmente também são relevantes em gatos. Para que a obesidade (e a resistência à insulina em geral) esteja associada ao diabetes tipo 2, as células beta das ilhotas precisam ser incapazes de compensar completamente a sensibilidade diminuída à insulina.[63] Consequentemente, a perda de peso é um componente importante para o controle do diabetes.

Em comparação com outros mamíferos, os gatos apresentam atividade hepática da enzima glicoquinase muito baixa, que desempenha papel importante de atuação como "sensor de glicose". Os gatos conseguem compensar por terem níveis elevados de glicose-6-fosfato. Essa via alterada de sensor de glicose no fígado felino pode representar a adaptação evolucionária a uma dieta pobre em carboidratos.[43] Essas alterações criam dificuldades para os gatos lidarem com as altas cargas de glicose proporcionadas por dietas ricas em carboidratos. Desse modo, estas, se associadas à resistência da insulina (de qualquer causa), podem resultar em diabetes. Estudos recentes demonstraram melhora das taxas de remissão quando os gatos eram alimentados com dietas pobres em carboidratos/ricas em proteínas em comparação com dietas ricas em fibras.[7,32,76]

Infecções específicas em humanos (p. ex., hepatite C) foram correlacionadas a resistência à insulina,[47] embora os motivos para as associações não estejam elucidados. Além disso, o fator de necrose tumoral alfa (TNF-alfa), uma citocina envolvida na inflamação sistêmica e na regulação de células imunológicas, participa da fisiopatologia da resistência à insulina.[8] O controle de infecções subjacentes é um componente importante da redução da resistência à insulina. A azotemia associada a doença renal[18] e a hipertireoidismo,[50] ambas as doenças comuns em gatos idosos, foi apontada como contribuinte para a resistência à insulina. Assim, o controle de distúrbios concomitantes pode ajudar no controle diabético.

Os glicocorticoides comprometem a captação de glicose insulinodependente pelas células periféricas e estimulam a gliconeogênese hepática, além de inibirem a secreção de insulina a partir de células beta das ilhotas.[2] Um estudo recente descobriu que doses altas de corticosteroides aumentavam a glicose sérica em todos os 14 gatos do estudo avaliados, porém sinais clínicos só foram encontrados em um gato.[68]

Catecolaminas e muitos outros hormônios liberados durante os estados de estresse contribuem para o desenvolvimento de hiperglicemia, por estimularem diretamente a produção de glicose e interferirem com a deposição tecidual de glicose. Em uma pessoa normal, a hiperglicemia estimula a secreção de insulina e inibe a secreção de glucagon, efeitos que diminuirão o grau da hiperglicemia resultante de ações diretas dos hormônios do estresse sobre a produção e a deposição de glicose. Os gatos com respostas inadequadas das ilhotas à glicose estarão particularmente propensos ao desenvolvimento de hiperglicemia acentuada durante estados de estresse, pois podem ser incapazes de responder à influência de hiperglicemia.[39]

A hiperglicemia por si só suprime a resposta à insulina de três maneiras diferentes, que se relacionam com a cronicidade da hiperglicemia:

1. **Dessensibilização à glicose:** a resposta fisiológica normal que consiste na refratariedade rápida e reversível das células beta após curta exposição a hiperglicemia.
2. **Exaustão de células beta:** a depleção reversível do acúmulo de insulina intracelular prontamente liberável, provocada por hiperglicemia mais prolongada.
3. **Glicotoxicidade:** a toxicidade direta lenta e progressivamente irreversível das células beta, induzida por hiperglicemia crônica por meio de alteração funcional e morte celular.

Existe um *continuum* entre a exaustão de células beta e a glicotoxicidade, em que as alterações são reversíveis até um ponto particular no tempo.[92]

Princípios do tratamento

Não faz muito tempo que os objetivos principais do tratamento de gatos diabéticos eram simplesmente controlar a hiperglicemia com segurança (reduzir a probabilidade de cetose) e resolver sinais clínicos de doença (p. ex., poliúria, polidipsia, perda de peso). Atualmente, o objetivo consiste em induzir a remissão diabética pelo maior tempo possível. Hoje em dia, os clínicos têm mais instrumentos do que nunca (p. ex., melhora da insulina e da terapia dietética, técnicas de monitoramento domiciliar) para alcançar um objetivo mais estrito. Contudo, não pode ser esquecido que o sucesso do tratamento de DM inclui a avaliação do impacto sobre a qualidade de vida tanto para o gato quanto para o proprietário. Os proprietários, ao perceberem que o tratamento terá impacto negativo sobre a qualidade de vida, podem ser mais passíveis de escolher a eutanásia em vez de tratamento.

Recentemente, foi feita uma série de 29 questões específicas associadas a DM, concentradas tanto no proprietário quanto no animal, como um instrumento de qualidade de vida para gatos diabéticos. O instrumento foi testado com 221 proprietários de gatos diabéticos predominantemente nos EUA e no Reino Unido. Cerca da metade realizava aferições domiciliares de glicose sanguínea. Nove dos dez principais itens julgados pelos proprietários como tendo impacto negativo estavam relacionados com sua própria qualidade de vida e não com a do gato. Foram questões ligadas à dificuldade de abordar o gato, de deixá-lo com a família ou amigos, preocupação com a doença e com a hipoglicemia e mudanças no trabalho e na vida social.[86]

Em uma revisão dos fatores fisiopatológicos do DM tipo 2, detalhados anteriormente, os que não podem ser influenciados devem ser eliminados, deixando-se apenas aqueles que devem ser abordados:

- Fatores pancreáticos
  - Insulina reduzida
- Fatores periféricos
  - Predisposições de idade
  - Predisposições de sexo
  - Predisposições de raça
  - Obesidade
  - Dieta rica em carboidratos
  - Infecção subjacente
  - Uso de corticosteroide
  - Distúrbios concomitantes (p. ex., azotemia, hipertireoidismo).

Desse modo, a terapia do gato diabético deve contemplar uma abordagem multifacetada incorporando insulina, terapia dietética (para reduzir carga de carboidratos e induzir emagrecimento se, de fato, estiver acima do peso), desmame de corticosteroides quando possível e tratamento de qualquer infecção ou distúrbio concomitante. Se os fatores periféricos de resistência à insulina puderem ser superados, o gato poderá ser desmamado da insulina *desde que as células beta das ilhotas não tenham sofrido lesão irreversível devido a glicotoxicidade crônica*. Na intervenção precoce e com bom controle glicêmico, alcançou-se a remissão diabética em 84 a 100% dos gatos em dois estudos recentes.[73,104] A perda de controle de fatores periféricos, como retorno à dieta rica em carboidratos, recorrência de obesidade ou azotemia, pode resultar novamente em estado insulinodependente.

Dois estudos recentes voltaram-se a fatores associados à maior probabilidade de alcançar a remissão. Em um estudo com base em questionário respondido por proprietários de gatos diabéticos tratados com insulina glargina, participantes em um fórum da internet, o controle glicêmico rigoroso, a administração de corticosteroides antes do diagnóstico e a ausência de polineuropatia foram mais prováveis em gatos que alcançaram a remissão. Os fatores não preditores úteis na remissão foram idade, sexo, peso corporal e doença renal crônica ou hipertireoidismo. Os gatos que alcançaram a remissão apresentavam dose de insulina máxima média mais baixa (0,43 U/kg, a cada 12 h) do que os gatos que não alcançaram a remissão (0,66 U/kg, a cada 12 h).[104]

Em outro estudo de 90 gatos com diabetes recém-diagnosticado, 50% dos gatos alcançaram remissão após o tempo mediano de 48 dias. A insulina de manutenção foi glargina para 47% dos gatos e insulina zinco-protamina (IZP) para 53% dos gatos. A duração mediana da remissão foi de 151 dias para gatos ainda vivos ao final do estudo. A insulina foi retomada em 29% dos gatos que haviam alcançado a remissão, porém seis dos gatos que alcançaram a remissão não precisaram de insulina novamente durante mais de 1.000 dias. Nesse estudo, a idade e os níveis de colesterol foram preditivos da remissão na análise de multivariáveis. O aumento do colesterol sérico diminuiu a probabilidade de remissão em cerca de 65%. Para cada ano de vida, a probabilidade de remissão aumentava em, aproximadamente, 25%. A duração da remissão foi mais longa com peso corporal mais alto e mais curta com glicose sérica mais alta. Os gatos tratados com insulina glargina apresentaram maior probabilidade de remissão com base em análise univariável.[135]

Fatores específicos do tratamento do gato "bem-disposto" com diabetes melito

A insulinoterapia e o controle dietético são os pilares do tratamento do gato "bem-disposto" com DM que não se encontre anoréxico. O desmame de corticosteroides quando possível e o tratamento de quaisquer infecções subjacentes ou doenças concomitantes não devem ser subestimados, mas esses fatores não são específicos para diabetes.

Terapia insulínica

A terapia insulínica provê os meios mais eficazes e confiáveis de alcançar o controle glicêmico em gatos diabéticos. Tão logo se alcance o controle glicêmico, maior a probabilidade de remissão diabética. Podem ser usados diversos tipos de insulina em gatos para a insulinoterapia de manutenção. É difícil prever adiantadamente quais gatos reagirão melhor com qual insulina. Desse modo, o clínico deve ter conhecimento das opções de insulina para o tratamento do diabetes felino. Embora existam diretrizes para a escolha da dose inicial de insulina em gatos, a dose adequada de manutenção para cada paciente será aquela que controla os sinais clínicos e a hiperglicemia. A maioria dos gatos precisa da administração 2 vezes/dia, independentemente do tipo de insulina selecionado. Por causa da imprevisibilidade da resposta individual a diferentes insulinas, é importante ser conservador ao escolher doses de insulina, seja inicialmente seja quando mudar de um tipo de insulina para outro em um gato.

É fundamental para a equipe veterinária e para os proprietários estarem cientes da concentração de insulina que está sendo utilizada para determinado paciente e usar as seringas corretas para insulina, a fim de evitar erro de dosagem. A maioria das insulinas humanas é de 100 unidades/mℓ (100 U). Por isso, devem ser usadas seringas *microfine* ou *ultrafine* U100. Como os gatos costumam precisar de doses muito pequenas, muitos proprietários consideram útil usar seringas de 3/10 cc (0,3 mℓ) para insulinas de 100 unidades. Contudo, existem insulinas comerciais de 40 U, e devem ser empregadas seringas de 40 U. Com frequência, as insulinas 40 U são mais adequadas que as insulinas 100 U para administração das doses pequenas de que os gatos diabéticos precisam.

Os tipos de insulina mais comumente empregados em gatos podem ser resumidos da seguinte maneira (Tabela 24.2):

Tabela 24.2 **Características de insulinas comumente usadas para tratar diabetes melito felino.**

Insulina	Autorizada em gatos	Formulação	Ação	Dose*
Protamina zinco-insulina	Sim	40 U recombinante PZI	Ponto mais baixo: 5 a 7 h Duração: 8 a 9 h	Iniciar com 0,25 a 0,5 U/kg, a cada 12 h; Dose de manutenção mediana de 0,6 U/kg, a cada 12 h
Suína lenta	Sim	40 U zincossuína	Ponto mais baixo: 4 h Duração: 8 a 12 h	Iniciar com 0,25 a 0,5 U/kg, a cada 12 h; Dose de manutenção mediana de 0,5 U/kg, a cada 12 h
Glargina	Não	100 U Insulina glargina (análogo humano recombinante)	Ponto mais baixo e duração não determinados em gatos diabéticos	Iniciar com 0,25 a 0,50 U/kg, a cada 12 h Dose de manutenção mediana de 2,5 U/gato, a cada 12 h
Detemir	Não	100 U Insulina detemir (análogo humano recombinante)	Ponto mais baixo e duração não determinados em gatos diabéticos	Iniciar com 0,25 a 0,50 U/kg, a cada 12 h Dose de manutenção mediana de 1,75 U/ gato, a cada 12 h

Insulinas de longa ação:

- Glargina
- Detemir
- Protamina zinco-insulina (PZI).

Insulinas de duração intermediária:

- Suína lenta
- Hagedorn protamina neutra.

A insulina solúvel de ação rápida será discutida adiante na terapia da cetoacidose metabólica.

A insulina 90% bovina/10% porcina de 40 U (nº 1) foi bastante utilizada em gatos, porém não é mais comercializada por causa da falta de uma fonte de pâncreas bovino aprovada pela U.S. Food and Drug Administration (FDA). A PZI composta pode não ser recomendável porque a potência varia de lote a lote, o que torna difícil a regulação a longo prazo. Um produto comercial substituto (nº 2) com base na insulina PZI humana recombinante foi desenvolvido e aprovado para gatos em 2009. Um estudo que comparou a PZI recombinante com outro produto comercial (nº 2) foi conduzido em seis clínicas particulares especializadas em felinos. Um total de 50 gatos com DM e controle glicêmico estável sob uma delas (nº 1) (durante, no mínimo, 90 dias) foi mudado para a nº 2 durante 30 dias na mesma taxa de dosagem e intervalo. Nos 47 gatos que completaram o estudo, não houve diferenças significativas no peso corporal ou nas concentrações de frutosamina sérica nos dias 15 ou 30 em comparação com o dia 0. Os pesquisadores concluíram que a nº 2 proporciona controle glicêmico comparável ao da nº 1 quando usada na mesma quantidade e no mesmo intervalo entre as doses.[87]

Foi publicado recentemente um experimento clínico de 45 dias, sem controle, prospectivo, que avaliou a eficácia de PZI recombinante para o controle da glicemia em gatos com diabetes recém-diagnosticado, não tratado (n = 120) e gatos com diabetes mal controlado, previamente tratado (n = 13). Iniciou-se o tratamento com 1 a 3 U/h a cada 12 h (0,22 a 0,66 U/kg a cada 12 h), e a dose foi ajustada mediante reavaliações com base no histórico e em resultados do exame físico, peso corporal e curvas glicêmicas. Não se tentou administrar a mesma dieta a todos os gatos, embora a maioria dos animais recebesse dieta rica em proteínas/pobre em carboidratos. O tempo médio do ponto mais baixo da glicose sanguínea esteve entre 5 e 7 h, e concentrações de GS subsequentes estavam elevadas na maioria dos gatos com 9 h após a administração. No 45º dia, a avaliação subjetiva do proprietário quanto a poliúria e polidipsia havia melhorado em 79% dos gatos e 89% dos animais apresentavam bom peso corporal. Além disso, a concentração de GS média com 9 h, a concentração de frutosamina sérica ou ambas haviam melhorado em 84% dos gatos, em comparação com o dia 0. A hipoglicemia bioquímica (GS inferior a 4,4 mmol/ℓ [80 mg/dℓ]) ocorreu, no mínimo, uma vez em 64% dos gatos, e os sinais clínicos de hipoglicemia foram confirmados em dois felinos.[83]

A insulina suína lenta é uma suspensão de insulina zinco mista contendo 30% de insulina zinco amorfa (que é rapidamente absorvida e tem curta duração de atividade) e 70% de insulina zinco cristalina (absorvida mais lentamente com duração de atividade mais longa). O início e a duração da ação são mais curtos do que os de PZI em gatos, com o ponto mais baixo de GS em cerca de 4 h após a injeção, e duração de cerca de 8 a 12 h.[72,74]

Um estudo prospectivo de 12 meses dessa insulina foi conduzido com 25 gatos, cuja maioria havia sido recém-diagnosticada (n = 15), enquanto o restante estava mal controlado com outras terapias. Os gatos com GS acima de 19 mmol/ℓ (superior a 342 mg/dℓ) receberam doses iniciais de 0,5 U/kg a cada 12 h, e os gatos com GS inferior a 19 mmol/ℓ (inferior a 342 mg/dℓ) receberam doses iniciais de 0,25 U/kg a cada 12 h. Não foi administrada dieta específica. Após um período inicial de exame de 6 dias, os gatos foram reexaminados com 4, 8, 12, 26 e 52 semanas. Os incrementos na dose de insulina foram realizados conforme necessário, com um ponto-alvo mais baixo de GS de 5 a 9 mmol/ℓ (90 a 162 mg/dℓ). A dose mediana de insulina foi de 0,5 U/kg a cada 12 h (variação de 0,1 a 1,9 U/kg a cada 12 h), e apenas dois gatos precisaram de doses mais elevadas que 1 U/kg a cada 12 h. Durante o período de estudo, sete gatos entraram em remissão em 15 semanas, e nenhum recidivou durante os 12 meses. Dos 18 gatos que não entraram em remissão, 13 alcançaram a ingestão-alvo de água estabelecida para o controle diabético ideal (inferior a 20 mℓ/kg/dia em rações enlatadas, inferior a 70 mℓ/kg/dia para rações secas). O controle dos sinais clínicos nos gatos que não alcançaram remissão foi considerado excelente ou bom. Foram necessários, aproximadamente, 3 meses para a resolução significativa de sinais clínicos.[75]

Outro estudo aberto recente prospectivo, multicêntrico, não cego, acompanhou 46 gatos com diabetes (recém-diagnosticado [n = 39], ou previamente tratado, porém mal controlados [n = 7]) durante tratamento com insulina suína. Os gatos foram monitorados durante cerca de 16 semanas (fase de estabilização), com monitoramento adicional de gatos (n = 23) em um período variável. A dose inicial para cada gato teve por base a concentração de GS inicial: 0,25 U/kg, se a GS estivesse abaixo de 20 mmol/ℓ (360 mg/dℓ), e 0,5 U/kg se superior a 20 mmol/ℓ (360 mg/dℓ). A dose inicial máxima não excedeu 2 U/dose, e as taxas de doses superiores a 0,5 U/kg 2 vezes/dia não foram recomendadas durante as primeiras 3 semanas de tratamento. Não se utilizou ração específica para todos os gatos. Ao final da fase de estabilização, 15% dos gatos alcançaram remissão clínica. Nenhum desses gatos havia sido tratado previamente para diabetes. Aproximadamente 60% dos gatos remanescentes encontravam-se clinicamente estáveis após 3 a 4 meses de tratamento, um achado de acordo com estudos publicados antes usando diversas insulinas. Foram observados sinais clínicos de hipoglicemia em nove gatos durante o período de estabilização. Eles estiveram significativamente associados a uma dose de 3 U/gato ou superior a 0,5 U/kg administrado a cada 12 h.[79]

As insulinas PZI e lenta, quando administradas 2 vezes/dia, resultaram em hiperglicemia acentuada (> 18 mmol/ℓ, 324 mg/dℓ) durante algumas horas antes de cada injeção de insulina em um estudo com nove gatos sadios.[72] A hiperglicemia continuada (embora intermitente) de tal terapia contribui mais provavelmente para os efeitos glicotóxicos continuados da lesão permanente de células beta das ilhotas e pode explicar o motivo pelo qual são observados índices mais elevados de remissão com glargina[73,104] e detemir.[106]

A glargina é um análogo da insulina humana geneticamente modificada, que tem ação hormonal idêntica à insulina nativa. Quando a glargina é injetada, ela se precipita por causa de uma alteração do pH e forma microcristais, que levam à liberação sustentada do produto. Em humanos, a glargina alcança controle glicêmico de longa duração e minimiza flutuações nas concentrações de GS.

A dose inicial recomendada de glargina é 0,25 U/kg a cada 12 h para gatos com GS inferior a 20 mmol/ℓ (inferior a 360 mg/dℓ) e 0,50 U/kg a cada 12 h, quando a GS encontra-se acima de 20 mmol/ℓ (superior a 360 mg/dℓ). Um estudo realizado em nove gatos sadios mostrou que o ponto mais baixo com glargina ocorre em torno de 12 a 16 h após a injeção.[72] Enquanto isso, outro estudo em cinco gatos usando um programa de informática euglicêmico mostrou o efeito de pico ocorrendo entre 2 e 9,75 h.[33] Embora pareça haver discrepância no tempo relatado para o pico de ação para a glargina, provavelmente é resultante dos desenhos muito diferentes do estudo e dos vários parâmetros que cada um deles usou para definir o tempo de pico para ação da insulina (ponto mais baixo *versus* velocidade máxima de infusão de glicose). Em outras palavras, o primeiro estudo relatou o momento em que o ponto mais baixo de glicose ocorreu (com base na concentração de GS verdadeira). Enquanto isso, o segundo estudo relatou o tempo do índice de infusão para o pico de glicose (para manter a normoglicemia). Ademais, esses estudos foram realizados com pequenos números de gatos sadios, e não se sabe se haveria uma resposta semelhante em gatos diabéticos. Individualmente, gatos com ponto mais baixo de glargina após 12 h podem alcançar controle glicêmico adequado com dosagem de 1 vez/dia, porém dosagem de 2 vezes/dia está associada a melhor controle glicêmico e maiores índices de remissão.[73,124] Por isso, recomenda-se a dosagem de 2 vezes/dia para a maioria dos gatos.

O detemir é um análogo da insulina que se liga à albumina e é liberado lentamente para uma longa duração de ação. Com base nos estudos pelo fabricante em humanos, as variações na GS com detemir podem ser ainda menos pronunciadas do que com a glargina. A duração de ação do efeito do pico de detemir e glargina foi avaliada em um estudo com cinco gatos sadios. É difícil chegar a conclusões definitivas com um número pequeno de gatos sadios, porém os autores avaliaram que, embora a glargina tenha efeito máximo mais rápido que detemir, variou mais de animal para animal que detemir (glargina: 120 a 585 min; detemir: 370 a 575 min). A duração de ação foi mais longa para detemir em três gatos, porém foi mais longa para glargina em dois gatos.[33]

É importante não misturar ou diluir insulina detemir ou glargina, por causa do tempo de ação que depende do pH do produto. A glargina está disponível em frascos de 10 mℓ e há uma caneta de 3 mℓ que mede em incrementos de uma unidade. Contudo, a caneta tem alto custo, não pode ser refrigerada e expira em 1 mês. Os cartuchos para a caneta podem ser dispensados de modo a serem usados como frascos de 3 mℓ individuais. Se refrigerados, os frascos abertos de glargina ou detemir podem ser usados por, aproximadamente, 6 meses.[96] O detemir está disponível em frascos de 10 mℓ e uma FlexPen de 3 mℓ que afere incrementos de uma unidade. Uma vez em uso, a FlexPen é guardada em temperatura ambiente e expira em 42 dias. Essas insulinas devem ser límpidas e incolores. Se houver turvação, alteração da cor ou grumos, o produto deverá ser descartado. Não é necessário agitar ou girar o frasco antes do uso. A glargina e o detemir não estão aprovados para uso em pacientes veterinários.

Dois estudos com os mesmos protocolos, exceto variando o tipo de insulina, encontraram índices de remissão semelhantes para glargina (84%)[104] e detemir (81%)[106] em gatos diabéticos iniciando a terapia em 6 meses do diagnóstico. Os índices de remissão foram muito mais baixos quando a terapia com insulina era iniciada além de 6 meses do diagnóstico. As insulinas foram administradas 2 vezes/dia, e foi administrada dieta pobre em carboidratos. O tempo mediano para remissão foi de 1,7 mês para gatos recebendo detemir e 1,9 mês para gatos recebendo glargina. A maioria dos gatos que alcançou remissão conseguiu manutenção sem insulina, e a duração mediana da remissão foi de 10,8 meses para a glargina e 1 ano para o detemir. Embora hipoglicemia bioquímica fosse comum, a hipoglicemia clínica foi rara, com apenas um único evento com sinais brandos em um gato mantido em cada insulina. A dose mediana de detemir ou de 1,75 U/gato a cada 12 h, e a dose mediana de glargina foi de 2,5 U/gato a cada 12 h.

Uma comparação direta de insulinoterapias em 24 gatos diabéticos recém-diagnosticados encontrou índices de remissão mais altos nos gatos que receberam glargina (100%) do que PZI [protamina-zinco insulina] (38%) e insulina lenta (25%) durante o período de estudo de 16 semanas.[73] A dose inicial de insulina era de 0,5 U/kg de peso corporal ideal se a glicose sanguínea à admissão estivesse superior ou igual a 360 mg/dℓ (20 mmol/ℓ), e 0,25 U/kg se a glicose sanguínea fosse inferior a 20 mmol/ℓ (360 mg/dℓ). A GS foi aferida a cada 2 h durante 12 h em cada gato nos primeiros 3 dias de tratamento para assegurar que os gatos não se tornavam hipoglicêmicos. Não se aumentou a dose de insulina durante os primeiros 3 dias, mesmo se houvesse hiperglicemia persistente. Durante o estudo, dois gatos tratados com insulina lenta e um gato tratado com PZI apresentaram hipoglicemia clínica intensa exigindo terapia intravenosa com glicose. Nenhum dos gatos tratados com glargina exibiu sinais de hipoglicemia, embora muitos apresentassem hipoglicemia bioquímica (GS inferior a 3 mmol/ℓ [inferior a 54 mg/dℓ]) sem sinais clínicos. Com 16 semanas, todos os oito gatos no grupo da glargina haviam alcançado a remissão, enquanto dois de oito gatos no grupo suína lenta e três gatos no grupo PZI haviam alcançado remissão. A probabilidade de remissão em pacientes recém-diagnosticados, alimentados com dieta pobre em carboidratos/rica em proteínas foi significativamente maior nos gatos tratados com glargina do que naqueles com PZI ou lenta.

Um estudo de 12 semanas envolvendo 13 gatos diabéticos não encontrou diferença significativa nos índices de remissão em gatos recebendo insulina lenta (três de sete, 43%) em comparação com glargina (um de seis, 17%). Entretanto, cerca de 50% dos gatos arrolados nesse estudo não eram recém-diagnosticados com diabetes. Os gatos receberam glargina apenas 1 vez/dia, porém insulina lenta 2 vezes/dia, e o monitoramento foi de apenas a cada 4 semanas (após as 4 semanas iniciais).[124]

Os achados desses estudos indicam que a maior probabilidade de alcançar a remissão diabética consiste na iniciação rápida da terapia com glargina ou insulina detemir 2 vezes/dia, associada à terapia dietética e ao monitoramento intensivo para possibilitar ajustes da dose. No entanto, a remissão tem sido alcançada com todos os tipos de insulina previamente relacionados, e os clínicos devem se familiarizar com o uso de mais de um tipo de insulina para pacientes felinos. Em países em que existe obrigação legal de usar produto aprovado para uso veterinário primeiramente, a PZI seria a primeira escolha, se disponível; e a suína lenta, a segunda opção. Muitos fatores devem ser considerados ao se escolher a insulina, como disponibilidade do produto e preço, conveniência e facilidade de dosagem, questões legais e de aprovação, e suporte do produto. Em geral, os clínicos podem esperar

um bom suporte do medicamento ao empregar produtos veterinários autorizados para uso em gatos, porém não há nenhum para aqueles aprovados para uso em medicina humana.

■ Dosagem de insulina e protocolos de monitoramento

Tratar gatos diabéticos com insulina com o objetivo de remissão é uma ação de equilíbrio que exige o suficiente dessa substância para o controle glicêmico sem provocar hipoglicemia. A dose inicial recomendada para a maioria das insulinas é de 0,25 U/kg a 0,5 U/kg, com doses mais elevadas preferíveis para aqueles gatos com GS mais elevada (superior a 20 mmol/ℓ [360 mg/dℓ]), identificada ao diagnóstico.[71,104,106] São necessárias reavaliações frequentes durante o período inicial de estabilização, conforme delineado adiante e no Boxe 24.1. Quase sempre, a maioria dos gatos primeiramente entra em uma fase em que a dose de insulina é crescente. Depois, estabiliza-se quando a dose de insulina é consistente, e, a seguir, para os gatos que alcançam remissão, começa uma fase de dose decrescente de insulina.

Em medicina humana, orientadores especializados proporcionam a maior parte das informações sobre o controle da doença, a injeção e o manuseio de insulina, o monitoramento da GS e assim por diante. No ambiente veterinário, essa função é desempenhada pelo clínico veterinário ou, com frequência, pelo enfermeiro/técnico veterinário. Os proprietários devem ser adequadamente treinados a dar as injeções de insulina e orientados sobre os aspectos importantes da doença em gatos. Por exemplo, se um pouco da dose de insulina respingar durante a injeção, o proprietário deve ser avisado a não administrar insulina adicional, a fim de evitar superdosagem. Sempre que houver incerteza sobre uma dose ter sido administrada, é mais seguro aguardar até a próxima dose agendada, pois as consequências de perder uma dose são insignificantes. O contato próximo com os proprietários durante as semanas iniciais de insulinoterapia pode ajudar a identificar e corrigir quaisquer problemas ou conceitos errôneos.

O proprietário e todos os membros do local devem estar cientes dos sinais clínicos de hipoglicemia, como letargia, tremores, ataxia, estado mental alterado, convulsões e coma. Se forem observados em casa sinais suspeitos de serem provocados por hipoglicemia, o proprietário deverá ser instruído a administrar por via oral xarope rico em glicose. São comercializados produtos adequados para uso no diabetes humano. Se o gato não conseguir deglutir, o xarope pode ser esfregado na mucosa bucal. Quando um episódio de hipoglicemia ocorrer ou houver a suspeita, o proprietário também deverá procurar cuidados veterinários e suspender a dosagem de insulina nesse ínterim.

Na experiência dos autores, a hipoglicemia é rara inicialmente e, se identificada bioquimicamente nos primeiros dias de terapia, existirá uma probabilidade muito baixa de sinais clínicos. Iniciar a maioria dos gatos diabéticos com 0,5 U/kg aumenta a probabilidade de estabelecer o controle glicêmico em tempo adequado. Contudo, iniciar

---

Boxe 24.1 Tratamento sugerido e protocolo de conduta para gatos com diabetes melito não cetótico

Ao diagnóstico

- Avaliar doenças concomitantes com banco de dados mínimo (hemograma completo, perfil bioquímico sérico, urinálise, cultura de urina, T_4 total, imunorreatividade de lipase pancreática felina)
- Internar durante 1 dia para iniciar terapia com insulina; aferir a glicemia a cada 3 a 4 h; monitorar quanto à hipoglicemia
- Consultar o proprietário para demonstrar o manuseio e as técnicas de injeção de insulina; dar alta com instruções por escrito sobre dieta, monitoramento de hipoglicemia e de apetite e ingestão de água etc. Introduzir o conceito de monitoramento domiciliar da glicemia

Três dias depois (esta etapa não é necessária para a insulina lenta)

- Internar durante 1 dia; aferir glicemia a cada 3 a 4 h; e monitorar quanto a hipoglicemia
- Reunir-se com o proprietário para confirmar o manuseio da insulina e as técnicas de injeção

Uma semana depois

- Reavaliar peso corporal e condição corporal e realizar completo exame físico
- Internar para realizar curva glicêmica e ajustar a dose de insulina conforme necessário; preferivelmente usar o mesmo glicosímetro portátil que os proprietários provavelmente usarão em casa, e validar por comparação com um analisador químico hospitalar
- Reunir-se com o proprietário sobre conduta domiciliar relacionada com dieta e identificar e corrigir quaisquer problemas relacionados com a administração de insulina

Repetir semanalmente as curvas glicêmicas na clínica

- Até que o proprietário sinta-se confiante para realizar em casa (pode-se mostrar ao proprietário a cada semana)

- *Ou* até que o ponto mais baixo apropriado seja alcançado
- Confirmar o ponto mais baixo apropriado 1 mês depois

Um mês depois

- Reavaliar peso e condição corporais e realizar exame físico completo
- Hospitalizar para realizar curva glicêmica e ajustar a dose de insulina, conforme necessário
- Reunir-se com o proprietário para tratar de quaisquer problemas encontrados nos cuidados ou no monitoramento domiciliares
- Discutir o monitoramento domiciliar da glicemia; demonstrar técnicas; e prover suprimentos e instruções por escrito

Monitoramento domiciliar

- O proprietário realiza curva glicêmica de 12 h semanalmente até estar estabilizada e telefona para a clínica para dar os resultados

Três meses depois e a cada 3 meses subsequentemente

- Reavaliar peso e condição corporais, e realizar completo exame físico
- Avaliar o monitoramento domiciliar, incluindo aferições de glicemia
- Internar para fazer curva glicêmica
- Comparar a curva glicêmica na clínica e a curva glicêmica no domicílio
- Fazer ajustes na dose de insulina, conforme necessário
- Fazer ajustes na terapia dietética, conforme necessário
- O proprietário realiza curva glicêmica domiciliar 1 vez ao mês
- Periodicamente repetir banco de dados mínimo

---

um gato com essa dose de insulina requer o monitoramento atento a partir do primeiro dia. Quando glargina foi introduzida pela primeira vez no tratamento do diabetes felino, os protocolos iniciais recomendavam teste da glicemia a cada 4 h nos primeiros 3 dias e, a partir disso, semanalmente.[71] Em geral, é mais prático realizar curvas glicêmicas no primeiro dia e no terceiro. Insulinas de longa ação são comercializadas em medicina humana como não apresentando máximo; esse não é o caso (pelo menos, em gatos),[72] e *verificações "pontuais" da glicose sanguínea não são adequadas ou apropriadas para manter o controle glicêmico de gatos diabéticos*. As aferições seriadas da glicemia (curvas glicêmicas) são as técnicas de monitoramento mais eficazes para estabelecer o que está acontecendo com a homeostase da glicose do gato. Os testes de frutosamina são meios rudimentares de refletir a concentração de GS média durante cerca de 1 semana antes (em comparação com períodos de tempo mais longos em outras espécies).[64] Assim, não são medidas eficazes para o controle glicê-

mico de qualidade. Concentrações séricas altas de frutosamina indicam fraco controle glicêmico, porém não informam sobre a concentração mais baixa de GS e não podem ser usadas para determinar se a dose de insulina precisa ser aumentada ou diminuída. Além disso, alguns estados mórbidos, como hipertireoidismo, influenciam as concentrações de frutosamina. Os gatos com hipertireoidismo não controlado franco podem ter concentrações de frutosamina abaixo da variação normal, provavelmente em decorrência de alterações metabólicas.[101]

Não existe um protocolo uniformemente reconhecido para o monitoramento da GS em gatos diabéticos. Foram alcançados altos índices de remissão mediante monitoramento semanal em animal internado para curvas glicêmicas (prolongando para cada 2 semanas após 4 semanas)[73] e também mediante monitoramento domiciliar todos os dias, além de alterações de dose de insulina instituídas com frequência de até a cada 3 dias.[104,106] Sugere-se o esquema a seguir para o monitoramento de GS, seja em casa seja no hospital (as aferições seriadas são realizadas a cada dia). Para as insulinas de longa ação, elas são feitas (ver também Boxe 24.1):

- Dia 1 (para monitorar hipoglicemia inicial)
- Dia 3
- Dia 10 (1 semana depois)
- Semanalmente até o ponto mais baixo apropriado (pode ser 2 vezes/semana se monitorado em casa)
- A seguir, confirmar 1 semana depois
- 1 mês depois
- Se houver monitoramento no domicílio, 1 vez por mês
- Avaliação hospitalar a cada 3 meses em todos os gatos (inclusive aqueles monitorados no domicílio).

A glicemia pode ser avaliada a cada 3 a 4 h. Após o proprietário obter uma curva glicêmica em casa, especialmente durante o período de estabilização, os resultados deverão ser relatados ao clínico ou ao enfermeiro/técnico veterinário. A curva glicêmica apropriada para um gato diabético estável sendo tratado com insulina de longa ação (p. ex., glargina ou detemir) é mostrada na Figura 24.5. Um gato com a curva semelhante à ilustrada não precisa de ajuste da dose. No entanto, os gatos podem mostrar tal curva e, por outro lado, precisar de redução (ou de aumento) da dosagem em uma avaliação subsequente. Nos estágios iniciais de tratamento com insulinas de longa ação, a curva glicêmica pode se assemelhar a uma curva obtida com insulina lenta (Figura 24.6) com máximos mais distintos, porém, em geral, se aplanarão em 2 a 3 semanas. A lenta absorção da glargina e do detemir pode resultar em curvas de forma atípica, com elevações da GS no meio do dia (mas isso, em geral, ocorre apenas quando existe alteração mínima na GS). Qualquer decisão quanto ao ajuste de dose deve ter por base o nível de GS mais baixo do dia e sempre levar em conta a avaliação clínica do paciente (p. ex., peso corporal, índice de condição corporal, apetite, ingestão de água e produção de urina).

Para as insulinas de ação intermediária (p. ex., lenta), os esquemas são os seguintes (ver Boxe 24.1):

- Dia 1 (para monitorar hipoglicemia inicial)
- Dia 7

- Semanalmente, até o ponto mais baixo apropriado (pode ser 2 vezes/semana, se houver monitoramento em casa)
- A seguir, confirmar 1 semana depois
- 1 mês depois
- A cada 3 meses.

A curva apropriada para um gato diabético estável sendo tratado com insulina de ação intermediária é mostrada na Figura 24.6. Cabe observar os períodos estendidos em que a GS permanece acima de 15 mmol/ℓ (acima de 260 mg/dℓ).

Sempre se deve usar bom senso ao fazer qualquer ajuste na dose da insulina. Diretrizes sugeridas para ajustes de dosagem são mostradas na Tabela 24.3. Algumas diretrizes para ajustes da dose de insulina de longa ação também incluem recomendações com base na GS pré-insulina. A razão para o monitoramento consiste em avaliar o efeito que uma dose particular de insulina teve, de modo que, ao alterar a dose pela manhã em que será realizado teste, impede tal propósito. A exceção para essa regra é quando a concentração de GS é baixa antes da administração de insulina, em cujo caso aquela dose deverá ser cancelada, e a dose administrada 12 h depois deverá ser mais baixa. Quanto à insulina de longa ação, os ajustes de dose sempre deverão levar em conta a avaliação clínica do paciente (p. ex., peso corporal, índice de condição corporal, apetite, ingestão de água e produção de urina).

Uma vez alcançada a remissão no gato, o monitoramento contínuo da GS deverá ser mantido no primeiro mês. A longo prazo, a glicose urinária, a condição corporal, o apetite e a ingestão de água podem ser monitorados para detectar perda de euglicemia. Se houver hiperglicemia, a terapia com insulina deverá ser reiniciada prontamente, a fim de evitar dano adicional a células beta das ilhotas. Uma dieta pobre em carboidratos e com calorias controladas com frequência ajuda a evitar obesidade, minimiza a demanda sobre as células beta e baixa o risco de recidiva.

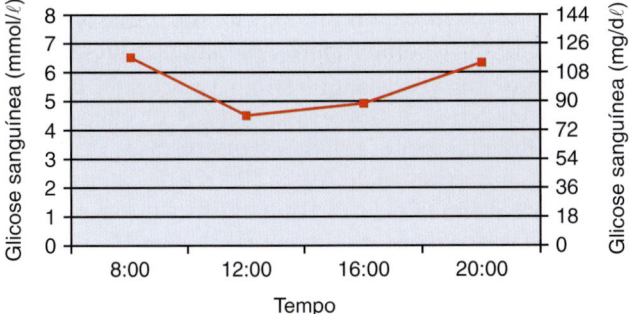

Figura 24.5 Curva glicêmica ideal para gato diabético estável usando insulina de longa ação (p. ex., glargina, detemir). Convém observar que existe quase sempre um ponto mais baixo, porém a variação a partir da glicemia pré-insulina até o ponto mais baixo não é grande.

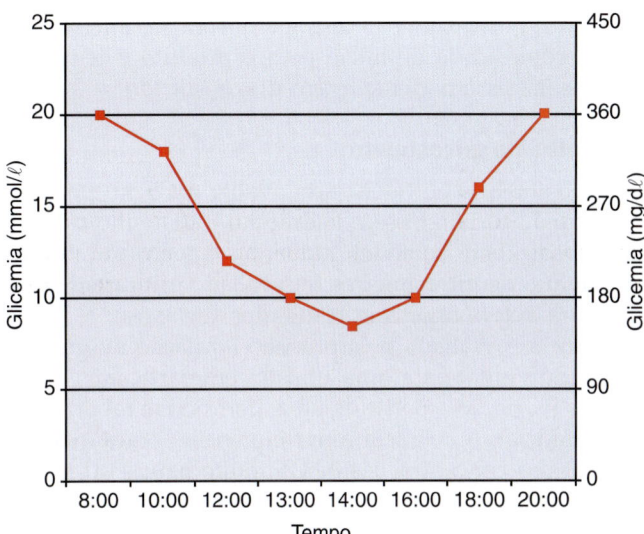

Figura 24.6 Curva glicêmica ideal para gato diabético estável usando insulina de ação intermediária (p. ex., lenta). Cabe observar os períodos estendidos em que a glicemia permanece acima do limiar renal.

Tabela 24.3 Diretrizes sugeridas para ajuste da dose de insulina com base nos resultados da curva glicêmica.

Tipo de insulina	Concentração de glicose	Recomendação sobre a dose de insulina
Suspensão de insulina zíncica porcina	Ponto mais baixo < 3 mmol/ℓ (54 mg/dℓ)	Reduzir em 50%
	Ponto mais baixo 3 a 4,5 mmol/ℓ (54 a 81 mg/dℓ)	Reduzir em 1 U
	Ponto mais baixo 4,5 a 7 mmol (81 a 126 mg/dℓ)	Reduzir em 0,5 U
	Ponto mais baixo 7 a 10 mmol/ℓ (126 a 180 mg/dℓ)	Sem alteração
	Ponto mais baixo 10 a 12 mmol/ℓ (180 a 216 mg/dℓ)	Aumentar em 0,5 U
	Ponto mais baixo > 13 mmol/ℓ (234 mg/dℓ)	Aumentar em 1 U
	Pré-insulina < 12 mmol/ℓ (216 mg/dℓ)	Suspender e verificar remissão
Insulina glargina	Ponto mais baixo 4,5 a 9 mmol/ℓ (81 a 162 mg/dℓ)	Sem alteração
	Ponto mais baixo < 4,5 mmol/ℓ (81 mg/dℓ)	Reduzir em 0,5 U
	Hipoglicemia clínica	Reduzir em 50%
	Pré-insulina < 4,5 mmol/ℓ (81 mg/dℓ)	Suspender e verificar remissão

Adaptada de Rand J, Marshall R: Feline diabetes mellitus: which insulin do I choose & how do I adjust the dose? *Proc ACVIM Forum, 2006;* Nelson RW, Henley K, Cole C: Field safety and efficacy of protamine zinc recombinant human insulin for treatment of diabetes mellitus in cats, *J Vet Intern Med* 23:787, 2009; Marshall RD, Rand JS, Morton JM: Treatment of newly diagnosed diabetic cats with glargine insulin improves glycaemic control and results in higher probability of remission than protamine zinc and lente insulins, *J Feline Med Surg* 11:683, 2009.

▪ Troca de insulinas

Não há necessidade de período de eliminação para alterar o tipo de insulina. A nova insulina pode ser instituída na próxima dose agendada. As recomendações para trocar de um produto para outro em gatos bem regulados são:

- De PZI composta para outra protamina zinco-insulina: reduzir a dose levemente e realizar curva glicêmica após 1 semana e reavaliar a cada 1 a 2 semanas até o paciente encontrar-se estável
- De PZI de uso veterinário para outra protamina zinco-insulina: não há necessidade de ajuste da dose; realizar curva glicêmica 1 semana depois
- De suspensão de insulina zíncica porcina para outras marcas comerciais ou de PZI para insulina glargina: não é possível extrapolar uma dose; assim, o paciente deve ser regulado na nova insulina como paciente recém-diagnosticado; é apropriado iniciar com 0,5 U/kg a cada 12 h para a maioria das insulinas.

Em todos os casos, se o paciente no momento não estiver bem regulado, a nova insulina deverá ser iniciada na dose recomendada de início para o produto e regulada como se faz para paciente recém-diagnosticado.

▪ Escolha do glicosímetro

Os glicosímetros portáteis para avaliar a GS no ponto a ser cuidado tornaram-se o padrão no tratamento de DM em animais, bem como em humanos. Apenas um número limitado de glicosímetros foi avaliado criticamente na literatura veterinária, com resultados variáveis.[15,22,65,125,136] A acurácia é avaliada pela precisão (variação do glicosímetro individual para uma amostra em particular) e por desvios (variação a partir de uma aferição em laboratório de referência). A acurácia com frequência é fraca quando são aferidas concentrações de GS muito baixas ou muito altas.

A maioria dos glicosímetros está calibrada para uso humano. A distribuição da glicose entre o plasma e os eritrócitos é diferente no sangue felino em comparação com o sangue humano. Os glicosímetros para uso humano, em geral, fazem leituras mais baixas (cerca de 1 a 2 mmol/ℓ

[18 a 36 mg/dℓ]) do que as aferições realizadas em analisador automatizado bioquímico. Para complicar ainda mais a questão, a GS total (medida com um glicosímetro) é cerca de 10% mais baixa do que a glicose plasmática com glicólise inibida (tubos de amostras de "tampa cinza"). Também em comparação com as aferições de GS total, a glicose sérica reduz-se em cerca de 5 a 7% por hora em decorrência do metabolismo sustentado de glicose pelos eritrócitos.[97] Até mesmo inibidores de glicólise contidos em tubos para sangue de tampa cinza (p. ex., fluoreto de sódio/oxalato de potássio) resultam em leituras reduzidas da glicose plasmática em comparação com amostras séricas prontamente centrifugadas.[122] Além disso, as medidas de GS capilar podem estar entre 10 e 24% mais elevadas que a GS total venosa em estado de não jejum[58] Apesar dessas variações, os estudos em gatos mostram alternância mínima entre as amostras obtidas do pavilhão auricular em comparação com a veia periférica.[117,126] Um outro estudo avaliou glicosímetros ao comparar diretamente amostras capilares da orelha com amostras coletadas por venipuntura.[136]

O glicosímetro testado até o momento que apresentou o maior grau de acurácia foi o AlphaTRAK, um dos poucos aparelhos calibrados para uso em pacientes veterinários. Embora o AlphaTRAK não seja tão fácil de utilizar como os glicosímetros para medicina humana, ele requer um volume de amostra muito pequeno (0,3 µℓ) e o tempo de exame é de apenas 15 s. Contudo, deve-se ter cuidado com esse glicosímetro, já que ele pode estar calibrado para sangue canino ou sangue felino e a acurácia diminui muito se for ajustado incorretamente.[136] O glicosímetro Ascencia Elite também se demonstrou preciso,[125,13] porém faz leituras inferiores às do AlphaTRAK e das amostras de laboratórios de referência,[136] o que significa que podem ser identificadas dosagens mínimas mais baixas.[104,106] Outros glicosímetros veterinários são o GlucoPet e o GlucoVet, embora não tenham sido criticamente avaliados até o momento da redação deste texto. Os glicosímetros devem ser selecionados com cuidado para uso na clínica e utilização dos proprietários em casa, com o clínico e o proprietário tendo em mente as variações do glicosímetro em comparação com as aferições laboratoriais de glicose. O ideal é o clínico calibrar cada glicosímetro usado em casa contra um analisador bioquímico sanguíneo próprio do hospital ou um glicosímetro calibrado.

■ Monitoramento domiciliar

Com frequência, o monitoramento domiciliar é usado para acompanhar os valores de glicose sanguínea, porém todos os proprietários também precisam verificar como o seu gato está comendo (apetite maior ou menor) e bebendo e se o comportamento geral mostra-se normal. De modo ideal, todos os gatos diabéticos devem receber, no mínimo, monitoramento diário. A habilidade de registrar o peso corporal em casa é um instrumento de acompanhamento muito valioso. Os proprietários devem ser estimulados a comprar balanças de baixo custo adequadas para aferir pequenos pacientes (p. ex., balanças empregadas para medir lactentes humanos) e a manter um registro semanal do peso corporal.

No início, a maioria dos proprietários de gatos diabéticos preocupa-se muito com o diagnóstico do animal, e muitos se preocupam com sua habilidade de usar seringas para injetar insulina (embora a maior parte logo perceba que é mais fácil que administrar medicamento por via oral ao animal), o que dirá aferir a GS. O monitoramento domiciliar de GS é o objetivo, porém os clínicos devem apresentar, de maneira gradual durante as consultas no período de estabilização, esses conceitos aos proprietários e demonstrar como obter amostras de sangue.

Os benefícios percebidos das curvas glicêmicas feitas no domicílio incluem obtenção de amostras em ambiente menos estressante (em que a ingestão de alimento pelo gato deverá ser normal) e a habilidade de realizar acompanhamento mais frequente de GS. Muitos proprietários têm a dedicação e a habilidade de realizar curvas glicêmicas em casa, porém muitos não se dão conta disso no início e podem se sentir intimidados perante tal perspectiva. Conforme já observado, o sucesso é mais provável quando outras tarefas para o proprietário de um gato diabético recém-diagnosticado são introduzidas sequencialmente. Apresentar aos proprietários o modo de se obter uma amostra de GS ao mesmo tempo que se demonstra como administrar uma injeção de insulina, na primeira vez, tem probabilidade de diminuir a adesão. Alguns proprietários sentem-se bem em realizar a coleta de amostra da GS de seu animal após ter observado apenas uma vez. Outros precisam de reforço e várias demonstrações. As razões comuns para a relutância inicial de tentar o monitoramento glicêmico no domicílio são medo de machucar o gato, medo de coletar uma amostra de sangue e preocupação com o custo e o tempo em que serão consumidos. Verificar um proprietário realizar o procedimento possibilita que o clínico identifique e corrija problemas. Proporcionar recursos de orientação confiáveis e fáceis de serem entendidos e também o acesso imediato ao suporte telefônico são passos importantes.[119] A adesão a longo prazo do monitoramento da glicemia domiciliar é boa, com 65% dos proprietários realizando-o regularmente em um estudo. A maioria dos proprietários em tal estudo realizava curvas glicêmicas no domicílio a cada 2 a 4 semanas. O monitoramento domiciliar confere mais confiança aos proprietários quanto à própria habilidade de tratar a doença do seu animal.[54]

Por outro lado, alguns proprietários sentem-se hiperconfiantes em suas habilidades de interpretação e não procuram cuidados veterinários sustentados até que surjam sinais notáveis. É importante os proprietários entenderem que as informações sobre os protocolos usados para tratar diabéticos humanos não podem ser aplicadas a gatos. Em medicina veterinária, diferentemente da humana, o objetivo ao tratar o diabetes não é a normoglicemia, porque mesmo alguns diabéticos bem controlados podem se encontrar pelo menos um pouco hiperglicêmicos em algum momento durante o dia.

Em um estudo, 12% dos proprietários fizeram alterações na dose de insulina de seu gato sem consultar o clínico. Os proprietários devem ser avisados de não cederem à tentação de fazer alterações frequentes na dose de insulina e estas só poderão ser realizadas após a consulta com clínico veterinário.[54] Outro estudo descobriu que aproximadamente 25% dos gatos apresentavam concentrações glicêmicas *mais elevadas* durante 2 a 3 dias após o aumento da dose de insulina glargina.[104] As razões para tanto não são conhecidas, mas podem estar associadas a um espaço de tempo antes de os mecanismos de retroalimentação ajustarem a homeostasia da glicose. A experiência dos autores diz que o instinto da maioria dos proprietários é de aumentar ainda mais a insulina nessa circunstância, às vezes durante 3 dias consecutivos, o que provoca elevação do risco de hipoglicemia.

Convém enfatizar que o manejo do gato diabético é um esforço de equipe que inclui o proprietário, o clínico e, com frequência, equipe de apoio, como técnicos e enfermeiros veterinários. Devem ser estabelecidas reavaliações regulares para monitorar o peso e o índice de condição corporal, procurar questões subjacentes (p. ex., infecção dentária) e confirmar os achados de GS e discutir os achados do proprietário no domicílio (ver Boxe 24.1). Um estudo mostrou que o número de reavaliações não diferiu significativamente entre gatos com e sem monitoramento domiciliar.[54] Uma vez alcançado o controle glicêmico, os gatos diabéticos deverão ser reavaliados aproximadamente a cada 3 meses.

As concentrações glicêmicas aferidas no domicílio foram comparadas com aquelas medidas no hospital em um estudo. Surpreendentemente, as aferições no hospital foram mais baixas do que as obtidas no domicílio.[13] Isso pode ser devido à inapetência do animal no hospital ou ao estresse provocado pelo proprietário menos experiente ao obter a amostra no domicílio. Em cerca de 40% dos gatos, as decisões hipotéticas de tratamento com base nos dois métodos de geração de curvas glicêmicas não concordaram. Por outro lado, foi demonstrado que as leituras de GS podem ser significativamente mais elevadas no hospital (Figura 24.7).[100]

Outro estudo comparou curvas glicêmicas geradas em domicílio em 2 dias consecutivos em sete gatos diabéticos. Na segunda parte do estudo, duas curvas glicêmicas geradas em domicílio e uma curva glicêmica no hospital foram comparadas. Os resultados demonstraram variação considerável dia a dia nas curvas glicêmicas, mesmo aquelas obtidas em casa. A variabilidade dia a dia entre as curvas glicêmicas realizadas no domicílio e no hospital não foi maior do que aquela entre as curvas glicêmicas no domi-

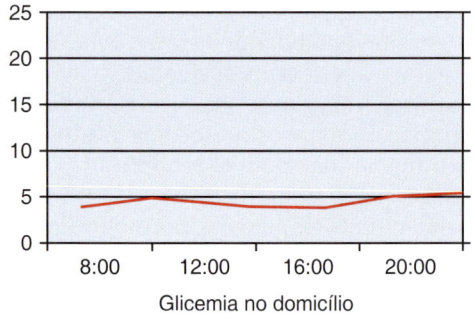

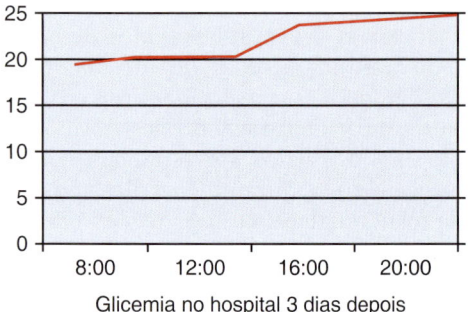

Figura 24.7 Curva glicêmica no domicílio e no hospital 3 dias após em felino com diabetes melito (fêmea castrada doméstica de pelo curto, 4,7 kg). O animal encontrava-se diabético durante 1 ano e recebia solução aquosa de zinco-insulina, 0,5 U/gato, a cada 12 h no momento em que as duas curvas foram geradas. De acordo com o proprietário, a gata estava passando bem e não apresentava sinais de diabetes melito. Os níveis glicêmicos altos aferidos no hospital foram relacionados com indução de estresse. A dosagem de insulina não foi alterada e o animal continuou bem. A glicemia está anotada em mmol/ℓ. Para converter para mg/dℓ, deve-se multiplicar por 18. (*De Reusch C, Kley S, Casella M: Home monitoring of the diabetic cat,* J Feline Med Surg 8:119, 2006.)

cílio pareadas. Houve menor variabilidade nas curvas glicêmicas em domicílio obtidas de gatos com bom controle glicêmico do que as de gatos com controle glicêmico de moderado a fraco. Esses achados podem indicar que apenas uma curva glicêmica pode nem sempre ser confiável como base para decisões de tratamento, seja ela realizada no hospital ou em casa.[1]

Em humanos, as variações nas concentrações glicêmicas ocorrem no período de 24 h e também entre 1 dia e outro e podem estar associadas ao nível de atividade, ao tamanho, ao tipo da refeição e ao estresse, além de alguns medicamentos. Mesmo quando tais fatores são controlados, outros fatores, como índices variáveis de absorção de insulina a partir de diferentes locais de injeção e variação na extensão de tempo da atividade dessa substância, provocam variações dia a dia nas concentrações glicêmicas. Muitos desses fatores provavelmente participam da variabilidade de curvas glicêmicas em gatos também. Em particular, o papel da absorção a partir de diferentes locais de injeção não foi investigado em gatos. Conforme se conhecem mais variabilidades entre os dias nas aferições glicêmicas em gatos, é mais importante não se basear apenas em valores glicêmicos, mas também levar em consideração o exame físico e outros achados laboratoriais (p. ex., perda ou ganho de peso, densidade da urina) e as observações do proprietário (p. ex., apetite, ingestão de água, nível de atividade) ao considerar ajustes da dose de insulina.

Os locais que podem ser usados para amostragem glicêmica são orelha[54,100,126] e coxins digitais.[134] Utiliza-se mais frequentemente o pavilhão auricular (seja a superfície com pelos seja a superfície sem pelos) para a obtenção de amostras (Figura 24.8). A orelha deve ser aquecida por meio de fricção ou segurando-se uma bola de algodão aquecida contra a orelha (a bola de algodão pode ser aquecida colocando-a em um forno micro-ondas padrão durante 10 s). A orelha não deve ser limpa nem desinfetada com álcool. Em gatos de pelo longo, pode ser útil depilar uma pequena porção do pavilhão auricular, a fim de melhorar a visibilidade ou aplicar uma fina película de glicerina para evitar que o sangue se dissipe no pelo. A face oposta da orelha pode ser estabilizada com um objeto cilíndrico, como um rolo de esparadrapo. A seguir, uma lanceta ou uma agulha hipodérmica de calibre 25 (sem a seringa acoplada) pode ser usada bem perto (porém não diretamente sobre) a veia marginal da orelha, produzindo uma gota de sangue. A seguir, a tira de teste do glicosímetro é tocada na gota para absorver sangue. Enquanto o aparelho processa a amostra, pode ser usado um pedaço de gaze ou uma bola de algodão para aplicar pressão sobre o local e interromper o sangramento.

Em geral, os principais coxins digitais do carpo (ou do tarso) são mais fáceis de usar para a amostragem porque são os maiores. Novamente, o coxim deve ser aquecido antes que a lanceta ou a agulha hipodérmica sejam usadas para perfurar o coxim. Independentemente do local usado para a amostragem, poderá ser útil colocar o gato em seu local favorito e confortável para a coleta de sangue. O local de punção, em geral, não é doloroso ou visível.

Os dispositivos de lanceta são facilmente encontrados na maioria das farmácias. Assim, é apropriado para o clínico ter várias marcas no estoque para tentar em gatos individualmente, pois esses animais reagem de maneira diferente. Foram descritos dois métodos de amostragem capilar da orelha.[126] Um método, usando a lanceta convencional, foi avaliado apenas em cães, porém também tem sido utilizado em gatos. Como alternativa, pode ser empregado um dispositivo de lanceta que use pressão negativa para ajudar a assegurar uma gota de sangue de tamanho adequado.[99]

Conforme pode ser esperado, certas dificuldades são encontradas comumente quando os proprietários começam a fazer o monitoramento da glicemia no domicílio, como a necessidade de ajuda para conter o gato, muitas tentativas para produzir uma gota de sangue de tamanho suficiente e resistência por parte do animal. Essas dificuldades tendem a diminuir com o tempo, conforme o proprietário ganha experiência com a técnica.[119]

Os sistemas de monitoramento contínuo da glicose foram projetados para ajudar diabéticos humanos a melhorar o controle glicêmico. Recentemente, eles foram introduzidos em medicina veterinária. Tais dispositivos medem as concentrações intersticiais de glicose por meio de um sensor colocado de modo subcutâneo. O sensor e o transmissor são seguros nas costas do paciente ou na sua lateral por meio de atadura. Os dados são retransmitidos a um monitor que precisa estar colocado a poucos me-

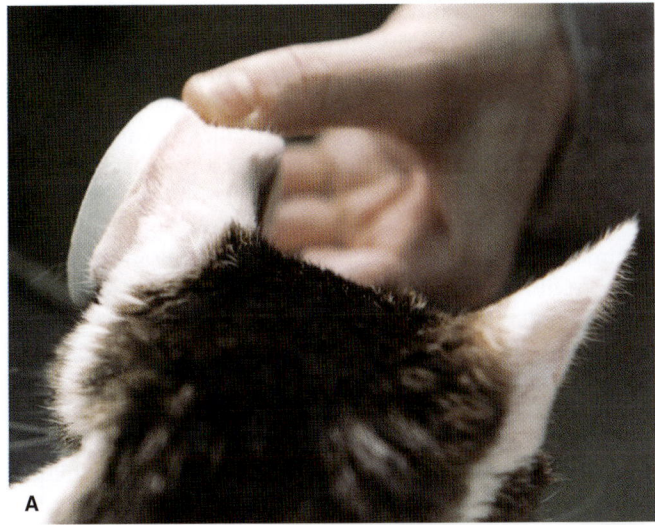

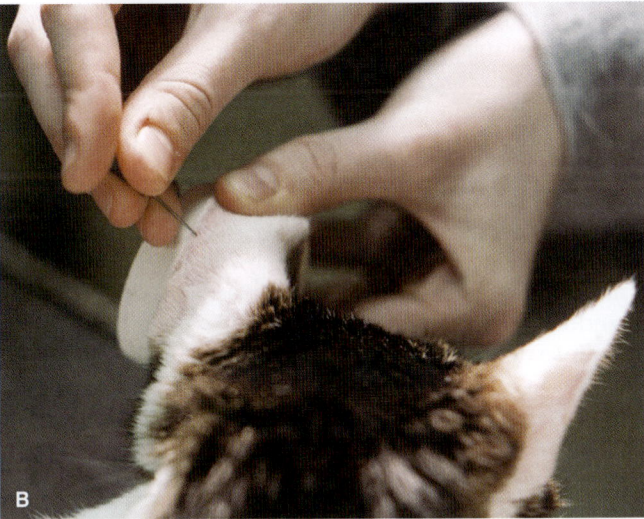

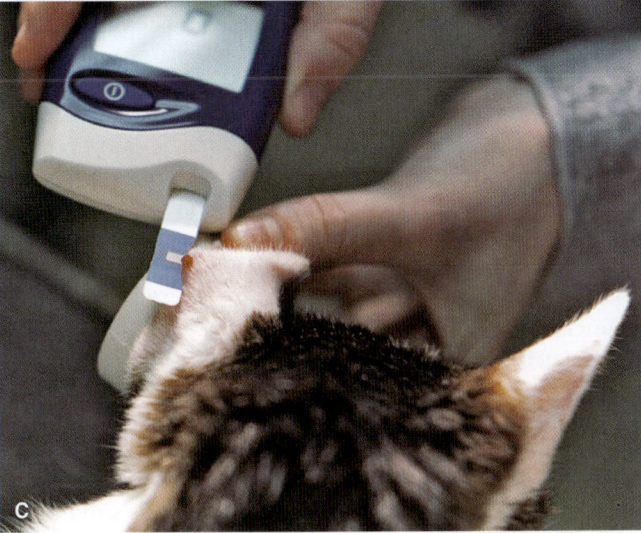

Figura 24.8 **A.** As orelhas são utilizadas com frequência para obter amostras de glicose sanguínea. A face oposta da orelha pode ser estabilizada com um objeto cilíndrico, como um rolo de esparadrapo. **B.** A seguir, uma lanceta ou uma agulha hipodérmica de calibre 25 (sem a seringa acoplada) pode ser usada bem próximo (porém não diretamente sobre) a veia marginal da orelha, a fim de produzir uma gota de sangue. **C.** A tira do teste do glicosímetro, então, toca a gota e absorve sangue.

tros do paciente, a fim de registrar as leituras. As leituras de glicose são obtidas a cada 5 min, o que possibilita um grande número de leituras no período de 24 h. A validação e o uso desses dispositivos em gatos foram descritos para uso tanto durante a internação quanto no ambiente domiciliar. Atualmente, os problemas envolvem a necessidade de calibração a cada 12 h e a de remoção do sensor após 72 h, bem como o custo.[19,82,98,103,128,130]

O monitoramento domiciliar da urina para glicose e corpos cetônicos pode ser uma maneira adicional adequada de monitorar alguns pacientes, em particular gatos de trato difícil. O principal objetivo do monitoramento urinário 1 vez ou 2 vezes/semana consiste na detecção de hiperglicemia não controlada por meio de leituras de glicose urinária persistentemente altas ou, por outro lado, detecção de hipoglicemia por meio de leituras persistentemente negativas da glicose urinária em gatos que recebem PZI ou insulina lenta. Leituras de glicose urinária persistentemente negativas também podem indicar que a remissão diabética é iminente. Leituras de glicose urinária negativas são encontradas com frequência em gatos bem controlados com insulina glargina ou detemir. Os proprietários devem ser avisados de nunca trocarem a dose de insulina apenas com base nas leituras da glicose na urina.

Grânulos indicadores da glicose urinária são aditivos de areia higiênica para detectar glicosúria por meio de alteração da cor. Em um estudo sobre os grânulos do produto, a concentração de glicose foi medida com precisão em 29 de 48 amostras de urina de felinos. Das aferições imprecisas, a maioria foi superestimada, na variação de 2,8 a 16,6 mmol/ℓ (50 a 300 mg/dℓ). Aferições realizadas com 8 h foram mais precisas que aferições imediatas. Contudo, os pesquisadores utilizaram urina congelada com glicose adicionada e não urina de gatos diabéticos, o que pode influenciar os resultados.[30]

As tiras reagentes urinárias costumam ser usadas para medir a glicose e também outras substâncias químicas urinárias. Além disso, podem ser utilizadas pelos proprietários em casa. A acurácia dessas tiras para a urina felina não está bem pesquisada. A habilidade de certa marca comercial de detectar glicosúria em urina felina foi determinada por meio de comparação com um analisador químico. Foram calculados sensibilidade (73%), especificidade (97%) e valores de previsão positivos (73%) e negativos (97%). Em geral, a acurácia da tira reagente para classificar a concentração urinária de glicose no intervalo correto foi de 91% (em comparação com 59% em cães). As imprecisões tenderam a ser subestimativas. Contudo, o estudo foi realizado em amostras de urina submetidas a um laboratório, enquanto a maioria dos proprietários testa a urina eliminada em uma caixa higiênica, o que pode influenciar os resultados.[6] Gatos diabéticos bem regulados recebendo insulina PZI ou lenta devem ter leituras de glicose urinária entre traços e 1+, embora gatos bem regulados mantidos com insulina glargina ou detemir possam apresentar leituras negativas ou traços. Valores persistentes fora dessa variação devem levar o proprietário a procurar orientação veterinária.

O monitoramento de um gato diabético agressivo é um problema bem conhecido da maioria dos médicos-veterinários. Felizmente, o monitoramento domiciliar da GS com frequência pode ser realizado nesses pacientes, mesmo se houver necessidade de sedação para obter amostras de GS no hospital. Alguns gatos difíceis de manipular podem ser contidos com segurança suficiente para acessar a orelha ou a veia safena ou colocar um cateter heparinizado para amostragem sanguínea repetida. Os resultados devem ser interpretados à luz de estresse, porém, na experiência do autor (RMB), os resultados compatíveis com sinais clínicos (e resultados no domicílio) podem ser alcançados na maioria dos casos nessas circunstâncias. Outros instrumentos que os proprietários podem usar nesses pacientes difíceis são a aferição do consumo de água, o monitoramento do peso e da condição corporal e a aferição da glicose urinária. Deve-se prestar atenção ao apetite, ao comportamento e assim por diante. A reavaliação periódica na clínica, mesmo se houver necessidade de sedação, deverá incluir o completo exame físico, a frutosamina sérica e os exames de banco de dados mínimos (hemograma completo, bioquímica sérica, urinálise, cultura de urina, T_4 total), conforme necessário.

Agentes hipoglicêmicos por via oral

Os tratamentos por via oral para diabetes, como agentes sulfonilureia (p. ex., glipizida, gliburida), atuam estimulando as células beta pancreáticas a produzir insulina e também potencializando a ação da insulina.[60] Esses agentes foram avaliados na clínica veterinária, tendo o controle glicêmico relatado em até 35% dos gatos diabéticos.[26,85] Infelizmente, não existem parâmetros que possam predizer quais gatos responderão às sulfonilureias. O prognóstico intrínseco com esses agentes é que a estimulação de qualquer célula beta de ilhotas funcionais para produzir insulina pode provocar a exaustão dessas células beta. Essa, por outro lado, provoca hiperglicemia persistente e, possivelmente, lesão irreversível das células beta. Além disso, o tratamento com glipizida pode causar deposição progressiva de amiloide. Os efeitos adversos são náuseas, vômito, anorexia, icterícia e enzimas hepáticas elevadas.[45]

Os hipoglicemiantes por via oral não apresentam vantagem sobre a terapia com insulina em termos de custo, comprometimento de tempo ou frequência de reavaliação. Contudo, alguns proprietários que não desejam inicialmente aplicar injeções de insulina podem não precisar recorrer à eutanásia de seu gato em uma decisão forçada de vida ou morte quando eles têm a opção do tratamento por via oral. Alguns desses proprietários podem, por fim, ser persuadidos a tentar a terapia com insulina. Dentro desses parâmetros, a glipizida pode ser administrada por via oral a gatos diabéticos não cetóticos e saudáveis nos demais aspectos em uma dose inicial de 2,5 mg/gato, a cada 12 h, com uma refeição. Se não ocorrerem efeitos adversos após 2 semanas de tratamento, a dose oral pode ser aumentada para 5 mg/gato, a cada 12 h.

Dieta

O tratamento dietético é uma parte intrínseca da terapia para gatos diabéticos (ver Boxe 18.6). Três estudos demonstraram especificamente melhor controle glicêmico e índices de remissão mais elevados quando foram administradas rações enlatadas pobres em carboidratos.[7,32,76] Outros estudos avaliando o tipo e a dosagem de insulina encontraram altos índices de remissão quando tais rações foram utilizadas.[70,104,106] O nível dietético ideal de carboidratos para gatos diabéticos não foi definido, porém todos esses estudos usaram dietas com menos de 12% de carboidratos como matéria seca. Ao limitar os carboidratos da dieta, a glicose sanguínea é mantida primariamente a partir da gliconeogênese hepática, que libera glicose na circulação em um índice lento e constante.[53]

Um estudo anterior mostrou que as dietas suplementadas com fibras podem melhorar o controle glicêmico.[84] Um estudo avaliando rações pobres em carboidratos e outras suplementadas com fibras encontrou remissão diabética em gatos que comiam cada dieta. No entanto, havia índices de remissão notavelmente mais elevados naqueles animais que ingeriam dietas pobres em carboidratos.[7] A remissão nos gatos que comiam as dietas ricas em fibras mostra que a carga de carboidratos é apenas um aspecto do controle glicêmico, conforme observado antes, com fatores periféricos que contribuem para o diabetes.

Mais informações sobre necessidades dietéticas de manutenção e estratégias de perda de peso podem ser encontradas no Capítulo 18.

Quando nada funciona! Resistência à insulina

Conforme descrito nas seções pregressas, para que ocorra o desenvolvimento do diabetes tipo 2, é necessário algum grau de resistência à insulina. O mesmo termo é usado quando o paciente resiste à insulina exógena. Não existe uma dose determinada que indique resistência à insulina. Às vezes, a dose necessária aumenta com relativa rapidez, porém, a seguir, cai conforme se ganha o controle glicêmico. Aumenta-se a suspeita de resistência à insulina quando a dose de insulina alcança 8 U/gato a cada injeção (logo acima de 1,5 U/kg para um gato de 5 kg). Essa recomendação varia conforme o peso do gato. Por exemplo, um gato sem gordura excessiva, de 7 kg, recebendo 8 U, está recebendo cerca de 1 U/kg. A condição corporal do gato também deve ser levada em consideração, e a U/kg deve ter por base o peso normal do gato. O ponto alto da glicemia também deve ser levado em consideração, já que 1,5 U/kg pode ser uma dose aceitável se o patamar superior da glicemia for adequado. Contudo, poderá não ser se houver impacto mínimo sobre os níveis da glicose sanguínea. A cada aproximadamente 1,5 U/kg em cada injeção em um gato mal regulado, o clínico deve começar a considerar resistência à insulina em primeiro lugar.

A seguinte abordagem pode ser usada para um gato quando houver suspeita de resistência à insulina (Tabela 24.4). Em primeiro lugar, convém rever histórico, achados de exame físico e resultados de exames pregressos de sangue e urina. Houve sinais ou anormalidades bioquímicas não pesquisados? São exemplos taquicardia e aumento da ALT (sugerindo hipertireoidismo), hipercalcemia (sugerindo processo maligno, porém com outras causas também), neutrofilia (sugerindo infecção ou inflamação subjacente) e hematúria (sugerindo infecção do trato urinário). A revisão do histórico e dos achados do exame físico é importante, pois leves alterações podem ser inicialmente não percebidas em face de hiperglicemia e glicosúria significativas e persistentes.

Tabela 24.4 Causas identificadas de ineficácia da insulina ou de resistência à insulina.

Causada por terapia com insulina	Causada por distúrbio concomitante
Insulina inativa	Agentes diabetogênicos
Insulina diluída	Infecção (especialmente bucal e urinária)
Técnica inadequada de administração	Acromegalia
Dose inadequada	Hiperadrenocorticismo
Fenômeno de Somogyi	Doença pancreática
Frequência inadequada de administração	Hipertireoidismo
	Insuficiência renal
Absorção comprometida da insulina	Insuficiência hepática
	Insuficiência cardíaca
Excesso de anticorpo anti-insulina	Hiperlipidemia
	Feocromocitoma

Adaptada de Nelson RW: Insulin resistance in diabetic dogs and cats. In Bonagura JD, editor: *Kirk's current veterinary therapy XII*, Philadelphia, 1995, Saunders, p. 390.

Cabe certificar-se de que o proprietário administra a insulina adequadamente. Deve-se fazer o proprietário demonstrar o manuseio e a técnica de injeção da insulina utilizando salina estéril e corrigir quaisquer problemas. Doses de insulina 100 U inferiores a 2 U podem ser difíceis de se medir confiavelmente, e a dose mínima de precisão para insulina 40 U é de 1 U. Os proprietários com visão deficiente ou com artrite podem ter dificuldade em medir doses muito pequenas de insulina. Em casas com mais de um proprietário, assegurar que todos os cuidadores estejam administrando a insulina adequadamente e considerar o uso de um gráfico preenchido quando se administra uma dose, de modo a não ocorrerem falhas nas doses de insulina. Convém assegurar que a insulina seja mantida no refrigerador (se houver alguma dúvida, abrir um novo frasco) e que o produto que expirou não esteja sendo utilizado.

Deve-se assegurar, também, que não esteja sendo administrada nenhuma medicação não prescrita (considerar medicações de veterinários concomitantes ou pregressos e também suplementos nutricionais ou fitoterápicos que o proprietário possa estar administrando). Reexamina-se o gato completamente. Procuram-se sinais evidentes de infecção, como na boca, porém cabe verificar também o leito das unhas, as orelhas e as glândulas anais. Palpa-se o abdome completamente, em especial quanto a massas abdominais craniais (p. ex., adenocarcinoma pancreático), e observa-se o tamanho dos órgãos (aumento pode sugerir acromegalia). Uma amostra de urina (obtida por cistocentese) deve ser submetida a cultura e teste de sensibilidade, particularmente se houver turvação ou hematúria. O painel de bioquímica sérica e T_4 total poderá ser repetido, conforme os resultados pregressos e os achados do exame físico.

Na ausência de quaisquer achados, inicia-se o gato no esquema de antibióticos de largo espectro (p. ex., amoxicilina-ácido clavulânico), começa-se um novo frasco de insulina e continua-se com as curvas glicêmicas semanais. Se ainda o controle glicêmico não for alcançado, considera-se a troca do tipo de insulina. Deve ser realizada ultrassonografia abdominal completa (para buscar doença pancreática, alterações hepáticas além de alterações gordurosas esperadas do diabetes, alterações nas adrenais ou mesmo organomegalia generalizada que pode ser sugestiva de acromegalia). Outros exames que podem ser considerados são teste de supressão com dexametasona sob dose baixa para hiperadrenocorticismo e teste de fator de crescimento 1 insulinossímile (IGF-1) ou tomografia computadorizada (TC) para acromegalia. Mais informações relacionadas com hiperadrenocorticismo e acromegalia serão encontradas neste capítulo.

Complicações e distúrbios concomitantes

Efeito Somogyi

O *efeito Somogyi* refere-se à hiperglicemia de rebote que ocorre como resposta contrarregulatória à hipoglicemia por meio dos efeitos de epinefrina, cortisol, hormônio do crescimento (GH) e glucagon. Foi descrito primeiramente pelo Dr. Michael Somogyi em 1938.[111]Esse distúrbio ainda é controverso em medicina humana[12,37] e é mal descrito em gatos.

Um estudo recente documentou gatos diabéticos previamente bem controlados com glicemia inferior a 2,2 mmol/ℓ (40 mg/dℓ) que apresentaram elevação súbita e rápida nas concentrações de GS superiores a 22 mmol/ℓ (400 mg/dℓ) e/ou concentrações que estavam, no mínimo, 8 mmol/ℓ (150 mg/dℓ) acima das concentrações mais altas medidas em geral.[105] Um cenário semelhante foi identificado em gatos que ainda não tinham estado bem regulados, mas em que a "hipoglicemia" precedente foi, de aproximadamente, 3,8 mmol/ℓ (70 mg/dℓ). Nos dois cenários, duas doses subsequentes de insulina mostraram quase nenhum efeito, e a concentração de glicose permaneceu elevada por mais de 24 h. Quatro gatos de 55 avaliados foram identificados com um ou outro desses cenários.

Não existem diretrizes específicas para tal raro fenômeno, porém, se houver a suspeita, a abordagem prudente é retirar a insulina por 24 h e, a seguir, reintroduzi-la sob dose muito mais baixa, como 50% da dose pregressa.

Neuropatia diabética

A hiperglicemia crônica associada a diabetes melito não controlado resulta em anormalidades estruturais neurológicas. À histologia, a lesão nas células de Schwann é prevalente e inclui defeitos de mielina, como divisão e formação de dilatações e desmielinização. Ocorre, ainda, degeneração axônica nos gatos mais gravemente acometidos.[81] Essas alterações estão associadas a doença microvascular.[25] Os sinais clínicos mais comuns são postura plantígrada em estação ou durante a marcha, porém é possível uma variação de sinais clínicos.[81] O distúrbio não parece ser francamente doloroso, mas a maioria dos gatos mostra-se irritável quando seus pés são tocados ou manipulados. O ponto principal do tratamento da neuropatia diabética consiste em alcançar o controle glicêmico. A maioria dos animais apresenta melhora clínica significativa depois que a euglicemia é alcançada. Contudo, déficits persistentes são comuns.[20] A acetil-l-carnitina mostrou melhorar a função neurológica em animais experimentais e em humanos,[69] mas não foi feita avaliação clínica em gatos.

Pancreatite e insuficiência pancreática exócrina em gatos diabéticos

Como a produção de insulina pelas células beta das ilhotas ocorre no interior do pâncreas exócrino, não surpreende a expectativa de doença pancreática exócrina como comorbidade. Foram identificadas associações diretas entre o pâncreas endócrino e o exócrino em gatos.[29,31,34,109] Documentou-se recentemente fPLI sérica elevada em gatos diabéticos em comparação com os não diabéticos, porém não foi feita associação ao grau de controle glicêmico.[31] Um outro estudo não encontrou associação entre controle glicêmico e doença pancreática.[34] Apesar desses achados, gatos individualmente podem apresentar episódios de perda de controle glicêmico associados a pancreatite, e o clínico deve ter um alto índice de suspeita se houver a perda do controle glicêmico de modo intermitente. Não existe conduta específica para reduzir tal possibilidade em gatos suscetíveis, e cada episódio deve ser tratado com base em suas próprias características. A única indicação franca de um episódio de pancreatite pode ser a perda de controle glicêmico, pois os sinais clínicos da pancreatite em gatos são inespecíficos.[123]

A insuficiência pancreática exócrina (IPE) foi identificada concomitantemente a diabetes em poucas ocasiões.[46a,90,112,116] Tal fato não surpreende, pois a IPE é muito incomum em gatos. Uma série de 16 gatos com IPE encontrou quatro gatos não diabéticos com hiperglicemia (e também um gato diabético).[116] A glicemia deve ser avaliada regularmente (p. ex., a cada 3 meses) em gatos com IPE diagnosticada. As doenças pancreáticas são discutidas mais detalhadamente no Capítulo 23.

Crises diabéticas

As crises diabéticas decorrem da falta relativa ou completa de insulina e do aumento nos hormônios contrarreguladores, levando à gliconeogênese e à resistência à insulina, à redução na utilização da glicose pelos tecidos periféricos, à hiperglicemia e à glicosúria com diurese obrigatória. As duas crises diabéticas mais comuns são a cetoacidose diabética (CAD) e a síndrome hiperglicêmica hiperosmolar (SHH), que não é cetótica.[56] Os dois distúrbios são iniciados pela falta relativa de insulina, assim como no DM não complicado, porém ocorre como culminância da cascata de eventos iniciados pela resposta do organismo. A insulina retarda a lipólise de modo que, sem a insulina, os adipócitos sofrem micrólise para liberar ácidos graxos livres (AGL) para a circulação. Os AGL circulantes são captados pelo fígado para a produção de triglicerídios e também para a elaboração de corpos cetônicos, que podem se tornar uma fonte adicional de energia para a maioria das células. No diabetes não complicado, a produção de triglicerídios predomina e a produção de corpos cetônicos ocorre de modo lento o suficiente para que os corpos cetônicos possam ser usados por tecidos para a produção de energia e não para haver hipercetonemia. Na CAD, incrementos relativos de glucagon, epinefrina, cortisol e GH ocorrem em comparação com o decréscimo de atividade adequada de insulina. A elevação do índice glucagon:insulina é característica da CAD. Em geral, essa alteração é causada por um evento estressante. Contudo, o evento desencadeador pode não ser identificável em todos os pacientes.[51] Na SHH não cetótica, muito menos comum, acredita-se que a resistência ao glucagon hepático e a existência de pequenas quantidades de insulina possam inibir a lipólise, o que evita a cetose.[56]

Cetoacidose diabética

Em geral, os gatos com CAD são levados a atendimento devido a anorexia e letargia. Os gatos quase sempre estão desidratados, com outros sinais inconsistentes. O diabetes melito pode não ter sido identificado antes. O achado laboratorial fundamental consiste em cetose, porém os gatos também estão acidóticos e, naturalmente, hiperglicêmicos.[51] Os corpos cetônicos podem ser identificados na urina com tiras reagentes urinárias, e existem tiras reagentes para corpos cetônicos plasmáticos também. Essas tiras reagentes para corpos cetônicos plasmáticos têm pouca probabilidade de conferir um resultado falso-negativo, mas o índice de falso-positivo pode alcançar 33%. Por outro lado, tiras reagentes para corpos cetônicos urinários têm pouca probabilidade de conferir um resultado falso-negativo, porém podem ocorrer resultados falso-positivos em 18% dos casos. Os testes podem ser usados concomitantemente se houver qualquer dúvida sobre o resultado.[133] Alguns glicosímetros humanos também têm tiras reagentes para corpos cetônicos. Um desses monitores foi avaliado em cães e, embora tendesse a superestimar os níveis de beta-hidroxibutirato em soro/sangue total, ainda assim teve boa correlação a um analisador de laboratório de referência e tem seu uso recomendado.[41] O uso de tais monitores em gatos não foi avaliado de modo crítico.

Em um estudo recente, 7 dentre 12 gatos com CAD subsequentemente entraram em remissão diabética.[108] Isso indica que, uma vez estando a CAD controlada, o prognóstico geral para o controle diabético não é necessariamente mau.

Síndrome hiperosmolar hiperglicêmica

Os critérios padronizados para o diagnóstico de SHH (também conhecida como *diabetes hipersomolar não cetótico*) em medicina veterinária são documentação de glicose sérica superior a 33 mmol/ℓ (600 mg/dℓ), ausência de corpos cetônicos urinários e osmolalidade sérica excedendo 330 mOsm/kg (ou osmolalidade sérica efetiva excedendo 320 mOsm/kg).[56] Mais informações sobre o cálculo da osmolalidade sérica são encontradas no Capítulo 5.

Os gatos acometidos têm sinais semelhantes àqueles com CAD, com exceção de que há maior probabilidade de sinais neurológicos, como torpor e coma. Em geral, a azotemia é mais grave. O único estudo substancial de SHH em gatos (17 casos) descobriu que os gatos com SHH eram possivelmente mais velhos que aqueles com CAD (média de idade de 12,6 anos); tinham maior probabilidade de ser diagnosticados pregressamente como diabéticos e receber insulina por alguns meses (mas não necessariamente assim); e eram mais passíveis de apresentar doença concomitante grave, como doença renal crônica, infecção, insuficiência cardíaca congestiva, neoplasia e doença do trato gastrintestinal. O prognóstico foi mau em 11 de

17 gatos que não sobreviveram à internação de emergência; e, dos seis sobreviventes, apenas dois viveram mais de 1 ano.[56]

Tratamento da cetoacidose diabética e da síndrome hiperosmolar hiperglicêmica

O tratamento da CAD e da SHH (Boxe 24.2) segue princípios semelhantes de correção de desequilíbrios hidreletrolíticos e administração de insulina solúvel. Essas insulinas também podem ser chamadas de "insulina regular" ou "insulina Toronto" e, embora de ação rápida, apresentam curta duração de ação. A hidratação parenteral, bem como a correção de anormalidades eletrolíticas para gatos com CAD e SHH, é abordada no Capítulo 5.

▪ Fluidoterapia parenteral

Os pacientes com CAD e SHH, em decorrência de seu diabetes mal controlado, apresentam necessidade de manutenção de líquido relativamente alta. Consequentemente,

---

Boxe 24.2 Tratamento e protocolo de conduta sugeridos para gatos com cetoacidose diabética

1. Repor déficits hidreletrolíticos:
   - Hidroterapia: salina a 0,9% na primeira hora e, *a seguir*, mudar para salina a 0,45% (porque a maioria dos pacientes encontra-se hiperosmolar e existe o potencial de edema cerebral) ou iniciar com salina a 0,45%
   - Administrar líquidos na dose de 150 mℓ/kg a cada 24 h, o que equivale, aproximadamente, a 28 mℓ por hora para um gato de 4,5 kg
   - Potássio: acrescentar 30 a 40 mmol/ℓ (Observação: isso equivale a cerca de 4 vezes a quantidade de manutenção para essa taxa de líquidos)
2. Infusão de insulina a taxa constante (usar bolsa de líquido, equipo intravenoso, bomba de líquidos separados):
   - Acrescentar 25 unidades de insulina solúvel/ regular a 500 mℓ de líquidos
   - Correr 50 mℓ do líquido contendo insulina por meio do equipo de gotejamento
   - Ligar a bolsa de infusão de insulina a uma peça em Y da bolsa de reposição de líquido
   - Administrar a infusão de insulina a 1 mℓ/kg por hora
3. Monitorar:
   - Glicose e potássio a cada 4 h até que a glicemia seja de 10 a 12 mmol/ℓ (180 a 216 mg/dℓ)
4. Manutenção, após a glicemia alcançar 10 a 12 mmol/ℓ (180 a 216 mg/dℓ):
   - Trocar a bolsa principal de hidratação para NaCl a 0,45% *e* de glicoose a 2,5% com 30 mmol/ℓ de KCl
   - Reduzir a infusão de insulina para 0,5 mℓ/kg por hora
5. Suspender a infusão quando o gato estiver se alimentando, e tratar como diabético estável

Dados de Church DB: Diabetes melitus. In Kirk RW, editor: *Current veterinary therapy VIII*, Philadelphia, 1983, Saunders, p 838.

---

proporcionar hidratação intravenosa na dose aproximada de 150 mℓ/kg a cada 24 h em geral promove alguma reposição e manutenção adequada. Isso significa cerca de 28 mℓ por hora para um gato de 4,5 kg. A composição ideal para o líquido não foi determinada para gatos com CAD ou SHH, e salina a 0,9% tem sido defendida para uso inicial,[35,52,56] com mudança para de NaCl a 0,45% após a primeira hora. Na maioria dos casos, não apenas é mais conveniente iniciar com NaCl a 0,45% como também mais apropriado, já que muitos pacientes com CAD também são hiperosmolares (e gatos SHH o são por definição). O acréscimo de 30 a 40 mmol/ℓ de cloreto de potássio (KCl) reduz a hipotonicidade da solução. Vale lembrar que este valor é cerca de 4 vezes a quantidade de manutenção de potássio para essa velocidade de administração de líquido. Isso é importante porque a falta de insulina relativa significa que o potássio está sendo impedido de penetrar nas células, bem como a glicose. As aferições plasmáticas são sempre de potássio extracelular e, no gato diabético, isso proporciona estimativa ainda mais baixa do potássio corporal total do que é normalmente o caso. Enquanto um objetivo consiste em reidratar o paciente, o outro deve ser proporcionar alguma medida de controle diabético ou, no mínimo, inibir a lipólise periférica contínua e daí começar a reduzir o potencial para cetoacidose.

▪ Insulinoterapia intravenosa

Para o tratamento de cetoacidose clinicamente significativa, a insulina pode ser administrada por infusão a taxa constante (ITC) ou por injeção intramuscular. Nas duas situações, a insulina deverá estar na forma de ação solúvel e daí relativamente rápida. Embora a infusão de insulina intravenosa possa parecer perigosa, é certamente o meio mais simples e menos laborioso de tratar pacientes diabéticos inapetentes.

Um método para administrar insulina por ITC consiste em acrescentar 25 unidades de insulina solúvel a 500 mℓ de líquidos, produzindo a concentração de insulina de 50 µU/mℓ. A insulina adere a superfícies de vidro e plástico, de modo que 50 mℓ do líquido que contém a insulina devem correr pelo equipo de gotejamento antes de ser ligado ao paciente. Essa técnica assegura que o animal receba a concentração constante de insulina no líquido administrado.[91] Como o índice de infusão de insulina padrão para inibir a gliconeogênese (mas não estimular indevidamente a utilização extra-hepática de glicose) é de 40 a 60 µU/kg por hora,[14] a ITC dessa solução pode ser administrada a 1 mℓ/ kg por hora. Evidentemente, o índice de fluxo de cerca de 1 mℓ/kg por hora é inadequado para as necessidades de manutenção de líquidos. Consequentemente, a ITC de insulina deve ser administrada por meio de uma segunda linha de infusão (Figura 24.9), em geral ligada à peça em Y da linha de manutenção de líquido.

A insulina é infundida sob velocidade de 1 mℓ/kg por hora até que as concentrações de glicose plasmática caiam para 10 a 12 mmol/ℓ (180 a 216 mg/dℓ). Nesse momento, o índice de fluxo deve ser reduzido à metade (0,5 mℓ/kg por hora) e convém introduzir a infusão concomitante de glicose pela linha de hidratação de manutenção. Um meio simples e eficaz de alcançar o equilíbrio entre a insulina e

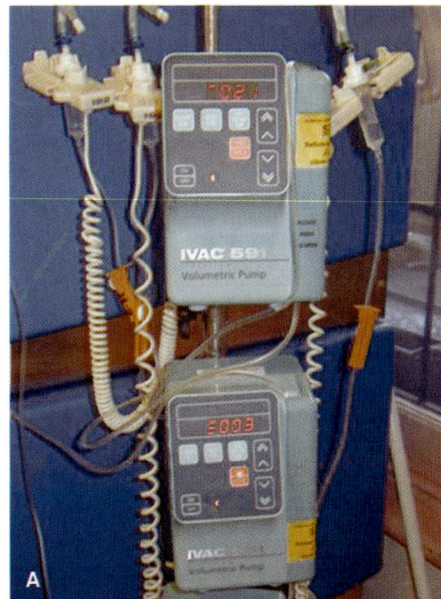

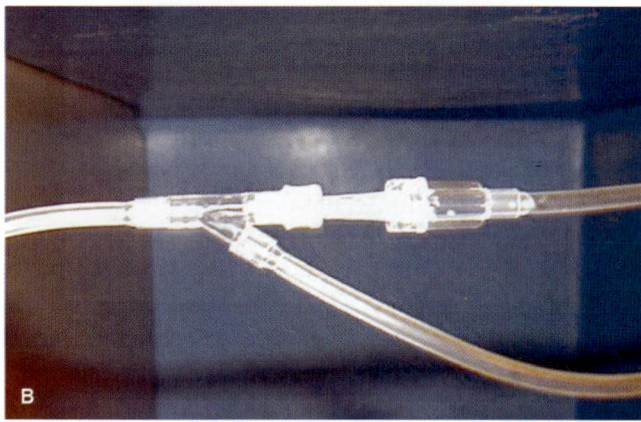

Figura 24.9 A. Duas bombas de líquido usadas para tratar um gato com cetoacidose diabética. O gato pesa 3 kg e a bomba ajustada a 21 mℓ por hora está aportando NaCl a 0,45% com a adição de 40 mmol/ℓ de potássio. A bomba ajustada a 3 mℓ por hora tem 25 unidades de insulina solúvel acrescentada a uma bolsa de líquidos de 500 mℓ. **B.** Esta segunda bomba corre para uma peça em Y, de modo que apenas um cateter intravenoso é necessário.

a glicose infundida consiste em alterar os líquidos de manutenção de cloreto de sódio (NaCl) a 0,45% e 30 mmol/ℓ de KCl para NaCl a 0,45% e glicose a 2,5% com 30 mmol/ℓ de KCl e administrar essa associação na dose de 150 mℓ/kg a cada 24 h. Isso produzirá o índice de infusão de glicose de cerca de 150 mg/kg por hora, que deverá equilibrar a insulina que está sendo infundida a 0,5 mℓ/kg por hora.

Durante esse período, a glicemia e o potássio sérico do paciente (e outros eletrólitos) são verificados regularmente. Pelo período de 48 a 72 h, a GS deve permanecer relativamente constante e a cetonemia, desaparecer nos gatos com CAD. Em geral, esses pacientes devem retornar à ingestão normal de água e nutrientes. O prognóstico é mais reservado nos gatos com SHH e o tratamento de distúrbios concomitantes talvez influencie quão bem esse protocolo poderá ser seguido. Por exemplo, a insuficiência cardíaca congestiva é uma contraindicação para a administração de índices altos de líquido. Uma vez as anorma-

lidades iniciais estejam resolvidas, é provável que, pelo menos a curto prazo, o paciente se estabilize em esquema de alimentação regular e esquema de dosagem de insulina adequado para um gato diabético estável, conforme delineado anteriormente neste capítulo.

Outros ajustes (p. ex., de magnésio e carboidrato) devem ser realizados apenas com base na aferição desses parâmetros. Em geral, a acidose sofre solução sem a adição de bicarbonato. O magnésio pode ser infundido a 1 mEq/kg a cada 24 h se houver hipomagnesemia.[42] Efeitos tóxicos do magnésio foram relatados quando este foi administrado desnecessariamente.[48]

■ Insulina intramuscular

Foram descritos protocolos intramusculares (IM) e eles podem ser usados como alternativas para o delineamento do protocolo de insulina ITC na seção precedente. Contudo, parecem ser mais laboriosos. Foram descritos dois protocolos: insulina IM a cada hora[27] e insulina IM intermitente.[11]

Para o protocolo *insulina IM a cada hora*, a insulina solúvel deve ser administrada em uma dose IM inicial de 0,2 U/kg e, depois, 0,1 U/kg a cada hora daí em diante. A glicemia deve ser monitorada a cada hora. Quando a glicemia cair a níveis abaixo de 16,5 mmol/ℓ (aproximadamente 300 mℓ/dℓ), deve ser adicionada a solução de glicose a 5% nos líquidos intravenosos e a frequência da dosagem de insulina, reduzida para intervalos de 4 a 6 h, administrada por via intramuscular.[27]

Para o protocolo de *insulina IM intermitente*, convém administrar 0,25 U/kg de insulina solúvel por via intramuscular como uma dose-teste, com as doses subsequentes com base na resposta do paciente ao tratamento inicial. Em gatos obesos, a dose inicial deve ter por base o peso corporal magro estimado, a fim de evitar dosagem excessiva e hipoglicemia. A glicemia deve ser verificada novamente a intervalos de 4 a 6 h. O objetivo consiste em reduzir a GS em 3 a 4 mmol/ℓ por hora (54 a 72 mg/dℓ por hora). Se esse objetivo for ultrapassado, a próxima dose de insulina deverá ser reduzida em 25 a 50%. Se esse objetivo não for alcançado, a dose seguinte deverá ser aumentada em 25 a 50%. Se a glicemia alcançar 10 a 12 mmol/ℓ (180 a 216 mg/dℓ), convém adicionar glicose a 2,5 a 5% aos líquidos intravenosos.[11]

Assim como no protocolo de insulina com ITC, quando a VS retornar ao normal e a cetonemia sofrer resolução, o gato deverá ser submetido a uma terapia dietética e insulina apropriada para o paciente diabético estável.

Gastrinoma

Tumores funcionais de ilhotas pancreáticas que secretam gastrina são descritos com pouca frequência em gatos.* A secreção de gastrina resulta na liberação de ácido clorídrico pelas células parietais gástricas e a produção aumentada de gastrina quase sempre resulta em ulceração gastrintestinal e potencial perfuração. Os casos relatados

---

*Referências 21, 23, 66, 80, 88, 113, 120.

foram de animais com 8 a 12 anos de idade, sem predisposição de sexo ou raça reconhecida em amostra tão pequena. Todos os casos manifestaram-se com vômito, perda de peso e má condição corporal. Os resultados do exame clínico e exames complementares não foram consistentes, mas são possíveis achados como anemia (branda ou grave e regenerativa ou não regenerativa, dependendo do grau e do índice de perda de sangue), massa abdominal palpável e massa pancreática visível à ultrassonografia. Uma ou diversas massas pancreáticas foram identificadas à cirurgia ou à necropsia em todos os casos. As massas ressecadas imunocoraram-se positivamente para gastrina. Os níveis séricos de gastrina em jejum estavam elevados (conforme esperado) em todos os casos avaliados. A ressecção cirúrgica de massas pancreáticas pode ser curativa, porém está aconselhado o tratamento abrangente vitalício com antagonistas de receptor H_2 como a cimetidina ou a ranitidina ou, talvez melhor, inibidores de bomba de prótons, como o omeprazol. Dois gatos estavam vivos quando seus casos foram descritos aos 12 meses[23] e 17 meses, respectivamente,[21] após a cirurgia. Outro caso sobreviveu 18 meses até o omeprazol ser suspenso.[66]

Insulinoma

O insulinoma é um carcinoma de células de ilhotas que secreta insulina, e foram descritos pouquíssimos casos em gatos.* A insulina elevada resulta em hipoglicemia e os sinais clínicos resultantes são convulsões, fraqueza e tremores musculares localizados. Os casos documentados apresentavam animais com 12 a 17 anos de vida, e três dos seis casos descritos eram de gatos da raça Siamês. Suspeita-se do diagnóstico pelo reconhecimento da hipoglicemia com concomitante hiperinsulinemia, e a confirmação ocorre ao se encontrar carcinoma de ilhotas pancreáticas no exame histológico de amostras de biopsia. O tumor deve se corar positivamente para insulina por meio de imunocitoquímica. Apenas um caso publicado teve sobrevida prolongada após ressecção cirúrgica, sendo 32 meses após cirurgia quando relatado.[36] A recorrência dos sinais clínicos aconteceu com 5 dias, 6 dias, 1 mês, 7 meses e 18 meses no pós-cirúrgico em outros casos.[40,57,78,88] Em um desses gatos, foram encontradas metástases em linfonodos pancreáticos e no fígado durante o exame após a morte.[40] A alimentação frequente e a prednisolona oral possibilitaram tratamento com êxito por mais 8 e 24 meses em dois gatos,[40,88] porém não foram bem-sucedidas em um outro.[78] A caracterização celular e molecular em um caso recente determinou que o tumor secretava diversos hormônios peptídicos além da insulina – cromogranina A e somatostatina –, mas não o glucagon nem o polipeptídio pancreático. Também foi percebido que o tumor expressava diversos genes característicos de células beta pancreáticas, como a insulina (*INS*), o transportador de glicose 2 (*GLUT2*) e a glicoquinase (*GCK*). O tumor também expressava hexoquinase 1 (*HK1*), enzima glicolítica não expressa normalmente em células beta. A expressão de GCK foi mais alta no insuli-

noma que no pâncreas normal do mesmo gato. A proporção GCK:HK1 era 20 vezes maior no tecido do insulinoma do que no pâncreas normal. Esses achados sugerem que as células do insulinoma possam ter maior sensibilidade à glicose, o que pode contribuir para a resposta secretória anormal de insulina observada sob concentrações de glicose sérica baixas.[49]

Referências bibliográficas

1. Alt N, Kley S, Haessig M et al: Day-to-day variability of blood glucose concentration curves generated at home in cats with diabetes mellitus, *J Am Vet Med Assoc* 230:1011, 2007.
2. Andrews RC, Walker BR: Glucocorticoids and insulin resistance: old hormones, new targets, *Clin Sci (Lond)* 96:513, 1999.
3. Appleton D, Rand J, Sunvold G: Insulin sensitivity decreases with obesity, and lean cats with low insulin sensitivity are at greatest risk of glucose intolerance with weight gain, *J Feline Med Surg* 3:211, 2001.
4. Bailiff NL, Nelson RW, Feldman EC et al: Frequency and risk factors for urinary tract infection in cats with diabetes mellitus, *J Vet Intern Med* 20:850, 2006.
5. Baral RM, Rand JS, Catt MJ et al: Prevalence of feline diabetes mellitus in a feline private practice, *J Vet Intern Med* 17:433, 2003.
6. Behrend EN, Tapia J, Welles EG et al: Evaluation of a conventional urine glucose test strip method for detection of glucosuria in dogs and cats (abstract), *J Vet Intern Med* 22:790, 2008.
7. Bennett N, Greco D, Peterson M et al: Comparison of a low carbohydrate-low fiber diet and a moderate carbohydrate-high fiber diet in the management of feline diabetes mellitus, *J Feline Med Surg* 8:73, 2006.
8. Borst SE: The role of TNF-alpha in insulin resistance, *Endocrine* 23:177, 2004.
9. Brennan CL, Hoenig M, Ferguson DC: GLUT4 but not GLUT1 expression decreases early in the development of feline obesity, *Domest Anim Endocrinol* 26:291, 2004.
10. Broughton DL, Taylor R: Deterioration of Glucose Tolerance with Age: The Role of Insulin Resistance, *Age Ageing* 20:221, 1991.
11. Broussard JD, Wallace MS: Insulin treatment of diabetes mellitus in the dog and cat. In Bonagura JD, editor: *Kirk's current veterinary therapy XII: small animal practice*, Philadelphia, 1995, Saunders, p 393.
12. Campbell I: The somogyi phenomenon. A short review, *Acta Diabetol* 13:68, 1976.
13. Casella M, Hassig M, Reusch C: Home-monitoring of blood glucose in cats with diabetes mellitus: evaluation over a 4-month period, *J Feline Med Surg* 7:163, 2005.
14. Church DB: Diabetes mellitus. In Kirk RW, editor: *Current veterinary therapy VIII*, Philadelphia, 1983, Saunders, p 838.
15. Cohn LA, McCaw DL, Tate DJ et al: Assessment of five portable blood glucose meters, a point-of-care analyzer, and color test strips for measuring blood glucose concentration in dogs, *J Am Vet Med Assoc* 216:198, 2000.
16. Crenshaw KL, Peterson ME, Heeb LA et al: Serum fructosamine concentration as an index of glycemia in cats with diabetes mellitus and stress hyperglycemia, *J Vet Intern Med* 10:360, 1996.
17. Daniel M, Rowley KG, McDermott R et al: Diabetes and impaired glucose tolerance in Aboriginal Australians: prevalence and risk, *Diabetes Res Clin Pract* 57:23, 2002.
18. Davis TA, Klahr S, Karl IE: Glucose metabolism in muscle of sedentary and exercised rats with azotemia, *Am J Physiol Renal Physiol* 252:F138, 1987.
19. DeClue AE, Cohn LA, Kerl ME et al: Use of continuous blood glucose monitoring for animals with diabetes mellitus, *J Am Anim Hosp Assoc* 40:171, 2004.
20. Dickinson PJ, LeCouteur RA: Feline neuromuscular disorders, *Vet Clin North Am Small Anim Pract* 34:1307, 2004.
21. Diroff JS, Sanders NA, McDonough SP et al: Gastrin-secreting neoplasia in a cat, *J Vet Intern Med* 20:1245, 2006.
22. Dobromylskyj MJ, Sparkes AH: Assessing portable blood glucose meters for clinical use in cats in the United Kingdom, *Vet Rec* 167:438, 2010.
23. Eng J, Du B-H, Johnson GF et al: Cat gastrinoma and the sequence of cat gastrins, *Regul Pept* 37:9, 1992.
24. Engelking LR: Physiology of the endocrine pancreas, *Semin Vet Med Surg (Small Anim)* 12:224, 1997.

---

*Referências 36, 40, 49, 57, 78, 88.

25. Estrella JS, Nelson RN, Sturges BK et al: Endoneurial microvascular pathology in feline diabetic neuropathy, *Microvasc Res* 75:403, 2008.

26. Feldman E, Nelson R, Feldman M: Intensive 50-week evaluation of glipizide administration in 50 cats with previously untreated diabetes mellitus, *J Am Vet Med Assoc* 210:772, 1997.

27. Feldman EC, Nelson RW: Diabetic ketoacidosis. In Feldman EC, Nelson RW, editors: *Canine and feline endocrinology and reproduction*, ed 2, Philadelphia, 1996, Saunders, p 392.

28. Ferrannini E, Vichi S, Beck-Nielsen H et al: Insulin action and age. European Group for the Study of Insulin Resistance (EGIR), *Diabetes* 45:947, 1996.

29. Ferreri J, Hardam E, Kimmel S et al: Clinical differentiation of acute necrotizing from chronic nonsuppurative pancreatitis in cats: 63 cases (1996-2001), *J Am Vet Med Assoc* 223:469, 2003.

30. Fletcher JM, Behrend EN, Lee HP et al: Accuracy of Purina Glucotest for monitoring of glucosuria in cats (abstract), *J Vet Intern Med* 20, 2006.

31. Forcada Y, German AJ, Noble PJ et al: Determination of serum fPLI concentrations in cats with diabetes mellitus, *J Feline Med Surg* 10:480, 2008.

32. Frank G, Anderson W, Pazak H et al: Use of a high-protein diet in the management of feline diabetes mellitus, *Vet Ther* 2:238, 2001.

33. Gilor C, Keel T, Attermeier KJ et al: Hyperglycemic-euglycemic clamps using insulin detemir and insulin glargine in health cats [abstract], *J Vet Intern Med* 22:729, 2008.

34. Goossens MMC, Nelson RW, Feldman EC et al: Response to insulin treatment and survival in 104 cats with diabetes mellitus (1985-1995), *J Vet Intern Med* 12:1, 1998.

35. Greco DS: Complicated diabetes mellitus. In Bonagura JD, Twedt DC, editors: *Kirk's current veterinary therapy XIV*, St Louis, 2009, Saunders Elsevier, p 214.

36. Greene SN, Bright RM: Insulinoma in a cat, *J Small Anim Pract* 49:38, 2008.

37. Guillod L, Comte-Perret S, Monbaron D et al: Nocturnal hypoglycaemias in type 1 diabetic patients: what can we learn with continuous glucose monitoring? *Diabetes Metab* 33:360, 2007.

38. Guyton AC, Hall JE: Insulin, glucagon and diabetes mellitus. In Guyton AC, Hall JE, editors: *Textbook of medical physiology*, ed 11, Philadelphia, 2006, Elsevier-Saunders, p 961.

39. Halter JB, Beard JC, Porte D, Jr: Islet function and stress hyperglycemia: plasma glucose and epinephrine interaction, *Am J Physiol Endocrinol Metab* 247:E47, 1984.

40. Hawks D, Peterson ME, Hawkins KL et al: Insulin-secreting pancreatic (islet cell) carcinoma in a cat, *J Vet Intern Med* 6:193, 1992.

41. Henderson DW, Schlesinger DP: Use of a point-of-care beta-hydroxybutyrate sensor for detection of ketonemia in dogs, *Can Vet J* 51:1000, 2010.

42. Hess RS: Diabetic emergencies. In August JR, editor: *Consultations in feline internal medicine 6*, St Louis, 2010, Saunders Elsevier, p 297.

43. Hiskett E, Suwitheechon O-u, Lindbloom-Hawley S et al: Lack of glucokinase regulatory protein expression may contribute to low glucokinase activity in feline liver, *Vet Res Comm* 33:227, 2009.

44. Hoenig M, Ferguson DC: Effects of neutering on hormonal concentrations and energy requirements in male and female cats, *Am J Vet Res* 63:634, 2002.

45. Hoenig M, Hall G, Ferguson D et al: A feline model of experimentally induced islet amyloidosis, *Am J Pathol* 157:2143, 2000.

46. Hoenig M, Wilkins C, Holson JC et al: Effects of obesity on lipid profiles in neutered male and female cats, *Am J Vet Res* 64:299, 2003.

46a. Holzworth J, Coffin DL: Pancreatic insufficiency and diabetes mellitus in a cat, *Cornell Vet* 43:502, 1953.

47. Hui JM, Sud A, Farrell GC et al: Insulin resistance is associated with chronic hepatitis C and virus infection fibrosis progression, *Gastroenterology* 125:1695, 2003.

48. Jackson CB, Drobatz KJ: Iatrogenic magnesium overdose: 2 case reports, *J Vet Emerg Crit Care* 14:115, 2004.

49. Jackson TC, Debey B, Lindbloom-Hawley S et al: Cellular and molecular characterization of a feline insulinoma, *J Vet Intern Med* 23:383, 2009.

50. Jenkins RC, Valcavi R, Zini M et al: Association of elevated insulin-like growth factor binding protein-1 with insulin resistance in hyperthyroidism, *Clin Endocrinol* 52:187, 2000.

51. Kerl M: Diabetic ketoacidosis: pathophysiology and clinical laboratory presentation, *Comp Contin Edu Pract Vet* 23:220, 2001.

52. Kerl M: Diabetic ketoacidosis: treatment recommendations, *Comp Contin Edu Pract Vet* 23:330, 2001.

53. Kirk C: Feline diabetes mellitus: low carbohydrates versus high fiber? *Vet Clin North Am Small Anim Pract* 36:1297, 2006.

54. Kley S, Casella M, Reusch C: Evaluation of long-term monitoring of blood glucose concentrations in cats with diabetes mellitus: 26 cases (1999-2002), *J Am Vet Med Assoc* 225:261, 2004.

55. Knowler WC, Bennett PH, Hamman RF et al: Diabetes incidence and prevalence in Pima Indians: a 19-fold greater incidence than in Rochester, Minnesota, *Am J Epidemiol* 108:497, 1978.

56. Koenig A, Drobatz KJ, Beale AB et al: Hyperglycemic, hyperosmolar syndrome in feline diabetics: 17 cases (1995-2001), *J Vet Emerg Crit Care* 14:30, 2004.

57. Kraje A: Hypoglycemia and irreversible neurologic complications in a cat with insulinoma, *J Am Vet Med Assoc* 223:812, 2003.

58. Kuwa K, Nakayama T, Hoshino T et al: Relationships of glucose concentrations in capillary whole blood, venous whole blood and venous plasma, *Clin Chim Acta* 307:187, 2001.

59. Laluha P, Gerber B, Laluhová D et al: Stress hyperglycaemia in sick cats: a retrospective study over 4 years, *Schweiz Arch Tierheilkd* 146:375, 2004.

60. Lebovitz HE, Feinglos MN: Mechanism of action of the second-generation sulfonylurea glipizide, *Am J Med* 75:46, 1983.

61. Lederer R, Rand JS, Hughes IP et al: Pancreatic histopathology of diabetic Burmese and non-Burmese cats (abstract), In *ACVIM Proceedings*, Charlotte, NC, 443, 2004.

62. Lederer R, Rand JS, Jonsson NN et al: Frequency of feline diabetes mellitus and breed predisposition in domestic cats in Australia, *Vet J* 179:254, 2009.

63. Lin Y, Sun Z: Current views on type 2 diabetes, *J Endocrinol* 204:1, 2010.

64. Link KR, Rand JS: Changes in blood glucose concentration are associated with relatively rapid changes in circulating fructosamine concentrations in cats, *J Feline Med Surg* 10:583, 2008.

65. Link KR, Rand JS, Hendrikz JK: Evaluation of a simplified intravenous glucose tolerance test and a reflectance glucose meter for use in cats *Vet Rec* 140:253, 1997

66. Liptak J, Hunt G, Barrs V et al: Gastroduodenal ulceration in cats: eight cases and a review of the literature, *J Feline Med Surg* 4:27, 2002.

67. Lipton RB, Uao Y, Cao G et al: Determinants of incident non-Insulin-dependent diabetes mellitus among blacks and whites in a national sample: the NHANES I epidemiologic follow-up study, *Am J Epidemiol* 138:826, 1993.

68. Lowe AD, Campbell KL, Barger A et al: Clinical, clinicopathological and histological changes observed in 14 cats treated with glucocorticoids, *Vet Rec* 162:777, 2008.

69. Lowitt S, Malone JI, Salem AF et al: Acetyl—carnitine corrects the altered peripheral nerve function of experimental diabetes, *Metabolism* 44:677, 1995.

70. Marshall R, Rand J: Treatment with insulin glargine results in higher remission rates than lente or protamine zinc insulins in newly diagnosed diabetic cats (abstract), *J Vet Intern Med* 19:425, 2005.

71. Marshall RD, Rand JS: Insulin glargine and a high protein–low carbohydrate diet are associated with high remission rates in newly diagnosed diabetic cats [abstract], *J Vet Intern Med* 18:401, 2004.

72. Marshall RD, Rand JS, Morton JM: Glargine and protamine zinc insulin have a longer duration of action and result in lower mean daily glucose concentrations than lente insulin in healthy cats, *J Vet Pharmacol Ther* 31:205, 2008.

73. Marshall RD, Rand JS, Morton JM: Treatment of newly diagnosed diabetic cats with glargine insulin improves glycaemic control and results in higher probability of remission than protamine zinc and lente insulins, *J Feline Med Surg* 11:683, 2009.

74. Martin GJ, Rand JS: Pharmacology of a 40 IU/ml porcine lente insulin preparation in diabetic cats: findings during the first week and after 5 or 9 weeks of therapy, *J Feline Med Surg* 3:23, 2001.

75. Martin GJ, Rand JS: Control of diabetes mellitus in cats with porcine insulin zinc suspension, *Vet Rec* 161:88, 2007.

76. Mazzaferro E, Greco D, Turner A et al: Treatment of feline diabetes mellitus using an alpha-glucosidase inhibitor and a low-carbohydrate diet, *J Feline Med Surg* 5:183, 2003.

77. McCann TM, Simpson KE, Shaw DJ et al: Feline diabetes mellitus in the UK: the prevalence within an insured cat population and a questionnaire-based putative risk factor analysis, *J Feline Med Surg* 9:289, 2007.

78. McMillan FD, Barr B, Feldman EC: Functional pancreatic islet cell tumor in a cat, *J Am Anim Hosp Assoc* 21:741, 1985.

79. Michiels L, Reusch CE, Boari A et al: Treatment of 46 cats with porcine lente insulin—a prospective, multicentre study, *J Feline Med Surg* 10:439, 2008.

80. Middleton DJ, Watson AD, Vasak E et al: Duodenal ulceration associated with gastrin-secreting pancreatic tumor in a cat, *J Am Vet Med Assoc* 183:461, 1983.

81. Mizisin AP, Shelton GD, Burgers ML et al: Neurological complications associated with spontaneously occurring feline diabetes mellitus, *J Neuropathol Exp Neurol* 61:872, 2002.

82. Moretti S, Tschuor F, Osto M et al: Evaluation of a novel real-time continuous glucose-monitoring system for use in cats, *J Vet Intern Med* 24:120, 2010.

83. Nelson R, Henley K, Cole C et al: Field safety and efficacy of protamine zinc recombinant human insulin for treatment of diabetes mellitus in cats, *J Vet Intern Med* 23:787, 2009.

84. Nelson R, Scott-Moncrieff J, Feldman E et al: Effect of dietary insoluble fiber on control of glycemia in cats with naturally acquired diabetes mellitus, *J Am Vet Med Assoc* 216:1082, 2000.

85. Nelson RW, Feldman EC, Ford SL et al: Effect of an orally administered sulfonylurea, glipizide, for treatment of diabetes mellitus in cats, *J Am Vet Med Assoc* 203:821, 1993.

86. Niessen S, Powney S, Guitian J et al: Evaluation of a quality-of-life tool for cats with diabetes mellitus, *J Vet Intern Med* 24:1098, 2010.

87. Norsworthy G, Lynn R, Cole C: Preliminary study of protamine zinc recombinant insulin for the treatment of diabetes mellitus in cats, *Vet Ther* 10:24, 2009.

88. O'Brien TD, Norton F, Turner TM et al: Pancreatic endocrine tumor in a cat: clinical, pathological, and immunohistochemical evaluation, *J Am Anim Hosp Assoc* 26:453, 1990.

89. Panciera D, Thomas C, Eicker S et al: Epizootiologic patterns of diabetes mellitus in cats: 333 cases (1980-1986), *J Am Vet Med Assoc* 197:1504, 1990.

90. Perry LA, Williams DA, Pidgeon G et al: Exocrine pancreatic insufficiency with associated coagulopathy in a cat, *J Am Anim Hosp Assoc* 27:109, 1991.

91. Peterson L, Caldwell J, Hoffman J: Insulin adsorbance to polyvinylchloride surfaces with implications for constant-infusion therapy, *Diabetes* 25:72, 1976.

92. Poitout V, Robertson RP: Minireview: Secondary β-cell failure in type 2 diabetes—a convergence of glucotoxicity and lipotoxicity, *Endocrinology* 143:339, 2002.

93. Prahl A, Guptill L, Glickman NW et al: Time trends and risk factors for diabetes mellitus in cats presented to veterinary teaching hospitals, *J Feline Med Surg* 9:351, 2007.

94. Rand J: Current understanding of feline diabetes. Part 1: Pathogenesis, *J Feline Med Surg* 1:143, 1999.

95. Rand J, Bobbermien L, Henkrikz J et al: Over representation of Burmese cats with diabetes mellitus, *Aust Vet J* 75:402, 1997.

96. Rand JS, Marshall RD: Diabetes mellitus in cats, *Vet Clin North Am Small Anim Pract* 35:211, 2005.

97. Ravel R: Tests for diabetes and hypoglycemia. In Ravel R, editor: *Clinical laboratory medicine*, ed 6, St Louis, 1995, Mosby, p 454.

98. Reineke EL, Fletcher DJ, King LG et al: Accuracy of a continuous glucose monitoring system in dogs and cats with diabetic ketoacidosis, *J Vet Emerg Crit Care (San Antonio)* 20:303, 2010.

99. Reusch C, Wess G, Casella M: Home monitoring of blood glucose concentrations in the management of diabetes mellitus, *Comp Contin Edu Pract Vet* 23:544, 2001.

100. Reusch CE, Kley S, Casella M: Home monitoring of the diabetic cat, *J Feline Med Surg* 8:119, 2006.

101. Reusch CE, Tomsa K: Serum fructosamine concentration in cats with overt hyperthyroidism, *J Am Vet Med Assoc* 215:1297, 1999.

102. Ridderstrale M, Groop L: Genetic dissection of type 2 diabetes, *Mol Cell Endocrinol* 297:10, 2009.

103. Ristic JM, Herrtage ME, Walti-Lauger SM et al: Evaluation of a continuous glucose monitoring system in cats with diabetes mellitus, *J Feline Med Surg* 7:153, 2005.

104. Roomp K, Rand J: Intensive blood glucose control is safe and effective in diabetic cats using home monitoring and treatment with glargine, *J Feline Med Surg* 11:668, 2009.

105. Roomp K, Rand JS: The Somogyi effect is rare in diabetic cats managed using glargine and a protocol aimed at tight glycemic control (abstract), *J Vet Intern Med* 22:790, 2008.

106. Roomp K, Rand JS: Evaluation of detemir in diabetic cats managed with a protocol for intensive blood glucose control (abstract), *J Vet Intern Med* 23:697, 2009.

107. Root M, Johnson K, Allen W et al: Diabetes mellitus associated with pancreatic endocrine insufficiency in a kitten, *J Small Anim Pract* 36:416, 1995.

108. Sieber-Ruckstuhl NS, Kley S, Tschuor F et al: Remission of diabetes mellitus in cats with diabetic ketoacidosis, *J Vet Intern Med* 22:1326, 2008.

109. Simpson KW, Shiroma JT, Biller DS et al: Ante mortem diagnosis of pancreatitis in four cats, *J Small Anim Pract* 35:93, 1994.

110. Soh I, Mamoru T, Masashige S: Decreased skeletal muscle insulin receptors in high-fat-diet–related hypertensive rats, *Nutr Res* 22:1049, 2002.

111. Somogyi M, Kirstein M: Insulin as a cause of extreme hyperglycemia and instability, *Bull St Louis Med Society* 32:498, 1938.

112. Steiner J, Williams D: Serum feline trypsin-like immunoreactivity in cats with exocrine pancreatic insufficiency, *J Vet Intern Med* 14:627, 2000.

113. Straus E, Raufman JP: The Brooklyn gastrinomas, *Mt Sinai J Med* 59:125, 1992.

114. Swinney G: Diabetes mellitus in the cat: A retrospective study 1984-1994 at Sydney University Veterinary Teaching Hospital. In *Australian Veterinary Association Conference Proceedings*, Melbourne, 84, 1995.

115. Taniguchi CM, Emanuelli B, Kahn CR: Critical nodes in signalling pathways: insights into insulin action, *Nat Rev Mol Cell Biol* 7:85, 2006.

116. Thompson KA, Parnell NK, Hohenhaus AE et al: Feline exocrine pancreatic insufficiency: 16 cases (1992-2007), *J Feline Med Surg* 11:935, 2009.

117. Thompson M, Taylor S, Adams V et al: Comparison of glucose concentrations in blood samples obtained with a marginal ear vein nick technique versus from a peripheral vein in healthy cats and cats with diabetes mellitus, *J Am Vet Med Assoc* 221:389, 2002.

118. Thoresen S, Bjerkas E, Aleksandersen M et al: Diabetes mellitus and bilateral cataracts in a kitten, *J Feline Med Surg* 4:115, 2002.

119. Van de Maele I, Rogier N, Daminet S: Retrospective study of owners' perception on home monitoring of blood glucose in diabetic dogs and cats, *Can Vet J* 46:718, 2005.

120. van der Gaag I, van den Ingh TS, Lamers CB et al: Zollinger-Ellison syndrome in a cat, *Vet Q* 10:151, 1988.

121. Wade C, Gething M, Rand J: Evidence of a genetic basis for diabetes mellitus in Burmese cats (abstract), *J Vet Intern Med* 13:269, 1999.

122. Waring WS, Evans LE, Kirkpatrick CT: Glycolysis inhibitors negatively bias blood glucose measurements: potential impact on the reported prevalence of diabetes mellitus, *J Clin Pathol* 60:820, 2007.

123. Washabau RJ: Acute necrotizing pancreatitis. In August JR, editor: *Consultations in feline internal medicine 5*, St Louis, 2006, Elsevier Saunders, p 109.

124. Weaver KE, Rozanski EA, Mahony OM et al: Use of glargine and lente insulins in cats with diabetes mellitus, *J Vet Intern Med* 20:234, 2006.

125. Wess G, Reusch C: Assessment of five portable blood glucose meters for use in cats, *Am J Vet Res* 61:1587, 2000.

126. Wess G, Reusch C: Capillary blood sampling from the ear of dogs and cats and use of portable meters to measure glucose concentration, *J Small Anim Pract* 41:60, 2000.

127. Whitney MS: Evaluation of hyperlipidemias in dogs and cats, *Semin Vet Med Surg (Small Anim)* 7:292, 1992.

128. Wiedmeyer CE, DeClue AE: Continuous glucose monitoring in dogs and cats, *J Vet Intern Med* 22:2, 2008.

129. Wiedmeyer CE, Johnson PJ, Cohn LA et al: Evaluation of a continuous glucose monitoring system for use in dogs, cats, and horses, *J Am Vet Med Assoc* 223:987, 2003.

130. Wiedmeyer CE, Johnson PJ, Cohn LA et al: Evaluation of a continuous glucose monitoring system for use in veterinary medicine, *Diabetes Technol Ther* 7:885, 2005.

131. Woods J, Panciera D, Snyder P et al: Diabetes mellitus in a kitten, *J Am Anim Hosp Assoc* 30:177, 1994.

132. Zeugswetter F, Handl S, Iben C et al: Efficacy of plasma β-hydroxybutyrate concentration as a marker for diabetes mellitus in acutely sick cats, *J Feline Med Surg* 12:300, 2010.

133. Zeugswetter F, Pagitz M: Ketone measurements using dipstick methodology in cats with diabetes mellitus, *J Small Anim Pract* 50:4, 2009.

134. Zeugswetter FK, Rebuzzi L, Karlovits S: Alternative sampling site for blood glucose testing in cats: giving the ears a rest, *J Feline Med Surg* 12:710, 2010.

135. Zini E, Hafner M, Osto M et al: Predictors of Clinical Remission in Cats with Diabetes Mellitus, *J Vet Intern Med* 24:1314, 2010.

136. Zini E, Moretti S, Tschuor F et al: Evaluation of a new portable glucose meter designed for the use in cats, *Schweiz Arch Tierheilkd* 151:448, 2009

Distúrbios da Tireoide
Randolph M. Baral e Mark E. Peterson

Hipertireoidismo

O *hipertireoidismo* refere-se ao aumento dos hormônios tireóideos funcionais, tiroxina (T_4) e tri-iodotironina (T_3), mais comumente devido a um adenoma benigno da tireoide ou a hiperplasia adenomatosa em um ou nos dois lobos da tireoide. Os sinais clínicos resultantes variam, porém quase sempre são perda de peso, frequentemente acompanhada de aumento do apetite, hiperatividade e sinais cardiovasculares. Pelo menos um lobo da tireoide é palpável na maioria dos casos.

Epidemiologia

O hipertireoidismo é citado com frequência como a endocrinopatia mais comum de gatos[28,63,89,130] e a experiência prática da maioria dos clínicos confirma isso. Contudo, estudos diferentes usaram medidas distintas de índices de doença, e também existem provavelmente variações geográficas nos índices de ocorrência da doença. Em um estudo publicado em 2005, foi identificada a taxa de incidência anual de 11,92% em gatos com mais de 9 anos de idade em uma clínica de cuidados primários em Londres, em comparação com 1,53% em clínicas espanholas.[143] A prevalência de internação entre gatos com idade superior a 8 anos na população urbana de gatos na Alemanha foi de 11,4% em 2006.[112] No Japão, em 2002, observou-se a prevalência de 8,9% em gatos com idade superior a 9 anos,[70] e, em Hong Kong, em 2009, foi registrada a prevalência de 3,93% em felinos com mais de 10 anos.[24]

Apesar desses altos índices de doença, o hipertireoidismo é uma doença nova que foi descrita pela primeira vez em 1979.[93] Antes disso, o aumento da tireoide havia sido encontrado em necropsia de gatos e nódulos foram observados à histopatologia, porém essas anormalidades eram relativamente raras e não foram associadas aos sinais clínicos relativos ao hipertireoidismo.[61,62] Desde essa primeira descrição, vários estudos documentaram aumentos acentuados em todo o mundo com o passar do tempo – por exemplo, de 0,3% em 1979 para 4,5% em 1985 nos EUA;[113] de 0,1% entre 1978 e 1982 para 2% entre 1993 e 1997, também nos EUA;[27] e de 0,2% entre 1987 e 1994 para 2,6% em 1998 na Alemanha.[59]

O surgimento repentino e o subsequente aumento nos índices dessa doença levaram à pesquisa de etiologias subjacentes potenciais. Tais estudos indicaram que muitos fatores ambientais e nutricionais participavam da doença do distúrbio.

Diversos estudos apontaram para o consumo de ração enlatada como fator de risco.* Isso é irônico, pois o consumo de ração seca é considerado fator de risco para DM, a próxima endocrinopatologia mais comum em gatos. Latas de abertura automática (*pop-top*) podem impor mais risco do que latas para as quais existe necessidade de abridor[27,142] ou sachês.[142] Potencialmente, isso ocorre por causa da liberação de substâncias químicas como bisfenol-A e bisfenol-F dos revestimentos de lacre das latas durante o processo de aquecimento. Foram encontradas maiores quantidades dessas duas substâncias químicas em rações ricas em gordura de latas com abertura automática do que em rações ricas em gordura de outros tipos de latas. Os dois estudos que descobriram que latas de abertura automática aumentam o risco também descobriram que o consumo de peixe (enlatado ou cozido em casa) promovia aumento do risco de hipertireoidismo.[27,142] Esse dado é comparado com outros estudos que não encontraram associação a consumo de peixe.[27,53,79,113] A proteína de soja na dieta mostrou aumentar as concentrações de tiroxina em gatos,[148] e isoflavonas da soja foram identificadas em quase 60% das rações de gatos testadas (secas, úmidas e semiúmidas).[20] Um estudo descobriu que gatos que consumiam rações comerciais sem a suplementação de iodo foram 4 vezes mais passíveis de desenvolver hipertireoidismo em comparação com gatos que comiam alimentos suplementados com iodo.[26a]

São fatores ambientais associados ao aumento do risco de desenvolvimento de hipertireoidismo o uso de produtos inseticidas como antipulgas[53,79,113] para gatos ou *sprays* contra moscas[79,113] dentro de casa; a exposição a herbicidas e fertilizantes (p. ex., da água de poço em moradias onde eles são usados);[79,113] e os retardantes de chamas introduzidos no uso rotineiro em materiais de construção, material eletrônico, material de acabamento, espumas e têxteis aproximadamente na época em que o hipertireoidismo foi identificado pela primeira vez.[26]

Patogenia

Os incrementos em T_4 e T_3 que provocam hipertireoidismo clínico decorrem de tireócitos normais que se tornam hiperfuncionais devido a hiperplasia adenomatosa ou adenoma.[84] O carcinoma da tireoide é relativamente raro, ocorrendo em até apenas cerca de 4% dos casos,[47,74] e foi sugerido que tais tumores malignos da tireoide poderiam ter patogenia diferente[102] das lesões benignas típicas.

A tireoide felina normalmente contém uma subpopulação das células foliculares que apresentam alto potencial de crescimento intrínseco. Na tireoide por fim destinada a desenvolver hiperplasia adenomatosa, essa subpopulação de tireócitos pode se replicar de maneira autônoma. Quando essas células em rápida divisão estão localizadas em números suficientes, podem continuar a crescer sem estimulação extratireóidea, como pelo hormônio tireoestimulante (TSH). Consequentemente, essas células hiperplásicas adenomatosas da tireoide apresentam autonomia de crescimento e também a habilidade de funcionar e secretar hormônio tireóideo de maneira autônoma.[84] Grandes séries de casos consistentemente demonstraram que existe envolvimento tireóideo bilateral em mais de 70% dos gatos hipertireóideos. Esse dado pode ser importante na patogenia, já que não existe conexão física entre os dois lobos da tireoide em gatos.[6,98]

Nas células normais da tireoide, após o TSH se ligar a seu receptor, as proteínas G são ativadas e controlam o início da ativação da adenilato ciclase e dos níveis de

---

*Referências 27, 53, 65, 79, 113, 142.

adenosina monofosfato cíclica (cAMP). As proteínas G ligam-se ao receptor TSH e podem ser estimuladoras (Gs), o que resulta no aumento de cAMP, ou inibitórias (Gi), levando à diminuição de cAMP. As quantidades relativas de proteínas Gs e Gi determinam os níveis finais de cAMP na célula. Se o equilíbrio for alterado a favor de Gs, por hiperexpressão de Gs ou subexpressão de Gi, isso resulta em produção excessiva de cAMP e hiperativação da célula tireóidea. Um estudo contemplou oito gatos hipertireóideos e quatro gatos eutireóideos com idades equivalentes e examinou-os quanto à expressão das proteínas Gs e Gi. A expressão de Gs foi idêntica tanto nos gatos hipertireóideos quanto nos eutireóideos, mas a expressão de Gi estava significativamente diminuída nos gatos hipertireóideos. Isso sugere que a expressão das proteínas G regulando níveis celulares de cAMP pode participar da patogenia do hipertireoidismo felino.[41]

Sinais clínicos

O hipertireoidismo ocorre mais comumente em gatos de meia-idade a idosos. A maioria das séries grandes de casos encontrou a média de idade ou idade mediana de 12 ou 13 anos, com apenas 5% dos casos diagnosticados em gatos com menos de 10 anos de idade. Não existe suscetibilidade definitiva de raça ou sexo, porém alguns trabalhos mostraram a inclinação para maior número de fêmeas.[69,100]

Os achados típicos do histórico e sinais clínicos do hipertireoidismo, junto a frequências indicativas, estão mostrados na Tabela 24.5. Essas frequências estão anotadas a partir de um trabalho de 1995 que avaliou alterações em achados clínicos e laboratoriais em gatos com hipertireoidismo no período entre 1983 e 1993, encontrando frequência e gravidade dos sinais menores no último ano.[13] Da mesma maneira, a gravidade das alterações cardíacas reduziu-se ao longo de duração semelhante, embora a porcentagem de gatos com sopro permanecesse igual.[34] Tal redução na frequência e gravidade dos sinais mais provavelmente levou à conscientização dos médicos-veterinários desse novo distúrbio. Desse modo, pode ter havido mais conscientização dos clínicos, e, consequentemente, dos sinais clínicos que foram encontrados, desde 1993. Embora reduzidos em frequência e gravidade, os sinais gerais identificados permanecem os mesmos.

Os hormônios tireóideos regulam processos metabólicos. Assim, os níveis circulantes aumentados desses hormônios resultam no aumento do apetite, na perda de peso e no definhamento muscular, que são típicos do hipertireoidismo em gatos. Os hormônios tireóideos também parecem interagir com o sistema nervoso central, o que aumenta o direcionamento simpático e resulta em hiperexcitabilidade, nervosismo, taquicardia e talvez tremor, também característicos do hipertireoidismo.[101]

Perda de peso

O hipertireoidismo deve ser considerado em todos os gatos de meia-idade a idosos que tenham perdido peso. Os diagnósticos diferenciais para perda de peso são extensos, como doença gastrintestinal primária, neoplasia de qualquer origem e doença renal. Contudo, o hipertireoidismo é tão

Tabela 24.5 **Achados clínicos em gatos com hipertireoidismo.**[13]

Achados	Percentual de gatos
QUEIXAS DO PROPRIETÁRIO NO HISTÓRICO	
Perda de peso	88
Polifagia	49
Vômito	44
Poliúria/polidipsia	36
Aumento da atividade	31
Diminuição do apetite	16
Diarreia	15
Diminuição da atividade	12
Fraqueza	12
Dispneia	10
Respiração ofegante	9
Volume fecal grande	8
Anorexia	7
ACHADOS AO EXAME FÍSICO	
Tireoide aumentada	83
Magreza	65
Sopro cardíaco	54
Taquicardia	42
Ritmo em galope	15
Hipercinesia	15
Agressividade	10
Pelos mal mantidos	9
Aumento do crescimento das unhas	6
Alopecia	3
Insuficiência cardíaca congestiva	2
Flexão ventral do pescoço	1

comum que sempre deverá ser considerado, havendo ou não sinais que apoiem o diagnóstico, como taquicardia. Além disso, a perda de peso é o sinal mais comumente identificado no hipertireoidismo.[13] Com frequência, a perda de peso está associada a aumento do apetite, porém alguns gatos têm o mesmo apetite ou, até mesmo, apetite reduzido.

Sopro cardíaco e outros sinais cardíacos

Há sinais cardíacos de algum tipo em cerca de 50% dos gatos com hipertireoidismo.[34,69] Consequentemente, no que concerne a perda de peso, o hipertireoidismo deve ser considerado em qualquer gato idoso com sinais cardíacos. A alteração mais comumente auscultada é sopro ou taquicardia. Também, a intensidade de cada batimento cardíaco com frequência é mais pronunciada e sentida quase como uma batida no tímpano do clínico. As anormalidades ecocardiográficas típicas são hipertrofia da parede livre ventricular esquerda (aproximadamente 70% dos gatos), dilatação atrial e ventricular esquerda (70 e 45% dos gatos, respectivamente) e hipertrofia do septo interventricular

(40% dos casos). A hipercontratilidade miocárdica, manifestada por aumento do encurtamento fracional e da velocidade do encurtamento das fibras circunferenciais, é encontrada com frequência.[9] Essas alterações podem (com pouca frequência) resultar em insuficiência cardíaca congestiva e, até mesmo, tromboembolia aórtica.

A hipertensão branda a moderada, reversível mediante indução de eutireoidismo, foi originariamente considerada importante em gatos hipertireóideos.[58,118] Contudo, atualmente é evidente que os gatos hipertireóideos são quase sempre apenas levemente hipertensos, quando o são. Se ocorrer, a hipertensão pode simplesmente refletir a redução da tolerância dos gatos hipertireóideos a situações de estresse, como exames veterinários ("fenômeno do jaleco branco").[117] De acordo com esse fato, a cegueira associada a hipertensão e as anormalidades oculares evidentes são raras em gatos hipertireóideos, mesmo quando há hipertensão documentada.[132] Embora o hipertireoidismo esteja associado a aumento do débito cardíaco, existe abrandamento da resistência vascular sistêmica contra o desenvolvimento de hipertensão significativa.[119] Se hipertensão de moderada a grave, e seus efeitos, forem demonstrados em um gato hipertireóideo, outras causas potenciais, como doença renal crônica, devem ser consideradas. É interessante notar que alguns gatos desenvolvem hipertensão após o tratamento bem-sucedido do hipertireoidismo e isso pode ocorrer, pelo menos em parte, pelo aumento da resistência vascular sistêmica conforme as concentrações dos hormônios tireóideos diminuem ou a partir do declínio associado na função renal.[119,120]

Alterações cardíacas e da pressão arterial, como a maioria dos outros sinais de hipertireoidismo, são bastante reversíveis mediante tratamento da endocrinopatia subjacente.[101] Em alguns casos, contudo, as alterações cardíacas podem persistir ou se agravar após o tratamento, o que sugere anomalia cardíaca preexistente ou lesão estrutural irreversível induzida por hormônios da tireoide.[9]

Tireoide(s) palpável(eis)

No mínimo, 80% dos gatos hipertireóideos apresentam pelo menos um lobo palpável da tireoide.[13] Os lobos tireóideos normais não são palpáveis porque são planos (2 a 3 mm de espessura) e se situam ventrolateralmente à traqueia e dorsais aos bordos mediais dos músculos esternotireóideo e esternoióideo.[28] Existem várias técnicas para palpar a tireoide:

- *Técnica clássica:* o gato é contido na posição sentada e com os membros anteriores mantidos imobilizados. O pescoço do gato é estendido e o polegar e o indicador do clínico são colocados a cada lado da traqueia e arrastados para baixo a partir da laringe até o manúbrio esternal (Figura 24.10). A palpação de um nódulo subcutâneo móvel ou de um "som" ("blip") que desliza sob a ponta dos dedos determina a existência de bócio[101]
- *Técnica de Norsworthy:* o clínico posiciona-se diretamente por trás do gato, que é colocado na posição de estação ou em decúbito esternal. A cabeça do animal é elevada e girada (45°) para a direita ou esquerda, na direção oposta do lado que está sendo avaliado (ou seja, para palpar

o lobo tireóideo direito, gira-se a cabeça do gato para a esquerda). Coloca-se o indicador do clínico na ranhura formada pela traqueia e pelo músculo esternotireóideo imediatamente abaixo da laringe e, a seguir, movimentado-se ventralmente na ranhura na direção da entrada torácica (Figura 24.11). Se o lobo da tireoide estiver aumentado, será sentido um "blip" característico conforme o dedo indicador passa sobre o bócio[77]

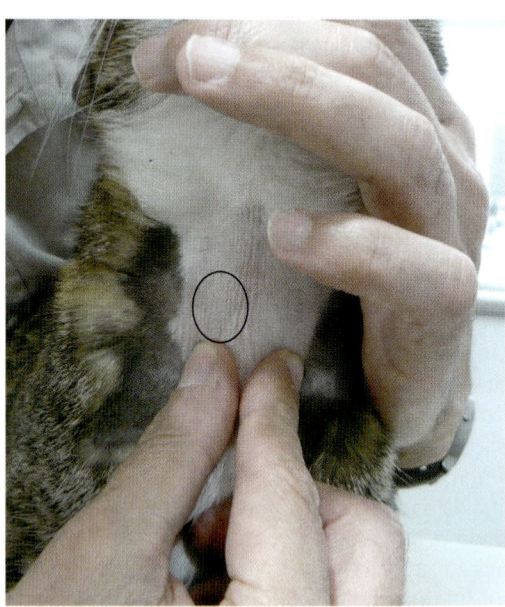

Figura 24.10 Técnica clássica da palpação da tireoide. O pescoço do gato está estendido, e o polegar e o indicador do clínico são colocados a cada lado da traqueia e arrastados ventralmente da laringe até o manúbrio esternal. A tireoide está *circulada*.

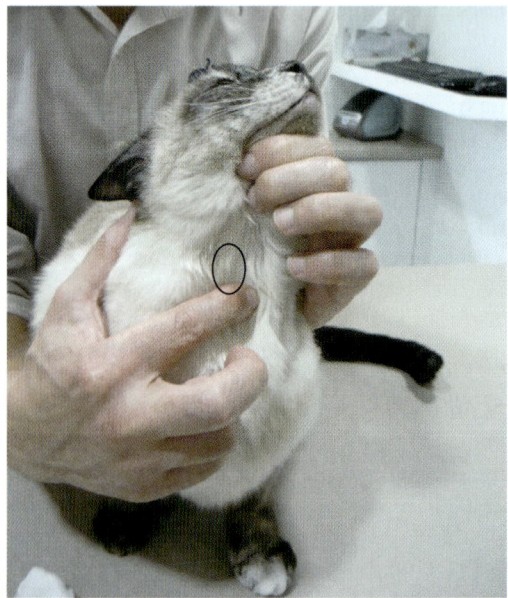

Figura 24.11 Técnica da palpação da tireoide de Norsworthy: a cabeça do gato é girada (45°) a partir do lado que está sendo avaliado. O indicador do clínico é posicionado na ranhura formada pela traqueia e pelo músculo esternotireóideo imediatamente abaixo da laringe e, a seguir, movimenta-se ventralmente na ranhura na direção da abertura torácica. A posição do lobo tireóideo está *circulada*. A técnica é mais bem-sucedida quando apenas o dedo indicador corre ventralmente pela ranhura jugular.

- *Técnica de duas mãos*: o clínico posiciona-se atrás do gato sentado. Um auxiliar (que pode ser o proprietário do gato) eleva o queixo do animal para estender o pescoço. O clínico corre os dois indicadores a cada lado da traqueia, desde a laringe ventralmente até a abertura torácica (Figura 24.12). Assim como as outras técnicas, um *"blip"* é sentido conforme o indicador passa sobre o bócio. Esta técnica possibilita a avaliação bilateral com dedos com sensibilidade semelhante.

As técnicas de Norsworthy e a clássica foram comparadas, e as duas mostraram concordância muito boa em cada examinador e entre examinadores. A técnica clássica mostrou-se um pouco mais sensível e específica nesse estudo, porém os autores estavam mais familiarizados com ela.[81] No atendimento de um autor (RMB), são usadas diversas técnicas, e parece que alguns tipos de tireoide mais sutis de palpar são mais observáveis com técnicas diferentes em diferentes gatos. Todos os clínicos devem ser incentivados a praticar as três técnicas rotineiramente.

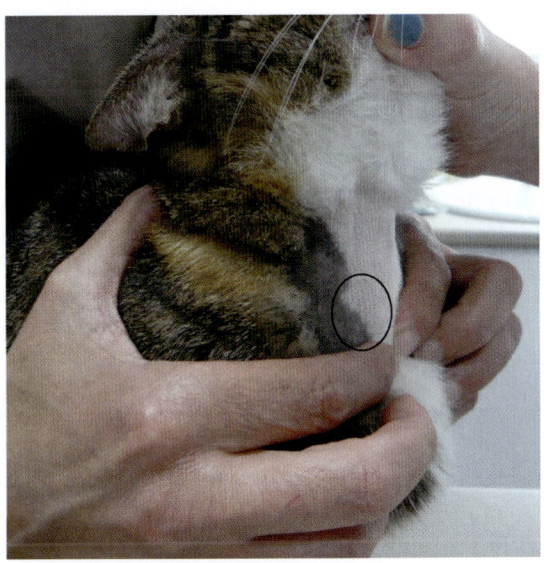

Figura 24.12 Técnica da palpação da tireoide com duas mãos: um auxiliar (possivelmente o proprietário do gato) eleva o queixo do animal, estendendo o pescoço. O clínico percorre os dois indicadores a cada lado da traqueia, da laringe ventralmente até a abertura torácica. A tireoide está *circulada*.

Hiperatividade, alterações comportamentais e aspecto geral

A hiperatividade demonstrada por gatos hipertireóideos pode ser relatada erroneamente por seus proprietários como sinal de saúde. Em muitos casos, o veterinário precisa explicar que gatos idosos, em geral, são bastante sedentários e a atividade aumentada é a manifestação de processos subjacentes que provocam agitação. Ansiedade e inquietação podem ser evidentes aos proprietários se o gato miar alto. Os principais diagnósticos diferenciais para o uivo noturno são hipertireoidismo e hipertensão (ou ambos), além de disfunção cognitiva. No atendimento clínico, a inquietação exibida pode se manifestar, por exemplo, como comprometimento da tolerância para contenção no momento de coleta de sangue.

A cobertura de pelos de gatos hipertireóideos com frequência é fraca e pode estar desorganizada. Muitos gatos hipertireóideos praticam a autolimpeza de modo obsessivo, o que resulta em alopecia e, até mesmo, dermatite miliar. Isso pode estar associado a uma alergia subjacente (p. ex., dermatite por alergia a pulgas), porém a resposta é intensificada pelo evidente comportamento obsessivo-compulsivo.

O aumento da atividade em gatos geralmente magros com pelo sem brilho levou à descrição de animais hipertireóideos como "agindo como se estivessem vivos, mas parecendo mortos".

Sinais gastrintestinais

Além da perda de peso, encontrada em geral associada a apetite aumentado ou estável, muitos gatos hipertireóideos mostram outros sinais gastrintestinais, como vômito e diarreia. O vômito pode estar associado a comer em excesso e com rapidez; a diarreia mais provavelmente deve-se a hipermotilidade intestinal, embora a má absorção também seja um fator.

Sinais urinários

Poliúria e polidipsia são sinais frequentes de hipertireoidismo.[13] Os hormônios tireóideos apresentam ação diurética, a qual foi identificada nas décadas de 1930 e 1940.[104] Portanto, o hipertireoidismo (com doença renal e DM) é um dos três principais diagnósticos a serem considerados em um gato que manifeste poliúria e polidipsia. É claro que podem ocorrer distúrbios concomitantemente, e o diagnóstico da doença renal com hipertireoidismo pode ser difícil, já que o hipertireoidismo pode mascarar a doença renal.[8,38,133] Sinais do trato urinário inferior também podem ser encontrados em gatos hipertireóideos. Um estudo recente mostrou infecção do trato urinário em 12% de gatos hipertireóideos avaliados,[66] e um dos autores (RMB) identificou hematúria e disúria não infecciosas em gatos hipertireóideos que mostraram resolução após tratamento do hipertireoidismo.

Hipertireoidismo apático

Um percentual de gatos hipertireóideos mostra sinais atípicos, nos quais a hiperexcitabilidade e a inquietação são substituídas por depressão ou fraqueza. Embora haja perda de peso nesses gatos, ela vem acompanhada por anorexia em vez de aumento do apetite. A maioria dos estudos identificou esses sinais atípicos em 5 a 10% de gatos hipertireóideos,[13,123] porém um estudo (menor) descobriu 20% de gatos hipertireóideos letárgicos e 28% inapetentes.[14] Junto a isso, embora alterações cardíacas em gatos hipertireóideos em geral resultem em taquicardia, foram observados bloqueio do ramo do feixe direito e bloqueio atrioventricular incompleto, o que resultou em bradicardia.[34] Esses sinais díspares enfatizam a necessidade de os clínicos de terem um alto índice de suspeita para essa doença comum.

Diagnóstico

Em geral, o diagnóstico de hipertireoidismo é direto, já que 90% dos gatos hipertisreóideos apresentam T_4 total sérica elevada.[100] Entretanto, o rastreamento da bioquímica plasmática (ou sérica) e da hematologia é importante para avaliar distúrbios concomitantes que podem influenciar o tratamento se o hipertireoidismo for diagnosticado. Além disso, serve para fornecer valores de referência de parâmetros que podem ser influenciados pelo tratamento (p. ex., ureia e creatinina ou leucócitos). Exames de rastreamento completos também auxiliam no diagnóstico se um gato com sinais clínicos típicos de hipertireoidismo, de fato, não for hipertireóideo.

Achados hematológicos

Em geral, os achados hematológicos são inespecíficos e, principalmente, sem significância clínica. Entretanto, é importante anotar valores hematológicos basais, pois as reações adversas hematológicas são possíveis quando gatos hipertireóideos são tratados com metimazol ou carbimazol.[73,99] Alguns estudos encontraram eritrocitose e macrocitose em cerca de 50% dos gatos,[13,98] que foram creditadas a associação a efeitos diretos sobre a medula óssea de hormônios tireóideos. Às vezes, são encontrados leucogramas de estresse; eosinofilia e linfocitose também foram descritas.[13,98,123]

Achados bioquímicos

As enzimas hepáticas ALT, fosfatase alcalina, lactato desidrogenase (LDH) e aspartato aminotransferase (AST) estão aumentadas na maioria dos gatos hipertireóideos.[13,98,123] Essas alterações de enzimas hepáticas e de concentrações de T_4 total estão significativamente relacionadas.[33,73] Apesar de incrementos às vezes muito altos, o exame histológico do fígado em geral revela alterações apenas brandas, inespecíficas. As enzimas hepáticas retornam ao normal mediante tratamento exitoso do hipertireoidismo.[73]

A doença renal concomitante é comum em gatos hipertireóideos. No entanto, o diagnóstico de doença renal em gatos hipertireóideos não é necessariamente direto por causa das interações entre as duas doenças.* A ureia sanguínea (BUN) pode estar elevada em gatos hipertireóideos em decorrência do excessivo catabolismo proteico,[37] porém também pode estar diminuída como consequência do aumento da taxa de filtração glomerular (TFG) que ocorre no hipertireoidismo.[1,5] Em geral, a creatinina está reduzida em gatos hipertireóideos por causa do aumento tanto da TFG quanto da redução da massa muscular.[133] Um estudo descobriu que a maioria dos gatos com doença renal concomitante (mascarada) apresenta densidade urinária inferior a 1,040.[136] Contudo, outro estudo descobriu que alguns gatos com doença renal não mascarada após o tratamento de hipertireoidismo apresentavam densidade urinária pré-tratamento que estava superior a 1,040, sugerindo que a densidade urinária nem sempre possa predizer doença renal concomitante.[108] Predizer quais gatos hipertireóideos apresentarão azotemia franca após o tratamento do hipertireoidismo pode ser difícil ou até impossível. A determinação da TFG é claramente o melhor previsor de doença renal crônica (DRC) pós-tratamento, com TFG baixa a baixa-normal. Isso indica

que um gato hipertireóideo corre risco maior de azotemia pós-tratamento. No entanto, as técnicas para avaliação da TFG não são amplamente utilizadas na prática e, até mesmo as determinações da TFG não são 100% perfeitas como previsoras de DRC. Os parâmetros pré-tratamento de rotina, como ureia ou creatinina séricas e densidade da urina, com certeza são úteis, porém não podem predizer de modo consistente a azotemia iminente.[108] Da mesma maneira, esquemas de tratamento com metimazol ou carbimazol podem ser muito úteis para revelar doença renal concomitante, porém essas avaliações também não são previsores perfeitos de DRC. As interações entre DRC e hipertireoidismo são abordadas com mais profundidade no Capítulo 35.

Os esquemas com metimazol deverão ser realizados em todos os gatos hipertireóideos? Novamente, às vezes é difícil determinar quais gatos hipertireóideos não tratados apresentam DRC subjacente clinicamente significativa. O uso de metimazol ou de carbimazol pode proporcionar uma "prévia" do modo como o gato estará após a cura do hipertireoidismo. Assim, muitos médicos-veterinários tentam essa terapia de esquema de metimazol ou carbimazol para ajudar a testar qual função renal tem probabilidade de permanecer após o tratamento do hipertireoidismo. Se não ocorrer deterioração acentuada, então pode ser recomendável uma opção terapêutica mais permanente para o hipertireoidismo.

Exceto para DRC avançada (IRIS Estágio 3-4), a necessidade dessa abordagem em gatos sem azotemia pré-tratamento é questionável, considerando-se que o tratamento para hipertireoidismo é necessário qualquer que seja o desfecho. Para apoiar essa argumentação, a sobrevida de gatos não azotêmicos que, de fato, desenvolvem DRC não é mais curta do que aqueles que não desenvolvem azotemia após o tratamento do hipertireoidismo. Em um estudo, o tempo médio de sobrevida de gatos que desenvolveram azotemia (595 dias) foi semelhante ao daqueles que permaneceram não azotêmicos (584 dias) após o tratamento.[145]

A hiperfosfatemia, independentemente de azotemia, foi identificada em gatos hipertireóideos.[2,4,13,98,123] Esta alteração, com o reconhecido aumento da isoenzima óssea da fosfatase alcalina (que contribui para incrementos de enzima hepática) sugere metabolismo ósseo alterado. A concentração circulante de osteocalcina, uma medida da atividade osteoblástica e do remodelamento ósseo, está aumentada em pessoas com hipertireoidismo. Tal alteração foi identificada em praticamente 50% dos gatos hipertireóideos em um estudo.[2] Junto a essa alteração, pode ser encontrada diminuição no cálcio ionizado sanguíneo e aumento do paratormônio. As razões para essas alterações não estão totalmente claras. Podem estar associadas a aumento da reabsorção tubular de fosfato junto a cargas aumentadas de fosfato a partir de reabsorção óssea e catabolismo muscular exagerado.[4]

As concentrações de glicose sanguínea podem estar aumentadas em alguns gatos hipertireóideos, em muitos casos refletindo uma resposta de estresse. No entanto, o hipertireoidismo também está associado a intolerância à glicose caracterizada por depuração retardada de glicose administrada a partir do plasma apesar do aumento da secreção de insulina.[46]

---

*Referências 1, 5, 38, 133, 135, 137.

Teste de função da tireoide

A T_4 total sérica é preferível como teste de rastreamento para hipertireoidismo porque, embora as concentrações de T_3 total estejam bastante correlacionadas a T_4 total,[13,98,100] 25 a 30% dos gatos com hipertireoidismo apresentam T_3 total sérica dentro da variação de referência.[13,100] A maioria dos testes para T_4 total disponível foi avaliada de modo independente e esses exames mostraram-se comparáveis na habilidade de diagnosticar o hipertireoidismo. Os clínicos devem ter algum conhecimento das técnicas disponíveis e usadas pelos laboratórios comerciais (ou no domicílio)

- O radioimunoensaio (RIA) validado para soro felino[107,124] é considerado a técnica de preferência[54,64,88]
- Imunoensaios enzimáticos quimiofluorescentes também foram aprovados para soro felino.[54,114] Muitos laboratórios comerciais preferem essa técnica porque é mais automatizada
- Atualmente, está sendo usado por alguns laboratórios um método químico enzimático. Esta técnica tem a vantagem para o laboratório de ser totalmente automatizada, o que beneficia o clínico e o paciente, pois os resultados são disponibilizados com maior rapidez. No entanto, essa técnica não parece ter sido validada de modo independente para gatos
- Também existem *kits* para teste com ensaio imunoabsorvente ligado a enzima (ELISA) para uso domiciliar. Um estudo encontrou discrepância entre esse método para exame domiciliar em comparação com RIA,[64] porém, em estudos mais recentes, encontraram concordância clínica entre o mesmo teste domiciliar e técnicas validadas.[54,85]

Dificuldades no diagnóstico de hipertireoidismo

As dificuldades para o diagnóstico de hipertireoidismo surgem quando um gato tem a alteração, porém sua T_4 total não se encontra elevada ou quando um gato tem um lobo da tireoide aumentado à palpação (ou os dois lobos), mas não apresenta hipertireoidismo funcional.

Gato hipertireóideo com T_4 normal

Alguns gatos com sinais clínicos francos de hipotireoidismo podem apresentar T_4 total normal, talvez devido a:

1. Flutuação das concentrações de T_4 e T_3 para dentro e fora da variação normal. A T_4 e outros hormônios tireóideos mostraram flutuação considerável com o passar do tempo em gatos hipertireóideos. Essas flutuações parecem ser relevantes apenas em gatos com hipertireoidismo leve, nos quais a infraflutuação pode baixar a T_4 até o limite de referência.[96]
2. Supressão das concentrações séricas de T_4 e T_3 para a faixa de variação normal devido a doença não tireóidea concomitante.[67,95,100] As doenças que suprimem T_4 são doença renal crônica, DM, neoplasia, distúrbios gastrintestinais e doença hepática primária.[100] Um dos autores (RMB) também identificou infecção suprimindo T_4, como aquela adquirida ocasionada por uma le-

são por briga entre gatos ou doença dentária. No caso de doença renal, o hipertireoidismo pode mascarar a doença renal concomitante que suprime T_4.[100,144] Consequentemente, os gatos com doença renal branda e hipertireoidismo brando podem não apresentar azotemia nem T_4 total elevada. Ocasionalmente, gatos hipertireóideos que se encontram extremamente enfermos podem apresentar sinais clínicos de hipertireoidismo, porém as concentrações totais séricas de T_4 podem estar suprimidas até o valor do limite inferior da faixa de variação de referência normal.[100,126] Nesses casos, a doença concomitante orienta o prognóstico, e a existência de hipertireoidismo é de menor importância clínica.[88]

Como não existe abordagem definitiva para o diagnóstico de hipertireoidismo quando a T_4 total está normal, o clínico tem algumas opções:

1. *Repetir a T4 total:* Quando houver uma doença subjacente controlável franca, como um abscesso por briga de gatos, esse deve ser tratado em primeiro lugar. Se forem identificados sinais de hipertireoidismo quando um gato apresentar tal problema, o clínico pode preferir não testar hipertireoidismo até obter o sucesso do tratamento. Quando não houver doença subjacente franca, o clínico deve aguardar, no mínimo, 1 a 2 semanas, pois as flutuações de hormônios tireóideos são maiores ao longo de dias do que de horas.[96]
2. *Cintilografia*: a cintilografia da tireoide é um procedimento de medicina nuclear que produz a exibição visual de tecido tireóideo funcional com base na captação seletiva de diversos nucleotídios por tecido da tireoide. A cintilografia da tireoide é capaz de identificar doença da tireoide e definir o grau de doença relativamente não influenciado pela ocorrência de doença não tireóidea concomitante. O tecnécio (TC[99m]) sob a forma de pertecnetato (TcO$_4$[99m]) é um isótopo de iodo radioativo que tem captação aumentada em gatos com hipertireoidismo. O gato recebe o pertecnetato por via intravenosa ou subcutânea e, a seguir, são obtidas imagens com uma câmara gama 20 min depois. A captação pela tireoide é comparada com a captação pelas glândulas salivares (Figura 24.13). Em geral, acredita-se que o índice de captação tireoide-glândula salivar em gatos sadios seja inferior a 1. A cintilografia também é útil para identificar tecido tireóideo ectópico (Figura 24.14), que pode estar em qualquer local desde a base da língua caudalmente até o interior da cavidade torácica.[11,43,82] Embora a cintilografia seja bastante sensível no diagnóstico de gatos hipertireóideos, um estudo questionou sua especificidade, com 3 de 14 gatos mostrando resultados falso-positivos (por meio da avaliação histológica das tireoides).[127] A administração de metimazol também pode influenciar os achados da cintilografia, o que resulta em aumento significativo do percentual de captação de pertecnetato,[75] embora este achado não seja consistente.[30]

A administração de metimazol também pode influenciar os achados da cintilografia, o que resulta em aumento significativo do percentual de captação de pertecnetato,[75] embora este achado não seja consistente.[30]

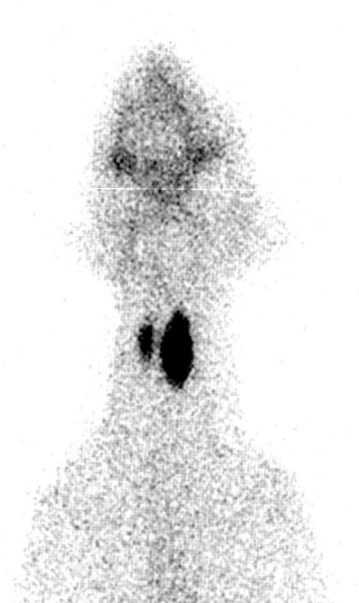

Figura 24.13 Cintilografia indicando captação bilateral assimétrica de pertecnetato pelas tireoides. *(Cortesia do Dr. Max Zuber, Gladesville Veterinary Hospital, Sydney, Austrália.)*

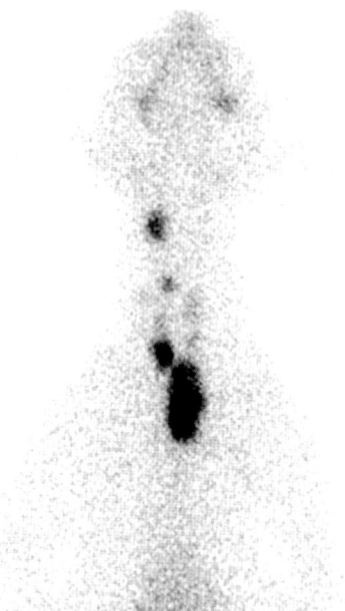

Figura 24.14 Cintilografia indicando captação de pertecnetato ectopicamente na abertura torácica. *(Cortesia do Dr. Max Zuber, Gladesville Veterinary Hospital, Sydney, Austrália.)*

É necessário equipamento especializado e manuseio de radioisótopos para a cintilografia, de modo que ela não é prontamente disponível. Além disso, pode haver necessidade de sedação, especialmente em gatos rebeldes.

3. *Valores de T_4 livre (testada por diálise de equilíbrio)*: o valor de T_4 livre é mais sensível que o de T_4 total em gatos hipertireóideos, com um grande estudo demonstrando 98,5% dos animais com T_4 livre elevada em comparação com 91,3% daqueles com T_4 total elevada.[100] Contudo, a T_4 livre não pode ser usada como teste de rastreamento de rotina, pois a doença não tireóidea talvez cause elevação de T_4 livre em até 12% dos gatos não hipertireóideos.[72,100] O teste de T_4 livre proporciona informações muito úteis quando usado junto ao teste de T_4 total. A variação de referência de média a alta na concentração de T_4 total e elevação da concentração de T_4 livre são compatíveis com hipertireoidismo.[100] Por outro lado, em geral um valor de T_4 total baixo e T_4 livre elevado está associado a doença não tireóidea.[72,100] Convém ter cuidado para que o laboratório realize as avaliações laboratoriais de T_4 livre por diálise de equilíbrio, já que outras técnicas são consideradas menos precisas.[88]

4. *TSH*: conforme se desenvolve o hipertireoidismo, o TSH é suprimido.[57,144,146] Teoricamente, assim como em seres humanos, seria esperado que os níveis de TSH devessem estar baixos nos estágios iniciais do hipertireoidismo antes de a T_4 estar elevada, ou de o TSH permanecer baixo se o T_4 estiver suprimida por doença não tireóidea. Embora atualmente não exista um teste para o TSH felino, como o TSH canino tem 96% de homologia com o TSH felino, os testes para cães têm sido usados.[36,110,144,146] Isso é controverso, pois os testes de TSH caninos são considerados testes de primeira geração (existem testes mais sofisticados para TSH humano) e concentrações normais não podem ser diferenciadas de modo confiável de valores indetectáveis.[29] Essa assertiva é sustentada por um estudo em que não apenas todos os gatos hipertireóideos, mas também 5 de 40 gatos não hipertireóideos apresentaram níveis indetectáveis de TSH.[144] O TSH felino foi expresso recentemente e purificado *in vitro*[106] e, se tal pesquisa levar à disponibilidade de um TSH específico de felino, esse exame poderá se mostrar útil no diagnóstico de hipertireoidismo em gatos com níveis duvidosos de T_4.

5. *Teste dinâmico*: Na maioria dos gatos hipertireóideos com concentrações normais de T_4 total, a identificação de doença concomitante, a repetição da análise de T_4 total ou a aferição simultânea de T_4 livre possibilitam a confirmação do diagnóstico. Raramente são necessários exames diagnósticos adicionais. Embora antigamente fossem recomendados testes para função tireóidea dinâmicos para a confirmação do diagnóstico de hipertireoidismo, o consenso atual é que eles devem ser considerados apenas em gatos com sinais clínicos sugestivos de hipertireoidismo quando a concentração de T_4 total repetida permanecer dentro da variação de referência ou se a análise de T_4 livre não for possível ou sem utilidade diagnóstica. Os autores raramente utilizam esses testes. Os protocolos para tais avaliações são mostrados na Tabela 24.6.

   • *Supressão de T_3*: em um gato não hipertireóideo, a administração de T_3 deverá suprimir a secreção de TSH e, consequentemente, a secreção de T_4. Em gatos hipertireóideos, a função tireóidea é autônoma, de modo que a administração de T_3 tem pouco efeito sobre a concentração sérica de T_4. A T_3 deve ser administrada por via oral a cada 8 h em 7 doses (ou seja, durante 3 dias). A falta de adesão a esse protocolo significa que a T_3 não se elevará e, assim, a T_4 não será suprimida.[97]

Tabela 24.6 **Protocolos comumente utilizados para testes de função tireóidea dinâmicos em gatos.**[88]

	Supressão de T_3	Estimulação de TRH		Estimulação de TSH
Fármaco	Liotironina	TRH	TSH bovino	TSH humano
Dose	25 μg a cada 8 h para 7 doses	0,1 mg/kg	0,5 UI/kg	0,025 a 0,20 mg/gato
Via	Oral	Intravenosa	Intravenosa	Intravenosa
Tempos de amostragem	0 e 2 a 4 h após a última dose	0 e 4 h	0 e 6 h	1 e 6 a 8 h
Teste	T_4 total T_3 total	T_4 total	T_4 total	T_4 total
INTERPRETAÇÃO				
Eutireoidismo	> 50% de supressão	> 60% de aumento	Aumento > 100%	Aumento > 100%
Hipertireoidismo	< 35% de supressão	< 50% de aumento	Aumento mínimo/ausente	Não determinado

TRH, hormônio liberador de tireotropina; *TSH*, hormônio tireoestimulante.

- *Estimulação de hormônio liberador de tireotropina*: em gatos clinicamente normais, a administração de TRH provoca aumento da secreção de TSH e das concentrações séricas de T_4, enquanto em gatos com hipertireoidismo, a resposta de TSH e T_4 séricos e TRH é embotada ou totalmente ausente. Coleta-se o sangue para avaliação de T_4, e uma amostra é obtida antes e 4 h após a administração intravenosa de 0,1 mg/kg de TRH. Os gatos com hipertireoidismo brando mostram pouca ou nenhuma elevação nos valores séricos de T_4 após a administração de TRH, enquanto uma elevação consistente nas elevações séricas de T_4 (aproximadamente aumento de 2 vezes) ocorre após administração de TRH tanto em gatos clinicamente normais quanto naqueles com doença não tireóidea. Efeitos colaterais, como salivação, vômito, taquipneia e defecação, ocorrem quase invariavelmente logo após a administração de TRH.[94]
- *Estimulação de TSH*: o TSH exógeno deve ser um estimulador potente da secreção de hormônio tireóideo; entretanto, as concentrações totais séricas de T4 mostram pouco ou nenhum aumento após a administração de TSH exógeno bovino em gatos hipertireóideos. O TSH humano recombinante foi avaliado em gatos sadios e, embora pareça ser uma substituição segura e eficaz para o TSH bovino, ainda não foi avaliado em felinos com hipertireoidismo. O teste de estimulação de TSH não é recomendável para o diagnóstico de hipertireoidismo.[88]

Aumento da tireoide sem hipertireoidismo

O aumento não funcional das tireoides (bócio) é identificado desde a década de 1960.[61,62] No entanto, ganhou nova importância desde que o hipertireoidismo funcional surgiu como entidade ao final dos anos 1970.[93] O bócio não funcional foi identificado novamente no fim da década de 1990,[17] porém cresceu gradualmente até 2002.[76,77] Muitos autores concordam que o hipertireoidismo clínico tem um período prodrômico (também denominado *hipertireoidismo subclínico* ou *pré-hipertireoidismo*).* Um trabalho afir-

mou ter definido o hipertireoidismo subclínico por meio de concentrações deprimidas de TSH,[146] mas isso não foi constatado por causa da falta de sensibilidade do teste de TSH canino.[29] Não está claro se todos os bócios indicam que o gato desenvolveu hipertireoidismo. A tireoidectomia de bócios não funcionais foi proposta[28,76] como medida preventiva. Essa estratégia parece benigna,[28,76] porém não existem evidências definitivas que apoiem tal abordagem.

Tratamento

O tratamento clínico com metimazol ou carbimazol, a tireoidectomia cirúrgica e o iodo radiativo (I^{131}) são modalidades apropriadas para tratar gatos com hipertireoidismo. Cada uma tem vantagens e desvantagens que podem ser usadas para integrá-las e formular um plano de tratamento para cada gato com hipertireodismo individualmente. A conduta clínica é considerada reversível, e tireoidectomia e I^{131} são considerados tratamentos permanentes. Estudos recentes indicaram que a dieta comercial com restrição de iodo recém-introduzida pode proporcionar mais uma opção para a conduta clínica.[67b,150]

Considerações do tratamento

■ **Distúrbios concomitantes**

Renais. Como a doença renal crônica é muito comum em gatos idosos, não surpreende ser encontrada com frequência junto a hipertireoidismo. Conforme observado na discussão do diagnóstico, a TFG aumentada e a massa muscular reduzida que o hipertireoidismo induz podem mascarar doença renal subjacente.* Como não é possível prever quais gatos hipertireóideos terão doença renal, o ideal consiste em realizar um esquema de tratamento de gatos hipertireóideos com terapia reversível (p. ex., metimazol, carbimazol) e, a seguir, reavaliar os parâmetros renais ao verificar novamente a T_4 total.[37] Como as maiores reduções na TFG ocorrem no primeiro mês e, a seguir, permanecem estáveis nos 5 meses seguintes,[135] é apropriado o

---

*Referências 28, 29, 76, 77, 140, 141.

*Referências 1, 5, 37, 38, 133, 135, 137.

esquema de 30 dias com metimazol-carbimazol. O clínico deve avaliar individualmente se o hipertireoidismo do gato parece controlado antes do teste. Por exemplo, se o gato não tiver ganhado peso e a taquicardia ainda for evidente, pode-se aumentar a dose de metimazol-carbimazol e testar o animal para T_4 e parâmetros renais 1 mês depois.

Se, quando T_4 estiver normalizada, os parâmetros renais forem normais, o planejamento para a terapia permanece, como tireoidectomia ou iodo radioativo. A doença renal de leve a moderada não descarta o tratamento permanente de hipertireoidismo.

A terapia permanente imediata sem o esquema de metimazol-carbimazol é apropriada para gatos relativamente jovens com BUN e creatinina completamente normais e densidade urinária superior a 1,035. Além disso, alguns proprietários podem preferir terapia permanente imediata, devido à relutância em medicar o gato.

A Figura 24.15 mostra como a T_4 está inversamente relacionada com ureia e creatinina em um gato em particular, conforme a dose de carbimazol foi alterada ao longo de 40 meses. Esse caso também mostra de modo muito apropriado como a azotemia se agrava com o passar do tempo. Embora provavelmente isso seja devido à evolução esperada da DRC em gatos com o passar do tempo, é importante ter em mente que o estado hipertireóideo por si só pode ser lesivo para a função renal. Pesquisas recentes trazem evidências de que o hipertireoidismo pode contribuir para o desenvolvimento ou a evolução de DRC em gatos. Em primeiro lugar, muitos relatos recentes indicam que grande número de gatos hipertireóideos não tratados desenvolvem proteinúria, a qual sofre resolução em 4 semanas de tratamento bem-sucedido.[136,149] Tal proteinúria pode ser o reflexo de hipertensão glomerular e hiperfiltração, alterações no tratamento da proteína tubular ou alteração na estrutura da barreira glomerular. Em segundo lugar, os gatos com hipertireoidismo não tratado apresentam níveis altos de proteína de ligação a retinol (RBP), um marcador urinário para disfunção ou lesão tubular.[134,138] Tal excreção urinária alta de RBP pode significar lesão ou disfunção tubular decorrente de hipertrofia e hiperplasia das células tubulares induzidas pela tireoide. Após tratamento, esses níveis urinários altos de RBP caem em gatos sem azotemia, porém permanecem levemente aumentados naqueles com DRC preexistente. Esse fato também sugere que o hipertireoidismo pode causar disfunção renal reversível. Contudo, as alterações tubulares renais podem se tornar irreversíveis com o passar do tempo, conforme a DRC evolui. Em terceiro lugar, muitos gatos com hipertireoidismo não tratado apresentam valores altos de N-acetil-b-D-glicosaminidase (NAG) urinária, uma glicosidase lisossômica encontrada primariamente em células epiteliais do túbulo contornado proximal.[60] Assim como a RBP, a NAG é um marcador específico de lesão tubular proximal ativa. Após o tratamento, esses níveis urinários altos de NAG diminuem, novamente sugerindo que tais alterações renais possam ser revertidas, pelo menos em gatos sem DRC preexistente.

No geral, esses estudos sugerem que deixar um gato hipertireóideo não tratado (ou mal regulado com metimazol) pode ser prejudicial para a função renal a longo prazo. Tratar e curar o hipertireoidismo pode ajudar tanto a reverter a lesão renal quanto a preservar função renal remanescente.

O hipertireoidismo e a DRC concomitantes são abordados com mais detalhes no Capítulo 35.

Cardíacos. Para a maioria dos gatos com hipertireoidismo, as alterações cardíacas são brandas. Sopros e taquicardia não estão associados frequentemente a sinais clínicos de doença cardíaca. Contudo, alguns gatos hipertireóideos apresentam doença cardíaca grave relacionada. Nas ocasiões em que os gatos mostram alterações cardíacas mais graves, como insuficiência cardíaca congestiva e tromboembolia aórtica, essas devem ser estabilizadas antes de o gato sofrer tireoidectomia ou ser isolado após terapia com I[131].

Hipertensão. Hipertensão de branda a moderada desenvolve-se em cerca de 10 a 20% dos gatos hipertireóideos não tratados e, em geral, é reversível mediante a reversão de eutireoidismo.[119] Se a hipertensão for grave ou persistir após tratamento de hipertireoidismo, contudo, esses gatos devem ser tratados com anlodipino. Em muitos casos,

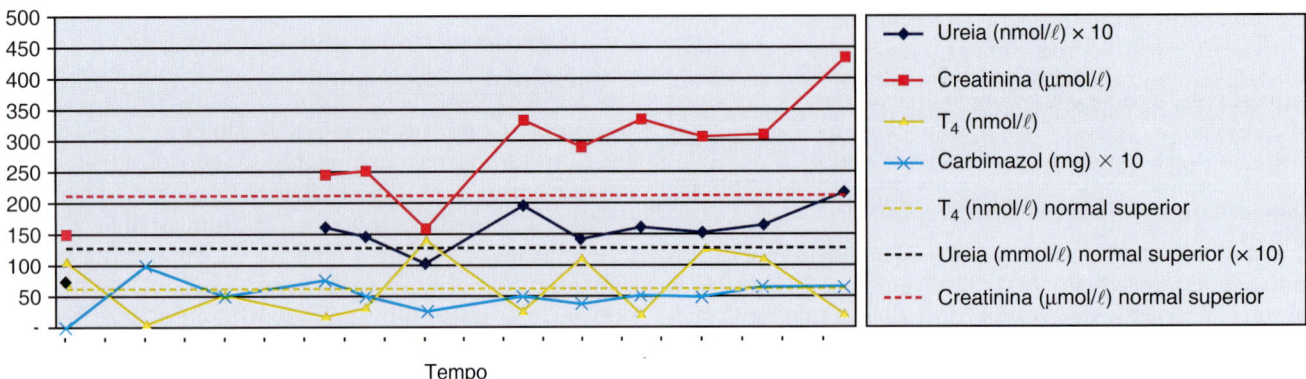

Figura 24.15 Variações nos parâmetros de T_4 e renais à medida que a dose de carbimazol foi alterada diversas vezes durante o período de 40 meses. As unidades são mostradas na legenda da figura, porém mais importante é a relação inversa entre a T_4 total sérica (*amarelo*) e os parâmetros renais (a creatinina é *cor-de-rosa* e a ureia é *azul-escuro*). Conforme a dose de carbimazol (*azul-claro*) é reduzida, o T_4 (*amarelo*) se eleva, e a creatinina (*cor-de-rosa*) e a ureia (*azul-escuro*) diminuem. Conforme o carbimazol aumenta, a T_4 é suprimida, mas a creatinina e a ureia aumentam. Os resultados da patologia clínica devem ser comparados com as respostas clínicas do gato. Uma elevação leve de T_4 pode ser tolerável se não houver sinais cardíacos e se a perda de peso não for substancial. Por outro lado, com frequência a azotemia branda não resulta em sinais clínicos.

o anlodipino pode ser suspenso quando o gato se torna eutireóideo. Por outro lado, alguns gatos são normotensos quando o hipertireoidismo é diagnosticado, mas podem se tornar hipertensos após tornarem-se eutireóideos.[120] Na experiência dos autores, esses gatos invariavelmente apresentam doença renal.

Hepáticos. Conforme já observado, os gatos com frequência apresentam elevações benignas das enzimas hepáticas quando diagnosticados com hipertireoidismo. Por isso, não é possível saber no momento do diagnóstico se as enzimas hepáticas aumentadas devem-se a doença hepática não relacionada com hipertireoidismo ou são simplesmente a manifestação do hipertireoidismo. Se este for o caso, o esquema de tratamento com metimazol-carbimazol deve resultar na redução das enzimas hepáticas, e deverá ser considerado o tratamento permanente. Se, com a normalização de T_4, as enzimas hepáticas permanecerem elevadas, o tratamento permanente não é ideal e as investigações devem continuar, a fim de diagnosticar hepatopatia subjacente. No entanto, uma hepatopatia reversível pode decorrer do metimazol[99] ou do carbimazol (não relatado, exceto como acontecido na prática, por um dos autores [RMB]). Nessa circunstância, o clínico deverá suspender o tratamento clínico e, após a recuperação do gato, considerar se, com todas as variáveis consideradas, é adequada a terapia permanente.

Outros. Como os pacientes hipertireóideos são idosos, são possíveis diversos outros distúrbios concomitantes. Identificou-se infecção de trato urinário em 12% dos gatos hipertireóideos,[66] a qual deve ser tratada antes de o gato entrar em isolamento após terapia com I^{131}.

Se, por exemplo, for identificada massa abdominal no momento do diagnóstico, não é adequado para o gato ser submetido a tireoidectomia ou a terapia com I^{131} até a massa ter sido investigada. O tratamento clínico é adequado nessa circunstância.

■ Circunstâncias do proprietário

O custo da terapia é uma consideração importante para muitos proprietários. A terapia clínica tem custo muito menor inicialmente. Contudo, o custo do monitoramento constante pode se igualar ao da tireoidectomia ou da terapia com I^{131} com o passar de alguns anos. Muitos (a maioria) dos gatos tratados com metimazol ou carbimazol são bem estáveis e não apresentam efeitos colaterais. Todos os gatos devem ser submetidos a avaliação inicial após 1 mês de início do tratamento para reavaliar a T_4 total, os parâmetros renais e a hematologia (e enzimas hepáticas se elas estiverem elevadas). Também devem ser avaliados quanto a ganho de peso e melhora de quaisquer outros sinais clínicos mostrados inicialmente. Além desse período de tempo, os gatos deverão ser avaliados a cada 3 meses. O ideal consiste em reavaliar T_4 total em cada consulta, mas, se o proprietário estiver preocupado com o custo, convém o completo exame físico determinar se os sinais clínicos de hipertireoidismo estão controlados e se os testes podem ser realizados com menor frequência.

Gestação e crianças em casa devem ser consideradas e discutidas com o proprietário antes da terapia com I^{131}, pois os gatos continuarão a emitir radiação durante algumas semanas após o retorno ao local. Se o isolamento de mulheres grávidas e crianças não for possível quando o gato voltar para casa, a terapia com I^{131} não deverá ser considerada como opção de tratamento.

Tratamento clínico

O metimazol bloqueia a síntese de hormônios tireóideos por meio de inibição da tireoide peroxidase, uma enzima envolvida na oxidação de iodeto a iodo; incorporação de iodo para o interior da tireoglobulina; e acoplamento de resíduos de tirosina formando T_4 e T_3. O metimazol não bloqueia a liberação de hormônio tireóideo pré-formado. Assim, existe um período de 2 a 4 semanas até que as concentrações séricas de T_4 retornem ao normal após o início da terapia.[99] O metimazol não diminui o tamanho do bócio e, como a hiperplasia e o crescimento adenomatoso continuam, o bócio pode aumentar mais com o passar do tempo, apesar do tratamento. Na maioria dos gatos, 2,5 mg 2 vezes/dia é a dose adequada para controlar sinais clínicos. Em um estudo com 40 gatos hipertireóideos, 5 mg 1 vez/dia foram menos eficazes que 2,5 mg 2 vezes/dia, com apenas 54% dos gatos eutireóideos após 3 semanas de tratamento 1 vez/dia, em comparação com 87% dos gatos tratados com doses diárias divididas.[129] As doses podem ser supra-ajustadas se o gato não responder à quantidade inicial.

O carbimazol é um derivado do metimazol convertido a metimazol *in vivo*.[90] Está disponível na Austrália e na Europa. Como a dose de 5 mg equivale à dose de 3 mg de metimazol, 5 mg 2 vezes/dia é a dose apropriada para tratar hipertireoidismo na maioria dos gatos.[73] Para o controle inicial, foi recomendada a dose de 5 mg 3 vezes/dia,[73] porém 5 mg 2 vezes/dia é a dose adequada para a maioria dos gatos e, se a dose precisar ser supra-ajustada, 7,5 mg 2 vezes/dia alcançam o mesmo resultado de 5 mg 3 vezes/dia.

Os efeitos adversos podem ser encontrados tanto com o metimazol quanto com o carbimazol, embora os efeitos sejam menos comuns e mais graves com o carbimazol.[73] Anorexia autolimitante transitória, vômito e letargia são os efeitos colaterais mais comuns e ocorrem em cerca de 10% dos gatos tratados com metimazol.[99] Dividir a dose pela metade e infrarregulá-la até a dose mais baixa eficaz pode ser útil para reduzir esses efeitos colaterais.[130] São efeitos colaterais mais graves discrasias sanguíneas, como neutropenia e trombocitopenia, em 3 a 9% dos gatos tratados; hepatopatia em cerca de 2% dos gatos;[99,111] e escoriações da face e do pescoço em 2 a 3% dos gatos.[99] Todos esses efeitos adversos são reversíveis mediante suspensão da medicação.[130]

Metimazol ou carbimazol são adequados para tratar 99% dos gatos hipertireóideos.[99] No entanto, alguns gatos não tolerarão a dose de metimazol ou carbimazol necessária para controlar seu hipertireoidismo. Nesse caso, recomenda-se a terapia permanente. Para os gatos que não são candidatos à terapia permanente (p. ex., azotemia de moderada a grave; avançar da idade com outros problemas concomitantes), doses mais baixas de metimazol ou de carbimazol podem ser usadas, além de terapia clínica adjuvante para controlar outros problemas – por exemplo, um betabloqueador, como o atenolol, para controlar taquicardia ou o anlodipino para hipertensão. Esses gatos precisam ser monitorados quanto a alterações na função renal ou perda de peso sustentada.[130]

Preparados transdérmicos de metimazol[48,49,111] e, mais recentemente, carbimazol[15] mostraram-se alternativas eficazes para as versões orais dessas medicações. Os preparados transdérmicos devem ser feitos por uma farmácia de manipulação e, para assegurar a estabilidade do fármaco, distribuídos em quantidades que durem além de 1 mês. Podem ser usados quando o proprietário estiver com dificuldades de medicar o gato, o que talvez resulte em diminuição dos efeitos colaterais gastrintestinais.[111]

Estudos recentes indicaram que dietas comerciais com níveis restritos de iodo podem resultar em normalização dos níveis de T_4 em gatos com hipertireoidismo.[67b,150] Em uma pesquisa, os gatos foram alimentados com dietas com teor de iodo sequencialmente reduzido. Uma ração com restrição de iodo com 0,28 ppm de iodo levou a eutireoidismo em 8 de 9 gatos e uma dieta contendo iodo a 0,17 ppm resultou em eutireoidismo em todos os felinos testados.[67b] O gato que precisou de nível menor de iodo para alcançar o eutireoidismo apresentava T_4 total notavelmente mais elevada que os outros felinos testados. Isso sugere que esse tratamento pode ser mais adequado para gatos com elevações apenas moderadas de T_4. Outro estudo conduzido pelos mesmos pesquisadores descobriu que o teor dietético de iodo de 0,32 ppm também resultava em eutireoidismo em gatos com elevações moderadas de T_4 (até 84 nmol/ℓ [6,5 µg/dℓ]).[150] O controle continuado dos níveis totais de T4 não foi possível quando o teor de iodo foi aumentado para 0,39 ppm.[67a,67b] Esses achados interessantes podem mudar o tratamento do hipertireoidismo futuramente. Ironicamente, uma publicação recente mostrou teores variáveis de iodo disponível em rações comerciais e sugeriu que o hipertireoidismo em gatos pode ser reduzido fornecendo-se dietas que sejam adequadamente suplementadas com iodo.[26b] Em humanos, sabe-se que dietas tanto ricas em iodo[115a] quanto pobres em iodo[60] podem contribuir para o hipertireoidismo. Associações semelhantes em gatos não estão comprovadas, porém, se ocorrerem, não se deve esperar utilidade da terapia dietética com restrição de iodo em todos os gatos hipertireóideos. Além disso, os gatos com níveis de T4 total muito alto podem não ser controlados com terapia dietética apenas. Ademais, dieta pobre em iodo pode aumentar o percentual de captação de I^{131}. Alguns autores acreditam que dietas pobres em iodo em humanos podem aumentar a captação de iodo radioativo no tecido tireóideo em até duas vezes.[52a] A dose total reduzida de I^{131} necessária encurtaria o tempo de internação que é preciso após tal tratamento.

Uma vez alcançado o eutireoidismo, é ideal que o gato permaneça sob terapia permanente. A tireoidectomia pode ser realizada imediatamente. Agentes antitireóideos demonstram interferir com a habilidade da tireoide de captar e concentrar iodo radioativo.[10] Esse fato é controverso: um estudo não encontrou tal associação,[18] e outro estudo indicou que a captação pode estar estimulada,[75] o que pode criar o risco de hipotireoidismo subsequente. Uma recomendação consiste em suspender o metimazol

ou o carbimazol durante, no mínimo, 1 semana antes do tratamento com iodo radioativo.[89] Essa solução é inadequada para gatos com consequências sérias de seu hipertireoidismo (p. ex., insuficiência cardíaca congestiva). Essas circunstâncias devem ser abordadas caso a caso. Os gatos nessas circunstâncias podem continuar com o tratamento clínico, sofrer tireoidectomia ou continuar com a terapia com radioiodo (talvez com resultados menos previsíveis, porém sem problemas evidentes em muitos casos).

Os gatos cujos proprietários escolherem continuar com o tratamento clínico devem ser submetidos ao monitoramento contínuo. A cada 3 meses é um intervalo apropriado. Cabe avaliar o gato quanto a sinais clínicos de hipertireoidismo e convém, ainda, averiguar a T_4 total sérica. Se os parâmetros renais forem normais, eles deverão ser verificados apenas a cada 6 meses.

Tireoidectomia

A tireoidectomia é um procedimento radical que a maioria dos cirurgiões pode aprender com relativa rapidez. O ideal é conseguir o eutireoidismo antes da cirurgia, conforme descrito antes, de modo que os efeitos cardíacos do hipertireoidismo sejam reduzidos (e preferivelmente eliminados), a fim de reduzir o risco anestésico. A principal complicação pós-cirúrgica é a hipocalcemia, que decorre de dano das paratireoides. Para reduzir a probabilidade de hipocalcemia, tem sido recomendado *não* realizar tireoidectomia bilateral, e sim estagiar a cirurgia e realizá-la no outro lado algumas semanas depois.[31,32] Isso não é necessário em gatos nos quais uma tireoide seja mais proeminente. Embora a doença seja bilateral em 70% dos casos, um dos autores (RMB) descobriu que a maioria desses casos tem um lado dominante. Assim, com frequência leva anos para que o hipertireoidismo recidive a partir da glândula remanescente, se algum dia acontecer. Contudo, o proprietário deve ser avisado de que o distúrbio pode ocorrer mais rapidamente ou, até mesmo, logo a seguir.

Para reduzir a probabilidade de hipocalcemia, as paratireoides devem ser preservadas. Isso é mais bem alcançado pela técnica extracapsular modificada com abordagem cervical. O lobo tireóideo acometido é dissecado e liberado da fáscia circundante, trabalhando de caudal para cranial (Figura 24.16). A paratireoide externa é identificada na face cranial da tireoide (Figura 24.17). A cápsula da tireoide é incisada adjacente à paratireoide. A paratireoide, a seguir, é cuidadosamente separada da tireoide empregando-se aplicadores com ponta de algodão estéril. Após a paratireoide estar completamente separada da tireoide, a tireoide é completamente removida, empregando-se dissecção romba e precisa e tomando-se cuidado para ligar os vasos. Divide-se a paratireoide com dois terços inseridos em uma pequena bolsa realizada na musculatura cervical. Pode ocorrer a revascularização, resultando na retomada da função da paratireoide e diminuindo a gravidade e o tempo de hipocalcemia pós-cirúrgica. A hipocalcemia é uma rara consequência da tireoidectomia unilateral. O terço remanescente da paratireoide é enviado para histologia com a tireoide para a confirmação de que é, de fato, tecido da paratireoide.[80] O fechamento da

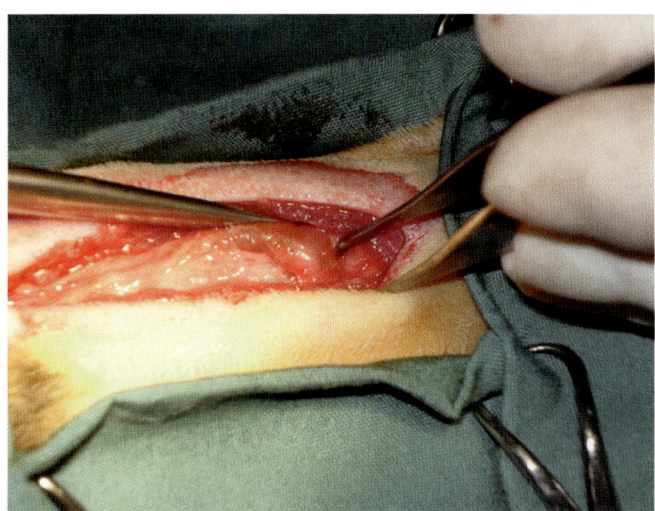

Figura 24.16 Tireoidectomia. É preciso dissecação romba para liberar o lobo tireóideo acometido da fáscia circunvizinha.

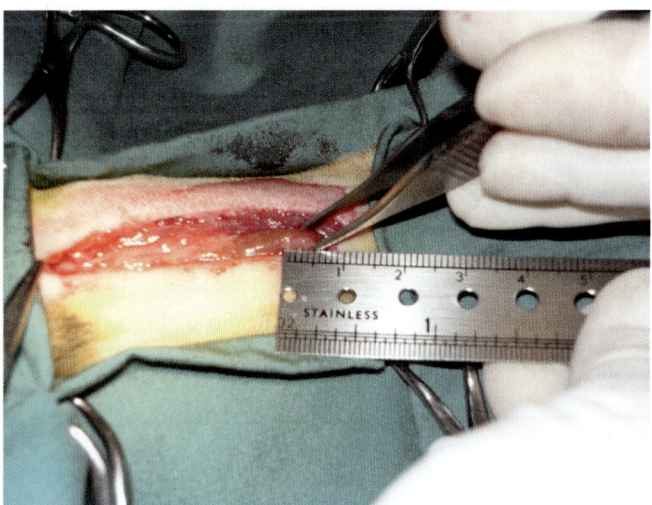

Figura 24.17 Identificação da paratireoide enquanto se realiza tireoidectomia. A paratireoide encontra-se à direita da tireoide, logo à frente da régua, e mede cerca de 4 a 5 mm. Nem todas as paratireoides externas são tão facilmente identificáveis como esta.

incisão é feito pelo padrão de sutura contínua simples no músculo esternoióideo usando-se sutura absorvível em padrão contínuo simples nos tecidos subcutâneos com sutura absorvível e pontos separados na pele com suturas não absorvíveis.

A T_4 total sérica deverá ser verificada 1 mês após a cirurgia, de novo 6 meses mais tarde e, a seguir, anualmente, a fim de verificar a recorrência de doença. Convém avisar o proprietário sobre a possibilidade de recorrência e que deverá retornar mais brevemente se os sinais de hipertireoidismo voltarem.

Iodo radioativo

A terapia com iodo radioativo (I^{131}) é considerada o tratamento ideal do hipertireoidismo em gatos. O tratamento envolve dosagem por via oral ou injeção subcutânea e não tem morbimortalidade associada. Um único tratamento restabelece o eutireoidismo na maioria dos gatos com hipertireoidismo. Embora a terapia seja simples e relativamente sem estresse para os gatos, ela, de fato, exige permissão especial e instalações de internação e concordância extensa com as leis de segurança de radiação locais e estaduais. O iodo radioativo administrado concentra-se no interior do tecido tireóideo hiperativo dentro do corpo do gato e destrói esse tecido, seja na área cervical normal, seja em locais ectópicos. O principal empecilho é que, após a administração de radioido, o gato deverá ser mantido internado durante um período (7 a 10 dias na maioria dos centros de tratamento), e as visitas não são permitidas. A maioria dos gatos fica bem durante a internação após a terapia com I^{131} (Figuras 24.18 e 24.19). Alguns gatos tornam-se deprimidos com o longo isolamento; aliás, o período de isolamento não é apropriado para felinos com qualquer distúrbio concomitante. Menos de 5% não respondem adequadamente a um único tratamento. A maioria desses casos responde bem ao tratamento repetido, com a resolução de seu hipertireoidismo.

Os tireócitos não diferenciam entre iodo estável e radioativo. Assim, o radioiodo, como o iodo estável, é concentrado pela tireoide após a administração.[12,44,83] Em gatos

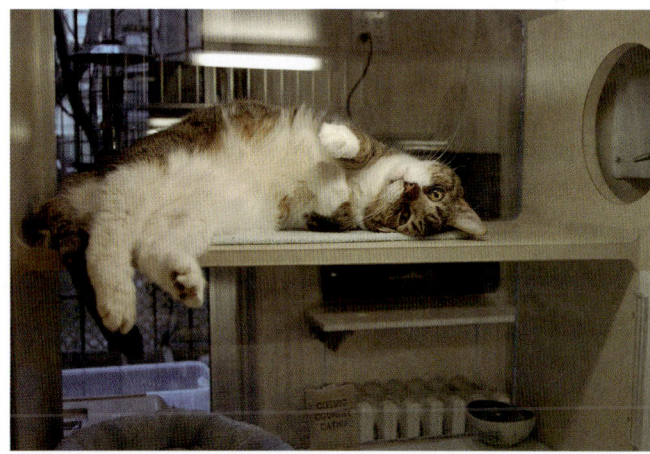

Figura 24.18 Após a administração de iodo radioativo, o gato deve ser mantido internado durante 7 a 10 dias e as visitas não são permitidas.

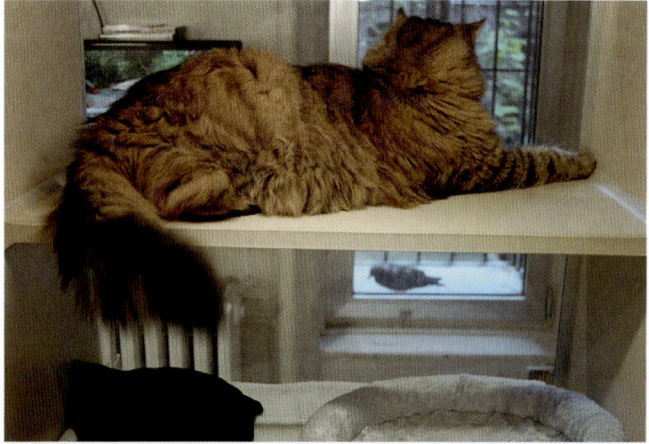

Figura 24.19 O enriquecimento ambiental ajuda a maioria dos gatos a se sentir bem e se acomodar durante a internação.

com hipertireoidismo, o radioiodo está concentrado basicamente em células tireóideas hiperplásicas ou neoplásicas, em que o iodo ativo irradia e destrói o tecido hiperfuncional.[91,92] O tecido tireóideo normal, contudo, tende a ser protegido dos efeitos do radioido, pois o tecido tireóideo não envolvido é suprimido e recebe apenas uma pequena dose de radiação (a menos que sejam administradas doses muito grandes).

Quando administrado a um gato com hipertireoidismo, um grande percentual de radioiodo acumula-se na tireoide (ou seja, a maioria dos gatos extrai entre 20 e 60% da dose administrada de radioiodo a partir da circulação).[12,44] O restante do I^{131} administrado é excretado primariamente na urina e, em grau mais baixo, nas fezes.[12,44] O I^{131} tem meia-vida de 8 dias e emite tanto partículas beta quanto radiação gama. As partículas beta, que provocam 80% da lesão tissular, percorrem no máximo 2 mm em tecido e apresentam a média de comprimento de trajeto de 400 µm. Desse modo, as partículas beta são localmente destrutivas, mas poupam tecido tireóideo hipoplásico adjacente, paratireoides e outras estruturas cervicais.[89]

Não existe método definitivo para determinar a dose mais adequada de I^{131}. Doses fixas não estão recomendadas, pois podem proporcionar uma dose baixa demais e não tratar apropriadamente a doença ou podem proporcionar uma dose alta demais, o que resulta não apenas em hipotireoidismo, mas também em maior risco por radiação do que o necessário para a equipe veterinária que atende o gato no hospital. Uma dose mais precisa pode ser estimada por sistemas de contagem que levam em consideração a gravidade dos sinais clínicos, o grau de elevação de T_4 e o tamanho de glândula palpável.[71,92] Por outro lado, pode-se obter maior precisão por meio de cintilografia, porque a técnica também consegue reconhecer tecido tireóideo ectópico.

Enquanto internados, os gatos devem ser abrigados em jaulas que protejam contra a emissão de radiação e possibilitem a coleta segura de urina e fezes. A enfermaria deve ser restrita à equipe adequadamente treinada nas questões de segurança relacionadas com radiação. Não é possível a atenção apropriada a gatos que não se sentem bem, e amostras (p. ex., sangue, urina) não podem ser submetidas com segurança a laboratórios. O nível de emissão de radiação do animal deve ser avaliado (em geral por contador Geiger) antes de o gato receber alta do hospital. Mesmo em casa, o animal continua a emitir radiação residual, durante várias semanas. Assim, o contato íntimo com os proprietários deve ser limitado a períodos que não excedam 30 min e o material da caixa de areia do gato deverá ser descartado em sistemas de esgotamento sanitário durante cerca de 2 semanas. O contato com mulheres grávidas ou crianças é totalmente proibido nesse período.

O efeito colateral mais notável do iodo radioativo é o hipotireoidismo induzido por uma dose excessivamente grande. Em muitos casos, pode ocorrer decréscimo laboratorial na T_4 sérica sem sinais clínicos.

A T_4 total sérica deve ser reavaliada 1 mês após a quimioterapia, embora possa passar meses até que os sinais clínicos do hipertireoidismo sofram resolução completa. A recidiva após iodo I^{131} é possível, porém rara, e, se ocorrer, pode ser 3 ou mais anos após o tratamento. Devido a essa possibilidade, o ideal é reavaliar T_4 total sérica anualmente.[92]

Diagnóstico e tratamento de adenocarcinoma da tireoide

Na maioria dos casos, os gatos com adenocarcinoma da tireoide manifestam sinais e sintomas semelhantes àqueles com hipertireoidismo em decorrência de hiperplasia adenomatosa ou de adenoma da tireoide.[40,45,131]

Em geral, a avaliação histopatológica é considerada o padrão para o diagnóstico de carcinoma da tireoide, e a identificação definitiva de carcinoma da tireoide à histopatologia com frequência exige a identificação de invasão vascular ou capsular e, frequentemente, precisa que seja realizada a biopsia excisional.[11] A cintilografia pode ser usada também, em especial para reconhecer metástase regional e distante,[11] porém a cintilografia individualmente não consegue distinguir de modo confiável se o tecido da tireoide é maligno.[45]

Pode-se suspeitar de carcinoma da tireoide se o bócio palpável for particularmente grande, a T_4 total sérica for particularmente alta (os autores já viram valores superiores a 8 vezes o limite superior normal) ou o hipertireoidismo persistir apesar de doses altas de metimazol ou de carbimazol. Em alguns casos, nenhum desses critérios se aplicará e cada um desses critérios também pode se referir a hipertireoidismo benigno. A falha na abordagem de tratamento de rotina (p. ex., doses de rotina de metimazol, carbimazol ou iodo I^{131}) deve alertar o clínico quanto à possibilidade de processo maligno. Nessas circunstâncias, recomenda-se a tireoidectomia de modo a se alcançar o diagnóstico histológico. Alguns carcinomas da tireoide são muito vasculares e a excisão pode ser difícil sem alto risco de hemorragia associado. Nesses casos, uma amostra para biopsia deverá ser retirada para fins diagnósticos apenas.

Às vezes, os carcinomas da tireoide concentram e retêm iodo menos eficientemente que adenomas da tireoide (hiperplasia adenomatosa), e o tamanho dos carcinomas em geral é muito maior. Por isso, doses extremamente altas de radioido são quase sempre necessárias para a destruição de todo o tecido maligno.[40] A combinação de desbastamento (*debulking*) cirúrgico sucedido pela administração de dose alta de iodo radioativo é o tratamento de escolha para o carcinoma da tireoide em humanos.[42,50,51] Também foi relatado como bem-sucedido em gatos com carcinoma da tireoide.[40,45,92] Se não for possível o desbastamento cirúrgico, serão necessárias doses mais elevadas de iodo I^{131}, e, para tanto, internação hospitalar mais longa e o risco maior de hipotireoidismo subsequente.

Hipotireoidismo

Em gatos, assim como em outras espécies, o hipotireoidismo é a síndrome clínica que decorre da secreção deficiente crônica dos dois hormônios da tireoide: tiroxina (T_4) e tri-iodotironina (T_3). Esta síndrome raramente se desenvolve de modo espontâneo. Mais comumente, o hipotireoidismo felino é iatrogênico, secundário a tratamento excessivo de hipertireoidismo.

Causas do hipotireoidismo

Hipotireoidismo de início adulto ou espontâneo

Estudos sobre a avaliação histológica da tireoide felina revelaram diversas anormalidades patológicas compatíveis com hipotireoidismo (atrofia da tireoide, tireoidite linfocitária e bócio).[16,19,62] No entanto, existem apenas dois relatos documentados de gatos adultos com hipotireoidismo primário espontâneo. No primeiro gato, a biopsia da tireoide identificou um infiltrado linfocitário acentuado, compatível com tireoidite linfocitária.[105] O segundo gato apresentava atrofia idiopática da tireoide.[7]

Não existem relatos de gatos com hipotireoidismo de ocorrência natural secundário ou terciário. Um relato descreve um gato com hipotireoidismo secundário (ou seja, deficiência de tireotropina hipofisária [TSH]) secundário a traumatismo da cabeça.[68]

Hipotireoidismo congênito

O hipotireoidismo primário congênito é uma doença rara, e foram descritos apenas alguns poucos casos.* O modo recessivo de hereditariedade para o distúrbio foi relatado em uma família de gatos da raça Abissínio e uma família de gatos da raça Japonês.[52,122] Todos os casos de doença congênita em gatos foram primários (ou seja, anomalia da tireoide). Não existem relatos de formas hipofisárias (secundárias) ou hipotalâmicas (terciárias) de hipotireoidismo congênito em gatos.

Embora ainda raro, o hipotireoidismo congênito se desenvolve mais comumente que o hipotireoidismo espontâneo em gatos adultos. Entretanto, sua prevalência provavelmente é subestimada. Como a maioria dos filhotes acometidos morre logo após o nascimento, o distúrbio costuma ser diagnosticado de modo equivocado.

O hipotireoidismo primário congênito pode ser dividido em duas categorias principais: disormonogênese tireóidea e disgenesia tireóidea. A disormonogênese tireóidea é um defeito em qualquer etapa da captação de iodo ou da síntese de hormônio da tireoide. Assim como em todas as formas de hipotireoidismo primário, as baixas concentrações circulantes de T_4 levam ao aumento da secreção hipofisária de TSH. Como os folículos da tireoide permanecem íntegros em gatos com disormonogênese da tireoide, as altas concentrações circulantes da TSH induzem hiperplasia da tireoide. Assim, o clínico veterinário às vezes pode palpar a tireoide aumentada (bócio bilateral) em gatos com esse tipo de hipotireoidismo congênito.[3,52,102,115]

A disgenesia da tireoide é uma anomalia do desenvolvimento da tireoide, ocasionalmente decorrente de anormalidades de receptores de TSH. Ao contrário da dismorfogênese, a disgenesia da tireoide leva a hipoplasia ou aplasia da tireoide. É uma forma de hipotireoidismo congênito sem bócio.[101,122,128]

---

*Referências 3, 21, 52, 101, 103, 115, 121, 122, 125, 128.

Hipotireoidismo iatrogênico

O hipotireoidismo iatrogênico é um efeito colateral bem próprio do tratamento do hipertireoidismo e a forma mais comum de hipotireoidismo diagnosticado em gatos.[87,101] Qualquer uma das opções de tratamento para gatos hipertireóideos, como fármacos antitireoide, tireoidectomia cirúrgica e iodo I^{131}, pode produzir hipotireoidismo.

Embora os gatos tratados com metimazol ou carbimazol frequentemente desenvolvam concentração sérica de T_4 subnormal, em geral eles não desenvolvem sinais clínicos associados a hipotireoidismo.[73,99] Nesses gatos, a concentração sérica correspondente de T_3 tende a permanecer dentro da variação de referência. Isso pode explicar o motivo pelo qual esses gatos permanecem clinicamente eutireóideos. Entretanto, os gatos podem desenvolver hipotireoidismo clínico mediante dose excessiva prolongada de um agente antitireoide.

A maioria dos gatos desenvolve hipotireoidismo alguns dias após a tireoidectomia cirúrgica. A suplementação com levotiroxina (L-T_4) durante algumas semanas até meses no período pós-cirúrgico às vezes pode ser benéfica. Mesmo após tireoidectomia bilateral, o hipotireoidismo iatrogênico geralmente é temporário, comumente sofrendo resolução em 6 meses.[147] A reposição de hormônio da tireoide, então, pode ser suspensa.

Até 30% dos gatos hipertireóideos tratados com iodo I^{131} desenvolvem hipotireoidismo iatrogênico.[78] Contudo, essa prevalência mostra-se muito superestimada, pois a maioria dos gatos foi diagnosticada por meio de concentração sérica baixa de T_4 apenas. Em geral, eles não mostraram as características clínicas do hipotireoidismo.[109] Em outros relatos, métodos para dosagens de radioiodo individualizados reduziram a prevalência de hipotireoidismo iatrogênico permanente para menos de 5%.[92]

Características clínicas de hipotireoidismo

Embora muitos dos sinais que se desenvolvem em gatos hipotireóideos sejam semelhantes àqueles encontrados em cães com o distúrbio, existem algumas diferenças importantes.[22,39] Primeiramente, os gatos hipotireóideos raramente desenvolvem alopecia total, sinal comum em cães. Em segundo lugar, os gatos podem desenvolver apetite deficiente, sinal também relatado em cães hipotireóideos. Letargia profunda e obnubilação mental desenvolvem-se em alguns gatos. Outros gatos, especialmente filhotes com hipotireoidismo congênito, podem manifestar constipação intestinal intensa como queixa primária.

Hipotireoidismo de início adulto (espontâneo) e iatrogênico

Os principais sinais clínicos de hipotireoidismo em gatos adultos são letargia progressiva, obnubilação, diminuição do apetite e alterações dermatológicas.[22,39,87,101] Ganho de peso, hipotermia e bradicardia são menos comuns (Tabela 24.7).

Os sinais dermatológicos comuns são seborreia seca não pruriginosa; pelo seco e sem brilho; e emaranhado de pelo nas costas, por causa da falta de autolimpeza. O pelo

Tabela 24.7 Características clínicas de hipotireoidismo iatrogênico, congênito e de início adulto (espontâneo) em gatos.

	Iatrogênico	Congênito	Início adulto
Letargia	+	+++	++
Sinais dermatológicos	+	+	++
Ganho de peso ou obesidade	++	+	+
Falta de apetite	+	+	++
Constipação intestinal	+	+++	+
Bócio	– ou +	– ou +++	–
Nanismo desproporcional	–	+	–
Fechamento tardio das placas de crescimento	–	+	–

(+) Presente; (–) ausente.

é facilmente retirado e cresce mal após a tosa. Alguns gatos desenvolvem alopecia dos pavilhões auriculares. Um gato com hipotireoidismo espontâneo desenvolveu mixedema. Embora possa ocorrer desenvolvimento de obesidade, este não é um sinal consistente. Os gatos que, de fato, se tornam obesos em geral apresentam hipotireoidismo iatrogênico.[22,87,101]

Hipotireoidismo congênito

Os hormônios tireóideos influenciam a função de todos os órgãos e são essenciais para crescimento, amadurecimento esquelético e desenvolvimento cerebral normais. Desse modo, o hipotireoidismo congênito caracteriza-se por nanismo desproporcional e anormalidades neurológicas (ver Tabela 24.7).* Os gatinhos hipotireóideos desenvolvem muitos sinais semelhantes aos observados em gatos adultos.

Os sinais clínicos de hipotireoidismo congênito variam em gravidade, dependendo da natureza da anomalia. Filhotes não tratados, gravemente acometidos, raramente sobrevivem além de 16 semanas de vida.[122] Ao nascimento, em geral os gatinhos mostram-se normais, porém exibem atraso do crescimento com 4 a 6 semanas de vida. Esses filhotes quase sempre desenvolvem sinais de nanismo desproporcional, que se caracteriza por cabeça grande e larga e pescoço e membros curtos, ao longo dos poucos meses seguintes.

A maioria dos gatinhos hipotireóideos apresenta letargia e obnubilação mental intensas, em parte porque o cérebro não se desenvolve apropriadamente. Se não tratados, os bebês humanos com hipotireoidismo congênito podem desenvolver retardamento mental. Da mesma maneira, alguns desses filhotes hipotireóideos felinos são definitivamente deficientes mentais.

Ao exame físico, o veterinário pode detectar hipotermia, bradicardia ou bócio palpável (com disormonogênese da tireoide).* Muitos filhotes felinos sofrem episódios recorrentes graves de constipação intestinal. Em geral, existe pelo sobre todo o corpo, mas consiste, principalmente, nos de subcobertura com pelos primários dispersos pelo corpo. Diferentemente de gatos adultos com hipotireoidismo iatrogênico, os gatinhos hipotireóideos em geral não são obesos. Podem exibir perda de peso, particularmente se constipados. A erupção dos dentes permanentes pode ser tardia.

A sobrevida dos filhotes hipotireóideos não tratados varia. Muitos deles, acometidos, morrem sem diagnóstico como parte da síndrome "gatinho que definha". Contudo, outros filhotes com graus mais brandos de hipotireoidismo com bócio apresentam sinais clínicos que sofrem resolução parcialmente conforme crescem até a vida adulta.[52] Acredita-se que o bócio em crescimento compense a função tireóidea deficiente, a fim de alcançar o estado eutireóideo.

Como diagnosticar hipotireoidismo

O diagnóstico do hipotireoidismo felino pode ser um desafio, independentemente de sua etiologia. O diagnóstico presuntivo tem por base sua associação de histórico, sinais clínicos, achados ao exame físico e exames laboratoriais de rotina. O veterinário pode confirmar o diagnóstico usando teste para a função da tireoide ou por meio de técnicas de imagem da tireoide.

O diagnóstico do hipotireoidismo iatrogênico em gatos tem início com a determinação de o gato ter histórico de tratamento para hipertireoidismo, em especial radioiodo ou tireoidectomia cirúrgica. Contudo, diversos fatores podem tornar difícil a confirmação do diagnóstico de hipotireoidismo. Primeiramente, a ocorrência concomitante de outra doença (p. ex., doença renal crônica) nesses gatos de meia-idade a geriátricos é comum. Essas doenças concomitantes podem resultar em síndrome da doença eutireóidea, que se caracteriza por concentrações séricas falsamente baixas de hormônio da tireoide. Em segundo lugar, o clínico veterinário deverá ter a expectativa de ganho de peso e diminuição do nível de atividade após o tratamento com êxito de um gato com hipertireoidismo. Consequentemente, os sinais clínicos de hipotireoidismo iatrogênico e o retorno esperado ao estado eutireóideo podem se sobrepor. Finalmente, muitos gatos desenvolvem diminuição transitória acentuada da T_4 total no primeiro mês de terapia com iodo I^{131}. Esse estado hipotireóideo transitório é sucedido pelo retorno ao eutireoidismo ao longo dos 3 a 6 meses seguintes, conforme o tecido tireóideo normal remanescente recupera-se e começa a funcionar novamente.[92]

Para a maioria dos gatos, aconselha-se aos veterinários aguardarem 3 meses antes de fechar o diagnóstico definitivo de hipotireoidismo iatrogênico após tratamento com iodo I^{131}, especialmente se o animal não estiver manifestando as características clínicas de hipotireoidismo. Entretanto, o veterinário deve diagnosticar ou descartar o hipo-

*Referências 3, 21, 52, 101, 103, 115, 121, 122, 125, 128.

*Referências 3, 21, 52, 101, 103, 115, 121, 122, 125, 128.

tireoidismo tão logo quanto possível em gatos com doença renal. Isso porque o hipotireoidismo, o tratamento para hipertireoidismo e a doença renal crônica podem baixar a taxa de filtração glomerular (TFG).[25,83] O efeito associado desses três fatores pode provocar azotemia grave ou, até mesmo, insuficiência renal total. Tratar o hipotireoidismo pode elevar a TFG a condição aceitável.[35]

Hematologia, painel bioquímico e urinálise de rotina

A razão mais importante para realizar o painel de rotina em todos os gatos com suspeita de hipotireoidismo consiste em doença não tireóidea. Em gatos adultos com hipotireoidismo (tanto espontâneo quanto iatrogênico), anemia normocítica normocrômica branda e hipercolesterolemia são os achados laboratoriais de rotina mais comuns. Infelizmente, essas alterações são inconsistentes, especialmente em gatinhos com hipotireoidismo congênito.

Concentração sérica de tiroxina

Por definição, os gatos com hipotireoidismo apresentam secreção deficiente de hormônio da tireoide. Consequentemente, encontrar concentração sérica baixa de T_4 é fundamental para o diagnóstico de hipotireoidismo felino. A concentração normal de T_4 praticamente exclui o hipotireoidismo.

Embora importante, apenas a concentração de T_4 subnormal não é definitiva. A concentração sérica de T_4 também pode estar baixa em gatos com doença não tireóidea, como DM, doença hepática, doença renal e neoplasia sistêmica.[86,95] Em geral, a gravidade da doença correlaciona-se de modo inverso à concentração sérica de T_4 (ou seja, quanto mais enfermo o gato, menor a concentração de T_4 sérica). Como diversas doenças e outros fatores podem falsamente reduzir a concentração sérica de T_4 em gatos, o veterinário primeiro deve descartar doença não tireóidea antes de considerar o diagnóstico de hipotireoidismo.

Os gatos com suspeita de hipotireoidismo e concentração baixa de T_4 ainda precisam ser submetidos a outros exames antes de o veterinário poder fechar o diagnóstico definitivo. Outros testes, como a T_4 livre sérica (FT_4), a concentração de TSH canino (cTSH), o teste de estimulação de TSH recombinante humano (rhTSH), ou a cintilografia da tireoide, estão indicados para confirmar a doença.

Concentração sérica de tiroxina livre | FT_4

A T_4 livre (FT_4) é a fração não ligada à proteína de T_4 circulante que consegue penetrar nas células, produzindo o efeito biológico do hormônio da tireoide e regulando o mecanismo de retroalimentação hipofisário. A FT_4 contribui com menos de 1% da T_4 circulante. Como apenas a T_4 é biologicamente ativa, medir T_4 livre é um teste mais sensível do diagnóstico de hipotireoidismo. Além disso, a doença não tireóidea influencia a FT_4 menos que a T_4 total.[86] Assim, a FT_4 é melhor para distinguir um gato eutireóideo com doença não tireóidea de um gato hipotireóideo. Contudo, apenas os testes de FT_4 que usam diálise de equilíbrio mostram-se confiáveis, e a maioria dos laboratórios comerciais afere FT_4 por métodos análogos inferiores.

Embora medir a concentração de FT_4 por diálise de equilíbrio seja um teste padrão individual mais preciso que a concentração total de T_4, a FT_4 está longe de ser perfeita para confirmar hipotireoidismo felino por três motivos. Primeiro, doença não tireóidea de moderada a grave pode falsamente reduzir a concentração de FT_4, embora em grau menor do que o encontrado com T_4 total.[86] Em segundo lugar, até 15% dos gatos com doença não tireóidea desenvolvem concentração falsamente elevada de FT_4, confundindo ainda mais a interpretação.[72,86] Por fim, o teste é cerca de duas vezes mais dispendioso na maioria dos laboratórios comerciais do que a T4 total.

Concentrações séricas de hormônio tireoestimulante

Em cães com hipotireoidismo, a concentração sérica elevada de TSH confirma que a doença é primária (localizada no interior da tireoide). Ainda não existe um teste específico para TSH felino. Entretanto, o teste cTSH comercialmente disponível reage de forma cruzada com o TSH felino a ponto de possibilitar seu uso como teste diagnóstico para gatos hipotireóideos. Em um dos gatos adultos relatados com hipotireoidismo espontâneo, a concentração sérica de TSH estava elevada quando aferida com o teste cTSH.[7] Do mesmo modo, a maioria dos gatos com hipotireoidismo iatrogênico também desenvolve alta concentração sérica de TSH, conforme aferido pelo teste cTSH.[22,39]

Gatos normais e gatos com doença não tireóidea, em geral, mantêm valores normais para TSH sérico. Assim, o achado de T_4 total ou FT_4 baixa associada a concentração alta de TSH melhora muito a sensibilidade diagnóstica para hipotireoidismo.

Teste da estimulação do hormônio tireoestimulante

O teste de estimulação do TSH proporciona informações importantes para o diagnóstico de hipotireoidismo, pois verifica diretamente a reserva secretória da tireoide. Em gatos normais, a administração de TSH exógeno produz elevação consistente na concentração sérica total de T_4. Por outro lado, gatos hipotireóideos mostram pouca ou nenhuma elevação nas concentrações séricas totais basais baixas de T_4 após estimulação com TSH.[22,39,87] Assim como em cães com hipotireoidismo, o teste de estimulação de TSH mostra-se um meio eficaz e não invasivo de confirmar o diagnóstico em gatos eutireóideos.

Antigamente, o TSH bovino era o preparado de escolha para o teste de estimulação de TSH em gatos. Contudo, não existe mais TSH bovino. Recentemente, um preparado de TSH humano recombinante (rhTSH) foi validado para teste de estimulação de TSH em gatos.[116,139] O protocolo do teste envolve coletar amostras para concentração sérica total de T_4 antes e 6 h após a administração intravenosa de 25 a 200 µg de rhTSH. Administrar rhTSH a gatos clinicamente normais, em geral, aumenta a concentração total basal de T_4 no mínimo em duas vezes. São necessários mais estudos para validar o uso desse teste para o diagnóstico de hipotireoidismo felino, porém se espera que esses gatos tenham pouco ou nenhum aumento da T_4 sérica total.

A maior desvantagem desse teste é que o rhTSH é extremamente caro. O frasco de pó de rhTSH é reconstituído com água esterilizada (900 µg/frasco) e o TSH diluído pode ser separado em alíquotas dentro de frascos e estocado congelado para uso em cães e gatos. Congelar a menos 20°C mantém a atividade de rhTSH por até 12 semanas.[23] Infelizmente, é improvável que a maioria das clínicas realize o teste com frequência suficiente para utilizar todo o suprimento de rhTSH antes de perder o prazo de validade.

Radiologia

A radiografia pode ser um auxiliar útil no diagnóstico de hipotireoidismo felino congênito, pois o desenvolvimento esquelético retardado, particularmente a disgenesia epifisária das vértebras e ossos longos, são patognomônicos para a doença.[39]

Cintilografia da tireoide

A cintilografia da tireoide (escaneamento da tireoide por imagem nuclear) proporciona informações valiosas com relação tanto à anatomia da tireoide quanto à sua fisiologia, e pode desempenhar papel essencial no diagnóstico e no estadiamento de doença tireóidea em gatos.[56,101] A cintilografia da tireoide é considerada o padrão para o diagnóstico de hipertireoidismo brando em gatos. Embora a maioria dos veterinários diagnostique hipotireoidismo com testes séricos para a tireoide, o escaneamento da tireoide também é um teste valioso.

Para realizar a imagem da tireoide, administra-se por via subcutânea uma pequena dose de radionuclídeo (mais comumente, tecnécio-99m; Tc^{99m}). Os gatos são deitados sobre o abdome (incidência ventral) ou de lado (incidência lateral) 20 min depois, enquanto uma câmara gama adquire a imagem da tireoide.

Em gatos normais, a tireoide mostra-se como duas áreas focais (ovoides) bem definidas de acúmulo de radionuclídeos na região cervical cranial a média. Os dois lobos da tireoide são simétricos no tamanho e na forma e localizam-se lado a lado. A atividade na tireoide anormal aproxima-se bastante da atividade nas glândulas salivares, com o índice de brilho esperado de 1:1.

A cintilografia da tireoide é considerada a melhor técnica de imagem para cães com suspeita de hipotireoidismo, porque consegue distinguir entre cães hipotireóideos e cães com concentração sérica falsamente baixa de hormônio da tireoide. Em cães hipotireóideos, a imagem da tireoide quase sempre revela diminuição ou até mesmo ausência de captação de radionuclídeos (a tireoide não é visível no escaneamento). Por outro lado, cães com concentração sérica falsamente reduzida de hormônio tireóideo, secundária a doença ou a terapia medicamentosa, apresentarão imagem normal da tireoide.

A cintilografia da tireoide também é um instrumento poderoso para o diagnóstico de gatos adultos hipotireóideos (tanto espontâneos quanto iatrogênicos). Assim como em cães hipotireóideos, a imagem da tireoide revela captação mínima a nula do radionuclídeo.[7]

Embora tenham sido realizados poucos estudos, o escaneamento da tireoide também se mostra útil para filhotes com hipotireoidismo congênito, pois consegue diferenciar entre disgenesia da tireoide e disormonogênese da tireoide. Um gatinho com disgenesia da tireoide irá se mostrar semelhante a um gato ou cão adulto hipotireóideo – a tireoide deverá estar escurecida ou não visível. Por outro lado, um filhote felino com disormonogênese da tireoide apresentará captação normal a aumentada do radionuclídeo.[103] Além disso, o escaneamento da tireoide com radioiodo (I^{131}) pode ajudar a revelar o mecanismo da disormonogênese. Por exemplo, um teste de eliminação de perclorato pode revelar um defeito na organificação do iodo.[52,115]

Como tratar o hipotireoidismo

O tratamento recomendado para hipotireoidismo felino consiste em L-T$_4$, sob a dose inicial de 10 a 20 µg/kg/dia ou 100 µg/gato diariamente. Essa dose é ajustada conforme necessário com base na resposta clínica do gato e na concentração sérica total de T$_4$ após o comprimido. Com o tratamento apropriado, espera-se que os sinais clínicos de hipotireoidismo sofram resolução completa nos gatos adultos. Por outro lado, os filhotes têm resposta mais variável ao tratamento. Seu prognóstico depende da gravidade e da extensão de tempo em que o distúrbio ficou sem tratamento.

Referências bibliográficas

1. Adams WH, Daniel GB, Legendre AM et al: Changes in renal function in cats following treatment of hyperthyroidism using 131I, *Vet Radiol Ultrasound* 38:231, 1997.
2. Archer FJ, Taylor SM: Alkaline phosphatase bone isoenzyme and osteocalcin in the serum of hyperthyroid cats, *Can Vet J* 37:735, 1996.
3. Arnold U, Opitz M, Grosser I et al: Goitrous hypothyroidism and dwarfism in a kitten, *J Am Anim Hosp Assoc* 20:753, 1984.
4. Barber PJ, Elliott J: Study of calcium homeostasis in feline hyperthyroidism, *J Small Anim Pract* 37:575, 1996.
5. Becker TJ, Graves TK, Kruger JM et al: Effects of methimazole on renal function in cats with hyperthyroidism, *J Am Anim Hosp Assoc* 36:215, 2000.
6. Birchard SJ, Peterson ME, Jacobson A: Surgical treatment of feline hyperthyroidism: results of 85 cases, *J Am Anim Hosp Assoc* 20:705, 1984.
7. Blois SL, Abrams-Ogg AC, Mitchell C et al: Use of thyroid scintigraphy and pituitary immunohistochemistry in the diagnosis of spontaneous hypothyroidism in a mature cat, *J Feline Med Surg* 12:156, 2010.
8. Boag AK, Neiger R, Slater L et al: Changes in the glomerular filtration rate of 27 cats with hyperthyroidism after treatment with radioactive iodine, *Vet Rec* 161:711, 2007.
9. Bond BR, Fox PR, Peterson ME et al: Echocardiographic findings in 103 cats with hyperthyroidism, *J Am Vet Med Assoc* 192:1546, 1988.
10. Bonnema SJ, Bennedbaek FN, Veje A et al: Continuous methimazole therapy and its effect on the cure rate of hyperthyroidism using radioactive iodine: an evaluation by a randomized trial, *J Clin Endocrinol Metab* 91:2946, 2006.
11. Broome MR: Thyroid scintigraphy in hyperthyroidism, *Clin Tech Small Anim Pract* 21:10, 2006.
12. Broome MR, Hays MT, Turrel JM: Peripheral metabolism of thyroid hormones and iodide in healthy and hyperthyroid cats, *Am J Vet Res* 48:1286, 1987.
13. Broussard JD, Peterson ME, Fox PR: Changes in clinical and laboratory findings in cats with hyperthyroidism from 1983 to 1993, *J Am Vet Med Assoc* 206:302, 1995.

14. Bucknell DG: Feline hyperthyroidism: spectrum of clinical presentations and response to carbimazole therapy, *Aust Vet J* 78:462, 2000.

15. Buijtels JJ, Kurvers IA, Galac S et al: [Transdermal carbimazole for the treatment of feline hyperthyroidism], *Tijdschr Diergeneeskd* 131:478, 2006.

16. Carpenter JL, Andrews LK, Holzworth J: Tumors and tumor-like lesions. In Holzworth J, editor: *Diseases of the cat: medicine and surgery*, Philadelphia, 1987, Saunders, p 406.

17. Chaitman J, Hess R, Senz R et al: Thyroid adenomatous hyperplasia in euthyroid cats [abstract], *J Vet Intern Med* 13:242, 1999.

18. Chun R, Garrett LD, Sargeant J et al: Predictors of response to radioiodine therapy in hyperthyroid cats, *Vet Radiol Ultrasound* 43:587, 2002.

19. Clark ST, Meier H: A Clinico-pathological study of thyroid disease in the dog and cat, *Zentralbl Veterinarmed* 5:17, 1958.

20. Court M, Freeman L: Identification and concentration of soy isoflavones in commercial cat foods, *Am J Vet Res* 63:181, 2002.

21. Crowe A: Congenital hypothyroidism in a cat, *Can Vet J* 45:168, 2004.

22. Daminet S: Feline hypothyroidism. In Mooney CT, Peterson ME, editors: *BSAVA manual of canine and feline endocrinology*, ed 4, Shurdington, Cheltenham, 2011, British Small Animal Veterinary Association (in press).

23. Daminet S, Fifle L, Paradis M et al: Use of recombinant human thyroid-stimulating hormone for thyrotropin stimulation test in healthy, hypothyroid and euthyroid sick dogs, *Can Vet J* 48:1273, 2007.

24. De Wet CS, Mooney CT, Thompson PN et al: Prevalence of and risk factors for feline hyperthyroidism in Hong Kong, *J Feline Med Surg* 11:315, 2009.

25. DiBartola SP, Broome MR, Stein BS et al: Effect of treatment of hyperthyroidism on renal function in cats, *J Am Vet Med Assoc* 208:875, 1996.

26. Dye JA, Venier M, Zhu L et al: Elevated PBDE levels in pet cats: sentinels for humans? *Environ Sci Technol*, 2007.

26a. Edinboro CH, Scott-Moncrieff JC, Glickman LT: Review of iodine recommendations for commercial cat foods and potential impacts of proposed changes, *Thyroid* 14:722, 2004.

26b. Edinboro CH, Scott-Moncrieff JC, Glickman LT: Feline hyperthyroidism: potential relationship with iodine supplement requirements of commercial cat foods, *J Feline Med Surg* 12:672, 2010.

27. Edinboro C, Scott-Moncrieff J, Janovitz E et al: Epidemiologic study of relationships between consumption of commercial canned food and risk of hyperthyroidism in cats, *J Amer Vet Med Assoc* 224:879, 2004.

28. Ferguson DC, Freeman R: Goiter in apparently euthyroid cats. In August JR, editor: *Consultations in feline internal medicine*, ed 5, St Louis, 2006, Elsevier Saunders, p 207.

29. Ferguson DC, Hoenig M, Kaptein EM et al: Comments regarding "subclinical hyperthyroidism in cats: a spontaneous model of subclinical toxic nodular goiter in humans?" *Thyroid* 18:1339, 2008.

30. Fischetti AJ, Drost WT, DiBartola SP et al: Effects of methimazole on thyroid gland uptake of 99mTc-Pertechnate in 19 hyperthyroid cats, *Vet Radiol Ultrasound* 46:267, 2005.

31. Flanders J: Surgical options for the treatment of hyperthyroidism in the cat, *J Fel Med Surg* 1:127, 1999.

32. Flanders JA, Harvey HJ, Erb HN: Feline thyroidectomy: a comparison of postoperative hypocalcemia associated with three different surgical techniques, *Vet Surg* 16:362, 1987.

33. Foster DJ, Thoday KL: Tissue sources of serum alkaline phosphatase in 34 hyperthyroid cats: a qualitative and quantitative study, *Res Vet Sci* 68:89, 2000.

34. Fox P, Peterson M, Broussard J: Electrocardiographic and radiographic changes in cats with hyperthyroidism: comparison of populations evaluated during 1992-1993 vs. 1979-1982, *J Am Anim Hosp Assoc* 35:27, 1998.

35. Gommeren K, van Hoek I, Lefebvre HP et al: Effect of thyroxine supplementation on glomerular filtration rate in hypothyroid dogs, *J Vet Intern Med* 23:844, 2009.

36. Graham PA, Refsal KR, Nachreiner RF et al: The measurement of feline thyrotropin (TSH) using a commercial canine immunoradiometric assay [abstract], *J Vet Intern Med* 14:342, 2000.

37. Graves TK: Hyperthyroidism and the kidneys. In August JR, editor: *Consultations in feline internal medicine*, ed 6, St Louis, 2009, Saunders Elsevier, p 184.

38. Graves TK, Olivier NB, Nachreiner RF et al: Changes in renal function associated with treatment of hyperthyroidism in cats, *Am J Vet Res* 55:1745, 1994.

39. Greco DS: Diagnosis of congenital and adult-onset hypothyroidism in cats, *Clin Tech Small Anim Pract* 21:40, 2006.

40. Guptill L, Scott-Moncrieff CR, Janovitz EB et al: Response to high-dose radioactive iodine administration in cats with thyroid carcinoma that had previously undergone surgery, *J Am Vet Med Assoc* 207:1055, 1995.

41. Hammer K, Holt D, Ward C: Altered expression of G proteins in thyroid gland adenomas obtained from hyperthyroid cats, *Am J Vet Res* 61:874, 2000.

42. Handkiewicz-Junak D, Wloch J, Roskosz J et al: Total thyroidectomy and adjuvant radioiodine treatment independently decrease locoregional recurrence risk in childhood and adolescent differentiated thyroid cancer, *J Nucl Med* 48:879, 2007.

43. Harvey AM, Hibbert A, Barrett EL et al: Scintigraphic findings in 120 hyperthyroid cats, *J Feline Med Surg* 11:96, 2009.

44. Hays MT, Broome MR, Turrel JM: A multicompartmental model for iodide, thyroxine, and triiodothyronine metabolism in normal and spontaneously hyperthyroid cats, *Endocrinology* 122:2444, 1988.

45. Hibbert A, Gruffydd-Jones T, Barrett EL et al: Feline thyroid carcinoma: diagnosis and response to high-dose radioactive iodine treatment, *J Feline Med Surg* 11:116, 2009.

46. Hoenig M, Ferguson DC: Impairment of glucose tolerance in hyperthyroid cats, *J Endocrinol* 121:249, 1989.

47. Hoenig M, Goldschmidt MH, Ferguson DC et al: Toxic nodular goitre in the cat, *J Small Anim Pract* 23:1, 1982.

48. Hoffman G, Marks S, Taboada J et al: Transdermal methimazole treatment in cats with hyperthyroidism, *J Fel Med Surg* 5:77, 2003.

49. Hoffman S, Yoder A, Trepanier L: Bioavailability of transdermal methimazole in a pluronic lecithin organogel (PLO) in healthy cats, *J Vet Pharmacol Ther* 25:189, 2002.

50. Holzer S, Reiners C, Mann K et al: Patterns of care for patients with primary differentiated carcinoma of the thyroid gland treated in Germany during 1996. U.S. and German Thyroid Cancer Group, *Cancer* 89:192, 2000.

51. Hundahl SA, Cady B, Cunningham MP et al: Initial results from a prospective cohort study of 5583 cases of thyroid carcinoma treated in the united states during 1996. U.S. and German Thyroid Cancer Study Group. An American College of Surgeons Commission on Cancer Patient Care Evaluation study, *Cancer* 89:202, 2000.

52. Jones BR, Gruffydd-Jones TJ, Sparkes AH et al: Preliminary studies on congenital hypothyroidism in a family of Abyssinian cats, *Vet Rec* 131:145, 1992.

52a. Kalinyak JE, McDougall IR: Whole-body scanning with radionuclides of iodine, and the controversy of 'thyroid stunning, *Nucl Med Commun* 25:883, 2004.

53. Kass PH, Peterson ME, Levy J et al: Evaluation of environmental, nutritional, and host factors in cats with hyperthyroidism, *J Vet Intern Med* 13:323, 1999.

54. Kemppainen RJ, Birchfield JR: Measurement of total thyroxine concentration in serum from dogs and cats by use of various methods, *Am J Vet Res* 67:259, 2006.

55. Reference deleted in pages.

56. Kintzer PP, Peterson ME: Nuclear medicine of the thyroid gland. Scintigraphy and radioiodine therapy, *Vet Clin North Am Small Anim Pract* 24:587, 1994.

57. Kirby R, Scase T, Wakeling J et al: Adenomatous hyperplasia of the thyroid gland is related to TSH concentration in cats, *J Vet Intern Med* 20:1522, 2006.

58. Kobayashi DL, Peterson ME, Graves TK et al: Hypertension in cats with chronic renal failure or hyperthyroidism, *J Vet Intern Med* 4:58, 1990.

59. Kraft W, Buchler F: Hyperthyroidism: incidence in the cat., *Tierarztl Prax KH* 27:386, 1999.

60. Lapointe C, Bélanger MC, Dunn M et al: N-Acetyl-β-d-glucosaminidase index as an early biomarker for chronic kidney disease in cats with hyperthyroidism, *J Vet Intern Med* 22:1103, 2008.

60a. Laurberg P, Pedersen KM, Vestergaard H et al: High incidence of multinodular toxic goitre in the elderly population in a low iodine intake area vs. high incidence of Graves' disease in the young in a high iodine intake area: comparative surveys of thyrotoxicosis epidemiology in East-Jutland Denmark and Iceland, *J Intern Med* 229:415, 1991.

61. Leav I, Schiller AL, Rijnberk A et al: Adenomas and carcinomas of the canine and feline thyroid, *Am J Pathol* 83:61, 1976.

62. Lucke VM: A histological study of thyroid abnormalities in the domestic cat, *J Small Anim Prac* 5:351, 1964.

63. Lurye JC: Update on treatment of hyperthyroidism. In August JR, editor: *Consultations in feline internal medicine*, ed 5, St Louis, 2006, Elsevier Saunders, p 199.

64. Lurye JC, Behrend EN, Kemppainen RJ: Evaluation of an in-house enzyme-linked immunosorbent assay for quantitative measurement of serum total thyroxine concentration in dogs and cats, *J Am Vet Med Assoc* 221:243, 2002.

65. Martin KM, Rossing MA, Ryland LM et al: Evaluation of dietary and environmental risk factors for hyperthyroidism in cats, *J Am Vet Med Assoc* 217:853, 2000.

66. Mayer-Roenne B, Goldstein RE, Erb HN: Urinary tract infections in cats with hyperthyroidism, diabetes mellitus and chronic kidney disease, *J Feline Med Surg* 9:124, 2007.

67. McLoughlin MA, DiBartola SP, Birchard SJ et al: Influence of systemic nonthyroidal illness on serum concentration of thyroxine in hyperthyroid cats, *J Am Anim Hosp Assoc* 29:227, 1993.

67a. Melendez LM, Yamka RM, Burris PA: Titration of dietary iodine for maintaining serum thyroxine concentrations in hyperthyroid cats [abstract], *J Vet Intern Med* 25:683, 2011.

67b. Melendez LM, Yamka RM, Forrester SD et al: Titration of dietary iodine for reducing serum thyroxine concentrations in newly diagnosed hyperthyroid cats [abstract], *J Vet Intern Med* 25:683, 2011.

68. Mellanby RJ, Jeffery ND, Gopal MS et al: Secondary hypothyroidism following head trauma in a cat, *J Feline Med Surg* 7:135, 2005.

69. Milner R, Channell C, Levy J et al: Survival times for cats with hyperthyroidism treated with iodine 131, methimazole, or both: 167 cases (1996-2003), *J Am Vet Med Assoc* 228:559, 2006.

70. Miyamoto T, Miyata I, Kurobane K et al: Prevalence of feline hyperthyroidism in Osaka and the Chugoku Region, *J Jpn Vet Med Assoc* 55:289, 2002.

71. Mooney CT: Radioactive iodine therapy for feline hyperthyroidism: efficacy and administration routes, *J Small Anim Pract* 35:289, 1994.

72. Mooney CT, Little CJL, Macrae AW: Effect of illness not associated with the thyroid gland on serum total and free thyroxine concentrations in cats, *J Am Vet Med Assoc* 208:2004, 1996.

73. Mooney CT, Thoday KL, Doxey DL: Carbimazole therapy of feline hyperthyroidism, *J Small Anim Pract* 33:228, 1992.

74. Naan EC, Kirpensteijn J, Kooistra HS et al: Results of thyroidectomy in 101 cats with hyperthyroidism, *Vet Surg* 35:287, 2006.

75. Nieckarz JA, Daniel GB: The effect of methimazole on thyroid uptake of pertechnetate and radioiodine in normal cats, *Vet Radiol Ultrasound* 42:448, 2001.

76. Norsworthy G, Adams V, McElhaney M et al: Palpable thyroid and parathyroid nodules in asymptomatic cats, *J Fel Med Surg* 4:145, 2002.

77. Norsworthy G, Adams V, McElhaney M et al: Relationship between semi-quantitative thyroid gland palpation and total thyroxine concentration in cats with an without hyperadrenocorticism, *J Fel Med Surg* 4:139, 2002.

78. Nykamp SG, Dykes NL, Zarfoss MK et al: Association of the risk of development of hypothyroidism after iodine 131 treatment with the pretreatment pattern of sodium pertechnetate Tc 99m uptake in the thyroid gland in cats with hyperthyroidism: 165 cases (1990-2002), *J Am Vet Med Assoc* 226:1671, 2005.

79. Olczak J, Jones BR, Pfeiffer DU et al: Multivariate analysis of risk factors for feline hyperthyroidism in New Zealand, *N Z Vet J* 53:53, 2005.

80. Padgett SL, Tobias KM, Leathers CW et al: Efficacy of parathyroid gland autotransplantation in maintaining serum calcium concentrations after bilateral thyroparathyroidectomy in cats, *J Am Vet Med Assoc* 34:219, 1998.

81. Paepe D, Smets P, van Hoek I et al: Within- and between-examiner agreement for two thyroid palpation techniques in healthy and hyperthyroid cats, *J Feline Med Surg* 10:558, 2008.

82. Page RB, Scrivani PV, Dykes NL et al: Accuracy of increased thyroid activity during pertechnetate scintigraphy by subcutaneous injection for diagnosing hyperthyroidism in cats, *Vet Radiol Ultrasound* 47:206, 2006.

83. Panciera DL, Lefebvre HP: Effect of experimental hypothyroidism on glomerular filtration rate and plasma creatinine concentration in dogs, *J Vet Intern Med* 23:1045, 2009.

84. Peter HJ, Gerber H, Studer H et al: Autonomy of growth and of iodine metabolism in hyperthyroid feline goiters transplanted onto nude mice, *J Clin Invest* 80:491, 1987.

85. Peterson M, DeMarco D, Sheldon K: Total thyroxine testing: comparison of an in-house test-kit with radioimmuno and chemiluminescent assays, *J Vet Intern Med* 17:396, 2003.

86. Peterson M, Melian C, Nichols R: Measurement of serum concentrations of free thyroxine, total thyroxine, and total triiodothyronine in cats with hyperthyroidism and cats with nonthyroidal disease, *J Am Anim Hosp Assoc* 218:529, 2001.

87. Peterson ME: Feline hypothyroidism In Kirk RW, Bonagura JD, editors: *Current veterinary therapy X*, Philadelphia, 1989, Saunders, p 1000.

88. Peterson ME: Diagnostic tests for hyperthyroidism in cats, *Clin Tech Small Anim Pract* 21:2, 2006.

89. Peterson ME: Radioiodine treatment of hyperthyroidism, *Clin Tech Small Anim Pract* 21:34, 2006.

90. Peterson ME, Aucoin DP: Comparison of the disposition of carbimazole and methimazole in clinically normal cats, *Res Vet Sci* 54:351, 1993.

91. Peterson ME, Becker DV: Radionuclide thyroid imaging in 135 cats with hyperthyroidism, *Vet Radiol Ultrasound* 25:23, 1984.

92. Peterson ME, Becker DV: Radioiodine treatment of 524 cats with hyperthyroidism, *J Am Vet Med Assoc* 207:1422, 1995.

93. Peterson ME, Becker DV, Hurley JR. Spontaneous hyperthyroidism in the cat [abstract], In *Proceedings of the American College of Veterinary Internal Medicine* Seattle, 1979, p 108.

94. Peterson ME, Broussard JD, Gamble DA: Use of the thyrotropin releasing hormone stimulation test to diagnose mild hyperthyroidism in cats, *J Vet Intern Med* 8:279, 1994.

95. Peterson ME, Gamble DA: Effect of nonthyroidal illness on serum thyroxine concentrations in cats: 494 cases (1988), *J Am Vet Med Assoc* 197:1203, 1990.

96. Peterson ME, Graves TK, Cavanagh I: Serum thyroid hormone concentrations fluctuate in cats with hyperthyroidism, *J Vet Intern Med* 1:142, 1987.

97. Peterson ME, Graves TK, Gamble DA: Triiodothyronine (T_3) suppression test, *J Vet Intern Med* 4:233, 1990.

98. Peterson ME, Kintzer PP, Cavanagh PG et al: Feline hyperthyroidism: pretreatment clinical and laboratory evaluation of 131 cases, *J Am Vet Med Assoc* 183:103, 1983.

99. Peterson ME, Kintzer PP, Hurvitz AI: Methimazole treatment of 262 cats with hyperthyroidism, *J Vet Intern Med* 2:150, 1988.

100. Peterson ME, Melian C, Nichols R: Measurement of serum concentrations of free thyroxine, total thyroxine, and total triiodothyronine in cats with hyperthyroidism and cats with nonthyroidal disease, *J Am Vet Med Assoc* 218:529, 2001.

101. Peterson ME, Randolph JF, Mooney CT: Endocrine diseases. In Sherding RG, editor: *The cat: diseases and clinical management*, ed 2, New York, 1994, Churchill Livingstone, p 1403.

102. Peterson ME, Ward CR: Etiopathologic findings of hyperthyroidism in cats, *Vet Clin North Am Small Anim Pract* 37:633, 2007.

103. Quante S, Fracassi F, Gorgas D et al: Congenital hypothyroidism in a kitten resulting in decreased IGF-I concentration and abnormal liver function tests, *J Feline Med Surg* 12:487, 2010.

104. Radcliffe CE: Observations on the relationship of the thyroid to the polyuria of experimental diabetes insipidus, *Endocrinology* 32:415, 1943.

105. Rand JS, Levine J, Best SJ et al: Spontaneous adult-onset hypothyroidism in a cat, *J Vet Intern Med* 7:272, 1993.

106. Rayalam S, Eizenstat LD, Davis RR et al: Expression and purification of feline thyrotropin (fTSH): immunological detection and bioactivity of heterodimeric and yoked glycoproteins, *Domest Anim Endocrinol* 30:185, 2006.

107. Reimers TJ, Cowan RG, Davidson HP et al: Validation of radioimmunoassay for triiodothyronine, thyroxine, and hydrocortisone (cortisol) in canine, feline, and equine sera, *Am J Vet Res* 42:2016, 1981.

108. Riensche MR, Graves TK, Schaeffer DJ: An investigation of predictors of renal insufficiency following treatment of hyperthyroidism in cats, *J Feline Med Surg* 10:160, 2008.

109. Romatowski J: Questions incidence of posttreatment hypothyroidism in cats, *J Am Vet Med Assoc* 227:32, 2005.

110. Rutland BE, Nachreiner RF, Kruger JM: Optimal testing for thyroid hormone concentration after treatment with methimazole in healthy and hyperthyroid cats, *J Vet Intern Med* 23:1025, 2009.

111. Sartor L, Trepanier L, Knoll M et al: Efficacy and safety of transdermal methimazole in the treatment of cats with hyperthyroidism, *J Vet Intern Med* 18:651, 2004.

112. Sassnau R: Epidemiological investigation on the prevalence of feline hyperthyroidism in an urban population in Germany, *Tierarztl Prax K H* 34:450, 2006.

113. Scarlett JM, Moise NS, Rayl J: Feline hyperthyroidism: a descriptive and case control study, *Prev Vet Med* 7:295, 1988.

114. Singh A, Jiang Y, White T et al: Validation of nonradioactive chemiluminescent immunoassay methods for the analysis of thyroxine and cortisol in blood samples obtained from dogs, cats, and horses, *J Vet Diagn Invest* 9:261, 1997.

115. Sjollema BE, den Hartog MT, de Vijlder JJ et al: Congenital hypothyroidism in two cats due to defective organification: data suggesting loosely anchored thyroperoxidase, *Acta Endocrinol (Copenh)* 125:435, 1991.

115a. Stanbury JB, Ermans AE, P Bourdoux P et al: Iodine-induced hyperthyroidism: occurrence and epidemiology, *Thyroid* 8:83, 1998.

116. Stegeman JR, Graham PA, Hauptman JG: Use of recombinant human thyroid-stimulating hormone for thyrotropin-stimulation testing of euthyroid cats, *Am J Vet Res* 64:149, 2003.

117. Stepien RL, Rapoport GS et al: Effect of measurement method on blood pressure findings in cats before and after therapy for hyperthyroidism [abstract], *J Vet Intern Med* 17:754, 2003.

118. Stiles J, Polzin DJ, Bistner SI: The prevalence of retinopathy in cats with systemic hypertension and chronic renal failure or hyperthyroidism, *J Am Anim Hosp Assoc* 30:564, 1994.

119. Syme HM: Cardiovascular and renal manifestations of hyperthyroidism, *Vet Clin North Am Small Anim Pract* 37:723, 2007.

120. Syme HM, Elliott J: The prevalence of hypertension in hyperthyroid cats at diagnosis and following treatment [ECVIM abstract], *J Vet Intern Med* 17:754, 2003.

121. Szabo SD, Wells KL: What is your diagnosis? Congenital hypothyroidism, *J Am Vet Med Assoc* 230:29, 2007.

122. Tanase H, Kudo K, Horikoshi H et al: Inherited primary hypothyroidism with thyrotrophin resistance in Japanese cats, *J Endocrinol* 129:245, 1991.

123. Thoday KL, Mooney CT: Historical, clinical and laboratory features of 126 hyperthyroid cats, *Vet Rec* 131:257, 1992.

124. Thoday KL, Seth J, Elton RA: Radioimmunoassay of serum total thyroxine and triiodothyronine in healthy cats: assay methodology and effects of age, sex, breed, heredity and environment, *J Small Anim Pract* 25:457, 1984.

125. Tobias S, Labato MA: Identifying and managing feline congenital hypothyroidism., *Vet Med* 96:719, 2001.

126. Tomsa K, Glaus T, Kacl G et al: Thyrotropin-releasing hormone stimulation test to assess thyroid function in severely sick cats, *J Vet Intern Med* 15:89, 2001.

127. Tomsa K, Hardegger R, Glaus T et al: 99mTc-pertechnetate scintigraphy in hyperthyroid cats with normal serum thyroxine concentrations [abstract], *J Vet Intern Med* 15:299, 2001.

128. Traas AM, Abbott BL, French A et al: Congenital thyroid hypoplasia and seizures in 2 littermate kittens, *J Vet Intern Med* 22:1427, 2008.

129. Trepanier L, Hoffman S, Kroll M et al: Efficacy and safety of once versus twice daily administration of methimazole in cats with hyperthyroidism, *J Am Vet Med Assoc* 222:954, 2003.

130. Trepanier LA: Medical management of hyperthyroidism, *Clin Tech Small Anim Pract* 21:22, 2006.

131. Turrel JM, Feldman EC, Nelson RW et al: Thyroid carcinoma causing hyperthyroidism in cats: 14 cases (1981-1986), *J Am Vet Med Assoc* 193:359, 1988.

132. van der Woerdt A, Peterson ME: Prevalence of ocular abnormalities in cats with hyperthyroidism, *J Vet Intern Med* 14:202, 2000.

133. van Hoek I, Daminet S: Interactions between thyroid and kidney function in pathological conditions of these organ systems: a review, *Gen Comp Endocrinol* 160:205, 2009.

134. van Hoek I, Daminet S, Notebaert S et al: Immunoassay of urinary retinol binding protein as a putative renal marker in cats, *J Immunol Methods* 329:208, 2008.

135. van Hoek I, Lefebvre HP, Kooistra HS et al: Plasma clearance of exogenous creatinine, exo-iohexol, and endo-iohexol in hyperthyroid cats before and after treatment with radioiodine, *J Vet Intern Med* 22:879, 2008.

136. van Hoek I, Lefebvre HP, Peremans K et al: Short- and long-term follow-up of glomerular and tubular renal markers of kidney function in hyperthyroid cats after treatment with radioiodine, *Domest Anim Endocrinol* 36:45, 2009.

137. van Hoek I, Lefebvre HP, Peremans K et al: Short- and long-term follow-up of glomerular and tubular renal markers of kidney function in hyperthyroid cats after treatment with radioiodine, *Domest Anim Endocrinol* 36:45, 2009.

138. Van Hoek I, Meyer E, Duchateau L et al: Retinol-binding protein in serum and urine of hyperthyroid cats before and after treatment with radioiodine, *J Vet Intern Med* 23:1031, 2009.

139. van Hoek IM, Peremans K, Vandermeulen E et al: Effect of recombinant human thyroid stimulating hormone on serum thyroxin and thyroid scintigraphy in euthyroid cats, *J Feline Med Surg* 11:309, 2009.

140. Wakeling J, Elliott J, Petrie A et al: Urinary iodide concentration in hyperthyroid cats, *Am J Vet Res* 70:741, 2009.

141. Wakeling J, Elliott J, Syme H: Does subclinical hyperthyroidism exist in cats? *J Vet Intern Med* 20:726, 2006.

142. Wakeling J, Everard A, Brodbelt D et al: Risk factors for feline hyperthyroidism in the UK, *J Small Anim Pract* 50:406, 2009.

143. Wakeling J, Melian C, Font A et al: Evidence for differing incidences of feline hyperthyroidism in London UK and Spain [abstract], In *Congress Proceedings, 15th ECVIM-CA,* Glasgow, Scotland, 220, 2005.

144. Wakeling J, Moore K, Elliott J et al: Diagnosis of hyperthyroidism in cats with mild chronic kidney disease, *J Small Anim Pract* 49:287, 2008.

145. Wakeling J, Rob C, Elliott J et al: Survival of hyperthyroid cats is not affected by post-treatment azotaemia [abstract], *J Vet Intern Med* 20:1523, 2006.

146. Wakeling J, Smith K, Scase T et al: Subclinical hyperthyroidism in cats: a spontaneous model of subclinical toxic nodular goiter in humans? *Thyroid* 17:1201, 2007.

147. Welches CD, Scavelli TD, Matthieson DT et al: Occurrence of problems after three techniques of bilateral thyroidectomy in cats, *Vet Surg* 18:392, 1989.

148. White H, Freeman L, Mahony O et al: Effect of dietary soy on serum thyroid hormone concentrations in healthy adult cats, *Am J Vet Res* 65:586, 2004.

149. Williams T, Elliott J, Syme H: Association of iatrogenic hypothyroidism with azotemia and reduced survival time in cats treated for hyperthyroidism, *J Vet Intern Med* 24:1086, 2010.

150. Yu S, Wedekind KJ, Burris PA et al: Controlled level of dietary iodine normalizes serum total thyroxine in cats with naturally occurring hyperthyroidism [abstract], *J Vet Intern Med* 25:683, 2011

Distúrbios da Adrenal

Mark E. Peterson e Randolph M. Baral

Hiperadrenocorticismo

O hiperadrenocorticismo (síndrome de Cushing) é uma constelação de sinais clínicos decorrentes do excesso crônico de glicocorticoides.[14,17,41] O hiperadrenocorticismo pode ocorrer de modo natural como consequência do hiperfuncionamento primário da hipófise ou da adrenal ou pode ser iatrogênico subsequentemente à administração de glicocorticoides sintéticos. Doença de ocorrência natural, o hiperadrenocorticismo dependente da hipófise deve-se à secreção excessiva do hormônio adrenocorticotrófico (ACTH), a partir de um adenoma com origem na hipófise (parte distal ou parte intermediária), que induz hiperplasia adrenocortical bilateral.[14,29,30,41] Um adenoma unilateral ou um carcinoma do córtex adrenal secreta cortisol em excesso de modo autônomo, o que resulta na supressão da secreção de ACTH hipofisário e na atrofia do córtex adrenal contralateral.

Embora o hiperadrenocorticismo de ocorrência natural seja raro em gatos, tanto o hiperadrenocorticismo dependente da hipófise quanto os tumores da adrenal secretores de cortisol foram bem caracterizados.[14,17,30,41] Aproximadamente 75 a 80% dos gatos com hiperadrenocorticismo apresentam a forma dependente da hipófise do distúrbio; os restantes 20 a 25% apresentam tumores adrenais unilaterais. Dos gatos com tumores adrenocorticais funcionais, cerca de dois terços apresentam adenoma unilateral; os outros apresentam carcinoma adrenal.

Os gatos tendem a ser mais resistentes aos efeitos do excesso exógeno de glicocorticoides com relação aos cães, porém o hiperadrenocorticismo iatrogênico é um distúrbio bem identificado em gatos.[25,26]

Tumores da adrenal secretores de progesterona também foram identificados em gatos, embora raramente.[7,12,32,42,47] Os sinais clínicos são semelhantes àqueles em gatos com tumores secretores de cortisol, porém a aferição de precursores de cortisol é necessária para o diagnóstico.

Características clínicas

O hiperadrenocorticismo é uma doença de gatos de meia-idade a idosos, com mediana de 10 a 11 anos. A maior parte das séries de casos de gatos com hiperadrenocorticismo não mostrou predileção por sexo,[15,17,18,54] porém foi sugerida leve predileção pelo sexo feminino.[14] Não existe relatada predileção de raça.

Os sinais clínicos mais comuns (Tabela 24.8) associados ao hiperadrenocorticismo são (Figuras 24.20 e 24.21):

- Poliúria
- Polidipsia
- Polifagia
- Abdome penduloso
- Alterações cutâneas.

Outros sinais típicos para a doença em cães, como perda de pelo simétrica bilateral, ganho de peso e atrofia muscular podem ser encontrados em gatos com hiperadrenocorticismo não tratado avançado ou crônico.[14,17,18,54]

Diferenças no quadro clínico entre cães e gatos

Apesar da evidente semelhança entre cães e gatos com hiperadrenocorticismo, existem diferenças importantes no quadro clínico.

■ Poliúria e polidipsia

Diferentemente de cães com hiperadrenocorticismo, o início da poliúria e da polidpsia, tanto em gatos tratados com grandes doses de glicocorticoides quanto em gatos que desenvolveram hiperadrenocorticismo de ocorrência natural, com frequência é tardio. Em geral, a poliúria coincide com o desenvolvimento de hiperglicemia e glicosúria de moderadas a graves com subsequente diurese osmótica.[14,21,28,41] Consequentemente, esses sinais não ocorrem na maioria dos casos menos avançados de hiperadrenocorticismo quando a tolerância à glicose ainda é normal (ou seja, antes do desenvolvimento de DM).

Embora sejam raras em gatos com hiperadrenocorticismo, é importante dar-se conta de que poliúria e polidipsia também podem se desenvolver sem diabetes concomitante ou antes da progressão para DM franco.[17,54] O mecanismo para o desenvolvimento de poliúria e polidipsia nesses gatos não diabéticos não está claro, mas é evidente que se relaciona com doença renal concomitante na maioria das vezes.

Tabela 24.8 Sinais clínicos e achados laboratoriais anormais em gatos com hiperadrenocorticismo.

Achados clínicos e laboratoriais	% aproximado de gatos
SINAIS CLÍNICOS	
Poliúria e polidipsia	85 a 90
Abdome distendido	70 a 85
Aumento do apetite	65 a 75
Pelo seborreico desorganizado	60 a 70
Definhamento muscular	60 a 65
Adelgaçamento simétrico bilateral do pelo ou alopecia	40 a 60
Letargia	40 a 60
Resistência à insulina (dose diária de insulina alta)	45 a 55
Perda de peso	50 a 60
Pele frágil, com facilidade de lacerar	30 a 50
Infecção ou sepse	30 a 40
Obesidade ou ganho de peso	20 a 40
Hepatomegalia	25 a 35
Calcinose da pele	0
HEMOGRAMA	
Linfopenia	60 a 65
Eosinopenia	55 a 60
Leucocitose madura	45 a 55
Monocitose	20 a 25
ANÁLISE BIOQUÍMICA SÉRICA	
Hiperglicemia	80 a 90
Hipercolesterolemia	30 a 45
Atividade alta de alanina aminotransferase	35 a 40
Atividade alta de fosfatase alcalina	10 a 20
URINÁLISE	
Glicosúria	85 a 90
Densidade urinária < 1,015	5 a 10
Cetonúria	5 a 10

■ Fragilidade cutânea

Até 50% de todos os gatos com hiperadrenocorticismo desenvolvem fragilidade da pele, algo que se assemelha ao que se vê em gatos com astenia cutânea (síndrome de Ehlers-Danlos). Esse sinal, quando se desenvolve, é muito raro em cães hiperadrenocorticoides.[10,14,28,41,54] Em gatos acometidos, a pele tende a se lacerar ao manuseio de rotina ou quando o gato brinca com outros felinos, deixando grandes áreas desnudadas (Figura 24.22). Várias outras características cutâneas de hiperadrenocorticismo em gatos são semelhantes àquelas relatadas em cães (p. ex., pelo emaranhhado, perda de pelo simétrica bilateral, pele delgada atrófica e contusões na pele), porém a fragilidade cutânea mostra-se a única, embora grave, manifestação da doença em gatos (ver Tabela 24.8).

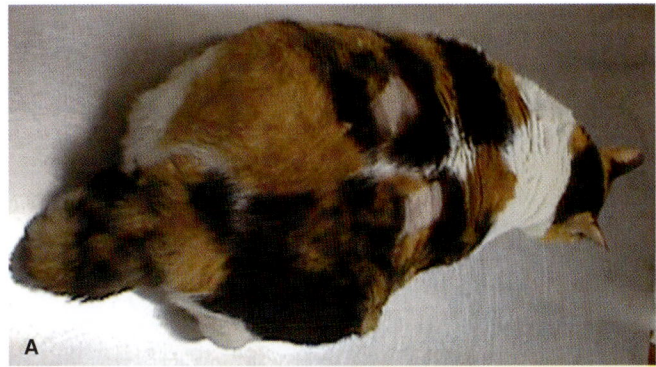

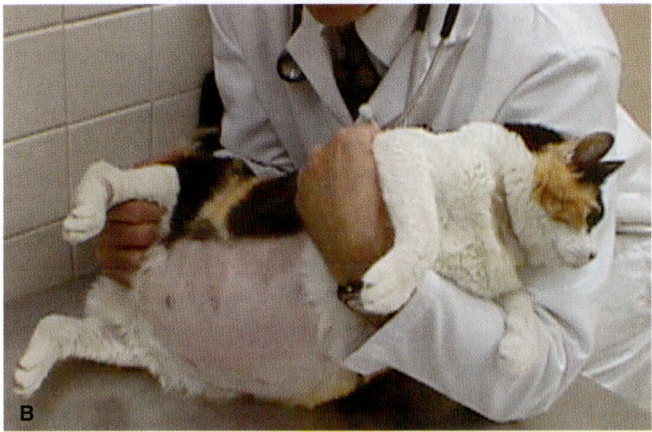

Figura 24.20 Gato com hiperadrenocorticismo causado por um adenoma adrenal unilateral. Convém observar o pelo malcuidado, o abdome distendido e a alopecia na porção ventral do abdome e na cauda.

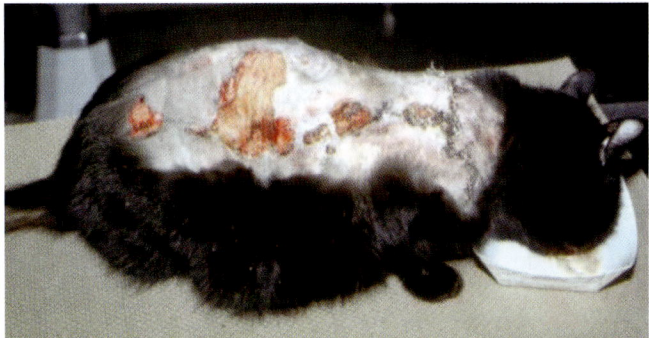

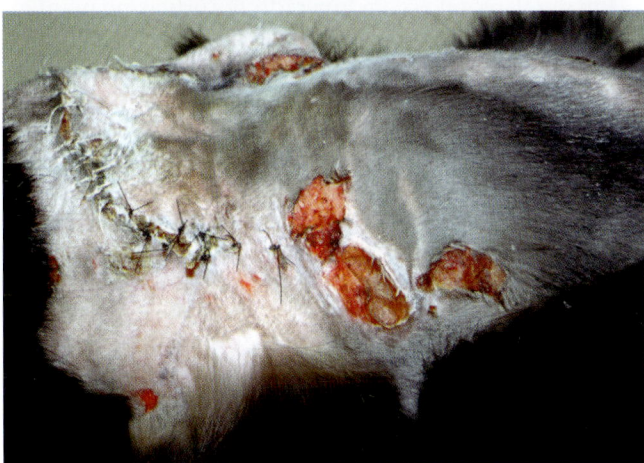

Figura 24.22 Gato com hiperadrenocorticismo dependente da hipófise e diabetes melito. Observar as diversas feridas abertas no dorso. Uma grande ferida acima do ombro foi suturada pelo veterinário que encaminhou o caso. Este gato não apresentava alopecia, porém a área do tronco dorsal estava raspada para facilitar o tratamento. A ferida que não cicatriza é secundária ao adelgaçamento intenso da pele.

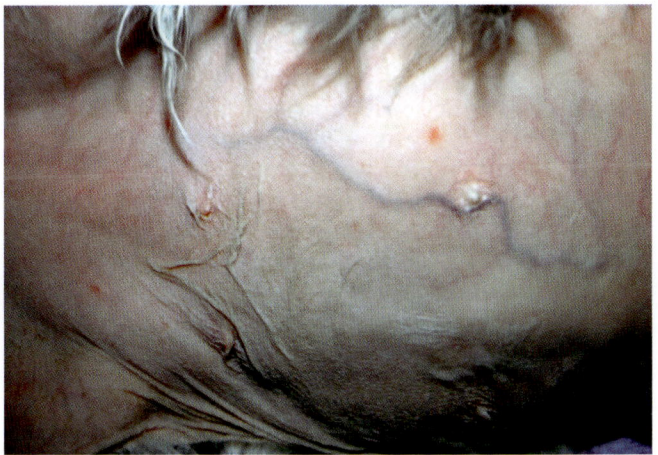

Figura 24.21 Abdome ventral de um gato com hiperadrenocorticismo dependente da hipófise avançado. Observar a alopecia, as veias abdominais proeminentes, a pele fina e a perda da elasticidade cutânea.

■ Perda de peso

Muitos gatos com hiperadrenocorticismo têm histórico de perda de peso em vez de ganho de peso ou de obesidade, conforme se vê em cães com essa doença (ver Tabela 24.8). Na maioria dos casos, essa perda de peso ocorre secundariamente ao DM mal controlado que ocorre em até 90% dos gatos com hiperadrenocorticismo. Esse diabetes concomi-

tante pode ser levemente insulinorresistente em alguns gatos, porém a maioria não recebe doses extremamente altas de insulina. A resistência à insulina nunca é tão grave quanto em gatos com acromegalia, nos quais algumas vezes são necessárias doses de insulina extremamente altas para controlar o diabetes induzido por GH (ver a seção sobre distúrbios da hipófise, neste capítulo).

Diagnóstico

Exames laboratoriais de rotina

Os resultados laboratoriais de rotina são variáveis e não necessariamente específicos para a doença.[14,17,21,41,54] As alterações hematológicas clássicas de leucocitose madura, eosinofilia, linfopenia e monocitose (ver Tabela 24.8) podem ser relatadas, mas esses achados são inconsistentes. De longe, a anormalidade bioquímica sérica mais surpreendente relatada é hiperglicemia e glicosúria intensas (ver Tabela 24.8). A hipercolesterolemia é encontrada apenas em cerca de 50% dos gatos acometidos e pode ser causada, pelo menos em parte, por um estado diabético mal controlado. Níveis séricos altos de ALT também são encontrados em um terço dos gatos acometidos, provavelmente relacionados com a lipidose hepática associada ao diabetes. Em cães com hiperadrenocorticismo, a indução esteroide de uma isoenzima hepática específica de fosfatase alcalina provoca incrementos na atividade sérica dessa enzima em 85 a 90% dos casos. Por outro lado, apenas 10 a 20% dos gatos com hiperadrenocorticismo apresentam atividade alta de fosfatase alcalina (ver Tabela 24.8). O leve aumento da atividade sérica da fosfatase alcalina encontrado em alguns gatos provavelmente decorre do estado diabético mal regulado e não de um efeito direto do excesso de glicocorticoides, já que pode se normalizar com o tratamento de insulina individualmente, a despeito da evolução do hiperadrenocorticismo.

Em geral, os gatos com hiperadrenocorticismo mantêm a densidade urinária acima de 1,020 apesar da poliúria e da polidipsia. As concentrações urinárias diluídas comumente encontradas em cães com hiperadrenocorticismo raramente são vistas em gatos. Novamente, essa diferença na concentração de urina provavelmente reflete o fato de que poliúria, na maioria dos gatos, é consequência de hiperglicemia e glicosúria, e não de um efeito inibitório direto sobre a secreção ou a ação do hormônio antidiurético (ADH), como ocorre em cães.

Testes para função hipófise-adrenal

A avaliação endocrinológica de gatos com suspeita de hiperadrenocorticismo é um processo de duas etapas:

1. Testes de rastreamento para confirmar o diagnóstico.
2. Testes de diferenciação para distinguir doença dependente da hipófise e tumores adrenais.

Os resultados dos testes podem ser difíceis de interpretar, pois, com frequência, os sinais clínicos são menos frequentes em gatos do que em cães, e os resultados de testes individuais com frequência são inconsistentes, com baixa especificidade ou baixa sensibilidade. Em muitos casos, é necessário usar uma associação de testes para determinar se existe hiperadrenocorticismo, e também para determinar a causa do distúrbio.

■ Testes de rastreamento para hiperadrenocorticismo

Existem três testes endócrinos que podem ser usados para o diagnóstico de gatos com suspeita de hiperadrenocorticismo:

1. Resposta do teste de ACTH.
2. Relação urinária cortisol:creatinina.
3. Teste de rastreamento com dose baixa de dexametasona.

Nenhum desses testes é perfeito e cada um tem vantagens e desvantagens. Desse modo, recomenda-se que o diagnóstico de hiperadrenocorticismo seja reservado para gatos com sinais clínicos da doença e também com resultados dos testes endócrinos compatíveis com tal diagnóstico.

Teste de resposta de ACTH. O teste de estimulação ao ACTH é usado comumente como teste de rastreamento para hiperadrenocorticismo em cães e também foi recomendado como teste diagnóstico para gatos com suspeita de apresentar hiperadrenocorticismo. Esse é o único teste que pode ser usado para diferenciar hiperadrenocorticismo iatrogênico daquele de ocorrência natural; requer relativamente pouco tempo (1 h) e apenas duas venipunturas.

Independentemente do valor de cortisol basal obtido, o diagnóstico de hiperadrenocorticismo de ocorrência natural depende da demonstração da concentração de cortisol pós-ACTH maior do que a variação de referência para os valores de cortisol pós-ACTH. Por outro lado, os gatos com hiperadrenocorticismo iatrogênico provavelmente apresentarão resposta subnormal à administração exógena de ACTH.

Em gatos, o principal problema com o teste de resposta de ACTH como teste de rastreamento para hiperadrenocorticismo é a baixa sensibilidade. Apenas 35 a 50% dos gatos com hiperadrenocorticismo de ocorrência natural mostram resposta sérica exagerada de cortisol, enquanto até dois terços dos felinos com a doença apresentam resultados "normais" para o teste. Por isso, o teste de resposta de ACTH não é tão útil para a detecção de hiperadrenocorticismo de ocorrência em gatos como o é em cães, nos quais a sensibilidade do teste é de cerca de 85%. Entretanto, se houver suspeita de hiperadrenocorticismo iatrogênico, o teste de resposta de ACTH continua sendo o teste de rastreamento de escolha para comprovar supressão adrenocortical secundária.[14,17,21]

Diversas doenças crônicas (não associadas a hiperadrenocorticismo) também mostram influenciar a secreção de cortisol estimulada por ACTH em gatos.[41,56] Mais provavelmente, o estresse associado a doença crônica resulta em um grau de hiperplasia adrenocortical bilateral em gatos enfermos, o que pode contribuir para a resposta de cortisol exagerada ao ACTH. Assim, o diagnóstico de hiperadrenocorticismo não deve ter por base apenas os resultados de concentrações séricas basais ou estimuladas por ACTH, mas também o histórico, os sinais clínicos e os achados laboratoriais de rotina do gato.

Tumores da adrenal secretores de hormônios sexuais também são identificados raramente em gatos.[7,9,12,32,47] Os sinais clínicos são semelhantes àqueles em gatos com tumores secretores de cortisol, porém, como no cão, é necessária a aferição dos precursores de cortisol para o diagnóstico. Nesses gatos, a aferição dos hormônios sexuais (p. ex., progesterona, 17-hidroxiprogesterona, androstenediona, testosterona, estradiol) séricos ou plasmáticos antes e após a estimulação com ACTH auxilia no diagnóstico. Contudo, o exame de estimulação de ACTH tem valor limitado no diagnóstico desses gatos, pois a maioria apresenta concentrações séricas basais altas de esteroide (ou esteroides) sexual, tornando desnecessários os testes de estimulação.

Um protocolo empregado com frequência para esse teste (Tabela 24.9) consiste em coletar sangue para a determinação da concentração sérica (ou plasmática) de cortisol antes e 60 min após a administração de 125 µg de ACTH sintético (tetracosactrina ou cosintropina) por via intravenosa.[41] Em gatos, a administração intravenosa de ACTH induz estimulação adrenocortical maior e mais prolongada do que a via intramuscular e, desse modo, é preferida.[41] Doses mais baixas de ACTH sintético (1,25 e 12,5 µg por gato) produzem estimulação comparável de cortisol.[39] Contudo, a estimulação mais prolongada é alcançada após a administração de doses mais elevadas. Doses de até 250 µg foram recomendadas para gatos obesos, particularmente se a amostragem for postergada.[48]

No geral, o teste de estimulação de ACTH *não* está recomendado como teste de rastreamento inicial para hiperadrenocorticismo em gatos por duas importantes razões: (1) o teste não tem sensibilidade, e a maioria dos gatos com hiperadrenocorticismo apresentará resultados normais; e (2) os outros dois testes de rastreamento (relação urinária cortisol:creatinina e teste de supressão com dose baixa de dexametasona) são testes claramente superiores devido a sua maior sensibilidade.

Relação urinária cortisol:creatinina. A relação urinária cortisol:creatinina é um teste de rastreamento valioso e muito sensível, que pode ser usado para ajudar a diagnosticar hiperadrenocorticismo em gatos.[17,18] Como teste diagnóstico, a sensibilidade para a relação urinária cortisol:creatinina varia entre 80 e 90%. No entanto, assim como o teste de resposta de ACTH, o achado da relação urinária cortisol:creatinina alta (falso-positiva) é comum em gatos com doença não adrenal de moderada a grave.[11,20] Esse fato é especialmente verdadeiro em gatos com doenças que, em geral, não estão associadas a hiperadrenocorticismo.

É melhor fazer o proprietário coletar o espécime de urina do gato em casa e levá-lo à clínica veterinária para encaminhamento ao laboratório (ver Tabela 24.9) e para evitar o estresse de viagem ou internação (que poderiam falsamente aumentar a relação urinária cortisol:creatinina). O uso de caixa de areia para gatos não absorvível ou a substituição dela por material de aquário não absorvível[18] ajudará os proprietários a coletar a amostra de urina de seus gatos.

No geral, a relação urinária cortisol:creatinina é um teste diagnóstico sensível para diferenciar gatos com hiperadrenocorticismo daqueles que não têm a doença. Entretanto, como a especificidade desse teste parece ser baixa, o veterinário deve avaliar com cuidado o histórico e os resultados do exame físico do gato ao interpretar o resultado do teste. Se os resultados da relação urinária cortisol:creatinina forem sugestivos de hiperadrenocorticismo e hiperadrenocorticismo for uma forte suspeita clínica, o diagnóstico é mais bem confirmado por meio de outro exame de rastreamento de acompanhamento, como o teste de supressão de dexametasona (discutido posteriormente).

Teste de supressão com baixa dose de dexametasona. Para os gatos, o teste de supressão com dose baixa de dexametasona (rastreamento) é realizado empregando-se uma dose 10 vezes maior de dexametasona do que a necessária para cães.[14,17,21,24,40] As amostras de sangue para a determinação de cortisol sérico (ou plasmático) são coletadas antes e 4 e 8 h após a administração de dexametasona na dose intravenosa de 0,1 mg/kg (Tabela 24.9).

Essa dosagem baixa (rastreamento) de dexametasona suprirá de modo consistente as concentrações de cortisol até inferiores a 40 nmol/ℓ com 4 h e 8 h em gatos sadios e naqueles com doença não adrenal. A supressão inadequada do cortisol sérico tanto com 4 quanto com 8 h é diagnóstica de hiperadrenocorticismo e é encontrada em todos os gatos com tumores adrenais secretores de cortisol. A maioria dos gatos com hiperadrenocorticismo dependente da hipófise também falhará na supressão da concentração

Tabela 24.9 Testes diagnósticos usados em gatos com suspeita de hiperadrenocorticismo.

Teste	Protocolo do teste
TESTES DE RASTREAMENTO	
Teste de resposta ao ACTH	Coletar amostra de sangue basal para aferição de cortisol sérico Administrar ACTH sintético (tetracosactrin a 0,125 mg IV) Coletar amostra pós-ACTH para determinação de cortisol 1 h depois
Relação urinária cortisol:creatinina	O proprietário coleta a amostra de urina do gato no domicílio e leva à clínica veterinária para encaminhamento ao laboratório
Teste de supressão com dose baixa de dexametasona	Coletar amostras de sangue basal para aferição de cortisol sérico. Administrar dexametasona (0,1 mg/kg IV) Coletar amostra após dexametasona para determinação de cortisol 4 a 8 h depois
Teste de supressão de dexametasona/ resposta de ACTH associado	Coletar amostra de sangue basal para determinação de cortisol sérico Administrar dexametasona a 0,1 mg/kg IV Coletar sangue para concentração de cortisol pós-dexametasona 4 h depois Imediatamente após coletar a amostra de 4 h, administrar ACTH sintético (tetracosactrin a 0,125 mg IV) Coletar amostra pós-ACTH para determinação com 5 h (1 h após administração de ACTH)
TESTES DE DIFERENCIAÇÃO	
Teste de supressão com dose alta de dexametasona (aferições de cortisol sérico)	Coletar amostra de sangue basal para aferição de cortisol sérico Administrar dexametasona (1,0 mg/kg IV) Coletar amostra pós-dexametasona para determinação de cortisol 4 a 5 h depois
Teste supressão com dose alta de dexametasona (aferições da relação urinária cortisol:creatinina)	O proprietário coleta urina do gato no domicílio em duas manhãs consecutivas para a determinação das relações basais cortisol:creatinina A seguir, o proprietário administra três doses orais de dexametasona ao gato na dose de 0,1 mg/kg a cada 8 h (p. ex., 8 h, 16 h e meia-noite) O proprietário coleta a amostra de urina em casa para a amostra pós-dexametasona na manhã seguinte (p. ex., 8 h)
Concentração plasmática de ACTH endógeno	Coletar plasma em tubo resfriado e com a adição de inibidor de protease, se disponível Imediatamente separar e congelar o plasma até o exame
Ultrassonografia abdominal	Equipamento e operador experiente são necessários para realizar o procedimento

ACTH, hormônio adrenocorticotrófico; *IV*, intravenoso..

de cortisol sérico com 4 h ou 8 h.[14,21,41] Novamente, tal falta de supressão de cortisol normal sérico é diagnóstica de hiperadrenocorticismo.

Em geral, o teste de supressão com dose baixa (0,1 mg/kg) de dexametasona é um excelente teste de rastreamento, com sensibilidade perto de 100% e especificidade aceitável. Como esse teste é claramente melhor que o teste de estimulação de ACTH e apresenta melhor especificidade que as relações urinárias basais cortisol:creatinina, ele é o teste de escolha para avaliar um gato com suspeita de hiperadrenocorticismo.

Teste de resposta de ACTH/Supressão de dexametasona associado. É possível associar o teste de resposta de ACTH ao teste de supressão com baixa dose (rastreamento) de dexametasona (0,1 mg/kg) e realizá-los no mesmo dia, já que devem ser coletadas apenas três amostras de sangue no período de 5 h (ver Tabela 24.9).

Para realizar o teste associado, coleta-se uma amostra de sangue basal para a determinação do cortisol sérico, e a dexametasona é administrada como dose intravenosa de 0,1 mg/kg, com a coleta de outra amostra de sangue para a aferição de cortisol 4 h mais tarde. Imediatamente após a coleta desse sangue de 4 h depois, ACTH sintético (tetracosatrin ou cosintropin) é administrado na dose intravenosa de 125 µg e coleta-se uma amostra pós-ACTH para a determinação de cortisol com 5 h (1 h após a administração de ACTH).

Quase nenhum gato com hiperadrenocorticismo mostra supressão de cortisol sérico após a administração de dexametasona, e até 50% deles apresentam resposta exagerada à administração de ACTH. Por outro lado, gatos sadios e quase todos os gatos diabéticos sem hiperadrenocorticismo exibem supressão sérica acentuada de cortisol após a dexametasona e apresentam resposta normal de cortisol após estimulação de ACTH.[14,21,41]

No geral, devido à baixa sensibilidade da porção estimuladora de ACTH dessa avaliação, o teste de resposta de ACTH-supressão de dexametasona associado *não* está recomendado como rastreamento para hiperadrenocorticismo. O emprego de teste de supressão por dexametasona de 8 h, conforme destacado, é um teste diagnóstico melhor para gatos com suspeita de hiperadrenocorticismo.

■ **Testes para determinar a etiologia do hiperadrenocorticismo**

Uma vez confirmado o diagnóstico de hiperadrenocorticismo, este deverá ser diferenciado entre dependente da hipófise e dependente da adrenal (devido a tumores adrenocorticais). Tal distinção pode ter implicações importantes na promoção do método mais eficaz para o tratamento da doença. Por isso, é necessário um teste acurado para determinar a etiologia do hiperadrenocorticismo do felino.

Os testes endócrinos nesta categoria são teste de supressão com dexametasona e aferições de ACTH plasmático endógeno. Técnicas de imagem abdominal, como radiografia, ultrassonografia, TC e ressonância magnética (RM) também podem ser muito úteis na determinação da etiologia. Além disso, é possível detectar lesões metastáticas de um carcinoma adrenal apenas pelo emprego dessas técnicas de imagem, na ausência de biopsia e histopatologia adrenais.

Teste de supressão com dose alta de dexametasona | Aferições de cortisol sérico. Para realizar o teste de supressão com dose alta de dexametasona em gatos, coleta-se sangue para a determinação de cortisol sérico (ou plasmático) antes e 4 e 8 h após a administração de dexametasona a 1,0 mg/kg por via intravenosa (Tabela 24.9). Cabe observar que, como ocorre com o teste de supressão por baixa dose de dexametasona, esta dose é 10 vezes maior do que a necessária em cães.

Após a administração de dose alta de dexametasona, em geral a supressão adequada de cortisol é definida como concentração de cortisol sérica inferior a 30 nmol/ℓ ou concentração de cortisol inferior a 50% do valor basal com 4 ou 8 h. Em gatos com neoplasia adrenocortical funcional, a dose alta de dexametasona nunca suprime adequadamente a concentração de cortisol. Enquanto isso, suprime a concentração de cortisol sérico em cerca de 50% dos gatos com hiperadrenocorticismo dependente da hipófise.[14,17,41] Essa é uma situação improvável em cães com hiperadrenocorticismo dependente da hipófise, em que 85% dos animais demonstrarão supressão adequada de cortisol após a administração dessa dose alta de dexametasona.

Em termos gerais, esse teste de supressão por dose alta de dexametasona, realizado com animal internado, é relativamente fácil de fazer. A supressão de concentrações séricas de cortisol, quando demonstrada, é compatível com hiperadrenocorticismo dependente da hipófise. Infelizmente, esse teste não consegue determinar de modo confiável a etiologia do distúrbio, porque 50% dos gatos com hiperadrenocorticismo dependente da hipófise não conseguem demonstrar supressão de cortisol com esse teste. Nesses casos, para a determinação da causa do hiperadrenocorticismo, deverão ser realizadas aferição de ACTH plasmático ou ultrassonografia abdominal.

Teste de supressão por dose alta de dexametasona | A ferição das relações urinárias cortisol:creatinina. O protocolo para a realização desse teste de supressão com dose alta de dexametasona com o monitoramento do percentual de supressão das relações urinárias cortisol:creatinina é o seguinte: os proprietários coletam a urina do gato em duas manhãs consecutivas (p. ex., entre 7 e 8 h da manhã), para a determinação dos índices basais cortisol:creatinina. Os proprietários, a seguir, administram 3 doses orais de dexametasona ao gato na dosagem de 0,1 mg/kg a cada 8 h). Em outras palavras, logo após a coleta da segunda amostra de urina basal, a primeira dose de dexametasona é administrada. Já a segunda e a terceira doses são administradas à tarde e à noite do mesmo dia, respectivamente. A terceira amostra de urina é coletada 8 h após a administração da dose final de dexametasona, que seria na manhã seguinte. Assim, para esse teste, a urina é coletada em três manhãs consecutivas, e as três doses de dexametasona são administradas no segundo dia (Tabela 24.9).

O achado de que a relação urinária cortisol:creatinina após a administração de dexametasona é suprimida em mais de 50% do índice médio basal cortisol:creatinina é diagnóstico de hiperadrenocorticismo dependente da hipófise. Se a supressão for inferior a 50%, não é possível nenhuma diferenciação, assim como é o caso para o teste de supressão com dose alta padrão de dexametasona descrito anteriormente.

Aproximadamente 75% dos gatos com hiperadrenocorticismo dependente da hipófise demonstrarão supressão nesse teste de supressão com dose alta de dexametasona urinário, realizado no domicílio.[18,30] Isso torna o teste mais confiável que o teste padrão com dose alta de dexametasona para diferenciar a etiologia do hiperadrenocorticismo em gatos.

Em termos gerais, o teste de supressão com dose alta de dexametasona realizado no domicílio costuma ser mais fácil de realizar e é melhor para determinar a causa do distúrbio em comparação com o teste hospitalar padrão. Assim, para os proprietários que conseguem administrar dexametasona, esse protocolo pode ser recomendado tanto como teste de rastreamento (relações urinárias basais cortisol:creatinina) quanto como teste de diferenciação (relação urinária pós-dexametasona cortisol:creatinina).

Determinações de ACTH endógeno. Em gatos com sinais clínicos e resultados de teste de rastreamento diagnósticos para hiperadrenocorticismo, a concentração endógena basal de ACTH é um teste valioso para a diferenciação da origem da doença.[14,41] A concentração endógena de ACTH é alta a normal alta em gatos com hiperadrenocorticismo dependente da hipófise, enquanto a concentração em gatos com tumores adrenocorticais funcionais é baixa a indetectável.

É importante relembrar que amostras de sangue para a determinação da concentração de ACTH endógeno devem ser manipuladas com cuidado porque o ACTH pode sofrer degradação rapidamente no plasma após a coleta. Necessidades especiais para manuseio (ver Tabela 24.9) envolvem adição de um inibidor de protease (p. ex., aprotinina) quando o sangue é coletado, separação rápida do plasma e temperaturas de estocagem apropriadas até que o exame seja realizado. O manuseio inadequado das amostras pode resultar em um valor falsamente positivo que poderia sugerir erroneamente um tumor na adrenal.

■ **Imagem diagnóstica**

Das modalidades de imagem diagnóstica, a avaliação ultrassonográfica do tamanho e da morfologia da adrenal é usada mais comumente e é extremamente útil na determinação da etiologia do hiperadrenocorticismo em gatos (Figura 24.23). As adrenais são relativamente fáceis de identificar em gatos. Diferentemente do cão, em que as adrenais esquerda e direita diferem na forma, em gatos ambas as adrenais são oblongas e de forma ovalada a reniforme.[57] Em gatos com hiperadrenocorticismo, se as adrenais estiverem aumentadas ou de tamanho igual, o diagnóstico é de hiperadrenocorticismo dependente da hipófise. Se, por outro lado, uma adrenal estiver aumentada ou de forma diferente e a adrenal contralateral estiver pequena ou não puder ser visualizada durante exame ultrassonográfico, é diagnosticado um tumor adrenal secretor de cortisol.[14,17,24,41]

Embora um tumor adrenocortical grande às vezes possa ser visualizado em radiografias abdominais, a radiografia não tem valor para confirmar hiperplasia adrenocortical bilateral em gatos como hiperadrenocorticismo dependente da hipófise (Figura 24.24). A calcificação bilateral

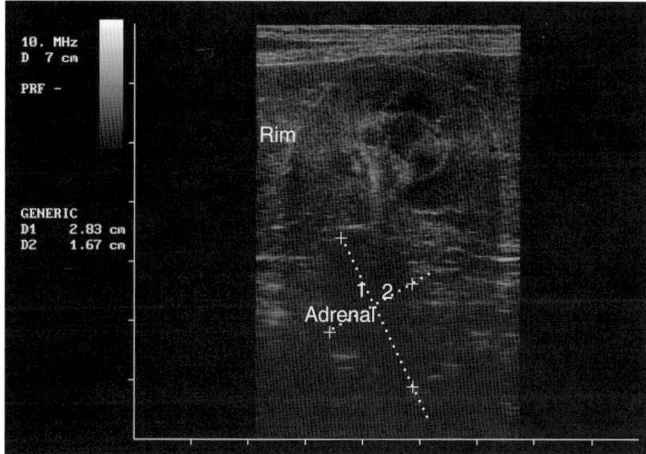

Figura 24.23 Aspecto ultrassonográfico de adrenal aumentada revelando proximidade com o rim. Cabe observar que a adrenal mostra-se hipoecoica. O rim encontra-se em ângulo oblíquo e, deste modo, está encurtado.

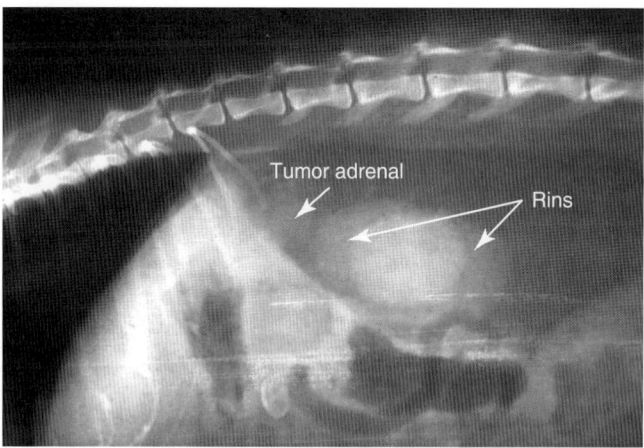

Figura 24.24 Radiografia abdominal lateral de um gato com hiperadrenocorticismo. Observar a massa de partes moles cranial aos rins. A exploração cirúrgica confirmou a massa adrenal direita com atrofia da adrenal esquerda contralateral. A histopatologia do tumor adrenal confirmou adenoma adrenal.

da adrenal ocasionalmente pode ser detectada em gatos clinicamente normais, porém esse achado não deve ser interpretado como evidência de tumor na adrenal como é em cães.[41]

TC e RM também se mostrarão úteis na detecção de tumores hipofisários (com diâmetro > 3 mm) e também tumores adrenais unilaterais, porém as duas técnicas requerem equipamento especializado, são de alto custo e não estão disponíveis amplamente.

Tratamento

Em gatos, o hiperadrenocorticismo é difícil de tratar com sucesso (Tabela 24.10). Da experiência obtida ao longo das últimas duas décadas, a adrenalectomia mostrou-se a modalidade mais bem-sucedida em gatos, enquanto o tratamento clínico e o uso de radioterapia hipofisária apre-

Tabela 24.10 Opções de tratamento para gatos com hiperadrenocorticismo.

Tratamento	Indicação	Comentários
TERAPIA CLÍNICA		
Mitotano (o,p'-DDD)	HDH ou tumor adrenal	Dose inicial 25 a 50 mg/kg/dia O fármaco não consegue suprimir adequadamente a função adrenocortical na maioria dos gatos Efeitos adversos são comuns Não fortemente recomendado
Cetoconazol	HDH ou tumor adrenal	Ineficaz na supressão da função adrenocortical na maioria dos gatos Efeitos adversos são comuns Não recomendado
Metirapona	HDH ou tumor adrenal	Dose inicial 250 a 500 mg/dia Efeitos adversos potenciais envolvem vômito e anorexia Efeitos benéficos na supressão da função adrenocortical podem ser transitórios Mais útil como preparado pré-cirúrgico para adrenalectomia A indisponibilidade do fármaco é um problema frequente
Trilostano	HDH ou tumor adrenal	Dose inicial 15 a 30 mg/kg/dia; aumentar para 60 a 90 mg/dia, se necessário Efeitos adversos não são comuns Eficaz na supressão da função adrenocortical Útil como preparado pré-cirúrgico para adrenalectomia e, possivelmente, para uso a longo prazo Fármaco aprovado para uso apenas em cães no Reino Unido (não aprovado para uso nos EUA)
RADIOTERAPIA		
Tratamento com irradiação por cobalto da hipófise	HDH	Oferece um potencial de cura para hiperadrenocorticismo dependente da hipófise Pode ser o único tratamento para gatos com um tumor hipofisário grande ou invasivo A resposta ao tratamento tipicamente é tardia, de modo que se recomenda terapia clínica concomitante ou adrenalectomia bilateral Disponibilidade limitada e desvantagens de custo
CIRÚRGICO		
Adrenalectomia unilateral	Tumor da adrenal	Estabilização clínica pré-cirúrgica (p. ex., metirapona, trilostano) é útil Complicações pós-cirúrgicas podem envolver pancreatite e deiscência de ferida Sinais clínicos sofrem resolução em 2 a 4 meses do pós-cirúrgico Suplementação com glicocorticoide é necessária durante cerca de 2 meses no pós-cirúrgico, até que a função da adrenal remanescente atrofiada se recupere Com a remoção completa de tumor da adrenal, alcança-se a cura da doença
Adrenalectomia bilateral	HDH	Estabilização clínica pré-cirúrgica (p. ex., metirapona, trilostano) é útil Complicações pós-cirúrgicas são comuns Sinais clínicos sofrem resolução em 2 a 4 meses do pós-cirúrgico Necessidade de reposição vitalícia de hormônios tanto mineralocorticoides quanto glicocorticoides Anomalia da hipófise (p. ex., adenoma da hipófise) permanece; pode haver o desenvolvimento posterior de macroadenoma hipofisário
Hipofisectomia	HDH	Oferece cura potencial para hiperadrenocorticismo Estabilização clínica pré-cirúrgica (p. ex., metirapona, trilostano) é útil Requer cirurgião altamente especializado e instalações com imagens avançadas Complicações pós-cirúrgicas (diabetes insípido) são comuns A recorrência da doença é possível

HDH, hiperadrenocorticismo dependente da hipófise.

sentaram resultados mistos.* As opções potenciais para o tratamento clínico são uso de agente adrenocorticolítico mitotano (o,p'-DDD) ou agentes que bloqueiem uma ou mais das enzimas envolvidas na síntese de cortisol (p. ex., cetoconazol, metirapona, trilostano). O uso mais disseminado do fármaco trilostano resultou em controle clínico razoável durante, pelo menos, algumas semanas até meses na maioria dos gatos com hiperadrenocorticismo.

O tratamento cirúrgico de gatos com hiperadrenocorticismo dependente da hipófise envolve adrenalectomia bilateral ou hipofisectomia, enquanto a adrenalectomia unilateral está indicada para gatos com um tumor adrenocortical. Finalmente, também pode ser usada radioterapia externa para hiperadrenocorticismo dependente da hipófise, especialmente quando o gato tem um grande adenoma da hipófise.

Terapia clínica

■ Mitotano

O mitotano (o, p'-DDD) é um agente citolítico adrenocortical que tem sido usado extensamente no tratamento de hiperadrenocorticismo em cães. Os resultados a longo prazo a partir de diversos protocolos diferentes para o tratamento, com mitotano, de gatos com hiperadrenocorticismo em geral são desencorajadores, embora às vezes tenha-se alcançado sucesso a curto prazo.[14,17,41,49] As dosagens diárias padronizadas de mitotano (25 a 50 mg/kg/dia, por via oral) usadas em cães com hiperadrenocorticismo dependente da hipófise não suprimem função adrenocortical nem aliviam os sinais clínicos da doença, mesmo após tratamento diário prolongado na maioria dos gatos.[14,41] Efeitos adversos como anorexia, vômito e letargia são relativamente comuns, mesmo em gatos nos quais não tenham baixado as concentrações séricas de cortisol (ver Tabela 24.10). Devido à fraca eficácia do medicamento e à alta taxa de efeitos adversos, não se recomenda mitotano a gatos com hiperadrenocorticismo.

■ Cetoconazol

O cetoconazol, um fármaco usado principalmente para o tratamento de doença micótica, inibe a primeira etapa na biossíntese do cortisol (clivagem da cadeia lateral do colesterol para pregnenolona) e, em um menor grau, a conversão de 11-desoxicortisol a cortisol. Embora o cetoconazol tenha sido usado de modo bem-sucedido tanto em humanos quanto em cães com hiperadrenocorticismo, o fármaco não suprime de modo confiável a função adrenocortical em gatos normais nem em felinos com hiperadrenocorticismo. Além disso, pode provocar efeitos colaterais graves, como trombocitopenia.[14,17,41] Dessa maneira, o cetoconazol não pode ser recomendado para o tratamento de gatos com hiperadrenocorticismo (ver Tabela 24.10).

■ Metirapona

A metirapona inibe a função da 11-beta-hidroxilase (enzima que converte 11-desoxicortisol [11-DOC] a cortisol). Tem sido empregada com resultados diferentes em gatos

com hiperadrenocorticismo. Dosagens totais variando entre 250 e 500 mg/dia têm sido usadas.[10,14,33,41] A maioria dos gatos parece tolerar o fármaco razoavelmente bem, porém ele pode induzir vômito e diarreia, sendo necessária a suspensão do agente em alguns gatos (Tabela 24.10). Se eficaz, a metirapona reduz as concentrações de cortisol tanto basais quanto estimuladas por ACTH e alivia os sinais clínicos da doença. Em termos gerais, a eficácia de metirapona em gatos com hiperadrenocorticismo é variável e pode ser transitória, de modo que o fármaco é mais bem empregado a curto prazo, como preparo para a adrenalectomia cirúrgica. Contudo, a metirapona é difícil de se obter, o que impede seu uso disseminado em gatos com hiperadrenocorticismo.

■ Trilostano

O trilostano inibe reversivelmente o sistema de enzimas 3-beta-hidroxiesteroide desidrogenase no córtex adrenal, o que faz diminuir a síntese tanto de glicocorticoides quanto de mineralocorticoides. O trilostano é um tratamento clínico eficaz para cães com hiperadrenocorticismo, e as experiências obtidas nos últimos anos também indicam que seja um tratamento valioso para gatos com o distúrbio (ver Tabela 24.10).

Assim, o tratamento com trilostano já foi relatado em sete gatos com hiperadrenocorticismo (6 com doença dependente da hipófise e 1 com tumor adrenal), usando-se a dose diária de 4,2 a 13,6 mg/kg.[6,34,51] Os sinais clínicos de hiperadrenocorticismo sofreram resolução em graus variáveis após a administração de trilostano em todos esses gatos.

Com base nos estudos relatados e na experiência pessoal, a dose recomendada em gatos com hiperadrenocorticismo é de 20 a 30 mg/gato por dia, administrados 1 vez/dia ou divididos na hora da refeição. A dose diária de trilostano frequentemente precisa ser ajustada em gatos tratados com o fármaco, dependendo da resolução dos sinais clínicos, dos resultados da bioquímica sérica e da repetição do teste de estimulação por ACTH.

Os gatos mantidos sob tratamento com trilostano devem ser avaliados a cada 2 semanas, 1 mês, 2 a 3 meses e a cada 1 a 3 meses daí em diante. A cada reavaliação (agendada, aproximadamente, 3 a 4 h após a dose matinal de trilostano ter sido administrada), o proprietário deverá ser questionado, e o gato, examinado. A seguir, o sangue é coletado para a elaboração de hemograma e painel de bioquímica sérica e o teste de estimulação com ACTH, realizado. Embora a avaliação-alvo ideal para a concentração de cortisol pós-ACTH em gatos que recebem trilostano ainda não tenha sido determinada, a concentração de cortisol pós-ACTH de 50 a 150 nmol/ℓ deve ser o objetivo. Em gatos com sinais clínicos persistentes e valores séricos de cortisol superiores a essa variação ideal, a dose de trilostano é aumentada para 30 a 60 mg/gato por dia, administrada 1 vez/dia ou dividida no momento das refeições. Ajustes adicionais de dosagens são feitos conforme necessário, de acordo com exames subsequentes de reavaliação e testes de estimulação com ACTH. Em alguns gatos, são necessárias doses diárias de até 90 a 120 mg para controlar os sinais clínicos e baixar as concentrações de cortisol estimuladas por ACTH até a faixa de variação ideal.

---

*Referências 10, 14, 15, 33, 34, 41, 49, 54.

Se um gato mantido com trilostano manifestar sinais clínicos compatíveis com hipercortisolismo, o trilostano deve ser interrompido e convém realizar o teste de estimulação com ACTH para confirmar se os sinais clínicos devem-se a baixas concentrações de cortisol. Se o hiperadrenocorticismo for confirmado, porém os eletrólitos séricos forem normais, o clínico veterinário deverá suspender o trilostano e administrar glicocorticoides, conforme necessário. Se o hiperadrenocorticismo estiver associado a hipopotassemia ou hiponatremia, cabe ao clínico veterinário suspender o trilostano por 1 mês e tratar tanto com glicocorticoides quanto com mineralocorticoides.

Em termos gerais, embora sejam necessárias investigações adicionais, o trilostano mostra-se uma opção valiosa para o tratamento de gatos com hiperadrenocorticismo e proporciona uma alternativa clínica útil para a metirapona. O trilostano é extremamente útil na preparação pré-cirúrgica de gatos com hiperadrenocorticismo, antes de adrenalectomia unilateral ou bilateral, mas o fármaco também pode ser benéfico como único agente no controle a longo prazo de alguns gatos.

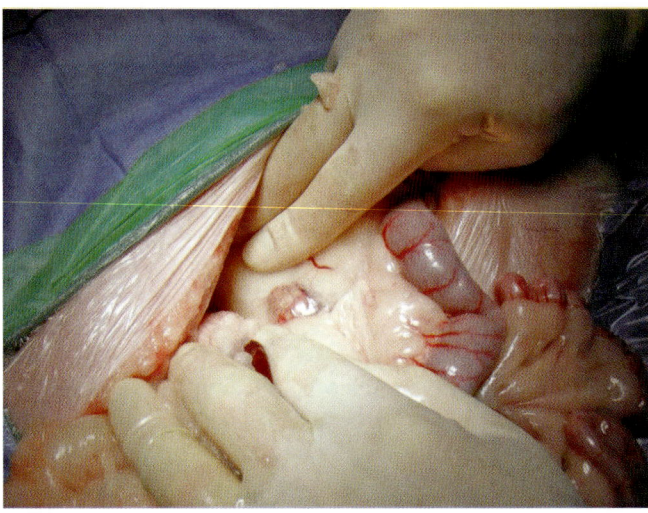

Figura 24.25 Aspecto de adenoma cortical adrenal em cirurgia. Cabe observar a grande quantidade de gordura no campo cirúrgico apesar de o gato estar com definhamento muscular.

Radioterapia

■ Radioterapia da hipófise

O hiperadrenocorticismo dependente da hipófise tem sido tratado com radioterapia em diversos gatos com sucesso parcial.[14,17,27,41,50] Tumores hipofisários grandes ou invasivos podem se tornar menores, o que resulta em sobrevida prolongada, e a radioterapia também oferece cura potencial para gatos com hiperadrenocorticismo dependente da hipófise. No entanto, conforme frequentemente ocorre, com a demora na redução tanto no tamanho do tumor quanto na secreção de ACTH após a terapia, os gatos podem morrer em virtude de complicações atribuíveis ao hiperadrenocorticismo antes que a radioterapia possa controlar adequadamente a doença. Dessa maneira, recomenda-se aos clínicos veterinários usar terapia clínica (p. ex., trilostano) para ajudar a controlar hiperadrenocorticismo antes da realização de radioterapia em gatos com hiperadrenocorticismo dependente da hipófise.

Outras desvantagens da radioterapia no tratamento de gatos com hiperadrenocorticismo são sua disponibilidade limitada e custo alto, além de anestesias frequentes e de períodos estendidos de hospitalização necessários para realizar o tratamento (ver Tabela 24.10). Além disso, alguns gatos precisam ser submetidos a diversas radioterapias.[50]

Cirurgia

■ Adrenalectomia unilateral e bilateral

O método mais bem-sucedido de tratar gatos com hiperadrenocorticismo é a adrenalectomia (Figura 24.25).*

- A adrenalectomia unilateral deve ser realizada em gatos com um tumor adrenocortical unilateral, secretor de cortisol

---

*Referências 14, 15, 17, 21, 33, 41, 54.

- A adrenalectomia bilateral deve ser realizada em gatos com hiperplasia adrenocortical bilateral dependente da hipófise.

A hipersecreção crônica de glicocorticoides associada a hiperadrenocorticismo aumenta o risco de infecção e de fechamento tardio da ferida no pós-cirúrgico. As complicações pós-cirúrgicas também envolvem pancreatite, fenômenos tromboembólicos, deiscência da ferida e hipoadrenocorticismo. O resultado pós-cirúrgico é melhorado com estabilização clínica pré-cirúrgica (p. ex., trilostano) dos gatos com sinais clínicos graves. O clínico não deve perder o foco de que os gatos com hiperadrenocorticismo dependente da hipófise submetidos a adrenalectomia bilateral com êxito ainda apresentarão a anomalia hipofisária (p. ex., adenoma hipofisário). Esses gatos podem desenvolver posteriormente sintomas neurológicos associados ao tumor de hipófise compressivo.

Em geral, os casos de adrenalectomia unilateral requerem suplementação com glicocorticoides durante cerca de 2 meses no pós-cirúrgico (Tabela 24.10), até que haja recuperação da função secretora glicocorticoide da adrenal contralateral atrofiada. A reposição vitalícia de hormônio tanto mineralocorticoide quanto glicocorticoide é necessária nos gatos submetidos a adrenalectomia bilateral.

Quando o tratamento cirúrgico é bem-sucedido, a resolução dos sinais clínicos (poliúria, polidipsia, hipofagia, letargia) e das anomalidades físicas (abdome distendido, definhamento muscular, alopecia, pele delgada, hepatomegalia, infecção) ocorre em 2 a 4 meses após a adrenalectomia.[15,17,54] Além disso, muitos gatos apresentam diminuição da necessidade de terapia com insulina exógena.

■ Hipofisectomia

A hipofisectomia transesfenoidal microcirúrgica tem sido relatada como um método eficaz de tratamento de gatos com hiperadrenocorticismo dependente da hipófise.[30] Entretanto, como esse procedimento exige um cirurgião veterinário altamente especializado e experiente, além de instalações com produção de imagens com TC avançadas, ainda continua uma forma muito especializada de tratamento.

A hipofisectomia mostra-se muito eficaz, pelo menos em gatos com tumor hipofisário pequeno, porém está associada a morbidade significativa, e o procedimento tem pouca possibilidade de ser eficaz em gatos com um adenoma grande na hipófise. Outra desvantagem desse tratamento é que o hipopituitarismo desenvolve-se durante o período pós-cirúrgico imediato, o que resulta em hipercortisolismo, hipotireoidismo e diabetes insípido (DI) transitório. Por isso, a terapia de reposição com glicocorticoides, tiroxina e desmopressina é necessária durante, pelo menos, 2 a 4 semanas ou durante toda a vida após a hipofisectomia.

Prognóstico

O hiperadrenocorticismo é uma doença grave com prognóstico reservado a grave. Sem tratamento, a maioria dos gatos sucumbirá devido a complicações da doença em algumas semanas até meses do diagnóstico.[14,17,41] Os motivos frequentes para a morte de gatos não tratados são os efeitos deletérios do excesso de glicocorticoides sobre a fragilidade cutânea, que leva a laceração da pele, feridas abertas e cicatrização tardia de feridas. Os efeitos imunossupressores do excesso de glicocorticoides também predispõem os gatos a infecção. Por fim, o hipercortisolismo crônico pode influenciar o sistema cardiovascular, o que resulta em hipertensão, tromboembolia pulmonar ou insuficiência cardíaca congestiva.

Tumores adrenais secretores de catecolaminas

O feocromocitoma é um tumor produtor de catecolaminas derivado das células cromafins da medular adrenal e é extremamente raro em gatos.[2,41] Os sinais clínicos e os achados ao exame físico desenvolvem-se como consequência da natureza expansiva que o tumor tem e suas metástases, ou em decorrência da secreção excessiva de catecolaminas e seu impacto sobre a pressão arterial e a função cardíaca. Em geral, o diagnóstico de feocromocitoma antes da cirurgia é feito por exclusão. Diferentemente de um tumor adrenal secretor de cortisol, a adrenal contralateral deve ter tamanho e forma normais com um tumor adrenal produtor de catecolaminas. A secreção de catecolaminas pelo tumor, com consequente hipertensão sistêmica, tende a ser episódica. O insucesso em registrar a hipertensão sistêmica não descarta a possibilidade de feocromocitoma. A aferição das concentrações urinárias de catecolamina ou de seus metabólitos pode fortalecer o diagnóstico provável de feocromocitoma, porém não é realizada com frequência em gatos. Estudos preliminares indicam que os níveis plasmáticos de normetanefrina podem ser um teste diagnóstico potencial para feocromocitoma em gatos.[55] Como muitos dos sinais clínicos e das alterações da pressão arterial são semelhantes para feocromocitoma e hiperadrenocorticismo dependente da adrenal, é importante descartar hiperadrenocorticismo dependente da adrenal antes de se concentrar em feocromocitoma.

Tumores adrenais secretores de hormônios sexuais

O tumor funcional com origem no córtex adrenal pode secretar quantidades excessivas de progestágenos, androgênios ou estrogênios adrenais. Tumores adrenais secretores de progesterona são o tipo de tumor adrenal secretor de hormônio sexual mais comum relatado em gatos.[6,7,9,12,42,47] Os sinais clínicos são semelhantes àqueles em gatos com tumores secretores de cortisol. A secreção excessiva de progesterona em gatos acometidos provoca DM e síndrome da pele frágil, caracterizada por atrofia progressivamente mais grave da derme e da epiderme, alopecia endócrina e pele facilmente lacerada.

Recentemente, um felino macho que havia desenvolvido forte odor na urina e comportamento agressivo foi identificado como apresentando adenoma adrenal funcional associado a alta concentração circulante de androstenediona e testosterona.[32] Após adrenalectomia, as concentrações séricas dos androgênios diminuíram e a emissão urinária e a agressividade tiveram resolução.

Alguns tumores adrenocorticais, especialmente carcinomas, podem secretar glicocorticoides ou esteroides sexuais além de mineralocorticoides. Em particular, o hiperprogesteronismo com DM associado foi relatado associado a hiperaldosteronismo em dois gatos.[9,12] O mecanismo geral para o hiperprogesteronismo e hiperaldosteronismo concomitantes ou é a produção aumentada de progesterona, como um intermediário na síntese de aldosterona, a partir de células neoplásicas da zona glomerulosa individualmente, ou o aumento da secreção de aldosterona e progesterona pelas células neoplásicas da zona glomerulosa e fasciculada/reticular, respectivamente.

Na maioria dos gatos com tumores adrenais secretores de esteroides sexuais, os resultados dos testes do eixo hipófise-adrenal são normais a suprimidos, e a adrenal contralateral mostra tamanho e forma normais em ultrassonografia abdominal. Para o diagnóstico, é necessária a comprovação da concentração aumentada de um ou mais hormônios esteroides sexuais adrenais, de modo ideal aferidos antes e após a estimulação com ACTH.

Hiperaldosteronismo

Etiologia e fisiopatologia

A aldosterona é o principal mineralocorticoide secretado pelo córtex adrenal e, como tal, é responsável pela regulação do equilíbrio corporal de sódio e potássio, e também pela manutenção do volume hídrico intravascular e do estado acidobásico. O hiperaldosteronismo, distúrbio decorrente do aumento da secreção de aldosterona pela glomerulosa adrenal, pode estar relacionado com uma etiologia primária ou secundária.

O hiperaldosteronismo secundário desenvolve-se em gatos, como em outras espécies, como uma resposta fisiológica à estimulação do sistema renina-angiotensina-aldosterona. O sistema renina-angiotensina-aldosterona age mantendo o volume de líquido extracelular, a pressão circulatória e a homeostasia eletrolítica por meio dos efeitos integrados de enzimas e hormônios, principalmente sobre a vasculatura e os rins. Assim, o hipoaldosteronismo secundário pode se desenvolver em qualquer doença que hiperestimule o sistema renina-angiotensina-aldosterona, como desidratação, hipotensão ou diminuição da perfusão renal secundária a doença renal.

Hiperaldosteronismo primário (síndrome de Conn) mostra-se uma doença relativamente rara de gatos idosos, caracterizada por secreção autônoma excessiva de aldosterona a partir de uma ou de ambas as adrenais. Isso resulta em sinais clínicos relacionados com hipertensão ou hipopotassemia ou ambas.[1,9,12,16,22,42,44-46] Cerca de 50% dos gatos com hiperaldosteronismo primário apresentam adenomas adrenais unilaterais secretores de aldosterona, e a maioria dos gatos remanescentes apresenta carcinoma adrenal unilateral. Raramente, gatos com a síndrome de Conn desenvolvem tumores adrenocorticais bilaterais.[42] Por fim, hiperplasia adrenal bilateral da zona glomerulosa também pode causar hiperaldosteronismo primário em gatos, porém a prevalência de doença não tumoral não está evidente.[22] Até recentemente, o hiperaldosteronismo primário em gatos era considerado uma doença rara, porém hoje em dia torna-se cada vez mais identificado como causa de hipopotassemia e hipertensão em gatos.

Características clínicas

Sinais

O hiperaldosteronismo primário é uma doença de gatos de meia-idade a idosos. Não mostra predileção por raça ou sexo.[44]

Sinais clínicos e achados do exame físico

Os sinais associados ao hiperaldosteronismo devem-se a retenção de sódio (que provoca hipertensão) e depleção de potássio (que provoca fraqueza). Em geral, os achados do histórico são inespecíficos e podem envolver fraqueza generalizada (às vezes episódica), letargia, depressão, rigidez, dor muscular, cegueira, poliúria e polidipsia.[1,9,12,16,22,42,44-46] Os achados ao exame físico podem ser ventroflexão do pescoço, hipertensão, cegueira e tortuosidade de vasos da retina ou descolamento da retina.

Os principais sinais clínicos exibidos pelo gato dependem, em parte, de o hiperaldosteronismo primário decorrer de adenoma adrenal, carcinoma ou hiperplasia adrenal bilateral. Embora os sinais clínicos à apresentação relacionem-se diretamente com o aumento das concentrações circulantes de aldosterona, podem ser divididos amplamente em dois subgrupos gerais, que são polimiopatia hipopotassêmica e início agudo de cegueira.

■ Polimiopatia hipopotassêmica

A polimiopatia hipopotassêmica é a apresentação mais comum em gatos com hiperaldosteronismo primário causado por adenoma ou por carcinoma da adrenal.* Esses gatos desenvolvem disfunção muscular generalizada e os proprietários podem relatar ventroflexão cervical; fraqueza de membros posteriores; ataxia; e, com menor frequência, rigidez de membro ou colapso. Em alguns gatos, as características musculares são brandas e episódicas, enquanto, em outros, os sinais são graves e com início agudo. Essa apresentação é menos comum no subgrupo de gatos com hiperplasia adrenal bilateral, com apenas cerca de 25% desenvolvendo sinais relacionados com hipopotassemia.[22]

■ Início agudo de cegueira

Mesmo a hipertensão subclínica sendo comum em gatos com hiperaldosteronismo primário causado por neoplasia da adrenal, a cegueira aguda secundária a hemorragia intraocular ou a deslocamento da retina é relativamente rara em tal subgrupo de gatos. Por outro lado, a retinopatia hipertensiva mostra-se o sinal à apresentação mais comum em gatos com hiperaldosteronismo primário associado a hiperplasia adrenal bilateral. Mais de 50% dos gatos com hiperplasia adrenocortical bilateral apresentam descolamento da retina ou hemorragias subretinianas, intrarretinianas e intravítreas associadas a hipertensão sistêmica grave.[22]

Achados laboratoriais de rotina

Não foram identificadas anormalidades hematológicas específicas em gatos com hiperaldosteronismo primário. A análise bioquímica do soro comumente revela hipopotassemia, porém de gravidade variável. Contudo, como a hipopotassemia desenvolve-se em gatos por muitas outras razões, mais comumente doença renal, o hiperaldosteronismo não costuma ser considerado como um diferencial por muitos clínicos veterinários simplesmente porque eles não se dão conta de que o distúrbio existe.

A maioria dos gatos com hiperaldosteronismo primário causado por neoplasia da adrenal é examinada por causa de sinais clínicos relacionados com hipopotassemia.[1,9,12,16,22,42,44-46] A persistência da hipopotassemia, apesar da suplementação com potássio, sempre deve levantar a suspeita da possibilidade de hiperaldosteronismo em gatos.

Embora a hipopotassemia seja comum em gatos com hiperaldosteronismo primário, o achado de concentração normal de potássio em um gato com hipertensão documentada nunca deve descartar a possibilidade de hiperaldosteronismo primário. De fato, nos gatos relatados com hiperplasia adrenal bilateral, apenas 50% apresentavam-se levemente hipopotassêmicos na apresentação inicial, porém a maioria apresentava hipertensão grave.[22] O diagnóstico de hiperaldosteronismo em tais gatos não seria alcançado se a hipopotassemia fosse considerada um pré-requisito antes do início da avaliação diagnóstica para hiperaldosteronismo.

Apesar do achado comum de hipopotassemia, as concentrações séricas de sódio em geral são normais. A hipernatremia, quando ocorre, em geral é branda. A ausência de hipernatremia acentuada em gatos com hiperaldosteronismo primário pode ser explicada pela expansão concomitante de volume, secundária à retenção de sódio.

A alta atividade de creatinoquinase é comum em gatos com miopatia hipopotassêmica, mas o grau de elevação da enzima é muito variável. Pode ser observada alcalose

---

*Referências 1, 9, 12, 16, 44, 44-46.

metabólica, relacionada com excreção urinária de íons hidrogênio mediada por aldosterona. A ureia e a creatinina sérica podem estar levemente aumentadas no momento do diagnóstico, e a evolução da doença renal pode ser a causa de morte em alguns gatos com hiperaldosteronismo primário. A existência de azotemia pode dificultar o diagnóstico em alguns casos, pois a existência de hipopotassemia ou de hipertensão pode ser considerada simplesmente uma consequência da própria doença renal.

Em humanos, a doença renal progressiva é uma sequela reconhecida da síndrome de Conn, com lesão renal ocorrendo em virtude da associação entre hipertensão intraglomerular, inflamação e fibrose renal. Também se acredita que ocorra em gatos que sofrem de hiperaldosteronismo primário em virtude de hiperplasia adrenal bilateral, na qual o agravamento progressivo da azotemia é um achado comum.[22]

Imagem diagnóstica

Massas adrenais raramente são visíveis radiograficamente. Entretanto, se for visualizada massa na adrenal nas radiografias, ela será mais possivelmente um carcinoma adrenocortical e não um adenoma. É claro que a hiperplasia adrenocortical bilateral nunca seria detectada em exame radiográfico.

Na maioria dos gatos com hiperaldosteronismo primário causado por neoplasia da adrenal, a ultrassonografia abdominal é um valioso auxílio para confirmar massa na adrenal (Figura 24.26). Nesses gatos, a adrenal contralateral deve apresentar tamanho e forma normais. É importante que a glândula contralateral seja avaliada para ajudar a diferenciar um tumor adrenal unilateral de hiperplasia adrenal bilateral. A ultrassonografia também deve tentar identificar a existência e o grau de invasão da veia cava caudal pelo tumor ou trombo relacionado e a ocorrência de metástases em outros órgãos, como o fígado.

Diagnóstico

Concentração plasmática de aldosterona

A possibilidade de hiperaldosteronismo primário deve ser considerada em qualquer gato com histórico de hipopotassemia ou hipertensão. Da mesma maneira, o achado de massa adrenal "ocasional" por ultrassonografia deve levar o veterinário a descartar a possibilidade de tumor funcional da adrenal secretor de aldosterona.

A confirmação do diagnóstico baseia-se, principalmente, na demonstração de concentração plasmática alta de aldosterona. O teste é amplamente disponível na maioria dos laboratórios de endocrinologia comerciais, e as necessidades para coleta e manuseio do soro ou plasma são rotina. Não existe benefício diagnóstico na aferição do valor de aldosterona estimulada por ACTH em comparação com a concentração basal individualmente.

A maioria dos gatos com hiperaldosteronismo primário devido a neoplasia da adrenal apresenta concentrações acentuadamente elevadas de aldosterona circulante.[1,9,12,16,22,42,44-46] Entretanto, em casos brandos de hiperaldosteronismo primário e, particularmente, em gatos

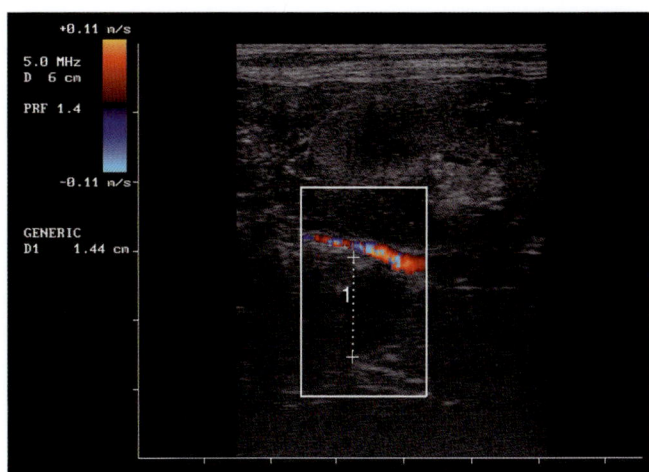

Figura 24.26 Aspecto ultrassonográfico de adrenal em um gato com hiperaldosteronismo revelando proximidade da vasculatura (mostrada com Doppler colorido). A hemorragia é o principal risco cirúrgico associado a adrenalectomia, e a ultrassonografia pode ajudar na avaliação desse risco.

com hiperplasia adrenal bilateral, é possível que os valores plasmáticos de aldosterona estejam dentro do limite superior da variação de referência.[22] Finalmente, pode haver ampla variação nas concentrações circulantes de aldosterona em gatos com hiperaldosteronismo secundário, com alguns também desenvolvendo valores muito altos, de modo que os resultados sempre devem ser avaliados junto a sinais clínicos e achados laboratoriais.

De modo ideal, as concentrações plasmáticas de aldosterona devem ser interpretadas junto à atividade de renina plasmática (discutida adiante). Tem-se a expectativa de que a renina plasmática estará alta nos casos de hiperaldosteronismo secundário e suprimida em gatos com hiperaldosteronismo primário. Entretanto, há dificuldades em aferir a atividade plasmática de renina, e, em geral, não é possível fazer essa aferição em uma situação clínica.

Como consequência, o achado de massa na adrenal, além de concentração plasmática de aldosterona acentuadamente alta, é considerado suficiente para fechar o diagnóstico de tumor adrenocortical secretor de aldosterona em gatos. Esse fato é especialmente verdadeiro se o gato apresentar hipopotassemia ou hipertensão persistentes ou ambas. A normalização das concentrações altas de aldosterona circulante após tratamento clínico ou cirúrgico ajuda a confirmar o diagnóstico, assim como a confirmação histopatológica de neoplasia da adrenal.

O hiperaldosteronismo primário associado a hiperplasia bilateral adrenal é mais difícil de diagnosticar sem a avaliação da atividade plasmática de renina. Nesses gatos, as causas potenciais de hiperaldosteronismo secundário sempre devem ser descartadas com investigações apropriadas, como avaliação de doença renal, hepática e cardíaca. É problemático o fato de os gatos, tanto com doença renal primária quanto aqueles com hiperaldosteronismo associado a hiperplasia adrenal bilateral, desenvolverem azotemia progressiva. Sem a determinação concomitante da aldosterona plasmática e da renina plasmática, é difícil diferenciar esses dois grupos de gatos.

Atividade da renina plasmática e relação aldosterona-renina

Para se diferenciar de modo confiável o hiperaldosteronismo primário do secundário, é necessária a aferição da atividade de todo o sistema renina-angiotensina por meio da aferição da atividade de renina plasmática (ARP). Tal determinação pode ser complexa, já que o teste para renina plasmática em geral não está disponível comercialmente, e as amostras de plasma deverão ser processadas logo e mantidas congeladas até serem avaliadas para a atividade da renina. Além disso, fármacos (p. ex., inibidores da enzima conversora da angiotensina [ECA] e betabloqueadores) e sal na dieta também podem influenciar a aferição de ARP.

As determinações de ARP em gatos com hiperaldosteronismo primário causado por neoplasia da adrenal em geral são baixas a indetectáveis, mas podem se encontrar na metade inferior na variação de referência em alguns gatos.[44] Por isso, a ARP individualmente não pode ser usada para identificar hiperaldosteronismo primário, já que o valor normal de ARP pode ser encontrado em gatos com hiperaldosteronismo primário causado tanto por tumor da adrenal quanto por hiperplasia adrenal bilateral.[22,24]

A relação de concentração plasmática de aldosterona em relação a ARP, conhecida como relação aldosterona-renina, é considerado o teste de rastreamento mais confiável, com a relação alta aldosterona-renina indicando hiperaldosteronismo primário em gatos. Mesmo se a concentração plasmática de aldosterona estiver dentro dos limites da variação de referência, a relação alta aldosterona-renina fornece evidências para secreção inadequada (excessiva) de aldosterona, diagnóstica para hiperaldosteronismo primário.[22] Os gatos com hiperaldosteronismo secundário, por outro lado, apresentam relação aldosterona-renina baixa, apesar de haver a expectativa de valores elevados para a ARP.

Teste de função mineralocorticoide

Em medicina humana, os testes de supressão de mineralocorticoides são usados como exames confirmatórios para hiperaldosteronismo primário. Esses testes de supressão avaliam a resposta a tratamentos delineados para suprimir o sistema renina-angiotensina e, desse modo, diminuir as concentrações circulantes de aldosterona. São exemplos de testes de supressão de mineralocorticoide a carga oral de sódio, a infusão de soro fisiológico, a administração de fludrocortisona com a suplementação de sódio e o teste desafio com captopril.

Os testes de supressão de mineralocorticoides foram desenvolvidos recentemente e estão sendo investigados para uso em gatos. Um relato recente avaliou alterações da relação urinária aldosterona:creatinina em gatos normais em resposta ao aumento do sal na dieta ou da administração de acetato de fludrocortisona.[13] Nesse estudo, gatos normais mostraram decréscimo mais consistente da relação urinária aldosterona:creatinina mediante a administração de acetato de fludrocortisona do que a suplementação com sal dietético. Um gato com carcinoma adrenal secretor de aldosterona apresentou relação aldosterona:creatinina urinária alta, que não diminuiu em resposta à administração de acetato de fludrocortisona.

Tratamento

O tratamento inicial do hiperaldosteronismo primário está direcionado para o controle da hipopotassemia, da hipertensão ou de ambas. O tratamento clínico da hipopotassemia envolve suplementação parenteral ou oral de potássio, além de correção de quaisquer déficits hídricos e desequilíbrios acidobásicos. Para tal fim, em geral administra-se gluconato de potássio a 2 a 6 mEq por dia, com a dose ajustada conforme necessário, a fim de manter a normopotassemia.[1,9,12,16,22,42,44-46]

Em gatos com hipertensão, o besilato de anlodipino (0,625 a 1,25 mg/gato diariamente) é o tratamento inicial de escolha. A maioria dos gatos hipertensos torna-se normotensa mediante tratamento com anlodipino, porém doses mais elevadas podem ser necessárias e a hipertensão pode se tornar refratária a tratamento.

Se necessário, o diurético espironolactona, que atua como protagonista de receptores de aldosterona, também pode ser administrado na dosagem de 2 a 4 mg/kg/dia, auxiliando no controle tanto da hipopotassemia quanto da hipertensão.[1,9,12,16,22,42,44-46]

A adrenalectomia cirúrgica é o tratamento de escolha na maioria dos gatos com hiperaldosteronismo que não tenham evidência de doença metastática (Figura 24.25). Nos gatos com tumores adrenais unilaterais documentados, a adrenalectomia cirúrgica está recomendada porque é curativa. Entretanto, o procedimento foi associado a alta mortalidade, com cerca de um terço dos casos relatados morrendo no período intracirúrgico ou pós-cirúrgico em decorrência de hemorragia aguda grave. Como o hiperaldosteronismo não suprime a secreção hipofisária de ACTH, não seria esperada a insuficiência de cortisol pós-cirúrgica após a excisão de tumores unilaterais secretores de aldosterona em gatos. Contudo, é possível que seja necessária a reposição de mineralocorticoides a curto prazo, especialmente se houver o desenvolvimento de hiperpotassemia no pós-cirúrgico.

Os pacientes deverão estar estabilizados em termos clínicos antes da cirurgia, e será necessário um levantamento pré-cirúrgico meticuloso.[46] Para os gatos com hiperplasia adrenal bilateral ou doença metastática ou gatos cujos proprietários não tenham aceitado a cirurgia, o tratamento clínico com espironolactona e potássio por via oral pode ser mantido indefinidamente.

Hipoadrenocorticismo

Em gatos, como em outras espécies, o hipoadrenocorticismo resulta da secreção adrenocortical deficiente de glicocorticoides, independentemente ou junto à redução da secreção de mineralocorticoide. O hipoadrenocorticismo pode ser uma doença de ocorrência natural ou iatrogênica e é extremamente raro em gatos (especialmente o distúrbio de ocorrência natural). O primeiro gato com hipoadrenocorticismo primário foi descrito há, aproximadamente, 30 anos,[23] e a partir daí foram relatados menos de 20 casos bem documentados de insuficiência adrenal de ocorrência natural.

Etiologia e fisiopatologia

O hipoadrenocorticismo primário resulta de insuficiência adrenal primária, em que a destruição de mais de 85 a 90% do córtex de ambas as adrenais leva à secreção deficiente de glicocorticoides e mineralocorticoides. Já o hipoadrenocorticismo secundário pode resultar de secreção hipofisária deficiente de ACTH, que leva à atrofia do córtex adrenal e ao comprometimento da secreção de glicocorticoides. Em gatos com hipoadrenocorticismo secundário, a zona glomerulosa é poupada, de modo que a secreção de mineralocorticoides é mantida.

Hipoadrenocorticismo primário

Em geral, não se conhece a causa da destruição completa ou da atrofia de ambas as adrenais em gatos com hipoadrenocorticismo primário de ocorrência natural (atrofia idiopática). É provável que muitos desses gatos tenham destruição imunomediada do córtex das adrenais, como em humanos e cães com essa doença.[23,37] Há relatos ocasionais de gatos com hipoadrenocorticismo primário talvez subsequente a traumatismo abdominal e hemorragia adrenal.[5,8] O hipoadrenocorticismo primário também foi descrito como secundário à infiltração bilateral das adrenais por linfoma multicêntrico em dois gatos.[35]

O hipoadrenocorticismo primário iatrogênico é uma complicação rara, porém bem reconhecida do tratamento cirúrgico para hiperadrenocorticismo dependente da hipófise (síndrome de Cushing) por meio de adrenalectomia bilateral.[15]

Os sinais clínicos em todos os gatos com hipoadrenocorticismo primário decorrem da deficiência tanto de glicocorticoides quanto de mineralocorticoides. Como a agressividade primária ocorre nas adrenais, a produção hipofisária de ACTH permanece não prejudicada. De fato, a produção diminuída de cortisol resulta em diminuição do *feedback* negativo na hipófise. Isso possibilita o aumento da liberação de ACTH. Desse modo, os gatos com hipoadrenocorticismo primário em geral apresentam concentração circulante altamente elevada de ACTH.[5,37,52]

Hipoadrenocorticismo secundário

O hipoadrenocorticismo secundário decorre de (1) um distúrbio hipofisário hipotalâmico subjacente (como um tumor da hipófise ou do hipotálamo). Isso leva à produção deficiente de ACTH ou à (2) administração de medicamentos que suprimem a produção hipofisária de ACTH.[14,31,41] O hipoadrenocorticismo secundário ainda não foi identificado como distúrbio de ocorrência natural em gatos, porém é provável que se desenvolva em alguns gatos com grandes tumores na hipófise.

O hipoadrenocorticismo iatrogênico causado pela administração crônica de glicocorticoides ou de progestágenos é o tipo mais comum de insuficiência adrenocortical secundária encontrada em gatos.[14,31,36,41] Embora a hipofisectomia seja um procedimento incomum para tratar hiperadrenocorticismo dependente da hipófise em gatos, o hipoadrenocorticismo secundário iatrogênico está bem identificado como uma complicação desse procedimento.[28]

A secreção deficiente de ACTH resulta em diminuição da produção de glicocorticoide causada por atrofia da zona fasciculada e da zona reticular. A zona glomerulosa adrenal é preservada, porque o ACTH tem pouco efeito estimulador sobre a produção de mineralocorticoides. Os sinais clínicos devem-se à deficiência da produção de glicocorticoides e, assim, são semelhantes àqueles observados em gatos com hipoadrenocorticismo primário. Contudo, os desarranjos associados à deficiência de mineralocorticoides (e subsequentes distúrbios de eletrólitos) estão ausentes. Consequentemente, os sinais clínicos observados, em geral, são menos graves do que os que se desenvolvem em gatos com hipoadrenocorticismo primário.

Características clínicas

O hipoadrenocorticismo primário de ocorrência natural foi bem documentado em 18 gatos.[3,5,8,23,35,37,43,52,53] Desses 18 gatos, 14 apresentavam atrofia idiopática do córtex adrenal, 2 apresentavam hipoadrenocorticismo induzido traumaticamente e 2 apresentavam linfoma de adrenal. Os gatos documentados com hipoadrenocorticismo idiopático eram mestiços, variando em idade de 1 a 14 anos (idade mediana, 4 anos), e não havia predileção evidente para sexo.

Esses 18 gatos relatados com hipoadrenocorticismo primário apresentavam sinais clínicos e achados ao exame físico semelhantes àqueles identificados em cães com a doença. Letargia, anorexia e perda de peso foram os sinais mais comuns à apresentação (Tabela 24.11). Vômito,

Tabela 24.11 **Características clínicas em 18 gatos com hipoadrenocorticismo primário.**

Características clínicas	Número de gatos	% de gatos
QUEIXAS DO PROPRIETÁRIO NO HISTÓRICO		
Letargia ou depressão	18	100%
Anorexia	17	94%
Perda de peso	14	78%
Vômito	10	56%
Evolução com exacerbação e remissão	7	39%
Resposta pregressa à terapia	6	33%
Poliúria e polidipsia	5	28%
Disfagia	1	6%
ACHADOS AO EXAME FÍSICO		
Depressão	18	100%
Desidratação	16	89%
Fraqueza	14	78%
Hipotermia	12	67%
Tempo de enchimento capilar lento	8	44%
Pulso fraco	7	39%
Colapso/incapacidade de se levantar	5	28%
Bradicardia	2	11%
Sensibilidade abdominal	1	6%
Constipação intestinal	1	6%

poliúria e polidipsia são relatados com menor frequência. As manifestações clínicas podem sofrer exacerbação e remissão em alguns casos; em geral, tal remissão temporária ocorre após administração parenteral de líquidos e corticosteroides.

Os achados mais comuns ao exame físico são depressão, desidratação, fraqueza, hipotermia, enchimento capilar lento e pulso fraco. Colapso, bradicardia e sensibilidade abdominal são observados com menor frequência.

Diagnóstico

Características clinicopatológicas de rotina

■ **Hematologia**

Os achados hematológicos mais notáveis (se existentes) em gatos com hipoadrenocorticismo primário são eosinofilia ou linfocitose. Também é possível anemia não regenerativa normocítica normocrômica leve (Tabela 24.12). O achado de contagens de eosinófilos e de linfócitos normais ou altas em um gato enfermo com sinais sugestivos de hipoadrenocorticismo é importante clinicamente, pois a resposta esperada ao estresse é eosinopenia e linfopenia.

■ **Bioquímica**

Hiponatremia, hipocloremia e hiperpotassemia são alterações eletrolíticas clássicas associadas a deficiência de mineralocorticoides que ocorrem na maioria dos gatos com hipoadrenocorticismo primário (Tabela 24.12). Azotemia pré-renal e hiperfosfatemia com frequência decorrem da contração de volume hídrico extracelular (e subsequente diminuição da perfusão renal) associada a insuficiência adrenocortical primária (Tabela 24.12).

Entretanto, a maioria dos gatos enfermos com alterações eletrolíticas séricas encontradas em exames bioquímicos *não* terá hipoadrenocorticismo primário. Em um estudo de 49 gatos enfermos com relações sódio:potássio diminuídas, os diagnósticos finais foram doença gastrintestinal, doença urinária, doença cardiorrespiratória e relações Na:K diminuídas por meio de artefatos.[4] Nenhum desses 49 gatos recebeu o diagnóstico final de hipoadrenocorticismo.

■ **Urinálise**

A densidade urinária pré-tratamento varia, porém a urina pode estar mais diluída do que seria esperado em um gato com azotemia pré-renal. Convém ter cuidado para não diagnosticar erroneamente insuficiência renal primária nesses casos (Tabela 24.12). A causa dessa aparente perda de habilidade de concentração renal é mal compreendida, mas pode ser secundária à perda de sal renal, que resulta em insuficiência medular.

Radiografia e eletrocardiografia

A radiografia demonstrou hipoperfusão dos pulmões e microcardia em, aproximadamente, 50% dos gatos descritos com hipoadrenocorticismo primário.[3,37,43,52,53] A eletrocardiografia revelou bradicardia sinusal em 2 de 18 gatos, e contrações atriais prematuras em um.[37] É interessante

Tabela 24.12 **Características diagnósticas em 18 gatos com hipoadrenocorticismo primário.**

Características diagnósticas	Número de gatos	% de gatos
HEMATOLOGIA		
Anemia	5	28%
Linfocitose	4	22%
Eosinofilia	1	6%
BIOQUÍMICA		
Relação sódio:potássio inferior a 27:1	18	100%
Hiponatremia	18	100%
Hiperpotassemia	17	94%
Azotemia	15	83%
Hiperfosfatemia	13	72%
Hipocloremia	13	72%
CO_2 total baixo (acidose metabólica)	4	22%
Hipercalcemia	3	17%
URINÁLISE		
Densidade inferior a 1,030	10/15	75%
Densidade superior a 1,030	5/15	25%
TESTES DE FUNÇÃO HIPÓFISE-ADRENAL		
Cortisol sérico basal baixo	17	94%
Cortisol estimulado por ACTH subnormal	17/17	100%
Concentração alta de ACTH endógeno	10/10	100%

ACTH, hormônio adrenocorticotrófico.

notar que nenhum gato com hipoadrenocorticismo primário exibiu as outras alterações eletrocardiográficas comumente associadas a hipopotassemia em cães e em humanos, como máximo da onda T, onda P reduzida ou ausente ou parada atrial.

Testes de função hipófise-adrenal

■ **Teste de resposta ao hormônio adrenocorticotrófico**

O teste de resposta ao ACTH é o exame de rastreamento mais preciso para hipoadrenocorticismo em gatos. Baixa concentração sérica basal de cortisol com resposta subnormal ou desprezível ao ACTH é diagnóstica de insuficiência adrenocortical, mas não estabelece diferença entre causas primárias e secundárias de hipoadrenocorticismo. É fundamental comparar os resultados dos testes com valores de intervalos de referência obtidos em gatos sadios, pois os felinos tendem a responder ao ACTH com elevação menor no máximo das concentrações de cortisol sérico do que cães.[14,40]

Um protocolo comum para o teste de resposta a ACTH em gatos consiste em coletar sangue para a determinação da concentração de cortisol circulante antes e após 60 min da administração intravascular de 0,125 mg de ACTH sintético (tetracosactídeo ou cosintropina).[38,40] É importante administrar o ACTH por via intravenosa, especialmente se o gato estiver desidratado. Além disso, os achados em gatos sadios indicam que o ACTH administrado por via intravenosa induz estimulação adrenocortical maior e mais prolongada do que a administração intramuscular.[38]

Muitos preparados glicocorticoides, como hidrocortisona e prednisolona ou prednisona, reagem de modo cruzado na maioria dos testes de cortisol, conferindo determinação falsamente elevada de cortisol endógeno. Por isso, não devem ser administrados até que a resposta ao ACTH tenha sido completada. Por outro lado, a dexametasona pode ser administrada antes do teste de resposta ao ACTH, pois tem pouca ou nenhuma influência sobre a aferição das concentrações endógenas de cortisol.

A resposta sérica subnormal de cortisol à administração de ACTH acompanhada por achados eletrolíticos séricos de hiperpotassemia e hiponatremia é compatível com hipoadrenocorticismo primário. Se não forem encontradas alterações eletrolíticas séricas, um dos seguintes fatores poderá ocorrer:

- Hipoadrenocorticismo primário em estágio inicial com, no mínimo, alguma secreção residual de mineralocorticoides
- Hipoadrenocorticismo secundário decorrente de doença hipofisária ou hipotalâmica
- Mais comumente, hipoadrenocorticismo secundário decorrente da administração de fármacos, como glicocorticoides ou progestágenos.[14,31,32,41]

■ Concentração de hormônio adrenocorticotrófico endógeno

A administração de esteroide ou de progestágeno (ou qualquer outra causa iatrogênica de hipoadrenocorticismo) deve ser descartada em primeiro lugar. A seguir, convém determinar a concentração circulante de ACTH para ajudar a distinguir entre hipoadrenocorticismo primário e secundário. Concentrações plasmáticas extremamente altas de ACTH são encontradas em gatos com hipoadrenocorticismo primário,[5,37,52] enquanto felinos com hiperadrenocorticismo secundário apresentam concentrações plasmáticas inadequadamente baixas de ACTH quando comparadas com concentrações circulantes de cortisol.[14,41] As amostras para a determinação de ACTH plasmático devem ser coletadas antes do tratamento com glicocorticoides porque estes fármacos suprimirão a secreção de ACTH hipofisário e podem resultar em falsas concentrações plasmáticas normais ou baixas de ACTH em gatos com hiperadrenocorticismo primário. É necessário manuseio especial nas amostras de sangue pretendidas para a determinação da concentração endógena de ACTH, pois este hormônio pode sofrer degradação rapidamente após a coleta. O manuseio inadequado das amostras resulta potencialmente em valores falsamente diminuídos, que podem sugerir erroneamente hipoadrenocorticismo secundário em vez de primário. O ideal consiste em o clínico veterinário conversar com a equipe do laboratório antes de coletar a amostra para se certificar de satisfazer as necessidades do laboratório.

Tratamento

Tratamento inicial

Em gatos com insuficiência adrenal primária aguda ou potencialmente fatal, a terapia inicial deve ter por objetivo (1) restabelecer a volemia circulante; (2) proporcionar uma fonte imediata de glicocorticoide; e (3) corrigir distúrbios eletrolíticos séricos (ou seja, hiperpotassemia, hiponatremia).

■ Fluidoterapia

Deve ser colocado um cateter intravenoso de demora, preferivelmente na veia jugular, a fim de possibilitar a administração de grandes volumes de líquidos isotônicos. Soro fisiológico a 0,9% é o líquido intravenoso de escolha e deve ser administrado na dose de 40 a 60 mℓ/kg/h durante as primeiras 1 a 3 h. A velocidade de administração pode ser diminuída antes que o bolo total tenha sido administrado se o gato começar a melhorar. O ponto final da reanimação consiste em melhora da perfusão tissular. Esta é identificada clinicamente por meio de melhora da cor das mucosas, pulsos de melhor qualidade, diminuição da frequência cardíaca na direção da normalidade e melhora do estado mental.

Uma vez restabelecidos os déficits hídricos, a taxa de administração de líquidos deve ser diminuída para taxas de manutenção de 2,5 mℓ/kg por hora (60 mℓ/kg/dia) administrados por infusão a taxa constante. A administração de líquidos é ajustada adicionalmente quando a azotemia sofre resolução, as anormalidades eletrolíticas séricas são corrigidas e o gato se alimenta e bebe água por conta própria.

■ Terapia glicocorticoide

A administração intravenosa rápida de um glicocorticoide também é extremamente importante na conduta inicial relacionada com insuficiência adrenocortical grave. A dexametasona, administrada na dose de 0,5 mg/kg por via intravenosa, é adequada na maioria dos casos e não interferirá com o teste concomitante de resposta ao ACTH. A hidrocortisona pode ser administrada (como alternativa) na dose de 5 a 10 mg/kg por via intravenosa a cada 6 h ou por infusão sob velocidade constante (0,5 a 0,625 mg/kg/h) nas primeiras 24 h. Essas doses têm por base estudos em cães, pois não foram avaliadas dosagens específicas para felinos. Se a hidrocortisona for usada como terapia glicocorticoide inicial, não deverá ser administrada até o teste de resposta ao ACTH ter sido completado.

Após o teste de resposta ao ACTH ter terminado e o gato se encontrar estável, a reposição de glicocorticoides deve ser mantida sob a forma de prednisolona a 0,2 mg/kg/dia por via intramuscular. A mudança para administração oral da mesma dose diária de glicocorticoide pode ser instituída depois de o gato conseguir deglutir sem vomitar. Em gatos, prefere-se o uso de prednisolona sobre o pré-medicamento prednisona, que precisa ser convertido a prednisolona para ser metabolicamente ativo. Em um estudo de gatos, apenas 21% da prednisona administrada por via oral foi absorvida e convertida a prednisolona na circulação.[19]

■ Terapia mineralocorticoide

A terapia de reposição de mineralocorticoide também deve ser iniciada quando o gato estiver estabilizado e puder deglutir sem vomitar. O acetato de fludrocortisona é administrado por via oral na dose de 0,1 mg/gato por dia.[14,37,41,43] O pivalato de desoxicorticosterona (DOCP) é um mineralocorticoide que também funciona bem na maioria dos gatos quando administrado por via intramuscular na dose inicial de 12,5 mg/gato mensalmente,[14,37,41,43] embora não esteja disponibilizado na maioria dos países além dos EUA. Os efeitos mineralocorticoides, tanto do acetato de fludrocortisona quanto do DOCP, acentuam a excreção renal de potássio e a reabsorção renal de sódio, normalizando as alterações eletrolíticas.

Sinais de fraqueza, letargia e anorexia podem persistir por 3 a 5 dias em gatos com insuficiência adrenocortical aguda, a despeito da conduta apropriada. Tal fato contrasta diretamente com cães, nos quais os principais sinais clínicos de hipoadrenocorticismo primário em geral sofrem resolução rapidamente em 1 dia ou dois de tratamento.[37,53]

Tratamento a longo prazo e prognóstico

Depois de estabilizados, a terapia de manutenção para gatos com insuficiência adrenocortical primária consiste na suplementação vitalícia com mineralocorticoides e glicocorticoides. Mediante terapia de reposição adequada, o prognóstico a longo prazo de gatos com hipoadrenocorticismo primário (especialmente idiopático) é excelente.

A terapia com mineralocorticoides a longo prazo pode ser com acetato de fludrocortisona administrado por via oral ou injeções de DOCP administradas por via intramuscular.[5,14,37,41,43,52,53] A dose é ajustada conforme necessário, com base nas concentrações seriadas de eletrólitos séricos determinadas a cada 1 a 2 semanas durante o período inicial de manutenção. O objetivo do tratamento com suplementação com mineralocorticoides consiste na normalização das concentrações séricas de sódio e potássio.

A reposição de glicocorticoides, conforme necessário, geralmente é feita mediante administração oral de prednisolona, na dosagem total de 1 a 1,25 mg/dia. Se os proprietários considerarem difícil a administração da medicação por via oral, acetato de metilprednisolona reposítol pode ser administrado por via intramuscular, na dosagem total de 10 mg por mês. Os efeitos adversos associados a hiperadrenocorticismo iatrogênico (ou seja, poliúria, polidipsia, polifagia, abdome penduloso, perda de pelo) desenvolvem-se raramente, quando se desenvolvem, em gatos mantidos nessas doses baixas de reposição de glicocorticoides.

Referências bibliográficas

1. Ash RA, Harvey AM, Tasker S: Primary hyperaldosteronism in the cat: a series of 13 cases, *J Feline Med Surg* 7:173, 2005.
2. Bailey DB, Page RL: Tumors of the endocrine system. In Withrow SJ, Vail DM, editors: *Withrow & MacEwen's small animal clinical oncology*, ed 4, St Louis, 2007, Saunders Elsevier, p 583.
3. Ballmer-Rusca E: [What is your diagnosis? Hypoadrenocorticism in a domestic cat], *Schweiz Arch Tierheilkd* 137:65, 1995.
4. Bell R, Mellor DJ, Ramsey I et al: Decreased sodium:potassium ratios in cats: 49 cases, *Vet Clin Pathol* 34:110, 2005.
5. Berger SL, Reed JR: Traumatically induced hypoadrenocorticism in a cat, *J Am Anim Hosp Assoc Assoc* 29:337, 1993.
6. Boag AK, Neiger R, Church DB: Trilostane treatment of bilateral adrenal enlargement and excessive sex steroid hormone production in a cat, *J Small Anim Pract* 45:263, 2004.
7. Boord M, Griffin C: Progesterone secreting adrenal mass in a cat with clinical signs of hyperadrenocorticism, *J Am Vet Med Assoc* 214:666, 1999.
8. Brain PH: Trauma-induced hypoadrenocorticism in a cat, *Aust Vet Pract* 27:178, 1997.
9. Briscoe K, Barrs VR, Foster DF et al: Hyperaldosteronism and hyperprogesteronism in a cat, *J Feline Med Surg* 11:758, 2009.
10. Daley CA, Zerbe CA, Schick RO et al: Use of metyrapone to treat pituitary-dependent hyperadrenocorticism in a cat with large cutaneous wounds, *J Am Vet Med Assoc* 202:956, 1993.
11. de Lange MS, Galac S, Trip MR et al: High urinary corticoid/creatinine ratios in cats with hyperthyroidism, *J Vet Intern Med* 18:152, 2004.
12. DeClue AE, Breshears LA, Pardo ID et al: Hyperaldosteronism and hyperprogesteronism in a cat with an adrenal cortical carcinoma, *J Vet Intern Med* 19:355, 2005.
13. Djajadiningrat-Laanen SC, Galac S, Cammelbeeck SE et al: Urinary aldosterone to creatinine ratio in cats before and after suppression with salt or fludrocortisone acetate, *J Vet Intern Med* 22:1283, 2008.
14. Duesberg C, Peterson ME: Adrenal disorders in cats, *Vet Clin North Am Small Anim Pract* 27:321, 1997.
15. Duesberg CA, Nelson RW, Feldman EC et al: Adrenalectomy for treatment of hyperadrenocorticism in cats: 10 cases (1988-1992), *J Am Vet Med Assoc* 207:1066, 1995.
16. Eger CE, Robinson WF, Huxtable CRR: Primary aldosteronism (Conn's syndrome) in a cat; a case report and review of comparative aspects, *J Small Anim Pract* 24:293, 1983.
17. Feldman EC, Nelson RW: Hyperadrenocorticism in cats (Cushing's syndrome). In Feldman EC, Nelson RW, editors: *Canine and feline endocrinology and reproduction*, Philadelphia, 2004, Elsevier, p 358.
18. Goossens MM, Meyer HP, Voorhout G et al: Urinary excretion of glucocorticoids in the diagnosis of hyperadrenocorticism in cats, *Domest Anim Endocrinol* 12:355, 1995.
19. Graham-Mize CA, Rosser EJ, Hauptman J: Absorption, bioavailability, and activity of prednisone and prednisolone in cats. In Hiller A, Foster AP, Kwochka KW, editors: *Advances in veterinary dermatology*, Oxford, 2005, Blackwell, p 152.
20. Henry CJ, Clark TP, Young DW et al: Urine cortisol:creatinine ratio in healthy and sick cats, *J Vet Intern Med* 10:123, 1996.
21. Hoenig M: Feline hyperadrenocorticism—where are we now? *J Feline Med Surg* 4:171, 2002.
22. Javadi S, Djajadiningrat-Laanen SC, Kooistra HS et al: Primary hyperaldosteronism, a mediator of progressive renal disease in cats, *Domest Anim Endocrinol* 28:85, 2005.
23. Johnessee JS, Peterson ME, Gilbertson SR: Primary hypoadrenocorticism in a cat, *J Am Vet Med Assoc* 183:881, 1983.
24. Kley S, Alt M, Zimmer C et al: Evaluation of the low-dose dexamethasone suppression test and ultrasonographic measurements of the adrenal glands in cats with diabetes mellitus, *Schweiz Arch Tierheilkd* 149:493, 2007.
25. Lien YH, Huang HP, Chang PH: Iatrogenic hyperadrenocorticism in 12 cats, *J Am Anim Hosp Assoc* 42:414, 2006.
26. Lowe AD, Campbell KL, Barger A et al: Clinical, clinicopathological and histological changes observed in 14 cats treated with glucocorticoids, *Vet Rec* 162:777, 2008.
27. Mayer MN, Greco DS, LaRue SM: Outcomes of pituitary tumor irradiation in cats, *J Vet Intern Med* 20:1151, 2006.
28. Meij BP: Hypophysectomy as a treatment for canine and feline Cushing's disease, *Vet Clin North Am Small Anim Pract* 31:1015, 2001.
29. Meij BP, van der Vlugt-Meijer RH, van den Ingh TS et al: Melanotroph pituitary adenoma in a cat with diabetes mellitus, *Vet Pathol* 42:92, 2005.
30. Meij BP, Voorhout G, Van Den Ingh TS et al: Transsphenoidal hypophysectomy for treatment of pituitary-dependent hyperadrenocorticism in 7 cats, *Vet Surg* 30:72, 2001.
31. Middleton DJ, Watson AD, Howe CJ et al: Suppression of cortisol responses to exogenous adrenocorticotrophic hormone, and the oc-

currence of side effects attributable to glucocorticoid excess, in cats during therapy with megestrol acetate and prednisolone, *Can J Vet Res* 51:60, 1987.

32. Millard RP, Pickens EH, Wells KL: Excessive production of sex hormones in a cat with an adrenocortical tumor, *J Am Vet Med Assoc* 234:505, 2009.

33. Moore LE, Biller DS, Olsen DE: Hyperadrenocorticism treated with metyrapone followed by bilateral adrenalectomy in a cat, *J Am Vet Med Assoc* 217:691, 2000.

34. Neiger R, Witt AL, Noble A et al: Trilostane therapy for treatment of pituitary-dependent hyperadrenocorticism in 5 cats, *J Vet Intern Med* 18:160, 2004.

35. Parnell NK, Powell LL, Hohenhaus AE et al: Hypoadrenocorticism as the primary manifestation of lymphoma in two cats, *J Am Vet Med Assoc* 214:1208, 1999.

36. Peterson ME: Effects of megestrol acetate on glucose tolerance and growth hormone secretion in the cat, *Res Vet Sci* 42:354, 1987.

37. Peterson ME, Greco DS, Orth DN: Primary hypoadrenocorticism in ten cats, *J Vet Intern Med* 3:55, 1989.

38. Peterson ME, Kemppainen RJ: Comparison of intravenous and intramuscular routes of administering cosyntropin for corticotropin stimulation testing in cats, *Am J Vet Res* 53:1392, 1992.

39. Peterson ME, Kemppainen RJ: Dose-response relation between plasma concentrations of corticotropin and cortisol after administration of incremental doses of cosyntropin for corticotropin stimulation testing in cats, *Am J Vet Res* 54:300, 1993.

40. Peterson ME, Kemppainen RJ, Orth DN: Plasma concentrations of immunoreactive proopiomelanocortin peptides and cortisol in clinically normal cats, *Am J Vet Res* 55:295, 1994.

41. Peterson ME, Randolph JF, Mooney CT: Endocrine diseases. In Sherding RG, editor: *The cat: diseases and clinical management*, ed 2, New York, 1994, Churchill Livingstone, p 1403.

42. Quante S, Sieber-Ruckstuhl N, Wilhelm S et al: [Hyperprogesteronism due to bilateral adrenal carcinomas in a cat with diabetes mellitus], *Schweiz Arch Tierheilkd* 151:437, 2009.

43. Redden B: Feline hypoadrenocorticism, *Compend Contin Educ Pract Vet* 27(9):697, 2005.

44. Refsal KR, Harvey AM: Primary hyperaldosteronism. In August JR, editor: *Consultations in feline internal medicine*, ed 6, St Louis, 2010, Saunders Elsevier, p 254.

45. Rijnberk A, Voorhout G, Kooistra HS et al: Hyperaldosteronism in a cat with metastasised adrenocortical tumour, *Vet Q* 23:38, 2001.

46. Rose SA, Kyles AE, Labelle P et al: Adrenalectomy and caval thrombectomy in a cat with primary hyperaldosteronism, *J Am Anim Hosp Assoc* 43:209, 2007.

47. Rossmeisl JH, Jr., Scott-Moncrieff JC, Siems J et al: Hyperadrenocorticism and hyperprogesteronemia in a cat with an adrenocortical adenocarcinoma, *J Am Anim Hosp Assoc* 36:512, 2000.

48. Schoeman JP, Evans HJ, Childs D et al: Cortisol response to two different doses of intravenous synthetic ACTH (tetracosactrin) in overweight cats, *J Small Anim Pract* 41:552, 2000.

49. Schwedes CS: Mitotane (o,p'-DDD) treatment in a cat with hyperadrenocorticism, *J Small Anim Pract* 38:520, 1997.

50. Sellon RK, Fidel J, Houston R et al: Linear-accelerator-based modified radiosurgical treatment of pituitary tumors in cats: 11 cases (1997-2008), *J Vet Intern Med* 23:1038, 2009.

51. Skelly BJ, Petrus D, Nicholls PK: Use of trilostane for the treatment of pituitary-dependent hyperadrenocorticism in a cat, *J Small Anim Pract* 44:269, 2003.

52. Stonehewer J, Tasker S: Hypoadrenocorticism in a cat, *J Small Anim Pract* 42:186, 2001.

53. Tasker S, MacKay AD, Sparkes AH: A case of feline primary hypoadrenocorticism, *J Feline Med Surg* 1:257, 1999.

54. Watson PJ, Herrtage ME: Hyperadrenocorticism in six cats, *J Small Anim Pract* 39:175, 1998.

55. Wimpole JA, Adagra CFM, Billson MF et al: Plasma free metanephrines in healthy cats, cats with non-adrenal disease and a cat with suspected phaeochromocytoma, *J Feline Med Surg* 12:435, 2010.

56. Zerbe CA, Refsal KR, Peterson ME et al: Effect of nonadrenal illness on adrenal function in the cat, *Am J Vet Res* 48:451, 1987.

57. Zimmer C, Horauf A, Reusch C: Ultrasonographic examination of the adrenal gland and evaluation of the hypophyseal-adrenal axis in 20 cats, *J Small Anim Pract* 41:156, 2000.

Distúrbios da Hipófise

Mark E. Peterson

Os distúrbios da hipófise são raros no gato. Os relatados em gatos estão relacionados basicamente com neoplasia (quase exclusivamente adenomas) da parte distal ou da parte intermediária.[17,33,70,102] Apenas um caso de tumor hipofisário com origem na parte nervosa (pituicitoma) foi relatado.[111] Muitos tumores hipofisários mostram-se não funcionais e são achados ocasionais à necropsia.[17,70] Ocasionalmente, os sinais clínicos relacionados com disfunção do sistema nervoso central e hipopituitarismo são observados por causa da natureza compressiva de um grande tumor hipofisário.[32,91,101,102] Nos tumores hipofisários funcionais, os distúrbios clínicos estão limitados àquelas doenças relacionadas com aumento da produção de ACTH ou de GH (ou seja, síndrome de Cushing e acromegalia).[6,66,67,74,76]

O diabetes insípido, mais comumente causado por secreção deficiente de vasopressina (ADH) na parte nervosa, é um raro distúrbio no gato, com menos de 20 casos relatados.[4,14-16,23,36,43,49,56,58,81,86,94,99]

Anatomia e fisiologia

A hipófise (pituitária) felina é um pequeno corpo ovoide esbranquiçado (que pesa cerca de 35 mg no adulto) situado na base do cérebro na sela turca, uma concavidade do osso esfenoide.[25,44,87] Infelizmente, existe uma terminologia confusa relacionada com essa glândula. A hipófise tem dupla origem, epitelial e neural, com a adeno-hipófise (que se origina embriologicamente de uma invaginação da cavidade bucal) consistindo em parte distal, parte tuberosa e parte intermediária e a neuro-hipófise (parte nervosa) originando-se como uma extensão ventral direta do diencéfalo.[12,20,25] A hipófise pode ser dividida, *grosso modo*, em duas partes, em geral denominadas *lobos anterior* e *posterior*, os quais estão separados pela fenda hipofisária. Nessa base, o lobo anterior consiste na parte distal, enquanto o lobo posterior constitui-se na parte nervosa e na pequena faixa de células situadas entre a parte nervosa e a fenda hipofisária, a parte intermediária. Contudo, os termos *anterior* e *posterior*, com base na anatomia da hipófise humana, não são totalmente aplicáveis ao gato, pois a parte distal felina circunda quase completamente a parte nervosa (diferentemente de humanos) e a parte nervosa felina de fato situa-se dorsal, bem como posterior, à parte distal.[12,20,25]

De todas as glândulas endócrinas, a hipófise, denominada *glândula mestra*, provavelmente é a mais complexa, com muitos tipos celulares diferentes envolvidos na secreção e no controle de ampla variedade de hormônios tróficos. Os hormônios secretados pela parte distal são TSH; ACTH ou corticotrofina e hormônios relacionados (p. ex., lipotrofinas, endorfinas); GH; e os hormônios gonadotróficos, hormônio foliculoestimulante (FSH) e hormônio luteinizante (LH).[20,76] A parte intermediária também está envolvida na secreção de ACTH, endorfinas e hormônios estimulantes de melanócitos (p. ex., α-MSH).[20,73,75,76]

Provavelmente, a parte nervosa é mais bem observada por sua função como depósito para a arginina vasopressina (AVP, também denominada *ADH*) e a ocitocina. Tanto a vasopressina quanto a ocitocina são produzidas nos corpos celulares dos núcleos supraópticos, paraventriculares e alguns acessórios do hipotálamo. A seguir, os peptídios são transportados ao longo dos axônios do trato do hipotálamo-neuro-hipófise e depositados no nervo terminal da parte nervosa em grânulos até que sejam secretados para a circulação.[20,84]

Doenças da hipófise

Nanismo hipofisário

A deficiência congênita de GH (nanismo hipofisário), que ocorre em cães secundariamente à distensão cística do ducto faríngeo, não está bem documentada no gato. A maioria dos gatos anões ou apresenta hipotireoidismo congênito (ver *Distúrbios da Tireoide*) ou mucopolissacaridose.[24,35,48,89] Um filhote felino hipotireóideo com nanismo[82] apresentava níveis circulantes de fator de crescimento insulinossímile-1 (IGF-1), um hormônio peptídico produzido pelo fígado após estimulação de GH. Contudo, a deficiência primária de GH ainda não foi documentada em gatos.

Macrotumores hipofisários

Os gatos com grandes tumores na hipófise podem desenvolver sinais relacionados com disfunção do sistema nervoso central isoladamente (tumores hipofisários inativos) ou sinais associados à secreção dos hormônios hipofisários (síndrome de Cushing ou acromegalia). Os sinais clínicos que podem se desenvolver em gatos com grandes tumores hipofisários invasivos são letargia acentuada, fraqueza, alteração da personalidade, incoordenação e cegueira.[17,32,91,96]

Devido ao grande tamanho desses tumores hipofisários no momento do diagnóstico, em geral a remoção cirúrgica não é praticável.[51,52,55] A radioterapia pode reduzir de maneira eficaz o tamanho do tumor e ajudar a controlar os sinais neurológicos em gatos com grande tumor na hipófise.[50,91]

Adenomas hipofisários secretores de hormônio adrenocorticotrófico | Síndrome de Cushing

Assim como em humanos e cães, foram relatados adenomas hiperfuncionais secretores de ACTH da hipófise felina provocando hiperadrenocorticismo (síndrome de Cushing).[17,29,32,52,54,77,102] Tais tumores podem se originar de células corticotróficas da parte intermediária ou da parte distal. Bem como em cães com adenoma de lobo intermediário, os tumores da parte intermediária no gato podem secretar concentrações excessivas de endorfinas e α-MSH, além de ACTH.[73,76] Ver *Distúrbios da Adrenal* para mais informações.

Tumores hipofisários secretores de hormônio do crescimento | Acromegalia

Em gatos, a hipersecreção crônica de GH por um adenoma funcional da hipófise provoca acromegalia, uma síndrome caracterizada por diabetes melito insulinorresistente e crescimento excessivo progressivo de partes moles, ossos membranosos e vísceras.[30,38,74,76,78]

Os relatos publicados de acromegalia em gatos são relativamente esparsos, porém vêm crescendo gradualmente desde que a doença foi descrita pela primeira vez há 30 anos.[1,2,6,9,13,27–29,34,37,46,47,53,55,61,68,74,85,93,95] Embora considerada um distúrbio raro pela maioria dos veterinários, pesquisas recentes sugerem que a prevalência subjacente à acromegalia em gatos com diabetes pode, de fato, alcançar 25 a 35%.[6,66] Esse fato sugere fortemente que o distúrbio seja muito subdiagnosticado pelos clínicos veterinários atualmente.[80]

Depois de secretado pela hipófise, o GH exerce seus efeitos no corpo por meio de ações diretas e indiretas.[21,57,60] As ações indiretas do GH são mediadas por IGF-1, um hormônio peptídico produzido pelo fígado após a estimulação de GH. O IGF-1 tem efeitos anabólicos e pode induzir aumento da síntese de proteína e partes moles e crescimento esquelético. Por outro lado, os efeitos diretos do GH são predominantemente catabólicos, com lipólise e transporte restrito de glicose celular.

Com o tempo, os gatos acromegálicos acabam por sofrer os efeitos catabólicos e diabetogênicos do GH, os efeitos anabólicos do IGF-1 e, em alguns casos, o efeito expansivo de um macroadenoma hipofisário.[38,77,78] Normalmente, o GH é um importante modulador da sensibilidade da insulina.[26] Uma anomalia pós-receptor induzida pelo GH na ação da insulina nos tecidos-alvo leva ao DM concomitante, em geral associado a intensa resistência à insulina.[29,38,67,74,76]

Causas de acromegalia

No gato, assim como no homem, a acromegalia é causada com maior frequência por um adenoma da hipófise produtor de GH.[2,27,29,34,46,47,55,74] Além disso, a hiperplasia dessas células produzindo GH também foi relatada como uma causa rara.[66,67] Esse último processo pode representar uma alteração pré-adenomatosa ou um processo mórbido separado. Além disso, foi relatado o caso de um gato com adenoma hipofisário duplo causando tanto acromegalia quanto hiperadrenocorticismo.[55]

Assim como em cães, a administração de progestágenos a gatos pode induzir a expressão do gene GH mamário e, dessa maneira, estimular a produção local de GH em tecido mamário.[59] De fato, alterações fibroadenomatosas induzidas por progestina na glândula mamária de gatos também foram associadas a expressão localmente aumentada de GH. Em gatos, esse gene mamário é idêntico ao gene expresso pela hipófise e é direcionado pelo mesmo promotor.[59] Entretanto, tal produção local de GH nunca mostrou resultar em concentrações circulantes altas de GH nem o estado clínico de acromegalia em gatos.[67,72]

Características clínicas da acromegalia

Os primeiros sinais clínicos da acromegalia felina, existentes em quase todos os gatos relatados até o momento, são poliúria, polidipsia e polifagia progressivas, todas associadas a DM controlado ou insulinorresistente.[1,2,6,9,13,27-29,34,37,46,47,53,55,61,68,74,85,93,95] Os achados clínicos adicionais que podem se desenvolver nesses gatos semanas a meses após o desenvolvimento do diabetes são aumento de um ou mais órgãos (ou seja, coração, fígado, rins, baço, língua), aumento progressivo de tamanho e peso corporais, aumento e espessamento desproporcional da cabeça e das patas, prognatismo, artropatia degenerativa, insuficiência renal, insuficiência cardíaca congestiva e sinais no sistema nervoso central provocados pelo aumento do tumor hipofisário.

As manifestações clínicas da acromegalia felina, relacionadas de acordo com os sinais que podem se desenvolver conforme a doença evolui se não tratada, são apresentadas no Boxe 24.3. No momento do diagnóstico, muitos gatos diabéticos com acromegalia não demonstram as alterações físicas "clássicas" associadas à doença, como aumento da face e das extremidades.[38,67,67,74] Essa é uma razão pela qual esse distúrbio endócrino frequentemente não é diagnosticado ou é diagnosticado erroneamente como diabetes "de rotina". É importante considerar a acromegalia como um diagnóstico diferencial em todos os gatos com DM, especialmente se o animal estiver mal controlado ou desenvolver resistência intensa à insulina.

▪ Sinais

A acromegalia desenvolve-se em gatos de meia-idade a idosos sem predileção evidente por raça. Todos os casos relatados de acromegalia felina foram de gatos mestiços (pelo curto doméstico). Existe uma forte predileção pelo sexo masculino. Aproximadamente 90% dos gatos são do sexo masculino.[38,66,67,74] Isso contrasta com os seres humanos, em que a acromegalia não tem predileção por sexo, e em cães, em que as fêmeas são acometidas com maior frequência.[30,78]

▪ Aspecto geral

Em humanos, os primeiros sinais identificáveis de acromegalia são tumefação de partes moles e hipertrofia da face e extremidades.[19,57] DM franco, embora se desenvolvendo em até 50% nos pacientes humanos com acromegalia, em geral, não é a queixa inicial do paciente.[7] Da mesma maneira, alterações nas características faciais e nas dimensões corporais são observadas em alguns gatos com acromegalia, geralmente no estágio tardio da doença (ver Boxe 24.3). A proliferação de tecido conjuntivo induzida por GH resulta em aumento do tamanho corporal, mais frequentemente manifestado como ganho de peso acentuado e aumento do abdome. Os incrementos no peso corporal podem ocorrer, apesar do estado catabólico de DM não regulado. Conforme a doença evolui, o crescimento e a hipertrofia de todos os órgãos no corpo (p. ex., coração, fígado, rins, língua) também é um sinal característico de acromegalia.

Boxe 24.3 Manifestações clínicas de gatos com acromegalia não tratada | Evolução com o passar do tempo*

Sinais clínicos iniciais

Poliúria e polidipsia
Polifagia
Diabetes melito
Aspecto físico geralmente normal

Sinais clínicos observados após algumas semanas

Resistência à insulina (aumentando a necessidade de doses altas de insulina)
Ganho de peso/aumento do tamanho corporal
Aumento abdominal
Organomegalia (p. ex., fígado, rins, coração, língua)

Sinais clínicos que podem ser observados após alguns meses

Sopros sistólicos
Estridor respiratório
Claudicação/artropatias degenerativas
Características faciais largas
Prognatismo inferior
Aumento do tamanho da pata

Sinais clínicos que podem se desenvolver após alguns anos

Insuficiência renal
Insuficiência cardíaca congestiva
Sinais no sistema nervoso central

*Nem todos os gatos acromegálicos desenvolverão todos esses sinais clínicos.

Os gatos com acromegalia também poderão desenvolver aumento mandibular resultando em prognatismo, espaços interdentários alargados, espessamento das cristas ósseas do crânio, cabeça grande, patas grandes e tumefação de partes moles da cabeça e do pescoço (Boxe 24.3).[38,66,67,74] Evidentemente, nem todos os gatos acromegálicos desenvolverão todas essas alterações. No entanto, como muitas dessas mudanças desenvolvem-se e evoluem gradualmente, alterações sutis na conformação nem sempre podem ser observadas pelos proprietários, que olham o gato acometido todos os dias. Rever fotografias antigas do gato, tiradas anos antes, frequentemente ajuda a determinar se realmente ocorreram alterações no aspecto do animal (Figura 24.27).

▪ Diabetes melito

A manifestação clínica mais inicial e mais comumente identificada na maioria dos gatos com acromegalia é o DM insulinorresistente (Boxe 24.3). O GH, especialmente em carnívoros (e especialmente em gatos e cães), exibe atividade diabetogênica poderosa e provoca hiperglicemia principalmente pela indução de resistência periférica à insulina.[8,100] Já o GH em excesso diminui o número de

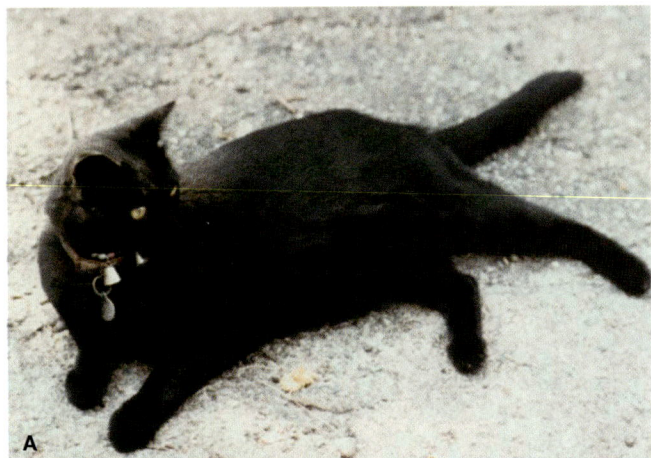

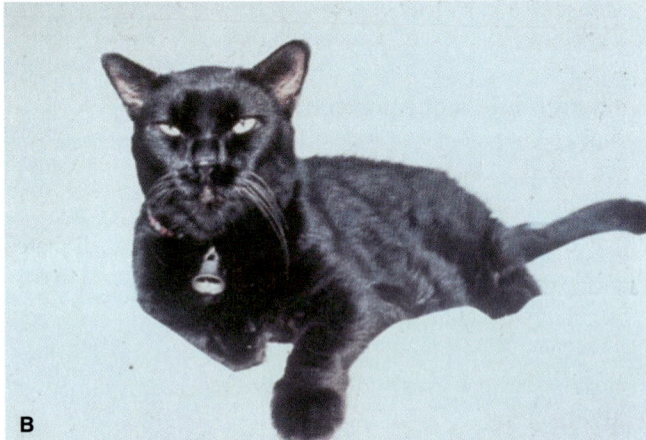

Figura 24.27 Fotografia de um felino doméstico macho de pelo curto, com 10 anos de vida, antes (**A**) e 3 anos depois (**B**) do diagnóstico de diabetes melito insulinorresistente. A acromegalia foi confirmada 9 meses após o início do estado diabético. Cabe observar as características faciais amplas, com cabeça grande e patas em clava pela acromegalia.

receptores de insulina e a afinidade de ligação com o receptor. Além disso, induz um defeito na insulina pós-receptor semelhante àquele observado no antagonismo à insulina induzido por cortisol.[26,62]

A maioria dos gatos com acromegalia manifesta hiperglicemia persistente e intensa, refratária a insulinoterapia e controlada apenas mediante doses extremamente grandes de insulina exógena. Em um estudo recente,[66] as necessidades médias de insulina de 59 gatos diabéticos acromegálicos (14 unidades diariamente; variação, 2 a 70 unidades diariamente) foram bem mais elevadas do que as de um grupo equivalente de gatos diabéticos sem acromegalia (6 unidades diariamente). Outros gatos foram relatados como necessitando de doses ainda mais altas de insulina (até 130 U diariamente) para controlar a hiperglicemia.[74] Apesar da existência de tal DM não controlado, o desenvolvimento de cetoacidose é raro em gatos com acromegalia.

Embora a polifagia seja um sinal clínico bem identificado associado a DM não controlado, o GH em excesso por si só também provavelmente contribui. Alguns gatos com acromegalia apresentarão polifagia persistente e frequentemente extrema, apesar do controle razoável do DM.

■ **Sistema respiratório**

Nos gatos com acromegalia, a proliferação de partes moles induzidas por GH na região orofaríngea pode acarretar o estreitamento das vias respiratórias superiores, o que resulta em sinais clínicos de doença respiratória. De acordo com isso, desenvolve-se estridor inspiratório em cerca de 50% dos gatos com acromegalia (ver Boxe 24.3).[66–68] Também pode haver o desenvolvimento de dispneia em gatos com acromegalia antiga não tratada em decorrência de edema pulmonar ou de derrame pleural com origem em insuficiência cardíaca induzida por GH.[68,74,76]

■ **Sistema esquelético**

Em alguns gatos com acromegalia, alterações articulares (associadas a artrite degenerativa) podem ser graves e incapacitantes (ver Boxe 24.3). Inicialmente, as alterações articulares decorrem de espessamento fibroso da cápsula articular e ligamentos relacionados, e também de crescimento ósseo excessivo e proliferação de cartilagem articular.[10,22] Depois, como consequência da arquitetura articular distorcida, desenvolvem-se características mais típicas de doença articular degenerativa. A evidência radiográfica de artropatia acromegálica inclui aumento do espaço articular secundário ao espessamento da cartilagem articular (início), espessamento cortical, proliferação de osteófito, reação periosteal periarticular e colapso da articulação.[10,22,74,76]

Outra alteração óssea que pode ocorrer na acromegalia é o aumento da mandíbula, o qual leva a prognatismo e sobremordida pelos incisivos inferiores. Também pode haver maior espaçamento entre os dentes, assim como ocorre com frequência em cães acromegálicos.[78] Os ossos da calvária podem estar espessados (Figura 24.28), com aumento evidente da cabeça inteira em alguns gatos. Finalmente, a espondilose deformante acentuada da coluna vertebral pode ser evidente. Tal alteração pode provocar alterações na marcha, como enrijecimento progressivo crônico e rigidez em alguns gatos.[66,74]

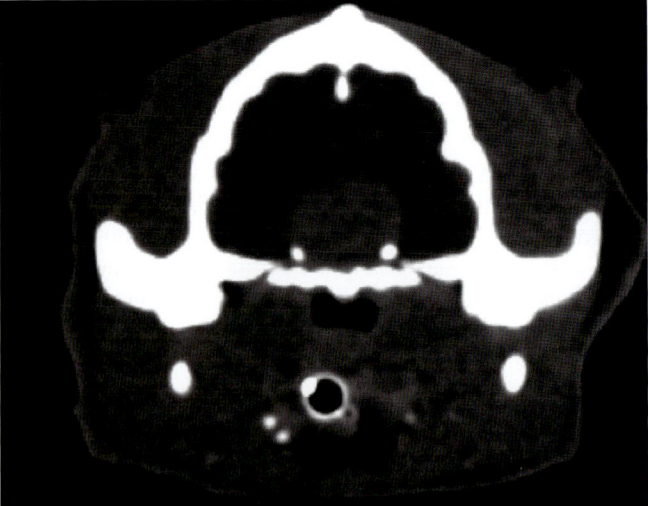

Figura 24.28 Tomografia computadorizada da cabeça de felino doméstico pelo curto, castrado, de 14 anos de idade, com acromegalia. Observar a imensa massa hipofisária, medindo 7,5 mm de altura, invadindo o hipotálamo. Cabe notar também a hiperostose evidente da calvária (espessamento do crânio).

Sistema cardiovascular

Outra manifestação proeminente de acromegalia crônica em alguns gatos é a miocardiopatia. Anormalidades cardiovasculares que podem ser detectadas ao exame físico são sopro sistólico, ritmo em galope e, especialmente em uma fase tardia da doença, sinais de insuficiência cardíaca congestiva (p. ex., dispneia, bulhas cardíacas abafadas, ascite) (ver Boxe 24.3). Os achados radiográficos podem ser cardiomegalia branda a intensa, derrame pleural e edema pulmonar.[68,74,76] A ecocardiografia frequentemente revela hipertrofia ventricular esquerda septal, porém também pode ser normal; os achados eletrocardiográficos em geral são insignificantes. A causa da doença cardíaca na acromegalia não está clara, mas pode ter relação com o efeito geral promotor do crescimento do excesso de GH sobre os tecidos.[88]

A hipertensão é comum em pacientes humanos com acromegalia[11,98] e pode contribuir para a hipertrofia cardíaca em gatos.[38,68] Contudo, em uma série grande de casos de gatos acromegálicos, a hipertensão não foi mais prevalente do que se esperaria em um grupo de gatos-controle equivalentes pela idade.[66] Não obstante, a pressão arterial deve ser determinada em todos os gatos com acromegalia, especialmente se houver doença cardíaca, e o tratamento é instituído conforme necessário.

Sistema nervoso

Em gatos, os sinais no sistema nervoso central podem se desenvolver como resultado da expansão do tumor hipofisário além da sela turca. Contudo, os sinais do sistema nervoso central são incomuns, pois os tumores hipofisários secretores de GH tendem a ser benignos e de crescimento lento. Além disso, sinais neurológicos francos são raros mesmo quando um tumor hipofisário grande comprime e invade o hipotálamo (Figura 24.28).[66,74,76] Quando ocorre o desenvolvimento de sinais neurológicos, eles podem envolver torpor, sonolência e falta de apetite.

Sistema renal

Poliúria e polidipsia são sinais comuns de acromegalia em gatos e parecem se desenvolver principalmente por causa do estado diabético associado. No entanto, a acromegalia também produz diversas outras alterações na função renal. Os rins podem sofrer hipertrofia, e a taxa de filtração glomerular e o fluxo plasmático renal podem aumentar. A nefromegalia também está associada ao aumento das funções tanto secretórias quanto de absorção.[5,69] Contudo, em gatos com acromegalia antiga, comumente ocorre o desenvolvimento de azotemia, proteinúria e sinais clínicos de insuficiência renal (ver Boxe 24.3). Histologicamente, os rins de gatos acromegálicos podem revelar espessamento mesangial dos glomérulos, alterações semelhantes àquelas descritas em pacientes humanos com nefropatia diabética. Embora o mecanismo de comprometimento da função renal na acromegalia felina não esteja claro, ele pode decorrer da glomerulosclerose associada ao DM não regulado ou hiperfiltração glomerular mediada por GH.

Diagnóstico de acromegalia

A confirmação do diagnóstico de acromegalia pode ser difícil por causa do início insidioso do distúrbio, do custo dos procedimentos de imagem da hipófise e da frequente falta de um teste prontamente disponível para GH validado para uso em gatos.[30,38,67,76] Assim como ocorre em muitas endocrinopatias felinas, em geral é necessária a associação de características clínicas sugestivas e diversos exames diagnósticos para chegar ao diagnóstico definitivo de acromegalia (Boxe 24.4).

Deve-se suspeitar de acromegalia em qualquer gato que apresentar DM insulinorresistente (hiperglicemia persistente apesar de doses diárias de insulina superiores a 10 U), especialmente se houver outros sinais característicos de acromegalia (especialmente artropatia ou miocardiopatia). O diagnóstico de acromegalia pode ser estabelecido por meio da demonstração de concentrações circulantes acentuadamente elevadas de GH ou de IGF-1, em especial quando associadas ao achado de massa hipofisária em imagem cerebral (ver Boxe 24.4).

Exames laboratoriais de rotina

Além dos achados esperados em um gato com diabetes mal controlado (p. ex., hiperglicemia e glicosúria), os exames clinicopatológicos de um gato acromegálico podem revelar atividade sérica alta de enzimas hepáticas, hiperproteinemia, hiperfosfatemia, proteinúria e eritrocitose leve.[38,67,68,74]

Leves incrementos na atividade de ALT e fosfatase alcalina séricas desenvolvem-se secundariamente à lipidose hepática associada ao DM induzido por GH. Hiperfosfate-

---

Boxe 24.4 Diagnóstico de acromegalia em gatos

Características clínicas de apoio

Diabetes melito insulinorresistente (doses diárias de insulina > 2 UI/kg)
Alterações no aspecto físico (cabeça ou patas aumentadas)
Ganho de peso apesar do diabetes mal controlado

Achados laboratoriais de rotina

Hiperglicemia e glicosúria
Ausência de cetonúria
Hiperproteinemia

Testes específicos para acromegalia

Concentrações séricas ou plasmáticas altas de hormônio do crescimento
Concentrações séricas altas de fator de crescimento insulinossímile-1

Imagem da hipófise

Imagem de tumor na hipófise em tomografia computadorizada ou ressonância magnética

mia branda mostrou ser causada por um incremento induzido por GH na reabsorção renal de fosfato.[39,92] O mecanismo da hiperproteinemia (que está associada a um padrão normal de distribuição em eletroforese de proteínas séricas) não está claro, porém é relativamente comum, ocorrendo em cerca de 50% dos gatos.[66,74] Eritrocitose leve, que também se desenvolve em alguns gatos com acromegalia, provavelmente representa outra manifestação dos efeitos anabólicos de GH excessivo. Nos estágios avançados da doença, os exames laboratoriais de rotina podem revelar concentrações séricas elevadas de ureia e creatinina, conforme o gato desenvolve doença renal como complicação do estado acromegálico.[68,74]

■ Concentração sérica de hormônio do crescimento

De modo ideal, o diagnóstico de acromegalia é confirmado pela demonstração de concentrações séricas altas de GH, hormônio primário responsável pela doença. Em termos gerais, o uso de concentrações séricas basais de GH mostra-se o teste diagnóstico mais preciso para acromegalia felina. Todos os gatos com acromegalia relatados até o momento apresentavam claramente altas concentrações de GH.[28,34,46,65,66,74,93] Esse fato contrasta com os valores séricos de IGF-1 ocasionalmente relatados em alguns gatos com acromegalia (ver a discussão adiante neste capítulo sobre a concentração sérica de fator de crescimento insulinossímile-1).[68,85]

Em estudo recente, um radioimunoensaio para GH felino validado mostrou utilidade na diferenciação de 19 gatos clinicamente normais de 19 felinos acromegálicos, sem sobreposição entre os dois grupos.[65] No entanto, em um estudo separado usando o mesmo teste para GH felino, 2 de 34 gatos diabéticos (sem acromegalia) foram classificados erroneamente como sendo acromegálicos empregando-se os mesmos critérios diagnósticos. Não obstante, a especificidade e a sensibilidade desse teste foram altas com 95 e 84%, respectivamente.[66]

Embora muitos gatos acromegálicos tenham sido diagnosticados pela demonstração de concentrações séricas ou plasmáticas altas de GH, esse teste nunca esteve amplamente disponível para o clínico veterinário; o exame é realizado em apenas alguns laboratórios especializados no mundo. Um radioimunoensaio para GH é usado tanto para cães quanto para gatos e está disponível na Utrecht University, na Holanda, há anos.[53,93] Além disso, atualmente existe um teste validado para GH felino no Royal Veterinary College, da University of London.[65] Porém, mesmo na melhor das circunstâncias, ainda é extremamente inconveniente para a maioria dos clínicos veterinários embarcar amostras congeladas para a Europa para a análise de GH sérico. O fato de a maioria dos médicos-veterinários não ter acesso conveniente a um laboratório veterinário capaz de aferir o GH sérico tem prejudicado bastante a avaliação diagnóstica de gatos com suspeita de acromegalia.

Devido a essa falta de testes para GH em gatos, o diagnóstico de acromegalia felina em geral deve se basear nas características clínicas, laboratoriais e de imagem (ver Boxes 24.3 e 24.4) com a demonstração de concentração sérica alta de IGF-1 (discutido na próxima seção).

■ Concentração sérica de fator de crescimento insulinossímile-1

Em medicina humana, a determinação das concentrações circulantes do hormônio polipeptídico IGF-1 é um teste diagnóstico muito útil para acromegalia. A base para o uso de IGF-1 como teste diagnóstico para acromegalia consiste em o GH circulante ativar a produção hepática e dos tecidos periféricos de IGF-1, que é responsável por muitas das ações atribuíveis ao próprio GH. De fato, além do DM, a maioria das características clínicas da acromegalia *não* é consequência do efeito catabólico direto do excesso de GH, e sim decorre do efeito anabólico indireto do excesso de GH mediado pela produção do IGF-1 (p. ex., crescimento excessivo de partes moles, aumento ósseo e organomegalia).[57] Por isso, os níveis circulantes de IGF-1 servem como biomarcador para a avaliação do efeito biológico periférico da hipersecreção de GH, que, pelo menos em pacientes humanos, tende a se correlacionar mais adequadamente à intensidade do estado acromegálico do que determinações aleatórias de GH circulante.

Em gatos com suspeita de acromegalia, o uso de aferições de IGF-1 também é um teste diagnóstico muito útil, com muitos estudos atualmente demonstrando que o IGF-1 sérico pode diferenciar gatos com acromegalia de gatos clinicamente normais.[2,6,66,68,85] Para o clínico veterinário, as determinações de IGF-1 são fáceis de encontrar e são realizadas pela maioria dos laboratórios veterinários comerciais, diferentemente da disponibilidade limitada de testes para GH felino.

No entanto, como ocorre com todos os exames diagnósticos, o teste sérico de IGF-1 não é o perfeito para acromegalia. A concentração sérica anormalmente alta de IGF-1 sugere fortemente acromegalia, porém a doença não deve ser descartada se os valores estiverem dentro do limite superior normal de variação. É necessária insulina total para a produção de IGF-1 hepático, o que significa que, no gato diabético acromegálico antes ou no início da insulinoterapia, o IGF-1 pode dar resultado falsamente baixo.[85] No entanto, mediante o tratamento com insulina, o nível de IGF-1 pode, enfim, aumentar até a variação de acromegalia com concentrações portais de insulina crescentes. Em um estudo, a sensibilidade de IGF-1 como teste diagnóstico para acromegalia felina foi calculada em 0,84 (teste diagnóstico positivo em 84% dos gatos acromegálicos testados).[6] Da mesma maneira, isso indica que 16% dos gatos acromegálicos provavelmente apresentariam valores individuais de IGF-1 que estariam dentro da variação normal de referência (resultado de teste falso-negativo).

Além disso, concentrações séricas altas de IGF-1 foram relatadas recentemente em gatos diabéticos *sem* acromegalia, de modo que também podem ocorrer resultados de testes falso-positivos.[45,95] Em um estudo, a especificidade do teste de IGF-1 em gatos sem acromegalia foi calculada em 0,92 (resultado de teste normal em 92% dos gatos não acromegálicos avaliados);[6] do mesmo modo, esse resultado indica que 8% dos gatos sem acromegalia poderiam apresentar um valor de IGF-1 alto, falso-positivo.

■ Procedimentos de imagem da hipófise

A documentação de massa hipofisária por meio de TC ou de RM proporciona suporte adicional ao diagnóstico (Figuras 24.28 e 24.29). A RM pode ser o teste diagnóstico mais sensível para esse distúrbio.[29] Entretanto, embora a maioria dos gatos com acromegalia apresente um tumor hipofisário claramente visível em imagem de TC ou RM, convém ter em mente que a imagem intracraniana normal (sem tumor hipofisário visível) verdadeiramente descarta o diagnóstico de acromegalia felina.[66,67]

Além da documentação da existência de um tumor hipofisário, a determinação do tamanho e da localização do tumor é útil para estabelecer a modalidade de tratamento (ou seja, cirurgia, tratamento clínico, radioterapia) e monitorar a resposta do tumor ao tratamento.[27,47,50,55,91]

Diagnósticos diferenciais para acromegalia

Qualquer doença que provoque diabetes insulinorresistente deve ser considerada no diagnóstico diferencial para acromegalia. Do mesmo modo, devem ser consideradas questões do tratamento do diabetes que possam levar à suspeita de resistência à insulina (p. ex., falta de adesão, depósito inadequado de insulina e problemas com a administração).

O hiperadrenocorticismo, em especial a forma dependente da hipófise da doença, é o principal diagnóstico diferencial para acromegalia por muitos motivos. Primeiramente, tanto a acromegalia quanto o hiperadrenocorticismo comumente provocam DM resistente à insulina.[76,90] Os dois distúrbios são causados por um tumor hipofisário secretor de hormônios (ACTH ou GH), e o aumento adrenal bilateral é comum tanto na acromegalia quanto no hiperadrenocorticismo dependente da hipófise.[66,74]

Estabelecer diferenças entre os dois distúrbios às vezes é difícil. No entanto, procurar sinais clínicos específicos para cada doença, em geral, é bastante útil para fazer a diferenciação. Por exemplo, características faciais grandes, patas em clava, artropatia e prognatismo inferior podem levar o clínico veterinário a suspeitar de acromegalia felina. Enquanto isso, perda de pelo no tronco, abdome penduloso e pele fina, frágil ou que lacera estão associados a hiperadrenocorticismo (ver *Distúrbios da Adrenal*). Além disso, em geral, a resistência à insulina associada à acromegalia é muito mais intensa do que a observada em gatos com hiperadrenocorticismo, conforme demonstrado por suas necessidades de insulina muito mais elevadas. Finalmente, os testes de supressão de dexametasona em geral se mostram úteis na diferenciação dos dois distúrbios, pois os testes do eixo hipófise-adrenal em geral permanecem normais em gatos com acromegalia.[30,76]

Tratamento da acromegalia

Em gatos acromegálicos, existem três opções potenciais de tratamento: a radioterapia, a hipofisectomia e o tratamento clínico. Desses, hoje em dia a radioterapia é considerada o mais eficaz, embora a resposta possa variar em gatos individualmente.

O tratamento de suporte conservador também representa uma opção alternativa genuína, em especial em gatos para os quais o tratamento definitivo simplesmente não é possível (p. ex., de custo excessivo). É possível um gato acromegálico manter qualidade de vida razoável se receber doses diárias altas (e geralmente crescentes) de insulina para tratar o diabetes melito insulinorresistente.

■ Radioterapia externa

Atualmente, a radioterapia é considerada pela maioria a melhor opção de tratamento para gatos com acromegalia. Embora relatos iniciais sugerissem que a radioterapia em gatos com acromegalia oferecesse uma resposta apenas limitada ou parcial, estudos mais recentes indicam que a maioria dos gatos acromegálicos responde favoravelmente à radioterapia externa.[27,34,50,91] Em gatos que apresentam uma resposta de boa a excelente à radioterapia, os tumores hipofisários geralmente diminuem de tamanho e as altas concentrações circulantes de GH se normalizam. Em tais gatos, a resistência à insulina sofre resolução e o controle diabético geral melhora. Alguns gatos podem, até mesmo, alcançar remissão diabética.[27,34]

Apesar do fato de a radioterapia externa continuar a ser o tratamento mais eficaz para gatos com acromegalia, essa modalidade de tratamento tem muitas desvantagens. Os empecilhos mais importantes para esse tratamento são disponibilidade limitada, necessidade de consultas hospitalares frequentes e vários procedimentos anestésicos e alto custo.[27,34,50,91] Além disso, não é raro os gatos apresentarem recidiva meses a anos após o tratamento, com a recorrência de DM não controlado ou insulinorresistente.[74]

O desfecho da radioterapia nem sempre é previsível. Nem todos os gatos responderam completamente à radioterapia, com alguns mostrando melhora do DM, porém a persistência de outros sinais acromegálicos. Em muitos desses gatos, o GH sérico normaliza-se, porém as concentrações séricas de IGF-1 permanecem altas (o denominado desacordo GH–IGF-1).[65,67] Isso sugere que a radio-

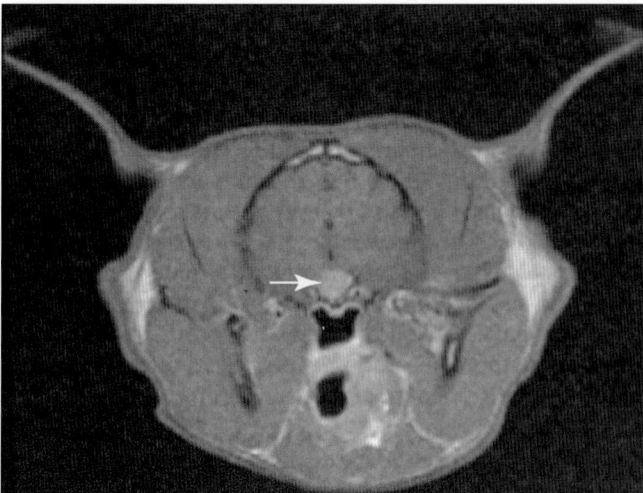

Figura 24.29 Imagem de ressonância magnética do cérebro de um felino macho castrado de 12 anos de idade, pelo curto doméstico, com acromegalia. Observar a massa hipofisária evidente, medindo 1,9 mm de altura.

terapia pode diminuir a concentração circulante de GH a níveis tais que os efeitos diabetogênicos não ocorram mais, mas não há um nível necessário para normalizar a secreção de IGF-1 e reverter suas complicações biológicas associadas.[27,47,67] Devido a esse desacordo GH–IGF-1, não se recomenda o uso de concentrações séricas de GH individualmente como marcador para julgar a cura do estado acromegálico após o tratamento.

■ Tratamento cirúrgico | Hipofisectomia

A hipofisectomia, modalidade terapêutica de escolha para pacientes humanos que sofrem de acromegalia, também pode parecer uma escolha lógica para gatos com tumores secretores de GH. Contudo, em pacientes humanos, a cura cirúrgica é mais provável de ocorrer se o tumor hipofisário for pequeno e não invasivo. Tumores hipofisários grandes e invasivos, semelhantes àqueles identificados em muitos gatos com acromegalia, são raramente curados por meio de cirurgia.[19,57]

A experiência com hipofisectomia transesfenoidal como tratamento de gatos com acromegalia é muito limitada. É um procedimento muito especializado e provavelmente não estará disponibilizado para muitos clínicos no futuro próximo. Esse procedimento cirúrgico também está associado a índices relativamente altos de morbimortalidade.[52] Entretanto, em gatos com tumores hipofisários pequenos, a hipofisectomia pode ser curativa.[55]

A crio-hipofisectomia representa uma técnica alternativa que foi bem-sucedida no tratamento de dois gatos com acromegalia. Contudo, essa técnica também exige avaliação posterior e acompanhamento a longo prazo antes que possa ser fortemente recomendada.[2,3,9]

■ Tratamento clínico

Em comparação com a situação em pacientes humanos, existem informações limitadas sobre o tratamento clínico de gatos com acromegalia. Em pacientes humanos, são usados três tipos de medicação para tratar acromegalia, todos com graus variáveis de sucesso.[18,57]

O tratamento clínico de primeira linha para acromegalia contempla o uso de análogos da somatostatina (p. ex., octreotídio e lanreotídio). Esses análogos são formas sintéticas do hormônio hipotalâmico somatostatina, o qual atua inibindo a produção de GH. Esses fármacos melhoram os sintomas e os sinais da acromegalia na maioria dos seres humanos, com a normalização das concentrações séricas de GH e IGF-1 em 50 a 70%.[18,19,57]

Os agonistas da dopamina (p. ex., bromocriptina e selegilina) constituem o segundo grupo de medicação. Essas substâncias não são tão eficazes quanto as outras para baixar os níveis de GH ou de IGF-1 e também provocam mais efeitos adversos.

O terceiro grupo de fármacos para o tratamento clínico da acromegalia consiste no uso de um antagonista de receptor de GH (pegvisomanto). Ao bloquear a ação das moléculas de GH endógeno, esse composto consegue normalizar os níveis de IGF-1 e controlar a atividade da doença em praticamente todos os pacientes.[18,19,57] A desvantagem desse tipo de tratamento clínico é que o fármaco não é direcionado para o tumor hipofisário em si, e sim

aos locais de receptores periféricos de GH. Assim, o tumor hipofisário continua a crescer, e as concentrações de GH continuam altas.

Embora o tratamento clínico para acromegalia seja uma opção bem atraente para muitos proprietários, nem os análogos da somatostatina nem os agonistas dopaminérgicos são bem-sucedidos na tentativa de baixar as concentrações séricas de GH ou de melhorar a sensibilidade à insulina em gatos com acromegalia.[1,61,74,76] Um estudo recente mostrou queda aguda no GH sérico após a administração intravenosa de octreotídio. Isso sugere que, talvez, um pequeno subgrupo de gatos com acromegalia fosse adequado ao tratamento com análogos da somatostatina.[93] Entretanto, um experimento recente com lanreotídio, um análogo da somatostatina de longa ação, produziu resultados decepcionantes em gatos com acromegalia.[67] Pode ser que, pelo menos, alguns adenomas hipofisários secretores de GH não apresentem os receptores de somatostatina com alta afinidade para análogos da somatostatina, o que explica a aparente falta de efeito desses agentes em gatos.

O pegvisomanto ainda não foi avaliado em gatos com acromegalia. Contudo, deve-se esperar que esse fármaco seja eficaz apenas se houver homologia suficiente entre os receptores felinos e humanos de GH. Além disso, o fármaco deve ser administrado diariamente por meio de injeção subcutânea e pode ter custo alto demais para muitos proprietários.

Prognóstico da acromegalia

Em gatos com acromegalia, a gravidade dos sinais clínicos e a evolução clínica estão relacionadas com as altas concentrações circulantes de GH e de IGF-1, bem como a duração da doença. O prognóstico a curto prazo para a maioria dos gatos com acromegalia é relativamente bom. Em geral, o DM insulinorresistente grave pode ser controlado de modo satisfatório empregando-se grandes doses divididas de insulina. A doença cardíaca, de branda a moderada, responde bem à terapia diurética e aos inibidores da ECA (ou seja, enalapril ou benazepril), pelo menos inicialmente.

O tratamento definitivo com radioterapia externa ou hipofisectomia melhora o prognóstico a longo prazo, porém a cura completa a longo prazo da acromegalia felina é rara. Os tempos de sobrevida dos gatos tratados tanto de modo rigoroso quanto de modo conservador variam muito, com alguns gatos não sobrevivendo mais que algumas semanas e outros vivendo muitos anos (> 5 anos) e morrendo de causas provavelmente não relacionadas com a doença. Se não tratados, a maioria dos gatos acabará por morrer ou será sacrificada por causa do desenvolvimento de insuficiência cardíaca congestiva grave, insuficiência renal, angústia respiratória ou pelos efeitos neurológicos de um tumor hipofisário em expansão.

Diabetes insípido

O DI é um distúrbio raro caracterizado por poliúria acentuada e polidipsia secundária. Ele pode ser classificado como neurogênico (central) ou nefrogênico em origem. O DI central decorre da falência completa ou parcial da neuro-hipófise de secretar vasopressina (também denominada *ADH*), enquanto o DI nefrogênico está relacionado com a falta de resposta renal às ações antidiuréticas da vasopressina.[31,79]

Causas de diabetes insípido em gatos

O DI é um distúrbio extremamente raro em gatos. Há apenas 18 casos relatados.[4,14–16,23,36,43,49,56,58,81,86,94,99] Todos os gatos apresentavam DI central. Uma forma nefrogênica primária de DI (DI congênito) ainda não foi descrita em gatos. Assim como em cães, os gatos podem desenvolver formas parciais ou complexas de DI central.[58,86,94]

Na maioria dos gatos, a causa exata do distúrbio não pode ser determinada (DI idiopático), porém se acredita que seja uma anomalia congênita na secreção de vasopressina. Entretanto, o traumatismo na cabeça é uma causa identificável relativamente comum de DI em gatos, com um terço dos casos relatados apresentando tal histórico.[4,16,56,86,94] Outras causas menos comuns de DI em gatos são macrotumores hipofisários[31] ou malformação hipofisária.[99]

Características clínicas do diabetes insípido

Todos os 18 animais relatados com DI eram filhotes ou adultos jovens, com média de idade ao diagnóstico de 16 meses (variação, 2 meses a 5 anos).* Dos 18 felinos, 12 (67%) eram machos. Não existe predileção de raça.

Os principais sinais clínicos do DI felino são polidipsia acentuada (em geral, acima de 100 mℓ/kg/dia; volume urinário normal, 40 a 70 mℓ/kg/dia) e poliúria, em geral de alguns meses de duração.[79] A gravidade dos sinais clínicos varia porque o DI pode resultar de uma anomalia parcial a completa na secreção ou na ação da arginina vasopressina. Outros sinais clínicos que os gatos acometidos exibem menos consistentemente são perda de peso (em decorrência da preocupação com o beber) e desidratação (se o acesso a água estiver restrito). Em geral, os achados ao exame físico não mostram alterações.

Estudo diagnóstico para poliúria e polidipsia

A primeira etapa para qualquer gato levado a atendimento pelo proprietário com queixa de poliúria e polidipsia consiste em estabelecer se o problema, de fato, existe – preferivelmente, por meio da associação entre histórico, determinações aleatórias de densidade urinária e, se necessário, a aferição domiciliar do consumo de água ao longo de alguns dias.

O diagnóstico do DI requer que a doença seja diferenciada de outros distúrbios clínicos que provocam poliúria e polidipsia em gatos.[64,79] As mais importantes a serem descartadas devido a poliúria e polidipsia em gatos são doença renal primária, diabetes melito e hipertireoidismo, todos muito mais comuns que DI. Embora a polidipsia primária (psicogênica), o raro distúrbio associado à ingestão compulsiva de água, não esteja bem documentada no

gato, ela pode ter alguma atuação na poliúria e polidipsia que se desenvolve em mais de um terço de gatos com hipertireoidismo.[71,83]

Em geral, os exames hematológicos e bioquímicos séricos de rotina em gatos com DI central ou são normais ou revelam evidências de desidratação branda (p. ex., leves incrementos do volume globular, da proteína total e do sódio). Por outro lado, a maior parte dos outros distúrbios diferenciais para poliúria e polidipsia resulta em anormalidades acentuadas nesses testes de rastreamento (p. ex., ureia, creatinina, glicose, ou T_4 séricas elevadas).

No DI central, a urinálise completa não mostra alterações, exceto pelo achado de urina persistentemente diluída. Em gatos, o achado de densidades urinárias consistentemente inferiores a 1,008 em geral está associado a DI ou hipertireoidismo.[71,79] Obviamente, o hipertireoidismo deve ser descartado antes do início dos procedimentos de testes para DI. É importante dar-se conta de que o achado de densidade urinária inferior a 1,008 em um gato descarta doença renal branda (oculta), de modo que não são necessários mais testes para doença renal ou precauções associadas ao teste de privação de água.

O conjunto de exames para gatos poliúricos com densidade urinária próximo a 1,008 é mais complicado. Encontrar densidade urinária entre 1,008 e 1,012 ou mais (porém inferior a 1,030) pode estar associado a hipertireoidismo, insuficiência renal estágio 1 (oculta) ou pielonefrite e também a formas parciais de DI central.[71,79] A primeira etapa dos exames nesse grupo de gatos consiste em descartar a possibilidade de hipertireoidismo.

Se a concentração sérica de T_4 estiver normal, pielonefrite e insuficiência renal em estágio inicial são as próximas dúvidas a serem solucionadas. O clínico veterinário nunca deverá realizar o teste de privação de água em um gato até a possibilidade de doença renal ser excluída, já que a privação de água pode induzir insuficiência renal franca ou urossepse no gato com insuficiência renal insuspeita.[31,79]

Para o conjunto de exames de pielonefrite e insuficiência renal em estágio inicial, recomenda-se a seguinte abordagem diagnóstica gradual. Em primeiro lugar, o clínico deverá realizar a cultura de urina para ajudar a excluir pielonefrite e infecção associada do trato urinário. Se a cultura de urina for negativa, o tamanho e a arquitetura renais são avaliados por meio de radiografia abdominal ou, preferivelmente, por ultrassonografia renal.[42,79] Se os resultados da cultura de urina forem negativos e os achados radiográficos ou ultrassonográficos forem duvidosos, pode estar indicada a determinação da TFG[40] ou biopsia renal.[97] Como algumas vezes a cultura de urina pode estar negativa em gatos com pielonefrite, um esquema terapêutico com antibiótico apropriado (p. ex., enrofloxacino) deve ser instituído, em especial se os achados ultrassonográficos ou clínicos sugerirem pielonefrite oculta.

Confirmação do diagnóstico de diabetes insípido

Diferentes abordagens diagnósticas podem ser usadas para confirmar DI central, DI nefrogênico e polidipsia primária (psicogênica). Em geral, o teste de privação de água é considerado pela maioria dos especialistas o melhor exame diagnóstico para diferenciar esses dois distúrbios.

---

*Referências 4, 14-16, 23, 36, 43, 49, 56, 58, 81, 86, 94, 99.

Entretanto, o teste de privação de água é trabalhoso, difícil de ser realizado corretamente e desagradável para o gato. Além disso, baseia-se muito no esvaziamento repetido da bexiga e pode levar a complicações indesejáveis e diagnóstico errôneo em alguns gatos.[31,64,79]

Um método de diagnóstico mais simples e mais prático que pode ser recomendado como alternativa para o teste de privação de água consiste na avaliação da resposta clínica a um esquema terapêutico atentamente monitorado com o análogo da vasopressina, a desmopressina.[31,64,79] Essa abordagem é menos complicada e menos demorada que o teste de privação de água e, certamente, mais fácil para o gato. O custo das duas abordagens varia de acordo com as circunstâncias, porém frequentemente é comparável. Novamente, antes que seja iniciado um esquema de desmopressina, é extremamente importante descartar todas as outras causas de poliúria e polidipsia, limitando o diagnóstico diferencial a DI central, DI nefrogênico primário e polidipsia primária (psicogênica).

Para realizar o teste, o proprietário deverá primeiramente aferir a ingestão de água de 24 h do animal durante 2 a 3 dias antes de a desmopressina ser iniciada, permitindo ingestão de água à vontade. A seguir, o gato é tratado com doses terapêuticas de desmopressina (ver a seção sobre tratamento do diabetes insípido neste capítulo), o que idealmente inicia-se com dose de 1,0 µg por via subcutânea 2 vezes/dia durante 5 a 7 dias. Se as injeções subcutâneas não puderem ser administradas, pode ser empregada a administração de desmopressina pela via conjuntival (1 gota 2 vezes/dia) ou oral (75 mg 2 vezes/dia) (Tabelas 24.13 e 24.14). Durante esse período de tratamento, o proprietário deve continuar a aferir a ingestão diária de água e monitorar o grau de produção de urina.

A redução intensa na ingestão de água (mais de 50% das aferições pré-tratamento) e na poliúria sugere fortemente o diagnóstico de DI central, enquanto a ausência de qualquer redução na polidipsia e na poliúria é mais compatível com DI nefrogênico primário. Com o tratamento mais prolongado, o consumo de água e a produção de urina deverão se normalizar por completo em gatos com DI central.

No gato idoso que desenvolve DI, o clínico veterinário deverá considerar a obtenção de imagem da hipófise mediante TC ou RM para descartar a possibilidade de massa na hipófise. Isso é especialmente verdadeiro se o gato acometido apresentar sinais neurológicos associados.

Tratamento do diabetes insípido

O tratamento com arginina vasopressina (ADH do gato) ou seus análogos restabelece a hipertonicidade nodular e a habilidade normal de concentração de urina em gatos com DI central. Historicamente, o tanato de ADH em óleo, um extrato da arginina vasopressina preparado a partir da hipófise bovina e suína, era administrado a cada 2 a 3 dias, conforme necessário, para controlar a poliúria e a polidipsia. Como esse produto não existe mais, o acetato de desmopressina, um análogo sintético da arginina vasopressina com atividade antidiurética prolongada e aumentada, tornou-se o fármaco de escolha para o tratamento de DI central em gatos.

O acetato de desmopressina está disponível em preparados para a administração intranasal, parenteral (injetável) ou oral (ver Tabela 24.13).

■ Sprays ou soluções nasais de desmopressina

As formulações nasais são fornecidas em dois sistemas diferentes de embalagem: bomba de *spray* ou tubo nasal (ver Tabela 24.13) em que a desmopressina é "borrifada" ou "soprada" no nariz, respectivamente. Evidentemente, a maioria dos gatos não tolerará nenhum desses métodos de aporte intranasal. As gotas colocadas na bolsa conjuntival proporcionam uma alternativa mais adequada para gatos.

Tabela 24.13 **Formulações de desmopressina disponíveis nos EUA.**

Formulação	Concentração	Modo de comercialização	Estocagem
Solução e *sprays* nasais	0,1 mg/mℓ (100 µg/mℓ)	2,5 mℓ por frasco	Refrigerado
	0,1 mg/mℓ (100 µg/mℓ)	Frasco de 5 mℓ	Temperatura ambiente
	0,1 mg/mℓ (100 µg/mℓ)	2,5 mℓ por frasco	Temperatura ambiente
	1,5 mg/mℓ (1.500 µg/mℓ)	2,5 mℓ por frasco	Temperatura ambiente
	0,1 mg/mℓ (100 µg/mℓ)	Frasco de 5 mℓ	Refrigerado
	0,1 mg/mℓ (100 µg/mℓ)	Frasco de 5 mℓ	Temperatura ambiente
Injetável	4 µg/mℓ	Frasco com dose única de 1 mℓ Frasco multiuso de 10 mℓ	Refrigerado
	4 µg/mℓ	Frasco de 1 mℓ	Refrigerado
	4 µg/mℓ	Frasco de 1 mℓ	Refrigerado
	4 µg/mℓ	Frasco de 1 mℓ	Refrigerado
Comprimidos	0,1 mg; 0,2 mg	Frasco de 100 comprimidos	Temperatura ambiente
	0,1 mg; 0,2 mg	Frasco de 30 comprimidos	Temperatura ambiente
	0,1 mg; 0,2 mg	Frasco de 100 comprimidos	Temperatura ambiente
	0,1 mg; 0,2 mg	Frasco de 100 comprimidos	Temperatura ambiente
Dissolvido	60 mg; 120 mg; 240 mg	10, 20 ou 100 *wafers*	Refrigerado

Tabela 22.14 **Tratamento com desmopressina em gatos.**

Formulação	Concentração	Via de administração	Dose diária esperada	Frequência de administração	Custo do produto genérico (em US$)
Spray ou solução nasal	0,1 mg/mℓ (100 µg/mℓ)	Gotas conjuntivais	2 a 4 gotas de tamanho médio a grande	1 vez/dia ou administrado a cada 8 ou 12 h	Intermediário (1,50 a 3,00/dia)
Spray ou solução nasal	0,1 mg/mℓ (100 µg/mℓ)	Subcutânea	2 a 4 µg/dia	1 vez/dia ou administrado a cada 12 h	O de menor custo (0,60 a 1,20/dia)
Solução injetável	4 µg/mℓ	Subcutânea	2 a 4 µg/dia	1 vez/dia ou administrado a cada 12 h	A de custo mais alto ($ 12 a $24/dia)
Comprimido	0,1 mg ou 0,2 mg (100 µg e 200 µg)	Oral	50 a 150 µg/dia	Administrado a cada 8 ou 12 h	Alto custo (3,50 a 7,50/dia)

Com a formulação de aporte em tubo nasal, a desmopressina é acondicionada em um pequeno cateter plástico calibrado, de modo que quantidades exatas do fármaco podem ser aferidas e administradas. O tubo nasal calibrado tem quatro marcas de graduação que medem quantidades de 0,05 mℓ, 0,1 mℓ, 0,15 mℓ e 0,2 mℓ e, desse modo, pode aportar doses de 5 a 20 µg de desmopressina. Embora esse sistema possibilite a dosagem precisa, o emprego é complexo. Além disso, como esse sistema de aporte de tubo nasal não está disponível como produto genérico, essa formulação é de alto custo.

As formulações intranasais mais comuns de desmopressina são comercializadas como *sprays* ou soluções nasais equipadas com uma bomba compressora que aporta 10 µg do fármaco a cada borrifada. Para uso em gatos, este frasco de *spray* deve ser aberto e a solução de desmopressina, transferida para um frasco estéril. Esse frasco de distribuição possibilita que o usuário coloque as gotas de desmopressina dentro da bolsa conjuntival do gato. Esses preparados intranasais de desmopressina, em geral, são fornecidos na concentração de 100 µg/mℓ; dependendo do tamanho da gota, uma gota de solução nasal corresponde a 1,5 a 4 µg de desmopressina. Uma solução nasal bastante concentrada (1,5 mg/mℓ) é comercializada para uso na hemofilia (ver Tabela 24.13), mas não deve ser empregada para tratar gatos com DI por causa da forte probabilidade de dosagem excessiva.

Na maioria dos gatos, 1 a 2 gotas do preparado intranasal administrado 1 a 2 vezes/dia são suficientes para controlar poliúria e polidipsia (ver Tabela 24.14). O uso de uma seringa para tuberculina ou para insulina possibilita a dosagem mais precisa. A aplicação de desmopressina na bolsa conjuntival pode provocar irritação local, pois a solução é acida. Alguns gatos podem não aceitar o colírio diariamente, tornando ineficaz essa via de administração.[4,81]

■ Comprimidos de desmopressina

A preparação oral de desmopressina está disponível tanto como comprimido de solução sublingual (não adequado para tratar gatos) quanto como comprimidos de 0,1 mg e 0,2 mg. Aproximadamente, cada comprimido de 0,1 mg (100 µg) é comparável a 5 a 10 µg (uma ou duas gotas grandes) da solução nasal (ver Tabela 24.13). Em um relato

de 5 gatos com DI,[4] todos foram tratados de modo bem-sucedido com desmopressina oral. As doses foram variadas, porém a maioria foi bem controlada com o emprego de doses orais de 50 µg administradas 2 ou 3 vezes/dia.[4]

A forma em comprimido da desmopressina é uma alternativa mais proibitiva em decorrência do custo do que as vias de administração conjuntival ou subcutânea. O custo da desmopressina oral de gatos é, aproximadamente, 2,5 vezes maior do que o custo do colírio e cerca de 6 vezes o custo das injeções subcutâneas de desmopressina. No entanto, para alguns proprietários, o uso da forma em comprimido pode se mostrar uma via de administração mais conveniente ou a única possível.

■ Soluções de desmopressina injetável para uso subcutâneo ou intravenoso

Existe uma solução estéril injetável de acetato de desmopressina (4 µg/mℓ) comercializada para uso intravenoso (Tabela 24.13) e pode ser usada em gatos com DI. No entanto, o custo da desmopressina injetável é cerca de 7 a 15 vezes mais alto por µg do que o preparado intranasal, o que torna essa formulação proibitiva em termos de custo para uso na maioria dos gatos. Para contornar esse problema de preço, a forma intranasal de desmopressina – embora não projetada para uso parenteral – pode ser administrada por via subcutânea em gatos, com resultados excelentes.[14,16,43,81] Como as formas nasais de desmopressina não são consideradas estéreis, é melhor primeiro esterilizar o produto passando a solução nasal por um filtro bacteriostático de seringa de 0,2 µ.[31,63] Clinicamente, os preparados nasais e injetáveis de desmopressina induzem respostas indistinguíveis quando administrados por via subcutânea.

Para facilitar a dosagem, a desmopressina é administrada mais adequadamente por meio de uma seringa de insulina de dose baixa de 100 unidades. A solução pode ser diluída em salina fisiológica estéril para facilitar a dosagem.

A via subcutânea de administração de desmopressina tem muitas vantagens sobre as outras vias de administração, como:

• Em primeiro lugar, o fármaco mostra-se mais eficaz quando administrado pela via subcutânea

- Em segundo lugar, o tempo de ação é mais longo após a injeção subcutânea em comparação com a aplicação oral ou através da bolsa conjuntival
- Em terceiro lugar, devido às menores doses subcutâneas necessárias para controlar os sinais (cerca de 15 e 40% das doses oral e conjuntival, respectivamente), o custo do tratamento fica bastante reduzido
- Em quarto lugar, muitos gatos parecem preferir injeções subcutâneas a longo prazo que o uso crônico de colírios ou medicação oral.

Ajustes da dose para desmopressina

As doses iniciais recomendadas de desmopressina variam, dependendo da via pela qual ela estiver sendo administrada. Se for empregada a via conjuntival, em geral uma ou duas gotas do preparado intranasal administrado uma ou duas ao dia são suficientes para controlar poliúria (ver Tabela 24.14). Com a via subcutânea de administração, a dose recomendada inicial é de 1 a 2 µg uma vez ou duas ao dia. Se a solução nasal (100 µg/mℓ) fosse usada para esse fim, o clínico veterinário injetaria apenas 0,01 a 0,02 mℓ (ou uma a duas unidades empregando-se a seringa para insulina de 100 unidades). Com os comprimidos, inicia-se com uma dose de 0,05 mg a 0,075 mg (50 a 75 µg) uma vez ou 2 vezes/dia.

Em gatos com DI central, a administração diária de desmopressina pode eliminar completamente a poliúria e a polidipsia. Contudo, devido às diferenças individuais na absorção e no metabolismo, a dose necessária para alcançar o controle completo, 24 h por dia, varia de paciente para paciente. O efeito máximo da desmopressina ocorre em 2 a 8 h de administração, e o tempo de ação varia entre 8 e 24 h.[31,63] Doses maiores do fármaco parecem aumentar tanto seus efeitos antidiuréticos quanto o tempo de duração da ação. No entanto, o custo pode ser um fator limitante para alguns proprietários.

Não importa qual via de administração empregada, a dose diária em geral deve ser gradualmente ajustada conforme necessário para controlar sinais de polidipsia e poliúria. As doses da manhã e da noite podem ser ajustadas separadamente, se necessário.

Efeitos adversos da desmopressina

A desmopressina é relativamente segura para uso em gatos com DI central. Os efeitos adversos da desmopressina são incomuns, porém a dosagem excessiva pode provocar retenção de líquido, hiponatremia e diminuição da osmolalidade plasmática.[31,63] Embora extremamente rara, a intoxicação hídrica associada à dosagem excessiva de desmopressina pode provocar distúrbios do sistema nervoso central, com depressão, aumento da salivação, vômito, ataxia, tremores musculares, coma e convulsões.[31,41] Em tais casos, a furosemida pode ser administrada para induzir diurese.

Para evitar o problema potencial de dosagem excessiva, os gatos não devem ter acesso livre à água imediatamente após cada dose de desmopressina, em especial se tiver ocorrido novamente o desenvolvimento de polidipsia e poliúria intensas. Sem tal restrição de água a curto prazo (1 a 2 h), o gato pode consumir volumes excessivos de água que não poderão ser excretados subsequentemente, já que a desmopressina é absorvida e tem seu pico de efeitos antidiuréticos sobre os túbulos renais.

Custo da desmopressina

O principal empecilho para o uso de qualquer um dos preparados de desmopressina para o tratamento de DI central é o custo considerável do fármaco. A via oral de administração é a mais dispendiosa, e a via subcutânea de administração (usando as soluções nasais esterilizadas) em geral é a mais econômica.

Prognóstico do diabetes insípido

Em alguns gatos com DI, o proprietário pode preferir não tratar o gato devido a problemas financeiros. Como a poliúria e a polidipsia não são ameaças sérias a esses gatos (desde que exista acesso adequado à água), o tratamento não é essencial nem obrigatório. Entretanto, em gatos com DI não tratado, é fundamental que a água nunca seja restrita por causa da incapacidade de concentrar urina que pode levar à desidratação e, possivelmente, até mesmo à morte devido a complicações neurológicas.

Os gatos com DI idiopático, traumático ou congênito em geral respondem bem ao tratamento com desmopressina, com a resolução quase completa dos sinais clínicos de poliúria e polidipsia. Com cuidados adequados, esses gatos têm prognóstico excelente e perspectiva de vida normal.

Por outro lado, gatos com DI causado por massas hipotalâmicas grandes ou agressivas ou por macrotumores hipofisários têm prognóstico mau. A radioterapia externa associada a tratamento clínico com desmopressina oferece a melhor oportunidade para diminuir o tamanho do tumor ao mesmo tempo controlando os sinais de poliúria em tais gatos.[50,91] Felizmente, esta parece ser uma causa extremamente rara de DI em felinos.

Referências bibliográficas

1. Abraham LA, Helmond SE, Mitten RW et al: Treatment of an acromegalic cat with the dopamine agonist L-deprenyl, *Aust Vet J* 80:479, 2002.
2. Abrams-Ogg A, Holmberg DL, Stewart WA et al: Acromegaly in a cat: diagnosis by magnetic resonance imaging and treatment by cryohypophysectomy, *Can Vet J* 34:682, 1993.
3. Abrams-Ogg A, Holmberg DL, Quinn RF et al: Blindness now attributed to enrofloxacin therapy in a previously reported case of a cat with acromegaly treated by cryohypophysectomy, *Can Vet J* 43:53, 2002.
4. Aroch I, Mazaki-Tovi M, Shemesh O et al: Central diabetes insipidus in five cats: clinical presentation, diagnosis and oral desmopressin therapy, *J Feline Med Surg* 7:333, 2005.
5. Auriemma RS, Galdiero M, De Martino MC et al: The kidney in acromegaly: renal structure and function in patients with acromegaly during active disease and 1 year after disease remission, *Eur J Endocrinol* 162:1035, 2010.
6. Berg RI, Nelson RW, Feldman EC et al: Serum insulin-like growth factor-I concentration in cats with diabetes mellitus and acromegaly, *J Vet Intern Med* 21:892, 2007.
7. Biering H, Knappe G, Gerl H et al: [Prevalence of diabetes in acromegaly and Cushing syndrome], *Acta Med Austriaca* 27:27, 2000.
8. Bishop JS, Steele R, Altszuler N et al: Diminished responsiveness to insulin in the growth hormone-treated normal dog, *Amer J Physiol* 212:272, 1967.
9. Blois SL, Holmberg DL: Cryohypophysectomy used in the treatment of a case of feline acromegaly, *J Small Anim Pract* 49:596, 2008.

10. Bluestone R, Bywaters EG, Hartog M et al: Acromegalic arthropathy, *Ann Rheum Dis* 30:243, 1971.
11. Bondanelli M, Ambrosio MR, degli Uberti EC: Pathogenesis and prevalence of hypertension in acromegaly, *Pituitary* 4:239, 2001.
12. Brahms S: The development of the hypophysis of the cat (felis domestica), *Am J Anat* 50:251, 1932.
13. Brearley MJ, Polton GA, Littler RM et al: Coarse fractionated radiation therapy for pituitary tumours in cats: a retrospective study of 12 cases, *Vet Comp Oncol* 4:209, 2006.
14. Brown B, Peterson ME, Robertson GL: Evaluation of the plasma vasopressin, plasma sodium and urine osmolality response to water restriction in normal cats and a cat with diabetes insipidus, *J Vet Intern Med* 7:113, 1993.
15. Burnie AG, Dunn JK: A case of central diabetes insipidus in the cat: Diagnosis and treatment, *J Small Anim Pract* 23:237, 1982.
16. Campbell FE, Bredhauer B: Trauma-induced central diabetes insipidus in a cat, *Aust Vet J* 86:102, 2008.
17. Carpenter JL, Andrews LK, Holzworth J: Tumors and tumor-like lesions. In Holzworth J, editor: *Diseases of the cat: medicine and surgery*, Philadelphia, 1987, Saunders, p 406.
18. Chanson P: Emerging drugs for acromegaly, *Expert Opin Emerg Drugs* 13:273, 2008.
19. Chanson P, Salenave S, Kamenicky P et al: Pituitary tumours: acromegaly, *Best Pract Res Clin Endocrinol Metab* 23:555, 2009.
20. Chastain CB, Ganjam VK: The endocrine brain and clinical tests of its function In: Chastain CB, Ganjam VK, editors, *Clinical endocrinology of companion animals*, Philadelphia, 1986, Lea & Febiger, p 37.
21. Clemmons DR: Roles of insulin-like growth factor-I and growth hormone in mediating insulin resistance in acromegaly, *Pituitary* 5:181, 2002.
22. Colao A, Pivonello R, Scarpa R et al: The acromegalic arthropathy, *J Endocrinol Invest* 28:24, 2005.
23. Court MH, Watson AD: Idiopathic neurogenic diabetes insipidus in a cat, *Aust Vet J* 60:245, 1983.
24. Daminet S: Feline hypothyroidism In Mooney CT, Peterson ME, editors: *BSAVA manual of canine and feline endocrinology*. ed 4, Shurdington, Cheltenham, 2011, British Small Animal Veterinary Association (in press).
25. Dellmann HD: The endocrine system In Dellmann HD, Brown EM, editors: *Textbook of veterinary histology*, Philadelphia, 1976, Lea & Febiger, p 373.
26. Dominici FP, Argentino DP, Munoz MC et al: Influence of the crosstalk between growth hormone and insulin signalling on the modulation of insulin sensitivity, *Growth Horm IGF Res* 15:324, 2005.
27. Dunning MD, Lowrie CS, Bexfield NH et al: Exogenous insulin treatment after hypofractionated radiotherapy in cats with diabetes mellitus and acromegaly, *J Vet Intern Med* 23:243, 2009.
28. Eigenmann JE, Wortman JA, Haskins ME: Elevated growth hormone levels and diabetes mellitus in a cat with acromegalic features, *J Am Anim Hosp Assoc* 20:747, 1984.
29. Elliott DA, Feldman EC, Koblik PD et al: Prevalence of pituitary tumors among diabetic cats with insulin resistance, *J Am Vet Med Assoc* 216:1765, 2000.
30. Feldman EC, Nelson RW: Disorders of growth hormone. In Feldman EC, Nelson RW, editors: *Canine and feline endocrinology and reproduction*, Philadelphia, 2004, Elsevier, p 69.
31. Feldman EC, Nelson RW: Water metabolism and diabetes insipidus In Feldman EC, Nelson RW, editors: *Canine and feline endocrinology and reproduction*, ed 3, Philadelphia, 2004, Saunders, p 2.
32. Fracassi F, Mandrioli L, Diana A et al: Pituitary macroadenoma in a cat with diabetes mellitus, hypercortisolism and neurologicsigns, *J Vet Med A Physiol Pathol Clin Med* 54:359, 2007.
33. Gembardt C, Loppnow H: Pathogenesis of spontaneous diabetes mellitus in the cat. II. Acidophilic adenoma of the pituitary gland and diabetes mellitus in 2 cases, *Berl Munch Tierarztl Wochenschr* 89:336, 1976.
34. Goossens MM, Feldman EC, Nelson RW et al: Cobalt 60 irradiation of pituitary gland tumors in three cats with acromegaly, *J Am Vet Med Assoc* 213:374, 1998.
35. Greco DS: Pediatric endocrinology, *Vet Clin North Am Small Anim Pract* 36:549, 2006.
36. Green RA, Farrow CS: Diabetes insipidus in a cat, *J Am Vet Med Assoc* 164:524, 1974.
37. Heinrichs M, Baumgartner W, Krug-Manntz S: Immunocytochemical demonstration of growth hormone in an acidophilic adenoma of the adenohypophysis in a cat, *Vet Pathol* 26:179, 1989.
38. Hurty CA, Flatland B: Feline acromegaly: a review of the syndrome, *J Am Anim Hosp Assoc* 41:292, 2005.
39. Hurxthal LM: The serum phosphorus level as an index of pituitary growth hormone activity in acromegaly; a preliminary report, *Lahey Clin Bull* 5:194, 1948.
40. Kerl ME, Cook CR: Glomerular filtration rate and renal scintigraphy, *Clin Tech Small Anim Pract* 20:31, 2005.
41. Kim RJ, Malattia C, Allen M et al: Vasopressin and desmopressin in central diabetes insipidus: adverse effects and clinical considerations, *Pediatr Endocrinol Rev* 2(Suppl 1):115, 2004.
42. Konde LJ: Sonography of the kidney, *Vet Clin North Am Small Anim Pract* 15:1149, 1985.
43. Kraus KH: The use of desmopressin in diagnosis and treatment of diabetes insipidus in cats, *Compend Cont Ed Prac Vet* 9:752, 1987.
44. Latimer HB: The weights of the hypophysis, thyroid, and suprarenals in the adult cat, *Growth* 3:435, 1939.
45. Lewitt MS, Hazel SJ, Church DB et al: Regulation of insulin-like growth factor-binding protein-3 ternary complex in feline diabetes mellitus, *J Endocrinol* 166:21, 2000.
46. Lichtensteiger CA, Wortman JA, Eigenmann JE: Functional pituitary acidophil adenoma in a cat with diabetes mellitus and acromegalic features, *Vet Pathol* 23:518, 1986.
47. Littler RM, Polton GA, Brearley MJ: Resolution of diabetes mellitus but not acromegaly in a cat with a pituitary macroadenoma treated with hypofractionated radiation, *J Small Anim Pract* 47:392, 2006.
48. Macri B, Marino F, Mazzullo G et al: Mucopolysaccharidosis VI in a Siamese/short-haired European cat, *J Vet Med A Physiol Pathol Clin Med* 49:438, 2002.
49. Mason KV, Burren VS: Successful management of a case of feline diabetes insipidus with ocular instilation of desmoporessin, *Aust Vet Practitioner* 15:156, 1985.
50. Mayer MN, Greco DS, LaRue SM: Outcomes of pituitary tumor irradiation in cats, *J Vet Intern Med* 20:1151, 2006.
51. Meij BP: Hypophysectomy as a treatment for canine and feline Cushing's disease, *Vet Clin North Am Small Anim Pract* 31:1015, 2001.
52. Meij BP, Voorhout G, Van Den Ingh TS et al: Transsphenoidal hypophysectomy for treatment of pituitary-dependent hyperadrenocorticism in 7 cats, *Vet Surg* 30:72, 2001.
53. Meij BP, van der Vlugt-Meijer RH, van den Ingh TS et al: Somatotroph and corticotroph pituitary adenoma (double adenoma) in a cat with diabetes mellitus and hyperadrenocorticism, *J Comp Pathol* 130:209, 2004.
54. Meij BP, van der Vlugt-Meijer RH, van den Ingh TS et al: Melanotroph pituitary adenoma in a cat with diabetes mellitus, *Vet Pathol* 42:92, 2005.
55. Meij BP, Auriemma E, Grinwis G et al: Successful treatment of acromegaly in a diabetic cat with transsphenoidal hypophysectomy, *J Feline Med Surg* 12:406, 2010.
56. Mellanby RJ, Jeffery ND, Gopal MS et al: Secondary hypothyroidism following head trauma in a cat, *J Feline Med Surg* 7:135, 2005.
57. Melmed S: Acromegaly pathogenesis and treatment, *J Clin Invest* 119:3189, 2009.
58. Miller MS: Diagnosis of partial central diabetes insipidus in a kitten, *Pulse* 33:19, 1991.
59. Mol JA, van Garderen E, Rutteman GR et al: New insights in the molecular mechanism of progestin-induced proliferation of mammary epithelium: induction of the local biosynthesis of growth hormone (GH) in the mammary glands of dogs, cats and humans, *J Steroid Biochem Mol Biol* 57:67, 1996.
60. Moller N, Jorgensen JO: Effects of growth hormone on glucose, lipid, and protein metabolism in human subjects, *Endocr Rev* 30:152, 2009.
61. Morrison SA, Randolph J, Lothrop CD, Jr.: Hypersomatotropism and insulin-resistant diabetes mellitus in a cat, *J Am Vet Med Assoc* 194:91, 1989.
62. Muggeo M, Bar RS, Roth J et al: The insulin resistance of acromegaly: evidence for two alterations in the insulin receptor on circulating monocytes, *J Clin Endocrinol Metab* 48:17, 1979.
63. Nichols R, Hohenhaus AE: Use of the vasopressin analogue desmopressin for polyuria and bleeding disorders, *J Am Vet Med Assoc* 205:168, 1994.
64. Nichols R: Polyuria and polydipsia. Diagnostic approach and problems associated with patient evaluation, *Vet Clin North Am Small Anim Pract* 31:833, 2001.
65. Niessen SJ, Khalid M, Petrie G et al: Validation and application of a radioimmunoassay for ovine growth hormone in the diagnosis of acromegaly in cats, *Vet Rec* 160:902, 2007.
66. Niessen SJ, Petrie G, Gaudiano F et al: Feline acromegaly: an underdiagnosed endocrinopathy? *J Vet Intern Med* 21:899, 2007.

67. Niessen SJ: Feline acromegaly: an essential differential diagnosis for the difficult diabetic, *J Feline Med Surg* 12:15, 2010.

68. Norman EJ, Mooney CT: Diagnosis and management of diabetes mellitus in five cats with somatotrophic abnormalities, *J Feline Med Surg* 2:183, 2000.

69. O'Shea MH, Layish DT: Growth hormone and the kidney: a case presentation and review of the literature, *J Am Soc Nephrol* 3:157, 1992.

70. Patnaik AK, Liu SK, Hurvitz AI et al: Nonhematopoietic neoplasms in cats, *J Natl Cancer Inst* 54:855, 1975.

71. Peterson ME, Kintzer PP, Cavanagh PG et al: Feline hyperthyroidism: pretreatment clinical and laboratory evaluation of 131 cases, *J Am Vet Med Assoc* 183:103, 1983.

72. Peterson ME: Effects of megestrol acetate on glucose tolerance and growth hormone secretion in the cat, *Res Vet Sci* 42:354, 1987.

73. Peterson ME, Kemppainen RJ: Pituitary intermediate lobe in cats: active secretion of alpha-MSH and in vivo evidence for dopaminergic and beta-adrenergic regulation. Program of the 72nd Annual Meeting of The Endocrine Society 1990;121 (Abstract).

74. Peterson ME, Taylor RS, Greco DS et al: Acromegaly in 14 cats, *J Vet Intern Med* 4:192, 1990.

75. Peterson ME, Kemppainen RJ, Orth DN: Plasma concentrations of immunoreactive proopiomelanocortin peptides and cortisol in clinically normal cats, *Am J Vet Res* 55:295, 1994.

76. Peterson ME, Randolph JF, Mooney CT: Endocrine diseases. In Sherding RG, editor: *The cat: diagnosis and clinical management*, ed 2, New York, 1994, Churchill Livingstone, p 1404.

77. Peterson ME: Feline hyperadrenocorticism. In Mooney CT, Peterson ME, editors: *BSAVA manual of canine and feline endocrinology*, ed 3, Gloucester, 2004, British Small Animal Veterinary Association, p 205.

78. Peterson ME: Acromegaly. In Mooney CT, Peterson ME, editors: *BSAVA manual of canine and feline endocrinology*, ed 3, Gloucester, 2004, British Small Animal Veterinary Association, p 187.

79. Peterson ME, Nichols R: Investigation of polyuria and polydipsia. In Mooney CT, Peterson ME, editors: *BSAVA manual of canine and feline endocrinology*, ed 3, Gloucester, 2004, British Small Animal Veterinary Association, p 16.

80. Peterson ME: Acromegaly in cats: are we only diagnosing the tip of the iceberg? *J Vet Intern Med* 21:889, 2007.

81. Pittari JM: Central diabetes insipidus in a cat, *Feline Practice* 24:18, 1996.

82. Quante S, Fracassi F, Gorgas D et al: Congenital hypothyroidism in a kitten resulting in decreased IGF-I concentration and abnormal liver function tests, *J Feline Med Surg* 12:487, 2010.

83. Radcliffe CE: Observations on the relationship of the thyroid to the polyuria of experimental diabetes insipidus, *Endocrinology* 415, 1943.

84. Reaves TA, Liu HM, Qasim MM et al: Osmotic regulation of vasopressin in the cat, *Am J Physiol* 240:E108, 1981.

85. Reusch CE, Kley S, Casella M et al: Measurements of growth hormone and insulin-like growth factor 1 in cats with diabetes mellitus, *Vet Rec* 158:195, 2006.

86. Rogers WA, Valdez H, Anderson BC et al: Partial deficiency of antidiuretic hormone in a cat, *J Am Vet Med Assoc* 170:545, 1977.

87. Romeis B: Innersekretorischer drüsen II: Hypophyse (Dritter Teil) In: Möllendorff WV, ed. *Handbuch der Mikroskopischen Anatomie des Menschen, Sechster Band, Blutgefäss-Und Lymphgefässappart Innerskretorische Drüsen*, Berlin, 1940, Verlag Von Julius Springer, p 280.

88. Sacca L, Cittadini A, Fazio S: Growth hormone and the heart, *Endocr Rev* 15:555, 1994.

89. Sande RD, Bingel SA: Animal models of dwarfism, *Vet Clin North Am Small Anim Pract* 13:71, 1983.

90. Scott-Moncrieff JC: Insulin resistance in cats, *Vet Clin North Am Small Anim Pract* 40:241, 2010.

91. Sellon RK, Fidel J, Houston R et al: Linear-accelerator-based modified radiosurgical treatment of pituitary tumors in cats: 11 cases (1997-2008), *J Vet Intern Med* 23:1038, 2009.

92. Slatopolsky E, Rutherford WE, Rosenbaum R et al: Hyperphosphatemia, *Clin Nephrol* 7:138, 1977.

93. Slingerland LI, Voorhout G, Rijnberk A et al: Growth hormone excess and the effect of octreotide in cats with diabetes mellitus, *Domest Anim Endocrinol* 35:352, 2008.

94. Smith JR, Elwood CM: Traumatic partial hypopituitarism in a cat, *J Small Anim Pract* 45:405, 2004.

95. Starkey SR, Tan K, Church DB: Investigation of serum IGF-I levels amongst diabetic and non-diabetic cats, *J Feline Med Surg* 6:149, 2004.

96. Troxel MT, Vite CH, Van Winkle TJ et al: Feline intracranial neoplasia: retrospective review of 160 cases (1985-2001), *J Vet Intern Med* 17:850, 2003.

97. Vaden SL: Renal biopsy of dogs and cats, *Clin Tech Small Anim Pract* 20:11, 2005.

98. Vitale G, Pivonello R, Auriemma RS et al: Hypertension in acromegaly and in the normal population: prevalence and determinants, *Clin Endocrinol (Oxf)* 63:470, 2005.

99. Winterbotham J, Mason KV: Congenital diabetes insipidus in a kitten, *J Small Anim Pract* 24:569, 1983.

100. Young FG: Growth hormone and diabetes, *Rec Progr Horm Res* 8:471, 1953.

101. Zaki F, Harris J, Budzilovich G: Cystic pituicytoma of the neurohypophysis in a Siamese cat, *J Comp Path* 85:467, 1975.

102. Zaki FA, Liu SK: Pituitary chromophobe adenoma in a cat, *Vet Pathol* 10:232, 1973

Distúrbios do Metabolismo de Cálcio

Randolph M. Baral

Homeostasia do cálcio

O cálcio participa de modo fundamental em muitos processos fisiológicos. Além do suporte esquelético, esses processos envolvem contrações musculares (musculatura esquelética, lisa e cardíaca), transmissão de impulsos nervosos, e coagulação sanguínea.[41]

Na maioria dos casos, os valores bioquímicos plasmáticos ou séricos são avaliados determinando-se onde o analisado é produzido e excretado e também levando em consideração outras influências. Por exemplo, a albumina é produzida pelo fígado e a excreção é feita por meio das vias renal ou gastrintestinal. Isso significa que, na maioria dos casos, um decréscimo na albumina deve-se a diminuição da produção (indicando hepatopatia) ou aumento da perda (por causas renais ou gastrintestinais). Outra influência é a desidratação, que pode aumentar os resultados de albumina. Diferentemente da albumina, a regulação do cálcio é excessivamente complexa. Para começar, as aferições de rotina do cálcio plasmático ou sérico consistem em cálcio total (tCa), porém o cálcio existe em três formas:[83]

1. Cálcio ionizado (iCa) (livre), que é a única forma fisiologicamente ativa e constitui 50 a 60% do tCA.
2. Cálcio ligado a proteína que soma aproximadamente 10% do tCa.
3. Cálcio em complexo (ligado, p. ex., a fosfato, bicarbonato, lactato), que constitui 30 a 40% de tCa.

O cálcio ionizado (iCa) deve ser aferido imediatamente no domicílio ou coletado e separado anaerobicamente e aferido em 2 h (sob temperatura ambiente) ou 6 h (se mantido refrigerado).[7]

Nossas aferições de cálcio são um reflexo dos níveis de cálcio no líquido extracelular (LEC). As influências sobre o cálcio do LEC são mostradas na Figura 24.30. Não apenas o cálcio da LEC aumenta pela absorção a partir do trato gastrintestinal quanto diminui devido à secreção retrógrada ao trato gastrintestinal para excreção (90%), porém a filtração ocorre pelos rins para a excreção urinária (10%). Os rins também reabsorvem 99% desse cálcio filtrado.

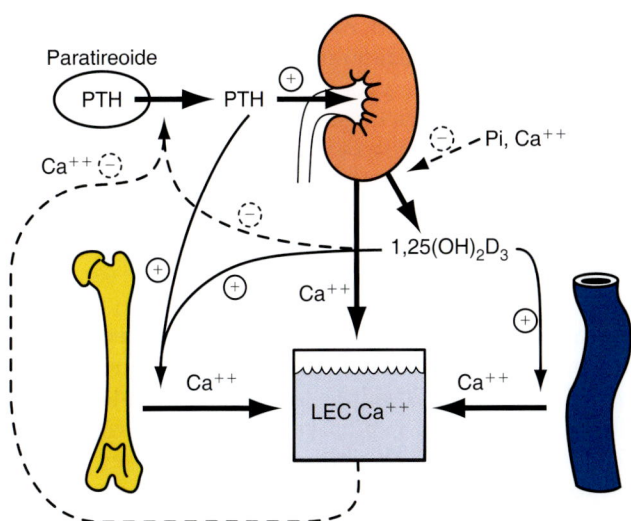

Figura 24.30 Influências sobre as concentrações de cálcio. O cálcio no líquido extracelular (*LEC*) aumenta pela absorção a partir do trato gastrintestinal, pela liberação do osso (onde 99% do cálcio corporal encontram-se depositados) e da reabsorção pelos rins. O cálcio do líquido extracelular diminui pela secreção retrógrada ao trato gastrintestinal para excreção (90%) e pela filtração por meio dos rins para excreção urinária (10%). Essas interações são mediadas pelo paratormônio e pelo calcitriol (vitamina D ativada). O hormônio da paratireoide responde diminuindo o cálcio ionizado. A liberação de paratormônio resulta em aumento da produção de calcitriol pelos rins. (*De Schenck PA, Chew DI, Behrend EN: Update on hypercalcemic disorders. In August IR, editor:* Consultations in feline internal medicine, *ed 5, St Louis, 2006, Elsevier Saunders, p 157.*)

Além disso, aproximadamente 99% do cálcio corporal total encontram-se depositados nos ossos, que atuam como reservatórios, liberando cálcio quando o cálcio do LEC diminui.[41]

Essas interações entre o trato gastrintestinal, os rins e os ossos para manter o cálcio do LEC dentro de uma variação relativamente estreita são mediadas predominantemente por:[41]

1. Paratormônio (PTH)
   • Produzido por "células principais" dentro da paratireoide.
2. Calcitriol, ou 1,25-di-hidroxicolecalciferol, a principal forma ativa da vitamina D
   • O estágio final da conversão da vitamina D a calcitriol ocorre nos rins.
3. Calcitonina
   • Secretada pela tireoide
   • Tem participação pequena na diminuição da concentração plasmática de cálcio.

O PTH age aumentando o cálcio do LEC e, em um gato normal, o PTH é secretado em resposta a níveis diminuídos de cálcio no LEC (o fosfato aumentado) e resulta no seguinte:[41]

1. Aumento da absorção de cálcio (e fosfato) a partir dos ossos.
2. Diminuição da excreção de cálcio pelos rins (e aumento da excreção de fosfato).
3. Aumento da formação de calcitriol pelos rins.

O aumento dos níveis de calcitriol resulta em:[41]

1. Aumento da absorção intestinal de cálcio (e de fosfato).
2. Aumento da habilidade do PTH de reabsorver osso.
3. Diminuição da excreção renal de cálcio e fosfato (efeito menor).

Todas essas interações também são influenciadas pelas concentrações plasmáticas de fosfato (PO_4).[41]

Abordagem ao gato com hipercalcemia

Os sinais clínicos da hipercalcemia são bastante inespecíficos. A hipercalcemia branda pode não produzir sinal algum. Em geral, os sinais clínicos mais intensos estão associados a um problema concomitante (p. ex., processo maligno). A hipercalcemia extrema também pode causar depressão do sistema nervoso. Por sua vez, podem ser vistas poliúria e polidipsia e haver a formação de urólitos. Uma relação dos sinais clínicos de hipercalcemia é mostrada com a razão fisiopatológica na Tabela 24.15. Entretanto, a hipercalcemia é detectada principalmente pelo rastreamento bioquímico do plasma de um gato indisposto de modo geral, com sinais inespecíficos, como letargia ou inapetência.

As seguintes abordagens a um gato com hipercalcemia devem considerar o exame físico e outros achados laboratoriais e também os sinais do gato (p. ex., neoplasia é muito menos provável de ocorrer em filhote) e histórico clínico (p. ex., possível exposição a rodenticida).

As principais etapas diagnósticas são:

1. Confirmar o achado de tCa elevado.
2. Aferir iCa.
3. Aferir PTH.
4. Aferir proteína relacionada com paratormônio (PTHrP) e metabólitos de vitamina D.
5. Avaliar resultados e relações das concentrações de tCa, iCa e PTH.

A avaliação dos resultados desses testes restringe as causas potenciais de hipercalcemia consideravelmente, em especial quando a idade do gato, o histórico clínico e os achados do exame físico são levados em consideração. A etapa 4, que é o teste para metabólitos de vitamina D (calcidiol e calcitriol) e de PTHrP, deve ser considerada opcional. Os resultados desses testes às vezes são úteis, porém com frequência o diagnóstico pode ser fechado sem fazer esses testes. Junto a outros exames diagnósticos, eles serão discutidos sob as condições específicas em que sua realização é apropriada.

Etapa 1 | Confirmar achado de cálcio total elevado

Em geral, o tCa é medido por ensaio colorimétrico e, assim, é suscetível a incrementos espúrios causados por lipemia ou hemólise. Além disso, a hipercalcemia branda pode ser transitória. Deverá ser coletada uma segunda amostra após jejum de 12 h, pois às vezes a ingestão de

Tabela 24.15 **Sinais clínicos de hipercalcemia.**

Sinais clínicos	Fisiopatologia
Poliúria e polidipsia	Comprometimento da resposta dos túbulos renais ao hormônio antidiurético Comprometimento da reabsorção tubular renal de sódio e cloreto Secundárias a lesão renal
Fraqueza, depressão, obnubilação mental	Excitabilidade deprimida do tecido muscular e tecido nervoso
Anorexia, vômito, constipação intestinal	Contratilidade diminuída da musculatura lisa do trato gastrintestinal
Tremores musculares, calafrios, convulsões	Efeito direto sobre o sistema nervoso central
Arritmias cardíacas	Efeito neurológico direto
Sinais no trato urinário inferior	Existência de urólitos

Modificada de Barber PJ: Disorders of calcium homeostasis in small animals, *In Pract* 23:262, 2001.

alimento pode provocar hipercalcemia branda, além de lipemia. Se o achado da hipercalcemia for repetido, então o iCa deverá ser aferido. Além disso, o iCa pode estar aumentado quando o tCa encontra-se normal. Nesses casos, o tCa estará no limite superior da variação do limite normal. Assim, é adequado testar as concentrações de iCa naqueles gatos que mostraram concentrações normais altas repetidas de tCa.[85] É prudente coletar uma amostra com o manuseio especial necessário para iCa (discutido adiante) no momento da amostragem para a confirmação de tCa elevado.

As equações de correção que levam em consideração os níveis totais de proteína ou albumina foram projetadas para pessoas e cães, a fim de melhorar a interpretação diagnóstica dos valores de tCa.[55,62] Essas equações são controversas nessas duas espécies. Em gatos, as equações são ainda menos confiáveis, pois a relação entre tCa e albumina é variável demais.[37]

Etapa 2 | Aferir cálcio ionizado

O iCa deve ser aferido em todos os casos em que tCa esteja elevado ou no limite superior da variação normal de referência. Os valores de iCa podem estar aumentados por meio de artefato pela exposição ao ar, porque o pH e a temperatura influenciam o equilíbrio entre as 3 frações de cálcio (ionizado, ligado a proteína e ligado a complexo).[7,85] Desse modo, as amostras devem ser testadas imediatamente com um analisador no ambiente ou coletadas anaerobicamente e enviadas resfriadas (4°C) a um laboratório comercial.

Quando o sangue total heparinizado é usado para amostragem de iCa na clínica, resulta em concentração mais baixa de iCa do que as amostras séricas.[40] Essas diferenças devem ser levadas em consideração empregando-se variações de referências diferentes. Os laboratórios comerciais medem iCa a partir do soro. O plasma com ácido etilenodiaminotetra-acético (EDTA) nunca deve ser

utilizado para avaliação, na clínica ou em laboratório comercial, do cálcio ionizado porque o EDTA quela o cálcio, que reduz falsamente a concentração.[85]

A coleta anaeróbica do soro exige dois tubos *vacutainer* para soro, uma centrífuga e uma agulha espinal. Tubos *vacutainer* com separador de silicone não devem ser usados. Isso porque se libera cálcio do gel de silicone, elevando de modo falso o nível de cálcio. A agulha da seringa usada para coletar a amostra de sangue do gato deve ser colocada diretamente através da tampa do primeiro *vacutainer* (sem abrir o tubo), a fim de transferir a amostra da seringa para o tubo de sangue. Convém deixar o sangue coagular (aproximadamente 20 min) e, a seguir, separá-lo por centrifugação. A agulha espinal (aderida a uma seringa que não contém ar) é usada para retirar soro desse tubo sem abri-lo. Depois, esse soro é transferido para o segundo tubo *vacutainer* (novamente, sem abrir o tubo). A amostra é refrigerada e enviada ao laboratório de referência com uma bolsa de gelo.[83]

Etapa 3 | Aferir o paratormônio

O PTH é um aminoácido de 84 cadeias. A sequência de aminoácidos do PTH no cão, na vaca, no porco, no rato, na galinha e em humanos é conhecida, e a maioria dos mamíferos mostra ter porções aminoterminais da molécula muito semelhantes.[87] O PTH felino maduro é 84% idêntico ao PTH humano.[97] Foram validados, pelo menos, dois exames de PTH para uso no gato. Ambos são ensaios imunorradiométricos (IRMA) de dois locais para PTH humano íntegro. *Dois locais* significa usar anticorpos que se ligam a epítopos nos dois terminais da molécula e, por conseguinte, evita medir os fragmentos de PTH que podem estar no sangue e ser detectados no ensaio de um local (conferindo menor precisão).[10,77] O soro ou o plasma podem ser testados, mas devem ser separados com exposição mínima das amostras à temperatura ambiente (menos de 2 h). A seguir, as duas amostras devem ser refrigeradas ou congeladas antes da análise, a fim de prevenir a degradação.[6,85,87]

A amostra de soro para iCa precisa ser manuseada de maneira semelhante. Assim, é prático empregar o mesmo soro tanto para iCa quanto para PTH no laboratório de referência.

Etapa 4 | Aferir proteína relacionada com PTH e metabólitos de vitamina D

A PTHrP é secretada por algumas neoplasias malignas e simula a ação do PTH ao ligar-se a receptores de PTH. Encontra-se elevada em alguns casos de hipercalcemia da malignidade, porém não em todos. Um estudo com 322 gatos com iCa elevado encontrou PTH na metade inferior do intervalo de referência normal em 263 gatos (81,7%). Já a PTHrP esteve elevada em apenas 31 gatos (9,6%). Não havia registros clínicos de todos os gatos e apenas 7 animais apresentaram processo maligno confirmado.[77] É bastante provável que um número grande de gatos com PTHrP normal apresentasse hipercalcemia provocada pelo processo maligno.

Dois ensaios de dois locais de PTHrP humana foram validados para gatos.[77] A PTHrP é mais bem aferida em plasma com EDTA fresco ou congelado.[84]

Os metabólitos de vitamina D são idênticos em todas as espécies, de modo que radioimunoensaios empregados para humanos são adequados para gatos.[84] Laboratórios de endocrinologia humana com frequência oferecem esse teste, e pode ser positivo para todos os clínicos veterinários travar contato com tal laboratório em um hospital humano local. Os diferentes metabólitos da vitamina D devem ser considerados. O calcidiol (25-hidroxivitamina D) aumenta com a ingestão de rodenticidas contendo colecalciferol. O calcitriol (1,25-di-hidroxivitamina D aumenta com a ingestão de vegetais que contêm calcitriol (como *Cestrum diurnum* [jasmim]) e inflamação granulomatosa. Calcidiol e calcitriol são aferidos mais adequadamente no soro resfriado. Nenhum desses dois compostos aumenta com a hipercalcemia provocada pela ingestão de calcipotrieno, um análogo da vitamina D encontrado no creme para psoríase.[84]

Etapa 5 | Avaliar relações entre tCa, iCa, e paratormônio

A Tabela 24.16 delineia distúrbios comuns que resultam em hipercalcemia com os resultados de tCa, iCa, PO₄ e PTH. Em termos gerais, os distúrbios que resultam em hiper-calcemia devem ser classificados como aqueles nos quais o PTH encontra-se tipicamente aumentado; naqueles em que o PTH encontra-se tipicamente reduzido; e naqueles em que o PTH encontra-se normal. Existem exceções para esses achados, e elas são abordadas nos distúrbios específicos. As causas mais comuns de hipercalcemia em gatos, com os achados mais frequentes de iCa e PTH, são:

1. Neoplasia:
   - iCa com frequência muito alto
   - PTH com frequência indetectável; pode estar na metade inferior da variação de referência.
2. Doença renal:
   - iCa frequentemente normal
   - PTH elevado.
3. Hipercalcemia idiopática
   - iCa com frequência levemente aumentado
   - PTH na metade inferior da variação normal.

Foram criados mnemônicos, em inglês, com "GOSH DARN IT",[85] para todas as causas de hipercalcemia, e "SHIRT"[24] para as causas comuns de hipocalcemia. Eles estão relacionados nos Boxes 24.5 e 24.6. Os médicos-veterinários são aconselhados a ter em mente as causas de hipercalcemia nos termos dos resultados de PTH porque estes conferem melhor compreensão dos processos subjacentes.

Tabela 24.16 Distúrbios comuns que resultam em hipercalcemia com os índices esperados de cálcio (total e ionizado), albumina, fosfato, paratormônio e outros índices calcêmicos.*

	tCa	iCa	Alb	PO₄	PTH	PTHrP	25-OH vitamina D	1,25(OH)₂ vitamina D
PTH ELEVADO								
Hiperparatireoidismo primário	↑	↑	N	↓ ou N	↑	N	N	N ou ↑
Hiperparatireoidismo secundário renal	↑	N ou ↓	N	↑	↑	N	N ou ↓	N ou ↓
Hiperparatireoidismo terciário	↑	↑	N	↑	↑	N	N ou ↓	↓ ou N
PTH DIMINUÍDO								
Neoplasia Hipercalcemia humoral	↑	↑	N ou ↓	↓ ou N	↓ ou N	↑ ou N	N	↓ ou N ou ↑
Neoplasia Osteólise local	↑	↑	N ou ↓	N ou ↑	↓ ou N	N ou ↑	N	N
Hipervitaminose D Calcitriol (inclusive inflamação granulomatosa)	↑	↑	N	N ou ↑	↓	N	N	↑
Hipervitaminose D Colecalciferol (rodenticida)	↑	↑	N	↑ ou N	↓	N	↑	N ou ↑
PTH NORMAL								
Idiopático	↑	↑	N	N ou ↑	N ou ↓	N	N	N ou ↓ ou ↑
OUTRAS CAUSAS								
Desidratação	↑	N ou ↑	↑ ou N	N ou ↓	N ou ↓	N	N	N
Hipoadrenocorticismo	↑	↑	N ou ↓	↑ ou N	↓ ou N	N	N	↓ ou N
Hipertireoidismo	N ou ↑ ou ↓	↑ ou ↓	N	N ou ↑	↑ ou N ou ↓	N	N	N ou ↓

tCa, cálcio total; *iCa*, cálcio ionizado; *alb*, albumina; *PO₄*, fosfato; *PTH*, paratormônio; *PTHrP*, peptídeo relacionado com PTH; *25-OH vitamina D*, calcidiol; *1,25(OH)₂ vitamina D*, calcitriol; *N*, normal.
* Observar que os distúrbios mais comuns estão destacados em cinza. As variações nos resultados esperados estão indicadas com o resultado mais comum anotado primeiramente.

Boxe 24.5 Mnemônico em inglês "GOSH DARN IT" para ajudar a relembrar as causas de hipercalcemia

Doença **G**ranulomatosa

Osteólise

E**s**púria (p. ex., erro do laboratório; ocorrência de lipemia, hemólise)

Hiperparatireoidismo, ingestão de planta da residência, (*house*), **h**ipertireoidismo

Toxicose **D** (ou seja, toxicose por vitamina D), **d**esidratação

Doença de **A**ddison (hipoadrenocorticismo), toxicidade pelo **a**lumínio

Doença **r**enal

Neoplasia, **n**utricional

Idiopática

Temperatura (hipertermia)

Modificado de Schenck PA, Chew DJ, Behrend EM: Update on hypercalcemic disorders. In August JR, editor: *Consultations in feline internal medicine*, ed 5, St Louis, 2006, Elsevier Saunders, p 157.

Boxe 24.6 Mnemônico em inglês "SHIRT" para ajudar a lembrar as causas comuns de hipercalcemia

E**s**púria (do inglês, *spurious*); (lipemia, hemólise; sempre verificar antes de procedimento)

Hiperparatireoidismo

Idiopática

Doença **r**enal (principalmente iCa normal apesar do tCa elevado)

Tumores (linfoma, carcinoma, mieloma múltiplo)

Modificado de Cook AK: Guidelines for evaluating hypercalcemic cats, *Vet Med* 103:392, 2008.

Paratormônio elevado com hipercalcemia

A hipercalcemia associada a PTH elevado pode ocorrer por hiperparatireoidismo primário ou hiperparatireoidismo secundário renal. O hiperparatireoidismo terciário é uma consequência rara de hiperparatireoidismo secundário renal. A doença renal é, de longe, uma causa mais comum de hipercalcemia do que o hiperparatireoidismo primário. Em geral, a hipercalcemia em decorrência de doença renal resulta em tCa elevado, porém com iCa normal.

Hiperparatireoidismo primário

O hiperparatireoidismo primário é relativamente raro em gatos. Uma série de casos clínicos com 71 gatos hipercalcêmicos identificou apenas 4 gatos com tal distúrbio.[82] Foi relatada uma pequena série de casos clínicos com 7 gatos hiperparatireóideos,[50] mas todas as outras publicações foram relatos de casos clínicos.* Um caso foi relatado em

*Referências 2, 17, 19, 28, 39, 51, 57, 75, 93.

um gato com neoplasia endócrina múltipla.[78] Além disso, foram removidos adenomas não funcionais da paratireoide de dois gatos, tendo sido identificados por palpação cervical.[69] A etiologia subjacente comumente é benigna, como adenoma, cistadenoma ou hiperplasia,[17,28,50,82,93] porém pode ser adenocarcinoma maligno.[50,57,75]

A média de idade dos gatos acometidos foi de 8 a 20 anos, sem predisposição para sexo. Não existe predisposição para raça; cinco dos 7 casos iniciais eram da raça Siamês.[50] A maioria dos casos subsequentes foi de raça mista, porém 2 casos recentes foram da raça Persa.[2,19]

Os sinais clínicos à apresentação em geral são inespecíficos e compatíveis com hipercalcemia de qualquer etiologia (ver Tabela 24.15). Polidipsia e poliúria não parecem ser relatadas com frequência. Em geral, os achados ao exame físico são inespecíficos; contudo, a paratireoide palpável (talvez compatível com tireoide aumentada) pode ocorrer em cerca de 40% dos casos. Um gato com provável hiperparatireoidismo primário apresentava alterações líticas e ruptura da arquitetura óssea normal, acometendo principalmente as diáfises femorais.[39]

Os resultados laboratoriais mostram elevações de tCa e iCa com concentração inadequadamente elevada de PTH. O fosfato é suprimido por PTH e assim deverá inicialmente estar baixo, mas pode sofrer elevação na função renal comprometida devido a hipercalcemia contínua. Em um gato fisiologicamente normal, a hipercalcemia deverá suprimir o PTH. Assim, a concentração de PTH na extremidade elevada da variação de referência normal pode ainda sugerir hiperparatireoidismo primário. Além disso, as concentrações de PTH variam com o tempo. Em um caso, 5 de 7 aferições de PTH do mesmo gato foram normais; as outras duas estavam notavelmente elevadas.[28]

A ultrassonografia tem sido usada como auxílio diagnóstico em alguns gatos.[75,93] Em um relato, adenomas na paratireoide em dois gatos mediam mais de 1 cm de diâmetro e continham regiões hipoecoicas com acentuação acústica distal, em comparação com as massas homogêneas hiperecoicas.[93] Em outro caso, o líquido retirado por aspirado com agulha fina de massa cervical cística apresentava concentrações mais elevadas de PTH que o soro do mesmo gato.[75]

A ressecção cirúrgica do tecido anormal da paratireoide é o tratamento de escolha. Antes da cirurgia, é aconselhável usar fluidoterapia para reidratar o animal e tentar reduzir a gravidade da hipercalcemia. As abordagens cirúrgicas são as mesmas da tireoidectomia (ver *Distúrbios da Tireoide*). Durante a cirurgia, as superfícies ventral e dorsal de ambos os complexos tireóideo e paratireóideo deverão ser examinadas. Qualquer aumento ou alteração da cor do tecido paratireóideo deve ser removido. Em geral, adenomas paratireóideos são nódulos solitários, e o tecido normal remanescente quase sempre se mostra atrofiado e pode ser difícil de observar. Entretanto, em alguns casos, os adenomas podem medir apenas 2 mm de diâmetro. Adenomas paratireóideos externos são removidos facilmente, porém a excisão de adenomas internos de paratireoides pode exigir a remoção de todo o complexo tireóideo e paratireóideo do mesmo lado. É fundamental deixar, no mínimo, uma paratireoide íntegra para prevenir hipoparatireoidismo permanente. Se não puder ser observado tecido paratireóideo anormal, é possível que uma glândula paratireóidea ectópica seja responsável. Deve ser realizada a inspeção atenta da face ventral do pescoço, embora uma glândula ectópica possa estar localizada na região cranial do mediastino. Na maioria dos casos, a paratireoide anormal será palpada antes da cirurgia, tornando o procedimento relativamente direto.[7]

Como a hipercalcemia crônica provoca atrofia das paratireoides normais, a remoção cirúrgica da glândula secretora de modo autônomo levará a rápido declínio dos níveis de PTH e relativo hipoparatireoidismo.[6] Por isso, é decisivo monitorar atentamente sinais de hipocalcemia. A hipocalcemia bastante grave para exigir tratamento provavelmente se desenvolverá em 24 a 48 h, com sinais clínicos de hipocalcemia ocorrendo 3 a 6 dias após a remoção cirúrgica de um tumor na paratireoide.[87] A maioria dos casos relatados foi tratada preventivamente com calcitriol e cálcio a fim de reduzir esse risco, porém a hipocalcemia não foi uma sequela identificada com frequência.[28,50,51] Iniciar o tratamento para hipocalcemia antes do início dos sinais clínicos não é recomendável, pois remove o estímulo hipocalcêmico para reverter a atrofia da paratireoide por meio da inibição ativa da secreção de PTH.[6] Se de fato ocorrer hipoparatireoidismo após cirurgia, em geral ele será transitório, e o tratamento poderá ser suspenso gradualmente ao longo de alguns meses. Em alguns casos, a estabilização pós-cirúrgica do cálcio sérico pode impor um desafio importante.[7]

Doença renal

A doença renal crônica (DRC) é uma das etiologias subjacentes mais comuns de hipercalcemia em gatos.[82,85] A frequência da hipercalcemia entre gatos com DRC foi relatada entre 11,5[29] e 58%,[9] mas o autor reconhece bem menos do que até mesmo esse número inferior. O grau de hipercalcemia se correlaciona à gravidade da doença renal; em um estudo de 73 gatos com DRC, a frequência de hipercalcemia foi de 8% nos animais com doença renal compensada, 18% naqueles com doença renal urêmica, e 32% nos felinos com doença renal terminal (que morreram em 21 dias de amostragem).[9]

A hipercalcemia causada por DRC com frequência resulta em iCA normal abaixo, porém, ocasionalmente, o iCa pode estar elevado.[9,85] Desse modo, concentrações de iCa normais a baixas tornam mais provável DRC subjacente, porém a concentração elevada de iCa não descarta a DRC.

Já que a hipercalcemia pode *causar* a DRC, a existência de ambas concomitantemente cria um desafio diagnóstico. A hipercalcemia *causada por* insuficiência renal em geral é bastante branda. A etiologia primária consiste na retenção de fosfato decorrente da incapacidade dos rins em insuficiência de secretarem fosfato suficiente, levando à secreção de PTH. Outros mecanismos também são responsáveis, como alterações da ligação da proteína sérica e TFG diminuída.[41] Na maioria dos casos, o tCa estará elevado, porém o iCa estará normal ou baixo (o aumento em tCa estando relacionado com alteração na ligação com proteína) – se for este o caso, é mais fácil resolver a etiologia (insuficiência renal causando a hipercalcemia), e a falta de hipercalcemia ionizada significa que não existe necessidade de tratamento específico.

Os efeitos deletérios da hipercalcemia ocorrem em pacientes com DRC apenas se associada a incrementos na concentração sérica de iCa. Consequentemente, os sinais clínicos de hipercalcemia são incomuns em pacientes com DRC, e é importante aferir a concentração sérica de iCa para avaliar o estado do cálcio em pacientes com DRC.

O hiperparatireoidismo terciário foi identificado há algum tempo em humanos. O termo refere-se ao surgimento de hipercalcemia ionizada ao longo de meses a anos como consequência da progressão a partir de hiperparatireoidismo secundário renal. Consequentemente, o paciente tem tCa, iCa e PTH elevados por causa de uma alteração no ponto de ajuste no cálcio para estimular a liberação de PTH (ou seja, concentrações mais elevadas de iCa são necessárias para inibir a secreção de PTH).[26] Conforme observado anteriormente, o iCa elevado às vezes é identificado em gatos com hipercalcemia causada por DRC.[9] Contudo, o hiperparatireoidismo terciário não foi descrito especificamente em gatos.

A prevenção da retenção de fosfato é central ao controle da DRC e tem mostrado reduzir hiperparatireoidismo secundário renal.[11] O tratamento consiste principalmente na restrição dietética de fosfato usando dietas com pouco fosfato ou agentes quelantes de fosfato no intestino (ou uma associação das duas coisas, se necessário).

Existe uma pequena possibilidade de as dietas pobres em fosfatos ou ligantes de fosfato poderem, de fato, provocar hipercalcemia. Em um estudo, 2 de 15 gatos com DRC desenvolveram hipercalcemia enquanto se alimentavam com uma ração veterinária pobre em fosfato projetada para tratamento de DRC. A hipercalcemia nesses gatos esteve associada à diminuição do fósforo sérico e às concentrações baixas ou indetectáveis de PTH. A hipercalcemia resultou em sinais clínicos para um gato. Neste felino, a terapia dietética foi suspensa por 6 meses. A seguir, a dieta com restrição de fosfato foi reintroduzida, de modo que o gato foi alimentado com dieta com restrição de fosfato em dois terços de sua ingestão de energia, e um terço ele ingeriu como ração comercial comum enlatada para gatos, que impediu a elevação do fosfato e do PTH no plasma. A proporção de dieta pobre em fosfato foi subsequentemente aumentada e isso reduziu as concentrações plasmáticas de fosfato e PTH a valores abaixo daqueles pré-tratamento sem recorrência da hipercalcemia. O outro gato não mostrou sinais clínicos de hipocalcemia, e o cálcio voltou ao normal mediante a interrupção da dieta pobre em fosfato.[11]

Teoricamente, os agentes nos ligantes de fosfato poderiam causar hipercalcemia. Os ligantes de fosfato mais comumente empregados em gatos com DRC contêm fosfato de alumínio. O alumínio mostrou experimentalmente provocar hipercalcemia e doença renal em cães.[43] Ligantes alternativos para fosfato em gatos contêm carbonato de cálcio. O carbonato de cálcio também é um ingrediente de muitos antiácidos usados por humanos e a hipercalcemia foi identificada como consequência do consumo de grandes quantidades de tais antiácidos.[42] A hipercalcemia em decorrência da ingestão de hidróxido de alumínio ou de carbonato de cálcio como ligantes de fosfato não foi descrita em gatos, porém é possível teoricamente.

A terapia com doses baixas de calcitriol é recomendada como conduta preventiva de hiperparatireoidismo secundário renal em livros-texto e em artigos de revisão.[21,67,68] Um estudo com 10 gatos mostrou que as concentrações de PTH não eram significativamente diferentes após 14 dias da administração de calcitriol.[47] É possível que seja necessária uma duração mais longa de tratamento para que os benefícios sejam observados. Um experimento clínico controlado randomizado, com 1 ano de duração e não publicado, não conseguiu demonstrar qualquer benefício em gatos com gravidade variável de DRC; a possibilidade de o calcitriol ter sido benéfico não foi descartada pelo estudo.[76] É claro que administrar uma dose excessiva de calcitriol ao gato, com esse fim, pode, por si só, resultar em hipercalcemia.

Diminuição de paratormônio com hipercalcemia

A razão mais comum para hipercalcemia associada a níveis suprimidos de PTH é neoplasia. Na maioria dos casos, o PTH é suprimido a concentrações indetectáveis ou muito baixas (ou seja, zero ou próximas a zero). Em algumas ocasiões, os gatos com hipercalcemia da malignidade podem apresentar concentrações de PTH no meio da faixa de variação normal,[77] criando sobreposição com gatos com hipercalcemia idiopática e também dificuldades para diagnósticos potenciais. Um diagnóstico alternativo para concentração suprimida de PTH é a hipervitaminose D, que pode resultar de ingestão de vitamina D ou de inflamação granulomatosa.

Em muitos casos, haverá história clínica de ingestão tóxica, ou será identificada potencial neoplasia ao exame físico (p. ex., palpação de massa abdominal). Assim, esses sinais francos deverão ser investigados em primeiro lugar. Investigações adicionais de hipercalcemia são apropriadas nos casos em que não existam tais exposições a toxina em achados indicativos ao exame físico.

Podem ser encontradas diferenças ao medir PTHrP ou metabólitos da vitamina D. Contudo, a hipercalcemia associada a processo maligno não provoca necessariamente aumento de PTHrP, e as diferentes formas de vitamina D criam diferentes respostas, dependendo de qual agente tóxico esteja atuando. As aferições de PTHrP e metabólitos da vitamina D podem ser consideradas relativamente específicas (resultados falso-positivos são improváveis), mas não são muito sensíveis (resultados falso-negativos são uma forte possibilidade).

Neoplasia

A hipercalcemia associada a processo maligno pode decorrer de dois mecanismos:

1. Hipercalcemia humoral da malignidade (HHM)
   - Tecidos neoplásicos podem elaborar muitas citocinas que atuam como o PTH estimulando a reabsorção óssea, elevando o cálcio sérico
   - O PTHrP é o principal mediador desse efeito, porém outros são possíveis.

2. Hipercalcemia osteolítica local
   - Subsequente a invasão local e dissolução de osso pelo tumor.

Diversos tipos de processos malignos foram associados à hipercalcemia da malignidade. Os mais comumente relatados são linfossarcoma[32,33,82] (em diversas localizações) ou carcinoma escamocelular[48,54,82] (p. ex., na mandíbula ou no canal auditivo); a hipercalcemia da malignidade também foi identificada associada a mieloma múltiplo,[14,44,90] osteossarcoma,[82] fibrossarcoma,[82] carcinoma broncogênico,[82] leucemia,[60] carcinoma renal e carcinoma da tireoide.[77] Recentemente, o autor identificou hipercalcemia em um gato com linfoma de células pequenas intestinais. Em muitos casos, a neoplasia será evidente ao exame físico. Quando se identifica a hipercalcemia em um gato indisposto de maneira geral e com iCa elevado e PTH muito baixo ou mesmo não registrável, devem acontecer as investigações para neoplasia. Concentrações aumentadas de PTHrP indicam malignidade, se existentes, porém o insucesso em detectar PTHrP aumentado não descarta a malignidade. As concentrações de calcidiol e calcitriol estarão normais na maioria dos casos.

Radiografias torácicas (Figura 24.31), ultrassonografia abdominal e aspirado da medula óssea são exames apropriados. A ordem pela qual esses exames serão feitos dependerá dos sinais clínicos, porém às vezes os três são necessários.

O tratamento da hipercalcemia associada a processo maligno exige o tratamento da malignidade subjacente. No entanto, podem ser necessários tratamentos para reduzir a magnitude da hipercalcemia (discutido adiante). Não existem dados em gatos comparando os tempos de sobrevida de gatos com neoplasia com e sem hipercalcemia associada.

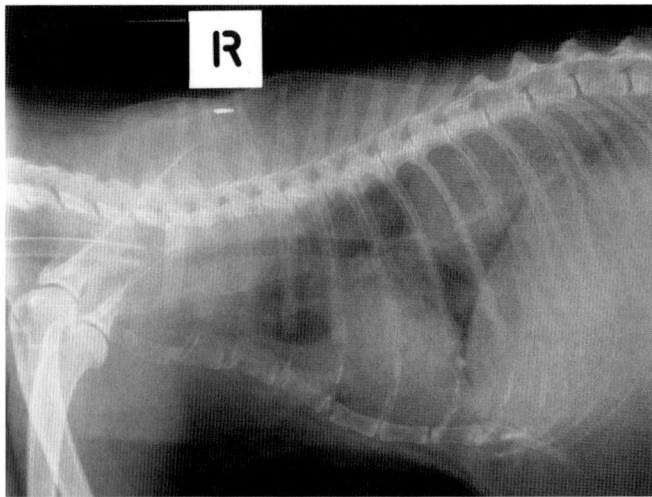

Figura 24.31 Radiografia torácica lateral de um gato com hipercalcemia da malignidade causada por carcinoma broncogênico. Comvém observar que existe não apenas derrame pleural e lobo pulmonar caudal consolidado, mas também osteólise da nona costela. O tumor também estava aderido ao diafragma. Por isso, um pilar diafragmático está afastado cranialmente do outro.

Hipervitaminose D

A hipervitaminose D não é muito comum em gatos, mas é um importante diagnóstico diferencial para hipercalcemia da malignidade. Assim como o processo maligno, a hipervitaminose D resulta em iCa elevado e PTH suprimido. É importante obter o histórico clínico completo, com potencial ingestão de, e acesso a, toxinas conhecidas (discutido adiante). A existência de massa abdominal ou de lesões intratorácicas pode indicar que a hipercalcemia está associada a inflamação granulomatosa e não a neoplasia. O calcitriol sérico estará elevado na maioria dos casos de hipervitaminose D (as exceções são observadas adiante).

Inflamação granulomatosa

A hipercalcemia pode decorrer de inflamação granulomatosa, pois os macrófagos podem sintetizar calcitriol a partir do calcidiol sem regulação por retroalimentação negativa. A hipercalcemia foi identificada em gatos com micobacteriose,[5,61] nocardiose,[61] histoplasmose,[45] toxoplasmose, criptococose pulmonar, rinite por *Actinomyces* e peritonite infecciosa felina.[82] Não foi estabelecida uma associação direta entre inflamação granulomatosa e hipercalcemia na maioria dos casos relatados, porém concentrações elevadas de calcitriol foram identificadas em um gato com nocardiose e infecção bacteriana atípica.[61]

Na maioria dos casos, as investigações continuarão a fim de diagnosticar anormalidades ao exame físico e, entre essas investigações, estão radiografias torácicas e ultrassonografia abdominal. Em tais casos, a hipercalcemia pode ser considerada fortemente decorrente de neoplasia. A concentração elevada de calcitriol pode ajudar a diferenciar tais casos como sendo decorrentes de inflamação granulomatosa e não de neoplasia. Contudo, é possível teoricamente a neoplasia provocar uma resposta granulomatosa suficiente a ponto de provocar hipercalcemia. Para se alcançar o diagnóstico definitivo da causa da hipercalcemia, é necessária uma avaliação citológica ou histológica além de cultura para identificar o agente causal.

Exposições a toxinas

Os efeitos tóxicos da vitamina D não são relatados comumente em gatos, pois eles parecem ser resistentes a toxicose pelo colecalciferol se sua dieta for completa e balanceada nos demais aspectos.[91] Entretanto, diversos relatos do Japão no início da década de 1990 documentaram hipercalcemia importante associada a sinais clínicos decorrentes de hipervitaminose D associada a dietas comerciais consistindo em peixe que continha mais de 100 vezes as necessidades mínimas de colecalciferol (50 UI/100 g de dieta para gatos em crescimento).[66,81]

Os efeitos tóxicos podem decorrer da ingestão de vegetais contendo vitamina D, como *C. diurnum* (conhecido como jasmim).[31] O calcitriol é usado para tratar hipoparatireoidismo e, potencialmente, hiperparatireoidismo secundário renal. Além disso, a dosagem excessiva (talvez após um erro pelo farmacêutico manipulador) é outra fonte potencial de toxicidade.[85] Todas essas toxicidades resultarão em elevação de calcitriol (1,25-di-hidroxivitamina D) com calcidiol normal (25-hidroxivitamina D).

A ingestão de rodenticidas contendo colecalciferol[65,72] também pode causar hipervitaminose D. Nessas circunstâncias, o calcidiol estará elevado, e o calcitriol com frequência estará normal, porém poderá estar elevado. O calcidiol pode permanecer elevado durante semanas a meses por causa do depósito em lipídios e da lenta liberação.[85]

O calcipotriol, ou calcipotrieno, é um análogo do calcitriol formulado como agente dermatológico tópico para tratar psoríase em humanos. Existem relatos de gatos que lambem essa pomada da pele do proprietário[85] e casos documentados de toxicidade em cães.[18,24,80,98] Na toxicidade pelo calcipotriol, as concentrações de calcidiol permanecem normais. Esperam-se concentrações de calcitriol normais (ou talvez suprimidas), porém isso não está determinado o suficiente.[85]

Paratormônio normal com hipercalcemia

A principal consideração para um gato com hipercalcemia e concentração normal de PTH é a hipercalcemia idiopática. Como os gatos com hipercalcemia da malignidade podem ter níveis de PTH na metade inferior da variação de referência normal, talvez haja considerável sobreposição em gatos com hipercalcemia idiopática. Gatos para os quais esse dilema diagnóstico ocorre (porém em que neoplasia oculta não é detectada após ausculta torácica, ultrassonografia abdominal, nem após análise da medula óssea) deverão ser tratados como se apresentassem hipercalcemia idiopática. Esses gatos também deverão ser monitorados de maneira seriada (a cada 3 meses é adequado para o gato estável), não apenas para concentrações de cálcio, mas também para o exame completo a cada consulta com a suspeita clínica de neoplasia. Repetir os exames para procurar neoplasia oculta é adequado se surgirem sinais clínicos, porém, após um período de tempo (1 ano pode ser considerado um bom marco), a hipercalcemia idiopática torna-se mais provável e a necessidade de repetir os exames diagnósticos diminui.

Hipercalcemia idiopática

A *hipercalcemia idiopática* refere-se à concentração anormalmente elevada de iCa sérico com etiologia desconhecida após extensa avaliação clínica, a fim de descartar causas conhecidas de hipercalcemia.[23] Atualmente, parece ser o tipo mais comum de hipercalcemia e tem sido identificada de modo inédito nos EUA, na Europa[23] e na Austrália, apesar de relatada apenas nos EUA.[63,88]

Na hipercalcemia idiopática, as concentrações séricas de cálcio podem estar elevadas durante meses a anos sem sinais clínicos francos. Inicialmente, a hipercalcemia pode ser identificada como descoberta ocasional na amostra de sangue coletada de um gato bem-disposto (p. ex., para rastreamento pré-anestésico) ou um gato com distúrbio não relacionado. Um estudo relatado como resumo de trabalho avaliou 427 gatos com hipercalcemia idiopática detectada em um único laboratório diagnóstico; não foram encontrados sinais clínicos em 46% dos casos e 18% apresentavam apenas leve perda de peso. A constipação intestinal crônica foi observada em 5% dos gatos e a doença intestinal inflamatória, encontrada em 6% (embora não estivesse anotado o modo como essa doença foi diagnosticada). Urólitos e renólitos foram observados em 15% dos gatos, e cálculos de oxalato de cálcio foram notados especificamente em 10% dos casos.[88] Da mesma maneira, em uma série anterior com 20 casos, 35% dos gatos apresentavam urolitíase, bem como sinais normalmente atribuídos ao trato gastrintestinal, como vômito e diarreia.[63] A identificação de sinais intestinais é interessante, já que foi estabelecida a associação entre doença intestinal inflamatória e formação de urólitos renais em humanos (possivelmente, por causa de má absorção de magnésio e citrato, que são considerados inibidores de cálculos).[59] Tal associação não foi estabelecida em gatos.

Os gatos com hipercalcemia idiopática podem ter qualquer idade. A série de casos clínicos de 20 gatos encontrou uma variação de idade de 2 a 13 anos (com média de 5,8 anos)[63] em comparação com o conjunto maior de 427 gatos, que encontrou média de 9,8 anos (variação 0,5 a 20 anos).[88] Não foi identificada predisposição de sexo, porém gatos de pelo longo parecem estar hiper-representados, incluindo gatos domésticos de pelo longo e raças puras, como Persa e Himalaia.[63,88]

Na maioria dos casos, as elevações das concentrações tanto de tCa quanto de iCa foram de leves a moderadas (10 a 20% acima do limite superior da variação de referência), porém alguns gatos podem apresentar elevações bem altas. As concentrações de PTH são quase sempre normais, porém na extremidade inferior da variação de referência, com o valor médio igualando 1,1 pmol/ℓ (variação 0 a 4) em ambas as séries.[63,88] A PTHrP foi negativa em 301 gatos testados em uma série,[88] mas aumentou em 1 entre 11 gatos na outra. O motivo para a concentração anormalmente alta de PTHrP nesse gato não pode ser determinada, porém o gato sobreviveu mais de 3 anos após o início da hipercalcemia, fazendo da malignidade subjacente uma explicação improvável para a concentração alta de PTHrP.[63] O calcitriol esteve normal em 12 gatos em uma série,[88] mas aumentado em 1 de 7 gatos na outra. Semelhantemente ao gato com PTH elevado, esse gato viveu mais 2 anos após o início da hipercalcemia, e o exame após a morte não identificou neoplasia nem doença granulomatosa.[63]

A relação entre doença renal e hipercalcemia não está clara. A doença renal pode ocorrer secundariamente a hipercalcemia idiopática crônica (Figura 24.32). Alguns gatos com doença renal podem ter a hipercalcemia idiopática identificada após períodos prolongados de normocalcemia. Já em outros gatos, a doença renal pode ser identificada concomitantemente ao reconhecimento da hipercalcemia idiopática.[85]

Foram considerados diversos fatores quanto à etiologia subjacente da hipercalcemia idiopática. Não se sabe se o aumento da absorção intestinal de cálcio, o aumento da reabsorção óssea ou a diminuição da excreção renal de cálcio (ou alguma associação desses fatores) são os pontos fundamentais que leva ao desenvolvimento do distúrbio.

Três de 5 gatos em uma série[58] e todos os 14 gatos para os quais o histórico da dieta esteve disponível em outra série[63] tinham recebido dietas acidificantes, no intuito de minimizar a cristalúria e a urolitíase por estruvita. É claro

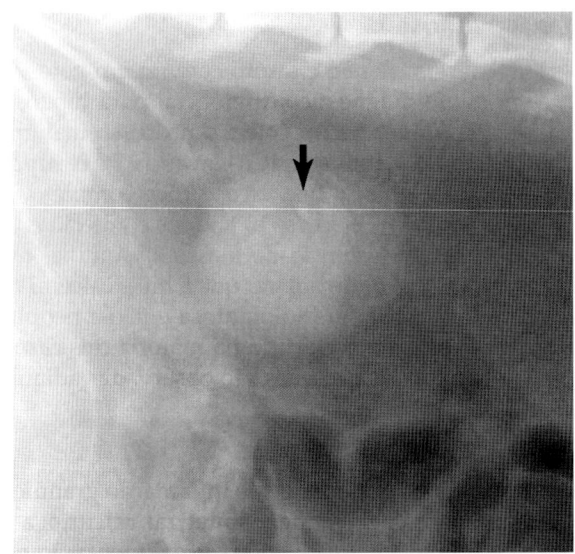

Figura 24.32 Rins pequenos e de forma alterada como consequência de hipercalcemia idiopática. Observar o pequeno urólito (*seta*). A hipercalcemia desse gato, com cálcio ionizado elevado e paratormônio no meio da variação, foi identificada mais de 2 meses antes do desenvolvimento de azotemia.

que nem todos os gatos que se alimentam de rações acidificantes desenvolvem hipercalcemia. Desse modo, esses pacientes devem ter tido um fator subjacente adicional que os predispôs a hipercalcemia. Todos os 5 gatos naquela primeira série[58] apresentavam cálcio sérico reduzido quando a dieta foi trocada para outra rica em fibras, e 2 de 4 gatos que puderam ser avaliados apresentavam resposta parcial no segundo estudo.[63] A genética é outra consideração, tendo em vista a representação excessiva de gatos de pelo longo.

O tratamento da hipercalcemia idiopática é discutido na seção seguinte.

Outras causas de hipercalcemia

Algumas causas de hipercalcemia não são apropriadas para avaliação com relação a níveis de PTH – principalmente hipercalcemia causada por endocrinopatias. Nesses casos, o distúrbio subjacente direciona as investigações e os achados clínicos, e a hipercalcemia é relativamente branda e sofre resolução quando a doença subjacente é tratada.

Hipertireoidismo

Um estudo identificou tCa elevado, porém iCa normal, em 2 de 26 gatos hipertireóideos.[8] Outro estudo, com 71 gatos hipercalcêmicos, identificou 2 felinos hipertireóideos.[82] Por outro lado, podem ser encontradas concentrações diminuídas de iCa. Além disso, foi encontrado aumento da concentração de PTH em 77% dos gatos hipertireóideos em um desses relatos.[8] As razões para essas alterações e sua importância não estão totalmente claras. A hipercalcemia quase invariavelmente sofre resolução mediante o tratamento do hipertireoidismo.

Hipoadrenocorticismo

O hipoadrenocorticismo primário de ocorrência natural foi bem documentado em 18 gatos (ver *Distúrbios da Adrenal*). Desses, três gatos (17%) eram hipercalcêmicos. Além disso, um gato com hipoadrenocorticismo iatrogênico e DM era hipercalcêmico[92] e em uma série de 71 gatos hipercalcêmicos, um era hipoadrenocorticoide.[82] Em geral, a hipercalcemia nesses pacientes é branda e tem pouco efeito sobre o desfecho do hipoadrenocorticismo. Normalmente, a magnitude da hipercalcemia equivale à gravidade da hiperpotassemia e da hipovolemia. O mecanismo da hipercalcemia é desconhecido e quase sempre sofre resolução mediante o tratamento do hipoadrenocorticismo.[86]

Tratamento de hipercalcemia

Tratamento agudo

O objetivo principal de tratamento de um gato hipercalcêmico consiste em identificar e *tratar o distúrbio subjacente*. O tratamento pode ser necessário para reduzir especificamente a hipercalcemia com base no grau de hipercalcemia ou na gravidade dos sinais clínicos decorrentes da hipercalcemia. Não existe concentração sérica absoluta de cálcio que possa ser usada como diretriz para a decisão de tratar a hipercalcemia de maneira intensa, porém a concentração sérica de cálcio de 4 mmol/ℓ (16 mg/dℓ) ou maior foi recomendada como regra.[87] Na prática, a hipercalcemia de tal magnitude pode ser esperada de vir acompanhada por sinais clínicos como depressão, anorexia, vômito ou disritmia. A hiperfosfatemia concomitante potencializa a mineralização de partes moles, e o resultado da multiplicação de cálcio sérico por fosfato sérico (produto cálcio × fosfato) tem sido usado para julgar o risco de nefrotoxicidade e, desse modo, ajudar a determinar se existe necessidade para tratamento imediato.[85] Quando se usam unidades dos EUA (mg/dℓ), um produto cálcio × fosfato de 60 a 80 tem sido usado como o nível sob o qual considerar tratamento. Isso tem correlação ao produto cálcio × fósforo de cerca de 5 a 6,5 ao se utilizarem unidades internacionais. Os princípios do tratamento de emergência da hipercalcemia grave estão resumidos em ordem sequencial no Boxe 24.7.

A fluidoterapia intravenosa é o primeiro passo no tratamento sintomático da hipercalcemia. O objetivo inicial consiste em corrigir déficits hídricos, porém a expansão de volume não apenas dilui a concentração circulante de cálcio como também aumenta a excreção renal desse elemento. Salina normal (0,9%) é o líquido de escolha que deve ser infundido cerca de 2 a 3 vezes as necessidades de manutenção, que, para a maioria dos gatos, significam 20 a 30 mℓ por hora. Em geral, há necessidade da suplementação com potássio, e as necessidades de manutenção do potássio podem ser calculadas como 5 mEq/gato a cada 24 h (com potássio adicional necessário se houver hipopotassemia).

O tratamento diurético com furosemida pode ser adicionado após a reidratação e após quaisquer outras anormalidades eletrolíticas estarem corrigidas. Os diuréticos são apropriados apenas se a fluidoterapia intravenosa in-

---

Boxe 24.7 Tratamento clínico agudo da hipercalcemia

1. Identificar e tratar a causa.
2. Fluidoterapia (soro fisiológico a 0,9%) na dose de 2 a 3 vezes os índices de manutenção
   - Expansão de volume para corrigir desidratação
   - Diurese aumenta excreção renal de cálcio
   - Suplementação de potássio em geral é necessária.
3. Tratamento diurético com furosemida
   - Usar quando os líquidos individualmente não resolverem a hipercalcemia
   - Assegurar que o equilíbrio hidreletrolítico tenha sido corrigido e seja mantido
   - Administrar 1 a 2 mg/kg a cada 8 a 12 h.
4. Tratamento com calcitonina
   - Usar quando a fluidoterapia e o tratamento diurético não forem bem-sucedidos
   - Administrar 4 a 6 UI/kg por via subcutânea a cada 8 a 12 h
   - Pode resultar em anorexia.
5. Bisfosfonatos
   - Existem poucos relatos de uso em gatos
   - Os agentes orais podem resultar em esofagite em humanos
6. Glicocorticoides
   - Não devem ser usados até que todos os exames diagnósticos estejam realizados
   - Podem diminuir a eficácia da quimioterapia.

---

dividualmente não for adequada para corrigir hipercalcemia. Doses em bolos de 1 a 2 mg/kg podem ser usadas a cada 8 a 12 h, ou a infusão a taxa constante de 2 a 6 mg/kg a cada 24 h pode ser empregada. Deve-se ter cuidado para assegurar que as velocidades do líquido intravenoso superam a perda de volume induzida pelo tratamento diurético.

A calcitonina não tem sido usada com frequência em gatos. Pode ser tentada se a diurese hídrica e o tratamento diurético não resolverem a hipercalcemia. A calcitonina é administrada por via subcutânea na dose de 4 a 6 UI/kg a cada 8 a 12 h. A magnitude e a duração do efeito são limitadas, embora exista rápido início de ação. A calcitonina provoca anorexia em cães.[85]

Foi relatado que bisfosfonatos intravenosos reduziram a hipercalcemia em dois gatos (pamidronato dissódico)[46] e também foram usados para desacelerar o crescimento tumoral e a renovação óssea patológica associados a carcinoma escamocelular oral (zoledronato).[101] Os bisfosfonatos reduzem a atividade e o número de osteoclastos após se ligarem a hidroxiapatita. O pamidronato foi administrado na dose de 1,5 a 2 mg/kg como infusão intravenosa lenta (aproximadamente 4 h) diluído em salina normal. A concentração de cálcio ionizado retornou ao normal em 48 h. Um gato com hipercalcemia idiopática permaneceu normocalcêmico durante 9 semanas; o outro felino tinha nocardiose, que foi tratada com êxito, e não foi relatada recorrência.[46] É necessária hidratação adequada antes de os bisfosfonatos serem considerados, já que a nefrotoxicidade é um fator de risco potencial.

Os glicocorticoides não devem ser administrados a gatos hipercalcêmicos até que o diagnóstico tenha sido confirmado, pois podem interferir com a habilidade de se fechar o diagnóstico e influenciar a eficácia da quimioterapia, além de reduzir a imunidade contra agentes infecciosos (o que pode causar hipercalcemia associada a inflamação granulomatosa). Os efeitos benéficos dos glicocorticoides no tratamento da hipercalcemia são redução da reabsorção óssea de cálcio, diminuição da absorção intestinal de cálcio e aumento da excreção renal de cálcio. Também são citotóxicos para linfócitos neoplásicos (e, desse modo, são usados como parte da maioria dos protocolos quimioterápicos para esses tipos de neoplasia). Os tratamentos anotados anteriormente raras vezes são bem-sucedidos no controle agudo da hipercalcemia. O autor pensa que os glicocorticoides devem estar reservados para tratar hipercalcemia em casos crônicos quando outro tratamento não obtiver sucesso.

Tratamento crônico

O principal fator para o tratamento crônico da hipercalcemia é o mesmo do tratamento agudo – ou seja, *tratar a causa subjacente*. Na maioria dos casos, o tratamento da causa subjacente será suficiente para reduzir a hipercalcemia. Consequentemente, a condição fundamental para a qual o tratamento crônico deve ser instituído é quando o diagnóstico consiste em hipercalcemia idiopática – aqueles casos em que a investigação completa não consegue descobrir uma causa subjacente. As opções de tratamento para o controle a longo prazo da hipercalcemia estão resumidas no Boxe 24.8.

Boxe 24.8 Tratamento clínico crônico da hipercalcemia

1. Identificar e tratar a causa subjacente.
2. Terapia dietética
   - Dietas ricas em fibras
   - Dietas para doença renal
   - Dietas preventivas de oxalato de cálcio
   - Dietas enlatadas.
3. Líquidos subcutâneos (salina a 0,9%)
   - Não avaliados
   - Pouca probabilidade de serem lesivos.
4. Doses baixas de diuréticos, como furosemida
   - Não avaliadas em situação crônica
   - Potencial de desidratação
   - Deve-se avaliar a azotemia seriadamente.
5. Glicocorticoides
   - Não devem ser usados até que os exames diagnósticos tenham sido realizados
   - Podem diminuir a eficácia da quimioterapia
   - O uso prolongado pode aumentar o risco de diabetes melito em gatos suscetíveis.
6. Bisfosfonatos
   - Poucos relatos em gatos
   - Os agentes orais podem resultar em esofagite em humanos.

Existem relatos diferentes sobre a eficácia do tratamento dietético para reduzir a hipercalcemia. Um relato observou retorno à normocalcemia em 5 gatos alimentados com dieta rica em fibras.[58] Em outro estudo, 3 gatos foram alimentados com dieta rica em fibras, 3 com dieta preventiva de urólitos de oxalato e 3 com uma dieta para o tratamento de doença renal crônica. Houve resposta mínima ao tratamento dietético em qualquer um desses gatos.[63] Uma dieta preventiva de urólitos de oxalato não teve efeito sobre as concentrações de cálcio ionizado em 3 gatos com hipercalcemia idiopática evidente em outro estudo.[56]

As dietas ricas em fibras podem aumentar o tempo de trânsito intestinal do cálcio e as rações projetadas para gatos com doença renal são mais pobres em cálcio e fósforo. As rações preventivas de urólitos de oxalato também são restritas em cálcio. Já as rações enlatadas de qualquer descrição em geral apresentam restrição de cálcio. Não existe evidência consistente para os benefícios da terapia dietética, porém, uma vez que esse tratamento é bastante improvável de ser lesivo e muitos gatos com hipercalcemia idiopática não exibem sinais clínicos durante anos, convém tentar terapia dietética em primeiro lugar.

O autor recomenda iniciar com rações enlatadas ricas em fibras ou o acréscimo de fibra de psílio para uma ração enlatada de manutenção e a reverificação dos valores e cálcio a intervalos de 2 a 4 semanas. Se a normocalcemia não for restabelecida após 6 a 8 semanas, podem ser tentadas rações alternativas de modo semelhante. Recomenda-se tratamento adicional se não for observado beneficio algum a partir dessas rações.

A administração de líquido subcutâneo em casa, conforme se costuma recomendar para gatos com insuficiência renal, é uma estratégia potencial de tratamento para gatos hipercalcêmicos. É importante observar que essa modalidade de tratamento não foi avaliada criticamente para esse distúrbio. Contudo, existem poucas contraindicações, como insuficiência cardíaca congestiva, hipoalbuminemia e edema ou outra evidência de sobrecarga hídrica. A sobrecarga hídrica é difícil de encontrar na terapia subcutânea, mas é uma questão potencial no gato com, por exemplo, miocardiopatia não identificada. Com certeza, a administração subcutânea de líquido é uma abordagem sensível em um gato hipercalcêmico que se encontre azotêmico, pois o tratamento, na maioria dos gatos, abordará dos dois distúrbios concomitantemente.

A terapia diurética com furosemida sob doses baixas também não foi avaliada criticamente como conduta para hipercalcemia crônica. É fundamental usar extrema cautela com os diuréticos em um gato já desidratado (azotêmicos), o que inclui felinos com doença renal. Na prática, o autor descobriu que os gatos variam muito na sensibilidade à furosemida. Apenas 0,5 mg/kg (ou 2,5 mg/gato) de furosemida podem reduzir hipercalcemia branda em muitos gatos e, em geral, não resultam em azotemia, porém talvez causem azotemia grave em alguns animais suscetíveis. Se uma dose baixa não for eficaz para reduzir hipercalcemia e não estiver causando azotemia, a dose pode ser supra-ajustada lentamente, com reverificações semanais para avaliar o cálcio e a azotemia. Outras consequências potenciais da administração crônica de diuréticos são alcalose metabólica associada a hipopotassemia e redução de sódio e cloreto.

Glicocorticoides, na forma de prednisona (5 a 12,5 mg/gato diariamente), foram eficazes na resolução completa da hipercalcemia em 4 de 6 gatos tratados em um estudo.[63] Referências de livros-texto não citadas observam que 50% dos gatos respondem a 5 a 10 mg/gato diariamente de prednisona ou prednisolona, porém, para alguns gatos, são necessários até 20 mg/gato diariamente, a fim de restabelecer a normocalcemia. Alguns felinos escapam do efeito do tratamento glicocorticoide, e a hipercalcemia pode retornar apesar de doses máximas de prednisona.[23,85] O tratamento com glicocorticoides não pode ser iniciado até que neoplasia e inflamação granulomatosa tenham sido descartadas de modo conclusivo. Nessas circunstâncias, quando outros tratamentos são malsucedidos, a prednisona (ou prednisolona) pode ser tentada com a dose de 5 mg/gato diariamente durante 1 mês antes de reavaliação. Se o iCa permanecer elevado, a dose pode ser ajustada para cima (com reavaliações). A administração prolongada de corticosteroides pode induzir DM em indivíduos suscetíveis (ver *Distúrbios pancreáticos endócrinos*, no início do capítulo). Considerando a preocupação de que a maior exceção renal de cálcio induzida por corticosteroides tenha potencial de agravar hipercalciúria e urolitíase por oxalato de cálcio, deve ser instituído o monitoramento apropriado.[63]

Os bisfosfonatos não foram avaliados completamente, mas podem se tornar uma alternativa de rotina para o tratamento da hipercalcemia. Foi relatado que o pamidronato intravenoso resultou em normocalcemia durante 9 semanas após uma única dose de 1,5 a 2 mg/kg em um gato com hipercalcemia idiopática.[46] Provavelmente, a duração do efeito varia entre os gatos e conforme a dose, mas é razoável sugerir que o tratamento intravenoso com pamidronato aproximadamente a cada 2 meses pode ser adequado para um gato com hipercalcemia idiopática. Além disso, uma referência de livro-texto não citada observa que um pequeno número de gatos foi tratado com êxito com 10 mg de alendronato por via oral, 1 vez/semana, por até 1 ano.[23] A esofagite erosiva é observada como possibilidade em humanos que recebem bisfosfonatos. No entanto, esse risco está associado, principalmente, a deglutir a medicação com pouca água ou sem água, por estar deitado durante ou após a ingestão do comprimido, por continuar a tomar o alendronato após o início dos sintomas e por ter distúrbios esofágicos preexistentes.[27] Esses riscos podem ser reduzidos em gatos administrando-se 5 mℓ de água por meio de seringa diretamente na boca do animal. Também foi recomendado passar manteiga nos lábios do gato para promover lambedura e salivação.

Hipocalcemia

A hipocalcemia não é um achado clínico frequente em gatos. Quando ocorrer, os sinais e o histórico, junto a outros achados clínicos e laboratoriais de rotina, em geral conferem uma indicação da etiologia subjacente.[7] Por exemplo, a hipocalcemia em uma gata nas primeiras semanas após o parto ocorre mais provavelmente devido a eclâmpsia. O cálcio baixo após tireoidectomia deve-se mais provavelmente a hipoparatireoidismo iatrogênico. Obter o completo histórico dietético ajudará o clínico a reconhecer hiperparatireoidismo secundário nutricional. Assim como na hipercalcemia, as concentrações séricas de PTH e calcitriol podem ajudar a confirmar o diagnóstico. Em geral, as concentrações de calcidiol e PTHrP não são úteis para diferenciar as causas de hipocalcemia.

Sinais clínicos

Os sinais clínicos provocados por hipocalcemia variam conforme a intensidade e o índice de alteração das concentrações de iCa. Decréscimos pequenos na concentração de iCa podem não resultar em sinais clínicos evidentes.[7] O iCA plasmático baixo aumenta a excitabilidade do tecido neuromuscular. Os sinais típicos encontrados são tremores musculares, marcha sem flexionar os membros e, até mesmo, convulsões generalizadas. Anorexia e letargia são observadas em gatos com hipoparatireoidismo primário. Nos casos graves, efeitos circulatórios (hipotensão e diminuição da contratilidade miocárdica) e paralisia dos músculos respiratórios podem resultar em morte.[22,73]

Etiologias subjacentes

Desenvolve-se hipocalcemia quando a mobilização óssea de cálcio está reduzida, quando o acréscimo de cálcio no esqueleto está estimulado, se as perdas urinárias de cálcio estiverem aumentadas, quando a absorção gastrintestinal de cálcio está reduzida, se o cálcio estiver translocado de modo intracelular ou quando ocorre associação desses mecanismos.[87] Etiologias subjacentes potenciais comuns de hipocalcemia, com alterações bioquímicas e hormonais calcêmicas associadas, são mostradas na Tabela 24.17. Deve ser observado que doença renal pode causar hipocalcemia e também hipercalcemia. A hipocalcemia também foi identificada em gatos com pancreatite aguda e está associada a prognóstico mau.[53]

Hipoparatireoidismo primário

O hipoparatireoidismo primário foi relatado na literatura em gatos em nove ocasiões. Exceto por uma série pequena de casos envolvendo 5 gatos,[73] outras descrições foram relatos de casos clínicos individuais.[12,38,71,79] Essa alteração mostra-se um distúrbio de gatos jovens com média de idade relatada de 1,8 ano (variação 0,5 a 6,7 anos), com quatro gatos tendo 1 ano de vida ou menos. Aproximadamente números iguais de machos e fêmeas foram relatados. Todos, exceto dois gatos, eram pelo curto doméstico (um Himalaio e um Siamês). Os sinais clínicos foram, principalmente, aqueles esperados de ocorrer na hipocalcemia prolongada, como convulsões, tremores e tetania. Observou-se catarata em 5 dos 9 casos; a protrusão bilateral da membrana nictitante foi observada em dois gatos.

Oito de 9 gatos hipocalcêmicos também se encontravam hiperfosfatêmicos (sem azotemia). Alguns gatos apresentavam valores elevados de ALT. A concentração de PTH estava normal nos dois gatos nos quais o hormônio foi aferido. Em gatos fisiologicamente normais, o PTH deve aumentar em face de hipocalcemia. A histopatologia da paratireoide foi avaliada em três casos e não foi encontrado

Tabela 24.17 Alterações previstas nos hormônios calcêmicos e na bioquímica sérica associada a distúrbios comuns de hipocalcemia.

	tCa	iCa	Alb	PO₄	PTH	PTHrP	25-OH vitamina D	1,25(OH)₂ vitamina D
Hipoparatireoidismo Idiopático Iatrogênico	↓	↓	N	↑ ou N	↓ ou N	N	N	N ou ↓
Hiperparatireoidismo secundário Nutricional Renal	N ou ↓	N ou ↓	N	N ou ↑	↑	N	↓ ou N	N ou ↓
Eclâmpsia	↓	↓	N	↓	Moderadamente ↑ ou N	N	N	N ou ↓
Toxicidade por etileno glicol	↓	↓	N	↑ ou N	↑	N	N	↓ ou N
Enema de fosfato	↓	↓	N	↑	↑	N	N	N ou ↓ ou ↑
Peritonite séptica	↓ ou N	↓ ou N	N	↓ ou N	↑ ou N	N	N	N
Hipoalbuminemia	↓	N	↓	N	N ou ↑	N	N	N ou ↑

tCa, cálcio total; *iCa*, cálcio ionizado; *alb*, albumina; *PO₄*, fosfato; *PTH*, paratormônio; *PTHrP*, peptídio relacionado com PTH; *25-OH vitamina D*, calcidiol; *1,25(OH)₂ vitamina D*, calcitriol; *N*, normal.

tecido da paratireoide em nenhum deles. Em um caso, foi identificado um infiltrado plasmocitário linfocitário adjacente ao polo cranial de um lobo tireoparatireóideo,[38] o que sugere mecanismo imunomediado.

Os gatos acometidos inicialmente podem precisar de tratamento de emergência por meio de gluconato de cálcio intravenoso, porém, subsequentemente, necessitam da suplementação vitalícia com cálcio oral e calcitriol. Ligantes de fosfato são usados para reduzir concentrações altas de fosfato. As abordagens para as necessidades terapêuticas são as mesmas empregadas para todas as causas de hipocalcemia, e serão abordadas adiante neste capítulo. Quando o tratamento apropriado é instituído, o prognóstico é excelente.

Hipoparatireoidismo iatrogênico

O hipoparatireoidismo iatrogênico pode ocorrer subsequentemente a paratireoidectomia (conforme discutido na seção sobre hiperparatireoidismo), tireoidectomia bilateral, correção súbita de hipercalcemia crônica da malignidade ou administração de álcalis. A correção repentina de hipercalcemia crônica pode levar à hipocalcemia como consequência de atrofia da paratireoide e habilidade inadequada para sintetizar e secretar PTH, o que pode ser consequência da incisão cirúrgica da paratireoide acometida por conta de hiperparatireoidismo primário causado por adenoma da paratireoide. O grau de atrofia da paratireoide depende da magnitude da hipercalcemia e de sua duração até a correção. A correção rápida da hipercalcemia da malignidade após quimioterapia costuma resultar em hipocalcemia branda, que, em geral, não está associada a sinais clínicos. No entanto, sinais clínicos de hipocalcemia podem ocorrer em alguns casos.[87]

Hipocalcemia pós-cirúrgica é relatada em 6 a 82% de gatos submetidos a tireoidectomia bilateral, dependendo do método cirúrgico.[15,36] O hipoparatireoidismo e a hipocalcemia associada decorrem da remoção acidental das paratireoides externas ou da ruptura do suprimento vascular. Essa consequência torna-se transitória quando se usa autotransplante de paratireoide conforme delineado em *Distúrbios da Tireoide*. Em um estudo, 7 de 8 gatos recuperaram a normocalcemia em 20 dias de tireoparatireoidectomia bilateral com autotransplante de paratireoides.[70] A hipocalcemia é uma consequência rara da tireoidectomia unilateral.

A administração de agentes alcalinos pode resultar em hipocalcemia. Esta foi identificada em um gato tratado para intoxicação por salicilato por meio de bicarbonato de sódio.[1] As fasciculações musculares aumentaram durante o tratamento com bicarbonato de sódio e o tCa sérico estava baixo. Uma única dose de bicarbonato de sódio por via intravenosa, de 4 mEq/ℓ, em gatos resultou em decréscimo máximo de iCa 10 min após a infusão. O iCa permaneceu abaixo dos dados basais durante 3 h.[20]

Hiperparatireoidismo secundário nutricional

O hiperparatireoidismo secundário nutricional já foi uma doença nutricional comum em pequenos animais,[13] sendo mais frequentemente encontrado em filhotes de cães e filhotes de gatos alimentados exclusivamente com dietas de carne.[89] Relatos mais recentes são esporádicos,[95,100] porém dois trabalhos muito recentes[30,64] demonstram a importância sustentada dessa entidade. Teoricamente, o hiperparatireoidismo secundário nutricional também pode ocorrer quando existe doença gastrintestinal grave (como foi relatado em cães e seres humanos), limitando a absorção de cálcio e de vitamina D.[87]

As duas formas principais de sinais clínicos refletem complicações de osteopenia grave ou sinais clínicos de hipocalcemia. Os achados radiográficos típicos são diminuição extensa da opacidade óssea (osteopenia) e redução do contraste entre ossos e partes moles. Os córtices estão delgados e as trabéculas diafisárias e metafisárias encontram-se grosseiras. O crescimento longitudinal de membros e o aspecto fiseal são normais. As fraturas patológicas não são consequência rara. Por outro lado, o crânio tende a ser predominantemente acometido na osteodistrofia como consequência de hiperparatireoidismo secundário renal. Os sinais de hipocalcemia podem ser tremores musculares, inquietação ou convulsões generalizadas.[95]

O prognóstico para casos não complicados é bom, e a correção dietética individualmente resulta em mineralização normalizada em 4 a 8 semanas.[30,95] Suplementar dietas com cálcio adicional pode acelerar a mineralização osteoide, mas talvez represente risco de hipercalcemia quando os níveis de calcitriol encontram-se bastante aumentados. A administração de vitamina D também pode estar contraindicada devido a seu efeito potencializador, associado ao PTH, sobre a reabsorção óssea.[95]

Hiperparatireoidismo secundário renal

As causas mais prováveis de hipocalcemia na doença renal são a diminuição da síntese de calcitriol pelos rins doentes e a resposta à concentração sérica de fósforo acentuadamente elevada.[87] Um estudo descobriu que 15% de 74 gatos com doença renal clínica encontravam-se hipocalcêmicos com base no tCa sérico.[29] Um outro estudo concluiu que a hipocalcemia era subestimada quando se baseava nos resultados de aferição de tCa apenas (e não de iCa), especialmente associada a azotemia crescente. Em tal estudo, 56% de 47 gatos com doença renal avançada apresentavam hipocalcemia ionizada. Apenas 14% dos gatos com doença renal moderada apresentavam hipocalcemia ionizada, e nenhum gato com doença renal "compensada" estava hipocalcêmico.[8]

A prevenção da retenção de fosfato é fundamental para o controle da doença renal crônica, basicamente empregando dietas com restrição de fosfato. Agentes ligantes de fósforo intestinais podem ser usados para restrição adicional de fosfato.[7] O tratamento com doses baixas de calcitriol foi recomendado, porém não existe comprovação clínica.[47,76]

Eclâmpsia

A tetania puerperal (eclâmpsia) é rara em gatos, porém, quando houver, quase sempre ocorre entre 1 e 3 semanas pós-parto e é atribuída à perda de cálcio para o leite durante a lactação.[16,99] A eclâmpsia foi descrita em 4 gatas nas quais a hipocalcemia se desenvolveu 3 a 17 dias *antes* do parto. Sinais de depressão, fraqueza, taquipneia e leves tremores musculares foram mais comuns; vômito e anorexia foram menos comuns. O prolapso da terceira pálpebra ocorreu em algumas gatas. Foi observada hipotermia, em vez da hipertermia encontrada em cães. Todas as gatas responderam ao gluconato de cálcio por via parenteral inicialmente e à suplementação de cálcio por via oral ao longo da prenhez e da lactação.[35] A suplementação de cálcio antes do parto não está recomendada para gatas com risco de eclâmpsia, pois pode infrarregular a secreção de PTH e, de fato, aumentar o risco de eclâmpsia.[99]

Exposições tóxicas

▪ Enemas de fosfato

Os enemas de fosfato não devem ser usados em gatos por causa da rápida absorção do fosfato que resulta em hiperfosfatemia que pode alcançar cinco vezes o limite superior da normalidade. Tal importante hiperfosfatemia resulta em hipocalcemia, com o tCa sérico diminuindo em 45 min e persistindo por 4 h.[4,49,96]

▪ Etileno glicol

A ingestão de etileno glicol pode resultar em hipocalcemia. Esta ocorre pela quelação do cálcio por um metabólito e deposição do cálcio em partes moles. A hipocalcemia é identificada junto a insuficiência renal aguda e hiperfosfatemia.[94]

Peritonite séptica

A hipocalcemia foi identificada associada à peritonite séptica em 59% dos gatos (20 de 34) em um estudo[25] e 89% dos gatos (49 de 55) em outro.[52] Não foram encontrados sinais específicos de hipocalcemia em gato algum no último estudo. Embora 10 gatos nesse estudo recebessem suplementação de cálcio, não pôde ser demonstrado benefício algum com o tratamento, o qual poderia potencialmente resultar em efeitos deletérios subclínicos, como precipitação de cálcio em partes moles ou acúmulo excessivo de cálcio intracelular, o que leva à morte celular. Por isso, não está recomendado o tratamento de rotina da hipocalcemia no paciente séptico. Durante a internação, se a concentração de iCa não conseguir ser normalizada, tal fato pode constituir um indicador prognóstico negativo.[52]

Hipoalbuminemia

A hipoalbuminemia pode resultar em hipocalcemia por causa da diminuição da fração de cálcio ligada a proteína. O cálcio ionizado deve ser avaliado nessas circunstâncias, porém, em geral, é normal, de modo que não ocorrem sinais clínicos. As fórmulas de correção com base na concentração de albumina não melhoram a previsão da concentração verdadeira de iCa e não devem ser empregadas.[87]

Tratamento da hipocalcemia

O tratamento da hipocalcemia deve considerar a etiologia subjacente. O tratamento de sinais agudos de hipocalcemia, como tetania ou convulsões, é idêntico, independentemente da causa. No entanto, algumas causas de hipocalcemia, como hiperparatireoidismo secundário nutricional, eclâmpsia e efeitos tóxicos, não necessitarão de tratamento suplementar além da fase aguda. Por outro lado, distúrbios como hipoparatireoidismo primário e tireoparatireoidectomia bilateral (sem autotransplante da paratireoide) precisarão de tratamento vitalício.

Deve-se ter a expectativa de hipocalcemia em gatos submetidos a tireoidectomia bilateral (mesmo mediante autotransplante de paratireoide), pois as concentrações séricas de cálcio transitoriamente baixas ainda podem ocorrer. Em humanos, avaliar a PTH além das concentrações de cálcio 24 h após a cirurgia mostrou-se um previsor útil de hipoparatireoidismo pós-cirúrgico.[3] Os gatos submetidos a paratireoidectomia em razão do hiperparatireoidismo primário devem ser monitorados de maneira semelhante aos gatos submetidos a tireoidectomia. A terapia presuntiva de aumentar a concentração sérica de cálcio é adequada para gatos com hipocalcemia acentuada que não mostram ainda sinais clínicos.

Tratamento agudo de tetania ou convulsões

Tetania ou convulsões provocadas por hipocalcemia constituem indicação para a infusão imediata de gluconato de cálcio por via intravenosa, administrado até se alcançar o efeito. O gluconato de cálcio a 10% na dosagem de 10 a 15 mg/kg (1 a 1,5 mℓ/kg) é infundido lentamente pelo período de 10 a 20 min.[22,74] Ele é um sal de cálcio de preferência, porque não é irritante se a solução for injetada de modo inadvertido no espaço perivascular.[22] A frequência cardíaca e, de modo ideal, o eletrocardiograma deverão ser monitorados durante essa infusão. Bradicardia e encurtamento do intervalo QT são indicadores de cardiotoxicidade e, se identificados, a infusão deve ser desacelerada ou suspensa temporariamente.

Nem todos os sinais clínicos melhoram imediatamente após a correção aguda de hipocalcemia. Pode haver um intervalo de 30 a 60 min até que sinais, como nervosismo, respiração ofegante e alterações comportamentais melhorem, apesar de se alcançar a normocalcemia. Esse fato pode refletir o intervalo no equilíbrio entre as concentrações de cálcio no líquido cefalorraquidiano e no líquido extracelular.[22]

Tratamento subagudo

Pode-se esperar que a injeção inicial em bolo de cálcio elementar diminua os sinais de hipocalcemia por apenas 1 h até 12 h, se ainda não houver a causa subjacente de hipocalcemia. Consequentemente, é necessária a infusão de gluconato de cálcio sob velocidade constante administrado junto com líquidos intravenosos sob 60 a 90 mg/kg/dia (2,5 a 3,75 mg/kg por hora) de cálcio elementar até que os medicamentos orais proporcionem o controle da concentração sérica de cálcio. Convém observar que 10 mℓ de gluconato de cálcio a 10% fornecem 93 mg de cálcio elementar. Para um gato de 4 kg, os índices de líquido de manutenção são, aproximadamente, 10 mℓ por hora. Então, cerca de 2,5 mg/kg por hora (ou 10 mg/gato de 4 kg por hora) de cálcio são fornecidos acrescentando-se 100 mℓ de gluconato de cálcio por 1 ℓ de líquidos (desde que a taxa de líquido seja mantida a 10 mℓ por hora). Os sais de cálcio não devem ser adicionados aos líquidos que contenham lactato, acetato, bicarbonato ou fosfato, pois pode ocorrer a precipitação de sais de cálcio.[22,86]

A administração subcutânea de gluconato de cálcio pode resultar em calcinose iatrogênica, necrose cutânea e fibrose no local da injeção[59] e deve ser evitada. O cálcio e o calcitriol por via oral podem ser iniciados tão logo quanto possível, enquanto o gato está recebendo cálcio intravenoso.

A dose intravenosa de cálcio é reduzida conforme os sais de cálcio e o calcitriol por via oral tornam-se eficazes para manter a calcemia.[22,74,87]

Terapia de manutenção crônica

A terapia de manutenção é necessária para distúrbios (p. ex., hipoparatireoidismo primário ou iatrogênico) nos quais a função da paratireoide é perdida de modo permanente, de modo ao PTH não poder ser produzido. O PTH não pode ser suplementado, embora a suplementação com calcitriol (cuja secreção é estimulada por PTH no gato fisiologicamente normal) seja suficiente na maioria dos casos.

Inicialmente, o cálcio também deve ser suplementado. Contudo, na maioria dos pacientes, uma dieta completa e equilibrada supre a ingestão dietética normal de cálcio e é suficiente para manter as concentrações séricas de cálcio adequadas *desde que o tratamento com calcitriol seja mantido*. Consequentemente, a suplementação com sais de cálcio por via oral pode ser diminuída e, para a maioria dos gatos, suspensa, após o calcitriol alcançar níveis adequados.[7,87]

O carbonato de cálcio é o preparado de sais de cálcio mais amplamente utilizado, pois contém o maior percentual de cálcio elementar. Qualquer volume de carbonato de cálcio contém 40% de tal volume de cálcio elementar. Em geral, o cálcio oral é administrado na dose de 25 a 50 mg/kg/dia por meio da divisão do cálcio elementar em doses (divididas em três ou quatro doses por 24 h). Um gato de 4 kg precisa de 100 a 200 mg/dia de cálcio elementar, o que equivale a 250 a 500 mg/dia de carbonato de cálcio. Se as concentrações séricas de fósforo permanecerem aumentadas, o carbonato de cálcio por via oral pode ser mantido para seus efeitos intestinais de ligação ao fosfato.[74,87]

O calcitriol é o metabólito da vitamina D de escolha para proporcionar ações calcêmicas, porque tem o início mais rápido de ação máxima e a meia-vida biológica mais curta. A dose de calcitriol pode ser ajustada frequentemente por causa de sua meia-vida curta e de seus rápidos efeitos sobre a concentração sérica de cálcio. Se ocorrer hipercalcemia, ela diminui rapidamente após a redução da dose. Uma dose de carga de 20 a 30 ng/kg/dia está recomendada quando se deseja uma correção mais rápida da concentração sérica de cálcio. A dose de manutenção de 10 a 20 ng/kg/dia, dividida e administrada 2 vezes/dia, assegura efeitos sustentados sobre o epitélio intestinal para a absorção de cálcio.[87] As recomendações de doses devem ser tomadas como diretrizes, e convém determinar doses individuais para cada gato com base na avaliação frequente nas concentrações de cálcio.

Cápsulas de calcitriol disponíveis comercialmente de 0,25 e 0,50 µg (250 e 500 ng) por cápsula não são adequadas para gatos, porque as doses são altas demais para terem utilidade. Além disso, é difícil dividir cápsulas, pois o calcitriol ativo dentro da cápsula encontra-se em forma líquida. Felizmente, também existe uma formulação líquida comercial do calcitriol com concentração de 1 µg/mℓ, a qual pode ser usada em gatos adequadamente. Farmácias de manipulação também conseguem produzir doses apropriadas de calcitriol para gatos.

Períodos de hipocalcemia e hipercalcemia ocorrem esporadicamente em pacientes durante os esforços iniciais para controlar a calcemia. Durante o período de estabilização, o tCa sérico deverá ser avaliado diariamente. Subsequentemente, até que a concentração-alvo de cálcio sérico seja alcançada e mantida, o cálcio sérico deverá ser avaliado semanalmente. Recomenda-se a aferição da concentração sérica de tCa a cada 3 meses daí em diante em animais com hipoparatireoidismo permanente. A concentração sérica de cálcio deve ser ajustada logo abaixo da variação de referência normal. Isso não apenas diminui a probabilidade de desenvolvimento de hipercalcemia como também reduz a magnitude da hipercalciúria que ocorre nos pacientes com deficiência de PTH. Manter a concentração sérica de cálcio levemente diminuída também assegura um estímulo sustentado para hipertrofia do tecido paratireóideo remanescente nos pacientes com hipoparatireoidismo pós-cirúrgico.[87]

Referências bibliográficas

1. Abrams KL: Hypocalcemia associated with administration of sodium bicarbonate for salicylate intoxication in a cat, *J Am Vet Med Assoc* 191:235, 1987.
2. Aronson L, Drobatz K: Hypercalcemia following renal transplantation in a cat, *J Am Vet Med Assoc* 217:1034, 2000.
3. Asari R, Passler C, Kaczirek K et al: Hypoparathyroidism after total thyroidectomy: a prospective study, *Arch Surg* 143:132, 2008.
4. Atkins CE, Tyler R, Greenlee P: Clinical, biochemical, acid–base, and electrolyte abnormalities in cats after hypertonic sodium phosphate enema administration, *Am J Vet Res* 46:980, 1985.
5. Baral RM, Metcalfe SS, Krockenberger MB et al: Disseminated *Mycobacterium avium* infection in young cats: overrepresentation of Abyssinian cats, *J Feline Med Surg* 8:23, 2006.
6. Barber PJ: Disorders of the parathyroid glands, *J Feline Med Surg* 6:259, 2004.
7. Barber PJ: Disorders of calcium homeostasis in small animals, *In Pract* 23:262, 2001.
8. Barber PJ, Elliott J: Study of calcium homeostasis in feline hyperthyroidism, *J Small Anim Pract* 37:575, 1996.
9. Barber PJ, Elliott J: Feline chronic renal failure: calcium homeostasis in 80 cases diagnosed between 1992 and 1995, *J Small Anim Pract* 39:108, 1998.
10. Barber PJ, Elliott J, Torrance AG: Measurement of feline intact parathyroid hormone: Assay validation and sample handling studies, *J Small Anim Pract* 34:614, 1993.
11. Barber PJ, Rawlings JM, Markweu PJ et al: Effect of dietary phosphate restriction on renal secondary hyperparathyroidism in the cat, *J Small Anim Pract* 40:62, 1999.
12. Bassett J: Hypocalcemia and hyperphosphatemia due to primary hypoparathyroidism in a six-month-old kitten, *J Am Anim Hosp Assoc* 34:503, 1998.
13. Bennett D: Nutrition and bone disease in the dog and cat, *Vet Rec* 98:313, 1976.
14. Bienzle D, Silverstein D, Chaffin K: Multiple myeloma in cats: variable presentation with different immunoglobulin isotypes in two cats, *Vet Pathol* 37:370, 2000.
15. Birchard SJ, Peterson ME, Jacobson A: Surgical treatment of feline hyperthyroidism: results of 85 cases, *J Am Anim Hosp Assoc* 20:705, 1984.
16. Bjerkas E: Eclampsia in the cat, *J Small Anim Pract* 15:411, 1974.
17. Blunden AS, Wheeler SJ, Davies JV: Hyperparathyroidism in the cat of probable primary origin, *J Small Anim Pract* 27:791, 1986.
18. Campbell A: Calcipotriol poisoning in dogs, *Vet Rec* 141:27, 1997.
19. Cavana P, Vittone V, Capucchio MT et al: Parathyroid adenocarcinoma in a nephropathic Persian cat, *J Feline Med Surg* 8:340, 2006.
20. Chew DJ, Leonard M, Muir W, 3rd: Effect of sodium bicarbonate infusions on ionized calcium and total calcium concentrations in serum of clinically normal cats, *Am J Vet Res* 50:145, 1989.
21. Chew DJ, Nagode LA: Calcitriol in treatment of chronic renal failure. In Kirk RW, Bonagura JD, editors: *Current veterinary therapy XI*, Philadelphia, 1992, Saunders, p 857.
22. Chew DJ, Nagode LA: Treatment of hypoparathyroidism. In Bonagura JD, editor: *Current veterinary therapy XIII small animal practice*, Philadelphia, 2000, Saunders, p 340.
23. Chew DJ, Schenck PA: Idiopathic Feline Hypercalcemia. In Bonagura JD, Twedt DC, editors: *Kirk's current veterinary therapy XIV*, St Louis, 2009, Saunders Elsevier, p 236.
24. Cook AK: Guidelines for evaluating hypercalcemic cats, *Vet Med* 103:392, 2008.
25. Costello MF, Drobatz KJ, Aronson LR et al: Underlying cause, pathophysiologic abnormalities, and response to treatment in cats with septic peritonitis: 51 cases (1990-2001), *J Am Vet Med Assoc* 225:897, 2004.
26. Davies DR, Dent CE, Watson L: Tertiary hyperparathyroidism, *Br Med J* 3:395, 1968.
27. de Groen PC, Lubbe DF, Hirsch LJ et al: Esophagitis associated with the use of alendronate, *N Engl J Med* 335:1016, 1996.
28. den Hertog E, Goossens MM, van der Linde-Sipman JS et al: Primary hyperparathyroidism in two cats, *Vet Q* 19:81, 1997.
29. DiBartola SP, Rutgers HC, Zack PM et al: Clinicopathologic findings associated with chronic renal disease in cats: 74 cases (1973-1984), *J Am Vet Med Assoc* 190:1196, 1987.
30. Dimopoulou M, Kirpensteijn J, Nielsen DH et al: Nutritional secondary hyperparathyroidism in two cats, *Vet Comp Orthop Traumatol* 23:56, 2010.
31. Drazner FH: Hypercalcemia in the dog and cat, *J Am Vet Med Assoc* 178:1252, 1981.
32. Dust A, Norris AM, Valli VE: Cutaneous lymphosarcoma with igg monoclonal gammopathy, serum hyperviscosity and hypercalcemia in a cat, *Can Vet J* 23:235, 1982.
33. Engelman RW, Tyler RD, Good RA et al: Hypercalcemia in cats with feline-leukemia-virus-associated leukemia-lymphoma, *Cancer* 56:777, 1985.
34. Fan TM, Simpson KW, Trasti S et al: Calcipotriol toxicity in a dog, *J Small Anim Pract* 39:581, 1998.
35. Fascetti A, Hickman M: Preparturient hypocalcemia in four cats, *J Am Vet Med Assoc* 215:1127, 1999.
36. Flanders JA, Harvey HJ, Erb HN: Feline thyroidectomy a comparison of postoperative hypocalcemia associated with three different surgical techniques, *Vet Surg* 16:362, 1987.
37. Flanders JA, Scarlett JM, Blue JT et al: Adjustment of total serum calcium concentration for binding to albumin and protein in cats: 291 cases (1986-1987), *J Am Vet Med Assoc* 194:1609, 1989.
38. Forbes S, Nelson RW, Guptill L: Primary hypoparathyroidism in a cat, *J Am Vet Med Assoc* 196:1285, 1990.
39. Gnudi G, Bertoni G, Luppi A et al: Unusual hyperparathyroidism in a cat, *Vet Radiol Ultrasound* 42:250, 2001.
40. Grosenbaugh DA, Gadawski JE, Muir WW: Evaluation of a portable clinical analyzer in a veterinary hospital setting, *J Am Vet Med Assoc* 213:691, 1998.
41. Guyton AC, Hall JE: Parathyroid hormone, calcitonin, calcium and phosphate metabolism, vitamin d, bone, and teeth. In Guyton AC, Hall JE, editors: *Textbook of medical physiology*, ed 11, Philadelphia, 2006, Elsevier-Saunders, p 978.
42. Hakim R, Tolis G, Goltzman D et al: Severe hypercalcemia associated with hydrochlorothiazide and calcium carbonate therapy, *Can Med Assoc J* 121:591, 1979.
43. Henry DA, Goodman WG, Nudelman RK et al: Parenteral aluminum administration in the dog: I. Plasma kinetics, tissue levels, calcium metabolism, and parathyroid hormone, *Kidney Int* 25:362, 1984.
44. Hickford F, Stokol T, vanGessel Y et al: Monoclonal immunoglobulin G cryoglobulinemia and multiple myeloma in a domestic shorthair cat, *J Am Vet Med Assoc* 217:1029, 2000.
45. Hodges R, Legendre A, Adams L et al: Itraconazole for the treatment of histoplasmosis in cats, *J Vet Intern Med* 8:409, 1994.
46. Hostutler R, Chew D, Jaeger J et al: Uses and effectiveness of pamidronate disodium for treatment of dogs and cats with hypercalcemia, *J Vet Intern Med* 19:29, 2005.
47. Hostutler RA, DiBartola SP, Chew DJ et al: Comparison of the effects of daily and intermittent-dose calcitriol on serum parathyroid hormone and ionized calcium concentrations in normal cats and cats with chronic renal failure, *J Vet Intern Med* 20:1307, 2006.
48. Hutson CA, Willauer CC, Walder EJ et al: Treatment of mandibular squamous cell carcinoma in cats by use of mandibulectomy and radiotherapy: seven cases (1987-1989), *J Am Vet Med Assoc* 201:777, 1992.

49. Jorgensen LS, Center SA, Randolph JF et al: Electrolyte abnormalities induced by hypertonic phosphate enemas in two cats, *J Am Vet Med Assoc* 187:1367, 1985.
50. Kallet AJ, Richter KP, Feldman EC et al: Primary hyperparathyroidism in cats: seven cases (1984-1989), *J Am Vet Med Assoc* 199:1767, 1991.
51. Kaplan E: Primary hyperparathyroidism and concurrent hyperthyroidism in a cat, *Can Vet J* 43:117, 2002.
52. Kellett-Gregory LM, Mittleman Boller E, Brown DC et al: Retrospective Study: Ionized calcium concentrations in cats with septic peritonitis: 55 cases (1990-2008), *J Vet Emerg Crit Care* 20:398, 2010.
53. Kimmel S, Washabau R, Drobatz K: Incidence and prognostic value of low plasma ionized calcium concentrations in cats with acute pancreatitis: 46 cases (1996-1998), *J Am Vet Med Assoc* 219:1105, 2001.
54. Klausner JS, Bell FW, Hayden DW et al: Hypercalcemia in two cats with squamous cell carcinomas, *J Am Vet Med Assoc* 196:103, 1990.
55. Labriola L, Wallemacq P, Gulbis B et al: The impact of the assay for measuring albumin on corrected ("adjusted") calcium concentrations, *Nephrol Dial Transplant* 24:1834, 2009.
56. Lulich J, Osborne C, Lekcharoensuk C et al: Effects of diet on urine composition of cats with calcium oxalate urolithiasis, *J Am Anim Hosp Assoc* 40:185, 2004.
57. Marquez GA, Klausner JS, Osborne CA: Calcium oxalate urolithiasis in a cat with a functional parathyroid adenocarcinoma, *J Am Vet Med Assoc* 206:817, 1995.
58. McClain H, Barsanti J, Bartges J: Hypercalcemia and calcium oxalate urolithiasis in cats: a report of five cases, *J Am Anim Hosp Assoc* 35:297, 1999.
59. McConnell N, Campbell S, Gillanders I et al: Risk factors for developing renal stones in inflammatory bowel disease, *BJU International* 89:835, 2002.
60. McMillan FD: Hypercalcemia associated with lymphoid neoplasia in two cats, *Feline Pract* 15:31, 1985.
61. Mealey K, Willard M, Nagode L et al: Hypercalcemia associated with granulomatous disease in a cat, *J Am Vet Med Assoc* 215:959, 1999.
62. Meuten DJ, Chew DJ, Capen CC et al: Relationship of serum total calcium to albumin and total protein in dogs, *J Am Vet Med Assoc* 180:63, 1982.
63. Midkiff AM, Chew DJ, Randolph JF et al: Idiopathic hypercalcemia in cats, *J Vet Intern Med* 14:619, 2000.
64. Moarrabi A, Mosallanejad B, Khadjeh G et al: Nutritional secondary hyperparathyroidism in cats under six-month-old of Ahvaz, *Iranian J Vet Surg* 3:59, 2008.
65. Moore FM, Kudisch M, Richter K et al: Hypercalcemia associated with rodenticide poisoning in three cats, *J Am Vet Med Assoc* 193:1099, 1988.
66. Morita T, Awakura T, Shimada A et al: Vitamin D toxicosis in cats: natural outbreak and experimental study, *J Vet Med Sci* 57:831, 1995.
67. Nagode L, Chew D, Podell M: Benefits of calcitriol therapy and serum phosphorus control in dogs and cats with chronic renal failure: both are essential to prevent or suppress toxic hyperparathyroidism, *Vet Clin North Am Small Anim Pract* 26:1293, 1996.
68. Nagode LA, Chew DJ: Nephrocalcinosis caused by hyperparathyroidism in progression of renal failure: treatment with calcitriol, *Semin Vet Med Surg (Small Anim)* 7:202, 1992.
69. Norsworthy G, Adams V, McElhaney M et al: Palpable thyroid and parathyroid nodules in asymptomatic cats, *J Feline Med Surg* 4:145, 2002.
70. Padgett S, Tobias K, Leathers C et al: Efficacy of parathyroid gland autotransplantation in maintaining serum calcium concentrations after bilateral thyroparathyroidectomy in cats, *J Am Anim Hosp Assoc* 34:219, 1998.
71. Parker JSL: A probable case of hypoparathyroidism in a cat, *J Small Anim Pract* 32:470, 1991.
72. Peterson EN, Kirby R, Sommer M et al: Cholecalciferol rodenticide intoxication in a cat, *J Am Vet Med Assoc* 199:904, 1991.
73. Peterson ME, James KM, Wallace M et al: Idiopathic hypoparathyroidism in five cats, *J Vet Intern Med* 5:47, 1991.
74. Peterson ME, Randolph JF, Mooney CT: Endocrine Diseases. In Sherding RG, editor: *The cat: diseases and clinical management*, ed 2, New York, 1994, Churchill Livingstone, p 1403.
75. Phillips D, Radlinsky M, Fischer J et al: Cystic thyroid and parathyroid lesions in cats, *J Am Anim Hosp Assoc* 39:349, 2003.
76. Polzin DJ, Ross S, Osborne CA: Calcitriol. In Bonagura JD, editor: *Kirk's current veterinary therapy XIV*, Philadelphia, 2008, Saunders Elsevier, p 892.
77. Provencher Bolliger A, Graham PA, Richard V et al: Detection of parathyroid hormone-related protein in cats with humoral hypercalcemia of malignancy, *Vet Clin Pathol* 31:3, 2002.
78. Reimer S, Pelosi A, Frank J et al: Multiple endocrine neoplasia type I in a cat, *J Am Vet Med Assoc* 227:101, 2005.
79. Ruopp J: Primary hypoparathyroidism in a cat complicated by suspect iatrogenic calcinosis cutis, *J Am Anim Hosp Assoc* 37:370, 2001.
80. Saedi N, Horn R, Muffoletto B et al: Death of a dog caused by calcipotriene toxicity, *J Am Acad Dermatol* 56:712, 2007.
81. Sato R, Yamagishi H, Naito Y et al: Feline vitamin D toxicosis caused by a commercially available cat food, *J Japan Vet Med Assoc* 46:577, 1993.
82. Savary K, Price G, Vaden S: Hypercalcemia in cats: a retrospective study of 71 cases (1991-1997), *J Vet Intern Med* 14:184, 2000.
83. Schenck PA, Chew DJ: What's new in assessing calcium disorders Part 1, *Proc 21st ACVIM Forum* 2003;517.
84. Schenck PA, Chew DJ: What's new in assessing calcium disorders Part 2, *Proc 21st ACVIM Forum* 2003;519.
85. Schenck PA, Chew DJ, Behrend EN: Update on hypercalcemic disorders. In August JR, editor: *Consultations in feline internal medicine*, ed 5, St Louis, 2006, Elsevier Saunders, p 157.
86. Schenck PA, Chew DJ, Jaeger JQ. Clinical disorders of hypercalcemia and hypocalcemia in dogs and cats, *Proc 21st ACVIM Forum* 2003, p 521.
87. Schenck PA, Chew DJ, Nagode LA et al: Disorders of calcium: hypercalcemia and hypocalcemia. In DiBartola SP, editor: *Fluid, electrolyte and acid-base disorders in small animal practice*, ed 3, St Louis, 2006, Saunders Elsevier, p 122.
88. Schenck PA, Chew DJ, Refsal K et al: Calcium metabolic hormones in feline idiopathic hypercalcemia [abstract], *J Vet Intern Med* 18:442, 2004.
89. Scott PP: Nutritional secondary hyperparathyroidism in the cat, *Vet Med Small Anim Clin* 62:42, 1967.
90. Sheafor S, Gamblin R, Couto C: Hypercalcemia in two cats with multiple myeloma, *J Am Anim Hosp Assoc* 32:503, 1996.
91. Sih T, Morris J, Hickman M: Chronic ingestion of high concentrations of cholecalciferol in cats, *Am J Vet Res* 62:1500, 2001.
92. Smith S, Freeman L, Bagladi-Swanson M: Hypercalcemia due to iatrogenic secondary hypoadrenocorticism and diabetes mellitus, *J Am Anim Hosp Assoc* 38:41, 2002.
93. Sueda MT, Stefanacci JD: Ultrasound evaluation of the parathyroid glands in two hypercalcemic cats, *Vet Radiol Ultrasound* 41:448, 2000.
94. Thrall MA, Grauer GF, Mero KN: Clinicopathologic findings in dogs and cats with ethylene glycol intoxication, *J Am Vet Med Assoc* 184:37, 1984.
95. Tomsa K, Glaus T, Hauser B et al: Nutritional secondary hyperparathyroidism in six cats, *J Small Anim Pract* 40:533, 1999.
96. Tomsa K, Steffen F, Glaus T: [Life threatening metabolic disorders after application of a sodium phosphate containing enema in the dog and cat], *Schweiz Arch Tierheilkunde* 143:257, 2001.
97. Toribio R, Kohn C, Chew D et al: Cloning and sequence analysis of the complementary DNA for feline preproparathyroid hormone, *Am J Vet Res* 63:194, 2002.
98. Torley D, Drummond A, Bilsland DJ: Calcipotriol toxicity in dogs, *Br J Dermatol* 147:1270, 2002.
99. Waters CB, Scott-Moncrieff JCR: Hypocalcemia in cats, *Comp Contin Educ Vet* 14:497, 1992.
100. Watson ADJ: Treatment of nutritional secondary hyperparathyroidism in the cat, *Can Vet J* 24:107, 1983.
101. Wypij JM, Fan TM, Fredrickson RL et al: In vivo and in vitro efficacy of zoledronate for treating oral squamous cell carcinoma in cats, *J Vet Intern Med* 22:158, 2008

Hematologia e Distúrbios Imunorrelacionados

Edward Javinsky

Doenças do sangue e do sistema imunológico são relativamente comuns em gatos e, com frequência, são causadas por agentes infecciosos. Muitos dos sinais à apresentação são inespecíficos, o que exige pesquisa detalhada e lógica de sua etiologia. É importante compreender a fisiologia normal para identificar a doença. Este capítulo aborda algumas técnicas diagnósticas úteis na avaliação de gatos com doença sanguínea. Cabe realçar que se discute aqui disfunção sanguínea não neoplásica e disfunção imunológica sistêmica, com ênfase no diagnóstico e no tratamento. Distúrbios imunológicos específicos da pele e das articulações são abordados nos Capítulos 22 e 26, e as doenças neoplásicas são discutidas no Capítulo 28.

Técnicas diagnósticas

Coleta de medula óssea

A avaliação da medula óssea é uma técnica subutilizada na medicina veterinária. Qualquer veterinário com o material adequado facilmente obtido pode coletar medula óssea. Para uma técnica diagnóstica tão cheia de potenciais recompensas, os riscos são mínimos. Assim como ocorre com qualquer outro exame diagnóstico, a seleção apropriada do paciente é importante para evitar realizar o procedimento desnecessariamente.

Indicações

As indicações para se obter uma amostra de medula óssea são anemia não regenerativa, neutropenia, trombocitopenia, ou a associação de citopenias, sem explicação (Boxe 25.1). A coleta de medula óssea pode ser usada para estadiar neoplasia ou determinar a etiologia de hipercalcemia ou de hipergamaglobulinemia que podem ser causadas por linfossarcoma ou mieloma múltiplo. Embora a maioria dos gatos saudáveis não apresente depósitos visíveis de ferro na medula óssea, a existência de ferro nesse local eliminará deficiência de ferro como causa de anemia.[34] Outras indicações para a coleta de medula óssea são existência inadequada de células hematopoéticas imaturas na circulação, leucocitose ou trombocitose sem explicação, e alterações displásicas nas células sanguíneas circulantes. A avaliação de rotina da medula óssea não é útil para diferenciar as causas de eritrocitose absoluta (policitemia), pois a morfologia eritroide da medula mostra-se a mesma em todos os casos (hiperplasia eritroide).[47]

Contraindicações

Existem poucas contraindicações para a coleta de amostra de medula óssea quando ela é aconselhável. A maior parte dessas contraindicações tem relação com a gravidade da condição do gato e sua habilidade de tolerar sedação ou anestesia geral. Hemorragia em decorrência de coleta de medula óssea é incomum, mesmo em situações de trombocitopenia intensa. O médico-veterinário não deverá hesitar em coletar a medula óssea quando for indicado.

Equipamento e material

A maioria das clínicas veterinárias terá, ou poderá obter facilmente, o material necessário para coletar a amostra de medula óssea. Esse material inclui agulha para biopsia de medula óssea, contenção química, escova cirúrgica, pano cirúrgico fenestrado estéril, lâminas, anticoagulante, seringa de 12 mℓ, diversas lâminas de vidro para microscópio, luvas estéreis e uma lâmina de bisturi. Se for realizada uma biopsia de núcleo, será necessário fixador de tecido, como formalina a 10%. A anestesia local será usada para pacientes nos quais a contenção química estiver contraindicada. Outros materiais úteis, porém não exigidos, são pipetas e tubos para micro-hematócrito.

Existem diversos tipos de agulhas para medula óssea (Figura 25.1). Uma agulha calibre 18 é de tamanho apropriado para a coleta de medula do gato. As agulhas Jamshidi e Rosenthal são feitas de ácido inoxidável e podem ser esterilizadas pelo calor. A agulha de Illinois contém plástico e precisa ser esterilizada a gás ou a frio. A existência de um estilete na agulha mantém o lúmen desobstruído, sem tampões de massa de osso cortical no início do procedimento. O estilete deve estar completamente colocado até a amostra real ser coletada, ou ocorrerá a obstrução frustrante da agulha. Para os hospitais veterinários sem uma agulha de medula óssea, pode ser empregada a agulha de venipunção calibre 18. Como não existe estilete para manter seu lúmen aberto, é provável a obstrução da agulha de venipunção. Isso significa que será necessária uma segunda agulha, e também destreza para encontrar o orifício no osso cortical feito pela primeira agulha.

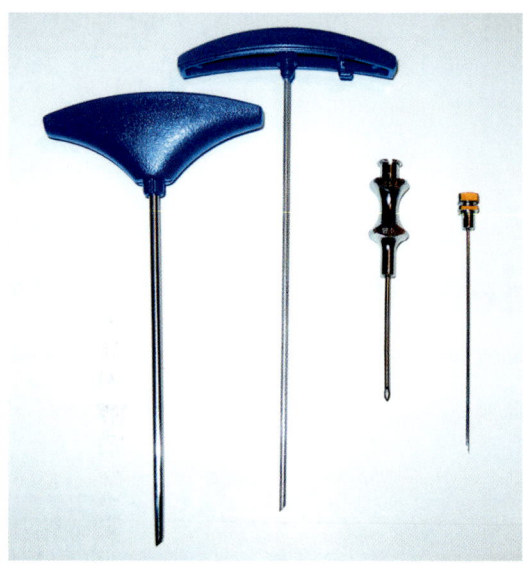

Figura 25.1 Agulhas para biopsia de medula óssea. *Da esquerda para a direita,* agulha descartável para biopsia de aspiração de núcleo de Jamshidi (calibre 11, 10 cm), estilete para agulha de biopsia de Jamshidi, agulha de Rosenthal reutilizável para biopsia de núcleo por aspiração (calibre 16, aproximadamente 3,5 cm), estilete para a agulha de Rosenthal.

Boxe 25.1 Indicações para amostragem de medula óssea

Achados anormais em sangue periférico
- Anemia, leucopenia ou trombocitopenia, sem explicação
- Leucocitose ou trombocitose sem explicação
- Doença mieloproliferativa
- Doença linfoproliferativa
- Morfologia anormal de células sanguíneas
- Rubricitose (aumento de eritrócitos nucleados) sem policromasia
- Desvio neutrofílico para a esquerda sem doença inflamatória

Achados do histórico ou do exame físico
- Febre de origem desconhecida
- Doença oculta
- Linfadenopatia sem explicação
- Toxicidade medicamentosa
- Neoplasia

Monitoramento terapêutico
- Distúrbios hematopoéticos
- Neoplasia

Alterações na bioquímica sérica anormais
- Hipercalcemia sem explicação
- Gamopatia monoclonal
- Gamopatia policlonal
- Prova de depósitos adequados de ferro (gatos normais podem não apresentar depósito de ferro identificável)

A coleta de medula óssea é um procedimento doloroso. A luta do paciente ansioso e que não colabora torna difícil a coleta de amostra diagnóstica. Também pode não ser ético colocar o gato sob dor e ansiedade desnecessárias quando existe contenção química; o traumatismo aos auxiliares também deve ser evitado. Se a contenção química não for apropriada, pode ser empregado um anestésico local para reduzir a dor de passar agulha através da pele até o periósteo. O osso cortical por si só não tem receptores de dor. Infelizmente, o endósteo não pode ser anestesiado e a maior parte da dor provocada por esse procedimento ocorre quando o endósteo é lacerado durante a coleta da amostra.

A medula óssea coagula rapidamente quando coletada. Recomenda-se o uso de um anticoagulante de modo que não ocorra pressa para processar a amostra após a coleta. Pode ser produzida uma solução de ácido etilenodiaminotetracético (EDTA) a 2,5% injetando-se 0,35 mℓ de salina estéril em um tubo para coleta de sangue com EDTA, de 3 mℓ, com tampa lilás. Os conteúdos são retirados e injetados em um segundo tubo com EDTA.[71] O volume de 0,5 mℓ resultante é colocado em uma seringa de 12 mℓ e deverá ser adequado para impedir a coagulação da amostra medular coletada.

Locais de coleta

A medula óssea pode ser coletada de um dos três locais: úmero proximal (Figura 25.2), crista ilíaca ou fêmur (Figura 25.3). O úmero proximal é facilmente acessível, tem pouco tecido sobrejacente e oferece grande superfície para a colocação da agulha. O tubérculo maior é palpado e a agulha é inserida na face plana do úmero craniolateral imediatamente distal ao tubérculo. A agulha é inserida em direção craniomedial, perpendicularmente ao eixo longo do osso.

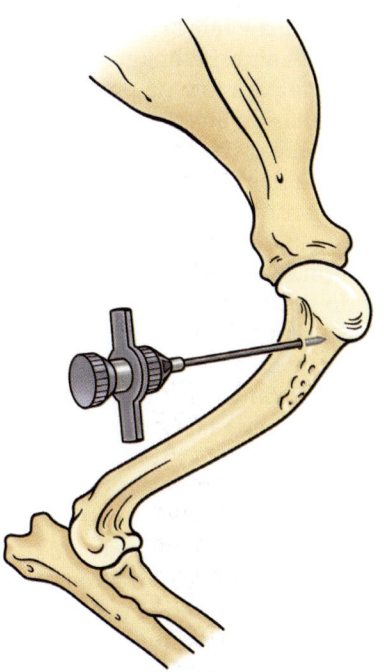

Figura 25.2 Local de coleta de medula óssea a partir do úmero proximal. (*Redesenhada a partir de Grindem CB: Bone marrow biopsy and evaluation,* Vet Clin North Am *19:674, 1989.*)

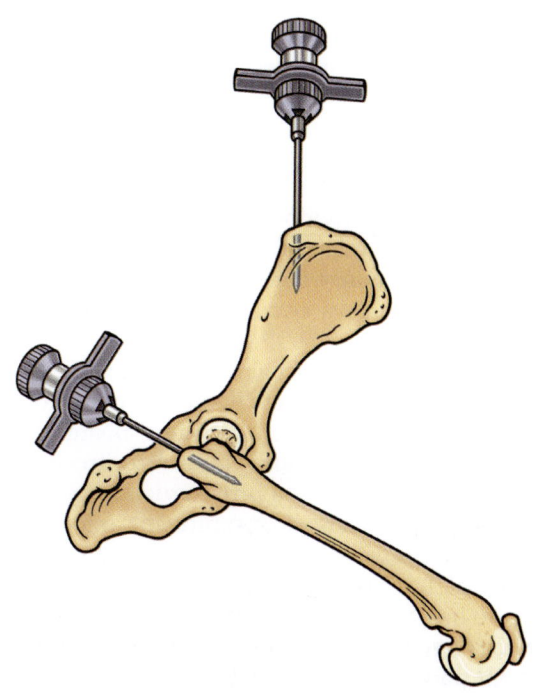

Figura 25.3 Locais de coleta da medula óssea a partir da crista ilíaca e do fêmur proximal. (*Redesenhada a partir de Grindem CB: Bone marrow biopsy and evaluation,* Vet Clin North Am *19:673, 1989.*)

A crista ilíaca pode ser grande o suficiente apenas em gatos grandes e é difícil de palpar em gatos obesos. A agulha é direcionada ventralmente e levemente medial para o interior da porção palpável do íleo mais dorsalmente, onde o osso é mais largo. Ocasionalmente, a agulha não prosseguirá contra a parede cortical em oposição. Caso aspire uma amostra da crista ilíaca for difícil, o clínico deve

esvaziar a agulha levemente antes de concluir que o procedimento foi malsucedido.

A parte proximal do fêmur é um local facilmente acessado para a coleta de medula em gatos. O trocânter maior é palpado e a agulha é inserida pela fossa trocantérica medial ao trocânter. Direciona-se a agulha paralelamente ao eixo longo do fêmur. Uma complicação potencial, porém rara, usando esse local é a lesão do nervo ciático que corre medial e caudal ao trocânter maior. Entretanto, deve haver espaço suficiente para obter a amostra ao mesmo tempo deixando o nervo intocável.

Biopsia por aspiração

Antes de preparar o paciente, o veterinário deve colocar todo o material à mão. A bandeja cirúrgica é uma excelente escolha. Após o gato estar anestesiado, deve-se colocá-lo em decúbito lateral com o lado a ser amostrado voltado para cima. A área é raspada, preparada cirurgicamente e coberta com pano de campo. Usando luvas estéreis, o veterinário faz uma pequena incisão na pele e no tecido subcutâneo superficial. A incisão precisa ser grande apenas o suficiente para a agulha atravessar. O veterinário segura a agulha entre o polegar e o dedo médio com o dedo indicador ao longo do eixo para estabilização. A parte superior do estilete deverá repousar contra a palma da mão de modo que não se desloque durante a passagem através do osso cortical. A pegada é mais parecida a segurar uma chave de fenda que segurar uma caneta e possibilita mais força a ser colocada sobre a agulha durante o procedimento. O veterinário segura firmemente o membro com uma das mãos ao mesmo tempo que avança a agulha através da incisão ventralmente até o osso.

Após assegurar a orientação apropriada da agulha, o médico-veterinário começa a avançar pelo osso cortical mediante rotações firmes no sentido horário e no sentido anti-horário, ao mesmo tempo mantendo a orientação apropriada. Quando a agulha estiver colocada adequadamente, ela será sentida solidamente assentada. Por exemplo, se o veterinário estiver coletando do fêmur proximal, a perna toda do gato deverá se mover quando a agulha é mexida. Se o assentamento não é sentido apropriado ou se a agulha deslizar ventralmente para a lateral do osso nas partes moles, o veterinário deverá retirá-la até o nível do osso cortical, reposicioná-la, se necessário, e tentar novamente. Quando a agulha se encontra em partes moles, movimenta-se livremente.

Após a agulha estar firmemente no osso, o estilete é removido. Se estiver sendo usada uma agulha para coleta de sangue calibre 18, deve-se removê-la e colocar uma segunda agulha no mesmo orifício no osso cortical. A seringa de 12 mℓ com anticoagulante é colocada no fim da agulha, e o êmbolo é puxado com vigor de aspirar a medula. Uma amostra pode ser obtida com o primeiro aspirado, ou podem ser necessárias diversas tentativas. Se não for aspirada a medula, o estilete é recolocado. Se ele não penetrar ao longo da agulha, pode haver um tampão ósseo na extremidade. Se o estilete retornar sua posição normal, o veterinário deverá continuar a avançar a agulha por curta distância e tentar novamente.

Quando a amostra surge na seringa, não existe necessidade de mais de 1 ou 2 mℓ de medula. A seringa é removida da agulha e girada delicadamente para misturar a amostra com o anticoagulante. A seguir, a medula é expelida em uma lâmina de microscópio. Deverá ter o aspecto de sangue com pequenas partículas. A seguir, a lâmina é inclinada a fim de tornar possível que o sangue escorra para um papel-toalha. O que permanece na lâmina são as espículas de medula óssea, esbranquiçadas a cinza. Estas podem ser coletadas com uma pipeta, o tubo de micro-hematócrito, ou com a extremidade de outra lâmina de vidro. A amostra é transferida para uma lâmina e coberta com uma segunda lâmina. Deixa-se a amostra se espalhar um pouco e a seguir as duas lâminas são rápida e delicadamente separadas. Se qualquer pressão tiver sido aplicada, ela poderá danificar as células. Se a amostra for grande o suficiente, cerca de 12 lâminas deverão ser produzidas dessa maneira; senão, deverá ser feito o máximo de lâminas que a amostra possibilitar. Essas lâminas deverão secar ao ar e ser enviadas ao laboratório junto a uma amostra de sangue periférico em um tubo com tampa lilás. A interpretação da amostra de medula óssea sempre deve ser feita à luz do hemograma completo. Se o paciente sofrer de trombocitopenia grave, deverá ser aplicada pressão direta na ferida depois que a agulha for removida.

O aspirado da medula possibilita a avaliação citológica, porém a arquitetura não pode ser avaliada. Recomenda-se realizar tanto aspiração quanto biopsia de núcleo da medula óssea, de modo ao procedimento não precisar ser repetido posteriormente. A biopsia de núcleo também está recomendada se houver um aspirado seco. As causas potenciais para o aspirado seco são mielofibrose, mieloftise, necrose ou aplasia de medula e erro do operador. O único material adicional necessário para uma biopsia de núcleo é o fixador de tecido. O veterinário deve se lembrar de remover quaisquer preparados de citologia da área ao trabalhar com formol. Os vapores liberados quando o frasco é aberto podem fixar as lâminas preparadas, impedindo a coloração apropriada das células.

Biopsia de núcleo

Se for realizado o aspirado da medula óssea, a agulha ainda deverá estar no lugar. Caso contrário, convém que o veterinário siga as instruções de realização de aspirado da medula óssea sem aspirar medula óssea alguma. Coletar uma amostra de núcleo da medula óssea em um local separado pode aumentar a probabilidade de identificar neoplasia metastática.[71]

Após a agulha estar firmemente assentada no osso, ou se ainda estiver colocada após a aspiração, ela é avançada mais 1 a 1,5 cm, com o estilete removido, usando a mesma pressão rotacional de antes. Essa manobra deverá cortar um núcleo da medula. Neste ponto, a agulha não precisa mais ser avançada. O núcleo é quebrado por meio de diversas rotações da agulha no sentido horário, sucedidas por diversos giros no sentido anti-horário. A agulha é retirada a uma curta distância e avançada de novo delicadamente, formando um ângulo levemente fora do eixo. Ela deverá ser girada nas duas direções diversas vezes de modo que o bisel da agulha corte o núcleo, separando-o

do endósteo. A agulha é removida girando-se novamente nas duas direções. A amostra do núcleo deverá ser empurrada delicadamente para fora na ponta da agulha usando o estilete. As agulhas de biopsia de medula óssea são afiladas na extremidade do bisel. Assim, forçar a amostra do núcleo por meio da ponta danificará a amostra. Depois de removido, o núcleo pode ser rolado em uma lâmina de microscópio para citologia se não for obtido o aspirado. A seguir, o veterinário coloca a amostra em fixador de tecido, lembrando-se de remover quaisquer preparados de citologia da área antes de abrir um frasco de formalina, a fim de evitar que os vapores fixem as células na lâmina. Pressiona-se diretamente sobre a ferida para prevenir a formação de hematoma nos gatos com trombocitopenia grave.

Com um pouco de prática e o material adequado, o qual todas as clínicas podem conseguir com facilidade, a etiologia de alterações sem explicação em células circulantes pode ser elucidada. Então, o tratamento mais específico poderá ser possível. Além dos riscos envolvidos com a anestesia, existem poucas, se quaisquer, contraindicações para o procedimento.

Reação cruzada

O teste de reação cruzada pode identificar a compatibilidade ou a incompatibilidade entre o sangue do doador e o receptor da transfusão. Ele verifica aloanticorpos, induzidos ou de ocorrência natural, os quais a tipagem sanguínea não verifica. Atualmente, não está disponível a tipagem para o antígeno eritrocitário *Mik*. Outros antígenos eritrocitários desconhecidos podem existir e provocar incompatibilidade sanguínea. Devido à potencial existência de aloanticorpos desconhecidos no sangue felino, uma prova cruzada deverá ser realizada antes de qualquer transfusão, mesmo se o doador e o receptor tiverem o mesmo tipo sanguíneo e uma prova cruzada anterior tiver indicado compatibilidade.

A prova cruzada principal verifica aloanticorpos no plasma do receptor que podem hemolisar os eritrócitos do doador. A prova cruzada menor confere aloanticorpos no plasma do doador que podem atacar os eritrócitos do receptor. A autoaglutinação na prova cruzada maior prediz que anticorpos no plasma do receptor atacarão os eritrócitos do doador, provavelmente desencadeando uma reação transfusional. A incompatibilidade em prova cruzada menor sugere que anticorpos no sangue do doador atacarão eritrócitos do receptor. Não deve ser usado sangue incompatível em transfusões.

A maneira rápida de realizar uma prova cruzada maior consiste em misturar duas gotas de plasma do receptor com uma gota de sangue anticoagulado do doador em uma lâmina à temperatura ambiente.[35] O oposto será feito em uma prova cruzada menor. O desenvolvimento de aglutinação macroscópica dentro de um minuto sugere aloanticorpos anti-A na amostra de plasma do receptor (prova cruzada maior) ou do doador (prova cruzada menor). Nos dois casos, o sangue é incompatível. A autoaglutinação pode dificultar a interpretação do teste. Realizar um teste controle usando salina em vez de plasma ajudará na interpretação.

Nos hospitais veterinários que realizam transfusões frequentes, existe um teste de aglutinação em gel padronizado para uso nessas instalações. Embora consuma tempo maior que o método descrito anteriormente, o teste com gel é menos vulnerável a erro de interpretação do operador. Como é estável, o resultado do teste pode ser mantido e revisto em momento posterior, se necessário.[118] Há dois produtos comercialmente disponíveis. Foram publicados métodos mais rigorosos e demorados envolvendo lavado, centrifugação e incubação de amostras.[25,42]

Teste de aglutinação em lâmina

O teste de aglutinação em lâmina realizado de modo adequado com resultado positivo sugere a existência de eritrócitos cobertos com anticorpos e dispensa a necessidade de realizar o teste de Coombs direto. É importante diferenciar agrupamento de eritrócitos provocado por aglutinação do agrupamento provocado pela formação de *rouleaux* (empilhamento). Esses tipos de agrupamento eritrocitário são diferenciados lavando-se as células com soro fisiológico, que confiavelmente quebrará os grumos formados pelo *rouleaux*. Um método rápido para realizar o teste consiste em misturar uma gota de sangue com EDTA em uma lâmina com 2 a 5 gotas de NaCl a 0,9%, sucedido pelo exame macroscópico e microscópico da amostra.[54] O aspecto de "moedas empilhadas", característico da formação de *rouleaux* (Figura 25.4), dispersará, enquanto o agrupamento aleatório ou em rosetas da autoaglutinação não será desfeito (Figura 25.5). Se o teste for negativo, deverá ser solicitado o teste de Coombs direto. Uma limitação importante para esse teste é sua incapacidade de separar doença imunomediada primária de imunomediada secundária.

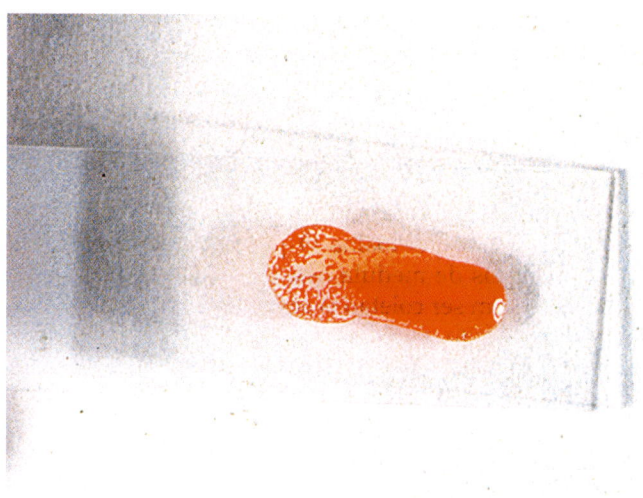

Figura 25.5 A aglutinação macroscópica é evidente na lâmina. Se o grumo permanecer após um lavado apropriado, a conclusão será autoaglutinação. (*De Fry MM, McGavin MD: Bone marrow, blood cells, and lymphatic system. In McGavin MD, Zachary JF, editors:* Pathologic basis of veterinary disease, *ed 4, St Louis, 2007, Mosby.*)

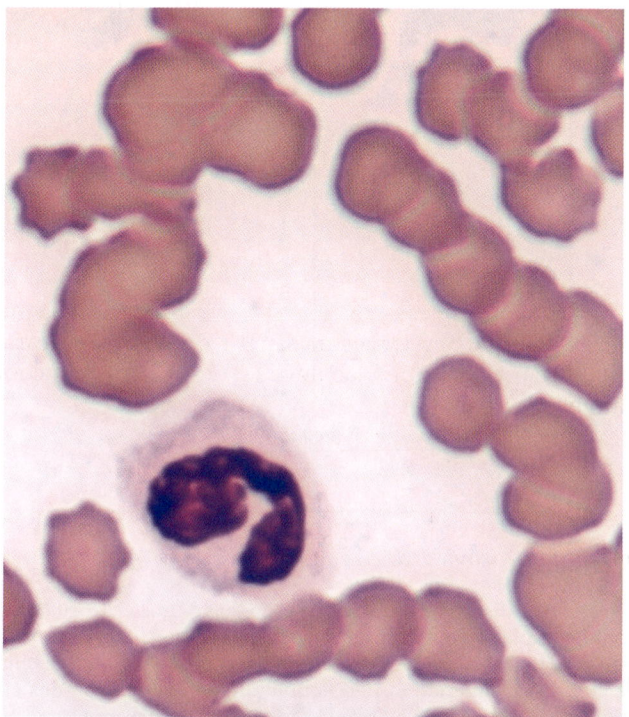

Figura 25.4 Organização em "pilha de moedas" associada à formação de *rouleaux*. (*Cortesia de Rick Cowell.*)

Fisiologia e avaliação diagnóstica de eritrócitos

O eritrócito é uma célula exclusiva com função singular: transportar oxigênio aos tecidos. A menor quantidade de eritrócitos resulta em diminuição da oxigenação tecidual. Contudo, o número excessivo de eritrócitos torna o sangue mais viscoso, potencialmente resultando em oxigenação abaixo da ideal. Mudanças no aspecto visual de eritrócitos proporcionam indicações quanto à doença subjacente. A mudança no número de eritrócitos é sinal de doença, não a doença em si. Consequentemente, uma alteração no número de eritrócitos ou no seu aspecto exige a investigação da etiologia.

A produção de eritrócitos pela medula óssea é influenciada pelo hormônio eritropoetina (EPO), a qual é produzida por fibroblastos adjacentes aos túbulos renais perto da junção corticomedular em resposta ao decréscimo da tensão de oxigênio local.[129] O aumento da produção de EPO começa em minutos do início da hipoxia, com a produção máxima ocorrendo 24 h depois. Eritrócitos de unidades formadoras de colônia na medula óssea respondem à maior concentração de EPO, aumentando a produção, o amadurecimento e a liberação de novos eritrócitos na circulação. Novos eritrócitos circulantes não serão evidentes durante, pelo menos, 2 ou 3 dias.

Quando a hipoxia é causada por anemia, eritrócitos imaturos são liberados precocemente na circulação. A imaturidade das células liberadas é proporcional à gravidade da anemia. Os reticulócitos são eritrócitos imaturos que ainda contêm ribossomos, são maiores que os eritrócitos maduros e apresentam concentrações mais baixas de hemoglobina. Os ribossomos coram-se de azulado, conferindo aos reticulócitos sua coloração azul-acinzentada característica. Sua existência na circulação é responsável pela variação de tamanho e cor celulares observada ao exame do esfregaço sanguíneo nas anemias regenerativas.

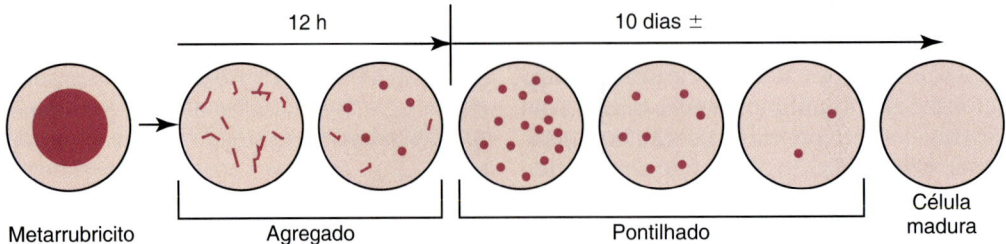

Figura 25.6 Diagrama mostrando o amadurecimento progressivo dos reticulócitos felinos. Os reticulócitos agregados perdem suas inclusões e amadurecem formando reticulócitos pontilhados em cerca de 12 h. Os reticulócitos pontilhados lentamente perdem suas inclusões durante o período de cerca de 10 dias. (*De Weiser MG: Disorders of erythrocytes and erythropoiesis. In Sherding RG, editor:* The cat: diseases and clinical management, *ed 2, Philadelphia, 1994, Saunders.*)

Dois tipos de reticulócitos felinos são identificados: agregados e pontilhados. Os reticulócitos agregados têm longas cadeias lineares de ribossomos; são maiores e mais azulados que os eritrócitos maduros; e são os menos maduros dos dois tipos de reticulócitos. Os ribossomos mostram-se azul-escuros após a coloração com novo azul de metileno. A maior parte dos ribossomos é removida em 12 h conforme a célula amadurece, formando um reticulócito pontilhado. Os reticulócitos pontilhados apresentam alguns pequenos pontos representando os ribossomos remanescentes e pegam a cor de um eritrócito maduro. São necessários 10 a 14 dias para que os ribossomos remanescentes sejam removidos e a célula se torne um eritrócito maduro. Existem alguns reticulócitos pontilhados em gatos sadios, e esses reticulócitos podem estar na circulação durante até 1 mês após um evento anêmico.

É importante ter em mente que esses dois tipos de reticulócitos não são células diferentes, e sim a evolução no amadurecimento do eritrócito (Figura 25.6). Conforme a anemia torna-se mais grave, reticulócitos mais jovens são liberados na tentativa de aumentar o número de células eritrocitárias transportadoras de oxigênio. O resultado é o aumento do número de reticulócitos agregados na circulação. Como eles podem amadurecer muito rapidamente até reticulócitos pontilhados, a existência de números maiores de reticulócitos agregados circulantes sugere hipoxia sustentada. Um importante conceito relacionado com anemia felina é se requer o aumento do número de reticulócitos agregados (acima da variação de referência do laboratório) antes de a anemia de moderada a grave ser considerada regenerativa. A menos que a anemia seja branda, e os reticulócitos agregados mais imaturos não sejam necessários, reticulócitos pontilhados individualmente não são evidência de regeneração. Em gatos, o número absoluto de reticulócitos agregados é um indicador mais confiável de regeneração do que o percentual corrigido de reticulócitos ou do índice de produção de reticulócitos.[54]

A EPO também estimula a síntese de hemoglobina. A hemoglobina felina é única: tem menos afinidade por oxigênio que a hemoglobina encontrada em outras espécies. Por isso, o oxigênio é liberado mais prontamente nos tecidos. Esta pode ser uma explicação para o volume globular (VG) e a concentração de hemoglobina no gato normal serem mais baixos do que os encontrados em cães normais.[54] Em um gato sadio, a produção e a remoção de eritrócitos é equilibrada. O ciclo de vida do eritrócito felino maduro normal é de cerca de 73 dias, após o que são removidos da circulação por macrófagos no baço, e o heme e o ferro são reciclados.

Parâmetros eritrocitários quantitativos

Os eritrócitos podem ser classificados pelo seu tamanho e pela concentração de hemoglobina com base em parâmetros quantitativos, como volume corpuscular médio (VCM, o tamanho médio das células), a amplitude de distribuição dos eritrócitos (ADE), e a concentração média de hemoglobina corpuscular (CMHC). *Macrocitose, normocitose* e *microcitose* referem-se ao tamanho da célula acima, dentro ou abaixo da variação de referência, respectivamente. A ADE deriva de números celulares *versus* histograma do volume celular (Figura 25.7). O aumento da ADE indica variação acima do normal do tamanho celular. A ADE pode ser influenciada pelo artefato por meio da sobreposição do tamanho entre plaquetas e eritrócitos felinos. Já *normocromia* e *hipocromia* referem-se a CMHC dentro ou

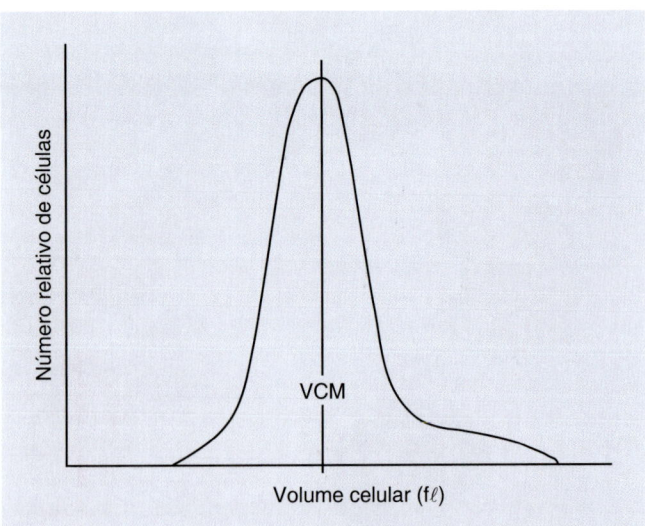

Figura 25.7 Histograma de distribuição do volume eritrocitário. O volume celular médio é representado pela *barra vertical*. O aumento da variação do volume celular (anisocitose) provoca o alargamento da curva, aumentando a ADE (amplitude de distribuição dos eritrócitos). (*De Weiser MG: Disorders of erythrocytes and erythropoiesis. In Sherding RG, editor:* The cat: diseases and clinical management, *ed 2, Philadelphia, 1994, Saunders.*)

abaixo da variação de referência, respectivamente. A hemoglobina constitui cerca de 33% do volume da célula. Os eritrócitos não conseguem carregar mais hemoglobina no seu citoplasma que o normal. Por isso, não podem ser hipercrômicos. Em geral, o aumento da CMHC está associado a hemólise, decorrente de doença ou de venipunção ou de manuseio da amostra inadequados. A alteração em qualquer um desses parâmetros requer a revisão do esfregaço sanguíneo para uma explicação.[126]

Parâmetros eritrocitários qualitativos

Os parâmetros eritrocitários qualitativos têm por base a avaliação do esfregaço sanguíneo. Maiores variações no tamanho, na coloração e na forma das células são conhecidas como *anisocitose*, *policromasia* e *poiquilocitose*, respectivamente. Há anisocitose se houver a associação de células de tamanho normal junto a números apreciáveis de células maiores ou menores. A anisocitose pode resultar em ADE aumentada. As células maiores frequentemente são reticulócitos, embora a infecção pelo vírus da leucemia felina (FeLV) possa resultar em células maiores sem aumento do número de reticulócitos. Em geral, a policromasia deve-se a um maior número de reticulócitos agregados e indica regeneração.[126] Contudo, a ausência de policromasia não descarta regeneração.[18] Variações na forma da célula podem ser artefatos ou podem ocorrer devido a doença (Figura 25.8). Equinócitos são eritrócitos crenados com projeções uniformes, frequentemente pontiagudas. Em geral, são artefatos, mas é importante reconhecê-los; quando as

projeções são vistas com a extremidade para cima, podem se assemelhar a pequenos anéis e simularem a forma em anel da hemoplasmose (p. ex., *Mycoplasma haemofelis*). Os acantócitos são semelhantes aos equinócitos, porém apresentam projeções em menor número e mais arredondadas. Frequentemente, estão em gatos com hepatopatias. Fragmentos eritrocitários, como os esquistócitos ou os ceratócitos, decorrem de traumatismo celular. Quando há muitos fragmentos, deve-se considerar a existência de fluxo sanguíneo turbulento ou de distúrbios microangiopáticos, como hemangiossarcoma ou coagulação intravascular disseminada (CID). A deficiência de ferro também pode provocar aumento da fragmentação.[18] Esferócitos são células menores decorrentes da remoção imunomediada das partes de anticorpos da cobertura da membrana eritrocitária. Depois disso, a célula é reconfigurada formando uma esfera. Como eritrócitos felinos normais são pequenos e não apresentam a palidez central, os esferócitos nessa espécie são difíceis ou impossíveis de serem apreciados e a identificação é mais adequadamente realizada por um hemocitologista veterinário experiente.

Microaglutinação e formação de *rouleaux* podem ser visíveis em esfregaços sanguíneos. A aglutinação manifesta-se como agrupamento desorganizado aleatório de células não dispersas pela adição de salina. A autoaglutinação verdadeira indica uma doença imunomediada acometendo o eritrócito. A formação em *rouleaux* mostra-se semelhante a uma pilha de moedas (ver Figura 25.4) e se dispersa após a adição de salina (ver Figura 25.5). Monócitos circulantes podem fagocitar eritrócitos cobertos de

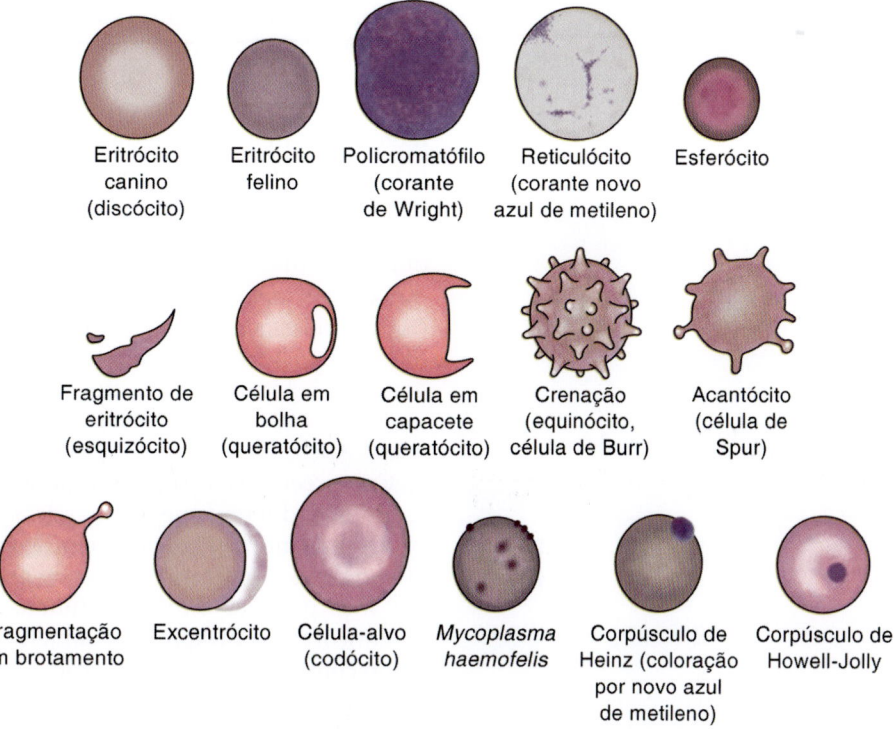

Figura 25.8 Alguns termos comuns e sinônimos são mostrados abaixo de cada desenho de alterações morfológicas em eritrócitos. Essas ilustrações são da célula conforme ela se mostra em esfregaço corado por Wright, exceto para reticulócitos e corpúsculos de Heinz. Estes são corados, preferencialmente, com novo azul de metileno. Um eritrócito canino está incluído para fins de comparação. (*De Weiss D, Tvedten H: The complete blood cell count and bone marrow examination: general comments and selected techniques. In Willard MD, Tvedten H, editors: Small animal diagnosis by laboratory methods, ed 4, St Louis, 2004, Saunders.*)

anticorpos; este processo é denominado *eritrofagocitose*. Embora não observada com muita frequência, a eritrofagocitose também sugere lesão de eritrócito imunomediada. Os corpúsculos de Heinz são áreas de hemoglobina desnaturada oxidativamente no interior da célula (discutido adiante). A hemoglobina alterada é empurrada para um lado e, com frequência, observada como uma projeção para fora da superfície da membrana celular. Os corpúsculos de Heinz coram-se de escuro com o corante novo azul de metileno, um tanto translúcido com o corante de Romanowsky, e o mesmo ocorre com o citoplasma com o corante de Wright[18] (Figuras 25.9 e 25.10). Os corpúsculos de Howell-Jolly são remanescentes intracitoplasmáticos de material nuclear encontrado em eritrócitos que podem simular parasitos eritrocitários. O exame do esfregaço sanguíneo é uma parte essencial do hemograma completo, particularmente quando se refere à avaliação do éritron. Não há outra maneira de identificar as alterações morfológicas nos eritrócitos que possam proporcionar indicações sobre a etiologia da doença eritrocitária. Sem o exame do esfregaço sanguíneo, o hemograma é incompleto.

Tipos sanguíneos

Existem três grupos sanguíneos bem conhecidos clinicamente importantes em gatos: A, B e AB. O outro grupo potencialmente importante, denominado *Mik*, foi identificado recentemente.[124] Os grupos sanguíneos são antígenos de superfície eritrocitários determinados geneticamente. O alelo *A* é dominante sobre o alelo *b*, de modo que os gatos com os genótipos *A/A* e *A/b* serão do tipo A, enquanto o homozigoto *b/b* terá o fenótipo do tipo B. Um terceiro alelo, *Ab*, ocorre raramente e é considerado recessivo com relação ao alelo *A* e dominante sobre o alelo *b*, embora existam controvérsias relacionadas com a hereditariedade exata. Os antígenos A e B são produzidos sobre o mesmo eritrócito apenas em gatos com os genótipos *Ab/b* ou *Ab/Ab*.[35] Uma discussão mais profunda sobre os tipos sanguíneos felinos foi publicada recentemente.[7] A tipagem sanguínea pode ser realizada por um laboratório diagnóstico empregando-se diversos métodos ou no hospital veterinário com o sistema de tipagem em cartão. Se o sistema de tipagem em cartão for usado, os resultados de tipos AB e tipo B deverão ser confirmados por um laboratório de referência, pois foi relatada a ocorrência de reações cruzadas.[104] Uma opção recentemente introduzida para a tipagem sanguínea no ambulatório é o teste de aglutinação em coluna de gel. Esse teste é mais fácil de interpretar que o método do cartão, embora exija centrífuga especialmente projetada que nem sempre é possível, pelo custo, em alguns locais.[118] A avaliação de diferentes métodos de tipagem sanguínea para o gato concluiu que o teste de coluna de gel é confiável quando comparado com o padrão, o ensaio do tubo de Penn.[104]

A tipagem sanguínea genética usando *swabs* da mucosa bucal está disponível em alguns laboratórios e possibilita que os criadores identifiquem gatos heterozigotos tipo A (*A/b*). Seria esperado que o cruzamento de dois desses gatos produzisse 25% de filhotes do tipo B (*b/b*) e 50% de gatinhos heterozigotos do tipo A (*A/b*). No entanto, a tipagem genética não consegue distinguir entre o tipo A e o tipo AB.

Compreender os grupos sanguíneos felinos é importante, porque, diferentemente de outros mamíferos, os gatos produzem anticorpos de ocorrência natural, denominados *aloanticorpos*, contra os antígenos eritrocitários ausentes em suas próprias células. O filhote felino produz esses aloanticorpos com, aproximadamente, 2 a 3 meses de vida como consequência da exposição a antígenos sobre vegetais, bactérias ou protozoários que são estruturalmente semelhantes a antígenos de eritrócitos. Nenhum aloanticorpo é produzido contra antígenos que sejam semelhantes a autoantígenos, e não é necessária exposição pregressa a derivados sanguíneos (transfusões) para produzir os aloanticorpos.

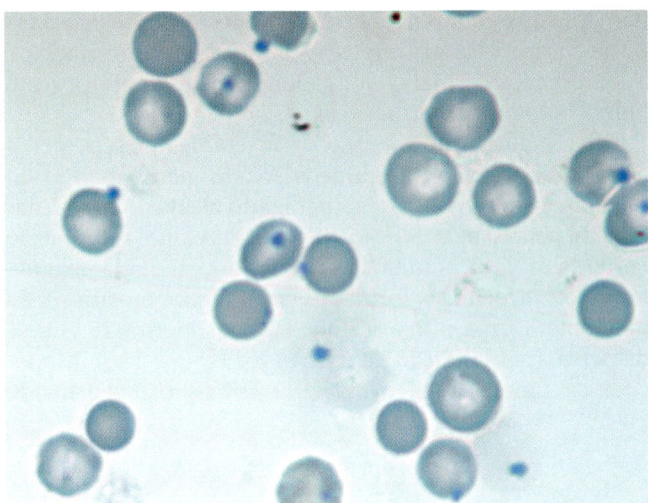

Figura 25.9 Os corpúsculos de Heinz mostram-se como estruturas coradas de modo intenso nesse esfregaço corado por novo azul de metileno feito com sangue felino. (*Cortesia de Rick Cowell.*)

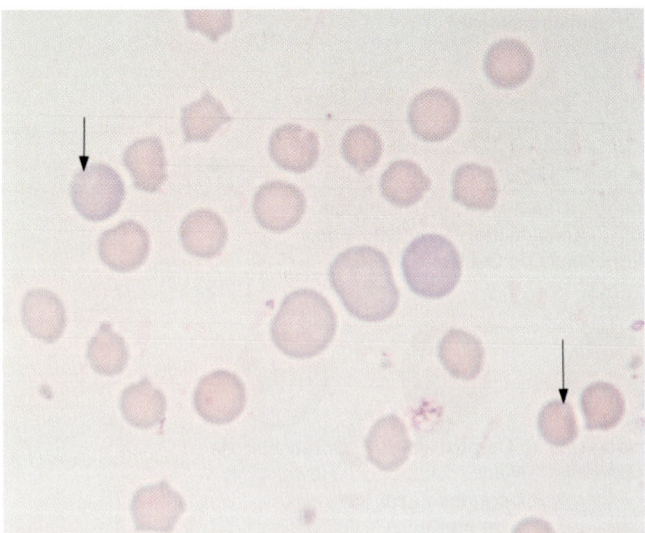

Figura 25.10 Os corpúsculos de Heinz coram-se palidamente em um esfregaço sanguíneo felino corado por Wright. Podem ser vistos projetando-se de alguns eritrócitos, enquanto outros se mostram como áreas descoradas no eritrócito, conforme mostrado pelas *setas*. (*Cortesia de Rick Cowell.*)

É importante conhecer esse sistema na prevenção de reações transfusionais e de isoeritrólise neonatal. Os gatos com o sangue do tipo B apresentam anticorpos anti-A com forte potencial hemolítico. Até mesmo um pequeno volume de sangue tipo A ou AB administrado a um gato tipo B pode causar hemólise potencialmente fatal em minutos da transfusão.[36] A hemólise do sangue tipo B administrado a um gato tipo A resulta em redução do ciclo de vida dos eritrócitos transfundidos, porém são raras as reações graves.[42] A ingestão de colostro de uma gata tipo B por um neonato do tipo A resulta na absorção de aloanticorpos anti-A e subsequente hemólise rápida dos eritrócitos do filhote. Tal fenômeno é conhecido como *isoeritrólise neonatal* e ocorre apenas quando filhotes felinos tipo A ou AB nascem de uma gata do tipo B.

A distribuição dos tipos sanguíneos varia pela região geográfica e pela raça (Tabelas 25.1 e 25.2). O tipo A é o tipo mais comum entre gatos. Entretanto, existe uma variação geográfica no número de gatos pelo curto doméstico do tipo B. Mais de 10% dos gatos pelo curto doméstico na Austrália, na França, na Grécia, na Índia, na Itália, no Japão, na Turquia e em algumas regiões da Inglaterra são do tipo B. A distribuição dos tipos sanguíneos entre raças puras não varia tanto pela localização, por causa da troca internacional de gatos reprodutores. Mais de 30% dos gatos das raças Pelo Curto Inglês, Cornish e Devon Rex e Angorá (ou Van Turco) apresentam sangue tipo B. Por outro lado, os gatos da linhagem Siamês e as raças relacionadas são quase exclusivamente do tipo A. Os gatos Ragdoll mostram-se únicos com relação a tipos sanguíneos. Aproximadamente 3% dos gatos Ragdoll são discordantes quando a genotipagem é comparada à sorologia, carecendo de investigação adicional nessa raça.[7] O tipo sanguíneo AB é muito raro, e a frequência do tipo sanguíneo *Mik* é desconhecida. A existência de antígenos eritrocitários além dos grupos A e B pode explicar o motivo pelo qual a compatibilidade transfusional não é garantida pela tipagem sanguínea. Recomenda-se a prova cruzada antes de qualquer transfusão.[124] Gatas reprodutoras, além de doadoras de sangue e, se possível, receptores de sangue, deverão ter o sangue tipado.

Avaliação clínica de gatos com anemia

A *anemia* é definida como a diminuição do número de eritrócitos circulantes, do VG, ou da concentração de hemoglobina. Como a anemia é um sinal de doença, tomar decisões terapêuticas apropriadas depende da identificação da etiologia subjacente. Assim como em qualquer doença, as primeiras e mais importantes etapas são obter completo histórico e realizar exame físico detalhado. Com frequência, os sinais associados à anemia são inespecíficos. Resultam da diminuição da capacidade de transporte de oxigênio do sangue, da diminuição do volume sanguíneo ou da doença subjacente. A gravidade dos sinais está relacionada com a velocidade de início da doença e a gravidade da anemia. A maioria dos gatos anêmicos é levada para consulta devido a fraqueza, letargia ou anorexia. A hemorragia pode ou não ser evidente, conforme sua localização. Deve-se perguntar ao proprietário sobre doenças pregressas além da duração e da evolução da

Tabela 25.1 Distribuição geográfica das frequências de tipo sanguíneo em gatos domésticos.

Região	Nº de gatos	A%	B%	AB%
EUA (Ilhas Virgens Britânicas)	32	100	0	0
EUA (Nova Inglaterra)	69	100	0	0
Finlândia	61	100	0	0
Hungria (área de Budapeste)	73	100	0	0
EUA	432	99,77	0,23	0
EUA (82% da área da Filadélfia)	1.072	99,72	0,28	0
Suíça	1.014	99,6	0,4	0
Japão	238	89,9	0,9	9,2
EUA (nordeste)	1.450	99,7	0,3	0
EUA (centro-norte)	506	99,4	0,4	0,2
EUA (sudeste)	812	98,5	1,5	0
EUA (sudoeste)	483	97,5	2,5	0
EUA (costa oeste)	812	94,8	4,7	0
Alemanha (Berlim e área de Brandenburgo)	372	98,7	1,1	0,3
Dinamarca (área de Copenhague)	105	98,1	1,9	0
Argentina (área de Buenos Aires)	76	96,1	2,6	1,3
Brasil (área do Rio de Janeiro)	172	94,8	2,9	2,3
Escócia	70	97,1	2,9	0
Áustria	101	97	3	0
Inglaterra (Manchester)	477	97	3	0
Portugal (norte)	147	89,1	4,1	6,8
Países Baixos	95	94,8	4,2	0,1
Espanha (área de Barcelona)	100	94	5	1
Alemanha (área de Gieben)	404	94,1	5,9	0
Grã Canária	97	88,7	7,2	4,1
Itália (região de Piemonte)	122	86,9	7,4	5,7
Reino Unido (área de Edimburgo)	139	87,1	7,9	5
Itália (região da Lombardia)	57	89,5	8,8	1,7
Japão (Tóquio)	207	90	10	0
Itália (região da Toscana)	363	87,1	12,9	0
França (área de Paris)	350	85	15	0
Grécia	207	78,3	20,3	1,4
Turquia	301	73,1	24,6	2,3
Austrália (área de Brisbane)	1.895	73,3	26,3	0,4
Inglaterra (sudeste)	105	67,6	30,5	1,9
Austrália (região de Sydney)	187	62	36	1,6

EUA, Estados Unidos da América; De Bighignoli B, Owens S, Froenicke L *et al.*: Blood types of the domestic cat. In August JR: *Consultations in feline internal medicine*, ed 6, St Louis, 2010, Elsevier.

Tabela 25.2 Frequências mundiais dos tipos sanguíneos A, B e AB em diferentes raças.

Raça	País	Nº de gatos	A%	B%	AB%
Abissínio	EUA	230	86,5	13,5	0
Abissínio	EUA	194	79,9	20,1	0
Birmanês	EUA	216	82,4	17,6	0
Pelo Curto Inglês	Reino Unido	121	39,7	58,7	1,6
Pelo Curto Inglês	EUA	85	41,2	58,8	0
Pelo Curto Inglês	Alemanha	33	54,5	45,5	0
Pelo Curto Inglês	Alemanha	35	71,4	28,6	0
Pelo Curto Inglês	Dinamarca	30	66,7	33,3	0
Birmanês	Austrália	30	93	3	3
Birmanês	EUA	25	100	0	0
Chartreaux (Kartäuser)	Alemanha	27	77,8	18,5	3,7
Devon Rex	EUA	288	50,3	49,7	0
Devon Rex	EUA	100	57	43	0
Devon Rex*	Austrália	71	45	54	1,4
Himalaia	EUA	35	80	20	0
Maine Coon	Alemanha	25	96	4	0
Persa	EUA	230	90,4	9,6	0
Persa	EUA	170	75,9	24,1	0
Persa	Alemanha	157	91,7	7,6	0,6
Persa	Dinamarca	56	96,4	3,6	0
Persa	Itália	38	97,4	2,6	0
Ragdoll	Itália	36	72,2	8,3	19,4
Scottish Fold	EUA	27	85,2	14,8	0
Siamês	EUA	99	100	0	0
Siamês	Alemanha	46	100	0	0
Siamês	Itália	26	96,2	3,8	0
Somali	EUA	27	77,8	22,2	0
Tonquinês	EUA	31	100	0	0
Angorá Turco	Turquia	28	53,6	46,4	0
Van Turco	Turquia	85	40	60	0

EUA, Estados Unidos da América.
*Também inclui híbridos.
De Bighignoli B, Owens S, Froenicke L *et al.*: Blood types of the domestic cat. In August JR: *Consultations in feline internal medicine*, ed 6, St Louis, 2010, Elsevier.

doença do momento. A exposição a fármacos ou toxinas, como paracetamol ou cebolas, e também o meio externo são importantes para se certificar. Os gatos que saem de casa apresentam risco maior de traumatismo e maior exposição a outros gatos; desse modo, pode haver doenças infecciosas como infecções retrovirais. Os gatos que andam fora de casa também são mais expostos a pulgas ou carrapatos, possíveis vetores de causas infecciosas importantes de anemia. Urina com coloração alterada em razão de hemoglobinúria deve ser diferenciada de hematúria. A localização geográfica do gato e seu histórico de viagens podem proporcionar pistas quanto à causa da

doença. O tipo sanguíneo dos pais de um neonato pode ser informação fundamental se um filhote de 1 dia de vida exibir sinais de isoeritrólise neonatal. Outros sinais, como poliúria e polidipsia, podem indicar doenças crônicas. Sinais gastrintestinais podem levar à consideração de perda crônica de sangue ou de doença inflamatória. Cirurgia ou traumatismo recentes talvez resultem em anemia por perda de sangue.

A palidez de mucosas é um achado físico comum. Se houver hemólise, a coloração das mucosas poderá estar ictérica. A diminuição da perfusão periférica decorrente de etiologias como choque ou insuficiência cardíaca congestiva também podem causar palidez, enquanto a insuficiência hepática pode resultar em icterícia. Pode haver evidências de contração de volume, como mucosas pegajosas ou pele que demora a voltar ao normal após pinçamento. Convém ter em mente que gatos idosos não têm elasticidade cutânea e podem manter a elevação da pele mesmo se estiverem bem hidratados. O decréscimo moderado do número de eritrócitos leva à diminuição da viscosidade do sangue e à hipoxia tissular. Pode haver um sopro, pois o fluxo sanguíneo turbulento está diretamente relacionado com a diminuição da viscosidade do sangue. A hipoxia provoca vasodilatação, o que resulta em aumento da frequência cardíaca na tentativa de elevar o débito cardíaco e o aporte de oxigênio aos tecidos. Taquipneia também é um achado comum. Pulgas ou carrapatos podem ser encontrados durante o exame detalhado da pele, particularmente em animais jovens. Pode haver febre em gatos com causas infecciosas de anemia, e esplenomegalia é um achado comum em gatos com hemólise de qualquer etiologia. Podem ser observados rins pequenos em um gato com doença renal crônica. Qualquer massa abdominal deve ser observada para avaliação posterior. Hemorragias em petéquias ou equimoses indicam sangramento decorrente de distúrbios hemostáticos, enquanto feridas que sangram podem ser evidência de traumatismo recente. A urina com cor alterada pode tingir o períneo de um gato branco de pelo longo. A gravidade dos sinais clínicos exibidos por gatos anêmicos está relacionada mais frequentemente com a cronicidade do que com o grau de anemia. A anemia crônica possibilita que o gato se adapte fisiológica e comportamentalmente ao decréscimo de oxigenação tissular, enquanto a anemia aguda não deixa que essa adaptação ocorra.

Quando se consulta um gato pálido, o primeiro passo diagnóstico consiste em aferir o VG e a concentração de proteína plasmática total. Se o VG for normal, o veterinário deverá pesquisar outras causas de palidez. Se o VG estiver baixo, a próxima etapa consistirá em determinar se a anemia é regenerativa ou não regenerativa (Figura 25.11). O melhor indicador individual de regeneração é o aumento da contagem absoluta de reticulócitos agregados.[126] A gravidade da anemia não deverá ser avaliada até que quaisquer déficits de volume tenham sido corrigidos. O hemograma com contagem de plaquetas e reticulócitos agregados e exame do esfregaço sanguíneo fornecerá evidências de regeneração, desde que tenha havido tempo suficiente desde a agressividade inicial. Se o teor de proteína estiver baixo, deve-se suspeitar de sangramento agudo. Outros exames a serem considerados são o teste de

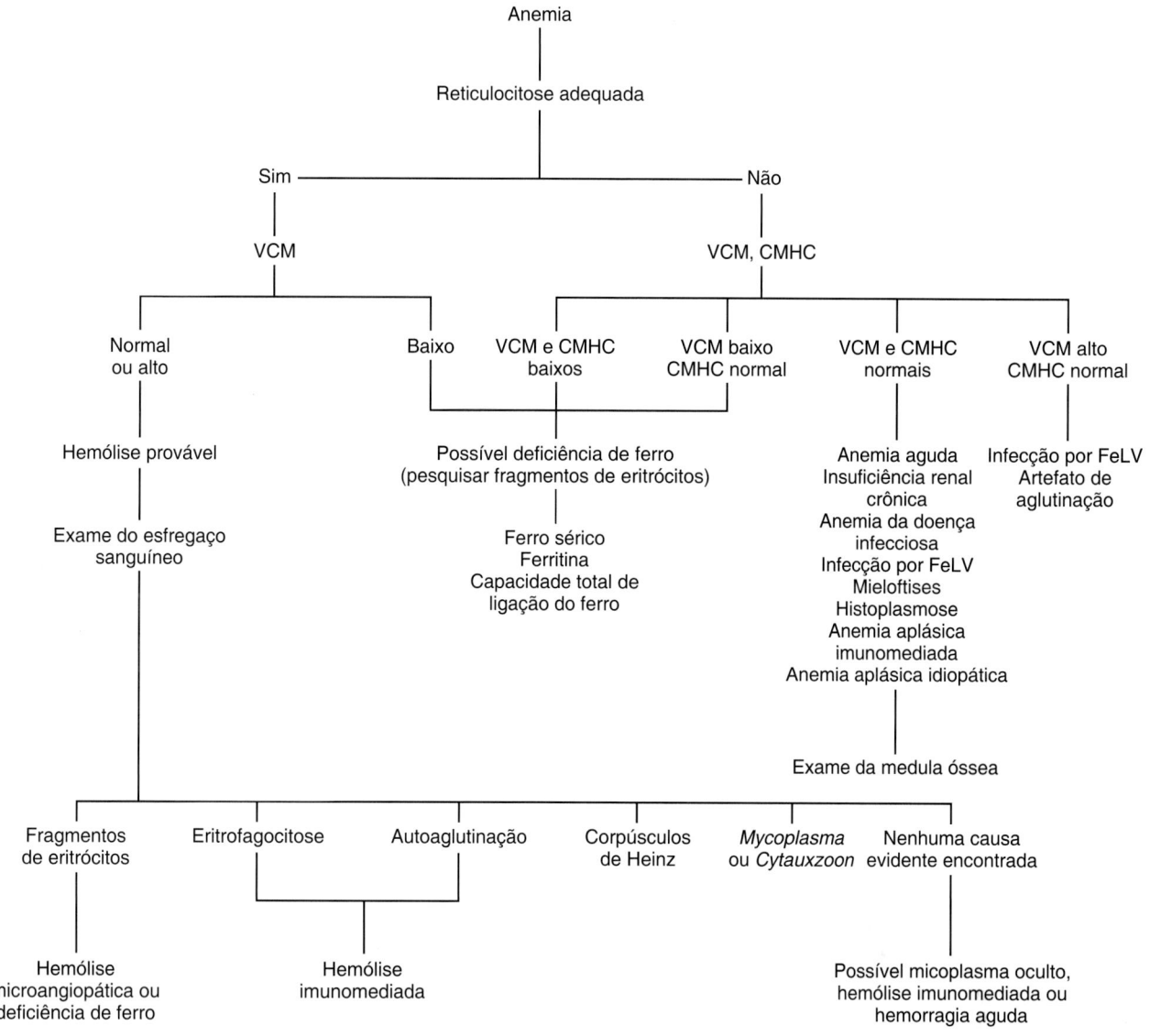

Figura 25.11 Algoritmo que pode ser útil na avaliação de gato com anemia. O julgamento clínico deverá ser usado ao seguir qualquer algoritmo porque um gato individualmente pode não seguir os preceitos. Exames adicionais devem ser realizados, conforme necessário.

aglutinação em lâmina, o teste de Coombs direto, o teste para infecção por retrovírus e o teste de reação em cadeia da polimerase (PCR) para *Mycoplasma* hemotrófico. Outros testes a são radiografia torácica e abdominal e ultrassonografia abdominal, perfil bioquímico sérico, urinálise e perfil de coagulação. Se a anemia for não regenerativa, poderá ser necessária a avaliação da medula óssea para fechar o diagnóstico etiológico. Deve ser feita a tentativa de coletar amostras para biopsia de quaisquer massas identificadas durante a avaliação. O exame e a amostragem da mucosa gastrintestinal podem ser necessários para diagnosticar causas de perda de sangue a partir desse sistema. Para diferenciar anemia de doença inflamatória de anemia por deficiência de ferro, o ferro sérico, a ferritina e a transferrina (capacidade total de ligação com o ferro) terão de ser aferidos. Seguindo uma abordagem diagnóstica ordenada e lógica para anemia, com frequência o médico-veterinário consegue fechar o diagnóstico etiológico. Isso possibilita que a terapia específica seja instituída.

Cuidados de suporte para gatos com anemia

O tratamento específico para o gato anêmico pode ser tentado apenas após a causa ter sido identificada. Até tal momento, é essencial o cuidado de suporte. A hemorragia deve ser controlada para evitar a perda de sangue adicional. Cuidados domiciliares enquanto se aguarda o resultado dos testes podem ser adequados se a anemia for branda. Evitar situações estressantes, como manuseio excessivo, cães ladrando ou gatos agressivos, para ajudar a reduzir as necessidades de oxigênio. A correção da contração de volume pode melhorar a atitude e o apetite do paciente. Líquidos intravenosos poderão ser necessários se a depleção de volume for importante. Preocupações relacionadas com a redução da capacidade de transporte de oxigênio pela redução do VG mediante fluidoterapia provavelmente são infundidas. A hemoglobina total corporal e a habilidade de transportar oxigênio permanecem inalteradas. Entretanto, gatos com baixos níveis de proteína plasmática correm risco de formação de edema como resultado da diluição por fluidoterapia rigorosa. Gatos com sinais graves relacionados com a anemia, como angústia respiratória ou fraqueza extrema, podem precisar de transfusão. A administração de oxigênio acrescenta pouco à habilidade de melhorar a hipoxia tecidual em pacientes anêmicos.[35] A baixa solubilidade do oxigênio no plasma resulta em incremento muito pequeno no teor de oxigênio dissolvido quando o oxigênio a 100% é inalado. Além disso, o estresse que um gato pode sentir durante a administração de oxigênio pode ser deletério.

Clínica básica da transfusão felina

As indicações para uso de derivados sanguíneos são muitas e envolvem hemorragia, anemia, anomalias hemostáticas e hipoproteinemia.[42] Existem muitos derivados sanguíneos ou eles podem ser preparados, embora a maioria dos hospitais veterinários tenha gatos no hospital para serem usados, conforme necessário, para doação de sangue total.

Existem muitos derivados sanguíneos e eles apresentam usos específicos. O sangue total fresco contém eritrócitos, plaquetas, fatores da coagulação e proteínas séricas. A estocagem de sangue total resulta na perda de plaquetas em 2 a 4 h e os fatores da coagulação V e VIII em 24 h de coleta.[42] O concentrado de eritrócitos mantém a capacidade de transporte de oxigênio do sangue total em volume menor. Esse produto pode ser usado quando não se deseja a expansão de volume, como em gatos anêmicos com doença cardíaca. O plasma fresco congelado contém albumina e todos os fatores da coagulação e é usado em gatos com hemorragia devida a distúrbios da coagulação, como insuficiência hepática, CID ou efeitos tóxicos de rodenticida anticoagulante. O uso de derivados plasmáticos para tratar hipoalbuminemia é benéfico apenas a curto prazo, pois a albumina transfundida rapidamente entra em equilíbrio com o espaço extravascular.[25] A adição de coloides sintéticos pode prolongar os efeitos oncóticos da transfusão de plasma nesses gatos.[42] Indica-se o plasma rico em plaquetas para gatos que sangram devido a deficiência ou disfunção plaquetárias. Fontes de derivados e sangue fresco total são a emergência local ou o encaminhamento a hospital ou a banco de sangue veterinário regional. A oxiglobina é um derivado de hemoglobina bovina contendo 130 g/ℓ de hemoglobina e foi aprovada para uso em cães. Como não existem membranas celulares, não existe antigenicidade e o derivado pode ser usado quando não existir sangue compatível. Entretanto, a disponibilidade desse derivado tem sido irregular e, no momento da redação deste capítulo, não estava disponível.

Os gatos doadores deverão ser gatos maiores sadios com VG superior a 35% e com todas as vacinas em dia.[42] Os doadores deverão ser tipados antes que o sangue seja coletado. Não deverá haver tipos celulares morfológicos anormais e o número de plaquetas deverá estar na variação de referência. O documento de consenso do American College of Veterinary Internal Medicine (ACVIM) sobre o rastreamento de doadores de sangue recomenda testar os gatos doadores para *M. haemofelis*; *Candidatus Mycoplasma haemominutum*; antígeno FeLV; anticorpo para o vírus da imunodeficiência felina (FIV); e, possivelmente, infecções

por *Bartonella*.[122] Os gatos positivos para anticorpo de FIV deverão ser excluídos, mesmo se vacinados contra a doença, pois o desenvolvimento de testes confiáveis para diferenciar entre anticorpos existentes em decorrência de uma infecção natural *versus* a vacinação tem sido difícil. A dirofilariose não pode ser transmitida por doação de sangue, já que as larvas precisam passar pelo mosquito para se tornarem infectantes. O rastreamento para cytauxzoonose não é necessário porque a maioria dos gatos com a doença estará enferma. A toxoplasmose e a peritonite infecciosa felina não foram documentadas como transmitidas por transfusão.[122] Os gatos doadores deverão ser mantidos em ambientes internos, a fim de reduzir o risco de exposição a doenças infecciosas. Gatos sadios podem doar 10 a 20% da volemia total sem efeitos adversos. A volemia total de um gato é de cerca de 66 mℓ/kg. Por exemplo, podem ser coletados cerca de 50 mℓ de sangue (10 mℓ/kg) de um gato de 5 kg com frequência até a cada 4 a 6 semanas. Líquidos subcutâneos deverão ser administrados 2 a 3 vezes o volume do sangue doado. A coleta de mais de 70 mℓ de sangue de um gato de 5 kg pode provocar hipovolemia, e o volume deverá ser reposto com líquidos intravenosos. Muitos doadores ressentem-se de ficar sentados tempo suficiente para esse volume de sangue ser removido e podem precisar ser sedados ou submetidos a anestesia geral.

Para o tratamento de anemia, não existem níveis estabelecidos de VG abaixo dos quais um gato precisa de transfusão sanguínea. A decisão de transfundir tem por base o estado do paciente e a avaliação dos benefícios potenciais contrabalançados com os riscos. As indicações de que um gato anêmico pode precisar de transfusão são angústia respiratória, pulsos fracos ou fraqueza extrema.[126] Tanto o doador quanto o receptor deverão ter o sangue tipado. Mesmo se os tipos sanguíneos forem conhecidos, deverá ser realizada a prova cruzada antes da administração de sangue, a fim de prevenir transfusões incompatíveis causadas por antígenos eritrocitários não testados ou desconhecidos, como o *Mik*. A meia-vida de eritrócitos adequadamente equivalentes no gato é de 29 a 39 dias, porém nas transfusões não equivalentes a meia-vida pode ser uma questão de horas. Quando o tipo sanguíneo B é transfundido em um gato tipo A, a vida média dos eritrócitos transfundidos é de apenas 2 dias. Quando o sangue tipo A é transfundido para um gato tipo B, além de uma reação potencialmente grave e fatal, o ciclo de vida das células transfundidas é de apenas algumas horas. Uma reação cruzada deve ser realizada novamente se tiverem passado mais de 4 dias desde a última transfusão do mesmo doador ou se outro doador for usado.

O sangue coletado para uso imediato pode ser anticoagulado com heparina. A heparina não tem propriedades conservantes e o sangue heparinizado deve ser usado em 8 h.[42] Se o sangue tiver que ser estocado por um período mais longo, deverão ser usados anticoagulantes citratados. O volume sanguíneo necessário pode ser coletado em uma seringa grande. Se for usado sangue estocado, este deverá ser aquecido até a temperatura ambiente. O sangue é administrado por meio de um filtro conectado a uma linha intravenosa ou a uma linha sem líquidos contendo cálcio. Em geral, a transfusão é administrada usando fluxo por gravidade, embora possa ser empregada uma bomba de infusão se o fabricante informar que ela pode ser usada com tal propósito. A contaminação bacteriana é um risco potencial, e devem ser seguidas técnicas assépticas para a coleta de sangue. Os derivados sanguíneos podem ser administrados por via intravenosa ou intraóssea em pacientes pequenos.

Para os gatos intensamente anêmicos, o objetivo da transfusão de sangue total consiste em aliviar os decréscimos potencialmente fatais do VG. Isso pode ser conseguido por meio da tentativa de elevar o VG a mais de 20%.[42] O volume do sangue total necessário para aumentar o VG até o nível desejado pode ser calculado utilizando-se a seguinte fórmula:

$$70 \times \text{peso corporal do receptor em kg} \times \left[\frac{\text{VG desejado} - \text{VG do receptor}}{\text{VG do doador}} \right]$$

O volume a ser aportado é igual a 70 vezes o peso em quilogramas do gato receptor vezes a diferença entre o VG desejado e o VG do paciente dividida pelo VG do doador. Administrar 2 a 3 mℓ do sangue tipado e cruzado durante 5 min e verificar se ocorrem reações adversas, como aumento da temperatura corporal, aumento da frequência cardíaca ou respiratória ou prolongamento do tempo de enchimento capilar. O sangue total pode ser administrado a 10 mℓ/kg/h em um gato normovolêmico ou 2 a 4 mℓ/kg/h em um gato com cardiopatia. O receptor deverá ser monitorado constantemente quanto ao aumento da frequência cardíaca e frequência respiratória, febre e quaisquer sinais de reação adversa (p. ex., vômito) até a transfusão estar completa. A transfusão deverá ser concluída em 4 h, a fim de evitar contaminação bacteriana, e o VG deverá ser aferido 1 a 2 h após o término da transfusão.

Para os gatos com prova cruzada incompatível ou nos casos em que não houver derivados sanguíneos, o glutâmero 200 de hemoglobina bovina pode ser administrado na dose de 5 a 15 mℓ/kg na velocidade de 5 mℓ/kg/h. Como o produto não contém eritrócitos, a concentração de hemoglobina é aferida, a fim de avaliar a eficácia do tratamento. Este produto tem altas propriedades coloidais e os gatos são propensos a sobrecarga de volume com o seu uso. As reações adversas em gatos são vômito, edema pulmonar e derrame pleural. Em um estudo envolvendo gatos que recebiam o produto, 20% dos animais desenvolveram sinais respiratórios que precisaram ser corrigidos com furosemida ou com oxigênio suplementar durante ou após o tratamento. A maior parte desses gatos apresentava cardiopatia preexistente.[32] A dose mais baixa deve ser usada com cautela em gatos com doença cardíaca. Os efeitos de transporte de oxigênio desse produto perduram até 3 dias na circulação.[42]

Os efeitos adversos nas transfusões sanguíneas podem ser reações imunológicas contra sangue incompatível ou eventos não imunológicos. Assim, podem ocorrer 1 ou 2 dias após o início da transfusão. Ocasionalmente, poderão ser vistos até 48 h depois.[42] Em um estudo com 126 gatos que receberam transfusão sanguínea, 11 gatos (8,7%) sofreram reações agudas.[53] Várias transfusões de eritrócitos (como sangue total ou como concentrado de eritrócitos) também são bem toleradas em gatos e podem ser fundamentais para a sobrevida de alguns pacientes gravemente enfermos.[98] As reações imunomediadas podem incluir hemólise, reações alérgicas, febre, ou reações enxerto-*versus*-hospedeiro. Contaminação bacteriana do derivado sanguíneo, hemólise, hipocalcemia (a partir de toxicidade pelo citrato), hipotermia, hiperamonemia e sobrecarga de volume são exemplos de reações adversas não imunológicas. Qualquer que seja o caso, o tempo de vida dos eritrócitos transfundidos pode ser encurtado. Algumas reações são graves o suficiente a ponto de levar à morte. Apesar dos melhores esforços para preveni-las, as reações transfusionais ainda assim podem ocorrer. Conforme a gravidade, o tratamento pode incluir glicocorticoides, epinefrina, líquidos intravenosos cristaloides e suspensão da transfusão. Em geral, a febre é branda, não precisando ser tratada. A furosemida deverá ser administrada se ocorrer sobrecarga de volume. Para prevenir hipotermia, o derivado sanguíneo pode ser aquecido a não mais de 37°C. Se a reação for relativamente branda, a transfusão pode ser reiniciada com velocidade mais lenta. O sangue submetido a prova cruzada é o melhor meio de evitar reações transfusionais imunomediadas, mesmo se for conhecido o tipo sanguíneo de ambos os gatos. Também é fundamental que o sangue seja coletado e administrado o mais assepticamente possível e que os gatos que recebem derivados sanguíneos sejam cuidadosamente monitorados.

Distúrbios eritrocitários

Anemia regenerativa

Definição

A anemia regenerativa (ou responsiva) é identificada pelo decréscimo no VG, no número de eritrócitos e na concentração de hemoglobina, junto a evidências de produção de novos eritrócitos pela medula óssea. Policromasia ou aumento do número de reticulócitos (ou ambos) são evidências de que a medula óssea aumentou a produção de novas células. A anemia regenerativa é identificada em um gato com perda de sangue além de 4 a 7 dias ou mediante a destruição (hemólise) de eritrócitos mais rápida do que eles possam ser substituídos. A anemia por perda de sangue pode ser causada por hemorragia intestinal; hemorragia secundária a uma lesão em vaso decorrente de traumatismo ou cirurgia; hemorragia associada a defeitos hemostáticos, como distúrbios plaquetários ou da coagulação; ou estágios iniciais de infestações por pulgas ou carrapatos. A destruição de eritrócitos tem muitas causas potenciais, como mecanismos imunomediados primários; destruição imunomediada secundária a doença infecciosa ou a administração de fármacos; lesão direta em decorrência da oxidação de hemoglobina ou de parasitos sanguíneos; anomalias congênitas resultando em fragilidade da membrana eritrocitária; ou exposição a aloanticorpos advindos de transfusões incompatíveis ou de isoeritrólise neonatal. A anemia será regenerativa se houver número adequado de reticulócitos agregados circulantes para o grau da anemia. A anemia pode não se mostrar regenerativa durante 4 a 7 dias, tempo em que a medula óssea produz e libera novos reticulócitos agregados.

Histórico e exame físico

Os sinais associados a anemia com frequência são inespecíficos e foram abordados anteriormente, em *Avaliação clínica de gatos com anemia*.

Planos diagnósticos

Anemia regenerativa com mais de 5 dias de duração provavelmente mostrará alterações específicas no hemograma. Todos os gatos com suspeita de estarem anêmicos com base no histórico e nos sinais clínicos deverão ter sangue coletado para a realização de hemograma que inclui índices eritrocitários, número de reticulócitos e avaliação no esfregaço sanguíneo. Hemorragias puntiformes (petéquias) devem indicar a contagem de plaquetas. O hemograma completo de um gato com anemia regenerativa deve revelar evidências de massa eritrocitária reduzida, como decréscimo de VG, do número de eritrócitos e da concentração de hemoglobina. Reticulócitos, que são maiores e têm menos hemoglobina que os eritrócitos maduros, deverão resultar em aumento do VCM e diminuição da CMHC. Esse é o motivo pelo qual as anemias regenerativas são classificadas como macrocíticas (VCM aumentado) e hipocrômicas (CMHC diminuída). É muito importante examinar um esfregaço sanguíneo elaborado apropriadamente. A avaliação do esfregaço sanguíneo pode revelar populações de células de diferentes tamanhos (anisocitose) e cores (policromasia). Também pode haver alterações morfológicas que dão indicações quanto à causa da anemia. Parasitos sanguíneos e corpúsculos de Heinz podem ser observados no esfregaço sanguíneo. Devido ao pequeno tamanho dos eritrócitos felinos, é difícil identificar esferócitos nessa espécie e é melhor deixar essa tarefa para um citopatologista veterinário experiente. A formação microscópica de aglutinação e de *rouleaux* pode ser apreciada ao examinar o esfregaço sanguíneo. A existência de uma população de eritrócitos imaturos aumentará a ADE, e um histograma de tamanho celular *versus* número pode conter dois máximos representando duas populações de células – maduras e imaturas. Se não houver anemia há tempo suficiente, poucos reticulócitos estarão na circulação e os índices eritrocitários, provavelmente, estarão dentro da variação de referência para o laboratório. Pode ser necessário repetir o hemograma completo em uma data posterior, a fim de revelar a regeneração.

Após identificar a anemia regenerativa, cabe ao veterinário decidir se a anemia deve-se a hemorragia ou a hemólise. Os parâmetros da coagulação e, quando não fizer parte do hemograma inicial, a contagem de plaquetas poderá iluminar a etiologia do sangramento desconhecido. Pode ser necessário exame endoscópico para identificar as causas de perda de sangue gastrintestinal. Radiografia do tórax e exame ultrassonográfico abdominal devem ser realizados para pesquisar derrame ou massa. Coagulopatia congênita ou adquirida ou traumatismo podem resultar em derrame hemorrágico. Uma lesão expansiva pode indicar neoplasia, o que pode resultar um evento imunomediado secundário. A radiografia abdominal pode revelar corpo estranho metálico no trato gastrintestinal. Tal corpo estranho pode ser uma moeda contendo zinco, o que sugere uma possível causa não imunológica para a anemia hemolítica. Deve ser realizado o teste de aglutinação em lâmina sobre uma amostra de sangue com EDTA lavada ou diluída em salina. Se não houver aglutinação evidente ao exame macroscópico da lâmina, deverá ser realizado o exame microscópico. Como os dois testes avaliam a existência de anticorpos cobrindo o eritrócito, o teste de Coombs direto é desnecessário se o teste de aglutinação em lâmina for positivo. Se o teste de aglutinação em lâmina for negativo, deverá ser realizado o teste de Coombs direto. Ocasionalmente, o FeLV provocará hemólise imunomediada. Recomenda-se o teste para antígeno de FeLV nos gatos com anemia regenerativa, assim como também o teste de reação em cadeia de polimerase para DNA de micoplasma hemotrófico.

Perda aguda de sangue

No início da evolução da perda de sangue, antes que os reticulócitos possam ser produzidos e liberados, a anemia pode se mostrar não regenerativa. A resposta fisiológica à perda de volume é o desvio do sangue para fora da pele e do baço para proteger o coração, o cérebro e as vísceras.[34] A palidez vista nessa situação não se deve à anemia, mas à diminuição do fluxo sanguíneo à mucosa. Durante e imediatamente após perda de sangue significativa, o VG pode permanecer normal, já que ocorreu perda tanto de eritrócitos quanto de plasma. O desvio de líquido do espaço intersticial para o intravascular ocorre em 12 a 24 h, diluindo os eritrócitos.[129] Como consequência, ocorre diminuição do VG e da concentração de proteínas totais. Tais decréscimos ocorrem antes se forem administrados líquidos intravenosos. Nesse momento, a morfologia eritrocitária será normal, assim como o VCM e a CMHC. Durante 3 a 5 dias, a anemia se mostrará não regenerativa e o diagnóstico de anemia por perda de sangue é feito com base na suspeita, no histórico, nos achados físicos e na diminuição da concentração de proteínas totais. Após ter transcorrido tempo suficiente, os reticulócitos surgem e a anemia torna-se regenerativa. Se o sangramento for controlado, o aumento transitório do número de reticulócitos agregados é sucedido pelo aumento do número de reticulócitos pontilhados, conforme os agregados amadurecem.[34] Se os sinais clínicos forem suficientemente graves, deverá ser considerada a transfusão de sangue total.

Se a causa do sangramento não estiver determinada ou controlada, a perda dos depósitos de ferro levará a anemia por deficiência de ferro. Deve ser considerada hemorragia gastrintestinal se a causa para o sangramento não for evidente. Tumores gastrintestinais hemorrágicos, doença intestinal inflamatória, úlceras gástricas devido ao uso excessivo de anti-inflamatórios não esteroides (AINEs) e parasitismo gastrintestinal são causas potenciais de perda externa de sangue.[34] É improvável que a perda de sangue pela urina provoque depleção dos depósitos de ferro.[129] Filhotes felinos novos infestados com pulgas podem enfrentar perda de sangue importante, já que 100 pulgas podem consumir cerca de 1 mℓ de sangue diariamente.[34] Isso representa cerca de 10% do volume sanguíneo de um filhote de 1 kg durante o período de 1 semana.

Hemólise imunomediada

A anemia hemolítica imunomediada (AHIM) ocorre quando a resposta imunológica é direcionada contra antígenos sobre eritrócitos. Isso leva à sua remoção pelo sistema fagocitário mononuclear do baço (hemólise extravascular) ou lise mediada por complemento (hemólise intravascular). Se o evento imunomediado estiver associado a outra doença, a AHIM é secundária. Doença infecciosa ou inflamatória pode provocar AHIM secundária, assim como neoplasia ou administração de medicamentos. Quando nenhuma causa subjacente puder ser discernida, o processo denomina-se *AHIM primária*.

A desregulação do sistema imunológico resulta na perda de autotolerância. Podem ser formados anticorpos contra antígenos eritrocitários (hipersensibilidade do tipo II), contra um antígeno não eritrocitário aderido à superfície do eritrócito (hipersensibilidade do tipo III) ou um anticorpo pode ser produzido contra um antígeno não associado semelhante a um antígeno eritrocitário. Aloanticorpos localizados em sangue transfundido ou no colostro de uma gata tipo B ingerido por um filhote tipo A podem levar a hemólise imunomediada. Alguns antígenos eritrocitários encontram-se ocultos e são expostos ao sistema imunológico apenas depois que a membrana celular sofreu dano. Novos antígenos que reagem de modo cruzado com antígenos eritrocitários ou aderem à membrana eritrocitária podem ser liberados na circulação por meio de infecção ou inflamação.[34]

Em geral, os anticorpos envolvidos no processo imunológico são IgG, embora IgM possa estar individualmente ou junto a IgG. Os macrófagos do sistema fagocitário mononuclear têm receptores para a porção Fc do anticorpo IgG, porém não para IgM. Os receptores Fc são proteínas sobre as superfícies de células como macrófagos e neutrófilos que contribuem para as funções protetoras do sistema imunológico. Assim, os receptores Fc ligam-se à porção Fc de anticorpos aderidos a patógenos ou células infectadas e estimulam a atividade de células fagocitárias ou citotóxicas. As células cobertas de anticorpos são removidas após o anticorpo se ligar ao receptor sobre o macrófago, principalmente na polpa vermelha do baço. O resultado é hemólise extravascular. A fagocitose completa pode não ocorrer, e apenas uma porção da membrana pode ser removida. O índice volume-superfície da célula diminui, e a célula torna-se esférica. Os esferócitos são menos capazes de sofrer deformação, tornando mais difícil a passagem pelo baço. Devido à natureza não sinusoide do baço felino (ver discussão sobre doenças esplênicas adiante, neste capítulo), é necessária menor capacidade de deformação celular para que as células atravessem, e números menores de esferócitos são aprisionados e destruídos em comparação a cães. Macrófagos esplênicos também têm receptores para complemento. Se uma quantidade suficiente de anticorpos IgG cobrir a membrana celular, o complemento também pode se ligar ao eritrócito. A existência de complemento sobre a membrana celular aumenta a eficiência da remoção do eritrócito. Se um número suficiente de anticorpos for IgM, poderá ocorrer a lise mediada por complemento, o que resulta em hemólise intravascular. Contudo, nenhum dos 19 gatos com AHIM em um estudo apresentou hemólise intravascular apesar da existência do IgG em 8 dos gatos.[57]

Gatos com AHIM, seja primária seja secundária, exibirão sinais relacionados com a anemia. Esses sinais podem envolver anorexia, letargia, fraqueza ou dificuldades respiratórias. Pode haver outros sinais em decorrência da doença subjacente em gatos com AHIM secundária. A maioria dos gatos com AHIM é de adulto jovem: no relato mencionado anteriormente, de 19 gatos com doença primária, 6 tinham idade inferior a 2 anos. A idade mediana para os 19 gatos foi 2 anos.[57] Onze dos gatos eram do sexo masculino e 8, do feminino. Os gatos com doença secundária terão um sinal relacionado com a doença subjacente. As possíveis alterações físicas são mucosas pálidas ou ictéricas, taquicardia, taquipneia, ou esplenomegalia como consequência do aumento do processamento de eritrócitos lesados. Taquipneia e taquicardia são tentativas de compensar a diminuição da capacidade de transporte de oxigênio do paciente anêmico. A tromboembolia pulmonar, tão comum em cães com AHIM, é rara em gatos.[57] Ocorre esplenomegalia em muitos distúrbios não imunológicos, o que provoca hemólise conforme o órgão tenta lidar com o número aumentado de eritrócitos lesados. A temperatura corporal provavelmente estará normal, a menos que o paciente se encontre moribundo, em cujo caso será possível observar hipotermia. O sopro sistólico poderá ser ouvido durante a ausculta do tórax.

O diagnóstico de AHIM pode ser frustrante. Existem muitos mecanismos que provocam hemólise que não envolvem o sistema imunológico. É importante diferenciar AHIM primária de secundária, pois o tratamento pode ser diferente. Na investigação diagnóstica rigorosa, com frequência encontra-se a etiologia subjacente. Duas fontes afirmam que AHIM primária é rara em gatos.[34,75] Entretanto, Kohn *et al.*[57] descobriram que, de 23 gatos anêmicos com teste de Coombs positivo ou com aglutinação eritrocitária persistente, a causa subjacente foi identificada em apenas quatro pacientes após uma bateria extensa de exames. Em outras palavras, 19 dos 23 gatos Coombs-positivos tinham AHIM primária.

Para fechar o diagnóstico de AHIM, outras causas de hemólise devem ser eliminadas. Convém realizar hemograma com contagem de reticulócitos e plaquetas, perfil bioquímico sérico e urinálise. A condição retroviral do gato deverá ser avaliada e cabe realizar o teste PCR para DNA de *M. haemofelis*. Cabe realizar radiografia de tórax e ultrassonografia abdominal para se descartar potenciais infecções brônquicas ou massas torácicas ou abdominais. O exame da medula óssea poderá ser útil quando uma resposta regenerativa à anemia for equívoca. Testes imunodiagnósticos específicos, como teste de aglutinação em lâmina e teste de Coombs direto, devem ser realizados.

Se a hemólise for grave o suficiente e a anemia não for fulminante, deve haver evidências de regeneração no hemograma. Deverá haver números aumentados de reticulócitos agregados. Pode ocorrer também policromasia e rubricitose (eritrócitos nucleados). O marco da AHIM em cães, a esferocitose, tem pouca probabilidade de ser identificada. O VG pode ser surpreendentemente baixo para o estado do paciente. Os gatos parecem tolerar o VG mais baixo do que os cães.[57] Quanto mais baixo o VG, maior deverá ser o número de reticulócitos agregados. Se o número de reticulócitos não for apropriado para o grau de anemia, ela poderá ser não regenerativa, em cujo caso uma resposta imunológica direcionada a precursores eritrocitários na medula óssea poderia ser considerada. Outra diferença de cães é a falta de leucocitose ou de neutrofilia com desvio para a esquerda nos gatos com AHIM. No estudo mencionado anteriormente realizado por Kohn *et al.*,[57] 17 dos 19 gatos com AHIM apresentavam número de leucócitos dentro da variação de referência. O número de plaquetas deve estar dentro da variação de referência também. A síndrome de Evans, associação entre dano imunomediado tanto a eritrócitos quanto a plaquetas, é rara em gatos. Embora evidências de CID sejam comuns em cães com AHIM, são raras em gatos. Antes de se convencer de que um gato com anemia também apresenta trombocitopenia com base na contagem automatizada, convém examinar o esfregaço sanguíneo para determinar se existe agrupamento de plaquetas. O exame do esfregaço também possibilitará a identificação de parasitos intraeritrocitários ou de alterações morfológicas no eritrócito que sugiram outras causas de anemia que não a AHIM.

Não existem alterações patognomônicas na AHIM no perfil bioquímico. A anemia pode causar hipoxia centrolobular hepática, lesão de hepatócito e subsequentes incrementos na atividade sérica da alanina transferase (ALT). Pode haver hiperbilirrubinemia e hiperproteinemia. A contração de volume pode ser refletida por azotemia, que provavelmente é pré-renal em gatos com AHIM primária. Pode haver outras alterações se existir uma doença subjacente (AHIM secundária). Quaisquer massas torácicas ou abdominais deverão ser submetidas a biopsia. Cabe tentar um lavado de vias respiratórias com citologia e cultura nos gatos com espessamento peribrônquico.

O teste de Coombs direto detecta anticorpos ou complemento sobre a superfície dos eritrócitos. O resultado positivo é compatível com diagnóstico de, AHIM, porém não necessariamente. Entretanto, o diagnóstico de AHIM deverá incluir o teste de Coombs direto positivo.[34] Resultados falso-negativos são improváveis. No estudo realizado por Kohn *et al.*, 78 gatos foram submetidos ao teste de Coombs direto e 55 foram negativos, todos com etiologia não imunológica identificada como causadora da anemia; outros 14 gatos sem anemia também apresentaram teste de Coombs direto negativo.[57] O teste de Coombs direto pode se tornar negativo após um paciente com AHIM entrar em remissão, embora não seja provável que alguns dias de imunoterapia supressora produzam um teste negativo.[34] Uma limitação do teste é a incapacidade de diferenciar entre AHIM primária e secundária. O teste de aglutinação em lâmina adequadamente realizado pode detectar IgM antieritrócito ou grandes quantidades de IgG antieritrócito cobrindo os eritrócitos. A autoaglutinação deve ser diferenciada da formação de *rouleaux* pelo lavado apropriado ou diluição do sangue sobre a lâmina. O teste de Coombs direto é desnecessário se a aglutinação em lâmina for positiva, pois os dois testes verificam anticorpos antieritrocitários. A autoaglutinação é considerada indicativa de AHIM.[57] A autoaglutinação pode, por meio de artefato, aumentar o VCM, pois grumos de células são contados como uma.

O tratamento da AHIM depende da causa e da gravidade da anemia e deve ser ajustado ao indivíduo. A remoção de uma causa subjacente ou de um desencadeador ajudará a controlar a AHIM secundária. Se houver a suspeita de que uma infecção, como *M. haemofelis*, esteja contribuindo para o distúrbio, convém usar os antibióticos apropriados conforme necessário. A drenagem cirúrgica de quaisquer abscessos de ferida por briga ou a remoção de massas potencialmente neoplásicas podem ser necessárias. A suspensão de fármacos não essenciais, particularmente aqueles que conhecidamente induzem uma resposta imunológica, pode eliminar um desencadeador potencial para o processo imunomediado.

As medidas de suporte não devem ser esquecidas. A expansão de volume em um gato gravemente enfermo melhorará a perfusão de órgãos. As preocupações relacionadas com a exacerbação da hipoxia diminuindo o VG com líquidos intravenosos são infundadas. Embora o VG possa diminuir, a quantidade total de hemoglobina no corpo, não. Entretanto, a reidratação revelará a gravidade verdadeira da anemia. Dependendo da condição e do VG do gato, pode ser necessária uma transfusão de sangue. É fundamental realizar a reação cruzada principal antes de coletar e administrar sangue, mesmo se o tipo sanguíneo do doador e do receptor for conhecido. Infelizmente, a autoaglutinação pode dificultar a interpretação da prova cruzada. Alternativamente, uma solução contendo hemoglobina, oxiglobina, pode ser usada para melhorar a capacidade de transporte de oxigênio. Situações estressantes no hospital veterinário, como manuseio frequente ou exposição a cães latindo, devem ser minimizadas nos gatos intensamente enfermos.

A redução da destruição imunomediada de eritrócitos é o objetivo da terapia medicamentosa. O protocolo ideal medicamentoso diminuirá a fagocitose de eritrócitos cobertos por anticorpos ou complemento, reduzirá a ativação do complemento e eliminará a produção de anticorpos antieritrocitários (Tabela 25.3). Os glicocorticoides são o agente inicial de escolha. Esses medicamentos são anti-inflamatórios e imunossupressores, embora doses mais elevadas sejam necessárias para alcançar os efeitos imunossupressores. A prednisona oral é o glicocorticoide usado com maior frequência, porém ela precisa ser convertida, pelo fígado, à sua forma ativa, prednisolona.[100] Existe certa evidência de que a absorção intestinal ou a conversão hepática de prednisona a prednisolona podem ser fracas em gatos.[119] Desse modo, alguns defendem a prednisolona como a melhor escolha inicial nessa espécie. Os efeitos farmacológicos devem-se à interferência com a comunicação celular e a interação entre células no sistema imunológico. Os glicocorticoides também inibem a produção de citocinas usadas para amplificar a resposta imunológica.[75] A produção diminuída de IL-2 leva ao decréscimo da proliferação de células auxiliares T_h1 e à citotoxicidade.[27] Os glicocorticoides estimulam o amadurecimento de células T supressoras e inibem a citotoxicidade anticorpo-dependente pelas células destruidoras naturais,[27] o que resulta na inibição do braço celular do sistema imunológico. Os glicocorticoides também são benéficos na redução da ligação do componente Fc da IgG aderida aos receptores Fc sobre os macrófagos esplênicos.

Tabela 25.3 **Fármacos imunossupressores.**

Fármaco	Dose	Apresentação comercial
Prednisona/ prednisolona	De 2 a 4 mg/kg/dia	
Dexametasona	De 0,25 a 1 mg/kg/dia	
Clorambucila	De 0,1 a 0,2 mg/kg q24 h ou 2 mg/gato, a cada 48 a 72 h	Comprimidos de 2 mg
Ciclofosfamida	De 2 a 4 mg/kg, a cada 24 h 4 dias/semana	Comprimidos de 25 e 50 mg
Ciclosporina	De 1 a 5 mg/kg, a cada 12 a 24 h, usar peso corporal ideal em gatos obesos	Cápsulas de 10, 25, 50 e 100 mg Cápsulas de 25 e 100 mg, suspensão oral 100 mg/mℓ
Leflunomida	De 2 a 4 mg/kg, a cada 24 h	Comprimidos de 10 e 20 mg

Além disso, podem diminuir a ligação de anticorpos à membrana do eritrócito e diminuir também a ativação do complemento.[34] Existem poucos efeitos diretos sobre linfócitos B e, consequentemente, ocorre pouco efeito sobre a produção de anticorpos.[27,90] Os gatos têm menos receptores glicocorticoides citoplasmáticos, e menos sensíveis, em comparação aos cães.[16] Isso pode explicar por que os gatos costumam apresentar efeitos colaterais menos pronunciados. Por exemplo, poliúria e polidipsia e hepatopatia esteroide não são efeitos colaterais típicos do uso de glicocorticoides em gatos.[27] Os gatos que recebem doses imunossupressoras de glicocorticoides podem ter dificuldade em combater infecções por conta própria. Desse modo, algumas infecções podem ser inaparentes, pois a inflamação associada à infecção talvez estejam encobertas pelo efeito anti-inflamatório do glicocorticoide.

A dose imunossupressora inicial de prednisona ou prednisolona seria 2 a 4 mg/kg por via oral a cada 24 h. A duração de ação biológica desses fármacos é de 24 a 36 h, mais longa que a meia-vida plasmática. Assim, há poucas vantagens em dividir a dose diária, exceto para reduzir a irritação gástrica que alguns pacientes enfrentam com doses muito altas.[16] Se a medicação oral estiver contraindicada devido a vômito ou doença grave da cavidade bucal ou do esôfago, pode-se substituir por dexametasona injetável a 0,25 a 1 mg/kg a cada 24 h por via subcutânea, intramuscular ou intravenosa. Glicocorticoides repositórios, como acetato de metilprednisolona, não possibilitam o ajuste preciso da dose e não se recomenda seu uso.[16] A resposta é indicada por VG estável ou em elevação e pode ser esperada em 1 semana. A AHIM secundária tratada apropriadamente pode responder com maior rapidez. O teste de Coombs permanecerá positivo, possivelmente durante meses, apesar do VG normal. Após o VG tiver alcançado o limite inferior da variação de referência e lá permanecer

por, no mínimo, 1 semana, pode-se considerar diminuir lentamente a dose do glicocorticoide. Uma resposta rápida pode tornar possível a redução mais rápida da dose. A dose pode ser reduzida em 25 a 50% a cada 2 a 4 semanas. Quando a dose de prednisolona tiver alcançado 0,5 mg/kg, pode ser iniciado o tratamento em dias alternados. É fundamental assegurar a manutenção da remissão antes da redução de cada dose. Também não tem sentido diminuir a dose em um gato cujas condições clínicas estejam se deteriorando. Após uma dose fisiológica (0,25 mg/kg) de prednisolona tiver sido alcançada, deve-se tentar suspender o medicamento. Essa suspensão ser possível ou não dependerá de cada gato individualmente. As recidivas são esperadas e deverão ser tratadas aumentando-se a última dose eficaz.

Agentes imunossupressores adicionais podem ser necessários se a resposta a prednisolona for inadequada, se o controle ocorrer apenas sob doses altas de prednisolona ou se os efeitos colaterais forem inaceitáveis. A clorambucila é outro fármaco aceitável para uso em gatos. Embora não tão potente quanto a ciclofosfamida, é bem tolerado pelos gatos e a primeira escolha quando existe necessidade de mais um fármaco. As dosagens variam entre 2 mg/gato por via oral a cada 48 a 72 h[119] a 0,1 a 0,2 mg/kg por via oral a cada 24 h.[88] Não foi relatada cistite hemorrágica em gatos, e mielossupressão é incomum.[119] Contudo, a mielotoxicidade pode resultar em neutropenia, com um ponto mais baixo ocorrendo entre 7 e 10 dias após o início do medicamento. Nesse momento, deverá ser realizada a leucometria. Se o número de neutrófilos for inferior a $0,5 \times 10^9/\ell$, o veterinário deverá administrar antibióticos profiláticos e reduzir a dose em 25%.[85]

Outros fármacos imunossupressores são ciclofosfamida, ciclosporina e leflunomida. Um agente alquilante semelhante a clorambucila, a ciclofosfamida, pode ter o início de ação mais rápido.[87] Os gatos parecem mais resistentes aos efeitos adversos dessa medicação que os cães.[87] No entanto, sinais gastrintestinais como vômito, diarreia, náuseas e anorexia são possíveis. Embora seja metabolizada no fígado formando metabólitos ativos, a produção de substâncias tóxicas ao epitélio da bexiga não parece ser produzida como ocorre em cães,[87] e foi relatada cistite hemorrágica estéril em gatos que recebem ciclofosfamida. O fármaco é citotóxico e diminui a produção de leucócitos e de anticorpos. Assim como a clorambucila, deverá ser realizada a leucometria 7 a 14 dias após o início do medicamento. A dose é de 2 a 4 mg/kg por via oral a cada 24 h durante 4 dias consecutivos por semana.[29] O comprimido não é homogêneo e, por isso, não deverá ser partido. Poderá ser necessária a elaboração em farmácia de manipulação para possibilitar a dosagem precisa.

A ciclosporina atua suprimindo a liberação de citocinas pelas células T, particularmente a IL-2.[119] Essa supressão, por sua vez, impede a ativação inicial de células auxiliares T_h1 e células T citotóxicas. A ciclosporina tem pouco efeito sobre células T não estimuladas, não é citotóxica nem mielossupressora[58] e poupa outras células em divisão rápida.[40] Efeitos adversos comuns são anorexia e vômito, que respondem à diminuição da dose. O medicamento tem gosto amargo que pode provocar a recusa a ingeri-lo quando misturado a alimento.[87] A hepatotoxicidade não é problema, exceto sob níveis sanguíneos extremamente altos,[40] porém nefrotoxicidade reversível, embora não tão comum quanto em seres humanos, pode ocorrer em gatos sob qualquer nível sanguíneo.[40] Recomenda-se o monitoramento da função renal em gatos que recebem a ciclosporina. As lesões gengivais vistas em cães que tomam o medicamento não foram relatadas em gatos.[119] Os pacientes que recebem ciclosporina também podem correr maior risco de desenvolver neoplasia, particularmente linfossarcoma.[40] Esse efeito pode ser devido à diminuição da vigilância de células neoplásicas pelo braço celular do sistema imunológico. Apenas as formulações modificadas de ciclosporina estão recomendadas. Um preparado veterinário da forma emulsificada está disponível em cápsulas, o que possibilita dosagem mais precisa em gatos. Essa formulação é administrada por via oral a 1 a 5 mg/kg de peso corporal ideal a cada 12 a 24 h, e, em geral, é desnecessário o monitoramento de rotina do medicamento,[87] amenos que o paciente não esteja respondendo conforme esperado. Aferir as concentrações de ciclosporina 2 h após a administração está mais intimamente correlacionado à área do fármaco sob a curva do que níveis sanguíneos totais e prediz de modo mais preciso a resposta clínica.[87] Como a ciclosporina liga-se extensamente a eritrócitos, os níveis sanguíneos totais são mais elevados que as concentrações plasmáticas.[58]

A leflunomida é um profármaco metabolizado até a forma ativa pela mucosa intestinal.[40] A forma ativa inibe o receptor de fator de crescimento de linfócitos[40] e enzimas mitocondriais, levando à inibição da proliferação de células T.[40,92] É particularmente eficaz na inibição da proliferação de células B e da produção de anticorpos. O fármaco é metabolizado pelo fígado e excretado na urina.[92] Os problemas gastrintestinais enfrentados por cães não parecem ocorrer em gatos,[40] já que o metabólito que provoca sofrimento gastrintestinal é menos tóxico para gatos.[130] Contudo, os gatos com função renal inadequada podem acumular metabólitos suficientes a ponto de causar problemas gastrintestinais.[130] A leflunomida é administrada por via oral na dose de 2 a 4 mg/kg, a cada 24 h. Uma vez alcançada a remissão, a dose pode ser reduzida para 1 vez ou 2 vezes/semana, a fim de manter os níveis sanguíneos adequados.[40] A leflunomida por via oral a 10 mg/dia tem sido usada junto ao metotrexato, a fim de induzir remissão de artrite reumatoide refratária em gatos. Após o controle ser alcançado, a dose é reduzida para 10 mg 2 vezes/semana.

Devido à mielossupressão intensa que ocorre em gatos, a azatioprina não está recomendada. Quando houver desmame do tratamento usando diversos fármacos, o veterinário deverá iniciar reduzindo os fármacos citotóxicos. Após eles forem suspensos, pode ter início a redução das doses de glicocorticoides. No raro exemplo de a terapia associada ser ineficaz, talvez seja necessária a esplenectomia.

O prognóstico de gatos com AHIM depende da resposta ao tratamento, do prognóstico associado a qualquer doença subjacente e da ocorrência de complicações. Provavelmente, a taxa de mortalidade para gatos com AHIM primária é muito mais baixa do que em cães. Kohn *et al.*[57] relataram a taxa de mortalidade de 23,5% em comparação com taxas muito mais elevadas em cães. Complicações potencialmente fatais, como CID ou tromboembolia

pulmonar, também ocorrem em um índice muito mais baixo em gatos.

Em suma, a AHIM primária pode ser mais comum em gatos do que se pensava anteriormente. O diagnóstico continua sendo de exclusão. A eliminação de outros distúrbios por meio da investigação abrangente é necessária antes de se fechar o diagnóstico de AHIM primária. O tratamento depende de existir ou não um distúrbio subjacente, porém, em geral, envolve o uso de agentes imunossupressores. Felizmente, o prognóstico para gatos com AHIM primária é melhor do que em cães.

Anormalidades eritrocitárias hereditárias que levam a hemólise

A membrana eritrocitária compõe-se de uma bicamada lipídica aderida ao esqueleto da membrana. Diversas glicoproteínas atuam como receptores ou como transportadores. A sódio-potássio (Na/K) ATPase da membrana é perdida durante o amadurecimento e, subsequentemente, as concentrações citoplasmáticas de sódio e potássio são semelhantes às do plasma. Como os eritrócitos não têm mitocôndrias, a geração de energia é exclusivamente anaeróbica. A piruvato quinase (PK) está envolvida na última etapa da produção de energia e catalisa a produção de piruvato a partir de fosfoenolpiruvato, proporcionando uma molécula de ATP de alta energia.[55] Um pouco dessa energia é responsável para a manutenção da flexibilidade da membrana celular, o que possibilita que a célula se comprima pelos pequenos capilares. Dois defeitos hereditários no eritrócito felino ocorrem nas raças relacionadas Abissínio e Somali. Ambos os defeitos acometem o tempo de sobrevida do eritrócito. Um envolve deficiência de PK; o outro, o aumento idiopático da fragilidade osmótica do eritrócito. Os dois defeitos são herdados de maneira autossômica recessiva e são identificados em gatos jovens com anemia hemolítica Coombs negativa. Outras causas mais comuns de hemólise devem ser eliminadas como etiologias possíveis de anemia antes de se considerar anomalias hereditárias. Para tanto, é necessário um esforço exaustivo para encontrar outras causas de anemia regenerativa. O hemograma, com contagem de reticulócitos agregados e aferição dos índices eritrocitários, o perfil bioquímico sérico e a urinálise deverão ser realizados. O paciente deve ser rastreado quanto a infecção por retrovírus e por hemoplasma e deve ser submetido a um teste de Coombs direto.

Gatos das raças Abissínio e Somali com deficiência de PK em geral são adultos jovens quando levados para exame, embora gatos com menos de 1 ano de vida possam ser acometidos. Esses gatos manifestam os sinais comuns associados a anemia, como letargia, fraqueza, mucosas pálidas e anorexia. Os sinais com frequência são intermitentes e brandos, mesmo em gatos com anemia intensa. Os achados físicos não são específicos para deficiência de PK e podem envolver palidez, letargia, icterícia, ou perda de peso. Esplenomegalia de branda a moderada é comum. À apresentação, a maioria dos gatos, porém nem todos, encontra-se anêmica, com VG entre 13 e 29% (mediana de 25%) relatado em um estudo.[55] A anemia é principalmente regenerativa com macrocitose, policromasia e reticulocitose agregada. Alguns gatos apresentam linfocitose e hiperglobulinemia policlonal, possivelmente como consequência de estimulação inespecífica do sistema imunológico. Existe um teste genético para deficiência de PK e ele poderá ser útil em todos os gatos de reprodução das raças Abissínio e Somali, particularmente os animais relacionados com gatos com anemia. Os gatos acometidos são homozigóticos para a mutação causal e apresentam atividade de PK muito baixa.[33] Os heterozigotos apresentam atividade intermediária de PK, e, como são portadores assintomáticos, podem transmitir a anomalia inadvertidamente. O tratamento é limitado para gatos com deficiência de PK. Com frequência, eles recebem o diagnóstico errôneo de AHIM ou hemoplasmose e recebem prednisolona, doxiciclina ou ambas. A prednisolona pode ser benéfica para reduzir o número de crises hemolíticas por desacelerar a fagocitose pelos macrófagos no baço. A esplenectomia deve ser considerada quando ocorrerem episódios recorrentes de hemólise ou se o baço se tornar tão grande a ponto de restringir a expansão do estômago, provocando anorexia.[55] Eventos estressantes podem levar a uma crise hemolítica potencialmente fatal e deverão ser evitados. O prognóstico para um gato com deficiência de PK é variável. Na maioria dos gatos que morrem, a morte ocorre durante uma crise hemolítica. Diferentemente de cães, os gatos não desenvolvem osteoesclerose progressiva.[33] Alguns gatos conseguem viver até uma idade avançada. De acordo com uma fonte,[34] o gato com deficiência de PK que viveu mais alcançou 13 anos de vida.

Foi identificada uma população de gatos Somali e Abissínio com aumento da fragilidade da membrana eritrocitária.[56] A causa para o aumento da fragilidade não foi elucidada, porém se suspeita de uma anomalia hereditária na membrana celular com um possível modo recessivo autossômico de hereditariedade. O distúrbio também foi identificado em gatos da raça Siamês e de Pelo Curto Doméstico.[34] Todos os gatos apresentavam atividade de PK normal. A idade na primeira consulta variou entre 6 meses e 5 anos (média de 2 anos). As queixas mais comuns à apresentação envolviam letargia, anorexia, perda de peso e mucosas pálidas – sinais típicos de anemia. Em alguns gatos, os sinais eram episódicos. O exame físico revelou palidez e esplenomegalia. Conforme esses gatos envelhecem, a esplenomegalia parece se tornar mais intensa. Assim como na deficiência de PK, a apresentação inicial pode ser interpretada erroneamente como outra causa de hemólise. A maioria das amostras de sangue encontrava-se intensamente hemolisada após a permanência de uma noite sob refrigeração. Embora o VG mais frequentemente estivesse na variação entre 15 e 25%, durante a crise hemolítica caía para níveis de até 5%. Em geral, a anemia era de branda a moderadamente regenerativa com macrocitose, anisocitose, policromasia e reticulocitose agregada. Houve aglutinação macroscópica em 50% dos gatos, porém ela desaparecia após lavado apropriado. A aglutinação pode aumentar, como artefato, o VCM – conforme agregados de células passam pelo contador de células. Muitos gatos apresentavam linfocitose e hiperglobulinemia policlonal. Os testes para retrovírus foram negativos, assim como o teste de Coombs direto. O exame microscópico para infecção por hemoplasma era negativo. Devido à insensibi-

lidade desse teste em detectar as bactérias, os gatos eram tratados com doxiciclina mesmo assim. O teste de fragilidade osmótica é realizado colocando-se os eritrócitos do paciente em diluições seriadas em solução salina. Como eritrócitos maduros não têm Na/K ATPase, o volume de água dentro da célula rapidamente entra em equilíbrio com o da solução e a célula aumenta de volume. A hemólise de eritrócitos do paciente ocorre sob concentrações muito mais elevadas de salina do que as amostras-controle. Os eritrócitos acometidos são osmoticamente frágeis, mesmo quando não existem sinais clínicos. Enquanto alguns dos gatos responderam à administração de glicocorticoides, outros melhoraram sem tratamento. A esplenectomia foi realizada em gatos que não responderam ou que apresentavam eventos hemolíticos recorrentes. A cirurgia removeu de modo eficaz o órgão responsável pela fagocitose dos eritrócitos lesados.

Em suma, os gatos com deficiência de PK e aumento da fragilidade eritrocitária podem ter muitas semelhanças clínicas e hematológicas, como pouca idade de início, caráter e cronicidade da anemia hemolítica, esplenomegalia e tratamento disponíveis. Devido à semelhança das duas doenças, pode ser interessante testar ambas no paciente em que a doença seja suspeita. O teste de DNA para deficiência de PK está disponível para os gatos de raças Abissínio e Somali. O teste para fragilidade osmótica requer amostra de sangue com EDTA tanto do paciente quanto de um controle. Os gatos com deficiência de PK apresentam fragilidade osmótica relativamente normal, e aqueles com fragilidade osmótica intensa apresentam atividades normais de PK.

Isoeritrólise neonatal

As fortes características hemolíticas dos aloanticorpos anti-A encontradas no soro de gatos tipo B são responsáveis pela hemólise frequentemente fatal que ocorre em filhotes muito novos. Quando a base patológica para a isoeritrólise neonatal é compreendida, fica fácil ver como que ela pode ser evitada. Com frequência, o tratamento do distúrbio não vale a pena.

Os alelos *A* e *Ab* em gatos são dominantes ao alelo *b*. As gatas do tipo B cruzadas com gatos do tipo A ou do tipo AB podem ter filhotes que expressam antígenos do tipo A (ou AB) sobre seus eritrócitos. Como a placenta em felinos é impermeável à passagem de imunoglobulinas, não ocorre a hemólise *in utero*. Entretanto, após o filhote nascer, ocorre a absorção passiva de proteínas a partir do colostro, incluindo anticorpos anti-A, nas primeiras 12 a 24 h. A exposição aos anticorpos anti-B fortemente hemolisadores provoca a destruição maciça, frequentemente fatal, de eritrócitos nos filhotes tipo A e tipo AB. A gravidade dos sinais é relacionada com a quantidade de anticorpos colostrais absorvidos antes do fechamento do trato intestinal do filhote para a transferência imunológica passiva. Após o fechamento do intestino, o filhote não corre mais o risco de isoeritrólise neonatal. O tempo em que isso ocorre varia entre os animais.

Os filhotes felinos sob risco nascem sadios e tornam-se enfermos somente após consumirem anticorpos anti-A no colostro. Os sinais clínicos aparecem nas primeiras horas até dias de vida e podem variar em gravidade desde morte súbita a desenvolvimento de necrose na ponta da cauda decorrente de obstrução vascular pelos eritrócitos aglutinados. Alguns filhotes desenvolvem urina de coloração escura. Esses filhotes também podem parar de mamar, não se desenvolvem nem ganham peso e exibem anemia e icterícia. Em geral, morrem na primeira semana após o nascimento. O diagnóstico é confirmado por meio da tipagem sanguínea da gata e seus filhotes acometidos.

Devido à natureza aguda da doença, em geral a terapia não é bem-sucedida. Convém o filhote ser afastado da mãe nas primeiras 24 h após o nascimento, e a temperatura corporal deverá ser bem controlada. Deverão ser transfundidos entre 2 e 3 mℓ de sangue do tipo B por meio de cateter intraósseo. O sangue tipo B é usado porque os únicos aloanticorpos no filhote neonato enfermo são os anticorpos anti-A do colostro da mãe. O gatinho ainda não produziu quaisquer aloanticorpos por conta própria. A rigor, o sangue deverá ser da mãe, pois ela não tem anticorpos direcionados contra seus próprios eritrócitos. Os filhotes começam a produzir seus próprios aloanticorpos anti-B logo após o nascimento. Se for necessária uma transfusão adicional 3 dias após o nascimento, deverá ser usado o sangue tipo A.

No entanto, evitar o distúrbio é muito mais passível de sucesso do que tratá-lo. A tipagem sanguínea de indivíduos para cruzamento em raças que conhecidamente têm um alto percentual de gatos tipo B identificará os cruzamentos sob risco de produzir isoeritrólise neonatal (ver Tabelas 25.1 e 25.2). Se o cruzamento entre uma gata tipo B e um gato tipo A ou tipo AB for desejada, deve-se planejar uma mãe adotiva tipo A para os filhotes nas primeiras 24 h de vida. Além disso, esses filhotes podem ser alimentados com um substituto de leite para filhotes felinos nas primeiras 24 h. Se houver preocupação sobre a falta de transferência passiva de imunidade materna em filhotes alimentados com substituto de leite, podem ser administrados 5 mℓ de soro de gato tipo A por via subcutânea ou via intraperitoneal a cada 8 h nas primeiras 24 h.[60] Os filhotes felinos do tipo B recebendo anticorpos anti-B pelo colostro de gata do tipo A aparentemente não correm risco de desenvolver isoeritrólise.

Como a tipagem sanguínea é de pronta realização, prevenir a morte dos filhotes devido a isoeritrólise neonatal é relativamente fácil. Recomenda-se que os gatos de raças com alta frequência de sangue tipo B sejam felinos para cruzamento ou, como animais de companhia, tenham seu sangue tipado na primeira oportunidade para o caso de necessidade dessa informação em uma situação urgente no futuro.

Cytauxzoonose

A cytauxzoonose é uma doença sanguínea de gatos transmitida por meio de carrapato e causada pelo protozoário *Cytauxzoon felis*. O reservatório do organismo é o lince norte-americano (*Lynx rufus*). Em geral, a infecção nos gatos domésticos é rapidamente fatal, de modo a eles constituírem um hospedeiro terminal.[9] O único vetor comprovado para o microrganismo é o carrapato *Dermacentor variabilis*. Atualmente, a cytauxzoonose tem distribuição geográfica

limitada nas áreas central, centro-sul, sudeste e mesoatlântica dos EUA. Tal área também é a de distribuição do *D. variabilis*.

Após o carrapato ingerir os eritrócitos parasitados de um hospedeiro infectado, o parasito é liberado no intestino, reproduz-se e migra para as glândulas salivares. Quando o carrapato alimenta-se em um gato doméstico, o parasito ganha a circulação e infecta os fagócitos mononucleares. A replicação maciça nos fagócitos (fase tissular) leva as células a tumefação e rompimento. Os parasitos liberados são encontrados nos eritrócitos 1 a 3 dias depois (fase eritrocitária).[39] É interessante notar que a inoculação de eritrócitos resulta na parasitemia eritrocitária crônica sem a doença grave normalmente encontrada nos gatos domésticos. Para que o parasito provoque doença virulenta, ela deverá se desenvolver no carrapato.[9] Não há evidências de o parasito poder infectar seres humanos.

O período pré-patente para a doença encontra-se entre 2 e 3 semanas. A fase tissular é responsável por muitos dos sinais clínicos, pois os macrófagos tumefatos obstruem os vasos, o que resulta em diminuição da perfusão de órgãos. A lesão dos pulmões, do fígado, do baço, da medula óssea e do cérebro contribui para muitos dos sinais clínicos. A infecção e a destruição dos eritrócitos ocorrem 2 a 3 dias antes da morte, tempo insuficiente para a anemia hemolítica se tornar regenerativa. Os gatos que sobrevivem apresentam anemia regenerativa se for destruído um número suficiente de eritrócitos. Se a hemólise for grave o suficiente, a hipoxia resultante exacerbará a lesão de órgãos. Produtos intermediários do parasito podem ser citotóxicos, pirogênicos e vasoativos.[39] Após surgimento dos sinais clínicos, a morte ocorre em menos de 1 semana.

Não existe predileção por idade ou sexo, embora gatos mais jovens pareçam representar muitos dos casos. Os gatos que têm acesso a vida livre correm risco maior de exposição ao carrapato. A maioria das infecções é identificada durante o início da primavera até o início do outono, quando os carrapatos são mais ativos. Os gatos infectados por *C. felix* exibem sinais vagos e inespecíficos, como letargia, anorexia, palidez, icterícia ou angústia respiratória. O exame físico de um gato infectado pode revelar febre, hepatoesplenomegalia, taquicardia, taquipneia e mucosas pálidas ou ictéricas. Alterações no estado mental, convulsões e vocalização podem ser encontradas em gatos nos estágios tardios da doença. Decúbito, hipotermia e coma são vistos nos gatos doentes de forma terminal. Em geral, a morte ocorre alguns dias após a temperatura alcançar o máximo.

O plano diagnóstico envolve hemograma, incluindo contagem de plaquetas e de reticulócitos agregados, além da avaliação do esfregaço sanguíneo, perfil bioquímico sérico e urinálise. O estado de retrovírus do gato deverá ser determinado. Se for palpada hepatoesplenomegalia, aconselha-se exame ultrassonográfico abdominal. O objetivo do teste consiste em eliminar de maneira lógica as causas potenciais para os sinais clínicos. Diagnosticar a infecção por *C. felis* exige um índice de suspeição para a doença. Gatos em área endêmica com início agudo de sinais vagos de doença devem ser considerados candidatos para essa infecção. Encontrar carrapato no corpo do gato pode ser uma grande indicação. A anemia só ocorrerá em uma fase avançada da doença e, em geral, é normocítica e normo-crômica, sem aumento do número de reticulócitos agregados. Pode haver leucocitose neutrofílica, mas, se macrófagos repletos de parasitos preencherem a medula óssea, a mieloftise talvez provoque neutropenia. Talvez haja trombocitopenia em decorrência de consumo, possivelmente a partir de CID. Infiltração hepática de macrófagos repletos de parasitos pode provocar hiperbilirrubinemia e aumentar atividade de enzimas hepáticas.

O diagnóstico definitivo envolve identificar o parasito em macrófagos ou em eritrócitos. Como a infecção de eritrócitos acontece em uma fase tardia da doença, o aspirado de fígado, baço, linfonodos, pulmão ou medula óssea é mais passível de produzir o diagnóstico. Monócitos infectados podem ser identificados na margem irregular de um esfregaço sanguíneo. O microrganismo é identificado como uma área basofílica, possivelmente lobulada, ocupando grande parte do citoplasma do fagócito (Figura 25.12). O parasito pode ser demonstrado no eritrócito em forma de anel de sinete redondo característico (Figura 25.13). Outras formas encontradas nos eritrócitos são pequenos pontos e forma ovoide semelhante a alfinete de segurança. Em geral, existe apenas um parasito por eritrócito, porém ocasionalmente são encontrados pares e tétrades.[39] Como a infecção dos eritrócitos ocorre em uma fase posterior da doença, a parasitemia pode não ocorrer inicialmente. Uma repetição do exame do esfregaço sanguíneo deverá revelar o parasito.

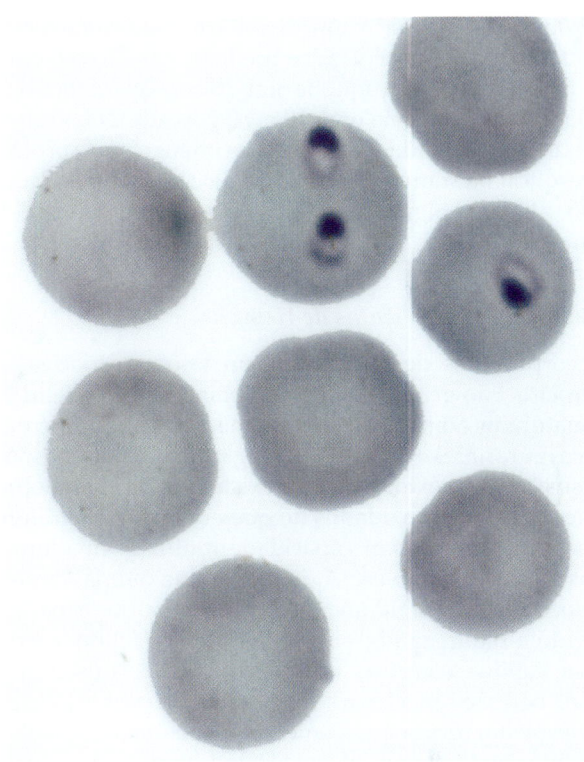

Figura 25.13 Eritrócitos felinos infectados com piroplasmas de *Cytauxzoon* com a forma característica em anel de sinete. A área nuclear clara no parasito possibilita que ele seja diferenciado de microrganismos hemotrópicos do gênero *Mycoplasma*. (Wright-Giemsa, 330×). (*De Greene CE, Meinkoth J, Kocan A: Cytauxzoonosis. In Greene CE, editor:* Infectious diseases of the dog and cat, *ed 3, St. Louis, 2006, Saunders/Elsevier.*)

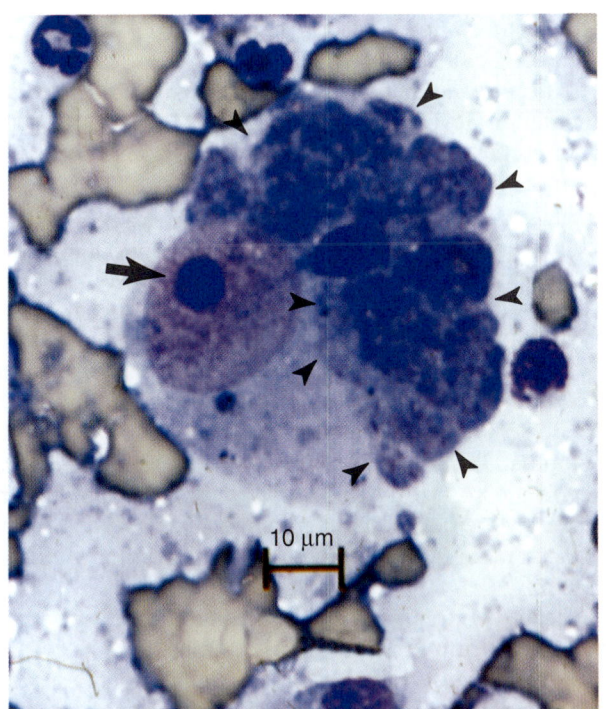

Figura 25.12 Macrófago de fígado felino contém um esquizonte de *Cytauxzoon* em desenvolvimento. O esquizonte inicial é marcado por *pontas de seta* e mostra-se como área basofílica lobulada no interior do citoplasma da célula. Um grande nucléolo proeminente no núcleo do hospedeiro está indicado por uma *seta longa* (Wright-Giemsa, 165×). (*De Greene CE, Meinkoth J, Kocan A: Cytauxzoonosis. In Greene CE, editor:* Infectious diseases of the dog and cat, *ed 3, St. Louis, 2006, Saunders/Elsevier.*)

Embora a infecção por *C. felis* geralmente seja fatal, gatos sobrevivem, inclusive alguns dos que recebem cuidados de suporte apenas rigorosos. Uma população de 18 gatos da área da divisa entre Arkansas-Oklahoma sobreviveu, o que sugere a existência de uma cepa menos virulenta do parasito.[72] Os objetivos do tratamento são a prevenção de CID e de septicemia bacteriana, a promoção da perfusão e a melhora da oxigenação tissular. A administração intensiva de líquidos intravenosos ajudará a preservar o volume intravascular, manter a perfusão tecidual e, consequentemente, melhorar a oxigenação tecidual e ajudar a prevenir a CID. O uso profilático de heparina para prevenir CID foi sugerido.[9] Embora antibióticos não sejam capazes de controlar diretamente os protozoários, eles foram usados na maioria dos gatos que sobreviveu.[9] Medicamentos eficazes que conseguem erradicar *C. felis* ainda não estão disponíveis. Na verdade, muitos gatos que sobreviveram à infecção assim o fizeram sem o benefício de agentes antiprotozoários.

O tratamento com frequência é frustrante. A maioria dos gatos morre mesmo com o tratamento rigoroso. Até que se desenvolvam protocolos eficazes para o tratamento de infecções por *C. felis*, a prevenção da infecção inicial deve ser o objetivo do veterinário e do proprietário. O controle de carrapatos é imperativo na prevenção de infecção, assim como o confinamento em espaço fechado durante a estação dos carrapatos para diminuir a exposição ao parasito protozoário. A limpeza diária para remover carrapatos também é útil. Dados preliminares são relacionados com o uso de atovaquone oral, 15 mg/kg a cada 8 h, associado a azitromicina oral, 10 mg/kg a cada 24 h, durante 10 dias, junto a cuidados de suporte intensivos. O protocolo resultou na sobrevivência de 14 de 22 gatos infectados.[8] É possível que alguns desses gatos estivessem infectados com a cepa menos virulenta de C. felis.

Anemia com corpúsculos de Heinz

Os corpúsculos de Heinz indicam lesões oxidativas do eritrócito. São grumos de hemoglobina irreversivelmente desnaturada aderidos à membrana celular do eritrócito (ver Figuras 25.9 e 25.10). A hemoglobina felina é bastante sensível à lesão oxidativa, pois existem mais alvos sobre a molécula a serem oxidados do que em outros mamíferos, e os gatos apresentam capacidade reduzida de eliminar substâncias oxidativas. A hemoglobina felina também dissocia-se mais rapidamente do que em outras espécies.[14] Devido à natureza não sinusoide do baço felino, corpúsculos rígidos como os eritrócitos com corpúsculos de Heinz não são forçados a se comprimir ao passar pela polpa vermelha. Consequentemente, o baço felino é ineficaz na remoção de corpúsculos de Heinz, e eles se acumulam. Ainda assim, o resultado é a diminuição do tempo de sobrevida dos eritrócitos. A oxidação do ferro na hemoglobina pode ocorrer sem desnaturação da hemoglobina. O Fe^{+2} é oxidado a Fe^{+3}, que não consegue se ligar ao oxigênio. O resultado é a metemoglobinemia.

As substâncias oxidativas são radicais livres que danificam estruturas celulares. Podem se acumular quando existe aumento na produção ou diminuição da destoxificação do radical livre, que pode ser produzido espontaneamente a partir do oxigênio. Também podem ser consequência de fármacos, vegetais ou substâncias químicas com propriedades oxidativas.[14] Muitas substâncias ou doenças podem produzir corpúsculos de Heinz (Boxe 25.2).

Os corpúsculos de Heinz são relatados como o percentual de eritrócitos que contêm corpúsculos de Heinz. Devido à natureza do baço felino, até 20% dos eritrócitos em gatos sadios podem apresentar corpúsculos de Heinz.[126] Qualquer quantidade acima desse percentual deverá levar a perguntas para o proprietário relacionadas com a dieta e a exposição a fármacos. Os proprietários que administram a seus gatos alimentos feitos em casa ou papinha para criança com carne podem estar inadvertidamente acrescentando pó de cebola a ponto de causar até 50% de corpúsculos de Heinz.[14] Os gatos que ingerem uma dieta oxidativa podem ser mais suscetíveis a fármacos oxidativos. Os gatos com doenças que causam maior número de corpúsculos de Heinz não devem receber alimentos com o potencial de produção de corpúsculos de Heinz, já que os efeitos podem ser somados.

Os gatos são mais suscetíveis a lesão a partir de fármacos oxidativos que outras espécies. Diversos fármacos podem produzir lesão oxidativa do eritrócito. Em gatos, o paracetamol é particularmente perigoso. Os gatos não conseguem metabolizar o fármaco por meio de glicuronidação e metabólitos oxidativos são formados danificando o eritrócito e a hemoglobina. Diversas doenças podem

---

Boxe 25.2 Substâncias e doenças associadas a lesão oxidativa em eritrócitos

Alimentos
- Cebola
- Propilenoglicol
- Brócolis
- Alho
- Alimento à base de salmão

Fármacos
- Acetaminofeno
- Benzocaína
- Propofol
- DL-metionina
- Vitamina K_3

Metais
- Zinco
- Cobre

Doenças
- Diabetes melito (em especial com cetoacidose)
- Hipertireoidismo
- Lipidose hepática
- Linfossarcoma

---

produzir substâncias que provocam lesão oxidativa. Gatos em cetoacidose podem ter até 70% de corpúsculos de Heinz grandes.[14] Os gatos diabéticos sem cetose têm um grau menor de corpúsculos de Heinz. Os proprietários devem evitar alimentar gatos diabéticos com papinha de neném contendo cebola.

Os sinais da anemia com corpúsculos de Heinz são semelhantes àqueles encontrados na maioria dos gatos anêmicos: letargia, anorexia, mucosas pálidas, taquicardia e taquipneia. A adição da menor capacidade de transporte de oxigênio da metemoglobina provocada pela oxidação do ferro talvez leve os sinais de hipoxia a aparentarem maior gravidade do que o VG baixo poderia sugerir. Se mais de 15% da hemoglobina estiver na forma de metemoglobina, a coloração da mucosa e do sangue pode estar alterada mostrando-se de vermelho mais escuro ou acastanhada. Metemoglobina significativa raramente está associada a dieta ou a doenças que produzem corpúsculos de Heinz.[14]

O desenvolvimento e o grau de anemia dependem do tamanho, do número e do índice de formação de corpúsculos de Heinz. Os corpúsculos de Heinz são produzidos sob velocidade mais lenta pela dieta ou por doença em comparação com fármacos oxidativos e são menos passíveis de estarem associados a hemólise aguda. A anemia é mais provável quando os corpúsculos de Heinz são grandes e acometem mais de 30% dos eritrócitos. Os corpúsculos de Heinz mostram-se escuros quando corados com novo azul de metileno. Células fantasma podem aparecer na lâmina se os eritrócitos forem vistos expulsando o corpúsculo de Heinz. Essas células assemelham-se a aros vazios com o corpúsculo de Heinz aderido. Diferentemente dos cães, com frequência os gatos apresentam corpúsculos de Heinz grandes e solitários. A existência de muitos corpúsculos de Heinz grandes pode, como artefato, aumentar a CMHC e a leucometria automatizada. Uma vez descoberta a anemia com corpúsculos de Heinz, o veterinário deve avaliar com cuidado o gato quanto a ingestão de fármaco ou cebola, ou a ocorrência de diabetes melito. É importante pesquisar a etiologia subjacente para a anemia mesmo se houver corpúsculos de Heinz. Eles são um sinal de doença, não a doença em si. Radiografia torácica e radiografia abdominal e ultrassonografia abdominal podem ajudar a identificar quaisquer processos malignos ou corpos estranhos metálicos. Substâncias desencadeadoras na dieta podem ser identificadas olhando-se o rótulo da embalagem do alimento. Às vezes, os proprietários administram inadvertidamente paracetamol aos gatos quando eles parecem sentir dor.

O tratamento para a anemia com corpúsculos de Heinz deve primeiramente ser direcionado para a remoção da lesão oxidativa (p. ex., eliminando alimentos contendo cebola ou tratando a doença subjacente). Assim como qualquer doença que provoca anemia, os cuidados de suporte com base na condição do gato são importantes. Fluidoterapia intravenosa para corrigir contração de volume é sempre importante em gatos desidratados. Se os sinais clínicos indicarem, pode ser necessária a transfusão de sangue. Por último, o tratamento antioxidante poderá ser necessário se o distúrbio for grave. N-acetilcisteína é usada para tratar os efeitos tóxicos do paracetamol (ver Capítulo 31). O azul de metileno pode ser administrado por via intravenosa a gatos a 1 a 1,5 mg/kg uma vez. Entretanto, doses adicionais podem exacerbar a anemia por corpúsculos de Heinz. Depois que a substância oxidativa for removida do gato, os corpúsculos de Heinz devem desaparecer entre 1 e 4 semanas seguintes.

Hemólise aguda secundária a hipofosfatemia intensa

O fósforo existe no corpo sob a forma de fosfatos orgânicos e inorgânicos. O fosfato orgânico é um componente importante de muitas estruturas celulares e moléculas no gato, como adenosina-5'-trifosfato (ATP), adenosina monofosfato cíclico (cAMP), cadeia transportadora de elétrons e membranas celulares. Essas estruturas, por sua vez, são importantes na manutenção da integridade da célula. O fosfato inorgânico está localizado, principalmente, no espaço extracelular e é um substrato importante para a fosforilação oxidativa e a glicogenólise.[74] A hemólise aguda devida a hipofosfatemia foi identificada em gatos tratados para diabetes melito e lipidose hepática.[1] Os gatos com essas doenças podem já ter fosfato sérico baixo; o tratamento da doença pode resultar na diminuição ainda maior conforme a insulina exógena é administrada a pacientes diabéticos ou a insulina endógena aumenta quando gatos cronicamente anoréxicos são alimentados novamente. A insulina resulta no desvio intracelular de fosfato conforme este segue a glicose para o interior das células. A concentração intraeritrocitária de fosfato depende da concentração sérica de fosfato.

A hipofosfatemia intensa leva a diminuição do fosfato eritrocitário e, consequentemente, depleção de ATP. A perda resultante do fosfato rico em energia leva à incapacidade de manter a forma bicôncava da célula,[1] à redução na capacidade de deformação da membrana, ao aumento da fragilidade osmótica e ao aumento da suscetibilidade a estresse oxidativo.[34] Como consequência, a célula torna-se frágil, rígida, se submetida a estresse oxidativo. Os macrófagos no baço removem essas células e desenvolve-se anemia. Corpúsculos de Heinz em gatos diabéticos podem exacerbar a anemia causada por hipofosfatemia.

A anemia causada por hemólise aguda desenvolve-se em 1 a 2 dias da identificação da concentração sérica de fosfato inferior a 0,65 mmol/ℓ. Devido à natureza aguda da hemólise, a anemia será normocítica normocrômica e não regenerativa. Em um relato, o VG caiu para níveis entre 9 e 18 pontos percentuais.[1] Números aumentados de corpúsculos de Heinz podem ser encontrados ao se examinar um esfregaço de sangue. Provavelmente, os gatos que sobrevivem desenvolverão reticulocitose agregada durante a recuperação.

Recomenda-se a suplementação quando o fosfato sérico se encontrar inferior a 0,65 mmol/ℓ. Fosfato de sódio ou fosfato de potássio, intravenoso, é administrado a 0,01 a 0,06 mmol/kg por hora em soluções sem cálcio.[49] As concentrações séricas de cálcio e fosfato devem ser monitoradas a cada 6 h, pois a hipocalcemia é uma complicação comum (é tratada com gluconato de cálcio por via intravenosa).[34] Quando o fosfato sérico estiver superior a 0,65 mmol/ℓ, a dosagem poderá ser diminuída pela metade e suspensa logo depois. A suplementação oral é iniciada nesse momento.

A anemia hemolítica aguda associada a hipofosfatemia é uma complicação do tratamento de um gato diabético ou pode decorrer da síndrome da realimentação. É importante ter em mente avaliar os níveis séricos de fosfato nesses gatos, pois o desenvolvimento de anemia pode complicar a recuperação. O uso profilático de suplementação com fosfato desses pacientes pode ser considerado se houver monitoramento apropriado.

Hemoplasmose felina | Hemobartonelose

Hemoplasmas felinos são microrganismos gram-negativos epicelulares causadores de anemia e doença em gatos em todo o mundo. Em um estudo, 27% de 310 gatos com anemia aguda ou regenerativa deram resultado positivo para hemoplasmose.[109] Uma outra pesquisa descobriu que 14% de todos os gatos anêmicos estavam positivos para hemoplasmose.[83] Quatro hemoplasmas diferentes foram detectados em gatos por meio de PCR: *M. haemofelis, Candidatus Mycoplasma haemominutum, Candidatus Mycoplasma turicensis* e *Candidatus Mycoplasma haematoparvum*. O hemoplasma mais comumente encontrado em gatos é o *Candidatus M. haemominutum*; infecções mistas não são raras.[109] O *M. haemofelis* é o mais patogênico dos hemoplasmas e pode causar anemia hemolítica potencialmente fatal. Em geral, o *Candidatus M. haemominutum* provoca doença branda ou nenhuma doença em gatos,[31] a menos que haja coinfecção por FeLV ou por outro hemoplasma. O *Candidatus M.*

turicensis causou anemia quando inoculado em gatos sem patógenos específicos.[108] A patogenicidade do *Candidatus M. haematoparvum* ainda precisa ser determinada.

A lesão da membrana celular do eritrócito ocorre como resultado da aderência do microrganismo. Consequentemente, o tempo de sobrevida da célula é afetado. A membrana lesada também pode revelar antígenos anteriormente escondidos do sistema imunológico. Anticorpos direcionados contra esses antígenos (reação imunológica tipo II), bem como contra o próprio microrganismo (reação imunológica tipo III), podem levar a hemólise imunomediada Coombs-positiva. O baço remove essas células danificadas, levando à redução do VG. Macrófagos no baço também podem remover as bactérias da superfície do eritrócito e, se este não estiver intensamente lesado, retornam o eritrócito para a circulação.[111] Apesar do tratamento apropriado, os gatos que se recuperam podem permanecer subclinicamente infectados durante um período de tempo. A PCR permanece positiva nesses gatos, enquanto as bactérias desaparecem dos eritrócitos e o VG alcança a variação de referência. Os gatos que se tornam portadores alcançaram um estado fixo entre replicação do microrganismo e fagocitose e remoção de eritrócitos por macrófagos. Os portadores são mais passíveis de surgir após infecção por *Candidatus M. haemominutum* do que com *M. haemofelis.*[111]

O modo de transmissão não é bem compreendido. Tradicionalmente, acreditava-se que a transmissão de hemoplasmas ocorria por meio de pulgas (*Ctenocephalides felis*). Embora os exames de PCR tenham documentado a existência de DNA de hemoplasma em larvas, fezes e ovos de pulgas, a ingestão destes não resultou na transmissão para gatos sob condições experimentais.[133] A transmissão da infecção foi observada após pulgas infectadas com hemoplasma terem se alimentado em gatos em ambiente experimental. A ingestão experimental de sangue infectado, mas não de saliva felina infectada,[79] também resultou em transmissão da infecção. Não se sabe se esses resultados traduzem o ambiente clínico, porém essa pesquisa leva à especulação de que interações intensas entre gatos também podem participar da transmissão do microrganismo.[83]

Os gatos infectados com hemoplasmas podem ser do sexo masculino ou feminino e de qualquer idade, e são levados ao médico-veterinário por motivos semelhantes àqueles da maioria dos outros gatos com anemia. Com frequência, encontram-se letárgicos, pálidos, sem comer bem e perdendo peso. A evolução pode ser com exacerbações e remissões conforme o número de parasitos circulantes varia. A gravidade dos sinais clínicos depende da espécie envolvida, a velocidade de desenvolvimento e do grau de anemia. Os gatos infectados com *M. haemofelis* ou *Candidatus M. turicensis* são mais passíveis de se tornarem anêmicos do que os gatos infectados com *Candidatus M. haemominutum*. A ocorrência de coinfecções por FeLV resulta em doença mais grave. Contudo, a infecção concomitante com FIV não está associada a doença mais grave.[108] Os achados físicos são febre, mucosas pálidas, esplenomegalia e icterícia. Os gatos infectados com *Candidatus M. haemominutum* podem não apresentar anormalidade física alguma.[108] Um gato enfermo infectado com *Candidatus M. haemominutum* e sem coinfecção deverá ser avaliado quanto a outras causas de anemia.

A avaliação de um gato enfrentando os sinais clínicos mencionados deve envolver hemograma completo, o que significa também exame do esfregaço sanguíneo, contagem de reticulócitos agregados e de plaquetas; teste de Coombs; e teste retroviral. A anemia causada por infecção por hemoplasma felino deverá ser macrocítica, normocrômica ou hipocrômica, e regenerativa se tiver passado tempo suficiente possibilitando a produção de novos eritrócitos. Deverá haver incrementos no número de reticulócitos agregados se a anemia for de moderada a grave. Se a anemia for branda, apenas reticulócitos pontilhados poderão ser observados. Com frequência, o teste de Coombs é positivo.[111] O gato deverá ser avaliado quanto a outras causas de anemia regenerativa, conforme indicado por outros sinais clínicos, como sangramento.

Testes específicos para hemoplasmose envolvem a inspeção atenta dos eritrócitos no esfregaço sanguíneo em busca de evidências do microrganismo e exame de PCR para DNA do microrganismo. Ocasionalmente, os microrganismos podem aparecer no esfregaço sanguíneo (Figura 25.14). A probabilidade de encontrar microrganismos dessa maneira é influenciada pela natureza cíclica da parasitemia e, possivelmente, por questões de manuseio da amostra. As lâminas devem ser feitas em 1 h da coleta, a fim de prevenir a possibilidade pequena de os microrganismos se deslocarem dos eritrócitos.[111] Eritrócitos infectados devem ser diferenciados de corpúsculos de Howell-Jolly, precipitado de corante e reticulócitos contendo ribossomos. A PCR é um exame mais sensível e é considerado o exame de escolha para a infecção. Com frequência, os gatos submetidos a antibioticoterapia são PCR negativos e não devem ser testados por meio dessa técnica. Um teste positivo indica a existência de DNA de microrganismos e pode não se correlacionar à doença clínica. Os portadores da infecção são identificados por meio desse teste.

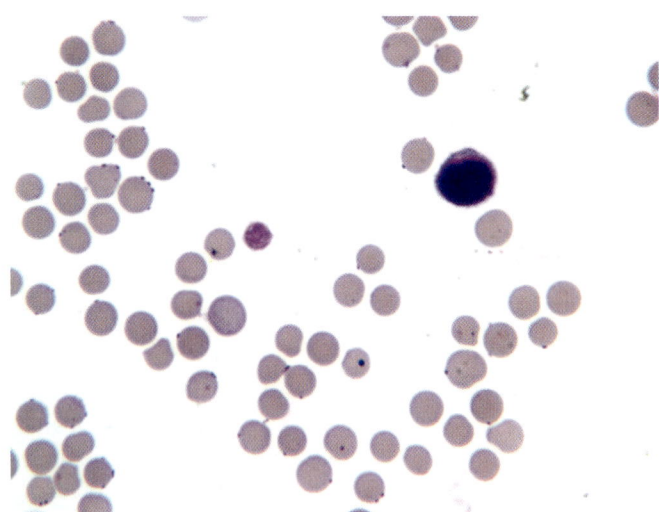

Figura 25.14 Esfregaço sanguíneo corado por Giemsa de um gato com infecção por *Mycoplasma haemofelis*. Os microrganismos estão aderidos à superfície dos eritrócitos. Existe anisocitose (variação do tamanho da célula) na lâmina. (*De Tasker S, Lappin MR: Update on hemoplasmosis. In August JR, editor:* Consultations in feline internal medicine, *ed 5, St Louis, 2006, Elsevier.*)

Tradicionalmente, os gatos com infecções por hemoplasma são tratados com tetraciclina. A doxiciclina oral a 10 mg/kg a cada 24 h pode ser eficaz no tratamento de doença causada por hemoplasmose. Esquemas mais longos que 21 dias poderão ser necessários para a eliminação do microrganismo. Estenoses esofágicas constituem uma complicação possível da administração de doxiciclina em comprimido ou cápsula e podem ser evitadas assegurando a passagem do fármaco para o estômago e empurrando com uma seringa uma pequena quantidade de alimento ou de água após a administração do comprimido ao gato. A doxiciclina também pode ser composta em suspensão. Aplicar uma pequena quantidade de manteiga ou margarina no nariz pode alcançar o mesmo objetivo. Antibióticos à base de fluoroquinolona mostraram-se eficazes no tratamento de gatos com infecções por hemoplasma. O enrofloxacino a 5 mg/kg por via oral, a cada 24 h, esteve associado à melhora dos sinais clínicos, embora a eliminação da infecção fosse incomum.[21] Doses diárias acima dessa podem causar degeneração da retina em gatos. Outras fluoroquinolonas podem ser eficazes. O marbofloxacino a 2 mg/kg por via oral, a cada 24 h, é eficaz para tratar doença porém pode não resultar na depuração da infecção.[110] A toxicidade da retina ainda não foi identificada em gatos que recebem marbofloxacino. Pradofloxacino a 5 mg/kg por via oral, a cada 24 h, mostra-se seguro e eficaz para tratar doença causada por infecções por hemoplasma. Também parece ser mais eficaz para eliminar o microrganismo em comparação com doxiciclina.[22] Prednisolona, inicialmente a 2 mg/kg por via oral, a cada 24 h, antes do ajuste da dose tem sido usada para controlar o componente imunomediado da doença. No entanto, esse fármaco pode ser desnecessário, pois alguns gatos se recuperam sem o uso de glicocorticoides.[111] Se a doença e a anemia forem graves, poderá ser necessária uma transfusão.

Gatos com anemia provocada por hemoplasmose têm excelente prognóstico de recuperação.[83] O prognóstico pode não ser tão bom para gatos com doença concomitante, como coinfecção por FeLV. A prevenção da doença pode incluir o controle de pulgas e a prevenção de interações intensas com outros gatos. Não se conhece a eficácia dessas táticas já que a modalidade de transmissão da infecção ainda não está clara. Gatos com exame de PCR positivo não devem ser usados como doadores de sangue.

Anemia não regenerativa

Definição

Define-se *anemia não regenerativa* (ou não responsiva) como massa eritrocitária diminuída (diminuição do VG, do número de eritrócitos e da concentração de hemoglobina) sem evidências de aumento da produção de novos eritrócitos pela medula óssea. A falta de regeneração pode ser causada por produção diminuída de eritropoetina (EPO), diminuição da capacidade de resposta da medula óssea a EPO, diminuição dos precursores eritroides na medula óssea, ou deficiência de ferro. Diversos distúrbios podem levar a anemia não regenerativa, como doença renal crônica, doença hepática, doença inflamatória, infecção por FeLV, destruição imunomediada de precursores de eritrócitos e

doença primária da medula óssea, como neoplasia e mielodisplasia. A anemia é considerada não regenerativa se não houver número adequado de reticulócitos agregados circulantes para o grau de anemia. É importante relembrar que o início agudo de anemia também pode parecer não regenerativa se não tiver passado tempo suficiente (4 a 7 dias) para a medula óssea produzir e liberar reticulócitos agregados.

Histórico e exame físico

Os sinais associados a anemia com frequência são inespecíficos e foram abordados anteriormente, em *Avaliação clínica de gatos com anemia*.

Planos diagnósticos

O hemograma, junto com a aferição dos índices eritrocitários, avaliação de esfregaço sanguíneo e contagem de reticulócitos, deverá ser realizado em todos os gatos em que a anemia for uma causa suspeita dos sinais clínicos. Anemias não regenerativas são mais frequentemente normocíticas normocrômicas. Assim como nas anemias regenerativas, VG, número de eritrócitos e concentração de hemoglobina estão diminuídos. No entanto, como não existe aumento da produção de reticulócitos, em geral o VCM encontra-se na variação de referência. A ADE também se encontra na variação de referência, pois a maioria dos eritrócitos tem tamanho semelhante. Esses parâmetros podem se situar fora da variação de referência em distúrbios como deficiência de ferro e infecção pelo FeLV. A maioria dos eritrócitos terá sua carga normal de hemoglobina, de modo que a CMHC também estará na variação de referência.

Após identificada a anemia não regenerativa, o objetivo dos procedimentos diagnósticos adicionais consiste em identificar as causas extramedulares da anemia antes de procurar distúrbios intramedulares. Perfil bioquímico sérico, urinálise e testes para retrovírus deverão ser realizados.[18] Se a duração da doença for inferior a 5 dias, a medula óssea do gato pode não ter tido tempo suficiente para aumentar a produção de eritrócitos. Outro hemograma com contagem de reticulócitos deve ser realizado para garantir que a anemia seja não regenerativa. Outros procedimentos diagnósticos que podem ser úteis são radiografias torácicas e imagem abdominal. Se essas etapas não identificarem uma etiologia para a anemia, deverá ser feita a avaliação da medula óssea.

Deficiência de ferro

O ferro existe no corpo sob a forma de hemoglobina, mioglobina, ferro lábil, ferro tissular e ferro transportado.[129] As concentrações de hemoglobina no interior do eritrócito em amadurecimento ajudam a determinar quando cessa a divisão celular. Os eritrócitos sofrem divisões extras, que resultam em células menores quando o nível de hemoglobina está diminuído. Na maioria das espécies, a anemia ferropriva é microcítica (VCM diminuído) e hipocrômica (CMHC diminuída), porém os gatos são menos passíveis de desenvolver essas alterações.[18] No início da evolução da deficiência de ferro, a anemia provavelmente é regenerativa. Pode haver policromasia e reticulocitose suficientes.[18] Conforme os depósitos de ferro são exauridos, a policromasia e a reticulocitose diminuem e a anemia torna-se não regenerativa. O grau de anemia varia desde branda até potencialmente fatal.[129] As variações na forma dos eritrócitos (poiquilocitose)[129] e os eritrócitos fragmentados (esquistocitose)[18] são observados com frequência no esfregaço sanguíneo. A poiquilocitose também é comum em gatos com doença hepática.[126]

Os filhotes felinos correm risco de desenvolver anemia ferropriva em decorrência de endoparasitose ou de ectoparasitose. A amostragem repetida de sangue de filhotes também pode levar à depleção de ferro. Ocorre anemia grave por picada de pulgas em filhotes felinos jovens em decorrência de perda de ferro.[129] A anemia decorrente de depleção de ferro corporal total é incomum em gatos adultos.[129] A perda crônica de sangue por ulceração ou neoplasia gastrintestinal pode resultar em anemia ferropriva. Se a quantidade de sangue perdida, a qualquer momento, for pequena, não haverá evidência de regeneração. A anemia será causada por perda crônica de ferro. Pode ser necessária a avaliação cuidadosa do trato gastrintestinal, já que pode não haver evidência franca de doença gastrintestinal (p. ex., vômito, melena).[93] A perda pelo trato urinário, devido a carcinoma de células de transição hemorrágico ou a cistite hemorrágica, é improvável de provocar perda de ferro suficiente a ponto de causar anemia.[129]

O diagnóstico de anemia ferropriva pode ser difícil. As alterações no éritron podem ser semelhantes às da anemia por doença inflamatória (ADI; ver discussão adiante). Às vezes, o diagnóstico pode ser feito com base no histórico e no exame físico, pois haverá evidências de perda de sangue ou de inflamação ativa. Com frequência, há necessidade de mais informações. Os gatos sadios costumam não apresentar depósitos de ferro visíveis em sua medula óssea. Embora a existência de ferro na medula óssea descarte a deficiência do mineral, sua ausência não a comprova.[34,128] O perfil do ferro pode ser útil (Tabela 25.4). As concentrações séricas de ferro individualmente são inespecíficas demais.[128] Pode ser útil aferir a capacidade de ligação do ferro total (CLFT) e as concentrações séricas de ferritina. A CLFT é a medida da concentração de transferrina, uma proteína do plasma que funciona no transporte do ferro. Em um gato com deficiência de ferro, a transferrina (e a CLFT) provavelmente estará normal a levemente elevada,[34] na tentativa de oferecer maior capacidade para o transporte de ferro às células. Como o ferro sérico é baixo, a saturação de transferrina estará diminuída. O sequestro de ferro e a diminuição do transporte de ferro são consequência de doença inflamatória, de modo que concentrações de transferrina (e CLFT) estarão diminuídas.[126] A ferritina é uma proteína citoplasmática que estoca ferro em uma fase solúvel no interior da célula.[34] Nos estados de deficiência de ferro, os depósitos de ferro citoplasmáticos estarão diminuídos, o que resulta em diminuição das necessidades de ferritina e diminuição das concentrações plasmáticas. A ferritina também é uma proteína inflamatória de fase aguda. Em condições que envolvem inflamação, espera-se que as concentrações de ferritina estejam elevadas.[128] Em suma, a transferrina (CLFT)

Tabela 25.4 Anemia da doença inflamatória versus anemia ferropriva.

	Anemia da doença inflamatória	Anemia ferropriva
Índices eritrocitários	Normocítica, normocrômica	Microcítica, hipocrômica
Concentração de ferro sérico	Baixa	Baixa
Capacidade de ligação com ferro total (transferrina)	Com frequência diminuída	Com frequência normal
Ferro da medula óssea	Pode estar aumentado	Ausente (também um achado em gatos normais)
Ferritina sérica	Alta	Baixa
Doença inflamatória	Presente	Não precisa estar presente

está aumentada e a ferritina diminuída na deficiência de ferro, enquanto o inverso pode ser verdadeiro para a anemia da doença inflamatória.

Quando um gato com deficiência de ferro está sendo tratado, é imperativo que a causa da perda de sangue seja identificada e abordada. Se os sinais clínicos do gato assim o indicarem, poderá ser necessária uma transfusão. A terapia de reposição de ferro envolve a administração de sulfato ferroso a 50 a 100 mg/gato, via oral, a cada 24 h. Se ocorrer desconforto gastrintestinal, a dose pode ser dividida. A dose deverá ser diminuída em 50%, quando o VG estiver na variação de referência. Se a absorção intestinal for questionável, ferro dextrana deverá ser administrado por via intramuscular a 50 mg a cada 3 a 4 semanas, até a doença gastrintestinal estar sob controle. Ocasionalmente, ocorrerão reações de hipersensibilidade associadas às injeções de ferro dextrana. Evidências de regeneração, como policromasia e reticulocitose, devem ser evidentes em alguns dias,[18] conforme a síntese de hemoglobina e a eritropoese aceleram-se.

Anemia da doença inflamatória

Distúrbios inflamatórios provocam anemia não regenerativa de branda a moderada.[43,126] Com frequência, o VG encontra-se acima de 20% e, em geral, associado ao leucograma inflamatório[18] e febre.[126] As citocinas liberadas por células inflamatórias em resposta a infecção, lesão celular ou processo maligno provocam sequestro de ferro pelos macrófagos. Como o ferro é um fator de crescimento essencial para microrganismos,[86] acredita-se que esse seja um mecanismo protetor contra infecção. Também deixa menos ferro para a eritropoese. O meio inflamatório leva à diminuição da sobrevida eritrocitária, diminuição da secreção de EPO em resposta a anemia e diminuição da resposta da medula óssea a EPO existente.[86] Esse processo foi conhecido como anemia da doença crônica. No entanto, gatos em um estudo apresentaram VG diminuído em

2 dias do início de uma doença inflamatória.[86] Muitos deles desenvolveram hiperglobulinemia em decorrência da inflamação.

O diagnóstico da anemia por doença inflamatória é de exclusão. Outras causas de anemia não regenerativa devem ser eliminadas primeiramente.[86] Evidências para esse mecanismo de anemia podem ser encontradas no histórico ou no exame físico. Decréscimos nas concentrações séricas de ferro podem simular deficiência de ferro e não são confirmatórios para nenhuma das duas doenças. Aferir as concentrações séricas de ferritina pode ser útil. Além de ser uma proteína transportadora de ferro, também é uma proteína de fase aguda e pode estar elevada nos distúrbios inflamatórios.[128] A citologia da medula óssea é inespecífica, pois alterações como hiperplasia mieloide e hipoplasia eritroide são comuns. Isso resulta no aumento do índice mieloide:eritroide (M:E).[18]

A terapia para anemia por doença inflamatória envolve tratar a doença subjacente. Quando tratada de maneira bem-sucedida, a anemia deverá sofrer resolução em algumas semanas.[86] Como a anemia, em geral, é de branda a moderada, terapia específica, como transfusões sanguíneas, não costumam ser necessárias. A suplementação com derivados de ferro não está recomendada, porque o aumento do ferro pode promover o crescimento de bactérias patogênicas ou de células tumorais.[86] Ocasionalmente, a anemia é grave, e existe a necessidade de transfusão sanguínea. Em um estudo retrospectivo, apenas 3 de 21 gatos com anemia não regenerativa associada a doença inflamatória precisaram de transfusão.[86]

Doença renal crônica

Espera-se anemia em consequência de doença renal crônica (DRC) em gatos, e essa anemia contribui significativamente para a ausência de bem-estar.[91] Em geral, há azotemia acentuada e densidade urinária inadequada no momento em que a DRC provoca anemia significativa.[18] A causa da anemia é multifatorial e pode ser exacerbada por doença concomitante.[93] Existem quatro tipos principais de anemia:

1. Toxinas urêmicas podem suprimir o amadurecimento de precursores eritroides na medula óssea.
2. O ciclo de vida do eritrócito pode estar encurtado em animais com DRC.
3. Com frequência, a perda de sangue não é imaginada como uma causa de anemia em pacientes com DRC. A uremia pode provocar disfunção plaquetária e ulceração gastrintestinal.[129] Evidências de perda de sangue gastrintestinal podem ser difíceis de encontrar, pois pode não haver melena.[93]
4. O fator contributivo mais importante da anemia da DRC é a deficiência de EPO. A EPO é produzida nos fibroblastos peritubulares profundamente no córtex renal em resposta à hipoxia. A diminuição da massa renal resulta em números diminuídos de células produtoras de EPO.

A anemia da DRC é normocítica, normocrômica e hipoproliferativa.[97] Poiquilócitos podem ser observados durante o exame do esfregaço sanguíneo.[93] Inicialmente, a anemia é branda, porém, conforme a doença renal evolui, a anemia torna-se equivalentemente mais grave.[129] Ocasionalmente, é necessária uma transfusão. A citologia da medula óssea pode revelar hipoplasia eritroide e aumento do índice mieloide:eritroide.

O tratamento específico direcionado para tratar a anemia da DRC envolve a reposição de EPO e a redução da perda de sangue. Uma consideração não imaginada, mas evidente, é a redução do número e do volume das amostras de sangue obtidas quando o paciente encontra-se internado. O monitoramento sanguíneo repetido deve ser limitado àquele essencial para tratar o paciente.[93] A perda de sangue gastrintestinal aguda pode provocar anemia importante em pacientes que, de outra maneira, teriam EPO suficiente para manter o VG em variação aceitável. Devido à dificuldade de comprovar a perda de sangue gastrintestinal, o uso empírico de bloqueadores de receptores de H_2 junto ao sucralfato deve ser considerado.[93]

A EPO humana recombinante (rhEPO) é uma proteína geneticamente modificada usada para tratar anemia em humanos.[19] A estrutura da EPO é relativamente bem conservada nas espécies, o que possibilita atividade biológica de rhEPO em gatos.[128] A reposição de hormônios usando rhEPO é o tratamento de escolha para a anemia associada a falência eritropoética em gatos com insuficiência renal crônica.[93] As considerações para o uso de rhEPO devem estar limitadas a pacientes com anemia grave que interfere na qualidade de vida. A dose inicial é de 100 unidades/kg por via subcutânea, 3 vezes/semana. Essa dose pode ser modificada se a anemia for particularmente grave sem exigir uma transfusão. Se o VG estiver abaixo de 14%, 150 U/kg podem ser administrados por via subcutânea, 3 vezes/semana. Se o paciente estiver hipertenso ou se a anemia não for particularmente grave (ainda assim provocando sinais clínicos) uma dose de 50 U/kg pode ser eficaz para aumentar o VG, ao mesmo tempo prevenindo aumento adicional na pressão arterial.[93] A dose inicial é mantida por 8 a 12 semanas, até que o VG-alvo de 30% seja alcançado.[19] O VG deve ser aferido semanalmente de modo que a dose possa ser alterada quando o alvo for alcançado.[70] Nesse ponto, a frequência de dosagem é reduzida para 1 ou 2 vezes/semana, a fim de manter o VG acima de 30%. A dosagem e o intervalo das doses devem ser individualizados para cada paciente.[128] Alterações na dose devem ser feitas com pouca frequência, pois existe um espaço de tempo entre a alteração da dose e seu efeito sobre o VG. Em geral, a dose não deve ser modificada mais de uma vez ao mês.[93] Se ocorrer eritrocitose iatrogênica, a dose ou o intervalo de dosagem (ou ambos) deverão ser diminuídos. Um gato que não responde deverá ser avaliado quanto a deficiência de ferro, perda de sangue externo, anemia da doença inflamatória ou desenvolvimento de anticorpos direcionados contra rhEPO.[19] Estocagem, manuseio ou administração inadequados pelo proprietário também devem ser considerados.[93] O frasco do medicamento deve estar refrigerado e convém ter cuidado para não agitar vigorosamente o frasco, a fim de evitar a desnaturação de proteínas.

São efeitos adversos potenciais da administração de rhEPO deficiência de ferro, hipertensão, eritrocitose, anafilaxia, reações locais à injeção[94] e, sobretudo, desenvolvimento de anticorpos anti-EPO.[128] O rápido aumento da eritropoese pode levar ao uso de grandes quantidades de ferro. Se o ferro não for suplementado, haverá deficiência de ferro. Todos os gatos que recebem rhEPO também deverão receber sulfato ferroso a 50 a 100 mg/gato por dia, por via oral. A anemia crônica provoca vasodilatação,[19] a fim de facilitar o aporte de sangue aos tecidos. Uma vez corrigida a anemia usando-se rhEPO, a resistência periférica total aumentará, embora hipertensão clínica seja incomum. Em um estudo de gatos recebendo EPO felina recombinante (rfEPO), apenas 2 de 26 gatos que responderam desenvolveram hipertensão, o que exige tratamento anti-hipertensivo.[94]

Embora a molécula de rhEPO seja bastante semelhante à EPO endógena do gato, ela não é idêntica. Existe variação estrutural suficiente para o sistema imunológico de alguns gatos reconhecerem a rhEPO como uma proteína estranha e montarem uma resposta imunológica contra ela.[94] Aproximadamente 20 a 50% dos gatos que recebem rhEPO desenvolverão anticorpos contra a proteína.[91,128] Em geral, esses anticorpos desenvolvem-se em gatos que recebem rhEPO por mais de 4 semanas.[128] Infelizmente, esses anticorpos bloqueiam os efeitos biológicos não apenas da rhEPO, mas também da EPO endógena do animal.[94] Esse fato pode levar à aplasia de eritrócitos potencialmente fatal, conforme o hematócrito do paciente cai a níveis abaixo daqueles pré-tratamento. Tal distúrbio é reversível, mediante a interrupção do fármaco, porém podem ser necessários meses até o hematócrito se recuperar.[70] Até tal momento, poderão ser necessárias transfusões para dar suporte ao gato. Após desenvolver anticorpos contra rhEPO, seu uso estará contraindicado. Por causa do desenvolvimento desses anticorpos, a rhEPO deve ser reservada para os pacientes com maior necessidade. A orientação apropriada ao proprietário e a comunicação com ele são importantes ao se tomarem decisões relacionadas com o uso desse tratamento.

Foi relatada a avaliação de uma rfEPO. Embora o produto não esteja disponível, parece ser eficaz para reverter a anemia da insuficiência renal crônica.[94] Também reverteu a aplasia de eritrócitos causada por anticorpos contra rhEPO em alguns gatos. Inesperadamente, 8 de 26 gatos que receberam rfEPO desenvolveram novamente anemia não regenerativa após uma resposta inicial. Foi postulado que talvez existam variações na EPO endógena na população de gatos, o que possibilitou resposta imunológica contra a molécula. Outros alvos possíveis de uma reação imunológica são a metade de carboidratos da molécula ou algum aditivo no preparo da rfEPO.[94]

A darbepoetina é uma forma de ação mais longa da rhEPO. Na prática, parece ter eficácia e segurança semelhantes às da rhEPO.[97] Pode ser administrada como injeção semanal e pode ser menos imunogênica em animais, porém isso ainda não foi documentado. A darbepoetina atua de maneira semelhante à EPO por meio da estimulação da eritropoese na medula óssea. Os efeitos adversos em animais são desconhecidos, porém, provavelmente, são semelhantes à rhEPO, pois a darbepoetina provoca aumento da eritropoese e melhora do aporte de oxigênio aos tecidos. Isso pode resultar em hipertensão, eritrocitose e deficiência de ferro. Até que se prove o contrário, a darbepoetina deve ser considerada potencialmente imunogênica.

Com a disponibilidade da rhEPO, melhorou o controle da anemia causada por insuficiência renal crônica. A seleção cuidadosa dos pacientes, o monitoramento apropriado do paciente e a constante comunicação com o proprietário são decisivas para o tratamento exitoso desses pacientes. Também são essenciais a suplementação com sulfato ferroso e o controle de sangramento gastrintestinal.

Infecção pelo vírus da leucemia felina

Anormalidades hematológicas diversas são comuns em gatos infectados por FeLV. A anemia pode ser causada por supressão da medula óssea, mielodisplasia, mielotísica devido a linfossarcoma ou leucemia, ou por hemólise imunomediada.[129] A maioria das anemias provocada por FeLV é não regenerativa. A anemia pode ser normocítica, normocrômica e não regenerativa ou macrocítica, normocrômica e não regenerativa. Se houver hemólise imunomediada, poderá ocorrer anemia regenerativa.[18] A hemólise pode ser consequência direta do vírus ou devido a coinfecção por *M. haemofelis*.

O vírus provoca anemia não regenerativa por infectar precursores eritroides na medula óssea e as células do estroma que dão suporte à medula.[59] A integração do DNA pró-viral na célula da medula pode causar disfunção por alterar mecanismos reguladores ou por induzir a expressão de um antígeno desconhecido sobre a superfície do precursor de eritrócitos ou fibroblasto do estroma, levando à destruição imunomediada dessas células.[107] O resultado consiste no esvaziamento e na parada de amadurecimento de precursores eritrocitários na medula óssea.[59] Precursores de granulócitos e megacariócitos também podem ser acometidos, provocando leucopenia e trombocitopenia ou trombocitose.[125] Os gatos com anemias macrocíticas não regenerativas frequentemente são positivos para antígeno de FeLV.[18] Acredita-se que a macrocitose decorra de mitose não realizada durante eritropoese. O número de reticulócitos não está aumentado.[129]

Alguns gatos infectados por FeLV apresentarão anemia normocítica não regenerativa com anisocitose, porém sem policromasia. A anisocitose decorre de uma subpopulação de células maduras que são maiores que as outras, mas que não são reticulócitos.[26] Esses gatos podem apresentar ADE aumentada, mostrada no hemograma. Se for providenciado um histograma do tamanho dos eritrócitos, poderá haver dois máximos, que refletem as duas populações de células: uma de tamanho normal e uma de tamanho maior. Pode ser encontrada macrocitose sem anemia em alguns casos com hipertireoidismo.[14] A macrocitose espúria pode decorrer da aglutinação de eritrócitos, conforme eles atravessam contadores automáticos de células.

O gato com alterações hematológicas e que seja negativo para o antígeno de FeLV circulante ainda assim poderá estar infectado pelo vírus. As infecções latentes por FeLV são definidas como antígeno circulante negativa e medula óssea positiva. O vírus existe de forma não replicadora em precursores mielomonocíticos na medula.[107] As partículas virais podem ser identificadas realizando-se o teste fluorescente indireto de anticorpos em esfregaço da medula ou utilizando-se teste de PCR. Foi realizado o estudo de uma população de gatos com diversos tipos de citopenias não regenerativas de origem desconhecida para avaliar a participação de infecções latentes por FeLV. Todos os gatos apresentaram resultado negativo para antígeno de FeLV circulante. Apenas 2 dos 37 gatos apresentaram resultado positivo na PCR para DNA proviral de FeLV na medula óssea. Os pesquisadores concluíram que a latência do FeLV não desempenha um papel importante em gatos com citopenias não regenerativas.[107]

Qualquer gato com anemia sem causa evidente (p. ex., traumatismo, perda de sangue) deverá ser averiguado quanto à existência de antígeno de FeLV. Se a anemia for regenerativa, indica-se a avaliação adicional para hemoparasitos, como o *M. haemofelis*. O tratamento para os gatos com anemia associada a FeLV é de suporte. A infecção concomitante por hemoparasitos deve ser tratada apropriadamente. Doses imunossupressoras de prednisolona devem ser empregadas se hemólise imunomediada for um fator.[128] As transfusões de sangue serão úteis no alívio dos sinais clínicos de anemia. Alguns gatos podem responder à administração de rhEPO, embora a maioria dos animais já apresente altas concentrações circulantes de EPO.[59]

Aplasia pura de eritrócitos

A aplasia pura de eritrócitos (APE) caracteriza-se por anemia normocítica normocrômica não regenerativa grave junto a hipoplasia eritroide e aumento do número de linfócitos na medula óssea.[125] Granulócitos e megacariócitos não são acometidos. Tal síndrome é rara[129] e acredita-se que seja causada por uma resposta imunomediada contra precursores de eritrócitos na medula. A infecção pelo subgrupo C do FeLV também foi arrolada na patogenia da doença. Mostra-se uma doença de gatos mais jovens.[125] O teste de Coombs pode ser positivo, e outras causas de anemia, ausentes. O hematócrito com frequência encontra-se inferior a 20%.[26] Frequentemente, é necessária a associação agressiva entre tratamento imunossupressor com prednisolona e um outro fármaco (como a clorambucila) para controlar o dano imunomediado (ver discussão anterior sobre tratamento de anemia hemolítica imunomediada). A resposta ao tratamento pode não ser evidente por algumas semanas.

Perda de sangue ou hemólise aguda

A perda aguda de número suficiente de eritrócitos, seja por hemorragia seja por hemólise, provoca hipoxia e aumento da produção de EPO pelos rins. Se o gato for avaliado antes de reticulócitos agregados serem liberados pela medula óssea, a morfologia dos eritrócitos circulantes se mostrará não regenerativa. Imediatamente após sangramento, perdem-se tanto eritrócitos quanto plasma, e não se detecta diminuição do hematócrito. Em 12 a 24 h de hemorragia aguda, o líquido intersticial movimenta-se para o espaço intravascular. O aumento do volume plasmático dilui os eritrócitos e é identificado como anemia. A hemólise aguda também provoca diminuição do número de eritrócitos. Nas duas situações, a anemia pode ser avaliada antes do surgimento de reticulócitos agregados na circulação. O hemograma realizado nesse momento revelará anemia normocítica normocrômica não regenerativa sem policromasia nem aumento do número de reticulócitos agregados. A anemia não será identificada como regenerativa até que reticulócitos agregados sejam liberados 4 ou 5 dias após o evento inicial. Um segundo hemograma deve ser realizado 5 dias após o início da doença antes de se chegar à conclusão de que a anemia é não regenerativa.

Doença da medula óssea

Muitos tipos de distúrbios da medula óssea podem provocar anemia não regenerativa em gatos, embora eles sejam bastante raros. Esses distúrbios englobam anemia aplásica, mielofibrose, mielodisplasia e mielotísica secundária a doenças inflamatórias ou a neoplasia. Vários estão associados ao FeLV. O diagnóstico etiológico de doença da medula óssea exige a avaliação citológica ou histopatológica de uma amostra da medula óssea.

Define-se *anemia aplásica* como a existência de bicitopenia ou pancitopenia. A maior parte do espaço hematopoético da medula é substituída por tecido adiposo. Mais comumente, os gatos costumam apresentar anemia não regenerativa junto a leucopenia, trombocitopenia, ou ambas. Embora possa ser idiopática em gatos, a anemia aplásica também está associada a doença renal crônica, infecção por FeLV e efeitos tóxicos de metimazol e griseofulvina.[125] A inanição e a emaciação parecem ter importância na patogenia do distúrbio em associação a doença renal crônica e a anemia aplásica idiopática.[127] Alguns casos podem sobreviver por períodos prolongados, apesar da existência de medula óssea hipocelular.[127]

Define-se *mielofibrose* como proliferação de fibroblastos ou colágeno na medula óssea. Pode ser primária ou secundária. A mielofibrose primária ou idiopática é um distúrbio de megacariócitos displásicos, que produzem citocinas as quais induzem a proliferação de fibroblastos.[52] A mielofibrose secundária em gatos está associada a anemia imunomediada, mielodisplasia, leucemia mielógena aguda, doença renal crônica[125] e infecção por FeLV.[52] Mais comumente, encontra-se uma anemia não regenerativa de moderada a grave em gatos.[125] Convém suspeitar de mielofibrose quando aspirados repetidos da medula óssea não obtiverem êxito, e o diagnóstico definitivo tem por base o achado de fibroblastos em excesso ao exame histopatológico da biopsia de núcleo da medula óssea.[52]

A *síndrome mielodisplásica* (SMD) compreende um grupo de distúrbios hematológicos proliferativos com origem na mutação em uma célula-tronco hematopoética.[125] A maioria dos gatos encontra-se anêmica, e muitos podem apresentar outras citopenias. Com frequência, a anemia é macrocítica normocrômica e não regenerativa. Quase 80% dos gatos com SMD são FeLV-positivos.[129] Acredita-se que a SMD seja um distúrbio pré-neoplásico e que seja letal sem evolução para leucemia.[129] O tratamento para gatos com SMD é de suporte e pode englobar transfusões de sangue, antibióticos para animais com leucopenia grave e corticosteroides. O tempo de sobrevida para um gato com SMD é, provavelmente, de dias a semanas a partir do momento do diagnóstico. Contudo, alguns gatos podem sobreviver mais de 1 ano.

Por definição, *mielotísica* é a substituição de espaço hematopoético da medula óssea por células neoplásicas, inflamatórias ou produtoras de colágeno.[52] A leucemia aguda e a leucemia crônica podem infiltrar a medula óssea, levando a uma anemia não regenerativa. Lesões inflamatórias agudas na medula foram associadas a anemia hemolítica imunomediada, sepse bacteriana e infecção pelo coronarívirus responsável pela peritonite infecciosa felina. Foi observada inflamação piogranulomatosa em gatos com histoplasmose disseminada. A anemia em gatos com mielotísica, com frequência, é de moderada a grave.[125]

Infelizmente, a anemia não regenerativa pode ser um problema difícil de resolver e, às vezes, não compensa ser tratada. A falta de aumento do número de reticulócitos agregados, em razão do menor número de hematócritos, indica esse tipo de anemia. Com frequência, é necessária uma série extensa de exames para se chegar ao diagnóstico. Alguns gatos permanecem em um dilema diagnóstico e devem ser tratados sintomaticamente por meio de transfusões sanguíneas, antibióticos e corticoides. Com frequência, é necessário o monitoramento frequente para detectar alterações que possam influenciar o bem-estar do animal.

Eritrocitose felina

Definição

A *eritrocitose*, também conhecida como *policitemia*, é definida como o aumento da massa de eritrócitos conforme medida por aumento do hematócrito, do número de eritrócitos e da concentração de hemoglobina. Assim como a anemia, a eritrocitose é um sinal de doença, não uma doença em si. A eritrocitose é um achado incomum em gatos. A EPO é um hormônio produzido por fibroblastos adjacentes aos túbulos contornados proximais profundamente no córtex renal.[47] Tais células estão sujeitas a retroalimentação negativa com base na tensão sistêmica ou local de oxigênio. Respondem à hipoxia aumentando a produção de EPO. Os precursores de eritrócitos na medula óssea respondem a EPO por meio da divisão e do amadurecimento até células capazes de transportar oxigênio aos tecidos. O aporte ideal de oxigênio em gatos normovolêmicos ocorre sob hematócrito entre 35 e 45%.[84] Quando a hipoxia sofre resolução, a produção de EPO diminui, e a produção de novos eritrócitos desacelera.

Sinais clínicos e achados físicos

Os sinais associados a eritrocitose devem-se ao aumento da viscosidade do sangue, que leva à diminuição da velocidade de fluxo sanguíneo na microcirculação, sucedida por distensão e, possivelmente, trombose desses vasos. Hiperemia, sangramento e sinais no sistema nervoso central são decorrentes dessas alterações. Com o aumento da concentração de hemoglobina, vem a maior probabilidade de exceder o nível de 50 g/ℓ de hemoglobina desoxigenada, acima do qual a cianose torna-se evidente, tornando difícil a detecção de hiperemia. Ocorre sangramento por causa da ruptura dos pequenos vasos distendidos. A obstrução dos vasos e a hemorragia podem resultar em hipoxemia do sistema nervoso central e subsequentes alterações no estado mental, convulsões, fraqueza, ataxia e cegueira. Aproximadamente 25% dos gatos apresentarão esplenomegalia.[47] Podem existir outros sinais clínicos se houver uma doença subjacente.

Classificação e fisiopatologia

A eritrocitose pode ser classificada em categorias, cada uma com sua fisiopatologia subjacente única (Figura 25.15). O distúrbio pode ser relativo ou absoluto. A eritrocitose relativa é causada por diminuição do volume plasmático e aumento "relativo" do volume eritrocitário conforme aferido pelo hematócrito. Enquanto o hematócrito mostra-se levemente aumentado, a massa eritrocitária total, não. Qualquer doença que provoque perda de líquido e contração de volume pode resultar em eritrocitose relativa. As etiologias frequentes são diarreia e queimaduras. Provavelmente, as concentrações de EPO e o número de reticulócitos estarão baixos a normais. A contração esplênica não eleva de modo significativo o número de eritrócitos em gatos.[84]

A eritrocitose absoluta, caracterizada pelo aumento verdadeiro da massa eritrocitária, é classificada também em eritrocitose absoluta primária e secundária. A eritrocitose primária é uma doença neoplásica encontrada em gatos jovens a de meia-idade, em que precursores eritrocitários autônomos na medula óssea dividem-se e amadurecem na ausência de EPO.[84] As outras linhagens celulares na medula óssea permanecem não afetadas.

A eritrocitose absoluta secundária está associada ao aumento da produção de EPO e é dividida ainda em fisiologicamente apropriada ou inapropriada. A eritrocitose secundária apropriada ocorre como resposta normal a hipoxia sistêmica e a resposta compensatória adequada. As causas mais frequentes são cardiopatia congênita com desvio de sangue da direita para a esquerda, meio ambiente de grande altitude, doença parenquimatosa pulmonar crônica e obesidade grave (síndrome de Pickwick).[47,84] Provavelmente, a EPO sérica estará normal a alta.

Define-se a eritrocitose secundária inapropriada como o aumento da massa eritrocitária sem evidência de hipoxia sistêmica. A causa mais comum em gatos é doença renal, como tumores sólidos ou neoplasia difusamente infiltrativa, doença dos rins policísticos, amiloidose ou pielonefrite.[47] O fluxo sanguíneo parenquimatoso renal reduzido localmente devido a compressão ou a infiltração provoca hipoxia focal no córtex, o que resulta em aumento da produção de EPO.[84] Os tumores de outros sistemas corporais podem produzir EPO ou substâncias semelhantes a EPO como síndrome paraneoplásica. Assim como na eritrocitose secundária apropriada, os níveis de EPO provavelmente estarão normais a altos.

Planos diagnósticos

A abordagem lógica ao diagnóstico de eritrocitose é importante, já que o tratamento depende da etiologia subjacente. Completo histórico e exame físico detalhado, além de hemograma com contagem de reticulócitos, perfil bioquímico sérico e urinálise, são os dados mínimos recomendados.[84]

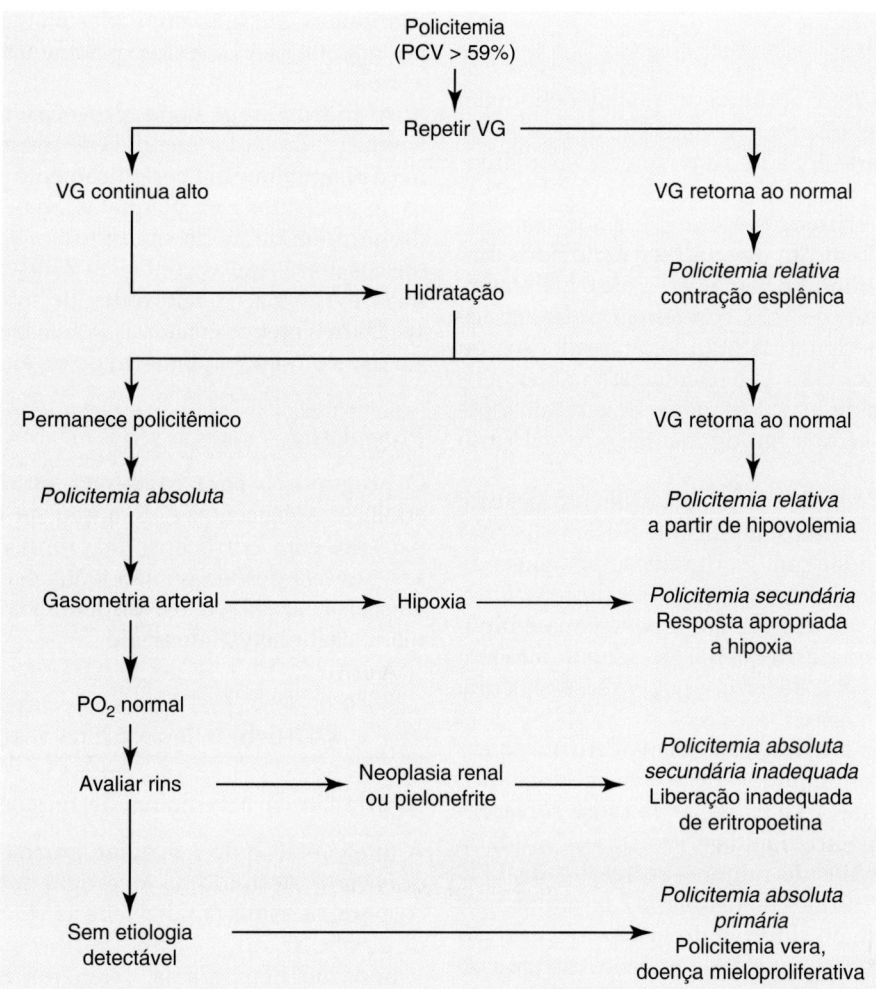

Figura 25.15 Algoritmo que pode ser útil na classificação da eritrocitose. O diagnóstico de eritrocitose primária é feito apenas quando todas as outras causas potenciais forem eliminadas. O médico-veterinário deve ter julgamento clínico ao seguir um algoritmo, pois o gato, por si só, pode não seguir os preceitos. *VG*, hematócrito [volume globular]. (*Adaptada da Figura 3.6; Weiss D, Tvedten H: Erythrocyte disorders. In Willard MD, Tvedten H, editors: Small animal diagnosis by laboratory methods, ed 4, St Louis, 2004, Saunders.*)

A eritrocitose relativa deve ser evidente nesta fase do estudo diagnóstico. O histórico e o exame físico deverão revelar evidências de doença provocando contração de volume. Junto com VG elevado, o número de reticulócitos deverá estar baixo, pois a eritropoese não está elevada. A concentração plasmática total de proteínas deve estar elevada, junto a existência de azotemia e incremento adequado da densidade da urina. Uma redução do hematócrito após a expansão do volume confirma o diagnóstico.

Se a eritrocitose não for relativa, a próxima etapa consistirá em procurar evidências de hipoxia e eritropoese acelerada. O aumento do número de reticulócitos em face de hematócrito aumentado sugere aumento da atividade eritropoética.[47] Poderá ocorrer obesidade intensa provocando diminuição da função pulmonar.[84] Os gatos com hipoxia costumam mostrar evidências de sofrimento respiratório e, possivelmente, cianose. A oximetria de pulso e a aferição da gasometria arterial deverão confirmar a hipoxia. Convém ser buscado o diagnóstico etiológico por meio de radiografias torácicas e da realização do ecocardiograma. Alterações broncointersticiais brandas nos pulmões e leve hipertrofia ventricular esquerda podem ser encontradas em gatos com hiperviscosidade devido a

qualquer etiologia.[47] Raramente, metemoglobinemia em gatos pode provocar eritrocitose.

Se não forem encontradas evidências de hipoxia, deverá ser realizada a pesquisa atenta quanto a distúrbios que provocam a produção inadequada de EPO. Como neoplasia renal (tanto carcinoma quanto linfossarcoma) é a causa mais comum, convém a realização de imagem dos rins.[84] Radiografia abdominal, pielografia intravenosa e ultrassonografia abdominal podem identificar anormalidades estruturais dos rins. Esses procedimentos também podem revelar tumores de outros órgãos que possam estar produzindo EPO ou substâncias semelhantes a EPO.

A eritrocitose primária é um diagnóstico de exclusão.[84] A maioria dos gatos com essa doença apresentará parâmetros laboratoriais normais, que não o hemograma, e resultados de imagem também normais. As concentrações de EPO deverão ser baixas a normais.[84] Caso contrário, o veterinário deverá reconsiderar a probabilidade de eritrocitose secundária inapropriada. O exame da medula óssea não é útil no diagnóstico, já que não existem marcadores para precursores eritrocitários anormais, e a eritrocitose absoluta provoca hiperplasia eritroide medular, não importa qual seja a causa.[47]

Planos terapêuticos

A flebotomia deverá ser o tratamento inicial em gatos sintomáticos com eritrocitose absoluta de qualquer etiologia. O objetivo consiste em manter o hematócrito de modo que os sinais clínicos sejam aliviados. Em geral, o valor situa-se na variação de 50% para gatos, a menos que apresentem hipoxia provocando eritrocitose secundária apropriada.[47] Não mais que 10 a 20 mℓ/kg deverão ser removidos diariamente, a fim de diminuir o hematócrito até o nível-alvo, e, quando for seguro fazer isso, o veterinário deverá administrar um volume igual de líquidos intravenosos ou infundir o plasma removido do paciente para reduzir adicionalmente a viscosidade. Tal esquema deverá ser repetido conforme necessário a fim de manter o hematócrito nessa variação.

Em geral, a flebotomia é um procedimento seguro. Contudo, a flebotomia é mais sacrificante fisicamente para o operador quando lidar com a eritrocitose por causa da maior viscosidade do sangue que está sendo removido. Sequelas indesejáveis potenciais são hipovolemia e hipoproteinemia.[84] A remoção frequente de sangue também pode provocar deficiência de ferro, e poderá ser necessária a suplementação com ferro.

O tratamento para a eritrocitose relativa envolve a expansão de volume com líquidos intravenosos adequados ou derivados sanguíneos e a correção da causa subjacente. O tratamento bem-sucedido da eritrocitose secundária inapropriada decorrente de tumores secretores de EPO envolve a remoção cirúrgica da neoplasia causadora após a estabilização do estado clínico e do hematócrito do gato.[84] A flebotomia pré-cirúrgica pode reduzir risco de sangramento ou de trombose durante a cirurgia. A drenagem de cistos grandes e a terapia antimicrobiana podem ser necessárias em gatos com doença do rim policístico ou pielonefrite, respectivamente.

A eritrocitose secundária apropriada é um mecanismo compensatório para combater hipoxia. Por isso, remover sangue em excesso por meio de flebotomia talvez exacerbe a hipoxia no gato. A oxigenação sistêmica declina com hematócrito superior a 60%, de modo que o médico-veterinário deve tentar manter o hematócrito na variação de 55 a 60%.[47,84] É fundamental tratar a etiologia subjacente. Gatos gravemente obesos deverão ser submetidos a um programa de perda de peso apropriado e os gatos com cardiopatia e aqueles com doença brônquica crônica, tratados de modo adequado. Como os gatos com cardiopatia já podem ter o volume expandido, a reposição de cristaloides do volume de sangue removido por flebotomia pode resultar em sobrecarga de volume e edema pulmonar.

Os gatos com eritrocitose absoluta primária necessitarão de flebotomia para o resto da vida. Se o procedimento precisar ser realizado com frequência excessiva ou se for ineficaz para manter o hematócrito em nível apropriado, convém ser considerada a adição de hidroxiureia. A hidroxiureia é um agente quimioterápico alquilante que suprime a produção de eritrócitos. A dose deverá ser individualizada, a fim de manter um hematócrito aceitável. O esquema tem início com 10 a 15 mg/kg por via oral a cada 12 h até que o hematócrito-alvo seja alcançado. A seguir, continua-se em dias alternados na menor dose necessária para manter o VG. A dose é aumentada se o VG começar a subir.[120]

A hidroxiureia pode provocar mielossupressão reversível,[47] de modo que deverão ser realizados hemograma e plaquetometria periodicamente para avaliar o número de leucócitos e de plaquetas. Se os números de células diminuírem de modo significativo, as medicações devem ser suspensas até as contagens celulares tornarem-se normais, e o fármaco é reintroduzido sob uma dose mais baixa. Outros efeitos colaterais potenciais são vômito, anorexia e metemoglobinemia em doses altas.

Prognóstico

O prognóstico para gatos com eritrocitose depende da etiologia subjacente. A remoção de um tumor renal no paciente com eritrocitose inapropriada secundária pode ser curativa desde que não tenha ocorrido metástase. Os animais com eritrocitose primária vivem muitos anos mediante tratamento adequado.[47]

Distúrbios leucocitários selecionados

Avaliação de alterações de leucócitos

A interpretação do leucograma parece direta, e, com frequência, é. Assim como investigar qualquer outro sistema corporal, a avaliação dos leucócitos envolve a integração de sinais, histórico e achados físicos com os números relatados no hemograma. Números anormais de células em um gato sadio podem ser normais para aquele gato em particular. A avaliação completa de leucócitos é tanto quantitativa (número de células) quanto qualitativa (exame do esfregaço). A interpretação do número absoluto de células para cada um dos diferentes tipos celulares é essencial; com frequência, os percentuais celulares relativos são imprecisos e devem ser ignorados. Também é importante procurar o valor relatado para cada célula, não apenas aqueles considerados anormais. Um aspecto importante do hemograma consiste em examinar um esfregaço bem feito quanto a alterações no aspecto das células. Os leucócitos têm vida curta na circulação, e as alterações podem ser rápidas. É importante relembrar que o hemograma é uma avaliação em determinado ponto no tempo e podem ser necessários hemogramas repetidos para identificar tendências importantes.

Neutrofilia

Leucograma fisiológico

Este aumento na contagem de leucócitos é transitório e não patológico (Boxe 25.3). O medo ou a agitação que um gato enfrenta durante a ida ao veterinário resulta em aumento da secreção de epinefrina com subsequentes incrementos de frequência cardíaca, pressão arterial e fluxo sanguíneo. Os neutrófilos e os linfócitos são mobilizados para fora do acúmulo marginal próximo da parede do vaso e para o interior do acúmulo circulante. Como muitos dos

---

Boxe 25.3 **Algumas causas de neutrofilia em gatos**

Leucocitose fisiológica

- Estresse
- Doença
- Administração de glicocorticoide

Inflamatória

- Traumatismo tecidual
- Pancreatite
- Cirurgia
- Queimaduras
- Lesão tecidual imunomediada

Infecção

- Piotórax
- Piometra
- Abscessos
- Peritonite
- Micótica

Metabólica

- Uremia
- Cetoacidose diabética

Hemólise aguda

- Farmacoinduzida
- Imunomediada (incomum)
- Hemoplasmose

Neoplasia

- Linfossarcoma
- Leucemia granulocítica
- Adenocarcinomas
- Massas ulceradas ou necróticas

---

neutrófilos em gatos encontram-se no acúmulo marginal, o aumento do número de neutrófilos pode ser significativo, até três a quatro vezes o nível superior da variação de referência. Pode-se esperar o mesmo grau de aumento na contagem de linfócitos.[10] As alterações são imediatas e, em geral, perduram 20 a 30 min. Então, a leucocitose fisiológica consiste em neutrofilia madura associada a linfocitose. Não deverá haver aumento de neutrófilos imaturos.

Leucograma de estresse

Dor e doença crônicas provocam secreção de glicocorticoides, levando à alteração do número de leucócitos conhecida como *leucograma de estresse*, que também é identificada em gatos que recebem glicocorticoides exógenos para tratamento de doença. A concentração aumentada de glicocorticoides resulta em diminuição da diapedese de neutrófilos para os tecidos, em aumento da mobilização de neutrófilos para fora do acúmulo marginal e para o acúmulo circulante, além de aumento da produção e da liberação de neutrófilos pela medula óssea. O leucograma de estresse caracteriza-se por neutrofilia madura (sem bastões), linfopenia e eosinopenia. Diferentemente de cães, a monocitose é um achado incomum em gatos com leucograma de estresse. A resolução do leucograma de estresse pode levar dias após a interrupção da administração de glicocorticoides.

Leucograma inflamatório

O número de neutrófilos no sangue é equilibrado entre produção e liberação pela medula óssea, alterações fisiológicas no fluxo sanguíneo, diapedese e demandas teciduais. A inflamação advinda de diferentes etiologias aumenta as demandas por neutrófilos, e a medula óssea responde por meio do aumento da liberação de neutrófilos maduros depositados e na aceleração da produção de novos neutrófilos. Se a medula óssea conseguir suprir neutrófilos em número suficiente para satisfazer as necessidades do tecido inflamado, deve haver incrementos do número de neutrófilos maduros e imaturos na circulação. Tal processo é denominado *desvio para a esquerda regenerativo* e caracteriza-se por neutrofilia com aumento do número de bastões. O desvio para a esquerda não deve ser pensado como apenas consequência de uma infecção bacteriana, embora essa seja uma causa comum. Neutrófilos imaturos representando mais de 10% dos neutrófilos em um gato com neutropenia também recebem o nome de *desvio para a esquerda regenerativo*.

Quando as necessidades teciduais de neutrófilos superam a habilidade da medula óssea de repô-los, a maior parte dos neutrófilos maduros estará nos tecidos e os neutrófilos circulantes serão compostos, principalmente, de células imaturas. Se o número de bastões (ou outros neutrófilos imaturos) for maior que o número de neutrófilos maduros, existirá um *desvio para a esquerda degenerativo*, com frequência associado a prognóstico reservado a mau.

A inflamação grave pode provocar alterações na morfologia do neutrófilo em amadurecimento, levando ao que se conhece como alterações tóxicas. Os corpúsculos de Döhle são pequenos acúmulos retidos de retículo endoplasmático citoplasmático que se cora de cinza. Representam alterações tóxicas brandas. A retenção de ribossomos no citoplasma provoca basofilia e, junto a vacuolização, sugere inflamação mais grave. Em um estudo, neutrófilos tóxicos estiveram associados a internação mais longa.[102] Esse mesmo estudo também descobriu que, diferentemente de cães, os efeitos tóxicos não estavam associados ao aumento da mortalidade em gatos. Grânulos tóxicos representam inflamação grave e, em gatos da raça Birmanês, devem ser diferenciados da anomalia de granulação neutrofílica não patológica encontrada nessa linhagem.

Define-se *leucocitose neutrofílica extrema* como leucometria superior a $50 \times 10^9/\ell$, com mais de 50% das células identificadas como neutrófilos.[64] Esse achado está associado a prognóstico grave; 76 dos 104 gatos em um estudo de leucocitose neutrofílica extrema morreram em decorrência da doença subjacente.[64] Surpreendentemente, apenas 29 dos gatos encontravam-se febris. As categorias de doença que causam essa leucometria extrema contemplaram diversos tipos de infecções, processos malignos, doenças imunomediadas e necrose tecidual grave. O risco mais alto de morte associado a leucocitose neutrofílica extrema ocorreu em gatos com neoplasia.[64]

Neutropenia

A contagem de neutrófilos abaixo da variação de referência para o laboratório pode ser causada por necessidades extremas do tecido, diminuição da produção ou liberação anormal de neutrófilos pela medula óssea, ou destruição imunomediada (Boxe 25.4). A produção deficiente de neutrófilos é causada por infecção por FeLV, FIV ou parvovírus felino (panleucopenia); administração de fármacos; ou mielotísica. Como a meia-vida dos neutrófilos circulantes, de 7 a 10 h, é mais curta que a de eritrócitos ou plaquetas, com frequência a neutropenia é a primeira evidência de doença da medula óssea.

Aproximadamente 50% dos gatos com doença relacionada com FeLV apresentam neutropenia.[43] A neutropenia branda parece ser a alteração mais comum e está associada a linfopenia branda e hematopoese normal. A neutropenia moderada está associada a medula óssea hipoplásica

---

e deve ser diferenciada de infecção por parvovírus felino.[43] A neutropenia grave é causada por amadurecimento e liberação ineficazes de neutrófilos pela medula óssea e está associada a uma hiperplasia granulocítica paradoxal da medula, pois as células produzidas não são liberadas para circulação de maneira eficaz. A FeLV também pode causar neutropenia cíclica, com um número mais baixo de neutrófilos ocorrendo a cada 8 a 18 dias.[43]

Ocasionalmente, um gato sadio será identificado com neutropenia após o hemograma ser realizado como parte de exames de rotina ou exames pré-anestésicos. Com frequência, é difícil saber quão rigorosamente esse achado deve ser estudado. O histórico e o exame físico devem ser revistos de modo mais detalhado. O veterinário deve assegurar que um esfregaço sanguíneo seja examinado, a fim de confirmar a neutropenia. Uma nova amostra de sangue com volume adequado deverá ser coletada para outro hemograma, para eliminar erros de laboratório ou de coleta de sangue.[13] Se o gato for tranquilo, a amostra deverá ser coletada após a exposição a um evento levemente estressante, como deixar correr água da torneira. A secreção de epinefrina mobilizará os neutrófilos do acúmulo marginal para o acúmulo circulante para a amostragem. Se o número de neutrófilos estiver superior a $2 \times 10^9/\ell$, provavelmente será suficiente monitorar a temperatura e a atitude do gato em casa.[85] Outra razão para um gato aparentemente sadio apresentar leve neutropenia consiste na maneira pela qual as variações de referência do laboratório são determinadas. A variação de referência é projetada para identificar 90% de pacientes normais. Isso significa que 5% dos gatos normais estarão abaixo da variação de referência para número de neutrófilos e serão considerados neutropênicos, apesar de estarem os números normais para aquele indivíduo. Às vezes, o número de neutrófilos persistirá inferior a $1 \times 10^9/\ell$, carecendo de investigação adicional. Convém ser realizados perfil bioquímico sérico e urinálise se ainda não tiverem sido feitos. A urina também pode ser coletada para cultura. O estado de retrovírus do gato deverá ser verificado e imagens do tórax e do abdome realizadas em busca de anormalidades. Se a neutropenia persistir por mais de 1 semana, o médico-veterinário deverá considerar a realização de um exame da medula óssea na tentativa de diagnosticar a doença precocemente.[13]

No gato sem febre com número de neutrófilos inferior a $0,5 \times 10^9/\ell$, há risco maior de infecção por bactérias normais gastrintestinais, da cavidade nasal ou da pele. Devem ser administrados antibióticos de largo espectro quando a contagem de neutrófilos cair abaixo de $0,5 \times 10^9$ células/ℓ e se mantiver até o número de neutrófilos se encontrar a $2 \times 10^9/\ell$.[85] Esses gatos devem ser isolados em casa para diminuir o risco de infecção. Devem ser mantidos dentro de casa e o proprietário deve monitorar apetite, atitude e temperatura do animal. Cabe o proprietário evitar dar sobras de mesa ao gato.[13] É essencial a comunicação constante entre o veterinário e o proprietário.

Um gato com número de neutrófilos inferior a $0,5 \times 10^9/\ell$, febre e infecção bacteriana não confirmada deverá ser hospitalizado, preferencialmente em isolamento, para pesquisa da causa da neutropenia e os cuidados de suporte. A avaliação deve ser semelhante ao conjunto de exames mencionado previamente. Exames adicionais,

---

Boxe 25.4 Algumas causas de neutropenia em gatos

1. Aumento da demanda ou da destruição teciduais
   a) Infecções bacterianas graves
   b) Farmacoinduzidas
   c) Imunomediadas
   d) Paraneoplásicas
2. Desvio de neutrófilos da circulação para o acúmulo marginal
   a) Choque endotóxico
3. Diminuição da produção da medula óssea
   a) Mielotísica
      i. Neoplasia
      ii. Mielofibrose
   b) Farmacoinduzida (idiossincrática)
      i. Cloranfenicol
      ii. Trimetoprima-sulfa
      iii. Griseofulvina (especialmente em gatos FIV-positivos)
      iv. Metimazol
      v. Propiltiouracila
      vi. Albendazol
      vii. Agentes anticâncer
      viii. Agentes imunossupressores (p. ex., azatioprina)
   c) Doença infecciosa
      i. FeLV
      ii. FIV
      iii. Parvovírus felino (panleucopenia)
      iv. Histoplasmose
   d) Idiopática
4. Defeitos no amadurecimento de precursores de neutrófilos e liberação da medula óssea
   a) Farmacoinduzidos (como acima)
   b) Infecção por FeLV/FIV
   c) Mielodisplasia
   d) Neutropenia cíclica

FIV, vírus da imunodeficiência felina; *FeLV*, vírus da leucemia felina.

dependendo dos achados físicos, podem incluir artrocentese, coleta de líquido cefalorraquidiano, lavado de vias respiratórias, eletrocardiografia e culturas de sangue.[13] O gato deverá ser monitorado atentamente enquanto internado. Os parâmetros a monitorar são temperatura, frequência respiratória, peso corporal, produção de urina, pressão arterial e pressão venosa central. As mãos deverão ser bem lavadas e os jalecos do laboratório, trocados antes de lidar com esses gatos. Um termômetro deverá ser designado para uso neste gato em particular. Antibióticos bactericidas de amplo espectro devem ser administrados por meio de cateter intravenoso mantido assepticamente. A administração de antibióticos deve ser mantida por 1 a 7 dias após o retorno do número de neutrófilos superior a $1 \times 10^9/\ell$ e resolução da febre.[85] Os gatos com infecção confirmada pulmonar, urinária ou de partes moles precisa de antibióticos durante o mínimo de 7 dias após o retorno do número de neutrófilos acima de $1 \times 10^9/\ell$ e resolução dos sinais clínicos e alterações radiográficas.[85] A redução da febre deverá ser esperada 72 h após a administração do antibiótico apropriado.[85] Causas potenciais para a aparente falência do tratamento são infecção por algo que não bactérias, por bactéria não sensível para um fármaco escolhido ou quando as defesas do hospedeiro estão ruins.

Alterações no número dos outros leucócitos

Pode ser encontrada eosinofilia significativa em gatos com endoparasitose ou ectoparasitose, com certas neoplasias como tumores de mastócitos, reações de hipersensibilidade como asma e gastrite eosinofílica, síndrome hipereosinofílica ou hipertireoidismo.[43] O aumento do número de eosinófilos por si só não deve ser usado para confirmar doença eosinofílica e o grau de eosinofilia não é útil para diferenciar entre os diferentes distúrbios eosinofílicos. Pode ser vista linfocitose não neoplásica em gatos junto a neutrofilia madura em uma leucocitose fisiológica ou após estimulação antigênica. A linfopenia é um achado inespecífico em muitos gatos enfermos. A monocitose também é um achado inespecífico em gatos e tem pouco valor diagnóstico. O número diminuído de monócitos é insignificante. A basofilia é interpretada de maneira semelhante à eosinofilia.

Síndrome hipereosinofílica

A síndrome hipereosinofílica é uma doença caracterizada por eosinofilia madura e infiltração eosinofílica em muitos órgãos, e, em geral, é fatal. A expansão clonal de células T auxiliares tipo 2 (T_h2) secretoras de fatores eosinopoéticos, como interleucina-5 (IL-5) resulta em maior sobrevida de eosinófilos.[134] Os eosinófilos infiltram o fígado, o baço, os linfonodos, a medula óssea e o trato gastrintestinal, o que resulta em insuficiência de órgão. As fêmeas são acometidas quase três vezes mais que os machos.[11] Os sinais clínicos dependem do órgão acometido. Vômitos, diarreia, anorexia, febre, perda de peso e prurido foram relatados. O diagnóstico depende da demonstração de infiltração eosinofílica excessiva em diversos órgãos. Com frequência, a biopsia por aspirado com agulha fina do fígado, baço

ou um linfonodo acometido será suficiente. Embora glicocorticoides tenham sido usados, nenhum tratamento mostrou-se eficaz em gatos. O mesilato imatinibe, um inibidor de sinal, tem sido usado com sucesso em humanos.[10] Outros tratamentos promissores são o uso de anticorpos anti-IL-5, bloqueadores de receptores de IL-5 e inibidores da quimiotaxia de eosinófilos.[134]

Hipotricose e atrofia do timo em gato da raça Birmanês

Foi identificada uma imunodeficiência associada grave em filhotes da raça Birmanês que nascem sem pelos. Esses gatinhos são deficientes em células T em decorrência de atrofia do timo e morrem após alguns dias de nascidos. Os achados à necropsia são ausência de timo e linfonodos aplásicos. O distúrbio tem modalidade autossômica recessiva de hereditariedade.[28]

Anomalia de granulação de neutrófilos de gatos da raça Birmanês

A anomalia de granulação de neutrófilos de gatos da raça Birmanês é um traço hereditário nesses felinos. O traço é transmitido de maneira autossômica recessiva. A função dos neutrófilos não é acometida, e não é necessário tratamento algum. O aumento da granularidade do citoplasma dos neutrófilos normais assemelha-se ao citoplasma de células imaturas. A principal preocupação consiste em diferenciar a anomalia da granulação tóxica encontrada em gatos gravemente enfermos.[10]

Síndrome de Chédiak-Higashi

Embora gatos Persa de coloração cinza-azulada com olhos amarelo-esverdeados possam ser bonitos, eles também podem apresentar síndrome de Chédiak-Higashi (SCH). Gatos homozigotos acometidos pela SCH são propensos a sangramento e infecções e, em geral, morrem em idade precoce. Também tendem a apresentar respostas evocadas auditivas do tronco cerebral anormais.[11] A doença é um traço hereditário autossômico recessivo. A diminuição da liberação de neutrófilos pela medula óssea provoca neutropenia. Os neutrófilos que conseguem ganhar a circulação apresentam defeitos de morte intracelular e motilidade.[10] Os grânulos grandes encontrados nos neutrófilos são friáveis e rompem-se espontaneamente, provocando lesão tissular, como a catarata observada em gatos com essa doença.[115] Também foi identificada função comprometida de células exterminadoras naturais (*NK; do inglês natural killer*) e linfócitos citotóxicos. A liberação anormal de grânulos plaquetários resulta em comprometimento da agregação plaquetária e aumento do tempo de sangramento de mucosa bucal. O diagnóstico tem por base os sinais, o histórico e os achados físicos. Podem ser encontrados alguns grandes grânulos eosinofílicos nos neutrófilos, e a comparação das hastes de pelo dos gatos acometidos com as de gatos normais revela grandes grânulos de melanina no gato acometido.[10] Atualmente, não existe cura para a doença. Convém ter cuidado para evitar e controlar a hemorragia em gatos acometidos. O uso de fármacos que conhecidamente provocam disfunção plaquetária está contraindicado. A administração de fator estimulador de colônia de granulócitos caninos recombinantes (rcG-CSF) ou IL-2 tem mostrado melhorar temporariamente a função de neutrófilos. O transplante de medula óssea pode resolver a disfunção de neutrófilos e de plaquetas, porém as alterações neurológicas e renais permanecerão.[10] Os gatos acometidos não devem acasalar, e convém seus genitores não acometidos, portadores obrigatórios, ser removidos dos programas de cruzamento.

Anomalia de Pelger-Huët

A anomalia de Pelger-Huët é um raro defeito congênito benigno do desenvolvimento de leucócitos encontrado em gatos de pelo curto domésticos e que é transmitido de maneira autossômica dominante.[10] Os gatos acometidos são heterozigotos porque o defeito homozigótico é letal *in utero*. O distúrbio caracteriza-se por hipossegmentação de granulócitos e monócitos. A função celular é normal e não requer tratamento. Os neutrófilos acometidos assemelham-se a bastões imaturos. No entanto, as células acometidas apresentam cromatina condensada madura. Um gato sadio com essa anomalia pode ser relatado como apresentando um desvio para a esquerda degenerativo sem alteração tóxica. É importante diferenciar um desvio para a esquerda verdadeiro associado a gatos enfermos de gatos sadios com essa anomalia, a fim de evitar exames desnecessários, potencialmente de alto custo e possivelmente com testes e tratamento invasivos.

A anomalia pseudo-Pelger-Huët é um distúrbio transitório provocado por diversas doenças e pela administração de fármacos como ibuprofeno ou agentes anticâncer.[10] As alterações sofrem resolução após a cura da doença ou a suspensão do fármaco responsável. As alterações associadas a fármacos são idiossincrásicas.

Distúrbios da hemostasia

A hemostasia é um sistema complexo e coordenado, com equilíbrio entre a formação e a dissolução de coágulos. Seu único propósito consiste em lacrar os defeitos nas paredes dos vasos, que ocorrem na saúde e na doença, até eles serem consertados. Os distúrbios desse sistema podem provocar sangramento clinicamente significativo. Felizmente, as anormalidades da hemostasia são raras em gatos, e o sangramento espontâneo é raro em pacientes com essas anormalidades. A hemostasia normal compreende a hemostasia primária e a secundária e a fibrinólise. A hemostasia primária envolve interações entre parede do vaso, plaquetas e fator de von Willebrand (vWf), enquanto a hemostasia secundária resulta na formação de uma tela de fibrina. Fibrinólise é o processo de dissolução de coágulos formados anteriormente. É importante ter em mente que a hemostasia (primária e secundária) e a fibrinólise, junto com as diversas etapas de inibição e amplificação, acontecem no local da lesão vascular simultaneamente, e não em etapas.

Hemostasia primária

As plaquetas são pequenas células anucleadas formadas na medula óssea pela fragmentação de megacariócitos. Um único megacariócito pode produzir milhares de plaquetas, e a trombopoese pode levar cerca de 4 dias. O tempo de sobrevida das plaquetas na circulação é de 1 a 2 dias. Depois disso, elas são removidas por macrófagos do sistema mononuclear fagocitário no baço.

A lesão vascular provoca vasoconstrição local e expõe o colágeno subendotelial, ao qual as plaquetas aderem-se por meio de um receptor de membrana. A aderência ao colágeno é feita de modo mais eficiente diante do vWf. Após a aderência, as plaquetas sofrem alteração da forma (a fim de aumentar a área superficial) e são ativadas (liberação de conteúdos granulares), com o subsequente recrutamento de mais plaquetas que se fixam à ferida e umas às outras. A adesão interplaquetas é conhecida como *agregação*. A aderência de plaquetas à parede do vaso e a agregação entre si formam um tampão temporário e instável no vaso lesado que é suficiente para interromper a hemorragia dos pequenos defeitos associados à vida diária.

Hemostasia secundária

Os mediadores da hemostasia secundária são produzidos no fígado (fatores da coagulação) e nas células dentro da parede vascular e ao redor da mesma (fator tissular). Os fatores da coagulação são liberados na circulação de maneira inativa e precisam ser ativados para se tornarem funcionais. Para que o hepatócito produza os fatores II, VII, IX e X, a vitamina K_1 precisa estar em quantidades adequadas.

A lesão vascular expõe o fator tecidual à circulação, que se junta ao fator VII ativado (VIIa) circulante ativando o fator X (Xa), que é a via extrínseca da coagulação. O fator Xa ativa o fator V e junta-se a ele (Va). Os fatores Xa e Va juntam-se ao cálcio ionizado (Ca^{2+}) e a fosfolipídios sobre a membrana plaquetária, que localiza a formação de trombina a partir de protrombina na área do tampão plaquetário. A formação de trombina é o começo da via comum. A trombina catalisa a conversão de fibrinogênio a fibrina solúvel e amplifica o processo de coagulação por meio da ativação de outros fatores procoagulantes, particularmente aqueles da via intrínseca. Finalmente, após a ativação pela trombina, o fator XIIIa catalisa a ligação cruzada das fibras de fibrina, formando uma rede insolúvel que estabiliza o tampão plaquetário produzido pela hemostasia primária.

Classicamente, acreditava-se que as vias intrínseca e extrínseca fossem igualmente importantes para iniciar o processo de coagulação. Entretanto, em animais vivos, o início da via intrínseca, a ativação do fator XI, é catalisado pela trombina gerada pela via extrínseca. Assim, é mais adequado considerar a via extrínseca como o iniciador da coagulação e a via intrínseca como o sustentador ou o amplificador da coagulação.[103]

A inibição da coagulação evita a formação excessiva e descontrolada de coágulo. A antitrombina (AT), anteriormente conhecida como *antitrombina 3*, é produzida pelo fígado e inibe as ações de trombina, IXa, Xa e XIa. A heparina na superfície da célula endotelial vascular aumenta a função da AT e auxilia a controlar a formação de coágulos nas bordas do vaso lesado, localizando o coágulo na área danificada.[103] Assim como os fatores II, VII, IX e X, a síntese da proteína C e da proteína S é dependente da vitamina K₁, e são liberadas na forma inativa pelo fígado. Após ligar-se à trombomodulina na célula endotelial, a trombina perde sua atividade coagulante e ativa a proteína C, que se associa à proteína S, inativando os fatores V e VIII.[103]

Fibrinólise

A dissolução do coágulo é mediada por plasmina produzida pelo fígado como plasminogênio. O ativador de plasminogênio tecidual (tPA) é produzido por células endoteliais e, como seu nome sugere, ativa o plasminogênio. A plasmina degrada o fibrinogênio e a fibrina solúvel e insolúvel, formando os produtos de degradação da fibrina (PDF), que também têm ações inibitórias sobre as plaquetas e diferentes fatores da coagulação. A degradação de fibrina em ligação cruzada em solúvel também resulta na produção de dímeros D. A inibição da fibrinólise ocorre por meio da inibição de tPA ou de plasmina por diversas proteínas.

Etiologia de distúrbios hemostáticos

Os defeitos hemostáticos primários decorrem de vasculopatia, trombocitopenia, disfunção plaquetária ou a associação desses fatores (Boxe 25.5). Eles podem ser congênitos ou adquiridos. A síndrome de Ehlers-Danlos é um defeito hereditário raro do colágeno. Os gatos com esse distúrbio costumam apresentar pele hiperelástica. Como o colágeno subendotelial normal é necessário para a aderência de plaquetas ao vaso lesado, os gatos com a síndrome de Ehlers-Danlos apresentam propensão para sangrar, tal como os gatos com disfunção plaquetária. O sangramento traumático agudo pode resultar em trombocitopenia conforme as plaquetas são consumidas na tentativa de controlar o sangramento. Contudo, em geral o decréscimo é grande, já que a trombopoese é estimulada com rapidez e o baço libera plaquetas sequestradas. Geralmente, plaquetometria muito baixa em gatos com hemorragia é a causa da hemorragia, e não sua consequência.[66]

A atividade ou as concentrações reduzidas de fatores da coagulação podem ser congênitas ou adquiridas e resultarem em distúrbios hemostáticos secundários (Tabela 25.5). A deficiência de fator XII é a coagulopatia congênita mais comum em gatos.[89] Esse distúrbio é autossômico recessivo e resulta em prolongamento do tempo de tromboplastina parcial (TTP) ou tempo de coagulação ativada (TCA). Como a geração *in vivo* de fibrina não precisa do fator XII ativado, nenhum sangramento espontâneo está associado a esse defeito. É mais frequentemente identificado durante a avaliação pré-cirúrgica antes de uma cirurgia eletiva ou de um procedimento diagnóstico invasivo, como biopsia de fígado.[12] A deficiência de fator IX (hemofilia B) também resulta no prolongamento de TTP e TCA.[38] Este é um distúrbio recessivo ligado ao X que pode provocar sangramento em felinos machos gravemente acometidos. Assim como em qualquer hemorragia decorrente de deficiência

de fator, hematomas e hemorragia cavitária são mais prováveis. O diagnóstico definitivo tem por base a identificação de atividade diminuída de fator IX. Quando o gene codificador da proteína do fator IX felino for sequenciado, o teste genético poderá se tornar disponível. Os gatos com atividade normal inferior a 1% com frequência morrem ao nascimento, devido a hemorragia umbilical. Gatos com atividade superior a 5% podem não apresentar sinais clínicos até que confrontados por traumatismo ou cirurgia.[38] Gatos clinicamente acometidos são tratados com plasma fresco congelado apropriadamente tipado e submetido a prova cruzada ou, se o animal estiver suficientemente anêmico, transfusões de sangue total. Deve-se ter em mente que anormalidades hemostáticas em gatos são bastante raras, e o sangramento espontâneo associado a elas é ainda mais raro.[89]

Uma associação entre distúrbios primários e secundários pode ser encontrada em gatos com CID. Em um estudo retrospectivo, 21 de 69 gatos com anormalidades hemostáticas apresentavam evidências laboratoriais de CID, a mais comum anormalidade hemostática. A maioria desses gatos não apresentava sangramento clinicamente significativo. Neoplasia, peritonite infecciosa felina e doença hepática foram as causas mais comuns de CID nesse estudo.[89] O outro estudo identificou neoplasia e pancreatite como as doenças mais comuns associadas a CID.[24] Apenas 7 de 46 gatos com CID nesse estudo apresentavam evidências de hemorragia. A CID consiste em excessiva formação de trombina associada a perda do controle inibitório e estimulação da inflamação.[105] Normalmente mantido fora

Tabela 25.5 **Anomalias hemostáticas secundárias.**

Deficiência de fator hereditário	Comentários
Fator I (fibrinogênio)	PCD, PLD
Fator VII	PCD
Fator VIII (hemofilia A)	PCD, PLD, Persa, Castanho Havana, Siamês, Himalaio
Fator IX (hemofilia B)	PCD, PLD, Pelo Curto Inglês, Siamês
Fator X	PCD
Fator XII	PCD, PLD (não provoca sangramento)
Deficiência adquirida de fator	
Doença hepática	Fatores II, VII, IX e X
CID	PDF também inibem a função de múltiplos fatores
Antagonismo ou deficiência de vitamina K₁	
Rodenticida anticoagulante	
Colestase grave	Diminuição da absorção de vitamina lipossolúvel associada à bile
Fenobarbital	Diminuição da atividade dos fatores II e VII

PCD, Pelo Curto Doméstico; *PLD,* Pelo Longo Doméstico; *PDF,* produtos de degradação de fibrina.

Boxe 25.5 Alguns distúrbios hemostáticos primários

Trombocitopenia

A – Diminuição da produção da medula óssea
Infecção
- Infecções retrovirais
- Micose sistêmica envolvendo a medula óssea
- Peritonite infecciosa felina
- Cytauxzoonose

Neoplasia
Fármacos
- Metimazol
- Propiltiouracila
- Griseofulvina
- Agentes citotóxicos, como clorambucila
- Cloranfenicol
- Trimetoprima-sulfa
- Albendazol

Mielodisplasia

B – Aumento da destruição
Imunomediada
Primária
Secundária
- Fármacos
  - Penicilinas
  - Cefalosporinas
  - Sulfonamidas
  - Metimazol
  - Propiltiouracila
- Infecção
  - Infecções retrovirais
  - *Mycoplasma haemofelis*
  - Bacteriana
- Neoplasia
- Vacinas com vírus vivo modificado
- Distúrbios inflamatórios, como pancreatite

C – Aumento do uso/consumo
CID
- Hepatopatia
- Neoplasia
- Sepse
- PIF
- Choque

Hemorragia (leve decréscimo apenas)

D – Sequestro no baço
Doença infiltrativa
Esplenite

Defeitos funcionais plaquetários

A – Hereditários
Doença de von Willebrand
Síndrome de Chédiak-Higashi

B – Adquiridos
Fármacos
- AINEs
- Clopidogrel
- Pencilinas
- Diazepam
- Acepromazina
- Quetamina
- Propofol

Uremia
Anticorpos antiplaquetários advindos de TPIM
Produtos de degradação da fibrina advindos de CID
Doença hepática
Doença mieloproliferativa

Distúrbios de vasos (endoteliais)

Síndrome de Ehlers-Danlos
Vasculite
- PIF

AINEs, anti-inflamatórios não esteroides; *TPIM*, trombocitopenia imunomediada; *CID*, coagulação intravascular disseminada; *PIF*, peritonite infecciosa felina.

---

da circulação pelo endotélio vascular, a produção intravascular de fator tissular por células neoplásicas ou por monócitos inflamatórios estimulados por citocinas inicia a CID.[105] A fase inicial da CID é de hipercoagulação, com os inibidores contrabalançando a formação de trombina. Este é o estágio não franco ou compensado da CID. Embora difícil de detectar clinicamente, o tratamento nesse estágio pode impedir a evolução para o estágio seguinte. Quando os inibidores da coagulação são superados, ocorre microtrombose disseminada, provocando hipoxia e morte teci-

duais. Essa fase franca ou descompensada é clinicamente importante na deterioração do estado do paciente. Em um estudo realizado por Estrin *et al.*,[24] 43 de 46 gatos com CID morreram ou foram sacrificados. O estágio trombótico é muito mais comum do que o estágio hemorrágico da CID, conforme demonstrado pelos poucos gatos na CID que sangram.[24] O estágio tardio ocorre quando há consumo de fatores da coagulação e de plaquetas. Neoplasias também podem provocar anormalidades hemostáticas por meio de trombocitopenia ou de disfunção plaquetária ou pela produção de anticoagulantes. A inibição de fatores da coagulação e anticoagulantes intrínsecos também é um mecanismo potencial pelo qual substâncias produzidas por neoplasias podem influenciar o sistema de coagulação.

Foi identificada uma anomalia no fator de coagulação multifatorial em gatos Devon Rex envolvendo diminuição da atividade dependente de vitamina K_1 da enzima gamaglutamil-carboxilase.[62] Sem a função dessa enzima, a vitamina K_1 não é adequadamente reciclada, o que resulta em diminuição da ativação dos fatores da coagulação II, VII, IX e X. Suspeita-se do modo autossômico recessivo de hereditariedade.[62,67] Os gatos acometidos podem ser levados a exame devido a sangramento intracavitário espontâneo ou hemorragia pós-cirúrgica não controlada. Pode haver histórico de episódios semelhantes em gatos relacionados. Tanto o tempo de protrombina quanto o tempo de tromboplastina parcial ativada encontram-se significativamente prolongados.[67] Insuficiência hepática grave, na absorção intestinal, e exposição a toxinas de rodenticida anticoagulantes precisam ser descartadas. O tratamento envolve transfusão com sangue adequadamente tipado e submetido a reação cruzada, pois existem muitos indivíduos com sangue tipo B nessa raça. A administração intravenosa ou subcutânea de vitamina K_1, a 5 mg/gato a cada 24 h, também é necessária. A normalização a longo prazo das anormalidades laboratoriais e clínicas é alcançada empregando-se vitamina K_1 por via oral a 2,5 a 5 mg/gato a cada 24 h.[62,67] O tratamento poderá ser vitalício. Convém suspeitar desse distúrbio em qualquer gato Devon Rex apresentado com histórico de hemorragia inesperada.

Avaliação clínica

Os gatos com anormalidades hemostáticas com frequência são levados ao veterinário por motivos outros que não sangramento espontâneo. Diferentemente de cães, os gatos com hemofilia raramente desenvolvem hemorragia espontânea detectável. Suspeita-se da doença após sangramento intracirúrgico prolongado, com frequência durante cirurgia eletiva, como ovário-histerectomia ou castração. Os gatos toleram trombocitopenia e concentrações mais baixas de fatores da coagulação de maneira melhor do que os cães.[66,89] Esse fato pode ser devido parcialmente ao estilo de vida mais sedentário do gato. Muitos distúrbios plaquetários são secundários a outras doenças, e o paciente pode exibir sinais relacionados com tal doença. O paciente pode ter contração de volume ou apresentar sinais de anemia, como fraqueza, letargia, palidez ou angústia respiratória. Os gatos com distúrbios hemostáticos hereditários graves podem manifestar sangramento quando mais jovens, antes de uma cirurgia eletiva. Os proprietários devem ser questionados sobre exposição potencial a rodenticidas anticoagulantes ou a fármacos que conhecidamente provoquem disfunção plaquetária. Evidências de problemas de hemostasia, como melena, hematomas ou petéquias, podem não ser identificadas pelo proprietário como sangramento. Hemorragia excessiva ou prolongada em decorrência de eventos traumáticos pregressos, cirurgia, procedimentos dentários ou corte de unhas devem ser pesquisados.

Em geral, o sangramento espontâneo decorrente de trombocitopenia grave ou disfunção plaquetária tem origem em pequenas rupturas nos capilares que não conseguem ser tamponadas pelas plaquetas. Tais hemorragias puntiformes na pele, na mucosa ou na conjuntiva são conhecidas como *petéquias*. A coalescência de petéquias em uma área maior de contusão é conhecida como *equimose*. Um gato que apresente uma ou outra dessas duas anormalidades, provavelmente, sofre de doença plaquetária grave. Contudo, os gatos com distúrbios de plaquetas também podem apresentar epistaxe, hematêmese, melena, hifema ou hematúria, sinais frequentemente associados a anormalidades de fator da coagulação. Os gatos com deficiência congênita de fator XII raramente sangram de modo espontâneo. O baço pode estar aumentado à palpação se houver destruição imunomediada excessiva de plaquetas.[132]

Planos diagnósticos

A maioria das anormalidades de hemostasia em gatos é identificada inesperadamente, pois, em geral, são subclínicas. Após o traumatismo ter sido descartado como etiologia, a avaliação diagnóstica de um gato com hemorragia gira em torno de decidir se a anormalidade está na hemostasia primária, na secundária, ou em ambas. A etapa inicial consiste em realizar hemograma completo, incluindo exame do esfregaço sanguíneo. Testes adicionais a considerar, dependendo dos sinais clínicos e dos resultados do hemograma, são perfil bioquímico sérico e urinálise para identificar potenciais doenças sistêmicas (p. ex., insuficiência hepática ou renal) que podem resultar em diátese hemorrágica. A verificação do estado retroviral é fundamental, pois o FeLV é uma causa comum de trombocitopenia. A radiografia torácica e a ultrassonografia abdominal podem identificar evidências de bronquite bacteriana ou de massas abdominais ou organomegalia que podem ser responsáveis por trombocitopenia imunomediada ou CID. A amostragem da medula óssea pode fornecer indicações quanto à causa de trombocitopenia não identificada. Como a infecção por *M. haemofelis* ocasionalmente provoca trombocitopenia, sugere-se o exame de reação em cadeia de polimerase (PCR) para hemoplasmose. Se houver anemia, o teste de Coombs positivo pode ajudar a comprovar síndrome de Evans (anemia e trombocitopenia imunomediadas primárias).

Avaliação laboratorial de hemostasia primária

A hemostasia primária consiste em interações entre células endoteliais vasculares, plaquetas e fator de von Willebrand (vWf). O tempo de sangramento da mucosa bucal (TSMB), junto com plaquetometria, é realizado antes da avaliação dos níveis de vWf. O TSMB deverá ser realizado empregando-se um estilete padronizado e não uma lâmina de bisturi ou uma agulha hipodérmica. Contudo, esses últimos instrumentos serão suficientes se não houver estilete. O TSMB é difícil de realizar em gatos não sedados e deverá ser inferior a 4 min.[66] Tempos mais prolongados sugerem anormalidade em qualquer um dos componentes da hemostasia primária. O TSMB normal descarta anomalias hemostáticas primárias como causa do sangramento.[103]

A plaquetometria pode ser realizada por contador automático de células, ou manualmente por meio de um hemocitômetro. Também pode ser estimada por meio do exame do esfregaço sanguíneo. A causa mais comum de trombocitopenia quando relatada em um laboratório é um artefato causado pelo agrupamento de plaquetas. Plaquetas agregadas não podem ser contadas separadamente por contadores automatizados de células, que também têm dificuldade em diferenciar entre a plaqueta relativamente grande de felinos e o pequeno eritrócito de felinos. Os seguintes fatores do manuseio estão entre aqueles que predispõem as plaquetas felinas a agregação:

- Venipunção traumática
- Coleta lenta de amostra de uma veia periférica
- Refrigeração
- Uso de EDTA como anticoagulante
- Amostra obtida em veia usada recentemente ou por meio de cateteres.

Um esfregaço feito com sangue fresco deverá acompanhar qualquer amostra ao laboratório em caso de necessidade de estimar o número de plaquetas. Os esfregaços realizados pelo laboratório serão de sangue refrigerado antes da feitura do esfregaço. Empregando-se citrato de sódio como anticoagulante será possível reduzir, porém não eliminar, a quantidade de agrupamento. Uma plaquetometria normal relatada pelo laboratório provavelmente é normal e pode-se confiar no resultado. A plaquetometria baixa relatada por contador automático de células sempre deverá ser confirmada por contagem manual ou por meio do exame do esfregaço de sangue fresco. Realiza-se a estimativa do número de plaquetas examinando-se a monocamada de um esfregaço (que é, de qualquer modo, parte essencial do hemograma) sob imersão em óleo e contando-se o número de plaquetas em 5 a 10 campos. O número médio de plaquetas por campo de imersão é multiplicado por 20 para se alcançar um número de plaquetas $\times 10^9/\ell$.[66] Muitos grumos sugerem número normal de plaquetas. O exame do esfregaço também possibilita a identificação de desvio de plaquetas, que é evidência de aumento da produção de plaquetas pela medula óssea. O desvio de plaquetas descarta a necessidade de coleta de medula óssea. A infecção por FeLV, uma causa comum de trombocitopenia, também está associada ao aumento do volume de plaquetas.[44]

Geralmente, o sangramento espontâneo causado por trombocitopenia em gatos ocorre apenas quando o número de plaquetas encontra-se inferior a $30 \times 10^9/\ell$.[51] Se ocorrer sangramento em um gato com plaquetometria superior a esse número, o médico-veterinário deverá considerar uma disfunção plaquetária concomitante ou um problema hemostático secundário. Como o TSMB avalia anormalidades de hemostasia decorrentes de distúrbios plaquetários além de problemas com o endotélio vascular, é desnecessário realizar esse teste quando o número de plaquetas encontra-se bastante diminuído. O TSMB prolongado em um gato com plaquetometria superior a $30 \times 10^9/\ell$ sugere um problema de vasos, como vasculite ou defeito de colágeno hereditário, disfunção plaquetária congênita ou adquirida, ou doença de von Willebrand.

O histórico detalhado deverá descartar a possível exposição a fármacos que possam causar disfunção plaquetária. Em geral, o teste de função de plaquetas é realizado apenas por laboratórios especiais de hemostasia e, com frequência, exige amostras de sangue recém-obtidas.

Avaliação laboratorial de hemostasia secundária

Os testes que avaliam a hemostasia secundária são aqueles que envolvem as vias extrínseca, intrínseca e comuns da hemostasia secundária e os testes de fibrinólise. O tempo de protrombina (TP) avalia a via extrínseca (via inicial) e a via comum empregando-se fator tecidual para ativar fator VII e iniciar a formação de coágulo. O teste é razoavelmente insensível, já que será normal até que mais de 65% da atividade do fator esteja perdida[103] e não é influenciado por trombocitopenia. O tempo de tromboplastina parcial ativada (TTPa) avalia as vias intrínseca (via de amplificação) e a via comum por meio da ativação do fator XII, iniciando a coagulação. O prolongamento desse teste também ocorre apenas quando mais de 65% da atividade do fator está perdida. A trombocitopenia não influencia o resultado dos testes. Essencialmente, o TCA simula o TTPa em que também inicia a coagulação por meio da ativação do fator XII. A acurácia é influenciada por variações na temperatura sob a qual o teste é realizado e pela experiência do operador em reconhecer o ponto final do teste, que é a formação de um coágulo. O TCA é muito insensível, já que só estará prolongado quando mais de 90% da atividade do fator estiver perdida. Trombocitopenia grave erroneamente prolongará o teste, pois as membranas das células plaquetárias proporcionam os fosfolipídios necessários para o teste. O TP anormal com TTPa normal sugere anormalidade na atividade do fator VIII, seja por deficiência herdada seja por antagonismo precoce de vitamina K_1. O TTPa anormal com TP normal ocorrerá se houver anormalidades nos fatores VIII (hemofilia A), IX (hemofilia B), XI ou XII. Um paciente com TTPa prolongado não está predisposto a hemorragia espontânea.[103] Se tanto o TP quanto o TTPa estiverem prolongados, deverá ser considerada uma anomalia na via comum, o envolvimento de múltiplos fatores ou antagonismo tardio de vitamina K_1. Exames para insuficiência hepática seriam apropriados nessa situação. As atividades de fator específico podem ser avaliadas, dependendo dos resultados do teste. A plaquetometria baixa associada a TP e TTPa prolongados é compatível com CID e está indicada a avaliação da fibrinólise.

Avaliação laboratorial de fibrinogênio e fibrinólise

A aferição do tempo de trombina avalia a conversão de fibrinogênio a fibrina, e o prolongamento sugere deficiência de fibrinogênio, estrutura anormal de fibrinogênio ou inibição de trombina por produtos de degradação da fibrina (PDF) ou por heparina. Baixas concentrações de fibrinogênio devem-se a uma deficiência hereditária, ou a diminuição da produção pelo fígado ou pelo aumento da utilização devido a CID. Os PDF são formados pela dissolução plasminomediada de fibrinogênio, de fibrina solúvel (sem ligação cruzada) ou fibrina insolúvel (ligação cruzada). O aumento dos PDF indica apenas ativação da plasmina, pois eles podem ser produzidos pela degradação de fibrinogênio sem coágulo. Os D-dímeros decorrem da dissolução de plasmina de fibrina de ligação cruzada encontrada em coágulos e incrementos nessa substância representam, de fato, trombose e fibrinólise ativas. Existem controvérsias quanto à sensibilidade do teste para D-dímeros para a detecção de CID em gatos.[105,112] Uma associação entre TP e TTPa prolongados, trombocitopenia e elevações nos D-dímeros é compatível com diagnóstico de coagulopatia por consumo, particularmente se houver sinais compatíveis com CID ou uma doença que conhecidamente provoque CID (p. ex., neoplasia).

Cuidados de suporte para gatos com distúrbios hemostáticos

Embora a maioria dos gatos com distúrbios hemostáticos não faça exames por causa do sangramento espontâneo, os cuidados de suporte para aqueles que apresentam o problema são importantes para evitar consequências graves. É importante identificar e controlar doença subjacente. Isso pode remover quaisquer desencadeadores de trombocitopenia secundária, disfunção plaquetária ou CID. O manuseio delicado é essencial para evitar mais danos aos vasos. Se possível, convém o repouso na jaula no hospital ou em casa até que a causa da hemorragia seja isolada e controlada. Bandagens compressivas podem ser necessárias para controlar o sangramento de locais cirúrgicos. Gatos rebeldes podem precisar ser sedados. Oferecer alimento pastoso pode evitar o sangramento gengival.[132] Deve ser evitado traumatismo desnecessário, como cirurgia eletiva ou injeções intramusculares. Contudo, se for necessária a coleta de medula óssea, o médico-veterinário não deve hesitar em realizar o procedimento, pois raramente hemorragia é um problema.

Os fármacos que influenciam a função plaquetária, em especial AINEs, devem ser evitados. Se o gato estiver trombocitopênico, cabe interferir com a função das plaquetas remanescentes agravará a situação. O sangue deverá ser coletado na maneira mais atraumática e com menor frequência possível empregando-se agulhas de pequeno calibre e, preferivelmente, coletando amostra da veia jugular. Podem ser necessários alguns minutos de compressão após a coleta de sangue para evitar a formação de hematoma. Os gatos que precisam de suporte adicional de líquido deverão receber líquidos por via intravenosa por meio de cateter de pequeno calibre. Não se recomenda toracocentese nem abdominocentese, a menos que exista angústia respiratória. Os gatos com suspeita de terem ingerido rodenticidas anticoagulantes devem receber vitamina K_1. Os gatos com distúrbios hemorrágicos relacionados com obstrução biliar também poderão se beneficiar de vitamina K_1 parenteral.

Uma transfusão de sangue usando-se sangue total fresco pode suprir os fatores de coagulação necessários; plaquetas; e, se o paciente estiver anêmico, eritrócitos aos gatos com CID. O sangue administrado a pacientes com CID é mais eficaz no controle do consumo de fatores da coagulação se heparina for usada ao mesmo tempo. Como os gatos, em geral, toleram trombocitopenia sem hemorragia excessiva, a transfusão de plaquetas deverá ser considerada quando o número estiver inferior a $5 \times 10^9/\ell$, que raramente é encontrada nessa espécie. Entretanto, o veterinário deve sempre usar julgamento clínico e não se basear apenas em um número. Em geral, a administração de plaquetas a gatos com etiologias de trombocitopenia destrutivas ou de consumo é ineficaz, pois as plaquetas transfundidas são perdidas rapidamente. Plaquetas administradas a gatos com insuficiência da medula óssea perdurarão alguns dias, tempo de vida normal de uma plaqueta.

Trombocitopenia

A diminuição verdadeira do número de plaquetas é um achado incomum em gatos. A causa mais comum de trombocitopenia é a aglutinação de plaquetas. Se for comprovado que o número de plaquetas baixo é real, convém realizar um esforço abrangente para identificar a etiologia subjacente. Um estudo envolvendo 41 gatos com trombocitopenia identificou apenas um animal com destruição imunomediada primária de plaquetas.[51] Mesmo em gatos com a existência comprovada de anticorpos ligados a plaquetas, 17 dos 19 gatos apresentavam causas subjacentes identificáveis para a doença imunomediada.[132] As causas mais comumente identificadas de trombocitopenia felina são infecciosas. No estudo anteriormente mencionado de 41 gatos com trombocitopenia, 19 (46%) apresentavam doenças infecciosas identificadas como a etiologia da trombocitopenia. Desses 41 gatos, 37 foram avaliados quanto ao antígeno de FeLV e 11 (30%) eram positivos. A causa seguinte mais comum consistiu em diferentes tipos de processos malignos, que acometiam 16 (39%) dos gatos.[51]

A trombocitopenia imunomediada (TPIM) é causada pela remoção de plaquetas cobertas de anticorpos por macrófagos no baço. De maneira semelhante à AHIM, esses anticorpos podem ser direcionados contra antígenos na superfície da plaqueta ou contra antígenos semelhantes em estrutura a antígenos plaquetários. A doença pode revelar antígenos ocultos na superfície da plaqueta. Complexos antígeno-anticorpo podem se depositar na membrana da plaqueta e desencadear uma resposta de hipersensibilidade do tipo 3 (destruição por observador inocente). As plaquetas também apresentam receptores Fc em sua superfície e podem se ligar à porção Fc de um anticorpo contra esses receptores. Anticorpos antiplaquetários também podem contribuir para a disfunção de plaquetas.[132] Como a TPIM primária é rara em gatos convém não administrar de imediato doses imunossupressoras de glicocorticoides a gatos com trombocitopenia. A prova laboratorial da existência de anticorpos antiplaquetários é difícil de ser obtida. Laboratórios especializados podem conseguir realizar o ensaio de citometria de fluxo para anticorpos ligados a plaquetas. Na maioria dos hospitais veterinários, o diagnóstico de TPIM primária é feita por meio da eliminação de etiologias secundárias da destruição de plaquetas e resposta à terapia imunossupressora.

Após as causas secundárias de TPIM serem descartadas, a TPIM primária pode responder bem à prednisolona oral sob dose de 2 a 4 mg/kg a cada 24 h.[66] Em um relato de quatro gatos com TPIM primária presumida, dois dos três sobreviventes precisaram ou da administração de um glicocorticoide diferente ou da adição de outro agente imunossupressor para controlar a doença.[6] Mais informações sobre o uso de agentes imunossupressores adicionais são encontradas na seção sobre tratamento de AHIM. O esquema imunossupressor é mantido até que a plaquetometria tenha alcançado e permaneça superior a 75 a 100 × 10^9/ℓ durante, no mínimo, 1 a 2 semanas. As tentativas de reduzir a dose não devem ser feitas a menos que o número de plaquetas seja aceitável e encontre-se estável. O médico-veterinário deve começar reduzindo a dose de qualquer fármaco acrescentado ao glicocorticoide. Não há sentido em se diminuir a dose se o paciente não se encontrar em remissão, conforme definido por plaquetometria estável a nível razoável e o gato não estar com hemorragia. Talvez não seja possível, e de fato desnecessário, fazer a plaquetometria alcançar a variação de referência do laboratório. Quando a dose de prednisolona alcançar 0,5 mg/kg a cada 24 h, pode ser tentado o esquema de doses em dias alternados. Se o número de plaquetas começar a cair em qualquer momento, o veterinário deve retornar à última dose eficaz. É necessário o monitoramento frequente, pois as recidivas são comuns.[6]

Com frequência, a etiologia de distúrbios hemostáticos é difícil de identificar, já que a hemostasia é complexa e difícil de compreender completamente. A falta de experiência em lidar com esses distúrbios contribui para a dificuldade. Felizmente, doenças hemostáticas em gatos são raras e sangramento espontâneo importante é algo ainda mais raro.

Distúrbios do baço

Há muito tempo, o baço foi identificado como não essencial à vida. Contudo, não deixa de ser importante; sua função de manter a homeostase está sendo reconhecida lentamente. Compreender a microanatomia do baço é necessário para entender sua função na saúde e na doença. As funções do baço são: depósito de eritrócitos e plaquetas, hematopoese extramedular e filtração do sangue. Também é um importante órgão imunológico. Distúrbios do baço felino comumente não são diagnosticados.[20]

Microanatomia e circulação

O parênquima esplênico é constituído por polpa branca e polpa vermelha. A polpa branca compõe-se de nódulos linfoides e coleções frouxas de linfócitos circundando pequenas arteríolas. A polpa vermelha consiste em espaços venosos no interior do qual sangue arteriolar desemboca junto ao arcabouço estrutural habitado por macrófagos do baço. Além dos macrófagos, há números aumentados de linfócitos e megacariócitos na polpa vermelha. O sangue chega ao hilo e flui pelas pequenas arteríolas até os capilares, terminando nos nódulos linfoides da polpa branca ou aos capilares que levam à polpa vermelha. Algumas das arteríolas que penetram na polpa branca continuam no lado venoso da circulação. O sangue venoso deixa o baço no hilo e penetra na circulação porta. O trajeto que um eritrócito toma entre as arteríolas e a circulação venosa varia entre as espécies. Em cães, a circulação é sinusoide; para penetrar na polpa vermelha, as células precisam se comprimir pelos cordões esplênicos e células endoteliais vasculares. Contudo, os gatos apresentam microcirculação não sinusoide.[68] A maioria dos eritrócitos passa para o interior da polpa vermelha e flui diretamente na circulação venosa sem impedimento por células endoteliais e não é verificada por células imunológicas.[44]

Função

As quatro principais funções do baço são reserva de sangue, filtração de sangue, local de hematopoese e órgão de imunidade. O baço pode guardar entre 10 e 20% da massa eritrocitária da circulação e até 30% das plaquetas.[68,113] Existem três padrões de fluxo sanguíneo por meio do baço. Sob condições normais, a maior parte (90%) do sangue penetra no acúmulo rápido e flui pelo baço em 30 segundos. O remanescente flui em cerca de 8 min (acúmulo intermediário) ou 60 min (acúmulo lento). O sangue pode ser desviado para dentro e para fora desses acúmulos conforme necessário durante momentos de estresse. Devido à natureza não sinusoide do baço felino, a contração esplênica não resulta na movimentação de muitos eritrócitos para a circulação como o que ocorre em cães.[84] A maioria das plaquetas reservadas encontra-se no acúmulo lento. O ferro oriundo de eritrócitos reciclados é depositado no baço, enquanto aguarda transporte à medula óssea para ser usado na produção de hemoglobina para a incorporação em novos eritrócitos.

O baço funciona como órgão de filtração. Conforme os eritrócitos se comprimem pelo parênquima, entram em contato com macrófagos cuja função consiste em remover material particulado rígido da célula. Essas partículas são parasitos remanescentes nucleares (corpúsculos de Howell-Jolly) e hemoglobina desnaturada (corpúsculos de Heinz). A alta atividade metabólica no baço resulta em áreas com ambiente levemente anaeróbico.[113] A menor concentração de oxigênio leva a membrana celular de eritrócitos antigos, muito lesados ou anormais a enrijecer. Esse enrijecimento torna os eritrócitos incapazes de sofrer a deformação necessária para passar pelos sinusoides, sendo removidos da circulação.[113] Essas células e aquelas cobertas com anticorpos são fagocitadas por macrófagos próximos, que processam a hemoglobina e reciclam o ferro. Devido à natureza não sinusoide do baço felino, o gato é menos eficiente na remoção dessas células em comparação com o cão e esta é uma das razões pelas quais gatos normais apresentam números maiores de corpúsculos de Heinz na circulação. Além dos eritrócitos obsoletos, o baço também remove bactérias do sangue.[68]

A função hematopoética fetal do baço em gatos cessa ao nascimento.[68] Em situações de aumento da necessidade ultrapassando a medula óssea, o baço adulto pode retomar essas funções. Tais condições podem envolver doença infiltrativa da medula óssea, hemólise ou trombocitopenia imunomediadas, doenças inflamatórias ou infecciosas e processo maligno. A hematopoese extramedular esplênica resulta em esplenomegalia generalizada ou esplenomegalia nodular e é menos comum do que em cães.

O baço funciona como um local importante para a depuração de microrganismos e é importante na resposta imunológica a antígenos circulantes.[113] O baço é o principal local de produção de IgM e, por isso, é importante no início da resposta imunológica. Os muitos macrófagos atuam na fagocitose e no processamento de antígenos. Diversas citocinas são produzidas no baço tanto para melhorar a função neutrofílica quanto para ativar complemento. Antígenos solúveis são enviados aos centros linfoides da polpa branca, enquanto antígenos particulados alojam-se na polpa vermelha, na qual são fagocitados e enviados, por macrófagos, aos folículos linfoides na polpa branca para outro processamento.[113] O baço também remove eritrócitos (hemólise extravascular) e plaquetas, cobertos de anticorpos, durante eventos imunomediados.

Sinais clínicos e achados físicos

Os achados ao histórico em gatos com distúrbios esplênicos com frequência são vagos e, em geral, relacionam-se com um distúrbio subjacente. As queixas comuns são anorexia, vômito, diarreia, perda de peso e abdome doloroso, às vezes, aumentado. A maioria desses sinais relaciona-se com efeito expansivo no abdome pelo deslocamento de órgãos. Poliúria e polidipsia podem ocorrer; a patogenia não está clara e sofre resolução após esplenectomia.[2] O achado físico mais confiável em gatos com doença esplênica é a esplenomegalia. O aumento pode ser generalizado ou focal. Contudo, nem todos os baços aumentados são anormais, nem eles sempre são palpáveis. A palpação delicada é importante, pois o baço doente com frequência é friável e pode romper-se mediante manuseio grosseiro. Pode haver outras alterações físicas, dependendo da doença primária, além de aumento de linfonodos periféricos ou abdominais. Às vezes, é difícil diferenciar esplenomegalia de aumento do fígado.

Planos diagnósticos

Quando se identifica esplenomegalia em um paciente, convém ser iniciada a pesquisa quanto à etiologia subjacente. Deve ser coletado sangue para hemograma. A doença esplênica é uma causa possível para eritrócitos nucleados em face de volume globular normal. A hipercalcemia pode ocorrer devido a linfossarcoma. Se houver suspeita de processo maligno, deverão ser obtidas incidências radiográficas do tórax à procura de evidências de metástase. Células morfologicamente anormais ou proliferação de células normais na circulação podem sugerir leucemia. Uma biopsia da medula óssea poderá ser necessária nessa situação. Todos os gatos com aumento do baço também deverão ser verificados quanto a infecção retroviral.

Compilar a relação de diagnósticos diferenciais pode ser mais fácil classificando-se o aumento como generalizado ou focal. O aumento generalizado (ou esplenomegalia) pode ser causado por congestão ou por infiltração com células neoplásicas ou inflamatórias e é o tipo mais comum

encontrado em gatos.[113] O aumento focal pode ser causado por lesões neoplásicas ou não neoplásicas. A natureza não sinusoide do baço felino diminui sua suscetibilidade à formação de hiperplasia nodular e hematomas.[113]

Visualizar o baço é importante para a determinação do tipo de aumento. A radiografia abdominal possibilita a fácil observação do baço, embora a localização varie devido à sua mobilidade dentro do abdome. A cabeça do baço localiza-se caudal ao estômago e cranial ao rim esquerdo e mostra-se triangular na projeção ventrodorsal. A cauda do baço é raramente observada em gatos,[2] de modo que visualizá-la em radiografia abdominal dá suporte para a esplenomegalia. Raramente, as lesões alteram a radiodensidade do baço. A ultrassonografia possibilita a avaliação da arquitetura do parênquima e o contorno da superfície (Figura 25.16). A ultrassonografia é sensível para detectar lesões esplênicas, porém o diagnóstico definitivo exige coleta de amostra da lesão.[4] Alterações focais no parênquima e irregularidades na superfície são critérios para lesões no baço. Alterações nodulares dentro do parênquima são facilmente identificadas como hipoecoicas ou hiperecoicas quanto ao restante do parênquima. Nódulos benignos são difíceis de diferenciar de massas malignas sem o uso de ultrassonografia contrastada ou de técnicas de biopsia esplênica. As biopsias por aspirado com agulha fina podem ser guiadas por imagem ultrassonográfica. Infelizmente, não existem critérios objetivos para a avaliação do tamanho do órgão em gatos.

A amostragem do parênquima esplênico é fundamental para estabelecer o diagnóstico etiológico. Talvez a biopsia por aspirado com agulha fina da lesão seja o suficiente, pois a maior parte das doenças do baço esfolia-se prontamente.[2] Em um estudo avaliando a correlação do aspecto sonográfico de lesões esplênicas a diagnósticos citológicos e histológicos em 29 cães e 3 gatos, 19 das amostras aspiradas equivaleram ao diagnóstico histológico.[4] Biopsias com agulha fina do baço cuidadosamente realizadas são seguras em gatos com trombocitopenia ou coagulopatia.[2]

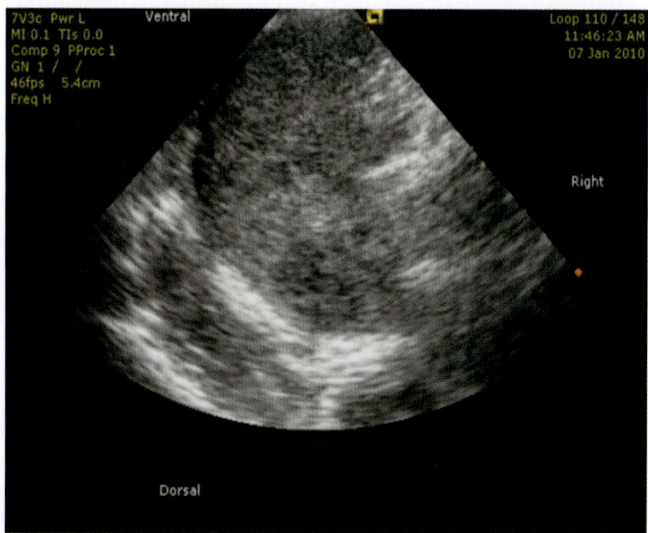

Figura 25.16 Ultrassonografia transversa do baço em um gato com infiltração de mastócitos. Observar a área hipoecoica irregular (mais escura) no meio da imagem.

Se não houver ultrassonografia para orientação, o baço aumentado pode ser imobilizado manualmente. Uma agulha calibre 22 pode ser usada para obter células, movimentando-se a agulha para dentro e para fora diversas vezes. Pode ser alcançada mínima contaminação por sangue se não houver a aplicação de sucção com seringa. O veterinário deve ter cuidado para não reposicionar a agulha, enquanto ela se encontra no baço, pois isso talvez resulte em laceração da cápsula e, potencialmente, em hemorragia catastrófica. Se houver massa palpável no baço, o aspirado com agulha fina deverá ser evitado até o exame ultrassonográfico poder verificar que a lesão é não cavitada. As lesões cavitadas, embora raras em gatos, são mais bem tratadas por meio de esplenectomia. As biopsias por aspirado podem ser desnecessárias em gatos com esplenomegalia homogênea difusa sem sinais clínicos.[2] Os linfócitos médios e grandes são os tipos celulares normais coletados de uma biopsia esplênica. Os neutrófilos são raros.

Esplenomegalia generalizada

A congestão do baço pode ocorrer após a administração de sedativo ou de anestésico geral (Boxe 25.6). A cápsula relaxa e possibilita o aumento da capacidade de reserva do parênquima. Obstrução venosa portal ou de veia cava caudal, ou congestão por insuficiência cardíaca direita, pouco frequentemente causará congestão esplênica. Infartos podem ocorrer secundariamente a doença hepática ou renal e podem obstruir o suprimento sanguíneo eferente.

As lesões infiltrativas do baço são o resultado de neoplasia, hiperplasia de tipos celulares de ocorrência normal, ou inflamação. As anormalidades esplênicas mais comuns no relato de 101 gatos com doença esplênica foram linfossarcoma (n = 30), tumor de mastócitos (n = 27), e hematopoese e/ou hiperplasia linfoide extramedular (n = 27).[45] A hiperplasia pode ocorrer em resposta ao aumento da sobrecarga. Hemólise maciça (seja imunomediada ou causada por algum outro mecanismo) ou antígenos transportados pelo sangue aumentam o número de fagócitos mononucleares e linfócitos necessários para realizar o trabalho. A hematopoese extramedular exige o aumento das células formadoras de sangue no baço. Pode haver infiltrados eosinofílicos em gatos com síndrome hipereosinofílica. Diferentes tipos de células inflamatórias estão associados a diferentes tipos de infecção. Agentes infecciosos podem causar esplenomegalia por lesão direta ou pela estimulação antigênica crônica. São causas infecciosas potenciais de esplenomegalia em gatos: infecção retroviral, peritonite infecciosa felina, infecções hemotróficas por *Mycoplasma*, erliquiose e cytauxzoonose.[2] Os pacientes com neutrofilia ou eosinofilia periférica podem apresentar aspirados do baço com incrementos naqueles tipos celulares, devido ao aumento do seu número na circulação, e não por doença inflamatória neutrofílica ou eosinofílica.[2]

Lesões localizadas

Os aumentos focais no baço de gatos são menos comuns que a esplenomegalia generalizada.[68] Lesões não neoplásicas são mais comuns que lesões neoplásicas, porém esses tipos são indistinguíveis entre si no momento da cirurgia.

Boxe 25.6 Causas de esplenomegalia

Aumento focal

Inflamação infecciosa
Abscesso bacteriano

Neoplásicas
Linfossarcoma
Hemangiossarcoma
Hemangioma
Sarcomas com origem em outros tipos celulares esplênicos
Lesões metastáticas

Não neoplásicas
Hematopoese extramedular
Hematoma
Mielolipoma
Nódulos linfoides hiperplásicos

Aumento difuso

Inflamação por infecções
Bacterianas:
- Micobacteriose
- Salmonelose
- Hemoplasmose
- Outros microrganismos

Micóticas:
- Esporotricose
- Histoplasmose

Por protozoários:
- Toxoplasmose

Virais:
- Vírus da leucemia felina
- Vírus da imunodeficiência felina
- Peritonite infecciosa felina

Neoplásica
Tumor de mastócitos
Linfossarcoma
Mieloma múltiplo
Distúrbio mielolinfoproliferativo
Histiocitose maligna

Não neoplásica
Amiloidose
Hematopoese extramedular
Deficiência de piruvato quinase
Fragilidade osmótica excessiva
Outras causas de hemólise não inflamatória

Inflamação não por infecção
Enterite plasmocitário-linfocitária
Síndrome hipereosinofílica
Anemia hemolítica imunomediada

Congestiva
Hipertensão porta
Farmacoinduzida (sedação, anestesia)
Insuficiência cardíaca direita

Lesões neoplásicas podem ser malignas, benignas ou metastáticas. Hematomas, hiperplasia nodular, abscessos e corpos estranhos podem se manifestar como lesões focais.

Tratamento

O tratamento de esplenomegalia generalizada concentra-se no tratamento do distúrbio subjacente. A esplenectomia pode ser considerada em gatos com anemia imunomediada ou trombocitopenia refratária a tratamento imunossupressor agressivo.[2] A esplenectomia deve ser realizada em todos os gatos com lesões expansivas do baço, pois é difícil diferenciar lesões neoplásicas de lesões não neoplásicas. O desfecho dessa modalidade de tratamento depende da doença subjacente e do estado pré-cirúrgico do paciente. Em um relato de 19 gatos submetidos a esplenectomia por diversos motivos, apenas a perda de peso teve alguma importância prognóstica.[37] O tempo de sobrevida mediano após esplenectomia para os três gatos com perda de peso foi de 3 dias em comparação com 293 dias para os animais sem perda de peso. A perda de função de filtração do baço pode predispor o gato a infecções.[2] A perda do filtro pode acarretar aumentos do número de eritrócitos morfologicamente anormais, como aqueles com corpúsculos de Heinz.[113] Como o baço desempenha um papel importante na remoção de parasitos eritrocitários, gatos esplenectomizados podem ser mais suscetíveis a infecções por micoplasma hemotrófico. Antes de realizar esplenectomia para tratar citopenias, é importante se certificar de que a medula óssea funciona adequadamente. Se a hematopoese extramedular for a fonte primária das células sanguíneas ausentes, sua remoção pode ser fatal.[113]

Linfadenopatia

Definição

As doenças dos linfonodos quase sempre são identificadas por aumento. O aumento pode ser solitário, regional ou generalizado. A linfadenopatia solitária, como o nome sugere, é o aumento de um único linfonodo, enquanto a linfadenopatia regional é o aumento de linfonodos que drenam uma área anatômica. *Linfadenopatia generalizada* refere-se ao aumento de linfonodos que drenam múltiplas áreas anatômicas. O aumento deve-se à infiltração de células no linfonodo; os tipos celulares podem ser constituintes normais de linfonodos, células inflamatórias ou infiltrados neoplásicos.

Anatomia e função

Os linfonodos são estruturas reniformes disseminadas pelo corpo (Figura 25.17). Os vasos sanguíneos aferentes e eferentes entram e saem no hilo. Já os vasos linfáticos aferentes penetram em diversos pontos da periferia. A linfa flui na direção do hilo, filtrando por meio das regiões cortical, paracortical e medular do linfonodo, e deixa o hilo através do vaso linfático eferente. A seguir, a linfa flui para outros linfonodos ou para a circulação venosa.

O córtex do linfonodo compõe-se, basicamente, de folículos de células B circundados por uma borda de células T. A área medular é constituída por cordões de macrófagos, linfócitos e plasmócitos. O endotélio na medula é descontínuo, o que possibilita a exposição de líquido e partículas às células imunológicas. Entre o córtex e a medula, encontra-se a área paracortical contendo pequenas células T e macrófagos que atuam como células apresentadoras de antígeno.[46]

O linfonodo funciona como filtro de líquido intersticial. Retém partículas, células e antígenos levados a ele pelos linfáticos aferentes. A função mais bem conhecida do linfonodo é como órgão imunológico. Todos os tipos celulares (células B, células T, macrófagos e plasmócitos) necessários para a resposta imunológica são reunidos no linfonodo.[81] Essas funções formam a base da explicação do motivo pelo qual o linfonodo aumenta. A proliferação da população normal de células imunológicas em resposta a antígenos apresentados ao linfonodo o levará a aumentar, assim como a proliferação neoplásica das células residentes. Também ocorrerá aumento quando houver infiltração por células inflamatórias ou neoplásicas oriundas de processos na região drenada pelo linfonodo. As etiologias que provocam adenopatia podem ser encontradas nos Boxes 25.7 e 25.8. O aumento neoplásico é discutido no Capítulo 28.

Sinais clínicos e achados físicos

Com frequência, a descoberta de um linfonodo aumentado é inesperada. O proprietário pode estar preocupado com um caroço encontrado enquanto acariciava o gato ou linfonodos aumentados podem ser descobertos durante o exame físico para uma doença vaga ou durante a consulta regular. Perguntas devem ser direcionadas para identificar doença subjacente potencial e também a duração das alterações. Além disso, é importante descobrir a rapidez de crescimento do caroço.

Linfonodos normalmente palpáveis são o mandibular, o cervical superficial (pré-escapular) e o poplíteo. Às vezes, o linfonodo ileocecocólico é palpável em gatos normais. Todos esses linfonodos são mais difíceis de palpar em gatos que em cães.[81] A gordura que circunda um linfonodo no gato obeso pode dar a impressão de aumento de tamanho. Contudo, com a palpação mais cuidadosa o linfonodo mais firme pode ser sentido no meio da gordura. Se houver inflamação significativa, o linfonodo aumentado estará doloroso e a área estará quente ao toque. Poderá haver sinais clínicos em outras áreas se o linfonodo localmente aumentado estiver atuando como uma lesão expansiva:

* Pode haver disfagia se um linfonodo retrofaríngeo estiver aumentado
* Pode haver tumefação da cabeça, pescoço e áreas esternais craniais (síndrome pré-cava) se um linfonodo mediastínico ou cervical estiver aumentado
* Linfadenopatia intratorácica pode causar derrame pleural e subsequente angústia respiratória
* Pode haver síndrome de Horner se houver linfadenopatia mediastínica
* O gato pode manifestar tenesmo se o linfonodo sublombar estiver grande.

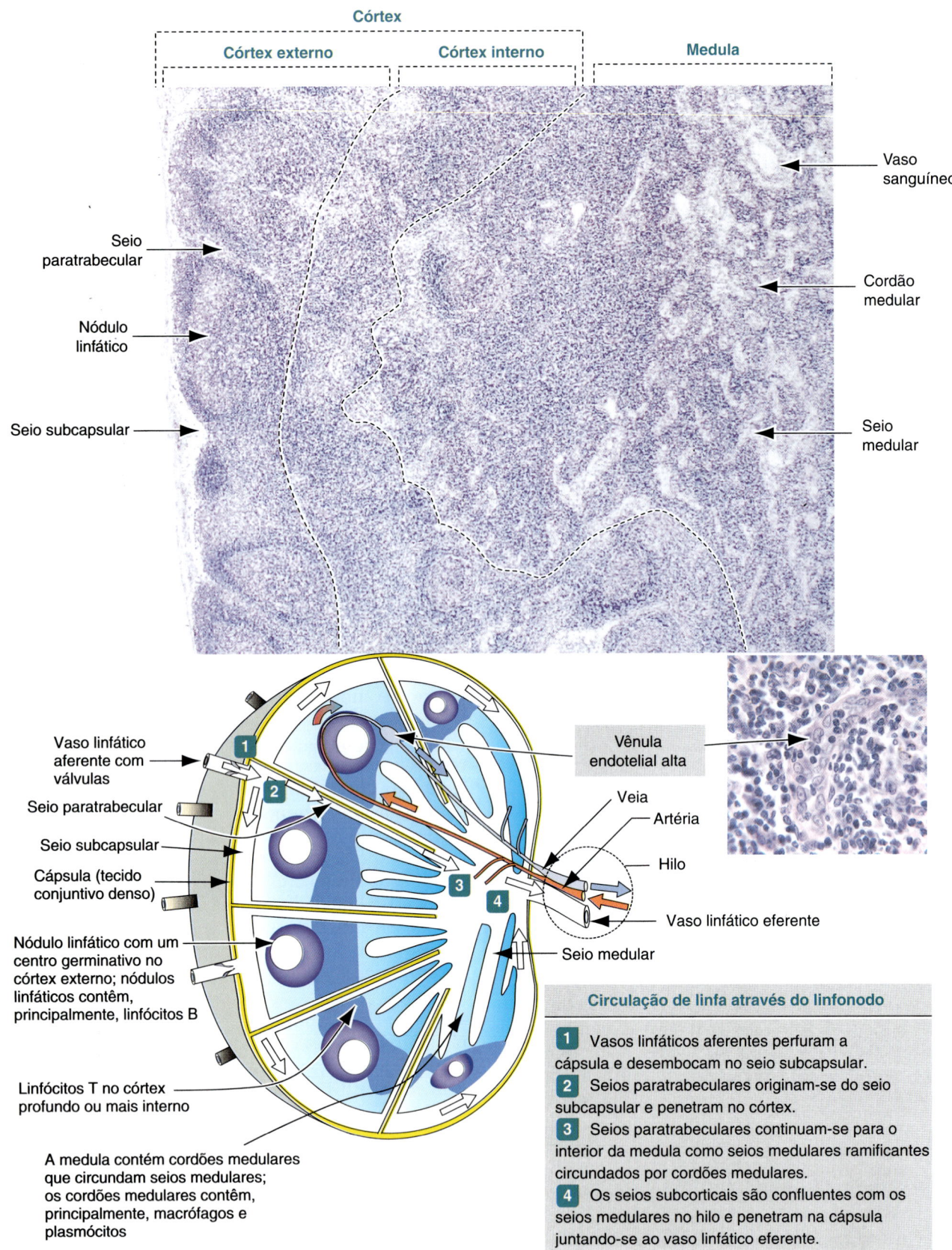

Córtex

Córtex externo

Córtex interno

Medula

Vaso sanguíneo

Seio paratrabecular

Cordão medular

Nódulo linfático

Seio subcapsular

Seio medular

Vaso linfático aferente com válvulas

Vênula endotelial alta

Seio paratrabecular

Veia

Seio subcapsular

Artéria

Cápsula (tecido conjuntivo denso)

Hilo

Nódulo linfático com um centro germinativo no córtex externo; nódulos linfáticos contêm, principalmente, linfócitos B

Vaso linfático eferente

Seio medular

Linfócitos T no córtex profundo ou mais interno

A medula contém cordões medulares que circundam seios medulares; os cordões medulares contêm, principalmente, macrófagos e plasmócitos

Circulação de linfa através do linfonodo

1 Vasos linfáticos aferentes perfuram a cápsula e desembocam no seio subcapsular.

2 Seios paratrabeculares originam-se do seio subcapsular e penetram no córtex.

3 Seios paratrabeculares continuam-se para o interior da medula como seios medulares ramificantes circundados por cordões medulares.

4 Os seios subcorticais são confluentes com os seios medulares no hilo e penetram na cápsula juntando-se ao vaso linfático eferente.

Figura 25.17 Estrutura anatômica e histológica de um linfonodo. (*De Kierszenbaum AL: Histology and cell biology: an introduction to pathology, St Louis, 2002, Mosby.*)

Boxe 25.7 **Causas de linfadenopatia generalizada**

Infecciosas

Bacteriana
Virais:
- Vírus da leucemia felina
- Vírus da imunodeficiência felina
- Peritonite infecciosa felina
- Pós-vacinal

Não infecciosas

Imunomediada:
- Poliartrite progressiva crônica

Idiopáticas:
- Hiperplasia de linfonodos distintiva de gatos jovens
- Linfadenopatia generalizada assemelhando-se a linfossarcoma

Neoplásicas:
- Linfossarcoma
- Doença mielolinfoproliferativa
- Mieloma
- Tumor de mastócitos

Não neoplásica:
- Síndrome hipereosinofílica

Boxe 25.8 **Causas de linfadenopatia solitária ou regional**

Infecciosas

Bacterianas:
- Micobacteriose
- Hemoplasmose
- Diversos outros microrganismos

Micóticas:
- Histoplasmose
- Blastomicose
- Criptococose
- Esporotricose
- Ficomicose

Virais:
- Vírus da leucemia felina
- Vírus da imunodeficiência felina
- Peritonite infecciosa felina

Não infecciosas

Idiopáticas:
- Vascularização plexiforme
- Hiperplasia de linfonodos distintiva de gatos jovens

Inflamação local

Neoplásicas:
- Neoplasias hemolinfáticas
- Neoplasia metastática

Não neoplásica:
- Complexo granuloma eosinofílico

Planos diagnósticos

Existem muitos procedimentos diagnósticos para avaliar um gato com linfadenopatia. O meio mais fácil, rápido e mais não invasivo de obter informações sobre um linfonodo aumentado à palpação consiste em biopsia com agulha fina. Em alguns casos, os resultados proporcionam o diagnóstico etiológico; em outros, os resultados levam à seleção de exames adicionais que podem ser úteis. A verificação do estado retroviral deverá ser realizada em todos os gatos com linfadenopatia generalizada. Radiografias do tórax e ultrassonografia torácica e abdominal podem revelar linfonodo aumentado nessas áreas. Deve-se considerar a laparotomia exploratória se um linfonodo se mostrar como uma grande massa abdominal.

O aspecto citológico do linfonodo normal é a população heterogênea de pequenos linfócitos. Qualquer linfonodo aumentado com citologia normal deverá ser considerado reativo (hiperplásico), pois linfonodos normais não aumentam.[46] Também é esperado um número maior de linfócitos médios e grandes e plasmócitos em um linfonodo reativo. A linfadenite é supurativa, piogranulomatosa, ou eosinofílica. Linfonodos supurativos deverão ser submetidos a cultura. Se uma biopsia com agulha fina não for conclusiva (como ocorre com frequência em gatos), deverá ser realizada a biopsia excisional. Outros testes a serem considerados, dependendo dos resultados da biopsia com agulha fina, são hemograma, perfil bioquímico sérico, urinálise, biopsia de medula óssea e sorologia para doença infecciosa.[81]

Tratamento

O tratamento do gato com linfadenopatia envolve tratar qualquer doença subjacente identificada. Se a causa subjacente não puder ser identificada, deve-se resistir à tentação de usar glicocorticoides na tentativa de diminuir o tamanho do linfonodo. As linfadenopatias idiopáticas foram relatadas em gatos exigindo apenas paciência ou podendo ser tratadas cirurgicamente.

Hiperplasia de linfonodos distintiva de gatos jovens

Existe um relato de 14 gatos com linfadenopatia periférica associada a arquitetura microscópica dos linfonodos semelhante à de gatos com infecções experimentais pelo vírus da leucemia felina.[77] Os 14 gatos eram jovens (5 meses a 2 anos de vida), sem predileção de sexo. Oito dos 14 gatos eram saudáveis, exceto pela linfadenopatia. Os outros apresentavam sinais como letargia, anorexia, febre ou hepatoesplenomegalia. Vacinas não haviam sido administradas nos últimos 4 meses e não foram consideradas responsáveis pelo aumento de linfonodos. Ocorreu linfadenopatia periférica generalizada em 13 dos 14 gatos. O outro apresentava apenas um linfonodo mandibular aumentado. Os linfonodos foram considerados 2 a 3 vezes acima do tamanho normal. Alguns dos gatos apresentavam alterações, como anemia, neutrofilia e linfocitose, e 6 de 9 gatos submetidos a testes foram positivos para anticorpos para FeLV. O resultado foi conhecido para 10 dos 14 gatos. Dois foram sacrificados por causa do estado FeLV-positivo. Os outros 8 foram acompanhados por 5 anos. Um gato desenvolveu linfossarcoma mediastinal e 6 tiveram resolução completa da linfadenopatia por um período de 2 a 28 semanas. O gato remanescente apresentou linfadenopatia episódica. A causa da hiperplasia de linfonodos espontânea nesses gatos jovens não foi determinada. As semelhanças das lesões com aquelas encontradas em gatos com infecção experimental por FeLV e a exposição ao vírus da leucemia felina em 6 dos gatos sugerem que o vírus possa estar envolvido na patogenia da doença.

Linfadenopatia generalizada semelhante a linfossarcoma

Existe o relato de 6 gatos jovens com linfadenopatia generalizada e lesões semelhantes àquelas de linfossarcoma.[76] Os gatos tinham 1 a 4 anos de vida e ou eram da raça Maine Coon (três) ou Pelo Curto Doméstico (três). Quatro dos gatos foram consultados inicialmente devido a doença urinária ou respiratória alta. Os outros dois eram oriundos de lares FeLV-positivos. O único achado físico importante foi linfadenopatia generalizada. Um gato foi sacrificado após o diagnóstico inicial de linfossarcoma. Dos outros cinco gatos, quatro apresentaram leucocitose persistente com dois deles apresentando linfócitos atípicos ou linfocitose. Testes para antígeno de FeLV foram negativos nos cinco gatos. A avaliação histopatológica dos linfonodos revelou alguns aspectos compatíveis com linfossarcoma. Contudo, alguns dos achados não foram compatíveis com processo maligno, como ausência de alterações anaplásicas de grau alto, ausência de invasão capsular, mistura de tipos celulares infiltrativos e existência de folículos normais. Nenhum dos gatos foi tratado, pois as manifestações clínicas e histopatológicas da doença foram equívocos quanto a neoplasia. Surpreendeu todos terem apresentado regressão da linfadenopatia em 1 a 17 semanas. Todos os gatos ainda estão vivos e bem 1 a 7 anos após o exame inicial para linfadenopatia, apoiando o diagnóstico de linfadenopatia não maligna.

Vascularização plexiforme dos linfonodos

Uma causa incomum de linfadenopatia em gatos tem sido relatada,[81] especificamente em gatos adultos com idade variando entre 3 e 14 anos. Todos os gatos eram clinicamente normais, exceto quanto a um ou dois linfonodos aumentados. Dois gatos com linfadenopatia inguinal estavam acometidos bilateralmente. A doença caracterizou-se pela substituição dos folículos pela proliferação plexiforme de pequenos vasos sanguíneos. A causa dessa mudança foi desconhecida, porém a remoção da(s) glândula(s) acometida(s) foi curativa.

Como a linfadenopatia tem muitas causas potenciais, o gato que manifesta linfadenopatia generalizada não deve ser condenado automaticamente a ter doença maligna. Diversos gatos podem apresentar doenças curáveis quando abordados por avaliação lógica e sistêmica.

Citocinas

Atualmente, existe um grande interesse na exploração do uso de citocinas na clínica felina. Desequilíbrios nos perfis de citocinas estão associados a uma ampla gama de doenças em gatos. São usos potenciais o emprego como instrumentos para investigação da patogenia subjacente da doença e para o diagnóstico, o monitoramento e o tratamento de doença. Os esforços são prejudicados pela falta de moléculas felinas especificamente clonadas, a complexidade do sistema regulatório de citocinas e a escassez de gatos disponíveis para avaliação. Citocinas individuais podem ter ações em gatos que não estão previstas por seus efeitos em humanos e camundongos.[95]

Definição

As citocinas são pequenas glicoproteínas secretadas por muitas células diferentes, como células dendríticas, linfócitos, macrófagos, monócitos, células endoteliais e fibroblastos em resposta a estímulos específicos. Interleucinas, interferonas, linfocinas, fatores de necrose tumoral e fatores de crescimento hematopoético, como a EPO, são exemplos de citocinas. Elas atuam localmente na comunicação intercelular para regular o crescimento e o amadurecimento da célula. Além disso, regulam respostas imunológicas e inflamatórias e modificam a hematopoese. Influenciam diversos tipos celulares e são importantes a ponto de seus efeitos com frequência se confundirem com aqueles de outras citocinas, atuando como um sistema de reserva natural. Algumas citocinas apresentam efeitos diferentes dependendo da concentração; por exemplo, a interferona (IFN)-alfa tem propriedades imunoestimuladoras sob baixas concentrações, porém propriedades imunoinibidoras sob altas concentrações. A estrutura das citocinas não é bem preservada nas espécies de mamíferos, de modo que a administração de uma citocina não felina a um gato com frequência desencadeia uma resposta de anticorpos. Isso resulta em perda da função.[63]

Fisiologia

A produção de citocinas é induzida pela alteração na expressão de genes e, em geral, é transitória. As citocinas agem ligando-se a receptores específicos na superfície da célula-alvo, com modificação subsequente da expressão gênica em tal célula. Isso modifica a proliferação, a diferenciação, ou a função celular, com frequência junto a outros mediadores. É preciso que haja receptores circulantes não associados a células para as citocinas, a fim de se prevenirem ações sistêmicas se alguma citocina alcançar a circulação.[23]

O desenvolvimento embrionário normal pode ser influenciado por alterações nas concentrações de citocinas, levando a anomalias congênitas.[23] A hematopoese é modificada pela existência ou não de EPO, de trombopoetina (TPO) ou de fatores estimuladores de colônia (Figura 25.18). As citocinas são ativas na imunorregulação por meio da interação complexa entre as várias citocinas, que ativam ou suprimem células T auxiliares (células T_H)

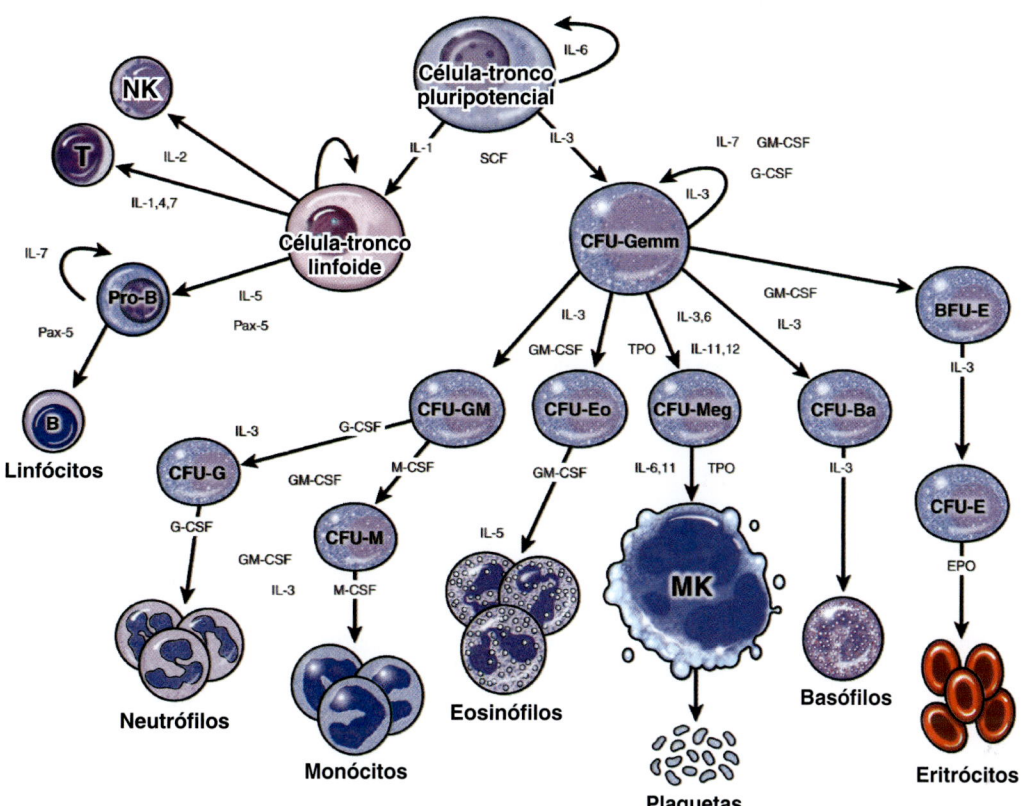

Figura 25.18 Citocinas importantes na proliferação e na diferenciação de tipos celulares durante a hematopoese. *B*, linfócitos B; *BFU-E*, burst forming unit-eritrócito; *CFU-Ba*, unidade formadora de colônia-basófilo; *CFU-E*, unidade formadora de colônia-eritrócito; *CFU-Eo*, unidade formadora de colônia-eosinófilo; *CFU-G*, unidade formadora de colônia-granulócito; *CFU-Gemm*, unidade formadora de colônia-granulócito-eritroide-monócito-megacariócito; *CFU-GM*, unidade formadora de colônia-granulócito-monócito; *CFU-M*, unidade formadora de colônia-monócito; *CFU-Meg*, unidade formadora de colônia-megacariócito; *EPO*, eritropoetina; *G-CSF*, fator estimulador de colônia de granulócitos; *GM-CSF*, fator estimulador de colônia granulócito-monócito; *IL*, interleucina; *M-CSF*, fator estimulador de colônia macrófago-monócito; *MK*, megacariócito; *NK*, célula exterminadora natural; *Pax-5*, fator de transcrição produzido pela expressão do gene PX-5 no desenvolvimento de linfócito B; *T*, linfócito T; *TPO*, trombopoetina.

Boxe 25.9 Citocinas importantes liberadas de macrófagos estimulados

Interleucina-8

- Induz inflamação por estimular leucócitos
- Quimiotática para neutrófilos
- Funciona como mediador secundário principal de inflamação

Interleucina-6

- Estimula hepatócitos a sintetizar proteínas de fase aguda
- Funciona como fator de crescimento principal para células B

Interleucina-1

- Estimula a proliferação de células T auxiliares
- Estimula o crescimento e a diferenciação de células B
- Estimula a produção de interleucina-2 por células T_h1
- Estimula macrófagos próximos a produzir interleucina-6 e interleucina-8

Fator de necrose tumoral

- Leva o endotélio vascular a se tornar aderente para leucócitos
- Ativa leucócitos inflamatórios
- Estimula macrófagos próximos a produzir interleucina-1, interleucina-6 e interleucina-8

Interferona-alfa

- Inibe replicação viral em células adjacentes
- Inibe a proliferação celular em células adjacentes
- Aumenta expressão de complexo de histocompatibilidade principal (CHP) I em células adjacentes
- Aumenta o potencial lítico de linfócitos destuidores naturais (NK)

Interleucina-12

- Estimula a produção de interferona-gama por células T_h1 e ativação adicional de macrófagos
- Inibe a proliferação e a ativação de células T_h2

(Figura 25.19). O resultado dessas interações é a alteração no equilíbrio de imunidade celular e imunidade humoral. Macrófagos ativados elaboram diversas citocinas importantes na resposta inflamatória aguda por alterarem a permeabilidade vascular. Isso aumenta a aderência endotelial de leucócitos e a quimiotaxia de leucócitos (Boxe 25.9). A resposta inflamatória da fase aguda é, em parte, mediada por citocinas secretadas por esses macrófagos. Os efeitos inespecíficos da inflamação crônica, como caquexia e destruição tissular, podem ocorrer devido à existência de citocinas. Fatores do crescimento participam na cicatrização de feridas por estimularem a migração de fibroblastos para a ferida e aumentarem a angiogênese.

Usos terapêuticos

A manipulação de citocinas para uso no tratamento de doença pode envolver a administração da própria citocina em uma ou outra forma. Hoje em dia, as citocinas são usadas primariamente para tratar hemocitopenias. O exemplo mais bem conhecido consiste no uso de EPO para tratar anemia hipoproliferativa. As citocinas também podem ser usadas para tratar tumores. As injeções intralesionais de IL-2 podem ser benéficas como terapia adjuvante para fibrossarcoma.[23] Futuramente, talvez seja possível usar citocinas para aumentar a resposta imunológica a doença ou alterar reparo de tecido. Inibir a atividade de citocinas pode modular a resposta imunológica e resultar em métodos novos de tratar doença imunomediada e alérgica. Os glicocorticoides e a ciclosporina são exemplos de fármacos que inibem a produção de citocinas pró-inflamatórias, como a IL-2. Os glicocorticoides também estimulam a produção de IL-10, uma citocina imunossupressora. Os anticorpos contra a citocina ou seu receptor podem ajudar a reduzir sua atividade. A inativação também pode ser alcançada por meio do uso de antagonistas diretos de citocinas ou pela administração de seus receptores em forma solúvel. A proteína antagonista de receptor de IL-2 (IRAP) tem se mostrado promissora na redução da gravidade de doença intestinal inflamatória.[23] A manipulação de uma única citocina pode desencadear mecanismos que controlam sua atividade e neutralizar ou estimular seu efeito.[114] Nenhum tratamento é isento de efeitos adversos potenciais, e a terapia com citocinas não é uma exceção. O uso sistêmico de citocinas tem resultado em febre, anorexia, náuseas, dor, anemia, choque, edema pulmonar, coma ou morte.

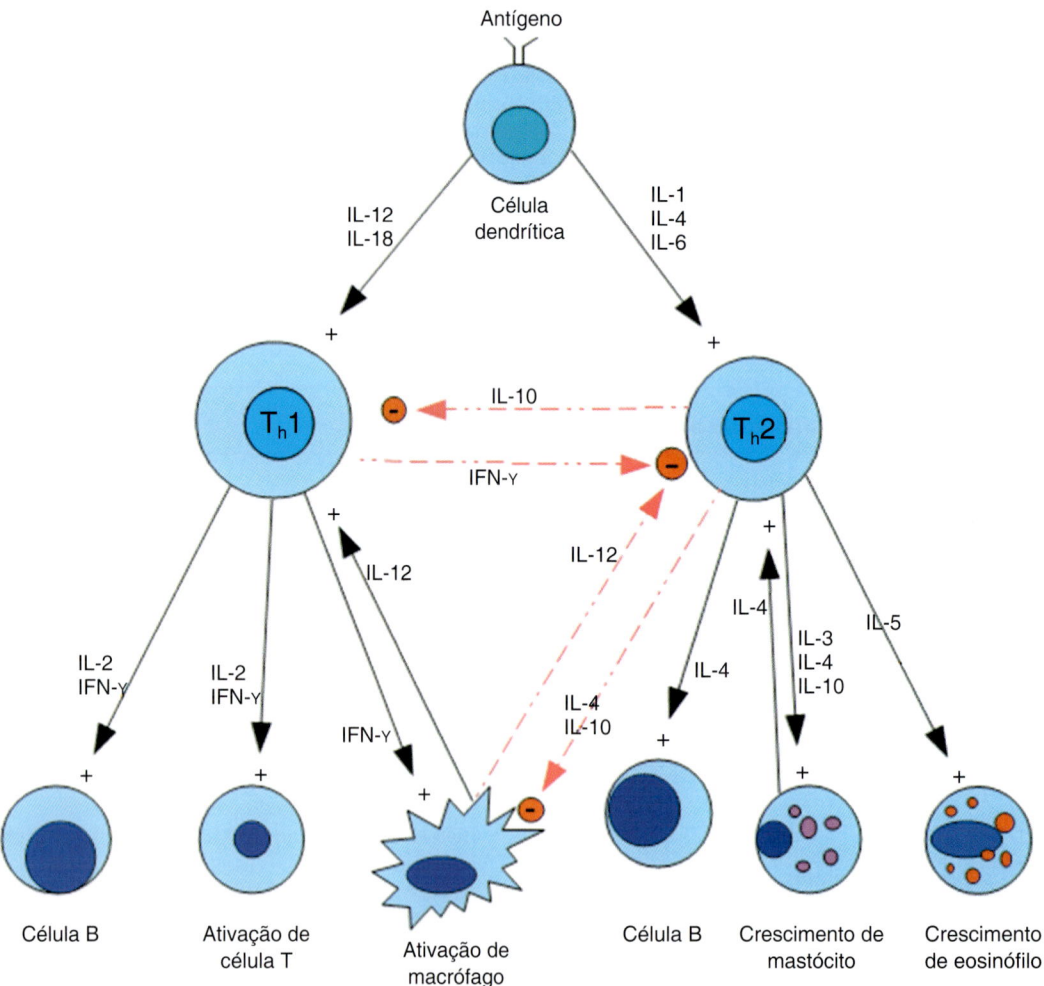

Figura 25.19 Efeitos regulatórios de interleucinas secretadas por macrófagos e linfócitos T_h1 e T_h2 sobre a resposta imunológica celular e a resposta imunológica humoral após a apresentação de antígeno por células dendríticas. As *linhas pontilhadas vermelhas* representam efeitos inibitórios. As *linhas pretas sólidas* representam efeitos estimulatórios. *IL,* interleucina; *IFN,* interferona.

Interleucinas

As interleucinas são citocinas produzidas por células dendríticas ativadas por antígeno, linfócitos e macrófagos (ver Figura 25.19). Assim como todas as citocinas, elas atuam ligando-se a receptores específicos sobre a célula efetora. Na saúde, menos de 15% das células imunológicas apresenta receptores de interleucina na superfície. Isso protege contra uma resposta exagerada.[48] Infecções bacterianas e virais estimulam as células T_h1 a produzirem interleucinas, como a IL-2, a interferona (IFN)-gama e o fator de necrose tumoral-alfa que são responsáveis pela estimulação da imunidade celular. Essas interleucinas ativam células exterminadoras naturais (NK), linfócitos citotóxicos e macrófagos. A IL-12 é secretada por macrófagos ativados com subsequente ativação e recrutamento de novas células T_h1, agindo como uma alça de retroalimentação positiva para amplificar a resposta imunológica celular. A IL-12 também é um potente estimulador de células NK e linfócitos citotóxicos. Parasitos extracelulares grandes ativam células T_h2 a secretar interleucinas que resultam no aumento do braço humoral do sistema imunológico.[48] Sucedem incrementos em linfócitos B, eosinófilos e mastócitos. As células T_h2 também liberam interleucinas anti-inflamatórias, IL-4 e IL-10. Esses potentes inibidores da secreção de IFN-gama por células T_h1 atuam reduzindo a atividade imunológica celular. Essas duas interleucinas também estimulam a ativação de linfócitos B e mastócitos.[48] Naturalmente, nunca ocorre estimulação ou inibição de apenas células T_h1 ou T_h2; o equilíbrio deve ser mantido, ou ocorrerá doença.

A IL-2, parte da imunidade celular, pode ser útil no tratamento de processo maligno. Por exemplo, a IL-2 ativa os efeitos tumoricidas de células alveolares pulmonares.[48] Animais com imunidade celular deprimida podem apresentar desorganizações na produção de IL-2. Cães com demodicose generalizada apresentam diminuição da expressão de IL-2 e números diminuídos de linfócitos com receptores para IL-2. A produção de IL-2 por linfócitos felinos infectados com retrovírus está diminuída. A IL-8 é um potente ativador de neutrófilos e pode ser útil em distúrbios caracterizados por disfunção de neutrófilos. Antagonistas da IL-8 podem participar no combate à asma. A IL-12 é um potente inibidor de angiogênese de tumor e tem potentes efeitos antitumorais que podem ser empregados para tratar neoplasia. A IL-12 também pode participar do desenvolvimento de doenças autoimunes.

Fatores de crescimento hematopoéticos

A diferenciação, a proliferação e o amadurecimento dos diferentes tipos de células-tronco na medula óssea são estimulados por diferentes citocinas. EPO e TPO estimulam incrementos na produção e na liberação de eritrócitos e plaquetas, respectivamente. Diversas citocinas medeiam atividades semelhantes em leucócitos. O fator estimulador de colônia de granulócitos (G-CSF) é produzido pelo estroma da medula óssea, por neutrófilos e por células endoteliais. O receptor para G-CSF é encontrado em neutrófilos tanto imaturos quanto maduros e estimula a proliferação e o amadurecimento de neutrófilos. A G-CSF também estimula a quimiotaxia de neutrófilos e a citotoxicidade celular anticorpo-dependente e aumenta a expressão de receptores Fc na superfície do neutrófilo.[63] Neutrofilia costuma ocorrer 24 h após a administração de G-CSF recombinante humano (rh) a gatos sadios e é útil para prevenir neutropenia quimioterapêutica. Empregar G-CSF para reverter a neutropenia estabelecida, como a encontrada em gatos com infecção por FeLV, não é compensador. A ação de rh-G-CSF em gatos termina quando o paciente começa a produzir anticorpos contra a citocina. Contudo, o produto canino recombinante retém sua eficácia. Isso sugere que não são produzidos anticorpos.[63]

O CSF para granulócito-monócito (GM) é produzido em fibroblastos, células endoteliais, linfócitos T e monócitos. As células-alvo são neutrófilos, eosinófilos, monócitos e suas respectivas células progenitoras. O GM-CSF prolonga a sobrevida das células-alvo e estimula sua função. Macrófagos ativados por GM-CSF reconhecem e destroem células tumorais e apresentam seus antígenos a células T_h como parte de investigação imunológica tumoral.[63] O macrófago-CSF promove a sobrevida e as funções de macrófagos e pode ser útil no tratamento de infecções fúngicas.[63] O fator de células-tronco é produzido pelas células de suporte da medula óssea e células endoteliais e pode ter emprego no tratamento de anemia aplásica, mielofibrose ou toxicidade da medula óssea.

Uso em pesquisa

Os perfis de citocinas e citocinas individuais estão sendo usados por pesquisadores que investigam muitos distúrbios diferentes em gatos. As informações sobre os perfis de citocinas podem elucidar a extensão do envolvimento de cada braço do sistema imunológico na patogenia da doença. Os incrementos ou os decréscimos nas diferentes citocinas aferidas são consistentes com a ativação de células T_h1 ou T_h2? A resposta é estimulatória ou inibitória? A avaliação de citocinas individuais pode apresentar oportunidades para intervenção no processo mórbido. Diversos sistemas corporais diferentes e doenças infecciosas individualmente foram examinados com relação a citocinas. O fator de necrose tumoral-alfa é produzido por miócitos cardíacos em resposta a sobrecarga de pressão ventricular em gatos com miocardiopatia e foi arrolado na patogenia de caquexia cardíaca, disfunção ventricular e desenvolvimento de insuficiência cardíaca congestiva.[73] As avaliações dos perfis de citocinas das cavidades nasal e bucal em gatos sugerem que há um perfil de T_h1 de citocinas para proteger contra infecções bacterianas e virais desses tecidos. O aumento de citocinas de T_h1 está associado à evolução dos sinais e às alterações histológicas de doença da cavidade nasal. Os humanos com rinite alérgica apresentam perfis de T_h2.[50] Linfócitos produtores de IL-4 foram encontrados em pele com lesão e sem lesão de gatos com dermatite alérgica, porém não foram encontrados em pele de gatos-controle sadios, o que sugere a participação da IL-4 na doença cutânea alérgica nessa espécie.[96] A IL-5, possivelmente um importante regulador de eosinófilos, não esteve correlacionada ao número de eosinófilos em gatos com suspeita de dermatite alérgica, enquanto a IL-2 esteve.[80] Isso é um exemplo da investigação com uma conclusão que descarta intervenção terapêutica com base na teoria que sugere que seria eficaz. Anticorpos contra IL-5 e bloqueadores de receptor de IL-5 estão sendo pesquisados para o tratamento da síndrome hipereosinofílica.[134]

A doença inflamatória em outros sistemas corporais leva à investigação. De fato, a avaliação de citocinas em gatos com doença intestinal inflamatória (DII) é uma área contínua de interesse. Nguyen Van et al. encontraram aumento estatisticamente significativo na expressão de citocinas tanto pró-inflamatórias quanto reguladoras em gatos com lesões inflamatórias do intestino em comparação com gatos sem inflamação. Esses autores concluíram que a patogenia da DII envolve anormalidades tanto nos aspectos reguladores quanto nos inflamatórios do sistema imunológico.[82] O documento de consenso da ACVIM sobre inflamação gastrintestinal sugere que a participação para a diminuição da imunorregulação é prevista na patogenia de DII em gatos com base no perfil de citocinas de humanos e roedores.[123] A patogenia e a resposta ao tratamento de doença alérgica de vias respiratórias em gatos envolvem alterações nos perfis de citocinas. Um desequilíbrio na produção de citocinas favorecendo produtos de células T_h2 em resposta a alérgenos ambientais, provavelmente, é uma parte importante da patogenia da doença.[101] Essas citocinas T_h2-derivadas levam ao aumento da produção de IgE específica para o alérgeno. Os pesquisadores estão avaliando diferentes substâncias quanto à sua eficácia em alterar ou inibir a atividade dessas citocinas.[101] Até mesmo o comportamento pode ser influenciado por citocinas. Descobriu-se que o aumento de IL-2 em determinadas áreas do cérebro potencializa o comportamento de agressividade defensiva em gatos.[5]

Talvez a área de estudo mais importante das citocinas esteja na patogenia e no tratamento de doenças infecciosas. Essa área de estudo pode ser importante no planejamento da prevenção e de tratamentos para infecções por FIV. O aumento da IL-10, uma citocina T_h2 imunossupressora, foi encontrado em estágios iniciais de infecção por FIV correspondendo a alta replicação viral. Esse fato foi sucedido pelo aumento dos níveis de IFN-gama para trazer o equilíbrio de volta ao índice. O aumento de IFN-gama foi associado à diminuição da carga viral tecidual.[3] Em um estudo de desafio, os gatos infectados com FIV e, a seguir, submetidos a infecções por *Toxoplasma gondii* produziram quantidades significativamente menores de citocinas T_h1 (pró-inflamatórias) em comparação com controles FIV-negativos também desafiados. Os gatos FIV-positivos também mantiveram níveis elevados de IL-10 encontrados antes do desafio por *T. gondii*.[61] Os desequilíbrios nas citocinas T_h1 *versus* T_h2 também foram sugeridos como causa para o desenvolvimento de lesões na forma neurológica da PIF. Também se acreditou que a falência em aumentar as concentrações de IFN-gama nos tecidos infectados poderia ser motivo importante para esses gatos sucumbirem à infecção por PIF.[30] O outro exemplo do emprego de citocina para o tratamento de doença infecciosa consiste no uso de rhIFN-alfa para tratar gatos com infecções por FeLV.[23] Embora o uso de citocinas seja promissor na medicina felina, ainda há necessidade de muitas pesquisas para se entender completamente a complexidade do sistema e as implicações de manipulá-lo e para desenvolver novas estratégias para o uso de citocinas, a fim de intervir no tratamento de gatos enfermos.

Lúpus eritematoso sistêmico

Definição

O lúpus eritematoso sistêmico (LES) é uma rara doença caracterizada por dano autoimune a vários tecidos e órgãos. Os tecidos mais comumente acometidos em gatos são articulações sinoviais, glomérulos, pele, células sanguíneas e sistema nervoso central (Boxe 25.10). A síndrome assemelha-se a muitos outros distúrbios e o diagnóstico pode ser difícil, pois doenças com etiologias infecciosas e neoplásicas precisam ser descartadas primeiramente.

Sinais

Gatos jovens a de meia-idade são acometidos com maior frequência[65] e, diferentemente do que ocorre em humanos, não existe predileção quanto a sexo.[69] Gatos de raça pura são mais passíveis de acometimento do que gatos domésticos.[106]

Sinais clínicos e achados físicos

Os sinais clínicos dependem do sistema corporal acometido. Esses sinais podem ser: febre; claudicação; dor muscular; linfadenopatia; estomatite ulcerativa; lesões cutâneas, como crostas, eritema e ulceração; despigmentação ao redor da cabeça e das patas; mucosas pálidas; e sinais no sistema nervoso central variando desde alterações comportamentais sutis até alterações no estado mental e convulsões. Esses sinais podem ser exacerbados por meio de radiação ultravioleta advinda do sol ou por infecção concomitante.[106]

Boxe 25.10 Distúrbios compatíveis com lúpus eritematoso sistêmico

Principais sinais

Doença hematológica imunomediada
- Anemia hemolítica imunomediada
- Trombocitopenia imunomediada
- Leucopenia imunomediada

Polimiosite
Glomerulonefrite
Poliartrite imunomediada não erosiva
Dermatite vesicobolhosa

Sinais menores

Ulceração bucal
Febre de origem desconhecida
Perturbações do sistema nervoso central
- Convulsões
- Demência
- Coma

Pleurite
Miocardite
Pericardite
Linfadenopatia periférica

Fisiopatologia

As alterações decorrentes de LES devem-se a inflamação da parte do corpo acometida. A desregulação do sistema imunológico (possivelmente em decorrência de função anormal de células T supressoras) leva ao ataque contra os autoantígenos corporais e é responsável pela inflamação. Complexos antígeno-anticorpo circulantes depositam-se nas paredes dos vasos da sinóvia, do glomérulo, ou do plexo coroide (hipersensibilidade do tipo 3). O complemento é ativado, e neutrófilos e macrófagos são recrutados, o que resulta em vasculite e lesão nos tecidos. Com menor frequência, anticorpos contra antígenos nucleares, citoplasmáticos e de membrana (hipersensibilidade do tipo 2) alteram a função celular. A lesão tecidual direta por células T (hipersensibilidade do tipo 4) também é possível.[106]

Planos diagnósticos

O diagnóstico de LES exige alto índice de suspeita em um gato com doença multissistêmica evidente. Foram propostos diversos critérios para o diagnóstico de LES em cães e gatos com base naqueles usados para o diagnóstico em humanos. Uma dessas propostas requer a evidência de lesão autoimune a, no mínimo, dois órgãos, junto a teste positivo para anticorpo antinuclear (ANA), ou três órgãos acometidos com título de ANA negativo. Um título positivo de ANA não é suficiente nem necessário para o diagnóstico.[106] Mais comumente, ocorre a associação do seguinte:

- AHIM
- TPIM
- Doença cutânea imunomediada
- Glomerulonefrite
- Sinais no sistema nervoso central
- Poliartrite imunomediada não erosiva.[106]

Não existe um teste individual para o diagnóstico de LES. Hemograma, perfil bioquímico sérico, teste para ANA e urinálise deverão ser realizados junto a radiografias do tórax, a fim de descartar potenciais infecções brônquicas. O teste para ANA é relativamente sensível na identificação de antiautoanticorpos. Os resultados são relatados como o título junto a um padrão de imunofluorescência que é clinicamente insignificante.[106] Ocorrem muitos exames falso-positivos e falso-negativos. Os testes falso-positivos podem ocorrer em gatos com doenças infecciosas, neoplásicas ou inflamatórias crônicas. Cerca de 10% de gatos sadios apresentaram título baixo para ANA.[106] Consequentemente, o título de ANA elevado é mais compatível com LES do que o título baixo. Um preparado de células de lúpus eritematoso (LE) identifica neutrófilos com núcleos fagocitados no citoplasma. A interpretação depende da experiência do técnico e ocorrem muitos falso-negativos.[106] Devido à dificuldade em realizar o teste e aos problemas com a sensibilidade, tem sido substituído em grande parte pelo teste para ANA. Se houver evidências de anemia regenerativa, o médico-veterinário deverá realizar o teste de Coombs e um exame de reação de cadeia de polimerase para micoplasmose hemotrófica. O estado retroviral do gato também deverá ser verificado. Se houver dor ou derrame articular, deverá ser obtido líquido sinovial para citologia; os neutrófilos sinoviais deverão ser bem preservados em um gato com LES. Se os neutrófilos forem líticos ou se houver bactérias, convém ser realizada a cultura do líquido.[69] Gatos com azotemia e proteinúria deverão ter o índice proteína:creatinina urinário (PCU) aferido. Deverá ser realizada uma biopsia renal se o índice PCU for alto, pois as proteínas elevadas podem decorrer de glomerulonefrite. Um gato foi identificado com anomalias de coagulação por causa da existência de anticoagulante de lúpus circulante, um anticorpo contra fosfolipídio que interfere na função da via comum da coagulação e das plaquetas (ver seção sobre hemostasia). Esse gato apresentava prolongamento de TP e de TTPa. Não foi relatada hemorragia franca.[65] Quaisquer lesões de pele deverão ser submetidas a biopsia de maneira apropriada.[69,106] Para fechar o diagnóstico de LES, as causas infecciosas e neoplásicas deverão ser eliminadas enquanto houver explicações possíveis para os sinais clínicos do gato.

Planos terapêuticos

O controle de inflamação tissular e a abordagem à insuficiência de órgão são os objetivos do tratamento para LES. Em situações em que existe dor branda, AINEs podem bastar.[69,106] Caso contrário, ou se os sinais forem mais graves, doses imunossupressoras de corticosteroides deverão ser iniciadas. A prednisolona a 2 a 4 mg/kg/dia deve ser eficaz. Se não houver melhora em 1 semana, convém considerar a alteração dos planos terapêuticos de modo que se adicionem imunossupressores citotóxicos. A radiação ultravioleta pode ser o desencadeador para alguns gatos com LES, e eles deverão ser mantidos longe do sol.

A imunossupressão adicional pode ser alcançada acrescentando-se agentes citotóxicos, como clorambucila. A clorambucila é bem tolerada, com efeitos colaterais mínimos. Contudo, a dose deve ser individualizada para cada paciente em particular. Um bom início consiste em 0,25 a 0,5 mg/kg, por via oral, a cada 24 a 48 h.[69] Os efeitos colaterais incluem anorexia e mielossupressão. É essencial a comunicação constante entre proprietário e médico-veterinário.

Uma vez alcançada a remissão, pode-se iniciar a redução da dose do fármaco. A remissão é definida como resolução de sinais clínicos e alterações radiográficas e laboratoriais iniciais.[106] Se for empregada a terapia associada, a clorambucila deverá ser reduzida primeiramente. A dose é reduzida em 50% ao longo de 4 semanas. Desde que a remissão clínica se mantenha, reduções adicionais podem acontecer mensalmente. Em geral, é necessário o mínimo de 6 meses de tratamento.[106] Se ocorrer recidiva, o médico-veterinário deve retornar à dosagem eficaz pregressa até a remissão ser alcançada. Tentativas futuras de reduzir as dosagens do medicamento devem ser feitas com mais lentidão. Alguns gatos precisarão de tratamento vitalício.

Prognóstico

Como o LES em gatos é raro, a evolução natural da doença é desconhecida. Muitos gatos alcançarão remissão, e as doses dos medicamentos poderão ser diminuídas;

porém poderão ocorrer recidivas. Podem ser necessários exames de acompanhamento e avaliações laboratoriais frequentes.

Anafilaxia sistêmica

A anafilaxia sistêmica é um evento alérgico potencialmente fatal que resulta em desgranulação maciça e generalizada de mastócitos. Os mediadores inflamatórios liberados pelos mastócitos resultam em graves consequências se não forem tratados prontamente. Como o tempo é decisivo, identificar os sinais de choque anafilático é importante se o médico-veterinário desejar instituir tratamento apropriado.

Fisiopatologia

Uma reação anafilática é mediada por interações entre antígenos, anticorpos IgE e mastócitos. Essa reação de hipersensibilidade tipo I exige exposição prévia a um antígeno e produção de IgE contra tal antígeno. Muitas substâncias diferentes podem desempenhar o papel de antígeno, como fármacos do tipo AINEs e antibióticos, veneno de inseto ou réptil, alimento, vacinas, e alérgenos inalados. A maioria dos animais produz IgA ou IgG quando exposta a um alérgeno ambiental, enquanto outros animais apresentam uma resposta de T_h2 exagerada e produzem quantidades excessivas de IgE.[116] Quando o gato é exposto novamente ao antígeno, este poderá se ligar a moléculas de IgE sobre a superfície dos mastócitos. Ocorre ligação cruzada quando o antígeno está ligado a duas moléculas de IgE ao mesmo tempo. Uma vez estabelecida a ligação cruzada entre os dois anticorpos, os receptores de IgE sinalizam o mastócito que irá desgranular, produzir maior quantidade de fosfolipase A_2 e iniciar a produção de novas citocinas inflamatórias.

A desgranulação de mastócitos resulta na liberação de mediadores da inflamação pré-formados. Isso ocorre rapidamente, com evidências de seus efeitos surgindo em segundos a minutos de exposição ao antígeno. Esses mediadores, que incluem, mas não estão limitados a, histamina, heparina, calicreína e fatores quimiotáticos de células inflamatórias, resultam em alterações fisiológicas responsáveis por muitos dos sinais clínicos identificados como choque anafilático. A histamina ligada a receptores H_1 provoca contração de musculatura lisa no trato intestinal e nas vias respiratórias e na vasculatura pulmonar. A ativação de H_1 também resulta em aumento da permeabilidade vascular e quimiotaxia de neutrófilos e eosinófilos. A ligação ao receptor H_2 é sucedida por aumento da produção de muco pelas vias respiratórias e broncodilatação. O equilíbrio entre estimulação de H_1 e H_2 resulta em hipotensão, broncospasmo, obstrução de vias respiratórias, hiperperistalse, aumento da permeabilidade vascular e prurido.[15] Fatores quimiotáticos amplificam a reação inflamatória ao recrutar neutrófilos e eosinófilos. As consequências da liberação de outros mediadores de mastócitos são ativação do complemento, estimulação da contração da musculatura lisa, aumento da permeabilidade vascular e estimulação de sensores álgicos.[121]

A fosfolipase A atua sobre os fosfolipídios nas membranas celulares formando ácido araquidônico. Embora não tão imediato quanto a desgranulação, esse processo ainda assim ocorre em minutos após a exposição ao antígeno. A produção de mediadores inflamatórios secundários, como prostaglandinas, leucotrienos, tromboxano e fator ativador de plaquetas, aumenta a inflamação, a broncoconstrição e a permeabilidade vascular.

Ocorre uma reação inflamatória de fase tardia após citocinas recém-produzidas serem liberadas pelo mastócito. Isso ocorre entre 2 e 24 h após a exposição ao antígeno. As citocinas produzidas pelos mastócitos englobam a IL-4, a IL-5, a IL-6, a IL-13, a IL-16, o fator de necrose tumoral-alfa e a proteína inflamatória de macrófagos alfa-1. Essas citocinas ou são pró-inflamatórias ou promovem uma resposta de T_h2 com aumento da produção de anticorpos IgE.[116] Elas também aumentam a vasodilatação e estimulam a produção de proteínas de aderência celular sobre membrana de células endoteliais. Isso aumenta a habilidade de células inflamatórias circulantes aderirem à parede do vaso e, a seguir, atravessá-la e ganhar os tecidos.[15]

Uma reação anafilactoide decorre da desgranulação de mastócitos sem um componente imunológico.[116] A IgE não está envolvida, e a exposição prévia ao antígeno não é necessária. Os mastócitos são ativados diretamente ou, mais comumente, de maneira indireta por meio da ativação de complemento. Exceto pelo estímulo inicial, os dois processos são praticamente o mesmo. As reações anafilactoides podem ser causadas por fármacos, como AINEs ou opioides, material para contraste radiográfico iodado, ou dextranas. A ingestão de determinados tipos de peixe deteriorado pode causar uma reação anafilactoide. A contaminação bacteriana por atum, cavalinha ou mahi-mahi converte a histidina abundante no peixe em histamina.[41] As reações anafiláticas e anafilactoides têm exatamente os mesmos sinais clínicos e o mesmo tratamento, de modo que diferenciar as duas não é importante na situação de emergência.

Avaliação clínica

O principal órgão de choque no gato é o pulmão, com o trato intestinal envolvido em grau menor. Os sinais de anafilaxia decorrem das ações de todos os diferentes mediadores inflamatórios liberados pelos mastócitos. Angústia respiratória é o principal sinal de choque anafilático em gatos. Incrementos na frequência e no esforço respiratórios são consequências de edema da laringe, broncoconstrição e aumento da produção de muco nas vias respiratórias. Pode ser observada a respiração pela boca aberta. Pode haver prurido na região da face e da cabeça, e o aumento da salivação pode ser observado junto a vômito, mucosas pálidas, pulso de qualidade fraca e tempo de enchimento capilar prolongado. A hipovolemia em decorrência de aumento da permeabilidade vascular e vasodilatação provoca diminuição da oxigenação tecidual. A evolução para colapso, coma e morte pode acontecer rapidamente. O diagnóstico de choque anafilático baseia-se na identificação dos sinais à apresentação e na natureza aguda da doença. Um exame inicial apressado do gato com frequência será tudo o que o tempo possibilitará, já que muitos estarão sob risco de morte. Histórico e exame físico detalhados de gatos menos gravemente acometidos podem proporcionar indicações quanto à causa da anafilaxia. Um ferrão de inseto na língua de um gato que respira com a boca aberta sugere reação alérgica ao ferrão de abelha.

Tratamento

Uma vez identificada a anafilaxia, o tratamento rápido e rigoroso pode salvar a vida. Seguir os preceitos da clínica de emergência básica confere ao veterinário a maior possibilidade de sucesso. O veterinário deve primeiramente assegurar a via respiratória desobstruída e estar pronto para intubar se o edema da laringe estiver causando obstrução de vias respiratórias. A traqueotomia poderá ser necessária se a intubação não for possível. Se as vias respiratórias superiores não estiverem obstruídas e o gato apresentar dificuldade respiratória, poderá ser necessária a administração de oxigênio. A disfunção cardiovascular e respiratória pode ser abordada com líquidos e fármacos por via intravenosa.

O acesso intravenoso deve ser estabelecido precocemente, de modo que a contração de volume possa ser corrigida. Líquidos intravenosos a 50 a 60 mℓ/kg ao longo da primeira hora deverão ser administrados a gatos com anafilaxia grave. Após a primeira hora, o gato deverá ser reavaliado e os líquidos, mantidos. Os índices de líquidos provavelmente precisarão ser maiores do que os índices de manutenção, porém deverão ser ajustados a cada paciente individualmente. O monitoramento da pressão venosa central (PVC) é um meio excelente de avaliar as necessidades de líquido. Os líquidos podem ser administrados até que a PVC alcance 3 a 5 cm de água. Além disso, a qualidade e a frequência do pulso, o tempo de enchimento capilar e a coloração das mucosas são usados como orientação clínica para a fluidoterapia após os índices de choque iniciais estarem completados. Se houver CID, derivados sanguíneos podem ser usados para repor fatores da coagulação consumidos no processo. A adição

de heparina individualmente para aumentar a eficácia da transfusão é controversa. Em humanos, a associação entre antitrombina e heparina mostrou ser promissora na redução da mortalidade, assim como a administração de proteína C ativada.[99] O uso dessas modalidades ainda não foi relatado em gatos ou cães.

Muitos dos distúrbios fisiopatológicos que ocorrem no choque anafilático podem ser aliviados pela administração de epinefrina (Tabela 25.6). A estimulação dos receptores alfa-adrenérgicos resulta em vasoconstrição, diminuindo o acúmulo de sangue na circulação esplâncnica, aumentando o retorno venoso ao coração e melhorando a contratilidade cardíaca. A estimulação de receptores beta-adrenérgicos diminui a broncoconstrição e impede a desgranulação adicional de mastócitos, ao mesmo tempo que também melhora o débito cardíaco por meio de efeitos inotrópico e cronotrópico positivos. A epinefrina é usada com diluição de 1:10.000 e administrada por via intravenosa a 0,02 mg/kg, que equivale a 0,2 mℓ/kg ou 1 mℓ para um gato de 5 kg. Para criar 10 mℓ de uma solução de 1:10.000 de epinefrina, 1 mℓ da solução de 1:1.000 é misturado a 9 mℓ de salina estéril. Se o acesso venoso não puder ser estabelecido, o volume poderá ser dobrado e administrado por meio de cateter urinário passado através de tubo endotraqueal e alojado em um pequeno brônquio.[131] Como alternativa, a epinefrina pode ser administrada na veia sublingual. Se a condição do paciente não for grave, a epinefrina pode ser administrada por via intramuscular ou subcutânea. A frequência e o ritmo cardíacos do gato deverão ser monitorados, pois a epinefrina pode desencadear disritmias cardíacas. A epinefrina deverá ser readministrada em 15 a 20 min.

Uma resposta positiva à administração parenteral de líquido e epinefrina deverá ser observada em minutos do começo do tratamento. Caso contrário, fármacos adicionais deverão ser considerados. Se ainda houver angústia respiratória, a aminofilina a 5 mg/kg administrada lentamente e por via intravenosa pode ajudar a reduzir a broncoconstrição e fortalecer a contração dos músculos

Tabela 25.6 **Fármacos úteis no tratamento da anafilaxia.**

Fármaco	Dose	Uso
Aminofilina	5 mg/kg IV lentamente	Angústia respiratória refratária a epinefrina
Atropina	0,02 a 0,04 mg/kg IV ou IM	Bradicardia refratária a epinefrina
Difenidramina	0,5 a 1 mg/kg IV lentamente	Bloqueio de receptores H_1 Após a correção da contração de volume
Dopamina	4 a 10 µg/kg/min como infusão a taxa constante	Hipotensão refratária
Epinefrina (intratraqueal ou intrabrônquica)	0,4 mℓ/kg de diluição a 1:10.000, repetir em 15 min	Tratamento inicial junto a líquidos intravenosos; administrar por meio de cateter urinário
Epinefrina (intravenosa)	0,2 mℓ/kg de diluição a 1:10.000, repetir em 15 min	Tratamento inicial junto a líquidos intravenosos
Fosfato sódico de dexametasona	1 a 4 mg/kg IV	Após a correção da contração de volume
Succinato sódico de prednisona	10 a 25 mg/kg IV lentamente	Após a correção da contração de volume
Tripelenamina	1 mg/kg IV ou IM	Bloqueio de receptores H_1 Após a correção da contração de volume

IV, intravenosa; *IM*, intramuscular.

respiratórios.[121] Se houver necessidade de suporte cardiovascular adicional, podem ser consideradas infusões de dopamina ou dobutamina. A atropina a 0,02 a 0,04 mg/kg por via intravenosa ou intramuscular pode ser empregada se a bradicardia for refratária a epinefrina.

Após a crise potencialmente fatal ter sido abordada, glicocorticoides e anti-histamínicos podem ser administrados. Eles não são úteis no tratamento agudo da anafilaxia.[121] Os glicocorticoides provocam vasodilatação e diminuição da contratilidade cardíaca e são prejudiciais se administrados antes da correção da hipovolemia com líquidos intravenosos. Glicocorticoides de ação rápida, como fosfato sódico de dexametasona a 1 a 4 mg/kg por via intravenosa, podem ser benéficos por estimular a sensibilidade de receptores beta e diminuir a atividade da fosfolipase A_2. Anti-histamínicos que bloqueiam receptor H_1, como a difenidramina a 0,5 a 1 mg/kg, administrada de modo lento e por via intravenosa, ou tripelenamina a 1 mg/kg por via intravenosa ou intramuscular podem reduzir os efeitos posteriores da histamina sobre os tecidos-alvo. Isso pode ser de benefício limitado, já que a histamina é apenas um dos muitos mediadores liberados pelos mastócitos. Anti-histamínicos bloqueadores de receptores H_2 podem ser usados se houver suspeita de ulceração gástrica.

O gato que enfrenta o choque anafilático deve ser monitorado atentamente nas 24 h seguintes, período de tempo durante o qual ocorre a síntese e a liberação de novas citocinas. Os parâmetros a serem acompanhados são frequência e esforço respiratórios, frequência e ritmo cardíacos, qualidade do pulso, tempo de enchimento capilar, atitude do paciente, produção de urina, pressão arterial sistêmica e saturação de oxigênio, conforme medida por oximetria de pulso. A diarreia sanguinolenta pode sinalizar CID. Devem ser feitas previsões para atuar mediante alterações significativas em qualquer um desses parâmetros.

Prognóstico

A eficácia de intervenções terapêuticas em gatos com choque anafilático depende da ação a tempo e intensiva por parte do médico-veterinário e da equipe de apoio. O prognóstico desses pacientes varia com o indivíduo e a resposta individual ao tratamento inicial. Quanto mais cedo tiver início o tratamento apropriado, maior possibilidade o gato terá de sobreviver. Contudo, alguns pacientes morrerão apesar dos melhores esforços por parte do médico-veterinário.

Prevenção

Uma vez ultrapassada a crise aguda, o proprietário poderá ser questionado com relação a vacinação recente e exposição a insetos, fármacos, répteis e novos alimentos. Quaisquer outras injeções intravenosas deverão ser administradas lentamente. Aconselha-se evitar quaisquer desencadeadores. Se não for possível, como é o caso das vacinações, o pré-tratamento com anti-histamínicos ou glicocorticoides pode ajudar a minimizar a gravidade de qualquer reação. Qualquer gato enfrentando anafilaxia após vacinação deverá permanecer na clínica por 20 a 30 min após vacinações subsequentes, a fim de possibilitar intervenção imediata caso ocorra anafilaxia novamente. Se uma reação grave não começar em tal período de tempo, é improvável que aconteça.[17] Embora sejam incomuns, as reações anafiláticas e anafilactoides podem ocorrer a qualquer momento. Prever as necessidades de um gato que enfrenta essa reação ameaçadora é essencial para um resultado com êxito.

Efeitos adversos associados à vacina

A vacinação representa o cenário comum em que os gatos são expostos a proteínas. Felizmente, a probabilidade de um evento adverso associado à vacina (EAAV) ocorrer, embora levemente mais alta do que em cães, é bastante baixa.[78,117] Em geral, as reações vacinais são brandas e transitórias.[117] Em um relato de quase 500.000 gatos vacinados, os EAAV foram relatados em cerca de 0,5% desses gatos. O evento adverso mais comum foi letargia sucedida por reações localizadas no local da vacina, vômito, edema facial e prurido generalizado.[78] Apenas quatro gatos morreram em 48 h da administração de vacina. Dois deles enquadravam-se na descrição de anafilaxia. A probabilidade de desenvolver um EAAV aumentava com o número de agentes vacinais de uma só vez.[78] A redução no número de vacinações administradas de uma só vez pode reduzir a probabilidade de desenvolvimento de EAAV. Tumefações localizadas aparecem 24 h após vacinação, podem ser dolorosas e quentes, e, em geral, perduram cerca de 1 semana.[117] Essas tumefações localizadas ocorrem duas a cinco vezes mais frequentemente em gatos do que em cães.[78] Embora isso ainda não tenha sido estudado em gatos, há evidências limitadas sustentando uma associação entre a administração de vacinas e o desenvolvimento de distúrbios imunomediados em cães.[117] A vacinação contra calicivírus foi associada a poliartrite e claudicação pós-vacinação em gatos.[117] Sarcomas no local da injeção são abordados no Capítulo 28.

Referências bibliográficas

1. Adams LG, Hardy RM, Weiss DJ et al: Hypophosphatemia and hemolytic anemia associated with diabetes mellitus and hepatic lipidosis in cats, *J Vet Intern Med* 7:266, 1993.
2. Autran de Morais H, O'Brien R: Non-neoplastic diseases of the spleen. In Ettinger S, Feldman E, editors: *Textbook of veterinary internal medicine*, ed 6, St Louis, 2005, Elsevier/Saunders, p 1944.
3. Avery PR, Hoover EA: Gamma interferon/interleukin 10 balance in tissue lymphocytes correlates with down modulation of mucosal feline immunodeficiency virus infection, *J Virol* 78:4011, 2004.
4. Ballegeer EA, Forrest LJ, Dickinson RM et al: Correlation of ultrasonographic appearance of lesions and cytologic and histologic diagnoses in splenic aspirates from dogs and cats: 32 cases (2002-2005), *J Am Vet Med Assoc* 230:690, 2007.
5. Bhatt S, Siegel A: Potentiating role of interleukin 2 (IL-2) receptors in the midbrain periaqueductal gray (PAG) upon defensive rage behavior in the cat: role of neurokinin NK(1) receptors, *Behav Brain Res* 167:251, 2006.
6. Bianco D, Armstrong PJ, Washabau RJ: Presumed primary immune-mediated thrombocytopenia in four cats, *J Feline Med Surg* 10:495, 2008.
7. Bighignoli B, Owens S, Froenicke L et al: Blood types of the domestic cat. In August J, editor: *Consultations in feline internal medicine*, ed 6, St Louis, 2010, Elsevier/Saunders, p 628.
8. Birkenheuer A, Cohn L, Levy M et al: Atovaquone and azithromycin for the treatment of *Cytauxzoon felis*, *J Vet Intern Med* 22:703, 2008.

9. Bondy P, Cohn L, Kerl M: Feline cytauxzoonosis, *Compend Contin Educ Pract Vet* 27, 2005.

10. Brockus C: Interpreting the leukogram. In August J, editor: *Consultations in feline internal medicine*, ed 5, St Louis, 2006, Elsevier/Saunders, p 585.

11. Brockus C: Leukocyte disorders. In Ettinger S, Feldman E, editors: *Textbook of veterinary internal medicine*, ed 6, St Louis, 2006, Elsevier/Saunders, p 1937.

12. Brooks M, DeWilde L: Feline factor XII deficiency, *Compend Contin Educ Pract Vet* 28:148, 2006.

13. Brown R, Riogers K: Neutropenia in dogs and cats, *Compend Contin Educ Pract Vet* 23:534, 2001.

14. Christopher M: Disorders of feline red blood cells. In Bonagura J, editor: *Kirk's current veterinary therapy XIII small animal practice*, Philadelphia, 2000, Saunders, p 421.

15. Cohen R: Systemic anaphylaxis. In Bonagura J, editors: *Kirk's current veterinary therapy XII small animal practice*, Philadelphia, 1995, Saunders, p 150.

16. Cohn L: Glucocorticoid therapy. In Ettinger S, Feldman E, editors: *Textbook of veterinary internal medicine*, ed 6, St Louis, 2005, Elsevier/Saunder, p 503.

17. Cowell A, Cowell R: Management of bee and other hymenoptera stings. In Bonagura J, editor: *Kirk's current veterinary therapy XII small animal practice*, Philadelphia, 1995, Saunders, p 226.

18. Cowell R, Tyler R, Meinkoth J: Diagnosis of anemia. In August J, editor: *Consultations in feline internal medicine*, ed 5, St Louis, 2006, Elsevier/Saunders, p 565.

19. Cowgill L: CVT update: use of recombinant human erythropoietin. In Bonagura J, editor: *Kirk's current veterinary therapy XII small animal practice*, Philadelphia, 1995, Saunders, p 961.

20. Culp WT, Aronson LR: Splenic foreign body in a cat, *J Feline Med Surg* 10:380, 2008.

21. Dowers KL, Olver C, Radecki SV et al: Use of enrofloxacin for treatment of large-form *Haemobartonella felis* in experimentally infected cats, *J Am Vet Med Assoc* 221:250, 2002.

22. Dowers KL, Tasker S, Radecki SV et al: Use of pradofloxacin to treat experimentally induced *Mycoplasma hemofelis* infection in cats, *Am J Vet Res* 70:105, 2009.

23. Dunham SP: Cytokines and anti-cytokine therapy: clinical potential for treatment of feline disease, *J Feline Med Surg* 1:7, 1999.

24. Estrin MA, Wehausen CE, Jessen CR et al: Disseminated intravascular coagulation in cats, *J Vet Intern Med* 20:1334, 2006.

25. Feldman B: Blood transfusion guidelines. In Bonagura J, editor: *Kirk's current veterinary therapy XIII small animal practice*, Philadelphia, 2000, Saunders, p 400.

26. Feldman B: Nonregenerative anemia. In Ettinger S, Feldman E, editors: *Textbook of veterinary internal medicine*, ed 6, St Louis, 2005, Elsevier/Saunders, p 1908.

27. Feldman E, Nelson R: *Glucocorticoid therapy: canine and feline endocrinology and reproduction*, ed 3, St Louis, 2004, Saunders, p 464.

28. Felsburg P: Hereditary and acquired immunodeficiency diseases. In Bonagura J, editor: *Kirk's current veterinary therapy XIII small animal practice*, Philadelphia, 2004, Saunders, p 516.

29. Foley J: Feline infectious peritonitis and feline enteric coronavirus. In Ettinger S, Feldman E, editors: *Textbook of veterinary internal medicine*, ed 6, St Louis, 2005, Elsevier/Saunders, p 663.

30. Foley JE, Rand C, Leutenegger C: Inflammation and changes in cytokine levels in neurological feline infectious peritonitis, *J Feline Med Surg* 5:313, 2003.

31. George JW, Rideout BA, Griffey SM et al: Effect of preexisting FeLV infection or FeLV and feline immunodeficiency virus coinfection on pathogenicity of the small variant of *Haemobartonella felis* in cats, *Am J Vet Res* 63:1172, 2002.

32. Gibson GR, Callan MB, Hoffman V et al: Use of a hemoglobin-based oxygen-carrying solution in cats: 72 cases (1998-2000), *J Am Vet Med Assoc* 221:96, 2002.

33. Giger U: Hereditary erythrocyte disorders. In August J, editor: *Consultations in feline veterinary internal medicine*, ed 4, Philadelphia, 2001, Saunders, p 484.

34. Giger U: Regenerative anemias caused by blood loss or hemolysis. In Ettinger S, Feldman E, editors: *Textbook of veterinary internal medicine*, ed 6, St Louis, 2005, Elsevier/Saunders, p 1886.

35. Giger U: Blood-typing and crossmatching. In Bonagura J, Twedt D, editors: *Kirk's current veterinary therapy XIV*, St Louis, 2009, Saunders/Elsevier, p 260.

36. Giger U, Bucheler J: Transfusion of type-A and type-B blood to cats, *J Am Vet Med Assoc* 198:411, 1991.

37. Gordon SS, McClaran JK, Bergman PJ et al: Outcome following splenectomy in cats, *J Feline Med Surg* 12:256, 2010.

38. Goree M, Catalfamo JL, Aber S et al: Characterization of the mutations causing hemophilia B in 2 domestic cats, *J Vet Intern Med* 19:200, 2005.

39. Greene C, Meinkoth J, Kocan A: Cytauxzoonosis. In Greene C, editor: *Infectious diseases of the dog and cat*, ed 3, St Louis, 2006, Saunders, p 716.

40. Gregory C: Immunosuppressive agents. In Bonagura J, Twedt D, editors: *Kirk's current veterinary therapy XIV*, St Louis, 2009, Saunders/Elsevier, p 254.

41. Guilford W: The gastrointestinal tract and adverse reactions to food. In August J, editor: *Consultations in feline internal medicine*, ed 4, Philadelphia, 2001, Saunders, p 113.

42. Haldane S, Roberts J, Marks S et al: Transfusion medicine, *Compend Contin Educ Pract Vet* 26, 2004.

43. Hall R: Interpreting the leukogram. In August J, editor: *Consultations in feline internal medicine*, ed 2, Philadelphia, 1994, Saunders, p 489.

44. Hammer A, Couto C: Disorders of the lymph nodes and spleen. In Sherding R, editor: *The cat: diseases and clinical management*, ed 2, Philadelphia, 1994, Saunders, p 671.

45. Hanson JA, Papageorges M, Girard E et al: Ultrasonographic appearance of splenic disease in 101 cats, *Vet Radiol Ultrasound* 42:441, 2001.

46. Hardie R, Petrus D: Lymphatics and lymph nodes. In Slatter D, editor: *Textbook of small animal surgery*, ed 3, Philadelphia, 2003, Saunders, p 1063.

47. Hasler A: Polycythemia. In Ettinger S, Feldman E, editors: *Textbook of veterinary internal medicine*, ed 6, St Louis, 2005, Elsevier/Saunders, p 215.

48. Helfand S: Hematopoietic cytokines: the interleukin array. In Bonagura J, editor: *Kirk's current veterinary therapy XIII small animal practice*, Philadelphia, 2000, Saunders, p 408.

49. Holan K: Feline hepatic lipidosis. In Bonagura J, Twedt D, editors: *Kirk's current veterinary therapy XIV*, St Louis, 2009, Saunders/Elsevier, p 570.

50. Johnson LR, De Cock HE, Sykes JE et al: Cytokine gene transcription in feline nasal tissue with histologic evidence of inflammation, *Am J Vet Res* 66:996, 2005.

51. Jordan HL, Grindem CB, Breitschwerdt EB: Thrombocytopenia in cats: a retrospective study of 41 cases, *J Vet Intern Med* 7:261, 1993.

52. Kearns S, Ewing P: Causes of canine and feline pancytopenia, *Compend Contin Educ Pract Vet* 28, 2006.

53. Klaser DA, Reine NJ, Hohenhaus AE: Red blood cell transfusions in cats: 126 cases (1999), *J Am Vet Med Assoc* 226:920, 2005.

54. Knottenbelt S, Blackwood L: The blood. In Chandler E, Gaskell C, Gaskell R, editors: *Feline medicine and therapeutics*, ed 3, Oxford, 2004, Blackwell Publishing, p 235.

55. Kohn B, Fumi C: Clinical course of pyruvate kinase deficiency in Abyssinian and Somali cats, *J Feline Med Surg* 10:145, 2008.

56. Kohn B, Goldschmidt MH, Hohenhaus AE et al: Anemia, splenomegaly, and increased osmotic fragility of erythrocytes in Abyssinian and Somali cats, *J Am Vet Med Assoc* 217:1483, 2000.

57. Kohn B, Weingart C, Eckmann V et al: Primary immune-mediated hemolytic anemia in 19 cats: diagnosis, therapy, and outcome (1998-2004), *J Vet Intern Med* 20:159, 2006.

58. Langston C, Ludwig L: Renal transplantation. In Ettinger S, Feldman E, editors: *Textbook of veterinary internal medicine*, ed 6, St Louis, 2005, Elsevier/Saunders, p 1752.

59. Levy J, Crawford P: Feline leukemia virus. In Ettinger S, Feldman E, editors: *Textbook of veterinary internal medicine*, ed 6, St Louis, 2005, Elsevier/Saunders, p 653.

60. Levy JK, Crawford PC, Collante WR et al: Use of adult cat serum to correct failure of passive transfer in kittens, *J Am Vet Med Assoc* 219:1401, 2001.

61. Levy JK, Liang Y, Ritchey JW et al: Failure of FIV-infected cats to control Toxoplasma gondii correlates with reduced IL2, IL6, and IL12 and elevated IL10 expression by lymph node T cells, *Vet Immunol Immunopathol* 98:101, 2004.

62. Littlewood JD, Shaw SC, Coombes LM: Vitamin K-dependent coagulopathy in a British Devon rex cat, *J Small Anim Pract* 36:115, 1995.

63. London C: Hematopoietic cytokines: the myelopoietic factors. In Bonagura J, editor: *Kirk's current veterinary therapy XIII small animal practice*, Philadelphia, 2000, Saunders, p 403.

64. Lucroy MD, Madewell BR: Clinical outcome and diseases associated with extreme neutrophilic leukocytosis in cats: 104 cases (1991-1999), *J Am Vet Med Assoc* 218:736, 2001.

65. Lusson D, Billiemaz B, Chabanne JL: Circulating lupus anticoagulant and probable systemic lupus erythematosus in a cat, *J Feline Med Surg* 1:193, 1999.
66. Mackin A: Platelet disorders. In August J, editor: *Consultations in feline internal medicine*, ed 5, St Louis, 2006, Elsevier/Saunders, p 575.
67. Maddison JE, Watson AD, Eade IG et al: Vitamin K-dependent multifactor coagulopathy in Devon Rex cats, *J Am Vet Med Assoc* 197:1495, 1990.
68. Marino D: Diseases of the spleen. In Bonagura J, editor: *Kirk's current veterinary therapy XIII small animal practice*, Philadelphia, 2000, Saunders, p 520.
69. Marks S, Henry C: CVT update: diagnosis and treatment of systemic lupus erythematosus. In Bonagura J, editor: *Kirk's current veterinary therapy XIII small animal practice*, Philadelphia, 2000, Saunders, p 514.
70. May S, Langston C: Managing chronic renal failure, *Compend Contin Educ Pract Vet* 28, 2006.
71. McSherry L: Techniques for bone marrow aspiration and biopsy. In Ettinger S, Feldman E, editors: *Textbook of veterinary internal medicine*, ed 6, St Louis, 2005, Elsevier/Saunders, p 285.
72. Meinkoth J, Kocan AA, Whitworth L et al: Cats surviving natural infection with *Cytauxzoon felis*: 18 cases (1997-1998), *J Vet Intern Med* 14:521, 2000.
73. Meurs KM, Fox PR, Miller MW et al: Plasma concentrations of tumor necrosis factor-alpha in cats with congestive heart failure, *Am J Vet Res* 63:640, 2002.
74. Miller C, Bartges J: Refeeding syndrome. In Bonagura J, editor: *Kirk's current veterinary therapy XIII small animal practice*, Philadelphia, 2000, Saunders, p 87.
75. Miller E: Immune-mediated hemolytic anemia. In Bonagura J, Twedt D, editors: *Kirk's current veterinary therapy XIV*, St Louis, 2009, Saunders/Elsevier, p 266.
76. Mooney SC, Patnaik AK, Hayes AA et al: Generalized lymphadenopathy resembling lymphoma in cats: six cases (1972-1976), *J Am Vet Med Assoc* 190:897, 1987.
77. Moore FM, Emerson WE, Cotter SM et al: Distinctive peripheral lymph node hyperplasia of young cats, *Vet Pathol* 23:386, 1986.
78. Moore GE, DeSantis-Kerr AC, Guptill LF et al: Adverse events after vaccine administration in cats: 2,560 cases (2002-2005), *J Am Vet Med Assoc* 231:94, 2007.
79. Museux K, Boretti FS, Willi B et al: In vivo transmission studies of 'Candidatus Mycoplasma turicensis' in the domestic cat, *Vet Res* 40:45, 2009.
80. Nakazato A, Momoi Y, Kadoya M et al: Measurement of feline serum interleukin-5 level, *J Vet Med Sci* 69:843, 2007.
81. Neer T: Splenomegaly and lymphadenopathy. In August J, editor: *Consultations in feline internal medicine*, ed 4, Philadelphia, 2001, Saunders, p 439.
82. Nguyen Van N, Taglinger K, Helps CR et al: Measurement of cytokine mRNA expression in intestinal biopsies of cats with inflammatory enteropathy using quantitative real-time RT-PCR, *Vet Immunol Immunopathol* 113:404, 2006.
83. Nibblett BM, Snead EC, Waldner C et al: Anemia in cats with hemotropic mycoplasma infection: retrospective evaluation of 23 cases (1996-2005), *Can Vet J* 50:1181, 2009.
84. Nitsche E: Erythrocytosis in dogs and cats: diagnosis and management, *Compend Contin Educ Pract Vet* 26, 2004.
85. Ogg A, Kruth S: Antimicrobial therapy for the neutropenic dog and cat. In Bonagura J, editor: *Kirk's current veterinary therapy XIII small animal practice*, Philadelphia, 2000, Saunders, p 267.
86. Ottenjann M, Weingart C, Arndt G et al: Characterization of the anemia of inflammatory disease in cats with abscesses, pyothorax, or fat necrosis, *J Vet Intern Med* 20:1143, 2006.
87. Papich M: Drug therapy in cats: precautions and guidelines. In August J, editor: *Consultations in feline internal medicine*, ed 5, St Louis, 2006, Elsevier/Saunders, p 279.
88. Paterson S: Diagnosis and management of pemphigus foliaceus. In August J, editor: *Consultations in feline internal medicine*, ed 5, St Louis, 2006, Elsevier/Saunders, p 261.
89. Peterson JL, Couto CG, Wellman ML: Hemostatic disorders in cats: a retrospective study and review of the literature, *J Vet Intern Med* 9:298, 1995.
90. Platt S, Abramson C, Garosi L: Administering corticosteroids in neurological disease, *Compend Contin Educ Pract Vet* 27, 2005.
91. Plotnick A: Feline chronic renal failure: long-term medical management, *Compend Contin Educ Pract Vet* 29, 2007.
92. Plumb D: Leflunomide. In *Plumb's veterinary drug handbook*, ed 6, Stockholm, WI, 2008, PharmaVet Inc.

93. Polzin D, Osborne C, Ross S: Chronic kidney disease. In Ettinger S, Feldman E, editors: *Textbook of veterinary internal medicine*, ed 6, St Louis, 2005, Elsevier/Saunders, p 1756.
94. Randolph JE, Scarlett JM, Stokol T et al: Expression, bioactivity, and clinical assessment of recombinant feline erythropoietin, *Am J Vet Res* 65:1355, 2004.
95. Rojko J, Hardy W: Feline leukemia virus and other retroviruses. In Sherding R, editor: *The cat: diseases and clinical management*, ed 2, Philadelphia, 1994, Saunders, p 263.
96. Roosje PJ, Dean GA, Willemse T et al: Interleukin 4-producing CD4+ T cells in the skin of cats with allergic dermatitis, *Vet Pathol* 39:228, 2002.
97. Roudebush P, Polzin DJ, Ross SJ et al: Therapies for feline chronic kidney disease. What is the evidence? *J Feline Med Surg* 11:195, 2009.
98. Roux FA, Deschamps JY, Blais MC et al: Multiple red cell transfusions in 27 cats (2003-2006): indications, complications and outcomes, *J Feline Med Surg* 10:213, 2008.
99. Rudloff E, Kirby R: Disseminated intravascular coagulation: diagnosis and management. In Bonagura J, Twedt D, editors: *Kirk's current veterinary therapy XIV*, St Louis, 2009, Saunders/Elsevier, p 287.
100. Sartor L, Trepanier L: Rational pharmacological therapy of hepatobiliary disease in dogs and cats, *Compend Contin Educ Pract Vet* 25, 2003.
101. Schooley EK, McGee Turner JB, Jiji RD et al: Effects of cyproheptadine and cetirizine on eosinophilic airway inflammation in cats with experimentally induced asthma, *Am J Vet Res* 68:1265, 2007.
102. Segev G, Klement E, Aroch I: Toxic neutrophils in cats: clinical and clinicopathologic features, and disease prevalence and outcome—a retrospective case control study, *J Vet Intern Med* 20:20, 2006.
103. Smith J, Day T, Mackin A: Diagnosing bleeding disorders, *Compend Contin Educ Pract Vet* 27, 2005.
104. Stieger K, Palos H, Giger U: Comparison of various blood-typing methods for the feline AB blood group system, *Am J Vet Res* 66:1393, 2005.
105. Stokol T, Brooks M: Diagnosis of DIC in cats: is it time to go back to the basics? *J Vet Intern Med* 20:1289, 2006.
106. Stone M: Systemic lupus erythematosus. In Ettinger S, Feldman E, editors: *Textbook of veterinary internal medicine*, ed 6, St Louis, 2005, Elsewhere/ Saunders, p 1952.
107. Stutzer B, Muller F, Majzoub M et al: Role of latent feline leukemia virus infection in nonregenerative cytopenias of cats, *J Vet Intern Med* 24:192, 2010.
108. Sykes JE, Drazenovich NL, Ball LM et al: Use of conventional and real-time polymerase chain reaction to determine the epidemiology of hemoplasma infections in anemic and nonanemic cats, *J Vet Intern Med* 21:685, 2007.
109. Sykes JE, Terry JC, Lindsay LL et al: Prevalences of various hemoplasma species among cats in the United States with possible hemoplasmosis, *J Am Vet Med Assoc* 232:372, 2008.
110. Tasker S, Caney SM, Day MJ et al: Effect of chronic FIV infection, and efficacy of marbofloxacin treatment, on *Mycoplasma haemofelis* infection, *Vet Microbiol* 117:169, 2006.
111. Tasker S, Lappin M: Update on hemoplasmosis. In August J, editor: *Consultations in feline internal medicine*, ed 5, St Louis, 2006, Elsevier/Saunders, p 605.
112. Tholen I, Weingart C, Kohn B: Concentration of D-dimers in healthy cats and sick cats with and without disseminated intravascular coagulation (DIC), *J Feline Med Surg* 11:842, 2009.
113. Tillson D: Spleen. In Slatter D, editor: *Textbook of small animal surgery*, ed 3, Philadelphia, 2003, Saunders, p 1046.
114. Tizard I: Drugs and other agents that affect the immune system. In Tizard I, editor: *Veterinary immunology: an introduction*, ed 8, St Louis, 2009, Saunders/Elsevier, p 480.
115. Tizard I: Primary immunodeficiencies. In Tizard I, editor: *Veterinary immunology: an introduction*, ed 8, St Louis, 2009, Saunders/ Elsevier, p 448.
116. Tizard I: Type I hypersensitivity. In Tizard I, editor: *Veterinary immunology: an introduction*, ed 8, St Louis, 2009, Saunders/Elsevier, p 329.
117. Tizard I: The use of vaccines. In Tizard I, editor: *Veterinary immunology: an introduction*, ed 8, St Louis, 2009, Saunders/Elsevier, p 270.
118. Tocci LJ, Ewing PJ: Increasing patient safety in veterinary transfusion medicine: an overview of pretransfusion testing, *J Vet Emerg Crit Care (San Antonio)* 19:66, 2009.

119. Trepanier L: Idiopathic inflammatory bowel disease in cats. Rational treatment selection, *J Feline Med Surg* 11:32, 2009.
120. Vail D, Thamm D: Hematopoietic tumors. In Ettinger S, Feldman E, editor: *Textbook of veterinary internal medicine*, ed 6, St Louis, 2005, Elsevier/Saunders, p 732.
121. Waddell L: Systemic anaphylaxis. In Ettinger S, Feldman E, editor: *Textbook of veterinary internal medicine*, ed 6, St Louis, 2005, Elsevier/Saunders, p 458.
122. Wardrop KJ, Reine N, Birkenheuer A et al: Canine and feline blood donor screening for infectious disease, *J Vet Intern Med* 19:135, 2005.
123. Washabau RJ, Day MJ, Willard MD et al: Endoscopic, biopsy, and histopathologic guidelines for the evaluation of gastrointestinal inflammation in companion animals, *J Vet Intern Med* 24:10, 2010.
124. Weinstein NM, Blais MC, Harris K et al: A newly recognized blood group in domestic shorthair cats: the MiK red cell antigen, *J Vet Intern Med* 21:287, 2007.
125. Weiss D: Nonregenerative anemias. In Bonagura J, Twedt D, editors: *Kirk's current veterinary therapy XIV*, St Louis, 2009, Sanders/Elsevier, p 272.
126. Weiss D, Tvedten H: Erythrocyte disorders. In Willard M, Tvedten H, editors: *Small animal clinical diagnosis by laboratory methods*, ed 4, St Louis, 2004, Saunders, p 38.
127. Weiss DJ: Aplastic anemia in cats—clinicopathological features and associated disease conditions 1996-2004, *J Feline Med Surg* 8:203, 2006.
128. White C, Reine N: Feline nonregenerative anemia: diagnosis and treatment, *Compend Contin Educ Pract Vet* 31, 2009.
129. White C, Reine N: Feline nonregenerative anemia: pathophysiology and etiologies, *Compend Contin Educ Pract Vet* 31, 2009.
130. Williams CR, Sykes JE, Mehl M et al: In vitro effects of the active metabolite of leflunomide, A77 1726, on feline herpesvirus-1, *Am J Vet Res* 68:1010, 2007.
131. Wohl J, Murtaugh R: Use of catecholamines in critical care patients. In Bonagura J, editor: *Kirk's current veterinary therapy XII small animal practice*, Philadelphia, 1995, Saunders, p 188.
132. Wondratschek C, Weingart C, Kohn B: Primary immune-mediated thrombocytopenia in cats, *J Am Anim Hosp Assoc* 46:12, 2010.
133. Woods JE, Wisnewski N, Lappin MR: Attempted transmission of *Candidatus* Mycoplasma haemominutum and *Mycoplasma haemofelis* by feeding cats infected *Ctenocephalides felis, Am J Vet Res* 67:494, 2006.
134. Young K, Moriello K: Eosinophils and eosinophilic diseases. In August J, editor: *Consultations in feline internal medicine*, ed 5, St Louis, 2006, Elsevier/Saunders, p 239.

26

Doenças Musculoesqueléticas

Greg L. G. Harasen e Susan E. Little

Em termos comparativos, os distúrbios do sistema musculoesquelético no gato recebem pouca atenção na literatura. Grande parte do que foi publicado traça paralelos entre cães e humanos que talvez não sejam acurados. Doenças do desenvolvimento, em especial distúrbios determinados geneticamente, são muito menos comuns no gato do que no cão. Mesmo os encontrados, como luxação patelar e displasia do quadril, são relativamente incomuns. Traumatismo é a principal fonte de anormalidade musculoesquelética no gato. Por isso, o paciente deve ser avaliado completamente.

O paciente felino também impõe desafios no exame e na observação de marchas anormais, pois muitos gatos na melhor das hipóteses cooperaram pouco e, na pior, são rebeldes quando em ambiente clínico. Para observar distúrbios sutis da marcha, o clínico com frequência precisa ser bastante paciente ao examinar o gato, e também se valer de observações do proprietário ou de filmagens realizadas em ambiente domiciliar.

O gato tem diversas diferenças anatômicas e fisiológicas em comparação com o cão. Algumas são meras curiosidades, enquanto outras podem ser extremamente significativas de acordo com a perspectiva diagnóstica.[96] A existência de clavícula com flutuação livre na região cranial do ombro classifica-se na categoria de curiosidade, porém, às vezes, é confundida com fratura ou corpo estranho (Figura 26.1). O nervo mediano e a artéria braquial atravessam o forame supracondilar na face medial do úmero distal no gato, enquanto tais estruturas situam-se mediais ao úmero no cão (Figura 26.2). A existência dessas estruturas vitais dentro da metáfise do úmero do gato restringe a colocação de material ortopédico nessa região. Na região condilar do úmero distal, não existe forame supratroclear no gato como existe no cão. Essa é uma das principais razões

pelas quais as fraturas condilares do úmero são relativamente menos comuns em gatos.[65] Aproximadamente 40% dos gatos têm um osso sesamoide no tendão de origem do músculo supinador na face dorsal do rádio proximal (Figura 26.3). Tal estrutura pode estar visível em projeções radiográficas laterais do cotovelo e não deve ser confundida com uma fratura por avulsão. O ligamento redondo da cabeça femoral proporciona suprimento vascular significativo para a cabeça do fêmur no gato, o que não ocorre com o cão. Essa pode ser uma das razões para a necrose asséptica da cabeça femoral não ser descrita no gato. O ligamento cruzado cranial é maior e mais espesso que o ligamento cruzado caudal em gatos, o oposto do que se encontra no cão. Isso pode ser um fator importante para explicar o motivo pelo qual a ruptura do ligamento cruzado é muito menos comum no gato. A amplitude de movimento no ombro e quadril felinos é maior do que no cão, porém a amplitude de movimento do carpo e do joelho de felinos é menor do que no cão. Contudo, a supinação do carpo e da pata é muito maior no gato e é importante no comportamento de autolimpeza.[13,65,96,103]

Fraturas

As fraturas constituem um grande percentual de problemas musculoesqueléticos no gato, com a distribuição de fraturas sendo algo único nessa espécie. Embora tanto os cães quanto os gatos sofram a maioria dessas fraturas no membro distal ou na pelve, tal percentual excede os 70% em todas as fraturas encontradas em gatos.[48] Das fraturas em felinos, 11 a 23% envolvem os ossos da maxila, mandíbula ou da face. Nessas regiões, há a maioria de fraturas no gato.

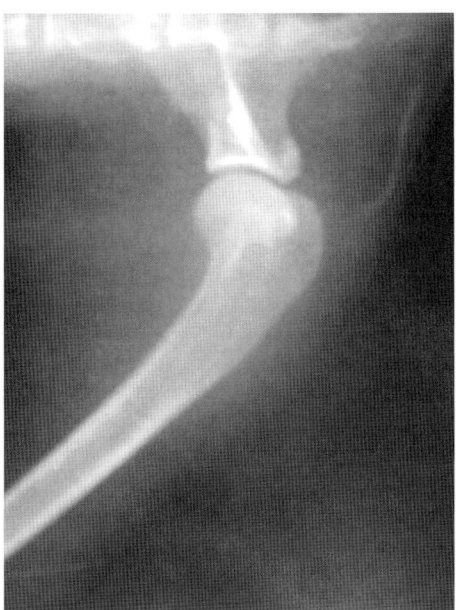

Figura 26.1 A clavícula localiza-se cranial à região proximal do úmero.

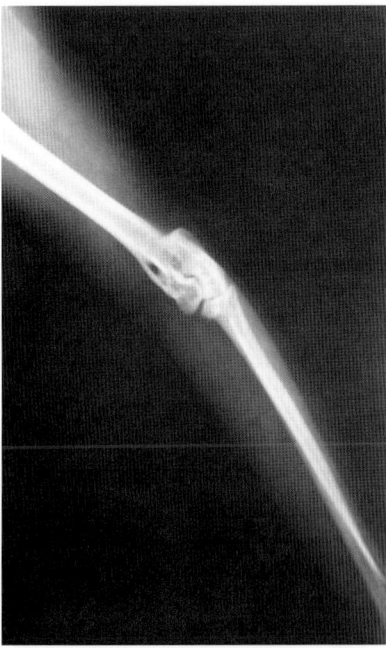

Figura 26.2 O forame supracondilar é uma característica anatômica exclusiva da face medial da porção distal do úmero no gato, por meio do qual passam a artéria braquial e o nervo mediano.

Como a maioria das fraturas está associada a traumatismo significativo, é essencial a avaliação completa do gato inteiro, não apenas a fratura. As estimativas publicadas sugerem que até 40% dos pacientes com fratura também apresentam traumatismo torácico, o que pode influenciar não apenas o esquema de tratamento como também a sobrevida do paciente.[13]

Existem muitas semelhanças entre cães e gatos no quesito fratura e nas técnicas de reparo que podem ser usadas com sucesso. Determinadas fraturas com considerações únicas no gato merecem avaliação especial.

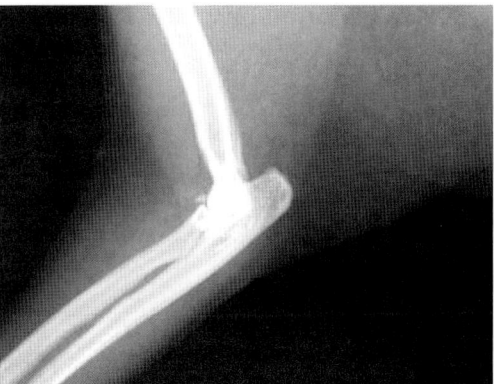

Figura 26.3 Aproximadamente 40% dos gatos apresentam um osso sesamoide localizado na origem do músculo supinador. A estrutura pode ser observada na projeção radiográfica lateral do cotovelo.

Fraturas mandibulares e maxilares

As fraturas que envolvem a mandíbula ou a maxila de gatos são únicas porque são, no mínimo, dez vezes mais comuns no gato do que no cão.[86] Traumatismo provocado por veículos e síndrome da queda de alturas são as etiologias mais comuns dessas fraturas, que ocorrem quando o gato absorve o impacto primeiramente na face. Não surpreende tal traumatismo estar frequentemente associado a outras lesões, como dentes fraturados, lesão torácica, traumatismo da cabeça e fraturas de membros dianteiros. A fratura da sínfise mandibular soma praticamente 75% das lesões de mandíbula e maxila.[47,86] A colocação de fio circunferencial na sínfise durante 3 a 4 semanas de dieta pastosa, removendo-se o fio após esse período, em geral é bem-sucedida (Figura 26.4). No momento da remoção do fio, pode ainda haver alguma movimentação residual na sínfise, porém tal movimentação deve-se, em parte, ao fato de que a articulação é cartilaginosa, e não rígida, mesmo no estado normal. A maioria dos pacientes evolui bem clinicamente, independentemente da mobilidade.

Divisões mesossagitais do palato duro são outra consequência frequente de traumatismo com impacto facial frontal no gato. Separações menores de 1 a 2 mm em geral não necessitam de reparação específica, porém separações mais amplas devem ser comprimidas. Isso pode ser conseguido passando-se fio cirúrgico em um padrão de figura em oito através da divisão ao longo da superfície oral do palato duro e ao redor da base de um dente a cada lado das maxilas. Como alternativa, um fio de Kirschner pode ser direcionado, pelas maxilas, entre os dentes. Assim, as extremidades do fio ficam expostas por meio da gengiva em cada um dos lados das maxilas, imediatamente dorsal ao palato duro. A seguir, um fio em faixa de tensão em forma de 8 é colocado ao redor de cada extremidade do fio e retesado para comprimir a separação palatina. As extremidades do fio de Kirschner podem ser encurvadas para evitar traumatismo dos lábios. Remove-se o material após 4 semanas.[47]

O tratamento de fraturas mandibulares ou maxilares mais complexas pode envolver diversas técnicas empregadas também em cães, como fio interdental, talas intraorais, placas ósseas e fixadores esqueléticos externos. Independentemente da técnica, o objetivo primário consiste

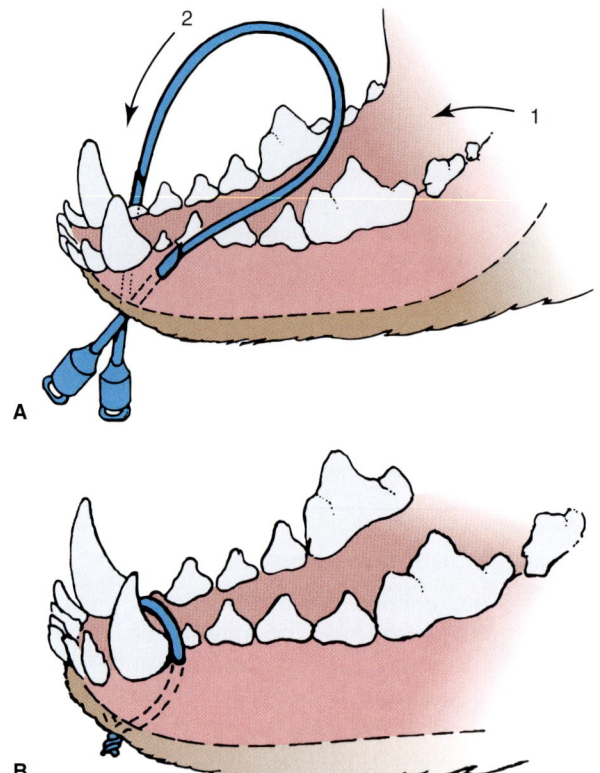

Figura 26.4 Fraturas da sínfise mandibular podem ser estabilizadas com uma alça de fio cirúrgico passada ao redor da porção cranial da mandíbula, caudalmente aos caninos. (*Reimpressa com permissão de Piermattei D, Flo G, DeCamp C*: Brinker, Piermattei, and Flo's handbook of small animal orthopedics and fracture repair, *ed 4, St Louis, 2006, Saunders Elsevier.*)

em restabelecer oclusão dentária perfeita. Deve-se ter em mente que o reparo cirúrgico mais bonito tem pouca importância se os dentes não se ajustarem. Uma focinheira com fita adesiva pode ser usada de modo eficaz no gato, apesar de seu focinho curto e cônico. Uma extensão de fita é enrolada ao redor do focinho com o lado adesivo para fora, caudalmente ao nível dos caninos. Convém observar se os caninos estão interdigitando adequadamente, mas com espaço suficiente entre os incisivos, a fim de possibilitar que o gato lamba dietas líquidas e água. Em geral, a realização do procedimento sob anestesia geral com um tubo endotraqueal colocado proporciona quantidade adequada de espaço. A seguir, uma extensão da fita é passada por trás das orelhas e presa à face adesiva da focinheira nos dois lados. Outra tira de fita é colocada ao redor da focinheira para segurar o segundo comprimento de fita no lugar. Uma extensão final de fita é colocada desde a tira da cabeça em ambos os lados e abaixo da garganta do gato, a fim de prevenir que a tira da cabeça suba pelas orelhas.[47,96] Nos casos em que fratura cominutiva impeça a reconstrução cirúrgica e a estabilização, quando restrições financeiras descartam a opção cirúrgica, ou em filhotes novos cujo osso móvel e cujos dentes em erupção tornem difícil o uso de material cirúrgico, uma focinheira de fita adesiva possibilita a manutenção da oclusão dentária normal e, com frequência, proporciona resultados surpreendentemente bons.[47,86,96]

Fraturas patelares

As fraturas traumáticas da patela podem ocorrer em gatos. Se os fragmentos da fratura forem suficientemente grandes, eles podem ser estabilizados com um pino e com um fio de banda de tensão. Pequenos fragmentos podem ser removidos. Qualquer que seja o caso, deve-se manter a integridade do mecanismo do músculo quadríceps e do tendão patelar.[63] Alguns gatos podem nascer com patelas bipartidas. O aspecto radiográfico revela margens lisas dos fragmentos patelares e, com frequência, aspecto semelhante nos dois lados. Em geral, o distúrbio é um achado ocasional, porém pode causar confusão diagnóstica em um gato claudicante.

Outro subgrupo de gatos adultos jovens desenvolve fraturas de uma ou ambas as patelas sem histórico ou evidências de traumatismo. A claudicação é aguda, mas geralmente de branda a moderada. Embora a etiologia não seja clara, essas fraturas são caracterizadas como fraturas por estresse.[62] A evidência dessa patogenia aponta para ausência de traumatismo conhecido na maioria dos casos e presença de esclerose dos fragmentos da fratura à radiografia e, com frequência, da patela contralateral se ela estiver íntegra. As fraturas são transversas simples, envolvem o terço proximal da patela e são bilaterais em cerca de 50% das vezes. Em uma pesquisa, cerca de 50% das patelas contralaterais subsequentemente sofreram fratura no tempo médio de 3 meses.[62] As tentativas no reparo cirúrgico por pino e fio de banda de tensão foram quase todas malsucedidas, com fratura iatrogênica dos fragmentos remanescentes; falência do material; ou, com maior frequência, não consolidação. Contudo, a maioria dos gatos recuperou função razoável do membro, com rigidez ou claudicação intermitente em cerca de metade dos casos.[62] Alguns dos gatos retiveram dentes decíduos ou apresentaram erupção dentária tardia (Figura 26.5 A). Em humanos, existe uma ligação entre dentinogênese imperfeita, que envolve diversas anormalidades dentárias, e osteogênese imperfeita, distúrbio que envolve ossos quebradiços, facilmente fraturados, também encontrado em gatos (assunto discutido adiante).

Dos 34 gatos com fraturas patelares aparentemente atraumáticas, 10 também apresentavam histórico de fratura pregressa, concomitante ou subsequente, de outros ossos (ver Figura 26.5 B).[62] Pode ser que alguns desses gatos com fratura patelar apresentem uma forma de osteogênese imperfeita. O tratamento conservador dessas fraturas patelares parece ser a evolução mais prudente, em especial se a separação dos fragmentos da fratura for de branda a moderada. Se os fragmentos estiverem significativamente separados, um fio circunferencial poderá ser mais adequado do que a tentativa de passar um pino pelo osso esclerótico. Como alternativa, pode ser realizada a patelectomia parcial. Com frequência, a patelectomia completa não produz função satisfatória.[62]

Fraturas radiais e ulnares

As fraturas do rádio e da ulna são relativamente incomuns em gatos, compreendendo entre 5 e 13,8% das fraturas de felinos.[84] Além disso, o reparo cirúrgico dessas fraturas,

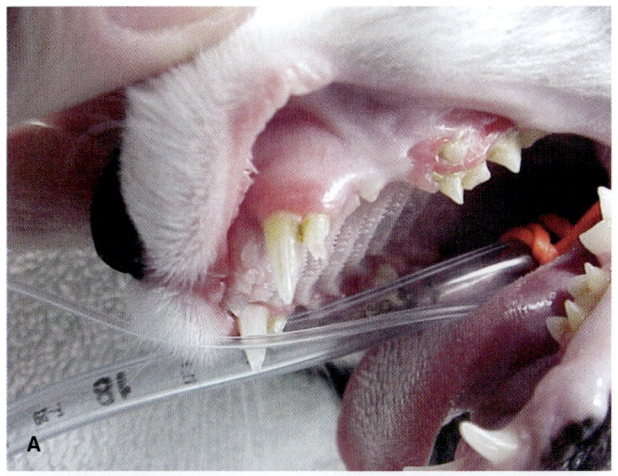

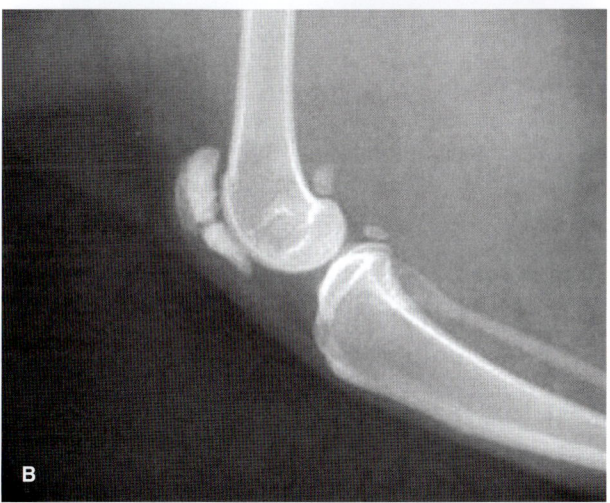

Figura 26.5 **A.** Dentes decíduos persistentes são evidência de dentinogênese imperfeita neste gato com fratura da patela. **B.** Fratura da patela em um gato sem histórico de traumatismo. (*Cortesia do Dr. Steven Bailey.*)

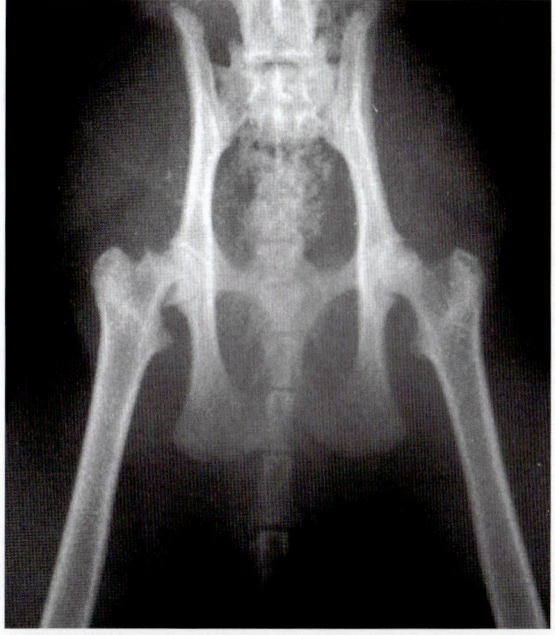

Figura 26.6 Epífise da cabeça femoral deslizada unilateralmente.

em especial quando cominutivas ou expostas, está associado a um alto índice de complicações,[103] talvez em decorrência da habilidade do gato de pronar o membro e a pata anterior em um grau muito maior do que o cão. Essa mobilidade maior entre os ossos significa que a abordagem cirúrgica padrão para o cão na estabilização de apenas o rádio, quando os dois ossos estão fraturados, pode não conferir estabilidade suficiente a ponto de produzir resultados consistentemente bons no gato. Acrescentar um pino intramedular à ulna, além do reparo radial, tem proporcionado resultados cirúrgicos mais confiáveis nessa espécie.[103] Além disso, a ulna, especialmente sua porção proximal, tem sido identificada como local comum de não consolidação no gato, o que também pode contribuir bastante para as estatísticas de complicação cirúrgica dessas fraturas.[84]

Fraturas da placa de crescimento da cabeça do fêmur

A fratura da fise do fêmur é uma lesão traumática comum em gatos. No entanto, em muitos casos não ocorrem episódios traumáticos (Figura 26.6). Em geral, os gatos acometidos manifestam claudicação aguda de membro posterior, embora a claudicação possa ser branda e crônica em alguns casos. A maioria desses casos é encontrada em felinos machos castrados com sobrepeso, com idade entre 4 e 24 meses.[11,19,45,79] Um estudo encontrou preponderância de Pelo Curto Doméstico,[79] enquanto outro encontrou um grande número de gatos da raça Siamês.[19]

No primeiro relato sobre esse problema, ele foi descrito como osteopatia metafisária do colo femoral, que se acreditou resultar de necrose asséptica, não diferentemente da doença de Legg-Calvé-Perthes no cão.[88] Entretanto, o exame mais aprofundado de amostras de radiografia e histopatologia seriada sugere que as alterações no colo femoral são mais provavelmente decorrentes de alterações de reabsorção e remodelamento secundárias à fratura Salter-Harris I da fise, e não o comprometimento vascular, conforme encontrado na doença de Legg-Calvé-Perthes no cão (Figura 26.7).[19,45,79] A etiopatogenia desse distúrbio parece situar-se em torno de anormalidades da fise. Radiográfica e histologicamente, esses gatos apresentam fises anormalmente largas, que permanecem abertas muito tempo após o período esperado para seu fechamento. À histologia, essas placas de crescimento caracterizam-se pela organização irregular de condrócitos e não pelo aspecto colunar normal, que resultou no uso do termo *displasia fiseal* para descrever o processo.

Embora certamente fatores genéticos estejam envolvidos no desenvolvimento da displasia fiseal, fatores endócrinos também podem ter participação. Castrar em idade precoce mostrou retardar o tempo de fechamento das fises no gato.[53] Assim, foi sugerido que castrar antes de 6 meses de vida pode ser um fator endócrino contribuinte para a displasia fiseal e a fise deslizada da cabeça do fêmur.[79] Ocorre uma síndrome semelhante em adolescentes humanos com sobrepeso, em especial os hipotireóideos; aqueles que recebem suplementação com hormônio do crescimento; ou os que apresentam hipogonadismo.[72] Pode ser que

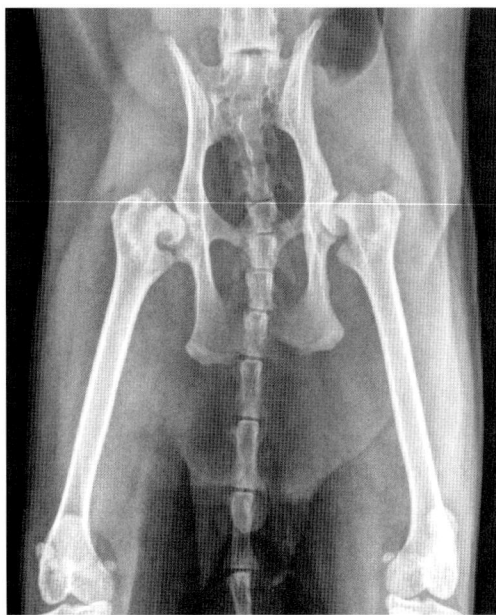

Figura 26.7 Epífise da cabeça do fêmur deslizada de modo agudo sobre o lado direito da figura e um exemplo crônico da mesma lesão no lado esquerdo. Observar a reabsorção do colo femoral e o remodelamento extenso.

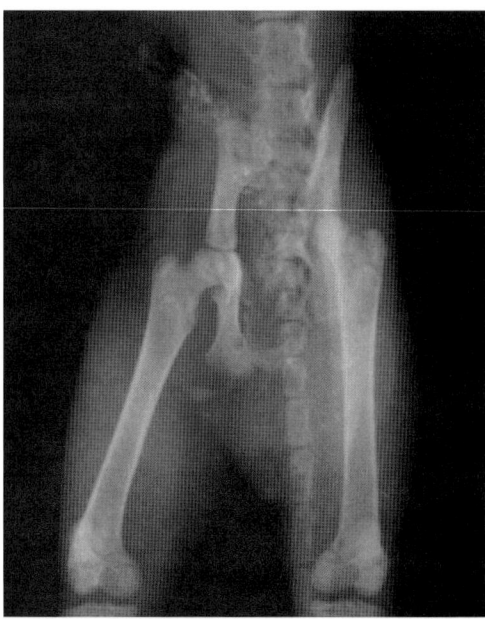

Figura 26.8 Um filhote felino com múltiplas fraturas pélvicas. Observar a diminuição significativa no diâmetro do canal pélvico.

a castração precoce seja um fator no desenvolvimento da displasia da fise, da fise ampla e da fise que permanece aberta mais tempo do que o normal, em particular em indivíduos predispostos. Se o gato se tornar obeso, os estresses sobre a fise da cabeça femoral anormal podem levá-la a "deslizar," produzindo a fratura característica Salter-Harris I. Relatos publicados sugerem que entre 24 e 38% dos gatos acometidos desenvolverão fraturas bilaterais.[19,45,79,88] O distúrbio é tratado mais adequadamente com excisão da cabeça e do colo do fêmur (ECCF), que produzirá retorno à função normal na maioria dos casos.[45,79] Foi descrito o reparo primário com fios de Kirschner,[20,29] porém há potencial bem maior de complicações que com a ECCF, com poucas vantagens demonstradas, se alguma.

Fraturas pélvicas

As fraturas pélvicas são extremamente comuns no gato, em especial após traumatismo veicular, e correspondem a pelo menos 22% de todas as fraturas encontradas (Figura 26.8).[64] A maioria das fraturas pélvicas é múltipla, instável e luxada, pelo menos até certo ponto. Não obstante, a maioria consolida mediante tratamento conservador. Entretanto, a questão não é se haverá consolidação, e sim a gravidade e as consequências da má consolidação que quase invariavelmente resulta. Embora a cirurgia possa ser considerada para apressar o alívio da dor e o retorno à função normal, na maioria das aplicações práticas existem duas indicações primárias para cirurgia:

- *Fraturas acetabulares luxadas*: aproximadamente 17,5% das fraturas pélvicas felinas envolvem o acetábulo. Qualquer grau de má consolidação da fratura na articulação coxofemoral produzirá doença articular degenerativa (DAD) e dor. Tal fratura pode ser alcançada

perto da área do traumatismo inicial por meio de métodos de fixação primária como placas, parafusos e fios de tensão.[64] Tradicionalmente, fraturas acetabulares caudais com frequência são tratadas de modo conservador porque não se considera que essa área do acetábulo sustente peso. Contudo, pesquisas recentes sugerem que as porções central e caudal do acetábulo são, na verdade, as principais regiões sustentadoras de peso dentro da articulação coxofemoral do gato.[4] Como alternativa, pode ser realizada ostectomia da cabeça e do colo femorais alguns dias ou algumas semanas depois, uma vez a condição do paciente estando estabilizada, e onde houver evidência de incapacitação sustentada

- *Estreitamento do canal pélvico*: as fraturas ilíacas e acetabulares costumam luxar axialmente, produzindo o estreitamento do canal pélvico. Isso pode produzir efeitos traumáticos imediatos sobre a bexiga e o intestino, porém a principal preocupação consiste na perspectiva de produzir obstipação e megacólon a longo prazo. Esses problemas são extremamente frustrantes para serem tratados e é melhor preveni-los. Por isso, as fraturas pélvicas que produzem mais de 25 a 30% de estreitamento do canal pélvico são mais bem tratadas por meio cirúrgico. Isso pode ser realizado de modo eficaz, na maioria dos casos utilizando placas ósseas, dentro de 5 dias do traumatismo inicial. Após tal período de tempo, torna-se mais difícil degradar tecido fibroso e reduzir cirurgicamente essas fraturas. Os procedimentos de alargamento do canal pélvico, como osteotomia da sínfise pélvica, podem ser realizados se houver constipação intestinal por menos de 6 meses. Se houver constipação intestinal por mais de 6 meses, com frequência o cólon não se recupera, e, assim, deve ser realizada colectomia subtotal.[17]

Fraturas sem consolidação

Os gatos podem ser caracterizados como o "paciente ortopédico perfeito" por muitos motivos, pois seus ossos retos, os esqueletos leves e as habilidades lendárias de cicatrização têm resultados surpreendentes nos casos de fratura. No entanto, nem sempre é verdadeira a antiga crença de que os ossos felinos fraturados se consolidam quando colocados no mesmo lugar. De acordo com um relato, ocorrem não consolidações de fratura felina em 4,3% dos casos.[84] A tíbia e a ulna proximal foram identificadas como os locais mais comuns de não consolidação. O aumento da idade e o peso corporal, bem como fraturas expostas e cominutivas, foram identificados como fatores de risco.[84]

Artrites

Doença articular degenerativa

A degeneração lentamente progressiva da cartilagem articular com a produção de osteófitos, em geral associada a traumatismo articular agudo ou crônico, é a forma mais comum de doença articular encontrada no gato e é descrita de modo variável como doença articular degenerativa (DAD), osteoartrite ou osteoartrose. Apenas recentemente a ocorrência comum de DAD foi identificada no gato. O conhecimento acerca da DAD em gatos – prevalência, impacto sobre o estilo de vida, eficácia do tratamento – é bem menor que sobre o cão. Como os gatos têm pequeno tamanho corporal e são leves e ágeis, eles compensam doenças ortopédicas de modo mais eficaz que os cães. Os gatos também são conhecidos por esconder sinais de doença, em especial se o início for insidioso, e é mais difícil interpretar sinais de dor ou de desconforto nessa espécie.[100]

Vinte e dois por cento dos gatos em uma população geral com idade superior a 1 ano[37] e 90% dos gatos com idade superior a 12 anos[51] mostraram evidências radiográficas de DAD. O cotovelo foi a articulação acometida com maior frequência na população mais velha. A articulação coxofemoral também pode estar acometida, e a maioria dos gatos apresenta envolvimento bilateral.[15] Relativamente poucos desses gatos apresentaram sinais clínicos associados aos achados radiográficos ou, talvez, mais precisamente, os sinais clínicos foram identificados com pouca frequência pelos proprietários e pelos médicos-veterinários.[16] Talvez isso ocorra porque o sinal clínico mais comum associado à DAD no cão é a claudicação. Devido à estrutura de peso leve do gato e às suas diferenças comportamentais, parecem necessários outros sinais clínicos mais importantes de DAD a serem identificados (Boxe 26.1). Os achados ao exame físico para DAD em gatos também são diferentes daqueles para cães (Boxe 26.2).

Presume-se que a etiopatogenia da DAD seja a mesma para gatos e cães, embora atualmente existam poucas evidências para apoiar tal suposição. As causas suspeitas envolvem degeneração primária (desgaste), displasia articular, lesão articular, fraturas, luxações e deslocamentos, malformações congênitas, ruptura do ligamento cruzado cranial, infecção e neoplasia. A apresentação clínica da

---

> **Boxe 26.1 Sinais clínicos associados a doença articular degenerativa no gato**[3,15,37,50]
>
> 1. Dor
> 2. Redução da atividade, dificuldade em pular ou subir escadas
> 3. Anorexia, perda de peso
> 4. Irritabilidade, agressão
> 5. Micção inadequada, constipação intestinal
> 6. Diminuição da autolimpeza
> 7. Claudicação ou marcha enrijecida
> 8. Alopecia sobre articulações acometidas

> **Boxe 26.2 Achados ao exame físico associados a doença articular degenerativa em gatos**[3]
>
> 1. Dor durante manipulação da articulação
> 2. Tumefação de partes moles
> 3. Espessamento periarticular
> 4. Derrame articular
> 5. Amplitude de movimento restrita
> 6. Atrofia muscular
> 7. Crepitação
> 8. Calor

DAD em gatos é diferente da de cães, e os sinais radiográficos são levemente distintos. As lesões articulares são menos comuns em gatos em comparação a cães, porém a displasia do quadril provavelmente é subestimada em gatos.

A característica principal da DAD é a lesão progressiva e permanente da cartilagem articular.[82] A lesão dos condrócitos leva à produção de mediadores inflamatórios, como citocinas (especialmente interleucina-1 [IL-1]) e fator de necrose tumoral-alfa. A IL-1 estimula a produção de enzimas de degradação, inibe a produção de proteoglicanos e estimula a fibroplasia da cápsula articular. A cápsula articular espessada contribui para o enrijecimento e a diminuição da amplitude de movimento.

As enzimas de degradação iniciam um processo que lesa o colágeno e leva-o a intumescer. A cartilagem anormal não consegue sustentar cargas normalmente, produzindo aumento da carga em determinadas áreas da articulação e lesionando mais ainda a cartilagem. O osso subcondral subjacente fica sob estresse, e os receptores da dor são estimulados. Os osteófitos são proliferações ósseas formadas na conjunção da sinóvia, do pericôndrio e do periósteo. Acredita-se que sejam causados por mecanismo de instabilidade da articulação e da inflamação da articulação. Podem contribuir para a dor articular.

Embora os sinais clínicos de DAD possam sofrer exacerbação e remissão, as alterações da articulação são permanentes, com habilidade limitada de reparar a superfície articular ou a cápsula articular. O ciclo vicioso de inflamação, degeneração e disfunção mecânica leva à progressão da doença.

A abordagem diagnóstica à doença articular em gatos é semelhante àquela em cães. Histórico clínico, exame físico e radiografias são empregados com maior frequência. Etapas diagnósticas adicionais podem envolver análise e cultura do líquido articular, artroscopia, mielografia ou imagem avançada, como ressonância magnética (RM) ou tomografia computadorizada (TC).

Ao se obter o histórico clínico, especialmente para gatos idosos, o médico-veterinário deverá se concentrar nas questões sobre alterações na atividade e no comportamento e não unicamente em claudicação. Muitos sinais de dor crônica não são evidentes para os proprietários ou podem ser interpretados erroneamente como envelhecimento.[100] O grau de comprometimento causado por dor crônica pode não ser aparente para alguns proprietários até ocorrer melhora após o tratamento.

Infelizmente, a análise da marcha raramente é útil em gatos, e os exames ortopédicos estão limitados pela falta de dados sobre variações normais de movimento para articulações de felinos e a dificuldade de detectar pequenas mudanças associadas à doença articular. No consultório, talvez seja possível avaliar a marcha deixando o gato andar pela sala. Além disso, ele pode ser estimulado a pular de uma cadeira ou a saltar para o interior de seu transportador. Os gatos com doença articular lombossacra podem relutar a pular e exibir sinais de dor quando a parte posterior traseira é acariciada ou examinada. Os gatos com displasia do quadril podem não apresentar sinal clínico algum, embora aqueles com doença mais avançada talvez apresentem claudicação e dor.

Os sinais radiográficos de DAD em gatos são variáveis.[1,16,36] As radiografias são boas para demonstrar alterações ósseas, e as alterações na cartilagem e na sinóvia não são bem demonstradas em radiografias simples. Derrames pleurais e espessamento de cápsula articular raramente são evidentes. São alterações ósseas típicas o desenvolvimento de osteófitos, a esclerose subcondral, a erosão óssea pericondral e a alteração na congruidade das superfícies articulares. Pode haver tumefação de partes moles ao redor da articulação. Pode haver suspeita de DAD lombossacra pelo colapso do espaço do disco L7-S1, pela esclerose das placas terminais L7-S1 e pela espondilite deformante.

Artrites infecciosas

Bacterianas

A artrite bacteriana séptica está associada mais comumente a feridas por mordidas durante briga de gatos. A disseminação hematógena de bactérias a partir de outros locais no corpo parece ser relativamente rara no gato, embora possa ocasionalmente ser encontrada em filhotes felinos. A artrite séptica pode se desenvolver secundariamente a procedimentos cirúrgicos ortopédicos. Os sinais clínicos são dor e tumefação da articulação acometida. Pirexia e leucocitose são comuns, porém não são invariáveis.[56] Os sinais radiográficos nos estágios iniciais estarão limitados a derrame articular e tumefação de partes moles. Conforme o distúrbio evolui, e dependendo do microrganismo infectante, pode haver evidências de reação periosteal,

esclerose óssea e graus variáveis de lise óssea no periósteo e no osso subcondral. O diagnóstico tem por base os sinais clínicos e os resultados da artrocentese. Citologia, bem como cultura para aeróbios e anaeróbios, associada a teste de sensibilidade bacteriana, é essencial, embora a cultura negativa não seja incomum. Indica-se o tratamento com antibióticos bactericidas (com base no teste de sensibilidade) durante 4 a 6 semanas. Se não houver cultura positiva, enquanto se aguardam os resultados, ou onde o tratamento empírico for desejado, antibióticos do tipo cefalosporina ou amoxicilina-clavulanato são opções razoáveis, com o metronidazol consistindo em um aditivo útil nas infecções anaeróbicas suspeitas ou confirmadas.[56] Todas essas opções antibióticas, além de outras, frequentemente provocam vômitos ou inapetência em gatos, o que pode levar a mudanças no tratamento. A drenagem cirúrgica ou a lavagem de articulações infectadas raramente são necessárias, exceto nos casos mais graves. Possivelmente, recomendam-se analgésicos e outros cuidados de suporte.

Embora até 15% dos gatos tenham mostrado soropositividade para *Borrelia burgdorferi*, eles parecem ser resistentes à doença clínica, e não foi documentada nenhuma artrite associada à doença de Lyme nessa espécie.[56]

Micoplasma

Casos raros de poliartrite e tenossinovite associados a *Mycoplasma gateae* e *Mycoplasma felis* foram relatados na literatura.[56,107] A disseminação hematógena a partir de áreas de infecção ativa ou latente nas mucosas respiratórias ou trato urogenital, mais frequentemente em indivíduos debilitados ou imunocomprometidos, parece ser a patogenia da artrite. Existe o potencial para confusão diagnóstica com artrite imunomediada, pois a artrite por *Mycoplasma* pode ser semelhante. Radiograficamente, existe o potencial de lesões erosivas. A análise do líquido sinovial e a cultura aeróbica negativa podem sugerir artrite imunomediada. Os microrganismos podem ser detectados no esfregaço de líquido sinovial corado com Wright, Leishman ou Giemsa ou crescer em cultura anaeróbica a partir de líquido sinovial ou da membrana sinovial.[56,107] O clínico deve ter um alto índice de suspeita de artrite por *Mycoplasma* ao lidar com indivíduos debilitados que apresentem artrite imunomediada. Tilosina, eritromicina e gentamicina têm sido os tratamentos mais recomendados tradicionalmente. Entretanto, as fluoroquinolonas representam uma alternativa mais recente e prontamente disponível, que é eficaz, conveniente e segura em gatos.[107]

Virais

Uma poliartrite autolimitante a curto prazo associada a calicivírus foi descrita em filhotes felinos com menos de 6 meses de vida.[7,21] A artrite pode ser causada por vírus vivo intra-articular infeccioso ou pela deposição de complexos imunológicos dentro da sinóvia. O distúrbio pode ser visto associado à infecção respiratória típica, ou 5 a 7 dias após a vacinação com vacina contendo calicivírus vivo modificado. Atualmente, a artrite associada à vacina é incomum, pois os fabricantes de vacinas, em sua maioria, suspenderam o uso de cepas virais associadas ao problema. O diagnóstico é feito em grande parte com base no histórico e nos sinais clínicos, e a terapia é de suporte, o que envolve a analgesia, pois o distúrbio é autolimitante.[7,21]

Artrites autoimunes

As artrites autoimunes caracterizam-se primeiramente pela inflamação da sinóvia. Podem ser subdivididas em "erosivas," quando são lesões líticas deformantes da cartilagem e do osso subcondral, e "não erosivas," quando tais lesões não são encontradas e a inflamação está restrita à sinóvia. A artrocentese produz resultados semelhantes na maioria dos casos. Quantidades maiores de líquido articular turvo e aquoso com um coágulo fraco de mucina são encontradas com frequência. Leucócitos no líquido articular estão em maior número, e a maioria das células é do tipo polimorfonuclear não degenerativo. Não são encontradas bactérias, e a cultura é negativa. Todos os tipos são semelhantes clinicamente, manifestando-se com articulações dolorosas, enrijecidas e tumefatas e resultando tipicamente no gato irritadiço. Alguns casos podem apresentar febre e inapetência ou anorexia.

Erosivas

■ **Poliartrite proliferativa do periósteo**

A poliartrite proliferativa do periósteo (PPP) é a forma erosiva mais comum de artrite encontrada no gato. Com maior frequência, acomete os joelhos e carpos de felinos machos adultos jovens. Os sinais clínicos começam de forma aguda com febre, depressão, enrijecimento, derrame articular e dor. Durante a evolução de algumas semanas, a doença entra na fase crônica, na qual se forma um osso novo periosteal extenso ao redor dos joelhos e dos carpos e nas aderências de ligamentos e tendões. A produção de osso novo pode ser extensa a ponto de produzir ancilose das articulações. As lesões erosivas também podem ser vistas no osso subcondral e nas aderências tendíneas.[21,56] Lesões erosivas ou formação de osso novo periosteal nos pontos de aderência de ligamentos, tendões ou fáscia são denominadas *entesopatias*.[7] Os critérios propostos por Bennett e Nash para o diagnóstico de PPP são encontrados no Boxe 26.3.[7]

Boxe 26.3 Critérios propostos para o diagnóstico de poliartrite proliferativa do periósteo[7]

1. Poliartrite erosiva
2. Formação de osso novo periosteal nas articulações acometidas
3. Negativo para fator reumatoide no sangue
4. Entesopatias
5. Principalmente, os joelhos e os carpos estão envolvidos

OBSERVAÇÃO: os primeiros três critérios devem ser satisfeitos para fechar o diagnóstico; contudo, os últimos dois são variáveis.

Foi proposta uma ligação etiológica entre o vírus formador de sincício felino (FeSFV) e a PPP, já que todos os gatos com PPP apresentam FeSFV. Contudo, as tentativas de induzir experimentalmente a PPP por meio da inoculação de gatos com o vírus falharam, e descobriu-se que o FeSFV era um habitante normal nas articulações de muitos gatos assintomáticos.[21] Também foi proposto um papel para o vírus da leucemia felina (FeLV) e o vírus da imunodeficiência felina (FIV) na produção da imunossupressão que possibilita a proliferação do FeSFV. No entanto, o FeLV e o FIV frequentemente não são encontrados em gatos com PPP.[5,21] Ocasionalmente, podem ser encontrados sintomas de artrite imunomediada em gatos imunocomprometidos por outros motivos, inclusive quimioterapia e hiperadrenocorticismo.

A PPP mostra algumas semelhanças com a doença de Reiter, que é vista mais comumente em homens. Podem ser encontradas uretrite e diarreia, além das lesões artríticas em humanos, e existe pelo menos um relato de hematúria associada a poliartrite em um gato.[5] Conjuntivite e lesões de pele e mucosas, comuns em seres humanos, foram encontradas em alguns gatos. Com base nesses tipos de lesões, foi estudada uma ligação entre a doença de Reiter e a infecção por *Chlamydia*, e o microrganismo foi encontrado em humanos.[7] O prognóstico para gatos com PPP é de reservado a mau. Poucos manifestarão algo além de melhora pouco significativa mediante tratamento, e muitos acabarão sendo submetidos a eutanásia. Contudo, decisões desse tipo devem ter por base avaliações da função e do nível de conforto do paciente.

■ **Artrite reumatoide**

Em geral, a artrite reumatoide (AR) é muito menos comum no gato do que no cão. A AR é uma sinovite causada pela produção de autoanticorpos contra a imunoglobulina G (fator reumatoide). A deposição de complexos imunológicos dentro da sinóvia provoca artrite erosiva e deformante. Assim como o que ocorre com outras artrites imunomediadas, a AR provoca enrijecimento generalizado, dor e tumefação das articulações. Diferentemente da PPP e das artrites idiopáticas imunomediadas, raramente ocorre mal-estar ou inapetência, e a evolução tende a ter início mais gradual. A deformidade articular a ponto de subluxação e luxação costuma ser uma característica proeminente. Bennett[7,21] descreveu 11 critérios diagnósticos, padronizados de acordo com aqueles usados no homem e no cão, para estabelecer o diagnóstico de AR no gato (Boxe 26.4). Os critérios reconhecem o fato de que nem sempre o exame sanguíneo é positivo para fator reumatoide, e um exame positivo não é necessariamente específico para a doença. A existência de nódulos subcutâneos é comum em humanos, porém não foi descrita no gato.[7]

Um relato de 12 casos de AR no gato descreveu a média de idade de 5,9 anos, com maior ocorrência em gatos da raça Siamês.[44] Mediante formas agressivas de terapia antirreumática, discutida ao final desta seção, o prognóstico para a AR parece ser muito melhor que para PPP, com 58% mostrando melhora acentuada.[44]

Boxe 26.4 Critérios diagnósticos para estabelecer um diagnóstico de artrite reumatoide no gato[7]

1. Enrijecimento após repouso
2. Dor à manipulação de, pelo menos, uma articulação
3. Tumefação de, pelo menos, uma articulação
4. Tumefação de, pelo menos, outra articulação no período de 2 meses
5. Tumefação articular simétrica
6. Nódulos subcutâneos
7. Alterações radiográficas erosivas
8. Teste sanguíneo positivo para fator reumatoide
9. Líquido sinovial anormal (fraco coágulo de mucina, predominância de células polimorfonucleares)
10. Alterações histológicas características na sinóvia (hipertrofia vilosa)
11. Alterações histológicas características nos nódulos subcutâneos

OBSERVAÇÃO: Os critérios de 1 a 5 devem estar presentes durante, no mínimo, 6 semanas, e, pelo menos, dois dos critérios 7, 8 e 10 deverão estar presentes para estabelecer o diagnóstico.

Boxe 26.5 Subgrupos de poliartrite idiopática[7]

Tipo I: idiopática
Tipo II: idiopática associada a outras infecções. Estas podem ser encontradas nos tratos respiratório ou urogenital, pele, ou cavidade bucal
Tipo III: idiopática associada a doença gastrintestinal
Tipo IV: idiopática associada a neoplasia. No gato, com maior frequência esse tipo decorre de neoplasia mieloproliferativa, que pode ser FeLV ou FIV

3. Existência de anticorpos contra células sanguíneas ou complexos imunológicos na histopatologia de tecidos acometidos.

Os critérios 1 e 2 são essenciais para o diagnóstico, que não pode ser feito unicamente com base no título elevado de ANA.[7] Os relatos de tratamento de LES em gatos são raros na literatura, porém o prognóstico mostra-se reservado.

Não erosiva

■ Lúpus eritematoso sistêmico

O lúpus eritematoso sistêmico (LES) é uma causa incomum de artrite em gatos. Caracteriza-se pelo envolvimento multissistêmico com poliartrite e, em geral, um dos seguintes aspectos: doença hematológica autoimune (trombocitopenia, anemia hemolítica e leucopenia), dermatite, glomerulonefrite ou meningite.[7] Não existem lesões destrutivas ou deformantes à radiografia nem ao exame macroscópico. A doença resulta de uma reação autoimune ao ácido nucleico, que se manifesta como anemia hemolítica, leucopenia ou trombocitopenia. A deposição dos complexos imunológicos resultantes produz sinovite, glomerulonefrite, meningite, dermatite ou, ocasionalmente, polimiosite. Em geral, o início dos sintomas é agudo e envolve dor, especialmente ao manuseio e à tumefação articular.

A patologia clínica é essencial para diagnosticar a LES. Os exames de sangue para anticorpos antinucleares (ANA) são invariavelmente positivos no nível de 1:40 ou mais no gato.[7] Embora não possa ser estabelecido o diagnóstico de LES sem tal valor positivo no teste ANA, esse teste não é específico e pode estar elevado na fase aguda de outros distúrbios mórbidos, como FeLV, FIV e peritonite infecciosa felina (PIF). Além disso, títulos mais baixos de ANA podem ser encontrados em gatos sadios nos demais aspectos.[7] As anormalidades hematológicas (anemia, trombocitopenia e leucopenia) são comuns, assim como a proteinúria.[7] Os critérios diagnósticos para estabelecer LES são:

1. Envolvimento multissistêmico, o qual mais frequentemente envolve poliartrite e outro sistema corporal.
2. Título de ANA 1:40 ou superior.

■ Poliartrite idiopática

As poliartrites que não se encaixam em qualquer outra classificação terminam na categoria idiopática. Existem quatro subgrupos de poliartrite idiopática (Boxe 26.5).[7]

Pode haver artrite idiopática em qualquer idade, porém a maioria dos gatos acometidos é adulta jovem que desenvolve sintomas de modo agudo ou subagudo. Sem dúvida, a patogenia é uma sinovite com origem na deposição de complexos imunológicos. Os sinais clínicos são agudos em todos os tipos, exceto o tipo IV, que pode ter evolução mais crônica. A maioria dos casos de todos os tipos manifesta sinais de enrijecimento e dor, com claudicação ocasional. Em geral, há tumefação de articulações e partes moles. Essas alterações, junto aos sinais clínicos, tendem a ser bilateralmente simétricas. São comuns pirexia e inapetência. Com maior frequência, a poliartrite idiopática tipo II no gato está associada a sintomas respiratórios, como aumento da ausculta pulmonar, congestão e conjuntivite. Os gatos com o tipo III frequentemente apresentam diarreia e disenteria, com vômito ocasional.[7] A toxoplasmose foi identificada com uma possível causa.[7] A radiografia é normal, exceto pelo derrame articular em alguns casos. Em geral, o prognóstico mediante tratamento é bom, especialmente nos casos do tipo I ou nos casos do tipo II e do tipo III em que a doença sistêmica subjacente pode ser identificada e tratada. Recidivas, especialmente dos tipos I e IV, são comuns.

Artropatia do Scottish Fold

Os gatos Scottish Fold apresentam traço autossômico dominante que compromete a ossificação endocondral e produz um amadurecimento anormal de cartilagem denominado *artropatia do Scottish Fold* (também conhecida como *osteocondrodisplasia* e *osteodistrofia*). Os heterozigotos para esse traço apresentam o aspecto característico de "orelha dobrada" para a raça e podem apresentar sinais brandos de artropatia. Os homozigotos desenvolvem artropatia ancilosante progressiva com as lesões radiográficas evidentes já com 7 semanas de vida. O distúrbio caracteriza-se pela produção de osso novo que liga articulações ao longo do corpo, porém mais proeminentemente nas patas, na coluna, na cauda e nos membros posteriores distais (Figura 26.9). Os indivíduos acometidos apresentam aspecto curto, agachado, que foi descrito como uma forma de nanismo[14] e vivenciam diminuição da amplitude de movimento nas articulações acometidas. Os sinais clínicos são rigidez, claudicação e incapacidade de pular. O distúrbio é progressivo e pode produzir osso novo periarticular notável, mais proeminentemente na face plantar da articulação calcâneo-tarso-metatarso. As exostoses nessa área podem produzir ulceração da pele sobrejacente. A excisão cirúrgica das exostoses ou a radioterapia têm sido usadas como tratamentos paliativos bem-sucedidos por períodos extensos.[14,54,78] Anti-inflamatórios não esteroides (AINE), pentosana polissulfato e glicosaminoglicanos por via oral foram relatados como promotores de alívio sintomático.[14,74] Um relato descreveu o uso de artrodese pantarsal para melhorar a função.[78]

Tratamento de artrite

Tem sido discutido que nenhum tratamento farmacêutico tem impacto maior sobre o paciente artrítico do que o controle do peso no paciente obeso. O proprietário também deverá ser capaz de fazer ajustes no ambiente do gato, como a colocação de caixas de areia com fácil acesso ou possibilitando ao gato alcançar sua prateleira de costume em diversos degraus pequenos, em vez de um grande salto.

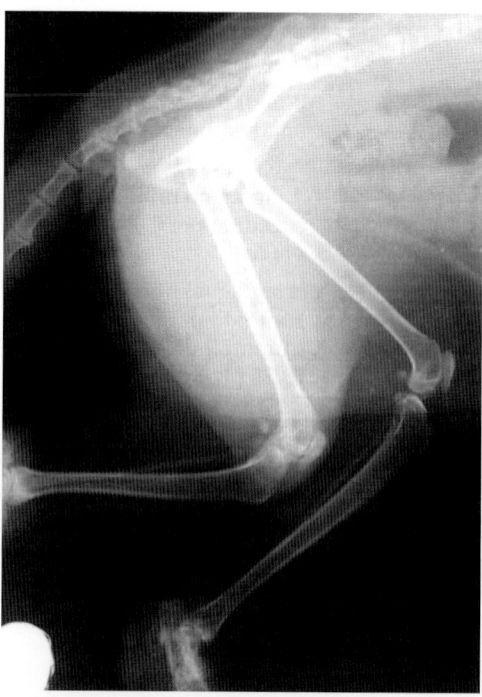

Figura 26.9 Artropatia do Scottish Fold. Observar a artropatia ancilosante caracterizada pela produção de osso novo nas articulações do joelho, da rótula e das vértebras (especialmente coccígeas).

Tratamento para doença degenerativa articular

Os objetivos do tratamento de gatos com doença degenerativa articular são redução da dor e da inflamação, melhora da função articular e desaceleramento do processo mórbido, se possível. Os tratamentos caem em quatro grandes categorias:

1. Perda de peso.
2. Tratamento medicamentoso.
3. Condroprotetores.
4. Nutracêuticos.

Indica-se a perda de peso se o paciente apresentar sobrepeso ou for obeso, o que reduzirá a força sobre as superfícies articulares. A perda de peso também pode levar à diminuição da dose ou da frequência da administração de medicamentos.

A terapia medicamentosa está indicada para controlar inflamação, promover alívio da dor e melhorar a função. O desenvolvimento de diversos AINE especificamente para o mercado veterinário de pequenos animais é, provavelmente, um dos avanços terapêuticos mais importantes na medicina veterinária durante os últimos 50 anos. Apesar disso, existe relativamente pouca informação com relação à segurança e à eficácia desses fármacos no gato e quase nada se sabe sobre o uso prolongado desses fármacos nessa espécie com relação a dor e inflamação crônicas, como se vê na doença degenerativa articular. O que se sabe é que o gato tem habilidade significativamente menor de metabolizar a maioria desses fármacos por meio da glicuronidação hepática. O resultado é a meia-vida muito mais longa para a maioria dos AINE no gato e, assim, maior potencial para acúmulo e efeitos tóxicos. Enquanto a agressão gastrintestinal caracterizada por vômito, inapetência e diarreia é o efeito tóxico mais comum, a insuficiência renal é a reação adversa potencial mais grave. Ambas as reações adversas decorrem do efeito antiprostaglandina dos AINE, especificamente sobre o isômero da ciclo-oxigenase 1 (COX-1) na via inflamatória. As prostaglandinas têm efeito protetor sobre a mucosa gástrica, presumivelmente por meio do aumento da secreção de muco no trato gastrintestinal. A inibição dessa secreção, associada à natureza ácida da maioria dos AINE, produz inflamação e ulceração gástricas. No rim, as prostaglandinas participam da manutenção do fluxo sanguíneo renal, particularmente por causa de desidratação ou hipotensão. A inibição desse efeito foi associada a insuficiência renal crônica em alguns gatos.[13,67,91] Sem dúvida, o potencial para essas reações adversas explica um pouco da relutância por parte dos fabricantes farmacêuticos de pesquisar o uso de AINE nessa espécie. Não obstante, as pesquisas limitadas resultaram em recomendações, na bula, em algumas partes do mundo, para uso de carprofeno, quetoprofeno, ácido tolfenâmico e meloxicam em felinos.[13,43,67,80,91] Apenas o meloxicam traz na bula um período estendido de administração em alguns países, porém o uso cauteloso não exatamente como o da bula de diversos AINE tem obtido êxito por períodos muito mais longos.[43,91,99a]

O carprofeno é indicado para uso em gatos no Reino Unido, na Europa, na Austrália e na Nova Zelândia; entretanto, a indicação é para administração subcutânea pós-cirúrgica na dosagem de 4 mg/kg.[67,80,91] Não existem informações sobre o uso prolongado além de um relato individual de efeitos tóxicos após administração oral.[67] O fármaco tem meia-vida extremamente variável (9 a 49 h) no gato, o que aumenta a probabilidade de efeitos tóxicos com o uso repetido em alguns felinos. Consequentemente, o carprofeno não pode ser recomendado como opção segura para o tratamento de doença articular degenerativa.

O quetoprofeno está aprovado para uso no gato na Europa, na Austrália e no Canadá na dosagem de 1 mg/kg por via oral, 1 vez/dia, durante até 5 dias, e 2 mg/kg por via subcutânea, 1 vez/dia, por até 3 dias. Embora o fármaco seja eliminado por glicuronidação hepática no cão, a meia-vida tanto em cães quanto em gatos é semelhante. Isso, junto a outras evidências, sugere a possibilidade de outra via excretora para o quetoprofeno no gato, o que pode conferir um grau mais elevado de segurança. Contudo, nenhum dado a longo prazo confirma isso.[67] O fármaco conhecidamente tem atividade relativamente maior contra a COX-1, o que aumenta seu efeito inibitório sobre a agregação plaquetária e pode ser importante em termos de efeitos colaterais renais ou gastrintestinais associados ao uso prolongado.[67]

O ácido tolfenâmico está licenciado para uso em gatos no Canadá, na Austrália, Nova Zelândia e na maior parte da Europa. A dose recomendada é de 4 mg/kg por via oral ou subcutânea, 1 vez/dia, durante 3 a 5 dias. A bula diz que o produto é para ser usado no tratamento de febre e doença respiratória alta, embora seu uso como analgésico e anti-inflamatório esteja descrito na literatura.[67] De acordo com os dados informados pelo fabricante, não houve efeitos tóxicos importantes quando até duas vezes a dose oral recomendada do comprimido ou da solução injetável foram administradas por até 10 dias a dois grupos de 12 gatos. Incrementos caracterizados como "brandos" foram observados na alanina transaminase (ALT) e na aspartato aminotransferase (AST) dos gatos tratados, e observou-se exame positivo para sangue oculto nas fezes em dois gatos de cada grupo. Existem relatos com base na prática de tratamento de DAD em gatos com ácido tolfenâmico durante 3 a 5 dias consecutivos por semana por períodos estendidos, porém há poucas informações na literatura para apoiar tal recomendação.

A maior parte das poucas informações existentes quanto ao uso crônico de AINE para DAD no gato relaciona-se com o meloxicam. Diferentemente do metabolismo da maioria de outros AINE no gato, o meloxicam é excretado por enzimas oxidativas e, dessa maneira, tem meia-vida semelhante tanto no gato quanto no cão.[67] Um estudo recente mostrou o efeito poupador da COX-1 para o meloxicam em gatos.[38] Consequentemente, o fármaco por si só indica mais prontamente o uso prolongado nessa espécie. Na América do Norte, o meloxicam é fornecido em formulação oral aromatizada com mel, a 1,5 mg/mℓ, que é bem tolerada por gatos. Em muitos países, é fornecido como formulação específica para gatos a 0,5 mg/mℓ. A mesma concentração está disponível nos EUA como formulação para cães pequenos. O rótulo indica o uso para gatos nos EUA, na Europa, na Austrália e na Nova Zelândia, na dosagem de 0,3 mg/kg para uma única utilização por via subcutânea. Além disso, o uso crônico da solução oral a

0,05 mg/kg/dia está descrito nas instruções da bula em muitos países.[91] A literatura traz várias outras recomendações para dosagens orais (Boxe 26.6).

A administração de uma gota do preparado líquido oral a 1,5 mg/mℓ sobre o alimento diário do gato foi tolerada sem efeitos adversos importantes em comparação com controles em 46 gatos com a média de idade de 12,9 anos que receberam o fármaco pelo tempo médio de 5,8 meses.[43] Foram relatados resultados bons a excelentes por, no mínimo, 80% dos proprietários e dos veterinários pesquisados.[43] A palatabilidade não foi relatada como problema quanto ao meloxicam. O efeito colateral encontrado com maior frequência parece ser desconforto gastrintestinal.[91]

As informações disponíveis atualmente, embora longe de serem muitas, sugeririam que o meloxicam é uma opção viável para o tratamento prolongado de DAD em gatos. Antes de iniciar a terapia com AINE, deverão ser realizados: hemograma completo, bioquímica sérica e urinálise. De modo ideal, os AINE devem ser prescritos apenas a gatos adultos normovolêmicos e normotensos, sem histórico de doença renal, hepática ou gastrintestinal. No entanto, para os mesmos gatos, os benefícios da terapia com AINE superam os riscos, já que a qualidade de vida pode ser mais importante que a extensão de vida. Os AINE não estão recomendados para pacientes que tomam certas medicações, como diuréticos e corticosteroides. Os exames de sangue devem ser monitorados periodicamente nos gatos mantidos em tratamento crônico e os proprietários devem ser aconselhados a monitorar se há vômito, diarreia, anorexia, aumento da sede, aumento da micção e letargia. Um autor sugere a reavaliação a cada 8 a 12 semanas.[90]

Boxe 26.6 Doses publicadas para meloxicam no gato

Fonte	Dose
Bula: EUA, Austrália, Nova Zelândia, Europa	0,3 mg/kg por via subcutânea, em dose única
Bula: Austrália, Nova Zelândia, Europa	0,1 mg/kg no primeiro dia, sucedido por 0,05 mg/kg/dia, via oral
Wallace 2003,[103a] Carroll e Simonson 2005[12a]	0,2 mg/kg no primeiro dia, sucedido por 0,1 mg/kg/dia durante 2 dias; a seguir, 0,025 mg/kg/dia ou 0,1 mg/gato, 2 a 3 vezes/semana
Lascelles 2007[67]	0,1 mg/kg no primeiro dia, sucedido por 0,05 mg/kg durante 1 a 4 dias; a seguir, redução até a dose eficaz mais baixa (0,025 mg/kg a cada 24 a 48 h)
Robertson 2008[91]	0,05 mg/kg administrado em uma dose, sucedido por 0,025 mg/kg ou menos 1 vez/dia
Gunew 2008[43]	0,1 mg/kg durante 4 dias, sucedido por 0,1 mg/gato 1 vez/dia

Os valores renais e os níveis de proteína na urina devem ser monitorados; a sensibilidade hepática a AINE parece ser principalmente problema de cães.[13,67,91] Pode ser útil recomendar que os gatos que tomam AINE sejam alimentados apenas ou principalmente com alimentos enlatados, pois isso aumenta o consumo de água em até 50% e talvez ajude a prevenir a desidratação subclínica em pacientes predispostos.

Os glicocorticoides são fármacos controversos para o tratamento de DAD. Esses fármacos podem reduzir a inflamação por meio de diversos mecanismos, porém o uso crônico mostrou retardar a cicatrização e, até mesmo, danificar a cartilagem.[3] Além disso, os efeitos adversos potenciais de glicocorticoides em gatos são bem conhecidos. O uso desses fármacos deve estar limitado a casos em que todas as outras terapias falharam e apenas durante curtos períodos.

Os analgésicos podem ser muito úteis no tratamento de DAD felina e podem ser adicionados a outros tratamentos. Os analgésicos usados comumente são buprenorfina (0,01 a 0,03 mg/kg a cada 8 a 12 h, por meio da mucosa bucal), gabapentina (3 a 5 mg/kg VO, a cada 8 a 12 h) e tramadol (2 mg/kg por via oral, cada 12 h).

Embora o uso de condroprotetores por via oral e por via injetável esteja relatado para distúrbios artríticos de diversos tipos no gato,[14,74] existem poucas evidências objetivas quanto à sua eficácia. Os preparados orais são diversas associações em que o sulfato de condroitina e sais de sulfato ou de cloridrato de glicosamina predominam. Pouco se sabe sobre as diferenças, se existirem, entre as diversas formulações; quais índices de dose e durações de tratamento são mais adequados; e quais pacientes, se algum, se beneficiarão. Praticamente todas as pesquisas atualmente disponíveis foram feitas em cães. Os condroprotetores injetáveis são o glicosaminoglicano polissulfatado e o polissulfato de pentosana, que são indicados na bula para uso no cão, porém têm sido usados com benefícios evidentes e sem efeitos adversos no gato.[14,78] O polissulfato de pentosana é administrado na dose de 3 mg/kg por via subcutânea, 1 vez/semana durante quatro tratamentos consecutivos. O glicosaminoglicano polissulfatado é administrado na dose de 4 mg/kg por via intramuscular, 2 vezes/semana durante 4 semanas. Os dois condroprotetores são administrados conforme necessário após o primeiro esquema de tratamento. Condroprotetores orais ou parenterais exercem seus efeitos benéficos de três maneiras básicas:

1. Por estimular e aumentar o metabolismo de condrócitos e sinoviócitos, incluindo a provisão de substrato para a produção de matriz de cartilagem e líquido sinovial.
2. Por inibir enzimas degradativas e outras entidades, como prostaglandinas, complementos e radicais livres que participam da destruição osteoartrítica da articulação.
3. Por inibir a produção de trombos na microvasculatura da sinóvia e do osso subcondral, que demonstrou participar da osteoartrite.[46]

Os ácidos graxos ômega-3 apresentaram efeito inibitório sobre o ácido araquidônico, que é um participante fundamental na via inflamatória em articulações artríticas.

Suplementos de ácidos graxos ômega-3 ou dieta contendo esses compostos têm sido usados com aparente sucesso em cães. Dietas para a saúde da articulação são relativamente novas em gatos. Os primeiros produtos no mercado contêm ácidos graxos ômega-3, bem como glicosamina e sulfato de condroitina.

Tratamento para artrite imunomediada

A prednisolona sob doses imunossupressoras é o tratamento de primeira linha para a artrite imunomediada no gato. Prednisona e prednisolona são intercambiáveis no cão, porém muitos gatos não conseguem absorver adequadamente a prednisona e convertê-la ao metabólito ativo, a prednisolona, dentro do fígado.[40] O gato com artrite imunomediada deve receber, no início, dose diária total de 2 a 4 mg/kg em duas doses divididas. Essa dose é mantida durante 2 semanas e, depois, é gradualmente reduzida por mais 6 a 8 semanas.[7,28,56,80] Os efeitos colaterais a curto e a longo prazo no tratamento com corticosteroides são bem conhecidos, porém a maioria dos gatos parece ser relativamente mais resistente a esses efeitos em comparação com cães ou humanos.

A determinação de quando começar a diminuir a dose e quão rapidamente isso será feito tem por base a melhora dos sinais clínicos e os resultados de punções articulares de acompanhamento, iniciando com 2 semanas após a introdução do tratamento. A maioria das artrites imunomediadas tem perfis de líquido sinovial com números elevados de células polimorfonucleares não degeneradas. As amostras de acompanhamento devem mostrar declínios significativos na leucometria absoluta (preferivelmente inferior a 4.000/μℓ), porém igualmente importante é um desvio até uma população de células predominantemente mononucleares. Os resultados satisfazem os critérios que podem sugerir prognóstico favorável e também ser uma indicação para começar a diminuir a dose de corticosteroides.[7,56]

Contudo, se as punções articulares de acompanhamento não mostrarem alterações favoráveis no número e na população de células, deverá ser considerada a adição de um agente citotóxico, com maior frequência a ciclofosfamida, no caso de gatos. Do mesmo modo, se os sinais clínicos não puderem ser mantidos em remissão ou se as doses de prednisolona tornarem-se altas e os efeitos colaterais, problemáticos, a ciclofosfamida deverá ser adicionada. Alguns autores aconselham o uso associado desde o início do tratamento de prednisolona e ciclofosfamida, em especial nas artrites erosivas, para as quais o prognóstico é muito menos favorável.[7] A ciclofosfamida é administrada a 2,5 mg/kg por via oral, 1 vez/dia durante 4 dias consecutivos de 1 semana, associada à prednisolona sob a dose anti-inflamatória de 1 mg/kg por via oral, dividida em duas doses no dia. Esse esquema deve ser mantido por 4 semanas após a remissão dos sinais.[7]

A introdução de agentes citotóxicos obriga a nível maior de monitoramento, por causa de seus efeitos adversos potenciais. A hematúria é um desses efeitos colaterais e deve ser monitorada por meio de urinálise a cada 2 semanas durante o tratamento. A cada 1 a 2 semanas, hemogramas completos também deverão ser realizados, a fim de detectar qualquer decréscimo significativo no número de leucócitos ou de plaquetas. Contagens de neutrófilos abaixo de 1.000/µℓ ou de plaquetas abaixo de 50.000/µℓ devem resultar no decréscimo da dose de ciclofosfamida em 25%. Se for encontrada neutropenia (< 1.000/µℓ) no hemograma seguinte, aconselha-se uma redução adicional da dose do fármaco.[32]

A azatioprina, que é um agente citotóxico conhecido em cães, não deve ser usada em gatos, pois parece que estes são particularmente sensíveis aos efeitos mielossupressores do fármaco. Diminuir a medicação é exclusivo para cada caso de poliartrite felina, em que alguns gatos responderão com rapidez e podem ter a dose diminuída rapidamente sem recorrência. Por outro lado, há os gatos que respondem mal e só podem ser controlados mediante terapia contínua. Têm sido utilizadas várias associações de fármacos e doses, bem como de frequência e duração de tratamento em gatos, de modo que o clínico deverá descobrir o que funciona melhor em cada situação.

Um tratamento alternativo para a AR no gato usando metotrexato e leflunomida produziu bons resultados em 12 casos.[44] O metotrexato inibe a inflamação e a destruição da articulação ao promover a liberação de adenosina no interior da articulação. A leflunomida tem efeitos semelhantes por meio da inibição de linfócitos T.[44] O metotrexato foi administrado no mesmo dia, semanalmente, na dose oral de 2,5 mg a 0, 12 e 24 h, com a dose total de 7,5 mg durante o período de 24 h. A leflunomida foi administrada por via oral na dose de 10 mg/gato diariamente. Quando os sinais clínicos melhoraram significativamente, a dose de metotrexato foi reduzida para 2,5 mg 1 vez/semana e 10 mg da leflunomida foram administrados 2 vezes/semana.[44] Os gatos no grupo-teste foram tratados por períodos que variaram de 2 a 6 meses. Dois dos 12 gatos não apresentaram resposta benéfica e dois entraram em remissão. Mais de 80% dos gatos apresentaram resposta moderada ou acentuadamente benéfica nos sinais clínicos. O fator reumatoide foi testado novamente em apenas três gatos, porém diminuiu em, no mínimo, 50% em todos. Houve hepatotoxicidade mediante o uso desses fármacos, especialmente em humanos, mas não foi encontrada nesses gatos.[44] Diversos casos de artrite erosiva podem exigir artrodese cirúrgica, especialmente das articulações do carpo e do tarso, a fim de melhorar a função e diminuir a dor em indivíduos acometidos.

Independentemente dos resultados do tratamento de AR com metotrexato e leflunomida, os resultados esperados mediante o tratamento em geral são muito piores nas artrites erosivas em comparação com as artrites idiopáticas imunomediadas. A artrite idiopática tipo I tem o melhor prognóstico. É comum a resposta ao tratamento ser rápida e o distúrbio sofrer resolução sem recidiva. As artrites idiopáticas de tipo II e tipo III têm resultado esperado semelhante, quando fatores clínicos mitigantes podem ser identificados e corrigidos. A artrite idiopática de tipo IV evidentemente tem resposta esperada muito menor ao tratamento, considerando-se a natureza grave da maioria das doenças mieloproliferativas associadas a ela. Por esse motivo, a recomendação é que todos os gatos com poliartrite devam ser submetidos a aspirado de medula óssea e também ter testes para FeLV e FIV inclusos no esquema diagnóstico.[7] A eutanásia é o resultado final comum em casos de poliartrites felinas imunomediadas erosivas. Gatos com PPP não entram em remissão, mas podem conseguir se manter em estilo de vida razoavelmente confortável mediante tratamento. A artrite por LES pode ser controlável, mas processos mórbidos em outros órgãos talvez sejam mais difíceis de administrar.

Distúrbios do membro anterior

Luxação escapular dorsal

A escápula está aderida à parede do corpo torácico por meio dos músculos serrátil ventral, romboide e trapézio. O traumatismo provocado por queda de grande altura pode causar ruptura parcial ou completa desses músculos, que deslocarão a escápula, em especial durante atividades de sustentação de peso. Se esses gatos forem levados para exame em período agudo, haverá claudicação não sustentadora de peso acompanhada por dor e tumefação entre a escápula dorsal e a parede corporal. Após alguns dias, essa inflamação cederá e o gato começará a sustentar peso. Isso produz marcha incomum, pois a escápula é deslocada dorsalmente a cada passo. A maioria dos gatos recuperará um grau razoável de mobilidade e, se o gato não for especialmente ativo, não haverá necessidade de tratamento algum adicional. Evidentemente, o gato manterá a marcha anormal. Se o proprietário ficar incomodado pela marcha ou sentir que ela representa incapacitação para o gato, poderá ser realizada a estabilização cirúrgica. Esta consiste na exploração da face dorsal da escápula e na sutura primária dos músculos lacerados, onde for possível. Além disso, dois orifícios são perfurados na área dorsocaudal da escápula, e esta última é ligada em posição normal a uma costela adjacente com fio de sutura não absorvível ou fio cirúrgico. Convém ter cuidado para que a cavidade torácica não seja penetrada ao passar o fio. A seguir, o membro é enfaixado contra o tórax de modo a não poder ser usado durante 2 semanas.[48]

Lesões de hiperextensão do carpo

Outra lesão comumente associada a quedas de altura é a hiperextensão do carpo. Alternativamente, o carpo pode se hiperestender por causa do processo degenerativo de uma artrite imunomediada. A radiografia de estresse delineará o nível no qual a hiperextensão ocorreu, com hiperextensões antebraquial-carpal e carpometacarpal sendo as mais comuns (Figura 26.10 A). Em alguns casos, a hiperextensão pode envolver mais de um nível articular, ou pode não ser evidente que níveis estão acometidos.

O tratamento mais comum para lesões por hiperextensão do carpo no gato é a artrodese pancarpal (ver Figura 26.10 B). Embora diversos métodos tenham sido descritos, como pinos cruzados, fixadores esqueléticos externos, e fixação esquelética externa circular, a técnica mais comumente utilizada e consistentemente eficaz envolve a colocação dorsal de uma placa óssea. Após a cartilagem articular ser desbridada a partir das faces articulares e os espaços serem preenchidos com enxerto de osso esponjoso (em geral, a partir do úmero proximal ipsolateral),

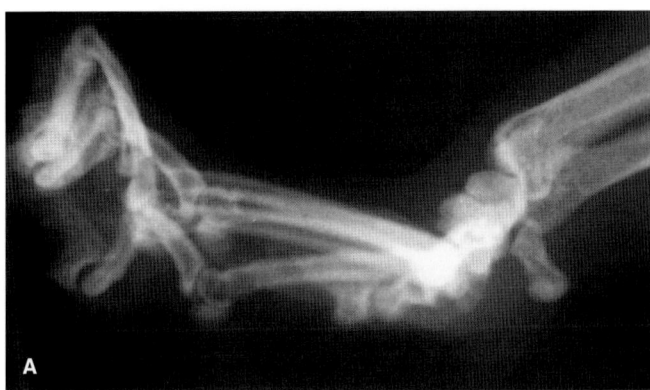

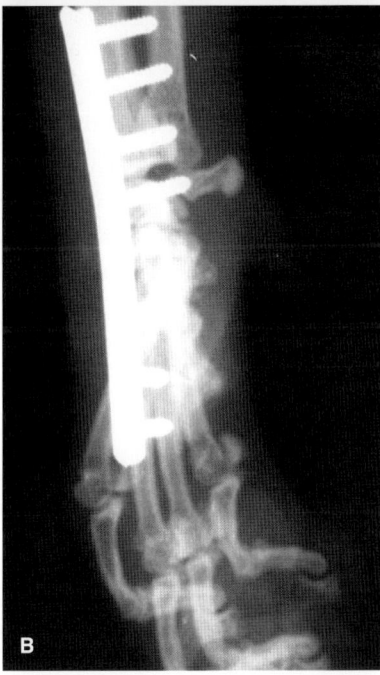

Figura 26.10 **A.** Incidência radiográfica de estresse demonstrando hiperextensão no nível da articulação carpometacarpiana. **B.** Radiografia pós-cirúrgica do gato na Figura 26.16 após artrodese pancarpal com um pedaço de placa cortável veterinária e dois parafusos de 2 mm.

uma placa é colocada sobre a face dorsal do rádio distal, o carpo e o terceiro osso metacarpiano. Dois tipos de placas funcionam nesta aplicação. Uma placa para artrodese carpal (PAC) é desenhada para colocar parafusos de diâmetro largo no rádio distal e parafusos de diâmetro menor nos ossos do carpo e do metacarpo. Além disso, fabrica-se a PAC de modo a diminuir de espessura a partir das porções radial para metacarpal, colocando o carpo que sofreu artrodese em um ângulo em estação levemente estendido, de cerca de 5°. A placa pode ser contornada de modo a alterar esse ângulo, porém raramente isso é necessário. As PAC existem em vários tamanhos, com os dois menores tamanhos sendo aplicáveis a gatos. A maioria dos gatos se beneficiará com a PAC que acomode parafusos com diâmetro de 2 mm no rádio e parafusos de 1,5 mm no terceiro osso metacarpiano. Alguns gatos grandes podem se ajustar com uma PAC 2,7/2,0 com parafusos de 2,7 mm aproximadamente e distalmente com parafusos de 2 mm. A média do terceiro osso metacarpiano felino é de 3,15

a 4,13 mm de diâmetro. Assim, um parafuso de 1,5 mm ocupa menos de 50% do diâmetro do osso, diminuindo a probabilidade de fratura iatrogênica, complicação relativamente comum. Desse modo, a PAC de 2,0/1,5 é a que se ajusta mais adequadamente para o gato mediano.[12] A PAC também é projetada para cobrir mais de 50% da extensão do terceiro metacarpiano, o que também mostrou diminuir a probabilidade de fraturas iatrogênicas em cães.

Uma alternativa menos dispendiosa para a PAC é a placa cortável veterinária (PCV). A placa é vendida em dois comprimentos com 50 orifícios. Os orifícios para os parafusos na PCV pequena acomodam parafusos de 1,5 mm ou 2 mm. A PCV maior acomoda parafusos de 2 mm e 2,7 mm. Em geral, um pedaço com 8 ou 9 orifícios da PCV 1,5/2,0 é a melhor escolha ao se empregar PCV. Isso possibilita que um parafuso de 2 mm seja colocado primeiramente no osso carpal radial e que quatro parafusos de 2 mm sejam postos na porção distal do rádio, além de três a quatro parafusos de 1,5 ou 2 mm nos ossos carpais distais e terceiro osso metacarpiano. A principal vantagem da PCV é seu custo. Uma extensão com 8 ou 9 orifícios de PCV 1,5/2,0 tem, aproximadamente, 25 a 30% do custo de uma PAC. A placa pode ser usada para muitas aplicações ortopédicas, fazendo dela um aditivo versátil a um inventário clínico, enquanto a PCV tem poucas aplicações além de artrodese do carpo. A desvantagem da PCV é não ser tão forte quanto a PAC; contudo, uma segunda extensão de PCV pode ser fixada sobre a primeira extensão, a fim de aumentar sua força de encurvamento se isso for necessário em um gato muito pesado. Na vigência de partes moles limitadas para fechar sobre a placa, às vezes este fato pode aumentar a tensão sobre a incisão, porém, em geral, não constitui um problema importante.

A PCV também tem apenas orifícios redondos, enquanto a PAC tem orifícios de compressão dinâmicos. É comum carregar o orifício radial mais distal e o orifício metacarpiano mais proximal em compressão; no entanto, a importância disso no gato é desconhecida. Os princípios da artrodese do carpo foram bastante aproveitados da experiência com o cão, e os dados em gatos são raros.[12] Como a aplicação dorsal de uma placa não se encontra sobre a face de "tensão" do osso, ela tem sido destinada para estar em posição inferior mecanicamente para suportar a carga cíclica. Assim, no cão, é rotina aumentar a artrodese em placa, em geral com molde gessado ou tala durante, no mínimo, as primeiras 4 a 6 semanas. Também se tentou o suporte da placa com um ou dois fios de Kirschner adicionais formando ângulo por meio da articulação do carpo. É comum os fios migrarem. Bons resultados são alcançados com suporte limitado ou nenhum suporte adicional para a placa, fato que leva à especulação de ser necessário ou não um suporte adicional no gato.[12]

As complicações da artrodese pancarpal parecem envolver essencialmente um decréscimo no comportamento de salto e escalada, com base nos resultados da pesquisa de um proprietário.[12] Considerando o grau ao qual os gatos pronam e supinam o antebraço e considerando o grau ao qual essa capacidade estaria acometida pela artrodese carpal, foi postulado sempre que a artrodese pancarpal influenciaria de modo notável comportamentos que envolvessem pronação e supinação, como autolimpeza e dar patadas em objetos. Os proprietários de gatos submetidos a artrodese pancarpal não consideraram essa questão importante.[12]

Quando pode ser claramente demonstrado que a hiperextensão envolve o nível da articulação carpometacarpiana, a artrodese carpal parcial é uma opção no gato.[12] Placas T (1,5 ou 2,0 mm) possibilitam a fusão dos níveis da articulação carpal distal e carpometacarpiana, ao mesmo tempo preservando a função no nível radial-carpal. Em cães, foi mostrado que a artrodese carpal parcial resulta na progressão da DAD em níveis articulares adjacentes que não sofreram artrodese. Não se sabe se isso também acontece em gatos e qual a importância clínica potencial.

Distúrbios do membro posterior

Displasia do quadril

A displasia do quadril é um distúrbio menos comum em gatos do que em cães; contudo, a incidência exata não está clara. Uma pesquisa identificou 6,6% de uma população de 684 gatos considerados radiograficamente displásicos.[58] No entanto, a frequência dos sinais clínicos atribuídos à displasia do quadril é uma outra questão. Embora os relatos de enrijecimento, fraqueza ou dor de membro posterior sejam poucos, existe cada vez mais a conscientização de que os sinais associados a DAD no gato são subdiagnosticados. Existe uma incidência maior em gatos do sexo feminino e de raça pura, com representação maior das raças Maine Coon, Siamês, Persa e Himalaia.[58,96] Os sinais radiográficos de displasia do quadril no gato diferem um pouco daqueles vistos no cão. O achado primário é um acetábulo com pouca profundidade, mesmo considerando o fato de que o acetábulo normal no gato tem menos profundidade do que no cão (Figura 26.11). A frouxidão na articulação do quadril, medida pelo índice de desarticulação, é maior em gatos displásicos, embora a subluxação coxofemoral no quadril em incidência radiográfica estendida seja vista com muito menor frequência no gato do que no cão. Os índices de desarticulação foram relatados como 0,6 em gatos displásicos e 0,49 ou menos em gatos normais.[61] O ângulo médio de Norberg em um grupo aleatório de gatos foi de 84° entre aqueles considerados displásicos e de 92,4° entre os animais considerados normais, em comparação com 103° em cães normais.[61] As alterações degenerativas encontradas no quadril de gatos displásicos também se diferenciam dos sinais mais comuns encontrados em cães, em que o acetábulo craniodorsal revelava as principais alterações, enquanto o colo femoral esteve relativamente não acometido.[58] O tratamento para gatos displásicos raramente se mostra necessário, porém alguns animais podem se beneficiar do protocolo discutido anteriormente para o tratamento de DAD, incluindo controle de peso, modificações no ambiente do gato e AINE. Conceitualmente, poderiam ser empregados os procedimentos de resgate cirúrgico, como ostectomia da cabeça femoral e do colo femoral. Atualmente, existem próteses cirúrgicas em que a substituição total do quadril pode ser realizada em gatos; contudo, no momento não está claro se esse procedimento confere quaisquer vantagens funcionais sobre a ostectomia de cabeça e colo femorais.[70]

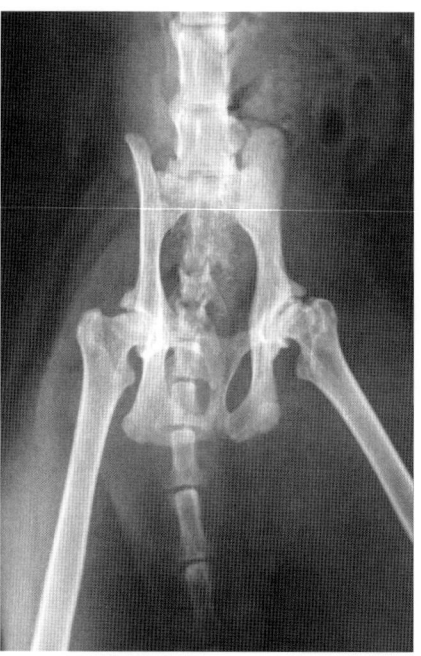

Figura 26.11 O achado primário na displasia do quadril em felinos é um acetábulo de pouca profundidade. Alterações associadas a doença degenerativa articular também são achados comuns.

Luxação da patela

Embora ocorra luxação da patela no gato, ela é bem menos frequente que no cão. Isso pelo menos quando se refere ao desenvolvimento de sinais clínicos. Muitos gatos apresentam algum grau de mobilidade na patela. Pode-se chegar a afirmar que a descrição clássica de uma luxação patelar "grau 1" no cão, em que a patela pode ser luxada mediante força moderada, porém, imediatamente retorna à sua posição normal, talvez seja o estado normal em alguns gatos. Certamente, tal estado raramente estaria associado a alguma claudicação clínica no gato. As luxações grau 2 são descritas como sendo facilmente alcançadas, mas a patela permanece a maior parte do tempo na posição normal. As luxações de grau 3 caracterizam-se pela patela que se encontra em geral deslocada, porém pode ser reduzida manualmente. As luxações grau 4 envolvem a patela deslocada constantemente e que não pode ser reduzida manualmente. Deve-se enfatizar que o sistema de graduação descrito anteriormente, embora útil para comunicar o que está sendo detectado ao exame físico, não implica prognóstico, nem se correlaciona bem aos sinais clínicos.

Assim como no cão, as luxações patelares em felinos são mediais, em geral congênitas, e bilaterais. Uma pequena porcentagem de casos é de luxações laterais, e alguns gatos parecem ter a habilidade curiosa de deslocar a patela nas duas direções. Lesão traumática, especialmente má consolidação de fraturas femorais, contribuem para um pequeno número de casos de luxação da patela. Gatos das raças Devon Rex, Abissínio e Pelo Curto Doméstico foram identificados como apresentando alta incidência.[60,73,96] Embora a luxação da patela seja encontrada em qualquer idade, a maioria dos gatos que desenvolve sinais clínicos apresenta-os nos primeiros 1 a 2 anos de vida. Os sinais clínicos em felinos diferem um pouco dos encontrados em cães, nos quais a "claudicação em pulos" característica de um Poodle com luxação patelar medial é incomum no gato. O trancamento do joelho com extensão do membro posterior é manifestação comum. Muitos proprietários de gatos descreverão uma resposta álgica associada por parte do animal. Pode haver algum grau de claudicação ou a marcha diferir em alguns casos. Os sinais clínicos podem ser descritos como agudos em alguns casos e mais intermitentes e crônicos em outros.[73,96]

Embora se saiba muito mais sobre a patogenia da luxação patelar congênita em cães, parece que, mesmo que as anormalidades de desenvolvimento do quadril (coxa vara), encurvamento femoral e torção tibial sejam condições no distúrbio canino, elas não são encontradas com frequência no gato. Mais comumente, o problema surge de uma ranhura troclear de pouca profundidade e da crista troclear medial subdesenvolvida. Ocasionalmente, pode haver algum desvio medial da tuberosidade tibial, porém isso é muito menos comum do que em cães.[60,73,96] Foi observada associação entre displasia do quadril e luxação patelar medial em que, em um estudo, os gatos foram três vezes mais passíveis de apresentar os dois distúrbios juntos do que um ou outro individualmente.[99] A importância clínica desse achado é desconhecida. A maioria dos gatos com luxação da patela jamais será tratada, pois esses animais nunca mostrarão sinais clínicos; algumas evidências sugerem que até mesmo os gatos com sinais clínicos inicialmente devam ser tratados de modo conservador.[73] Repouso e AINE podem suficientes para controlar episódios intermitentes de claudicação.

Radiograficamente, os sinais de DAD apresentam desenvolvimento lento em gatos com luxação da patela, e as tentativas de prevenir tal DAD não é justificativa para cirurgia. Do mesmo modo, a decisão de partir para cirurgia não deverá se basear no grau de luxação, e sim nos sinais clínicos e no grau de incapacitação que provocam no gato. Em gatos com sinais mais graves para os quais o controle clínico não foi bem-sucedido, a cirurgia está associada a alto índice de sucesso. Em cães, a transposição da tuberosidade tibial é o procedimento mais importante associado a um resultado com êxito. Em gatos, tal fato em geral não ocorre. Se for encontrado desvio medial (ou lateral) da tuberosidade tibial, convém realizar a transposição. Os pontos principais para a realização com êxito desse procedimento consistem em osteotomia suficientemente grande que acomodará, no mínimo, dois fios Kirschner de 0,045 ou 0,062 mm de diâmetro. A osteotomia pode ser realizada com uma serra elétrica ou com osteótomo e martelo e deverá ter, no mínimo, 0,5 cm de espessura e profundidade e 1 cm de comprimento. O médico-veterinário deverá sempre tender a realizar a osteotomia maior do que a necessária, pois, se o corte for posicionado cranial à inserção do ligamento cruzado cranial, não haverá dano. Contudo, a osteotomia inadequadamente pequena se partirá quando implantes forem direcionados para seu interior ou não se manterão de pé na sustentação de peso, o que resulta em complicação cirúrgica muito difícil de administrar. A osteotomia deverá ser continuada distalmente apenas por extensão suficiente, de modo que a tuberosidade possa ser lateralizada (ou serializada). Não existe necessidade de destacar completamente a tuberosidade. Na maioria dos

casos, se houver necessidade de transposição da tuberosidade tibial, esta será realizada apenas para movimentar a tuberosidade alguns poucos milímetros, às vezes um ou dois. As complicações mais frequentes na transposição da tuberosidade tibial são fratura do fragmento osteotomizado ou falência do implante, se o fragmento for pequeno demais; luxação lateral (ou medial) da patela, se a transposição for hiperexuberante ou inadequada; e migração do pino.

Os procedimentos cirúrgicos mais comuns para estabilizar uma luxação da patela em gatos são aprofundamento da ranhura troclear (trocleoplastia) ou do sulco (sulcoplastia) e procedimentos de partes moles envolvendo cápsula e fáscia da articulação lateral. Trocleoplastia ou sulcoplastia envolvem aprofundamento da ranhura troclear, de modo que a patela tenderá a permanecer no lugar. Antigamente, a sulcoplastia troclear envolvia simplesmente pegar um fragmento de osso a partir da ranhura para provocar abrasão da cartilagem e do osso subcondral até uma profundidade suficiente ser alcançada. O procedimento destrói a cartilagem articular e resulta na sua substituição por fibrocartilagem.[59] Enquanto muitos animais ficaram bem com esse procedimento, muitos outros desenvolveram DAD bastante extensa e clinicamente importante. Como resultado, o procedimento caiu em desuso em face do surgimento de procedimentos que poupam a cartilagem articular.

O primeiro desses procedimentos foi a trocleoplastia de recessão em cunha, em que uma cunha elíptica ao longo do comprimento é cortada a partir da ranhura troclear. Em geral, realiza-se um segundo corte um milímetro ou menos a partir da margem do corte original da serra, e, a seguir, recoloca-se a cunha no sulco aprofundado. Não é necessário fixar a cunha, pois a pressão da patela a mantém na posição.[59,96] Em geral, os cortes são feitos com uma serra manual, porque ela confere ao cirurgião maior controle sobre o que é um corte razoavelmente delicado. Como o problema mais comum encontrado no gato consiste na crista troclear medial, o cirurgião pode considerar útil angular os cortes um pouco mais inclinados medialmente, de modo que o sulco resultante seja mais profundo na face medial. Se a cunha não se assentar solidamente, a face inferior pode ser aparada com uma lâmina de bisturi até se encontrar estável. Uma variação da recessão em cunha é a trocleoplastia com recessão em bloco, em que um bloco retangular de cartilagem articular e o osso subcondral são removidos da ranhura troclear utilizando-se serra para osso e osteótomo. Uma vez removido o bloco, remove-se mais osso da anomalia subjacente e da face inferior do bloco. Isso possibilita que o bloco substituído seja recessado abaixo da superfície original, produzindo uma ranhura mais profunda. A vantagem desse procedimento é que se envolve uma área maior do sulco na recessão, em especial na porção proximal. A face proximal da ranhura pode ser a área mais crítica, em especial quando o joelho encontra-se em extensão.[59,96]

Recentemente, foi descrita uma técnica de trocleoplastia em abóbada giratória, em que a ranhura troclear é osteotomizada e girada medialmente. O procedimento foi realizado em cadáveres felinos, porém mostrou algumas vantagens potenciais sobre as técnicas de trocleoplastia atualmente utilizadas, em particular para aumentar o tamanho da crista troclear medial. A principal utilidade do procedimento aguarda experimentos clínicos.

As correções cirúrgicas de partes moles para luxação da patela são imbricamento e desmotomia de cápsula e fáscia articulares. Essencialmente, os tecidos na face oposta à da luxação são retesados e são afrouxados na face da luxação. No caso mais comum de uma luxação medial, o cirurgião inicia com artrotomia parapatelar medial, o que torna possível a inspeção da articulação e a conclusão da trocleoplastia, se desejadas. Uma incisão correspondente na cápsula articular lateral possibilita a colocação de um osteótomo para realizar a transposição da tuberosidade tibial, se esta for necessária. A incisão medial pode, em alguns casos, ser estendida até um terço do trajeto até a porção distal do fêmur se isso aliviar a pressão medial a partir da patela e diminuir a tendência de luxação. No fechamento cirúrgico, não há necessidade de fazer nada na face medial. A cápsula articular, o músculo e a fáscia devem ser deixados abertos em uma desmotomia medial. Na face lateral, os mesmos tecidos incisados podem ser fechados em uma camada com suturas em colchoeiro, suturas em jaquetão ou simplesmente grandes pedaços de tecido em um único padrão interrompido simples. O princípio é de "juntar ou apertar" os tecidos na face lateral (esse princípio também é denominado imbricante). Embora alguns autores tenham descrito o uso de suturas não absorvíveis para esse procedimento, não as consideramos necessárias. A maior parte das suturas absorvíveis permanece por um período adequado que possibilita a cicatrização dos tecidos. As suturas não absorvíveis provavelmente não conseguem segurar os tecidos em estado inalterado durante um período indefinido.

Embora os procedimentos em partes moles possam ser muito úteis na estabilização cirúrgica de uma patela luxada, raramente são suficientes por si sós. Os "procedimentos ósseos," como a trocleoplastia ou a transposição da tuberosidade tibial, são os componentes fundamentais para o sucesso cirúrgico. Nos raros gatos que luxam a patela tanto lateral quanto medialmente e apresentam claudicação clínica, a correção cirúrgica mediante trocleoplastia com recessão em cunha ou em bloco e imbricamento bilateral de partes moles é o esquema mais eficaz.

Embora a maioria dos gatos com luxação da patela apresente o problema bilateralmente, nem todos revelarão sinais clínicos bilateralmente. Conforme mencionado, a decisão de realizar a cirurgia deve ter por base os sinais clínicos, não o achado do problema durante exame físico. Se o gato estiver acometido bilateralmente em termos clínicos, ele tolerará com facilidade a cirurgia bilateral, e o cirurgião não precisará temer corrigir os dois joelhos durante a mesma cirurgia. Os cuidados pós-cirúrgicos dos pacientes com luxação da patela envolvem nada mais complexo que analgesia adequada durante alguns dias e restrição de exercícios durante 4 a 6 semanas.

Lesão de ligamentos do joelho

Os gatos sofrem lesão de ligamentos no joelho devido a traumatismo, em que existem com frequência múltiplas lesões nas estruturas de apoio, ou em decorrência de um processo degenerativo que culmina na ruptura do ligamento cruzado cranial. No primeiro caso, o traumatismo mais comum é a uma lesão de "queda" que pode resultar em lesão de ligamento e menisco a ponto de ruptura completa ou luxação do joelho. Ao exame físico, esses gatos apresentam profunda instabilidade do joelho na maioria dos planos. À radiologia, o aspecto mais comum é da tíbia luxada cranialmente, devido à ruptura quase invariável dos ligamentos tanto cranial quanto caudal. O ligamento colateral medial é a estrutura seguinte mais provavelmente comprometida, sucedida por laceração do menisco em 50% dos casos, com o menisco lateral sendo mais comum.[18,49] Em geral, a avaliação das lesões de ligamentos pode ser deduzida pela radiografia, pela radiografia de estresse e pelo completo exame físico, sob anestesia geral. Por fim, a exploração cirúrgica da articulação revelará todos esses problemas.

A ruptura do joelho pode ser tratada cirurgicamente de duas maneiras potenciais. A primeira etapa em ambos os procedimentos consiste na artrotomia exploratória para identificar a doença e desbridar quaisquer lacerações do menisco. Em muitos casos, a lesão em um ou ambos os meniscos será grave a ponto de exigir meniscectomia completa. As lesões em ligamento podem ser abordadas por reconstrução ou por pino transarticular. Ocasionalmente, é possível suturar ou preguear ligamentos colaterais estirados com fio absorvível, porém, na maioria dos casos, serão necessárias as técnicas de reconstrução para reposicionar ligamentos lacerados ou reforçar reparos de sutura.

A abordagem mais direta à reconstrução de ligamento colateral e cruzado no gato começa com um procedimento de ligamento cruzado cranial extracapsular lateral convencional. Embora haja dezenas de variações de procedimentos de ligamento cruzado extracapsular, a maioria envolve a colocação de uma sutura não absorvível a partir da parte de trás da fabela, por trás do tendão patelar distal, e através de um orifício na tíbia proximal. Material com produto de monofilamento de náilon de potência de 40 libras (cerca de 18 kg) é uma escolha comum para o gato. As extremidades podem ser amarradas no ponto de início com um tubo de metal ou quaisquer dos diversos nós. A colocação lateral dessa sutura extracapsular substitui a estabilidade conferida pelos ligamentos colaterais cruzado cranial e lateral. Convém ter cuidado para não apertar excessivamente a sutura se o ligamento colateral medial estiver comprometido, pois poderá ser criada uma deformidade em valgo do joelho. A deformidade em varo ou em valgo pode ser prevenida alternativamente pela colocação temporária de um pino transarticular, que é removido após a reconstrução do ligamento.

Na face medial do joelho, se os ligamentos cruzado caudal ou colateral medial estiverem lacerados, a reconstrução é mais bem realizada colocando-se parafusos de 2,7 mm e arruelas ou âncoras ósseas na porção distal do fêmur e na porção proximal da tíbia. Nos planos proximal e distal, esses pontos de ancoragem devem ser colocados no nível médio do côndilo femoral e cerca de 1 cm distal ao nível do platô tibial. O ponto de ancoragem femoral final situa-se levemente caudal ao mesocôndilo e o ponto de ancoragem tibial, levemente cranial a uma linha traçada distalmente a partir das eminências intercondilares da tíbia. A seguir, uma sutura em oito entre os pontos de ancoragem proporciona a reconstrução do ligamento colateral medial, porém o curso levemente caudoproximal a craniodistal também simula o curso do ligamento cruzado caudal e proporciona estabilidade na ausência de tal ligamento. Novamente, o material em náilon de monofilamento é a escolha.

Outra maneira de estabilizar o joelho roto após ressecção de tecido do menisco lesado consiste em colocar um pino transarticular. Um pino de Steinmann de 3 a 3,5 mm pode ser introduzido nas eminências intercondilares no platô tibial e direcionado distocranialmente para sair na extensão distal da tuberosidade tibial. A seguir, o mandril é aderido à extensão distal do pino e puxado até a superfície do platô tibial. Depois a articulação do joelho é colocada em ângulo de estação de cerca de 30 a 40° de flexão, e direciona-se o pino proximalmente pela fossa intercondilar do fêmur até que o pino esteja localizado no córtex cranial do fêmur distal. A seguir, a cápsula articular e as partes moles remanescentes são fechadas como de rotina.[18,49] Distalmente, o pino é cortado com espaço suficiente a fim de possibilitar sua remoção em 4 semanas. O suporte externo, especialmente em gatos maiores, na forma de tala lateral, pode ser útil, pois o pino com bastante frequência se encurva e ocasionalmente quebra. Embora a amplitude de movimento do joelho seja reduzida em certo grau, os proprietários e os clínicos em geral se surpreendem com o nível de função e a amplitude de movimento que retorna nesses membros.[18,49] O procedimento é relativamente simples e precisa de pouco equipamento especializado, porém, em geral, possibilita que uma situação muito grave seja recuperada.

Os ligamentos cruzados cranianos em gatos também podem se romper sem qualquer traumatismo aparente. Há evidências epidemiológicas e histológicas de que eles sofrem do mesmo tipo de doença degenerativa do cruzado como os cães.[49,95] A desorganização histológica das fibras de colágeno entremeadas nas áreas acelulares ou hipocelulares, a metaplasia condroide e a mineralização são encontradas nos ligamentos cruzados com degeneração junto a tecido de granulação formado na tentativa a reparar a lesão.[49]

Os gatos acometidos tendem a ser mais velhos e com sobrepeso, com média de idade de 8,5 anos e peso médio de 6,5 kg, conforme identificado em pesquisa.[49] São levados a exame com claudicação de membro posterior, relutância em saltar e, em geral, diminuição da atividade. O diagnóstico de ruptura do ligamento cruzado cranial (LCC) é relativamente direto ao exame físico, já que o movimento de gaveta cranial em geral está presente e é relativamente fácil de demonstrar, mesmo no animal não sedado à mesa de exame. Contudo, em alguns casos crônicos ou na ocasional degeneração em fase inicial ou na laceração parcial de ligamento, a instabilidade detectável do joelho pode ser menor. Embora o desafio diagnóstico de lacerações de LCC parciais e inflamação branda do ligamento sem instabilidade detectável macroscopicamente do joelho seja comum no cão, isso parece ser relativamente raro no gato. O autor (GH) encontrou alguns gatos com doença do ligamento cruzado em que havia pouca instabilidade do joelho.

O obstáculo mais comum para o diagnóstico acurado de ruptura do LCC no gato com frequência é a ausência de um índice de suspeita por parte do clínico. À radiologia, em geral os gatos com ruptura de LCC apresentam algum derrame articular, embora o volume raramente seja tão importante quanto no cão. As alterações osteoartríticas degenerativas são comuns e aumentam conforme a cronicidade (Figura 26.12). Os gatos desenvolvem um esporão osteoartrítico proeminente na face distal da patela na maioria dos casos. O deslocamento distal do osso sesamoide poplíteo é o achado radiográfico variável.[49] Um aspecto radiográfico exclusivo no gato comumente encontrado na ruptura do LCC é o desenvolvimento de mineralização dentro da articulação do joelho. Ossos mineralizados radiodensos são encontrados mais frequentemente no espaço articular cranial, mas também podem ser vistos no espaço articular caudal do joelho. Na maioria dos casos, tal mineralização forma-se como uma calcificação distrófica no ponto de inserção do LCC no platô tibial cranial. Ocasionalmente, a mineração tem origem no corno cranial do menisco medial ou lateral.[89] Embora a patogenia da calcificação na inserção do ligamento roto pareça envolver resolução no local da inflamação e hemorragia, as razões para o desenvolvimento de cartilagens calcificadas no menisco são menos claras. Ambos os processos estão associados a ruptura de LCC na maioria dos casos, e a excisão do tecido calcificado, junto à estabilização extracapsular do joelho, é curativa.[49,89] Embora a existência de um processo degenerativo explique parcialmente a ruptura de muitos LCC no gato, pouco mais se sabe sobre a patogenia. Por exemplo, foi demonstrada uma clara predisposição genética no cão, porém isso ainda é objeto de especulação em gatos. O aumento do ângulo do platô tibial também parece ser um fator contributivo importante em alguns cães e, recentemente, mostrou ser de potencial importância em felinos.[95] Uma comparação de 21 gatos com ruptura de LCC com um grupo-controle de 34 gatos mostrou que o grupo do LCC tinha um ângulo de platô tibial significativamente mais alto (24,7 *versus* 21,6°).[95] Ainda assim, o ângulo do platô tibial no grupo do LCC não pode ser considerado

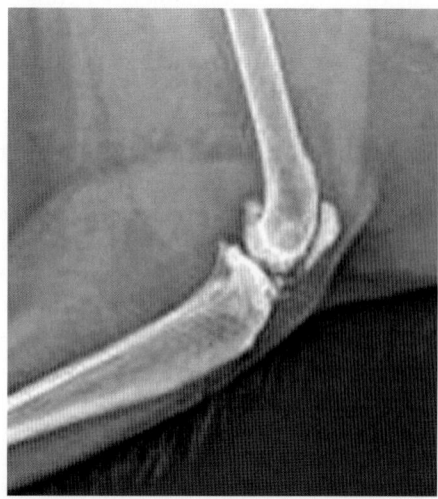

Figura 26.12 Mineralização distrófica no joelho de um gato com ruptura do ligamento cruzado cranial.

"íngreme," pelo menos pelos padrões caninos, em que ângulos acima de 30 ou 35° são comuns. Desse modo, a importância desse achado não está clara.

O tratamento da ruptura de LCC ainda é algo controverso. Se for possível afirmar algo relacionado com um dogma sobre este tópico, será que a ruptura do LCC unilateral isolada pode ser tratada de maneira conservadora com AINEs e restrição de exercícios. No entanto, como frequentemente é o caso na ciência veterinária, essa recomendação vem de um trabalho que tem quase 25 anos de publicado e envolve apenas 18 gatos.[94] Embora seja verdade que muitos gatos aparentemente passam bem sem reparo cirúrgico, o avanço da DAD nessas articulações é inegável. À luz dos sinais clínicos pouco identificados, da prevalência e do impacto da DAD no estilo de vida no gato, deve-se pensar se os gatos sempre se beneficiarão do tratamento conservador. Alguns clínicos adotam a abordagem de iniciar com tratamento conservador, porém optam por cirurgia se a claudicação persistir mais de 4 semanas. As técnicas de reparo extracapsulares confiavelmente costumam retornar o gato à sustentação de peso em menos de 1 semana; oferecem a oportunidade de desbridar calcificação intra-articular ou doença do menisco; e proporcionam função normal ou quase normal em praticamente todos os gatos.[49] Esta é a abordagem defendida pelo autor (GH) à luz do aparente número crescente de gatos mais velhos e com sobrepeso que não parecem se beneficiar do tratamento conservador.

Outro trabalho a ser acrescentado às informações publicadas sobre ruptura de LCC no gato propõe uma ligação com miocardiopatia hipertrófica. Em um relato de três gatos que morreram logo após cirurgia para LCC, em decorrência de aparente insuficiência cardíaca, a existência de miocardiopatia hipertrófica foi confirmada à necropsia em dois dos gatos.[55] Nenhum outro relato foi publicado corroborando tal ligação; contudo, dois de oito gatos em um outro relato e que foram submetidos a cirurgia de LCC foram diagnosticados com hipertireoidismo em 2 anos da cirurgia.[49] Apesar de interessante, tal informação provavelmente apenas reforça a orientação de fazer um completo estudo diagnóstico em todos os gatos em que a cirurgia seja contemplada, um conjunto de exames que possa incluir radiografia torácica e o ecocardiograma em alguns casos.

Rupturas do tendão calcâneo comum

O tendão calcâneo comum (TCC) consiste em tendões associados aos músculos grácil, semitendinoso e bíceps femoral que se inserem na face medial do calcâneo; no músculo flexor digital superficial, que passa sobre a parte superior do calcâneo e se espraia inserindo-se na face plantar das segundas falanges; e no tendão calcâneo, que é a principal parte do TCC e termina na face lateral do calcâneo como o tendão de inserção dos músculos gastrocnêmio e sóleo. Igualmente importante é a extremidade proximal desse grupo muscular, que tem origem como cabeças pareadas do músculo gastrocnêmio sobre o córtex caudal do fêmur distal, imediatamente proximal aos côndilos femorais. O grupo do TCC atua em conjunto com o grupo do quadríceps da região cranial da coxa, flexionando o joelho e estendendo o calcanhar.

Os gatos podem apresentar histórico agudo ou crônico de estarem "com o calcanhar no chão," ou em estação em plantígrado em que a face plantar do calcanhar encontra-se em contato com o chão (Figura 26.13). Alguns animais apresentarão postura parcial em plantígrado se os componentes do tendão do TCC estiverem rotos, exceto pelo tendão do flexor digital superficial. Essas rupturas incompletas do TCC também se caracterizam por hiperflexão dos dígitos, especialmente se o joelho estiver estendido e o calcanhar, flexionado. Essa manipulação estira o tendão flexor digital superficial, que é o único componente remanescente do TCC, flexionando os dígitos. As posturas em plantígrado incompletas também podem estar relacionadas com neuropatias da tíbia causadas por diabetes melito, traumatismo ou distúrbios degenerativos. As apresentações em postura completa em plantígrado podem ser unilaterais ou bilaterais.

A laceração do TCC é uma etiologia comum, assim como a fratura do calcâneo ou a avulsão de tendão decorrentes de lesões por queda. Em cães, a tendinopatia do TCC ou a ruptura degenerativa são bem conhecidas, em especial em animais mais velhos. Parece haver um distúrbio degenerativo semelhante em gatos mais velhos que podem levar à ruptura da TCC, com frequência bilateralmente, sem qualquer histórico de traumatismo. Também há relatos, com base na prática, de rupturas degenerativas do TCC que podem ser associadas à administração de antibióticos do tipo fluoroquinolona no gato. As fluoroquinolonas têm efeito inibitório, em cultura de células caninas e humanas, sobre a proliferação de fibroblastos, condrócitos e células de tendão, bem como sobre a síntese de colágeno e proteoglicano.[69,97,105] Esses efeitos foram associados a ruptura do tendão calcâneo em seres humanos e levaram a Food and Drug Administration (FDA) norte-americana a emitir um alerta aos clínicos em julho de 2008.[87]

O diagnóstico das rupturas de TCC baseia-se no histórico de estação em plantígrado e achados ao exame físico. Na maioria dos casos, há uma anomalia palpável no terço distal do tendão. No entanto, em alguns casos, o tendão do gastrocnêmio sofre avulsão a partir do calcâneo. Uma apresentação exclusiva de falência do TCC, que parece ocorrer principalmente em gatos, envolve

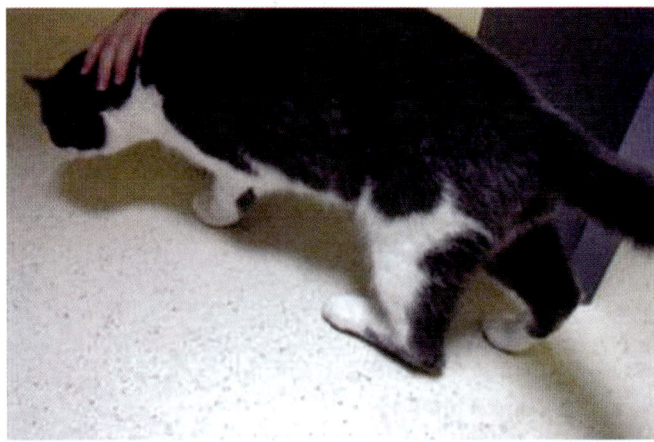

Figura 26.13 Gato com postura em plantígrado após ruptura do tendão calcâneo comum.

estação em plantígrado, porém nenhum defeito detectável no tendão distal. A avulsão das cabeças pareadas do músculo gastrocnêmio em sua origem sobre o córtex caudal do fêmur distal produzirá os mesmos sinais clínicos, mas pode ser um desafio diagnóstico maior. A palpação cuidadosa da área caudal e proximal ao joelho levará a uma resposta dolorosa na fase aguda, porém, com frequência, revelará uma anomalia no músculo. A integridade do TCC também pode ser testada colocando-se o joelho em extensão e flexionando-se a articulação do calcanhar. Na articulação normal do calcanhar, é anormal conseguir flexionar a pata muito abaixo de um ângulo de 140°. A articulação do calcanhar em gatos com ruptura do TCC com frequência pode ser flexionada até 90° ou menos.[81] Gatos geriátricos podem ter maior amplitude de movimento na flexão do calcanhar quando testados dessa maneira, porém podem ainda estar normais. Isso se deve à diminuição da massa muscular, em especial nos membros posteriores. Deve-se fazer a comparação com o membro normal, de modo que o teste não seja interpretado erroneamente.

Em geral, o tratamento das rupturas de TCC é cirúrgico. O desbridamento de tecido tendíneo fibrosado é sucedido por uma sutura de três alças em polia ou uma sutura semelhante com distribuição de tensão. Fios não absorvíveis, como polidioxanona (2/0 ou 0), funcionam bem para esse fim, pois eles mantêm sua integridade durante tempo mais que necessário para a cicatrização. O calcanhar deve ser colocado em extensão maior do que o ângulo em estação, a fim de aliviar a tensão sobre o reparo, e, a seguir, a articulação do calcanhar é imobilizada com tala, molde gessado ou fixador esquelético externo transarticular durante 4 semanas. Ocasionalmente, se tendão fibrosado suficiente for desbridado, o calcanhar pode ser colocado em extensão quase completa. Isso não está associado a quaisquer consequências graves pelo tempo limitado que o calcanhar fica imobilizado. Se o defeito no tendão for ainda maior, o espaço pode ser preenchido ou o reparo pode ser reforçado com um pedaço de fáscia lata coletada da região da coxa do membro ipsolateral.

Recentemente, evidências produzidas em pacientes humanos e caninos sugerem que a flexão controlada precoce da articulação do calcanhar pode ajudar a alinhar os fibrobastos em organização linear e mais forte, tornando o processo de cura mais rápido e mais estável. Isso pode ser conseguido mediante exercícios passivos delicados de amplitude de movimento com início 3 semanas após a cirurgia. Gesso moldado ou tala bivalve que seja removida conforme o necessário, ou um fixador esquelético interno com dobradiças que possam ser afrouxadas, facilitarão esse tipo de fisioterapia. O prognóstico da cicatrização e do retorno à função em rupturas traumáticas isoladas é bom. Em gatos mais velhos com rupturas degenerativas, o prognóstico é mais reservado. Alguns casos, especialmente rupturas mais crônicas em gatos mais velhos e menos ativos, têm sido tratados de modo conservador com resultado aceitável. O calcanhar é colocado em ângulo mais agudo de extensão do que o ângulo normal em estação, e coloca-se tala ou gesso durante 6 semanas, sucedidas por mais 1 mês de exercícios físicos controlados.[81] Embora esses pacientes provavelmente retenham

estação mais plantígrada do que o normal, eles estarão livres de dor e, em geral, apresentam função satisfatória. Em gatos com ruptura bilateral, especialmente onde os procedimentos de reparo primário tiverem falhado, a artrodese da articulação tarsocrural é uma opção de tratamento. O desenvolvimento de uma placa para artrodese do tarso, que possa ser aplicada à face medial do calcanhar e possibilite a colocação de parafusos de 2,7 mm na tíbia e de 2 mm no tarso e no metatarso, simplificou muito a artrodese tarsocrural no gato (Figura 26.14). A complicação potencial desse procedimento, contudo, é a quebra da incisão sobre a placa. Essa complicação pode exigir cuidado com as partes moles até que a placa seja removida, o que ocorre, no mínimo, 4 meses depois da cirurgia.

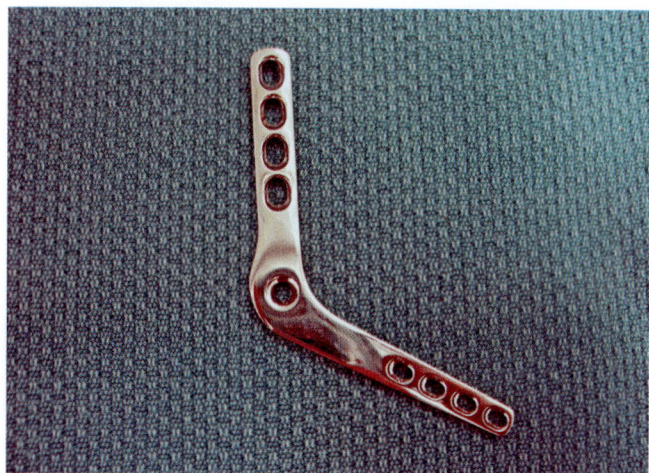

Figura 26.14 Placa de artrodese do tarso que possibilita a colocação de parafusos de 2,7 mm na tíbia e parafusos de 2 mm nos ossos do tarso e metatarso.

Neoplasia

A neoplasia musculoesquelética primária é incomum em gatos. Embora o osteossarcoma (OSA) contribua com cerca de 80% dos tumores ósseos malignos primários, esses casos somam menos de 1% de todos os processos malignos em felinos. O OSA é uma doença de gatos mais velhos, com a maioria dos casos envolvendo felinos com idade superior a 9 anos. Alguns relatos descrevem predominância de felinos fêmeas de Pelo Curto Doméstico, com os membros posteriores envolvidos com maior frequência. O OSA pode ser dividido em casos que envolvem o esqueleto apendicular, principalmente fêmur distal ou tíbia proximal, porém também o úmero proximal, e, com menor frequência, casos do esqueleto axial envolvendo crânio, pelve, costelas e vértebras (Figura 26.15).[8] Os sinais clínicos são claudicação e dor, que podem ser cronicamente progressivos ou agudos no caso de uma fratura patológica. A tumefação local pode ser observada no local do tumor e no OSA axial das vértebras; os sinais iniciais talvez sejam cronológicos por causa da tumefação ou do colapso vertebral ao redor da medula espinal e dos nervos espinais.

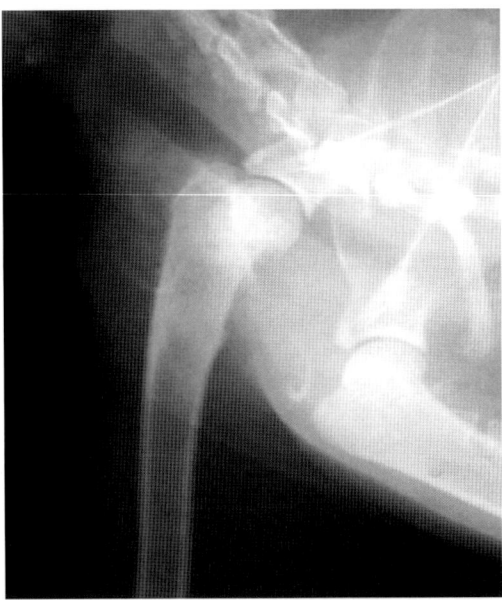

Figura 26.15 Osteossarcoma do úmero proximal. Observar a reação periosteal nos córtices umerais proximais.

Inicialmente, o diagnóstico exige radiografia, que revelará uma lesão primariamente lítica do osso acometido. Pode haver produção de osso novo, porém essa tende a ser menos proeminente que no cão. A biopsia da lesão é a única maneira de confirmar o diagnóstico. A biopsia é mais bem realizada utilizando-se a agulha de Jamshidi. Obter no mínimo três a quatro amostras é a melhor maneira de maximizar a probabilidade de chegar a um diagnóstico definitivo.

O prognóstico de OSA apendicular no gato é muito mais positivo que no cão. O tumor parece ser menos agressivo no gato e raramente dá metástases nos estágios iniciais. Isso significa que a amputação do membro pode ser curativa, e a quimioterapia adjuvante raramente é necessária. O tempo de sobrevida mediano após a amputação foi de 49,2 meses em um estudo[8] e de 11,8 meses em outro estudo.[52] Embora exista uma discrepância curiosa entre esses estudos sobre os tempos de sobrevida para OSA apendicular, os autores concordam sobre o prognóstico bem pior para sobrevida no OSA axial, citando 5,5 meses no primeiro estudo e 6,07 meses no segundo. Algumas das diferenças nos tempos relatados de sobrevida para OSA apendicular podem estar relacionadas com a graduação histológica e o índice mitótico de tumores específicos, o qual tem sido ligado diretamente ao prognóstico.[22]

Foi descrita quimioterapia de OSA axial usando doxorrubicina, carboplatina ou ambas após a excisão cirúrgica. A radioterapia também pode ter utilidade no OSA axial. Alguns tumores classificados histologicamente como OSA são "extraesqueléticos," originando-se em partes moles variadas, mais frequentemente locais de injeção pregressa, mas também regiões associadas a áreas orbitais, bucais, intestinais, hepáticas ou de glândulas mamárias.[52] Um relato mencionou 38% dos tumores felinos do tipo OSA como sendo extraesqueléticos e encontrou gatos apresentando tempo de sobrevida mediano semelhante aos dos casos apendiculares.[52]

Osteomielite

A osteomielite ocorre raramente no gato e sob três circunstâncias diferentes. A primeira pode ter origem secundariamente a feridas profundas por mordida de outros gatos envolvendo osso no processo séptico. A segunda pode contemplar o desenvolvimento de osteomielite pós-cirúrgica em pacientes que foram submetidos ao reparo cirúrgico de fraturas traumáticas. Na terceira, pode ser encontrada osteomielite metafisária, presumivelmente por meio de infecção hematógena, em filhotes felinos novos. Este último distúrbio parece ser muito menos comum no gato do que em outras espécies. *Staphylococcus* spp. são as bactérias mais comuns envolvidas e produzem lesões radiográficas líticas e proliferativas mistas na região metafisária de ossos longos acometidos; com frequência, há sinais sistêmicos como dor, tumefação, pirexia e anorexia. Assim, em geral, responderão a antibioticoterapia apropriada.[10]

Staphylococcus spp. também são as bactérias mais frequentemente isoladas na osteomielite pós-cirúrgica. *Staphylococcus aureus*, resistentes à meticilina, no momento não parecem ser um problema comum em gatos; quando são isolados, a fonte parece ser de humanos.[6] Os gatos com osteomielite envolvendo um local cirúrgico ortopédico pode revelar sinais sistêmicos, como dor, tumefação e claudicação no membro acometido; pirexia; e anorexia. À radiologia, podem ser observados elementos de uma reação periosteal proliferativa ou lítica. Ocasionalmente, pode ser identificado o sequestro de osso necrótico nas radiografias. A tumefação de partes moles também é proeminente e, alguns casos, há fístulas drenantes.

O tratamento desse problema segue todas as regras de conduta relacionadas com infecção de partes moles. Os cuidados de suporte do paciente devem ser providenciados conforme necessário; as amostras bacteriológicas para cultura e antibiograma são extremamente úteis; a drenagem e a lavagem das áreas com exsudato purulento deverão ser estabelecidas; e a antibioticoterapia bactericida apropriada deve ser instituída. O antibiograma orientará a seleção de um fármaco apropriado, porém, dependendo desses resultados, uma boa escolha empírica consiste na associação amoxicilina-clavulanato ou uma cefalosporina. Os dois fármacos alcançam bons níveis no osso e têm amplo espectro de atividade contra a maioria dos patógenos bactericidas comuns; contudo, alguns gatos se tornarão anoréxicos ou vomitarão após tomar esses medicamentos. Fluoroquinolonas e clindamicina são outras opções menos desejáveis. As primeiras, devido aos baixos níveis no osso, e a segunda por causa dos crescentes casos de resistência bacteriana. Equipamentos ortopédicos, como pinos e placas, deverão ser mantidos se o reparo da fratura for estável. Isso porque as fraturas sofrerão consolidação em face de osteomielite. No entanto, uma vez consolidada a fratura, com frequência é necessário remover as ferragens ortopédicas para, por fim, solucionar episódios recorrentes de osteomielite. O material de aço inoxidável torna-se coberto em um cálice de proteínas, que abriga bactérias e as protege dos efeitos de antimicrobianos. Em geral, a remoção de todo esse material soluciona o problema.

O tratamento de osteomielite relacionada com feridas por mordida segue os mesmos princípios de drenagem – lavado conforme necessário e terapia antimicrobiana. A propensão de feridas por mordida de gatos se tornarem infectadas é bem conhecida. Até 80% das mordidas de gatos em humanos infectam-se, de acordo com algumas pesquisas.[31] *Pasteurella multocida* é a bactéria mais comumente cultivada a partir dessas feridas, e pesquisas sugerem que até 90% da população de gatos abrigam esse microrganismo na boca.[31] Mais de 95% dos isolados mostraram-se sensíveis a benzilpenicilina, amoxicilina-clavulanato, cefazolina e eritromicina, o que poderia oferecer alguma orientação para o tratamento empírico de gatos acometidos que ainda aguardam resultados dos exames microbiológicos. A osteomielite é tratada mais adequadamente com antimicrobianos durante, no mínimo, 4 a 6 semanas.

Disostoses

As disostoses são deformidades ósseas congênitas envolvendo ossos individuais ou porções deles. Existem duas com importância clínica no gato.

Polidactilia

Muitos gatos apresentam dígitos extras, e, à exceção de problemas menores ocasionais provocados por falta de atenção ao aparo regular da unha, o distúrbio, conhecido com polidactilia, é basicamente uma curiosidade. Decorre de um traço autossômico dominante com expressão variável.[101]

Hemimelia radial

A hemimelia radial envolve a ausência completa ou parcial do rádio (Figura 26.16). Conforme o membro se desenvolve sem o rádio, a ação dos tendões flexores e extensores deforma a ulna. A deformidade em varo fletida do ante-

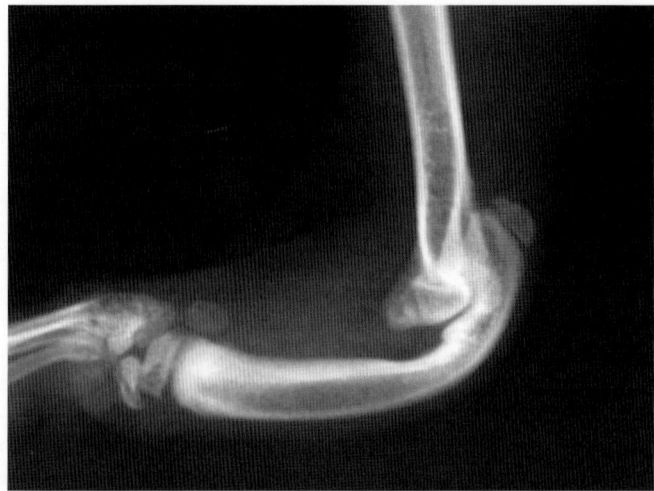

Figura 26.16 Radiografia de membro anterior de gato com hemimelia radial. O único remanescente do rádio neste membro é a pequena densidade oval dorsal à fise ulnar distal.

braço produz aspecto "semelhante a nadadeira" e deixa os membros anteriores praticamente não funcionais. Embora o distúrbio possa ser unilateral e tenha sido descrito como hereditário em gatos da raça Siamês e Pelo Curto Doméstico, a importância prática da hemimelia radial no felino é ser um traço selecionado por criadores inescrupulosos. "Gatos contorcionistas" ou "gatos-canguru" são comercializados como animais de companhia muito desejados e recebem esse nome em decorrência da deformidade dos membros anteriores que os leva a se movimentar pulando como coelhos ou cangurus. Ocasionalmente, esses gatos são levados a clínicas veterinárias como suspeitos de vítimas de abuso. Embora a deformidade não seja dolorosa e, em geral, não possa ser melhorada significativamente por meios cirúrgicos, a falta de mobilidade dos animais pode torná-los propensos a ataques de cães ou de outros animais.[71,101]

Outros distúrbios musculoesqueléticos

Mineralização esquelética extrínseca

A terminologia relacionada com a mineralização extrínseca do esqueleto do gato é bastante confusa. *Osteocondroma, osteocondromatose, exostoses cartilaginosas múltiplas, osteocondromatose sinovial* e *condrometaplasia sinovial* são termos semelhantes, empregados para descrever às vezes coisas completamente diferentes. Existem duas síndromes primárias vistas com alguma regularidade no gato que devem ser diferenciadas. A osteocondromatose envolve a produção de exostoses de cartilagem e osso subcondral em diversos locais, as quais mais frequentemente envolvem crânio, costelas, pelve, escápula e vértebras. As lesões tornam-se progressivamente maiores e podem se tornar intensas, transformando-se em neoplasias malignas classificadas como OSA ou condrossarcoma. Os gatos acometidos são adultos jovens que quase sempre dão resultado positivo para FeLV. As exostoses podem provocar sinais clínicos, pois crescem interferindo em outras estruturas. Dessa maneira, são comuns os sinais neurológicos quando as vértebras são envolvidas. O desbastamento cirúrgico dessas massas pode apresentar benefício temporário, porém a natureza progressiva do distúrbio e a infecção pelo vírus da leucemia em geral conduzem à eutanásia.[22,39,68]

Encontrada com maior frequência é a osteocondromatose sinovial, um distúrbio muito mais benigno já descrito em cães (Figura 26.17).[30,41] Os gatos têm a propensão de produzir mineralização no interior das articulações e ao redor delas, especialmente em razão de inflamação crônica. Encontra-se com frequência mineralização visível em radiografias na inserção do LCC ou de uma cartilagem do menisco em gatos com ruptura do ligamento cruzado. A osteocondromatose sinovial é uma variação excessivamente exuberante de tal tendência, em que se formam quantidades impressionantes de calcificação intra-articular e extra-articular. A estimulação inflamatória crônica de sinoviócitos resulta em metaplasia, a ponto de serem produzidos corpos mineralizados associados a membranas sinoviais. Essas *joint mice* [pedaços soltos de osso e cartilagem nas articulações] podem causar dor

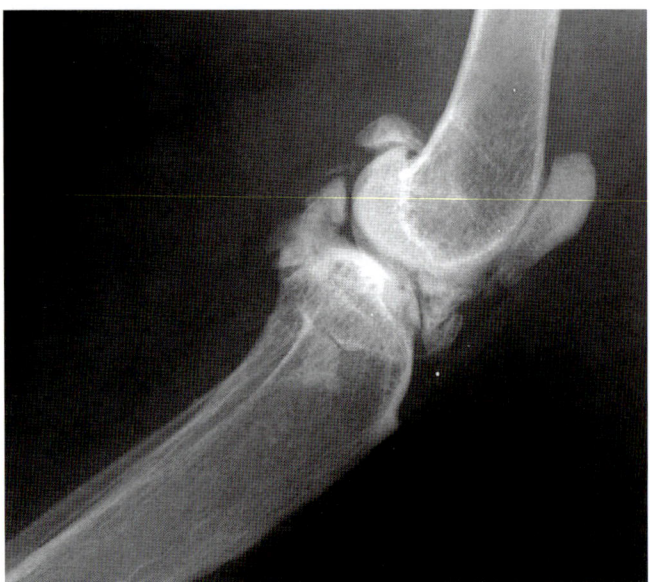

Figura 26.17 Osteocondromatose sinovial. Este processo é benigno, porém pode afetar a amplitude de movimento da articulação.

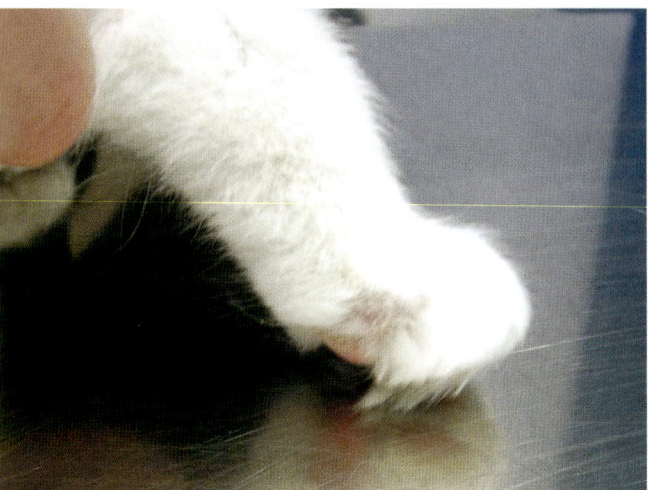

Figura 26.18 Contratura de tendão envolvendo o dígito de um gato adulto que havia sofrido amputação da primeira e da segunda falange após uma lesão traumática.

e claudicação e, com frequência, são grandes a ponto de restringir a amplitude de movimento da articulação. Os gatos acometidos podem ser de qualquer idade, porém, em geral, são de meia-idade ou idosos. Não existe ligação com FeLV e, embora seja cronicamente progressivo, o distúrbio segue uma evolução muito mais benigna e não requer eutanásia. O tratamento pode envolver a excisão cirúrgica, mas também deve abordar a fonte da inflamação (p. ex., ruptura do LCC). A recorrência após cirurgia é comum, porém nem sempre resulta no retorno dos sinais clínicos.[22,30,39,41,68]

Contratura de tendão

Os gatos apresentam a tendência de desenvolver contratura dos tendões em duas instâncias distintas: quando neonatos e quanto adultos. Os filhotes felinos recém-nascidos podem desenvolver a contratura de tendão que produz deformidade da parte distal do membro e pata, principalmente nos membros posteriores (ver Capítulo 41). Esse distúrbio parece sofrer resolução à medida que os filhotes começam a deambular e a causa é desconhecida. O ponto importante a relembrar é que esses filhotes podem ser levados ao veterinário para serem sacrificados em decorrência do que o proprietário erroneamente acredita ser uma deformidade congênita sem solução.

Os adultos podem desenvolver contratura de tendão, a qual pode estar associada a traumatismo. A fonte mais comum desse tipo de traumatismo é a oniquectomia. Os remanescentes do processo flexor na terceira falange ainda podem ter o tendão flexor digital aderido. Conforme o tecido cicatriza, pode haver contração do tendão flexor, produzindo uma flexão dos artelhos em forma de *claw grip* [garra] (Figura 26.18). Essa condição produz dor e claudicação no gato. Os gatos também podem desenvolver contratura progressiva do tendão flexor envolvendo os membros anteriores sem qualquer histórico de trau-

matismo. Os tendões flexor radial do carpo e flexor ulnar do carpo são acometidos preferencialmente, produzindo deformidade e incapacitação. Não se conhece a causa da contratura, porém foi traçado um paralelo com a contratura de Dupuytren em humanos, a qual é um distúrbio genético. No entanto, a contratura do Dupuytren envolve a fáscia palmar das mãos, enquanto o problema em gatos parece envolver os tendões. A contratura de tendão, qualquer que seja a etiologia, pode ser tratada com exercícios de alongamento e talas intermitentes se a contratura não for importante. Em casos avançados, pode ser necessária a transecção do tendão.[48]

Osteogênese imperfeita

A osteogênese imperfeita é uma mutação genética de um gene que codifica o colágeno tipo I. O resultado é uma síndrome de ossos frágeis que desenvolvem fraturas patológicas diante de traumatismo mínimo. O distúrbio foi descrito em humanos, bovinos e cães e, com pouca frequência, em gatos.[26] As fraturas, em geral, começam a aparecer entre 10 e 18 semanas de vida. Além do histórico de várias fraturas associadas a traumatismo mínimo (p. ex., pular de pequena altura), a radiologia revelará "fraturas em toro", que são típicas de etiologia patológica, bem como córtices delgados de ossos longos com diminuição da densidade, e pode haver evidência de outras fraturas consolidadas. Hiperparatireoidismo primário e secundário são diagnósticos diferenciais; no entanto, eles podem ser descartados em geral por meio de bioquímica sérica e níveis de paratormônio normais. Em gatos, também existe uma associação entre osteogênese imperfeita e dentinogênese imperfeita. Como a dentina é composta pelo colágeno tipo I, os gatos com osteogênese imperfeita comumente apresentam desenvolvimento anormal da dentina, caracterizado por alteração da tonalidade para cor-de-rosa dos dentes e fraturas de dentes. Os gatos com fraturas de patela, e frequentemente com evidências de outras fraturas em consolidação, apresentam dentes decíduos persistentes, o que se acredita ser outra manifestação da ligação entre osteogênese imperfeita e dentinogênese imperfeita.

O diagnóstico definitivo da osteogênese imperfeita envolve a análise de colágeno tipo I cultivado a partir de fibroblastos da derme; contudo, esse teste não é encontrado com facilidade. Como alternativa, a biopsia do osso, que pode ser obtida durante reparo cirúrgico de fratura, revelará diminuição de osso cortical e osso trabecular, além de redução do número de ósteons com osso lamelar poroso entremeado com tecido conjuntivo frouxo.[26] O prognóstico para esses gatos é de reservado a mau, pois mesmo o proprietário mais paciente provavelmente considerará difícil tratar as fraturas recorrentes. Foi sugerido o tratamento com vitamina C porque ela participa da formação do colágeno e da reparação do tecido. Além disso, sugeriu-se tratamento com bisfosfonato, especificamente alendronato, 3 mg/kg por via oral, a cada 12 h, embora existam poucas informações com relação à sua eficácia para esse distúrbio em gatos. Os bisfosfonatos atuam por meio da inibição da reabsorção osteoclástica de osso e foram relacionados com redução de fraturas patológicas em mulheres na menopausa com osteoporose e em crianças com osteogênese imperfeita, em que esses fármacos também parecem aumentar a densidade óssea.[26]

Vértebras transicionais

As vértebras transicionais são definidas como vértebras anormais que ocorrem nas áreas entre segmentos da coluna vertebral. Elas podem ser vértebras transicionais toracolombares, lombossacras ou sacrococcígeas. As vértebras transicionais podem exibir características dos tipos vertebrais a cada lado; apresentar anormalidades de comprimento, formação de processo espinhoso ou transverso; e ter forma assimétrica nos planos dorsoventral ou esquerdo e direito. Na maioria das vezes, as vértebras transicionais não produzem sinais clínicos e sua importância restringe-se a uma característica raramente encontrada em radiografias. Em cães, as vértebras transicionais lombossacras foram associadas ao aumento da incidência de displasia do quadril e estenose lombossacra. Pode haver uma conexão semelhante no gato.[83]

Miopatias

As miopatias não são comuns no gato, porém foram descritas na literatura diversas doenças congênitas (Tabela 26.1)[35] e adquiridas (Boxe 26.7). Este capítulo aborda apenas as mais comuns de um grupo raro de doenças. Para mais informações sobre doenças neuromusculares, ver Capítulo 27. Os sinais clínicos frequentes encontrados em gatos com miopatias são fraqueza e marcha rígida e não natural. Os gatos fracos com frequência mostram ventroflexão do pescoço (Figura 26.19). O diagnóstico de miopatias no gato contempla um banco de dados mínimo (hemograma, bioquímica e eletrólitos séricos, urinálise ± T_4 total) e também pode envolver exames para doenças infecciosas (p. ex., *Toxoplasma*, FeLV, FIV) e técnicas especiais de investigação (p. ex., eletromiografia, estudos de condução nervosa motora, biopsia de músculo com análise histológica e coloração imuno-histoquímica). Os clínicos devem consultar o laboratório diagnóstico antes de realizar biopsias musculares, devido a exigências com relação à amostragem, ao manuseio e ao envio. Em geral, dá-se preferência a amostras frescas ou com congelamento rápido.[35] As amostras de biopsia fixadas em formaldeído não possibilitam o exame abrangente.

Como se acredita que a meia-vida da creatinoquinase (CK) seja curta no gato, como nas outras espécies, o nível sérico de CK elevado indica alterações recentes. Contudo, muitos fatores além de miopatias podem provocar nível elevado de CK em gatos, como anorexia prolongada.[27] Concentrações séricas de AST e ALT também podem estar aumentadas em gatos com distúrbios miopáticos.[35] Poderá ser necessário o encaminhamento a uma instituição especializada para o diagnóstico de miopatias e doenças neuromusculares.

Polimiosite infecciosa

A causa mais comum de polimiosite infecciosa em gatos é a toxoplasmose. Em geral, os gatos acometidos são jovens e os sinais clínicos envolvem fraqueza, relutância em se movimentar e hiperestesia muscular.[24] Os sinais sistêmicos de infecção são uveíte anterior; coriorretinite; e sinais do sistema nervoso central, trato respiratório e trato gastrintestinal. A maioria dos gatos apresenta febre e perda de peso. As anormalidades hematológicas e bioquímicas séricas são anemia não regenerativa, neutrofilia, linfocitose, eosinofilia, hiperglobulinemia e incrementos na bilirrubina e enzimas hepáticas séricas.[93] Na maioria dos casos, os títulos séricos de imunoglobulina G (IgG) e de imunoglobulina M (IgM) são positivos, embora alguns gatos não desenvolvam títulos de IgG nos estágios agudo ou de convalescença da infecção.[93]

O diagnóstico de polimiosite por *Toxoplasma* tem por base histórico, sinais clínicos, banco de dados laboratoriais mínimo, sorologia e resposta a tratamento. O diagnóstico definitivo pode ser alcançado por meio da identificação de parasitos em amostras de biopsia de músculo. O tratamento recomendado para toxoplasmose em gatos é clindamicina (10 mg/kg por via oral, a cada 8 h, durante, no mínimo, 4 semanas).[24]

Polimiopatia hipopotassêmica em Birmanês

A hipopotassemia é uma causa bem conhecida de fraqueza muscular no gato. A hipopotassemia pode ser causada por perda sistêmica, ingestão reduzida ou desvio de potássio no espaço extracelular para o espaço intracelular. A etiologia mais comum de hipopotassemia, especialmente em gatos mais velhos, é doença renal crônica.[23] Outras etiologias comuns de hipopotassemia são vômito ou diarreia crônicos, hipertireoidismo e administração de diuréticos.

Foi relatada em gatos da raça Birmanês uma doença hereditária com provável modo autossômico recessivo de hereditariedade causando hipopotassemia e fraqueza, principalmente no Reino Unido, na Holanda, na Austrália

Tabela 26.1 Miopatias congênitas no gato.

Doença	Raças acometidas de proveniência geográfica	Modo de hereditariedade	Anomalia subjacente	Sinais clínicos	Prognóstico
Miotonia congênita	PCD (NZ, EUA)	Autossômica recessiva	Provável anomalia nos canais de cloreto	Marcha enrijecida; hiperatividade de grupos musculares selecionados quando estimulados; compressão à percussão	Bom (distúrbio não progressivo; os gatos vivem uma qualidade de vida normal)
Miopatia do Devon Rex	Devon Rex (AUS, GB)	Autossômica recessiva	Desconhecida	Ventroflexão cervical; fraqueza muscular generalizada; marcha anormal; megaesôfago	Mau (muitos gatos morrem de asfixia)
Miopatia da deficiência de distrofina	PCD (EUA, NL, Suíça)	Recessiva ligada ao X	Deficiência de distrofina	Hipertrofia da musculatura esquelética com possíveis complicações; sensibilidade a estresse; marcha enrijecida	Reservado a bom (os gatos conseguem ter qualidade de vida quase normal, porém podem precisar de consultas mais frequentes com o veterinário)
Doença de depósito de glicogênio tipo IV	Gatos Norwegian Forest (EUA, Europa)	Autossômica recessiva	Deficiência da enzima ramificadora de glicogênio	Natimorto; tremor muscular; atrofia muscular; miocardiopatia	Mau (todos os gatos acabam por morrer)
Miopatia hipopotassêmica	Birmaneses (AUS, NZ, GB, NL)	Provavelmente autossômica recessiva	Desconhecida	Sinais clínicos paroxísticos transitórios com fraqueza muscular generalizada, ventroflexão cervical	Boa resposta à suplementação com potássio
Hipertermia maligna	PCD	Desconhecido	Desconhecida	Hipertermia grave durante anestesia (halotano)	Mau (os dois gatos relatados vieram a óbito)
Miopatia por deficiência de merosina	PCD, Siamês (EUA)	Desconhecido	Deficiência de merosina (laminina alfa$_2$)	Fraqueza de membros posteriores a partir de 6 meses de vida, agravamento até atrofia muscular e contraturas com 1 ano de vida	Mau (os dois gatos foram sacrificados antes de 2 anos de vida)
Miastenia grave (MG)	PCD	Desconhecido	Falta de receptores de acetilcolina	Fraqueza muscular generalizada	Bom; em geral boa resposta a tratamento
Miopatia por nemalina	PCD (EUA)	Possivelmente autossômico recessivo	Desconhecido	Fraqueza progressiva (6 a 12 meses); marcha hipertérmica rápida e interrompida; intolerância a exercícios físicos	Mau (todos os cinco gatos relatados morreram ou foram sacrificados)

PCD, Pelo Curto Doméstico; NZ, Nova Zelândia; EUA, Estados Unidos; AUS, Austrália; GB, Grã-Bretanha; NL, Holanda.
Gaschen, FP, Jones BR: Feline myopathies. In Ettinger SJ, Feldman EC, editors: Textbook of veterinary internal medicine – diseases of the dog and cat, 6 ed, St Louis, 2005, Elsevier Saunders, p. 907.

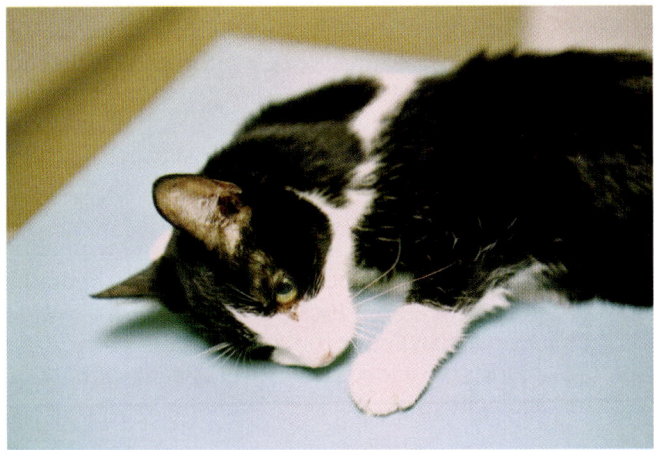

Figura 26.19 Os gatos com hipopotassemia podem apresentar fraqueza muscular profunda.

e na Nova Zelândia.* Os sinais são episódicos com início agudo de ventroflexão do pescoço, balançar da cabeça para cima e para baixo, marcha enrijecida, intolerância a exercícios físicos e fraqueza. Gatos gravemente enfermos relutam em se movimentar e apresentam mialgia. Exercícios físicos e agentes de estresse podem induzir os sinais clínicos. Foi relatada morte decorrente de parada cardíaca ou de paralisia respiratória.[77] Os gatos acometidos costumam ter 2 a 12 meses de vida (média de idade, 7,4 meses) e, em geral, são normais entre os episódios. Não existe predisposição de sexo.

A base molecular da anomalia não está determinada, porém, mais provavelmente, consiste em doença de canais semelhante à paralisia periódica hipopotassêmica em humanos.[42] A eletromiografia e as biopsias musculares são normais nos animais acometidos.[42] Durante episódios de sinais clínicos, o potássio sérico encontra-se diminuído (< 3,0 mEq/ℓ) e a CK sérica encontra-se elevada (com frequência > 100.000 UI/ℓ). Os sinais clínicos

Referências 9, 25, 42, 57, 66, 77.

respondem à suplementação de potássio (gluconato de potássio, tipicamente 2 a 4 mmol/gato/dia, por via oral, porém doses mais elevadas são necessárias em alguns gatos). Alguns gatos acometidos parecem melhorar de modo espontâneo.

Miopatia em Devon Rex e Sphynx

Foi relatada em gatos Devon Rex e Sphynx uma miopatia hereditária presumivelmente autossômica recessiva.[75,76,92,98] O distúrbio veio à luz na década de 1970 e foi chamado primeiramente de "espasticidade." Os gatos acometidos foram identificados no Reino Unido, na Austrália, na Nova Zelândia, nos EUA e em outros países. Os sinais clínicos quase sempre se desenvolvem entre 4 e 7 semanas de vida, porém podem não ser evidentes até 3 meses de vida ou mais. Com frequência, os sinais variam em gravidade. O distúrbio não parece provocar dor. Os filhotes felinos acometidos apresentam marcha peculiar em passos altos, com as clavículas mantidas altas e o pescoço em ventroflexão, frequentemente com a cabeça projetada para o interior do esterno (Figura 26.20). Em repouso, a cabeça pende para um lado. Fraqueza generalizada e intolerância a exercícios físicos são encontradas em gatos acometidos de maneira moderada a grave e podem ser provocadas por esforço, estresse, doença concomitante ou agitação. Uma posição característica de "cachorro pidão" ou de "esquilo" é adotada, de modo que os membros anteriores ficam em repouso sobre um objeto e a cabeça é mantida ereta (Figura 26.21). A cabeça pode estar em repouso sobre objetos elevados para apoio quando o animal se encontra sentado ou deitado. Alguns gatos têm dificuldade de apreender alimento, por causa da fraqueza orofaríngea e da posição anormal da cabeça. Os gatos gravemente acometidos podem desenvolver megaesôfago. Por fim, o distúrbio estabiliza conforme o filhote amadurece e aprende a lidar com a incapacitação.[75]

Suspeita-se do diagnóstico com base na raça e no histórico, e descartando-se outras causas frequentes de fraqueza, como hipopotassemia. Os resultados dos testes laboratoriais comuns, como concentrações séricas de CK, em geral encontram-se dentro dos limites normais. Estudos eletrodiagnósticos podem estar dentro dos limites

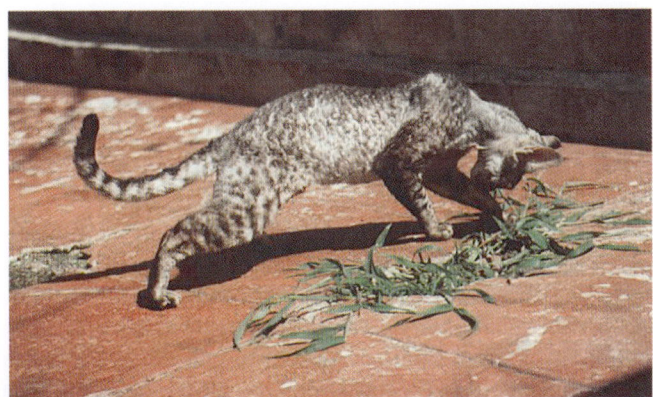

Figura 26.20 Clavículas proeminentes e ventroflexão do pescoço características da miopatia no Devon Rex.

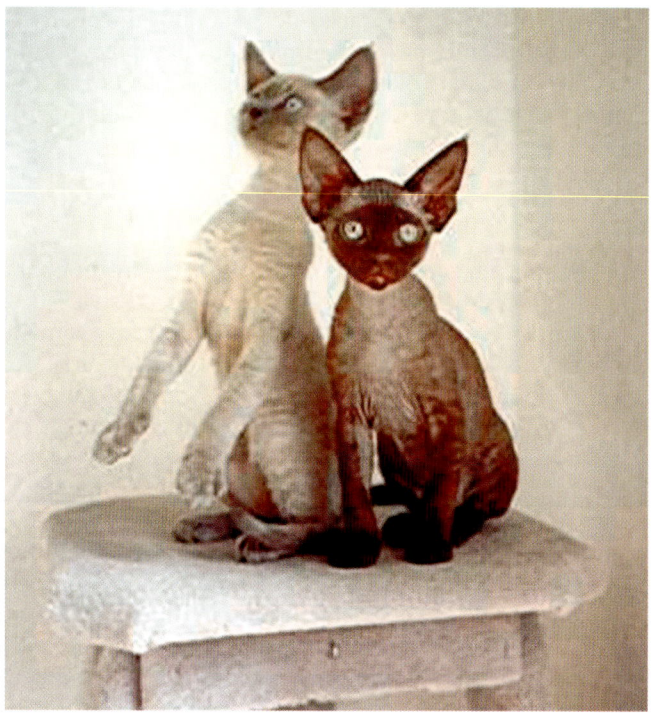

Figura 26.21 Posição característica de "cachorro pidão" ou de "esquilo" adotada por gatos Devon Rex com miopatia é mostrada no gato *à esquerda,* em comparação com o irmão normal *à direita.*

normais, e o exame do sistema nervoso central e do sistema nervoso periférico é normal. O diagnóstico definitivo é estabelecido por meio do exame de histopatologia das biopsias de músculo e mediante histoquímica e coloração por imunofluorescência.[76] Os locais recomendados para biopsia são os músculos tríceps braquial e cervical dorsal.[75] O exame histopatológico de espécimes revela alterações compatíveis com distrofia (p. ex., variação no tamanho da fibra muscular, núcleos internos, degeneração e regeneração de miofibras, atrofia e hipertrofia musculares e fibrose).[75,93] Estudos recentes caracterizaram essa doença como uma distroglicanopatia nova, com perda de alfadistroglicano naturalmente glicosilado.[76] Ainda não foi identificada uma mutação genética causal.

Não existe tratamento específico para essa doença. Recomenda-se alimentar os gatos manualmente ou a partir da posição elevada, pois a principal causa de morte consiste em pneumonia por aspiração ou em obstrução da faringe ou da laringe por alimento. Modificações ambientais e evitar agentes de estresse e esforço também podem ser úteis.

Doença de depósito de glicogênio tipo IV em gatos Norwegian Forest

Em 1992, foi observada, primeiramente em gatos Norwegian Forest, uma miopatia identificada como doença de depósito de glicogênio (DDG) do tipo IV. É um modo autossômico recessivo de hereditariedade.[33–35] Existem muitos tipos de DDG relatados na literatura, a maioria acometendo humanos. A doença em gatos Norwegian Forest deve-se a uma deficiência de enzima ramificadora de glicogênio e caracteriza-se pelo acúmulo de glicogênio anormal em diversos tecidos, como musculatura esquelética, hepatócitos e neurônios.

O prognóstico é bastante mau para os gatos acometidos, pois não existe um tratamento eficaz. Muitos filhotes são natimortos ou morrem nos primeiros dias de vida. Em geral, os que sobrevivem desenvolvem sinais clínicos entre 5 e 7 meses de vida, como temperatura corporal persistentemente elevada, tremores musculares generalizados, letargia intermitente e um típico movimento de "coelho pulando".[35] A fraqueza e a atrofia musculares evoluem com rapidez, resultando em incapacidade de mastigar, contraturas de determinadas articulações e quadriplegia. Tipicamente, a morte ocorre antes de 1 ano de vida.

Os exames laboratoriais de rotina não são úteis para o diagnóstico, embora incrementos na CK e ALT séricas sejam encontrados com frequência. Exames diagnósticos adicionais envolvem velocidades de condução nervosa (tipicamente normais) e eletromiografia. As amostras obtidas por meio de biopsia ou durante necropsia revelam inclusões citoplasmáticas contendo material positivo para ácido periódico de Schiff e azul de toluidina. O tecido nervoso, a musculatura esquelética e a musculatura cardíaca são mais acometidos. Existe um teste genético empregando-se *swab* bucal ou sangue total produzidos pelos Penn-Gen Laboratories, na University of Pennsylvania.

Quando se identifica um filhote felino acometido, isso significa que tanto o pai quanto a mãe são portadores do gene anômalo, o que traz implicações para cruzamentos futuros. A rigor, os gatos portadores devem ser retirados dos programas de reprodução. Em um relato recente, 402 gatos Norwegian Forest com proprietários particulares foram testados, com a identificação de 58 gatos portadores e quatro acometidos.[34]

Miosite ossificante

A miosite ossificante (fibrodisplasia ossificante) é um distúrbio raro, em geral relatado em gatos jovens.[2,85,102,104,106] A doença caracteriza-se por ossificação de tecido conjuntivo associada a musculatura esquelética e musculatura esquelética adjacente. Distúrbios semelhantes são relatados em humanos e suínos. A doença mostra-se hereditária de modo autossômico dominante nessas espécies, porém não se conhece a etiologia em gatos. Tipicamente, a evolução da doença é rápida (ao longo de algumas semanas até alguns meses), e a maioria dos gatos acometidos é sacrificada. Os sinais clínicos são aumento muscular e rigidez de membro, que evoluem e se tornam dolorosos com diminuição da amplitude de movimento. Também foram relatadas febre e linfadenopatia.[102] Os resultados dos exames laboratoriais de rotina encontram-se dentro dos limites normais; a CK sérica pode estar normal ou elevada. O diagnóstico tem por base sinais clínicos, achados radiográficos (mineralização de músculos esqueléticos) e exame histopatológico de amostras de biopsia de músculo (fibrose, ossificação sem inflamação). Não foi identificado um tratamento eficaz para a miosite ossificante em gatos; os tratamentos com vitamina E, selênio, prednisona e etretinato mostraram-se ineficazes.

Referências biliográficas

1. Allan GS: Radiographic features of feline joint diseases, *Vet Clin North Am Small Anim Pract* 30:281, 2000.
2. Asano K, Sakata A, Shibuya H et al: Fibrodysplasia ossificans progressiva-like condition in a cat, *J Vet Med Sci* 68:1003, 2006.
3. Beale BS: Orthopedic problems in geriatric dogs and cats, *Vet Clin North Am Small Anim Pract* 35:655, 2005.
4. Beck AL, Pead MJ, Draper E: Regional load bearing of the feline acetabulum, *J Biomech* 38:427, 2005.
5. Becker K, Brown N, Denardo G: Polyarthropathy in a cat seropositive for feline synctial-forming virus and feline immunodeficiency virus, *J Am Anim Hosp Assoc* 30:225, 1994.
6. Bender JB, Torres SM, Gilbert SM et al: Isolation of methicillin-resistant *Staphylococcus aureus* from a non-healing abscess in a cat, *Vet Rec* 157:388, 2005.
7. Bennett D, Nash AS: Feline immune-based polyarthritis: a study of thirty-one cases, *J Small Anim Pract* 29:501, 1988.
8. Bitetto WV, Patnaik AK, Schrader SC et al: Osteosarcoma in cats: 22 cases (1974-1984), *J Am Vet Med Assoc* 190:91, 1987.
9. Blaxter A, Lievesley P, Gruffydd-Jones T et al: Periodic muscle weakness in Burmese kittens, *Vet Rec* 118:619, 1986.
10. Bradley WA: Metaphyseal osteomyelitis in an immature Abyssinian cat, *Aust Vet J* 81:608, 2003.
11. Burke J: Physeal dysplasia with slipped capital femoral epiphysis in a cat, *Can Vet J* 44:238, 2003.
12. Calvo I, Farrell M, Chase D et al: Carpal arthrodesis in cats. Long-term functional outcome, *Vet Comp Orthop Traumatol* 22:498, 2009.
12a. Carroll GL, Simonson SM: Recent developments in nonsteroidal antiinflammatory drugs in cats, *J Am Anim Hosp Assoc* 41:347, 2005.
13. Chandler JC, Beale BS: Feline orthopedics, *Clin Tech Small Anim Pract* 17:190, 2002.
14. Chang J, Jung J, Oh S et al: Osteochondrodysplasia in three Scottish Fold cats, *J Vet Sci* 8:307, 2007.
15. Clarke SP, Bennett D: Feline osteoarthritis: a prospective study of 28 cases, *J Small Anim Pract* 47:439, 2006.
16. Clarke SP, Mellor D, Clements DN et al: Prevalence of radiographic signs of degenerative joint disease in a hospital population of cats, *Vet Rec* 157:793, 2005.
17. Colopy-Poulsen S, Danova N, Hardie R et al: Managing feline obstipation secondary to pelvic fractures, *Comp Cont Edu Pract Vet* 27:662, 2005.
18. Connery NA, Rackard S: The surgical treatment of traumatic stifle disruption in a cat, *Vet Comp Orthop Traumatol* 13:208, 2000.
19. Craig L: Physeal dysplasia with slipped capital femoral epiphysis in 13 cats, *Vet Pathol* 38:92, 2001.
20. Culvenor JA, Black AP, Lorkin KF et al: Repair of femoral capital physeal injuries in cats: 14 cases, *Vet Comp Orthop Traumatol* 9:182, 1996.
21. Dawson S, Bennett D, Carter SD et al: Acute arthritis of cats associated with feline calicivirus infection, *Res Vet Sci* 56:133, 1994.
22. Dimopoulou M, Kirpensteijn J, Moens H et al: Histologic prognosticators in feline osteosarcoma: a comparison with phenotypically similar canine osteosarcoma, *Vet Surg* 37:466, 2008.
23. Dow S, Fettman M, Curtis C et al: Hypokalemia in cats: 186 cases (1984-1987), *J Am Vet Med Assoc* 194:1604, 1989.
24. Dubey JP, Lappin MR: Toxoplasmosis and neosporosis. In Greene CE, editor: *Infectious diseases of the dog and cat*, ed 3, St Louis, 2006, Saunders Elsevier, p 754.
25. Edwards CM, Belford CJ: Hypokalemic polymyopathy in Burmese cats, *Aust Vet Pract* 25:58, 1995.
26. Evason MD, Taylor SM, Bebchuk TN: Suspect osteogenesis imperfecta in a male kitten, *Can Vet J* 48:296, 2007.
27. Fascetti A, Mauldin G, Mauldin G: Correlation between serum creatinine kinase activities and anorexia in cats, *J Vet Intern Med* 11:9, 1997.
28. Feldman D: Glucocorticoid-responsive, idiopathic, nonerosive polyarthritis in a cat, *J Am Anim Hosp Assoc* 30:42, 1994.
29. Fischer HR, Norton J, Kobluk CN et al: Surgical reduction and stabilization for repair of femoral capital physeal fractures in cats: 13 cases (1998-2002), *J Am Vet Med Assoc* 224:1478, 2004.
30. Flo GL, Stickle RL, Dunstan RW: Synovial chondrometaplasia in five dogs, *J Am Vet Med Assoc* 191:1417, 1987.
31. Freshwater A: Why your housecat's trite little bite could cause you quite a fright: a study of domestic felines on the occurrence and antibiotic susceptibility of *Pasteurella multocida*, *Zoonoses Public Health* 55:507, 2008.
32. Frimberger A: Principles of chemotherapy. In Ettinger S, Feldman EC, editors: *Textbook of veterinary internal medicine*, ed 6, St Louis, 2005, Saunders Elsevier, p 708.
33. Fyfe JC, Giger U, Van Winkle TJ et al: Glycogen storage disease type IV: inherited deficiency of branching enzyme activity in cats, *Pediatr Res* 32:719, 1992.
34. Fyfe JC, Kurzhals RL, Hawkins MG et al: A complex rearrangement in GBE1 causes both perinatal hypoglycemic collapse and late-juvenile-onset neuromuscular degeneration in glycogen storage disease type IV of Norwegian forest cats, *Mol Genet Metab* 90:383, 2007.
35. Gaschen F, Jaggy A, Jones B: Congenital diseases of feline muscle and neuromuscular junction, *J Feline Med Surg* 6:355, 2004.
36. Godfrey DR: Osteoarthritis (OA) in cats: a retrospective series of 31 cases, *J Small Anim Pract* 43:260, 2002.
37. Godfrey DR: Osteoarthritis in cats: a retrospective series of 31 cases, *J Small Anim Pract* 43:260, 2002.
38. Goodman LA, et al: In vivo effects of firocoxib, meloxicam and tepoxalin administration on eicosanoid production in target tissues of normal cats (abstract), *J Vet Intern Med* 23:767, 2009.
39. Gradner G, Weissenbock H, Kneissl S et al: Use of latissimus dorsi and abdominal external oblique muscle for reconstruction of a thoracic wall defect in a cat with feline osteochondromatosis, *J Feline Med Surg* 10:88, 2008.
40. Graham-Mize CA, Rosser EJ, Hauptman J: Absorption, bioavailability and activity of prednisone and prednisolone in cats. In Hillier A, Foster A, Bertola G, editors: *Advances in veterinary dermatology*, Ames, Iowa, 2005, Blackwell Publishing, p 152.
41. Gregory SP, Pearson GR: Synovial osteochondromatosis in a Labrador retriever bitch, *J Small Anim Pract* 31:580, 1990.
42. Gruffydd-Jones T, Sparkes AH, Caney SA et al: Hypokalaemic episodic weakness in Burmese kittens (abstract), *J Vet Intern Med* 10:175, 1996.
43. Gunew MN, Menrath VH, Marshall RD: Long-term safety, efficacy and palatability of oral meloxicam at 0.01-0.03 mg/kg for treatment of osteoarthritic pain in cats, *J Feline Med Surg* 10:235, 2008.
44. Hanna FY: Disease modifying treatment for feline rheumatoid arthritis, *Vet Comp Orthop Traumatol* 18:94, 2005.
45. Harasen G: Atraumatic proximal femoral physeal fractures in cats, *Can Vet J* 45:359, 2004.
46. Harasen G: Good stuff for joints!, *Can Vet J* 46:933, 2005.
47. Harasen G: Maxillary and mandibular fractures, *Can Vet J* 49:819, 2008.
48. Harasen G: Feline orthopedics, *Can Vet J* 50:669, 2009.
49. Harasen GL: Feline cranial cruciate rupture: 17 cases and a review of the literature, *Vet Comp Orthop Traumatol* 18:254, 2005.
50. Hardie EM: Management of osteoarthritis in cats, *Vet Clin North Am Small Anim Pract* 27:945, 1997.
51. Hardie EM, Roe SC, Martin FR: Radiographic evidence of degenerative joint disease in geriatric cats: 100 cases (1994-1997), *J Am Vet Med Assoc* 220:628, 2002.
52. Heldmann E, Anderson M, Wagner-Mann C: Feline osteosarcoma: 145 cases (1990-1995), *J Am Anim Hosp Assoc* 36:518, 2000.
53. Houlton J, McGlennon N: Castration and physeal closure in the cat, *Vet Rec* 131:466, 1992.
54. Hubler M, Volkert M, Kaser-Hotz B et al: Palliative irradiation of Scottish Fold osteochondrodysplasia, *Vet Radiol Ultrasound* 45:582, 2004.
55. Janssens LAA, Janssens GO, Janssens DL: Anterior cruciate ligament rupture associated with cardiomyopathy in three cats, *Vet Comp Orthop Traumatol* 4:35, 1991.
56. Johnson KA, Watson ADJ: Skeletal diseases. In Ettinger S, editor: *Textbook of veterinary internal medicine*, ed 6, St Louis, 2005, Saunders Elsevier, p 1958.
57. Jones BR, Swinney GW, Alley MR: Hypokalaemic myopathy in Burmese kittens, *NZ Vet J* 36:150, 1988.
58. Keller GG, Reed AL, Lattimer JC et al: Hip dysplasia: a feline population study, *Vet Radiol Ultrasound* 40:460, 1999.
59. L'Eplattenier H, Montavon P: Patellar luxation in dogs and cats: management and prevention, *Comp Contin Edu Pract Vet* 24:292, 2002.
60. L'Eplattenier H, Montavon P: Patellar luxation in dogs and cats: pathogenesis and diagnosis, *Comp Contin Edu Pract Vet* 24:234, 2002.
61. Langenbach A, Giger U, Green P et al: Relationship between degenerative joint disease and hip joint laxity by use of distraction index

and Norberg angle measurement in a group of cats, *J Am Vet Med Assoc* 213:1439, 1998.

62. Langley-Hobbs SJ: Survey of 52 fractures of the patella in 34 cats, *Vet Rec* 164:80, 2009.

63. Langley-Hobbs SJ, Brown G, Matis U: Traumatic fracture of the patella in 11 cats, *Vet Comp Orthop Traumatol* 21:427, 2008.

64. Langley-Hobbs SJ, Sissener TR, Shales CJ: Tension band stabilisation of acetabular physeal fractures in four kittens, *J Feline Med Surg* 9:177, 2007.

65. Langley-Hobbs SJ, Straw M: The feline humerus: an anatomical study with relevance to external skeletal fixator and intramedullary pin placement, *Vet Comp Orthop Traumatol* 18:1, 2005.

66. Lantinga E, Kooistra HS, van Nes JJ: [Periodic muscle weakness and cervical ventroflexion caused by hypokalemia in a Burmese cat], *Tijdschr Diergeneeskd* 123:435, 1998.

67. Lascelles BD, Court MH, Hardie EM et al: Nonsteroidal anti-inflammatory drugs in cats: a review, *Vet Anaesth Analg* 34:228, 2007.

68. Levitin B, Aroch I, Aizenberg I et al: Linear osteochondromatosis in a cat, *Vet Radiol Ultrasound* 44:660, 2003.

69. Lim S, Hossain MA, Park J et al: The effects of enrofloxacin on canine tendon cells and chondrocytes proliferation in vitro, *Vet Res Commun* 32:243, 2008.

70. Liska WD, Doyle N, Marcellin-Little DJ et al: Total hip replacement in three cats: surgical technique, short-term outcome and comparison to femoral head ostectomy, *Vet Comp Orthop Traumatol* 22:505, 2009.

71. Lockwood A, Montgomery R, McEwen V: Bilateral radial hemimelia, polydactyly and cardiomegaly in two cats, *Vet Comp Orthop Traumatol* 22:511, 2009.

72. Loder RT, Aronsson DD, Dobbs MB et al: Slipped capital femoral epiphysis, *J Bone Joint Surg Am* 82:1170, 2000.

73. Loughlin C, Kerwin S, Hosgood G et al: Clinical signs and results of treatment in cats with patellar luxation: 42 cases (1992-2002), *J Am Vet Med Assoc* 228:1370, 2006.

74. Malik R, Allan G, Howlett C et al: Osteochondrodysplasia in Scottish Fold cats, *Aust Vet J* 77:85, 1999.

75. Malik R, Mepstead K, Yang F et al: Hereditary myopathy of Devon Rex cats, *J Sm Anim Pract* 34:539, 1993.

76. Martin PT, Shelton GD, Dickinson PJ et al: Muscular dystrophy associated with [alpha]-dystroglycan deficiency in Sphynx and Devon Rex cats, *Neuromuscular Disord* 18:942, 2008.

77. Mason K: A hereditary disease in Burmese cats manifested as an episodic weakness with head nodding and neck ventroflexion, *J Am Anim Hosp Assoc* 24:147, 1988.

78. Mathews KG, Koblik PD, Knoeckel MJ et al: Resolution of lameness associated with Scottish fold osteodystrophy following bilateral ostectomies and pantarsal arthrodeses: a case report, *J Am Anim Hosp Assoc* 31:280, 1995.

79. McNicholas WT, Jr, Wilkens BE, Blevins WE et al: Spontaneous femoral capital physeal fractures in adult cats: 26 cases (1996-2001), *J Am Vet Med Assoc* 221:1731, 2002.

80. Mollenhoff A, Nolte I, Kramer S: Anti-nociceptive efficacy of carprofen, levomethadone and buprenorphine for pain relief in cats following major orthopedic surgery, *J Vet Med Series A* 52:186, 2005.

81. Mughannam A, Reinke J: Avulsion of the gastrocnemius tendon in three cats, *J Am Anim Hosp Assoc* 30:550, 1994.

82. Neil K, Caron J, Orth M: The role of glucosamine and chondroitin sulfate in treatment for and prevention of osteoarthritis in animals, *J Am Vet Med Assoc* 226:1079, 2005.

83. Newitt ALM, German AJ, Barr FJ: Lumbosacral transitional vertebrae in cats and their effects on morphology of adjacent joints, *J Feline Med Surg* 11:941, 2009.

84. Nolte D, Fusco J, Peterson M: Incidence of and predisposing factors for nonunion of fractures involving the appendicular skeleton in cats: 18 cases (1998-2002), *J Am Vet Med Assoc* 226:77, 2005.

85. Norris A, Pallett L, Wilcock B: Generalized myositis ossificans in a cat, *J Amer Anim Hosp Assoc* 16:659, 1980.

86. Owen MR, Langley-Hobbs SJ, Moores AP et al: Mandibular fracture repair in dogs and cats using epoxy resin and acrylic external skeletal fixation, *Vet Comp Orthop Traumatol* 17:189, 2004.

87. Ozaras R, Mert A, Tahan V et al: Ciprofloxacin and Achilles' tendon rupture: a causal relationship, *Clin Rheumatol* 22:500, 2003.

88. Queen J, Bennett D, Carmichael S et al: Femoral neck metaphyseal osteopathy in the cat, *Vet Rec* 142:159, 1998.

89. Reinke J, Muqhannam A: Meniscal calcification and ossification in six cats and two dogs, *J Am Anim Hosp Assoc* 30:145, 1994.

90. Robertson S, Taylor P: Pain management in cats—past, present and future. Part 2. Treatment of pain—clinical pharmacology, *J Fel Med Surg* 6:321, 2004.

91. Robertson SA: Managing pain in feline patients, *Vet Clin North Am Sm Anim Pract* 38:1267, 2008.

92. Robinson R: "Spasticity" in the Devon rex cat, *Vet Rec* 130:302, 1992.

93. Ruehlman D: Myopathic disorders. In August J, editor: *Consultations in feline internal medicine*, ed 6, St Louis, 2010, Saunders Elsevier, p 602.

94. Scavelli T, Schrader S: Nonsurgical management of rupture of the cranial cruciate ligament in 18 cats, *J Am Anim Hosp Assoc* 23:337, 1987.

95. Schnabl E, Reese S, Lorinson K et al: Measurement of the tibial plateau angle in cats with and without cranial cruciate ligament rupture, *Vet Comp Orthop Traumatol* 22:83, 2009.

96. Scott H, McLaughlin R: *Feline orthopedics*, London, 2007, Manson Publishing Ltd.

97. Shakibaei M, de Souza P, van Sickle D et al: Biochemical changes in Achilles tendon from juvenile dogs after treatment with ciprofloxacin or feeding a magnesium-deficient diet, *Arch Toxicol* 75:369, 2001.

98. Shelton DG, Sturges BK, Lyons LA et al: Myopathy with tubulin-reactive inclusions in two cats, *Acta Neuropathol* 114:537, 2007.

99. Smith G, Langenbach A, Green P et al: Evaluation of the association between medial patellar luxation and hip dysplasia in cats, *J Am Vet Med Assoc* 215:40, 1999.

99a. Sparkes AH, Heiene R, Lascelles BDX et al: ISFM and AAFP consensus guidelines: long-term use of NSAIDs in cats, *J Feline Med Surg* 12:521, 2010.

100. Taylor P, Robertson S: Pain management in cats—past, present and future. Part 1. The cat is unique, *J Fel Med Surg* 6:313, 2004.

101. Towle H, Breur G: Dysostoses of the canine and feline appendicular skeleton, *J Am Vet Med Assoc* 225:1685, 2004.

102. Valentine B, George C, Randolph J et al: Fibrodysplasia ossificans progressive in the cat: a case report, *J Vet Intern Med* 6:335, 1992.

103. Wallace AM, De La Puerta B, Trayhorn D et al: Feline combined diaphyseal radial and ulnar fractures. A retrospective study of 28 cases, *Vet Comp Orthop Traumatol* 22:38, 2009.

103a. Wallace J: Meloxicam, *Comp Contin Edu Pract Vet* 25:64, 2003.

104. Warren H, Carpenter J: Fibrodysplasia ossificans in three cats, *Vet Pathol* 21:495, 1984.

105. Williams RJ 3rd, Attia E, Wickiewicz TL et al: The effect of ciprofloxacin on tendon, paratenon, and capsular fibroblast metabolism, *Am J Sports Med* 28:364, 2000.

106. Yabuzoe A, Yokoi S, Sekiguchi M et al: Fibrodysplasia ossificans progressiva in a Maine Coon cat with prominent ossification in dorsal muscle, *J Vet Med Sci* 71:1649, 2009.

107. Zeugswetter F, Hittmair KM, de Arespacochaga AG et al: Erosive polyarthritis associated with Mycoplasma gateae in a cat, *J Feline Med Surg* 9:226, 2007.

Neurologia

Georgina Barone

As doenças neurológicas em gatos são um desafio para o clínico de felinos, em razão das dificuldades inerentes ao exame desses pacientes. Os gatos não são propensos às mesmas doenças dos cães e, com frequência, os sinais clínicos em gatos podem ser atípicos, complicando ainda mais a habilidade do veterinário de desenvolver o diagnóstico neuroanatômico. O exame neurológico pode estar acentuadamente alterado em gatos em decorrência de seu alto direcionamento simpático e suas respostas fisiológicas a estresse. Por isso, em muitos casos, a menos que o paciente esteja profundamente obnubilado ou incomumente cooperativo, o exame completo poderá não ser executado. Como o examinador pode ter dificuldade de observar os reflexos e as respostas posturais mais básicas de um gato apreensivo, é fundamental contenção mínima, ambiente tranquilo e extrema paciência. Embora a avaliação neurológica completa nem sempre seja possível em um gato irascível, o completo histórico, o exame físico e a observação do gato, na maioria das vezes, possibilitarão que o clínico desenvolva o diagnóstico neuroanatômico. Com base nesse diagnóstico, o médico-veterinário pode fazer uma lista razoável de diagnósticos diferenciais e determinar outros testes suplementares. Descrições detalhadas de transtornos e anormalidades individuais durante o exame neurológico serão discutidas nas seções seguintes. Para a descrição detalhada do exame neurológico, ver *Veterinary Neuroanatomy and Clinical Neurology,* por Dr. A. DeLahunta e Dr. R. Glass (Boxe 27.1).

Doenças intracranianas

Distúrbios convulsivos

Os distúrbios convulsivos em gatos são um verdadeiro desafio diagnóstico e podem decorrer de doença intracraniana primária ou de doença extracraniana. As convulsões podem ser classificadas como focais, parciais ou generalizadas.[34] A convulsão *focal* é aquela em que existe descarga espontânea de neurônios do prosencéfalo na ausência de sinais clínicos e que pode ocorrer no período interictal, porém é detectável somente mediante o uso de eletroencefalograma (EEG). A convulsão *parcial* é aquela focal e pode ser observada clinicamente e consiste em graus variáveis de anormalidades motoras ou sensoriais sem perda da consciência. A convulsão *parcial simples* resulta em atividade motora anormal como fasciculações, tremores, flexão de membro, ptialismo, fasciculações faciais e midríase, sem alteração do sensório. A convulsão *parcial complexa* pode se assemelhar à convulsão parcial simples, mas as alterações no estado mental são evidentes, como comportamento insano, olhar perdido no espaço, agressividade e traumatismo autoinduzido.[34] As *convulsões generalizadas* (grande mal) são as mais facilmente identificadas pelos proprietários de animais e resultam em perda da consciência, decúbito, atividade muscular tônico-clônica nos membros, movimentos de mastigação, ptialismo, midríase e incontinência de fezes e urina.[34] O tipo de convulsão não reflete necessariamente a etiologia subjacente,[114] embora o padrão de convulsão em gatos seja diferente do de cães, com as convulsões parciais complexas sendo mais comuns que as convulsões generalizadas.[109] Convulsões em grupo são definidas como mais de duas convulsões no período de 24 h, enquanto o estado epiléptico (EE) é uma convulsão que perdura além de 5 min ou são múltiplas convulsões entre as quais não há recuperação.[34] A doença cerebral estrutural foi identificada como a etiologia mais comum de convulsões em gatos e inclui meningoencefalite, encefalopatia isquêmica felina, neoplasia, traumatismo, abscesso e distúrbios vasculares.[4,109] Contudo, a *epilepsia idiopática* (definida como convulsões recorrentes sem etiologia subjacente), é uma causa importante e frequentemente subestimada de convulsões em gatos, somando

25% dos casos em um relato de 91 gatos.[114] Os gatos com epilepsia idiopática tendem a ser mais jovens do que os animais com doença cerebral estrutural, com média de idade de 3,5 anos em duas publicações.[114,126] A necrose do hipocampo de felinos também deve ser considerada no diagnóstico diferencial no gato que apresenta convulsão. Em gatos jovens a de meia-idade, a doença caracteriza-se pelas convulsões de início agudo e por alterações comportamentais, com fraca resposta a tratamento anticonvulsivante convencional e os sinais se agravando progressivamente.[40] Os achados histopatológicos são necrose bilateral difusa e grave de neurônios no hipocampo e lobos piriformes.[40] O prognóstico é reservado.

Diagnóstico

A avaliação de gatos acometidos exige histórico e exame neurológico completos, bem como consideração de raça, idade, e histórico vacinal do paciente. Uma descrição detalhada da convulsão, bem como sua duração, frequência e a existência ou não de anormalidades interictais, é vital para formular um plano diagnóstico. O banco de dados mínimo inicial deve incluir hemograma completo, painel bioquímico, aferição de pressão arterial, urinálise e teste para vírus da leucemia felina (FeLV) e vírus da imunodeficiência felina (FIV). Radiografias torácicas, ultrassonografia abdominal, ecocardiografia, aferição de ácidos biliares e testes da tireoide podem ser parte do grupo de exames, dependendo dos resultados do exame físico, histórico e testes preliminares. Se uma etiologia metabólica ou sistêmica for descartada no esquema diagnóstico preliminar, indicam-se imagem avançada e análise de líquido cefalorraquidiano (LCR). A ressonância magnética (RM) é a modalidade de imagem mais confiável para o diagnóstico de doenças estruturais do cérebro, devido a seu detalhamento anatômico superior.[4,34]

A análise do LCR é um recurso valioso no diagnóstico de muitas encefalopatias primárias, porém os achados raramente são específicos e os resultados devem ser interpretados à luz de achados clínicos e de RM. A análise do LCR raramente proporciona o diagnóstico definitivo, a menos que sejam identificados agentes infecciosos, como *Cryptococcus* (Figura 27.1) ou células neoplásicas. Em um relato, apesar de exame extenso, o diagnóstico definitivo não pôde ser fechado após análise de LCR em 37% dos gatos.[17]

O processamento do LCR costuma ser feito por um patologista clínico e pode incluir a avaliação dos seguintes parâmetros: cor, turbidez, densidade, concentração de

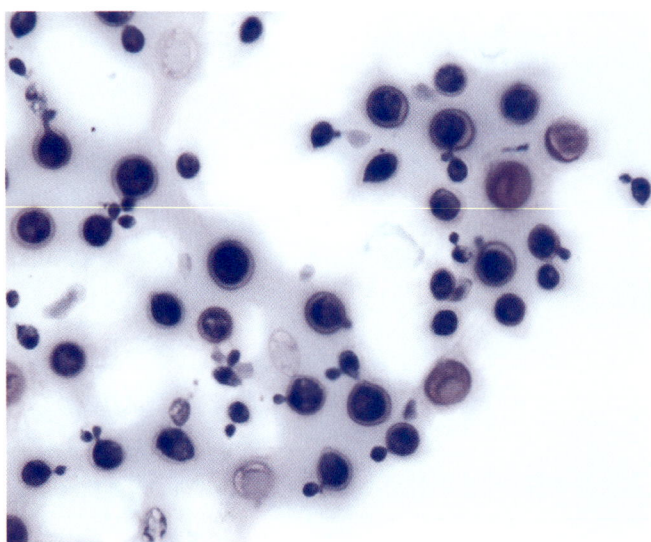

Figura 27.1 Microrganismos criptococos encontrados no líquido cefalorraquidiano. (Coloração de Wright.) (*De Cowell RL, Tyler RD, Meinkoth JH et al., editors:* Diagnostic cytology and hematology of the dog and cat, *ed 3, St Louis, 2008, Mosby Elsevier.*)

proteína, contagem de eritrócitos, contagem de células nucleadas e análise diferencial e concentração de glicose. Em casos de doenças infecciosas específicas, podem ser indicados cultura e sensibilidade, coloração pelo Gram, títulos de doenças infecciosas ou exame de reação em cadeia de polimerase (PCR). A análise citológica deve ser realizada empregando-se um hemocitômetro após concentração da amostra em razão do número tipicamente baixo de células no LCR, mesmo em razão de doença inflamatória.

As técnicas de coleta exigem o conhecimento profundo da neuroanatomia e também a aplicação da técnica adequada.[17] Na maioria dos casos, a cisterna cerebelomedular é o local de escolha, embora a coleta lombar possa ser preferível em gatos com mielopatia toracolombar.

Uma agulha espinal calibre 22 de 4 cm, com estilete, é adequada para a maioria dos gatos. A indução é feita com anestesia geral, e o local desejado de coleta é depilado e preparado de modo asséptico. Para a coleta da cisterna cerebelomedular, coloca-se o gato em decúbito lateral direito (no caso de um clínico destro) e com o pescoço fletido. As asas do atlas e a protuberância occipital são poupadas e traça-se uma linha imaginária entre as asas do atlas e o ponto em que essa linha corta a linha média. A agulha espinal é inserida lentamente, com a remoção frequente do estilete para avaliar o fluxo do LCR. Quando o espaço subaracnoide é penetrado, o LCR (no mínimo 1 mℓ) pode ser deixado gotejar em um tubo de vidro estéril.[17]

A coleta da cisterna lombar pode ser realizada com o paciente em decúbito esternal ou lateral direito ou esquerdo. Em gatos, o líquido costuma ser coletado do espaço intervertebral L6-7. Com o paciente posicionado de modo que a coluna esteja flexionada, palpa-se a L7 e insere-se a agulha espinal perpendicularmente ao longo da borda craniana do processo espinhoso dorsal do L7. Um abalo da cauda ou do membro pode ser sentido quando a agulha avançar para o interior do canal. É melhor tentar coletar do espaço subaracnoide dorsal em vez de passar a agulha pelas estruturas nervosas até o assoalho do canal. Após o fluxo do LCR estar evidente, o líquido poderá ser coletado de modo passivo em um tubo de vidro ou extraído com seringa de 3 mℓ e conector em T.

Embora a coleta de LCR em geral seja um procedimento diagnóstico seguro e rápido, pode ser contraindicada em alguns casos. Por exemplo, gatos com aumento da pressão intracraniana, conhecido ou suspeito, podem correr alto risco de herniação cerebral, seja do cérebro sob o tentório cerebelar seja do tronco encefálico e do cerebelo por meio do forame magno. Muitos pacientes com doença neurológica são maus candidatos anestésicos, e os clínicos devem considerar com cuidado o índice risco-benefício, e também tomar precauções especiais ao anestesiar esses casos. A quetamina é considerada relativamente arriscada para pacientes com distúrbios no cérebro devido a seu potencial de aumentar a pressão intracraniana, enquanto o propofol é relativamente seguro com agente de indução. É vital um plano adequado de anestesia para prevenir movimentação do paciente durante a coleta espinal. Intubação e oxigênio suplementar estão indicados na maioria dos casos para manter a via respiratória e promover anestesia inalatória, se necessário.

Exames e descrições específicos para a maioria das doenças primárias do cérebro são mostrados em mais detalhes adiante neste capítulo, na discussão sobre distúrbios do cérebro.

Tratamento

O tratamento é direcionado para a etiologia subjacente e o controle farmacológico das convulsões (Tabela 27.1). O fenobarbital (FB) é o fármaco de escolha para a maioria dos distúrbios convulsivos de felinos por sua eficácia, relativa segurança, facilidade de administração e biodisponibilidade.[34,133] Recomenda-se a dose inicial de 2,5 mg/kg, administrada por via oral a cada 12 h,[133] porém as concentrações séricas de FB variam muito entre os indivíduos sob a mesma dosagem, o que sugere que existem diferenças na cinética de eliminação entre populações de gatos.[23] Essas diferenças enfatizam a necessidade de monitoramento individual de felinos que recebem FB,[23] e os pesquisadores recomendam monitoramento

mais frequente dos níveis de FB em gatos em comparação com cães.[108] A eliminação do FB pode estar acelerada em gatos que recebem esteroides e em filhotes, o que sugere a provável necessidade de dosagem mais elevada nesses animais.[108] Os efeitos tóxicos são extremamente incomuns em gatos que recebem doses terapêuticas, mas podem envolver trombocitopenia, prurido facial, neutropenia ou tumefação dos pés.[108] Do mesmo modo, a hepatotoxicidade é rara. O autor sugere verificar os níveis de FB aproximadamente 10 dias após o início do tratamento ou após a mudança na dosagem, bem como a cada 4 meses junto com hemograma completo, painel bioquímico e aferição de ácidos biliares. As amostras podem ser coletadas a qualquer momento do dia.

O brometo de potássio (KBr) é usado com frequência em cães como complemento ao FB ou nos pacientes com doença hepática. Embora relativamente eficaz para controle de convulsões (as convulsões foram erradicadas em 7 de 15 gatos em um relato), o KBr caiu em desuso em gatos por causa da alta incidência de pneumonite eosinofílica induzida pelo fármaco associada à sua utilização.[13] De modo semelhante, o diazepam, já considerado a segunda linha de tratamento para controle de convulsões em gatos, não é recomendável devido ao risco de necrose hepática fatal associada à administração oral.[18] Zonisamida, uma medicação anticonvulsivante recente, tem sido usada pela autora em gatos refratários ao FB com resultados promissores. Os efeitos tóxicos relatados são baixos, porém cerca de 50% dos gatos em um estudo desenvolveram reações adversas como anorexia, vômito, diarreia, sonolência e ataxia.[52] São necessários estudos adicionais relacionados com a eficácia e a farmacocinética desse fármaco, mas a prática mostra que a dose inicial de 5 mg/kg, administrada por via oral 1 vez/dia, é eficaz em muitos casos.

O levetiracetam, outro fármaco relativamente novo, mostrou ser eficaz e seguro quando usado como adjuvante em tratamento com FB em gatos com epilepsia idiopática.[3] Não foram relatados efeitos adversos, e 7 de 10 gatos tratados tiveram redução superior a 50% da frequência de convulsões, e nenhum dos animais manifestou estado epiléptico após o início do fármaco.[3] É notável o fato de não parecer haver metabolismo hepático. Sugere-se a dose inicial de 20 mg/kg, administrada por via oral a cada 8 h.

Tabela 27.1 Fármacos usados para controlar convulsões em gatos.

Fármaco	Dose	Efeitos adversos	Comentários
Fenobarbital	2,5 mg/kg VO, a cada 12 h	Trombocitopenia, prurido facial, neutropenia, tumefação dos pés, hepatotoxicidade	Monitorar os níveis farmacológicos 10 dias após o início do tratamento ou de mudança na dose; monitorar níveis do fármaco, hemograma, bioquímica, ácidos biliares a cada 4 meses
Zonisamida	5 mg/kg VO, 1 vez/dia	Anorexia, vômitos, diarreia, sonolência, ataxia	Recomendada para gatos refratários ao fenobarbital
Levetiracetam	20 mg/kg VO, a cada 8 h	Não relatados	Sem metabolismo hepático
Brometo de potássio		Pneumonite eosinofílica	Não recomendado
Diazepam		Necrose hepática	Não recomendado

VO, via oral.

O prognóstico de distúrbios convulsivos depende da causa subjacente e é discutido para doenças individualmente em detalhes na seção seguinte. Convém observar que a gravidade das convulsões não prediz o prognóstico,[108] e os gatos sem outras anormalidades neurológicas podem ter resultados excelentes mediante tratamento rigoroso.[4,108]

Distúrbios degenerativos

As doenças lisossômicas de depósito são distúrbios genéticos que resultam no acúmulo de grandes inclusões citoplasmáticas com produtos não digeridos do metabolismo celular (Figura 27.2).[30] A maior parte herdada como traço autossômico recessivo resulta em deficiência ou disfunção de enzimas fundamentais na via catabólica lisossômica.[125] As doenças de depósito são bastante diversas e foram organizadas em subgrupos (com base na via metabólica desorganizada), como as glicoproteinoses, as oligossacaridoses, as esfingolipidoses, as mucopolissacaridoses (MPS) e as proteinoses.[125] São características comuns das doenças de depósito a distribuição igual entre sexo feminino e masculino, a evolução clínica lentamente progressiva (com o gato mostrando-se normal ao nascimento em os primeiros meses de vida) e, em alguns casos, o histórico de mortes neonatais na ninhada.[30] Os sinais neurológicos variam bastante, conforme a doença específica. Diversos órgãos e todos os níveis do sistema nervoso podem estar acometidos. Entretanto, em geral os sinais clínicos predominantes começam com comprometimento cerebelar ou cerebelo vestibular.[125] Em alguns distúrbios, como na doença de Niemann-Pick tipo A ou na leucodistrofia de células globoides, os sinais de neuropatia periférica podem predominar. De modo semelhante, a lipofuscinose ceroide, relatada raramente em gatos siameses, pode se manifestar com sinais primariamente prosencefálicos, o que inclui convulsões e cegueira.[125]

Diagnóstico

O diagnóstico de uma doença de depósito pode ser desafiador. Assim, há alto índice de suspeita se uma raça de risco estiver envolvida ou se houver histórico de progênie pregressa dos mesmos genitores estando acometidas de modo semelhante.[30] Em geral, os resultados de exames hematológicos e bioquímicos de rotina são normais nesses pacientes, embora o exame cuidadoso do esfregaço sanguíneo possa alertar o clínico quanto à existência de vacúolos de depósito dentro dos leucócitos.[125] A biopsia de tecido linfoide, incluindo o baço ou o fígado, pode revelar evidência de vacuolização.[125] Em alguns subgrupos, como o da MPS, anormalidades do tecido conjuntivo são comuns e a radiologia pode revelar anormalidades esqueléticas, particularmente da coluna. As biopsias musculares podem revelar alterações patológicas, particularmente nas doenças de depósito de glicogênio. Desse modo, recomendam-se as biopsias de nervo periférico para o diagnóstico de LCG.[125] Existe rastreamento metabólico de urina (Josephine Deubler Genetic Disease Testing Laboratory, University of Pennsylvania) para identificar produtos de excreção urinários, com os perfis excretores característicos sendo descritos para doenças específicas.[125] O meio definitivo de diagnosticar uma doença de depósito é pelo uso de análise de enzimas lisossômicas, em que a atividade de enzimas lisossômicas selecionadas no gato acometido são aferidas em comparação com o controle com idade equivalente. Animais acometidos costumam apresentar 0 a 5% da atividade normal da enzima em questão, enquanto os animais portadores apresentam aproximadamente 50% de atividade normal.[125] O exame de genética molecular cada vez mais estará disponível nos próximos anos como outro meio de diagnosticar esse grupo de distúrbios. Atualmente, o exame de DNA está disponível apenas para MPS 6 nos gatos.[125]

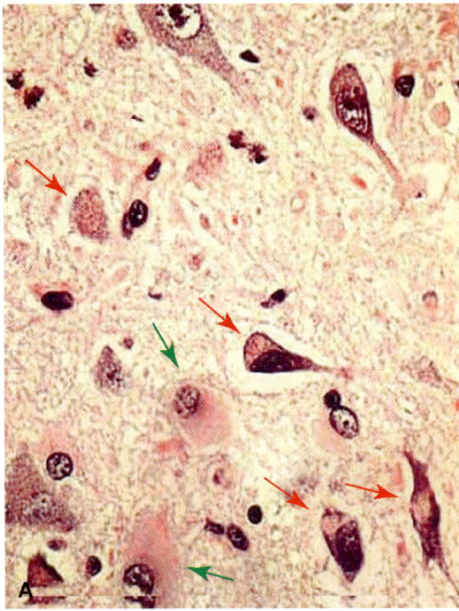
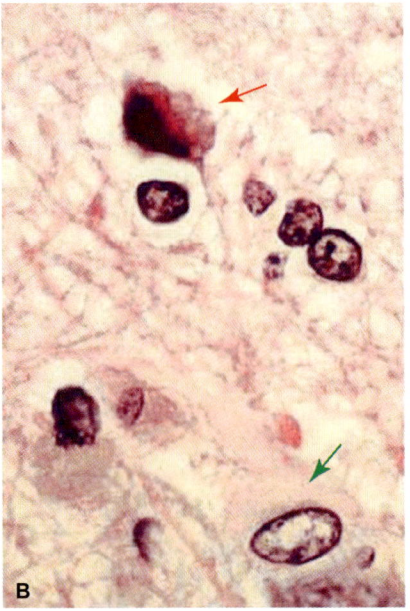

Figura 27.2 A. Vacúolos de depósitos em neurônios de um animal com doença de Niemann-Pick. **B.** Descoloração citoplasmática de epitélio do plexo coroide devido ao acúmulo de material de depósito. (*Reproduzida, com autorização, de DeLahunta A: Degenerative diseases of the central nervous system. In Summers BA, Cummings JF, DeLahunta A, editors:* Veterinary neuropathology, *St Louis, 1995, Mosby.*)

Distúrbios anômalos e congênitos

Malformações do cérebro não são raras em pacientes veterinários. A maioria decorre de etiologias hereditárias e exposição *in utero* a toxinas ou a agentes infecciosos.[34] Os agentes infecciosos provocam tanto hipoplasia após destruição de células progenitoras quanto atrofia secundária à destruição de tecido diferenciado em crescimento ativo.[34]

Hidrocefalia

A hidrocefalia é um dos distúrbios do sistema nervoso central (SNC) congênitos mais comumente identificados em gatos jovens, com os sinais clínicos tornando-se aparentes em filhotes de apenas 2 a 3 meses de vida.[22] Caracteriza-se por aumento do volume do LCR causado por mecanismo compensatório ou obstrutivo, levando a graus variáveis de dilatação do sistema ventricular.[34] Aumento do crânio, baixa estatura e fontanelas abertas, distorção da calvária, estrabismo divergente, comportamento anormal, ataxia, convulsões, déficits visuais, pressão na cabeça e torpor podem ser sequelas de hidrocefalia, dependendo das alterações patológicas do cérebro.[22] Há necessidade de imagem avançada para confirmar o diagnóstico e descartar outras causas de doença intracraniana. Os achados típicos à RM (Figura 27.3) são graus variáveis de dilatação ventricular, redução da substância branca periventricular, expansão da cavidade craniana e perda de osso cortical.

O tratamento da hidrocefalia congênita pode incluir conduta clínica com o objetivo de reduzir o volume do LCR, bem como sua produção por meio do uso de diuréticos e corticosteroides.[22] Furosemida a 0,5 a 4,4 mg/kg, por via oral, intramuscular ou intravenosa a cada 12 a 24 h, pode ser útil para diminuir a produção de LCR por meio da inibição do sistema de cotransporte sódio-potássio.[22] Pode ser utilizada acetazolamida de maneira semelhante, 10 mg/kg VO a cada 8 h. O medicamento atua diminuindo a produção de LCR por meio da inibição da anidrase carbônica.[22] A prednisona também pode ser administrada para reduzir produção de LCR, mas, em geral, o tratamento clínico proporciona alívio apenas temporário dos sinais clínicos.[22] A intervenção cirúrgica exige a coloração de derivação ventriculoperitoneal ou ventriculoatrial, com prognóstico de acordo com a gravidade da doença subjacente.[22]

Hipoplasia cerebelar

A hipoplasia cerebelar é uma síndrome bem identificada em gatos decorrente da exposição *in utero* ou perinatal ao vírus da panleucopenia felina.[34] O vírus tem predileção por células em rápida divisão e tem por alvo a camada germinativa externa do cerebelo. Desse modo, ocorrem hipoplasia da camada granular e desorganização das células de Purkinje (Figura 27.4), levando a graus variáveis de comprometimento.[34] Os sinais clínicos tornam-se evidentes tão logo o animal é capaz de deambular. Eles envolvem estação com base ampla, tremores corporais

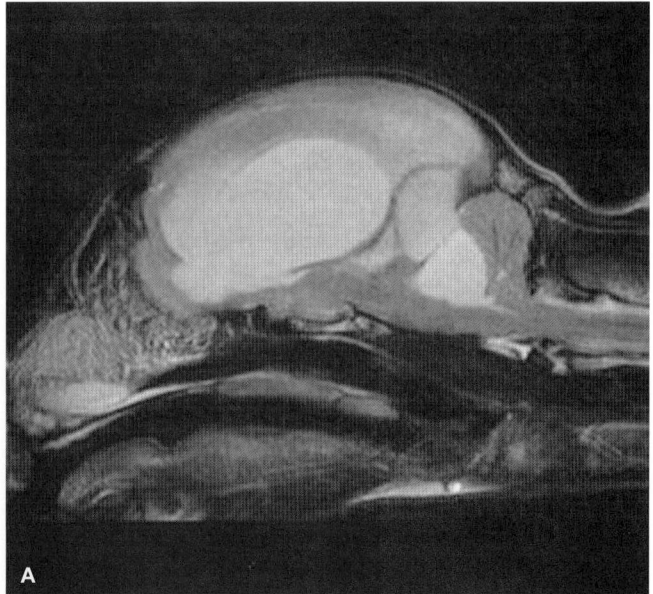

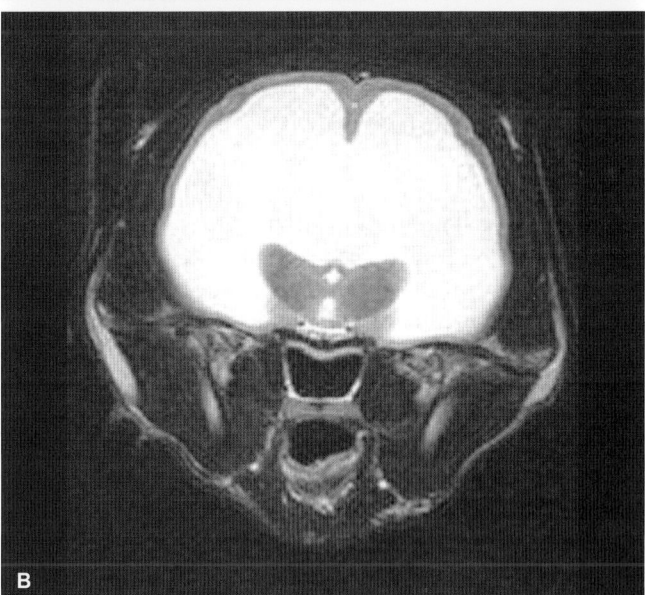

Figura 27.3 **A.** Imagem sagital ponderada em T2 de gato de 1 ano de vida com cegueira, convulsões e letargia. Observar a dilatação maciça dos ventrículos laterais, em que o líquido mostra-se hiperintenso (brilho). **B.** Incidência axial ponderada em T2 do mesmo gato com hidrocefalia. Convém notar o diencéfalo que se mostra pequeno e de forma alterada.

intensos, tremores de intenção, ataxia de qualidade cerebelar e hipermetria. Os déficits neurológicos são simétricos e de natureza não progressiva.[34] Dependendo da gravidade da doença, o filhote acometido pode ter boa qualidade de vida, desde que sejam tomadas medidas adequadas para prevenir lesão decorrente de queda e para manter o filhote em ambiente fechado. Esse distúrbio é mais bem prevenido por meio da vacinação das gatas antes da prenhez.[34] Embora sinais clínicos semelhantes sejam vistos em gatos com abiotrofia cerebelar, os dois distúrbios podem ser diferenciados rapidamente, já que os sinais decorrentes da abiotrofia em geral não se tornam aparentes de até alguns meses a anos e são de natureza progressiva.[6]

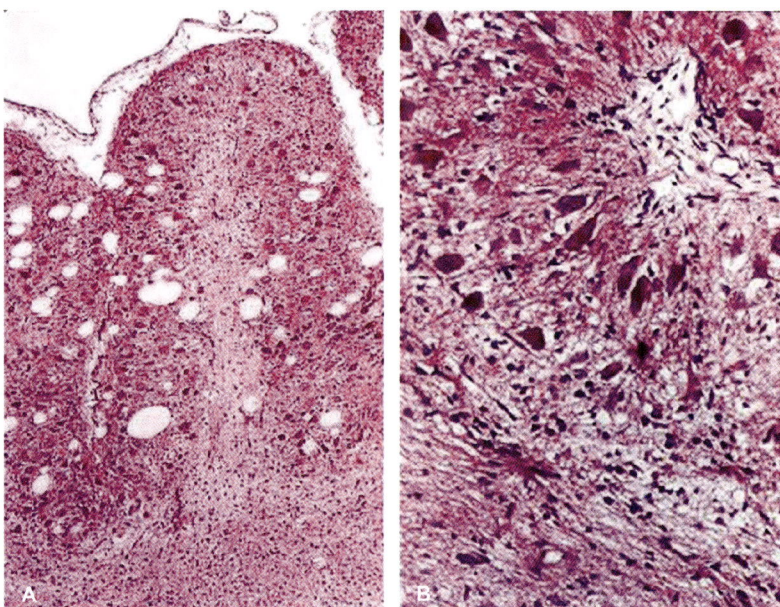

Figura 27.4 Hipoplasia cerebelar em um filhote felino. Os neurônios de Purkinje mostram-se desorganizados e não há camada granular. (*Reproduzida, com autorização, de DeLahunta A, Glass R:* Veterinary neuroanatomy and clinical neurology, *St Louis, 2009, Saunders.*)

Outras anomalias

Outras anomalias congênitas são menos bem identificadas e ocorrem esporadicamente devido a etiologias genéticas, tóxicas ou infecciosas. A meningoencefalocele tem sido bem identificada em filhotes da raça Birmanês como um tipo de malformação craniofacial hereditária e também foi associada à exposição *in utero* à griseofulvina.[34] Foi relatado que cistos aracnoides intracranianos surgem na cisterna do quadrigêmeo em gatos da raça Persa, com sinais clínicos como obnubilação e colapso.[80,110] A lissencefalia com microencefalia em gatos Korat foi descrita e está associada a sinais de comportamento anormal e automutilação.

Encefalopatias metabólicas e nutricionais

Diversas doenças metabólicas resultam em sinais neurológicos em gatos por meio de efeitos sobre o metabolismo de neurônios no SNC.[34] A hipoglicemia é uma causa bem identificada de convulsões em pacientes pediátricos e também foi relatada com pouca frequência em gatos mais velhos com insulinoma ou outros tumores secretores de insulina.[50,67] Outras causas são doença hepática, sepse, doenças lisossômicas de depósitos, dosagem excessiva inadvertida de insulina e hipoadrenocorticismo.[67] Os sinais clínicos associados a neuroglicopenia, além de convulsões, podem envolver letargia, fraqueza, desorientação, ataxia e déficits visuais. A hipoglicemia crônica pode provocar lesão nervosa irreversível em gatos,[67] e, por isso, é essencial o tratamento imediato objetivando a correção do problema subjacente.

A encefalopatia hepática é vista com maior frequência em gatos jovens com derivações portossistêmicas (DPS) e também foi identificada em outros distúrbios hepáticos (p. ex., lipidose, lesão causada por agentes hepatotóxicos). Produtos tóxicos liberados do intestino normalmente sofrem destoxificação no fígado, porém, nos gatos acometidos, níveis aumentados de amônia, substâncias semelhantes a benzodiazepina e outros metabólitos circulam até o cérebro.[34] Os sinais clínicos resultantes são convulsões (com frequência pós-prandiais), andar em círculos, depressão, sialorreia, cegueira, pressão na cabeça, desorientação e pouco desenvolvimento.[145] Os sinais gastrintestinais e urinários, bem como o fraco desenvolvimento, com frequência acompanham déficits neurológicos. Uma descrição completa do diagnóstico e do tratamento das DPS e outras hepatopatias pode ser encontrada no Capítulo 23.

Diversas endocrinopatias e anormalidades eletrolíticas também foram associadas a sinais intracranianos. Cetoacidose diabética e síndrome não cetótica hiperosmolar diabética podem produzir disfunção neurológica levando a sinais de letargia, depressão, anorexia e torpor.[138] Pode advir coma por desidratação de células cerebrais secundariamente a hipovolemia crônica, diurese osmótica e desvios no equilíbrio hídrico entre os compartimentos intracelular e extracelular.[138]

Foi relatado que o hipertireoidismo causa inquietação, hiperexcitabilidade, marcha compassada, andar em círculos, ansiedade e confusão mental.[61] Também podem ser encontradas convulsões, como consequência direta de hormônios tireóideos, o que diminui o limiar elétrico do tecido cerebral, ou como um acidente vascular secundário a hipertensão.

O hipoparatireoidismo de ocorrência natural resulta em hipocalcemia grave e em tremores musculares focais ou generalizados, convulsões, ataxia, desorientação, marcha rígida, letargia, anorexia e membrana nictante elevada. Outras causas de hipocalcemia são doença renal, toxicidade por etilenoglicol, pancreatite, eclampsia, enemas contendo fosfato e causas iatrogênicas relacionadas com tireoidectomia.[41]

A hipercalcemia pode provocar distúrbios do SNC, como depressão e convulsões, e está associada mais frequentemente a hipercalcemia da malignidade ou a insuficiência renal, embora haja raros relatos de hiperparatireoidismo primário em gatos.[41]

A hipernatremia, definida como concentração sérica de sódio superior a 165 mEq/ℓ em gatos, resulta em sinais clínicos de fraqueza, ataxia, convulsões e coma.[86] A gravidade dos sinais clínicos relaciona-se diretamente com a rapidez do início e o grau de hipernatremia[86] e é atribuída a desvios rápidos de água do espaço intracelular para o espaço extracelular.[48] A correção rápida mediante fluidoterapia inadequada pode provocar complicações graves, como edema cerebral e morte.[48]

A encefalopatia por deficiência de tiamina está bem identificada em gatos e caracteriza-se por ataxia de qualidade vestibular, midríase, ventroflexão do pescoço e convulsões.[30] Com frequência, os gatos acometidos apresentam histórico de ingestão de dieta com peixe cru, que é rico em tiaminase.[30] A autora tem observado diversos gatos com deficiência presumida de tiamina em que os sinais clínicos foram precedidos por anorexia prolongada, como o que ocorre na lipidose hepática. A administração de tiamina (10 a 25 mg administrados por via intramuscular e sucedidos por suplementação oral) resultará na resolução completa dos sinais clínicos. Se o distúrbio não for tratado, os sinais evoluem para prostração, opistótono, espasticidade, coma e morte.[30] Ao exame *post mortem*, são encontradas hemorragias petequiais bilateralmente no tronco encefálico, com lesões degenerativas encontradas no colículo caudal, geniculado lateral, núcleos vestibulares, oculomotores e habenular.[30]

Neoplasia

Os tumores cerebrais ocorrem em gatos com incidência geral de 3,5 casos por 100.000 animais e somam 2,2% de todos os tumores.[76] São tumores cerebrais primários o meningioma, o glioma (astrocitoma, oligodendroglioma), o ependimoma, o tumor do plexo coroide e os tumores embrionários raros (p. ex., neuroblastoma, tumores neuroectodérmicos primitivos, meduloblastoma).[139] Por sua vez, são tumores secundários os hipofisários, aqueles que invadem por extensão direta para o cérebro (p. ex., tumores nasais, tumores óticos, tumores oculares) e as metástases de tumores (p. ex., adenocarcinoma mamário).[76] Em um estudo retrospectivo de 160 gatos com neoplasia intracraniana,[141] a prevalência de tumor foi determinada da seguinte maneira: 58,1% meningioma, 14,4% linfoma, 8,8% hipófise, 7,5% glioma, 5% neuroepitelial, 5,6% metastático e 3,8% por extensão direta. Não existe relato de predisposição de raça em gatos, e a média de idade para o desenvolvimento de um tumor cerebral é de 11 anos.[139]

Os tumores intracranianos infiltram o parênquima do cérebro, provocando a ruptura do fluxo sanguíneo, edema cerebral, necrose local, ruptura do fluxo do LCR levando a hidrocefalia obstrutiva e aumento da pressão intracraniana (que pode resultar em herniação).[99] Os tumores intracranianos primários raramente dão metástase, porém, em alguns casos, podem se disseminar para os pulmões por meio da drenagem pelos plexos de seios venosos na abóboda craniana.[99] Os sinais clínicos podem envolver alterações comportamentais, andar em círculos, convulsões, déficits visuais, ataxia e paresia.[115] Contudo, os sinais podem ser inespecíficos, e, em um relato, 21% dos gatos foram levados a consulta apenas devido a anorexia e letargia.[136] Com frequência, os sinais são lentamente progressivos e de natureza assimétrica. No entanto, em alguns pacientes assintomáticos, os tumores podem ser encontrados como achado ocasional à necropsia.[141]

Meningiomas

Os meningiomas constituem o tumor cerebral primário mais comum em gatos e são de origem mesenquimatosa, surgindo da camada aracnoide das meninges. A maioria dos casos envolve pacientes mais velhos,[34,93] com os machos levemente em maioria em uma proporção de 3:2.[33] Sua topografia é semelhante à dos cães, com a maioria sendo supratentorial e, com frequência, envolvendo o terceiro ventrículo.[33,140] Existe uma tendência de esses tumores em gatos serem múltiplos, e, em um relato, 19% dos felinos apresentavam mais de um meningioma.[148] Em outro relato, três gatos apresentavam dois meningiomas e outro gato tinha quatro meningiomas.[43] Várias lesões podem resultar em sinais multifocais, confundindo o quadro clínico e o diagnóstico diferencial. No entanto, apesar das lesões múltiplas, 75% dos gatos em um estudo apresentaram sinais sugestivos de lesão focal.[43]

À microscopia, a maioria dos meningiomas felinos é meningoteliomatosa ou psamomatosa e pode ter depósitos de colesterol.[33] Os sinais clínicos dependem da localização e da velocidade de crescimento do tumor, porém, em geral, apresentam início insidioso devido a seu crescimento lento.[115] A duração mediana dos sinais clínicos até a apresentação ao veterinário foi de 1,25 mês em uma retrospectiva de 42 gatos, com alterações mentais (100%), déficits visuais (93%), paresia (83%), e convulsões (19%).[49]

Por fim, o diagnóstico definitivo requer análise histopatológica, porém exames avançados de imagem (tomografia computadorizada [TC], RM) podem ser bastante sugestivos de meningioma em virtude das características típicas de imagem e da localização anatômica. A TC não é tão útil para a detecção de massas intracranianas como a RM, devido ao pouco detalhamento de partes moles e à falta de habilidade de identificar lesões na fossa caudal. Contudo, em um estudo de tumores cerebrais em cães, a TC previu corretamente o tipo histológico em 86% dos casos.[107] Os meningiomas mostram-se isodensos a hiperdensos, homogêneos e brilhantemente acentuados à TC, e a calcificação é facilmente identificada (Figura 27.5).[115] A hiperostose, frequentemente identificada na calvária sobrejacente a meningiomas felinos, é prontamente detectada por TC e relatada em cerca de 73% dos casos.

A RM é considerada a modalidade superior para detectar esses tumores. Ela identificou corretamente o meningioma com base apenas em características de RM em 96% dos casos em 33 gatos.[140] As características de imagem são variáveis, porém envolvem localização extra-axial, margens distintas, leve edema peritumoral, efeito expansivo, cauda dural e base ampla (Figura 27.6).[140] Em um relato, houve aumento do ventrículo lateral em 64% dos casos,

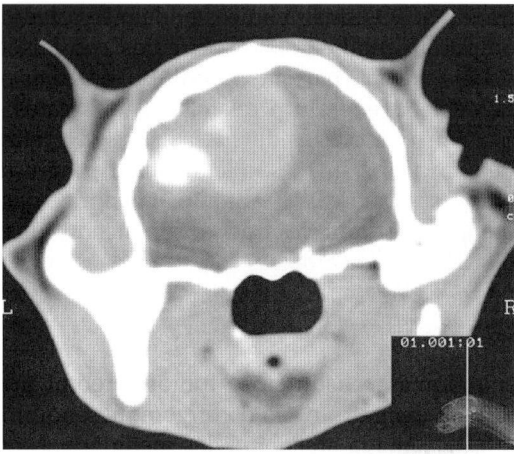

Figura 27.5 Tomografia computadorizada de gato com meningioma confirmado. Observar a área hiperdensa de calcificação ventralmente e a hiperostose da calvária sobrejacente. (*Cortesia de Dra. Kerry Bailey, Oradell Animal Hospital.*)

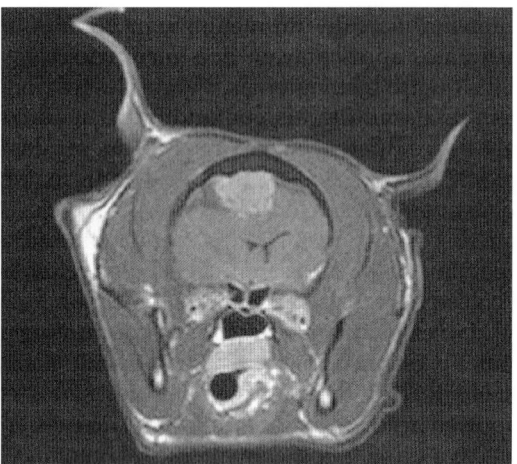

Figura 27.6 Ressonância magnética de um gato com meningioma confirmado. Observar a localização extra-axial e o efeito de massa típico para esse tumor. (*Cortesia de Dr. Mark Troxel, In Town Veterinary Group.*)

além de evidente herniação sob o tentório ou o cerebelo em 63% dos casos.[140] Os resultados da análise do LCR em gatos com meningioma não foram relatados, mas, em cães, são inespecíficos e pouco passíveis de terem benefícios diagnósticos.

O marco para o tratamento do meningioma em felinos é a remoção cirúrgica. Com frequência, a cirurgia tem êxito devido à localização superficial sobre as convexidades e os lobos frontais cerebrais, pela falta de invasão de parênquima subjacente (diferentemente de cães) e pela natureza bem circunscrita desses tumores geralmente benignos. Os índices de mortalidade pós-cirúrgica relatados foram de até 19%.[49] Contudo, na experiência da autora e na de outros clínicos experientes,[115] o índice de mortalidade é quase sempre mais baixo. A complicação pós-cirúrgica mais comum após excisão de meningioma é anemia, que ocorre em até um terço dos gatos.[49] No geral, o tempo de sobrevida mediano (TSM) em um estudo com 42 gatos foi de 26 meses, com o índice de sobrevida de 1 ano de 66% e o

índice de sobrevida de 2 anos de 50%.[49] No mesmo relato, 30% dos gatos desenvolveram recorrência de sinais neurológicos, com tempo mediano de 30,75 meses. Em outro relato de 34 gatos com meningioma tratado cirurgicamente, o TSM foi de 685 dias, com 20% dos gatos enfrentando recorrência de sinais clínicos (285 dias). Faltam dados relacionados com o tratamento de meningioma em felinos por meio de radiação ou de quimioterapia, provavelmente devido ao alto índice de sucesso e longos tempos de sobrevida após a cirurgia.

Tumores da hipófise

Os tumores da hipófise são raramente diagnosticados em gatos e, com frequência, exercem seus efeitos clínicos por meio da secreção excessiva de hormônio do crescimento. Os sinais clínicos são acromegalia, caracterizada por aumento da cabeça, claudicação, dispneia decorrente de cardiomegalia, protrusão da mandíbula, estridor respiratório causado por hipertrofia de partes moles orofaríngeas, e alargamento do espaço interdentário.[128] Com frequência, o diabetes grave insulinorresistente é evidente. Contudo, os sinais neurológicos (p. ex., convulsões, alterações comportamentais, cegueira) podem ocorrer quando não há endocrinopatia.[62,88] Felinos machos de meia-idade a idosos estão entre os mais atingidos.[88,128]

O diagnóstico definitivo exige imagem avançada do cérebro (TC ou RM) que, em geral, revela uma lesão expansiva da sela turca com expansão dorsal para o diencéfalo sobrejacente (Figura 27.7). A maioria dos macroadenomas é acentuada por contraste e pode apresentar áreas de necrose, hemorragia ou calcificação.

O tratamento clínico desses tumores é bastante frustrante, e o tratamento mais definitivo exige intervenção cirúrgica ou radiação. Em sete gatos tratados com hipofisectomia transfenoidal, a cirurgia foi bem tolerada na maioria dos casos, com a resolução dos sinais clínicos em cinco gatos e dois gatos sobrevivendo 28 e 46 meses após cirurgia.[89]

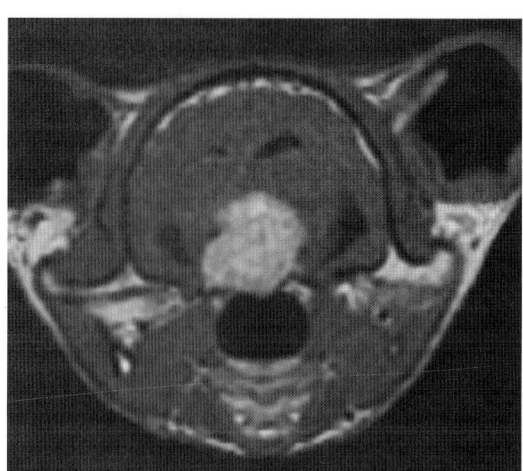

Figura 27.7 Imagem de ressonância magnética ponderada em T1 após administração de contraste em um gato com macroadenoma hipofisário confirmado. Observar a forte captação de contraste e a obliteração do diencéfalo. (*Reproduzida, com autorização, de DeLahunta A, Glass R:* Veterinary neuroanatomy and clinical neurology, *St Louis, 2009, Saunders.*)

Contudo, faltam cirurgiões experientes nesse procedimento, e complicações como fístula oronasal crônica podem ter impacto significativo sobre a qualidade de vida.[89] O tratamento mediante radioterapia mostrou aliviar ou resolver os sinais clínicos e foi associado a tempos de sobrevida maiores em muitos estudos.[62,88] O tempo de sobrevida mediano em um relato de oito gatos tratados com radiação foi de 17,4 meses (com variação de 8,4 a 63,1 meses).[62]

Linfoma

O linfoma do cérebro pode ser primário ou secundário ou ainda apresentar o aspecto de doença multicêntrica.[76] É visto com pouca frequência e representa apenas 14,4% dos casos em uma série de 160 gatos com tumores intracranianos.[141] Em um estudo retrospectivo de 18 gatos com linfoma do SNC, 14 apresentavam desenvolvimento intracraniano e 10 foram levados a exame por queixa principal de convulsões.[98] Além disso, a prevalência de envolvimento da medula óssea e de outros órgãos foi extremamente alta, sugerindo que talvez o meio mais confiável de diagnosticar o linfoma no SNC seja por meio da confirmação de sua existênciaem outros sistemas corporais.[98]

Não existem achados patognomônicos à RM de gatos com linfoma intracraniano e, em alguns casos, as características de imagem são semelhantes àquelas do meningioma.[140] A análise do LCR pode ser bastante útil, e células malignas foram encontradas no LCR de 5 em 11 gatos em um relato[98] e em 6 de 17 em outro relato.[72]

Embora o linfoma seja considerado sensível à quimioterapia, o prognóstico nos gatos acometidos é reservado, com TSM de cerca de 21 dias nos pacientes tratados apenas com prednisona.[141] Individualmente, a quimioterapia não demonstrou prolongar de modo substancial os tempos de sobrevida, porém, quando associada à radiação, o TSM foi de 125 dias (variação de 40 a 210 dias).[98]

Outros tumores

A incidência de outros tumores do cérebro em gatos não é conhecida, porém eles aparecem apenas raramente do ponto de vista clínico. De 160 gatos com tumores intracranianos, o astrocitoma, o oligodendroglioma, o neuroblastoma olfatório e o ependimoma somaram apenas 7,6% dos casos. Devido à raridade desses tumores, existe uma escassez de informações quanto ao tratamento e ao prognóstico. Contudo, os gliomas costumam estar associados ao prognóstico mais grave e, em um gato com astrocitoma tratado mediante cirurgia e radiação, o tempo de sobrevida foi de apenas 179 dias.[141] Os ependimomas têm prognóstico mais favorável e parecem responder bem à intervenção cirúrgica, com tempo de sobrevida relatado de até 2 anos.[124,141]

Distúrbios inflamatórios

Peritonite infecciosa felina

A peritonite infecciosa felina (PIF) é o distúrbio inflamatório mais comum e clinicamente importante no SNC, somando 48% dos casos de doenças neurológicas infecciosas relatadas em gatos.[14] O agente causal, uma variante extremamente patogênica do coronavírus entérico felino (FIPV), produz doença imunomediada por meio da infecção de macrófagos, sendo a gravidade dos sinais determinada por suscetibilidade do hospedeiro, resposta imunológica específica do hospedeiro e cepa do vírus.[42] A maioria dos casos é composta por animais com idade inferior a 2 anos e oriundos de moradias com vários gatos, sendo os machos e os de raça pura os mais apresentados para exame.[35,42]

Os sinais neurológicos podem ser vistos tanto com a forma efusiva ("úmida") quanto com a não efusiva ("seca") dessa doença. No entanto, a forma seca parece envolver mais frequentemente o SNC.[35] Sinais referentes ao envolvimento cerebelomedular são mais comuns,[32] mas também pode haver convulsões e estas foram relatadas em até 25% dos gatos com PIF confirmada à histopatologia.[135] Ataxia, paresia espástica, inclinação da cabeça, nistagmo, hiperestesia, déficits de propriocepção, cegueira e alterações comportamentais foram relatados.[35,42] Sinais não neurológicos frequentemente acompanham os sinais do SNC, como uveíte, coriorretinite, infecções respiratórias, linfadenopatia mesentérica, desidratação, perda de peso, letargia, febre e pica.[42]

O diagnóstico *antemortem* de PIF pode ser extremamente difícil e exige alto índice de suspeita, em especial nos pacientes sem envolvimento sistêmico evidente (ver Capítulo 33). Os achados no hemograma são inespecíficos, porém com frequência a concentração sérica de proteínas está elevada, especialmente as alfa-2, beta e gamaglobulinas.[35] A análise do LCR em gatos com PIF caracteriza-se por aumento da celularidade (que pode ser predominantemente neutrofílica ou mononuclear) e também aumento dos níveis de proteína, alcançando 2 g/ℓ. A existência de anticorpos anticoronavírus, seja no soro ou no LCR, comprova apenas que o gato foi exposto a um coronavírus e não é o meio de diagnosticar PIF de modo definitivo. Em um estudo prospectivo de 67 gatos, a detecção de anticorpos anticoronavírus no LCR teve sensibilidade de 60% e especificidade de 90%.[11]

A RM é instrumento útil nos casos de suspeita de PIF intracraniana, tanto para ajudar a confirmar o diagnóstico quanto para descartar outras causas de sinais neurológicos (Figura 27.8). Os achados típicos são dilatação ventricular, ependimite, plexite coroide, meningite (mais evidente nas faces ventrocaudais do cérebro), siringomielia cervical e inflamação periventricular.[42,100] Contudo, não existem achados patognomônicos de imagem e os resultados devem ser considerados conforme os achados clínicos e clinicopatológicos. A reação em cadeia de polimerase pode ser realizada no LCR e em outros líquidos (p. ex., derrame abdominal) ou tecidos, porém sua sensibilidade é relativamente baixa, e um exame negativo não descarta necessariamente a PIF.[42]

Com frequência, o exame *post mortem* do cérebro revela lesões macroscópicas, como opacidade meníngea ao redor do bulbo e do plexo coroide do quarto ventrículo e cobertura dos plexos coroides com exsudato pegajoso branco.[32] As células ependimárias podem estar recobertas por fibrila e levar a hidrocefalia rostral à obstrução. Histologicamente, existe leptomeningite piogranulomatosa grave, coroidite, ependimite e encefalomielite, com

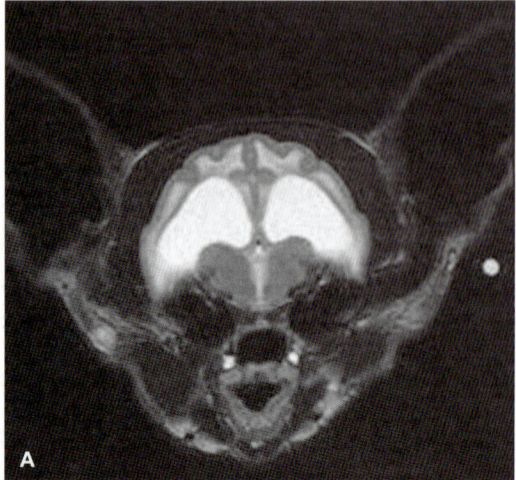

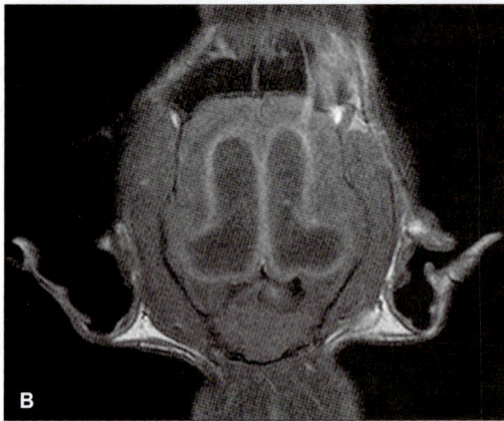

Figura 27.8 **A.** Imagem de ressonância magnética axial em T2 de um gato com ataxia progressiva e convulsões. A reação em cadeia de polimerase para o vírus da peritonite infecciosa felina foi positiva no líquido cefalorraquidiano. Observar a dilatação ventricular maciça e o edema na coroa radiada. **B.** Imagem de ressonância magnética pós-contraste em T1 do mesmo gato de A. Observar a forte captação de contraste no revestimento ependimário dos ventrículos laterais.

Os achados clínicos são febre, pneumonia, icterícia, desconforto abdominal, dispneia, derrame pericárdico, ascite, pancreatite e linfadenopatia mesentérica.[79,134] As lesões no SNC são incomuns, somando apenas 7 de 100 gatos com toxoplasmose confirmada à histologia.[36a] Os sinais clínicos de envolvimento do SNC com frequência são multifocais, como convulsões, cegueira, ataxia, comportamento anormal, depressão, anisocoria, inclinação da cabeça e nistagmo.[36a,79]

O diagnóstico *antemortem* pode ser um desafio e o uso de um teste com base em IgG (p. ex., [ELISA – *enzyme-linked immunosorbent assay*], teste de aglutinação em látex (para demonstrar o aumento de quatro vezes da IgG ao longo de 2 a 3 semanas).[79] O LCR pode ser usado para determinar a produção de anticorpos intratecais, porém os resultados devem ser interpretados com cautela, pois a IgG específica para *T. gondii* foi encontrada em LCR de gatos normais.[79] A RCP também tem sido usada para detectar *T. gondii* no LCR, e os resultados foram positivos em 7 de 7 gatos com evidência sorológica ou imuno-histoquímica de toxoplasmose.[113] Em casos raros, os microrganismos podem ser observados diretamente no LCR (Figura 27.9) ou em outro material biológico, como líquido obtido por meio de lavado brônquico.

À histologia, a meningoencefalite não supurativa acometendo a substância cinzenta e a substância branca é vista com ocasional envolvimento periventricular.[32] A necrose pode ser intensa, em especial nas infecções congênitas, e os microrganismos podem ser vistos nas margens das lesões, no interior de macrófagos e em cistos teciduais.[32] O tratamento pode proporcionar uma resposta favorável e considera-se a clindamicina (10 a 12 mg/kg, administrada por via oral a cada 12 h durante 4 semanas) o fármaco de escolha.[79] Como alternativa, a sulfa trimetoprima (15 mg/kg, administrada por via oral a cada 12 h durante 4 semanas) pode ser empregada.

lesões predominantemente orientadas para a superfície.[32] O prognóstico é extremamente mau, e, apesar dos relatos de tratamentos eficazes para PIF, parece que a doença é uniformemente fatal, mesmo com cuidados de suporte e tratamentos imunomoduladores.

Toxoplasmose

O *Toxoplasma gondii* é um parasito protozoário para o qual o gato pode servir tanto como hospedeiro intermediário quanto como hospedeiro definitivo.[32,79] A infecção ocorre por ingestão direta de cistos teciduais na carne ou oocistos esporulados nas fezes dos gatos, assim como por via transplacentária.[32] Após a infecção, os bradizoítas tornam-se encistados em diferentes tecidos, o que envolve músculo e SNC, porém, com frequência, a infecção permanece latente e o paciente será assintomático.[32] A doença clínica ocorre associada a diversos fatores de imunocomprometimento, como administração de esteroides, infecção concomitante por FIV ou FeLV, estresse, grande carga infectante em animais muito jovens e neoplasia.[32,79]

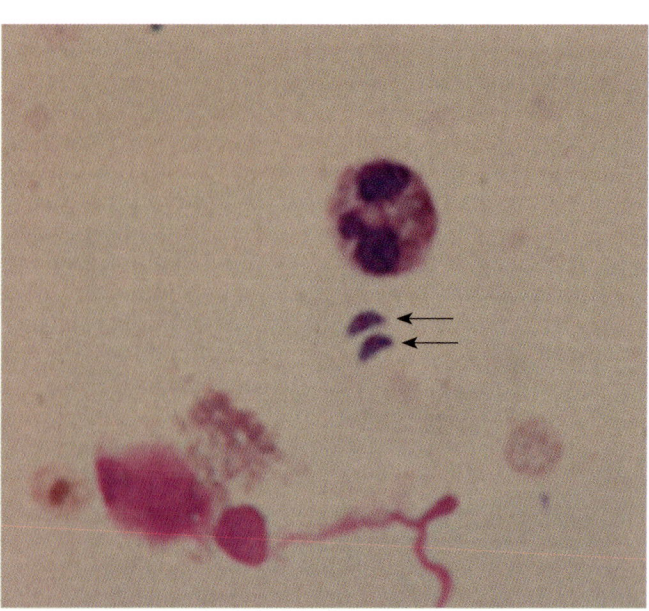

Figura 27.9 Líquido cefalorraquidiano em um gato infectado com *Toxoplasma gondii* (*setas*).

Infecções fúngicas

Ocasionalmente, as infecções fúngicas são identificadas no SNC em gatos, sendo o *Cryptococcus neoformans* o agente mais comumente relatado. Como os gatos com criptococose frequentemente são infectados por meio de inalação de microrganismos não encapsulados, não é raro o gato ter sinais concomitantes no trato respiratório superior e também de tumefação do nariz.[74] Os sinais clínicos em geral refletem um processo multifocal, porém sinais do prosencéfalo podem predominar por causa da via de entrada proposta. Com frequência, o comprometimento ocular é acompanhado de lesões no SNC, com microrganismos entre a coroide e a retina.[32] Não existe predileção significativa por idade ou sexo e tanto os gatos de interiores quanto os de vida livre podem se tornar infectados.

O diagnóstico definitivo pode ser obtido pelo teste de aglutinação em látex (AL) para o antígeno capsular, um teste igualmente bastante sensível e específico. O AL também pode ser realizado no LCR e pode ser preferível em gatos sem envolvimento sistêmico óbvio. O microrganismo também pode ser observado diretamente em LCR, exsudatos nasais, lesões cutâneas, urina e aspirados de linfonodos.[74] Nos casos em que o microrganismo não seja observado no LCR, em geral o líquido ainda assim é anormal e pode mostrar pleocitose neutrofílica, eosinofílica, mononuclear, ou mista, com proteína elevada.[74] A RM dos gatos acometidos é variável e pode revelar um granuloma solitário, massas multifocais, inflamação meníngea e acentuação do epêndima e dos plexos coroides.[130] Os achados microscópicos são numerosos microrganismos bastante compactados preenchendo espaço subaracnoide e expandindo os sulcos com uma resposta inflamatória não supurativa branda nas meninges e no parênquima (Figura 27.10).[32]

O tratamento no momento baseia-se no fluconazol (25 a 50 mg por via oral a cada 12 h), devido à sua habilidade de atravessar a barreira hematencefálica, à sua relativa margem de segurança e à sua eficácia relatada.[74] Contudo, o prognóstico é considerado extremamente reservado em gatos com comprometimento do SNC – e as recidivas são comuns. Outras infecções fúngicas, como *Blastomyces dermatitidis*, *Histoplasma capsulatum* e *Cladophialophora* spp., são relatadas esporadicamente em áreas endêmicas e estão quase sempre associadas a prognóstico mau.[74,127]

Doença de Borna

O vírus da doença de Borna (BDV) é a causa de uma encefalomielite não supurativa grave relatada em muitas partes do mundo, especialmente Europa e Austrália. É vista com maior frequência em gatos de zona rural propensos a caçar pássaros e roedores e caracteriza-se por ataxia de membros pélvicos sucedida por alterações mentais, déficits visuais, fotofobia, andar em círculos e convulsões.[9] Os sinais clínicos perduram de 1 a 4 semanas e, em geral, resultam em comprometimento progressivo e morte, embora em alguns casos seja possível a recuperação. Os gatos que se recuperaram apresentam ataxia permanente, alterações comportamentais e polifagia.[9]

O diagnóstico definitivo pode ser difícil, e outras causas de distúrbios multifocais do SNC, como peritonite infecciosa felina, devem ser descartadas. Menos de 50% dos gatos acometidos apresentam resultado positivo para o teste específico de anticorpos anti-BDV, e a PCR não se mostrou um exame confiável nessa espécie.[9] A doença pode ser diagnosticada definitivamente apenas por meio do exame *post mortem*. Os achados são alterações inflamatórias, principalmente na substância cinzenta, manguito

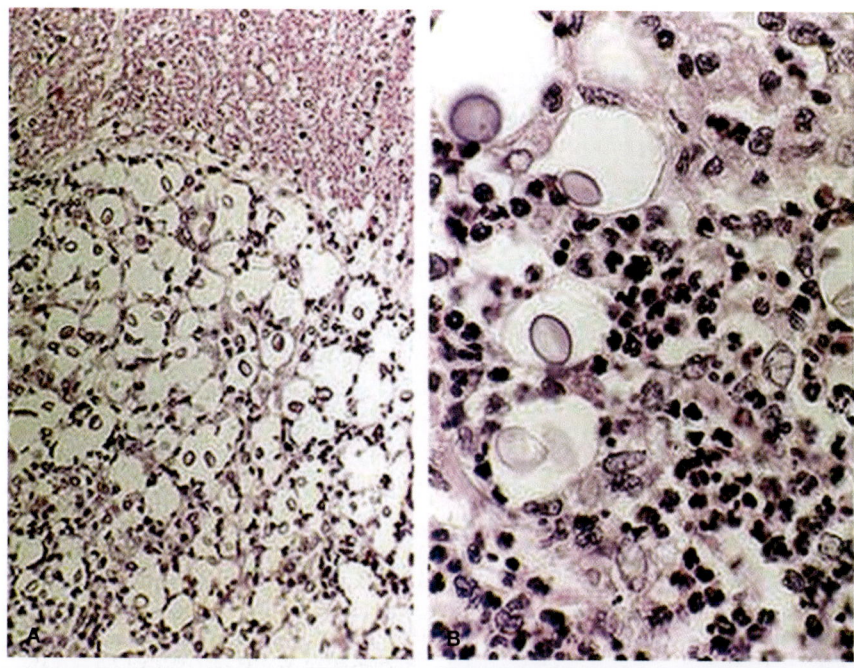

Figura 27.10 Hipocampo de um gato infectado com *Cryptococcus neoformans* (H & E, 140×). Cavidades representando espaços perivasculares distendidos com microrganismos são observadas prontamente (*Reproduzida, com autorização, de DeLahunta A: Inflammatory disease of the nervous system. In Summers BA, Cummings JF, DeLahunta A, editors*: Veterinary neuropathology, St Louis, 1995, Mosby.)

perivascular, neuronofagia e detecção de antígeno BDV no parênquima do SNC.[9] O prognóstico é mau, e não existe tratamento conhecido. Muitas outras encefalites infecciosas em gatos foram relatadas com pouca frequência, como raiva, FIV, doença por riquétsias, pseudorraiva e encefalopatia espongiforme felina.

Distúrbios tóxicos

A ingestão de toxinas deve ser considerada em qualquer gato que apresente sinais neurológicos agudos, particularmente nos felinos com histórico de ingestão indiscriminada de materiais estranhos, ou naqueles que têm acesso ao meio externo sem supervisão. Como muitas toxinas podem produzir efeitos semelhantes à doença do SNC de ocorrência natural, o completo histórico e o exame neurológico abrangente são essenciais. Embora a relação de neurotoxinas potenciais seja infindável, esta seção aborda apenas aquelas mais comuns e clinicamente relevantes encontradas por clínicos de felinos (ver também Capítulo 31).[25]

Os pesticidas tópicos representam uma fonte importante de toxicidade em gatos e, em geral, esta decorre da administração inadequada de produtos contra pulgas e carrapatos. Os sinais clínicos dos efeitos tóxicos de permetrina são tremores e fasciculações musculares, convulsões, ataxia, midríase e cegueira central. Os sinais clínicos graves exigem tratamento intensivo e, se não forem verificados, pode ocorrer óbito em decorrência de pneumonia por aspiração, parada respiratória, ou anormalidades eletrolíticas. Contudo, a maioria dos gatos terá um bom prognóstico sem complicações a longo prazo.[12,37] Inseticidas à base de organofosforados e carbamato atuam inibindo a acetilcolinesterase, o que resulta em sinais compatíveis com uma "crise colinérgica" marcada por sinais muscarínicos, nicotínicos e mistos.[36] Tremores, depressão, convulsões, miose, comportamento anormal e ventroflexão cervical foram relatados em gatos acometidos em questão de minutos até horas após a exposição.[36]

Diversos agentes químicos foram relatados como causadores de sinais neurológicos em gatos, sendo que o mais bem descrito é o metronidazol.[16,112] Os sinais neurológicos são desorientação, ataxia, cegueira central e convulsões. Todos os casos relatados ocorrem com doses superiores a 30 mg/kg/dia. A suspensão da medicação e a instituição de cuidados de suporte resultam na rápida resolução dos sinais clínicos em alguns dias.[16,112] Também se relata a ivermectina como causadora de convulsões, bem como de ataxia, cegueira, midríase, coma, desorientação e morte.

Os efeitos tóxicos de vegetais somam, aproximadamente, 10% das exposições relatadas a centros de controle de envenenamento, com mais de 50% dos casos ocorrendo com idade inferior a 1 ano.[58] Estes, com frequência, são particularmente desafiadores para o clínico, pois muitos proprietários de animais de estimação não conhecem os nomes das plantas que o gato possa ter ingerido e, em alguns casos, não fica claro se o animal de fato ingeriu o material vegetal. Tabaco, maconha e outras plantas alucinógenas provocam diversos sinais, desde depressão até ataxia, convulsões e morte.[58]

A ingestão de chumbo continua a ser um problema toxicológico importante em gatos, particularmente naqueles que vivem em moradias construídas antes de 1977. Os proprietários de gatos com suspeita de envenenamento por chumbo devem ser questionados com cuidado, a fim de determinar se está havendo alguma reforma na casa, pois os hábitos de autolimpeza dos gatos coloca-os sob risco de ingerir partículas contendo chumbo.[36] Em geral, sinais neurológicos, como alterações comportamentais, convulsões, cegueira e ataxia, desenvolvem-se após exposição aguda e em nível alto de chumbo.[36] Nos gatos, os sinais gastrintestinais (p. ex., vômito, anorexia, dor abdominal, constipação intestinal e megaesôfago) são mais comuns que os sinais neurológicos. O diagnóstico de envenenamento por chumbo pode ser confirmado por meio da aferição de nível sanguíneo de chumbo superior a 0,22 ppm.[36]

Embora muitas outras toxinas tenham o potencial de acometer o sistema nervoso em gatos, a discussão completa vai além do escopo deste capítulo. O leitor pode recorrer a uma excelente revisão de toxicologia veterinária em outro local.[103]

Encefalopatias vasculares

Acidentes vasculares encefálicos

Os acidentes vasculares encefálicos (AVE) são cada vez mais identificados na medicina veterinária, devido à maior disponibilidade e à RM. Os AVE podem ser divididos em duas categorias amplas: derrame isquêmico, em que um vaso fica ocluído por trombo ou por vasoespasmo, e derrame hemorrágico, que decorre da ruptura de vasos sanguíneos no parênquima do SNC ou no espaço subaracnoide.[45] A incidência de AVE em gatos é desconhecida, já que a maioria dos relatos na literatura veterinária tem por base estudos em caninos. Os fatores de risco são hiperfibrinogenemia, policitemia, coagulopatias, neoplasia (p. ex., linfoma intravascular), hipertensão, mieloma múltiplo, doença cardíaca, doenças infecciosas (p. ex., peritonite infecciosa felina), doença renal e vasculite, entre outros.[45,53,55] Foi relatada isquemia cerebelar pós-anestésica em gatos da raça Persa após anestesia com cetamina.[116]

Os sinais clínicos refletem a localização e a extensão da área acometida e, em geral, têm início agudo e assimétrico, com evolução mínima após as primeiras 24 h. O cerebelo é o local mais comum de ocorrência de acidentes vasculares,[19,34] porém os hemisférios cerebrais e o tálamo também são acometidos com frequência. Um banco de dados mínimo em qualquer gato com suspeita de infarto cerebral deve incluir hemograma completo, painel bioquímico, teste para FeLV e FIV, urinálise, painel da tireoide (se aplicável), perfil de coagulação se aplicável, várias aferições de pressão arterial, eletrocardiograma e possíveis radiografias torácicas e ultrassonografias abdominais. Se houver suspeita de miocardiopatia, a ecocardiografia deverá sempre ser realizada. O diagnóstico definitivo requer imagem avançada do cérebro, sendo a RM considerada a modalidade superior para detecção de infarto intracraniano (Figura 27.11). Os achados podem variar, dependendo da extensão de tempo que tenha transcorrido entre o

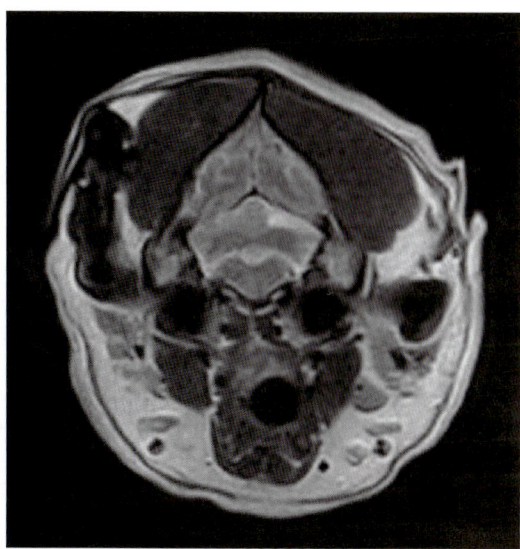

Figura 27.11 Imagem de ressonância magnética axial em T2 de infarto cerebral. Observar as margens bem delineadas e a forma em cunha. (*Cortesia de Dr. Boaz Levitin, NYC Veterinary Specialists.*)

início do derrame e a realização da imagem. São anormalidades típicas observadas à RM a lesão focal bem demarcada hiperintensa em imagens em T2 e FLAIR, hipointensa em T1, com corte discreto entre tecido normal e anormal. Em geral, não se visualiza efeito de massa ou de desvio da linha média e, quando ocorre acentuação por contraste, ela é mínima.

Não existe tratamento específico para acidentes vasculares na maioria dos pacientes felinos, e convém ter cuidado para tentar identificar e corrigir uma causa subjacente. Imediatamente os cuidados de suporte, em especial quando os sinais são intensos, têm por objetivo manter a perfusão do cérebro por meio do uso criterioso de líquidos intravenosos e administração de oxigênio. O manitol (0,5 a 1 g/kg administrado por via intravenosa) pode estar indicado na fase aguda se houver preocupação com edema cerebral, desde que o gato se encontre hemodinamicamente estável e os eletrólitos estejam normais. Os corticosteroides não mostraram participar do tratamento de derrame e, na verdade, podem exacerbar a lesão oxidativa ao cérebro. O prognóstico depende de diversos fatores, como a etiologia subjacente, a gravidade dos sinais clínicos e a extensão da lesão, porém a maioria dos pacientes apresenta melhora ao longo do período de dias a semanas.

Encefalopatia isquêmica felina

Distúrbio vascular único do SNC, a encefalopatia isquêmica felina está bem descrita em gatos e acredita-se que esteja relacionada com a miíase por larvas de *Cuterebra*.[34,47] Os gatos acometidos costumam ter acesso ao meio externo e são apresentados no verão e no início do outono com sinais prosencefálicos unilaterais, como convulsões progressivas, alterações comportamentais (com frequência agressividade), cegueira e depressão. Em alguns casos, os sinais neurológicos são precedidos por sinais de doença respiratória alta, como espirros.[47] Temperaturas retais anormais, seja hipertermia ou hipotermia, foram observadas.[47]

Nem a hematologia de rotina nem a análise do LCR são específicas para esse distúrbio. A RM do cérebro (Figura 27.12) pode revelar lesões parasitárias formando trajetos, bem como degeneração cerebrocortical causada por liberação de toxina pelo parasito.[34] À macroscopia, pode ser aparente uma atrofia acentuada do hemisfério cerebral acometido (Figura 27.13). Um vasospasmo secundário à liberação de toxina produzida pelo parasito resulta em infarto na região perfundida pela artéria cerebral média ou suas ramificações.[34]

Os achados histológicos são lesões parasitárias formando trajetos, necrose cerebrocortical laminar superficial, infarto cerebral, rarefação subependimária e astrogliose subpial.[146] As larvas são encontradas com maior frequência

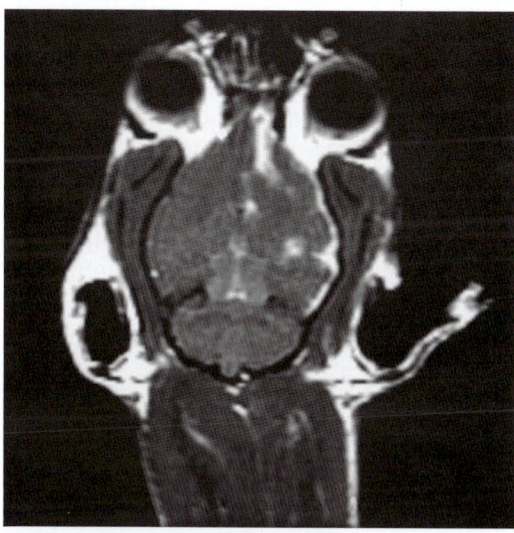

Figura 27.12 Imagem de ressonância magnética pós-contraste em T1 (coronal) de gato com encefalopatia isquêmica felina. A captação de contraste associada a necrose causada pelo parasito é visualizada no lobo olfatório e no pré-frontal à direita. (*Reproduzida, com autorização, de DeLahunta A, Glass R:* Veterinary neuroanatomy and clinical neurology, *St Louis, 2009, Saunders.*)

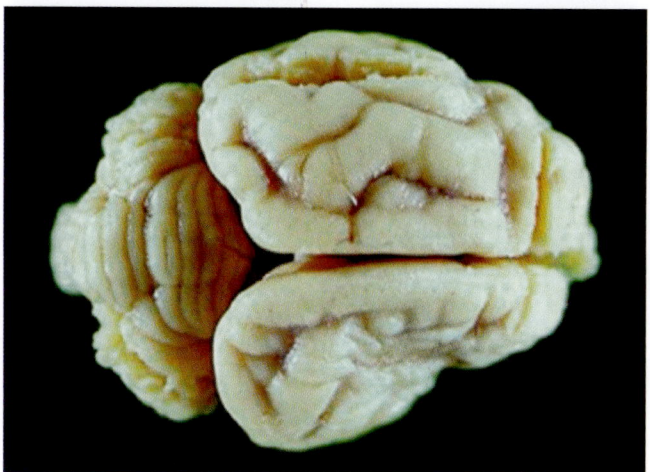

Figura 27.13 Espécime macroscópico de gato com encefalopatia isquêmica felina. A atrofia é evidente no hemisfério afetado (*esquerda*) na distribuição da artéria cerebral média. (*Reproduzida com autorização, de DeLahunta A, Glass R:* Veterinary neuroanatomy and clinical neurology, *St Louis, 2009, Saunders.*)

em bulbos e pedúnculos olfatórios, nervos ópticos e placa cribriforme, o que sugere entrada pela cavidade nasal.[146] As opções de tratamento são bastante limitadas e a maioria dos gatos é sacrificada por causa do comprometimento neurológico intenso e de agressão.

Doenças vestibulares periféricas

O sistema vestibular é responsável pela manutenção da posição de olhos, pescoço, tronco e membros com relação à posição da cabeça no espaço.[34] A disfunção do sistema vestibular resulta em apresentações clínicas notáveis, como inclinação da cabeça (Figura 27.14), nistagmo, quedas, vômito, rolagem, estação com base ampla, perda de equilíbrio e ataxia de qualidade vestibular.[34] É muito importante o clínico reconhecer se os sinais devem-se a distúrbios periféricos ou centrais do sistema vestibular. Essa certeza pode advir mediante exame neurológico e histórico abrangente (Tabela 27.2). Inclinação da cabeça e ataxia de qualidade vestibular podem ser vistas tanto na doença periférica quanto na central. Contudo, paresia, espasticidade, hipermetria ou déficits posturais sugerem lesão central. Da mesma maneira, nistagmo horizontal ou rotacional com a fase rápida oposta ao lado da lesão pode ser encontrado tanto na doença central quanto na periférica, porém o nistagmo vertical costuma ser encontrado na doença central. O nistagmo com fase rápida direcionada para o lado da lesão ou que muda com a alteração da posição da cabeça é compatível com lesão central.[34] Anormalidades de nervo craniano (além do VII) também são mais comuns nas lesões centrais, enquanto se observa a síndrome de Horner com maior frequência na disfunção periférica. A doença vestibular periférica bilateral caracteriza-se por marcha com os membros flexionados, movimentos pendulares da cabeça amplos, ausência de reflexo oculocefálico e estação com base ampla.[34] Convém observar que gatos de olhos azuis com frequência apresentam nistagmo pendular em repouso por causa das maiores porções de axônios do nervo óptico que atravessam no quiasma em comparação com animais normais. Esse fato não tem importância clínica e ocorre na ausência de outros sinais vestibulares.[34]

Existem muitas causas de sinais vestibulares em gatos, porém esta seção aborda apenas aquelas que acometem o sistema vestibular periférico. São etiologias comuns de doença periférica em gato a doença vestibular periférica idiopática felina, a otite média interna (OMI), os pólipos nasofaríngeos, a neoplasia (p. ex., adenocarcinoma de glândula ceruminosa, carcinoma escamocelular) e a toxicidade. Uma revisão dos distúrbios que acometem o sistema vestibular central pode ser encontrada na discussão precedente sobre doenças intracranianas.

Doença vestibular idiopática

A doença vestibular idiopática é a causa mais comum de sinais periféricos em gatos, somando 43% dos casos de doença vestibular periférica em um relato.[96] Com frequência, os sinais clínicos são graves, com nistagmo rápido e rolagem bastante evidentes. Não existe predileção para sexo ou raça, e a média de idade dos gatos acometidos é de 4 anos, embora o problema possa ser encontrado em qualquer idade. É interessante observar que existe incidência mais elevada desse distúrbio no verão e no outono, o que sugere uma causa ambiental ou infecciosa. A prevalência é mais elevada em determinadas regiões dos EUA, especialmente no nordeste.

Embora, em geral, a natureza seja aguda e não progressiva, existem relatos de sinais clínicos progressivos de até 3 semanas.[96] Os sinais sofrem resolução com rapidez sem tratamento definitivo, quase sempre na primeira semana, embora alguns pacientes possam apresentar inclinação da cabeça persistente.[96] O diagnóstico é por exclusão de outras causas conhecidas de doença vestibular periférica.

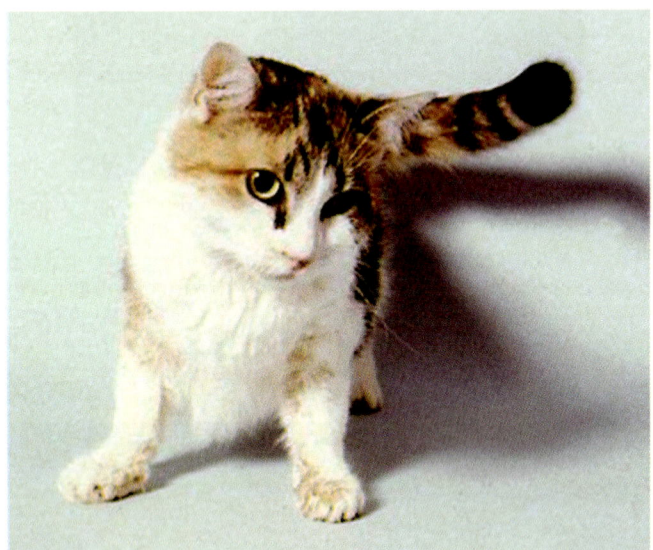

Figura 27.14 Filhote felino com inclinação da cabeça para a esquerda secundária a otite média interna. (*Reproduzida, com autorização, de DeLahunta A, Glass R: Veterinary neuroanatomy and clinical neurology, St Louis, 2009, Saunders.*)

Tabela 27.2 Sinais clínicos associados a doença vestibular central versus periférica.

Central	Periférica	Periférica bilateral	Tanto central quanto vestibular
Paresia, espasticidade, hipermetria, déficits posturais, nistagmo vertical, nistagmo associado a fase rápida direcionada para o lado da lesão ou que se modifica mediante a modificação da posição da cabeça, anormalidades de nervo craniano (além do VII)	Síndrome de Horner Paralisia facial	Marcha agachada, amplos movimentos oscilatórios da cabeça, ausência de reflexo oculocefálico, estação com base ampla	Cabeça inclinada, ataxia de qualidade vestibular; nistagmo horizontal ou rotacional com a fase rápida oposta ao lado da lesão

Não existe exame diagnóstico definitivo, nem tratamento definitivo. Alguns gatos podem precisar de terapia hídrica e antiemética se o vômito não sofrer resolução no primeiro dia.

Pólipos nasofaríngeos

Os pólipos nasofaríngeos são tumores inflamatórios não neoplásicos com origem na orelha média ou na tuba auditiva e podem provocar sinais vestibulares periféricos.[70] São vistos primariamente em gatos mais novos que 2 anos de vida, porém os casos relatados variam em idade de 2 meses até 15 anos. Além da inclinação da cabeça, da ataxia e do nistagmo anormal, podem ser evidentes sinais respiratórios, como respiração estertorosa, espirros, secreção nasal e obstrução de vias respiratórias superiores. Não se sabe a etiologia, porém infecção crônica do trato respiratório, OMI crônica, infecção ascendente a partir da nasofaringe e causas congênitas foram todas propostas.[70] A drenagem de secreções da orelha média por meio da tuba auditiva pode estar bloqueada pelo pólipo, levando à otorreia e ao diagnóstico errôneo de otite externa.

Otite média interna

A otite média interna (OMI) é um dos diagnósticos primários diferenciais a ser descartados em gatos com suspeita de pólipos nasofaríngeos, já que os sinais clínicos podem ser idênticos. A OMI pode estar associada à síndrome de Horner e também à paralisia de nervo facial ipsolateral à orelha acometida, acompanhada de dor e sinais de otite externa. Ter em mente que, embora o completo exame otoscópico esteja indicado em todos os pacientes que apresentem suspeita de disfunção vestibular periférica, a membrana timpânica íntegra não descarta a infecção da orelha média. Enquanto os agentes etiológicos mais comuns em gatos são bactérias (p. ex., *Pseudomonas* spp., *Staphylococcus pseudointermedius*), a infecção por *Cryptococcus* também foi encontrada em diversos gatos com OMI e deve-se ter um alto índice de suspeita em gatos que vivem em áreas endêmicas.[8] Complicações intracranianas de OMI são bem identificadas e decorrem da extensão de microrganismos a partir da orelha interna ao tronco encefálico ao longo dos nervos e vasos do meato acústico interno (Figura 27.15). Isso talvez resulte em doença grave e potencialmente fatal que exige intervenção cirúrgica rápida e tratamento clínico rigoroso a longo prazo com base nas culturas obtidas no momento da cirurgia.[131]

Tumores malignos

Os tumores malignos da orelha média e da orelha interna ocorrem com pouca frequência, porém também devem ser considerados na lista de diagnósticos diferenciais de pacientes com sinais vestibulares periféricos, particularmente gatos idosos. O adenoma de glândula ceruminosa e o carcinoma escamocelular ocorrem com igual frequência em gatos e podem estar acompanhados por efeito expansivo evidente, secreção aural, dor e prurido.[147]

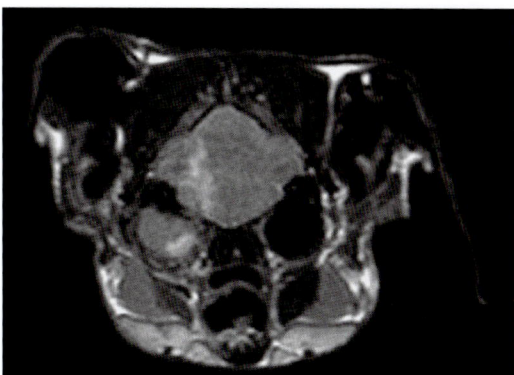

Figura 27.15 Imagem de ressonância magnética axial pós-contraste em T1 de gato com encefalopatia otogênica. Observar a margem de contraste ao redor do abscesso no tronco encefálico esquerdo e cerebelo, além de leve captação de contraste e densidade de partes moles dentro da bolha esquerda.

Diagnóstico e tratamento de doença vestibular periférica

O diagnóstico definitivo de doença da orelha média e da orelha interna exige imagem avançada na forma de TC ou de RM (Figuras 27.16 a 27.18), já que a radiografia simples com frequência resulta em resultados falso-negativos ou com dados subestimados quanto à extensão da doença.[10] A imagem da orelha proporciona informações vitais sobre a extensão do envolvimento, a possibilidade de doença bilateral e a integridade de estruturas adjacentes e auxilia a descartar lesões concomitantes no SNC. A RM proporciona detalhes excelentes das estruturas da cóclea e dos canais semicirculares, e também do tronco encefálico adjacente, e é a modalidade de imagem de escolha na instituição da autora. A TC pode ser preferível nos casos em que a anormalidade envolve primariamente estruturas ósseas.

O tratamento depende do diagnóstico e, em casos de pólipos nasofaríngeos, recomenda-se a osteotomia da bolha ventral (OBV) associada à remoção por tração do pólipo.[70] O prognóstico é excelente, embora a recorrência

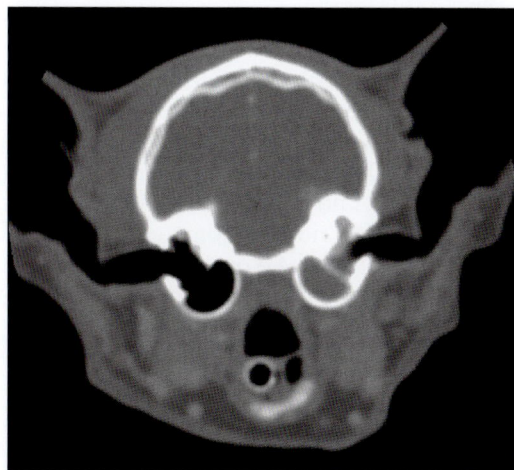

Figura 27.16 Tomografia computadorizada de gato com otite média interna unilateral. Há esclerose leve das estruturas ósseas ao redor da bolha direita.

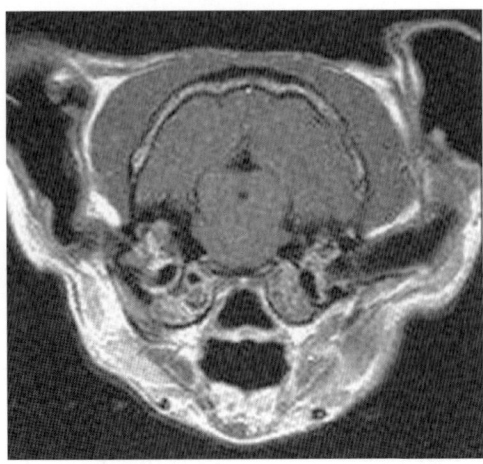

Figura 27.17 Imagem de ressonância magnética axial pós-contraste em T1 de gato com otite média interna bilateral. As bolhas encontram-se expandidas, e existe leve captação de contraste no interior do material homogêneo em ambas as bolhas.

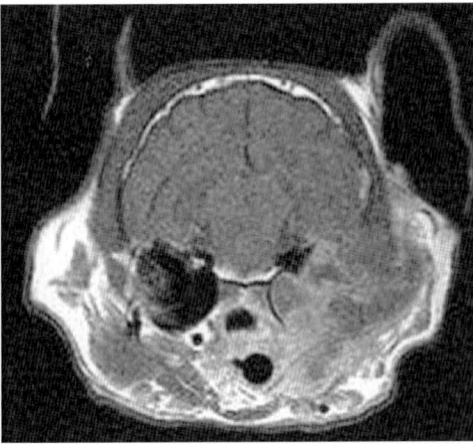

Figura 27.18 Imagem de ressonância magnética axial pós-contraste em T1 de gato com ataxia vestibular grave, inclinação da cabeça e paralisia facial. É evidente a massa obliterando a bolha acometida e estruturas de partes moles circunvizinhas. A histopatologia foi compatível com adenocarcinoma de glândula ceruminosa.

seja possível. Casos recém-diagnosticados de OMI exigem terapia antimicrobiana durante o mínimo de 4 a 6 semanas. O insucesso na resposta ao tratamento clínico ou a recorrência de OMI levam à intervenção cirúrgica (ou seja, OBV e antimicrobianos com base em culturas obtidas durante a cirurgia). O prognóstico para processos malignos da orelha é razoável no adenocarcinoma de glândula ceruminosa e reservado no carcinoma escamocelular após ablação agressiva da orelha e osteotomia da bolha, desde que não haja envolvimento intracraniano ou invasão linfática ou vascular.[147]

Mielopatias

As mielopatias felinas englobam uma série de doenças e, com frequência, são um desafio para o clínico, tanto com relação a chegar ao diagnóstico neuroanatômico quanto também criar uma lista razoável de diagnósticos diferenciais. Distúrbios cardiovasculares e ortopédicos comuns podem simular problemas de coluna, tornando particularmente difíceis as decisões relacionadas com os exames diagnósticos apropriados. É necessário o completo exame neurológico para determinar a localização da lesão, com atenção especial à marcha, às respostas posturais e aos reflexos segmentares. Embora muitos pacientes felinos sejam relutantes a andar no ambiente clínico, quando se proporciona espaço adequado, ambiente tranquilo e assoalho não escorregadio, o exame pode ser facilitado. O temperamento singular de muitos gatos, a dificuldade com a avaliação da marcha nessa espécie e o fato de que muitos vivem no meio externo e, assim, são observados com menor atenção que outras espécies impedem ainda mais a avaliação de pacientes felinos. Além disso, a maior parte da literatura relacionada com mielopatias felinas tem por base casos individuais ou pequenos grupos de relatos de casos. Embora a descrição de todos os distúrbios espinais esteja além do escopo deste capítulo, apresenta-se um breve panorama daqueles clinicamente mais relevantes.

Quase sempre, se a coluna cervical estiver acometida, a tetraparesia e a ataxia serão evidentes, com respostas posturais retardadas nos quatro membros. Os gatos com lesões localizadas entre C1 e C5 exibirão ataxia proprioceptiva de neurônios motores superiores e proprioceptivo geral (NMS/PG) nos quatro membros, enquanto aqueles com mielopatia entre C6-T2 apresentarão marcha curta, com diminuição do tônus e reflexos segmentares nos membros torácicos. Os animais com lesão entre T3 e L3 apresentarão membros torácicos normais com paraparesia ou paraplegia e, se estiverem deambulando, ataxia NMS/PG nos membros pélvicos. Os reflexos nos membros pélvicos estarão normais a aumentados, e as respostas posturais poderão estar retardadas. Lesões localizadas entre L4 e S3 resultam em paraparesia/paraplegia, marcha curta, déficits posturais, tônus e reflexos diminuídos, reflexos perineais diminuídos, incontinência fecal ou urinária (ou ambas) e tônus caudal fraco.

Mielopatias degenerativas

Doença de disco intervertebral

Mesmo sendo extremamente documentada na literatura veterinária em cães, a doença de disco intervertebral (DDIV) em gatos tem sido relatada apenas esporadicamente, com a incidência entre 0,02 a 0,12%, em comparação com cães, em que a incidência alcança os 2,3%.[56,92] Embora a DDIV seja claramente menos comum no ambiente clínico em gatos do que em cães, avaliações à necropsia revelam que extrusão, protrusão e ruptura de disco são encontradas com frequência, em geral, em gatos de meia-idade a idosos, em todos os segmentos da coluna. Quando a DDIV clinicamente significativa é encontrada em gatos, quase sempre acomete a coluna toracolombar, com um estudo mostrando pico de incidência em L4-5 (Figura 27.19).[92] Gatos de todas as idades, raças e de ambos os sexos podem ser acometidos, embora isso ocorra com mais frequência nos de raça pura e contribua com cerca de 38% dos casos relatados.

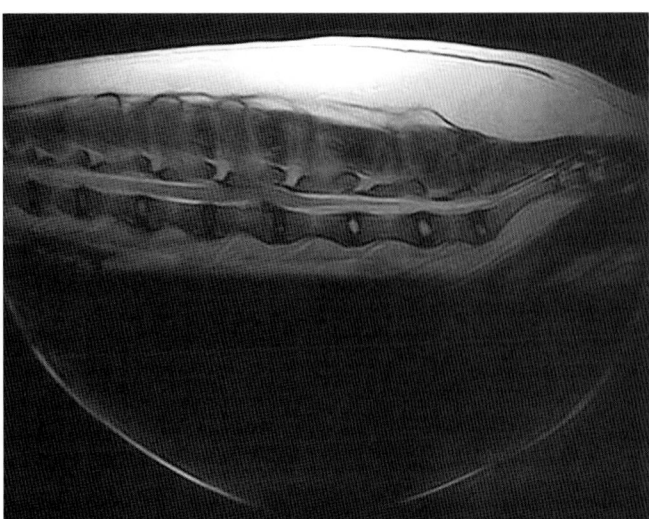

Figura 27.19 Imagem de ressonância magnética sagital da coluna lombar de gato paraparético de modo agudo. Visualiza-se um disco degenerado com compressão moderada da medula espinal sobrejacente em L4-5.

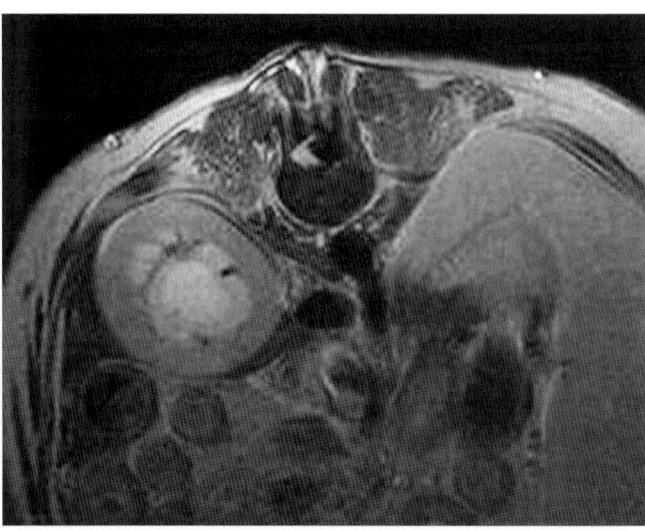

Figura 27.20 RM axial de ruptura traumática de disco. Observar a compressão e o desvio da medula espinal por material de disco calcificado.

Os sinais clínicos são variáveis, como apenas hiperestesia espinal, paraparesia branda, ataxia, paraplegia, incontinência urinária ou fecal (ou ambas) e perda do tônus da cauda ou do ânus (Boxe 27.2). A coluna toracolombar é quase sempre acometida. O envolvimento da medula espinal cervical é extremamente raro e, segundo o conhecimento do autor, só existe apenas um caso de disco cervical tratado cirurgicamente em um gato, que sucumbiu à parada respiratória alguns dias após uma fenda ventral em C2-3.[85]

Os testes diagnósticos podem utilizar TC ou RM e, com maior frequência, revelarão uma única lesão compressiva extradural (Figura 27.20). A RM também pode revelar per-da do sinal normal a partir do núcleo pulposo do disco intervertebral, estreitamento do espaço subaracnoide e deslocamento da medula espinal ou gordura epidural. Com a maior disponibilidade de técnicas de imagem avançadas, a mielografia está sendo menos usada, porém ainda continua a ser um meio viável de diagnosticar esse distúrbio. As radiografias simples têm pouco valor no diagnóstico definitivo de DDIV, mas podem ajudar a descartar outras causas de mielopatia, como fratura ou osteossarcoma.

Assim como ocorre em cães, as opções de tratamento podem ser ajustadas ao paciente individualmente, conforme os sinais clínicos e a preferência do proprietário. A conduta conservadora na forma de repouso absoluto, corticosteroides, controle da dor e cuidados com a bexiga pode ser uma opção de tratamento viável, especialmente em pacientes que ainda conseguem deambular. Contudo, os índices de recorrência mediante cuidados conservadores apenas são significativamente mais elevados em comparação com a conduta cirúrgica e podem persistir déficits de marcha, bexiga e intestino. O tratamento cirúrgico envolve hemilaminectomia, laminectomia dorsal e fenestração, com a maioria dos relatos limitada a casos de DDIV toracolombar. Em um estudo de DDIV em 10 gatos, todos os pacientes submetidos a intervenção cirúrgica foram considerados com resultado excelente,[92] enquanto, em um outro estudo, cinco de seis gatos submetidos a hemilaminectomia responderam favoravelmente, apresentando recuperação pós-cirúrgica de boa a excelente.[66]

Outras mielopatias degenerativas

Outras doenças degenerativas da coluna são extremamente raras em gatos, mas podem envolver mielopatia degenerativa, doenças lisossômicas de depósito e outros erros congênitos do metabolismo. A mielopatia degenerativa, quase sempre vista em cães de raça grandes como Pastor-alemão, foi relatada em gatos e segue uma evolução clínica semelhante à de caninos. Em geral, os sinais são

---

Boxe 27.2 Graduação de sinais clínicos causados por lesões de medula espinal

- Grau 5: Força e coordenação normais
- Grau 4: Prontamente fica de pé e caminha mediante paraparesia e ataxia mínimas
- Grau 3: Capaz de ficar de pé e deambular sem ajuda, porém com dificuldade; com frequência, tropeça e cai, porém consegue deambular; paraparesia e ataxia de brandas a moderadas
- Grau 2: Incapaz de permanecer em pé sem auxílio; quando auxiliado, consegue movimentar os membros pélvicos, porém constantemente tropeça e com frequência cai; paraparesia e ataxia de moderadas a graves
- Grau 1: Incapaz de permanecer de pé sem auxílio; quando auxiliado, movimentos de membros pélvicos apenas leves; paraparesia e ataxia intensas
- Grau 0: Incapaz de ficar de pé sem auxílio; quando auxiliado, ausência completa de movimentos em membros pélvicos, paraplegia

De DeLahunta A, Glass R: *Veterinary neuroanatomy and clinical neurology*, St Louis, 2009, Saunders.

lentamente progressivos e limitados aos membros pélvicos, com ataxia NMS/PG não dolorosa e paraparesia evidentes. Pode ocorrer disfunção do intestino e da bexiga em uma fase tardia da doença. A causa é desconhecida, porém o antígeno do vírus da leucemia felina foi isolado em lesões da medula espinal de alguns gatos acometidos.[15] Erros congênitos do metabolismo, como doença de Niemann-Pick, distrofia neuroaxônica, mucopolissacaridoses e outras doenças de depósito, costumam ter base genética e os sinais clínicos tornam-se aparentes em tenra idade.[30] Muitos desses distúrbios causam anormalidades esqueléticas, que resultam em lesões espinais compressivas, enquanto outros levam à vacuolização no interior de neurônios e células da glia com desmielinização concomitante. Não existe tratamento conhecido para esses distúrbios.

Anomalias congênitas e do desenvolvimento

As anomalias da coluna espinal são raramente encontradas em gatos e podem passar não diagnosticadas ou podem ser descobertas apenas ocasionalmente, pois muitas não provocam anormalidades clínicas. Como o desenvolvimento embriológico da coluna está intimamente relacionado com o desenvolvimento de outros sistemas corporais, deverá ser realizado o exame abrangente do paciente, a fim de avaliar a viabilidade. Embora muitas anomalias espinais ocorram esporadicamente, deverá ser considerada com atenção a possibilidade de uma base genética em animais para reprodução. Os animais com anomalias da medula espinal apresentarão sinais desde o nascimento, enquanto aqueles com anomalias vertebrais podem não revelar evidências de mielopatia até o amadurecimento esquelético.

O gato Manx tem sido objeto de numerosos relatos de anomalias espinais devido à sua aplasia vertebral causal especificamente selecionada em programas de cruzamento. O traço é herdado como gene autossômico dominante e, no estado homozigótico, é letal. Enquanto isso, encontra-se expressão variável em heterozigotos.[34] Associada a tal anomalia está a alta incidência de espinha bífida sacrocaudal e meningoceles; meningomieloceles; e mielodisplasia dos segmentos lombar caudal, sacral e caudal.[30] Especificamente, a espinha bífida envolve a falha dos elementos dorsais das vértebras ao se formarem durante o desenvolvimento, e o processo pode ocorrer individualmente na ausência de outros sinais clínicos (espinha bífida oculta). A espinha bífida pode ocorrer junto à meningocele (protrusão de meninges e LCR para fora do canal vertebral) ou à meningomielocele (protrusão de meninges, LCR e tecido neural para fora do canal vertebral) (Figura 27.21). Tais processos frequentemente estão associados à mielodisplasia, envolvendo hidromielia, seringomielia e diferenciação anormal de substância cinzenta.[34] Todas essas anormalidades seriam facilmente evitadas selecionando-se gatos Manx com cauda desenvolvida normalmente. Por motivos humanitários, os criadores de Manx devem ser fortemente incentivados pelos médicos-veterinários a suspender tais práticas desprovidas de ética, com notórios efeitos deletérios.

Os achados clínicos em Manx e em gatos acometidos de maneira semelhante são crescimento anormal de pelos ou depressões da pele sobre o segmento espinal acometido,

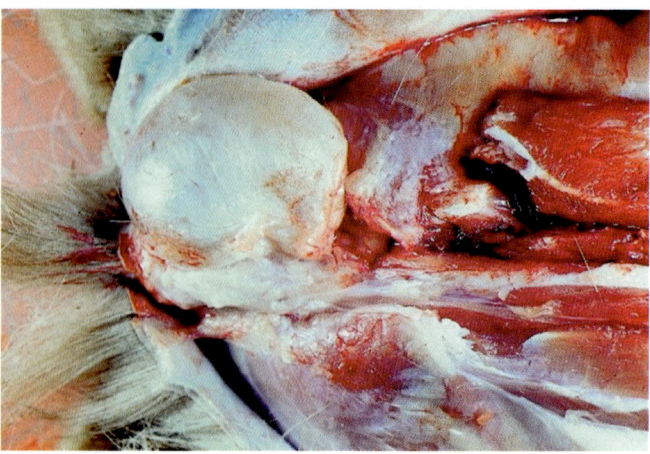

Figura 27.21 Necropsia de gato Manx, mostrando meningomielocele estendida com líquido cefalorraquidiano. (*Reproduzida, com autorização, de DeLahunta A, Glass R: Veterinary neuroanatomy and clinical neurology, St Louis, 2009, Saunders.*)

ou uma fístula drenando LCR, incontinência urinária ou fecal (ou ambas), tônus e reflexos deprimidos ou ausentes no ânus e no períneo, marcha de "coelho pulando", além de paresia ou paralisia. Em geral, os animais gravemente acometidos são sacrificados e os atingidos com menor gravidade podem sucumbir a infecções ou a pielonefrite. As opções de tratamento são muito limitadas e concentram-se em cuidados paliativos e controle da bexiga.

Ocorrem múltiplas exostoses cartilaginosas em gatos mais jovens com origem no pericôndrio de ossos chatos como costela, crânio, escápula e vértebra.[59] Os nódulos compõem-se de tecido cartilaginoso com um componente ósseo que surgem das placas de crescimento. Foi documentada a transformação maligna. Os sinais clínicos refletem o segmento espinal acometido, porém o envolvimento da coluna torácica é mais comum. À radiologia, as lesões dentro do canal podem ser difíceis de visualizar, porém aquelas nos processos em projeção ou nas lâminas podem ser identificadas mediante radiografia convencional.[2] Mielografia, TC ou RM são necessárias para avaliar a extensão da lesão (ou das lesões) e para o planejamento cirúrgico. O prognóstico após cirurgia depende da gravidade dos sinais clínicos e se foram acometidos ou não vários locais.

Outras anomalias menos comuns são relatadas esporadicamente, em geral como casos isolados. Um estudo retrospectivo de 200 gatos revelou anormalidades em 46 pacientes, como vértebras em bloco, vértebras em transição e costelas extras.[97] Também foi descrita siringomielia, encontrada em um filhote felino associada a hidrocefalia após infecção parvoviral. Cisto aracnoide espinal, seio dermoide espinal, malformação atlantoaxial, hemivértebras, erros congênitos do crescimento esquelético e outros também foram documentados na literatura veterinária.

Mielopatias metabólicas e nutricionais

As mielopatias metabólicas e nutricionais são relatadas raramente em gatos, com a hipervitaminose A talvez sendo a mais bem descrita. Gatos alimentados com dieta com níveis altos de vitamina A, como naquela à base de fígado cru, correm risco e os sinais clínicos decorrem de proliferação óssea relacionada com articulações sinoviais.[34,106] Com frequência, as lesões limitam-se à coluna cervical e provocam hiperpatia espinal, tetraparesia, rigidez cervical, síndrome de Horner, massas ósseas palpáveis sobre a região cervical, letargia e perda de peso. As lesões podem ser vistas em radiografias simples e consistem em múltiplas exostoses e possível fusão da coluna. O prognóstico é extremamente reservado, mas ajustes na dieta podem desacelerar a evolução da doença. Outras osteodistrofias de possível etiologia nutricional foram descritas, assim como lesões na substância cinzenta da medula cervical em um gato com derivação extra-hepática.[84]

Mielopatias inflamatórias e infecciosas

A meningomielite infecciosa foi identificada como uma causa importante de mielopatia em pacientes felinos, representando 32% dos casos de doença na medula espinal em 208 espécimes submetidos à avaliação histopatológica.[84] A maioria dos casos ocorre em gatos com idade inferior a 2 anos e sinais clínicos por menos de 30 dias.[84] Diferentemente de outras mielopatias, as doenças infecciosas e inflamatórias costumam acometer a medula espinal cervical, talvez em virtude da extensão de doença inflamatória no cérebro, já que são encontradas com maior frequência associadas a lesões intracranianas. Embora muitas doenças infecciosas tenham o potencial de acometer a coluna, a peritonite infecciosa felina (PIF) encontra-se no topo da lista de diagnósticos diferenciais.

As lesões da PIF consistem em inflamação piogranulomatosa das meninges e células ependimárias, degeneração esponjosa, malacia e siringomielia.[132] Sinais intracranianos concomitantes (p. ex., ataxia, convulsões) e perda de peso, febre, coriorretinite e anorexia com frequência acompanham os sinais de disfunção da medula espinal (p. ex., paraparesia, tetraparesia, hiperestesia espinal). O prognóstico é extremamente mau. Uma discussão mais abrangente de PIF encontra-se na seção sobre encefalopatias.

Outras doenças infecciosas da coluna são identificadas esporadicamente. Os agentes são *Cryptococcus*, *Toxoplasma*, meningomielite bacteriana, *Coccidioides*, *Histoplasma*, FIV, raiva, vírus da doença de Borna e outros. Uma mielopatia associada à FeLV foi relatada em 16 gatos com sinais que consistiam em vocalização anormal, hiperestesia e paresia evoluindo à paralisia.[15] A evolução clínica envolveu disfunção neurológica gradualmente progressiva resultando em eutanásia. Microscopicamente, foi identificada degeneração da substância branca com dilatação das bainhas de mielina e tumefação de axônios na medula espinal e no tronco encefálico dos gatos acometidos. Não havia doenças neoplásicas nem hematológicas comumente associadas à infecção por FeLV.[15]

São distúrbios inflamatórios não infecciosos da coluna a poliomielite idiopática e a meningomielite eosinofílica, as quais podem ser difíceis de diferenciar de outras formas de mielite na ausência de outros sinais clínicos. Como o histórico, os sinais clínicos e os achados ao exame neurológico podem ser praticamente idênticos em todos esses distúrbios, o clínico deve basear-se em sinais sistêmicos concomitantes, em exposição potencial ao agente infeccioso, sorologia e risco de exposição (p. ex., localização geográfica).

A imagem avançada, como TC ou RM, deve ser recomendada quando for preciso diferenciar mielopatias inflamatórias de outros distúrbios espinais. Contudo, embora esses testes sejam bastante sensíveis, não são específicos para o agente etiológico responsável por quaisquer alterações inflamatórias que possam ser evidentes.

O tratamento tem por objetivo a causa subjacente e pode envolver antibióticos, agentes antifúngicos, controle da bexiga, controle da dor e corticosteroides. Embora o uso de corticosteroides no tratamento de doenças infecciosas possa levantar preocupações quanto à imunossupressão, a administração associada de corticosteroides em crianças e adultos com meningite bacteriana reduz tanto a morbidade quanto a mortalidade. Assim, estudos sugerem que os resultados são melhores quando os corticosteroides são administrados imediatamente antes do início de antibióticos. A descompressão cirúrgica pode estar indicada se houver compressão individualizada da medula espinal, como o que pode acontecer no granuloma fúngico.[44] O prognóstico é ditado pela etiologia específica, pela resposta ao tratamento clínico e pelo estado neurológico, mas, em geral, é bastante reservado.

Neoplasia espinal

Os tumores da coluna englobam uma série de cânceres e são classificados como extradurais, intradurais-extramedulares ou intramedulares. Os tumores extradurais somam cerca de 50% dos casos; os intradurais-extramedulares representam 35%; e os intramedulares totalizam 15%. Podem ter origem em vértebras e partes moles circundantes, meninges ou neuroparênquima. Em um estudo retrospectivo com 205 gatos acometidos por doença espinal, 27% estavam acometidos por neoplasia, sendo a maioria (36%) diagnosticada com linfossarcoma.[84] Os sinais clínicos refletem o segmento da medula espinal acometido, e deve-se ter cuidado para realizar o exame completo, a fim de descartar o envolvimento do cérebro ou de outros sistemas corporais.

O linfoma, conforme previamente mencionado, é o tumor que mais acomete a coluna de gatos e costuma ser visto em um subgrupo de pacientes mais jovens (média de idade, 24 meses) com um curto período de sinais clínicos (menos de 7 dias). Os sinais neurológicos relatados são hiperestesia espinal, déficits posturais assimétricos, paraparesia e paraplegia, ataxia, tetraparesia, cauda de neurônio motor inferior e/ou bexiga, neurônio motor superior de bexiga e ausência de dor profunda.[83] Anormalidades inespecíficas, como anorexia, letargia, perda de peso, renomegalia, coriorretinite e linfadenopatia também podem ser encontradas. Existe uma associação entre linfoma espinal e infecção por FeLV e, em um relato, os resultados dos testes para FeLV foram positivos em 84,2% (16 de 19) dos casos, com confirmação à necropsia de linfoma espinal.[129] O linfoma espinal também esteve associado a FIV.[7] Encontra-se o linfoma extraneural com frequência em pacientes acometidos, sendo as localizações mais comuns a medula óssea e os rins, sucedidos por fígado, musculatura esquelética, baço, linfonodos, vértebras e coração.[83,142] A maioria dos casos clínicos localiza-se na coluna toracolombar e, mais frequentemente, é extradural (Figura 27.22). Contudo, o exame histopatológico de 33 gatos revelou que 87,9% apresentavam componentes tanto intradurais quanto extradurais, e 42,9% dos gatos examinados exibiam linfoma concomitante no cérebro.[83]

Para se fechar o diagnóstico de linfoma espinal, é necessário um alto índice de suspeita e atenção cuidadosa ao comprometimento de outros sistemas corporais. Anormalidades hematológicas são encontradas com frequência, como anemia, leucopenia, trombocitopenia e linfoblastos circulantes. O envolvimento da medula óssea também é encontrado em mais de 68% dos casos, sendo o linfoma do tipo linfoblástico de grau alto ou imunoblástico em todos os gatos.[129] Exame cuidadoso de fundo de olho, radiografias torácicas em três incidências, aspirados de linfonodos (se a linfadenopatia for evidente) e ultrassonografia abdominal estão recomendados.

O teste de FeLV positivo levanta a suspeita de linfoma espinal, porém é necessário o neurodiagnóstico de confirmação e este pode envolver mielografia, TC, RM e análise de LCR. Em geral, a mielografia é anormal, mas a localização da lesão (p. ex., intramedular *versus* extramedular) nem sempre pode ser delineada com base apenas nessa modalidade, e a existência de uma lesão extradural não diferencia o linfoma de outros tipos tumorais. A TC associada à mielografia é passível de conferir maior detalhe com relação à extensão e à localização da lesão, enquanto a RM aumenta a capacidade de visualização da medula espinal e estruturas circunvizinhas de maneira menos invasiva. Radiografias simples da coluna vertebral são de pouca valia para se fechar o diagnóstico, com lise óssea sendo detectada bastante raramente.[83]

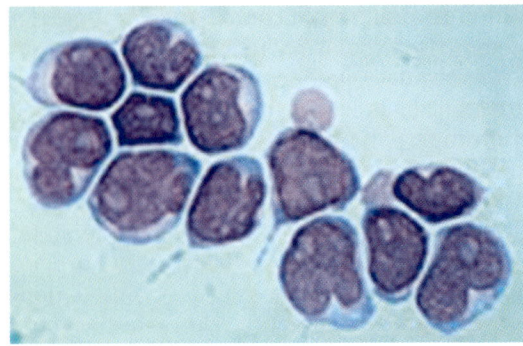

Figura 27.23 Grandes células linfoides com cromatina dispersa, nucléolos proeminentes e citoplasma escasso no líquido cefalorraquidiano de um gato com linfoma espinal.

O LCR coletado na coluna lombar pode revelar proteínas e leucócitos elevados, predominantemente linfócitos, embora LCR anormal seja visto mais comumente em cães – por causa de sua maior incidência de envolvimento da leptomeninge. Ocasionalmente, podem ser encontrados linfoblastos (Figura 27.23), e, em um relato, foram identificados linfócitos neoplásicos na análise do LCR em 6 de 17 gatos avaliados.[72]

As opções de tratamento dependem da localização do tumor, da graduação histológica, da extensão do envolvimento do SNC e de haver ou não doença multicêntrica. A quimioterapia, individualmente ou associada a outras modalidades, tem se mostrado benéfica. Em um estudo de gatos tratados com ciclofosfamida, vincristina e prednisona, foi alcançada remissão completa em 50% dos casos, com duração mediana da remissão de 14 semanas.[129] A cirurgia na forma de hemilaminectomia ou de laminectomia dorsal possibilita a remoção completa ou a citorredução do tumor em alguns casos, aliviando a dor e a paresia e proporcionando amostras para análise histológica. Quando associada à quimioterapia, há remissão prolongada de até 62 semanas após cirurgia, conforme relatos.[129] No entanto, pode não ser aconselhável se houver lesões intramedulares ou um comprometimento maior da medula espinal. A radiação pode ser usada associada à quimioterapia ou à cirurgia (ou ambas), pois a medula espinal parece ser relativamente resistente aos efeitos agudos da radiação. O prognóstico a longo prazo é reservado, apesar da maior disponibilidade de opções de tratamento e de técnicas neurocirúrgicas avançadas.

Outras neoplasias da coluna são raras, porém contemplam o meningioma, o osteossarcoma, o glioma, a neoplasia maligna de bainha de nervo, o sarcoma meníngeo e o lipoma (Figura 27.24).[78,84,111] A média de idade é quase sempre muito mais alta do que em gatos com linfoma (mediana, 12 anos) e a evolução clínica, mais protraída devido à natureza de crescimento lento de muitos desses tumores. O osteossarcoma e o meningioma parecem ser os tumores malignos e benignos mais comuns, respectivamente,[111] e somam 24% dos casos relatados em um grande estudo retrospectivo.[83] Assim como no linfoma, os sinais clínicos refletem a localização neuroanatômica. Os mais comuns são dor e paraparesia ou paraplegia. Diferentemente do linfoma, a radiografia convencional pode ser um instru-

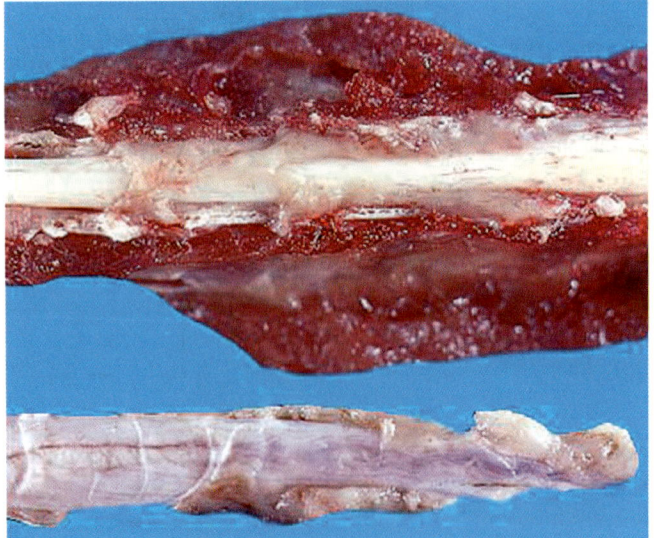

Figura 27.22 Linfoma epidural felino. No espécime superior, um tecido macio neoplásico acinzentado-claro reveste a medula espinal. O espécime inferior mostra lesão semelhante associada à porção da medula espinal fixada e removida do canal vertebral. (*Reproduzida, com autorização, de DeLahunta A: Degenerative diseases of the central nervous system. In Summers BA, Cummings JF, DLahunta A, editors:* Veterinary neuropathology, *St Louis, 1995, Mosby, p. 208.*)

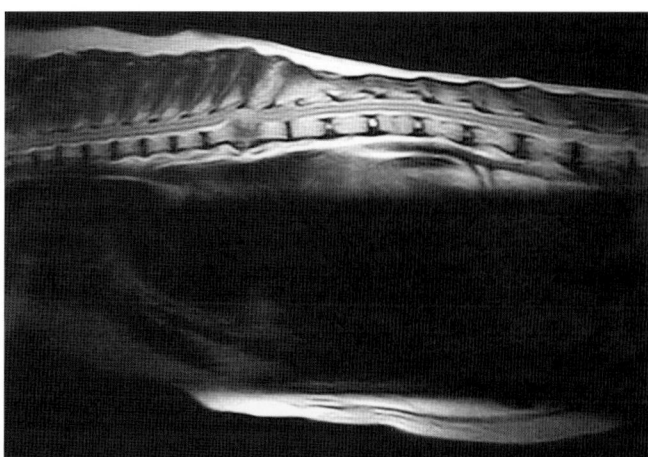

Figura 27.24 Imagem de ressonância magnética da coluna revelando lesão expansiva extra-axial em um gato com paraparesia progressiva e hiperestesia espinal.

mento diagnóstico inicial útil. Oito de nove gatos com osteossarcoma confirmado apresentavam lise óssea, e as lesões líticas foram detectadas em 14 de 18 gatos com outras neoplasias espinais não linfoides.[83] Corpos vertebrais e lâmina dorsal são acometidos com maior frequência em comparação com os processos dorsal ou transverso. Alargamento do forame intervertebral, expansão do canal vertebral, adelgaçamento do osso ou fraturas patológicas são sinais radiográficos adicionais que podem ajudar no diagnóstico *antemortem*. A imagem avançada está indicada mesmo quando uma lesão for identificada à radiografia com o propósito de definir melhor a extensão da lesão e para o planejamento cirúrgico. A RM é considerada a modalidade superior por seu excelente detalhamento anatômico e suas possibilidades tridimensionais.

Apenas alguns relatos na literatura veterinária abordam o tratamento e o prognóstico a longo prazo em gatos com tumores espinais não linfoides.[78,111] A capacidade de ser ressecado e a gravidade dos sinais clínicos direcionam o plano de tratamento, com o objetivo primário sendo aliviar a compressão da medula espinal, seja por meio do tratamento cirúrgico seja por meio de glicocorticoides. Embora a intervenção cirúrgica nem sempre alcance a ressecção completa da massa, a citorredução aliviará os sinais clínicos e possibilitará a confirmação histopatológica do tipo de tumor. Em um estudo retrospectivo de 26 gatos submetidos a cirurgia unicamente devido a neoplasias de medula vertebral e espinal não linfoides, os tempos medianos de sobrevida para tumores malignos (p. ex., osteossarcoma) e benignos (p. ex., meningioma) foram de 110,5 e 518 dias, respectivamente.[111] Em um relato, um gato com meningioma permaneceu vivo 1.400 dias após a cirurgia. Além disso, um outro ainda viveu 2.190 dias após a ressecção de uma neoplasia em bainha de nervo.[78] No geral, parece que o tratamento cirúrgico, mesmo quando a ressecção completa não é possível, aliviará os sinais clínicos e poderá resultar em qualidade de vida sustentada. Faltam dados relacionados com quimioterapia e radiação nesses pacientes felinos, porém estudos em cães sugerem que uma ou as duas modalidades podem prolongar o tempo de sobrevida mediano em alguns casos.

Traumatismo espinal

Muitos pacientes felinos têm acesso ao meio externo e, por isso, acidentes automotivos e outras formas de traumatismo externo na coluna são ocorrência frequente. Fraturas, ruptura traumática de disco (discutida anteriormente), luxação, avulsão de raiz nervosa e contusão da medula espinal não são raros. São efeitos secundários a isquemia, a hemorragia, a diminuição da perfusão e o edema, os quais elevam o potencial de afetar o tecido nervoso mais do que a própria lesão desencadeadora.[73] As junções craniocervical, cervicotorácica, toracolombar e lombossacra mostram-se particularmente suscetíveis aos efeitos de traumatismo externo,[73] porém, em um relato, as regiões torácica e lombossacra estiveram em maior número.[84] Justifica-se o exame físico cuidadoso antes de qualquer teste neurodiagnóstico, pois muitos desses pacientes apresentam lesões mantidas de vísceras torácicas, abdominais ou pélvicas, as quais exigem estabilização imediata. Lesões ortopédicas concomitantes também são bastante comuns.

Os exames confirmatórios começam com radiografia convencional e podem exigir sedação, anestesia, ou ambas. Contudo, é possível haver potencialização iatrogênica de traumatismo espinal durante o manuseio e o posicionamento do paciente anestesiado. Assim, convém ter extrema cautela nessas técnicas. Radiografias vertebrais completas devem ser feitas, pois uma segunda fratura da coluna é encontrada em até 20% dos casos.[73] A imagem avançada na forma de mielografia (Figura 27.25), TC ou RM proporciona mais informações com relação à extensão da lesão e pode auxiliar no planejamento cirúrgico e no prognóstico.

Existe controvérsia considerável com relação ao tratamento adequado de fraturas vertebrais na medicina veterinária, porém a maioria dos clínicos concorda que o planejamento terapêutico deve ser direcionado pela condição neurológica do paciente. Gatos com sinais brandos, como pouca dor, paresia deambulatória, déficits motores e fraturas estáveis, são bons candidatos a se tentar tratamento clínico. No entanto, a cirurgia descompressiva precoce pode estar associada a resultado mais favorável e é considerada a melhor opção para animais com fraturas instáveis, dor contínua, paresia intensa ou paraplegia ou

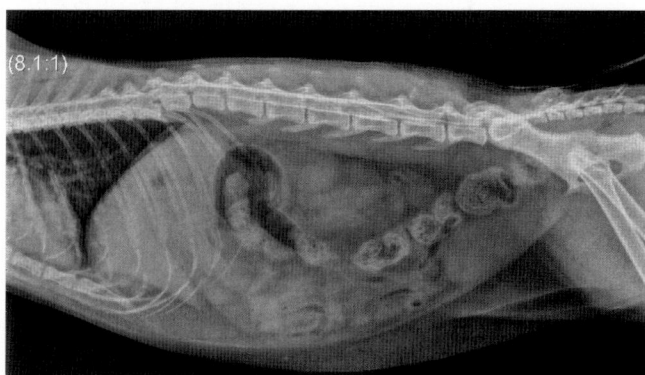

Figura 27.25 Mielograma de um gato após ser atingido por um carro. Observar a luxação e a atenuação do meio de contraste em T12-13.

sinais progressivos. Com base em estudos em humanos, a intervenção cirúrgica precoce reduziu complicações, o tempo de internação e o custo dos cuidados de pacientes com lesões traumáticas da coluna.[69] Além disso, a descompressão precoce alivia a compressão e, desse modo, diminui a série de eventos secundários.[69]

O emprego rotineiro de corticosteroides caiu em desuso nos últimos anos por diversos motivos. A dexametasona, já considerada o fármaco de escolha para o tratamento inicial de lesões espinais, não mostrou inibir os efeitos deletérios secundários do traumatismo sobre o SNC e está associada a maior incidência de efeitos adversos em pacientes veterinários. Estudos experimentais em animais sugerem que apenas glicocorticoides solúveis (p. ex., succinato sódico de metilprednisolona) administrados em 8 h da lesão são benéficos,[102] mas os efeitos adversos são comuns e envolvem hemorragia gastrintestinal, vômito, diarreia, anorexia e hipotensão.

Os cuidados de suporte na forma de controle da dor, compressão da bexiga, fisioterapia, acomodações apropriadas e controle das lesões concomitantes podem ser necessário em graus diferentes. Os clínicos e os proprietários de animais de companhia devem ser orientados quanto ao investimento financeiro e de tempo, potencialmente significativo, necessário para os cuidados desses pacientes. O prognóstico depende do estado neurológico, mas é considerado extremamente mau em animais paraplégicos com perda da percepção de dor profunda.

Uma síndrome clínica exclusiva em gatos decorre da separação sacrococcígea ou coccígea (Figura 27.26), uma sequela em razão de puxar abruptamente a cauda do animal.[71] A laceração ou a avulsão dos nervos na cauda equina provocam graus variáveis de comprometimento de cauda, períneo, vísceras pélvicas e membros pélvicos. Os sinais clínicos variam desde diminuição da função motora na cauda individualmente até sinais mais graves, como a perda completa de função de intestino, bexiga e cauda. É comum a hiperestesia na base da cauda.[71] O tratamento consiste em controle da dor; prevenção de assadura por urina; laxantes fecais; e cuidado com a bexiga.

A bexiga pode precisar de esvaziamento manual se o paciente não for capaz de esvaziá-la ou se estiver ocorrendo espasmo uretral. Os cuidados farmacológicos com a bexiga podem envolver o uso de betanecol, um parassimpaticomimético, na dose de 1 a 2 mg/kg, administrado por via oral a cada 8 h, a fim de facilitar a contração da bexiga, ou fenoxibenzamina, um agonista-alfa, na dose de 1 mg/kg, por via oral a cada 8 h, para aliviar espasmo uretral. O uso de betanecol individualmente está rigorosamente

contraindicado se houver tônus aumentado uretral, em razão do risco de ruptura da bexiga.

Pode ser necessária a amputação da cauda se houver necrose isquêmica, eliminação de fezes frequentes ou dor crônica evidente.[71] O prognóstico pode ser bom, especialmente nos casos com sinais brandos, mas os proprietários devem ser avisados de que, se não ocorrer melhora no primeiro mês, o desfecho é menos favorável.

Mielopatias vasculares

Cada vez mais o infarto da medula espinal (IME) é identificado na medicina veterinária como causa importante de mielopatia aguda. Os sinais clínicos têm início hiperagudo e costumam ser não progressivos, e o paciente pode se mostrar monoparético/monoplégico, tetraparético/tetraplégico ou paraparético/paraplégico. A hiperestesia não é comum, embora alguns relatos sugiram dor no início imediato do infarto. O tipo mais bem documentado de IME na medicina veterinária é a mielopatia embólica fibrocartilaginosa, em que o material fibrocartilaginoso derivado do núcleo pulposo ganha acesso à vasculatura espinal.[34] O mecanismo de ação permanece controverso, porém frequentemente é encontrada degeneração de disco intervertebral adjacente à mielopatia embólica fibrocartilaginosa.

Os achados mielográficos são quase sempre normais, embora possa ser observada leve tumefação da medula espinal no local acometido. A RM revela lesão intramedular hiperintensa ponderada em T2 e isointensa ponderada em T1, sem captação de contraste.[90] São relatadas pleocitose neutrofílica ou dissociação citoalbuminológica em casos em que o líquido cefalorraquidiano foi analisado.[1] O prognóstico depende muito da gravidade dos sinais clínicos, que refletem o grau de lesão isquêmica e necrose da medula espinal. O envolvimento da substância cinzenta na intumescência cervical ou lombar com frequência está associado a prognóstico menos favorável.[34] Muitos pacientes recuperam-se de modo espontâneo. Assim, aqueles em que a melhora é vista na primeira semana, com frequência continuarão a exibir resultados significativos.

Outras causas de IME são tromboembolia, estados de hipercoagulação, vasculopatia e êmbolos sépticos.[95] Uma etiologia subjacente sempre deverá ser investigada profundamente sempre que houver suspeita de IME. Os exames diagnósticos devem incluir hemograma, painel bioquímico, urinálise, sorologia para FeLV e FIV, radiografias torácicas em três incidências e painel da tireoide, se indicado. Foi encontrada hipertensão secundária a doença renal em um gato com infarto cervical[34] e, por isso, o exame cuidadoso da retina para evidências de hemorragia e o monitoramento da pressão arterial são necessários em alguns felinos. Em uma série de 13 gatos com diagnóstico de IME, 6 dos 13 encontravam-se hipertensos e sete felinos apresentavam miocardiopatia hipertrófica.[3a] Dependendo do exame físico e das anormalidades ao histórico, podem estar recomendados painel de coagulação, ultrassonografia abdominal, análise de LCR ou ecocardiografia. Aconselha-se a RM para se obter o diagnóstico definitivo e para fins de prognóstico, já que a extensão da lesão, conforme visualizada em RM, bem como o envolvimento da substância cinzenta, pode influenciar o desfecho (Figura 27.27).

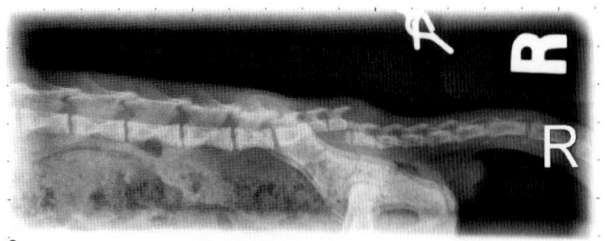

Figura 27.26 Radiografia de filhote com separação coccígea após ter a cauda presa em uma porta.

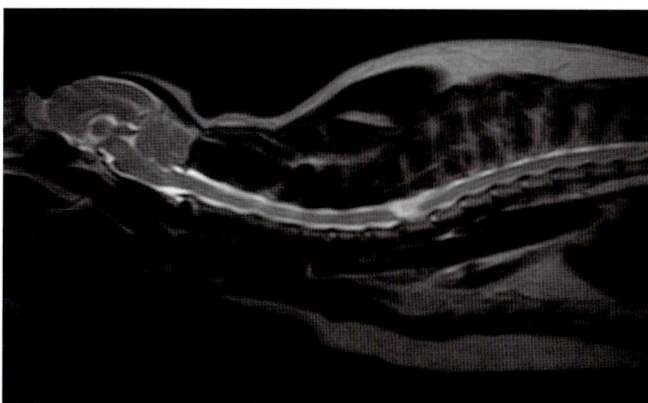

Figura 27.27 Ressonância magnética sagital de um gato com infarto na coluna cervical caudal. Observar as margens bem definidas da lesão, bem como a falta de efeito expansivo. (*Cortesia de Dra. Kerry Bailey, Oradell Animal Hospital.*)

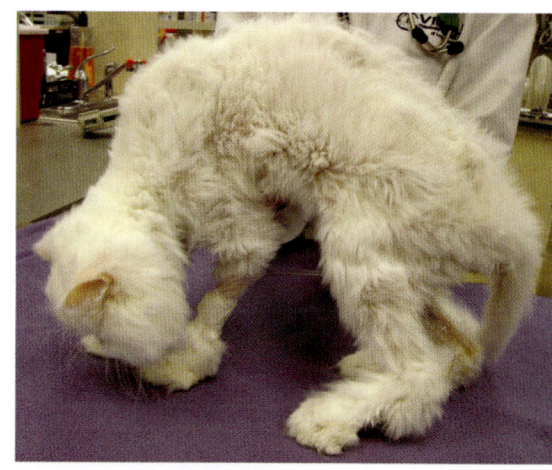

Figura 27.28 Fraqueza intensa e ventroflexão cervical em um gato com doença renal terminal e hipopotassemia.

Foi descrita em gatos uma síndrome de poliomielomalacia isquêmica após traumatismo abdominal ou vasospasmo prolongado ou embolização das artérias lombares.[34] Os gatos costumam exibir déficits neurológicos graves, como paraplegia, ausência de nocicepção nos membros pélvicos, ausência de tônus da cauda e do ânus e incapacidade de eliminar a urina. O histórico recente de traumatismo abdominal ou de cirurgia abdominal com frequência é relatado, e os sinais clínicos têm natureza aguda. Fraturas espinais ou evidências de traumatismo vertebral externo são inexistentes. Foi relatada evidência de hemorragia retroperitoneal e, em um gato, um dos rins sofreu avulsão. À microscopia, as lesões consistem em necrose isquêmica completa tanto da substância cinzenta quanto da substância branca, e tais achados foram reproduzidos experimentalmente por meio da ligadura da aorta na altura das artérias renais ou cranial a elas.[34] Não existe tratamento conhecido e o prognóstico é mau.

Doenças neuromusculares

Os distúrbios da unidade motora são raros em gatos e acometem a musculatura esquelética, a junção neuromuscular ou o neurônio motor inferior. A fraqueza é o sinal clínico mais significativo comum a todos esses distúrbios e pode variar consideravelmente em gravidade e distribuição, com sinais como intolerância a exercícios físicos, disfagia, regurgitação, disfonia e dificuldade para pular.[120] Além da fraqueza, um sinal surpreendente com frequência encontrado em gatos é a ventroflexão cervical (Figura 27.28), em que o paciente não consegue levantar a cabeça e o queixo repousa na altura da abertura torácica.[75]

O diagnóstico de distúrbios neuromusculares pode ser difícil e é fundamental o exame neurológico abrangente além do histórico preciso. O banco de dados mínimo deve incluir hemograma, painel bioquímico (inclusive níveis de creatinoquinase), urinálise, ultrassonografia abdominal e, possivelmente, níveis tireóideos. Também são recomendáveis neurodiagnósticos avançados, como exame eletrofisiológico (p. ex., eletromiografia [EMG], velocidades de condução nervosa) e biopsia de nervo e músculo. Esta discussão concentra-se em alguns dos distúrbios mais comuns da unidade motora, nas técnicas diagnósticas necessárias para se chegar ao diagnóstico e nas abordagens terapêuticas disponíveis para algumas dessas doenças.

Distúrbios da junção neuromuscular

Miastenia gravis

A miastenia *gravis* (MG) é um distúrbio da transmissão neuromuscular decorrente da redução do número de receptores de acetilcolina na altura da junção neuromuscular. A MG adquirida ocorre quando anticorpos são produzidos contra os receptores de acetilcolina, levando à sua destruição. Os sinais clínicos podem ser difíceis de diferenciar de outros distúrbios neuromusculares e envolver fraqueza generalizada e intolerância a exercícios físicos, colapso, marcha de passo curto e reflexos palpebrais fracos. Sinais focais, como megaesôfago (Figura 27.29) e disfagia sem sinais de fraqueza generalizada, também podem ser encontrados.[117] Felinos das raças Abissínio e Somali correm risco maior de MG, o que sugere uma base genética para esse distúrbio autoimune.[117] Uma forma de

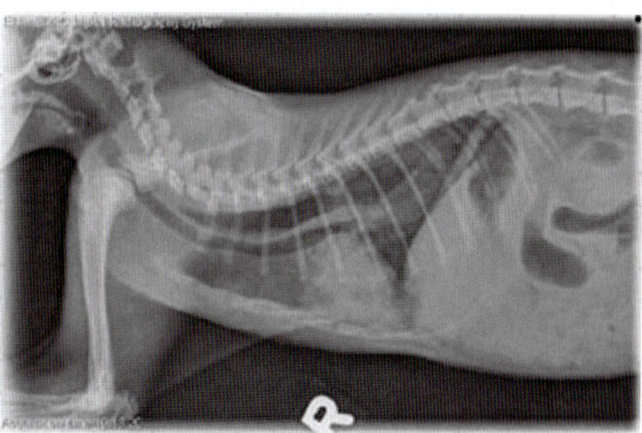

Figura 27.29 Radiografia torácica de gato miastênico com megaesôfago e regurgitação.

MG adquirida em gatos foi associada à administração de metimazol,[119] com os sinais clínicos desenvolvendo-se 2 a 4 meses após o início do tratamento para hipertireoidismo. A MG congênita é extremamente rara e pode ser diagnosticada apenas por meio de exame eletrofisiológico e resposta a tratamento.

Institui-se o padrão-ouro para a confirmação do diagnóstico de MG pela documentação de anticorpos contra receptores de acetilcolina por meio de radioimunoensaio com precipitação (disponível no Comparative Neuromuscular Laboratory, University of California; http://vetneuromuscular.ucsd.edu). Esse ensaio é muito sensível e muito específico. A administração intravenosa de cloreto de edrofônio pode aliviar temporariamente os sinais clínicos, mas a resposta de gatos a esse fármaco é menos confiável do que em cães.[26] Além dos níveis de anticorpos contra receptores de acetilcolina, o trabalho diagnóstico deve envolver radiografias torácicas, mesmo na ausência de sinais respiratórios, por conta da alta incidência de timomas diagnosticados em gatos miastênicos e também pelo potencial de megaesôfago. Em um estudo retrospectivo de 105 casos de MG adquirida em gatos, 27 de 105 (25,7%) foram identificados com timoma. A incidência de megaesôfago costuma ser mais baixa em gatos com MG do que em cães, em razão da diferente distribuição de musculatura esquelética no esôfago das duas espécies, mas foi identificado megaesôfago ainda em 14,3% de gatos miastênicos no mesmo estudo.[117]

A primeira linha de tratamento inclui agentes anticolinesterase (brometo de piridostigmina, iniciando com 0,5 mg/kg, administrado por via oral a cada 12 h), o que pode ajudar a aliviar a fraqueza por prolongar a ação da acetilcolina na junção neuromuscular. Os gatos podem ter sensibilidade maior que os cães aos efeitos colaterais desse fármaco, além de desenvolver ptialismo, tremores, angústia respiratória, vômito e diarreia, especialmente com doses mais elevadas. Se não for encontrada uma resposta ideal ao tratamento, ou se forem observados efeitos colaterais inaceitáveis, os corticosteroides podem ser indicados, mas devem ser usados com bastante cautela, em especial nos gatos com megaesôfago. Doses imunossupressoras não estão recomendadas por causa do risco de pneumonia por aspiração e do potencial de os corticosteroides agravarem a fraqueza muscular.[122] Muitos gatos entrarão em remissão espontaneamente após meses de tratamento, e o monitoramento dos níveis de anticorpos contra o receptor de acetilcolina a cada 3 meses é útil para orientar a conduta clínica.

Distúrbios do músculo

Os distúrbios musculares são identificados com pouca frequência em gatos e podem ser divididos em etiologias inflamatórias e não inflamatórias.[120] As miopatias não inflamatórias estão agrupadas em primárias e secundárias a diferentes doenças sistêmicas. Já as miopatias inflamatórias estão divididas em etiologias infecciosas e não infecciosas e podem se mostrar com apresentação semelhante à MG. A biopsia de músculo é o exame diagnóstico mais importante para a avaliação de doenças musculares[122] e deve ser realizada antes da instituição de tratamento clínico (p. ex., corticosteroides).

Miopatias inflamatórias

A polimiosite caracteriza-se por mialgia, intolerância a exercícios físicos, miocardite, disfagia, tumefação ou atrofia muscular e elevações dos níveis de creatinoquinase sérica. Contudo, o grau de elevação de creatinoquinase é muito variável e, por fim, o diagnóstico de miosite depende da avaliação da biopsia muscular (Figura 27.30).[120] Além disso, os níveis séricos de CK podem estar significativamente elevados em gatos anoréxicos.[39] Desse modo, os resultados do exame de sangue devem ser interpretados com cautela à luz do histórico nutricional recente do paciente. A polimiosite pode ser dividida também em etiologias infecciosas ou não infecciosas (ou seja, imunomediada ou paraneoplásica). A polimiosite imunomediada ocorre esporadicamente em gatos, porém, em uma revisão de espécimes de biopsia de músculo de felino avaliados no Comparative Neuromuscular Laboratory, University of California (http://vetneuromuscular.ucsd.edu), a polimiosite em gatos foi secundária mais frequentemente a distúrbios infecciosos (FeLV, FIV) ou paraneoplásicos (pré-linfoma, timoma).

■ Miopatias infecciosas

Embora não seja comum, a infecção por *Toxoplasma* pode se manifestar como miopatia primária ou ser vista associada a doença sistêmica, como pneumonia, uveíte, coriorretinite, sinais intracranianos, hepatomegalia, vômito e diarreia.[134] Para se obter a confirmação clínica, é necessária a comprovação de cistos em biopsia de músculo ou por meio de exame sorológico. A elevação de quatro vezes na IgG pelo período de algumas semanas ou título alto de IgM sugere a doença, porém muitos gatos podem permanecer positivos para IgM ao longo dos anos. Da mesma maneira, os títulos de IgG sugerem apenas que o gato foi exposto a *Toxoplasma* e não é um meio confiável de diagnóstico. A PCR possibilita a identificação de *T. gondii* em tecido, sangue ou amostras de humor aquoso.[134] Com frequência, a imunossupressão é um fator no desenvolvimento de toxoplasmose clinicamente relevante em gatos. Assim, deve ser realizado o exame para FeLV e para FIV. O tratamento

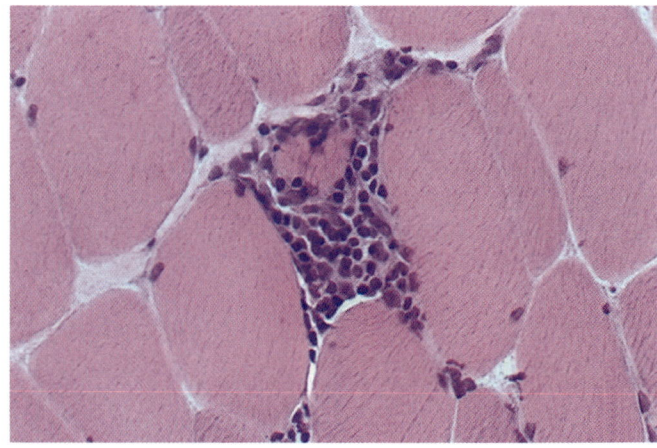

Figura 27.30 Biopsia de músculo de gato com polimiosite. São observadas áreas multifocais de infiltração linfocitária. Não havia microrganismos nas biopsias. (*Cortesia de Dra. Diane Shelton, Comparative Neuromuscular Laboratory, University of California.*)

de escolha consiste em clindamicina (25 mg/kg, administrada por via oral a cada 8 a 12 h) durante 2 a 4 semanas, com a resolução dos sinais clínicos ocorrendo quase sempre dentro de 1 semana a contar do início da terapia.

Outros agentes infecciosos que causam miosite em gatos são *Neospora, Clostridium* spp. e *Sarcocystis*. Foi relatada uma miopatia inflamatória associada ao FIV e ela se caracteriza por níveis elevados de creatinoquinase, anormalidades na EMG, infiltrados celulares mononucleares em diversos grupos musculares e mionecrose.[104] É interessante notar que os sinais clínicos associados a essas anormalidades não foram relatados.

Miopatias não inflamatórias primárias

Em geral, as miopatias não inflamatórias primárias estão associadas a anormalidades do maquinário metabólico intrínseco do músculo ou a anormalidades nas membranas ou canais de íons dos músculos.[120] Muitos são distúrbios hereditários e foram relatados exclusivamente em determinadas raças (p. ex., miopatia hipopotassêmica do Birmanês, doença de depósito de glicogênio tipo IV em gatos Norwegian Forest e miopatia do Devon Rex) (Figura 27.31).

■ Miotonia congênita

A miotonia congênita caracteriza-se pela contração muscular prolongada após a parada do esforço voluntário.[120] Acredita-se que ocorra por uma anormalidade hereditária dos canais de cloreto sob a forma de traço autossômico recessivo em algumas espécies.[144] Os sinais clínicos são dificuldade para abrir a boca, hipertrofia muscular e marcha rígida, com a rigidez diminuindo durante o exercício físico. Ao ser sobressaltado, o animal pode apresentar a hiperextensão dos membros e queda em decúbito lateral ou espasmo do músculo orbicular do olho, prolapso prolongado das membranas nictitantes e abaixamento das orelhas. A intubação endotraqueal pode ser difícil, por causa da incapacidade de abrir a boca até um ângulo amplo e pelo estreitamento da glote provocado por espasmo muscular.[54]

O diagnóstico tem por base alterações características na EMG, em que se observam descargas miotônicas clássicas e sons semelhantes a *dive-bomber* (avião de bombardeio em mergulho). Um suporte adicional para o diagnóstico é a contração sustentada do músculo da língua quando tocado ou uma "cova miotônica." O prognóstico a longo prazo é reservado, embora os gatos acometidos possam alcançar alguma qualidade de vida desde que se evite a pneumonia por aspiração.

■ Distrofias musculares

As distrofias musculares (DMs) constituem um grupo diverso de distúrbios musculares degenerativos, não inflamatórios, hereditários, que provocam atrofia muscular, hipertrofia de alguns músculos (p. ex., língua, diafragma), marcha rígida, contratura articular, fraqueza, intolerância a exercícios físicos, regurgitação e disfagia.[121] A DM mais bem caracterizada na clínica felina é a distrofia muscular ligada ao X, também denominada *distrofia muscular felina hipertrófica (DMFH)*, que está associada a ausência de distrofia e a mutações do gene da distrofina. Outras formas autossômicas de DM foram descritas recentemente, como a deficiência de merosina (laminina alfa-2) e uma DM exclusiva de gatos Sphynx e Devon Rex.[87]

A biopsia de músculo caracteriza-se por necrose muscular extensa com grandes acúmulos de macrófagos, fibrose, acúmulo de lipídios e células-satélites no músculo em regeneração.[34] Os gatos acometidos são quase sempre do sexo masculino, com sinais clínicos iniciando-se com alguns meses de vida. Embora os gatos possam viver até 5 anos, o prognóstico geral é mau. Disfagia, regurgitação e dispneia por hipertrofia da musculatura lingual, faríngea e esofágica, além do diafragma, levam à fraca ingestão nutricional e à morte devido a pneumonia por aspiração.[121]

■ Fibrodisplasia ossificante progressiva

A fibrodisplasia ossificante progressiva é um distúrbio que acomete epimísio, tendões e fáscia com proliferação acentuada de tecido conjuntivo fibrovascular e metaplasia condroide e óssea associada.[143] Os sinais clínicos caracterizam-se por rigidez progressiva da marcha, aumento da musculatura dos membros proximais, prurido e dor articular, que são encontrados quase sempre em gatos jovens a de meia-idade, de ambos os sexos. Radiograficamente, podem ser observadas várias densidades mineralizadas (Figura 27.32). A biopsia de músculo revela proliferação de colágeno, regiões focais de infiltração linfocitária e áreas de formação de osso ectópico e cartilagem dentro do tecido muscular, com as anormalidades patológicas mostrando ter origem no tecido conjuntivo da fáscia. A evolução clínica é rápida, e não existe tratamento conhecido. O prognóstico é mau.

Miopatias não inflamatórias secundárias

As miopatias não inflamatórias secundárias decorrem de etiologias nutricionais, metabólicas e tóxicas. Talvez a mais bem identificada dessas miopatias seja a polimiopatia

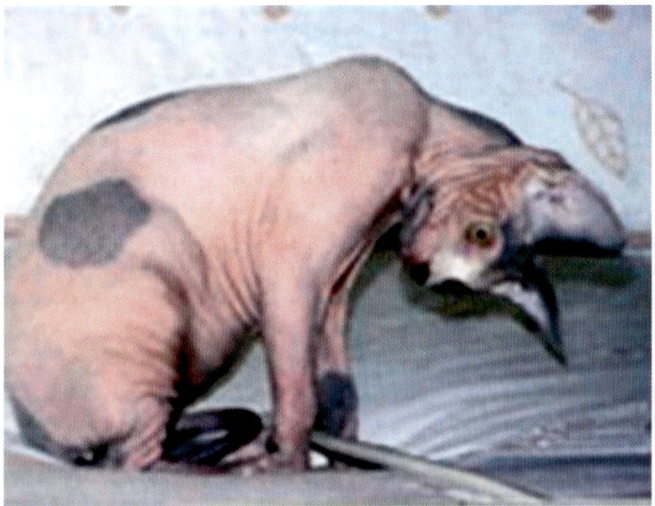

Figura 27.31 Gato Devon Rex com miopatia hereditária. Observar a postura típica com ventroflexão passiva da cabeça e do pescoço e protrusão dorsal das escápulas. (*Cortesia de Dra. Diane Shelton, Comparative Neuromuscular Laboratory, University of California.*)

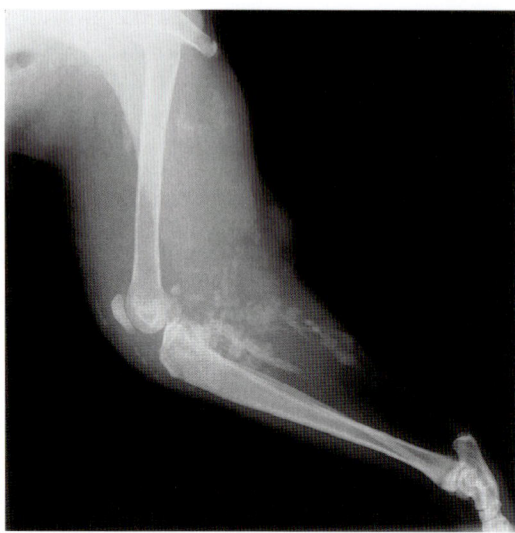

Figura 27.32 Radiografia lateral do membro pélvico mostrando densidades mineralizadas multifocais na musculatura adjacente em um gato com fibrodisplasia ossificante progressiva. (*Cortesia de Dra. Diane Shelton, Comparative Neuromuscular Laboratory, University of California.*)

hipopotassêmica, um distúrbio muscular generalizado decorrente de níveis séricos baixos de potássio (1,5 a 3,5 mEq/ℓ), o que leva a sinais de fraqueza, ventroflexão cervical (Figura 27.33), mialgia, marcha enrijecida e estação com base ampla dos membros pélvicos. A diminuição da ingestão de potássio ou o aumento da excreção fracional de potássio na urina secundariamente a doença renal com frequência desencadeiam os sinais clínicos. Além da diminuição da ingestão, os gatos com aumento da perda de potássio por meio do trato gastrintestinal secundariamente a vômito e diarreia também correm risco.

Outros distúrbios que podem originar miopatia por falta de potássio são hiperaldosteronismo, diurese pós-obstrutiva, administração de diuréticos, fluidoterapia inadequada, cetoacidose diabética e outros. Os diagnósticos diferenciais são deficiência de tiamina, hipertireoidismo, miastenia *gravis*, polimiosite, polineuropatia, miopatia hipocalcêmica e miopatia hipernatrêmica.[75] O tratamento tem por objetivo restabelecer os níveis séricos normais de potássio e a correção do distúrbio subjacente.

Ao começar o exame de um gato adulto com início agudo de sinais neuronais motores inferiores, o clínico deverá se certificar de que não houve exposição recente a agentes químicos ou toxinas. Em especial piretrinas e organofosforados conhecidamente resultam em ventroflexão cervical grave e tremores e também em convulsões. Provavelmente, o mecanismo de ação desses agentes ocorre por meio da redução da atividade da acetilcolinesterase no sistema nervoso tanto central quanto periférico. Os sinais clínicos podem começar em algumas horas da exposição, e os gatos com suspeita de exposição devem ser banhados, a fim de remover qualquer inseticida residual. Cuidados de suporte na forma de relaxantes musculares e, se necessário, anticonvulsivantes levam à resolução dos sinais em 48 h. Outras toxinas relatadas são acrilamida, tálio, clorpirifós, vincristina e salinomicina, entre outras.

Distúrbios de neurônios motores inferiores

As polineuropatias de gatos podem comprometer neurônios sensoriais, motores e autônomos com uma série de manifestações clínicas. Aquelas com envolvimento de fibras motoras envolvem fraqueza e atrofia muscular, enquanto as com neuropatia sensorial podem manifestar ataxia, anestesia, ou parestesia.[20] O comprometimento de neurônios autônomos pode resultar em ptialismo, lacrimejamento excessivo, regurgitação secundária a megaesôfago, retenção de urina, constipação intestinal e midríase. Foram relatados distúrbios tanto hereditários quanto adquiridos, e os sinais [raça, idade etc.] desempenham um papel importante para orientar o clínico na diferenciação entre esses dois tipos. O diagnóstico definitivo de polineuropatia exige exame eletrofisiológico (EMG, velocidade de condução nervosa, ondas F), a fim de confirmar o diagnóstico e determinar a localização da lesão, e a biopsia de nervo define também o tipo de doença existente.[20] A discussão a seguir concentra-se nas neuropatias mais relevantes clinicamente encontradas em pacientes felinos.

Polineuropatias congênitas

As polineuropatias congênitas são encontradas em gatos quase sempre com idade inferior a 1 ano, e a maioria é progressiva, terminando em óbito.[20] Em geral, os sinais clínicos são tremores progressivos, paraparesia ou tetraparesia, fraqueza generalizada, déficits sensoriais e reflexos segmentares deprimidos.[20] Sinais clínicos concomitantes, bem como raça e idade, entre outros, são fundamentais para ajudar o clínico a chegar ao diagnóstico definitivo. Por exemplo, gatos com hiperquilomicronemia primária hereditária desenvolvem neuropatias multifocais secundárias a deposição de lipídios e compressão de nervos, especialmente na altura dos forames intervertebrais. Há hiperlipidemia em jejum intensa e lipemia retiniana. O tratamento dietético na forma de dieta com restrição de gordura resulta na resolução dos sinais clínicos.[60]

A hiperoxalúria primária é vista em filhotes felinos com idade entre 5 e 8 meses, com a evolução rápida de fraqueza generalizada intensa, anorexia e desidratação.[20] É um distúrbio autossômico recessivo que leva até a insuficiência dos rins, em razão da deposição de oxalatos nos

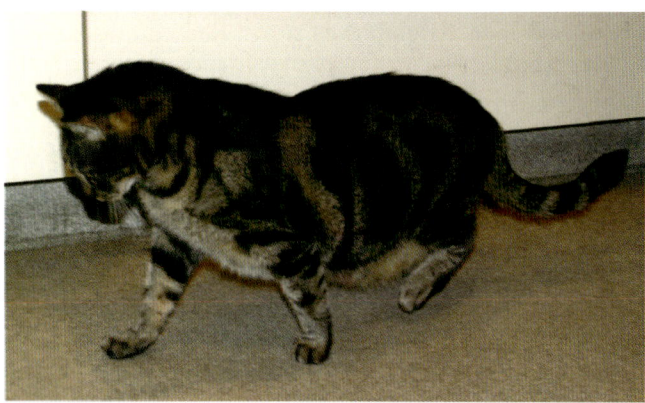

Figura 27.33 Gato com hipopotassemia decorrente de diurese pós-obstrutiva. Observar a postura típica de ventroflexão cervical.

túbulos renais. A patogenia não está clara, porém todos os pacientes descritos até o momento sucumbem à doença antes dos 12 meses de idade.

Outras neuropatias hereditárias são polineuropatia hipertrófica, distúrbios de depósito de glicogênio em gatos Norwegian Forest e axonopatia distal de gatos da raça Birmanês.[20]

Polineuropatias e neuropatias adquiridas

■ Neuropatia diabética

A neuropatia associada ao diabetes melito mal controlado foi bem descrita na literatura veterinária. Pode se desenvolver fraqueza simétrica associada a paraparesia progressiva, estação em plantígrado (flexão excessiva do calcanhar), hiporreflexia patelar e respostas posturais fracas (Figura 27.34).[68] Os sinais clínicos podem evoluir, envolvendo os membros torácicos. Defeitos funcionais, estruturais e bioquímicos de nervos motores e sensoriais, tanto em membros torácicos quanto pélvicos, foram identificados em associação a lesão de células de Schwann, o que leva à desmielinização e à lesão axônica.[91] O controle glicêmico rigoroso reverte os sinais clínicos de neuropatia em alguns gatos, embora muitos continuem a exibir graus de fraqueza clínica, mesmo com tratamento específico, como agentes hipoglicêmicos orais ou insulina. A acetil-*ℓ*-carnitina mostra-se benéfica do tratamento da neuropatia periférica diabética em humanos e tem sido empregada em alguns gatos com sinais clínicos persistentes de neuropatia, mostrando bons resultados subjetivamente.[27,38,123]

■ Polineuropatia idiopática

A polineuropatia idiopática resulta no início agudo de fraqueza generalizada; tetraparesia ou tetraplegia; reflexos segmentares diminuídos, e, nos casos graves, depressão respiratória.[46] A idade de início varia em 3 meses até alguns anos, com animais de ambos os sexos sendo acometidos. A etiologia subjacente está mal compreendida, porém se suspeita de base imunomediada. Em alguns casos, uma toxina (p. ex., envenenamento por cobra) ou um

agente infeccioso podem ser um fator desencadeador, e os filhotes felinos vacinados contra infecção por *Microsporum canis* mostram tetraparesia flácida aguda.[20] O diagnóstico definitivo pode ser feito apenas por meio da obtenção de uma biopsia de nervo representativa; foram relatadas desmielinização, perda axônica e inflamação mononuclear.[46] A recuperação completa é possível, e recomenda-se tratamento com uma dose decrescente de prednisona ao longo de algumas semanas. Contudo, as recidivas não são raras e os gatos podem, por fim, se tornar refratários a tratamento com corticosteroides.

■ Neuromiopatia isquêmica felina

A oclusão da aorta ou das artérias ilíacas ("trombo em sela") é um distúrbio bem identificado em gatos, ocorrendo com maior frequência em animais com miocardiopatia hipertrófica. Os sinais clínicos são início agudo de paraparesia ou paraplegia, disúria e dor aparente.[81] Ocasionalmente, pode-se observar claudicação de membro torácico e monoplegia associada a trombo na artéria braquial. Os achados ao exame físico são pulsos femorais fracos ou ausentes; leito dos artelhos e das unhas cianóticos e frios; hipotermia; fraqueza intensa distal ao joelho; reflexos patelares diminuídos; incapacidade de flexionar ou estender o calcanhar; e, em alguns casos, perda da nocicepção. À histologia, alterações em nervos periféricos começam na altura do meio da coxa, como degeneração isquêmica de axônio e desmielinização paranodal e segmentar do nervo ciático.[31] Nos músculos tibiais craniais, pode-se observar rabdomiólise.[31] O tratamento tem por objetivo tratar o distúrbio cardíaco subjacente (ver Capítulo 20), mas o prognóstico é extremamente reservado.

■ Paralisia facial

A paralisia facial que acomete um ou ambos os nervos faciais costuma ser vista como entidade individual ou associada a muitos distúrbios. A paralisia facial idiopática é muito menos comum em gatos do que em cães, somando apenas 25% dos casos em um relato.[64] Os sinais clínicos são sialorreia unilateral, incapacidade de piscar no lado acometido e halitose provocada pelo acúmulo de alimento na comissura bucal acometida. A queda facial não é tão evidente em gatos como é em cães. A ulceração da córnea pode ser evidente em decorrência de lesão de fibras parassimpáticas responsáveis pela produção de lágrima ou pela queratite de exposição decorrente da incapacidade de piscar.[5] Ao exame físico, não há resposta à ameaça nem reflexo palpebral, porém a sensação na face permanece íntegra. Quando decorre de doença na orelha média, a paralisia facial pode vir acompanhada por síndrome de Horner concomitante ou por sinais vestibulares. O banco de dados mínimo deve incluir hemograma, painel bioquímico, exame óptico, coloração da córnea por fluoresceína e teste da lágrima de Schirmer. Imagens avançadas (TC ou RM) podem ser necessárias para a avaliação das bolhas e do tronco encefálico.[5]

■ Doença de neurônio motor de início adulto

A doença de neurônio motor de início adulto foi identificada em gatos com sinais lentamente progressivos de fraqueza generalizada, ventroflexão cervical, disfagia e

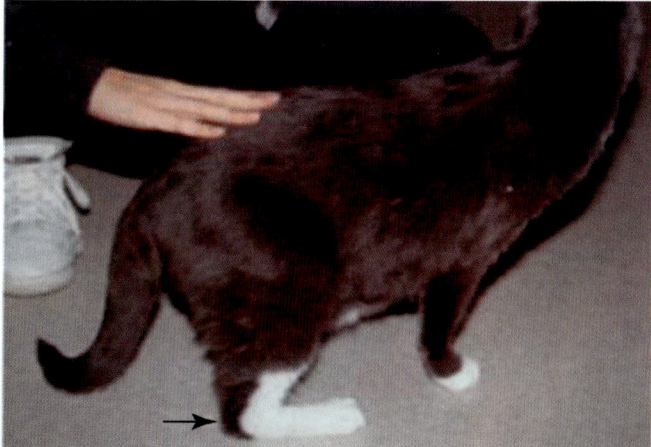

Figura 27.34 Gato diabético com polineuropatia e estação em plantígrado. (*Cortesia de Dra. Diane Shelton, Comparative Neuromuscular Laboratory, University of California.*)

atrofia muscular.[118] Os sinais clínicos são progressivos e, no estágio terminal, os reflexos espinais tornam-se indetectáveis. Evidências de desnervação podem ser observadas em biopsias de músculo, e o eletrodiagnóstico revelará anormalidades compatíveis com uma neuropatia. O exame necroscópico da medula espinal nos gatos acometidos revela diminuição do número de corpos celulares no corno ventral, astrocitose e degeneração walleriana nas raízes ventrais.[118] A etiologia é desconhecida, porém foram propostas etiologias virais, hereditárias, imunomediadas, nutricionais e tóxicas. O prognóstico é mau, porém alguns gatos podem viver até muitos anos com sinais clínicos brandos. Um distúrbio hereditário semelhante foi relatado em gatos jovens da raça Maine Coon.

■ Disautonomia

A disautonomia felina (síndrome de Key-Gaskell) é uma polineuropatia que acomete principalmente o sistema nervoso autônomo. Os sinais clínicos são pupilas em midríase que não respondem à luz, elevação da terceira pálpebra, mucosas bucal e nasal secas, disfagia, megaesôfago, vômito, constipação intestinal, bradicardia e incontinência ou retenção de urina (Figura 27.35).[34,65] Em geral, os sinais são agudos, mas podem evoluir no transcurso de alguns dias ou mais. A causa é desconhecida, porém se suspeita fortemente de uma neurotoxina. O distúrbio foi identificado primeiramente em gatos no Reino Unido, mas foi relatado em outros locais, como no Meio-Oeste norte-americano. Primariamente, gatos jovens de pelo curto doméstico de ambos os sexos são suscetíveis.

A confirmação de uma suspeita de diagnóstico tem por base os sinais clínicos que podem ser confirmados por meio da administração de gotas de pilocarpina a 1% nos dois olhos, o que produzirá constrição das pupilas nos gatos acometidos, porém não nos normais. Como alternativa, exames do plasma e da urina podem revelar quantidades reduzidas de norepinefrina e epinefrina.[51] A avaliação histopatológica de animais acometidos revela lesões em gânglios tanto simpáticos quanto parassimpáticos, com perda neuronal, proliferação de células-satélites, e leve fibrose.[31] O prognóstico é muito mau, e não existe tratamento conhecido.[65]

Outros distúrbios neurológicos

Síndrome de Horner

A síndrome de Horner decorre da perda da inervação simpática ao olho e caracteriza-se por miose, ptose, enoftalmia e protrusão da terceira pálpebra (Figura 27.36).[28] Outros sinais raros da síndrome de Horner são alterações na coloração da íris e mudança da coloração dos pelos de gatos siameses secundariamente a vasodilatação periférica de vasos sanguíneos na pele.[94] Convém considerar que a via simpática é um sistema de três neurônios e, como tal, a síndrome de Horner pode ser classificada como de primeira, de segunda ou terceira ordem.

A síndrome de Horner de primeira ordem, ou síndrome de Horner de neurônio motor superior, pode ter origem em qualquer lugar ao longo da via desde sua origem no hipotálamo por meio do sistema tectotegmentoespinal lateral na medula espinal cervical até seu término na coluna cinzenta lateral a partir de T1-3.[28] Tipicamente, a síndrome de Horner de primeira ordem vem acompanhada por déficits neurológicos significativos e tem sido associada a neoplasia, traumatismo, infartos e meningoencefalomielite.[28,63]

A síndrome de Horner de segunda ordem (pré-ganglionar) decorre de uma lesão na via que começa de T1-3, por meio das raízes espinais e ramos comunicantes associados, indo até as partes torácica cranial e cervical do tronco simpático. Este tronco corre junto ao nervo vago, formando o tronco vagossimpático, localizado na bainha da carótida.[28] Traumatismo, venipuntura jugular rigorosa, feridas por mordeduras, linfoma mediastinal e avulsão do plexo braquial podem causar síndrome de Horner de segunda ordem.[28,63]

A síndrome de Horner de terceira ordem é mais comumente encontrada estando associada a otite média (Figura 27.37) e decorre de lesões rostrais à terminação dos axônios pré-ganglionares no gânglio cervical cranial, localizado na altura da bolha timpânica. Em alguns casos, não pode ser determinada uma causa e, em uma revisão de 26 gatos com a síndrome de Horner, não se chegou ao diagnóstico definitivo em 42,3% dos casos.[63]

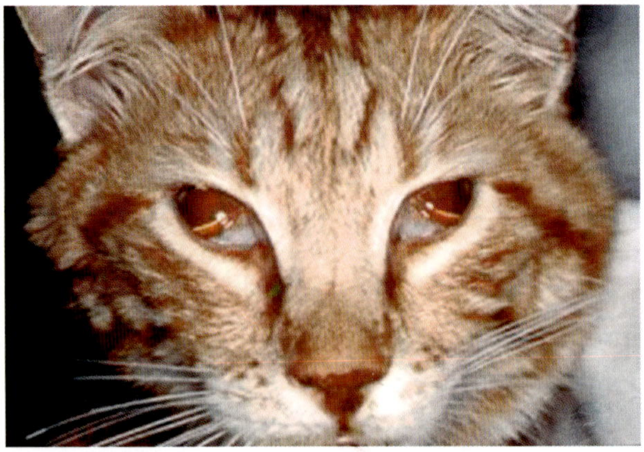

Figura 27.35 Gato com disautonomia. Observar as terceiras pálpebras elevadas com pupilas dilatadas. (*Cortesia de Dr. D. O'Brien, College of Veterinary Medicine, University of Missouri.*)

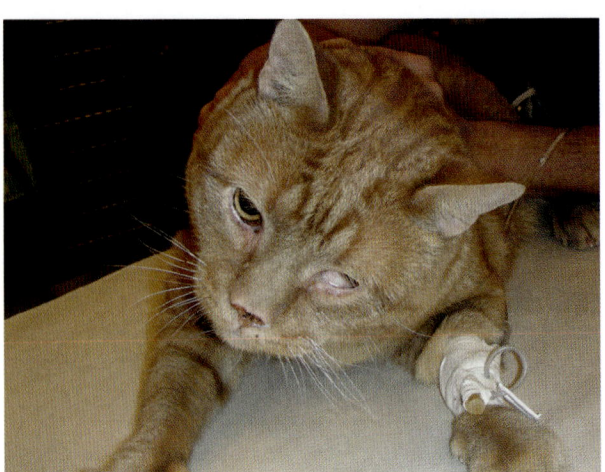

Figura 27.36 Gato com os sinais clássicos da síndrome de Horner.

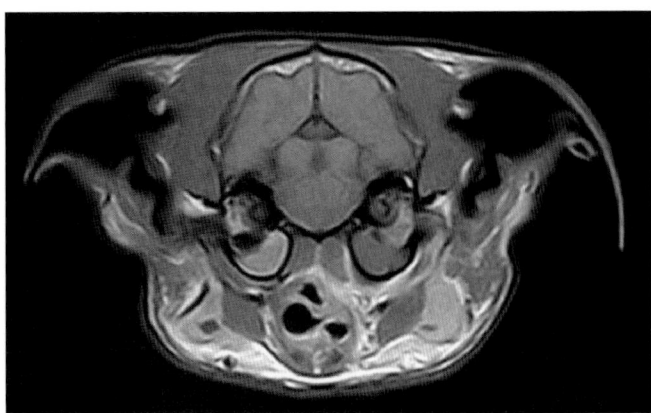

Figura 27.37 Imagem de ressonância magnética do gato da Figura 27.36. Observar as bolhas timpânicas preenchidas de líquido bilateralmente.

Os exames iniciais devem incluir o completo exame das orelhas, bem como as radiografias torácicas em três incidências, a fim de avaliar o mediastino e outras estruturas associadas. O exame neurológico completo pode ajudar a guiar o clínico na determinação do diagnóstico neuroanatômico e da necessidade de imagens avançadas. A hipersensibilidade por desnervação da íris devida a concentrações subfarmacológicas de agentes simpaticomiméticos é consequência da síndrome de Horner em cães e gatos e pode ser usada para ajudar a identificar o local da lesão em pacientes acometidos.[63] A instilação de fenilefrina a 10% topicamente resulta em midríase em menos de 20 min em gatos com a síndrome de Horner de terceira ordem. Nos gatos com a síndrome de Horner de segunda ordem, transcorrerão de 20 a 45 min até a midríase se desenvolver e naqueles com a síndrome de Horner de primeira ordem serão necessários mais de 45 min para a midríase. Contudo, a sensibilidade e a especificidade desse teste não foram determinadas, e os resultados devem ser interpretados com cautela, sendo o histórico e os achados ao exame os métodos mais úteis de prever a etiologia subjacente. O tratamento da síndrome de Horner não é necessário; assim, os esforços terapêuticos devem ser direcionados para a etiologia primária.

Síndrome da hiperestesia felina

A síndrome da hiperestesia felina (SHF) é um distúrbio mal compreendido caracterizado por diversos sinais clínicos, como ondulação da pele sobre os músculos lombares, excesso de autolimpeza, correr atrás da cauda, midríase, automutilação, agressão, mordidas dos pés e da base da cauda e vocalização.[21,101] A palpação da musculatura lombar desencadeia sinais de dor. Os gatos acometidos comumente fixam o olhar na cauda e, depois, atacam a cauda ou os flancos.[21] Embora todas as raças possam ser acometidas, os Siameses, Birmaneses, Persas e Abissínios são mais frequentemente afetados.[57] O comportamento pode ser induzido quando se acaricia o pelo do gato e ocorre mais comumente pela manhã ou ao final do dia.

Os diagnósticos diferenciais relacionam-se com distúrbios de pele, sistema nervoso, sistema musculoesquelético e transtornos comportamentais.[21] Distúrbios dermatológicos, como dermatite por alergia a pulgas e atopia, devem ser descartados como possíveis desencadeadores. Da mesma maneira, doenças da coluna, como a de disco intervertebral, devem ser consideradas e descartadas como fonte potencial de dor lombar. Muitas teorias apontam para um distúrbio compulsivo que resulta em comportamento autolesivo.[21] Outros autores propõem que seja um distúrbio convulsivo e mais bem tratado com medicação anticonvulsivante. Contudo, os resultados de EMG e de biopsia de músculo em cinco gatos com sinais de SHF foram compatíveis com miosite por corpúsculo de inclusão/miopatia, o que sugere mialgia como o desencadeador.[82]

Não houve estudos controlados comparando a eficácia de diferentes tratamentos para SHF, e os proprietários de gatos devem estar cientes de que pode ser necessário um período significativo de tentativa e erro antes que a resposta clínica desejada seja alcançada. Os tratamentos usados mais comumente para SHF são medicações contra pulgas, corticosteroides, anticonvulsivantes e ansiolíticos (Tabela 27.3). A autora não obteve sucesso com esteroides e, em geral, inicia-se o tratamento com fenobarbital (2 mg/kg, administrados por via oral a cada 12 h), aumentando a dose de acordo com a resposta clínica e os níveis do fármaco (discutido anteriormente). Como alternativa, a gabapentina a 10 mg/kg, administrada por via oral a cada 8 a 12 h, tem propriedades não apenas anticonvulsivantes, mas também de alívio da dor, e é considerada segura para uso em gatos. O clínico deve estar ciente de que a suspensão pediátrica de gabapentina contém xilitol. Se for usada a suspensão, deverá ser obtido um produto sem xilitol em farmácia de manipulação.

Os inibidores seletivos da recaptação de serotonina (ISRS), como a fluoxetina (0,5 a 2 mg/kg, administrados por via oral a cada 24 h), são recomendados ocasionalmente quando os anticonvulsivantes não se mostrarem eficazes.[21] Os efeitos adversos dos ISRS são sedação, anorexia, irritabilidade, vômito e diarreia. Além disso, os ISRS inibem a função das enzimas hepáticas citocromo P450 e deve-se ter cuidado ao prescrever medicamentos concomitantes que precisam dessas enzimas para ser metabolizados (p. ex., fenobarbital, carbamazepina, benzodiazepínicos). Antidepressivos tricíclicos, como a clomipramina (0,5 a 1 mg/kg, administrados por via oral a cada 24 h),[21] também podem ser usados para tratar a SHF. Os efeitos adversos associados a esse fármaco são sedação, efeitos anticolinérgicos, potencialização de arritmias em pacientes predispostos e redução do limiar de convulsões em pacientes com distúrbios convulsivos.[21] O tratamento clínico e comportamental a longo prazo poderá ser necessário, e gatos com SHF frequentemente precisam de ajustes contínuos no tipo ou na dosagem de medicamento (ou ambos).

Tétano

O tétano é a consequência da contração muscular sustentada sem relaxamento, e é mais comumente causado por infecção pelo microrganismo anaeróbico onipresente *Clostridium tetani*.[24,29] Sob certas condições (p. ex., ferida penetrante), a neurotoxina produzida pela bactéria é transportada axônios acima de maneira retrógrada até a altura da medula espinal ou do cérebro.[24] Por fim, a toxina tetânica

Tabela 27.3 Fármacos para o tratamento da síndrome da hiperestesia felina.

Fármaco	Dose	Comentários
Fenobarbital	2 mg/kg VO, a cada 12 h	Aumentar a dose de acordo com a resposta e os níveis do fármaco; para monitoramento, ver Tabela 27.1
Gabapentina	10 mg/kg VO, a cada 8 a 12 h	Assegurar que as suspensões não contenham xilitol
Fluoxetina	0,5 a 2 mg/kg VO, a cada 24 h	Os efeitos adversos são sedação, anorexia, irritabilidade, vômito e diarreia; inibição das enzimas hepáticas citocromo P450
Clomipramina	0,5 a 1 mg/kg VO, a cada 24 h	Os efeitos adversos são sedação, efeitos anticolinérgicos, potencialização de arritmias, redução do limiar de convulsão

VO, via oral.

(denominada *tetanospasmina*) atua sobre interneurônios inibitórios, impedindo a liberação de glicina na medula espinal e o ácido gama-aminobutírico nos núcleos motores do tronco encefálico.[29] A tetanospasmina pode permanecer ligada por até 3 semanas.[29] O principal local de ligação são os interneurônios inibitórios, os quais atuam sobre neurônios motores que inervam os músculos extensores antigravidade.[29] A suscetibilidade entre as espécies é bastante variável, porém em geral os gatos são vistos como muito resistentes.[24,29] Não obstante, existem relatos esporádicos dessa doença em gatos,[77,105,137] e a autora testemunhou diversos casos nos últimos 10 anos ou mais.

Em geral, os sinais clínicos são vistos 5 a 10 dias após a infecção da ferida ou um procedimento cirúrgico,[24,29,77] mas podem ser tardios (até 21 dias).[77,137] Normalmente, o local onde os primeiros sinais clínicos são observados refletirá o ponto de entrada da toxina no SNC. Por exemplo, gatos que desenvolveram tétano após a castração costumam desenvolver os sinais primeiramente nos membros pélvicos. Depois disso, haverá disseminação rápida e difusa da toxina por todo o SNC.[29] No entanto, o tétano pode permanecer focal (Figura 27.38), com os sinais permanecendo limitados a uma única extremidade em que a toxina penetrou no SNC.[29] Na forma generalizada, a marcha é rígida, ocorre aumento do tônus muscular e pode haver contração excessiva dos músculos faciais, conhecida como o clássico *riso sardônico*. Prolapso da terceira pálpebra, enrugamento da testa e trismo (mandíbula trancada) também podem ser evidentes.[24,29] Na forma mais grave, o paciente

encontra-se em decúbito, com opistótono e rigidez extensora nos quatro membros, além de possíveis convulsões ou parada respiratória.[24,29]

O diagnóstico baseia-se em grande parte no histórico e nos achados clássicos ao exame físico e, em alguns casos, uma ferida ou um procedimento cirúrgico recentes nem sempre serão evidentes.[24] O tratamento é praticamente de suporte, embora, se houver uma ferida, estão indicados desbridamento e antibióticos para destruir quaisquer microrganismos *C. tetani* remanescentes. A penicilina G é considerada o agente de escolha, porém amoxicilina-ácido clavulânico e metronidazol são considerados eficazes.[137] O benefício da antitoxina tetânica em gatos permanece incerto, já que existem pouquíssimas informações na literatura relacionadas com sua segurança e sua eficácia. Os cuidados de suporte dependem da gravidade dos sinais, e os gatos gravemente acometidos podem precisar de relaxantes musculares, fisioterapia, controle da bexiga e assistência nutricional. A recuperação pode ser prolongada, e períodos desde algumas semanas até 5 meses foram relatados em gatos acometidos até acontecer a resolução clínica.[105,137]

Referências bibliográficas

1. Abramson C, Platt S, Stedman N: Tetraparesis in a cat with fibrocartilaginous emboli, *J Am Anim Hosp Assoc* 38:153, 2002.
2. Bailey CS, Morgan JP: Congenital spinal malformations, *Vet Clin North Am Small Anim Pract* 22:985, 1992.
3. Bailey KS, Dewey CW, Boothe DM et al: Levetiracetam as an adjunct to phenobarbital treatment in cats with suspected idiopathic epilepsy, *J Am Vet Med Assoc* 232:867, 2008.
3a. Bailey K: Personal communication, July 2010.
4. Barnes H, Chrisman C, Mariani C et al: Clinical signs, underlying cause, and outcome in cats with seizures: 17 cases (1997-2002), *J Am Vet Med Assoc* 225:1723, 2004.
5. Barone G, Dewey CW: Facial paralysis, idiopathic. In Cote E, editor: *Clinical veterinary advisor*, St Louis, 2007, Mosby Elsevier, p 374.
6. Barone G, Foureman P, deLahunta A: Adult-onset cerebellar abiotrophy and retinal degeneration in a domestic shorthair cat, *J Am Anim Hosp Assoc* 38:51, 2002.
7. Barr MC, Butt MT, Anderson KL et al: Spinal lymphosarcoma and disseminated mastocytoma associated with feline immunodeficiency virus infection in a cat, *J Am Vet Med Assoc* 202:1978, 1993.
8. Beatty JA, Barrs VR, Swinney GR et al: Peripheral vestibular disease associated with cryptococcosis in three cats, *J Feline Med Surg* 2:29, 2000.
9. Berg A: Borna disease in cats. In Bonagura JD, editor: *Current veterinary therapy small animal practice*, ed 13, Philadelphia, 2000, Saunders, p 976.
10. Bischoff MG, Kneller SK: Diagnostic imaging of the canine and feline ear, *Vet Clin North Am Small Anim Pract* 34:437, 2004.

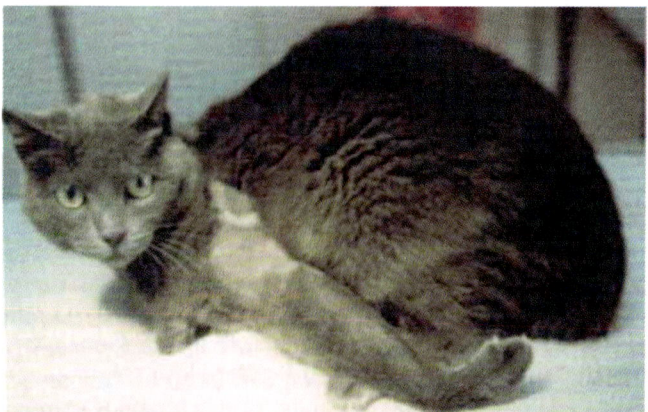

Figura 27.38 Gato com tétano focal após sofrer uma ferida no membro acometido. (*Cortesia de www.felipedia.org.*)

11. Boettcher IC, Steinberg T, Matiasek K et al: Use of anti-coronavirus antibody testing of cerebrospinal fluid for diagnosis of feline infectious peritonitis involving the central nervous system in cats, *J Am Vet Med Assoc* 230:199, 2007.

12. Boland LA, Angles JM: Feline permethrin toxicity: retrospective study of 42 cases, *J Feline Med Surg* 12:61, 2010.

13. Boothe DM, George KL, Couch P: Disposition and clinical use of bromide in cats, *J Am Vet Med Assoc* 221:1131, 2002.

14. Bradshaw J, Pearson G, Gruffydd-Jones T: A retrospective study of 286 cases of neurological disorders of the cat, *J Comp Pathol* 131:112, 2004.

15. Carmichael K, Bienzle D, McDonnell J: Feline leukemia virus–associated myelopathy in cats, *Vet Pathol* 39:536, 2002.

16. Caylor K, Cassimatis M: Metronidazole neurotoxicosis in two cats, *J Am Anim Hosp Assoc* 37:258, 2001.

17. Cellio B: Collecting, processing, and preparing cerebrospinal fluid in dogs and cats, *Comp Contin Edu Pract Vet* 23:786, 2001.

18. Center SA, Elston TH, Rowland PH et al: Fulminant hepatic failure associated with oral administration of diazepam in 11 cats, *J Am Vet Med Assoc* 209:618, 1996.

19. Cherubini GB, Rusbridge C, Singh BP et al: Rostral cerebellar arterial infarct in two cats, *J Feline Med Surg* 9:246, 2007.

20. Chrisman CL: Polyneuropathies of cats, *J Small Anim Pract* 41:384, 2000.

21. Ciribassi J: Understanding behavior: feline hyperesthesia syndrome, *Compend Contin Educ Pract Vet* 31:116, 2009.

22. Coates J, Axlund T, Dewey C et al: Hydrocephalus in dogs and cats, *Comp Contin Edu Pract Vet* 28:136, 2006.

23. Cochrane SM, Parent JM, Black WD et al: Pharmacokinetics of phenobarbital in the cat following multiple oral administration, *Can J Vet Res* 54:309, 1990.

24. Coleman E: Clostridial neurotoxins: tetanus and botulism, *Comp Contin Edu Pract Vet* 20:1089, 1998.

25. Cote E, Khan SA: Intoxication versus acute, non-toxicological illness: differentiating the two. In Ettinger SJ, Feldman EC, editors: *Textbook of veterinary internal medicine*, ed 6, Philadelphia, 2005, Saunders, p 242.

26. Cuddon PA: Feline neuromuscular disease. In Kirk RW, Bonagura JD, editors: *Current veterinary therapy VI*, Philadelphia, 1992, Saunders, p 1024.

27. De Grandis D, Minardi C: Acetyl-L-carnitine (levacecarnine) in the treatment of diabetic neuropathy. A long-term, randomised, double-blind, placebo-controlled study, *Drugs R D* 3:223, 2002.

28. De Lahunta A, Glass EN: *Lower motor neuron: general visceral efferent system. In De Lahunta A, Glass R, editors: Veterinary neuroanatomy and clinical neurology*, St Louis, 2009, Saunders, p 169.

29. De Lahunta A, Glass EN: *Upper motor neuron. In De Lahunta A, Glass R, editors: Veterinary neuroanatomy and clinical neurology*, St Louis, 2009, Saunders, p 193.

30. DeLahunta A: Degenerative diseases of the central nervous system. In Summers BA, Cummings JF, DeLahunta A, editors: *Veterinary neuropathology*, St Louis, 1995, Mosby, p 208.

31. DeLahunta A: Diseases of the peripheral nervous system. In Summers BA, Cummings JF, De Lahunta A, editors: *Veterinary neuropathology*, St Louis, 1995, Mosby, p 469.

32. DeLahunta A: Inflammatory diseases of the nervous system. In Summers BA, Cummings JF, DeLahunta A, editors: *Veterinary neuropathology*, St Louis, 1995, Mosby, p 95.

33. DeLahunta A: Tumors of the central nervous system. In Summers BA, Cummings JF, DeLahunta A, editors: *Veterinary neuropathology*, St Louis, 1995, Mosby, p 351.

34. DeLahunta A, Glass R: *Veterinary neuroanatomy and clinical neurology*, St Louis, 2009, Saunders.

35. Diaz JV, Poma R: Diagnosis and clinical signs of feline infectious peritonitis in the central nervous system, *Can Vet J* 50:1091, 2009.

36. Dorman DC, Dye JA: Chemical toxicities. In Ettinger SJ, Feldman EC editors: *Textbook of veterinary internal medicine*, ed 6, St Louis, 2005, Saunders, p 256.

36a. Dubey JP, Carpenter JL: Histologically confirmed clinical toxoplasmosis in cats: 100 cases (1952-1990), *J Am Vet Med Assoc* 203:1556, 1993.

37. Dymond NL, Swift IM: Permethrin toxicity in cats: a retrospective study of 20 cases, *Aust Vet J* 86:219, 2008.

38. Evans JD, Jacobs TF, Evans EW: Role of acetyl-L-carnitine in the treatment of diabetic peripheral neuropathy, *Ann Pharmacother* 42:1686, 2008.

39. Fascetti A, Mauldin G, Mauldin G: Correlation between serum creatinine kinase activities and anorexia in cats, *J Vet Intern Med* 11:9, 1997.

40. Fatzer R, Gandini G, Jaggy A et al: Necrosis of hippocampus and piriform lobe in 38 domestic cats with seizures: a retrospective study on clinical and pathologic findings, *J Vet Intern Med* 14:100, 2000.

41. Feldman EC: Disorders of the parathyroid glands. In Ettinger SJ, Feldman EC, editors: *Textbook of veterinary internal medicine*, ed 6, St Louis, 2005, Saunders, p 1508.

42. Foley J, Lapointe J, Koblik P et al: Diagnostic features of clinical neurologic feline infectious peritonitis, *J Vet Intern Med* 12:415, 1998.

43. Forterre F, Tomek A, Konar M et al: Multiple meningiomas: clinical, radiological, surgical, and pathological findings with outcome in four cats, *J Feline Med Surg* 9:36, 2007.

44. Foureman P, Longshore R, Plummer S: Spinal cord granuloma due to *Coccidioides immitis* in a cat, *J Vet Intern Med* 19:373, 2005.

45. Garosi LS: Cerebrovascular disease in dogs and cats, *Vet Clin North Am Small Anim Pract* 40:65, 2010.

46. Gerritsen RJ, van Nes JJ, van Niel MH et al: Acute idiopathic polyneuropathy in nine cats, *Vet Q* 18:63, 1996.

47. Glass E, Cornetta A, De Lahunta A et al: Clinical and clinicopathologic features in 11 cats with Cuterebra larvae myiasis of the central nervous system, *J Vet Intern Med* 12:365, 1998.

48. Goldkamp C, Schaer M: Hypernatremia in dogs, *Compend Contin Educ Vet* 29:148, 2007.

49. Gordon LE, Thacher C, Matthiesen DT et al: Results of craniotomy for the treatment of cerebral meningioma in 42 cats, *Vet Surg* 23:94, 1994.

50. Greene SN, Bright RM: Insulinoma in a cat, *J Small Anim Pract* 49:38, 2008.

51. Guilford WG, O'Brien DP, Allert A et al: Diagnosis of dysautonomia in a cat by autonomic nervous system function testing, *J Am Vet Med Assoc* 193:823, 1988.

52. Hasegawa D, Kobayashi M, Kuwabara T et al: Pharmacokinetics and toxicity of zonisamide in cats, *J Feline Med Surg* 10:418, 2008.

53. Henrich M, Huisinga M, Bauer N et al: A case of intravascular lymphoma with mixed lineage antigen expression in a cat, *J Vet Med A Physiol Pathol Clin Med* 54:575, 2007.

54. Hickford FH, Jones BR, Gething MA et al: Congenital myotonia in related kittens, *J Small Anim Pract* 39:281, 1998.

55. Hillock SM, Dewey CW, Stefanacci JD et al: Vascular encephalopathies in dogs: incidence, risk factors, pathophysiology, and clinical signs, *Comp Contin Edu* 28:196, 2006.

56. Hoerlein BF: Intervertebral disk disease. In Oliver J, Hoerlein B, Mayhew I, editors: *Veterinary neurology*, Philadelphia, 1987, Saunders, p 321.

57. Horwitz DF, Neilson JC: *Psychogenic alopecia/overgrooming: feline: Blackwell's five-minute veterinary consult—clinical companion—canine and feline behavior*, Ames, Iowa, 2007, Blackwell, p 425.

58. Hovda LR: Plant toxicities. In Ettinger SJ, Feldman EC, editors: *Textbook of veterinary internal medicine*, ed 6, St Louis, 2005, Saunders, p 250.

59. Hubler M, Johnson KA, Burling RT et al: Lesions resembling osteochondromatosis in two cats, *J Small Anim Pract* 27:181, 1986.

60. Jones B, Johnstone A, Cahill J et al: Peripheral neuropathy in cats with inherited primary hyperchylomicronaemia, *Vet Rec* 119:268, 1986.

61. Joseph RJ, Peterson ME: Review and comparison of neuromuscular and central nervous system manifestations of hyperthyroidism in cats and humans, *Prog Vet Neurol* 3:114, 1993.

62. Kaser-Hotz B, Rohrer CR, Stankeova S et al: Radiotherapy of pituitary tumours in five cats, *J Small Anim Pract* 43:303, 2002.

63. Kern TJ, Aromando MC, Erb HN: Horner's syndrome in dogs and cats: 100 cases (1975-1985), *J Am Vet Med Assoc* 195:369, 1989.

64. Kern TJ, Erb HN: Facial neuropathy in dogs and cats: 95 cases (1975-1985), *J Am Vet Med Assoc* 191:1604, 1987.

65. Kidder AC, Johannes C, O'Brien DP et al: Feline dysautonomia in the Midwestern United States: a retrospective study of nine cases, *J Feline Med Surg* 10:130, 2008.

66. Knipe M, Vernau K, Hornof W et al: Intervertebral disc extrusion in six cats, *J Feline Med Surg* 3:161, 2001.

67. Kraje A: Hypoglycemia and irreversible neurologic complications in a cat with insulinoma, *J Am Vet Med Assoc* 223:812, 2003.

68. Kramek BA, Moise NS, Cooper B et al: Neuropathy associated with diabetes mellitus in the cat, *J Am Vet Med Assoc* 184:42, 1984.

69. Kube SA, Olby NJ: Managing acute spinal cord injuries, *Compend Contin Educ Pract Vet* 30:496, 2008.

70. Kudnig ST: Nasopharyngeal polyps in cats, *Clin Tech Small Anim Pract* 17:174, 2002.

71. Kuntz CA: Sacral fractures and sacrococcygeal injuries in dogs and cats. In Bonagura JD, editor: *Current veterinary therapy XIII*, Philadelphia, 2000, Saunders, p 1023.

72. Lane S, Kornegay J, Duncan J et al: Feline spinal lymphosarcoma: a retrospective evaluation of 23 cats, *J Vet Intern Med* 8:99, 1994.

73. Lauer SK: Fractures of the spine/luxations of the spine. In Cote E, Harari J, editors: *Clinical veterinary advisor*, St Louis, 2007, Mosby Elsevier, p 419.

74. Lavely J, Lipsitz D: Fungal infections of the central nervous system in the dog and cat, *Clin Tech Small Anim Pract* 20:212, 2005.

75. LeCouteur RA: Feline neuromuscular disorders, *Proceedings North Am Vet Conf*, Orlando, Fla, 2006, p 709.

76. LeCouteur RA, Withrow SJ: Tumors of the nervous system. In Withrow SJ, Vail DM, editors: *Small animal clinical oncology*, St Louis, 2007, Saunders, p 659.

77. Lee EA, Jones BR: Localised tetanus in two cats after ovariohysterectomy, *N Z Vet J* 44:105, 1996.

78. Levy MS, Mauldin G, Kapatkin AS et al: Nonlymphoid vertebral canal tumors in cats: 11 cases (1987-1995), *J Am Vet Med Assoc* 210:663, 1997.

79. Lindsay D, Blagburn B, Dubey J: Feline toxoplasmosis and the importance of the *Toxoplasma gondii* oocyst, *Comp Contin Edu* 19:448, 1997.

80. Lowrie M, Wessmann A, Gunn-Moore D et al: Quadrigeminal cyst management by cystoperitoneal shunt in a 4-year-old Persian cat, *J Feline Med Surg* 11:711, 2009.

81. MacDonald K, Cote E: Hypertrophic cardiomyopathy. In Cote E, editor: *Clinical veterinary advisor*, St Louis, 2007, Mosby Elsevier, p 554.

82. March PA, Fisher JR: Electromyographic and histologic abnormalities in epaxial muscles of cats with feline hyperesthesia syndrome (abstract), *J Vet Intern Med* 13:238, 1999.

83. Marioni-Henry K, Van Winkle TJ, Smith SH et al: Tumors affecting the spinal cord of cats: 85 cases (1980-2005), *J Am Vet Med Assoc* 232:237, 2008.

84. Marioni-Henry K, Vite CH, Newton AL et al: Prevalence of diseases of the spinal cord of cats, *J Vet Intern Med* 18:851, 2004.

85. Maritato KC, Colon JA, Mauterer JV: Acute non-ambulatory tetraparesis attributable to cranial cervical intervertebral disc disease in a cat, *J Feline Med Surg* 9:494, 2007.

86. Marshall M, Manning A: Hypernatremia. In Cote E, editor: *Clinical veterinary advisor*, St Louis, 2007, Mosby Elsevier.

87. Martin PT, Shelton GD, Dickinson PJ et al: Muscular dystrophy associated with [alpha]-dystroglycan deficiency in Sphynx and Devon Rex cats, *Neuromuscul Disord* 18:942, 2008.

88. Mayer MN, Greco DS, LaRue SM: Outcomes of pituitary tumor irradiation in cats, *J Vet Intern Med* 20:1151, 2006.

89. Meij BP, Voorhout G, Van Den Ingh TS et al: Transsphenoidal hypophysectomy for treatment of pituitary-dependent hyperadrenocorticism in 7 cats, *Vet Surg* 30:72, 2001.

90. Mikszewski JS, Van Winkle TJ, Troxel MT: Fibrocartilaginous embolic myelopathy in five cats, *J Am Anim Hosp Assoc* 42:226, 2006.

91. Mizisin AP, Shelton GD, Burgers ML et al: Neurological complications associated with spontaneously occurring feline diabetes mellitus, *J Neuropathol Exp Neurol* 61:872, 2002.

92. Munana K, Olby N, Sharp N et al: Intervertebral disk disease in 10 cats, *J Am Anim Hosp Assoc* 37:384, 2001.

93. Nafe LA: Meningiomas in cats: a retrospective clinical study of 36 cases, *J Am Vet Med Assoc* 174:1224, 1979.

94. Neer TM: Horner's syndrome: anatomy, diagnosis, and causes, *Comp Contin Edu Pract Vet* 6:740, 1984.

95. Neer TM: Fibrocartilaginous emboli, *Vet Clin North Am Small Anim Pract* 22:1017, 1992.

96. Negrin A, Cherubini GB, Lamb C et al: Clinical signs, magnetic resonance imaging findings and outcome in 77 cats with vestibular disease: a retrospective study, *J Feline Med Surg* 12:291, 2010.

97. Newitt A, German AJ, Barr FJ: Congenital abnormalities of the feline vertebral column, *Vet Radiol Ultrasound* 49:35, 2008.

98. Noonan M, Kline K, Meleo K: Lymphoma of the central nervous system: a retrospective study of 18 cats, *Comp Contin Educ Pract Vet* 19:497, 1997.

99. O'Brien DP, Axlund TW: Brain disease. In Ettinger SJ, Feldman EC, editors: *Textbook of veterinary internal medicine*, ed 6, St Louis, 2005, Saunders, p 803.

100. Okada M, Kitagawa M, Ito D et al: MRI of secondary cervical syringomyelia in four cats, *J Vet Med Sci* 71:1069, 2009.

101. Overall KL: *Fears, anxieties, and sterotypies: Clinical behavioral medicine for small animals*, St Louis, 1997, Mosby, p 209.

102. Platt SR: Recommendations for corticosteroid use in neurological diseases, *Proceedings 20th Annual Am Coll Vet Intern Med Forum*, Dallas, Tex, 2002, p 370.

103. Plumlee KH: *Veterinary clinical toxicology*, St Louis, 2004, Mosby.

104. Podell M, Chen E, Shelton GD: Feline immunodeficiency virus associated myopathy in the adult cat, *Muscle Nerve* 21:1680, 1998.

105. Polizopoulou Z, Kazakos G, Georgiadis G et al: Presumed localized tetanus in two cats, *J Feline Med Surg* 4:209, 2002.

106. Polizopoulou Z, Kazakos G, Patsikas M et al: Hypervitaminosis A in the cat: a case report and review of the literature, *J Feline Med Surg* 7:363, 2005.

107. Polizopoulou ZS, Koutinas AF, Souftas VD et al: Diagnostic correlation of CT-MRI and histopathology in 10 dogs with brain neoplasms, *J Vet Med A Physiol Pathol Clin Med* 51:226, 2004.

108. Quesnel A, Parent J, McDonell W: Clinical management and outcome of cats with seizure disorders: 30 cases (1991-1993), *J Am Vet Med Assoc* 210:72, 1997.

109. Quesnel A, Parent J, McDonell W et al: Diagnostic evaluation of cats with seizure disorders: 30 cases (1991-1993), *J Am Vet Med Assoc* 210:65, 1997.

110. Reed S, Cho DY, Paulsen D: Quadrigeminal arachnoid cysts in a kitten and a dog, *J Vet Diagn Invest* 21:707, 2009.

111. Rossmeisl JH, Jr., Lanz OI, Waldron DR et al: Surgical cytoreduction for the treatment of non-lymphoid vertebral and spinal cord neoplasms in cats: retrospective evaluation of 26 cases (1990-2005), *Vet Comp Oncol* 4:41, 2006.

112. Saxon B, Magne MI: Reversible central nervous system toxicosis associated with metronidazole therapy in three cats, *Prog Vet Neurol* 4:25, 1993.

113. Schatzberg S, Haley N, Barr S et al: Use of a multiplex polymerase chain reaction assay in the antemortem diagnosis of toxoplasmosis and neosporosis in the central nervous system of cats and dogs, *Am J Vet Res* 64:1507, 2003.

114. Schriefl S, Steinberg TA, Matiasek K et al: Etiologic classification of seizures, signalment, clinical signs, and outcome in cats with seizure disorders: 91 cases (2000-2004), *J Am Vet Med Assoc* 233:1591, 2008.

115. Sessums K, Mariani C: Intracranial meningioma in dogs and cats: a comparative review, *Compend Contin Educ Vet* 31:330, 2009.

116. Shamir M, Goelman G, Chai O: Postanesthetic cerebellar dysfunction in cats, *J Vet Intern Med* 18:368, 2004.

117. Shelton G, Ho M, Kass P: Risk factors for acquired myasthenia gravis in cats: 105 cases (198601998), *J Am Vet Med Assoc* 216:55, 2000.

118. Shelton G, Hopkins A, Ginn P et al: Adult-onset motor neuron disease in three cats, *J Am Vet Med Assoc* 212:1271, 1998.

119. Shelton G, Joseph R, Richter K et al: Acquired myasthenia gravis in hyperthyroid cats on Tapazole therapy (abstract), *J Vet Intern Med* 11:120, 1997.

120. Shelton GD: Differential diagnosis of muscle diseases in companion animals, *Prog Vet Neurol* 2:27, 1991.

121. Shelton GD: Inherited neuromuscular disease. *Proceedings 20th Annual Am Coll Vet Intern Med Forum*, Dallas, Tex, 2002, p 334.

122. Shelton GD: Practical approach to the diagnosis and treatment of neuromuscular disorders. *Proceedings 20th Annual Am Coll Vet Intern Med Forum*, Dallas, Tex, 2002, p 325.

123. Sima AA, Ristic H, Merry A et al: Primary preventive and secondary interventionary effects of acetyl-L-carnitine on diabetic neuropathy in the bio-breeding Worcester rat, *J Clin Invest* 97:1900, 1996.

124. Simpson DJ, Hunt GB, Tisdall PL et al: Surgical removal of an ependymoma from the third ventricle of a cat, *Aust Vet J* 77:645, 1999.

125. Skelly B, Franklin R: Recognition and diagnosis of lysosomal storage diseases in the cat and dog, *J Vet Intern Med* 16:133, 2002.

126. Smith Bailey K, Dewey CW: The seizuring cat. Diagnostic work-up and therapy, *J Feline Med Surg* 11:385, 2009.

127. Smith JR, Legendre AM, Thomas WB et al: Cerebral *Blastomyces dermatitidis* infection in a cat, *J Am Vet Med Assoc* 231:1210, 2007.

128. Snead E: Acromegaly. In Cote E, editor: *Clinical veterinary advisor*, St Louis, 2007, Mosby Elsevier, p 25.

129. Spodnick GJ, Berg J, Moore FM et al: Spinal lymphoma in cats: 21 cases (1976-1989), *J Am Vet Med Assoc* 200:373, 1992.

130. Stevenson TL, Dickinson PJ, Struges BK et al: Magnetic resonance imaging of intracranial Cryptococcosis in dogs and cats. *Proceedings Am Coll Vet Intern Med Forum.* Minneapolis, 2004.

131. Sturges BK, Dickinson PJ, Kortz GD et al: Clinical signs, magnetic resonance imaging features, and outcome after surgical and medical treatment of otogenic intracranial infection in 11 cats and 4 dogs, *J Vet Intern Med* 20:648, 2006.

132. Tamke P, Petersen M, Dietze A et al: Acquired hydrocephalus and hydromelia in a cat with feline infectious peritonitis: a case report and brief review, *Can Vet J* 29:997, 1988.

133. Thomas WB: Seizures and narcolepsy. In Dewey CW, editor: *A practical guide to canine and feline neurology*, Ames, Iowa, 2003, Iowa State Press, p 193.

134. Tieber Nielson LM, Macintire DK: Toxoplasmosis/neosporosis. In Cote E, editor: *Clinical veterinary advisor*, St Louis, 2007, Mosby Elsevier, p 1093.

135. Timmann D, Cizinauskas S, Tomek A et al: Retrospective analysis of seizures associated with feline infectious peritonitis in cats, *J Feline Med Surg* 10:9, 2008.

136. Tomek A, Cizinauskas S, Doherr M et al: Intracranial neoplasia in 61 cats: localisation, tumour types and seizure patterns, *J Feline Med Surg* 8:243, 2006.

137. Tomek A, Kathmann I, Faissler D et al: [Tetanus in cats: 3 case descriptions], *Schweiz Arch Tierheilkd* 146:295, 2004.

138. Towell T, Shell L: Endocrinopathies that affect the central nervous system of cats and dogs, *Comp Contin Edu Pract Vet* 16:1461, 1994.

139. Troxel M, Dewey CW: Brain neoplasia. In Cote E, editor: *Clinical veterinary advisor*, St Louis, 2007, Mosby Elsevier, p 151.

140. Troxel M, Vite C, Massicotte C et al: Magnetic resonance imaging features of feline intracranial neoplasia: retrospective analysis of 46 cats, *J Vet Intern Med* 18:176, 2004.

141. Troxel M, Vite C, Van Winkle T et al: Feline intracranial neoplasia: retrospective review of 160 cases (1985-2001), *J Vet Intern Med* 17:850, 2003.

142. Vail DM, MacEwen EG: Feline lymphoma and leukemias. In Withrow SJ, MacEwen EG, editors: *Small animal clinical oncology*, ed 3, Philadelphia, 2001, Saunders, p 590.

143. Valentine B, George C, Randolph J et al: Fibrodysplasia ossificans progressive in the cat: a case report, *J Vet Intern Med* 6:335, 1992.

144. Vite CH: Myotonia and disorders of altered muscle cell membrane excitability, *Vet Clin North Am Sm Anim Pract* 32:169, 2002.

145. Webster CRL: Hepatic encephalopathy. In Cote E, editor: *Clinical veterinary advisor*, St Louis, 2007, Mosby Elsevier, p 489.

146. Williams KJ, Summers BA, De Lahunta A: Cerebrospinal cuterebriasis in cats and its association with feline ischemic encephalopathy, *Vet Pathol* 35:330, 1998.

147. Withrow SJ, Vail DM: *Small animal clinical oncology*, St Louis, 2007, Saunders.

148. Zaki FA, Hurvitz AI: Spontaneous neoplasms of the central nervous system of the cat, *J Small Anim Pract* 17:773, 1976.

Oncologia

Abordagem Básica ao Paciente Felino com Câncer

Brooke Fowler

Sinais de câncer

Com bastante frequência, o médico-veterinário examina um paciente felino após os sinais clínicos terem excedido a percepção de saúde do proprietário. Tais alterações comportamentais sutis podem ocorrer muito antes do surgimento de sinais clínicos francos. Elas variam dependendo do tipo de processo maligno e de quais sistemas corporais estão mais acometidos. Mudanças gerais quanto a atividade, apetite e uso da caixa de areia talvez sejam as primeiras indicações do desenvolvimento de um processo mórbido (ver Boxe 37.3).

Como diagnosticar

O rastreamento geral de saúde é a primeira etapa para o gato enfermo ou aquele cujos sinais clínicos mostrem a localização da doença. O hemograma completo pode revelar processos malignos hematológicos e doenças infiltrativas da medula óssea. O hemograma também é uma maneira excelente de avaliar primeiramente o sistema imunológico inato. Dados bioquímicos auxiliam na avaliação de funcionamento geral de órgão, bem como no rastreamento para lipidose hepática, a doença secundária mais comum.[1] A imagem de cavidade corporal geral é necessária, pois nem todos os processos malignos provocam alterações bioquímicas. Em geral, o estadiamento completo envolve radiografias abdominais e torácicas e, potencialmente, ultrassonografia abdominal, tomografia computadorizada (TC) e ressonância magnética (RM).

Técnicas gerais de estadiamento

Cada tipo de câncer tem seus locais "prediletos" de metástase; desse modo, o estadiamento é feito de acordo com cada tipo individualmente. Entretanto, podem ser levantadas hipóteses gerais. Conhecendo o tipo celular de origem, o médico-veterinário pode prever a via pela qual o câncer dará metástase. Tumores de células redondas tendem a dar metástase por meio dos linfáticos. Assim, o exame dos linfonodos que drenam ao redor de tumores de células redondas é parte de qualquer teste completo para o câncer. Os tumores de células mesenquimatosas tendem a dar metástase por via hematógena. Consequentemente, as radiografias torácicas são sempre indicadas. Por último, tumores epiteliais tendem a dar metástase por meio de linfáticos ou do sangue. Aconselham-se imagem e aspirado de linfonodos, bem como radiografias torácicas, para avaliar o estado metastático de um paciente com carcinoma. Padrões metastáticos aberrantes podem sugerir comportamento agressivo. Sarcomas que se disseminam pelos linfáticos ou tumores de células redondas que dão metástase no parênquima pulmonar podem sugerir prognóstico pior do que o habitual para o paciente. A TC e a RM podem ser usadas para diagnosticar doença em cavidades fechadas, como crânio, coluna e cavidade torácica. Além disso, a TC e a RM podem ser utilizadas para planejar mais adequadamente a cirurgia. Outra modalidade diagnóstica usada com frequência é a cintilografia nuclear. Isótopos radioativos podem ser marcados de acordo com determinados tecidos-alvo. Esses radioisótopos podem ser usados para identificar lise óssea ou mesmo para elucidar a atividade biológica de massa na tireoide.

Aspirado com agulha fina e citologia

A maioria das massas palpáveis pode ser aspirada com agulha. O aspirado com agulha fina é a abordagem diagnóstica menos invasiva, que ainda oferece uma grande oportunidade de definir o processo maligno.

Técnica

O médico-veterinário deve usar a menor agulha possível necessária para coletar células com segurança e adequadamente para o diagnóstico. Agulhas de calibre 22 a 25 quase sempre são suficientes, mesmo para as massas existentes no osso. Existem dois métodos para aspirado com agulha fina. O primeiro método usa uma agulha sem seringa acoplada ou com uma seringa contendo 6 mℓ de ar. Em um movimento oscilatório, o clínico insere a agulha na lesão diversas vezes, a fim de coletar células suficientes para um esfregaço. Ao usar 6 mℓ de ar, o clínico expele com força o conteúdo da agulha em uma lâmina. O material expelido é delicadamente espalhado em uma lâmina limpa, para criar uma monocamada de células. Uma lâmina é corada, a fim de assegurar que as células tenham sido obtidas e adequadamente preparadas. Envia-se o restante da amostra sem coloração a um patologista clínico. A segunda técnica envolve colocar a agulha na lesão e aspirar com a seringa. O clínico remove a agulha, preenche a seringa com

6 mℓ de ar, readapta a agulha e, a seguir, expele com força o conteúdo da agulha em uma lâmina e prepara conforme descrito anteriormente.

Vantagens

O aspirado com agulha fina é minimamente invasivo e raramente exige sedação ou anestesia. Com frequência, o diagnóstico pode ser feito com rapidez e baixo custo para o paciente e o proprietário, respectivamente. Essa técnica pode ser realizada para lesões na pele, no osso e em órgãos internos.

Desvantagens

Essa abordagem coleta uma pequena amostra presumivelmente representativa de toda a população tumoral. Assim, a natureza heterogênea de tumores com oxigenação e componentes inflamatórios variados pode confundir. Esse teste pode produzir resultados não diagnósticos e retardar a conclusão do diagnóstico. Com frequência, o diagnóstico citológico depende do tipo de tumor. Células redondas e epiteliais podem esfoliar mais completamente que tumores de origem mesenquimatosa.

Técnicas de biopsia

Em geral, as amostras de biopsia devem ser coletadas ao longo da periferia da lesão. Isso assegurará que o centro necrótico da massa não terá material coletado em vez da porção viável. Isso também facilita o fechamento cutâneo. O tecido neoplásico tem fraca capacidade de cicatrização. A exceção a essa regra é um tumor de osso. Quando uma biopsia de tumores ósseos é realizada, o trajeto deve envolver o centro da lesão. Aspirados ou biopsias realizadas na periferia de uma lesão óssea, provavelmente, produzirão osso reativo.

Biopsia por saca-bocado e biopsia por agulha

Tanto a biopsia por saca-bocado (*punch*) quanto a por agulha são as técnicas menos invasivas. Uma biopsia por saca-bocado é mais adequada para lesões cutâneas externas. Já a biopsia Tru-Cut (com agulha cortante) é mais adequada para amostragem de lesões em órgãos internos com orientação de imagem.

Técnica

Quando se utiliza uma biopsia por saca-bocado, amostras cutâneas e subcutâneas podem ser obtidas por via transdérmica ou por meio de uma pequena incisão na pele. O saca-bocado de biopsia é girado, sempre na mesma direção, para o interior da lesão até a profundidade desejada no interior da massa. Com a tesoura de Metzenbaum, a amostra é cortada dos tecidos subjacentes aderidos. A amostra é colocada em formol na proporção de 1:10 (tumor:formalina) e submetida a um patologista, que fornecerá a descrição microscópica completa, o diagnóstico, o grau, a descrição da margem e o índice mitótico, conforme indicado. Para uma biopsia de agulha, é necessária uma agulha de biopsia Tru-Cut. Tal agulha requer um instrumento especial, o qual é inserido no interior da lesão. O centro do dispositivo de biopsia com agulha é estendido para o interior da massa de tecido. A bainha do dispositivo de biopsia com agulha é então avançada, e corta-se uma porção de tecido dentro da fenda do centro. Diversos espécimes devem ser coletados. Dispositivos de acionamento automático podem acelerar a coleta de cada amostra. Contudo, esses dispositivos automáticos com mola podem ser vigorosos em excesso para órgãos internos, provocando lesão de órgão em pacientes menores.[3]

Vantagens

Para que essas técnicas sejam realizadas, são necessários um curto período anestésico ou sedação e bloqueio local. Essas técnicas requerem fechamento cirúrgico mínimo, o que resulta em menor risco de deiscência ou de infecção em comparação com uma cirurgia maior. Essas técnicas possibilitam que o patologista identifique o processo neoplásico com a descrição da arquitetura do tumor. As amostras também podem ser submetidas a colorações imuno-histoquímicas e predição posterior do comportamento biológico do tumor.

Desvantagens

Esses procedimentos podem resultar em uma amostra não diagnóstica. O artefato por esmagamento é uma ocorrência comum associada a essas técnicas. A deiscência cirúrgica também é uma complicação potencial, assim como o risco anteriormente mencionado de lesão de órgão associada a dispositivos automatizados.

Biopsia em cunha

A remoção de uma pequena amostra, porém representativa, do tumor facilita a identificação da arquitetura tecidual, possibilitando que o patologista faça o diagnóstico e identifique potencial invasão linfática ou vascular. Um tecido em cunha é incisado na lesão ao longo das bordas. Essa cunha deve ter o lado menor ao longo do centro da lesão e o lado mais comprido ao longo das margens laterais.

Vantagens

Essa técnica possibilita a coleta de uma amostra maior. A arquitetura da amostra pode ser examinada por um patologista. Informações adicionais podem ser obtidas, como comportamento biológico e coloração imuno-histoquímica. Como a porção do tecido que está sendo coletado é maior, eleva-se a probabilidade de se obter o diagnóstico.

Desvantagens

Essa técnica envolve anestesia geral e todos os riscos associados a ela. O procedimento também está associado a maior risco de deiscência. Os tumores não cicatrizam tão bem quanto o tecido normal. Esse procedimento também está associado a risco de disseminação do tumor dentro de tecido normal e, por isso, é necessário o planejamento cuidadoso, a fim de manter as células e as hemorragias contidas dentro do campo cirúrgico excisional.

Biopsia excisional

A excisão completa do tumor pode ser, ao mesmo tempo, diagnóstica e terapêutica. A falência da excisão completa funcionalmente dissemina o tumor mais para o interior do paciente, potencialmente agravando o prognóstico.[2]

Técnica

Deve-se tentar a excisão de massa somente com planejamento cuidadoso, para assegurar a excisão completa. As margens laterais deverão ter, no mínimo, 2 a 3 cm de largura, e convém ressecar um plano fascial completo mais profundamente que a massa, a fim de a excisão ser considerada completa. Considerando-se o pequeno tamanho do paciente felino, isso pode não ser praticável. Tais margens podem ser particularmente difíceis de alcançar em sarcomas em locais de injeção, tornando necessária a obtenção de imagens pré-cirúrgicas para o planejamento da cirurgia. Se a excisão completa não for considerada muito provável, o médico-veterinário deverá considerar uma biopsia incisional para o diagnóstico antes de um procedimento cirúrgico maior.

Vantagens

Essa técnica proporciona uma amostragem diagnóstica potencialmente curativa.

Desvantagens

É a técnica de biopsia mais agressiva. Pode não estar aconselhável se a cirurgia for uma ameaça potencial à função do paciente. Essa técnica também exige anestesia geral.

Referências bibliográficas

1. Armstrong PJ, Blanchard G: Hepatic lipidosis in cats, *Vet Clin North Am Small Anim Pract* 39: 599, 2009.
2. Hershey AE, Sorenmo KU, Hendrick MJ et al: Prognosis for presumed feline vaccine-associated sarcoma after excision: 61 cases (1986-1996), *J Am Vet Med Assoc* 216: 58-61, 2000.
3. Proot SJ, Rothuizen J: High complication rate of an automatic Tru-Cut biopsy gun device for liver biopsy in cats, *J Vet Intern Med* 20: 1327, 2006.

Quimioterapia para o Paciente Felino com Câncer

Jenna H. Burton

A quimioterapia é eficaz, principalmente, contra tumores com volume mínimo e alta proporção mitótica. Alguns cânceres, como o linfoma, são tratados primariamente com quimioterapia. Para outros tipos tumorais, a quimioterapia é usada como adjuvante após radioterapia ou cirurgia (ou ambas) ou como neoadjuvante antes de radioterapia ou cirurgia (ou ambas). Tratar gatos com quimioterapia não é um desafio em termos técnicos maior que o de outros procedimentos veterinários. Contudo, a decisão de administrar quimioterapia deve envolver a avaliação do risco para a equipe e os gatos, conforme o caso, bem como o custo e as questões práticas de estocar, preparar e administrar, com segurança, agentes quimioterapêuticos.

O tratamento do câncer em gatos é semelhante ao tratamento de qualquer doença crônica nessa espécie. O objetivo do veterinário deve consistir em tratar a doença subjacente ao mesmo tempo, mantendo ou melhorando a qualidade de vida do animal ao longo de todo o tratamento. Para assegurar que a quimioterapia seja não apenas segura como também adequada ao gato, deverá ser obtido o diagnóstico citológico ou histológico acurado, e quaisquer problemas de saúde concomitante deverão ser identificados, a fim de se avaliar o risco de toxicidade para o gato individualmente. Testes de estadiamento, como hemograma, perfil bioquímico sérico, urinálise, radiografias torácicas, ultrassonografia abdominal, TC, RM e citologia de aspirado de medula óssea costumam ser necessários para determinar se o câncer está localizado em uma área ou se deu metástase. Em geral, os cânceres em estágio avançado estão ligados a prognóstico pior e aumento do risco de toxicose em decorrência do tratamento. Isso pode mudar o desejo do proprietário de seguir o tratamento. O proprietário deve entender o prognóstico esperado para o gato e também possíveis riscos, custo e comprometimento de tempo associados ao tratamento.

O objetivo desta seção consiste em proporcionar informações relacionadas com manipulação e administração seguras de quimioterapia, além de informações relacionadas com dosagem e toxicoses potenciais de alguns dos agentes quimioterapêuticos comumente administrados a gatos. Outros recursos são encontrados no Boxe 28.1.

Boxe 28.1 Recursos adicionais

ASHP guidelines on handling hazardous drugs, *Am J Health Syst Pharm* 63:1172-1191, 2006.
http://www.ashp.org/DocLibrary/BestPractices/PrepGdlHazDrugs.aspx.

Burroughs GE, Connor TH, McDiarmid MA et al: Preventing occupational exposure to antineoplastic and other hazardous drugs in health care settings, National Institute for Occupational Safety and Health, 2004. http://www.cdc.gov/niosh/docs/2004-165/.

Chemotherapy and managing oncologic emergencies. In Henry CJ, Higginbotham ML: *Cancer management in small animal practice*, St Louis, 2010, Saunders Elsevier, pp 101-135.

Chun R, Garrett LD, Vail DM: Cancer chemotherapy. In Withrow SJ, Vail DM: *Whithrow and MacEwen's small animal clinical oncology*, ed 4, St. Louis, 2007, Saunders Elsevier, pp 163-192.

Thamm DH, Vail DM: Aftershocks of cancer chemotherapy: managing adverse effects, *J Am Anim Hosp Assoc* 43:1, 2007.

Preparo para quimioterapia

O risco de exposição dos funcionários aos agentes quimioterápicos é maior durante a preparação e a administração. Tais agentes citotóxicos podem ter efeitos mutagênicos e carcinogênicos. Convém todos os membros da equipe estarem cientes dos riscos dessa exposição e seguirem protocolos para minimizá-los. Os clínicos que administram quimioterapia devem ter um conjunto de diretrizes escritas para a segurança do manuseio dos agentes quimioterápicos e planos para administrar respingos de agentes quimioterápicos ou outras exposições.[1,6] Áreas em que a quimioterapia é preparada e administrada devem ser claramente marcadas, e o tráfego nessas áreas deverá ser limitado. A estocagem ou o consumo de alimento e bebidas, inclusive chicletes, devem ser proibidos nessas áreas, a fim de prevenir ingestão acidental. Substâncias citotóxicas devem ser estocadas separadamente de outras medicações e sua localização deve ser claramente identificada.

A rigor, instalações em que agentes quimioterapêuticos injetáveis são preparados devem ter um gabinete de segurança biológica classe II, sendo este ventilado para o lado externo e localizado em um espaço designado para preparação de quimioterapia. A área não deve conter material desnecessário, e as superfícies da sala de preparo devem ser desinfetadas com cloro. A superfície de trabalho deve ser coberta com um papel absorvente com um lado não poroso para ajudar a conter quaisquer respingos que ocorram. As farmácias de manipulação podem ser usadas para preparar substâncias para a administração se o espaço e o equipamento apropriados forem proibitivos para a clínica, devido ao custo. Os itens necessários para o preparo de substâncias antineoplásicas estão relacionados no Boxe 28.2. Equipamentos de proteção individual (EPI), como luvas, avental, óculos de proteção, sapatilhas descartáveis e respirador ou máscara de uso industrial, devem ser usados ao se prepararem agentes citotóxicos. Os aventais devem ser feitos de pano de baixa permeabilidade e devem ter fechamento frontal com mangas compridas e punhos elásticos. Estão recomendadas luvas para quimioterapia ou dois pares de luvas de látex, nitrilo ou neoprene. Estas devem ser usadas sobre os punhos do avental. Devem ser usadas luvas sem talco porque este pode absorver contaminantes e aumentar o risco de exposição. O *kit* para respingos de quimioterapia deve ser facilmente acessado em todas as áreas em que a quimioterapia for manipulada. O Boxe 28.3 relaciona os itens necessários para esse *kit* de respingos de quimioterapia. Como alternativa, também podem ser comprados *kits* já prontos para esse tipo de respingo.

A reconstituição de agentes quimioterápicos pode provocar a aerossolização do agente. Por esse motivo, deverão ser utilizados os dispositivos projetados para prevenir a aerossolização. Os pinos para dispensa de quimioterápicos são dispositivos de ventilação com um filtro de 0,22 mícron, que reduzem a pressão no frasco do quimioterápico ao se reconstituir e dispensar agentes quimioterápicos, diminuindo o risco de formação de *spray* ou respingo. De maneira ideal, um dispositivo de aporte de fármaco em sistema fechado ou um sistema de medicação contida podem ser empregados. Os dispositivos de sistema

Boxe 28.2 Exigências para preparo e administração de quimioterápicos

Preparação de quimioterápicos

- Equipamento de proteção pessoal
- Absorvente com uma face não porosa para cobrir superfície de preparo
- Agulhas, seringas Luer-Lok, tampas para seringa
- Dispositivos para guardar o agente químico
- Diluente adequado, conforme indicado na bula do fármaco
- Saco plástico com fechamento para o transporte da quimioterapia
- Recipiente para lixo perigoso
- Recipiente para objetos perfurantes usados na quimioterapia
- Etiquetas

Administração de quimioterápicos

- Equipamento de proteção pessoal
- Agente quimioterápico adequadamente rotulado
- Papel absorvente descartável com face não porosa
- Equipo de cateter: preparado cirúrgico, cateter com borboleta ou sobre a agulha, fita, adaptador de registro em T
- Adaptador adequado
- Duas seringas de lavado com soro fisiológico não heparinizado
- Atadura para o local do cateter (após remoção)

Boxe 28.3 Requisitos do *kit* para respingo de quimioterápicos

- Dois pares de luvas de látex ou nitrilo sem talco ou luvas para quimioterapia
- Avental descartável com fechamento frontal e punhos com elástico
- Sapatilhas descartáveis
- Óculos de proteção
- Respirador ou máscara industrial
- Almofadas absorventes (fraldas descartáveis)
- Diversos sacos plásticos grandes, com lacre, para lixo químico

fechado impedem a aerossolização de fármacos e proporcionam uma conexão sem vazamentos (seca) entre o frasco, a seringa, o equipo e o gato. Eles diminuem a contaminação da superfície e a exposição dos funcionários.[43,44] Independentemente do dispositivo de saída ou de aporte empregado, o uso de seringas Luer-Lok é essencial quando se reconstituem ou puncionam agentes quimioterápicos para prevenir a desconexão acidental entre a seringa e o sistema de aporte. O equipo intravenoso deve ser carregado antes da adição do agente quimioterápico à bolsa de infusão, a fim de prevenir contaminação ao acionar a linha. Após o preparado quimioterápico estar completo, o agente químico deve ser colocado em uma bolsa plástica

lacrável para o transporte até a área de administração, a fim de conter gotejamento ou extravasamento que possa ocorrer durante o transporte. Os fornecedores de equipamento para quimioterapia estão relacionados no Boxe 28.4.

Boxe 28.4 Fornecedores de equipamento de segurança para quimioterapia

Gabinetes de segurança biológica

- Esco Technologies
- NuAire Laboratory Equipment Supply
- Terra Universal
- Thermo Fisher Scientific

Dispositivos para aporte de quimioterapia

- Pinos para dispensa de quimioterapia
  - B Braun Medical
  - Specialty Medical Group
- PhaSeal; Carmel Pharma
- ONGUARD®; B Braun Medical

Todos os materiais que entrarem em contato com agentes quimioterápicos durante o preparo e a administração devem ser descartados em recipiente próprio para resíduos de quimioterapia. Isso inclui luvas, aventais, panos de campo, materiais de cateter, seringas, bolsas de líquido e linhas intravenosas que foram utilizadas para a administração da quimioterapia. Objetos perfurantes devem ser descartados em recipiente próprio para esse tipo de material de quimioterapia. A fim de evitar a inoculação acidental, as agulhas nunca devem ser tampadas novamente. O material de descarte identificado como lixo quimioterápico deve ser manipulado separadamente de outros tipos de lixo hospitalar. Os regulamentos relacionados com o descarte apropriado de lixo perigoso variam entre os locais. Os órgãos responsáveis locais e estaduais devem ser consultados, a fim de assegurar que o descarte satisfaça os padrões da Environmental Protection Agency nos EUA e os padrões das respectivas autoridades em outros países.

Dosagem e administração de quimioterapia

Obter um completo histórico a cada consulta ajuda o veterinário a identificar quaisquer efeitos tóxicos que os gatos possam ter sofrido durante uma quimioterapia anterior e também para orientar intervalos de tratamento e reduções da dose se o proprietário decidir que a qualidade de vida do gato está sendo afetada de modo adverso pela uterapia. A cada consulta, os gatos devem ter aferidos peso corporal, temperatura, frequência cardíaca e frequência respiratória e ser submetidos a um completo exame clínico. O hemograma deve ser feito antes de cada dose de quimioterapia. Convém realizar um painel bioquímico conforme necessário, dependendo do perfil de efeitos tóxicos da substância a ser administrada. Os gatos que se mostrarem indispostos no momento da consulta para quimioterapia não devem receber os agentes quimioterápicos naquele dia. Assim, deve-se realizar testes diagnósticos apropriados para identificar quaisquer novos problemas ou complicações decorrentes do tratamento. Se o gato for considerado enfermo devido a seu câncer, deve ser tratado com o objetivo de obter a remissão e melhorar sua qualidade de vida.

A dose quimioterápica do felino deve ser calculada a partir do peso corporal do momento. Cabe ao clínico dar atenção especial ao fato de o agente químico ter sua dose calculada com base no peso corporal (quilogramas) ou com base na superfície corporal (m²). Um gráfico com a conversão do peso corporal em superfície corporal deve ser de fácil acesso ao se calcular a dose de quimioterapia. É importante um sistema por meio do qual uma segunda pessoa verifique novamente o tipo, a dosagem e o cálculo da dose do agente químico, para evitar erros de dosagem. Também deverão ser verificados por outra pessoa nome, tipo de agente químico e dose, em comparação com o rótulo do agente químico, o prontuário do paciente e a coleira ou a etiqueta de identificação do paciente antes da administração, para assegurar que o gato esteja recebendo o tipo e a quantidade corretos do fármaco. Além disso, devem constar no prontuário do gato dados relacionados com fármaco administrado, assim como sua dosagem e sua via de administração, a veia utilizada para a administração da quimioterapia, a rubrica da pessoa que administrou o agente químico e quaisquer reações adversas. As diferentes vias de administração de quimioterapia são discutidas com mais detalhes em seções subsequentes.

Os profissionais devem ser instruídos com relação ao manuseio e ao descarte apropriado de material de pacientes quimioterápicos. Convém os proprietários receberem instruções relacionadas também com esses itens. Conforme o agente químico administrado, urina, fezes, saliva e vômito poderão conter pequenas quantidades de agentes quimioterápicos e seus metabólitos por até 72 h após a administração. Agentes quimioterapêuticos que sofrem ligação substancial a proteínas podem não ser excretados completamente durante até 21 dias após o tratamento.[26] Enquanto o gato estiver internado, deverão ser usadas etiquetas na jaula para identificar pacientes de quimioterapia, a fim de alertar os membros da equipe responsáveis pela limpeza dos compartimentos sujos. A roupa de cama suja deve ser lavada separadamente e convém usar luvas descartáveis ao se limpar urina, fezes ou vômito durante esse período. As caixas de areia devem ser trocadas diariamente durante alguns dias após o tratamento. Além disso, o uso de forros para caixa de areia pode ajudar a prevenir formação de aerossóis de metabólitos quimioterápicos. Os gatos em moradias com outros felinos não precisam ficar separados, pois não existe risco relatado associado ao compartilhamento de caixas de areia ou de vasilhames para alimentos.

Administração oral

Costumam ser usados muitos agentes antineoplásicos orais na oncologia veterinária. Embora com frequência eles sejam percebidos pelos proprietários dos animais como mais seguros e mais fáceis de serem administrados do que agentes intravenosos, os proprietários devem ser orientados com relação ao manuseio apropriado dessas medicações. Os comprimidos jamais deverão ser partidos ou esmagados. Além disso, as cápsulas não devem ser abertas. Se isso acontecer, poderá haver exposição do proprietário por meio de inalação, contato cutâneo ou ingestão. Da mesma maneira, os medicamentos líquidos nunca deverão ser recompostos. Os proprietários devem receber luvas descartáveis de látex e sem talco para usar quando manipular agentes quimioterápicos orais e convém lavar as mãos após cada administração. Os gatos devem ser estimulados a ingerir uma pequena quantidade de alimento ou receber alguns mililitros de água por meio de seringa após a administração do agente químico, a fim de assegurar a passagem do comprimido ou da cápsula para o estômago. Alguns proprietários pedirão para o agente quimioterápico oral ser administrado enquanto o animal se encontra internado. Isso pode ser algo problemático se o gato for propenso a cinetose e vomitar a medicação durante ida para casa. Se o proprietário puder, será preferível a administração do agente quimioterápico após o animal estar em casa.

Administração intravenosa

Recomenda-se que as veias jugulares sejam usadas para a coleta de sangue, a fim de preservar as veias periféricas para a administração da quimioterapia. Convém ser usado um cateter intravenoso de demora aplicado de modo atraumático para a administração de volumes de quimioterapia superiores a alguns mililitros. Esta etapa é fundamental na prevenção de extravasamento, pois muitos agentes quimioterápicos são vesicantes potentes. Se houver intercorrências na colocação do cateter na primeira tentativa, o clínico deve removê-lo e tentar pôr o dispositivo em uma veia periférica diferente. A sedação deve ser considerada para gatos rebeldes, a fim de assegurar que o cateter intravenoso permaneça colocado por toda a infusão do agente quimioterápico. Se possível, o local do cateter não deve ser enfaixado, para possibilitar que o clínico observe quaisquer sinais de extravasamento durante a administração.

O Boxe 28.2 relaciona o equipamento necessário para a administração intravenosa de agentes citotóxicos. O equipamento de proteção individual, conforme descrito previamente, deve ser usado pela pessoa que administrar a substância e por quaisquer funcionários envolvidos na contenção do gato. Um acolchoado absorvente com o fundo de plástico deve ser usado sob o membro em que o fármaco for administrado. Pode ser usado um cateter em borboleta (*butterfly*) para gatos que cooperam e recebem pequenos volumes de quimioterapia (< 3 mℓ). Para volumes maiores, convém utilizar um cateter de demora, e o gato deve ser monitorado atentamente durante toda a infusão. O cateter deve ser todo lavado com soro fisiológico não heparinizado antes da administração, a fim de assegurar sua patência. Os agentes quimioterápicos não devem ser infundidos com bomba de líquido intravenoso. Os agentes quimioterápicos devem ser administrados por gotejamento lento por gravidade ou infusão com seringa manual ao longo do tempo recomendado de administração. A bolsa de líquido deve ser baixada a um nível inferior ao do gato no intervalo de alguns minutos, periodicamente, para que o sangue consiga fluir de volta no cateter. Se o agente químico for administrado por meio de seringa, o êmbolo deve ser aspirado de volta diversas vezes durante a administração do fármaco, a fim de assegurar que o sangue ainda apareça no canhão do cateter. O local do cateter deve ser monitorado ao longo da administração e esta deverá ser suspensa se for observada qualquer tumefação no local do cateter. Depois de terminada a infusão da quimioterapia, o cateter deve ser enxaguado novamente com salina não heparinizada antes de sua remoção. Convém colocar uma bandagem leve sobre o local do cateter após sua remoção.

Administração intramuscular, subcutânea e intralesional

As injeções intramusculares ou subcutâneas são administradas da mesma maneira que qualquer outra injeção intramuscular ou subcutânea, porém as luvas descartáveis devem sempre ser usadas. Como a L-asparaginase tem maior probabilidade de provocar reação anafilática quando administrada por via intravenosa, cabe realizar aspiração da seringa antes da administração intramuscular ou subcutânea, a fim de assegurar que um vaso sanguíneo não tenha sido penetrado inadvertidamente. Os agentes quimioterápicos que podem ser administrados intralesão sempre se encontram em suspensão em óleo ou outro tipo de veículo, a fim de evitar que o fármaco extravase dos tecidos tumorais para a corrente sanguínea. Luvas descartáveis e avental e óculos de proteção devem sempre ser utilizados durante a administração. Do mesmo modo, uma almofada absorvente descartável deverá ser colocada sempre sob a parte do corpo a receber a quimioterapia intralesional. Todos os materiais empregados na administração de quimioterapia intramuscular, subcutânea ou intralesional devem ser descartados da mesma maneira que o material usado para a administração intravenosa. Dejetos urinários e fecais devem ser manipulados conforme descrito anteriormente no hospital e em casa após a injeção intralesional.

Administração intracavitária

Agentes quimioterápicos, como carboplatina e mitoxantrona, podem ser administrados no espaço pleural ou peritoneal, a fim de aliviar derrames malignos. Em geral, a dose intracavitária de quimioterapia é a mesma que aquela administrada por via intravenosa e pode ser realizada em uma única cavidade corporal ou dividida entre tórax e abdome. O agente quimioterápico deve ser diluído com o diluente apropriado até um volume máximo de 60 mℓ para a administração intratorácica e 250 mℓ para a administração intra-abdominal.[34] Conforme adequado, convém drenar os derrames da cavidade antes da instilação do agente quimioterápico.

Na administração intratorácica de quimioterapia, o gato pode ser posicionado em decúbito esternal ou lateral, e prepara-se a assepsia da parede torácica sobre a sétima até a nona costelas. Convém utilizar equipamento adequado de proteção de maneira semelhante à da administração intravenosa. A seguir, insere-se o cateter calibre 18 entre as costelas, remove-se o estilete e enxagua-se o cateter com 2 a 5 mℓ de salina aquecida, a fim de assegurar a patência. Se o gato estiver desconfortável ou começar a tossir, ou se o cateter não for enxaguado com facilidade, ele deve ser removido e outro, inserido. Se o gato tolerar bem o enxágue, o fármaco poderá ser administrado enquanto o local do cateter é monitorado continuamente, para assegurar que a substância não seja administrada inadvertidamente por via subcutânea. O local da inserção do cateter pode ser bloqueado com uma pequena quantidade de lidocaína tamponada antes do procedimento, para reduzir o desconforto.

Para a administração intraperitoneal, convém colocar o gato em decúbito dorsal. Além disso, deve-se preparar a assepsia de um local do abdome imediatamente caudal ao umbigo. A bexiga deve ser identificada mediante palpação, a fim de evitar perfuração acidental. A seguir, o cateter calibre 18 pode ser colocado e a quimioterapia, administrada, conforme descrito anteriormente. Após a administração de quimioterapia intracavitária, alguns especialistas recomendam deixar que o gato se movimente durante alguns minutos, para garantir a distribuição do agente químico por toda a cavidade corporal.

Efeitos adversos gerais da quimioterapia

Gastrintestinais

Os agentes quimioterápicos podem ser citotóxicos diretamente para as células das criptas epiteliais intestinais, o que resulta em efeitos colaterais gastrintestinais cerca de 2 a 5 dias após a administração. Com menor frequência, alguns agentes quimioterápicos podem provocar a liberação de 5-HT das células enterocromafins no trato gastrintestinal, que se ligam a receptores de 5-HT$_3$ em nervos vagos periféricos ou centralmente na zona de desencadeamento de quimiorreceptores. As náuseas e o vômito mediados por 5-HT$_3$ tendem a ocorrer em 24 h após a administração da quimioterapia. Esses efeitos colaterais podem envolver inapetência de branda a intensa, náuseas, vômito e diarreia. Para a maioria dos gatos, os efeitos colaterais gastrintestinais secundários à quimioterapia são brandos e autolimitantes e, com frequência, podem ser controlados facilmente pelos proprietários no domicílio, mediante a administração de agentes orais antináusea e antidiarreicos conforme necessário. Antieméticos orais, como metoclopramida, ondansetron e maropitante (Tabela 28.5) podem ser administrados na primeira consulta para quimioterapia, momento em que os proprietários devem ser instruídos quanto à ocasião de dar os medicamentos. Medicamentos como tilosina e metronidazol podem ser dados de maneira semelhante ao que os proprietários administram no caso de fezes pastosas ou diarreia. Probióticos também podem ser administrados durante todo o período de quimioterapia. Na prática, parece que eles diminuem a frequência e a gravidade da diarreia induzida por quimioterapia.

Os gatos que não comerem durante alguns dias ou que apresentarem vômitos intratáveis deverão ser internados para cuidados de suporte por meio de hidratação intravenosa, para corrigir quaisquer déficits de hidratação e anormalidades eletrolíticas. Antieméticos injetáveis devem ser administrados até que o gato esteja comendo por conta própria. A dosagem do agente quimioterápico individual deve ser reduzida em 20% nos gatos que precisarem ser hospitalizados devido a efeitos tóxicos gastrintestinais significativos.

Hematológicos

A mielossupressão, particularmente neutropenia, é uma sequela comum da administração de quimioterapia. A maioria dos gatos acometidos permanece assintomática, porém um pequeno número pode desenvolver complicações graves potencialmente fatais em decorrência da neutropenia e do subsequente desenvolvimento de sepse. O ponto mais baixo de neutrófilos ocorre, aproximadamente, 7 a 10 dias após a administração de quimioterapia, com exceções sendo observadas em seções subsequentes. Para monitorar a mielossupressão, o hemograma deve ser verificado antes de cada administração de quimioterapia, a fim de garantir contagens adequadas de neutrófilos e plaquetas. O tratamento com quimioterapia deve ser postergado se a contagem de neutrófilos for inferior a 2.000 a 3.000 células/$\mu\ell$ ou se a plaquetometria estiver inferior a 75.000 a 100.000 células/$\mu\ell$. Tais intervalos de variação são meramente diretrizes, e os valores do hemograma devem ser avaliados considerando-se a saúde geral do animal. Se ocorrer neutropenia ou trombocitopenia, recomenda-se um intervalo de tratamento de 7 a 10 dias, momento em que o hemograma deve ser verificado novamente, para assegurar que as contagens celulares tenham se normalizado. Para agentes de quimioterapia administrados a cada 2 a 3 semanas, o hemograma deve ser verificado 7 a 10 dias após o primeiro tratamento com tal fármaco. Se o número de neutrófilos for superior a 1.000 a 1.500 células/$\mu\ell$ e se o gato não estiver febril e se encontrar bem clinicamente, não é necessária redução de doses subsequentes.

Os gatos com contagem de neutrófilos superior a 1.000 células/$\mu\ell$ apresentam risco baixo de infecção sistêmica. A maioria dos gatos com neutropenia significativa ($\leq$ 1.000 neutrófilos/$\mu\ell$) pode ser tratada como paciente ambulatorial, desde que estejam bem e sem febre. Profilaticamente, pode ser administrado um antimicrobiano oral de largo espectro, não agressivo à flora gastrintestinal normal, como trimetoprima-sulfa ou enrofloxacino, durante 5 a 7 dias. Os gatos febris ou com indisposição sistêmica e neutropenia concomitante devem ser internados para tratamento de suporte com líquidos e antimicrobianos intravenosos, a fim de corrigir quaisquer déficits de hidratação ou anormalidades eletrolíticas. Além do hemograma, no momento da internação devem ser realizados perfis bioquímicos e urinálise. O tratamento com antibióticos de largo espectro por via intravenosa deve ser instituído até que o gato esteja se alimentando bem e seja capaz de receber medicamentos por via oral. Em geral, os gatos recuperam-se de episódios neutropênicos febris em 1 a 2 dias.

Os gatos que demoram a se recuperar ou que têm seu estado agravado em face de tratamento apropriado deverão ser submetidos a radiografias de tórax, cultura de urina e cultura de sangue, para determinar se existe uma fonte de infecção resistente. As contagens de neutrófilos não precisam estar normais antes da alta do gato, desde que ele se encontre afebril, alimentando-se e tolerando medicamentos por via oral.

Alopecia

A alopecia é uma preocupação frequente para os proprietários de animais de companhia cujo gato precise passar por quimioterapia como parte de seu tratamento contra o câncer. Raramente os gatos desenvolvem alopecia difusa, porém isso pode acontecer mediante a administração crônica de dose alta de quimioterapia. Os proprietários devem ser avisados de que a maioria dos gatos submetidos a tratamento com quimioterapia pode perder as vibrissas e outros pelos de proteção, e áreas previamente raspadas podem ter o crescimento lento. Em geral, o pelo cresce de novo após a quimioterapia ser suspensa.

Extravasamento

Muitos agentes quimioterápicos administrados por via intravenosa são vesicantes e podem provocar irritação ou necrose tecidual local se administrados fora da veia. Dos agentes quimioterápicos mais comuns empregados em gatos, doxorrubicina, vincristina e vimblastina são vesicantes. Se houver qualquer dúvida quanto ao fármaco ser vesicante, ele deverá ser administrado como tal.

Os sinais de extravasamento podem ser dor, eritema, dermatite úmida e necrose e aparecer 1 a 10 dias após o extravasamento da substância.[28] Se houver suspeita de extravasamento no momento da administração, a infusão deve ser interrompida imediatamente. Convém tentar aspirar o fármaco com até 5 mℓ de sangue de volta à seringa. O cateter é removido após o término. Em geral, as recomendações relacionadas com o tratamento adicional são extrapoladas de experiências na oncologia humana e baseiam-se no tipo de fármaco que extravasou. No caso de extravasamento de alcaloides da vinca, compressas secas e aquecidas poderão ser aplicadas durante algumas horas e a hialuronidase é injetada no local.[10] O volume de hialuronidase injetada deverá ser igual ao volume de fármaco extravasado. A administração de dexrazoxane, um eliminador de radicais livres comercializado para prevenir cardiotoxicidade associada a doxorrubicina em seres humanos, está indicada no caso de extravasamento de doxorrubicina. A dose recomendada é de 1:10 de vesicante com relação a dexrazoxane, e esta deve ser administrada por via intravenosa por meio de cateter separado dentro de 6 h de extravasamento.[10,30] A dexrazoxane é de alto custo e pode ser cara demais para os clínicos estocarem. A disponibilidade em um hospital humano local deve ser investigada, pois a administração em tempo (dentro de 3 a 6 h) após o extravasamento pode ajudar a aliviar a necrose tecidual. Como alternativa, o dimetilsulfóxido (DMSO) aplicado topicamente no local do extravasamento pode ajudar a diminuir a lesão tecidual também.[51] Poderá ser necessário o desbridamento cirúrgico rigoroso para tratar casos graves de necrose perivascular.

Reações de hipersensibilidade

A L-asparaginase e a doxorrubicina são agentes químicos que podem causar reações de hipersensibilidade em gatos. Os animais que receberem doxorrubicina devem ser monitorados quanto a prurido, balançar da cabeça, eritema cutâneo e de mucosas, edema facial, sibilos e dispneia durante a infusão de doxorrubicina. Se for observado qualquer um desses sinais, a infusão deverá ser interrompida e o gato deverá receber difenidramina (2 a 4 mg/kg por via intramuscular) e dexametasona SP (0,2 a 0,4 mg/kg por via intravenosa). Após a reação ter cedido, a infusão poderá ser reiniciada com a velocidade mais lenta de administração. O tratamento com L-asparaginase pode resultar em anafilaxia. Em geral, isso ocorre em 60 min da administração e é mais passível de ocorrer em doses subsequentes e não na primeira dose. Os gatos tratados com L-asparaginase devem ser monitorados atentamente durante 60 min após o tratamento quanto a dificuldade respiratória, vômito, diarreia e colapso. Pode ser necessário cuidado de suporte rigoroso se ocorrer anafilaxia. Os gatos que já tiveram reações de hipersensibilidade devem ser pré-medicados com difenidramina e dexametasona SP antes de cada dose subsequente do agente químico ao qual apresentam reação. As reações graves indicam suspensão da substância. Reações de hipersensibilidade subsequentes podem ser mais graves ou, até mesmo, potencialmente fatais.

Agentes quimioterápicos comumente usados

Esta seção trata de agentes quimioterápicos comumente empregados para tratar gatos com câncer e também alguns agentes mais recentes sobre os quais se tem informações limitadas. A Tabela 28.1 resume esses agentes quimioterápicos, as indicações comuns, as dosagens e os efeitos tóxicos associados.

Agentes alquilantes

Clorambucila

A clorambucila é um agente alquilante de DNA administrado por via oral e empregado para tratar linfoma de grau baixo, leucemia linfocítica crônica e, com menor frequência, mieloma múltiplo. As dosagens relatadas são 2 mg por via oral a cada 2 ou 3 dias, 2 a 4 mg/m² por via oral em dias alternados, 15 mg/m² por via oral em dias alternados durante 4 dias consecutivos, uma vez a cada 3 semanas, e 20 mg/m² por via oral uma vez a cada 2 semanas.[13,23,49]

Em geral, a clorambucila é bem tolerada, e os sinais gastrintestinais não são comuns. Pode ocorrer mielossupressão após uso prolongado. Raros efeitos tóxicos envolvem neurotoxicidade, que foi relatada em um único caso, e pode haver aumento do risco de desenvolver um segundo processo maligno mediante terapia prolongada.[4,49]

Ciclofosfamida

A ciclofosfamida é um profármaco que precisa da ativação hepática e é excretada principalmente pelos rins. É associada a maior frequência a outros agentes quimioterápicos para tratar linfoma ou diferentes sarcomas. Pode ser administrada por via oral ou por via intravenosa, e as dosagens variam entre 200 e 300 mg/m² ou 10 mg/kg, conforme indicado pelo protocolo empregado. A ciclofosfamida pode ser administrada como um único bolo, ou a dose oral pode ser dividida ao longo de 3 a 4 dias. Por exemplo, se a dose total do gato for de 75 mg, então o gato deverá receber um comprimido de 25 mg por via oral 1 vez/dia durante 3 dias. Os comprimidos jamais devem ser divididos e poderá ser necessário compor a ciclofosfamida para gatos menores. Como alternativa, a forma injetável tem custo relativamente baixo e a dosagem é bastante flexível.

Os efeitos colaterais frequentes são mielossupressão e toxicidade gastrintestinal. Com menor frequência, pode haver o desenvolvimento de cistite hemorrágica estéril secundária à administração de ciclofosfamida.[8] Se forem observados sinais de hematúria, polaciúria ou estrangúria em um gato tratado recentemente com ciclofosfamida, devem ser realizadas urinálise e cultura de urina. Se a cultura de urina for negativa, pode ser feito um diagnóstico presuntivo de cistite hemorrágica estéril, e a terapia com ciclofosfamida deve ser suspensa permanentemente.

Lomustina

A lomustina (CCNU) é o agente oral alquilante de DNA mais frequentemente empregado contra tumores de mastócitos e linfoma.[11,41,42] Devido à sua habilidade de atravessar a barreira hematencefálica, também é usado para tratar tumores cerebrais, porém a eficácia contra esses tipos tumorais não está documentada em gatos. Pode ser eficaz contra linfossarcoma e mieloma múltiplo.[11] A lomustina é administrada na dose de 50 a 60 mg/m² ou 10 mg/gato por via oral uma vez a cada 3 a 6 semanas.[11,41,42] Talvez seja necessário compor cápsulas em tamanhos menores para a dosagem mais acurada, pois a dose de 10 mg/gato pode ser insuficiente ou excessiva em alguns gatos.

Mielossupressão, particularmente neutropenia, é a toxicidade limitante da dose para a lomustina. Pode ocorrer trombocitopenia grave e persistente que justifica a suspensão do fármaco se a plaquetometria não retornar aos níveis normais em 6 semanas. Podem ocorrer sinais gastrintestinais com esse fármaco também. Não foi relatada hepatotoxicidade em gatos até esta data, porém o monitoramento de rotina das enzimas hepáticas ainda é recomendado. Pode ocorrer fibrose pulmonar em pessoas tratadas com CCNU, e existe um relato de fibrose pulmonar após tratamento crônico com CCNU em um único gato.[46] A toxicidade renal é um efeito colateral incomum em humanos e ainda não foi relatada em gatos, porém o monitoramento de rotina dos valores renais deve ser realizado em felinos com insuficiência renal comprovada e que estejam recebendo CCNU.

Tabela 28.1 **Agentes quimioterápicos comumente usados.**

Agentes	Principais indicações	Efeitos tóxicos	Dosagem
AGENTES ALQUILANTES			
Ciclofosfamida	LSA, leucemia, sarcoma	Mielossupressão, GI, cistite hemorrágica estéril	200 a 300 mg/m² VO ou IV ou 10 mg/kg IV, dependendo do protocolo empregado
Clorambucila	LSA de grau baixo, LLC, MM	GI e mielossupressão (incomum)	2 mg VO a cada 2 a 3 dias; 2 a 3 mg/m² VO em dias alternados; 15 mg/m² VO × 4 dias a cada 3 semanas; 20 mg/m² VO a cada 2 semanas
Lomustina	TMC, LSA	Mielossupressão, GI, fibrose pulmonar (rara)	50 a 60 mg/m² VO ou 10 mg/gato a cada 3 a 6 semanas
Melfalana	MM, LSA	Mielossupressão (trombocitopenia)	0,1 mg/kg/dia VO; 0,1 mg/kg VO por dia durante 14 dias, a seguir 0,1 mg/kg VO em dias alternados
ANTRACICLINAS			
Doxorrubicina	LSA, diferentes sarcomas e carcinomas	Mielossupressão, GI, nefrotoxicidade, vesicante perivascular, reação de hipersensibilidade	1 mg/kg ou 25 mg/m² IV a cada 2 a 3 semanas
Doxorrubicina encapsulada em lipossoma	SLI	GI, nefrotoxicidade, vesicante perivascular, cutâneos, hipersensibilidade	1 mg/kg IV a cada 3 semanas
Mitoxantrona	LSA, diferentes sarcomas e carcinomas	GI, mielossupressão	6 a 6,5 mg/m² IV a cada 3 semanas
ANTIMETABÓLITOS			
Citosina arabinosídio	LSA, leucemia	Mielossupressão branda, GI	600 mg/m² SC, divididos em 4 doses administradas a cada 12 h durante 2 dias
Gencitabina	CEC, outros carcinomas	Pode causar aumento dos efeitos tóxicos hematológicos e teciduais locais quando usada como radiossensibilizador	Não avaliada como agente individual em gatos
Metotrexato	LSA	GI, mielossupressão	0,8 mg/kg VO ou IV conforme indicado pelo protocolo
AGENTES ANTITUBULINA			
Vimblastina	TMC, LSA	GI, mielossupressão	Desconhecida, 2 mg/m² IV semanalmente ou a semanas alternadas
Vincristina	LSA, leucemia	GI, mielossupressão, neuropatia periférica	0,5 a 0,75 mg/m² IV semanalmente
Vinorelbina	Não avaliadas	Não avaliados	Não avaliada
INIBIDORES DA TIROSINOQUINASE			
Imatinibe	TMC, SLI	GI brandos	10 mg/kg VO diariamente
Masitinibe	Não avaliadas	Não avaliados	Não avaliada
Toceranibe	Não avaliadas	GI	2,8 mg/kg VO em dias alternados ou às segundas, quartas e sextas-feiras
OUTROS			
L-asparaginase	LSA	Hipersensibilidade	400 UI/kg ou 10.000 UI/m² SC ou IM
Carboplatina	Carcinoma ou sarcoma	Mielossupressão; GI	240 mg/m² IV a cada 3 a 4 semanas
Imiquimode creme a 5%	CEC cutâneo *in situ* ou CEC actínico	Eritema localizado	Tópica
Prednisona/ prednisolona	LSA, MM, TMC	GI, poliúria, polidipsia, polifagia, diabetes melito	2 mg/kg VO 1 vez/dia; diminuir de acordo com o protocolo
Hidroxiureia	Policitemia vera, leucemia mielógena crônica	GI, mielossupressão	10 mg/kg VO diariamente

LSA, linfossarcoma; *GI*, gastrintestinal; *VO*, via oral; *IV*, via intravenosa; *LLC*, leucemia linfocítica crônica; *MM*, mieloma múltiplo; *TMC*, tumor de mastócitos; *SLI*, sarcoma no local de injeção; *CEC*, carcinoma escamocelular; *SC*, via subcutânea; *IM*, via intramuscular.

Melfalana

A melfalana é um agente alquilante de DNA usado, principalmente, no tratamento de mieloma múltiplo e, ocasionalmente, linfoma. A melfalana pode ser administrada na dose de 0,1 mg/kg por via oral 1 vez/dia ou 0,1 mg/kg por via oral diariamente durante 14 dias sucedida por 0,1 mg/kg por via oral em dias alternados.[5,7] Pode haver a necessidade de compor os comprimidos para dosagem mais acurada, já que eles não podem ser partidos.

A mielossupressão, em particular trombocitopenia, é o efeito tóxico mais comum e, em geral, ocorre mediante administração crônica. O hemograma deve ser monitorado 1 vez/semana no primeiro mês e, depois, a cada 4 a 8 semanas durante o tratamento com melfalana.

Antraciclinas

Doxorrubicina

A doxorrubicina é uma antraciclina que exerce seus efeitos antineoplásicos por meio de diversos mecanismos, como inibição da topoisomerase II, intercalação de DNA e geração de radicais livres. A doxorrubicina costuma ser usada em protocolos multifármacos para linfoma, sarcomas em local de injeção e em outras partes moles, além de carcinomas mamários felinos. A doxorrubicina é diluída em 30 a 50 mℓ de NaCl a 0,9% e administrada a 1 mg/kg ou 25 mg/m^2 por via intravenosa ao longo de 20 a 60 min a cada 2 a 3 semanas.

Os efeitos colaterais mais comuns da administração de doxorrubicina são sinais gastrintestinais e mielossupressão. A doxorrubicina é um vesicante potente; por isso, deve-se ter a máxima cautela ao empregá-la a fim de assegurar o não extravasamento durante a administração. Pode ocorrer nefrotoxicidade cumulativa, e este fármaco não deve ser usado em gatos com insuficiência renal.[36] Valores renais e densidade urinária devem ser monitorados rotineiramente em gatos que recebem a doxorrubicina, e a administração da substância deve ser suspensa se ocorrer isostenúria ou azotemia. Os gatos também podem ter uma reação de hipersensibilidade aguda com a doxorrubicina e alguns veterinários pré-medicam como rotina os gatos que recebem doxorrubicina por meio de difenidramina ou de dexametasona SP (ou ambas). Independentemente de haver pré-medicação com anti-histamínicos ou com corticosteroides, o gato deverá ser monitorado atentamente durante a infusão quanto a quaisquer indicações de uma reação de hipersensibilidade, como balançar da cabeça, eritema das orelhas ou mucosas, tumefação facial, dispneia e agitação. A cardiotoxicidade cumulativa associada à administração de doxorrubicina está bem documentada em humanos e em cães, porém não é frequente em gatos.[36] A administração de doxorrubicina em gatos com doença cardíaca subjacente não é incentivada e alguns veterinários recomendam não exceder doses cumulativas de 180 a 240 mg/m^2 em gatos com função cardíaca normal.

Doxorrubicina encapsulada em lipossoma

A doxorrubicina encapsulada em lipossoma foi formulada para evitar a cardiotoxicidade significativa em humanos, a qual limita sua administração. Esse agente químico pode ter eficácia semelhante à da doxorrubicina contra tipos tumorais semelhantes, como sarcoma em local de injeção, e é dosada a 1 mg/kg por via intravenosa a cada 3 semanas.[40]

A doxorrubicina encapsulada em lipossoma tem perfil de efeitos tóxicos semelhante em gatos ao da doxorrubicina original. Em geral, os efeitos colaterais gastrintestinais são brandos e autolimitantes. A doxorrubicina encapsulada em lipossoma está associada a nefrotoxicidade e a função renal deve ser monitorada atentamente após a administração do fármaco.[40] É vesicante e deve ser administrada apenas por meio de cateter intravenoso colocado sem intercorrências. Os gatos também podem desenvolver alopecia não dolorosa e eritema com hiperpigmentação ao redor da boca e membros distais.[40] Os gatos podem enfrentar uma reação de hipersensibilidade caracterizada por salivação e bradicardia durante o primeiro tratamento com doxorrubicina encapsulada em lipossoma. Tal reação pode ser administrada por meio da aplicação de difenidramina e dexametasona SP.[40] Foi relatada em cães a administração intracavitária de doxorrubicina encapsulada em lipossoma. No entanto, essa administração não foi avaliada em gatos.

Mitoxantrona

A mitoxantrona é um derivado de antraciclina que exerce seus efeitos citotóxicos por meio da inibição da topoisomerase II. Possivelmente, este fármaco tem um perfil antitumor semelhante ao da doxorrubicina e pode ser eficaz contra linfoma e diversos carcinomas e sarcomas.[35] A dosagem de mitoxantrona é de 6 a 6,5 mg/m^2 por via intravenosa a cada 3 semanas. O fármaco é diluído em 20 a 50 mℓ de NaCl a 0,9% antes da administração intravenosa ao longo de 10 a 15 min. A mitoxantrona pode ser administrada no espaço pleural ou no peritoneal, a fim de ajudar a aliviar derrames malignos.

Os efeitos adversos mais comuns observados com a mitoxantrona são sinais gastrintestinais brandos e autolimitantes e mielossupressão. Diferentemente da doxorrubicina, a mitoxantrona não induz reações de hipersensibilidade e não é um vesicante potente se extravasar. Os proprietários devem ser alertados quanto ao fato de a urina e a esclera poderem se tingir de azul após a administração.[7]

Antimetabólitos

Citosina arabinosídeo

A citosina arabinosídeo é um análogo da desoxicitidina que interfere na síntese de DNA por meio da inibição da DNA polimerase. Como esse fármaco é específico para o ciclo celular com meia-vida plasmática extremamente curta, é mais eficaz quando administrado com infusão a taxa constante ou com a dose dividida em injeções subcutâneas 2 vezes/dia ao longo de alguns dias. A citosina arabinosídeo é usada em gatos principalmente para tratar linfoma ou leucemia, em particular quando existe envolvimento do sistema nervoso central (SNC), por causa da habilidade do fármaco de atravessar a barreira hematencefálica. Com frequência, a citosina arabinosídeo é substituída por ciclofosfamida para o tratamento de linfoma renal, pois ocorre envolvimento do SNC em cerca de 40% desses casos.[33] A dosagem de citosina arabinosídeo é de 600 mg/m², divididos em quatro doses administradas por via subcutânea, 2 vezes/dia, durante 2 dias, ou administradas como infusão a taxa constante na dose de 300 mg/m² por dia, durante 2 dias.[7]

Em geral, a citosina arabinosídeo é bem tolerada, com mielossupressão sendo mais comum e sinais gastrintestinais ocorrendo raramente.

Gencitabina

A gencitabina é um análogo de desoxicitidina ativado intracelularmente, que resulta na inibição da síntese de DNA. Existem informações limitadas sobre o uso de gencitabina como agente individual em gatos. Tem sido empregada como sensibilizador de radiação no tratamento de carcinoma escamocelular (CEC) oral e também associada a carboplatina como tratamento para diversos carcinomas.[22,29,31] Este agente químico é de alto custo se comparado com outros agentes quimioterápicos, e não se conhece a dosagem ideal em gatos atualmente.

Os efeitos adversos, quando administrados por via intravenosa a 2 mg/kg semanalmente junto a carboplatina, foram toxicidade gastrintestinal moderada e mielossupressão.[31] Quando administrada por via intravenosa a 25 mg/m² 2 vezes/semana como um sensibilizador para radiação, ocorreu toxicidade hematológica e tecidual local significativa.[29] São necessárias mais pesquisas investigando eficácia, dosagem e efeitos tóxicos da gencitabina como um único agente individual antes que possa ser usada rotineiramente em gatos com câncer.

Metotrexato

O metotrexato é um antifolato que inibe a di-hidrofolato redutase, bloqueando a síntese de DNA. Foi usado primariamente associado a protocolos quimioterápicos para linfoma na dosagem de 0,8 mg/kg semanalmente, por via intravenosa ou por via oral.[32,33,45]

Os efeitos adversos da administração de metotrexato são, com maior frequência, sinais gastrintestinais, com mielossupressão ocorrendo com menor frequência.

5-Fluoruracila

A 5-fluoruracila está disponível nas formulações injetável e tópica. Como comprovadamente esse fármaco provoca neurotoxicidade fatal em gatos, não deve ser administrado, mesmo que topicamente, nessa espécie.[17,18,52]

Agentes antitubulina

Vimblastina e vincristina são alcaloides da vinca de ocorrência natural, derivados da pervinca, e a vinorelbina é um alcaloide sintético de segunda geração da vinca. Tais fármacos rompem a divisão celular, por se ligarem às proteínas microtubulares no fuso mitótico. O metabolismo dessa classe de fármacos ocorre no fígado, e devem ser feitos ajustes de dosagem na vigência de disfunção hepática. Os agentes antitubulina compartilham um perfil semelhante de efeitos tóxicos, exceto para cada agente químico relatado em seções subsequentes. Em geral, são bem tolerados, porém podem ocorrer toxicose gastrintestinal branda e mielossupressão. Os agentes antitubulina são vesicantes e devem ser administrados usando-se um cateter colocado perfeitamente.

Vimblastina

A vimblastina é usada como tratamento para tumor de mastócitos ou como substituto para vincristina nos protocolos de linfoma, quando a vincristina não é tolerada pelo gato ou quando a doença se torna refratária à vincristina em uma situação de resgate. Com base na prática, os gatos conseguem tolerar dosagens intravenosas de 2 mg/m² de sete em 7 dias, em semanas alternadas, porém faltam dados publicados.

Vincristina

A vincristina costuma ser usada para tratar linfoma e leucemia; a variação das doses relatadas situa-se em 0,5 a 0,75 mg/m², administradas em bolo intravenoso 1 vez/semana. A neuropatia periférica, que pode se manifestar como constipação intestinal em gatos, é incomum, porém talvez ocorra associada à administração prolongada.[7]

Vinorelbina

Não existem informações publicadas relacionadas com a vinorelbina e seu possível espectro antitumor, dosagem ou perfil de efeitos tóxicos em gatos com tumor.

Agentes de platina

Carboplatina

A carboplatina é um agente alquilante derivado da platina e que pode ter eficácia contra carcinomas e sarcomas.[7,24] A via de administração mais comum é a intravenosa, porém a carboplatina também pode ser administrada intracavitariamente, no tórax ou no abdome, e também intralesão. A carboplatina é administrada por via intravenosa a 240 mg/m² a cada 3 a 4 semanas. A dosagem da carboplatina com base na taxa de filtração glomerular tem sido investigada e possibilita dosagem mais apropriada em gatos, mas, clinicamente, isso é impraticável para a maioria dos clínicos veterinários.[2,3] A carboplatina também pode ser usada intralesão no CEC facial. É necessário anestesia geral para o tratamento, e a carboplatina é administrada a 1,5 mg/cm³ em emulsão de óleo de gergelim purificado injetada a cada 0,5 cm no tumor e em tecidos adjacentes, semanalmente, até quatro tratamentos.[53] Foi relatado o uso de carboplatina por via intracavitária, a 180 a 200 mg/m², a fim de aliviar derrames malignos; contudo, as informações relacionadas com sua eficácia são limitadas.[47,48]

A mielossupressão é a toxicidade limitante da dose da carboplatina. Em geral, os pontos mais baixos de neutrófilos e plaquetas ocorrem com 2 a 3 semanas após a administração.[24] Os sinais gastrintestinais ocorrem com menor frequência com a carboplatina. Como a carboplatina é excretada pelos rins, é importante avaliar a função renal (ureia sanguínea, creatinina e densidade da urina) antes de cada tratamento. A carboplatina não é diretamente nefrotóxica com frequência, porém ocorre diminuição da excreção associada a diminuição da função renal, aumentando a probabilidade de efeitos tóxicos.

Cisplatina

A administração de cisplatina a gatos induz edema pulmonar fatal. Não deve ser administrada em gatos sob dosagem alguma.[25]

Inibidores da tirosinoquinase

As tirosinoquinases são proteínas expressas em superfícies celulares e são parte integrante da regulação do crescimento e da diferenciação celulares. Essas quinases, como a KIT, o receptor de fator de crescimento epitelial (EGFR; do inglês, *epithelial growth receptor*), o receptor de fator de crescimento endotelial vascular (VEGFR; do inglês, *vascular endothelial growth factor receptor*) e o receptor de fator de crescimento derivado de plaqueta (PDGFR; do inglês, *platelet-derived growth factor receptor*), ligam seu fator de crescimento específico, levando à infrarregulação de sinalização e regulação intracelulares de crescimento, à diferenciação e à sobrevida da célula. As tirosinoquinases podem se tornar constitutivamente ativadas por alguns tipos de câncer, levando ao crescimento celular desregulado. Os inibidores da tirosinoquinase são uma classe mais recente de agentes antineoplásicos que inibem essas quinases ao se ligarem à bolsa de ligação de ATP, o que resulta em infrarregulação do crescimento celular. Os inibidores da tirosinoquinase empregados na oncologia veterinária são imatinibe, toceranibe e masitinibe. Tanto o toceranibe quanto o masitinibe foram aprovados recentemente pela Food and Drug Administration para o tratamento de tumores de mastócitos caninos. Os efeitos colaterais gastrintestinais são comuns em cães, e recomenda-se que esses pacientes tenham "férias do fármaco" até a resolução dos sinais gastrintestinais. O uso desses agentes químicos para gatos ainda não é recomendado na bula, e há poucas informações relacionadas com dosagem, especificidade tumoral, eficácia e efeitos tóxicos dos inibidores da tirosinoquinase nessa espécie.

Imatinibe

O imatinibe tem sido usado para tratar tumores de mastócitos disseminados e tumores cutâneos e esplênicos de felinos, nas doses de 10 a 15 mg/kg por via oral, 1 vez/dia. Os efeitos colaterais mais comuns observados são desconforto gastrintestinal brando.[20,21,27]

Toceranibe

As informações relacionadas com o uso de toceranibe em gatos são limitadas. Os resultados preliminares sugerem que a dosagem de 2,8 mg/kg por via oral em dias alternados ou em um esquema segundas, quartas e sextas-feiras pode ter alguma eficácia contra CEC oral e sarcomas no local de injeção.[19] Os efeitos colaterais mais comuns são gastrintestinais, particularmente anorexia associada a perda de peso e vômito.[19]

Masitinibe

A masitinibe tem sido administrada a gatos sadios na dosagem de 50 mg/gato por via oral, a cada 24 a 48 h, e foi bem tolerada por um período de 4 semanas.[9] A toxicose gastrintestinal foi mais comum, com neutropenia e proteinúria ocorrendo com menor frequência.[9] Atualmente, não existem informações relacionadas com dosagem, segurança e eficácia de masitinibe em gatos com câncer.

Outros

L-asparaginase

A L-asparaginase é uma enzima derivada da *Escherichia coli* que esgota as células de asparagina, um aminoácido essencial para a síntese de proteína. As células linforreticulares são particularmente sensíveis aos efeitos da L-asparaginase, pois não têm asparagina sintetase e não conseguem produzir asparagina. Por esse motivo, a L-asparaginase é usada basicamente no tratamento de linfoma e leucemia. É administrada na dose de 400 mg/kg ou 10.000 UI/m^2 por via intramuscular ou subcutânea, como parte de um protocolo multifármacos.

O efeito tóxico mais comum associado à administração de L-asparaginase é anafilaxia, que pode se caracterizar por dispneia, prurido, edema, vômito, diarreia, hipotensão e colapso. Outros efeitos colaterais raros são mielossupressão (em especial, quando administrada junto a vincristina) ou pancreatite.

Hidroxiureia

A hidroxiureia é um agente quimioterápico oral que suprime a proliferação de precursores mieloides, eritroides e plaquetários por meio da inibição da síntese de DNA.[37] As principais indicações para hidroxiureia são tratamento de policitemia vera e leucemia mielógena crônica. A dosagem recomendada é de 10 mg/kg por via oral 1 vez/dia.[7]

Os efeitos colaterais associados ao tratamento com hidroxiureia em gatos podem envolver mielossupressão e toxicidade gastrintestinal.[7]

Imiquimode

O imiquimode a 5% em creme é um modificador tópico da resposta imunológica que mostrou ter efeitos antitumorais pela acentuação da imunidade inata e a celular. No momento, os dados são limitados, porém o creme de imiquimode a 5% pode ser eficaz para tratar CEC cutâneo multifocal *in situ* ou CEC actínico (induzido pelo sol) em gatos.[14,38] Os esquemas de aplicação tópica relatados variam desde 1 vez/dia a 3 vezes/semana nas áreas acometidas.

Os eventos adversos relatados são eritema brando no local da aplicação.[14,38] Os efeitos tóxicos sistêmicos potenciais também foram relatados e, provavelmente, são secundários à ingestão de creme de imiquimode a 5% pelo gato, pois o fármaco não deve ter efeitos sistêmicos quando aplicado topicamente. Tais efeitos colaterais envolvem desconforto gastrintestinal brando, neutropenia e enzimas hepáticas elevadas.[14] Recomenda-se a realização do monitoramento de rotina por meio de hemograma e painel bioquímico a cada 4 a 8 semanas nos gatos tratados com imiquimode a 5% até que se tenham mais informações sobre esse agente químico em felinos.

Prednisona e prednisolona

A prednisolona e seu profármaco, a prednisona, são glicocorticoides frequentemente usados na oncologia veterinária. Na maioria das espécies, a prednisona é convertida a prednisolona no fígado, porém existem preocupações quanto a essa etapa não ocorrer de modo eficiente em alguns gatos. Consequentemente, recomenda-se o uso de prednisolona em vez de prednisona nessa espécie.[39] A prednisolona é usada frequentemente em protocolos quimioterápicos multifármacos, e há evidências de que a prednisolona tenha atividade contra linfoma, tumores de plasmócitos e tumores de mastócitos.* A dose antitumoral de prednisolona é de 2 mg/kg por via oral 1 vez/dia. Diminui-se essa dose ao longo de aproximadamente 1 mês e, então, em geral, suspende-se quando associada a protocolos quimioterápicos. Outros usos comuns da prednisolona são diminuir edema associado a tumores do SNC e como anti-inflamatório para controle da dor em gatos que não conseguem tolerar a administração de agentes anti-inflamatórios não esteroides. Para essas indicações, a prednisolona costuma ser administrada sob dosagens anti-inflamatórias (0,5 a 1 mg/kg por via oral, 1 vez/dia).

Geralmente, a prednisolona é bem tolerada em gatos. Os efeitos adversos são polifagia, polidipsia, poliúria e irritação gastrintestinal. Raramente, o tratamento prolongado com dose alta de prednisolona pode levar ao desenvolvimento de diabetes melito em gatos.[12]

Referências bibliográficas

1. ASHP guidelines on handling hazardous drugs, *Am J Health Syst Pharm* 63:1172, 2006.
2. Bailey DB, Rassnick KM, Dykes NL et al: Phase I evaluation of carboplatin by use of a dosing strategy based on a targeted area under the platinum concentration-versus-time curve and individual glomerular filtration rate in cats with tumors, *Am J Vet Res* 70:770, 2009.
3. Bailey DB, Rassnick KM, Erb HN et al: Effect of glomerular filtration rate on clearance and myelotoxicity of carboplatin in cats with tumors, *Am J Vet Res* 65:1502, 2004.
4. Benitah N, de Lorimier L-P, Gaspar M et al: Chlorambucil-induced myoclonus in a cat with lymphoma, *J Am Anim Hosp Assoc* 39:283, 2003.
5. Betts GJ, Clarke SL, Richards HE et al: Regulating the immune response to tumours, *Adv Drug Del Rev* 58:948, 2006.
6. Burroughs GE, Connor TH, McDiarmid MA et al: *Preventing occupational exposure to antineoplastic and other hazardous drugs in health care settings in Cincinnati, OH*, National Institute for Occupational Safety and Health, 2004.
7. Chun R, Garrett LD, Vail DM: Cancer chemotherapy. In Withrow SJ, Vail DM, editors: *Withrow & MacEwen's small animal clinical oncology*, ed 4, St Louis, 2007, Saunders Elsevier, pp 163-192.
8. Crow SE, Theilen GH, Madewell BR et al: Cyclophosphamide-induced cystitis in the dog and cat, *J Am Vet Med Assoc* 171:259, 1977.
9. Daly M, Sheppard S, Cohen N et al: Safety of masitinib mesylate in healthy cats, *J Vet Intern Med* 25:297, 2011.
10. Dhaliwal RS: Managing oncologic emergencies. In Henry CJ, Higginbotham ML, editors: *Cancer managment in small animal practice*, St Louis, Mo, 2010, Saunders Elsevier, pp 122-135.
11. Fan TM, Kitchell BE, Dhaliwal RS et al: Hematological toxicity and therapeutic efficacy of lomustine in 20 tumor-bearing cats: critical assessment of a practical dosing regimen, *J Am Anim Hosp Assoc* 38:357, 2002.
12. Feldman EC, Nelson RW: Feline diabetes mellitus. In Feldman EC, Nelson RW, editors: *Canine and feline endocrinology and reproduction*, ed 3, St Louis, 2004, Saunders, pp 539-579.
13. Fondacaro J, Ritcher K, Carpenter J et al: Feline gastrointestinal lymphoma: 67 cases (1988-1996), *Eur J Comp Gastroenterol* 4:5, 1999.
14. Gill VL, Bergman PJ, Baer KE et al: Use of imiquimod 5% cream (AldaraTM) in cats with multicentric squamous cell carcinoma in situ: 12 cases (2002-2005), *Vet Comp Oncol* 6:55, 2008.
15. Hadden AG, Cotter SM, Rand W et al: Efficacy and toxicosis of velcap-c treatment of lymphoma in cats, *J Vet Intern Med* 22:153, 2008.
16. Hanna F: Multiple myelomas in cats, *J Feline Med Surg* 7:275, 2005.
17. Harvey HJ, MacEwen EG, Hayes AA: Neurotoxicosis associated with use of 5-fluorouracil in five dogs and one cat, *J Am Vet Med Assoc* 171:277, 1977.
18. Henness AM, Theilen GH, Madewell BR et al: Neurotoxicosis associated with use of 5-florouracil, *J Am Vet Med Assoc* 171:692, 1977.
19. Hohenhaus AE: Biological activity and adverse event profile in cats treated with toceranib phosphate. Annual Conference of the Veterinary Cancer Society, San Diego, Calif, 2010, p 64.
20. Isotani M, Tamura K, Yagihara H et al: Identification of a c-kit exon 8 internal tandem duplication in a feline mast cell tumor case and its favorable response to the tyrosine kinase inhibitor imatinib mesylate, *Vet Immunol Immunopathol* 114:168, 2006.
21. Isotani M, Yamada O, Lachowicz JL et al: Mutations in the fifth immunoglobulin-like domain of kit are common and potentially sensitive to imatinib mesylate in feline mast cell tumours, *Br J Haematol* 148:144, 2010.
22. Jones PD, de Lorimier L-P, Kitchell BE et al: Gemcitabine as a radiosensitizer for nonresectable feline oral squamous cell carcinoma, *J Am Anim Hosp Assoc* 39:463, 2003.
23. Kiselow MA, Rassnick KM, McDonough SP et al: Outcome of cats with low-grade lymphocytic lymphoma: 41 cases (1995-2005), *J Am Vet Med Assoc* 232:405, 2008.
24. Kisseberth WC, Vail DM, Yaissle J et al: Phase I clinical evaluation of carboplatin in tumor-bearing cats: a veterinary cooperative oncology group study, *J Vet Intern Med* 22:83, 2008.
25. Knapp DW, Richardson RC, DeNicola DB et al: Cisplatin toxicity in cats, *J Vet Intern Med* 1:29, 1987.
26. Knobloch A, Mohring SAI, Eberle N et al: Drug residues in serum of dogs receiving anticancer chemotherapy, *J Vet Intern Med* 24:379, 2010.
27. Lachowicz JL, Post GS, Brodsky E: A phase I clinical trial evaluating imatinib mesylate (Gleevec) in tumor-bearing cats, *J Vet Intern Med* 19:860, 2005.
28. Lana SE, Dobson JM: Principles of chemotherapy. In Dobson JM, Lascelles BDX, editors: *BSAVA manual of canine and feline oncology*, ed 3, Gloucester, UK, 2011, British Small Animal Veterinary Association, pp 60-79.
29. LeBlanc AK, LaDue TA, Turrel JM et al: Unexpected toxicity following use of gemcitabine as a radiosensitizer in head and neck carcinomas: a veterinary radiation therapy oncology group pilot study, *Vet Radiol Ultrasound* 45:466, 2004.
30. Mahoney JA, Bergman PJ, Camps-Palau MA et al: Treatment of doxorubicin extravasation with intravenous dexrazoxane in a cat, *J Vet Intern Med* 21:872, 2007.
31. Martinez-Ruzafa I, Dominguez PA, Dervisis NG et al: Tolerability of gemcitabine and carboplatin doublet therapy in cats with carcinomas, *J Vet Intern Med* 23:570, 2009.
32. Mooney S, Hayes AA, MacEwen EG et al: Treatment and prognostic factors in lymphoma in cats: 103 cases (1977-1981), *J Am Vet Med Assoc* 194:696, 1989.

---

*Referências 7, 15, 16, 45, 49, 50.

33. Mooney S, Hayes AA, Matus RE et al: Renal lymphoma in cats: 28 cases (1977-1884). *J Am Vet Med Assoc* 191:1473, 1987.

34. Ogilvie GK, Moore AS: Drug handling and adminsitration. In Ogilvie GK, Moore AS, editors: *Feline oncology: a comprehensive guide to compassionate care*, Trenton, NJ, 2001, Veterinary Learning Systems, pp 53-61.

35. Ogilvie GK, Moore AS, Obradovich JE et al: Toxicoses and efficacy associated with administration of mitoxantrone to cats with malignant tumors, *J Am Vet Med Assoc* 202:1839, 1993.

36. O'Keefe DA, Sisson DD, Gelberg HB et al: Systemic toxicity associated with doxorubicin administration in cats, *J Vet Intern Med* 7:309, 1993.

37. Paz-Ares L, Donehower RC, Chabner BA: Hydoxyurea. In Chabner BA, Longo DL, editors: *Cancer chemotherapy and biotherapy*, ed 4, Philadelphia, 2006, Lippincott Williams & Wilkins, pp 229-236.

38. Peters-Kennedy J, Scott DW, Miller Jr WH: Apparent clinical resolution of pinnal actinic keratoses and squamous cell carcinoma in a cat using topical imiquimod 5% cream, *J Feline Med Surg* 10:593, 2008.

39. Plumb DC: *Plumb's veterinary drug handbook*, ed 6, Stockholm, Wisconsin, 2008, PharmaVet.

40. Poirier VJ, Thamm DH, Kurzman ID et al: Liposome-encapsulated doxorubicin (Doxil) and doxorubicin in the treatment of vaccine-associated sarcoma in cats, *J Vet Intern Med* 16:726, 2002.

41. Rassnick KM, Gieger TL, Williams LE et al: Phase I evaluation of CCNU (Lomustine) in tumor-bearing cats, *J Vet Intern Med* 15:196, 2001.

42. Rassnick KM, Williams LE, Kristal O et al: Lomustine for treatment of mast cell tumors in cats: 38 cases (1999-2005), *J Am Vet Med Assoc* 232:1200, 2008.

43. Sessink PJ, Connor TH, Jorgenson JA et al: Reduction in surface contamination with antineoplastic drugs in 22 hospital pharmacies in the US following implementation of a closed-system drug transfer device, *J Oncol Pharm Pract* 17:39, 2011.

44. Siderov J, Kirsa S, McLauchlan R: Reducing workplace cytotoxic surface contamination using a closed-system drug transfer device, *J Oncol Pharm Pract* 16:19, 2010.

45. Simon D, Eberle N, Laacke-Singer L et al: Combination chemotherapy in feline lymphoma: treatment outcome, tolerability, and duration in 23 cats, *J Vet Intern Med* 22:394, 2008.

46. Skorupski KA, Durham AC, Duda L et al: Pulmonary fibrosis after high cumulative dose nitrosourea chemotherapy in a cat, *Vet Comp Oncol* 6:120, 2008.

47. Sparkes A, Murphy S, McConnell F et al: Palliative intracavitary carboplatin therapy in a cat with suspected pleural mesothelioma, *J Feline Med Surg* 7:313, 2005.

48. Spugnini EP, Crispi S, Scarabello A et al: Piroxicam and intracavitary platinum-based chemotherapy for the treatment of advanced mesothelioma in pets: preliminary observations, *J Exp Clin Cancer Res* 27:6, 2008.

49. Stein TJ, Pellin M, Steinberg H et al: Treatment of feline gastrointestinal small-cell lymphoma with chlorambucil and glucocorticoids, *J Am Anim Hosp Assoc* 46:413, 2010.

50. Teske E, van Straten G, van Noort R et al: Chemotherapy with cyclophosphamide, vincristine, and prednisolone (COP) in cats with malignant lymphoma: new results with an old protocol, *J Vet Intern Med* 16:179, 2002.

51. Thamm DH, Vail DM: Aftershocks of cancer chemotherapy: managing adverse effects. *J Am Anim Hosp Assoc* 43:1, 2007.

52. Theilen G: Adverse effect from use of 5% fluorouracil, *J Am Vet Med Assoc* 191:276, 1987.

53. Theon AP, VanVechten MK, Madewell BR: Intratumoral administration of carboplatin for treatment of squamous cell carcinomas of the nasal plane in cats, *Am J Vet Res* 57:205, 1996.

Alguns Cânceres Felinos

Os gatos podem sofrer uma série de cânceres e uma discussão completa está além do escopo deste capítulo. Em geral, as informações sobre os cânceres mais comuns serão encontradas em outro local neste livro de acordo com o sistema corporal relevante. Aqui será apresentado um panorama de três cânceres importantes que merecem atenção mais aprofundada – linfoma, sarcoma em local de injeção e tumores mamários. Para mais informações sobre oncologia felina, o leitor é orientado a pesquisar um livro-texto atualizado, como o *Cancer Management in Small Animal Practice*, editado por Carolyn Henry e Mary Lynn Higginbotham (St. Louis, 2010, Saunders).

Linfoma

Kevin Choy e Jeffrey N. Bryan

Incidência, etiologia e fatores de risco

O linfoma (também denominado *linfoma maligno* e *linfossarcoma*) é a neoplasia felina mais comum, compreendendo mais de 50% de todos os tumores hemolinfáticos.[29,39,54] O linfoma pode ser encontrado em felinos de qualquer idade, sexo ou raça, embora os gatos de raça pura, como Manx, Birmanês e Siamês possam ter risco maior.[16,25,29,39,54] Não se conhece a etiologia precisa do linfossarcoma felino em muitos casos; entretanto, causas virais de linfoma felino são bem definidas, havendo infecções tanto pelo vírus da leucemia felina (FeLV) quanto pelo vírus da imunodeficiência felina (FIV). Antes do uso disseminado do teste para FeLV e dos esquemas de controle que começaram na década de 1980, até 70% dos linfomas felinos diagnosticados eram causados por infecção por FeLV. Ao longo das décadas seguintes, foi observado um desvio dos tumores associados a FeLV, com apenas 14 a 25% dos gatos com linfoma apresentando infecção comprovada por FeLV, apesar de um aumento geral nos casos de linfoma felino diagnosticados.* Embora o FeLV tenha participação direta na tumorigênese, acredita-se que o FIV contribua indiretamente para o aumento do risco de linfoma felino por meio da imunossupressão.[2,17] A associação ao comprometimento imunológico tem apoio adicional de um relato descrevendo 95 pacientes de transplante renal felino recebendo terapia imunossupressora, em que 9,5% dos gatos desenvolveram neoplasia maligna *de novo*, predominantemente linfoma.[55] A infecção por FeLV em um estudo aumentou o risco de linfoma em 62 vezes; a infecção por FIV, em seis vezes; e a infecção concomitante por FeLV e FIV em 77 vezes.[44] A exposição ao tabagismo passivo também foi relatada como incrementadora do risco de desenvolvimento de linfoma em 2,4 a 3,2 vezes, dependendo do período de exposição.[3] A inflamação crônica também talvez possa participar do desenvolvimento de linfoma felino, conforme observado em outros tumores, como em sarcomas no local de injeção.[26] Foi sugerida uma associação entre doença intestinal inflamatória e linfoma intestinal em que uma evolui para a outra, embora ainda não estejam desenvolvidas evidências de suporte.[6,26,34,41,42]

Características clínicas

Os gatos com linfoma exibem um padrão bimodal de apresentação clínica. O primeiro grupo compreende felinos com cerca de 2 anos de idade (embora gatos de apenas 6 meses tenham sido relatados) com doença associada a

---

*Referências 1, 5, 7, 13-16, 25, 27, 29, 48, 50, 54.

FeLV, tipicamente com envolvimento de linfonodos mediastinais e derrame pleural resultando em dispneia.[16] O segundo grupo compreende gatos adultos com 6 a 12 anos de idade sorologicamente negativos para FeLV que são levados para a consulta com linfoma alimentar (particularmente intestinal) ou linfoma em padrão multicêntrico ou extranodal.[8,25] Os sinais clínicos de linfoma alimentar com frequência são vômito, diarreia, anorexia e perda de peso. Com frequência, encontra-se massa abdominal palpável ou espessamento do trato intestinal. As localizações não alimentares de linfoma são bastante variadas e podem envolver praticamente qualquer tecido no corpo. Foram relatados linfomas em rim, mediastino, trato respiratório (particularmente nasal), SNC (cérebro e coluna vertebral), multicêntrico (linfonodo), musculatura esquelética, cutâneo, conjuntival e cardíaca, com sinais clínicos referentes à disfunção do sistema orgânico respectivo.[†] A hipercalcemia também pode ser uma característica de linfoma, porém ela é encontrada com menor frequência do que no linfoma canino.[4] A prevalência, os sinais clínicos e o comportamento biológico do linfoma felino variam bastante, de acordo com a localização geográfica, e podem refletir diferenças regionais em populações felinas e também diferenças em cepas e prevalência retrovirais.[‡]

Diagnóstico e estadiamento

Como o linfoma felino é uma neoplasia do sistema linfoide que, em geral, acomete diversas localizações, recomenda-se a completa avaliação diagnóstica, a fim de confirmar o diagnóstico e a localização anatômica (ou localizações) e estabelecer dados basais no intuito de avaliar a resposta a tratamento subsequente. Em geral, o linfoma felino é classificado com base na localização anatômica e não no esquema de estadiamento da Organização Mundial da Saúde (OMS) comumente empregado em cães. O local anatômico de origem é importante, já que cada tipo de linfoma mostra diferentes comportamentos clínicos específicos, considerações terapêuticas e prognóstico.[5,8,29,34,54]

O diagnóstico da maioria das formas anatômicas de linfoma no gato pode ser feito com base no exame citológico de aspirados com agulha fina de um linfonodo aumentado, de tecidos acometidos ou de líquidos cavitários (p. ex., derrames pleurais no linfoma mediastinal). Quando os achados citológicos não forem conclusivos, recomendam-se histopatologia e imuno-histoquímica. A histopatologia é particularmente importante no linfoma alimentar em que, em geral, são necessárias biopsias por endoscopia (espessura parcial) ou cirúrgica (espessura total) do trato gastrintestinal para o diagnóstico, a fim de estabelecer as diferenças entre inflamação intestinal linfoplasmocitária grave e linfoma maligno. A inclusão da camada muscular intestinal é necessária para o diagnóstico definitivo de linfoma. Se a histopatologia for inconclusiva, técnicas de análise molecular, como a reação em cadeia de polimerase para reorganização de receptores de antígenos (PARR) para a avaliação da clonalidade de genes de receptores de

células T e B, podem acrescentar dados para processo maligno, porém ainda não foi estabelecido se esse é o padrão ideal para diagnóstico. Em geral, o linfoma nasal também exige uma biopsia empregando-se abordagem cega ou rinoscópica para confirmar o diagnóstico, com imagens avançadas, como TC, sendo úteis para avaliar a extensão da doença.[49]

Após o diagnóstico de linfoma, o estadiamento completo deve envolver exame físico detalhado, com atenção especial ao tamanho do linfonodo (incluindo tonsilas), palpação abdominal (massas, alças intestinais espessadas, organomegalia), compressão torácica cranial (massa mediastinal) e exame oftalmológico. A linfadenopatia periférica é menos comum em gatos do que em cães. A avaliação laboratorial deve envolver hemograma, perfil bioquímico sérico, urinálise com cultura e sensibilidade (para avaliar infecções preexistentes do trato urinário que podem representar um nicho para sepse durante quimioterapia imunossupressora) e sorologia para FIV e FeLV. Devem ser realizadas radiografias torácicas em três incidências (lateral direita, lateral esquerda e ventrodorsal) para avaliar linfonodos e estruturas pulmonares, mediastinais e pleurais. O exame ultrassonográfico do abdome é útil para avaliar a espessura da parede gastrintestinal, o tamanho de linfonodos mesentéricos e o tamanho e a ecotextura de órgão (fígado, baço, rim). Aspirados com agulha fina guiados por ultrassonografia devem ser realizados quando apropriado. Os aspirados de medula óssea deverão ser realizados para avaliar esse compartimento quanto a infiltração mórbida. O estadiamento completo com a classificação anatômica orientará a seleção apropriada do tratamento, minimizará os efeitos tóxicos e reduzirá as complicações associadas ao tratamento.

Comportamento biológico

Assim como em cães, a maioria das classificações anatômicas de linfoma felino é para a doença não Hodgkin que tende a evoluir para envolvimento sistêmico durante o curso da doença.[19,51] Por causa da natureza sindrômica anatômica do linfoma em gatos, os sinais clínicos associados ao local de origem são mais importantes para o prognóstico. O imunofenótipo para linfócitos B ou T varia de acordo com a localização e a etiologia, porém não mostrou ser um prognóstico de modo importante para o desfecho.[1,5,30,37,54] Idade, peso, sexo, condição FIV e estágio (com base nos critérios da OMS) também não parecem ser prognósticos em gatos.[30,32] A infecção por FeLV mostrou, em alguns estudos, ser um fator prognóstico negativo por causa da emergência mais rápida de resistência a fármaco, mas outros estudos não encontraram associação semelhante.[11,50] O fator prognóstico mais importante para o linfoma felino é a resposta ao tratamento e a localização anatômica da doença.

Tratamento e prognóstico

A quimioterapia sistêmica é a modalidade primária de tratamento para linfoma felino. Sem o tratamento clínico, os índices de mortalidade em gatos com linfoma são próximos a 40 e 75% com 4 e 8 semanas após o diagnóstico,

---

†Referências 1-3, 5-8, 16, 17, 25, 26, 29, 30, 34, 41, 42, 44, 52.
‡Referências 7, 13-16, 27, 48, 50.

respectivamente.[20] Para o linfoma linfoblástico de alto grau agressivo, considera-se a quimioterapia multifármaco o padrão de cuidados, com o relato de diferentes protocolos e índices de respostas relatadas. Existe uma falta de consenso geral com relação ao protocolo ideal. Consequentemente, muitos esquemas de tratamento são específicos para uma instituição ou clínica em particular.

O protocolo associado COP (ciclofosfamida, vincristina e prednisona) resultou em remissão completa em 50 a 75% de gatos com o tempo de sobrevida mediano (TSM) variando entre 2 e 9 meses.[32,47,48] A quimioterapia com um único agente, a doxorrubicina, obteve menos êxito, com um índice de resposta de 42% e duração mediana da resposta de 64 dias em gatos.[23,38] Contudo, quando a doxorrubicina é incluída em protocolos multifármacos, seja como parte de um protocolo CHOP (H = doxorrubicina) ou como terapia de manutenção (COP sucedido por doxorrubicina), foram relatados períodos de remissão significativamente mais longos em gatos que responderam em comparação com aqueles que receberam apenas a terapia COP.[32,47] Tais relatos sugerem que um subgrupo de gatos possa se beneficiar do acréscimo da doxorrubicina. A doxorrubicina deve ser usada com cautela em gatos, pois é potencialmente nefrotóxica e cardiotóxica. Desse modo, pode ser preferível um protocolo com base em COP em gatos com doença renal ou cardíaca preexistente.[35] A Tabela 28.2 mostra o protocolo CHOP contendo doxorrubicina usado na Washington State University. No entanto, recomenda-se consulta com um oncologista veterinário antes do início da terapia de indução. O indicador prognóstico mais confiável é a resposta ao tratamento. Os indivíduos que alcançam a remissão completa quase sempre apresentam os melhores resultados, com o TSM alcançando 1 ano e com relatos de sobrevida a longo prazo. Por outro lado, em geral a falência em alcançar a remissão completa está associada a TSM de alguns meses.[6,11,30,42,47] A terapia com um único fármaco, a prednisolona, a 2 mg/kg por via oral 1 vez/dia durante 2 semanas, a seguir reduzindo-se a dose para 1 mg/kg e assim por diante, pode promover graus variáveis de alívio, com TSM relatado de cerca de 60 dias.[1,47] Protocolos de resgate não estão bem definidos em gatos. O tratamento com um único agente, a lomustina, foi utilizado em gatos como tratamento primário ou em uma situação de resgate sob dosagens relatadas de 50 a 65 mg/m² por via

oral, a cada 3 a 6 semanas, conforme o grau e a duração da mielossupressão. As vantagens são simplicidade e baixo custo relativo, porém os índices de resposta são variáveis, geralmente com TSM relatados mais curtos. A administração crônica de lomustina esteve associada a trombocitopenia grave e fibrose pulmonar em gatos.[1,5,21,40,45] Os gatos com linfoma renal mostraram menor risco de metástases no SNC mediante o acréscimo de citosina arabinosídeo a um protocolo padrão de COP (COAP).[5,31]

Os linfócitos malignos são radiossensíveis e a radioterapia foi relatada para o tratamento de linfoma localizado.[9,10,12,18,19,28,36,43,53] Embora a radiação seja eficaz para controlar a doença localizada, particularmente linfoma nasal, em geral aconselha-se a quimioterapia sistêmica associada para atingir células tumorais residuais e retardar a evolução sistêmica. Os tempos de sobrevida de gatos tratados de linfoma nasal com radioterapia localizada, com ou sem quimioterapia, frequentemente excederam 1 ano, com TSM duráveis alcançando 3 anos.[9,10,12,18,43] A irradiação do abdome total também tem sido usada como adjuvante ou como terapia de resgate no linfoma gastrintestinal. Em um estudo-piloto, 8 gatos com linfoma gastrintestinal ou abdominal, que alcançaram remissão durante um protocolo abreviado de quimioterapia CHOP de 6 semanas, receberam radioterapia abdominal 2 semanas mais tarde. Cinco gatos permaneceram em remissão durante, no mínimo, 266 dias após o início do tratamento, com variação de 266 a 1.332 dias.[53] Em um outro estudo, um protocolo rápido de radioterapia abdominal aplicado ao longo de 2 dias em gatos com linfoma gastrintestinal recidivado ou resistente a quimioterapia resultou em resposta em 10 dentre 11 gatos, com TSM pós-irradiação de 214 dias.[36]

O linfoma granular grande é uma variante incomum e morfologicamente diferente do linfoma em gatos e está associado a prognóstico mau. Em geral, a resposta a quimioterapia é fraca, e foi relatado TSM de 57 dias após o diagnóstico.[22]

O linfoma alimentar felino constitui-se em um desafio terapêutico. O TSM de gatos enfrentando remissão completa pode exceder 11 meses.[24,42,45,56] Formas linfoblásticas de grau alto de linfoma alimentar devem ser tratadas com quimioterapia associada (COP, CHOP). O linfoma gastrintestinal de células pequenas de graduação baixa (também denominado *linfoma intestinal linfocítico*) é considerado

Tabela 28.2 **Protocolo modificado de Madison-Wisconsin (reduzido) para linfoma felino pela Washington State University.**

Semana	1	2	3	4	5	6	7	8	9	10	11	12	13	14	15	16	17	18	19	20	21	22	23	24	25
Vincristina	•		•		•		•							•											
Ciclofosfamida		•				•							•								•				
Doxorrubicina				•					•								•								•
Prednisona	•	•	•	•	•	•	•	•	•	•	•	•	•	•	•	•	•	•	•	•	•	•	•	•	•

Hemogramas completos são realizados antes e semanalmente após cada dose de quimioterapia. Se o número de neutrófilos segmentados estiver abaixo de 2.500, posterga-se o tratamento por 1 semana ou até a contagem ultrapassar 2.500. Verificar cistite hemorrágica estéril decorrente do tratamento com ciclofosfamida. A bioquímica sérica e a urinálise deverão ser verificadas mensalmente, a fim de monitorar nefrotoxicidade potencial associada ao tratamento com doxorrubicina. Vincristina: 0,5 mg/m² por via intravenosa (não exceder 0,12 mg/dose); *vesicante*.

Ciclofosfamida: 200 mg/m² por via intravenosa ou por via oral; *usar luvas se administrar por via oral*.

Doxorrubicina: 25 mg/m² por via intravenosa. Diluir em 50 mℓ de salina e administrar por via intravenosa durante 40 a 60 min; *vesicante intenso*.

Prednisona: 2 mg/kg, por via oral, diariamente nas primeiras 2 semanas. A seguir, 1 mg/kg por via oral, em dias alternados durante o tratamento prolongado.

uma neoplasia de crescimento lento que pode ser tratado de modo bem-sucedido com uma associação entre prednisona ou prednisolona diariamente (2 a 3 mg/kg por via oral diariamente, diminuindo para 1 mg/kg por via oral a cada 24 a 48 h) e tratamento com clorambucila (20 mg/m² por via oral, a cada 2 semanas, ou 15 mg/m² por via oral, a cada 24 h, durante 4 dias consecutivos a cada 3 semanas). Foi relatado que o prognóstico é bom, com índices de resposta gerais de até 96%, até 76% dos gatos alcançando remissão completa, e duração mediana da remissão clínica de cerca de 19 a 26 meses.[24,42,46,56] Para mais informações sobre o tratamento do linfoma gastrintestinal, é importante consultar o Capítulo 23.

Independentemente da forma anatômica, a maioria dos gatos com linfoma beneficia-se de cuidados de suporte, particularmente gatos anoréxicos com vômito ou gravemente debilitados, por causa da evolução crônica da doença. O suporte nutricional e hídrico é fundamental para gatos inapetentes, devido ao processo maligno ou à quimioterapia. A colocação de tubo de alimentação esofágico, gástrico ou jejunal (não passando pelos tecidos acometidos) com frequência é bastante útil. Assim, possibilita nutrição, hidratação e administração de medicação oral, de modo adequado, em particular durante os estágios iniciais do tratamento. Estimulantes do apetite, antieméticos e cuidados de enfermagem completos também podem ser necessários para melhorar a condição corporal e a tolerância ao tratamento.[34,54]

Referências bibliográficas

1. Argyle DJ, Brearly MJ, Turek MM: *Decision making in small animal oncology—feline lymphoma and leukemia*, Ames, Iowa, 2008, Wiley-Blackwell, pp 197-209.
2. Beatty JA, Lawrence CE, Callanan JJ et al: Feline immunodeficiency virus (FIV)–associated lymphoma: a potential role for immune dysfunction in tumorigenesis, *Vet Immunol Immunopathol* 23:309, 1998.
3. Bertone ER, Snyder LA, Moore AS: Environmental tobacco smoke and risk of malignant lymphoma in pet cats, *Am J Epidemiol* 156:268, 2002.
4. Bolliger AP, Graham PA, Richard V et al: Detection of parathyroid hormone–related protein in cats with humoral hypercalcemia of malignancy, *Vet Clin Pathol* 31:3, 2002.
5. Bryan JN: Feline lymphoma. In Henry CJ, Higginbotham ML, editors: *Cancer management in small animal practice*, ed 1, St Louis, 2010, Saunders Elsevier, pp 348-351.
6. Carreras JK, Goldschmidt M, Lamb M et al: Feline epitheliotropic intestinal malignant lymphoma: 10 cases (1997-2000), *J Vet Intern Med* 17:326, 2003.
7. Court EA, Watson AD, Peaston AE: Retrospective study of 60 cases of feline lymphosarcoma, *Aust Vet J* 75:424, 1997.
8. Couto CG, Nelson RW: *Small animal internal medicine*, ed 4, St Louis, 2009, Mosby/Elsevier, pp 1174-1186.
9. de Lorimier LP, Fan TM, Haney S et al: Feline sinonasal neoplasia: CT staging and prognosis with mega voltage radiation therapy, *Vet Comp Oncol* 3:39, 2005.
10. Elmslie RE, Ogilvie GK, Gillette EL et al: Radiotherapy with and without chemotherapy for localized lymphoma in cats, *Vet Radiol Ultrasound* 32:277, 1991.
11. Ettinger SN: Principles of treatment for feline lymphoma, *Clin Tech Small Anim Pract* 18:98, 2003.
12. Evans SM, Hendrick M: Radiotherapy of feline nasal tumors: a retrospective study of nine cases, *Vet Radiol Ultrasound* 30:128, 1989.
13. Gabor LJ, Canfield PJ, Malik R: Haematological and biochemical findings in cats in Australia with lymphosarcoma, *Aust Vet J* 78:456, 2000.
14. Gabor LJ, Jackson ML, Trask B et al: Feline leukaemia virus status of Australian cats with lymphosarcoma, *Aust Vet J* 79:476, 2001.
15. Gabor LJ, Love DN, Malik R et al: Feline immunodeficiency virus status of Australian cats with lymphosarcoma, *Aust Vet J* 79:540, 2001.
16. Gabor LJ, Malik R, Canfield PJ: Clinical and anatomical features of lymphosarcoma in 118 cats, *Aust Vet J* 76:725, 1998.
17. Gregory CR, Madewell BR, Griffey SM et al: Feline leukemia virus–associated lymphosarcoma following renal transplantation in a cat, *Transplantation* 52:1097, 1991.
18. Haney SM, Beaver J, Turrel CA et al: Survival analysis of 97 cats with nasal lymphoma: a multi-institutional retrospective study (1986-2006), *J Vet Intern Med* 23:287, 2009.
19. Holt E, Goldschmidt MH, Skorupski K: Extranodal conjunctival Hodgkin's-like lymphoma in a cat, *Vet Ophthalmol* 9:141, 2006.
20. Jarrett WF, Crighton GW, Dalton RG: Leukaemia and lymphosarcoma in animals and man. I: Lymphosarcoma or leukaemia in domestic animals, *Vet Rec* 79:693, 1966.
21. Komori S, Nakamura S, Takahashi K et al: Use of lomustine to treat cutaneous nonepitheliotropic lymphoma in a cat, *J Am Vet Med Assoc* 226:237, 2005.
22. Krick EL, Little L, Patel R et al: Description of clinical and pathological findings, treatment and outcome of feline large granular lymphocyte lymphoma (1996-2004), *Vet Comp Oncol* 6(2):102, 2008.
23. Kristal O, Lana SE, Ogilvie GK, et al: Single agent chemotherapy with doxorubicin for feline lymphoma: a retrospective study of 19 cases (1994-1997), *J Vet Intern Med* 15:125, 2001.
24. Lingard AE, Briscoe K, Beatty JA et al: Low-grade alimentary lymphoma: clinicopathological findings and response to treatment in 17 cases, *J Fel Med Surg* 11:692, 2009.
25. Louwerens M, London CA, Pedersen NC et al: Feline lymphoma in the post-feline leukemia virus era, *J Vet Intern Med* 19:329, 2005.
26. Madewell BR, Gieger TL, Pesavento PA et al: Vaccine site–associated sarcoma and malignant lymphoma in cats: a report of six cases (1997-2002), *J Am Anim Hosp Assoc* 40:47, 2004.
27. Malik R, Gabor LJ, Foster SF, et al: Therapy for Australian cats with lymphosarcoma, *Aust Vet J* 79:808, 2001.
28. Mansfield CM, Hartman GV, Reddy EK: A review of the role of radiation therapy in the treatment of non-Hodgkin's lymphomas, *J Natl Med Assoc* 70(2):103, 1978.
29. Meuten DJ: *Tumors in domestic animals*, ed 4, Ames, Iowa, 2002, Blackwell, pp 144-151.
30. Milner RJ, Peyton J, Cooke K et al: Response rates and survival times for cats with lymphoma treated with the University of Wisconsin-Madison chemotherapy protocol: 38 cases (1996-2003), *J Am Vet Med Assoc* 227:1118, 2005.
31. Mooney SC, Hayes AA, Matus RE et al: Renal lymphoma in cats: 28 cases (1977-1984), *J Am Vet Med Assoc* 191:1473, 1987.
32. Moore AS, Cotter SM, Frimberger AE et al: A comparison of doxorubicin and COP for maintenance of remission in cats with lymphoma, *J Vet Intern Med* 10:372, 1996.
33. Moore PF, Woo JC, Vernau W, et al: Characterization of feline T cell receptor gamma (TCRG) variable region genes for the molecular diagnosis of feline intestinal T cell lymphoma, *Vet Immunol Immunopathol* 106:167, 2005.
34. Ogilvie GK, Moore AS. *Feline oncology—feline lymphoma and leukemia*, Trenton, NJ, 2001, Veterinary Learning Systems, pp 191-219.
35. O'Keefe DA, Sisson DD, Gelberg HB et al: Systemic toxicity associated with doxorubicin administration in cats, *J Vet Intern Med* 7:309, 1993.
36. Parshley DL, LaRue SM, Kitchell B et al: Abdominal irradiation as rescue therapy for feline gastrointestinal lymphoma: a retrospective study of 11 cats (2001-2008), *J Fel Med Surg* 13:63, 2011.
37. Patterson-Kane JC, Kugler BP, Francis K: The possible prognostic significance of immunophenotype in feline alimentary lymphoma: a pilot study, *J Comp Pathol* 130:220, 2004.
38. Peaston AE, Maddison JE: Efficacy of doxorubicin as an induction agent for cats with lymphosarcoma, *Aust Vet J* 77:442, 1999.
39. Preister WA, McKay FW: The occurrence of tumors in domestic animals. In Zeigler JL, editor: National Cancer Institute Monographs, Bethesda, 1980, U.S. Dept of Health and Human Services.
40. Rassnick KM, Gieger TL, Williams LE et al: Phase I evaluation of CCNU (lomustine) in tumor-bearing cats, *J Vet Intern Med* 15:196, 2001.
41. Richter KP: Feline gastrointestinal lymphoma. In Bonagura JR, Twedt DC, editors: *Kirk's current veterinary therapy XIV*, St Louis, 2009, Saunders, pp 340-342.
42. Richter KP: Feline gastrointestinal lymphoma, *Vet Clin North Am Small Anim Pract* 33:1083, vii, 2003.

43. Sfiligoi G, Theon AP, Kent MS: Response of nineteen cats with nasal lymphoma to radiation therapy and chemotherapy, *Vet Radiol Ultrasound* 48(4):388, 2007.
44. Shelton GH, Grant CK, Cotter SM et al: Feline immunodeficiency virus and feline leukemia virus infections and their relationships to lymphoid malignancies in cats: a retrospective study (1968-1988), *J Acquir Immune Defic Syndr* 3:623, 1990.
45. Skorupski KA, Durman AC, Duda L et al: Pulmonary fibrosis after high cumulative dose nitrosourea chemotherapy in a cat, *Vet Comp Oncol* 6(2):120, 2008.
46. Stein TJ, Pellin M, Steinberg H et al: Treatment of feline gastrointestinal small-cell lymphoma with chlorambucil and glucocorticoids, *J Am Anim Hosp Assoc* 46:413, 2010.
47. Taylor SS, Goodfellow MR, Browne WJ et al: Feline extranodal lymphoma: response to chemotherapy and survival in 110 cats, *J Small Anim Pract* 50:584, 2009.
48. Teske E, van Straten G, van Noort R, Rutteman GR: Chemotherapy with cyclophosphamide, vincristine, and prednisolone (COP) in cats with malignant lymphoma: new results with an old protocol, *J Vet Intern Med* 16:179, 2002.
49. Tromblee TC, Jones JC, Etue AE et al: Association between clinical characteristics, computed tomography characteristics, and histologic diagnosis for cats with sinonasal disease, *Vet Radiol Ultrasound* 47:241, 2006.
50. Vail DM, Moore AS, Ogilvie GK, et al: Feline lymphoma (145 cases): proliferation indices, cluster of differentiation 3 immunoreactivity, and their association with prognosis in 90 cats, *J Vet Intern Med* 12:349, 1998.
51. Walton RM, Hendrick MJ: Feline Hodgkin's-like lymphoma: 20 cases (1992-1999), *Vet Pathol* 38:504, 2001.
52. Waly NE, Gruffydd-Jones TJ, Stokes CR et al: Immunohistochemical diagnosis of alimentary lymphomas and severe intestinal inflammation in cats, *J Comp Pathol* 133:253, 2005.
53. Williams LE, Pruitt AF, Thrall DE: Chemotherapy followed by abdominal cavity irradiation for feline lymphoblastic lymphoma, *Vet Radiol Ultrasound* 51:681, 2010.
54. Withrow SJ, Vail DM: *Withrow and MacEwen's small animal clinical oncology: feline lymphoma and leukemia*, St Louis, 2007, Saunders, pp 733-756.
55. Wooldridge JD, Gregory CR, Mathews KG et al: The prevalence of malignant neoplasia in feline renal-transplant recipients, *Vet Surg* 31:94, 2002.
56. Zwahlen CH, Lucroy MD, Kraegel SA et al: Results of chemotherapy for cats with alimentary malignant lymphoma: 21 cases (1993-1997), *J Am Vet Med Assoc* 213:1144, 1998.

Sarcoma em Local de Injeção

William C. Kisseberth

Incidência, etiologia e fatores de risco

Os sarcomas em local de injeção, também denominados sarcomas associados a vacina, foram identificados primeiramente como uma entidade histopatológica e clínica distinta 20 anos atrás, quando foi observado aumento do número de biopsias em fibrossarcoma felino.[13] O maior número de fibrossarcomas em gatos pode ser explicado em grande parte pelo aumento do número de tumores ocorrendo em locais anatômicos comumente usados para vacinação (p. ex., membro posterior, face dorsal do pescoço/interescapular, parte dorsal lombar, flanco e tórax dorsolateral). Também foi observado que o aumento da incidência de tumor coincidia com alterações importantes nas práticas de vacinação de rotina usadas em gatos. Isso se aplica, principalmente, à introdução de vacinas contra FeLV e à vacinação obrigatória contra raiva em gatos.[13] Com frequência, os sarcomas que ocorrem nessas localizações são circundados por linfócitos e macrófagos contendo material estranho idêntico ao previamente descrito em reações inflamatórias pós-vacinais no local da injeção.[13,14] Além disso, descobriu-se que o material estranho continha alumínio, que é usado frequentemente em adjuvantes de vacinas.[13] Embora as vacinas contra raiva que contêm alumínio fossem as primeiras associadas à formação de sarcoma em gatos, estudos epidemiológicos subsequentes identificaram aumento do risco de formação de sarcoma associado a outras vacinas e outros tipos de injeções em gatos, como vacina contra a raiva com adjuvante e sem adjuvante, vacina contra FeLV, e contra rinotraqueíte/calicivírus/panleucopenia virais felinas, penicilinas de longa ação e injeções de acetato de metilprednisolona.[14,17,18] Contudo, jamais foi identificado um produto de fabricante específico como responsável pelo risco maior.[18] É evidente que nem todos os produtos injetáveis estão associados ao mesmo risco. Por exemplo, gatos diabéticos que recebem injeções frequentes de insulina (e, provavelmente, outras injeções associadas a internações) não apresentaram maior risco para a formação de sarcoma.[17]

A patogenia presumida para a formação de sarcoma em gatos induzido por injeções é que reações inflamatórias e imunológicas associadas a material estranho em locais de injeção predispõem o gato a uma desorganização de sua resposta de reparação do tecido conjuntivo fibroso, por fim levando à neoplasia em alguns casos.[13] De fato, em alguns tumores, podem ser identificadas áreas de transição, em que focos microscópicos de sarcoma são encontrados em áreas de inflamação granulomatosa. Foi apontado que existe um precedente para esse tipo de oncogênese no gato.[13] Foi relatado que sarcomas se desenvolvem nos olhos de gatos após traumatismo persistente ou pregresso.[7] A patogenia de sarcomas oculares poderia ser semelhante àquela proposta para sarcomas em local de injeção. Embora as evidências histológicas, epidemiológicas e clínicas apoiem uma participação importante de injeções na formação de sarcoma em gatos, outros fatores do hospedeiro e do ambiente também devem ser de importância fundamental, pois apenas uma pequena proporção de injeções resulta na formação de sarcoma. Embora exista um vírus do sarcoma felino, ele não participa da patogenia desses tumores. Da mesma maneira, o FeLV, o FIV, o papilomavírus e o poliomavírus não eram detectáveis em sarcomas em local de injeção e não mostraram ter participação da patogenia.[8,19–21] A expressão de diversos oncogenes, genes de supressão de tumor e fatores de crescimento foi investigada em sarcomas em local de injeção felinos, como p53, PDGF-R, KIT, TGF-alfa, FGFb e STAT3.[15,25,27,30] Uma proporção variável de sarcomas no local de injeção exibe expressão desregulada de cada uma dessas proteínas. No entanto, sua participação, se houver alguma, na patogenia não está clara neste momento. Em um estudo recente, tanto os sarcomas em local de injeção quanto os sarcomas espontâneos em gatos exibiram uma variação extensa de desequilíbrios genômicos, alguns dos quais bastante recorrentes. É interessante notar que deleções de duas regiões específicas foram significativamente associadas ao fenótipo do sarcoma do tipo não local de injeção (espontâneo).[31]

A incidência verdadeira de sarcomas em local de injeção não é conhecida. A estimativa mais comum encontra-se entre 1 de 1.000 e 1 de 10.000 vacinas administradas.

No entanto, um estudo epidemiológico mais recente estimou a incidência de sarcoma associado a vacina de 0,63 sarcoma em 10.000 gatos vacinados e 0,32 sarcoma em 10.000 doses de todas as vacinas administradas.[4,12,26] Desse modo, acredita-se atualmente que a incidência seja de um caso para 10.000 a 30.000 gatos vacinados.

Características clínicas

O quadro clínico do sarcoma em local de injeção é o de massa subcutânea ou intramuscular ocorrendo no local de uma injeção (embora possa ser desconhecido o histórico de injeção) (Figura 28.1). Os sarcomas em local de injeção localizam-se mais comumente na região torácica dorsal, entre as espátulas, uma área comum para vacinação e outras injeções em gatos. Outras áreas acometidas são as regiões femoral, do flanco, lombar e glútea. Contudo, há evidências para uma distribuição anatômica alterada desses tumores, presumivelmente relacionada com as recomendações atuais de administração de vacinas em resposta a essa doença.[18,29] No caso de sarcomas associados a vacina, foi relatado que os tumores se formam 4 semanas a 10 anos após a vacinação, embora a maioria pareça se desenvolver em 3 anos.[12,24] As massas costumam ser indolores e firmes a flutuantes e podem conter áreas císticas. Ocasionalmente, massas grandes são ulceradas. Em geral, os gatos acometidos não mostram sinais sistêmicos de doença, exceto na doença avançada. Os sarcomas felinos em local de injeção são bastante agressivos e localmente invasivos, tornando seu tratamento um desafio. São mais passíveis de recorrer após excisão cirúrgica do que os sarcomas espontâneos em outros locais.[14] Os subtipos histológicos de sarcomas em partes moles relatados no local de vacinação são fibrossarcoma, histiocitoma fibroso maligno, osteossarcoma, rabdomiossarcoma, sarcoma indiferenciado, lipossarcoma e condrossarcoma.[15]

Embora o sarcoma em local de injeção seja o diagnóstico diferencial primário na maioria dos casos, os diagnósticos diferenciais podem envolver outros tumores (p. ex., linfoma), abscesso, corpo estranho e reação pós-vacinal.

As reações localizadas, de vacina ou de injeção em particular, devem ser diferenciadas de sarcoma. Em resposta ao reconhecimento do sarcoma em local de injeção como um problema de saúde importante e causado de modo iatrogênico em gatos, foi criada a força tarefa Vaccine-Associated Feline Sarcoma Task Force (VAFSTF).[32] A VAFSTF concluiu que a orientação do proprietário é fundamental e os proprietários de gatos sempre devem ser alertados quanto ao risco de sarcomas associados a vacina e injeção e à ocorrência de reações locais à vacina e à injeção. Além disso, os proprietários devem ser ensinados quanto ao modo de examinar o local da injeção e procurar assistência veterinária se ocorrer qualquer um dos três cenários seguintes (ou seja, a recomendação "3-2-1"):

- Persiste massa no local da injeção por mais de 3 meses após a injeção
- Existe massa e ela tem mais de 2 cm, independentemente do tempo transcorrido desde a injeção
- A massa ainda cresce 1 mês após a injeção.[32,33]

Diagnóstico e estadiamento

Um diagnóstico presuntivo de sarcoma em local de injeção costuma poder ser feito com base em histórico, localização anatômica e citologia de aspirado com agulha fina. Contudo, deverá ser realizada uma biopsia para confirmar o diagnóstico. Recomenda-se biopsia por agulha Tru-Cut, biopsia por saca-bocado ou biopsia em cunha, e o clínico deverá seguir rigorosamente as técnicas e os princípios padronizados de biopsia. O estadiamento do sarcoma em local de injeção envolve um banco de dados mínimo que consiste em hemograma completo, perfil bioquímico sérico, urinálise e sorologia para FeLV e FIV. Se os linfonodos regionais estiverem acessíveis para citologia por aspirado com agulha fina, devem ser aspirados. São realizadas radiografias de tórax para avaliar metástases de pulmão. As imagens por TC ou RM são extremamente úteis para avaliar a capacidade invasiva tumoral em estruturas circunvizinhas e para o planejamento da cirurgia e da radioterapia (Figura 28.2).

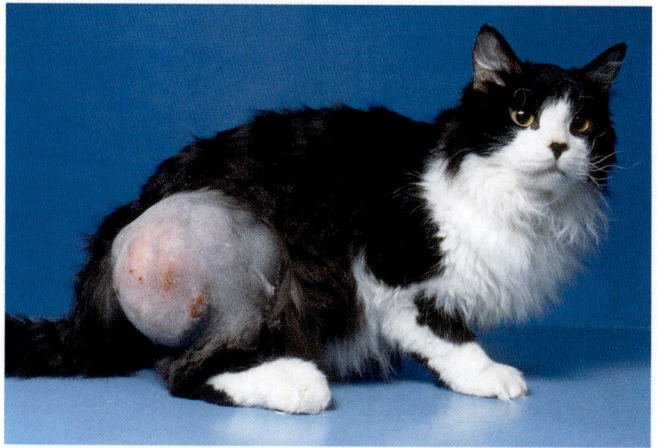

Figura 28.1 Sarcoma em local de injeção originando-se na face caudal da coxa de um gato. (*Cortesia de C. Guillhermo Couto.*)

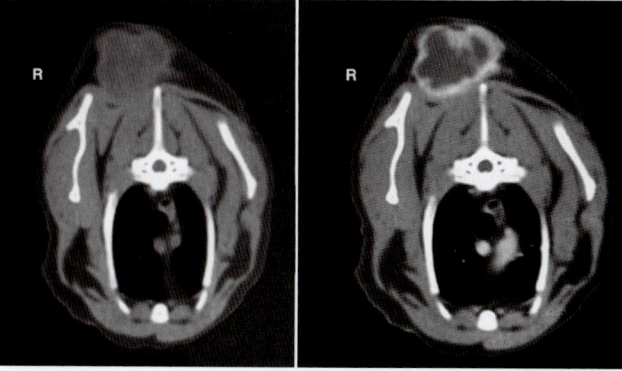

Figura 28.2 Imagem de tomografia computadorizada de sarcoma em local de injeção, interescapular, com as bordas acentuadas por contraste em um gato. (*Cortesia de Eric Green.*)

Comportamento biológico

Os sarcomas em local de injeção são tumores agressivos, localmente invasivos, com potencial metastático moderado. Os tumores primários crescem com velocidades variáveis, invadindo tecidos circunvizinhos e subjacentes, e tornando difícil a ressecção cirúrgica. Ocorre metástase principalmente nos pulmões, porém também podem ocorrer em outros locais, com linfonodos regionais, mediastino, pericárdio, fígado, pelve e olhos.[9,10,28] As metástases pulmonares são visíveis radiograficamente em 10 a 24% dos casos no momento do diagnóstico.[5,16]

Tratamento e prevenção

Embora os sarcomas em local de injeção tenham o potencial de metástase, o tratamento concentra-se no controle local do tumor primário, no mínimo inicialmente. Como os sarcomas em local de injeção são agressivos e localmente invasivos, com frequência é difícil estabelecer controle do tumor primário. Em geral, o tratamento tem início com a excisão cirúrgica ampla e, às vezes radical, do tumor primário, desde que a massa seja considerada cirurgicamente ressecável utilizando-se imagens multiplanares. A ressecção rigorosa deve incluir, no mínimo, margens cirúrgicas laterais de 3 cm e uma camada de fáscia profunda não envolvida. Devido à natureza invasiva desses tumores, conforme a localização anatômica, também poderá ser necessário ressecar estruturas ósseas. Poderá ser necessária a escapulectomia parcial e a remoção de processos dorsais de vértebras com massas interescapulares (Figura 28.3) e ressecções de costelas, e poderão ser necessárias reconstruções de parede corporal para ressecar de modo adequado massas que acometem a parede corporal e os flancos.[22] Massas que ocorrem em membro pélvico costumam ser mais bem tratadas por meio de amputação do membro ou hemipelvectomia, desde que elas se encontrem distais o suficiente para promover margem cirúrgica limpa. Devem ser colocados grampos cirúrgicos no leito tumoral, a fim de definir as margens do campo cirúrgico, se a radioterapia estiver potencialmente incluída no plano de tratamento pós-cirúrgico. As margens da massa excisada devem ser marcadas claramente com tinta cirúrgica ou sutura antes da fixação e do envio para histopatologia.[11] Os melhores resultados cirúrgicos estão associados a cirurgias rigorosas realizadas por cirurgiões especialistas.[16] O intervalo mediano sem recorrência para sarcomas em local de injeção excisados em uma instituição de encaminhamento foi de 274 dias, período significativamente mais longo do que a mediana de 66 dias em gatos cujos tumores foram excisados por veterinários que encaminharam a amostra.[16] Mesmo na vigência de excisão ampla rigorosa, com frequência as margens cirúrgicas estão infiltradas com células neoplásicas.[11] Em geral, o índice local de recorrência é de 30 a 70%, e, mesmo quando não existe evidência de células tumorais detectada à histopatologia nas margens cirúrgicas, pode haver um índice de recorrência local de 50%.[3,24] Por esse motivo, a decisão de incorporar radioterapia pós-cirúrgica no plano de tratamento

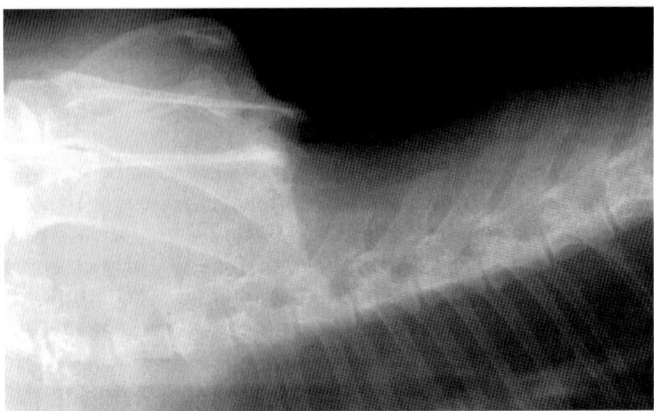

Figura 28.3 Radiografia lateral pós-cirúrgica de um gato com sarcoma interescapular no local da injeção. A remoção dos processos vertebrais dorsais foi necessária para alcançar a ressecção completa. (*Cortesia de Stephen J. Birchard.*)

para esses pacientes não deve se basear unicamente em serem alcançadas ou não margens cirúrgicas sem tumor. Os gatos tratados com excisão rigorosa na primeira tentativa apresentam intervalos sem tumor mais longos do que os tratados com excisão marginal (325 dias *versus* 79 dias). Além disso, os gatos com excisão completa têm um intervalo mais longo sem tumor (> 16 meses *versus* 4 meses) e tempo de sobrevida (> 16 meses *versus* 9 meses) do que aqueles cujas excisões foram incompletas.[6,16]

Embora a excisão cirúrgica seja a modalidade primária de tratamento para a maioria dos gatos com sarcoma em local de injeção, uma abordagem de tratamento multimodalidade pode promover melhores resultados para gatos com excisões cirúrgicas incompletas (sejam ou não as margens cirúrgicas avaliadas quanto a estarem "limpas"). A radioterapia pode ser incorporada ao plano de tratamento, tanto antes da cirurgia quanto pós-cirurgia. Não existem evidências claras quanto à irradiação pré-cirúrgica ou pós-cirúrgica ser melhor para o sarcoma em local de injeção. Em um estudo avaliando a eficácia de radiação pré-cirúrgica e a cirurgia em 33 gatos, o intervalo mediano livre da doença foi de 398 dias e o tempo de sobrevida geral mediano foi de 600 dias.[5] A recorrência local no tumor foi observada em 45%. Em outro estudo, 76 gatos receberam radiação pós-cirúrgica. O intervalo mediano livre da doença foi de 405 dias e o tempo de sobrevida mediano geral, de 469 dias. O índice de recorrência local foi de 41%.[3] Como são estudos diferentes, com fatores complicadores distintos, os resultados não são diretamente comparáveis. Nenhum estudo clínico comparou diretamente as duas abordagens de tratamento. Quando empregada, a radiação costuma ser realizada junto à cirurgia, exceto nas circunstâncias paliativas.

O papel da quimioterapia no tratamento de sarcoma em local de injeção está mal definido. Não existem estudos que apoiem seu uso como forma primária, ou única de tratamento nas circunstâncias da doença macroscópica e existem poucas evidências para seu uso nas circunstâncias adjuvantes (após cirurgia ou radiação). Não obstante, a quimioterapia é frequentemente empregada na tentativa de aliviar tumores não ressecáveis; na circunstância neoadjuvante, a fim de citorreduzir tumores grandes antes da cirurgia; e na circunstância adjuvante, especialmente para tumores histologicamente de grau alto. Também tem sido usada como sensibilizante à radiação. Os agentes quimioterápicos utilizados clinicamente são doxorrubicina, ciclofosfamida, carboplatina, mitoxantrona e vincristina.[24] Em geral, o uso desses agentes químicos tem resultado em algumas respostas parciais e respostas completas infrequentes. Em geral, as respostas não são duráveis. Dessas substâncias, a doxorrubicina tem recebido mais atenção, tanto como agente individual quanto associada a ciclofosfamida. Em um estudo que avaliou o uso da associação doxorrubicina e ciclofosfamida em gatos com tumores não ressecáveis, o índice geral de resposta foi de 50%, com 17% apresentando resolução de todo tumor clinicamente detectável.[1] Infelizmente, as respostas não foram persistentes, com duração mediana de resposta de 125 dias. Em outro estudo, 69 gatos foram tratados com quatro ciclos de doxorrubicina associados à excisão cirúrgica 10 dias após o segundo ciclo quimioterápico. Não foram encontradas diferenças nos índices de recorrência ou de sobrevida geral entre os grupos.[23] Diversos estudos investigam tratamento multimodalidades, associando radiação pré-cirúrgica ou pós-cirúrgica, cirurgia e/ou quimioterapia. Um estudo comparou cirurgia e radioterapia com ou sem doxorrubicina, e o outro comparou cirurgia e radioterapia com ou sem doxorrubicina e ciclofosfamida.[2,3] Não foram encontradas diferenças significativas entre o grupo que recebeu quimioterapia adjuvante e o grupo que não recebeu em nenhum dos dois estudos quanto à sobrevida geral ou ao tempo mediano de recorrência.

Em suma, recomenda-se a excisão cirúrgica ampla rigorosa realizada por um cirurgião especialista experiente que inclua imagem no planejamento do tratamento para a maioria dos gatos com sarcomas em local de injeção. Há evidência de que alguns gatos possam se beneficiar de radioterapia pré-cirúrgica ou pós-cirúrgica. O papel da quimioterapia na abordagem multimodalidade para essa doença ainda precisa ser definido. Contudo, seu uso empírico sustentado é razoável à luz da falta de estudos definitivos abordando sua eficácia e os benefícios potenciais que alguns fármacos poderiam proporcionar.

Com base no que se conhece e se suspeita com relação à patogenia de sarcomas em local de injeção em gatos, as estratégias de prevenção provavelmente têm o maior impacto para diminuir os índices de morbimortalidade associados ao sarcoma em local de injeção na população de gatos como animais de companhia. O VAFSTF e outros sugeriram estratégias e diretrizes que podem ajudar a diminuir a incidência do sarcoma em local de injeção e os índices de morbimortalidade. Além das recomendações 3-2-1 para tratamento de reações vacinais, recomenda-se que as vacinas contra a raiva sejam administradas o mais distalmente possível no membro posterior direito. As vacinas contra FeLV (a menos que contenham antígeno rábico também) devem ser dadas o mais distalmente possível no membro posterior esquerdo. Além disso, as vacinas com quaisquer outros antígenos, exceto o da raiva ou FeLV, são administradas no ombro direito, com cuidado para evitar a linha média ou o espaço interescapular.[32] A localização da injeção deve ser em uma área passível de remoção cirúrgica futura. O local da vacinação, a dose, o fabricante e o número do lote da vacina devem ser registrados com precisão.[33] Os protocolos recomendados de vacinação para gatos são muito importantes e devem ser ajustados de acordo com as necessidades individuais do paciente.[26] Além disso, a comunicação com proprietários de gatos relacionada com práticas de vacinação e risco de sarcoma deve ser parte da orientação rotineira dada pelos médicos-veterinários.

Referências bibliográficas

1. Barber LG, Sorenmo KU, Cronin KL et al: Combined doxorubicin and cyclophosphamide chemotherapyfor nonresectable feline fibrosarcoma, *J Am Anim Hosp Assoc* 36:416, 2000.
2. Bregazzi VS, LaRue SM, McNiel E et al: Treatment with combination of doxorubicin, surgery, and radiation versus surgery and radiation alone for cats with vaccine-associated sarcomas: 25 cases (1995-2000), *J Am Vet Med Assoc* 218:547, 2001.
3. Cohen M, Wright JC, Brawner WR et al: Use of surgery and electron beam irradiation, with or without chemotherapy, for treatment of vaccine-associated sarcomas in cats: 78 cases (1996-2000), *J Am Vet Med Assoc* 219:1582, 2001.
4. Coyne MJ, Reeves NC, Rosen DK: Estimated prevalence of injection-site sarcomas in cats during 1992, *J Am Vet Med Assoc* 210:249, 1997.
5. Cronin K, Page RL, Sponick G et al: Radiation therapy and surgery for fibrosarcoma in 33 cats, *Vet Radiol Ultrasound* 39:51, 1998.
6. Davidson EB, Gregory CR, Kass PH: Surgical excision of soft tissue sarcomas in cats, *Vet Surg* 26:265, 1997.
7. Dubielzig RR, Everitt J, Shadduck JA, et al: Clinical and morphologic features of post-traumatic ocular sarcomas in cats, *Vet Pathol* 27:62, 1990.
8. Ellis JA, Jackson ML, Barfsch RC et al: Use of immunohistochemistry and polymerase chain reaction for detection of oncornaviruses in formalin-fixed, paraffin-embedded fibrosarcomas from cats, *J Am Vet Med Assoc* 209:767, 1996.
9. Esplin DG, Campbell R: Widespread metastasis of a fibrosarcoma associated with vaccination site in a cat, *Feline Pract* 23:13, 1995.
10. Esplin DG, Jaffe MH, McGill LD: Metastasizing liposarcoma associated with a vaccination site in a cat, *Feline Pract* 24:20, 1996.
11. Giudice C, Stefanello D, Sala M et al: Feline injection-site sarcoma: recurrence, tumour grading and surgical margin status evaluated using the three-dimensional histological technique, *Vet J* 186:84, 2010.
12. Gobar GM, Kass PH: World Wide Web–based survey of vaccination practices, postvaccinal reactions, and vaccine site-associated sarcomas in cats, *J Am Vet Med Assoc* 220:1477, 2002.
13. Hendrick MJ, Goldschmidt MH, Shofer FS et al: Postvaccinal sarcomas in the cat: epidemiology and electron probe microanalytical identification of aluminum, *Cancer Res* 52:5391, 1992.
14. Hendrick MJ, Shofer FS, Goldschmidt MH et al: Comparison of fibrosarcomas that developed at vaccination sites and at nonvaccination sites in cats: 239 cases (1991-1992), *J Am Vet Med Assoc* 205:7425, 1994.
15. Hendrick MJ, Brooks JJ: Postvaccinal sarcomas in the cat: histology and immunohistochemistry, *Vet Pathol* 31:126, 1994.
16. Hershey AE, Sorenmo KU, Hendrick MJ et al: Prognosis for presumed feline vaccine-associated sarcoma after excision: 61 cases (1986-1996), *J Am Vet Med Assoc* 216:58, 2000.
17. Kass PH, Barnes WG, Spangler WL et al: Epidemiologic evidence for a causal relation between vaccination and fibrosarcoma tumorigenesis in cats, *J Am Vet Med Assoc* 203:396, 1993.
18. Kass PH, Spangler WL, Hendrick MJ et al: Multicenter case-control study of risk factors associated with development of vaccine-associated sarcomas in cats, *J Am Vet Med Assoc* 223:1283, 2003.
19. Kidney BA, Ellis JA, Haines DM et al: Evaluation of formalin-fixed paraffin-embedded tissues obtained from vaccine site-associated sarcomas of cats for DNA of feline immunodeficiency virus, *Am J Vet Res* 61:1037, 2000.
20. Kidney BA, Haines DM, Ellis JA et al: Evaluation of formalin-fixed paraffin-embedded tissues from vaccine site-associated sarcomas of cats for polyomavirus DNA and antigen, *Am J Vet Res* 62:828, 2001.

21. Kidney BA, Haines DM, Ellis JA et al: Evaluation of formalin-fixed paraffin-embedded tissues from vaccine site-associated sarcomas of cats for papillomavirus DNA and antigen, *Am J Vet Res* 62:833, 2001.

22. Lidbetter DA, Williams FA, Krahwinkel DJ et al: Radical lateral body wall resection with reconstruction using polypropylene mesh and a caudal superficial epigastric axial pattern flap: a retrospective clinical study of the technique and results in 6 cats, *Vet Surg* 31:57, 2002.

23. Martano M, Morello E, Ughetto M et al: Surgery alone versus surgery and doxorubicin for the treatment of feline injection site sarcomas: a report on 69 cases, *Vet J* 170:84, 2005.

24. McEntee MC, Page RL: Feline vaccine-associated sarcomas, *J Vet Intern Med* 15:176, 2001.

25. Nieto A, Sanchez MA, Martinez E et al: Immunohistochemical expression of p53, fibroblast growth factor-b, and transforming growth factor-alpha in feline vaccine-associated sarcomas, *Vet Pathol* 40:651, 2003.

26. O'Rourke K: Controversy, confusion continue to surround vaccine guidelines, *J Am Vet Med Assoc* 225:814, 2004.

27. Petterino C, Martano M, Cascio P et al: Immunohistochemical study of STAT3 expression in feline injection-site fibrosarcomas, *J Comp Path* 134:91, 2006.

28. Rudmann DG, Van Alstine WG, Doddy F et al: Pulmonary metastasis of a feline vaccine-site fibrosarcoma, *J Vet Diagn Invest* 10:79, 1998.

29. Shaw SC, Kent MS, Gordon IK et al: Temporal changes in characteristics of injection-site sarcomas in cats: 392 cases (1990-2006), *J Am Vet Med Assoc* 234:376, 2009.

30. Smith AJ, Njaa BL, Lamm CG: Immunohistochemical expression of c-KIT protein in feline soft tissue fibrosarcomas, *Vet Pathol* 46:934, 2009.

31. Thomas R, Valli VE, Ellis P et al: Microarray-based cytogenetic profiling reveals recurrent and subtype-associated genomic copy number aberrations in feline sarcomas, *Chromosome Research* 17:987, 2009.

32. Vaccine-Associated Feline Sarcoma Task Force: Diagnosis and treatment of suspected sarcomas, *J Am Vet Med Assoc* 214:1745, 1999.

33. Vaccine-Associated Feline Sarcoma Task Force: The current understanding and management of vaccine-associated sarcomas in cats, *J Am Vet Med Assoc* 226:1821, 2005.

Tumores Mamários

Kevin Choy

Incidência, etiologia e patogenia

Os tumores mamários constituem o terceiro tipo mais comum de tumor em felinos, somando até 17% de todas as neoplasias em fêmeas felinas.[6,10,19,24] Os felinos machos também são acometidos por tumores mamários, embora com frequência muito menor, com incidência relatada de até 5% em comparação com as fêmeas.[9,31] As raças Pelo Curto Doméstico e Siamês mostram risco maior para tumores mamários.[9,24] Em geral, a neoplasia mamária é vista em gatos mais velhos com idade mediana de 10,8 anos (em média, 10 a 12 anos), embora haja relatos de gatos de apenas 9 meses de vida.* Não se conhece a etiologia precisa dos tumores mamários felinos, porém hormônios, particularmente estrogênio e progesterona, provavelmente desempenham um papel importante na tumorigênese.[22] Em um estudo com controle de casos, as gatas submetidas a ovário-histerectomia antes de 6 meses de vida e com 1 ano de vida apresentaram redução do risco em 91 e 86%, respectivamente, de desenvolver carcinoma mamário em

comparação com gatas íntegras.[22] Não foi percebida influência importante da paridade para o desenvolvimento de tumor.[22] Felinos, tanto fêmeas quanto machos, regularmente expostos a progestinas ou associações exógenas estrogênio-progestina, como acetato de medroxiprogesterona, correm risco maior de desenvolver carcinoma mamário.[15,17,22,28]

Características clínicas

Diferentemente de tumores mamários caninos, a maioria de massas mamárias felinas (80 a 96%) é maligna, e a maior parte é diagnosticada como adenocarcinomas (tipos tubular, papilar e sólido). São lesões malignas menos comuns CEC, sarcomas de partes moles, carcinomas mucinosos, carcinomas complexos e mistos e carcinomas mamários inflamatórios.* Tipicamente, os gatos são levados para atendimento devido a nódulos palpáveis em uma única ou em várias glândulas mamárias detectados pelo proprietário ou encontrados ocasionalmente durante exame físico de rotina. Mais de 50% dos gatos acometidos apresentam envolvimento glandular múltiplo.[34] Tumores mamários em gatos podem permanecer não diagnosticados até que tenham se tornado grandes, fixos e ulcerados e envolvendo múltiplas glândulas mamárias ou linfonodos locais (Figura 28.4).[11,12] Consequentemente, com frequência os carcinomas mamários encontram-se em um estado avançado no momento do exame. Se houver doença pulmonar metastática, os gatos podem manifestar dispneia aguda em decorrência de derrame pleural maligno, com frequência contendo células malignas esfoliadas.[27,34]

A hiperplasia fibroepitelial felina, uma hipertrofia benigna das glândulas mamárias, não deve ser confundida com neoplasias mamárias malignas. Outros termos para esse distúrbio são *fibroadenomatose mamária*, *fibroadenoma pericanalicular*, *hipertrofia mamária benigna* e *adenomatose*

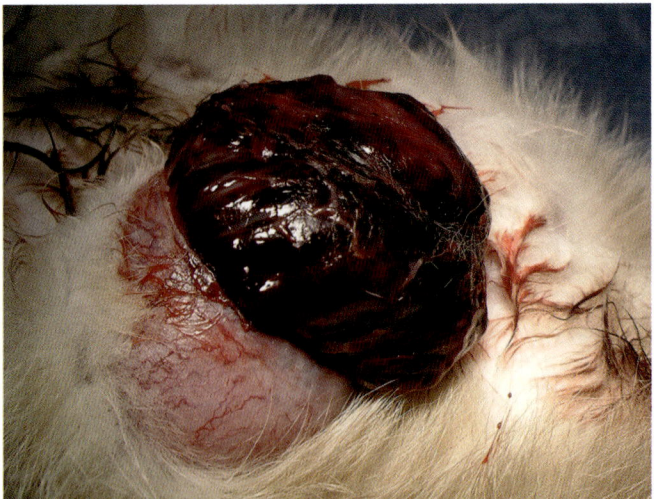

Figura 28.4 Aspecto macroscópico de tumor mamário ulcerado em gato adulto diagnosticado por histopatologia como um adenocarcinoma.

---

*Referências 9, 10, 18, 23, 24, 27, 31.

*Referências 1–3, 10–12, 21, 24, 27, 29, 34.

mamária. Diferentemente de carcinomas mamários, que são menos comuns em machos, a hiperplasia fibroepitelial é encontrada nos dois sexos. O distúrbio é mais comum em gatos jovens logo após um cio silencioso ou após progestinas exógenas por tempo estendido. Uma ou mais glândulas podem estar aumentadas, com ocasional aumento bilateral grave. Com frequência, as glândulas acometidas são traumatizadas, provocando ulceração secundária, necrose e desconforto. A hiperplasia fibroepitelial felina benigna é tratada por meio da remoção da exposição hormonal de terapia exógena com progestina ou por meio da ovário-histerectomia. Podem transcorrer alguns meses até as lesões mamárias sofrerem resolução.[1,12,27,34] Mais informações sobre o tratamento desse distúrbio são encontradas no Capítulo 40.

Diagnóstico e estadiamento

Como frequentemente os tumores mamários são malignos, é prudente realizar a avaliação completa dos gatos com esses tumores, a fim de confirmar o diagnóstico e, se o processo maligno for confirmado, estabelecer o estágio clínico para o prognóstico. A avaliação deve envolver hemograma, perfil bioquímico sérico e urinálise, além de avaliação do tumor primário, dos linfonodos regionais e dos locais metastáticos distantes (particularmente na cavidade torácica). O tumor primário (ou tumores) deve ser avaliado quanto a número, local, tamanho, consistência, ulceração, fixação à pele ou parede abdominal e secreção pelo mamilo. Os linfonodos locais devem ser palpados com cuidado e quaisquer nódulos identificados devem ser aspirados ou submetidos a biopsia. Radiografias torácicas em três incidências (lateral direita, lateral esquerda e ventrodorsal) são fundamentais para avaliar doença metastática em pulmão, linfonodo e pleura. As metástases pulmonares de tumor mamário mostram-se como densidades intersticiais, variando desde pequenas e indistintas até nódulos grandes e individualizados, e podem vir acompanhadas por lesões pleurais miliares com ou sem derrame pleural (Figura 28.5). Os índices relatados de metástase para carcinomas mamários de felinos variam de 25 a 100%, com os locais mais comuns sendo pulmões e linfonodos drenantes (axilares, inguinais, esternais).[11,12,33] Metástases para outros órgãos ou tecidos corporais são menos comuns, com o envolvimento relatado de fígado, baço, rim, adrenal, superfície peritoneal, coração e osso.[3,27] Uma revisão de literatura de 799 gatos com tumores mamários malignos encontrou metástases extraesqueléticas em 338 casos. As metástases esqueléticas foram raras em gatos em comparação com câncer de mama em humanos e com carcinoma mamário em cães.[33]

É necessária a biopsia da lesão mamária para a confirmação histopatológica do processo maligno. As amostras devem ser obtidas antes da cirurgia por meio de biopsia incisional ou no momento da cirurgia definitiva por meio de biopsia excisional. O exame citológico usando aspirado com agulha fina de lesões mamárias em gatos pode confirmar uma neoplasia epitelial, porém não diferenciará de modo confiável entre tumor benigno e maligno. A citologia poderá ser útil para descartar neoplasias cutâneas ou subcutâneas não mamárias, como tumores de mastócitos. A citologia também está indicada para avaliar suspeita de metástase em linfonodos ou derrames pleurais malignos.[11,12]

O estadiamento de tumores mamários felinos tem por base um esquema modificado da OMS estabelecido em 1980, que avalia tamanho do tumor primário, envolvimento de linfonodos e evidências de metástase distante (Tabela 28.3).[12,34]

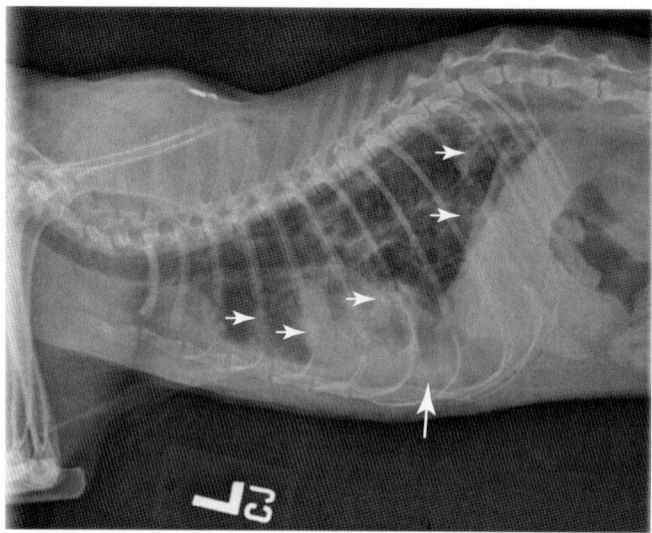

Figura 28.5 Radiografia torácica lateral esquerda de gato Doméstico de Pelo Curto com 12 anos de idade com carcinoma mamário metastático. Observar o padrão metastático de intersticial difuso a nodular (*setas pequenas*) junto ao derrame pleural maligno (*seta grande*).

Tabela 28.3 **Sistema de estadiamento da Organização Mundial da Saúde (OMS) modificado para a classificação de tumores mamários felinos.**

T = Tamanho do tumor primário			
T_1	< 2 cm de diâmetro máximo		
T_2	2 a 3 cm de diâmetro máximo		
T_3	> 3 cm de diâmetro máximo		
N = Envolvimento de linfonodos regionais			
N_0	Sem evidência histológica/citológica de metástase		
N_1	Evidência histológica/citológica de metástase		
M = Metástase distal			
M_0	Sem evidência de metástase		
M_1	Evidência de metástase		
Estágios			
I	T_1	N_0	M_0
II	T_2	N_0	M_0
III	T_{1-2}	N_1	M_0
	T_3	N_{0-1}	M_0
IV	Qualquer T	Qualquer N	M_1

Tratamento

Cirurgia

A cirurgia ainda é a modalidade de tratamento primário mais prontamente aceita para os carcinomas mamários felinos. Contudo, em geral não é curativa. A cirurgia pode ser considerada individualmente, ou, com maior frequência, associada a quimioterapia adjuvante. Em geral, estão recomendas mastectomias de cadeia radical unilateral ou bilateral (estadiadas com 2 semanas de intervalo). As mastectomias completas estão associadas a menor índice de recorrência local, porém não têm um efeito significativo sobre os índices gerais de sobrevida. O gato, diferentemente do cão, tem quatro pares de glândulas mamárias: dois craniais (torácicos) e dois caudais (abdominais). As glândulas craniais desembocam em linfonodos axilares e esternais, enquanto as glândulas caudais desembocam em linfonodos inguinais. O linfonodo inguinal sempre deverá ser removido se a glândula mamária caudal estiver acometida. Convém tentar a excisão do linfonodo axilar apenas se forem confirmados aumento e envolvimento tumoral em citologia, pois a remoção profilática dos linfonodos axilares pode criar espaço morto subcutâneo significativo e tem pouca possibilidade de apresentar benefício terapêutico.[7,11,12,25,34] Os tumores mamários malignos no gato com frequência têm invasão linfática ou vascular e, desse modo, os princípios da oncologia cirúrgica deverão ser observados, o que inclui ligação precoce de vasos, manipulação delicada de tecido tumoral, ressecção em bloco do tumor e lavagem abundante do leito cirúrgico resultante, a fim de ajudar a remover células neoplásicas.[7] A cadeia mamária inteira deve ser submetida a exame histológico para graduação tecidual e avaliação das margens. A função da ovário-histerectomia no tratamento de tumores mamários malignos é controversa. Não foi demonstrado impacto algum da ovário-histerectomia concomitante a mastectomia nos índices de sobrevida, mas alguns autores continuam a recomendar a prática a fim de remover a estimulação hormonal do tumor.[3,9,30]

Quimioterapia

Em geral, a quimioterapia está recomendada como adjuvante. No entanto, não existem estudos em larga escala bem controlados documentando seu papel no tratamento de tumores de glândulas mamárias em felinos. Os protocolos com base em doxorrubicina são relatados com maior frequência, porém os protocolos e a eficácia variam entre os estudos. A doxorrubicina e a ciclofosfamida como terapia associada foram descritas, com respostas mensuráveis a curto prazo observadas em cerca de metade dos gatos com doença metastática ou com doença local não ressecável (estágio III ou IV).[16,20] A análise retrospectiva de doxorrubicina como agente único em 67 gatos (1 mg/kg IV a cada 21 dias durante cinco tratamentos planejados) administrada no pós-cirúrgico, com início no momento da remoção da sutura, resultou em um tempo de sobrevida mediano de 448 dias, com índices de sobrevida de 1, 2 e 5 anos de 58,9%, 37,2% e 16,7%, respectivamente.[26] A doxorrubicina deve ser usada com cautela em gatos por causa do risco de efeitos nefrotóxicos. A mitoxantrona pode ser uma alternativa adequada para gatos com função renal comprometida. Em um experimento prospectivo aleatório não publicado comparando mitoxantrona (6 mg/m^2 IV a cada 21 dias por quatro doses) com doxorrubicina (20 mg/m^2 IV a cada 21 dias durante quatro doses) para terapia adjuvante de tumores mamários felinos após mastectomia radical unilateral ou bilateral, não foi observada diferença significativa no tempo de sobrevida mediano ou no intervalo sem metástase entre os dois grupos (Carolyn Henry, comunicação pessoal). O tempo mediano de sobrevida foi de 747 dias para os gatos tratados com mitoxantrona e 484 dias para os gatos tratados com doxorrubicina.[11–13]

Radiação

O papel da radioterapia não está bem estabelecido para os tumores mamários felinos e a radioterapia não é usada rotineiramente como terapia primária. Não há evidências na literatura publicada atualmente que apoie sua eficácia ou sua influência na sobrevida de gatos com tumores mamários. Na prática, de acordo com a experiência do autor, a radioterapia hipofracionada junto à quimioterapia pode desempenhar um papel paliativo na doença local inoperável, com respostas clínicas observadas.

Prognóstico

O tempo de sobrevida médio entre a detecção do tumor primário e a morte em gatos não tratados é de 10 a 12 meses.[8] O prognóstico para tumores mamários malignos em felinos machos é comparável àquele de fêmeas felinas.[1]

O tamanho do tumor é o fator prognóstico individual mais importante e confiável no câncer mamário felino. Em um estudo de 39 gatos com adenocarcinoma mamário, foi relatado um TSM de 12 meses para tumores com mais de 3 cm, em comparação com TSM de 21 meses para tumores com tamanho inferior a 3 cm após excisão cirúrgica unicamente.[32] O prognóstico para gatos tratados com cirurgia e quimioterapia associadas foi discutido anteriormente. Outros fatores prognósticos negativos são estágio OMS aumentado (linfonodo ou metástase distante), invasão linfática ou marcadores imuno-histoquímicos como contagem AgNOR alta ou índice Ki-67 superior a 25,2.* O diagnóstico histológico também é prognóstico; gatos com carcinomas complexos apresentam prognóstico mais favorável, com TSM relatado de 32,6 meses em comparação com 15,5 meses para outros carcinomas mamários. Carcinomas mamários inflamatórios em gatos, como em cães, estão relacionados com prognóstico mau, com início rápido de sinais clínicos e eutanásia entre 10 e 45 dias após o diagnóstico.[29]

---

*Referências 4, 5, 13, 14, 27, 32.

Referências bibliográficas

1. Argyle DJ, Brearly MJ, Turek MM: *Decision making in small animal oncology—feline mammary tumors*, Ames, Iowa, 2008, Wiley-Blackwell, pp 332-335.
2. Bostock DE: Canine and feline mammary neoplasms, *Br Vet J* 142:506-515, 1986.
3. Carpenter JL, Andrews LK, Holzworth J et al: Tumors and tumor-like lesions. In Holzworth J, editor: *Diseases of the cat: medicine and surgery*, Philadelphia, 1987, Saunders.
4. Castagnaro M, Casalone C, Ru G et al: Argyrophilic nucleolar organizer regions (AgNORs) coindicator of post-surgical prognosis in feline mammary carcinomas, *Res Vet Sci* 64:97, 1998.
5. Castagnaro M, de Maria R, Bozetta E et al: Ki-67 index as indicator of the post-surgical prognosis in feline mammary carcinomas, *Res Vet Sci* 65:223, 1998.
6. Dorn CR, Taylor DON, Schneider R et al: Survey of animal neoplasms in Alameda and Contra Costa Counties, California. II. Cancer morbidity in dogs and cats from Alameda County, *J Natl Cancer Inst* 40:307, 1968.
7. Gimenez F, Hecht S, Craig LE et al: Early detection, aggressive therapy: optimizing the management of feline mammary masses, *J Feline Med Surg* 12(3):214, 2010.
8. Hahn KA, Adams WH: Feline mammary neoplasia: biological behavior, diagnosis and treatment alternatives, *J Feline Pract*, 25:5, 1997.
9. Hayes HM Jr, Milne KL, Mandell CP: Epidemiological features of feline mammary carcinomas, *Vet Rec* 108:476, 1981.
10. Hays AA, Mooney S: Feline mammary tumors, *Vet Clin North Am* 15:513-520, 1985.
11. Henry CJ: Feline mammary cancer. In Bonagura JR, Twedt DC, editors: *Kirk's current veterinary therapy XIV*, St Louis, 2009, Saunders, pp 366-368.
12. Henry CJ, Higginbotham ML: *Cancer management in small animal practice—feline mammary cancer*, St Louis, 2010, Saunders Elsevier, pp 280-282.
13. Henry CJ, Higginbotham ML, Rodriguez C et al: Prospective evaluation of doxorubicin versus mitoxantrone for adjuvant therapy of feline mammary carcinoma, *Proceedings of the 2006 Veterinary Cancer Society*, Callaway Gardens, Oct 19-22, 2006, p 54.
14. Ito T, Kadosawa T, Mochizuki M et al: Prognosis of malignant mammary tumors in 53 cats, *J Vet Med Sci* 58(8):723, 1996.
15. Jacobs TM, Hoppe BR et al: Mammary adenocarcinomas in three male cats exposed to medroxyprogesterone acetate (1990-2006), *J Feline Med Surg* 12:169, 2010.
16. Jeglum KA, DeGuzman E, Young K: Chemotherapy of advanced mammary adenocarcinoma in 14 cats, *J Am Vet Med Assoc* 187: 157, 1985.
17. Keskin A, Yilmazbas G et al: Pathological abnormlaities after long-term administration of medroxyprogesterone acetate in a queen, *J Feline Med Surg* 11:518, 2009.
18. Kessler M, Vonbomhard D: Mammary tumors in cats: epidemiologic and histologic features in 2,386 cases (1990-1995), *Kleinterpraxis* 42:459, 1997.
19. MacEwen EG, Hayes AA, Harvey JK et al: prognostic factors for feline mammary tumors, *J Am Vet Med Assoc* 185:201, 1984.
20. Mauldin GN, Matus RE, Patnaik AK et al: Efficacy and toxicity of doxorubicin and cyclophosphamide used in the treatment of selected malignant tumors in 23 cats, *J Vet Intern Med* 23:60, 1988.
21. Meuten DJ: *Tumors in domestic animals*, ed 4, Ames, Iowa, 2010, Blackwell, pp 575-606.
22. Misdorp W: Progestagens and mammary tumors in dogs and cats, *Acta Endocrinol (Cophnh)125 Suppl* 1:27-31, 1991.
23. Morrison WB: *Cancer in dogs and cats*, ed 2, Jackson Hole, Wyo, 2002, Teton NewMedia, pp 570-571.
24. Moulton JE: *Tumors in domestic animals*, ed 2, Berkeley, 1978, University of California Press, pp 367.
25. Novosad CA: Principles of treatment for mammary gland tumors, *Clin Tech Small Anim SA Pract* 18(2): 107-109, 2003.
26. Novosad CA, Bergman PJ, O'Brien MG et al: Retrospective evaluation of adjunctive doxorubicin for the treatment of feline mammary gland adenocarcinoma: 67 cases, *J Am Anim Hosp Assoc* 42:110, 2006.
27. Ogilvie GK, Moore AS. *Feline oncology—mammary tumors*, Trenton, NJ, 2001, Veterinary Learning Systems, pp 355-365.
28. Overley B, Shofer FS, Goldschmidt MH: Association between ovariohysterectomy and feline mammary carcinoma, *J Vet Intern Med* 19:560, 2005
29. Perez-Alenza MD, Jimenez A, Nieto AL: First description of feline inflammatory mammary carcinoma: clinicopathological and immunohistochemical characteristics of three cases, *Breast Cancer Res* 6(4):R300, 2004.
30. Rutteman GR, Misdorp W: Hormonal background of canine and feline mammary tumors, *J Reprod Fertil Suppl* 47:483-487, 1993.
31. Skorupski KA, Overly B, Shoter FS et al: Clinical characteristics of mammary carcinoma in male cats, *J Vet Intern Med* 19:52, 2005.
32. Viste JR, Myers SL, Singh B et al: Feline mammary adenocarcinoma: tumor size as a prognostic indicator, *Can Vet J* 43:33, 2002
33. Waters DJ, Honeckman A, Cooley DM et al: Skeletal metastasis in feline mammary carcinoma: case report and literature review, *J Am Anim Hosp Assoc* 34:103, 1998.
34. Withrow SJ, Vail DM: *Withrow and MacEwen's small animal clinical oncology*, St Louis, 2007, Saunders, pp 628-633.

Síndromes Paraneoplásicas

Chamisa Herrera

Síndrome paraneoplásica (SPN) é um fenômeno por meio do qual células cancerosas causam uma doença que não se deve à existência do tumor ou à sua metástase. Mais frequentemente, é provocada pela secreção de citocinas ou de hormônios que tenham algum efeito sobre sistemas corporais distantes do tumor. Em gatos, existe um conjunto único de SPN dos quais o clínico veterinário deverá estar consciente. Ele envolve síndromes dermatológicas associadas a tumores do pâncreas e do timo. Também existem SPN compartilhadas entre espécies, como hipercalcemia e anemia. A detecção precoce de uma SPN pode alertar o clínico quanto à necessidade de um estudo diagnóstico para o câncer, o que envolve hemograma, perfil bioquímico, urinálise, sorologia para FeLV e FIV, radiografias torácicas e imagem abdominal.

É importante reconhecer que as SPN podem ocorrer antes de quaisquer outros sinais de câncer e também funcionar como uma sentinela para o retorno de câncer em pacientes os quais se acreditava estarem em remissão. Por esse motivo, se houver suspeita de SPN, o felino deve ser completamente rastreado quanto a câncer e monitorado atentamente quanto ao retorno da síndrome após o câncer estar em remissão. Algumas SPN estão relacionadas com apenas um ou alguns tipos de neoplasia, e sua existência pode ajudar a restringir a lista de diagnósticos diferenciais. As SPN também podem funcionar como a principal fonte de morbidade no paciente felino. Quando responsável pela diminuição da qualidade de vida, a SPN pode precisar ter o tratamento sintomático priorizado antes de o próprio câncer ser abordado.

SPN felinas documentadas, seus diagnósticos diferenciais e seus tratamentos são discutidos nas seções subsequentes. O leitor é direcionado a um livro-texto de oncologia veterinária para SPN caninas documentadas. Existem pontos comuns nas síndromes associadas a câncer em cães e gatos. SPN ainda não documentadas em gatos talvez reproduzam aquelas síndromes documentadas em cães.

Manifestações dermatológicas

Alopecia paraneoplásica felina

A alopecia paraneoplásica felina (APF) é uma síndrome única do gato e foi associada a carcinomas do pâncreas, de ducto biliar e hepatocelular.[32,55,69] Gatos com APF apresentam alopecia progressiva simétrica bilateral e não pruriginosa do tórax ventral e do abdome, membros e períneo.[92] Os coxins digitais também podem estar envolvidos e mostram-se secos e com crostas.[98] A APF é a única em que a pele mostra-se delgada e brilhante, sem elasticidade, e os pelos são facilmente retirados (Figura 28.6).[69] Ao exame histopatológico, os achados compatíveis com APF são alopecia não fibrosante com telogenização folicular, miniaturização e atrofia.[97] Não se conhece o mecanismo exato da alopecia, embora tenha sido proposto que hipoproteinemia ou deficiências em biotina, zinco ou ácidos graxos possam ser responsáveis pelas lesões cutâneas.[32] Foi relatada a resolução da alopecia com a remoção cirúrgica do tumor,[92] porém, em geral, a APF surge em um período tardio na evolução do processo maligno. Se não for possível a ressecção cirúrgica do tumor primário, geralmente o prognóstico é mau. Os diagnósticos diferenciais não cancerosos para alopecia são dermatofitose, ectoparasitos, demodicose, hipertireoidismo e hiperadrenocorticismo.

É importante lembrar que, no estudo diagnóstico de um gato com alopecia, o achado de prurido ou de infecção por *Malassezia* não descarta a alopecia paraneoplásica. Na verdade, um estudo retrospectivo de biopsias cutâneas em felinos com dermatite associada a *Malassezia* encontrou 7 dentre 15 casos com achados dermatopatológicos compatíveis com APF.[58]

Dermatite esfoliativa associada a timoma

A dermatite esfoliativa associada a timoma é uma SPN rara descrita em gatos com diagnóstico de timoma mediastinal. A doença caracteriza-se por eritema brando da cabeça e das orelhas que evolui para uma dermatite esfoliativa

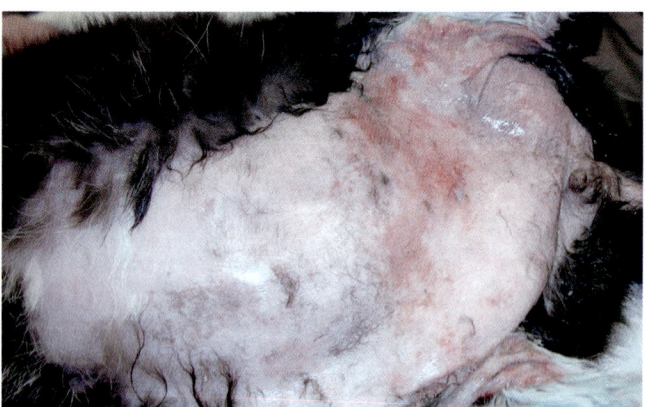

Figura 28.6 Abdome de um gato com alopecia paraneoplásica. Todo o abdome encontra-se alopécico e a pele subjacente é alopécica e brilhante, típica dessa síndrome. (*De Hnilica KA, editor:* Small animal dermatology, a color atlas and therapeutic guide, *ed 3, St Louis, 2011, Saunders.*)

generalizada não pruriginosa.[97] A maioria dos gatos demonstra descamação generalizada, alopecia no corpo e crostas multifocais, particularmente na cabeça.[77] Os diagnósticos diferenciais para essa forma de dermatite são lúpus eritematoso sistêmico, erupções medicamentosas, linfoma de células T epiteliotrópico, demodicose, dermatite por *Malassezia*, dermatofitose, dermatite por FeLV/FIV, parapsoríase e adenite sebácea.[77] A histopatologia das lesões cutâneas de espessura completa é útil para o diagnóstico e revela hiperceratose perqueratótica com dermatite linfocitária da interface.[86,88] A fisiopatologia da dermatite esfoliativa associada a timoma não foi elucidada completamente. Contudo, uma teoria consiste na ocorrência de um processo imunomediado direcionado contra o tumor. Tal hipótese baseia-se no fato de que a dermatite de interface compõe-se, predominantemente, de linfócitos CD3+.[77] O prognóstico de timoma felino e dermatite associada é bom mediante a excisão do tumor primário, com índice de sobrevida de 1 ano alcançando 90%.[109]

Outra SPN que foi documentada em gatos com timoma é a miastenia *gravis*, que, em um relato recente, ocorreu junto com a dermatite associada a timoma em um gato individualmente.[86]

Necrose cutânea dos pés posteriores

A necrose cutânea simétrica dos pés posteriores foi descrita em um único gato com linfoma multicêntrico como uma possível SPN. Neste caso, o gato apresentava necrose dos pés, porém não havia células neoplásicas na histopatologia dessa lesão, que sugere uma SPN.[1] Foi descrita necrose digital paraneoplásica em humanos com processos malignos múltiplos e pode haver analogia entre as espécies. Uma hipótese para a patogenia dessa lesão é vasculite local ou sistêmica secundária a antígenos tumorais circulantes.[11,39,72]

Alterações hematológicas

Hiperglobulinemia

A hiperglobulinemia consiste no aumento de proteínas séricas que não a albumina. Em gatos, as SPN resultando em hiperglobulinemia são raras, como mieloma múltiplo, plasmocitoma e linfoma.[6,23,93] O mecanismo primário da hiperglobulinemia paraneoplásica é a produção de gamaglobulina(s) em excesso pelo tumor. A eletroforese de proteínas séricas pode ser usada para diferenciar gamopatias policlonais de monoclonais.[93] As gamopatias monoclonais são raras e, quando observadas em gatos, mais frequentemente estão associadas a neoplasia.[50,93] Outros diagnósticos diferenciais para hiperglobulinemia são doenças infecciosas crônicas como peritonite infecciosa felina, FeLV, FIV, doença intestinal inflamatória, doença fúngica, doença transmitida por carrapato e doença imunomediada (p. ex., rinite e anemia hemolítica imunomediada).[93]

Os gatos com hiperglobulinemia podem desenvolver várias complicações secundárias, como infecção, sangramento e lesão em órgão terminal. As infecções são comuns por causa da menor produção de imunoglobulinas normais, e o tratamento antimicrobiano deve ser considerado mesmo quando não houver sinais de infecção.[34,104] À medida que a hiperglobulinemia se agrava, a viscosidade do soro aumenta e provoca a síndrome da hiperviscosidade. Em humanos, a hipergamaglobulinemia é a causa mais comum da síndrome da hiperviscosidade.[62] O aumento da viscosidade do sangue resulta em diminuição da perfusão e, por fim, provoca lesão em vários órgãos. Pacientes com a síndrome da hiperviscosidade manifestam, ou desenvolvem, doença renal, retiniana ou cardíaca, ou anormalidades neurológicas.[6,27,34] Também pode haver hemorragia espontânea com plaquetometria normal, embora não se conheça o mecanismo para tanto.[34] O tratamento de escolha para a hiperglobulinemia é o controle da neoplasia subjacente. Quando existe necessidade para o alívio imediato da síndrome da hiperviscosidade, pode ser usada a plasmaférese, inclusive para o alívio imediato decorrente da insuficiência cardíaca congestiva secundária à síndrome da hiperviscosidade.[9,27] O prognóstico é mau, se tiver ocorrido lesão em órgão terminal ou se a neoplasia subjacente não puder ser controlada.

Anemia

As causas da anemia no paciente de câncer felino são numerosas, como hemorragia, destruição imunomediada de eritrócitos e diminuição da produção de eritrócitos. Se um conjunto de dados mínimo com hemograma completo, perfil bioquímico e sorologia para FeLV/FIV não revelar a etiologia da anemia, convém considerar o câncer no diagnóstico diferencial. A primeira etapa para diferenciar as causas de anemia consiste em determinar se o processo é regenerativo (reticulometria corrigida > 60.000) ou não regenerativo. Possivelmente, uma anemia regenerativa deve-se a hemorragia ou hemólise. No entanto, uma hemorragia identificada precocemente nem sempre estará acompanhada de regeneração. Uma causa comum de anemia não regenerativa é a doença inflamatória, porém tal anemia também pode ser atribuída à diminuição da produção de eritropoetina (EPO) ou à patologia da medula óssea. A destruição imunomediada de eritrócitos pode resultar em anemia regenerativa ou não regenerativa.[105] Em gatos, a infecção retroviral costuma provocar citopenias de diversas linhagens celulares, como eritrócitos, neutrófilos e plaquetas. Um exame negativo para antígeno de FeLV é um meio confiável para descartar infecção por FeLV como causa de citopenias, com apenas cerca de 5% dos gatos manifestando infecções latentes com resultados de teste negativos e resultados positivos na reação em cadeia da polimerase da medula óssea.[91]

A anemia associada ao câncer pode ser secundária à maioria dos mecanismos mencionados anteriormente, tornando difícil apontar de modo definitivo a anemia como uma SNP. Por exemplo, a hemorragia pode ocorrer secundariamente a um tumor hemorrágico no trato gastrintestinal, na cavidade nasal ou nas cavidades torácica ou abdominal. Embora o hemoperitônio seja raro em gatos, quase 50% desses animais com tal diagnóstico em um estudo apresentavam neoplasia intra-abdominal, mais frequentemente hemangiossarcoma.[19] A hemólise de eritrócitos associada ao câncer é secundária à produção de anticorpos antieritrocitários. Essa ocorrência foi documentada no linfoma no gato.[44,52] A insuficiência renal e, consequentemente, a diminuição da produção de EPO podem ser secundárias a um tumor renal primário ou a um tumor metastático no parênquima renal ou causadas por hipoxia renal secundária a uma embolia neoplásica. O câncer por si só pode funcionar como uma fonte crônica de inflamação e levar a anemia de doença inflamatória (ADI). Os mecanismos desse tipo de anemia são multifatoriais e envolvem diminuição da sobrevida de eritrócitos, sequestro de ferro e produção insuficiente de EPO ou de resposta da medula óssea (ou ambas).[68] Acredita-se que um dos principais mediadores de ADI seja a hepcidina, que é um hormônio responsável pela homeostase do ferro e suprarregulado em distúrbios inflamatórios em resposta à interleucina-6. Provavelmente, tal a suprarregulação de hepcidina priva os agentes infecciosos de ferro, porém também reduz os depósitos de ferro necessários para a eritropoese.[17,61,87,106]

Um mecanismo único que pode contribuir para a anemia no câncer é a eritrofagocitose de eritrócitos pelo tumor. Esse fato foi documentado em um linfoma de células T extranodal, em sarcoma histiocítico, tumores de mastócitos e mieloma múltiplo no gato.[13,40,54,103]

O prognóstico de anemia associada a câncer depende do mecanismo subjacente, do grau de anemia e da resposta do animal ao tratamento sintomático da anemia ou ao tratamento da neoplasia subjacente.

Policitemia

A policitemia é outra síndrome neoplásica descrita mais comumente em gatos do que em cães, porém é rara na medicina veterinária. O diagnóstico de policitemia não é complexo e facilmente realizado por meio das aferições de hematócrito e proteínas totais. É importante descartar outras etiologias não neoplásicas de policitemia. Uma policitemia relativa decorre de desidratação ou de hipovolemia, é frequentemente acompanhada por proteínas totais séricas altas e sofrerá resolução mediante hidratação. Uma policitemia absoluta pode ser primária, como na policitemia vera, ou secundária a distúrbios como hipoxia crônica, produção excessiva de EPO e câncer. As concentrações séricas de EPO têm sido usadas para diferenciar policitemia vera de policitemia secundária. Contudo, existe uma sobreposição entre os dois grupos, e o teste não é encontrado com facilidade.[35]

A policitemia secundária nos pacientes felinos com câncer foi documentada em tumores renais primários.[37,43] Do mesmo modo que a hiperglobulinemia, a policitemia pode resultar na síndrome da hiperviscosidade. Os sinais clínicos mais comuns são neurológicos, como convulsões e ataxia.[43,75] Acredita-se que a policitemia paraneoplásica decorra de hipoxia renal, produção de EPO pelo tumor, ou ambas.[22] Nos pacientes com policitemia secundária absoluta e hematócrito superior a 65%, realiza-se o tratamento sintomático por meio de flebotomia terapêutica.[28] Também está documentado o uso de sanguessugas como tratamento inicial para os pacientes felinos para os quais a flebotomia se mostre impossível.[66]

O prognóstico é variável. Foi alcançada resolução da policitemia por meio de nefrectomia do rim acometido, embora sejam necessárias doença unilateral e função adequada do rim contralateral.[43]

Trombocitopenia e coagulação intravascular disseminada

A trombocitopenia costuma ser definida como plaquetometria inferior a 200.000/μℓ e ocorre com frequência em diferentes estados mórbidos. Um dos motivos mais comuns para esse achado é erro laboratorial por causa da tendência de as plaquetas felinas se agregarem e serem lidas erroneamente pelos sistemas automatizados.[67] A primeira etapa, quando houver suspeita de trombocitopenia em um gato, consiste em realizar contagem manual de plaquetas, a fim de descartar agregação plaquetária como etiologia.

Os diagnósticos diferenciais para trombocitopenia verdadeira são doença infecciosa (p. ex., FeLV, FIV, peritonite infecciosa felina, outras etiologias infecciosas e inflamatórias), neoplasia (p. ex., leucemia, linfoma, hemangiossarcoma), cardiopatia e doença imunomediada primária, com doença infecciosa e neoplasia no interior da medula óssea sendo as etiologias mais comuns.[41] Os mecanismos fisiopatológicos da trombocitopenia são destruição, produção diminuída, consumo e sequestro no interior do baço. Muitos desses mecanismos também podem participar da trombocitopenia associada ao câncer. Por exemplo, anticorpos ligados a plaquetas foram demonstrados em gatos com trombocitopenia imunomediada secundária a linfoma.[44] O câncer também pode provocar trombocitopenia como consequência da diminuição da produção secundariamente à invasão da medula óssea, ao sequestro de plaquetas no interior do baço e ao consumo decorrente de coagulação intravascular disseminada (CID). Quando ocorre CID em gatos, com frequência a neoplasia é uma etiologia subjacente e as taxas de sobrevida são mínimas.[25]

A trombocitopenia pode resultar em hemorragia espontânea quando a plaquetometria cai a níveis inferiores a 30.000/μℓ. O prognóstico de trombocitopenia secundária a um processo maligno é variável e depende do mecanismo subjacente que provoca a trombocitopenia, do grau de trombocitopenia e da capacidade de resposta do tumor aos tratamentos antineoplásicos.

Eosinofilia

Podem ocorrer incrementos intensos do número de eosinófilos periféricos por diversos motivos no gato, como parasitismo, doenças alérgicas, síndrome hipereosinofílica e leucemia eosinofílica.[16,18,108] Também pode ocorrer eosinofilia como uma SPN e, em gatos, foi documentada em casos de linfoma, mastocitomas e carcinomas de células de transição.[4,71,82] Também foram documentados linfoma e diversos outros sarcomas e carcinomas como causas de eosinofilia paraneoplásica em cães e humanos.[26,49,89,99,100]

Acredita-se que o mecanismo de eosinofilia seja a produção de citocinas importantes na proliferação de eosinófilos, particularmente interleucina-3, interleucina-5, fator estimulador de colônia de granulócitos-macrófagos, e potencialmente alguns outros fatores eosinofilotáticos produzidos pelo tumor.[3,82,94,102] O diagnóstico de eosinofilia paraneoplásica baseia-se em descartar outras causas de eosinofilia, como síndrome hipereosinofílica e leucemia eosinofílica, ou a constatação da resolução da eosinofilia mediante o tratamento da neoplasia subjacente. O prognóstico de eosinofilia paraneoplásica em gatos não está bem estudado ainda. Em humanos, geralmente a eosinofilia periférica associada a tumor está associada a prognóstico mau – não pelos eosinófilos em si, porém o processo está relacionado com a metástase disseminada do processo maligno subjacente.[53]

Manifestações endocrinológicas

Hipercalcemia da malignidade

A hipercalcemia da malignidade (HM) é uma das síndromes paraneoplásicas mais identificadas na medicina veterinária. No entanto, é menos relatada no gato do que no cão.[24] Em gatos, os tumores mais comuns que resultam em HM são linfoma e CEC.[78] Outros tumores causadores de HM em gatos são leucemia, fibrossarcoma, osteossarcoma, mieloma múltiplo e diversos carcinomas, particularmente adenocarcinoma broncogênico.[8,15,70,78,80] A distribuição dos sinais clínicos no gato é exclusiva, com os mais comuns sendo anorexia e letargia sucedidas por sinais gastrintestinais, poliúria e polidipsia, sinais urinários e sinais neurológicos.[78] A hipercalcemia costuma provocar morbidade importante quando as elevações são intensas, com insuficiência renal, arritmias, convulsões e coma. Provavelmente, o mecanismo mais comum de HM é a produção de peptídio relacionado com o paratormônio (PTH-rp) pelo tumor. Contudo, outros mecanismos de HM são metástase esquelética e osteólise difusa causadas pela produção de produtos humorais pelo tumor.[78] A causa não neoplásica mais comum de hipercalcemia é insuficiência renal.[78] Outras causas são hipercalcemia idiopática, toxicose por vitamina D e doença granulomatosa.[38,60,63,73] Foi relatado hiperparatireoidismo primário em gatos e, embora extremamente raro, também resulta em hipercalcemia.[20]

Em geral, a hipercalcemia é mais profunda quando relacionada com um processo maligno do que na hipercalcemia associada a doenças não neoplásicas e pode indicar, embora não definitivamente, o processo subjacente.[78] O diagnóstico baseia-se em descartar outras causas de hipercalcemia. Antigamente, podia ser realizado um teste para PTH-rp para procurar a produção de peptídio relacionado com o paratormônio pelo tumor,[8] porém tal instrumento diagnóstico está indisponível hoje em dia. A melhor opção de tratamento para HM consiste em tratar a neoplasia subjacente. Quando isso não for possível ou quando a própria hipercalcemia estiver provocando morbidade importante (p. ex., insuficiência renal, arritmias, convulsões), o tratamento sintomático deve ser rigoroso e imediato. O tratamento inicial consiste em diurese hídrica com solução pobre em cálcio (NaCl a 0,9%).[79] Furosemida, prednisona, calcitonina de salmão e bifosfonatos também podem ser empregados para diminuir o cálcio sérico.[64,79,107] O uso de furosemida deve ser limitado a pacientes bem hidratados. No paciente com hipercalcemia de origem desconhecida, o tratamento com prednisona pode tornar difícil o diagnóstico de linfoma por meio da indução da remissão e provocar resistência quimioterápica. Por esse motivo, o tratamento da hipercalcemia com esteroides não deve ser instituído até que tenha sido descartada a hipótese de linfoma. Nos casos de hipercalcemia grave que exigem tratamento sem diagnóstico de câncer, dá-se preferência à administração de bisfosfonatos. O prognóstico para pacientes com HM é considerado ruim, independentemente da neoplasia subjacente.

Hipoglicemia

A hipoglicemia, definida como glicose sanguínea inferior a 70 mg/dℓ, ocorre como uma SPN tanto em gatos quanto em cães com câncer. Os mecanismos da hipoglicemia paraneoplásica variam, mas, talvez, a produção de insulina por um insulinoma seja o mais comum.[46] Outros mecanismos de hipoglicemia associada a câncer são insuficiência hepática secundária a metástase e produção de fator de crescimento II semelhante à insulina pelo tumor.[76] No gato, os tipos tumorais que mostraram causar hipoglicemia são insulinoma, linfoma e hepatoma.[30,36,45,95] Em cães, os tumores associados a hipoglicemia são carcinoma hepatocelular, liomiossarcoma, hemangiossarcoma, melanoma e diversos carcinomas[5,51,76] e, teoricamente, também poderiam causar hipoglicemia em um gato acometido de maneira semelhante. Os sinais clínicos associados a hipoglicemia são fraqueza, letargia, tremores musculares e convulsões. As complicações neurológicas podem se tornar irreversíveis na vigência de hipoglicemia crônica secundária a insulinoma, mesmo após tratamento e normalização dos níveis de glicose.[45] Deverá ser considerado o diagnóstico de hipoglicemia paraneoplásica quando um felino adulto apresentar hipoglicemia persistente e outras causas tiverem sido descartadas. O diagnóstico diferencial não neoplásico envolve sepse, doença hepática, hipoadrenocorticismo, derivação portossistêmica e dose excessiva de insulina. Pode-se fazer o diagnóstico de insulinoma quando houver hipoglicemia persistente associada a concentrações séricas de insulina normais a aumentadas. O diagnóstico de outras causas de hipoglicemia paraneoplásica é passível de ser presuntivo ou de exigir biopsia e coloração imuno-histoquímica, a fim de demonstrar o mecanismo subjacente. Como alternativa, comprovar o controle glicêmico mediante o tratamento do tumor dá suporte ao diagnóstico dessa SPN. O prognóstico de insulinoma em gatos é reservado, pela natureza metastática da doença. Contudo, foram documentados tempos de sobrevida prolongados mediante excisão cirúrgica quando não existiam metástases.[33] O prognóstico de outras causas de hipoglicemia paraneoplásica varia dependendo do tipo tumoral e do mecanismo pelo qual o tumor induz a desregulação de glicose.

Manifestações neuromusculares

Neuropatia periférica

Os achados ao exame físico característicos associados a uma neuropatia periférica são hiporreflexia, envolvimento motor ou sensorial (ou ambos) e, ocasionalmente, disfunção autônoma. Existem muitas etiologias de neuropatias periféricas em gatos, como distúrbios hereditários, doenças endócrinas (p. ex., diabetes melito, hipertireoidismo), doença infecciosa (FeLV, FIV), distúrbios nutricionais (p. ex., deficiência de fenilalanina, deficiência de tirosina), toxinas (p. ex., organofosfatos, carbamatos, metais pesados), fármacos (p. ex., aminoglicosídios, vincristina), invasão neoplásica de tumor em um nervo e neuropatias periféricas paraneoplásicas (NPP).[14] Em gatos, foi descrito um único caso de NPP em um animal com linfoma renal.[14] Cortes de músculos e nervo do gato revelaram desmielinização, degeneração axônica e desnervação muscular.[14] Não foram observadas células neoplásicas em biopsias de músculo ou nervo acometidos, o que é compatível com uma NPP.[14] Embora este seja o primeiro caso descrito em um gato, diversos tumores foram identificados na NPP em cães, como insulinoma, linfoma, tumores pulmonares primários, mieloma múltiplo, adenocarcinoma mamário e melanoma.[10,56,74,101] Foi relatada polineuropatia em diversas neoplasias na literatura médica humana também.[31] Acredita-se que a etiologia subjacente seja autoimunidade por meio da produção de anticorpos onconeurais pelo tumor.[59,90] Esses anticorpos podem ser direcionados para qualquer parte do nervo periférico, como corpo celular, axônio, bainha de mielina e região pré-sináptica. O tratamento da NPP consiste em remoção ou tratamento da neoplasia subjacente e cuidados de suporte. Entretanto, considerando-se o possível componente imunomediado, medicações imunossupressoras podem ser outra modalidade de tratamento a considerar.

Miastenia gravis

A miastenia *gravis* adquirida é um distúrbio neuromuscular imunomediado por meio do qual anticorpos alteram, bloqueiam ou destroem receptores de acetilcolina (AChR), o que resulta em fraqueza muscular e fadiga. Em gatos, normalmente a miastenia *gravis* resulta em fraqueza generalizada, embora sinais focais, como disfagia e megaesôfago, também possam ser observados.[84] Outros sinais são anormalidades da marcha, alteração na voz, ventroflexão do pescoço e regurgitação.[42] Cerca de 25% dos gatos em outro estudo sobre fatores de risco para miastenia *gravis* apresentavam massa mediastinal cranial, a maioria timomas.[84] Esse evento é bastante diferente de miastenia em cães, em que apenas cerca de 3% dos casos apresentam massa mediastinal.[85] A produção de anticorpos onconeurais pelo tumor é o possível mecanismo de bloqueio de AChR e é, por definição, um tipo de SPN. O diagnóstico definitivo de miastenia *gravis* pode ser alcançado pela demonstração de anticorpos anti-AChR por meio de radioimunoensaio por imunoprecipitação. O radioimunoensaio por imunoprecipitação específico para o felino deverá ser empregado, embora haja alguma reatividade cruzada entre as espécies.[83] O tratamento para a miastenia *gravis* paraneoplásica em gatos não está bem descrito, embora a remoção do tumor tenha mostrado provocar resolução completa de miastenia *gravis* focal em um cão.[48] Inibidores da acetilcolina esterase e doses anti-inflamatórias de corticosteroides também podem ser úteis quando não houver pneumonia por aspiração.[81]

Caquexia e anorexia do câncer

Alguns pacientes de câncer sofrem anorexia ou perda de peso secundárias ao tratamento ou devido à localização do tumor (gastrintestinal), que estão além do escopo desta discussão, e ocorrem por um mecanismo possivelmente diferente daquele da caquexia do câncer. Os pacientes que involuntariamente perdem peso antes do diagnóstico ou independentemente do tratamento de sua doença têm a SPN denominada *caquexia do câncer*. A caquexia do câncer pode ocorrer com ou sem anorexia, embora a perda de peso frequentemente seja vista a despeito de ingestão calórica normal.[7] Os mecanismos dessa doença são multifatoriais e mal compreendidos, mas resultam em perda de peso por meio do esgotamento da massa muscular magra e do tecido adiposo, o que a diferencia da desnutrição.[65] A prevalência verdadeira da caquexia em pacientes humanos com câncer é desconhecida, e a literatura revela imensa variabilidade, indo desde inferior a 3% até 87% dos pacientes com câncer, dependendo da definição, do tipo de câncer e do estágio da doença utilizados em cada estudo.[21,29] Um fenômeno bem identificado na oncologia humana é que a caquexia do câncer está associada à maior incidência de falência do tratamento e à reduzida sobrevida.[21,57] Provavelmente, a produção de citocinas e hormônios pelo tumor ou pelo sistema imunológico do hospedeiro contribui para a caquexia e a anorexia por alterar apetite, elevar o gasto energético em repouso, aumentar a lipólise, alterar o metabolismo de gordura, aumentar o catabolismo proteico e deprimir a síntese de proteína.[96] O uso excessivo de glicose pelas células tumorais também pode participar da perda de peso.[12] Um único estudo que investigou a prevalência e a importância prognóstica da perda de peso e do índice de condição corporal (ICC) foi relatado em gatos. Esse estudo avaliou gatos com diferentes tipos de tumor e descobriu que 60% apresentavam redução da massa adiposa e 91% apresentavam massa muscular reduzida. Também foi observado que os pacientes com ICC inferior a 5 (em uma escala de 9 pontos) apresentaram TSM de 3,3 meses em comparação com 16,7 meses em gatos com ICC de 5 ou mais.[2] Com base nessa informação, o monitoramento do exame físico (incluindo estimativas de massa muscular e adiposa) e o registro de ICC e tendências de peso deverão ocorrer em todos os gatos com câncer. Tais informações podem promover informações prognósticas e funcionar como guia para uma possível intervenção. Como a caquexia do câncer não é causada unicamente por ingestão calórica inadequada, o tratamento com objetivo de aumentar a ingestão calórica pode não ser eficaz. Estudos realizados em humanos investigaram diversos fármacos para o tratamento da caquexia e anorexia do câncer, como estimulantes do apetite, antagonistas de 5-HT$_3$ e inibidores da ciclo-oxigenase-2, sendo que nenhum deles apresentou sucesso.[47] Poderão surgir novas intervenções farmacológicas mediante as pesquisas em andamento e a compreensão dos mecanismos envolvidos na caquexia e na anorexia do câncer.

Referências bibliográficas

1. Ashley PF, Bowman LA: Symmetric cutaneous necrosis of the hind feet and multicentric follicular lymphoma in a cat, *J Am Vet Med Assoc* 214(2):211, 1999.
2. Baez JL, Michel KE, Sorenmo K et al: A prospective investigation of the prevalence and prognostic significance of weight loss and changes in body condition in feline cancer patients, *J Feline Med Surg* 9(5):411, 2007.
3. Bain BJ: Review: eosinophils and eosinophilic leukemia, *Clin Adv Hematol Oncol* 8(12):901, 2010.
4. Barrs VR, Beatty JA, McCandlish IA et al: Hypereosinophilic paraneoplastic syndrome in a cat with intestinal T cell lymphosarcoma, *J Small Anim Pract* 43(9):401, 2002.
5. Battaglia L, Petterino C, Zappulli V et al: Hypoglycaemia as a paraneoplastic syndrome associated with renal adenocarcinoma in a dog, *Vet Res Commun* 29(8):671, 2005.
6. Bienzle D, Silverstein DC, Chaffin K: Multiple myeloma in cats: variable presentation with different immunoglobulin isotypes in two cats, *Vet Pathol Online* 37(4):364, 2000.
7. Blum D, Omlin A, Baracos VE et al: Cancer cachexia: a systematic literature review of items and domains associated with involuntary weight loss in cancer, *Crit Rev Oncol Hematol*, 2011. Accessed March 26, 2011 at http://www.ncbi.nlm.nih.gov/pubmed/21216616.
8. Bolliger AP, Graham PA, Richard V et al: Detection of parathyroid hormone-related protein in cats with humoral hypercalcemia of malignancy, *Vet Clin Pathol* 31(1):3, 2002.
9. Boyle TE, Holowaychuk MK, Adams AK et al: Treatment of three cats with hyperviscosity syndrome and congestive heart failure using plasmapheresis, *J Am Anim Hosp Assoc* 47(1):50, 2011.
10. Braund KG, McGuire JA, Amling KA et al: Peripheral neuropathy associated with malignant neoplasms in dogs, *Vet Pathol* 24(1):16, 1987.
11. Burnouf M, Mahé E, Verpillat P et al: [Cutaneous necrosis is predictive of cancer in adult dermatomyositis], *Ann Dermatol Venereol* 130(3):313, 2003.
12. Burt BM, Humm JL, Kooby DA et al: Using positron emission tomography with [(18)F]FDG to predict tumor behavior in experimental colorectal cancer, *Neoplasia* 3(3):189, 2001.
13. Carter JE, Tarigo JL, Vernau W et al: Erythrophagocytic low-grade extranodal T-cell lymphoma in a cat, *Vet Clin Pathol* 37(4):416, 2008.
14. Cavana P, Sammartano F, Capucchio MT et al: Peripheral neuropathy in a cat with renal lymphoma, *J Feline Med Surg* 11(10):869, 2009.
15. Cavana P, Vittone V, Capucchio MT et al: Parathyroid adenocarcinoma in a nephropathic persian cat, *J Feline Med Surg* 8(5):340, 2006.
16. Center SA, Randolph JF, Erb HN et al: Eosinophilia in the cat: a retrospective study of 312 cases (1975 to 1986), *J Am Anim Hosp Assoc* 26(4):349, 1990.
17. Cheng P, Jiao X, Wang X et al: Hepcidin expression in anemia of chronic disease and concomitant iron-deficiency anemia, *Clin Exp Med* 11(1):33, 2011.
18. Craig LE, Hardam EE, Hertzke DM et al: Feline gastrointestinal eosinophilic sclerosing fibroplasia, *Vet Pathol* 46(1):63, 2009.
19. Culp WTN, Weisse C, Kellogg ME et al: Spontaneous hemoperitoneum in cats: 65 cases (1994-2006), *J Am Vet Med Assoc* 236(9):978, 2010.
20. den Hertog E, Goossens MM, van der Linde-Sipman JS et al: Primary hyperparathyroidism in two cats, *Vet Q* 19(2):81, 1997.
21. Dewys WD, Begg C, Lavin PT et al: Prognostic effect of weight loss prior to chemotherapy in cancer patients. Eastern Cooperative Oncology Group, *Am J Med* 69(4):491, 1980.
22. Durno AS, Webb JA, Gauthier MJ et al: Polycythemia and inappropriate erythropoietin concentrations in two dogs with renal T-cell lymphoma, *J Am Anim Hosp Assoc* 47(2):122, 2011.
23. Dust A, Norris AM, Valli VE: Cutaneous lymphosarcoma with IgG monoclonal gammopathy, serum hyperviscosity and hypercalcemia in a cat, *Can Vet J* 23(8):235, 1982.
24. Engelman RW, Tyler RD, Good RA et al: Hypercalcemia in cats with feline-leukemia-virus-associated leukemia-lymphoma, *Cancer* 56(4):777, 1985.

25. Estrin MA, Wehausen CE, Jessen CR et al: Disseminated intravascular coagulation in cats, *J Vet Intern Med* 20(6):1334, 2006.

26. Fews D, Scase TJ, Battersby IA: Leiomyosarcoma of the pericardium, with epicardial metastases and peripheral eosinophilia in a dog, *J Comp Pathol* 138(4):224, 2008.

27. Forrester SD, Greco DS, Relford RL: Serum hyperviscosity syndrome associated with multiple myeloma in two cats, *J Am Vet Med Assoc* 200(1):79, 1992.

28. Foster ES, Lothrop CD: Polycythemia vera in a cat with cardiac hypertrophy, *J Am Vet Med Assoc* 192(12):1736, 1988.

29. Fox KM, Brooks JM, Gandra SR et al: Estimation of cachexia among cancer patients based on four definitions, *J Oncol* 2009:1, 2009.

30. Gabor LJ, Canfield PJ, Malik R: Haematological and biochemical findings in cats in Australia with lymphosarcoma, *Aust Vet J* 78(7):456, 2000.

31. Giglio P, Gilbert MR: Neurologic complications of cancer and its treatment, *Curr Oncol Rep* 12(1):50, 2010.

32. Godfrey DR: A case of feline paraneoplastic alopecia with secondary Malassezia-associated dermatitis, *J Small Anim Pract* 39(8):394, 1998.

33. Greene SN, Bright RM: Insulinoma in a cat, *J Small Anim Pract* 49(1):38, 2008.

34. Hanna F: Multiple myelomas in cats, *J Feline Med Surg* 7(5):275, 2005.

35. Hasler AH, Giger U: Serum erythropoietin values in polycythemic cats, *J Am Anim Hosp Assoc* 32(4):294, 1996.

36. Hawks D, Peterson ME, Hawkins KL et al: Insulin-secreting pancreatic (islet cell) carcinoma in a cat, *J Vet Intern Med* 6(3):193, 1992.

37. Henry CJ, Turnquist SE, Smith A et al: Primary renal tumours in cats: 19 cases (1992-1998), *J Feline Med Surg* 1(3):165, 1999.

38. Hodges RD, Legendre AM, Adams LG et al: Itraconazole for the treatment of histoplasmosis in cats, *J Vet Intern Med* 8(6):409, 1994.

39. Iamandi C, Dietemann A, Grosshans E et al: Unusual presentations of lung cancer: case 3. Paraneoplastic digital necrosis in a patient with small-cell lung cancer, *J Clin Oncol* 20(23):4600, 2002.

40. Ide K, Setoguchi-Mukai A, Nakagawa T et al: Disseminated histiocytic sarcoma with excessive hemophagocytosis in a cat, *J Vet Med Sci* 71(6):817, 2009.

41. Jordan HL, Grindem CB, Breitschwerdt EB: Thrombocytopenia in cats: a retrospective study of 41 cases, *J Vet Intern Med* 7(5):261, 1993.

42. Joseph RJ, Carrillo JM, Lennon VA: Myasthenia gravis in the cat, *J Vet Intern Med* 2(2):75, 1988.

43. Klainbart S, Segev G, Loeb E et al: Resolution of renal adenocarcinoma-induced secondary inappropriate polycythaemia after nephrectomy in two cats, *J Feline Med Surg* 10(3):264, 2008.

44. Kohn B, Weingart C, Eckmann V et al: Primary immune-mediated hemolytic anemia in 19 cats: diagnosis, therapy, and outcome (1998-2004), *J Vet Intern Med* 20(1):159, 2006.

45. Kraje AC: Hypoglycemia and irreversible neurologic complications in a cat with insulinoma, *J Am Vet Med Assoc* 223(6):812-814, 2003.

46. Kruth SA, Carter RF: Laboratory abnormalities in patients with cancer, *Vet Clin North Am Small Anim Pract* 20(4):897, 1990.

47. Kumar NB, Kazi A, Smith T et al: Cancer cachexia: traditional therapies and novel molecular mechanism-based approaches to treatment, *Curr Treat Options Oncol* 11(3-4):107, 2010.

48. Lainesse M, Taylor S, Myers S et al: Focal myasthenia gravis as a paraneoplastic syndrome of canine thymoma: improvement following thymectomy, *J Am Anim Hosp Assoc* 32(2):111, 1996.

49. Laingo Andrianarison JF, Ranoharison D, Rakotoarivelo RA et al: [A misleading case of hypereosinophilia revealing colonic adenocarcinoma in a patient from a tropical area], *Med Trop (Mars)* 69(5):517, 2009.

50. Larsen AE, Carpenter JL: Hepatic plasmacytoma and biclonal gammopathy in a cat, *J Am Vet Med Assoc* 205(5):708, 1994.

51. Leifer CE, Peterson ME, Matus RE et al: Hypoglycemia associated with nonislet cell tumor in 13 dogs, *J Am Vet Med Assoc* 186(1):53, 1985.

52. Lenard ZM, Foster SF, Tebb AJ et al: Lymphangiosarcoma in two cats, *J Feline Med Surg* 9(2):161, 2007.

53. Lowe D, Jorizzo J, Hutt MS: Tumour-associated eosinophilia: a review, *J Clin Pathol* 34(12):1343, 1981.

54. Madewell BR, Gunn C, Gribble DH: Mast cell phagocytosis of red blood cells in a cat, *Vet Pathol* 20(5):638, 1983.

55. Marconato L, Albanese F, Viacava P et al: Paraneoplastic alopecia associated with hepatocellular carcinoma in a cat, *Vet Dermatol* 18(4):267, 2007.

56. Mariani CL, Shelton SB, Alsup JC: Paraneoplastic polyneuropathy and subsequent recovery following tumor removal in a dog, *J Am Anim Hosp Assoc* 35(4):302, 1999.

57. Mariani L, Lo Vullo S, Bozzetti F: Weight loss in cancer patients: a plea for a better awareness of the issue (on behalf of the SCRINIO Working Group), *Support Care Cancer* 2011. Accessed March 25, 2011 at http://www.springerlink.com/content/7n59570606038676/.

58. Mauldin EA, Morris DO, Goldschmidt MH: Retrospective study: the presence of *Malassezia* in feline skin biopsies. A clinicopathological study, *Vet Dermatol* 13(1):7, 2002.

59. Maverakis E, Goodarzi H, Wehrli LN et al: The etiology of paraneoplastic autoimmunity, *Clinic Rev Allerg Immunol* 2011. Accessed March 18, 2011, at http://www.springerlink.com/content/k9540n712385517v/.

60. Mealey KL, Willard MD, Nagode LA et al: Hypercalcemia associated with granulomatous disease in a cat, *J Am Vet Med Assoc* 215(7):959, 1999.

61. Means RT: Hepcidin and anaemia, *Blood Rev* 18(4):219, 2004.

62. Mehta J, Singhal S: Hyperviscosity syndrome in plasma cell dyscrasias, *Semin Thromb Hemost* 29(5):467, 2003.

63. Midkiff AM, Chew DJ, Randolph JF et al: Idiopathic hypercalcemia in cats, *J Vet Intern Med* 14(6):619, 2000.

64. Milner RJ, Farese J, Henry CJ et al: Bisphosphonates and cancer, *J Vet Intern Med* 18(5):597, 2004.

65. Moley JF, Aamodt R, Rumble W et al: Body cell mass in cancer-bearing and anorexic patients, *JPEN J Parenter Enteral Nutr*, 11(3):219, 1987.

66. Nett CS, Arnold P, Glaus TM: Leeching as initial treatment in a cat with polycythaemia vera, *J Small Anim Pract* 42(11):554, 2001.

67. Norman EJ, Barron RCJ, Nash AS et al: Prevalence of low automated platelet counts in cats: comparison with prevalence of thrombocytopenia based on blood smear estimation, *Vet Clin Pathol* 30(3):137, 2001

68. Ottenjann M, Weingart C, Arndt G et al: Characterization of the anemia of inflammatory disease in cats with abscesses, pyothorax, or fat necrosis, *J Vet Intern Med* 20(5):1143, 2006.

69. Pascal-Tenorio A, Olivry T, Gross TL et al: Paraneoplastic alopecia associated with internal malignancies in the cat, *Vet Dermatol* 8(1):47, 1997

70. Patel RT, Caceres A, French AF et al: Multiple myeloma in 16 cats: a retrospective study, *Vet Clin Pathol* 34(4):341, 2005.

71. Peaston AE, Griffey SM: Visceral mast cell tumour with eosinophilia and eosinophilic peritoneal and pleural effusions in a cat, *Aust Vet J* 71(7):215, 1994.

72. Peschken CA, Walker SL, El-Gabalawy HS et al: Digital necrosis as a paraneoplastic syndrome, *J Clin Rheumatol* 3(6):339, 1997.

73. Peterson EN, Kirby R, Sommer M et al: Cholecalciferol rodenticide intoxication in a cat, *J Am Vet Med Assoc* 199(7):904, 1991.

74. Presthus J, Teige J: Peripheral neuropathy associated with lymphosarcoma in a dog, *J Small Animal Practice* 27(7):463, 1986.

75. Quesnel AD, Parent JM, McDonell W et al: Diagnostic evaluation of cats with seizure disorders: 30 cases (1991-1993), *J Am Vet Med Assoc* 210(1):65, 1997.

76. Rossi G, Errico G, Perez P et al: Paraneoplastic hypoglycemia in a diabetic dog with an insulin growth factor-2-producing mammary carcinoma, *Vet Clin Pathol* 39(4):480, 2010.

77. Rottenberg S, von Tscharner C, Roosje PJ: Thymoma-associated exfoliative dermatitis in cats, *Vet Pathol* 41(4):429, 2004.

78. Savary KC, Price GS, Vaden SL: Hypercalcemia in cats: a retrospective study of 71 cases (1991-1997), *J Vet Intern Med* 14(2):184, 2000.

79. Schaer M: Therapeutic approach to electrolyte emergencies, *Vet Clin North Am Small Anim Pract* 38(3):513, 2008.

80. Schoen K, Block G, Newell SM et al: Hypercalcemia of malignancy in a cat with bronchogenic adenocarcinoma, *J Am Anim Hosp Assoc* 46(4):265, 2010.

81. Scott-Moncrieff JC, Cook JR, Lantz GC: Acquired myasthenia gravis in a cat with thymoma, *J Am Vet Med Assoc* 196(8):1291, 1990.

82. Sellon RK, Rottman JB, Jordan HL et al: Hypereosinophilia associated with transitional cell carcinoma in a cat, *J Am Vet Med Assoc* 201(4):591, 1992.

83. Shelton GD: Routine and specialized laboratory testing for the diagnosis of neuromuscular diseases in dogs and cats, *Vet Clin Pathol* 39(3):278, 2010.

84. Shelton GD, Ho M, Kass PH: Risk factors for acquired myasthenia gravis in cats: 105 cases (1986-1998), *J Am Vet Med Assoc* 216(1):55, 2000.

85. Shelton GD, Schule A, Kass PH: Risk factors for acquired myasthenia gravis in dogs: 1,154 cases (1991-1995), *J Am Vet Med Assoc* 211(11):1428, 1997.

86. Singh A, Boston SE, Poma R: Thymoma-associated exfoliative dermatitis with post-thymectomy myasthenia gravis in a cat, *Can Vet J* 51(7):757, 2010.

87. Smirnov OA: [Anemia during inflammatory processes: pathogenesis and clinical and morphological manifestations], *Arkh Patol* 72(2):56, 2010.

88. Smits B, Reid MM: Feline paraneoplastic syndrome associated with thymoma, *N Z Vet J* 51(5):244, 2003.

89. Snyder MC, Lauter CB: Eosinophilic and neutrophilic leukemoid reaction in a woman with spindle cell sarcoma: a case report, *J Med Case Reports* 4:335, 2010.

90. Storstein A, Monstad SE, Haugen M et al: Onconeural antibodies: improved detection and clinical correlations, *J Neuroimmunol* 232(1-2):166, 2011.

91. Stützer B, Müller F, Majzoub M et al: Role of latent feline leukemia virus infection in nonregenerative cytopenias of cats, *J Vet Intern Med* 24(1):192, 2010.

92. Tasker S, Griffon DJ, Nuttall TJ et al: Resolution of paraneoplastic alopecia following surgical removal of a pancreatic carcinoma in a cat, *J Small Anim Pract* 40(1):16, 1999.

93. Taylor SS, Tappin SW, Dodkin SJ et al: Serum protein electrophoresis in 155 cats, *J Feline Med Surg* 12(8):643, 2010.

94. Tefferi A, Patnaik MM, Pardanani A: Eosinophilia: secondary, clonal and idiopathic, *Br J Haematol* 133(5):468, 2006.

95. Thompson JC, Hickson PC, Johnstone AC et al: Observations on hypoglycaemia associated with a hepatoma in a cat, *N Z Vet J* 43(5):186, 1995.

96. Tisdale MJ: Mechanisms of cancer cachexia, *Physiol Rev* 89(2):381, 2009.

97. Turek MM: Cutaneous paraneoplastic syndromes in dogs and cats: a review of the literature, *Vet Dermatol* 14(6):279, 2003.

98. van der Luer R, van den Ingh T, van Hoe N: [Feline paraneoplastic alopecia], *Tijdschr Diergeneeskd* 133(5):182, 2008.

99. Van Mens SP, Buist MR, Walter AW et al: [Eosinophilia and a solid tumour: ovarian sarcoma], *Ned Tijdschr Geneeskd* 154(8):A1031, 2010.

100. Vassilatou E, Fisfis M, Morphopoulos G et al: Papillary thyroid carcinoma producing granulocyte-macrophage colony-stimulating factor is associated with neutrophilia and eosinophilia, *Hormones (Athens)* 5(4):303, 2006.

101. Villiers E, Dobson J: Multiple myeloma with associated polyneuropathy in a German shepherd dog, *J Small Anim Pract* 39(5):249, 1998.

102. Wasserman SI, Goetzl EJ, Ellman L et al: Tumor-associated eosinophilotactic factor, *N Engl J Med* 290(8):420, 1974.

103. Webb J, Chary P, Northrup N et al: Erythrophagocytic multiple myeloma in a cat, *Vet Clin Pathol* 37(3):302, 2008.

104. Weber NA, Tebeau CS: An unusual presentation of multiple myeloma in two cats, *J Am Anim Hosp Assoc* 34(6):477, 1998.

105. Weiss DJ: Bone marrow pathology in dogs and cats with non-regenerative immune-mediated haemolytic anaemia and pure red cell aplasia, *J Comp Pathol* 138(1):46, 2008.

106. White C, Reine N: Feline nonregenerative anemia, *Compend Contin Educ Vet* 31(7):E1-E19, 2009.

107. Whitney JL, Barrs VRD, Wilkinson MR et al: Use of bisphosphonates to treat severe idiopathic hypercalcaemia in a young Ragdoll cat, *J Feline Med Surg* 13(2):129, 2011.

108. Wilson SC, Thomson-Kerr K, Houston DM: Hypereosinophilic syndrome in a cat, *Can Vet J* 37(11):679, 1996.

109. Zitz JC, Birchard SJ, Couto GC et al: Results of excision of thymoma in cats and dogs: 20 cases (1984-2005), *J Am Vet Med Assoc* 232(8):1186, 2008.

Cuidados Paliativos

Jackie M. Wypij

O termo *cuidados paliativos* refere-se ao tratamento clínico administrado primariamente para tratar os sintomas de câncer, em oposição ao tratamento direto do câncer em si. O objetivo consiste em manter ou melhorar a qualidade de vida. O cuidado paliativo costuma ser usado no estágio avançado e no câncer terminal individualmente ou associado a tratamentos padronizados para o câncer. Os cuidados paliativos *não* são sinônimos de desistência. Infelizmente, na doença em estágio muito avançado, a terapia contra o câncer tradicional pode, na verdade, agravar a qualidade de vida do animal de companhia e oferecer pouca oportunidade de benefício importante ao paciente. Por outro lado, os cuidados paliativos ainda melhoram os níveis de conforto do paciente, mesmo quando o prolongamento da vida não é possível. O tratamento paliativo compassivo e humanitário do animal de companhia também contribui para a satisfação do proprietário.

Os sinais clínicos primários associados ao câncer felino avançado são disfunção física e mecânica (p. ex., disfagia, cólicas, obstipação, dispneia) e preocupações secundárias a processos metabólicos ou paraneoplásicos (p. ex., anorexia, náuseas, febre, anemia, caquexia e desequilíbrios eletrolíticos). Esses problemas podem ser exibidos por meio de dor franca, desconforto, falta de interação social ou ansiedade, além de disfunção física.

Sistemas de avaliação de qualidade de vida

Embora muitos cânceres felinos não sejam curáveis, o alívio dos sinais clínicos melhora a qualidade na maioria dos gatos com câncer. Esta é uma preocupação importante para os proprietários. Com frequência, a qualidade de vida é mais relevante do que a extensão de vida. Avaliar a qualidade de vida em pacientes felinos pode ser muito difícil e depende do comportamento individual do gato e também das percepções do proprietário. Diversos sistemas de contagem de qualidade de vida foram propostos para gatos.[3,4] O sistema de contagem de qualidade de vida do Dr. Villalobos, "HHHHHMM," incorpora aferição de "*h*urt, *h*unger, *h*ygiene, *h*ydration, *h*appiness, *m*obility e *m*ore good days than bad" [dor, fome, higiene, hidratação, bem-estar, mobilidade e mais dias bons que ruins] e tentativas de promover um meio mais objetivo para a equipe de cuidados (proprietário e equipe veterinária), a fim de determinar a intervenção apropriada ou a eutanásia (Tabela 28.4).[3] O fundamental é a comunicação franca entre clínico-veterinário e proprietário do animal sobre fatores que contribuem para a diminuição da qualidade de vida, bem como o monitoramento de comportamentos relativamente específicos de felinos, como se esconder, não realizar autolimpeza e não realizar interação social.

Tabela 28.4 **Escala de qualidade de vida HHHHHMM.***

Contagem	Critério
Dor: 0 a 10	A dor é tratada de modo bem-sucedido?
Fome: 0 a 10	O gato come o suficiente? Há necessidade para tubo de alimentação?
Hidratação: 0 a 10	O gato está desidratado? Há necessidade de hidratação subcutânea?
Higiene: 0 a 10	O gato precisa ser escovado e limpo regularmente; evitar úlceras por compressão e manter todas as feridas limpas
Bem-estar: 0 a 10	O gato expressa interesse pelo meio? É responsivo a família, brinquedos, outros animais etc.?
Mobilidade: 0 a 10	O gato consegue se movimentar sem ajuda? Sinais neurológicos ou dor comprometem a mobilidade?
Mais dias bons do que ruins: 0 a 10	Quando os dias ruins superam em número os dias bons, a qualidade de vida pode estar comprometida. Quando uma ligação saudável ser humano–animal não é mais possível, o proprietário deve estar ciente de que o fim está próximo. Pode ser necessário eutanásia para evitar mais dor e sofrimento
Total =	O total de 35 pontos ou mais é aceitável como boa qualidade de vida

*Contagem dos pacientes em uma escala de 1 (ruim) até 10 (o melhor).

Adaptada de Myers F: Palliative care: end of life "pawspice" care. In Villalobos A, Kaplan L, editors: *Canine and feline geriatric oncology: honoring the human-animal bond,* Ames, Iowa, 2007, Wiley-Blackwell.

Analgesia

O controle da dor é um aspecto importante dos cuidados do câncer em pacientes felinos. A dor pode ser visceral (p. ex., linfoma gastrintestinal), somática (p. ex., dor na mandíbula associada a tumor bucal), ou neuropática (p. ex., extensão de um sarcoma de partes moles ao longo de fibras nervosas). Se houver suspeita de dor apesar de ausência de sinais clínicos aparentes, a intervenção analgésica pode funcionar como um teste diagnóstico para dor e também como um tratamento direcionado. Para abordar a dor relacionada com o câncer em gatos, o médico-veterinário deve considerar diversas estratégias,[2] como:

1. Tratamento direto do local álgico: tumores volumosos ou aqueles que envolvam osso podem ser passíveis de tratamento direto, como cirurgia citorredutora ou radioterapia paliativa (fração bruta). Aminobisfosfonatos por via intravenosa (p. ex., pamidronato, zoledronato) também podem ser úteis para a lise óssea maligna, como um tumor ósseo primário (p. ex., osteossarcoma), um tumor ósseo metastático (p. ex., metástase digital de tumor pulmonar primário) ou uma invasão tecidu-

al local (p. ex., CEC oral, sarcoma em local de injeção). Esses fármacos são potencialmente nefrotóxicos e devem ser usados com cautela, especialmente junto a outros analgésicos e quimioterápicos. Em alguns casos, a quimioterapia sistêmica também pode ser eficaz para aliviar sinais clínicos. Os objetivos do tratamento podem se concentrar na redução de inflamação ou dor, na redução do volume tumoral, ou na desaceleração do crescimento, para melhorar os sinais clínicos, e não para curar a doença.

2. Remoção ou redução dos fatores ambientais contributivos: convém ter cuidado ao modificar o ambiente doméstico do gato para propiciar conforto máximo. Gatos com tumores intranasais podem se beneficiar de um umidificador de ar. Para ajudar os gatos com mobilidade limitada, itens como caixas de areia, alimento e recipientes de água devem ser facilmente acessíveis (p. ex., na altura do assoalho). O proprietário deve minimizar a necessidade de pulos altos e degraus e promover áreas de repouso privadas seguras, confortáveis e acessíveis, longe dos outros animais da moradia que contribuam para o estresse do paciente. Para os gatos com tumor bucal, devem ser utilizados alimento umedecido ou enlatado e brinquedos macios.

3. Técnicas analgésicas locais: embora raramente praticável para uso a longo prazo, opções analgésicas locais (p. ex., bloqueio nervoso, analgésicos tópicos, adesivos analgésicos locais) podem ser consideradas em certos casos.

4. Analgesia sistêmica: é o modo mais comum de controle de dor clínico em gatos e costuma envolver agentes anti-inflamatórios não esteroides e opioides. Os pacientes com câncer podem correr maior risco de efeitos tóxicos sobre órgãos como uma sequela do tumor, do tratamento primário ou das medicações de suporte. Os gatos são mais sensíveis que os cães aos efeitos colaterais tóxicos de muitos analgésicos, e a maioria dos felinos com câncer também é geriátrica. Contraindicações e interações com outras medicações devem ser consideradas, em particular com fármacos potencialmente nefrotóxicos ou hepatotóxicos. Alguns agentes quimioterápicos potencializam a toxicidade de órgão. Por exemplo, doxorrubicina e carboplatina são agentes quimioterapêuticos comumente empregados e são potencialmente nefrotóxicos. A sedação e a anestesia devem ser minimizadas, porém podem ser necessárias para procedimentos como radioterapia ou colocação de sonda de alimentação. Isso pode ocasionar estresse sobre os rins e outros órgãos.

5. Terapias complementares: fisioterapia e técnicas de reabilitação, como manipulação física, são mal toleradas pela maioria dos gatos, porém podem ser consideradas em alguns casos. As opções são exercícios de amplitude de movimento, massagem, acupuntura, acupressão e cuidados quiropráticos. A orientação ao proprietário para cuidados domiciliares pode ser mais praticável do que fisioterapia no hospital.

Para mais informações sobre analgesia felina, ver Capítulo 6.

Cuidados nutricionais

Os cuidados relacionados com a nutrição de pacientes felinos com câncer devem contemplar a via de administração, o teor nutricional ideal, a palatabilidade, a estimulação do apetite, a suplementação nutricional, os cuidados de suporte de distúrbios gastrintestinais e a identificação dos efeitos da caquexia pelo câncer. Gatos com câncer com frequência encontram-se abaixo do peso, a maioria exibindo depósitos reduzidos de gordura e de massa muscular. O índice de condição corporal é prognóstico em felinos, com os gatos medianos ou obesos vivendo significativamente mais do que os magros.[1]

A caquexia do câncer é um processo paraneoplásico mal compreendido em pacientes veterinários. Na oncologia humana, a caquexia do câncer é identificada como uma síndrome metabólica complexa que se manifesta como perda de peso intensa, perda muscular e inapetência. Os fatores que contribuem são má digestão e má absorção além de anormalidades funcionais que levam à diminuição da ingestão nutricional. Os exemplos são tumores bucais dolorosos, tumores gastrintestinais obstrutivos ou que provoquem má absorção e cânceres sistêmicos que induzam náuseas, vômito e diarreia. As alterações metabólicas e fisiológicas são fatores contributivos mais sutis para a caquexia. Elas podem envolver metabolismo desregulado de nutrientes (carboidratos, proteína e gorduras) e resposta alterada à insulina e anormalidades de citocinas. Esses desarranjos podem resultar em perda de peso intensa, mesmo em face de ingestão alimentar normal ou evidentemente maior.

Sempre é preferível a alimentação enteral, pois ela mantém a saúde epitelial gastrintestinal e oferece segurança e conveniência. Para os cuidados a curto prazo de pacientes hospitalizados, a sonda nasogástrica é facilmente administrável. Sondas para esofagostomia (E-tubos) são ideais para cuidados domiciliares tanto a curto quanto a longo prazo em gatos com tumores bucais ou inapetência inespecífica e que não estejam vomitando ativamente. As sondas E são facilmente colocadas durante um procedimento com anestesia breve e são extremamente bem toleradas pelos gatos (ver Capítulo 18). Mais recentemente, começaram a ser comercializadas sondas E específicas para felinos e elas têm tamanho, flexibilidade e radiopacidade apropriados, a fim de tornar ideal a colocação. Os gatos conseguem comer por conta própria enquanto têm as sondas E colocadas. Assim, oferece-se uma opção de baixo estresse para os proprietários administrarem não apenas nutrição como também medicação. Outra opção domiciliar menos comumente usada a longo prazo é a sonda de gastrostomia. Em alguns casos, a nutrição parenteral parcial ou parenteral total é utilizada na unidade de cuidados intensivos para o suporte a curto prazo de pacientes internados, como após um procedimento cirúrgico invasivo. A alimentação manual também pode estimular a ingestão de alimentos, embora a alimentação assistida na forma de alimentação forçada ou alimentação por seringa seja com maior frequência mal tolerada e possa levar a aversão pelo alimento e a lesões aos proprietários dos animais por mordidas.

A dieta ideal para o paciente de câncer felino ainda não foi determinada. Considerando-se as alterações metabólicas da caquexia do câncer, o ideal consiste em dieta pobre em carboidratos simples com lipídios moderados, e fontes de proteína facilmente digeríveis. Muitas rações comercializadas para gato adulto satisfazem esses critérios. Como muitos gatos podem ser geriátricos ou apresentar insuficiência renal crônica, tais preocupações clínicas também devem ser consideradas ao se selecionar uma dieta apropriada. Além da composição nutricional adequada, a palatabilidade é uma preocupação importante. Geralmente, a melhor resposta para a pergunta "O que eu devo dar ao meu gato com câncer?" é: "Qualquer coisa que ele vá comer." Os métodos padronizados para melhorar a palatabilidade são tentar diferentes marcas de alimento para gatos, ração enlatada para gatos ou alimento humano, como atum, frios e queijo. Aquecer o alimento, ou acrescentar líquidos, para cozimento ou no leite também pode melhorar a palatabilidade para alguns gatos. A função dos suplementos nutricionais específicos é mal compreendida em pacientes felinos clínicos. Contudo, a suplementação deve ser instituída logo que clinicamente indicado (p. ex., suplementação com vitamina B_{12} em gatos com linfoma intestinal). Recomendações específicas para cuidados nutricionais de pacientes com câncer felino podem ser encontradas no Capítulo 18.

Os estimulantes do apetite são eficazes principalmente em gatos levemente acometidos ou em situações temporárias, como a que ocorre quando o gato está se recuperando de anestesia ou cirurgia. Os estimulantes do apetite podem não melhorar adequadamente a ingestão de alimento e talvez apresentem resultados inconsistentes. A mirtazapina é um estimulante de apetite novo com boa eficácia em gatos. A cipro-heptadina também pode ser eficaz, embora esta substância e a mirtazapina não devam ser usadas concomitantemente, pois suas ações são antagonistas. Em um hospital ou em uma situação a curto prazo, o diazepam oral pode ser administrado se outras medicações orais forem ineficazes. Podem ocorrer efeitos colaterais e tóxicos com todas essas medicações, e elas deverão ser prescritas mediante monitoramento adequado. Por exemplo, a dose de mirtazapina deverá ser reduzida se houver insuficiência renal.

Outras medicações gastrintestinais de suporte são antagonistas de receptor de histamina (H_2) (p. ex., famotidina); agentes protetores como sucralfato; e inibidores da bomba de prótons (p. ex., omeprazol) (Tabela 28.5). A suplementação com fibras ou com lactulose pode aliviar a constipação intestinal em gatos predispostos ou nos casos complicados por desconforto abdominal, pélvico ou intestinal. Antieméticos podem ser eficazes para câncer gastrintestinal não obstrutivo ou cânceres inespecíficos/sistêmicos que contribuam para náuseas ou vômito. Algumas opções são a metoclopramida (um procinético e antiemético de ação central); os antagonistas de receptor de 5-HT_3 (ondansetron, dolasetron); e, mais recentemente, o antagonista de receptor de neurocinina-1, o citrato de maropitante. Embora empregada rotineiramente em pequenos animais, a metoclopramida é menos eficaz em gatos que em cães por causa das diferenças dos receptores de neurotransmissores do SNC na zona de desencadea-

Tabela 28.5 **Algumas medicações gastrintestinais de suporte em pacientes felinos com câncer.**

Fármaco	Ação	Mecanismo	Local de ação	Dose em felinos
Famotidina	Redução do ácido gástrico	Antagonista de receptores de histamina H_2	Periférico	0,5 a 1 mg/kg VO, SC, IV, a cada 12 a 24 h
Ranitidina	Redução de ácido gástrico Procinética	Antagonista de receptores de histamina H_2	Periférico	1 a 2 mg/kg VO, SC, IV, a cada 12 h
Omeprazol	Redução de ácido gástrico	Inibidor da bomba de prótons	Periférico	0,5 a 1 mg/kg VO a cada 24 h
Maropitante	Antiemético	Antagonista NK-1	Central Periférico	Empírica 0,5 a 1 mg/kg, a curto prazo
Metoclopramida	Antiemética	Antagonista dopaminérgico Suspeita de sensibilização à acetilcolina	Periférico Central	Empírica 0,2 a 0,4 mg/kg VO, SC, a cada 6 a 8 h
Ondansetron	Antiemético	Antagonista de serotonina $5\text{-}HT_3$	Central Periférico	Empírica 0,1 a 0,5 mg/kg, a cada 12 h
Mirtazapina	Estimulante do apetite	Agonista noradrenérgico Agonista de serotonina	Central	3,75 mg VO/gato, a cada 72 h, ou 1 mg/gato/dia, manipulada
Metronidazol	Anticolite Antidiarreico	Antibiótico Outros	Periférico	10 a 15 mg/kg VO, a cada 12 h, curto prazo (3 a 5 dias)

VO, via oral; *SC*, via subcutânea; *IV*, via intravenosa.

mento de quimiorreceptores. As opções para o tratamento de diarreia aguda e crônica nos pacientes de câncer felinos são modificação da dieta, adição de prebióticos dietéticos e de probióticos específicos para felinos e terapia clínica direta. O metronidazol é usado com maior frequência e deve ser prescrito na menor dose eficaz.

A fluidoterapia subcutânea como paciente ambulatorial ou domiciliar deve ser instituída para gatos com ingestão inadequada de líquidos e naqueles com aumento do risco de toxicidade renal. Os gatos com insuficiência renal pre-existente ou aqueles recebendo medicações nefrotóxicas (p. ex., agentes anti-inflamatórios não esteroides, agentes quimioterápicos como doxorrubicina e carboplatina) e animais geriátricos submetidos a procedimentos que exijam sedação devem receber suporte com fluidoterapia apropriada.

Para mais informações sobre terapia farmacológica e terapia hídrica, ver Capítulos 4 e 5.

Outros cuidados

Os gatos enfermos e aqueles com tumores bucais frequentemente param a autolimpeza, necessitando de cuidados domiciliares adicionais por parte do proprietário. Preocupações gerais de saúde, como infecções bacterianas e má oclusão, devem ser avaliadas e tratadas conforme necessário. Os gatos submetidos a quimioterapia sistêmica podem correr risco maior de mielossupressão e suscetibilidade a infecções bacterianas secundárias. As vias comuns de entrada são cavidade bucal, cólon e trato intestinal, trato urinário inferior, pele e orelhas. Derrame pleural secundário a linfoma mediastinal, tumores pulmonares primários ou metastáticos ou carcinomatose (tumor microscópico semeando a pleura) podem diminuir a qualidade de vida do gato. Além disso, a toracocentese pode ser realizada como medida paliativa imediata, embora o derrame com frequência evolua rapidamente. O derrame abdominal é menos passível de reduzir a qualidade de vida do paciente, e a abdominocentese terapêutica deverá ser realizada apenas se clinicamente necessário, a fim de reduzir as perdas de proteínas e eletrólitos e diminuir o estresse do paciente.

Em suma, diversas terapias de suporte e clínicas podem ser instituídas para os pacientes felinos com câncer. O objetivo dos cuidados paliativos consiste em manter e maximizar a qualidade de vida do animal. Tais cuidados devem incorporar a abordagem da saúde como um todo.

Referências bibliográficas

1. Baez JL, Michel KE, Sorenmo K et al: A prospective investigation of the prevalence and prognostic significance of weight loss and changes in body condition in feline cancer patients, *J Feline Med Surg* 9:411, 2007.
2. Looney A: Oncology pain in veterinary patients, *Top Companion Anim Med* 25:32, 2010.
3. Myers F: Palliative care: end of life "pawspice" care. In Villalobos A, Kaplan L, editors: *Canine and feline geriatric oncology: honoring the human-animal bond*, Ames, Iowa, 2007, Wiley-Blackwell.
4. Tzannes S, Hammond MF, Murphy S et al: Owners perception of their cats' quality of life during COP chemotherapy for lymphoma, *J Fel Med Surg* 10:73, 2008.

Oftalmologia

Christine C. Lim e David J. Maggs

A oftalmologia é um campo vasto e importante que os clínicos de felinos precisam compreender, considerando-se a frequência com a qual os proprietários observam doença ocular em seus gatos e a relevância que dão à boa visão de um globo ocular sem dor. Neste capítulo, tentamos acentuar distúrbios exclusivos de gatos e enfatizar considerações específicas de felinos para doenças oculares mais comuns. Dá-se menos atenção àquelas condições para as quais as estratégias de tratamento diferem pouco daquelas empregadas em cães, já que esses tópicos foram amplamente abordados em textos clássicos de oftalmologia veterinária.

Exame oftálmico e técnicas de diagnóstico

Histórico

Podem-se obter muitas informações a partir do completo histórico e do exame oftalmológico abrangente. O histórico detalhado funciona bem para estreitar a relação de considerações de diagnósticos diferenciais. São informações importantes do histórico queixa principal, duração dos sinais clínicos, distúrbios oculares ou clínicos sistêmicos concomitantes, tratamentos pregressos e medicações oftálmicas ou sistêmicas administradas correntemente.

Técnicas e ordem do exame

As necessidades básicas para o completo exame oftalmológico envolvem a abordagem sistemática consistente ao exame; luz focal potente; aumento; e sala escurecida. Os testes diagnósticos, como o teste da lágrima de Schirmer (STT), a tonometria (avaliação da pressão intraocular), a coloração por fluoresceína e o exame do fundo de olho

são componentes importantes do exame e devem ser realizados em momentos prescritos. Segue-se a ordem recomendada para o exame oftalmológico.

Enquanto a avaliação de cães tem início por meio da observação do paciente que entra no consultório, a maioria dos gatos é "empurrada" para dentro do recinto e resiste a participar das atividades estabelecidas pelo examinador. Os gatos também parecem mascarar a perda da visão de modo muito mais eficiente do que os cães; por conseguinte, a avaliação clínica da visão tende a ser muito mais difícil no gato do que no cão. Por isso, o examinador pode precisar basear-se mais intensamente nas informações do histórico e em outros achados do exame.

O examinador deve começar no mesmo nível de olhar do gato. A cabeça do felino deve ser observada primeiramente de certa distância, evitando a manipulação excessiva da face por parte de quem faz a contenção. Isso possibilita a detecção de anormalidades não oculares que talvez estejam relacionadas com a doença ocular, como a assimetria facial, a secreção bucal ou nasal e a inclinação da cabeça. A seguir, o examinador deve realizar o exame neuro-oftalmológico (Tabela 29.1). A avaliação neuro-oftalmológica em gatos pode oferecer resultados muito diferentes daqueles no cão. Por exemplo, a resposta à ameaça (Figura 29.1) tende a ser desencadeada de modo inconsistente em gatos, com muitos felinos normais não piscando em resposta a um gesto de ameaça. Do mesmo modo , gatos sob estresse com tônus simpático mais elevado com frequência apresentam midríase em repouso e diminuição dos reflexos fotomotores (RFM).

Se houver a intenção de realizar um STT, ele deve ser feito antes da aplicação de qualquer colírio no olho. É realizado do mesmo modo forma que no cão (Figura 29.2); contudo, as aferições de STT normais variam muito em gatos.[194] Por exemplo, os autores registraram valores de

Tabela 29.1 Componentes do exame neuro-oftalmológico.

Teste	Estruturas testadas
Resposta à ameaça	NC II e VII, córtex visual e cerebelo
Reflexo palpebral	NC V e VII
Reflexo oculocefálico	NC III, IV e VI
Reflexos fotomotores direto e consensual	NC II e III e vias visuais centrais excluindo o córtex visual
Reflexo de ofuscamento	NC II e VII e vias visuais subcorticais

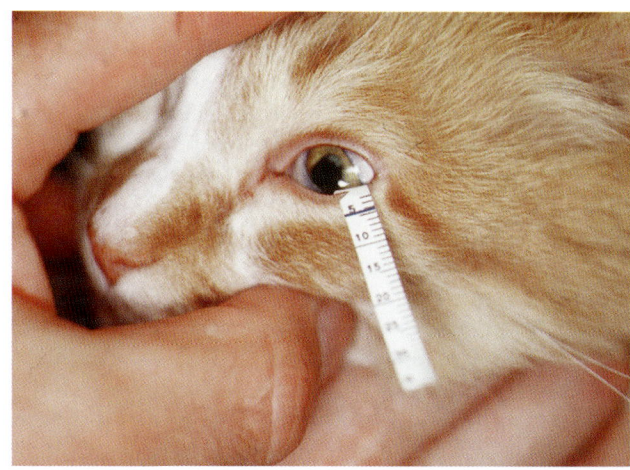

Figura 29.2 Teste da lágrima de Schirmer em um gato. A tira do teste deve ser dobrada na ranhura e colocada no fórnix conjuntival ventrolateral e deixada aplicada por 60 segundos. Convém ter cuidado para não tocar a parte inferior da tira com as mãos, porque a oleosidade da pele pode afetar a ação capilar da tira e o resultado do teste. (*De Maggs D:* Slatter's fundamentals of veterinary ophthalmology, *ed 4, St Louis, 2007, Saunders.*)

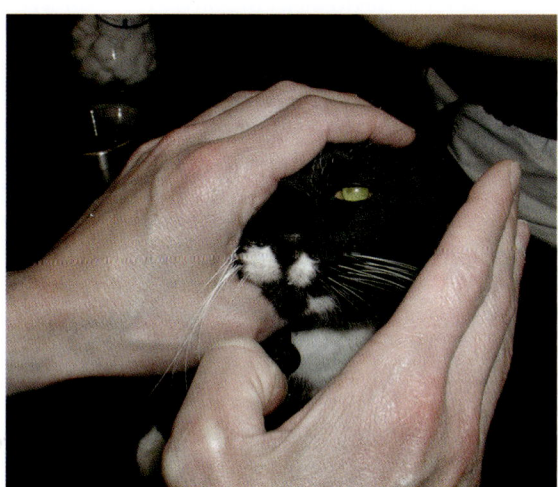

Figura 29.1 Técnica adequada para desencadear a resposta à ameaça. O olho contralateral deve estar coberto com a mão, a fim de evitar que o animal veja o gesto de ameaça. Convém ter cuidado para evitar correntes de ar ou tocar diretamente as vibrissas altamente sensíveis ao realizar o gesto de ameaça.

STT inferiores a 5 mm/min em gatos sem doença ocular detectável. Por outro lado, gatos com doença ceratoconjuntival relevante podem apresentar resultados de STT dentro do intervalo de referência normal.[106] Essas discrepâncias enfatizam a importância de interpretar o STT em um contexto do exame clínico geral e comparar o resultado entre o olho acometido e não acometido nos gatos com doença ocular unilateral ou assimétrica. Após o STT, deverá ser aferida a pressão intraocular (PIO). Embora exista alguma variabilidade, a PIO felina normal tende a se encontrar entre 10 e 25 mmHg.[140] Tanto o tonômetro de Schiotz quanto o TonoPen® exigem a aplicação de um agente anestésico tópico antes de obter a medida da PIO, enquanto o TonoVet®, não (Figura 29.3). Embora a retropulsão possa ser útil na detecção de lesões expansivas da órbita, não é considerada uma técnica aceitável para a aferição da PIO. Se a PIO estiver dentro dos limites normais, então deverá ser aplicada uma única gota de tropicamida a 0,5 ou 1% em cada olho, para alcançar dilatação pupilar, o que é essencial para o exame do cristalino, do vítreo e do fundo do olho. Em gatos, a tropicamida induz midríase em 15 min, durante 8 a 9 h.[87] A midríase farmacológica não está recomendada se a PIO estiver elevada, porque a dilatação pode aumentar ainda mais a PIO.

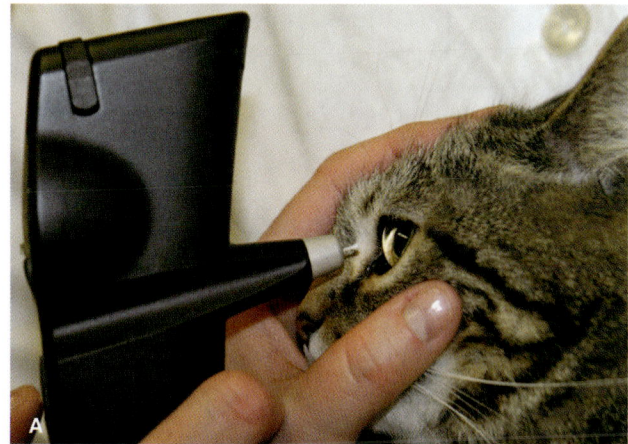

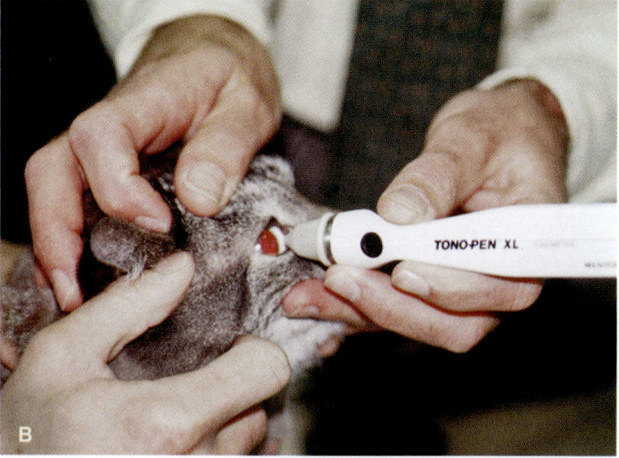

Figura 29.3 O TonoVet® (**A**) e o TonoPen® (**B**) sendo usados para aferir a pressão intraocular em gatos. As pontas dos dois instrumentos devem ser direcionadas para a córnea central de acordo com as instruções do fabricante. O operador deve ter cuidado para assegurar que não exerça pressão excessiva diretamente sobre o globo ao segurar as pálpebras abertas ou sobre as veias jugulares conforme o animal é contido, pois essas duas ações podem elevar as leituras da pressão intraocular.

É possível realizar o restante do exame oftalmológico durante e após a dilatação da pupila, e as técnicas com gatos diferem pouco daquelas empregadas em outras espécies. O exame sequencial de todas as estruturas, indo da região periférica para a axial e da superficial para a profunda, assegura o exame completo e ordenado. O examinador deverá começar com retroiluminação do reflexo do tapete à distância de um braço (Figura 29.4), a fim de identificar opacidades no eixo visual. A seguir, lentes de aumento, na forma de lupas de pala (Figura 29.5), deverão então ser empregadas ao longo de todo o exame oftalmológico, exceto no exame de fundo de olho. O examinador deve empregar iluminação e transiluminação focais (Figura 29.6), a partir de diversos ângulos ao avaliar a superfície ocular. As relações de profundidade e espaço são mais bem avaliadas utilizando-se o feixe em fenda do oftalmoscópio direto. A detecção de efeito Tyndall (proteína do plasma na câmara anterior) é uma alteração patognomônica na uveíte anterior, e, portanto, sua detecção é parte fundamental do exame oftalmológico em todos os gatos. O efeito Tyndall é mais bem detectado quando se escurece completamente o consultório e se utiliza o feixe de luz branca mais focal, menor, da cabeça do oftalmoscópio, bem perto do olho do gato, a fim de examinar a claridade da câmara anterior. Qualquer "esfumaçamento" detectado conforme o feixe atravessa a câmara anterior entre a córnea e o cristalino deve levantar a suspeita de uveíte anterior e investigação mais aprofundada. A face da íris é um local frequente de doença em gatos e deve ser avaliada antes da dilatação. Por outro lado, a avaliação completa de cristalino, vítreo e fundo pode ser realizada apenas após se alcançar a dilatação completa. Além disso, é possível detectar mais facilmente o efeito Tyndall após a midríase completa ter sido alcançada, já que o fundo negro da pupila proporciona contraste que possibilita observar o feixe cinza da luz atravessando a câmara anterior. A oftalmoscopia direta e a oftalmoscopia indireta são dois métodos tradicionais para o exame do fundo do olho (Figura 29.7). A oftalmoscopia direta é relativamente simples de se aprender e proporciona ao examinador a imagem vertical da retina, porém não é um bom método para o exame do fundo do olho. A principal desvantagem da oftalmoscopia direta consiste no campo limitado de visão, resultado do aumento extremo. Isso torna difícil o exame completo da retina, e, com frequência, regiões periféricas e lesões menores passam despercebidas. A oftalmoscopia indireta é considerada o melhor método para observar o fundo, apesar de sua curva de aprendizado mais inclinada. A imagem produzida é uma representação invertida do fundo. Quando o aparato de cabeça binocular (Figura 29.8) é usado, a oftalmoscopia indireta proporciona percepção de

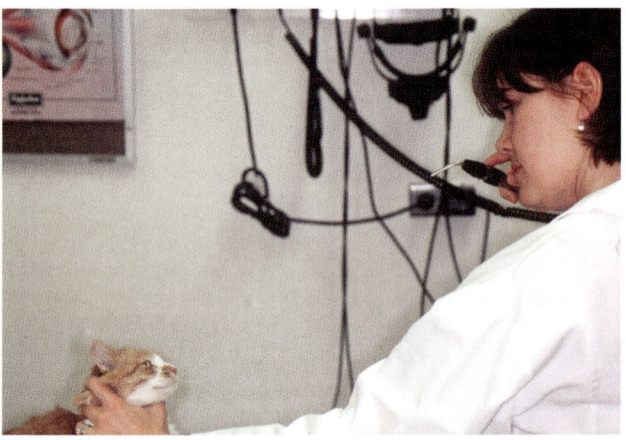

Figura 29.4 Técnica correta para a realização da retroiluminação. A fonte de luz é mantida próxima do olho do examinador e o paciente é examinado à distância de um braço em uma sala na penumbra. O examinador deve alterar seu ângulo de visão até que seja desencadeado o reflexo fúndico. Isso pode ser usado para avaliar a simetria da pupila e quaisquer opacidades no interior do filme lacrimal, córnea, câmara anterior, cristalino e vítreo.

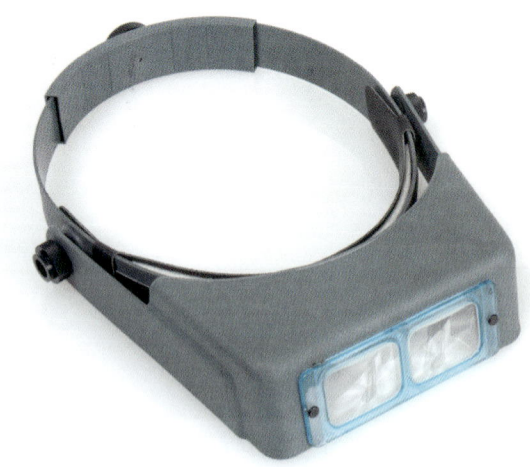

Figura 29.5 A ampliação é um componente essencial do completo exame oftalmológico, com exceção do exame do fundo. É especialmente importante para avaliar o efeito Tyndall e após a aplicação de corante fluoresceína. A lupa de pala tem baixo custo e é muito útil para o exame oftalmológico, e também para a cirurgia e a remoção de sutura na clínica geral.

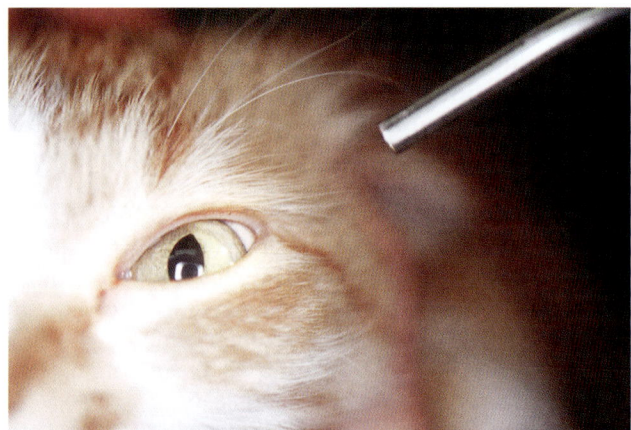

Figura 29.6 Técnica para transiluminação. A fonte de luz e o examinador devem se mover ao redor do animal de modo a haver diversos ângulos de iluminação ao longo do exame oftalmológico, o que facilita a observação. Esta técnica aumenta bastante a probabilidade de encontrar lesões. Em particular, ela melhora ou facilita a percepção de profundidade no interior do olho, a avaliação da topografia e a avaliação de reflexos emitidos de superfícies transparentes. (*De Maggs D:* Slatter's fundamentals of veterinary ophthalmology, *ed 4, St Louis, 2007, Saunders.*)

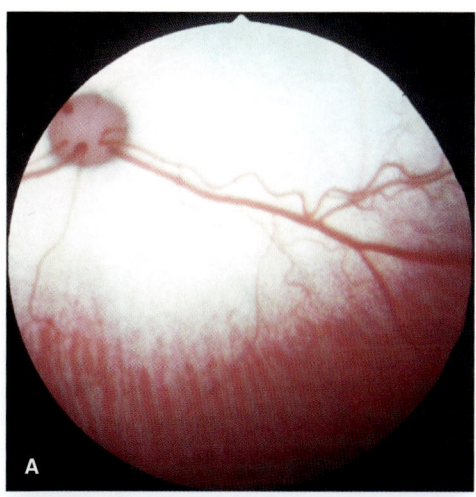

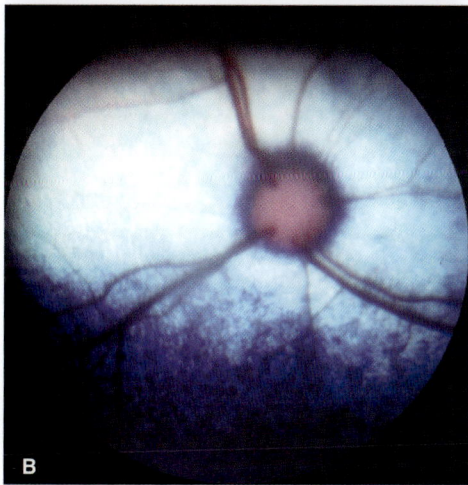

Figura 29.7 Duas variações do fundo de olho felino normal. **A.** O fundo subalbinótico é uma variação normal tipicamente encontrada em indivíduos com pigmentação diluída. A falta relativa de melanina na retina e na coroide possibilita a observação dos vasos coroidais no fundo não tapetal. Em alguns fundos subalbinóticos, o tapete encontra-se ausente. **B.** Fundo de olho felino normal. A melanina na retina e na coroide impede a observação dos vasos coroidais visualizados na imagem A. O disco do nervo óptico mostra-se circular e cinza por causa da falta de mielina e localiza-se imediatamente dorsal à junção tapete-não tapete. Três ou quatro vênulas retinianas maiores estendem-se das margens da papila óptica àperiferia da retina. Em geral, o tapete é observado verde ou amarelo.

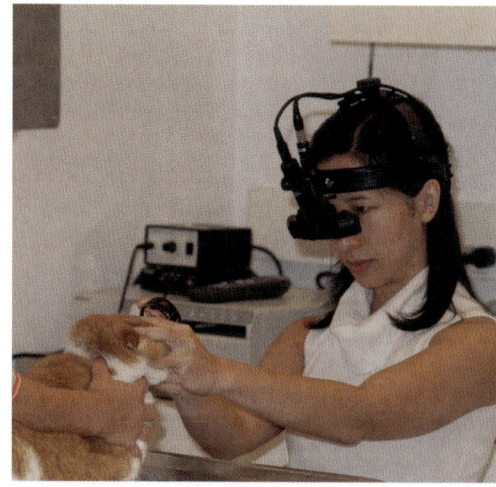

Figura 29.8 A lupa de pala binocular melhora a percepção de profundidade e libera uma das mãos para a manipulação das pálpebras e da cabeça do paciente.

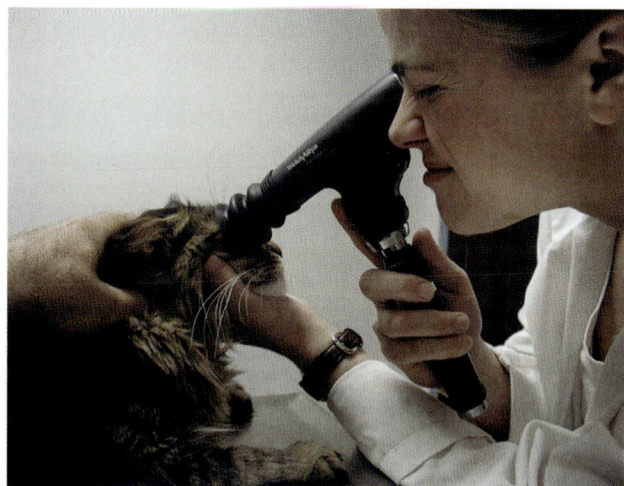

Figura 29.9 Técnica para exame de fundo de olho com o Panoptic®. Após o instrumento estar focalizado para o olho do examinador, a reflexão do fundo é identificada enquanto se olha através do Panoptic® com distância de aproximadamente 10 a 15 cm do paciente. A seguir, o examinador movimenta-se na direção do paciente até que a proteção ocular do oftalmoscópio entre em contato com a face do paciente. Se esse contato provocar o fechamento da pálpebra, o protetor ocular poderá ser removido.

profundidade superior. O campo maior de visão obtido pela oftalmoscopia indireta torna o exame do fundo do olho completo mais fácil e possibilita que o clínico observe uma porção maior do fundo em menos tempo, o que é extremamente valioso em pacientes que não cooperam. O oftalmoscópio direto pode então ser usado para exame mais detalhado de quaisquer lesões focais identificadas. Um oftalmoscópio mais recente, Panoptic®, oferece um campo de visão e um nível de aumento intermediário aos dos oftalmoscópios tradicionais (Figura 29.9). Embora não consiga proporcionar muita percepção de profundidade, é fácil de usar e o campo moderado de visão faz do Panoptic® um aparato razoável entre a oftalmoscopia direta e a indireta.

A aplicação do corante fluoresceína pode ser usada para detectar ulceração da córnea e perfuração da córnea e também empregada para avaliar a estabilidade do filme lacrimal e a desobstrução do sistema de drenagem nasolacrimal. Deve ser realizada apenas após todas as outras partes do exame terem sido feitas, porque influenciará resultados do exame microbiano (STT) e o aspecto de muitas estruturas oculares.

O teste de Jones é uma avaliação da desobstrução do ducto nasolacrimal (Figura 29.10). No mínimo 2 min após gotejar corante de fluoresceína nas bolsas conjuntivais, as narinas e a boca são examinadas quanto a evidências deste. A existência de fluoresceína (teste de Jones positivo) confirma a desobstrução do ducto nasolacrimal,

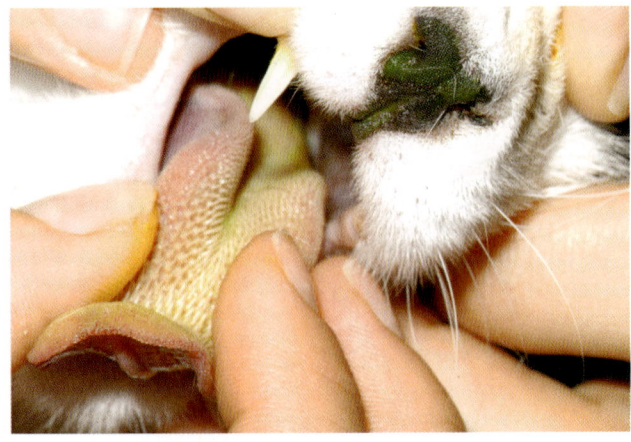

Figura 29.10 Teste de Jones. Indícios de fluoresceína nas narinas ou na boca após alguns minutos da aplicação da superfície ocular sugerem desobstrução dos ductos nasolacrimais ou teste de Jones positivo. Em muitos gatos, em especial naqueles com conformação braquicefálica, o ducto nasolacrimal desemboca suficientemente caudal no interior do nariz, de modo que a fluoresceína é observada sobre a língua e não no nariz. Isso enfatiza a importância de testar o lado de interesse primeiramente, pois a lateralidade não pode ser determinada quando a fluoresceína for detectada na boca. (*Cortesia de UC Davis Veterinary Ophthalmology Service.*)

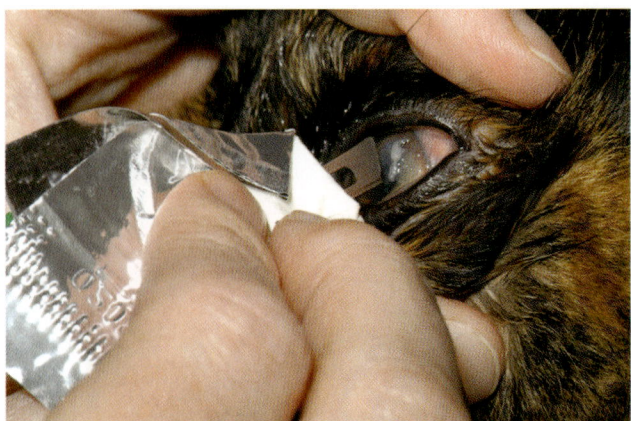

Figura 29.11 Técnica para coleta de amostras da córnea ou da conjuntiva para exame diagnóstico. Após a aplicação de anestésico tópico, a extremidade romba de uma lâmina de bisturi é usada para escarificar com cuidado células superficiais da córnea ou da conjuntiva. Essas células, a seguir, podem ser delicadamente imprensadas em lâminas de microscópio para avaliação citológica ou imunológica, ou inoculadas em um *swab* ou diretamente em placas de ágar para avaliação microbiológica.

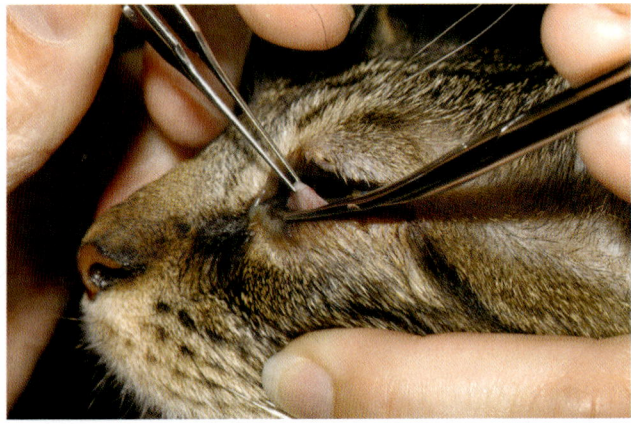

Figura 29.12 Uma biopsia da conjuntiva pode ser obtida com facilidade em quase todos os gatos sem necessidade de sedação ou anestesia geral. Após a aplicação de anestésico tópico, usam-se pinças para elevar a conjuntiva, que, a seguir, é incisada com tesoura pequena. A anomalia conjuntival cicatrizará por segunda intenção. (*De Maggs D:* Slatter's fundamentals of veterinary ophthalmology, ed 4, St Louis, 2007, Saunders.)

enquanto a ausência de fluoresceína (teste de Jones negativo) sugere obstrução e deve ser sucedida por lavado nasolacrimal.

O tempo de quebra da película lacrimal (TQPL) avalia a estabilidade do filme lacrimal pré-corneano. É o tempo entre a abertura da pálpebra e o primeiro ponto de evaporação dentro da película de lágrima pré-corneana. O examinador primeiramente coloca fluoresceína na bolsa conjuntival e, depois, fecha as pálpebras. A contagem do tempo tem início quando as pálpebras são abertas. Usando ampliação, o examinador observa uma área da córnea, em geral a face dorsolateral. A contagem de tempo termina quando o primeiro ponto negro (o que significa evaporação) surge no interior da película lacrimal verde. O TQPL normal em um gato é de $16,7 \pm 4,5$ segundos,[36] enquanto TQPL mais rápidos sugerem instabilidade da película lacrimal.

Outros testes

As técnicas para exames diagnósticos, como raspados de córnea (Figura 29.11), *swabs* conjuntivais e biopsias conjuntivais (Figura 29.12), são idênticas àquelas para o cão. Contudo, o efeito de anestésicos tópicos necessários para obter essas amostras é mais curto em gatos que em cães. Enquanto uma única gota de pró-paracaína a 0,5% proporciona até 45 min de anestesia corneana no cão, a mesma dose alcança apenas 25 min de anestesia corneana no gato, com efeito máximo de 5 min após a aplicação.[16,88] Essa diferença de tempo deve ser levada em consideração se o clínico não conseguir obter amostras logo após a administração da anestesia tópica. A canulação da ponta nasolacrimal é mais difícil em gatos do que em cães, por causa do ajuste estreito das pálpebras ao globo. Além disso, é mais frequente em gatos a abertura nasal do ducto

nasolacrimal localizar-se mais caudalmente, de modo que o líquido será lavado para a cavidade bucal em vez das narinas (assim como na fluoresceína na Figura 29.10).

Há necessidade de exames avançados de imagem quando o meio ocular opaco impedir o exame completo do globo ou quando existir suspeita de doença da órbita ou neurológica. A ultrassonografia ocular é muito útil para caracterizar lesões dentro do globo ocular, porém talvez não possibilite a avaliação completa de lesões da órbita[156] (Figura 29.13). A radiografia e a tomografia computadorizada (TC) do crânio também podem não revelar com clareza as margens de uma lesão, porém detectarão alterações ósseas.[156] A ressonância magnética (RM) tem valor limitado para lesões ósseas, mas confere resolução excelente de partes moles, como globo, órbita e nervos ópticos.[73]

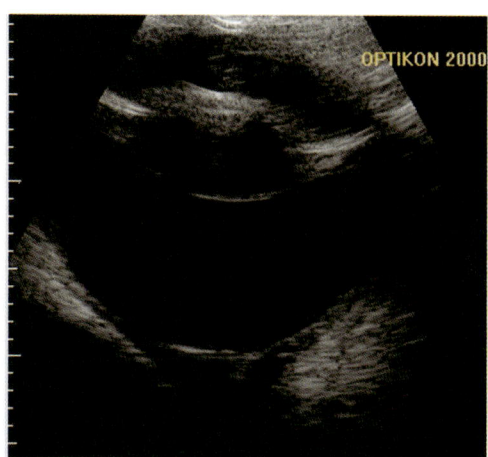

Figura 29.13 Aspecto ultrassonográfico do globo felino normal. Esta técnica é particularmente útil para avaliar estruturas intraoculares, em especial descolamento da retina, em globos com doença no segmento anterior, o que impede a observação direta. São aspectos normais a cápsula do cristalino anterior convexa altamente ecoica e a cápsula do cristalino posterior côncava também altamente ecoica; câmara anterior, cristalino e cavidade vítrea anecoicas; e monocamada côncava do globo posterior ecoica representando esclera, coroide e retina em aposição umas com as outras. Às vezes, as estruturas da órbita, como nervo óptico e cone de músculo extraocular são observadas. Devido à grande proximidade da sonda de ultrassonografia nas estruturas anteriores, as oculares mais anteriores são menos bem definidas do que aquelas posteriores a elas. No exemplo mostrado, a câmara anterior e o cristalino anterior mostram-se hiperecoicos, devido a artefato (*Cortesia de UC Davis Veterinary Ophthalmology Service.*)

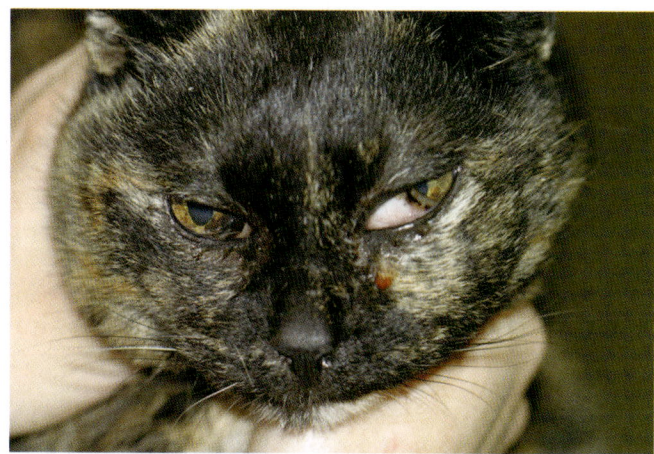

Figura 29.14 Doença orbitária esquerda em um gato. A comparação com as fissuras palpebrais mostra a distorção da fissura palpebral esquerda e também o deslocamento dorsal e lateral do globo esquerdo, além de elevação da nictante esquerda. Todos esses aspectos são bastante compatíveis com doença da órbita e não ocular. (*Cortesia de WCVM Veterinary Ophthalmology Service.*)

Doenças da órbita

Em gatos, o sinal clínico mais comum que acompanha a doença orbitária é a exoftalmia.[66] Epífora, enoftalmia, estrabismo, elevação da terceira pálpebra e diminuição da retropulsão são outros achados possíveis ao exame (Figura 29.14). Se o movimento palpebral estiver comprometido, também poderá ser encontrada ceratite por exposição ou ulceração da córnea (Figura 29.15). Distúrbios inflamatórios e neoplásicos constituem a maior parte das doenças orbitárias de felinos. Anomalias vasculares e lesões císticas da órbita não foram relatadas em gatos. A identificação do processo mórbido subjacente é importante por causa de diferenças significativas no tratamento e no prognóstico. No mínimo, recomendam-se hemograma, perfil bioquímico, urinálise e aspirado ou biopsia com agulha fina da lesão da órbita. Com base nos resultados desses exames, poderá ser necessário TC, ou RM, para determinar a extensão da lesão.

Doenças infecciosas e neoplásicas da órbita

A celulite e a formação de abscesso da órbita no gato são diagnosticadas e tratadas de maneira semelhante ao que ocorre em cães. Assim como em cães, a extensão para a órbita de doença dentária é responsável por muitos desses casos, porém a migração de corpo estranho, as infecções fúngicas e o traumatismo iatrogênico (principalmente durante procedimentos dentários) também são causas

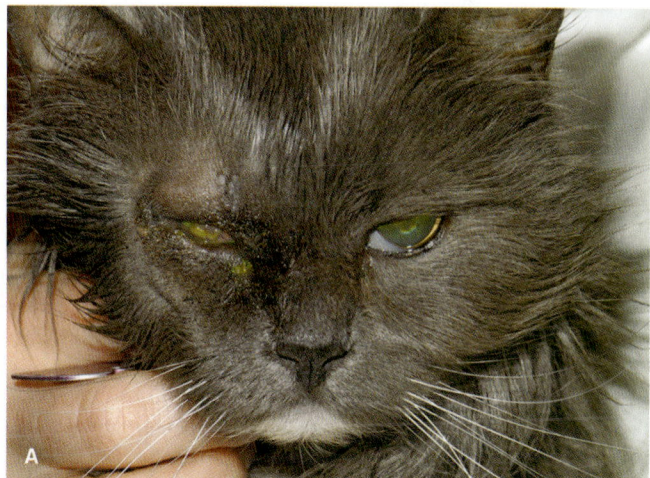

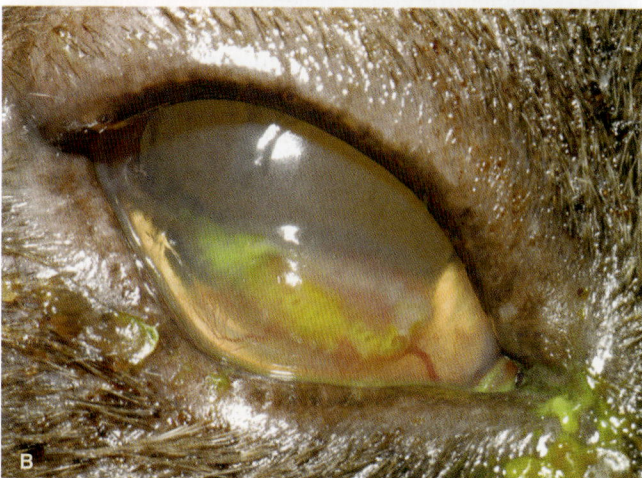

Figura 29.15 Doença da órbita direita causada por carcinoma escamocelular. O globo mostra-se enoftálmico. Neste paciente, a paralisia do nervo facial induzida por tumor resultou em ceratite por exposição e ulceração da córnea central. (*Cortesia de UC Davis Veterinary Ophthalmology Service.*)

documentadas.[110,157] Contudo, esses distúrbios ocorrem com menor frequência em gatos em comparação a cães, e sempre se deve considerar neoplasia quando um gato é levado com doença da órbita.[157] Em gatos, a maioria das neoplasias orbitárias é secundária, com extensão direta a partir de estruturas adjacentes, o que contribui com 71% dos casos.[66] O carcinoma escamocelular (CEC) é o processo neoplásico orbitário mais comum em gatos,[66] mas podem ocorrer muitas outras neoplasias.[8,44,66,73,94,161,197,206] Independentemente do tipo, 90% das neoplasias orbitárias são malignas, com tempo de sobrevida médio pós-diagnóstico inferior a 2 meses.[8,66]

Proptose ocular

A proptose ocular é vista com menor frequência em gatos do que em cães, provavelmente devido à profundidade da órbita e dos anexos que se ajustam de modo relativamente mais íntimo. Por esse motivo, a quantidade de força necessária para deslocar o globo da órbita felina é grande, e os gatos com proptose ocular em geral apresentam traumatismo intraocular grave, bem como lesões cranianas ou sistêmicas concomitantes, que exigem atenção mais imediata. Com frequência, a proptose ocular em gatos ocorre junto a fraturas de crânio e traumatismo do globo ocular.[65] Assim como em cães, é necessária a enucleação ou a substituição emergencial do globo sucedidas por tarsorrafia temporária. Contudo, o prognóstico após proptose ocular traumática em gatos é pior do que em cães. Em uma revisão retrospectiva, todos os casos de olhos felinos que sofreram proptose permaneceram cegos, e 12 de 18 precisaram ser enucleados.[65]

Pseudotumor orbitário felino

Atualmente, o pseudotumor orbitário felino (POF) é descrito como uma doença inflamatória progressiva com semelhanças com inflamação orbitária idiopática em seres humanos. Contudo, apenas oito casos felinos foram descritos, e a definição ainda está sendo elaborada.[15,127] Todos os gatos acometidos eram de meia-idade a idosos.[15,127] A maioria dos gatos apresentava doença unilateral que posteriormente se tornou bilateral. Em todos os casos, o início dos sintomas clínicos foi insidioso e caracterizado por exoftalmia, lagoftalmia, ceratite por exposição e restrição de movimentos oculares.[15,127] Também foi encontrada resistência a retropulsão na maioria dos casos.[15,127]

Não são encontradas alterações específicas nos exames de sangue, e os aspirados com agulha fina tendem a não concluir o diagnóstico. A ultrassonografia da órbita pode revelar aumento da ecogenicidade de tecidos orbitários.[15] A TC apresenta-se como a modalidade de imagem mais útil, com frequência revelando compressão física do globo. A biopsia de tecidos da órbita (com frequência obtida durante a enucleação ou a exenteração) é essencial, e a histopatologia caracteriza-se por tecido fibroso em proliferação associada à inflamação linfocítico-plasmocitária.[15]

Assim como no seu equivalente humano,[20] o prognóstico para POF é mau e não existem diretrizes terapêuticas específicas. Foram tentadas doses imunossupressoras de corticosteroides sistêmicos, antibióticos orais e radioterapia, com pouco sucesso.[15,127,192] Um autor relata ter tratado POF durante um período de 1,5 ano por meio de terapia corticosteroide imunossupressora antes do retorno da doença clínica.[192] Esse autor também relata a melhora clínica em um gato após radioterapia, porém tal caso não foi descrito nem acompanhado na literatura.[192] Enucleação ou exenteração sucederam o tratamento clínico em todos os casos publicados[15,127] e, em uma série de casos, todos os sete gatos, por fim, foram sacrificados, devido à recorrência de doença ou ao surgimento da doença na órbita contralateral.[15]

Foi sugerida uma etiologia viral para POF, talvez em parte por causa da sugestão de que o herpes-vírus simples (HVS-1) é uma etiologia proposta para a inflamação orbitária idiopática em seres humanos.[189] Numa série de casos de sete gatos, três manifestaram sinais sugestivos de infecção por herpes-vírus felino (HVF-1), com doença do trato respiratório superior antes ou após o desenvolvimento de sinais clínicos de doença da órbita, sucedida pelo desenvolvimento de hiperplasia gengival.[15] Contudo, os autores não conseguiram determinar a infecção por HVF-1 nesses gatos. Mais recentemente, foi sugerido que o POF fosse uma doença neoplásica, com o sarcoma de células fusiformes identificado no tecido orbitário de um gato e também se sugeriu que o POF recebesse o nome de *sarcoma orbitário restritivo felino*.[48]

Doenças das pálpebras e anexos

Agenesia palpebral

A agenesia palpebral, ou coloboma palpebral, é a doença palpebral congênita mais comum em gatos.[133] Foi documentado que ocorre nas raças Persa, Birmanês e Pelo Curto Doméstico, e também em leopardos-das-neves e em um puma-do-texas.[11,40,100,124,205] Os gatos acometidos apresentam desenvolvimento incompleto bilateral da região lateral superior das pálpebras (Figuras 29.16 e 29.17). A extensão da anomalia varia bastante, desde a ausência mal perceptível da margem palpebral na extensão lateral da pálpebra até a ausência completa da margem palpebral superior. A causa é desconhecida; são propostos mecanismos de etiologia viral, eventos intrauterinos e mutações genéticas, embora haja poucas evidências que apoiem qualquer uma dessas teorias.[124]

A maioria dos proprietários não observa anormalidades até os filhotes alcançarem alguns meses de vida, provavelmente devido ao pequeno tamanho dos olhos de gatos jovens. Às vezes, a agenesia palpebral é confundida com entrópio de pálpebra superior; contudo, a inspeção atenta revela ausência da margem palpebral e não um giro para dentro. Graus variáveis de ceratite crônica decorrentes de triquíase e lagoftalmia quase sempre acompanham o defeito palpebral (ver Figura 29.16). O fórnix conjuntival no local da pálpebra malformada também tende a ser mais superficial ou substituído por uma faixa delgada de conjuntiva diretamente ligando o globo à pálpebra. Outras anormalidades oculares podem acompanhar a agenesia de pálpebra – mais comumente, membranas pupilares persistentes, as quais são remanescentes de tecido uveal

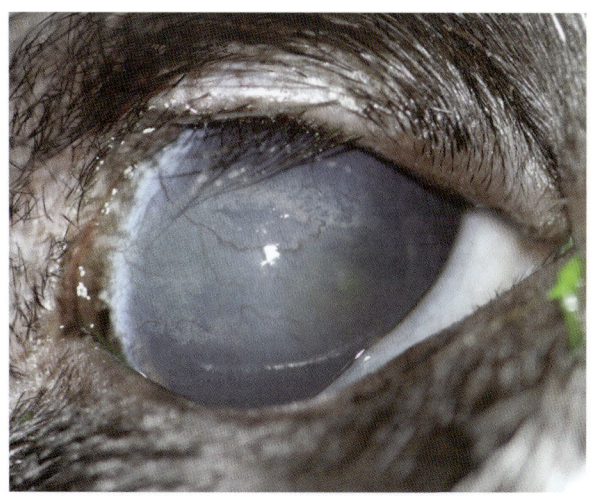

Figura 29.16 Olho direito de um gato com agenesia de cerca de 30% da margem palpebral lateral posterior. O resultado é triquíase, fechamento palpebral incompleto (lagoftalmia) e ceratite por exposição. (*Cortesia de WCVM Ophthalmology Service.*)

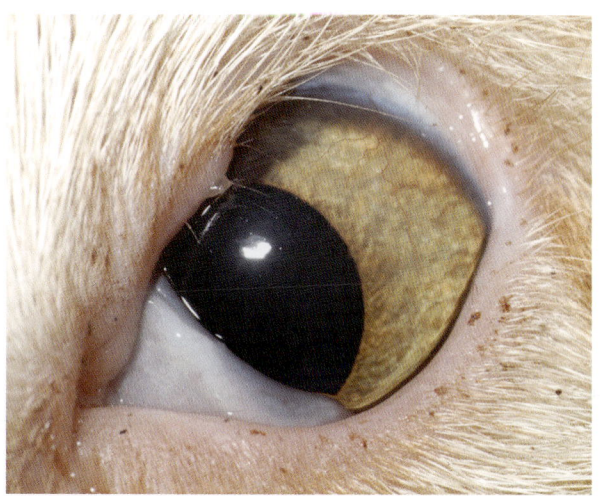

Figura 29.17 Agenesia de quase 50% da pálpebra superior esquerda. Embora a anomalia palpebral nesse paciente seja maior que a da Figura 29.16, o grau de ceratite é menor. (*Cortesia de UC Davis Veterinary Ophthalmology Service.*)

displásico visível como lâminas delgadas de tecido pigmentado, em geral, estendendo-se da íris até a córnea. Colobomas de íris, coroide ou nervo óptico, displasia da retina e ceratoconjuntivite seca também podem acompanhar a agenesia palpebral.[71,124] Assim como o próprio defeito palpebral, as anormalidades de desenvolvimento associadas variam em gravidade, às vezes mesmo entre filhotes da mesma ninhada.[124]

O tratamento varia conforme a extensão da malformação palpebral. Anomalias muito pequenas podem exigir crioepilação ou fechamento primário para a resolução da triquíase; no entanto, a maioria dos defeitos de importância clínica exige blefaroplastia mais extensa. A reconstrução cirúrgica em geral envolve duas cirurgias separadas, a primeira para corrigir o defeito e a segunda para a triquíase residual. O procedimento mais comum é a rotação de uma aba de pele a partir da pálpebra inferior com um resultado

funcional (Figura 29.18). A crioepilação subsequente ou um procedimento Holtz-Celsus podem ser empregados para abordar a triquíase a partir da aba cutânea.

Entrópio

Na experiência do autor, o entrópio felino relacionado com a raça difere muito do mesmo distúrbio em cães. Em gatos, a maioria dos casos de entrópio relacionado com a raça é branda e localizada na face medial da pálpebra inferior em gatos braquicefálicos (Figura 29.19). Com frequência, a importância clínica é mínima, porém o processo pode estar associado a epífora e coloração da lágrima causadas por comprometimento das lágrimas por triquíase, dobra dos canalículos nasolacrimais e irritação por fricção da córnea. Contudo, esses gatos frequentemente apresentam outras anormalidades, como exoftalmia, fraca sensibilidade corneana, película lacrimal instável, baixos índices de piscamento e lagoftalmia, fatores que predispõem a ceratite crônica, inclusive com a formação de sequestro. Nesses pacientes, pode ser necessária cantoplastia medial para corrigir o entrópio, a lagoftalmia e a fissura macropalpebral. Acredita-se que o entrópio relacionado com a raça seja clinicamente mais importante em felinos machos não castrados na raça Maine Coon, em que pode estar relacionado com excesso de pele na face.[202]

Diferentemente do entrópio relacionado com a raça, o entrópio adquirido em gatos com frequência está associado a ceratite clinicamente importante. O entrópio adquirido ocorre em resposta a um processo patológico primário, quase sempre decorrente de blefarospasmo ou da formação de simbléfaro devido a ceratoconjuntivite, ou a alterações na posição do globo ou tamanho do globo em decorrência de enoftalmia ou fitisemicroftalmia, respectivamente. A enoftalmia pode ser encontrada em gatos mais velhos ou caquéticos por causa da perda da gordura da órbita. A correção cirúrgica do entrópio felino emprega

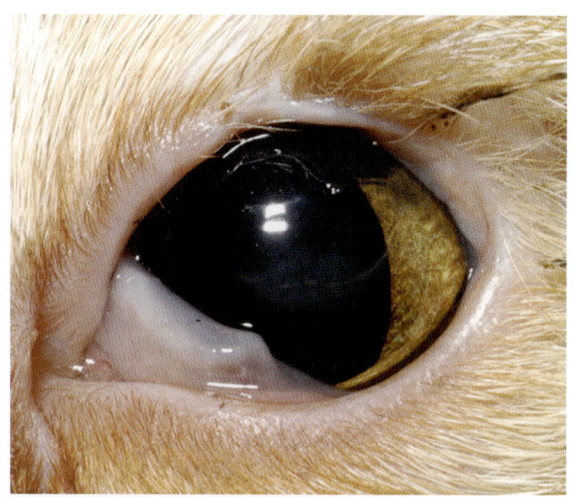

Figura 29.18 Paciente da Figura 29.17 após o término de uma aba cutânea rotacional e subsequente crioepilação de triquíase resultante. Embora as pálpebras não sejam completamente normais, existe melhora da cobertura do globo durante o piscar normal e a triquíase é menor que antes da cirurgia. (*Cortesia de UC Davis Veterinary Ophthalmology Service.*)

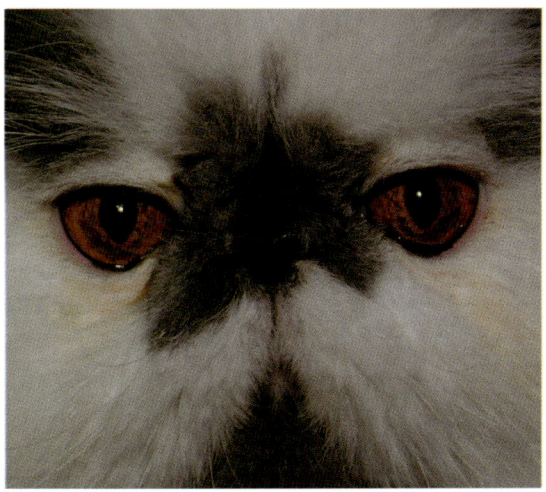

Figura 29.19 O entrópio ventromedial acomete todos os gatos braquicefálicos e, em geral, não exige tratamento cirúrgico. A correção cirúrgica é necessária quando o entrópio provoca irritação por fricção excessiva com formação de úlcera ou sequestro corneanos ou epífora associada a dermatite úmida e coloração da lágrima. (*Cortesia da Dra. Kathleen Doyle.*)

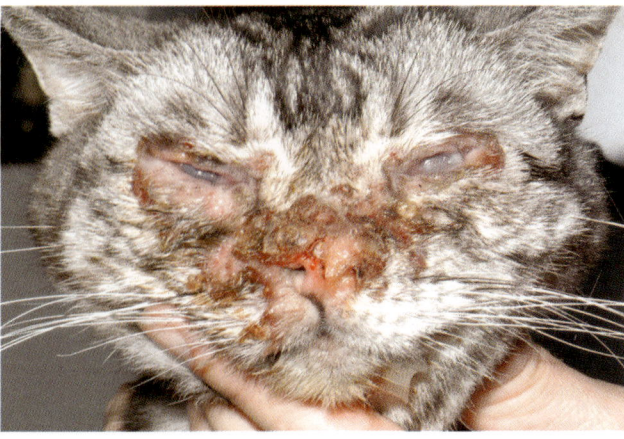

Figura 29.20 Dermatite herpética provocando dermatite ulcerativa crônica da pele periocular, do plano nasal e do focinho. A histologia revelou infiltração eosinofílica extensa e corpúsculos de inclusão viral, e a reação da cadeia da polimerase confirmou DNA de herpes-vírus felino-1. Este paciente respondeu muito bem à administração de fanciclovir. (*Cortesia de UC Davis Veterinary Ophthalmology Service.*)

técnicas semelhantes às usadas no cão, que são mais difundidas. Entretanto, o tratamento (e preferivelmente a resolução) de qualquer etiologia subjacente antes da cirurgia é essencial, e alguns autores sugeriram que, embora a técnica cirúrgica seja a mesma, a excisão tecidual em gatos precisa ser maior do que em cães.[202]

Dermatite herpética

Periodicamente, o HVF-1 é identificado como causa de lesões dermatológicas, particularmente aquelas que circundam os olhos e envolvem a pele nasal de felídeos domésticos e selvagens* (Figuras 29.20 e 29.21). Isso não surpreende, considerando-se o acentuado tropismo epitelial desse vírus e a certeza de o HVF-1 provocar lesões dérmicas.[115] A dermatite herpética costuma manifestar-se com placas espessadas e elevadas e úlceras cutâneas crônicas que não cicatrizam. Mais comumente, a pele periocular, o plano nasal e a pele ao redor do focinho estão acometidos; entretanto, as lesões também podem ocorrer nos membros anteriores e em outros locais de contato com secreções bucais e oculares.[80,97] Úlceras bucais e rinite podem acompanhar as lesões dérmicas.[80,132,184] A maioria dos casos publicados apresentava comprometimento imunológico concomitante, diante de administração recente de glicocorticoide ou doença sistêmica.[80,184] As alterações histológicas com frequência são diagnósticas; no entanto, devido à infiltração eosinofílica, é possível ocorrer a interpretação errônea das lesões como granuloma eosinofílico.[80]

Diferentemente de doença corneana ou conjuntival por herpes, que não é diagnosticada com confiança utilizando-se a reação de cadeia de polimerase (PCR), esse exame parece diagnosticamente útil para a dermatite herpética. Quando os resultados do exame histológico foram utilizados como o padrão em um estudo de gatos com dermatite,

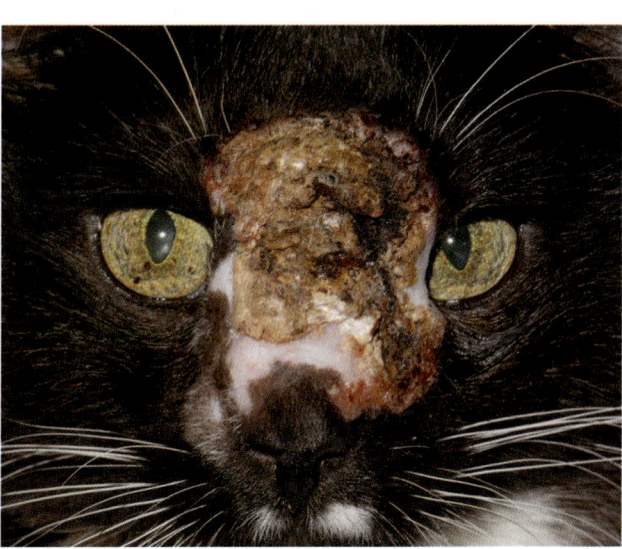

Figura 29.21 Diferentemente do animal da Figura 29.20, neste gato a dermatite herpética manifesta-se como crostas proliferativas secas sobre o plano nasal. (*Cortesia de UC Davis Veterinary Ophthalmology Service.*)

a sensibilidade e a especificidade do exame de PCR alcançaram 100% e 95%, respectivamente.[93] Embora faltem estudos controlados prospectivos, essa doença parece responder à administração sistêmica de fanciclovir (ver discussão sobre a doença corneoconjuntival adiante neste capítulo).

Neoplasia palpebral

Diferentemente de cães, a maioria das neoplasias palpebrais felinas é maligna, e muitos tumores são localmente invasivos.[125,138,204] O CEC é o tumor palpebral felino mais comum, embora tenham sido relatadas diversas neoplasias (Figura 29.22).[83,92,125,138,204,206] A neoplasia palpebral tende a ocorrer em gatos com mais de 10 anos de vida.[125,138]

---

*Referências 79, 80, 93, 97, 132, 184.

No entanto, um estudo encontrou CEC acometendo gatos um pouco mais velhos (12,4 anos), enquanto tumores de mastócitos foram mais comuns em gatos mais jovens (6,5 anos).[138] Esse mesmo estudo também acentuou a importância sistêmica de tumores palpebrais. Os gatos com linfoma palpebral ou na terceira pálpebra, adenocarcinoma, CEC e tumores de bainha de nervo periférico frequentemente manifestavam recorrência do tumor ou morriam em virtude de causas relacionadas com o tumor.[138] Por outro lado, a literatura sugere que a recorrência é improvável após a excisão de hemangiossarcoma ou de tumor de mastócitos.[83,138,149] Não obstante, o diagnóstico pré-cirúrgico por meio de biopsia incisional ou de aspirado, a avaliação diagnóstica de metástases sistêmicas e a ressecção do tumor com margens cirúrgicas amplas estão recomendados em todos os casos de tumor palpebral em gatos. Considerando-se o papel fundamental das pálpebras com saúde ocular, em especial a corneoconjuntival, com frequência são necessários procedimentos extensos de blefaroplastia para garantir a função palpebral pós-cirúrgica quando as margens cirúrgicas resultam em perda acima de 25% do comprimento da pálpebra (Figura 29.23). Em alguns casos, não é possível alcançar margens suficientemente amplas sem a enucleação ou a exenteração de um globo normal e, mesmo assim, tais procedimentos com frequência são acompanhados por abas de padrão axial extensas para cobrir o defeito criado (Figura 29.24).

O hidrocistoma apócrino é uma neoplasia pouco frequente e relativamente rara que acomete as pálpebras de felinos e, como uma das poucas neoplasias benignas que acomete a pálpebra de gatos, carece de discussão em separado. Representa, assim, uma lesão proliferativa das glândulas apócrinas no interior da pálpebra. Embora seja necessária a confirmação histológica para o diagnóstico definitivo, o aspecto típico da lesão é de massa palpebral levemente translúcida, com frequência pigmentada, sem

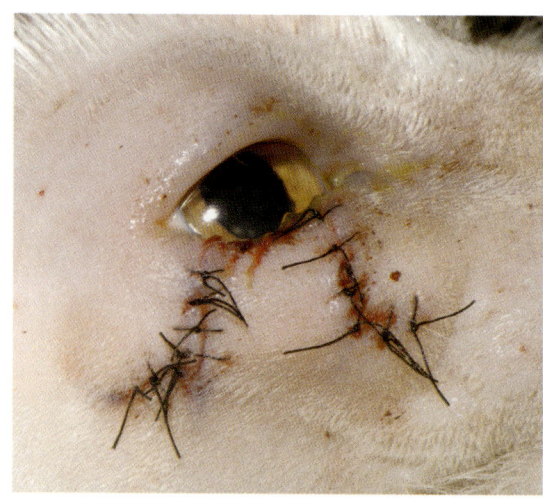

Figura 29.23 Fotografia pós-cirúrgica imediata do gato da Figura 29.22. Foi realizado um retalho de avanço para fechar o grande defeito criado pela excisão do tumor palpebral com margens cirúrgicas adequadas. (*Cortesia de UC Davis Veterinary Ophthalmology Service.*)

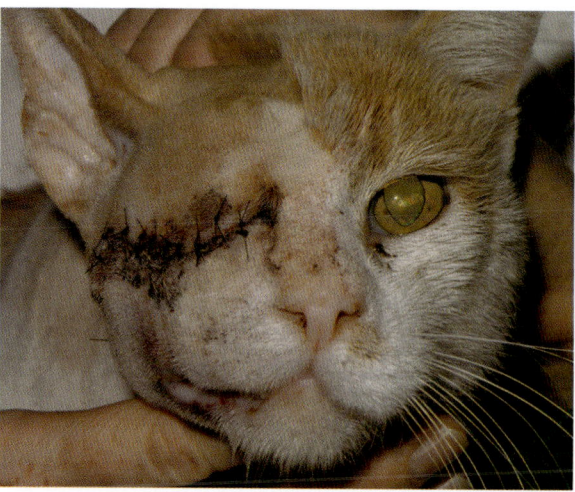

Figura 29.24 Fotografia pós-cirúrgica imediata após a exenteração do globo e dos conteúdos orbitários para a remoção de um grande carcinoma escamocelular palpebral infiltrativo. Cirurgias pregressas neste paciente não conseguiram remover completamente o tumor palpebral, e foi necessária a exenteração para obter margens cirúrgicas adequadas. Foi necessário um retalho de avanço para fechar o defeito cirúrgico. (*Cortesia de UC Davis Veterinary Ophthalmology Service.*)

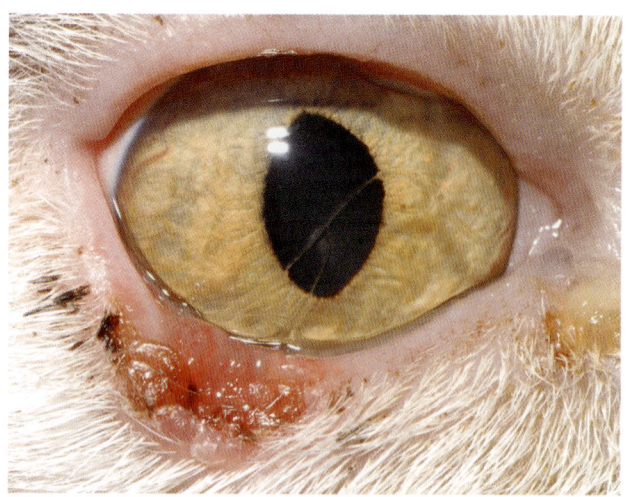

Figura 29.22 Lesão ulcerativa hiperêmica e alopécica característica de carcinoma escamocelular palpebral em gatos. Em geral, a pele e a conjuntiva adjacentes estão inflamadas até certo ponto. Os gatos com pele muito pigmentada são acometidos com maior frequência. Esses tumores tendem a ser localmente invasivos e podem exigir procedimentos extensos de blefaroplastia. (*Cortesia de UC Davis Veterinary Ophthalmology Service.*)

pelo e com a superfície lisa (Figura 29.25). É possível que os hidrocistomas apócrinos ocorram individualmente ou haja múltiplas lesões na mesma pálpebra.[69] Os gatos da raça Persa são mais predispostos a eles.[25,69,208] Massas isoladas podem ser removidas por meio de excisão simples, embora a recorrência seja comum e a criocirurgia esteja recomendada como terapia adjuvante.[25,28] Existe um relato de ablação usando ácido tricloroacético (ATC).[208] Nesse caso, os hidrocistomas foram eliminados sem efeitos adversos, e não foi observada recorrência 1 ano após o tratamento. Esse tratamento deve ser usado com cautela, pois o ATC tem a habilidade de causar bolhas e queimaduras dolorosas na pele normal.[208]

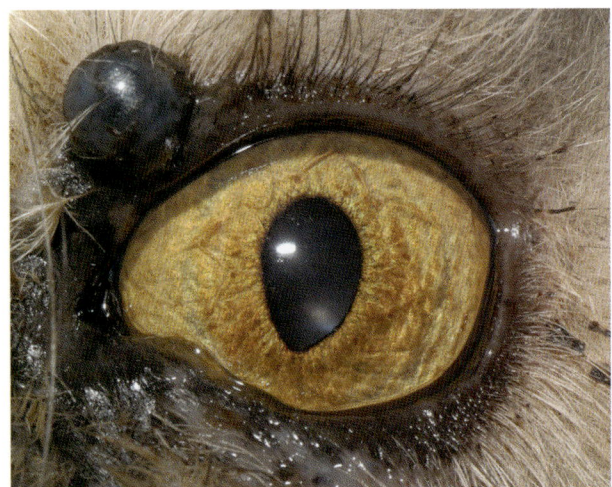

Figura 29.25 O aspecto típico de um hidrocistoma apócrino é o de massa redonda acentuadamente pigmentada, sem pelo e lisa, na pálpebra de um gato. (*Cortesia de UC Davis Veterinary Ophthalmology Service.*)

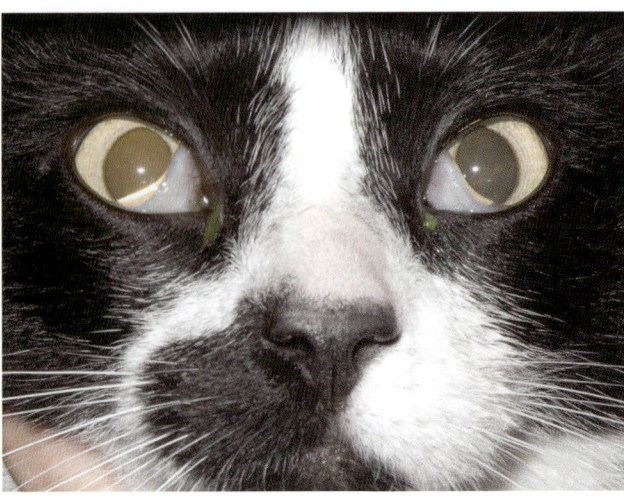

Figura 29.26 A síndrome de Haw caracteriza-se por elevação bilateral da membrana nictitante. Tal distúrbio é idiopático e autolimitante – em geral, em alguns dias. (*Cortesia de UC Davis Veterinary Ophthalmology Service.*)

Doenças da terceira pálpebra

A doença acometendo apenas a terceira pálpebra em gatos mostra-se incomum; no entanto, ocasionalmente a terceira pálpebra é o local de neoplasia primária.[138,149] O prolapso da glândula da terceira pálpebra (*cherry eye* ["olho em cereja"]) foi relatado no gato, e sugeriu-se que os da raça Birmanesa podem estar predispostos.[100] Assim como no cão, a substituição cirúrgica da glândula é necessária, e técnicas específicas estão difundidas.[7] A elevação da terceira pálpebra, sem prolapso glandular, pode ser um sinal da síndrome de Horner se acompanhada por sinais, como miose e ptose. Exames farmacológicos e outras investigações diagnósticas são semelhantes àqueles empregados em cães. Os gatos também podem apresentar ocasionalmente elevação bilateral da terceira pálpebra sem outras alterações oculares (síndrome de Haw) (Figura 29.26). Foram propostas etiologias infecciosas para esta síndrome quando ela ocorre associada a diarreia,[123,131] porém se acredita que o distúrbio seja autolimitante quando não são encontradas outras anormalidades.

Doença do sistema nasolacrimal

A doença primária do ducto nasolacrimal ocorre com pouca frequência no gato. Contudo, suas características físicas fazem-no propenso ao envolvimento quando estruturas adjacentes encontram-se doentes. Por exemplo, a falta de proteção óssea da bolsa lacrimal distal torna-o suscetível à inflamação a partir da mucosa respiratória adjacente.[139] Além disso, uma porção do ducto nasolacrimal situa-se bem perto da raiz do dente canino, que é um local comum de doença dentária em gatos.[122,139] Devido ao entrópio ventromedial, as pontas com frequência encontram-se em má aposição com os globos oculares de gatos braquicefálicos. Esse fato, associado aos ductos nasolacrimais de gatos braquicefálicos sofrerem giros mais agudos, aumenta as probabilidades de comprometimento da drenagem lacrimal e epífora[21] (Figura 29.27).

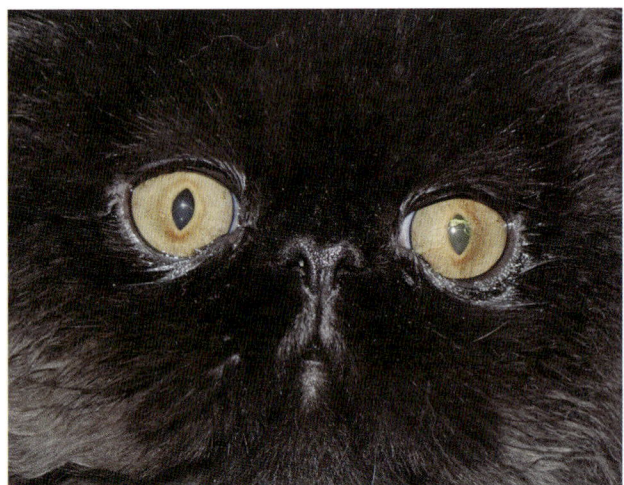

Figura 29.27 Gatos braquicefálicos com frequência exibem epífora crônica em decorrência de entrópio ventromedial e giros mais agudos no percurso do trajeto dos ductos nasolacrimais. (*Cortesia de UC Davis Veterinary Ophthalmology Service.*)

Doenças da córnea e da conjuntiva

A doença ocular superficial é comum em gatos e, diferentemente de cães, quase sempre tem origem infecciosa. Os agentes mais comumente arrolados são o HVF-1 – um patógeno conjuntival primário e, em menor grau, corneano – e a *Chlamydophila felis* (anteriormente *Chlamydia psittaci*) – um patógeno da conjuntiva, porém não da córnea. Espécies de *Mycoplasma* e a *Bordetella bronchiseptica* também são patógenos conjuntivais, porém não corneanos. Embora o calicivírus felino frequentemente seja incluído nas relações de considerações diferenciais para conjuntivite felina, os pacientes infectados com o calicivírus são levados aos médicos-veterinários com doença grave do trato respiratório superior e glossite, ainda que o exame atento às vezes possa revelar conjuntivite branda.

Tal conhecimento leva a uma abordagem filosófica básica à doença ocular superficial em felinos que pode ser útil: na doença da córnea, deve-se presumir infecção, provavelmente causada por HVF-1, e na conjuntivite deve-se presumir etiologia por *C. felis* ou HVF-1 até que se prove o contrário. Como o tratamento para esses dois microrganismos difere muito, o mais plausível é fazer o diagnóstico etiológico definitivo. Como tanto o HVF-1 quanto o *C. felis* podem ser detectados em gatos normais, os testes diagnósticos não conseguem diferenciar microrganismo vacinal do microrganismo selvagem e são comuns resultados falso-positivos e falso-negativos, em geral os exames laboratoriais mostram-se inúteis. Por esses motivos, o principal ponto do diagnóstico em gatos com doença ocular superficial consiste na observação crítica dos sinais clínicos e no julgamento da resposta ao tratamento. Isso exige o conhecimento do comportamento biológico de ambos os microrganismos e do modo de ação e efeito esperado de tratamentos anticlamídia e antivirais comuns, o que será o foco principal das seções subsequentes.

Herpes-vírus felino

Como um alfa herpes-vírus típico, o HVF-1 é extremamente específico para o hospedeiro; replica-se rapidamente em células epiteliais, nas quais provoca citólise; estabelece latência vitalícia no interior de gânglios; periodicamente sofre reativação da latência, em especial durante períodos de estresse; e, durante a reativação, pode causar lise celular novamente ou ativar doença imunomediada. Embora o vírus quase sempre persista por toda a vida nos gânglios de gatos infectados de modo latente, é extremamente lábil no meio e suscetível à maioria dos desinfetantes e ao dessecamento. Por exemplo, o HVF-1 é destruído com relativa rapidez na fluoresceína e na proparacaína; contudo, pode sobreviver em colírio por 5 dias.[181] Considerando-se que a higiene adequada é praticada nas clínicas veterinárias, este curto tempo de sobrevida no ambiente significa que os gatos, e não os fômites, constituem a principal fonte de persistência viral. A infecção decorre da transferência direta pela mucosa (bucal, nasal, conjuntival) de gotículas repletas de vírus, produzidas durante o espirro, mas não durante movimentos respiratórios normais. Até 97% dos gatos são soropositivos e o vírus é considerado responsável por 45% de todas as infecções respiratórias altas.[58,118,182] Todos os estudos até o momento sugerem pouca variação na patogenicidade entre cepas virais encontradas no mundo todo.[95,111–112,166]

Após a infecção inicial de um gato *naïve* (imunologicamente livre), o período de incubação é de 2 a 10 dias; entretanto, provavelmente este período e a gravidade da doença dependam da dose. A liberação de vírus em secreções oculares, orofaríngeas e nasais tem início já com 24 h de inoculação e pode persistir de 1 a 3 semanas. A liberação intermitente subsequente é característica do estado vitalício de portador. O vírus provoca doença por meio de diversos mecanismos teóricos; cada um deles exige uma abordagem terapêutica diferente. O período inicial de replicação intraepitelial rápida e citólise associada manifesta-se clinicamente como erosão e ulceração da mucosa ocular, orofaríngea e nasal, com frequência com secreção serossanguinolenta (Figura 29.28). Às vezes, o padrão ulcerativo dendrítico patognomônico é encontrado na córnea (Figura 29.29); no entanto, sua ausência não deve ser usada para descartar o HVF-1 como agente causal.

Em geral, a doença primária é autolimitante em 10 a 20 dias. Ocorre viremia durante essa fase da infecção, porém, como as síndromes sistêmicas relacionadas com o HVF-1 são mal definidas, sua importância é desconhecida. Além disso, durante esse período, a latência viral está estabelecida na maioria dos gatos, com frequência

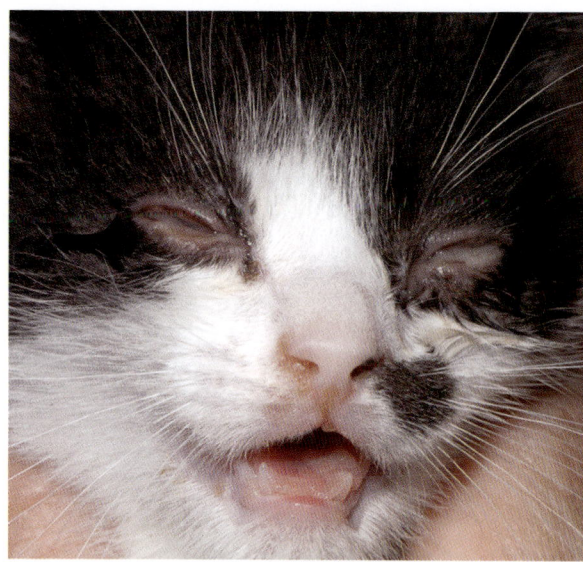

Figura 29.28 Infecção primária pelo herpes-vírus felino-1 caracterizada por doença respiratória alta além de doença ocular bilateral. A secreção mucopurulenta e serossanguinolenta ocular e nasal vista nesta foto é típica. (*Cortesia de UC Davis Veterinary Ophthalmology Service.*)

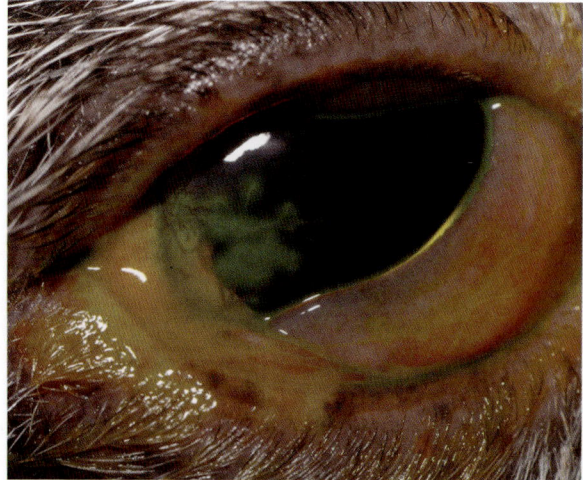

Figura 29.29 Úlceras corneanas dendríticas são consideradas patognomônicas para a doença decorrente de infecção por herpes-vírus felino-1. Essas úlceras podem ser bem pequenas e reforçam a necessidade de exame com luz azul-cobalto e uma fonte de ampliação após a aplicação de fluoresceína. (*Cortesia de UC Davis Veterinary Ophthalmology Service.*)

já com 4 dias após infecção, presumivelmente por meio da ascensão dos axônios sensoriais do nervo trigêmeo. A latência é um período de quiescência viral durante o qual não existe evidência clínica de doença, nenhuma inflamação histologicamente detectável no interior dos nervos ou gânglios, nenhum vírus detectável usando técnicas de cultura padronizadas e atividade transcricional viral limitada. Em alguns animais, episódios intermitentes de reativação viral a partir do estado latente podem ser sucedidos pela disseminação centrífuga do vírus ao longo de axônios sensoriais para os epitélios periféricos. Ocorre recrudescência viral quando esse fenômeno resulta em doença clinicamente evidente em locais epiteliais periféricos. A doença recrudescente pode ter o mesmo caráter ulcerativo da doença primária ou causar doença por meio do recrutamento de mecanismos imunológicos do hospedeiro. Com frequência, é unilateral e quase nunca está associada a mal-estar generalizado ou a sinais respiratórios graves. A gravidade e a extensão da doença recrudescente variam muito entre os indivíduos e até mesmo entre as crises, o que torna o diagnóstico mais difícil. Contudo, como regra, a conjuntivite é mais branda e menos ulcerativa do que aquela encontrada na infecção primária, às vezes em vez disso com espessamento e hiperemia conjuntival substancial secundários a infiltração de células inflamatórias. A recrudescência da córnea pode envolver apenas os tecidos epiteliais, em cujo caso é possível observar ulceração corneana dendrítica e, mais tarde, geográfica; contudo, também é comum ceratite do estroma. Esta se caracteriza por vascularização, fibrose, edema e infiltração leucocitária da córnea não ulcerada (Figura 29.30) e acredita-se que se deva à persistência de antígeno HVF-1 no interior desses tecidos. Prever quais animais dentro de uma população sofrerão doença recrudescente não é possível atualmente. O conceito importante é que, embora a maioria dos gatos possa se tornar infectada de modo latente, apenas um pequeno percentual deles desenvolve doença herpética crônica ou recorrente (Boxe 29.1). A patogenia do HVF-1 está resumida na Figura 29.31.

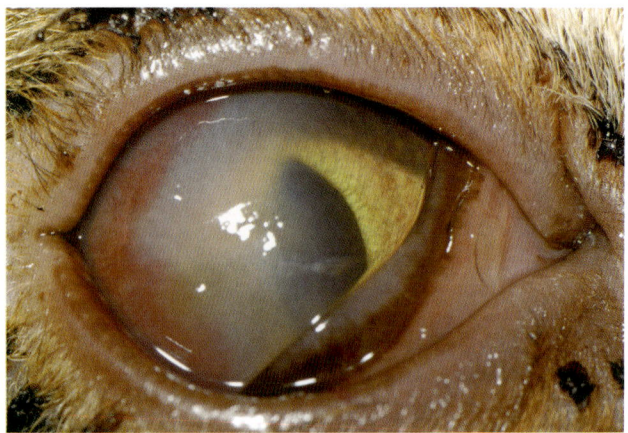

Figura 29.30 A ceratite do estroma caracteriza-se por vascularização, fibrose, edema e infiltrado leucocitário de córnea não ulcerada. Acredita-se que ocorra por persistência do antígeno de herpes-vírus felino-1 no interior do estroma da córnea. (*Cortesia de UC Davis Veterinary Ophthalmology Service.*)

Boxe 29.1 Considerações virológicas importantes para gatos infectados com herpes-vírus felino-1

1. As próprias populações felinas, não o ambiente, atuam como principal reservatório de herpes-vírus felino-1 (HVF-1).
2. A infecção por HVF-1 (porém não necessariamente a doença) é comum em gatos individualmente.
3. O HVF-1 estabelece latência vitalícia no interior de tecidos neurais em cerca de 80% dos indivíduos infectados.
4. O HVF-1 sofre reativação da latência com frequência, com ou sem causa evidente, e com ou sem evidências clínicas de reativação.
5. A reativação do HVF-1 está associada a doença recrudescente em apenas uma pequena porcentagem de gatos.
6. O HVF-1 induz doença por meio de (no mínimo) dois mecanismos distintos, com importantes implicações terapêuticas:
   - Citólise (ruptura celular) devido a replicação viral. É necessário um agente antiviral; a imunomodulação está contraindicada
   - Imunopatologia (lesão imunomediada); entretanto, o antígeno não está comprovado, e a doença imunomediada por envolver pouca ou nenhuma replicação viral. Os agentes antivirais podem não ser eficazes como agentes terapêuticos isolados. Nesses casos, pode estar indicada a terapia anti-inflamatória, em geral com o acréscimo de agentes antivirais.

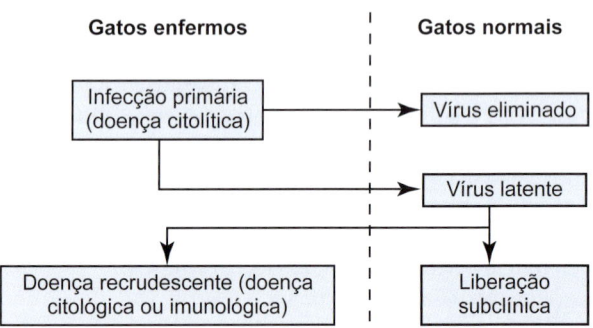

Figura 29.31 Resumo da patogenia do herpes-vírus felino-1. Embora a maioria dos gatos seja exposta ao vírus, torne-se infectada e possa até mesmo liberar vírus posteriormente, apenas uma minoria desses gatos talvez enfrente doença recrudescente. Esta ilustração também enfatiza por que os exames diagnósticos podem produzir resultados falso-positivos.

Chlamydophila felis

Embora a *C. felis* tenha algumas características biológicas exclusivas, compartilha algumas delas com o HVF-1: é um microrganismo intracelular obrigatório disseminado por macrogotículas e contato direto, replica-se no interior de células epiteliais, persiste no hospedeiro, porém mal no ambiente, e é bastante adaptado ao hospedeiro. A reclassificação recente do microrganismo clamidiano felino de *Chlamydia psittaci* var. *felis* para sua própria espécie distinta reflete esta especificidade para o hospedeiro e o baixo potencial zoonótico.[108] Embora haja poucas evidências de transmissão zoonótica,[84] os proprietários, em especial os imunossuprimidos, devem ser orientados a praticar higiene adequada ao manipular gatos com suspeita de conjuntivite por clamídia. Assim como o HVF-1, o *C. felis* prefere se replicar em células epiteliais; no entanto, mostra fazer isso em uma variação mais diversa de tecidos do que o HVF-1, como o epitélio retal e o epitélio vaginal, além de pulmões, baço, fígado, peritônio e rins.[185] Tal conhecimento ajuda a explicar por que a terapia sistêmica atualmente é recomendada a gatos com conjuntivite por clamídia, mesmo se não forem observados sinais extraoculares.

Após um período de incubação de cerca de 3 a 5 dias, os gatos desenvolvem conjuntivite, febre branda, e, algumas vezes, linfadenopatia submandibular. Diferentemente do HVF-1, os sinais respiratórios são brandos ou ausentes, e o curso clínico da doença tende a ser mais insidioso e persistente, porém não vitalício. O quadro clínico típico consiste em períodos de conjuntivite branda crônica alternando-se com fases quiescentes. Vários gatos liberam clamídias durante, no mínimo, 60 dias. Embora os microrganismos possam ser eliminados de maneira espontânea, muitos gatos precisam ser submetidos a terapia apropriada para a eliminação completa. Isso ajuda a explicar o motivo pelo qual o tratamento de gatos em contato costuma ser recomendado para gatos individuais com conjuntivite por clamídia. A coinfecção por HVF-1 e *C. felis* parece ser bastante incomum.[24,109,155,195,196]

Diagnóstico

Existe um paradoxo importante com relação ao diagnóstico de HVF-1.[118] Os gatos que desenvolvem infecção primária por HVF-1 liberam vírus em quantidades suficientes para tornar a detecção viral relativamente fácil. Contudo, os sinais clínicos durante essa fase de infecção tendem a ser característicos e autolimitantes, tornando o diagnóstico definitivo menos necessário. Por outro lado, a diversidade e a ambiguidade dos sinais clínicos em síndromes mais crônicas associadas ao HVF-1 tornam a identificação viral mais desejável, mas a natureza elusiva do vírus nessas síndromes torna a identificação muito difícil. De fato, o diagnóstico de HVF-1 em gatos individualmente representa um dos maiores desafios do tratamento de doenças crônicas relacionadas com esse vírus. A situação é igualmente desafiadora para a *C. felis*. A cultura é o melhor método de diagnóstico; contudo, são necessários meio de transporte e condições especiais e técnicas de cultura rigorosas, além de ser alto o custo. A maior sensibilidade e a facilidade de detecção do microrganismo utilizando-se PCR fez desse exame uma técnica de preferência; entretanto, parece que muitos microrganismos clamidianos podem não ser detectados por exame padrão de PCR.[196] Por esses motivos, pode ser melhor o julgamento clínico baseando-se na avaliação de diversas características úteis, porém não patognomônicas (Tabela 29.2), sucedida pela resposta a experimentos terapêuticos apropriados.

Tabela 29.2 Comparação entre o comportamento biológico de Chlamydophila felis e herpes-vírus felino-1.

	Herpes-vírus felino-1	Chlamydophila felis
Microrganismo	Alfa herpes-vírus intracelular obrigatório	Bactéria gram-negativa intracelular obrigatória
Cepas	Poucas; biologicamente semelhantes	Múltiplas; virulência variável
Estabilidade ambiental	12 a 18 horas	Alguns dias
Local preferido de replicação	Epitélio conjuntival	Epitélio conjuntival
Infecção	Macrogotículas	Macrogotículas
Estado de portador	Latência vitalícia no interior de gânglios trigêmeos	Infecções oculares e não oculares persistentes (6 a 9 meses)
Reinfecção	Improvável	Comum
Liberação subclínica	Mais provável	Menos provável

Tratamento antiviral

Diversos fármacos antivirais foram estudados quanto à sua eficácia com relação ao HVF-1 e à sua segurança em gatos. No entanto, é fundamental ter em mente que, como são desenvolvidos para uso contra herpes-vírus humano, não estão aprovados para uso em gatos. Muitos são tóxicos para gatos, alguns apresentam eficácia extremamente reduzida contra o HVF-1 e a farmacocinética e o metabolismo com frequência são notavelmente diferentes em gatos em comparação com seres humanos. Considerando-se que essas limitações são compreendidas e os agentes antivirais são escolhidos com base em evidências, a resposta ao tratamento é a maneira excelente de apoiar ou refutar o diagnóstico clínico de HVF-1. Naturalmente, isso deve ser pesado pela ponderação de que tanto a doença por clamídias quanto a doença por herpes podem exacerbar e sofrer remissão sem tratamento. Os agentes antivirais usados mais comumente e mais disponíveis serão discutidos individualmente em seções subsequentes; no entanto, são possíveis alguns comentários gerais relacionados com agentes anti-herpéticos (Boxe 29.2).

Boxe 29.2 Princípios gerais relacionados com agentes antivirais

Virustático:
- Aplicado com frequência
- Dose não diminui

Nem antibacteriano nem antifúngico:
- Uso como antimicrobiano adjuvante quando indicado

Em geral mais tóxicos que agentes antibacterianos:
- Usar apenas quando necessário

Monitorar quanto a efeitos tóxicos sistêmicos ou tópicos

Mais importante talvez seja o fato de que todos os agentes antivirais são virustáticos e, assim, meramente reduzem a replicação viral, possibilitando que a resposta imunológica do hospedeiro supere o vírus. Uma apreciação de que a resposta imunológica inadequada provavelmente é o que torna possível a reativação viral e a recrudescência da doença ajuda a moderar as expectativas clínicas para os agentes antivirais em gatos infectados por HVF-1. Também reforça a importância de administrar esses fármacos adequadamente com alta frequência. A seguir, o fato de que nenhum agente antiviral apresenta propriedades antibacterianas ou antifúngicas leva o clínico a ter de considerar terapia antimicrobiana associada para microrganismos primários ou secundários não virais. Talvez isso seja principalmente relevante ao se tratar de uma úlcera de córnea herpética, quando um antibiótico tópico também é necessário. Finalmente, esses fármacos costumam ter por alvo enzimas ou mecanismos de replicação que são compartilhados entre os vírus e seus hospedeiros eucarióticos, criando uma margem de segurança muito menor do que quando se observa a maioria dos agentes antibacterianos. Isso é principalmente importante quando agentes antivirais são administrados por via sistêmica, porém também pode ser evidente após uso tópico, em especial se o tratamento for prolongado. Os sinais de efeitos tóxicos tópicos são conjuntivite e erosões corneanas multiformes, que simulam os sinais de infecção viral; por isso, é particularmente importante que o clínico permaneça alerta a esse potencial e suspenda ou altere agentes antivirais tópicos se ocorrer agravamento da doença durante o tratamento ou após tratamento prolongado. Uma abordagem razoável consiste em suspender a terapia antiviral tópica após 4 a 6 semanas de tratamento, mesmo se os sinais clínicos não tiverem apresentado resolução, e aguardar 1 a 2 semanas antes de recomeçar ou alterar o antiviral tópico. Os efeitos tóxicos corneanos também podem ser evitados por meio de uso de medicação antiviral sistêmica, em vez de tópica.

Os dados sobre eficácia *in vitro* nos possibilitam concentrar a atenção *in vivo* aos agentes mais eficazes e ignorar, por exemplo, o foscarnet. A aplicação clínica exige, no mínimo, que se dê consideração a custo, frequência de aplicação, efeitos adversos, efeitos tóxicos, farmacocinética e via de tratamento. Com frequência, isso significa que alguns dos agentes mais potentes não são amplamente usados na clínica. A idoxuridina é um inibidor inespecífico da síntese de DNA. Desse modo, as células do hospedeiro são afetadas, o tratamento sistêmico não é possível e pode ocorrer toxicidade da córnea. Esteve comercialmente disponível no Canadá e nos EUA como solução oftalmológica a 0,1% ou pomada a 0,5%, porém atualmente precisa ser manipulada. Deve ser aplicada no olho acometido, no mínimo, 5 a 6 vezes/dia. Esse fármaco é razoavelmente tolerado pela maioria dos gatos e parece eficaz em muitos. Acredita-se que a vidarabina reduza a síntese de DNA viral por interferir com a DNA polimerase. Assim como a idoxuridina, a vidarabina é bem tolerada quando aplicada topicamente, porém, devido a seu efeito não seletivo, está associada a efeitos tóxicos notáveis no hospedeiro se administrada por via sistêmica. A vidarabina pode ser eficaz em pacientes cuja doença pareça resistente à idoxuridina, pois influencia a etapa de replicação viral diferente daquela que a idoxuridina tem por alvo. A vidarabina também não está disponível comercialmente no Canadá e nos EUA, mas pode ser manipulada como pomada oftalmológica a 3%, que deverá ser aplicada, no mínimo, 5 a 6 vezes diariamente. A trifluridina é um nucleosídio análogo da timidina e excessivamente tóxica para ser administrada por via sistêmica. Assim, com frequência, produz sinais inaceitáveis de toxicidade (ceratoconjuntivite e dor visível durante a aplicação), mesmo quando a aplicação é tópica. É uma pena, pois é o agente mais potente contra HVF-1 *in vitro* e tem excelente penetração no epitélio da córnea. Comercialmente, está disponível tanto no Canadá quanto nos EUA como solução oftalmológica a 1%, que deve ser aplicada no mínimo 5 a 6 vezes, diariamente, no olho acometido.

O aciclovir tem potência relativamente baixa, biodisponibilidade fraca e efeitos tóxicos potenciais na medula óssea quando administrado de modo sistêmico a gatos.[142] Na opinião dos autores, a existência de agentes químicos mais seguros e mais eficazes torna a administração sistêmica do aciclovir difícil de se justificar. Contudo, nos países em que o aciclovir está disponível como pomada oftálmica e pode ser aplicado com bastante frequência, isso pode ser eficaz e deve driblar a toxicidade sistêmica.[203] Dados *in vitro* sugerem que a interferona exerce efeito sinérgico com o aciclovir, o que tornaria possível a redução de cerca de oito vezes a dose de aciclovir,[198] porém há necessidade da validação desses dados *in vivo*. O valaciclovir é um profármaco do aciclovir absorvido mais eficientemente pelo trato gastrintestinal felino e é convertido a aciclovir no interior do fígado. Infelizmente, a administração de valaciclovir está associada a concentrações plasmáticas das substâncias elevadas a ponto de causar mielossupressão e necrose renal e hepática fatais,[135] e o valaciclovir jamais deverá ser usado em gatos. O penciclovir tem mecanismo de ação semelhante ao do aciclovir, mas com atividade antiviral muito mais potente contra o HVF-1. Assim como o aciclovir, sua biodisponibilidade relativamente fraca provavelmente pode ser superada pela administração oral do profármaco fanciclovir. Estudos sobre farmacocinética, segurança e eficácia em gatos revelam que o fanciclovir é acentuadamente eficaz e visivelmente seguro em gatos quando administrado a 90 mg/kg por via oral, 3 vezes/dia.[121,187,188] Embora a eficácia clínica sob doses mais baixas tenha sido relatada,[121] devido à farmacocinética não linear do fanciclovir no gato, há necessidade de mais pesquisas para estabelecer a dose adequada.

O cidofovir é um antiviral relativamente novo com boa eficácia contra o HVF-1. Quando manipulado com metilcarboxicelulose em solução oftálmica a 0,5% e administrado 2 vezes/dia em gatos infectados experimentalmente, o cidofovir esteve associado à redução da liberação viral e da doença clínica.[62] Embora a dosagem de 2 vezes/dia ofereça uma clara vantagem sobre todos os outros agentes anti-herpéticos tópicos, o cidofovir ainda não está comercialmente disponível no Canadá nem nos EUA, e existem relatos de seu uso tópico em seres humanos estando associado a estenose ou cicatrização dos componentes do sistema de drenagem nasolacrimal. Conforme o cidofovir se tornar cada vez mais utilizado em gatos, esse efeito colateral potencial deverá ser monitorado.

A lisina é um tratamento adjuvante para HVF-1, porém existem dados contraditórios de pesquisa relacionados com sua eficácia. Dados *in vitro* sugerem que a lisina exerça seu efeito antiviral por meio do antagonismo da arginina.[116] Estudos *in vivo* demonstraram que a administração de 500 mg de lisina por via oral, 2 vezes/dia, esteve associada a conjuntivite menos grave durante infecção primária[179] e que 400 mg de lisina por via oral, 1 vez/dia, reduziram a liberação viral durante infecções latentes.[119] Contudo, outros estudos clínicos não conseguiram revelar um efeito positivo ou até demonstraram agravamento da doença e aumento da liberação de vírus[47,120,158] em dois estudos em que a lisina foi administrada como suplemento dietético e não sob a forma de bolo.[47,120] Por tal motivo, os proprietários de gatos devem ser orientados a administrar a lisina sob a forma de bolo de 500 mg 2 vezes/dia em vez de simplesmente dispersá-la sobre o alimento. Como a lisina se mostra mais eficaz quando iniciada antes da doença clínica, pode ser útil principalmente quando administrada indefinidamente em gatos com doença recrudescente repetida,[179] em vez de ser administrada apenas durante períodos de doença ativa.

As interferonas constituem um grupo de citocinas que apresentam funções imunológicas e antivirais em grande parte por meio da limitação da disseminação viral célula a célula. Embora as interferonas possam desempenhar importantes papéis fisiológicos no controle de infecções virais, os dados relacionados com as aplicações terapêuticas potenciais são conflitantes. *In vitro*, a interferona reduziu significativamente o título de HVF-1 ou o efeito citopático (ou ambos) sem alterações citotóxicas detectáveis nas linhagens de células do hospedeiro[162,170] e esteve associada a uma redução de quase oito vezes a dose necessária de aciclovir, especialmente quando introduzida a cultura viral antes da infecção.[198] No entanto, existem relativamente poucos experimentos clínicos prospectivos, controlados por placebo e revistos por pares, sobre a administração de interferona a gatos. Os estudos que existem revelam efeitos benéficos mínimos ou ausentes.[76] Há necessidade de mais pesquisas a fim de determinar dosagem, momento de administração e eficácia (se houver) desse grupo de compostos, especialmente nas infecções mais crônicas ou recrudescentes.

Tratamento anticlamídia

Tradicionalmente, a conjuntivite felina por clamídia tem sido tratada com pomada tópica à base de tetraciclina. No entanto, como os gatos abrigam e liberam *C. felis* a partir de locais não oculares e gatos aparentemente normais liberam microrganismos, os agentes sistêmicos também deverão ser usados e convém considerar o tratamento de todos os gatos em contato com aquele acometido.[141,172,185] O fármaco sistêmico de preferência é a doxiciclina a 5 a 10 mg/kg por via oral 1 vez ou 2 vezes/dia, durante, no mínimo, de 3 a 4 semanas. A azitromicina tem boa eficácia contra clamídia (e micoplasma) e mostra absorção razoavelmente rápida, biodisponibilidade adequada e concentrações úteis em tecidos oculares durante, pelo menos, 3 dias após uma única dose oral de 5 mg/kg. No entanto, a doxiciclina tem capacidade superior de reduzir a liberação de micror-

ganismos. Uma pomada tópica à base de tetraciclina ou de eritromicina deverá ser considerada além da doxiciclina sistêmica se a conjuntivite for grave, de modo a garantir altas concentrações do fármaco na superfície ocular e promover alguma lubrificação da superfície ocular.

Terapias contraindicadas

Como o antibiótico tríplice é ineficaz contra a *C. felis* e o HVF-1, não deverá ser empregado para tratar conjuntivite primária em gatos. É útil na prevenção de infecção de úlcera de córnea superficial. Às vezes, corticosteroides administrados por via tópica ou sistêmica podem produzir melhora sintomática na doença corneoconjuntival infecciosa, porém não reduzem e são capazes, na verdade, de aumentar a carga de microrganismos. Esse presumivelmente é o motivo pelo qual com frequência estão associados ao agravamento de rebote da doença após serem suspensos. Ironicamente, tal fato pode levar falsamente o clínico a reinstituir a terapia com esteroides, exacerbando ainda mais a doença subjacente. Corticosteroides administrados topicamente induzem doença corneana mais profunda e mais persistente e liberação de vírus mais prolongada.[137] A administração sistêmica de corticosteroides está contraindicada e é um meio confiável e bem estabelecido de induzir reativação viral.[91] Embora os esteroides possam ser usados em casos específicos em que exista suspeita de serem decorrentes de mecanismos imunopatológicos, o potencial para descompensação clínica intensa requer extrema cautela, monitoramento atento e uso concomitante de medicação antiviral. As complicações potenciais decorrentes do uso de corticosteroides levaram ao uso de anti-inflamatórios não esteroides (AINEs) para o controle dos efeitos inflamatórios da infecção ocular por HVF-1. Embora não existam estudos sobre seus efeitos em gatos infectados com HVF-1, apresentam efeitos negativos semelhantes aos dos corticosteroides em seres humanos infectados com HVS-1. O uso de ciclosporina na doença herpética felina crônica ainda não foi estudado devidamente. A ciclosporina é capaz de suprimir eventos inflamatórios que agem no estroma viral e na ceratite eosinofílica, porém também compromete a eliminação viral do olho e suprime algumas respostas imunológicas benéficas. Os autores desconhecem estudos examinando os efeitos de tacrolimo nas infecções herpéticas oculares em quaisquer espécies. Isso sugere que o uso desses agentes deve, no mínimo, estar restrito pelos mesmos princípios que governam o uso de corticosteroides em seres humanos com HVS-1.

Conjuntivite

A conjuntivite é um achado extremamente comum no gato. Contudo, quando se chega a esse diagnóstico clínico, os médicos-veterinários devem sempre determinar primeiramente se o gato está acometido por conjuntivite somente e, a seguir, estabelecer a causa dessa conjuntivite. A primeira consideração é decisiva, pois muitas doenças, como blefarite, ceratite, uveíte, glaucoma, doença orbitária e esclerite, produzem hiperemia conjuntival (Figura 29.32). Contudo, essas doenças diferentes com frequência apresentam causas completamente diversas (o que exige

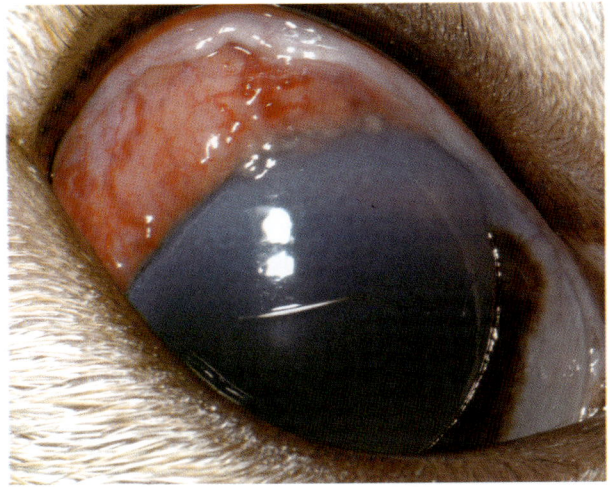

Figura 29.32 Congestão vascular conjuntival e episcleral e edema corneano brando em um gato com uveíte. Embora a hiperemia conjuntival sugira conjuntivite "simples", o ingurgitamento vascular episcleral maior junto com o edema corneano torna esse diagnóstico menos provável e, em vez disso, contempla maior probabilidade de glaucoma ou de uveíte. Esse fato acentua a importância de sempre realizar o completo exame oftalmológico, incluindo a avaliação do efeito Tyndall e da pressão intraocular. (*Cortesia de UC Davis Veterinary Ophthalmology Service.*)

investigações diagnósticas completamente diferentes, com ramificações diferentes para a visão ou até mesmo para a sobrevida do paciente) e carecem de tratamentos completamente diferentes. Esse fato acentua o motivo pelo qual sempre deverá ser realizado o completo exame oftálmico, mesmo se o quadro clínico for semelhante a uma simples conjuntivite. Se o exame ocular não revelar doença adicional, então está justificável diagnosticar conjuntivite e iniciar a pesquisa da causa. Felizmente, diferentemente de cães, existem poucas causas prováveis de conjuntivite felina. Conforme discutido previamente, o HVF-1 e a *C. felis* são os dois diagnósticos etiológicos principais, com *Mycoplasma* spp., *Bordetella* e, possivelmente, *Bartonella* no extremo inferior da lista. Após o julgamento clínico ter identificado a etiologia mais provável (ver Tabela 29.2), deverá ser iniciado o tratamento específico e com base em evidências porque a resposta ao tratamento é o próximo "teste diagnóstico". Essas terapias estão descritas anteriormente neste capítulo e devem incluir doxiciclina sistêmica associada (ou não) a pomada tópica à base de tetraciclina, ou de eritromicina, se houver suspeita de *C. felis*, ou antiviral tópico (ou sistêmico) associado (ou não) a lisina se houver suspeita de HVF-1. O tratamento anticlamídia é necessário durante 3 a 4 semanas, enquanto os fármacos antivirais devem ser mantidos durante cerca de 1 semana após se observar a resolução clínica.

A terapia mucinomimética é um componente seguro e importante do tratamento da conjuntivite. A conjuntivite crônica está associada a atrofia de células caliciformes conjuntivais e a uma anormalidade qualitativa de deficiência de mucina do filme lacrimal associada, caracterizada por evaporação prematura do filme lacrimal e ressecamento da córnea. Tal ressecamento, por sua vez, agrava a conjuntivite, levando ao ciclo perpetuamente exacerbado, a menos que remediado com a reposição tópica de mucina.[38]

Embora esse fato provavelmente seja verdadeiro para muitas causas de conjuntivite, o HVF-1 mostrou-se especificamente produtor de um declínio drástico da densidade de células caliciformes conjuntivais até a normalidade durante o mínimo de 1 mês após a infecção por HVF-1.[106] Os agentes de reposição de lágrima mucinomiméticos quebram esse ciclo por aumentarem a estabilidade da película lacrimal pré-corneana. Existem muitas formulações; entretanto, o hialuronato de sódio demonstra tempo superior de retenção corneana em comparação com outros repositores de lágrima.[171] Diferentemente da maioria das medicações, as lágrimas artificiais apresentam a vantagem adicional de estarem disponíveis em embalagens de doses únicas, evitando a citotoxicidade corneana que é uma característica nos conservantes em medicações oftalmológicas[23,30] (Figura 29.33).

Simbléfaro

Simbléfaro é o termo que descreve aderências entre a conjuntiva e a conjuntiva adjacente ou a córnea, e tal alteração é esperada após ulceração acentuada ou crônica e exposição do tecido conjuntivo subepitelial. Seu aspecto clínico é característico, porém a importância varia bastante, dependendo da extensão e da localização das aderências (Figura 29.34). O envolvimento da córnea está associado a redução da visão, e as aderências conjuntivais podem obstruir a drenagem lacrimal, proibir a movimentação e o posicionamento normais do globo ou das pálpebras, ou provocar protrusão nictante (Figura 29.35). Com maior frequência, acusa-se o herpes-vírus felino, presumivelmente porque é muito comum em gatos. Como os medicamentos não conseguem degradar as aderências, a ressecção cirúrgica é o único tratamento possível. Contudo, a recorrência é comum porque a cirurgia envolve a associação de conjuntivectomia e ceratectomia lamelar superficial, que

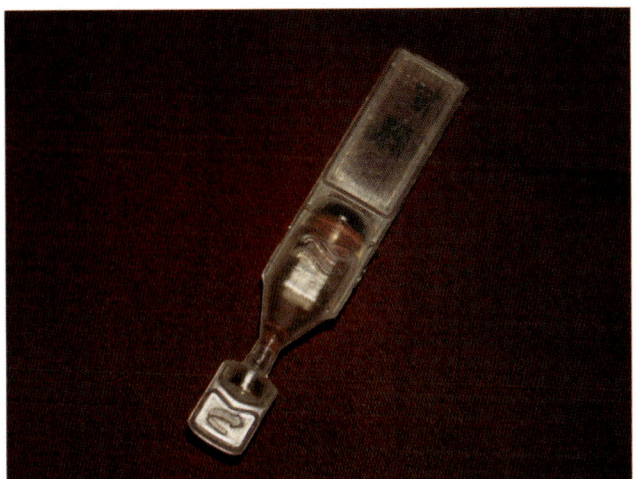

Figura 29.33 Formulações de lágrima artificial com frequência estão disponíveis em frascos de dose única. As medicações de dose única apresentam vantagens, pois não têm conservantes, que são tóxicos para o epitélio da córnea. Isso é especialmente importante quando as medicações são administradas 4 ou mais vezes diariamente, quando diversos medicamentos estão sendo administrados ou quando existir hipersensibilidade conhecida.

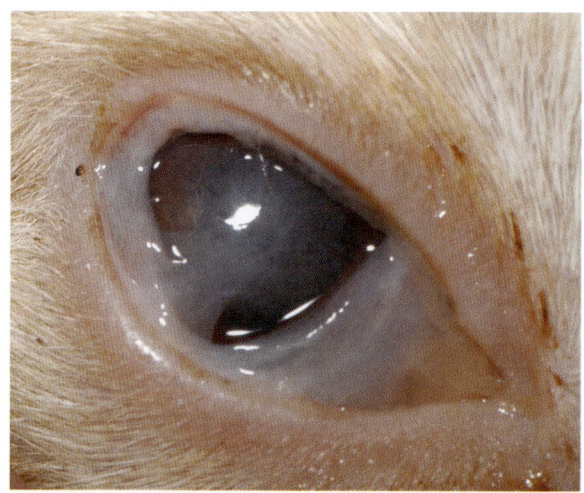

Figura 29.34 Simbléfaro entre a conjuntiva e a córnea sucedendo infecção primária por herpes-vírus felino-1. Devido à localização central das aderências neste gato, é provável a redução da visão. (*Cortesia de UC Davis Veterinary Ophthalmology Service.*)

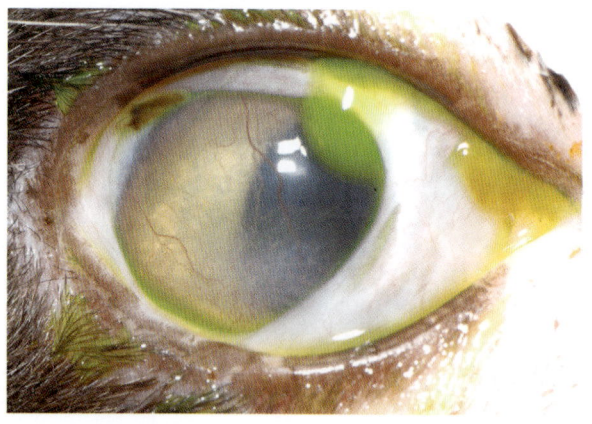

Figura 29.35 Simbléfaro envolvendo a conjuntiva bulbar e a palpebral, a membrana nictante e a córnea. As aderências neste gato impedem a movimentação normal da terceira pálpebra. A epífora é causada por aderências sobre o ponto nasolacrimal. (*Cortesia de UC Davis Veterinary Ophthalmology Service.*)

As principais diferenças entre úlceras em felinos e em caninos é que as etiologias infecciosas de úlceras são raras em cães, enquanto úlceras em felinos são consideradas decorrentes de HVF-1 até que se prove o contrário. Se o exame clínico abrangente não conseguir revelar evidências de corpo estranho, ectrópio, entrópio, distiquíase, cílios ectópicos, triquíase, lagoftalmia, blefarite com margem palpebral abrasiva (todas essas etiologias bastante raras em gatos), ou traumatismo periocular ou intraocular, então deverá se supor que a úlcera tem origem herpética. As úlceras herpéticas apresentam ou um padrão dendrítico patognomônico ou um aspecto bastante sugestivo – perda epitelial superficial, às vezes associada a lábio não aderente. As úlceras herpéticas não envolvem perda do estroma, a menos que exista infecção bacteriana secundária. Se houver a suspeita de HVF-1 como a etiologia causal, convém ser tomada alguma decisão quanto ao tratamento antiviral. Se a úlcera for aguda, unilateral e em um gato sadio nos demais aspectos sem doença herpética recrudescente pregressa, então se justifica tornar possível que a própria imunidade do paciente supere a reativação herpética. Caso contrário, o clínico deverá iniciar medicação antiviral tópica ou sistêmica. A terapia antiviral deverá ser mantida até a resolução da úlcera sem ser diminuída.

Todas as úlceras precisam ser tratadas com antibióticos tópicos, pois a barreira epitelial é perdida e a infecção secundária é uma das complicações mais devastadoras que podem ocorrer. Isso procede mesmo se for instituído um agente antiviral, porque os antivirais não têm propriedades antibacterianas. Um antibiótico bactericida de largo espectro, como um antibiótico tríplice, é uma escolha excelente. Nas úlceras que não estão infectadas por bactérias, é adequada a aplicação 2 vezes ou 3 vezes/dia, até que a córnea não mais retenha o corante fluoresceína.

É necessário o tratamento de suporte adicional para qualquer úlcera com envolvimento do estroma (perda do estroma, malacia ou infiltração por leucócitos) (Figura 29.36). Essas alterações costumam indicar infecção bacteriana secundária e, como em outras espécies, estão recomendadas citologia e cultura e antibiograma. Diferentemente de cães,

reexpõe o tecido conjuntivo subepitelial. Assim, aderências menores deverão ser deixadas sem tratamento. Quando se elege a conduta cirúrgica, é essencial o controle pré-cirúrgico e pós-cirúrgico de recrudescência herpética ativa. Além disso, têm sido empregados vários dispositivos mecânicos para separar as superfícies expostas durante a cicatrização, em geral acompanhados por abordagem em estágios. Recomenda-se o encaminhamento ao especialista para esses procedimentos.

Ulceração da córnea

Assim como em cães, existem três princípios fundamentais para o tratamento de ulceração corneana em gatos:

1. Descobrir e tratar a etiologia primária.
2. Prevenir infecção secundária.
3. Prover cuidados específicos de suporte se houver envolvimento do estroma ou cronicidade.

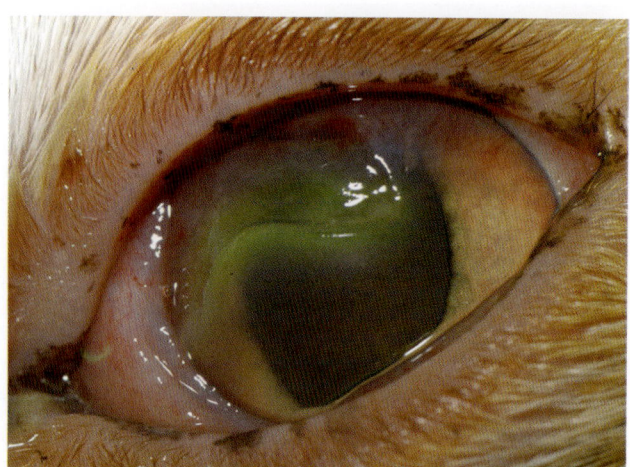

Figura 29.36 Úlcera corneana profunda secundária a herpes-vírus felino-1. Observar a perda de estroma da córnea; conjuntiva hiperêmica e espessada; edema corneano brando; e vasos corneanos profundos. (*Cortesia de UC Davis Veterinary Ophthalmology Service.*)

o *Mycoplasma* spp. pode causar úlceras no estroma rapidamente progressivas em gatos; isso deve ser considerado ao se requisitar cultura no laboratório. Uma solução antibiótica oftalmológica bactericida de largo espectro, como a fluoroquinolona, deve ser administrada com a frequência de até 6 vezes/dia até que os resultados da cultura estejam disponíveis. Se houver suspeita de *Mycoplasma*, convém considerar uma pomada à base de tetraciclina. Em todas as úlceras profundas, a terapia associada a soro deverá ser considerada para promover anticolagenases, que reduzem a degradação do estroma, e fatores do crescimento, os quais aceleram a cicatrização. Tipicamente, o soro é administrado na mesma frequência que o antibiótico tópico. Se houver perigo de ruptura ou se a cicatrização for demorada, recomenda-se encaminhamento para a colocação de um enxerto conjuntival. Abas com a terceira pálpebra não estão recomendadas, porque impedem as duas coisas de que a úlcera mais precisa: medicação e observação.

As úlceras também são classificadas como complicadas quando persistem além de 7 dias, mesmo se permanecerem superficiais. O tipo particular de úlcera superficial não cicatrizante crônica ocorre em gatos e compartilha algumas características com a úlcera indolente de cães; envolve epitélio apenas (não há perda de estroma) e tem o contorno de epitélio não aderente facilmente desbridado com um aplicador com ponta de algodão. No entanto, úlceras indolentes de cães são causadas por uma anomalia anatômica que impede a aderência entre o epitélio corneano e o estroma e são tratadas por ceratotomia em grade. Não foi comprovada uma síndrome assim em gatos. De fato, se as úlceras que não cicatrizam em gatos forem tratadas por ceratotomia em grade, elas serão particularmente propensas a formar sequestros corneanos (discutidos posteriormente neste capítulo). Tais úlceras superficiais crônicas, que são desbridadas facilmente em gatos, podem ser provocadas por HVF-1. Um protocolo de tratamento envolve o uso de agente antiviral e antibacteriano tópico sucedendo o desbridamento da córnea. Se esse tratamento não obtiver êxito, aconselha-se o encaminhamento a um especialista.

Sequestro de córnea

O sequestro de córnea é um problema exclusivo do gato. É uma área de córnea necrótica ulcerada caracterizada clinicamente pela evolução gradual de um escurecimento (âmbar, castanho ou negro) em geral envolvendo a córnea central (Figura 29.37). É comum ulceração corneana anterior, e geralmente crônica, porém nem sempre ela é relatada. Com frequência, os vasos sanguíneos se estendem até a lesão e são profundos ou superficiais, dependendo da profundidade do sequestro. O estroma corneano necrótico pode estar circundado por zonas de edema do estroma corneano variavelmente intenso, infiltração de células inflamatórias ou ambos. Em geral, os sequestros são unilaterais, mas podem ocorrer bilateralmente. Com frequência, o olho parece estar causando dor no gato, porém alguns felinos exibem apenas pequenos sinais de desconforto. À histologia, a placa consiste em uma região desidratada e sequestrada de estroma corneano necrótico, circundada por uma resposta de células inflamatórias "do tipo corpo estranho" variável, com extenso desenvolvimento de tecido de granulação. O aspecto clínico característico é considerado diagnóstico; contudo, os diagnósticos diferenciais devem incluir corpo estranho na córnea; dermoide, sinequia anterior-estafiloma; ou melanoma do limbo. O herpes-vírus felino está envolvido em cerca de 50% dos casos.[136] Outras causas de irritação corneana crônica, como entrópio, distiquíase, deficiências do filme lacrimal e lagoftalmia, também parecem predispor à formação de sequestro. Isso pode explicar a predileção por gatos das raças Persa, Himalaia e Siamês para o desenvolvimento de sequestros corneanos. A identificação e a correção de quaisquer etiologias subjacentes são importantes sempre que possível. A ceratectomia lamelar com um enxerto corneano ou conjuntival deslizante é o tratamento de escolha, especialmente se o gato parecer sentir dor ou se a lesão for profunda ou crônica (Figura 29.38). Infelizmente, cerca de 33% dos casos mostram recorrência. Em geral, não se recomenda a conduta clínica, por causa do potencial de

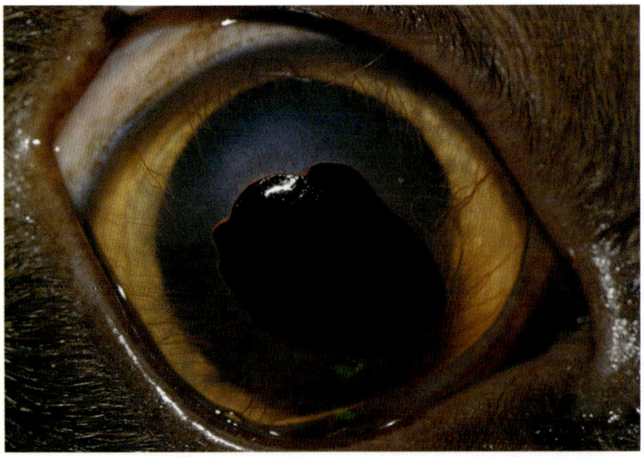

Figura 29.37 Sequestro corneano associado a ceratite superficial crônica. Os vasos corneanos superficiais espalham-se por toda a córnea visível, e o lábio de tecido de granulação é observado na borda ventral do sequestro. (*Cortesia de UC Davis Veterinary Ophthalmology Service.*)

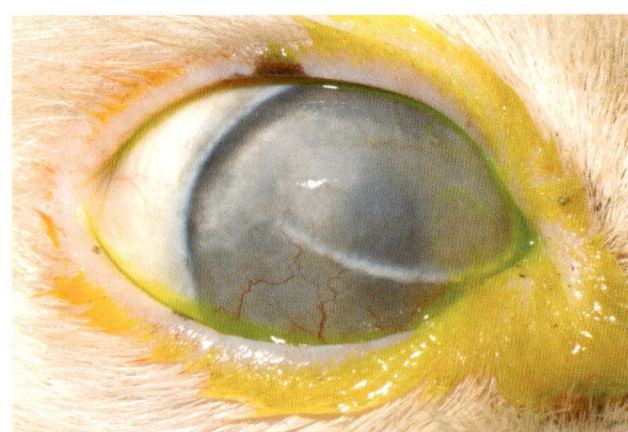

Figura 29.38 Fotografia pós-cirúrgica após excisão de um sequestro corneano. Neste caso, a excisão do sequestro resultou em uma anomalia corneana profunda que exigiu enxerto. Foi realizada uma transposição corneoconjuntival para não ter um eixo visual relativamente claro na córnea central. (*Cortesia de UC Davis Veterinary Ophthalmology Service.*)

perfuração da córnea e do grau de desconforto que costuma ocorrer. No entanto, se o gato demonstrar conforto, poderá ser tentada, pois é possível que os sequestros se desprendam espontaneamente ao longo de um período de semanas a meses. A conduta clínica envolve antibióticos tópicos profiláticos, como na ulceração da córnea e no tratamento de uveíte reflexa, se for algo evidente. Muitos recomendam o uso de medicações antivirais e formulações para reposição de lágrima mucinomiméticas, porque a qualidade da película lagrimal alterada ou a evaporação ou ambas foram apontadas como etiologia para essas lesões. Os procedimentos cirúrgicos para reduzir a exposição e a irritação da córnea, como a tarsorrafia parcial permanente ou temporária e a correção de entrópio, devem ser considerados para reduzir recorrências.

Ceratoconjuntivite eosinofílica

A ceratite eosinofílica felina (CEF) é uma doença enigmática de gatos. Clinicamente, a CEF manifesta-se como uma placa corneana elevada e focal, de coloração amarela a rósea, assemelhando-se a tecido de granulação (Figura 29.39). Tipicamente, apenas a córnea lateral é acometida no início, porém, em casos avançados, toda a córnea poderá estar envolvida. Com frequência, existem áreas adjacentes de ulceração da córnea. O envolvimento palpebral ou conjuntival (incluindo terceiras pálpebras) é visto com relativa frequência na ceratite; às vezes, porém, ocorre individualmente. A avaliação citológica de raspados da córnea ou da conjuntiva acometidas revela neutrófilos, eosinófilos e mastócitos, junto a células epiteliais hiperplásicas ou displásicas. A histologia pode revelar linfócitos e plasmócitos. O diagnóstico é sugerido pelo aspecto clínico e confirmado por citologia. A etiologia é indeterminada; contudo, o distúrbio parece ocorrer devido a uma resposta imunológica aberrante. Em muitos casos, o estímulo antigênico não é identificado; no entanto, o DNA do HVF-1 pode ser detectado em amostras da córnea de cerca

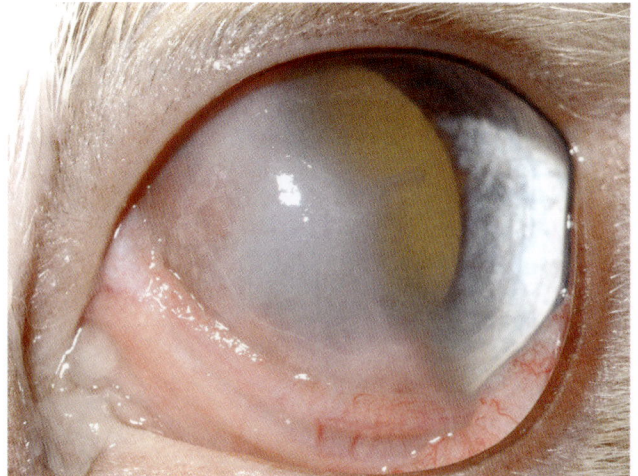

Figura 29.39 A ceratite eosinofílica felina caracteriza-se por conjuntiva espessada e hiperêmica, vascularização da córnea e placas brancas na córnea. A avaliação citológica das placas corneanas revelou eosinófilos e mastócitos. (*Cortesia de UC Davis Veterinary Ophthalmology Service.*)

de 75% dos gatos com CEF.[136] Considerando a incapacidade para identificar o antígeno desencadeador, esta doença tem sido tratada tradicionalmente por meio de corticosteroides tópicos. O potencial envolvimento de HVF-1 impõe um dilema aos clínicos, pois o uso de agentes imunomoduladores, em especial corticosteroides tópicos para o tratamento de olho potencialmente infectado por HVF-1, exige cautela. Considerando o provável envolvimento de HVF-1, é prudente administrar simultaneamente um agente antiviral e verificar novamente com frequência. Se houver melhora e os proprietários forem confiáveis, a manutenção desse esquema poderá ser o suficiente. O uso de ciclosporina a 1,5% foi descrito recentemente, com resultados promissores.[173] O tratamento antiviral deve ser mantido enquanto houver evidência de replicação viral ativa e certamente até que haja ulceração. Assim, os corticosteroides terão sua dose diminuída criteriosamente conforme os sinais clínicos sofrerem resolução. O diagnóstico e o tratamento precoces de recorrências limitarão a necessidade de terapia prolongada.

Ceratopatia bolhosa aguda

Embora a ceratopatia bolhosa aguda (CBA) seja um distúrbio raro, os clínicos de felinos devem estar cientes dessa doença, pois é encontrada apenas em gatos, tem aspecto clínico característico e exige conduta de emergência para evitar a ruptura do globo.

Conforme seu nome sugere, a CBA envolve a córnea apenas e tem início extremamente rápido, ocorrendo de minutos a horas. Edema profundo e formação de bolhas no interior do estroma corneano são as características predominantes[72] (Figura 29.40). Em geral, há epífora e blefarospasmo acentuados, além de hiperemia conjuntival e quemose, como se espera em todos os casos de ceratite. Com este aspecto clínico, as principais considerações para o diagnóstico diferencial são úlcera estromal progressiva peraguda ou laceração da córnea; entretanto, a natureza bolhosa da distensão da córnea e a ausência típica de células inflamatórias estromais são características da CDA. O distúrbio pode acometer um ou em ambos os olhos. É possível que gatos de qualquer idade sejam acometidos, porém os poucos casos relatados na literatura sugerem que a síndrome é mais comum em felinos mais jovens. Até o momento, não foi reconhecida uma etiologia predisponente nem histórico, embora tenha sido sugerida uma associação à medicação sistêmica anti-inflamatória e imunossupressora.[147a] Diferentemente de outras causas de edema da córnea, que resultam de defeitos no epitélio ou no endotélio da córnea, propôs-se que o defeito na CBA envolva o próprio estroma da córnea. Não foram detectados microrganismos bacterianos, virais, protozoários nem fúngicos quando testados por citologia, cultura ou sorologia.

Foi relatado que alguns casos melhoram sem tratamento; no entanto, a maioria precisa ser encaminhada para enxerto conjuntival de emergência e, às vezes, termoceratoplastia. Nesta última técnica, a córnea é tratada com várias aplicações de calor bem focais e cuidadosamente aplicadas. Forma-se uma cicatriz na área tratada, e a contração tecidual associada expele líquido do estroma da córnea, limitando a distensão corneana adicional. A aplicação de

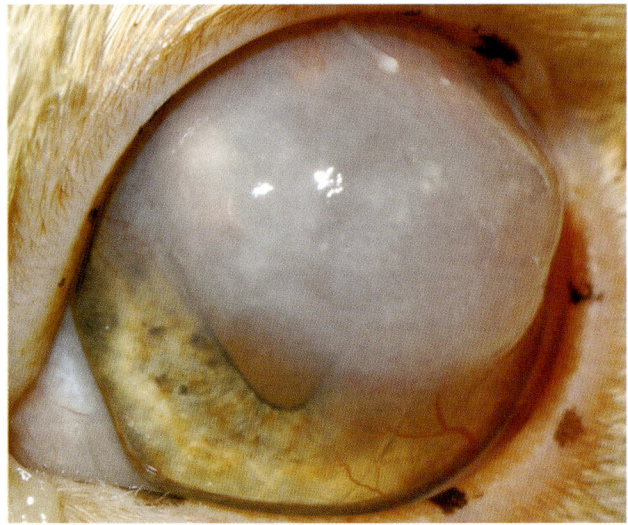

Figura 29.40 A ceratopatia bolhosa aguda caracteriza-se pelo início rápido de edema corneano maciço, com formação de bolhas e ceratocone. Vasos corneanos superficiais também são visíveis neste gato, o que sugere uma ceratite pregressa. Este aspecto não é obrigatório. É necessária a intervenção cirúrgica urgente para estabilizar a córnea. (*Cortesia de UC Davis Veterinary Ophthalmology Service.*)

um curativo na forma de tarsorrafia temporária também foi relatada como redutora de edema. Embora abas da terceira pálpebra possam promover algum suporte à córnea, elas não estão recomendadas, porque impedem a medicação e a observação da córnea, que são fundamentais para a conduta adequada. Se o tratamento rigoroso for iniciado prontamente, o prognóstico para visão e para o globo é bom; contudo, a ceratopatia bolhosa extensa, especialmente com perfuração do globo, tem prognóstico pior.

Doenças do trato uveal

Uveíte

A úvea, ou a camada vascular do olho, compõe-se da íris e do corpo ciliar (úvea anterior) e da coroide (úvea posterior) (Figura 29.41). A inflamação uveal pode envolver a íris e o corpo ciliar individualmente (uveíte anterior), a coroide e a retina adjacente (uveíte posterior ou coriorretinite) ou todo o trato uveal (pan-uveíte). A identificação desse distúrbio doloroso comum é essencial, já que as consequências da uveíte não tratada podem levar à cegueira, e as etiologias subjacentes de uveíte podem ser fatais.

Diferentemente de cães, os gatos com uveíte são apresentados ao veterinário menos comumente com sinais clínicos francos e súbitos. Em vez disso, a uveíte felina é insidiosa, com alterações sutis que facilmente passam despercebidas, frequentemente como "conjuntivite", a menos que seja realizado o completo exame oftalmológico. Por conseguinte, todos os gatos com olhos avermelhados devem ser avaliados quanto a sinais considerados patognomônicos ou, no mínimo, altamente sugestivos de uveíte anterior (ou, no mínimo, incompatíveis com diagnóstico de conjuntivite), como efeito Tyndall; hipópio; hifema;

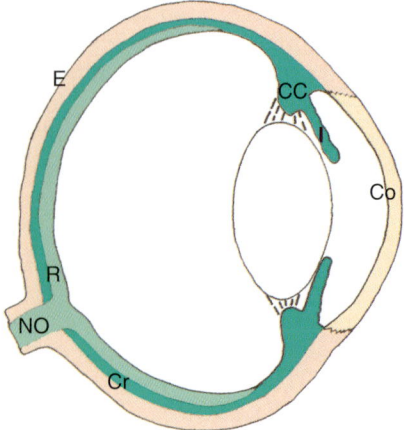

Figura 29.41 Anatomia básica do globo. A úvea anterior compõe-se da íris e do corpo ciliar, e a úvea posterior compõe-se da coroide. *Co*, córnea; *I*, íris; *CC*, corpo ciliar; *R*, retina; *Cr*, coroide; *E*, esclera; *NO*, nervo óptico. (*De Maggs D*: Slatter's fundamentals of veterinary ophthalmology, *ed 4, St Louis, 2007, Saunders.*)

fibrina na câmara anterior; precipitados de ceratina; congestão episcleral; edema de córnea, iridite rubeosa; íris espessa, edemaciada ou com aspecto "enlameado"; miose (ou resposta retardada a agentes midriáticos); sinequias anteriores ou posteriores; e pressão intraocular alterada (Figura 29.42). A pressão intraocular em olhos com uveíte anterior em geral é baixa; contudo, no glaucoma secundário, também pode ser normal ou elevada. A uveíte posterior nem sempre está acompanhada por sinais clínicos externos ou alterações no segmento anterior, o que enfatiza a importância de realizar o exame de fundo de olho em cada exame oftalmológico. Os achados clínicos indicativos de uveíte posterior são debris vítreos, áreas hiporrefletivas no interior do tapete, infiltração coriorretiniana por leucócitos, tortuosidade vascular da retina, hemorragia retiniana ou vítrea (ou ambas) ou descolamento da retina (Figura 29.43).

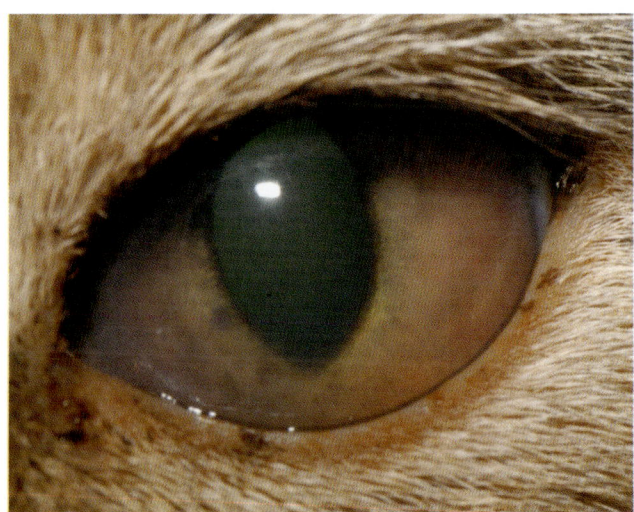

Figura 29.42 Os achados ao exame típico de uveíte são edema da córnea, rubeose da íris, íris espessada ou "enlameada" e precipitados de ceratina no endotélio corneano ventral. (*Cortesia de UC Davis Veterinary Ophthalmology Service.*)

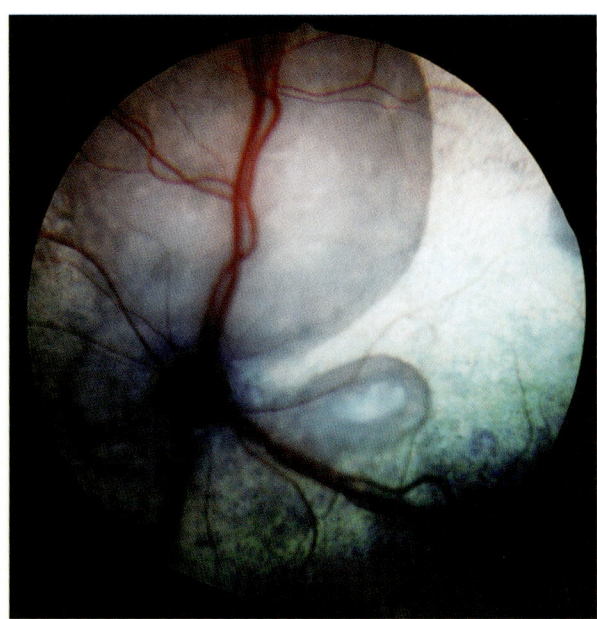

Figura 29.43 Vários descolamentos retinianos bolhosos focais ao redor do nervo óptico de um gato que também demonstrava anormalidades neurológicas. O estudo diagnóstico não conseguiu revelar uma etiologia subjacente; no entanto, o proprietário relatou que o gato recuperou as funções mentais normais, bem como o estado neurológico e a visão. Este caso reforça a importância do exame de fundo de olho em pacientes que demonstram sinais neurológicos. (*Cortesia de UC Davis Veterinary Ophthalmology Service.*)

Após a uveíte ter sido diagnosticada, a próxima etapa importante consiste em pesquisar uma etiologia subjacente, mesmo se não houver muita expectativa da sua descoberta (Tabela 29.3). As causas da uveíte são geralmente referidas como *exógenas* ou *endógenas*. Em geral, as causas exógenas são facilmente diagnosticadas por meio do exame clínico, tendem a decorrer de traumatismo ou de cirurgia e estão relacionadas com ulceração da córnea e traumatismo ocular contuso ou penetrante. As causas endógenas exigem mais testes para se chegar ao diagnóstico, com fatores infecciosos, neoplásicos e imunomediados. Embora os achados ao exame sejam inespecíficos com relação à etiologia, alguns achados clínicos são mais sugestivos de determinadas etiologias. Por exemplo, grandes precipitados ceratóticos celulares (frequentemente descritos como semelhantes a gordura de carneiro) em geral refletem doenças que provocam inflamação granulomatosa, como micoses sistêmicas ou peritonite infecciosa felina (PIF) (Figura 29.44). Catarata madura ou hipermadura pode ser sugestiva de uveíte induzida por cristalino; contudo, diferentemente de cães, os gatos tendem a desenvolver catarata secundária a uveíte. Desse modo, a catarata não deve ser pensada como a causa original da inflamação intraocular. A uveíte idiopática ocorre com maior frequência em machos felinos com mais de 9 anos de vida e mais provavelmente é unilateral, enquanto a uveíte secundária a doença sistêmica é bilateral com maior frequência.[43]

Como muitas doenças sistêmicas foram apontadas como possíveis causadoras de uveíte em gatos, a relação de considerações diferenciais é longa (Boxe 29.3). O vírus da imunodeficiência felina (FIV) e a PIF provocam direta-

mente uveíte em gatos.[59,114] O linfoma ou a superinfecção decorrente de imunossupressão e anemia induzidas pelo vírus da leucemia felina (FeLV) também provoca uveíte; no entanto, o FeLV por si só não parece resultar diretamente em doença ocular.[22] Também existem evidências sugerindo que a presença intraocular do HVF-1 pode estar associada a uveíte em felinos.[117] Bacteriemia ou septicemia também podem se manifestar como uveíte. Embora certas espécies de *Bartonella* tenham sido apontadas por alguns autores,[103] outros estudos controlados revelaram que muitos animais normais são soropositivos[61] e podem até mesmo ter DNA do microrganismo demonstrado em seu humor aquoso.[103] Esses fatos confundem o diagnóstico desses e de muitos outros microrganismos. Por outro lado, algumas espécies de *Toxoplasma gondii* e *Leishmania* estão bem estabelecidas como uma das causas de uveíte felina.[*] A migração intraocular de nematódeos, como algumas espécies de *Cuterebra*, pode causar uveíte.[82,177,207] Fungos dematiáceos, bem como infecções sistêmicas por espécies de *Cryptococcus*, *Histoplasma capsulatum*, *Blastomyces dermatitidis* e *Coccidioides immitis*, também podem causar uveíte em gatos[†] (Figura 29.45). As neoplasias primária e metastática também provocam uveíte. Em gatos, o melanoma da íris é o tumor ocular primário mais comum, enquanto o linfoma é o tumor metastático mais comum associado a uveíte felina.[43,147]

Embora muitas doenças sistêmicas possam provocar uveíte, esta doença permanece idiopática em cerca de 70% dos gatos submetidos ao completo exame diagnóstico.[43,147] Não obstante, indica-se a investigação diagnóstica completa, porque muitas causas são tratáveis, apresentam implicações para a saúde humana ou influenciam o manejo de gatos. Em particular, a falha em identificar uma etiologia significa que corticosteroides podem ser usados sob doses suficientemente altas a ponto de serem eficazes sem preocupação com relação à sua segurança em animais infectados de modo sistêmico ou naqueles com neoplasia, em que um protocolo quimioterápico mais completo poderia ser escolhido. Assim, o diagnóstico de uveíte sem causa exógena evidente sempre deverá ser seguido por completo exame físico, hemograma, perfil bioquímico sérico, urinálise e teste para FIV e FeLV. Diagnósticos adicionais, como radiografia de tórax ou abdome e ultrassonografia com aspirados com agulha fina de linfonodos, podem estar indicados, conforme a suspeita clínica.

A sorologia para doença infecciosa é variavelmente útil na obtenção do diagnóstico. Ela não consegue estabelecer as diferenças entre vírus associado a vacina e vírus do tipo selvagem, e os títulos contra algumas doenças infecciosas podem permanecer elevados por longo tempo após a infecção ter ocorrido. Por exemplo, os títulos de imunoglobulina G para *T. gondii* permanecem elevados durante anos após a exposição inicial em gatos sadios.[104] Com a *Bartonella*, parece não haver correlação entre títulos e uveíte.[61] Pode ser mais útil usar títulos negativos para descartar doença do que usar títulos positivos para incluir uma doença infecciosa; no entanto, deve-se ter cuidado para não interpretar falsamente títulos negativos em animais acometidos de modo agudo. O humor aquoso também

---

*Referências 42, 89, 90, 105, 151, 152.
†Referências 6, 13, 19, 67, 75, 144, 147.

Tabela29.3 Achados ao exame clínico sugestivos de diversas etiologias comuns de uveíte no gato.

Etiologia	Evolução clínica	Localização típica	Sinais sugestivos*
Traumatismo	Aguda	Uveíte anterior	Hifema; fibrina na CA; miose; efeito Tyndall; hipotonia
Uveíte reflexa (decorrente de ceratite ulcerativa)	Aguda	Uveíte anterior	Miose; efeito Tyndall; hipópio (se a úlcera estiver infectada); hipotonia
PIF	Subaguda	Pan-uveíte (uveíte anterior pode dominar)	PC; efeito Tyndall; fibrina na CA; hipópio; ingurgitamento e tortuosidade aumentada nos vasos da retina; granulomas coriorretinianos perivasculares; descolamento da retina
Linfoma	Subaguda	Uveíte anterior	Hipópio; hifema; fibrina na CA; efeito Tyndall; espessamento da íris; nódulos na íris; rubeose da íris; íris *bombé*; glaucoma secundário
Micoses sistêmicas	Subaguda	Pan-uveíte (uveíte posterior predomina)	Hipópio; hifema; fibrina na CA; efeito Tyndall; espessamento da íris; rubeose da íris; íris *bombé*; fragmentos/infiltrados vítreos; glaucoma secundário; granulomas coriorretinianos; descolamento da retina
Uveíte induzida por cristalino	Facoclástica (aguda) Facolítica (crônica)	Uveíte anterior	Hipópio; hifema; fibrina na CA; efeito Tyndall; espessamento da íris; sinequias posteriores; hipertensão ocular; miose Efeito Tyndall; adelgaçamento/atrofia da íris; rubeose da íris; sinequias posteriores; catarata madura/hipermadura; glaucoma secundário
Idiopática	Crônica ou recorrente	Uveíte anterior ou intermediária	Adelgaçamento/atrofia da íris; nódulos na íris; rubeose da íris; efeito Tyndall; PC; acúmulo de exsudatos (bancos de neve); fragmentos/infiltrados vítreos; sinequias posteriores; catarata cortical; glaucoma secundário
Neoplasia uveal primária	Crônica	Uveíte anterior ou coriorretinite, dependendo do local do tumor	**Localização anterior** Hipópio; hifema; fibrina na CA; efeito Tyndall; deslocamento da íris anterior; rubeose da íris; fragmentos/infiltrados vítreos; glaucoma secundário **Localização posterior** Descolamento da retina; neoplasia sub-retiniana; fragmentos/ infiltrados vítreos
FIV	Crônica	Uveíte intermediária	Fragmentos/infiltrados vítreos; acúmulo de exsudatos (bancos de neve); adelgaçamento/atrofia da íris; rubeose da íris; efeito Tyndall; sinequias posteriores; catarata cortical; glaucoma secundário

CA, câmara anterior; *PIF*, peritonite infecciosa felina; *PC*, precipitados ceratóticos; *FIV*, vírus da imunodeficiência felina.

*Observar a considerável sobreposição de sinais. Nenhum sinal é patognomônico para uma determinada causa, e a ausência de um ou mais dos sinais relacionados não possibilita descartar uma causa. Em vez disso, essas características podem ser usadas para calcular a probabilidade de etiologias potenciais para outros exames diagnósticos.

De Maggs DJ: Feline DJ: Feline uveitis: an "intraocular lymphadenopathy," *J Feline Med Surg* 11:167-182, 2009.

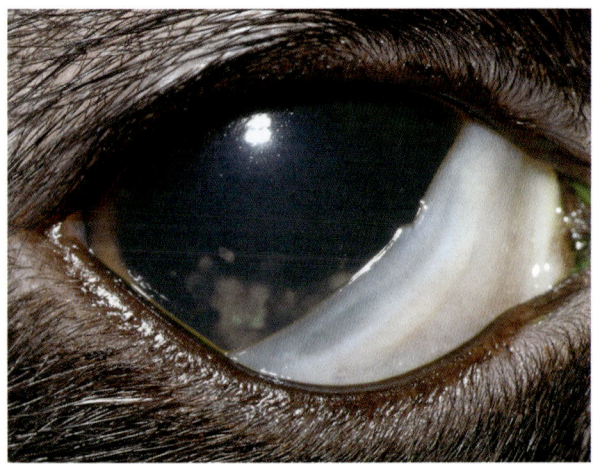

Figura 29.44 Edema corneano brando e precipitados ceratóticos granulomatosos em um gato com uveíte provocada por peritonite infecciosa felina. (*Cortesia de UC Davis Veterinary Ophthalmology Service.*)

pode ser submetido para títulos de doença infecciosa. No entanto, existem empecilhos semelhantes para a interpretação de títulos no humor aquoso, assim como para títulos no soro. Além disso, é possível a produção de anticorpos intraoculares persistir ou recidivar em resposta a estímulos antigênicos inespecíficos e ocorrer na ausência de uveíte. A citologia do humor aquoso também tende a ser pobre, exceto para o linfoma. A cultura é útil apenas na endoftalmite, quase sempre após uma lesão penetrante. Entretanto, a avaliação do humor aquoso pode ser de alguma valia quando a uveíte não responder a tratamento e outros exames diagnósticos tiverem sido frustrantes. Quando um olho ficar cego e dolorido apesar de tratamento, indica-se a enucleação. Assim, a avaliação histopatológica do globo é essencial.

O tratamento para uveíte deverá ser rigoroso e imediato, considerando-se o alto potencial para sequelas com cegueira. Os principais objetivos do tratamento consistem

---

Boxe 29.3 Causas infecciosas de uveíte em gatos

Viral	Bacteriana	Fúngica/algas	Parasitária	Protozoário
PIF	Espécies de *Bartonella*	*Cryptococcus neoformans*[†]	*Cuterebra*	*Toxoplasma gondii*
FeLV*	Espécies de *Mycobacterium*	*Histoplasma capsulatum*[†]		Espécies de *Leishmania*
FIV*	Espécies de *Ehrlichia*[‡]	*Blastomyces dermatitidis*[†]		
HVF	*Borrelia burgdorferi*[‡]	*Candida albicans*		
		Coccidioides immitis[†]		
		Espécies de *Aspergillus*		

PIF, peritonite infecciosa felina; *FeLV*, vírus da leucemia felina; *FIV*, vírus da imunodeficiência felina; *HVF*, herpes-vírus felino.
*Via imunossupressão ou oncogênese.
[†]Predomina coriorretinite.
[‡]Apenas dados sobre soroprevalência (sem evidências clínicas).
De Maggs DJ: Feline uveitis: an "intraocular lymphadenopathy," *J Feline Med Surg* 11:167-182, 2009.

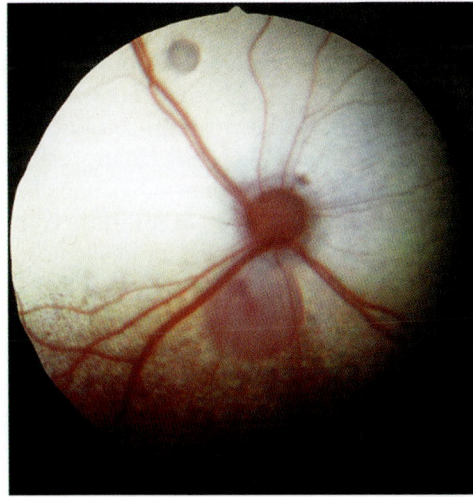

Figura 29.45 Diversos descolamentos da retina bolhosos focais e hemorragia coriorretiniana em um gato com criptococose sistêmica. (*Cortesia de UC Davis Veterinary Ophthalmology Service.*)

em abordar qualquer etiologia subjacente, controlar inflamação intraocular, promover analgesia e minimizar complicações secundárias. A uveíte anterior pode ser tratada com medicações tópicas apenas; no entanto, a ocorrência de uveíte posterior exige a administração sistêmica de medicações, pois os colírios não conseguem alcançar concentrações medicamentosas terapêuticas posteriormente ao cristalino. É essencial o tratamento da etiologia subjacente identificada. O insucesso em abordar a etiologia subjacente quase certamente levará ao insucesso de controlar a uveíte. Além disso, com frequência o tratamento específico é melhor para reduzir a inflamação do que medicamentos anti-inflamatórios inespecíficos. Desse modo, é possível resultar em doses mais baixas e em períodos de tratamento mais curtos com medicações anti-inflamatórias.

Corticosteroides ou AINE são usados para controlar a inflamação intraocular. Se não houver ulceração da córnea, podem ser usadas suspensões oftálmicas de pred-nisolona a 1% ou dexametasona a 0,1% por até 4 vezes diariamente, a fim de tratar uveíte anterior. A hidrocortisona, encontrada associada a preparados antibiótico-corticoides, é um esteroide fraco que não penetra no epitélio corneano íntegro e não deve ser usada para tratar uveíte. Como a absorção sistêmica de medicações aplicadas de forma tópica em geral é mínima, especialmente de modo agudo, e como é essencial o controle da inflamação (independentemente da causa), os esteroides tópicos costumam ser seguros para uso quando existir doença sistêmica infecciosa. No entanto, ao tratar uveíte posterior, o clínico deve evitar usar esteroides sistêmicos até as etiologias infecciosas terem sido descartadas ou quando resultados de testes diagnósticos puderem ser influenciados pelo uso de corticosteroides. Diclofenaco a 0,1%, flurbiprofeno a 0,03%, e nepafenac a 0,1%, por via tópica, são AINEs que podem ser empregados até 4 vezes/dia para controlar a uveíte. Como tendem a ser de custo mais alto e menos potente que esteroides, em geral estão reservados para situações em que os corticosteroides estejam contraindicados. Devido ao potencial de inibição plaquetária, convém evitar essas medicações se houver hifema. Da mesma maneira, o tratamento com AINE sistêmico é usado quando os corticosteroides sistêmicos estão contraindicados ou enquanto se aguardam os resultados de exames diagnósticos, porém deve ser evitado se houver suspeita de distúrbio hemorrágico.

A dor associada a uveíte anterior decorre de espasmo da musculatura do corpo ciliar. Embora esse fenômeno não possa ser avaliado diretamente, pode ser presumido se a pupila estiver miótica. A administração de medicação cicloplégica, como atropina a 1%, promoverá analgesia por prevenir espasmo da musculatura ciliar. Os clínicos devem perceber a pupila dilatada para inferir que também ocorreu paralisia da musculatura ciliar. Inicialmente, a atropina poderá ser necessária até 3 vezes/dia para alcançar midríase. Após a pupila estar dilatada, a atropina é administrada apenas com a frequência necessária para manter a dilatação, que pode ocorrer em dias alternados ou a intervalos de alguns dias. É possível o gosto amargo da atropina resultar em salivação profusa após a administração em gatos; o uso da forma em pomada em vez da solução poderá reduzir esse efeito colateral. Além de seus efeitos analgésicos, a atropina também estabiliza a barreira sangue-olho, e a midríase resultante diminui a probabilidade de formação de sinequias posteriores. A pressão intraocular (PIO) deverá ser verificada com frequência em pacientes que recebem tratamento com atropina, pois a pupila dilatada pode potencializar sinequia anterior periférica, a qual obstrui o ângulo iridocorneano, e é possível a cicloplegia também reduzir o fluxo de saída do humor aquoso, aumentando a PIO.

O tratamento inicial da uveíte deverá ser rigoroso, com a diminuição criteriosa nos agentes anti-inflamatórios e ciclopégicos com base na melhora clínica. As reavaliações devem ser frequentes e a intervalos maiores conforme os sinais cederem. As reavaliações iniciais poderão ter a frequência de 2 vezes/semana para tratar complicações caso surjam. Os pacientes também devem ser verificados novamente após todas as medicações terem sido suspensas completamente, com base no potencial de recorrência. Os proprietários também deverão ser avisados de que os pacientes que sofreram crises pregressas de uveíte correm risco de episódios futuros. Alguns pacientes, particularmente aqueles diagnosticados com uveíte idiopática, podem precisar de medicações anti-inflamatórias vitalícias, sob doses baixas, para controlar os sinais clínicos, reduzir complicações e minimizar a recorrência da doença.

Em alguns casos, a uveíte pode se mostrar intratável. Complicações secundárias são comuns nesses pacientes. As sequelas mais importantes da uveíte crônica em gatos são glaucoma, luxação do cristalino, catarata e descolamento da retina[43,147] (Figura 29.46). Se surgir glaucoma, deverá ser instituído o tratamento com o inibidor da anidrase carbônica dorzolamida, 2 a 3 vezes/dia. Infelizmente, o glaucoma pode ser difícil de tratar e levar à enucleação do olho acometido. A formação de catarata e a luxação do cristalino são outras complicações comuns da uveíte que podem ser difíceis de tratar. Uma catarata avançada pode exacerbar doença ocular por incitar uveíte facolítica; no entanto, a maioria dos gatos não é candidata a facoemulsificação por causa da gravidade da doença ocular. Da mesma maneira, a remoção cirúrgica de cristalino luxado tem prognóstico mau se a uveíte estiver em andamento. Em muitos pacientes com essas sequelas de uveíte, acaba por acontecer um globo ocular cego e doloroso, e a enucleação é necessária a fim de reduzir a dor, possibilitar a suspensão do tratamento clínico e os exames frequentes de verificação mínima. Além disso, leva à redução do risco de desenvolvimento de sarcoma intraocular (discutido posteriormente neste capítulo) e torna possível o diagnóstico histológico que pode levar a tratamento mais apropriado do olho oposto.

Síndrome da pupila espástica

A síndrome da pupila espástica (SPE) é um distúrbio exclusivo de gatos em que o proprietário relata anisocoria, que, às vezes, pode ser transitória e independente de níveis de luminosidade do ambiente (Figura 29.47). Clinicamente, os gatos com SPE mostram-se sadios, têm visão e não apresentam anormalidades oculares além do comportamento incomum das pupilas. O exame clínico revela anisocoria, falência em alcançar midríase completa em condições sem luz e reflexos fotomotores lentos; contudo, é possível os achados ao exame serem normais, pois os sinais podem ser transitórios. Afirma-se que todos os gatos com SPE são positivos para FeLV, embora esse nem sempre seja o caso ao exame inicial. Propõe-se que a lesão decorra de neurite induzida por vírus envolvendo o nervo craniano III. Não existe tratamento possível e o prognóstico para a sobrevida a longo prazo é mau.[174]

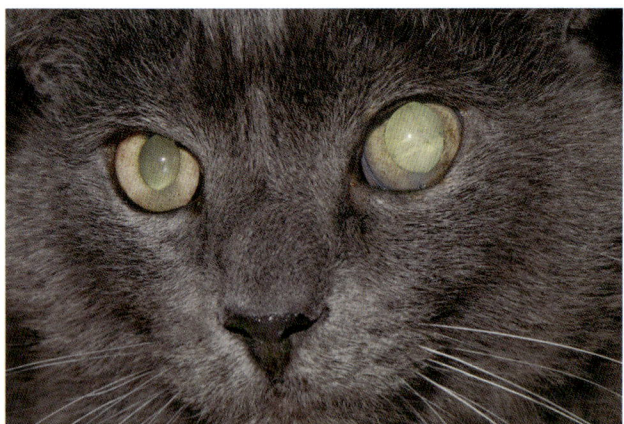

Figura 29.46 Uveíte bilateral em um gato. Rubeose da íris e precipitados ceratóticos são visíveis no olho direito. Midríase e buftalmia do olho esquerdo devem-se a glaucoma, que se desenvolveu secundariamente à uveíte. Isso reforça a necessidade de tratamento precoce e rigoroso de gatos com uveíte, com a diminuição lenta do tratamento com base apenas na redução de evidências clínicas de uveíte. A uveíte não identificada ou tratada inadequadamente está associada a sequelas graves e cegueira. (*Cortesia de UC Davis Veterinary Ophthalmology Service.*)

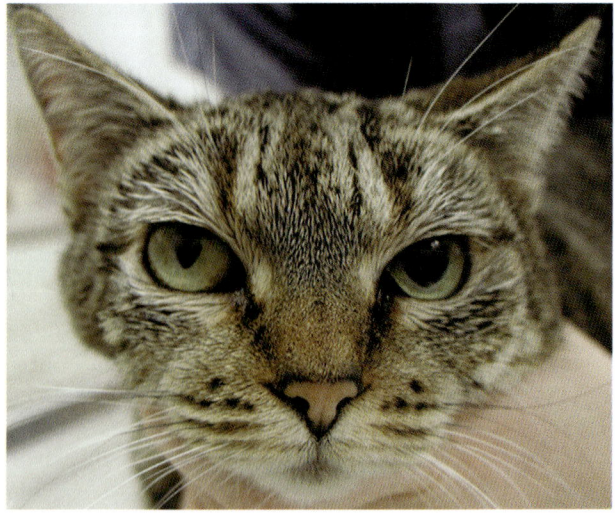

Figura 29.47 Observar a anisocoria neste paciente. Os reflexos fotomotores também estavam anormais e o grau de anisocoria mudou com o tempo. Essas características são sugestivas de síndrome da pupila espástica felina, a qual, acredita-se, decorre de neurite do nervo craniano III induzida pelo vírus da leucemia felina. (*Cortesia de UC Davis Veterinary Ophthalmology Service.*)

Neoplasia uveal

Foram documentados poucos tumores intraoculares primários em gatos. Entre esses, estão tumores epiteliais iridociliares,[145] melanoma,[143] sarcoma ocular felino (SOF)[49] e, talvez, plasmocitoma extramedular.[126] Basicamente, um olho com suspeita de processo neoplásico primário deverá ser removido após o completo exame físico e o conjunto de exames diagnósticos serem realizados para descartar metástase sistêmica evidente. Contudo, tanto o melanoma difuso da íris quanto o SOF apresentam considerações especiais que merecem discussão específica. São considerados os dois tumores intraoculares primários mais comuns e mais importantes em gatos. O SOF é discutido na seção seguinte sobre doenças do cristalino.

Melanoma da íris

O melanoma difuso da íris (MDI) é o tumor intraocular primário mais comum em gatos.[130] Diferentemente de cães com melanoma intraocular, que quase sempre desenvolvem massa elevada na face anterior da íris, os gatos costumam demonstrar mais melanose insidiosa e difusa da íris com pouca ou nenhuma projeção sobre a superfície da íris (Figuras 29.48 e 29.49). A identificação clínica nos estágios iniciais da doença pode ser difícil por causa do aspecto semelhante da melanose benigna da íris, que é uma alteração comum do envelhecimento em gatos.[50] O diagnóstico definitivo é ainda mais complicado pela dificuldade de obtenção de biopsia da íris e também pelo potencial de áreas benignas de melanose sofrerem transformação posterior para melanoma maligno.[56,130] Até que sejam desenvolvidos métodos melhores para diferenciar essas síndromes, os clínicos e os proprietários às vezes devem escolher remover um olho que potencialmente tem apenas melanose benigna ou arriscar doença metastática devido à demora na remoção de um olho que contém células neoplásicas.

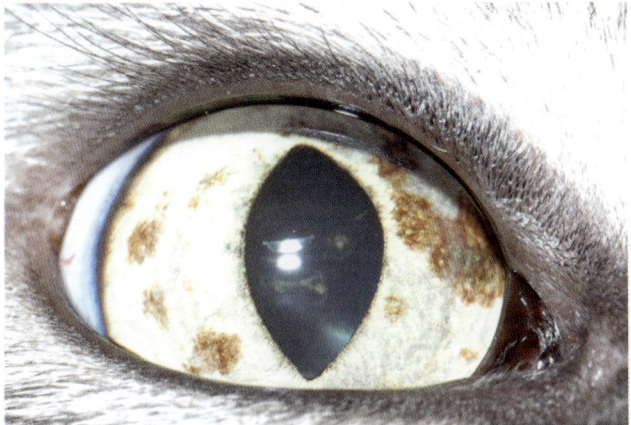

Figura 29.48 Diversas áreas difusas a coalescentes de hiperpigmentação da íris, altamente sugestivas de melanoma difuso da íris. Nesse estágio, em que a única alteração ocular é a hiperpigmentação da íris, determinar se essas lesões se devem a melanose benigna ou a melanoma maligno é um imenso desafio. Recomenda-se o encaminhamento ao especialista. (*Cortesia de UC Davis Veterinary Ophthalmology Service.*)

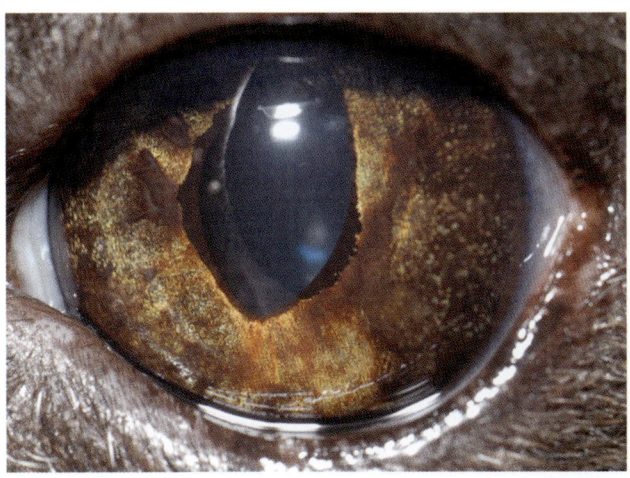

Figura 29.49 Melanoma difuso da íris. Embora a histologia seja necessária para confirmar o diagnóstico, a natureza elevada das lesões melanóticas e a discoria são bastante sugestivas de um processo maligno. (*Cortesia de UC Davis Veterinary Ophthalmology Service.*)

Não existe predileção por raça ou sexo, porém o gato médio acometido é de meia-idade a idoso. Assim, é levado a exame em média de idade de 11 anos.[12,143] Em geral, o MDI manifesta-se primeiramente como uma área focal de hiperpigmentação castanha da íris.[1,50,53,130] Nos estágios iniciais, às vezes é impossível estabelecer diferenças entre o MDI e a melanose benigna da íris.[50] O aspecto inicial da MDI pode permanecer estático durante meses ou anos, mas por fim é progressivo, resultando em aumento visível da alteração da cor da íris.[1,56] Embora o MDI não tenha características clínicas patognomônicas, o espessamento da íris, hiperpigmentação estendendo-se além da superfície anterior da íris e as alterações da função pupilar aumentam a suspeita de melanoma.[12,130] Sem tratamento, ocorre infiltração progressiva da úvea anterior e das vias de drenagem oculares, o que resulta em uveíte e glaucoma secundário.[53,130,200]

A fotocoagulação com *laser* diodo, conforme relatado para o tratamento de áreas focais de hiperpigmentação da íris em cães,[33] não foi recomendada para gatos por causa da destruição incompleta e da dispersão potencial de células e tecido neoplásicos. Uma abordagem razoável de conduta consiste em monitorar áreas de alteração da coloração da íris ao longo do tempo. A documentação fotográfica de tais lesões é extremamente útil. No entanto, devido ao risco de doença metastática, a enucleação é o tratamento final recomendado para a hiperpigmentação da íris em crescimento.[53,56,98,130]

Períodos de latência de até alguns anos foram relatados para a doença metastática. Os índices de metástase documentados chegam a 62,5%.[143] O fígado é o local mais comum da doença metastática; contudo, pulmões, linfonodos regionais e outros locais também podem ser acometidos.[14,56,130,143] Por isso, recomenda-se um conjunto de exames diagnósticos abrangentes antes da cirurgia. A enucleação deverá ser realizada no início da evolução da doença.[98] Embora a enucleação possa levar ao risco de remoção de olhos com subsequente diagnóstico histológico de melanose benigna da íris, isso deve ser medido contra o atraso do tratamento, considerando-se o fato de que o tempo de sobrevida diminui conforme a infiltração tumoral progressiva para dentro da úvea.[98] Comparados com um grupo-controle, tempos de sobrevida equivalentes foram alcançados quando a enucleação foi realizada enquanto o melanoma estava confinado ao estroma da íris.[56,98] Por outro lado, a infiltração do tumor para o interior do corpo ciliar ou das vias de drenagem, especialmente com o desenvolvimento de glaucoma, correlaciona-se fortemente a diminuição acentuada do tempo de sobrevida.[56,98] Embora o índice metastático aumentado esteja associado a índice mitótico alto e evidência de invasão da esclerótica,[56,98] características celulares como forma da célula, relação núcleo:citoplasma, número de nucléolos e teor de melanina não parecem ter valor para determinar o prognóstico.[56]

Foi descrito também o MDI amelanótico e ele se manifesta de modo semelhante ao do MDI clássico, exceto pela alteração da cor, que é para cinza em vez de castanho.[17] A evolução clínica e o potencial de metástase devem ser considerados os mesmos do MDI clássico. Uma segunda variante, o melanoma ocular atípico, também foi relatada. Diferentemente do MDI, o melanoma ocular atípico tem origem em várias áreas no interior do trato uveal e pode ter evolução clínica mais agressiva.[81] Os gatos com melanoma ocular atípico apresentam infiltração neoplásica de todo o trato uveal e da esclerótica no momento da apresentação inicial,[81] enquanto, no MDI, as células neoplásicas permanecem na úvea anterior. Neste momento, não está claro se a natureza avançada da doença à apresentação deveu-se ao comportamento mais agressivo no nível celular ou resultou de tumor com origem na úvea posterior e não na anterior.

O melanoma da íris pode ser induzido experimentalmente após inoculação da câmara anterior com FeLV e com o vírus do sarcoma felino (FeSV). Isso leva à especulação de que esses vírus podem participar do desenvolvimento de MDI.[4,5] Foi documentada uma associação entre MDI de ocorrência natural e FeLV/FeSV. No entanto, essa associação foi encontrada em uma minoria de casos de um estudo apenas.[175] Neste momento, não há evidências de que o FeLV ou o FeSV estejam envolvidos na patogenia do MDI.[37]

Neoplasia intraocular secundária

Qualquer processo neoplásico sistêmico tem o potencial de apresentar metástase no olho. Metástases intraoculares secundárias a carcinoma escamocelular, adenocarcinoma pulmonar, hemangiossarcoma e linfossarcoma foram documentadas.[32,34,68,99] Dessas, o linfossarcoma é de longe a mais comum[204] (Figura 29.50). Como a disseminação hematógena mostra-se a principal rota para o olho, a neoplasia intraocular metastática acomete primariamente a úvea.[27,54,68] Em gatos, podem ocorrer metástases coroides mais frequentemente do que metástases para a úvea anterior.[54] É possível haver massa individualizada na úvea; no entanto, são mais comuns metástases mais difusas com sinais de uveíte.[34,54] De fato, a uveíte pode ser o primeiro sinal clínico de neoplasia sistêmica subjacente.[34] Por esse motivo, a neoplasia sistêmica sempre deverá ser conside-

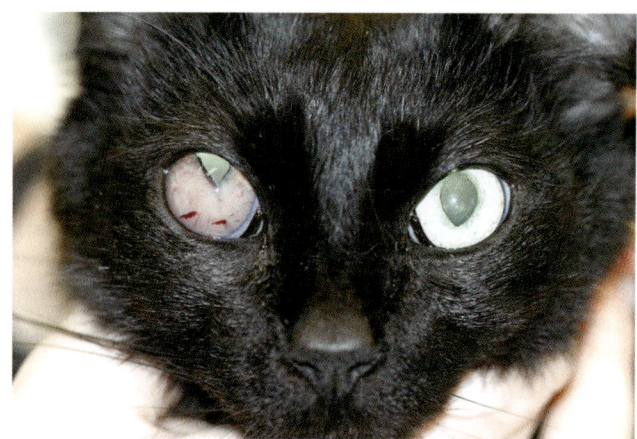

Figura 29.50 Discoria por massa na íris no olho direito de um gato. O diagnóstico histopatológico foi linfossarcoma. (*Cortesia de WCVM Ophthalmology Service.*)

rada ao se avaliar um paciente com uveíte. O completo exame físico e a completa investigação diagnóstica também são essenciais, assim como em todos os outros casos de uveíte. A ultrassonografia ocular é útil quando estruturas intraoculares não são vistas com facilidade ao exame clínico. Embora raras, as metástases intraoculares de adenocarcinoma pulmonar merecem especial atenção, devido à sua manifestação única em gatos. Além dos sinais inespecíficos de uveíte, esse tumor provoca áreas características em forma de cunha, com alteração da cor do fundo do olho decorrente da coriorretinopatia isquêmica.[27]

O tratamento da neoplasia intraocular metastática deve incluir tanto o tratamento inespecífico para a uveíte quanto para o processo neoplásico subjacente. Nos tumores responsivos à quimioterapia (em particular o linfossarcoma), a redução na uveíte tende a se correlacionar bem à resposta do tumor em locais extraoculares e com frequência é notável. Por outro lado, os tecidos oculares não toleram radiação e, assim, os tumores intraoculares responsivos à radiação com frequência levam à enucleação como medida paliativa.

Doenças do cristalino

Catarata e luxação do cristalino

As doenças mais comuns do cristalino felino são catarata e luxação do cristalino, ambas ocorrendo como síndromes primárias muito menos frequentemente em gatos em comparação a cães[70] (Figura 29.51). Em vez disso, em gatos, as duas doenças tendem a ocorrer como consequência de uveíte crônica; assim, os pacientes devem ser submetidos ao exame completo quanto a sinais de uveíte e suas causas. Gatos diabéticos raramente desenvolvem catarata, presumivelmente por causa das concentrações diminuídas de aldose redutase no cristalino felino em comparação com o cristalino canino.[159] A catarata congênita foi relatada junto a tais anormalidades oculares como agenesia palpebral, microfaquia e síndrome de Chédiak-Higashi, porém também foi considerada incomum.[2,31,128] Acredita-se que ocorra luxação primária do cristalino em gatos, porém não existem descrições revistas por pesquisadores e não foi relatada predileção por raça. Em vez disso, deslocamentos do cristalino no gato ocorrem secundariamente a outra doença ocular, como uveíte, glaucoma e degeneração zonular senil[165] (Figura 29.52). Os tratamentos para catarata e luxação do cristalino são semelhantes àqueles em cães e exigem o encaminhamento a um oftalmologista veterinário.

Sarcoma ocular felino

O sarcoma ocular felino (SOF) é um tumor ocular agressivo que resulta em morte relacionada com o tumor na maioria dos gatos acometidos. Por causa disso, a maioria

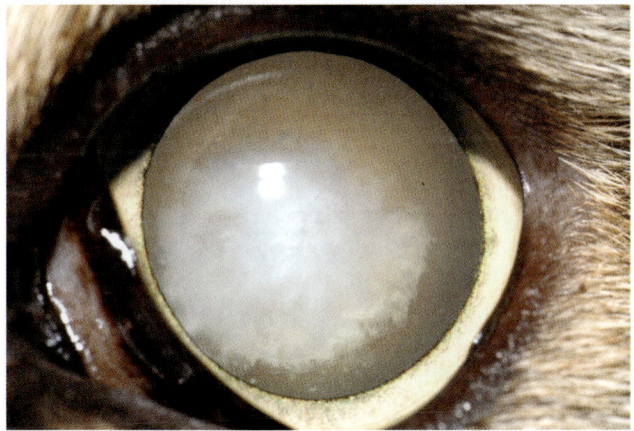

Figura 29.51 Catarata incompleta envolvendo o núcleo do cristalino. (*Cortesia de UC Davis Veterinary Ophthalmology Service.*)

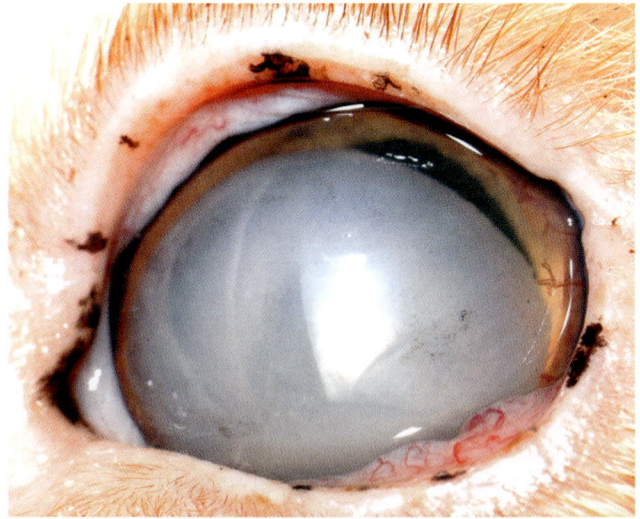

Figura 29.52 Catarata completa e luxação do cristalino anterior no olho esquerdo de um gato. O cristalino é visto anterior à íris. Observar os vasos corneanos superficiais, que costumam ser vistos na luxação do cristalino. A sorologia indicou que este gato era positivo para o vírus da imunodeficiência felina. A luxação do cristalino em gatos está associada a uveíte, catarata e glaucoma. Assim, deve-se encaminhar o animal a um especialista. Se o olho estiver irreversivelmente cego, convém realizar a enucleação com histopatologia. (*Cortesia de UC Davis Veterinary Ophthalmology Service.*)

dos oftalmologistas recomenda fortemente a enucleação de globo ocular cego e doloroso em felinos, independentemente da causa, a fim de prevenir a transformação maligna subsequente para SOF. Por essas razões, esse tumor merece atenção especial aqui.

A maioria dos gatos diagnosticados com sarcoma ocular primário tem histórico conhecido de traumatismo no olho acometido vários anos antes.[9,49,52,55,77,146] Desse modo, às vezes o SOF é denominado *sarcoma intraocular pós-traumático.* Uveíte crônica e injeções intraoculares também foram relatadas como precursoras do desenvolvimento de SOF.[180] Com relativa frequência, o olho acometido esteve cego por alguns anos, e a razão para a ida ao veterinário consiste em uma alteração do aspecto do olho.[52,77] Os gatos raramente manifestam sinais francos de desconforto no momento da apresentação.[49,51] O exame clínico com frequência revela córnea opaca.[49,52,77] Às vezes, é possível observar massa na câmara anterior, porém estruturas intraoculares frequentemente são difíceis de se discernir[52,77,180] (Figura 29.53). A ultrassonografia pode ser útil para a confirmação de massa intraocular quando o exame clínico é limitado. O globo acometido também pode ter forma anormal. Com relativa frequência, o globo é enrugado ou buftálmico.[9,52]

À histologia, existe obliteração da arquitetura normal dos globos oculares de gatos com SOF.[9,52,53,77,146,180] As células neoplásicas tendem a invadir a esclerótica, preferencialmente deixando o globo no polo posterior/nervo óptico e no limbo.[49,52,146] Foi detectada doença grave do cristalino, particularmente ruptura do cristalino, em quase todos os casos.[49,52,146] Embora a origem do SOF tenha ficado desconhecida durante anos, atualmente se aceita que o tumor tenha origem em células epiteliais do cristalino.[26,55,209] Acredita-se que o epitélio anterior do cristalino sofra uma transformação maligna em resposta a um traumatismo, de maneira semelhante ao desenvolvimento de fibrossarcoma em locais de vacinação.[209] Não se acredita que FeLV e FeSV participem da patogenia do SOF.[37]

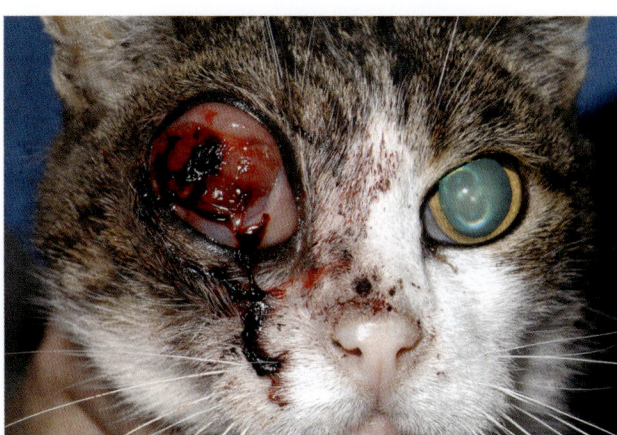

Figura 29.53 Massa intraocular provocou glaucoma, buftalmia e ruptura do olho direito deste gato. A histopatologia identificou este tumor como um sarcoma ocular felino que havia migrado para o interior da órbita. A órbita foi exenterada como medida preventiva, porém o proprietário foi alertado da expectativa de recorrência tumoral e morte como resultado de invasão local e recorrência. (*Cortesia de UC Davis Veterinary Ophthalmology Service.*)

Considerando-se a relação entre SOF e a ruptura do cristalino, gatos com lesão perfurante do cristalino devem ser encaminhados para tratamento imediatamente e acompanhados rigorosamente por toda a vida. As opções de tratamento são tratamento clínico, facoemulsificação ou enucleação. Uma pequena perfuração da cápsula do cristalino pode se autolacrar e responder a tratamento clínico para a uveíte associada; no entanto, a liberação de material do cristalino para o interior do olho obriga ao acompanhamento vitalício desses pacientes. Rupturas maiores da cápsula do cristalino exigem facoemulsificação para remover o material livre do cristalino, do olho, ou enucleação (Figura 29.54). O desenvolvimento de SOF foi relatado em gatos já submetidos à extração cirúrgica do cristalino.[55] Embora o desenvolvimento de SOF não tenha sido relatado após facoemulsificação especificamente, seu desenvolvimento é teoricamente possível, carecendo de acompanhamento a longo prazo.

Da mesma maneira, gatos com histórico conhecido de traumatismo ocular também deverão ser monitorados atentamente, pelo potencial de SOF. A suspeita clínica de massa intraocular ou a observação de encolhimento do globo em um gato, especialmente um gato que conhecidamente sofreu traumatismo ocular, deve levar o clínico a recomendar a enucleação após investigação diagnóstica para doença metastática. Embora não se saiba se a enucleação precoce diminui a taxa de mortalidade, o tratamento não deve demorar, por causa da natureza agressiva da doença. Na maioria dos casos relatados, os pacientes morreram em decorrência de doença relacionada com o tumor no intervalo de meses da enucleação como consequência de invasão local da órbita, extensão ao longo do nervo óptico para o sistema nervoso central ou doença metastática.[9,49,52,77,146] Neste momento, não existem relatos de tratamentos adjuvantes, como radiação ou quimioterapia, para o tratamento de SOF.

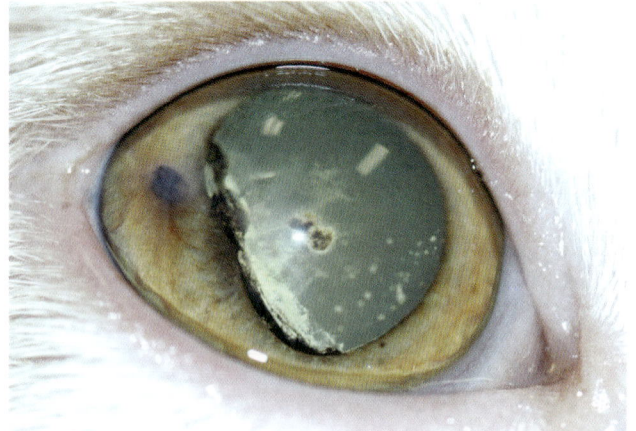

Figura 29.54 Sinais clínicos de perfuração do globo. Observar as sinequias anteriores na posição de 9 h, indicando perfuração da córnea. A discoria é uma consequência de sinequias posteriores ao longo da margem pupilar lateral, compatível com uveíte. A existência de melanina sobre a cápsula do cristalino anterior e no interior do cristalino, bem como de catarata em fase inicial, é bastante sugestiva de perfuração da cápsula do cristalino. Este gato corre risco de desenvolver sarcoma ocular felino. (*Cortesia de WCVM Ophthalmology Service.*)

Glaucoma

É essencial aferir a PIO durante cada exame oftalmológico, a fim de evitar perder um diagnóstico de glaucoma, em especial porque o glaucoma pode ser uma doença muito sutil e insidiosa em gatos. Diferentemente de cães, o glaucoma ocorre com pouca frequência no gato. Além disso, o glaucoma secundário é bem mais comum do que o glaucoma primário.[18,160,200] Também, a rara síndrome do direcionamento errôneo do humor aquoso (DEHA) surge naturalmente em gatos, porém ainda não foi relatada em cães. Embora qualquer felino possa ser acometido, o paciente típico com glaucoma é de meia-idade ou mais velho.[18,41,78,160,190]

Como os sinais clínicos do glaucoma felino tendem a se desenvolver gradualmente e não de modo agudo, com frequência existe cegueira irreversível no momento da apresentação para avaliação oftalmológica.[18,160] Os gatos com frequência não desenvolvem edema corneano evidente ou olhos vermelhos também evidentes do mesmo modo que os cães manifestam. Em vez disso, os achados mais comuns ao exame inicial são ausência da resposta a ameaça, ausência de reflexos fotomotores e buftalmia.[18]

O diagnóstico de glaucoma é feito com base em aferições de PIO superiores a 25 a 30 mmHg associadas a evidências de anormalidades oculares (Figura 29.55). Uma única leitura de PIO elevada, na ausência de sinais clínicos, não deve ser usada para fazer o diagnóstico de glaucoma. A técnica da tonometria, a pressão excessiva no pescoço, variação diurna e pacientes rebeldes podem contribuir para leituras elevadas.[45,102] Os olhos devem ser reavaliados se a PIO estiver superior a 25 mmHg ou se existir uma diferença superior a 12 mmHg entre os olhos.[102] Conforme já mencionado neste capítulo, o exame neuro-oftalmológico será anormal. Pode haver degeneração da retina se a doença estiver avançada. A escavação do disco do nervo óptico, uma característica do glaucoma canino, com frequência é difícil de ser observada no gato, por causa da natureza não mielinizada do disco óptico felino. Como a maioria dos glaucomas felinos é secundária a uveíte anterior e neoplasia intraocular,[18,200] anormalidades como efeito Tyndall, catarata, massa intraocular ou alteração da cor da íris também costumam ocorrer. O glaucoma primário é possível se tais achados clínicos estiverem ausentes, embora esse distúrbio seja raro.[18,96,200] É necessário o encaminhamento para gonioscopia para se fechar o diagnóstico de glaucoma primário.

DEHA é um distúrbio raro que surge do direcionamento errôneo do humor aquoso para o interior da cavidade vítrea em vez de para o interior da câmara posterior e, a seguir, anterior, e saindo através do ângulo iridocorneano. A patogenia para esse distúrbio não é bem compreendida. Existe a hipótese de que uma anomalia na membrana hialoide anterior atue como uma válvula unidirecional. Isso possibilita que o humor aquoso entre, porém não saia, da cavidade vítrea. Conforme a pressão se acumula no interior do vítreo, o cristalino e a úvea anterior são deslocados anteriormente. Como consequência desse desvio, há o aumento do contato íris-cristalino, produzindo midríase e diminuição do fluxo de humor aquoso para a câmara

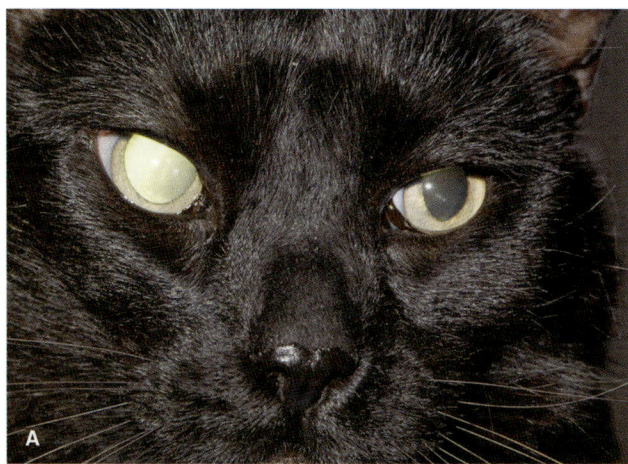

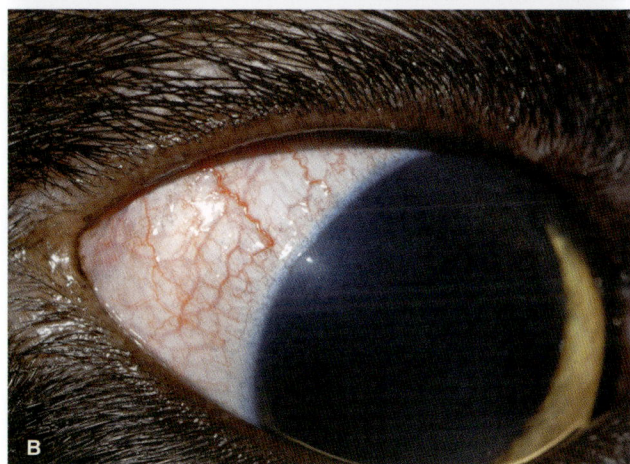

Figura 29.55 A. Uveíte e glaucoma secundário acentuado no olho direito de um gato. Apesar de a pressão intraocular no olho direito ser de 73 mmHg, os sinais de desconforto, midríase e anormalidades oftalmológicas visíveis são mínimos. Os sinais a serem pesquisados neste gato são midríase, edema corneano sutil e hiperemia episclerótica, sendo que nenhuma dessas alterações pode estar associada a conjuntivite individualmente. Cabe observar também que a buftalmia é evidente apenas quando toda a cabeça é vista e a simetria dos globos, avaliada. **B.** Finalmente, convém observar a diferença na reflexão do tapete entre os olhos. Às vezes, essa sutil alteração é o sinal mais evidente de doença oftalmológica. Em geral, indica doença intraocular grave e nunca deve ser ignorada. (*Cortesia de UC Davis Veterinary Ophthalmology Service.*)

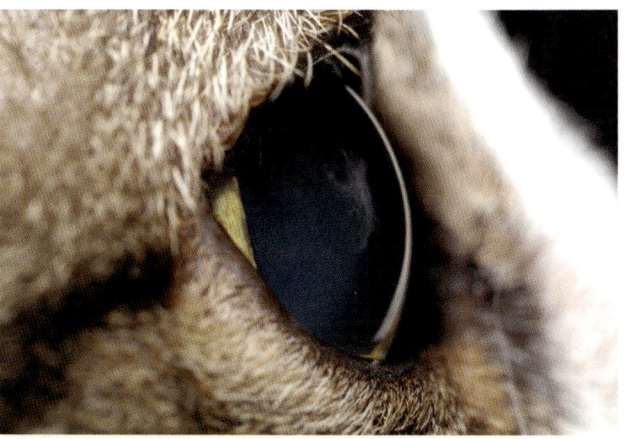

Figura 29.56 A câmara anterior estreita é característica de síndrome do direcionamento errôneo do humor aquoso. O feixe em fenda do oftalmoscópio direto ajuda a identificar a distância estreitada entre as reflexões brilhantes da córnea e a cápsula do cristalino anterior. Neste gato, a existência de uma catarata cortical anterior também ajuda a demonstrar o deslocamento adiante do cristalino. A pressão intraocular deste felino era de 40 mmHg, porém respondeu bem a facoemulsificação e vitrectomia anterior. (*Cortesia de UC Davis Veterinary Ophthalmology Service.*)

anterior como resultado de "bloqueio pupilar," que exacerba ainda mais a hipertensão ocular. Os pacientes com DEHA apresentam-se com anormalidades semelhantes ao exame neuro-oftálmico de gatos com outras formas de glaucoma.[41] Os achados oftalmológicos necessários para o diagnóstico de DEHA são zônulas no cristalino íntegras, justaposição do corpo ciliar, face vítrea anterior consolidada, abordagem estreita ao ângulo iridocorneano e câmara anterior uniformemente de pouca profundidade.[41] Comparada com outros achados ao exame, uma câmara anterior uniformemente estreita é mais facilmente identificada no ambiente de clínica geral e é o sinal característico de DEHA[41] (Figura 29.56). O estreitamento uniforme ajuda a diferenciar entre DEHA e glaucoma provocado por outras etiologias. Em outras formas de glaucoma, a buftalmia provoca aprofundamento da câmara anterior.

Na íris arqueada, a câmara anterior periférica sofre estreitamento, porém a anterior central permanece profunda. A PIO em pacientes com DEHA é elevada, às vezes de modo bastante acentuado. No entanto, diferentemente de outras formas de glaucoma em que a midríase farmacológica provoca elevação adicional da PIO, a de alguns pacientes com DEHA pode estar reduzida pela dilatação da pupila, devido a uma diminuição no bloqueio pupilar. É possível DEHA ocorrer unilateralmente no início, porém, com frequência, torna-se bilateral.

Independentemente da causa, o tratamento do glaucoma sempre deve abordar a doença subjacente quando identificada. Como muitos desses distúrbios primários são intratáveis, o glaucoma felino em geral encontra-se avançado à apresentação. Além disso, poucas medicações antiglaucoma são eficazes no gato e o glaucoma felino é particularmente difícil de tratar. O controle clínico da PIO é alcançado em 21 a 58% dos olhos tratados.[18,160] O inibidor da anidrase carbônica dorzolamida mostra-se um dos agentes antiglaucoma mais úteis em gatos. A terapia tópica com inibidor da anidrase carbônica é preferível à terapia sistêmica, por causa da suscetibilidade de gatos a efeitos sistêmicos adversos. A dorzolamida é eficaz para baixar a PIO quando aplicada 2 vezes/dia; contudo, são necessários 4 ou 5 dias de tratamento para alcançar uma diminuição confiável.[154] A dorzolamida também pode ser administrada associada ao timolol 2 vezes/dia, embora o benefício deste pareça ser superficial.[46] O inibidor da anidrase carbônica brinzolamida é ineficaz em gatos,[74] assim como os análogos da prostaglandina bimatoprosta, unoprostona e latanoprosta, que são razoavelmente bem-sucedidos em cães.[10,183] O efeito hipotensivo do travoprosta em gatos não é conhecido. Embora análogos da prostaglandina não diminuam de maneira eficaz a PIO, eles induzem miose em gatos da mesma maneira que em cães. A pilocarpina também tem efeitos hipotensivos em gatos;[201]

no entanto, devido à sua propensão de induzir uveíte,[101] além de efeitos colaterais sistêmicos, em geral seu uso é desestimulado.[41]

Geralmente, os midriáticos estão contraindicados no glaucoma. Embora o tratamento com atropina seja um componente vital do tratamento do direcionamento errôneo do humor aquoso em seres humanos, não foram demonstrados efeitos benéficos da terapia midriática para DEHA. Em um estudo, a aplicação de tropicamida foi sucedida por aumento da PIO.[41] O uso de mióticos como pilocarpina e timolol pode agravar o glaucoma associado a DEHA e, por isso, deve ser evitado.

Infelizmente, procedimentos ciclodestrutivos mostram benefícios limitados em gatos, talvez porque exacerbam ou não consigam abordar a inflamação subjacente que ocorre na maioria dos casos.[78,160] Uma associação de lensectomia por meio de facoemulsificação, junto a capsulotomia posterior e vitrectomia anterior, possibilita o redirecionamento do humor aquoso a partir do vítreo e corrige o bloqueio pupilar. Além disso, o estreitamento da câmara anterior é uma esperança para o controle da PIO em DEHA.[41] Quando intervenções médicas e cirúrgicas não conseguirem controlar a PIO, a enucleação deve ser realizada em todos os globos cegos que manifestarem provocar dor.

Doença coriorretiniana

Coriorretinopatia hipertensiva

Como é um órgão terminal, o olho é suscetível a lesão decorrente de hipertensão sistêmica. Especificamente, a pressão arterial elevada de modo persistente provoca doença da retina, da coroide e do nervo óptico. A *retinopatia hipertensiva* é um termo genérico para descrever todas as lesões oculares decorrentes da lesão a essas estruturas. As lesões oftálmicas em gatos hipertensos têm incidência estimada entre 60 e 77%.[57,176]

Uma pequena revisão da anatomia pode auxiliar na compreensão da patogenia (Figura 29.57). Em termos breves, os vasos localizam-se apenas nas camadas mais internas da retina felina. A retina mais externa é altamente ativa em termos metabólicos, porém é avascular. O coriocapilar é uma rede de capilares que suprem o sangue coroide à retina externa. Embora a vasculatura coroide seja permeável à maioria das substâncias, a barreira sangue-olho impede a entrada de solutos e de líquido para o interior da retina a partir da coroide e da circulação sistêmica. A exclusão de substâncias da retina auxilia a manter a aderência retiniana.

Assim, as lesões oculares hipertensas decorrem de lesão isquêmica às paredes vasculares. Em face da pressão arterial cronicamente elevada, mecanismos autorreguladores no interior da retina tornam-se desorganizados e há extravasamento de angiotensina II tanto para o espaço coroide extracelular quanto para o nervo óptico. Consequentemente, existe vasoconstrição dos vasos da retina, do coriocapilar e dos vasos que alimentam o nervo óptico. A lesão isquêmica decorrente da vasoconstrição prolongada provoca necrose da parede do vaso e extravasamento de líquido a partir desses vasos. Clinicamente, essas alterações manifestam-se como edema da retina, hemorragia

da retina e descolamento retiniano seroso (Figuras 29.58 e 29.59). O papiledema, encontrado em outras espécies, não foi relatado em gatos.[35]

A magnitude e a duração da elevação da pressão arterial necessárias para induzir lesões oculares não são conhecidas. Em um estudo, as lesões oculares por hipertensão estiveram associadas a aferições de pressão arterial sistólica superiores a 168 mmHg[164]; entretanto, grande parte dos estudos mostra a pressão arterial sistólica na maioria dos gatos com lesões oculares induzidas por hipertensão em valores superiores a 200 mmHg.[107,129,163,191] Lesões oculares podem ser mais passíveis de se desenvolver após hipertensão pronunciada com duração prolongada, e gatos hipertensos com lesões oculares apresentam pressão arterial

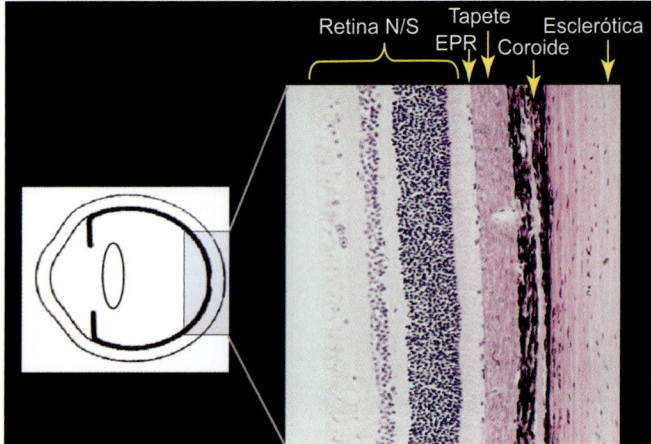

Figura 29.57 Anatomia normal do fundo de olho felino, englobando esclerótica, coroide própria, tapete (que, na verdade, é parte da coroide), epitélio pigmentar retiniano (EPR) e retina neurossensorial. A barreira sangue-retina normalmente impede que solutos e líquidos ganhem o espaço potencial entre o epitélio pigmentado da retina e a retina neurossensorial. O extravasamento de substâncias da vasculatura da coroide para o interior desse espaço potencial resulta em descolamento da retina.

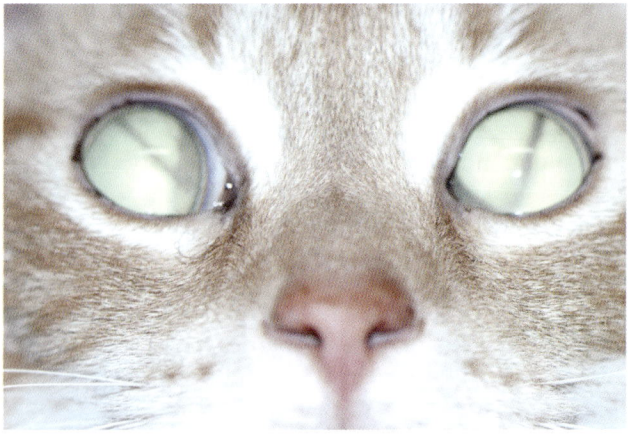

Figura 29.58 Com frequência, evidências de descolamento da retina podem ser encontradas durante retroiluminação, antes da realização do exame de fundo de olho. Neste paciente, descolamento bilateral e completo da retina resultou em midríase, e os vasos retinianos podem ser vistos em foco imediatamente posterior ao cristalino. (*Cortesia de WCVM Ophthalmology Service.*)

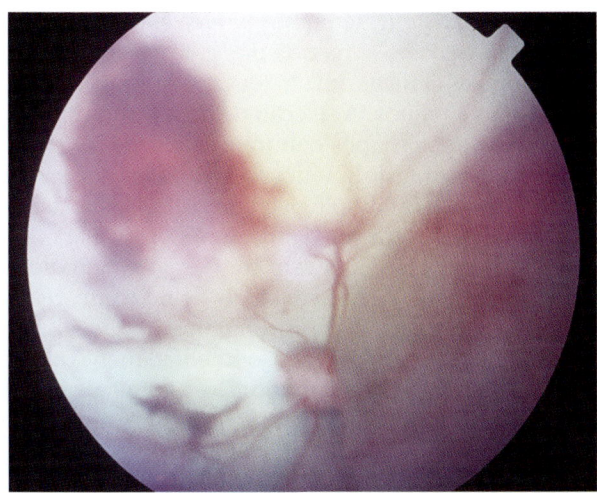

Figura 29.59 Descolamento completo da retina e várias hemorragias retinianas são achados característicos em gatos com hipertensão sistêmica, sendo a perda da visão o motivo mais frequente para a apresentação ao veterinário. (*Cortesia de UC Davis Veterinary Ophthalmology Service.*)

significativamente mais elevada que os hipertensos sem lesões oculares.[29,129] Para gatos com lesões oculares, não foi encontrada diferença significativa entre pressão arterial sistólica de felinos com descolamento da retina (e cegueira aguda) em comparação com aqueles que não apresentavam cegueira aguda à apresentação.[57] Gatos hipertensos com lesões oculares possivelmente apresentam doença cardíaca mais grave do que gatos hipertensos sem lesões oculares.[29]

O gato com hipertensão sistêmica típico tem mais de 10 anos de vida.[107,129,164,176] Foram sugeridas predileções para sexo, porém não confirmadas.[107,164] O motivo mais comum para esses animais serem levados para consulta é cegueira aguda.[57,107,163] Na realidade, em muitos pacientes, a doença ocular é o primeiro indicador de doença sistêmica.[186] O descolamento da retina seroso, em geral acompanhado por hemorragia retiniana, é o achado mais comum ao exame. Isso apoia a noção de que a doença da coroide contribui para a maioria das lesões oculares em gatos.[113] Outros achados comuns ao exame são midríase em repouso, reflexos fotomotores lentos ou ausentes, hifema, hemorragia da íris, edema da retina e tortuosidade de vasos da retina (ver Figura 29.59).

A hipertensão sistêmica deve ser considerada em todos os gatos que apresentam hemorragia intraocular ou descolamento da retina. É essencial um conjunto de exames diagnósticos. O diagnóstico da retinopatia hipertensa é confirmado quando a pressão arterial sistólica excede 160 a 170 mmHg e causas potenciais de uveíte posterior são descartadas. A insuficiência renal crônica é a doença subjacente mais comum associada a hipertensão sistêmica.[107,113,129,176] A hipertensão primária e a hipertensão associada a hipertireoidismo, diabetes melito e hiperaldosteronismo também devem ser considerados, porém esses distúrbios ocorrem menos frequentemente.[113,176,193]

O tratamento anti-inflamatório deve ser considerado em gatos com doença do segmento anterior. Corticosteroides são escolhas melhores que AINEs, os quais podem exacerbar sangramento. A fim de prevenir efeitos sistêmicos potenciais de tratamento com corticosteroides, estes devem ser administrados topicamente.[150] Por fim, os componentes mais importantes do tratamento da retinopatia hipertensiva são controle da pressão arterial e tratamento de qualquer doença subjacente. O controle clínico da pressão arterial possibilitará a melhora das lesões oculares hipertensivas na maioria dos pacientes.[57,107,113,129,191] Em anos recentes, o bloqueador de canal de cálcio anlodipino besilato surgiu como tratamento bem-sucedido para hipertensão sistêmica e lesões oculares relacionadas. Em doses que variam desde 0,625 a 1,25 mg por via oral, a cada 12 a 24 h, o anlodipino pode ser mais eficaz que qualquer outra classe de fármacos para a redução de hemorragia intraocular e edema da retina e readerência de descolamentos retinianos serosos.[113] Para discussão mais aprofundada sobre o tratamento de hipertensão sistêmica, ver o Capítulo 20.

O prognóstico de retorno da visão depende tanto da duração quanto da gravidade das lesões oculares. Edema e hemorragia retinianos brandos, sem descolamento da retina, podem sofrer resolução completa mediante o controle bem-sucedido da pressão arterial.[113] O prognóstico torna-se reservado se houver descolamento da retina. À histologia, a degeneração da retina é visível em 1 h de descolamento, e ocorre lesão extensa em fotorreceptores em 2 semanas.[60] Por isso, embora a readerência da retina seja possível mediante tratamento clínico, muitos gatos permanecem cegos ou com a visão comprometida, devido à retina ter se tornado degenerada de modo irreversível enquanto descolada.[113,129] O prognóstico também é reservado em gatos com hemorragia intraocular, particularmente hifema, por causa do maior potencial de glaucoma secundário.[163]

Efeitos tóxicos de enrofloxacino

São raros os relatos de cegueira associada à administração de enrofloxacino em gatos até quase uma década após o Baytril® ter sido aprovado pela Food and Drug Administration para uso em cães e gatos. Tais relatos mostraram coincidir com uma alteração no rótulo, o que possibilitou doses mais elevadas serem administradas a gatos. Estudos toxicológicos subsequentes confirmaram que a degeneração da retina é relacionada com a dose e não idiossincrásica, o que levou a uma dose oral máxima recomendada de 5 mg/kg/dia em gatos. Cegueira de início rápido, às vezes em apenas 4 dias de tratamento, e midríase são sinais típicos observados pelos proprietários. Os achados clínicos foram resposta a ameaça ausente, reflexos fotomotores lentos ou ausentes, graus variáveis de hiper-refletividade do tapete, e atenuação vascular da retina[64] (Figura 29.60). A eletrorretinografia confirmou redução da função retiniana já em 24 h após o início do tratamento a 50 mg/kg/dia.[63] Não foram observados sinais, duração do tratamento ou distúrbio clínico subjacente para a prescrição de enrofloxacino.[64] Em um estudo, as doses de enrofloxacino oral variaram entre 4,6 mg/kg 1 vez/dia até 27 mg/kg 2 vezes/dia.[64] Após a suspensão do tratamento, uma quantidade limitada de visão foi preservada ou recuperada em quatro gatos. Sob doses mais elevadas (50 mg/kg/dia) alguns gatos também demonstraram sinais neurológicos.[63]

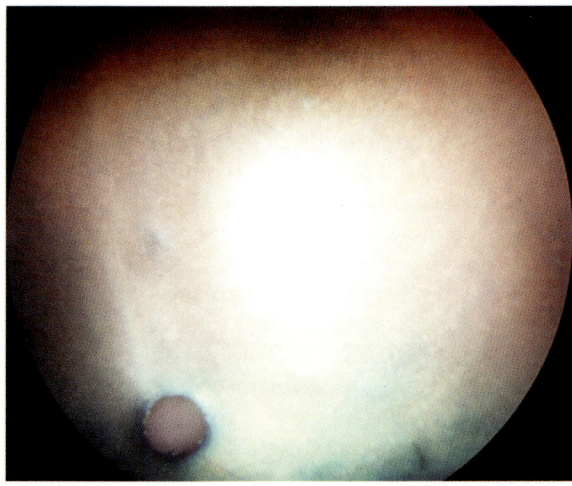

Figura 29.60 Hiper-refletividade do tapete e atenuação acentuada da vasculatura da retina são indicadores de degeneração retiniana avançada neste gato. Embora estes sinais sejam patognomônicos para degeneração da retina, eles não possibilitam o diagnóstico definitivo de uma etiologia, que pode envolver deficiência de taurina, atrofia retiniana progressiva, toxicidade por enrofloxacino, glaucoma e descolamento da retina pregresso grave e prolongado por qualquer etiologia. Para se chegar ao diagnóstico etiológico, são necessários histórico completo e exame físico geral e exame oftalmológico. (*Cortesia de UC Davis Veterinary Ophthalmology Service.*)

Embora o mecanismo exato pelo qual o enrofloxacino exerce seus efeitos não seja conhecido, a retinopatia hipertensiva não parece ser uma causa contributiva.[63]

Embora a dose de 5 mg/kg/dia esteja de acordo com as recomendações do fabricante, a degeneração da retina ainda pode ocorrer sob essa dose.[64] Diversos fatores, como grandes doses do fármaco ou grandes concentrações plasmáticas do fármaco, infusão intravenosa rápida, tratamento prolongado e idade avançada do paciente, podem aumentar o risco de efeitos tóxicos.[199] Em particular, gatos com idade superior a 12 anos são mais passíveis de enfrentar efeitos adversos do que aqueles com menos de 9 anos, talvez devido a maior incidência de doença hepática ou renal provocando comprometimento da depuração do fármaco.[199] A exposição à luz ultravioleta A durante o tratamento, as interações medicamentosas e o acúmulo do fármaco (secundário a metabolismo ou depuração comprometidos) também podem aumentar a probabilidade de degeneração da retina.[199]

Um estudo conduzido em filhotes felinos com 2 a 8 semanas de vida revelou que a administração oral de enrofloxacino na dose de 5 mg/kg/dia não conseguiu alcançar concentrações plasmáticas terapêuticas, porém descobriu que a administração parenteral era bem-sucedida para se alcançarem concentrações plasmáticas-alvo.[169] Esse estudo também sugeriu que eram necessárias doses mais altas que 5 mg/kg/dia. Isso foi atribuído às diferenças no volume de distribuição e depuração do fármaco em gatinhos em comparação com gatos adultos. Não foram encontradas lesões oculares neste estudo. No entanto, é importante observar que neste momento as indicações da bula do fabricante são que o enrofloxacino não deve ser usado em filhotes felinos com menos de 12 semanas de vida e que a administração parenteral não é permitida para gatos.

Como não existe tratamento para os efeitos tóxicos do enrofloxacino e como a maioria dos gatos permanece cega para sempre, os clínicos devem ter cautela ao receitar fluoroquinolonas a felinos. A seleção de uma fluoroquinolona deve ser feita apenas após cultura e exame de sensibilidade confirmarem que antibióticos alternativos não são adequados. O exame oftalmológico completo, com exame de fundo de olho, deverá ser realizado antes e após o tratamento. Os proprietários devem ser avisados do potencial de efeitos adversos. Se houver sinais de midríase, reflexos fotomotores alterados e comprometimento visual, o tratamento deverá ser interrompido imediatamente e o gato deverá ser levado para avaliação. Doses orais de enrofloxacino em gatos nunca devem exceder o máximo de 5 mg/kg/dia, e a duração não deve ultrapassar a recomendação do fabricante de 2 a 3 dias após a melhora dos sinais clínicos. Aconselha-se cautela especialmente nos pacientes de idade avançada ou naqueles com distúrbios clínicos concomitantes que podem comprometer o metabolismo ou a eliminação do fármaco. O enrofloxacino não está aprovado para uso parenteral em gatos; assim, deve ser evitado o uso não prescrito na bula de enrofloxacino injetável.

Retinopatia por deficiência de taurina

Na década de 1970, diversos autores demonstraram que gatos alimentados com dietas deficientes em taurina mostravam evidências no fundo do olho de degeneração da retina e diminuição da função da retina. Nos anos seguintes, foi documentada ocorrência natural de retinopatia por deficiência de taurina. Em particular, essa síndrome foi identificada em gatos alimentados com ração para cães, que tende a apresentar concentrações mínimas de taurina.[3] A partir daí, a prática de dar ração de cão para gatos foi interrompida, e, como a maioria das rações para gatos contém níveis adequados de taurina,[178] a retinopatia secundária a deficiência de taurina na dieta é relativamente rara. Contudo, com o maior interesse nas dietas para animais de estimação caseiras, o potencial para o ressurgimento desse distúrbio permanece. O reconhecimento desse distúrbio é importante não apenas para a prevenção da cegueira, mas também para a prevenção de miocardiopatia dilatada, outra doença associada à deficiência de taurina.[148]

Como a meia-vida da taurina retiniana é prolongada, podem ser necessários diversos meses de deficiência dietética até que ocorra a degeneração da retina.[167,168] Os sinais iniciais de retinopatia por deficiência de taurina são semelhantes àqueles de atrofia retiniana progressiva em fase inicial. A primeira anormalidade consiste em um aspecto granular para área central, sucedido pelo desenvolvimento de hiper-refletividade[167] (Figuras 29.61 e 29.62). Se a deficiência de taurina for corrigida, este é o limite das alterações do fundo de olho. Contudo, com o prolongamento da deficiência dietética, a extensão da degeneração para a retina mesoperiférica é possível. Se o clínico suspeitar de deficiência de taurina na dieta em um gato com degeneração da retina, é necessária a confirmação de taurina plasmática baixa. Se o nível de taurina plasmática estiver baixo, é necessária a suplementação dietética. Com a suplementação, é possível a reversão parcial da degeneração

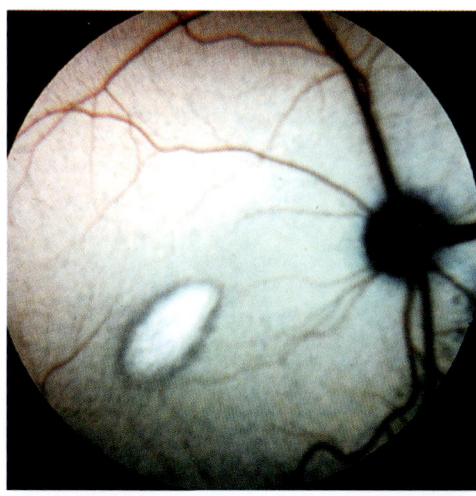

Figura 29.61 A área elíptica focal de hiper-refletividade do tapete dorsolateral ao disco óptico é um dos sinais iniciais de retinopatia por deficiência de taurina. Esta seria considerada degeneração em estágio 2 em um sistema de escala de 5 estágios. (*Cortesia de UC Davis Veterinary Ophthalmology Service.*)

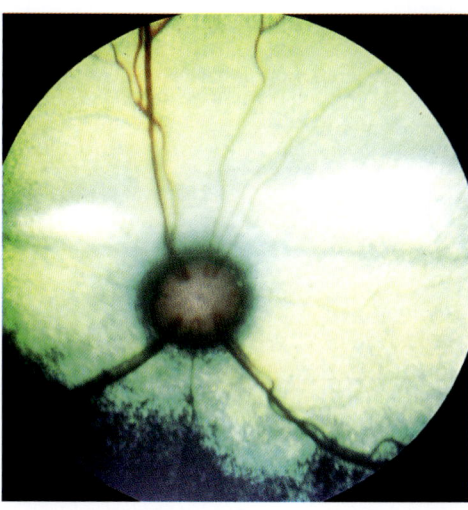

Figura 29.62 A deficiência de taurina prolongada levou à degeneração da retina estágio 3 com regiões hiper-reflexivas dorsolaterais e dorsomediais ao disco óptico. O prolongamento da deficiência na dieta levará à degeneração completa da retina (estágio 5). (*Cortesia de UC Davis Veterinary Ophthalmology Service.*)

da retina em gatos em estágios brandos a moderados da doença, porém a prevenção de evolução adicional é o principal objetivo terapêutico.[85,86]

Atrofia retiniana progressiva

A degeneração ou displasia retiniana hereditária (com frequência agrupadas como atrofia retiniana progressiva) ocorre em gatos, particularmente das raças Abissínio e Persa.[39,134,153] Uma displasia de fotorreceptores retinianos de início precoce, autossômica recessiva, é encontrada em gatos da raça Persa, e como um distúrbio autossômico dominante em gatos da raça Abissínio logo com 2 a 3 semanas de vida.[39,153] No gato de raça Persa, as anormalidades oculares mais iniciais são reflexos fotomotores sutilmente

diminuídos com 2 semanas de vida. Estes evoluem para esses reflexos fotomotores mínimos e midríase em repouso com 17 semanas de vida. Sinais ao exame do fundo de olho de degeneração da retina, como atenuação vascular da retina, hiper-refletividade do tapete e escurecimento do disco óptico são mínimos com 4 a 5 semanas, porém acentuados com 17 semanas de vida. No gato de raça Abissínio, a degeneração da retina de início precoce decorre de uma displasia de fotorreceptores autossômica dominante.[39] Assim como no gato de raça Persa, os reflexos fotomotores anormais são observados primeiramente com cerca de 2 a 3 semanas de vida, porém o estágio terminal da doença não é alcançado até aproximadamente 1 ano de vida.[39] O nistagmo acompanha essa forma de degeneração da retina.[39] Uma degeneração da retina autossômica recessiva de início tardio também ocorre no gato de raça Abissínio. A evidência oftalmoscópica precoce de degeneração da retina é visível com aproximadamente 1,5 a 2 anos de vida, na forma de alteração da cor para cinza do fundo peripapilar e da área central, em particular.[134] A evolução da doença é muito mais lenta do que na doença de início precoce, com os estágios terminais sendo alcançados com cerca de 3,5 a 4 anos de idade.[134] Não existe tratamento possível para qualquer um desses distúrbios. Os animais acometidos não devem procriar.

Recursos para proprietários de gatos

Para mais informações, consulte o site http://www.petplace.com/cats/living-with-a-blind-cat/page1.aspx.

Referências bibliográficas

1. Acland GM, McLean IW, Aguirre GD et al: Diffuse iris melanoma in cats, *J Am Vet Med Assoc* 176:52, 1980.
2. Aguirre G, Bistner S: Microphakia with lenticular luxation and subluxation in cats, *Vet Med Small Anim Clin* 68:498, 1973.
3. Aguirre GD: Retinal degeneration associated with the feeding of dog foods to cats, *J Am Anim Hosp Assoc* 172:791, 1978.
4. Albert DM, Shadduck JA, Craft JL et al: Feline uveal melanoma model induced with feline sarcoma virus, *Invest Ophthalmol Vis Sci* 20:606, 1981.
5. Albert DM, Shadduck JA, Liu H-S et al: Animal models for the study of uveal melanoma, *Int Ophthalmol Clin* 20:143, 1979.
6. Angell J, Shively J, Merideth R et al: Ocular coccidioidomycosis in a cat, *J Am Vet Med Assoc* 187:167, 1985.
7. Aquino SM: Management of eyelid neoplasms in the dog and cat, *Clin Tech Small Anim Pract* 22:46, 2007.
8. Attali-Soussay K, Jegou J-P, Clerc B: Retrobulbar tumors in dogs and cats: 25 cases, *Vet Ophthalmol* 4:19, 2001.
9. Barrett PM, Meredith RE, Alarcon FL: Central amaurosis induced by an intraocular, posttraumatic fibrosarcoma in a cat, *J Am Anim Hosp Assoc* 31:242, 1995.
10. Bartoe JT, Davidson H, Horton MT et al: The effects of bimatoprost and unoprostone isopropyl on the intraocular pressure of normal cats, *Vet Ophthalmol* 8:247, 2005.
11. Bellhorn R, Barnett K, Henkind P: Ocular colobomas in domestic cats, *J Am Vet Med Assoc* 159:1015, 1971.
12. Bellhorn R, Henkind P: Intraocular malignant melanoma in domestic cats, *J Small Anim Pract* 10:631, 1970.
13. Bernays ME, Peiffer RL: Ocular infections with dematiaceous fungi in two cats and a dog, *J Am Vet Med Assoc* 213:507, 1998.
14. Bertoy RW, Brightman AH, Regan K: Intraocular melanoma with multiple metastases in a cat, *J Am Vet Med Assoc* 192:87, 1988.
15. Billson FM, Miller-Michau T, Mould JR et al: Idiopathic sclerosing orbital pseudotumor in seven cats, *Vet Ophthalmol* 9:45, 2006.
16. Binder DR, Herring IP: Duration of corneal anesthesia following topical administration of 0.5% proparacaine hydrochloride solution in clinically normal cats, *Am J Vet Res* 67:1780, 2006.

17. Bjerkas E, Arnesen K, Peiffer RL: Diffuse amelanotic iris melanoma in a cat, *Vet Comp Ophthalmol* 7:190, 1997.

18. Blocker T, Van der Woerdt A: The feline glaucomas: 82 cases (1995-1999), *Vet Ophthalmol* 4:81, 2001.

19. Blouin P, Cello R: Experimental ocular cryptococcosis. Preliminary studies in cats and mice, *Invest Ophthalmol Vis Sci* 19:21, 1980.

20. Brannan PA: A review of sclerosing idiopathic orbital inflammation, *Curr Opin Ophthalmol* 18:402, 2007.

21. Breit S, Kunzel W, Oppel M: The course of the nasolacrimal duct in brachycephalic cats, *Anat Histol Embryol* 32:224, 2003.

22. Brightman AH, Ogilvie GK, Tompkins MB: Ocular disease in FeLV-positive cats: 11 cases (1981-1986), *J Am Vet Med Assoc* 198:1049, 1991.

23. Burstein N: Preservative cytotoxic threshold for benzalkonium chloride and chlorhexidine digluconate in cat and rabbit corneas, *Invest Ophthalmol Vis Sci* 19:308, 1980.

24. Cai Y, Fukushi H, Koyasu S et al: An etiological investigation of domestic cats with conjunctivitis and upper respiratory tract disease in Japan, *J Vet Med Sci* 64:215, 2002.

25. Cantaloube B, Raymond-Letron I, Regnier A: Multiple eyelid apocrine hidrocystomas in two Persian cats, *Vet Ophthalmol* 7:121, 2004.

26. Cassotis N, Dubielzig R, Davidson M: Immunohistochemical analysis of primary ocular sarcomas in cats: 38 cases, *Proceedings of the American College of Veterinary Ophthalmologists*, 22, 1999.

27. Cassotis N, Dubielzig R, Gilger B et al: Angioinvasive pulmonary carcinoma with posterior segment metastasis in four cats, *Vet Ophthalmol* 2:125, 1999.

28. Chaitman J, van der Woerdt A, Bartick T: Multiple eyelid cysts resembling apocrine hidrocystomas in three Persian cats and one Himalayan cat, *Vet Pathol* 36:474, 1999.

29. Chetboul V, Lefebvre HP, Pinhas C et al: Spontaneous feline hypertension: clinical and echocardiographic abnormalities, and survival rate, *J Vet Intern Med* 17:89, 2003.

30. Chung S-H, Lee SK, Cristol SM et al: Impact of short-term exposure of commercial eyedrops preserved with benzalkonium chloride on precorneal mucin, *Mol Vis* 12:415, 2006.

31. Collier L, Bryan G, Prieur D: Ocular manifestations of the Chédiak-Higashi syndrome in four species of animals, *J Am Vet Med Assoc* 175:587, 1979.

32. Cook C, Peiffer R, Stine P: Metastatic ocular squamous cell carcinoma in a cat, *J Am Vet Med Assoc* 185:1547, 1984.

33. Cook CS, Wilkie DA: Treatment of presumed iris melanoma in dogs by diode laser photocoagulation: 23 cases, *Vet Ophthalmol* 2:217, 1999.

34. Corcoran KA, Peiffer RL, Koch SA: Histopathological features of feline ocular lymphosarcoma: 49 cases (1978-1992), *Vet Comp Ophthalmol* 5:35, 1995.

35. Crispin S, Mould J: Systemic hypertensive disease and the feline fundus, *Vet Ophthalmol* 4:131, 2001.

36. Cullen C, Lim C, Sykes J: Tear film breakup times in young healthy cats before and after anesthesia, *Vet Ophthalmol* 8:159, 2005.

37. Cullen CL, Haines DM, Jackson ML et al: Lack of detection of feline leukemia and feline sarcoma viruses in diffuse iris melanomas of cats by immunohistochemistry and polymerase chain reaction, *J Vet Diagn Invest* 14:340, 2002.

38. Cullen CL, Njaa BL, Grahn BH: Ulcerative keratitis associated with qualitative tear film abnormalities, *Vet Ophthalmol* 2:197, 1999.

39. Curtis R, Barnett KC, Leon A: An early-onset retinal dystrophy with dominant inheritance in the Abyssinian cat, *Invest Ophthalmol Vis Sci* 28:131, 1987.

40. Cutler TJ: Bilateral eyelid agensis repair in a captive Texas cougar, *Vet Ophthalmol* 5:143, 2002.

41. Czederpiltz JM, La Croix NC, Van der Woerdt A et al: Putative aqueous humor misdirection syndrome as a cause of glaucoma in cats: 32 cases (1997-2003), *J Am Vet Med Assoc* 227:1434, 2005.

42. Davidson MG, Lappin MR, English RV et al: A feline model of ocular toxoplasmosis, *Invest Ophthalmol Vis Sci* 34:3653, 1993.

43. Davidson MG, Nasisse MP, English RV et al: Feline anterior uveitis: a study of 53 cases, *J Am Anim Hosp Assoc* 27:77, 1991.

44. de Lormier L-P: Primary orbital melanoma without ocular involvement in a Balinese cat, *Can Vet J* 47:225, 2006.

45. Del Sole MJ, Sande PH, Bernades JM et al: Circadian rhythm of intraocular pressure in cats, *Vet Ophthalmol* 10:155, 2007.

46. Dietrich U, Chandler M, Cooper T et al: Effects of topical 2% dorzolamide hydrochloride alone and in combination with 0.5% timolol maleate on intraocular pressure in normal feline eyes, *Vet Ophthalmol* 10:95, 2007.

47. Drazenovich T, Fascetti A, Westermeyer H et al: Effects of dietary lysine supplementation on upper respiratory and ocular disease and detection of infectious organisms in cats within an animal shelter, *Am J Vet Res* 70:1391, 2009.

48. Dubielzig R, Bell C, Schobert C: *Feline orbital pseudotumor: a morphologic review of 14 cases*, ACVO Annual Conference, Boston, 2008.

49. Dubielzig R, Everitt J, Shadduck J et al: Clinical and morphological features of post-traumatic ocular sarcomas in cats, *Vet Pathol* 27:62, 1990.

50. Dubielzig R, Lindley D: The relationship between pigmented spots on the feline iris and diffuse iris melanoma, *Vet Pathol* 30:451, 1993.

51. Dubielzig RR: Feline ocular sarcomas. In Peiffer RL, Simons KB, editors: *Ocular tumors in animals and humans*, Ames, Iowa, 2001, Iowa State Press.

52. Dubielzig RR: Ocular sarcoma following trauma in three cats, *J Am Vet Med Assoc* 184:578, 1984.

53. Dubielzig RR, Everitt J, Shadduck JA et al: Feline ocular melanoma and post traumatic sarcoma, *Proceedings of the American College of Veterinary Ophthalmologists* 441, 1986.

54. Dubielzig RR, Grendahl RL, Orcutt JC et al: Metastases. In Peiffer RL, Simons KB, editors: *Ocular tumors in animals and humans*, Ames, Iowa, 2001, Iowa State Press, p 337.

55. Dubielzig RR, Hawkins KL, Toy KA et al: Morphologic features of feline ocular sarcomas in 10 cats: light microscopy, ultrastructure, and immunohistochemistry, *Vet Comp Ophthalmol* 4:7, 1994.

56. Duncan D, Peiffer R: Morphology and prognostic indicators of anterior uveal melanomas in cats, *Prog Vet Comp Ophthalmol* 1:25, 1991.

57. Elliott L, Barber P, Syme H et al: Feline hypertension: clinical findings and response to antihypertensive treatment in 30 cases, *J Small Anim Pract* 42:122, 2001.

58. Ellis T: Feline respiratory virus carriers in clinically healthy cats, *Aust Vet J* 57:115, 1981.

59. English RV, Davidson MG, Nasisse MP et al: Intraocular disease associated with feline immunodeficiency virus infection in cats, *J Am Vet Med Assoc* 196:1116, 1990.

60. Erickson PA, Fisher SK, Anderson DH et al: Retinal detachment in the cat: the outer nuclear and out plexiform layers, *Invest Ophthalmol Vis Sci* 24:927, 1983.

61. Fontenelle JP, Powell CC, Hill AE et al: Prevalence of serum antibodies against *Bartonella* species in the serum of cats with or without uveitis, *J Feline Med Surg* 10:41, 2008.

62. Fontenelle JP, Powell CC, Veir JK et al: Effect of topical ophthalmic application of cidofovir on experimentally induced primary ocular feline herpesvirus-1 infection in cats, *Am J Vet Res* 69:289, 2008.

63. Ford MM, Dubielzig RR, Giuliano EA et al: Ocular and systemic manifestations after oral administration of a high dose of enrofloxacin in cats, *Am J Vet Res* 68:190, 2007.

64. Gelatt KN, van der Woerdt A, Ketring KL et al: Enrofloxacin-associated retinal degeneration in cats, *Vet Ophthalmol* 4:99, 2001.

65. Gilger BC, Hamilton HL, Wilkie DA et al: Traumatic ocular proptosis in dogs and cats: 84 cases (1980-1993), *J Am Vet Med Assoc* 206:1186, 1995.

66. Gilger BC, McLaughlin SA, Whitley RD et al: Orbital neoplasms in cats: 21 cases (1974-1990), *J Am Vet Med Assoc* 201:1083, 1992.

67. Gionfriddo J: Feline systemic fungal infections, *Vet Clin N Am Small Anim Pract* 30:1029, 2000.

68. Gionfriddo JR, Fix AS, Niyo Y et al: Ocular manifestations of a metastatic pulmonary adenocarcinoma in a cat, *J Am Vet Med Assoc* 197:372, 1990.

69. Giudice C, Muscolo MC, Rondena M et al: Eyelid multiple cysts of the apocrine gland of Moll in Persian cats, *J Feline Med Surg* 11:487, 2009.

70. Glaze MB: Congenital and hereditary ocular abnormalities in cats, *Clin Tech Small Anim Pract* 20:74, 2005.

71. Glaze MB, Gelatt KN: Feline ophthalmology. In Gelatt KN, editor: *Veterinary ophthalmology*, ed 3, Baltimore, 1999, Lippincott Williams & Wilkins, p 997.

72. Glover T, Nasisse M, Davidson M: Acute bullous keratopathy in the cat, *Vet Comp Ophthalmol* 4:66, 1994.

73. Grahn BH, Stewart WA, Towner RA et al: Magnetic resonance imaging of the canine and feline eye, orbit, and optic nerves and its clinical application, *Can Vet J* 34:418, 1993.

74. Gray H, Willis A, Morgan R: Effects of topical administration of 1% brinzolamide on normal cat eyes, *Vet Ophthalmol* 6:285, 2003.

75. Greene RT, Troy GC: Coccidioidomycosis in 48 cats: a retrospective study (1984-1993), *J Vet Intern Med* 9:86, 1995.

76. Haid C, Kaps S, Gonczi E et al: Pretreatment with feline interferon omega and the course of subsequent infection with feline herpesvirus in cats, *Vet Ophthalmol* 10:278, 2007.

77. Hakanson N, Shively JN, Reed RE et al: Intraocular spindle cell sarcoma following ocular trauma in a cat: case report and literature review, *J Am Anim Hosp Assoc* 26:63, 1990.

78. Hampson E, Smith R, Bernays M: Primary glaucoma in Burmese cats, *Aust Vet J* 80:672, 2002.

79. Hargis AM, Ginn PE: Feline herpesvirus 1-associated facial and nasal dermatitis and stomatitis in domestic cats, *Vet Clin N Am Small Anim Pract* 29:1281, 1999.

80. Hargis AM, Ginn PE, Mansell JE et al: Ulcerative facial and nasal dermatitis in cats associated with feline herpesvirus 1, *Vet Dermatol* 10:267, 1999.

81. Harris BP, Dubielzig RR: Atypical primary ocular melanoma in cats, *Vet Ophthalmol* 2:121, 1999.

82. Harris BP, Miller PE, Bloss JR et al: Ophthalmomyiasis interna anterior associated with *Cuterebra* spp in a cat, *J Am Vet Med Assoc* 216:352, 2000.

83. Hartley C, Ladlow J, Smith KC: Cutaneous haemangiosarcoma of the lower eyelid in an elderly white cat, *J Feline Med Surg* 9:78, 2007.

84. Hartley J, Stevenson S, Robinson A et al: Conjunctivitis due to *Chlamydophila felis* (*Chlamydia psittaci* feline pneumonitis agent) acquired from a cat: case report with molecular characterization of isolates from the patient and cat, *J Infect* 43:7, 2001.

85. Hayes K, Carey RE: Retinal degeneration associated with taurine deficiency in the cat, *Science* 88:949, 1975.

86. Hayes K, Rabin AR, Berson EL: An ultrastructural study of nutritionally induced and reversed retinal degeneration in cats, *Am J Pathol* 78:504, 1975.

87. Herring IP: Clinical pharmacology and therapeutics Part 1: Mydriatics/cycloplegics, anesthetics, ophthalmic dyes, tear substitutes and stimulators, intraocular irrigating fluids, topical disinfectants, viscoelastics, fibrinolytics amd antifibrinolytics, antifibrotic agents, tissue adhesives, and anticollagenase agents. In Gelatt KN, editor: *Veterinary ophthalmology*, ed 4, Ames, Iowa, 2007, Blackwell, p 332.

88. Herring IP, Bobofchak MA, Landry MP et al: Duration of effect and effect of multiple doses of topical ophthalmic 0.5% proparacaine hydrochloride in clinically normal dogs, *Am J Vet Res* 66:77, 2005.

89. Hervás J, Chacón-M De Lara F, Sánchez-Isarria M et al: Two cases of feline visceral and cutaneous leishmaniosis in Spain, *J Feline Med Surg* 1:101, 1999.

90. Hervás J, Chacon-Manrique de Lara F, Lopez J et al: Granulomatous (pseudotumoral) iridociclitis associated with leishmaniasis in a cat, *Vet Rec* 149:624, 2001.

91. Hickman M, Reubel G, Hoffman D et al: An epizootic of feline herpesvirus, type 1 in a large specific pathogen-free cat colony and attempts to eradicate the infection by identification and culling of carriers, *Lab Animal* 28:320, 1994.

92. Hoffmann A, Blocker T, Dubielzig R et al: Feline periocular peripheral nerve sheath tumor: a case series, *Vet Ophthalmol* 8:153, 2005.

93. Holland JL, Outerbridge CA, Affolter VK et al: Detection of feline herpesvirus 1 DNA in skin biopsy specimens from cats with or without dermatitis, *J Am Vet Med Assoc* 229:1441, 2006.

94. Holt E, Goldschmidt MH, Skorupski K: Extranodal conjunctival Hodgkin's-like lymphoma in a cat, *Vet Ophthalmol* 9:141, 2006.

95. Horimoto T, Limcumpao J, Xuan X et al: Heterogeneity of feline herpesvirus type 1 strains, *Arch Virol* 126:283, 1992.

96. Jacobi S, Dubielzig RR: Feline primary open angle glaucoma, *Vet Ophthalmol* 11:162, 2008.

97. Junge R, Miller R, Boever W et al: Persistent cutaneous ulcers associated with feline herpesvirus type 1 infection in a cheetah, *J Am Vet Med Assoc* 198:1057, 1991.

98. Kalishman JB, Chappell R, Flood LA et al: A matched observational study of survival in cats wtih enucleation due to diffuse iris melanoma, *Vet Ophthalmol* 1:25, 1998.

99. Kirschner S, Niyo Y, Betts D: Intraocular hemangiosarcoma in three dogs and a cat, *Proceedings of the American College of Veterinary Ophthalmologists*, 1986.

100. Koch SA: Congenital ophthalmic abnormalities in the Burmese cat, *J Am Vet Med Assoc* 174:90, 1979.

101. Krohne SG: Effect of topically applied 2% pilocarpine and 0.25% demecarium bromide on blood-aqueous barrier permeability in dogs, *Am J Vet Res* 55:1729, 1994.

102. Kroll MM, Miller PE, Rodan I: Intraocular pressure measurements obtained as part of a comprehensive geriatric health examination from cats seven years of age or older, *J Am Vet Med Assoc* 219:1406, 2001.

103. Lappin M, Kordick D, Breitschwerdt E: *Bartonella* spp antibodies and DNA in aqueous humour of cats, *J Feline Med Surg* 2:61, 2000.

104. Lappin MR, Burney DP, Hill SA et al: Detection of *Toxoplasma gondii*-specific IgA in the aqueous humor of cats, *Am J Vet Res* 56:774, 1995.

105. Leiva M, Lloret A, Pena T et al: Therapy of ocular and visceral leishmaniasis in a cat, *Vet Ophthalmol* 8:71, 2005.

106. Lim CC, Reilly CM, Thomasy SM et al: Effects of feline herpesvirus type 1 on tear film break-up time, Schirmer tear test results, and conjunctival goblet cell density in experimentally infected cats, *Am J Vet Res* 70:394, 2009.

107. Littman MP: Spontaneous systemic hypertension in 24 cats, *J Vet Intern Med* 8:79, 1994.

108. Longbottom D, Coulter L: Animal chlamydioses and zoonotic implications, *J Comp Pathol* 128:217, 2003.

109. Low HC, Powell CC, Veir JK et al: Prevalence of feline herpesvirus 1, *Chlamydophila felis*, and *Mycoplasma* spp DNA in conjunctival cells collected from cats with and without conjunctivitis, *Am J Vet Res* 68:643, 2007.

110. Lybaert P, Delbecke I, Cohen-Solal A: Diagnosis and management of a wooden foreign body in the orbit of a cat, *J Feline Med Surg* 11:219, 2009.

111. Maeda K, Kawaguchi Y, Ono M et al: Restriction endonuclease analysis of field isolates of feline herpesvirus type 1 and identification of heterogeneous regions, *J Clin Microbiol* 33:217, 1995.

112. Maeda K, Kawaguchi Y, Ono M et al: Comparisons among feline herpesvirus type 1 isolates by immunoblot analysis, *J Vet Med Sci* 57:147, 1995.

113. Maggio F, DeFrancesco TC, Atkins CE et al: Ocular lesions associated with systemic hypertension in cats: 69 cases (1985-1998), *J Am Vet Med Assoc* 217:695, 2000.

114. Maggs DJ: Feline uveitis: an "intraocular lymphadenopathy," *J Feline Med Surg* 11:167, 2009.

115. Maggs DJ, Chang E, Nasisse MP et al: Persistence of herpes simplex virus type 1 DNA in chronic conjunctival and eyelid lesions of mice, *J Virol* 71:9166, 1998.

116. Maggs DJ, Collins BK, Thorne JG et al: Effects of L-lysine and L-arginine on in vitro replication of feline herpesvirus type-1, *Am J Vet Res* 61:1474, 2000.

117. Maggs DJ, Lappin MR, Nasisse MP: Detection of feline herpesvirus-specific antibodies and DNA in aqueous humor from cats with or without uveitis, *Am J Vet Res* 60:932, 1999.

118. Maggs DJ, Lappin MR, Reif JS et al: Evaluation of serologic and viral detection methods for diagnosing feline herpesvirus-1 infection in cats with acute respiratory tract or chronic ocular disease, *J Am Vet Med Assoc* 214:502, 1999.

119. Maggs DJ, Nasisse MP, Kass PH: Efficacy of oral supplementation with L-lysine in cats latently infected with feline herpesvirus, *Am J Vet Res* 64:37, 2003.

120. Maggs DJ, Sykes JE, Clarke H et al: Effects of dietary lysine supplementation in cats with enzootic upper respiratory disease, *J Feline Med Surg* 9:97, 2007.

121. Malik R, Lessels N, Webb S et al: Treatment of feline herpesvirus-1 associated disease in cats with famciclovir and related drugs, *J Feline Med Surg* 11:40, 2009.

122. Manfra Marretta S: Feline dental problems: diagnosis and treatment, *Feline Pract* 20:16, 1992.

123. Muir, P, Jones T, Howard P: A clinical and microbiological study of cats with protruding nictitating membranes and diarrhoea: isolation of a novel virus, *Vet Research* 127:324-330, 1990.

124. Martin CL, Stiles J, Willis M: Feline colobomatous syndrome, *Vet Comp Ophthalmol* 7:39, 1997.

125. McLaughlin SA, Whitley RD, Gilger BC et al: Eyelid neoplasms in cats: a review of demographic data, *J Am Anim Hosp Assoc* 29:63, 1993.

126. Miller Michau T, Proulx DR, Rushton SD et al: Introcular extramedullary plasmacytoma in a cat, *Vet Ophthalmol* 6:177, 2003.

127. Miller SA, Van der Woerdt A, Bartick TE: Retrobulbar pseudotumor of the orbit in a cat, *J Am Vet Med Assoc* 216:356, 2000.

128. Molleda J, Martin E, Ginel P et al: Microphakia associated with lens luxation in the cat, *J Am Anim Hosp Assoc* 31:209, 1995.

129. Morgan RM: Systemic hypertension in four cats: ocular and medical findings, *J Am Anim Hosp Assoc* 22:615, 1986.

130. Mould JR, Petersen-Jones SM, Peruccio C et al: Uveal melanocytic tumors. In Peiffer RL, Simons KB, editors: *Ocular tumors in animals and humans*, Ames, Iowa, 2001, Iowa State Press.

131. Muir P, Harbour D, Gruffydd-Jones T et al: A clinical and microbiological study of cats with protruding nictitating membranes and diarrhoea: isolation of a novel virus, *Vet Rec* 127:324, 1990.

132. Munson L, Wack R, Duncan M et al: Chronic eosinophilic dermatitis associated with persistent feline herpes virus infection in cheetahs *(Acinonyx jubatus)*, *Vet Pathol* 41:170, 2004.

133. Narfstrom K: Hereditary and congenital ocular disease in the cat, *J Feline Med Surg* 1:135, 1999.

134. Narfstrom K: Progressive retinal atrophy in the Abyssinian cat, *Invest Ophthalmol Vis Sci* 26:193, 1985.

135. Nasisse M, Dorman D, Jamison K et al: Effects of valacyclovir in cats infected with feline herpesvirus 1, *Am J Vet Res* 58:1141, 1997.

136. Nasisse MP, Glover TL, Moore CP et al: Detection of feline herpesvirus 1 DNA in corneas of cats with eosinophilic keratitis or corneal sequestration, *Am J Vet Res* 59:856, 1998.

137. Nasisse MP, Guy JS, Davidson MG et al: Experimental ocular herpesvirus infection in the cat, *Invest Ophthalmol Vis Sci* 30:1758, 1989.

138. Newkirk K, Rohrbach B: A retrospective study of eyelid tumors from 43 cats, *Vet Pathol* 46:916, 2009.

139. Noller C, Henninger W, Gronemeyer DH et al: Computed tomography-anatomy of the normal feline nasolacrimal drainage system, *Vet Radiol Ultrasound* 47:53, 2006.

140. Ollivier FJ, Plummer CE, Barrie KP: Ophthalmic examination and diagnostics: the eye examination and diagnostic procedures. In Gelatt KN, editor: *Veterinary ophthalmology*, ed 4, Ames, Iowa, 2007, Blackwell, p 438.

141. Owen W, Sturgess C, Harbour D et al: Efficacy of azithromycin for the treatment of feline chlamydophilosis, *J Feline Med Surg* 5:305, 2003.

142. Owens J, Nasisse M, Tadepalli S et al: Pharmacokinetics of acyclovir in the cat, *J Vet Pharmacol Ther* 19:488, 1996.

143. Patnaik A, Mooney S: Feline melanoma: a comparative study of ocular, oral, and dermal neoplasms, *Vet Pathol* 25:105, 1988.

144. Pearce J, Giuliano E, Galle L et al: Management of bilateral uveitis in a *Toxoplasma gondii*-seropositive cat with histopathologic evidence of fungal panuveitis, *Vet Ophthalmol* 10:216, 2007.

145. Peiffer R: Ciliary body epithelial tumors in the dog and cat: a report of 13 cases, *J Small Anim Pract* 24:347, 1983.

146. Peiffer RL, Monticello T, Bouldin TW: Primary ocular sarcomas in the cat, *J Small Anim Pract* 29:105, 1988.

147. Peiffer RL, Wilcock BP: Histopathologic study of uveitis in cats: 139 cases (1978-1988), *J Am Vet Med Assoc* 198:135, 1991.

147a. Pierce KE, Bartoe JT, Wilkie DA et al: An association between acute bullous keratopathy and administration of systemic antiinflammatory/immunosuppressive therapy in cats, *Proceedings of the American College of Veterinary Ophthalmologists*, 2010, p 50.

148. Pion P, Kittleson M, Thomas W et al: Clinical findings in cats with dilated cardiomyopathy and relationship of findings to taurine deficiency, *J Am Vet Med Assoc* 201:267, 1992.

149. Pirie CG, Dubielzig RR: Feline conjunctival hemangioma and hemangiosarcoma: a retrospective evaluation of eight cases (1993-2004), *Vet Ophthalmol* 9:227, 2006.

150. Ployngam T, Tobias A, Smith S et al: Hemodynamic effects of methylprednisolone acetate administration in cats, *J Am Vet Med Assoc* 67:583, 2006.

151. Powell CC, Lappin MR: Causes of feline uveitis, *Compendium* 23:128, 2001.

152. Powell CC, Lappin MR: Clinical ocular toxoplasmosis in neonatal kittens, *Vet Ophthalmol* 4:87, 2001.

153. Rah H, Maggs DJ, Blankenship TN et al: Early-onset, autosomal recessive, progressive retinal atrophy in Persian cats, *Invest Ophthalmol Vis Sci* 46:1742, 2005.

154. Rainbow ME, Dziezyc J: Effects of twice daily application of 2% dorzolamide on intraocular pressure in normal cats, *Vet Ophthalmol* 6:147, 2003.

155. Rampazzo A, Appino S, Pregel P et al: Prevelance of *Chlamydophila felis* and feline herpesvirus 1 in cats with conjunctivitis in Northern Italy, *J Vet Intern Med* 17:799, 2003.

156. Ramsey DT, Gerding PA, Losonsky JM et al: Comparative value of diagnostic imaging techniques in a cat with exophthalmos, *Vet Comp Ophthalmol* 4:198, 1994.

157. Ramsey DT, Marretta SM, Harmor RE et al: Ophthalmic manifestations and complications of dental disease in dogs and cats, *J Am Anim Hosp Assoc* 32:215, 1996.

158. Rees T, Lubinski J: Oral supplementation with L-lysine did not prevent upper respiratory infection in a shelter population of cats, *J Feline Med Surg* 10:510, 2008.

159. Richter M, Guscetti F, Speiss B: Aldose reductase activity and glucose-related opacities in incubated lenses from dogs and cats, *Am J Vet Res* 63:1591, 2002.

160. Ridgway MD, Brightman AH: Feline glaucoma: a retrospective study of 29 clinical cases, *J Am Anim Hosp Assoc* 25:485, 1989.

161. Ruhli MB, Speiss B: Retrobulbare raumforderungen bei hund und katze: symptome und diagnostik, *Tierarztl Prax* 23:306, 1995.

162. Sandmeyer LS, Keller CBB, Bienzle, D: Effects of interferon-alpha on cytopathic changes and titers for feline herpesvirus-1 in primary cultures of feline corneal epithelial cells, *Am J Vet Res* 66:210, 2005.

163. Sansom J, Barnett K, Dunn K et al: Ocular disease associated with hypertension in 16 cats, *J Small Anim Pract* 35:604, 1994.

164. Sansom J, Rogers K, Wood JL: Blood pressure assessment in healthy cats and cats with hypertensive retinopathy, *Am J Vet Res* 65:245, 2004.

165. Sapienza JS: Feline lens disorders, *Clin Tech Small Anim Pract* 20:102, 2005.

166. Scherba G, Hajjar A, Pernikoff D et al: Comparison of a cheetah herpesvirus isolate to feline herpesvirus type 1, *Arch Virol* 100:89, 1988.

167. Schmidt SY, Berson EL, Hayes K: Retinal degeneration in cats fed casein. I Taurine deficiency, *Invest Ophthalmol* 15:47, 1976.

168. Schmidt SY, Berson EL, Watson G et al: Retinal degeneration in cats fed casein III. Taurine deficiency and ERG amplitudes, *Invest Ophthalmol Vis Sci* 16:673, 1977.

169. Seguin MA, Papich MG, Sigle KJ et al: Pharmacokinetics of enrofloxacin in neonatal kittens, *Am J Vet Res* 65:350, 2004.

170. Siebeck N, Hurley DJ, Garcia M et al: Effects of human recombinant alpha-2b interferon and feline recombinant omega interferon on in vitro replication of feline herpesvirus-1, *Am J Vet Res* 67:1406, 2006.

171. Snibson G, Greaves J, Soper N et al: Ocular surface residence times of artificial tear solutions, *Cornea* 11:288, 1992.

172. Sparkes A, Caney S, Sturgess C et al: The clinical efficacy of topical and systemic therapy for the treatment of feline ocular chlamydiosis, *J Feline Med Surg* 1:31, 1999.

173. Spiess AK, Sapienza JS, Mayordomo A: Treatment of proliferative feline eosinophilic keratitis with topical 1.5% cyclosporine: 35 cases, *Vet Ophthalmol* 12:132, 2009.

174. Stiles J: Ophthalmic manifestations of systemic disease part 2: the cat. In Gelatt KN, editor: *Veterinary ophthalmology*, ed 3, Baltimore, 1999, Lippincott Williams & Wilkins, p 1448.

175. Stiles J, Bienzle D, Render J et al: Use of nested polymerase chain reaction (PCR) for detection of retroviruses from formalin-fixed, paraffin-embedded uveal melanomas in cats, *Vet Ophthalmol* 2:113, 1999.

176. Stiles J, Polzin DJ, Bistner SI: The prevalence of retinopathy in cats with systemic hypertension and chronic renal failure or hyperthyroidism, *J Am Anim Hosp Assoc* 30:564, 1994.

177. Stiles J, Rankin A: Ophthalmomyiasis interna anterior in a cat: surgical resolution, *Vet Ophthalmol* 9:165, 2006.

178. Stiles J, Townsend WM: Feline ophthalmology. In Gelatt KN, editor: *Veterinary ophthalmology*, ed 4, Ames, Iowa, 2007, Blackwell, p 1095.

179. Stiles J, Townsend WM, Rogers QR et al: Effect of oral administration of L-lysine on conjunctivitis caused by feline herpesvirus in cats, *Am J Vet Res* 63:99, 2002.

180. Stoltz J, Carpenter J, Albert D et al: Histologic, immunohistochemical, and ultrastructural features of an intraocular sarcoma of a cat, *J Vet Diagn Invest* 6:114, 1994.

181. Storey ES, Gerding PA, Scherba G et al: Survival of equine herpesvirus-4, feline herpesvirus-1, and feline calicivirus in multidose ophthalmic solutions, *Vet Ophthalmol* 5:263, 2002.

182. Studdert M, Martin M: Virus diseases of the respiratory tract of cats. 1. Isolation of feline rhinotracheitis virus, *Aust Vet J* 46:99, 1970.

183. Studer ME, Martin CL, Stiles J: Effects of 0.005% latanoprost solution on intraocular pressure in healthy dogs and cats, *Am J Vet Res* 51:1220, 2000.

184. Suchy A, Bauder B, Gelbmann W et al: Diagnosis of feline herpesvirus infection by immunohistochemistry, polymerase chain reaction, and in situ hybridization, *J Vet Diagn Invest* 12:186, 2000.

185. Sykes J, Studdert V, Browning G: Comparison of the polymerase chain reaction and culture for the detection of feline *Chlamydia*

psittaci in untreated and doxycycline-treated experimentally infected cats, *J Vet Intern Med* 13:146, 1999.

186. Syme HM, Barber PJ, Markwell PJ et al: Prevalence of systolic hypertension in cats with chronic renal failure at initial evaluation, *J Am Vet Med Assoc* 220:1799, 2002.

187. Thomasy SM, Lim CC, Reilly CM et al: Safety and efficacy of orally administered famciclovir in cats experimentally infected with feline herpesvirus 1, *Am J Vet Res* 72:85, 2011.

188. Thomasy SM, Maggs DJ, Moulin NK et al: Pharmacokinetics and safety of penciclovir following oral administration of famciclovir to cats, *Am J Vet Res* 68:1252, 2007.

189. Tornerup NR, Fomsgaard A, Nielsen NV: HSV-1-induced acute retinal necrosis syndrome presenting with severe inflammatory orbitopathy, proptosis, and optic nerve involvement, *Ophthalmology* 107:397, 2000.

190. Trost K, Peiffer RL, Nell B: Goniodysgenesis associated with primary glaucoma in an adult European Short-haired cat, *Vet Ophthalmol* 10:3, 2007.

191. Turner JL, Brogdon JD, Lees GE et al: Idiopathic hypertension in a cat with secondary hypertensive retinopathy associated with a high-salt diet, *J Am Anim Hosp Assoc* 26:647, 1990.

192. van der Woerdt A: Orbital inflammatory disease and pseudotumor in dogs and cats, *Vet Clin N Am Small Anim Pract* 38:389, 2008.

193. Van der Woerdt A, Peterson ME: Prevalence of ocular abnormalities in cats with hyperthyroidism, *J Vet Intern Med* 14:202, 2000.

194. Veith LA, Cure TH, Gelatt KN: The Schirmer tear test—in cats, *Mod Vet Pract* 51:48, 1970.

195. Volopich S, Benetka V, Schwendenwein I et al: Cytologic findings, and feline herpesvirus DNA and *Chlamydophila felis* antigen detection rates in normal cats and cats with conjunctival and corneal lesions, *Vet Ophthalmol* 8:25, 2005.

196. von Bomhard W, Polkinghorne A, Lu ZH et al: Detection of novel chlamydiae in cats with ocular disease, *Am J Vet Res* 64:1421, 2003.

197. Ward D, McEntee M, Weddle D: Orbital plasmocytoma in a cat, *J Small Anim Pract* 38:576, 1997.

198. Weiss R: Synergistic antiviral activities of acyclovir and recombinant human leukocyte (alpha) interferon on feline herpesvirus replication, *Am J Vet Res* 50:1672, 1989.

199. Wiebe V, Hamilton P: Fluoroquinolone-induced retinal degeneration in cats, *J Am Vet Med Assoc* 221:1568, 2002.

200. Wilcock B, Peiffer R, Davidson M: The causes of glaucoma in cats, *Vet Pathol* 27:35, 1990.

201. Wilkie D, Latimer C: Effects of topical administration of 2.0% pilocarpine on intraocular pressure and pupil size in cats, *Am J Vet Res* 52:441, 1991.

202. Williams D, Kim J: Feline entropion: a case series of 50 affected animals (2003-2008), *Vet Ophthalmol* 12:221, 2009.

203. Williams D, Robinson J, Lay E et al: Efficacy of topical aciclovir for the treatment of feline herpetic keratitis: results of a prospective clinical trial and data from in vitro investigations, *Vet Rec* 157:254, 2005.

204. Williams LW, Gelatt KN, Gwin RM: Ophthalmic neoplasms in the cat, *J Am Anim Hosp Assoc* 17:999, 1981.

205. Wolfer J: Correction of eyelid coloboma in four cats using subdermal collagen and a modified Stades technique, *Vet Ophthalmol* 5:269, 2002.

206. Wray JD, Doust RT, McConnell F et al: Retrobulbar teratoma causing exophthalmos in a cat, *J Feline Med Surg* 10:175, 2008.

207. Wyman M, Starkey R, Weisbrode S et al: Ophthalmomyiasis (interna posterior) of the posterior segment and central nervous system myiasis: *Cuterebra* spp. in a cat, *Vet Ophthalmol* 8:77, 2005.

208. Yang S-H, Liu C-H, Hsu C-D et al: Use of chemical ablation with trichloroacetic acid to treat eyelid apocrine hidrocystomas in a cat, *J Am Vet Med Assoc* 230:1170, 2007.

209. Zeiss C, Johnson E, Dubielzig R: Feline intraocular tumors may arise from transformation of lens epithelium, *Vet Pathol* 40:355, 2003.

Medicina Respiratória e Torácica

Trato Respiratório Superior

Jessica Quimby e Michael R. Lappin

Sinais clínicos de doença do trato respiratório superior, como espirros e secreção nasal, são comuns em gatos (Boxe 30.1). Algumas doenças estão associadas a espirros, e outras estão mais comumente associadas a respiração estertorosa, com ou sem ânsia de vômito. Às vezes, pode haver tosse, bem como epífora, halitose, disfagia e sinais inespecíficos, como letargia, inapetência e perda de peso.[1,12,33] A doença laríngea é rara no gato, porém pode apresentar-se como dispneia aguda ou crônica, estridor, disfagia e sinais de obstrução de vias respiratórias superiores.[84] As causas comuns de distúrbios respiratórios superiores em gatos são traumatismo, corpos estranhos, agentes infecciosos, síndrome braquicefálica, pólipos inflamatórios, infecção de raiz de dentes, ou outra doença bucal, estenose nasofaríngea, rinossinusite crônica e neoplasia.[1,12,33] Já as causas mais comuns de doença laríngea nesses animais são paralisia laríngea e neoplasia laríngea.[92] É importante o completo estudo diagnóstico para determinar a etiologia, de modo que o esquema de tratamento seja direcionado apropriadamente e se obtenha resposta máxima ao tratamento.[76,77]

Sinais clínicos

Doença nasal

A secreção nasal é o sinal clínico mais comum associado a doença nasal, podendo ser serosa, mucopurulenta ou hemorrágica.[1,12,33] (ver Boxe 30.1). A secreção nasal serosa é característica da maioria das doenças agudas da cavidade nasal e pode preceder secreção nasal mucopurulenta. Se a secreção nasal serosa for crônica, as etiologias virais e alérgicas são mais comuns. A secreção nasal mucopurulenta significa inflamação e ocorre associada a doença fúngica, doença bacteriana primária, ou crescimento excessivo de flora bacteriana, processo nasal crônico (como neoplasia, rinossinusite crônica, fístula oronasal, corpo estranho, pólipo inflamatório e doença fúngica) e doença viral. Além disso, gatos com vômitos ou regurgitação podem ter espirros ou secreção nasal por aspirarem conteúdo gastrintestinal para o interior do nariz através da nasofaringe.

A epistaxe individualmente tende a ser mais associada a traumatismo, corpo estranho agudo, hipertensão e coagulopatia. A epistaxe que se desenvolve associada a secreção mucopurulenta ou após esse tipo de secreção é mais comum em casos de doença fúngica, neoplasia, fístula oronasal e, ocasionalmente, corpos estranhos crônicos. Há vasculite

Boxe 30.1 **Diagnósticos diferenciais para secreção nasal em gatos**

Serosa

Infecção viral
Precursor de doença com secreção mucopurulenta
Normal

Mucopurulenta

Associada a doença bucal
- Abscesso em raiz de dente
- Fístula oronasal

Pólipo nasofaríngeo
Corpo estranho
Infecção bacteriana
- Primária ou secundária

Infecção viral
- Herpes-vírus felino-1
- Calicivírus felino

Infecção fúngica
- *Cryptococcus* spp.
- *Aspergillus* spp.

Rinossinusite crônica
Neoplasia
- Linfoma
- Carcinoma escamocelular
- Adenocarcinoma

Hemorrágica

Doença nasal
- Traumatismo
- Corpo estranho
- Rinossinusite crônica
- Neoplasia
- Doença fúngica

Doença sistêmica
- Hipertensão
- Policitemia
- Coagulopatia
- Síndrome da hiperviscosidade

em cães com doenças como erliquiose e bartonelose, porém esse problema é raro em gatos. A secreção nasal unilateral provavelmente está mais ligada a corpos estranhos, fístula oronasal e neoplasia, embora esta possa se tornar bilateral conforme sua evolução. Secreção bilateral é inespecífica e pode ser encontrada em quase qualquer etiologia.[33]

O espirro é o reflexo superficial que tem origem nas mucosas que revestem a cavidade nasal e é facilmente induzido por estímulos químicos ou mecânicos. Ele resulta na expulsão forçada do ar que passa pelas vias respiratórias com grande velocidade, a fim de limpá-las. Além disso, trata-se de uma manifestação comum de doença nasal, sendo, porém, relativamente inespecífico.

O estertor é um ronco audível e áspero, associado à inspiração. Os gatos que emitem estertor enquanto acordados também são passíveis de roncar ao dormir. O estertor indica obstrução de vias respiratórias e é mais comumente associado a distúrbios como pólipos nasofaríngeos, estenose nasofaríngea e massas neoplásicas que envolvem a

via respiratória. Também pode ocorrer como consequência de vias respiratórias com inflamação dos turbinados. É relativamente incomum a deformidade facial, porém, em geral, está associada a processos neoplásicos e infecções fúngicas, particularmente por *Cryptococcus* spp.[1]

Doença laríngea

A doença laríngea é rara no gato, mas pode se manifestar por dispneia aguda ou crônica, sinais de obstrução de vias respiratórias superiores, estridor (som de alto diapasão áspero audível durante inspiração e disfagia). Também podem ser observadas tosse ou ânsia de vômito e foi relatada afonia (perda da vocalização) ou alteração da vocalização.[84]

Diagnóstico geral

Aspectos físicos e estilo de vida tendem a ajudar a refinar a relação diferencial e direcionar um conjunto de exames diagnósticos. Raças braquicefálicas podem estar predispostas a distúrbios nasais por causa de sua conformação física.[85,112] A neoplasia é mais passível de ocorrer em gatos idosos,[33] e pólipos nasofaríngeos são mais comuns em gatos mais jovens.[40] Gatos com acesso ao meio externo são mais passíveis de apresentar corpos estranhos, traumatismo ou etiologias infecciosas.[33] Gatos em condições de abrigo muito populosas, como gatis e moradias com diversos gatos são mais passíveis de desenvolver rinite viral ou bacteriana, aguda ou crônica.[32] É importante a obtenção do completo histórico para determinar a duração dos sinais clínicos. O início agudo de sinais clínicos é comum com agentes virais, corpos estranhos e traumatismo. O conjunto de exames diagnósticos para espirros e secreção nasal com frequência é completado em três fases (Boxe 30.2).

Boxe 30.2 **Estudo diagnóstico escalonado para doença respiratória alta**

Fase 1 | Não invasiva

Histórico
Exame físico
Hemograma, bioquímica, urinálise
Radiografias torácicas +/– cervicais
Citologia da secreção nasal
Título de antígenos de *Cryptococcus*
Sorologia para vírus de leucemia felina/vírus da imunodeficiência felina

Fase 2 | Necessidade de sedação ou de anestesia

Exame bucal, faríngeo e laríngeo
Tomografia computadorizada
Radiografia nasal
Biopsia e histopatologia nasal
Cultura de tecido para fungos e bactérias

Fase 3

Rinotomia exploratória
Repetição das fases anteriores

Fase 1 | Exames não invasivos

A maioria dos gatos com doença aguda, em geral, é avaliada por meio de exames não invasivos e esquemas terapêuticos. Deverá ser realizado o completo exame clínico, dando-se especial atenção para cabeça e pescoço, incluindo a retropulsão ocular. A resistência firme à retropulsão da órbita ou uma reação dolorosa podem indicar lesão retrobulbar. O exame do ouvido deve ser realizado a fim de avaliar abaulamento ou alteração da cor do tímpano; essas alterações ocorrem comumente associadas a pólipos nasofaríngeos. A deformação do nariz ou da face, a exoftalmia ou a dor à palpação dos ossos nasais ou faciais são mais compatíveis com doença fúngica ou com neoplasia.[1] O exame bucal deverá ser realizado para avaliar doença dentária que poderá estar causando uma fístula oronasal, uma gengivoestomatite que poderia ser compatível com infecções por herpes-vírus felino (FHV-1) ou calicivírus felino (FCV), além de defeitos no palato duro ou no palato mole. O exame ocular externo pode revelar conjuntivite indicativa de infecções por FHV-1, FCV, *Mycoplasma* spp. ou *Chlamydophila felis*. O exame do fundo do olho é realizado para verificar lesões compatíveis com linfoma ou infecção por *Cryptococcus neoformans*. Uma lâmina de microscopia fria pode ser colocada na frente do nariz para avaliar o fluxo de ar e auxiliar na determinação da doença (se unilateral ou bilateral), embora isso não deva limitar a investigação diagnóstica para o lado obstruído do nariz, pois talvez haja doença bilateral.

Embora microrganismos fúngicos não sejam identificados com frequência, a citologia da secreção nasal deverá ser realizada em todos os gatos com secreção nasal mucoide a mucopurulenta, a fim de avaliar a existência de *C. neoformans*, *Sporothrix schenckii* ou hifas compatíveis com *Aspergillus* spp. ou *Penicillium* spp. Neutrófilos e bactérias são detectados com frequência se houver doença mucopurulenta, porém não comprovam doença bacteriana primária. Hifas também não confirmam doença fúngica primária; elas podem indicar contaminação ou infecção secundária a outra etiologia subjacente. Infecções secundárias resultam na mesma secreção de infecções primárias.

Se os linfonodos que drenam a cabeça estiverem aumentados, deverão ser aspirados para a verificação de linfoma, neoplasia metastática e agentes fúngicos. Em geral, não se recomenda cultura bacteriana ou teste de sensibilidade antimicrobiana em secreções nasais, pois os resultados são difíceis de interpretar, já que tipicamente mostram flora bacteriana intranasal normal.[43] Contudo, em surtos respiratórios em gatis, *pet shops*, abrigos e moradias com diversos gatos, a cultura poderá estar indicada para determinar se existe um isolado patogênico de *Bordetella bronchiseptica*.

Atualmente, existem testes de diagnóstico molecular para muitos agentes respiratórios, como FHV-1, FCV, *C. felis*, *Mycoplasma* spp. e *B. bronchiseptica*. Contudo, os gatos podem ser portadores assintomáticos desses agentes, e os exames para FHV-1, FCV, *B. bronchiseptica* e *C. felis* também amplificam as cepas vacinais dos microrganismos, o que significa que resultados positivos não provam uma associação mórbida. Esse fato é especialmente verdadeiro para FHV-1 e FCH, que podem ter prevalência relativamente alta na população felina sadia.[52,78,98] Recentemente, um estudo não conseguiu relacionar a infecção por *Bartonella* spp. e rinite em gatos; assim, neste momento, são controversas as recomendações para realizar sorologia, cultura ou reação de cadeia de polimerase (PCR) para *Bartonella* spp. em gatos com sinais do trato respiratório superior.[6] Se um clínico optar por verificar a evidência de infecção por *Bartonella* spp., o gato deverá ser avaliado por sorologia e PCR ou cultura, pois a sorologia individualmente mostrou proporcionar resultados falso-negativos em até 15% dos felinos infectados.[8] Além disso, como apenas cerca de 40% dos gatos soropositivos atualmente encontram-se infectados, o exame sorológico positivo não comprova a bartonelose.[8] Ver Capítulo 33 e as seções subsequentes neste capítulo sobre agentes individuais para uma discussão adicional sobre exames moleculares.

Recomendam-se hemograma completo, painel bioquímico sérico e urinálise para descartar outros processos mórbidos sistêmicos em gatos com doença crônica. Em geral, os resultados do hemograma têm pouca abrangência, porém podem revelar eosinofilia em alguns gatos com doença fúngica ou alérgica, trombocitopenia em alguns animais com epistaxe ou outras citopenias que acompanhem infecções pelo vírus da leucemia felina (FeLV) ou pelo vírus da imunodeficiência felina (FIV). FeLV e FIV não provocam espirros nem secreção nasal primariamente, porém foram associados a linfoma e podem induzir imunodeficiência e predispor a outras infecções; desse modo, indica-se verificar se há esses agentes. Também se recomenda o teste para antígeno de *Cryptococcus* como avaliação preliminar em qualquer gato com secreção nasal crônica, porém, particularmente, para aqueles com deformação nasal, linfadenopatia ou lesões na retina.[59] Embora as radiografias de tórax em geral sejam normais, ainda assim elas estão indicadas para descartar o envolvimento pulmonar em doença fúngica e a neoplasia metastática. Em gatos com epistaxe, ainda podem ser úteis aferição da pressão arterial, perfil de coagulação e teste de sangramento da mucosa bucal, além de tromboelastografia.

Durante a fase 1, costumam-se tentar os esquemas terapêuticos em gatos com doença branda – em geral, antibióticos, agentes antivirais, imunomoduladores ou anti-histamínicos (ver a seguir as discussões sobre doenças específicas).

Fase 2 | Imagem, biopsia, culturas profundas

Se o exame físico indicar exames diagnósticos adicionais, o diagnóstico definitivo não é feito durante a fase 1, ou, se os esquemas terapêuticos de rotina falharem, indica-se um conjunto de exames diagnósticos mais rigorosos (tipicamente exigindo anestesia geral). O conjunto de exames diagnósticos da fase 2 em geral consistem em exame da faringe e da laringe, tomografia computadorizada (TC) ou radiografias de crânio e dentes, culturas para bactérias e fungos e biopsia, a fim de obter amostras para histologia. Ao preparar biopsias, deverá ser realizada uma estimativa de plaquetas e teste de tempo de coagulação ativado ou outro teste de função da coagulação antes da anestesia.

A anestesia geral é induzida por meio da administração de cerca de um terço da dose de indução de propofol (4 a 6 mg/kg por via intravenosa), um tiobarbiturato de curta ação ou cetamina associada a diazepam (cetamina 5 mg/kg por via intravenosa e diazepam 0,3 mg/kg por via intravenosa). As aritenoides são examinadas antes da intubação para assegurar que ambas estejam abduzindo normalmente durante a inspiração. O doxapram pode ser usado para estimular a respiração e aumentar o movimento laríngeo intrínseco na dose de 2,2 mg/kg por via intravenosa. O exame orofaríngeo é realizado para avaliar com cuidado a existência de massas, corpos estranhos ou anomalias do palato. Gancho de castração e espelho dentário podem ser usados para ajudar a manipular o palato mole até uma posição que possibilite a observação da nasofaringe de modo que pólipos, outras massas, material estranho ou estenose nasofaríngea sejam verificados (Figura 30.1). Deve-se realizar o exame dentário completo e passar sonda em todos os dentes à procura de evidências de fístula oronasal.

Se não for alcançado o diagnóstico definitivo, realizam-se TC ou radiografias nasais, sinusais e dentárias. Caso sejam realizadas radiografias, há necessidade de anestesia para o posicionamento preciso. Além disso, as radiografias deverão incluir incidência lateral, incidência ventrodorsal e incidência para bolhas intraoral e de boca aberta. A imagem nasal pode revelar aumento da densidade na cavidade nasal ou lise óssea talvez compatível com massa e destruição de turbinados compatível com rinossinusite crônica ou doença fúngica, bem como objetos estranhos rádio-opacos ou abscedação de raiz de dentes.[44,69] Embora mais cara e não prontamente disponível, a TC tem a vantagem adicional de melhor observação dos seios e das bolhas timpânicas e melhor avaliação da lise óssea. Possibilita ainda a avaliação da lâmina cribriforme e do cérebro, de modo a extensão de uma lesão poder ser verificada.[86] (Figura 30.2). Também é mais rápida de realizar do que uma série completa de radiografias do crânio e torna possível o planejamento para o tratamento por radioterapia, se indicado. É a modalidade de imagem de escolha, especialmente se houver suspeita de massa. A imagem deverá ser obtida antes de rinoscopia e biopsia, a fim de evitar que a hemorragia obscureça detalhes nas passagens nasais.

Dependendo dos achados à imagem, a nasofaringe é examinada com rinoscópio flexível e, a seguir, realiza-se a rinoscopia rígida da cavidade nasal anterior (Figura 30.3). A rinoscopia torna possível a observação direta da cavidade nasal, a detecção e a remoção de objetos estranhos; a detecção e o desbridamento de placas fúngicas; e também a verificação de inflamação, destruição de turbinados e massas. Contudo, se houver massa, a rinoscopia não possibilita a avaliação da extensão da lise óssea (daí a importância de imagens adicionais). Além disso, como o aspecto macroscópico da mucosa nasal à rinoscopia não se correlaciona ao diagnóstico histopatológico, sempre deverão ser realizadas biopsias.[37]

Se nenhum material estranho for observado à rinoscopia, a cavidade nasal é enxaguada com salina estéril, a fim de avaliar se há material oculto. O manguito do tubo endotraqueal deve ser verificado quanto à insuflação completa, antes da realização da lavagem nasal com salina administrado sob pressão. Em gatos, a lavagem deve ser realizada a partir das narinas anteriores caudalmente. Uma gaze deve ser colocada na área orofaríngea e, a seguir, uma

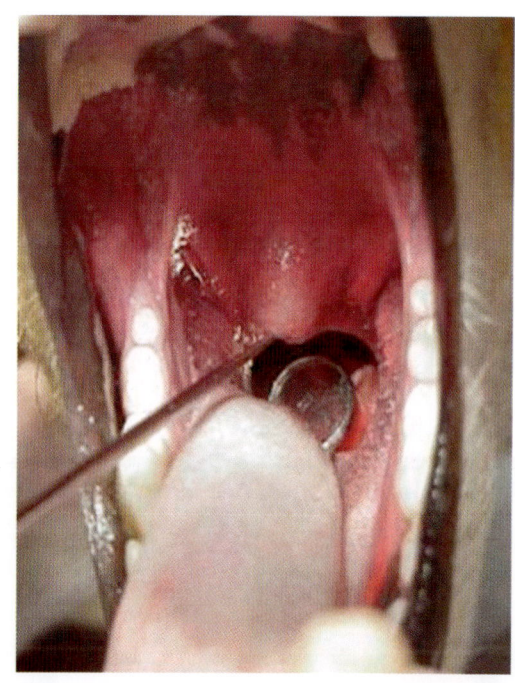

Figura 30.1 Gancho de castração e espelho podem ser usados para avaliar a área nasofaríngea.

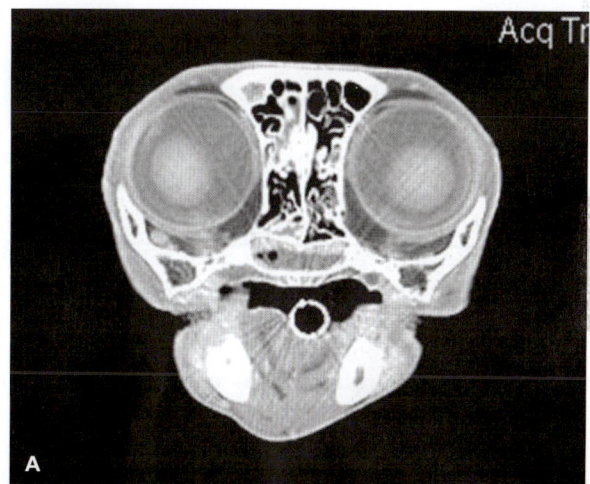

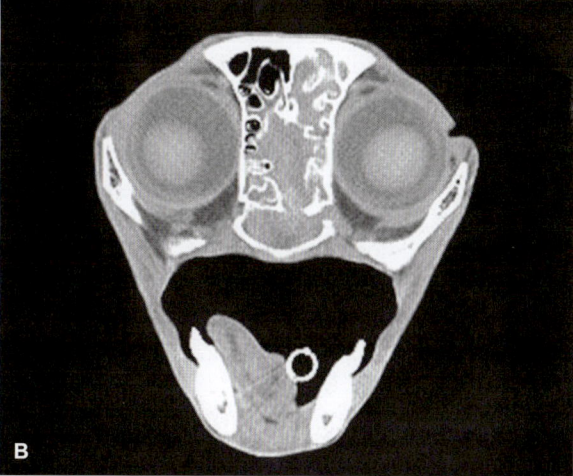

Figura 30.2 Aspecto em TC de rinite crônica (A) *versus* tumor nasal (B). Efeito expansivo e lise óssea são observados na cavidade nasal.

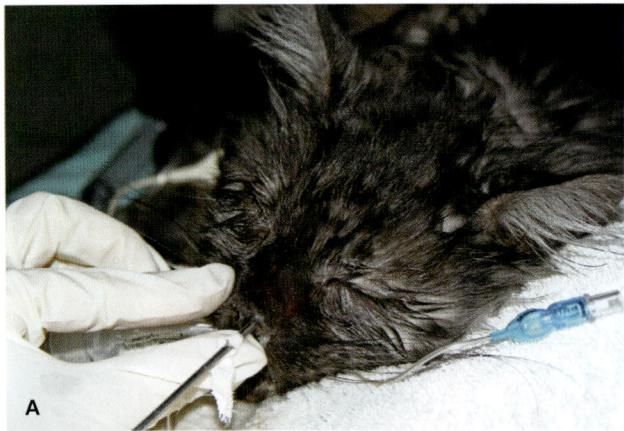

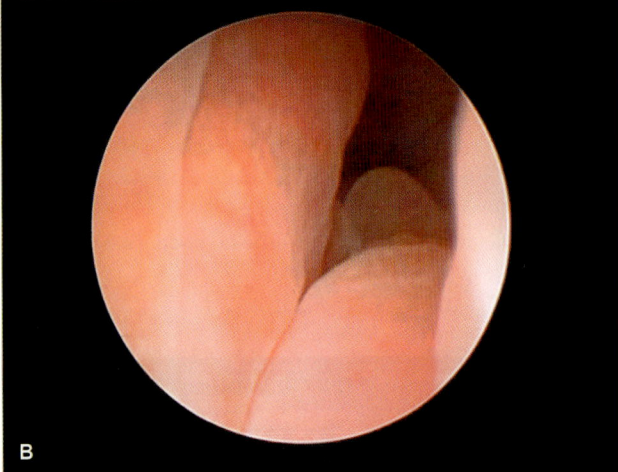

Figura 30.3 **A.** A rinoscopia possibilita a observação da mucosa nasal e também a coleta de amostra. **B.** Mucosa nasal eritematosa e irregular.

seringa de 20, 35 ou de 60 mℓ pode ser usada para injetar salina de modo forçado através do nariz enquanto as narinas estão sendo comprimidas para criar pressão (Figura 30.4). O material injetado que sai do nariz (ou da orofaringe) deve ser apreendido na gaze e examinado quanto a objetos estranhos. Se nenhum material estranho for localizado, então são realizadas biopsias empregando-se uma cureta óssea ou o maior instrumento de biopsia que puder ser passado pelas narinas. A maioria dos endoscópios rígidos é grande demais para que a manga de biopsia seja usada em muitos gatos; com frequência, um instrumento para biopsia gastroscópica pode ser passado próximo da câmera de um endoscópio rígido, a fim de realizar biopsias direcionadas. Como alternativa, o local da biopsia pode ser direcionado pelos resultados das imagens diagnósticas ou por rinoscopia. Se indicadas, culturas bacterianas e fúngicas são realizadas entregando-se material do lavado ou tecidos obtidos por biopsia.[39]

Fase 3 | Rinotomia exploratória

A rinotomia exploratória possibilita a observação direta da cavidade nasal, para identificar objetos estranhos e massas ou placas de fungos e, ocasionalmente, é realizada a fim de auxiliar no conjunto de exames diagnósticos

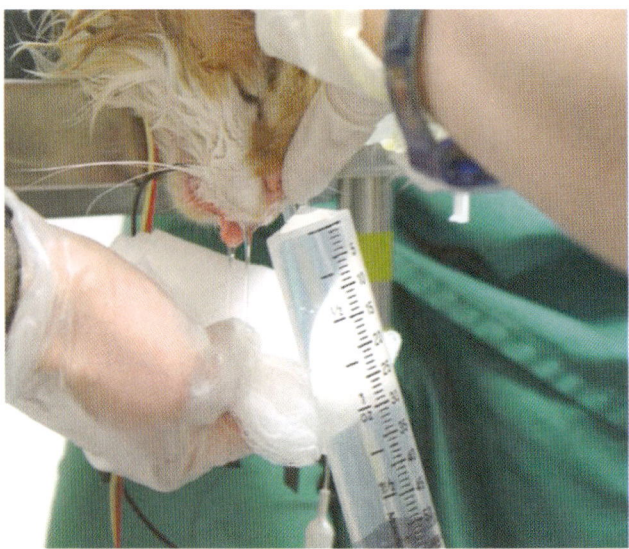

Figura 30.4 A lavagem nasal pode ser realizada para fins diagnósticos e terapêuticos.

e no tratamento de algumas doenças. Contudo, em gatos raramente é realizada, exceto nos casos que exigem a remoção de corpos estranhos cronicamente inseridos ou em casos de *Aspergillus* spp. ou de outras infecções no seio em que o desbridamento endoscópico não foi suficiente ou o distúrbio foi refratário a tratamento. O desbaste cirúrgico raramente é necessário em gatos com criptococose nasal. Em geral, também não há benefícios adicionais em diminuir o volume de tumores nasais antes da quimioterapia (p. ex., linfoma) ou de radioterapia. Embora o tecido dos turbinados possa ser removido, a fim de aumentar o fluxo de ar por meio das cavidades nasais, com frequência existe osteomielite bacteriana alem de secreção nasal. Desse modo, em geral, esse procedimento não é recomendado em gatos com rinite inflamatória crônica.

Recomendações para doenças específicas | Cavidade nasal

Distúrbios anatômicos e funcionais

Pólipos nasofaríngeos

Os pólipos nasofaríngeos são nódulos inflamatórios não neoplásicos que ocorrem mais comumente em gatos jovens. Originam-se na orelha média ou no canal auditivo e podem crescer por meio da nasofaringe ou do tímpano.[34,40] Não se sabe o motivo do crescimento e, como tendem a ocorrer quando o gato é jovem, foi postulada uma etiologia congênita.[2] A possível associação entre pólipos e agentes infecciosos também foi explorada, como FHV-1, FCV, *C. felis*, *Mycoplasma* spp. e *Bartonella* spp.,[41,108] porém, até o momento, nenhum microrganismo foi comprovadamente associado a uma etiologia. Pólipos grandes podem ser detectados por palpação por meio do palato mole, e o exame da orelha pode revelar alteração da cor ou abaulamento do tímpano. Quando se estende para a nasofaringe, os pólipos rompem o fluxo normal de secreções, o que resulta em infecções bacterianas secundárias, secreção nasal mucopurulenta, respiração estertorosa e ânsia de vômito. Sinais de envolvimento da orelha média, como a síndrome de Horner e a inclinação da cabeça, também podem ser observados. O diagnóstico também pode ser confirmado mediante exame da nasofaringe sob sedação ou um espelho dentário e um gancho de castração ou um rinoscópio, conforme descrito anteriormente. Uma série de radiografias ou TC da bolha deverão ser realizadas para determinar se existe envolvimento dessa estrutura. Contudo, se não houver evidências de doença clínica associada à orelha média e se o pólipo puder ser removido pela boca, muitos clínicos realizarão a remoção usando tração, aguardando a recorrência antes de realizar a osteotomia da bolha e considerando a alta incidência de morbidade associada a essa técnica[40,108] (Figura 30.5). As complicações desse procedimento são síndrome de Horner, paralisia de nervo facial e desconforto, e o período de recuperação é semelhante àquele para uma cirurgia relativamente invasiva. Sem osteotomia da bolha, aproximadamente 30% dos animais apresentarão recorrência.[108] Contudo, associar a remoção por tração a um esquema de diminuição da dose de glicocorticoides (1 a 2 mg/kg/dia, por via oral, durante 14 dias, sucedido por uma dosagem decrescente ao longo das 2 semanas seguintes), pode melhorar a taxa de sucesso.[64] A osteotomia da bolha é um tratamento cirúrgico eficaz e, quando é realizada na apresentação inicial ou na recorrência, a maioria dos casos em geral mostra resolução completa.[40,103,108]

Síndrome braquicefálica

Os gatos com a conformação braquicefálica podem enfrentar dificuldade com o fluxo do ar, devido à malformação intensa de suas vias nasais e narinas, e estar predispostos a doença nasal. Um estudo recente com TC de gatos braquicefálicos revelou algumas das anormalidades associadas a esse distúrbio. Descobriu-se que, quanto maior o grau de braquicefalia, aferida pela intensidade de rotação dorsal do dente canino maxilar, mais estreitas a cavidade nasal, as vias nasais e as narinas.[85] Narinas estenosadas também funcionam limitando o fluxo de ar esperado. Esse distúrbio pode ser melhorado pela excisão da prega alar, realizada pela técnica de *laser* ou com bisturi, ou por meio de alaplastia por ressecção com saca-bocado (*punch*).[104] Os turbinados nasofaríngeos também foram identificados em gatos braquicefálicos e podem funcionar reduzindo ainda mais o fluxo de ar pela área nasofaríngea.[25] Existem poucas informações relacionadas com as opções cirúrgicas para turbinados nasofaríngeos.

Estenose nasofaríngea

A estenose nasofaríngea é um distúrbio raro que envolve o estreitamento das cóanas até o ponto em que pouco ar consegue passar. Isso pode ocorrer como consequência de infecções crônicas, rinite por aspiração ou anomalia congênita.[33,96] Os sinais clínicos costumam ser respiração laboriosa estertorosa e, com menor frequência, secreção nasal. O diagnóstico é determinado pela avaliação rinoscópica retroflexa da nasofaringe. Antigamente, a dilatação manual e os procedimentos cirúrgicos avançados associados a terapia com esteroides eram as únicas opções terapêuticas. Além disso, era comum a recorrência.[33] Mais recentemente, foi descrita a colocação de *stent* na nasofaringe como uma medida paliativa bem-sucedida.[5]

Distúrbios infecciosos

Agentes bacterianos

■ Diagnóstico

Quase todos os gatos com secreção nasal mucopurulenta ou purulenta têm um componente bacteriano em sua doença. Os agentes bacterianos identificados como patógenos respiratórios primários em gatos são: *B. bronchiseptica*, *C. felis*, *Streptococcus canis* e *Mycoplasma* spp. No entanto, *Corynebacterium* spp., *Escherichia coli*, *Pasteurella multocida*, *Pseudomonas aeruginosa*, *Streptococcus viridans* e *Staphylococcus intermedius* também são detectados comumente,

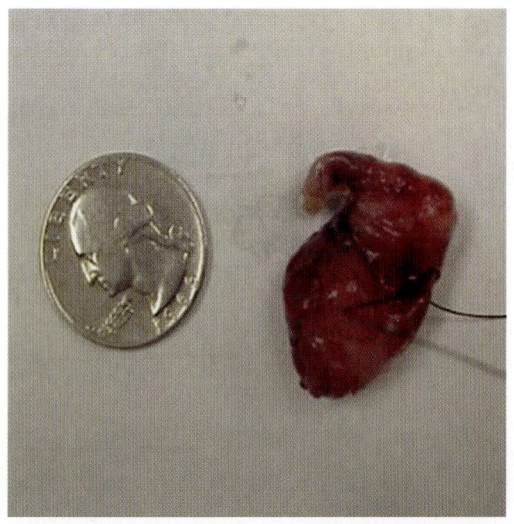
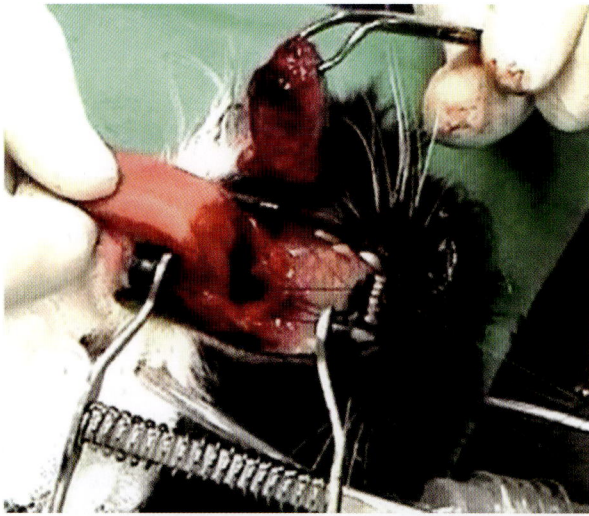

Figura 30.5 Remoção manual de pólipo nasofaríngeo.

porém, em geral, acredita-se que sejam invasores secundários.[7,9,16,31,83,88,91,109,110] A cultura de amostras de lavado nasal ou de amostras de biopsia de tecido confere resultados semelhantes de espécies presentes, porém culturas aeróbicas e anaeróbicas de lavados nasais foram, com maior frequência, significativamente positivas em um estudo.[39] A cultura de biopsias nasais pode ser mais representativa para infecções profundas na mucosa,[38] porém esse evento não foi mostrado de modo definitivo. Em outro estudo, foram isolados diferentes microrganismos a partir de cada técnica e de coleta, de modo que pode ser mais eficiente cultivar tanto amostra de lavado nasal quanto de biopsia.[38] Contudo, deve ser lembrado que resultados positivos de cultura podem não se correlacionar à causa da doença por conta da flora normal e de outras bactérias superficiais.

Embora a *B. bronchiseptica* seja um patógeno primário bem definido em cães, o microrganismo pode ser isolado de muitos gatos clinicamente normais.[32] Assim, o valor positivo de previsão (VPP) dos resultados de testes sorológicos, cultura e PCR é baixo em gatos. Muitos gatos apresentam anticorpos contra *B. bronchiseptica*. O microrganismo é comumente cultivado de gatos em ambientes populosos, e existem relatos esporádicos de doença respiratória inferior grave causada por bordetelose em filhotes e gatos em ambientes populosos ou situações estressantes.[7,110] O microrganismo foi cultivado em necropsia oriunda de vias respiratórias inferiores de diversos gatos oriundos de abrigos no Colorado, e, em um abrigo, o microrganismo foi cultivado de 19 dentre 40 gatos (47,5%) com doença respiratória superior.[91] No entanto, a importância da infecção em gatos de estimação sadios nos demais aspectos parece ser mínima. Por exemplo, no centro-norte do Colorado, em gatos com proprietário, o microrganismo raramente foi cultivado de felinos com rinite ou de doença respiratória inferior (cerca de 3%).[109] *B. bronchiseptica* é facilmente cultivada, e a cultura é superior à PCR para esse agente, pois o teste de suscetibilidade antimicrobiana pode ser realizado em isolados. Como o microrganismo, em geral, não é eliminado pelo tratamento, a cultura ou a PCR de acompanhamento após o tratamento apresentam benefício mínimo.[9]

O *C. felis* é um diagnóstico diferencial comum para gatos com evidências clínicas de conjuntivite e rinite; não é uma causa frequente de doença de vias respiratórias baixas. O microrganismo é difícil de cultivar, de modo que a detecção por PCR de DNA microbiano a partir de *swabs* conjuntivais pode ser útil clinicamente. Devido à natureza intracelular do microrganismo, deve ser obtido material celular adequado do *swab* conjuntival para análise.[28] Os resultados do exame de PCR podem ser usados para comprovar que um gatil ficou livre da infecção após tratamento.[95] A maioria dos gatos PCR-positivos é clinicamente enferma (p. ex., 3,3% se gatos sadios fossem positivos em um estudo).[13]

Mycoplasma spp. são microrganismos comensais normais das mucosas de diversas espécies, inclusive dos gatos. *M. felis* foi associado primariamente a conjuntivite, porém se suspeita que seja uma etiologia primária de rinite em gatos também.[31,38,39] Existem várias espécies de *Mycoplasma* em gatos, e o potencial patogênico da maioria

é desconhecido. Se houver outras doenças primárias, mesmo *Mycoplasma* spp. não patogênicas podem estar associadas ao processo mórbido. A cultura de *Mycoplasma* spp. pode ser difícil e leva mais tempo que a cultura de rotina, e a suscetibilidade antimicrobiana não é fornecida pela maioria dos laboratórios. A cultura de amostras de biopsia nasal em vez das amostras de lavado nasal pode aumentar a possibilidade de identificação.[39] Os exames de PCR para *Mycoplasma* spp. têm, no mínimo, alguma utilidade clínica, com alguns testes possibilitando a especificação, que é útil para avaliar o potencial patogênico do microrganismo. No entanto, como *Mycoplasma* spp. constituem uma flora comum, o VPP dos exames provavelmente será baixo. Como o microrganismo, em geral, não é eliminado por meio de tratamento, a cultura ou o exame de PCR de acompanhamento, após tratamento, tem benefícios mínimos.

■ Tratamento

Se houver suspeita de infecções bacterianas primárias, a doxiciclina a 10 mg/kg, administrada por via oral (VO) 1 vez/dia, a gatos com rinite com ou sem conjuntivite, geralmente é eficaz (Tabela 30.1). A doxiciclina é o tratamento de escolha para infecções por *B. bronchiseptica*, *Mycoplasma* spp. e *C. felis*[19,28] e mostrou superioridade à administração tópica de tetraciclina nesta última.[90] Os efeitos colaterais em filhotes felinos preocupam menos com a doxiciclina em comparação com a tetraciclina, porém ainda assim deverão ser levados em conta. A amoxicilina-clavulanato é uma boa opção em animais jovens e é eficaz para a maioria dos microrganismos, com exceção de *Mycoplasma* spp., pois esses microrganismos não dispõem de parede celular. A pradofloxacina mostrou ter eficácia contra o *Mycoplasma* spp.[16,31] A enrofloxacina também mostrou eficácia contra a *C. felis*[23], porém deve ser usada com cautela em gatos jovens por causa dos possíveis efeitos adversos sobre a cartilagem. Embora o fármaco não tenha mostrado danificar os condrócitos de gatos, essa alteração ocorre em diversas outras espécies. A clindamicina penetra bem nos ossos e tecidos e tem excelente espectro anaeróbico. Em geral, a administração da forma líquida fria do fármaco é bem tolerada. A terapia com azitromicina (15 mg/kg, administrada por via oral 1 vez/dia) pode ser tentada em gatos com infecções bacterianas com suspeita de resistência.*

A doxiciclina e a clindamicina foram associadas a esofagite e a estenoses esofágicas em gatos[4,24,61] por causa das fracas contrações esofágicas secundárias nessa espécie. Os autores recomendam jamais administrar comprimidos secos ou cápsulas a gatos. Os fármacos devem ser manipulados em forma líquida, administrados, e, a seguir, sucedidos por 3 a 6 mℓ de bolo líquido ou alimento, oferecidos recobertos por manteiga ou por um suplemento alimentar, ou dados como petisco em forma de comprimido (*pill-delivery treat*).[27,50,111] Os gatos com doença aguda são tratados por 7 a 10 dias, exceto para *C. felis*, em que são necessários 28 dias para eliminar a infecção.[31,95] A doença bacteriana crônica pode exigir tratamento por 6 a 8 semanas, a fim de eliminar a infecção de modo adequado se existir osteomielite. A terapia pulsada pode ajudar alguns

---

*Referências 16, 31, 83, 91, 94, 95.

Tabela 30.1 **Tratamento farmacológico de doença do trato respiratório superior.**

Classe	Fármaco	Dose
Antibióticos	Amoxicilina	10 a 22 mg/kg, VO, a cada 12 horas
	Amoxicilina-clavulanato	13,75 mg/kg, VO, a cada 12 horas
	Azitromicina	15 mg/kg, VO, a cada 24 horas
	Cefadroxila	22 mg/kg, VO, a cada 12 horas
	Cefalexina	22 mg/kg, VO, a cada 8 horas
	Cloranfenicol	10 a 15 mg/kg, VO, a cada 12 horas
	Clindamicina	10 a 12 mg/kg, VO, a cada 24 horas
	Doxiciclina	10 mg/kg, VO, a cada 24 horas
	Enrofloxacina	2,5 a 5 mg/kg, VO, a cada 24 horas
	Marbofloxacina	2,5 a 5 mg/kg, VO, a cada 24 horas
	Metronidazol	10 a 15 mg/kg, VO, a cada 12 horas
	Orbifloxacina	2,5 a 5 mg/kg, VO, a cada 24 horas
	Pradofloxacina	5 a 10 mg/kg, VO, a cada 24 horas
	Trimetoprima-sulfonamida	15 mg/kg, VO, a cada 12 horas
Anti-histamínicos	Cetirizina	2,5 a 5 mg/gato, VO, a cada 24 horas
	Clorfeniramina	2,5 mg/gato, VO, a cada 12 horas
	Clemastina	0,68 mg/gato, VO, a cada 12 horas
	Fexofenadina	5 a 10 mg/gato, VO, a cada 12 a 24 horas
	Hidroxizina	5 a 10 mg/gato, VO, a cada 8 a 12 horas
	Loratadina	5 mg/gato, VO, a cada 24 horas
Antifúngicos	Desoxicolato de anfotericina B	1) IV: 0,1 a 0,5 mg/kg: 2as, 4as, 6as; até 16 mg/kg de dose cumulativa total
		2) SC: 0,5 a 0,8 mg/kg em 400 mℓ de salina a 0,45%/glicose a 2,5%; 2as, 4as, 6as; até 16 mg/kg de dose cumulativa total
	Fluconazol	50 mg/gato, VO, a cada 12 a 24 horas
	Itraconazol	10 mg/gato, VO, a cada 24 horas
	Anfotericina B lipossômica	1 mg/kg/IV; 2as, 4as, 6as; até dose cumulativa total de 12 mg/kg
Antivirais	Cidofovir tópico (0,5%)	1 gota em cada olho, a cada 12 horas
	Fanciclovir	62,5 mg/gato, VO, a cada 12 horas, 14 dias
	Interferona-alfa	10 unidades VO, a cada 24 horas (crônica); 10.000 unidades SC, a cada 24 horas, 21 dias (aguda)
	Lisina	500 mg/gato, VO, a cada 12 horas
AINEs	Meloxicam	0,025 a 0,1 mg/kg, VO, a cada 2 a 3 dias
	Piroxicam	0,3 mg/kg, VO, a cada 2 dias
Glicocorticoides	Beclometasona (inalada)	1 a 2 borrifadas, a cada 12 a 24 horas
	Fluticasona (inalada)	1 a 2 borrifadas, a cada 12 a 24 horas
	Metilprednisolona acetato	5 a 15 mg IM, a cada 3 a 4 semanas
	Prednisolona	2,5 a 5 mg/gato, VO, a cada 1 a 2 dias

VO, via oral; *IV*, intravenoso; *SC*, subcutâneo; *AINEs*, anti-inflamatórios não esteroidais; *IM*, intramuscular.

gatos acometidos cronicamente, porém pode induzir bactérias resistentes a antibióticos em outros gatos. A maioria dos casos de rinite bacteriana é secundária a outras doenças, como traumatismo, neoplasia, inflamação induzida por infecção viral, corpos estranhos, pólipos inflamatórios, rinossinusite crônica e abscedação de raiz de dente. Assim, se a antibioticoterapia de rotina falhar, deverá ser realizada uma bateria de exames diagnósticos.

■ **Prevenção**

A vacina atualmente disponível para *B. bronchiseptica*, com administração intranasal, pode ser administrada logo com 4 semanas de vida. A imunidade tem início já com 72 h com duração mínima dessa imunidade de 1 ano.[81] O Feline Vaccination Advisory Panel da American Association of Feline Practitioners (AAFP) e o European Advisory Board on Cat Diseases (ABCD) recomendam que a vacinação contra *Bordetella* seja considerada primariamente para uso em gatos de alto risco de exposição a doença, como aqueles com histórico de problemas respiratórios e de moradia em abrigos humanos com surtos comprovados em cultura.[19,81] Contudo, como a vacina é administrada por via intranasal, podem ocorrer espirros e tosse, os quais talvez influenciem o controle de casos de filhotes acolhidos em abrigos ou sociedades protetoras de animais. Como a doença aparentemente não é potencialmente fatal em felinos adultos, trata-se de algo incomum em gatos de companhia e responde a diversos antibióticos, sendo considerada minimamente zoonótica.[18] Assim, o uso rotineiro dessa vacina na maioria dos gatos que têm proprietários parece desnecessária.

Existem vacinas com *C. felis* vivos e modificados. Em estudos recentes, *C. felis* foi amplificado a partir de *swabs* conjuntivais de 3,2% dos gatos com conjuntivite,[49] porém de 0% de secreção nasal de gatos abrigados em sociedade protetora de animais.[91] Vacinas FVPCR (rinotraqueíte viral felina, calicivírus, panleucopenia felina) que também continham *C. felis* foram associadas a mais reações vacinais em gatos em comparação com outros produtos.[63] Como a infecção de gatos por *C. felis* geralmente resulta apenas em conjuntivite branda, é facilmente tratada com antibióticos e tem índices de prevalência variáveis e risco zoonótico mínimo aos seres humanos, alguns pesquisadores questionaram se a vacinação contra *C. felis* chega a ser necessária nos EUA.[14] A duração da imunidade para vacinas contra *Chlamydophila* pode ter vida curta, de modo que gatos de alto risco, como aqueles em ambientes com vários gatos ou em locais onde exista histórico de infecção por clamídia, devem ser imunizados antes de exposição potencial.

Agentes virais

■ Diagnóstico

Os vírus mais comumente associados a doença respiratória felina são FCV e FHV-1. Ambos os vírus são extremamente comuns em gatos, particularmente aqueles oriundos de ambientes populosos, como *pet shops*, gatis e abrigos.[14,32] Existem muitas cepas de FCV, e são comuns mutações resultando em novas cepas. Esse microrganismo é o diagnóstico diferencial comum para gatos com evidências clínicas de rinite, estomatite, ulceração bucal e conjuntivite (Figura 30.6). Com menor frequência, o FCV está associado a poliartrite, doença em vias respiratórias inferiores em filhotes felinos e doença sistêmica virulenta.[78] Acredita-se que algumas variantes de FCV induzam vasculite sistêmica em gatos (calicivírus sistêmico virulento [VS-FCV]), e os sinais clínicos podem ser intensos, mesmo em gatos previamente vacinados com vacinas FVPCR.[10,36,72,87,105] As cepas de VS-FCV surgem espontaneamente de cepas FCV endógenas, e os surtos foram resolvidos rapidamente após os casos iniciais serem identificados. Atualmente, não se tem conhecimento sobre a frequência de ocorrência de tais surtos e do número de surtos estar crescendo ou não. As cepas de VS-FCV avaliadas até o momento foram genética e antigenicamente diferentes.[42,71]

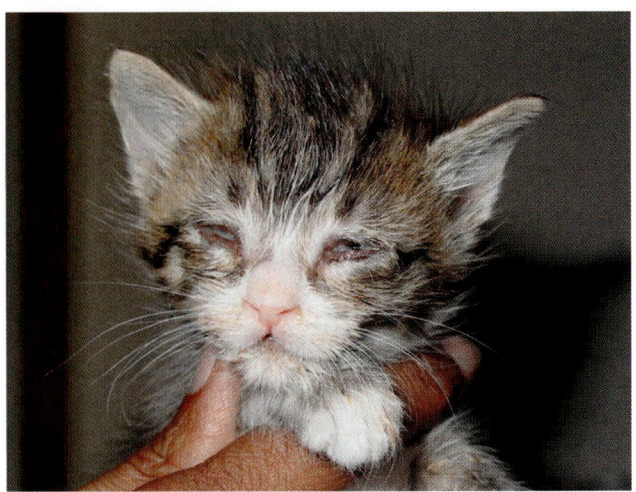

Figura 30.6 Aspecto clínico de um filhote felino com infecção por herpes-vírus.

O isolamento do vírus pode ser usado para documentar infecção corrente, porém transcorrem no mínimo alguns dias até que os resultados estejam disponibilizados, e nem todos os laboratórios realizam o exame. Devido à ampla exposição e ampla vacinação, o VPP de testes sorológicos é fraco. Os exames de PCR de transcriptase reversa (TR) podem ser usados para amplificar o RNA de calicivírus, e os resultados podem ser obtidos com rapidez. Contudo, esses exames também amplificam cepas vacinais de FCV (Lappin MR: dados não publicados, 2010). O RNA de FCV pode ser amplificado a partir de amostras coletadas de gatos normais portadores e também de gatos clinicamente enfermos, e, por conseguinte, os exames de PCR têm fraco VPP. Além disso, a amplificação de RNA de FCV não pode ser usada para comprovar infecção sistêmica virulenta por calicivírus.[78] Também ocorrem resultados falso-negativos de TR-PCR de FCV se houver RNA inadequado no *swab* submetido ou se o microrganismo tiver sido eliminado a níveis abaixo dos limites de sensibilidade do teste por respostas imunológicas específicas. Como o tratamento não elimina a infecção por FCV, não existem benefícios em cultura de acompanhamento ou em exames de TR-PCR.

O FHV-1 é o diagnóstico diferencial frequente em gatos com evidência clínica de rinite, estomatite, conjuntivite, queratite e dermatite facial. Devido à exposição e à vacinação amplas, o VPP de testes sorológicos é fraco. A infecção por FHV-1 pode ser documentada por coloração imunofluorescente direta de raspados conjuntivais, isolamento do vírus ou PCR.[98] O DNA de FHV-1 pode ser amplificado a partir de células conjuntivais de cerca de 20% dos gatos sadios; assim, o VPP de exames de PCR para esse agente é baixo.[79] Os exames de PCR atualmente utilizados também detectam cepas vacinais de FHV-1, diminuindo ainda mais o VPP.[52] A PCR quantitativa pode, por fim, comprovar correlação à existência ou não de doença, porém não conseguiu correlacionar a ocorrência de conjuntivite em um pequeno estudo no laboratório dos autores.[49] O valor de previsão negativo dos exames de PCR para FHV-1 também é questionado, pois muitos gatos que possivelmente têm doença associada a FHV-1 são PCR-negativos. Isso pode ter relação com a eliminação de DNA de FHV-1 dos tecidos pela reação imunológica. Biopsias teciduais têm sensibilidade maior do que *swabs* conjuntivais, mas não têm valor preditivo necessariamente maior.[93] O DNA de FHV-1 pode ser amplificado a partir do humor aquoso de alguns gatos, porém não se sabe se isso indica uveíte associada a FHV-1.[54] Como o tratamento não elimina a infecção por FHV-1, não existem benefícios em cultura de acompanhamento ou em exames de PCR.

■ Tratamento

O tratamento para FCV consiste principalmente em cuidados de suporte, que, com frequência, é o necessário para gatos com infecções por VS-FCV, e pode consistir em líquidos intravenosos, antibióticos para infecções bacterianas concomitantes e interferona. A interferona pode aumentar as respostas imunológicas a infecções virais por suprarregular citocinas fundamentais.[101] A interferona felina ômega (1 a 2,5 milhões UI/kg por via intravenosa (IV) ou subcutânea (SC), a cada 24 a 48 h até 5 doses, a seguir, reduzida para 2 vezes/semana e, por fim, 1 vez/semana, dependendo da resposta viral) inibe a replicação de FCV *in vitro*. No entanto, não existem estudos controlados avaliando a eficácia em gatos clinicamente acometidos com doença respiratória. Se a interferona alfa humana for usada sistemicamente em gatos com infecções potencialmente fatais por FCV ou FHV-1, 10.000 U/kg, administradas por via subcutânea, podem ser oferecidas com segurança 1 vez/dia, mas não estão disponíveis dados controlados relacionados com a eficácia. Recentemente, o tratamento com interferona felina foi usado para melhorar a qualidade de vida em gatos com infecções por FeLV e FIV.[11] Em um estudo, a terapia com interferona oral sob dose baixa (10 U/kg VO, diariamente alternando a cada 7 dias, durante 6 meses) melhorou a qualidade de vida em gatos com infecções por FIV.[73] Acredita-se que o efeito de interferona oral advenha da mediação de citocinas inflamatórias. Pode haver efeitos também contra infecções crônicas por FHV-1 ou FCV, porém não existem dados controlados. A administração tópica de interferona alfa em salina nos olhos de gatos com conjuntivite ou no nariz foi recomendada por alguns veterinários como auxiliar no controle de alguns gatos com infecções agudas ou crônicas por FHV-1 ou por FCV.

Recentemente, agentes antivirais tornaram-se mais populares no controle de gatos com infecções agudas ou crônicas por FHV-1. Medicações antivirais atualmente disponíveis são eficazes apenas para infecções de vírus de DNA, como FHV-1, e não para vírus do tipo RNA, como o FCV, pois interferem com a síntese de DNA viral e, assim, com a replicação viral. Aciclovir e valaciclovir foram administrados a alguns gatos, porém podem induzir supressão da medula óssea e são minimamente eficazes para FHV-1; desse modo, não devem mais ser empregados.[51,66] O fanciclovir é seguro e eficaz e é usado para tratamento tanto agudo quanto a longo prazo de gatos com infecções por FHV-1. Uma dose que tem sido usada com aparente eficácia clínica é de 62,5 mg VO, a cada 12 h, durante 14 dias.[58] Contudo, estudos farmacocinéticos recentes indicam que doses mais elevadas podem ser necessárias para a atividade contra FHV-1.[99]

A idoxuridina e a trifluridina têm sido usadas topicamente em gatos com conjuntivite ou queratite decorrentes de infecção por FHV-1, porém essas medicações devem ser administradas diversas vezes/dia e elas são irritantes. Recentemente, o cidofovir foi usado em um pequeno estudo experimental sobre conjuntivite por FHV-1 e a substância demonstrou diminuir os sinais clínicos e a liberação de FHV-1.[21] A lisina a 250 a 500 mg, por via oral, a cada 12 h pode ser útil em alguns gatos com rinossinusite aguda ou crônica causada por infecção por FHV-1 (não FCV).[53] Contudo, em diversos estudos controlados de gatos alimentados com dieta fortificada com lisina, não foi observado um efeito positivo significativo.[17,55,80]

A administração intranasal de vacinas com vírus vivo modificado contra FHV-1 e FCV pode abrandar a doença em alguns gatos infectados cronicamente, porém faltam dados controlados. Se houver uma resposta positiva à vacinação intranasal em um gato com doença crônica, essa forma de imunoterapia pode ser administrada até três vezes por ano. A vacinação intranasal mostrou potencializar imunidade celular contra FHV-1 mais adequadamente que a vacinação parenteral.[48] A administração crônica de um probiótico comercialmente disponível revelou estimular o número de linfócitos T-helper em gatos.[106] Quando esse probiótico foi administrado a gatos com infecções crônicas por FHV-1 e, a seguir, os animais foram submetidos a estresse leve, observaram-se índices melhores de conjuntivite em alguns dos felinos em tratamento.[47] Ver *Rinossinusite crônica* para a discussão de outras terapias.

■ Prevenção

Gatos sem patógenos específicos (SPE) inoculados com uma dose de vacina com vírus vivo modificado contra FVPCR intranasal apresentaram sinais clínicos significativamente menores do que gatos-controle logo com 4 dias ao serem desafiados com FHV-1 virulento em um estudo.[45] A administração da vacina contra a FVPCR intranasal também mostrou induzir respostas de anticorpos anti-FCV em filhotes felinos SPE mais rapidamente do que uma vacina com vírus modificado contra a FVPCR administrada por via parenteral.[46] Assim, a via intranasal de administração pode ser preferível para a imunização primária ou o reforço de filhotes felinos abrigados em meios sob risco alto de exposição a FHV-1 ou FCV, como abrigos, sociedades protetoras de animais, gatis, instalações de abrigo e moradia com diversos gatos. Contudo, como a administração de vacinas intranasais contra FHV-1 e FCV pode causar espirros ou tosse brandos transitórios, os proprietários devem ser informados sobre esses efeitos colaterais potenciais. Além disso, tais efeitos colaterais dessas vacinas podem influenciar o controle do caso clínico em filhotes felinos que vivem em abrigos ou lares provisórios. Recomendam-se vacinas subcutâneas se houver preocupação sobre os efeitos colaterais respiratórios de vacinas intranasais. Atualmente, indica-se a revacinação anual de gatos em ambientes de risco (p. ex., abrigos, gatis, moradia com diversos gatos) e um intervalo de revacinação de 3 anos para animais em ambientes de risco baixo (apenas no interior da moradia sem contato com outros felinos).[78,81,98]

Existem, hoje em dia, vacinas inativas contendo VS-FCV. O produto contém uma cepa vacinal de FCV tradicional e também uma cepa de VS-FCV. Estudos de neutralização cruzada mostram que os gatos inoculados com mais de uma cepa de FCV inativam mais cepas de FCV *in vitro* do que gatos inoculados com uma cepa de FCV.[74,75] Além disso, um estudo desafio recente demonstrou que filhotes felinos vacinados com o produto de duas cepas ficaram protegidos dos sinais clínicos de VS-FCV.[35]

Agentes fúngicos

C. neoformans e *Aspergillus* spp. são as causas mais comuns de infecção fúngica do trato respiratório em gatos.[3,57,68] A criptococose é a mais comum e deve ser considerada um diagnóstico diferencial em gatos com doença do trato respiratório, nódulos subcutâneos, linfadenopatia, inflamação intraocular, febre e doença do sistema nervoso central.[57] Os felinos infectados variam entre 6 meses a 16 anos de vida, e os machos aparecem em maior número em alguns estudos.[67] Infecção da cavidade nasal é relatada mais frequentemente e, em geral, costuma resultar em espirros e secreção nasal. A secreção nasal pode ser unilateral ou bilateral, varia de serosa a mucopurulenta, e, com frequência, contém sangue. Lesões granulomatosas que se projetam das narinas, deformidade facial sobre a ponte do nariz e lesões ulcerativas sobre o plano nasal são comuns (Figura 30.7). Detecta-se linfadenopatia submandibular na maioria dos gatos com rinite. O diagnóstico definitivo de criptococose tem por base teste de antígenos ou demonstração citológica, histopatológica ou em cultura do microrganismo.

Os gatos com criptococose têm sido tratados com anfotericina B, cetoconazol, itraconazol, fluconazol e 5-flucitosina individualmente e em diferentes associações. As respostas têm variado entre os estudos, porém com frequência alcançam-se respostas de boa a excelente em gatos que recebem fluconazol ou itraconazol.[60,67] Devido à toxicidade e à disponibilidade de fármacos mais eficazes, o cetoconazol não é mais recomendado por estes autores. O fluconazol a 50 mg por gato, via oral, 1 ou 2 vezes/dia está recomendado, pois resulta nos menores efeitos colaterais, tem a melhor penetração através das barreiras hematencefálica e hemato-ocular dos azóis e também mostrou ter boa eficácia.[60,67] Se estiver ocorrendo infecção potencialmente fatal ou se o gato não estiver conseguindo responder a um fármaco azol, deverá ser usada a anfotericina B.[67] Um protocolo típico com anfotericina B envolve infusões intravenosas em um esquema segundas-quartas-sextas-feiras até uma dose cumulativa de 16 mg/kg ter sido alcançada. A nefrotoxicidade é o efeito colateral mais grave, e utiliza-se uma dose inicial de infusão de 0,1 mg/kg como dose-teste. A dose pode ser aumentada lentamente até 0,5 mg/kg se for bem tolerada clinicamente e se os valores renais permanecerem estáveis.[26,56] Também foi descrito um protocolo subcutâneo com sucesso em que 0,5 a 0,8 mg/kg eram acrescentados a salina 0,45%/glicose a 2,5%, e o volume total é administrado duas a três vezes semanalmente até a dose cumulativa de 8 a 26 mg/kg.[56,67]

Além do desoxicolato da anfotericina B, também existe uma formulação lipossômica. Acredita-se que seja vista menor nefrotoxicidade com o produto lipossômico, e o esquema de dose recomendado é 1 mg/kg, por via intravenosa, ou um esquema de segundas-quartas-sextas-feiras, até que seja alcançada a dose cumulativa de 12 mg/kg.[26] Em geral, as criptococoses focal nasal e cutânea resolvem-se com tratamento; as doenças do sistema nervoso central, ocular e a disseminada são menos passíveis de responder a tratamento.[60,67] O tratamento deve ser mantido durante, no mínimo, 1 a 2 meses após a resolução da doença clínica ou até que os títulos de antígeno estejam negativos.[20,67] Pessoas e animais podem ter a mesma exposição ambiental a *Cryptococcus* spp., porém é improvável a transferência zoonótica a partir do contato com animais infectados.

A aspergilose é menos comum que a criptococose, mas pode ser igualmente devastadora.[3,102,112] Os sinais clínicos da doença branda são semelhantes àqueles da criptococose nasal. A aspergilose sino-orbitária foi descrita recentemente em gatos e mostra-se mais agressiva do que a aspergilose canina, envolvendo a invasão de estruturas circunvizinhas.[3] O envolvimento ocular, como exoftalmia e secreção ocular, pode ser visto associado a sinais nasais. O diagnóstico de aspergilose tem por base a observação de placas fúngicas à rinoscopia ou de hifas fúngicas à citologia ou biopsia. A infecção pode ser causada tanto por *Aspergillus* spp. quanto por *Penicillium* spp., e podem ser difíceis de diferenciar citologicamente. A cultura fúngica mostra-se menos sensível e específica que a observação em rinoscopia ou biopsia.[112] A terapia com itraconazol e fluconazol oral foi documentada como 50 a 60% eficaz,[102,112] e foi relatada eficácia maior com clotrimazol nasal em alguns casos.[102]

Distúrbios inflamatórios crônicos

Rinossinusite crônica

As rinossinusites linfocítico-plasmocitária, eosinofílica e idiopática constituem um conjunto de diagnósticos obtidos por meio de histopatologia. Esse conjunto de diagnósticos é denominado *rinossinusite crônica*. Em muitos casos,

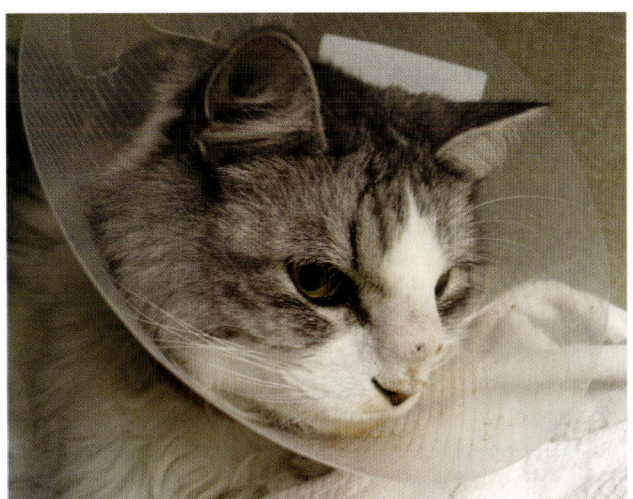

Figura 30.7 Embora as infecções fúngicas por *Cryptococcus* e *Aspergillus* sejam as mais comuns do trato respiratório superior em gatos, a deformidade nasal também pode estar associada a infecção por *Sporothrix* spp.

este é um diagnóstico de exclusão quando outras etiologias foram descartadas. Tal síndrome é uma das causas mais importantes de espirro e secreção nasal no gato.[33] Geralmente, a secreção nasal é serosa, porém infecções bacterianas secundárias podem resultar no desenvolvimento de secreção nasal mucopurulenta (Figura 30.8). Além disso, a inflamação pode ser grave a ponto de provocar hemorragia intermitente.[33] Os sinais clínicos podem persistir durante anos. Os gatos com doença relativamente estável que encontram uma alteração súbita na gravidade devem ser reavaliados quanto à existência de uma enfermidade secundária mais grave, como rinite fúngica ou neoplasia.

Existe um subgrupo de gatos com rinossinusite crônica que apresenta histórico de infecções agudas do trato respiratório superior por FHV-1 ou FCV em idade mais jovem, e postula-se que uma infecção viral grave anterior possa desencadear a doença crônica.[38] Além disso, estima-se que cerca de 80% dos gatos encontrem-se infectados de modo latente com FHV-1,[22] e então outro cenário possível para a rinossinusite virose crônica é a ocorrência de infecções virais latentes por FHV-1 que são desencadeadas em recrudescência por eventos de estresse. Em tais gatos com histórico progresso de infecção viral, tentam-se frequentemente terapias como lisina, antivirais e imunomoduladores frequentemente, conforme discutido previamente. A melhora subjetiva nos sinais clínicos foi observada em resposta à terapia imunomoduladora por complexos de DNA lipossômico catiônico (CLDC) em um pequeno estudo-piloto atualmente em andamento na Colorado State University, bem como em um estudo já publicado.[107] Acredita-se que o estresse participe da gravidade clínica e do potencial de recorrência de rinossinusite viral crônica, em particular se estiverem envolvidas infecções latentes por FHV-1 ou crônicas por FCV. Medidas ambientais para diminuir o estresse, a alocação de recursos em moradias de diversos gatos e a promoção de terapias antiansiedade, como o uso de feromônio facial felino, também podem mostrar algum benefício. Há controvérsias quanto ao uso de tratamento imunossupressor nesses pacientes: pode não ser benéfico e tem o risco de exacerbar componentes virais e bacterianos da síndrome mórbida.

Em muitos casos, não existe histórico de infecção viral ou de qualquer causa predisponente. Em geral, a rinossinusite crônica idiopática é algo refratária a tratamento, e o alívio dos sinais clínicos, e não a cura, é o objetivo do tratamento clínico. Com frequência, são prescritos antibióticos de largo espectro para tratar infecções secundárias. A administração de anti-histamínicos como clorfeniramina, 1 a 2 mg, por via oral, a cada 12 h pode diminuir os sinais clínicos de doença em alguns gatos. Atualmente, existem vários anti-histamínicos mais recentes (Tabela 30.1), e, como a resposta ao tratamento varia entre um paciente e outro, convém tentar o fármaco alternativo se nenhuma melhora for encontrada com a escolha inicial. Terapias umectantes como nebulização e gotas nasais de soro fisiológico podem ajudar a amolecer secreções e aliviar a mucosa, particularmente em climas mais secos.

O papel dos agentes imunossupressores como agentes terapêuticos no tratamento da rinossinusite idiopática crônica não é bem compreendido ainda, possivelmente por causa da natureza multifatorial deste distúrbio. Cada paciente responderá de um modo a essa abordagem. A prednisolona pode ser usada na dose máxima de 1 a 2 mg/kg, via oral, a cada 12 h. Se for observada uma resposta positiva, a dose mais baixa e o intervalo mais longo entre as doses que for eficaz deverão ser determinados ajustando-se a dose com o passar do tempo. Glicocorticoides inalados podem ser usados como alternativa para diminuir os efeitos colaterais sistêmicos do uso de glicocorticoides orais e apresentam o benefício de influenciar diretamente a mucosa nasal. A beclometasona ou a fluticasona podem ser administradas por meio de inalador com dosificador com uma câmara de inalação a 1 a 2 borrifadas, 1 vez ou 2 diariamente. Casos resistentes podem responder à administração de ciclosporina até 7,5 mg/kg, via oral, diariamente ou em dias alternados, porém não existem dados controlados. Níveis sanguíneos devem ser verificados 2 semanas após o início do tratamento para assegurar que níveis sanguíneos excessivos não tenham sido alcançados, o que pode ativar doenças infecciosas latentes.

Neoplasia

A neoplasia da cavidade nasal é relativamente rara no gato em comparação com o cão; o linfoma é o tipo tumoral mais comum, seguido pelo adenocarcinoma e pelo carcinoma escamocelular.[12,33,65] O linfoma é tratado por meio de quimioterapia, frequentemente junto a radioterapia, e tem potencial para bom prognóstico a longo prazo.[89] Indica-se a radioterapia paliativa para outras neoplasias nasais, e em geral não é necessário o desbastamento cirúrgico.[62] O prognóstico depende da agressividade e da extensão do tumor, que é mais bem determinado por TC. O piroxicam administrado a 0,3 mg/kg, por via oral, a cada 48 a 72 h pode controlar a inflamação e os sinais clínicos de doença em alguns gatos com neoplasia nasal não linfoproliferativa. O meloxicam (0,1 mg/kg, via oral, em dias alternados) pode ser outra alternativa eficaz. Contudo, nenhum fármaco pode resultar em efeitos an-

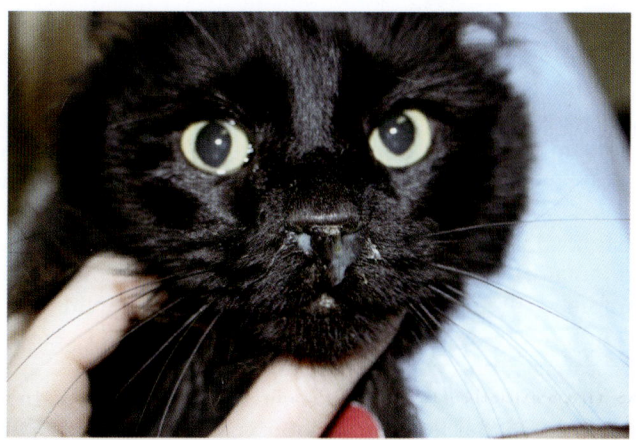

Figura 30.8 A secreção nasal mucopurulenta é comum na rinossinusite crônica.

titumor contra carcinoma escamocelular, porque foi mostrado que existe expressão mínima de ciclo-oxigenase-2 neste tipo de câncer no gato.[15] Se for empregada terapia anti-inflamatória não esteroide, o gato deverá ser monitorado quanto a efeitos colaterais renais e gastrintestinais (p. ex., hematócrito para verificar hemorragia gastrintestinal e valores renais), pois esses são efeitos colaterais potenciais de tal família de fármacos.

Distúrbios espontâneos

Traumatismo

O traumatismo da cavidade nasal resulta mais comumente em hemorragia maciça, e essa avaliação inicial deverá envolver a avaliação e o tratamento de choque hipovolêmico. O tecido nasal pode ser danificado com facilidade, devido à sua estrutura frágil. A colocação de uma cânula nasal pode auxiliar no fluxo de ar e possibilitar uma cicatrização que mantenha a passagem nasal. Podem transcorrer de 2 a 3 semanas para que ocorra a cura. Em geral, a correção cirúrgica de fraturas na cavidade nasal não é necessária, embora fragmentos ósseos solitários devam ser removidos, a fim de prevenir formação de sequestros. O traumatismo também pode levar a complicações crônicas como resultado de dano das vias nasais.[33]

Corpos estranhos

Os corpos estranhos nasais são mais comuns em gatos do que normalmente se imagina.[33,82] Em cães, o material estranho geralmente é inspirado para as narinas anteriores e encontrado no meato ventral imediatamente caudal às narinas. A maior parte dos corpos estranhos nasais em gatos é material vegetal que se aloja acima do palato mole após tosse ou vômito. Os sinais clínicos podem ser espirros, espirro reverso, ânsia de vômito e tentativas repetidas de deglutição. Às vezes, o exame rinoscópico retroflexo da nasofaringe pode confirmar o diagnóstico e auxiliar na remoção do objeto. O lavado nasal sob anestesia geral costuma ser mais eficaz. O manguito do tubo endotraqueal deve ser verificado quanto à insuflação completa antes de se realizar o lavado nasal com soro fisiológico administrado sob pressão. Em gatos, recomenda-se a lavagem das narinas anteriores caudalmente. Deve ser colocada gaze na área orofaríngea e, a seguir, uma seringa de 20, 35 ou 60 mℓ pode ser usada para jorrar salina de modo forçado através do nariz, enquanto as narinas estão sendo pinçadas, fechando-as para criar pressão. O material lavado oriundo do nariz (ou da orofaringe) deverá ser capturado na gaze e examinado quanto a material estranho.

Recomendações para doenças específicas | Laringe

Paralisia laríngea

A paralisia laríngea é uma condição relativamente rara no gato em comparação com o cão, porém pode ocorrer como consequência de diversas etiologias.[84] Os sinais clínicos são angústia respiratória, estridor inspiratório, alteração da vocalização, tosse, disfagia e sinais inespecíficos, com perda de peso e anorexia. A pressão positiva contínua das vias respiratórias pode ser útil para tratar casos agudos quando a intubação não for possível.[100] Caso seja viável, dependendo da estabilidade do paciente, radiografias cervicais e torácicas são úteis para descartar outras causas de dispneia. Em um estudo recente, 60% dos gatos com paralisia laríngea apresentavam evidência de obstrução de via respiratória superior em radiografias. Os achados foram hiperinsuflação pulmonar; deslocamento caudal da laringe; e ar na laringe, faringe, no esôfago e estômago.[84] Considerando paralisia laríngea uma doença funcional, o exame da laringe proporciona diagnóstico definitivo. Em um estudo, 75% dos gatos examinados apresentavam doença bilateral.[84] Nesse estudo, a conduta clínica foi instituída nos gatos com doença unilateral com bom resultado. A conduta cirúrgica por meio de lateralização aritenoide é relatada como sendo variavelmente bem-sucedida (50 a 70%) para gatos com paralisia laríngea e é recomendada mais comumente em gatos com doença bilateral. Pneumonia por aspiração (com procedimentos de lateralização bilateral), traqueotomia temporária por causa de tumefação laríngea e repetição da cirurgia foram relatadas como sequelas possíveis da conduta cirúrgica.[30]

Laringite inflamatória

Foram relatados alguns casos de doença laríngea inflamatória.[97] Esses casos são clínica e aparentemente semelhantes na apresentação clínica a outras causas de doença laríngea, porém se mostram não neoplásicos e de etiologia não infecciosa. Desse modo, sempre deverá ser realizada uma biopsia, a fim de diferenciar uma doença inflamatória de um processo neoplásico. A histopatologia desse distúrbio mostra-se granulomatosa ou linfocítico-plasmocitária e neutrofílica. Pode ser necessária traqueostomia temporária enquanto o tratamento é iniciado, e a ressecção cirúrgica do tecido inflamado talvez seja necessária. Foi relatada resposta favorável a glicocorticoides, com bom prognóstico a longo prazo em alguns casos.[97]

Neoplasia laríngea

A neoplasia laríngea manifesta-se mais frequentemente por meio de sinais clínicos semelhantes àqueles de outros distúrbios da laringe. O exame físico com a atenção especial para a área cervical pode identificar massa com origem em tecidos adjacentes à laringe. O exame da laringe pode revelar massa, tumefação ou irregularidade na aparência da laringe. É necessária a biopsia para confirmar o diagnóstico e diferenciar o distúrbio de doença laríngea inflamatória. As neoplasias laríngeas mais comuns são linfoma, carcinoma escamocelular e adenocarcinoma.[70] O linfoma pode responder à quimioterapia. Em geral, a excisão cirúrgica completa não é possível nessa área anatômica, porém pode ser realizada como medida paliativa. O prognóstico a longo prazo é mau. Traqueostomia permanente pode ser realizada, porém as complicações são comuns.[29,92]

Referências bibliográficas

1. Allen HS, Broussard J, Noone K: Nasopharyngeal diseases in cats: a retrospective study of 53 cases (1991-1998), *J Am Anim Hosp Assoc* 35:457, 1999.
2. Baker G: Nasopharyngeal polyps in cats, *Vet Rec* 111:43, 1982.
3. Barrs VR, Beatty JA, Lingard AE et al: Feline sino-orbital aspergillosis: an emerging clinical syndrome, *Aust Vet J* 85:N23, 2007.
4. Beatty JA, Swift N, Foster DJ et al: Suspected clindamycin-associated oesophageal injury in cats: five cases, *J Feline Med Surg* 8:412, 2006.
5. Berent AC, Weisse C, Todd K et al: Use of a balloon-expandable metallic stent for treatment of nasopharyngeal stenosis in dogs and cats: six cases (2005-2007), *J Am Vet Med Assoc* 233:1432, 2008.
6. Berryessa NA, Johnson LR, Kasten RW et al: Microbial culture of blood samples and serologic testing for bartonellosis in cats with chronic rhinosinusitis, *J Am Vet Med Assoc* 233:1084, 2008.
7. Binns SH, Dawson S, Speakman AJ et al: Prevalence and risk factors for feline *Bordetella bronchiseptica* infection, *Vet Rec* 144:575, 1999.
8. Brunt J, Guptill L, Kordick DL et al: American Association of Feline Practitioners 2006 Panel report on diagnosis, treatment, and prevention of *Bartonella* spp. infections, *J Feline Med Surg* 8:213, 2006.
9. Coutts AJ, Dawson S, Binns S et al: Studies on natural transmission of *Bordetella bronchiseptica* in cats, *Vet Microbiol* 48:19, 1996.
10. Coyne KP, Jones BR, Kipar A et al: Lethal outbreak of disease associated with feline calicivirus infection in cats, *Vet Rec* 158:544, 2006.
11. de Mari K, Maynard L, Sanquer A et al: Therapeutic effects of recombinant feline interferon-omega on feline leukemia virus (FeLV)-infected and FeLV/feline immunodeficiency virus (FIV)-coinfected symptomatic cats, *J Vet Intern Med* 18:477, 2004.
12. Demko JL, Cohn LA: Chronic nasal discharge in cats: 75 cases (1993-2004), *J Am Vet Med Assoc* 230:1032, 2007.
13. Di Francesco A, Piva S, Baldelli R: Prevalence of *Chlamydophila felis* by PCR among healthy pet cats in Italy, *New Microbiol* 27:199, 2004.
14. Di Martino B, Di Francesco CE, Meridiani I et al: Etiological investigation of multiple respiratory infections in cats, *New Microbiol* 30:455, 2007.
15. DiBernardi L, Dore M, Davis JA et al: Study of feline oral squamous cell carcinoma: potential target for cyclooxygenase inhibitor treatment, *Prostaglandins Leukot Essent Fatty Acids* 76:245, 2007.
16. Dossin O, Gruet P, Thomas E: Comparative field evaluation of marbofloxacin tablets in the treatment of feline upper respiratory infections, *J Small Anim Pract* 39:286, 1998.
17. Drazenovich TL, Fascetti AJ, Westermeyer HD et al: Effects of dietary lysine supplementation on upper respiratory and ocular disease and detection of infectious organisms in cats within an animal shelter, *Am J Vet Res* 70:1391, 2009.
18. Dworkin MS, Sullivan PS, Buskin SE et al: *Bordetella bronchiseptica* infection in human immunodeficiency virus–infected patients, *Clin Infect Dis* 28:1095, 1999.
19. Egberink H, Addie D, Belak S et al: *Bordetella bronchiseptica* infection in cats. ABCD guidelines on prevention and management, *J Feline Med Surg* 11:610, 2009.
20. Flatland B, Greene RT, Lappin MR: Clinical and serologic evaluation of cats with cryptococcosis, *J Am Vet Med Assoc* 209:1110, 1996.
21. Fontenelle JP, Powell CC, Veir JK et al: Effect of topical ophthalmic application of cidofovir on experimentally induced primary ocular feline herpesvirus-1 infection in cats, *Am J Vet Res* 69:289, 2008.
22. Gaskell RM, Povey RC: Experimental induction of feline viral rhinotracheitis virus re-excretion in FVR-recovered cats, *Vet Rec* 100:128, 1977.
23. Gerhardt N, Schulz BS, Werckenthin C et al: Pharmacokinetics of enrofloxacin and its efficacy in comparison with doxycycline in the treatment of *Chlamydophila felis* infection in cats with conjunctivitis, *Vet Rec* 159:591, 2006.
24. German AJ, Cannon MJ, Dye C et al: Oesophageal strictures in cats associated with doxycycline therapy, *J Feline Med Surg* 7:33, 2005.
25. Ginn JA, Kumar MS, McKiernan BC et al: Nasopharyngeal turbinates in brachycephalic dogs and cats, *J Am Anim Hosp Assoc* 44:243, 2008.
26. Greene CE, Hartmann K, Calpin J: Antimicrobial Drug Formulary. In Greene CE, editor: *Infectious diseases of the dog and cat*, ed 3, St Louis, 2006, Elsevier, p 1200.
27. Griffin B, Beard DM, Klopfenstein KA: Use of butter to facilitate the passage of tablets through the esophagus of cats, *J Vet Intern Med* 17:445, 2003.
28. Gruffydd-Jones T, Addie D, Belak S et al: *Chlamydophila felis* infection. ABCD guidelines on prevention and management, *J Feline Med Surg* 11:605, 2009.

29. Guenther-Yenke CL, Rozanski EA: Tracheostomy in cats: 23 cases (1998-2006), *J Feline Med Surg* 9:451, 2007.
30. Hardie RJ, Gunby J, Bjorling DE: Arytenoid lateralization for treatment of laryngeal paralysis in 10 cats, *Vet Surg* 38:445, 2009.
31. Hartmann AD, Helps CR, Lappin MR et al: Efficacy of pradofloxacin in cats with feline upper respiratory tract disease due to *Chlamydophila felis* or *Mycoplasma* infections, *J Vet Intern Med* 22:44, 2008.
32. Helps CR, Lait P, Damhuis A et al: Factors associated with upper respiratory tract disease caused by feline herpesvirus, feline calicivirus, *Chlamydophila felis* and *Bordetella bronchiseptica* in cats: experience from 218 European catteries, *Vet Rec* 156:669, 2005.
33. Henderson SM, Bradley K, Day MJ et al: Investigation of nasal disease in the cat—a retrospective study of 77 cases, *J Feline Med Surg* 6:245, 2004.
34. Holt DE: Nasopharyngeal polyps. In King L, editor: *Textbook of respiratory disease in dogs and cats*, Philadelphia, 2004, Saunders, p 328.
35. Huang C, Hess J, Gill M et al: A dual-strain feline calicivirus vaccine stimulates broader cross-neutralization antibodies than a single-strain vaccine and lessens clinical signs in vaccinated cats when challenged with a homologous feline calicivirus strain associated with virulent systemic disease, *J Feline Med Surg* 12:129, 2010.
36. Hurley KE, Pesavento PA, Pedersen NC et al: An outbreak of virulent systemic feline calicivirus disease, *J Am Vet Med Assoc* 224:241, 2004.
37. Johnson LR, Clarke HE, Bannasch MJ et al: Correlation of rhinoscopic signs of inflammation with histologic findings in nasal biopsy specimens of cats with or without upper respiratory tract disease, *J Am Vet Med Assoc* 225:395, 2004.
38. Johnson LR, Foley JE, De Cock HE et al: Assessment of infectious organisms associated with chronic rhinosinusitis in cats, *J Am Vet Med Assoc* 227:579, 2005.
39. Johnson LR, Kass PH: Effect of sample collection methodology on nasal culture results in cats, *J Feline Med Surg* 11:645, 2009.
40. Kapatkin AS, Matthiesen DT, Noone KE et al: Results of surgery and long-term follow-up in 31 cats with nasopharyngeal polyps, *J Am Anim Hosp Assoc* 26:387, 1990.
41. Klose TC, Rosychuk RA, MacPhail CM et al: Association between upper respiratory tract infections and inflammatory aural and nasopharyngeal polyps in cats, *J Vet Intern Med* 21:628, 2007.
42. Kreutz LC, Johnson RP, Seal BS: Phenotypic and genotypic variation of feline calicivirus during persistent infection of cats, *Vet Microbiol* 59:229, 1998.
43. Kuehn NF: Chronic rhinitis in cats, *Clin Tech Small Anim Pract* 21:69, 2006.
44. Lamb CR, Richbell S, Mantis P: Radiographic signs in cats with nasal disease, *J Feline Med Surg* 5:227, 2003.
45. Lappin MR, Sebring RW, Porter M et al: Effects of a single dose of an intranasal feline herpesvirus 1, calicivirus, and panleukopenia vaccine on clinical signs and virus shedding after challenge with virulent feline herpesvirus 1, *J Feline Med Surg* 8:158, 2006.
46. Lappin MR, Veir J, Hawley J: Feline panleukopenia virus, feline herpesvirus-1, and feline calicivirus antibody responses in seronegative specific pathogen-free cats after a single administration of two different modified live FVRCP vaccines, *J Feline Med Surg* 11:159, 2009.
47. Lappin MR, Veir JK, Satyaraj E et al: Pilot study to evaluate the effect of oral supplementation of Enterococcus faecium SF68 on cats with latent feline herpesvirus 1, *J Feline Med Surg* 11:650, 2009.
48. Lappin MR, Veir JK, Sebring RW et al: Feline lymphocyte blastogenesis in response to feline herpesvirus-1 antigens and concanavalin A after vaccination with five FVRCP vaccines, *J Vet Intern Med* 19:467, 2005.
49. Low HC, Powell CC, Veir JK et al: Prevalence of feline herpesvirus 1, *Chlamydophila felis,* and *Mycoplasma* spp DNA in conjunctival cells collected from cats with and without conjunctivitis, *Am J Vet Res* 68:643, 2007.
50. MacPhail CM, Bennet AD, Gibbons DS et al: The esophageal transit time of tablets or capsules following administration with FlavorRx pill glide or pill delivery treats, *J Vet Intern Med* 23:736, 2009.
51. Maggs DJ, Clarke HE: In vitro efficacy of ganciclovir, cidofovir, penciclovir, foscarnet, idoxuridine, and acyclovir against feline herpesvirus type-1, *Am J Vet Res* 65:399, 2004.
52. Maggs DJ, Clarke HE: Relative sensitivity of polymerase chain reaction assays used for detection of feline herpesvirus type 1 DNA in clinical samples and commercial vaccines, *Am J Vet Res* 66:1550, 2005.
53. Maggs DJ, Collins BK, Thorne JG et al: Effects of L-lysine and L-arginine on in vitro replication of feline herpesvirus type-1, *Am J Vet Res* 61:1474, 2000.

54. Maggs DJ, Lappin MR, Nasisse MP: Detection of feline herpesvirus–specific antibodies and DNA in aqueous humor from cats with or without uveitis, *Am J Vet Res* 60:932, 1999.

55. Maggs DJ, Nasisse MP, Kass PH: Efficacy of oral supplementation with L-lysine in cats latently infected with feline herpesvirus, *Am J Vet Res* 64:37, 2003.

56. Malik R, Craig AJ, Wigney DI et al: Combination chemotherapy of canine and feline cryptococcosis using subcutaneously administered amphotericin B, *Aust Vet J* 73:124, 1996.

57. Malik R, Krockenberger MB, O'Brien CR et al: Cryptococcus. In Greene CE, editor: *Infectious diseases of the dog and cat*, ed 3, St Louis, 2006, Elsevier, p 584.

58. Malik R, Lessels NS, Webb S et al: Treatment of feline herpesvirus-1 associated disease in cats with famciclovir and related drugs, *J Feline Med Surg* 11:40, 2009.

59. Malik R, McPetrie R, Wigney DI et al: A latex cryptococcal antigen agglutination test for diagnosis and monitoring of therapy for cryptococcosis, *Aust Vet J* 74:358, 1996.

60. Malik R, Wigney DI, Muir DB et al: Cryptococcosis in cats: clinical and mycological assessment of 29 cases and evaluation of treatment using orally administered fluconazole, *J Med Vet Mycol* 30:133, 1992.

61. Melendez LD, Twedt DC, Wright M: Suspected doxycycline-induced esophagitis and esophageal stricture formation in three cats, *Feline Pract* 28:10, 2000.

62. Mellanby RJ, Herrtage ME, Dobson JM: Long-term outcome of eight cats with non-lymphoproliferative nasal tumours treated by megavoltage radiotherapy, *J Feline Med Surg* 4:77, 2002.

63. Moore GE, DeSantis-Kerr AC, Guptill LF et al: Adverse events after vaccine administration in cats: 2,560 cases (2002-2005), *J Am Vet Med Assoc* 231:94, 2007.

64. Muilenburg RK, Fry TR: Feline nasopharyngeal polyps, *Vet Clin North Am Small Anim Pract* 32:839, 2002.

65. Mukaratirwa S, van der Linde-Sipman JS, Gruys E: Feline nasal and paranasal sinus tumours: clinicopathological study, histomorphological description and diagnostic immunohistochemistry of 123 cases, *J Feline Med Surg* 3:235, 2001.

66. Nasisse MP, Dorman DC, Jamison KC et al: Effects of valacyclovir in cats infected with feline herpesvirus 1, *Am J Vet Res* 58:1141, 1997.

67. O'Brien CR, Krockenberger MB, Martin P et al: Long-term outcome of therapy for 59 cats and 11 dogs with cryptococcosis, *Aust Vet J* 84:384, 2006.

68. O'Brien CR, Krockenberger MB, Wigney DI et al: Retrospective study of feline and canine cryptococcosis in Australia from 1981 to 2001: 195 cases, *Med Mycol* 42:449, 2004.

69. O'Brien RT, Evans SM, Wortman JA et al: Radiographic findings in cats with intranasal neoplasia or chronic rhinitis: 29 cases (1982-1988), *J Am Vet Med Assoc* 208:385, 1996.

70. Ogilvie GK, Moore AS: Laryngeal tumors. In: Ogilvie GK, Moore AS, editors: *Feline oncology*, Trenton, NJ, 2000, Veterinary Learning Systems, p 375.

71. Ossiboff RJ, Sheh A, Shotton J et al: Feline caliciviruses (FCVs) isolated from cats with virulent systemic disease possess in vitro phenotypes distinct from those of other FCV isolates, *J Gen Virol* 88:506, 2007.

72. Pedersen NC, Elliott JB, Glasgow A et al: An isolated epizootic of hemorrhagic-like fever in cats caused by a novel and highly virulent strain of feline calicivirus, *Vet Microbiol* 73:281, 2000.

73. Pedretti E, Passeri B, Amadori M et al: Low-dose interferon-alpha treatment for feline immunodeficiency virus infection, *Vet Immunol Immunopathol* 109:245, 2006.

74. Porter CJ, Radford AD, Gaskell RM et al: Comparison of the ability of feline calicivirus (FCV) vaccines to neutralise a panel of current UK FCV isolates, *J Feline Med Surg* 10:32, 2008.

75. Poulet H, Brunet S, Leroy V et al: Immunisation with a combination of two complementary feline calicivirus strains induces a broad cross-protection against heterologous challenges, *Vet Microbiol* 106:17, 2005.

76. Quimby JM, Lappin MR: Update on feline upper respiratory diseases: introduction and diagnostics, *Compend Cont Ed Pract Vet* 31, 2009.

77. Quimby JM, Lappin MR: Update on feline upper respiratory diseases: condition-specific recommendations, *Compend Cont Ed Pract Vet* 32, 2010.

78. Radford AD, Addie D, Belak S et al: Feline calicivirus infection. ABCD guidelines on prevention and management, *J Feline Med Surg* 11:556, 2009.

79. Rampazzo A, Appino S, Pregel P et al: Prevalence of *Chlamydophila felis* and feline herpesvirus 1 in cats with conjunctivitis in northern Italy, *J Vet Intern Med* 17:799, 2003.

80. Rees TM, Lubinski JL: Oral supplementation with L-lysine did not prevent upper respiratory infection in a shelter population of cats, *J Feline Med Surg* 10:510, 2008.

81. Richards JR, Elston TH, Ford RB et al: The 2006 American Association of Feline Practitioners Feline Vaccine Advisory Panel report, *J Am Vet Med Assoc* 229:1405, 2006.

82. Riley P: Nasopharyngeal grass foreign body in eight cats, *J Am Vet Med Assoc* 202:299, 1993.

83. Ruch-Gallie RA, Veir JK, Spindel ME et al: Efficacy of amoxycillin and azithromycin for the empirical treatment of shelter cats with suspected bacterial upper respiratory infections, *J Feline Med Surg* 10:542, 2008.

84. Schachter S, Norris CR: Laryngeal paralysis in cats: 16 cases (1990-1999), *J Am Vet Med Assoc* 216:1100, 2000.

85. Schlueter C, Budras KD, Ludewig E et al: Brachycephalic feline noses: CT and anatomical study of the relationship between head conformation and the nasolacrimal drainage system, *J Feline Med Surg* 11:891, 2009.

86. Schoenborn WC, Wisner ER, Kass PP et al: Retrospective assessment of computed tomographic imaging of feline sinonasal disease in 62 cats, *Vet Radiol Ultrasound* 44:185, 2003.

87. Schorr-Evans EM, Poland A, Johnson WE et al: An epizootic of highly virulent feline calicivirus disease in a hospital setting in New England, *J Feline Med Surg* 5:217, 2003.

88. Schulz BS, Wolf G, Hartmann K: Bacteriological and antibiotic sensitivity test results in 271 cats with respiratory tract infections, *Vet Rec* 158:269, 2006.

89. Sfiligoi G, Theon AP, Kent MS: Response of nineteen cats with nasal lymphoma to radiation therapy and chemotherapy, *Vet Radiol Ultrasound* 48:388, 2007.

90. Sparkes AH, Caney SM, Sturgess CP et al: The clinical efficacy of topical and systemic therapy for the treatment of feline ocular chlamydiosis, *J Feline Med Surg* 1:31, 1999.

91. Spindel ME, Veir JK, Radecki SV et al: Evaluation of pradofloxacin for the treatment of feline rhinitis, *J Feline Med Surg* 10:472, 2008.

92. Stepnik MW, Mehl ML, Hardie EM et al: Outcome of permanent tracheostomy for treatment of upper airway obstruction in cats: 21 cases (1990-2007), *J Am Vet Med Assoc* 234:638, 2009.

93. Stiles J, McDermott M, Bigsby D et al: Use of nested polymerase chain reaction to identify feline herpesvirus in ocular tissue from clinically normal cats and cats with corneal sequestra or conjunctivitis, *Am J Vet Res* 58:338, 1997.

94. Sturgess CP, Gruffydd-Jones TJ, Harbour DA et al: Controlled study of the efficacy of clavulanic acid–potentiated amoxycillin in the treatment of *Chlamydia psittaci* in cats, *Vet Rec* 149:73, 2001.

95. Sykes JE, Studdert VP, Browning GF: Comparison of the polymerase chain reaction and culture for the detection of feline *Chlamydia psittaci* in untreated and doxycycline-treated experimentally infected cats, *J Vet Intern Med* 13:146, 1999.

96. Talavera Lopez J, Josefa Fernandez Del Palacio MA, Cano FG et al: Nasopharyngeal stenosis secondary to soft palate dysgenesis in a cat, *Vet J* 181:200, 2009.

97. Tasker S, Foster DJ, Corcoran BM et al: Obstructive inflammatory laryngeal disease in three cats, *J Feline Med Surg* 1:53, 1999.

98. Thiry E, Addie D, Belak S et al: Feline herpesvirus infection. ABCD guidelines on prevention and management, *J Feline Med Surg* 11:547, 2009.

99. Thomasy SM, Lim CC, Reilly CM et al: Safety and efficacy of orally administered famciclovir in cats experimentally infected with feline herpesvirus-1, *Am J Vet Res* 72:85, 2011.

100. Ticehurst K, Zaki S, Hunt GB et al: Use of continuous positive airway pressure in the acute management of laryngeal paralysis in a cat, *Aust Vet J* 86:395, 2008.

101. Tompkins WA: Immunomodulation and therapeutic effects of the oral use of interferon-alpha: mechanism of action, *J Interferon Cytokine Res* 19:817, 1999.

102. Tomsa K, Glaus TM, Zimmer C et al: Fungal rhinitis and sinusitis in three cats, *J Am Vet Med Assoc* 222:1380, 2003.

103. Trevor PB, Martin RA: Tympanic bulla osteotomy for treatment of middle-ear disease in cats: 19 cases (1984-1991), *J Am Vet Med Assoc* 202:123, 1993.

104. Trostel CT, Frankel DJ: Punch resection alaplasty technique in dogs and cats with stenotic nares: 14 cases, *J Am Anim Hosp Assoc* 46:5, 2009.

105. Turnquist SE, Ostlund E: Calicivirus outbreak with high mortality in a Missouri feline colony, *J Vet Diagn Invest* 9:195, 1997.
106. Veir JK, Knorr R, Cavadini C et al: Effect of supplementation with *Enterococcus faecium* (SF68) on immune functions in cats, *Vet Ther* 8:229, 2007.
107. Veir JK, Lappin MR, Dow SW: Evaluation of a novel immunotherapy for treatment of chronic rhinitis in cats, *J Feline Med Surg* 8:400, 2006.
108. Veir JK, Lappin MR, Foley JE et al: Feline inflammatory polyps: historical, clinical, and PCR findings for feline calici virus and feline herpes virus-1 in 28 cases, *J Feline Med Surg* 4:195, 2002.
109. Veir JK, Ruch-Gallie R, Spindel ME et al: Prevalence of selected infectious organisms and comparison of two anatomic sampling sites in shelter cats with upper respiratory tract disease, *J Feline Med Surg* 10:551, 2008.
110. Welsh RD: *Bordetella bronchiseptica* infections in cats, *J Am Anim Hosp Assoc* 32:153, 1996.
111. Westfall DS, Twedt DC, Steyn PF et al: Evaluation of esophageal transit of tablets and capsules in 30 cats, *J Vet Intern Med* 15:467, 2001.
112. Whitney BL, Broussard J, Stefanacci JD: Four cats with fungal rhinitis, *J Feline Med Surg* 7:53, 2005.

Doenças do Trato Respiratório Inferior

Randolph M. Baral

As doenças do trato respiratório inferior (TRI) são:

1. Doença brônquica (ou seja, doença acometendo as vias respiratórias distais à bifurcação traqueal).
2. Doença intersticial pulmonar, que é predominantemente pneumonia ou neoplasia (porém também edema pulmonar e fibrose pulmonar).

É importante estabelecer essas diferenciações para fins de tratamento, mas o clínico não deve perder o foco sobre o fato de que podem ocorrer associações dessas doenças, como na pneumonia broncopulmonar. Geralmente, casos graves de doença do TRI manifestam-se com dispneia ou taquipneia. Em casos mais brandos, os gatos podem manifestar tosse, sibilos ou "respiração ruidosa".

Os processos diagnósticos devem distinguir não apenas doença brônquica de intersticial, porém também doenças do TRI de doença do trato respiratório superior (TRS) ou doença cardíaca e outras doenças intratorácicas (p. ex., aquelas que provocam derrame pleural ou massas intratorácicas). As doenças do TRI podem ser classificadas como infecciosas ou não infecciosas, e consideram-se as causas não infecciosas como neoplásicas ou não neoplásicas. Os distúrbios do TRI mais comuns encontrados são doenças brônquicas idiopáticas, comumente descritas como asma ou bronquite crônica.

Sinais clínicos

Os sinais mais comuns à apresentação de gatos com distúrbios do TRI são dispneia, tosse ou outros sons ou padrões respiratórios anormais; alguns gatos podem ser levados para exame devido a mal-estar geral, e sinais respiratórios são reconhecidos primeiramente pelo clínico e não pelo proprietário. Os sinais podem ser intermitentes ou constantes. O clínico deve, em primeiro lugar, distinguir sinais do TRI daqueles causados por distúrbios do

TRS, cardíacos ou pleurais. Um estudo recente de 90 gatos dispneicos dividiu as causas subjacentes (e proporções) como cardíacas (38%); doença não neoplásica de TRS e TRI (32%); e neoplasia de TRS, TRI ou de cavidade pleural (20%).[263]

Tipicamente, os ruídos mais sonoros (ou mais ásperos) *expiratórios* são auscultados na doença de TRI em comparação com os ruídos *inspiratórios* mais ásperos auscultados nos distúrbios de TRS. A doença restrita ao espaço pleural ou ao parênquima pulmonar não resulta em alteração auscultatória quando as vias respiratórias não são acometidas. Respiração rápida com diminuição da profundidade indica doença restritiva que pode decorrer de infiltrados ou massas alveolares ou intersticiais (TRI) ou de doenças pleurais, como derrame, massas mediastinais, herniação diafragmática ou pneumotórax. A ausculta de um sopro em geral sugere doença cardíaca, porém miocardiopatias não resultam necessariamente em sopro.

Tosse e sibilo são considerados sinais típicos de distúrbios de TRI, como doenças brônquicas ou pneumonia, e tipicamente não ocorrem na insuficiência cardíaca congestiva (ICC) em gatos.

Considera-se a diminuição palpável da complacência da parede torácica típica de doenças pleurais, como derrame ou massas, mas certamente ela é identificada na doença broncopulmonar também.

Diagnóstico

Radiologia

A radiologia é a modalidade principal para diagnosticar doenças de TRI e diferenciá-las de doenças pleurais e cardíacas. Em casos agudos, o rastreamento de imagens a fim de determinar a localização anatômica da doença deve ser realizado na posição mais confortável para o gato. Muitos felinos sentem-se confortáveis sentando-se sobre o esterno, com os cotovelos estabilizando-os, o que possibilita a imagem dorsoventral. São importantes diversas incidências de imagens de boa qualidade para o diagnóstico preciso, porém após a angústia respiratória ter sido aliviada. Quando as radiografias são realizadas para diagnósticos mais precisos, três incidências devem ser feitas: (1) lateral esquerda, (2) lateral direita e (3) dorsoventral ou ventrodorsal.

Tipicamente, a doença broncopulmonar é interpretada radiograficamente por uma abordagem de avaliação com base no padrão[28] (Tabela 30.2).

Os padrões brônquicos decorrem de infiltrado líquido ou celular no interior das paredes brônquicas e tecido conjuntivo peribrônquico e perivascular do pulmão. Isso leva ao aumento da radiodensidade das paredes brônquicas. Quando esses brônquios proeminentes são observados longitudinalmente, eles se mostram como linhas paralelas pareadas que se ramificam e foram comparadas a trilhos de trens. Em corte transverso, mostram-se como círculos densos teciduais com centros radiotransparentes descritos como semelhantes a "rosquinhas" (Figura 30.9).

Tabela 30.2 Características radiográficas de padrões pulmonares em gatos dispneicos.

Nome do padrão	Características radiográficas	Comentários	Exemplos de doenças (não incluem todas)
Alveolar	Sinal lobar; opacidade uniforme de tecidos moles; broncogramas aéreos; vasos pulmonares nem vias respiratórias serão observados; apagamento da borda do coração ou do diafragma	A localização é importante para a formulação de uma relação diferencial; é um padrão pulmonar mais fácil de ser identificado	Pneumonia por aspiração; broncopneumonia; edema pulmonar cardiogênico e não cardiogênico; neoplasia; hemorragia; inalação de fumaça etc.
Brônquico	Anéis e linhas são observados no interior do parênquima pulmonar; visível na periferia e fora do hilo pulmonar	Comumente generalizado; certifique-se de avaliar nos campos pulmonares periféricos e nas áreas delgadas do pulmão	Bronquite crônica; infiltrados pulmonares com eosinofilia; dirofilariose; doença pulmonar alérgica; asma felina
Vascular	Aumento do tamanho das artérias pulmonares, veias, ou ambas (lesões de derivação da esquerda para a direita)	Maior opacidade pulmonar associada a aumento dos vasos pulmonares	Artérias pulmonares – dirofilariose ou *cor pulmonale*; veias pulmonares – insuficiência cardíaca esquerda; ambas – DAP esquerda para a direita, DSV, DSA, ou circulação excessiva secundária a sobrecarga de volume
Intersticial – nódulos ou padrão miliar (estruturado)	Várias "sementes de milho" ou pequenos nódulos miliares observados dispersos nos campos pulmonares; nódulos pulmonares de tamanhos variados	Em geral, precisa ter no mínimo 5 mm de tamanho para ser observado como um nódulo distinto; "artefatos" incluem mamilos e vasos terminais e osteomas pulmonares	Linfoma, neoplasia disseminada (carcinoma) e doença fúngica; pneumonias parasitárias, eosinofílicas ou piogranulomatosas; nódulos podem estar cavitados
Intersticial não estruturado	Aumento da opacidade nos campos pulmonares com diminuição da observação de veias pulmonares, aorta e veia cava caudal	Tipicamente generalizado e nunca moderado!	Verificar fatores de exposição, expiração, linfoma, fibrose, infecção fúngica, edema, hemorragia, etiologias infecciosas

DAP, ducto arterioso patente; *DSV*, defeito septal ventricular; *DSA*, defeito septal atrial.
De Berry CR: Small animal thoracic radiology: the dispneic cat, in *Procedings*, Western Veterinary Conference, 2010.

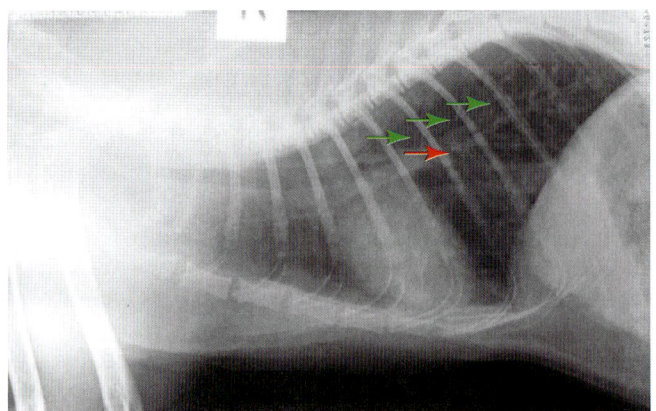

Figura 30.9 Radiografia torácica (projeção lateral direita) demonstrando padrão brônquico. Observar o aumento da radiodensidade das paredes brônquicas que resultam em "trilhos de trem" (2, marcados com *setas verdes*) e "rosquinhas" (1, marcado com uma *seta vermelha*).

Os padrões vasculares decorrem de aumento (ou diminuição) na proeminência (ou seja, tamanho, forma, número) de artérias e veias pulmonares. Os vasos mostram-se com estruturas lineares radiodensas correndo paralelas às vias respiratórias lobares principais que afunilam. Os padrões vasculares são mais comuns na doença cardiovascular do que na doença do TRI.

Os padrões alveolares decorrem de colabamento alveolar ou de inundação de ácinos pulmonares por líquido. Os ácinos são as partes do pulmão distais a cada bronquíolo terminal. Conforme cada ácino se torna inundado, o líquido dissemina-se para o ácino adjacente, o que resulta em uma densidade "fofa". À medida que essas densidades "fofas" se disseminam, coalescem. Quaisquer estruturas brônquicas no interior da densidade mostram-se como linhas radiotransparentes (conhecidas como "broncogramas"). Padrões alveolares indicam que o processo mórbido se encontra dentro de espaços aéreos terminais e não no interstício pulmonar (o espaço pleural ou mediastino) (Figura 30.10).

Os padrões intersticiais decorrem do acúmulo de líquido ou células no interior do interstício pulmonar (ou seja, não nas vias respiratórias). Em geral, a consequência é uma neblina ou um "véu" sobre os campos pulmonares que obscurece os contornos vasculares. Também são possíveis densidades lineares distintas com os nódulos (Figura 30.11).

Na maioria dos casos, resultará uma associação de padrões (padrão misto). Por exemplo, a broncopneumonia pode resultar em padrões alveolares e brônquicos. Em todos os casos, o clínico precisa determinar o padrão dominante, a fim de ajudar a decidir a próxima etapa diagnóstica mais adequada.

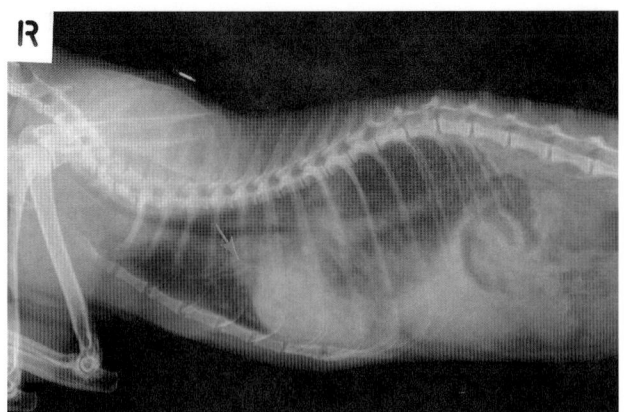

Figura 30.10 Radiografia torácica (projeção lateral direita) demonstrando padrão alveolar. Este gato tem edema pulmonar subsequente a insuficiência cardíaca congestiva. Observar a estrutura brônquica ("broncograma") dentro da densidade causada por alvéolos embebidos mostrando-se como uma linha radiotransparente (marcada com *seta verde*). Também existe cardiomegalia, e o estômago está repleto de ar, conforme costuma ocorrer em gatos dispneicos.

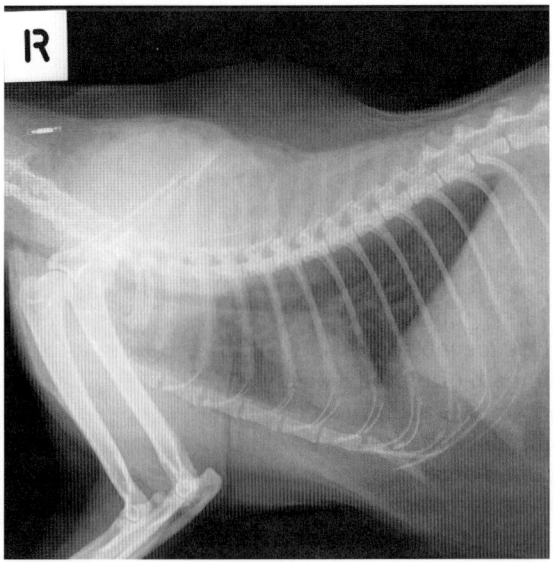

Figura 30.11 Radiografia torácica (projeção lateral direita) demonstrando padrão intersticial. Observar que a radiodensidade dos campos pulmonares encontra-se aumentada com qualidade "semelhante a véu". A radiodensidade de campos pulmonares normais deve ser próxima àquela do ar que circunda o gato.

Embora a radiografia restrinja os diagnósticos possíveis, o diagnóstico preciso não pode ser alcançado sem avaliação citológica. O padrão radiográfico pode ajudar a decidir qual técnica de amostragem é mais provável de produzir um campo celular maior. A coleta de amostra de vias respiratórias (lavado broncoalveolar) tem mais possibilidade de ser bem-sucedida quando existirem padrões brônquicos ou alveolares. Aspirar diretamente do tecido pulmonar pode ajudar melhor no diagnóstico quando predominar padrão intersticial ou quando existirem nódulos individualizados.

Tomografia computadorizada

A TC está sendo usada mais frequentemente na clínica de encaminhamento. Ela elimina a superposição de estruturas sobrejacentes e oferece resolução superior de contraste em comparação com a radiografia convencional. A maioria dos relatos de TC, frequentemente com aspirado por agulha fina (AAF) guiada por TC para o diagnóstico de transtornos de TRI felinos, tem sido para doença neoplásica.[106,292] A TC também é útil para avaliar o espessamento de paredes de vias respiratórias, obstrução por muco, alterações enfisematosas, bronquiectasia secundária, acúmulo de muco em vias respiratórias pequenas e aprisionamento de ar.[120,121]

Broncoscopia

A broncoscopia ainda não está amplamente disponível na clínica geral, porém caminha para isso. A broncoscopia possibilita o exame da patência, coloração e caráter da mucosa; ocorrência e características de secreções; e existência e localização de massas ou corpos estranhos. Uma limitação importante da broncoscopia felina é a necessidade de broncoscópios bem estreitos (2,5 a 3,8 mm de diâmetro externo). Mesmo com aparelhos assim estreitos, as vias respiratórias são praticamente ocluídas, o que exige anestesia intravenosa para manutenção e também para indução. Oxigênio pode ser fornecido por meio de ventilação em jato ou por uma cânula de oxigênio passada adjacente ao instrumento. Em um estudo sobre broncoscopia em 68 gatos, complicações ocorreram em cerca de um terço dos casos (26 de 68 gatos). Na maioria dos eventos, as complicações foram brandas, porém, em 6 casos, elas foram sérias, com morte de 4 gatos. As mortes foram consideradas associadas à gravidade da doença pulmonar subjacente. As complicações estavam associadas predominantemente à dessaturação de oxigênio da hemoglobina. O pré-tratamento com terbutalina (0,01 mg/kg por via subcutânea) e a pré-oxigenação mostram reduzir os índices de complicação.[122,132]

Quando a doença brônquica é identificada radiograficamente ou suspeitada apesar de não haver evidência radiográfica, deverá ser coletado líquido de vias respiratórias para análise por lavado brônquico cego ou transoral ou por broncoscopia. Recomenda-se o pré-tratamento com terbutalina (0,01 mg/kg por via subcutânea) para a amostragem cega e também na avaliação broncoscópica.

Lavado broncoalveolar

As amostras de lavado broncoalveolar (LBA) broncoscópicas são feitas após inspeção visual. Remove-se o broncoscópio da via respiratória, enxágua-se o canal da biopsia e seca-se a superfície externa. A seguir, o broncoscópio é reintroduzido e inclinado no brônquio menor que o acomodar. Três alíquotas de 10 mℓ de salina estéril aquecida são introduzidas e, a seguir, recuperadas.[121] A técnica para lavado brônquico cego[170,222] é descrita no Boxe 30.3 (Figura 30.12). As amostras coletadas devem ser avaliadas citologicamente e submetidas para cultura e antibiograma. As amostras devem ser avaliadas prontamente, pois a estocagem por 48 h pode alterar a avaliação citológica.[193] A Tabela 30.3 resume os achados normais da citologia do lavado brônquico obtidos em diversos estudos.

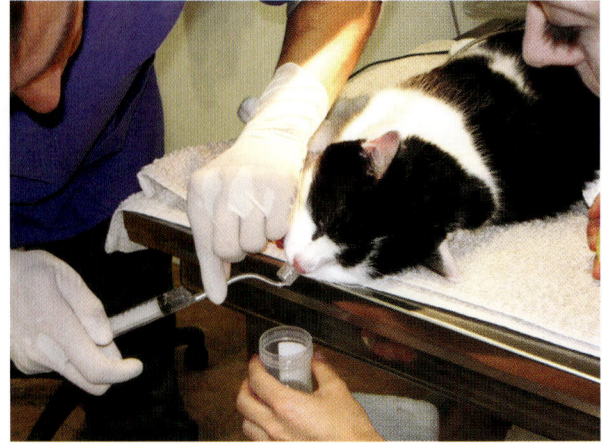

Figura 30.12 Lavado broncoalveolar cego. Observar que o tubo de alimentação calibre 8 francês encontra-se dentro do tubo endotraqueal.

Boxe 30.3 Técnica cega de lavado broncoalveolar

Equipamento

1. Dois tubos para coleta de sangue de tampa vermelha de 10 mℓ para submeter as amostras para citologia e cultura.
2. Tubo endotraqueal (ET) estéril (em geral, 4 mm).
3. Duas ou três seringas estéreis de 10 mℓ repletas com alíquotas de 5 mℓ de salina a 0,9% estéril aquecida.
4. Tubo de alimentação de borracha vermelha estéril ou cateter de polipropileno (em geral, calibre 8 francês). A extremidade do tubo de alimentação de borracha vermelha deve ser cortada e amolecida de modo que a salina estéril flua mais facilmente do que através dos orifícios laterais. A extremidade proximal do tubo de alimentação também pode precisar ser aparada para a seringa se ajustar.
5. Laringoscópio e lidocaína tópica.

Procedimento

1. Pré-medicar com um broncodilatador injetável, como terbutalina.
2. Administrar agente anestésico intravenoso de curta ação (p. ex., propofol, cetamina, midazolam). O procedimento inteiro perdurará apenas alguns minutos se todo o equipamento estiver organizado adiantadamente.
3. Dessensibilizar a laringe com lidocaína tópica e usar o laringoscópio para inserir o tubo endotraqueal estéril, tentando evitar a contaminação da ponta do tubo na cavidade bucal.
4. Proporcionar alguns minutos de oxigênio suplementar antes do procedimento.
5. Com o gato em decúbito lateral, o tubo de alimentação de borracha vermelha estéril, ou o cateter de polipropileno, é inserido no lúmen do tubo endotraqueal e avançado até que se sinta a resistência quando a ponta se aloja em uma via respiratória pequena. Não forçar o cateter demais na direção da via respiratória, para não provocar traumatismo.
6. Uma seringa com salina aquecida é acoplada à extremidade do tubo de alimentação de borracha vermelha do cateter, e é instilada uma alíquota de 5 mℓ. Mediante sucção delicada, o líquido é aspirado de volta a partir das vias respiratórias. Quando sentir pressão negativa na seringa, a sucção deverá ser diminuída e o cateter, retirado levemente, com a aspiração sendo mantida. Os membros traseiros do gato podem ser elevados a fim de facilitar a aspiração. Também pode ter utilidade a tapotagem delicada da parede torácica. A existência de espuma no líquido aspirado indica surfactante e um lavado alveolar profundo bem-sucedido. O volume de salina recuperado é quase sempre menos que a metade do que foi instilado. Se for recuperado um volume inadequado, uma segunda alíquota pode ser destilada e o procedimento, repetido. Quase sempre é necessário o volume total de 5 a 10 mℓ de salina estéril para recuperar amostras adequadas, embora volumes totais de até 60 mℓ tenham sido descritos.
7. O tubo de alimentação de borracha vermelha ou cateter é removido do tubo endotraqueal, e oxigênio suplementar é proporcionado até que o gato esteja pronto para extubação. Elevar os membros posteriores e fazer tapotagem delicada podem auxiliar na depuração de líquido remanescente das vias respiratórias. Uma vez removido o tubo endotraqueal, o gato deverá ser observado atentamente quanto a angústia respiratória nos 15 a 30 minutos seguintes.
8. As amostras coletadas deverão ser divididas em tubo de coleta de sangue de coleta vermelha estéreis e submetidas para citologia e também cultura.

Adaptado de McCarthy G, Quinn PJ: The development of lavage procedures for the upper and lower respiratory tract of the cat, *Irish Vet J* 40:6, 1986; Reinero CR: Bronchoalveolar lavage fluid collection using a blind technique, *Clinician Brief* 8:58, 2010.

Tabela 30.3 **Achados citológicos de lavado brônquico em gatos normais | Contagem de células e percentual dos principais tipos celulares encontrados.**

Autores (anos)	Total de células nucleadas (/μℓ ± EPM)	Macrófagos alveolares (%)	Eosinófilos (%)	Neutrófilos (%)
McCarthy, Quinn (1986)[170]	300	90,5	7,5	0,7
Hawkins et al. (1990)[102]	241± 101	70,6	16,1	6,7
Padrid et al. (1991)[211]	301 ± 126	*	25	*
Lecuyer et al. (1995)[184]	280 ± 270	60	11	24
Mills et al. (2006)[184]	185	71	7	6
Dehard et al. (2008)[54]	567 ± 74	89	3,1	7,4

EPM, Erro padrão da média.
* Não relatado. Os macrófagos alveolares são observados como "tipo celular encontrado mais frequentemente."

Os achados do LBA dependem da recuperação celular e do campo abrangido, que é influenciado pela distribuição e pela localização das lesões no pulmão. Um estudo encontrou má correlação entre os achados citológicos em LBA e a histologia.[199] Contudo, este achado contrasta diretamente com um estudo anterior que encontrou boa correlação.[91] Uma retrospectiva de 88 espécimes de LBA de 80 gatos com doenças do trato respiratório inferior de ampla variação encontrou resultados inconclusivos em 28 casos.[79] Séries de gatos com doença brônquica têm mostrado principalmente achados citológicos de LBA consistentes. Moise et al.[188] identificaram exsudato em 58 de 65 lavados brônquicos. Dye et al.[63] mostraram que gatos intensamente acometidos de doença brônquica apresentavam percentuais significativamente mais elevados de eosinófilos ou neutrófilos (ou ambos) do que felinos moderadamente acometidos em comparação com gatos normais. Corcoran et al.[45] observaram que 16 de 24 gatos apresentavam achados citológicos no LBA compatíveis com doença brônquica, e os outros 8 gatos apresentavam alterações radiográficas mais brandas. Foster et al.[65] não encontraram associação entre a citologia do LBA ou a gravidade radiográfica e gravidade da doença, porém não foram feitas comparações diretas entre citologia e alterações radiológicas. Esses achados podem ser resumidos da seguinte maneira: o LBA proporcionará informações clínicas úteis na maioria (porém não em todos) dos casos com doença brônquica difusa. Doença intersticial generalizada ou lesões focais são menos passíveis de fornecerem diagnóstico citológico com base em LBA.

Aspirado com agulha fina

Lesões focais podem ser avaliadas por meio de aspirado com agulha fina (AAF). Embora aspirado seja o termo comumente empregado para essa técnica, é um nome inadequado, pois, quando as amostras teciduais são conseguidas por orientação ultrassonográfica, a ponta da agulha (com a seringa aderida) deverá ser movida para trás e para frente com delicadeza no interior da lesão 5 a 10 vezes, em vez de se usar pressão negativa para obter tecido pulmonar. Essa técnica – também descrita como "pica-pau" – diminui o volume da amostra, porém melhora a celularidade da amostra, porque ocorre menos

hemodiluição.[180] A acurácia relatada de amostras obtidas por meio da AAF em comparação com a histopatologia varia entre 85 e 89%.[52,266,290]

Biopsia do parênquima pulmonar

A biopsia do parênquima pulmonar talvez seja indicada quando o diagnóstico não puder ser alcançado e o tratamento empírico não tiver sido bem-sucedido. Foi descrita uma técnica cirúrgica de obtenção de biopsias pulmonares por meio da abordagem "buraco de fechadura". Incisões menores resultam em menor traumatismo tecidual.[200] Não obstante, a decisão de obter amostras de biopsia de pulmão deve ser ponderada contra a morbidade adicional potencial que pode ser criada pela toracotomia em um gato com doença respiratória.

Doenças do trato respiratório inferior

As doenças do TRI podem ser definidas como não infecciosas ou infecciosas. A doença não infecciosa do TRI pode ser considerada não neoplásica ou neoplásica. De longe, os distúrbios mais comuns de TRI encontrados são as doenças broncopulmonares idiopáticas,[79] comumente chamadas de *asma felina* e *bronquite crônica*.

Asma e bronquite crônica

Definição

Não existem definições formais de doenças inflamatórias idiopáticas felinas de vias respiratórias, o que acentua o fato de essas doenças ainda serem mal compreendidas. Os termos *asma*, *asma brônquica*, *bronquite alérgica*, *bronquite aguda* e *bronquite crônica* foram tomados da literatura médica humana. O gato é a única espécie animal que comumente desenvolve uma síndrome de asma semelhante àquela comum em humanos, com inflamação eosinofílica de vias respiratórias, broncoconstrição espontânea e remodelamento de vias respiratórias.[208,227] Apesar dessas semelhanças, é difícil a comparação direta entre doença de vias respiratórias inferiores de seres humanos e de felinos.

Isso porque o teste de função pulmonar é usado para ajudar a classificar doenças brônquicas em humanos, e esse teste não está prontamente disponível em gatos.[188,227]

Essencialmente, define-se *asma* como a broncoconstrição reversível. Já a *bronquite crônica* decorre do remodelamento de vias respiratórias, o que leva à obstrução fixa destas. Clinicamente, a broncoconstrição reversível (característica definidora de asma) pode ser reconhecida pela resposta rápida a tratamento com um broncodilatador, como a terbutalina; e a bronquite crônica precisa de tosse diária (que pode ser intermitente na asma).[207] A asma caracteriza-se por inflamação predominantemente eosinofílica de vias respiratórias e a bronquite crônica, por inflamação neutrofílica não degenerativa.[135,192,278]

Como o diagnóstico, o prognóstico e o tratamento se sobrepõem de modo considerável, esses distúrbios serão considerados concomitantemente.

Epidemiologia

Um estudo identificou 128 casos de doença brônquica felina em comparação com 13.831 internações hospitalares ao longo do mesmo período, o que conferiu à doença a prevalência de cerca de 1%.[188] Os gatos com doença brônquica idiopática podem ser levados a exame com idade entre 4 meses e 15 anos, com média de idade de 4,9 anos em um estudo[63] e medianas de 5, 5,5, 6 e 9 anos relatadas em outros.[2,45,75,260] Os achados quanto à predisposição de sexo foram inconsistentes, com dois estudos encontrando dois terços dos casos em fêmeas;[2,188] dois estudos revelaram dois terços em machos;[63,260] e outros dois estudos não encontraram predisposição para sexo.[45,75] Dois estudos norte-americanos encontraram uma apresentação maior de gatos da raça Siamês, somando entre 16 e 17% dos casos, com uma dessas avaliações sendo comparada com uma população hospitalar de 0,6% de gatos da raça Siamesa ao longo da pesquisa.[63,188] Um estudo europeu relatou 12 de 22 gatos (55%) dessa mesma raça, em comparação com a prevalência hospitalar de 30%.[2]

Etiopatogenia

Os sinais clínicos da doença brônquica felina podem decorrer de broncoconstrição provocada por aumento de reatividade de vias respiratórias ou aumento da produção de muco (ou ambos) e hipertrofia da musculatura lisa com origem de inflamação da parede brônquica.[121,207,208,278] Acredita-se que a causa subjacente da inflamação de vias respiratórias seja instigada por estimulação antigênica ou alérgica, provocando ativação de uma resposta T-*helper* 2 (T_h2). A resposta T_h2 instiga a secreção de interleucinas (IL) 4, 5 e 13, e essa cascata resulta no recrutamento de eosinófilos e sua subsequente degranulação. A degranulação de eosinófilos resulta em lesão e destruição do revestimento epitelial das vias respiratórias.[73,201] Os gatos com inflamação predominantemente neutrofílica podem apresentar lesão tóxica semelhante, com subsequentes processos de reparação.[121]

As consequências dessas respostas são metaplasia e proliferação de epitélio de vias respiratórias, hiperplasia de glândulas mucosas com produção de muco em excesso, hipertrofia e hiperplasia de musculatura lisa de vias respiratórias e alterações enfisematosas distais no parênquima pulmonar. A hiper-responsividade da musculatura lisa de vias respiratórias resulta na constrição de vias respiratórias em resposta a estímulos inespecíficos, como irritantes de vias respiratórias, alérgenos, parasitos e partículas virais.[121]

Foram desenvolvidos modelos experimentais em que os gatos foram primeiramente sensibilizados e, a seguir, expostos a antígeno de grama Bermuda, antígeno de ácaro do pó domiciliar ou verme do porco (*Ascaris suum*). Tais modelos resultaram não apenas nos sinais clínicos, mas também na hiper-reatividade de vias respiratórias, citologia típica de vias respiratórias e lesões histológicas que são identificadas em gatos com doença crônica de ocorrência natural.[133,201]

Sinais clínicos

Os gatos com doenças brônquicas quase sempre são levados a exame devido a tosse, sibilo, respiração ruidosa e respiração rápida ou laboriosa. Pode ser encontrada intolerância a exercícios físicos, e alguns gatos são levados a exame devido a letargia geral sem o proprietário se dar conta de que os sinais são atribuíveis a doença respiratória. Como a tosse pode ser um processo muito ativo envolvendo esforço abdominal considerável, os proprietários às vezes a confundem com regurgitação ou vômito e talvez mencionem sinais gastrintestinais ao veterinário durante a consulta inicial. A frequência dos sinais clínicos pode variar desde intermitente (com os gatos aparentemente normais de modo completo entre os episódios) até diariamente.

Os achados ao exame físico variam de modo acentuado. Os gatos que apresentam angústia respiratória intensa devem ser submetidos apenas a um exame inicial orientador, durante o qual o objetivo do clínico consiste em determinar se os sinais clínicos são decorrentes de doença de TRI ou derrame pleural. Radiografias na posição mais confortável para o gato podem ser necessárias para ajudar a fazer essa distinção. Convém instituir a oxigenoterapia tão logo seja praticável, e um broncodilatador como a terbutalina (0,01 mg/kg por via subcutânea) deve ser administrado se houver suspeita de doença crônica. No outro extremo, alguns gatos não apresentam anormalidades específicas. Exceto nas situações de emergência, é ideal observar o gato antes de manipulá-lo a fim de perceber se existem taquipneia e quaisquer sinais de aumento ou de prolongamento do esforço respiratório. Com frequência, a auscultação revela aumento dos sons expiratórios, que podem soar ásperos ou sibilantes. A doença crônica pode resultar no aspecto de tórax em barril e na diminuição da complacência torácica.

Diagnóstico

A doença brônquica inflamatória idiopática é a causa mais comum de tosse e sibilo em gatos. Não há um exame diagnóstico individual patognomônico para esse diagnóstico. O diagnóstico é feito com base na coleta de indicações diagnósticas, cujos resultados às vezes podem ser inconsistentes, e por meio da exclusão de outras causas conhecidas de doença respiratória inferior, principalmente causas parasitárias (p. ex., vermes pulmonares, dirofilárias) ou outras causas infecciosas. Outras causas de sinais respiratórios, como derrame pleural, miocardiopatias e neoplasia, são diferenciadas principalmente com base nos achados radiográficos.

Na maioria dos casos, radiografia e análise do lavado brônquico, junto a histórico clínico e achados ao exame físico, irão conferir informações suficientes para o diagnóstico. A resposta ao tratamento também é uma indicação útil; a maioria dos gatos com asma responderá a terapia com corticosteroides em 1 semana.[207] Vermes pulmonares e dirofilariose podem ser difíceis de descartar de modo definitivo; esses parasitos são considerados em seções subsequentes.

Radiografia

A radiografia é um aspecto vital no diagnóstico de doença de vias respiratórias inferiores, porém não consegue proporcionar o diagnóstico definitivo da causa da doença. O achado radiográfico de um padrão brônquico ajuda a guiar o clínico na determinação da etiologia; contudo, a ausência de tal padrão não descarta doenças brônquicas. Gatos com doenças brônquicas podem ter vários achados radiográficos, inclusive nenhuma anormalidade.[45]

Um estudo recente avaliou os achados radiográficos de 40 gatos com doença brônquica; 37 dos 40 animais (92,5%) apresentavam padrão brônquico, porém um grande número desses gatos também apresentava padrão intersticial não estruturado (30 de 40 gatos). Sinais respiratórios inespecíficos também foram proeminentes, com a identificação de hiperinsuflação de pulmão (31 de 40), hipertransparência (21 de 40) e aerofagia (19 de 40). Além disso, foram encontradas opacidades de partes moles pulmonares em 11 de 40 gatos. Tal estudo também encontrou variação na interpretação entre observadores; no entanto, houve discordância em apenas 2 de 24 casos com doença brônquica grave.[83]

Esses achados são semelhantes a outro estudo em que Foster et al.[65] encontraram padrão brônquico ou brônquico misto em 20 de 22 gatos (91%). Adamama-Moraitou et al.[2] identificaram um padrão brônquico em 16 de 22 gatos (73%), enquanto Corcoran et al.[45] encontraram padrão brônquico ou brônquico intersticial menos consistente, ocorrendo em apenas 17 de 29 gatos (59%). Moise et al.[188] usaram um padrão brônquico como parte dos critérios de inclusão, mas descobriram que 46% também apresentavam padrão intersticial e 37% apresentavam ainda padrão alveolar em algumas áreas. Outro achado radiográfico consistente em gatos com doença brônquica são lobos pulmonares colabados, que ocorrem em 4 a 11% dos casos;[2,45,75,83,188,260] o lobo pulmonar médio direito está colabado mais frequentemente porque o brônquio principal desse lobo tem orientação dorsoventral no interior da árvore brônquica. Assim, o muco acumulado fica sujeito aos efeitos da gravidade.[208] Na cronicidade, pode haver o desenvolvimento de broncolitíase miliar que se mostra radiograficamente como um padrão nodular generalizado com diversas opacidades minerais.[264]

As Figuras 30.13 e 30.14 mostram a evolução do aspecto radiográfico em um gato com doença brônquica ao longo do período de 9 anos.

Em suma, um padrão brônquico ou broncointersticial tem alta correlação a doenças crônicas idiopáticas, porém outros achados, como radiografias normais, ainda possibilitam esse diagnóstico.

Citologia e cultura de vias respiratórias

A citologia e a cultura de vias respiratórias são importantes no diagnóstico de doença brônquica idiopática, e também para descartar outras causas específicas de doença de TRI, como infecção. Conforme observado previamente, as amostras podem ser obtidas por meio de broncoscopia (após o exame broncoscópio) ou por LBA cego. Não existem diretrizes definitivas para a avaliação da citologia do lavado traqueobrônquico; é difícil evitar a contaminação das amostras, e até 75% dos casos resultarão em leve crescimento de bactérias que não são clinicamente relevantes.[63,75] Estudos de gatos sadios encontraram contagens de células nucleadas muito diversificadas no líquido do LBA, e também uma variação da proporção de tipos celulares; eosinófilos foram relatados como constituindo até 25% das células recuperadas em gatos normais (ver Tabela 30.3).[184,211] No entanto, comparações de citologia do lavado brônquico de gatos com doenças brônquicas, quando diretamente comparada com a daqueles sadios, mostraram números mais elevados de células nos felinos com inflamação de vias respiratórias.[54,63,187] Os números de células dos gatos normais quase sempre estão na ordem de 200 a 300 células nucleadas/$\mu\ell$; contudo, podem ocorrer contagens de até 600/$\mu\ell$. Por outro lado, os números de células podem exceder 1.500/$\mu\ell$ na inflamação de vias respiratórias.[54,102] O tipo celular predominante no líquido do lavado brônquico é de macrófagos alveolares, que podem constituir até 90% da população de células recuperadas de gatos sadios.[54,170,171] Para asma e bronquite crônica, o tipo celular predominante pode ser de eosinófilos ou neutrófilos.[45,63,75,188] Foi sugerido que a asma (broncoconstrição reversível) pode ser caracterizada por inflamação eosinofílica, e a bronquite crônica (vias respiratórias remodeladas de modo permanente) pode ter neutrófilos como a célula inflamatória predominante.[278] Embora isso não tenha sido confirmado clinicamente, modelos experimentais em que gatos são sensibilizados a um antígeno como grama Bermuda ou ácaros do pó domiciliar mostraram incrementos substanciais nas proporções de eosinófilos de LBA desde inferior a 10% até 35 e 45%.[145,201] As proporções de células inflamatórias encontradas na citologia do lavado nem sempre são mencionadas nos relatos clínicos, porém, em um estudo, todos os exsudatos eosinofílicos compreenderam mais de 60% de eosinófilos.[75] Já outro estudo observou que exsudatos celulares mistos continham de 30 a 50% de eosinófilos.[188] Embora a média de 25% de eosinófilos fosse encontrada em uma população de gatos sadios,[211] esperava-se que 25% de eosinófilos de um lavado de 1.500 a 3.000 células nucleadas/$\mu\ell$ teriam importância maior do que a mesma proporção encontrada em um lavado de apenas 200 a 300 células/$\mu\ell$. Uma grande proporção de eosinófilos também pode significar outros

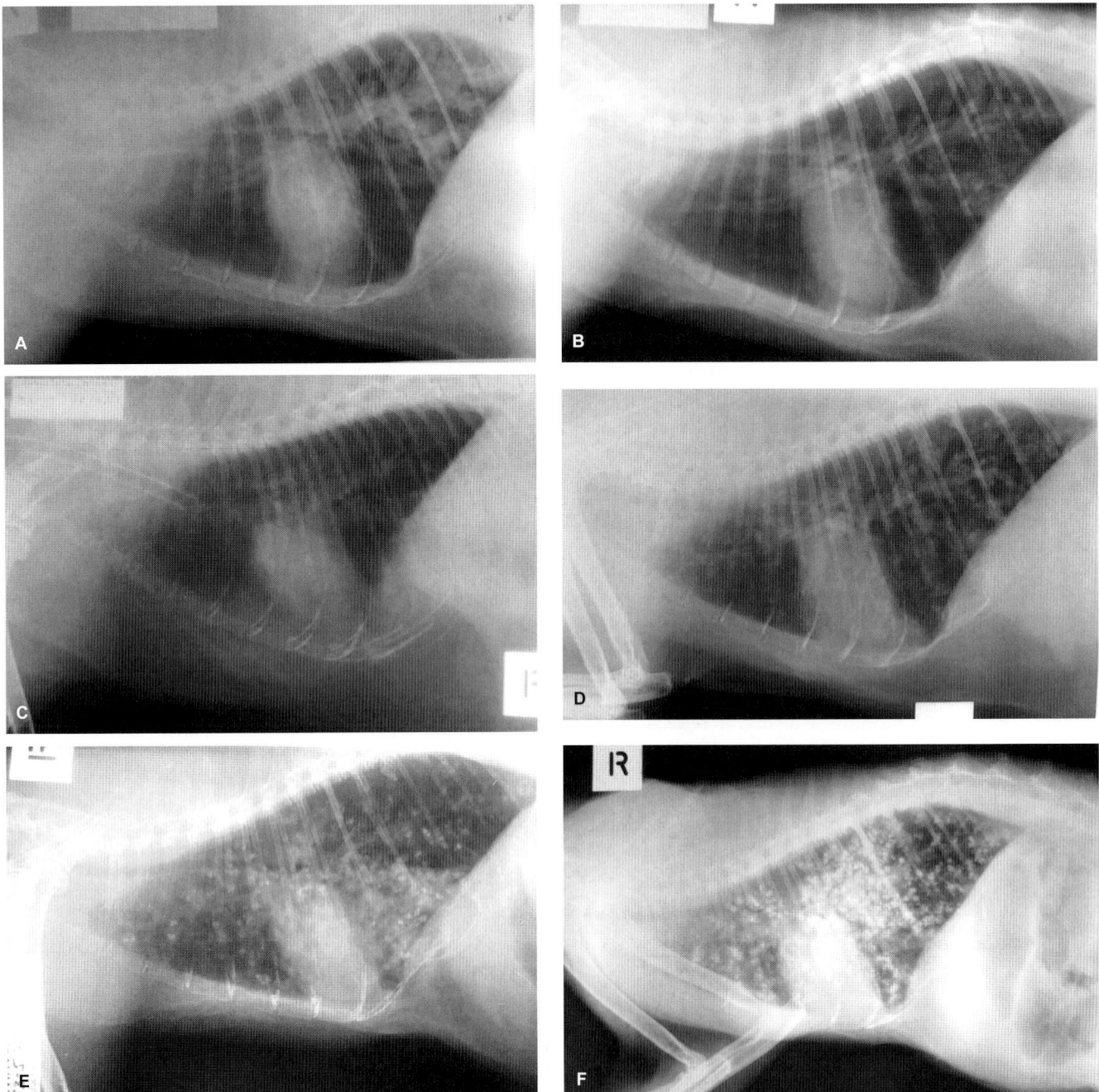

Figura 30.13 Evolução do aspecto radiográfico (incidências laterais direitas) de um gato com doença brônquica ao longo de 9 anos. **A.** Um padrão broncointersticial, com alteração intersticial concentrada ao redor da árvore brônquica. A hiperinsuflação dos pulmões é evidente. Inicialmente, o gato foi diagnosticado com infecção por *Mycoplasma*. **B.** Seis semanas após a radiografia anterior, depois de tratamento com doxiciclina durante esse tempo. Observar melhora do padrão intersticial, com predominância de padrão brônquico. O lavado broncoalveolar nesse estágio mostrou a predominância de eosinófilos. **C.** Três anos após as radiografias iniciais. Embora seja menos intensa, há evidência de mineralização em estágio inicial perto das vias respiratórias. **D.** Cinco anos após as radiografias iniciais. A mineralização é mais evidente e começa a se organizar formando nódulos. **E.** Sete anos após o diagnóstico inicial. Observar o padrão nodular organizado com diversas opacidades minerais, típico de broncolitíase. Um lobo pulmonar colabado também é visível caudo-lateralmente; essa alteração é mais evidente na incidência dorsoventral (ver Figura 30.14). **F.** Nove anos após o diagnóstico inicial. Observar broncolitíase adicional; onde o pulmão é visível caudalmente, pode ser observado um padrão brônquico. Após o esquema inicial de doxiciclina, este gato permaneceu sob prednisolona e terbutalina, que (em grande parte) tratou os sinais clínicos do animal durante o período desta série.

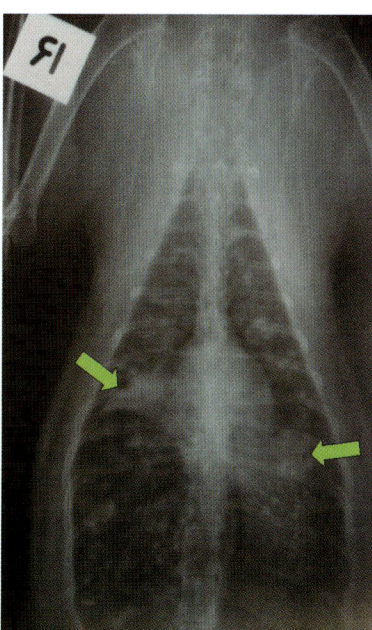

Figura 30.14 Incidência dorsoventral do gato com doença brônquica crônica das figuras anteriores. Observar que os lobos pulmonares colabados (marcados com *setas verdes*) são lobos dependentes. Também existe broncolitíase acentuada.

distúrbios, como parasitismo que precisa ser descartado. Quando a população de neutrófilos encontra-se elevada, a distinção entre doença inflamatória e infecção precisa ser feita. Além da expectativa de uma cultura positiva (decorrente de infecção bacteriana), os neutrófilos associados a infecção provavelmente exibirão alterações degenerativas tóxicas, enquanto neutrófilos não degenerados semelhantes àqueles de sangue periférico normal seriam esperados na doença inflamatória, não infecciosa.

Não apenas a cultura de *Mycoplasma* spp. é importante para descartar pneumonia, mas esse microrganismo também pode apresentar uma interação de doenças brônquicas idiopáticas.[35,76,78,273] Infecções por *Mycoplasma* spp. serão consideradas com doenças brônquicas infecciosas.

Intervenções diagnósticas menos rotineiras

■ Broncoscopia

A broncoscopia requer treinamento específico e experiência, pois o procedimento tem os riscos de broncospasmo e pneumotórax. As consequências desses riscos são maiores porque o paciente não pode ser intubado. Em mãos competentes, a broncoscopia possibilita a observação direta de vias respiratórias e um meio de LBA guiado. Contudo, na maioria dos casos, a broncoscopia não é necessária para se fechar o diagnóstico acurado de asma ou bronquite.

■ Tomografia computadorizada

A TC proporciona informações de imagem mais precisas em comparação com a radiografia. Especificamente para doenças de vias respiratórias inferiores, a TC pode proporcionar informações precisas sobre espessamento de vias respiratórias, acúmulo de muco e consolidação de lobo pulmonar.

■ Análise do condensado respiratório exalado

A análise do condensado respiratório exalado (CRE) foi avaliada experimentalmente em gatos.[126,253] Essencialmente, concentrações aumentadas de biomarcadores especiais são identificadas no ar exalado de pessoas. Desse modo, tal método foi aplicado em gatos para aferir o peróxido de oxigênio (H_2O_2) exalado. Essa técnica não invasiva envolve gatos sendo colocados em uma câmara semelhante a uma câmara de oxigênio; o ar exalado é passado através de um tubo de aço inoxidável que corre no interior de um recipiente com gelo para condensação desse ar exalado. O tubo de aço inoxidável é desconectado e agitado vigorosamente, a fim de coletar as gotículas de condensado, que, a seguir, são avaliadas para aferição de H_2O_2, considerado um marcador de inflamação de vias respiratórias inferiores.[136,253]

■ Teste de função pulmonar

O teste de função pulmonar é usado com frequência em seres humanos a fim de determinar a resistência das vias respiratórias associada à redução do seu diâmetro, provocada por broncoconstrição e acúmulo de muco. Existem descrições de teste de função pulmonar em gatos, porém esse teste não se encontra amplamente disponível.[63,111,134] A pletismografia possibilita a avaliação da função pulmonar em gatos conscientes por meio do cálculo de tempo de expiração e pelos fluxos inspiratórios e expiratórios de pico em um felino posto em uma caixa hermeticamente fechada (e calibrada) de acrílico especial.[111,134]

■ Identificação de alérgenos

Foi realizada a identificação de alérgenos em gatos com doenças brônquicas, tanto em ambientes clínicos[190] quanto experimentais,[145,198] empregando-se teste cutâneo intradérmico (TCI)[145,190] e sorologia de IgE.[145,190,198] Esses estudos são promissores e, se os alérgenos específicos puderem ser identificados, a imunoterapia é teoricamente uma opção de tratamento. Os obstáculos remanescentes para o teste de alergia em gatos com doença respiratória inferior são que as reações positivas a alérgenos significam apenas exposição e podem não ser clinicamente relevantes. Além disso, o TCI em gatos é considerado problemático de interpretar, pois ocorrem reações positivas sutis e a incidência tanto da IgE sérica quanto do TCI nem sempre pode ser demonstrada.[190] Vale lembrar que um estudo considerou difícil o recrutamento de casos, porque muitos gatos apresentavam doença cutânea alérgica concomitante (um critério de exclusão para esse estudo). Doença cutânea alérgica e doença de vias respiratórias inferiores concomitantes não foram previamente relatadas.[190]

Tratamento

Objetivos

O tratamento tem por objetivos:

1. Reduzir a contração da musculatura lisa de vias respiratórias (broncodilatadores).
2. Diminuir a inflamação subjacente (corticosteroides).

O uso de broncodilatadores é o método primário de tratamento quando se desenvolvem sinais agudos, mas não adequado como terapia individual. É importante reconhecer que as vias respiratórias dos seres humanos (e muito provavelmente dos felinos) mostram evidências de inflamação contínua crônica, esteja o paciente exibindo sinais clínicos ou não; assim, muitos gatos precisam ser tratados a longo prazo com corticosteroides.[208] A asma é um distúrbio crônico sem cura, e mesmo pacientes bem controlados podem apresentar exacerbações ocasionais de sinais clínicos. Embora o prognóstico para a maioria dos pacientes que recebem avaliação diagnóstica e terapia apropriadas seja bom para o controle da doença, os proprietários devem ter expectativas realistas sobre a necessidade de tratamento a longo prazo.

Tratamento de emergência

Os gatos levados para exame manifestando sofrimento respiratório agudo, com respiração com a boca aberta ou respiração abdominal, devem ser manipulados minimamente (a fim de reduzir estresse adicional). O objetivo primário do clínico deverá ser diferenciar doença de TRI de derrame pleural ou de edema pulmonar; convém realizar radiografias na posição mais confortável para o gato (em geral dorsoventral, com o gato apoiado nos cotovelos) após o paciente ter sido estabilizado o máximo possível. É adequado propiciar ao gato um meio rico em oxigênio; detalhes de técnicas de aporte de oxigênio suplementar podem ser encontrados no Boxe 30.5 neste capítulo. Um broncodilatador como a terbutalina deverá ser administrado a 0,01 mg/kg por via parenteral. Em geral, observa-se resposta em 10 a 30 min. A resposta à terbutalina individualmente pode ajudar no diagnóstico de broncoconstrição como a causa do sofrimento respiratório. A terbutalina pode ser readministrada 30 min após, na mesma dosagem, se tiverem sido observados efeitos mínimos. Uma alternativa consiste em administrar inalador com dosificador (ver adiante). A dose típica é de dois acionamentos a cada 30 min, conforme necessário. O fármaco faz efeito rapidamente, melhorando os sinais clínicos vistos em menos de 5 min. Se a oxigenoterapia e a broncodilatação não reduzirem substancialmente a frequência e o esforço respiratórios, corticosteroides como o fosfato sódico de dexametasona (0,2 a 1 mg/kg, via intravenosa ou intramuscular) podem ser administrados. O insucesso na resposta a essas medidas terapêuticas deve alertar o clínico quanto a outras causas de angústia respiratória.

Corticosteroides como tratamento prolongado

Os corticosteroides são o principal elemento para o tratamento de doença inflamatória de vias respiratórias, tendo demonstrado sucesso em diversos estudos clínicos.[45,75] Eles reduzem a inflamação e a migração de células inflamatórias para o interior da via respiratória. Contudo, houve poucos estudos para determinar a eficácia ou a rotina de dosagens ideais para corticosteroides sistêmicos em gatos com asma. Um estudo demonstrou que a prednisolona administrada na dose de 5 mg/gato a cada 12 h por via oral, durante 2 semanas, resultava em um percentual significativamente mais baixo de eosinófilos (média = 5%) em citologia de LBA em comparação com uma substância-controle (média de eosinófilos 33,7%).[226] As recomendações típicas são que a prednisolona seja administrada a 1 a 2 mg/kg a cada 12 h durante 5 a 10 dias antes de se reduzir a dose, ao longo de, no mínimo, 2 dias (p. ex., diminuindo a intervalos semanais até 0,5 mg/kg de dois em 2 dias).[121,208]

O tratamento com corticosteroides com longa ação injetáveis (p. ex., acetato de metilprednisolona, 10 a 20 mg/gato, via intramuscular, a cada 4 a 8 semanas) é a abordagem menos desejável e deve ser reservado para pacientes nos quais nenhum outro método de administração do fármaco seja possível. O uso crônico dessas formulações, com frequência, resulta em efeitos colaterais sérios, como ganho de peso, diabetes melito e comprometimento da resposta imunológica. Os proprietários devem ser bem informados sobre os riscos importantes dessa forma de tratamento.

Corticosteroides inalados têm sido usados para controlar doenças brônquicas felinas já há uma década.[204] Na medicina veterinária, são usados inaladores com dosificador para seres humanos contendo um propelente em vez de inaladores com pó seco. O aporte inalatório de corticosteroides por meio do uso de inaladores dosificadores possibilita a atividade anti-inflamatória local ao mesmo tempo que minimiza a absorção sistêmica e os efeitos adversos potenciais que talvez surjam. A absorção sistêmica de medicamentos inalados ainda ocorre com alguns fármacos; um estudo demonstrou a supressão do eixo hipotálamo-hipófise-adrenal em gatos sadios que recebiam 250 µg de flunisolida a cada 12 h,[223] porém outro estudo em gatos que receberam 220 µg de fluticasona a cada 12 h não mostrou supressão.[40] Pesquisas usando agentes radiofarmacêuticos nebulizados revelaram que medicações inaladas administradas por meio do uso de máscara facial e espaçador podem ser distribuídas por todos os campos pulmonares dos gatos.[242] O corticosteroide mais comumente inalado é a fluticasona, embora outros estejam disponíveis às vezes (p. ex., beclometasona) e podem ter custo menor (mas serem potencialmente menos eficazes). A fluticasona tem a meia-vida mais longa dentre os corticosteroides inalatórios produzidos, é a mais potente e a que apresenta menor probabilidade de ser absorvida sistemicamente.[205] O fármaco está disponível em três potências por acionamento, com a bula variando de acordo com o país: 44 ou 50 µg, 110 ou 125 µg, e 220 ou 250 µg. Nos EUA, os inaladores com dosificador são rotulados pela quantidade de substância aportada no bocal, enquanto em outros países são rotulados pela quantidade de fármaco liberada pela válvula, o que contribui para o que parecem ser potências diferentes do mesmo produto. A fluticasona inalada a doses de 44 µg a cada 12 h e 110 µg a cada 12 h mostrou ser eficaz na melhora dos sinais e na redução da inflamação em inflamação eosinofílica de vias respiratórias induzida experimentalmente.[40] Além disso, 220 µg de fluticasona inalada a cada 24 h reduziram a resposta inflamatória em gatos com inflamação neutrofílica de vias respiratórias (porém sem sinais clínicos).[135]

Cada inalador com dosificador aporta uma determinada dose por acionamento ("uma borrifada"), e cada frasco tem um número fixo de doses. Para os inaladores com dosificador sem o mecanismo de contagem de dose, o proprietário deve manter o registro das doses usadas de modo que não seja empregado um frasco vazio. Os inaladores com dosificador requerem inalação profunda e lenta por parte do paciente. Esse tipo de inspiração não é possível em animais e crianças, de modo que precisam ser usados um espaçador e uma máscara facial. Os espaçadores diminuem a quantidade de fármaco depositada na orofaringe. Deverão ser utilizados um espaçador e uma máscara facial de tamanhos apropriados para gatos. Para administrar a medicação, o frasco é agitado a fim de abrir uma válvula interna no recipiente. A seguir, é acoplado ao espaçador. Se o espaçador não contiver uma válvula, o espaçador e a máscara deverão ser aplicados na face do gato antes que o inalador com dosificador seja operado. Depois, o inalador é operado a fim de aportar a substância no espaçador e o proprietário deverá observar o gato fazer de 7 a 10 respirações, a fim de assegurar que o fármaco tenha sido inalado. Há um sistema com uma válvula indicadora que facilita ao proprietário saber quando o gato respirou. Se um paciente estiver recebendo tanto broncodilatador quanto corticosteroides inalatórios, o broncodilatador deverá ser administrado antes e o corticosteroide, 5 a 10 min depois. O proprietário deverá seguir as instruções do fabricante para limpeza e manutenção da máscara e do sistema do espaçador.

Foi postulado que o tratamento a longo prazo mais eficaz da asma consiste na administração sistêmica de corticosteroide,[208] e é prudente iniciar gatos intensamente acometidos com prednisolona oral com a intenção de manter com fluticasona inalada quando a gravidade dos sinais tiver diminuído. Convém iniciar a terapia com fluticasona inalada em gatos acometidos de modo brando a moderado. Respostas com base em evidências indicam que 44/50 µg de fluticasona nem sempre são eficazes clinicamente, porém 110/125 µg a cada 12 h são eficazes no tratamento da maioria dos casos de doença branda a moderada, e gatos com doença mais grave precisam de 220/250 µg a cada 12 h. Sugeriu-se que a dosagem 1 vez/dia ocasionalmente é eficaz e a dosagem com menor frequência não é útil.[208] A terapia com corticosteroides inalados é consideravelmente de custo maior do que a terapia oral e o custo será um empecilho para alguns proprietários.

A abordagem do autor ao uso de corticosteroides em casos graves tem sido de usar prednisolona oral, iniciando com 10 mg/gato a cada 24 h ou 5 mg/gato a cada 12 h e reduzindo-se semanalmente até que seja alcançada a dose de 5 mg/gato a cada 2 dias. Neste ponto, a terapia inalatória com fluticasona pode ser iniciada nos dias em que a prednisolona não for administrada. Deverá ser administrada diariamente quando o gato tiver sido desmamado da prednisolona por inteiro. Podem ser necessárias 1 a 2 semanas para a fluticasona surtir efeito, de maneira ao desmame da prednisolona oral ser realizado ao longo de um período de 2 a 3 semanas. Os gatos acometidos de modo brando a moderado podem ser iniciados com fluticasona inalada (sem o uso de corticosteroides sistêmicos). O autor usa um produto com inalador dosificador contendo 250 µg de fluticasona associados a 25 µg de salmeterol e descobriu que a maioria dos gatos pode ser tratada com doses entre uma borrifada a cada 2 dias e duas borrifadas

2 vezes/dia. Os inaladores com dosificador que contêm fluticasona associada a salmeterol não estão disponíveis em todos os países, embora possam ser encontrados como produtos separados. O salmeterol está disponível a 25 µg/acionamento em alguns países e a 21 µg/acionamento em outros. O tratamento mostra-se mais bem-sucedido quando a dose é iniciada em um patamar mais elevado e reduzida a intervalos de 1 a 2 semanas até a dose eficaz mais baixa.

Pode ser importante evitar corticosteroides orais em determinados pacientes com doenças concomitantes, como diabetes melito ou infecção por herpes-vírus. Em uma série de 300 casos,[206] 80% de 246 gatos com doença branda a moderada foram desmamados de corticosteroides orais e mantidos sob fluticasona inalada individualmente. De 54 gatos com doença grave, 63% foram desmamados de corticosteroides orais e mantidos sob fluticasona inalada. Os gatos remanescentes foram mantidos sob uma associação entre corticosteroides orais e inalados, porém, na maioria dos casos, com uma dose oral inferior àquela se a medicação inalada não estivesse sendo usada. Cerca de 85% dos proprietários conseguiram usar um sistema de máscara e espaçador de modo eficaz, e o índice de efeitos adversos foi baixo, com 5% dos gatos com irritação ocular.

O Boxe 30.4 traz detalhes das diretrizes para o uso de medicações inaladas em gatos (Figuras 30.15 e 30.16).

Broncodilatadores

Como a broncoconstrição é considerada um aspecto importante da doença inflamatória de vias respiratórias, espera-se que os broncodilatadores sejam benéficos. Reduções na obstrução de vias respiratórias foram demonstradas com agonistas de receptor β_2, terbutalina (via intravenosa)[63] e uma associação de salbutamol (albuterol) inalado e ipratrópio.[132] Os efeitos broncodilatadores de salbutamol inalatório, salmeterol e ipratrópio foram demonstrados contra a broncoconstrição induzida em gatos saudáveis.[148]

Existem três classes principais de broncodilatadores: agonistas de receptores β_2, metilxantinas e anticolinérgicos.

Agonistas de receptores β_2. Os agonistas de receptores β_2 mais comumente empregados são terbutalina (principalmente utilizada por vias injetáveis ou por via oral) e salbutamol/albuterol (usado principalmente como medicação inalatória, porém disponível em preparações orais). A especificidade de receptores β_2 deverá reduzir efeitos colaterais cardiovasculares, mas foi identificada taquicardia associada à terbutalina.[63] Este fármaco pode ser administrado por via parenteral (subcutânea, intramuscular, ou intravenosa) a 0,01 mg/kg[63,64,175] para cuidados de emergência, e recomenda-se que seja administrada antes de broncoscopia ou LBA cego. A dosagem oral foi determinada em 0,625 mg a cada 12 h.[64,175] A terbutalina deve ser usada com cautela nos pacientes com cardiopatia preexistente, hipertireoidismo, hipertensão ou convulsões.

O salbutamol (nome internacional não comercial) e o albuterol (nome adotado nos EUA) são nomes diferentes para o mesmo fármaco. O fármaco é encontrado em um inalador dosificador como salbutamol (100 µg/acionamento)

Boxe 30.4 Diretrizes para uso de medicações inalatórias em gatos

Medicações inalatórias têm sido usadas de modo bem-sucedido para controlar doenças brônquicas em gatos durante mais de uma década. A terapia bem-sucedida depende de habituar o gato (e o proprietário) a receber (e dar) medicação dessa maneira. Existem diversos espaçadores disponíveis comercialmente projetados para uso tanto veterinário quanto humano (em crianças). O clínico deve explorar as opções disponíveis e se familiarizar com o equipamento.

As **escolhas de câmara e máscara** devem ter por base os seguintes fatores da câmara:

1. A rigor, o tamanho da câmara deve ser adequado ao volume corrente de um gato (10 a 20 mℓ/kg). As marcas veterinárias e aquelas projetadas para neonatos humanos, com aproximadamente 10 a 12 cm de comprimento e 3 a 4 cm de diâmetro, são apropriadas.
2. Existe uma válvula? A existência de uma válvula entre a câmara e a máscara possibilita a pré-carga da câmara. Isso reduz o estresse potencial do ruído de atuação do inalador dosificador. Quando utilizar câmara sem essa válvula, o proprietário poderá necessitar habituar o gato ao som do procedimento.
3. A máscara se ajusta bem sobre o focinho do gato? Espaçadores comerciais em geral têm uma abertura de formato especial que possibilita apenas que sua marca de máscara seja ajustada. Com frequência, os sistemas veterinários oferecem mais de um tamanho de máscara. Às vezes, as máscaras podem ser cortadas a fim de se ajustarem mais adequadamente.

Formação de hábito:

1. Alguns gatos não gostam quando a máscara é colocada sobre o focinho. Esses gatos podem ser introduzidos lentamente ao uso da máscara por meio da oferta de alimento a partir da máscara (apenas alguns pedacinhos) sem a câmara estar aderida, durante aproximadamente uma semana, e, a seguir, possibilitando ao gato respirar através da máscara sem aderi-la à câmara. Após algumas semanas, as medicações podem ser introduzidas pela câmara. Os gatos podem precisar de medicação oral durante o período de formação de hábito.
2. Ao utilizar uma câmara sem válvula, o proprietário poderá precisar habituar o gato ao som do acionamento.

Dose:

1. Informações com base em evidências indicam que 44 a 50 μg de fluticasona não são eficazes clinicamente, porém 110 a 125 μg a cada 12 horas são eficazes no tratamento da maioria dos casos de doença branda a moderada e que os gatos com doença mais grave precisam de 220 a 250 μg a cada 12 horas; foi sugerido que a dosagem de uma vez ao dia ocasionalmente é eficaz e a dosagem com menor frequência não é útil.
2. O autor usa um inalador dosificador com 250 μg de fluticasona/25 μg de salmeterol e verificou que a maioria dos gatos pode ser tratada entre uma borrifada a cada 2 dias e duas borrifadas duas vezes ao dia. O tratamento parece ter mais êxito quando a dose é iniciada mais elevada e reduzida a intervalos de 1 a 2 semanas até a menor dose eficaz.
3. Albuterol/salbutamol, 90 a 100 μg por acionamento, pode ser usado antes da administração de fluticasona ou, em emergências, a cada 30 minutos por até 4 a 6 horas. Não se recomenda o uso crônico de albuterol/salbutamol.
4. Podem ser necessárias de 1 a 2 semanas para que a fluticasona tenha efeito completo. Assim, alguns pacientes podem se beneficiar da administração concomitante de prednisolona oral em doses decrescentes ao longo de 2 a 3 semanas.

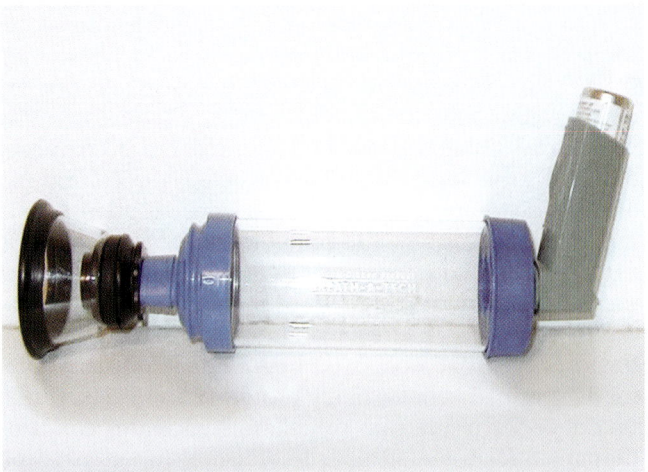

Figura 30.15 Inalador com dosificador conectado à câmara e máscara pronto para aporte de medicação inalatória. A máscara deve se ajustar com perfeição e confortavelmente sobre o focinho do gato. O tamanho ideal de câmara deve se aproximar do volume corrente do gato.

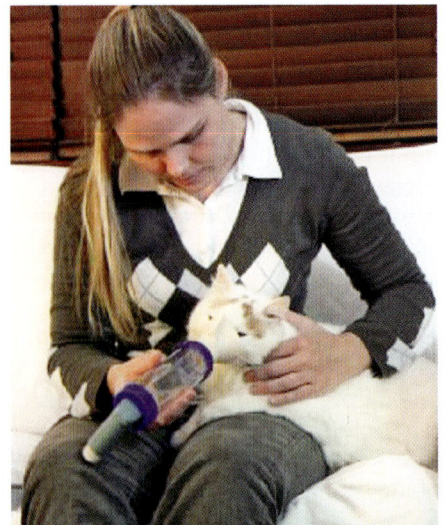

Figura 30.16 A administração de medicações inalatórias deve ser feita em um ambiente tranquilo em que o gato se sinta confortável.

na maior parte do mundo, bem como albuterol (90 μg/cionamento) nos EUA. Em seres humanos, o salbutamol, ou albuterol, resulta em broncodilatação significativa em 5 a 10 min e perdura durante 3 a 4 h.[65] Foram encontrados resultados semelhantes em gatos; o agonista de receptores β₂ salmeterol de ação mais prolongada teve menos efeito, mas perdurou 24 h.[148] Existem duas formas (enantiômeros) de salbutamol ou albuterol: a farmacologicamente ativa R-salbutamol, ou albuterol, e a farmacologicamente inativa S-salbutamol ou albuterol; a maioria das formulações consiste em associações das duas formas, com a proporção da fórmula ativa variando entre 16 e 50%.[4,100,117,202,228] O uso crônico da forma inativa pode resultar em agravamento da inflamação das vias respiratórias em seres humanos[100,117,202] e em gatos.[228] Quando disponível, deverá ser utilizado o enantiômero unitário R-salbutamol ou albuterol. É empregado 1 vez/dia quando necessário e é administrado antes da fluticasona. O salbutamol, ou albuterol, deve ser usado com cautela em pacientes com cardiopatia preexistente, hipertireoidismo, hipertensão ou convulsões.

Acredita-se que a adição de agonistas-β₂ de longa ação inalatórios a corticosteroides aumente a eficácia dos efeitos do corticosteroide inalatório na asma moderada a grave e na doença pulmonar obstrutiva crônica em seres humanos.[36] O autor usa 100 μg de salbutamol, ou albuterol, como tratamento de emergência e 25 μg de salmeterol (associado a fluticasona) como terapia de manutenção para gatos com doença estável.

Metilxantinas. A teofilina e a aminofilina não estão recomendadas para uso rotineiro; contudo, a propentofilina pode se mostrar promissora. Em geral, fármacos dessa classe são considerados broncodilatadores menos potentes do que agonistas β₂[209] e permanecem controversos na medicina respiratória humana, com alguns autores considerando obsoletos para doença de vias respiratórias.[141] A dose recomendada de preparação padrão de teofilina é de 4 mg/kg por via oral a cada 8 a 12 h; a dose de preparação de liberação sustentada foi relatada em 10 mg/kg por via oral a cada 24 h[121] e 25 mg/kg por via oral a cada 24 h.[208] Contudo, as formulações de liberação sustentada que conhecidamente apresentaram farmacocinética aceitável em gatos foram suspensas há mais de 10 anos. As formulações de liberação prolongada oriundas de diversos fabricantes não apresentam a mesma farmacocinética, o que impede a extrapolação de doses de uma das marcas comerciais para outra e torna impraticável o uso rotineiro desses produtos. Além disso, existem diversas interações medicamentosas com a teofilina que o clínico deve considerar. O índice de dose para a aminofilina é relatado entre 5 e 6 mg/kg por via oral a cada 12 h.[208] Um estudo clínico recente indicou que gatos tratados com propentofilina (um derivado da metilxantina comercializado para demência em cães) apresentaram-se melhores na contagem por parte do proprietário e do clínico e também por meio de características radiográficas do que aqueles animais tratados com prednisolona apenas.[260] Essa utilidade do fármaco poderia ser avaliada mais profundamente por meio de um estudo cruzado (que em geral não é prático para um estudo clínico como o que foi realizado).

Anticolinérgicos. Os anticolinérgicos não são amplamente utilizados na medicina veterinária. Diversos trabalhos recentes indicaram benefício sinérgico do brometo de ipratrópio inalatório quando este foi usado com salbutamol em gato sadio[148] e em gatos sensibilizados a alérgenos de modo experimental.[132] Esses fármacos podem se mostrar úteis em gatos com doença grave em que os broncodilatadores empregados mais rotineiramente não sejam suficientemente úteis.

Outros tratamentos

▪ Antibióticos

O uso de antibióticos não está aconselhado na maioria dos casos de doença idiopática felina de vias respiratórias. A terapia antimicrobiana deverá ser instituída apenas com base nos achados de cultura e antibiograma a partir do líquido do lavado brônquico. Contudo, um resultado de cultura positivo nem sempre indica uma infecção respiratória inferior e deve ser interpretado com base em achados citológicos, havendo crescimento puro ou misto, e na intensidade do crescimento. Em geral, superior a 10⁵ microrganismos/mℓ é compatível com infecção.[208] As infecções de TRI por *Mycoplasma* spp. apresentam a associação mais forte à doença idiopática de vias respiratórias. Os *Mycoplasma* spp. não foram isolados de vias respiratórias de gatos sadios,[221] e foram feitas associações a asma e infecção por *Mycoplasma* em seres humanos.[76,78] O tratamento com doxiciclina a 5 mg/kg por via oral a cada 12 h durante 3 semanas é eficaz para eliminar a infecção na maioria dos casos. Mais informações sobre infecções por micoplasma aparecem posteriormente no item *Infecções do trato respiratório inferior*.

▪ Ciclosporina-A

Um estudo inicial indicou que a ciclosporina-A (CsA) inibe as respostas asmáticas de fase tardia em doença alérgica de vias respiratórias induzida experimentalmente em gatos,[210] porém um estudo subsequente pelos mesmos pesquisadores mostrou que o tratamento com CsA não inibe a resposta asmática da fase inicial nem a desgranulação de mastócitos.[185] Parece que não foram feitos trabalhos adicionais, nem qualquer recomendação para o uso de CsA para doença de vias respiratórias inferiores idiopática pôde ser feita no momento da redação deste texto.

▪ Anti-histamínicos

Um estudo demonstrou que a ciproheptadina bloqueia a contração da musculatura lisa de vias respiratórias *in vitro*,[212] mas o autor desse trabalho afirmou que as observações clínicas não dão suporte a tais achados *in vitro*.[208] Um estudo mostrou redução mínima no percentual de eosinófilos no LBA em comparação com uma substância-controle e redução ainda menor do que com corticosteroides inalados ou administrados por via oral; no entanto, 2 de 6 gatos sofreram redução da resistência das vias respiratórias.[226] Um trabalho mais recente confirmou redução mínima no percentual de eosinófilos no LBA para ciproheptadina e outro anti-histamínico, a cetirizina, em comparação com o placebo, em doença alérgica de vias respiratórias induzida experimentalmente.[240] No momento do preparo deste texto, nenhuma recomendação para uso de anti-histamínicos em doença idiopática de vias respiratórias inferiores pôde ser feita.

■ Antileucotrienos

Antileucotrienos como zafirlucaste ou montelucaste foram defendidos para o tratamento de doenças brônquicas em felinos.[165] No entanto, um estudo não conseguiu mostrar qualquer redução significativa no percentual de eosinófilos do LBA para o zafirlucaste em comparação com um placebo em doença alérgica de vias respiratórias induzida experimentalmente.[226] Não há evidências que apoiem o uso dessa classe de fármaco para doenças brônquicas felinas.

■ Ácidos graxos poli-insaturados ômega-3

Um estudo recente indicou modulação significativa do desenvolvimento de doença de vias respiratórias induzida por alérgeno em gatos que receberam uma associação de extrato de lipídios de mexilhão-verde da Nova Zelândia (o qual oferece ácidos graxos poli-insaturados ômega 3) e lutoleína.[147] Esse tratamento mostra-se promissor como opção terapêutica para doença alérgica felina de vias respiratórias.

■ Imunoterapia

A identificação de alérgenos responsáveis por doença de vias respiratórias inferiores possibilita a imunoterapia específica para o alérgeno. Diversos estudos realizados pelo mesmo grupo de pesquisa demonstraram o sucesso da imunoterapia em doença alérgica de vias respiratórias inferiores induzida experimentalmente.[146,224,225] Como a doença foi induzida experimentalmente nesses casos, o alérgeno desencadeador (alérgeno da grama Bermuda) era conhecido; o desafio permanece em demonstrar a eficácia em casos naturais nos quais o alérgeno (ou alérgenos) desencadeador(es) precisa(m) ser determinado(s) a partir de teste cutâneo intradérmico (notoriamente difícil em gatos) ou sorologia para IgE. Não obstante, a imunoterapia mostra-se uma grande promessa não apenas para tratar doença alérgica de vias respiratórias (como outros tratamentos o fazem), mas também para curar a doença subjacente de modo que a terapia contínua não seja mais necessária.

Tratamento a longo prazo

Na maioria dos casos, os gatos com doença de vias respiratórias inferiores precisam de tratamento crônico, quase sempre vitalício. Os gatos submetidos a terapia prolongada (por qualquer distúrbio) deverão ser avaliados a intervalos regulares. As consultas de acompanhamento devem ser agendadas cerca de 2 semanas após o início da terapia, 1 mês depois e subsequentemente a cada 3 a 6 meses. Os esquemas não são fixos e os gatos deverão ser vistos antes da consulta agendada se o animal não responder ao tratamento. As visitas iniciais são importantes para avaliar não apenas a resposta do gato ao tratamento, mas também a habilidade do proprietário em administrar medicação, seja

ela inalatória ou por via oral. Assim como os sinais clínicos do gato em casa, durante o exame as doses e a frequência da medicação deverão ser avaliadas e confirmadas. As medidas de controle domiciliares deverão ser discutidas com os proprietários – como evitar desencadeadores aerossóis do tipo fumaça de cigarro, fumaça de lareira e caixas higiênicas poeirentas; o uso de filtros de ar também pode ajudar a controlar. Os gatos mantidos sob tratamento com glicocorticoide sistêmico a longo prazo também devem ter sua glicemia aferida periodicamente. Radiografias torácicas repetidas ou outras investigações podem ser aconselháveis se os sinais clínicos do gato persistirem, recorrerem ou não estiverem controlados por inteiro.

Outras doenças não infecciosas do trato respiratório inferior

O diagnóstico de causas não neoplásicas, não infecciosas e também o de TRI em gatos com frequência é auxiliado pelo histórico clínico. Por exemplo, um histórico de traumatismo, exposição a inalação de fumaça, aspiração de lipídios pela administração de óleo mineral pelo proprietário ou choque elétrico com frequência torna-se conhecido no momento da consulta. Da mesma maneira, a pneumonia por aspiração, em geral, está associada a distúrbio esofágico e vômitos crônicos se não associada a anestesia. A principal exceção a essa generalização é a fibrose pulmonar idiopática.

Fibrose pulmonar idiopática

Apesar de poucos relatos, a fibrose pulmonar idiopática foi bem caracterizada em uma série de casos de 23 gatos[41] que incluiu 16 gatos oriundos de um estudo anterior,[286] detalhando os achados histológicos e comparando o distúrbio com aqueles em seres humanos. A maioria dos gatos nesse estudo era de meia-idade ou idosa, com média de 8,3 anos (variação de 1,9 a 15 anos). A maior parte dos casos mostrava sinais respiratórios – predominantemente respiração laboriosa ou rápida, porém também tosse. Letargia, anorexia e perda de peso também são proeminentes (embora nem sempre ocorram). Com frequência, o sofrimento respiratório é identificado na primeira consulta e comumente inspiratório ou inspiratório e expiratório misto em comparação com doença brônquica, em que os sinais expiratórios predominam. Sons respiratórios auscultados foram descritos como ásperos ou audíveis em vários casos. Além disso, sibilos ou estertores, ou ambos, foram identificados em cerca de metade dos casos.[41]

Alterações radiográficas afetando o parênquima e resultando em padrão intersticial ou brônquico intersticial são marcados por envolvimento difuso (Figura 30.17), porém a distribuição em áreas com maior gravidade em algumas regiões (particularmente lobos pulmonares caudais) foi identificada em 10 dentre 18 gatos. Os achados do LBA devem revelar leve aumento de neutrófilos não degenerativos ou podem ser normais. O aspirado com agulha fina, quando realizado, ou não é diagnóstico ou enganoso. O diagnóstico depende do exame histopatológico do

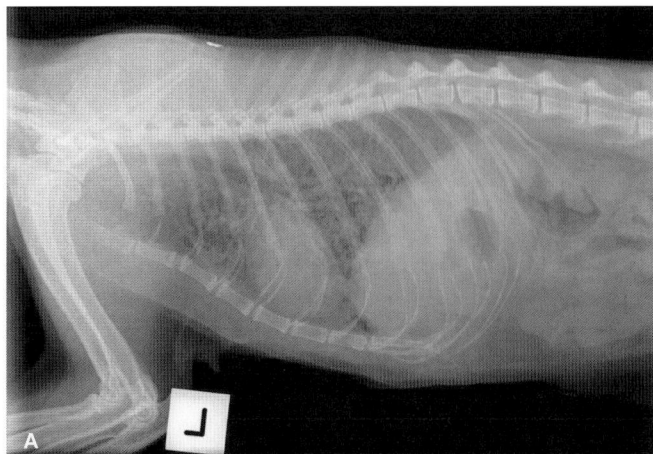

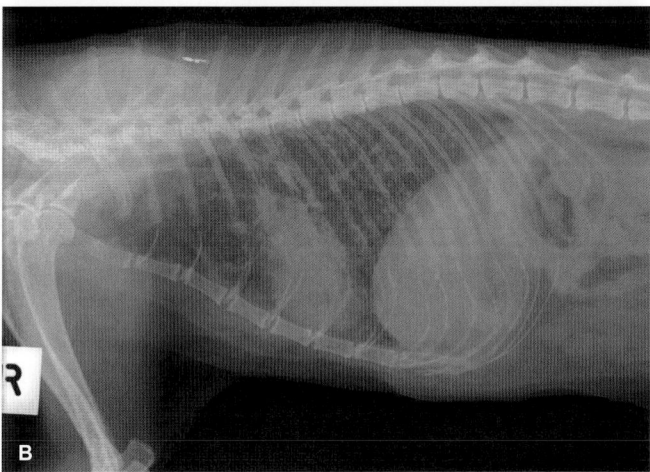

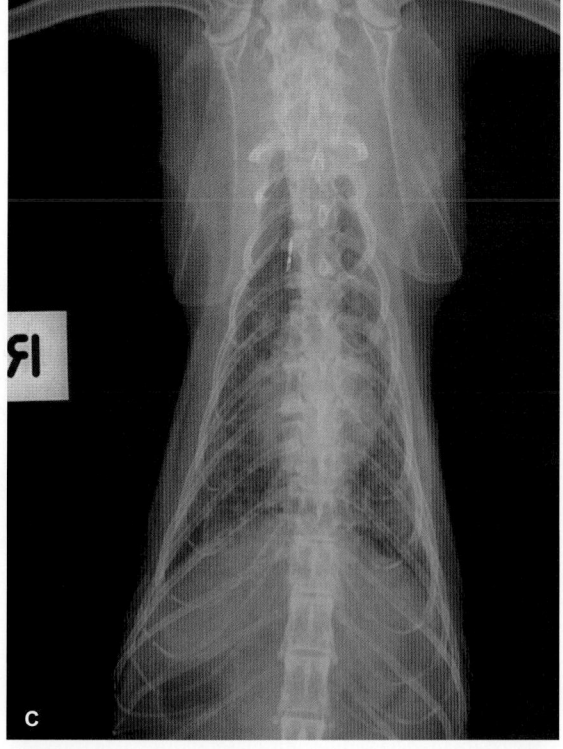

Figura 30.17 Incidências radiográficas lateral esquerda (**A**), lateral direita (**B**) e dorsoventral (**C**) de gato com fibrose pulmonar idiopática. Observar o padrão intersticial reticular difuso disperso em todos os lobos pulmonares. O lobo pulmonar caudal esquerdo tem consolidação caudalmente.

tecido pulmonar acometido, seja realizado *ante mortem* por toracotomia ou por biopsia torascópica, porém, em geral, se dá à necropsia. O achado histopatológico característico é fibrose intersticial com focos de fibroblastos ou de miofibroblastos e formação de colmeia com metaplasia de musculatura lisa intersticial alveolar. A inflamação intersticial não é um aspecto proeminente. Assim como em seres humanos, pode haver neoplasia coincidente.[41,286] A TC tem sido usada para diagnosticar presumivelmente fibrose pulmonar idiopática em seres humanos com acurácia de 90%; o aspecto fundamental é a dilatação cística dos espaços aéreos, levando à formação de colmeia periférica. Embora essa alteração não tenha sido descrita em gatos, ela pode funcionar com auxiliar diagnóstico útil.[130]

Não existe tratamento eficaz conhecido. Corticosteroides (p. ex., prednisolona a 10 mg/gato, por via oral, a cada 24 h) e broncodilatadores (p. ex., terbutalina) parecem ajudar alguns gatos, mas não têm efeito benéfico em muitos. A ciclofosfamida (12,5 mg por via oral, em 4 dias de 1 semana de 7) foi usada durante algumas semanas em um único gato que estava vivo no momento em que o relato foi escrito. Sem causa definitiva ou patogenia conhecida, pode não haver tratamento definitivo. Abordagens terapêuticas em pacientes humanos têm por objetivo interações de fibroblastos com outras células pulmonares.[41]

Pneumonia por aspiração

A pneumonia por aspiração decorre da aspiração de secreções endógenas ou de substâncias exógenas para o interior do TRI. A extensão da lesão depende da frequência, do volume e da característica do material aspirado e também da eficácia do mecanismo de defesa do hospedeiro. Os mecanismos de defesa são fechamento de vias respiratórias durante a deglutição; reflexo da tosse; aparato de transporte mucociliar; e defesas celulares pulmonares, que minimizam o grau de lesão quando quantidades mínimas de material são aspiradas.[265]

A pneumonia por aspiração é uma consequência potencial em gatos com distúrbios esofágicos ou de deglutição, inclusive aqueles que se encontram anestesiados, comatosos ou debilitados em outros aspectos. O conteúdo gástrico é ácido e, por isso, resulta em pneumonite química e pode causar necrose do epitélio brônquico e do alveolar, além de edema pulmonar. Cuidados de suporte com oxigenoterapia são adequados, e tratamento para edema pulmonar pode ser necessário.[265]

A aspiração de pequenas quantidades de substâncias inertes, como água e bário (ou material gástrico menos ácido), em geral resulta em hipoxia transitória autolimitante. Volumes maiores aspirados podem resultar em asfixia, e material sólido aspirado, em uma reação mais grave que a provocada pelo suco gástrico individualmente. O material sólido, como partículas de alimento, deverá ser removido por sucção ou broncoscopia o mais rapidamente possível, a fim de evitar morte por asfixia. A oxigenoterapia e outros cuidados de suporte também devem ser instituídos.[265] A pneumonia bacteriana é uma consequência em um período mais tardio, e são apropriados antibióticos como precaução.

O jejum noturno antes da anestesia reduz o risco de pneumonia por aspiração como complicação anestésica.

A pneumonia por aspiração de lipídio pode ocorrer se for inalado óleo mineral ou óleo de parafina durante a administração oral para o tratamento de tricobezoares.[34] Como tais óleos não são irritantes, eles não provocam a inibição reflexa da aspiração. A pneumonia resultante desencadeia uma resposta de macrófagos extensa associada a fibrose. Com frequência, observa-se um infiltrado alveolointersticial misto no lobo pulmonar médio, porém densidades nodulares difusas que podem ser confundidas com lesões metastáticas também podem ser vistas.[34,265] Esse distúrbio pode ser fatal. Assim, broncodilatadores e corticosteroides podem ajudar alguns gatos, mas o tratamento eficaz talvez exija lobectomia.

Pode ocorrer pneumonia endógena por lipídio quando uma doença pulmonar obstrutiva subjacente danificar pneumócitos. Isso possibilita a liberação de lipídio de células em degeneração, que atua como o irritante direto do pulmão e desencadeia uma resposta inflamatória. Esse distúrbio normalmente não resulta em morte, e o distúrbio subjacente deve ser tratado.[125]

Traumatismo

O traumatismo torácico subsequente a acidentes automotivos ou a queda de locais altos pode resultar de contusão pulmonar (acúmulo de sangue e outros líquidos) ou bolhas (bolsas de ar formadas de modo agudo). O pulmão contundido mostra um padrão alveolar em áreas semelhantes às do edema pulmonar. Os cistos pulmonares mostram-se como níveis hidroaéreos isolados com margens mal delineadas no interior do parênquima pulmonar e, se romperem, podem resultar em pneumotórax. Os cistos pulmonares e contusões pulmonares são mais evidentes radiograficamente com 24 a 48 h após o traumatismo. Em geral, essas lesões sofrem resolução com o repouso na jaula à medida que outras lesões traumáticas são tratadas. Às vezes, os cistos pulmonares exigem lobectomia do lobo acometido.[6]

Inalação de fumaça

Tanto a intoxicação por monóxido de carbono quanto a lesão broncopulmonar direta decorrem da inalação de fumaça. O comprometimento da atividade surfactante provoca atelectasia, a qual resulta em bronquiolite necrosante e hemorragia intra-alveolar. As alterações radiográficas incluem densidades peribrônquicas difusas ou infiltração intersticial em áreas e, assim como no traumatismo, podem não ser aparentes durante 24 h. Os gatos devem ser colocados em câmaras de oxigênio ver Boxe 30.5 adiante), e broncodilatadores estão indicados. O prognóstico depende do grau de lesão provocado, que está associado à quantidade de fumaça inalada.[265]

Neoplasia

A neoplasia pulmonar primária é rara em gatos.[179,182,267] Não existem dados recentes sobre prevalência, porém a incidência anual foi estimada em 2,2 por 100 mil gatos aproximadamente, há 30 anos.[267] Gatos mais velhos são mais passíveis de acometimento, com média de idade relatada de 10 a 14 anos.[13,179] A maioria dos tumores é do tipo adenocarcinoma de origem brônquica ou broncoalveolar.[94] Os sinais à apresentação estão mais comumente relacionados com o trato respiratório e podem ser tosse, intolerância a exercícios físicos, taquipneia e dispneia.[94] Entretanto, os gatos podem ser levados para exame devido a sinais não respiratórios, como letargia, inapetência e claudicação associada a metástase nos dígitos. Esse fenômeno também é conhecido como síndrome "pulmão-dígito" e está associado a um prognóstico extremamente mau.[87,189] Também foram relatadas metástases em outras localizações, como pele,[217] musculatura esquelética[142,181] e olhos.[32] É possível a hipercalcemia da malignidade,[5,22,238] e foi relatada osteodistrofia hipertrófica em 5 a 25% dos casos.[13,94]

Em muitos casos, todos os lobos pulmonares encontram-se acometidos quando avaliados radiograficamente, e o derrame pleural ocorre em 35 a 65% dos casos. Os achados radiográficos típicos são padrão broncoalveolar misto, massa alveolar mal definida ou massa com cavitação. Com frequência, manifesta-se alguma forma de doença brônquica e pode haver metástase local de vias respiratórias (Figura 30.18).[10,13,179,182]

Em comparação, a metástase pulmonar decorrente de outras localizações mostra-se radiograficamente como nódulos intersticiais (bem ou mal definidos) ou um padrão pulmonar difuso. Este último frequentemente consiste em padrão alveolar com ou sem nódulos pulmonares mal definidos ou derrame pleural. O tumor primário mais comumente diagnosticado é o adenocarcinoma de glândula mamária.[74]

O diagnóstico definitivo depende da avaliação citológica ou histológica. O AAF guiado por ultrassonografia de massas individualizadas ou líquido pleural pode prover o diagnóstico citológico em muitos casos, mas talvez leve a diagnósticos errôneos por causa da fraca recuperação celular em decorrência do pequeno tamanho da amostra,

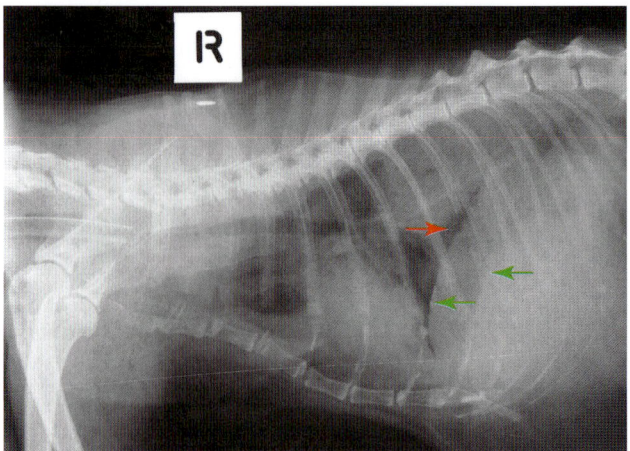

Figura 30.18 Incidência radiográfica lateral direita de um gato com adenocarcinoma pulmonar primário. Assim como na consolidação de lobo pulmonar e derrame pleural francos, a osteólise local da nona vértebra (*seta vermelha*) é evidente e os dois ramos do diafragma (*setas verdes*) não estão alinhados. O tumor estava aderido à costela e a um ramo diafragmático.

da fraca esfoliação de determinados tipos celulares (p. ex., células mesenquimatosas), da necrose ou da falha em obter amostra representativa.[52] A histologia das amostras de biopsia pulmonar poderá ser necessária para diagnóstico definitivo.[52,199,200]

O prognóstico para sobrevida a longo prazo no adenocarcinoma pulmonar relatadamente é mau.[13] O grau de diferenciação do tumor é o único fator prognóstico reconhecido associado à sobrevida em gatos com neoplasia pulmonar primária. Os gatos com tumores moderadamente diferenciados sobreviveram, em média, 698 dias (19 a 1.526 dias), comparados com os felinos que apresentavam tumores mal diferenciados com 75 dias (13 a 634 dias), embora todos esses animais viessem a morrer com doença metastática. O tempo de sobrevida média geral é de 115 dias.[95] É possível o sucesso do tratamento individual a longo prazo: um trabalho recente relatou que um gato permaneceu bem, sem evidências radiográficas de doença, 36 meses após pneumonectomia do lado esquerdo e quimioterapia adjuvante com mitoxantrona, administrada a cada 3 a 5 semanas, por 10 doses após cirurgia.[38]

Infecções do trato respiratório inferior

Na maioria dos casos, a infecção de TRI resulta em pneumonia (inflamação do parênquima pulmonar) em gatos, embora ocasionalmente a doença fique limitada às vias respiratórias.[17,78,161] A pneumonia não é comum em gatos, fato demonstrado pela escassez de séries de casos que foram publicados, incluindo apenas 39 casos ao longo de 10 anos[161] e 21 casos ao longo de 5 anos,[78] estudos esses oriundos de hospitais-escola. A natureza potencialmente grave da pneumonia infecciosa é acentuada por duas[17,161] de apenas três séries de casos, sendo elas estudos *post mortem*; no entanto, a identificação e intervenção precoces podem alcançar tratamento bem-sucedido, conforme observado em 18 de 20 gatos na única série de casos clínicos.[78] O tratamento bem-sucedido também foi observado em numerosos relatos de casos clínicos.[76,80]

O isolamento de microrganismos a partir do líquido do LBA ou tecido obtido de lesões focais por meio de AFF ou biopsia mais completa baseia o diagnóstico de pneumonia infecciosa.[78,161] O isolamento de bactérias pode significar contaminação ou surgimento de microrganismos comensais, embora a cultura de um único microrganismo (cultura "pura") indique infecção.[207] Desse modo, o diagnóstico de TRI tem por base a identificação de um microrganismo com achado de suporte no histórico, no exame clínico, nas radiografias e na citologia. Além disso, o diagnóstico é confirmado apenas com uma resposta não ambígua ao tratamento apropriado.[78]

Os sinais clínicos podem não ter relação direta com o trato respiratório. Em um estudo, 14 de 39 gatos (36%) não apresentavam sinais respiratórios,[61] embora, em outro, 18 de 20 gatos (90%) revelaram tosse (15 de 20) ou dispneia (3 de 20).[78] Anorexia, letargia e febre estiveram ausentes em 14 de 39 gatos (41%) em um estudo,[161] e pirexia foi observada em apenas 25% em outro estudo.[78] A indicação

hematológica de infecção (neutrofilia com ou sem desvio para a esquerda) é útil em termos diagnósticos quando presente, porém também pode estar ausente.[161] A pneumonia infecciosa está associada mais frequentemente a um padrão radiográfico alveolar, mas qualquer padrão é possível. Um estudo encontrou padrões predominantemente intersticiais (com radiografias normais em 3 de 13 gatos).[161] Já outro estudo, embora encontrando 67% com um padrão alveolar, também achou 81% com um padrão brônquico.[78] Podem ser esperados neutrófilos com alterações tóxicas predominando no líquido do lavado brônquico.

O tratamento exige antibiose apropriada, preferencialmente com base em achados de cultura e sensibilidade, e também cuidados de suporte para manter a hidratação e o equilíbrio eletrolítico. Em alguns casos de pneumonia focal, a lobectomia pulmonar pode ser necessária para alcançar a cura por meio da remoção do nicho de infecção.[191]

Virais

Até recentemente, a maioria das causas virais de infecções de TRI (se não todas) eram diagnosticadas com histopatologia pulmonar e técnicas específicas de detecção viral, como isolamento do vírus por meio de cultura, testes de anticorpos imunofluorescentes, microscopia eletrônica, ou PCR de parênquima pulmonar obtido, na maioria dos casos *post mortem*,* porém com um caso *ante mortem*.[124] Em um trabalho recente, o influenza A (H_1N_1) comumente conhecido como "gripe suína" foi identificado por PCR de líquido do LBA.[255] Talvez a crescente disponibilidade de exame de PCR possibilite mais diagnósticos *ante mortem* de pneumonia viral dessa maneira. A maioria dos casos relatados de pneumonia viral ocorreu em filhotes felinos, mas cepas virulentas de calicivírus[115,216] e de vírus influenza** também foram descritas regularmente em gatos adultos. Além disso, uma série de casos de 9 gatos com pneumonia por herpes-vírus envolveu 2 gatos adultos.[37]

Herpes-vírus

As infecções por herpes-vírus resultam mais frequentemente em sinais clínicos do trato respiratório superior (TRS) e sinais clínicos oculares. A pneumonia necrosante surge em raros casos em filhotes felinos ou em gatos de algum modo imunodebilitados.§ Em um estudo recente, 3 de 9 filhotes felinos também eram FeLV-positivos.[37] Em todos os casos relatados, exceto um,[124] a pneumonia por herpes-vírus tem sido fatal. As vias respiratórias e o parênquima pulmonar são acometidos de modo difuso ou em uma distribuição multifocal associada a pneumonia fibrinonecrótica. Infecções concomitantes, como aquelas com *B. bronchiseptica* ou *E. coli*, podem ser identificadas, e essas mais provavelmente indicam uma infecção secundária. Em muitos casos, os sinais típicos de infecções de TRS por herpes-vírus podem ser identificados antes dos sinais respiratórios inferiores. Pode haver maior representação de machos na pneumonia por herpes-vírus.[37]

*Referências 17, 37, 115, 137, 157, 161, 216.
**Referências 55, 137, 139, 157, 252, 255, 268, 291.
§ Referências 17, 37, 69, 82, 113, 159, 247, 256.

(embora não para herpes-vírus provocando sinais apenas de TRS). No entanto, com tão poucos casos identificados, este fato pode ser uma anomalia estatística. O caso relatado de sobrevida de pneumonia por herpes-vírus também teve ortopoxvírus demonstrado por imuno-histoquímica e por microscopia eletrônica em uma amostra de tecido pulmonar obtida por biopsia Tru-Cut. O gato tinha 5 anos de idade, e acreditava-se que a infecção por herpes-vírus fosse em decorrência de recrudescência. O gato precisou ficar hospitalizado cerca de 2 semanas com cuidados de suporte de líquidos intravenosos e antibióticos de largo espectro parenterais.[124]

Calicivírus

A pneumonia como consequência de infecção por calicivírus foi descrita primeiramente na década de 1940.[9] Depois, como agora, a maioria dos casos de infecção por calicivírus resultou em sinais de TRS, frequentemente com ulceração da língua. Em geral, a pneumonia não pode ser demonstrada *ante mortem*, mas as necropsias com frequência revelam áreas cinzentas, densamente consolidadas nos lobos anteriores. Raramente a doença é fatal. Esses achados foram confirmados por meio de estudos de infecção experimental na década de 1970, indicando que a pneumonia era transitória e sofria resolução mediante uma resposta imunológica adequada.[112,220] Relatos ocasionais de filhotes felinos morrendo devido a pneumonia por calicivírus após infecção natural[160] estiveram mais provavelmente associados a incapacidade de organizar uma resposta imune adequada ou a patogenicidade da cepa do vírus.

Surtos de cepas virulentas de calicivírus (denominadas *FCV-Ari e FCV-Kaos*) no fim da década de 1990 e no início da década de 2000 levaram a novos casos de pneumonia por calicivírus.[115,215,216] Sinais relacionados com pneumonia não foram uma característica clínica dos gatos acometidos por essa cepa virulenta de calicivírus, porém a pneumonia grave, frequentemente com infecção secundária, como por *Aspergillus* spp., foi demonstrada no *post mortem*. Foram sinais clínicos diferenciadores edemas facial e de membro em gatos desidratados, anoréxicos e febris, com perda do pelo e dermatite ulcerativa na face e nos pés, e morte súbita.[115,215] Nesses surtos, 33 a 50% dos gatos infectados morreram. Os gatos precisaram de cuidados de suporte intensivo consistindo em líquidos intravenosos e antibióticos parenterais. Oligômeros de fosforodiamidato morfolino (PMO) são compostos que penetram nas células tendo por alvo sequências virais específicas e bloqueiam a replicação viral. O uso de PMO anticalicivírus-específico revelou melhorar a sobrevida em gatos acometidos por calicivírus virulentos.[249] O vírus transmite-se rapidamente, inclusive por meio de disseminação por fômites, e deve ser usada solução de hipoclorito de sódio para desinfecção sempre que houver suspeita de contaminação.[115] Esses surtos de calicivírus virulento mostraram-se autolimitantes, mas podem ocorrer outros futuramente considerando-se a natureza desses microrganismos que sofrem mutação rapidamente. Mais informações sobre infecções por calicivírus virulento são encontradas no Capítulo 33.

Influenza

Até este século, os sinais clínicos decorrentes de vírus influenza não eram identificados em gatos apesar de se saber que os felinos montam uma resposta imunológica e desenvolvem anticorpos contra infecção experimental.[110,213,232]

A pandemia de influenza aviária H_5N_1 no sudeste de Ásia a partir do início dos anos 2000 resultou em mortes esporádicas decorrentes de infecção natural em gatos domésticos. A infecção decorre da ingestão da carcaça de pássaros infectados,[139,252] e a transmissão horizontal para outros gatos para as vias respiratória e gastrintestinal foi demonstrada após infecções experimentais.[139] Os gatos infectados podem desenvolver sinais clínicos, com pirexia significativa, em 1 a 5 dias após infecção, e adesão do vírus no TRI talvez resulte em sinais pneumônicos em apenas 1 dia a mais.[139,230,274] A doença pode ser fatal, porém alguns gatos são assintomáticos, e esta ampla variedade de gravidade de sinais clínicos provavelmente é dose-dependente.[149] Aconselham-se cuidados de suporte com líquidos intravenosos e antibióticos de largo espectro parenterais, a fim de tratar infecção secundária. Não há relatos de seres humanos contraindo a infecção a partir de gatos doentes.[101]

O vírus influenza pandêmico de 2009 (H_1N_1) (gripe suína) foi relatado primeiramente em porcos no Canadá em maio de 2009[281] e subsequentemente identificado em diversas espécies, inclusive seres humanos, em diversos continentes. Foi relatada infecção natural em três gatos domésticos com idades entre 8 e 13 anos; em cada caso, acreditou-se que os animais haviam sido infectados pela transmissão por aerossóis a partir de seus proprietários.[157,255] Foi identificada pneumonia radiograficamente em 1 e 4 dias após o início dos sinais clínicos de inapetência, letargia e dispneia. Em um caso, outros 4 gatos na moradia apresentaram sinais respiratórios menos graves, que sofreram resolução sem intervenção alguma. Dois gatos morreram, e o H_1N_1 foi diagnosticado por meio de PCR de amostras *post mortem* (uma de tecido pulmonar e a outra de *swab* nasal).[157] O outro gato foi diagnosticado por PCR de líquido de LBA. Este líquido do LBA compreendeu 65% de macrófagos, 25% de neutrófilos não degenerados e 10% de pequenos linfócitos, e as radiografias demonstraram opacidade dos lobos pulmonares caudais direito e esquerdo. O gato foi tratado essencialmente como paciente ambulatorial com administração domiciliar de líquidos subcutâneos e antibióticos de largo espectro, por via oral.[255]

A infecção experimental de gatos por influenza H_1N_1 resultou em lesões confinadas aos pulmões em comparação com a infecção experimental por influenza H_5N_1, que também resulta em lesões extrarrespiratórias.[275]

Uma pesquisa de soroprevalência em diversos estados nos EUA durante a estação de influenza de 2009 a 2010 descobriu que 17 de 78 (21,8%) dos gatos que tiveram amostras coletadas apresentavam títulos consideráveis de anticorpos contra a nova cepa de H_1N_1. A alta soroprevalência e a infrequente notificação de doença confirmada sugere que a maioria das infecções é clinicamente inaparente, pois não houve aumento na pneumonia de causa não diagnosticada ao longo do mesmo período.[174]

Poxvírus

O cowpox, do gênero *Orthopoxvírus*, foi encontrado apenas na Eurásia, e os hospedeiros reservatórios são ratos-do-campo ou camundongos-da-madeira.[19] A pneumonia associada ao poxvírus é rara em gatos. Esse vírus tipicamente provoca lesões cutâneas focais, com poucos ou nenhum sinal sistêmico.[18,218] A infecção experimental de gatos domésticos mostrou induzir doença pulmonar fatal,[293] e foi relatada pneumonia fatal ocasional em casos naturais.[109,239,243] Relato recente descreveu o diagnóstico e o tratamento bem-sucedido de um gato de 5 anos com pneumonia por cowpoxvírus e herpes-vírus. As radiografias demonstraram lobo pulmonar direito caudal consolidado. Neutrófilos predominaram na citologia de LBA. A cultura bacteriana do líquido de LBA revelou resultado negativo. A biopsia por Tru-Cut do lobo pulmonar consolidado demonstrou broncopneumonia necrosante aguda grave ou necrose acometendo o epitélio tanto bronquiolar quanto alveolar. O cowpoxvírus e o herpes-vírus foram demonstrados por imuno-histoquímica e por microscopia eletrônica. Vale destacar que o gato apresentava lesões cutâneas além dos sinais respiratórios. O gato melhorou após quase 2 semanas de internação com terapia líquida intravenosa e antibióticos parenterais. O motivo para a internação prolongada foi que o proprietário estava preocupado com o potencial zoonótico.[124] O potencial de infecção por poxvírus da equipe veterinária e dos proprietários deve ser considerado ao tratar felinos acometidos, pois foi relatada a transmissão do gato para seres humanos.[103,243]

Coronavírus

Em um estudo, a peritonite infecciosa felina (PIF) foi a causa de pneumonia em 9 de 11 gatos com pneumonia viral.[161] A PIF tem pouca probabilidade de causar pneumonia em gatos sem derrame pleural, e, em geral, existem outros indicadores de infecção, como febre. A PIF é abordada em detalhes no Capítulo 33.

Bacterianas

Bactérias representam a causa mais comum de infecções de TRI, com estudos *post mortem* identificando pneumonia bacteriana em cerca de 50% dos casos de pneumonia infecciosa.[17,161] Além disso, um estudo clínico identificou 18 dentre 21 (86%) de infecções TRI como bacterianas.[78] Um estudo *post mortem* observou que 12 de 20 casos (60%) de pneumonia deviam-se a disseminação hematógena.[161] Um estudo clínico utilizou LBA como o principal modo de recuperar amostras e também encontrou um padrão radiográfico brônquico em 81% dos casos;[78] esses achados indicam envolvimento de vias respiratórias e podem sugerir inalação como a via primária de infecção. Esses achados díspares podem representar a diferença entre um estudo *ante mortem* e outro *post mortem*.

São causas importantes de pneumonia bacteriana em gatos *Mycoplasma* spp.,* *Neisseria animaloris* (previamente descrita como Eugonic Fermenter 4a ou EF-4a),**

Pausteurella spp.,[17,78,161,186,257] *B. bronchiseptica*,* *Streptococcus* spp.,[17,161,261] *Mycobacterium* spp.,[12,46,80,93,126] *E. coli*,[17,37,108,262] *Salmonella* spp.,[16,72,78,231,258] e *Yersinia pestis*.[67,127]

Mycoplasma

Os *Mycoplasma* spp. merecem especial atenção quanto às infecções de TRI felinas. Em séries de casos, dois estudos *post mortem* relataram prevalência de pneumonia por *Mycoplasma* de 0%[161] e 15%,[17] respectivamente. Já um trabalho clínico encontrou 13 de 17 (76%) das infecções de TRI bacterianas provocadas por infecção por *Mycoplasma* (e 11 de 13 apenas infecção por *Mycoplasma*).[78] Ademais, *Mycoplasma* spp. aparecem de modo proeminente em outros relatos de infecções de TRI felinas.[35,48,76,163,273] Essa discrepância entre achados *ante mortem* e *post mortem* pode ocorrer porque os *Mycoplasma* spp. levam por eles próprios a um diagnóstico mais rápido, e o tratamento bem-sucedido pode ser alcançado na maioria dos casos. Os *Mycoplasma* spp. não foram isolados de vias respiratórias de gatos sadios;[221] já infecções de TRI por *Mycoplasma* com frequência são consideradas uma consequência de doença pulmonar preexistente, principalmente asma ou bronquite crônica. Na asma humana, sabe-se que a infecção por *Mycoplasma* pode exacerbar a asma e que esta é induzida subsequentemente a infecção por *Mycoplasma*; associações semelhantes podem-se aplicar à medicina felina.[76,78] Na maioria dos casos, a infecção está associada às vias respiratórias, porém pode haver também o envolvimento do parênquima pulmonar (ver Figura 30.13).[35,76,78,221,273] Em alguns casos, pode ser vista abscedação pulmonar (Figura 30.19.)[48,78]

Na maioria dos casos, o tratamento com doxiciclina a 5 mg/kg, via oral, a cada 12 h durante 3 semanas com frequência é eficaz para eliminar a infecção, porém, se um gato apresentar doença de via respiratória subjacente (asma ou bronquite crônica), é necessário o tratamento da doença concomitante.[78]

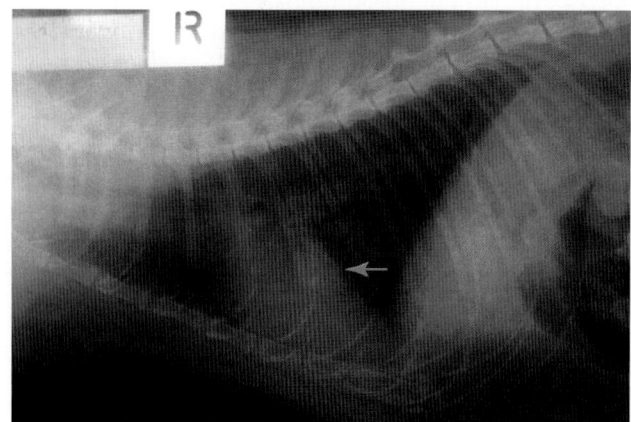

Figura 30.19 Incidência radiográfica lateral direita de abscesso pulmonar (*seta verde*) provocado por infecção por *Mycoplasma*. Observar que, como o abscesso encontra-se sobre a silhueta cardíaca, ele poderia não ser visualizado em uma projeção lateral esquerda.

---

*Referências 17, 35, 48, 76, 78, 163, 273.
**Referências 33, 43, 44, 58, 92, 118, 161, 176, 284.

*Referências 17, 66, 116, 167, 282, 287.

Neisseria animaloris

Uma das causas de pneumonia felina relatadas com maior frequência é a *Neisseria animaloris*,* que não estava formalmente classificada até 2006,[276] apesar de haver relatos em gatos desde 1973.[118] *N. animaloris* é considerada parte da flora bucal normal do cão e do gato e tem sido recuperada da cavidade bucal de 30 a 82% de cães normais;[8,234] nenhum estudo específico foi realizado em gatos, porém se acredita que esses microrganismos façam parte da flora normal dessa espécie também.[279] O microrganismo provoca pneumonia necrosante fatal com distribuição multifocal, o que sugere disseminação hematógena. A patogenia precisa da infecção por *N. animaloris* não está bem compreendida. Todos os casos anteriores manifestaram-se de modo agudo clinicamente, com a morte ocorrendo em 1 semana do início dos sinais clínicos e, com frequência, em 2 dias, embora os achados à necropsia e à histologia fossem indicativos de cronicidade. A *N. animaloris* mostrou ter virulência inerentemente baixa, pois a inoculação experimental de porquinhos-da-índia com números baixos de bactérias não resultou em qualquer alteração discernível, porém a inoculação com quantidades maiores resultou em morte em 18 h.[156] Foi postulado que a infecção prolongada supera as defesas do hospedeiro, o que resulta em bacteriemia subclínica periódica com disseminação hematógena aos pulmões e uma final exacerbação terminal aguda ou crônica.[70] Assim, o desfecho final para o paciente mais possivelmente depende de o microrganismo se disseminar para localizações que favoreçam sua sobrevida e sua replicação. Devido a seu tamanho pequeno e à reação de coloração pelo Gram, o microrganismo é difícil de ser observado em preparados citológicos e histológicos, precisando que seja realizada cultura de espécimes para identificar a infecção. O microrganismo é suscetível a uma ampla gama de antibióticos, porém nenhum tratamento bem-sucedido foi registrado por conta da gravidade dos sinais no momento em que se levou o animal para exame.[11]

Pasteurella spp.

As *Pasteurella* spp. representam cerca de 25% de todas as infecções de TRI em dois estudos[17,161] e 32 de 68 (47%) de culturas bacterianas positivas em outro.[257] O microrganismo é identificado como flora nativa da nasofaringe e de vias respiratórias grandes de cães e gatos.[89] A doença respiratória pregressa como infecção viral[89] ou a doença de vias respiratórias induzida por brometo de potássio[78] contribuem para a proliferação e, a seguir, a migração para as vias respiratórias inferiores. A redução dos mecanismos de defesa leva ao comprometimento da eliminação de bactérias dos pulmões e a resultante pneumonia. Em geral, as *Pasteurella* spp. são suscetíveis a uma ampla gama de antibióticos; contudo, a pneumonia pode ter resolução lenta, e pode haver o desenvolvimento de abscessos ou pleurite.[89]

Bordetella

A pneumonia como consequência de infecção por *B. bronchiseptica* foi identificada tanto experimentalmente[47,116] quanto em decorrência de infecção natural,[282,287] embora, na maioria dos casos, a doença estará confinada ao TRS. É provável que, em casos de infecção natural, outros fatores possam estar envolvidos na doença, incluindo fatores ambientais como estresse ou superpopulação ou, em alguns casos, infecção viral preexistente.[37,66] Foram relatados diversos casos de doença de TRI associada a *Bordetella* em gatis de reprodução, gatis de hospedagem e em clínicas veterinárias com instalações de hospedagem. Os cães com *Bordetella* podem disseminar a infecção aos gatos.[21,105,154] A maioria dos casos de pneumonia por *Bordetella* ocorre em filhotes felinos. Um estudo *post mortem* de pneumonia em que 65% dos casos foram de gatinhos com idade inferior a 12 semanas de vida encontrou 30% de infecções bacterianas confirmadas sendo por *B. bronchiseptica*.[17] Enquanto isso, apenas 1 de 68 (1,5%) de culturas de vias respiratórias inferiores positivas de gatos de idade não especificada foi identificada em um outro estudo.[257]

A escolha do antibiótico deve ter por base os achados da sensibilidade; contudo, quase todos os isolados de *B. bronchiseptica* oriundos de gatos são sensíveis a tetraciclinas, e a doxiciclina dosada a 5 mg/kg por via oral a cada 12 h durante 21 dias é o antimicrobiano de escolha. Isolados felinos de *B. bronchiseptica* são menos suscetíveis a amoxicilina-clavulanato, e um alto nível de resistência foi detectado com relação a ampicilina e trimetoprima.[254] Cuidados de suporte quase sempre são necessários inicialmente. Vacinas felinas contra *B. bronchiseptica* estão disponíveis em muitos países. Embora a pneumonia seja uma consequência grave desse microrganismo, na maioria dos casos a bordetelose é uma doença branda de baixa prevalência nas pequenas populações típicas da maioria dos gatos de estimação, de modo que não recomendam vacinações de rotina. O uso dessa vacina deverá estar limitado aos gatos vivendo, ou se mudando para, populações de alta densidade de felinos com histórico de bordetelose.[66] A *B. bronchiseptica* é uma zoonose, e a doença tem sido relatada em seres humanos imunocomprometidos associada ao convívio com gatos.[283]

Outras

Outras bactérias foram identificadas como agentes causais de pneumonia em gatos. Algumas, como *E. coli*,[17] *Salmonella* spp.[72,258] ou *Streptococcus* spp.,[261] podem ser identificadas em casos de septicemia disseminada. No entanto, esses mesmos microrganismos foram identificados em casos de infecção respiratória primária evidente[17,108,231,232] ou associados a pneumonia viral.[37] É interessante notar que a pneumonia por *Salmonella* foi identificada em duas ocasiões associada ao verme pulmonar *Aelurostrongylus abstrusus*, e sugeriu-se que as larvas desse verme em migração podem atuar como portadoras de bactérias intestinais.[16,78] A forma pneumônica da peste, causada por *Y. pestis*, foi encontrada em 10% dos gatos com essa doença em um estudo.[67] A mortalidade geral por peste em gatos é de 33%, com os casos pneumônicos impondo o maior risco.[67,127] Foram identificadas diversas formas de espécies de micobactérias causadoras de pneumonia, tanto como parte de doença disseminada[12,93,126] quanto de doença localizada.[46,80] Em todos os casos, deverão ser utilizadas abordagens lógicas ao diagnóstico por meio da definição dos microrga-

---

*Referências 33, 43, 44, 58, 92, 118, 161, 176, 284.

nismos a partir de culturas de líquido do LBA ou de AAF, ou amostras de biopsia mais completas e tratamentos por antibióticos determinados por exames de sensibilidade com cuidados de suportes apropriados.

Fúngicas

A pneumonia fúngica é rara em gatos, representando 0,8%,[17] 5%,[78] e 15%[161] dos casos de pneumonia em séries de casos. A incidência de infecções fúngicas, em geral, depende de microrganismos serem endêmicos em determinadas regiões. Mesmo em áreas endêmicas, a pneumonia fúngica não é uma consequência comum de infecção, conforme demonstrado pelo fato de que houve apenas um caso (*Cryptococcus neoformans*) dentre 20 gatos com pneumonia em Sydney, na Austrália,[78] em que o microrganismo é considerado endêmico. Assim, o diagnóstico de pneumonia fúngica deverá levar a um alto grau de suspeita de supressão imunológica. São relatados casos de pneumonia fúngica em gatos com *Cryptococcus neoformans*,* *Histoplasma capsulatum*,** *Aspergillus* spp.,*** *Sporothrix schenkii*,§ *Blastomycosis dermatitides*,§§ *Coccidioides immitis*,[90] *Mucor* spp.[17,203] e *Candida* spp. [161,172,203] Em muitos casos, a pneumonia é uma manifestação de doença sistêmica disseminada.

Parasitárias

As infecções parasitárias do TRI felino envolvem o metaestrongiloide *A. abstrusus*; o capilarídeo *Eucoleus aerophilus*; e, em áreas endêmicas, o trematódeo *Paragonimus kellicotti*. Coletivamente, o *A. abstrusus* e o *E. aerophilus* são conhecidos como verme do pulmão; o *P. kellicotti* é conhecido como trematódeo do pulmão. Além disso, a filária *Dirofilaria immitis*, ou verme do coração, embora residente da artéria pulmonar em gatos, causa doença respiratória predominantemente, e o protozoário *Toxoplasma gondii* pode levar ao comprometimento pulmonar na doença sistêmica.

Vermes pulmonares

O *A. abstrusus* tem distribuição mundial.[42] Os vermes pulmonares adultos *A. abstrusus* vivem nos bronquíolos e ductos alveolares respiratórios de gatos. Após o acasalamento, as fêmeas produzem ovos que eclodem nessa mesma localização. As larvas de estágio 1 (L1), a seguir, ascendem a árvore brônquica até a faringe, a partir de onde são deglutidas e subsequentemente excretadas nas fezes e no ambiente. Depois, as L1 são ingeridas por caramujos e lesmas que atuam como hospedeiros intermediários, tendo roedores, rãs, camaleões, cobras e pássaros atuando como hospedeiros paratênicos. Os gatos infectam-se ao ingerir um molusco ou um hospedeiro paratênico (ou ambos).[272]

A maioria das infecções é subclínica;[96,244] contudo, infecções maciças podem resultar em sinais clínicos em decorrência de lesão do parênquima pulmonar induzida pelos ovos e pelas larvas. A doença grave pode ser fatal. A doença clínica grave foi reproduzida experimentalmente após filhotes felinos serem infectados com 800 larvas L3; houve o desenvolvimento de tosse 6 semanas após a exposição.[97] A infecção por *A. abstrusus* pode ser semelhante a doença respiratória alérgica, pois as radiografias com frequência demonstram padrão intersticial (embora um padrão alveolar predomine durante o período de liberação mais intensa de larvas com 5 a 15 semanas após a infecção) e os líquidos do LBA compreendem predominantemente eosinófilos. Além disso, os gatos podem mostrar uma resposta positiva inicial à administração de corticosteroides e broncodilatadores.[88,271]

O diagnóstico depende do reconhecimento do microrganismo nas fezes, no líquido de LBA ou no líquido pleural.[140,272] Em um estudo, o exame de fezes padrão identificou o *A. abstrusus* em apenas 21,7% dos gatos infectados.[128] O uso da técnica de Baermann para examinar fezes é considerado o método mais sensível para detecção de larvas; contudo, a sensibilidade é inferior a 90%.[140,285] Um exame de PCR para *A. abstrusus* foi validado recentemente para uso em sedimento de Baermann, fezes e *swabs* faríngeos. Isso é bastante promissor para ajudar no diagnóstico, com a especificidade relatada de 100% e sensibilidade de 96,6%.[272]

Muitos parasiticidas mostraram-se eficazes no tratamento de gatos com infecção por *A. abstrusus*. O fembendazol tem sido utilizado a 20 mg/kg por via oral, a cada 24 h durante 5 dias ou 50 mg/kg por via oral, a cada 24 h, durante 15 dias.[16,88,98] A ivermectina (0,4 mg/kg por via subcutânea, repetida 2 semanas depois) foi relatada como eficaz em alguns casos.[27,131] A abamectina (0,3 mg/kg, por via subcutânea, repetida 2 semanas depois) foi eficaz no tratamento de um gato.[78] Uma única aplicação tópica de imidacloprida/mosidectina reduziu os números de larvas em 100% em um estudo.[269a] Além disso, a aplicação tópica de emodopisida/praziquantel reduziu os números de larvas em 99,4% em outro estudo.[272a] Duas aplicações de selamectina (6 mg/kg, tópica) foram eficazes no tratamento de apenas um dentre três gatos.[88]

O *Eucoleus aerophilus* (anteriormente *Capillaria aerophilus*) foi identificado no mundo todo.[15,197,270] O ciclo de vida é considerado direto. No entanto, há especulações quanto às minhocas poderem funcionar como hospedeiro paratênico ou intermediário. A infecção pode não resultar em sinais clínicos; por outro lado, pode haver o desenvolvimento de tosse crônica e perda de peso. Raramente a infecção é fatal.[42] O diagnóstico definitivo é feito pela detecção de ovos em flutuação fecal em solução de açúcar e sulfato de zinco.[270] Os ovos também podem ser detectados em amostras de LBA.[15] As radiografias costumam mostrar padrão pulmonar intersticial difuso, e a citologia de LBA revela resposta inflamatória eosinofílica.[42] A abamectina (0,3 mg/kg, por via subcutânea, repetida 2 semanas depois) foi relatada como tratamento eficaz em um gato.[15] Outros anti-helmínticos, como ivermectina ou milbemicina oxima, também foram eficazes em gatos.[42]

---

*Referências 51, 78, 85, 99, 161, 164, 178.
**Referências 39, 51, 123, 162, 166, 288, 289.
***Referências 17, 29, 51, 81, 104, 172, 203, 236.
§Referências 49, 51, 62, 129, 241, 251.
§§Referências 3, 24, 25, 51, 86, 119, 183, 194, 233, 245, 246, 251, 290.

Trematódeo do pulmão

O *P. kellicotti* é um trematódeo que pode infectar os pulmões de gatos e de cães no leste dos EUA, principalmente em áreas vizinhas ao rio Mississipi. Outras espécies de *Paragonimus* podem acometer gatos no leste da Ásia, na América Central e na América do Sul. A doença no homem é endêmica no leste da Ásia e em partes da África Central.[214] Os trematódeos adultos vivem no interior de cistos dentro do parênquima pulmonar e têm cerca de 6 mm de comprimento. Os ovos são depositados no tecido pulmonar, de onde são propulsionados para cima por meio de tosse, deglutidos e, a seguir, eliminados nas fezes. Se os ovos chegarem à água doce, começarão a se desenvolver e produzir um miracídio ciliado, que eclode e procura um hospedeiro do tipo caramujo jovem. Após multiplicação assexuada no caramujo, o estágio de cercária é produzido, que penetra na concha de um lagostim e encista em uma área próxima do coração do crustáceo. No interior do lagostim, a cercária forma uma parede cística e torna-se metacercária. Quando o lagostim é ingerido por um gato (ou um cão), as metacercárias excisadas penetram no trato intestinal e ganham a cavidade peritoneal. Dentro dela, migram durante 7 a 10 dias antes de penetrarem na cavidade pleural através do diafragma. Os pulmões são penetrados em aproximadamente 2 semanas após infecção.[259] Os cães e gatos tipicamente tornam-se infectados ao ingerirem metacercárias no lagostim, porém ratos podem funcionar como hospedeiros paratênicos e também se crê possível a transmissão transmamária ou transplacentária.[23] Sinais clínicos como tosse ocasional em geral são brandos, embora possa ocorrer pneumotórax em virtude de trematódeos migrantes. As lesões iniciais mostram-se radiograficamente como densidades nodulares indistintas contendo pequenas cavidades de ar e apresentando margens irregulares, bem definidas. Em geral, cistos mais antigos são pneumatocistos repletos de ar, porém densidades nodulares intersticiais mal definidas também podem ser encontradas.[229,280] Relatou-se tratamento bem-sucedido com praziquantel (25 mg/kg por via oral, a cada 8 h, até a dose total de 150 mg/kg) e albendazol (25 mg/kg por via oral, a cada 12 h, durante 11 a 24 dias).[23,61,114]

Toxoplasma

O *Toxoplasma gondii* pode causar diarreia autolimitante do intestino delgado, mas, quase sempre, não provoca doença em gatos. Contudo, filhotes felinos infectados por via transplacentária ou pela lactação e gatos mais velhos imunocomprometidos podem mostrar sinais sistêmicos.[60] Em um estudo de 100 casos de toxoplasmose histologicamente confirmada, 76,7% de 86 amostras de tecido pulmonar avaliadas apresentavam microrganismos. Além disso, nos 36 gatos considerados apresentando toxoplasmose generalizada, 26 apresentavam lesões predominantemente pulmonares.[59] Estudos retrospectivos de infecção de TRI felina encontraram *T. gondii* em um dentre 20 gatos (5%)[78] e em 6 de 245 casos (2,4%).[17] O diagnóstico é alcançado por meio da identificação de taquizoítas de *Toxoplasma*, que podem ser encontrados no líquido de LBA[14] ou de AAF do tecido

pulmonar acometido.[219,235] Padrões desde intersticial difuso até alveolar são descritos quase sempre,[14,219,235] porém também é possível a influência brônquica (Figura 30.20). A sorologia pode ajudar no diagnóstico.[60] A identificação de *Toxoplasma* em um gato adulto deverá instigar pesquisas, a fim de determinar uma causa de supressão imunológica, que frequentemente está relacionada com FIV[50,78] mas pode ser iatrogênica (p. ex., devido à administração de corticosteroides ou de ciclosporina).[14,77] O tratamento é abordado em detalhes no Capítulo 23, mas quase sempre é feito com clindamicina a 12,5 a 25 mg/kg, por via oral, a cada 12 h, durante 2 semanas;[60] o tratamento associado a pirimetamina a 0,25 a 0,5 mg/kg, por via oral, a cada 12 h, pode ajudar no diagnóstico.[14] Cuidados de suporte, como oxigenoterapia e manutenção do equilíbrio hidreletrolítico, também são importantes. O sucesso do tratamento da toxoplasmose felina clínica é descrito com pouca frequência.[14,59,143]

Dirofilariose

Apesar de os estudos sobre prevalência demonstrarem distribuição mundial e identificarem a infecção por verme do coração em até 18% dos gatos submetidos a teste,* o índice de prevalência sendo aproximadamente 5 a 10% daquele encontrado em cães,[84,150,153] e a prevalência sendo semelhante à da infecção por FIV e FeLV,[150,151,158] a dirofilariose felina permanece subdiagnosticada no atendimento clínico geral.[30,195] É possível que isso ocorra porque os sinais clínicos variam muito, desde nenhum sinal até morte súbita, e o diagnóstico definitivo pode ser difícil.[20,30,153,196]

A dirofilariose é provocada pelo nematódeo filarioide *Dirofilaria immitis*, que é transmitido por mosquitos e para os quais os cães são o hospedeiro definitivo habitual. Desse modo, o pré-requisito para a infecção por dirofilariose é o clima com temperatura e umidade adequadas para dar suporte a uma população de mosquitos viáveis e tornar possível o amadurecimento de larvas no interior do hospedeiro intermediário. O verme adulto sexualmente dimórfico acasala no interior da artéria pulmonar de um cão infectado, produzindo formas imaturas denominadas

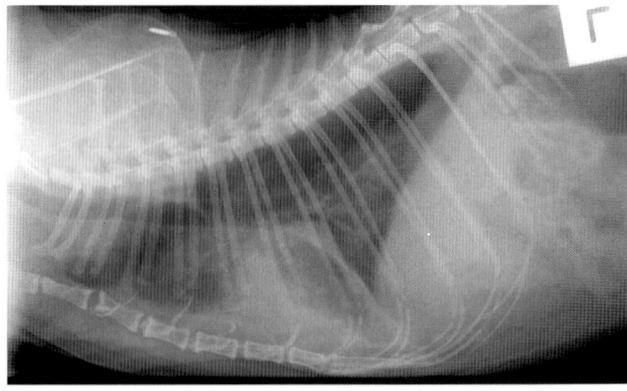

Figura 30.20 Incidência radiográfica lateral esquerda de gato com pneumonia por *Toxoplasma*. Existe um padrão misto com lobo pulmonar ventral consolidado e derrame pleural.

*Referências 31, 71, 84, 107, 138, 150, 151, 155, 197, 269, 285.

microfilárias. As microfilárias circulantes são ingeridas por mosquitos que se alimentam em cães infectados. No interior dos mosquitos, as microfilárias transformam-se em estágios larvários. Existem cinco estágios larvários (L1-L5); as transformações de L1-L3 ocorrem no interior do mosquito, e o L3 é a forma transmitida de mosquito a cães e gatos. O amadurecimento a partir de L3 até outros estágios larvários ocorre em tecidos subcutâneos e veias periféricas de hospedeiros mamíferos. Vermes imaturos em veias periféricas são transportados na corrente sanguínea ao coração e, através deste, com os vermes adultos por fim residindo nas artérias pulmonares caudais.[1]

Existem diferenças significativas entre a dirofilariose felina e a canina, porque o parasito está apenas parcialmente adaptado ao gato. O gato é suscetível à infecção por dirofilária, porém é mais resistente que o cão. O gato representa um hospedeiro terminal, pois não consegue atuar como reservatório da infecção. O período pré-patente no gato é de 7 a 8 meses (1 a 2 meses mais longo do que em cães).[169] Em cães, a maioria dos vermes jovens amadurece até adultos, os quais podem viver por 5 a 7 anos, enquanto, em gatos, a maioria de vermes jovens morre logo após chegar às artérias pulmonares. Isso leva a uma intensa resposta inflamatória vascular e parenquimatosa. As lesões pulmonares podem ser duradouras. A resposta clínica do gato foi determinada *heartworm-associated respiratory disease (HARD)* [doença respiratória associada à dirofilariose]. Em um pequeno percentual de gatos, alguns vermes desenvolvem-se até adultos maduros, que podem viver de 2 a 3 anos.[195]

Os gatos com dirofilárias adultas desenvolvem alterações pulmonares caracterizadas por proliferação da íntima, endarterite eosinofílica, fibrose da íntima e ruptura da lâmina elástica interna. Alterações da parede arterial podem provocar hipertensão pulmonar com resultante distensão de artéria pulmonar.[173] A lesão pode ser causada por dirofilárias jovens sem desenvolvimento ao estágio adulto, o que resulta em aumento da espessura da parede arterial pulmonar, a qual, por sua vez, provoca oclusão.[26,56] Tem havido sugestões de que a *Wolbachia pipientis*, uma bactéria intracelular gram-negativa simbiótica abrigada por *D. immitis*, induza doença pulmonar adicional.[57] Uma forte resposta de anticorpos contra a proteína de superfície da *Wolbachia* foi demonstrada em gatos infectados por dirofilariose. São necessárias mais pesquisas para definir a relação exata entre *Wolbachia* e HARD em gatos. Com base na morte dos vermes, foi criada a hipótese de que parasitos em degeneração podem provocar uma reação anafilática aguda e tromboembolia, que talvez resultem em insuficiência pulmonar fulminante e morte súbita do gato.[152] A morte de até mesmo um verme do coração adulto pode ser letal. As dirofilárias adultas conseguem suprimir a atividade macrofágica intravascular pulmonar e, assim, induzir pouca inflamação até morrerem.

Os sinais clínicos podem variar desde ausência de sinais clínicos, relatada em 28 a 79% dos casos,[7,84] até sinais agudos ou crônicos respiratórios. A morte súbita foi relatada em 7 a 47% de gatos infectados naturalmente por infecções de dirofilárias adultas maduras.[7,68,84,277] Outros indicativos encontrados são sinais neurológicos ou vômitos.[7,227]

Na maioria das ocasiões, os gatos apresentam sinais clínicos associados a trato respiratório semelhantes a asma ou bronquite crônica, como tosse ou dispneia.[7,84,277] Os achados ao exame físico são inespecíficos. As investigações devem seguir aquelas para qualquer gato com sinais respiratórios. No entanto, às vezes o diagnóstico de dirofilariose é alcançado apenas quando se mantém um alto grau de suspeita dessa doença. Raramente os gatos são microfilarêmicos, de modo que não se recomenda teste de filtração ou imunofluorescência para microfilária. Nenhum teste diagnóstico individual pode detectar dirofilariose felina em todos os estágios de vida do verme (Tabela 30.4). O teste sorológico, quando positivo, é o mais incisivo para a demonstração de infecção, porém resultados falso-positivos ocorrem com frequência. De acordo com a American Heartworm Society, os motivos primários para a realização do teste de dirofilariose em gatos são:

1. Estabelecer o diagnóstico em gatos que, com base em outras evidências clínicas, são suspeitos da infecção.
2. Monitorar a evolução clínica de gatos diagnosticados com dirofilariose.
3. Estabelecer uma referência basal antes de iniciar profilaxia.

O teste de antígenos de dirofilariose detecta partes genitais da fêmea madura, de modo que a sensibilidade aumenta quando existem mais fêmeas. Como o teste de antígeno de dirofilariose é visto como muito específico, resultados falso-positivos são muito raros. Um estudo encontrou 36% de sensibilidade com apenas uma fêmea e aumentou a sensibilidade para 93% quando havia 7 fêmeas. Gatos com apenas vermes machos dão resultado negativo.[177] Um estudo mais recente comparando testes para antígenos detectou 79,3 a 86,2% das infecções por dirofilariose confirmadas em necropsias. A maioria dos gatos com teste de antígeno falso-negativo apresentava um único verme macho.[20] Com base nesse estudo, pode-se presumir que o teste para antígeno detectará, no mínimo, 75% dos gatos infectados com verme adulto. Contudo, conforme previamente observado, os sinais clínicos podem decorrer de infecções larvárias que não evoluem para dirofilárias de estágio adulto.

O teste para anticorpos ajudará a determinar a exposição, porém até 79% dos gatos com exposição não se tornaram sintomáticos.[84] Um teste para anticorpos negativos não descarta a possibilidade de infecção. Os diferentes testes para anticorpos disponíveis variam em sensibilidade e especificidade, já que cada fabricante pode detectar um diferente estágio do desenvolvimento larvário. Além disso, até 30% dos gatos mantidos em profilaxia para dirofilariose podem se tornar anticorpo-positivos, embora não corram risco de HARD. Associar teste para antígenos e teste para anticorpos alcança maior sensibilidade que um dos dois testes isoladamente, porém, pode gerar mais resultados falso-positivos.[250]

Os achados à radiografia podem acrescentar ao índice de suspeição do clínico quanto a doença por dirofilárias, mas os resultados são inconsistentes. O aumento significativo das artérias pulmonares lobares caudais centrais e periféricas (superior a 1,6 vez a largura da nona costela) na

Tabela 30.4 **Interpretação de testes de procedimentos diagnósticos para dirofilariose no gato.**

Teste	Descrição	Resultado	Interpretação	Limitação
Teste de anticorpos	Detecta anticorpos produzidos em resposta a larvas da dirofilária; pode detectar infecção já com 8 semanas após a transmissão	Negativo Positivo	Diminui índice de suspeita Aumenta o índice de suspeita, confirma que o gato encontra-se sob o risco da doença; 50% ou mais dos gatos apresentarão doença arterial pulmonar	Anticorpos confirmam infecção com larvas de dirofilárias, porém não confirmam a causalidade da doença
Teste de antígeno	Detecta antígeno produzido por dirofilárias fêmeas adultas ou a partir de > 5 dirofilárias machos ou fêmeas moribundos	Negativo Positivo	Diminui o índice de suspeita Confirma dirofilariose	Infecções imaturas ou apenas com machos raramente são detectadas
Radiografia torácica	Detecta aumento vascular, inflamação do parênquima pulmonar, edema	Normal Sinais compatíveis com dirofilariose	Diminui índice de suspeição Artérias aumentadas intensificam bastante o índice de suspeição	Os sinais radiográficos são subjetivos, influenciados por interpretação clínica
Ecocardiografia	Detecta paredes ecogênicas de dirofilárias imaturas ou maduras no lúmen da árvore arterial pulmonar	Nenhuma dirofilária visualizada Dirofilárias visualizadas	Não altera o índice de suspeição Confirma dirofilariose	A experiência do operador da ultrassonografia influencia a acurácia

Observação: No gato, nenhum teste isolado detectará todos os casos de dirofilariose. Embora os testes de antígenos sejam bastante específicos para detectar antígeno da dirofilária adulta, eles não detectarão infecções com machos vivos apenas. O clínico precisa empregar uma associação de resultados de testes para determinar a probabilidade da dirofilariose como a etiologia dos sinais clínicos do gato.

Adaptada e reproduzida com permissão da American Heartworm Society (www.heartwormsociety.org/veterinary-resources/feline-guidelines.html).

incidência ventrodorsal foi considerado um sinal radiográfico típico de infecção por verme do coração em gatos. No entanto, esta alteração foi identificada em apenas 53% dos casos em um estudo[237] e apenas 1 dentre 11 gatos em outro.[277] Este último estudo encontrou padrões broncointersticiais difusos ou focais mais comumente, com alterações focais sustentando um prognóstico mais positivo.[277]

A ecocardiografia, em mãos experientes, também pode ajudar no diagnóstico. Os vermes adultos quase sempre aparecem como duas linhas paralelas ecodensas no interior da artéria pulmonar, em um de seus ramos, ou no ventrículo direito. Um estudo encontrou dirofilárias em 17 de 43 gatos mediante ecocardiografia, porém, é importante observar, possibilitou que o diagnóstico definitivo fosse feito em 5 gatos nos quais os resultados do teste para antígenos haviam sido negativos. Quatro desses 5 gatos apresentaram resultados positivos para o teste de anticorpos.[53]

Não existe tratamento definitivo para dirofilariose em gatos. A maioria dos gatos com infecção é assintomática, e convém iniciar o tratamento profilático nesses animais. Foi demonstrado que os tratamentos profiláticos para dirofilariose são lentamente adulticidas em cães,[168] e não existe razão para pressupor que isso não seria também o caso em gatos. A ivermectina tem o maior potencial de atividade adulticida; a milbemicina, o menor, com a selamectina e a moxidectina entre essas duas substâncias.[168] A destruição mais rápida de dirofilárias adultas mediante agentes arsenicais, como tiacetarsemida ou melarsomina, *não* está recomendada. Acredita-se que esses agentes sejam menos potentes em gatos e apresentem efeitos tóxicos

significativos, e a morte das dirofilárias pode resultar em embolia pulmonar fatal.[153] Foi relatado o sucesso da remoção cirúrgica de dirofilárias, embora haja riscos substanciais associados ao procedimento. Em particular, esmagar ou transfixar os vermes adultos pode induzir uma reação de choque fatal. Traumatismo da jugular durante várias retiradas de dirofilárias pode resultar em transecção dessa veia.[248]

Na maioria dos casos, além da profilaxia para vermes do coração, convém tratar os sinais clínicos de gatos infectados por meio de corticosteroides e broncodilatadores. A prednisolona tem sido usada a 2 mg/kg por via oral, a cada 24 h e, a seguir, diminuída até a remissão dos sinais clínicos.[84] Se a *W. pipientis* for demonstrada como relevante para a doença clínica, cabe seguir um esquema de 3 semanas de doxiciclina (5 mg/kg, por via oral, a cada 12 h).[57] O monitoramento de gatos infectados por vermes do coração com evidência radiográfica da doença pode envolver repetidas radiografias torácicas com 6 a 12 meses de intervalo. Os gatos infectados também podem ser monitorados mediante sorologia repetida. A recuperação é indicada pela melhora nos sinais radiográficos e pela soroconversão de um teste (para antígeno) de positivo para negativo.

Em áreas em que a dirofilária é endêmica em cães, todas as evidências sorológicas apontam para a adequação de gatos (inclusive aqueles confinados a ambiente interno) receberem tratamento profilático regular. Existem diversos agentes do tipo lactona macrocítica registrados para a profilaxia de dirofilariose felina: ivermectina, óxido de milbemicina, moxidectina e selamectina.

Referências bibliográficas

1. Abraham D: Biology of *Dirofilaria immitis*. In Boreham PFL, Atwell RB, editors: *Dirofilariasis*, Boca Raton, Fla, 1988, CRC Press, p 29.
2. Adamama-Moraitou KK, Patsikas MN, Koutinas AF: Feline lower airway disease: a retrospective study of 22 naturally occurring cases from Greece, *J Feline Med Surg* 6:227, 2004.
3. Alden CL, Mohan R: Ocular blastomycosis in a cat, *J Am Vet Med Assoc* 164:527, 1974.
4. Ameredes BT, Calhoun WJ: (R)-albuterol for asthma: pro [a.k.a. (s)-albuterol for asthma: con], *Am J Resp Crit Care Med* 174:965, 2006.
5. Anderson T, Legendre A, McEntee M: Probable hypercalcemia of malignancy in a cat with bronchogenic adenocarcinoma, *J Am Anim Hosp Assoc* 36:52, 2000.
6. Aron DN, Kornegay JN: The clinical significance of traumatic lung cysts and associated pulmonary abnormalities in the dog and cat, *J Am Anim Hosp Assoc* 19:903, 1983.
7. Atkins CE, DeFrancesco TC, Coats JR et al: Heartworm infection in cats: 50 cases (1985-1997), *J Am Vet Med Assoc* 217:355, 2000.
8. Bailie WE, Stowe EC, Schmitt AM: Aerobic bacterial flora of oral and nasal fluids of canines with reference to bacteria associated with bites, *J Clin Microbiol* 7:223, 1978.
9. Baker JA: A virus causing pneumonia in cats and producing elementary bodies, *J Exp Med* 79:159, 1944.
10. Ballegeer EA, Forrest LJ, Stepien RL: Radiographic appearance of bronchoalveolar carcinoma in nine cats, *Vet Radiol Ultrasound* 43:267, 2002.
11. Baral RM, Catt MJ, Soon L et al: Successful treatment of a localised CDC Group EF-4a infection in a cat, *J Feline Med Surg* 9:67, 2007.
12. Baral RM, Metcalfe SS, Krockenberger MB et al: Disseminated *Mycobacterium avium* infection in young cats: overrepresentation of Abyssinian cats, *J Feline Med Surg* 8:23, 2006.
13. Barr F, Gruffydd-Jones TJ, Brown PJ et al: Primary lung tumours in the cat, *J Small Anim Pract* 28:1115, 1987.
14. Barrs VR, Martin P, Beatty JA: Antemortem diagnosis and treatment of toxoplasmosis in two cats on cyclosporin therapy, *Aust Vet J* 84:30, 2006.
15. Barrs VR, Martin P, Nicoll RG et al: Pulmonary cryptococcosis and Capillaria aerophila infection in an FIV-positive cat, *Aust Vet J* 78:154, 2000.
16. Barrs VR, Swinney GR, Martin P et al: Concurrent *Aelurostrongylus abstrusus* infection and salmonellosis in a kitten, *Aust Vet J* 77:229, 1999.
17. Bart M, Guscetti F, Zurbriggen A et al: Feline infectious pneumonia: a short literature review and a retrospective immunohistological study on the involvement of *Chlamydia* spp. and distemper virus, *Vet J* 159:220, 2000.
18. Bennett M, Gaskell CJ, Baxby D et al: Feline cowpox virus infection, *J Small Anim Pract* 31:167, 1990.
19. Bennett M, Gaskell RF, Baxby D: Poxvirus infection. In Greene CE, editor: *Infectious diseases of the dog and cat*, ed 3, St Louis, 2006, Saunders Elsevier, p 158.
20. Berdoulay P, Levy JK, Snyder PS et al: Comparison of serological tests for the detection of natural heartworm infection in cats, *J Am Anim Hosp Assoc* 40:376, 2004.
21. Binns S, Dawson S, Speakman A et al: Prevalence and risk factors for feline *Bordetella* bronchiseptica infection, *Vet Rec* 144:575, 1999.
22. Bolliger AP, Graham PA, Richard V et al: Detection of parathyroid hormone—related protein in cats with humoral hypercalcemia of malignancy, *Vet Clin Pathol* 31:3, 2002.
23. Bowman DD, Frongillo MK, Johnson RC et al: Evaluation of praziquantel for treatment of experimentally induced paragonimiasis in dogs and cats, *Am J Vet Res* 52:68, 1991.
24. Breider MA, Walker TL, Legendre AM et al: Blastomycosis in cats: five cases (1979-1986), *J Am Vet Med Assoc* 193:570, 1988.
25. Breshears DE: What is your diagnosis? *J Am Vet Med Assoc* 152:1555, 1968.
26. Browne LE, Carter TD, Levy JK et al: Pulmonary arterial disease in cats seropositive for Dirofilaria immitis but lacking adult heartworms in the heart and lungs, *Am J Vet Res* 66:1544, 2005.
27. Burgu A, Sarimehmetoglu O: *Aelurostrongylus abstrusus* infection in two cats, *Vet Rec* 154:602, 2004.
28. Burk RL, Feeney DA: *The thorax: small animal radiology and ultrasonography: a diagnostic atlas and text*, St Louis, 2003, Saunders Elsevier, p 25.
29. Burk RL, Joseph R, Baer K: Systemic aspergillosis in a cat, *Vet Radiol* 31:26, 1990.
30. Buzhardt L, Blagburn BL, Cousins M et al: Feline heartworm disease, *Compendium* 30:1, 2008.
31. Carleton RE, Tolbert MK: Prevalence of *Dirofilaria immitis* and gastrointestinal helminths in cats euthanized at animal control agencies in northwest Georgia, *Vet Parasitol* 119:319, 2004.
32. Cassotis NJ, Dubielzig RR, Gilger BC et al: Angioinvasive pulmonary carcinoma with posterior segment metastasis in four cats, *Vet Ophthalmol* 2:125, 1999.
33. Ceyssens K, Devriese LA, Maenhout T: Necrotizing pneumonia in cats associated with infection by EF-4a bacteria, *Zentralbl Veterinarmed B* 36:314, 1989.
34. Chalifoux A, Morin M, Lemieux R: Lipid pneumonia and severe pulmonary emphysema in a Persian cat, *Feline Pract* 17:6, 1987.
35. Chandler JC, Lappin MR: Mycoplasmal respiratory infections in small animals: 17 Cases (1988-1999), *J Am Anim Hosp Assoc* 38:111, 2002.
36. Chung K, Caramori G, Adcock I: Inhaled corticosteroids as combination therapy with β adrenergic agonists in airways disease: present and future, *Eur J Clin Pharmacol* 65:853, 2009.
37. Chvala-Mannsberger S, Bagó Z, Weissenböck H: Occurrence, morphological characterization and antigen localization of felid herpesvirus–induced pneumonia in cats: a retrospective study (2000-2006), *J Comp Pathol* 141:163, 2009.
38. Clements DN, Hogan AM, Cave TA: Treatment of a well differentiated pulmonary adenocarcinoma in a cat by pneumonectomy and adjuvant mitoxantrone chemotherapy, *J Feline Med Surg* 6:199, 2004.
39. Clinkenbeard KD, Cowell RL, Tyler RD: Disseminated histoplasmosis in cats: 12 cases (1981-1986), *J Am Vet Med Assoc* 190:1445, 1987.
40. Cohn LA, DeClue AE, Cohen RL et al: Effects of fluticasone propionate dosage in an experimental model of feline asthma, *J Feline Med Surg* 12:91, 2010.
41. Cohn LA, Norris CR, Hawkins EC et al: Identification and characterization of an idiopathic pulmonary fibrosis-like condition in cats, *J Vet Intern Med* 18:632, 2004.
42. Conboy G: Helminth parasites of the canine and feline respiratory tract, *Vet Clin North Am Small Anim Pract* 39:1109, 2009.
43. Corboz L, Ossent P, Gruber H: Isolation and characterization of group EF-4 bacteria from various lesions in cat, dog and badger, *Zentralbl Bakteriol* 279:140, 1993.
44. Corboz L, Ossent P, Gruber H: [Local and systemic infections with bacteria of group EF-4 in dogs, cats and in a badger: bacteriologic and pathologico-anatomic results], *Schweizer Archiv fur Tierheilkunde* 135:96, 1993.
45. Corcoran BM, Foster DJ, Fuentes VL: Feline asthma syndrome: a retrospective study of the clinical presentation in 29 cats, *J Small Anim Pract* 36:481, 1995.
46. Couto SS, Artacho CA: *Mycobacterium fortuitum* pneumonia in a cat and the role of lipid in the pathogenesis of atypical mycobacterial infections, *Vet Pathol* 44:543, 2007.
47. Coutts AJ, Dawson S, Binns S et al: Studies on natural transmission of *Bordetella* bronchiseptica in cats, *Vet Microbiol* 48:19, 1996.
48. Crisp MS, Birchard SJ, Lawrence AE et al: Pulmonary abscess caused by a Mycoplasma sp in a cat, *J Am Vet Med Assoc* 191:340, 1987.
49. Crothers SL, White SD, Ihrke PJ et al: Sporotrichosis: a retrospective evaluation of 23 cases seen in northern California (1987-2007), *Vet Dermatol* 20:249, 2009.
50. Davidson MG, Rottman JB, English RV et al: Feline immunodeficiency virus predisposes cats to acute generalized toxoplasmosis, *Am J Pathol* 143:1486, 1993.
51. Davies C, Troy G: Deep mycotic infections in cats, *J Am Anim Hosp Assoc* 32:380, 1996.
52. DeBerry JD, Norris CR, Samii VF et al: Correlation between fine-needle aspiration cytopathology and histopathology of the lung in dogs and cats, *J Am Anim Hosp Assoc* 38:327, 2002.
53. DeFrancesco TC, Atkins CE, Miller MW et al: Use of echocardiography for the diagnosis of heartworm disease in cats: 43 cases (1985-1997), *J Am Vet Med Assoc* 218:66, 2001.
54. Dehard S, Bernaerts F, Peeters D et al: Comparison of bronchoalveolar lavage cytospins and smears in dogs and cats, *J Am Anim Hosp Assoc* 44:285, 2008.
55. Desvaux S, Marx N, Ong S et al: Highly pathogenic avian influenza virus (H5N1) outbreak in captive wild birds and cats, Cambodia, *Emerg Infect Dis* 15:475, 2009.
56. Dillon AR, Blagburn BL, Tillson DM et al: Immature heartworm infection produces pulmonary parenchyma, airway, and vascular disease in cats [abstract], *J Vet Intern Med* 21:608, 2007.

57. Dingman P, Levy JK, Kramer LH et al: Association of *Wolbachia* with heartworm disease in cats and dogs, *Vet Parasitol* 170:50, 2010.

58. Drolet R, Kenefick KB, Hakomaki MR et al: Isolation of group eugonic fermenter-4 bacteria from a cat with multifocal suppurative pneumonia, *J Am Vet Med Assoc* 189:311, 1986.

59. Dubey JP, Carpenter JL: Histologically confirmed clinical toxoplasmosis in cats: 100 cases (1952-1990), *J Am Vet Med Assoc* 203:1556, 1993.

60. Dubey JP, Lappin MR: Toxoplasmosis and neosporosis. In Greene CE, editor: *Infectious diseases of the dog and cat*, ed 3, St Louis, 2006, Saunders Elsevier, p 754.

61. Dubey JP, Stromberg PC, Toussant MJ et al: Induced paragonimiasis in cats: clinical signs and diagnosis, *J Am Vet Med Assoc* 173:734, 1978.

62. Dunstan RW, Reimann KA, Langham RF: Feline sporotrichosis, *J Am Vet Med Assoc* 189:880, 1986.

63. Dye JA, McKiernan BC, Rozanski EA et al: Bronchopulmonary disease in the cat: historical, physical, radiographic, clinicopathologic, and pulmonary functional evaluation of 24 affected and 15 healthy cats, *J Vet Intern Med* 10:385, 1996.

64. Dye JA, McKiernan BC, Rozanski EA et al: Pharmacokinetics of terbutaline in two cats [abstract], *J Vet Intern Med* 4:118, 1990.

65. Easton PA, Jadue C, Dhingra S et al: A Comparison of the bronchodilating effects of a beta-2 adrenergic agent (albuterol) and an anticholinergic agent (ipratropium bromide), given by aerosol alone or in sequence, *New Engl J Med* 315:735, 1986.

66. Egberink H, Addie D, Belák S et al: *Bordetella bronchiseptica* infection in cats. ABCD guidelines on prevention and management, *J Feline Med Surg* 11:610, 2009.

67. Eidson M, Thilsted JP, Rollag OJ: Clinical, clinicopathologic, and pathologic features of plague in cats: 119 cases (1977-1988), *J Am Vet Med Assoc* 199:1191, 1991.

68. Evans EA, Litster AL, Gunew MNM et al: Forty-five cases of feline heartworm in Australia 1990-1998, *Aust Vet Pract* 30:11, 2000.

69. Feinstein L, Miller GF, Penney BE: Diagnostic exercise: lethal pneumonia in neonatal kittens, *Lab Anim Sci* 48:190, 1998.

70. Fenwick BW, Jang SS, Gillespie DS: Pneumonia caused by a eugonic fermenting bacterium in an African lion, *J Am Vet Med Assoc* 183:1315, 1983.

71. Fernandez C, Chikweto A, Mofya S et al: A serological study of *Dirofilaria immitis* in feral cats in Grenada, West Indies, *J Helminthol* 84:390, 2010.

72. Foley JE, Orgad U, Hirsh DC et al: Outbreak of fatal salmonellosis in cats following use of a high-titer modified-live panleukopenia virus vaccine, *J Am Vet Med Assoc* 214:67, 1999.

73. Fondati A, Carreras E, Fondevila MD et al: Characterization of biological activities of feline eosinophil granule proteins, *Am J Vet Res* 65:957, 2004.

74. Forrest LJ, Graybush CA: Radiographic patterns of pulmonary metastasis in 25 cats, *Vet Radiol Ultrasound* 39:4, 1998.

75. Foster SF, Allan GS, Martin P et al: Twenty-five cases of feline bronchial disease (1995-2000), *J Feline Med Surg* 6:181, 2004.

76. Foster SF, Barrs VR, Martin P et al: Pneumonia associated with *Mycoplasma* spp in three cats, *Aust Vet J* 76:460, 1998.

77. Foster SF, Charles JA, Canfield PJ et al: Reactivated toxoplasmosis in a FIV-positive cat, *Aust Vet Pract* 28:159, 1998.

78. Foster SF, Martin P, Allan GS et al: Lower respiratory tract infections in cats: 21 cases (1995-2000), *J Feline Med Surg* 6:167, 2004.

79. Foster SF, Martin P, Braddock JA et al: A retrospective analysis of feline bronchoalveolar lavage cytology and microbiology (1995-2000), *J Feline Med Surg* 6:189, 2004.

80. Foster SF, Martin P, Davis W et al: Chronic pneumonia caused by *Mycobacterium thermoresistibile* in a cat, *J Small AnimPract* 40:433, 1999.

81. Fox JG, Murphy JC, Shalev M: Systemic fungal infections in cats, *J Am Vet Med Assoc* 173:1191, 1978.

82. Fulton RW, Cho DY, Downing M et al: Isolation of feline herpesvirus 1 from a young kitten, *Vet Rec* 106:479, 1980.

83. Gadbois J, d'Anjou MA, Dunn M et al: Radiographic abnormalities in cats with feline bronchial disease and intra- and interobserver variability in radiographic interpretation: 40 cases (1999-2006), *J Am Vet Med Assoc* 234:367, 2009.

84. Genchi C, Venco L, Ferrari N et al: Feline heartworm (*Dirofilaria immitis*) infection: a statistical elaboration of the duration of the infection and life expectancy in asymptomatic cats, *Vet Parasitol* 158:177, 2008.

85. Gerds-Grogan S, Dayrell-Hart B: Feline cryptococcosis: a retrospective evaluation, *J Am Anim Hosp Assoc* 33:118, 1997.

86. Gilor C, Graves TK, Barger AM et al: Clinical aspects of natural infection with Blastomyces dermatitidis in cats: 8 cases (1991-2005), *J Am Vet Med Assoc* 229:96, 2006.

87. Gottfried S, Popovitch C, Goldschmidt M et al: Metastatic digital carcinoma in the cat: a retrospective study of 36 cats (1992-1998), *J Am Anim Hosp Assoc* 36:501, 2000.

88. Grandi G, Calvi LE, Venco L et al: *Aelurostrongylus abstrusus* (cat lungworm) infection in five cats from Italy, *Vet Parasitol* 134:177, 2005.

89. Greene CE, Norris-Reinero C: Bacterial respiratory infections. In Greene CE, editor: *Infectious diseases of the dog and cat*, ed 3, St Louis, 2006, Saunders Elsevier, p 866.

90. Greene RT, Troy GC: Coccidioidomycosis in 48 cats: a retrospective study (1984-1993), *J Vet Intern Med* 9:86, 1995.

91. Greenlee PG, Roszel JF: Feline bronchial cytology: histologic/cytologic correlation in 22 cats, *Vet Pathol* 21:308, 1984.

92. Guérin-Faublée V, Thollot I, Fournel C et al: The isolation of Group EF-4 bacteria from a case of septic pleural effusion in a cat. [French], *Revue de Medecine Veterinaire* 146:821, 1995.

93. Gunn-Moore DA, Jenkins PA, Lucke VM: Feline tuberculosis: a literature review and discussion of 19 cases caused by an unusual mycobacterial variant, *Vet Rec* 138:53, 1996.

94. Hahn KA, McEntee MF: Primary lung tumors in cats: 86 cases (1979-1994), *J Am Vet Med Assoc* 211:1257, 1997.

95. Hahn KA, McEntee MF: Prognosis factors for survival in cats after removal of a primary lung tumor: 21 cases (1979-1994), *Vet Surg* 27:307, 1998.

96. Hamilton JM: *Aelurostrongylus abstrusus* infestation of the cat, *Vet Rec* 75:417, 1963.

97. Hamilton JM: The number of *Aelurostrongylus abstrusus* larvae required to produce pulmonary disease in the cat, *J Comp Pathol* 77:343, 1967.

98. Hamilton JM, Weatherley A, Chapman AJ: Treatment of lungworm disease in the cat with fenbendazole, *Vet Rec* 114:40, 1984.

99. Hamilton TA, Hawkins EC, DeNicola DB: Bronchoalveolar lavage and tracheal wash to determine lung involvement in a cat with cryptococcosis, *J Am Vet Med Assoc* 198:655, 1991.

100. Handley D: The asthma-like pharmacology and toxicology of (S)-isomers of beta agonists, *J Allergy Clin Immunol* 104:S69, 1999.

101. Harder TC, Vahlenkamp TW: Influenza virus infections in dogs and cats, *Vet Immunol Immunopathol* 134:54, 2010.

102. Hawkins EC, DeNicola DB, Kuehn NF: Bronchoalveolar lavage in the evaluation of pulmonary disease in the dog and cat, *J Vet Intern Med* 4:267, 1990.

103. Hawranek T, Tritscher M, Muss WH et al: Feline orthopoxvirus infection transmitted from cat to human, *J Am Acad Dermatol* 49:513, 2003.

104. Hazell K, Swift I, Sullivan N: Successful treatment of pulmonary aspergillosis in a cat, *Aust Vet J* 89:101, 2011.

105. Helps C, Lait P, Damhuis A et al: Factors associated with URT disease caused by feline herpesvirus, feline calicivirus, *Chlamydophila felis* and *Bordetella bronchiseptica* in cats: experience from 218 European catteries, *Vet Rec* 156:669, 2005.

106. Henninger W: Use of computed tomography in the diseased feline thorax, *J Small Anim Pract* 44:56, 2003.

107. Hermesmeyer M, Limberg-Child RK, Murphy AJ et al: Prevalence of *Dirofilaria immitis* infection among shelter cats, *J Am Vet Med Assocn* 217:211, 2000.

108. Highland MA, Byrne BA, DebRoy C et al: Extraintestinal pathogenic *Escherichia coli*–induced pneumonia in three kittens and fecal prevalence in a clinically healthy cohort population, *J Vet Diagn Invest* 21:609, 2009.

109. Hinrichs U, van de Poel H, van den Ingh TSGAM: Necrotizing pneumonia in a cat caused by an orthopox virus, *J Comp Pathol* 121:191, 1999.

110. Hinshaw VS, Webster RG, Easterday BC et al: Replication of avian influenza A viruses in mammals, *Infect Immun* 34:354, 1981.

111. Hoffman AM, Dhupa N, Cimetti L: Airway reactivity measured by barometric whole-body plethysmography in healthy cats, *Am J Vet Res* 60:1487, 1999.

112. Hoover EA, Kahn DE: Experimentally induced feline calicivirus infection: clinical signs and lesions, *J Am Vet Med Assoc* 166:463, 1975.

113. Hoover EA, Rohovsky MW, Griesemer RA: Experimental feline viral rhinotracheitis in the germfree cat, *Am J Pathol* 58:269, 1970.

114. Hoskins JD, Malone JB, Root CR: Albendazole therapy in naturally-occurring feline paragonimiasis, *J Am Anim Hosp Assoc* 17:265, 1981.

115. Hurley KF, Pesavento PA, Pedersen NC et al: An outbreak of virulent systemic feline calicivirus disease, *J Am Vet Med Assoc* 224:241, 2004.

116. Jacobs AA, Chalmers WS, Pasman J et al: Feline bordetellosis: challenge and vaccine studies, *Vet Rec* 133:260, 1993.

117. Jacobson GA, Chong FV, Wood-Baker R: (R,S)-salbutamol plasma concentrations in severe asthma, *J Clin Pharm Ther* 28:235, 2003.

118. Jang SS, Demartini JC, Henrickson RV et al: Focal necrotizing pneumonia in cats associated with a gram negative eugonic fermenting bacterium, *Cornell Vet* 63:446, 1973.

119. Jasmin AM, Carroll JM, Baucom JN et al: Systemic blastomycosis in siamese cats, *Vet Med Small Anim Clin* 64:33, 1969.

120. Johnson EG, Wisner ER: Advances in respiratory imaging, *Vet Clin North Am Small Anim Pract* 37:879, 2007.

121. Johnson LR: Bronchial disease. In August JR, editor: *Consultations in feline internal medicine*, ed 5, St Louis, 2006, Elsevier Saunders, p 361.

122. Johnson LR, Drazenovich TL: Flexible bronchoscopy and bronchoalveolar lavage in 68 cats (2001-2006), *J Vet Intern Med* 21:219, 2007.

123. Johnson LR, Fry MM, Anez KL et al: Histoplasmosis infection in two cats from California, *J Am Anim Hosp Assoc* 40:165, 2004.

124. Johnson MS, Martin M, Stone B et al: Survival of a cat with pneumonia due to cowpox virus and feline herpesvirus infection, *J Small Anim Pract* 50:498, 2009.

125. Jones DJ, Norris CR, Samii VF et al: Endogenous lipid pneumonia in cats: 24 cases (1985-1998), *J Am Vet Med Assoc* 216:1437, 2000.

126. Jordan HL, Cohn LA, Armstrong PJ: Disseminated *Mycobacterium avium* complex infection in three Siamese cats, *J Am Vet Med Assoc* 204:90, 1994.

127. Kaufmann AF, Mann JM, Gardiner TM et al: Public health implications of plague in domestic cats, *J Am Vet Med Assoc* 179:875, 1981.

128. Kelly JD, Ng BKY, Whitlock HV: Helminth parasites of dogs and cats, *Aust Vet Pract* 6:89, 1976.

129. Kier AB, Mann PC, Wagner JE: Disseminated sporotrichosis in a cat, *J Am Vet Med Assoc* 175:202, 1979.

130. King TE, Costabel U, Cordier J-F et al: Idiopathic pulmonary fibrosis: diagnosis and treatment. international consensus statement, *Am J Resp Crit Care Med* 161:646, 2000.

131. Kirkpatrick CE, Megella C: Use of ivermectin in treatment of *Aelurostrongylus abstrusus* and *Toxocara cati* infection in a cat, *J Am Vet Med Assoc* 190:1309, 1987.

132. Kirschvink N, Leemans J, Delvaux F et al: Bronchodilators in bronchoscopy-induced airflow limitation in allergen-sensitized cats, *J Vet Intern Med* 19:161, 2005.

133. Kirschvink N, Leemans J, Delvaux F et al: Functional, inflammatory and morphological characterisation of a cat model of allergic airway inflammation, *Vet J* 174:541, 2007.

134. Kirschvink N, Leemans J, Delvaux F et al: Non-invasive assessment of airway responsiveness in healthy and allergen-sensitised cats by use of barometric whole body plethysmography, *Vet J* 173:343, 2007.

135. Kirschvink N, Leemans J, Delvaux F et al: Inhaled fluticasone reduces bronchial responsiveness and airway inflammation in cats with mild chronic bronchitis, *J Feline Med Surg* 8:45, 2006.

136. Kirschvink N, Marlin D, Delvaux F et al: Collection of exhaled breath condensate and analysis of hydrogen peroxide as a potential marker of lower airway inflammation in cats, *Vet J* 169:385, 2005.

137. Klopfleisch R, Wolf PU, Uhl W et al: Distribution of lesions and antigen of highly pathogenic avian influenza virus A/Swan/Germany/R65/06 (H5N1) in domestic cats after presumptive infection by wild birds, *Vet Pathol* 44:261, 2007.

138. Kramer L, Genchi C: Feline heartworm infection: serological survey of asymptomatic cats living in northern Italy, *Vet Parasitol* 104:43, 2002.

139. Kuiken T, Rimmelzwaan G, van Riel D et al: Avian H5N1 influenza in cats, *Science* 306:241, 2004.

140. Lacorcia L, Gasser RB, Anderson GA et al: Comparison of bronchoalveolar lavage fluid examination and other diagnostic techniques with the Baermann technique for detection of naturally occurring *Aelurostrongylus abstrusus* infection in cats, *J Am Vet Med Assoc* 235:43, 2009.

141. Lam A, Newhouse MT: Management of asthma and chronic airflow limitation. Are methylxanthines obsolete? *Chest* 98:44, 1990.

142. Langlais LM, Gibson J, Taylor JA et al: Pulmonary adenocarcinoma with metastasis to skeletal muscle in a cat, *Can Vet J* 47:1122, 2006.

143. Lappin MR, Greene CE, Winston S et al: Clinical feline toxoplasmosis. Serologic diagnosis and therapeutic management of 15 cases, *J Vet Intern Med* 3:139, 1989.

144. Lecuyer M, Dube PG, DiFruscia R et al: Bronchoalveolar lavage in normal cats, *Can Vet J* 36:771, 1995.

145. Lee-Fowler TM, Cohn LA, DeClue AE et al: Comparison of intradermal skin testing (IDST) and serum allergen-specific IgE determination in an experimental model of feline asthma, *Vet Immunol Immunopathol* 132:46, 2009.

146. Lee-Fowler TM, Cohn LA, DeClue AE et al: Evaluation of subcutaneous versus mucosal (intranasal) allergen-specific rush immunotherapy in experimental feline asthma, *Vet Immunol Immunopathol* 129:49, 2009.

147. Leemans J, Cambier C, Chandler T et al: Prophylactic effects of omega-3 polyunsaturated fatty acids and luteolin on airway hyperresponsiveness and inflammation in cats with experimentally-induced asthma, *Vet J* 184:111, 2010.

148. Leemans J, Kirschvink N, Bernaerts F et al: A pilot study comparing the antispasmodic effects of inhaled salmeterol, salbutamol and ipratropium bromide using different aerosol devices on muscarinic bronchoconstriction in healthy cats, *Vet J* 180:236, 2009.

149. Leschnik M, Weikel J, Mostl K et al: Subclinical infection with avian influenza A (H5N1) virus in cats, *Emerg Infect Dis* 13:243, 2007.

150. Levy JK, Edinboro CH, Glotfelty C-S et al: Seroprevalence of *Dirofilaria immitis*, feline leukemia virus, and feline immunodeficiency virus infection among dogs and cats exported from the 2005 Gulf Coast hurricane disaster area, *J Am Vet Med Assoc* 231:218, 2007.

151. Levy JK, Snyder PS, Taveres LM et al: Prevalence and risk factors for heartworm infection in cats from northern Florida, *J Am Anim Hosp Assoc* 39:533, 2003.

152. Litster A, Atkins C, Atwell R: Acute death in heartworm-infected cats: unraveling the puzzle, *Vet Parasitol* 158:196, 2008.

153. Litster AL, Atwell RB: Feline heartworm disease: a clinical review, *J Feline Med Surg* 10:137, 2008.

154. Little S: *Bordetella bronchiseptica* infection in a cat, *Feline Pract* 28:12, 2000.

155. Liu J, Song KH, Lee SE et al: Serological and molecular survey of *Dirofilaria immitis* infection in stray cats in Gyunggi province, South Korea, *Vet Parasity* 130:125, 2005.

156. Lloyd J, Allen JG: The isolation of group EF-4 bacteria from a case of granulomatous pneumonia in a tiger cub, *Aust Vet J* 56:399, 1980.

157. Lohr CV, DeBess EE, Baker RJ et al: Pathology and viral antigen distribution of lethal pneumonia in domestic cats due to pandemic (H1N1) 2009 influenza A virus, *Vet Pathol* 47:378, 2010.

158. Lorentzen L, Caola AE: Incidence of positive heartworm antibody and antigen tests at IDEXX Laboratories: trends and potential impact on feline heartworm awareness and prevention, *Vet Parasitol* 158:183, 2008.

159. Love DN: Feline herpesvirus associated with interstitial pneumonia in a kitten, *Vet Rec* 89:178, 1971.

160. Love DN: Pathogenicity of a strain of feline calicivirus for domestic kittens, *Aust Vet J* 51:541, 1975.

161. Macdonald ES, Norris CR, Berghaus RB et al: Clinicopathologic and radiographic features and etiologic agents in cats with histologically confirmed infectious pneumonia: 39 cases (1991-2000), *J Am Vet Med Assoc* 223:1142, 2003.

162. Mahaffey E, Gabbert N, Johnson D et al: Disseminated histoplasmosis in three cats, *J Am Anim Hosp Assoc* 13:46, 1977.

163. Malik R, Love DN, Hunt GB et al: Pyothorax associated with a *Mycoplasma* species in a kitten, *J Small AnimPract* 32:31, 1991.

164. Malik R, Wigney DI, Muir DB et al: Cryptococcosis in cats: clinical and mycological assessment of 29 cases and evaluation of treatment using orally administered fluconazole, *Med Mycol* 30:133, 1992.

165. Mandelker L: Experimental drug therapy for respiratory disorders in dogs and cats, *Vet Clin North Am Small Anim Pract* 30:1357, 2000.

166. Mavropoulou A, Grandi G, Calvi L et al: Disseminated histoplasmosis in a cat in Europe, *J Small Anim Pract* 51:176, 2010.

167. McArdle HC, Dawson S, Coutts AJ et al: Seroprevalence and isolation rate of *Bordetella bronchiseptica* in cats in the UK, *Vet Rec* 135:506, 1994.

168. McCall JW: The safety-net story about macrocyclic lactone heartworm preventives: a review, an update, and recommendations, *Vet Parasitol* 133:197, 2005.

169. McCall JW, Calvert CA, Rawlings CA: Heartworm infection in cats: a life-threatening disease, *Vet Med* 89:639, 1994.

170. McCarthy G, Quinn PJ: The development of lavage procedures for the upper and lower respiratory tract of the cat, *Ir Vet J* 40:6, 1986.

171. McCarthy GM, Quinn PJ: Bronchoalveolar lavage in the cat: cytological findings, *Can J Vet Res* 53:259, 1989.

172. McCausland IP: Systemic mycoses of two cats, *N Z Vet J* 20:10, 1972.

173. McCracken MD, Patton S: Pulmonary arterial changes in feline dirofilariasis, *Vet Pathol* 30:64, 1993.

174. McCullers JA, Van De Velde LA, Schultz RD et al: Seroprevalence of seasonal and pandemic influenza A viruses in domestic cats, *Arch Virol* 156(1):117, 2011.

175. McKiernan BC, Dye JA, Powell M et al: Terbutaline pharmacokinetics in cats [abstract], *J Vet Intern Med* 5:122, 1991.

176. McParland PJ, O'Hagan J, Pearson GR et al: Pathological changes associated with group EF-4 bacteria in the lungs of a dog and a cat, *Vet Rec* 111:336, 1982.

177. McTier TL, Supakorndej N, McCall JW et al: Evaluation of ELISA-based adult heartworm antigen test kits using well-defined sera from experimentally and naturally infected cats, *Proceedings of the American Association of Veterinary Parasitologists* 38:37, 1993.

178. Medleau L, Jacobs GJ, Marks MA: Itraconazole for the treatment of cryptococcosis in cats, *J Vet Intern Med* 9:39, 1995.

179. Mehlhaff CJ, Mooney S: Primary pulmonary neoplasia in the dog and cat, *Vet Clin North Am Small AnimPract* 15:1061, 1985.

180. Menard M, Papageorges M: Technique for ultrasound-guided fine needle biopsies, *Vet Radiol Ultrasound* 36:137, 1995.

181. Meyer A, Hauser B: [Lung tumor with unusual metastasis in a cat—a case report], *Schweizer Archiv fur Tierheilkunde* 137:54, 1995.

182. Miles KG: A review of primary lung tumors in the dog and cat, *Vet Radiol* 29:122, 1988.

183. Miller PE, Miller LM, Schoster JV: Feline blastomycosis: a report of three cases and literature review:(1961-1988), *J Am Anim Hosp Assoc* 26:417, 1990.

184. Mills PC, Litster A: Using urea dilution to standardise cellular and non-cellular components of pleural and bronchoalveolar lavage (BAL) fluids in the cat, *J Feline Med Surg* 8:105, 2006.

185. Mitchell RW, Cozzi P, Maurice Ndukwu I et al: Differential effects of cyclosporine A after acute antigen challenge in sensitized cats in vivo and ex vivo, *Br J Pharmacol* 123:1198, 1998.

186. Mohan K, Kelly PJ, Hill FWG et al: Phenotype and serotype of *Pasteurella multocida* isolates from diseases of dogs and cats in Zimbabwe, *Comp Immunol Microbiol Infect Dis* 20:29, 1997.

187. Moise NS, Blue JT: Bronchial washings in the cat: procedure and cytology evaluation, *Comp Cont Ed Pract Vet* 5:621, 1983.

188. Moise NS, Wiedenkeller D, Yeager AE et al: Clinical, radiographic, and bronchial cytologic features of cats with bronchial disease: 65 cases (1980-1986), *J Am Vet Med Assoc* 194:1467, 1989.

189. Moore AS, Middleton DJ: Pulmonary adenocarcinoma in three cats with nonrespiratory signs only, *J Small Anim Pract* 23:501, 1982.

190. Moriello KA, Stepien RL, Henik RA et al: Pilot study: prevalence of positive aeroallergen reactions in 10 cats with small-airway disease without concurrent skin disease, *Vet Derm* 18:94, 2007.

191. Murphy ST, Mathews KG, Ellison GW et al: Pulmonary lobectomy in the management of pneumonia in five cats, *J Small Anim Pract* 38:159, 1997.

192. Nafe LA, DeClue AE, Lee-Fowler TM et al: Evaluation of biomarkers in bronchoalveolar lavage fluid for discrimination between asthma and chronic bronchitis in cats, *Am J Vet Res* 71:583, 2010.

193. Nafe LA, DeClue AE, Reinero CR: Storage alters feline bronchoalveolar lavage fluid cytological analysis, *J Feline Med Surg* 13:94, 2011.

194. Nasisse MP, van Ee RT, Wright B: Ocular changes in a cat with disseminated blastomycosis, *J Am Vet Med Assoc* 187:629, 1985.

195. Nelson CT: *Dirofilaria immitis* in cats: anatomy of a disease, *Compendium* 30:382, 2008.

196. Nelson CT: *Dirofilaria immitis* in cats: diagnosis and management, *Compendium* 30:393, 2008.

197. Nolan TJ, Smith G: Time series analysis of the prevalence of endoparasitic infections in cats and dogs presented to a veterinary teaching hospital, *Vet Parasitol* 59:87, 1995.

198. Norris CR, Decile KC, Byerly JR et al: Production of polyclonal antisera against feline immunoglobulin E and its use in an ELISA in cats with experimentally induced asthma, *Vet Immunol Immunopathol* 96:149, 2003.

199. Norris CR, Griffey SM, Samii VF et al: Thoracic radiography, bronchoalveolar lavage cytopathology, and pulmonary parenchymal histopathology: a comparison of diagnostic results in 11 cats, *J Am Anim Hosp Assoc* 38:337, 2002.

200. Norris CR, Griffey SM, Walsh P: Use of keyhole lung biopsy for diagnosis of interstitial lung diseases in dogs and cats: 13 cases (1998-2001), *J Am Vet Med Assoc* 221:1453, 2002.

201. Norris Reinero CR, Decile KC, Berghaus RD et al: An experimental model of allergic asthma in cats sensitized to house dust mite or Bermuda grass allergen, *Int Arch Allergy Immunol* 135:117, 2004.

202. Nowak R, Emerman C, Hanrahan JP et al: A comparison of levalbuterol with racemic albuterol in the treatment of acute severe asthma exacerbations in adults, *Am J Emerg Med* 24:259, 2006.

203. Ossent P: Systemic aspergillus and mucormycosis in 23 cats, *Vet Rec* 120:330, 1987.

204. Padrid P: Feline asthma. Diagnosis and treatment, *Vet Clin North Am Small Anim Pract* 30:1279, 2000.

205. Padrid P: Use of inhaled medications to treat respiratory diseases in dogs and cats, *J Am Anim Hosp Assoc* 42:165, 2006.

206. Padrid P: Inhaled steroids to treat feline lower airway disease: 300 cases 1995-2007, *Proceedings of the American College of Veterinary Internal Medicine Forum* 456, 2008.

207. Padrid P: Chronic bronchitis and asthma in cats. In Bonagura JD, Twedt DC, editors: *Current veterinary therapy XIV*, Philadelphia, 2009, Saunders Elsevier, p 650.

208. Padrid P: Asthma. In August JR, editor: *Consultations in feline internal medicine*, ed 6, St Louis, 2010, Elsevier Saunders, p 447.

209. Padrid P, Church DB: Drugs used in the management of respiratory diseases. In Maddison JE, Page SW,Church DB, editors: *Small animal clinical pharmacology*, ed 2, Philadelphia, 2008, Saunders Elsevier, p 458.

210. Padrid PA, Cozzi P, Leff AR: Cyclosporine A inhibits airway reactivity and remodeling after chronic antigen challenge in cats, *Am J Resp Crit Care Med* 154:1812, 1996.

211. Padrid PA, Feldman BF, Funk K et al: Cytologic, microbiologic, and biochemical analysis of bronchoalveolar lavage fluid obtained from 24 healthy cats, *Am J Vet Res* 52:1300, 1991.

212. Padrid PA, Mitchell RW, Ndukwu IM et al: Cyproheptadine-induced attenuation of type-I immediate-hypersensitivity reactions of airway smooth muscle from immune-sensitized cats, *Am J Vet Res* 56:109, 1995.

213. Paniker CK, Nair CM: Infection with A2 Hong Kong influenza virus in domestic cats, *Bull World Health Org* 43:859, 1970.

214. Pechman RD Jr: Pulmonary paragonimiasis in dogs and cats: a review, *J Small Anim Pract* 21:87, 1980.

215. Pedersen NC, Elliott JB, Glasgow A et al: An isolated epizootic of hemorrhagic-like fever in cats caused by a novel and highly virulent strain of feline calicivirus, *Vet Microbiol* 73:281, 2000.

216. Pesavento PA, Maclachlan NJ, Dillard-Telm L et al: Pathologic, immunohistochemical, and electron microscopic findings in naturally occurring virulent systemic feline calicivirus infection in cats, *Vet Pathol* 41:257, 2004.

217. Petterino C, Guazzi P, Ferro S et al: Bronchogenic adenocarcinoma in a cat: an unusual case of metastasis to the skin, *Vet Clin Pathol* 34:401, 2005.

218. Pfeffer M, Kaaden OR, Pfleghaar S et al: Retrospective investigation of feline cowpox in Germany, *Vet Rec* 150:50, 2002.

219. Poitout F, Weiss DJ, Dubey JP: Lung aspirate from a cat with respiratory distress, *Vet Clin Pathol* 27:10, 1998.

220. Povey RC, Hale CJ: Experimental infections with feline caliciviruses (picornaviruses) in specific-pathogen-free kittens, *J Comp Pathol* 84:245, 1974.

221. Randolph JF, Moise NS, Scarlett JM et al: Prevalence of mycoplasmal and ureaplasmal recovery from tracheobronchial lavages and of mycoplasmal recovery from pharyngeal swab specimens in cats with or without pulmonary disease, *Am J Vet Res* 54:897, 1993.

222. Reinero CR: Bronchoalveolar lavage fluid collection using a blind technique, *Clinician's Brief* 8:58, 2010.

223. Reinero CR, Brownlee L, Decile KC et al: Inhaled flunisolide suppresses the hypothalamic-pituitary-adrenocortical axis, but has minimal systemic immune effects in healthy cats, *J Vet Intern Med* 20:57, 2006.

224. Reinero CR, Byerly JR, Berghaus RD et al: Rush immunotherapy in an experimental model of feline allergic asthma, *Vet Immunol Immunopathol* 110:141, 2006.

225. Reinero CR, Cohn LA, Delgado C et al: Adjuvanted rush immunotherapy using CpG oligodeoxynucleotides in experimental feline allergic asthma, *Vet Immunol Immunopathol* 121:241, 2008.

226. Reinero CR, Decile KC, Byerly JR et al: Effects of drug treatment on inflammation and hyperreactivity of airways and on immune variables in cats with experimentally induced asthma, *Am J Vet Res* 66:1121, 2005.

227. Reinero CR, DeClue AE, Rabinowitz P: Asthma in humans and cats: Is there a common sensitivity to aeroallegens in shared environments? *Environ Res* 109:634, 2009.

228. Reinero CR, Delgado C, Spinka C et al: Enantiomer-specific effects of albuterol on airway inflammation in healthy and asthmatic cats, *Int Arch Allergy Immunoly* 150:43, 2009.

229. Rendano VT: Paragonimiasis in the cat: a review of five cases, *J Small Anim Pract* 15:637, 1974.

230. Rimmelzwaan GF, van Riel D, Baars M et al: Influenza A virus (H5N1) infection in cats causes systemic disease with potential novel routes of virus spread within and between hosts, *Am J Pathol* 168:176, 2006.

231. Rodriguez CO, Jr., Moon ML, Leib MS: Salmonella choleraesuis pneumonia in a cat without signs of gastrointestinal tract disease, *J Am Vet Med Assoc* 202:953, 1993.

232. Romvary J, Rozsa J, Farkas E: Infection of dogs and cats with the Hong Kong influenza A (H3N2) virus during an epidemic period in Hungary, *Acta Vet Acad Sci Hung* 25:255, 1975.

233. Roomiany PL, Axtell RC, Scalarone GM: Comparison of seven *Blastomyces dermatitidis* antigens for the detection of antibodies in humans with occupationally acquired blastomycosis, *Mycoses* 45:282, 2002.

234. Saphir DA, Carter GR: Gingival flora of the dog with special reference to bacteria associated with bites, *J Clin Microbiol* 3:344, 1976.

235. Sardinas JC, Chastain CB, Collins BK et al: Toxoplasma pneumonia in a cat with incongruous serological test results, *J Small Anim Pract* 35:104, 1994.

236. Sauter JH, Steelte DS, Henry JE: Aspergillosis in a cat, *J Am Vet Med Ass* 127:518, 1955.

237. Schafer M, Berry CR: Cardiac and pulmonary artery mensuration in feline heartworm disease, *Vet Radiol Ultrasound* 36:499, 1995.

238. Schoen K, Block G, Newell SM et al: Hypercalcemia of malignancy in a cat with bronchogenic adenocarcinoma, *J Am Anim Hosp Assoc* 46:265, 2010.

239. Schöniger S, Chan DL, Hollinshead M et al: Cowpox virus pneumonia in a domestic cat in Great Britain, *Vet Rec* 160:522, 2007.

240. Schooley EK, McGee Turner JB, JiJi RD et al: Effects of cyproheptadine and cetirizine on eosinophilic airway inflammation in cats with experimentally induced asthma, *Am J Vet Res* 68:1265, 2007.

241. Schubach TM, Schubach A, Okamoto T et al: Haematogenous spread of Sporothrix schenckii in cats with naturally acquired sporotrichosis, *J Small Anim Pract* 44:395, 2003.

242. Schulman RL, Crochik SS, Kneller SK et al: Investigation of pulmonary deposition of a nebulized radiopharmaceutical agent in awake cats, *Am J Vet Res* 65:806, 2004.

243. Schulze C, Alex M, Schirrmeier H et al: Generalized fatal cowpox virus infection in a cat with transmission to a human contact case, *Zoonoses Public Health* 54:31, 2007.

244. Scott DW: Current knowledge of aelurostrongylosis in the cat, *Cornell Vet* 63:483, 1973.

245. Sekhon AS, Bogorus MS, Sims HV: Blastomycosis: report of three cases from Alberta with a review of Canadian cases, *Mycopathologia* 68:53, 1979.

246. Sheldon WG: Pulmonary blastomycosis in a cat, *Lab Anim Care* 16:280, 1966.

247. Shields RP, Gaskin JM: Fatal generalized feline viral rhinotracheitis in a young adult cat, *J Am Vet Med Assoc* 170:439, 1977.

248. Small MT, Atkins CE, Gordon SG et al: Use of a nitinol gooseneck snare catheter for removal of adult *Dirofilaria immitis* in two cats, *J Am Vet Med Assoc* 233:1441, 2008.

249. Smith AW, Iversen PL, O'Hanley PD et al: Virus-specific antiviral treatment for controlling severe and fatal outbreaks of feline calicivirus infection, *Am J Vet Res* 69:23, 2008.

250. Snyder PS, Levy JK, Salute ME et al: Performance of serologic tests used to detect heartworm infection in cats, *J Am Vet Med Assoc* 216:693, 2000.

251. Soltys MA, Sumner-Smith G: Systemic mycoses in dogs and cats, *Can Vet J* 12:191, 1971.

252. Songserm T, Amonsin A, Jam-on R et al: Avian influenza H5N1 in naturally infected domestic cat, *Emerg Infect Dis* 12:681, 2006.

253. Sparkes AH, Mardell EJ, Deaton C et al: Exhaled breath condensate (EBC) collection in cats—description of a non-invasive technique to investigate airway disease, *J Feline Med Surg* 6:335, 2004.

254. Speakman AJ, Dawson S, Binns SH et al: *Bordetella bronchiseptica* infection in the cat, *J Small Anim Pract* 40:252, 1999.

255. Sponseller BA, Strait E, Jergens A et al: Influenza A pandemic (H1N1) 2009 virus infection in domestic cat, *Emerg Infect Dis* 16:534, 2010.

256. Spradbrow PB, Carlisle C, Watt DA: The association of a herpesvirus with generalised disease in a kitten, *Vet Rec* 89:542, 1971.

257. Stein JE, Lappin MR: Bacterial culture results in cats with upper and lower airway disease: 255 cases (1995-1999) [abstract], *J Vet Intern Med* 15:320, 2001.

258. Stiver SL, Frazier KS, Mauel MJ et al: Septicemic salmonellosis in two cats fed a raw-meat diet, *J Am Anim Hosp Assoc* 39:538, 2003.

259. Stromberg PC, Dubey JP: The life cycle of *Paragonimus kellicotti* in cats, *J Parasitol* 64:998, 1978.

260. Stursberg U, Zenker I, Hecht S et al: Use of propentofylline in feline bronchial disease: prospective, randomized, positive-controlled study, *J Am Anim Hosp Assoc* 46:318, 2010.

261. Sura R, Hinckley LS, Risatti GR et al: Fatal necrotising fasciitis and myositis in a cat associated with *Streptococcus canis*, *Vet Rec* 162:450, 2008.

262. Sura R, Van Kruiningen HJ, DebRoy C et al: Extraintestinal pathogenic *Escherichia coli*–induced acute necrotizing pneumonia in cats, *Zoonoses Public Health* 54:307, 2007.

263. Swift S, Dukes-McEwan J, Fonfara S et al: Aetiology and outcome in 90 cats presenting with dyspnoea in a referral population, *J Small Anim Pract* 50:466, 2009.

264. Talavera J, del Palacio MJF, Bayon A et al: Broncholithiasis in a cat: clinical findings, long-term evolution and histopathological features, *J Feline Med Surg* 10:95, 2008.

265. Tams TR: Aspiration pneumonia and complications of inhalation of smoke and toxic gases, *Vet Clin North Am Small Animal Pract* 15:971, 1985.

266. Teske E, Stokhof A, van den Ingh T et al: Transthoracic needle aspiration biopsy of the lung in dogs and cats with pulmonic disease, *J Am Anim Hosp Assoc* 27:289, 1991.

267. Theilen GH, Madewell BR: Tumours of the respiratory tract and thorax. In Theilen GH, Madewell BR, editors: *Veterinary cancer medicine*, ed 1, Philadelphia, 1979, Lea & Febiger, p 341.

268. Thiry E, Zicola A, Addie D et al: Highly pathogenic avian influenza H5N1 virus in cats and other carnivores, *Vet Microbiol* 122:25, 2007.

269. Traversa D, Di Cesare A, Conboy G: Canine and feline cardiopulmonary parasitic nematodes in Europe: emerging and underestimated, *Parasit Vectors* 3:62, 2010.

269a. Traversa D, Di Cesare A, Milillo P et al: Efficacy and safety of imidacloprid 10%/moxidectin 1% spot-on formulation in the treatment of feline aelurostrongylosis, *Parasitol Res* 105:S55, 2009.

270. Traversa D, Di Cesare A, Milillo P et al: Infection by *Eucoleus aerophilus* in dogs and cats: is another extra-intestinal parasitic nematode of pets emerging in Italy? *Res Vet Sci* 87:270, 2009.

271. Traversa D, Guglielmini C: Feline aelurostrongylosis and canine angiostrongylosis: a challenging diagnosis for two emerging verminous pneumonia infections, *Vet Parasitol* 157:163, 2008.

272. Traversa D, Iorio R, Otranto D: Diagnostic and clinical implications of a nested PCR specific for the ribosomal DNA of feline lungworm Aelurostrongylus abstrusus (Nematoda, Strongylida), *J Clin Microbiol* 46:1811, 2008.

272a. Traversa D, Milillo P, Di Cesare A et al: Efficacy and safety of emodepside 2.1%/praziquantel 8.6% spot-on formulation in the treatment of feline aelurostrongylosis, *Parasitol Res* 105:S83, 2009.

273. Trow AV, Rozanski EA, Tidwell AS: Primary mycoplasma pneumonia associated with reversible respiratory failure in a cat, *J Feline Med Surg* 10:398, 2008.

274. Vahlenkamp TW, Harder TC, Giese M et al: Protection of cats against lethal influenza H5N1 challenge infection, *J Gen Virol* 89:968, 2008.

275. van den Brand JM, Stittelaar KJ, van Amerongen G et al: Experimental pandemic (H1N1) 2009 virus infection of cats, *Emerg Infect Dis* 16:1745, 2010.

276. Vandamme P, Holmes B, Bercovier H et al: Classification of Centers for Disease Control Group Eugonic Fermenter (EF)-4a and EF-4b as *Neisseria animaloris* sp. nov. and *Neisseria zoodegmatis* sp. nov., respectively, *Int J Syst Evol Microbiol* 56:1801, 2006.

277. Venco L, Genchi C, Genchi M et al: Clinical evolution and radiographic findings of feline heartworm infection in asymptomatic cats, *Vet Parasitol* 158:232, 2008.

278. Venema CM, Patterson CC: Feline asthma: What's new and where might clinical practice be heading? *J Feline Med Surg* 12:681, 2010.

279. Weaver RE, Hollis DG, Bottone EJ: Gram-negative fermentative bacteria and *Francisella tularensis*. In Lennette EH, Balows A, Hausle Jr WJ et al, editors: *Manual of clinical microbiology*, Washington DC, 1985, American Society for Microbiology, p 309.

280. Weina PJ, England DM: The American lung fluke, *Paragonimus kellicotti*, in a cat model, *J Parasitol* 76:568, 1990.

281. Weingartl HM, Berhane Y, Hisanaga T et al: Genetic and pathobiologic characterization of pandemic H1N1 2009 influenza viruses from a naturally infected swine herd, *J Virol* 84:2245, 2010.

282. Welsh R: *Bordetella bronchiseptica* infections in cats, *J Am Anim Hosp Assoc* 32:153, 1996.

283. Wernli D, Emonet S, Schrenzel J et al: Evaluation of eight cases of confirmed *Bordetella bronchiseptica* infection and colonization over a 15-year period, *Clin Microbiol Infect* 17:201, 2011.

284. Weyant RS, Burris JA, Nichols DK et al: Epizootic feline pneumonia associated with Centers for Disease Control group EF-4a bacteria, *Lab Anim Sci* 44:180, 1994.

285. Willard MD, Roberts RE, Allison N et al: Diagnosis of *Aelurostrongylus abstrusus* and *Dirofilaria immitis* infections in cats from a human shelter, *J Am Vet Med Assoc* 192:913, 1988.

286. Williams K, Malarkey D, Cohn L et al: Identification of spontaneous feline idiopathic pulmonary fibrosis, *Chest* 125:2278, 2004.

287. Willoughby K, Dawson S, Jones RC et al: Isolation of *B. bronchiseptica* from kittens with pneumonia in a breeding cattery, *Vet Rec* 129:407, 1991.

288. Wolf AM, Belden MN: Feline histoplasmosis: a literature review and retrospective study of 20 new cases, *J Am Anim Hosp Assoc* 20:995, 1984.

289. Wolf AM, Green RW: The radiographic appearance of pulmonary histoplasmosis in the cat, *Vet Radiol* 28:34, 1987.

290. Wood EF, O'Brien RT, Young KM: Ultrasound-guided fine-needle aspiration of focal parenchymal lesions of the lung in dogs and cats, *J Vet Intern Med* 12:338, 1998.

291. Yingst SL, Saad MD, Felt SA: Qinghai-like H5N1 from domestic cats, northern Iraq, *Emerg Infect Dis* 12:1295, 2006.

292. Zekas LJ, Crawford JT, O'Brien RT: Computed tomography-guided fine-needle aspirate and tissue-core biopsy of intrathoracic lesions in thirty dogs and cats, *Vet Radiol Ultrasound* 46:200, 2005.

293. Zhukova OA, Tsanava SA, Marennikova SS: Experimental infection of domestic cats by cowpox virus, *Acta Virol* 36:329, 1992.

Cavidade Torácica

Randolph M. Baral

Considerações gerais

A cavidade torácica está contida na parede torácica e no diafragma caudalmente. Engloba os pulmões e o mediastino, que é o espaço potencial localizado entre as cavidades pleurais direita e esquerda. O mediastino contém diversas estruturas vitais, como coração, traqueia, esôfago, timo e grandes vasos. O espaço pleural é revestido pela pleura visceral e pleura parietal, com a pleura visceral cobrindo a superfície dos pulmões, e a pleura parietal cobrindo diafragma, superfície costal e mediastino.

As doenças que acometem a cavidade torácica mais comumente resultam em:

1. Acúmulo de líquido no espaço pleural (derrame pleural).
2. Acúmulo de ar no espaço pleural (pneumotórax).
3. Tecido sólido no espaço pleural; tal tecido pode se originar da cavidade torácica, como massas neoplásicas, ou pode ser introduzido, como uma víscera abdominal mediante herniação diafragmática.

Na maioria dos casos, os gatos com doença que acometa a cavidade torácica apresentarão dispneia, porém, nos estágios iniciais, a alteração pode ser tão branda que não evidenciará efeitos óbvios sobre a respiração. A identificação de um distúrbio que acomete a cavidade torácica, em geral, exige a identificação radiográfica de líquido, ar ou massas no interior do tórax, ou a ruptura do diafragma ou da parede torácica.

Sinais clínicos

A existência de líquido, ar ou massas na cavidade pleural restringe a expansão dos pulmões, o que resulta em respirações superficiais e rápidas com aumento do esforço inspiratório. Volume e expansão pulmonares também são acometidos por doença do parênquima pulmonar (p. ex., pneumonia, edema pulmonar). Assim, pode resultar um padrão de respiração semelhante. Nos estágios iniciais, os sinais talvez sejam sutis, e os gatos podem simplesmente reduzir os níveis de atividade. Os gatos podem preferir se sentar ou adotar postura esternal encolhida com os cotovelos abduzidos do tórax, talvez com a cabeça ou o pescoço estendidos para tornar máxima a captação de ar. A tosse não é considerada um sinal típico na doença de espaço pleural, mas pode decorrer de compressão da traqueia (p. ex., devido a neoplasia) ou envolvimento do parênquima pulmonar ou pleurite.[11,105] Identificou-se tosse em 30 de 37 gatos com quilotórax em uma série.[39] Outros sinais clínicos dependem da etiologia subjacente da doença intratorácica, mas podem envolver perda de peso, anorexia ou febre.

Exame físico

Os gatos levados a exame com angústia respiratória intensa deverão ser manipulados o mínimo possível inicialmente e submetidos apenas a um exame direcionador à apresentação, pois o estresse adicional pode provocar descompensação. Os gatos nessa situação frequentemente precisam de oxigênio suplementar (ver Boxe 30.5 adiante neste capítulo). Em algumas circunstâncias, radiografias de investigação na posição mais confortável para o gato (com frequência dorsoventral com o gato repousando sobre seus cotovelos) devem ser realizadas em vez do exame físico. Alguns autores defendem a toracocentese (Boxe 30.6) antes da radiografia torácica quando existir a forte suspeita de derrame pleural.[42,77]

À auscultação, as bulhas e os sons pulmonares devem estar reduzidos ou ausentes, em particular ventralmente. Esses sinais são evidentes nos casos graves, mas podem ser sutis ou estar ausentes na doença mais branda. A percussão torácica é difícil de realizar em gatos. A tapotagem leve contra um espaço intercostal pode resultar em sons hiporressonantes surdos no caso de derrame pleural ou de consolidação pulmonar; um som ressonante, "semelhante a tambor", pode ser identificado no pneumotórax.

Outros achados ao exame físico podem ser úteis para determinar a etiologia subjacente. Por exemplo, sopro cardíaco, taquicardia ou distensão ou pulsação da jugular podem apontar para cardiopatia primária (porém a ausência desses sinais não descarta uma cardiopatia subjacente). O hipertireoidismo pode resultar em doença cardíaca, de modo que a palpação quanto a um nódulo tireóideo é importante em gatos idosos. Pode haver sinais de neoplasia em outras localizações pelo corpo. A palpação abdominal também pode revelar órgãos deslocados em gatos com hérnia diafragmática. Em muitos casos, os sinais do gato e o histórico clínico direcionarão a abordagem. Por exemplo, um gato idoso em má condição corporal pode ter neoplasia ou insuficiência cardíaca congestiva (ICC) associada a hipertireoidismo; um gato jovem com febre pode ter peritonite infecciosa felina; um gato com traumatismo conhecido pode ter herniação diafragmática, pneumotórax ou hemotórax.

Derrame pleural

Em gatos normais, o espaço pleural contém um ínfimo volume de líquido (aproximadamente 0,25 mℓ/kg em cães) que possibilita a lubrificação de órgãos intratorácicos durante a respiração. O controle do volume e da composição do líquido pleural é influenciado por diversos mecanismos, como as forças de Starling (equilíbrio entre pressão intersticial e pressão hidrostática capilar e pressão oncótica) e a drenagem linfática por meio dos orifícios pleurais parietais, além da atividade das células mesoteliais.[90,91,140] Derrames pleurais surgem quando um ou mais desses fatores é alterado – ou seja, a formação ou o acúmulo de líquido aumentam, a absorção diminui, ou ambas. Diversos processos subjacentes podem resultar em derrame pleural, porém, na maioria dos casos, a etiologia subjacente é peritonite infecciosa felina, ICC, neoplasia, piotórax ou quilotórax idiopático. Uma revisão recente juntou resultados de cinco estudos anteriores afirmando que, de 265 gatos com diagnóstico definitivo de derrame pleural, 88 a 100% dos casos tinham um desses quatro primeiros diagnósticos;[11] quilotórax idiopático é um diagnóstico de exclusão e representa 10 a 15% dos gatos com derrame pleural.[23,129,141]

Como os sinais clínicos de derrame pleural são basicamente os mesmos de outras doenças que acometem o espaço pleural, há necessidade de radiografia (ou de ultrassonografia) para confirmar líquido pleural.

Radiografia

A radiografia deverá ser usada apenas para confirmar a ocorrência ou não de derrame pleural em um gato dispneico, *porém não consegue determinar a natureza ou a etiologia do derrame.* Convém tentar várias incidências radiográficas para o diagnóstico preciso apenas em gatos estáveis. Em casos graves, o estresse decorrente do manuseio poderá resultar em descompensação e morte. Por isso, alguns autores defendem a toracocentese (ver Boxe 30.6 e discussão adiante) *antes* da radiografia quando houver suspeita de derrame pleural.[42,77] Em muitas circunstâncias, gatos com derrame pleural apresentam-se de maneira bastante semelhante a felinos com edema pulmonar ou com doença brônquica. Assim, há necessidade de radiografia para confirmar a existência de líquido pleural. O manuseio deverá ser mínimo, e inicialmente apenas uma única radiografia na posição mais confortável para o gato deverá ser feita, sem manipulação adicional com intuito de melhorar a simetria, por exemplo. Na maioria dos casos, gatos dispneicos sentem-se mais confortáveis sentando-se em decúbito esternal e repousando sobre os cotovelos; desse modo, uma incidência dorsoventral é mais apropriada. Deverá ser proporcionado oxigênio suplementar por meio de máscara ou ventilação por fluxo contínuo se não for estressante para o gato (ver Boxe 30.5). Radiografias de feixe horizontal poderão ser usadas para revelar linhas de líquido ou diferenciar massas de líquido de flutuação livre. No entanto, em um estudo, tal incidência não contribuiu com informações adicionais diante daquelas obtidas de radiografias simples em 8 de 9 gatos.[23]

Pequenos volumes de derrame pleural não são visíveis radiograficamente. Foi mostrado que 50 mℓ de derrame são necessários para que os sinais radiográficos sejam visíveis em cães de 15 kg,[73] mas nenhum estudo semelhante parece ter sido realizado em gatos. Os primeiros sinais radiográficos em derrames de pequenos volumes são linhas na fissura interlobar, arredondamento de margens pulmonares nos ângulos costofrênicos, separação das bordas pulmonares da parede torácica, recortes das margens pulmonares dorsais ao esterno, embotamento à ausência da silhueta cardíaca e alargamento do mediastino. Com derrames de volume maior, a visibilidade do coração e do mediastino se reduz, lobos pulmonares podem colabar, a traqueia pode estar elevada dorsalmente e o diafragma e o fígado podem estar deslocados dorsalmente[42,94,97] (Figuras 30.21, 30.22, 30.23 e 30.24).

A ultrassonografia pode ser empregada para detectar pequenos volumes de derrame pleural quando os achados radiográficos forem equívocos.[72,101] Em um estudo com seres humanos, o líquido pleural foi identificado por ultrassonografia em 93% dos casos, em comparação com apenas 83% por radiologia.[53] A ultrassonografia também pode promover estimativas grosseiras do volume do derrame e avaliar as características do derrame com base na ecogenicidade.[72,101]

Estabilização

Os gatos (e outros animais) com doença respiratória descompensam com facilidade porque, embora a saturação de oxigênio da hemoglobina seja relativamente estável, esta estabilidade é proporcionada apenas se a pressão parcial de oxigênio arterial (P_{O_2}) permanecer acima de cerca de 60 mmHg. Abaixo desse ponto, a quantidade

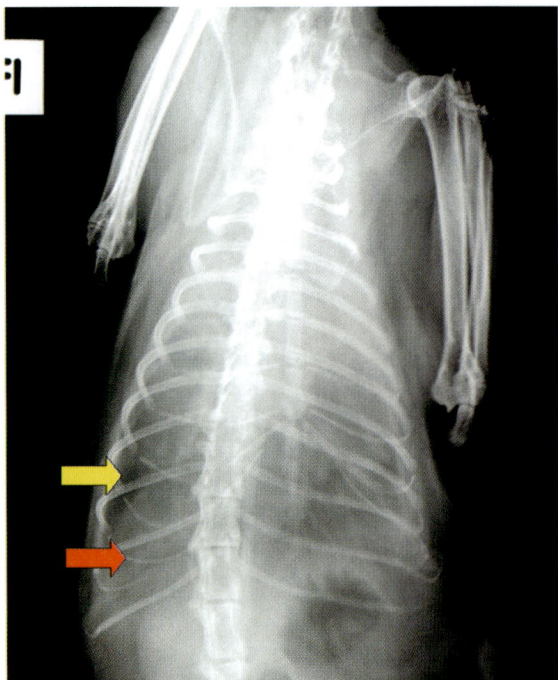

Figura 30.21 Nos gatos dispneicos, convém realizar uma única incidência radiográfica na posição mais confortável para o gato, mesmo se a radiografia for imperfeita. Nesta radiografia mal alinhada dorsoventral, o pulmão encontra-se separado da parede torácica (*seta amarela*) e as margens pulmonares estão arredondadas (*seta vermelha*). A silhueta cardíaca mal pode ser vista. Além disso, edema pulmonar pode ser observado com opacidades em áreas nos lobos pulmonares no lado esquerdo. Neste caso, o derrame pleural é mais evidente na incidência lateral (ver Figura 30.22). Este gato foi diagnosticado subsequentemente com insuficiência cardíaca congestiva secundária a miocardiopatia hipertrófica.

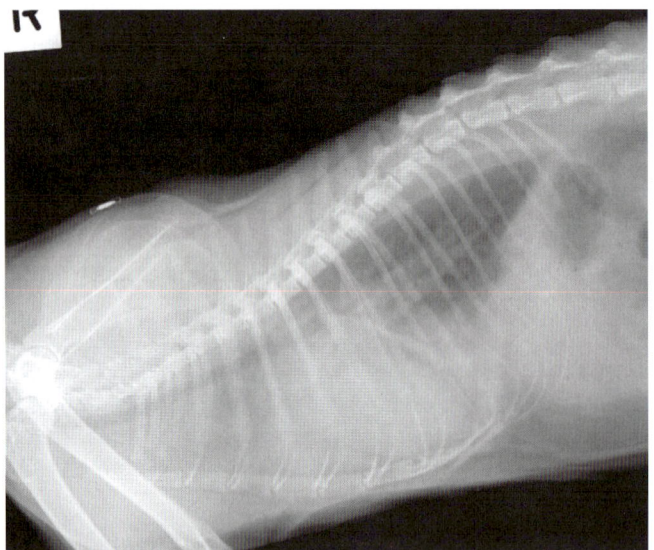

Figura 30.22 Incidência radiográfica lateral direita do gato da Figura 30.21. O derrame pleural é identificado por linhas na fissura interlobar, arredondamento das margens pulmonares nos ângulos costofrênicos, separação das bordas pulmonares da parede torácica, recortes de margens pulmonares dorsais ao esterno, embotamento da silhueta cardíaca e elevação dorsal da traqueia. Este gato foi diagnosticado subsequentemente com insuficiência cardíaca congestiva secundária a miocardiopatia hipertrófica.

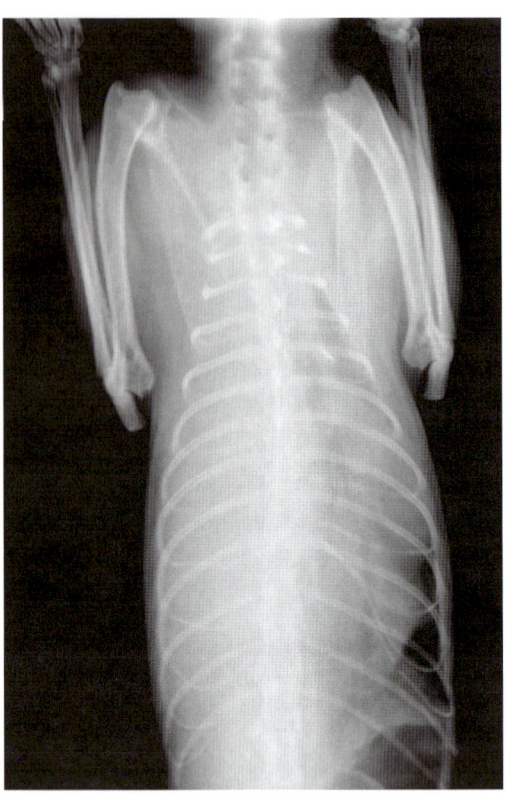

Figura 30.23 Incidência radiográfica dorsoventral de derrame pleural grave. Este gato tinha piotórax.

de oxigênio transportada pela hemoglobina cai notavelmente. Assim, para um gato já comprometido em termos respiratórios, reduções bem pequenas na captação de oxigênio podem resultar em efeitos clínicos extremos. Tal fato é demonstrado pela curva de dissociação oxigênio-hemoglobina (Figura 30.25), na qual se pode ver que, na parte plana (lado direito) da curva, decréscimos na P_{O_2} de 100 para 60 mmHg resultam em quedas apenas pequenas na saturação de oxigênio da hemoglobina. Conforme a P_{O_2} diminui a níveis inferiores a 60 mmHg de mercúrio, a curva cai para a esquerda de modo agudo. Isso demonstra o grande decréscimo na quantidade de oxi-hemoglobina que resulta de quedas apenas pequenas na P_{O_2}; P_{O_2} inferior a 60 mmHg é definida como insuficiência respiratória hipoxêmica. Se um gato estiver subventilado por qualquer motivo, o dióxido de carbono arterial (P_{CO_2}) se elevará; assim, se o paciente estiver inspirando ar ambiente, a hipoxemia se agravará. P_{CO_2} superior a 45 mmHg é definida como insuficiência respiratória hipercápnica (ventilatória).[55,77] O paciente pode apresentar insuficiência respiratória tanto hipercápnica quanto hipoxêmica ocorrendo em graus diferentes simultaneamente.

A estabilização exige aumento na pressão de oxigênio arterial do paciente, a fim de haver maior saturação de oxigênio da hemoglobina – ou seja, um desvio para a direita da curva de dissociação oxigênio-hemoglobina. Os dois componentes fundamentais da estabilização são:

1. Oxigenoterapia.
2. Pleurocentese.

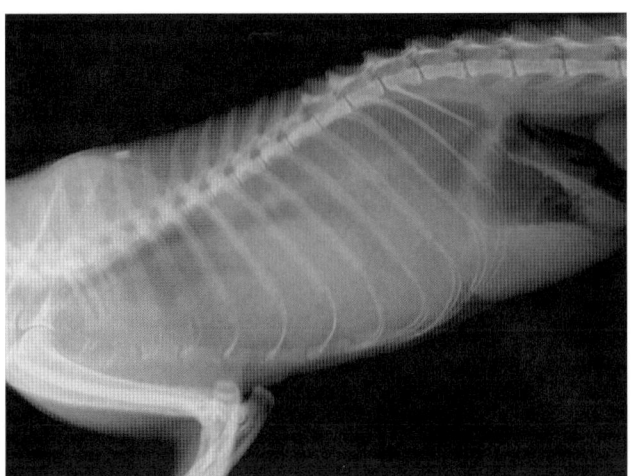

Figura 30.24 Incidência radiográfica lateral direita de derrame pleural grave. Observar a distensão da cavidade torácica resultando em deslocamento dorsal extremo do diafragma e do fígado. Este gato tinha piotórax.

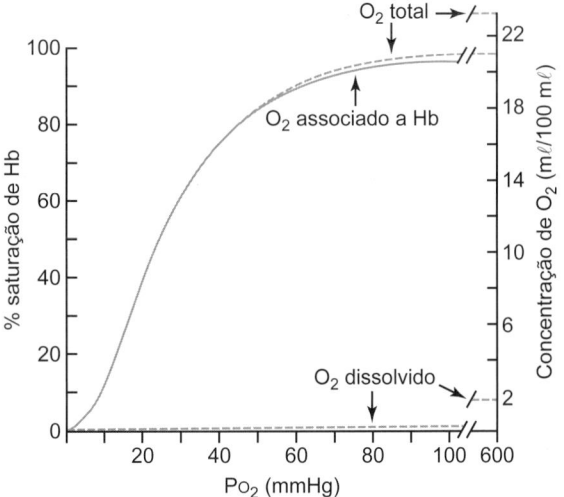

Figura 30.25 Curva de dissociação oxigênio-hemoglobina demonstrando que, conforme a pressão parcial de oxigênio (P_{O_2}) diminui a níveis inferiores a 60 mmHg, o percentual de saturação da hemoglobina cai rapidamente. (*De West JB*: Respiratory physiology: the essentials, *ed 5, Philadelphia, 1995, Williams & Wilkins.*)

A administração de uma mistura gasosa inspirada enriquecida com oxigênio, no mínimo, corrigirá parcialmente a hipoxia – dependendo da gravidade da hipoventilação, da pressão atmosférica, dos índices de fluxo, da doença subjacente, da concentração de hemoglobina, do débito cardíaco e do método de administração. A administração de uma mistura gasosa inspiratória enriquecida com oxigênio melhora a oxigenação para a maioria das causas respiratórias de hipoxia.

A promoção de oxigênio puro proporciona concentrações mais elevadas de oxigênio que o ar normal; por isso, uma quantidade maior de oxigênio é movimentada para os alvéolos a cada respiração. A oxigenoterapia pode ser fornecida a curto prazo por aporte por fluxo (Figura 30.26) ou por aporte com máscara facial (Figura 30.27).

O aporte mais prolongado de oxigênio pode ser alcançado com o uso de uma armação com colar elizabetano (Figura 30.28) ou cateter nasal (Figura 30.29). As jaulas de oxigênio são amplamente utilizadas, mas podem ser problemáticas. Muitas das jaulas disponíveis comercialmente não possibilitam a manipulação da temperatura e da umidade no interior dela (Figura 30.30). O aumento do calor e da umidade provocado pelo fato de o gato estar em uma jaula lacrada aumenta as demandas de oxigênio do gato, o que reduz ainda mais a saturação de oxigênio da hemoglobina. Além disso, cada vez que a porta da jaula é aberta para acessar o paciente, o meio rico em oxigênio não apenas é perdido (que pode provocar descompensação), mas também consome tempo para alcançar novamente a concentração de oxigênio desejada. Incubadoras neonatais para uso em seres humanos (*humidicribs*) são mais adequadas, pois possibilitam a manipulação da temperatura e da umidade e apresentam aberturas menores (Figura 30.31). Em casos graves, pode ser necessário o cateterismo intratraqueal e os gatos que não conseguem sustentar P_{O_2} superior a 60 mmHg por meio de seus próprios esforços apesar da suplementação de oxigênio convencional precisarão de ventilação mecânica. Outros detalhes sobre a oxigenoterapia estão contidos no Boxe 30.5.

A drenagem do líquido pleural por pleurocentese (punção e aspiração da cavidade pleural) possibilita melhora da expansão pulmonar. Isso torna possível a saturação de oxigênio da hemoglobina. Alguns autores defendem a toracocentese (punção e aspiração do tórax e não necessariamente do espaço pleural) *antes* de se obter imagem quando existir forte suspeita de derrame pleural, pois tal toracocentese pode resultar em melhora para o paciente salvadora de sua vida.[42,77] Em mãos experientes, a toracocentese é um procedimento seguro e muito bem tolerado por gatos. As principais complicações são pneumotórax, hemotórax, pneumo-hemotórax ou laceração de órgãos, e esses riscos podem ser maiores em casos quando existir pequeno volume de derrame (inclusive nenhum derrame), quando os pacientes não cooperarem, quando se usar agulha de grosso calibre e quando existir necessidade de várias passagens de agulha.[103] Em geral, a toracocentese é realizada no sexto, no sétimo ou no oitavo espaço intercostal, imediatamente ventral à junção costocondral; este local deverá ser depilado e cirurgicamente preparado. O posicionamento do gato variará de um animal para outro. O decúbito esternal é ideal para a drenagem máxima de líquido, porém o acesso ventral pode ser difícil quando o gato se encontrar nessa posição; ter o gato de pé é adequado, porém exige esforço excessivo para muitos gatos com angústia respiratória; o decúbito lateral resulta no melhor acesso, porém pode ser excessivamente estressante para o gato. Agulhas de cateter *butterfly* (borboleta), de calibre 19 a 23, são apropriadas para uso e, a rigor, devem ser montadas em uma válvula reguladora de três vias e seringa de 10 mℓ a 20 mℓ.[42,103] É importante que o líquido seja coletado para avaliação, além de drenado, para fins terapêuticos. Mais detalhes sobre pleurocentese são mostrados no Boxe 30.6 e na Figura 30.32.

Boxe 30.5 Aporte de oxigênio suplementar

A fração de oxigênio inspirado (FiO_2) no ar ambiente normal é 0,21 (21%). Oferecer a gatos dispneicos oxigênio (O_2) suplementar tem por objetivo aumentar a FiO_2 e, assim, ajudar a elevar a pressão de oxigênio arterial do paciente; isso, por sua vez, possibilita um acréscimo na saturação de oxigênio da hemoglobina – ou seja, um desvio para a direita da curva de dissociação oxigênio-hemoglobina (ver Figura 30.25). Modos diferentes de suplementação de O_2 proporcionam FiO_2 distintos. Assim, exigem índices de fluxo de O_2 diferentes também.

Oxigênio por fluxo contínuo (Figura 30.26)
- Linha de O_2 mantida 1 a 3 cm na frente do nariz e da boca do gato
- Índice de fluxo de O_2 de 6 a 8 ℓ/min utilizado
- FiO_2 de 0,25 a 0,45 tipicamente alcançada
- Estresse mínimo para o paciente
- Exige a presença física de cuidador para manter a linha de O_2 no lugar
- Índices altos de fluxo de O_2
- Apropriado nos cuidados iniciais enquanto se realizam outros procedimentos (p.ex., toracocentese).

Máscara facial (Figura 30.27)
- Máscara bem ajustada mantida sobre o focinho do gato
- Índice de fluxo de O_2 de 6 a 8 ℓ/min utilizado
- FiO_2 de 0,35 a 0,55 costuma ser alcançada (saco reservatório pode aumentar até 0,8)
- Má eliminação do dióxido de carbono
- Estressante para muitos gatos (o estresse aumenta ainda mais as necessidades de oxigênio)
- Para ser usada apenas se tolerada

Armação com colar elizabetano (Figura 30.28)
- Colar elizabetano colocado bem ajustado ao redor do pescoço
- Linha de O_2 colocada no interior do colar a partir da direção caudal (a ponta pode ser aderida no interior do colar com fita adesiva)
- A seguir, a parte da frente do colar é coberta com filme plástico com orifícios de ventilação criados ou uma parte é deixada descoberta (para eliminar o ar expirado)
- FiO_2 de 0,30 a 0,40
- Índice de fluxo de O_2 de 2 a 5 ℓ/min
- Quase sempre bem tolerado
- O paciente estável pode ser deixado na jaula, o que torna possível a sensibilidade completa para exame e tratamento
- Potencial retenção de calor e umidade e CO_2 no interior da armação se a ventilação for inadequada
- Variabilidade na concentração de O_2 no interior do capuz, dependendo do tamanho da ventilação, da ventilação-minuto, da colocação exata da mangueira de oxigênio no interior do capuz

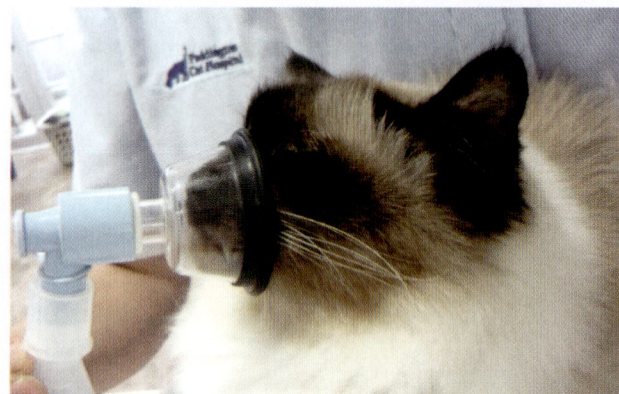

Figura 30.27 Aporte de oxigênio por máscara facial.

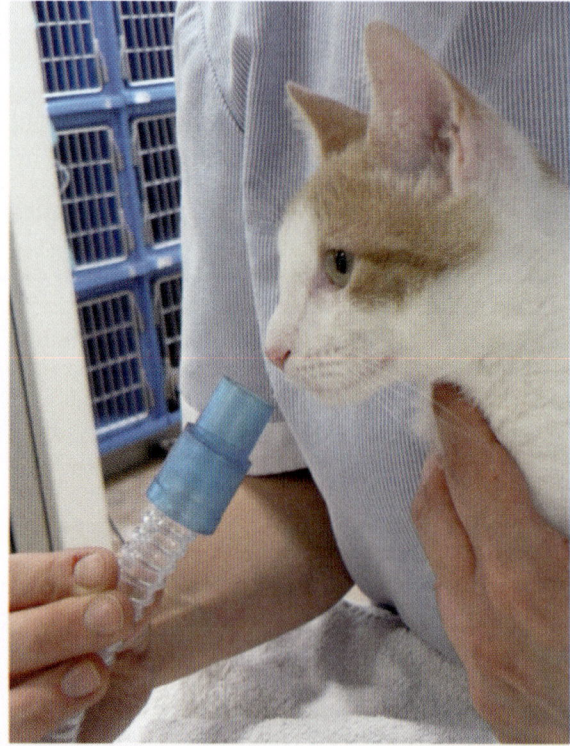

Figura 30.26 Aporte de oxigênio "por fluxo contínuo".

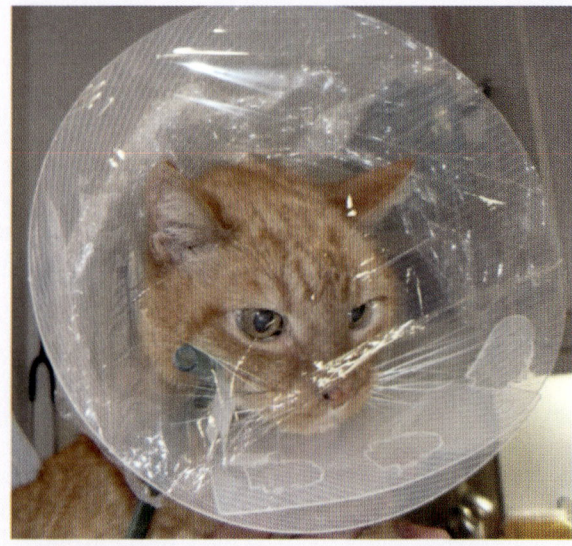

Figura 30.28 Armação com colar elizabetano.

(continua)

Boxe 30.5 Aporte de oxigênio suplementar (*Continuação*)

Cateter nasal (Figura 30.29)
- Anestésico tópico (p.ex., lidocaína a 2%, proparacaína) instilado em uma narina
- Cateter de borracha macia calibre 5 Fr, lubrificado (com várias fenestrações distalmente) introduzido através da narina até o nível do canto medial e aderido à pele na narina com cola adesiva ou sutura (em geral, menos irritante a longo prazo)
- O restante do cateter é aderido à face dorsolateral do nariz e à cabeça, com suturas adicionais ou com adesivo, e depois à fonte de O_2
- Ideal para umidificador de bolha em linha
- FiO_2 de 0,3 a 0,5
- Índice de fluxo de O_2 de 100 a 150 mℓ/kg/min
- O paciente estável pode ser deixado na jaula, o que torna possível acesso completo para exame e tratamento
- Pode ser estressante para o paciente, de modo que angústia respiratória grave pode impedir a colocação segura

Câmara de oxigênio (Figuras 30.30 e 30.31)
- A maioria das câmaras/jaulas de oxigênio comercialmente disponível é inadequada
- Deve ser capaz de regular concentração de O_2 e eliminar CO_2 expirado, além de controlar temperatura ambiente e umidade
- Sem regulação da temperatura e da umidade, o hiperaquecimento do paciente é quase inevitável (levando ao aumento da demanda de O_2)
- Incubadoras neonatais humanas (*humidicribs*) são mais apropriadas (ver Figura 30.31)
- FiO_2 de 0,4 a 0,5
- Índices de fluxo variáveis, determinados por unidade
- A temperatura precisa ser mantida ~22°C, umidade a 40 a 50%

- Incapacidade de conduzir exame físico enquanto o animal se encontra no ambiente rico em O_2
- Perda de ambiente rico em O_2 quando a porta da jaula é aberta; vários minutos para preencher com O_2

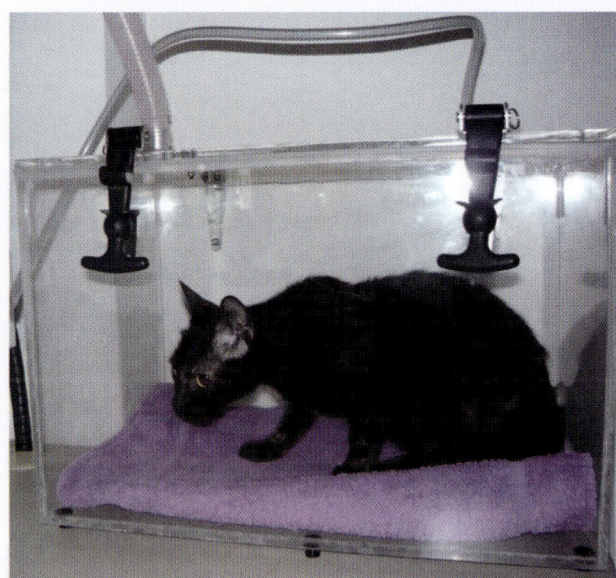

Figura 30.30 Gato em uma jaula de oxigênio inadequada sem controle de temperatura, umidade nem fração de oxigênio inspirado.

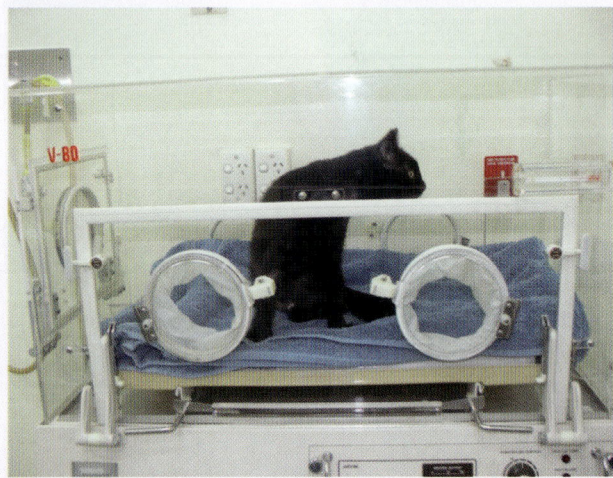

Figura 30.31 gato em uma incubadora neonatal humana (*humidicrib*). (*Cortesia de Dr. Peter Best, South Tamworth Animal Hospital, Tamworth, Australia.*)

Adaptado de Camps-Palau MA, Marks SL, Cornick JL: Small animal oxigen therapy, *Compend Contin Educ Pract Vet* 21:587, 1999; Drobatz KJ, Hackner S, Powell S: Oxygen supplementation. In Bonagura JD, Kirk RW, editors: *Kirk's current veterinary therapy XII*, Philadelphia, 1995, Saunders, p 175; Manning AM: Oxygen therapy and toxicity, *Vet Clin North Am Small Anim Pract* 32:1005, 2002; Tseng LW, Drobatz KJ: Oxygen supplementation and humidification. In King LG, editor: *Textbook of respiratory disease in dogs and cats,* St Louis, 2004, Saunders, p 205.

Figura 30.29 Aporte de oxigênio por cateter nasal a um gato em decúbito. O cateter está marcado por uma *seta amarela* e está colado ao arco zigomático do gato. (*Cortesia de Dr. Peter Best, South Tamworth Animal Hospital, Tamworth, Australia.*)

Boxe 30.6 **Toracocentese**

- A toracocentese deverá ser considerada um procedimento tanto terapêutico quanto diagnóstico
- A orientação ultrassonográfica é útil, porém raramente necessária para derrames de grande volume
- Equipamento necessário:
  - Agulha com *butterfly* [borboleta] calibre 19 a 23; o calibre maior, adequado para secreções mais espessas, como piotórax, não parece mais doloroso para os gatos
  - Também pode ser utilizado um cateter IV (até calibre 18); nesse caso, punciona-se a pele, mas o tórax não é penetrado até depois da formação de um túnel ao longo do primeiro espaço intercostal. A seguir, a agulha é retraída, deixando o cateter no lugar. Essa técnica possibilita penetração maior na cavidade torácica com aumento mínimo do risco de traumatismo
  - Registro de válvula de três vias; então, apenas uma colocação de agulha
  - Seringa de 10 a 20 mℓ; a seringa de 10 mℓ proporciona maior controle manual e pode gerar pressão mais negativa, porém exige mais retiradas
  - Extensão de tubo aderida para a drenagem sair longe do animal

- Posicionamento do gato: diferentes posições apresentam diferentes vantagens e desvantagens
  - O decúbito esternal é ideal para a drenagem máxima de líquido, porém o acesso ventral pode ser difícil quando o gato se encontra nessa posição
  - É conveniente pôr o gato em estação, porém o esforço é muito grande para muitos felinos com sofrimento respiratório
  - Melhor o acesso em decúbito lateral, porém há estresse excessivo na respiração em alguns gatos
- Localização para inserção da agulha:
  - 6º, 7º ou 8º espaço intercostal
  - Ventral à junção costocondral
  - Cuidado para evitar vasos e nervos intercostais próximos da margem caudal da costela
  - Necessário depilar e preparar cirurgicamente o local
- Anestésico/sedação:
  - Em geral, não necessários, já que o procedimento é bem tolerado pela maioria dos gatos
  - Alguns recomendam instilação de anestésico local; parece machucar tanto (ou mais) quanto a colocação da agulha *butterfly*
- Amostras de líquido pleural (primeira alíquota) a serem coletadas:
  - Tubo de EDTA para contagem de células e citologia
  - Tubo para soro simples para análise bioquímica
  - Frasco estéril para cultura aeróbica *e* anaeróbica (p.ex., frasco pediátrico que possibilitará crescimento tanto de aeróbios quanto de anaeróbios); precisa ser inoculado sem deixar a penetração de ar
  - Lâminas com esfregaços deverão ser preparadas e depois avaliadas
- Drenagem:
  - Após a coleta de espécimes diagnósticos
  - Colocar em uma localização, porém continuar removendo líquido
  - Registro de válvula de três vias ajustado para o preenchimento e o esvaziamento da seringa
  - Às vezes, um leve reposicionamento da agulha é necessário para manter o líquido fluindo, pois os pulmões se movimentam com relação à pleura conforme o fluido é drenado
  - Após não se recuperar mais fluido algum no local inicial, repetir no lado contralateral

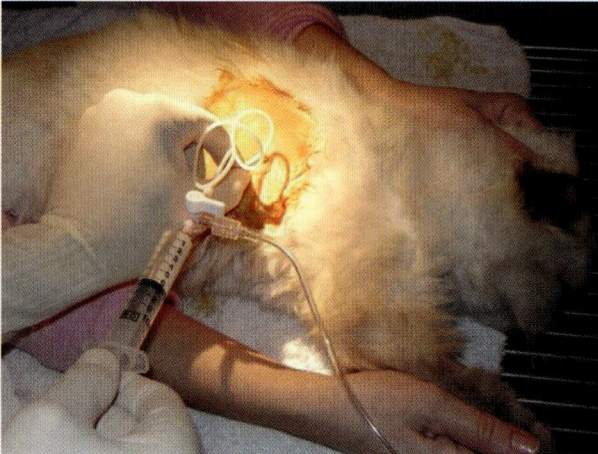

Figura 30.32 Toracocentese. Observar o aspecto leitoso do derrame. Este derrame quiloso foi subsequente a insuficiência cardíaca congestiva direita.

Análise do derrame pleural

A avaliação do líquido do derrame pleural é a etapa fundamental para a determinação da etiologia subjacente. As avaliações têm por base, inicialmente, o aspecto macroscópico (coloração, turvação, existência de fibrina); a seguir, a concentração de proteína e a citologia. Os achados sempre deverão considerar os sinais do gato e os achados clínicos.

O líquido de derrame opaco pode ser branco leitoso ou rosa leitoso (quilo), vermelho (hemorragia – embora a contaminação com sangue possa conferir aspecto semelhante). Já o piotórax frequentemente resulta em líquido malcheiroso opaco, verde ou amarelo, com material floculoso

(porém isso pode variar). Derrames transparentes podem ser líquidos, amarelos ou tingidos de rosa, e são inicialmente diferenciados pela concentração de proteína. Quanto mais baixo o teor de proteína do derrame, mais tipicamente ele terá origem em ICC e, quanto maior o teor de proteína do derrame, mais tipicamente ele terá origem em peritonite infecciosa felina. A neoplasia pode resultar em derrames quilosos, hemorrágicos ou transparentes de alta ou baixa concentração de proteína; com frequência, porém nem sempre, a citologia é útil para o diagnóstico. Mais detalhes sobre análise de líquido pleural podem ser encontrados na Tabela 30.5.

Tabela 30.5 Diretrizes para classificação de derrames pleurais felinos.

	Derrames translúcidos			Derrames opacos		
	Transudato	Transudato modificado	Exsudato não séptico	Exsudato séptico	Derrame quiloso	Hemorragia
Coloração	Incolor a amarelo pálido	Amarelo ou róseo	Amarelo ou róseo	Amarelo ou róseo	Branco leitoso	Vermelho
Turbidez	Límpido	Límpido a embaçado	Límpido a embaçado	Embaçado a opaco; floculoso	Opaco	Opaco
Proteína (g/ℓ)	<25	25 a 50	30 a 60 (PIF: 35 a 85)	30 a 70	25 a 60	>30
Fibrina	Ausente	Ausente	Presente	Presente	Variável	Presente
Triglicerídio	Ausente	Ausente	Ausente	Ausente	Presente	Ausente
Bactérias	Ausentes	Ausentes	Ausentes	Presentes	Ausentes	Ausentes
Células nucleadas/Uℓ	<1.000	1.000 a 7.000 (LSA: 1.000 a 100.000)	5.000 a 20.000 (LSA: 5.000 a 100.000)	7.000 a 300.000	1.000 a 2.000	Semelhantes às do sangue periférico
Características citológicas	Principalmente células mesoteliais	Principalmente macrófagos e células mesoteliais; alguns neutrófilos não degenerativos; podem ser células neoplásicas (LSA, carcinoma) em alguns casos	Principalmente neutrófilos e macrófagos não degenerados; células neoplásicas (LSA, carcinoma) em alguns casos	Principalmente neutrófilos degenerados, bactérias, também macrófagos	Pequenos linfócitos, neutrófilos e macrófagos em proporções variáveis	Principalmente eritrócitos, macrófagos com eritrocitose
Associações mórbidas	Hipoalbuminemia (glomerulopatia, hepatopatia, enteropatia com perda de proteínas); ICC inicial (raro); foi relatado hipertireoidismo	ICC; neoplasia (LSA, carcinoma); hérnia diafragmática	PIF; neoplasia; hérnia diafragmática; torção do lobo pulmonar; pancreatite	Piotórax	Quilotórax; ducto torácico ou veia cava cranial obstruídos (linfangectasia, trombose venosa central); ducto torácico roto; ICC, dirofilariose, neoplasia, idiopático	Hemotórax Traumatismo Coagulopatias Torção de lobo pulmonar Neoplasia
Exames diagnósticos adicionais para diferenciar etiologias	Bioquímica sanguínea (talvez T₄), urinálise com PCU; se primariamente hepática: US abdominal e AAF, ou biopsia hepática mais completa. Se primariamente cardíaco, ecocardiografia	Ecocardiografia Notar bem: hérnia não pode ser visualizada em radiografias	Pode carecer de amostra de biopsia para diferenciar neoplasia e PIF (embora os sinais do animal frequentemente sejam úteis); PIF: pirexia não responsiva, hiperglobulinemia, anemia não regenerativa, linfopenia (talvez sorologia), IFA para coronavírus do líquido do derrame pode ajudar a diagnosticar; neoplasia: LSA pode ser observado com base na citologia; pancreatite pode exigir laparotomia e biopsia	Cultura e sensibilidade necessários para antibiose adequada	Ecocardiografia; neoplasia pode exigir AAF ou biopsia; idiopático por exclusão	Precisa diferenciar entre contaminação por sangue e derrame; líquido de hemotórax conforme hematócrito de 25 a 50% do sangue periférico Histórico, apresentação (principalmente por traumatismo, exposição a rodenticidas) Fatores da coagulação. Neoplasia por US e AAF ou biopsia (fatores da coagulação primeiramente!)

PIF, peritonite infecciosa felina; LSA, linfossarcoma; ICC, insuficiência cardíaca congestiva; US, ultrassonografia; PCU, índice proteína:creatinina urinário; AAF, aspirado com agulha fina; IFA, imunofluorescência.

Repetir a radiografia após pleurocentese do derrame costuma ser útil em termos diagnósticos.

Causas de derrame pleural

Insuficiência cardíaca congestiva

Características do derrame

O líquido de derrame de gatos com ICC pode ser translúcido (com frequência límpido a amarelo pálido, porém a contaminação por sangue durante a pleurocentese pode resultar em coloração rósea ou avermelhada) ou quiloso (branco ou róseo se houver contaminação por sangue). Com frequência, o líquido é um transudato modificado (com concentração de proteína entre 25 e 50 g/ℓ), mas também é possível um derrame transudativo ou quiloso. A ICC esquerda costuma resultar em derrame pleural em gatos associado a aumento da pressão diastólica ventricular, o que resulta em aumento da pressão hidrostática capilar. A ICC direita também pode causar derrame pleural, e, com frequência, encontra-se quilotórax nessas circunstâncias[41,68] (Figura 30.33).

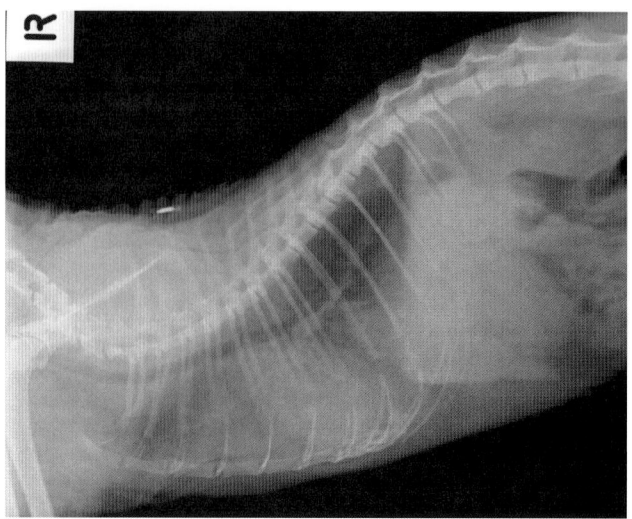

Figura 30.34 Radiografia torácica lateral direita revelando derrame pleural causado por peritonite infecciosa felina (PIF); não há característica radiológica diferenciadora para distinguir PIF. A coloração do líquido e o alto teor proteico em um gato jovem febril foram indicações clínicas do diagnóstico.

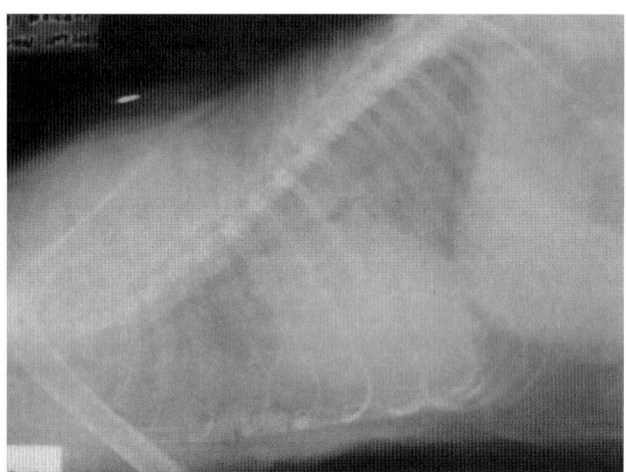

Figura 30.33 Radiografia torácica lateral direita mostrando derrame pleural e edema pulmonar causados por insuficiência cardíaca congestiva. Observar a cardiomegalia significativa.

Outros meios diagnósticos

A doença cardíaca subjacente pode ser determinada apenas por ecocardiografia; miocardiopatias, como miocardiopatia hipertrófica ou miocardiopatia não classificada, são mais comuns. Alterações auscultáveis, como sopro ou ritmo em galope, não necessariamente ocorrem, e a doença cardíaca pode ser secundária a outro problema, como hipertireoidismo. A ICC é abordada com mais detalhes no Capítulo 20.

Peritonite infecciosa felina

Em uma pesquisa de 390 gatos com PIF com derrame, 17% apresentaram derrames torácicos, 62% revelaram ascite e 21% mostraram derrames nas duas cavidades corpóreas[57] (Figura 30.34).

Características do derrame

O líquido do derrame encontrado na PIF tipicamente tem cor de palha a amarelo-dourado (embora a tonalidade possa variar razoavelmente). Além disso, com frequência contém coágulos de fibrina e alta concentração de proteína. O teor total de proteína é superior a 35 g/ℓ e, com frequência, superior a 45 g/ℓ, com as globulinas constituindo 50% ou mais.[114] Um estudo descreveu um derrame com proteína total superior a 80 g/ℓ como 90% específico e 55% sensível e apresentando VPP de 0,78 para o diagnóstico de PIF.

Exames diagnósticos adicionais

O teste de Rivalta identifica teor rico em proteína, e também concentrações altas de fibrinogênio e mediadores inflamatórios no líquido do derrame. É bastante sensível, porém apenas 80% específico; esse teste é realizado acrescentando-se uma gota de ácido acético a 98% a 5 mℓ de água destilada. Esse líquido é bem misturado, e, a seguir, coloca-se uma gota do derrame delicadamente na superfície da mistura. Se a gota permanecer na parte de cima do líquido ou flutuar lentamente até o fundo, o teste é considerado positivo. Esse teste pode proporcionar resultados imprecisos se for empregada técnica inadequada ou se houver uma diferença significativa de temperatura entre a amostra do líquido e a solução de ácido acético. Um teste de Rivalta positivo também pode ser resultado de linfossarcoma ou de derrames sépticos (esses podem ser diferenciados de PIF por meio de citologia e cultura). A coloração por imunofluorescência do líquido do derrame para antígeno de coronavírus em macrófagos tem VPP de 1,00, porém valor preditivo negativo de 0,57.[58]

Os quadros clínicos potenciais, exames diagnósticos e tratamento da PIF são abordados com mais detalhes no Capítulo 33.

Neoplasia

Características do derrame

O líquido do derrame resultante de neoplasia pode variar muito dependendo do mecanismo responsável pela produção do líquido. Por exemplo, há maior possibilidade de ocorrência de exsudato quando grandes números de células neoplásicas são esfoliados, e transudatos modificados estão associados a menos esfoliação. Contudo, a inflamação associada a neoplasia pode resultar em um exsudato com neoplasia fracamente esfoliante. Podem ocorrer derrames quilosos quando houver obstrução do fluxo linfático intratorácico. Ocasionalmente, derrames hemorrágicos podem ocorrer devido a neoplasia hemorrágica ou a ruptura de vaso em virtude de invasão neoplásica.

Outros exames diagnósticos

Com frequência, a análise citológica é útil para identificar a neoplasia. Um estudo mostrou que a citologia tem sensibilidade de 61% e especificidade de 100% na detecção de neoplasia em derrames da cavidade corporal.[62] Com frequência, esfregaços diretos conferem celularidade adequada para avaliação, mas as amostras deverão ser concentradas antes do exame em casos de celularidade baixa. Nos casos em que a citologia não é diagnóstica, a repetição da radiografia após a drenagem do líquido pleural com frequência revela massa, comumente no mediastino, cranial à silhueta cardíaca. Convém ter cuidado ao interpretar radiografias porque lobos pulmonares atelectásicos podem ser semelhantes ao espectro de massa. Geralmente, o AAF guiado por ultrassonografia pode ser usado para confirmar o diagnóstico nesses casos. Em alguns casos, a toracotomia (ou toracoscopia) é necessária para uma amostra adequada de biopsia.[70]

Causas específicas

A maioria dos estudos cita linfossarcoma mediastínico (Figura 30.35) como a etiologia neoplásica mais comum de derrame pleural em gatos, o que representa cerca de dois terços a três quartos dos casos.[21,23,52,62] Um estudo indicou que houve derrame pleural em 90% dos gatos (55 de 61) com linfossarcoma mediastínico.[21] Contudo, em um estudo mais recente, apenas 1 dentre 5 casos (20%) de gatos com derrame pleural associado a neoplasia foi diagnosticado com linfossarcoma, com os 4 casos restantes associados a carcinoma.[141] A maioria dos gatos, particularmente gatos jovens, com linfossarcoma mediastínico, parece responder bem aos protocolos de tratamento de rotina para linfossarcoma.[76,119,124]

A neoplasia pulmonar primária é rara em gatos.[84,86,120] Em muitos casos, todos os lobos pulmonares estão acometidos quando avaliados radiograficamente, e o derrame pleural ocorre em 35 a 65% dos casos. Outros achados radiográficos podem ter padrão broncoalveolar misto, massa alveolar mal definida ou massa com cavitação. Com frequência, existe alguma forma de doença brônquica e ela pode representar metástase local de vias respiratórias.[5,6,84,86] A metástase pulmonar advinda de outras localizações

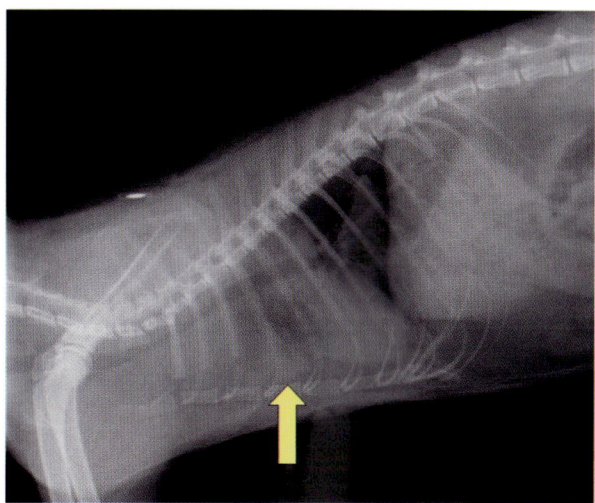

Figura 30.35 Radiografia torácica lateral direita revelando massa mediastínica (marcada com *seta amarela*). O aspirado com agulha fina tornou possível o diagnóstico citológico de linfossarcoma.

mostra-se radiograficamente como nódulos intersticiais (que podem ser bem ou mal definidos) ou um padrão alveolar difuso com ou sem nódulos pulmonares mal definidos ou derrame pleural (ou ambos). O adenocarcinoma de glândula mamária é o tumor primário mais comum.[32] Além disso, identifica-se a metástase digital de carcinomas brônquicos como uma causa incomum de claudicação em gatos idosos; também é conhecida como *síndrome pulmão-dígito* e tem prognóstico extremamente mau.[48] Geralmente, o prognóstico para sobrevida a longo prazo no adenocarcinoma pulmonar é mau, com tempo mediano total de 115 dias.[56]

Diagnósticos diferenciais

Outras doenças mediastínicas podem resultar em massas mediastínicas; a maioria dos casos é de timoma, que não resulta tipicamente (porém pode resultar) em derrame pleural; hiperplasia do timo; hemorragia mediastínica e tímica idiopática; timo cístico;[24] e timolipoma.[125] Massas no timo podem estar associadas a processos neoplásicos como dermatite esfoliativa e miastenia *gravis*.* A timectomia quase sempre resulta na resolução de todos os sinais clínicos (inclusive sinais neoplásicos) e também leva a sobrevida prolongada,** com um estudo observando sobrevida mediana de 1.825 dias.[139] Relatos ocasionais identificaram desenvolvimento de miastenia *gravis* após uma timectomia.[47,107]

Piotórax

Características do derrame

Em geral, os exsudatos sépticos são turvos a opacos por causa da grande celularidade e, com frequência, contêm material floculoso. Em geral, são de cor creme ou amarela pálida, porém podem ser róseos, com tonalidades de verde ou de vermelho. Mais de 80% dos casos de piotórax é causada

---

*Referências 19, 24, 34, 47, 100, 107, 111, 113, 123.
**Referências 34, 47, 75, 100, 107, 111, 113, 123, 139.

por infecções anaeróbicas mistas; consequentemente, o derrame quase sempre é malcheiroso (semelhantes a abscessos decorrentes de briga de gatos, que também se devem, em grande parte, a infecção bacteriana anaeróbica). A ausência de odor não descarta piotórax, porém indica provável infecção aeróbica ou fúngica em um derrame predominado por neutrófilos. Típico de exsudatos, o teor de proteínas é superior a 30 g/ℓ por causa do grande número de células nucleadas (no mínimo 7.000/μℓ), que, com frequência, compreende mais de 85% de neutrófilos degenerados; bactérias podem ser identificadas no meio intra ou extracelular.[8]

Outros achados

Gatos com piotórax não se encontram necessariamente dispneicos à apresentação e podem ser levados para consulta devido a sinais sistêmicos inespecíficos de inapetência ou letargia. O piotórax quase sempre é uma doença de gatos jovens, com média de 4 a 6 anos relatada, mas felinos de qualquer idade podem ser acometidos.[7,23,25,128,130] A pirexia não necessariamente ocorre, hipotermia e bradicardia podem existir como indicadores de sepse grave.[128] A hematologia pode refletir sepse quando ocorre neutrofilia com desvio para a esquerda, e neutropenia com desvio para esquerda degenerativa pode ocorrer na sepse avançada. A bioquímica plasmática pode demonstrar hiperglobulinemia associada a hipoalbuminemia, e hiperglicemia ou hipoglicemia são consequências potenciais de sepse.

Tratamento

O tratamento do piotórax deve ser considerado em termos de tratamento de abscesso provocado por briga de gatos – ou seja, drenagem, antibioticoterapia adequada e qualquer cuidado de suporte necessário.

■ Drenagem e lavagem

A drenagem é mais bem realizada por meio da colocação de tubos de toracostomia bilaterais, que geralmente permanecem colocados por 5 a 6 dias para possibilitar lavagem torácica repetida. A colocação de tubos de toracostomia é abordada no Boxe 30.7.

Um estudo relatou duração total mais curta da colocação do tubo em pacientes tratados com lavagem em comparação com aqueles com drenagem apenas. Contudo, os autores observaram que poucos casos foram tratados sem lavado.[25] A lavagem torácica repetida possibilita a drenagem e a avaliação de exsudatos, porém também desbrida a pleura, incluindo a ruptura de aderências e a diluição de concentrações de mediadores bacterianos e inflamatórios. Além disso, a probabilidade de obstrução do tubo de toracostomia com exsudatos espessos é reduzida. Antes da lavagem, convém tentar sucção, a fim de determinar o volume e a natureza do derrame pleural. Usa-se lactato de sódio composto aquecido (até a temperatura corporal) para a lavagem (usar cloreto de sódio a 0,9% pode resultar em hipopotassemia)[7] com volumes de 10 a 25 mℓ/kg por lavado. O volume de líquido introduzido e aspirado deverá ser registrado para cada lado, com recuperação esperada de 75% ou mais do líquido do lavado. A recuperação de volumes menores deverá levar a investigações (em geral,

mediante imagem) para complicações do tubo de toracostomia ou loculação de bolsas de líquido em decorrência de aderências. Não existem diretrizes definitivas para a frequência de lavados; recomendou-se a cada 4 h nas primeiras 24 a 48 h e, subsequentemente, duas a três vezes diariamente.[9] A remoção dos tubos de toracostomia está indicada quando: o volume de derrame pleural tiver reduzido para cerca de 2 mℓ/kg/dia; o derrame pleural mostrar resolução radiograficamente; e a infecção sofrer resolução, conforme indicado pela ausência de microrganismos, pela redução do número de neutrófilos e pela perda de seu aspecto degenerativo, além do surgimento de macrófagos. Estudos recentes relataram uma duração média de drenagem torácica de 5 a 6 dias.[7,25,128]

A sucção hermética contínua de água tem sido usada,[59] porém não confere vantagem real sobre a sucção e o lavado intermitentes conforme descrito. A sucção contínua tem a vantagem de drenagem máxima, porém não diminui o tempo necessário para tratar o piotórax. Além disso, as unidades de drenagem de tórax herméticas precisam do monitoramento contínuo, pois o extravasamento entre a cavidade pleural e o lacre de água pode ser fatal.[59]

A toracocentese com agulha (em uma vez ou diversas vezes) é a alternativa para a colocação do tubo de toracoscopia, mas está associada a maior mortalidade e reservada para derrame de baixo volume ou quando a colocação do tubo de toracostomia não for aceita pelo proprietário (p. ex., devido a preocupações financeiras).

■ Antibioticoterapia

A antibioticoterapia deverá ser governada pelos achados de cultura e sensibilidade. No entanto, o tratamento deverá ser instituído tão logo quanto praticável após o diagnóstico e, também, os resultados de sensibilidade para bactérias anaeróbicas não estão disponibilizados como rotina (outra consideração é que as amostras devem ser coletadas anaerobicamente). As bactérias mais comumente responsáveis por piotórax são anaeróbicas, típicas da flora oral; as aeróbicas mais comumente isoladas, as *Pasteurella* spp., foram identificadas em 12,5 a 20% dos casos, em muitas instâncias além de anaeróbicas.[7,74,130] Desse modo, o tratamento empírico com antibióticos à base de penicilina (inclusive aminopenicilinas ou penicilinas potencializadas) deve ser eficaz contra essas bactérias. É importante usar antibióticos parenterais inicialmente, porque os gatos acometidos encontram-se debilitados e provavelmente não estão se alimentando. A maioria dos antibióticos intravenosos exige dosagem a intervalos de 6 a 8 h; em alguns casos, os antibióticos podem ser adicionados aos líquidos intravenosos e oferecidos como infusão a taxa constante. A antibioticoterapia deverá ser mantida por duração estendida, em geral 4 a 6 semanas.[7,25] Amoxicilina-clavulanato a 15 a 20 mg/kg 2 vezes/dia é uma escolha antibiótica empírica apropriada na maioria dos casos. A cefovecina tem espectro adequado *in vitro*,[116] e o autor tem usado com sucesso esse antibiótico em casos em que o proprietário tenha dificuldade de administrar antibióticos orais; no entanto, são fundamentais as idas ao veterinário para a repetição das injeções com 10 a 14 dias de intervalo, e o proprietário deverá ser lembrado dos agendamentos nos dias precedentes.

Boxe 30.7 Colocação de tubos de toracostomia

- Os tubos de toracostomia devem ser colocados após estabilização do comprometimento respiratório (por meio de toracocentese e oxigenoterapia) e também de quaisquer desequilíbrios hidroeletrolíticos
- Os tubos devem ser colocados bilateralmente:
  - Ajuda a drenagem eficaz se houver loculação de líquido ou se o mediastino estiver íntegro
  - A drenagem ainda é necessária se um único tubo lateral falhar (obstrução ou dobra)
- Cateteres veterinários com trocarte estão comercialmente disponíveis; em geral, calibres 14 a 16 Fr são os de tamanho mais apropriado
- É necessária a anestesia geral com intubação
  - Ventilação por pressão positiva intermitente (IPPV) é necessária; ~10 a 12 respirações por minuto, com volume corrente de cerca de 20 mℓ por kg
- O tubo torácico penetra na pele dois ou mais espaços intercostais (EIC) caudais ao local onde o tubo penetra a cavidade torácica (Figura 30.36)
  - Ponto cirúrgico preparado
  - Pequena incisão perfurante (grande apenas o suficiente para acomodar o tamanho do dreno torácico, porém não maior) para a entrada do cateter aproximadamente 10º a 12º EIC (dorsalmente)
  - O túnel subcutâneo é feito cranioventralmente com o trocarte até o 7º a 8º EIC
  - Tem utilidade o assistente puxar a pele torácica cerca de 5 cm cranial e ventralmente pouco antes de direcionar o trocarte através da parede torácica; possibilita a penetração do trocarte na parede torácica perpendicularmente
  - O trocarte é avançado através do túnel subcutâneo, e, a seguir, direcionado para o espaço pleural no 7º ao 8º EIC
  - O tubo é empurrado do trocarte e avançado cerca de 12 a 18 cm cranial e ventralmente no interior da cavidade torácica (o assistente solta a pele)
  - A extremidade do tubo é clampeada para evitar pneumotórax

- Técnica alternativa:
  - Dissecção direta do túnel subcutâneo usando tesoura de Mayo ou pinça hemostática
  - Cateter de borracha vermelha é preso e clampeado nas extremidades de uma pinça hemostática, a fim de ser direcionado para o interior do espaço pleural
- O tubo é preso na parede torácica por meio de sutura em bolsa de tabaco, e uma sutura *Chinese finger trap* (armadilha de dedo chinesa) é colocada para impedir que o tubo deslize (Figura 30.37)
- O registro de válvula de três vias é colocado na extremidade do tubo, e qualquer exsudato ou ar remanescente que tenha penetrado durante o procedimento é esvaziado
- Após os tubos bilaterais serem colocados, cada tubo deverá ser usado para lavar o tórax em duas ou três ocasiões, com cerca de 100 mℓ de solução de Ringer lactato aquecida (Figura 30.38)
  - O tórax deverá ser lavado diversas vezes nas primeiras 24 a 48 horas
  - Subsequentemente, é adequada a lavagem duas a três vezes por dia
- Deverá ser aplicada uma faixa leve de duas camadas *sem* pressão excessiva (não tão apertada de modo a interferir com a respiração do gato) (Figura 30.39)
- Precauções higiênicas, como calçar luvas, deverão ser seguidas em todos os momentos quando se realizar a troca da faixa ou se realizar aspiração manual do tubo

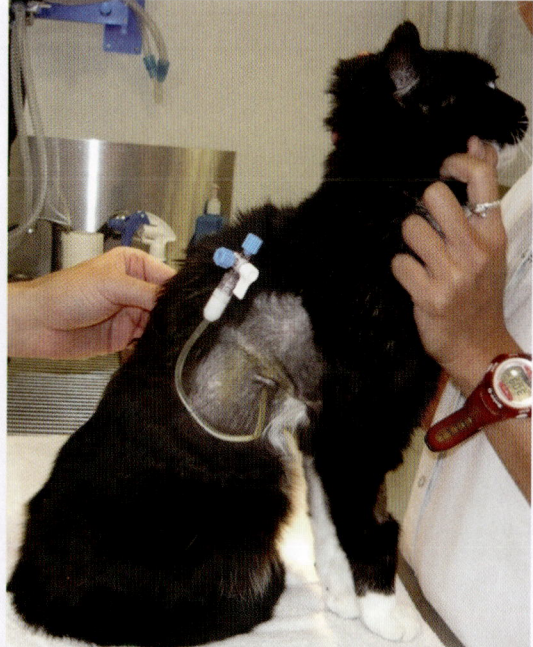

Figura 30.37 Tubo de toracostomia *in situ*, preso à parede torácica com sutura de bolsa de tabaco e sutura *Chinese finger trap* (armadilha de dedo chinesa) (que não pode ser visualizada facilmente)

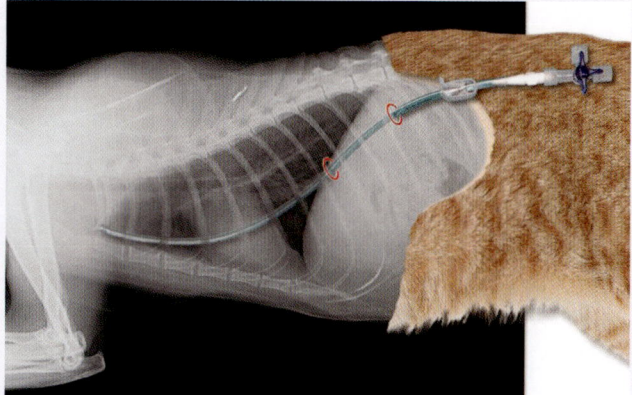

Figura 30.36 Posicionamento do tubo de toracostomia no interior do espaço pleural. (*De Barrs VR, Veatty JA: Feline pyothorax: new insights into an old problem. Part 2: Treatment recommendations and prophylaxis, Vet J 179:171, 2009.*)

(*continua*)

Boxe 30.7 Colocação de tubos de toracostomia (*Continuação*)

- Em geral, os tubos são removidos após 4 a 6 dias com base nos seguintes fatores:
  - Redução do derrame pleural para cerca de 2 mℓ/kg por dia
  - Resolução do derrame pleural observado em radiografias do tórax

- Citologicamente:
  - Ausência de microrganismos
  - Redução do número de neutrófilos com perda do aspecto degenerativo
- Aparecimento de macrófagos

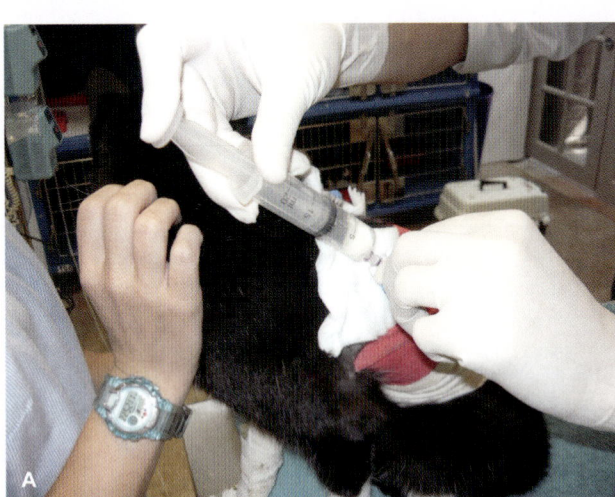 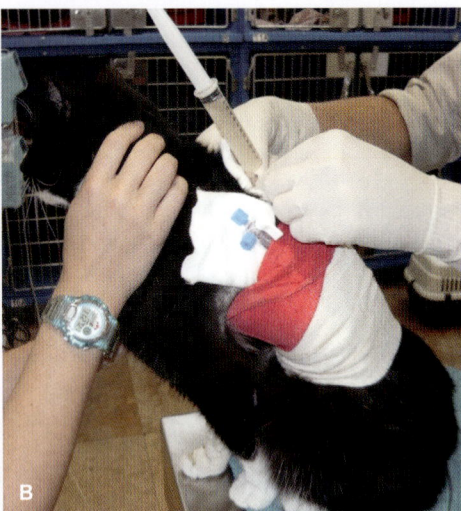

Figura 30.38 A. A solução aquecida de Ringer lactato é usada para lavar o espaço pleural. O autor usa diversas seringas de 20 mℓ para isso. **B.** O líquido introduzido é removido. Observar a alteração da cor do líquido em comparação com a da imagem anterior.

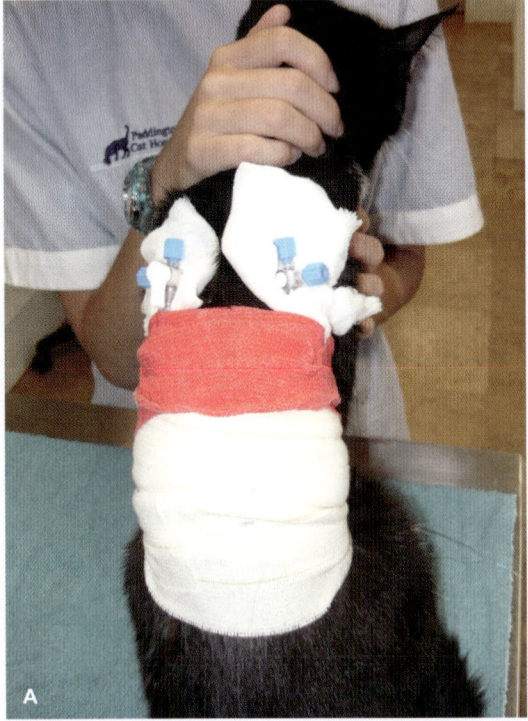 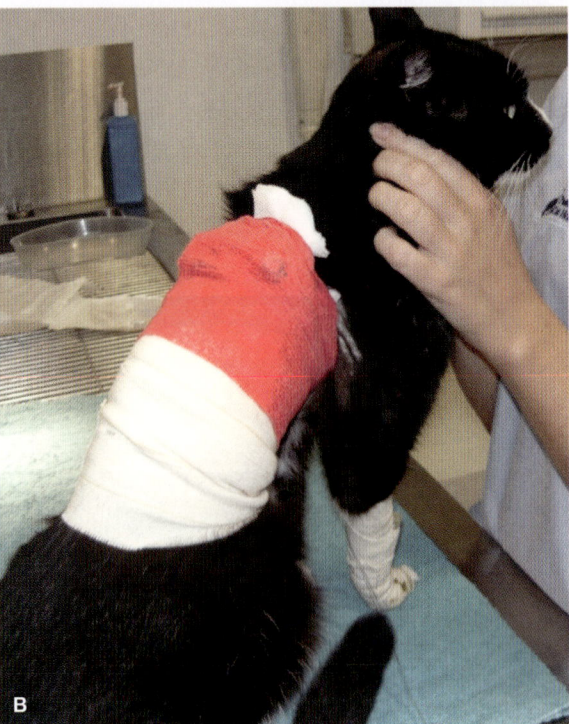

Figura 30.39 A. Tubos de toracoscopia cobertos por faixa leve de duas camadas que deverão ser aplicadas sem pressão excessiva. Nessa imagem, as válvulas de três vias estão expostas (assim como no momento da realização do lavado e da drenagem) mostrando gaze utilizada como coxim embaixo. **B.** Os registros de três saídas deverão estar cobertos quando o gato for levado de volta à jaula hospitalar.

■ Cuidados de suporte

A fluidoterapia deverá ser providenciada para cuidados de suporte sob aproximadamente duas vezes os índices de manutenção até que o gato se encontre reidratado, e é mantida daí por diante nos índices de manutenção. O estado eletrolítico deve ser avaliado e considerado na fluidoterapia. A maioria dos gatos encontra-se inapetente ou anoréxica e precisará de suporte nutricional.

Quilotórax idiopático

Diagnósticos diferenciais e características do derrame

Não existem características radiográficas diferenciadoras de quilotórax idiopático (Figura 30.40).

A identificação de derrame pleural branco leitoso ou róseo (ver Figura 30.32) não constitui o diagnóstico de quilotórax idiopático, pois os derrames quilosos torácicos podem decorrer de várias causas, como ICC,[12,39,41,60,122] neoplasia,[19,33,61] traumatismo,[50,85] infecções (inclusive dirofilariose)[26,27,83] e, provavelmente, a PIF. A cor dos derrames quilosos varia dependendo do teor de gordura da dieta e de haver ou não hemorragia concomitante. A concentração de proteína é variável e, com frequência, elevada por artefatos devido ao alto teor lipídico do líquido. O número total de células nucleadas, com frequência, é inferior a 10.000/$\mu\ell$, consistindo predominantemente em pequenos linfócitos ou neutrófilos e também em macrófagos repletos de lipídios.[37] Os derrames pleurais com concentrações de triglicerídios superiores a 1,12 mmol/ℓ (100 mg/dℓ) são sempre quilosos. Já os derrames quilosos têm uma concentração de triglicerídios no líquido pleural mais elevada, porém concentração de colesterol mais baixa ou igual em comparação com o soro.[129] Derrames pseudoquilosos são raros. Macroscopicamente, eles se assemelham a quilo, porém são diferenciados por apresentar concentração mais elevada de colesterol com relação ao soro.[37] Apesar das diversas etiologias possíveis, na maioria dos casos não se encontra etiologia específica para o derrame quiloso, deixando o diagnóstico como idiopático.[39,66] No entanto, como o tratamento dessas etiologias díspares varia muito, devem ser realizadas investigações completas.

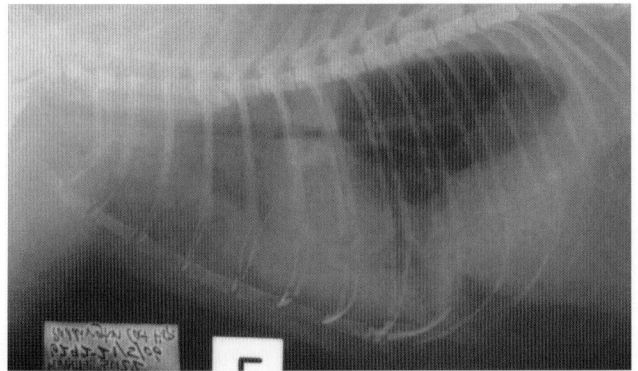

Figura 30.40 Radiografia lateral esquerda de derrame pleural causado por quilotórax idiopático. Não existem características radiológicas diferenciadoras que determinem a natureza deste derrame.

Exames diagnósticos adicionais

As duas principais modalidades de investigar derrames quilosos são repetir radiografias torácicas subsequentemente à drenagem do líquido do derrame e ecocardiografia. Massas mediastínicas podem ter visualização difícil à radiografia, quando há um grande volume de derrame pleural. São massas identificadas como causadoras de quilotórax o linfossarcoma mediastínico,[33,61] o timoma[19] e um caso de granuloma criptocócico.[33] O AAF guiado por ultrassonografia é necessário para diferenciar esses (ou outros) distúrbios. A ecocardiografia deverá ser realizada em todos os gatos com quilotórax; doenças cardíacas que sabidamente resultam em derrame quiloso envolvem miocardiopatias,[12,41] distúrbios congênitos,[41] neoplasia cardíaca,[41] doença pericárdica,[41] bloqueio cardíaco paroxístico[31] e dirofilariose.[27,45,108] Outras investigações para dirofilariose, como teste para antígeno e anticorpo, também são adequadas.

Tratamento clínico

Não existe tratamento clínico definitivo para quilotórax idiopático, e deverá ser considerada cirurgia se as tentativas de tratamento clínico não lograrem êxito. Se o derrame recorrer apesar de terapia dietética e medicamentosa (como frequentemente é o caso), então há necessidade de toracocentese repetida intermitente. Os gatos deverão ser tratados com dietas de baixo teor de gordura contendo 6% ou menos de gordura em base de matéria seca.[37] A rutina é um extrato vegetal de benzopirona disponível em lojas de produtos naturais. Ela foi relatada como tendo a capacidade de melhorar e, ocasionalmente, resolver, de modo bem-sucedido, o quilotórax idiopático. As doses recomendadas são de 50 a 100 mg/kg (ou 250 a 500 mg/gato) por via oral, 3 vezes/dia.[49,69,121] O octreotídio é um análogo da somatostatina que, na prática, tem demonstrado a capacidade de solucionar quilotórax idiopático quando administrado a 10 µg/kg por via subcutânea, 3 vezes/dia, durante 2 a 3 semanas. A administração prolongada foi associada à formação de cálculos biliares em seres humanos. O distúrbio, de fato, sofre resolução espontaneamente de modo ocasional após algumas semanas até meses.[37] O quilotórax persistente decorrente de tratamento incompleto pode levar a pleurite fibrosante como complicação. Tal distúrbio mostra-se desenvolver subsequentemente a qualquer derrame prolongado, exsudativo ou contendo sangue. A fibrose restringe a expansão pulmonar normal e está associada a prognóstico bastante reservado.[38]

Tratamento cirúrgico

Se o tratamento clínico não conseguir resolver ou aliviar os sinais clínicos do quilotórax, a intervenção cirúrgica torna-se a única opção terapêutica. A ligadura do ducto torácico (LDT) associada a pericardiectomia (PC) é a técnica mais amplamente aceita. Um estudo relatou índice de sucesso de 80% para a resolução de quilotórax idiopático em gatos.[40] Tais procedimentos foram realizados conforme os resultados bem-sucedidos associados à toracoscopia em cães.[2] A omentalização pleural foi realizada além de LDT e PC, mas não parece melhorar os resultados.[15] As técnicas para esses procedimentos foram revistas recentemente.[37]

Outras causas de derrame pleural

Além de ICC, PIF, neoplasia, piotórax e quilotórax idiopático, os clínicos serão direcionados para as outras principais causas de derrame pleural a partir do histórico clínico (p. ex., traumatismo conhecido), achados do exame físico e investigações de rotina. O traumatismo pode resultar em hemotórax (Figura 30.41), quilotórax (decorrente de ruptura de ducto torácico) ou derrame associado a hérnia diafragmática. Relatou-se urinotórax subsequente a herniação diafragmática e prolapso de rim em um gato.[117] Outros distúrbios subjacentes relatados são pancreatite,[102] anormalidades congênitas de ducto torácico,[28] aelurostrongilose,[87] hérnias cardioperitoneais e pleuroperitoneais e torção do lobo pulmonar.[67,81] Transudatos pleurais pobres em proteína (Figuras 30.42 e 30.43) raramente são identificados e foram descritos em um gato com um pseudocisto perinéfrico preexistente em comunicação direta com o espaço pleural[98] e em outro animal com glomerulopatia grave com perda de proteína.[4]

Portas de acesso pleurais

Estudos recentes[13,16] revelaram o uso de portas de acesso pleural para gatos com derrames pleurais crônicos. Tais dispositivos são inseridos durante toracotomia; eles possibilitam a drenagem de derrame torácico crônico em circunstâncias como neoplasia quando o derrame é profuso em um paciente submetido a quimioterapia.

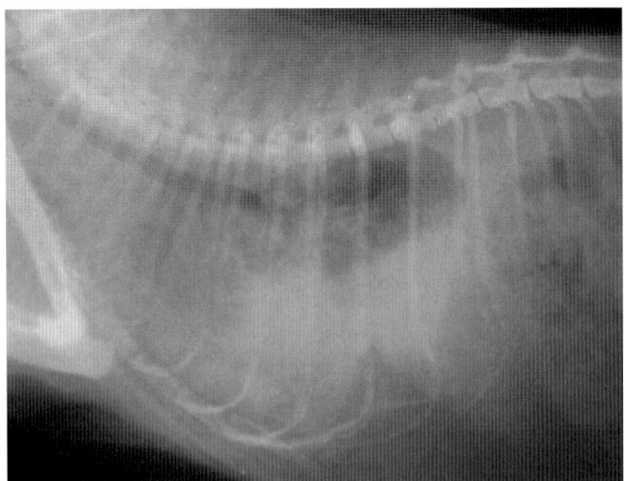

Figura 30.41 Radiografia lateral direita demonstrando hemotórax associado a traumatismo. Observar que a massa pulmonar está bastante comprimida por derrame; contusões pulmonares são evidentes e o aumento da radiodensidade sobre a silhueta cardíaca está associado à formação de coágulo. O diafragma pode ser seguido e encontra-se íntegro. (*Cortesia de Dra. Susan Little.*)

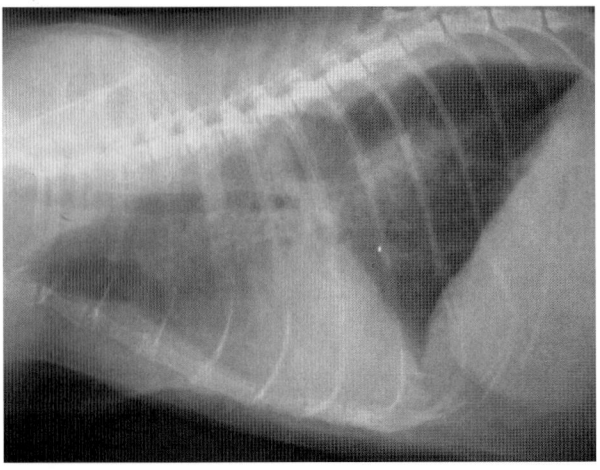

Figura 30.42 Radiografia lateral direita demonstrando derrame pleural associado a hipoalbuminemia. Observar que há também edema pulmonar. A concentração de albumina plasmática deste gato era de 15 g/ℓ e estava associada a doença intestinal grave. Foi removido um total de 115 mℓ de derrame empregando-se toracocentese bilateral. (*Cortesia de Dra. Susan Little.*)

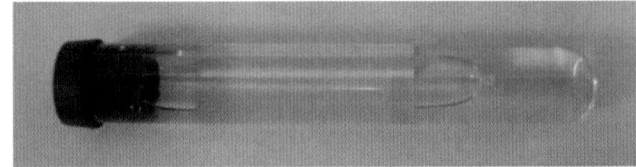

Figura 30.43 Líquido de derrame drenado de gato hipoalbuminêmico (radiografia mostrada na Figura 30.42). Observar que o líquido encontra-se límpido, sem evidência de celularidade. (*Cortesia de Dra. Susan Little.*)

Pneumotórax

A pressão normal da cavidade pleural permanece abaixo da pressão do ar atmosférico normal, variando desde –5 cm de água no começo da inspiração (igual à quantidade de sucção necessária para manter os pulmões abertos em seu nível de repouso) até –7,5 cm de água conforme a inspiração cria pressão mais negativa.[54] O pneumotórax decorre do acúmulo de ar ou gás da pressão atmosférica, livre, no interior da cavidade torácica.[95] Essa perda de pressão intrapleural negativa leva os pulmões a colabarem como consequência do rechaço elástico.[71] Quando os pulmões colabam, o volume corrente é reduzido, promovendo taquipneia na tentativa de manter a ventilação minuto. A hipoxia local induz vasoconstrição de vasos pulmonares, desviando o fluxo sanguíneo para áreas ventiladas. A vasoconstrição, associada a colabamento de vasos sanguíneos causado por atelectasia, por fim provoca hipertensão pulmonar e aumento do trabalho no lado direito do coração.[79]

Causas e classificação

O pneumotórax decorre mais comumente de traumatismo em gatos;[64] relata-se pneumotórax espontâneo ocasionalmente.[10,20,88,110,132] Já o pneumotórax iatrogênico pode ocorrer devido a complicações anestésicas associadas a intubação, ventilação com pressão positiva, e falha em reabrir as válvulas *pop-up* da máquina de anestesia,* subsequente a recuperação endoscópica de corpos estranhos a partir da traqueia ou do esôfago[17,138] ou após a AAF torácico.[79]

Existem duas classes básicas de pneumotórax: aberto e fechado. O pneumotórax aberto está associado a ferida na parede corporal que torna possível a entrada de ar livre. Dependendo do tamanho da ferida, a pressão no interior do espaço pleural é menor ou igual à pressão atmosférica. O pneumotórax fechado ocorre quando o ar no interior do espaço pleural penetra através de uma ferida no parênquima pulmonar ou na traqueia. O pneumotórax aberto é dividido adicionalmente nas formas simples e com tensão. O pneumotórax fechado simples ocorre quando uma perfuração do pulmão possibilita que o ar penetre no espaço pleural durante a inspiração e saia na expiração. Isso faz a pressão no interior do espaço pleural se equilibrar com a pressão atmosférica. No pneumotórax com tensão, a ferida no pulmão atua como uma válvula antirretorno, possibilitando que o ar penetre no espaço pleural durante a inspiração, mas não que saia na expiração. Isso resulta no aumento gradual da pressão no espaço pleural e atelectasia pulmonar progressiva. Nas feridas grandes, a pressão pleural pode, por fim, exceder a pressão atmosférica. Desse modo, o pneumotórax com tensão não tratado resulta em dispneia progressivamente mais grave, subsequente disfunção cardiovascular e, por fim, morte.[71]

Diagnóstico e radiografia

Os gatos com pneumotórax quase sempre apresentam dispneia; na maioria dos casos, existe histórico de traumatismo ou, nos casos iatrogênicos, um procedimento que pode causar o pneumotórax. A radiografia prontamente confirma o diagnóstico (Figuras 30.44 e 30.45). O pneumotórax espontâneo costuma ser identificado após radiografia torácica e, em muitos casos, presume-se traumatismo não conhecido.

O pneumotórax é identificado radiograficamente pelo aumento da largura do espaço pleural repleto de ar associado a atelectasia pulmonar parcial e retração das margens pulmonares. Isso resulta na ausência de sombras vasculares nas porções periféricas do tórax. Como o pulmão mostra-se diminuído em tamanho e em conteúdo de ar, mostra-se relativamente radiopaco em comparação com o espaço pleural cheio de ar. O coração tipicamente mostra-se deslocado dorsalmente a partir do esterno nas incidências laterais em decúbito. O pneumotórax mínimo pode ser difícil de visualizar e exige a identificação de bordas pulmonares retraídas. O pneumotórax por tensão é mais bem identificado por meio de radiografias sequenciais demonstrando o acúmulo de quantidades de ar pleural progressivamente maiores.[93]

Para que o diagnóstico de pneumotórax espontâneo seja alcançado, é necessária a identificação de uma etiologia potencial subjacente ou a resolução do pneumotórax após o tratamento adequado de uma causa potencial, como doença brônquica.[10,20,132] A TC foi usada para identificar uma bolha pulmonar em um relato recente.[88]

*Referências 14, 30, 78, 82, 92, 96.

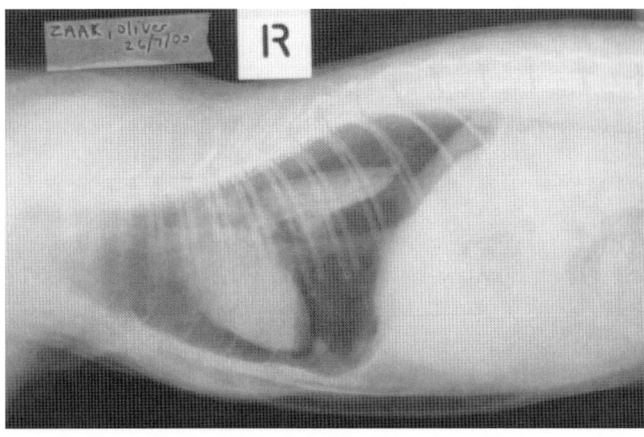

Figura 30.44 Radiografia lateral direita de gato com pneumotórax. Este gato caiu sobre uma faca de cozinha que era mantida na posição vertical em um escorredor de louça. Observar a largura bastante aumentada do espaço pleural repleto de ar. Como o pulmão está com tamanho diminuído e com menor conteúdo de ar, mostra-se radiopaco em comparação com o espaço pleural circunvizinho repleto de ar. Pode ser observado ventralmente enfisema subcutâneo.

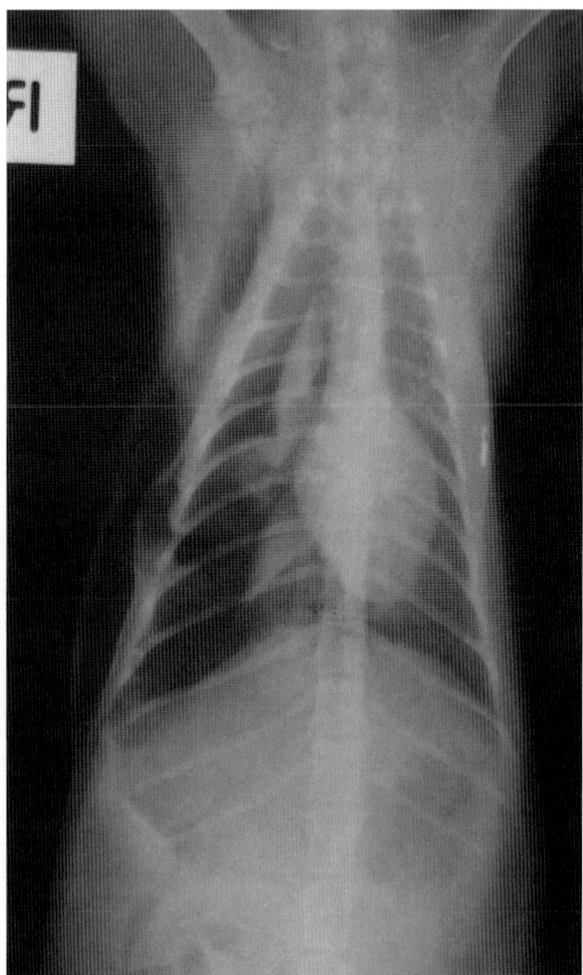

Figura 30.45 Incidência dorsoventral do mesmo gato da Figura 30.44. O enfisema da parede torácica encontra-se na posição em que a faca penetrou a cavidade torácica. Um enfisema subcutâneo circunda essa posição.

Tratamento

O tratamento de pneumotórax varia muito dependendo da gravidade, da etiologia e da classe do pneumotórax. Em todos os casos, grandes volumes de ar pleural deverão ser drenados por meio de toracocentese empregando-se um registro de três vias (ver Boxe 30.6). Subsequentemente, muitos casos com pneumotórax fechado simples podem ser tratados de modo bem-sucedido com repouso na jaula. O extravasamento de ar, em geral, acaba por si só no intervalo de horas, e o ar pleural residual é reabsorvido ao longo de alguns dias.[64] A oxigenoterapia (ver Boxe 30.5) mantém um gradiente de pressão de gás dissolvido entre vasos pulmonares e a cavidade pleural e pode ajudar na reabsorção do ar pleural.

No caso de pneumotórax aberto, há necessidade de correção cirúrgica; as feridas abertas devem ser cobertas imediatamente com qualquer material disponível. Convém a ventilação com pressão positiva intermitente ao longo da anestesia até que a ferida esteja reparada e o ar, eliminado.

O agravamento da dispneia, associado ao reacúmulo de ar pleural, em gatos com pneumotórax fechado (nenhuma lesão penetrante evidente) sugere pneumotórax por tensão. Tubos de toracostomia (ver Boxe 30.7) com frequência não estão indicados em gatos, porém podem ser necessários em alguns casos a fim de facilitar a drenagem. Além disso, os sistemas de sucção fechados podem estar indicados para a drenagem contínua de ar. As unidades de drenagem torácica à prova de água exigem monitoramento contínuo, pois uma falha no sistema pode resultar em angústia respiratória aguda ou morte.[59] Nos casos graves de reacúmulo maciço de ar, é necessária a toracocotomia cirúrgica para identificar e corrigir a etiologia subjacente.

Hérnia diafragmática

Hérnia diafragmática refere-se à entrada de conteúdos abdominais dentro da cavidade torácica causada por um defeito do diafragma. Já *hérnia peritoniopericárdica (HPPD)* refere-se à entrada de conteúdos abdominais na bolsa pericárdica devido a uma comunicação congênita a partir do abdome;[36] a HPPD é a abordada no Capítulo 20. As hérnias pleuroperitoneais mais comumente encontradas são predominantemente decorrentes de traumatismo. Acidentes com veículos automotivos são as causas mais comuns de traumatismo nesses casos.[44,89,104,135,136] Convém observar que o traumatismo decorrente de queda de grande altura não costuma resultar em herniação diafragmática.[126,134] A pressão abdominal ao impacto é dissipada cranialmente, levando o diafragma a lacerar, com a localização e o tamanho da laceração dependendo da posição do animal no momento do impacto.[36] Casos esporádicos de hérnia diafragmática congênita foram descritos, incluindo a denominada "herniação verdadeira," em que a serosa permanece íntegra.[18,46,65,127]

Sinais clínicos

A gravidade dos sinais clínicos varia bastante, dependendo do tamanho da laceração e do órgão que sofreu a herniação. Sinais respiratórios, como dispneia ou taquipneia, são frequentes, mas nem sempre estão presentes. A ausência de sinais respiratórios pode resultar na não identificação do diagnóstico; em um estudo, 50 dentre 116 casos de hérnia diafragmática (de gatos e cães) não foram diagnosticados em 30 dias,[135] e, em alguns gatos, o distúrbio pode permanecer não identificado durante anos. Bulhas cardíacas ou sons pulmonares abafados são um achado clínico comum; alguns gatos se recusam a deitar em determinadas posições por causa da dispneia resultante. O abdome pode ter um aspecto vazio ou "dobrado". Pode haver também sinais gastrintestinais, como dilatação gástrica.* Como a causa mais comum é traumatismo, existem com frequência outras lesões; os índices de mortalidade mostram-se mais relacionados com lesões concomitantes do que com o grau de lesão diafragmática ou de cronicidade.[104]

Diagnóstico

A radiografia é o meio mais confiável de diagnóstico. Os sinais radiográficos típicos são perda da continuidade do contorno diafragmático e órgãos abdominais prontamente identificáveis no interior do tórax, como alças de intestino repletas de gás (Figura 30.46).[43,118,135] Em casos mais sutis, a densidade de partes moles pode ser identificada no tórax caudal (Figuras 30.47 e 30.48).[18,133] O derrame pleural ocorre em 20 a 25% dos casos (ver Figura 30.47).[43,118,135] A ultrassonografia pode ser empregada para confirmar o diagnóstico se houver dúvida quanto aos achados radiográficos. Um estudo diagnosticou corretamente hérnia diafragmática por meio de ultrassonografia em 20 dentre 21 gatos (95%), com o único resultado falso-negativo ocorrendo devido a aderências que simulavam o aspecto de diafragma íntegro.[115]

Tratamento

É preciso que a herniação diafragmática seja reparada cirurgicamente (Figura 30.49). No entanto, em muitos casos a cirurgia deverá ser postergada até outras consequências de traumatismo, como choque, terem sido estabilizadas. A dilatação gástrica requer atenção cirúrgica imediata.[36] Convém fornecer ventilação com pressão positiva intermitente ao longo de toda a anestesia, e o ar residual deverá ser

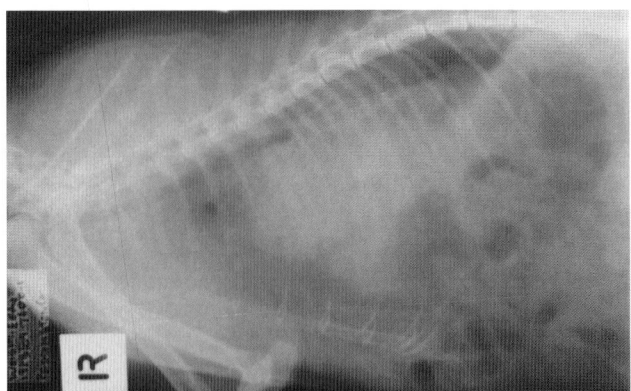

Figura 30.46 Radiografia lateral direita mostrando hérnia diafragmática grave. Assim como os conteúdos abdominais evidentemente no interior da cavidade torácica resultando em elevação dorsal do coração, há perda de continuidade do diafragma e derrame pleural.

*Referências 43, 64, 89, 104, 135, 136.

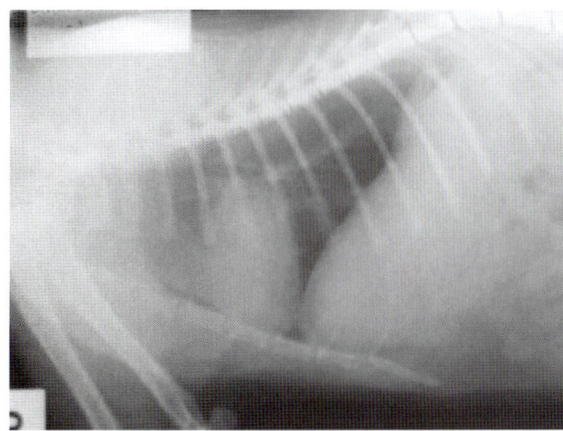

Figura 30.47 Radiografia lateral direita mostrando hérnia diafragmática mais sutil que a imagem anterior. A herniação assemelha-se a massa ventralmente e imediatamente caudal ao coração. Também há derrame pleural.

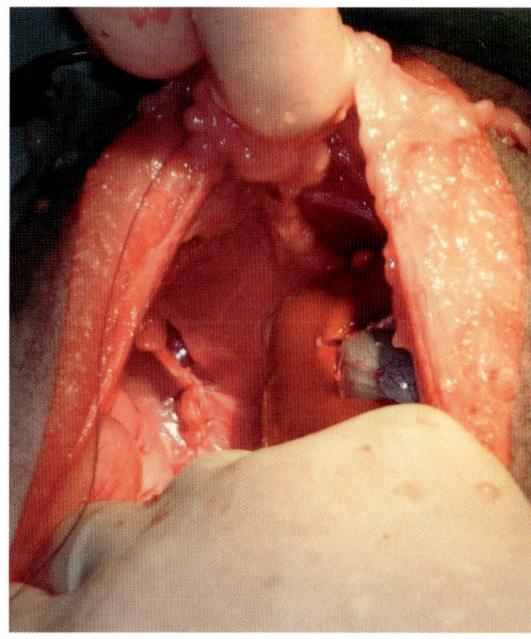

Figura 30.49 Aspecto macroscópico de hérnia diafragmática durante laparotomia para reparo.

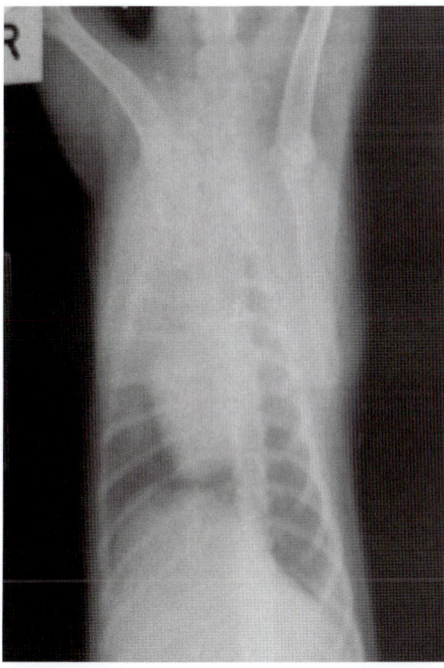

Figura 30.48 Incidência ventrodorsal do mesmo gato da Figura 30.47. A descontinuidade do diafragma é evidente à *esquerda* da imagem (direita do gato).

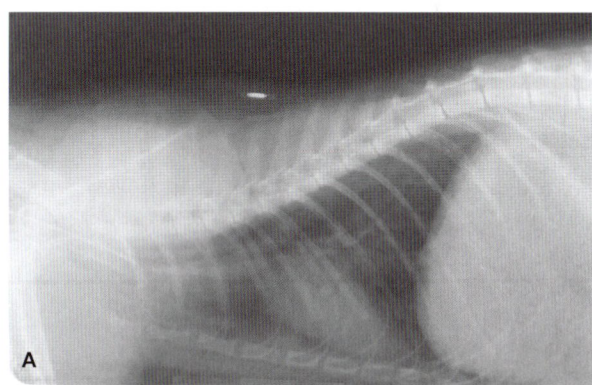

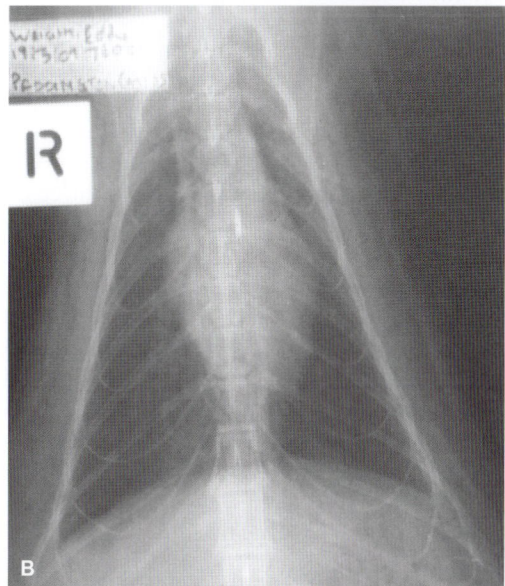

eliminado do tórax quando o reparo cirúrgico estiver completo. O clínico precisa estar ciente da possibilidade de pneumotórax pós-cirúrgico, que pode, em geral, ser tratado por meio de toracocentese. Na maioria dos casos, as hérnias podem ser reparadas por fechamento primário, porém, em alguns casos crônicos ou congênitos, a anomalia talvez seja grande demais. Em um caso assim, foi utilizado um enxerto comercial de submucosa de intestino delgado.[3] Estudos recentes relatam prognóstico excelente. Em um estudo, 28 dentre 34 gatos (82%) sobreviveram, com as lesões concomitantes sendo identificadas como o fator contributivo mais comum para a não sobrevivência;[104] outro estudo relatou sobrevida em 16 dentre 16 (100%) dos casos crônicos com duração da herniação superior a 2 semanas[89] (Figura 30.50).

Figura 30.50 Radiografias pós-cirúrgicas (incidências lateral direita [**A**] e ventrodorsal [**B**]) do gato mostrado na Figura 30.43, o que demonstra continuidade do diafragma. Existe uma pequena quantidade de derrame pleural residual.

Doença da parede torácica

A doença da parede torácica não é comum em gatos, e muitos casos não produzem sinais clínicos. É importante ter ciência desses distúrbios para a realização completa dos diagnósticos diferenciais de distúrbios torácicos e para descartar alteração sem consequências.

Traumatismo

Traumatismo é a anormalidade mais comum da parede torácica. Ele, contudo, pode resultar em fraturas da costela, mas essas fraturas ocorrem quase sempre associadas a outras lesões, como contusões pulmonares, pneumotórax e hemotórax.[1] Enfisema subcutâneo também pode resultar de traumatismo, porém, em geral, é de pouca importância por si só, não costumando exigir tratamento específico desde que a causa subjacente seja abordada.[36] As fraturas de costela também raramente contribuem para a morbidade por si própria. Em um estudo, 11 dentre 17 (65%) dos gatos com fraturas traumáticas de costelas sobreviveram, com todos os óbitos (incluindo eutanásia) atribuíveis a lesões concomitantes.[1] Da mesma maneira, a lesão da parede torácica causada por traumatismo penetrante raramente é, por si só, produtora de consequências importantes. No entanto, estas podem ser a única indicação para outras consequências, como traumatismo de partes moles torácicas ou de pneumotórax.[36] Os eventos devem ser tratados caso a caso, abordando os princípios de tratamento de ferida básicos e considerando a fisiologia da cavidade torácica – basicamente que a pressão intratorácica é inferior à pressão atmosférica.

Fraturas não traumáticas de costelas

Em um estudo recente, aproximadamente 50% dos casos de fraturas de costelas identificados (16 de 33, ou 48%) não tinham traumatismo associado. Fraturas patológicas associadas a neoplasia foram uma causa identificada. Contudo, em muitos casos (11 de 16, ou 69%), as fraturas estavam associadas a distúrbios respiratórios crônicos, como doenças brônquicas, derrame pleural e distúrbios de TRS. Os autores postulam que essas fraturas são fraturas por estresse associadas a estresse mecânico repetitivo e microtraumatismo crônico provocados por movimentos respiratórios aumentados ou mais forçados. Em nenhum caso as fraturas de costela mostraram especificamente afetar o curso clínico de qualquer gato, mas a identificação dessas fraturas sem traumatismo deve chamar a atenção para determinar a causa subjacente ou promover uma medida adicional da gravidade da doença subjacente conhecida.[1]

Peito escavado

O peito escavado tem sido relatado esporadicamente em gatos.* É um distúrbio congênito resultando em desvio dorsal da parte caudal do esterno ou em achatamento dorsoventral de todo o tórax que, acredita-se, esteja associado ao encurtamento do tendão central do diafragma (ver Figura 41.8). Muitos gatos demonstram sinais respiratórios, porém a anormalidade é identificada visualmente ou por palpação pelo proprietário. Quando os sinais respiratórios de fato ocorrem, estão presentes ao nascimento ou logo após. Tais sinais podem ser redução da tolerância a exercícios físicos, dispneia, infecções respiratórias recorrentes e cianose. Além disso, sinais gastrintestinais, como vômito, podem ocorrer. Em geral, o diagnóstico é feito pela identificação visual e é confirmado radiograficamente. As técnicas de correção cirúrgica empregando talas externas temporárias[35,80,112,137] ou estabilização interna[22,99,106] foram descritas como bem-sucedidas. O leitor é encaminhado a essas fontes para detalhes sobre tais técnicas.

Neoplasia

A neoplasia acometendo costelas de gatos é rara. Casos clínicos ocasionais de tumores de plasmócitos ou de mieloma múltiplo resultaram em fraturas de costelas[1] ou em osteólise de costelas.[131] Uma série de casos de condrossarcoma menciona apenas 2 dentre 67 (3%) dos casos envolvendo as costelas.[29] Ocorrências raras como essa devem ser tratadas caso a caso, empregando-se princípios gerais de oncologia. Não podem ser feitas recomendações gerais.

Referências bibliográficas

1. Adams C, Streeter EM, King R et al: Retrospective study: cause and clinical characteristics of rib fractures in cats: 33 cases (2000-2009), *J Vet Emerg Crit Care* 20:436, 2010.
2. Allman DA, Radlinsky MG, Ralph AG et al: Thoracoscopic thoracic duct ligation and thoracoscopic pericardectomy for treatment of chylothorax in dogs, *Vet Surg* 39:21, 2010.
3. Andreoni AA, Voss K: Reconstruction of a large diaphragmatic defect in a kitten using small intestinal submucosa (SIS), *J Feline Med Surg* 11:1019, 2009.
4. Asano T, Tsukamoto A, Ohno K et al: Membranoproliferative glomerulonephritis in a young cat, *J Vet Med Sci* 70:1373, 2008.
5. Ballegeer EA, Forrest LJ, Stepien RL: Radiographic appearance of bronchoalveolar carcinoma in nine cats, *Vet Radiol Ultrasound* 43:267, 2002.
6. Barr F, Gruffydd-Jones TJ, Brown PJ et al: Primary lung tumours in the cat, *J Small Anim Pract* 28:1115, 1987.
7. Barrs VR, Allan GS, Martin P et al: Feline pyothorax: a retrospective study of 27 cases in Australia, *J Feline Med Surg* 7:211, 2005.
8. Barrs VR, Beatty JA: Feline pyothorax: new insights into an old problem. Part 1: Aetiopathogenesis and diagnostic investigation, *Vet J* 179:163, 2009.
9. Barrs VR, Beatty JA: Feline pyothorax: new insights into an old problem. Part 2: Treatment recommendations and prophylaxis, *Vet J* 179:171, 2009.
10. Barrs VR, Swinney GR, Martin P et al: Concurrent *Aelurostrongylus abstrusus* infection and salmonellosis in a kitten, *Aust Vet J* 77:229, 1999.
11. Beatty J, Barrs V: Pleural effusion in the cat: a practical approach to determining aetiology, *J Feline Med Surg* 12:693, 2010.
12. Birchard SJ, Ware WA, Fossum TW et al: Chylothorax associated with congestive cardiomyopathy in a cat, *J Am Vet Med Assoc* 189:1462, 1986.
13. Brooks AC, Hardie R: Use of the subcutaneous pleuralport device for management of chronic pleural effusions in the dog and cat [abstract], *Vet Surg* 38:E27, 2009.
14. Brown DC, Holt D: Subcutaneous emphysema, pneumothorax, pneumomediastinum, and pneumopericardium associated with positive-pressure ventilation in a cat, *J Am Vet Med Assoc* 206:997, 1995.

*Referências 22, 35, 51, 63, 80, 99, 106, 109, 112, 137.

15. Bussadori R, Provera A, Martano M et al: Pleural omentalisation with en bloc ligation of the thoracic duct and pericardiectomy for idiopathic chylothorax in nine dogs and four cats, *Vet J* 188:234-236, 2011.

16. Cahalane AK, Flanders JA, Steffey MA et al: Use of vascular access ports with intrathoracic drains for treatment of pleural effusion in three dogs, *J Am Vet Med Assoc* 230:527, 2007.

17. Cariou MP, Lipscomb VJ: Successful surgical management of a perforating oesophageal foreign body in a cat, *J Feline Med Surg* 13:50, 2011.

18. Cariou MPL, Shihab N, Kenny P et al: Surgical management of an incidentally diagnosed true pleuroperitoneal hernia in a cat, *J Feline Med Surg* 11:873, 2009.

19. Carpenter JL, Holzworth J: Thymoma in 11 cats, *J Am Vet Med Assoc* 181:248, 1982.

20. Cooper ES, Syring RS, King LG: Pneumothorax in cats with a clinical diagnosis of feline asthma: 5 cases (1990-2000), *J Vet Emerg Crit Care* 13:95, 2003.

21. Creighton SR, Wilkins RJ: Thoracic effusions in the cat. Etiology and diagnostic features, *J Am Anim Hosp Assoc* 11:66, 1975.

22. Crigel M: Pectus excavatum surgically repaired using sternum realignment and splint techniques in a young cat, *J Small Anim Pract* 46:352, 2005.

23. Davies C, Forrester SD: Pleural effusion in cats: 82 cases (1987 to 1995), *J Small Anim Pract* 37:217, 1996.

24. Day MJ: Review of thymic pathology in 30 cats and 36 dogs, *J Small Anim Pract* 38:393, 1997.

25. Demetriou JL, Foale RD, Ladlow J et al: Canine and feline pyothorax: a retrospective study of 50 cases in the UK and Ireland, *J Small Anim Pract* 43:388, 2002.

26. Donahoe JM: Experimental infection of cats with *Dirofilaria immitis*, *J Parasitol* 61:599, 1975.

27. Donahoe JM, Kneller SK, Thompson PE: Chylothorax subsequent to infection of cats with Dirofilaria immitis, *J Am Vet Med Assoc* 164:1107, 1974.

28. Duncan NM: Chylothorax in a kitten, *J S Afr Vet Assoc* 62:75, 1991.

29. Durham AC, Popovitch CA, Goldschmidt MH: Feline chondrosarcoma: a retrospective study of 67 cats (1987-2005), *J Am Anim Hosp Assoc* 44:124, 2008.

30. Evans AT: Anesthesia case of the month. Pneumothorax, pneumomediastinum and subcutaneous emphysema in a cat due to barotrauma after equipment failure during anesthesia, *J Am Vet Med Assoc* 212:30, 1998.

31. Ferasin L, vande Stadt M, Rudorf H et al: Syncope associated with paroxysmal atrioventricular block and ventricular standstill in a cat, *J Small Anim Pract* 43:124, 2002.

32. Forrest LJ, Graybush CA: Radiographic patterns of pulmonary metastasis in 25 cats, *Vet Radiol Ultrasound* 39:4, 1998.

33. Forrester SD, Fossum TW, Rogers KS: Diagnosis and treatment of chylothorax associated with lymphoblastic lymphosarcoma in four cats, *J Am Vet Med Assoc* 198:291, 1991.

34. Forster-Van Hijfte MA, Curtis CF, White RN: Resolution of exfoliative dermatitis and Malassezia pachydermatis overgrowth in a cat after surgical thymoma resection, *J Small Anim Pract* 38:451, 1997.

35. Fossum T, Boudrieau R, Hobson H: Pectus excavatum in eight dogs and six cats, *J Am Anim Hosp Assoc*, 1989.

36. Fossum TW: Pleural and extrapleural diseases. In Ettinger SJ, Feldman EC, editors: *Textbook of veterinary internal medicine*, Philadelphia, 2000, Saunders, p 1098.

37. Fossum TW: Chylothorax. In August JR, editor: *Consultations in feline internal medicine*, ed 5, St Louis, 2006, Elsevier Saunders, p 369.

38. Fossum TW, Evering WN, Miller MW et al: Severe bilateral fibrosing pleuritis associated with chronic chylothorax in five cats and two dogs, *J Am Vet Med Assoc* 201:317, 1992.

39. Fossum TW, Forrester SD, Swenson CL et al: Chylothorax in cats: 37 cases (1969-1989), *J Am Vet Med Assoc* 198:672, 1991.

40. Fossum TW, Mertens MM, Miller MW et al: Thoracic duct ligation and pericardiectomy for treatment of idiopathic chylothorax, *J Vet Intern Med* 18:307, 2004.

41. Fossum TW, Miller MW, Rogers KS et al: Chylothorax associated with right-sided heart failure in five cats, *J Am Vet Med Assoc* 204:84, 1994.

42. Fossum TW, Relford RL: Pleural effusion: physical, biochemical, and cytologic characteristics. In August JR, editor: *Consultations in feline internal medicine 2*, Philadelphia, 1994, Saunders, p 287.

43. Garson HL, Dodman NH, Baker GJ: Diaphragmatic hernia. Analysis of fifty-six cases in dogs and cats, *J Small Anim Pract* 21:469, 1980.

44. Gibson TWG, Brisson BA, Sears W: Perioperative survival rates after surgery for diaphragmatic hernia in dogs and cats: 92 cases (1990-2002), *J Am Vet Med Assoc* 227:105, 2005.

45. Glaus TM, Jacobs GJ, Rawlings CA et al: Surgical removal of heartworms from a cat with caval syndrome, *J Am Vet Med Assoc* 206:663, 1995.

46. Gombacˇ M, Vrecl M, Svara T: Congenital diaphragmatic eventration in two closely related British Shorthair cats, *J Feline Med Surg* 13:276-279, 2011.

47. Gores BR, Berg J, Carpenter JL et al: Surgical treatment of thymoma in cats: 12 cases (1987-1992), *J Am Vet Med Assoc* 204:1782, 1994.

48. Gottfried SD, Popovitch CA, Goldschmidt MH et al: Metastatic digital carcinoma in the cat: a retrospective study of 36 cats (1992-1998), *J Am Anim Hosp Assoc* 36:501, 2000.

49. Gould L: The medical management of idiopathic chylothorax in a domestic long-haired cat, *Can Vet J* 45:51, 2004.

50. Graber ER: Diagnosis and treatment of ruptured thoracic duct in the cat, *J Am Vet Med Assoc* 146:242, 1965.

51. Grenn H, Lindo D: Case report. Pectus excavatum (funnel chest) in a feline, *Can Vet J* 9:279, 1968.

52. Gruffydd–Jones TJ, Flecknell PA: The prognosis and treatment related to the gross appearance and laboratory characteristics of pathological thoracic fluids in the cat, *J Small Anim Pract* 19:315, 1978.

53. Gryminski J, Krakówka P, Lypacewicz G: The diagnosis of pleural effusion by ultrasonic and radiologic techniques, *Chest* 70:33, 1976.

54. Guyton AC, Hall JE: Pulmonary ventilation. In Hall JE, editor: *Textbook of medical physiology*, ed 11, Philadelphia, 2006, Elsevier Saunders, p 471.

55. Guyton AC, Hall JE: Transport of oxygen and carbon dioxide in blood and tissue fluids. In Hall JE, editor: *Textbook of medical physiology*, ed 11, Philadelphia, 2006, Elsevier Saunders, p 502.

56. Hahn KA, McEntee MF: Prognosis factors for survival in cats after removal of a primary lung tumor: 21 cases (1979-1994), *Vet Surg* 27:307, 1998.

57. Hartmann K: Feline infectious peritonitis, *Vet Clin North Am Small Anim Pract* 35:39, 2005.

58. Hartmann K, Binder C, Hirschberger J et al: Comparison of different tests to diagnose feline infectious peritonitis, *J Vet Intern Med* 17:781, 2003.

59. Hawkins EC, Fossum TW: Medical and surgical management of pleural effusion. In Bonagura JD, editor: *Kirk's current veterinary therapy XIII small animal practice*, Philadelphia, 2000, Saunders, p 819.

60. Hayes G: Chylothorax and fibrosing pleuritis secondary to thyrotoxic cardiomyopathy, *J Small Anim Pract* 46:203, 2005.

61. Hinrichs U, Puhl S, Rutteman GR et al: Lymphangiosarcomas in cats: a retrospective study of 12 cases, *Vet Pathol* 36:164, 1999.

62. Hirschberger J, DeNicola DB, Hermanns W et al: Sensitivity and specificity of cytologic evaluation in the diagnosis of neoplasia in body fluids from dogs and cats, *Vet Clin Pathol* 28:142, 1999.

63. Johnston S, Moon M, Atkinson R et al: Pectus excavatum and left to right intracardiac shunt in a kitten, *J Small Anim Pract* 34:577, 1993.

64. Kagan KG: Thoracic trauma, *Vet Clin North Am Small Anim Pract* 10:641, 1980.

65. Keep JM: Congenital diaphragmatic hernia in a cat, *Aust Vet J* 26:193, 1950.

66. Kerpsack SJ, McLoughlin MA, Birchard SJ et al: Evaluation of mesenteric lymphangiography and thoracic duct ligation in cats with chylothorax: 19 cases (1987-1992), *J Am Vet Med Assoc* 205:711, 1994.

67. Kerpsack SJ, McLoughlin MA, Graves TK et al: Chylothorax associated with lung lobe torsion and a peritoneopericardial diaphragmatic hernia in a cat, *J Am Anim Hosp Assoc* 30:351, 1994.

68. Kittleson MD: Pathophysiology of heart failure. In Kittleson MD, Kienle RD, editors: *Small animal cardiovascular medicine*, St Louis, 1998, Mosby, p 136.

69. Kopko SH: The use of rutin in a cat with idiopathic chylothorax, *Can Vet J* 46:729, 2005.

70. Kovak JR, Ludwig LL, Bergman PJ et al: Use of thoracoscopy to determine the etiology of pleural effusion in dogs and cats: 18 cases (1998-2001), *J Am Vet Med Assoc* 221:990, 2002.

71. Kramek BA, Caywood DD: Pneumothorax, *Vet Clin North Am Small Anim Pract* 17:285, 1987.

72. Larson MM: Ultrasound of the thorax (noncardiac), *Vet Clin North Am Small Anim Pract* 39:733, 2009.

73. Lord PF, Suter PF, Chan KF et al: Pleural, extrapleural and pulmonary lesions in small animals: a radiographic approach to differential diagnosis, *Vet Radiol* 13:4, 1972.

74. Love DN, Jones RF, Bailey M et al: Isolation and characterisation of bacteria from pyothorax (empyaemia) in cats, *Vet Microbiol* 7:455, 1982.

75. Malik R, Gabor L, Hunt GB et al: Benign cranial mediastinal lesions in three cats, *Aust Vet J* 75:183, 1997.

76. Malik R, Gabor LJ, Foster SF et al: Therapy for Australian cats with lymphosarcoma, *Aust Vet J* 79:808, 2001.

77. Mandell DC: Respiratory distress in cats. In Lesley GK, editor: *Textbook of respiratory disease in dogs and cats*, St Louis, 2004, Saunders, p 12.

78. Manning MM, Brunson DB: Barotrauma in a cat, *J Am Vet Med Assoc* 205:62, 1994.

79. Maritato KC, Colon JA, Kergosien DH: Pneumothorax, *Compend Contin Educ Vet* 31:232, 2009.

80. McAnulty J, Harvey C: Repair of pectus excavatum by percutaneous suturing and temporary external coaptation in a kitten, *J Am Vet Med Assoc* 194:1065, 1989.

81. McLane MJ, Buote NJ: Lung lobe torsion associated with chylothorax in a cat, *J Feline Med Surg* 13:135, 2011.

82. McMurphy RM, Hodgson DS, Cribb PH: Modification of a non-rebreathing circuit adapter to prevent barotrauma in anesthetized patients, *Vet Surg* 24:352, 1995.

83. Meadows RL, MacWilliams PS, Dzata G et al: Chylothorax associated with cryptococcal mediastinal granuloma in a cat, *Vet Clin Pathol* 22:109, 1993.

84. Mehlhaff CJ, Mooney S: Primary pulmonary neoplasia in the dog and cat, *Vet Clin North Am Small Anim Pract* 15:1061, 1985.

85. Meincke JE, Hobbie WV, Jr., Barto LR: Traumatic chylothorax with associated diaphragmatic hernias in the cat, *J Am Vet Med Assoc* 155:15, 1969.

86. Miles KG: A review of primary lung tumors in the dog and cat, *Vet Radiol* 29:122, 1988.

87. Miller BH, Roudebush P, Ward HG: Pleural effusion as a sequela to aelurostrongylosis in a cat, *J Am Vet Med Assoc* 185:556, 1984.

88. Milne ME, McCowan C, Landon BP: Spontaneous feline pneumothorax caused by ruptured pulmonary bullae associated with possible bronchopulmonary dysplasia, *J Am Anim Hosp Assoc* 46:138, 2010.

89. Minihan AC, Berg J, Evans KL: Chronic diaphragmatic hernia in 34 dogs and 16 cats, *J Am Anim Hosp Assoc* 40:51, 2004.

90. Miserocchi G: Physiology and pathophysiology of pleural fluid turnover, *Eur Respir J* 10:219, 1997.

91. Miserocchi G, Agostoni E: Contents of the pleural space, *J Appl Physiol* 30:208, 1971.

92. Mitchell SL, McCarthy R, Rudloff E et al: Tracheal rupture associated with intubation in cats: 20 cases (1996-1998), *J Am Vet Med Assoc* 216:1592, 2000.

93. Myer W: Pneumothorax: a radiography review, *Vet Radiol* 19:12, 1978.

94. Myer W: Radiography review: pleural effusion, *Vet Radiol* 19:75, 1978.

95. Pawloski DR, Broaddus KD: Pneumothorax: a review, *J Am Anim Hosp Assoc* 46:385, 2010.

96. Pawloski DR, Brunker JD, Singh K et al: Pulmonary *Paecilomyces lilacinus* infection in a cat, *J Am Anim Hosp Assoc* 46:197, 2010.

97. Prittie J, Barton L: Hemothorax and sanguineous effusions. In Lesley GK, editor: *Textbook of respiratory disease in dogs and cats*, St Louis, 2004, Saunders, p 610.

98. Rishniw M, Weidman J, Hornof WJ: Hydrothorax secondary to a perinephric pseudocyst in a cat, *Vet Radiol Ultrasound* 39:193, 1998.

99. Risselada M, De Rooster H, Liuti T et al: Use of internal splinting to realign a noncompliant sternum in a cat with pectus excavatum, *J Am Vet Med Assoc* 228:1047, 2006.

100. Rottenberg S, von Tscharner C, Roosje PJ: Thymoma-associated exfoliative dermatitis in cats, *Vet Pathol* 41:429, 2004.

101. Saunders HM, Keith D: Thoracic imaging. In Lesley GK, editor: *Textbook of respiratory disease in dogs and cats*, St Louis, 2004, Saunders, p 72.

102. Saunders HM, VanWinkle TJ, Drobatz K et al: Ultrasonographic findings in cats with clinical, gross pathologic, and histologic evidence of acute pancreatic necrosis: 20 cases (1994-2001), *J Am Vet Med Assoc* 221:1724, 2002.

103. Sauvé V: Thoracocentesis. In Lesley GK, editor: *Textbook of respiratory disease in dogs and cats*, St Louis, 2004, Saunders, p 137.

104. Schmiedt CW, Tobias KM, Stevenson MAM: Traumatic diaphragmatic hernia in cats: 34 cases (1991-2001), *J Am Vet Med Assoc* 222:1237, 2003.

105. Sherding RG: Diseases of the pleural cavity. In Sherding RG, editor: *The cat: diseases and clinical management*, New York, 1994, Churchill Livingstone, p 1053.

106. Shires P, Waldron D, Payne J: Pectus excavatum in three kittens, *J Am Anim Hosp Assoc* 24:203, 1988.

107. Singh A, Boston SE, Poma R: Thymoma-associated exfoliative dermatitis with postthymectomy myasthenia gravis in a cat, *Can Vet J* 51:757, 2010.

108. Small MT, Atkins CE, Gordon SG et al: Use of a nitinol gooseneck snare catheter for removal of adult Dirofilaria immitis in two cats, *J Am Vet Med Assoc* 233:1441, 2008.

109. Smallwood J, Beaver B: Congenital chondrosternal depression (pectus excavatum) in the cat, *Vet Radiol Ultrasound* 18:141, 1977.

110. Smith JW, Scott-Moncrieff JC, Rivers BJ: Pneumothorax secondary to *Dirofilaria immitis* infection in two cats, *J Am Vet Med Assoc* 213:91, 1998.

111. Smits B, Reid MM: Feline paraneoplastic syndrome associated with thymoma, *N Z Vet J* 51:244, 2003.

112. Soderstrom MJ, Gilson SD, Gulbas N: Fatal reexpansion pulmonary edema in a kitten following surgical correction of pectus excavatum, *J Am Anim Hosp Assoc* 31:133, 1995.

113. Spadavecchia C, Jaggy A: Thymectomy in a cat with myasthenia gravis: a case report focusing on perianaesthetic management, *Schweiz Arch Tierheilkd* 150:515, 2008.

114. Sparkes A, Gruffydd-Jones T, Harbour D: Feline infectious peritonitis: a review of clinicopathological changes in 65 cases, and a critical assessment of their diagnostic value, *Vet Rec* 129:209, 1991.

115. Spattini G, Rossi F, Vignoli M et al: Use of ultrasound to diagnose diaphragmatic rupture in dogs and cats, *Vet Radiol Ultrasound* 44:226, 2003.

116. Stegemann MR, Passmore CA, Sherington J et al: Antimicrobial activity and spectrum of cefovecin, a new extended-spectrum cephalosporin, against pathogens collected from dogs and cats in Europe and North America, *Antimicrob Agents Chemother* 50:2286, 2006.

117. Störk CK, Hamaide AJ, Schwedes C et al: Hemiurothorax following diaphragmatic hernia and kidney prolapse in a cat, *J Feline Med Surg* 5:91, 2003.

118. Sullivan M, Lee R: Radiological features of 80 cases of diaphragmatic rupture, *J Small Anim Pract* 30:561, 1989.

119. Teske E, van Straten G, van Noort R et al: Chemotherapy with cyclophosphamide, vincristine, and prednisolone (cop) in cats with malignant lymphoma: new results with an old protocol, *J Vet Intern Med* 16:179, 2002.

120. Theilen GH, Madewell BR: Tumours of the respiratory tract and thorax. In Theilen GH, Madewell BR, editors: *Veterinary cancer medicine*, ed 1, Philadelphia, 1979, Lea & Febiger, p 341.

121. Thompson MS, Cohn LA, Jordan RC: Use of rutin for medical management of idiopathic chylothorax in four cats, *J Am Vet Med Assoc* 215:345, 1999.

122. Trumpa M, Stephan I, Baumgartner W et al: [Case report. Restrictive cardiomyopathy with chylothorax in a cat: the pathogenesis], *Dtsch Tierarztl Wochenschr* 111:438, 2004.

123. Turek MM: Cutaneous paraneoplastic syndromes in dogs and cats: a review of the literature, *Vet Dermatol* 14:279, 2003.

124. Vail DM, Moore AS, Ogilvie GK et al: Feline lymphoma (145 cases): proliferation indices, cluster of differentiation 3 immunoreactivity, and their association with prognosis in 90 cats, *J Vet Intern Med* 12:349, 1998.

125. Vilafranca M, Font A: Thymolipoma in a cat, *J Feline Med Surg* 7:125, 2005.

126. Vnuk D, Pirkic B, Maticic D et al: Feline high-rise syndrome: 119 cases (1998-2001), *J Feline Med Surg* 6:305, 2004.

127. Voges AK, Bertrand S, Hill RC et al: True diaphragmatic hernia in a cat, *Vet Radiol Ultrasound* 38:116, 1997.

128. Waddell LS, Brady CA, Drobatz KJ: Risk factors, prognostic indicators, and outcome of pyothorax in cats: 80 cases (1986-1999), *J Am Vet Med Assoc* 221:819, 2002.

129. Waddle JR, Giger U: Lipoprotein electrophoresis differentiation of chylous and nonchylous pleural effusions in dogs and cats and its correlation with pleural effusion triglyceride concentration, *Vet Clin Path* 19:80, 1990.

130. Walker AL, Jang SS, Hirsh DC: Bacteria associated with pyothorax of dogs and cats: 98 cases (1989-1998), *J Am Vet Med Assoc* 216:359, 2000.

131. Webb J, Chary P, Northrup N et al: Erythrophagocytic multiple myeloma in a cat, *Vet Clin Path* 37:302, 2008.

132. White HL, Rozanski EA, Tidwell AS et al: Spontaneous pneumothorax in two cats with small airway disease, *J Am Vet Med Assoc* 222:1573, 2003.

133. White JD, Tisdall PLC, Norris JM et al: Diaphragmatic hernia in a cat mimicking a pulmonary mass, *J Feline Med Surg* 5:197, 2003.

134. Whitney WO, Mehlhaff CJ: High-rise syndrome in cats, *J Am Vet Med Assoc* 191:1399, 1987.

135. Wilson GP, 3rd, Newton CD, Burt JK: A review of 116 diaphragmatic hernias in dogs and cats, *J Am Vet Med Assoc* 159:1142, 1971.

136. Worth AJ, Machon R: Traumatic diaphragmatic herniation: pathophysiology and management, *Compend Contin Educ Pract Vet* 27:178, 2005.

137. Yoon HY, Mann F, Jeong S: Surgical correction of pectus excavatum in two cats, *J Vet Sci* 9:335, 2008.

138. Zambelli AB: Pneumomediastinum, pneumothorax and pneumoretroperitoneum following endoscopic retrieval of a tracheal foreign body from a cat, *J S Afr Vet Assoc* 77:45, 2006.

139. Zitz JC, Birchard SJ, Couto GC et al: Results of excision of thymoma in cats and dogs: 20 cases (1984-2005), *J Am Vet Med Assoc* 232:1186, 2008.

140. Zocchi L: Physiology and pathophysiology of pleural fluid turnover, *Eur Resp J* 20:1545, 2002.

141. Zoia A, Slater LA, Heller J et al: A new approach to pleural effusion in cats: markers for distinguishing transudates from exudates, *J Feline Med Surg* 11:847, 2009.

Toxicologia

Jill A. Richardson e Susan E. Little

De acordo com o antigo adágio, "a curiosidade matou o gato". Em geral, essa é apenas uma metáfora usada para descrever os efeitos deletérios de ser enxerido. Porém, em muitos casos, o ditado pode, de fato, ser verdadeiro. Uma das instâncias em que essa frase é verdadeira ocorre quando gatos são expostos a venenos. A exposição pode ocorrer por meio das vias oral, cutânea ou inalatória, embora a maioria das toxicoses felinas decorra de ingestão. Os gatos podem mastigar plantas venenosas, ingerir substâncias químicas respingadas em seu pelo ou deglutir venenos na comida ou na água. Às vezes, os gatos são expostos a venenos por meio de administração inadequada por parte de seus proprietários. Muitas dessas situações são potencialmente fatais sem o tratamento adequado e imediato.

Embora as toxicoses não sejam tão comuns como são em cães, ainda somam 10% de todas as chamadas a uma linha telefônica de auxílio para envenenamento de animais de companhia.[19] A maioria dos médicos-veterinários relata que as intoxicações por piretrina-permetrina e por vegetais são as toxicoses mais comuns encontradas em gatos.[17] Os gatos são deficientes na capacidade de metabolizar certos compostos, o que leva à fraca destoxificação e à excreção de muitas substâncias químicas e muitos fármacos. Os gatos são mais sensíveis a reações medicamentosas adversas do que a maioria dos animais de companhia por diversos motivos. Os gatos são deficientes na atividade de glicuronil transferase, uma enzima que conjuga muitas substâncias químicas. Além disso, o eritrócito felino é mais suscetível a lesão oxidativa que o de outras espécies. Isso resulta na formação de corpúsculo de Heinz e em metemoglobinemia.

De acordo com Paracelso, o pai da toxicologia, tudo é tóxico – a dose faz o veneno. Tal afirmação é especialmente verdadeira com relação a gatos. Embora existam milhares de venenos potenciais para gatos, aqueles de interesse especial são permetrina em aplicação tópica, membros dos gêneros de plantas *Lilium* e *Hemerocallis*, paracetamol e etilenoglicol (EG). Este capítulo concentra-se nessas substâncias tóxicas, e várias outras podem ser perigosas para gatos. O Boxe 31.1 traz uma relação de recursos *on-line* para informações sobre toxicologia.

Boxe 31.1 Recursos *on-line* para informações sobre toxicologia

American Association for the Prevention of Cruelty to Animals, Animal Poison Control Center: http://www.aspca.org/apcc
Pet Poison Helpline: http://www.petpoisonhelpline.com
American Board of Veterinary Toxicology: http://www.abvt.org
National Pesticide Information Center: http://npic.orst.edu
Environmental Protection Agency: http://ww.epa.gov
American Association of Poison Control Centers: http://www.aapcc.org

---

Pesticidas

Os gatos podem ser expostos a pesticidas pela ingestão acidental de produtos inadequadamente estocados ou por meio de envenenamento criminoso.

Iscas para caramujos e lesmas

O metaldeído é um polímero do acetaldeído e, com frequência, é usado como isca para caramujo e lesma. Existem produtos comerciais sob várias formas, como grânulos, *pellets* e líquidos, os quais são desenvolvidos para o uso em jardins e ao redor deles (Figura 31.1). A toxicose é mais comum em cães, que são mais propensos a ingerir isca em um jardim ou a partir de um frasco inadequadamente guardado. A dose letal mínima de metaldeído em gatos não é conhecida; entretanto, em cães, é de 100 mg/kg.[42] Ocorrem graves efeitos colaterais sob doses muito mais baixas. Embora o mecanismo de ação do metaldeído não seja conhecido, seus efeitos estão bem estabelecidos. Tanto o metaldeído quanto seu metabólito, o acetaldeído, distribui-se amplamente no corpo e atravessa a barreira hematencefálica.

Após a ingestão, os animais acometidos apresentam sinais de taquicardia, nervosismo, sensibilidade a luz e ruído, respiração ofegante, salivação, ataxia, hipertermia, tremores e convulsões.[42] Em cães, o início dos sinais clínicos, em geral, ocorre em 3 a 5 h da ingestão, mas pode ocorrer já aos 30 min. Os sinais clínicos podem perdurar até 5 dias, porém diminuem após 12 a 72 h mediante tratamento apropriado.[51] Com frequência, ocorre acidose metabólica na toxicidade, e, em alguns casos, pode ocorrer insuficiência hepática em 2 ou 3 dias após a exposição.[42]

O diagnóstico de toxicose por metaldeído tem por base o histórico de exposição e os sinais clínicos associados. Se necessário, o acetaldeído poderá ser pesquisado no soro e na urina. À necropsia, as lesões em geral são inespecíficas.

O tratamento inclui descontaminação precoce, cuidado de suporte e controle de convulsões. A êmese pode ser induzida em pacientes apropriados, ou o lavado gástrico poderá ser usado sob sedação ou anestesia. O carvão ativado poderá ajudar a inibir a absorção de metaldeído. O metocarbamol tem sido usado com sucesso para controlar tremores e convulsões provocados por toxicose por

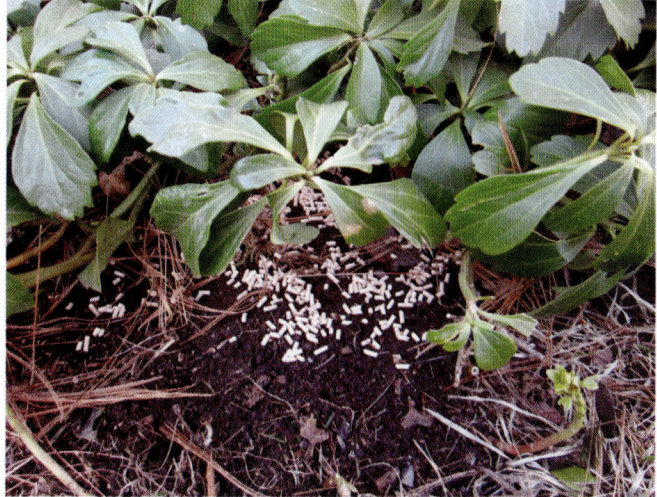

Figura 31.1 Costuma-se colocar a isca para caramujos e lesmas em forma de *pellets* sob a folhagem de plantas em jardins, seja dispersa, seja em pequenas armadilhas. As iscas não tóxicas para caramujos e lesmas, contendo fosfato férrico, são facilmente encontradas.

metaldeído em cães (Tabela 31.1).[42] Outras opções para o controle de convulsões são diazepam, barbitúricos e anestesia inalatória. Os animais acometidos deverão ser monitorados quanto a acidose metabólica e hipertermia. Indica-se a fluidoterapia intravenosa para combater hipertermia e desidratação. A acidose metabólica pode ser tratada com bicarbonato, se necessário. Um ambiente aquecido e tranquilo, confortável, ajuda a diminuir a ansiedade e o nervosismo. O tratamento deverá ser mantido até os sinais clínicos serem resolvidos, o que pode levar alguns dias.

Iscas para moscas

O metomil é um inseticida do tipo carbamato extremamente tóxico, encontrado em determinadas iscas para moscas. O mecanismo de ação dos carbamatos ocorre por meio da inibição tanto de acetilcolinesterases quanto de pseudocolinesterases.[3] Quase imediatamente após a ingestão, ocorrem convulsões e edema pulmonar. Os sinais ocorrem rapidamente e são tão intensos que a maioria dos casos é fatal.[3] A atropina, um agente colinérgico, é o antídoto para a toxicidade do metomil.[3] Além disso, recomenda-se o controle das convulsões. Como os sinais clínicos ocorrem muito rapidamente, em geral a descontaminação não é uma opção.

Rodenticidas

Os rodenticidas foram desenvolvidos para matar ratos, camundongos, esquilos e outros roedores. Os gatos podem ser expostos a rodenticidas por meio da ingestão acidental da isca ou ao comer roedores envenenados. Às vezes, as pessoas misturam rodenticidas a alimentos como atum ou manteiga de amendoim, inadvertidamente atraindo para a isca tanto os animais de companhia quanto os roedores. As toxicoses mais comumente relatadas são causadas por rodenticidas anticoagulantes, brometalina, colecalciferol, estricnina e fosfeto de zinco.[31] Em muitos casos, o diagnóstico tem por base o histórico de convulsão e sinais clínicos compatíveis. Em alguns casos, são necessários exames laboratoriais, a fim de estabelecer o diagnóstico, em especial quando não existe história clínica precisa. A resposta ao tratamento também pode ser um indicador de valor. Embora não existam antídotos para todos os rodenticidas, a descontaminação e os tratamentos sintomáticos e de suporte são importantes.

Eméticos podem ser administrados a pacientes apropriados (p. ex., aqueles com convulsões, depressão ou coma) se o contato com a substância ocorreu 1 a 2 h antes. O carvão ativado é administrado como adsorvente e pode ser associado a um catártico.

Rodenticidas anticoagulantes

São rodenticidas anticoagulantes a varfarina de curta ação e substâncias químicas de longa ação, como pindona, difacinona, difetialona, clorofacinona, brodifacoum e bromadiolona. Essas substâncias estão disponíveis em diversas formas, como *pellets* e pós, a partir de diversas fontes,

Tabela 31.1 **Fármacos úteis no tratamento de toxicoses no gato.**

Fármaco	Indicação	Dose
Acetilcisteína	Toxicidade pelo paracetamol	140 mg/kg VO, para dose inicial; a seguir, 70 mg/kg VO a cada 4 horas durante 3 a 5 tratamentos
Carvão ativado	Adsorvente para agentes tóxicos ingeridos	2 a 5 g/kg VO; pasta feita com 1 g para 5 a 10 mℓ de água
Ácido ascórbico	Toxicidade pelo paracetamol	20 a 30 mg/kg, VO, durante 6 horas
Atropina	Toxicidade por OF, carbamato	0,2 a 0,5 mg/kg; ¼ administrados IV, o restante IM ou SC; a cada 4 a 8 horas, conforme necessário
Cimetidina	Toxicidade pelo paracetamol	5 a 10 mg/kg, VO ou IV, a cada 6 a 8 horas
Dapsona	Envenenamento por aranha-reclusa-castanha	1 mg/kg VO, uma vez ao dia durante 14 dias
Diazepam	Controle de convulsões	0,25 a 0,5 mg/kg IV ou retal; repetir conforme necessário
Etanol (20%): acrescentar 250 mℓ de etanol a 100% a 1 l de líquidos cristaloides	Toxicidade por etilenoglicol	5 mℓ/kg ITC durante 1 hora; a cada 6 horas durante 5 tratamentos, a seguir, a cada 8 horas durante 4 tratamentos
Caulim/pectina	Protetor gastrintestinal	1 a 2 mℓ/kg VO, a cada 6 horas
Metocarbamol	Controle de tremores, fasciculações musculares	55 a 200 mg/kg IV ou VO, a cada 8 horas; máximo de 330 mg/kg/dia
Misoprostol	Protetor gástrico, toxicidade de AINEs	1 a 3 µg/kg VO, a cada 12 horas
Pamidronato	Toxicidade de colecalciferol	1,3 a 2 mg/kg IV, diluído com salina e administrado ao longo de 2 horas
Fenobarbital	Controle de convulsões	2 a 6 mg/kg em bolo IV, repetir até duas vezes em intervalos de 20 minutos
Cloreto de pralidoxima (2-PAM)	Toxicidade por OF (não para efeitos tóxicos de carbamato)	10 a 15 mg/kg IM ou SC, a cada 8 a 12 horas
Sulfato de sódio	Catártico	250 mg/kg VO
Sorbitol (solução a 70%)	Catártico	1 a 2 mℓ/kg VO
Sucralfato	Ulceração bucal, esofágica, gástrica, duodenal	0,25 a 0,5 g/gato VO, a cada 8 a 12 horas
Vitamina K_1	Toxicidade por rodenticida anticoagulante	3 a 5 mg/kg VO ou SC, a cada 8 a 12 horas junto a alimento
Para indução de êmese*	**Comentários**	**Dose**
Apomorfina	Dissolver comprimido de 6 mg em água ou soro fisiológico; lavar bolsa conjuntival após êmese; antagonizada com ioimbina (0,1 mg/kg, IV ou 0,5 mg/kg SC ou IM)	0,04 mg/kg IV ou 0,25 mg/kg, bolsa conjuntival
Peróxido de hidrogênio a 3%	Atenção para evitar aspiração	2 mℓ/kg; máximo de 10 mℓ/gato
Xilazina	Pode causar depressão respiratória, revertida com ioimbina (0,1 mg/kg IV ou 0,5 mg/kg SC ou IM)	0,44 a 1,1 mg/kg IM

VO, via oral; *OF*, organofosforado; *IV*, via intravenosa; *IM*, via intramuscular; *SC*, via subcutânea; *ITC*, infusão a taxa constante; *AINEs*, anti-inflamatório não esteroide.
* A êmese não deve ser induzida em pacientes que ingeriram substâncias corrosivas ou cáusticas ou substâncias que possam causar pneumonia por aspiração. Além disso, a indução da êmese está contraindicada em animais com consciência diminuída ou naqueles que apresentem ou tenham probabilidade de apresentar convulsões.

como *pet shops* e lojas para produtos domésticos e de jardinagem. Um dos primeiros rodenticidas comercializados foi a varfarina, porém rapidamente desenvolveu-se resistência na espécie-alvo, de modo que foram desenvolvidos compostos de nova geração. Os anticoagulantes atuam bloqueando a reciclagem da vitamina K_1 no fígado, o que resulta em coagulopatia. Formas disfuncionais de fatores da coagulação II, VII, IX e X são liberadas na circulação.[31]

Os sinais clínicos de efeitos tóxicos anticoagulantes são equimoses, petéquias, hemorragia franca, mucosas pálidas, fraqueza, intolerância a exercícios físicos, claudicação, dispneia, tosse e articulações tumefatas. Os sinais iniciais podem ser vagos, com letargia e anorexia.[21] O quadro clínico mais comum é de início agudo de dispneia provocada por sangramento na cavidade torácica.[24] Outras apresentações são sangramento ótico, hematoma, melena e hematoquezia.[21] Também é possível haver morte súbita sem sinais clínicos precedentes. Observam-se os sinais clínicos alguns dias após a isca ser ingerida por causa do tempo necessário para bloquear completamente as vias da coagulação. A duração da ação e, por conseguinte, da extensão do tratamento necessário, é muito variável, indo de 14 dias a algumas semanas, dependendo da substância química envolvida.[24]

Os testes de coagulação comumente empregados são tempo de sangramento, tempo de coagulação ativada (TCA), tempo de protrombina (TP) e tempo de tromboplastina parcial ativada (TTPA). O TCA e o TTPA medem a cascata intrínseca da coagulação. O TP avalia a via extrínseca da coagulação. Os rodenticidas anticoagulantes acometem as duas vias, extrínseca e intrínseca. Quando a vitamina K for exaurida, o primeiro fator de coagulação a ser afetado é o fator VII da via extrínseca da coagulação. Nos casos iniciais de toxicose (36 a 72 h após a ingestão), o TP estará prolongado, mas o animal ainda se mostrará clinicamente normal porque as outras vias estarão funcionando.[30] Contudo, após 72 h, o fator IX torna-se exaurido e desativa a via intrínseca, prolongando outros testes de coagulação, em cujo momento a hemorragia é possível.

O teste PIVKA (antagonismo da vitamina K induzido pela proteína, do inglês *protein induced in vitamin K antagonism*) é um instrumento diagnóstico recente para a toxicose por rodenticida anticoagulante. Avalia as duas vias, extrínseca e comum.[22] Contudo, se o TP estiver prolongado, o teste PIVKA não acrescenta informações. Os tempos de PIVKA também estarão prolongados em qualquer coagulopatia responsiva à vitamina K_1.

A descontaminação é útil apenas na identificação precoce da ingestão. Vômitos podem ser induzidos se a ingestão tiver ocorrido nas 4 h anteriores.[24] O carvão ativado pode ser útil se uma quantidade significativa de substâncias químicas tiver sido ingerida. Um outro tratamento tem por objetivo promover fatores da coagulação funcionais. O TP e o PIVKA são monitorados à chegada do animal e 48 e 72 h depois.[24] Como o TP se eleva antes da ocorrência de sinais clínicos, ele é um indicador útil de quando se recomenda a terapia com vitamina K_1. O teste de TP e PIVKA deverá ser realizado antes da administração de vitamina K_1, a fim de evitar resultados falso-negativos.

Em alguns casos, o tratamento inicial pode exigir a transfusão de plasma fresco congelado ou de sangue total para suprir os fatores da coagulação.[21] A terapia oral com vitamina K_1 (fitonadiona) é antídoto para rodenticidas anticoagulantes. A vitamina K_1 injetável não é recomendada por causa do risco de reações anafiláticas. A vitamina K_3 está contraindicada, pois não é eficaz e pode induzir anemia hemolítica.[30] O tratamento deve ser mantido o tempo necessário, dependendo do tipo de rodenticida (p. ex., 14 dias para varfarina, 21 dias para bromadiolona e 30 dias para outros compostos). Confirmar um TP normal 48 a 72 h após a última dose de vitamina K_1 pode assegurar que ela não seja mais necessária. Em geral, o prognóstico é bom se os efeitos tóxicos forem identificados e tratados precocemente.

Brometalina

A brometalina é vendida desde os anos 1980 e tipicamente é encontrada na forma de *pellets* em grãos. A brometalina é um desacoplador da fosforilação oxidativa e provoca redução com adenosina-5′-trifosfato (ATP), diminuindo a condução de impulsos nervosos.[12] Após a ingestão, a absorção é rápida e o pico dos níveis plasmáticos, alcançado em algumas horas.[30] Os sinais clínicos podem ocorrer a qualquer momento entre 24 h após ingestão até 2 semanas depois. Eles são os seguintes: tremores musculares, convulsões, hiperexcitabilidade, rigidez extensora de membros anteriores, ataxia, depressão, perda da vocalização, paresia, paralisia e morte.[11,12,30] A exposição a doses baixas acarreta o desenvolvimento lento dos sinais clínicos, com ataxia e paresia de membro posterior, no início, e paralisia de membro posterior depois.[11] Os animais acometidos também podem revelar diminuição da propriocepção consciente, perda da dor profunda e paralisia de neurônios motores superiores da bexiga.[11] As lesões *post-mortem* mais comuns são edema cerebral e da medula espinal e aspecto esponjoso do cerebelo.[12]

O diagnóstico tem por base o histórico de exposição e sinais clínicos compatíveis. Como não existe antígeno para este rodenticida e como os efeitos clínicos podem ser extremamente graves, a descontaminação rigorosa precoce é fundamental. Se a ingestão tiver ocorrido recentemente (em 2 h da apresentação do animal), deverão ser administrados eméticos, carvão ativado e um catártico.[11] O carvão ativado poderá ser necessário a cada 4 a 8 h durante, no mínimo, 3 dias. Os gatos com edema cerebral podem ser tratados com manitol (250 mg/kg por via intravenosa [IV], a cada 6 h) e dexametasona (2 mg/kg IV, a cada 6 h).[11] As convulsões deverão ser tratadas com diazepam ou fenobarbital. Infelizmente, o tratamento de animais gravemente acometidos costuma ser inútil. Os animais brandamente acometidos podem se recuperar em 1 a 2 semanas. Aqueles mais gravemente acometidos poderão precisar de suporte nutricional e cuidados de enfermagem prolongados.

Colecalciferol

O colecalciferol (vitamina D_3) é metabolizado no fígado até calcifediol (25-hidroxicolecalciferol). A seguir, o calcifediol é metabolizado pelo rim até calcitriol (1,25-di-hidroxicolecalciferol). O colecalciferol aumenta a absorção intestinal de cálcio, estimula a reabsorção óssea e eleva a reabsorção tubular renal de cálcio. A ingestão tóxica resulta em hipercalcemia que pode levar a insuficiência renal, anormalidades cardiovasculares e mineralização tissular. O fósforo e o cálcio plasmáticos aumentam 72 h após a ingestão. O produto (cálcio × fósforo) pode exceder 130 mg²/dℓ^2 (10,5 mmol²/ℓ^2), bem acima do nível no qual ocorre a mineralização de partes moles.[29] Outras anormalidades laboratoriais são aumento da ureia sanguínea (BUN) e da creatinina, hiperpotassemia, acidose e diminuição da densidade urinária.[30]

Em geral, os sinais clínicos ocorrem 18 a 36 h após a ingestão. Vômitos, diarreia, inapetência, depressão, poliúria, polidipsia e arritmia cardíaca são alguns deles.[29,30] Com doses altas, a insuficiência renal decorre da deposição de cálcio no rim e acontece em 24 a 48 h.[29] A morte costuma se dever à insuficiência renal aguda, e os animais que sobrevivem podem apresentar perda permanente da função renal e outras anormalidades. O colecalciferol é altamente lipossolúvel e eliminado lentamente do corpo.[29] Os sinais clínicos e, consequentemente, a duração do tratamento podem consumir algumas semanas.

O diagnóstico tem por base o histórico de exposição e sinais clínicos compatíveis. Outras causas de hipercalcemia deverão ser descartadas. A avaliação dos níveis séricos de paratormônio, polipeptídio relacionado com paratormônio e 25-colecalciferol pode ser útil no diagnóstico diferencial.

Quando a exposição é recente, recomenda-se a descontaminação. A êmese pode ser induzida nos pacientes adequados. O carvão ativado deverá ser administrado junto a um catártico. É necessário o monitoramento basal e seriado dos níveis séricos de BUN, creatinina, fósforo e cálcio. Em gatos que desenvolvem sinais clínicos ou alterações nos parâmetros laboratoriais, está indicada a diurese com salina a 0,9% IV. A furosemida é adicionada ao tratamento quando o gato estiver hidratado, a fim de aumentar a excreção de cálcio pelos rins.[29] A prednisona oral pode ser usada para diminuir o cálcio sérico por reduzir a reabsorção óssea e a absorção intestinal e por incrementar a excreção renal.

Os gatos gravemente acometidos ou aqueles que apresentam recidiva após o tratamento inicial podem precisar de tratamento com um bisfosfonato. O pamidronato (ver Tabela 31.1) inibe a reabsorção óssea osteoclástica e tem sido usado com sucesso para tratar exposições associado a fluidoterapia e cuidados de suporte.[29] Quando os níveis de cálcio estiverem normais, deverão ser monitorados diariamente por 4 dias. Poderá ser necessário o tratamento outra vez.

Estricnina

A estricnina é um alcaloide derivado da árvore *nux vomica* e utilizada para matar roedores e também outras pragas, como coiotes.[30] A estricnina é considerada um pesticida restrito em muitos estados norte-americanos. Com frequência, porém nem sempre, é encontrada em *pellets* em grãos vermelhos. Os gatos são acometidos com menor frequência em comparação com cães, porém podem ser envenenados por exposição acidental ou proposital. A estricnina é um antagonista da glicina do sistema nervoso central (SNC) e resulta em atividade neuronal excessiva, provocando espasmos vasculares e convulsões graves.[52] A dose letal em gatos é de 2 mg/kg.[52] Os sinais iniciais de toxicidade (em minutos) são apreensão e rigidez e evolução para rigidez em extensão tônica, especialmente em resposta a estímulos (luz, som, toque).[30] Os sinais clínicos acometem face, pescoço e músculos dos membros primeiramente.[52] As convulsões com opistótono podem surgir rapidamente. A morte pode ocorrer como consequência de hipoxia a partir de comprometimento da respiração logo com 10 min após a ingestão ou até 24 a 48 h depois.[52] O diagnóstico diferencial envolve diversas possibilidades, como raiva e outras intoxicações.

O diagnóstico tem por base o histórico de exposição, sinais clínicos compatíveis e teste para estricnina (na urina, em tecidos ou no conteúdo do estômago). Se a exposição for recente e a condição do paciente for estável, o carvão ativado poderá ser administrado para reduzir absorção adicional. Eméticos deverão ser utilizados com cuidado já que podem desencadear violenta atividade muscular ou de convulsão.[52] Pode ser mais seguro realizar lavagem gástrica no paciente sedado ou anestesiado. Na maioria dos casos, o controle das convulsões é difícil, porém pode requerer o uso de metocarbamol, propofol ou barbitúricos. Em geral, não se recomenda o diazepam, pois sua eficácia nas convulsões induzidas por estricnina é variável.[30]

A respiração deverá ser monitorada atentamente e a ventilação mecânica, iniciada se houver depressão respiratória grave. Os cuidados de suporte são hidratação intravenosa e a promoção de ambiente escuro e tranquilo. A maioria dos animais envenenados precisa ser hospitalizada durante 24 a 72 h. Os pacientes levados mais tarde na evolução da doença correm risco maior de morte.

Fosfeto de zinco

O fosfeto de zinco costuma ser encontrado em iscas para toupeiras e pequenos roedores em concentrações de até 5% e é altamente tóxico.[1] É usado para controle de parasitos em áreas onde os roedores se tornaram resistentes a outros métodos de controle químico e, em geral, é um pesticida de uso restrito. Cães e gatos são as espécies mais passíveis de sofrer ingestão acidental e toxicose. Os gatos que comem roedores envenenados muito frequentemente também podem correr risco de efeitos tóxicos a partir do fosfeto de zinco ainda no trato gastrintestinal do animal-alvo.[1] Para a maioria das espécies, uma dose letal é de 20 a 40 mg/kg.[1]

Após a ingestão, o fosfeto é convertido a fosfina pelo ácido estomacal.[1] O gás fosfina liberado provoca irritação grave dos tecidos pulmonares, que resulta em sofrimento respiratório e morte ocorrendo secundariamente à insuficiência respiratória. Os sinais clínicos são vistos quase sempre entre 15 min e 4 h, dependendo de quando o animal ingeriu uma refeição pela última vez.[1] Os sinais iniciais de toxicose são anorexia e depressão, sucedidas por movimentos respiratórios rápidos e profundos.[1] O vômito é comum e, frequentemente, contém sangue.

O tratamento inclui a descontaminação precoce (indução de êmese ou lavagem gástrica, carvão ativado associado a um catártico) e cuidados de suporte para os efeitos clínicos associados (p. ex., acidose, comprometimento respiratório e depressão). Alguns animais sofrem insuficiência hepática.[1] Não existe antídoto específico para o fosfeto de zinco. Uma vez que a conversão de fosfeto de zinco a gás fosfina é estimulada pela acidez gástrica, recomenda-se altamente o tratamento com antiácidos.

O gás fosfina emitido do animal acometido é prejudicial à saúde humana e pode ser perigoso para os funcionários do hospital mesmo sob níveis que não podem ser detectados pelo odor. Assim, precauções como ventilação adequada devem ser tomadas para proteger todos os membros da equipe.[1]

Inseticidas

Os inseticidas são usados principalmente em gatos e no ambiente em que vivem para o controle de pulgas. Podem apresentar-se na forma de *spray*, coleira contra pulgas, banhos de imersão e tratamentos *spot-on* [locais]. Quando usados de acordo com as instruções do rótulo, a maioria dos inseticidas pode ser empregada com segurança no ambiente onde ficam os gatos. Nos EUA, esses produtos são regulados como pesticidas pela Environmental Protection Agency (EPA) [Agência de Proteção Ambiental]. A maioria dos incidentes relatados à EPA é pequena, porém incidentes importantes, como morte, já ocorreram. Efeitos adversos graves ocorrem com maior probabilidade quando os produtos produzidos para cães – com frequência com o nome semelhante àquele de um produto feito para gatos – são aplicados inapropriadamente ou por engano em felinos, especialmente produtos contendo permetrina. Os problemas também podem ocorrer quando os produtos não são aplicados de acordo com as instruções do rótulo, ou são aplicados em gatos enfermos. Além disso, os gatos são acometidos por exposição a cães tratados. Talvez seja prudente manter os gatos afastados dos cães imediatamente após o tratamento com produtos *spot-on*. Os efeitos adversos devem ser relatados ao fabricante do produto. Nos EUA, os médicos-veterinários também devem relatar incidentes ao National Pesticide Information Center e à EPA (ver Boxe 31.1).

Piretrinas e piretroides

As piretrinas são derivados naturais de flores do crisântemo, enquanto os piretroides são análogos sintéticos. Esses compostos modificam os canais de sódio no tecido nervoso e nas membranas de células musculares, provocando descarregamento elétrico repetitivo da célula e sinais clínicos de neurotoxicidade. A maioria dos produtos inseticidas com rótulo para uso em gatos contém níveis baixos de piretrina e, se usados apropriadamente, eles são relativamente seguros para gatos.[37]

A permetrina deriva de uma associação de ésteres extraídos das flores secas do crisântemo e é classificada adicionalmente como um piretroide tipo I.[37] Utiliza-se esse inseticida no tratamento *spot-on* contra pulgas em cães, porém ele está contraindicado em gatos por causa do alto risco de efeitos tóxicos. Os avisos de cautela dos produtos caninos podem não ser visíveis o suficiente, ou adequados, para evitar o uso inapropriado, e a conscientização do risco entre os proprietários de animais de companhia pode ser baixa. Os gatos são muito sensíveis aos efeitos da permetrina, provavelmente devido à sua deficiência de glicuronidase transferase hepática.[6] A toxicidade pela permetrina é uma das mais comumente relatadas em felinos.[28,50]

Os gatos costumam ser mais expostos a compostos de permetrina concentrados inapropriada ou acidentalmente por meio da exposição a produtos tópicos contra pulgas direcionados apenas aos caninos. Os produtos *spot-on* podem conter 45 a 65% de permetrina ou mais. Os sinais clínicos mais comumente encontrados são tremores, fasciculações musculares, tremores auriculares, tremores faciais, hiperestesia, ataxia, sialorreia, pirexia, midríase e convulsões.[6] Os sinais clínicos podem ocorrer mediante exposição a apenas algumas gotas da solução encontrada, em algumas horas ou alguns dias. Em geral, os sinais clínicos continuarão por 24 a 72 h, mas podem durar até 7 dias.[37,50] A morte ocorre em cerca de 10% dos casos.[50]

O diagnóstico dos efeitos tóxicos da permetrina tem por base o histórico de exposição recente e sinais clínicos típicos. O diagnóstico diferencial envolve outras causas de convulsões e tremores. O tratamento deve se concentrar no controle de convulsões, na descontaminação e nos cuidados de suporte (Boxe 31.2). Na exposição recente a permetrina, o gato deverá ser banhado completamente com água morna e detergente suave para louças ou xampu similar para remover qualquer produto residual. Não se deve usar água quente, porque poderá aumentar a perfusão da derme e a captação de permetrina. As convulsões e os tremores quase sempre respondem ao metocarbamol (ver Tabela 31.1).[37] Outras opções para controle de convulsões são propofol, barbitúricos, diazepam e anestésicos inalatórios. Além disso, é necessário o cuidado de suporte, o que envolve manter temperatura corporal normal, fornecer líquidos intravenosos e promover suporte nutricional.

Inibidores da colinesterase

São inibidores da colinesterase os carbamatos e os organofosforados. Esses compostos são usados amplamente na agricultura e na medicina veterinária há décadas. Os gatos podem ser expostos acidentalmente ou pelo uso inapropriado dos produtos. Os organofosforados são muito tóxicos para gatos e não estão recomendados nessa espécie. Os carbamatos (p. ex., varbaril) são menos tóxicos e encontrados em diversos inseticidas comercializados para uso em gatos em várias formulações (p. ex., xampu, pós, colares). Esses compostos ligam-se a colinesterases e as inibem, provocando acúmulo excessivo de acetilcolina e resultando em estimulação colinérgica e sinais muscarínicos e nicotínicos.[27] Os organofosforados apresentam afinidade de ligação mais alta do que os carbamatos e costumam ser denominados *inibidores* irreversíveis.

Os sinais clínicos decorrem da estimulação excessiva do sistema nervoso colinérgico, e também da musculatura esquelética e do SNC, e mostram-se em minutos a horas após a exposição.[53] Os sinais clínicos de toxicidade são os muscarínicos clássicos, frequentemente denominados *sinais SLUDGE* [sigla em inglês para: salivação, lacrimejamento, micção, defecação, desconforto gastrintestinal e êmese].[27] Os sinais nicotínicos são ataxia, fraqueza, tremores e fasciculações musculares. Os inibidores de colinesterase também podem provocar convulsões, aumento de secreções brônquicas, edema pulmonar e bradicardia.[27]

O diagnóstico tem por base o histórico de exposição e sinais clínicos compatíveis. Para confirmar a exposição a um inibidor de colinesterase, a atividade da enzima colinesterase no sangue, no soro ou no plasma (teste ACHE) pode ser avaliada por meio de laboratório veterinário de referência. O diagnóstico é confirmado se a atividade da colinesterase estiver inferior a 25% da normal. Além disso, o inseticida pode ser detectado no conteúdo estomacal e nos tecidos. As alterações no hemograma completo, no painel de bioquímica sérica e na urinálise, em geral, são inespecíficas.[53]

Boxe 31.2 Recomendações para o tratamento de toxicose por permetrina* no gato

Plano de tratamento veterinário:

1. **Controle de convulsões**
   - Diazepam: 0,25 a 0,5 mg/kg IV (também pode ser administrado por via retal); repetir conforme necessário a cada 3 a 5 minutos
   - Midazolam: 0,3 mg/kg IV/IM; repetir conforme necessário a cada 3 a 5 minutos

   Se as convulsões permanecerem após dois bolos de benzodiazepínicos, então considerar:
   - Propofol: 4 a 6 mg/kg via IV lenta como bolo; a seguir 0,05 a 0,3 mg/kg por minuto IV como ITC
   - Alfaxalona CD: 2 a 3 mg/kg por bolo IV lento
   - Fenobarbitona: 2 a 4 mg/kg via IV lenta, diluídos em 1:10 com NaCl a 0,9%; repetir conforme necessário a cada 2 horas; a dose total não deve exceder a 20 mg/kg/dia

2. **Controle da fasciculação muscular.** Observar que o objetivo não é anestesiar completamente o paciente, e sim diminuir a gravidade dos sinais clínicos.
   - Metocarbamol (se disponível): 55 a 200 mg/kg IV/VO a cada 8 horas, até a dose máxima de 330 mg/kg/dia
   - Midazolam: 0,2 mg/kg/hora IV como ITC
   - Propofol: 0,05 a 0,3 mg/kg por minuto IV como ITC

3. **Manter via respiratória desobstruída.** *Swab*/sucção da faringe, se o paciente estiver com hipersalivação. Proporcionar suporte de oxigênio, se necessário (manter SpO$_2$ > 95%).

4. **Descontaminação cutânea.** Banho aquecido com um detergente suave; enxugar na toalha e depois com secador morno.

5. **Monitoramento e controle da temperatura.** Manter a temperatura corporal a 38° a 39° C.

6. **Cristaloides IV.** Objetivar 1,5× as taxas de manutenção. Monitorar hematócrito/proteína plasmática total, eletrólitos a cada 12 horas; verificar densidade urinária quando disponível.

7. **Lubrificação ocular.** A cada 4 horas.

8. **Compressão da bexiga ou cateterismo uretral**: a cada 6 a 8 horas (neurônios motores inferiores [NMI] da bexiga).

9. **Ambiente tranquilo e penumbra.**

10. **Manter decúbito esternal,** cabeça levemente elevada, girar os membros posteriores a cada 6 horas.

11. **Evitar a autolimpeza.** Aplicar colar elisabetano quando a mobilidade começar a melhorar.

IV, via intravenosa, *IM*, via intramuscular: *ITC* infusão a taxa constante; *VO*, via oral.

*Fonte: *Protocols, Animal Referral Hospital, Sydney, NSW, Australia.*

De: Boland LA, Angles JM: Feline permethrin toxicity: retrospective study of 42 cases, *J Feline Med Surg* 12:61, 2010.

Os pacientes acometidos por toxicidade por organofosforado ou carbamato podem ter o estado clínico deteriorado rapidamente. Assim, o tratamento precisa ser iniciado o mais rapidamente possível. A insuficiência respiratória é a principal causa de morte, de modo que poderá ser necessária a respiração artificial. O tratamento também envolve o controle de convulsões. O antídoto específico para a toxicidade de organofosforado é o cloreto de pralidoxima

(2-PAM), que libera a colinesterase do organofosforado. O 2-PAM controlará os sinais nicotínicos e é mais eficaz quando administrado o mais rapidamente possível após a exposição (preferivelmente em 24 a 48 h). A melhora clínica deverá ocorrer em 3 a 4 dias, e mantém-se o tratamento tanto quanto for necessário. Em geral, esse fármaco não está recomendado para efeitos tóxicos de carbamatos.[53]

Embora a atropina seja considerada com frequência um antídoto para inibidores da colinesterase, já que bloqueia os efeitos do excesso de acetilcolina na junção neuromuscular, deverá ser usada com cautela. Se houver sinais muscarínicos, poderá ser administrada uma dose-teste (0,02 mg/kg IV), a fim de determinar se os sinais se devem a toxicidade por organofosforado ou por carbamato em comparação com outras causas. Se a frequência cardíaca aumentar e as pupilas dilatarem em resposta à dose-teste, os sinais clínicos provavelmente não são decorrentes de toxicidade por organofosforado ou carbamato. Isso ocorre porque a dose de atropina necessária para resolver os sinais clínicos provocados por toxicidade por inseticida é de cerca de 10 vezes a dose pré-anestésica do fármaco. Se a toxicidade por inseticida for confirmada, a atropina poderá ser administrada a fim de controlar os sinais muscarínicos (ver Tabela 31.1). A dose é ajustada monitorando-se a resposta, em especial frequência cardíaca e produção de secreção.

O carvão ativado pode ser usado para acionar o inseticida no trato gastrintestinal, e o banho com sabão e água pode ser usado no gato com exposição dérmica, a fim de prevenir absorção adicional. Outros tratamentos podem envolver metocarbamol, diazepam ou fenobarbital para controlar convulsões e tremores musculares.[53] São essenciais bons cuidados de suporte e enfermagem, o que inclui fluidoterapia intravenosa e suporte nutricional.

Outros produtos tópicos spot-on

Há informações publicadas limitadas com relação aos efeitos adversos da maioria dos produtos tópicos *spot-on* aprovados para uso em gatos, mas, em geral, eles se mostram seguros.[39] A maioria dos produtos é aplicada entre as lâminas do ombro. A indicação é de uma aplicação a cada 30 dias. A exposição oral a produtos tópicos pode resultar em salivação excessiva e desconforto gastrintestinal, devido ao gosto amargo. Podem ocorrer reações cutâneas de hipersensibilidade com qualquer produto tópico, e espera-se que os sinais sofram resolução com banho e medidas de suporte (p. ex., corticosteroides tópicos, anti-histamínicos).

Imidacloprida

A imidacloprida é um agente inseticida do tipo cloronicotinila nitroguanida, usado como produto *spot-on* indicado para matar pulgas (mas não carrapatos) em cães e gatos. É comercializada como solução tópica e, também, associada à moxidectina. Quando aplicada topicamente, espalha-se rapidamente sobre a pele do gato por meio de translocação, mas não é absorvida sistemicamente. A imidacloprida atua bloqueando as vias nicotinérgicas, resultando em acúmulo de acetilcolina na junção neuromuscular e provocando comprometimento da função nervosa normal e morte do inseto.[20] A imidacloprida também é encontrada associada à permetrina em produtos apenas para cães, o que pode ser perigoso se utilizada acidentalmente ou inadequadamente em um gato em razão da permetrina.

Os produtos de imidacloprida formulados para uso em gatos apresentam ordem mais baixa de toxicidade. O fabricante recomenda cautela quando usada em animais idosos, prenhes ou nutrizes e em filhotes com idade inferior a 4 meses de vida. Existe o relato de um gato com um timoma que desenvolveu dermatose (eritema multiforme) e sinais sistêmicos logo após ser tratado com imidacloprida.[14] Uma associação entre síndrome paraneoplásica e reação medicamentosa provocou os sinais clínicos do gato.

A exposição oral a imidacloprida por meio da autolimpeza pode causar salivação leve e autolimitante ou ânsia de vômito em decorrência do gosto amargo do produto.[20,39] A intoxicação por imidacloprida pode causar sinais nicotínicos.[39] Reações dérmicas de hipersensibilidade decorrentes da aplicação tópica deverão ser tratadas por banho com um xampu não inseticida e cuidados sintomáticos (p. ex., anti-histamínicos, hidrocortisona). A exposição ocular é tratada com lavado.

Fipronil

O fipronil é um agente antiparasitário do tipo fenilpirazol, apresentado nos EUA em 1996 como produto para controle de pulgas e carrapatos. É comercializado para uso veterinário. Pode ser encontrado associado a metoprene, um regulador do crescimento de insetos. O fipronil é classificado como um agonista do ácido gama-aminobutírico (GABA) e provoca seus efeitos sobre os insetos por meio do rompimento da atividade do SNC.[20] Após a aplicação tópica, o produto espalha-se sobre a pele por meio de translocação e coleciona-se em óleos da pele e folículos pilosos.

Os produtos com fipronil para uso veterinário apresentam uma ordem baixa de efeitos tóxicos pela exposição dérmica, oral e inalatória.[20] A exposição oral pode provocar salivação e vômitos brandos e autolimitantes. Pode ocorrer reação de hipersensibilidade dérmica em algumas horas após a aplicação de produtos aplicados topicamente.[58] Os gatos acometidos deverão ser banhados em xampu não inseticida e tratados sintomaticamente (p. ex., anti-histamínicos, hidrocortisona). A exposição ocular provoca reações brandas que são tratadas com lavado.

Selamectina

A selamectina é uma avermectina semissintética desenvolvida especificamente para uso de largo espectro em cães e gatos e foi introduzida nos EUA em 2000. É comercializada como o produto *spot-on*. A selamectina provoca a morte do parasito por meio de paralisia neuromuscular, por aumentar a permeabilidade nos canais neuronais de cloreto.[20] Os mamíferos apresentam canais de cloreto menos sensíveis e, assim, são menos acometidos.

A selamectina tópica tem uso indicado na embalagem para gatos contra pulgas (*Ctenocephalides felis*), ácaros do ouvido (*Otodectes cynotis*), ancilostomatídeos (*Ancylostoma*

tubaeforme) e nematelmintos (*Toxocara cati*). Também tem seu uso aprovado como preventivo de dirofilariose. Embora seja aplicada topicamente, é absorvida por via sistêmica, com o pico dos níveis plasmáticos ocorrendo cerca de 15 h após a aplicação em gatos.[34] A selamectina é distribuída de modo seletivo para as glândulas sebáceas, nas quais atua contra parasitos externos. De acordo com estudos, são raros os efeitos adversos da selamectina.[20] O efeito adverso mais comum é uma pequena irritação cutânea (vermelhidão, irritação) ou alopecia transitória no local da aplicação.[58] Outros efeitos adversos possíveis são diarreia, vômitos, tremores musculares, anorexia, prurido/urticária, eritema, letargia, salivação e taquipneia. A ingestão oral acidental por meio da autolimpeza provoca salivação autolimitante e vômitos intermitentes em gatos. Não existe antídoto específico e o tratamento é sintomático e de suporte.

Plantas venenosas

Lírios

Diversas espécies do gênero *Lilium*, como o lírio-oriental (*Lilium longiflorum*), o lírio-tigre (*Lilium lancifolium*, anteriormente *tigrinum*), o lírio-asiático (*Lilium asiatica*), o lírio-stargazer (*Lilium auratum*) e outros, mostraram provocar insuficiência renal aguda em gatos, caracterizada por necrose tubular aguda.[40,48,54] Além disso, algumas espécies de lírio do gênero *Hemerocallis* são potencialmente perigosas para gatos.[15] Essas plantas são comuns em jardins, em vasos em ambiente doméstico e como flores de corte (Figuras 31.2, 31.3 e 31.4).

A exposição a qualquer parte da planta, inclusive o pólen, pode provocar toxicose. Consumir até mesmo menos que uma folha pode provocar consequências graves.[23] Os gatos mostram-se a única espécie em que ocorre a intoxicação, e o mecanismo de ação e o ingrediente tóxico não são conhecidos, embora se mostre hidrossolúvel e mais concentrado nas flores.[23] A taxa de mortalidade dos casos com frequência é alta, e os gatos que sobrevivem podem sofrer lesão renal permanente.[48]

Os sinais clínicos quase sempre se desenvolvem em 12 h da ingestão (porém podem ser tardios, até 5 dias depois). Vômitos, anorexia, depressão, poliúria e polidipsia são alguns deles (Tabela 31.2).[16] Os sinais menos frequentes são desorientação, ataxia, edema de face e patas, pressão na cabeça e convulsões.[5] Com frequência, os vômitos iniciais perduram por 4 a 6 h, deixando a falsa impressão de que o gato está se recuperando de um problema inócuo.[16] A insuficiência renal desenvolve-se em 24 a 96 h da ingestão.[54] As anormalidades laboratoriais são azotemia (com a creatinina desproporcionalmente aumentada em comparação com BUN), glicosúria, proteinúria, isostenúria e cilindros urinários do epitélio tubular.[16,23,54] Não ocorre cristalúria na toxicidade pelos lírios.[16] Podem ocorrer incrementos nas enzimas hepáticas em uma fase tardia da evolução da doença.[16] O diagnóstico diferencial envolve toxicidade por etilenoglicol, toxicidade por agente anti-inflamatórios não esteroides (AINEs) e doença renal crônica.

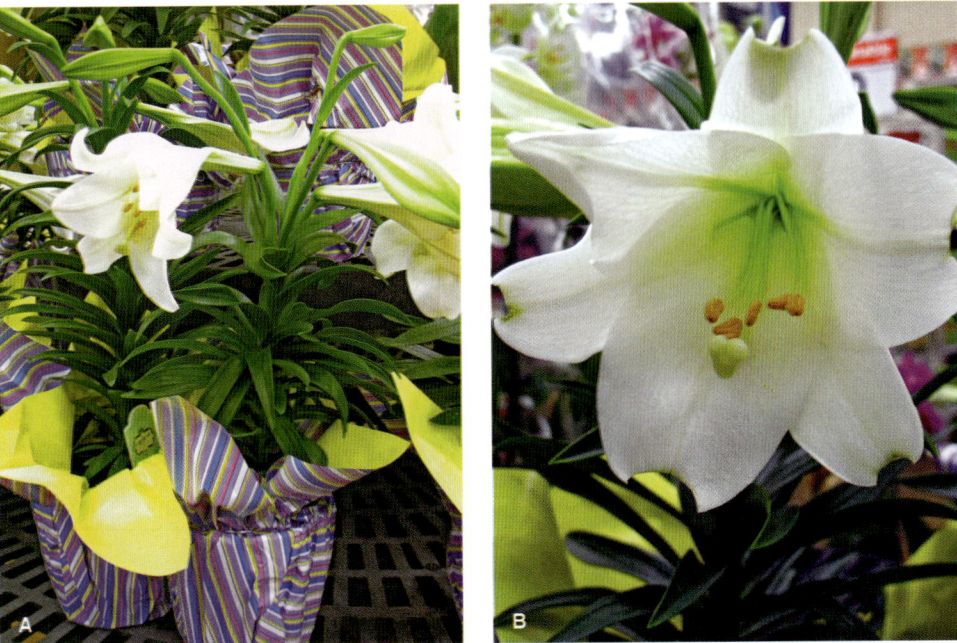

Figura 31.2 A. Os lírios-orientais (*Lilium longiflorum*) são plantas decorativas populares na primavera. **B.** Todas as partes da planta são muito tóxicas. (*Cortesia da Dra. Vicki Thayer*.)

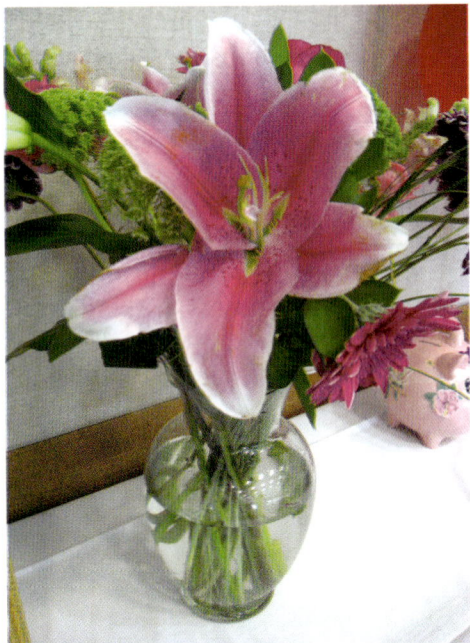

Figura 31.3 Os lírios-stargazer (*Lilium auratum*) também são extremamente tóxicos para gatos e são encontrados como plantas de jardim e como flores de corte. (*Cortesia do Dr. Edward Javinsky*.)

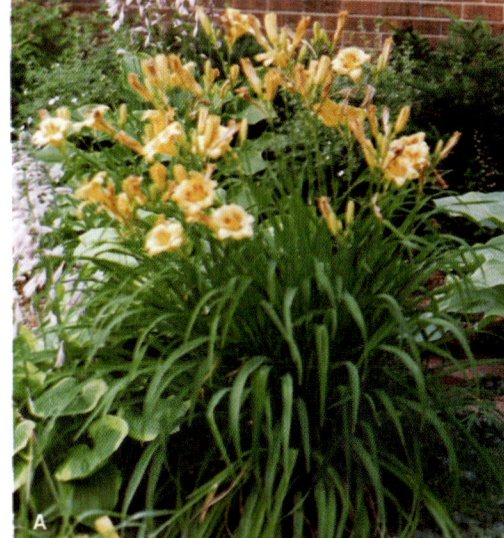

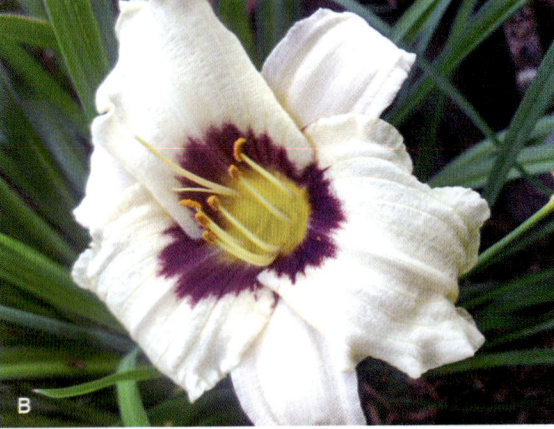

Figura 31.4 A e **B.** Os lírios diurnos (*Hemerocallis* spp.) são plantas comuns de jardim. Há muitas variedades tóxicas para gatos. *A, cortesia de Tori-Rose Javinsky.*

Recomenda-se descontaminação sucedida por diurese hídrica em uma taxa de manutenção próxima do dobro da taxa de manutenção com solução de lactato de Ringer, por um mínimo de 48 h, nas exposições recentes.[40] Se a ingestão ocorreu há menos de duas horas antes do exame clínico e não existem sinais clínicos ainda, a êmese pode ser induzida (mesmo se o gato já tiver vomitado) e sucedida por carvão ativado associado a um catártico.[23] A desidratação é um componente importante no

Tabela 31.2 Início e duração de sinais clínicos e alterações comuns associadas à toxicidade por lírios em gatos.

Sinal clínico/parâmetro	Início	Duração desde o início
Vômitos	0 a 3 h	4 a 6 h
Salivação	0 a 3 h	4 a 6 h
Anorexia	0 a 3 h	Ao longo da síndrome
Depressão	0 a 3 h	Ao longo da síndrome
Proteinúria	12 a 24 h	Até o desenvolvimento de anúria
Cilindros urinários	12 a 24 h	Até o desenvolvimento de anúria
Glicosúria	12 a 24	Até o desenvolvimento de anúria
Isostenúria	12 a 24 h	Até o desenvolvimento de anúria
Poliúria	12 a 30 h	12 a 24 h
Desidratação	18 a 30 h	Até a correção
Alterações na bioquímica sérica	> 24 h	Até a correção
Recorrência de vômitos	30 a 72 h	Ao longo do restante da síndrome
Anúria	24 a 48 h	Ao longo do restante da síndrome
Fraqueza	36 a 72 h	Ao longo do restante da síndrome
Decúbito	48 a 72 h	Ao longo do restante da síndrome
Morte	3 a 7 dias	

De Hall J: Lily. In Plumlee KH, editor: Clinical veterinary toxicology, St Louis, 2004, Mosby, p 434.

desenvolvimento de lesão renal. Desse modo, convém iniciar a fluidoterapia, a fim de evitar dano permanente. A rigor, deverão ser colocados o cateter venoso central e um sistema fechado de coleta de urina. O encaminhamento a uma instituição de tratamento que funcione 24 h poderá ser necessário. Dados laboratoriais basais (particularmente bioquímica sérica e urinálise) deverão ser obtidos. A função renal deverá ser monitorada durante 2 a 3 dias ou mais. A demora em iniciar o tratamento, até mesmo de apenas 18 h, pode resultar em insuficiência renal irreversível, levando à morte ou eutanásia.[54] Os gatos que recebem tratamento imediato e rigoroso têm bom prognóstico. Aqueles que se tornam oligúricos ou anúricos têm prognóstico mau, porém podem responder a diálise peritoneal. Os gatos que não recebem tratamento morrem em 3 a 7 dias.[54]

Espécies de rododendro

As espécies de rododendro (azaleia, rododendro, oleandro) contêm glicosídios de grayanotoxinas que afetam os canais de sódio nas membranas celulares, provocando disfunção neurológica, gastrintestinal e cardiovascular (Figuras 31.5 e 31.6).[18] As grayanotoxinas são encontradas em todas as partes da planta, incluindo flores e néctar, e apenas duas folhas já podem causar intoxicações graves. Os sinais clínicos são vômito, diarreia, dor abdominal, fraqueza, depressão, arritmias cardíacas, hipotensão, choque, parada cardiopulmonar, edema pulmonar, dispneia, letargia, convulsões e morte.[18]

Estão recomendados descontaminação e suporte cardiovascular após a exposição. Não existe antídoto específico. A indução precoce de êmese sucedida por carvão ativado associado a um catártico é importante. A eletrocardiografia deverá ser usada para monitorar a frequência e o ritmo cardíacos, e convém monitorar a pressão arterial. O suporte cardiovascular poderá exigir fluidoterapia intravenosa rigorosa. Assim, agentes bloqueadores de canais de sódio (p. ex., quinidina, procainamida, atropina) podem ser úteis em alguns pacientes.[18]

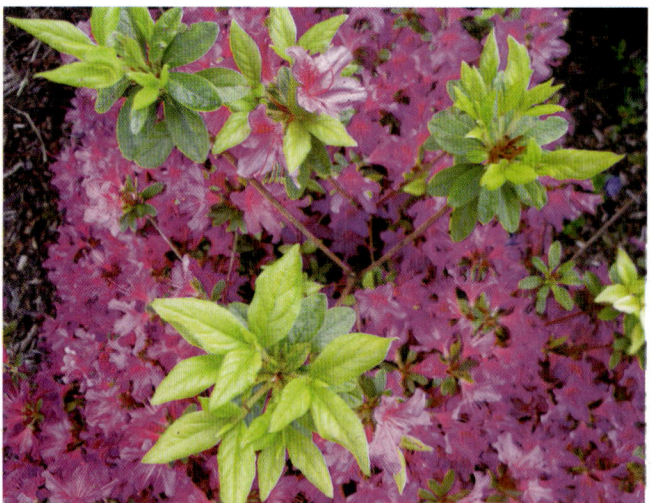

Figura 31.5 A azaleia é um arbusto ornamental que contém grayanotoxinas bastante tóxicas. (*Cortesia da Dra. Vicki Thayer.*)

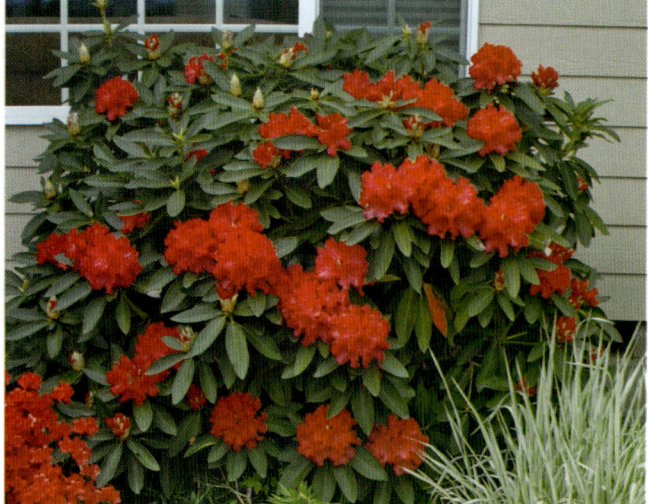

Figura 31.6 Os rododendros são arbustos ornamentais populares. As grayanotoxinas são encontradas em todas as partes da planta. (*Cortesia da Dra. Vicki Thayer.*)

Vegetais que contêm glicosídios cardíacos

Centenas de glicosídios cardíacos foram identificadas nas plantas; o mais comumente conhecido é o digitálico, que tem tido uso medicinal humano e veterinário há muitos anos. Todas as partes das plantas que contêm glicosídios cardíacos são tóxicas, e até mesmo pequenas quantidades podem causar sinais clínicos importantes, inclusive morte. São exemplos de plantas que contêm glicosídios cardíacos o oleandro (*Nerium oleander*), o lírio-do-vale (*Convallaria majalis*), a dedaleira (*Digitalis purpurea*), determinadas serralhas (*Asclepias* spp.) e a cila (*Urginea maritima*).[18]

Os glicosídios cardíacos inibem a bomba de ATPase sódio-potássio e desaceleram a condutividade elétrica cardíaca.[18] O início dos sinais clínicos varia com a espécie de planta ingerida, porém pode ocorrer em horas após a ingestão. Além disso, os sinais podem perdurar alguns dias. Os sinais clínicos estão relacionados com o sistema cardiovascular e o trato gastrintestinal. Vômitos, dor abdominal, bradicardia, arritmias ventriculares e até mesmo morte súbita são alguns deles.[18] O diagnóstico tem por base a identificação da planta ingerida.

O tratamento inclui a indução precoce de êmese, sucedida por carvão ativado associado a um catártico.[13,18] O monitoramento por meio de eletrocardiografia está recomendado durante, no mínimo, 24 h. O tratamento adicional varia conforme as anormalidades cardíacas detectadas. O prognóstico é mau quando não há intervenção precoce e rigorosa.[18]

Mamona

A mamona (*Ricinus communis*) é usada como planta decorativa, e o óleo extraído das sementes, utilizado na indústria e na medicina. O princípio tóxico é a ricina,[2] uma das toxinas mais potentes conhecidas, e com frequência está associada ao bioterrorismo. Todas as partes da mamona são tóxicas, porém as sementes contêm a concentração mais alta de ricina e estão mais comumente associadas a envenenamento.[2] É necessário danificar a cobertura da semente (em geral por mastigação) para que a ricina seja absorvida. O óleo de mamona não deverá conter ricina se for manufaturado apropriadamente.[2] Uma outra planta decorativa que contém uma fitotoxina semelhante (abrina) é o jequiriti (*Albrus precatorius*).[18] É usado na América Latina para fazer bijuteria para turistas e também cultivado na Flórida e no Havaí, nos EUA.

Os sinais clínicos surgem em horas da ingestão e podem perdurar até 5 dias. A ricina é uma toxina celular e seus principais efeitos ocorrem sobre a mucosa intestinal.[2] Os sinais clínicos iniciais são vômitos, diarreia e dor abdominal, evoluindo para gastrenterite hemorrágica, convulsões e edema cerebral.[18] Não existe antídoto específico, e o tratamento consiste em descontaminação e cuidados de suporte. O prognóstico é mau depois que os sinais clínicos tiverem surgido.[18]

Palmeiras cica

As palmeiras cica (espécies de zâmia) e as plantas ornamentais semelhantes são encontradas, em geral, em climas tropicais a subtropicais e também podem ser cultivadas como plantas decorativas em climas mais temperados.

A cicasina é considerada o princípio tóxico responsável pela hepatotoxicidade e pelos sinais gastrintestinais geralmente encontrados na toxicose.[18,59] A maioria das partes da planta é tóxica, porém as sementes contêm uma concentração mais elevada de cicadina. Os sinais clínicos são vômitos e diarreia, letargia, depressão, insuficiência hepática, coagulopatia e morte. Sinais neurológicos como fraqueza, ataxia, convulsões e coma também podem ser encontrados.[18] Não existe antídoto específico. O tratamento inclui descontaminação precoce e cuidados de suporte.

Plantas contendo oxalatos de cálcio insolúveis

Muitas plantas, como o lírio-da-paz (*Spathiphyllum* spp.), o lírio-calla (*Zantedeschia* spp.) (Figura 31.7), os *Philodendron* spp. (Figura 31.8) e os *Dieffenbachia* spp. (Figura 31.9), contêm cristais insolúveis de oxalato de cálcio.[26] Esses cristais podem causar irritação mecânica da cavidade bucal.

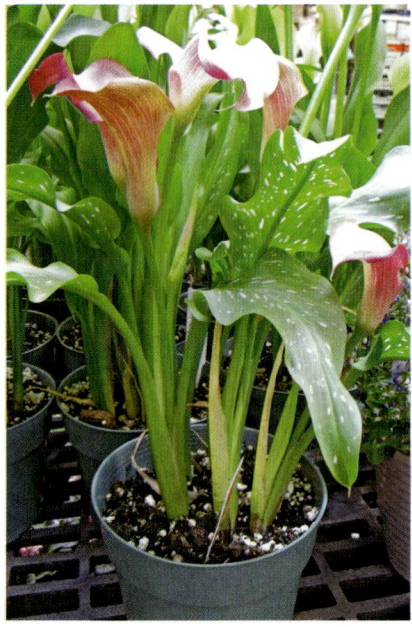

Figura 31.7 O lírio-calla (*Zantedeschia* spp.) não é um lírio verdadeiro, porém é tóxico para gatos por causa do oxalato de cálcio encontrado em todas as partes da planta.

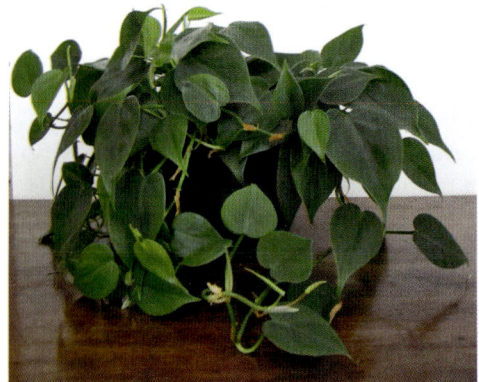

Figura 31.8 Os filodendros são plantas caseiras tropicais, normalmente com uso ornamental. As folhas contêm oxalatos de cálcio insolúveis, que podem causar irritação bucal.

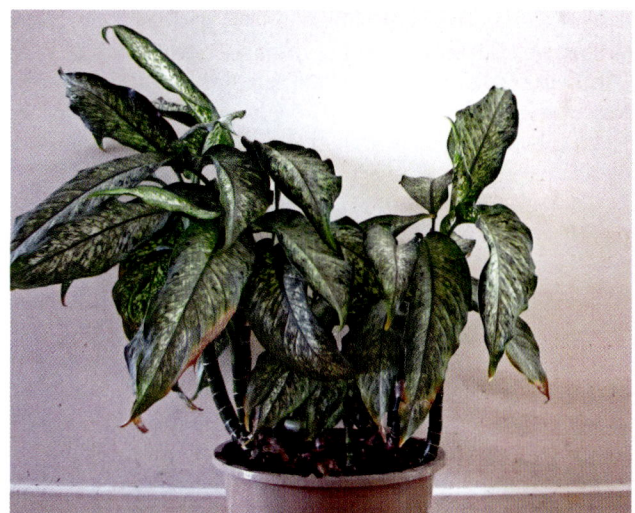

Figura 31.9 A *Dieffenbachia* (comigo-ninguém-pode) pertence à família tropical *Araceae* e também contém oxalatos de cálcio insolúveis.

Os sinais clínicos encontrados na ingestão dessas plantas são dor bucal, dificuldade de deglutição, hipersalivação, tumefação da cavidade bucal, vômito, depressão e inapetência.[26] Os sinais clínicos são temporários e raramente graves, e, em geral, respondem a cuidados de suporte, como enxágue da boca com água e oferta de pequena quantidade de leite ou iogurte. A tumefação bucal pode ser tratada com um anti-histamínico, e um protetor como caulim/pectina pode reduzir a irritação gastrintestinal.[26]

Riscos domiciliares

Iscas para formigas e baratas

As iscas para formigas e baratas são objetos comuns encontrados nos domicílios. Também são chamados de hotéis, armadilhas ou estações de insetos. Os inseticidas usados com maior frequência nessas iscas estão presentes em apenas pequenas quantidades. Clorpirifós, sulfuramida, fipronil, avermectina, ácido bórico e hidrametilnona são alguns deles. Em geral, as iscas contêm ingredientes inertes, como manteiga de amendoim, miolo de pão, açúcares e gorduras, que podem ser atraentes para os animais domésticos. Normalmente, o contato com esses tipos de iscas não exige descontaminação nem tratamento. Com maior frequência, se forem encontrados sinais, eles terão natureza branda e serão autolimitantes e, em geral, são atribuídos aos ingredientes inertes e não ao ingrediente ativo. Contudo, os gatos que ingerem iscas contendo clorpirifós, um organofosforado, podem precisar de descontaminação e tratamento (conforme discutido previamente).

Bolsas com gel de sílica

O gel de sílica é usado como dessecante e, com frequência, vem em bolsas de papel ou cilindros plásticos. Esses produtos são usados para absorver a umidade em couro, medicação e algumas embalagens de alimento. A sílica é considerada quimicamente inerte se ingerida. Contudo, se forem ingeridas grandes quantidades, é possível encontrar sinais gastrintestinais de desconforto, como náuseas, vômitos e inapetência. Mais problemas podem ocorrer se o gel de sílica tiver sido usado como dessecante em embalagens de medicação, porque a sílica pode ter absorvido qualidades da medicação.

Aromatizadores líquidos e óleos essenciais

Os aromatizadores líquidos são usados como fragrância, com frequência aquecidos sobre uma vela ou outra fonte de calor (Figura 31.10). Os gatos podem ser expostos por meio da ingestão do óleo diretamente do frasco ou ao lamber óleo do pelo ou dos pés. Os aromatizadores líquidos são feitos com óleos essenciais, às vezes associados a detergentes catiônicos, e ambos podem ser lesivos.[35] Os óleos essenciais podem provocar irritação de mucosas e gastrintestinal, depressão do SNC e hipersensibilidade e irritação da derme. Sinais clínicos graves podem ser encontrados associados a produtos do aromatizador que contêm detergentes catiônicos, os quais podem ser corrosivos para a pele e as mucosas. A exposição da pele a detergentes catiônicos pode resultar em eritema, edema, dor intensa e ulceração. A ingestão de detergentes catiônicos pode provocar necrose tecidual e inflamação da boca, do esôfago e do estômago.[35,49] Outros sinais clínicos são hipertermia, taquipneia, ptialismo e letargia.[49] Detergentes catiônicos também podem ser encontrados em alguns produtos de limpeza domésticos, desinfetantes, produtos sanitários e amaciantes de tecido.

Se o contato for detectado prontamente, poderá ser tentada a diluição das substâncias químicas com leite e com água.[28] A indução da êmese é evitada, assim como o uso de carvão ativado.[28] O sucralfato em pasta pode ser usado para cobrir e proteger lesões bucais. O controle da dor está indicado nos gatos com ulcerações. Cuidados de suporte, como suporte nutricional (às vezes por meio de sonda nasogástrica ou esofágica de alimentação) e líquidos intravenosos, poderão ser necessários durante vários dias.

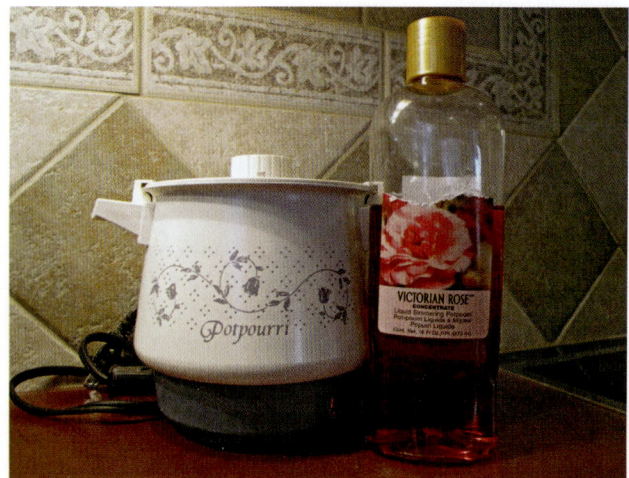

Figura 31.10 Os aromatizadores são aquecidos em um dispositivo elétrico ou sobre uma vela como desodorizadores de ambiente. Contêm óleos essenciais e detergentes catiônicos que são muito tóxicos para gatos quando ingeridos. (*Cortesia da Dra. Vicki Thayer.*)

O óleo de melaleuca é outro óleo essencial derivado das folhas da árvore de chá australiano (*Melaleuca alternifolia*). Os produtos do óleo de melaleuca são vendidos como tratamento tópico para problemas cutâneos, como repelentes de insetos e para muitos outros usos. Infelizmente, é um erro pensar que o óleo de melaleuca não é tóxico para cães e gatos; os efeitos tóxicos não são incomuns, especialmente quando o óleo a 100% é usado topicamente para controle de parasitos. Os componentes tóxicos são hidrocarbonetos cíclicos e terpenos.[7]

O óleo de melaleuca é rapidamente absorvido pela pele e pelo trato gastrintestinal.[7] Os gatos provavelmente correm mais risco de toxicidade do que os cães porque apresentam capacidade limitada de realizar a glicuronidação hepática de terpenos.[7] Os sinais clínicos de toxicidade são fraqueza, ataxia, tremores musculares, depressão, vômitos, diarreia e hipotermia.[25,53] Podem ocorrer elevação das enzimas hepáticas e até mesmo insuficiência hepática.[25] O início dos sinais clínicos ocorre entre 2 e 8 h, e a duração é de 1 a 2 dias.[7,53]

Não existe antídoto para os efeitos tóxicos do óleo da melaleuca, e o tratamento consiste na descontaminação e nos cuidados de suporte (p. ex., líquidos intravenosos, manutenção da temperatura corporal). A remoção do óleo da pele pode ser realizada por meio de banho com xampu delicado ou detergente. Se tiver ocorrido ingestão em virtude de autolimpeza, poderão ser usados carvão ativado e um catártico. A indução da êmese está contraindicada.[25] A maioria dos gatos acometidos recupera-se no período de 2 a 3 dias.[53]

Moedas de um centavo norte-americano

As moedas norte-americanas de um centavo (*penny*) cunhadas após 1982 são compostas por cobertura de cobre sobre um núcleo de zinco.[38] Um *penny* contém cerca de 2.440 mg de zinco, e a intoxicação foi relatada como consequência da ingestão de apenas uma moeda.[38] O zinco pode afetar os tecidos renal, hepático e hematopoético. O zinco também pode provocar anemia hemolítica. Esta pode levar a hemoglobinemia, hemoglobinúria ou ambas.[38] Recomenda-se a remoção cirúrgica da moeda em detrimento da terapia de quelação.[38] Cuidados de suporte, como protetores gastrintestinais, diurese hídrica e transfusões de sangue, poderão ser necessários.[38]

Etilenoglicol

O etilenoglicol (EG) é um derivado do hidrocarboneto.[41] A maioria dos preparados comerciais anticoagulantes contém entre 95 e 97% de EG e, em geral, eles são misturados a 50:50 quando usados em radiadores de automóveis. Os gatos podem ser expostos acidentalmente por meio da ingestão de vazamentos de radiador ou de respingos do produto. Infelizmente, o gosto parece atraente aos gatos. O EG também pode ser adicionado a vasos sanitários nos meses de inverno para evitar o congelamento do encanamento, e os gatos que bebem água nos vasos sanitários podem ser expostos. A dose letal mínima de EG não diluído é de cerca de 1,4 mℓ/kg em gatos, de modo que mesmo ingestões pequenas podem ser perigosas.[41,47]

O EG é rapidamente absorvido e pode ser aferido no sangue em 30 min. O EG é metabolizado no fígado até compostos mais tóxicos – até glicoaldeído pela álcool-desidrogenase. A seguir, o glicoaldeído é oxidado até ácido glicólico e ácido glioxílico.[41] O ácido glioxílico é convertido principalmente a ácido oxálico. O cálcio liga-se ao ácido oxálico, resultando na formação de cristais de oxalato de cálcio, que são depositados nos rins. Há vários tipos de toxicidades teciduais por EG (irritação gástrica, disfunção do SNC, acidose metabólica e insuficiência renal).[55]

Na maioria dos casos de envenenamento por EG, o animal começa a vomitar nas primeiras horas. Em 1 a 6 h, são encontrados sinais de depressão, ataxia e *knuckling* ("ajoelhamento"), fraqueza, taquipneia, hipotermia, poliúria e polidipsia.[47,55] Os gatos são menos prováveis de exibir polidipsia em comparação com os cães.[55] Com 18 a 36 h, ocorre insuficiência renal oligúrica aguda. Os rins podem estar tumefatos e dolorosos.[55] Outros sinais encontrados na toxicose por EG são convulsões, coma e morte.[41,47]

As alterações laboratoriais comuns são aumento do hiato aniônico, hiperosmolalidade, aumento de BUN e creatinina, hipocalcemia, isostenúria e cristalúria por oxalato de cálcio.[22,47] Testes quantitativos de EG podem ser realizados por laboratórios diagnósticos humanos em uma urgência para o diagnóstico já com 30 min de ingestão.[41] Como o nível sanguíneo tóxico mínimo não é conhecido em gatos, qualquer detecção de EG deverá ser tratada.

Em alguns casos, é útil examinar a cavidade bucal, a face, as patas, o vômito e a urina do gato com uma lâmpada de Wood para fluorescência.[55] Isso porque muitas (porém nem todas) soluções anticongelamento contêm fluoresceína sódica. A detecção de fluorescência em um gato com sinais clínicos compatíveis pode ajudar a confirmar o diagnóstico, porém o insucesso em detectar a fluorescência não elimina a possibilidade de toxicidade por EG.

Na maioria dos casos por exposição felina a EG, a descontaminação em etapas não é útil porque a substância é absorvida com muita rapidez. A êmese poderá ser útil apenas se ocorrer nos primeiros 30 min de contato, e o carvão ativado poderá ser útil apenas se administrado após uma hora da ingestão.[41] Não deverá ser administrado carvão ativado se o tratamento com etanol estiver planejado, pois inibirá a absorção.[55]

O agente químico 4-metilpirasol (4-MP) é um inibidor da álcool-desidrogenase que inibe a conversão de EG até seus metabólitos mais tóxicos. Contudo, o 4-MP tem pouca eficácia em gatos quando usado na dose canina e atualmente não está recomendado,[10,47] embora pesquisas adicionais para identificar a dose ideal possam melhorar os resultados.[9] O etanol IV é um tratamento de escolha em gatos (ver Tabela 31.1), apesar de seus contratempos (depressão do SNC, meia-vida curta). O etanol é o substrato de preferência para a álcool-desidrogenase e é usado para inibir o metabolismo de EG. O etanol é mais eficaz se iniciado em 12 h da ingestão.[47] O etanol intravenoso poderá ter de se manter por até 72 h para assegurar a eliminação completa de EG. O tratamento de suporte, como terapia com líquidos intravenosos, controle de hiperpotassemia e acidose, diurese e suporte nutricional, é uma parte importante da terapia. O prognóstico é de mau a reservado na maioria dos casos de intoxicação por EG em gatos, pois a maioria dos pacientes é levada para tratamento tarde demais na evolução da doença. Quanto mais cedo o tratamento for iniciado (preferencialmente dentro de 3 h da ingestão), melhor a probabilidade de recuperação.

Perigos animais

Sapo bufo

Os sapos tropicais ou sapos-gigantes (*Bufo marinus*) são nativos da América Central e da América do Sul e foram introduzidos na Oceania (inclusive Austrália) e no Caribe. Os sapos do rio Colorado (*Bufo alvarius*) são encontrados em diversos estados norte-americanos, como Flórida, Texas e Colorado. Esses anfíbios são muito tóxicos. A pele dos sapos bufos contém uma potente neurotoxina e cardiotoxina denominada *bufotoxina*.[45] Quando um gato tem contato bucal com esse sapo, inicialmente o gosto amargo provoca hipersalivação e vômito, que podem ajudar na autodescontaminação. Com a ingestão da bufotoxina, os sinais clínicos podem ser fraqueza, arritmias cardíacas, convulsões, nistagmo, coma e morte.[45]

O diagnóstico tem por base o histórico de exposição e sinais clínicos compatíveis. A boca de um gato com suspeita de exposição bucal a sapo bufo deverá ser totalmente enxaguada com água, a fim de remover qualquer resíduo, e o paciente deverá ser tratado com medidas de suporte para anormalidades neurológicas e cardíacas. As convulsões podem ser tratadas com diazepam, e bradicardia acentuada, com atropina. A maioria dos animais se recupera se tratada precocemente.

Cobras venenosas

Existem dois tipos de cobras venenosas na América do Norte: as que produzem miotoxinas e aquelas que produzem neurotoxinas. Cascavéis, trigonocéfalos e cobras-mocassins aquáticas são algumas víboras com fossetas (crotalídeos). Os crotalídeos encontram-se disseminados nos EUA e somam 99% de todas as picadas de cobra.[32] O veneno crotálico provoca uma síndrome semelhante à coagulopatia intravascular disseminada que também tem efeitos sobre muitos sistemas corporais por causa da mistura complexa de toxinas produzidas pelas diferentes cobras.[8,32] Os sinais clínicos são dor localizada intensa no local da picada, salivação, fraqueza, hipotensão e hemorragia. O início dos sinais clínicos pode ocorrer várias horas após a picada ter ocorrido.

As cobras-corais (elapídeos) estão menos comumente envolvidas em envenenamento porque elas precisam mastigar sua vítima para injetar o veneno, e a potência de seu veneno é baixa.[32] O veneno de elapídeo afeta o SNC, e os sinais não ocorrem por mais de 10 h após o contato.[8] Podem ser necessárias até 2 semanas para o veneno ser depurado.[32] Em gatos, os sinais clínicos são quadriplegia flácida ascendente, perda da nocicepção cutânea, depressão e hipotermia. A morte quase sempre é causada por colapso respiratório.

De acordo com estudos, antiveninas específicas podem aumentar a probabilidade de recuperação completa, porém apenas se forem empregadas antes de sinais moderados a graves serem vistos.[32] Infelizmente, a maioria das picadas de cobra em gatos não é testemunhada e a maioria dos envenenamentos pode não ser identificada até que o gato apresente sintomas. Além de antiveninas, os casos de picadas de cobra devem ser tratados sintomaticamente e com medidas de suporte, de acordo com os sinais clínicos e os sistemas corporais acometidos. O prognóstico é mau nos sinais clínicos graves.

Aranhas venenosas

Existem dois tipos de aranhas venenosas na América do Norte. Assim como o que ocorre nas picadas de cobra, a maioria das picadas de aranha não é testemunhada e, até que os sinais clínicos sejam observados ou a picada da aranha seja vista, esta lesão poderá não ser notada. O veneno das aranhas viúva-negra (*Latrodectus* spp.) contém neurotoxinas potentes, como a alfalatrotoxina, que provoca a liberação maciça de neurotransmissores, incluindo acetilcolina, norepinefrina e dopamina.[44] Diferentemente da picada da aranha-reclusa-castanha, ocorre reação tecidual mínima no local da picada da aranha viúva-negra. Em geral, o diagnóstico depende do início dos sinais clínicos sistêmicos, que começam com 8 h de envenenamento.[8] A picada provoca dor generalizada intensa, que resulta em o gato se tornar extremamente agitado e miar muito. Hipersalivação, vômitos, diarreia e tremores também são vistos com frequência. Os estágios tardios resultam em paralisia muscular e morte causada por colapso cardiopulmonar.[44] A terapia de suporte e sintomática é necessária para estabilização, o que inclui o controle da dor.[8,44] O tratamento mais eficaz consiste na administração intravenosa lenta de antivenina (soro antivenina específico para *Latrodectus*). O produto age rapidamente, com a resolução dos sinais clínicos em 30 min.[8]

Como a maioria das picadas pela aranha-reclusa-castanha, ou *"violin spider"* (*Loxosceles* spp.), passa despercebida, o gato em geral é levado a exame com uma ferida grave de alguns dias. O veneno de *Loxosceles* contém enzimas necrosantes, e as lesões produzidas por ela pode persistir durante meses.[8] Uma porção do veneno, a enzima esfingomielinase, pode provocar efeitos sistêmicos, como hemólise, hipertermia e náuseas.[8] Embora não haja soro antiofídico específico para a picada dessa aranha, tem sido recomendada dapsona para inibir o influxo de neutrófilos e, por conseguinte, a vasculite no sítio da picada (ver Tabela 31.1).[8,44] A dapsona deverá ser administrada dentro de 36 h do envenenamento.[44]

Fármacos

Os gatos podem ser expostos a medicações perigosas seja por exposição acidental, seja pelo uso inapropriado por proprietários desinformados.

Paracetamol

O paracetamol (também conhecido como acetaminofeno) é um derivado do P-aminofenol que tem atividade analgésica e antipirética. O paracetamol inibe os efeitos de pirógenos por meio do bloqueio da síntese de prostaglandinas e também por inibir a ciclo-oxigenase (COX), que resulta no aumento do limiar da dor.[36] É um ingrediente comum encontrado em muitos produtos analgésicos humanos e em remédios para gripes e resfriados, e está disponível em mais de 200 formulações de prescrição e de venda livre.[36] Os gatos são expostos quase sempre quando proprietários bem-intencionados, porém mal informados, administram o fármaco sem consultar um veterinário.

Embora o paracetamol possa ser usado com segurança em pacientes caninos na dose de 10 mg/kg a cada 12 h, não existe uma dose segura para gatos.[36] De fato, uma única dose de 10 mg/kg produz sinais de envenenamento em gatos.[36] A razão para a sensibilidade felina ao paracetamol tem por base a atividade limitada da glicuronil transferase nessas espécies. As vias de glicuronidação e sulfatação tornam-se saturadas, e os depósitos celulares de glutationa são exauridos. Isso resulta na produção de um metabólito muito reativo, a N-acetil-parabenzequinoneimina (NAPQI), que provoca dano hepático e também estresse oxidativo em eritrócitos, levando a hemólise e metemoglobinemia.[36]

Os principais efeitos adversos da toxicose pelo paracetamol estão relacionados com metemoglobina e hemólise. Os sinais clínicos de envenenamento por paracetamol em gatos são vômitos, letargia, edema facial e das patas, mucosas castanhas, dispneia e morte.[43] A necrose hepática centrolobular ou difusa também é uma complicação possível, porém menos comum em gatos do que em cães.[36,43]

Nas exposições recentes ao paracetamol, deverá ocorrer descontaminação por meio de êmese e carvão ativado. Contudo, antes da administração de carvão ativado, deverá ser administrada uma dose preliminar de N-acetilcisteína (NAC) (ver Tabela 31.1). A NAC liga-se a metabólitos tóxicos reativos e é um precursor da glutationa.[43] O tratamento é mais eficaz se iniciado com 8 h de ingestão.[43] A seguir, o carvão ativado pode ser administrado 2 h depois para ajudar a prevenir a absorção de NAC. A terapia com NAC e os cuidados de suporte estão indicados com qualquer contato. Cimetidina ou ranitidina podem ser incluídas como parte do tratamento, a fim de reduzir o metabolismo do paracetamol.[43] Há algumas evidências de que a silimarina[4] e a s-adenosilmetionina[57] podem proteger tecido hepático contra o dano oxidativo em gatos com toxicidade pelo paracetamol.

Ibuprofeno e outros fármacos anti-inflamatórios não esteroides

Os AINEs reduzem a inflamação por inibirem o sistema de enzimas COX. A toxicidade por AINEs acomete os sistemas gastrintestinal, hepático, renal e o SNC por meio de diversos efeitos sobre as enzimas COX. A maioria dos gatos é intoxicada por meio da administração inapropriada pelos proprietários.

O ibuprofeno é um ácido fenilalcanoico substituído com propriedades anti-inflamatórias não esteroides, antipiréticas e analgésicas. De acordo com estudos sobre a ingestão aguda de ibuprofeno em cães, foram encontrados associados a doses de 50 a 125 mg/kg vômitos, diarreia, náuseas, anorexia, ulceração gástrica e dor abdominal. Esses sinais associados a dano renal podem ser vistos sob doses de 175 mg/kg ou acima. Com doses de 400 mg/kg ou superiores, podem ocorrer efeitos no SNC como convulsões, ataxia e coma.[36] Os gatos são considerados duas vezes mais sensíveis que os cães porque apresentam capacidade limitada de conjugar o glicuronil.[36] Outros AINEs apresentam efeitos tóxicos semelhantes, porém os dados disponíveis publicados são limitados.

Os sinais mais comuns de toxicoses por AINEs são anorexia, vômitos, letargia, melena, ataxia e polidipsia. As lesões post mortem associadas a toxicoses por AINEs são perfurações, erosão, ulceração e hemorragia do trato gastrintestinal.[36]

O objetivo primário do tratamento consiste em prevenir ou tratar ulceração gástrica, insuficiência renal, efeitos no SNC e possivelmente efeitos hepáticos. Não existe antídoto específico disponível. O prognóstico é bom se o animal for tratado prontamente e adequadamente. A demora no tratamento pode diminuir o potencial de sobrevida na vigência de grandes exposições. Recomenda-se diurese hídrica durante 24 a 48 h quando as doses de ibuprofeno alcançarem ou excederem cerca de 75 mg/kg em gatos.[36] A diálise peritoneal pode ser necessária se houver o desenvolvimento de insuficiência renal oligúrica ou anúrica não responsiva.

O misoprostol pode ser útil no tratamento ou na prevenção de ulceração gástrica provocada por ibuprofeno.[36] O sucralfato pode ser usado para ligar-se a erosões e úlceras e protegê-las da exposição ao ácido graxo, a ácidos biliares e pepsina.[36] Bloqueadores H_2 ou inibidores das bombas de prótons também são úteis.

Recomenda-se a proteção gástrica durante, no mínimo, 5 a 7 dias. Quando a insuficiência renal for uma possibilidade, devem-se monitorar atentamente a ureia e a creatinina sanguíneas e a densidade da urina. Recomenda-se um nível basal e, a seguir, outras verificações com 36, 48 e 72 h.[36] O animal também deverá ser monitorado quanto a acidose e desvios eletrolíticos durante o tratamento. O tratamento sintomático de sinais gástricos e insuficiência renal deverá ser promovido até que o animal se recupere totalmente.

Ácido acetilsalicílico

O ácido acetilsalicílico é o éster de salicilato do ácido acético e deriva de fenol. Os salicilatos são usados comumente como analgésicos e também apresentam propriedades antipiréticas e anti-inflamatórias. Além de seu efeito antiprostaglandina, o ácido acetilsalicílico interrompe a fosforilação oxidativa e pode provocar o aumento do consumo de oxigênio e a produção de gás carbônico. O ácido acetilsalicílico também pode inibir a agregação plaquetária. Diferentemente do ibuprofeno, a lesão renal é incomum na toxicose aguda por ácido acetilsalicílico, embora tenha sido relatada ocasionalmente lesão hepática.

A dose terapêutica em gatos é de 10 a 20 mg/kg a cada 48 h.[34] Os gatos não possuem glicuroniltransferase e, por isso, apresentam taxa de excreção prolongada e são mais suscetíveis a toxicidade.[43] Por exemplo, a dose de 25 mg/kg em um gato tem meia-vida de eliminação de quase 45 h.[34] É necessário cautela para doses acima de 30 mg/kg, especialmente em felinos idosos, filhotes e gatos com doença hepática ou renal preexistente.

Os sinais de toxicose por ácido acetilsalicílico podem ser febre, hiperpneia, vômito, melena, dor abdominal, convulsões e coma.[43] As anormalidades nos exames laboratoriais clínicos podem ser elevações nas enzimas hepáticas, alcalose respiratória, acidose metabólica e aumento do tempo de sangramento.[43] Não existe antígeno específico, de modo que o tratamento é sintomático e de suporte, o que envolve a descontaminação, a fluidoterapia intravenosa para manter a função renal e o tratamento da acidose. A proteção gastrintestinal com sucralfato ou cimetidina pode evitar lesão adicional da mucosa. No entanto, pode ser necessária por até 2 semanas.[43]

5-Fluoruracila

A 5-fluoruracila (5-FU) é um antagonista pirimidínico fluorado que atua como um antimetabólito antineoplásico.[7] É usado em pacientes humanos para tratar queratoses solares e actínicas e alguns tumores cutâneos superficiais. A fluoruracila tópica está disponível como creme a 1% ou 5%. A 5-FU pode inibir o processamento e o funcionamento de RNA e também a síntese e o reparo de DNA. Os efeitos de toxicidade do 5-FU, assim como de outros agentes antineoplásicos, ocorrem principalmente por meio da destruição de linhagens celulares de divisão rápida, como células-tronco da medula óssea e camada epitelial das criptas intestinais.[7] O fármaco não é mais recomendado para o tratamento tópico de carcinoma escamocelular em gatos, pois pode causar toxicidade grave e morte. Os gatos são muito sensíveis aos efeitos da 5-FU e até mesmo algumas lambeduras podem causar toxicidade potencialmente fatal.[7]

Os efeitos iniciais encontrados na 5-FU são crise epiléptica do tipo grande mal, tremores, vômitos e ataxia.[7] Arritmia cardíaca, angústia respiratória e gastrenterite hemorrágica também são vistas. Os sinais clínicos desenvolvem-se em uma hora e, em geral, são potencialmente fatais. Com frequência, ocorre morte em 6 a 16 h após o contato. De modo geral, a indução da êmese não está recomendada por causa do início rápido da toxicidade. A lavagem gástrica completa pode ser o método preferível de descontaminação, sucedida por carvão ativado.[7] Com frequência, as convulsões e os tremores respondem mal ao tratamento com diazepam. Assim, outras opções, como barbitúrico, propofol ou anestesia volátil, devem ser adotadas. O tratamento adicional pode incluir transfusão de sangue, fluidoterapia intravenosa, protetores gastrintestinais, analgésicos e antibióticos de largo espectro. Nos gatos que sobrevivem aos efeitos iniciais, a supressão da medula óssea pode levar de 2 a 3 semanas para sofrer resolução.[7]

Isoniazida

A isoniazida (INH) é uma medicação usada para tratar tuberculose e tem margem de segurança muito estreita.[56] Estima-se que a DL50 seja de, aproximadamente, 50 mg/kg em cães. A isoniazida está disponível como elixir, injeção, xarope e comprimidos (com potências de 50, 100 e 300 mg). A INH provoca diminuição do nível de ácido gama-aminobutírico no cérebro, e também exaure o SNC de piridoxina, que é o precursor da coenzima piridoxal fosfato, a qual é necessária para a atividade da enzima descarboxilase do ácido glutâmico.[56] Superdosagens produzem sinais potencialmente fatais, como convulsões, acidose e coma. A piridoxina (vitamina B_6) é um agonista direto da INH.[56]

Princípios de tratamento

Ao encarar uma exposição potencial de envenenamento, o médico-veterinário deverá primeiramente avaliar a situação. É muito importante obter o máximo possível de informações obre o contato. *Quem, qual, quando* e *como* são perguntas fundamentais a fazer ao proprietário. Em primeiro lugar, quem foi exposto? Em segundo lugar, qual é a situação do paciente? Em seguida, a que o animal foi exposto? Finalmente, quando a exposição ocorreu e como? Obter o histórico clínico e o histórico da exposição é muito importante e pode influenciar a maneira como o paciente é tratado. Elementos importantes do histórico toxicológico são encontrados no Boxe 31.3.

Boxe 31.3 Elementos importantes na obtenção de histórico toxicológico

1. Ouvir o proprietário, evitando tendências ou preconceitos.
2. Observar o animal.
3. Identificar a tratar problemas potencialmente fatais imediatos (p. ex., convulsões, arritmias); não aguardar confirmação de envenenamento para iniciar o tratamento de suporte.
4. Identificar o ambiente domiciliar do animal; determinar se outros animais ou crianças se envolveram.
5. Identificar quaisquer medicações correntes, distúrbios mórbidos preexistentes ou histórico clínico pregresso pertinente.
6. Investigar o histórico da exposição: quanto tempo atrás, qual toxina, qual concentração, quanto? Quais toxinas/venenos poderiam estar no meio domiciliar?
7. Identificar o veneno quando possível: estimar a dose em mg/kg e determinar o pior cenário de caso.
8. Estabelecer a linha de tempo para a exposição e o início de sinais clínicos: o animal está melhorando, padecendo ou não demonstrando sinais clínicos?
9. Estabelecer um banco de dados mínimo.
10. Sempre tratar o paciente, não o veneno.

Adaptado de Fitzgerald K: Taking a toxicological history. In Peterson M, Talcott R editors: *Small animal toxicology*, ed 2, St Louis, 2006, Saunders Elsevier, pp. 39-46.

O exame inicial do paciente deverá ser realizado rapidamente, com o menor estresse possível, e incluir a avaliação da frequência respiratória, do tempo de enchimento capilar, a coloração de mucosas, a frequência cardíaca e a temperatura corporal. O exame de um gato inconsciente, em choque, com convulsões ou em angústia deverá ser conduzido simultaneamente com medidas de estabilização. Se o gato estiver estável, deverá ser obtido o completo histórico do gato e da exposição, sucedido pelo exame físico sistemático. Os padrões de sinais clínicos podem ser sugestivos de certos fármacos ou certas toxinas (Tabela 31.3).

Em casos de contato com substâncias químicas ou medicamentos, o médico-veterinário deverá pedir ao proprietário do animal que leve as informações da embalagem para confirmar o conteúdo do produto. Por exemplo, um proprietário de animal pode dizer que o gato recebeu um "ácido acetilsalicílico infantil", quando, de fato, foi uma formulação sem ácido acetilsalicílico contendo paracetamol. O tratamento e o prognóstico para paracetamol são bastante diferentes daqueles para o ácido acetilsalicílico.

Estabilização das funções vitais

Estabilizar o gato é sempre uma prioridade, e os ABC (do inglês *airway, breathing, circulation*) – ou seja, vias respiratórias, respiração, circulação) sempre deverão ser seguidos. Convém ser estabelecida uma via respiratória desobstruída, além de respiração artificial, se o animal estiver dispneico. O sistema cardiovascular deverá ser monitorado atentamente, preferivelmente com o monitor eletrocardiográfico, e cabe ser corrigida qualquer normalidade cardiovascular. Se ocorrer parada cardíaca, convém tentar a reanimação cardiopulmonar. A colocação de um cateter intravenoso de demora poderá ser necessária para a administração de medicamentos e líquidos intravenosos. A terapia anticonvulsivante deverá ser administrada se o animal apresentar tremores ou convulsões (ver Tabela 31.1), e será necessário dar atenção à hipotermia ou à hipertermia.

Depois de estável, os distúrbios metabólicos deverão ser avaliados e cabe formular um plano de conduta. O banco de dados mínimo para a suspeita de toxicose inclui hemograma completo, eletrólitos séricos, bioquímica sérica (em especial glicose, ureia, creatinina, cálcio) e urinálise. Dependendo dos sinais à apresentação e da toxina suspeita, outros testes laboratoriais poderão ser necessários, como testes de coagulação, eletrocardiografia, gasometria arterial e radiografias de tórax e abdome.

Descontaminação

A prevenção da absorção do agente tóxico por meio da descontaminação é importante para tratar uma toxicose. Também é importante que os membros da equipe veterinária protejam-se contra a exposição, enquanto tratam os animais acometidos, por meio do uso de material de proteção como luvas, óculos de segurança e aventais. Após a exposição dérmica a um agente tóxico, o gato deverá ser banhado com sabonete líquido delicado ou um xampu não inseticida, enxaguado e secado por completo. Poderá ser necessário repetir o procedimento. Deve-se tomar cuidado ao banhar animais debilitados ou instáveis. Substâncias oleosas podem ser removidas com desengordurantes comerciais para limpeza das mãos (evitando-se aqueles que contêm substância cítrica). No entanto, convém ter o cuidado de lavar o animal depois com água morna e sabão para remover o produto desengordurante. Cortar o pelo de gatos de pelo longo pode ajudar. O médico-veterinário deverá observar a pele quanto a vermelhidão, tumefação ou dor. Pele exposta a substâncias cáusticas deverá ser enxaguada totalmente com água morna e manipulada com delicadeza para evitar lesão mecânica. É importante observar que a maioria das exposições dérmicas em gatos também leva à exposição oral por meio da autolimpeza.

Para os contatos oculares, recomenda-se o mínimo de 20 a 30 min de irrigação com água filtrada morna, solução de lactato de Ringer ou soro fisiológico.[46] Animais rebeldes ou aqueles com dor podem precisar de sedação. Se a

Tabela 31.3 **Sinais clínicos associados a algumas toxinas em gatos.**

Toxina	Sinais vitais	Estado mental	Sinais clínicos e achados
Acetaminfeno	Normais nos estágios iniciais	Normal	Anorexia, vômitos, edema de face e patas, mucosas castanhas, dispneia
Etilenoglicol	Taquipneia	Letargia a coma	Vômitos, depressão, ataxia, convulsões, hipotermia
Metaldeído	Hipertermia, taquipneia, taquicardia	Letargia a coma	Salivação, ataxia, tremores, convulsões
Organofosforados e carbamatos	Alterações na pressão arterial, na frequência cardíaca, respiração	Letargia a coma	Vômitos, diarreia, salivação, tremores, convulsões, ataxia
Piretrinas/piretroides	Variáveis	Letargia a coma	Vômitos, diarreia, salivação, tremores, ataxia, convulsões, midríase
Salicilatos (ácido acetilsalicílico)	Hipertermia, taquicardia	Agitação, a seguir, letargia a coma	Anorexia, vômitos, melena, dor abdominal, convulsões

Adaptada de Fitzgerald K: Establishing a minimum database in small animal poisonings. In Peterson M, Talcott R editors: *Small animal toxicology*, ed 2, St Louis, 2006, Saunders Elsevier, pp. 61-73.

substância for corrosiva, o veterinário deverá examinar os olhos quanto a evidências de ulceração da córnea. Nos casos que envolvem lesão da córnea, o gato deverá precisar de exame de acompanhamento ou de consultas com um oftalmologista veterinário.

Induzir a êmese pode ajudar a remover agentes tóxicos de ingestão recente. Os gatos de fato apresentam a capacidade de vomitar; no entanto, a extensão do tempo desde a ingestão, a idade do gato, seu histórico clínico pregresso e o tipo de veneno podem influenciar a decisão de tentar êmese. Qualquer gato com histórico de anormalidades cardiovasculares, epilepsia, cirurgia abdominal recente ou debilidade grave não é candidato a indução da êmese.[46] A êmese não deverá ser induzida em um animal intensamente deprimido ou em coma, porque, ao fazer isso, poderá provocar aspiração. Por outro lado, induzir o vômito em um animal hiperativo poderá desencadear uma convulsão. Além disso, geralmente não se recomenda induzir a êmese em um gato que já vomitou.

Outro fator que influencia a decisão para induzir a êmese é a natureza da substância induzida. A êmese está contraindicada na vigência de materiais corrosivos, como detergentes catiônicos, ácidos e álcalis. A indução do vômito não está recomendada com corrosivos por causa da exposição dos tecidos esofágicos a esses tipos de substâncias. Em vez disso, o tratamento inicial recomendado consiste em leite diluído ou água. A êmese também está contraindicada quando um hidrocarboneto tiver sido ingerido, com a principal preocupação sendo a aspiração. Alguns exemplos contendo hidrocarbonetos são piche, óleos lubrificantes, óleo combustível, querosene, aguarrás e gasolina.

É importante estabelecer o tempo de exposição, pois a êmese será útil apenas se induzida logo após a exposição (quase sempre dentro de 4 h) e se o alimento ou líquido estiver no estômago. Diversas substâncias são usadas como eméticos, porém, em geral, não são confiáveis e não estão recomendadas (p. ex., sal seco, água salgada, sabão líquido para máquina de lavar pratos).[46] Outras substâncias, como xarope de ipecacuanha, têm sido utilizadas, porém os eméticos mais seguros e confiáveis são peróxido de hidrogênio e apomorfina (ver Tabela 31.1).

A solução de peróxido de hidrogênio (3%), a qual pode ser comprada sem problemas, mostrou ser um emético eficaz em gatos. O peróxido de hidrogênio pode ser administrado com a ajuda de um frasco de colírio ou uma seringa pelos proprietários em casa, sob as orientações de um veterinário. O peróxido de hidrogênio provoca leve irritação da mucosa gástrica, resultando em êmese. Quase sempre o vômito ocorre em 15 min. Caso contrário, o peróxido de hidrogênio a 3% poderá ser repetido mais uma vez na mesma dose. A apomorfina poderá ser usada em gatos para induzir êmese; contudo, deve-se ter cautela porque alguns gatos enfrentam uma reação de hiperatividade paradoxal associada a opioides. Também não é um emético tão confiável em gatos quanto em cães.

Em casos em que a êmese estiver contraindicada, porém o esvaziamento do conteúdo estomacal seja essencial, poderá ser considerada uma lavagem gástrica sob anestesia geral empregando-se sonda endotraqueal com manguito.

Uma sonda estomacal é passada não além do processo xifoide, e o paciente é posicionado com a cabeça mais baixa que o tórax em um ângulo de cerca de 20°. Instila-se salina aquecida (10 mℓ/kg), e a agitação manual do estômago é realizada ao mesmo tempo que se pode drenar o líquido por gravidade ou aspirá-lo.[33] O procedimento é repetido (com frequência 10 a 20 vezes) até que o líquido do lavado esteja límpido. O médico-veterinário deverá evitar a hiperdistensão do estômago e ocluir a extremidade da sonda antes de sua remoção. As complicações da lavagem gástrica são pneumonia por aspiração, laringospasmo, hipoxia, lesão mecânica e desequilíbrios hidreletrolíticos.[33] A técnica cuidadosa e a seleção do paciente podem ajudar a reduzir esses riscos.

O carvão ativado é um adsorvente não específico que se liga a muitas substâncias por meio de forças químicas fracas e previne sua absorção. É ineficaz para substâncias corrosivas, hidrocarbonetos e a maioria dos metais pesados, como ferro, chumbo, mercúrio e arsênico.[46] O carvão ativado está disponível comercialmente nas formas líquidas, pó e granular. A forma granular ou em pó do carvão ativado pode ser misturada à água, a fim de facilitar a administração. O carvão ativado pode ser administrado por via oral com uma seringa ou por meio de sonda gástrica (ver Tabela 31.1). É aconselhável aguardar 1 a 2 h após tentar a êmese antes da administração do carvão ativado, a fim de reduzir o risco de aspiração por meio do vômito. Contudo, aguardar mais de 2 h após a maioria das exposições reduzirá o benefício. Para as toxinas que sofrem circulação êntero-hepática, doses repetidas de carvão ativado a cada 6 a 8 h, ao longo de alguns dias, poderão ser benéficas.[46]

Quando a lavagem gástrica for realizada, o carvão ativado pode ser administrado antes da lavagem para desacelerar a absorção da toxina. Além disso, deverá ser administrado novamente após a lavagem estar completada.[33] As contraindicações ao uso de carvão ativado são risco importante de aspiração, vômitos intensos e perfuração gastrintestinal.[46]

Os catárticos aumentam a limpeza do conteúdo intestinal. Existem dois tipos prontamente disponíveis: soluções salinas (p. ex., sulfato de sódio [sal de Glauber], sulfato de magnésio [sal de Epsom]) e soluções de sacarídios (p. ex., sorbitol). Óleo mineral nunca deverá ser empregado como catártico por causa do risco alto de aspiração e da interferência com a adsorção de carvão.[46] Os catárticos são usados para estimular a eliminação de carvão ativado e do agente tóxico adsorvido. Produtos pré-misturados que contêm carvão ativado e um catártico (em geral, o sorbitol) estão disponíveis como preparados comerciais, ou os catárticos podem ser adicionados a soluções de carvão ativado. Os médicos-veterinários são aconselhados a administrar carvão ativado com um catártico, a fim de facilitar a remoção da substância ligada ao carvão, a menos que o gato já apresente diarreia ou esteja desidratado. Aumentar o tempo de trânsito do carvão ativado através do sistema gastrintestinal diminuirá a probabilidade de as ligações entre o carvão e o veneno enfraquecerem e o veneno ser liberado. Se o carvão ativado for administrado em doses múltiplas, o catártico deverá ser incluído apenas com a primeira dose, a fim de prevenir desequilíbrios hidreletrolíticos. São contraindicações ao uso de catárticos: ingestão de substância corrosiva, hipotensão, desidratação, anormalidades eletrolíticas, traumatismo abdominal e dano intestinal como obstrução ou perfuração.[33]

Cuidados de suporte

Os sinais clínicos do gato deverão ser controlados com cuidados sintomáticos e de suporte. Caso haja antídoto apropriado ou antagonista, ele deverá ser administrado. O monitoramento do equilíbrio acidobásico, do perfil bioquímico sérico, da hidratação ou dos eletrólitos poderá ser necessário, dependendo dos efeitos potenciais dos efeitos tóxicos envolvidos. Alguns deles, como ferro, cobre, paracetamol e arsênico são hepatotóxicos, enquanto outros como estrogênio, chumbo e medicações antineoplásicas podem causar anemia.

A diurese pode ser benéfica nas exposições a agentes nefrotóxicos ou para estimular a eliminação do veneno. São exemplos de agentes nefrotóxicos que poderiam se beneficiar de diurese: EG (etilenoglicol), zinco, mercúrio, ácidos oxálicos, AINEs, herbicida diquat e antibióticos aminoglicosídios. Os efeitos adversos associados a diurese são edema pulmonar, edema cerebral, alcalose metabólica e intoxicação por água; assim, é necessário o monitoramento atento.

Os cuidados de suporte deverão ser mantidos até que o paciente se recupere totalmente. Quando o gato for liberado para o proprietário, a equipe veterinária deverá reservar tempo para explicar quais sinais deverão ser monitorados e como a medicação ou o tratamento deverão ser administrados. Desse modo, convém ainda agendar consultas de acompanhamento, conforme necessário.

Referências bibliográficas

1. Albretsen J: Zinc phosphide. In Plumlee KH, editor: *Clinical veterinary toxicology*, St Louis, 2004, Mosby, p 456.
2. Albretsen JC: Lectins. In Plumlee KH, editor: *Clinical veterinary toxicology*, St Louis, 2004, Mosby, p 406.
3. Arnett D, Richardson J, Gwaltney-Brant SM et al: Clinical signs associated with methomyl toxicoses in dogs (January 1998-December 2001) (abstract), *J Vet Intern Med* 17:431, 2003.
4. Avizeh R, Najafzadeh H, Razijalali M et al: Evaluation of prophylactic and therapeutic effects of silymarin and N-acetylcysteine in acetaminophen-induced hepatotoxicity in cats, *J Vet Pharmacol Ther* 33:95, 2010.
5. Berg RI, Francey T, Segev G: Resolution of acute kidney injury in a cat after lily (Lilium lancifolium) intoxication, *J Vet Intern Med* 21:857, 2007.
6. Boland LA, Angles JM: Feline permethrin toxicity: retrospective study of 42 cases, *J Feline Med Surg* 12:61, 2010.
7. Brutlag A: Topical toxins. In Ettinger S,Feldman E, editors: *Textbook of veterinary internal medicine: diseases of the dog and cat*, ed 7, St Louis, 2010, Saunders Elsevier, p 565.
8. Burns P: Venomous bites and stings. In Ettinger S, Feldman E, editors: *Textbook of veterinary internal medicine: diseases of the dog and cat*, ed 7, St Louis, 2010, Saunders Elsevier, p 556.
9. Connally H, Hamar D, Thrall M: Inhibition of canine and feline alcohol dehydrogenase activity by fomepizole, *Am J Vet Res* 61:450, 2000.
10. Dial S, Thrall M, Hamar D: Comparison of ethanol and 4-methylpyrazole as treatments for ethylene glycol intoxication in cats, *Am J Vet Res* 55:1771, 1994.
11. Dorman D: Bromethalin. In Plumlee KH, editor: *Clinical veterinary toxicology*, St Louis, 2004, Mosby, p 446.
12. Dunayer E: Bromethalin: the other rodenticide, *Vet Med* 98:732, 2003.
13. Galey F: Cardiac glycosides. In Plumlee KH, editor: *Clinical veterinary toxicology*, St Louis, 2004, Mosby, p 386.
14. Godfrey DR: Dermatosis and associated systemic signs in a cat with thymoma and recently treated with an imidacloprid preparation, *J Small Anim Pract* 40:333, 1999.
15. Hadley R, Richardson J, Gwaltney-Brant S: A retrospective study of daylily toxicosis in cats, *Vet Hum Toxicol* 45:38, 2003.
16. Hall J: Lily. In Plumlee KH, editor: *Clinical veterinary toxicology*, St Louis, 2004, Mosby, p 433.
17. Hall K: Toxin exposures and treatments: a survery of practicing veterinarians. In Bonagura J,Twedt D, editors: *Kirk's current veterinary therapy XIV*, St Louis, 2009, Saunders Elsevier, p 95.
18. Hovda L: Plant toxicities. In Ettinger S, Feldman E, editors: *Textbook of veterinary internal medicine: diseases of the dog and cat*, ed 7, St Louis, 2010, Saunders Elsevier, p 561.
19. Hovda LR: Toxin exposures in small animals. In Bonagura J,Twedt D, editors: *Kirk's current veterinary therapy XIV*, St Louis, 2009, Saunders Elsevier, p 92.
20. Hovda LR, Hooser SB: Toxicology of newer pesticides for use in dogs and cats, *Vet Clin North Am Small Anim Pract* 32:455, 2002.
21. Kohn B, Weingart C, Giger U: Haemorrhage in seven cats with suspected anticoagulant rodenticide intoxication, *J Fel Med Surg* 5:295, 2003.
22. Luiz JA, Heseltine J: Five common toxins ingested by dogs and cats, *Compend Contin Educ Vet* 30:578, 2008.
23. Mason J, Khan S, Gwaltney-Brant SM: Recently recognized animal toxicants. In Bonagura J, Twedt D, editors: *Kirk's current veterinary therapy XIV*, St Louis, 2009, Saunders Elsevier, p 138.
24. Means C: Anticoagulant rodenticides. In Plumlee KH, editor: *Clinical veterinary toxicology*, St Louis, 2004, Mosby, p 444.
25. Means C: Essential oils. In Plumlee KH, editor: *Clinical veterinary toxicology*, St Louis, 2004, Mosby, p 149.
26. Means C: Insoluble calcium oxalates. In Plumlee KH, editor: *Clinical veterinary toxicology*, St Louis, 2004, Mosby, p 340.
27. Meerdink G: Anticholinesterase insecticides. In Plumlee KH, editor: *Clinical veterinary toxicology*, ed 1, St. Louis, 2004, Mosby, p 178.
28. Merola V, Dunayer E: The 10 most common toxicoses in cats, *Vet Med* 101:339, 2006.
29. Morrow C, Volmer P: Cholecalciferol. In Plumlee KH, editor: *Clinical veterinary toxicology*, St Louis, 2004, Mosby, p 448.
30. Murphy M: Rodenticides, *Vet Clin North Am Sm Anim Pract* 32:469, 2002.
31. Murphy M: Rodenticide toxicoses. In Bonagura J,Twedt D, editors: *Kirk's current veterinary therapy XIV*, St Louis, 2009, Saunders Elsevier, p 117.
32. Peterson M: Reptiles. In Plumlee KH, editor: *Clinical veterinary toxicology*, St Louis, 2004, Mosby, p 103.
33. Peterson M: Toxicological decontamination. In Peterson M, Talcott P, editors: *Small animal toxicology*, ed 2, St Louis, 2006, Saunders Elsevier, p 128.
34. Plumb D: *Veterinary drug handbook*, ed 5, Ames, Iowa, 2005, Iowa State Press.
35. Richardson J: Potpourri hazards in cats, *Vet Med* 94:1010, 1999.
36. Richardson J: Management of acetaminophen and ibuprofen toxicoses in dogs and cats, *J Vet Emerg Crit Care* 10:285, 2000.
37. Richardson J: Permethrin spot on toxicoses in cats, *J Vet Emerg Crit Care* 10:103, 2000.
38. Richardson J: Zinc toxicosis from penny ingestion in dogs, *Vet Med* 97:96, 2002.
39. Richardson J: Atypical topical spot-on products. In Peterson M,Talcott P, editors: *Small animal toxicology*, ed 2, St Louis, 2006, Saunders Elsevier, p 978.
40. Richardson J, Gwaltney-Brant SM: Lily toxicoses in cats, *Stand Care Emerg Crit Care Med* 4:5, 2002.

41. Richardson J, Gwaltney-Brant SM: Ethylene glycol toxicosis in dogs and cats, *Clinicians Brief* 1:13, 2003.

42. Richardson J, Welch S, Gwaltney-Brant SM et al.: Metaldehyde toxicoses in dogs, *Comp Contin Edu Pract Vet* 25:376, 2003.

43. Roder J: Analgesics. In Plumlee KH, editor: *Clinical veterinary toxicology*, St Louis, 2004, Mosby, p 282.

44. Roder J: Spiders. In Plumlee KH, editor: *Clinical veterinary toxicology*, St Louis, 2004, Mosby, p 111.

45. Roder J: Toads. In Plumlee KH, editor: *Clinical veterinary toxicology*, St Louis, 2004, Mosby, p 113.

46. Rosendale ME: Decontamination strategies, *Vet Clin North Am Small Anim Pract* 32:311, 2002.

47. Rumbeiha W, Murphy M: Nephrotoxicants. In Bonagura J, Twedt D, editors: *Kirk's current veterinary therapy XIV*, St Louis, 2009, Saunders Elsevier, p 159.

48. Rumbeiha WK, Francis JA, Fitzgerald SD et al: A comprehensive study of Easter lily poisoning in cats, *J Vet Diagn Invest* 16:527, 2004.

49. Schildt JC, Jutkowitz LA, Beal MW: Potpourri oil toxicity in cats: 6 cases (2000-2007), *J Vet Emerg Crit Care* 18:511, 2008.

50. Sutton NM, Bates N, Campbell A: Clinical effects and outcome of feline permethrin spot-on poisonings reported to the Veterinary Poisons Information Service (VPIS), London, *J Feline Med Surg* 9:335, 2007.

51. Talcott P: Metaldehyde. In Plumlee KH, editor: *Clinical veterinary toxicology*, St Louis, 2004, Mosby, p 182.

52. Talcott P: Strychnine. In Plumlee KH, editor: *Clinical veterinary toxicology*, St Louis, 2004, Mosby, p 454.

53. Talcott P: Insecticide toxicoses. In Bonagura J, Twedt D, editors: *Kirk's current veterinary therapy XIV*, St Louis, 2009, Saunders Elsevier, p 119.

54. Tefft K: Lily nephrotoxicity in cats, *Comp Contin Edu Pract Vet* 26:149, 2004.

55. Thrall M, Connally H, Grauer G et al.: Ethylene glycol. In Peterson M, Talcott P, editors: *Small animal toxicology*, ed 2, St Louis, 2006, Saunders Elsevier, p 703.

56. Villar D, Knight MK, Holding J et al: Treatment of acute isoniazid overdose in dogs, *Vet Hum Toxicol* 37:473, 1995.

57. Webb C, Twedt D, Fettman M et al: S-adenosylmethionine (SAMe) in a feline acetaminophen model of oxidative injury, *J Fel Med Surg* 5:69, 2003.

58. Wismer T: Novel insecticides. In Plumlee KH, editor: *Clinical veterinary toxicology*, St Louis, 2004, Mosby, p 183.

59. Youssef H: Cycad toxicoses in dogs, *Vet Med* 103:242, 2008.

Distúrbios do Trato Urinário

Trato Urinário Superior

Margie Scherk

A identificação e o tratamento da doença renal são importantes no atendimento a pequenos animais: os gatos são companheiros atraentes, cuja média de expectativa de vida aumentou. O objetivo deste capítulo consiste não apenas em explorar a doença renal em profundidade, mas também lembrar aos médicos-veterinários que, embora os sinais clínicos possam parecer os mesmos, eles deverão se esforçar no intuito de identificar etiologias específicas, já que elas podem ter tratamentos específicos.

Métodos diagnósticos

Existem diversos métodos diagnósticos para a avaliação do trato urinário superior, como imagem, testes de função renal, urinálise, cultura de urina, relação urinária proteína:creatinina e biopsia renal. A Tabela 32.1 descreve como os testes diagnósticos podem ser usados a fim de localizar distúrbios.

Tamanho dos rins

O tamanho dos rins é aferido radiograficamente em relação ao comprimento da segunda vértebra lombar (L2). Embora não haja diferença entre os sexos nesse parâmetro, existe um efeito da gonadectomia sobre o tamanho dos rins. Foi determinada uma diferença significativa de tamanho entre felinos normais e esterilizados, com os felinos normais apresentando rins maiores. Os índices de comprimento do rim felino normal variam entre 1,9 e 2,6 para felinos esterilizados e 2,1 a 3,2 para felinos normais, o que sugere que o *status* reprodutivo deverá ser considerado ao se interpretar o tamanho dos rins.[202] O Boxe 32.1 relaciona as causas de renomegalia no gato.

Testes de função renal

A avaliação da função renal empregando-se aferições padronizadas da densidade urinária (DU), creatinina (Cr) e nitrogênio da ureia sanguínea (BUN) é extremamente superficial, pois esses parâmetros não são alterados até haver perda significativa na função renal (aproximadamente 75%) e porque eles refletem fatores não renais. O BUN pode ser especialmente difícil de interpretar, porque reflete a ação, a produção e a excreção de amônia. A ureia é um produto intermediário do metabolismo da amônia e é excretada na bile, reabsorvida por meio da recirculação êntero-hepática e também é eliminada pelo rim. A maior parte da amônia produzida no corpo ocorre por fermentação bacteriana no intestino, com quantidades menores produzidas pelo catabolismo de proteína endógena e outras moléculas como a heme e alguns dos citocromos que são ricos em nitrogênio. Como os fatores dietéticos podem ser importantes – há relatos de animais alimentados com miúdos como petiscos e que produziram leituras de ureia

Tabela 32.1 **Uso de testes diagnósticos para localizar lesões no trato urinário.**

Teste diagnóstico	Função renal avaliada	Localizada nos rins?	Localizada distal aos rins?
Ureia sanguínea	TFG	Não necessariamente*	Não
Creatinina sérica	TFG	Não necessariamente*	Não
Depuração de ioexol	TFG	Não	Não
Urografia IV	TFG e estimativa grosseira do fluxo sanguíneo renal	Sim	Sim
Densidade urinária	Reabsorção tubular	Não necessariamente*	Não
Osmolalidade urinária	Reabsorção tubular	Não necessariamente*	Não
Testes de privação de água e respostas de vasopressina	Reabsorção tubular	Não necessariamente*	Não
Ultrassonografia	Não	Sim	Sim
Biopsia renal	Não	Sim	N/D
Células epiteliais tubulares renais	Não	Não, a menos que em cilindros	Não
Hematúria	Não	Não, a menos que em cilindros	Sim, se a amostra não estiver contaminada por sangue
Proteinúria	Não	Não necessariamente†	Não necessariamente
Piúria	Não	Não, a menos que em cilindros	Sim, se a amostra não estiver contaminada pelo trato genital
Bacteriúria significativa	Não	Não	Sim, se a amostra não estiver contaminada pelo trato genital ou por pelos
Cilindros urinários	Não	Sim	N/D

TFG, taxa de filtração glomerular; *IV*, intravenosa, *ND*, não disponível.

*Alterações nos parâmetros renais podem ocorrer secundariamente a outras doenças não renais.

†A existência de grandes quantidades de proteína sem eritrócitos nem leucócitos sugere doença glomerular. Assim, deverá ser calculada a relação urinária proteína:creatinina.

Adaptada de Osborne CA, Stevens JB: Table 2-3. In *Urinalysis: a clinical guide to compassionate patient care*, 1999, Bayer Corporation.

Boxe 32.1 Causas de renomegalia no gato

Rins policísticos
Pseudocisto perinéfrico
Hidronefrose
Nefrose obstrutiva
Pionefrose
Pielonefrite
Peritonite infecciosa felina
Neoplasia (a mais comum é o linfoma)

---

falsamente altas – tudo o que o paciente ingere deve ser levado em consideração. O sangramento no trato gastrintestinal é uma das causas patológicas mais comuns, em razão da grande quantidade de nitrogênio no sangue, que é degradado pelas bactérias. Outras causas potenciais estão relacionadas a fatores que podem alterar a quantidade de amônia produzida pelas bactérias no intestino, como mudanças nas populações bacterianas e alterações na motilidade e no trânsito gastrintestinal de alimentos. Qualquer desarranjo metabólico que provoque catabolismo proteico excessivo no corpo, como um substrato de energia, tem o potencial de aumentar os níveis de ureia. Incrementos na ureia (independentes da Cr) são comuns no diabetes melito (DM) e no hipertireoidismo. Vale lembrar que a ureia

pode estar elevada na doença renal quando a Cr é normal, especialmente em neonatos ou em animais com definhamento muscular, já que esses pacientes apresentam massa muscular diminuída em comparação com a população normal e, por conseguinte, níveis de Cr correspondentemente mais baixos. Em tal situação, a ureia pode ser mais sensível que a Cr na predição de doença renal. Na maioria dos casos, o diagnóstico de insuficiência renal será feito com base em elevações no BUN e/ou na Cr junto a DU baixa.

Muitos testes têm sido avaliados quanto à aferição da taxa de filtração glomerular (TFG) ou à função renal. O teste padrão da depuração de Cr de 24 h é impraticável, e a cintilografia renal não é encontrada com facilidade.[121] Um grupo avaliou uma única injeção de inulina ou de Cr em gatos normais e, a seguir, comparou as depurações plasmáticas de inulina e Cr. Os resultados mostraram que a inulina pode ser um melhor indicador de TFG do que a Cr.[166] Os mesmos pesquisadores subsequentemente avaliaram o ioexol e descobriram que a depuração plasmática desse marcador não apenas é um teste sensível para a detecção de função renal diminuída antes de alterações, tanto em BUN quanto em Cr, mas também pode ser realizada de maneira não invasiva em gatos conscientes.[167] Um outro estudo sobre depuração de inulina em uma única injeção comparou a depuração de inulina e de ioexol e mostrou excelente correlação entre os dois métodos na sua capacidade de detectar alterações na TFG. Os investigadores concluíram que um "teste de excreção de inulina" coletando-se amostras de sangue 3 h após a administração de 3.000 mg/m^2 de superfície corporal pode ser usado para a avaliação da função renal na prática diária.[100] A urografia excretora é outro método para determinar TFG; um estudo comparou ioexol com amidotrizoato e concluiu que ioexol era mais seguro e produzia urografia de melhor qualidade.[6]

A urodinâmica renal (resistência e índice de pulsatilidade) de artérias intrarrenais foi estudada empregando-se Doppler de onda pulsada; cintilografia quantitativa (^{99m}Tc-MAG3) foi usada para estudar função renal relativa e fluxo renal relativo. De relevância clínica são as diferenças significativas encontradas entre gatos despertos e gatos anestesiados com isoflurano para todas as aferições Doppler de onda pulsada e cintilografias renais quantitativas.[165] Recentemente um grupo avaliou um exame imunoabsorvente ligado a enzima (ELISA) para o ácido de dilenotriamina penta-acético gadolínio como meio de determinar a TFG. Esse teste não ofereceu uma estimativa suficientemente acurada da TFG em gatos quando comparado com a depuração plasmática de ioexol e as concentrações plasmáticas de BUN e Cr.[203] O Boxe 32.2 relaciona outros testes para função renal.

Urinálise

Indica-se a urinálise completa quando há suspeita de alguma doença do trato urinário, como:

- Insuficiência renal crônica
- Insuficiência renal aguda (IRA)
- Infecção do trato urinário (rins, ureteres, bexiga, uretra – esta última apenas se a amostra de urina for obtida por micção)
- Urolitíase ou cristalúria
- Neoplasia: ocasionalmente, a esfoliação de células neoplásicas ocorre por neoplasia do trato urinário.

Além disso, a amostra obtida por micção avalia uretra, próstata e vagina.

Boxe 32.2 Testes diagnósticos para a avaliação da função renal

Capacidade de concentração tubular:
    Teste de privação de água
    Teste de concentração de pitressina
Aferição da taxa de filtração glomerular:
    Depuração de ioexol plasmático
    Depuração de inulina plasmática
    Cintilografia renal
    Depuração de fenolssulfonoftaleína (PSP)
Marcadores:
    Nitrogênio da ureia sanguínea (BUN)
    Creatinina sérica
    Amilase, lipase
Urografia excretora

A urinálise estará indicada como parte de um banco de dados mínimo em qualquer gato enfermo. Por exemplo, a pielonefrite é um distúrbio oculto sem necessariamente quaisquer sinais clínicos atribuíveis ao trato urinário. Os resultados da urinálise refletem a saúde e a função de muitos sistemas corporais, pois a urina é, essencialmente, sangue filtrado. Trata-se de exemplos de alguns dos distúrbios que não são do trato urinário com alterações significativas detectadas por meio da avaliação da urina: DM (glicosúria) e cetoacidose (cetonúria), diabetes insípido (hipostenúria), doença hepática e doença hemolítica (bilirrubinúria), azotemia pré-renal (urina concentrada) e inflamação grave ou mieloma múltiplo (proteinúria).

Ao longo deste capítulo, o termo urinálise refere-se à *urinálise* completa, o que consiste na avaliação macroscópica (p. ex., aspecto, concentração, testes com fitas reagentes da bioquímica urinária semiquantitativos para pH e constituintes da urina: proteína, glicose, sangue), na aferição da DU e na avaliação microscópica de sedimento urinário centrifugado (p. ex., células, cristais, bactérias).

Assim como ocorre com qualquer exame laboratorial, são possíveis resultados inválidos e duvidosos. A utilidade de um espécime de urina é significativamente influenciada pelo momento da coleta e pela maneira como a coleta é realizada, manipulada, guardada e examinada. Além disso, o veterinário deverá anotar todos os fármacos que o paciente estiver recebendo, pois muitos agentes terapêuticos influenciam os resultados da urinálise (Boxe 32.3).[177]

Momento da coleta da amostra

As amostras coletadas após jejum ou de manhã cedo podem mostrar capacidade mais alta de concentração e produção mais alta de sedimento. A exceção é o gato com acesso ilimitado a uma caixa de areia. Essa amostra também é menos passível de mostrar glicosúria. A qualidade citológica das células estará alterada por exposição prolongada a produtos de eliminação, osmolalidade e variações de pH.

A urina recém-formada proporciona melhor detalhe citológico e as bactérias são identificadas mais facilmente. Se a amostra estiver diluída, a capacidade de concentração tubular não poderá ser avaliada. Amostras diluídas também podem distorcer células.

Técnica de coleta

O método mais confiável para a coleta de urina de gatos é por cistocentese. As amostras de cistocentese revelam as condições pré-renal, renal, ureteral e vesical. Já as amostras obtidas por micção revelam essas estruturas e também a uretra, a próstata, a vagina e a pele perineal. Além disso, as amostras obtidas por micção mostram que o gato urinou (p. ex., caixa de areia, mesa de consulta ou assoalho). A quantidade de sedimento também pode ser interpretada à luz da coleta. A bexiga se contrai circunferencialmente; contudo, o sedimento depende da gravidade. Assim, para uma amostra coletada por cistocentese, o sedimento poderá ser aumentado agitando-se delicadamente a bexiga pouco imediatamente antes de se inserir a agulha.[178] As amostras obtidas por micção também não revelam o

---

Boxe 32.3 **Efeitos de fármacos sobre a amostra de urina**

1. Líquidos parenterais e orais em diuréticos:
   a. Alteram a densidade urinária (DU) e a osmolalidade.
   b. A furosemida pode acidificar a urina.
   c. O aumento do volume urinário pode diluir parâmetros bioquímicos, o que leva a resultados falso-negativos.
   d. A urina diluída influencia a integridade celular e promove lise.
   e. Líquidos contendo glicose podem resultar em glicosúria iatrogênica.
2. Agentes microbianos:
   a. Amostras ideais para cultura microbiológica deverão ser coletadas antes do início da terapia antimicrobiana. Contudo, a cultura de urina enquanto se administra essa classe de fármaco refletirá microrganismos não suscetíveis ao antimicrobiano empregado. Para avaliar a eficácia do tratamento, o paciente deverá estar sem receber o tratamento durante, no mínimo, 3 dias.
3. Agentes acidificantes e alcalinizantes (terapêuticos, dietéticos, ou adicionados à amostra de urina):
   a. Alteram a composição de cristais da amostra.
   b. A alcalinidade extrema pode causar reações de proteínas falso-positivas em tiras reagentes.
   c. A vitamina C (ácido ascórbico) provoca reações de glicose falso-negativas em tiras reagentes e também eritrócitos, hemoglobina e mioglobina.
4. Materiais de contraste rádio-opacos com iodo:
   a. Administrados por via intravenosa aumentarão a DU se esta antes da administração estiver < 1,040, porém diminuirá a DU se esta antes da administração estiver > 1,040.
   b. Administrados por cateter no trato urinário inferior aumentarão a DU.
   c. Influenciam a estrutura celular e a sobrevivência de bactérias na amostra.

---

sedimento proporcionalmente por causa do restante do sedimento que permanece na bexiga à medida que ela se contrai; desse modo, as amostras assim coletadas podem subestimar o grau de inflamação, de cristalúria e assim por diante.

Cistocentese: a bexiga precisa conter um volume de urina suficientemente grande para o médico-veterinário conseguir identificá-la por palpação e imobilizá-la manualmente. As duas abordagens empregadas ocorrem pela parede abdominal lateral com o gato na lateral ou ventralmente com o gato em decúbito dorsal. O ideal é que o pelo seja raspado e a pele, desinfetada; contudo, como isso estressa ainda mais o paciente, com frequência não é realizado. Após a bexiga ser agitada, a agulha deve ser inserida na direção caudoventral em um ângulo de modo que as camadas da parede da bexiga lacrem a punção mais adequadamente. Ao utilizar uma agulha de calibre menor (p. ex., 23 a 25), sem aplicar pressão à bexiga com a mão que movimenta, o médico-veterinário pode reduzir o risco de extravasamento de urina.

Se um redemoinho de sangue for observado penetrando no canhão da seringa, a coleta deverá ser suspensa (uma causa iatrogênica para hematúria), e isso deverá ser anotado no prontuário do paciente. Contudo, tal sangramento é extremamente improvável de resultar em complicações pós-coleta. A hematúria iatrogênica costuma ser observada nas amostras de cistocentese e pode ser diferenciada de hematúria verdadeira por meio de comparação com a amostra obtida por micção espontânea, pelo proprietário em casa, 24 a 48 h depois. Os proprietários podem usar uma colher de cabo longo (como uma concha para sopa) ou colocar cascalho limpo para aquário ou produto comercial em uma caixa de areia vazia e limpa a fim de coletar a amostra. A penetração de uma alça intestinal durante a cistocentese é improvável de provocar problemas além da interpretação de bacteriúria (discutida adiante). A complicação pós-procedimento mais desconcertante é vômito (de ocorrência rara) e colapso hipotensivo. Embora o mecanismo não esteja claro, acredita-se que seja uma resposta vasovagal. Com terapia hídrica padronizada (para dar suporte a volume e a pressão arterial [PA] sistêmica) e tranquilidade, os pacientes recuperam-se em 30 min até 1 h.

Amostra obtida por micção: a coleta no meio do fluxo reduz a probabilidade de coletar fragmentos (material particulado, incluindo fezes e bactérias) da região do períneo; contudo, uma amostra obtida por micção nunca está completamente livre do risco de contaminação. Os médicos-veterinários recentemente trabalham com amostras coletadas da mesa de exame, do assoalho da sala de exame, da jaula, da caixa de areia ou da base do transportador. Outros locais também poderão ser usados, desde que o veterinário esteja ciente de que a amostra é passível de artefatos (e saber quais tipos são mais prováveis).

Coleta por cateter: é outra possibilidade; contudo, exige sedação em gatos de ambos os sexos para assegurar tratamento humanitário e minimizar possível traumatismo à uretra. No filhote muito jovem (menos de 3 ou 4 semanas de vida), uma amostra de urina pode ser obtida estimulando-se a região anogenital com uma bola de algodão úmida aquecida.

Manipulação do espécime urinário

No mundo ideal, a urina deverá ser mantida à temperatura ambiente e avaliada em 30 min da coleta. O tempo de estocagem e a temperatura alteram e influenciam o pH, a DU e a formação de cristais.[7] Se a amostra não puder ser examinada nesse intervalo de tempo, as seguintes sugestões ajudarão a preservar a integridade da amostra.

1. Refrigerar a 5°C durante 2 a 3 h ou possivelmente durante a noite. A amostra deverá ser aquecida até a temperatura ambiente antes da análise para a acurácia da DU e para a avaliação de glicose. Não congelar a amostra.
2. Proteger a amostra da luz. A bilirrubina torna-se indetectável dentro de 1 h de exposição à luz solar.
3. Cilindros e material celular deterioram-se na urina alcalina. Com o passar do tempo, mais cristais se desenvolverão dependendo do pH da amostra; por isso, o pH deverá ser determinado prontamente.

4. Embora existam conservantes para a urina, cada tipo altera as características da amostra; informações específicas foram publicadas em outros textos.[178]

Exame da amostra

Para reduzir a variação entre os exames, deverá ser empregado um protocolo padronizado para a amostra. As amostras refrigeradas deverão ser aquecidas até temperatura ambiente antes da avaliação. Tiras reagentes e outros reagentes devem ser mantidos em local fresco, porém não refrigerado. Eles e a urina não deverão ser expostos à luz solar ou outra fonte de luz durante quantidade significativa de tempo. É importante ler e interpretar os resultados nos momentos indicados pelo fabricante do teste. A centrifugação do sedimento urinário deverá ser de 1.000 a 1.500 rpm durante 3 a 5 min. Sobretudo, o momento e o método de coleta deverão ser levados em consideração ao interpretar a importância dos resultados relativos ao paciente.

Interpretação da urinálise[177,190]

Volume: a produção normal de volume urinário de 24 h para um gato adulto é de 20 a 40 mℓ/kg/dia. Quando a DU estiver acima de 1,040, a poliúria é improvável. Ocasionalmente, gatos com insuficiência renal podem concentrar paradoxalmente a urina a níveis superiores a 1,040.

Cor: a transparência e a cor são influenciadas por muitos fatores, que, por sua vez, influenciam a DU interpretada pelo refratômetro óptico. Por outro lado, a coloração da urina também deverá ser interpretada à luz da DU. A coloração da amostra pode ser importante, já que pode influenciar a interpretação de substâncias químicas colorimétricas secas (tiras reagentes urinárias). As comparações de cor são subjetivas e influenciadas pelos constituintes coloridos da urina. A cor deverá ser avaliada por um profissional treinado, em uma área bem iluminada e usando urina fresca (Figura 32.1). A cor da urina pode fornecer informações valiosas, como as seguintes:

- A urina incolor é muito diluída
- A cor da urina normal varia de transparente a amarelo-claro, amarelo-médio a âmbar. Normalmente, a urina muito concentrada é âmbar em decorrência do aumento do urocromo ou da urobilina. Os níveis de urocromo também são altos em estados de febre ou inanição. A nitrofurantoína e a riboflavina (vitamina B$_2$) provocam aspecto amarelo intenso na urina
- A coloração alaranjada reflete alta concentração, ou excesso, de urobilina, bilirrubina ou fluoresceína (p. ex., quando utilizada para identificar um gato que esteja urinando inadequadamente)
- Coloração vermelha, rósea, vermelho-acastanhada, vermelho-alaranjada ou laranja sugere hematúria, existência de hemoglobina, mioglobina, porfirina ou varfarina. Em seres humanos, a ingestão de ruibarbo, beterraba, fenotiazinas e outras substâncias pode causar essa alteração de cor
- A tonalidade castanha sugere metemoglobina; melanina; e, em seres humanos, diversos fármacos, com bismuto, mercúrio e sulfassalazina

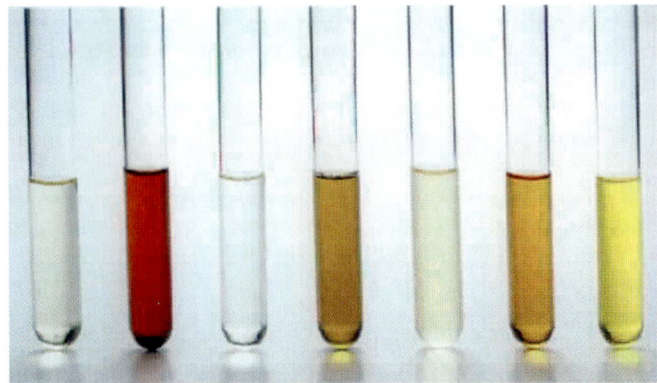

Figura 32.1 A coloração da urina é mais bem avaliada sob boa iluminação contra um fundo branco.

- A alteração da cor para amarelo-acastanhada ou verde-acastanhada significa a existência de pigmento biliar
- A alteração da cor para castanho a preto é, de fato, castanho ou vermelho-acastanhado se avaliada em camada mais fina
- A urina branca leitosa decorre de quilo, pus ou cristais de fosfato.

Turbidez: a transparência é avaliada segurando-se um tubo de ensaio transparente contra uma folha de papel impressa e avaliando-se a legibilidade da impressão. A urina concentrada é mais passível de ser turva do que a urina diluída. A refrigeração altera a transparência, assim como substâncias que influenciam o pH. Mais comumente, a turvação é causada por sedimento – como cristais, células (eritrócitos, leucócitos, células epiteliais), bactérias, levedura e sêmen, ou contaminantes do frasco de coleta (assim como da caixa de areia, do transportador, do tampo da mesa, do assoalho) ou fezes. Se houver lipídios (advindos de gordura pericística) na urina, devem subir para a superfície da amostra.

A formação de cristais é influenciada pela temperatura. Esses cristais podem se formar conforme a urina se resfria em comparação com a temperatura corporal até a temperatura ambiente ou a temperatura do refrigerador. A hematúria resulta em urina turva acastanhada a avermelhada (raramente negra). Mioglobina e hemoglobina criam uma cor semelhante, porém a urina é límpida.

Odor: a urina do gato tem um odor característico que é mais forte quando ela está concentrada. A urina do macho tem um odor quase patognomônico que ajuda a identificar um gato inteiro ou um gato que foi castrado de maneira incompleta (p. ex., testículo retido) ou um gato com tumor secretor de testosterona. Especulou-se que a felinina, aminoácido exclusivo de gatos, é responsável por esse odor.

Odores anormais podem indicar infecção com bactérias produtoras de urease. A temperatura mais alta facilita a transformação de amônio [NH$_4$] a amônia [NH$_3$], o que resulta em odor. O odor das cetonas urinárias pode ser detectado por alguns seres humanos. O odor pútrido sugere degradação de proteína por bactérias.

DU. a densidade urinária é uma aferição da densidade da urina com relação à densidade da água medida na mesma temperatura. A densidade da água é 1,000 sob circunstâncias estabelecidas de temperatura e pressão. A temperatura influencia a DU inversamente (ou seja, o aumento da temperatura da urina provoca diminuição da sua DU, enquanto a diminuição da temperatura da urina aumenta a DU). Os solutos influenciam a densidade da urina, e cada soluto pode influenciá-la a um grau diferente, mesmo quando cada um está presente em quantidades iguais.

O método aceito para a determinação de DU em gatos utiliza o refratômetro. Este instrumento avalia o índice de refração (índice da velocidade da luz no ar com relação à velocidade da luz em uma solução). O índice de refração é influenciado pelo tipo e pela quantidade dos solutos presentes. Embora os refratômetros sejam calibrados a uma temperatura de referência, eles compensam até certo grau. Eles devem ser guardados em temperatura ambiente. Refratômetros veterinários medem uma amplitude maior de densidades e, por isso, são mais adequados para a urina do gato, que pode ter DU além de 1,080. Refratômetros humanos leem apenas até 1,050. Os refratômetros digitais mostram correlação com os refratômetros ópticos e têm a vantagem de menor subjetividade.[22] Algumas tiras reagentes têm uma almofada para leitura de DU. Como essas tiras são desenvolvidas para a urina humana, o valor mais alto que detectam é de 1,030, inadequado para a urina felina. Os urinômetros, dispositivos que flutuam na urina a fim de influir na DU, são imprecisos. Os osmômetros avaliam a osmolalidade e não a densidade. Independentemente do método empregado, todos os fatores que influenciam a refração ainda devem ser levados em consideração.

A DU normal para um gato depende da hidratação e da idade do animal. Quando um filhote felino tem 4 semanas de vida, a DU encontra-se entre 1,020 e 1,038; a capacidade de concentração total (até 1,080) é alcançada com 8 semanas de vida. Em um gato desidratado, a função renal normal (especificamente, a capacidade de concentrar), é sugerida pela DU de 1,040 ou acima, dependendo da dieta ofertada. Em gatos alimentados exclusivamente com ração enlatada, a DU "normal" pode ser de 1,025 ou acima, enquanto em gatos alimentados exclusivamente com ração seca a DU deverá ser de 1,035 a 1,040 ou acima.[52] Em um gato bem hidratado, a DU pode estar entre 1,035 e 1,060. *A densidade varia no mesmo indivíduo ao longo do dia; desse modo, uma única amostra de urina com DU baixa não é evidência confiável de declínio na função renal.*

Quando os néfrons não conseguem mais modificar o filtrado glomerular, desenvolve-se a DU fixa entre 1,008 e 1,012. A DU de 1,007 a 1,039 em um gato desidratado, com ou sem azotemia, é bastante sugestiva de insuficiência renal (ou falência renal, dependendo do grau de azotemia depois que o paciente estiver reidratado).[176] O hipoadrenocorticismo e a hiperaldosteronemia são causas menos comuns de tal declínio na concentração de urina. Existe um subgrupo de gatos com função renal comprometida que paradoxalmente permanece capaz de concentrar urina até valores superiores a 1,045, de modo que a azotemia renal precede um declínio na DU.[177] Como esses pacientes não costumam ser identificados, os médicos-veterinários devem se basear no achado de DU de 1,045 ou superior em razão da azotemia como indicador de uma causa pré-renal para a azotemia.

pH urinário: o pH urinário pode ser usado como índice de equilíbrio acidobásico corporal. No entanto, esse parâmetro altera-se tão rapidamente para promover o equilíbrio homeostático do corpo que se constitui em um guia no máximo superficial. Carnívoros obrigatórios produzem uma grande quantidade de resíduos metabólicos ácidos. Eles regulam seu equilíbrio acidobásico excretando hidrogênio (H^+), íon amônio (NH_4^+) e fosfatos (PO_4^+) na urina (via metabólica) ou exalando CO_2 (via respiratória). O pH é um dos fatores que influenciam a formação de cristais e pode ser manipulado para estimular a dissolução de alguns tipos de cristais. A urina ácida inibe o crescimento bacteriano.

O estresse influencia o pH urinário. Em um estudo, foi relatado que o pH urinário de um gato aumentou em 1,4 U quando o gato foi transportado de casa até uma clínica veterinária. Os autores concluíram que a causa mais provável foi a hiperventilação induzida pela ansiedade (respiração ofegante excessiva).[43] Outro estudo sugeriu o oposto (p. ex., a maior atividade dos nervos simpáticos e das glândulas adrenais levará mais provavelmente ao aumento do metabolismo, incluindo a conversão catabólica de proteínas, que, por sua vez, eleva a produção de ácido sulfúrico e baixa o pH urinário. Esse efeito também pode ser observado no gato em jejum, inapetente ou anoréxico.[60]

A ingestão de alimentos influencia o pH urinário. Acredita-se que a alcalose pós-prandial (urina alcalina) decorra do aumento da secreção de ácido clorídrico após uma refeição. Em seu estado silvestre, os gatos comem muitas refeições pequenas (8 a 15) por dia em vez de duas, conforme são alimentados em diversas casas, tornando muito menor o efeito dessa mudança de pH. A frequência da alimentação junto com a qualidade do alimento ingerido e a composição do alimento influenciarão o pH da urina. Dietas com base em carne e peixe levam os gatos a produzir urina mais ácida; já dietas com menor teor de proteína e com base em grãos e vegetais, urina mais alcalina.

Em geral, o pH da urina no gato sadio "normal" varia entre 6 e 7,5. O pH da urina que menos provavelmente resultará na formação de cristais encontra-se entre 6,2 e 6,4. O método usado para medir o pH da urina é fundamental; os medidores de pH têm baixo custo e são bastante precisos. O papel para medição de hidrogênio (pH 5,5 a 9,0) é satisfatório. As tiras reagentes urinárias mais usadas nas clínicas são extremamente não confiáveis. Os valores de pH medidos com tiras de reagentes são acurados apenas dentro de 0,5 unidade, o que significa que a cor subjetivamente traduzida em um valor de pH pode variar em ± 0,5, resultando na variabilidade de uma unidade inteira.

A urina ácida pode ser resultado de dieta ácida, de acidose respiratória ou metabólica, de cetoacidose diabética, falência renal, inanição ou anorexia, pirexia, catabolismo proteico, hipoxia ou diarreia intensa. Vômitos intensos resultando na depleção de cloreto podem causar acidose paradoxal.

A urina alcalina está associada a dieta alcalinizante; terapia medicamentosa; alcalose respiratória ou metabólica; vômitos; acidose tubular renal; acidose metabólica crônica resultando na secreção de íon amônio (NH_4^+); e infecção por bactérias produtoras de urease, como *Proteus* e *Staphylococcus*, microrganismos vistos pouco frequentemente no trato urinário de gatos.

Fármacos que podem alterar o pH da urina: são acidificantes a DL-metionina, a furosemida, o cloreto de amônio (NH_4Cl), o ácido ascórbico em doses superiores às terapêuticas e os sais de fosfato. São agentes alcalinizantes o bicarbonato de sódio ($NaHCO_3$), o citrato de potássio, o lactato de sódio e a clorotiazida.

Os artefatos que influenciam o pH da urina são frascos contaminados com detergentes ou agentes desinfetantes, perda de CO_2 decorrente da estocagem da urina a temperatura ambiente e contaminação da amostra por bactérias produtoras de urease oriundas do ambiente ou da uretra distal.

Glicose: a almofada de glicose em uma tira urinária é um teste colorimétrico com base na atividade da glicose oxidase. Embora seja fácil de usar, diversos pontos devem ser mencionados. Uma vez que o teste envolve diversas etapas enzimáticas, devem ser realizados de acordo com as instruções da embalagem. Os indicadores colorimétricos podem reagir com outras substâncias que não a glicose, e algumas delas podem inibir o teste; isso significa que são possíveis resultados falso-positivos e falso-negativos. A glicose oxidase é lábil, de modo que a data de validade das tiras deve ser respeitada. A reação também depende do pH. Como o teste depende da temperatura, a urina precisa ser testada sob temperatura ambiente ou temperatura corporal.

A glicose é filtrada pelo glomérulo e reabsorvida pelos túbulos proximais. Glicosúria fisiológica ou de estresse ocorre quando a glicose excede o limiar renal para glicose superior a 260 mg/dℓ (14 mmol/ℓ). Os agentes farmacológicos que podem resultar em glicosúria transitória são epinefrina, fenotiazinas, glucagon, hormônio adrenocorticotrófico (ACTH) e morfina. A glicosúria persistente pode ser consistente com DM, hiperprogesteronemia, acromegalia, hiperadrenocorticismo e feocromocitoma. A glicosúria renal pode ser causada por lesão tubular aguda.

O monitoramento da glicose urinária para titulação da dose de insulina no gato diabético não deverá ser utilizado, pois a relação entre a concentração sérica de glicose e a da urina é variável.[177]

Cetonas: as cetonas (corpos cetônicos) são produzidas quando o metabolismo muda para usar gordura depositada como fonte de energia, como na inanição celular (DM não controlado ou falta de ingestão de alimentos) ou quando gordura em excesso é ingerida. Em outras espécies, também ocorre em associação a metabolismo insuficiente de carboidratos. As três cetonas produzidas são ácido cetoacético, acetona e ácido beta-hidroxibutírico. As duas primeiras são detectáveis na urina empregando-se os agentes nas tiras urinárias; o ácido beta-hidroxibutírico, não. Todos os três tipos podem ser medidos no sangue. Outra reação colorimétrica nas tiras urinárias, a interpretação da cor na almofada para cetonas, é subjetiva e influenciada pelos constituintes da urina.

Bilirrubina: a bilirrubina é um produto intermediário do catabolismo da heme (da hemoglobina). A porção ligada à albumina (bilirrubina não conjugada/indireta) é removida da circulação pelo fígado, onde é conjugada. Após ser conjugada, é hidrossolúvel. A maioria da porção conjugada é transportada na bile ao trato intestinal, no qual bactérias a convertem em urobilinogênio. É oxidada a urobilina, o pigmento que dá a cor castanha às fezes. Uma pequena quantidade do urobilinogênio é reabsorvida para a circulação e excretada na urina. A pequena quantidade de bilirrubina conjugada que escapa da bile é excretada no filtrado glomerular.

Aumento da bilirrubina urinária está associado a maior destruição de eritrócitos (doença hemolítica); a doença hepatocelular impedindo a eliminação normal desse produto; ou a obstrução de ductos biliares (doença colestática). A alteração da permeabilidade seletiva dos capilares glomerulares da glomerulonefropatia também pode causar bilirrubinúria por alterar o limiar renal dos néfrons acometidos. A bilirrubinúria pode preceder clinicamente icterícia identificável e, até mesmo, bilirrubinemia. Diferentemente de cães, a bilirrubinúria não é encontrada em gatos normais, mesmo em amostras de urina bastante concentradas, presumivelmente por causa do limiar renal mais alto para bilirrubina nessa espécie.[177]

A bilirrubina é um composto instável, especialmente quando exposta ao ar ou luz ambiente. Os produtos de degradação formados nessas circunstâncias (inclusive a biliverdina) não reagem com o teste, levando a resultados falso-negativos. Para evitar isso, a urina deverá ser avaliada em 30 min da coleta ou ser refrigerada, mantida no escuro e, como para outros testes, levada até a temperatura ambiente apenas antes da análise. Esse teste também deverá ser realizado antes da centrifugação (ou filtração), pois precipitados na amostra centrifugada (ou filtrada) podem formar bilirrubina.

Urobilinogênio: o teste com tira reagente detecta quantidades normais e aumentadas, porém não a ausência de urobilinogênio. Devido a isso, não pode ser usado para detectar obstrução completa do ducto biliar. A concentração aumentada sugere doença hemolítica ou função hepática diminuída. Para que os resultados sejam significativos, é necessário um espécime de urina fresca.

Sangue oculto, hemoglobina e mioglobina: hemoglobinúria (urina vermelha a castanha) sugere hemólise intravascular; uma amostra de soro do paciente coletada concomitantemente deverá apresentar coloração avermelhada. A mioglobinúria (urina acastanhada) sugere doença muscular. O soro do paciente pode estar límpido.

A hemoglobina livre e a mioglobina, porém não eritrócitos íntegros, provocam reação positiva. Essa reação química da tira urinária aumenta e complementa os achados microscópicos de eritrócitos na avaliação do sedimento urinário. Esse teste deve ser interpretado junto com a DU e também com a avaliação microscópica do sedimento. Urina muito diluída, ou muito alcalina, pode lisar eritrócitos. A creatinoquinase sérica deverá ser avaliada quando uma reação positiva ocorrer e a hemoglobinemia tiver sido descartada, a fim de diferenciar entre mioglobinúria e hemoglobinúria.

A ausência de eritrócitos no sedimento associada a uma reação positiva do teste significa hemoglobinúria, mioglobinúria, baixa concentração de urina, pH baixo provocando lise de hemácias ou identificação errônea de eritrócitos no sedimento. Quando os eritrócitos são observados ao exame microscópico, mas a almofada do teste de urina é negativa, existe a possibilidade de: as fitas encontrarem-se fora do prazo de validade; a amostra ter sido inadequadamente misturada ou centrifugada; ser insuficiente o número de eritrócitos no sedimento para sofrer hemólise; ou os eritrócitos terem sido identificados erroneamente no sedimento.

Hematúria indica perda de sangue em qualquer parte do trato urinário. A identificação do local de sangramento é a próxima etapa. Foi identificada hematúria renal idiopática em gatos e cães. Não se sabe se ela ocorre devido a anormalidade do leito vascular ou a uma anormalidade na aderência de podócitos, como ocorre em seres humanos.[220]

Proteína: muitos tipos de proteína (até 40 tipos) podem ser encontrados na urina de gatos. Hemoglobina e mioglobina já foram mencionadas. A proteína detectada na urina pode ter origem pré-renal, glomerular ou pós-glomerular. Pequenas quantidades de proteína são encontradas rotineiramente na urina de indivíduos sadios, porém, sob circunstâncias normais, as proteínas plasmáticas na urina estão restritas pelo tamanho e são de 66.000 dáltons ou menores. Como a perda de proteína pode ser transitória, é essencial verificar se a proteinúria é persistente antes de considerar diagnósticos e terapêuticas apropriados. A variação entre amostras pode ser considerável. A centrifugação remove células que podem estar causando reações positivas; desse modo, se for detectada proteína em uma amostra não centrifugada, o teste deverá ser repetido no sobrenadante após centrifugação.

Os aspectos dos glomérulos que determinam se a proteína deixa os capilares são tamanho, carga elétrica e hemodinâmica. Em geral, proteínas com 45.000 dáltons ou menos, com carga positiva, são mais prováveis de atravessar. A albumina tem 66.000 dáltons e carga negativa, motivo pelo qual existem quantidades desprezíveis de albumina na urina de um gato com glomérulos com funcionamento normal apesar das altas concentrações plasmáticas (Tabela 32.2). A hemoglobina plasmática encontra-se normalmente ligada à haptoglobina, tornando-a grande demais para atravessar os glomérulos. Quando essa capacidade de ligação é excedida, como ocorre na hemólise, então a hemoglobina não ligada pode entrar na urina.

Como os túbulos reabsorvem proteína filtrada, uma grande quantidade de proteína precisa ser perdida por meio dos glomérulos, excedendo a capacidade dos túbulos funcionais ou comprometidos de reabsorvê-la, para estar presente no ultrafiltrado. Algumas proteínas originam-se do trato urinário. Os túbulos distais e os túbulos coletores secretam mucoproteína de Tamm-Horsfall. O urotélio secreta imunoglobulinas conforme necessário (p. ex., para proteger contra infecção ascendente).

A interpretação da importância da proteína na urina depende da densidade. Por exemplo, a proteinúria branda 1+ com DU de 1,010 implica perda de proteína superior a 1+ em amostra com DU de 1,040. A localização da fonte de proteína exige conhecimento da técnica de coleta e dos constituintes do sedimento urinário (Tabela 32.3).

Existem vários métodos de testes para detectar proteína na urina, cada um apresentando especificidade e sensibilidade diferentes. Deve-se observar que pequenas quantidades de proteínas normalmente encontradas na urina não são detectadas por métodos de rotina. Quando

Tabela 32.2 Exemplos de proteínas encontradas na urina, seu tamanho relativo e motivo apontado.

Proteína	Peso molecular aproximado (dáltons)	Implicação quando encontrada na urina
Proteínas menores (p. ex., beta-2-microglobulina, muramidase)	11.800 a 14.400	Desconhecida
Mioglobina	17.600	Lesão isquêmica ou traumática de músculos (intermação, eletrocussão, exaustão muscular grave, picada de cobra, lesão por esmagamento)
Proteínas de Bence Jones	22.000 a 44.000	Mieloma múltiplo
Alfa₁-microglobulina	27.000	Desconhecida
Alfa₁-glicoproteína ácida	40.000	Desconhecida
Hemoglobina (não ligada a haptoglobina)	64.500	Densidade urinária baixa, urina alcalina, hemólise intravascular
Albumina	66.000	Doença glomerular significativa

Adaptada de Osborne C, Stevens J, Lulich J *et al.*: A clinician's analysis of urinalysis. In Osborne C, Finco D, editors: *Canine and feline nephrology and urology*, ed 1, Baltimore, 1995, Williams & Wilkins.

se encontra proteína 4+ (aproximadamente 1.000 mg/dℓ) no sobrenadante de um espécime centrifugado, deverá ser verificada a relação proteína:Cr urinária (RPCU). A RPCU deverá ser repetida duas a três vezes a intervalos de 2 semanas para verificar a persistência do problema antes de executar outros meios diagnósticos (p. ex., biopsia) ou métodos terapêuticos.

Recomenda-se ao leitor o ACVIM Consensus Statement[143] para uma discussão abrangente de causas, importância, identificação e tratamento de proteinúria de cães e gatos. Esse tópico é discutido com mais detalhes adiante neste capítulo.

Nitrito: em seres humanos, esse teste é usado para rastrear determinados patógenos bacterianos. Esse teste não é válido para gatos (ou cães).

Leucócitos: em seres humanos, esse teste é usado para detectar se há esterase de leucócitos e é uma avaliação semiquantitativa de leucócitos na urina. Esse teste não é válido em gatos (ou cães).

Sedimento urinário: o exame microscópico do sedimento urinário é semelhante à citologia esfoliativa do trato urinário. É muito importante na interpretação de coloração, densidade, turvação, proteína, pH, sangue oculto e assim por diante. Sem esse procedimento, não é possível diferenciar, por exemplo, a proteinúria causada por doença

Tabela 32.3 **Localização, causas e achados na proteinúria.**

Fonte de proteína na urina	Achados
Hemorragia para o trato urinário (traumatismo, inflamação, neoplasia)	Sangue oculto positivo, inúmeros eritrócitos, mais leucócitos no sedimento, proteína alta
Inflamação no trato urinário	Número variável de leucócitos no sedimento, proteína raramente > 2+, a menos que haja hemorragia concomitante
Infecção do trato urinário	Muitos leucócitos e bactérias no sedimento, proteína raramente > 2+, a menos que ocorra hemorragia concomitante
Doença glomerular e/ou tubular	Sem sangue oculto, sem achados significativos no sedimento, ± cilindros, proteína mais elevada na doença glomerular do que na tubular
Causas extrarrenais funcionais para alterações glomerulares transitórias (p. ex., febre, estresse, temperaturas ambientais extremas, convulsões, congestão venosa de rins, exercícios físicos)	Sem sangue oculto, ausência de achados significativos no sedimento, ± cilindros, proteína alta, transitória
Hemoglobinúria, mioglobinúria	Quantidades variáveis de proteína, sem achados significativos no sedimento

Adaptada de Osborne C, Stevens J, Lulich J *et al*.: A clinician's analysis of urinalysis. In Osborne C, Finco D, editors: *Canine and feline nephrology and urology*, ed 1, Baltimore, 1995, Williams & Wilkins.

glomerular de proteinúria pela resposta inflamatória a agressão bacteriana em qualquer nível do trato urinário ou do trato genital. Por outro lado, o sedimento não pode ser interpretado sem o conhecimento das características físicas e bioquímicas da amostra.

Para reduzir a variação entre os testes, deverá ser seguido procedimento padronizado. A velocidade de centrifugação para o sedimento urinário é baixa: 1.000 a 1.500 rpm durante 3 a 5 min. A centrifugação mais rápida ou mais longa levará à formação de artefatos. Os constituintes normais no sedimento urinário são algumas células epiteliais, hemácias e leucócitos, cilindros hialinos, um pouco de lipídio, muco, esperma e alguns cristais de estruvita ou de oxalato. Corpúsculos leveduriformes são contaminantes. Os constituintes anormais no sedimento urinário são mais do que algumas hemácias ou alguns leucócitos; células epiteliais hiperplásicas ou neoplásicas; mais de alguns cilindros hialinos ou granulosos, celulares, de hemoglobina, gordurosos, ou cerosos; um grande número de cristais; quaisquer ovos de parasitos; bactérias em uma amostra adequadamente coletada, transportada e preparada; ou muitos microrganismos leveduriformes.

A estocagem da urina pode alterar a cristalúria de modo notável e, assim, o diagnóstico e o plano de tratamento do clínico. Um estudo foi realizado para verificar os efeitos da estocagem sobre o diagnóstico de cristalúria e cilindros em gatos sem histórico de doença do trato urinário. A cristalúria foi detectada em, no mínimo, uma alíquota em 92% de amostras estocadas em oposição a 24% das amostras examinadas frescas. Independentemente de a amostra ser estocada ou fresca, a urina de gatos alimentados exclusivamente com ração enlatada não apresentava cristais.[208]

As armadilhas para a interpretação podem ser evitadas examinando-se o sedimento não corado ao se empregar um microscópio com intensidade de luz reduzida. Isso pode ser alcançado por baixar o condensador ou por fechar o diafragma da íris. Artefatos de coloração podem incluir bactérias crescendo no corante e material estranho.

O corante deve ser filtrado semanalmente ou mensalmente (conforme o número de amostras a ser examinado) e ser mantido no refrigerador. Além disso, procedimentos de coloração que exigem lavado e contracoloração podem resultar na perda de sedimento no processo. O ideal é que um pouco de sedimento seja examinado sem coloração e, se houver suficiente, um pouco do sedimento deverá ser guardado para coloração. A ausência de bactérias ao exame não significa que não existem bactérias.

Cultura e sensibilidade da urina

Em gatos com doença renal crônica (DRC), a prevalência de infecções no trato urinário (ITU) é de 22%; em gatos com DM não controlado e em gatos com hipertireoidismo, é de 12%. Muitos gatos com ITU não apresentam sinais clínicos de doença do trato urinário inferior ou alterações em seus valores laboratoriais indicativos de infecção.[156] Como a ITU é tão comum em gatos com hipertireoidismo, DM e DRC, a cultura e a sensibilidade da urina estão recomendadas como parte do banco de dados mínimo para felinos com este distúrbio, especialmente se a densidade urinária for de 1,030 ou menos, independentemente do sedimento, e, em amostras mais concentradas, se forem observados números significativos de leucócitos ou bactérias. O Boxe 32.4 mostra causas de crescimento negativo em cultura de urina em face da detecção de bactérias no sedimento.

Relação proteína:creatinina na urina

Ocorre proteinúria renal por um de dois mecanismos. O primeiro consiste na perda da integridade da barreira de filtração glomerular em excesso da capacidade de reabsorção tubular; essa alteração pode causar proteinúria de leve a acentuada. O segundo ocorre quando os túbulos não conseguem reabsorver proteínas normais; isso pode provocar proteinúria de leve a moderada. A creatinina é excretada pelos rins exclusivamente por filtração glomerular.

Boxe 32.4 **Fatores que podem explicar a falta de crescimento na cultura de urina quando bactérias foram identificadas no sedimento**

1. Bactérias não viáveis na urina no momento da coleta (p. ex., terapia antimicrobiana, defesas imunológicas).
2. Amostra de urina manipulada ou preservada inadequadamente, provocando morte das bactérias.
3. Microrganismos exigentes (não sobreviveram tempo suficiente entre a coleta e a cultura fora do corpo).
4. Técnica inadequada de cultura (p. ex., microrganismo anaeróbico processado como aeróbico).
5. Bactérias identificadas erroneamente no sedimento (semelhantes).

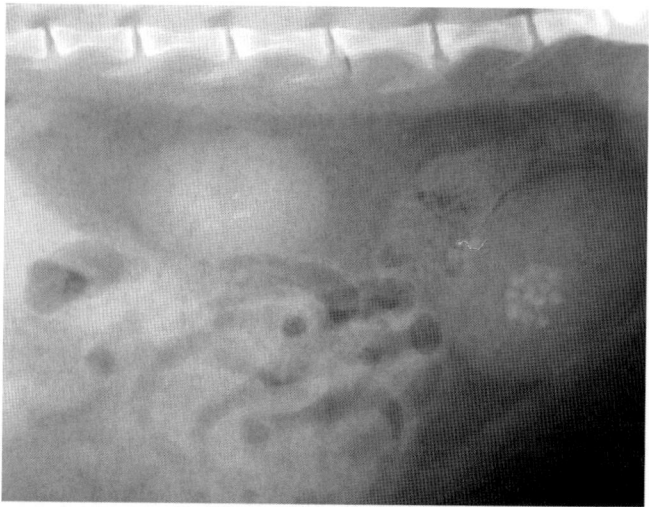

Figura 32.2 Esta radiografia mostra um conjunto de cálculos rádio-opacos na luz da bexiga e também cinco densidades menores no rim. À ultrassonografia, dois cálculos também foram visualizados no ureter ipsolateral.

Ao se compararem esses dois componentes urinários, obtém-se uma medida da perda de proteína com relação à função renal. A equação é simples:

$$\text{Proteína da urina (mg/d}\ell \text{ ou mmol/}\ell\text{) dividida por}$$
$$\text{creatinina da urina (mg/d}\ell \text{ ou mmol/}\ell\text{)}$$

Em gatos, a RPCU inferior a 0,2 é considerada não proteinúrica. Valores entre 0,2 e 0,4 significam proteinúria marginal e deverão ser reavaliados em 2 meses e reclassificados conforme apropriado. A RPCU acima de 0,4 é considerada proteinúria clinicamente significativa.

Microalbuminúria

Em seres humanos, a microalbuminúria é preditiva de saúde renal futura. Em gatos, a importância de previsão da microalbuminúria não é compreendida no presente momento. A recomendação da International Renal Interest Society (IRIS; http://www.iris-kidney.com/) consiste em continuar a monitorar esse nível de proteinúria.[96]

Recomendamos ao leitor o ACVIM Consensus Statement[143] para a discussão abrangente de causas, importância, identificação e tratamento de proteinúria em cães e gatos. (Este tópico também é discutido adiante neste capítulo.)

Imagem do rim e dos ureteres

Os estudos de imagem comumente empregados na avaliação do trato urinário superior de gatos envolvem radiografias, estudos excretores com contraste e ultrassonografia. As intensidades de sinal normais foram determinadas para ressonância magnética (RM) do abdome cranial felino normal.[173] Cada teste desempenha um papel no plano diagnóstico do paciente. As radiografias simples possibilitam a avaliação de número, tamanho, localização e densidade dos rins. As limitações das radiografias envolvem incapacidade de visualizar os rins no gato magro sem gordura retroperitoneal ou se houver líquido retroperitoneal. Além disso, as radiografias não conseguem delinear problemas da pelve renal ou dos ureteres, a menos que exista material rádio-opaco presente (p. ex., renólitos ou ureterólitos, mineralização distrófica) (Figura 32.2). O material fecal pode obscurecer o trato do fluxo de saída. A

compressão abdominal (p. ex., utilizando-se uma colher de madeira sobre o órgão de interesse ou uma faixa abdominal geral) pode ajudar a realçar a imagem de uma área específica eliminando-se um pouco da sobreposição encontrada nas radiografias investigativas.[11]

A urografia excretora é a técnica de escolha quando o parênquima renal, a pelve renal ou os ureteres precisam ser avaliados. Esse exame pode ser útil para estabelecer a relação entre uma massa renal e a pelve ou o ureter, para localizar um rim avulsionado ou congenitamente deslocado; identificar e possivelmente distinguir entre pielonefrite aguda e crônica; detectar um rim não funcional; diagnosticar hidronefrose; e delinear urólitos radiotransparentes.[119]

A ultrassonografia tem a vantagem de ser não invasiva e rápida. É mais segura para o paciente, pois não há necessidade de material de contraste e é mais segura para o paciente e o proprietário – uma vez que não ocorre exposição à radiação ionizante. Pode ser usada para guiar biopsia renal se esta estiver indicada. Esta modalidade é útil para avaliar massas renais, cistos, doenças da pelve renal (cálculos, hidronefrose, pionefrose)[53] e estruturas abdominais adjacentes. Embora seja difícil visualizar os ureteres felinos normais à ultrassonografia, diversas anormalidades associadas à dilatação ureteral podem ser reveladas, o que inclui ureter ectópico, ureterocele e determinadas causas de obstrução ureteral. A evidência ultrassonográfica de espessamento subcapsular hipoecoico nos rins felinos está associada a linfossarcoma renal.[215] A orientação ultrassonográfica facilita determinados procedimentos diagnósticos intervencionistas para os ureteres.[135] Suas limitações são incapacidade de visualizar estruturas através do ar abdominal ou osso (ou seja, estruturas pélvicas ocluem a uretra).

Biopsia renal

A histopatologia de uma biopsia renal pode proporcionar informações por revelar um processo patológico que não nefrite intersticial crônica. A seleção do paciente é importante. Esse procedimento deverá ser recomendado aos indivíduos cujo tratamento sofrerá alteração devido às informações que os resultados dão. Assim, aqueles com proteinúria que se acreditava de origem glomerular, aqueles com evidência ultrassonográfica de doença infiltrativa ou os com insuficiência renal aguda (IRA) são candidatos apropriados. Os benefícios da biopsia em pacientes com renomegalia compensam os riscos; contudo, em geral, para os pacientes com rins fibrosos pequenos, é improvável que tenha utilidade. Para obter os melhores resultados possíveis, o médico-veterinário deverá estar bem preparado e compreender as necessidades de manipulação de amostra do laboratório.[214] O laboratório deverá idealmente ser capaz de realizar não apenas microscopia óptica, mas também microscopia eletrônica (ME). Esta última exige um meio de transporte específico, o glutaraldeído, disponibilizado pelo laboratório.

Dois centros que proporcionam esse serviço abrangente são Texas Veterinary Renal Pathology Service (Texas A&M University, College Station, Tex) e Veterinary Pathology Diagnostic Centre (Utrecht University, Utrecht, Holanda). Eles estimulam o encaminhamento como parte do estudo da World Small Animal Veterinary Association (WSAVA) Renal Standardization, a fim de aumentar a compreensão das doenças glomerulares de cães e gatos. Há necessidade de ME para os exames histológicos completos, em especial para definir os estágios iniciais de doenças renais (doença de alterações mínimas, doenças tubulares epiteliais, e alterações na membrana basal tubular e na membrana basal glomerular). Junto aos exames clínico, histológico, histoquímico e imunológico, é um método essencial para o diagnóstico e o prognóstico de doença renal.[198] Como as complicações após biopsia renal, em geral, são pequenas desde que ela seja realizada apropriadamente, esse instrumento de avaliação diagnóstica deverá ser incentivado.[164,214]

Uma amostra deverá ser coletada por biopsia de núcleo tecidual por via percutânea com orientação ultrassonográfica ou cirurgicamente por laparotomia ou abordagem em buraco de fechadura. A primeira técnica exige apenas boa sedação e analgesia local, enquanto a última requer anestesia geral. Independentemente da técnica, o monitoramento para hemorragia pós-procedimento é fundamental. Essas e outras complicações possíveis (p. ex., peritonite, infecção local, semeadura neoplásica) ainda ocorrem em menos de 2% dos pacientes submetidos a amostragem percutânea. A menos que o procedimento inadvertidamente interfira com vasculatura significativa, a TFG não é substancialmente afetada.[74] Ao guiar a agulha da biopsia através do córtex apenas de um polo a outro, o médico-veterinário é capaz de evitar a medula e a junção corticomedular e suprimento vascular importante (Figura 32.3). Convém monitorar o paciente para assegurar analgesia adequada; a palpação sobre e ao redor do local da biopsia será um bom guia. A biopsia renal está contraindicada em pacientes com coagulopatia, naqueles que recebem fármacos que influenciam sangramento e nos pacientes com lesões com cavidades (p. ex., lesão vascular, cisto, abscesso, hidronefrose), a fim de evitar extravasamento de conteúdos ou sangramento.[26] Mais informações sobre a realização de biopsia renal podem ser encontradas adiante neste capítulo.

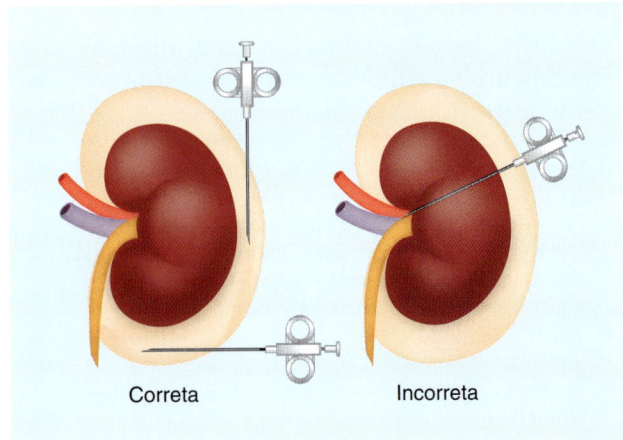

Figura 32.3 Esta ilustração mostra a maneira correta de direcionar a agulha de biopsia renal. A agulha deve permanecer no córtex renal e não atravessar a junção corticomedular nem penetrar na medula ou na pelve renal. (*De Vaden SL: Renal biopsy: methods and interpretation,* Vet Clin North Am Small Anim Pract 34:887, 2004.)

Doenças renais hereditárias, congênitas e do desenvolvimento

As anomalias renais são raras em gatos. Os distúrbios familiares mais comuns em gatos são amiloidose renal, displasia renal, doença do rim policístico, distúrbios da membrana basal glomerular e disfunção tubular (síndrome de Fanconi).[98] Os erros do desenvolvimento embriológico que foram identificados em gatos são agenesia, fusão renal, rim ectópico e cistos.

Em relatos de agenesia renal, o rim direito tem maior probabilidade de estar ausente junto com seu ureter (*in toto* ou parcialmente). Nas fêmeas acometidas, o corno uterino no mesmo lado também está ausente de modo parcial ou completo. O ovário, como tem origem celular diferente, está presente. Nos machos acometidos, o ducto deferente e o epidídimo podem estar ausentes, porém o testículo ipsolateral será normal.[81]

Na literatura recente, foram relatados dois casos de anormalidades urogenitais. O primeiro, uma fêmea Doméstica de Pelo Curto, com 9 meses de vida, não apresentava o rim e o ureter direitos e um segmento do corno uterino no mesmo lado. A gata foi levada a exame devido a vômitos agudos, depressão e tremores provocados por hidrometra do segmento do corno uterino direito.[51] O segundo caso descrito foi uma fêmea de 1,5 ano da raça Persa com azotemia e inapetência. Assim como no caso anterior, a gata também apresentava agenesia renal e ureteral associada a aplasia segmentar do corno uterino no lado direito. Contudo, nesta gata, o segmento uterino acometido era caudal, o que resultou em distensão do corno uterino cranial.[91] Em um estudo em que 257 gatos Ragdoll foram rastreados para doença do rim policístico, 0,8% foram identificados com agenesia/aplasia renal.[179] Em um grande estudo com mais de 53.000 gatas levadas para ováriohisterectomia, anomalias uterinas foram detectadas em 0,09% das gatas (n = 49). Os rins também foram avaliados em 34 das gatas acometidas, e observou-se agenesia renal ipsolateral em 29% (10 de 34).[158]

Identificou-se ectopia renal cruzada associada a fusão em um felino macho adulto castrado que foi levado a exame devido a poliúria e polidipsia e mostrou ter doença renal e hipertensão. O exame de imagem revelou rim esquerdo ectópico fundido com um rim direito ortotópico.[8] Foi observada displasia renal bilateral em um gato Norwegian Forest de 5 meses de vida; a histopatologia revelou desorganização tubular primária e alterações nos glomérulos.[10]

Relatou-se glomerulonefrite (GM) membranoproliferativa em um gato Doméstico de Pelo Curto, com 9 meses de vida, no Japão.[15] Um outro relato traz uma série de 8 gatos jovens, da raça Abissínio, de ambos os sexos, levados a exame com hematúria, e 6 apresentavam graus variáveis de proteinúria. Seis dos 8 gatos desenvolveram síndrome nefrótica com edema periférico. A histopatologia revelou alterações glomerulares brandas, como hipercelularidade mesangial com aderências entre a cápsula de Bowman e o tufo glomerular – compatível com glomerulopatia proliferativa focal. A análise genética não estava disponível nesse relato.[222]

Na Noruega, 11 gatos Ragdoll foram avaliados após duas gatas inteiras não relacionadas terem apresentado morte súbita em decorrência de nefrose por oxalatos associada a doença renal subjacente crônica ou crônica agudizada.[105] Anormalidades renais foram encontradas em ultrassonografias de 5 gatos. Embora investigada como um distúrbio hereditário, a etiologia e o modo de hereditariedade não foram elucidados. A hiperoxalúria primária foi descartada por análise de oxalatos na urina e por enzimas hepáticas.

Doenças císticas

Doença do rim policístico

A doença do rim policístico (DRP) foi encontrada em gatos das raças Persa, Himalaia e Pelo Curto Exótico ao redor do mundo e relatada extensamente nos EUA,[58] no Reino Unido,[46] na Austrália,[17,20] na França,[18] na Itália[31] e na Eslovênia.[69] Os índices de prevalência nesses estudos situam-se entre 40 e 50%. Muitos gatos Persa jovens são assintomáticos, e a função renal pode não começar a declinar até que o felino tenha 7 ou 8 anos de vida. Outras raças de gatos manifestam esse distúrbio raramente. Recentemente, publicou-se o relato de um caso descrevendo um gato Chartreux.[217] Foi mostrada a existência de um modo autossômico dominante de hereditariedade em todas essas raças.[27,153] Todos os indivíduos acometidos eram heterozigotos na mutação causal; os indivíduos homozigóticos morrem no útero. Concomitantemente a cistos renais, cistos uniloculares ou multiloculares podem ser encontrados no fígado, com ou sem fibrose hepática congênita,[33] bem como em outros órgãos abdominais (Figura 32.4).[69]

Os gatos podem não exibir doença clínica; podem mostrar insuficiência renal lentamente progressiva quando adultos; ou podem apresentar doença importante quando jovens, com renomegalia acentuada. Devido ao quadro clínico variável e à herança autossômica dominante em uma população de raça pura, é essencial o rastreamento para identificar indivíduos acometidos. O distúrbio pode ser uni ou bilateral, com rim (ou rins) aumentado(s) e

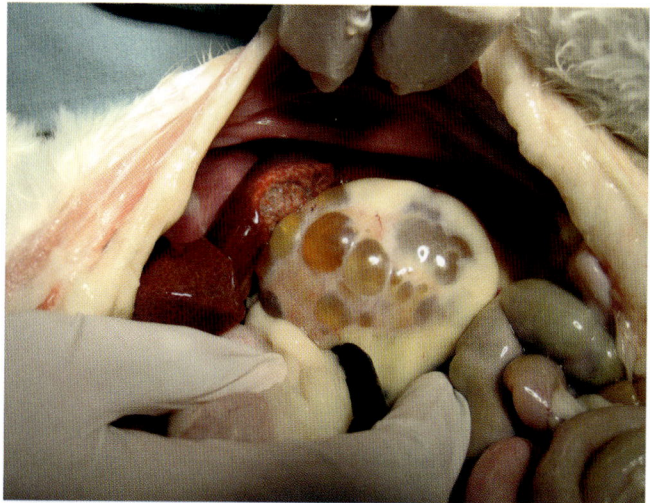

Figura 32.4 Esta imagem de necropsia mostra o aspecto típico de rim policístico em um gato Persa. (*Cortesia da Dra. Susan Little.*)

irregular(es) à palpação. Radiograficamente, o rim acometido estará irregularmente aumentado; à urografia excretora, diversas áreas radiotransparentes serão visualizadas. A ultrassonografia é prontamente disponível e pode ajudar a identificar os gatos acometidos bem antes de eles mostrarem sinais clínicos. Assim, o rastreamento sonográfico está recomendado em filhotes felinos com mais de 13 semanas de vida; um especialista em ultrassonografia consegue detectar cistos em filhotes acometidos com apenas 6 a 8 semanas de vida. A ausência de cistos na juventude não prediz que os filhotes não irão desenvolvê-los em idade mais avançada. Por outro lado, um gato com cistos pode nunca apresentar doença clínica. Os cistos localizam-se na medula ou no córtex (ou ambos) e são estruturas de forma redonda a irregular, anecoicas a hipoecoicas, de tamanho variável, que podem crescer com o tempo (Figura 32.5). Os rins acometidos apresentam junções corticomedulares indistintas e podem ter focos mineralizados. A avaliação adicional usando meio de contraste intravenoso possibilita a identificação mais definitiva de cistos com tomografia computadorizada (TC), bem como identificação de distorção das pelves renais por cistos.[189]

O exame genético foi desenvolvido para detectar uma transversão C → A na posição 3.284 no éxon 29 do gene *PKD1*, o que resultou em mutação de parada. Do mesmo modo, um exame de reação de cadeia de polimerase (PCR) em tempo real, empregando-se sonda de hibridização fluorescente e análise da curva de infusão, foi desenvolvido recentemente (2009) e pode se constituir em um método tão confiável, porém mais rápido, do que os outros métodos pregressos.[63] No entanto, recomendam-se ultrassonografia e também teste genético para melhorar a sensibilidade e a especificidade,[32] a fim de prevenir a prevalência da doença na raça Persa.[58] A DRC é a principal causa de doença renal em Persas e nas raças relacionadas com Persas.

Está aconselhado o tratamento para cistos hepáticos e renais quando existir compressão significativa de tecido adjacente ou dor devido a estiramento capsular. A drenagem pode ser realizada empregando-se orientação ultrassonográfica. Em um estudo de cães e gatos, os cistos drenados

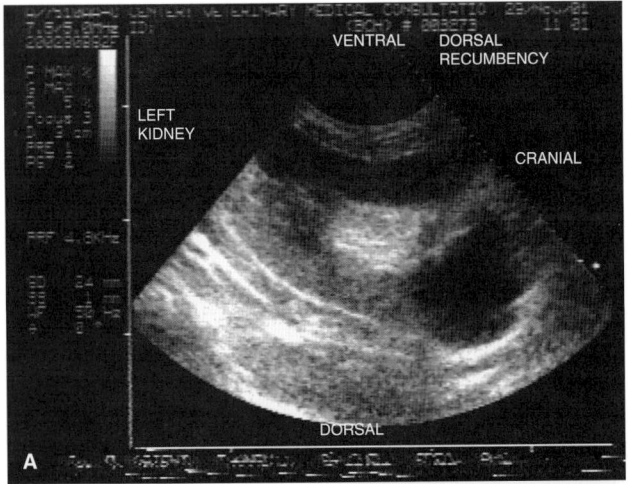

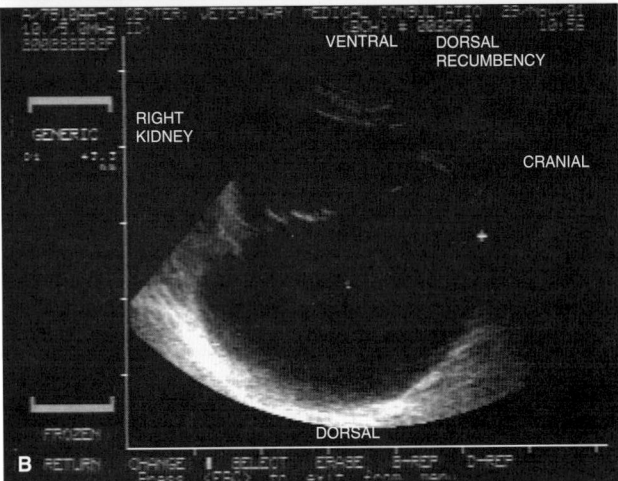

Figura 32.5 **A.** Ultrassonografia do rim esquerdo de um gato com doença renal policística. Observar a anecogenicidade do cisto. **B.** Esta ultrassonografia do rim direito mostra que cistos são de tamanho variável dentro do mesmo gato. (*Cortesia do Dr. Edward Javinsky.*) Legenda: *DORSAL RECUMBENCY*, decúbito dorsal; *LEFT KIDNEY*, rim esquerdo; *RIGHT KIDNEY*, rim direito.

foram infundidos com álcool com dois períodos de 3 min. Observou-se desconforto a curto prazo em todos os pacientes, ocorrendo em alguns anorexia, letargia ou vômitos.[229]

É interessante notar que, embora os cães com cistos renais e os seres humanos com DRC apresentem hipertensão, os gatos com DRC são normotensos. Um estudo que pesquisava os efeitos inibidores da enzima conversora da angiotensina (ECA-I), o enalapril, sobre PA, função renal e sistema renina-angiotensina-aldosterona (SRAA) em gatos acometidos comparados com controles sadios descobriu que a ECA-I reduzia a PA em todos e resultava em alterações nas atividades das enzimas do SRAA e nas concentrações de hormônios com efeitos mínimos sobre a função renal.[163]

Pseudocistos perinéfricos

Muito menos comuns que a DRC, os pseudocistos perinéfricos (PPN) circundam um ou ambos os rins, que podem ter tamanho normal ou subnormal. Não sendo um cisto verdadeiro, a bolsa fibrosa não apresenta revestimento epitelial; assim, o líquido que contém é extravasado e não

secretado. Não existe uma etiologia única, e esse distúrbio pode suceder traumatismo renal (extravasamento da urina resultando em escarificação), ou necrose da gordura perirrenal (resultando em inflamação); pode estar associado a neoplasia (p. ex., carcinoma de células de transição);[186] ou pode ser classificado como idiopático. Independentemente da etiologia desencadeadora, acumula-se líquido anecoico entre a cápsula e parênquima renais. Com frequência, a bolsa encontra-se em um polo, porém o líquido disseca entre o rim e sua cápsula ou é extracapsular. A citologia do líquido revela um transudato com teor de ureia próximo ao teor do soro. Como a estrutura não se comunica com o parênquima renal, o contraste não a preenche, e, à ultrassonografia, ela é visualizada envolvendo o rim em vez de existir em seu interior. Um relato descreve um caso em que o pseudocisto comunicava-se com o espaço pleural resultando em hidrotórax. A nefrectomia unilateral do rim acometido resultou na resolução do hidrotórax.[191]

Em geral, os gatos acometidos são mais velhos (acima de 8 anos de idade); não existe predisposição para sexo ou raça.[21,175] A lesão inicialmente é detectada à palpação; a insuficiência renal pode ser diagnosticada com base na bioquímica sérica e na urinálise, seja devido a fibrose intersticial associada, seja como efeito de compressão. A imagem revela a natureza da lesão (Figura 32.6).

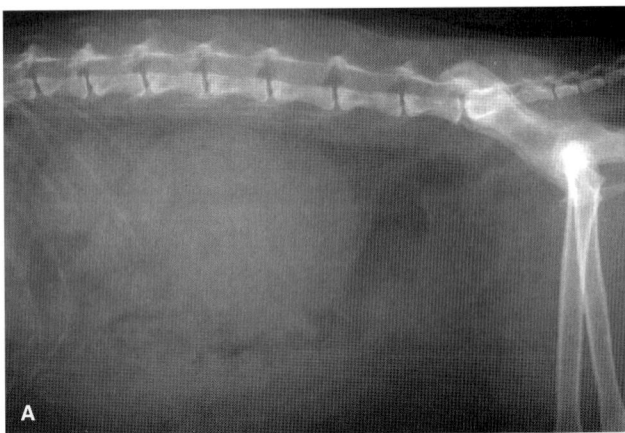

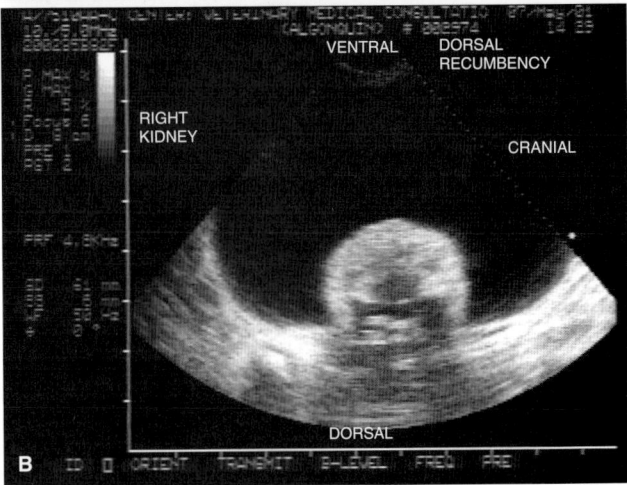

Figura 32.6 **A.** Esta radiografia lateral mostra uma densidade de partes moles na região do rim. **B.** Esta ultrassonografia do mesmo paciente revela que a massa é um pseudocisto perinéfrico clássico. (*Cortesia do Dr. Edward Javinsky.*) Legenda: *DORSAL RECUMBENCY*, decúbito dorsal; *RIGHT KIDNEY*, rim direito.

A ressecção cirúrgica das paredes do cisto está recomendada, embora a redução por drenagem possa promover alívio temporário. Existe um relato de omentalização da parede do cisto com bom resultado a longo prazo.[108] Um outro relato de caso descreve fenestração laparoscópica da parede da cápsula com decorrente melhora na TFG do rim acometido; não foi encontrada recidiva.[157] Em outros casos, a doença renal evolui, com o resultado estando relacionado com a gravidade da doença renal.

Cistos adquiridos

Os cistos também podem ser adquiridos como resultados de obstrução intraluminal de túbulos renais por fragmentos inflamatórios ou exsudato ou devido a compressão extraluminal associada a inflamação ou fibrose intersticiais. Os cistos podem ser unilaterais, porém, com maior frequência, são bilaterais. Independentemente da causa, se os cistos aumentarem ou tornarem-se mais numerosos, ocorre consequente dano (compressão) do parênquima, a função é comprometida e desenvolve-se azotemia.

Amiloidose renal

A amiloidose está relacionada à deposição de proteínas insolúveis que apresentam conformação pregueada específica. Em gatos, o distúrbio ocorre no pâncreas, onde frequentemente é encontrada uma forma de amiloide do tipo peptídio associado a ilhota, cossecretada com insulina.[118,152] Uma outra forma de amiloidose localizada foi relatada em um gato com um plasmocitoma.[47]

A amiloidose sistêmica associada à deposição de amiloide primariamente no rim é encontrada em gatos da raça Abissínio; outras raças também podem ser acometidas (p. ex., Siamês e outras raças orientais, em que a deposição é principalmente no fígado). Na primeira, mostra-se decorrente de resposta inflamatória reativa, conforme refletido pela existência de proteína amiloide AA e pela identificação de lesões inflamatórias concomitantes nos tecidos de cerca de 50% dos gatos examinados.[67] O amiloide é depositado nos rins entre 9 e 24 meses de vida. A insuficiência renal pode evoluir rapidamente, resultando em falência renal em 1 ano, ou os depósitos podem ser tão brandos que o efeito pode permanecer clinicamente não detectado. Isso possibilita que os gatos acometidos vivam até idade avançada. O distúrbio acomete fêmeas com relação a machos em um índice de 1,4:1.[35] É herdada de maneira autossômica dominante, porém tem um amplo espectro de expressão de doença por causa da penetrância variável.

Em gatos não Abissínios, o aspecto inflamatório não existe; alguns casos estiveram associados a hipervitaminose A.[55,56] A média de idade é de 7 anos e o índice macho:fêmea favorece os machos em 2:1.

A doença clínica reflete comprometimento renal, com o grau de envolvimento e a localização dos depósitos de amiloide participando de modo importante. Se os glomérulos estiverem envolvidos, haverá proteinúria, ao passo que, se as lesões estiverem restritas ao interstício, será evocada azotemia com diminuição da capacidade de concentrar urina. Os gatos acometidos estarão em graus variáveis de insuficiência renal (úlceras urêmicas, inapetência, perda de peso, desidratação, poliúria, polidipsia, letargia). Acidose metabólica, azotemia, hiperfosfatemia, hipopotassemia, hiperglicemia/glicosúria, estresse, anemia não regenerativa e densidade urinária baixa também podem ser componentes.

O diagnóstico definitivo exige biopsia renal; se os depósitos estiverem restritos à medula, não serão alcançados pela agulha de biopsia porque o procedimento está limitado à amostragem do córtex (discutido anteriormente).[184] Além da coloração hematoxilina e eosina (H&E) de rotina, quando o vermelho congo é aplicado ao corte e ele é visto com luz polarizada, a birrefringência e a coloração verde-maçã especificamente representam o amiloide. A coloração com tioflavina T resulta em coloração amarelo-esverdeada quando visualizada com luz ultravioleta. Tipicamente ocorre nefrite tubulointersticial crônica caracterizada por infiltrado linfoplasmocitário e fibrose com graus variáveis de depósitos glomerulares.

Além dos rins, o amiloide é encontrado em outros órgãos de gatos Abissínios e não Abissínios acometidos. São eles língua, estômago, intestinos delgado e grosso, fígado, pâncreas, baço, coração e glândulas adrenais e tireoide.

Os objetivos do tratamento são cuidados de suporte para doença renal, identificação e tratamento de doença inflamatória subjacente, se identificada, e tentativas de mobilizar o amiloide agressor. O dimetilsulfóxido (DMSO), por reduzir as concentrações séricas da proteína A amiloide e por meio de seus efeitos anti-inflamatórios, pode ser considerado, quando tolerado terapeuticamente pelos gatos. A colchicina é usada em cães e em seres humanos com amiloidose, com o intuito de prevenir a formação do amiloide; contudo, *não* foi estabelecida uma dose segura e eficaz em gatos.

Poliarterite nodosa

A poliarterite nodosa é uma anormalidade extremamente rara em que as pequenas e médias artérias sofrem inflamação e necrose segmentares. As lesões podem estar restritas aos rins ou acometer diversos órgãos. Quando o rim está envolvido, as regiões alimentadas pelos vasos acometidos tornam-se infartadas. Não existem muitos relatos de casos felinos na literatura. As alterações histológicas foram descritas como necrose fibrinosa da túnica média das artérias arroladas com infiltração de células mononucleares concomitantes. As lesões glomerulares são notáveis. O diagnóstico exige biopsia, e o tratamento concentra-se nos cuidados de suporte e na imunossupressão, uma vez que as culturas se mostrem negativas para infecção bacteriana. O prognóstico foi mau nos poucos casos documentados.

Peritonite felina infecciosa

Com frequência, a forma seca ou não efusiva de peritonite infecciosa felina (PIF) envolve os rins, junto a outros órgãos (fígado, sistema nervoso central [SNC], linfonodos mesentéricos e olhos). É comum renomegalia assimétrica bilateral. Como seria esperado nessa doença, são observados sinais clínicos vagos e inespecíficos: inapetência, letargia, definhamento muscular, perda de peso e desidratação. Pode haver febre; entretanto, ela também passa facilmente despercebida devido à sua natureza intermitente. Somente se, ou quando, o envolvimento renal for acentuado é que haverá o desenvolvimento de poliúria e polidipsia evidentes. Além da hiperglobulinemia, o índice sérico albumina:globulina inferior a 0,4; o leucograma inflamatório; a densidade urinária inadequada inferior a 1,040, com ou sem proteinúria; e a citologia dos rins aumentados revelando inflamação piogranulomatosa sugerem diagnóstico de PIF.[103] Piogranulomas (neutrófilos, macrófagos, linfócitos e plasmócitos) em geral estão limitados ao córtex renal e podem resultar em rins encaroçados, e regularmente aumentados. Graças à maior sensibilidade diagnóstica da biopsia e do aspirado com agulha fina (AAF) no fígado em comparação com o rim, aconselha-se coletar amostra desses dois tecidos concomitantemente. Além disso, como os resultados falso-negativos não são incomuns, o emprego de biopsia e de AAF juntas melhora o valor diagnóstico.[88] Espera-se que a citologia diferencie entre os dois distúrbios, já que a citologia revelará uma população monomórfica de linfócitos no distúrbio neoplásico. A PIF é abordada com mais detalhes no Capítulo 33.

Neoplasia renal

O linfoma é o tipo mais comum de neoplasia que acomete os rins felinos; contudo, neoplasias renais primárias sem origem hemolinfática são relatadas com pouca frequência. Carcinoma e nefroblastoma são menos frequentes, e tumores mesenquimatosos (hemangiossarcoma, fibrossarcoma, condrossarcoma e liomiossarcoma) são raros. Tumores metastáticos são comuns nesse órgão por causa do grande suprimento sanguíneo.[216] A avaliação dos prontuários e tecidos oriundos de quatro faculdades de veterinária e de uma clínica de referência privada, por um período de 6 anos, revelou apenas 19 casos de tumores renais. A maioria desses (13 de 19) era de carcinoma renal (11 tubulares e 2 tubulopapilares), com 3 carcinomas de célula de transição, 1 nefroblastoma maligno, 1 hemangiossarcoma e 1 adenoma.[106] Além disso, a literatura recente inclui um gato com um cistadenoma renal,[169] um gato com carcinoma de células de transição formando um cisto perirrenal,[186] e dois animais com policitemia induzida por adenocarcinoma renal.[126] O linfoma, por outro lado, é muito comum, com 31% de 118 gatos com linfoma multicêntrico em um relato apresentando envolvimento renal,[85] ou uma porcentagem que alcança 45%, de acordo com outra fonte.[216]

O diagnóstico de linfoma é feito por AAF ou biopsia renal. O estadiamento de câncer (I-V) está recomendado porque o planejamento do tratamento será influenciado. Isso envolve palpação, hematologia, bioquímica sérica, radiografias ou ultrassonografia abdominais e aspirado da medula óssea (ver Capítulo 28). A evidência ultrassonográfica de espessamento subcapsular hipoecoico em rins de felinos está associada a linfossarcoma renal. Em um estudo, o valor positivo de predizer esse achado foi de 80,9%, e o negativo, de 66,7%. Isso resultou em sensibilidade de 66,7% e especificidade de 84,6%.[215]

Em geral, não se recomenda tratamento cirúrgico para casos de linfoma. Em gatos com linfoma renal ou multicêntrico, indica-se a quimioterapia. Foram descritos vários protocolos de indução e manutenção usando-se diversos agentes quimioterápicos. Esses agentes são vincristina, ciclofosfamida, L-asparaginase, doxorrubicina, metotrexato e prednisolona. Um estudo avaliou a resposta à quimioterapia em 110 gatos com linfoma extranodal, dos quais 35 apresentavam linfoma renal. As conclusões desse estudo retrospectivo foram que os gatos com linfoma extranodal respondem a quimioterapia e alcançam tempo de sobrevida comparáveis com aqueles com doença em outras localizações. O pré-tratamento com corticosteroides reduziu o tempo de sobrevida em gatos que alcançaram remissão completa.[212] O prognóstico para um gato com linfoma renal depende do estágio do tumor, da função renal existente, da responsividade à quimioterapia e do estado de retrovírus.[216] Mais informações sobre linfoma podem ser encontradas no Capítulo 28.

Pielonefrite

A *pielonefrite* refere-se à infecção bacteriana de um ou dos dois rins. A inflamação resultante pode estar concentrada na região pélvica e na medula adjacente, o que sugere infecção ascendente. Como alternativa, se a via de infecção for hematógena, pode-se esperar distribuição de lesões mais generalizada (Figura 32.7). A apresentação clínica nos dois casos pode ser vaga (letargia, inapetência, anorexia e desidratação) ou envolver sinais mais acentuados, porém, menos específicos de perda de peso, vômitos, poliúria e polidipsia. A febre pode permanecer não detectada por causa de sua tendência de sofrer exacerbações e remissões. Os sinais clínicos podem ser breves com autorresolução ou persistir com o passar do tempo.

Em razão do uso infrequente de biopsia como instrumento diagnóstico na medicina felina e da prevalência menos comum de infecção do trato urinário em gatos em comparação com cães, não está claro com que frequência ocorre infecção por qualquer uma dessas duas vias (ascendente *versus* hematógena). Em seres humanos, a obstrução ureteral por cilindros ou ureteronefrólitos contribui para o risco de infecção; isso ocorre, pelo menos experimentalmente, em gatos. A pielonefrite predispõe potencialmente a inflamação sustentada e pode contribuir para a nefrite intersticial crônica. Contudo, é improvável que essa seja a etiologia de origem da nefrite intersticial crônica, forma histopatológica mais comum de doença renal crônica na maioria dos gatos.

São necessárias cultura de urina e imagem renal para o diagnóstico definitivo. Testes para um banco de dados mínimo (hematologia, bioquímica, urinálise e aferição de pressão arterial) conferem resultados que apontam para infecção renal. Pode haver neutrofilia com desvio para a esquerda na doença aguda. O leucograma de estresse pode indicar inflamação e cronicidade junto a anemia não

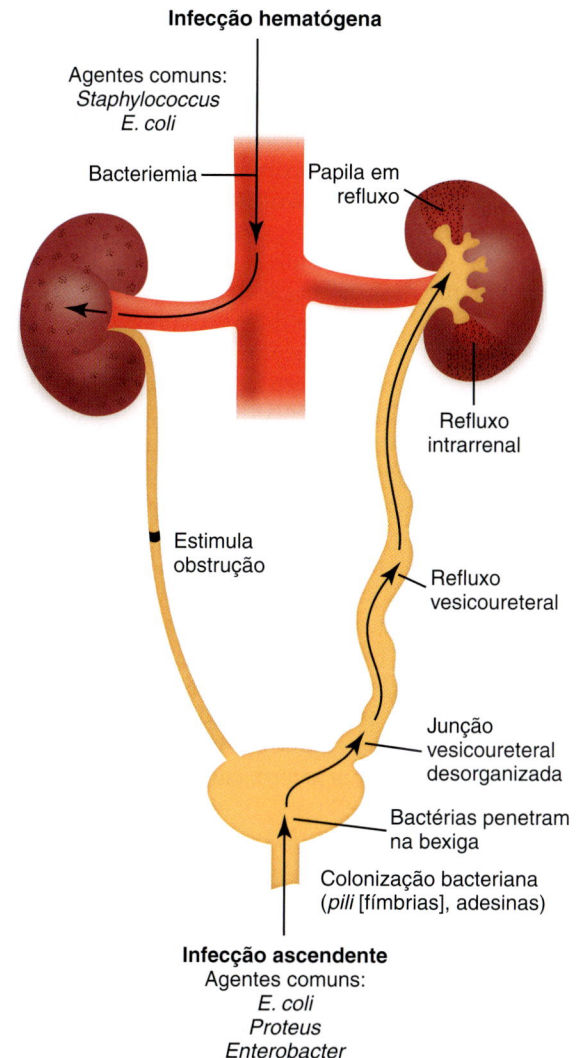

Infecção hematógena

Agentes comuns:
Staphylococcus
E. coli

Bacteriemia — — Papila em refluxo

Refluxo intrarrenal

Estimula obstrução

Refluxo vesicoureteral

Junção vesicoureteral desorganizada

Bactérias penetram na bexiga

Colonização bacteriana (*pili* [fímbrias], adesinas)

Infecção ascendente
Agentes comuns:
E. coli
Proteus
Enterobacter

Figura 32.7 A infecção do rim resultando em pielonefrite pode ocorrer por disseminação hematógena de bactérias ou por infecção ascendente. (*Adaptada de Cotran RS, Kumar W Robbins SL: The kidney. In Cotran RS, Kumar XC Robbins SL, editors:* Robbins pathologic basis of disease, *ed 5, Philadelphia, 1994, Saunders.*)

regenerativa. Os achados da bioquímica são azotemia, hiperfosfatemia e acidose metabólica. A urinálise mostra proteinúria, bacteriúria com piúria e hematúria indicativas de infecção, porém as imagens (ultrassonografia ou estudo radiográfico contrastado) são necessárias para determinar qual parte do trato urinário está acometida. Embora se espere que sinais típicos concomitantes de estrangúria e polaciúria, com ou sem periúria (micção inapropriada), indiquem envolvimento do trato urinário inferior, surpreendentes 29% (38 de 132) dos gatos com culturas de urina positivas não apresentavam esses sinais clínicos em um estudo. Houve predisposição significativa a serem pacientes do sexo feminino, e *Enterococcus faecalis* foi a bactéria mais comumente isolada, à frente do grupo filogenético B2 de *Escherichia coli*.[151] O achado de cilindros leucocitários na urina localiza o distúrbio nos rins; no entanto, como os cilindros são relatados com pouca frequência, o diagnóstico de pielonefrite não deverá se basear nesse achado.

A ultrassonografia ou a urografia excretora podem ser empregadas para sugerir o diagnóstico de pielonefrite. Os achados ultrassonográficos sugestivos desse distúrbio são pelve renal dilatada com mesentério edematoso hiperecoico e derrame peritoneal ou retroperitoneal sugerindo inflamação desses tecidos. Por outro lado, a hidronefrose, que é muito mais comum, pode ser caracterizada por pelve renal dilatada de modo semelhante, porém com conteúdos anecoicos e sem achados indicativos de peritonite.[53]

Gatos mais velhos com DU baixa associada a DRC ou glicosúria causada por DM mal controlada são mais propensos a ITU alta ou baixa. Foi realizado um estudo para garantir que os perfis de sensibilidade antibiótica podem ser usados para diferenciar entre ITU recidivantes (ou persistentes) e reinfecção por diferentes clones de *E. coli* uropatogênicos. Os resultados mostraram que não se pode basear em tais perfis para esse propósito no gato.[84]

Semelhante ao tratamento para a ITU baixa, a terapia antimicrobiana deverá ser mantida por 4 a 5 semanas para um episódio inicial de pielonefrite; ocorrências subsequentes exigem um esquema de 5 a 8 semanas de antibioticoterapia, conforme determinado pelo espectro de sensibilidade. A cultura de urina de acompanhamento após, e possivelmente durante o tratamento, é necessária para certificar a erradicação da infecção. A cultura durante o tratamento pode ser considerada, com a intenção de verificar que nenhum microrganismo adicional se tornou evidente em decorrência do tratamento. Considerando-se o potencial para inflamação provocada por infecção levando a insuficiência renal crônica e nefrite intersticial, é extremamente importante o tratamento completo e abrangente com garantia da cura.

Glomerulonefrite

A glomerulonefrite (GN) ocorre como sequela de uma entre duas vias desencadeadoras de lesão imunomediada dos glomérulos. Na forma autoimune, anticorpos reagem com antígeno da membrana basal glomerular; na outra forma, imunocomplexos circulantes solúveis ficam aprisionados na parede capilar glomerular. Quaisquer processos infecciosos, inflamatórios, neoplásicos ou degenerativos capazes de estimulação antigênica sustentada podem induzir lesão glomerular imunomediada.[174] Essa última forma é encontrada em gatos. Como a etiologia subjacente para produção de antígeno é muito variada e, em geral, não está associada diretamente ao rim em si, é importante tentar identificar e tratar a causa subjacente. A maioria dos casos está destinada a ser idiopática em gatos, pois a causa em geral não é evidente.[93,94] O Boxe 32.5 relaciona as causas de GN em gatos.

Gatos com GN tendem a ser adultos jovens (média de 4 anos de idade, variando até 12 anos) e do sexo masculino (inteiros ou castrados). São levados a exame com síndrome nefrótica clássica (edema subcutâneo, ascite, definhamento muscular) ou graus variáveis de sinais clínicos associados a insuficiência renal crônica. Esses sinais podem ser inapetência; anorexia; perda de peso; letargia; poliúria; polidipsia; vômitos; mucosas pálidas; e rins pequenos e firmes.

Boxe 32.5 Causas de glomerulonefrite em gatos

Idiopática: mais comum
Infecciosa: p. ex., peritonite infecciosa felina, bacteriana, vírus da leucemia felina, *Mycoplasma gatae*
Inflamatória: p. ex., lúpus eritematoso sistêmico?, poliartrite progressiva crônica
Neoplásica: p. ex., linfoma, distúrbios mieloproliferativos
Toxicidade: p. ex., hidrocarbonetos?,[188] mercúrio?
Familiar: raça Abissínio[222]

A proteinúria é certamente um achado fundamental da doença glomerular. Contudo, deve-se lembrar que a proteinúria também pode ser resultado de inflamação pré-renal ou de doença tubular ou intersticial, bem como pode ter origem no trato urinário distal ao rim. Assim, a proteinúria por si só não é patognomônica de GN. No gato com síndrome nefrótica, podem ser esperadas proteinúria, hipercolesterolemia e hipoalbuminemia associadas a azotemia branda, e a densidade urinária pode permanecer em 1,030 e 1,050. No gato com sinais clínicos de insuficiência renal, a azotemia é principalmente de grau moderado a intenso, a densidade urinária é mais baixa e pode haver anemia não regenerativa. Os outros achados laboratoriais sugerem DRC. Além de hemograma completo, bioquímica sérica, urinálise e aferição de PA, a sorologia retroviral está indicada. Se as articulações estiverem acometidas, deverá ser considerada análise de líquido articular. O título de anticorpos antinucleares e preparações para células de lúpus eritematoso também pode ser considerado. Pode estar aconselhada a cultura de urina ou sangue (ou ambas).

Com base em microscopia óptica, imunofluorescência, microscopia eletrônica de transmissão e microscopia eletrônica de rastreamento, existem muitos tipos de GN relatados em gatos. As seguintes definições ou descrições estão em ordem:

- A GN membranosa apresenta membrana basal glomerular espessada
- A GN proliferativa (GN mesangioproliferativa) caracteriza-se por hipercelularidade glomerular com acúmulo de matriz mesangial
- A GN membranoproliferativa apresenta membrana basal glomerular espessada, porém também é hipercelular
- A glomerulosclerose caracteriza-se por aumento da matriz mesangial e fibrosamento glomerular
- A "doença de alterações mínimas" caracteriza-se por incrementos mínimos da proliferação celular mesangial, processos de podócitos anormais e falta de deposição de imunoglobulinas quando se cora com preparados imunofluorescentes.

Foram relatados em gatos 11 casos de nefropatia membranosa,[225] dois tipos de glomerulonefrite membranoproliferativa,[15,113] glomerulonefrite fibrilar não amiloidótica[49] e fibrose glomerular ("glomerulonefropatia colagenofibrótica").[170] A GN de seis Abissínios relacionados não se caracterizava além da avaliação à microscopia

óptica.[222] Experimentalmente, a GN proliferativa com imunocomplexos (mais semelhante à doença em seres humanos que outras formas em felinos) foi induzida empregando-se injeções intravenosas de albumina sérica catiônica bovina ou humana.[28,29,30,171] Neste modelo, os gatos desenvolvem hipoalbuminemia antes da ocorrência de sinais da doença clínica. Contudo, o aparecimento de proteinúria pode enganar, já que ela ocorreu em alguns dos gatos-controle sem GN.[29] Em um estudo avaliando histopatologia de biopsias renais com dados clínicos em cães e gatos, valores mais elevados da Cr foram sugestivos de (e estiveram correlacionados com) alterações de nefrite intersticial. Valores altos de proteína urinária tiveram correlação com doença glomerular. Embora não fossem encontradas correlações entre diferentes tipos de nefropatia e a idade, em geral gatos (e cães) com nefrite tubulointersticial eram, em média, mais velhos que animais com glomerulopatias.[164]

Em outro estudo de doença renal de ocorrência natural em cães e gatos, foi estudada a indução de miofibroblastos. A expressão imuno-histoquímica de marcadores de miofibroblastos, actina de musculatura lisa-alfa (alfa-SMA) e vimentina foi avaliada quantitativamente. Em gatos, as concentrações de creatinina tiveram correlação com fibrose; a expressão de alfa-SMA, com creatinina e fibrose; a expressão de vimentina tubular, com fibrose; e a expressão de vimentina intersticial, com creatinina.[227] A relevância é que as correlações encontradas em cães foram diferentes. Isso indica que a gravidade da DRC é mediada por diferentes vias associadas à expressão de miofibroblastos em cães em comparação com gatos.

Em um paciente com proteinúria persistente de origem renal, está indicada uma biopsia do rim. De fato, ela é necessária para o diagnóstico acurado da GN e pode ajudar a orientar o tratamento. As indicações para biopsia renal estão resumidas no Boxe 32.6. Quando realizada corretamente (ou seja, em um gato cuidadosamente monitorado, sedado ou anestesiado e sem histórico de distúrbio hemorrágico, empregando-se orientação ultrassonográfica e agulha de biopsia ou por meio da abordagem cirúrgica em buraco de fechadura, coletando-se apenas córtex [polo a polo] e monitorando-se hemorragia pós-procedimento), existe risco mínimo mesmo quanto a disfunção renal. A amostra deve ser manipulada com cuidado e enviada no meio correto a um laboratório capaz de realizar não apenas microscopia óptica (coloração padronizada para histopatologia e imunofluorescência), mas também microscopia eletrônica para exame ultraestrutural (Boxe 32.7).

Os centros que realizam a avaliação completa das biopsias renais oferecem *kits* contendo instruções detalhadas junto ao material necessário para a coleta, conservação apropriada e envio das amostras aos laboratórios. Os veterinários devem falar com a pessoa que avaliará a amostra de tecido, a fim de obter instruções completas e assegurar que eles se sintam confiantes na técnica antes do procedimento.

As amostras de biopsia renal deverão ser processadas de diversas formas:[146,147]

1. Empregando-se microscopia óptica, as amostras são coradas por H&E, ácido periódico de Schiff (PAS), tricrômico de Masson, prata metanamina de Jones (JMS) e vermelho congo para caracterizar as lesões completamente.

2. Colorações imuno-histoquímicas são aplicadas para avaliar cortes com imunofluorescência.
3. Por fim, a microscopia eletrônica por transmissão é realizada em amostras conservadas em glutaraldeído a fim de examinar detalhes ultraestruturais.

A Figura 32.8 traz amostras de biopsia renal de um paciente com doença glomerular.

As biopsias renais podem ser realizadas de duas maneiras:[145]

1. Utilizando-se um dispositivo automatizado para biopsia com agulha e orientação ultrassonográfica.
2. Por abordagem cirúrgica: biopsias em buraco de fechadura ou em cunha ou usando laparotomia.

Todas as técnicas exigem que o paciente esteja anestesiado (e não sedado) para conforto e imobilização. A biopsia com agulha guiada por ultrassonografia é apropriada quando se tem a expectativa de que as lesões estejam distribuídas de modo difuso no córtex (p. ex., IRA, GN). Quando o clínico tem experiência, essa abordagem é menos traumática para o paciente que as opções cirúrgicas e pode proporcionar amostras de adequadas a excelentes. Recomenda-se muita prática em aspiração e biopsia de outros órgãos antes de tentar esse procedimento, pois existe pouco espaço para erro. É utilizado um

---

Boxe 32.6 Indicações para biopsia renal

Nefrite aguda: sim, se a lesão for recente, ativa e contínua.
Nefrose aguda: talvez; pode ajudar a avaliar a gravidade e a reversibilidade, porém não direcionará o tratamento.
Glomerulopatia: sim, pode estabelecer o diagnóstico e auxiliar no direcionamento do tratamento
Proteinúria renal: sim, se a relação proteína:creatinina urinária estiver mais alta e a creatinina mais baixa; pode ser marginal, porém não responsiva a tratamento.
Doença renal crônica, IRIS estágio avançado 3 ou 4: não, em geral não promoverá informação clinicamente útil.

Adaptado de Lees GE, Berridge BR: Renal biopsy – when & why, *NAVC Clinicans Brief* 7:26, 2009.

Boxe 32.7 Centros que realizam avaliações abrangentes com biopsia renal*

Texas A&M University — Texas Veterinary Renal Pathology Service
  • Dr. George E. Lees: glees@cvm.tamu.edu; telefone 1-888-778-5523 (chamada gratuita nos EUA) ou 1-979-845-2351
Utrecht University — Dept. of Clinical Sciences of Companion Animals, Yalelaan 108, NL 3584 CM Utrecht; endereço: caixa postal 80.154, NL 3508 TD Utrecht
  • Dr. Astrid M. van Dongen: A.M.vanDongen@uu.nl; telefone +31 (0)30 2537767, fax +31 (0)30 2518126

*No momento desta publicação.

---

dispositivo automatizado, como uma agulha para biopsia. O avanço da agulha deverá ser curto (p. ex., 11 mm, entalhe do espécime de 7 mm); o diâmetro da agulha de calibre 18 é apropriado para gatos da maioria dos tamanhos. O posicionamento do paciente dependerá, até certo ponto, da preferência do operador da ultrassonografia ou do radiologista. O objetivo consiste em apresentar o máximo possível do córtex, ao mesmo tempo minimizando um dano inadvertido de vasos sanguíneos hilares que poderia resultar em hemorragia e subsequente infarto ou hemorragia fatal imediata. Presumindo-se que os dois rins estejam acometidos, a vantagem de coletar a amostra do rim direito é que ele é menos móvel do que o esquerdo. O rim esquerdo, por outro lado, é mais superficial e situado mais caudalmente do que o direito.

O médico-veterinário deverá posicionar o gato para uma incidência ideal do córtex: o decúbito ventrodorsal revela o córtex lateral, e o decúbito lateral expõe o córtex dorsal. Essas duas posições colocam o hilo em uma localização mais distal e menos vulnerável. Uma verificação ultrassonográfica pode ser usada a fim de posicionar o dispositivo de biopsia com agulha ao longo da sonda depois que a incidência for alcançada; como alternativa, a sonda e o dispositivo com agulha podem ser usados de modo independente (mão livre) um do outro. Esta última modalidade exige excelente coordenação mão-olho. Depois que a direção da colocação da agulha tiver sido selecionada, o veterinário faz uma pequena incisão com uma lâmina de bisturi através da pele e, a seguir, avança a agulha de biopsia através da parede corporal até a cápsula e imediatamente através dela antes de avançar o dispositivo de biopsia (ver Figura 32.3).

A seguir, o veterinário coleta o mínimo de duas amostras de núcleos corticais. As amostras ideais têm 10 mm de extensão ou mais. Se forem mais curtas do que isso, deverá ser coletado um terceiro núcleo tecidual. O veterinário deverá usar um fluxo delicado de salina estéril através de uma agulha calibre 25 para retirar o tecido da agulha de biopsia e colocá-lo em uma lâmina de vidro, a fim de manter a agulha de biopsia estéril para a próxima amostra e para evitar danos a ela. O médico-veterinário deve lavar a agulha de biopsia com mais salina e maior força (fora da amostra) para deslocar quaisquer debris remanescentes no canal de corte. Repete-se isso até dois ou três bons núcleos tiverem sido coletados. É importante verificar que todas as amostras contenham glomérulos utilizando-se lente de aumento de 10 a 40 vezes em um microscópico, uma lupa ou uma lente de aumento manual.

Se houver preferência de abordagem cirúrgica em detrimento de orientação ultrassonográfica, deverá ser feita uma incisão em buraco de fechadura sobre o rim ou uma celiotomia ou uma laparotomia. Como é muito fácil penetrar profundamente demais sem o uso de ultrassonografia para visualizar a diferença entre os ecos cortical e medular, é preferível uma biopsia em cunha a usar o dispositivo automatizado de agulha para biopsia. A amostra é coletada incisando-se o córtex com um pequeno corte elíptico. Ela é incisada cortando-a com uma base plana antes de a medula ser penetrada. A cunha, a seguir, pode ser subdividida em amostras, conforme recomendado pelo membro da equipe adequado no centro de patologia renal.

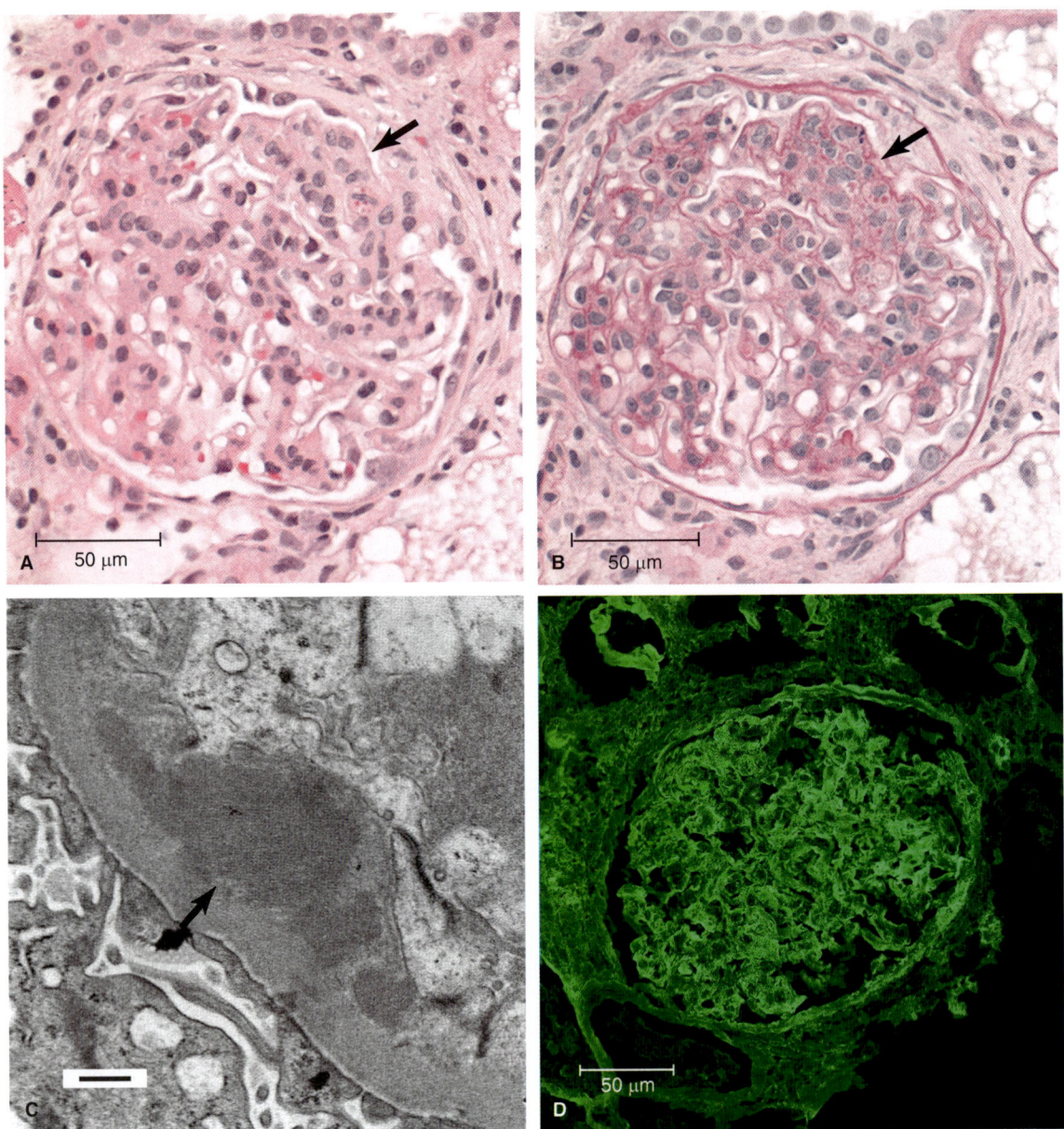

Figura 32.8 Achados patológicos em biopsia renal obtida de gato Doméstico de Pelo Curto, sexo masculino, 5 anos de idade, castrado, com doença glomerular. **A** (coloração H&E) e **B** (coloração PAS). Fotomicrografias de um glomérulo que exibe alterações histológicas compatíveis com glomerulonefrite membranoproliferativa. Os lumens capilares estão embotados pela hipercelularidade mesangial e endocapilar no lóbulo glomerular acentuado (*setas*). **C.** Fotomicrografia eletrônica de transmissão de depósitos eletrondensos subendoteliais (*setas*) em uma parede capilar glomerular (barra = 500 nm). **D.** Fotomicrografia com imunofluorescência de um glomérulo marcado para imunoglobulina G. (A, B e D *cortesia do Dr. George E. Lees, Texas, A&M University*; C *cortesia do Dr. Fred J. Clubb, Jr., Texas A&M University.*)

Convém manter os núcleos teciduais úmidos em *swabs* embebidos em salina. Eles nunca deverão ser manipulados com pinças com dentes. Deverão ser colocados em conservantes e fixadores apropriados imediatamente, de acordo com as instruções dadas pelo serviço de patologia renal.

Com base em estudos ultraestruturais, e também no tipo e no padrão de distribuição das imunoglobulinas ou no complemento, as indicações para a patologia da GN em paciente individualmente podem ser determinadas, o que possibilita a elaboração de um plano de tratamento racional e específico. Além disso, os problemas clínicos deverão ser abordados. Para o paciente nefrótico, edema-

toso, ou ascítico com azotemia mínima ou ausente, indica-se a terapia diurética. O paciente deverá ser monitorado atentamente a fim de assegurar diurese adequada, porém não excessiva, porque a desidratação e a hipovolemia são prejudiciais à perfusão tecidual, inclusive a dos rins. A enzima conversora da angiotensina (ECA-I) tem valor para reduzir a perda glomerular de proteínas por meio da redução da pressão glomerular e da TFG. A redução da TFG (e do potencial para o aumento da azotemia) é branda e estabilizará. A relação proteína:creatinina urinária (RPCU) deverá ser monitorada quanto à melhora; nos pacientes em que não se observar redução da proteinúria, a ECA-I deverá ser suspensa. Corticosteroides poderão ser considerados para reduzir a resposta inflamatória e a produção de anticorpos contra complexo antígeno-anticorpo. Aumentar a proteína dietética empregando-se uma dieta para crescimento ou acrescentando-se ovos cozidos duros ou clara de ovo cozida à ração do gato poderá ser benéfico por contrabalançar a hipoalbuminemia causada pela perda de proteína pelos glomérulos. A restrição de sódio deverá ser considerada se for evidente a retenção de sódio.

Para os pacientes com GN e azotemia de moderada a grave, corticosteroides e furosemida não estão recomendados. Em vez disso, o tratamento é o mesmo do tratamento do gato com nefrite intersticial (DRC), porém com proteína dietética adicional para compensar as perdas urinárias. Nas duas apresentações clínicas, a hipertensão deverá ser abordada (discutida adiante). Se a cultura de urina tiver revelado envolvimento bacteriano, um esquema prolongado (no mínimo, 5 a 8 semanas) do antimicrobiano apropriado estará indicado, com elaboração de nova cultura após a suspensão do antibiótico.

O prognóstico é extremamente variável e depende da etiologia desencadeadora do mecanismo imunológico. Se tiver origem bacteriana e se a infecção for eliminada com sucesso, poderá ocorrer a cura. Se a doença subjacente for PIF, a evolução será curta e o prognóstico, mau. Na síndrome nefrótica ou na azotemia menos grave, pode ser alcançado bom controle durante alguns anos. Se a azotemia estiver avançada e houver vários componentes de doença renal, como hiperfosfatemia, hipertensão, anemia não regenerativa e definhamento muscular, o prognóstico é mau.

Ureteronefrolitíase

Os cálculos renais são uma causa importante de DRC e hidronefrose, embora a urolitíase ocorra menos frequentemente no gato em comparação com o cão. A ITU concomitante também é muito menos comum na urolitíase por estruvita felina em comparação com cães.

O primeiro dos dois maiores estudos retrospectivos de ureteronefrólitos foi publicado em 1998 (71 felinos com cálculos *renais* entre 1991 e 1993) e relatou que 38 dos cálculos renais advinham de fêmeas felinas e 33, de machos. As raças puras estavam mais predispostas à formação de cálculo renal em comparação com gatos cruzados ao acaso. Identificou-se idade avançada como um fator predisponente. Surpreende saber que mais de 50% dos cálculos renais foram identificados no primeiro episódio conhecido de urolitíase, o que justifica radiografia como parte do banco de dados mínimos em pacientes acometidos (Figuras 32.2 e 32.9). Além disso, o risco de formação de cálculos renais foi maior em gatos do que em cães quando comparado com outros locais de formação de cálculos (aproximadamente 4,95 para 100 gatos formadores de cálculos *versus* 2,88 para 100 cães). A doença unilateral predispõe o rim esquerdo. Aproximadamente 9% dos gatos com cálculos renais apresentavam envolvimento bilateral. A análise da composição do cálculo nesse estudo mostrou oxalato e apatita como os mais frequentes, e não houve predisposição de sexo para a composição do cálculo ou para infecção bacteriana concomitante/causal.[150] Em gatos,

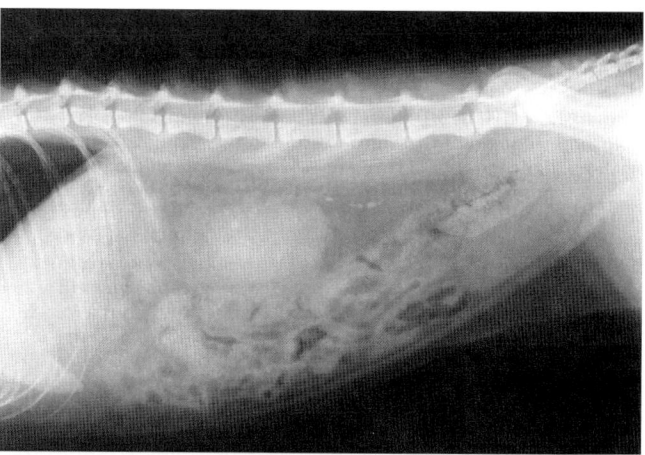

Figura 32.9 Esta radiografia lateral mostra várias radiopacidades na região do rim e do ureter. A incidência ventrodorsal ou a ultrassonografia abdominal são necessárias para localizar essas lesões no rim e no ureter. Contudo, sugere-se urolitíase.

os cálculos de estruvita são induzidos mais comumente por dietas; contudo, cálculos com base em infecção podem ocorrer ocasionalmente em gatos com distúrbios predisponentes a ITU (p. ex., DM, uretrostomia perineal).

O segundo grande estudo,[131] relatado em 2005, revisou os prontuários de 163 gatos com cálculos *ureterais* avaliados entre 1984 e 2002. Cabe atentar para o número de gatos em que a ureterolitíase era diagnosticada a cada ano, que aumentou progressivamente durante o período de estudo, notavelmente após o ano 2000. A média de idade de gatos acometidos foi de 7 anos, com variação entre 8 meses e 16 anos. Os sinais clínicos registrados foram inapetência e anorexia em 45% dos gatos, vômitos em 42%, letargia em 31%, perda de peso em 27%, poliúria e polidipsia em apenas 18% e os outros sinais (estrangúria e polaciúria, hematúria, dor à palpação abdominal, periúria, salivação, obstrução uretral e obnubilação) em até 9%. Na avaliação laboratorial, surpreendentes 48% dos 150 gatos testados encontravam-se anêmicos. Azotemia renal ou pré-renal (elevação de BUN ou Cr) foi encontrada em 83% do total de gatos testados (76% daqueles com cálculos unilaterais e 96% com cálculos bilaterais), 54% apresentavam hiperfosfatemia (43% se unilateral), 33% encontravam-se hiperpotassêmicos e 14% estavam hipercalcêmicos. Isso significa que a função do rim contralateral estava comprometida, os gatos estavam desidratados ou ambos. Encontrou-se ITU em 8% dos gatos; cristalúria foi relatada em 36 de 124 (29% das amostras de urina).

A sensibilidade da ultrassonografia da identificação de cálculos ureterais foi de 77%. A radiografia individualmente identificou 81% de ureterólitos. Quando a ultrassonografia e a radiografia eram associadas, a sensibilidade de detecção subiu para 90%. Com base no achado de dilatação da pelve renal ou do ureter proximal, a obstrução ureteral foi identificada em 143 (92%) dos 155 gatos submetidos a ultrassonografia abdominal. É interessante notar que 73 dos gatos tiveram confirmação cirúrgica ou à necropsia do diagnóstico. Já uma associação entre radiografia e ultrassonografia revelou apenas 66 (90%) desses casos. Desse modo, parece prudente procurar ambas as modalidades de imagem ao investigar a possibilidade de cálculos ureterais. De fato, em 7 gatos, os cálculos foram um achado ocasional durante a ultrassonografia do abdome para outro problema. Também digno de nota é que, nesta população de ureterólitos, 101 gatos apresentavam cálculos renais concomitantes (62%) e 14 exibiam cálculos na bexiga (< 1%). Outras modalidades de imagens que podem ser consideradas (e que podem ser usadas em alguns desses pacientes) são urografia intravenosa, pielografia anterógrada, cintilografia nuclear e TC.[132]

Os sinais clínicos de cálculos renais ou ureterais podem ser vagos a inexistentes. Os gatos podem manifestar hematúria aparentemente indolor ou com perda de peso associada a infecção ou azotemia. A autora observou autolimpeza excessiva sobre a região dorsolombar ou o abdome em alguns casos. Assim, como os sinais clínicos são tão variáveis e os ureterólitos são tão comuns, radiografias de rastreamento podem estar justificadas como parte do conjunto diagnóstico de um gato idoso com ou sem insuficiência renal. Em um paciente com doença clínica, pode estar justificada a ultrassonografia abdominal, além da radiografia.

Cálculos ureterais foram analisados em 93 gatos no segundo estudo; identificaram-se oxalato de cálcio (CaOx) em 81 gatos, CaOx e fosfato de cálcio (CaPO$_4$) misturados em 7 gatos, CaPO$_4$ em 2 gatos e CaOx e urato misturado em dois gatos – neste último caso, sendo CaOx e cálcio amorfo misturados.[131] Um trabalho da Noruega relata uma nefrose semelhante a oxalato em gatos Ragdoll.[105] O diagnóstico de hiperoxalúria primária dos tipos 1 e 2 foi descartado em 11 gatos testados; tanto a etiologia quanto a hereditariedade permanecem desconhecidas.

O tratamento pode envolver inicialmente líquidos IV e diuréticos (o objetivo sendo aumentar a produção de urina, bem como a micção e os cuidados de suporte para insuficiência renal subjacente), porém alguns gatos necessitarão de assistência cirúrgica adicional. Como a fibrose intersticial crônica bilateral é comum em gatos com ureterólitos ou nefrólitos, a nefrectomia não deverá ser considerada, a menos que esteja estabelecido que o rim contralateral tem função adequada para dar suporte ao paciente. O transplante renal pode ser uma opção aplicável.

Em um estudo de 153 gatos com cálculos ureterais,[132] o tratamento e o resultado foram avaliados. Após terapia clínica em todos os gatos, 66% dos pacientes receberam tratamentos adicionais. Sondas de nefrostomia foram colocadas em alguns desses gatos para melhorar a drenagem da urina, e alguns pacientes foram submetidos a hemodiálise. As soluções cirúrgicas possíveis dependeram da localização do ureteronefrólito. Para cálculos ureterais proximais, foi usada ureterotomia; para cálculos mais distais, os tratamentos de escolha foram ureterectomia e ureteroneocistostomias. Os índices de complicação pós-cirúrgica foram de 31% nos pacientes submetidos a cirurgia (p. ex., extravasamento de urina resultando em uroabdome, obstrução ureteral persistente). A taxa de mortalidade pós-cirúrgica foi de 18%. Já a taxa de sobrevida de 214 meses dos animais que receberam apenas tratamento clínico foi de 66%, e, quando os gatos eram sacrificados, ocorria em 1 mês do diagnóstico. No grupo cirúrgico (após estabilização clínica), os índices de sobrevida de 12 e 24 meses foram de 91 e 88%, respectivamente.[132]

Quaisquer cálculos removidos cirurgicamente ou eliminados durante tratamento clínico deverão ser submetidos à análise quantitativa a fim de possibilitar a instituição de tratamento preventivo apropriado, se existir. Da mesma maneira, se houver identificação de infecção bacteriana, terapia antibacteriana com base em perfis de sensibilidade e estado geral de saúde deverá ser seguida por no mínimo 5 a 8 semanas. Cuidados clínicos subsequentes deverão se concentrar em alcançar pH urinário moderado de 6 a 6,5 e densidade de urina de cerca de 1,035 (se o gato apresentar densidade mais alta), para reduzir a probabilidade de recorrência de cálculos. A recorrência foi encontrada em 14 de 35 gatos (40%) que foram monitorados em série por meio de radiografias abdominais após terapia clínica ou cirúrgica.[132]

Um estudo muito pequeno com controle de casos tentou avaliar se a existência de nefrólitos influenciava negativamente a evolução da doença renal em gatos com doença em estágio IRIS II ou III. Descobriu-se que nos 14 gatos (7 com nefrólitos) não houve aumento na taxa de evolução nem na mortalidade devido a doença renal.[194]

A litotripsia foi avaliada em gatos. Em comparação com cálculos caninos de CaOx, os urólitos felinos de CaOx foram menos suscetíveis à fragmentação de litotripsia por onda de choque. Estudos concluíram que o alto número de ondas de choque necessário para a fragmentação dos nefrólitos de CaOx podem causar lesão renal ou ureteral em alguns gatos.[3,90] Com frequência, os ureterólitos não estão fixos e podem espontaneamente apresentar movimentação retrógrada. Por outro lado, a litotripsia a *laser* pode ser mais adequada para a fragmentação de urólitos da bexiga – em essência, qualquer urólito que seja acessado utilizando-se um cistoscópio flexível ou rígido. Contudo, existem alguns detalhes. Mesmo quando os cálculos são quebrados com fragmentos semelhantes a areia, ainda pode ocorrer obstrução ureteral ou possivelmente uretral. Considerando a anatomia da uretra masculina, mais estreita, essa técnica deverá ser considerada em fêmeas apenas.

Hidronefrose

Define-se *hidronefrose* como a distensão da pelve e dos cálices renais com urina em decorrência de obstrução do trato do fluxo de saída urinário. A obstrução pode ocorrer em diferentes locais no trato urinário (Figura 32.10). Em geral, ocorre como consequência de ureterolitíase ou de obstrução uretral; contudo, neoplasia, prenhez, infecção e estenoses também podem ser causas desse distúrbio. Raramente a hidronefrose pode ser congênita devido a uma deformidade do ureter ou acometendo o ureter. O distúrbio tem sido encontrado em gatos de qualquer idade e todas as raças; a literatura não revela predileção de sexo.

Dependendo da causa e também da velocidade do tratamento, a hidronefrose pode ser reversível. O distúrbio pode ser unilateral ou bilateral. Quando unilateral, a diferença relativa de tamanho entre o rim aumentado e o órgão contralateral normal não acometido ou fibrosado pode ser muito acentuada. O paciente com doença unilateral poderá apresentar início muito mais gradual de doença, pois o rim não acometido compensa a função diminuída de seu parceiro. Com menor frequência, os dois rins encontram-se

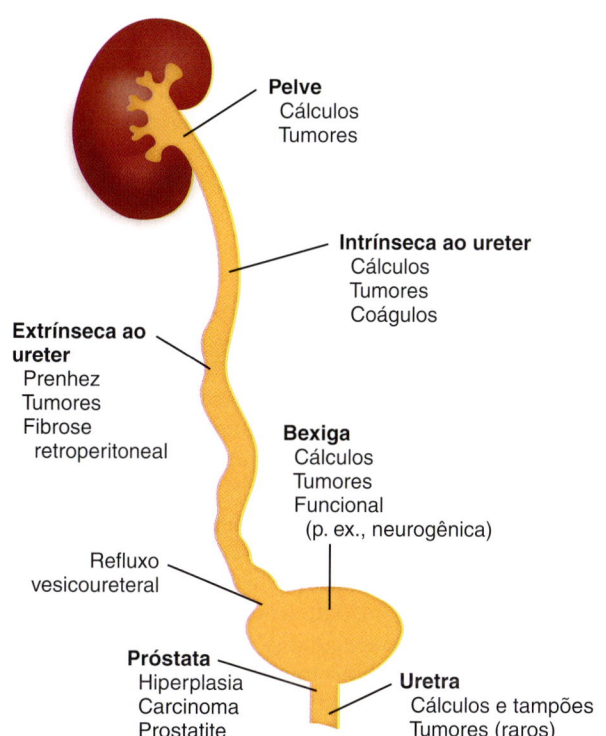

Pelve
Cálculos
Tumores

Intrínseca ao ureter
Cálculos
Tumores
Coágulos

Extrínseca ao ureter
Prenhez
Tumores
Fibrose
retroperitoneal

Bexiga
Cálculos
Tumores
Funcional
(p. ex., neurogênica)

Refluxo
vesicoureteral

Próstata
Hiperplasia
Carcinoma
Prostatite

Uretra
Cálculos e tampões
Tumores (raros)

Figura 32.10 Embora seja identificada frequentemente obstrução uretral, a do trato urinário pode ocorrer em outras regiões. Cálculos são subdiagnosticados. (*Adaptada de Cotran RS, Kumar V, Robbins SL: The kidney. In Cotran RS. Kumar V, Robbins SL, editors:* Robbins pathologic basis of disease, *ed 5, Philadelpha, 1994, Saunders.*)

distendidos concomitantemente, e esses pacientes apresentarão crise mais aguda antes de destruição extensa e remodelamento terem ocorrido. Se a obstrução se tornar complicada por infecção, pode haver o desenvolvimento de pionefrose resultando em letargia, anorexia, febre, leucocitose, bacteriúria e piúria.

No caso de hidronefrose unilateral, o diagnóstico é sugerido pelo achado de renomegalia unilateral e verificado por meio de imagem. A urografia intravenosa revelará captação diminuída de material de contraste pelo rim, que frequentemente se torna meramente uma margem delgada de tecido cortical. A ultrassonografia mostra pelve renal dilatada preenchida com líquido anecoico e perda de parênquima renal.[53] Dependendo da causa estrutural, a obstrução poderá ou não ser vista em uma ou outra forma de imagem. Como o líquido é a urina, a citologia de uma amostra indicará o caráter da urina em tal paciente; pode não apresentar elementos anormais ou pode conter células tubulares renais, eritrócitos ou leucócitos. Com o tempo, torna-se mais quiescente. Os resultados da bioquímica sérica e da urinálise indicarão o estado mórbido do paciente (p. ex., unilateral, bilateral, duração, infecção concomitante). A histopatologia do rim acometido mostra uma estrutura cística com remanescente de parênquima renal, já que o rim é, em essência, um observador inocente da obstrução.

O tratamento, com diálise e terapia hídrica de suporte, tem por objetivo o alívio da obstrução e o restabelecimento da função renal ideal. Quanto mais longa a obstrução, menores as possibilidades de retorno à função. Em alguns casos, poderá ser aconselhável o transplante renal.

Insuficiência renal aguda

A insuficiência renal aguda (IRA) pode decorrer de isquemia, agentes infecciosos ou toxicidade. O que parece ser IRA pode, na verdade, ser uma descompensação aguda de doença renal crônica. Nesse caso, espera-se o histórico prolongado de poliúria, polidipsia e perda de peso e o achado de anemia, enquanto, no caso de IRA "verdadeira", a exposição a uma nefrotoxina ou a uma causa potencial de isquemia (traumatismo, cirurgia e tromboembolia) pode preceder o início da doença aguda em um indivíduo anteriormente não acometido. A recuperação da IRA (mas não de DRC) é possível, dependendo do tipo e do grau da doença induzida, de sua localização e da rapidez com que o tratamento adequado for iniciado. As lesões da IRA podem ser glomerulares ou tubulares.

Em geral, o dano *isquêmico* resulta em necrose tubular focal em vários pontos no néfron com regiões não acometidas entremeadas. Quando acometida, a membrana basal pode estar rota e os túbulos podem estar ocluídos por cilindros. Ocorre regeneração epitelial de modo que, se tratada prontamente, com o tempo não permanece evidência residual alguma de dano.[59] Agressões *tóxicas*, por outro lado, tendem a acometer predominantemente os túbulos proximais com necrose extensa, porém, como a membrana basal com frequência permanece íntegra, a regeneração tubular pode usar esse arcabouço.[64] No caso de envenenamento por etilenoglicol, além de cilindros, cristais de CaOx podem obstruir o lúmen (Figura 32.11).

De uma perspectiva terapêutica, é útil pensar na IRA em três fases:

1. A fase latente descreve o período entre a exposição à lesão e o início de disfunção renal.
2. Durante a segunda fase (manutenção), a azotemia e a redução da produção de urina evoluem.
3. A fase possível final é a de recuperação do máximo de função possível, devido aos mecanismos inatos e também a tratamento.

A IRA *pré-renal* decorre de hipovolemia, hipotensão, débito cardíaco inadequado, choque ou hipoxia. A perfusão renal diminuída resulta de isquemia local, que, se suficientemente grave e longa em duração, leva a insuficiência renal. A hipotensão ocorrendo durante anestesia é uma etiologia pré-renal comum de IRA e pode ser evitável por meio de monitoramento atento. Da mesma maneira, a hipovolemia pode ser abordada com facilidade em qualquer momento. A hipotermia, outro risco anestésico, também deverá ser evitada e, se observada, tratada.

A IRA com origem em etiologias direcionadas ao rim envolve isquemia e nefrotoxinas. Essas toxinas serão discutidas brevemente mais adiante; o leitor deverá ler o Capítulo 31 para informações mais detalhadas.

As causas *pós-renais* de IRA podem estar relacionadas com obstrução do fluxo de saída da urina. São exemplos de obstrução do lúmen tampões, cálculos e sedimento lodoso na uretra; no entanto, a compressão externa da uretra por massa (p. ex., na próstata, no cólon, em linfonodo) ou o espessamento da parede uretral devido a fibrosamento ou neoplasia terão o mesmo efeito final. A insuficiência

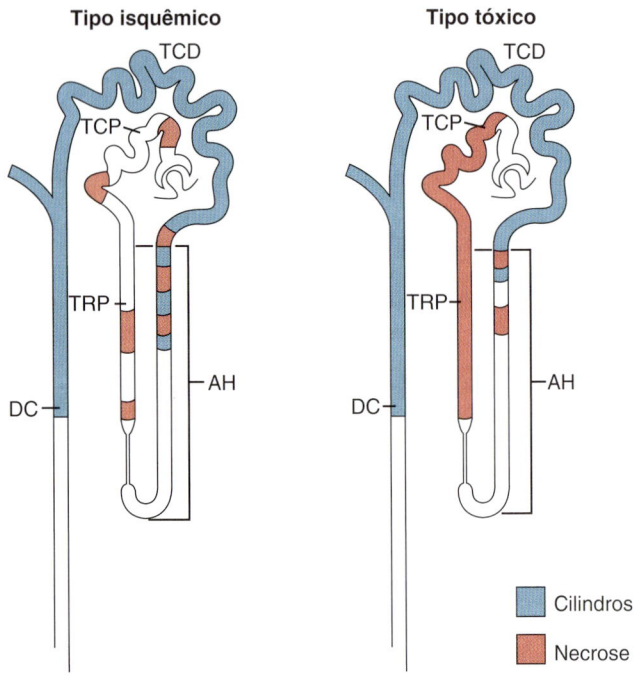

Tipo isquêmico

Tipo tóxico

Cilindros

Necrose

Figura 32.11 A necrose tubular aguda (NTA) é a causa mais comum de insuficiência renal aguda. A ilustração mostra os dois mecanismos pelos quais ocorre a NTA. Na lesão isquêmica, a necrose tubular ocorre em áreas, acometendo pequenos segmentos do túbulo reto proximal (TRP) e a alça de Henle (AH). A lesão, quando tóxica, é extensa ao longo tanto do TRP quanto do túbulo contornado proximal (TCP), com alguma lesão na AH também. As duas formas de necrose tubular levam ao acúmulo de fragmentos no túbulo contornado distal (TCD) e no ducto coletor (DC), o que resulta em cilindros urinários. (*De Cotran RS, Kumar V, Robbins SL. The kidney. In Cotran RS. Kumar V, Robbins SL, editors:* Robbins pathologic basis of disease, *ed 5, Philadelpha, 1994, Saunders.*)

renal pode ocorrer em 48 a 72 h de obstrução completa. Se a obstrução for aliviada prontamente e o gato receber suporte com fluidoterapia, a IRA associada a essa etiologia em geral será reversível. Uroperitônio é outra etiologia potencial para IRA pós-renal.

Embora os gatos possam reagir sorologicamente com espécies de *Leptospira*, eles parecem bastante resistentes a doença clínica. Os gatos podem se tornar infectados e desenvolver bacteriemia após 5 a 10 dias. A infecção localiza-se nos túbulos renais, nos quais pode causar comprometimento da função renal, porém a importância clínica nessa espécie é questionável. Experimentalmente, gatos infectados, em geral, não são acometidos clinicamente, porém podem apresentar nefrite de branda a grave à histologia, o que leva a insuficiência renal crônica gradual ao longo de 1 a 3 anos.

Contudo, existem muitas etiologias tóxicas para a IRA. Essas podem ser divididas entre toxicidades vegetais, medicamentosas ou químicas. Os gatos podem estar especialmente predispostos a exposição a toxinas tópicas por causa de seu comportamento de autolimpeza incansável; se um material tóxico for encontrado na cobertura de pelo ou nos pés, será ingerido.[207]

Lírios de muitos tipos podem causar nefrotoxicose aguda. Os lírios-orientais, por exemplo, não são apenas nefrotóxicos, mas também pancreotóxicos.[197] A dose e a espécie do vegetal ingerido, a parte do vegetal comida e o estágio de seu ciclo de vida podem participar do processo, assim como a eficiência da absorção gastrintestinal, a preexistência de doença renal (ou ausência dela) e a saúde geral do gato. Nem todos os lírios são tóxicos. Nem todas as plantas chamadas lírios são, de fato, lírios. A Tabela 32.4 relaciona lírios conhecidamente nefrotóxicos para gatos.[9]

Os sinais clínicos da intoxicação pelo lírio são sinais gastrintestinais hiperagudos (vômitos, salivação), sinais neurológicos (ataxia, tremores, depressão, pressão na cabeça e convulsões) e IRA. Foi relatada tumefação da face e das patas.[23] Os sinais gastrintestinais e neurológicos ocorrem em horas da ingestão, porém a insuficiência renal se desenvolve em 3 a 5 dias. Anúria, renomegalia e até mesmo dor renal podem ocorrer. Azotemia é grave. A urinálise revela dano tubular (ou seja, cilindros, glicosúria e proteinúria). As alterações provocadas pelo princípio tóxico ainda não identificado consistem em necrose tubular aguda com desenvolvimento de cristais polarizados nos túbulos coletores. Além disso, no caso do lírio-oriental, ocorre também degeneração de células acinares pancreáticas.

A terapia envolve descontaminação gastrintestinal, diurese hídrica ± diálise. Os gatos tratados em 6 h da ingestão podem ser poupados do desenvolvimento de IRA; aqueles não tratados até 18 h, provavelmente, desenvolverão IRA. Os gatos que desenvolvem anúria ou oligúria apresentam prognóstico pior,[136,224] mas ainda podem se recuperar.[23] Os gatos que sobrevivem à IRA podem apresentar lesão residual resultando em insuficiência renal crônica.[136,207]

Em uma avaliação retrospectiva de 32 casos de IRA vistos em uma instituição, os autores relataram que as causas envolveram nefrotoxinas em 18 (56%) (nove devido a lírios; quatro devido a agentes anti-inflamatórios não esteroides [AINEs]; dois em decorrência de etilenoglicol; e um devido a tulipa; um devido a alcatrão e um devido a fertilizante), isquemia em 4 gatos e 10 casos por outras etiologias. Houve 18 gatos oligúricos. Em termos de prognóstico, os níveis iniciais de ureia e creatinina *não* foram preditivos; contudo, o baixo nível sérico de albumina ou

Tabela 32.4 **Lírios nefrotóxicos.**

Nome comum	Nome latino
Lírio-asiático	*Lilium asiatica*
Lírios diurnos (muitas variedades)	*Hemerocallis* spp.
Lírio-oriental	*Lilium longiflorum*
Lírio-glorioso (lírio-trepadeira, lírio-soberbo)	*Gloriosa superba*
Lírio-japonês	*Lilium speciosum*
Lírio-vermelho	*Lilium umbellatum*
Lírio rubro	*Lilium speciosum cultivar*
Lírio Stargazer	*Lilium orientalis*
Lírio-tigre	*Lilium tigrinum*
Lírio Wood	*Lilium umbellutum*

Fonte: American Society for the Prevention of Cruelty to Animals: *Toxic and non-toxic plants* (website): http//www.aspca.org/pet-care/poison-control/plants/. Acesso em 23 de julho de 2010.

de bicarbonato esteve correlacionado negativamente com a sobrevida. Sobretudo, convém atentar para o nível de potássio que aumenta à apresentação junto à diminuição da probabilidade de sobrevida independentemente da causa; para cada incremento de 1 mEq/ℓ, a probabilidade de sobrevida diminuiu em 57%. Todos os gatos não oligúricos sobreviveram, e todos aqueles que morreram eram oligúricos ou anúricos. Houve 17 (53%) gatos que sobreviveram; a azotemia sofreu resolução em 8 gatos, e outros 9 receberam alta com azotemia persistente.[224]

Uvas-passas e uvas foram identificadas recentemente como nefrotóxicas para cães e gatos. A literatura aborda relatos em cães. Casos relatados em gatos baseiam-se apenas na clínica. O princípio tóxico geral é desconhecido, e a menor dose conhecidamente tóxica para cães é de 19,8 g/kg de peso corporal para uvas e 3 g/kg para uva-passa. Os sinais iniciais são gastrintestinais (vômitos, diarreia, anorexia, dor abdominal) e letargia. A IRA pode se desenvolver já com 24 h após a ingestão. Assim como em lírios, a oligúria e a anúria estão associadas a prognóstico mau. As alterações histopatológicas em cães com IRA induzida por uva ou por uva-passa afetam membrana basal íntegra; desse modo, mediante terapia rigorosa (diurese, diálise), alguns indivíduos acometidos se recuperarão.

Os antibióticos aminoglicosídios reconhecidamente têm potencial de serem tanto nefrotóxicos quanto ototóxicos em gatos de acordo com a dose e a frequência. A agressão renal ocorre nos túbulos proximais. A gentamicina é tóxica quando administrada pelas vias tópica,[160] intravenosa[117] e intramuscular.[102] A paromomicina administrada por via oral, usada no tratamento de enterite devido a tritricomoníase ou criptosporidiose, também resultou em IRA.[92]

Com a crescente conscientização da dor e a maior preocupação sobre analgesia em gatos, os AINEs têm tido um papel importante a desempenhar. Existe muita preocupação relacionada com a segurança renal de AINEs tanto para uso agudo a curto prazo quanto para períodos mais longos no paciente com um problema contínuo, como doença articular degenerativa. É possível provocar IRA no gato jovem renalmente competente quando uma superdosagem acidental for administrada. Contudo, no gato mais velho, mais passível de precisar de analgesia a longo prazo, é que a preocupação relacionada com doença renal preexistente e o efeito de AINEs tornam-se mais pertinentes. Inibidores seletivos da ciclo-oxigenase (COX)-2 poupam prostaglandinas governantes necessárias para a saúde renal. Em doses excessivas, mesmo esse subtipo de AINEs pode resultar em inibição de COX-1 e lesão renal. Assim, a dose e a frequência, bem como o tipo de AINE usado, participam da toxicidade. A depleção de volume ou desidratação desencadeia insuficiência renal por reduzir a perfusão renal. Da mesma maneira, hipotensão, mais comumente associada a anestesia, tem efeitos adversos por si só. Associada a um tipo, uma dose e uma frequência inapropriados de AINE, pode surgir IRA. Não obstante, existem muitos estudos em gatos mais velhos mostrando uso seguro, particularmente de meloxicam, por longos períodos. Uma revisão extensa do assunto foi encontrada nas diretrizes ISFM and AAFP Consensus Guidelines for Long-Term Use of NSAIDs in Cats.[204]

A vitamina D (como colecalciferol, vitamina D_3) é bem conhecida em preparações rodenticidas. Os gatos também podem ingeri-la ao fazer a autolimpeza no pelo ou nos pés se forem expostos a medicações humanas contendo vitamina D (para distúrbios da paratireoide ou hipofosfatêmicos, osteomalacia ou osteoporose, insuficiência renal e psoríase) ou ao ingerir uma dieta com níveis excessivos de vitamina D. Em 2006, um fabricante de dieta do tipo prescrição provocou superdosagem inadvertida nos níveis de vitamina D_3 em produtos felinos (e caninos) específicos, por causa de um erro com origem no fornecedor da pré-mistura vitaminas-minerais. Além de tratar a IRA com base na necrose tubular, a hipercalcemia precisa ser abordada. Corticosteroides, diurese por soro fisiológico, furosemida, bisfosfonatos e calcitonina são tratamentos possíveis para tentar manter o produto cálcio × fósforo abaixo de 60 mg/dℓ (4,85 mmol/ℓ), a fim de evitar a mineralização de partes moles.

Em 2004 e 2007, houve dois surtos de IRA em cães e gatos associados a contaminação de ração para animais de companhia por melamina e ácido cianúrico. O local da lesão é o túbulo distal, com cristais estriados polarizáveis únicos encontrados lá e também nos ductos coletores.[37] Esses cristais birrefringentes em forma de leque são verde-claros a levemente basofílicos em cor. Lesões adicionais perivasculares e intravasculares também podem ser observadas.[54] Além da azotemia e da cristalúria agudas e acentuadas, ocorre hiperfosfatemia intensa. Nem a melamina nem o ácido cianúrico por si sós foram determinantes como causadores de IRA.[68,185]

O etilenoglicol pode ser ingerido diretamente pelo gato ou ao fazer a autolimpeza, e assim ele lambe o produto tóxico dos pelos e dos pés. Existe uma sazonalidade bem identificada nos casos de toxicidade por etilenoglicol, com a maioria ocorrendo durante o outono e o inverno (nos EUA); contudo, esse agente é encontrado não apenas em anticongelante para radiador de veículos automotivos, mas também em descongelante de fechaduras, líquido para limpar para-brisa e alguns aditivos de gasolina, além de substâncias químicas para revelação de filme. O local da lesão é o túbulo renal. O etilenoglicol é metabolizado até vários compostos tóxicos (glicoaldeído, ácido glicólico, ácido glioxílico e ácido oxálico) que causam acidose metabólica acentuada e IRA. Os achados clinicopatológicos característicos são aumento da diferença aniônica, aumento da diferença osmolal, acidose metabólica e cristalúria por CaOx. Se os gatos forem levados a exame na fase latente (30 min a 12 h após contato), poderão ser observados ataxia, torpor e fasciculações musculares, junto a sinais relativamente inespecíficos, como anorexia, letargia, vômitos, desidratação, hipotermia e ulceração bucal. Depois que o paciente se torna oligúrico (12 a 72 h após ingestão), a probabilidade de recuperação diminui de modo notável. Assim, um índice de suspeita direciona para verificação dos níveis séricos ou urinários (ou ambos) de etilenoglicol na clínica. A cristalúria por CaOx (mono-hidratos predominam sobre outras formas) pode ser encontrada em gatos já com 3 h após a ingestão. Os níveis séricos de etilenoglicol alcançam o máximo 1 a 6 h após a exposição, porém não são mais detectáveis após 48 h.[213]

O objetivo do tratamento consiste em bloquear a álcool desidrogenase (ADH), a fim de prevenir o metabolismo do etilenoglicol até os compostos tóxicos mencionados anteriormente. O etanol compete com o etilenoglicol e tem atividade mais elevada para ADH. Deve ser administrado por meio de infusão a taxa constante ou a cada 4 h, devido à sua curta meia-vida. Os efeitos adversos do etanol intravenoso são depressão do SNC, além de agravamento da acidose metabólica, diurese osmótica e hiperosmolalidade sérica. Enquanto o fomepizol (4-metil-pirazol [4-MP]) é o tratamento de escolha em cães, apenas recentemente mostrou ser eficaz em gatos e superior ao etanol apenas se administrado em 3 h da ingestão do etilenoglicol.[57] A dose usada nesse estudo prospectivo foi de 125 mg/kg, IV, como uma dose inicial, sucedida por 31,25 mg/kg com 12, 24 e 36 h; isso é mais do que as doses recomendadas para cães. Se o tratamento for postergado até 4 h após a ingestão, as taxas de mortalidade são altas, independentemente de etanol ou 4-MP serem utilizados. O monitoramento fisiológico intensivo e o uso rigoroso de líquidos intravenosos e bicarbonato de sódio serão necessários, pois os desvios hidreletrolíticos são muito intensos. O leitor deverá ver o Capítulo 31 para mais informações. Muitos pacientes que se já se encontram em insuficiência renal oligúrica no momento da apresentação precisarão de hemodiálise ou de diálise peritoneal para sobreviver.[86,87]

Tratamento intensivo de doenças renais

Diálise

O tratamento para todos os pacientes com IRA, independentemente da causa desencadeadora, poderá exigir diálise peritoneal ou hemodiálise. Embora esses procedimentos não sejam comuns na medicina de felinos, eles estão se tornando mais prontamente disponíveis, e é útil entender as indicações básicas e as contraindicações a fim de auxiliar no planejamento do tratamento e na orientação do proprietário. Além disso, à medida que os proprietários se tornam mais conscientes dessas opções de tratamento por meio de pesquisa própria na internet ou em outras fontes, convém entender alguns conceitos básicos.

A diálise pode ser usada para reduzir a azotemia e corrigir anormalidades eletrolíticas graves, desequilíbrio acidobásico ou hiper-hidratação. É útil para o tratamento de IRA associada a intoxicação (fármaco ou toxina) ou obstrução do trato de saída urinário ou no tratamento de insuficiência renal crônica terminal não responsiva a tratamento clínico, e como parte da estabilização do paciente na preparação para transplante renal. Tanto a hemodiálise quanto a diálise peritoneal têm sido usadas há mais de 10 anos na medicina veterinária e estão se tornando mais amplamente disponibilizadas e acessíveis.

O princípio subjacente da diálise é que os solutos se difundem por meio de uma membrana semipermeável, dependendo de sua concentração, da pressão relativa sobre cada lado da membrana (ou seja, gradientes) e do tamanho da molécula com relação aos poros na membrana. Os solutos movem-se de uma área de alta concentração ou pressão para uma área de baixa concentração ou pressão;

moléculas menores (p. ex., eletrólitos, ureia e albumina) movem-se mais prontamente do que moléculas maiores (p. ex., células sanguíneas, creatinina e globulinas). Aplicando esse conhecimento clinicamente, o sangue flui por uma membrana semipermeável (o revestimento peritoneal ou o dialisador em diálise peritoneal e hemodiálise, respectivamente) e um líquido dialisado-diálise flui ou permanece no lado oposto da membrana (Figura 32.12).

Na hemodiálise, um cateter de hemodiálise de lúmen duplo especial é colocado na veia jugular. O sangue corre através de um filtro extracorporal (dialisador) na direção oposta do dialisado, o que resulta em um padrão de fluxo de contracorrente. Como o sangue é continuamente exposto a dialisado fresco, a difusão ocorre mais rapidamente do que na diálise peritoneal. Na diálise peritoneal, o dialisado é infundido na cavidade peritoneal e deixado lá por quantidades variáveis de tempo ("tempo de espera") antes de ser drenado do abdome. A diálise pode ser contínua (terapia de substituição renal contínua por hemodiálise), ou intermitente (hemodiálise ou diálise peritoneal).

O dialisado padrão é uma solução semelhante à composição do soro normal. Variações nas concentrações de sódio, potássio, magnésio, fósforo e bicarbonato podem ser feitas para ajustar os níveis do paciente conforme necessário. *Perfil de sódio* refere-se aos ajustes regulares da concentração de sódio durante diálise a fim de reduzir a probabilidade de complicações. A prescrição para um paciente individual sofrerá alteração conforme a condição do paciente se alterar. Para aumentar a perda de água no paciente hiperhidratado, manitol será adicionado ou a concentração de glicose poderá ser aumentada. No paciente hipoalbuminêmico que esteja recebendo proteína adequada na dieta, poderá ser considerado um dialisado com aminoácidos.

A taxa de complicações para a diálise peritoneal é alta, porém não insuperável. A diálise peritoneal exige monitoramento intensivo do dreno (quanto à obstrução) e da abertura (quanto ao extravasamento subcutâneo, infecção) e também do paciente. Contudo, esse procedimento

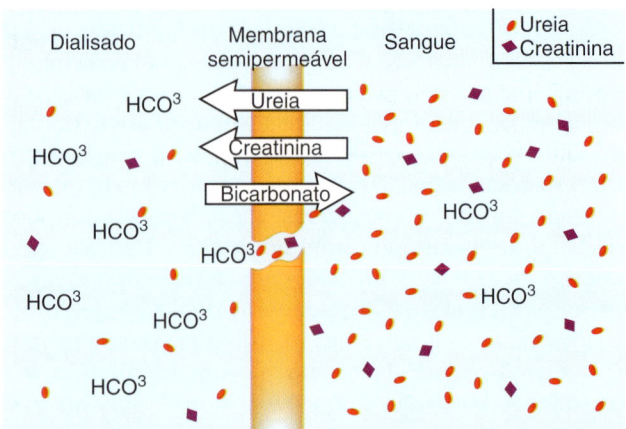

Figura 32.12 O sangue flui por uma membrana semipermeável (por revestimento peritoneal ou por dialisador na diálise peritoneal e na hemodiálise, respectivamente), e um líquido dialisado-diálise flui através da membrana ou é retido no lado oposto da membrana. (*De Fischer JR, Pantaleo V, Francey T et al.: Veterinary hemodialysis: advances in management and technology*, Vet Clin North Am Small Anim Pract 54:935, 2004.)

é mais acessível aos veterinários por causa do custo relativamente menor do equipamento em comparação com aquele necessário para hemodiálise. A rápida remoção de soluto e dos desvios eletrolíticos pode resultar em hipovolemia, hipotensão, cãibras, náuseas, vômitos e síndrome do desequilíbrio da diálise.[83] Tanto na diálise peritoneal quanto na hemodiálise, os cateteres podem se tornar obstruídos e a prevenção de infecção do cateter exige atenção. Caso o leitor queria se aprofundar, recomendam-se, particularmente, Dzyban *et al.* e Dorval *et al.* (para diálise peritoneal) e Fischer (para hemodiálise).*

Outro método possível de tratamento, cintilografia renal diurética usando ^{99m}Tc-DTPA mais furosemida, tem sido avaliado até hoje como teste diagnóstico. Esse procedimento é não invasivo e rápido de realizar e pode ter aplicação em pacientes com função renal significativamente comprometida e uropatias obstrutivas.[104]

Transplante renal

O primeiro transplante renal felino bem-sucedido foi realizado em 1987, na Universidade da Califórnia, Davis, pela Dra. Clare Gregory. A partir daí, o procedimento tem sido realizado em vários centros ao redor do mundo em gatos com insuficiência renal crônica. Os proprietários devem entender que não é uma cura; o objetivo consiste em promover boa qualidade de vida para um gato, que de outra maneira, não sobreviveria. As indicações são doença renal crônica em fase inicial (de modo ideal antes de descompensação) ou IRA irreversível. Não pode ser um último esforço, porque o paciente não pode estar debilitado demais nem apresentar distúrbios concomitantes. Além disso, o veterinário não pode justificar eticamente a remoção de um rim sadio de um gato doador, a menos que exista uma boa probabilidade de sucesso para o receptor. O rastreamento cuidadoso e o encaminhamento precoce de gatos estáveis para transplante normal melhora a probabilidade de resultado bem-sucedido.[4,24]

Os critérios de exclusão são cardiopatia importante, infecção pelo vírus da leucemia felina, infecção ativa pelo vírus da imunodeficiência felina, ITU, hipertireoidismo não controlado, neoplasia, DM, baixo índice de condição corporal inicial e temperamento rebelde. Alguns centros realizaram transplantes em gatos com urólitos de CaOx.[14] Os testes de rastreamento que determinam a adequação como receptor envolvem hemograma completo, bioquímica sérica com T_4 total, urinálise e cultura de urina, relação proteína:creatinina urinária, radiografias torácicas e ecocardiograma, eletrocardiografia, radiografias abdominais, teste para antígeno de dirofilariose e títulos para *Toxoplasma*. Se o gato apresentar títulos de IgM ou IgG para *Toxoplasma*, ele será iniciado em clindamicina ou trimetoprima/sulfa no período pré-cirúrgico e provavelmente será mantido com esse esquema antibiótico até o fim da vida. Serão necessários biopsia renal para prova cruzada e um período de 2 semanas de ciclosporina – este último para verificar a existência de ITU ou infecções subclínicas no trato respiratório superior.[128]

A preparação do candidato a transplante bem-sucedido envolve correção de desequilíbrios eletrolíticos e acidobásicos, de anemia (com derivados sanguíneos apropriados e darbepoietina) e de azotemia (pode exigir diálise), além de melhora do estado nutricional (pode exigir sonda de alimentação). É essencial o alívio da azotemia pré-cirúrgica, já que assim se diminui o risco de distúrbios do SNC após a cirurgia.[5]

Os doadores são gatos adultos jovens sadios, em boa condição corporal, com resultados normais para hemograma completo, bioquímica sérica e urinálise. Eles também deverão mostrar resultado negativo para infecção por retrovírus e *Toxoplasma*, sem anormalidades à ultrassonografia renal. Eles são submetidos a tipagem sanguínea e prova cruzada para receptores potenciais, e a compatibilidade do tecido renal é verificada. O tamanho do rim precisa ser relativamente semelhante ao do receptor (não pode ser grande demais). A angiografia renal por tomografia computadorizada é usada em alguns centros, pois é superior à urografia intravenosa vascular de doadores potenciais.[34] O transplante não será considerado se o proprietário não desejar cuidar do doador e proporcionar-lhe um lar.

O rim esquerdo do doador é coletado devido ao maior comprimento de sua veia. O rim recebe fluxo e, a seguir, é preservado em uma solução que pode estocar o órgão durante 3 a 4 dias, possibilitando que um doador e receptor compatíveis recebam em diferentes partes do mundo. Diversas técnicas (p. ex., a anastomose arterial renal terminoterminal na artéria ilíaca externa ou anastomose terminolateral na aorta) poderão ser empregadas para realizar a anastomose do novo rim nos vasos renais e no ureter do receptor.[25] A técnica empregada para a aderência ureteral é a ureteroneocistostomia. Foram avaliadas diversas técnicas diferentes; uma técnica extravesical usando o padrão interrompido simples mostrou-se a mais favorável.[161]

Os cuidados pós-cirúrgicos são intensivos por causa dos diversos riscos relacionados. Os cuidados de rotina consistem em monitoramento em unidade de tratamento intensivo atento e tratamento com líquidos intravenosos, analgésicos, antibióticos, protetores gástricos, derivados sanguíneos conforme necessário e nutrição enteral. As concentrações de magnésio sérico ionizado (porém não total) são menores nos receptores de transplante renal felino no período pericirúrgico. Além disso, as concentrações séricas de cálcio e potássio encontram-se abaixo do normal em muitos gatos, embora um caso de hipercalcemia tenha sido publicado.[13] Daí a necessidade de monitoramento eletrolítico. Fraqueza profunda e depressão comumente encontradas em receptores de transplante renal felino no período pós-cirúrgico imediato podem, em parte, decorrer desses distúrbios eletrolíticos.[223] É interessante notar que, em um estudo de 86 gatos com hipofosfatemia após transplante, a sobrevida não foi influenciada independentemente de tal anormalidade ser tratada.[180]

A hipertensão maligna pós-cirúrgica com pressões sistólicas superiores a 300 mmHg pode resultar em convulsões e complicações neurológicas, inclusive levando a morte. Acredita-se que a uremia não controlada provoque aumento da sensibilidade endotelial às catecolaminas.

*Referências 70, 75, 76, 83, 137, 138, 149.

Outras causas desencadeadoras possíveis são anestesia e dor. O tratamento com hidralazina subcutânea mostrou ser eficaz na correção da hipertensão e na redução ou na prevenção de complicações neurológicas.[134]

Outras complicações pós-cirúrgicas possíveis diretamente relacionadas com enxerto podem incluir torção, trombose ou hemorragia do pedículo; esta possibilidade fica bastante reduzida por meio de pexia do novo rim à parede corporal. Também foi relatada fibrose retroperitoneal.[12] A complicação mais provável é lesão isquêmica e obstrução ureteral resultando em atraso da função do órgão transplantado.[162] Essa demora pode ser identificada por meio do monitoramento ultrassonográfico do fluxo sanguíneo renal e pode ocorrer já com 21 dias de período pós-cirúrgico.[172]

O receptor precisará de terapia de imunossupressão vitalícia (ciclosporina microemulsificada ou tacrolimo potencialmente), para que se evite a rejeição do órgão.[130] Isso demanda um cuidador dedicado. A rejeição aguda ao aloenxerto inicialmente tem sinais clínicos mínimos: aumento da temperatura inferior a 1°C com 21 dias após o transplante. Os marcadores de estresse oxidativo a partir do sangue venoso não se mostraram úteis em um estudo experimental.[101] Os níveis de creatinina deverão ser monitorados rotineiramente nos pacientes, já que um incremento nesse parâmetro levanta suspeita de rejeição do aloenxerto; é necessária uma biopsia do aloenxerto renal para o diagnóstico definitivo.[133] A rejeição decorre de falta de níveis adequados de ciclosporina plasmática. O tratamento com ciclosporina e prednisolona intravenosas reverterá 60% dos casos de rejeição.

Cerca de 20% dos gatos submetidos a procedimento de transplante renal morrem no momento da cirurgia ou na primeira semana pós-cirúrgica. Gatos mais velhos e gatos com azotemia grave, hipertensão e doença cardiovascular podem ter risco de mortalidade maior após transplante renal. Para os gatos que recebem alta hospitalar de modo bem-sucedido, os índices de sobrevida aproximam-se de 80% nos primeiros 6 meses e de 45% em 3 anos.[201] As causas de mortalidade são:

- Pouca adesão do proprietário à administração da ciclosporina oral e falha em ter níveis mais baixos de ciclosporina verificados rotineiramente
- Infecção: em um estudo retrospectivo com 169 receptores, houve o desenvolvimento de infecções em 25% dos casos, com causas bacterianas sendo as mais comuns; em seguida, as virais, e as fúngicas ou por protozoários sendo as menos comuns. A infecção foi a segunda causa mais comum de morte após rejeição aguda do transplante, somando 14% das mortes gerais nesse grupo de estudo. Os gatos com diabetes apresentaram um risco significativamente maior de desenvolver essa complicação[120]
- Rejeição aguda do rim
- Desenvolvimento de doença cardíaca, hepatopatia, pancreatite, neoplasia, diabetes e outros distúrbios
- Pouco frequentemente, pode ocorrer neoplasia maligna pós-transplante, o que leva a um tempo de sobrevida mais curto. Linfoma é a forma mais comum; contudo, foram relatados diversos tipos tumorais.[200,223]

Nos EUA, até o outono de 2009, o tempo de sobrevida mais longo alcançado após transplante renal felino foi de 14 anos.[99] A expectativa média de vida após transplante é de cerca de 3 a 6 anos, dependendo da idade do gato no momento da cirurgia. Todos os receptores deverão ser considerados com insuficiência renal independentemente de quão bem estejam; desse modo, é necessário o monitoramento contínuo como o que é feito com qualquer outro gato com DRC. Além disso, por causa da terapia com ciclosporina, culturas de urina precisarão ser realizadas regularmente. A hipertensão deverá ser tratada de modo diligente.

Doenças renais crônicas

Apesar da tendência de empregar os termos "doença renal crônica" e "insuficiência renal crônica" (DRC/IRC) como uma entidade única, convém ter em mente que esses termos referem-se a um conjunto de sinais clínicos que podem ser consequência de muitas etiologias e entidades patológicas diferentes. O Boxe 32.8 relaciona causas identificadas de DRC em gatos. Outro termo, "insuficiência renal crônica", também pode levar a conclusões errôneas e deve ser usado de modo criterioso; muitos pacientes estão distantes de insuficiência considerando-se a ampla variabilidade no comprometimento renal apesar do valor da creatinina (Cr) na apresentação inicial.[38,78] O uso dessa terminologia inadequada talvez assuste os proprietários. Estes poderiam acreditar que o distúrbio encontra-se muito mais avançado do que está e daí optariam por nenhum tratamento (ou seja, eutanásia) ou pela suspensão do tratamento antes do recomendado.

A forma histopatológica mais comum de doença crônica nos rins de gato é a nefrite tubulointersticial caracterizada pela infiltração de linfócitos e plasmócitos junto a graus variáveis de fibrose. Estudos retrospectivos avaliando a prevalência do tipo de doença renal resultando em alterações crônicas são esparsos. Um estudo realizado em 1987 classificou a categoria morfológica de DRC em 74 gatos. Cinquenta e três por cento dos casos eram de nefrite tubulointersticial crônica.[66] Os outros casos relacio-

---

Boxe 32.8 Causas de doença renal crônica em gatos

Nefrite tubulointersticial crônica de etiologia desconhecida
Hidronefrose secundária a ureteronefrólitos
Nefropatia hipopotassêmica
Doença renal policística
Neoplasia (principalmente linfoma)
Hipercalcemia decorrente de hipervitaminose D
Nefrotoxicose
Glomerulonefrite crônica
Pielonefrite crônica
Amiloidose
Peritonite infecciosa felina seca: nefrite intersticial piogranulomatosa
Poliarterite nodosa

nados no Boxe 32.8 são menos prevalentes. O que inicia essa resposta inflamatória linfoplasmocitária não está claro e pode não ser o mesmo em todos os indivíduos. Foram realizados diversos estudos para investigar o papel da estimulação antigênica por meio da vacinação de rotina. A fonte de antígeno avaliada foi o lisado de células de rim felino Crandell-Rees (CRFK), pois essa linhagem celular foi usada para cultivar muitos vírus vacinais. Embora anticorpos contra CRFK tenham sido identificados em todos os tecidos avaliados, os únicos gatos em que se detectou inflamação importante foram aqueles que receberam doses de lisado de células CRFK em número excessivo em comparação com o que qualquer gato receberia em toda a sua vida.[140,141] Assim, esse aspecto da vacinação de rotina não se mostra uma causa de nefrite tubulointersticial.

Uma teoria interessante é que a nefrite tubulointersticial poderia, na verdade, ser um antagonista da mortalidade, significando que confere um benefício de sobrevida evolucionário. Um estudo avaliou os achados histopatológicos obtidos em necropsias de quase 700 gatos adultos que foram mantidos, por toda a vida, como residentes da mesma colônia, por um período de 22 anos. O achado surpreendente foi que os gatos que morreram ou que foram submetidos a eutanásia devido a doença renal viveram mais do que aqueles que morreram por outras causas. Também se observou que aqueles que apresentaram índices histológicos renais médios mais elevados, porém uniformes, em todas as idades, foram comparáveis com gatos que tiveram outras causas de morte. Um declínio na condição corporal foi um indicador prognóstico negativo em todos os gatos.[142]

Achados clínicos

Independentemente da causa, o quadro clínico de um gato com qualquer DRC é semelhante. Ao exame físico, pelo sem brilho e frequentemente espetado e associado a menor elasticidade cutânea e definhamento muscular são achados muito comuns. Podem ser encontradas úlceras bucais e mucosas pálidas. Embora um (ou os dois rins) possa(m) ser menor(es) e mais firme(s) do que o normal, o tamanho do rim não pode servir de base, pois alguns gatos mantêm o tamanho normal, outros apresentam renomegalia e já outros exibem rins pequenos circundados por gordura perirrenal suficiente a ponto de obscurecer o tamanho real. Os gatos podem estar letárgicos ou deprimidos, com pouco ou nenhum apetite e concomitante perda de peso. Náuseas ou vômito são comuns. A poliúria pode passar despercebida, a menos que o gato viva apenas em ambiente fechado, sem companheiros felinos, e utilize caixa de areia com material que forme grumos, e também se o proprietário prestar atenção ao tamanho e ao número de grumos de urina na caixa. Além disso, a polidipsia pode não ser percebida nessa espécie, porque, em decorrência de sua origem no deserto, os gatos tendem a sofrer desidratação e a se tornar constipados antes de começarem a beber mais.

Classificação da Sociedade de Interesse Renal Internacional | IRIS

Define-se insuficiência renal crônica como um declínio gradual da função renal extremamente comum em gatos. Em um estudo retrospectivo, evidências clínicas e labora-

toriais de insuficiência renal decorrente de doença renal estiveram presentes em 7% (11 de 153) dos cães e 20% (27 de 137) dos gatos.[219] Assim como na medicina humana, esta síndrome de insuficiência renal crônica foi dividida em estágios. A Sociedade de Interesse Renal Internacional (IRIS; http://www.iris-kidney.com/) organiza as categorias de acordo com os níveis séricos de creatinina, uma vez o gato estando reidratado, e também nos sinais clínicos do paciente. O subestadiamento tem por base a ocorrência ou não de hipertensão e também proteinúria, considerando-se que esses dois parâmetros já são fundamentais no tratamento, na evolução mórbida e no prognóstico para o indivíduo. Existem muitos benefícios para designar o estágio a um paciente individual. O estadiamento assegura que o médico-veterinário avalie todos os parâmetros adequados. A seguir, o veterinário tem as informações necessárias para focar a cura quando possível (p. ex., pielonefrite, estágios iniciais 1 e 2), o alívio dos fatores que influenciam a evolução da doença (p. ex., hipertensão e proteinúria), o tratamento da uremia clínica ou a provisão de cuidados paliativos. Esses instrumentos também direcionam o clínico ao monitoramento lógico (parâmetros e frequência) e dão mais informações nas quais se baseará o prognóstico. Ter categorias distintamente definidas possibilita aos clínicos comunicarem-se claramente sobre os pacientes. A Tabela 32.5 e os Boxes 32.9 e 32.10 resumem as definições da IRIS. As Figuras 32.13 a 32.15 são algoritmos para o estadiamento e o subestadiamento de pacientes com doença renal crônica.

Os pacientes são classificados com base no valor da creatinina sérica *depois de reidratados* e, a seguir, são subestadiados com base na ocorrência ou não de hipertensão ou de proteinúria. Assim, o estágio 1 reflete o estágio mais inicial de doença renal com densidade urinária inadequada para o estado de hidratação do gato. A Cr ainda se encontra nos intervalos de referência normais, porém pode haver proteinúria e hipertensão. Esses gatos não apresentarão sinais clínicos de doença nesse momento, a menos que haja proteinúria ou hipertensão significativas. Esse estágio é detectado pelo rastreamento de gatos em uma categoria etária de risco (> 7 a 8 anos de vida) e verificando-se anormalidades, conforme encontradas.

A azotemia pode ser enganadora se o gato estiver desidratado. Não é possível estadiar, estabelecer prognóstico ou planejar tratamento apropriado até que o indivíduo esteja *reidratado*. Utilizando-se o sistema de estadiamento IRIS, os gatos no estágio 1 não estão azotêmicos, porém são classificados de acordo com a capacidade de concentração renal (densidade urinária ≤ 1,035) em estado *desidratado*. O efeito diurético da dieta (p. ex., sódio alto, enlatada *versus* seca) ou fármacos tornará difícil a aferição da densidade urinária. Coletar urina após um período de sono pode ajudar a compensar de algum modo esse efeito.

Os estágios 2 a 4 baseiam-se na elevação dos níveis de Cr. Novamente, assim como na DU, muitos fatores não renais podem influenciar esse parâmetro. Quando a disponibilidade proteica é inadequada para as necessidades contínuas, os gatos, como carnívoros obrigatórios, catabolizam depósitos de proteína (p. ex., músculo) para dar combustível para as vias metabólicas, o que resulta em um valor sérico de Cr artificialmente baixo.

Tabela 32.5 **Definições da IRIS para a classificação de doença renal.**

Estágio	1. Doença renal não azotêmica	2. Azotemia renal branda	3. Azotemia renal moderada	4. Azotemia renal grave/"insuficiência renal crônica"
Creatinina: mg/dℓ (mmol/ℓ)	< 1,6 mg/dℓ (< 140 mmol/ℓ)	1,6 a 2,8 mg/dℓ (140 a 249 mmol/ℓ)	2,9 a 5,0 mg/dℓ (250 a 439 mmol/ℓ)	> 5 mg/dℓ (> 440 mmol/ℓℓ)
Sinais clínicos	Nenhum	± inapetência, perda de peso, PU/PD	Em geral inapetência, perda de peso, PU/PD	Uremia, clinicamente enfermo
Evolução	Estável por longos períodos de tempo	Estável por longos períodos de tempo	Pode evoluir	Frágil
Objetivos terapêuticos	Identificar e tratar doença renal primária específica (p. ex., pielonefrite aguda, nefrolitíase)	Identificar e tratar doença renal primária (p. ex., pielonefrite aguda, nefrolitíase)	Modificar a evolução: restrição de fósforo, ácidos graxos ômega-3?	Aliviar sinais urêmicos: restrição de proteína, antieméticos, eritropoetina, fluidoterapia, estimulação do apetite, diálise etc.
Proteinúria	Classificar	Classificar	Classificar	Classificar
Pressão arterial	Classificar	Classificar	Classificar	Classificar

PU/PD, Poliúria/polidpsia.

Comentários: Estágio 1: alguma outra anormalidade renal presente, por exemplo, capacidade inadequada de concentrar sem etiologia não renal identificável; palpação renal anormal e/ou achados de imagens renal anormais; proteinúria persistente de origem renal; resultados anormais de biopsia renal, progressivamente elevando níveis de creatinina. Estágio 2: extremidade inferior da variação situada dentro da variação de referência para muitos laboratórios, porém a sensibilidade da creatinina como teste de rastreamento significa que os animais com valores de creatinina próximos ao limite superior da normalidade com frequência apresentam insuficiência excretora.

Adaptada de International Renal Interest Society: (*website*): http://www.iris-kidney.com/. Acesso em 28 de novembro de 2010.

Boxe 32.9 Definições da IRIS relacionadas com proteinúria

Proteinúria (determinada pela avaliação de relações sequenciais urinárias de proteína:creatinina)

Não proteinúrico = RPCU < 0,25

Proteinúria marginal = RPCU 0,25 a 0,5; reavaliar após 2 meses

Proteinúria = RPCU > 0,4

Adaptado de International Renal Interest Society (*website*): http://www.iris-kidney.com/. Acesso em 28 de novembro de 2010.

IPCU, relação proteína:creatinina urinária

Boxe 32.10 Definições IRIS relacionadas com a classificação da pressão arterial

NH = não hipertenso = < 150 mmHg sem complicações

PA = hipertenso marginal = 150 a 160 mmHg sem complicações

Hnc = hipertensão sem complicações = valores consistentes de pressão arterial sistólica > 160 mmHg

Hc = hipertensão com complicações extrarrenais associadas = sinais + > 150 mmHg

Adaptado de International Renal Interest Society (*website*): http://www.iris-kidney.com/. Acesso em 28 de novembro de 2010.

Azotemia pré-renal associada a desidratação terá o efeito oposto. A ureia sanguínea pode ser especialmente difícil de interpretar, já que indica ingestão, produção e excreção de amônia (discutidas anteriormente).

Independentemente da concentração sérica de Cr, a avaliação da PA e da proteína urinária é necessária para o estadiamento IRIS completo. A hipotensão é prejudicial para a perfusão renal; e a hipertensão é prejudicial para o débito cardíaco e, potencialmente, para a função renal. A hipertensão aumenta o risco de lesão vascular em órgãos-alvo (cérebro, rins e olhos). A RPCU [relação proteína:creatinina urinária persistentemente acima de 0,4 está associada a maior mortalidade,[129] e também progressão da insuficiência renal crônica.

Diagnóstico

Os exames diagnósticos padronizados para doença renal incluem banco de dados mínimo com hemograma completo, bioquímica sérica, PA e urinálise, além de, se houver proteína urinária importante, a RPCU. Pode-se argumentar que radiografias também sejam incluídas. O diagnóstico mais precoce pode ajudar a amenizar processos patológicos e interromper a evolução da DRC.[96,144]

Há azotemia (aumento tanto de BUN quanto de Cr sérica) e comumente ela tem um componente pré-renal e outro renal definidor; ocorrem alterações variáveis acido-básicas e eletrolíticas. Essas alterações são principalmente acidose metabólica com níveis variáveis de potássio, fósforo e cálcio, dependendo do mecanismo e da duração do problema. A urinálise revela densidade subnormal em

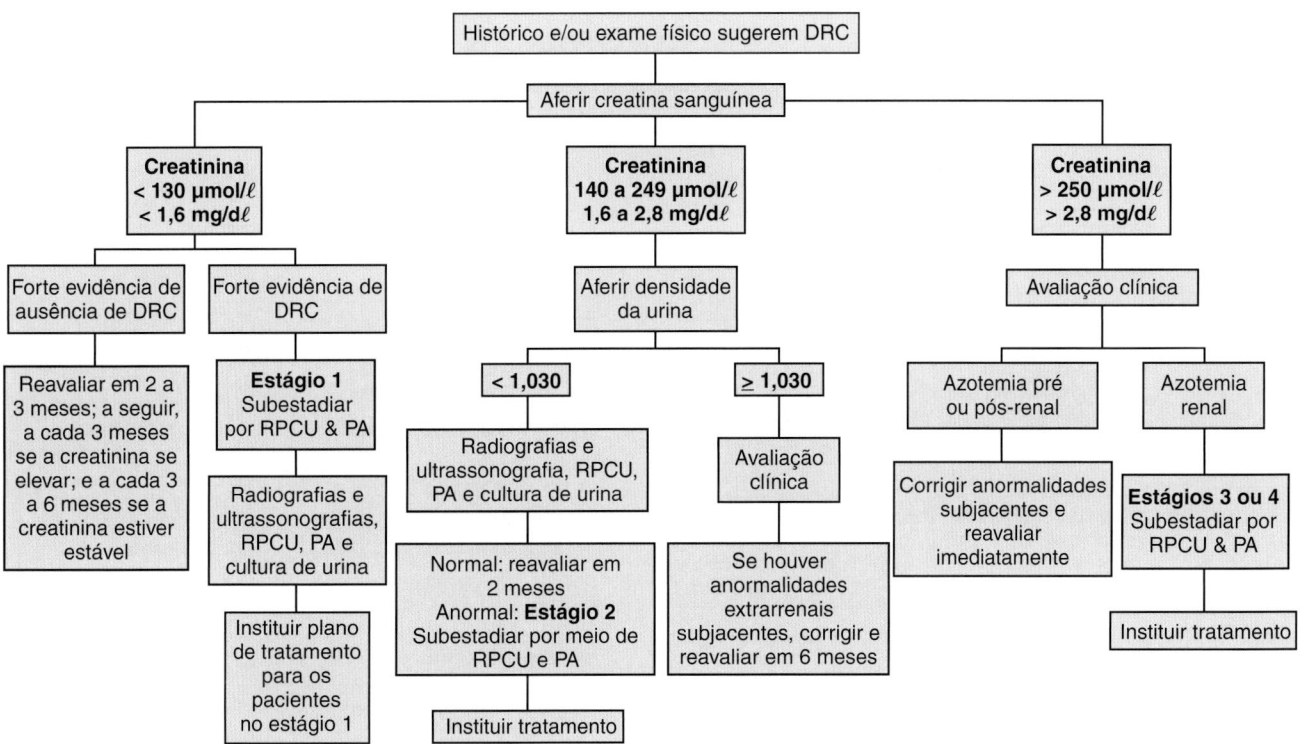

Figura 32.13 Algoritmo para o estadiamento de doença renal crônica. (*Adaptada de Bonagura JD, Twedt DC.* Kirk's current veterinary therapy, ed 14, *St Louis, 2008, Saunders/Elsevier.*) Legenda: *RPW*, relação proteína:creatinina urinária; *PA*, pressão arterial; *DRC*, doença renal crônica.

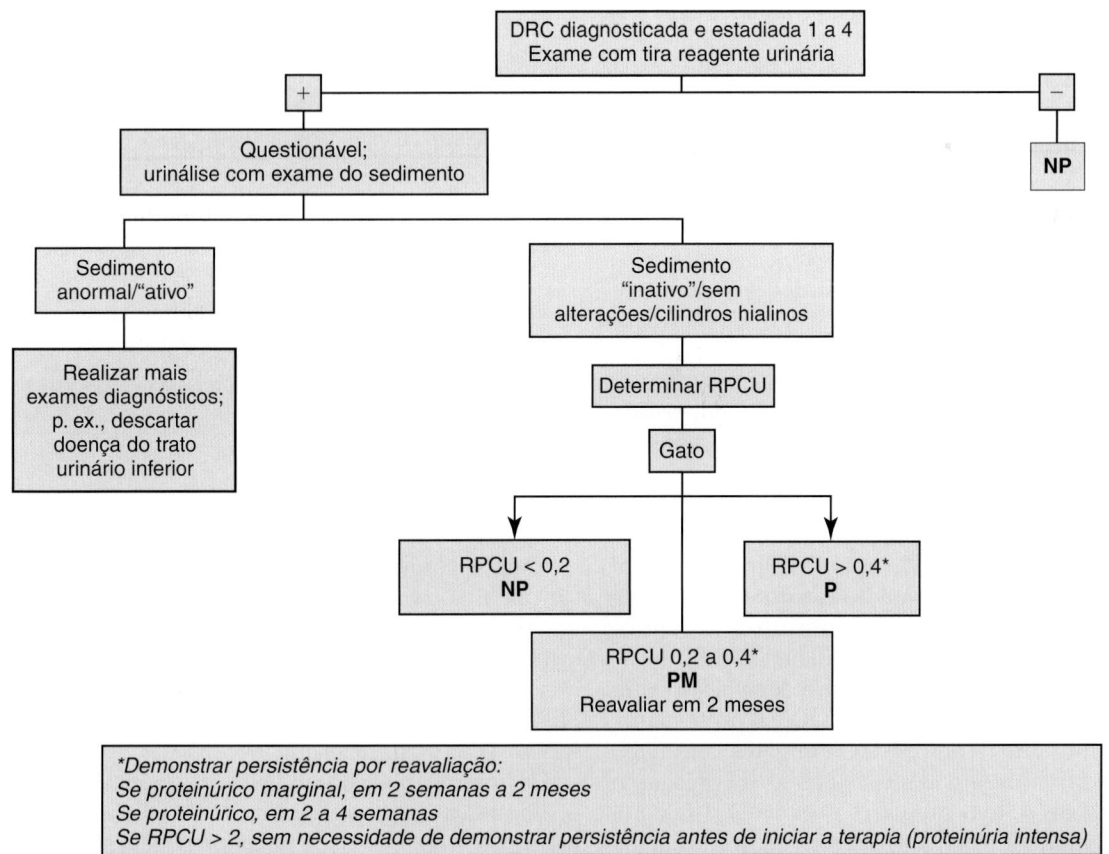

Figura 32.14 Algoritmo para subestadiamento de doença renal crônica (DRC) por meio de proteinúria. (*Adaptada de Bonagura JD, Twedt DC.* Kirk's current veterinary therapy, *ed 14, St Louis, 2008, Saunders/Elsevier.*) Legenda: *RPCU*, relação proteína:creatinina urinária; *P*, proteinúrico; *NP*, não proteinúrico; *PM*, proteinúrico marginal.

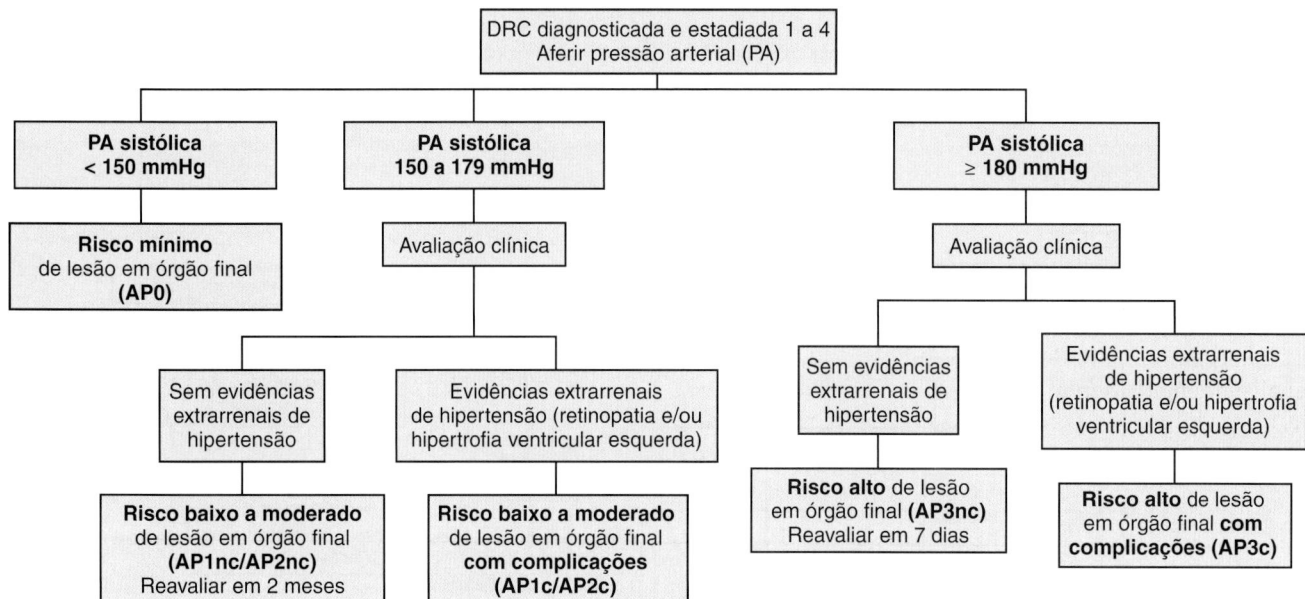

Figura 32.15 Algoritmo para o subestadiamento de doença renal crônica (DRC) pela pressão arterial. Tem por base o risco de lesão em órgão-alvo devido à hipertensão. (*Adaptada de Bonagura JD, Twedt DC:* Kirk's current veterinary therapy, *ed 14, St Louis, 2008, Saunders/Elsevier*)

face de desidratação (ou seja, ≤ 1,035) com ou sem componentes celulares, bacterianos e cilindros. A PA sistólica comumente encontra-se elevada e foi relatado que ocorre em até 60% dos gatos com DRC.[127,206] Mais recentemente, em um estudo com 103 gatos com DRC, 20 (19,4%) apresentavam PA sistólica acima de 175 mmHg.[209] Os níveis séricos de T_4 estão suprimidos em gatos com DRC. Em um estudo com 128 gatos com DRC, 48% dos gatos com DRC apresentavam T_4 sérica total baixa. Os níveis de T_4 total foram de 12,3 ± 8,4 nmol/ℓ (0,96 ± 0,65 μg/dℓ) em comparação com gatos equivalentes em idade e sadios, nos quais a variação de T_4 total foi de 27,0 ± 10,4 nmol/ℓ (2,1 ± 0,81 μg/dℓ).[159] Apenas uma pequena proporção de gatos com DRC apresenta proteinúria significativa.

Na medicina humana, foram avaliados diversos biomarcadores (Tabela 32.6) para identificar lesão renal isquêmica ou nefrotóxica, em estágio inicial. Até o momento, apenas alguns poucos estudos foram publicados na medicina veterinária tentando encontrar marcadores que detectem um declínio na função renal antes de ser perdida a capacidade de concentração de urina (aproximadamente 66% dos néfrons perdidos) ou que os níveis de Cr aumentem (aproximadamente 75% dos néfrons perdidos).

Em um estudo, a DU, a proteinúria e o índice N-acetil-beta-D-glicosaminidase (NAG) foram avaliados, porém apenas a proteinúria à apresentação mostrou estar associada significativamente ao desenvolvimento de azotemia. A avaliação do índice NAG não conferiu benefícios adicionais.[115] O mesmo grupo tentou avaliar a correlação entre índice NAG, concentração de Cr plasmática e proteinúria. O grupo concluiu que o índice NAG em gatos com DRC pode ser indicativo de atividade lisossômica contínua e não lesão ativa em células tubulares proximais. Também, embora a atividade de NAG possa ser quantificada na urina felina empregando-se uma técnica colorimétrica, os resultados deverão ser interpretados com cautela, devido à alta variação entre os testes.[116]

Tabela 32.6 Biomarcadores de proteínas usados na medicina humana para a detecção precoce de lesão renal aguda.

Biomarcador	Lesão renal associada
Cistina C	Lesão em túbulo proximal
KIM-1	Isquemia e nefrotoxinas
NGAL (lipocalina)	Isquemia e nefrotoxinas
Citocinas (IL-6, IL-8, IL-18)	Isquemia, lesão renal aguda pré-renal, pós-renal
Actina-actina despolimerizante F	Tóxica, função tardia de enxerto
a-GST	Isquemia e função tardia de enxerto
p-GST	Lesão em túbulo proximal, rejeição aguda
L-FABP	Isquemia e nefrotoxinas
Netrina-1	Isquemia e nefrotoxinas, sepse
Quimiocina derivada de queratina	Isquemia e função tardia de enxerto

Adaptada de Ronco C, Haapio M, House AA *et al.*: Cardiorenal syndrome, *J Am Coll Cardiol* 52:1527, 2008.

Outro estudo pesquisou se a NAG urinária poderia funcionar como preditor para o desenvolvimento de DRC em gatos hipertireóideos. Infelizmente, a NAG basal não estabeleceu diferenças entre gatos hipertireóideos tratados azotêmicos dos não azotêmicos. Especulou-se que a NAG poderia ajudar quando associada à DU no ajuste de terapia com metimazol.[139]

De interesse, embora específica para lesão ou necrose de miocárdio, a concentração de troponina I cardíaca (cTnI) pode estar elevada na insuficiência renal azotêmica. Isso sugere que a doença renal em estágio 4 pode resultar na lesão miocárdica clinicamente não aparente ou possivelmente eliminação alterada de cTnI.[183]

Nos estágios 1 e 2, os veterinários têm melhor oportunidade de identificar etiologias tratáveis de doença renal. Daí, a rigor, além das medidas básicas já mencionadas, cultura de urina, radiografias, ultrassonografia abdominal e, possivelmente, biopsia renal deverão ser realizadas. Tem valor a realização de cultura de urina quando a DU for de 1,030 ou menos independentemente das características do sedimento e, em amostras mais concentradas, se números significativos de leucócitos ou de bactérias forem observados. Se houver suspeita de uma fonte hematógena de infecção, poderá ser considerada cultura de sangue. A ultrassonografia abdominal é útil para avaliar doença renal evidente, orientar na coleta de amostras de urina intrarrenal e ajudar com a realização de biopsias renais, se indicado. A determinação da causa da DRC deverá ser incentivada em pacientes estáveis, pois essa informação proporciona a única oportunidade para o tratamento acurado de doença renal potencialmente reversível. Quando houver preocupação quanto à doença cardíaca primária ou secundária, deverão ser avaliados ecocardiogramas e radiografias torácicas. A doença sistêmica contributiva (incluindo desequilíbrios eletrolíticos) deverá ser identificada e estabilizada, se possível.

Independentemente do estágio, os exames diagnósticos deverão ser direcionados para a procura de problemas tratáveis e potencialmente reversíveis. Assim, convém tentar identificar e remover qualquer causa que tenha comprometido a função renal, como fármaco, dieta ou planta; etiologias pré-renais de isquemia (hipotensão, hipoxia, hipovolemia, hipotermia); etiologias pós-renais de obstrução do fluxo de urina (urólitos ou sedimento lodoso intraluminais, murais ou extramurais); e ITU (trato inferior ou trato superior). O médico-veterinário deverá avaliar a existência de hipertensão e proteinúria.

Tratamento

O tratamento de DRC em gatos consiste na terapia específica para a etiologia e também na terapia inespecífica com relação à etiologia. São entidades específicas a serem abordadas a pielonefrite, as nefrotoxicoses, os ureteronefrólitos e a neoplasia. São problemas resultantes dessas e de outras causas de DRC que exigem atenção terapêutica a acidose metabólica, a proteinúria, a hipertensão, a desidratação, as anormalidades eletrolíticas (hiperfosfatemia, hipopotassemia, hiperpotassemia), o hiperparatireoidismo secundário renal, a inapetência e a anorexia, as náuseas e os vômitos, a desnutrição proteico-calórica e a anemia.

Um trabalho reviu recentemente a literatura relacionada com as modalidades de tratamento para DRC e verificou a qualidade das evidências por trás de cada uma delas empregando definições de medicina com base em evidências.[195] O esquema de graduação utilizado foi o seguinte:

Grau I: Evidências com base em experimentos clínicos controlados, randomizados e devidamente delineados, realizados em pacientes felinos clínicos.

Grau II: Evidências com base em experimentos clínicos controlados, randomizados e devidamente delineados, de gatos com doença espontânea em ambiente de pesquisa.

Grau III: Evidências com base em estudos apropriadamente controlados sem randomização, coorte ou estudos com controle de casos; estudos empregando modelos de doença ou simulações em gatos; séries de casos; ou resultados extremos com base em estudos não controlados.

Grau IV: Evidências com base em estudos em outras espécies, relatos de comitês de especialistas, estudos descritivos, relatos de casos clínicos, justificativa fisiopatológica e opiniões de especialistas reconhecidos.

Essa revisão abrangente classifica os estudos na literatura empregando critérios de medicina com base em evidências. Os tratamentos avaliados foram fluidoterapia, calcitriol, anti-hipertensivos, ECA-I, eritropoetina, suplementação com potássio ou antioxidante, alcalinização, restrição de fósforo dietético e administração de ligantes de fósforo intestinal, dietas renais terapêuticas, alimentação assistida, diálise e transplante renal. Os autores concluíram que, com exceção de dietas renais, a qualidade da evidência é fraca para as outras terapias (Tabela 32.7). Poderíamos argumentar que não é possível delinear um experimento clínico controlado randomizado duplo-cego para alguns desses tratamentos; por exemplo, não tratar hipertensão quando identificada não seria ético e constitui negligência profissional, apesar da falta de evidências de grau I (nível mais elevado). Da mesma maneira, poderíamos argumentar que, se o paciente não for submetido ao tratamento recomendado ou se a relação paciente-cuidador for afetada de modo negativo, o clínico deverá adaptar o plano de tratamento de acordo.

Tabela 32.7 Resumo de graus de evidência que dão suporte às recomendações para terapia de doença renal crônica.

Grau de evidência	Tratamento
Grau I	Algumas rações terapêuticas Inibidores da ECA para reduzir proteinúria, aumentar o apetite em gatos com RPCU > 1
Grau III	Algumas rações terapêuticas Terapias hipertensivas com anlodipino Eritropoetina recombinante humana/felina Suplementação de potássio em gatos com hipopotassemia Restrição de fósforo na dieta para gatos com IRIS estágios 3 e 4
Grau IV	Fluidoterapia SC prolongada Suplementação de potássio em todos os gatos com DRC Ligantes intestinais de fosfato Terapia alcalinizante Alimentação assistida Inibidores da ECA para gatos não proteinúricos

ECA, enzima conversora da angiotensina; *RPCU*, relação proteína:creatinina urinária; *IRIS*, International Renal Interest Society; *SC*, subcutâneo; *DRC*, doença renal crônica.
Adaptada de: Roudebush P Polzin DJ, Ross SJ *et al.*: Therapies for feline chronic kidney disease. What is the evidence?, *J Feline Med Surg* 11:195, 2009.

Tratamento de doenças específicas

■ Pielonefrite

A terapia antimicrobiana deve ter por base resultados da cultura e do antibiograma urinários. Quando esses exames forem negativos apesar de evidências de bactérias à urinálise, existem várias explicações possíveis (ver Boxe 32.4). Pode ser necessário coletar espécime urinário diretamente da pelve renal empregando-se orientação ultrassonográfica para obter uma amostra representativa.

A terapia antimicrobiana deve ser mantida por 3 a 5 semanas para o episódio inicial e por 5 a 8 semanas, se ocorrer reinfecção ou recidiva. A urina pode ser cultivada durante o tratamento para verificar a eficácia antimicrobiana e esse exame deverá ser repetido 1 semana após o tratamento, a fim de assegurar que a infecção foi erradicada.

■ Nefrotoxicose por vitamina D

Em geral, as nefrotoxicoses resultam em IRA; contudo, o acúmulo de vitamina D ou terapia excessiva com calcitriol e subsequente calcemia ou hipercalcemia induzida por hiperfosfatemia provocam início gradual de mineralização. O tratamento para hipervitaminose D pode ser necessário além da redução da dose de calcitriol ou da abordagem da hiperfosfatemia. Em 2006, um erro inadvertido resultou no acréscimo excessivo de vitamina D em diversas formulações de ração.

Os exames diagnósticos apropriados são níveis séricos de cálcio ionizado e 25-hidroxivitamina D sérica, um marcador para os níveis de vitamina D_3. A meia-vida do colecalciferol (vitamina D_3) no corpo é de cerca de 6 meses, e, como é liberada lentamente dos depósitos adiposos, pode levar a toxicidade contínua. Esses pacientes precisam ser monitorados durante, no mínimo, 6 meses.

A terapia aguda consiste em líquidos intravenosos, corticosteroides, furosemida e calcitonina. O monitoramento a longo prazo e o tratamento contínuo são necessários, pois a hipercalcemia pode perdurar meses. O uso de bisfosfonatos intravenosos está recomendado e mostrou controlar a hipercalcemia na maioria dos casos durante, pelo menos, 3 a 4 semanas após uma única dose. Alguns pacientes precisarão de doses repetidas; outros necessitarão apenas de uma única dose. Uma única dose pode promover tempo suficiente para a hipercalcemia diminuir quando o fármaco vai se dispersando. O amidronato, um bisfosfonato de segunda geração, tem sido usado IV a 1,3 a 2 mg/kg diluído em salina, com administração intravenosa de líquido, antes, durante e após a infusão de pamidronato. Em geral, a concentração sérica de cálcio está normal em 48 h.[110]

■ Nefropatia hipopotassêmica

A hipopotassemia é um distúrbio que reconhecidamente provoca fraqueza muscular clínica, especialmente dos músculos cervicais. A miopatia hipopotassêmica é, de fato, o distúrbio funcional, já que, embora as aferições eletromiográficas sejam anormais e os níveis séricos de creatinoquinase (CK) estejam elevados, ao exame histológico, o músculo é normal. A necessidade de potássio em felinos está relacionada com o nível proteico dietético; quanto mais elevado o teor de proteína, mais potássio é necessário.[109]

A depleção de potássio resulta em perda de peso e pouca cobertura de pelo, pois esse eletrólito é necessário para a síntese de proteína. Em 1993, um trabalho relatou o desenvolvimento de nefropatia em gatos alimentados com uma dieta comercial que não tinha potássio.[65] Além disso, a acidificação da dieta também tem importância. As dietas que são mais extremamente acidificadas podem resultar em acidose metabólica e, com o tempo, essa alteração pode levar à perda urinária de potássio.[71–73]

Os gatos com nefropatia induzida por hipopotassemia podem ou não apresentar excreção fracionada de potássio (FE_K) aumentada. Níveis séricos de potássio inferiores a 3,1 mEq/ℓ, níveis de CK elevados, azotemia, acidose metabólica hiperclorêmica e isostenúria e possível hiperfosfatemia são observados. À histopatologia, as alterações morfológicas nos rins são fibrose intersticial, infiltração intersticial linfocítico-plasmocitária, dilatação tubular e atrofia com esclerose glomerular variável.[65,72]

O tratamento desse distúrbio difere daquele da nefrose tubulointersticial crônica em que se deve ter grande atenção ao estabelecimento de eupotassemia por meio de terapia intravenosa e oral com potássio. Não é incomum os níveis séricos de potássio diminuírem inicialmente, apesar de haver fluidoterapia suplementada com potássio, como consequência de diluição, aumento do fluxo tubular conforme a TFG melhora e de captação celular de potássio. A melhora clínica deve ser observada em 3 a 4 dias. Os líquidos intravenosos não deverão conter mais de 40 mEq/ℓ de potássio/ℓ, pois tal elevação pode causar dor e lesão vascular; a taxa de aporte de potássio não deverá exceder 0,5 mEq/kg de peso corporal/hora. A terapia oral prolongada com gluconato de potássio será necessária, ajustando-se a dose oral conforme necessário, a fim de alcançar níveis séricos normais. A função renal estabilizará ou melhorará em alguns casos. Se a hipopotassemia for refratária a tratamento, o magnésio sérico deverá ser avaliado e, se normal, convém ser investigada a possibilidade de hiperaldosteronismo, especialmente no paciente com hipertensão.

O tratamento de ureteronefrólitos e neoplasia renal é discutido em um item anterior do capítulo.

Estratégias de tratamento não específicas

■ Desaceleração da evolução inerente da doença renal crônica

A classificação IRIS concentra-se em seu sistema de estadiamento sob fatores que, quando controlados, desaceleram o índice de evolução inerente. Esses fatores são azotemia, proteinúria, hiperfosfatemia, hipertensão e acidose metabólica (Boxe 32.11).

Como a azotemia, a acidose metabólica e (até certo grau) a hiperfosfatemia são influenciadas por hidratação, otimizar a hidratação utilizando-se rações enlatadas, acrescentando-se água ao alimento, estimulando a ingestão de água por meio do uso de líquidos aromatizados ou de uma fonte, e por meio da administração de líquidos SC diariamente, são fatores benéficos para o bem-estar do paciente. Da mesma maneira, para seu bem-estar, o paciente deve gostar da dieta oferecida, independentemente da doença específica. É sempre mais importante que o gato coma do que o que ele come. A quantidade consumida deve ser monitorada; isso exige o cálculo das necessidades calóricas para cada indivíduo. Um objetivo razoável consiste em 50 kcal/kg do peso corporal ideal diariamente. O proprietário deverá ser avisado sobre o equivalente dessa quantidade de alimento de modo que, se o gato não ingerir tal quantidade, o veterinário poderá ser acionado. Também evita confusão em que perda de peso associada a evolução da doença e perda de peso associada a ingestão inadequada de alimentos possam ser mais facilmente diferenciadas. A ingestão inadequada resulta em equilíbrio nitrogenado negativo; desnutrição proteína:calorias; e deterioração dos mecanismos protetores que influenciam imunidade, teor de hemoglobina de eritrócitos e massa muscular, além da capacidade de cicatrização tissular.

■ **Hidratação**

Sem dúvida, a reidratação tem importância fundamental para perfundir tecidos com oxigênio e dar suporte aos mecanismos transportadores de nutrientes e eliminadores de substâncias indesejáveis.[95] A reidratação auxilia na homeostase acidobásica e ajuda a melhorar o fluxo sanguíneo renal, a perfusão tecidual e a TFG. Se houver comprometimento da capacidade de concentrar urina, apesar de polidipsia, são necessários fluidos exógenos (fluidos poli-iônicos, isotônicos administrados por via intravenosa ou subcutânea). Deve estar disponível água potável em abundância em todos os momentos. O aumento da ingestão oral de água pode ser incentivado oferecendo-se uma fonte com água circulante, água (caldo de carne) ou cubos de gelo aromatizados, leite e rações enlatadas. A suplementação com vitaminas hidrossolúveis deve ser considerada.

Nos gatos com doença em estágio 1 da IRIS, em geral não é necessária fluidoterapia domiciliar; contudo, pode ser aconselhável a reidratação na clínica, conforme necessário. Ver Boxe 32.12 para um exemplo de como calcular o volume de líquido e o índice de infusão. Nunca é demais na evolução de insuficiência renal crônica mencionar esse tratamento útil que o proprietário pode considerar proporcionar em casa no futuro, quando a doença avançar. Muitos proprietários tornam-se desejosos de administrar diariamente ou com menor frequência líquidos subcutâneos em casa depois de compreenderem como isso é feito e veem a melhora que a reidratação oferece. Eles podem avaliar o estado de hidratação do gato por meio da observação das características das fezes; elas devem ser úmidas e cilíndricas e não como pelotas ou pedaços. Depois da reidratação, o objetivo consiste em manter esse estado; em outras palavras, a pele não deverá se tornar menos elástica, as fezes não deverão se tornar mais endurecidas etc.

■ **Acidose metabólica**

A acidose metabólica é comum em gatos com DRC. Em um estudo, foi relatada em 52,6% dos gatos com insuficiência renal grave (creatinina > 400 mmol/ℓ).[80] Ela é importante porque promove o catabolismo intenso de proteínas endógenas, exacerba a azotemia independentemente da dieta, promove o definhamento (degradação de proteína), inibe a síntese de proteínas, provoca equilíbrio nitrogenado negativo e estimula a hipopotassemia. Contudo, na maioria dos gatos, em geral tem grau brando e é rapidamente tratada por meio de fluidoterapia subcutânea. Quando for persistente, poderá ser necessário o tratamento com bicarbonato de sódio: 160 a 320 mg VO, a cada 8 h, sendo ajustado com base na resposta bicarbonato/tCO$_2$ sérica. O bicarbonato de sódio contém 5 g de NaHCO$_3$/colher de sopa. O pH urinário será influenciado, e esse tratamento pode resultar na formação de cristais de estruvita em um indivíduo predisposto.

■ **Hipertensão**

Não se conhece qual a participação, se houver alguma, da hipertensão *sistêmica* na evolução da doença renal na espécie felina. Contudo, em qualquer estágio IRIS, se a PA

Boxe 32.11 Fatores que podem ser controlados para influenciar a evolução da insuficiência renal em felinos

Azotemia
Acidose metabólica
Hiperfosfatemia
Proteinúria
Hipertensão

Boxe 32.12 Exemplo do cálculo de líquido subcutâneo em um gato desidratado

Peso hidratado sadio ideal: 4 kg
Peso inapetente, desidratado, enfermo: 3,2 kg
Déficit estimado (fezes endurecidas, demora na elasticidade da pele, mucosas bucais levemente secas, posicionamento normal do olho): 8%

Déficit 8% × 4 kg	= 320 mℓ
Manutenção 60 mℓ (6% × 4 kg/dia	= 240 mℓ
Perdas contínuas desconhecidas no momento = ? mℓ	
Líquidos necessários nas primeiras 24 horas	= 560 mℓ

Esses 560 mℓ podem ser dados por via intravenosa na base de 23 mℓ/hora **ou**, se tal quantidade tiver que ser administrada por via subcutânea, por qualquer motivo, será em torno de 3 bolos de 185 mℓ ao longo de um período de 24 horas.
Uma vez reidratado, o gato deverá receber dose de manutenção de 60 mℓ/kg de peso ideal/dia = 240 mℓ/dia. Se o gato não tiver absorvido completamente os fluidos subcutâneos (p. ex., retenção de líquido na axila, nas extremidades), reduzir a dose, mas não a frequência. Se os líquidos forem completamente absorvidos e as fezes ainda forem eliminadas em pedaços firmes em vez de cilindros úmidos, aumentar o volume.
Após o paciente estar reidratado, a dose de 60 mℓ/kg/dia (6% de peso ideal) = 240 mℓ é necessária diariamente para manter a hidratação.

sistólica persistentemente superior a 160 mmHg for detectada, deverá ser instituído o tratamento para hipertensão, a fim de reduzir o risco em órgãos-alvo (SNC, retina, coração). Se já houver dano em órgão-alvo, aconselha-se o tratamento sem reavaliação quanto a persistência, se não for identificada outra causa para tal lesão. O esquema sugerido para a reavaliação de elevação questionável de PA sistólica é o seguinte:

- A PA sistólica de 160 a 179 mmHg constitui risco moderado para lesão em órgão-alvo; assim, a PA deverá ser reavaliada após 2 meses
- A PA sistólica de 180 mmHg ou acima constitui risco grave de lesão em órgão-alvo; desse modo, a PA deverá ser reavaliada após 1 a 2 semanas.

O American College of Veterinary Internal Medicine (ACVIM) Consensus Statement [declaração de consenso do American College of Veterinary Internal Medicine], de 2007, sobre a identificação, a avaliação e o tratamento de hipertensão sistêmica é um guia excelente de hipertensão em geral.[39]

A redução da hipertensão sistêmica deverá ser gradual, a fim de evitar hipotensão e ativação inadvertida do SRAA. Publicações recentes focaram na participação do sódio dietético na doença do trato urinário inferior, na doença renal e na PA em gatos. O aumento do sódio dietético foi avaliado como a maneira de elevar o débito urinário e reduzir a densidade. Desse modo, não apenas aumenta a frequência de micção como também reduz a supersaturação relativa de solutos, a fim de diminuir o risco de formação de urólitos.[50]

No que concerne à doença renal, existem muitas divergências nos resultados relatados. Em um estudo, gatos que se alimentavam de dieta com maior teor de sódio apresentaram aumento de Cr, BUN e fósforo séricos em comparação com gatos mantidos em dieta com baixo teor de sódio.[125] Outro estudo mostrou que uma dieta pobre em sódio resultava em taxa de filtração glomerular reduzida, perda de potássio urinário aumentada e ativação de SRAA.[44] Um terceiro estudo mostrou que alimentar com níveis mais elevados de sódio, junto a magnésio, proteína e fibra dietética resultou em menor risco para o desenvolvimento de insuficiência renal crônica.[112] Em um estudo diferente, administrar uma dieta clássica com restrição de proteína, de fósforo e de sódio em gatos com insuficiência renal resultou em menos mortes relacionadas com os rins.[193] Finalmente, em um estudo que avaliou os efeitos do aumento da ingestão de sal sobre a função renal ou qualquer outro parâmetro de saúde, não foram observados efeitos adversos.[226]

Não há evidências fortes de que o aumento do sódio na dieta aumenta o risco de hipertensão em cães e gatos, e a recomendação atual para animais hipertensos consiste em evitar alta ingestão de sal na dieta sem fazer um esforço específico de restringi-lo, já que a restrição pode, de fato, ativar o SRAA.[50] A redução do sódio não mostrou ter efeito sobre pressão arterial (sistólica, diastólica, ou média)[44,125] e pode, na verdade, resultar em hipotensão em gatos, especialmente se esses gatos estiverem tomando inibidores da enzima conversora da angiotensina.[148]

É importante reconhecer que esses estudos variam com relação à composição da dieta e à definição do que constituiu níveis altos *versus* baixos de sódio. Os estudos relatados nesses seis trabalhos foram delineados de maneira diferente, de modo que não é possível chegar a conclusões relativas com outros trabalhos.

A redução clínica da hipertensão é alcançada de modo mais eficaz utilizando-se o bloqueador de canais de cálcio anlodipino.[155] Após uma dose inicial de 0,625 mg/gato VO 1 vez/dia, a PA deverá ser avaliada após 3 a 5 dias. Se essa dose for inadequada para a PA sistólica ser mantida inferior a 160 mmHg, ela poderá ser aumentada conforme necessário até 0,5 mg/kg/dia, verificando-se novamente seu efeito sobre a PA sistólica após 3 a 5 dias cada vez que houver alteração. Se tal medida for insuficiente, o gato poderá, na verdade, não estar recebendo a medicação *ou* poderá estar hiperaldosteronêmico, e os níveis séricos de aldosterona deverão ser aferidos. A ECA-I tem efeito mínimo, se é que tem algum efeito, sobre a redução da hipertensão sistêmica em gatos, e não reduz a ativação do SRAA nessa espécie.[205] Contudo, os ECA-I estão indicados em gatos com proteinúria de origem glomerular. Mais informações sobre o tratamento da hipertensão são encontradas no Capítulo 20.

■ Proteinúria

Vários estudos mostraram que as concentrações plasmáticas de Cr e a proteinúria estão bastante relacionadas com a sobrevida de gatos com insuficiência renal de ocorrência natural.[124,211] Estudos preliminares também sugerem que a proteinúria pode predizer o desenvolvimento de azotemia em gatos geriátricos normais. Não está claro se a proteinúria é um marcador ou um mediador de lesão renal no gato, e os mecanismos patológicos permanecem não esclarecidos.[210] Assim como ocorre com a creatinina, a fonte da proteinúria precisará ser determinada antes de se atribuir importância ao valor obtido. Além disso, a persistência de proteinúria deverá ser confirmada, pois eventos fisiológicos transitórios (p. ex., febre, atividade física excessiva) podem provocar o extravasamento de proteínas não renais para a urina. Outras causas pré-renais de proteinúria são incrementos nas proteínas inflamatórias normais (p. ex., a partir de inflamação ou infecção crônicas) ou de proteína anormal (p. ex., a partir de mieloma). Os incrementos de proteína pós-renal são mais tipicamente o resultado de ITU ou de inflamação. Após a persistência e a origem renal terem sido verificadas, continua difícil localizar a proteína como sendo de origem glomerular, intersticial ou tubular. No entanto, como as duas últimas são menos passíveis de provocar proteinúria importante, o médico-veterinário deve ter em mente que as elevações de RPCU estão associadas a alterações da integridade glomerular ou de hiperfiltração associadas ao declínio no número de néfrons funcionais.[143] Como não está clara a importância de microalbuminúria em gatos, a relação mostrada pela RPCU continua a ser o teste de escolha.[97]

A hipertensão glomerular promove perda de proteína urinária devido ao gradiente de pressão entre o sangue pré-glomerular e o ultrafiltrado pós-glomerular. O mecanismo de ação dos ECA-I é uma dilatação seletiva de arteríolas eferentes glomerulares. O benazepril foi submetido a um grande estudo multi-institucional para avaliar seus efeitos sobre a DRC em gatos. Os resultados desse e de outros estudos menores mostram que o emprego de benazepril ou de placebo não provocou nenhuma diferença significativa no tempo de sobrevida em todos os gatos com DRC, a menos que houvesse proteinúria.[123,124,168] No entanto, para os gatos com perda de proteína na urina com base na RPCU, aqueles tratados com benazepril apresentaram tempos de sobrevida mais longos e melhor apetite do que os gatos com perda de proteína urinária tratados com placebo. Os gatos com RPCU aumentada (> 0,4) que são iniciados nessa medicação deverão ser verificados novamente em 3 a 7 dias e ter monitorados os parâmetros renais, a hidratação, o peso corporal, o apetite e a saúde geral. Daí em diante, a reavaliação deverá ocorrer a cada 2 a 4 meses no paciente estável. Se não houver diminuição da RPCU, a medicação deverá ser suspensa devido à possibilidade de efeitos adversos sobre a função renal não terem sido completamente descartados.[148]

■ Nutrição e proteína da dieta

Existe apenas uma certeza relacionada com alimentar o gato que apresenta DRC, e que consiste em a resposta de cada paciente à doença e à intervenção nutricional variar de maneira notável, o que exige tratamento individualizado. O paciente precisará ser reavaliado quanto à resposta à terapia nutricional.[42,45,77,182]

Na IRA e na DRC de branda a moderada, a restrição da proteína dietética pode limitar a resposta compensatória do rim à lesão. A restrição de proteína pode provocar desnutrição proteica, que compromete a resposta imunológica, diminui a produção de hemoglobina e, desse modo, promove anemia, reduz os níveis plasmáticos de proteína e causa definhamento muscular. A ingestão inadequada de proteína também diminui a excreção urinária de magnésio; isso pode resultar em precipitação de $CaPO_4$ nos rins. É mais importante para gatos com DRC de branda a moderada (IRIS estágios 1 e 2) manter ingestão calórica adequada e, desse modo, evitar desnutrição proteico-calórica. O monitoramento quanto a evidências de desnutrição proteico-calórica deve contemplar perda de peso, hipoalbuminemia, baixa qualidade da cobertura de pelos e definhamento muscular.

A terapia dietética para pacientes nos estágios 3 e 4 da IRIS (Cr > 2,9 mg/dℓ [> 250 µmol/ℓ]) não é controversa; para a prevenção de complicações urêmicas, é necessária a restrição tanto de proteína quanto de fósforo. Os benefícios da restrição de proteína estão relacionados com efeitos *não* renais (as toxinas afetam outros órgãos além dos rins). Como são carnívoros obrigatórios, os gatos exigem mais de suas calorias dietéticas a partir de proteínas do que os onívoros. A necessidade diária mínima para gatos é de 4,5 a 5 g/kg de peso corporal. No entanto, nem todas as proteínas são equivalentes em biodisponibilidade. É importante usar fontes de proteínas de alto valor biológico. Além disso, se houver doença intestinal concomitante (p. ex., inflamação associada a gastrite urêmica),

poderá haver alterações na absorção de nutrientes. A Tabela 32.8 ilustra as diferenças na fonte de proteína e também na quantidade de proteína em diversas dietas com restrição de proteínas.

A restrição de proteínas pode, de fato, ser lesiva em pacientes renais, já que o déficit calórico sustentado leva as proteínas corpóreas a serem catabolizadas para suprir calorias, e os produtos finais nitrogenados desse processo acentuarão ainda mais os sinais urêmicos. Ao contrário de onívoros e herbívoros, os gatos adultos frequentemente não gostam de ingerir ração com baixo teor de proteína. Tal inapetência pode ser uma indicação para evitar dietas com restrição de proteínas. A uremia está associada a ingestão dietética variável, má absorção intestinal, acidose metabólica e distúrbios comórbidos, que influenciam independentemente o equilíbrio nitrogenado.

Apesar de muitos estudos experimentais[1,2,82] e experimentos clínicos,[79,181,193] ainda permanecem dúvidas sobre a administração de proteínas ao gato com doença renal. Dentre as dúvidas, destacam-se:

1. Qual a quantidade ideal de proteína para o gato com doença renal?
2. Quando deve ser implementada a restrição proteica?
3. O tipo de proteína influencia?
4. Que grau de restrição é necessário?
5. Um gato com IRIS em estágio 3 ou 4 se beneficiará se a restrição de fósforo ocorrer por outros meios?

A resposta para a pergunta 2 é que a restrição de proteína deverá ser considerada quando a azotemia moderada persistir no estado bem hidratado (IRIS estágio 3). Se o gato não desejar ingerir quantidades adequadas de alimento, ele terá ingestão inadequada de todos os nutrientes e estará recebendo ainda menos proteína do que o pretendido. Assim, deve-se sempre lembrar que a anorexia e o estado catabólico são tão prejudiciais ao paciente quanto a ração rica em proteína que ele ingerir com vontade, ou talvez até mais prejudiciais. Aumentar o teor de gordura proporciona mais calorias de fonte não proteica e pode aumentar a palatabilidade.

Um dos experimentos clínicos mais recentes[193] revela que "a dieta renal avaliada neste estudo foi superior a uma dieta de manutenção de adulto no que se refere à redução dos episódios urêmicos e das mortes relacionadas com os rins em gatos com DRC espontânea nos estágios II ou III", porém prossegue alertando que "esses achados enfatizam o valor de considerar componentes dietéticos individuais na avaliação geral dos benefícios de terapia dietética. Individualmente ou em associação, modificações dietéticas semelhantes no presente estudo podem ter minimizado o número de crises urêmicas e da taxa de mortalidade". Isso enfatiza as dificuldades de tentar isolar fatores individuais como sendo de maior importância no tratamento da DRC.

Diversos outros estudos tentaram identificar qual papel desempenham diferentes componentes dietéticos. Com base na ocorrência natural e também em estudo experimental, sabe-se que potássio dietético insuficiente em uma dieta acidificante desencadeia o desenvolvimento de insuficiência renal em gatos normais e exacerba nefrite

Tabela 32.8 Comparação entre rações renais terapêuticas na América do Norte (até julho de 2011).

Feline™ (EUA & Canadá) julho 2011	Eukanuba™ Multi-stage renal	Hill's™ k/d Feline Renal Health™*	Hill's™ g/d Feline Early Cardiac-Healthy Aging	Purina NF Kidney Function®	Royal Canin®†	Royal Canin®‡
ENLATADA						
Energia kcal/lata	199 kcal/lata	183 kcal/lata	165 kcal/lata	193 kcal/lata	219 kcal/lata de 6 oz	84 kcal/lata de 2,5 oz
Umidade g/100 g	74,9%	73,7%	74,9%	71,0%	78%	80%
Proteína g/100 kcal EM	7,2	6,5	8,2	6,7	5,2	5,6
Fonte	Fígado bovino, frango, derivados bovinos, farinha de milho, gordura de frango, amido de milho, de ovo desidratado, óleo de peixe	Fígado suíno, frango, derivados suínos, arroz, aveia, gordura de frango	Peru, fígado suíno, farinha de milho, cevada, óleo de peixe	Derivados de frango, carne bovina, arroz, derivados de carne, frango, óleo de peixe	Derivados suínos, frango, fígado de frango, gordura de frango, porco, óleo de peixe, arroz, farinha de arroz, cavala	Derivados suínos, fígado de frango, derivados de frango, farinha de milho, frango, óleo de peixe, óleo vegetal, clara de ovo desidratada
Gordura g/100 kcal EM	5,1	6,1	4,6	6,4	7,3	6,7
Carboidratos g/100 kcal EM	7,1	7,9	9,2	6,3	3,0	4,3
Fósforo mg/100 kcal EM	128	85	123	120	95	80
Potássio mg/100 kcal EM	217	264	171	320	189	200
Sódio mg/100 kcal EM	82	68	76	50	81	50
SECA						
Energia kcal/xícara	514 kcal/xícara	492 kcal/xícara	297 kcal/xícara	398 kcal/xícara	358 kcal/xícara	428 kcal/xícara
Umidade g/100 conforme alimentado	7,9%	7,5%	7,5%	7,4%	8,0%	8,0%
Proteína g/100 kcal EM	7,1	6,8	7,9	7,2	5,7	6,2
Fonte	Quirera de milho, farinha de frango, gordura de milho, gordura de galinha, isolado de proteína da soja, óleo de peixe	Arroz, farinha de milho, gordura de porco, farinha de derivados de frango, ovo desidratado, frango desidratado, farinha de peixe	Arroz, farinha de milho, gordura de porco, farinha de soja, derivados de frango, soja, isolado de proteína do porco, farinha de peixe	Arroz, milho, farinha de milho, farinha de soja, gordura animal, farinha de peixe, óleo de peixe	Arroz, milho moído, gordura de frango, trigo, farinha de milho, isolado de proteína da soja, óleo de peixe	Farinha suína, milho moído, gordura de frango, arroz, trigo, farinha de milho, óleo de peixe
Gordura g/100 kcal EM	5,6	5,3	4,5	3,0	4,3	5,1
Carboidratos g/100 kcal EM	7,8	9,9	9,8	11,9	10,9	8,5
Fósforo mg/100 kcal EM	94	109	128	100	120	80
Potássio mg/100 kcal EM	143	175	181	210	240	220
Sódio mg/100 kcal EM	87	56	77	50	80	70

*Hill's k/dia enlatada com frango.
† Renal LP™ Modified em patê (enlatada); LP™ Modified-C (seca).
‡Renal LP™ Modified em molho (enlatada); LP™ Modified-P (seca).
Observação: os fabricantes mudam a composição das rações periodicamente, e as rações diferem em várias partes do mundo.
Legenda: EM, energia metabolizável.

intersticial e fibrose preexistentes.[65] Alguns gatos da raça Birmanês, principalmente no Reino Unido, em outros países da Europa e na Austrália, mostraram ser predispostos a nefropatia/miopatia hipopotassêmica devido a uma suposta mutação genética autossômica recessiva.[154]

Outra linha de pesquisa avaliou a participação do estresse oxidativo na evolução da insuficiência renal crônica em gatos.[41] A suplementação dietética de uma ração seca com os antioxidantes vitaminas E e C e betacaroteno resultou em lesão oxidativa significantemente reduzida do DNA em gatos com insuficiência renal espontânea.[228] Este efeito também pode ter sido parte da diferença observada no efeito da dieta visto no estudo de Plantinga *et al*.[181]

Uma pesquisa com gatos com DRC foi conduzida em 2002 para avaliar os fatores de risco para o desenvolvimento de DRC empregando-se variáveis da dieta e do estilo de vida. Foi descoberto que maiores níveis de proteína, sódio, magnésio e fibra, na dieta, estiveram associados a menores probabilidades de desenvolver DRC, enquanto a alimentação *ad libitum* e o aumento da ingestão de cinzas estiveram associados a aumento do risco de desenvolvimento de DRC.[112]

Além de atentar para nutrientes específicos, principalmente com o objetivo de melhorar a qualidade e a extensão de vida, o médico-veterinário deve assegurar que o paciente esteja recebendo quantidade adequada de energia (inclusive proteína). A gastrite urêmica é uma causa comum de anorexia, náuseas ou vômitos em gatos com doença renal. A doença decorre de secreção excessiva de ácido gástrico provocada por níveis plasmáticos aumentados de gastrina. Considerando-se que a gastrina é metabolizada pelos rins, um declínio da função renal também pode contribuir para o aumento dos níveis desse hormônio.[89] Antagonistas de receptor de histamina-$_2$ (H$_2$) e inibidores das bombas de prótons são tratamentos importantes para a redução da secreção de ácido gástrico. Os gatos podem exibir apenas sinais de anorexia parcial ou náuseas, em vez de vômitos evidentes. Os antagonistas de receptor H$_2$ famotidina (0,5 a 1 mg/kg VO, a cada 24 a 48 h) ou ranitidina (2 a 3 mg/kg VO, a cada 12 h) podem ser tentados se a inapetência for aparente. O inibidor da bomba de prótons omeprazol pode ser dosado a 0,7 a 1,5 mg/kg VO, a cada 12 a 24 h.

Estimulantes de apetite deverão ser necessários como medida a curto prazo apenas. Antieméticos podem ser administrados para tratar náuseas (Tabela 32.9). Se um gato não estiver ingerindo calorias suficientes por conta própria ou se desgaste muscular e náuseas tiverem sido identificados, então deve ser considerada uma sonda de alimentação de modo proativo para melhorar a qualidade de vida, em vez de ser apenas como medida de resgate. O Boxe 32.13 relaciona critérios para a consideração de colocação da sonda de alimentação.

■ Hiperfosfatemia

É importante restringir o fósforo em pacientes moderadamente azotêmicos; isso é mais importante que a restrição de proteínas para a sobrevida em cães remanescentes de modelo renal e mostrou produzir lesões renais menos graves em gatos remanescentes de modelo renal. Os níveis

Tabela 32.9 Antieméticos para gatos.

Nome genérico	Dose
Clorpromazina	0,5 mg/kg a cada 8 horas, IM
Proclorpromazina	0,1 mg/kg a cada 6 horas, IM
Difenidramina	2,0 a 4,0 mg/kg a cada 8 horas, VO 2,0 mg/kg a cada 8 horas, IM
Dimenidrinato	8,0 mg/kg a cada 8 horas, VO
Metoclopramida	1 a 2 mg/kg em infusão a taxa constante ao longo de 24 horas
Ondansetrona	0,1 a 0,15 mg/kg, infusão lenta IV, a cada 6 a 12 horas, conforme necessário
Dolasetrona	0,6 mg/kg IV, SC, a cada 24 horas
Mirtazepina	1,88 a 3,75 mg/gato, VO, a cada 72 horas
Maropitant	0,5 a 1 mg/kg SC, IV ou VO a cada 24 horas ≤ 5 dias

IM, intramuscular; *VO*, via oral; *IV*, via intravenosa; *SC*, via subcutânea.

Boxe 32.13 Quando considerar a sonda de alimentação

O suporte nutricional deverá ser considerado para:
- O gato extremamente desnutrido (p. ex., 20% de perda de peso corporal, índice de condição corporal 1-2/9)
- Gato moderadamente desnutrido (p. ex., 10% de perda de peso, índice de condição corporal 3-4/9) que também apresente doença catabólica
- Alguns gatos se beneficiarão da intervenção precoce, mesmo quando apresentarem peso e estado normais se eles sofrerem de doença renal avançada, hepatopatia, doença gastrintestinal ou glomerular com perda de proteína, pancreatite ou obstrução do ducto biliar.

---

séricos sugeridos para o fósforo estão relacionados na Tabela 32.10. Em um estudo experimental (usando um modelo de massa renal reduzida), comparando o efeito da restrição de fósforo dietético com uma dieta com níveis normais de fósforo, não foi encontrada diferença alguma na função renal; contudo, alterações histopatológicas (mineralização, inflamação mononuclear e fibrose intersticial) foram mais graves nos gatos com a dieta com nível normal de fósforo.[192]

Quando um gato se recusa a ingerir uma ração com restrição de proteínas, porém precisa de restrição de fósforo, ligantes intestinais de fosfato constituem uma opção. Para serem eficazes, deverão ser administrados até 2 h após uma refeição porque atuam ligando o fósforo no lúmen do trato gastrintestinal, prevenindo a absorção do fósforo e facilitando sua excreção nas fezes. Hidróxido de alumínio, carbonato de alumínio e carbonato de cálcio são opções tradicionais. São dosados a 90 mg/kg/dia, divididos e administrados com as refeições. Muitos gatos se recusam a

Tabela 32.10 **Níveis séricos sugeridos para o fósforo.**

Estágio IRIS	Creatinina	Fósforo sérico alvo	Método: ajustar com base na resposta individual
2	1,6 a 2,8 mg/dℓ (141,44 a 247,52 µmol/ℓ)	2,5 a 4,5 mg/dℓ (0,81 a 1,45 mmol/ℓ)	Restrição dietética ou dieta normal + ligante intestinal de fosfato
3	2,9 a 4,9 mg/dℓ (256,36 a 433,16 µmol/ℓ)	2,5 a 5 mg/dℓ (0,81 a 1,61 mmol/ℓ)	Restrição dietética ± ligante intestinal de fosfato
4	≥ 5 mg/dL (> 442 µmol/ℓ)	2,5 a 6 mg/dL (0,81 a 1,94 mmol/ℓ)	Restrição dietética ± ligante intestinal de fosfato

Adaptada de Elliott J, Brown S, Cowgill L et al.: Phosphatemia management in the treatment of chronic kidney disease: a roundtable discussion: Vetoquinol, 2006.

receber esses agentes.[122] Há um produto comercial desenvolvido como alternativa para as dietas renais de alimentação para reduzir o fósforo sérico. Compõe-se de quitosana e carbonato de cálcio. Existem dois estudos clínicos publicados sobre esse agente. Os níveis séricos de ureia e fósforo estiveram significativamente reduzidos durante o período de tratamento, com aumento mínimo no cálcio sérico.[40,218]

Outra opção comercial foi recentemente introduzida em alguns países europeus e mostrou aumentar a excreção fecal de fósforo em gatos com massa renal reduzida cirurgicamente.[199]

■ Hiperparatireoidismo

O hiperparatireoidismo é uma complicação comum da doença renal crônica em gatos. À medida que os níveis de paratormônio (PTH) elevam-se em decorrência da diminuição na produção de calcitriol e dos níveis de cálcio ionizado sérico, aumenta a concentração de cálcio intracelular que pode resultar em morte da célula. A concentração elevada de PTH também influencia o sistema cardiovascular, o metabolismo de glicose e lipídios, a função nervosa e cerebral e o trato gastrintestinal.[16] Como o fósforo é retido na DRC, incrementos suficientes no Ca sérico podem resultar em um produto sérico cálcio *versus* fósforo suficientemente alto a ponto de ocorrer mineralização de partes moles.

Junto à restrição de fósforo, foi sugerida a terapia oral com calcitriol para estimular a absorção gastrintestinal de cálcio, promovendo retroalimentação [*feedback*] às paratireoides para reduzir a secreção de PTH. O calcitriol não pode ser utilizado até que a hiperfosfatemia esteja corrigida. Seu uso ainda é controverso.[111,195]

Os defensores sugerem que deve ser iniciado com 2,5 a 3,5 ng/kg/dia no início da insuficiência renal quando a Cr é de 2 a 3 mg/dℓ (175 a 265 mmol/ℓ), a densidade urinária é compatível com DRC como causa de azotemia e o fósforo encontra-se inferior a 6 mg/dℓ (< 1,94 mmol/ℓ). Nesses pacientes, os níveis de PTH com frequência são normais e o calcitriol é usado para evitar o aumento de PTH a fim de desacelerar a evolução da DRC e prevenir sintomas relacionados com os efeitos tóxicos do PTH. Em pacientes com Cr sérica superior a 3 mg/dℓ (> 265 mmol/ℓ) e fósforo sérico inferior a 6 mg/dℓ (< 1,94 mmol/ℓ), a dose é de 3,5 ng/kg/dia, administrada por via oral. É fundamental a boa adesão do proprietário para o monitoramento contínuo de cálcio ionizado e PTH.

■ Anemia

Os gatos com DRC podem desenvolver anemia por meio de diversos mecanismos, como:

- "Anemia da doença crônica" (provavelmente associada ao sequestro de ferro)
- Anemia decorrente de desnutrição proteica (a partir de inapetência ou por ser alimentado com ração que não satisfaz as necessidades proteicas)
- Perda de sangue (associada a sangramento gastrintestinal induzido por gastrite urêmica)
- Deficiência de eritropoetina (EPO).

A EPO é produzida nas células mesangiais do glomérulo em resposta a hipoxia. Quando administrada por via parenteral, a EPO consegue causar uma correção rápida da anemia por meio do estímulo das células progenitoras na medula óssea. Em 1994, foi publicado o primeiro relato sobre o uso de EPO recombinante humana (r-HuEPO) para tratar anemia associada a DRC.[107] Subsequentemente, um estudo multicêntrico avaliou a segurança e a eficácia de usar r-HuEPO em gatos com anemia causada por DRC. Os benefícios relatados são aumento do apetite, energia, ganho de peso, alerta, força e disposição em graus variáveis, porém ocorreram também anemia, produção de anticorpos antir-r-HuEPO, convulsões, hipertensão sistêmica e deficiência de ferro, embora de modo inconsistente, em alguns dos indivíduos do estudo.[62] Em 2000, um estudo relatou o desenvolvimento de um vetor de vírus adeno-associado recombinante contendo o gene da eritropoetina felina (rAAV/feEPO). Quando gatos sadios normais receberam uma injeção intramuscular, observou-se incremento do hematócrito relacionado com a dose ao longo do período de 7 semanas.[19] Foi feita a tentativa de criar EPO felina recombinante (rfEPO) em 2004; inesperadamente, 8 de 26 gatos desenvolveram anemia refratária a tratamentos adicionais com rfEPO.[187]

Apesar desses contratempos, o tratamento com r-HuEPO ainda deverá ser considerado no gato anêmico com DRC. Assim como qualquer agente, alguns pacientes podem sofrer efeitos adversos, porém nenhum paciente poderá se beneficiar se o produto não for utilizado.[61] O médico-veterinário deve considerar o uso de EPO quando o hematócrito estiver inferior a 20%; 100 U/kg deverão ser administradas por via subcutânea 3 vezes/semana até que o hematócrito encontre-se no limite inferior da variação normal (35%). A seguir, a dose e a frequência deverão ser reduzidas para 50 a 75 U/kg SC 2 vezes/semana. É importante monitorar o hematócrito a cada 2 semanas nos primeiros 60 a 90 dias, a fim de verificar o desenvolvimento de anticorpos anti-EPO (Ac). Se ocorrerem, a EPO deverá ser interrompida imediatamente. O gato pode ser dependente de transfusão durante 2 a 4 meses até que os níveis de Ac diminuam. O veterinário deverá administrar ferro no início do esquema de tratamento e manter até que o apetite seja bom. Poderão ser administrados ferro dextrana a 50 mg IM a cada 3 a 4 semanas ou gluconato ferroso a 50 a 100 mg por gato, VO, por dia. Embora exista um risco de desenvolvimento de Ac, a maioria dos gatos se beneficiará de melhora do hemograma. A darbepoetina pode ser menos antigênica que a EPO e é administrada com menor frequência, a 0,45 µg/kg semanalmente.

Com ou sem terapia com EPO, os gatos com doença renal poderão precisar de transfusão; em uma revisão realizada em um hospital-escola universitário, 20% dos gatos que necessitavam de derivados sanguíneos tinham DRC.[48] Com preparação e monitoramento diligentes e apropriados, foi mostrado que várias transfusões de eritrócitos são bem toleradas por gatos, independentemente da doença subjacente.[196]

■ Hipopotassemia

A hipopotassemia é um problema comum na insuficiência renal. Decorre de inapetência, definhamento muscular e poliúria. A acidificação da dieta em gatos com ou sem deficiências da função renal contribui para acidose, a qual movimenta o potássio para fora das células, elevando falsamente o potássio sérico. Como 94% do potássio corporal é intracelular, até mesmo pequenas alterações nas concentrações séricas de potássio refletem eventos intracelulares importantes. Assim, níveis séricos de potássio (até mesmo na extremidade inferior do intervalo de referência) deverão ser considerados como possivelmente refletindo níveis subnormais de potássio celular. A acidose deve ser corrigida. O cloreto de potássio IV é usado terapeuticamente até que o paciente esteja se alimentando; após isso, a suplementação oral com gluconato de potássio deverá ser instituída. A dose inicial para o gluconato de potássio é 2 a 4 mEq VO, 2 vezes/dia. Ela deverá ser ajustada até fazer efeito com base nos níveis séricos de eletrólitos.

Alguns gatos apresentam níveis de potássio persistentemente baixos, a despeito da terapia. Nesses pacientes, a hipomagnesemia e a hiperaldosteronemia deverão ser consideradas. Foi sugerido que, nesta última, um distúrbio endócrino neoplásico ou não neoplásico poderá estar implicado na evolução da doença renal.[114]

Prognóstico

A doença renal crônica causada por nefrite tubulointersticial evoluirá até insuficiência renal. O prognóstico é variável, pois a evolução ocorre a tempos bastante diferentes em diferentes indivíduos. Como o alívio da acidose metabólica, da azotemia, da hiperfosfatemia, da hipertensão e da proteinúria mostraram suspender ou desacelerar essa evolução, quanto mais cedo essas alterações forem identificadas e tratadas, melhor. Três estudos traçaram o perfil de gatos com doença renal crônica de ocorrência natural.

O primeiro mostrou o seguinte em um grupo de 184 gatos com DRC:[221]

- Os felinos machos com DRC eram significativamente mais jovens que as fêmeas com DRC
- Gatos mais jovens foram mais passíveis de serem diagnosticados em um estágio avançado da doença com relação a gatos mais velhos
- A idade em que os gatos foram diagnosticados com DRC foi influenciada pela clínica veterinária onde os gatos eram tratados
- A raça não mostrou desempenhar papel importante no desenvolvimento de DRC nessa pesquisa.

O segundo estudo, uma revisão retrospectiva, avaliou a duração da sobrevida de 211 gatos com DRC de ocorrência natural.[36] O estágio IRIS de DRC com base na creatinina sérica no momento do diagnóstico mostrou ser bastante preditivo da sobrevida. A sobrevida mediana para gatos em estágio 2b da IRIS no momento do diagnóstico foi de 1.151 dias (variação 2 a 3.107) e foi mais longa que a sobrevida no estágio 3 (mediana 778, variação 22 a 2.100) ou em estágio 4 (mediana 103, variação 1 a 1.920).

O terceiro estudo avaliou 190 gatos em estágio 2 ou mais elevado de DRC, 50% dos quais tratados com benazepril e 50%, com placebo. Os gatos foram acompanhados por até 3 anos. Comparados com os gatos no grupo de tratamento, o aumento de creatinina, de RPCU e de leucócitos esteve significativamente ($P < 0,01$) associado a tempo de sobrevida renal mais curto, e esses três parâmetros elevados foram fatores de risco independentes. O aumento das concentrações plasmáticas de fosfato ou ureia e de concentração mais baixa de hemoglobina sanguínea ou do hematócrito foram significativamente ($P < 0,01$) associados a tempo de sobrevida renal mais curto, porém se correlacionaram com concentração de Cr plasmática no início do estudo. A pressão arterial não foi aferida rotineiramente; assim, esse estudo foi incapaz de incluir os efeitos da hipertensão sobre o desfecho.[124]

Esses três estudos enfatizaram a necessidade de diagnosticar o distúrbio precocemente e tratar e corrigir os fatores mencionados anteriormente. Gatos com DRC apresentam tempos de sobrevida bastante variáveis e, com frequência, prolongados – dependendo de quando foram identificados e de como foram tratados.

Referências bibliográficas

1. Adams LG, Polzin DJ, Osborne CA et al: Effects of dietary protein and calorie restriction in clinically normal cats and in cats with surgically induced chronic renal failure, *Am J Vet Res* 54:1653, 1993.
2. Adams LG, Polzin DJ, Osborne CA et al: Influence of dietary protein/calorie intake on renal morphology and function in cats with 5/6 nephrectomy, *Lab Invest* 70:347, 1994.
3. Adams LG, Williams JC, Jr., McAteer JA et al: In vitro evaluation of canine and feline calcium oxalate urolith fragility via shock wave lithotripsy, *Am J Vet Res* 66:1651, 2005.
4. Adin CA: Screening criteria for feline renal transplant recipients and donors, *Clin Tech Small Anim Pract* 17:184, 2002.
5. Adin CA, Gregory CR, Kyles AE et al: Diagnostic predictors of complications and survival after renal transplantation in cats, *Vet Surg* 30:515, 2001.
6. Agut A, Murciano J, Sanchez-Valverde MA et al: Comparison of different doses of iohexol with amidotrizoate for excretory urography in cats, *Res Vet Sci* 67:73, 1999.

7. Albasan H, Lulich JP, Osborne CA et al: Effects of storage time and temperature on pH, specific gravity, and crystal formation in urine samples from dogs and cats, *J Am Vet Med Assoc* 222:176, 2003.

8. Allworth MS, Hoffmann KL: Crossed renal ectopia with fusion in a cat, *Vet Radiol Ultrasound* 40:357, 1999.

9. American Society for the Prevention of Cruelty to Animals: Toxic and non-toxic plants (website): http://www.aspca.org/pet-care/poison-control/plants/. Accessed July 23, 2010.

10. Aresu L, Zanatta R, Pregel P et al: Bilateral juvenile renal dysplasia in a Norwegian Forest Cat, *J Feline Med Surg* 11:326, 2009.

11. Armbrust L, Biller D, Hoskinson J: Compression radiography: an old technique revisited, *J Am Anim Hosp Assoc* 36:537, 2000.

12. Aronson L: Retroperitoneal fibrosis in four cats following renal transplantation, *J Am Vet Med Assoc* 221:984, 2002.

13. Aronson L, Drobatz K: Hypercalcemia following renal transplantation in a cat, *J Am Vet Med Assoc* 217:1034, 2000.

14. Aronson LR, Kyles AE, Preston A et al: Renal transplantation in cats with calcium oxalate urolithiasis: 19 cases (1997-2004), *J Am Vet Med Assoc* 228:743, 2006.

15. Asano T, Tsukamoto A, Ohno K et al: Membranoproliferative glomerulonephritis in a young cat, *J Vet Med Sci* 70:1373, 2008.

16. Barber PJ, Rawlings JM, Markweu PJ et al: Effect of dietary phosphate restriction on renal secondary hyperparathyroidism in the cat, *J Small Anim Pract* 40:62, 1999.

17. Barrs V, Gunew M, Foster S et al: Prevalence of autosomal dominant polycystic kidney disease in Persian cats and related-breeds in Sydney and Brisbane, *Aust Vet J* 79:257, 2001.

18. Barthez P, Rivier P, Begon D: Prevalence of polycystic kidney disease in Persian and Persian related cats in France, *J Feline Med Surg* 5:345, 2003.

19. Beall CJ, Phipps AJ, Mathes LE et al: Transfer of the feline erythropoietin gene to cats using a recombinant adeno-associated virus vector, *Gene Ther* 7:534, 2000.

20. Beck C, Lavelle R: Feline polycystic kidney disease in Persian and other cats: a prospective study using ultrasonography, *Aust Vet J* 79:181, 2001.

21. Beck J, Bellenger C, Lamb W et al: Perirenal pseudocysts in 26 cats, *Aust Vet J* 78:166, 2000.

22. Bennett A, Gunn-Moore D: Comparison of digital and optical handheld refractometers for the measurement of feline urine specific gravity, *J Feline Med Surg* 13:152, 2011.

23. Berg RI, Francey T, Segev G: Resolution of acute kidney injury in a cat after lily *(Lilium lancifolium)* intoxication, *J Vet Intern Med* 21:857, 2007.

24. Bernsteen L, Gregory CR, Kyles AE et al: Renal transplantation in cats, *Clin Tech Small Anim Pract* 15:40, 2000.

25. Bernsteen L, Gregory CR, Pollard RE et al: Comparison of two surgical techniques for renal transplantation in cats, *Vet Surg* 28:417, 1999.

26. Bigge L, Brown D, Penninck D: Correlation between coagulation profile findings and bleeding complications after ultrasound-guided biopsies: 434 cases (1993-1996), *J Am Anim Hosp Assoc* 37:228, 2001.

27. Biller D, DiBartola S, Eaton K et al: Inheritance of polycystic kidney disease in Persian cats, *J Hered* 87:1, 1996.

28. Bishop SA, Bailey M, Lucke VM et al: Antibody response and antibody affinity maturation in cats with experimental proliferative immune complex glomerulonephritis, *J Comp Pathol* 107:91, 1992.

29. Bishop SA, Lucke VM, Stokes CR et al: Plasma and urine biochemical changes in cats with experimental immune complex glomerulonephritis, *J Comp Pathol* 104:65, 1991.

30. Bishop SA, Stokes CR, Lucke VM: Experimental proliferative glomerulonephritis in the cat, *J Comp Pathol* 106:49, 1992.

31. Bonazzi M, Volta A, Gnudi G et al: Prevalence of the polycystic kidney disease and renal and urinary bladder ultrasonographic abnormalities in Persian and Exotic Shorthair cats in Italy, *J Feline Med Surg* 9:387, 2007.

32. Bonazzi M, Volta A, Gnudi G et al: Comparison between ultrasound and genetic testing for the early diagnosis of polycystic kidney disease in Persian and Exotic Shorthair cats, *J Feline Med Surg* 11:430, 2009.

33. Bosje JT, van den Ingh TS, van der Linde-Sipman JS: Polycystic kidney and liver disease in cats, *Vet Q* 20:136, 1998.

34. Bouma JL, Aronson LR, Keith DG et al: Use of computed tomography renal angiography for screening feline renal transplant donors, *Vet Radiol Ultrasound* 44:636, 2003.

35. Boyce J, BiBartola S, Chew D et al: Familial renal amyloidosis in Abyssinian cats, *Vet Pathol* 21:33, 1984.

36. Boyd LM, Langston C, Thompson K et al: Survival in cats with naturally occurring chronic kidney disease (2000-2002), *J Vet Intern Med* 22:1111, 2008.

37. Brown CA, Jeong KS, Poppenga RH et al: Outbreaks of renal failure associated with melamine and cyanuric acid in dogs and cats in 2004 and 2007, *J Vet Diagn Invest* 19:525, 2007.

38. Brown S: Evaluation of chronic renal disease: a staged approach, *Compend Contin Educ Pract Vet* 21:752, 1999.

39. Brown S, Atkins C, Bagley R et al: Guidelines for the identification, evaluation, and management of systemic hypertension in dogs and cats, *J Vet Intern Med* 21:542, 2007.

40. Brown S, Rickertsen M, Sheldon S: Effects of an intestinal phosphate binder on serum phosphorus and parathyroid hormone concentration in cats with reduced renal function, *Int J Appl Res Vet Med* 6:155, 2008.

41. Brown SA: Oxidative stress and chronic kidney disease, *Vet Clin North Am Small Anim Pract* 38:157, 2008.

42. Brown SA, Finco DR, Bartges JW et al: Interventional nutrition for renal disease, *Clin Tech Small Anim Pract* 13:217, 1998.

43. Buffington C, Chew D: Intermittent alkaline urine in a cat fed an acidifying diet, *J Am Vet Med Assoc* 209:103, 1996.

44. Buranakarl C, Mathur S, Brown S: Effects of dietary sodium chloride intake on renal function and blood pressure in cats with normal and reduced renal function, *Am J Vet Res* 65:620, 2004.

45. Burkholder W: Dietary considerations for dogs and cats with renal disease, *J Am Vet Med Assoc* 216:1730, 2000.

46. Cannon M, MacKay A, et al: Prevalence of polycystic kidney disease in Persian cats in the United Kingdom, *Vet Rec* 149:409, 2001.

47. Carothers M, Johnson G, DiBartola S et al: Extramedullary plasmacytoma and immunoglobulin-associated amyloidosis in a cat, *J Am Vet Med Assoc* 195:1593, 1989.

48. Castellanos I, Couto C, Gray T: Clinical use of blood products in cats: a retrospective study (1997-2000), *J Vet Intern Med* 18:529, 2004.

49. Cavana P, Capucchio MT, Bovero A et al: Noncongophilic fibrillary glomerulonephritis in a cat, *Vet Pathol* 45:347, 2008.

50. Chandler ML: Pet food safety: sodium in pet foods, *Top Companion Anim Med* 23:148, 2008.

51. Chang J, Jung JH, Yoon J et al: Segmental aplasia of the uterine horn with ipsilateral renal agenesis in a cat, *J Vet Med Sci* 70:641, 2008.

52. Chew D: Personal communication, Jan 24, 2010.

53. Choi J, Jang J, Choi H et al: Ultrasonographic features of pyonephrosis in dogs, *Vet Radiol Ultrasound* 51:548, 2010.

54. Cianciolo RE, Bischoff K, Ebel JG et al: Clinicopathologic, histologic, and toxicologic findings in 70 cats inadvertently exposed to pet food contaminated with melamine and cyanuric acid, *J Am Vet Med Assoc* 233:729, 2008.

55. Clark L, Seawright AA: Amyloidosis associated with chronic hypervitaminosis A in cats, *Aust Vet J* 44:584, 1968.

56. Clark L, Seawright AA: Generalised amyloidosis in seven cats, *Pathol Vet* 6:117, 1969.

57. Connally HE, Thrall MA, Hamar DW: Safety and efficacy of high-dose fomepizole compared with ethanol as therapy for ethylene glycol intoxication in cats, *J Vet Emerg Crit Care* 20:191, 2010.

58. Cooper B, Piveral P: Autosomal dominant polycystic kidney disease in Persian cats, *Feline Pract* 28:20, 2000.

59. Cotran R, Kumar V, Robbins S: The kidney. In Cotran R, Kumar V, Robbins S, editors: *Robbins pathologic basis of disease*, ed 5, Philadelphia, 1994, Saunders.

60. Cottam YH, Caley P, Wamberg S et al: Feline reference values for urine composition, *J Nutr* 132:1754S, 2002.

61. Cowgill L: Advanced therapeutic approaches for the management of uraemia—"the met and unmet needs," *J Feline Med Surg* 5:57, 2003.

62. Cowgill L, James K, Levy J et al: Use of recombinant human erythropoietin for management of anemia in dogs and cats with renal failure, *J Am Vet Med Assoc* 212:521, 1998.

63. Criado-Fornelio A, Buling A, Barba-Carretero JC: Identification of feline polycystic kidney disease mutation using fret probes and melting curve analysis, *Res Vet Sci* 86:88, 2009.

64. DiBartola SP: *Selected diseases of the feline kidney*, Lakewood, Colo, 1992, American Animal Hospital Association.

65. DiBartola SP, Buffington CA, Chew DJ et al: Development of chronic renal disease in cats fed a commercial diet, *J Am Vet Med Assoc* 202:744, 1993.

66. DiBartola SP, Rutgers HC, Zack PM et al: Clinicopathologic findings associated with chronic renal disease in cats: 74 cases (1973-1984), *J Am Vet Med Assoc* 190:1196, 1987.

67. DiBartola SP, Tarr MJ, Benson MD: Tissue distribution of amyloid deposits in Abyssinian cats with familial amyloidosis, *J Comp Pathol* 96:387, 1986.

68. Dobson RL, Motlagh S, Quijano M et al: Identification and characterization of toxicity of contaminants in pet food leading to an outbreak of renal toxicity in cats and dogs, *Toxicol Sci* 106:251, 2008.

69. Domanjko-Petric A, Cernec D, Cotman M: Polycystic kidney disease: a review and occurrence in Slovenia with comparison between ultrasound and genetic testing, *J Feline Med Surg* 10:115, 2008.

70. Dorval P, Boysen SR: Management of acute renal failure in cats using peritoneal dialysis: a retrospective study of six cases (2003-2007), *J Feline Med Surg* 11:107, 2009.

71. Dow S, Fettman M, Curtis C et al: Hypokalemia in cats: 186 cases (1984-1987), *J Am Vet Med Assoc* 194:1604, 1989.

72. Dow SW, Fettman MJ, LeCouteur RA et al: Potassium depletion in cats: renal and dietary influences, *J Am Vet Med Assoc* 191:1569, 1987.

73. Dow SW, Fettman MJ, Smith KR et al: Effects of dietary acidification and potassium depletion on acid-base balance, mineral metabolism and renal function in adult cats, *J Nutr* 120:569, 1990.

74. Drost WT, Henry GA, Meinkoth JH et al: The effects of a unilateral ultrasound-guided renal biopsy on renal function in healthy sedated cats, *Vet Radiol Ultrasound* 41:57, 2000.

75. Dzyban LA, Labato MA, Ross LA et al: Peritoneal dialysis: a tool in veterinary critical care, *J Vet Emerg Crit Care* 10:91, 2000.

76. Elliott DA: Hemodialysis, *Clin Tech Small Anim Pract* 15:136, 2000.

77. Elliott DA: Nutritional management of chronic renal disease in dogs and cats, *Vet Clin North Am Small Anim Pract* 36:1377, 2006.

78. Elliott J, Barber PJ: Feline chronic renal failure: clinical findings in 80 cases diagnosed between 1992 and 1995, *J Small Anim Pract* 39:78, 1998.

79. Elliott J, Rawlings JM, Markwell PJ et al: Survival of cats with naturally occurring chronic renal failure: effect of dietary management, *J Small Anim Pract* 41:235, 2000.

80. Elliott J, Syme HM, Markwell PJ: Acid-base balance of cats with chronic renal failure: effect of deterioration in renal function, *J Small Anim Pract* 44:261, 2003.

81. Finco D: Congenital, inherited, and familial renal diseases. In Osborne CA, Finco D, editors: *Canine and feline nephrology and urology*, ed 1, Baltimore, 1995, Williams & Wilkins.

82. Finco D, Brown S, Brown C et al: Protein and calorie effects on progression of induced chronic renal failure in cats, *Am J Vet Res* 59:575, 1998.

83. Fischer JR, Pantaleo V, Francey T et al: Veterinary hemodialysis: advances in management and technology, *Vet Clin North Am Small Anim Pract* 34:935, 2004.

84. Freitag T, Squires RA, Schmid J et al: Antibiotic sensitivity profiles do not reliably distinguish relapsing or persisting infections from reinfections in cats with chronic renal failure and multiple diagnoses of Escherichia coli urinary tract infection, *J Vet Intern Med* 20:245, 2006.

85. Gabor LJ, Malik R, Canfield PJ: Clinical and anatomical features of lymphosarcoma in 118 cats, *Aust Vet J* 76:725, 1998.

86. Gaynor A, Dhupa N: Acute ethylene glycol intoxication. Part I. Pathophysiology and clinical stages, *Compend Contin Educ Pract Vet* 21:1014, 1999.

87. Gaynor A, Dhupa N: Acute ethylene glycol intoxication. Part II. Diagnosis, treatment, prognosis, and prevention, *Compend Contin Educ Pract Vet* 21:1124, 1999.

88. Giordano A, Paltrinieri S, Bertazzolo W et al: Sensitivity of Tru-cut and fine needle aspiration biopsies of liver and kidney for diagnosis of feline infectious peritonitis, *Vet Clin Pathol* 34:368, 2005.

89. Goldstein R, Marks S, Kass P et al: Gastrin concentrations in plasma of cats with chronic renal failure, *J Am Vet Med Assoc* 213:826, 1998.

90. Gonzalez A: Evaluation of the safety of extracorporeal shock-wave lithotripsy in cats (abstract), *J Vet Intern Med* 16:376, 2002.

91. Goo M-J, Williams BH, Hong I-H et al: Multiple urogenital abnormalities in a Persian cat, *J Feline Med Surg* 11:153, 2009.

92. Gookin J, Riviere J, Gilger B et al: Acute renal failure in four cats treated with paromomycin, *J Am Vet Med Assoc* 215:1821, 1999.

93. Grant D, Forrester S: Glomerulonephritis in dogs and cats: diagnosis and treatment, *Compend Contin Educ Pract Vet* 23:798, 2001.

94. Grant D, Forrester S: Glomerulonephritis in dogs and cats: glomerular function, pathophysiology, and clinical signs, *Compend Contin Educ Pract Vet* 23:739, 2001.

95. Grauer GF: Fluid therapy in acute and chronic renal failure, *Vet Clin North Am Small Anim Pract* 28:609, 1998.

96. Grauer GF: Early detection of renal damage and disease in dogs and cats, *Vet Clin North Am Small Anim Pract* 35:581, 2005.

97. Grauer GF: Measurement, interpretation, and implications of proteinuria and albuminuria, *Vet Clin North Am Small Anim Pract* 37:283, 2007.

98. Greco D: Congenital and inherited renal disease of small animals, *Vet Clin North Am Small Anim Pract* 31:393, 2001.

99. Gregory C: Personal communication, January 2010.

100. Haller M, Rohner K, Muller W et al: Single-injection inulin clearance for routine measurement of glomerular filtration rate in cats, *J Feline Med Surg* 5:175, 2003.

101. Halling KB, Ellison GW, Armstrong D et al: Evaluation of oxidative stress markers for the early diagnosis of allograft rejection in feline renal allotransplant recipients with normal renal function, *Can Vet J* 45:831, 2004.

102. Hardy ML, Hsu RC, Short CR: The nephrotoxic potential of gentamicin in the cat: enzymuria and alterations in urine concentrating capability, *J Vet Pharmacol Ther* 8:382, 1985.

103. Hartmann K, Binder C, Hirschberger J et al: Comparison of different tests to diagnose feline infectious peritonitis, *J Vet Intern Med* 17:781, 2003.

104. Hecht S, Lane IF, Daniel GB et al: Diuretic renal scintigraphy in normal cats, *Vet Radiol Ultrasound* 49:589, 2008.

105. Heiene R, Rumsby G, Ziener M et al: Chronic kidney disease with three cases of oxalate-like nephrosis in Ragdoll cats, *J Feline Med Surg* 11:474, 2009.

106. Henry C, Turnquist S, Smith A et al: Primary renal tumours in cats: 19 cases (1992-1998), *J Feline Med Surg* 1:165, 1999.

107. Henry P: Human recombinant erythropoetin used to treat a cat with anemia caused by chronic renal failure, *Can Vet J* 35:375, 1994.

108. Hill TP, Odesnik BJ: Omentalisation of perinephric pseudocysts in a cat, *J Small Anim Pract* 41:115, 2000.

109. Hills DL, Morris JG, Rogers QR: Potassium requirement of kittens as affected by dietary protein, *J Nutr* 112:216, 1982.

110. Hostutler RA, Chew DJ, Jaeger JQ et al: Uses and effectiveness of pamidronate disodium for treatment of dogs and cats with hypercalcemia, *J Vet Intern Med* 19:29, 2005.

111. Hostutler RA, DiBartola SP, Chew DJ et al: Comparison of the effects of daily and Intermittent-dose calcitriol on serum parathyroid hormone and ionized calcium concentrations in normal cats and cats with chronic renal failure, *J Vet Intern Med* 20:1307, 2006.

112. Hughes KL, Slater MR, Geller S et al: Diet and lifestyle variables as risk factors for chronic renal failure in pet cats, *Prev Vet Med* 55:1, 2002.

113. Inoue K, Kami-ie J, Ohtake S et al: Atypical membranoproliferative glomerulonephritis in a cat, *Vet Pathol* 38:468, 2001.

114. Javadi S, Djajadiningrat-Laanen SC, Kooistra HS et al: Primary hyperaldosteronism, a mediator of progressive renal disease in cats, *Domest Anim Endocrinol* 28:85, 2005.

115. Jepson RE, Brodbelt D, Vallance C et al: Evaluation of predictors of the development of azotemia in cats, *J Vet Intern Med* 23:806, 2009.

116. Jepson RE, Vallance C, Syme HM et al: Assessment of urinary N-acetyl-beta-D-glucosaminidase activity in geriatric cats with variable plasma creatinine concentrations with and without azotemia, *J Am Vet Med Assoc* 71:241, 2010.

117. Jernigan AD, Hatch RC, Wilson RC et al: Pathologic changes and tissue gentamicin concentrations after intravenous gentamicin administration in clinically normal and endotoxemic cats, *Am J Vet Res* 49:613, 1988.

118. Johnson KH, O'Brien TD, Jordan K et al: Impaired glucose tolerance is associated with increased islet amyloid polypeptide (IAPP) immunoreactivity in pancreatic beta cells, *Am J Pathol* 135:245, 1989.

119. Johnston G, Walter P, Feeney D: Diagnostic imaging of the urinary tract. In Osborne CA, Finco D, editors: *Canine and feline nephrology and urology*, ed 1, Baltimore, 1995, Williams & Wilkins.

120. Kadar E, Sykes JE, Kass PH et al: Evaluation of the prevalence of infections in cats after renal transplantation: 169 cases (1987-2003), *J Am Vet Med Assoc* 227:948, 2005.

121. Kerl ME, Cook CR: Glomerular filtration rate and renal scintigraphy, *Clin Tech Small Anim Pract* 20:31, 2005.

122. Kidder AC, Chew D: Treatment options for hyperphosphatemia in feline CKD: What's out there? *J Feline Med Surg* 11:913, 2009.

123. King JN, Gunn-Moore DA, Tasker S et al: Tolerability and efficacy of benazepril in cats with chronic kidney disease, *J Vet Intern Med* 20:1054, 2006.

124. King JN, Tasker S, Gunn-Moore DA et al: Prognostic factors in cats with chronic kidney disease, *J Vet Intern Med* 21:906, 2007.

125. Kirk CA, Jewell DE, Lowry SR: Effects of sodium chloride on selected parameters in cats, *Vet Ther* 7:333, 2006.

126. Klainbart S, Segev G, Loeb E et al: Resolution of renal adenocarcinoma-induced secondary inappropriate polycythaemia after nephrectomy in two cats, *J Feline Med Surg* 10:264, 2008.

127. Kobayashi DL, Peterson ME, Graves TK et al: Hypertension in cats with chronic renal failure or hyperthyroidism, *J Vet Intern Med* 4:58, 1990.

128. Kuwahara Y, Kobayashi R, Iwata J et al: Method of lymphocytotoxic crossmatch test for feline renal transplantation, *J Vet Med Sci* 61:481, 1999.

129. Kuwahara Y, Ohba Y, Kitoh K et al: Association of laboratory data and death within one month in cats with chronic renal failure, *J Small Anim Pract* 47:446, 2006.

130. Kyles A, Gregory C, Craigmill A et al: Pharmacokinetics of tacrolimus after multidose oral administration and efficacy in the prevention of allograft rejection in cats with renal transplants, *Am J Vet Res* 64:926, 2003.

131. Kyles A, Hardie E, Wooden B et al: Clinical, clinicopathologic, radiographic, and ultrasonographic abnormalities in cats with ureteral calculi: 163 cases (1984-2002), *J Am Vet Med Assoc* 226:932, 2005.

132. Kyles A, Hardie E, Wooden B et al: Management and outcome of cats with ureteral calculi: 153 cases (1984-2002), *J Am Vet Med Assoc* 226:937, 2005.

133. Kyles AE, Gregory CR, Griffey SM et al: Evaluation of the clinical and histologic features of renal allograft rejection in cats, *Vet Surg* 31:49, 2002.

134. Kyles AE, Gregory CR, Wooldridge JD et al: Management of hypertension controls postoperative neurologic disorders after renal transplantation in cats, *Vet Surg* 28:436, 1999.

135. Lamb CR: Ultrasonography of the ureters, *Vet Clin North Am Small Anim Pract* 28:823, 1998.

136. Langston C: Acute renal failure caused by lily ingestion in six cats, *J Am Vet Med Assoc* 220:49, 2002.

137. Langston C: Hemodialysis in dogs and cats, *Compend Contin Educ Pract Vet* 24:540, 2002.

138. Langston C: Advanced renal therapies: options when standard treatments are not enough, *Vet Med* 98:999, 2003.

139. Lapointe C, Bélanger MC, Dunn M et al: N-Acetyl-beta-d-Glucosaminidase index as an early biomarker for chronic kidney disease in cats with hyperthyroidism, *J Vet Intern Med* 22:1103, 2008.

140. Lappin M, Jensen W, Jensen T et al: Investigation of the induction of antibodies against Crandall-Rees feline kidney cell lysates and feline renal cell lysates after parenteral administration of vaccines against feline viral rhinotracheitis, calicivirus, and panleukopenia in cats, *Am J Vet Res* 66:506, 2005.

141. Lappin MR, Basaraba RJ, Jensen WA: Interstitial nephritis in cats inoculated with Crandell Rees feline kidney cell lysates, *J Feline Med Surg* 8:353, 2006.

142. Lawler DF, Evans RH, Chase K et al: The aging feline kidney: a model mortality antagonist? *J Feline Med Surg* 8:363, 2006.

143. Lees G, Brown S, Elliott J et al: Assessment and management of proteinuria in dogs and cats: 2004 ACVIM Forum consensus statement (small animal), *J Vet Intern Med* 19:377, 2005.

144. Lees GE: Early diagnosis of renal disease and renal failure, *Vet Clin North Am Small Anim Pract* 34:867, 2004.

145. Lees GE, Bahr A, Sanders MH: Performing renal biopsy, *NAVC Clinician's Brief* 8(4):67, 2010.

146. Lees GE, Berridge BR, Cianciolo RE: Renal biopsy stains, *NAVC Clinician's Brief* 8:27, 2010.

147. Lees GE, Berridge BR, Clubb FJ: Evaluation of renal biopsy samples, *NAVC Clinician's Brief* 7:67, 2009.

148. Lefebvre HP, Toutain PL: Angiotensin-converting enzyme inhibitors in the therapy of renal diseases, *J Vet Pharmacol Ther* 27:265, 2004.

149. Lew S, Kuleta Z, Pomianowski A: Peritoneal dialysis in dogs and cats, *Pol J Vet Sci* 8:323, 2005.

150. Ling G, Ruby A, Johnson D et al: Renal calculi in dogs and cats: prevalence, mineral type, breed, age, and gender interrelationships (1981-1993), *J Vet Intern Med* 12:11, 1998.

151. Litster A, Moss S, Platell J et al: Occult bacterial lower urinary tract infections in cats-urinalysis and culture findings, *Vet Microbiol* 136:130, 2009.

152. Lutz TA, Rand JS: Detection of amyloid deposition in various regions of the feline pancreas by different staining techniques, *J Comp Pathol* 116:157, 1997.

153. Lyons LA, Biller DS, Erdman CA et al: Feline polycystic kidney disease mutation identified in PKD1, *J Am Soc Nephrol* 15:2548, 2004.

154. Mason K: A hereditary disease in Burmese cats manifested as an episodic weakness with head nodding and neck ventroflexion, *J Am Anim Hosp Assoc* 24:147, 1988.

155. Mathur S, Syme H, Brown C et al: Effects of the calcium channel antagonist amlodipine in cats with surgically induced hypertensive renal insufficiency, *Am J Vet Res* 63:833, 2002.

156. Mayer-Roenne B, Goldstein RE, Erb HN: Urinary tract infections in cats with hyperthyroidism, diabetes mellitus and chronic kidney disease, *J Feline Med Surg* 9:124, 2007.

157. McCord K, Steyn PF, Lunn KF: Unilateral improvement in glomerular filtration rate after permanent drainage of a perinephric pseudocyst in a cat, *J Feline Med Surg* 10:280, 2008.

158. McIntyre RL, Levy JK, Roberts JF et al: Developmental uterine anomalies in cats and dogs undergoing elective ovariohysterectomy, *J Am Vet Med Assoc* 237:542, 2010.

159. McLoughlin M, DiBartola SP, Birchard S et al: Influence of systemic nonthyroidal illness on serum concentration of thyroxine in hyperthyroid cats, *J Am Anim Hosp Assoc* 29:227, 1993.

160. Mealey K, Boothe D: Nephrotoxicosis associated with topical administration of gentamicin in a cat, *J Am Vet Med Assoc* 204:1919, 1994.

161. Mehl ML, Kyles AE, Pollard R et al: Comparison of 3 techniques for ureteroneocystostomy in cats, *Vet Surg* 34:114, 2005.

162. Mehl ML, Kyles AE, Reimer SB et al: Evaluation of the effects of ischemic injury and ureteral obstruction on delayed graft function in cats after renal autotransplantation, *Vet Surg* 35:341, 2006.

163. Miller R, Lehmkuhl L, Smeak D et al: Effect of enalapril on blood pressure, renal function, and the renin-angiotensin-aldosterone system in cats with autosomal dominant polycystic kidney disease, *Am J Vet Res* 60:1516, 1999.

164. Minkus G, Reusch C, Hörauf A et al: Evaluation of renal biopsies in cats and dogs—histopathology in comparison with clinical data, *J Small Anim Pract* 35:465, 1994.

165. Mitchell S, Toal R, Daniel G et al: Evaluation of renal hemodynamics in awake and isoflurane-anesthetized cats with pulsed-wave Doppler and quantitative renal scintigraphy, *Vet Radiol Ultrasound* 39:451, 1998.

166. Miyamoto K: Evaluation of single-injection method of inulin and creatinine as a renal function test in normal cats, *J Vet Med Sci* 60:327, 1998.

167. Miyamoto K: Clinical application of plasma clearance of iohexol on feline patients, *J Feline Med Surg* 3:143, 2001.

168. Mizutani H, Koyama H, Watanabe T et al: Evaluation of the clinical efficacy of benazepril in the treatment of chronic renal insufficiency in cats, *J Vet Intern Med* 20:1074, 2006.

169. Mosenco AS, Culp WT, Johnson V et al: Renal cystadenoma in a domestic shorthair, *J Feline Med Surg* 10:102, 2008.

170. Nakamura S, Shibata S, Shirota K et al: Renal glomerular fibrosis in a cat, *Vet Pathol* 33:696, 1996.

171. Nash AS, Mohammed NA, Wright NG: Experimental immune complex glomerulonephritis and the nephrotic syndrome in cats immunised with cationised bovine serum albumin, *Res Vet Sci* 49:370, 1990.

172. Newell S, Ellison G, Graham J et al: Scintigraphic, sonographic, and histologic evaluation of renal autotransplantation in cats, *Am J Vet Res* 60:775, 1999.

173. Newell SM, Graham JP, Roberts GD et al: Quantitative magnetic resonance imaging of the normal feline cranial abdomen, *Vet Radiol Ultrasound* 41:27, 2000.

174. Nichols R: Allergic- and immune-associated diseases of the urinary tract, *Vet Clin North Am Small Anim Pract* 24:749, 1994.

175. Ochoa V, DiBartola S, Chew D et al: Perinephric pseudocysts in the cat: a retrospective study and review of the literature, *J Vet Intern Med* 13:47, 1999.

176. Osborne C, Stevens J: *Urinalysis: a clinical guide to compassionate patient care*, Shawnee Mission, Kan, 1999, Bayer.

177. Osborne C, Stevens J, Lulich J et al: A clinician's analysis of urinalysis. In Osborne C,Finco D editors: *Canine and feline nephrology and urology*, ed 1, Baltimore, 1995, Williams & Wilkins, p 136.

178. Osborne CA: Techniques of urine collection and preservation. In Osborne CA,Finco DR editors: *Canine and feline nephrology and urology*, ed 1, Baltimore, 1995, Williams & Wilkins, p 100.

179. Paepe D, Saunders JH, Bavegems V et al: Screening of Ragdoll cats for kidney disease: a retrospective evaluation (abstract), *J Vet Intern Med* 24:677, 2010.

180. Paster ER, Mehl ML, Kass PH et al: Hypophosphatemia in cats after renal transplantation, *Vet Surg* 38:983, 2009.

181. Plantinga E, Everts H, Kastelein A et al: Retrospective study of the survival of cats with acquired chronic renal insufficiency offered different commercial diets, *Vet Rec* 157:185, 2005.

182. Polzin D, Osborne C, Ross S et al: Dietary management of feline chronic renal failure: where are we now? in what direction are we headed? *J Feline Med Surg* 2:75, 2000.

183. Porciello F, Rishniw M, Herndon WE et al: Cardiac troponin I is elevated in dogs and cats with azotaemia renal failure and in dogs with non-cardiac systemic disease, *Aust Vet J* 86:390, 2008.

184. Pressler B, Vaden S: Managing renal amyloidosis in dogs and cats, *Vet Med* 98:320, 2003.

185. Puschner B, Poppenga RH, Lowenstine LJ et al: Assessment of melamine and cyanuric acid toxicity in cats, *J Vet Diagn Invest* 19:616, 2007.

186. Raffan E, Kipar A, Barber PJ et al: Transitional cell carcinoma forming a perirenal cyst in a cat, *J Small Anim Pract* 49:144, 2008.

187. Randolph J, Scarlett J, Stokol T et al: Expression, bioavailability, and clinical assessment of recombinant feline erythropoietin, *Am J Vet Res* 65:1355, 2004.

188. Ravnskov U: Hydrocarbon exposure may cause glomerulonephritis and worsen renal function: evidence based on Hill's criteria for causality, *QJM* 93:551, 2000.

189. Reichle JK, DiBartola SP, Leveille R: Renal ultrasonographic and computed tomographic appearance, volume, and function of cats with autosomal dominant polycystic kidney disease, *Vet Radiol Ultrasound* 43:368, 2002.

190. Reine NJ, Langston CE: Urinalysis interpretation: how to squeeze out the maximum information from a small sample, *Clin Tech Small Anim Pract* 20:2, 2005.

191. Rishniw M, Weidman J, Hornof WJ: Hydrothorax secondary to a perinephric pseudocyst in a cat, *Vet Radiol Ultrasound* 39:193, 1998.

192. Ross LA, Finco DR, Crowell WA: Effect of dietary phosphorus restriction on the kidneys of cats with reduced renal mass, *Am J Vet Res* 43:1023, 1982.

193. Ross SJ, Osborne CA, Kirk CA et al: Clinical evaluation of dietary modification for treatment of spontaneous chronic kidney disease in cats, *J Am Vet Med Assoc* 229:949, 2006.

194. Ross SJ, Osborne CA, Lekcharoensuk C et al: A case-control study of the effects of nephrolithiasis in cats with chronic kidney disease, *J Am Vet Med Assoc* 230:1854, 2007.

195. Roudebush P, Polzin DJ, Ross SJ et al: Therapies for feline chronic kidney disease. What is the evidence? *J Feline Med Surg* 11:195, 2009.

196. Roux FA, Deschamps J-Y, Blais M-C et al: Multiple red cell transfusions in 27 cats (2003-2006): indications, complications and outcomes, *J Feline Med Surg* 10:213, 2008.

197. Rumbeiha WK, Francis JA, Fitzgerald SD et al: A comprehensive study of Easter lily poisoning in cats, *J Vet Diagn Invest* 16:527, 2004.

198. Scaglione FE, Catalano D, Bestonso R et al: Comparison between light and electron microscopy in canine and feline renal pathology: a preliminary study, *J Microsc* 232:387, 2008.

199. Schmidt B, Delport P, Spiecker-Hauser U: G07 Bay 78-1887, a novel lanthanum-based phosphate binder, decreases intestinal phosphorus absorption in cats, *J Vet Pharmacol Ther* 29:206, 2006.

200. Schmiedt CW, Grimes JA, Holzman G et al: Incidence and risk factors for development of malignant neoplasia after feline renal transplantation and cyclosporine-based immunosuppression, *Vet Comp Oncol* 7:45, 2009.

201. Schmiedt CW, Holzman G, Schwarz T et al: Survival, complications, and analysis of risk factors after renal transplantation in cats, *Vet Surg* 37:683, 2008.

202. Shiroma J, Gabriel J, Carter R et al: Effect of reproductive status on feline renal size, *Vet Radiol Ultrasound* 40:242, 1999.

203. Sox EM, Chiotti R, Goldstein RE: Use of gadolinium diethylene triamine penta-acetic acid, as measured by ELISA, in the determination of glomerular filtration rates in cats, *J Feline Med Surg* 12:738, 2010.

204. Sparkes AH, Heiene R, Lascelles BDX et al: ISFM and AAFP consensus guidelines: Long-term use of NSAIDs in cats, *J Feline Med Surg* 12:521, 2010.

205. Steele JL, Henik RA, Stepien RL: Effects of angiotensin-converting enzyme inhibition on plasma aldosterone concentration, plasma renin activity, and blood pressure in spontaneously hypertensive cats with chronic renal disease, *Vet Ther* 3:157, 2002.

206. Stiles J, Polzin D, Bistner S: The prevalence of retinopathy in cats with systemic hypertension and chronic renal failure or hyperthyroidism, *J Am Anim Hosp Assoc* 30:564, 1994.

207. Stokes JE, Forrester SD: New and unusual causes of acute renal failure in dogs and cats, *Vet Clin North Am Small Anim Pract* 34:909, 2004.

208. Sturgess C, Hesford A, Owen H et al: An investigation into the effects of storage on the diagnosis of crystalluria in cats, *J Feline Med Surg* 3:81, 2001.

209. Syme H, Barber P, Markwell P et al: Prevalence of systolic hypertension in cats with chronic renal failure at initial evaluation, *J Am Vet Med Assoc* 220:1799, 2002.

210. Syme HM: Proteinuria in cats. Prognostic marker or mediator? *J Feline Med Surg* 11:211, 2009.

211. Syme HM, Markwell PJ, Pfeiffer D et al: Survival of cats with naturally occurring chronic renal failure is related to severity of proteinuria, *J Vet Intern Med* 20:528, 2006.

212. Taylor SS, Goodfellow MR, Browne WJ et al: Feline extranodal lymphoma: response to chemotherapy and survival in 110 cats, *J Small Anim Pract* 50:584, 2009.

213. Thrall M, Connally H, Dial S et al: Advances in therapy for antifreeze poisoning, *California Veterinarian* 52:18, 1998.

214. Vaden R, Levine J, Lees G et al: Renal biopsy: a retrospective study of methods and complications in 283 dogs and 65 cats, *J Vet Intern Med* 19:794, 2005.

215. Valdes-Martinez A, Cianciolo R, Mai W: Association between renal hypoechoic subcapsular thickening and lymphosarcoma in cats, *Vet Radiol Ultrasound* 48:357, 2007.

216. Veterinary Society of Surgical Oncologists: Renal tumors (website): http://www.vsso.org/Renal_Tumors_-_Feline.html. Accessed September 11, 2010.

217. Volta A, Manfredi S, Gnudi G et al: Polycystic kidney disease in a Chartreux cat, *J Feline Med Surg* 12:138, 2010.

218. Wagner E, Schwendenwein I, Zentek J: Effects of a dietary chitosan and calcium supplement on Ca and P metabolism in cats, *Berl Munch Tierarztl Wochenschr* 117:310, 2004.

219. Watson A: Indicators of renal insufficiency in dogs and cats presented at a veterinary teaching hospital, *Aust Vet Pract* 31:54, 2001.

220. Westropp J: Personal communication, April 2010.

221. White JD, Norris JM, Baral RM et al: Naturally-occurring chronic renal disease in Australian cats: a prospective study of 184 cases, *Aust Vet J* 84:188, 2006.

222. White JD, Norris JM, Bosward KL et al: Persistent haematuria and proteinuria due to glomerular disease in related Abyssinian cats, *J Feline Med Surg* 10:219, 2008.

223. Wooldridge JD, Gregory CR, Mathews KG et al: The prevalence of malignant neoplasia in feline renal-transplant recipients, *Vet Surg* 31:94, 2002.

224. Worwag S, Langston CE: Acute intrinsic renal failure in cats: 32 cases (1997-2004), *J Am Vet Med Assoc* 232:728, 2008.

225. Wright NG, Nash AS, Thompson H et al: Membranous nephropathy in the cat and dog: a renal biopsy and follow-up study of sixteen cases, *Lab Invest* 45:269, 1981.

226. Xu H, Laflamme DPL, Long GL: Effects of dietary sodium chloride on health parameters in mature cats, *J Feline Med Surg* 11:435, 2009.

227. Yabuki A, Mitani S, Fujiki M et al: Comparative study of chronic kidney disease in dogs and cats: induction of myofibroblasts, *Res Vet Sci* 88:294, 2010.

228. Yu S, Paetau-Robinson I: Dietary supplements of vitamins E and C and beta-carotene reduce oxidative stress in cats with renal insufficiency, *Vet Res Commun* 30:403, 2006.

229. Zatelli A, D'Ippolito P, Bonfanti U et al: Ultrasound-assisted drainage and alcoholization of hepatic and renal cysts: 22 cases, *J Am Anim Hosp Assoc* 43:112, 2007.

Trato Urinário Inferior
Susan E. Little

A doença do trato urinário inferior felina (DTUIF) foi descrita em 1925, mas ainda é um dos problemas mais comuns encontrados na medicina de felinos. Uma pesquisa de 1999 relatou que a DTUIF acometia 1,5% dos gatos examinados nas clínicas particulares.[117] Em um estudo de 2001, 8% dos gatos levados a hospitais-escola veterinários apresentavam DTUIF.[101] Como a micção inadequada, frequentemente vista associada a gatos com DTUIF, é um fator de risco importante para o encaminhamento a um abrigo, o diagnóstico preciso e o tratamento são tão relevantes quanto as questões clínicas.[143]

Ao longo dos anos, diversos termos como "síndrome urológica felina" (até 1970) e DTUIF (década de 1980) têm sido utilizados para descrever o grupo de sinais clínicos relacionados com problemas de eliminação de urina.[131] Contudo, esses termos abrangentes não identificam a etiologia subjacente. Incentiva-se o clínico a determinar a causa específica para os sinais do trato urinário inferior em gatos, a fim de recomendar o tratamento apropriado, pois a DTUIF não é um diagnóstico em si.

Diversos distúrbios foram indicados como causas de DTUIF, como cistite idiopática felina (CIF), urolitíase, tampões uretrais, anomalia anatômica, neoplasia, infecção e problemas comportamentais (Figura 32.16). Estudos publicados revelam concordância geral sobre a prevalência relativa dessas causas.[27,60,91] A causa mais comum é CIF (55 a 65% dos casos). A urolitíase acomete cerca de 15 a 20% dos gatos levados a exame com DTUIF. Problemas comportamentais e anomalias anatômicas podem contribuir para cerca de 10% dos casos. Neoplasia (1 a 2%) e infecções do trato urinário (ITU) (1 a 8%) são as etiologias menos comuns.

Os antibióticos são prescritos em excesso em gatos com DTUIF, considerando-se que infecção bacteriana é um dos diagnósticos menos comuns. Em uma pesquisa realizada em 301 clínicas veterinárias no Reino Unido, 47% delas relataram promover tratamento de gatos levados pela primeira vez com sinais clínicos de DTUIF sem qualquer investigação.[46] Além disso, 68% das clínicas relataram prescrever antibióticos associados a outras opções na primeira consulta. A CIF é a forma mais comum de DTUIF e quase sempre é autolimitante. Muitos gatos parecem responder a antibioticoterapia porque apresentam doença autolimitante. Isso pode explicar o motivo pelo qual os antibióticos continuam a ser prescritos no atendimento clínico, apesar das evidências de que são inúteis na maioria dos casos de DTUIF.

Muitos dos componentes da DTUIF não são fatores independentes e, em vez disso, podem estar relacionados em apenas uma hipótese, levando às principais apresentações clínicas de DTUIF. Em particular, inflamação e cristalúria podem ser os elementos necessários para a formação de urólitos, obstrução uretral e cistite (Figura 32.17). Esse conceito foi introduzido pela primeira vez no início da década de 1990 por Osborne e colaboradores e, a partir daí, tem sido refinada.[69,136]

Diversos fatores foram associados ao risco de DTUIF. Em particular, foram indicados o estilo confinado de vida e a alimentação com dieta consistindo exclusivamente de ração seca.[84] Contudo, como muitos gatos no mundo inteiro encontram-se confinados a ambientes fechados e são alimentados com ração seca, porém não apresentam sinais clínicos de DTUIF, parece razoável que possa existir nos felinos acometidos alguma predisposição subjacente a DTUIF, ainda não caracterizada.

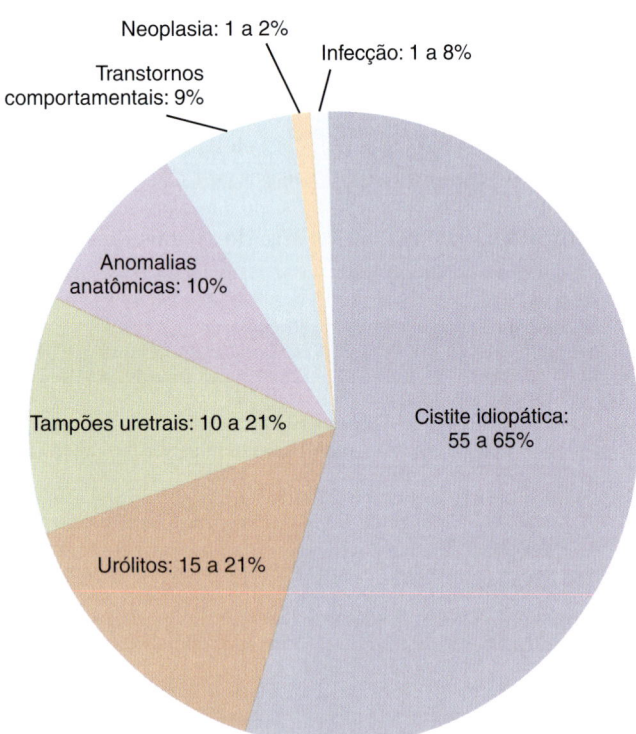

Figura 32.16 Prevalência das causas de doença do trato urinário inferior em felinos. (*Adaptada de Gerber B, Boretti FS, Kley S et al.: Evaluation of clinical signs and causes of lower urinary tract disease in European cats,* J Small Anim Pract *46:571, 2005; Kruger JM, Osborne CA, Goyal SM et al.: Clinical evaluation of cats with lower urinary tract disease,* J Am Vet Med Assoc *199:211, 1991; Buffington CA, Chew DJ, Kendall MS et al.: Clinical evaluation of cats with nonobstructive urinary tract diseases,* J Am Vet Med Assoc *210:46, 1997.*)

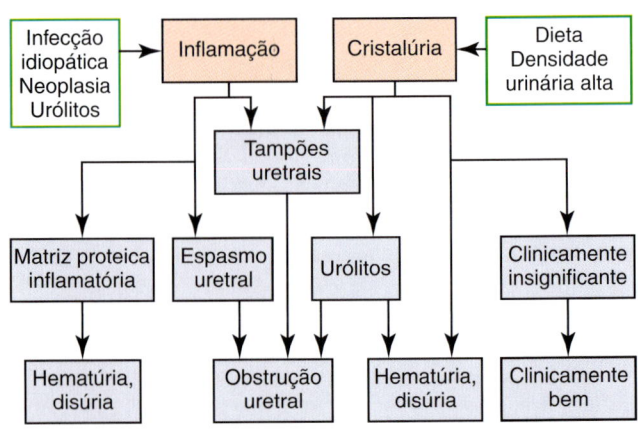

Figura 32.17 Interações de inflamação do trato urinário com cristalúria produzindo quadros clínicos comuns de doença do trato urinário inferior de felinos. (*Adaptada de Gunn-Moore D. Feline lower urinary tract disease,* J Feline Med Surg *5:133, 2003.*)

Métodos diagnósticos

As etiologias subjacentes para DTUIF são variadas, e um plano diagnóstico focado ajudará o clínico a alcançar o diagnóstico e o tratamento-alvo (Figura 32.18). A avaliação diagnóstica deverá sempre envolver completo histórico clínico e dietético, exame físico e urinálise. Dependendo do paciente, a investigação poderá também incluir cultura de urina e antibiograma, imagem da bexiga (p. ex., radiografia simples e contrastada, ultrassonografia, cistoscopia) e outros testes laboratoriais (p. ex., hemograma completo, perfil bioquímico, T_4 total, sorologia retroviral). Os gatos que são levados a exame exibindo apenas periúria (micção fora da caixa de areia) ou borrifação de urina como sinais clínicos podem ter um problema puramente comportamental ou um problema clínico com um componente comportamental. Há uma abordagem comportamental para periúria e borrifação de urina no Capítulo 13.

Exame físico e sinais clínicos

Não é possível determinar a causa da DTUIF com base apenas nos sinais clínicos. Os mais comuns, independentemente da etiologia subjacente, são polaciúria, disúria, estrangúria, vocalização durante tentativas de urinar, hematúria e periúria. Observam-se ocasionalmente alopecia abdominal ventral e inguinal bilateral em gatos com dor na bexiga (Figura 32.19). Uma das primeiras etapas ao avaliar um felino macho com DTUIF consiste em determinar desobstrução

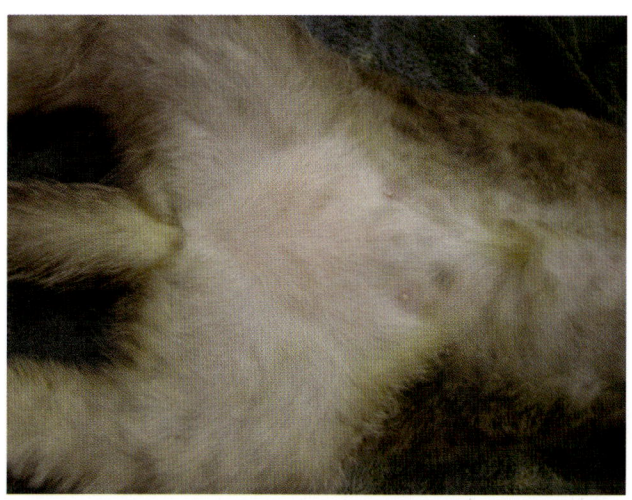
Figura 32.19 Observam-se ocasionalmente alopecia abdominal ventral e inguinal bilateral em gatos com dor na bexiga.

uretral. Os gatos com obstrução uretral apresentam disúria, estrangúria, aumento da autolimpeza do pênis e do períneo, dor e sinais variáveis de envolvimento sistêmico. A bexiga pode estar acentuadamente distendida.

Urinálise e coleta de urina

A urinálise deverá ser realizada para todos os gatos levados ao consultório com sinais de DTUIF. As amostras de urina deverão ser avaliadas em 30 a 60 min da coleta, o que significa que, a rigor, convém as amostras serem analisadas na clínica e não em um laboratório de referência. Também significa que as amostras coletadas em casa pelo proprietário e levadas à clínica veterinária para análise têm utilidade limitada. A estocagem por períodos de tempo superiores a 60 min, especialmente com refrigeração, pode provocar a formação *in vitro* de cristais de estruvita ou de CaOX.[2,173] A formação *in vitro* de cristais de estruvita é especialmente um risco em amostras de urinas estocadas de gatos alimentados com ração seca.[173] O uso de uma sonda conservadora de urinálise pode diminuir o risco da formação *in vitro* de cristais nas amostras de urina estocadas.[82] O pH e a densidade urinários não são influenciados significativamente pela estocagem.[2] Mais informações sobre urinálise estão contidas no item sobre doenças do trato urinário superior neste capítulo. Embora nem sempre haja um teste diagnóstico de primeira linha, a cultura de urina deverá ser realizada em qualquer gato com DTUIF recorrente ou com fator de risco identificado. Mais informações sobre ITU inferior bacteriana e cultura de urina são encontradas adiante neste capítulo.

Embora a urina possa ser coletada de diferentes maneiras, a cistocentese tornou-se o padrão de procedimento na maioria das situações (Tabela 32.11).[108] Pode ser realizada às cegas usando palpação ou por meio de orientação ultrassonográfica, especialmente em pacientes obesos. Os benefícios da cistocentese são facilidade de realização, tolerância pelos pacientes e coleta de amostras que não estão contaminadas pelo trato urogenital distal. Contudo, deve-se ter cuidado com a técnica a fim de evitar traumatismo

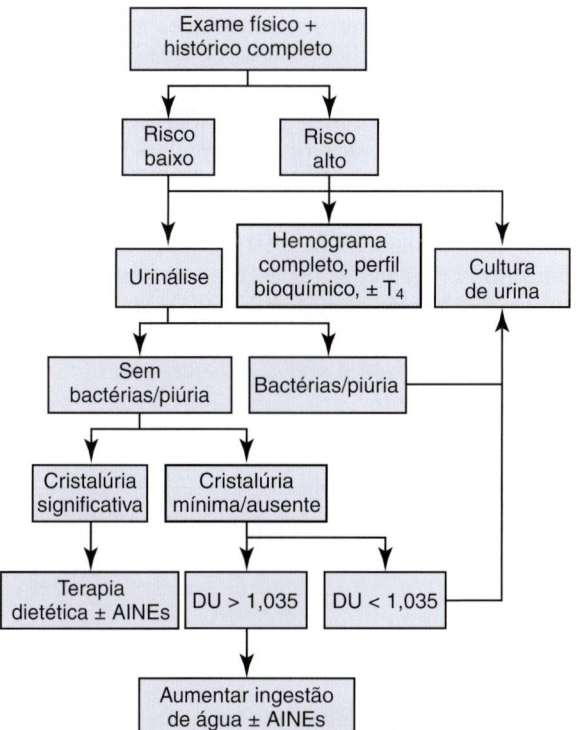
Figura 32.18 Algoritmo para o plano diagnóstico inicial da primeira ocorrência de sinais do trato urinário inferior em um gato sem obstrução uretral. Risco baixo: gato jovem a de meia-idade (< 10 anos) sem doença concomitante; risco alto: gato idoso (> 10 anos), com ou sem doenças concomitantes. *DU*, densidade urinária; *AINEs*, anti-inflamatórios não esteroides.

Tabela 32.11 **Avaliação de métodos de coleta de urina com base na segurança do paciente e qualidade diagnóstica da amostra.**

Finalidade da coleta da amostra	Método de coleta			
	Cistocentese	Jato médio do fluxo urinário	Cateterismo	Expressão manual
Teste de rastreamento	P	A	N	N
Cultura de urina diagnóstica	P	A	N	N
DTUIF	P	A	N	N
Urolitíase	P	A	N	N
Neoplasia da bexiga	N	P	N	N
Doença distal à bexiga	N	P	N	N

P, Preferível; A, aceitável; N, não aconselhado; DTUIF, doença do trato urinário inferior de felino.
Adaptada de: Lulich J, Osborne C. Cystocentesis: lessons from thirty years of clinical experience, *Clin Brief* 2:11, 2004.

iatrogênico da bexiga. Como a cistocentese é realizada na clínica veterinária, é útil se o paciente chegar com a bexiga cheia. Os proprietários devem ser avisados de colocar o gato no transportador ou em um cômodo sem a caixa de areia durante algumas horas antes da consulta veterinária. Alguns gatos com DTUIF apresentam polaciúria em decorrência de dor na bexiga; promover analgesia (p. ex., buprenorfina, ou meloxicam em um paciente bem hidratado) pode reduzir a estrangúria e facilitar a coleta de urina. Mais informações sobre cistocentese e outros métodos de coleta de urina estão no item sobre doenças do trato urinário superior neste capítulo.

O cateterismo uretral é realizado mais frequentemente em procedimentos diagnósticos (p. ex., cistografia com contraste) e para alívio de obstrução uretral em vez de coleta de amostras de urina. O procedimento para o felino macho é descrito posteriormente neste capítulo, no item sobre manejo de gatos com obstrução uretral. O procedimento para fêmeas felinas é bastante semelhante ao empregado na fêmea canina e, em geral, é realizada sob sedação ou anestesia geral. O cateterismo deverá sempre ser realizado de maneira asséptica. O gato é colocado em decúbito esternal com os membros posteriores pendendo da extremidade da mesa de exame. É importante manter o corpo em posição reta. Deverá ser utilizado um cateter macio, calibre 3,5 a 5 Francês, com um estilete ou um cateter de polipopileno mais rígido. Como a abóboda vaginal da fêmea é pequena, em geral a observação da abertura uretral não é possível. Usando luvas estéreis, o médico-veterinário palpa a papila uretral no assoalho da vagina com o dedo indicador.[154] A seguir, o cateter urinário lubrificado é passado sob o dedo indicador e direcionado para baixo e para dentro da uretra. Se houver resistência, o cateter provavelmente encontrou a cérvice e deverá ser reposicionado.

Imagem

Recomenda-se o exame de imagem em gatos com sinais recorrentes ou persistentes de DTUIF, palpação de uma massa na bexiga ou histórico de urolitíase. As radiografias são mais úteis para a detecção de urólitos radiodensos com, no mínimo, 3 mm de tamanho. O trato urinário inteiro, incluindo a uretra, deverá ser radiografado. Deverão ser obtidas incidências, tanto lateral quanto dorsoventralmente, e, de modo ideal, o cólon deverá ser esvaziado com um enema antes do procedimento a fim de melhorar a observação da bexiga.

A cistografia contrastada é relativamente fácil de realizar no atendimento clínico. As indicações estão descritas no Boxe 32.14. Todos os procedimentos são realizados sob anestesia geral e exigem cateterismo uretral. Foram recomendadas diversas incidências radiográficas (lateral direita e esquerda, ventrodorsal e dorsoventral).[54] Segue uma breve discussão dessas técnicas; informações mais detalhadas já foram lançadas em outras publicações.[54] Os riscos da cistografia contrastada são poucos, mas envolvem traumatismo ou perfuração uretral durante o cateterismo, hiperdistensão da bexiga (potencialmente provocando isquemia, hemorragia, ou ruptura) e embolia gasosa fatal.[54]

A técnica mais simples é a de uma cistografia contrastada negativa (pneumocistografia), realizada com cerca de 10 mℓ/kg de um agente de contraste negativo (ar ambiente, gás carbônico ou óxido nitroso) (Figura 32.20). Essa técnica é a melhor para a demonstração da localização e do tamanho da bexiga e da espessura da parede da bexiga, porém não promove bom detalhamento da mucosa, e pequenas lacerações da bexiga podem passar despercebidas. Quando a bexiga está distendida, a espessura normal da parede é de 1 a 2 mm.

Boxe 32.14 Indicações comuns para cistografia contrastada

- Suspeita de ruptura da bexiga
- Tumor da bexiga
- Cistite crônica
- Cálculos radiotransparentes
- Divertículos na bexiga
- Incontinência
- Anomalias congênitas

Adaptado de Essman SC: Contrast cystography, *Clin Tech Small Anim Pract* 20:46, 2005.

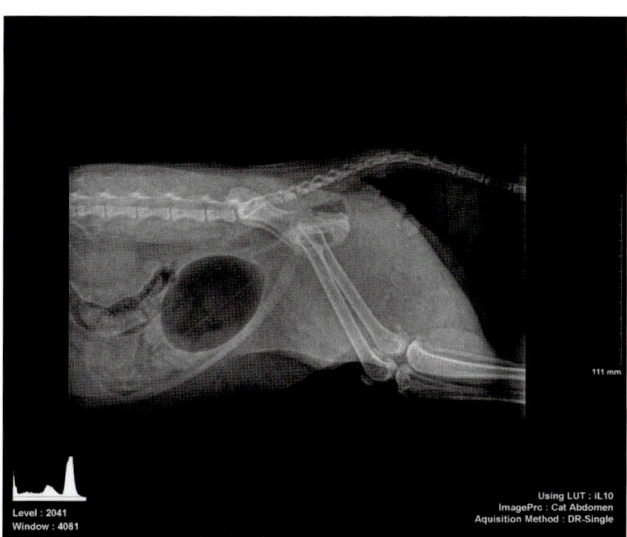

Figura 32.20 Cistografia contrastada negativa sem achados anormais realizada em felino Doméstico de Pelo Curto, do sexo masculino, castrado, com 5 anos de idade e sinais recorrentes de doença do trato urinário inferior de felinos. (*Cortesia da Dra. Janet Cohn, Veterinary Information Network.*)

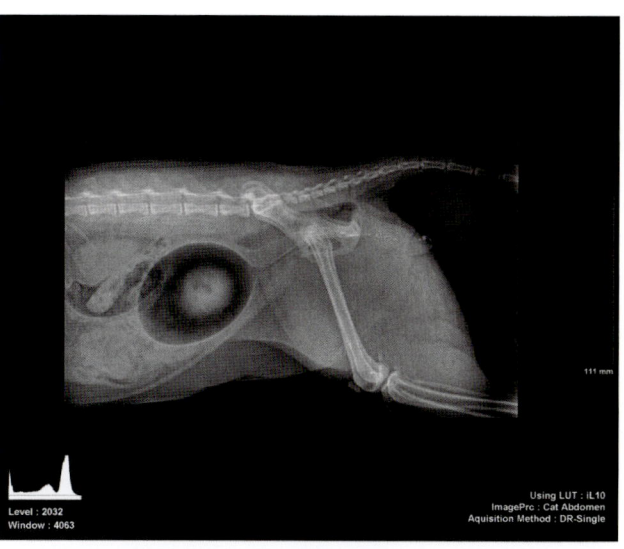

Figura 32.21 Cistografia com duplo contraste, sem achados anormais, realizada no mesmo gato da Figura 32.20. (*Cortesia da Dra. Janet Cohn, Veterinary Information Network.*)

A cistografia contrastada positiva é usada para determinar tamanho e forma da bexiga, detectar lacerações da bexiga por meio de extravasamento de contraste, avaliar a espessura da parede e identificar pequenos defeitos de preenchimento. Não é boa para a avaliação de detalhes da mucosa. É realizada com cerca de 10 mℓ/kg de um meio de contraste iodado orgânico. Bário e iodeto de sódio nunca são utilizados.

A cistografia com duplo contraste é mais complexa, porém consiste na melhor técnica para a detecção das doenças felinas mais comuns, como anormalidades da parede da bexiga, alterações da mucosa e cálculos. Primeiramente, são infundidos 0,5 a 1 mℓ de meio de contraste na bexiga; em seguida, cerca de 10 mℓ/kg de um agente de contraste negativo, como o ar ambiente. O meio de contraste forma uma coleção na porção pendente da bexiga; os cálculos aparecem como objetos radiotransparentes nessa coleção (Figura 32.21).

O equipamento ultrassonográfico está menos dispendioso que antigamente, e a qualidade da imagem melhorou, tornando o procedimento acessível. Tem o benefício de ser uma técnica de imagem não invasiva rápida que também possibilita a avaliação de outros órgãos abdominais sem sedação ou anestesia em muitos pacientes. Outro benefício é que a equipe veterinária não é exposta à radiação. O exame ultrassonográfico da bexiga distendida pode ser usado para avaliar espessura da parede da bexiga, lesões expansivas, cálculos, coágulos sanguíneos, fragmentos ecogênicos, divertículos e ureteres ectópicos (Figura 32.22). Embora a ultrassonografia tenha se tornado um instrumento diagnóstico popular para a DTUIF, é importante compreender que não substitui a radiografia investigativa, mas deve ser considerada complementar, particularmente nos pacientes com urólitos.[113]

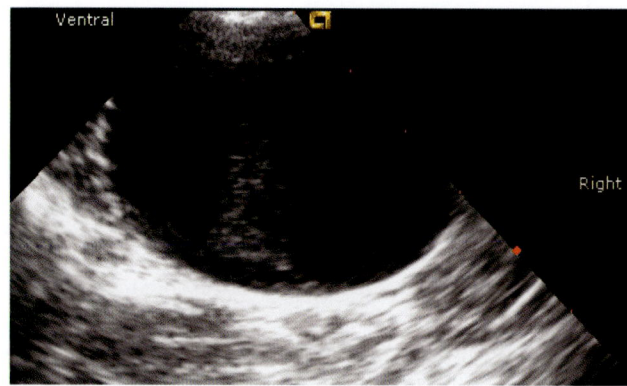

Figura 32.22 Exame ultrassonográfico da bexiga de uma gata Doméstica de Pelo Curto castrada, com 11 anos de idade e sinais clínicos de doença do trato urinário inferior de felinos. Fragmentos ecogênicos (células, fragmentos, ± cristais), às vezes encontrados em gatos com cistite idiopática, estão presentes. (*Cortesia do Dr. Edward Javinsky.*)

Um estudo *in vitro* concluiu que a ultrassonografia era mais sensível que a radiografia investigativa e a contrastada para a detecção de urólitos caninos.[180] O índice de detecção de falso-negativos (ou seja, a possibilidade de não detectar a lesão) para urólitos de CaOx foi mais baixa com ultrassonografia (2%) e mais alta na radiografia com duplo contraste (7%). O índice de detecção de falso-negativo para urólitos de estruvita foi de 0% na ultrassonografia, na radiografia com duplo contraste e na pneumocistografia, e de 2% na radiografia investigativa.

Contudo, a ultrassonografia não proporciona informações que possam ser úteis para determinar a composição do urólito. Além de promover uma indicação da composição mineral (Tabela 32.12), as radiografias também possibilitam informações sobre número, tamanho e localização de urólitos.

Tabela 32.12 Previsão da composição mineral de urólitos felinos com base no aspecto radiográfico.

Mineral	Opacidade radiográfica comparada com partes moles	Contorno superficial	Forma	Número habitual	Tamanho apropriado
Mono-hidrato de CaOx	+++ a ++++	Regular, porém ocasionalmente bocelado	Comumente redondos, porém também em roseta	> 5	1 mm a 5 mm
Di-hidrato de CaOx	+++ a ++++	Rugoso a regular	Rosetas	> 3	1 mm a 7 mm
FAM estéril	++ a +++	Levemente rugoso	Redondo ou discoide	Em geral 1 a 3, ocasionalmente muitos	3 mm a 10 mm
FAM com infecção	+ a +++	Regular a levemente rugoso	Redondo a facetado	Poucos a muitos	2 a > 7 mm
Urato	– a ++	Regular	Redondo a ovoide	Em geral 1, porém até 5	2 mm a 10 mm
CaP	+++ a ++++	Rugoso	Raro demais para se considerar	Raro demais para se considerar	1 mm a 4 mm
Cistina	– a +++	Rugoso	Redondo	Muitos, porém alguns com poucos	1 mm a 4 mm
Sílica	++ a ++++	Raro demais para considerar	Raro demais para considerar	Raro demais para se considerar	1 mm a 4 mm
Xantina	– a +	Regular	Redondo a ovoide	1 a 3	1 mm a 5 mm

CaOx, oxalato de cálcio; *FAM*, fosfato amoníaco-magnesiano; *CaP*, fosfato de cálcio.
De Lulich JP, Osborne CA. Changing paradigms in the diagnosis of urolithiasis, *Vet Clin North Am Small Anim Pract* 39:79, 2009.

Cistoscopia

A cistoscopia transuretral, disponível em alguns centros de referência, é realizada sobre anestesia geral com um endoscópio rígido e uma solução eletrolítica balanceada para influxo e distensão da bexiga. Por causa da estreiteza da uretra felina, é mais comumente realizada em fêmeas (ou machos com uretrostomia perineal), quase sempre usando um instrumento de 1,9 mm de diâmetro e 18 cm de comprimento.[34] A cistoscopia pode ser usada para o diagnóstico de doenças da bexiga por meio da visualização de anormalidades (p. ex., ureteres ectópicos, massas, urólitos e glomerulações) e também biopsia de massas e remoção de cálculos. Em mãos habilidosas, o procedimento é rápido e minimamente invasivo. Os riscos são traumatismo ou perfuração da uretra ou da bexiga e também hiperdistensão da bexiga.[151]

Cistite idiopática

A CIF é um processo inflamatório estéril crônico que causa sinais de doença do trato urinário inferior. A etiologia não é compreendida completamente, e, com frequência, o tratamento é frustrante tanto para o clínico quanto para o proprietário. É o diagnóstico mais comum em gatos jovens com DTUIF (a segunda causa mais comum é a urolitíase). A CIF é importante não apenas por causa da dor e do sofrimento que provoca nos pacientes, mas também porque está muito associada a sujar a moradia, uma causa importante de envio de gatos para abrigos.[143]

A terminologia pode ser confusa nessa doença. *Cistite intersticial* é um termo mais aplicável ao subgrupo de pacientes com CIF que apresentam sinais crônicos ou frequentes

e achados cistoscópicos compatíveis com os critérios dos National Institutes of Health para seres humanos.[73] Já *cistite idiopática* é um termo mais direcionado ao gatos com sinais agudos ou crônicos de DTUIF nos quais a cistoscopia não foi realizada ou não revelou alterações associadas a cistite intersticial.

Prevalência

A CIF mostra-se uma doença moderna, tendo sido mencionada pela primeira vez no início da década de 1990, quando se descobriu que nenhum diagnóstico específico poderia ser feito na maioria dos gatos com sinais de DTUIF.[91] Atualmente, cerca de 55 a 65% dos gatos com menos de 10 anos de vida e com sinais de DTUIF não têm causa específica identificada para seus sinais clínicos e são classificados como apresentando CIF.

Sinais do paciente e fatores de risco

A maioria dos pacientes tem entre 2 e 6 anos de vida ao diagnóstico; a CIF é incomum em gatos com menos de 1 ano de vida ou acima de 10 anos de vida. A CIF é menos provável como um novo diagnóstico em gatos geriátricos, e outras causas de DTUIF devem ser investigadas intensamente nesse grupo etário. Em um estudo com base em questionário de 31 gatos com CIF em comparação com 24 gatos normais que conviviam juntos e 125 outros gatos normais, determinados fatores de risco foram identificados: sexo masculino, sobrepeso, raça pura e fatores de estresse, em especial conflito com outro gato na moradia.[33] Outros estudos encontraram gatos dos dois sexos sendo igualmente acometidos. Fatores de risco adicionais variavelmente relatados como associados a DTUIF são estilo de vida confinado, sem acesso ao meio externo para micção (uso exclusivo da caixa de areia) e predominantemente ração seca.[84,187] Os gatos que vivem fora da moradia podem ser acometidos, particularmente se a população felina da vizinhança for densa. É importante observar que nem todos os estudos concordam em todos os fatores de risco. Foram conduzidos estudos em diversas localizações usando diferentes critérios e tamanhos de amostra. Além disso, a concentração em fatores de risco solitários em vez de inter-relação de fatores pode ser uma abordagem simplista demais. Por exemplo, em um estudo de 238 gatos sadios mantidos dentro de casa, 157 deles com DTUIF e 70 com outras doenças, foram detectadas poucas diferenças no estilo de vida, no ambiente ou na dieta entre os grupos.[29] Em vez disso, os autores desse estudo postulam que existe uma predisposição em alguns gatos e não que fatores ambientais diretamente provoquem a doença.

O estilo de vida confinado protege os gatos contra riscos como predação, traumatismo e muitas doenças infecciosas. Entretanto, em alguns gatos, o estilo de vida confinado pode trazer consequências não pretendidas à saúde, como obesidade e DTUIF. Sem dúvida, muitos gatos se adaptaram a viver dentro de casa sem problemas de saúde. Uma adaptação bem-sucedida para o estilo de vida interno pode depender da qualidade do meio interno e da habilidade do gato em si de se adaptar.

Raramente, alguns gatos podem ser sensíveis a características do estilo de vida confinado.[24] Isso é compreensível, já que os felinos constituem uma espécie menos socialmente interativa que cães ou seres humanos e gatos de vida livre frequentemente habitam populações de baixa densidade. Se os domínios do lar de gatos de vida livre se sobrepõem, esses evitam os encontros usando um esquema de compartilhamento de tempo. Esses comportamentos naturais são inibidos em grau maior ou menor na habitação em locais fechados. Além disso, muitos ambientes internos são entediantes e previsíveis, fatores considerados estressantes. A falta de controle no ambiente e as percepções de ameaça também são desencadeadores importantes de respostas de estresse.

A resposta de estresse comportamental vem acompanhada por respostas imunológicas, neurológicas, endócrinas e vasculares. São distúrbios comórbidos a DTUIF e CIF obesidade, ansiedade da separação, problemas do trato gastrintestinal e miocardiopatia hipertrófica.[29,156,160] Em um estudo, os proprietários de gatos com doença do trato urinário inferior estavam mais passíveis de descrever seus animais como medrosos, nervosos ou agressivos do que aqueles ou com outras doenças.[29] Esses achados sugerem que a CIF é um processo mórbido que afeta além da bexiga. Até mesmo gatos sadios podem exibir sinais temporários de doença acometendo vários sistemas corporais (p. ex., anorexia, micção inadequada, vômitos ou diarreia) em resposta a eventos estressantes.[169] O leitor é encaminhado a uma excelente revisão sobre resposta de estresse e sua participação em determinadas doenças felinas para mais informações.[24]

Sinais clínicos

Os sinais clínicos mais comuns em gatos com CIF são periúria, polaciúria, disúria, vocalização durante tentativas de urinar e hematúria. Esses sinais clínicos são específicos de CIF e também podem ocorrer em gatos com outras causas de DTUIF. Os sinais clínicos tipicamente sofrem exacerbação e remissão e, com frequência, sucedem ou são exacerbados por eventos estressantes. Os episódios, em geral, são autolimitantes e de curta duração (3 a 7 dias). Cerca de 50% dos gatos apresentará sinais recorrentes em 1 a 2 anos. Parece que os episódios recorrentes diminuem em frequência e gravidade conforme o gato envelhece.[90,92]

Alguns gatos (menos de 15%) terão recorrências mais frequentes ou sinais clínicos persistentes crônicos.[41,85,92] Ainda não se sabe se isso representa algo extremo no espectro de gatos com CIF ou se é uma indicação de que a CIF não é uma entidade mórbida única. Alguns felinos machos com CIF sofrerão um bloqueio uretral causado por tampões mucosos com proteínas, células e fragmentos com ou sem cristais.

Fisiopatologia

Ao longo dos anos, muitas teorias referentes à etiologia da DTUIF e da CIF foram desenvolvidas e descartadas. Nas décadas de 1960 e 1970, a infecção bacteriana era considerada a principal causa de sinais do trato urinário inferior. Muitos fatores contribuíram para essa teoria equivocada, como alto índice de resultados falso-positivos na urinálise e na cultura de urina e extrapolação de informações com base em outras espécies. Diversos vírus, como o calicivírus, foram associados a DTUIF, porém faltam evidências convincentes para uma participação efetiva após décadas de pesquisas. Nas décadas de 1970 e 1980, acreditava-se que divertículos vesicouracais desempenhavam um papel na DTUIF, e, com frequência, recomendava-se a correção cirúrgica da anomalia. Contudo, uma série de casos determinou que os divertículos sofriam resolução em 2 a 3 semanas mediante conduta clínica para resolver os sinais de DTUIF sem intervenção cirúrgica e não recorriam.[134]

A fisiopatologia da CIF não está bem compreendida, embora tenha havido avanços nos últimos anos. Parece provável que a CIF sejam uma síndrome com diversas etiologias subjacentes que podem atuar separadamente ou podem estar inter-relacionadas.[92] Acredita-se que a CIF envolva interações complexas entre SNC, bexiga e sistema endócrino. Os gatos com CIF são descritos por Buffington *et al.* como "gatos sensíveis em ambiente provocador." Esses animais podem ser raramente sensíveis a agentes de estresse, como alterações no seu ambiente e na sua dieta, mudanças de tempo, mudança para uma nova moradia, atividades de férias e conflito entre gatos.[24,29,33,84] A CIF tem muitas semelhanças com a cistite intersticial não ulcerativa em seres humanos, embora a forma ulcerativa (úlcera de Hunner) também tenha sido relatada em gatos raramente.[42]

Os gatos com CIF mostraram ter estimulação da ativação de respostas de estresse, particularmente no sistema nervoso simpático (SNS). O estresse e a dor estimulam a atividade do SNS – a resposta de "luta ou fuga" – que resulta na liberação de catecolaminas. A tirosina hidroxilase é a enzima limitante da variação da síntese de catecolaminas e é produzida em resposta a estresse crônico ou agudo. Gatos com CIF apresentam aumento da atividade da tirosina hidroxilase no tronco encefálico e no hipotálamo e aumento da liberação de norepinefrina e outros metabólitos de catecolaminas durante o estresse, em comparação com gatos normais.[153,182] Além disso, os gatos com CIF apresentam dessensibilização funcional de adrenoceptores alfa-2 centrais, provavelmente como consequência da estimulação crônica a partir de níveis elevados de catecolaminas.[183]

A ativação do SNS pode aumentar a permeabilidade epitelial e tornar possível que agentes nocivos na urina tenham acesso a neurônios aferentes sensoriais. Isso resulta em dor e inflamação. Para dar suporte a essa hipótese, os gatos com CIF reconhecidamente apresentam permeabilidade da bexiga significativamente maior do que gatos sadios, bem como lesão e disfunção epiteliais.[58,97] Biopsias da bexiga de gatos com CIF com frequência mostram edema da submucosa, hemorragia e vasodilatação, às vezes com grandes números de mastócitos.[30,168] Produtos de mastócitos ativados podem participar da dor e da inflamação associadas a CIF. É difícil determinar a participação exata dos mastócitos, já que a mastocitose também ocorre na bexiga de gatos com urolitíase.[167] Além disso, as outras anormalidades histopatológicas não são específicas para CIF e podem não se correlacionar bem com a existência de sinais clínicos. Também não se sabe se as alterações representam disfunção primária do urotélio ou mostram-se secundárias a lesão.

Foram encontradas outras anormalidades na bexiga de gatos com CIF. A inflamação neurogênica é iniciada pela excitação de neurônios aferentes sensoriais das fibras C e mediada por neuropeptídios, como a substância P. Os neurônios aferentes da bexiga em gatos com CIF mostram aumento da excitabilidade a estímulos em comparação com aqueles de gatos sadios.[162] Além disso, receptores de substância P estão aumentados na bexiga de gatos com CIF.[31] A interação de neuropeptídios com receptores teciduais resulta em muitas alterações, como vasodilatação, aumento da permeabilidade vascular e ativação de mastócitos. Os efeitos associados de neuropeptídios e mediadores de mastócitos podem resultar em dor, inflamação, lesão tissular e fibrose.[92]

Uma fina camada de glicosaminoglicano (GAG) cobre e protege o urotélio na bexiga. Semelhante à de seres humanos com cistite intersticial, a excreção urinária de GAG está diminuída em alguns gatos com CIF em comparação com gatos sadios.[26,144] Foi feita a hipótese de que níveis baixos de GAG na urina sugerem alterações qualitativas e quantitativas na camada de GAG e podem estar associados a aumento da permeabilidade da bexiga. Não se conhece a causa das alterações da camada de GAG nem se as alterações são a causa da doença ou se mostram secundárias a outros mecanismos.

Também são encontradas anormalidades no eixo hipotálamo-hipófise-adrenal, que, diferentemente do SNS, não mostra estar ativado. Um dos papéis de glicocorticoides, como o cortisol, consiste em restringir a síntese de catecolaminas e seu metabolismo, desse modo equilibrando a resposta de estresse. Os gatos com CIF apresentam respostas séricas significativamente diminuídas de cortisol em comparação com gatos normais e apresentam glândulas adrenais menores com tamanho reduzido da zona fasciculada e da zona reticular.[186] Apesar das respostas subnormais de cortisol em gatos com CIF, o tratamento com prednisolona não é eficaz.[135]

Assim, a resposta do eixo hipotálamo-hipófise-adrenal mostra-se dissociada da resposta do SNS a estresse em gatos com CIF. Essencialmente, a CIF é uma resposta exagerada do SNS a estresse, associada a uma resposta adrenocortical inadequada, embora a causa dessas anormalidades não seja compreendida. O envolvimento complexo do SNC pode explicar o motivo pelo qual os tratamentos direcionados apenas para a bexiga apresentam alta taxa de falha. Na realidade, de acordo com essa hipótese, a bexiga é um participante circunstancial.

Uma questão interessante é por que a bexiga mostra ser o alvo principal em gatos com CIF, embora, considerando-se a ocorrência doenças comórbidas, provavelmente ela não seja o único. O SNS está envolvido tanto na micção quanto no estímulo sensorial e é bem conhecido que a micção involuntária é uma resposta a estresse intenso. A sobreposição entre micção e vias do medo podem colocar a bexiga em risco durante respostas a estresse.[25]

Diagnóstico

Não existe um teste ideal para o diagnóstico de CIF; essencialmente, é um diagnóstico de exclusão. O exame físico de gatos com CIF pode ser frustrante ou pode revelar bexiga espessada e dolorosa. Alguns gatos apresentam alopecia ventral abdominal e inguinal bilateral em decorrência de excesso de autolimpeza crônica da área sobre a bexiga. O conjunto mínimo de exames diagnósticos iniciais na primeira consulta consiste em histórico completo, com incluindo histórico ambiental e dietético, exame físico abrangente e urinálise (ver Figura 32.18).

Diversos achados anormais podem ser revelados na urinálise – nenhum deles específico para qualquer doença particular da bexiga. A hematúria é encontrada com frequência, embora possa estar presente em uma amostra, mas não em outra do mesmo gato. A hematúria também pode ser induzida pelo método de coleta da amostra (ou seja, compressão manual, cistocentese ou cateterismo). Proteinúria e cristalúria também podem ser encontradas em alguns gatos. Como pode ser encontrada cristalúria branda em gatos normais, é importante não supervalorizar esse achado. Os cristais não danificam um urotélio sadio. De fato, parece provável que os cristais se formem secundariamente à inflamação da bexiga e não constituam a causa para tal inflamação. A inflamação neurogênica da mucosa da bexiga leva a extravasamento de proteínas do plasma para a urina, aumentando o pH urinário e levando à formação de cristais de estruvita. Com frequência, a densidade urinária é muito alta na CIF, em especial em gatos alimentados exclusivamente com ração seca. A densidade urinária [DU] baixa (inferior a 1,035) deverá incitar a investigação para doença sistêmica. Alguns gatos normais alimentados apenas com ração enlatada podem apresentar densidade urinária de apenas 1,025.

A cultura da urina é um teste de pouca abrangência com base na baixa prevalência de ITU bacterianas em gatos com menos de 10 anos de vida. A cultura de urina deverá ser realizada em gatos com idade superior a 10 anos, gatos com sinais clínicos recorrentes (dois episódios ou mais), gatos com densidade urinária baixa, gatos com doenças concomitantes, gatos que foram submetidos a uretrostomia perineal e gatos nos quais foi colocado recentemente um cateter uretral.

Radiografias do trato urinário (incluindo toda a uretra) podem fornecer informações clinicamente relevantes, pois 15 a 20% dos gatos com sinais no trato urinário inferior apresentam cálculos urinários. Juntas, a urinálise e as radiografias são os exames diagnósticos mais comumente empregados em gatos com sinais no trato urinário inferior. Em gatos jovens, achados negativos nos dois testes indicam um diagnóstico presuntivo de CIF e o início de um plano de tratamento.

Indicam-se exames de imagem adicionais para gatos com sinais recorrentes que não respondem ao tratamento inicial e também para gatos idosos. A cistografia contrastada pode detectar cálculos radiotransparentes e outras lesões, como massas. A cistografia com duplo contraste pode ser útil, já que determinados achados foram associados a CIF em cerca de 15% dos casos.[161] Esses envolvem espessamento da parede da bexiga focal ou difuso e irregularidades da mucosa da bexiga. A ultrassonografia também pode ser usada para avaliar gatos quanto a cálculos císticos, lesões expansivas, características da parede da bexiga e outras anormalidades, como coágulos sanguíneos.

A cistoscopia deverá ser considerada em gatos com episódios recorrentes de DTUIF quando disponível e quando outros meios diagnósticos não conseguirem encontrar a etiologia. Devido à estreiteza da uretra felina, a cistoscopia limita-se à avaliação de fêmeas pesando menos de 3 kg ou machos com uretrostomia perineal. A cistoscopia possibilita a observação da parede da bexiga e a avaliação quanto a anormalidades associadas a CIF, como aumento da densidade e da tortuosidade de vasos sanguíneos, edema e hemorragias petequiais na submucosa (glomerulações) (Figura 32.23). Contudo, como essas anormalidades também são vistas em gatos sadios dos demais aspectos, a cistoscopia é mais bem realizada para descartar outras causas para os sinais clínicos, como pequenos cálculos císticos e ureteres ectópicos e massas.

Manejo

Modificação do ambiente

Considerando que a etiologia da CIF ainda é desconhecida, as recomendações atuais de tratamento estão direcionadas para a diminuição da gravidade e da frequência dos sinais clínicos, e não para a intenção de cura. Talvez a parte mais importante do plano de tratamento seja assegurar que o proprietário compreenda a CIF e deseje realizar as alterações recomendadas. A CIF é uma doença frustrante, requer tratamento a longo prazo frequentemente e é essencial que os proprietários tenham suporte contínuo e informações.

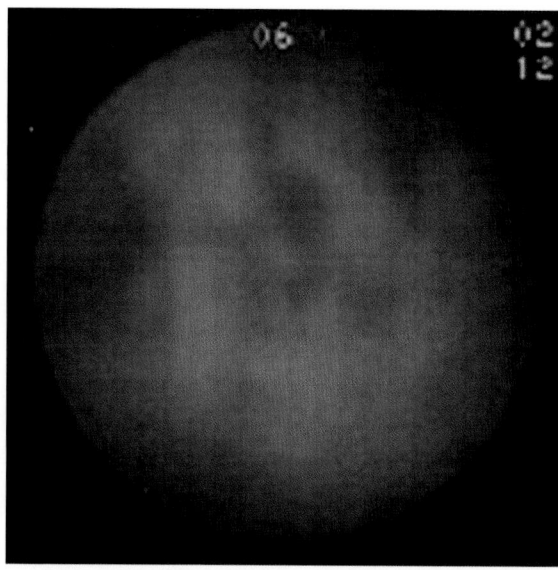

Figura 32.23 Aspecto cistoscópico da bexiga de fêmea felina com cistite idiopática mostrando hemorragias petequiais na submucosa (glomerulações). (*Cortesia do Dr. Joseph Bartges.*)

Como o aumento da atividade da resposta ao estresse do SNS parece manter a resposta inflamatória crônica, o tratamento é direcionado para a redução dos agentes de estresse. Outro objetivo do tratamento consiste em reduzir as propriedades nocivas da urina que irritam a mucosa da bexiga. O padrão de cuidados recomendado para alcançar esses objetivos inclui enriquecimento ambiental e redução do estresse, aumento da ingestão de água, cuidado com a caixa de areia, administração das interações em moradias com diversos gatos e potencialmente terapia medicamentosa.[185]

O enriquecimento ambiental é um instrumento para ajudar a diminuir a hiperexcitação simpática, reduzir estresse e prolongar o tempo entre os episódios de CIF. O objetivo consiste em aumentar as escolhas, a fim de proporcionar ao gato um senso de controle sobre o ambiente e possibilitar-lhe comportar-se de maneira apropriada para a espécie. Recomendações provisiórias foram publicadas concentrando-se na identificação de recursos fundamentais e também no manejo da alimentação e da caixa de areia.[24] Populações de ambientes fechados e populações de alta densidade de felinos são fatores de risco para CIF.[24] Os gatos confinados precisam de locais para escalar, arranhar, dormir, ficar no alto e se esconder, além de alimento e água. Muitos gatos consideram estressante competir por esses recursos diariamente. Com frequência, os proprietários não compreendem a importância de recursos outros que não alimento, água e caixa de areia. O Boxe 32.15 é uma lista de verificação de recursos projetada para ajudar os proprietários a identificar e corrigir problemas. Além disso, os proprietários, com frequência, não estão familiarizados com os sinais de conflito e estresse entre gatos, considerando-se que os sinais quase sempre são sutis para um observador não informado e, em geral, cessam antes de uma briga verdadeira. Os gatos tipicamente preferem evitar outros em vez de se envolver em luta, de modo que espaço suficiente tridimensional deve estar disponível em

Boxe 32.15 Lista de verificação de recursos para proprietários de gatos

A atividade aumentada do sistema de resposta a estresse parece ser fundamental na exacerbação dos sinais clínicos em gatos com cistite idiopática felina. Qualquer estratégia de tratamento para diminuir o fluxo de saída no sistema nervoso simpático pode ser importante para reduzir esses sinais. Ao alterar o ambiente de um gato que apresentou episódios pregressos de cistite idiopática felina, o médico-veterinário pode diminuir sinais clínicos e aumentar os intervalos entre os episódios. Os autores fornecem esta lista aos proprietários e ajustam esses recursos em base caso a caso. Embora a maioria dos gatos não precise de todas as sugestões da lista, o histórico detalhado obtido do proprietário ditará quais áreas parecem ser mais relevantes para cada paciente. Se for necessária terapia medicamentosa para o paciente, ela deverá ser usada junto a estratégias ambientais apropriadas relacionadas a seguir.

	Sim	Não
Manejo da caixa de areia		
As caixas localizam-se em mais de um andar em casas com vários andares.	-	-
As caixas localizam-se de modo a outro animal não conseguir bisbilhotar enquanto o gato a usa.	-	-
As caixas localizam-se longe de aparelhos ou dutos de ar que possam ser ligados inesperadamente enquanto o gato as usa.	-	-
A caixa é mantida limpa, com os resíduos retirados o mais rapidamente possível após o uso (no mínimo, diariamente).	-	-
As caixas são lavadas regularmente (no mínimo, uma vez por semana) com detergente suave (p. ex., sabão líquido para lavagem de pratos), em vez de limpadores com odor forte.	-	-
Material sem odor para a caixa de areia.	-	-
A marca ou o tipo do material da caixa comercializado são trocados com pouca frequência (menos que uma vez ao mês).	-	-
Se um tipo de areia higiênica é oferecido, coloca-se ele em uma caixa separada de modo que o gato possa escolher usá-lo se assim o desejar.	-	-
Cada gato tem sua própria caixa de areia em uma localização conveniente e bem ventilada de modo que ainda confira alguma privacidade ao gato enquanto a usa.	-	-
Alimento e água		
Cada gato tem sua própria tigela de água e alimento em localização conveniente que proporciona alguma privacidade enquanto se alimenta ou bebe água.	-	-
Os recipientes são localizados de modo que outro animal não consiga pular sobre o gato enquanto este se alimenta.	-	-
Os recipientes são localizados afastados de aparelhos ou dutos de ar que possam ser ligados inesperadamente enquanto o gato come ou bebe.	-	-
O alimento e a água são mantidos frescos (diariamente).	-	-
Os recipientes são lavados regularmente (no mínimo semanalmente) com detergente suave.	-	-
A marca ou tipo de alimento comercializado é trocado com pouca frequência (menos que mensalmente).	-	-
Se uma nova ração for oferecida, coloca-se ela em um recipiente separado próximo do conhecido, de modo que o gato possa escolher comê-la se assim o desejar.	-	-
Considerações ambientais		
Postes para arranhadura são fornecidos.	-	-
Brinquedos são fornecidos, oferecidos em rodízio ou substituídos regularmente.	-	-
Cada gato tem a oportunidade de se movimentar para uma área mais aquecida ou mais resfriada, caso queira.	-	-
Cada gato tem uma área para se esconder onde possa fugir de ameaças, caso queira.	-	-
Cada gato tem seu próprio espaço de modo que pode utilizá-lo, caso queira.	-	-
Repouso		
Cada gato tem sua própria área de repouso em localização conveniente que ainda proporcione alguma privacidade.	-	-
As áreas de repouso estão localizadas de modo que outro animal não consiga pular sobre o gato enquanto ele repousa.	-	-
As áreas de repouso localizam-se afastadas de aparelhos ou dutos de ar que possam ser ligados inesperadamente enquanto o gato descansa.	-	-
Se uma nova cama for oferecida, ela é colocada próximo da cama familiar de modo que o gato possa escolher usá-la, se assim o desejar.	-	-
Movimento – cada gato tem a oportunidade de se movimentar livremente, explorar, escalar, se espreguiçar, e brincar, caso queira.	-	-
Contato social – cada gato tem a oportunidade de se envolver em brincadeiras com outros animais, ou com o proprietário, caso queira.	-	-

De Westropp JL, Buffington CA, Chew DJ: Feline lower urinary tract diseases. In Ettinger SJ, Feldman EC, editors: *Textbook of veterinary internal medicine: diseases of the dog and cat*, ed 6, St Louis, 2005, Elsevier Saunders, p. 1839.

moradias com diversos gatos. O enriquecimento também deverá promover estímulo mental por meio do uso de brinquedos, brinquedos com alimentos, platibandas em janelas etc. Recomenda-se ao leitor buscar recursos adicionais que promovam mais informações sobre enriquecimento ambiental para gatos (Boxe 32.16). Mais informações também são encontradas no Capítulo 14.

As caixas de areia deverão estar em uma área tranquila e de fácil acesso e ser limpas diariamente e lavadas semanalmente. Materiais higiênicos inodoros e formadores de grumos e aqueles que contêm carvão ativado são preferidos pela maioria dos gatos.[128] Os materiais com odor cítrico devem ser evitados. Costuma-se recomendar aos proprietários que ofereçam pelo menos uma caixa de areia a mais com relação ao número de gatos na moradia, embora não haja evidências concretas quanto a essa estratégia. As caixas devem estar localizadas pelo menos em duas áreas acessíveis com facilidade, porém tranquilas. Os gatos também parecem preferir caixas grandes ou tamanho família; com frequência, as caixas de areia para gatos comercializadas são pequenas demais. Recipientes plásticos para estocagem (p. ex., caixas para estocagem de roupa de frio ou caixas que caibam sob a cama) ou caixas para cães são boas alternativas (Figura 32.24). Mais discussões sobre a caixa de areia são encontradas no Capítulo 23.

A alimentação não é uma função social para gatos tal como entre os seres humanos. Em uma moradia com diversos gatos, deverá haver locais suficientes de alimento e água para cada gato comer e beber sozinho. Alguns gatos podem se beneficiar de serem alimentados em um cômodo separado. Brinquedos com alimentos são mentalmente estimulantes, e esconder o alimento pela casa possibilita

que os gatos se envolvam em um comportamento normal de caça. A água deve ser fornecida em grandes recipientes (p. ex., recipientes para cães) ou de alguma maneira mais interessante que estimule a investigação (p. ex., fonte de água para animais de companhia) (Figura 32.25).

Infelizmente, são escassos os experimentos publicados que avaliaram a utilidade dos diversos componentes do enriquecimento ambiental para gatos com CIF. Um relato de caso clínico recente detalhou o manejo bem-sucedido de CIF em um gato de ambiente fechado, que morava com cinco outros gatos, usando modificação ambiental.[163] Em um estudo não controlado de 46 gatos com proprietários, foi instituída a modificação ambiental multimodal (MOAM), e os felinos foram acompanhados por 10 meses.[28] Os componentes da MOAM estão disponíveis para os proprietários e os médicos-veterinários no *website* da Indoor Pet Initiative (ver Boxe 32.16). Foram constatadas reduções significativas nos sinais de DTUIF, medo, nervosismo e comportamento agressivo. Além disso, os proprietários relataram redução dos sinais clínicos atribuíveis aos tratos respiratório e

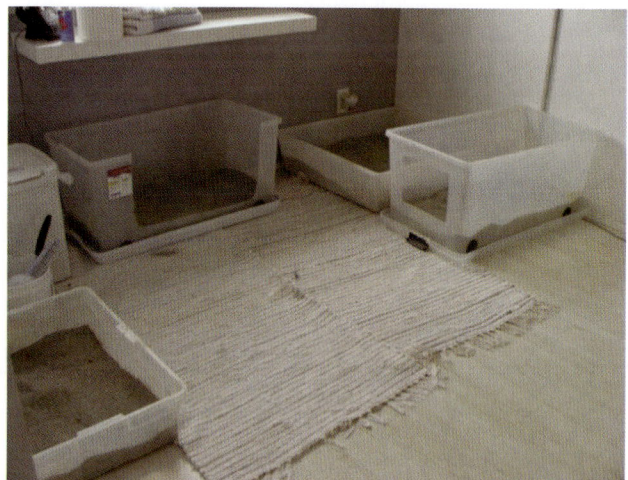

Figura 32.24 Podem ser construídas caixas de areia grandes por meio da adaptação de recipientes plásticos para estocagem. (*Cortesia da Dra. Margie Scherk.*)

Boxe 32.16 Leituras e recursos recomendados

Técnicas

Essman SC. Contrast cystography, *Clin Tech Small Anim Pract* 20:46, 2005.

Lulich J, Osborne C. Cystocentesis: lessons from thirty years of clinical experience, *Clin Brief* 2:11, 2004.

Reine NJ, Langston CE. Urinalysis interpretation: how to squeeze out the maximum information from a small sample, *Clin Tech Small Anim Pract* 20:2, 2005.

Sabino C, Boudreau A, Mathews K. Emergency management of urethral obstruction in male cats, *Clin Brief*: 57, 2010.

Enriquecimento comportamental e ambiental

Ellis SLH. Environmental enrichment: Practical strategies for improving feline welfare, *J Feline Med Surg* 11:901, 2009.

Herron ME, Buffington C.: Environmental enrichment for indoor cats, *Compend Contin Educ Vet* 32, 2010.

Indoor pet initiative, Ohio State University: http://indoorpet.osu.edu/.

Overall K, Rodan I, Beaver B *et al*. Feline behavior guidelines from the American Association of Feline Practitioners, *J Am Vet Med Assoc* 227:70, 2005.

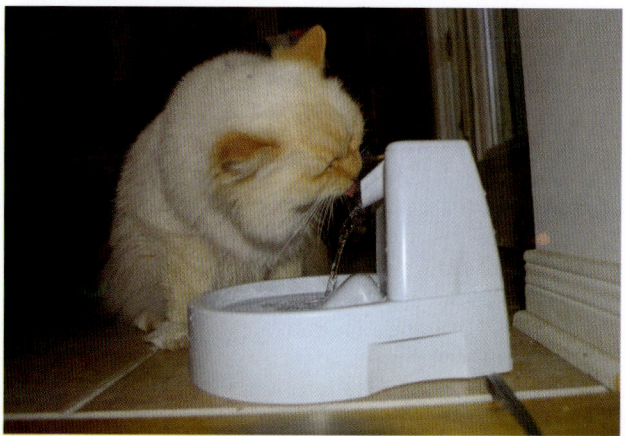

Figura 32.25 A água pode ser fornecida de maneira a estimular interesse, como por meio de uma fonte. (*Cortesia da Dra. Emma Thom.*)

gastrintestinal. Contudo, os resultados do estudo continuam difíceis de serem interpretados porque não foram incluídos controles e intervenções dietéticas ou medicamentosas empregados concomitantemente à MOAM.

Os feromônios são ácidos graxos que induzem alterações no sistema límbico e no hipotálamo e mostram alterar estados emocionais em gatos.[67] Existe um análogo sintético disponível comercialmente e um difusor de ambiente do tipo *plug-in*. Feromônios faciais são deixados em objetos proeminentes (p. ex., mobília) quando os gatos esfregam a face neles e se sentem confortáveis e seguros. O uso de um deles foi associado ao aumento da autolimpeza e da ingestão de alimento em gatos hospitalizados,[67] a menor borrifação de urina[126] e à diminuição do ato de arranhar.[140] Existem poucos dados para avaliar a eficácia desse produto comercial em gatos com CIF. Em um estudo-piloto, nove gatos com CIF completaram um estudo cruzado controlado por placebo, duplo-cego, randomizado, sobre a eficácia desse produto.[70] Embora não houvesse diferenças estatísticas entre os grupos de tratamento, identificou-se uma tendência de os gatos expostos a um deles exibirem menos dias de sinais clínicos. As recomendações atuais são que o produto comercial seja usado associado a outras estratégias de manejo. Há necessidade de mais investigações sobre o uso de feromônios no manejo da CIF.

Aumento da ingestão de água

Não existem evidências sugestivas de que as rações desenvolvidas para prevenir urolitíase ou para promover "saúde do trato urinário" devam ser recomendadas para gatos com CIF. De fato, a alteração da dieta é um estresse em si. No entanto, aumentar a ingestão de água mostra ser importante no tratamento de CIF. A maior ingestão de água pode diluir componentes nocivos na urina que irritam a mucosa da bexiga, diminuindo a dor e a inflamação. O objetivo do tratamento deverá ser diminuir a densidade urinária do gato até que ela se encontre inferior a 1,040 e mesmo inferior a 1,030, se possível, por meio da administração de rações enlatadas contendo, no mínimo, 60% de umidade.[40] Embora os gatos que recebem ração seca bebam mais água do que aqueles que recebem rações enlatadas, o volume de água diário total ingerido é maior nos felinos alimentados com ração enlatada por causa do alto teor de água das rações enlatadas. Além disso, administrar a quantidade diária de ração dividida em, no mínimo, duas ou três refeições, mostrou aumentar a ingestão de água em gatos sadios.[88]

Em um estudo prospectivo não aleatório, 54 gatos (com proprietário) com CIF foram monitorados durante 1 ano.[118] Os gatos foram alimentados com uma formulação seca ou uma enlatada de uma dieta desenvolvida para o manejo de doença do trato urinário inferior. Os sinais de CIF recorreram em apenas 11% dos gatos da ração enlatada e em 39% daqueles alimentados com a ração seca. Os gatos alimentados com a formulação seca apresentaram densidade urinária média de 1,050 em comparação com 1,030 para os gatos alimentados com formulação enlatada.

Para reduzir o estresse da mudança, os proprietários devem ser instruídos a oferecer a ração antiga e a nova lado a lado em recipientes semelhantes. Isso possibilita que o gato se acostume à nova dieta antes de largar a ração antiga. Outras sugestões para alterar dietas são encontradas no Boxe 18.5. Se o paciente com CIF não mudar para uma ração enlatada, a maior ingestão de água pode ser conseguida por diversos outros meios (ver Boxe 18.16).

Uma recomendação comum para aumentar o consumo de água consiste em usar uma fonte de água para animais de companhia. Um estudo com 12 gatos sadios descobriu que a ingestão de água era levemente maior a partir de uma fonte do que em uma tigela.[64] Contudo, a osmolalidade da urina não foi reduzida, o que sugere que a aferição da ingestão de água a partir da fonte esteve falsamente elevada. A osmolalidade e a densidade urinárias mais baixas alcançadas foram de apenas 1.901 mOsm/ℓ e 1,044, respectivamente. Um problema encontrado durante esse estudo foi a tendência de os gatos brincarem com a fonte, espalhando água para fora e tornando difícil a aferição da ingestão verdadeira.

Terapia medicamentosa e nutracêutica

Muitas terapias medicamentosas foram recomendadas para CIF, porém poucos estudos controlados foram realizados. Como a CIF é uma doença dolorosa, os analgésicos podem ser prescritos para episódios agudos. É importante romper o ciclo dor-inflamação-dor. Uma escolha comum consiste na buprenorfina transmucosa (0,02 a 0,03 mg/kg, a cada 6 a 12 h) durante 3 a 5 dias.[40] Outros analgésicos que têm sido recomendados são adesivo transdérmico de fentanila, butorfanol (0,1 a 0,2 mg/kg VO, a cada 8 a 12 h), oximorfona e AINEs. A facilidade de uso é importante para diminuir o estresse associado à administração da medicação.

Felinos machos disúricos com CIF podem se beneficiar de antiespasmódicos para relaxar a uretra. São medicamentos recomendados a fenoxibenzamina, a prazosina e o dantrolene (Tabela 32.13). Muitos desses fármacos também têm propriedades sedativas, que podem ser benéficas a curto prazo.

A amitriptilina é um antidepressivo tricíclico com propriedades anticolinérgicas, anti-histamínicas, simpaticolíticas, anti-inflamatórias e analgésicas e tem sido recomendada para casos graves de CIF nos quais o enriquecimento ambiental e a alteração da dieta não proporcionaram alívio. Em um estudo não controlado, 15 gatos com CIF recorrente grave foram tratados com 10 mg/gato VO 1 vez/dia, à noite.[41] Os sinais clínicos foram eliminados em 73% dos gatos nos primeiros 6 meses do estudo e em 60% dos gatos no completar de 12 meses do estudo. Contudo, anormalidades cistoscópicas persistiram apesar da remissão clínica. Os efeitos colaterais observados foram ganho de peso, letargia e diminuição da autolimpeza. Cálculos císticos foram observados em quatro gatos e sofreram resolução espontânea em três deles. A amitriptilina não é eficaz a curto prazo e, por isso, não é útil para o tratamento agudo de CIF, já que o fármaco leva várias semanas para exercer seu efeito máximo.[89,90] Parece ser um fármaco seguro, tendo sido prescrito por comportamentalistas por muitos anos, e pode ser eficaz sob uma dose mais baixa (2,5 a 5 mg/gato, diariamente). As formulações transdérmicas de amitriptilina apresentam fraca absorção sistêmica e não podem ser recomendadas.[122] Outros fármacos têm sido utilizados em gatos com CIF (p. ex., clomipramina, fluoxetina, buspirona), porém não há estudos clínicos publicados avaliando a eficácia. O monitoramento apropriado do hemograma completo e do perfil bioquímico sérico deverá ser realizado antes de iniciar qualquer medicação psicotrópica e ser repetido periodicamente durante o tratamento.

A terapia GAG é bem-sucedida a curto prazo em alguns pacientes humanos com cistite intersticial. A justificativa consiste em auxiliar o reparo do urotélio defeituoso a fim de diminuir a permeabilidade, e também promover efeitos analgésicos e anti-inflamatórios. Existe o relato de um caso clínico na literatura veterinária sobre o aparente uso bem-sucedido de polissulfato de pentosana sódica em um gato com cistite intersticial diagnosticada por biopsia,[42] embora dois outros estudos clínicos não tenham conseguido mostrar qualquer diferença entre os felinos que receberam placebo e aqueles recebendo tratamento.[38,179]

A glicosamina é um substrato natural para a biossíntese de GAG e está disponível associada a sulfato de condroitina. Em um estudo recente, a glicosamina oral foi comparada com placebo em um estudo controlado por placebo, duplo-cego, randomizado, de 40 pacientes com CIF ao longo de 6 meses.[71] Os proprietários mantiveram um diário dos eventos relacionados com CIF e graduaram a gravidade dos sinais clínicos do gato no início e ao final do experimento. Não houve diferença significativa entre os dois grupos quando se considerava a avaliação dos proprietários do índice de saúde média, do índice clínico mensal médio ou da média do número de dias com sinais clínicos. A maioria dos gatos no estudo de fato melhorou clinicamente, mas isso foi atribuído à mudança para uma ração enlatada em 90% dos gatos. A densidade urinária média no início do estudo era de 1,050; com 1 mês de experimento, diminuiu significativamente para 1,036. Apesar disso, os sinais clínicos recorreram em 65% dos gatos, de modo que a terapia dietética individualmente não foi suficiente. É difícil recomendar a terapia GAG considerando-se a falta de quaisquer estudos veterinários demonstrando sua eficácia na CIF.

Urolitíase e tampões uretrais

Prevalência

Os urólitos são concreções organizadas contendo principalmente cristaloides, além de uma pequena quantidade de matriz orgânica. Os componentes mais comuns de urólitos são estruvita e CaOx,[35,77] porém recentemente foram relatados urólitos compostos por sangue solidificado seco.[184] A urina está comumente supersaturada com cristaloides, de modo que a cristalúria em si não é uma doença e não precisa ser tratada, a menos que esteja associada a sinais clínicos. É importante compreender que encontrar cristalúria em gatos com sinais de DTUIF não garante que os cristais de fato sejam a causa dos sinais clínicos.

Nos últimos 25 anos, ocorreu uma alteração notável na prevalência de diferentes tipos de urólitos (Figura 32.26). Até meados dos anos 1980, os urólitos de estruvita constituíam 78% dos encaminhamentos ao Minnesota Urolith Center (MUC).[139] Após esse período, foi observado incremento intenso na frequência de urólitos de CaOx, junto à redução nos urólitos de estruvita. Até 2002, 55% dos urólitos

Tabela 32.13 **Fármacos usados no tratamento de gatos com obstrução uretral e outros distúrbios do trato urinário inferior.**

Fármaco	Classe	Indicação	Dose	Efeitos adversos
Acepromazina	Fenotiazina	Sedação, antiespamódico (musculatura lisa)	0,02 a 0,05 mg/kg, SC, a cada 6 a 8 horas	Hipotensão
Betanecol	Parassimpaticomimético	Atonia do detrusor	1,25 a 5,0 mg/gato, VO, a cada 12 horas	Vômitos, diarreia, salivação
Buprenorfina	Opiáceo	Analgesia	0,01 a 0,02 mg/kg, SC, a cada 8 a 12 horas	Sedação
Butorfanol	Opiáceo	Analgesia	0,2 a 0,4 mg/kg, VO/SC, a cada 8 a 12 horas	Sedação
Dantrolene	Relaxante de musculatura esquelética	Antiespasmódico (musculatura estriada)	0,5 a 2,0 mg/kg, VO, a cada 8 horas	Hepatotoxicidade
Diazepam	Benzodiazepina	Antiespasmódico (musculatura estriada)	2,5 a 5,0 mg/gato, VO, a cada 8 horas	Sedação, estimulação do apetite
Fentanil	Opiáceo	Analgesia	25 μg/hora; adesivo transdérmico	Depressão respiratória, bradicardia
Hidromorfona	Opiáceo	Analgesia, sedação	0,02 a 0,05 mg/kg, IV/IM/SC, a cada 4 horas	Depressão respiratória, hipertermia, vômitos
Fenoxibenzamina	Antagonista alfa₁-adrenérgico	Antiespasmódico (musculatura lisa)	2,5 a 7,5 mg/gato, VO, a cada 12 horas	Sedação, hipotensão
Prazosina	Antagonista alfa₁-adrenérgico	Antiespasmódico (musculatura lisa)	0,25 a 0,5 mg/gato, VO, a cada 12 horas	Sedação, hipotensão

SC, via subcutânea; *VO*, via oral; *IM, via* intramuscular; *IV*, via intravenosa.

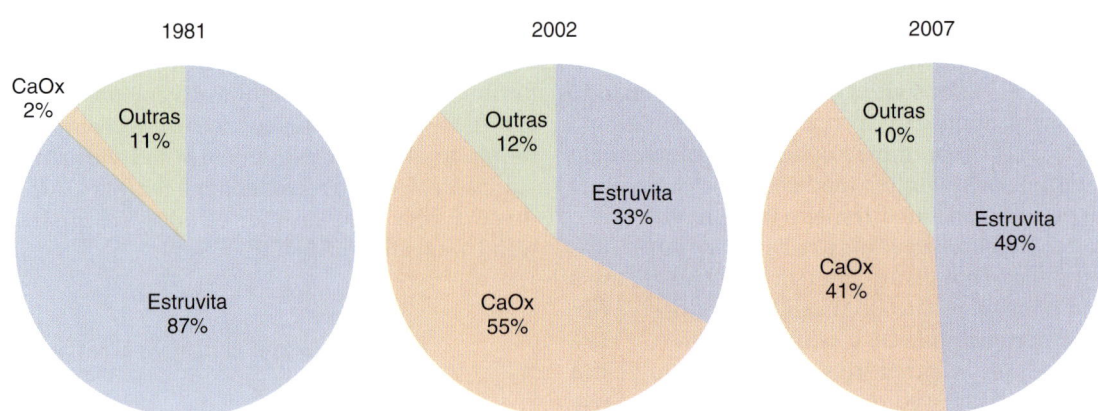

Figura 32.26 Demonstração de alterações da composição de urólitos felinos conforme o tempo (1981-2007), relatada pelos centros de análise norte-americanos e canadenses. (*Adaptada de Cannon AB, Westropp JL, Ruby AL et al. Evaluation of trends in urolith composition in cats: 5.230 cases (1985-2004),* J Am Vet Med Assoc *231:570, 2007; Houston DM, Moore AEP. Canine and feline urolithiasis: examination of over 50.000 urolith submissions to the Canadian Veterinary Urolith Centre from 1998 to 2008,* Can Vet J *50:1263, 2009; Osborne CA, Lulich JP, Kruger JM et al. Analysis of 451.891 canine uroliths, feline uroliths, and feline urethral plugs from 1981 to 2007: perspectives from the Minnesota Urolith Center,* Vet Clin North Am Small Anim Pract *39:183, 2009.*)

analisados no MUC foram de CaOx, enquanto apenas 33% eram de estruvita. Contudo, mais recentemente, a prevalência dos tipos de urólitos mudou. Em 2007, 49% dos urólitos levados ao MUC eram de estruvita e 41%, de CaOx. A proporção de urólitos de CaOx:estruvita também aumentou significativamente nos encaminhamentos ao Gerald V. Ling Urinary Stone Analysis Laboratory de 1985 até 2004.[35] Porém, assim como o estudo do MUC, até 2002-2004, 44% dos urólitos eram de estruvita e 40% eram de CaOx.

A prevalência de urólitos de estruvita levados ao Canadian Veterinary Urolith Centre (CVUC) diminuiu no período de 10 anos de 1998 a 2008, enquanto a de urólitos de CaOx permaneceu constante.[78] Em 2008, 49% dos urólitos encaminhados ao CVUC foram de CaOx e 42% foram de estruvita. Na Europa, a prevalência de urólitos de CaOx também aumentou entre 1994 e 2004.[147] Em 1994, 77% dos urólitos eram de estruvita e 12%, de CaOx. Em 2003, 61% dos urólitos eram de CaOx e 32%, de estruvita.

Apesar desses conjuntos de dados abrangentes, é importante observar que eles não refletem verdadeiramente a prevalência dos tipos de urólitos por diversos motivos. Por exemplo, nem todos os gatos com urólitos são diagnosticados ou tratados, e nem todos os urólitos são encaminhados para análise. Também é possível que urólitos de CaOx sejam mais passíveis de remoção e encaminhados para análise do que urólitos de estruvita, pois não existe opção de dissolução clínica para esse tipo de urólito.

Parece provável que o aumento nos urólitos de CaOx visto nos anos 1980 foi provocado por alterações nas rações de felinos. O uso amplo de rações desenvolvidas para dissolver urólitos de estruvita significou que menos desses urólitos foram removidos cirurgicamente e encaminhados para análise. Ao mesmo tempo, a modificação de dietas de manutenção para prevenir urólitos de estruvita pode ter causado o aumento nos urólitos de CaOx. Alguns fatores da dieta que diminuem o risco de urólitos de estruvita podem aumentar o risco de urólitos de CaOx. As alterações mais recentes na prevalência do tipo de urólito podem estar associadas à modificação adicional das rações de manutenção,

a fim de minimizar o risco de urólitos de CaOx, e melhora e aumento do uso de rações terapêuticas desenvolvidas para reduzir os fatores de risco para urólitos de CaOx.

Métodos para remoção de urólitos

Existem diversos métodos para a remoção de urólitos em gatos: remoção cirúrgica, recuperação com cesta por meio de cistoscopia, uro-hidropropulsão de eliminação (UV) e litotripsia. A dissolução pela dieta está disponível apenas para urólitos de estruvita (ver Capítulo 18). A escolha do método será ditada por fatores do paciente e pelo tipo de cálculo, e também pelo equipamento e pela perícia disponíveis (Tabela 32.14). Independentemente do método utilizado, a imagem deve ser usada para confirmar a remoção completa.

A cistotomia é o método mais comumente usado para recuperar urólitos da bexiga. O procedimento é bem conhecido, os tempos de cirurgia são curtos e as complicações são raras.[188] Foi relatada a formação de urólitos em nicho de sutura após cistotomia (discutido adiante).[5] A remoção cirúrgica incompleta de urólitos ocorre em cerca de 15 a 20% dos pacientes.[116] Diversas precauções podem ser tomadas para reduzir esse risco.[112] Se tiver passado já algum tempo desde o diagnóstico original, os exames de imagem deverão ser repetidos no dia da cirurgia, a fim de confirmar a quantidade e a localização dos urólitos. Os uretrólitos podem receber fluxo retrógrado para dentro da bexiga antes da cirurgia. O cateter uretral pode ser deixado no lugar durante a cirurgia a fim de prevenir a migração de urólitos para a uretra durante o procedimento. Finalmente, a uretra pode ser enxaguada com fluxo antes do fechamento da incisão na bexiga. A ponta do cateter é inserida logo dentro da uretra distal. A uretra é ocluída por pinçamento ao redor do cateter durante o lavado com fluxo retrógrado. Sempre deverá ser realizada imagem pós-cirúrgica para assegurar que todos os urólitos foram removidos. A cistotomia assistida por laparoscopia para a remoção de urólitos da bexiga foi descrita em cães, mas também tem sido utilizada clinicamente em gatos.[152]

Tabela 32.14 **Comparação entre métodos de tratamento para urólitos na bexiga.**

Técnica	Tamanho/número de urólitos	Tipo de urólito	Vantagens	Desvantagens	Necessidade de anestesia?	Equipamento necessário
Uro-hidropropulsão de micção	< 3 a 5 mm em fêmeas < 1 mm em machos Qualquer número	Todos	Sem cirurgia	Obstrução uretral	Sim	Cateter
Retirada cistoscópica	Pequenos, qualquer número	Todos	Sem cirurgia	Limitada a pequenos urólitos	Sim	Cistoscópio rígido, cesta para cálculos
Litotripsia a *laser*	Pequeno a médio, número moderado	Todos	Sem cirurgia	Disponibilidade limitada, longos períodos de procedimento, não bem avaliada em gatos, limitada a fêmeas ou a machos com uretrostomia perineal	Sim	Cistoscópio, litotriptor a *laser*
Cistotomia	Qualquer um	Todos	Rápida, prontamente disponível	Invasiva, tempo de recuperação mais longo	Sim	Instrumentos cirúrgicos
Dissolução clínica	Qualquer tamanho, qualquer número	Apenas estruvita	Não invasiva	Limitada a cálculos de estruvita; leva algumas semanas	Não	Ração de prescrição

Adaptada de Langston C, Gisselman K, Palma D *et al*. Methods of urolith removal, *Compend Contin Educ Vet* 32, 2010.

A uro-hidropropulsão de micção pode ser bem-sucedida na remoção de urólitos com diâmetro menor do que o lúmen uretral; em gatos, isso significa urólitos menores que 3 a 5 mm em fêmeas e 1 mm em machos.[17,95] Urólitos lisos têm maior probabilidade de serem removidos com sucesso do que urólitos irregulares ou aqueles com pontas agudas. Anestesia-se o paciente e coloca-se e adere-se um cateter urinário a um registro de três vias. A bexiga é preenchida com salina estéril até que esteja distendida. Não se recomenda a distensão excessiva; o volume típico utilizado é de 4 a 6 mℓ/kg. A seguir, o paciente é mantido em posição completamente ereta com a coluna perpendicular à mesa. A bexiga é delicadamente agitada para desprender quaisquer urólitos aderidos à mucosa, e assim se remove o cateter urinário. A bexiga é comprimida manualmente para eliminar a salina e os urólitos. A bexiga é comprimida dorsalmente e cranialmente; a bexiga não deverá ser comprimida para o canal pélvico. As etapas são repetidas conforme necessário até a imagem confirmar que todos os urólitos tenham sido removidos. O clínico deve estar preparado para a remoção cirúrgica de quaisquer urólitos que não possam ser removidos por essa técnica. Podem-se esperar hematúria e disúria durante 1 a 2 dias após o procedimento.[115] Recomenda-se que sejam administrados antibióticos por até 5 dias a fim de prevenir ITU.

A retirada cistoscópica usando uma cesta para urólitos é possível em fêmeas e em machos que tenham sido submetidos a uretrostomia perineal. É útil apenas para urólitos pequenos o suficiente para serem retirados por meio da uretra distendida (< 5 mm). É uma abordagem desejável para pacientes com bexiga frágil demais para a compressão manual, como naqueles submetidos recentemente a cistotomia. Apenas um urólito é removido de cada vez, e um urólito grande jamais deverá ser forçado por meio da uretra.

A litotripsia foi avaliada para a fragmentação e a remoção de cálculos em cães e gatos. A litotripsia por ondas de choque extracorpóreas é mais adequada para a fragmentação de urólitos que se encontram fixos em uma localização, como os nefrólitos. A litotripsia a *laser* (hólmio:YAG) é usada para a fragmentação intracorpórea de cálculos na bexiga em seres humanos. Na medicina veterinária, a litotripsia a *laser* transuretral pode ser realizada por meio de endoscópios flexíveis de diâmetro pequeno. Em gatos, o pequeno diâmetro da uretra masculina é uma limitação, de modo que o procedimento é realizável apenas em fêmeas ou em machos que foram submetidos a uma uretrostomia perineal. Após a litotripsia, os fragmentos são removidos por meio de uro-hidropropulsão de micção ou de cistoscopia.

Um estudo *in vitro* descobriu que a energia de *laser* hólmio era capaz de fragmentar diferentes tipos de urólitos caninos até fragmentos menores que 3,5 mm de diâmetro.[192] Três estudos *in vivo* que avaliaram a litotripsia a *laser* em cães relataram índices de remoção de urólitos da bexiga em 83 a 96% em fêmeas e 68 a 81% em machos.[1,65,114] As complicações relatadas foram perfuração da bexiga e da uretra, edema uretral provocando obstrução, e hemorragia. A maioria das complicações teve pouca duração. A litotripsia a *laser* foi comparada com a remoção cirúrgica de urólitos da bexiga de cães.[21] Os procedimentos foram igualmente bem-sucedidos. Os procedimentos de litotripsia a *laser* foram, em média, 23 min mais longos que os cirúrgicos, porém os pacientes de litotripsia receberam alta hospitalar cerca de 12 h antes. Até o momento, não há estudos publicados que tenham avaliado o uso de litotripsia a *laser* para o tratamento de urólitos na bexiga em gatos.

Urólitos de estruvita

Fatores de risco

Os urólitos de estruvita também são chamados de urólitos de *fosfato triplo* ou de *fosfato amoníaco-magnesiano*. Ocorrem com maior frequência na bexiga e, em geral, formam-se na urina estéril no gato. Os urólitos induzidos por infecção podem ocorrer em gatos jovens (menos que 1 ano de vida) e gatos idosos (com mais de 10 anos de vida).[175] Em geral, os gatos com urólitos de estruvita são mais jovens (máximo de idade, 4 a 7 anos) em comparação com aqueles com urólitos de CaOx. Não existe predisposição clara quanto a sexo. Outros fatores de risco são estilo de vida sedentário dentro de casa, obesidade, baixa ingestão de água e urina alcalina. Determinadas raças parecem estar predispostas (p. ex., Persa, Himalaia, Ragdoll, Chartreux, Pelo Curto Oriental), enquanto outras mostram-se de baixo risco (Rex, Abissínia, Birmanesa, Russo Azul, Burmesa, Siamesa).[175]

A formação de urólitos de estruvita é influenciada pelo pH da urina, pela concentração da urina e pela existência de materiais calculogênicos. Pesquisas anteriores demonstraram que a urolitíase por estruvita poderia ser induzida em gatos ao alimentá-los com ração com alto teor de magnésio (3 a 10 vezes o nível encontrado em rações comerciais). Isso levou à crença equivocada de que o magnésio era a principal causa da urolitíase por estruvita em gatos. Pesquisas subsequentes mostraram que o pH da urina influencia a formação de urólitos de estruvita e que estes podem ser dissolvidos quando o pH urinário for reduzido abaixo de 6,4. Em um estudo que avaliou a associação entre fatores da dieta e formação de estruvita, foram relacionadas com risco maior as dietas com mais alto teor de magnésio, fósforo, cálcio, cloreto ou fibras; teor moderado de proteína; e baixo teor de gordura.[102] Contudo, a formação de estruvita provavelmente é um processo complexo em que fatores dietéticos individuais não podem ser considerados isoladamente, porém, em vez disso, eles interagem uns com os outros e com itens como raça, idade, sexo e ambiente.

Sinais clínicos e diagnóstico

Os gatos com urólitos de estruvita apresentam os sinais genéricos de doença do trato urinário inferior: hematúria, polaciúria, periúria e disúria. Os urólitos de estruvita são quase sempre redondos, elipsoides ou tetraédricos e podem estar presentes unitariamente ou em grandes números. Com frequência, as radiografias abdominais investigativas são suficientes para a detecção de urólitos rádio-opacos com 3 mm ou mais de diâmetro. A detecção de pequenos urólitos ou de urólitos não rádio-opacos pode ser melhorada por meio de cistografia com duplo contraste ou de ultrassonografia (Figura 32.27). A urinálise quase sempre mostra pH alcalino; cristais de estruvita podem estar

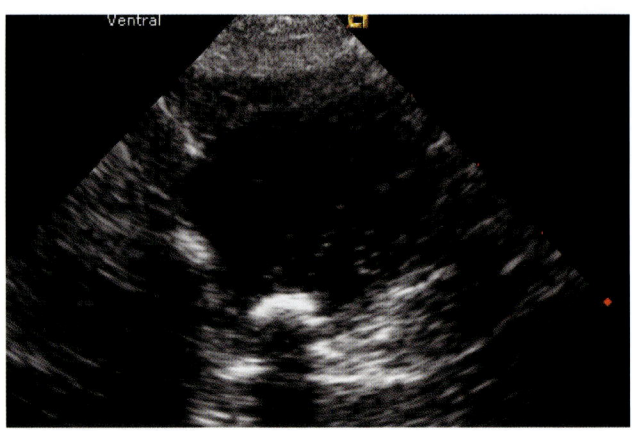

Figura 32.27 Exame ultrassonográfico da bexiga de gato Doméstico de Pelo Curto, do sexo masculino, castrado e com 2 anos de vida, que apresenta hematúria. Observa-se um urólito como um objeto ecogênico (6,2 × 3,7 mm), com uma sombra acústica adjacente à parede dorsal da bexiga. Alguns fragmentos ecogênicos estão presentes no lúmen da bexiga. (*Cortesia do Dr. Edward Javinsky.*)

presentes, mas nem sempre estão associados à formação de urólitos. O índice de suspeita para urólitos de estruvita em pacientes com sinais do trato urinário inferior aumenta em gatos com idade inferior a 7 anos, naqueles com histórico pregresso e nos animais com cristalúria de estruvita e urina alcalina. O diagnóstico definitivo exige a remoção e a análise clínica dos urólitos.

Tratamento

Tanto a dissolução de cálculos por meio de terapia dietética quanto a remoção são opções para gatos com urólitos de estruvita (ver Tabela 32.14). A terapia de dissolução é não invasiva, porém depende da adesão do proprietário e do paciente. Pode ocorrer insucesso do tratamento se o tipo de urólito for identificado erroneamente ou se os urólitos apresentarem composição complexa. São utilizadas rações terapêuticas que reduzem o pH urinário abaixo de 6,4 e que contêm níveis restritos de magnésio. A terapia dietética é eficaz; em um estudo, a dissolução de urólitos de estruvita estéreis ocorreu em média de 36 dias (em comparação com 44 dias para urólitos infectados).[138] Em outro estudo usando uma ração diferente, os urólitos de estruvita se dissolveram completamente em 31 de 39 gatos, em média de 30 dias.[79]

Após a dieta de dissolução ser prescrita, os proprietários devem administrar apenas essa dieta e ser advertidos com relação a recompensas alimentares, como comida caseira, leite e substâncias semelhantes. As radiografias devem ser reavaliadas uma vez por mês e a ração, ser administrada durante 2 a 4 semanas após o desaparecimento radiográfico, a fim de assegurar que os urólitos menores que não são radiograficamente detectáveis sofreram resolução.[141] Se a cultura de urina indicar ITU bacteriana, antibióticos deverão ser administrados ou a terapia de dissolução poderá não ser eficaz. A antibioticoterapia deverá ser mantida por 1 mês após a dissolução radiográfica, pois bactérias podem ser liberadas dos urólitos conforme eles se dissolvem.[138]

As rações para dissolução de estruvita não deverão ser utilizadas nos gatos em crescimento, em gatos em acidemia ou em gestantes. Alguns especialistas não recomendam o uso de rações para dissolução em felinos machos por causa do risco de obstrução uretral conforme os urólitos diminuem de tamanho.[141] Contudo, não existem evidências publicadas que deem suporte a essa preocupação.

Após a dissolução clínica ou a remoção do cálculo, deverão ser tomadas medidas para minimizar a recorrência de urólitos. Em um estudo realizado com 1.821 gatos com urólitos de estruvita, 2,7% apresentaram uma primeira recorrência e 0,2% apresentaram uma segunda recorrência.[3] Antigamente, acidificantes urinários (como DL-metionina e cloreto de amônia) eram usados com frequência para reduzir o pH urinário, porém hoje em dia são raramente indicados. Existem diversas dietas preventivas de estruvita disponíveis comercialmente, as quais acidificam a urina e evitam o excesso de magnésio, fósforo, cálcio e cloreto. No entanto, nenhum estudo controlado randomizado avaliou sua eficácia. A alimentação *ad libitum* pode diminuir a alcalose pós-prandial, porém convém ter cuidado para evitar obesidade. A ingestão de água deve ser aumentada para estimular a diurese e reduzir a concentração urinária de precursores minerais para a formação de urólitos. Há melhores resultados alimentando-se o gato com ração enlatada; outros métodos para aumentar a ingestão de água estão relacionados no Boxe 18.16. As recomendações quanto à maneira de mudar a dieta de um gato são encontradas no Boxe 18.5.

Recomenda-se o monitoramento de rotina (p. ex., urinálise, radiografias) para a detecção precoce de recorrência. Inicialmente, a reavaliação deverá ocorrer a cada 3 meses. A urinálise deverá ser monitorada quanto a cristalúria, pH e densidade. O pH urinário deverá ser mantido inferior a 6,5 e a densidade deverá ser inferior a 1,030. O medidor de pH é preferível às fitas reagentes urinárias para o monitoramento, pois os medidores fornecem aferição mais precisa do pH e não são influenciados por pigmentos na urina.

Urólitos de oxalato de cálcio

Fatores de risco

Os fatores de risco para o desenvolvimento de urolitíase por CaOx são idade (média de idade 7 anos) e raça (Persa, Himalaio, Pelo Curto Inglês, Exotic Shorthair, Havana Brown, Foreign Shorthair, Ragdoll, Scottish Fold).[35,78,86,100,147] Alguns estudos sugerem que os felinos machos correm risco maior que as fêmeas.[35,78,100] As dietas com baixo teor de sódio ou potássio e aquelas formuladas para aumentar a acidez urinária elevam o risco de urólitos por CaOx.[102] Acredita-se que a origem da água de beber seja um contributivo improvável para o desenvolvimento de urólitos por CaOx.[86]

O metabolismo alterado do cálcio sistêmico pode participar da formação de urólitos de CaOx em alguns gatos. A hipercalcemia branda (11,5 a 13,5 mg/dℓ [2,88 a 3,38 mmol/ℓ]) foi identificada em mais de um terço dos gatos com urolitíase por CaOx em um estudo.[132] Outros estudos também relataram hipercalcemia em gatos com

urolitíase por CaOx.[120,125,158] Muitos dos gatos nesses estudos tinham histórico de alimentação com ração acidificante da urina. A acidificação dietética crônica pode causar acidose metabólica, maiores concentrações séricas de cálcio ionizado, hipercalcemia e aumento da renovação [*turnover*] óssea de cálcio. Assim, a acidificação da dieta predispõe os gatos a hipercalciúria e a urolitíase por CaOx. É importante avaliar as necessidades dietéticas em todos os estágios da vida em gatos e evitar a continuação de uma dieta acidificadora de urina prescrita em uma fase anterior na vida prolongando-se até anos posteriores. Outros fatores, como aumento da absorção de cálcio ou de oxalato a partir do trato gastrintestinal ou de disfunção tubular renal levando a hipercalciúria ou hiperoxalúria, também podem estar envolvidos, mas não foram bem investigados em gatos.[125]

Sinais clínicos e diagnóstico

Quando urólitos de CaOx se formam no trato urinário inferior, os sinais clínicos são estrangúria, hematúria, polaciúria, periúria e obstrução uretral. Os urólitos de CaOx são rádio-opacos e, em geral, brancos e rígidos, com superfície irregular ou regular (Figura 32.28). Podem estar presentes como um único cálculo ou como múltiplos cálculos. As radiografias abdominais costumam ser suficientes para a detecção de urólitos de CaOx (Figura 32.29). A detecção de pequenos urólitos ou de urólitos não rádio-opacos pode ser melhorada mediante cistografia com duplo contraste ou por ultrassonografia, sendo que esses dois exames apresentam índice de falso-negativos inferior a 5%.[94] O índice de suspeita de urólitos de CaOx *versus* estruvita na bexiga é mais elevado em felinos machos, felinos com idade superior a 7 anos e em raças suscetíveis. O diagnóstico definitivo de urólitos de CaOx exige a remoção e a análise química.

Descartar doenças concomitantes e avaliar hipercalcemia são procedimentos importantes em gatos com suspeita de, ou que reconhecidamente apresentam, urólitos de CaOx. Os gatos com esses urólitos de CaOx devem ser submetidos a hemograma completo e perfil sérico bioquímico, além de urinálise e cultura de urina. A avaliação

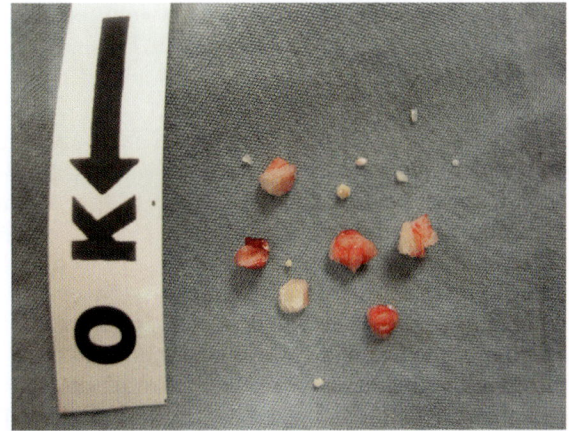

Figura 32.28 Diversos urólitos de oxalato de cálcio removidos cirurgicamente da bexiga de uma gata doméstica de pelo longo, castrada, com 12 anos de idade, apresentando hematúria.

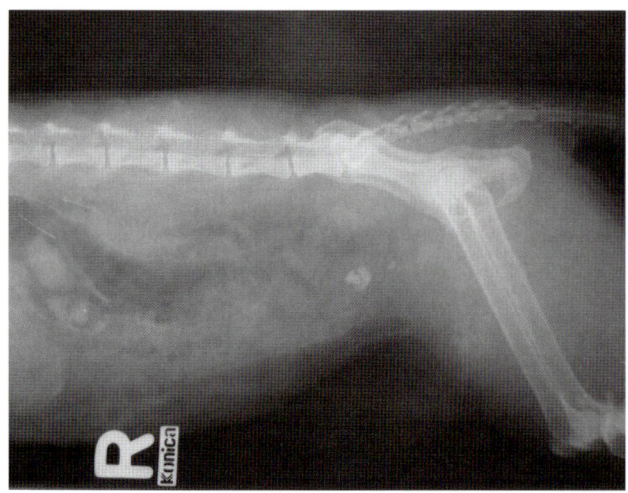

Figura 32.29 Aspecto radiográfico dos urólitos na bexiga mostrados na Figura 32.28.

da hipercalcemia envolve a aferição sérica de cálcio total, cálcio ionizado e PTH. Como a hipercalcemia, em geral, é idiopática, o cálcio sérico total e o cálcio ionizado estão aumentados, porém a concentração de PTH é normal ou baixa.

A urinálise tipicamente mostra pH ácido em gatos com urólitos de CaOx. Esses urólitos em geral não estão associados a infecção, embora infecções bacterianas secundárias, especialmente por *E. coli*, possam estar presentes em alguns pacientes.[17] Embora cristais de CaOx possam ser vistos na urinálise, eles não constituem um indicador confiável de haver urólitos ou da composição dos mesmos. Alguns gatos com urólitos não apresentam cristalúria e, raramente, aqueles com urólitos podem apresentar cristais na urina diferentes do tipo encontrado no cálculo.[23]

Tratamento

Até o momento, não existem rações calculolíticas para urólitos de CaOx. O único tratamento eficaz consiste na remoção dos cálculos, em geral por meio de cirurgia ou de uro-hidropropulsão de micção. Existe litotripsia em alguns centros de referência. A cistotomia deve ser realizada para urólitos maiores, porém convém ter cuidado para remover todos os cálculos. Os urólitos que provocam obstrução uretral devem ser retropulsados para o interior da bexiga.[17]

A recorrência de urólitos por CaOx em gatos após tratamento é comum (Figura 32.30). Em um estudo de 2.393 gatos com urólitos de CaOx, 7% apresentaram recorrência, 0,6% revelaram uma segunda recorrência e 0,1% mostrou uma terceira recorrência (em geral, do mesmo tipo de urólito).[3] As recomendações para o tratamento e a prevenção de urólitos de CaOx são (ver também Boxe 18.14):

1. Administrar dieta alcalinizante com alto teor de umidade e baixo teor de proteína desenvolvida para prevenir urólitos de CaOx;[109] evitar alimentos ricos em oxalatos, além de suplementos de ácido ascórbico e vitamina D.[137]

2. Reduzir a densidade urinária para inferior a 1,025 administrando-se ração enlatada (outras sugestões para aumentar o consumo de água são encontradas no Boxe 18.16).
3. Manter pH urinário entre 7 e 7,5 usando uma ração terapêutica ou suplementando com citrato de potássio (50 a 75 mg/kg com o alimento, a cada 12 h).
4. Outras estratégias são suplementar com vitamina B_6 (2 a 4 mg/kg, diariamente ou em dias alternados, VO) e administrar hidroclorotiazida, a fim de promover a reabsorção de cálcio (2 a 4 mg/kg VO, a cada 12 h).[75]
5. Se houver hipercalcemia, usar dieta rica em fibras e citrato de potássio; outras opções são glicocorticoides (iniciar com prednisolona a 5 mg/gato diariamente, VO, durante 1 mês e reavaliar) e alendronato oral (10 mg/gato) 1 vez/semana.[39]

O teor dietético apropriado de sódio para a prevenção de urólitos por CaOx atualmente é um assunto controverso e não existem diretrizes. Para mais informações, ver Capítulo 18.

Após a remoção do urólito, os gatos deverão ser reavaliados em 1 mês e depois novamente aos 3 meses e 6 meses. Além do exame físico e do histórico clínico, deverá ser realizada uma urinálise e também imagem da bexiga (radiografia, ultrassonografia, ou ambas). O ideal é que e imagem da bexiga seja realizada a cada 6 meses. Alguns gatos precisarão de monitoramento do cálcio total e do cálcio ionizado, e aqueles que receberem diuréticos deverão ser monitorados quanto a eletrólitos.

Outros tipos de urólitos

Embora estruvita e CaOx sejam os tipos mais comuns de urólitos em gatos, foram identificados muitos outros tipos de minerais, como uratos (Figura 32.31), apatita, cistina, pirofosfato potássio magnesiano, fosfato de cálcio, xantina e sílica.[35,77,139] Urólitos mistos, compostos e de matriz também foram identificados.

Também pode haver a formação de urólitos não compostos por sais minerais. Em um relato, 49 de 21.784 (0,2%) de urólitos felinos eram compostos de sangue solidificado

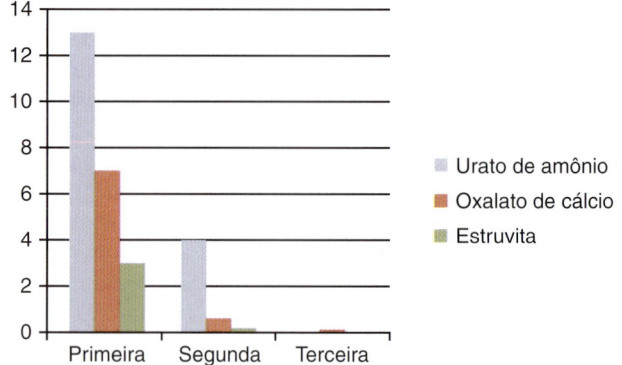

Figura 32.30 Percentual de gatos com recorrência de urólitos. Em geral, a recorrência foi com o mesmo tipo de urólito. (*Adaptada de Albasan H, Osborne C, Lulich J et al. Rate and frequency of recurrence of uroliths after an initial ammonium urate, calcium oxalate, or struvite urolith in cats*, J Am Vet Med Assoc 235:1450, 2009.)

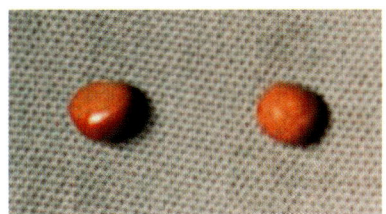

Figura 32.31 Urólitos compostos de urato de amônio (95%) e oxalato de cálcio (5%) removidos cirurgicamente da bexiga de uma fêmea felina castrada, de 5 anos de idade, da raça Mau Egípcio, apresentando polaciúria, hematúria e micção inadequada.

seco (SSS).[184] Esses urólitos eram firmes e semelhantes a pedra e não se assemelhavam a coágulos de sangue. Quase metade dos gatos havia sido examinada após 2001. A média de idade dos gatos acometidos era de 9 anos. Embora tivesse sido encontrada ao longo do trato urinário, a maioria desses urólitos (57%) foi removida da bexiga ou da uretra. Cálculos de SSS não parecem ser radiodensos e podem não ser detectados ao exame ultrassonográfico. Em outro relato, 60 de 5.230 (1,1%) de urólitos foram determinados como compostos por SSS.[35] A maioria dos gatos havia sido examinada em 1999 ou posteriormente, e os machos estavam em número maior.

Corpos estranhos, como suturas feitas na bexiga durante cistotomia, podem atuar como nicho para a formação de urólitos. Entre 1999 e 2006, 0,17% dos felinos com urólitos de bexiga encaminhados ao CVUC continham um nicho de sutura.[5] A composição mineral mais comum dos urólitos foi CaOx, porém também foram identificados estruvita e minerais compostos. Parece ser necessário um período extenso de tempo, aproximadamente 1 ano, para que um urólito clinicamente aparente se forme ao redor de um nicho de sutura. Os autores do estudo recomendaram certas precauções ao fechar a bexiga após cistotomia, como evitar pontos de espessura completa, suturas absorvíveis de longa duração e fios não absorvíveis.

Tampões uretrais

A maioria dos tampões uretrais compõe-se prioritariamente de uma matriz proteinácea (mucoproteína e fragmentos inflamatórios) com cristais aprisionados. São quase sempre encontrados na ponta do pênis, na qual o diâmetro uretral é menor ou em outras áreas da uretra onde ocorre um estreitamento (ou seja, caudal à glândula bulbouretral ou entre a bexiga e a próstata). Embora os urólitos de CaOx atualmente sejam menos comuns que os de estruvita, a composição mineral dos tampões uretrais continua a ser predominantemente estruvita.[53,77,139] Outros tampões uretrais compõem-se quase totalmente de matriz ou de tecido descamado e sangue. Atualmente não se sabe o que leva à formação dos tampões uretrais. Uma hipótese é de que os tampões uretrais se formam em gatos com inflamação subjacente.[181] Proteínas do plasma podem entrar na urina a partir de extravasamento vascular suburotelial e aprisionar cristais no lúmen da uretra, o que resulta em obstrução. O extravasamento de proteínas plasmáticas para a urina associado a inflamação ativa pode aumentar o pH urinário, contribuindo para a precipitação de cristais de estruvita.

Tratamento de obstrução uretral

A obstrução uretral é um distúrbio clínico felino comum, embora não existam dados sobre a prevalência na população geral de felinos. Foi diagnosticada em 18% de mais de 22.000 gatos com DTUIF levados a hospitais-escola veterinários[101] e em 10% dos felinos levados a exame em um grande serviço de emergência urbano.[99] Existem poucas informações relacionadas com os fatores de risco. Em um estudo recente de 82 gatos com obstrução uretral comparados com controles equivalentes em sexo e tempo, a maioria dos animais acometidos tinha entre 1 e 7 anos de vida.[164] A proporção de gatos que consumiam exclusivamente ração seca foi significativamente mais elevada nos gatos com obstrução uretral. O aumento do peso corporal, que pode ser um marcador para atividade diminuída, também esteve associado a maior risco. Gatos com acesso ao meio externo estavam sob risco mais baixo. Em outro estudo, o risco foi maior para gatos entre 4 e 10 anos de idade.[101]

Felizmente, a frequência de obstrução uretral tem diminuído nas últimas décadas. Em hospitais-escola veterinários no Canadá e nos EUA, o índice de morbidade proporcional no hospital para obstrução uretral diminuiu de 19 casos por 1.000 gatos avaliados em 1980 para 7 casos por 1.000 gatos em 1999.[103] Esse dado coincide com a ampla oferta de dietas desenvolvidas para minimizar a cristalúria por estruvita e, provavelmente, deve-se, em parte, a tal disponibilidade.

A uropatia obstrutiva é mais comum em machos por causa do menor diâmetro da uretra masculina em comparação com a das fêmeas. A idade no momento da castração não influencia o diâmetro da uretra e não influencia o risco de obstrução uretral.[155] São sinais clínicos típicos disúria, hematúria, tentativas frequentes para urinar, vocalização na caixa de areia e lambedura do pênis ou do prepúcio. Os proprietários podem não perceber que o gato não tem urinado recentemente, e alguns felinos são levados para exame equivocadamente devido a constipação intestinal ou por dificuldade de deambulação. Alguns gatos apresentam sinais de doença sistêmica, como letargia, anorexia, fraqueza e vômitos. Os gatos que sofrem de obstrução prolongada podem ser levados a exame já moribundos ou mortos.

O diagnóstico é relativamente simples e feito palpando-se a bexiga firme e grande, que se mostra dolorosa para o gato. A palpação da bexiga distendida deve ser realizada com delicadeza, a fim de evitar lacerações ou rupturas. Em alguns casos, os proprietários levam os gatos relativamente logo após a obstrução ter ocorrido, em cujo caso a bexiga poderá não estar hiperdistendida. Assim, não será possível eliminar a urina. A obstrução uretral deverá ser considerada como um diagnóstico diferencial para qualquer felino macho doente jovem a de meia-idade.

Ela pode ser causada por objeto no interior do lúmen, por espessamento da parede ou por compressão por massa extrauretral. Tampões uretrais e uretrólitos têm sido identificados como as causas mais comuns de obstrução em felinos machos,[60,91] embora mais de 50% dos casos tenham sido classificados como idiopáticos em um estudo recente.[61] Outras causas potenciais são uretroespasmo, traumatismo, anomalias congênitas, estenose e neoplasia.

Estabilização

Os gatos com obstrução uretral devem ser tratados como emergências quando levados a exame. Embora a maioria dos pacientes esteja estável à apresentação, 10% ou mais exibe comprometimento fisiológico importante. Em particular, os gatos que estiveram obstruídos por 24 h ou mais poderão estar gravemente enfermos, e a situação exige gerenciamento da crise. A abordagem inicial ao gerenciamento deverá ser adaptada à condição do gato, pois ela pode fazer diferença – de vida ou morte – para os pacientes mais intensamente comprometidos. A questão mais imediatamente potencialmente fatal não é a obstrução em si, e sim o comprometimento cardiovascular resultante.

Deverá ser feita a avaliação completa do estado do animal antes de tentar aliviar a obstrução, pois podem ser necessárias medidas de estabilização específicas, particularmente antes de se administrar sedação ou induzir anestesia. A avaliação física deverá incluir coloração de mucosa, tempo de enchimento capilar, qualidade e frequência do pulso, ausculta cardíaca e temperatura retal. Pode ocorrer hipotermia secundária a choque circulatório. Os gatos com obstrução uretral provavelmente apresentarão frequência cardíaca alta por causa do estresse e da dor. A frequência cardíaca inadequadamente lenta pode estar associada a hiperpotassemia; convém realizar o eletrocardiograma e aferir a concentração sérica de potássio. Deve-se fornecer oxigênio suplementar por meio de máscara facial ou por aporte por fluxo.

Um cateter intravenoso deverá ser colocado imediatamente, a fim de administrar líquidos e medicação e obter amostras de sangue. Coleta-se o sangue para hemograma completo, bioquímica clínica e eletrólitos. Para os gatos criticamente enfermos, o banco de dados prioritário contempla hematócrito, proteína total (PT), eletrólitos, cálcio ionizado, glicose sanguínea, BUN e creatinina. A gasometria venosa também é útil, quando disponível. Deve-se proporcionar analgesia tão logo quanto possível. São agentes adequados butorfanol, buprenorfina, hidromorfona e outros opioides. Os AINEs são inadequados nessas circunstâncias clínicas.

Os gatos com obstrução podem ter desidratação moderada a grave e graus variáveis de distúrbios eletrolíticos e azotemia, de modo que o início imediato da fluidoterapia é extremamente importante. Em um estudo, 85% dos gatos com obstrução uretral encontravam-se azotêmicos.[164] Recomenda-se uma solução eletrolítica balanceada para reidratação e estabilização. Em dois estudos, a acidose metabólica sofreu resolução mais lentamente em gatos criticamente enfermos com obstrução uretral tratados com NaCl a 0,9% em comparação com aqueles tratados com soluções eletrolíticas balanceadas, porém não houve diferença no resultado final entre os dois tratamentos.[45,48] Em gatos intensamente desidratados ou moribundos, 20 a 30 mℓ/kg podem ser administrados na forma de bolo intravenoso inicial, ajustando-se o índice de líquido com base

na resposta inicial.[47] Mais informações sobre fluidoterapia em gatos com azotemia pós-renal por obstrução uretral são encontradas no Capítulo 5.

As anormalidades eletrolíticas comuns em gatos com obstrução uretral que podem exigir correção são a hipopotassemia, a acidose metabólica e a hipocalcemia. As medidas citadas adiante no texto têm efeitos temporários, porém ajudam a estabilizar o paciente conforme a fluidoterapia é instituída e até a causa desencadeadora ser corrigida. Em um estudo, aproximadamente 24% de 199 gatos obstruídos apresentavam hiperpotassemia de branda a intensa ($\geq$ 6,0 mEq/ℓ).[99] Cerca de 12% dos gatos no mesmo estudo apresentavam vários distúrbios metabólicos potencialmente fatais (particularmente hiperpotassemia e hipocalcemia concomitante). Em outro estudo, hiperpotassemia (48%), hipocalcemia ionizada (56%) e hiponatremia (55%) foram achados comuns.[164]

Na maioria dos casos, as anormalidades metabólicas sofrem resolução mediante a administração de líquidos e alívio da obstrução. Contudo, em alguns casos, deverá ser considerado o tratamento específico. A acidose metabólica grave (pH < 7,1) tem efeitos profundos sobre o sistema cardíaco, o sistema respiratório e o SNC. O tratamento com bicarbonato de sódio pode ser necessário em gatos instáveis com acidose metabólica intensa. Se não for possível avaliar a gasometria sanguínea, os gatos intensamente enfermos deverão ser tratados com 1 a 2 mEq/kg de bicarbonato de sódio administrado lentamente, IV. É importante monitorar o cálcio sérico, pois o bicarbonato de sódio baixa a porção ionizada do cálcio plasmático e alguns pacientes já se encontram hipocalcêmicos no momento da consulta; desse modo, a hipocalcemia deverá ser corrigida em primeiro lugar. Mais informações sobre o tratamento de acidose metabólica com bicarbonato de sódio são encontradas no Capítulo 5.

O potássio está envolvido na função celular e na transmissão neuromuscular. A hiperpotassemia pode ter efeitos tardios profundos, com alterações eletrocardiográficas características, como bradicardia, pico e estreitamento da onda T, intervalo QT encurtado, alargamento do complexo QRS e diminuição da amplitude ou perda da onda T. Não é possível correlacionar as alterações eletrocardiográficas com a gravidade da hiperpotassemia. Alguns gatos apresentam hiperpotassemia sem alterações eletrocardiográficas. O efeito da hiperpotassemia em gatos com perturbações eletrocardiográficas graves pode ser contrabalançado com o gluconato de cálcio, que antagoniza diretamente o potássio no nível da membrana celular. O médico-veterinário deverá administrar 50 a 100 mg/kg IV ao longo de 2 a 3 min enquanto monitora o eletrocardiograma quanto a arritmias induzidas por cálcio. Os efeitos são quase imediatos e perdurarão cerca de 30 min.

O potássio plasmático pode ser diminuído ainda mais, se necessário, direcionando-o para o meio intracelular por intermédio da insulina regular (0,1 a 0,25 U/kg IV). A insulina deverá ser sucedida por um bolo IV de glicose a 50% (0,5 g/kg, diluída) para prevenir hipoglicemia. O potássio sérico diminuirá em 1 h. A glicose sanguínea deve ser monitorada por várias horas após a administração de insulina e líquidos intravenosos podem ser suplementados com glicose a 2 a 5%, a fim de manter a normoglicemia.

Em um estudo, a hipocalcemia ionizada (< 2,4 mEq/ℓ) foi identificada em 75% de 24 felinos do sexo masculino com obstrução, em geral associada a fósforo sérico elevado (causado por diminuição da excreção renal).[49] Os gatos com hipocalcemia ionizada grave (< 1,6 mEq/ℓ) podem apresentar função cardíaca elétrica e mecânica comprometida, o que exige a administração de cálcio intravenoso (conforme detalhado previamente).

A cistocentese é útil para descomprimir a bexiga antes de se tentar o cateterismo da uretra.[181] Isso auxilia a aliviar a dor e a distensão e torna as tentativas subsequentes de enxaguar a uretra mais fáceis, por reduzir a pressão retrógrada. O procedimento pode ser realizado com agulha *butterfly* calibre 22 ou 23 ou uma agulha 22 aderida a um equipo de extensão, registro e seringa de 20 mℓ. O médico-veterinário insere a agulha na bexiga a meio caminho entre o ápice e o colo da parede ventral ou ventrolateral enquanto se estabiliza a bexiga manualmente. A agulha deve penetrar a bexiga em um ângulo oblíquo e ser direcionada caudalmente.[108] O médico-veterinário deve ter cuidado para não pressionar excessivamente a bexiga durante o procedimento, a fim de reduzir o risco de extravasamento de urina. Deverá ser removido o máximo possível de urina, e as amostras deverão ser guardadas para urinálise e cultura de urina. A complicação mais importante consiste em lesão da parede da bexiga ou ruptura da bexiga e tal ocorrência tem maior probabilidade de ocorrer em gatos com parede da bexiga com perda da integridade e friável. A ruptura da bexiga também pode ocorrer nesses pacientes durante tentativas para aliviar a obstrução uretral sem cistocentese anterior. Embora a ruptura seja um evento incomum, o médico-veterinário deve estar preparado para intervenção cirúrgica, caso ocorra.

Os achados da urinálise em gatos com obstrução uretral podem ser hematúria, proteinúria, piúria (em geral causada por inflamação), alcalúria, cristalúria e glicosúria (induzida por estresse). Em um estudo, 12% dos gatos também apresentavam bilirrubinúria, embora a causa fosse desconhecida.[164]

Por fim, as radiografias fornecem informações úteis para o tratamento direto, como existência, localização e número de urólitos. A uretra inteira deve ser radiografada, a fim de se detectar uretrólitos que possam estar alojados distalmente.

Como realizar a desobstrução uretral

A patência uretral tem início *após* o paciente se encontrar estável. A hiperpotassemia e as disritmias cardíacas intensas devem ser corrigidas à parte, antes de se induzir anestesia. A escolha entre sedação e anestesia e os protocolos medicamentosos empregados variará conforme a condição do paciente e da experiência do clínico. Fármacos excretados pelos rins devem ser usados com cautela. Uma associação comumente empregada consiste em quetamina (2 a 5 mg/kg) e diazepam (0,2 a 0,5 mg/kg) ou midazolam (0,2 a 0,5 mg/kg) administrados por via intravenosa até surtir efeito; doses mais baixas também podem ser adequadas. A quetamina deve ser evitada em gatos com arritmias cardíacas ou com doença cardíaca. Hidromorfona

---

Boxe 32.17 Material para cateterismo uretral e alívio de obstrução

Gel de lidocaína estéril
Cateter uretral com extremidade aberta para aliviar obstrução uretral
Equipo intravenoso
Lubrificante estéril
Solução salina estéril
Luvas estéreis
Diversas seringas de 10 mℓ
Cateter uretral de demora
Bolsa de líquido endovenoso e linha intravenosa estéril (vazias)

---

e midazolam são outras escolhas comuns. A indução por máscara com isoflurano ou proporfol IV pode ser usada se houver necessidade de tempo adicional para procedimentos. Pacientes obnubilados podem não precisar de sedação para o cateterismo uretral.

O material necessário para o cateterismo uretral e o alívio da obstrução pode ser conferido no Boxe 32.17. Coloca-se o paciente em decúbito dorsal ou lateral e corta-se o pelo ao redor da área perineal, especialmente em gatos de pelo longo. A escova cirúrgica é usada para limpar delicadamente o prepúcio e a ponta do pênis. Usando luvas estéreis, o veterinário deverá provocar a extrusão do pênis da bainha e delicadamente massageá-lo, a fim de expelir cálculos muito pequenos e tampões uretrais alojados na ponta do pênis. Em alguns casos, massagear a uretra por meio do reto pode resolver uma obstrução. A extrusão do pênis pode ser difícil em gatos obesos. Direcionar os membros posteriores para frente pode proporcionar melhor exposição.

Os cateteres úteis para o alívio da obstrução uretral são o cateter para felino macho com extremidade aberta padrão (3,5 French polipropileno, 11,5 a 14 cm) ou os cateteres uretrais com ponta em oliva Minnesota (calibre 22, 1,2 a 3,8 cm) (Figura 32.32), os quais são a primeira opção da autora nos casos de obstruções na uretra distal. A ponta do cateter é lubrificada com gel de lidocaína e inserida no orifício uretral externo. Pode-se deixar a ponta do pênis retrair para o prepúcio depois que o cateter tiver sido inserido. Estender o pênis até que esteja paralelo à coluna do gato, puxando o prepúcio caudalmente e dorsalmente, ajudará a fazer a uretra reta o máximo possível e facilitará a colocação do cateter. Como alternativa, um assistente pode aplicar pressão ventralmente por meio do reto, a fim de ajudar a orientar o cateter sobre a borda pélvica. O cateter é delicadamente avançado, para a obstrução ser alcançada. A seguir, adere-se um equipo de extensão intravenoso e utiliza-se uma seringa de 10 mℓ cheia de salina para enxaguar abundantemente o lúmen uretral. Pode ser útil acrescentar uma pequena quantidade de lubrificante estéril ao enxágue de salina (agitar para formar uma emulsão). A solução de Walpole nunca não deve ser utilizada, pois tem pH ácido e é muito irritante para a mucosa já traumatizada; o uso pode resultar em inflamação intensa da uretra e da bexiga e até mesmo em estenose uretral.

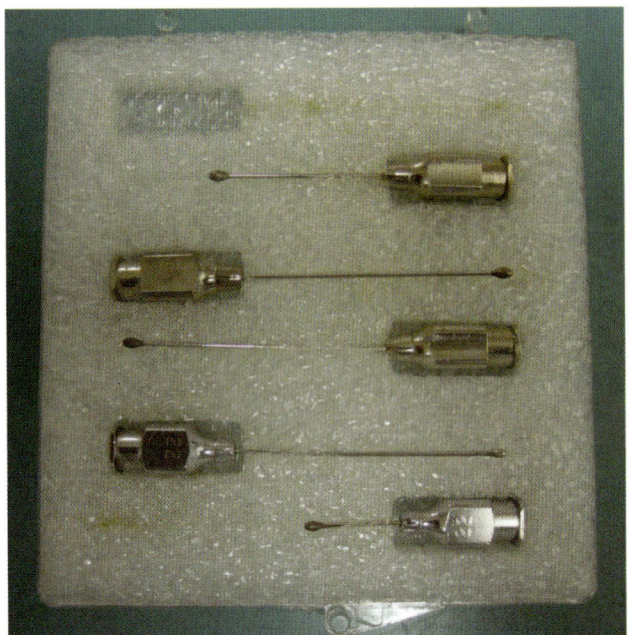

Figura 32.32 Conjunto de cateteres calibre 22 Minnesota com ponta em oliva, variando em comprimento de 1,2 a 3,8 cm.

Poderão ser necessárias diversas tentativas para o avanço delicado e fluxo de água para aliviar a obstrução. Se for sentida resistência quando a salina for injetada para o cateter, este deverá ser trazido de volta levemente até que a substância possa ser "espirrada" com maior facilidade. O massageamento delicado do pênis durante o fluxo pode ajudar a deslocar o material obstrutivo. A oclusão da uretra também pode ajudar a distender o lúmen uretral e deslocar tampões ou urólitos. Tal oclusão pode ser conseguida de duas maneiras. A uretra pode ser comprimida por meio do reto durante hidropropulsão. Como alternativa, a ponta do pênis pode ser comprimida a fim de ocluir o lúmen uretral e aumentar a pressão por impedir que o fluxo saia pelo orifício uretral externo. É importante observar cuidadosamente se haverá expulsão de tampões ou cálculos uretrais do fluxo de modo que o material possa ser guardado para análise.

Quaisquer procedimentos envolvendo a uretra devem ser realizados o mais delicadamente possível, a fim de evitar inflamação e lesão a longo prazo. O cateter por si só jamais deverá ser usado para empurrar material que obstrui para dentro da bexiga. Uma série de 15 gatos que precisavam de uretrostomia perineal sofreu traumatismo uretral durante o cateterismo, devido a técnica ou equipamento inadequados.[44] As anormalidades ao exame físico foram hematoma perineal, desvio do pênis e tumefação escrotal. A radiografia contrastada foi realizada em 10 gatos; houve estenose uretral (um gato) e ruptura uretral (cinco gatos). Os outros quatro gatos apresentavam uma estenose no orifício uretral externo.

Depois de a obstrução ser aliviada, qualquer remanescente na bexiga deverá ser aspirado. A seguir, a bexiga é enxaguada e drenada repetidamente com salina até que a solução recuperada mostre-se relativamente sem sangue e fragmentos. O cateter usado para aliviar a obstrução é re-

tirado lentamente enquanto continua a injetar salina. Um cateter urinário de demora (3,5 a 5 French) não é necessário para todos os pacientes obstruídos. Fatores como facilidade de estabelecer patência uretral, qualidade do fluxo urinário, tamanho da bexiga à apresentação e ocorrência de doença sistêmica devem ser considerados. Hematúria acentuada é outra indicação para um cateter de demora, pois representa risco de reobstrução por coágulos sanguíneos e indica distensão grave da bexiga, que pode comprometer a contractilidade do detrusor. Se um cateter urinário de demora não for utilizado, a bexiga deve ser palpada após a micção natural para se avaliar o completo esvaziamento. Se o gato sem cateter urinário não estiver urinando regularmente ou não estiver esvaziando por completo a bexiga, esta deve ser comprimida manualmente 3 ou 4 vezes/dia.

As melhores escolhas para cateteres de demora são feitas de material macio, como sonda de alimentação de borracha vermelha de polivinila, cateter uretral de silicone para felinos machos, cateter urinário de poliuretano ou cateter uretral para felinos machos de politetrafluoroetileno. Esses cateteres são mais flexíveis que os cateteres de polipropileno e reduzem irritação e traumatismos uretrais. Às vezes, cateteres mais macios são flexíveis demais para serem inseridos com facilidade, especialmente se não houver um estilete; guardar os cateteres no congelador é útil, pois eles se tornam rígidos quando frios. A ponta do cateter deve ser avançada apenas a uma curta distância para o lúmen da bexiga. Inserir o cateter mais adiante pode causar irritação e dor. Se a ponta do cateter situar-se na uretra proximal, isso provocará irritação e esforço. A posição do cateter deve ser verificada radiograficamente. O cateter deve ser suturado no prepúcio do gato, próximo do orifício uretral externo usando-se uma fita *butterfly*; alguns cateteres vêm com "asas" para tal fim.

Os cateteres de demora devem ser aderidos a sistemas de coleta fechados, a fim de reduzir o risco de contaminação bacteriana ascendente. Uma bolsa para coleta de urina ou uma bolsa para líquido intravenoso vazia e equipo de administração intravenosa podem ser usados para se construir um sistema de coleta. Após lavar a bexiga, o médico-veterinário deve deixar 10 a 20 mℓ de líquido do lavado no lúmen da bexiga. Esse líquido será usado para encher a sonda indica logo que o sistema está funcionando adequadamente. É importante verificar que o equipo de administração intravenosa não está fechado por clampe. A bolsa de coleta deve estar posicionada abaixo do nível do gato para promover um efeito de sifão e evitar fluxo retrógrado de urina. Um colar elisabetano deve ser usado para impedir que o gato morda o cateter ou o equipo.

Em geral, os cateteres de demora são deixados no local por 1 a 3 dias. Usa-se julgamento clínico para determinar o tempo ideal para remover o cateter. As indicações para remoção do cateter são resolução dos sinais clínicos, como letargia, fraqueza, anorexia e vômitos, diminuição da hematúria, e resolução de distúrbios metabólicos, além de diurese pós-obstrutiva. A bexiga recuperada será sentida pequena e firmemente contraída ao redor da ponta do cateter à palpação. Quando o cateter é removido, o risco de problemas de micção pós-cateterismo pode ser avaliado examinando-se o estado funcional da uretra. Entre 20 e 30 mℓ de salina estéril podem ser instilados na bexiga imediatamente antes da remoção do cateter. Tão logo o cateter seja removido, comprime-se a bexiga e avalia-se a qualidade do fluxo de urina.

Sempre que possível, a antibioticoterapia não deve ser instituída enquanto houver um cateter de demora aplicado. Embora os antibióticos possam reduzir o risco de infecção bacteriana pós-cateter associada à colocação de cateter a curto prazo, as infecções que realmente ocorrem podem ser muito resistentes. Além disso, o uso profilático de antibiótico não consegue evitar infecção quando os cateteres permanecem colocados por mais de 3 dias. O uso de antibióticos com um cateter de demora está reservado para gatos com evidência de infecção do trato urinário ou sistêmica no momento do diagnóstico. Os antibióticos podem ser necessários após o cateter ser removido. Em um estudo de 13 gatos com cateteres uretrais de demora, 69% desenvolveram bacteriúria.[80] Em um estudo em cães, a cultura da ponta do cateter na remoção teve pouco valor de previsão.[166] A urina deve ser cultivada no dia da remoção do cateter ou em 24 h. Para realizar a cultura no dia da remoção, o clínico deve clampear o sistema de coleta a fim de possibilitar que a urina se acumule na bexiga durante cerca de 1 a 2 h antes que o cateter seja removido. A seguir, remove-se o sistema de coleta e coleta-se uma amostra de urina do jato médio por meio do cateter; essa amostra é levada para cultura e teste de sensibilidade. Se houver diagnóstico de infecção, o antibiótico apropriado deve ser administrado durante, no mínimo 10 dias, e a urina deve ser cultivada novamente 1 semana após o fim da terapia.

Os corticosteroides não devem ser administrados a gatos com cateter de demora, já que isso aumenta o risco de ITU baixa. Além disso, os corticosteroides predispõem esses pacientes a polinefrite bacteriana e não conseguem diminuir a inflamação.[14] Em pacientes com função renal normal e hidratação normal, os AINEs podem ser considerados para reduzir a inflamação.

A reobstrução após remoção do cateter pode ocorrer devido a diferentes causas, como remoção incompleta de material obstrutor (tampão uretral ou uretrólito) ou uretroespasmo causado por inflamação. Outras causas de reobstrução são obstrução da abertura uretral proximal por urólito ou massa na bexiga ou compressão externa da uretra por massa. Nesses casos, convém ser considerada uma investigação adicional por meio de imagem.

Embora o padrão de cuidados para gatos com obstrução uretral seja o alívio por meio de cateterismo uretral, com frequência o tratamento envolve internação estendida e pode ser dispendioso demais para alguns proprietários. Em geral, a eutanásia ou o abandono são as únicas alternativas nessas circunstâncias. Foi descrito recentemente um protocolo para o manejo de obstrução uretral sem cateterismo e usando medicação (acepromazina, buprenorfina, medetomidina); cistocentese descompressiva repetida; fluidoterapia subcutânea conforme necessário; e ambiente tranquilo, na penumbra e com baixo estresse. Em um relato, 15 gatos foram tratados seguindo esse protocolo.[43] Os gatos com distúrbios metabólicos ou fisiológicos sérios foram excluídos do tratamento e uma radiografia abdominal lateral foi obtida para descartar cálculos císticos ou uretrais. O tratamento teve sucesso em 11 de 15 gatos – houve micção espontânea em 72 h e alta hospitalar. Dos

11 gatos, 9 urinaram espontaneamente em 48 h. Nos 4 gatos restantes, houve o desenvolvimento de uroabdome ou de hemoabdome. A necropsia foi realizada em 3 gatos, porém nenhum apresentava evidência de laceração ou ruptura da bexiga.

Manejo clínico contínuo

Após a estabilização, o monitoramento contínuo deve envolver a avaliação de hidratação, temperatura, estado mental e produção de urina. Quaisquer anormalidades na avaliação inicial devem ser reavaliadas conforme necessário (p. ex., eletrólitos, cálcio ionizado, glicose sanguínea, BUN, Cr, estado acidobásico).

Os gatos que apresentaram obstrução por mais de 48 h ou que se encontravam extremamente azotêmicos podem enfrentar diurese pós-obstrutiva importante (débito urinário superior a 2 mℓ/kg por hora) pelo período de 2 a 5 dias. Em um estudo retrospectivo, a diurese pós-obstrutiva ocorreu em 13 de 28 gatos (46%) nas primeiras 6 h de tratamento.[55] Os gatos com acidemia (pH venoso inferior a 7,35) no internamento encontravam-se sob risco maior. O débito urinário deve ser monitorado e a fluidoterapia deve ser cuidadosamente ajustada para evitar desidratação. O gato deve ser monitorado com cuidado quanto a hipopotassemia. Após a resolução da azotemia, a fluidoterapia pode ser gradualmente reduzida. Mais informações sobre fluidoterapia em gatos com diurese pós-obstrutiva são encontradas no Capítulo 5.

Além de analgésicos, outros fármacos podem ser usados no tratamento da obstrução uretral (ver Tabela 32.13). Espasmos uretrais são uma causa frequente para obstrução após o cateter ser removido, de modo que a terapia de prevenção com um antiespasmódico está aconselhada para ter início enquanto o cateter ainda estiver colocado e enquanto o paciente se encontrar estável. A porção proximal (pré-prostática) da uretra felina é controlada prioritariamente por musculatura lisa, enquanto a porção distal (pós-prostática e pênis) é controlada primariamente por musculatura estriada. A acepromazina pode ser útil devido a seus efeitos antiespasmódicos sobre a musculatura lisa uretral. Fármacos alternativos para diminuir o tônus da musculatura da uretra são os antagonistas alfa-1, como fenoxibenzamina e prazosina. A porção peniana da uretra é a porção principal que contribui para a resistência excessiva ao fluxo de saída em gatos recentemente obstruídos. O diazepam pode ser usado para relaxar o componente de musculatura estriada da uretra, embora sua eficácia clínica não esteja clara. O dantrolene pode ser mais eficaz que o diazepam, com base em estudos de gatos sadios.[171,172] Esse fármaco pode causar hepatotoxicidade e não deve ser usado em pacientes com hepatopatia preexistente. Assim, convém ser utilizado com cautela em pacientes que apresentam doença grave cardíaca ou pulmonar (p. ex., asma). Alguns clínicos também acham que o uso criterioso de AINEs (p. ex., meloxicam) é útil para o manejo de espasmos uretrais pós-obstrutivos desde que o paciente encontre-se bem hidratado e não esteja azotêmico.

A distensão prolongada da bexiga pode induzir atonia do detrusor por causar separação das junções impermeáveis da musculatura do detrusor, o que resulta em contrações musculares fracas e ineficazes. Os pacientes com atonia do detrusor podem precisar do cateterismo uretral prolongado (7 dias ou mais), pois a bexiga deve ser mantida do menor tamanho possível para restabelecer as conexões das junções impermeáveis. Com o cateterismo prolongado, o risco de infecção bacteriana aumenta. Convém ser realizadas urinálises frequentes e os antibióticos devem ser prescritos, se necessário, com base em cultura e antibiograma. O fármaco colinérgico betanecol pode ser usado junto a prazosina ou a fenoxibenzamina para estimular contrações do detrusor, uma vez o paciente estabilizado e não havendo resistência ao fluxo de saída.

A taxa de sobrevida até a alta hospitalar em gatos com uropatia obstrutiva é superior a 90%.[22,61,99,164] Contudo, as taxas de recorrência podem ser altas (22 a 36%), particularmente se a etiologia subjacente não for identificada e corrigida ou conduzida de forma bem-sucedida.[22,61,164] Desse modo, devem ser feitas todas as tentativas para identificar e tratar a etiologia ao mesmo tempo que se alivia a obstrução. Os gatos com tampões uretrais devem ser tratados da mesma forma que os pacientes com cistite idiopática. Entre 15 e 20% dos gatos com DTUIF apresentam evidências radiográficas de cálculos na bexiga. Assim, é importante repetir o exame de imagem, especialmente em gatos com DTUIF recorrente.[27] A terapia dietética deve ser conforme o tipo de urólito ou cristal. Em geral, os gatos com obstrução decorrente de tampões uretrais ou de uretrólitos devem ser alimentados com ração enlatada, a fim de diminuir a concentração na urina e a supersaturação com precursores calculogênicos.

Tratamento cirúrgico

A uretrostomia perineal é um procedimento de resgate que pode estar indicado para o paciente ocasional com obstrução uretral (Figura 32.33). A rigor, a decisão de realizar a cirurgia não deve se basear no número de vezes que o gato enfrentou obstrução uretral. Em vez disso, o aspecto funcional da uretra deve ser a base da decisão. As indicações são estenose uretral, traumatismo uretral ou peniano e priapismo. No entanto, em alguns caos, a frequência e a gravidade das obstruções recorrentes, a percepção do proprietário sobre a qualidade de vida do gato e os custos contínuos podem influenciar a decisão de realizar a cirurgia. O procedimento, que é descrito em outro local, exige conhecimento completo da anatomia e boa técnica cirúrgica.[188]

Os dados sobre a frequência pela qual a uretrostomia perineal é realizada em gatos com obstrução uretral são esparsos. Em dois estudos recentes, a uretrostomia perineal foi realizada em 10% de 82 gatos em Israel[164] e 22% de 45 gatos na Suíça.[61] A frequência de uretrostomia perineal realizada em hospitais-escola veterinários na América do Norte tem diminuído bastante. A taxa proporcional de morbidade foi de 13 casos a cada 1.000 gatos avaliados em 1980, em comparação com 4 casos em 1.000 gatos em 1999.[103]

As complicações da uretrostomia perineal são comuns e envolvem estenose da abertura necessitando de revisão cirúrgica, deiscência da ferida, queimadura por urina,

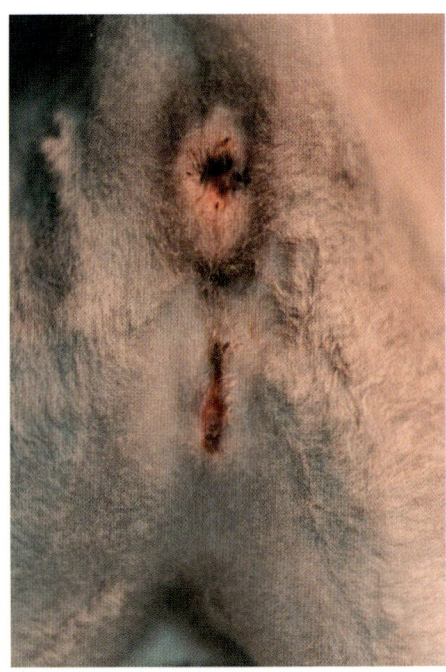

Figura 32.33 Aspecto pós-cirúrgico com 2 semanas do local de uretrostomia perineal que cicatriza normalmente.

extravasamento da urina para tecido perineal, hérnia perineal e incontinência urinária.[18,61,130,146] A complicação mais comum é ITU bacteriana recorrente, que ocorre em 17 a 58% dos casos.[18,44,61,66] No entanto, resultados sem doença a longo prazo podem ser alcançados com boa qualidade de vida.[18,44,61,164] Os proprietários devem estar cientes de que a cirurgia nem sempre corrige o problema subjacente, e que ainda podem ocorrer episódios recorrentes de cistite idiopática ou de urólitos.

A uretrostomia pré-púbica é um procedimento de resgate para gatos que não obtiveram sucesso na uretrostomia perineal ou estenose ou ruptura da uretra intrapélvica. A taxa de complicações pode ser alta. Em um estudo de 16 gatos, 6 acabaram por ser sacrificados por causa de incontinência urinária, necrose da pele e doença idiopática não resolvida do trato urinário inferior.[11] As técnicas alternativas de resgate envolvem uretrostomia subpúbica ou transpélvica. Em um estudo de 11 gatos, o índice de complicações pós-cirúrgicas para a uretrostomia transpélvica foi baixo.[20] Os autores sugerem que essa técnica cirúrgica possa ser considerada uma alternativa para a uretrostomia perineal.

Infecção do trato urinário inferior

Prevalência e fatores de risco

O trato urinário inferior felino normal tem diversos mecanismos de defesa contra infecção. Entre esses, estão micção normal (p. ex., micção frequente e completa), anatomia normal (p. ex., comprimento da uretra), barreiras da mucosa uroepitelial, propriedades antimicrobianas da urina normal (p. ex., densidade e osmolalidade altas) e sistema imunológico normal.[16] O trato urogenital inferior e a área perineal apresentam uma população residente de flora normal que constitui uma fonte imediata de patógenos para infecções ascendentes para indivíduos suscetíveis.

As informações sobre a prevalência de ITU inferior bacteriana variam conforme a população de gatos estudados. Estudos prospectivos de gatos jovens com DTUIF identificaram ITU bacterianas em menos de 2% dos casos.[27,91] Taxas mais elevadas de ITU em gatos com DTUIF foram constatadas (8 a 33%), embora os dados relatados com frequência não estejam estratificados por idade ou outros fatores.* A ITU bacteriana também pode ocorrer em gatos sem sinais clínicos. Um estudo de 132 espécimes de urina de gatos sem sinais de DTUIF, coletadas para rastreamento de rotina ou outra avaliação diagnóstica, encontrou 29% dessas com infecção bacteriana.[106] Fêmeas idosas corriam risco mais alto. Algumas das diferenças nos resultados de estudos podem ocorrer devido a diferenças entre gatos de primeira consulta *versus* aqueles atendidos como casos de encaminhamento.

Raça Persa, sexo feminino, idade crescente e peso corporal decrescente são encontrados tipicamente como fatores de risco para ITU.[9,10,87,101] O cateterismo uretral e a uretrostomia perineal também aumentam o risco de ITU bacteriana.[66] A ITU bacteriana pode se desenvolver em felinos machos sadios com cateteres urinários de demora. O risco de infecção aumenta com a duração do cateterismo.[16] O risco de infecção também aumenta com sistemas abertos de demora, administração de corticosteroides, diurese e doença preexistente do trato urinário inferior. A prática de administrar antimicrobianos enquanto um cateter urinário de demora encontra-se aplicado é tentadora, porém não deve ser incentivada porque pode promover o desenvolvimento de infecções resistentes a diversos fármacos.[16]

As ITU são um problema importante de gatos idosos (mais de 10 anos de vida).[101,106] Presume-se que o declínio na competência imunológica com o envelhecimento seja responsável em parte, bem como a maior prevalência de doenças concomitantes nesse grupo etário. Gatos com hipertireoidismo (12 a 22% de prevalência de ITU), DM (10 a 13%) e DRC (13 a 22%) correm risco maior.[8,9,10,87,119] É interessante observar que a diminuição da densidade urinária não esteve associada à cultura de urina positiva em gatos com DRC, DM e hipertireoidismo em uma pesquisa,[9] embora outros estudos tenham relatado densidade urinária significativamente mais baixa em felinos com ITU.[106]

Raramente foram constatados fungos em ITU inferior em gatos, em especial espécies de *Candida* spp.[83,110,149] Além dos sinais de doença do trato urinário inferior, os gatos acometidos também podem exibir sinais sistêmicos de doença (p. ex., letargia, anorexia, desidratação, perda de peso, pirexia e fraqueza).[83] A maioria dos gatos acometidos apresenta problemas concomitantes provocando comprometimento imunológico local ou sistêmico, como uretrostomia perineal, doença do trato urinário inferior (p. ex., cistite bacteriana crônica), DM, neoplasia e doença renal crônica, ou apresentam histórico de tratamento prolongado com antibióticos ou com glicocorticoides. As opções de tratamento são fluconazol e itraconazol, embora a resolução de fatores predisponentes seja importante para o sucesso.

*Referências 51, 60, 89, 101, 142, 176.

Sinais clínicos e diagnóstico

Os gatos com infecções do trato urinário inferior apresentam sinais inespecíficos típicos de DTUIF, como polaciúria, disúria, estrangúria, hematúria e periúria. No entanto, infecções assintomáticas também são possíveis.[8,106,119] O diagnóstico diferencial envolve outras doenças do trato urinário inferior, como cistite idiopática, urolitíase, neoplasia e transtornos comportamentais. A urinálise completa (densidade, bioquímica urinária e exame do sedimento microscópico) deve ser realizada em todos os gatos com sinais de DTUIF e ser parte do banco de dados mínimo de rotina em gatos idosos ou enfermos. As alterações na urinálise consistentemente associadas a ITU bacteriana envolvem bacteriúria, piúria (> 5 leucócitos/aumento maior) e hematúria. Também pode haver proteinúria. Em uma amostra de urina diluída, a magnitude dessas alterações pode estar mascarada. Por outro lado, pode não haver alterações na urinálise ou nos dados laboratoriais de rotina que indiquem ITU.[119]

A cultura de urina e o teste de sensibilidade estão recomendados nos gatos com risco maior de ITU por causa da doença concomitante ou naqueles com episódios recorrentes de doença do trato urinário inferior. As amostras para cultura devem ser coletadas antes do início de qualquer tratamento, preferencialmente por meio de cistocentese.[176] Amostras coletadas durante micção ou por cateterismo com frequência estão contaminadas, o que dificulta a interpretação e aumenta o risco de diagnóstico excessivo. As amostras de urina para cultura devem ser processadas o mais rapidamente possível. Se o processamento for postergado por mais de 30 min, a amostra deve ser refrigerada em um frasco estéril. Uma amostra coletada por cistocentese pode ser guardada dessa maneira por 6 a 12 h, sem crescimento bacteriano adicional.[111] Sondas para coleta de cultura de urina disponíveis comercialmente, contendo conservantes, podem ser usados para espécimes de urina refrigerada por até 72 h.[15] Os microrganismos mais comumente isolados são *E. coli* e *Enterococcus*.[8,10,107,119] Outros microrganismos que têm sido isolados são *Staphylococcus* spp., *Streptococcus* spp., *Klebsiella* spp. e *Enterobacter* spp. As espécies de *Corynebacterium* spp. foram identificadas como uma causa de ITU em gatos com anormalidades preexistentes do trato urinário inferior e histórico de ITU pregressa por microrganismos.[7,137,150]

Tratamento

A administração de antimicrobianos adequados é o principal tratamento para a ITU bacteriana. A escolha do fármaco tem por base o teste de sensibilidade, porém outras considerações são importantes, como facilidade de administração, risco de efeitos adversos, disponibilidade e custo. A maioria dos isolados de *E. coli* associados a ITU em gatos é sensível a antimicrobianos comumente utilizados (p. ex., amoxicilina ou amoxicilina-clavulanato). Além disso, o *Enterococcus* também é sensível a amoxicilina-clavulanato.[8,68,106,189] Desse modo, os gatos com bacteriúria podem começar o tratamento com amoxicilina-clavulanato enquanto são aguardados os resultados da cultura e do antibiograma urinários. As ITU bacterianas não complicadas ocorrem em gatos sem anormalidades estrutural ou funcional subjacentes. Essas infecções, em geral, são tratadas com um antimicrobiano apropriado durante, no mínimo, 14 dias. Os sinais clínicos provavelmente cederão em 48 h.[16] É importante a cultura de urina 1 semana após o fim do tratamento.

Infelizmente, muitos gatos com ITU bacteriana apresentam infecções complicadas associadas a fatores predisponentes identificáveis (p. ex., DRC, DM ou hipertireoidismo). Esses gatos devem ser tratados com um antimicrobiano apropriado durante 4 a 6 semanas. A urina deve ser cultivada novamente 3 a 5 dias após o início do tratamento; um pouco antes de a terapia ser suspensa; e com 1 semana após a realização do tratamento.

O pradofloxacino é um antibiótico do tipo fluoroquinolona de terceira geração, ativo contra uma amplitude de patógenos urinários felinos, como *E. coli* e *Staphylococcus* spp. Está disponível como suspensão oral palatável a 2,5%, que é administrada a 0,2 mℓ/kg, 1 vez/dia. Em um estudo recente, 27 gatos tratados com pradofloxacino apresentaram culturas de urina pós-tratamento negativas.[105] O pradofloxacino parece não ter efeitos tóxicos sobre a retina em gatos.[124] A cefovecina é uma cefalosporina semissintética de espectro estendido, com intervalo de dosagem de 14 dias após uma única injeção subcutânea. Um estudo recente de culturas de urina pós-tratamento mostrou que a cefovicina eliminava 76% das infecções por *E. coli* em comparação com 62% para a cefalexina. Entretanto, isso é menos do que a eficácia da cefovecina no tratamento de ITU canina.[142] Esses agentes antimicrobianos mais recentes não devem ser utilizados como tratamento de primeira linha, mas estar reservados para microrganismos bacterianos resistentes a outros fármacos com base na cultura e no antibiograma ou em gatos que não conseguem ser tratados mediante o uso de outras medicações.

As recidivas são infecções recorrentes pelo mesmo microrganismo que ocorrem por diversos motivos, como falha em erradicar a infecção original, escolha antimicrobiana inadequada (ou dose, frequência da dose ou extensão do tratamento, inadequados) ou outros fatores complicadores. Já as reinfecções são recorrências provocadas por um patógeno diferente daquele da infecção original e costumam se dar semanas a meses após a primeira infecção. A reinfecção, bem como a infecção persistente e recidivante por *E. coli*, foi constatada em gatos mais velhos com doença renal crônica.[56] Os gatos com doenças concomitantes e outros fatores de risco, como uretrostomia perineal, também possivelmente estão sob risco. O tratamento antimicrobiano profilático para reinfecções frequentes não foi avaliado em gatos.

Uma estratégia empregada na medicina humana para prevenir ITU bacterianas recorrentes em mulheres é o uso de produtos à base de *cranberry* (oxicoco).[81] O *cranberry* contém pró-antocianidinas, que inibem a aderência de *E. coli* ao epitélio da bexiga.[72] Até o momento, não foi publicado nenhum dado sobre a segurança ou a eficácia de produtos de *cranberry* para a prevenção ou o tratamento de ITU em gatos.

Outros problemas do trato urinário inferior

Neoplasia

Embora tumores possam ocorrer em qualquer lugar do trato urinário inferior dos gatos, a bexiga é a localização mais comum, possivelmente porque o epitélio da bexiga tem exposição prolongada a substâncias carcinogênicas contidas na urina. Os gatos parecem ser menos suscetíveis a tumores da bexiga em comparação com cães e seres humanos. Em geral, a neoplasia do trato urinário inferior é rara, embora sejam poucos os dados sobre prevalência. O tumor de bexiga mais comumente relatado em gatos é o carcinoma de células de transição (CCT); outros tipos tumorais relatados são carcinoma escamocelular, adenocarcinoma, liomiossarcoma, hemangiossarcoma e linfoma.* A maioria dos tumores da bexiga de felinos é maligna e localmente invasiva. Os tumores uretrais são relatados muito raramente; a maioria dos casos tem sido CCT.[12,174]

A média de idade dos gatos com neoplasia do trato urinário inferior varia entre 9 e 13 anos. Comparados com gatos com idade inferior a 10 anos, os felinos com 10 a 15 anos de vida foram 6 vezes mais passíveis e aqueles com idade superior a 15 anos foram 19 vezes mais passíveis de apresentar neoplasia do trato urinário inferior em um estudo.[101] Outro estudo mostrou um risco levemente aumentado em fêmeas castradas (duas vezes maior) e machos castrados (2,5 vezes maior) do que em gatos inteiros. Em um estudo de 25 gatos com CCT, os machos castrados foram os mais comumente acometidos.[190]

Os sinais clínicos de neoplasia do trato urinário inferior podem ser gerais (p. ex., letargia, anorexia, perda de peso) ou específicos do trato urinário inferior (p. ex., hematúria, estrangúria, disúria, polaciúria). A maioria dos tumores do trato urinário é invasiva localmente e, por fim, interferirá com a função normal. Inflamação e ruptura da mucosa da uretra e da bexiga provocam sinais de cistite. Massas na uretra ou no trígono da bexiga podem provocar obstrução urinária, além de anormalidades nos rins (hidroureter, hidronefrose). É comum metástase para locais distantes (órgãos abdominais, pulmões). O exame físico pode ser normal, ou pode ser observada a bexiga espessa à palpação.

O diagnóstico diferencial envolve outras causas de sinais do trato urinário inferior, como urolitíase. Deverá ser realizada uma avaliação diagnóstica abrangente, o que envolve imagens, em gatos com mais de 10 anos de idade com sinais no trato urinário inferior. São achados comuns nos exames laboratoriais de rotina azotemia, anemia e hematúria. A hipereosinofilia com uma síndrome paraneoplásica foi associada a CCT em um caso clínico relatado.[165] Pode haver células neoplásicas no exame do sedimento urinário, embora o diagnóstico definitivo não deva se basear apenas nesses achados.[59,190] Com frequência, células neoplásicas não se esfoliam para a urina. Como a ITU é comum nesses pacientes, cultura e antibiograma da urina devem ser parte da avaliação diagnóstica.

---

*Referências 19, 59, 145, 157, 178, 190, 191.

A ultrassonografia é um instrumento diagnóstico não invasivo e rapidamente realizado, além de muito útil para a avaliação de gatos mais velhos com sinais de doença do trato urinário inferior (Figuras 32.34 e 32.35). Quando disponível, a ultrassonografia abdominal deve ser parte da avaliação inicial nesses pacientes. Além de encontrar massas na bexiga, o exame ultrassonográfico pode detectar outras anormalidades abdominais como linfadenopatia, derrame abdominal, hidroureter ou hidronefrose.

As radiografias podem detectar massas na bexiga e também evidências de metástase. Se essas radiografias não forem elucidativas e não houver ultrassonografia, a cistografia contrastada poderá revelar massas ou espessamento da parede da bexiga. Outros achados associados a neoplasia são diminuição da capacidade de distensão da bexiga e mineralização da parede da bexiga. A uretrografia

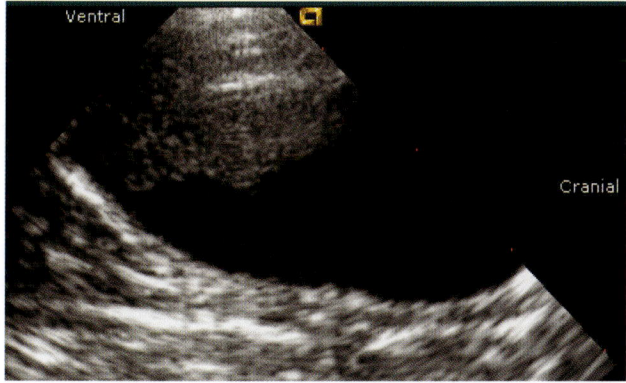

Figura 32.34 Exame ultrassonográfico da bexiga de fêmea felina Doméstica de Pelo Curto, castrada, com 12 anos de vida, com perda de peso, anorexia e azotemia. Existe massa de 1,5 × 1 cm, com superfície irregular, na parede ventrocaudal da bexiga. Também foi encontrada renomegalia unilateral ao exame ultrassonográfico. (*Cortesia do Dr. Edward Jawinsky.*)

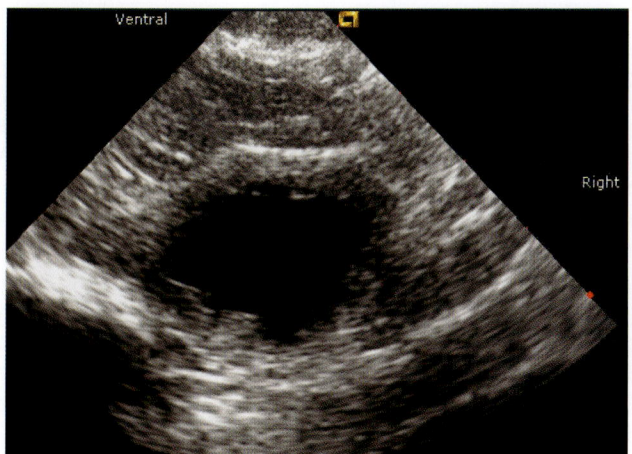

Figura 32.35 Exame ultrassonográfico da bexiga de fêmea Doméstica de Pelo Curto, castrada, com 15 anos de idade e com sinais clínicos de doença do trato urinário inferior de felinos. A parede da bexiga mostra-se espessada e irregular. No ponto mais espesso, a parede da bexiga mede 3,9 mm (normal, < 2 mm). (*Cortesia do Dr. Edward Jawinsky.*)

contrastada tem sido usada para o diagnóstico de CCT uretral.[174] Outras opções para diagnóstico por imagem são TC, RM e cistoscopia.

Para o diagnóstico definitivo, é necessário o exame histopatológico para espécime de biopsia. As biopsias podem ser coletadas por meio de aspirado percutâneo, cateterismo traumático, cistoscopia ou laparotomia. O aspirado com agulha fina percutânea guiada por ultrassonografia é relativamente fácil de ser feito com complicações mínimas.[104] Foi relatada a semeadura tumoral do trato da agulha.[63,129,177,190]

O estadiamento clínico é importante para orientar as decisões de tratamento. Devem ser realizadas imagens do tórax e do abdome para avaliar a existência de metástase. Não se tem conhecimento quanto ao melhor tratamento para tumores do trato urinário inferior e o diagnóstico é complicado pelo fato que, com frequência, a doença encontra-se avançada no momento do diagnóstico. Muitos pacientes acometidos podem apresentar doenças concomitantes. Tumores no ápice ou no corpo da bexiga podem ser ressecados cirurgicamente, embora seja alto o risco de recorrência e metástase. Com frequência, encontra-se o CCT no trígono, onde não é passível de cirurgia. Em um relato de caso clínico de um gato com CCT uretral, o tratamento mediante cirurgia e radiação produziu um tempo de sobrevida de 386 dias.[174] Embora o piroxicam tenha sido associado à melhora clínica em cães com CCT, não existem dados sobre segurança e eficácia em gatos. Em uma série de 25 gatos com CCT da bexiga, foram tentados diversos tratamentos, como cirurgia, quimioterapia (carboplatina, doxorrubicina, ciclofosfamida) e piroxicam.[190] O índice de metástase no momento do diagnóstico foi de 20%. O tempo mediano de sobrevida, independentemente da modalidade de tratamento, foi de 261 dias, e quase todas as mortes foram atribuídas ao avanço do tumor.

Traumatismo

A lesão mais comum do trato urinário inferior é a ruptura da bexiga, embora também possa ocorrer ruptura uretral. As causas de lesão do trato urinário inferior são traumatismo abdominal contuso ou penetrante, traumatismo pélvico, neoplasia, pressão excessiva aplicada a bexiga distendida e comprometida durante palpação ou compressão manual, cistocentese repetida da bexiga comprometida, cálculos uretrais e técnica inadequada de cateterismo uretral.[4,6,57] Com a ruptura da bexiga, a urina acumula-se no abdome ou nos tecidos da área perineal. Com a ruptura uretral, a urina pode se acumular nos tecidos subcutâneos perineais, provocando tumefação e hemorragia. O exame físico do gato com lesão do trato urinário inferior também pode revelar evidência de traumatismo, como hematoma, e também dor e ausência da bexiga individualizada à palpação abdominal. Entretanto, em um relato de gatos com uroabdome, a bexiga esteve palpável em alguns gatos com ruptura deste órgão.[6] Dependendo do volume de urina acumulado, os gatos com uroabdome podem apresentar distensão abdominal. Pode haver anúria, porém a habilidade de urinar não exclui o diagnóstico de ruptura do trato urinário inferior. Conforme a uremia se desenvolve, os sinais clínicos tornam-se evidentes e se agravam, com vômito, anorexia, depressão e desidratação. Pode haver dor devido à inflamação provocada pela urina nos tecidos subcutâneos ou devido a peritonite química com origem no uroabdome. As ITU preexistentes podem causar peritonite séptica em gatos com uroabdome.

O diagnóstico tem por base achados ao exame físico, avaliação de um banco de dados mínimo (hemograma, bioquímica sérica e eletrólitos, urinálise) e radiografia. Azotemia e distúrbios eletrolíticos semelhantes àqueles de gatos com obstrução uretral se desenvolverão secundariamente à ruptura do trato urinário. O uroabdome pode resultar em formação de terceiro espaço, com depleção de volume e comprometimento hemodinâmico. A hematúria é um achado comum à urinálise. As radiografias podem revelar líquido abdominal, adinamia (induzida por peritonite química) e perda da sombra normal da bexiga. A existência de fraturas pélvicas em um paciente de traumatismo sempre deve levar à investigação da condição da bexiga e da uretra. Se houver líquido abdominal, coleta-se uma amostra empregando-se técnica estéril por meio de abdominocentese, e o teor de creatinina e potássio do líquido é comparado com a creatinina e o potássio séricos. Uma proporção de creatinina contida no líquido abdominal em comparação com a creatinina sérica de 1:2 (variação 1,1:1 a 4:1) e o índice de potássio no líquido abdominal em relação ao potássio sérico de 1,9:1 (1,2:1 a 2,4:1) é diagnóstica de urina.[6] Utiliza-se uretrografia ou cistografia contrastada positiva retrógrada para confirmar ruptura da uretra ou da bexiga e determinar a localização da lesão. Estudos com contraste devem ser realizados apenas quando o paciente estiver estável e os distúrbios metabólicos tiverem sido corrigidos.

A conduta inicial e a estabilização em gatos com ruptura do trato urinário inferior são as mesmas daquelas usadas em felinos com obstrução uretral. Pacientes com traumatismo podem precisar de medidas adicionais de estabilização, dependendo do tipo e da gravidade das outras lesões. Para gatos com ruptura da bexiga, a colocação percutânea de um cateter para drenagem peritoneal pode ser empregada para drenar urina a partir do abdome, a fim de auxiliar a estabilização do paciente. Se disponíveis, cateteres para diálise peritoneal podem ser usados; as alternativas são sondas torácicas do tipo trocarte e cateteres com ponta em balão. O leitor deve procurar outras fontes de consulta para a descrição de colocação de cateter peritoneal.[50,57] Recomenda-se a colocação de um cateter uretral para manter a bexiga descomprimida. Os defeitos da parede da bexiga podem ser reparados cirurgicamente depois que o paciente estiver estável. Pequenas lacerações iatrogênicas da bexiga podem ser tratadas de modo conservador, com bons resultados, mediante colocação de um cateter uretral de demora para a descompressão continua da bexiga durante a cicatrização em casos cuidadosamente selecionados.[133]

As opções de tratamento para traumatismo uretral são reparo cirúrgico do defeito e uso de um cateter como um *stent* durante a cicatrização. Em casos não indicados para reparo cirúrgico ou colocação de *stent*, a uretrostomia é a melhor opção. Uma complicação importante do traumatismo uretral é a formação de estenose, parcialmente devido à exposição do tecido lesado às qualidades irritantes da urina. A colocação imediata de um cateter uretral

---

Boxe 32.18 Algumas causas de incontinência urinária em gatos

Lesões da medula espinal: neurônio motor superior, neurônio motor inferior, síndrome de Manx
Atonia do detrusor: obstrução uretral prolongada, disautonomia
Fraqueza generalizada: distúrbios neuromusculares
Anomalias congênitas: ureteres ectópicos
Associada a vírus da leucemia felina

---

usando-se técnica apropriada protege os tecidos da urina. Se a uretra estiver muito traumatizada para ser cateterizada, a urina poderá ser desviada com cistostomia com sonda. A técnica para a colocação da sonda de cistostomia pré-púbica é descrita em outro local.[121,170] Em uma série de casos retrospectiva de 37 cães e 39 gatos com sondas de cistostomia, 49% apresentaram complicações (p. ex., remoção inadvertida do tubo, ITU, inflamação ao redor do local de saída e extravasamento de urina ao redor do tubo), embora a maioria tenha sido facilmente resolvida.

Cateteres uretrais de demora também podem ser usados para alinhar a uretra durante a cicatrização. Em um estudo de 11 gatos com ruptura uretral, a colocação de um cateter uretral foi possível em 10 gatos.[123] O cateterismo foi realizado por via retrógrada em 5 gatos e normógrada por cistostomia nos outros 5 gatos. O cateter foi deixado aplicado durante 5 a 14 dias. Foi alcançado resultado positivo em 8 dos 10 gatos; 2 gatos desenvolveram estenoses uretrais. O reparo cirúrgico primário da uretra também pode ser realizado; em um estudo, o risco da formação de estenose foi reduzido em cães por meio do uso de cateter uretral de demora durante a fase de cura.[98]

Em um estudo retrospectivo de 29 gatos com traumatismo uretral, o resultado geral foi bom, independentemente do método de tratamento. O único fator prognóstico negativo foi a existência de várias lesões traumáticas.[4]

Incontinência

A incontinência urinária é muito menos comum em gatos do que em cães. As causas mais comuns são distúrbios neurológicos ou anormalidades congênitas (Boxe 32.18). A incompetência do esfíncter uretral é a causa mais comum em cães, que acomete de 5 a 10% das fêmeas castradas, porém raramente é relatada em machos castrados.

Os distúrbios da micção caracterizam-se como neurogênicos ou não neurogênicos. Por sua vez, as lesões craniais da medula espinal sacral provocam disfunção de neurônios motores superiores. A função sensorial e a função motora da bexiga são perdidas, mas a resistência uretral é mantida ou aumentada. A coordenação da contração do detrusor com o relaxamento uretral pode ser interrompida, levando a dissinergia complexa. A doença do disco intervertebral lombossacro acometendo L7 a S1 foi associada a incontinência urinária.[74] Um relato descreve incontinência urinária intermitente em um gato com cisto aracnoide espinal em T11-12.[159]

Lesões da medula espinal sacral, da cauda equina ou de nervos periféricos podem resultar em disfunção neuronal motora inferior. Nessa situação, o impulso sensorial e motor para a bexiga é perdido, e também o tônus uretral, provocando incontinência por fluxo excessivo. Esse tipo de distúrbio da micção pode ser visto em gatos com fraturas pélvicas ou sacrais. Gatos Manx ou com lesões sacrais congênitas também podem ser acometidos por esse tipo de incontinência (Figura 32.36).

As causas não neurogênicas são classificadas de acordo com a bexiga estar distendida ou não. Um distúrbio miccional não neurogênico comum que se manifesta com bexiga distendida é atonia do detrusor, que pode ser vista após obstrução uretral prolongada e é discutida em outras partes deste capítulo. Uma causa rara de atonia do detrusor é disautonomia (ver Capítulo 27). As causas não neurogênicas de incontinência com manifestação de bexiga não distendida envolvem anomalias congênitas. O ureter ectópico foi relatado em gatos e resulta em disfunção durante a fase de estocagem da micção.* Um ou ambos os ureteres penetram no trato urogenital inferior em localização anormal. Os gatos acometidos exibem incontinência intermitente ou persistente desde tenra idade e correm maior risco de ITU. Outras anormalidades do trato urinário, como hipoplasia renal, hidronefrose e hidroureter, podem estar associadas a ureter ectópico. A incontinência urinária com tamanho normal da bexiga foi relatada em gatos infectados com FeLV.[13,36,96]

É importante o completo histórico para determinar se o problema é verdadeiramente incontinência ou outro problema (p. ex., borrifação de urina, micção inadequada, poliúria, polaciúria). Os proprietários frequentemente não conseguem distinguir entre diferentes sinais do trato urinário. A incontinência urinária caracteriza-se pela perda intermitente ou constante de urina, em geral pequenos volumes. Perguntas a serem feitas ao proprietário devem

ajudar a estabelecer quando o problema ocorre, quando foi observado pela primeira vez, se existe histórico de traumatismo, se a urina mostra-se normal e se o gato urina normalmente às vezes. A idade que o animal tem no início do processo é importante porque a incontinência que se manifesta durante a fase de filhote provavelmente decorre de uma anomalia congênita, como ureter ectópico. O exame físico deve incluir palpação da bexiga e a tentativa de manualmente fazer sair urina. O ideal é que o gato seja observado enquanto elimina urina. Os proprietários podem fazer um vídeo em casa para o veterinário ver. O volume residual da urina após a micção não deverá exceder a 0,2 a 0,4 mℓ/kg.[127] Se a bexiga não puder ser comprimida manualmente, a uretra deve ser cateterizada a fim de determinar se uma anormalidade anatômica está causando a obstrução. Um exame neurológico deve ser realizado porque distúrbios miccionais neurogênicos são acompanhados por outros déficits neurológicos.

Um banco de dados mínimo para o diagnóstico de incontinência envolve hemograma, bioquímica e eletrólitos séricos, urinálise completa e sorologia retroviral. Convém ser realizada a cultura de urina se os achados no exame do sedimento ao urinário assim o indicarem. Radiografias podem detectar evidência de traumatismo pélvico ou espinal. Radiografia contrastada (p. ex., urografia intravenosa, uretrografia contrastada positiva) ou cistoscopia são úteis para o diagnóstico de anomalias congênitas, como ureter ectópico. A imagem avançada da medula espinal (p. ex., mielografia, TC, RM) pode estar indicada em alguns pacientes. Diversos procedimentos para exame urodinâmico e eletrodiagnóstico da função da bexiga e função uretral (p. ex., cistometria, medida do perfil da pressão uretral, eletromiografia uretral) têm sido descritos em gatos e podem estar disponíveis em instituições de referência.

O tratamento para incontinência urinária baseia-se na correção das etiologias subjacentes sempre que possível e também na terapia farmacológica. As opções de tratamento para ureter ectópico são reimplante do ureter e anastomose ureterovesicular. Nefrectomia ou ureterectomia podem ser necessárias quando houver hidronefrose ou hidroureter. Foram avaliados poucos fármacos para distúrbios miccionais em gatos (ver Tabela 32.13). O betanecol, um agente parassimpaticomimético, está indicado para a atonia do detrusor desde que a bexiga seja comprimida com facilidade e não exista obstrução física ou funcional da uretra. O relaxamento da uretra pode ser conseguido por meio de fenoxibenzamina, prazosina, diazepam ou dantrolene. Outras opções de tratamento são compressão manual frequente e cateterismo urinário intermitente. Gatos com ausência de tônus uretral correm risco maior de ITU; desse modo, urinálise e cultura de urina devem ser realizadas periodicamente. É comum a irritação do períneo por urina; a pele acometida deverá ser mantida limpa e seca e convém ser aplicado um creme sem zinco como barreira.

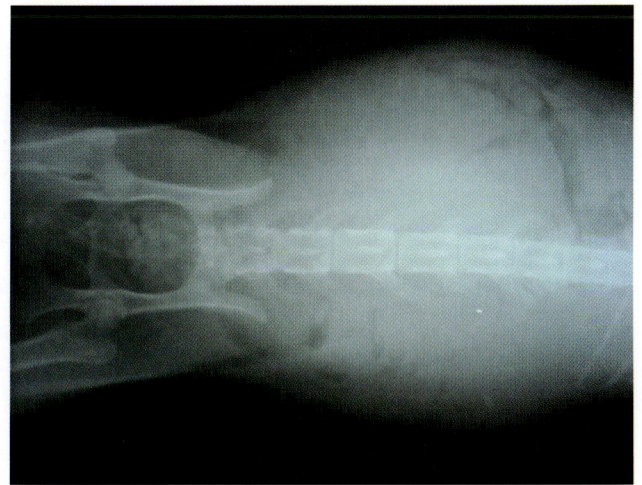

Figura 32.36 Incidência radiográfica ventrodorsal de um gato castrado com incontinência por fluxo excessivo. O gato tem fenótipo Manx com cauda encurtada. Observar a bexiga intensamente distendida.

*Referências 32, 52, 62, 76, 93, 148.

Referências bibliográficas

1. Adams LG, Berent AC, Moore GE et al: Use of laser lithotripsy for fragmentation of uroliths in dogs: 73 cases (2005-2006), *J Am Vet Med Assoc* 232:1680, 2008.

2. Albasan H, Lulich JP, Osborne CA et al: Effects of storage time and temperature on pH, specific gravity, and crystal formation in urine samples from dogs and cats, *J Am Vet Med Assoc* 222:176, 2003.

3. Albasan H, Osborne C, Lulich J et al: Rate and frequency of recurrence of uroliths after an initial ammonium urate, calcium oxalate, or struvite urolith in cats, *J Am Vet Med Assoc* 235:1450, 2009.

4. Anderson RB, Aronson LR, Drobatz KJ et al: Prognostic factors for successful outcome following urethral rupture in dogs and cats, *J Am Anim Hosp Assoc* 42:136, 2006.

5. Appel SL, Lefebvre SL, Houston DM et al: Evaluation of risk factors associated with suture-nidus cystoliths in dogs and cats: 176 cases (1999-2006), *J Am Vet Med Assoc* 233:1889, 2008.

6. Aumann M, Worth LT, Drobatz KJ: Uroperitoneum in cats: 26 cases (1986-1995), *J Am Anim Hosp Assoc* 34:315, 1998.

7. Bailiff N, Westropp J, Jang S et al: Corynebacterium urealyticum urinary tract infection in dogs and cats: 7 cases (1996-2003), *J Am Vet Med Assoc* 226:1676, 2005.

8. Bailiff NL, Nelson RW, Feldman EC et al: Frequency and risk factors for urinary tract infection in cats with diabetes mellitus, *J Vet Intern Med* 20:850, 2006.

9. Bailiff NL, Westropp JL, Nelson RW et al: Evaluation of urine specific gravity and urine sediment as risk factors for urinary tract infections in cats, *Vet Clin Pathol* 37:317, 2008.

10. Bailiff NL, Westropp JL, Sykes JE et al: Comparison of urinary tract infections in cats presenting with lower urinary tract signs and cats with chronic kidney disease, hyperthyroidism, and diabetes mellitus (abstract), *J Vet Intern Med* 21:649, 2007.

11. Baines SJ, Rennie S, White RS: Prepubic urethrostomy: a long-term study in 16 cats, *Vet Surg* 30:107, 2001.

12. Barrett RE, Nobel TA: Transitional cell carcinoma of the urethra in a cat, *Cornell Vet* 66:14, 1976.

13. Barsanti JA, Downey R: Urinary incontinence in cats, *J Am Anim Hosp Assoc* 20:979, 1984.

14. Barsanti JA, Shotts EB, Crowell WA et al: Effect of therapy on susceptibility to urinary tract infection in male cats with indwelling urethral catheters, *J Vet Intern Med* 6:64, 1992.

15. Bartges J: Diagnosis of urinary tract infections, *Vet Clin North Am Small Anim Pract* 34:923, 2004.

16. Bartges JW: Revisiting bacterial urinary tract infection. In August J, editor: *Consultations in feline internal medicine*, ed 5, St Louis, 2006, Elsevier Saunders, p 439.

17. Bartges JW, Kirk C, Lane IF: Update: management of calcium oxalate uroliths in dogs and cats, *Vet Clin North Am Small Anim Pract* 34:969, 2004.

18. Bass M, Howard J, Gerber B et al: Retrospective study of indications for and outcome of perineal urethrostomy in cats, *J Small Anim Pract* 46:227, 2005.

19. Benigni L, Lamb CR, Corzo-Menendez N et al: Lymphoma affecting the urinary bladder in three dogs and a cat, *Vet Radiol Ultrasound* 47:592, 2006.

20. Bernarde A, Viguier E: Transpelvic urethrostomy in 11 cats using an ischial ostectomy, *Vet Surg* 33:246, 2004.

21. Bevan JM, Lulich JP, Albasan H et al: Comparison of laser lithotripsy and cystotomy for the management of dogs with urolithiasis, *J Am Vet Med Assoc* 234:1286, 2009.

22. Bovee KC, Reif JS, Maguire TG et al: Recurrence of feline urethral obstruction, *J Am Vet Med Assoc* 174:93, 1979.

23. Buffington C, Chew D: Diet therapy in cats with lower urinary tract disorders, *Vet Med* 94:626, 1999.

24. Buffington CA: External and internal influences on disease risk in cats, *J Am Vet Med Assoc* 220:994, 2002.

25. Buffington CA: Comorbidity of interstitial cystitis with other unexplained clinical conditions, *J Urol* 172:1242, 2004.

26. Buffington CA, Blaisdell JL, Binns SP, Jr., et al: Decreased urine glycosaminoglycan excretion in cats with interstitial cystitis, *J Urol* 155:1801, 1996.

27. Buffington CA, Chew DJ, Kendall MS et al: Clinical evaluation of cats with nonobstructive urinary tract diseases, *J Am Vet Med Assoc* 210:46, 1997.

28. Buffington CA, Westropp JL, Chew DJ et al: Clinical evaluation of multimodal environmental modification (MEMO) in the management of cats with idiopathic cystitis, *J Feline Med Surg* 8:261, 2006.

29. Buffington CA, Westropp JL, Chew DJ et al: Risk factors associated with clinical signs of lower urinary tract disease in indoor-housed cats, *J Am Vet Med Assoc* 228:722, 2006.

30. Buffington CAT, Chew DJ, Woodworth BE: Animal model of human disease—feline interstitial cystitis, *Comp Pathol Bull* 29:3, 1997.

31. Buffington CAT, Wolfe SA: High affinity binding sites for [(3) H] substance P in urinary bladders of cats with interstitial cystitis, *J Urol* 160:605, 1998.

32. Burbridge HM, Jones BR, Mora MT: Ectopic ureter in a male cat, *N Z Vet J* 37:123, 1989.

33. Cameron ME, Casey RA, Bradshaw JW et al: A study of environmental and behavioural factors that may be associated with feline idiopathic cystitis, *J Small Anim Pract* 45:144, 2004.

34. Cannizzo KL, McLoughlin MA, Chew DJ et al: Uroendoscopy. Evaluation of the lower urinary tract, *Vet Clin North Am Small Anim Pract* 31:789, 2001.

35. Cannon AB, Westropp JL, Ruby AL et al: Evaluation of trends in urolith composition in cats: 5,230 cases (1985-2004), *J Am Vet Med Assoc* 231:570, 2007.

36. Carmichael KP, Bienzle D, McDonnell JJ: Feline leukemia virus–associated myelopathy in cats, *Vet Pathol* 39:536, 2002.

37. Cavana P, Zanatta R, Nebbia P et al: *Corynebacterium urealyticum* urinary tract infection in a cat with urethral obstruction, *J Feline Med Surg* 10:269, 2008.

38. Chew D, Bartges JW, Adams LG et al: Randomized, placebo-controlled clinical trial of pentosan polysulfate sodium for treatment of feline interstitial (idiopathic) cystitis (abstract), *J Vet Intern Med* 23:690, 2009.

39. Chew D, Schenck P, Hardy B: Management of idiopathic hypercalcemia in cats with calcium oxalate stones, in *Proceedings. Am Coll Vet Int Med Forum* 2009.

40. Chew DJ, Buffington CA: Managing cats with nonobstructive idiopathic interstitial cystitis, *Vet Med* 104:568, 2009.

41. Chew DJ, Buffington CA, Kendall MS et al: Amitriptyline treatment for severe recurrent idiopathic cystitis in cats, *J Am Vet Med Assoc* 213:1282, 1998.

42. Clasper M: A case of interstitial cystitis and Hunner's ulcer in a domestic shorthaired cat, *N Z Vet J* 38:158, 1990.

43. Cooper ES, Owens TJ, Chew DJ et al: A protocol for managing urethral obstruction in male cats without urethral catheterization, *J Am Vet Med Assoc* 237:1261, 2010.

44. Corgozinho KB, de Souza HJ, Pereira AN et al: Catheter-induced urethral trauma in cats with urethral obstruction, *J Feline Med Surg* 9:481, 2007.

45. Cunha MGMCM, Freitas GC, Carregaro AB et al: Renal and cardiorespiratory effects of treatment with lactated Ringer's solution or physiologic saline (0.9% NaCl) solution in cats with experimentally induced urethral obstruction, *Am J Vet Res* 71:840, 2010.

46. Dean RS, Adams V. Managing feline lower urinary tract disease in first opinion practice—a survey of 431 practices, in *Proceedings. Br Small Anim Vet Assoc* 2009.

47. Drobatz KJ: Urethral obstruction in cats. In Bonagura JD, Twedt DC, editors: *Kirk's current veterinary therapy XIV*, St Louis, 2008, Saunders Elsevier, p 951.

48. Drobatz KJ, Cole SG: The influence of crystalloid type on acid–base and electrolyte status of cats with urethral obstruction, *J Vet Emerg Crit Care* 18:355, 2008.

49. Drobatz KJ, Hughes D: Concentration of ionized calcium in plasma from cats with urethral obstruction, *J Am Vet Med Assoc* 211:1392, 1997.

50. Dzyban LA, Labato MA, Ross LA et al: Peritoneal dialysis: a tool in veterinary critical care, *J Vet Emerg Crit Care* 10:91, 2000.

51. Eggertsdottir AV, Lund HS, Krontveit R et al: Bacteriuria in cats with feline lower urinary tract disease: a clinical study of 134 cases in Norway, *J Feline Med Surg* 9:458, 2007.

52. Eisele JG, Jackson J, Hager D: Ectopic ureterocele in a cat, *J Am Anim Hosp Assoc* 41:332, 2005.

53. Escolar E, Bellanato J: Analysis of feline urinary calculi and urethral plugs by infrared spectroscopy and scanning electron microscopy, *Vet Rec* 152:625, 2003.

54. Essman SC: Contrast cystography, *Clin Tech Small Anim Pract* 20:46, 2005.

55. Francis BJ, Wells RJ, Rao S et al: Retrospective study to characterize post-obstructive diuresis in cats with urethral obstruction, *J Feline Med Surg* 12:606, 2010.

56. Freitag T, Squires RA, Schmid J et al: Antibiotic sensitivity profiles do not reliably distinguish relapsing or persisting infections from reinfections in cats with chronic renal failure and multiple diagnoses of Escherichia coli urinary tract infection, *J Vet Intern Med* 20:245, 2006.

57. Gannon K, Moses L: Uroabdomen in dogs and cats, *Comp Contin Edu Pract Vet* 24:604, 2002.

58. Gao X, Buffington CA, Au JL: Effect of interstitial cystitis on drug absorption from urinary bladder, *J Pharmacol Exp Ther* 271:818, 1994.

59. Geigy CA, Dandrieux J, Miclard J et al: Extranodal B-cell lymphoma in the urinary bladder with cytological evidence of concurrent involvement of the gall bladder in a cat, *J Small Anim Pract* 51:280, 2010.

60. Gerber B, Boretti FS, Kley S et al: Evaluation of clinical signs and causes of lower urinary tract disease in European cats, *J Small Anim Pract* 46:571, 2005.

61. Gerber B, Eichenberger S, Reusch CE: Guarded long-term prognosis in male cats with urethral obstruction, *J Feline Med Surg* 10:16, 2008.

62. Ghantous SN, Crawford J: Double ureters with ureteral ectopia in a domestic shorthair cat, *J Am Anim Hosp Assoc* 42:462, 2006.

63. Gilson SD, Stone EA: Surgically induced tumor seeding in eight dogs and two cats, *J Am Vet Med Assoc* 196:1811, 1990.

64. Grant DC: Effect of water source on intake and urine concentration in healthy cats, *J Feline Med Surg* 12:431, 2010.

65. Grant DC, Werre SR, Gevedon ML: Holmium: YAG laser lithotripsy for urolithiasis in dogs, *J Vet Intern Med* 22:534, 2008.

66. Griffin DW, Gregory CR: Prevalence of bacterial urinary tract infection after perineal urethrostomy in cats, *J Am Vet Med Assoc* 200:681, 1992.

67. Griffith C, Steigerwald E, Buffington C: Effects of a synthetic facial pheromone on behavior of cats, *J Am Vet Med Assoc* 217:1154, 2000.

68. Guidi G, Cerri D, Ebani VV et al: Survey on bacterial isolates from cats with urinary tract infections and their in vitro sensitivity in Italy, *Rev Med Vet* 154:27, 2003.

69. Gunn-Moore D: Feline lower urinary tract disease, *J Feline Med Surg* 5:133, 2003.

70. Gunn-Moore D, Cameron M: A pilot study using synthetic feline facial pheromone for the management of feline idiopathic cystitis, *J Feline Med Surg* 6:133, 2004.

71. Gunn-Moore D, Shenoy C: Oral glucosamine and the management of feline idiopathic cystitis, *J Feline Med Surg* 6:219, 2004.

72. Gupta K, Chou MY, Howell A et al: Cranberry products inhibit adherence of p-fimbriated Escherichia coli to primary cultured bladder and vaginal epithelial cells, *J Urol* 177:2357, 2007.

73. Hanno PM: Interstitial cystitis—epidemiology, diagnostic criteria, clinical markers, *Rev Urol* 4 Suppl 1:S3, 2002.

74. Harris JE, Dhupa S: Lumbosacral intervertebral disk disease in six cats, *J Am Anim Hosp Assoc* 44:109, 2008.

75. Hezel A, Bartges JW, Kirk CA et al: Influence of hydrochlorothiazide on urinary calcium oxalate relative supersaturation in healthy young adult female domestic shorthaired cats, *Vet Ther* 8:247, 2007.

76. Holt P, Gibbs C: Congenital urinary incontinence in cats: a review of 19 cases, *Vet Rec* 130:437, 1992.

77. Houston D, Moore A, Favrin M et al: Feline urethral plugs and bladder uroliths: a review of 5484 submissions 1998-2003, *Can Vet J* 44:974, 2003.

78. Houston DM, Moore AEP: Canine and feline urolithiasis: examination of over 50,000 urolith submissions to the Canadian Veterinary Urolith Centre from 1998 to 2008, *Can Vet J* 50:1263, 2009.

79. Houston DM, Rinkardt NE, Hilton J: Evaluation of the efficacy of a commercial diet in the dissolution of feline struvite bladder uroliths, *Vet Ther* 5:187, 2004.

80. Hugonnard M, Dernis J, Vialard J et al: Evaluation of catheter-induced urinary tract infections in feline obstructive lower urinary tract disease (LUTD): a prospective study of 13 cats (abstract), *J Vet Intern Med* 22:1464, 2008.

81. Jepson RG, Craig JC: Cranberries for preventing urinary tract infection, *Cochrane database Syst Rev* Jan 23:CD001321, 2008.

82. Jillings E, O'Connell A, Forsyth S et al: Comparative clinical evaluation of BD Vacutainer Plus Urinalysis Preservative Tube and plastic tube for urinalysis in dogs and cats (abstract), *J Vet Intern Med* 24:769, 2010.

83. Jin Y, Lin D: Fungal urinary tract infections in the dog and cat: a retrospective study (2001-2004), *J Am Anim Hosp Assoc* 41:373, 2005.

84. Jones BR, Sanson RL, Morris RS: Elucidating the risk factors of feline lower urinary tract disease, *N Z Vet J* 45:100, 1997.

85. Kalkstein T, Kruger J, Osborne C: Feline idiopathic lower urinary tract disease. Part 1. Clinical manifestations, *Comp Contin Educ Pract Vet* 21:15, 1999.

86. Kirk C, Ling G, Franti C et al: Evaluation of factors associated with development of calcium oxalate urolithiasis in cats, *J Am Vet Med Assoc* 207:1429, 1995.

87. Kirsch M: Incidence of bacterial cystitis in recently diagnosed diabetic dogs and cats. Retrospective study 1990-1996, *Tierarztl Prax Ausg K Klientiere Heimtiere* 26:32, 1998.

88. Kirschvink N, Lhoest E, Leemans J et al: Effects of feeding frequency on water intake in cats (abstract), *J Vet Intern Med* 19:476, 2005.

89. Kraijer M, Fink-Gremmels J, Nickel R: The short-term clinical efficacy of amitriptyline in the management of idiopathic feline lower urinary tract disease: a controlled clinical study, *J Feline Med Surg* 5:191, 2003.

90. Kruger J, Conway T, Kaneene J et al: Randomized controlled trial of the efficacy of short-term amitriptyline administration for treatment of acute-nonobstructive, idiopathic lower urinary tract disease in cats, *J Am Vet Med Assoc* 222:749, 2003.

91. Kruger JM, Osborne CA, Goyal SM et al: Clinical evaluation of cats with lower urinary tract disease, *J Am Vet Med Assoc* 199:211, 1991.

92. Kruger JM, Osborne CA, Lulich JP: Changing paradigms of feline idiopathic cystitis, *Vet Clin North Am Small Anim Pract* 39:15, 2009.

93. Kuzma AB, Holmberg DL: Ectopic ureter in a cat, *Can Vet J* 29:59, 1988.

94. Langston C, Gisselman K, Palma D et al: Diagnosis of urolithiasis, *Comp Contin Educ Pract Vet* 30:447, 2008.

95. Langston C, Gisselman K, Palma D et al: Methods of urolith removal, *Compend Contin Educ Vet* 32, 2010.

96. Lappin MR, Barsanti JA: Urinary incontinence secondary to idiopathic detrusor instability: cystometrographic diagnosis and pharmacologic management in two dogs and a cat, *J Am Vet Med Assoc* 191:1439, 1987.

97. Lavelle JP, Meyers SA, Ruiz WG et al: Urothelial pathophysiological changes in feline interstitial cystitis: a human model, *Am J Physiol Renal Physiol* 278:F540, 2000.

98. Layton CE, Ferguson HR, Cook JE et al: Intrapelvic urethral anastomosis. A comparison of three techniques, *Vet Surg* 16:175, 1987.

99. Lee JA, Drobatz KJ: Characterization of the clinical characteristics, electrolytes, acid-base, and renal parameters in male cats with urethral obstruction, *J Vet Emerg Crit Care* 13:227, 2003.

100. Lekcharoensuk C, Lulich J, Osborne C et al: Association between patient-related factors and risk of calcium oxalate and magnesium ammonium phosphate urolithiasis in cats, *J Am Vet Med Assoc* 217:520, 2000.

101. Lekcharoensuk C, Osborne C, Lulich J: Epidemiologic study of risk factors for lower urinary tract diseases in cats, *J Am Vet Med Assoc* 218:1429, 2001.

102. Lekcharoensuk C, Osborne C, Lulich J et al: Association between dietary factors and calcium oxalate and magnesium ammonium phosphate urolithiasis in cats, *J Am Vet Med Assoc* 219:1238, 2001.

103. Lekcharoensuk C, Osborne CA, Lulich JP: Evaluation of trends in frequency of urethrostomy for treatment of urethral obstruction in cats, *J Am Vet Med Assoc* 221:502, 2002.

104. Leveille R: Ultrasonography of urinary bladder disorders, *Vet Clin North Am Small Anim Pract* 28:799, 1998.

105. Litster A, Moss S, Honnery M et al: Clinical efficacy and palatability of pradofloxacin 2.5% oral suspension for the treatment of bacterial lower urinary tract infections in cats, *J Vet Intern Med* 21:990, 2007.

106. Litster A, Moss S, Platell J et al: Occult bacterial lower urinary tract infections in cats—urinalysis and culture findings, *Vet Microbiol* 136:130, 2009.

107. Litster A, Moss SM, Honnery M et al: Prevalence of bacterial species in cats with clinical signs of lower urinary tract disease: recognition of *Staphylococcus felis* as a possible feline urinary tract pathogen, *Vet Microbiol* 121:182, 2007.

108. Lulich J, Osborne C: Cystocentesis: lessons from thirty years of clinical experience, *Clin Brief* 2:11, 2004.

109. Lulich J, Osborne C, Lekcharoensuk C et al: Effects of diet on urine composition of cats with calcium oxalate urolithiasis, *J Am Anim Hosp Assoc* 40:185, 2004.

110. Lulich JP, Osborne CA: Fungal infections of the feline lower urinary tract, *Vet Clin North Am Small Anim Pract* 26:309, 1996.

111. Lulich JP, Osborne CA: Urine culture as a test for cure: why, when, and how? *Vet Clin North Am Small Anim Pract* 34:1027, 2004.

112. Lulich JP, Osborne CA: Incomplete urolith removal: prevention, detection, and correction. In Bonagura JD, Twedt DC, editors: *Kirk's current veterinary therapy XIV*, St Louis, 2008, Saunders Elsevier, p 936.

113. Lulich JP, Osborne CA: Changing paradigms in the diagnosis of urolithiasis, *Vet Clin North Am Small Anim Pract* 39:79, 2009.

114. Lulich JP, Osborne CA, Albasan H et al: Efficacy and safety of laser lithotripsy in fragmentation of urocystoliths and urethroliths for removal in dogs, *J Am Vet Med Assoc* 234:1279, 2009.

115. Lulich JP, Osborne CA, Carlson M et al: Nonsurgical removal of urocystoliths in dogs and cats by voiding urohydropropulsion, *J Am Vet Med Assoc* 203:660, 1993.

116. Lulich JP, Osborne CA, Sanderson SL et al: Voiding urohydropropulsion. Lessons from 5 years of experience, *Vet Clin North Am Small Anim Pract* 29:283, 1999.

117. Lund E, Armstrong P, Kirk C et al: Health status and population characteristics of dogs and cats examined at private veterinary practices in the United States, *J Am Vet Med Assoc* 214:1336, 1999.

118. Markwell PJ, Buffington CA, Chew DJ et al: Clinical evaluation of commercially available urinary acidification diets in the management of idiopathic cystitis in cats, *J Am Vet Med Assoc* 214:361, 1999.

119. Mayer-Roenne B, Goldstein RE, Erb HN: Urinary tract infections in cats with hyperthyroidism, diabetes mellitus and chronic kidney disease, *J Feline Med Surg* 9:124, 2007.

120. McClain H, Barsanti J, Bartges J: Hypercalcemia and calcium oxalate urolithiasis in cats: a report of five cases, *J Am Anim Hosp Assoc* 35:297, 1999.

121. McLoughlin MA: Surgical emergencies of the urinary tract, *Vet Clin North Am Small Anim Pract* 30:581, 2000.

122. Mealey KL, Peck KE, Bennett BS et al: Systemic absorption of amitriptyline and buspirone after oral and transdermal administration to healthy cats, *J Vet Intern Med* 18:43, 2004.

123. Meige F, Sarrau S, Autefage A: Management of traumatic urethral rupture in 11 cats using primary alignment with a urethral catheter, *Vet Comp Orthop Traumatol* 21:76, 2008.

124. Messias A, Gekeler F, Wegener A et al: Retinal safety of a new fluoroquinolone, pradofloxacin, in cats: assessment with electroretinography, *Doc Ophthalmol* 116:177, 2008.

125. Midkiff A, Chew D, Randolph J et al: Idiopathic hypercalcemia in cats, *J Vet Intern Med* 14:619, 2000.

126. Mills DS, White JC: Long-term follow up of the effect of a pheromone therapy on feline spraying behaviour, *Vet Rec* 147:746, 2000.

127. Moreau P: Neurogenic disorders of micturition in the dog and cat, *Comp Contin Educ Pract Vet* 4:12, 1982.

128. Neilson JC: The latest scoop on litter, *Vet Med* 104:140, 2009.

129. Nyland TG, Wallack ST, Wisner ER: Needle-tract implantation following us-guided fine-needle aspiration biopsy of transitional cell carcinoma of the bladder, urethra, and prostate, *Vet Radiol Ultrasound* 43:50, 2002.

130. Osborne C, Caywood D, Johnston G et al: Feline perineal urethrostomy: a potential cause of feline lower urinary tract disease, *Vet Clin North Am Small Anim Pract* 26:535, 1996.

131. Osborne C, Kruger J, Lulich J et al: Feline urologic syndrome, feline lower urinary tract disease, feline interstitial cystitis: what's in a name? *J Am Vet Med Assoc* 214:1470, 1999.

132. Osborne C, Lulich J, Thumchai R et al: Feline urolithiasis: etiology and pathophysiology, *Vet Clin North Am Small Anim Pract* 26:217, 1996.

133. Osborne C, Sanderson S, Lulich J et al: Medical management of iatrogenic rents in the wall of the urinary bladder, *Vet Clin North Am Small Anim Pract* 26:551, 1996.

134. Osborne CA, Kroll RA, Lulich JP et al: Medical management of vesicourachal diverticula in 15 cats with lower urinary tract disease, *J Small Anim Pract* 30:608, 1989.

135. Osborne CA, Kruger JM, Lulich JP et al: Prednisolone therapy of idiopathic feline lower urinary tract disease: a double-blind clinical study, *Vet Clin North Am Small Anim Pract* 26:563, 1996.

136. Osborne CA, Kruger JP, Lulich JP et al: Feline matrix-crystalline urethral plugs: a unifying hypothesis of causes, *J Small Anim Pract* 33:172, 1992.

137. Osborne CA, Lulich JP, Forrester D et al: Paradigm changes in the role of nutrition for the management of canine and feline urolithiasis, *Vet Clin North Am Small Anim Pract* 39:127, 2009.

138. Osborne CA, Lulich JP, Kruger JM et al: Medical dissolution of feline struvite urocystoliths, *J Am Vet Med Assoc* 196:1053, 1990.

139. Osborne CA, Lulich JP, Kruger JM et al: Analysis of 451,891 canine uroliths, feline uroliths, and feline urethral plugs from 1981 to 2007: perspectives from the Minnesota Urolith Center, *Vet Clin North Am Small Anim Pract* 39:183, 2009.

140. Pageat P, Gaultier E: Current research in canine and feline pheromones, *Vet Clin North Am Small Anim Pract* 33:187, 2003.

141. Palma D, Langston C, Gisselman K et al: Feline struvite urolithiasis, *Compend Contin Educ Vet* 31, 2009.

142. Passmore CA, Sherington J, Stegemann MR: Efficacy and safety of cefovecin for the treatment of urinary tract infections in cats, *J Small Anim Pract* 49:295, 2008.

143. Patronek G, Glickman L, Beck A et al: Risk factors for relinquishment of cats to an animal shelter, *J Am Vet Med Assoc* 209:582, 1996.

144. Pereira DA, Aguiar JA, Hagiwara MK et al: Changes in cat urinary glycosaminoglycans with age and in feline urologic syndrome, *Biochim Biophys Acta* 1672:1, 2004.

145. Phillips B: Bladder tumors in dogs and cats, *Comp Contin Educ Pract Vet* 21:540, 1999.

146. Phillips H, Holt DE: Surgical revision of the urethral stoma following perineal urethrostomy in 11 cats: (1998-2004), *J Am Anim Hosp Assoc* 42:218, 2006.

147. Picavet P, Detilleux J, Verschuren S et al: Analysis of 4495 canine and feline uroliths in the Benelux. A retrospective study: 1994-2004, *J Anim Physiol Anim Nutr (Berl)* 91:247, 2007.

148. Popp JP, Trebel B, Schimke E et al: [Bilateral ectopic ureter in a Persian cat—a possible cause of urinary incontinence], *Tierarztl Prax* 19:530, 1991.

149. Pressler BM, Vaden SL, Lane IF et al: *Candida* spp. urinary tract infections in 13 dogs and seven cats: predisposing factors, treatment, and outcome, *J Am Anim Hosp Assoc* 39:263, 2003.

150. Puskar M, Lemons C, Papich MG et al: Antibiotic-resistant *Corynebacterium jeikeium* urinary tract infection in a cat, *J Am Anim Hosp Assoc* 43:61, 2007.

151. Rawlings CA: Diagnostic rigid endoscopy: otoscopy, rhinoscopy, and cystoscopy, *Vet Clin North Am Small Anim Pract* 39:849, 2009.

152. Rawlings CA, Mahaffey MB, Barsanti JA et al: Use of laparoscopic-assisted cystoscopy for removal of urinary calculi in dogs, *J Am Vet Med Assoc* 222:759, 2003.

153. Reche Junior A, Buffington CA: Increased tyrosine hydroxylase immunoreactivity in the locus coeruleus of cats with interstitial cystitis, *J Urol* 159:1045, 1998.

154. Reine NJ, Langston CE: Urinalysis interpretation: how to squeeze out the maximum information from a small sample, *Clin Tech Small Anim Pract* 20:2, 2005.

155. Root MV, Johnston SD, Johnston GR et al: The effect of prepuberal and postpuberal gonadectomy on penile extrusion and urethral diameter in the domestic cat, *Vet Radiol Ultrasound* 37:363, 1996.

156. Rush J, Freeman L, Fenollosa N et al: Population and survival characteristics of cats with hypertrophic cardiomyopathy: 260 cases (1990-1999), *J Am Vet Med Assoc* 220:202, 2002.

157. Sapierzynski R, Malicka E, Bielecki W et al: Tumors of the urogenital system in dogs and cats. Retrospective review of 138 cases, *Pol J Vet Sci* 10:97, 2007.

158. Savary K, Price G, Vaden S: Hypercalcemia in cats: a retrospective study of 71 cases (1991-1997), *J Vet Intern Med* 14:184, 2000.

159. Schmidt MJ, Schachenmayr W, Thiel C et al: Recurrent spinal arachnoid cyst in a cat, *J Feline Med Surg* 9:509, 2007.

160. Schwartz S: Separation anxiety syndrome in cats: 136 cases (1991-2000), *J Am Vet Med Assoc* 220:1028, 2002.

161. Scrivani PV, Chew DJ, Buffington CA et al: Results of double-contrast cystography in cats with idiopathic cystitis: 45 cases (1993-1995), *J Am Vet Med Assoc* 212:1907, 1998.

162. Sculptoreanu A, de Groat WC, Tony Buffington CA et al: Abnormal excitability in capsaicin-responsive DRG neurons from cats with feline interstitial cystitis, *Exp Neurol* 193:437, 2005.

163. Seawright A, Casey R, Kiddie J et al: A case of recurrent feline idiopathic cystitis: the control of clinical signs with behavior therapy, *J Vet Behav* 3:32, 2008.

164. Segev G, Livne H, Ranen E et al: Urethral obstruction in cats: predisposing factors, clinical, clinicopathological characteristics and prognosis, *J Feline Med Surg* 13:101, 2011.

165. Sellon RK, Rottman JB, Jordan HL et al: Hypereosinophilia associated with transitional cell carcinoma in a cat, *J Am Vet Med Assoc* 201:591, 1992.

166. Smarick SD, Haskins SC, Aldrich J et al: Incidence of catheter-associated urinary tract infection among dogs in a small animal intensive care unit, *J Am Vet Med Assoc* 224:1936, 2004.

167. Specht A, Kruger JM, Fitzgerald SD et al: Histochemical and immunohistochemical light microscopic features of chronic feline idiopathic cystitis (abstract), *J Vet Intern Med* 18:416, 2004.

168. Specht AJ, Kruger JM, Fitzgerlad SD et al: Light microscopic features of chronic feline idiopathic cystitis (abstract), *J Vet Intern Med* 17:436, 2003.

169. Stella JL, Lord LK, Buffington CAT: Sickness behaviors in response to unusual external events in healthy cats and cats with feline interstitial cystitis, *J Am Vet Med Assoc* 238:67, 2011.

170. Stiffler K, Stevenson M, Cornell K et al: Clinical use of low-profile cystostomy tubes in four dogs and a cat, *J Am Vet Med Assoc* 223:325, 2003.

171. Straeter-Knowlen IM, Marks SL, Rishniw M et al: Urethral pressure response to smooth and skeletal muscle relaxants in anesthetized, adult male cats with naturally acquired urethral obstruction, *Am J Vet Res* 56:919, 1995.

172. Straeter-Knowlen IM, Marks SL, Speth RC et al: Effect of succinylcholine, diazepam, and dantrolene on the urethral pressure profile of anesthetized, healthy, sexually intact male cats, *Am J Vet Res* 55:1739, 1994.

173. Sturgess C, Hesford A, Owen H et al: An investigation into the effects of storage on the diagnosis of crystalluria in cats, *J Feline Med Surg* 3:81, 2001.

174. Takagi S, Kadosawa T, Ishiguro T et al: Urethral transitional cell carcinoma in a cat, *J Small Anim Pract* 46:504, 2005.

175. Thumchai R, Lulich J, Osborne C et al: Epizootiologic evaluation of urolithiasis in cats: 3,498 cases (1982-1992), *J Am Vet Med Assoc* 208:547, 1996.

176. Van Duijkeren E, Van Laar P, Houwers DJ: Cystocentesis is essential for reliable diagnosis of urinary tract infections in cats, *Tijdschr Diergeneeskd* 129:394, 2004.

177. Vignoli M, Rossi F, Chierici C et al: Needle tract implantation after fine needle aspiration biopsy (FNAB) of transitional cell carcinoma of the urinary bladder and adenocarcinoma of the lung, *Schweiz Arch Tierheilkd* 149:314, 2007.

178. Walker DB, Cowell RL, Clinkenbeard KD et al: Carcinoma in the urinary bladder of a cat: cytologic findings and a review of the literature, *Vet Clin Pathol* 22:103, 1993.

179. Wallius BM, Tidholm AE: Use of pentosan polysulphate in cats with idiopathic, non-obstructive lower urinary tract disease: a double-blind, randomised, placebo-controlled trial, *J Feline Med Surg* 11:409, 2009.

180. Weichselbaum RC, Feeney DA, Jessen CR et al: Urocystolith detection: comparison of survey, contrast radiographic and ultrasonographic techniques in an in vitro bladder phantom, *Vet Radiol Ultrasound* 40:386, 1999.

181. Westropp JL, Buffington CA, Chew DJ: Feline lower urinary tract diseases. In Ettinger SJ, Feldman EC, editors: *Textbook of veterinary internal medicine: diseases of the dog and cat*, ed 6, St Louis, 2005, Elsevier Saunders, p 1828.

182. Westropp JL, Kass PH, Buffington CA: Evaluation of the effects of stress in cats with idiopathic cystitis, *Am J Vet Res* 67:731, 2006.

183. Westropp JL, Kass PH, Buffington CA: In vivo evaluation of alpha(2)-adrenoceptors in cats with idiopathic cystitis, *Am J Vet Res* 68:203, 2007.

184. Westropp JL, Ruby AL, Bailiff NL et al: Dried solidified blood calculi in the urinary tract of cats, *J Vet Intern Med* 20:828, 2006.

185. Westropp JL, Tony Buffington CA: Feline idiopathic cystitis: current understanding of pathophysiology and management, *Vet Clin North Am Small Anim Pract* 34:1043, 2004.

186. Westropp JL, Welk KA, Buffington CA: Small adrenal glands in cats with feline interstitial cystitis, *J Urol* 170:2494, 2003.

187. Willeberg P: Epidemiology of naturally occurring feline urologic syndrome, *Vet Clin North Am Small Anim Pract* 14:455, 1984.

188. Williams J: Surgical management of blocked cats. Which approach and when? *J Feline Med Surg* 11:14, 2009.

189. Wilson BJ, Norris JM, Malik R et al: Susceptibility of bacteria from feline and canine urinary tract infections to doxycycline and tetracycline concentrations attained in urine four hours after oral dosage, *Aust Vet J* 84:8, 2006.

190. Wilson HM, Chun R, Larson VS et al: Clinical signs, treatments, and outcome in cats with transitional cell carcinoma of the urinary bladder: 20 cases (1990-2004), *J Am Vet Med Assoc* 231:101, 2007.

191. Wimberly HC, Lewis RM: Transitional cell carcinoma in the domestic cat, *Vet Pathol* 16:223, 1979.

192. Wynn VM, Davidson EB, Higbee RG et al: In vitro effects of pulsed holmium laser energy on canine uroliths and porcine cadaveric urethra, *Lasers Surg Med* 33:243, 2003.

Doenças Infecciosas e Zoonoses

Editora: Melissa Kennedy

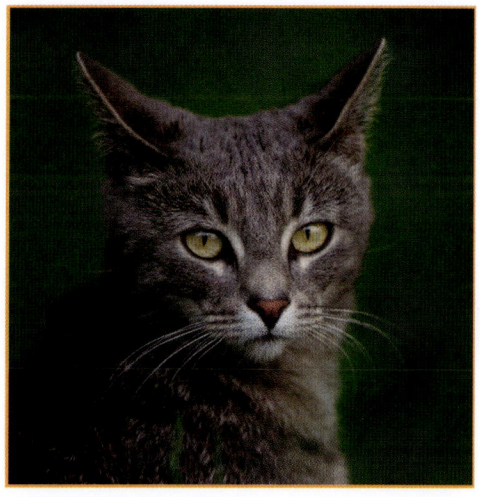

Doenças Infecciosas

Doenças Fúngicas e Causadas por Riquétsias

Jennifer Stokes

Doenças fúngicas

Raramente são relatadas infecções fúngicas sistêmicas em gatos. Cerca de 7 a cada 10.000 da população total de animais que chega aos hospitais-escola veterinários na América do Norte são diagnosticados com uma micose sistêmica.[10] Na maioria dos casos, cães são a espécie mais suscetível; a exceção é a criptococose, cujo diagnóstico é 5 a 6 vezes mais provável em gatos.[42] A criptococose, a histoplasmose, a coccidioidomicose, a blastomicose e a esporotricose serão discutidas separadamente, e as recomendações para tratamento serão descritas posteriormente.

Criptococose

Dos organismos que causam micose sistêmica em gatos, o *Cryptococcus* é o mais comumente diagnosticado. No maior estudo retrospectivo realizado para avaliar infecções micóticas profundas em 571 gatos, 46,1% das infecções foram causadas por *Cryptococcus*.[10] O organismo tem formato arredondado a ovoide, parede fina e diâmetro de 2,5 a 8 µm (Figura 33.1).[17,20] Nos tecidos, é circundado por uma cápsula heteropolissacarídica cuja espessura varia de acordo com a cepa e o ambiente. A cápsula confere resistência ao resseca-

mento e virulência.[20] O *Cryptococcus* multiplica-se de modo assexuado, com brotamento de base estreita. A partícula infecciosa, o basidiosporo, está adaptada para se dispersar no ar e tem propriedades que lhe possibilitam aderir ao e penetrar no epitélio respiratório e causar infecção.[20]

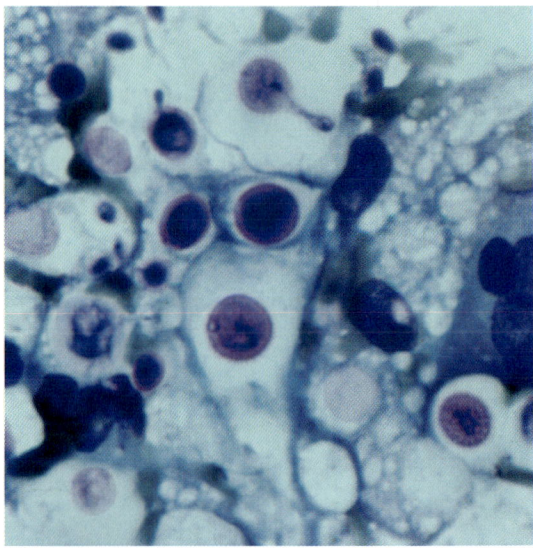

Figura 33.1 Diagnóstico citológico de *Cryptococcus* mostrando formas de levedura encapsuladas em um esfregaço corado por variante do corante de Romanowski modificado. (*Cortesia de Richard Malik.* [*Figura 61.2,* B *em Greene CE, editor*: Infectious diseases of the dog and cat, *ed 3, St. Louis, 2006, Elsevier.*])

Em pessoas e animais domésticos, a criptococose costuma ser causada por uma de duas espécies: *Cryptococcus neoformans* (var. *neoformans* ou var. *grubii*) ou *C. gattii*.[20] Em termos globais, a var. *grubii* é o isolado mais comum associado a doença em pessoas e animais. O *C. neoformans* causa quase todos os casos nos EUA e na Europa.[20,31] Nos EUA, a maior incidência de criptococose é relatada na Califórnia, na Flórida, na Virgínia e em Iowa. O *C. gattii* causa doença mais comumente em áreas tropicais e subtropicais, como Austrália, Papua-Nova Guiné, Sudeste Asiático e África Central, mas também foi identificado como motivo de infecção no clima temperado do noroeste do Pacífico, como em Vancouver, no Canadá.[37] O *C. albidus* foi confirmado como causa de um caso de doença sistêmica em um gato no Japão, mas não foi reconhecido como um patógeno significativo em felinos.[31]

O *Cryptococcus* pode ser isolado de uma variedade de substâncias, dependendo da localização geográfica do organismo e da espécie.[42] O *C. neoformans* é encontrado de maneira consistente em fezes de pombos, no solo contendo fezes de aves e, com menor frequência, no leite, em sucos de frutas fermentados, no ar, na poeira e em ninhos de vespas ou de marimbondos, na grama e em insetos.[20,42] O *C. gattii* é comum na parte oca do tronco de eucaliptos e figueiras na Austrália e em algumas árvores de abeto no Oeste do Canadá.[20,42] Os fatores de risco para a infecção com *C. gattii* em animais de companhia em Vancouver são a proximidade com lugares de madeireiras ou outras áreas onde haja exploração comercial do solo e os proprietários dos gatos frequentem ou visitem jardins botânicos.[14] O organismo é viável nas fezes por até 2 anos em ambientes úmidos.[20] Luz ultravioleta e condições secas podem diminuir a viabilidade.

O modo exato de transmissão é desconhecido, mas é provável que a maioria ocorra por inalação de células de levedura ou basidiosporos.[13,20] Uma vez inalado, o *Cryptococcus* aloja-se nas vias nasais e causa rinite micótica; a infecção respiratória inferior é incomum, pois a maioria dos organismos é maior do que o diâmetro alveolar de 2 μm.[17] Algumas cepas são particularmente virulentas e disseminam-se no local.[20] Raras vezes ocorre criptococose secundária a um ferimento penetrante na pele, causando infecção localizada.[37]

Os sinais clínicos dependem da localização da infecção, que em geral envolve a cavidade nasal, a pele, a subcútis, o sistema nervoso central (SNC) e os linfonodos regionais. Foi relatada disseminação (Figura 33.2). Como a rinite micótica da cavidade nasal rostral é mais frequente, queixas comuns à apresentação são coriza, sibilação e corrimento nasal uni ou bilateral. Foram relatados sinais respiratórios em 26 a 83% dos gatos com criptococose.[12,39] Em outro estudo, 63% de 263 gatos tinham corrimento nasal e 12,5% tinham tosse ou dispneia.[10] Espessamento e inflamação da mucosa nasal ou granulomas nasais podem ser visíveis. Pode ocorrer osteomielite, que acarreta deformidade facial, inclusive alargamento do nariz ou edema (tumefação) de tecido adjacente (Figura 33.3). Se a nasofaringe for acometida, os sinais clínicos podem estar ausentes até que a infecção se dissemine para a lâmina cribriforme e cause meningite.[38] Como alternativa, os gatos podem chegar com dispneia ou respiração estertorosa, por causa da obstrução por granulomas fúngicos. Havia acometimento de linfonodos em 39% de 263 gatos.[10] Pneumonia micótica e linfadenomegalia por causa de *Cryptococcus* são raras em gatos.

Foram identificados nódulos cutâneos em 41% de 263 gatos com criptococose (Figuras 33.4 e 33.5).[10] Ocasionalmente, ocorrem lesões bucais em gatos com infecção por *Cryptococcus* e podem aparecer como ulceração difusa da mucosa bucal da língua, da gengiva ou do palato, ou como lesões proliferativas.[43] Também ocorre acometimento do sistema nervoso central, por causa da erosão da infecção nasal através da lâmina cribriforme ou, possivelmente, por disseminação hematogênica. Ocorrem sinais neurológicos em 8 a 26% dos gatos com criptococose e podem manifestar-se como cegueira, alterações pupilares, ataxia, depressão e mudanças do comportamento.[10,12,41]

A criptococose tem sido diagnosticada em gatos com menos de 1 mês de idade e naqueles com mais de 15 anos. A média etária ao diagnóstico é de cerca de 6 anos, com 58% dos gatos tendo entre 2 e 7 anos de idade.[10,17] Alguns estudos mostraram predisposição racial, com Abissínios, Siameses, Birmaneses e Ragdoll estando super-representados, em comparação com os gatos Domésticos de Pelo

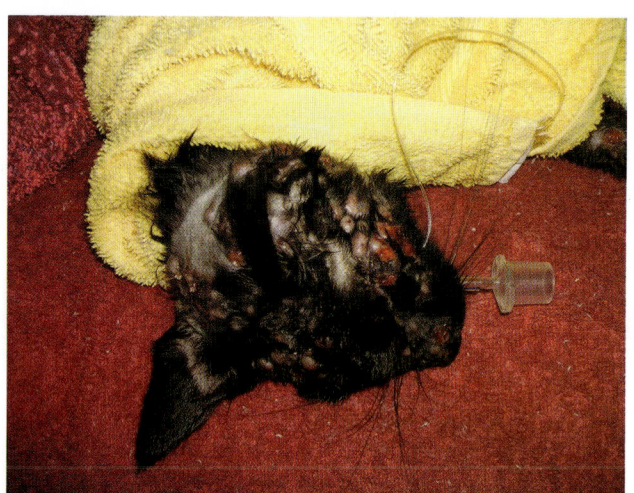

Figura 33.2 Infecção disseminada por *Cryptococcus*. (*Cortesia de Richard Malik.*)

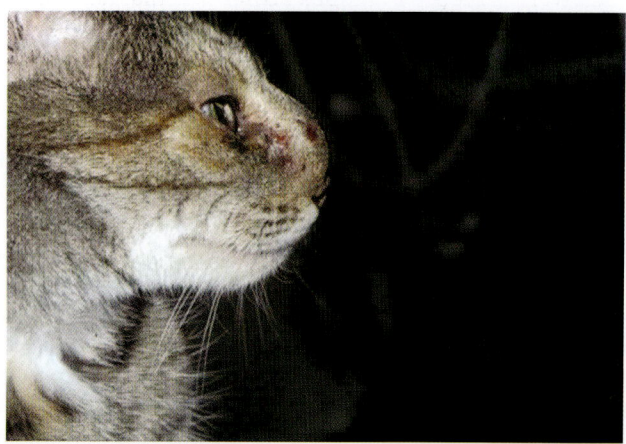

Figura 33.3 A osteomielite criptocócica pode causar deformidade facial. (Cortesia de Richard Malik.)

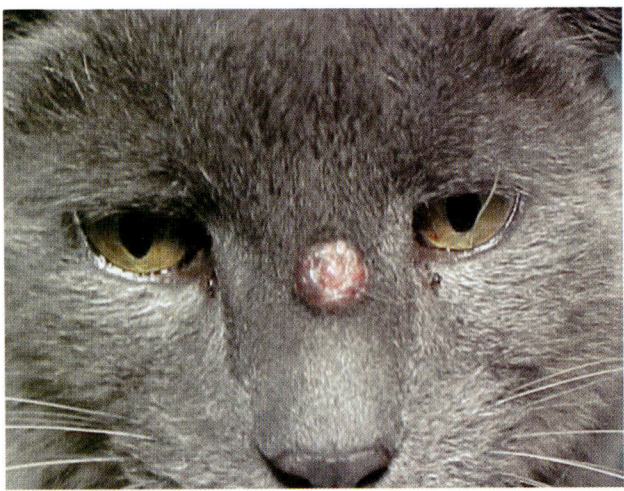

Figura 33.4 Nódulo cutâneo causado por *Cryptococcus* no plano nasal. (*Cortesia de Jessica Baron.*)

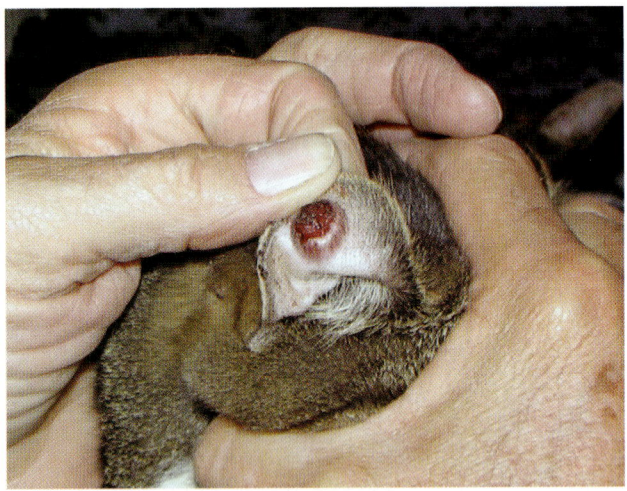

Figura 33.5 Nódulo cutâneo causado por *Cryptococcus* no pavilhão auricular. (*Cortesia de Paige May.*)

Curto.[10,17,42] Tanto gatos de ambientes internos quanto os que vivem ao ar livre são suscetíveis à infecção. Há relatos inconsistentes de predisposição sexual para a criptococose em machos. A doença é mais comum em pessoas imunocomprometidas, mas a maioria dos estudos sobre a infecção em gatos não mostra associação à infecção por retrovírus ou outras causas de imunossupressão.[20]

O diagnóstico definitivo de criptococose requer cultura do organismo a partir de tecido infectado (Boxe 33.1). É possível cultivar tanto o *C. neoformans* quanto o *C. gattii* da cavidade nasal de pacientes assintomáticos. A cultura da maioria das infecções fúngicas sistêmicas é trabalhosa e implica risco de zoonose para o pessoal do laboratório. A cultura de *Cryptococcus* em ágar dextrose de Sabouraud pode levar até 6 semanas para mostrar evidências.[17] Na maioria dos casos, faz-se um diagnóstico presuntivo por avaliação citológica. O organismo pode ser detectado a partir de amostras de *swab* nasal, lavado nasal e biopsia por impressão do tecido nasal ou de aspirado de outros tecidos infectados. A rinoscopia ou os sistemas avançados

---

Boxe 33.1 Métodos para o diagnóstico de criptococose em gatos

1. Cultura fúngica
2. Citologia
   a. *Swab* ou lavado nasal
   b. Amostras de biopsia ou aspirado
   c. Líquido vítreo ou sub-retiniano
3. Sorologia: aglutinação do antígeno em látex
   a. Soro
   b. Líquido cerebroespinal
   c. Líquido vítreo

---

de imagem podem ajudar no diagnóstico. Se houver acometimento ocular sem evidência de doença em outro local, pode-se aspirar líquido vítreo ou sub-retiniano para avaliação citológica. Os produtos comerciais contendo corantes específicos, os corantes Wright Giemsa ou o novo azul de metileno facilitam a observação das células da levedura em brotamento de base larga, espessamente encapsulada. Se não for possível confirmar a criptococose à citologia ou à histopatologia, pode-se recorrer à sorologia. O teste de aglutinação do antígeno em látex é altamente específico e sensível para detectar o antígeno capsular de *Cryptococcus* em cães e pode ser feito com soro, líquido cerebroespinal ou vítreo. A especificidade e a sensibilidade em gatos não foram descritas, mas gatos infectados têm títulos extremamente altos (> 1:65.536).[37] Pode-se usar a sorologia seriada para avaliar a resposta ao tratamento e, em geral, uma queda no teste implica prognóstico favorável.

Em geral, o prognóstico de gatos com criptococose é bom, se a doença não for grave, não houver acometimento do SNC e o tratamento tiver a duração apropriada. Animais que já têm ou progridem para a doença do SNC têm probabilidade quatro vezes maior de morrer do que aqueles sem sinais do SNC.[12] Em um estudo retrospectivo feito com 59 gatos com criptococose de Sydney, Austrália, 76% foram tratados com sucesso.[41] Pode ser difícil determinar a duração ideal do tratamento. É costume recomendar que ele dure até, pelo menos, 1 mês após a resolução clínica e, às vezes, é necessário por 9 meses ou mais. Se houver granulomas fúngicos na cavidade nasal ou na nasofaringe, a retirada do tecido anormal pode ajudar no tratamento. O itraconazol é o fármaco mais comumente utilizado no tratamento da criptococose felina, mas outros azóis como a anfotericina B também têm sido usados com sucesso.[37]

Não há evidências de que a criptococose seja contagiosa ou zoonótica, mas os animais de companhia podem agir como sentinelas para pessoas.

Histoplasmose

A segunda causa mais comum de micose sistêmica em gatos é o *Histoplasma*; em um estudo, 16,7% de 571 gatos diagnosticados com doença fúngica sistêmica tinham histoplasmose.[10] O *Histoplasma* tem distribuição global. As espécies patogênicas são *H. capsulatum*, *H. duboisii* e *H. farcinminosum*. A primeira delas causa infecção nos

EUA, e *H. doboisii* é o agente causal na África. O organismo prolifera em ambientes quentes (22 a 29°C) e úmidos, em particular em áreas temperadas e subtropicais.[22] O *H. capsulatum* é isolado mais comumente de solo úmido rico em nitrogênio contendo fezes de aves ou morcegos.[20,32] O organismo existe como uma forma de micélio no ambiente e como levedura dentro do hospedeiro.

O *H. capsulatum* é diagnosticado mais comumente nas Américas do Norte e do Sul, na Índia e no Sudeste Asiático, embora tenha sido identificado em todos os continentes, com exceção da Antártica.[22] O *H. capsulatum* é endêmico no Meio-Oeste e no Sul dos EUA, bem como em áreas ao longo dos rios Ohio, Mississippi e Missouri. Em outros locais, é relatado esporadicamente, como na Califórnia (EUA), em Ontário (no Canadá) e na Austrália.[7] Embora relatado em 31 estados nos EUA, a maior incidência ocorre em Oklahoma, no Texas, na Virgínia e em Louisiana.[10,22]

O ciclo biológico do *H. capsulatum* é similar ao de outros fungos dimórficos. O estágio de micélio que vive no solo é resistente ao dano ambiental. Ele esporula com temperaturas em torno do 22°C e os esporos são conhecidos como micro ou macroconídios.[22] A infecção respiratória inferior é mais provável por causa da inalação de microconídios infectantes. Alguns casos de histoplasmose são isolados do sistema gastrintestinal (GI), mas não se confirmou que haja uma via oral de infecção.[22] À temperatura corporal (37°C), o organismo inalado passa para a fase de levedura nos pulmões, é fagocitado e se replica no meio intracelular. A infecção pode ficar limitada ao sistema respiratório inferior e aos linfonodos regionais, ou macrófagos carregados de leveduras podem disseminar o organismo por linfáticos ou via hematogênica. Na maioria dos pacientes, a imunidade mediada por célula é eficaz para controlar a infecção, mas, se for inalado um grande número de organismos ou houver comprometimento imune, pode ocorrer doença grave.[22] Em pacientes com um sistema imune eficiente, infecções não manifestas podem ser reativadas por causa do imunocomprometimento.

Ao contrário de outras infecções fúngicas sistêmicas, a histoplasmose ocorre igualmente em cães e gatos.[32] Foi diagnosticada em gatos com menos de 8 semanas de idade até aqueles com mais de 15 anos e é mais comum em felinos com menos de 4 anos.[10,32] A média etária na época do diagnóstico é de 3,9 anos.[7] Tanto gatos que vivem ao ar livre quanto aqueles restritos a ambientes internos correm risco de ter a infecção.[10,30] Não há relatos consistentes de predisposição sexual nem racial, mas um relato diz que os gatos da raça Persa talvez estejam predispostos.[10] Embora um estudo retrospectivo tenha encontrado infecção concomitante com o vírus da leucemia felina (FeLV) em 15% de 96 gatos com histoplasmose, na maioria dos relatos a infecção simultânea com retrovírus é incomum.[10,29,30,32]

Embora a infecção com *H. capsulatum* possa ser assintomática e autolimitada, a disseminação é comum em gatos e tem ocorrência de até em 95% dos casos, apesar da ausência de sinais clínicos sistêmicos.[10] Os órgãos mais comumente acometidos são os pulmões (Figura 33.6), o trato GI, os linfonodos, o baço, o fígado, a medula óssea, os olhos e as glândulas adrenais. O período de incubação é de aproximadamente 12 a 16 dias em pessoas e cães e é provável que seja o mesmo em gatos.[10,22] Em geral, os sinais

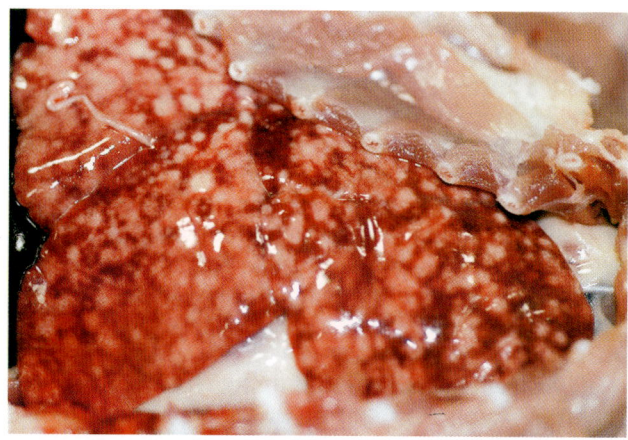

Figura 33.6 Pneumonia por histoplasmose em um gato. (*Cortesia de Eric Snook.*)

clínicos estão presentes por 2 a 3 meses até a apresentação.[29] Em 96 gatos com histoplasmose, os sinais clínicos mais comuns, que ocorreram em 67% dos gatos infectados, eram inespecíficos e incluíram letargia, fraqueza e febre.[10] Havia sinais respiratórios em 39% dos gatos e oculares em 24%. Na vigência de acometimento pulmonar, os sinais clínicos podem envolver sons pulmonares anormais, taquipneia ou dispneia. As anormalidades oculares são blefarite, conjuntivite, uveíte anterior, coriorretinite, neurite óptica e descolamento da retina.[10,22] Com a disseminação, podem ocorrer linfadenopatia e hepatoesplenomegalia. Se presente, o acometimento da medula óssea pode ocasionar cistopatias.[32] São locais incomuns de infecção a pele, os ossos, o SNC e a cavidade bucal.[33,53] Sinais GI específicos são menos comuns em gatos que em cães. A infecção bucal pode manifestar-se como tecido ulcerado ou lesões proliferativas na gengiva ou no palato.[33]

Os exames laboratoriais de rotina, em geral, são anormais em gatos com histoplasmose, mas os achados não são patognomônicos da infecção. Pode haver anemia, trombocitopenia, leucopenia ou pancitopenia. A anormalidade hematológica mais comum é anemia normocítica normocrômica arregenerativa, que pode ser decorrente de inflamação crônica, acometimento da medula óssea e perda sanguínea GI. Também é possível diagnosticar leucocitose neutrofílica com monocitose ou o leucograma pode ser normal. O organismo pode ser visto em células fagocitárias em esfregaços sanguíneos e, em um estudo de 56 casos, foi evidente em 20% dos gatos com histoplasmose.[10] Outras anormalidades relatadas foram trombocitopenia e pancitopenia grave.[22] As anormalidades bioquímicas foram hipoalbuminemia, hiperglobulinemia, aumento da atividade enzimática hepática, hiperbilirrubinemia e hipercalcemia.[32] Em um relato, havia anormalidade radiográficas em mais de 87% dos gatos com histoplasmose e o achado mais comum foi um padrão intersticial difuso ou nodular nos pulmões.[10] A linfadenomegalia hilar foi encontrada raramente. Pode haver líquido abdominal, hepatomegalia ou esplenomegalia.

O diagnóstico definitivo de histoplasmose requer a identificação citológica ou histológica do organismo. Em geral, o *Histoplasma* está presente em aglomerados dentro das células do sistema fagocitário mononuclear nos órgãos infectados. Quando corado com Wright ou Giemsa, o *H. capsulatum* aparece como um corpúsculo arredondado pequeno (2 a 4 μm) com um centro basofílico e um halo mais claro causado pelo enrugamento da levedura durante o processo de coloração.[22] Também se pode usar corante de Romanowski modificado para corar preparações citológicas. Em gatos, o organismo é encontrado mais comumente à citologia de aspirado com agulha fina de órgãos infectados, inclusive os pulmões, linfonodos, lesões dérmicas, baço, fígado ou medula óssea. Os organismos podem ser vistos à avaliação do líquido coletado por lavado endotraqueal, lavagem broncoalveolar, toracocentese ou aspirado de líquido cerebroespinal. As anormalidades histopatológicas envolvem inflamação granulomatosa, mas pode ser difícil ver o *H. capsulatum* com as colorações rotineiras. Caso se suspeite de doença fúngica, então devem ser solicitadas colorações especiais, como ácido periódico de Schiff (PAS), metenamina de prata de Gomori ou corante fúngico Gidley. Usou-se imunocoloração para diagnosticar histoplasmose em amostras de biopsia cutânea.[22]

O diagnóstico de histoplasmose por cultura do organismo é feito raramente por causa do risco zoonótico para a equipe do laboratório; os resultados podem levar 4 semanas para ficarem prontos. A sorologia não é confiável e são comuns resultados falso-negativos em animais com doença clínica. Assim, podem ocorrer resultados falso-positivos em pacientes infectados previamente com anticorpos residuais.[22] Um laboratório desenvolveu um teste capaz de detectar antígenos de *H. capsulatum* na urina, no soro ou no líquido cerebroespinal (LCE), que tem sido usado para diagnosticar histoplasmose em pessoas. A sensibilidade aumenta se o teste for feito tanto com urina quanto com soro. O teste pode ser usado para monitorar a resposta ao tratamento; os títulos diminuem com o tratamento eficaz e aumentam com a recidiva da doença. Em pessoas, ocorre reação cruzada com a blastomicose, a coccidioidomicose e a peniciliose. Na instituição onde a autora trabalha, o teste do antígeno urinário tem sido usado com finalidades de monitoramento em cães com histoplasmose confirmada com base no diagnóstico citológico. É provável que o teste possa ser aplicado em gatos, porém são necessárias mais pesquisas para determinar sua sensibilidade e sua especificidade.

Embora a histoplasmose possa ser autolimitante quando isolada nos pulmões, o tratamento é recomendado para evitar disseminação. Conforme ocorre com a maioria das doenças fúngicas sistêmicas em gatos, o itraconazol é a medicação de escolha. O prognóstico varia, dependendo da extensão da doença. De 56 gatos em que o resultado foi conhecido em um estudo, 68% morreram ou foram submetidos à eutanásia.[10]

A prevenção consiste em evitar exposição a solos que tenham probabilidade de abrigar *H. capsulatum*, inclusive aqueles contaminados por fezes de aves ou morcegos. A histoplasmose não é uma zoonose.

Coccidioidomicose

Esta doença foi diagnosticada em 9,2% dos gatos com doença fúngica sistêmica em um estudo.[10] O *Coccidioides* é um fungo dimórfico que cresce no solo como um micélio.

Os micélios germinam, formando artroconídios multinucleados de parede espessa, com forma de barril, retangulares, com 2 a 4 μm de largura e 3 a 10 μm de comprimento.[24] Os micélios podem persistir no solo indefinidamente e os artroconídios são resistentes ao ambiente. Quando o solo contendo *Coccidioides* é remexido, os conídios são liberados e se dispersam.[24] Eles podem germinar e produzir novas hifas ou servir como fonte de infecção.

O *Coccidioides* é encontrado em uma área ecológica específica, conhecida como zona de vida do Sonora Inferior,[24] que abrange o Sudoeste dos EUA, o México e as Américas Central e do Sul.[21] Também é conhecida como Vale da Febre. O solo dessas regiões é arenoso e alcalino, e as temperaturas são elevadas, com a média no verão acima de 26,6°C e no inverno de 4°C a 12°C.[24] Além disso, a elevação e a precipitação anual são baixas. Durante períodos prolongados de seca e clima quente, o *Coccidioides* sobrevive abaixo do solo – até 20 cm de profundidade.[24] Após as chuvas, o organismo replica-se perto da superfície do solo e libera grandes números de artroconídios infectantes que se disseminam.[24]

A infecção é mais comum quando o solo está seco e é remexido, como por tempestades de areia, terremotos ou colheitas agrícolas ou após a estação das chuvas.[21] *C. immitis* é a espécie encontrada na Califórnia, no Vale San Joaquin, enquanto *C. posadasii* é encontrada em todas as outras áreas endêmicas.[24] A doença é mais comum na Califórnia, no Arizona e no sudoeste do Texas, sendo diagnosticada menos comumente no Novo México, em Nevada e em Utah. Infecções fora das áreas endêmicas são esporádicas. Em tais casos, o indivíduo pode ter viajado para uma área endêmica e então haver ativação de organismos dormentes anos depois.[24] Em pessoas, a maioria das infecções é assintomática, com apenas 40% das pessoas desenvolvendo sinais clínicos.[24] Isso pode ser válido para outras espécies.

A coccidioidomicose ocorre primariamente após inalação de artrósporos infectantes e menos de 10 organismos podem causar infecção.[21] É incomum a infecção após inoculação do organismo na pele. Há um relato de caso em um assistente veterinário que teve coccidioidomicose após ter sido mordido por um gato infectado.[16] Raramente, houve casos suspeitos de cães se infectando após contato com fômites contaminados com artroesferas.[21]

Uma vez inalados e dispersos nos alvéolos, os artroconídios são convertidos em esférulas por causa da temperatura mais alta e do nível maior de dióxido de carbono.[21,24] Assim que a esférula amadurece, rompe-se, liberando até 300 endosporos.[24] Após inalação, a formação de endosporos leva cerca de 3 dias, mas em geral não ocorrem sinais clínicos por 2 semanas.[21] Acredita-se que os endósporos sejam capazes de se disseminar pelo sangue e por linfáticos para locais distantes, de modo que gatos com doença disseminada podem não ter infecção no sistema respiratório.[49] Quando ocorre inoculação cutânea, a infecção pode ficar limitada à derme ou à subcútis.

Como é típico nas doenças fúngicas, a imunidade mediada por célula é muito mais eficaz na resolução da infecção com *Coccidioides* que a imunidade humoral. Costuma ocorrer formação de anticorpo, porém é mais útil para ajudar no diagnóstico que no combate à infecção. Embora as pessoas que conseguem recuperar-se da coccidioidomicose sejam consideradas imunes à reinfecção, em cães e gatos a recorrência é comum. Não se sabe se isso se deve à interrupção prematura do tratamento ou à ausência de imunidade a longo prazo com relação ao *Coccidioides*.[21]

A doença clínica varia de subclínica a fatal; não se sabe por que alguns animais infectados têm doença autolimitada e outros morrem apesar do tratamento. A avaliação de relatos de necropsia de 1995 a 2005 no Arizona Veterinary Diagnostic Laboratory revelou que, em casos fatais de coccidioidomicose, 25% dos animais envolvidos eram gatos. Não está claro se esse achado deve-se a doença mais grave em gatos ou se a coccidioidomicose foi subdiagnosticada antemorte em gatos. A infecção é relatada mais comumente em gatos de meia-idade, sem predisposição racial. Não há correlação entre a coccidioidomicose e a infecção com retrovírus felino.[21]

As manifestações clínicas específicas dependem do local da infecção e são extremamente variadas, o que torna o diagnóstico precoce um desafio. O *Coccidioides* parece ser capaz de infectar a maioria dos tecidos. É comum haver febre ao diagnóstico, bem como sinais inespecíficos, como letargia, anorexia e perda de peso. Sinais respiratórios são incomuns, ocorrendo acometimento pulmonar e ósseo com menor frequência em gatos que em cães. Ocorrem lesões oculares, como coriorretinite e uveíte anterior, com frequência semelhante em gatos e cães.[24] Em gatos, aproximadamente 50% dos casos são disseminados.[21] Pode haver infecção subclínica em até 70% dos cães; não se sabe se o mesmo é válido com relação aos gatos.[21]

É incomum tosse, mas 25% dos gatos podem ter dispneia. O SNC pode ser infectado, e lesões na forma de massas granulomatosas no cérebro são mais comuns que meningite fúngica. Os sinais oculares podem ser uveíte anterior, granulomas sub-retinianos, descolamento da retina e cegueira. Também há um relato de gatos que tiveram edema periocular com sinais sistêmicos, inclusive perda de peso, pelagem desgrenhada e letargia. As anormalidades clínicas oftalmológicas eram bilaterais em todos os gatos e envolveram hiperemia, massas conjuntivais, edema periorbitário com bastante líquido, coriorretinite granulomatosa, descolamento da retina não hematogênico e uveíte anterior.[51] Os gatos foram diagnosticados com coccidioidomicose usando-se uma combinação de achados clínicos, sorologia e, em dois casos, observação de esférulas de *Coccidioides* por citologia de aspirado ou biopsia. A uveíte anterior ativa e o edema periocular forma resolvidos com o tratamento. Os granulomas coriorretinianos, embora persistentes, diminuíram significativamente de tamanho.[51]

Em geral, a infecção é limitada aos pulmões e linfonodos peri-hilares, embora possa ocorrer disseminação do organismo pelo sangue e por linfáticos.[21] Quando ocorre disseminação, a pele é o local mais frequente de infecção. Em 15 gatos com coccidioidomicose submetidos a avaliação após a morte, todos tinham acometimento em vários órgãos.[21] Lesões cutâneas que não cicatrizam, inclusive abscessos, dermatite, trajetos fistulosos crônicos e ulcerações, são as manifestações clínicas mais comuns.[21] Foram relatadas lesões cutâneas e subcutâneas em 56% dos gatos de uma série de 48 casos.[49]

Nos gatos infectados, as anormalidades laboratoriais foram anemia arregenerativa, leucocitose neutrofílica com desvio para a esquerda, monocitose, eosinofilia, hipoalbuminemia e hiperglobulinemia. A sensibilidade e a especificidade da sorologia em gatos são desconhecidas. No relato sobre 48 gatos com coccidioidomicose, todos os 39 submetidos a testes foram soropositivos em algum momento durante a doença.

A confirmação citológica pode ser feita por avaliação de aspirados de linfonodos acometidos, lesões cutâneas ou dos pulmões. O organismo pode ser visto em lâminas não coradas e aparece como uma estrutura grande (10 a 80 μm) arredondada de parede dupla, contendo endosporos.[24] Pode ser necessário coletar múltiplas amostras de biopsia e avaliá-las em sequência para ver a histologia do organismo. Embora possam ser detectadas esférulas com a coloração rotineira com hematoxilina e eosina (H&E), é mais fácil vê-las quando se usa o PAS ou metenamina de prata de Grocott-Gomori. Os laboratórios comerciais que adotam precauções de biossegurança podem isolar *Coccidioides* em cultura. Os micélios que crescem em meios de cultura são altamente infecciosos. A sorologia em tubos com precipitina e técnicas de fixação do complemento foram úteis em 48 gatos com coccidioidomicose.[24]

O itraconazol é o fármaco que costuma ser utilizado no tratamento da coccidioidomicose felina. De 53 gatos diagnosticados com coccidioidomicose, 67% sobreviveram com o tratamento.[10]

Blastomicose

O *Blastomyces dermatitidis* é o fungo dimórfico saprófita que causa a blastomicose. Ele existe na forma de micélio e reproduz-se de modo sexuado, gerando esporos infectantes. À temperatura corporal, os esporos transformam-se em leveduras e replicam-se de maneira assexuada. As leveduras em brotamento têm 5 a 20 μm de diâmetro e uma parede celular espessa, refrátil, de contorno duplo.[36] Cães e pessoas são as espécies infectadas mais comumente, porém há relatos de blastomicose em outros animais, como morcegos, cavalos, leões-marinhos, lobos, furões e gatos não domésticos.[19,36] Raramente é relatada em gatos domésticos.

O reservatório mais provável do *Blastomyces* é o solo. Como os organismos normais do solo destroem a maioria dos de *Blastomyces*, são necessárias condições ambientais específicas para que estes últimos sobrevivam. Ele prolifera em solo arenoso ácido perto de água. Também foi isolado de madeira e vegetação em decomposição, excrementos de animais, um dique construído por castores e detritos de animais.[19,36] Mesmo em áreas endêmicas, ocorre blastomicose em focos geograficamente restritos. Viver perto de água é um fator de risco de blastomicose para cães. Em pessoas, o solo remexido está associado a infecção, e a precipitação pode facilitar a liberação de esporos infectantes. É provável que a maioria das pessoas e dos cães seja exposta ao fungo em sua própria propriedade, pois há comprovação de casos repetidos na mesma localização, apesar da ocupação por várias famílias.[3] A fonte de infecção em gatos não está esclarecida. Muitos casos relatados de blastomicose felina ocorreram em gatos que viviam estritamente em ambientes internos. Um estudo analisou 60 amostras ambientais obtidas de quatro lares em que a doença foi diagnosticada em gatos, e todos eram negativos para o *B. dermatitidis*.[3,19]

Durante um período de 10 anos, foram diagnosticados oito casos de blastomicose em gatos no hospital veterinário de ensino em Illinois, enquanto em 11 anos foram diagnosticados cinco gatos com essa doença no hospital-escola veterinário do Tennessee.[3,19] A prevalência da blastomicose canina no Tennessee entre 1979 e 1989 foi de 1,2%, em comparação com menos de 0,1% em gatos.[4] De 571 gatos diagnosticados com micose sistêmica, 41 (7,1%) estavam infectados com *B. dermatitidis*.[10] Tal espécie causa doença principalmente nos EUA e no Canadá, mas é endêmica na África e na Índia, além de ter sido identificada na Europa e na América do Sul.[6] Na América do Norte, as áreas endêmicas são os vales dos rios Mississippi, Missouri e Ohio; os estados mesoatlânticos; e as províncias de Manitoba, Ontário e Quebec, no Canadá.[36] A blastomicose também foi diagnosticada em Nova York, Wyoming, Dakota do Sul e Colorado (EUA) e Saskatchewan (Canadá).[6,27,36] Em uma revisão retrospectiva de 41 gatos diagnosticados com blastomicose, a maioria dos casos ocorreu em Oklahoma, Tennessee e Wisconsin.[10] Os fatores de risco e a epidemiologia da blastomicose em gatos são desconhecidos por causa de sua raridade.

A infecção ocorre mais comumente por inalação de esporos infectantes, que estabelecem a infecção dentro dos pulmões. Pode ocorrer inoculação direta do organismo por meio de punção cutânea. Acredita-se que a blastomicose se dissemine por linfáticos e via hematogênica. Há grande variação na resposta do hospedeiro à infecção, pois os cães são 10 vezes mais propensos a desenvolver a doença que as pessoas; a blastomicose é mais rara em gatos. Não há relato de sazonalidade em gatos infectados.

Na literatura, há tão poucos casos descritos que não é possível determinar os fatores predisponentes. Muitos relatos fornecem dados conflitantes. A maioria dos casos descritos na literatura foi diagnosticada à necropsia. Machos parecem um pouco mais predispostos; um estudo revelou que 69% de 36 felinos infectados eram machos.[3] As raças descritas como predispostas são Siamês, Abissínio e Havana Brown, mas isso não é confirmado em todos os relatos.[10,19] A idade dos gatos acometidos variou de 6 meses e 18 anos.[4] A idade típica dos gatos infectados varia entre as publicações: em três estudos, 75% tinham menos de 4 anos de idade em um, 42% também tinham menos de 4 anos de idade em outro e no terceiro 87% tinham mais de 7 anos de idade.[19] A duração dos sinais clínicos antes do diagnóstico variou de 3 dias a 7 meses.[10,19] Raramente há história de imunossupressão; 10% de 41 gatos com blastomicose eram positivos para o FeLV, nenhum era positivo para o FIV e um era positivo para a peritonite infecciosa felina (PIF).[10]

Com base em radiografias torácicas e dados de necropsia, a infecção em gatos é mais comum no pulmão, mesmo na ausência de sinais respiratórios (Figura 33.7).[19] Encontrou-se *B. dermatitidis* em linfonodos, nos rins, nos olhos, no SNC, na pele, no trato GI, na pleura, no peritônio, no coração, no fígado, no baço, na traqueia e nas glândulas adrenais.[19,36] A infecção quase sempre é disseminada. Os sinais clínicos variam, dependendo do local de infecção. Os sinais clínicos mais comumente relatados em gatos com blastomicose variam entre as publicações,

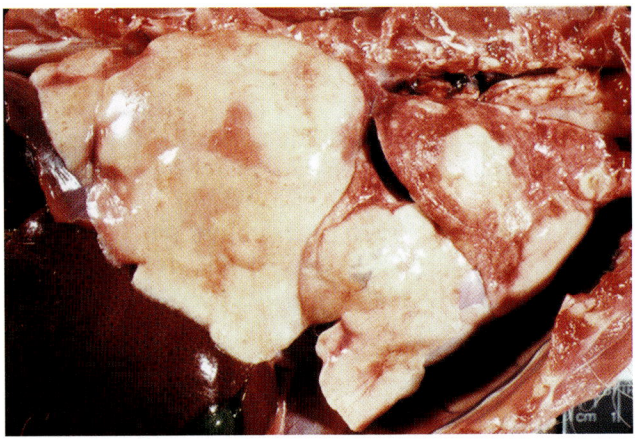

Figura 33.7 Blastomicose pulmonar em um gato. (*Cortesia de Jennifer Stokes.*)

mas dispneia, letargia, perda de peso e febre frequentemente estão presentes.[19] Outros sinais respiratórios relatados incluíram tosse, taquipneia, coriza e aumento de sinais broncovesiculares.[19] Também pode haver manifestações clínicas de acometimento do sistema nervoso central, ocular e dermatológico. As alterações oculares descritas são granulomas e descolamento da retina, quemose, edema de córnea e uveíte.[6,7,19] As lesões cutâneas podem ser trajetos fistulosos ou massas dérmicas não ulceradas e seu diâmetro varia de alguns milímetros a poucos centímetros.[19]

O diagnóstico de blastomicose em gatos pode ser difícil, principalmente porque não há manifestações clínicas patognomônicas. As alterações hematológicas e bioquímicas não são específicas nem consistentes entre gatos infectados, mas podem envolver anemia, leucopenia ou leucocitose, monocitose, hiperglobulinemia, hipoalbuminemia e hipercalcemia.[19] As alterações radiográficas podem ser opacidades pouco definidas de tecido mole com nódulos ou massas ou consolidação pulmonar alveolar e efusão pleural.[10,19]

O diagnóstico definitivo de blastomicose é feito pela identificação citológica ou histológica do *B. dermatitidis*. É comum ver inflamação piogranulomatosa associada a grande número de leveduras em brotamento de base ampla. O diagnóstico foi feito por exame citológico de amostras de aspirado com agulha fina de pele infectada, trajetos fistulosos, linfonodos e pulmão. Também se pode fazer lavagem broncoalveolar para diagnosticar blastomicose pulmonar.[19] Em cães, a sensibilidade e a especificidade da imunodifusão em ágar-gel (AGID) relatadas foram de 91% e 96%, respectivamente. A utilidade do teste AGID na blastomicose em gatos é desconhecida. De três gatos com blastomicose submetidos a esse teste, um foi positivo.[10] Há um antígeno de teste comercial para *B. dermatitidis* que foi validado para cães e tem maior sensibilidade do que o teste com urina.[50] Não se sabe se tal teste é sensível ou específico em gatos.

Atualmente, recomenda-se o tratamento com itraconazol.[6] O prognóstico é de reservado a mau. De quatro gatos com blastomicose tratados, três morreram 12 dias após o diagnóstico.[3]

Esporotricose

A esporotricose é uma doença micótica sistêmica de seres humanos e muitas espécies animais, causada pelo fungo dimórfico *Sporothrix schenckii*, endêmico em todo o mundo. Identificou-se a transmissão zoonótica do *S. schenckii* entre gatos e pessoas e considera-se ela uma zoonose emergente.[11,45,48,54,55] O *S. schenckii* sobrevive no ambiente, tipicamente em vegetação morta caída, infectando pessoas e animais por contaminação de feridas ou corpos estranhos penetrantes. Os organismos tornam-se patogênicos por causa de suas habilidades dimórficas. Após penetrar na pele através de uma punção, mordida ou arranhão, o fungo sofre conversão para a fase de levedura. O organismo também foi isolado de caramujos e presumivelmente pode ser inoculado em mordidas, arranhões ou ferimentos por punção.[47,48] Três síndromes clínicas de esporotricose são conhecidas em gatos:

1. Cutânea localizada.
2. Linfocutânea.
3. Multifocal disseminada.

As formas localizada e linfocutânea são as mais comuns. As lesões cutâneas são encontradas mais comumente na face, no plano nasal (Figura 33.8), na base da cauda e nas pernas, podendo ser solitárias ou múltiplas. As lesões surgem após um período de incubação de cerca de 1 mês e primeiro como ferimentos puntiformes com secreção que simulam abscessos bacterianos e feridas causadas por brigas ou celulite. O tratamento com antibióticos não resulta na resolução. As lesões então podem ulcerar e formar grandes áreas crostosas. A forma localizada pode progredir para a linfocutânea, especialmente se não tratada. Na forma linfocutânea, os nódulos cutâneos podem progredir para úlceras com secreção na pele, na subcútis e em linfonodos. A forma disseminada é encontrada prioritariamente no fígado e nos pulmões, mas foi relatado o acometimento de outros órgãos.

Acredita-se que surtos de esporotricose sejam raros. Em uma grande série de 347 gatos com esporotricose adquirida naturalmente em uma epidemia no Rio de Janeiro, a idade em média foi de 2 anos, com predominância do sexo masculino.[46] A maioria dos gatos infectou-se por causa de ferimentos adquiridos durante brigas e lesões cutâneas múltiplas foram comuns. A maioria das lesões era na cabeça. As lesões cutâneas eram variadas, com pequenas crostas, nódulos subcutâneos que progrediram para secreção e úlceras, úlceras exsudativas extensas e zonas também extensas de necrose que deixavam expostos músculo e osso. Mais de 25% dos gatos tinham linfangite e linfadenite regional. Os sinais extracutâneos mais comuns foram respiratórios, como coriza e dispneia. Também foram relatadas infecções subclínicas.

Não parece que a infecção com o FeLV ou o vírus da imunodeficiência felina (FIV) seja um fator predisponente para a esporotricose em gatos.[46,54] A infecção concomitante com o FIV não afeta o desfecho clínico.[46]

O diagnóstico de esporotricose em gatos é feito mais frequentemente por exame citológico de exsudatos e aspirados de abscessos ou nódulos ou esfregaços por impressão de lesões cutâneas. Esfregaços corados com um tipo de corante Romanowsky costumam conter grande número de organismos semelhantes a leveduras em geral com a forma de charutos, mas que podem aparecer como brotamentos arredondados. A histopatologia não é um método diagnóstico confiável; em duas séries de casos publicadas, o organismo não estava presente em mais de 1 de 3 gatos acometidos.[9,46] A falha em encontrar o organismo em amostras de biopsia pode ser devida à obtenção das amostras no início da infecção ou à variação individual na resposta imune. O diagnóstico definitivo é feito por cultura fúngica do exsudato de uma parte profunda de um trajeto fistuloso e/ou de amostras teciduais maceradas.

O fármaco de escolha para a esporotricose em gatos é o itraconazol oral. O cetoconazol e o iodeto sódico também foram relatados como tratamentos eficazes, mas a taxa de efeitos adversos é alta.[46,54] O tratamento bem-sucedido da doença localizada com uma combinação de itraconazol oral e anfotericina B intralesional foi descrito.[25] Infecções bacterianas secundárias devem ser tratadas de acordo com os resultados de cultura e teste de sensibilidade por 4 a 8 semanas. O tratamento antifúngico deve continuar por 1 mês após a resolução dos sinais clínicos, para evitar recorrência. O tratamento pode ser necessário por meses a 1 ano; portanto, a concordância do proprietário pode ser um obstáculo para se obter a cura, mesmo que o prognóstico seja bom. Pessoas que manuseiam gatos com esporotricose suspeita ou confirmada devem usar luvas e lavar as mãos e os braços, esfregando-os com um desinfetante.

Tratamento antifúngico

O melhor tratamento para qualquer doença fúngica sistêmica em gatos acaba dependendo do paciente em questão. Condições clínicas preexistentes, a localização da infecção fúngica e o custo do tratamento são fatores a considerar ao se escolher um tratamento (Tabela 33.1).

A anfotericina B é fungicida e causa morte celular ligando-se ao ergosterol na membrana da célula fúngica, o que altera sua estabilidade. Tem amplo espectro de eficácia contra muitas espécies de fungos e já foi o tratamento de escolha para micoses sistêmicas em seres humanos e animais. Provou-se que elimina a meningite fúngica.[37]

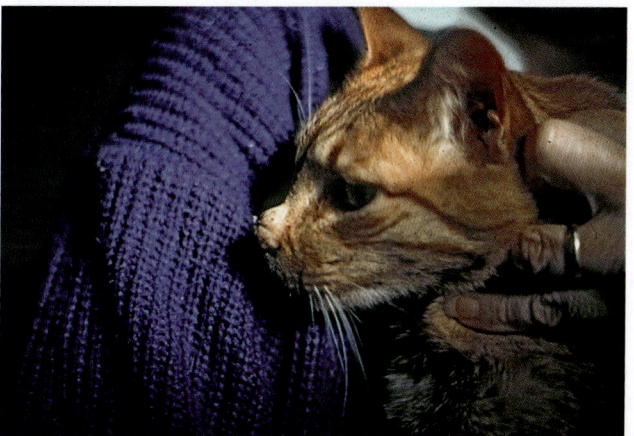

Figura 33.8 Nódulo de esporotricose no plano nasal de um gato. (*Cortesia de Vic Menrath.*)

Tabela 33.1 **Fármacos para o tratamento de infecções fúngicas em gatos.**

Fármaco	Dose	Comentários
Anfotericina B	Formulação original: 0,5 mg/kg, IV, 3 vezes/semana Mistura lipídica: 1 mg/kg, IV por 2 h, 3 vezes/semana	A dose cumulativa em gatos não deve exceder 4 a 6 mg/kg no caso da formulação original e 12 mg/kg no da mistura lipídica
Flucitosina	50 mg/kg, VO, a cada 8 h	Usada em combinação com a anfotericina B
Itraconazol	10 mg/kg, VO, a cada 24 h	Administrar as cápsulas com alimento; administrar o líquido com o animal de estômago vazio
Fluconazol	30 a 50 mg/gato VO a cada 12 h 75 mg/gato VO a cada 12 a 24 h	

Nota: é difícil estabelecer a duração do tratamento, mas deve ser de pelo menos 1 mês após a resolução clínica.

Seu potencial de nefrotoxicidade limita a dose total que pode ser administrada a um paciente, e seu uso naqueles com comprometimento da função renal não é recomendado. As formulações mais novas são mais seguras, porém mais caras. Os três tipos de formulações mais recentes de anfotericina B são uma mistura lipídica, uma suspensão coloidal e uma forma encapsulada em lipossoma. O complexo lipídico é o menos oneroso, tem tido uso amplo na medicina veterinária[26] e é 8 a 10 vezes menos nefrotóxico que a anfotericina B original quando administrado em cães sadios.[26] As novas formulações são captadas rapidamente pelo sistema reticuloendotelial, levando a altos níveis do fármaco nos órgãos infectados, como o fígado, o baço e os pulmões.[26] Pode-se administrar uma dose cumulativa maior das novas formulações sem aumentar o risco de captação do fármaco pelos rins e nefrotoxicidade. A anfotericina B em complexo lipídico tem sido usada com sucesso em pacientes veterinários para o tratamento de meningite criptocócica, histoplasmose, coccidioidomicose, blastomicose e outras micoses sistêmicas.

As indicações para uso da anfotericina B em complexo lipídico são a criptococose com acometimento do SNC, infecções micóticas graves ou progressivas, e os gatos que não toleram a administração oral de agentes antifúngicos. A dose apropriada da mistura lipídica para gatos é de 1 mg/kg intravenosa durante 2 h. O tratamento é administrado 3 vezes/semana, até a dose cumulativa de 12 mg/kg.[26] Se for usada a formulação original de anfotericina B, a dose recomendada é de 0,5 mg/kg IV 3 vezes/semana.[37] Indica-se o monitoramento para detectar alterações na função renal, como a concentração de creatinina, nitrogênio ureico sanguíneo (BUN) e glicosúria. A anfotericina B também pode ser eficaz como fungicida, pois causa imunomodulação e ativação da captação por macrófagos com destruição dos organismos fúngicos.[26] Combinada com flucitosina, a anfotericina B pode ter maior eficácia no tratamento de gatos com doença disseminada e/ou acometimento do SNC. Essa combinação é considerada por alguns o tratamento de escolha para a criptococose felina.[37]

A flucitosina raramente é usada como tratamento único, mas sim combinada com outros antifúngicos, para ter maior eficácia. É sinérgica quando combinada com a anfotericina B e penetra na barreira hematencefálica. Foi associada a reações medicamentosas em cães, e seu uso pode ser limitado aos primeiros 10 a 14 dias de tratamento.[37]

Os antifúngicos azólicos inibem a biossíntese do colesterol, interferindo na função da membrana fúngica.[26] Um benefício desses fármacos é possibilitarem o tratamento de pacientes sem hospitalização. O itraconazol é considerado o fármaco de escolha para o tratamento da maioria dos casos de micoses sistêmicas que não são potencialmente fatais de imediato em gatos.[26,37] Ele não cruza com facilidade a barreira hematencefálica nem a hematoprostática. Embora não penetre bem nesses órgãos, tem sido usado com sucesso para tratar meningite fúngica em gatos. Pode ser que tal sucesso se deva a uma falha na barreira hematencefálica associada à inflamação. É mais eficaz que o cetoconazol e tem menos efeitos colaterais, os quais podem ser desconforto GI, doença hepática com elevação na atividade da alanina aminotransferase e, raramente, lesões cutâneas resultantes de vasculite. O itraconazol na formulação em cápsula deve ser administrado com alimento para aumentar sua absorção, enquanto na formulação em líquido deve ser dado após uma refeição. Não deve ser administrado com antiácidos. No tratamento da criptococose, da histoplasmose, da coccidioidomicose e da blastomicose, a dose tópica é de 10 mg/kg VO a cada 24 h.[6,22,37]

O fluconazol é eficaz no tratamento de micoses sistêmicas, em particular quando há acometimento do SNC, ocular ou do sistema urinário. Pode ser o antifúngico mais eficaz no tratamento da criptococose felina.[37] Também tem sido usado em gatos que não toleram o itraconazol ou nos quais esse último não seja eficaz. De acordo com publicações, as doses são de 30 a 50 mg/gato VO a cada 12 h e 75 mg/gato VO a cada 12 a 24 h.[37] O cetoconazol não é considerado um fármaco de escolha para o tratamento de doença fúngica felina, mas tem sido bem-sucedido contra a infecção com *C. gattii*. Tem alto índice de efeitos colaterais e é menos eficaz que o itraconazol.

Azóis mais novos estão no mercado e sendo usados na medicina veterinária. O voriconazol é um derivado do fluconazol, porém mais potente e com espectro mais amplo de atividade. É altamente biodisponível quando administrado por via oral e também vem em formulação IV.[26] O posaconazol é um análogo do itraconazol que tem sido utilizado com sucesso em modelos animais no tratamento de histoplasmose e coccidioidomicose sistêmicas, bem como da meningite criptocócica.[26] Há poucos dados publicados descrevendo o uso desses azóis mais novos em gatos.

Em suma, o itraconazol pode ser considerado a primeira opção de tratamento de doença fúngica sistêmica em gatos. Aqueles com doença grave, progressiva ou potencialmente fatal de imediato podem precisar de tratamento com anfotericina B. Quando se suspeita de acometimento do SNC em gatos, o melhor tratamento pode ser flucitosina combinada com anfotericina B. Os pacientes devem ser monitorados regularmente quanto a toxicidade medicamentosa e efeitos colaterais. A duração ideal do tratamento é desconhecida, mas se recomenda pelo menos até 1 mês após a resolução clínica. Se o proprietário do paciente puder prosseguir com o tratamento por mais 1 ou 2 meses, é recomendado para diminuir o risco de recorrência. Uma queda nos títulos de anticorpo em geral está associada ao tratamento eficaz, mas nem sempre indica a cura. No futuro, com a disponibilidade de testes diagnósticos mais novos, inclusive com antígeno antifúngico como oferecido por um laboratório comercial, seremos capazes de monitorar os níveis de antígeno de maneira seriada e determinar um tempo apropriado para interromper o tratamento antifúngico.

Doenças causadas por riquétsias

As riquétsias são bactérias gram-negativas intracelulares obrigatórias transmitidas por um vetor artrópode, tipicamente um carrapato. Sua patogenicidade em pessoas e cães é bem compreendida; em gatos, atualmente sabe-se pouco. Organismos de *Ehrlichia* infectam primariamente leucócitos, enquanto as espécies de *Anaplasma* costumam infectar eritrócitos, células endoteliais e plaquetas, além de leucócitos. A reclassificação de várias riquétsias nas famílias Rickettsiaceae e Anaplasmataceae (ordem Rickettsiales) ocorreu em 2001. O gênero *Ehrlichia* passou da família Rickettsiaceae para a Anaplasmataceae, enquanto o gênero *Rickettsia* continuou na família Rickettsiaceae.[40] No gênero *Ehrlichia*, a *E. phagocytophila*, a *E. equi* e a *E. platys* passaram para o gênero *Anaplasma*, enquanto a *E. risticii* e a *E. sennetsu* agora pertencem ao gênero *Neorickettsia*.[40]

As informações específicas sobre a erliquiose, a anaplasmose e a infecção com *Rickettsia felis* serão fornecidas mais adiante. Os gatos parecem menos suscetíveis que cães a doenças transmitidas por vetor, inclusive a erliquiose e a anaplasmose. Há vários relatos de gatos doentes com sinais clínicos semelhantes aos de doenças causadas por riquétsias em cães. O diagnóstico presuntivo de uma doença clínica causada por riquétsia em gatos baseia-se nos sinais clínicos condizentes, combinados com a ocorrência de mórulas (aglomerados intracelulares de organismos), sorologia positiva, reação em cadeia da polimerase (PCR) também positiva e/ou resposta ao tratamento com doxiciclina.

É difícil confirmar riquétsias como agentes causais de doença em gatos, pois é difícil cultivá-las, e as mórulas quase nunca estão presentes.[35] Além disso, a existência de mórulas semelhantes a *E. canis*, por exemplo, não confirma a infecção com a espécie específica de *Ehrlichia*, pois as mórulas podem pertencer a outra espécie ou outro gênero. Tem-se utilizado a sorologia para diagnosticar infecções com riquétsias, mas há limitações. As técnicas sorológicas não são padronizadas entre os laboratórios. Como pode haver espécies de riquétsias ainda não descobertas acometendo gatos, os resultados da sorologia podem ser negativos, apesar da existência de doença clínica. Há reatividade cruzada sorológica entre algumas riquétsias, o que dificulta o diagnóstico de infecção com uma espécie específica.

O uso de técnicas moleculares, inclusive a PCR em tempo real, pode aumentar a capacidade de detecção de riquétsias patogênicas em gatos. A PCR é sensível e específica, em particular na fase inicial da doença, antes da formação de anticorpo, e pode ser usada para detectar o DNA de riquétsias em amostras de sangue, líquidos corporais, medula óssea e tecidos. No entanto, resultados positivos à PCR não confirmam uma infecção na ausência de doença clínica. Embora a PCR seja altamente sensível, podem ocorrer resultados falso-negativos. Se uma riquétsia está em um tecido, então a PCR de amostras sanguíneas provavelmente será negativa. Além disso, em infecções com bacteriemia intermitente ou breve, resultados negativos de um teste com sangue não podem excluir infecção.

Nesse ponto, é recomendável usar tanto a PCR quanto a sorologia para diagnosticar infecções suspeitas por riquétsias em gatos. Além disso, a estimativa dos títulos convalescentes e o exame seriado de amostras de sangue ou tecido pela PCR provavelmente aumentam a eficiência diagnóstica. Também é importante reconhecer que um artrópode hospedeiro pode transmitir diversos patógenos, acarretando coinfecção. Isso pode explicar a variação nos sinais clínicos e a resposta ao tratamento de gatos com suspeita de doença causada por riquétsia. É recomendável a triagem de amostras para vários organismos simultaneamente em áreas nas quais os vetores de doenças causadas por riquétsias sejam endêmicos.

Embora o tratamento mais eficaz das doenças felinas causadas por riquétsias seja desconhecido, o American College of Veterinary Internal Medicine recomenda que os casos suspeitos de erliquiose sejam tratados com doxiciclina na dose de 10 mg/kg/dia durante 28 dias.[35] O tratamento com doxiciclina de outras infecções por riquétsias também é apropriado.

Erliquiose

Os vetores de *E. canis* são carrapatos das espécies *Rhipicephalus sanguineus* e *Dermacentor variabilis*, e a erliquiose clínica em cães é bem reconhecida e entendida há décadas.[40] Embora a primeira evidência de transmissão natural da erliquiose em gatos tenha sido descrita em 1986, a compreensão da doença em gatos e sobre quais espécies de *Ehrlichia* são infectantes para eles é incompleta.[35] A evidência de erliquiose felina inclui a identificação citológica de mórulas semelhantes às de *E. canis* em esfregaços sanguíneos, sorologia positiva para *E. canis* e evidência à PCR do DNA de organismos dessa espécie no sangue.[35]

A erliquiose felina foi reconhecida em todo o mundo, pois o sangue de cinco gatos na América do Norte e na França foi positivo para o DNA mais consistente com *E. canis*.[35] Além disso, mórulas semelhantes às de *Ehrlichia* foram detectadas em leucócitos periféricos de gatos nos EUA, no Quênia, na França, no Brasil, na Suécia e na Tailândia.[5,35] A sorologia tem sido usada como um recurso diagnóstico para a avaliação de erliquiose felina; entretanto, uma limitação é a que soropositividade não significa infecção ativa. Há falta de padronização nos métodos disponíveis, e ocorre reatividade sorológica cruzada variável entre espécies de *Ehrlichia*, *Neorickettsia* e *Anaplasma*.[35] O teste de alguns gatos com erliquiose presumida é negativo para anticorpos de *E. canis*, mas positivo para *N. risticii*. Foram detectados anticorpos para *N. risticii* e *Ehrlichia* em gatos de Maryland, Virgínia, Califórnia e Colorado.

Acredita-se que a patogenia da erliquiose felina seja semelhante à da canina.[35] A doença clínica foi descrita em 55 gatos com mórulas prováveis de *E. canis* em células mononucleares, DNA semelhante ao de *E. canis* no sangue ou soropositividade para *E. canis* +/– *N. risticii*.[35] A idade dos gatos acometidos variou de 1 a 14 anos, sem predisposição sexual; a maioria dos gatos era doméstica de pelo curto.[5,35] Alguns gatos têm história de infestação com carrapato. Os sinais clínicos foram febre, anorexia, letargia, perda de peso, palidez, esplenomegalia, linfadenopatia e anemia.[35] As anormalidades clinicopatológicas incluíram anemia (regenerativa e arregenerativa), hiperglobulinemia, hipoalbuminemia e títulos positivos de anticorpo antinuclear. Foram relatadas leucocitose e leucopenia.[35] Alguns gatos tinham evidência radiográfica de doença pulmonar intersticial.[35] Também foi identificada infecção concomitante com *Mycoplasma haemofelis*, *M. haemominutum*, *Cryptococcus neoformans*, vírus da imunodeficiência felina e vírus da leucemia felina.[35]

Gatos com suspeita de erliquiose foram tratados com doxiciclina, tetraciclina ou imidocarb.[35] Em três gatos, ocorreu resolução clínica com o tratamento com doxiciclina: 5 mg/kg VO a cada 12 h por 21 dias. Cinco gatos soropositivos para *N. risticii* inicialmente tiveram recidiva clínica após tratamento com doxiciclina, mas ocorreu resolução clínica após o tratamento com uma dose maior: 10 mg/kg VO a cada 12 h por 21 dias. O imidocarbe na dose de 5 mg/kg IM administrado em duas injeções com intervalo de 14 dias foi bem-sucedido no tratamento de dois gatos no Quênia.

Os modos de transmissão da erliquiose felina são desconhecidos, embora tenham sido relatadas a transmissão por vetor e a disseminação mediante transfusão sanguínea. A prevenção é possível minimizando-se a exposição de um gato aos vetores, com a administração mensal de produtos contra pulgas e carrapatos, bem como se fazendo a triagem para espécies de riquétsias em doadores potenciais de sangue.

Apesar de pessoas, gatos e cães poderem desenvolver erliquiose, não há evidências de que a doença possa ser transmitida diretamente de gatos para outras espécies.

Anaplasmose

O *Anaplasma phagocytophilum* é o agente causal da anaplasmose em cães e pessoas, e há evidência de que gatos podem desenvolver a doença após inoculação experimental e por transmissão natural. Carrapatos do gênero *Ixodes* são vetores da transmissão de *A. phagocytophilum* para cães e é provável que também para gatos.[2,34] Nesse ponto, não se sabe se ocorrem outros modos de transmissão, como por ingestão de ou contato com roedores infectados com

A. phagocytophilum.[34] Nos primeiros estudos de pesquisa, foram encontradas mórulas nos eosinófilos de gatos inoculados com *A. phagocytophilum*, mas os felinos estavam assintomáticos.[34] Em um estudo subsequente, quando gatos com e sem infecção com o FIV foram inoculados, eles desenvolveram doença clínica.[34]

Outra evidência da suscetibilidade de gatos à anaplasmose é a detecção do DNA de *A. phagocytophilum* no sangue de gatos infectados naturalmente na Suécia, na Dinamarca, na Irlanda e nos EUA. Além disso, foram detectadas mórulas semelhantes às de *A. phagocytophilum* em neutrófilos de gatos infectados no Brasil no Quênia e na Itália.[14] Mórulas de *A. phagocytophilum* foram confirmadas nos neutrófilos de gatos suecos. A prevalência de anticorpos contra *A. phagocytophilum* em 416 gatos de seis estados dos EUA foi de 4,3%, mas à PCR as amostras de sangue foram negativas para o DNA de espécies de *Anaplasma* e *Ehrlichia*.[2] Na Flórida, 553 gatos foram testados para *A. phagocytophilum* pela PCR e todos foram negativos.[2] No momento, não se sabe se a prevalência da anaplasmose é rara em gatos ou subdiagnosticada, por causa das limitações dos testes diagnósticos atuais.

É provável que a patogenia da anaplasmose felina seja similar à da doença em outras espécies. Foram descritas manifestações clínicas da anaplasmose em seis gatos diagnosticados com infecção, com base na identificação do DNA de *A. phagocytophilum* à PCR, com ou sem evidência sorológica.[34] Os gatos tinham 9 a 14 meses de idade, e tanto machos castrados quanto fêmeas castradas foram infectados.[34] Os casos ocorreram em Massachusetts e Connecticut, além da Suécia.[34] As anormalidades clínicas foram mais frequentemente leves e envolveram febre, letargia, anorexia, taquipneia e a existência do carrapato *Ixodes*.[34]

As anormalidades clinicopatológicas envolveram trombocitopenia, neutrofilia com desvio para a esquerda, linfopenia e hiperglicemia leve. Todos os gatos eram negativos para o FIV e o FeLV. Foram detectadas mórulas em apenas um gato; 24% de seus neutrófilos estavam acometidos. Dos três gatos em que foi feita sorologia para *A. phagocytophilum* à apresentação, dois eram soronegativos e o terceiro tinha título acima de 1:640. Subsequentemente, os gatos soronegativos apresentaram soroconversão, o que ilustra o fato de a sorologia negativa no início da doença clínica não excluir a anaplasmose em gatos. Os títulos de *A. phagocytophilum* aumentaram, diminuíram ou flutuaram com o tempo, de modo que o uso da sorologia para confirmar resolução da infecção não é recomendado. Com o tratamento, cinco dos seis gatos tornaram-se negativos à PCR 15 a 139 dias após o diagnóstico.[34] Todos os gatos eram soronegativos para *E. canis*.[34] A doença clínica nesses seis gatos era mais branda que a anaplasmose em cães; dados de um estudo em gatos coinfectados experimentalmente com o FIV e a *A. phagocytophilum* sugerem que gatos imunocomprometidos podem ter doença clínica mais grave.[15]

Embora o tratamento antimicrobiano inicial tenha variado entre os seis gatos acometidos, todos acabaram tratados com tetraciclina ou doxiciclina por 20 a 28 dias. A dose de doxiciclina administrada foi de 5 a 10 mg/kg VO a cada 12 h e a de tetraciclina foi de 22 mg/kg VO a cada 8 h. Todos os gatos tiveram melhora clínica em 48 h após a administração de tetraciclina ou doxiciclina.

Rickettsia felis

A pulga do gato, *Ctenocephalides felis*, é reservatório e vetor de *R. felis*, que está amplamente disseminada dentro dos tecidos da pulga do felino.[1,44] Pulgas *C. felis* infectadas naturalmente foram encontradas em todo o mundo, embora a prevalência da infecção com base na detecção do DNA de *R. felis* pela PCR varie.[8,28,44,52] Na Itália, a prevalência de *R. felis* em 320 pulgas de gatos em 117 animais foi de 11,9%, enquanto na Alemanha foi de 9%.[8,18] Em um estudo nos EUA, a prevalência do DNA de *R. felis* em 226 pulgas de gatos em 103 animais foi de 9%, enquanto em outro estudo 67% das pulgas coletadas de gatos do Alabama, de Maryland e do Texas foram positivas para *R. felis*.[1,28] Pulgas infectadas com *R. felis* também foram encontradas na Califórnia, na Flórida, na Geórgia, na Louisiana, em Nova York, na Carolina do Norte, em Oklahoma e no Tennessee. O DNA de *Rickettsia felis* foi encontrado em dois gatos de pesquisa expostos a pulgas infectadas com *R. felis*.[28] A maioria dos gatos expostos a pulgas infectadas com *R. felis* não desenvolve anticorpos. Esses dados sugerem que a *R. felis* pode não causar doença clínica em gatos, a bacteriemia pode ser breve ou intermitente, ou o organismo se abriga em tecidos, de modo que as amostras sanguíneas testadas pela PCR são negativas.

Os gatos podem ser reservatórios potenciais de *Rickettsia felis* e uma fonte de infecção para pessoas. A patogenicidade da *Rickettsia felis* em gatos é pouco compreendida. Os gatos infectados experimentalmente permaneceram assintomáticos, mas apresentaram soroconversão entre 2 e 4 meses.[23]

Referências bibliográficas

1. Bayliss DB, Morris AK, Horta MC et al: Prevalence of *Rickettsia* species antibodies and *Rickettsia* species DNA in the blood of cats with and without fever, *J Feline Med Surg* 11:266, 2009.
2. Billeter SA, Spencer JA, Griffin B et al: Prevalence of *Anaplasma phagocytophilum* in domestic felines in the United States, *Vet Parasitol* 147:194, 2007.
3. Blondin N, Baumgardner DJ, Moore GE et al: Blastomycosis in indoor cats: suburban Chicago, Illinois, USA, *Mycopathologia* 163:59, 2007.
4. Breider MA, Walker TL, Legendre AM et al: Blastomycosis in cats: five cases (1979-1986), *J Am Vet Med Assoc* 193:570, 1988.
5. Breitschwerdt EB, Abrams-Ogg AC, Lappin MR et al: Molecular evidence supporting *Ehrlichia canis*-like infection in cats, *J Vet Intern Med* 16:642, 2002.
6. Bromel C, Sykes JE: Epidemiology, diagnosis, and treatment of blastomycosis in dogs and cats, *Clin Tech Small Anim Pract* 20:233, 2005.
7. Bromel C, Sykes JE: Histoplasmosis in dogs and cats, *Clin Tech Small Anim Pract* 20:227, 2005.
8. Capelli G, Montarsi F, Porcellato E et al: Occurrence of *Rickettsia felis* in dog and cat fleas (*Ctenocephalides felis*) from Italy, *Parasit Vectors* 2(Suppl 1):S8, 2009.
9. Crothers SL, White SD, Ihrke PJ et al: Sporotrichosis: a retrospective evaluation of 23 cases seen in northern California (1987-2007), *Vet Dermatol* 20:249, 2009.
10. Davies C, Troy GC: Deep mycotic infections in cats, *J Am Anim Hosp Assoc* 32:380, 1996.
11. de Lima Barros MB, Schubach TM, Galhardo MC et al: Sporotrichosis: an emergent zoonosis in Rio de Janeiro, *Mem Inst Oswaldo Cruz* 96:777, 2001.
12. Duncan C, Stephen C, Campbell J: Clinical characteristics and predictors of mortality for *Cryptococcus gattii* infection in dogs and cats of southwestern British Columbia, *Can Vet J* 47:993, 2006.
13. Duncan C, Stephen C, Lester S et al: Follow-up study of dogs and cats with asymptomatic *Cryptococcus gattii* infection or nasal colonization, *Med Mycol* 43:663, 2005.
14. Duncan CG, Stephen C, Campbell J: Evaluation of risk factors for *Cryptococcus gattii* infection in dogs and cats, *J Am Vet Med Assoc* 228:377, 2006.
15. Foley JE, Leutenegger CM, Dumler JS et al: Evidence for modulated immune response to *Anaplasma phagocytophila* sensu lato in cats with FIV-induced immunosuppression, *Comp Immunol Microbiol Infect Dis* 26:103, 2003.
16. Gaidici A, Saubolle MA: Transmission of coccidioidomycosis to a human via a cat bite, *J Clin Microbiol* 47:505, 2009.
17. Gerds-Grogan S, Dayrell-Hart B: Feline cryptococcosis: a retrospective evaluation, *J Am Anim Hosp Assoc* 33:118, 1997.
18. Gilles J, Just FT, Silaghi C et al: *Rickettsia felis* in fleas, Germany, *Emerg Infect Dis* 14:1294, 2008.
19. Gilor C, Graves TK, Barger AM et al: Clinical aspects of natural infection with *Blastomyces dermatitidis* in cats: 8 cases (1991-2005), *J Am Vet Med Assoc* 229:96, 2006.
20. Gionfriddo JR: Feline systemic fungal infections, *Vet Clin North Am Small Anim Pract* 30:1029, 2000.
21. Graupmann-Kuzma A, Valentine BA, Shubitz LF et al: Coccidioidomycosis in dogs and cats: a review, *J Am Anim Hosp Assoc* 44:226, 2008.
22. Greene C: Histoplasmosis. In Greene C, editor: *Infectious diseases of the dog and cat*, ed 3, St Louis, 2006, Elsevier, p 577.
23. Greene CG, Breitschwerdt, EB: Cat-flea typhuslike illness (*Rickettsia felis* infection). In Greene C, editor: *Infectious diseases of the dog and cat*, ed 3, St Louis, 2006, Elsevier, p 242.
24. Greene RT: Coccioidomycosis and paracoccidioidomycosis. In Greene C, editor: *Infectious diseases of the dog and cat*, ed 3, St Louis, 2006, Elsevier, p 598.
25. Gremião IDF, Schubach TMP, Pereira SA et al: Intralesional amphotericin B in a cat with refractory localised sporotrichosis, *J Feline Med Surg* 11:720, 2009.
26. Grooters AM, Taboada J: Update on antifungal therapy, *Vet Clin North Am Small Anim Pract* 33:749, 2003.
27. Harasen GL, Randall JW: Canine blastomycosis in southern Saskatchewan, *Can Vet J* 27:375, 1986.
28. Hawley JR, Shaw SE, Lappin MR: Prevalence of *Rickettsia felis* DNA in the blood of cats and their fleas in the United States, *J Feline Med Surg* 9:258, 2007.
29. Hodges RD, Legendre AM, Adams LG et al: Itraconazole for the treatment of histoplasmosis in cats, *J Vet Intern Med* 8:409, 1994.
30. Johnson LR, Fry MM, Anez KL et al: Histoplasmosis infection in two cats from California, *J Am Anim Hosp Assoc* 40:165, 2004.
31. Kano R, Kitagawat M, Oota S et al: First case of feline systemic *Cryptococcus albidus* infection, *Med Mycol* 46:75, 2008.
32. Kerl ME: Update on canine and feline fungal diseases, *Vet Clin North Am Small Anim Pract* 33:721, 2003.
33. Lamm CG, Rizzi TE, Campbell GA et al: Pathology in practice. *Histoplasma capsulatum* infections, *J Am Vet Med Assoc* 235:155, 2009.
34. Lappin MR, Bjoersdorff A, Breitschwerdt EB: Feline granulocytotropic anaplasmosis. In Greene CG, editor: *Infectious diseases of the dog and cat*, ed 3, St Louis, 2006, Elsevier, p 227.
35. Lappin MR, Breitschwerdt, EB: Feline mononuclear ehrlichiosis. In Greene C, editor: *Infectious diseases of the dog and cat*, ed 3, St Louis, 2006, Elsevier, p 224.
36. Legendre AM: Blastomycosis. In Greene C, editor: *Infectious diseases of the dog and cat*, ed 3, St Louis, 2006, Elsevier, p 569.
37. Malik R, Krockenberger M, O'Brien CR, et al: Cryptococcosis. In Greene C, editor: *Infectious diseases of the dog and cat*, ed 3, St Louis, 2006, Elsevier, p 584.
38. Malik R, Martin P, Wigney DI et al: Nasopharyngeal cryptococcosis, *Aust Vet J* 75:483, 1997.
39. Malik R, Wigney DI, Muir DB et al: Cryptococcosis in cats: clinical and mycological assessment of 29 cases and evaluation of treatment using orally administered fluconazole, *J Med Vet Mycol* 30:133, 1992.
40. Neer MT, Harrus S: Canine monocytotropic ehrlichiosis and neoricketsisos (*E. canis*, *E. chaffeensis*, *E. ruminatium*, *N. sennetsu*, and *N. risticii* infections). In Greene C, editor: *Infectious diseases of the dog and cat*, ed 3, St Louis, 2006, Elsevier, p 203.
41. O'Brien CR, Krockenberger MB, Martin P et al: Long-term outcome of therapy for 59 cats and 11 dogs with cryptococcosis, *Aust Vet J* 84:384, 2006.
42. O'Brien CR, Krockenberger MB, Wigney DI et al: Retrospective study of feline and canine cryptococcosis in Australia from 1981 to 2001: 195 cases, *Med Mycol* 42:449, 2004.
43. Odom T, Anderson JG: Proliferative gingival lesion in a cat with disseminated cryptococcosis, *J Vet Dent* 17:177, 2000.

44. Reif KE, Macaluso KR: Ecology of *Rickettsia felis:* a review, *J Med Entomol* 46:723, 2009.

45. Reis RS, Almeida-Paes R, Muniz Mde M et al: Molecular characterisation of *Sporothrix schenckii* isolates from humans and cats involved in the sporotrichosis epidemic in Rio de Janeiro, Brazil, *Mem Inst Oswaldo Cruz* 104:769, 2009.

46. Schubach T, Schubach A, Okamoto T et al: Evaluation of an epidemic of sporotrichosis in cats: 347 cases (1998-2001), *J Am Vet Med Assoc* 224:1623, 2004.

47. Schubach TM, de Oliveira Schubach A, dos Reis RS et al: *Sporothrix schenckii* isolated from domestic cats with and without sporotrichosis in Rio de Janeiro, Brazil, *Mycopathologia* 153:83, 2002.

48. Schubach TM, Valle AC, Gutierrez-Galhardo MC et al: Isolation of *Sporothrix schenckii* from the nails of domestic cats *(Felis catus), Med Mycol* 39:147, 2001.

49. Shubitz LF, Dial SM: Coccidioidomycosis: a diagnostic challenge, *Clin Tech Small Anim Pract* 20:220, 2005.

50. Spector D, Legendre AM, Wheat J et al: Antigen and antibody testing for the diagnosis of blastomycosis in dogs, *J Vet Intern Med* 22:839, 2008.

51. Tofflemire K, Betbeze C: Three cases of feline ocular coccidioidomycosis: presentation, clinical features, diagnosis, and treatment, *Vet Ophthalmol* 13:166, 2010.

52. Tsai KH, Lu HY, Huang JH et al: *Rickettsia felis* in cat fleas in Taiwan, *Vector Borne Zoonotic Dis* 9:561, 2009.

53. Vinayak A, Kerwin SC, Pool RR: Treatment of thoracolumbar spinal cord compression associated with *Histoplasma capsulatum* infection in a cat, *J Am Vet Med Assoc* 230:1018, 2007.

54. Welsh R: Sporotrichosis, *J Am Vet Med Assoc* 223:1123, 2003.

55. Yegneswaran PP, Sripathi H, Bairy I et al: Zoonotic sporotrichosis of lymphocutaneous type in a man acquired from a domesticated feline source: report of a first case in southern Karnataka, India, *Int J Dermatol* 48:1198, 2009.

Doenças Virais

Melissa Kennedy e Susan E. Little

As infecções virais em gatos são comuns, especialmente nos mais jovens. Muitos dos agentes virais que afetam gatos podem causar doença grave, até mesmo letal. Vários causam infecção por toda a vida e os felinos acometidos são fontes importantes onde há muitos gatos. A maioria dos agentes é bastante contagiosa, disseminando-se com facilidade de um gato para outro. Além disso, tanto o parvovírus quanto o calicivírus felinos são bastante resistentes e podem resistir no ambiente por semanas ou meses. A identificação do agente infectante é fundamental nesses ambientes com muitos gatos, para ajudar no controle e na prevenção. Foram desenvolvidas vacinas para proteção contra vários desses agentes – algumas consideradas obrigatórias. Como as doenças virais em outras espécies, há quimioterápicos antivirais para tratamento, porém o repertório de fármacos eficazes está aumentando conforme são feitas mais pesquisas. Neste capítulo, descrevemos os agentes virais mais comuns que atacam gatos.

Herpes-vírus felino 1

O herpes-vírus felino 1 (FHV-1) é o agente da rinotraqueíte viral e um patógeno respiratório comum de gatos. Pertencente à subfamília Alphaherpesvirinae da família Herpesviridae, é um vírus de DNA de filamento duplo, com capsídio icosaédrico de proteína e envoltório lipídico contendo várias glicoproteínas virais. Como um vírus de DNA, a taxa de mutação dos herpes-vírus é relativa-

mente baixa; assim, a variação antigênica entre as cepas do FHV-1 não é uma questão importante. A membrana lipídica que envolve o vírion é derivada da célula infectada e contribui para a capacidade do vírus de sobreviver ao ressecamento, o que o torna um patógeno respiratório eficiente. No entanto, também contribui para a labilidade do vírus no ambiente; ele sobrevive até 18 h em ambiente úmido (menos em condições secas) após disseminação sobre objetos inanimados e é instável como aerossol.[87] Além disso, é facilmente inativado por qualquer detergente ou sabão.

Transmissão e patogenia

A maioria dos gatos infecta-se com o herpes-vírus felino ainda na fase de filhote. O contato direto com um gato infectado é o modo de transmissão mais eficiente, mas a disseminação por gotículas aerossolizadas em distâncias curtas ou por contato indireto com objetos contaminados também é importante. Ao contrário dos herpes-vírus de outras espécies animais, o herpes-vírus felino visa primordialmente aos epitélios do trato respiratório superior e das conjuntivas, só raramente disseminando-se além desses tecidos para causar doença sistêmica. A replicação do vírus nessas células resulta em morte (citólise) e perda celular. Isso pode manifestar-se por ulceração, necrose e inflamação do tecido oronasal e faríngeo. Nas conjuntivas, também pode ocorrer necrose epitelial, com corrimento serossanguinolento a purulento, que pode ser profuso. Nos casos graves, pode ocorrer erosão óssea na cavidade nasal em decorrência de rinite, e a distorção resultante de osso e cartilagem pode acarretar rinossinusite crônica (gatos conhecidos como "fungadores").

De maneira similar a todos os herpes-vírus, o FHV-1 entra em estado latente em nervos sensoriais após uma infecção aguda. Em gatos, isso é mais comum no gânglio trigêmeo e estima-se que ocorra em cerca de 80% das infecções.[88] A partir desse estado latente, o vírus pode ser reativado, em especial durante episódios de estresse, o que acarreta sua replicação nos epitélios, eliminação viral e, em uma minoria de gatos, doença. A denominada recrudescência pode ser estimulada por qualquer fator estressante, inclusive traumatismo, doença concomitante, parto, transporte ou alterações na hierarquia social. Em geral, os episódios de recrudescência são assintomáticos e podem ser um mecanismo importante de manutenção na população. Conforme são introduzidos gatos novos sem proteção imunológica, seja pelo nascimento (p. ex., em um gatil de criação) ou por ingestão (p. ex., em um abrigo), gatos assintomáticos que eliminam o vírus podem expor os demais a ele.

Sinais clínicos

A apresentação típica da infecção com FHV é a de doença do trato respiratório (ver também Capítulo 30): coriza, corrimento nasal e/ou ocular, febre, depressão e queda do apetite após um período de incubação de 2 a 6 dias.[13] A conjuntivite não é rara e pode progredir para hiperemia grave e quemose, com corrimento ocular purulento (ver também Capítulo 29). A infecção pode acarretar ulceração da córnea por causa do dano viral ao epitélio da córnea. De fato, acredita-se que o FHV-1 seja a causa mais comum de doença ocular felina, devendo-se admitir que a ulceração de córnea em um gato é consequência da infecção com o FHV-1 até prova em contrário.[110] Isso pode manifestar-se como uma úlcera dendrítica ou progredir até envolver o estroma, acarretando descemetocele.[110] Ocasionalmente, gatos podem manifestar queratite sazonal, manifestação incomum que é consequência da resposta imune ao antígeno do herpes-vírus, não da destruição direta pelo próprio vírus. O estroma da córnea fica infiltrado com leucócitos mononucleares, principalmente linfócitos, que podem provocar cegueira.[110]

As manifestações menos comuns da infecção com o FHV-1 são dermatite ulcerativa e estomatite. A dermatite ulcerativa pode ser multifocal, em geral envolvendo a face ou o plano nasal, mas pode envolver outras áreas da pele (Figura 33.9). Os gatos acometidos podem não ter evidência de infecção respiratória concomitante ou antiga.[161] Como as lesões podem envolver eosinófilos além de neutrófilos, e nem sempre podem ser encontradas inclusões virais intranucleares, o diagnóstico pode ser confundido com o de um granuloma eosinofílico complexo.[161] Casos de estomatite também são relativamente comuns e podem envolver o palato mole e a língua.[109,161] Não se encontrou associação à gengivoestomatite crônica.[238]

Diagnóstico

O teste diagnóstico para detectar infecção primária com o FHV-1 envolve a detecção do vírus, pois a maioria dos gatos é soropositiva em decorrência de exposição natural ou vacinação. As taxas de prevalência de soropositividade podem chegar a 97%.[180] Além disso, estudos mostraram que a magnitude dos níveis de anticorpo específicos contra o FHV-1 não se correlaciona necessariamente à infecção aguda ou crônica com esse vírus.[180]

O diagnóstico da apresentação clássica de doença do trato respiratório superior em ninhadas de gatos é direto. Os métodos de detecção viral envolvem o isolamento do

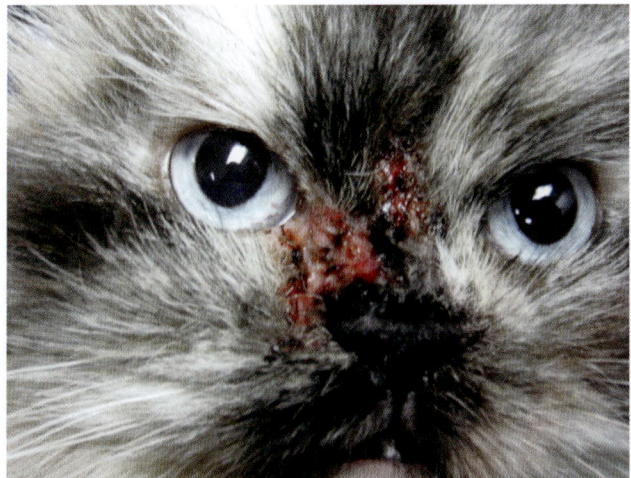

Figura 33.9 O herpes-vírus pode causar dermatite ulcerativa que pode ser multifocal, geralmente envolvendo a face ou o plano nasal.

vírus e a detecção do antígeno viral e de material genético viral. Com acometimento ocular, devem ser coletados *swabs*, raspados ou escovados da conjuntiva e/ou córnea para testes. Além disso, também devem ser coletados *swabs* faríngeos e/ou nasais de gatos com doença do trato respiratório superior.[299]

O isolamento do vírus é o padrão, pois identifica o vírus em replicação ativa, mas isso pode levar um tempo em torno de vários dias a 1 semana. As amostras devem ser enviadas resfriadas para teste em um laboratório e, de preferência, depois de uma noite. O isolamento do vírus pode ser falsamente negativo no caso de doença crônica induzida pelo herpes-vírus, por causa da existência de anticorpos neutralizantes produzidos no local na superfície mucosa, o que impede a replicação em cultura celular. Além disso, o vírus pode ser isolado de gatos clinicamente normais.[277] A detecção do antígeno viral pela imunofluorescência é rápida e de baixo custo, mas a sensibilidade é relativamente baixa, em especial nas infecções crônicas. Esse teste é feito em raspados de córnea, conjuntiva ou orofaríngeo, e as amostras devem ser coletadas antes da administração de fluoresceína, para evitar interferência no teste.

A detecção genética pela reação em cadeia da polimerase (PCR) tornou-se o ensaio mais comumente usado para detecção do vírus. Feito com amostras semelhantes às que acabamos de mencionar, esse ensaio amplifica o material genético mediante rodadas repetidas de síntese do DNA. Em geral, o material viral amplificado é identificado com uma sonda em tempo real. Essa tecnologia tem sensibilidade e especificidade muito altas e não requer vírus viável, ao contrário do isolamento viral. No entanto, a sensibilidade especial da PCR é uma faca de dois gumes, pois pode detectar infecções subclínicas, recrudescentes e até mesmo latentes, de modo que os resultados positivos devem ser interpretados com cuidado.[110,284,291] Estudos mostraram que, usando-se a PCR, é possível detectar o FHV-1 em muitos gatos clinicamente normais,[178,276,291] bem como em córneas normais.[277] Além disso, parece possível que os ensaios de PCR são capazes de detectar vírus de vacina e cepas de campo.[178] Portanto, o aumento na sensibilidade do teste não se iguala necessariamente à sensibilidade diagnóstica. A detecção genética pela PCR também pode ser usada para identificar vírus em lesões cutâneas de dermatite ulcerativa resultante da infecção com o FHV-1.[161] Além disso, a histopatologia pode identificar inclusões virais e a imuno-histoquímica pode ser usada para a detecção viral em amostras de biopsia.[109,161]

Tratamento

Foram feitos progressos no tratamento da infecção com FHV em gatos e, de fato, é um agente para o qual se dispõe de medicações antivirais específicas. Embora nenhuma esteja aprovada para uso veterinário nos EUA, conseguiu-se algum sucesso com seu uso. Contudo, é fundamental lembrar que não devem ser usadas medicações antivirais humanas, a menos que sua segurança e sua eficácia estejam comprovadas em gatos, pois algumas se mostraram altamente tóxicas e até mesmo fatais em gatos. Os antivirais tópicos usados em casos de doença ocular causada pelo

FHV-1 são a trifluridina, a vidarabina e a idoxuridina. Esses fármacos são virostáticos e precisam ser administrados com frequência; portanto, a concordância do proprietário à prescrição pode ser um desafio. Tipicamente, as recomendações são aplicá-los o maior número de vezes possível o dia todo, em geral a cada 4 a 6 h sendo o máximo. Recentemente, a instilação tópica de solução de cidofovir a 0,5% a cada 12 h levou à melhora clínica e à eliminação viral na infecção experimental com o FHV-1.[80] Sua utilidade na infecção natural está sendo avaliada. A vantagem dessa medicação é sua administração menos frequente.

Análogos sistêmicos de nucleosídios desenvolvidos para infecções humanas com herpes-vírus mostraram alguma eficácia contra o herpes-vírus felino, pelo menos *in vitro*. Foram relatados efeitos tóxicos colaterais com alguns, como o aciclovir, mas outros, como o ganciclovir, podem provar ter utilidade clínica. O fanciclovir mostrou-se eficaz na doença ocular, na rinossinusite e na dermatite associadas ao FHV-1 em pelo menos um estudo.[184] São necessários ensaios clínicos para otimizar a dose e o esquema de administração.

A interferona (IFN; tanto a IFN-α humana quanto a IFN-ω felina recombinante) foi usada com algum sucesso e mostrou ser eficaz *in vitro*.[267] Até o momento, a interferona felina recombinante ômega (rFeIFN) não está disponível na América do Norte. A eficácia da rFeIFN *in vivo* para a dermatite associada ao FHV-1 foi demonstrada em pelo menos um relato de caso.[105]

A ʟ-lisina oral inibe a síntese de proteína do herpes-vírus e restringe sua replicação antagonizando o crescimento ao promover o efeito da arginina. *In vitro*, a replicação do FHV-1 diminuiu bastante quando havia lisina no meio de crescimento.[179] É ótima quando usada no início da infecção, ou como meio para prevenir recrudescência durante estresse, em que mostrou reduzir a eliminação viral em gatos com infecção latente.[181] No entanto, estudos que avaliaram sua utilidade na prevenção de doença do trato respiratório superior (DTRS) em ambientes com diversos gatos, como abrigos, não mostraram efeito positivo da suplementação diária com lisina.[243] De fato, um estudo realmente revelou aumento da eliminação viral e da gravidade dos sinais clínicos de DTRS em gatos de abrigo que recebiam suplementos de lisina com a alimentação.[62] Em outro estudo que avaliou a eficiência da suplementação dietética com lisina em gatos de abrigos com doença respiratória superior enzoótica, a pontuação média de doença foi mais alta nos gatos que receberam a dieta suplementada com lisina.[183] Entretanto, o consumo alimentar (e, portanto, de lisina) diminuiu quando a lisina foi acrescentada à dieta. Além disso, os gatos do estudo eram abrigados e alimentados em grupo, de modo que não foi possível monitorar o consumo individual de lisina. Apesar disso, foi recomendada a administração oral em forma de bolo (250 a 500 mg/gato/dia) para infecções agudas e como suplemento para profilaxia em gatos com sinais recorrentes.[182] A administração de lisina a gatos parece segura, embora os efeitos da administração a longo prazo sobre as concentrações plasmáticas de arginina sejam desconhecidos.[183] Em um estudo, tais concentrações diminuíram nos gatos que receberam suplementação com lisina durante o período de monitoramento de 52 dias,

levando os autores a recomendar o monitoramento da arginina plasmática em gatos que recebam suplementação com lisina a longo prazo.[183]

Em experimentos, mostrou-se que a lactoferrina bovina inibe a aderência e a entrada do vírus, podendo no futuro estar disponível como tratamento antiviral para a infecção com o FHV-1.[17] Mostrou-se que um probiótico facilitador imune, o *Enterococcus faecium* SF68, usado como suplemento dietético, reduz a evidência de doença clínica associada a infecção crônica.[160] Embora o estudo tenha sido pequeno (12 gatos), os achados precisam de avaliação clínica adicional. Pelo menos um estudo mostrou melhora em gatos adultos com rinite crônica com a administração de complexos lisossômicos contendo DNA da interleucina 2 (IL-2) como imunoterápico.[298] Outra abordagem sob investigação é o uso de interferência do ácido ribonucleico para inibir a replicação do FHV-1.[305]

Prevenção e controle

A proteção após recuperação não dura a vida toda, podendo ocorrer reinfecções. A variação antigênica não é um problema significativo com o herpes-vírus felino; portanto, a cobertura antigênica das vacinas disponíveis é adequada. As vacinas não evitam a infecção ou a produção do estado de portador. Contudo, elas oferecem proteção contra a doença e o FHV-1 é considerado componente obrigatório de vacinas felinas.[50,249,284] Mostrou-se que as vacinas com vírus vivo modificado sem adjuvante que contêm FHV-1 em combinação com outros agentes são eficazes e seguras quando administradas conforme recomendação. Em situações com vários gatos, em que a infecção com o FHV-1 seja endêmica, pode-se recorrer à vacinação intranasal em filhotes para proteção inicial contra a doença clínica e diminuir a eliminação viral.[159] Além disso, a resposta à vacinação intranasal não é afetada pela existência de anticorpos maternos. No Capítulo 8, há mais informação sobre a vacinação contra o FHV-1.

Calicivírus felino

O calicivírus felino (FCV) é um patógeno respiratório altamente contagioso de gatos. Além da doença respiratória clássica, ele está associado a várias outras síndromes mórbidas, como poliartrite, gengivoestomatite e vasculite sistêmica. O vírus é classificado como um *Vesivirus* da família Caliciviridae. É um pequeno vírus sem envoltório, o que o torna bastante resistente no ambiente, disseminando-se facilmente por fômites, inclusive para os proprietários de animais de companhia e a equipe hospitalar.[133] O genoma viral é RNA monofilamentar, o que resulta em taxa significativa de mutação, muito mais alta que a do FHV-1. Isso pode levar a alterações na antigenicidade (há muitas cepas que variam antigenicamente), bem como na virulência.

O gene que codifica a proteína do capsômero, a principal proteína estrutural, tem regiões variáveis que distinguem as cepas do FCV. Essas regiões também contêm importantes epítopos imunológicos; portanto, a variabilidade antigênica entre cepas é comum e tem impacto na eficácia da vacina. Na maioria das vacinas, há sobreposição antigênica suficiente a fim de possibilitar proteção cruzada contra cepas heterólogas após imunização com uma cepa de FCV, mas a proteção contra todas as cepas de campo pode não ser igual. A variabilidade genética também pode ter impacto sobre o fenótipo da doença, mas não segrega com antigenicidade, ou seja, as diferenças nas manifestações da doença não têm correlação a diferenças na antigenicidade. Isso também tem impacto no projeto e no desenvolvimento da vacina.

Transmissão e patogenia

O FCV é eliminado em secreções da orofaringe, das conjuntivas e do nariz. A transmissão é mais eficiente pelo contato direto de um gato com outro e por fômites. A transmissão por aerossol é menos importante, pois as microgotículas eliminadas não vão longe (menos de 1,20 m). Uma fonte importante de infecção são gatos portadores assintomáticos que eliminam o vírus continuamente. Diferentemente do FHV-1, a eliminação do FCV não é influenciada por estresse. Há alta prevalência do FCV em gatos sadios (até 24%, dependendo do ensaio). Gatos portadores podem eliminar o vírus por meses a anos (ou mesmo pelo resto da vida),[302] embora um estudo tenha mostrado que 50% dos gatos infectados deixaram de eliminá-lo com 75 dias.[86] A análise a longo prazo dos padrões de eliminação do FCV em cinco colônias de gatos com a infecção natural revelou três padrões distintos nos indivíduos: gatos que eliminavam o vírus de maneira consistente; os que o faziam de modo intermitente; e aqueles que nunca o eliminavam.[45] É possível reinfecção após recuperação.

O calicivírus felino visa principalmente aos epitélios do trato respiratório superior, da cavidade bucal e da conjuntiva. Ao contrário do FHV-1, não está associado a infecção e ulceração de córnea. A lesão mais comum associada à infecção com o FCV é ulceração bucal. Em geral, os sinais clínicos começam como lesões vesiculares na boca, sendo vistos comumente nas margens da língua (Figura 33.10).[239] À medida que os epitélios sobrejacentes sofrem necrose,

as lesões ulceram e ficam inflamadas. O calicivírus felino também pode visar aos epitélios alveolares do trato respiratório inferior. Algumas cepas parecem bastante pneumotrópicas, levando a pneumonia intersticial grave.

A infecção com o FCV também resulta em viremia transitória, ocasionando distribuição disseminada do vírus.[239] Na maioria dos casos, essa disseminação não se manifesta clinicamente. Raras vezes, pode ocorrer doença além do trato respiratório. Pode ocorrer claudicação associada a sinovite aguda e, embora o mecanismo exato da doença continue incerto, foi identificado antígeno viral associado a macrófagos articulares.[239]

Raramente, pode ocorrer manifestação sistêmica virulenta (VS-FCV) e surgir como surto em uma população.[132,223,247,260] Essa síndrome envolve vasculite disseminada e insuficiência de múltiplos órgãos, tendo ocorrido em animais vacinados.[223] Ocorrem infecção epitelial e necrose na pele e em mucosas, as quais ocasionam ulceração que em geral envolve as orelhas, a face e as patas (Figura 33.11).[239] A taxa de mortalidade dessa síndrome é bastante alta.

A patogenia subjacente dessa manifestação clínica virulenta parece envolver mutações virais que acarretam hipervirulência, embora a mutação exata seja desconhecida. Em cada surto documentado cujos dados estão disponíveis, a cepa virulenta apareceu espontaneamente por mutação de calicivírus já presentes no grupo. Cada isolado

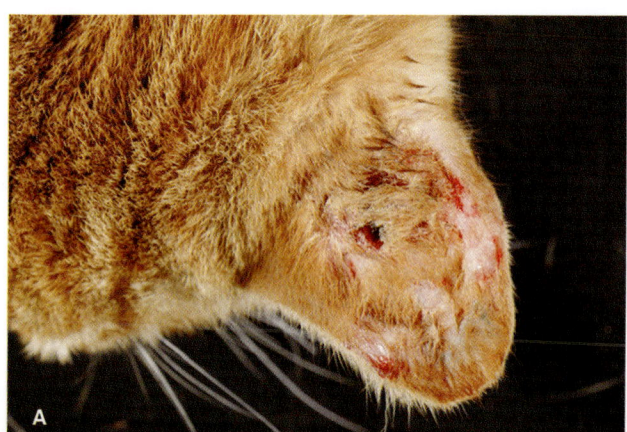

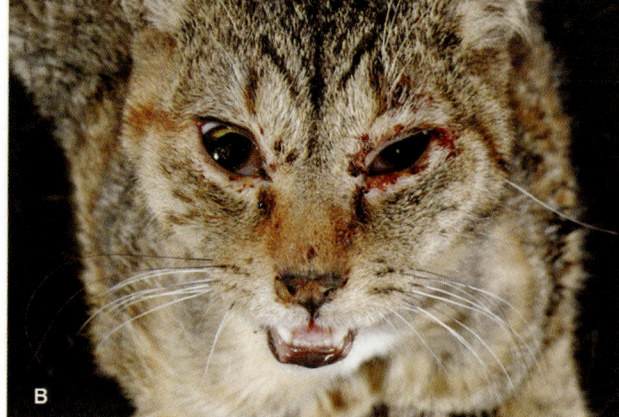

Figura 33.11 Ocorre necrose epitelial associada a infecção sistêmica com o calicivírus virulento na pele e nas mucosas. Em geral, isso acarreta ulceração que envolve as orelhas (**A**), a face (**B**) e as patas. (*Cortesia da Dra. Patricia Pesavento, University of California, Davis, Calif.*)

Figura 33.10 A lesão mais comum associada à infecção com o calicivírus felino é a ulceração bucal – comumente nas margens da língua.

tem sido geneticamente único. Os isolados de VS-FCV não são membros de um único filo genético (clado).[212] Em vez disso, esses vírus mutantes estão emergindo de várias linhagens diferentes intermisturadas com outras cepas de campo do FCV. Além disso, a emergência dessas variantes parece envolver condições do hospedeiro e ambientais. Até o momento, não foi identificada uma mutação comum, porém pelo menos um relato descreve mutações de ponto que levam a um local de glicosilação adicional na proteína do capsômero de alguns isolados hemorrágicos.[2] É interessante que a maioria dos surtos associados a essa forma de FCV surgiu em abrigos ou situações de resgate. Uma teoria é a de que, em tais contextos, a infecção com o FCV pode ser endêmica na população; nessas situações, o vírus em replicação rápida que pode alcançar títulos altos em um tempo relativamente curto é selecionado por causa da imunidade da população infectada de maneira endêmica.[239] Quando introduzida em uma população, essa variante "quente" em replicação rápida pode resultar em disseminação sistêmica e doença.

Também há especulação acerca de um papel dos parâmetros do hospedeiro nos casos de infecção com VS-FCV. Em particular, mecanismos imunopatológicos podem contribuir para a produção de doença.[74] Encontrou-se modulação local dos níveis de citocina associada a lesões, e pode ser que isso contribua para a vasculite e o aumento da permeabilidade vascular observados.

Sinais clínicos

As apresentações clínicas de infecção com o FCV podem variar de doença leve do trato respiratório superior a pneumonia viral até doença sistêmica letal. A apresentação típica é similar à da infecção com o FHV; embora o corrimento ocular geralmente permaneça seroso, não ocorrem úlceras de córnea, e as bucais são comuns. São típicas as lesões vesiculares e ulcerativas da cavidade bucal podendo envolver também os lábios, as narinas e até mesmo paroníquia cutânea nos gatos à apresentação. Coriza, hipersalivação, corrimento seroso ocular e nasal e febre são observados. As lesões oculares incluem hiperemia conjuntival, quemose e blefaroespasmo.[133] A maioria das infecções é branda e autolimitada. Pode-se observar claudicação aguda com dor articular e muscular em filhotes, associada a cepas do vírus da vacina contra o FCV ou de campo.[219] Os gatos acometidos podem estar febris, e cerca de 25% têm ulceração bucal. Os sinais clínicos resolvem-se rapidamente, em geral em 72 a 96 h.[239] O calicivírus felino também foi associado a gengivoestomatite linfoplasmocitária crônica.[61] Todavia, é provável que outros patógenos e fatores do hospedeiro também desempenhem um papel nessa síndrome.[239]

Na infecção sistêmica com o FCV virulento (VS-FCV), a doença costuma ser mais grave em adultos que em filhotes. Em geral, as anormalidades clinicopatológicas associadas ao VS-FCV são inespecíficas, como neutrofilia, hiperglobulinemia e elevação das enzimas hepáticas. Os sinais clínicos característicos que têm sido descritos são edema subcutâneo, em particular na cabeça e nos membros, ulceração dos pavilhões auriculares e coxins plantares, e lesões crostosas na face, nas orelhas e nos membros.[133,239] Além disso, sinais como icterícia, dispneia, vômitos e diar-

reia podem ser observados. No entanto, também podem ocorrer infecções leves ou subclínicas, e os gatos assintomáticos são capazes de transmitir doença fatal.[133] Foram relatadas taxas de mortalidade iguais ou maiores que 60%.[228] À necropsia, os gatos acometidos comumente têm necrose hepatocelular, pneumonia intersticial e líquido nas cavidades corporais.[133,228]

Infecções persistentes após a recuperação de doença aguda não são raras. Ao contrário do FHV, infecções persistentes com o FCV não são latentes e a eliminação viral é contínua. Esses eliminadores assintomáticos são fontes importantes do vírus em uma população e podem ser a fonte de novas variantes. Os gatos infectados podem continuar a eliminar o vírus pelo resto da vida, porém a maioria faz isso por períodos de semanas a alguns meses.

Diagnóstico

A existência de ulcerações bucais graves é um indicador clínico importante de infecções com o FCV, mesmo em casos de VS-FCV. A confirmação de um diagnóstico de FCV, como com o FHV, baseia-se primordialmente na detecção do vírus, pois a maioria dos gatos é soropositiva para o FCV. A identificação viral é particularmente importante em ambientes com vários gatos. O isolamento do vírus é o padrão, porque detecta replicação viral. O vírus pode ser isolado de swabs conjuntivais e nasais, mas o maior índice de sucesso é conseguido com swabs orofaríngeos. As amostras devem ser enviadas resfriadas (p. ex., em sacos com gelo) depois de uma noite de teste em laboratório. A detecção do antígeno em lâminas feitas a partir de swabs dos mesmos locais, como para isolamento viral, também pode ser feita, mas em geral tem menor sensibilidade. Como ocorre com o FHV, a detecção do ácido nucleico do FCV pela PCR vem sendo usada com mais frequência para o diagnóstico e é feita nas mesmas amostras utilizadas para o isolamento do vírus.[3] A desvantagem da PCR com o FCV não observada com o FHV é a variação genética do último, que tem o potencial de acarretar resultados falso-negativos. Pelo menos um relato identificou uma região genética altamente conservada do vírus que pode ser visada para detecção da maioria das cepas de campo.[3,4] Entretanto, é possível que os ensaios de PCR também possam detectar vírus da vacina, além das cepas de campo.[157] É recomendável NÃO congelar as amostras submetidas a PCR; assim, sugerem-se a refrigeração e o envio em recipiente com gelo.[157]

Nenhum dos ensaios descritos pode distinguir o vírus causador de doença sistêmica virulenta do que causa doença mais clássica; tal classificação atualmente baseia-se na apresentação clínica. Em casos de suspeita de VS-FCV, devem ser coletadas amostras dos mesmos locais como para apresentações típicas. Além disso, amostras de tecido dos animais que morrem devem ser submetidas a histopatologia e imuno-histoquímica ou PCR. Essas amostras devem contemplar órgãos parenquimatosos e lesões ulceradas (p. ex., pele, coxins plantares, áreas da língua).

A interpretação de resultados positivos de cada um desses ensaios antemorte precisa ser feita à luz do fato de que estados de portador assintomático não são raros; portanto, o achado do vírus em um gato doente não prova necessariamente a causa da doença atual.

Tratamento

O tratamento da infecção com o FCV envolve principalmente cuidados sintomáticos e de suporte. Líquidos e suporte nutricional (p. ex., alimentação por meio de sonda de esofagostomia ou gastrostomia) são importantes para gatos com anorexia; para aqueles com dispneia, a oxigenoterapia é fundamental. Se houver suspeita de infecção bacteriana, devem ser usados antibióticos de amplo espectro. Demonstrou-se atividade antiviral *in vitro* da interferona felina recombinante, mas a eficácia *in vivo* não está clara.[209] Atualmente, não há medicação antiviral específica para a infecção com o FCV. Um estudo recente mostrou eficácia de compostos específicos do vírus no bloqueio da replicação do FCV *in vivo*.[270] Essa tecnologia, conhecida como oligômero fosforodiamidato morfolino (PMO), utiliza sequências específicas do ácido nucleico do vírus que se ligam ao RNA viral, impedindo a tradução das proteínas virais. Em pelo menos um estudo, foi seguro e diminuiu o desenvolvimento da doença, a eliminação viral e a mortalidade.[270] À medida que essa tecnologia é desenvolvida, pode-se tornar disponível uma medicação produzida comercialmente. Para gatos com VS-FCV, são necessários os cuidados intensivos descritos no início deste parágrafo e pode ser que corticosteroides sejam benéficos para o componente imunopatológico.[133,239] A interferona alfa oral também tem sido usada nesses casos, embora não esteja claro se contribui para a sobrevida.[133]

Prevenção e controle

A vacinação é o principal meio de controle e, como com o FHV, previne a doença mas não a infecção nem o estado de portador. O calicivírus é considerado um componente obrigatório das vacinas felinas.[50,239,249] A maioria das vacinas contém uma única cepa, tipicamente a F9 ou a 225, e mostrou-se que elas têm ampla reatividade cruzada com base em estudos de neutralização.[234] Contudo, as vacinas tradicionais contra o calicivírus parecem proteger contra doenças sistêmicas virulentas. A indústria química está investigando a utilidade e a inclusão de cepas adicionais nas vacinas, para aumentar o espectro de proteção. As cepas vacinais mais novas parecem induzir anticorpos neutralizantes contra uma proporção mais alta de cepas de campo do calicivírus.[129,235] Dispõe-se de uma vacina contendo uma cepa sistêmica virulenta, embora se desconheça a capacidade de essa vacina proteger contra surtos futuros de doença causada pelo VS-FCV. Descobriu-se que uma vacina bivalente contendo duas cepas com ampla antigenicidade cruzada com base na avaliação de neutralização cruzada *in vitro* confere proteção contra cepas heterólogas.[235] Esse estudo validou o uso de testes de neutralização cruzada para avaliar a proteção cruzada de cepas vacinais. É importante lembrar que a inclusão de duas ou mais cepas isoladas de manifestações diferentes da doença não assegura necessariamente ampla proteção contra os fenótipos patogênicos variados. No entanto, são fundamentais ensaios de neutralização para avaliar o espectro de proteção de qualquer vacina nova. Será difícil conseguir uma vacina que proteja contra todas as cepas em circulação, por causa da variabilidade antigênica do FCV, e a avaliação contínua de cepas prevalentes e sua relação antigênica com as cepas vacinais será essencial. Em um contexto clínico, se estiverem ocorrendo falhas da vacina em uma população de gatos, reforços com uma cepa diferente de FCV podem melhorar a proteção da população. No Capítulo 8, há mais informações sobre as vacinas contra o calicivírus.

A descontaminação ambiental também é importante para o controle em situações com muitos gatos, inclusive clínicas veterinárias. Graças à resistência ambiental do vírus, basta um detergente para inativar o FCV. O vírus pode persistir por dias a semanas no ambiente, e a desinfecção requer produtos com atividade oxidante, como hipoclorito de sódio a 5% em diluição 1:32 e peroximonossulfato de potássio.[239] Produtos de amônio quaternário não são eficazes contra o FCV.[69] Portanto, a descontaminação após exame ou aquisição de um gato com infecção do trato respiratório superior envolve a limpeza com um detergente para remover matéria orgânica, seguida por desinfecção.[133] Durante surtos de doença virulenta por causa do FCV, são necessárias medidas estritas de quarentena e barreira para evitar a disseminação do vírus. Todos os gatos acometidos e expostos devem ficar em isolamento estrito e, se possível, o ideal é tratá-los afastados do hospedeiro veterinário.[239] Em outros textos, há outras medidas e mais detalhes sobre o controle.[133,239]

Vírus influenza

O vírus influenza é um patógeno incomum de gatos, mas foram identificadas várias ocorrências. O vírus conhecido como influenza aviário altamente patogênico H5N1 (HAPI H5N1) foi encontrado infectando gatos em 2004 no Sudeste Asiático. Enquanto isso, a cepa da pandemia humana de 2009 (H1N1) foi transmitida de uma pessoa para um gato em 2009. Por causa dessas ocorrências, é importante que os veterinários entendam o vírus e sua patogenia, não apenas para cuidar dos pacientes, mas, sobretudo, para comunicar-se com o público.

Os vírus influenza são membros da família Orthomyxoviridae e têm envoltório com um genoma de RNA monofilamentar. A maioria dos vírus influenza é classificada antigenicamente como do tipo A (com base nas proteínas virais internas). Os subtipos baseiam-se na antigenicidade das duas proteínas virais embutidas no envoltório viral, a hemaglutinina (H) e a neuraminidase (N), designadas por números (H1-16; N1-9). Além da antigenicidade, a hemaglutinina também afeta a virulência do vírus, e certos subtipos estão associados a cepas mais patogênicas, especialmente H5 e H7. Outra característica importante dessa família é a segmentação do genoma, com cada vírus contendo sete a oito segmentos genéticos separados codificando proteínas virais individuais. Isso possibilita uma única forma de mutação viral, denominada redistribuição. Como ocorre com todos os vírus de RNA, a taxa de mutação do genoma é bastante alta, e em geral se manifesta como pequenas mutações de ponto, que levam a alterações relativamente menores nos aminoácidos das proteínas virais. A redistribuição envolve a troca de segmentos inteiros do gene quando um ou mais vírus influenza distintos infectam a mesma célula. Normalmente, esse é o mecanismo de alterações significativas na antigenicidade, na virulência ou no tropismo dos vírus influenza. Por exemplo, o influenza H1N1 pandêmico de 2009 é um redistribuído quádruplo, tendo segmentos gênicos de quatro vírus influenza distintos, dois originários de mamíferos e dois de origem aviária.[24] Em geral, a redistribuição é conhecida como "desvio antigênico", a qual reflete a alteração relativamente grande no genoma viral, enquanto a "derivação antigênica" refere-se a mutações de ponto menores, observadas de uma estação para outra em uma única cepa.

Os reservatórios naturais dos vírus influenza são aves, especialmente aquáticas. As espécies de mamíferos mais comuns acometidas são suínos, equinos e seres humanos; mais recentemente, cães tiveram infecção com uma variante derivada do vírus influenza equino H3N8. Gatos só se infectam raramente com o vírus influenza.

Em 1997, ocorreram surtos do HPAI H5N1 em aves de granja no Sudeste Asiático. A disseminação subsequente de cepas H5N1 em aves ocorreu na Europa, no Oriente Médio e na África. Casos esporádicos de H5N1 em pessoas também ocorreram com mortalidade relativamente alta. Em 2004, o primeiro relato de H5N1 em gatos domésticos na Tailândia foi feito pela Organização Mundial da Saúde.[287] Ocorrências subsequentes em gatos domésticos, bem como em tigres e leopardos, foram relatadas na Turquia, no Iraque, na China, na Alemanha e na Áustria.[18] Na maioria dos casos, ocorreram exposições a partir do contato com aves de granja infectadas. Não ocorreu HPAI H5N1 nas Américas do Norte e do Sul em aves ou mamíferos, até o momento.

Em 2009, uma nova cepa de H1N1 disseminou-se para pessoas, causando uma pandemia mundial. Esse vírus é um recombinante que infectou várias espécies, como perus, furões e suínos. A infecção de um gato doméstico nos EUA foi relatada em 2009. Ela ocorreu a partir de uma pessoa infectada para o gato da casa.[274]

Transmissão e patogenia

Pode ocorrer infecção oral de gatos, em particular com influenza aviário (p. ex., pelo consumo de carcaças de aves infectadas). Além disso, aerossóis e contato direto podem ser meios de transmissão (isto é, disseminação do H1N1 humano para gatos por contato com os proprietários infectados). Por fim, podem ocorrer infecções por contato indireto, por exemplo, com fezes de aves infectadas com o HPAI H5N1. As infecções podem ser subclínicas ou manifestar-se com doença branda a grave, culminando na morte. Fatores como a dose de vírus, a virulência da cepa e fatores do hospedeiro podem ter impacto na gravidade da doença. A prevalência da infecção com influenza em gatos é muito baixa, inclusive em áreas onde o HPAI H5N1 ocorre, e não se acredita que os felinos sejam importantes na manutenção ou na transmissão do vírus influenza para seres humanos.[187] Na verdade, a transmissão do vírus de gatos para pessoas nunca foi registrada.[186,187] Atualmente, não se sabe se o HPAI H5N1 pode disseminar-se de um gato para outro em condições naturais, embora isso tenha sido demonstrado em contextos experimentais.[152,296]

As infecções naturais e experimentais com HPAI H5N1 levam à replicação viral nos tratos respiratório superior e gastrintestinal.[285] Pode ocorrer disseminação para o trato respiratório inferior com replicação viral nos pneumócitos do tipo II,[286] causando dano alveolar, que pode manifestar-se como pneumonia grave.[186,286] Também pode ocorrer viremia com o HPAI H5N1, a qual resulta na disseminação para outros tecidos. Desse modo, além de pneumonia, a necrose hepática é um achado comum e contribui para a patogenia desse vírus em gatos.[150] Além disso, foi encontrada doença neurológica associada a encefalite não supurativa na infecção natural com o HPAI H5N1.[285] Os gatos infectados podem eliminar o vírus nas secreções respiratórias e nas fezes.[186]

Sinais clínicos

Em geral, o período de incubação da influenza em gatos é bastante curto, de 2 a 3 dias. Os sinais típicos, sejam da infecção com HPAI H5N1 ou H1N1 pandêmico humano, são febre, queda do apetite e da atividade, mais sinais respiratórios como dispneia.[18,285] Também se pode observar conjuntivite.[285] Com o HPAI H5N1, os sinais de disseminação sistêmica podem ser icterícia, lesões hemorrágicas e sinais neurológicos como convulsões e ataxia.[285]

Diagnóstico

O diagnóstico pode ser estabelecido pela detecção do vírus ou por sorologia para anticorpos específicos contra o vírus. Na primeira, o isolamento do vírus e a detecção genética por PCR podem ser feitos em *swabs* orofaríngeos ou tecidos após a morte.[186,285] Além disso, a imuno-histoquímica para o antígeno viral pode ser realizada em tecidos após a morte.[285]

Tratamento e controle

O tratamento com medicação antiviral humana, como o oseltamivir, não foi avaliado clinicamente e não é recomendado.[18] O tratamento de suporte, inclusive oxigenoterapia, em geral é tudo o que se recomenda. Não há vacina comercial disponível no momento para qualquer tipo de influenza em gatos, embora tenham sido elaboradas vacinas experimentais. Em grande parte, o controle consiste em prevenir a exposição, como evitar carne malcozida de aves de granja.[18,186] Outras recomendações podem ser encontradas em outros textos.[18,186]

Panleucopenia felina

A panleucopenia felina é causada pelo parvovírus felino (FPV) e continua sendo uma doença importante de gatos. Além do FPV, as variantes caninas mais novas do parvovírus canino (CPV), em especial CPV-2a, CPV-2b e CPV-2c, readquiriram a capacidade de se replicar e causar doença em gatos. Todas essas variantes estão estreitamente relacionadas, compartilhando cerca de 99% de homologia do DNA. Os parvovírus são vírus pequenos com envoltório e genoma de DNA monofilamentar. Uma propriedade notória dos parvovírus é sua extrema resistência no ambiente. Eles são eliminados nas fezes de animais infectados e podem permanecer infecciosos no ambiente por meses, ou mesmo anos, quando protegidos por matéria orgânica.[101]

Os parvovírus são únicos entre a maioria dos vírus de DNA, pelo fato de terem uma taxa de mutação significativa, mais similar à dos vírus de RNA, de modo que ocorrem mutações no vírus circulante no campo. Em comparação com o CPV, o parvovírus felino está em estase evolutiva.[55] Acredita-se que o parvovírus 2 canino tenha relação ancestral com o FPV. Ele emergiu em 1978 e, como está adaptado a cães, surgiram outras variantes com alterações relativamente menores nos genes dos aminoácidos das proteínas do capsômero. Acredita-se, agora, que o CPV-2 esteja extinto e o CPV-2b é a variante mais prevalente em circulação. Nos últimos anos, emergiram outras variantes, que diferem do CPV-2b apenas por alguns resíduos de aminoácidos, com alguns ocasionando diferenças antigênicas. A nomenclatura dessas variantes é confusa e levou ao relato de vários isolados distintos de CPV-2c. Essas variantes foram identificadas na Ásia, na Europa, na América do Sul e, mais recentemente, nos EUA.[55,124,134] Uma dessas variantes contém uma mutação no resíduo 426 de aminoácido da principal proteína do capsídio, um epítopo antigênico do CPV, que leva à substituição de um ácido aspártico por ácido glutâmico.[56] Há relatos de que esse mutante substituiu o CPV-2b na Itália e está presente em cães nos EUA. A doença associada a essas novas variantes parece semelhante à observada com as primeiras cepas, com vômito, diarreia possivelmente hemorrágica e leucopenia. A taxa de mortalidade não parece significativamente diferente da observada com os isolados prévios. É interessante o fato de que todas as novas variantes caninas que emergiram a partir da CPV-2 original (que não infecta gatos) readquiriram a capacidade de infectar e causar doença em gatos.[54,85,134] Isso inclui tanto o CPV-2b quanto o CPV-2c, atualmente as cepas mais prevalentes em circulação. Portanto, quando falamos em panleucopenia felina, é importante lembrar que o agente infectante pode ter origem tanto felina quanto canina.

Transmissão e patogenia

O FPV é eliminado em todas as secreções corporais durante a doença ativa, mas é encontrado de maneira mais consistente nas fezes. A replicação do vírus nos epitélios intestinais acarreta eliminação fecal do vírus, que ocorre em níveis muito altos na fase aguda da doença ($\geq 10^9$ $TCID_{50}/g$). O período de eliminação viral geralmente é de poucos dias apenas, mas gatos recuperados podem eliminar o vírus na urina e nas fezes até por 6 semanas.[49] Ocorre infecção com o FPV por meio da cavidade bucal, na qual o vírus inicialmente se replica no tecido linfoide local. Daí, ele se dissemina via linfáticos e sangue para muitos tecidos. Conforme discutido adiante, ocorre replicação viral bem-sucedida levando a lise celular apenas nas células em replicação ativa. A destruição das células das criptas intestinais acarreta comprometimento ou perda completa das vilosidades intestinais, enquanto a infecção da medula óssea resulta em leucopenia profunda. Além disso, a destruição dos tecidos linfoides pode contribuir para a imunodeficiência induzida pelo vírus.

Todos os parvovírus compartilham um tropismo pelas células de alto índice mitótico, ou seja, esses vírus só podem completar seu ciclo de replicação nas células em divisão rápida. Com sua pequena capacidade de codificação genômica, muito do mecanismo de replicação do vírus precisa partir da célula infectada. Os parvovírus, ao contrário dos vírus maiores de DNA, como os adenovírus, não têm a capacidade de "empurrar" células para o ciclo celular; portanto, as células precisam estar em divisão ativa para manter a replicação do parvovírus. Em filhotes e gatos adultos, isso inclui células de tecido linfoide, precursores celulares sanguíneos na medula óssea e epitélio das criptas intestinais. No neonato, isso também envolve tecidos como o cerebelo e o miocárdio. O vírus também pode afetar várias células no embrião em desenvolvimento ou feto, causando perda reprodutiva. O vírus causa uma infecção lítica nas células afetadas, levando à sua destruição. A apresentação clínica típica em filhotes de gatos reflete o acometimento dos epitélios da medula óssea e intestinais. No primeiro caso, devido à meia-vida curta dos leucócitos em comparação com os eritrócitos, essa destruição em geral se manifesta como leucopenia grave, embora possa ocorrer anemia. Também pode ocorrer anemia como consequência de perda sanguínea nos intestinos.

Sinais clínicos

A apresentação clínica da infecção com o FIV envolve depressão profunda, consequência da depleção da medula óssea; anorexia; e febre. Os sinais compatíveis com infecção intestinal podem não ser evidentes no início ou envolver apenas vômitos, mas a diarreia, que pode ser hemorrágica, é um sinal marcante na maioria das infecções.[42,293] Os filhotes de gatos podem ficar desidratados rapidamente e moribundos com temperatura corporal subnormal. A apresentação clássica da doença é mais comum em filhotes quando a imunidade materna cessa, e a mortalidade é alta. Um estudo da mortalidade em filhotes de gatos feito no Reino Unido revelou 25% de morte deles causada pelo FPV.[37]

A infecção de filhotes ao final da prenhez ou no período neonatal pode resultar em destruição miocárdica ou cerebelar. A última síndrome manifesta-se como ataxia permanente e tremores intencionais.[293] Levantou-se a hipótese de que a infecção miocárdica contribua para o desenvolvimento de miocardiopatia, mas não se comprovou uma associação causal.[193]

Diagnóstico

Em geral, o diagnóstico da panleucopenia felina baseia-se na apresentação clínica, na existência de leucopenia grave (geralmente < 2.000 células/$\mu\ell$) e na detecção do vírus, que costuma ser feita nas próprias clínicas veterinárias com *kits* comerciais de ensaio imonossorvente ligado a enzima (ELISA) fecal. A maioria dos *kits* utiliza anticorpos monoclonais, específicos para um único epítopo do vírus, para detectá-lo em amostras fecais. Os *kits* de teste ELISA fecal destinados à detecção de variantes do CPV-2 de cães também detectam o FPV.[1,203] A avaliação dos resultados do ELISA precisa ser interpretada de acordo com a história de vacinação, especialmente em gatos de abrigos. Mostrou-se que alguns *kits* de ELISA podem detectar o vírus da vacina até 2 semanas após a vacinação.[218] Os *kits* de ELISA atualmente disponíveis mostraram boas sensibilidade e especificidade para a detecção de eliminação do vírus por animais não vacinados.

Outras opções diagnósticas são a microscopia eletrônica para se visualizar o vírus em amostras fecais, o que só costuma ser possível em laboratórios afiliados a instituições acadêmicas, e a PCR para a detecção genética do vírus. A microscopia eletrônica tem a vantagem de ser inespecífica, ou seja, é um ensaio para qualquer vírus que tenha causado enterite, e pode detectar agentes como coronavírus, rotavírus ou outros patógenos entéricos virais. A PCR é muito sensível e pode detectar vírus da vacina ou infecções subclínicas por parvovírus; portanto, os resultados positivos à PCR precisam ser interpretados de acordo com outros dados clínicos relevantes. Também é possível fazer o isolamento viral, bem como a histopatologia e a imuno-histoquímica, em tecidos coletados após a morte.[156] O exame histopatológico revela necrose de criptas com destruição de vilosidades no intestino delgado e depleção celular na medula óssea e nos tecidos linfoides (Figura 33.12).[156]

Tratamento

O tratamento da panleucopenia felina é voltado para os cuidados de suporte. Isolamento estrito e enfermagem de barreira devem ser usados ao tratar gatos acometidos em um contexto clínico. Líquidos para combater desidratação, reposição de eletrólitos e restauração do equilíbrio acidobásico são fundamentais no tratamento da panleuco-

penia.[293] Pode ser necessário fazer transfusão de coloides, plasma ou sangue total em gatos com hipoproteinemia (proteína < 5 g/dℓ). A suplementação com vitamina B deve ser parenteral, por causa do consumo alimentar reduzido e da perda na diurese. A contagem de plaquetas e o tempo de coagulação ativada devem ser determinados em busca de sinais de coagulação intravascular disseminada (CID). De início, o consumo oral de alimentos deve ser evitado, para diminuir os vômitos e a atividade intestinal mitótica necessária para a replicação viral. Podem ser necessários antieméticos para controlar os vômitos persistentes. Além da desidratação, uma preocupação importante é a sepse bacteriana resultante da leucopenia e da necrose epitelial intestinal; portanto, antibióticos parenterais de amplo espectro com atividade contra bactérias gram-negativas e anaeróbicas (p. ex., amoxicilina/ácido clavulânico com um aminoglicosídio, fluoroquinolona ou cefalosporina) são importantes recursos terapêuticos. Voltar à nutrição enteral é fundamental, assim que os vômitos cessam.[293] Mostrou-se que a interferona ômega felina recombinante inibe a replicação viral *in vitro* e pode ser benéfica clinicamente.[293] Sua administração também tem sido recomendada a gatas prenhes e filhotes recém-nascidos, antes da introdução em ambiente potencialmente contaminado, para facilitar a produção de anticorpo.[215]

O medicamento antiviral oseltamivir foi proposto como parte do esquema de tratamento para infecção com CPV em cães.[258] Esse fármaco, destinado a combater o vírus influenza, inibe a atividade da enzima neuraminidase. O parvovírus codifica uma função de neuraminidase; portanto, essa medicação não tem efeito direto sobre o vírus. Os proponentes de seu uso alegam que é benéfico por causa de seu efeito sobre as enzimas neuraminidases bacterianas. A eficácia e, sobretudo, a segurança dessa medicação em gatos não foram avaliadas, de modo que seu uso não é recomendado em casos de panleucopenia.

Prevenção e controle

A panleucopenia é mais comum em filhotes de gatos e incomum em gatos adultos. Apesar da capacidade do CPV-2a, do CPV-2b e do CPV-2 c de infectar gatos, o FPV continua sendo a causa mais comum de panleucopenia em gatos.[55] Essa doença é uma grande preocupação em abrigos e situações de resgate, em que pode acumular-se e sobreviver à desinfecção. Para inativar o vírus, é necessária limpeza abrangente com detergente para remover toda matéria orgânica, seguida por desinfecção com um produto apropriado que tenha atividade oxidante (p. ex., hipoclorito de sódio a 6%, peroximonossulfato de potássio).[69] O vírus sobrevive à desinfecção com álcool a 70% e compostos de amônio quaternário.[69,101] Fômites e cuidadores contaminados podem ser um modo importante de transmissão, o que exige precauções estritas para prevenir a disseminação.

A imunização passiva com soro de gatos vacinados ou que se recuperaram da doença é muito eficaz, mesmo após exposição, desde que não haja sinais clínicos. Os doadores de soro devem ser selecionados com o mesmo cuidado usado com os de sangue (ver Capítulo 25). Em alguns países europeus, há produtos para gatos contendo

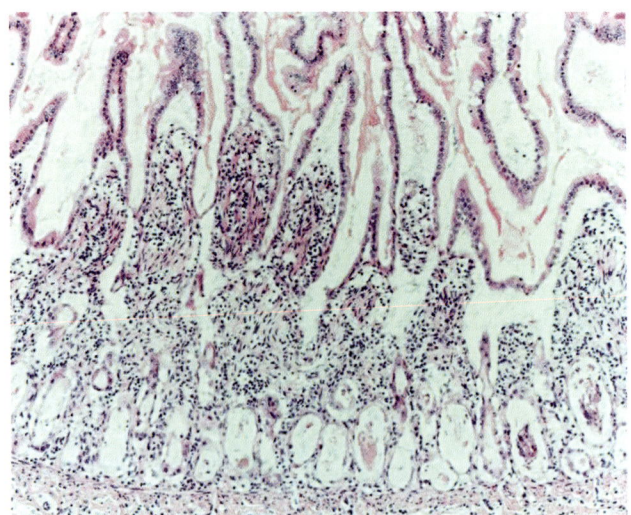

Figura 33.12 Infecção com o vírus da panleucopenia felina no intestino delgado. Microfotografia do intestino delgado com lesão do tipo radiomimética de necrose de criptas, que estão diluídas e revestidas por um número reduzido de células epiteliais atenuadas (coloração com H&E, 200×). (*Cortesia do Dr. Robert Foster, Ontario Veterinary College and Yager-Best Histovet, Guelph, Ontário, Canadá.*)

imunoglobulinas contra o parvovírus, comercializados para uso profilático e terapêutico. Os gatos não podem ser vacinados com um produto com vírus vivo modificado (VVM) durante 3 semanas após a administração de imunoglobulina, para evitar neutralização do vírus da vacina. Deve-se evitar repetir o tratamento ou podem ocorrer reações anafiláticas.[293]

É provável que a imunidade após recuperação perdure pelo resto da vida do animal.[42] A vacinação é recomendada para todos os gatos, por causa da gravidade da doença e da capacidade de o vírus persistir no ambiente.[50,249,293] Indica-se a vacina com vírus modificado já às 6 semanas de idade até 16 semanas, para assegurar que a imunidade derivada dos anticorpos maternos não interfira na resposta à vacina.[249] Na vigência de um surto, os filhotes podem ser vacinados já com 4 semanas de idade com uma vacina de VVM para que haja início rápido de imunidade. As diretrizes atuais recomendam a revacinação com 1 ano de idade, seguida por reforços a cada 3 anos. Não se recomenda a vacinação de gatas prenhes ou neonatos (com menos de 4 semanas de vida) com uma vacina de VVM, pois o vírus vivo atenuado pode infectar e produzir lesões nos fetos ou neonatos.

Coronavírus felino

Surgida nos primórdios da década de 1950, a peritonite infecciosa felina (PIF) continua a ser uma doença significativa em gatos domésticos. Cerca de 1 em cada 200 novos casos felinos vistos em hospitais-escola veterinários é diagnosticado com PIF.[252] A patogenia da PIF é complexa, envolvendo o coronavírus felino (FCoV) e uma resposta humoral imprópria ao vírus. Uma minoria de gatos infectados com o FCoV desenvolve a doença letal e acredita-se que tanto fatores do hospedeiro quanto genéticos do vírus desempenhem um papel.

O coronavírus felino é um membro da família Coronaviridae e tem relação antigênica com o coronavírus entérico canino e com o vírus da gastrenterite transmissível de suínos. É um vírus com envoltório, o que é incomum no caso de patógenos entéricos. Há uma quantidade relativamente grande de glicoproteína embutida no envoltório sob a forma de peplômeros, como a proteína espiculada, e talvez isso contribua para a estabilidade do vírus, que pode sobreviver no ambiente por até 7 semanas em condições secas,[264] mas é prontamente inativada por detergentes e desinfetantes comuns.

A proteína espiculada é usada para fixação celular e pode desempenhar um papel no tropismo celular do vírus e na patogenia da PIF. O genoma do FCoV é de RNA monofilamentar e um dos maiores genomas de RNA dos virais de animais. Os coronavírus têm elevada taxa de mutação, inclusive mutações de ponto, deleções e recombinação com coronavírus heterólogos. Por exemplo, o sorotipo 2 do FCoV é um recombinante entre o FCoV e o coronavírus entérico canino, especificamente no gene que codifica a proteína espiculada. Portanto, esse sorotipo do FCoV tem mais relação antigênica com o coronavírus canino que o sorotipo 1 do FCoV.[195,300]

Conforme citado, há dois sorotipos antigenicamente distintos de FCoV, com base principalmente na antigenicidade da proteína viral espiculada. Os vírus capazes de causar PIF podem ser de qualquer um desses sorotipos, mas a maioria das cepas de campo é do sorotipo 1.[19] Os coronavírus felinos também se caracterizam de acordo com sua virulência, citada como biotipo do vírus. O biotipo mais comum é o que causa doença branda ou nenhuma associada à infecção entérica com o vírus e costuma ser mencionado como coronavírus entérico felino (FECV). Na verdade, tal denominação é errônea, porque mesmo em infecções assintomáticas o vírus pode disseminar-se por via sistêmica, ainda que em níveis relativamente baixos. O biotipo associado à PIF (PIFV) ocorre apenas em uma pequena porcentagem de gatos infectados. As propriedades virais responsáveis pela diferença no biotipo são temas de pesquisa intensa.

Os fatores virais são importantes para o desenvolvimento de doença, pois a virulência das cepas virais varia. Existe uma teoria de que uma mutação viral é responsável pela alteração no biotipo do vírus, levando à produção de doença. A especulação quanto ao local do genoma em que ocorre essa mutação envolveu o gene que codifica a proteína espiculada, bem como genes que codificam várias proteínas não estruturais, inclusive a 3c, a 7a e a 7b. No entanto, não se encontrou diferença genética consistente entre os biotipos virulento e avirulento. Um estudo revelou 100% de homologia no terço *prime* 3 do genoma quando foram comparadas as formas entérica e não entérica do vírus de um gato com PIF.[65] Recentemente, a análise genética de 56 isolados de casos de PIF (n = 8) e infecção assintomática com o FCoV (n = 48) revelou genótipos específicos do biotipo no gene que codifica a proteína da membrana (M).[30] Além disso, observou-se aglomeração filogenética de isolados virulentos quando fundamentados nos genes que codificam a proteína estrutural espiculada e a não estrutural 7b. Com base em suas análises, tais pesquisadores concluíram que os casos de PIF surgem de infecção com uma cepa distinta, e não de mutação *in vivo*.

Outros estudos mostraram que o produto do gene não estrutural 3c também pode desempenhar um papel na patogenia.[38,225] Um grupo de pesquisa encontrou deleções dentro desse gene ocorrendo na maioria dos isolados de PIFV examinados (n = 28), mas o gene intacto em todos os isolados de FECV (n = 27).[38] Eles especularam que essas deleções levaram à baixa replicação do vírus nos intestinos de gatos e podem explicar, pelo menos em parte, por que os surtos de PIF são incomuns. Outro grupo de pesquisa encontrou achados semelhantes ao analisar o vírus em oito gatos que morreram por causa de PIF, em que o vírus de lesões extraintestinais de lesões de PIF na maioria dos casos (74%) tinha mutações causadas por deleção no gene 3c, levando a truncamento da proteína, enquanto o vírus fecal em todos os gatos tinha um gene 3c intacto e um produto gênico 3c presumivelmente funcional.[225]

Uma alteração fenotípica no vírus associada à produção da doença PIF parece ser a eficiência da replicação em monócitos e macrófagos, em que os vírus causadores de PIF adquiriram tropismo significativo pelos macrófagos. Embora o FECV possa disseminar-se além dos intestinos, ele faz isso em níveis relativamente baixos, provavelmente pela capacidade pequena de replicar-se em monócitos e macrófagos.[144,192,269] Já o vírus da PIF replica-se em altos níveis nos macrófagos e pode disseminar-se por todo o corpo. O tropismo por macrófagos parece residir em uma região da proteína espiculada.[254] Foram encontradas diferenças quantitativas nos níveis de RNA viral no sangue de gatos com e sem PIF.[143] As quantidades elevadas de RNA viral no sangue vistas da doença em estágio terminal podem indicar maior replicação viral e progressão da doença. Essa capacidade replicativa viral aumentada pode ser um elemento-chave da patogenia da PIF. É provável que as propriedades virais responsáveis pelo desenvolvimento da PIF não se baseiem em uma única mutação ou, necessariamente, na mesma mutação em todos os casos, mas em vez disso na alta capacidade de mutação do vírus e em várias alterações genéticas. Também é provável que cada isolado virulento surja individualmente.

Transmissão e patogenia

O coronavírus entérico felino dissemina-se por via fecal-oral porque o vírus é eliminado, principalmente, nas fezes e raras vezes na saliva ou em outros líquidos corporais. O vírus pode infectar células epiteliais intestinais a partir do lúmen após ingestão, de onde pode ocorrer disseminação sistêmica pela infecção de monócitos/macrófagos. Em ambientes com vários gatos, os filhotes são infectados em idade precoce, geralmente entre a 4 e a 6 semanas, à medida que a quantidade de anticorpos de origem materna diminui.[8] Entretanto, já foi relatada infecção já na 2ª semana de idade.[176] Ocorre eliminação fecal 1 semana após a infecção e pode continuar por semanas, meses ou até pelo resto da vida. São observados dois padrões de eliminação: gatos que eliminam o vírus quase continuamente e os que o fazem apenas de maneira intermitente.[77] Além disso, um pequeno número de gatos é soropositivo para o FCoV, mas nunca elimina o vírus nas fezes, tendo aparentemente um alto grau de imunidade.[77] Portadores crônicos são uma fonte importante do vírus para outros gatos na mesma habitação. O vírus persiste principalmente no cólon; ele também pode persistir em macrófagos teciduais, dando origem a viremia recorrente.[147] É importante notar que, embora o FECV (o biotipo benigno) seja altamente infeccioso, o PIFV (o biotipo virulento) dissemina-se com pouca frequência de maneira horizontal.[221] Os PIFV são fortemente associados à célula e ao tecido, de modo que sua eliminação nas fezes normalmente não seria possível.

A doença enzoótica é comum em ambientes com muitos gatos, como gatis, onde as perdas são esporádicas e imprevisíveis. A mortalidade global durante um período de anos em geral é inferior a 5%.[221] Muito ocasionalmente, foram relatadas epizootias com alta mortalidade que em geral duram menos de 12 meses. É provável que as epizootias sejam multifatoriais, envolvendo fatores como estresses populacionais, superpopulação, altos índices de natimortos e raças de gatos com predisposição genética. Os fatores de risco para PIF em gatis são a idade de cada gato, o título individual de coronavírus, a frequência global da eliminação fecal do coronavírus e a proporção de gatos eliminadores crônicos.[78]

Além das alterações nas propriedades virais que causam o desvio de um biotipo benigno para virulento, a patogenia da PIF também envolve fatores do hospedeiro.

Observou-se predisposição genética ao longo de linhagens familiares e raças de certos países ou áreas parecem ter uma predisposição para o desenvolvimento de PIF.[75,206,229] Contudo, a incidência de PIF em raças de gatos pode variar muito entre os países. Isso sugere que a suscetibilidade à doença esteja mais relacionada com linhagens sanguíneas que à própria raça.[221] Esses fatores do hospedeiro podem manifestar-se na resposta imune do gato à disseminação sistêmica do FCoV. Nos gatos que desenvolvem PIF, ocorre uma forte resposta humoral à infecção, com resposta inadequada mediada por célula pelos linfócitos T citotóxicos.[220] A produção de anticorpos é ineficaz para a depuração do vírus e contribui para a doença imunomediada.[138] Os fatores responsáveis por essa resposta imune malsucedida são desconhecidos, mas parece haver vários mecanismos. Como dito antes, parece que envolvem a resposta imune à infecção com FCoV, em particular o desvio de uma resposta de linfócito auxiliar do tipo 1 (Th1) para uma do tipo 2 (Th2) à infecção. A primeira é importante para coordenar a imunidade mediada por célula, que protege contra a PIF, enquanto a última é importante para a resposta humoral. Tal desvio resulta em uma resposta humoral exagerada que não é protetora e, de fato, realmente facilita a progressão da doença conforme o anticorpo específico do vírus opsoniza o vírus para fagocitose por monócitos e macrófagos.

Outro achado em gatos com PIF é depleção de linfócitos, em particular linfócitos T,[106] por causa da apoptose. A depleção resultante de linfócitos T contribui para o aumento da replicação viral, pois essas células são importantes na imunidade mediada por célula. Pelo menos um grupo de pesquisadores propôs que a depleção de linfócitos T direcionado para o vírus que ocorre em gatos infectados não elabore uma resposta imune rápida e efetiva mediada por célula e replicação viral não verificada.[51] O vírus não se replica em linfócitos; assim, algum outro mecanismo deve ser responsável por esse processo.

Como os linfócitos não atacam células do FCoV, há uma teoria de que fatores secretos, inclusive citocinas, são fundamentais para esses efeitos dos linfócitos, inclusive a resposta Th2 e a depleção de linfócitos T. De fato, a resposta de linfócitos T parece ser o fator decisivo na progressão da doença. Monócitos e macrófagos são os principais produtores de citocinas e o alvo da infecção com o PIFV. Portanto, os padrões de secreção de citocina dessas células determinam a magnitude e a direção da resposta imune. Descobriu-se que as citocinas associadas à imunidade mediada por células, como a IL-10, a IL-12 e o IFN-γ, diminuem em gatos que desenvolvem PIF. Elevações nas citocinas IL-1β e a IL-6 também foram encontradas em gatos acometidos, o que pode contribuir para a resposta humoral.[79] Observou-se aumento no fator de necrose tumoral (TNF-α) em alguns estudos e ele pode contribuir para a apoptose de linfócitos T.[282] Um estudo recente mostrou que macrófagos infectados com o FCoV produzem fatores que promovem diferenciação de linfócitos B em plasmócitos.[281] Isso pode contribuir para a resposta humoral exagerada.

A interferona gama recebeu muita atenção por causa de seu papel na facilitação da resposta imune mediada por células. Embora não sejam encontradas concentrações séricas diferentes de IFN-γ entre gatos com PIF e gatos sadios com coronavírus felino em gatis com baixa incidência de PIF, foram vistas concentrações séricas altas em gatos sadios com o coronavírus felino em comparação com gatos com PIF em gatis com alta prevalência de PIF.[91] Além disso, concentrações mais altas de IFN-γ foram associadas a lesões da PIF. Isso indica que, pelo menos no nível tecidual, a imunidade mediada por célula possa contribuir para o desenvolvimento da lesão.[91] Em particular, indica que pode estar ocorrendo ativação local de macrófagos pelo IFN-γ, o que favorece a replicação viral.[22] Por outro lado, o aumento sistêmico nas concentrações de IFN-γ, conforme indicado pela expressão elevada no sangue, pode proteger gatos infectados da doença.[89,91]

Sinais clínicos

A doença da PIF é predominantemente imunomediada. As lesões distribuem-se ao longo da vasculatura, em particular das veias.[146] Vasculite é a lesão principal da PIF, seja na forma efusiva ou não efusiva. A emigração de monócitos/macrófagos infectados dos vasos sanguíneos para regiões perivasculares incita respostas inflamatórias locais. Ocorrem respostas de hipersensibilidade dos tipos II e III, com ativação do complemento e destruição celular. Isso pode ocorrer em ampla escala por todos os tecidos do gato infectado, ocasionando aumento da permeabilidade vascular, lesões piogranulomatosas extensas e os sinais clássicos da forma efusiva, úmida, da PIF. Como alternativa, lesões focais podem estar confinadas a um ou mais sistemas orgânicos na forma não efusiva, seca, da PIF. As células envolvidas no processo inflamatório são principalmente macrófagos e neutrófilos, porém linfócitos B desempenham um papel fundamental na produção da doença.[145]

O período de incubação da PIF é desconhecido, mas é provável que seja de semanas ou meses, em alguns casos até mesmo anos.[221] Em geral, o gato com PIF apresenta perda de peso, febre e inapetência. A febre pode aumentar e diminuir e não responde a antibióticos. Normalmente, os filhotes de gatos estão com baixo peso e subdesenvolvidos, em comparação com os de ninhadas normais (Figura 33.13). É possível observar icterícia tanto na forma efusiva quanto na não efusiva (Figura 33.14). A palpação abdominal de gatos acometidos pode revelar alças intestinais espessadas, linfadenopatia mesentérica ou superfícies serosas irregulares de órgãos abdominais. Gatos com a forma efusiva caracteristicamente apresentam ascite abdominal significativa. De fato, a PIF é a causa da ascite em gatos jovens, sendo uma causa mais comum que doença cardíaca, neoplasia e doença hepática ou renal.[307] O abdome aumentado pode conter uma quantidade surpreendente de líquido e ser confundido com prenhez pelos proprietários de gatas. Tipicamente, a distensão abdominal não é dolorosa e pode-se palpar uma onda de líquido. Também pode ocorrer efusão no tórax e/ou no saco pericárdico. Se ocorrer efusão pleural, os sinais clínicos primários podem ser dispneia, taquipneia, respiração com a boca aberta e mucosas cianóticas. As bulhas cardíacas podem estar abafadas à ausculta torácica.

Na forma não efusiva, os sinais podem referir-se a praticamente qualquer órgão, isoladamente ou combinados (Tabela 33.2). Não há efusões torácicas ou abdominais ou

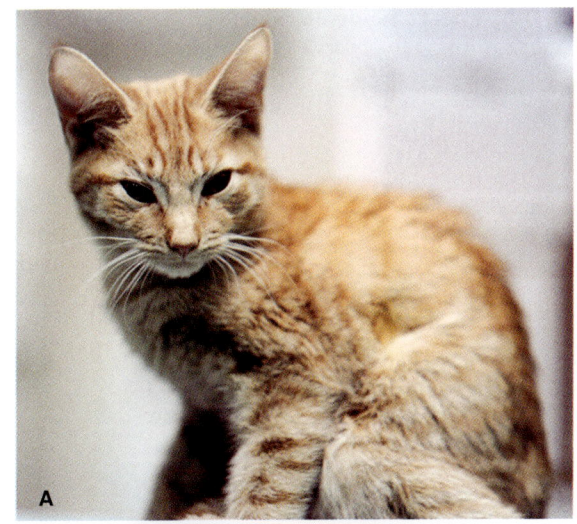

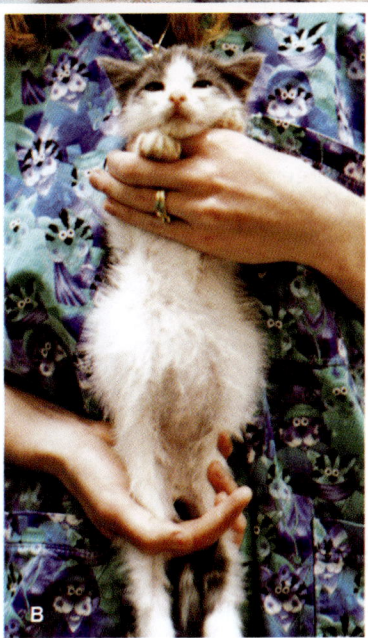

Figura 33.13 Filhotes de gatos com PIF em geral estão com baixo peso e subdesenvolvidos em comparação com os de ninhadas normais. A efusão pleural pode causar dispneia (**A**) e a ascite pode causar aumento abdominal (**B**).

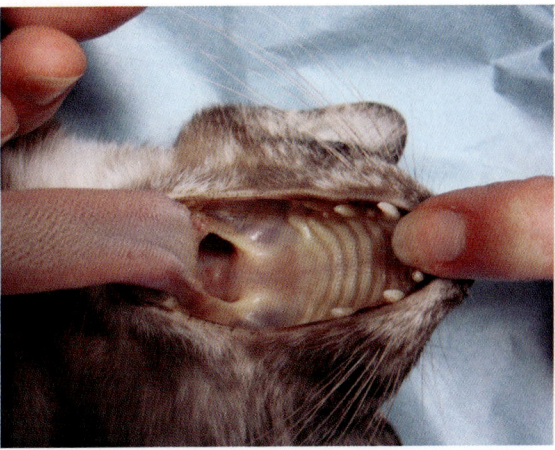

Figura 33.14 Filhote de gato Birmanês com PIF não efusiva. Pode-se observar icterícia em ambas as formas de PIF, a efusiva e a não efusiva.

Tabela 33.2 Variabilidade nos sinais clínicos de peritonite infecciosa felina não efusiva.

Sinais clínicos referíveis ao acometimento de:	Porentagem de gatos acometidos
Cavidade peritoneal	32
SNC	23
Olhos	15
SNC e olhos	8,5
Cavidade peritoneal e olhos	7,4
Cavidades peritoneal e pleural	4,3
Cavidades peritoneal e pleural, SNC	3,2
Cavidades peritoneal e pleural, olhos	2,1
Cavidade peritoneal, SNC, olhos	2,1
Cavidade pleural	1,1
Cavidade pleural, SNC, olhos	1,1

Adaptada da Tabela 2 em Pedersen NC: A review of feline infectious peritonitis virus infection: 1963-2008, *J Feline Med Surg* 11:225, 2009.

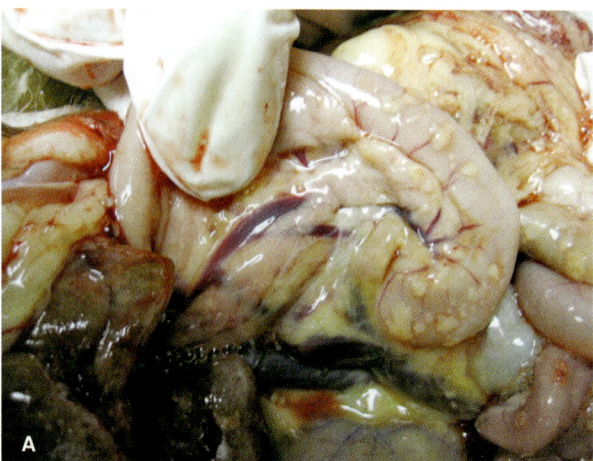

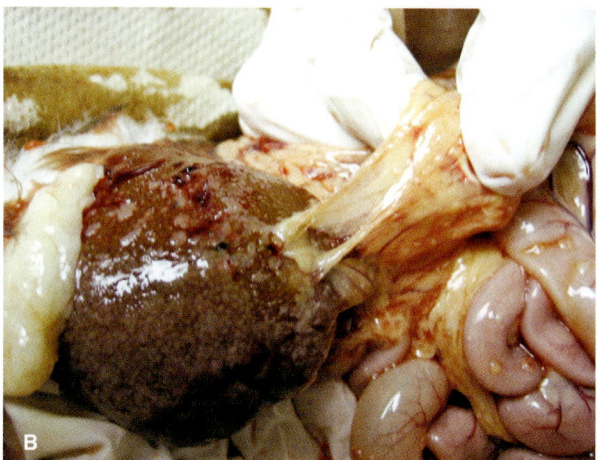

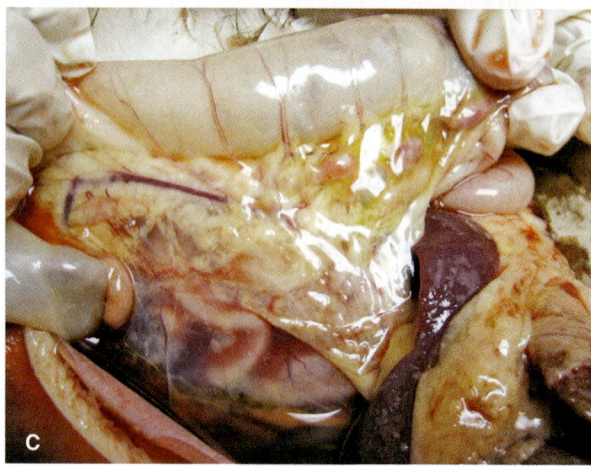

Figura 33.15 O acometimento abdominal na PIF pode envolver granulomas na superfície serosa dos intestinos (**A**), nos linfonodos mesentéricos, nos rins ou no fígado (**B**), bem como aderências por todo o omento e o mesentério (**B**) e acúmulo de líquido cor de palha (**C**).

elas são imperceptíveis ao exame clínico. Podem ocorrer lesões granulomatosas nos olhos, inclusive alterações da retina, irite, pupila irregular e uveíte com hifema, hipópio, congestão aquosa, miose e precipitados ceráticos.[58] A doença ocular pode ser a única manifestação de PIF em gatos acometidos, ou estar combinada com acometimento do SNC ou abdominal. As lesões do SNC podem ser únicas ou multifocais e envolver a medula espinal, nervos cranianos ou meninges, causando convulsões, ataxia, nistagmo, tremores, depressão, alterações do comportamento ou da personalidade, paralisia ou paresia, marcha em círculos, oscilação da cabeça, hiperestesia ou incontinência urinária.[149] A PIF é a doença inflamatória do SNC mais comum em gatos[28] e uma causa de doença espinal.[185] Os gatos acometidos são tipicamente jovens (com menos de 2 anos de idade) e de ambientes com vários gatos.[76] Em um estudo realizado com 24 gatos com PIF e acometimento neurológico, 75% tinham hidrocefalia à necropsia.[149] A ocorrência de convulsões indica dano cerebral extenso e é um sinal prognóstico desfavorável.[288]

O acometimento abdominal com PIF pode causar granulomas em linfonodos mesentéricos, nos rins ou no fígado, bem como aderências por todo o omento e o mesentério. Estes podem ser palpáveis como massas e visíveis à ultrassonografia (Figura 33.15). Com acometimento intestinal, podem ser observados diarreia e vômitos. Granulomas focais podem ser encontrados no íleo, na junção ileocócica ou no cólon. O acometimento do ceco e do cólon resulta em uma forma distinta de PIF com sinais de colite (fezes moles contendo sangue e muco).[116]

São manifestações incomuns da PIF não efusiva lesões cutâneas, como pápulas intradérmicas.[57] Foram relatadas lesões cutâneas resultantes de vasculite induzida por coronavírus em um gato com PIF e infecção concomitante com o vírus da imunodeficiência felina.[33] Pode ocorrer aumento escrotal por causa da extensão da peritonite para as túnicas que circundam os testículos ou da orquite necrosante crônica (Figura 33.16).[81,268]

Além disso, pode ocorrer uma combinação das formas efusiva e não efusiva, com transição entre as duas em qualquer gato com PIF. O início da PIF pode ser agudo ou insidioso. No primeiro caso, pode ocorrer desenvolvimento rápido de efusão e a evolução da doença pode ser curta. No segundo, pode haver um estado subclínico por algum tempo ou ser precedido por meses ou mesmo anos de doença vaga e crescimento deficiente.[221]

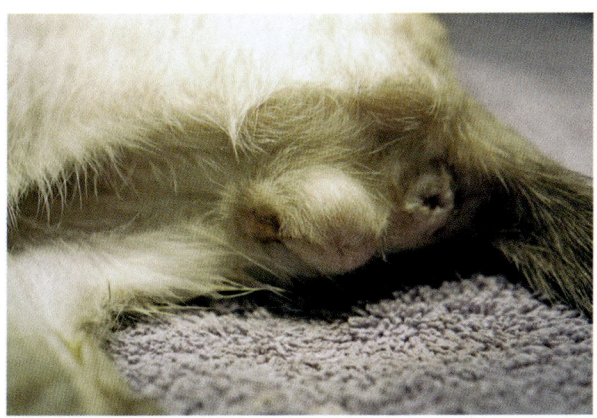

Figura 33.16 Filhote de gato Siamês com PIF. Pode ocorrer aumento escrotal por causa da extensão da peritonite para as túnicas que circundam os testículos ou da orquite necrosante crônica.

Diagnóstico

O diagnóstico de PIF pode ser um desafio, em especial na forma não efusiva. Os sinais clínicos de PIF, em particular da forma não efusiva, em geral são vagos; além disso, as alterações nos parâmetros clínicos não são patognomônicas da PIF. A forma efusiva da PIF é mais fácil de diagnosticar, mas apenas 50% dos gatos que apresentam efusões terão PIF. As doenças mais comuns que causam efusões semelhantes às da PIF são a colangite linfocitária e malignidades.[273] A infecção com coronavírus felino é comum, de modo que a evidência da infecção não é diagnóstica de PIF. Embora o diagnóstico de PIF seja fundamental, devido ao prognóstico mau, fazer isso antes da morte pode ser um desafio, pois requer a combinação de evidência obtida durante o assinalamento do paciente, sua história clínica, o exame físico, imagens e achados laboratoriais. Não há um teste único, além de histopatologia e imuno-histoquímica, que confirme o diagnóstico de PIF.

O diagnóstico de PIF começa com a obtenção da história do animal e a anotação do assinalamento. A maioria dos casos ocorre em gatos jovens (em geral com menos de 1 ano de idade) e é mais frequente em gatos de raças puras que nos mestiços; os gatos acometidos geralmente vêm de (ou ainda vivem em) habitações com vários gatos.[9] Em gatis de reprodução, o exame dos registros pode revelar uma conexão genética entre os casos. Uma história de evento estressante, como castração, adoção de abrigo ou traumatismo, pode preceder o início de sinais por várias semanas. Um evento que se qualifique como estressante também pode ser mais sutil, como uma alteração na hierarquia social na população.

Procedimentos de imagens, como radiografia e ultrassonografia, são úteis para excluir outras doenças e identificar efusões, em especial no caso de gatos com aumento abdominal ou dispneia. Um estudo recente de achados em ultrassonografia abdominal em 16 gatos com PIF identificou várias alterações inespecíficas, como renomegalia, contorno renal irregular e ecogenicidade subcapsular hipoecoica, linfadenopatia abdominal, efusão peritoneal ou extraperitoneal e alterações difusas dentro dos intestinos.[171] No entanto, uma ultrassonografia normal não exclui o diagnóstico de PIF.

No caso de gatos com efusão, a avaliação do líquido pode ser informativa. Testes com efusões têm maior confiabilidade diagnóstica do que os realizados com sangue ou soro. Portanto, a primeira etapa deve ser a avaliação do paciente em busca de evidência de efusão usando-se radiografias e/ou ultrassonografia, se necessário (Figura 33.17). O líquido foi descrito como cor de palha (Figura 33.18) e em geral é viscoso, por causa do alto conteúdo de proteína (Boxe 33.2). A celularidade costuma ser relativamente baixa e é de natureza piogranulomatosa (macrófagos e neutrófilos – geralmente alterações não tóxicas no caso dos últimos). A detecção do antígeno do coronavírus felino por imunofluorescência dentro de células inflamatórias

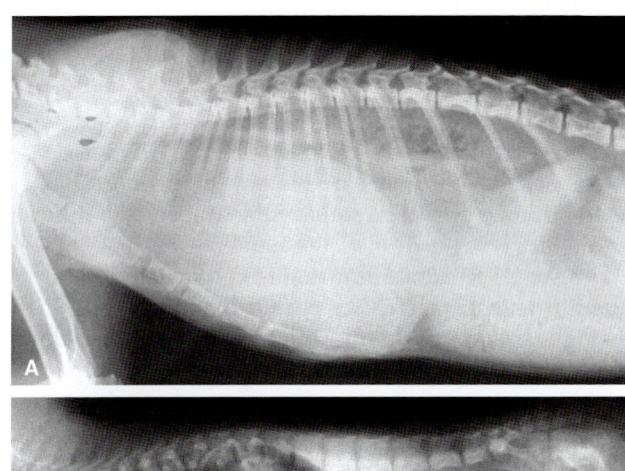

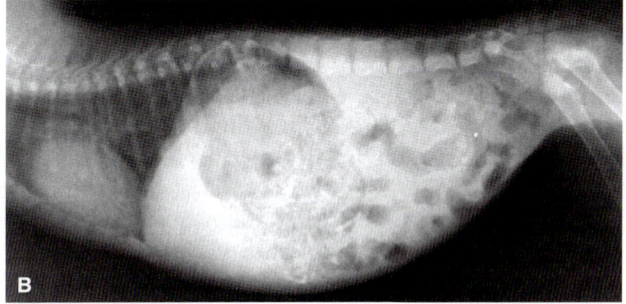

Figura 33.17 **A.** Radiografia torácica do filhote com efusão pleural mostrado na Figura 33.13 A. **B.** Radiografia abdominal do gato com ascite mostrado na Figura 33.13 B.

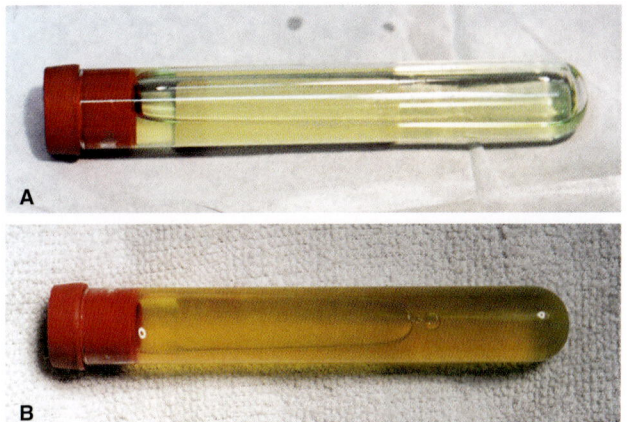

Figura 33.18 A efusão característica da PIF é cor de palha a amarelo-dourado, viscosa, transparente (**A**) a ligeiramente turva (**B**), dependendo da contagem celular, em geral espumosa quando agitada.

<table>
<tr><td>

Boxe 33.2 Características da efusão encontrada na peritonite infecciosa felina[217]

- Exsudato não séptico
- Cor de palha a amarelo-dourada, turva, espumosa quando agitada
- Densidade alta (1,017 a 1,047)
- Rica em proteína (tipicamente > 3,5 g/dℓ, em geral 5 a 12 g/dℓ)
- Proporção albumina:globulina inferior a 0,45
- Celularidade baixa a moderada (< 5.000 células/µℓ)

</td></tr>
</table>

total, pode ser evidente uma queda na proporção de albumina para globulina. À medida que essa proporção se aproxima de 0,5, o diagnóstico de PIF é mais provável (Tabela 33.3).[112] Outras anormalidades podem ser evidentes, dependendo dos tecidos envolvidos (p. ex., elevação da atividade das enzimas hepáticas, azotemia, hiperbilirrubinemia, hiperbilirrubinúria).[271,273]

Os resultados do hemograma completo são variáveis e inespecíficos, mas podem envolver neutrofilia com desvio discreto para a esquerda, linfopenia (< 1.500/µℓ) e anemia em decorrência de doença crônica.[214,271,273] Pode haver linfopenia com a leucometria total elevada. A imunofenotipagem mostra que os linfócitos T, em particular, estão depletados; de fato, a contagem normal de linfócitos T tem um valor preditivo negativo significativo para PIF. Em geral, a imunofenotipagem ou a citometria de fluxo são oferecidas por laboratórios associados a instituições acadêmicas. Os resultados da bioquímica sérica e dos hemogramas completos também podem ser anormais em gatos com PIF.

Além das altas concentrações séricas de globulina, também ocorre elevação das proteínas da fase aguda. Elevações na glicoproteína ácida α-1 (AGP) no soro foram notadas em gatos com PIF e podem ajudar no diagnóstico. Em um estudo feito para avaliar a utilidade da estimativa da AGP para diagnosticar PIF, encontrou-se que altas concentrações de AGP (> 1,5 g/ℓ) em amostras de soro, plasma ou efusão são um marcador discriminativo para PIF.[64,216] A estimativa da AGP pode ser solicitada de maneira específica a alguns laboratórios comerciais e é mais comum na Europa que na América do Norte. Contudo, é preciso lembrar que muitas outras condições inflamatórias, como linfoma e infecção com o FIV, podem ocasionar aumento da AGP, de modo que ela em si não é diagnóstica de PIF.

A PIF é uma das causas mais frequentes de doença neurológica em gatos, especialmente nos casos com sinais clínicos multifocais. O exame do líquido cerebroespinal de gatos com PIF neurológica revela pleocitose acentuada (> 100 células/mℓ). Isso consiste primordialmente em

(macrófagos) em líquido de efusão tem correlação com o diagnóstico de PIF.[112,217] A detecção do antígeno viral por imunofluorescência é oferecida por muitos laboratórios diagnósticos e pode ser realizada com o sedimento do líquido abdominal submetido. Mostrou-se que a RT-PCR diferencia as efusões da PIF daquelas decorrentes de outras causas.[112] Altos níveis de proteína e a proporção baixa de albumina e globulina no líquido também são indicativos de PIF.[112,217]

O teste de Rivalta é um exame confirmatório simples e barato feito com efusões para o diagnóstico de PIF e distingue exsudatos de transudatos. Um tubo de ensaio é preenchido com água destilada e acrescenta-se uma gota de ácido acético a 98% seguida por uma gota da amostra da efusão. Se a gota da efusão se dissipar na solução, o teste é negativo e não confirma PIF. Se a gota mantiver sua forma, o teste é positivo e confirma PIF. Em um grande estudo retrospectivo, o valor preditivo positivo do teste de Rivalta foi de 86% e o valor preditivo negativo foi de 97%.[112]

Perfis bioquímicos séricos revelam que muitos gatos com PIF têm concentrações séricas elevadas de proteína total, por causa das altas concentrações de globulina; todavia, mesmo com concentrações normais de proteína

Tabela 33.3 Especificidade, sensibilidade, valor preditivo positivo, valor preditivo negativo e valor de corte ótimo de concentrações diferentes de proteína total, gamaglobulina e proporções de albumina para globulina em efusões.

| Proteína total | | | | | Gamaglobulina | | | | | Proporção albumina:globulina | | | | |
Proteína total (g/dℓ)	ESP	SEN	VPP	VPN	Gamaglobulina (g/dℓ)	ESP	SEN	VPP	VPN	Proporção albumina: globulina	ESP	SEN	VPP	VPN
5	0,10	1	0,56	1	0,5	0,47	0,94	0,67	0,87	0,5	0,89	0,62	0,86	0,76
6	0,33	0,88	0,60	0,71	0,1*	0,83	0,82	0,84	0,80	0,6	0,85	0,67	0,83	0,70
7	0,53	0,82	0,66	0,72	1,5	0,93	0,65	0,91	0,70	0,7	0,82	0,69	0,81	0,71
8*	0,90	0,55	0,78	0,62	2	0,97	0,44	0,94	0,61	0,8	0,79	0,78	0,80	0,68
9	0,93	0,32	0,84	0,55	2,5	0,99	0,35	0,98	0,57	0,9*	0,74	0,86	0,79	0,82
10	0,95	0,23	0,85	0,52	3	1	0,26	1	0,55	1	0,65	0,94	0,75	0,91
11	0,98	0,12	0,87	0,50										
12	0,99	0,07	0,89	0,49										

ESP, especificidade; *SEN*, sensibilidade; *VPP*, valor preditivo positivo *VPN*, valor preditivo negativo.
*O valor de corte ótimo é determinado pela análise de taxa positiva diferencial.
Adaptada da Tabela 3 em Hartmann K, Binder C, Hirschberger J *et al.* Comparison of different tests to diagnose feline infectious peritonitis, *J Vet Intern Med* 17:781, 2003.

neutrófilos, alto teor de proteína (> 200 mg/dℓ) e título de anticorpo contra o coronavírus > 1:25.[241] A ressonância magnética (RM) é útil para confirmar doença inflamatória e demonstrar anormalidades consistentes com PIF, como acentuação do contraste periventricular, dilatação ventricular e hidrocefalia.[76,202]

Anticorpo sérico e ensaios para detecção do vírus

Em geral, os ensaios específicos para o coronavírus felino podem ser categorizados como a estimativa do anticorpo específico do FCoV ou ensaios para detecção do vírus. Devido à impossibilidade de se identificar uma mutação viral consistente com a PIF, não existe teste específico para o vírus causador dessa doença. A análise sorológica detecta apenas anticorpo para o coronavírus e não reflete o biotipo do vírus. Infelizmente, alguns laboratórios diagnósticos comerciais usam a designação errônea de "teste para PIF" para o título de anticorpo contra o coronavírus. Embora um título alto de anticorpo seja consistente com o diagnóstico de PIF, não é confirmatório; além disso, alguns gatos com PIF têm títulos baixos de anticorpo ou são soronegativos.[9] A última situação pode ocorrer em casos fulminantes ou ser resultante de altos níveis virais que se ligam a anticorpo, tornando o vírus indetectável no ensaio sorológico. Portanto, não se deve usar a sorologia para ajudar a excluir a possibilidade de PIF, e nunca se deve fazer o diagnóstico de PIF com base apenas nos títulos de anticorpo.

Foram desenvolvidos ensaios sorológicos para anticorpo contra uma única proteína específica do vírus (em oposição a várias proteínas virais). Um teste sorológico para anticorpo contra a proteína 7b específico foi oferecido como auxílio diagnóstico da PIF. Essa é uma proteína viral não estrutural cuja função é desconhecida, mas, como descrito antes, pode ser que ela tenha alguma função no desenvolvimento da doença. Aventou-se a teoria de que essa proteína não se expresse em todas as infecções com o coronavírus felino; quando a expressão ocorre, talvez por causa de uma mutação viral que possibilite a expressão da 7b, a PIF se desenvolva. Gatos com altas concentrações de anticorpo para a proteína 7b seriam, por definição, infectados com o biotipo viral da PIF. No entanto, estudos subsequentes mostraram que a expressão de 7b ocorre na maioria das infecções; anticorpos específicos contra a 7b, embora presentes de maneira consistente em altas concentrações em gatos com PIF, também estão presentes em gatos sadios com o coronavírus felino.[142] Assim, embora o estado soronegativo para 7b diminuísse a probabilidade do diagnóstico de PIF, esse teste não pode ser usado para confirmar a PIF.

Por causa dos problemas associados à sorologia, é difícil usar o teste de anticorpo contra o FCoV para controlar ou eliminar a PIF de gatis.[221] Na maioria dos casos, não é possível interpretar os resultados do teste para FCoV de gatos de gatis. A maioria dos gatis com um programa ativo de reprodução e pelo menos seis gatos terá FECV endêmico e 50% ou mais dos gatos terão títulos de FCoV de 1:100 ou maiores a qualquer momento.[221] Infelizmente, os títulos de anticorpo não dão o tipo de informação que o criador requer, como se alguns gatos têm PIF, um gato em particular desenvolveu PIF e quais gatos estão eliminando FECV.

Os ensaios para detecção do vírus também sofrem de uma falta de especificidade para o vírus da PIF. Ou seja, o achado do vírus por detecção do antígeno (p. ex., coloração imunofluorescente de macrófagos ascíticos) ou detecção genética (p. ex., reação em cadeia da polimerase em tempo real com sangue total) é consistente com o diagnóstico de PIF, mas não é necessariamente confirmatório. Pelo menos um laboratório comercial (Auburn University College of Veterinary Medicine) oferece um ensaio de RT-PCR que quantifica o nível de RNA mensageiro (mRNA) viral nos monócitos de gatos. Embora não se saiba exatamente como os níveis de corte foram determinados, níveis altos de mRNA viral indicam a replicação viral eficiente nos monócitos circulantes.[269] Entretanto, em um estudo recente, foi detectado o mRNA do FCoV em 14 de 26 amostras de sangue, embora apenas um desses gatos tivesse sinais clínicos compatíveis com a PIF.[32] Conforme mencionado, cargas virais altas no sangue são consistentes com PIF, especialmente no estágio terminal, mas também são encontradas em gatos sadios de populações com infecção endêmica.[148,192] Além disso, observou-se ausência de vírus circulante detectável pela PCR em formas localizadas não efusivas de PIF (Dr. Alfred Legendre, informação dada pessoalmente). Portanto, a detecção e a quantificação do vírus não é confirmatória de PIF, mas dá informações diagnósticas. Em geral, os resultados de qualquer ensaio isolado com alegada especificidade pelo vírus da PIF precisam ser interpretados com muita cautela.

O padrão para o diagnóstico de PIF continua sendo a histopatologia e a imuno-histoquímica para o antígeno do coronavírus felino.[221,283] Em especial, as lesões granulomatosas são vasculares e perivasculares, envolvendo veias pequenas e médias. A composição celular é principalmente de monócitos e macrófagos, com uma minoria de neutrófilos. Podem ser encontrados linfócitos B e plasmócitos na periferia das lesões, enquanto os linfócitos T são poucos. A detecção do antígeno viral (imuno-histoquímica) ou do ácido nucleico (hibridização in situ) em células infectadas dentro das lesões é confirmatória e esse teste é oferecido por alguns laboratórios de patologia.

Tratamento

Antigamente, o tratamento tinha como foco duas áreas: a resposta imune ou sua modulação. Em geral, a primeira envolve a administração de fármacos imunossupressores para inibir a resposta imune, enquanto a última tenta acelerar a resposta mediada por célula com a administração de citocinas como a interferona. A imunossupressão pelo uso de prednisolona ou ciclofosfamida às vezes resulta em progressão mais lenta da doença, mas não promove a cura.[114] Antibióticos não se justificam, a menos que ocorra neutropenia como resultado do tratamento com fármacos citotóxicos. Bom suporte nutricional e evitar fatores estressantes também são recomendados.

Embora se tenha demonstrado que a interferona recombinante humano e o felino inibem a replicação do coronavírus felino in vitro, estudos in vivo não mostraram efeito sobre o tempo de sobrevida ou a qualidade de vida. A interferona recombinante felina ômega mostrou-se um tanto promissora de início em um pequeno ensaio clínico não controlado,[135] mas um estudo duplo-cego controlado com placebo não revelou diferença estatisticamente significativa no tempo de sobrevida de gatos tratados com tal interferona *versus* placebo.[250]

Recentemente, um novo fármaco testado em três gatos com a forma seca da PIF demonstrou eficácia no sentido de prolongar a vida e aliviar os sinais.[162] O fármaco, um imunoestimulante poliprenila, é um produto biológico sob investigação veterinária e age suprarregulando a expressão do mRNA nos linfócitos T auxiliares responsáveis pela imunidade eficaz mediada por célula. Nesse estudo, dois gatos com PIF ainda estavam vivos 2 anos após o diagnóstico, enquanto um gato sobreviveu 14 meses. A partir desse relato, outros estudos estão em andamento para avaliar o potencial de tal fármaco no tratamento da PIF.

Por fim, raramente é necessário isolar um gato com PIF de outros felinos da casa, em particular se os outros forem adultos sadios. A transmissão da PIF diretamente de um gato para outro é exceção, não a regra. O isolamento de um filhote ou gato jovem já doente só serve como outro fator estressante que pode prejudicar ainda mais a resposta imune.

Prevenção e controle

A prevenção da PIF é um desafio, pois o único meio eficaz de controle é evitar a infecção com o coronavírus felino. A natureza disseminada do vírus e sua facilidade de transmissão, bem como a existência de infecções persistentes, dificultam a prevenção em um ambiente com muitos gatos. Se um gato em uma população dessas morre de PIF, é provável que os demais já estejam infectados com o vírus circulante. A probabilidade de que outros gatos na população desenvolvam PIF não é alta, mas isso pode ocorrer, em especial se houver ligações genéticas com o gato acometido. Pode haver algum risco com a introdução de um novo gato nessa população, mas em geral não são observados surtos de PIF. Na maioria das casas que têm um gato de companhia, em que o número de felinos é pequeno, o risco de trazer um novo gato após um animal residente ter morrido de PIF também deve ser pequeno. Para diminuir o risco, os proprietários devem considerar adotar um gato mais velho (com mais de 16 semanas), em vez de filhotes jovens ou mesmo um gato adulto jovem.

Foram empregadas várias estratégias para eliminar ou prevenir a infecção com o coronavírus felino em uma população de gatos (Boxe 33.3). Em gatis de criação, o isolamento de gatas prenhes perto do parto e daquelas com os filhotes depois até o desmame precoce às 5 a 6 semanas tem sido recomendado (Tabela 33.4).[5,6] Esse método de prevenção, que requer medidas de quarentena estrita e um número baixo de gatos (menos de cinco) na população, destina-se a retardar a infecção até que o filhote esteja maior e possa eliminar mais facilmente o vírus após exposição. Uma das medidas mais importantes que pode ser utilizada em um gatil de criação é manter registros completos da reprodução. Sabe-se que a suscetibilidade à PIF é hereditária; assim, não se recomenda o cruzamento contínuo de genitores, em particular machos que tiveram filhotes que desenvolveram PIF.

Boxe 33.3 Métodos de controle da peritonite infecciosa felina em ambientes com vários gatos[221]

1. Eliminar a superpopulação: não manter mais que seis gatos na criação; mantê-los em grupos estáveis
2. Manter gatos com 3 anos e mais velhos em proporção maior
3. Cuidar das caixas de areia da maneira apropriada: ter um número adequado delas, limitar a disseminação de areia e poeira, limpar as caixas regularmente, esvaziá-las e desinfetá-las 1 vez/semana
4. Ter um programa de reprodução seletivo: produzir o menor número de filhotes necessário; não usar em um programa reprodutivo qualquer macho que tenha gerado filhotes com peritonite infecciosa felina, de preferência também não usar gatas na mesma situação

---

Tabela 33.4 Protocolo para o desmame precoce e o isolamento para evitar a infecção de filhotes com o coronavírus felino.

Etapa	Descrição
Preparar o cômodo para os filhotes	1. Remover todos os gatos e filhotes 1 semana antes de introduzir uma nova gata. 2. Desinfetar o cômodo com solução 1:32 de hipoclorito de sódio (alvejante). 3. Destinar caixas de areia separadas e vasilhas de comida e água para o ambiente em questão, e desinfetar tudo com hipoclorito de sódio. 4. Introduzir apenas uma gata 1 a 2 semanas antes do parto.
Praticar cuidados de atendimento de barreira	1. Cuidar do cômodo onde estão os filhotes antes de cuidar de outros gatos. 2. Limpar e desinfetar as mãos antes de ir para o cômodo dos filhotes. 3. Usar sapatos e jalecos exclusivos para o cômodo dos filhotes.
Desmamar e isolar cedo os filhotes	1. Fazer o teste de autoanticorpos contra o FCoV na gata antes ou após o parto. 2. Se a gata for soropositiva, deve ser separada dos filhotes quando eles tiverem 5 a 6 semanas de idade. 3. Se a gata for soronegativa, pode ficar com os filhotes até que estejam maiores.
Testar os filhotes	1. Testar os filhotes para anticorpos contra o FCoV após 10 semanas de idade.

Adaptada da Tabela 11-5 em Addie DD, Jarrett O. Feline coronavirus infections. In Greene CE, editor: *Infectious diseases of the dog and cat*, ed 3, St. Louis, 2006, Saunders Elsevier, p. 101.

Outros meios de controle envolvem a remoção de eliminadores crônicos da população. A detecção do vírus nas fezes pela PCR é o melhor método de identificar eliminação viral em ambientes com vários gatos. A PCR em quantificação é oferecida em muitos laboratórios comerciais. Com o tempo, o teste de várias amostras de um animal pode identificar a eliminação crônica.[120] Como esses animais podem eliminar o vírus de maneira intermitente, devem ser testadas pelo menos duas amostras (de preferência, mais), coletadas a intervalos semanais a mensais. Um exemplo de esquema seria coletar três amostras diariamente, seguidas por três amostras diariamente 1 mês depois. Alguns laboratórios oferecem a junção de amostras, para reduzir os custos. A sorologia também pode ser útil, pois é provável que os gatos que mantêm altos níveis de anticorpo eliminem grande quantidade de vírus.[10] Entretanto, pode ser quase impossível manter um grupo de gatos livres do FCoV sem medidas de quarentena estrita e técnicas de cuidado de atendimento de barreira que costumam estar além da capacidade da maioria dos gatis de criação.

Há pelo menos uma vacina comercial contra o coronavírus felino. É uma vacina intranasal contendo um mutante sensível desse vírus à temperatura no trato respiratório superior mas não sistemicamente. A vacina é administrada em duas doses, com intervalo de 3 semanas, mas não antes das 16 semanas de idade ou mais. Embora essa vacina pareça ser segura, sua eficácia foi questionada. Uma pequena redução no número de casos de PIF foi notada em um estudo quando a vacina foi administrada a gatos soronegativos.[244] Entretanto, em gatos com anticorpos preexistentes, a vacina não mostrou proteção. Em outro estudo de campo, a vacina não preveniu a PIF em gatos com anticorpos preexistentes contra o FCoV em um gatil.[72]

Em habitações onde o coronavírus felino é endêmico ou ocorreu PIF, a maioria dos gatos é soropositiva e, portanto, a vacinação não ajudou. Filhotes em maior risco de PIF são os nascidos em colônias nas quais o vírus é endêmico, onde a infecção ocorre por volta das 4 a 6 semanas de idade. Contudo, a vacina não é administrada até 16 semanas de idade; assim, sua utilidade é duvidosa nas situações em que o risco é maior. Ela pode conferir alguma proteção para gatos soronegativos que entram em uma população infectada, mas atualmente não é recomendada como parte das vacinas rotineiras obrigatórias.[5,50,249]

Raiva

O vírus da raiva integra a família Rhabdoviridae e pertence ao gênero *Lyssavirus*, como os lissavírus europeus 1 e 2 de morcegos. As partículas do vírus da raiva têm uma forma característica de projétil de arma de fogo por causa do formato cilíndrico do centro do nucleocapsídio. O vírus da raiva é de RNA monofilamentar e tem envoltório. Embora todos os animais de sangue quente sejam suscetíveis à raiva, os mamíferos são os únicos vetores e reservatórios conhecidos. A suscetibilidade das espécies varia de maneira considerável; por exemplo, gatos, raposas e furões são altamente suscetíveis. Enquanto isso, cães domésticos, equinos e caprinos são moderadamente suscetíveis e as aves têm a menor suscetibilidade. Em geral, animais mais jovens são mais suscetíveis que os mais velhos. O vírus da raiva é neurotrópico, seguindo rapidamente para o SNC após infecção. As glândulas salivares contêm altas concentrações do vírus, o que possibilita a transmissão eficiente por mordidas e aranhões contaminados com saliva. Um gato infectado pode transmitir a doença na saliva por cerca de 3 dias antes do surgimento dos sinais clínicos.

A transmissão ambiental por fômites é rara e os animais infectados não são virêmicos. Ou seja, o sangue não é infeccioso. Como um vírus de envoltório, o da raiva é inativado por muitos desinfetantes e lábil quando exposto à luz ultravioleta e ao calor. O vírus pode permanecer viável em uma carcaça por vários dias ou mais, dependendo da temperatura.

Os programas de vacinação de animais silvestres eliminaram a raiva de grande parte da Europa. Vários países onde ela não ocorre mais mantêm quarentenas estritas, como o Japão e o Reino Unido. Em todo o mundo, a maioria dos casos de raiva humana é causada por mordidas de cães, pois a raiva canina é endêmica em muitos países em desenvolvimento. No Canadá e nos EUA, tem ocorrido a eliminação efetiva de cães domésticos como reservatório. No entanto, o vírus da raiva continua a ser uma preocupação para os proprietários de gatos; em 2008, foram relatados 294 casos de raiva em gatos nos EUA e em Porto Rico, em comparação com 75 casos em cães.[75] Para gatos criados soltos, o risco de exposição a animais silvestres infectados é significativo. Guaxinins, gambás e morcegos são os principais reservatórios nos EUA, mas outras espécies, como raposas, coiotes e linces também podem estar infectadas. Além disso, a importação de animais infectados com raiva de áreas onde a infecção é endêmica, como a África, implica risco e requer que os profissionais tenham conhecimento de casos potenciais, mesmo em áreas onde não há mais raiva.

Após exposição, pode seguir-se um período de incubação de semanas a meses, porém, assim que os sintomas aparecem, a morte ocorre em questão de dias. O período de incubação típico em gatos é de 2 a 24 semanas (média de 4 a 6 semanas) antes que surjam sinais do SNC.[102] Assim que o vírus da raiva entra no SNC, o dano aos neurônios motores inferiores (NMI) causa a paralisia ascendente típica. Após replicação no SNC, o vírus se dissemina pelos nervos periféricos, sensoriais e motores, alcançando as glândulas salivares pelos nervos cranianos. Praticamente qualquer tecido pode ser infectado, mas a disseminação fora do SNC não ocorre em todos os casos.

Classicamente, divide-se a raiva em duas apresentações clínicas – furiosa e paralítica. Contudo, a apresentação da raiva é variável e são comuns sinais atípicos. Em geral, a história inicial inclui uma ferida por mordedura. A fase prodrômica em gatos dura até 2 dias e caracteriza-se por alterações do comportamento, hábitos erráticos e picos febris. Gatos com a forma furiosa mostram comportamento errático e incomum, agressividade, inquietação, tremores musculares e fraqueza ou incoordenação. A fase paralítica costuma seguir-se à medida que a paralisia do NMI progride. A paralisia mandibular e laríngea é menos comum em gatos que em cães. Entretanto, o aumento da frequência de vocalização e a modificação na tonalidade vocal são comuns em gatos.[73] A paralisia ascendente termina em coma e morte, geralmente já com 3 a 4 dias.[255] Não há tratamento eficaz para animais com raiva, e não se recomenda o sintomático. Gatos clinicamente normais suspeitos de exposição à raiva devem ser colocados em quarentena, conforme recomendado pelas autoridades locais. A vacinação após exposição é proibida em muitos países.

A raiva deve ser considerada um diagnóstico diferencial em qualquer gato com alterações profundas do comportamento e/ou paralisia de NMI, em particular se houver história de contato com animais silvestres. O teste diagnóstico definitivo é a demonstração do antígeno do vírus da raiva pelo teste do anticorpo fluorescente direto em tecido cerebral. Nenhum teste antemorte é considerado sensível o bastante para o diagnóstico de raiva. O manuseio de gatos com suspeita de raiva tem de ser feito com extremo cuidado, usando-se luvas fortes protetoras, gaiola, pau de couro e outros equipamentos. Deve-se submeter o animal à eutanásia, retirar a cabeça e refrigerá-la até que o cérebro possa ser examinado. As amostras devem ser transportadas de acordo com as especificações do laboratório e sempre identificadas como perigosas.

Para exportar um animal de companhia para o exterior, pode ser exigido o teste do título de anticorpo contra a raiva. Embora não se conheça um título "protetor" em animais, o de $\leq 0,5$ UI/mℓ detectado pelo método fluorescente de neutralização do anticorpo viral (FAVN) é aceito pela maioria dos países. Dependendo do país, pode haver outras exigências, como a identificação com *microchip* ou tatuagem.

O anticorpo viral neutralizante é fundamental para a proteção contra a raiva após exposição. A vacina antirrábica é considerada obrigatória nos países onde a doença é endêmica.[50,82,249] As vacinas atuais proporcionam proteção excelente; a existência de anticorpo neutralizante no momento da exposição elimina o vírus antes da infecção neuronal. No gato não vacinado, essa resposta imune ocorre muito tarde para prevenir a disseminação neuronal. Raramente pode ocorrer raiva em animais vacinados; portanto, qualquer animal que exiba sinais compatíveis com a raiva deve ser manipulado como tal, independentemente da história de vacinação.[199] Qualquer gato que morra de doença neurológica sem que tenha sido feito diagnóstico antemorte deve ser submetido ao teste para raiva.

Retrovírus felino

Os retrovírus felinos, o vírus da leucemia felina (FeLV) e o vírus da imunodeficiência felina (FIV) integram a família Retroviridae e estão entre os mais comuns e importantes causadores de doença infecciosa em gatos, sendo encontrados em todo o mundo, com soroprevalência variável, dependendo da geografia e dos fatores de risco (Tabela 33.5). Embora os gatos infectados possam permanecer clinicamente bem por períodos prolongados (em especial no caso da infecção com o FIV), os retrovírus estão associados a vários problemas clínicos, como anemia, linfoma, doenças inflamatórias crônicas e infecções secundárias e oportunistas. O teste para o FeLV e o FIV deve fazer parte dos dados básicos mínimos de todo gato doente, mesmo que já tenha sido testado e negativo.

Certos fatores de risco para infecção são comuns ao FeLV e ao FIV em todo o mundo. Gatos doentes estão mais propensos a ser soropositivos que os sadios, com os semisselvagens doentes estando sob maior risco. Outros fatores de risco são idade (> 6 meses), sexo masculino e acesso a ambientes ao ar livre. Os grupos de baixo risco são gatos

Tabela 33.5 Soroprevalência do FeLV e do FIV em áreas e populações selecionadas de gatos.

Localização	FeLV	FIV	População
Japão[137]	N/D	28,9	3.323 gatos
Bélgica[59]	3,8	11,3	346 gatos de rua
Istambul[308]	5,8	22,3	103 gatos de proprietários, criados soltos ao ar livre
Reino Unido[196]	3,5	10,4	517 gatos de rua
Finlândia[278]	1	6,6	196 gatos de rua
Alemanha[92,94]	3,7	3,2	17.462 gatos
África do Sul[259]	12,3	22,2	454 gatos doentes; 3,5% coinfectados
Austrália[205]	N/D	8	340 gatos de proprietários/ semisselvagens
EUA[170]	2,3	2,5	18.038 gatos; 0,3% coinfectados
Canadá[172]	3,4	4,3	11.144 gatos; 0,5% coinfectados

FeLV, vírus da leucemia felina; *FIV*, vírus da imunodeficiência felina; *N/D*, não disponível.

jovens (< 6 meses) e castrados ou esterilizados.[94,170,172,196] Todavia, em um grande estudo feito nos EUA, a soroprevalência em gatos semisselvagens sadios foi semelhante à observada em animais de proprietários criados soltos ao ar livre.[170] Os ferimentos causados por mordida constituem um fator de risco importante. Em um estudo realizado com mais de 900 gatos com feridas ou abscessos causados por mordidas, 19,3% foram soropositivos para um ou ambos os vírus (8,8% para o FeLV, 12,7% para o FIV, 2,2% coinfectados) na época do tratamento.[95]

O FeLV e o FIV compartilham várias propriedades importantes. São vírus diploides de RNA monofilamentar com capsídio em forma de cone feito da proteína central. Eles têm um envoltório lipídico no qual estão embutidas as glicoproteínas necessárias para a aderência e a entrada na célula hospedeira. Fora do animal hospedeiro, esses vírus são muito lábeis, durando apenas alguns minutos no ambiente; portanto, o contato direto entre animais é o modo de disseminação mais eficiente.

Durante a replicação dos retrovírus, o genoma do RNA é convertido em DNA bifilamentar (pró-vírus) pela enzima viral transcriptase reversa, que não pode ser lida em testes e leva a erros. Como resultado, os retrovírus têm alto índice de mutação e, mesmo dentro de um hospedeiro, a população é heteróloga, com um indivíduo diferindo ligeiramente do outro. Assim, cada animal é infectado com um grupo de variantes, não apenas por um único genótipo. Essas mutações podem levar a alterações do fenótipo, o que será discutido nos comentários sobre cada vírus, bem como a antigenicidade. Após conversão para DNA, o genoma viral se incorpora ao DNA da célula hospedeira. Essa integração é permanente, de maneira que, para a eliminação completa do vírus, é preciso remover todas as células infectadas. Esse DNA viral então serve como um molde para novos genomas de RNA viral, que acabam sendo agrupados e liberados da célula infectada.

Vírus da leucemia felina

O vírus da leucemia felina foi descrito pela primeira vez em 1964 em um gato com linfoma e classificado então na subfamília Oncovirinae, por causa de sua capacidade oncogênica. As subfamílias de Retroviridae foram renomeadas, e o FeLV agora é classificado como um gamarretrovírus, podendo ser dos subgrupos A, B, C e T, com base na antigenicidade e na célula hospedeira visada (Tabela 33.6). Em geral, os vírus do subgrupo A são discretamente patogênicos e constituem as formas transmitidas horizontalmente. Os sorogrupos B, C e T surgem por mutações de ponto dos membros do subgrupo A e, no caso do subgrupo B, por recombinação com retrovírus endógenos. Todos os gatos têm material genético retroviral endógeno que normalmente está presente no genoma e é hereditário. Esses pedaços de DNA endógeno não são patogênicos em si e não produzem partículas virais infecciosas. Entretanto, podem recombinar-se com retrovírus exógenos, como o FeLV-A, e aumentar a patogenicidade do vírus infectante.

Embora o FeLV só tenha sido "descoberto" em 1964, a análise genômica determinou que ele evoluiu de um vírus em um ancestral do rato.[21] É provável que tal evento tenha ocorrido há 10 milhões de anos no deserto ao norte da África, área onde viveram gatos e ratos.

Transmissão e patogenia

Gatos virêmicos infectados com o FeLV eliminam o vírus em muitos líquidos corporais, como saliva, fezes, leite e urina. A transmissão do FeLV ocorre pelo contato estreito mantido entre gatos. Comportamentos como limpeza mútua, compartilhamento de vasilhas de alimento e água e das caixas de areia e lutas contribuem para a transmissão, principalmente pela saliva. A resistência a infecções persistentes aumenta com a idade, embora o grau de resistência natural seja desconhecido. Filhotes de gatos com menos de 16 semanas de idade são mais propensos a ficar persistentemente infectados após exposição. No entanto, gatos adultos podem ser suscetíveis à infecção com o FeLV após exposição a longo prazo.[100]

O FeLV pode ser transmitido para filhotes de gatos por várias vias a partir das gatas infectadas. Gatas prenhes infectadas podem ter perdas reprodutivas; em geral, os filhotes que sobrevivem a termo nascem virêmicos e ficam debilitados lentamente. Até 20% dos filhotes infectados verticalmente podem sobreviver, tornando-se adultos persistentemete infectados.[111] Também pode ocorrer transmissão para filhotes de gatos pelo leite de uma gata infectada ou pela saliva quando ela limpa os filhotes.[111]

Os subgrupos do FeLV estão associados a doenças distintas: o subgrupo B está associado a linfomas, o subgrupo C a anemia arregenerativa e o T a imunossupressão. Isso reflete as síndromes distintas que podem ser vistas na infecção com o FeLV – proliferativa (câncer), degenerativa (depleção da linhagem celular sanguínea) e imunossupressão. A patogenia de infecção com o FeLV pode ser pensada como ocorrendo em seis estágios:

1. O vírus entra através da cavidade bucal (p. ex., limpeza mútua), onde infecta e se replica em leucócitos mononucleares nas tonsilas.
2. Ocorre disseminação linfática e virêmica transitória associada a célula do vírus para linfáticos regionais.
3. Ocorre disseminação do vírus para o tecido linfoide sistêmico.
4. Ocorre infecção de células precursoras sanguíneas na medula óssea.
5. A viremia secundária dissemina o vírus.
6. O vírus se replica em muitas células epiteliais, inclusive aquelas das glândulas salivares, dos intestinos e das conjuntivas.

Antigamente, pensava-se que cerca de um terço dos gatos se tornaria persistentemente virêmico e dois terços acabariam eliminando a infecção.[125] Dependendo de vários fatores, inclusive as condições imunes, a idade, a dose

Tabela 33.6 Classificação dos subgrupos do FeLV.

Subgrupos virais	Frequência de isolamento em gatos positivos para o FeLV	Doença associada	Comparação por espécie de replicação in vitro
A	100% de gatos virêmicos, levemente patogênico mas altamente contagioso, levemente citopatogênico	Neoplasia hematopoética, experimentalmente pode causar hemólise	Gato, coelho, suíno, visão, ser humano
B	Ocorre com o subgrupo A em 50% ou mais dos gatos com doença neoplásica (linfoma)	Não patogênico sozinho, virulento em recombinação com o subgrupo A, não contagioso	Gato, cão, *hamster*, suíno, ser humano
C	Raramente isolado, surge por mutação do FeLV do subgrupo A	Anemia arregenerativa e mielose eritrêmica, não se replica e não é contagioso	Gato, cão, cobaia, ser humano
T*	Altamente citopático, vírus trópico para célula T; afinidade por duas proteínas da célula hospedeira: Pit1 e FeLIX; evoluiu a partir do FeLV do subgrupo A	Linfopenia, neutropenia, febre, diarreia	Gato

*O subgrupo T é uma variante do subgrupo A. Modificações na proteína do envoltório resultam em maior patogenicidade das cepas T.

Adaptada da Tabela 13-2 em Hartmann K. Feline leukemia virus infection. In Greene CE, editor: *Infectious diseases of the dog and cat*, ed 3, St. Louis, 2006, Saunders Elsevier, p. 107. Adaptada de Jarrett O. Feline leukemia virus subgroups. In Hardy WD, Essex M, McClelland AJ, editors: *Feline leukemia virus*, New York, 1990, Elsevier; e Nakata R, Myiazawa T, Shin YS *et al*.: Reevaluation of host ranges of feline leukemia virus subgroups, *Microbes Infect* 5:947-950, 2003.

e a cepa do vírus, a infecção pode ser eliminada nos três primeiros estágios. Assim que ocorre infecção da medula óssea, é muito menos provável que o gato se livre do vírus.

A avaliação da relação do FeLV com o hospedeiro foi feita usando-se a PCR em tempo real, que trouxe novos esclarecimentos e ideias que evoluíram sobre a infecção com o FeLV.[289] Essa tecnologia detecta material genético viral e pode ser designada para detectar RNA ou DNA viral (pró-vírus – a forma do vírus integrada ao DNA). Pesquisadores examinaram a infecção com o FeLV em gatos não vacinados e conseguiram definir quatro classes separadas de infecção: abortiva, regressiva, latente e progressiva (Tabela 33.7):

1. Infecções abortivas são aquelas em que o gato exposto produz uma resposta imune eficaz e precoce que evita a replicação viral e elimina as células infectadas com o vírus. Esses gatos são negativos para o antígeno viral circulante (proteína central) e o material genético viral.

2. Infecções regressivas são aquelas em que a replicação viral é limitada e uma pequena população de células infectadas com o vírus permanece. Esses gatos também são negativos para o antígeno, mas o material genético viral pode ser detectado em uma pequena porcentagem de células sanguíneas pela PCR. Esses gatos podem vir a eliminar o vírus completamente. Os gatos com infecção regressiva não têm viremia (e, portanto, não são contagiosos), mas o DNA viral pode ser infeccioso por meio de transfusão sanguínea.[39]

3. Infecção latente refere-se àquela em que uma quantidade moderada de células infectadas com o pró-vírus permanece. Esses gatos são negativos para o vírus, mas positivos à PCR. As células com infecção latente têm o potencial de reativação da replicação viral, mas não são contagiosas pelo tempo que a infecção permanece latente.

4. Infecções progressivas são aquelas em que a replicação do vírus não é eliminada; tanto o antígeno viral quanto o material genético podem ser detectados no sangue desses gatos, que eliminam o vírus de maneira ativa principalmente na saliva e nas fezes.

Nesse estudo, tais classificações foram alcançadas nos gatos expostos 4 a 8 semanas após a infecção, porém é provável que elas sejam dinâmicas, em especial nos estágios intermediários. É interessante não se ter verificado que a vacinação previna a integração do pró-vírus; portanto, gatos vacinados expostos ao FeLV podem ficar com a infecção latente. Por fim, foram relatadas infecções focais nos primeiros estudos, descrevendo a infecção com o FeLV como restrita a certos tecidos.[117]

Esses e outros resultados sugerem que muitos gatos podem continuar infectados com o FeLV pelo resto da vida após exposição, mas podem reverter para um estado regressivo.[97,122,227] Um estudo com 597 gatos suíços revelou que 10% dos gatos negativos para o antígeno p27 ao ELISA eram positivos para o pró-vírus FeLV à PCR.[122] O pró-vírus está integrado no genoma do gato e, portanto, às vezes não é possível erradicar a infecção.[36] O significado clínico de gatos reativos ao antígeno e positivos à PCR não está claro. Um estudo avaliou 152 gatos necropsiados com vários distúrbios, que eram negativos para o antígeno viral mas positivos para o pró-vírus FeLV na medula óssea. Foi encontrada uma associação significativa a anemia, panleucopenia e inflamação purulenta, mas não linfossarcoma.[280]

Sinais clínicos

Após exposição, os gatos podem exibir sinais clínicos leves, como febre e mal-estar, ou permanecer assintomáticos. No caso de gatos com infecção persistente, essa fase aguda é seguida por um período de infecção assintomática que pode levar meses ou anos. Por fim, gatos com infecção persistente desenvolvem um de vários distúrbios associados ao FeLV (Box 33.4).

Variantes do subgrupo B, conforme mencionado, surgem em cerca de 50% dos gatos infectados por mutação recombinante entre o subgrupo A infectante com retrovírus endógenos e são primariamente oncogênicas por mutagênese insercional. A integração do pró-vírus no genoma da célula hospedeira ativa um oncogene celular ou rompe um gene supressor tumoral.[84] Alguns desses *loci* genômicos para integração celular foram identificados,

Tabela 33.7 **Prognósticos da infecção com o vírus da leucemia felina.**

Resultado da exposição ao FeLV	Antígeno p27 do FeLV no sangue	Hemocultura viral	Cultura viral de tecido	RNA viral no sangue	DNA pró-viral no sangue	Eliminação viral	Doença associada ao FeLV
Infecção progressiva	Positivo	Positiva	Positiva	Positivo	Positivo	Positiva	Provável
Infecção regressiva	Negativo ou transitoriamente positivo	Negativa ou transitoriamente positiva	Negativa ou transitoriamente positiva	Transitória ou persistentemente positivo	Positivo	Negativa	Improvável
Exposição abortiva	Negativo	Negativa	Negativa	Não testado	Negativo	Negativa	Improvável
Infecção focal	Negativo	Negativa	Positiva	Não testado	Não testado	Variável	Improvável

Adaptada da Tabela 1 em Levy J, Crawford C, Hartmann K *et al.*: 2008 American Association of Feline Practitioners' feline retrovirus management guidelines, *J Feline Med Surg* 10:300, 2008.

Boxe 33.4 Doenças associadas a retrovírus em gatos

- Doenças comuns associadas à infecção com o vírus da leucemia felina (FeLV)
  - Doença hematológica: anemia (mais comumente arregenerativa), neutropenia, trombocitopenia
  - Linfoma: os locais comuns são o mediastino, os olhos e as formas multicêntricas
  - Mielopatia: disfunção neurológica gradualmente progressiva; vocalização e comportamento anormais, hiperestesia, paresia progredindo para paralisia
- Doenças comuns associadas à infecção com o FIV
  - Estomatite: gravidade variável, em geral refratária ao tratamento conservador
  - Neoplasia: mais comumente linfoma, mas também outros tipos de tumores, como seromas e carcinomas
  - Doença ocular: mais comumente, uveíte e coriorretinite
  - Doença neurológica central e periférica: comportamento anormal, nistagmo, ataxia, convulsões, paresia e paralisia
  - Doença hematológica: anemia e leucopenia; em geral, envolve mais de uma linhagem celular
  - Doença renal: similar à nefropatia em pacientes com o vírus da imunodeficiência humana (HIV)
- Doenças secundárias comuns em gatos infectados com retrovírus
  - Infecções sistêmicas: *Toxoplasma*, *Cryptococcus*, *Mycoplasma haemofelis*, peritonite infecciosa felina
  - Gastrintestinais: estomatite/gengivite, parasitismo (*Giardia*, coccídios, crisptosporídios), infecção bacteriana (*Salmonella*, *Campylobacter*), diarreia crônica
  - Dermatológicas: *Demodex*, tinha
  - Respiratórias/oculares: queratite por herpes-vírus, infecções respiratórias superiores crônicas/sinusite, uveíte, coriorretinite, síndrome da pupila espástica (associada ao FeLV)
  - Trato urinário: pielonefrite, cistite bacteriana

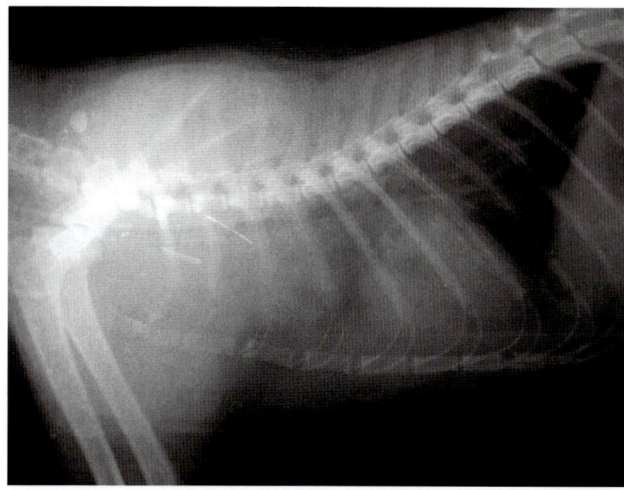

Figura 33.19 Radiografia de massa mediastínica em um gato jovem com FeLV.

As anemias, principalmente as arregenerativas, são um dos problemas clínicos mais comuns em gatos infectados com o FeLV. Ocasionalmente, observa-se anemia arregenerativa associada ao *M. haemofelis* ou destruição imunomediada. Gatos infectados com o FeLV também podem desenvolver anemia em decorrência de doença crônica. Variantes do subgrupo C são raras e estão associadas a aplasia eritrocitária fatal. Tais variantes surgem de mutações no envoltório do gene da glicoproteína do vírus infectante do subgrupo A. Essa mutação acarreta uma alteração nos receptores celulares usados pelo vírus a partir do transportador de tiamina para o exportador heme.[265] Acredita-se que o desvio nos receptores do hospedeiro interrompa o início da eritropoese, ocasionando uma anemia arregenerativa, tipicamente com hematócrito inferior a 15%, que é resistente ao tratamento.

A imunossupressão é uma das manifestações mais comuns da infecção com o FeLV e é muito complexa. Algumas proteínas virais, em particular a proteína transmembrana p15e, são diretamente imunossupressoras. A proteína p15e afeta a via de sinalização da interleucina 2.[155,191] Além disso, a infecção com o FeLV pode resultar em linfopenia, especialmente diminuição nos linfócitos T citotóxicos CD8+, o que é fundamental para a imunidade viral. Também pode ocorrer granulocitopenia, bem como efeitos sobre a função dos neutrófilos. O resultado é a recorrência de doenças crônicas com outros patógenos (p. ex., poxvírus, *M. haemofelis*, criptococos, *Toxoplasma gondii*), inclusive agentes que em geral têm pouco significado clínico, como *Salmonella* ou *Listeria*.[175,240] A infecção concomitante com o coronavírus felino pode levar ao desenvolvimento de PIF. Outras infecções, como abscessos, rinite e estomatite, também podem demorar a se resolver.[175]

O FeLV pode ser neuropatogênico.[60] Foi descrita doença neurológica não associada a malignidade, manifestando-se clinicamente por anisocoria (Figura 33.20), midríase, síndrome de Horner, incontinência urinária, vocalização anormal e hiperestesia, bem como paresia e paralisia.[29,34]

como os de linfomas,[84] o tumor mais comum de gatos. As malignidades mais comuns associadas ao FeLV são linfomas e leucemias, mas ocasionalmente são vistas malignidades não hematopoéticas. Antes da década de 1980, cerca de 80% dos linfomas felinos eram relacionados com o FeLV. Houve um desvio notável e agora apenas uma pequena porcentagem de gatos com essas malignidades é positiva para o FeLV. Por exemplo, apenas 8% dos gatos com linfoma tratados no Animal Medical Center em Nova York entre 1988 e 1994 eram positivos para o FeLV.[44] A detecção pela PCR do DNA pró-viral em tecido tumoral pode revelar mais casos que o teste para o antígeno do FeLV isoladamente.[111,303a] Os linfomas são classificados com base na sua localização anatômica como mediastínicos (tímicos; Figura 33.19), alimentares, multicêntricos (em linfonodos) ou extranodais (rins, SNC, pele). Em geral, as leucemias são classificadas conforme a origem celular (p. ex., eritroides, granulocíticas, mielocíticas).

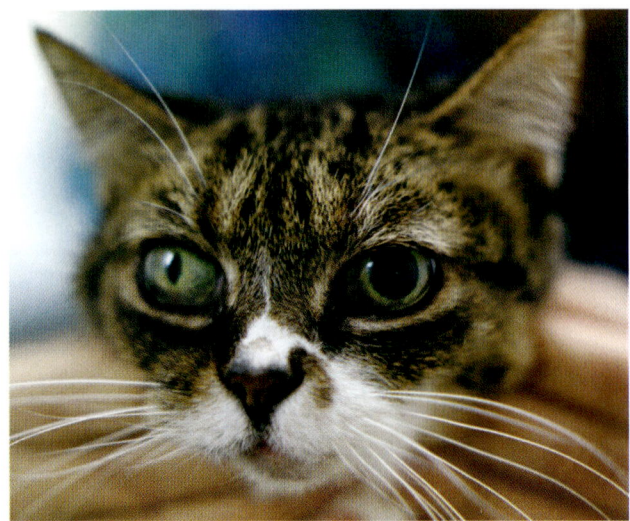

Figura 33.20 O FeLV pode causar doença neurológica não associada a malignidade que pode manifestar-se como anisocoria.

Diagnóstico

O diagnóstico de distúrbios relacionados com o FeLV é multifacetado. É evidente que a confirmação de infecção com o FeLV tem importância primordial, mas, como os gatos infectados com esse vírus também podem ter infecção simultânea com outros patógenos que é passível de tratamento, como *M. haemofelis*, a identificação de qualquer patógeno concomitante também é fundamental. É importante ter um mínimo de dados (hemograma completo, perfil bioquímico, urinálise) de qualquer gato doente, inclusive aqueles que possam ter infecções retrovirais. Níveis baixos de neutrófilos e trombócitos são vistos comumente em gatos infectados com o FeLV, bem como anemia.[92,93] Não são observadas anormalidades consistentes nos perfis bioquímicos de gatos infectados com o FeLV.

A confirmação de infecção com o FeLV baseia-se na detecção do vírus. Há vários *kits* de triagem pelo ELISA para uso clínico que detectam a proteína central do vírus (p27). A sensibilidade e a especificidade desses testes variam, mas a maioria tem altos valores preditivos negativos e positivos.[113,256] Esses *kits* podem ser usados com sangue total com anticoagulante, soro ou plasma, embora as recomendações do fabricante devam ser verificadas. A maioria dos gatos é positiva para o antígeno solúvel do FeLV com ELISA no início da viremia primária, 30 dias após a exposição. A exceção são os testes ELISA em que se usa saliva e/ou lágrimas, que não detectam o antígeno viral até que células epiteliais sejam infectadas, no estágio 6, e portanto não são ideais para triagens rotineiras. Por isso, são conhecidos como tendo alto índice de resultados falsos.[165]

Como os testes ELISA para o FeLV detectam o antígeno viral, e não anticorpo contra o vírus, a imunidade materna não interfere no teste. Em geral, a vacinação também não interfere no teste, mas amostras de sangue retiradas imediatamente após vacinação podem conter o antígeno vacinal do FeLV detectável.[166] Não se sabe quanto tempo dura a interferência desse tipo no teste; o teste para o FeLV sempre deve ser feito antes da vacinação. A confirmação de um resultado positivo obtido pelo ELISA é recomendada particularmente em gatos sadios. Resultados falso-positivos são possíveis. Assim, pode ser que isso se deva a vários fatores, como testes impróprios ou o armazenamento de *kits* e amostras de hemolisados. Pode ocorrer um resultado falso-negativo se o gato for testado muito no início da evolução da infecção para detecção do antígeno solúvel (menos de 4 semanas). Além disso, como o teste ELISA com soro pode detectar infecção precoce, não distingue infecção transitória de persistente. O teste confirmatório recomendado é o ensaio de imunofluorescência (IFA), que detecta o vírus em células infectadas, principalmente neutrófilos. A melhor maneira de realizá-lo é em um esfregaço preparado com sangue total fresco, pois os anticoagulantes podem interferir nos resultados.[15] Esse ensaio pode detectar infecção apenas depois que os precursores celulares sanguíneos na medula óssea estiverem infectados (estágio 4), 6 a 8 semanas após exposição. Portanto, um resultado positivo ao IFA indica ser provável que o gato esteja infectado de maneira persistente. Podem ocorrer resultados falso-negativos com o IFA em gatos com leucopenia. Os resultados podem ser falso-positivos se o esfregaço for muito espesso, a fluorescência de fundo for alta ou se o teste for feito e interpretado por pessoas inexperientes.[166]

No início da infecção, um gato pode ser positivo ao ELISA e negativo ao IFA; esses gatos devem ser testados novamente com o ELISA em 1 a 3 meses para se determinar seu estado. Se o resultado do ELISA continuar positivo, deve-se fazer um segundo IFA para confirmar. É incomum, mas um gato pode continuar com resultado discordante (ELISA positivo e IFA negativo): a razão disso é incerta, mas pode acontecer em um gato com infecção latente que seja antigenêmico periodicamente. Nesses casos, pode-se usar a PCR para detectar o DNA pró-viral. Também se pode usar a PCR para detectar o DNA do pró-vírus em gatos negativos para o antígeno que estejam com infecção regressiva ou latente. A PCR só é recomendada para gatos que estejam servindo como doadores de sangue, aqueles com resultados persistentemente discordantes do ELISA e do IFA ou os negativos para o antígeno que se acredita terem um distúrbio relacionado com o FeLV, como linfoma.

Recentemente, foi descrita uma nova PCR para a detecção do RNA viral do FeLV na saliva.[97] A sensibilidade e a especificidade diagnósticas, bem como os valores preditivos positivo e negativo da PCR, foram muito altas em comparação com o ELISA convencional. Nas situações em que o custo do teste é uma barreira, como em abrigos ou casas com muitos gatos, é possível usar amostras com um conjunto de saliva deles para a triagem. O método é sensível o suficiente para detectar um gato infectado em um conjunto de até 30 amostras.[98]

Tratamento

A doença no gato infectado com o FeLV requer atenção para o diagnóstico acurado, além da instituição do tratamento apropriado. Por causa da imunossupressão associada ao FeLV, é necessário identificar e tratar infecções secundárias, cujo tratamento pode ser prolongado em comparação com gatos não infectados. Fármacos imunossupressores, como os corticosteroides, devem ser evitados, a menos que indicados de maneira específica.[175] No caso de anemias associadas ao FeLV, podem ser necessárias transfusões. O tratamento de neoplasia associada ao FeLV deve seguir esquemas estabelecidos. Também pode ser necessário tratamento sintomático e de suporte em doenças associadas ao FeLV.

Tem-se investigado o tratamento imunomodulador em gatos infectados com o FeLV. A proteína A estafilocócica (SPA), um componente da parede celular da bactéria com atividade facilitadora imune, foi avaliada em gatos infectados com o FeLV. Em pelo menos um estudo, embora a avaliação subjetiva dos proprietários indicasse melhora com o tratamento com SPA, os parâmetros objetivos não diferiram dos observados em gatos que receberam apenas solução fisiológica como controle.[190] Vários outros tratamentos, como com acemanana e *Propionibacterium acnes*, foram avaliados e falharam no sentido de mostrar eficácia ou foram submetidos a estudos mal elaborados.

A interferona, uma citocina antiviral importante, também foi avaliada em gatos infectados com o FeLV. Os efeitos sobre o vírus em cultura celular foram indução de apoptose em células infectadas, mas não nas não infectadas, o que diminuiu a replicação viral no todo.[41] Estudos *in vivo* mostraram resultados conflitantes; pelo menos um estudo não mostrou melhora.[190] Entretanto, nesse estudo foi usada interferona recombinante humana. O tratamento com interferona recombinante felina mostrou evidência de melhora no quadro clínico e na sobrevida, mas os parâmetros virológicos não foram avaliados nesses estudos.[52,189] Um protocolo de tratamento sugerido é com 1 milhão de U/kg SC, a cada 24 h por 5 dias consecutivos.

O imunomodulador de linfócitos T é um produto de células epiteliais do estroma tímico agora comercializado para gatos infectados com retrovírus felino. Ele estimula a produção de interleucina 2 e interferona pelos linfócitos T auxiliares que, por sua vez, facilita a atividade citotóxica dos linfócitos T. Esse imunomodulador vem em frascos de 1 mℓ para dose única em injeção SC e o protocolo recomendado é um esquema inicial de três doses a intervalos semanais, com esquemas de tratamento adicionais se necessário. Há relatos de que promova melhora clínica e dos parâmetros hematológicos. No entanto, não foram publicados ensaios clínicos controlados.

O antirretroviral 3'-azido-2'3'-didesoxitimidina (AZT) mostrou alguns efeitos positivos, mas pode ter efeitos colaterais sérios em dosagens elevadas (a dose recomendada é de 5 a 10 mg/kg VO, a cada 12 h).[175] É o necessário monitoramento cuidadoso do paciente com hemograma completo, pois o AZT pode causar supressão da medula óssea, especialmente anemia. Muitos outros antirretrovirais são muito tóxicos para gatos ou não são eficazes contra o FeLV ou o FIV.

Gatos infectados com o FeLV sadios nos demais aspectos podem ser mantidos, às vezes por anos, sem problemas. Os dados a respeito da sobrevida de gatos infectados com retrovírus indicam que a expectativa de vida de gatos infectados com o FeLV, em geral, é menor do que a dos não infectados. Em um estudo conduzido nos EUA, foram analisados os registros de 67.963 gatos que foram testados para o FeLV e o FIV em 2000, com informações disponíveis até 6 anos depois.[169] A sobrevida de gatos infectados foi comparada com a de felinos não infectados de mesma idade e mesmo sexo. As taxas de sobrevida por 6 anos foram de 90% para gatos não infectados, 65% para gatos positivos

para o FIV e 51% para os positivos para o FeLV. A maioria das mortes de gatos com o FeLV ou o FIV ocorreu no primeiro ano após o diagnóstico, provavelmente por causa de doença que levou o proprietário a procurar um veterinário ou eutanásia para controle da infecção. Um estudo feito com 17.289 gatos na Alemanha testados para o FeLV e o FIV de 1993 a 2002 envolveu dados da sobrevida de 100 gatos selecionados de maneira aleatória: 19 positivos para o FIV, 18 positivos para o FeLV e 63 não infectados.[94] O tempo médio de sobrevida de gatos positivos para o FeLV (312 dias) foi significativamente mais curto que o de gatos negativos para o mesmo vírus (732 dias).

Os proprietários devem ser avisados de que certas precauções devem ser instituídas com gatos infectados com o FeLV, inclusive isolamento dos gatos não infectados (Boxe 33.5). Isso protege não apenas os gatos não infectados com o FeLV, como também serve para limitar o risco de exposição daqueles infectados com esse vírus a outros patógenos de felinos.[175] Como muitos gatos infectados com retrovírus sobrevivem por anos após o diagnóstico, os veterinários devem estar familiarizados com as diretrizes do tratamento

---

Boxe 33.5 Orientações aos proprietários de gatos infectados com retrovírus

- Confinar os gatos para evitar a transmissão de doença para outros e proteger os infectados de traumatismo e doença infecciosa
- Castrar e esterilizar os gatos
- Sempre que possível, isolar os gatos infectados, separando-os dos não infectados, para evitar a transmissão de doença
  - O vírus da leucemia felina (FeLV) dissemina-se principalmente pelo contato estreito, íntimo (isto é, entre gatos dóceis); recomenda-se a vacinação de qualquer gato negativo para o FeLV em contato com os infectados
  - O vírus da imunossupressão felina (FIV) dissemina-se principalmente por ferimentos causados por mordidas (isto é, entre gatos ariscos); a transmissão é improvável em habitações socialmente estáveis, e a decisão de vacinar quaisquer gatos negativos para o FIV em contato deve ser tomada com cuidado, por causa da interferência da vacina nos testes
- Fornecer aos gatos uma ração comercial de alta qualidade
- Evitar dar aos gatos carne e ovos crus, bem como leite não pasteurizado, pois são fontes potenciais de infecções bacterianas ou parasitárias
- Monitorar estreitamente gatos infectados quanto a sinais potenciais de doença, como:
  - Alterações nas interações sociais com pessoas ou outros animais
  - Alterações no nível de atividade e nos hábitos de sono
  - Alterações no consumo de comida de água
  - Perda ou ganho de peso inesperados
  - Odor respiratório desagradável
- Consultar um veterinário imediatamente ao primeiro sinal de doença

desses gatos.[166,175] A cada 6 a 12 meses devem ser feitos exames rotineiros para detectar problemas em seu início (Boxe 33.6). Gatos infectados com retrovírus e saudáveis nos demais aspectos precisam de cuidados veterinários, como esterilização cirúrgica e profilaxia dentária. Precauções simples no hospital veterinário farão com que esses pacientes recebam os cuidados apropriados com segurança (Boxe 33.7). A infecção com o FeLV não é considerada uma doença zoonótica; um estudo de 204 veterinários e outros com exposição potencial a retrovírus, inclusive pontas de agulhas, não detectou infecção com retrovírus por métodos sorológicos e moleculares.[31]

Deve-se avaliar a necessidade de vacinação obrigatória de gatos sadios infectados com o FeLV em base individual. Em geral, são recomendadas vacinas inativadas, pois aquelas com vírus vivo modificado implicam o risco teórico de reversão para virulência em um animal imunossuprimido. Contudo, não se dispõe de evidência clínica definitiva que corrobore tal recomendação. A vacinação contra o FeLV não é benéfica e não deve ser dada a gatos infectados com esse vírus.

Prevenção e controle

O teste para detecção do FeLV pode ser realizado por uma variedade de razões (Boxe 33.8). A American Association of Feline Practitioners (AAFP) estabeleceu que se deve conhecer o estado com relação ao retrovírus de todos os gatos, pois as consequências da infecção são importantes para os pacientes e quaisquer gatos em contato com eles.[166] Prevenir a exposição de gatos sadios àqueles infectados com o FeLV mediante a realização de testes e seu afastamento ou isolamento é um meio importante de evitar a disseminação da doença e não é substituído pela vacinação como um método de controle.[253]

Filhotes de gatos podem ser testados em qualquer idade, pois os anticorpos maternos adquiridos de maneira passiva não interferem no teste para o antígeno viral. Filhotes recém-nascidos infectados por gatas positivas para o FeLV podem não ter resultados positivos durante semanas a meses após o nascimento. Embora se possa tentar

---

Boxe 33.6 **Procedimentos de exame de gatos infectados com retrovírus**

- Obter a história clínica, dietética e comportamental detalhada
- Fazer o exame físico abrangente, com atenção especial para os linfonodos, a pele, os olhos e a cavidade bucal
- Verificar o peso exato do paciente
- Solicitar hemograma completo, perfil bioquímico e urinálise (coleta de urina por cistocentese) – pelo menos anualmente
- Deve-se solicitar hemograma completo de gatos infectados com o vírus da leucemia felina (FeLV) – pelo menos a cada 6 meses
- Solicitar exames de fezes se o paciente correr risco de infecção parasitária intestinal ou tiver sinais de doença gastrintestinal.

Boxe 33.7 **Prevenção da transmissão de retrovírus em hospitais veterinários**

- O vírus da leucemia felina (FeLV) e o da imunodeficiência felina (FIV) são vírus frágeis que não persistem no ambiente e são suscetíveis a todos os detergentes e desinfetantes comuns
- Assegurar medidas rotineiras de controle da infecção no local
  - Lavagem das mãos
  - Desinfetar equipamentos, jaulas, instrumentos, vasilhas de alimentos e água, bandejas higiênicas e assim por diante
  - Não reutilizar instrumentos dentários ou cirúrgicos sem esterilização
  - Não reutilizar agulhas e seringas nem compartilhar frascos de líquidos intravenosos entre os pacientes
  - Evitar frascos de medicamentos e vacinas de uso múltiplo
  - Alimentar todos os gatos individualmente; não deixar que compartilhem as vasilhas de alimento
  - Manipular e descartar com cuidado líquidos corporais infectados (sangue, urina, fezes)
- Manter gatos infectados em abrigos individuais, mas não em isolamento especial ou áreas de doença contagiosa
- Fazer a triagem apropriada de doadores de sangue pelo tipo sanguíneo e com relação a doenças infecciosas

---

testar apenas uma gata e não sua ninhada para economizar os custos em abrigos ou similares, não é apropriado testar um único gato como representativo dos demais. Até mesmo filhotes bem jovens podem ser expostos a outros gatos além da própria mãe; por exemplo, gatas em estado semisselvagem costumam compartilhar os cuidados com os filhotes. Se uma gata ou qualquer de seus filhotes for positivo ao teste para o FeLV, todos devem ser considerados potencialmente infectados e isolados, com testes de acompanhamento para definir o estado de cada um.[111] Se uma gata ou um filhote da ninhada for negativo para o teste, isso não garante que os outros também sejam negativos. Abrigos ou grupos de resgate, às vezes, testam um conjunto amostras de sangue de ninhadas ou filhotes para economizar recursos financeiros; a confiabilidade desse método é desconhecida e não pode ser recomendada.

Certas populações de gatos precisam de recomendações adaptadas para o controle de infecções por retrovírus. Os testes e o tratamento para retrovírus em ambientes com vários gatos como abrigos são discutidos no Capítulo 46. Gatis de criação têm baixa prevalência de infecções com o FeLV, desde o advento do teste e de programas de remoção há 30 anos. Contudo, esses ambientes com vários gatos requerem vigilância de doenças em andamento, pois fatores como a convivência em grupos e a introdução de novos gatos favorecem a transmissão de doenças infecciosas. O estado de todos os gatos com relação a retrovírus em um gatil de criação deve ser conhecido, e o ideal é confirmar os resultados negativos ao teste. Os gatos infectados devem ser removidos do gatil. No Boxe 33.9, há outras recomendações para esses gatis.

Boxe 33.8 Resumo das recomendações para teste para o vírus da leucemia felina (FeLV) e o vírus da imunodeficiência felina (FIV)

1. Os gatos que devem ser submetidos a teste para ambos os vírus são os seguintes:
   a. Gatos de alto risco: gatos doentes, aqueles com feridas causadas por mordidas ou doença bucal, os comprovadamente expostos a um gato infectado com retrovírus, os de ambientes onde há vários gatos e o estado de todos não é conhecido, gatos que chegam a abrigos ou organizações de resgate
      – Gatos doentes devem ser testados, independentemente do resultado negativo anterior para o FeLV ou o FIV
   b. Gatos e filhotes recém-adquiridos
   c. Gatos a serem vacinados contra o FeLV ou o FIV
2. Teste para o antígeno do FeLV ou o anticorpo contra o FIV à apresentação pelo ensaio imunossorvente ligado a enzima (ELISA) em consultório ou laboratório de referência
   a. Gatos positivos para o FeLV e/ou o FIV
      – Se positivo para o FeLV, confirmar com ensaio de imunofluorescência (IFA)
      – Se positivo para o FIV e com mais de 6 meses de idade
         i. Se não vacinado, confirmar com *Western blot*
         ii. Se vacinado de fato ou possivelmente, confirmar com metodologia de teste alternativa, como a reação em cadeia da polimerase (PCR) validada
   Se positivo para o FIV e com menos de 6 meses de idade, testar novamente a intervalos de 30 dias até que o resultado seja negativo ou o filhote tenha 6 meses de idade ou mais
   b. Gatos negativos para o FeLV e o FIV
      – O ideal é realizar testes confirmatórios em todos os gatos para garantir o estado negativo; no entanto, é mais importante no caso de gatos doentes e naqueles com ferimentos causados por mordidas
         i. Embora só se possa refazer um teste para o FeLV no mínimo 30 dias depois do anterior, pode ser mais prático e eficaz com relação ao custo fazer um novo teste para ambos os vírus no mínimo 60 dias depois, com o ELISA no consultório ou em laboratório de referência
3. Gatos sob risco de infecção (p. ex., aqueles com acesso a outros ambientes) devem ser testados anualmente para o FeLV e o FIV, se não vacinados contra o último, com um ELISA no consultório ou em laboratório de referência
4. Gatos usados como doadores de sangue ou tecido em clínicas ou abrigos devem ter resultados negativos aos testes de triagem para o anticorpo contra o FIV, bem como para o antígeno e o pró-vírus do FeLV por sorologia e PCR em tempo real, respectivamente

Boxe 33.9 Recomendações para a prevenção de infecção com retrovírus em gatis de criação

- Isolar e testar quaisquer gatos recém-adquiridos antes de sua introdução na população
- Só se deve permitir que gatas provenientes de outros locais para reprodução cruzem com gatos negativos para retrovírus. Após o retorno ao local de origem, a gata deve ser isolada e testada 60 dias depois
- Gatos que tenham saído do gatil para exposição não precisam ser testados de novo, pois tais exposições são ambientes de risco muito baixo de transmissão de retrovírus
- A vacinação contra o vírus da leucemia felina (FeLV) ou o vírus da imunodeficiência felina (FIV) não é necessária em gatis que mantêm registros do estado negativo para retrovírus, desde que os felinos não tenham acesso a locais fora dos gatis
- Gatis que enviam fêmeas para cruzamento em outros locais devem considerar a vacinação dessas gatas contra o FeLV, além dos testes
- A vacinação contra o FIV não é recomendável, pois é incomum em gatis e a vacinação interfere nos métodos comuns de teste

Adaptado de Levy J, Crawford C. Hartmann K *et al.*: 2008 American Association of Feline Practitioners' feline retrovirus management guidelines, *J Feline Med Surg* 10:300, 2008.

de todos os filhotes tem sido recomendada,[249] pois o estado de um filhote pode mudar e a suscetibilidade à infecção persistente é maior em ninhadas. Existem diversas vacinas, inclusive com vírus total inativado, subunidade e vetor canaripox recombinante (que pode ser administrada por via subcutânea ou intradérmica). Recomenda-se fazer o teste em gatos antes da vacinação, para assegurar um estado negativo. O uso inadvertido da vacina contra o FeLV em um gato infectado com esse vírus não é perigoso, mas também não é benéfico. Todavia, a vacinação de um gato que não se sabe se está infectado com retrovírus cria expectativas falsas para o proprietário e levanta questões desnecessárias sobre a eficácia da vacina quando a infecção acaba sendo descoberta.

A eficácia das vacinas disponíveis é controvertida.[272] Muitos dos ensaios publicados foram conduzidos ou financiados pelo fabricante da vacina e a maioria dos estudos não avalia mais de uma vacina. Outros fatores influenciam a interpretação da eficácia de vacina, como a falta de um desafio padrão e protocolos de teste, além da dificuldade de infectar gatos adultos para um ensaio. Em geral, são recomendadas as vacinas com vírus total inativado. Além disso, uma vacina anti-FeLV recombinante forneceu proteção contra a antigenemia persistente, equivalente a uma vacina de vírus total inativado eficaz.[104] Um estudo feito com vacinas de vírus total inativado revelou que, após desafio, os gatos vacinados não tinham o antígeno viral detectável, RNA, DNA pró-viral nem o vírus infeccioso.[290] Outros estudos mostraram que as vacinas não evitam a persistência do DNA pró-viral após exposição.[123] Apesar desses achados, várias vacinas atuais são eficazes na prevenção da persistência e da replicação do vírus, bem como da doença associada ao FeLV.[121]

A vacinação contra o FeLV não é considerada obrigatória, mas recomendável para gatos sob risco de exposição[50,175,249] (p. ex., aqueles que têm acesso a ambientes ao ar livre, os que vivem com gatos reconhecidamente infectados com o FeLV, em ambientes com vários gatos cujo estado com relação ao vírus seja desconhecido). Além disso, a vacinação

Vírus da imunodeficiência felina

O vírus da imunodeficiência felina (FIV) foi descoberto em 1986 em um gatil da Califórnia, onde os gatos tinham doenças semelhantes a imunodeficiência.[224] O FIV é um membro da família Retroviridae, como o FeLV, mas é classificado em uma subfamília diferente, a Lentivirinae, como o HIV, o vírus da anemia infecciosa equina e os vírus da pneumonia progressiva ovina e da artrite-encefalite caprina. Os vírus da imunodeficiência de gatos domésticos são classificados em vários subtipos ou *clades*, designados A a E, com base na antigenicidade da glicoproteína do envelope, gp120. Algumas autoridades também identificam um sexto subtipo (F), encontrado predominantemente no Texas. A prevalência dos diversos subtipos varia geograficamente, embora a maioria dos isolados de campo pertença aos subtipos A ou B. Nos EUA, foram identificados os subtipos A, B, C e F, com predominância do B.[303] No Canadá, foram identificados o A, o B e o C.[246] No Reino Unido, só é encontrado o subtipo A e no Japão foram identificados todos os subtipos. Em geral, acredita-se que o subtipo A seja menos patogênico que o B e o C. Podem ocorrer variações no genótipo e no fenótipo de um subtipo, inclusive emergência de subtipos mais patogênicos.[53,230] Também pode ocorrer recombinação entre dois isolados distintos com coinfecção, levando ao aparecimento de novas cepas.[118]

Também foi registrada infecção com lentivírus relacionada com o FIV em muitas espécies de felinos não domésticos em todo o mundo, como leões, pumas e a pantera-da-flórida. Em geral, os isolados de gatos não domésticos são menos patogênicos que o FIV de gatos domésticos. Isso sugere que gatos não domésticos vivem com o vírus há muito tempo e a infecção de gatos domésticos é mais recente. Os gatos domésticos podem infectar-se com isolados de felídeos não domésticos, mas não desenvolvem as mesmas anormalidades clínicas e imunológicas encontradas em gatos infectados com o FIV.[292,297]

Variações no envelope da glicoproteína afetam a reatividade cruzada e a proteção cruzada ente as cepas do vírus. A estrutura do vírus, sua estabilidade, suas características genômicas e a replicação em nível celular são semelhantes às do FeLV. Uma das principais células visadas pelo FIV é o linfócito T auxiliar CD4+, que é essencial tanto para a imunidade mediada por célula quanto para a humoral. A disfunção e a destruição dessas células são fundamentais para a patogenia da doença. Mas o FIV tem um tropismo celular relativamente amplo e não se restringe às células que expressam CD4, também podendo usar receptores de quimiocinas para aderência às células e entrada nas mesmas. O vírus replica-se ainda em linfócitos B, monócitos e macrófagos, nos epitélios de glândulas salivares, nos fibroblastos e nas linhagens de células neurais.

O FIV tem alta taxa de mutação por causa de uma enzima transcriptase reversa propensa a erro, que leva à circulação de muitas cepas heterólogas, mesmo em um único hospedeiro. Algumas dessas mutações podem resultar em alterações na virulência ou na antigenicidade.[53,230] Essa tremenda variação tem um impacto sobre o diagnóstico, o tratamento e o desenvolvimento de uma vacina.

Transmissão e patogenia

O vírus está presente na saliva de gatos infectados e a infecção com o FIV é mais provável em felinos machos e de vida livre, o que indica a transmissão eficiente por ferimentos causados por mordidas. Gatas podem infectar-se durante o cruzamento se forem mordidas por um gato infectado. Mas pode ocorrer transmissão por contato constante entre gatos infectados e não infectados, como acontece com o FeLV. Além disso, pode ocorrer transmissão *in utero* e lactogênica de gatas para filhotes, em especial se a gata tiver altos níveis de viremia.[12,208] A transmissão *in utero* pode levar a reabsorção fetal, aborto ou natimortos e é provável que se deva a inflamação placentária.[40] No entanto, evidência experimental sugere que nem todos os filhotes de uma ninhada vão adquirir a infecção *in utero* de uma gata infectada com o FIV.[207,208,251] Quando uma gata prenhe tem infecção aguda e alta carga viral, a maioria dos filhotes acaba infectada. Porém, quando a infecção da gata prenhe é crônica e ela está sadia, com carga viral baixa, poucos filhotes ficarão infectados. O fato de que alguns filhotes nascidos de gatas infectadas com o FIV têm pró-vírus detectados nos tecidos, mas não no sangue, e são negativos para o anticorpo contra o FIV no sangue complica o quadro.[11] Em experimentos, gatas podem ficar infectadas por meio do sêmen, mas não se sabe a verdadeira importância desse modo de transmissão na natureza.[139]

Após inoculação do FIV, o vírus replica-se em linfócitos T (CD4+), que são células fundamentais para as respostas imunes apropriadas e adequadas a patógenos infectantes. O vírus liga-se por meio de moléculas CD134 e também pode usar um receptor de quimiocina (CXCR4) para aderir à superfície celular.[68] A proteína CD134 é suprarregulada em linfócitos T ativados, tornando essas células o alvo primário do FIV. A infecção viral dessas células acarreta alterações da função normal e morte celular. Além disso, durante a fase aguda da infecção, a infecção de um subconjunto de células T auxiliares, os linfócitos T reguladores, contribui para o processo mórbido. Essas células têm função imunossupressora. Mostrou-se que a infecção dessas células com o FIV leva à ativação e, a rigor, imunossupressão. Isso pode contribuir para a depuração inefetiva do FIV, com resultante infecção crônica, bem como imunodeficiência.[194] Além dos linfócitos T, o vírus infecta macrófagos e células dendríticas.

Após infecção celular, como parte do ciclo de replicação, o RNA viral é transcrito em DNA de filamento duplo pela enzima viral transcriptase reversa. O DNA produzido então se integra ao DNA celular como um pró-vírus. Nos linfócitos ativados, o RNA é transcrito usando o molde de DNA pela polimerase do RNA. Depois disso, há síntese da proteína viral, montagem do vírion e liberação do vírus infeccioso. Em células não ativadas, o ciclo de ativação pode parar no estágio de pró-vírus; isso é conhecido como infecção latente, que pode ser reativada com a ativação de linfócitos, a qual possibilita que o ciclo de replicação viral se complete.[126] Essa capacidade do vírus de persistir integrado no genoma celular torna o tratamento e a prevenção pela vacinação um desafio.

A maioria dos gatos infectados elabora uma resposta imune para o vírus, que diminui sua replicação e a carga viral nesses gatos, mas não elimina a infecção. Em geral, isso ocorre 1 a 3 meses após a infecção e o gato, então, entra em uma fase assintomática. A replicação do vírus continua, mas em níveis muito baixos. Essa fase pode durar meses ou anos. De início, os níveis de CD4⁺ e CD8⁺ diminuem. À medida que o gato elabora uma resposta imune, ocorre um rebote de linfócitos CD8⁺ acima dos níveis pré-infecção. Isso causa uma inversão da proporção de CD4⁺:CD8⁺ (a proporção normal é de 2:1), que é persistente. Com o tempo, o nível de linfócitos CD4⁺ e CD8⁺ pode cair gradualmente, acabando por acarretar imunodeficiência no gato infectado.

Sinais clínicos

A infecção com o FIV pode ser categorizada em estágios clínicos de maneira semelhante à infecção com o HIV, tendo sido desenvolvidos vários esquemas para o estadiamento de gatos.[99,136,222] Uma categorização simplificada e útil para o clínico praticante é mostrada a seguir, sem esquecer que pode não haver uma distinção clara entre as fases, e nem todos os gatos demonstrarão todas as fases:

1. Fase aguda: em termos clínicos, na fase aguda da infecção os gatos podem apresentar sinais como depressão, anorexia, febre e linfadenopatia, mas alguns continuam assintomáticos imediatamente após a infecção.
2. Fase clinicamente latente: segue-se um período de infecção assintomática que pode durar meses ou anos. Contudo, durante esse estágio assintomático, podem ocorrer alterações nos valores hematológicos. Embora anormalidades hematológicas sejam menos comuns que em gatos infectados com o FeLV, a infecção de células da medula óssea com o FIV pode ocasionar citopenia periférica de uma ou mais linhagens celulares.[83,93] Além disso, gatos infectados com o FIV têm concentrações séricas maiores de proteína e globulina do que os não infectados. Em um estudo, gatos infectados com o FIV também tinham atividade sérica mais baixa de aspartato transaminase (AST) e glutamato desidrogenase que gatos não infectados.[93]
3. Fase relacionada com o complexo (ARC) da síndrome da imunodeficiência adquirida (AIDS): à medida que o gato progride para um estado de imunodeficiência, podem ocorrer infecções secundárias. Além disso, também podem ocorrer doenças imunomediadas que resultam da ativação de célula imune. Essas manifestações em geral ocorrem mais tarde na vida, talvez anos após a infecção inicial com o FIV. Os gatos podem ter um único agente infeccioso ou combinações de vários, como vírus, bactérias, fungos, protozoários e parasitos, e os sinais clínicos podem envolver qualquer sistema. As infecções podem ser crônicas ou de natureza intermitente/recorrente.
4. Fase da síndrome da imunodeficiência adquirida (AIDS): essa fase terminal da infecção caracteriza-se por transtornos neurológicos, neoplasia, infecções concomitantes múltiplas e oportunistas sérias. O tempo de sobrevivência não ultrapassa poucos meses.

Os sinais clínicos e as doenças associadas ao FIV são variados e inespecíficos (ver Boxe 33.4) e, em geral, não constituem um efeito direto do vírus, mas resultam de infecções secundárias que podem ser tratáveis, como doença cutânea associada ao *Demodex* (Figura 33.21). Uma das apresentações clínicas mais comuns é a gengivoestomatite crônica (Figura 33.22),[126] embora os mecanismos patogênicos exatos não estejam esclarecidos. Os achados histológicos são linfócitos, plasmócitos e infiltrados neutrofílicos e eosinofílicos variáveis. A doença ocular foi bem caracterizada em gatos com FIV e anormalidades tanto no segmento anterior (uveíte [Figura 33.23], glaucoma) quanto no posterior (inflamação da parte plana, degeneração da retina, hemorragia retiniana).[70,158,306] A neoplasia também é comum em gatos com FIV e contempla vários tumores, como linfomas (primariamente de linfócitos B) e leucemias. O FIV pode infectar tecido neural, causando doença neurológica que afeta nervos centrais ou periféricos. Os sinais clínicos relatados são convulsões, alterações do comportamento, dificuldades cognitivas e paresia.[126] A doença renal também tem sido associada à infecção com o FIV e pode ser similar à nefropatia associada ao HIV. Os gatos acometidos têm lesões glomerulares e tubuloin-

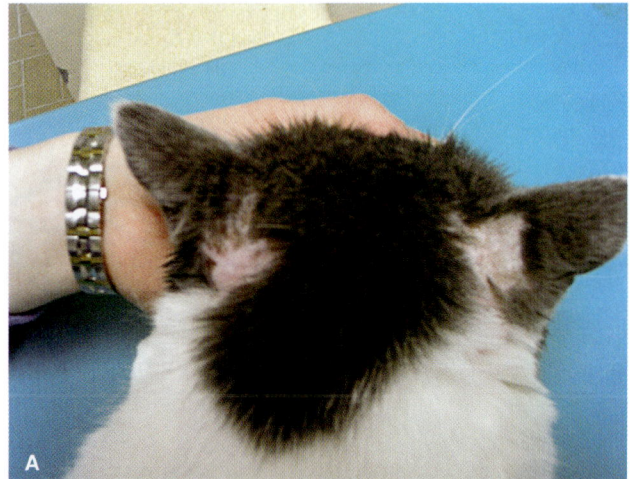

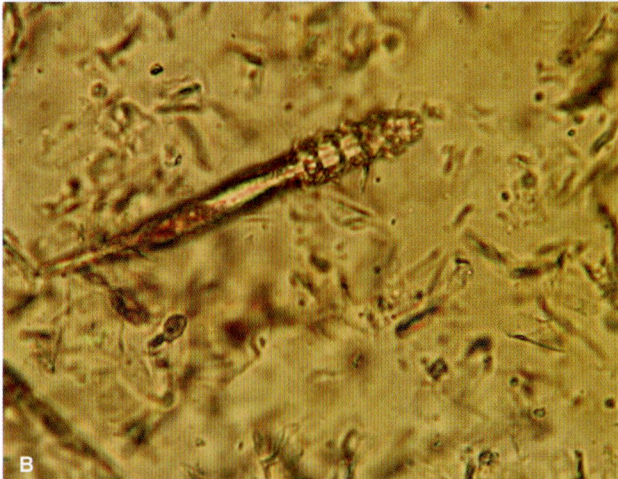

Figura 33.21 Causas secundárias de doença são comuns em gatos infectados com o FIV, como este com alopecia e prurido (**A**). Raspados cutâneos revelaram infecção com *Demodex cati* (**B**).

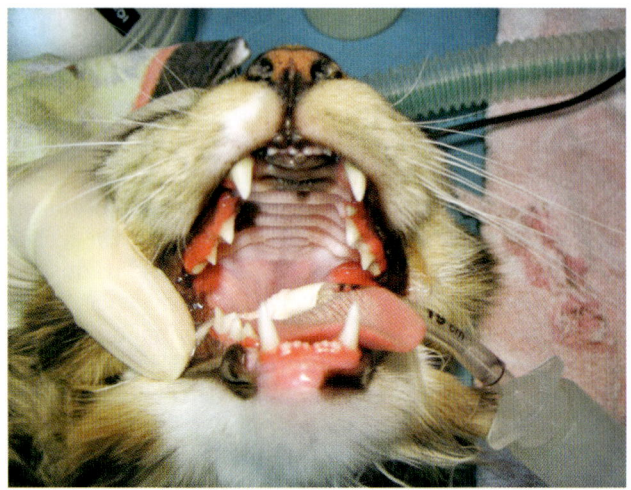

Figura 33.22 Uma das apresentações clínicas mais comuns em gatos com o FIV é a gengivoestomatite crônica.

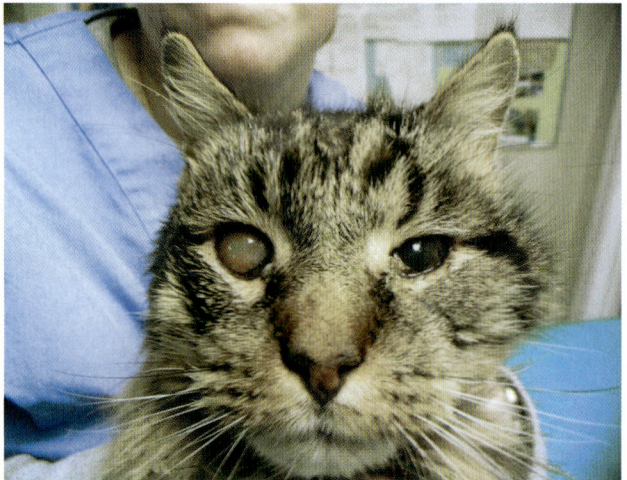

Figura 33.23 A doença ocular foi bem caracterizada em gatos com o FIV, como a uveíte anterior observada nesse gato.

tersticiais e elevações no BUN e na creatinina, além de proteinúria.[232,233] Em um grupo de 155 gatos com o FIV, a azotemia e a proteinúria foram mais comuns que naqueles não infectados da mesma idade.[164] Em um estudo de controle de casos australiano com 73 gatos com doença renal crônica (DRC) e 69 gatos de controle, aqueles com menos de 11 anos de idade e DRC tinham probabilidade bem maior de ser positivos para o FIV do que os de idade similar sem DRC.[304]

Diagnóstico

Atualmente, o diagnóstico rotineiro da infecção com o FIV baseia-se na detecção do anticorpo específico para o vírus. A triagem rápida para o antígeno viral não é possível, pois a quantidade de vírus circulante é baixa após o estágio agudo da infecção. O FIV produz uma infecção persistente que dura o resto da vida; desse modo, a detecção de anticorpos é suficiente para o diagnóstico se o gato não tiver sido vacinado contra o FIV. De início, a detecção de

anticorpos específicos para o FIV é feita com *kits* de ELISA ou imunocromatografia. Com esses *kits*, a maioria dos gatos terá anticorpo contra o FIV detectável 60 dias após a infecção, mas em alguns gatos a soroconversão demora até 4 meses para acontecer.[15] A comparação de diversos *kits* diagnósticos comercializados indica sensibilidade e especificidade altas, bem como valores preditivos negativos e positivos significativos (> 90%) em gatos sem história de vacinação contra o FIV.[113,168] Apesar disso, é recomendável a confirmação de resultados positivos ao ELISA ao se fazer a triagem de um gato sadio. Embora a cultura do vírus seja considerada o melhor padrão para a infecção com o FIV, não está disponível em muitos países, demanda tempo e é trabalhosa. Foi recomendado um teste diferente com antígeno solúvel como confirmatório,[166] mas, até o momento, no Canadá e nos EUA só está disponível o teste para anticorpo contra o FIV. Em muitos países, há os ensaios de *Western blot* e anticorpo imunofluorescente. Tais ensaios detectam anticorpos contra um número maior de antígenos virais e são sugeridos como testes confirmatórios em gatos soropositivos sem história de vacinação contra o FIV.

Filhotes de gatas infectadas ou vacinadas contra o FIV podem adquirir anticorpos contra o vírus a partir do colostro. Em um estudo feito com esse tipo de filhotes, os anticorpos contra o FIV persistiram até depois da 8ª semana de idade em mais de 50% daqueles (n = 55) de gatas vacinadas contra o FIV (n = 12), mas não foram mais detectáveis na 12ª semana.[177] Em outro estudo, a quantidade de anticorpos adquiridos de maneira passiva em cinco filhotes de gatas infectadas só caiu para níveis não detectáveis quando eles tinham cerca de 17 semanas de idade.[237] Nenhum dos métodos rotineiros de teste é capaz de distinguir os anticorpos adquiridos da mãe daqueles produzidos por filhotes infectados; portanto, filhotes com menos de 6 meses de idade positivos ao teste realizado com esses ensaios devem ser testados novamente quando perderem os anticorpos maternos. Por exemplo, os filhotes podem ser testados novamente a intervalos de 30 dias até serem negativos para o anticorpo contra o FIV. Embora a infecção de filhotes, mesmo os de gatas infectadas, seja incomum, deve-se pressupor que um filhote com teste positivo é contagioso até obter-se um resultado negativo. Filhotes com mais de 6 meses de idade e anticorpos contra o FIV são mais propensos a infectar-se. Devido às dificuldades para detectar anticorpos contra o FIV adquiridos de maneira passiva, é melhor fazer o teste em filhotes apenas a partir dos 6 meses de idade. Como constituem um grupo de baixo risco, a maioria dos filhotes tem resultado negativo e pode ser considerada sem a infecção. No entanto, filhotes infectados podem ser uma fonte de infecção para outros gatos se não forem identificados e isolados. Em um estudo publicado, poucos proprietários e veterinários seguiram as recomendações para teste retroviral, de modo que adiar o teste em filhotes recém-adquiridos até que tenham 6 meses de idade pode acabar fazendo com que muitos gatos nunca sejam testados para o FIV.[95]

O desenvolvimento recente de uma vacina contra o FIV tem complicado o teste em países onde ele está disponível (p. ex., Canadá, EUA, Austrália, Nova Zelândia e Japão – menos na Europa), pois a tecnologia atual usada nos testes de triagem não pode distinguir a infecção natural da vacinação.[168] Os anticorpos derivados da vacinação persistem por mais de 1 ano, possivelmente até mais de 4 anos.[166,168] Em alguns gatos, pode ser difícil determinar se um teste de anticorpo positivo para o FIV significa que o gato realmente está infectado com o FIV, foi vacinado contra ele – mas não está infectado – ou está vacinado e também infectado. A detecção do ácido nucleico viral pela PCR foi proposta como um método de teste alternativo em gatos vacinados, mas podem ocorrer tanto resultados falso-positivos, quanto falso-negativoss.[25,46] No primeiro caso, a causa mais comum é a variabilidade genética inerente das cepas do FIV, o que torna um desafio o desenvolvimento de um ensaio genético capaz de detectar todas as cepas. Foram observados resultados falso-positivos em gatos vacinados.[46] Em um estudo, a sensibilidade e a especificidade da PCR para o FIV variou muitíssimo entre os laboratórios. O teste mais acurado foi a PCR em tempo real, que só tem 76% de sensibilidade.[46] Pode ser que tecnologias mais novas da PCR, como a transferência de energia por ressonância de fluorescência de emissão dupla (FRET), provem ser mais confiáveis para distinguir gatos vacinados daqueles infectados com o FIV.[301]

Graças à sensibilidade limitada dos ensaios disponíveis atualmente, a PCR não é útil na triagem para o FIV e não vai substituir os testes ELISA feitos na clínica ou em laboratórios de referência. Em vez disso, a PCR deve ser reservada para gatos positivos para o anticorpo contra o FIV cuja história de vacinação seja desconhecida ou tenham sido vacinados contra o FIV mas ainda haja suspeita de infecção. É preciso cautela ao interpretar os resultados da PCR. Um resultado positivo para o FIV em uma PCR feita em laboratório com controle de qualidade estrito deve confirmar infecção com o FIV e não ser afetado pela vacinação contra o vírus. Entretanto, um resultado negativo para o FIV à PCR não descarta infecção, podendo refletir um nível de ácido nucleico viral abaixo do limite de detecção ou uma cepa de FIV que não é detectada pelo teste.

Recentemente, um estudo mostrou que gatos vacinados mas não infectados com o FIV podem não produzir anticorpos contra todos os epítopos do vírus. O processo de inativação do vírus para a produção de vacina acarreta uma alteração da estrutura nativa de algumas proteínas virais,[154] que leva à perda de certos epítopos virais. Em consequência, gatos infectados com o FIV teriam anticorpo capaz de reconhecer esses epítopos, enquanto os felinos vacinados não o teriam, o que foi mostrado em um estudo.[167] Pode ser que o uso dessas proteínas virais para distinguir a resposta à vacina da infecção com o FIV venha a ser disponível comercialmente.

Tratamento

Como na infecção com o FeLV, gatos doentes infectados com o FIV precisam de atenção imediata para que sejam diagnosticados e recebam o tratamento apropriado. Gatos infectados com retrovírus podem responder ao tratamento como os não infectados, embora em alguns casos possam ser necessários esquemas de tratamento prolongados ou mais intensivos. É importante que tanto o veterinário quanto o proprietário aguardem tempo suficiente para a resposta ao tratamento e não fiquem desestimulados muito rapidamente. O tratamento de um gato doente com FIV vai depender da avaliação completa de saúde, inclusive com dados básicos mínimos (hemograma completo, perfil bioquímico, urinálise) e a identificação de qualquer agente infectante secundário. Quando são identificadas infecções secundárias, a instituição do tratamento apropriado (p. ex., doxiciclina para infecção com *M. haemofelis*) pode resolver o problema clínico. O tratamento de suporte também pode estar indicado, conforme a gravidade da doença. O tratamento da estomatite crônica com corticosteroides é controverso, por causa dos efeitos adversos com o uso prolongado. Nunca se deve administrar griseofulvina a gatos infectados com o FIV, pois ela causa supressão da medula óssea;[266] os fármacos azólicos mais novos são seguros e eficazes no tratamento de infecções fúngicas.

O tratamento da infecção com o FIV em si tem como foco primário os fármacos desenvolvidos contra o HIV. Inibidores da transcriptase reversa (RTase), como o AZT (zidovudina), têm sido usados em gatos, isoladamente ou combinados com outros fármacos. Foram observadas redução da carga viral e melhora do estado clínico com o tratamento com AZT (5 mg/kg VO, a cada 12 h).[126] É possível que ocorram efeitos colaterais, como anemia arregenerativa, devendo-se monitorar com cuidado os gatos durante o tratamento, inclusive com hemogramas completos. Um estudo mostrou que o AZT, sozinho ou combinado com outro inibidor da RTase, foi eficaz na prevenção da infecção após exposição (os gatos tratados que foram expostos ao vírus não se infectaram), mas não tem valor terapêutico em gatos com infecção crônica.[14] Outro estudo mostrou que a replicação viral *in vitro* foi inibida pelo AZT combinado com outros análogos nucleosídicos.[26] É melhor reservar o AZT para o tratamento de estomatite/gengivite graves ou doença neurológica.[166] Outro inibidor da RTase, a estampidina, mostrou atividade antirretroviral em gatos infectados com o FIV e é bem tolerado.[294,295]

Outros fármacos que podem vir a ser valiosos no tratamento da infecção com o FIV, mas ainda não foram testados em gatos, são outros inibidores transcriptase reversa, bem como da protease viral, a integrase, e da fusão do envoltório.[47,210,257] Um antagonista seletivo (AMD3100) do correceptor celular para o FIV (quimiocina receptora CXCR4) mostrou atividade contra o vírus *in vitro* e *in vivo*, levando à redução da carga viral.[115] Além disso, não foram observados efeitos colaterais. Demonstrou-se que um inibidor da protease que mostrou atividade *in vitro* contra o FIV (TL-3) evita e até combate as alterações no SNC causadas pelo FIV.[131] Conforme a pesquisa continua, é possível que se venha a dispor de outras medicações úteis para o tratamento da infecção com o FIV.

Também se tentou a imunomudulação em gatos infectados com o FIV. Citocinas como o fator estimulante de colônia de granulócitos (G-CSF) e a eritropoetina foram usadas para estimular a produção de células sanguíneas em casos de neutropenia e anemia, respectivamente. Como tais citocinas têm origem humana, os gatos tratados produzem anticorpos contra elas, o que reduz em poucas semanas a eficácia dos fármacos que as contêm.[231] Interferonas, tanto de origem humana quanto felina, também foram usadas em gatos infectados com o FIV. Até o momento, foi publicado apenas um estudo sobre o uso de interferona recombinante felina (rFeIFN) contra o FIV e consistiu em um estudo populacional feito com 24 gatos coinfectados com o FeLV.[52] Nesse ensaio multicêntrico duplo-cego controlado por placebo, os gatos tratados com rFeIFN (1 milhão de U/kg/dia SC por 5 dias em três esquemas: dias 0 a 4, 14 a 18 e 60 a 64) tiveram melhora clínica nos primeiros 4 meses, pouca melhora nos parâmetros hematológicos e índices baixos de mortalidade. Contudo, não houve avaliação dos parâmetros virológicos e é difícil interpretar o estudo, pois os dados não foram alterados pelo tipo de infecção (gatos infectados apenas com o FeLV *versus* aqueles infectados com o FeLV e o FIV). Ironicamente, um estudo realizado para avaliar o uso de interferona humana (100 UI/kg VO, 1 vez/dia em um esquema de 7 dias de tratamento e 7 sem tratamento) em 24 gatos infectados com o FIV não mostrou melhora clínica e da sobrevida nos gatos infectados, em comparação com seis gatos tratados com placebo, apesar de nenhuma alteração nas cargas virais.[226] Todavia, o grupo de controle era pequeno, e todos os gatos foram tratados com fármacos antiparasitários e antibióticos conforme necessário.

Para modular a ativação e a proliferação de linfócitos, que podem ter alguma atuação na inflamação crônica associada ao FIV (p. ex., estomatite), o produto anti-inflamatório bovino lactoferrina pode afetar a proliferação de linfócitos e a produção de citocina, proporcionando melhora clínica.[151] A investigação dos efeitos *in vivo* está em andamento.

Como ocorre com relação ao FeLV, o imunomodulador celular de linfócito T (LTCI) foi avaliado em gatos com o FIV. Foram publicados dados limitados de ensaios controlados com placebo em pequenos grupos de gatos, com relato de aumento nas contagens de linfócitos, recuperação mais rápida de infecções respiratórias e redução da carga viral nos gatos tratados com LTCI.[90]

Os dados a respeito da sobrevida de gatos com infecção retroviral indicam que a vida média daqueles infectados com o FIV parece similar à dos gatos não infectados. Os infectados com o FIV podem ter um longo período sem doença, em especial se receberem cuidados relativos ao seu bem-estar e a exposição a outras doenças infecciosas for limitada. Em um estudo conduzido nos EUA, foram analisados os registros de 67.963 gatos que foram testados para o FeLV e o FIV em 2000 e cuja informação sobre o desfecho estava disponível 6 anos depois.[169] As taxas de sobrevivência por 6 anos foram de 90% nos gatos não infectados e de 65% nos positivos para o FIV. A maioria das mortes de gatos com o FIV ocorreu no primeiro ano após o diagnóstico, provavelmente por causa da doença que levou à consulta com o veterinário ou à eutanásia com o propósito de controlar a infecção. Um estudo feito com 17.289 gatos na Alemanha testados para o FeLV e o FIV de 1993 a 2002 incluiu dados da sobrevida de 100 gatos selecionados aleatoriamente, incluindo 19 deles positivos para o FIV. Não houve diferença estatisticamente significativa no tempo médio de sobrevida dos gatos positivos para o FIV (785 dias) em comparação com os negativos (625 dias).[94] Em um estudo com 1.205 gatos testados para o FeLV e o FIV no Oeste do Canadá, os positivos para o FIV e negativos para o FeLV foram comparados com negativos para ambos os vírus da mesma idade e do mesmo sexo. O tempo médio de sobrevida de gatos positivos para o FIV (n = 39, 3,9 anos) não foi significativamente diferente daquele de gatos negativos para o FIV (n = 22, 5,9 anos).[242]

O tratamento de gatos infectados com o FIV é semelhante ao dos infectados com o FeLV, incluindo a orientação do proprietário sobre isolamento (mais uma vez, não apenas para prevenir a disseminação do FIV, mas para proteger o gato infectado com o FIV de agentes infecciosos transmitidos por outros gatos) e outras questões sobre o tratamento (ver Boxe 33.5). As diretrizes para o tratamento de gatos infectados com retrovírus foram publicadas.[126,166] Devem ser feitos exames para determinar o bem-estar a cada 6 a 12 meses, para que se possa fazer a detecção, o diagnóstico e o tratamento precoces de problemas de saúde (ver Boxe 33.6). Gatos infectados com o FIV precisam de hospitalização tanto para o tratamento de doenças quanto para cuidados rotineiros de manutenção do bem-estar (p. ex., esterilização cirúrgica, profilaxia dentária); precauções simples de controle de infecção devem ser instituídas (ver Boxe 33.7). Deve-se considerar a administração peroperatória de antibióticos de amplo espectro em procedimentos cirúrgicos e dentários. Como ocorre com relação ao FeLV, o FIV não é considerado causador de doença zoonótica, e um estudo com 204 veterinários e outros com exposição potencial a retrovírus falhou em detectar a infecção por métodos sorológicos e moleculares.[31]

A vacinação de gatos sadios infectados com o FIV contra doenças para as quais ela é obrigatória deve ser avaliada com base em cada caso, considerando os fatores de risco individuais. Como ocorre com relação ao FeLV, em geral são recomendadas vacinas inativadas, mas não há dados que confirmem tal recomendação. Gatos sadios com o FIV têm respostas imunes adequadas à vacinação.[48,163] Há dúvidas se a ativação de linfócitos infectados por vacinações pode aumentar a replicação;[48] no entanto, o significado clínico é incerto.[126] A vacina contra o FIV não é benéfica e não deve ser administrada a gatos infectados com o FIV.

Prevenção e controle

O controle do FIV visa principalmente à prevenção da infecção. Os testes para detectar o FIV podem ser feitos por uma série de razões (ver Boxe 33.8), como a identificação de gatos infectados, para evitar a transmissão de doença. Foi recomendado que se deve conhecer o estado de todos os gatos com relação aos retrovírus.[166] A castração pode inibir o comportamento agressivo, o que limita a disseminação por meio de brigas e ferimentos por mordidas. Restringir o contato com outros gatos fora de casa, em especial os de vida semisselvagem que estejam sob risco de infecção com o FIV, é o método ideal de prevenção.

Existe uma vacina comercial contra o FIV, contendo isolados do vírus total inativado dos subtipos A e D com um adjuvante. Verificou-se que ela induz anticorpos e respostas mediadas por célula.[211] Estudos sobre a vacina disponível atualmente, realizados pelo inventor ou pelo fabricante, demonstraram eficácia quando gatos vacinados foram submetidos a desafio com os subtipos A e B.[127,128,153,236] Um estudo independente mostrou que a vacina não protege gatos quando foram submetidos a prova com uma cepa de campo do subtipo A, no Reino Unido.[63] Embora ela confira alguma proteção a alguns gatos em alto risco, seu uso continua controverso, sendo listada como não obrigatória ou não recomendada pelos principais grupos especialistas no assunto.[50,126,249] Uma decisão abalizada para usar a vacina requer conhecimento local sobre a prevalência dos subtipos do FIV, que não costuma estar disponível para o clínico, bem como melhor avaliação da eficácia da vacina contra as cepas de campo do FIV. Outra questão importante é que os métodos atuais de triagem com teste não podem distinguir gatos com a infecção natural daqueles vacinados. Além disso, como os gatos de alto risco são os de vida livre, esses animais são mais propensos a serem capturados pelas autoridades de controle animal. Sem identificação nem acesso a registros de vacinação, pode ser que esses gatos sejam submetidos a eutanásia sem necessidade quando positivos para o FIV na instituição que os recebe.

Antes da vacinação, os gatos devem ser submetidos ao teste para infecção com o FIV. As diretrizes da AAFP recomendam que os proprietários sejam informados sobre as dificuldades de interpretar os resultados dos testes para detectar o FIV em gatos vacinados, a falta de conhecimento sobre a eficácia da vacina e que os felinos vacinados devem ser identificados permanentemente, com *microchip*, tatuagem e/ou na coleira.[166] Os dados contidos no *microchip* podem ser usados para registrar a história de vacinação contra o FIV.

Como no caso do FeLV, certas populações de gatos requerem recomendações adaptadas para o controle do FIV. Os testes para detecção de retrovírus e o tratamento em ambientes com vários gatos são discutidos no Capítulo 46. Embora o FIV seja incomum em gatis de criação, o estado de todos os gatos com relação a retrovírus deve ser conhecido. Em geral, a vacinação contra o FIV não é necessária em gatis. Outras recomendações para o controle de retrovírus nesses gatis encontram-se no Boxe 33.9.

Outros vírus

Outros agentes de enterite viral

Outros agentes causadores de enterite viral em gatos além do coronavírus são os astrovírus, os rotavírus, os reovírus, os enterovírus e os calicivírus/norovírus.* Tais agentes, todos vírus de RNA sem envoltório, podem viver por períodos extensos em ambientes contaminados. Eles são transmitidos por via oral e, ao contrário do parvovírus, infectam os epitélios intestinais do lúmen, tendo como alvo os epitélios maduros das extremidades das vilosidades, o que ocasiona atrofia das vilosidades intestinais. A doença, que se manifesta por diarreia sem sangue, costuma ser vista apenas em animais muito jovens, nos quais a renovação/substituição dos epitélios intestinais é mais lenta que nos adultos. A consequência mais séria da doença nos filhotes acometidos é desidratação. Como não são infecções sistêmicas, podem não ocorrer alterações nos níveis de leucócitos e outros sinais de doença sistêmica. Em geral,

o diagnóstico só pode ser feito com base na microscopia eletrônica. O tratamento é de suporte, com líquidos sendo o componente fundamental. A descontaminação do ambiente envolve limpeza com detergente para remover toda a matéria orgânica, seguida por desinfecção com um produto apropriado que tenha atividade oxidante (p. ex., hipoclorito de sódio a 6%, peroximonossulfato de potássio). A transmissão zoonótica de rotavírus, e talvez norovírus, é possível; portanto, os proprietários devem tomar as precauções apropriadas ao manipular gatos infectados.[43,263]

Bornavírus

A doença de Borna foi denominada após um surto de doença neurológica fatal em equinos em uma cidade da Saxônia, Alemanha, em 1895. O vírus causador foi identificado em 1925 e denominado *Bornavirus*. Desde tal relato, esse vírus foi identificado em várias espécies, como bovinos, asininos, cães, aves silvestres e avestruzes, e ocorre praticamente em todo o mundo, causando encefalomielite em muitas espécies. Em meados da década de 1990, tal vírus foi isolado de gatos com doença neurológica na Suécia, denominada "doença cambaleante".[174] A partir desse relato, foi descrita evidência de doença potencialmente associada ao bornavírus em gatos na Austrália, no Reino Unido e no Japão.[141,201,213,245] Em vários países, encontrou-se evidência de infecção com o bornavírus, mas não necessariamente doença. Gatos infectados com o FIV podem ter maior prevalência da infecção.[119,130]

O bornavírus é um vírus de RNA monofilamentar da família Bornaviridae, com capsídio helicoidal e envoltório duplo lipídico. Seu genoma não é segmentado e tem, aproximadamente, 9.000 bases de comprimento. É interessante o fato de que não parece citolítico. Em animais infectados, a doença é uma meningoencefalite não supurativa e a patologia inclui uma resposta inflamatória no SNC e lesões desmielinizantes.[103] Também foi registrada infecção assintomática.[204]

O sinal clínico mais característico é paraparesia do trem posterior e ataxia; outros sinais clínicos são alterações do comportamento, dor na região lombossacra, anorexia, hipersalivação, hipersensibilidade à luz e a ruídos, comprometimento visual, convulsões e impossibilidade de retrair as unhas.[103] Os sinais clínicos progridem por 1 a 4 semanas, até que a condição do paciente deteriora ao ponto de levá-lo à morte ou ter de ser submetido à eutanásia ou se estabiliza. Os gatos que se recuperam podem ficar acometidos permanentemente com disfunção motora ou alterações da personalidade.[103]

O modo de transmissão do bornavírus não está esclarecido, embora se tenha postulado que pode ser por vetor, por causa de sua sazonalidade, com a maioria dos casos ocorrendo na primavera e no verão.[103] Também foi proposta a possibilidade de transmissão por líquidos corporais, e roedores e aves são considerados reservatórios hipotéticos.[103] Acredita-se que o vírus alcance o SNC a partir do local de sua entrada por migração axônica. Também se acredita que a resposta imune tenha alguma atuação no desenvolvimento da doença e seja mediada primordialmente por linfócitos T CD8+.[23]

---

*Referências 42, 43, 188, 248, 263 e 275.

O diagnóstico é problemático e controvertido, pois a existência de anticorpo não é confirmatória e o vírus está presente em níveis baixos, mesmo no tecido acometido. Antes da morte, é um diagnóstico feito pela exclusão de outras causas. À necropsia, podem ser necessárias histopatologia e imuno-histoquímica da substância cinzenta do SNC para se detectar o antígeno do bornavírus e estabelecer o diagnóstico. Em grande parte, o tratamento é de suporte; porém, devido ao componente imunopatológico, corticosteroides podem ser benéficos.

Papilomavírus

Os papilomavírus são membros da família Papovaviridae e causam verrugas cutâneas em várias espécies animais, inclusive gatos domésticos e felinos não domésticos. São vírus pequenos de DNA sem envoltório, altamente específicos da espécie, embora haja um relato na literatura de um papiloma felino associado ao papilomavírus humano do tipo 9.[198] Em gatos, embora a infecção pareça infrequente, os papilomavírus têm sido associados a papilomas, fibropapilomas e carcinomas escamocelulares.* Também foram relatadas lesões cutâneas causadas por papilomavírus em um gato com infecção com o FIV.[66]

É mais provável que os papilomas se desenvolvam após a introdução do vírus por meio de lesões ou abrasões cutâneas. Os papilomavírus têm um tropismo específico por células epiteliais descamativas. As lesões em gatos parecem distintas das observadas em outras espécies e são localmente extensas, em geral múltiplas, podendo surgir na pele ou na cavidade bucal.[279] Os papilomas bucais são pequenos, moles, de cor rosa-claro, ovais, ligeiramente elevados, achatados e aparecem na superfície ventral da língua.[279] Os papilomas cutâneos podem ser placas descamativas ásperas, elevadas, pigmentadas ou não (Figura 33.24).[279] O exame histológico revela placas epidérmicas pigmentadas e hiperplásicas, sem evidência de inflamação.[67] O DNA do papilomavírus foi identificado em placas e carcinomas escamocelulares invasivos. O vírus causa hiperplasia dos epitélios e contribui para a proliferação epitelial em neoplasias cutâneas.[197]

A histologia do fibropapilomas felinos é muito semelhante à do sarcoide equino e, em um relato, 17 de 19 tumores foram positivos para um papilomavírus mais semelhante ao papilomavírus bovino do tipo 1.[108,261] Os fibropapilomas parecem mais comuns em gatos que vivem ao ar livre em zonas rurais e naqueles com exposição conhecida a bovinos. Como no caso dos sarcoides equinos, é comum a recorrência local após excisão e não há relatos de metástase.

O diagnóstico definitivo de papilomatose felina é feito pela coloração imuno-histoquímica de tecido obtido durante biopsia ou ressecção cirúrgica. Também se pode usar a PCR para demonstrar o DNA viral nas lesões. Nenhum tratamento específico foi identificado; a excisão cirúrgica raramente garante a cura. Ocorreu regressão espontânea em outras espécies, como em cães.

*Referências 35, 67, 108, 173, 197 e 261.

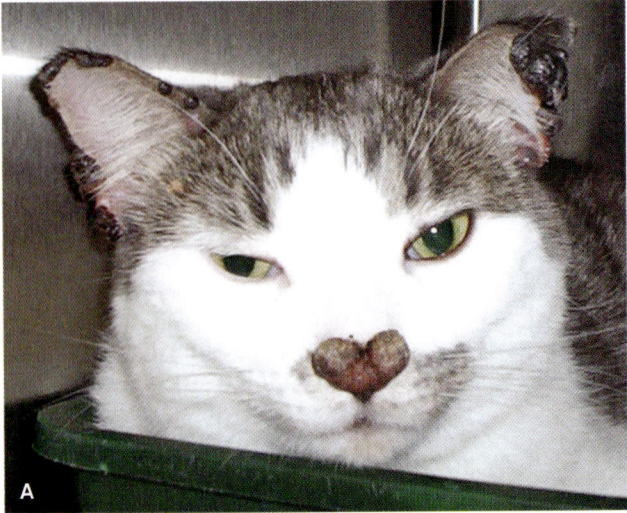

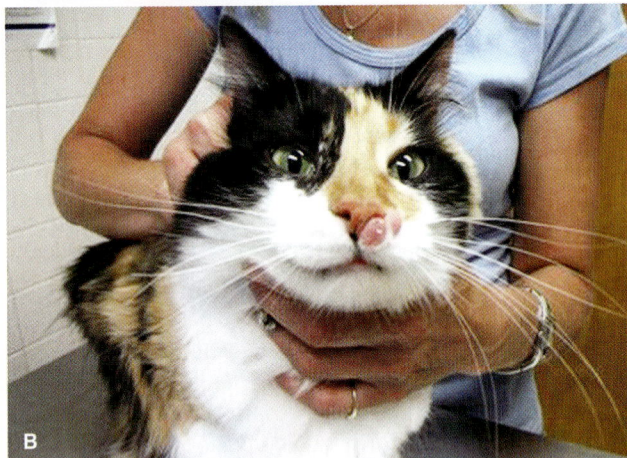

Figura 33.24 As lesões causadas por papilomavírus em gatos parecem distintas das observadas em outras espécies e são localmente extensas, em geral múltiplas, podendo surgir na pele ou na cavidade bucal. Os papilomas cutâneos podem ser placas descamativas ásperas, elevadas, pigmentadas (**A**) ou não (**B**). (A, cortesia de Kelly St. Denis. B, cortesia de Lisa Henderson, Veterinary Information Network.)

Poxvírus

Gatos são infectados mais comumente com o vírus da varíola bovina,[200] um ortopoxvírus da família Poxviridae encontrado apenas na Europa e na Ásia. Os ortopoxvírus são vírus de DNA com envoltório e relativamente estáveis no ambiente, sobrevivendo em condições secas por meses a anos, mas rapidamente inativados por desinfetantes comuns. Os hospedeiros reservatórios são pequenos roedores, como o arganaz e o camundongo-da-madeira. A infecção com o vírus da varíola bovina é observada principalmente em gatos de área rural que caçam roedores, e os casos são tipicamente sazonais, ocorrendo no verão e no outono.[20]

É provável que o vírus seja inoculado sob a pele por meio de um ferimento causado por mordida e replica-se no local, produzindo uma lesão cutânea, e em seguida espalhe-se sistemicamente, causando lesões cutâneas mais disseminadas em 1 a 3 semanas. De início, as lesões cutâneas são pequenos nódulos, mas formam úlceras circunscritas que se tornam descamativas.[20] As lesões sofrem esfoliação gradual após 4 a 5 semanas e ocorre novo crescimento piloso, embora algumas lesões possam resultar em áreas permanentes de alopecia. Em alguns gatos, ocorrem sinais sistêmicos no início da infecção, em geral discretos, como pirexia, anorexia e depressão. É raro a doença ser grave ou fatal e costuma estar associada a imunossupressão, como em decorrência de infecção com retrovírus ou administração de fármacos imunossupressores.[20,262]

A infecção com o vírus da varíola bovina é diagnosticada por cultura de material seco de descamação, à microscopia eletrônica ou PCR. Também podem ser detectados anticorpos séricos. O exame histológico das lesões revela hiperplasia epitelial, formação de vesícula e ulceração. As células infectadas podem conter corpúsculos de inclusão eosinofílicos intracitoplasmáticos. Nenhum tratamento específico foi identificado, sendo primordialmente de suporte, como antibióticos de amplo espectro para infecções bacterianas secundárias. Corticosteroides devem ser evitados.

Foi registrada transmissão de um gato para outros e de gatos para seres humanos.[16,71,107,262] A infecção humana com o vírus da varíola bovina é rara no Reino Unido, porém mais de metade dos casos se deve à transmissão a partir de gatos.[16] O vírus da varíola bovina causa lesões cutâneas em pessoas, bem como infecções sistêmicas. Precauções básicas de higiene ajudam a prevenir a transmissão de animais infectados para pessoas, e a eutanásia dos gatos infectados não elimina o problema.

Referências bibliográficas

1. Abd-Eldaim M, Beall M, Kennedy M: Detection of feline panleukopenia virus using a commercial ELISA for canine parvovirus, *Vet Ther* 10:E1, 2009.
2. Abd-Eldaim M, Potgieter L, Kennedy M: Genetic analysis of feline caliciviruses associated with a hemorrhagic-like disease, *J Vet Diagn Invest* 17:420, 2005.
3. Abd-Eldaim MM, Wilkes RP, Thomas K et al: Development and validation of a TaqMan real-time reverse transcription-PCR for rapid detection of feline calicivirus, *Arch Virol* 154:555, 2009.
4. Reference deleted in pages.
5. Addie D, Belak S, Boucraut-Baralon C et al: Feline infectious peritonitis ABCD guidelines on prevention and management, *J Feline Med Surg* 11:594, 2009.
6. Addie D, Jarrett O: Control of feline coronavirus infections in breeding catteries by serotesting, isolation, and early weaning, *Feline Pract* 23:92, 1995.
7. Addie DD, Dennis JM, Toth S et al: Long-term impact on a closed household of pet cats of natural infection with feline coronavirus, feline leukaemia virus and feline immunodeficiency virus, *Vet Rec* 146:419, 2000.
8. Addie DD, Jarrett O: A study of naturally occurring feline coronavirus infections in kittens, *Vet Rec* 130:133, 1992.
9. Addie DD, Jarrett O: Feline coronavirus infections. In Greene CE, editor: *Infectious diseases of the dog and cat*, ed 3, St Louis, 2006, Saunders Elsevier, p 88.
10. Addie DD, Paltrinieri S, Pedersen NC: Recommendations from workshops of the second international feline coronavirus/feline infectious peritonitis symposium, *J Feline Med Surg* 6:125, 2004.
11. Allison RW, Hoover EA: Covert vertical transmission of feline immunodeficiency virus, *AIDS Res Hum Retroviruses* 19:421, 2003.
12. Allison RW, Hoover EA: Feline immunodeficiency virus is concentrated in milk early in lactation, *AIDS Res Hum Retroviruses* 19:245, 2003.
13. Andrew SE: Immune-mediated canine and feline keratitis, *Vet Clin North Am Sm Anim Pract* 38:269, 2008.
14. Arai M, Earl DD, Yamamoto JK: Is AZT/3TC therapy effective against FIV infection or immunopathogenesis? *Vet Immunol Immunopathol* 85:189, 2002.
15. Barr MC: FIV, FeLV, and FIPV: interpretation and misinterpretation of serological test results, *Semin Vet Med Surg (Small Anim)* 11:144, 1996.
16. Baxby D, Bennett M, Getty B: Human cowpox 1969-93: a review based on 54 cases, *Br J Dermatol* 131:598, 1994.
17. Beaumont SL, Maggs DJ, Clarke HE: Effects of bovine lactoferrin on in vitro replication of feline herpesvirus, *Vet Ophthalmol* 6:245, 2003.
18. Beeler E: Influenza in dogs and cats, *Vet Clin North Am Small Anim Pract* 39:251, 2009.
19. Benetka V, Kubber-Heiss A, Kolodziejek J et al: Prevalence of feline coronavirus types I and II in cats with histopathologically verified feline infectious peritonitis, *Vet Microbiol* 99:31, 2004.
20. Bennett M, Gaskell CJ, Baxbyt D et al: Feline cowpox virus infection, *J Small Anim Pract* 31:167, 1990.
21. Benveniste R, Sherr C, Todaro G: Evolution of type C viral genes: origin of feline leukemia virus, *Science* 190:886, 1975.
22. Berg AL, Ekman K, Belak S et al: Cellular composition and interferon-gamma expression of the local inflammatory response in feline infectious peritonitis (FIP), *Vet Microbiol* 111:15, 2005.
23. Berg AL, Johannisson A, Johansson M et al: Peripheral and intracerebral T cell immune response in cats naturally infected with Borna disease virus, *Vet Immunol Immunopathol* 68:241, 1999.
24. Bi Y, Fu G, Chen J et al: Novel swine influenze virus reassortants in pigs, China, *Emerg Inf Dis* 16:1162, 2010.
25. Bienzle D, Reggeti F, Wen X et al: The variability of serological and molecular diagnosis of feline immunodeficiency virus infection, *Can Vet J* 45:753, 2004.
26. Bisset LR, Lutz H, Boni J et al: Combined effect of zidovudine (ZDV), lamivudine (3TC) and abacavir (ABC) antiretroviral therapy in suppressing in vitro FIV replication, *Antiviral Res* 53:35, 2002.
27. Blanton JD, Robertson K, Palmer D et al: Rabies surveillance in the United States during 2008, *J Am Vet Med Assoc* 235:676, 2009.
28. Bradshaw J, Pearson G, Gruffydd-Jones T: A retrospective study of 286 cases of neurological disorders of the cat, *J Comp Pathol* 131:112, 2004.
29. Brightman AH 2nd, Ogilvie GK, Tompkins M: Ocular disease in FeLV-positive cats: 11 cases (1981-1986), *J Am Vet Med Assoc* 198:1049, 1991.
30. Brown MA, Troyer JL, Pecon-Slattery J et al: Genetics and pathogenesis of feline infectious peritonitis virus, *Emerg Infect Dis* 15:1445, 2009.
31. Butera ST, Brown J, Callahan ME et al: Survey of veterinary conference attendees for evidence of zoonotic infection by feline retroviruses, *J Am Vet Med Assoc* 217:1475, 2000.
32. Can-Sahna K, Soydal Ataseven V, Pinar D et al: The detection of feline coronaviruses in blood samples from cats by mRNA RT-PCR, *J Feline Med Surg* 9:369, 2007.
33. Cannon MJ, Silkstone MA, Kipar AM: Cutaneous lesions associated with coronavirus-induced vasculitis in a cat with feline infectious peritonitis and concurrent feline immunodeficiency virus infection, *J Feline Med Surg* 7:233, 2005.
34. Carmichael KP, Bienzle D, McDonnell JJ: Feline leukemia virus-associated myelopathy in cats, *Vet Pathol* 39:536, 2002.
35. Carney HC, England JJ, Hodgin EC et al: Papillomavirus infection of aged Persian cats, *J Vet Diagn Invest* 2:294, 1990.
36. Cattori V, Tandon R, Pepin A et al: Rapid detection of feline leukemia virus provirus integration into feline genomic DNA, *Mol Cell Probes* 20:172, 2006.
37. Cave T, Thompson H, Reid S et al: Kitten mortality in the United Kingdom: a retrospective analysis of 274 histopathological examinations (1986 to 2000), *Vet Rec* 151:497, 2002.
38. Chang HW, de Groot RJ, Egberink HF et al: Feline infectious peritonitis: insights into feline coronavirus pathobiogenesis and epidemiology based on genetic analysis of the viral 3c gene, *J Gen Virol* 91:415, 2010.
39. Chen H, Bechtel MK, Shi Y et al: Pathogenicity induced by feline leukemia virus, Rickard strain, subgroup A plasmid DNA (pFRA), *J Virol* 72:7048, 1998.
40. Coats KS: The feline immunodeficiency virus-infected cat: a model for lentivirus-induced placental immunopathology and reproductive failure [mini-review], *Am J Reprod Immunol* 54:169, 2005.

41. Collado VM, Gomez-Lucia E, Tejerizo G et al: Effect of type I interferons on the expression of feline leukaemia virus, *Vet Microbiol* 123:180, 2007.

42. Cook AK: Feline infectious diarrhea, *Top Companion Anim Med* 23:169, 2008.

43. Cook N, Bridger J, Kendall K et al: The zoonotic potential of rotavirus, *J Infect* 48:289, 2004.

44. Cotter SM: Feline viral neoplasia. In Greene CE, editor: *Infectious diseases of the dog and cat*, ed 2, Philadelphia, 1998, Saunders, p 71.

45. Coyne KP, Dawson S, Radford AD et al: Long-term analysis of feline calicivirus prevalence and viral shedding patterns in naturally infected colonies of domestic cats, *Vet Microbiol* 118:12, 2006.

46. Crawford PC, Slater MR, Levy JK: Accuracy of polymerase chain reaction assays for diagnosis of feline immunodeficiency virus infection in cats, *J Am Vet Med Assoc* 226:1503, 2005.

47. D'Ursi AM, Giannecchini S, Esposito C et al: Development of antiviral fusion inhibitors: short modified peptides derived from the transmembrane glycoprotein of feline immunodeficiency virus, *Chembiochem* 7:774, 2006.

48. Dawson S, Smyth NR, Bennett M et al: Effect of primary-stage feline immunodeficiency virus infection on subsequent feline calicivirus vaccination and challenge in cats, *AIDS* 5:747, 1991.

49. Dawson S, Willoughby K, Gaskell RM et al: A field trial to assess the effect of vaccination against feline herpesvirus, feline calicivirus and feline panleucopenia virus in 6-week-old kittens, *J Feline Med Surg* 3:17, 2001.

50. Day MJ, Horzinek MC, Schultz RD: WSAVA guidelines for the vaccination of dogs and dats, *J Small Anim Pract* 51:338, 2010.

51. de Groot-Mijnes JD, van Dun JM, van der Most RG et al: Natural history of a recurrent feline coronavirus infection and the role of cellular immunity in survival and disease, *J Virol* 79:1036, 2005.

52. de Mari K, Maynard L, Sanquer A et al: Therapeutic effects of recombinant feline interferon-omega on feline leukemia virus (FeLV)-infected and FeLV/feline immunodeficiency virus (FIV)-coinfected symptomatic cats, *J Vet Intern Med* 18:477, 2004.

53. de Rozieres S, Mathiason CK, Rolston MR et al: Characterization of a highly pathogenic molecular clone of feline immunodeficiency virus clade C, *J Virol* 78:8971, 2004.

54. Decaro N, Buonavoglia D, Desario C et al: Characterisation of canine parvovirus strains isolated from cats with feline panleukopenia, *Res Vet Sci* 89:275, 2010.

55. Decaro N, Desario C, Miccolupo A et al: Genetic analysis of feline panleukopenia viruses from cats with gastroenteritis, *J Gen Virol* 89:2290, 2008.

56. Decaro N, Desario C, Parisi A et al: Genetic analysis of canine parvovirus type 2c, *Virology* 385:5, 2009.

57. Declercq J, De Bosschere H, Schwarzkopf I et al: Papular cutaneous lesions in a cat associated with feline infectious peritonitis, *Vet Dermatol* 19:255, 2008.

58. Doherty MJ: Ocular manifestations of feline infectious peritonitis, *J Am Vet Med Assoc* 159:417, 1971.

59. Dorny P, Speybroeck N, Verstraete S et al: Serological survey of *Toxoplasma gondii*, feline immunodeficiency virus and feline leukaemia virus in urban stray cats in Belgium, *Vet Rec* 151:626, 2002.

60. Dow SW, Hoover EA: Neurologic disease associated with feline retroviral infection. In Kirk R, Bonagura J, editors: *Current veterinary therapy*, Philadelphia, 1992, Saunders, p 1010.

61. Dowers KL, Hawley JR, Brewer MM et al: Association of *Bartonella* species, feline calicivirus, and feline herpesvirus 1 infection with gingivostomatitis in cats, *J Feline Med Surg* 12:314, 2010.

62. Drazenovich TL, Fascetti AJ, Westermeyer HD et al: Effects of dietary lysine supplementation on upper respiratory and ocular disease and detection of infectious organisms in cats within an animal shelter, *Am J Vet Res* 70:1391, 2009.

63. Dunham SP, Bruce J, MacKay S et al: Limited efficacy of an inactivated feline immunodeficiency virus vaccine, *Vet Rec* 158:561, 2006.

64. Duthie S, Eckersall PD, Addie DD et al: Value of alpha 1-acid glycoprotein in the diagnosis of feline infectious peritonitis, *Vet Rec* 141:299, 1997.

65. Dye C, Siddell SG: Genomic RNA sequence of feline coronavirus strain FCoV C1Je, *J Feline Med Surg* 9:202, 2007.

66. Egberink HF, Berrocal A, Bax HA et al: Papillomavirus associated skin lesions in a cat seropositive for feline immunodeficiency virus, *Vet Microbiol* 31:117, 1992.

67. Egberink HF, Horzinek MC: Feline viral papillomatosis. In Greene C, editor: *Infectious diseases of the dog and cat*, ed 3, St Louis, 2006, Saunders Elsevier, p 160.

68. Elder JH, Sundstrom M, de Rozieres S et al: Molecular mechanisms of FIV infection, *Vet Immunol Immunopathol* 123:3, 2008.

69. Eleraky N, Potgieter L, Kennedy M: Virucidal efficacy of four new disinfectants, *J Am Anim Hosp Assoc* 38:231, 2002.

70. English RV, Davidson MG, Nasisse MP et al: Intraocular disease associated with feline immunodeficiency virus infection in cats, *J Am Vet Med Assoc* 196:1116, 1990.

71. Essbauer S, Pfeffer M, Meyer H: Zoonotic poxviruses, *Vet Microbiol* 140:229, 2010.

72. Fehr D, Holznagel E, Bolla S et al: Placebo-controlled evaluation of a modified life virus vaccine against feline infectious peritonitis: safety and efficacy under field conditions, *Vaccine* 15:1101, 1997.

73. Fogelman V, Fischman H, Horman J et al: Epidemiologic and clinical characteristics of rabies in cats, *J Am Vet Med Assoc* 202:1829, 1993.

74. Foley J, Hurley K, Pesavento P et al: Virulent systemic feline calicivirus infection: local cytokine modulation and contribution of viral mutants, *J Feline Med Surg* 8:55, 2006.

75. Foley J, Pedersen N: The inheritance of susceptibility to feline infectious peritonitis in purebred catteries, *Feline Pract* 24:14, 1996.

76. Foley JE, Lapointe JM, Koblik P et al: Diagnostic features of clinical neurologic feline infectious peritonitis, *J Vet Intern Med* 12:415, 1998.

77. Foley JE, Poland A, Carlson J et al: Patterns of feline coronavirus infection and fecal shedding from cats in multiple-cat environments, *J Am Vet Med Assoc* 210:1307, 1997.

78. Foley JE, Poland A, Carlson J et al: Risk factors for feline infectious peritonitis among cats in multiple-cat environments with endemic feline enteric coronavirus, *J Am Vet Med Assoc* 210:1313, 1997.

79. Foley JE, Rand C, Leutenegger C: Inflammation and changes in cytokine levels in neurological feline infectious peritonitis, *J Feline Med Surg* 5:313, 2003.

80. Fontenelle JP, Powell CC, Veir JK et al: Effect of topical ophthalmic application of cidofovir on experimentally induced primary ocular feline herpesvirus-1 infection in cats, *Am J Vet Res* 69:289, 2008.

81. Foster R, Caswell J, Rinkardt N: Chronic fibrinous and necrotic orchitis in a cat, *Can Vet J* 37:681, 1996.

82. Frymus T, Addie D, Belak S et al: Feline rabies ABCD guidelines on prevention and management, *J Feline Med Surg* 11:585, 2009.

83. Fujino Y, Horiuchi H, Mizukoshi F et al: Prevalence of hematological abnormalities and detection of infected bone marrow cells in asymptomatic cats with feline immunodeficiency virus infection, *Vet Microbiol* 136:217, 2009.

84. Fujino Y, Ohno K, Tsujimoto H: Molecular pathogenesis of feline leukemia virus-induced malignancies: insertional mutagenesis, *Vet Immunol Immunopathol* 123:138, 2008.

85. Gamoh K, Shimazaki Y, Makie H et al: The pathogenicity of canine parvovirus type-2b, FP84 strain isolated from a domestic cat, in domestic cats, *J Vet Med Sci* 65:1027, 2003.

86. Gaskell CJ, Gaskell RM, Dennis PE et al: Efficacy of an inactivated feline calicivirus (FCV) vaccine against challenge with United Kingdom field strains and its interaction with the FCV carrier state, *Res Vet Sci* 32:23, 1982.

87. Gaskell R, Dawson S, Radford A et al: Feline herpesvirus, *Vet Res* 38:337, 2007.

88. Gaskell RM, Povey RC: Experimental induction of feline viral rhinotracheitis virus re-excretion in FVR-recovered cats, *Vet Rec* 100:128, 1977.

89. Gelain ME, Meli M, Paltrinieri S: Whole blood cytokine profiles in cats infected by feline coronavirus and healthy non-FCoV infected specific pathogen-free cats, *J Feline Med Surg* 8:389, 2006.

90. Gingerich D: Lymphocyte T-cell immunomodulator (LTCI): review of the immunopharmacology of a new veterinary biologic, *Intern J Appl Res Vet Med* 6:61, 2008.

91. Giordano A, Paltrinieri S: Interferon-gamma in the serum and effusions of cats with feline coronavirus infection, *Vet J* 180:396, 2009.

92. Gleich S, Hartmann K: Feline immunodeficiency virus and feline leukemia virus—a retrospective study in 17462 cases, *J Vet Intern Med* 21:578, 2007.

93. Gleich S, Hartmann K: Hematology and serum biochemistry of feline immunodeficiency virus-infected and feline leukemia virus-infected cats, *J Vet Intern Med* 23:552, 2009.

94. Gleich SE, Krieger S, Hartmann K: Prevalence of feline immunodeficiency virus and feline leukaemia virus among client-owned cats and risk factors for infection in Germany, *J Feline Med Surg* 11:985, 2009.

95. Goldkamp CE, Levy JK, Edinboro CH et al: Seroprevalences of feline leukemia virus and feline immunodeficiency virus in cats with abscesses or bite wounds and rate of veterinarian compliance with current guidelines for retrovirus testing, *J Am Vet Med Assoc* 232:1152, 2008.

96. Gomes-Keller MA, Gonczi E, Grenacher B et al: Fecal shedding of infectious feline leukemia virus and its nucleic acids: a transmission potential, *Vet Microbiol* 134:208, 2009.

97. Gomes-Keller MA, Gonczi E, Tandon R et al: Detection of feline leukemia virus RNA in saliva from naturally infected cats and correlation of PCR results with those of current diagnostic methods, *J Clin Microbiol* 44:916, 2006.

98. Gomes-Keller MA, Tandon R, Gonczi E et al: Shedding of feline leukemia virus RNA in saliva is a consistent feature in viremic cats, *Vet Microbiol* 112:11, 2006.

99. Goto Y, Nishimura Y, Mizuno T et al: Quantification of viral ribonucleic acid in plasma of cats naturally infected with feline immunodeficiency virus, *Am J Vet Res* 61:1609, 2000.

100. Grant CK, Essex M, Gardner MB et al: Natural feline leukemia virus infection and the immune response of cats of different ages, *Cancer Res* 40:823, 1980.

101. Greene C, Addie D: Feline parvovirus infections. In Greene C, editor: *Infectious diseases of the dog and cat*, ed 3, St Louis, 2006, Saunders Elsevier, p 78.

102. Greene C, Rupprecht C: Rabies and other Lyssavirus infections. In Greene C, editor: *Infectious diseases of the dog and cat*, ed 3, St Louis, 2006, Saunders Elsevier, p 167.

103. Greene CE, Berg AL, Chomel BB: Miscellaneous viral infections. In Greene C, editor: *Infectious diseases of the dog and cat*, ed 3, St Louis, 2006, Saunders Elsevier, p 162.

104. Grosenbaugh DA, Leard T, Pardo MC et al: Comparison of the safety and efficacy of a recombinant feline leukemia virus (FeLV) vaccine delivered transdermally and an inactivated FeLV vaccine delivered subcutaneously, *Vet Ther* 5:258, 2004.

105. Gutzwiller ME, Brachelente C, Taglinger K et al: Feline herpes dermatitis treated with interferon omega, *Vet Dermatol* 18:50, 2007.

106. Haagmans BL, Egberink HF, Horzinek MC: Apoptosis and T-cell depletion during feline infectious peritonitis, *J Virol* 70:8977, 1996.

107. Haenssle HA, Kiessling J, Kempf VA et al: Orthopoxvirus infection transmitted by a domestic cat, *J Am Acad Dermatol* 54:S1, 2006.

108. Hanna PE, Dunn D: Cutaneous fibropapilloma in a cat (feline sarcoid), *Can Vet J* 44:601, 2003.

109. Hargis A, Ginn P, Mansell J et al: Ulcerative facial and nasal dermatitis and stomatitis in cats associated with feline herpesvirus 1, *Vet Dermatol* 10:267, 1999.

110. Hartley C: Aetiology of corneal ulcers: assume FHV-1 unless proven otherwise, *J Feline Med Surg* 12:24, 2010.

111. Hartmann K: Feline leukemia virus infection. In Greene C, editor: *Infectious diseases of the dog and cat*, ed 3, St Louis, 2006, Saunders Elsevier, p 105.

112. Hartmann K, Binder C, Hirschberger J et al: Comparison of different tests to diagnose feline infectious peritonitis, *J Vet Intern Med* 17:781, 2003.

113. Hartmann K, Griessmayr P, Schulz B et al: Quality of different in-clinic test systems for feline immunodeficiency virus and feline leukemia virus infection, *J Feline Med Surg* 9:439, 2007.

114. Hartmann K, Ritz S: Treatment of cats with feline infectious peritonitis, *Vet Immunol Immunopathol* 123:172, 2008.

115. Hartmann K, Stengel S, Klein D et al: Efficacy of the chemokine receptor inhibitor 1,1'-bis-1,4,8,11-tetraazacyclotetradekan against feline immunodeficiency virus infection [abstract], *Sixth International Feline Retrovirus Research Symposium*, Amelia Island, Fla, 2002, p 26.

116. Harvey CJ, Lopez JW, Hendrick MJ: An uncommon intestinal manifestation of feline infectious peritonitis: 26 cases (1986-1993), *J Am Vet Med Assoc* 209:1117, 1996.

117. Hayes KA, Rojko JL, Tarr MJ et al: Atypical localised viral expression in a cat with feline leukaemia, *Vet Rec* 124:344, 1989.

118. Hayward JJ, Rodrigo AG: Recombination in feline immunodeficiency virus from feral and companion domestic cats, *Virol J* 5:76, 2008.

119. Helps CR, Turan N, Bilal T et al: Detection of antibodies to Borna disease virus in Turkish cats by using recombinant p40, *Vet Rec* 149:647, 2001.

120. Herrewegh AA, de Groot RJ, Cepica A et al: Detection of feline coronavirus RNA in feces, tissues, and body fluids of naturally infected cats by reverse transcriptase PCR, *J Clin Microbiol* 33:684, 1995.

121. Hofmann-Lehmann R, Cattori V, Tandon R et al: How molecular methods change our views of FeLV infection and vaccination, *Vet Immunol Immunopathol* 123:119, 2008.

122. Hofmann-Lehmann R, Huder JB, Gruber S et al: Feline leukaemia provirus load during the course of experimental infection and in naturally infected cats, *J Gen Virol* 82:1589, 2001.

123. Hofmann-Lehmann R, Tandon R, Boretti FS et al: Reassessment of feline leukaemia virus (FeLV) vaccines with novel sensitive molecular assays, *Vaccine* 24:1087, 2006.

124. Hong C, Decaro N, Desario C et al: Occurrence of canine parvovirus type 2c in the United States, *J Vet Diagn Invest* 19:535, 2007.

125. Hoover EA, Mullins JI: Feline leukemia virus infection and diseases, *J Am Vet Med Assoc* 199:1287, 1991.

126. Hosie MJ, Addie D, Belak S et al: Feline immunodeficiency ABCD guidelines on prevention and management, *J Feline Med Surg* 11:575, 2009.

127. Huang C, Conlee D, Gill M et al: Dual-subtype feline immunodeficiency virus vaccine provides 12 months of protective immunity against heterologous challenge, *J Feline Med Surg* 12:451, 2010.

128. Huang C, Conlee D, Loop J et al: Efficacy and safety of a feline immunodeficiency virus vaccine, *Anim Health Res Rev* 5:295, 2004.

129. Huang C, Hess J, Gill M et al: A dual-strain feline calicivirus vaccine stimulates broader cross-neutralization antibodies than a single-strain vaccine and lessens clinical signs in vaccinated cats when challenged with a homologous feline calicivirus strain associated with virulent systemic disease, *J Feline Med Surg* 12:129, 2010.

130. Huebner J, Bode L, Ludwig H: Borna disease virus infection in FIV-positive cats in Germany, *Vet Rec* 149:152, 2001.

131. Huitron-Resendiz S, De Rozieres S, Sanchez-Alavez M et al: Resolution and prevention of feline immunodeficiency virus-induced neurological deficits by treatment with the protease inhibitor TL-3, *J Virol* 78:4525, 2004.

132. Hurley K, Pesavento P, Pedersen N et al: An outbreak of virulent systemic feline calicivirus disease, *J Am Vet Med Assoc* 224:241, 2004.

133. Hurley K, Sykes J: Update on feline calicivirus: new trends, *Vet Clin North Am Sm Anim Pract* 33:759, 2003.

134. Ikeda Y, Nakamura K, Miyazawa T et al: Feline host range of canine parvovirus: recent emergence of new antigenic types in cats, *Emerg Infect Dis* 8:341, 2002.

135. Ishida T, Shibanai A, Tanaka S et al: Use of recombinant feline interferon and glucocorticoid in the treatment of feline infectious peritonitis, *J Feline Med Surg* 6:107, 2004.

136. Ishida T, Tomoda I: Clinical staging of feline immunodeficiency virus infection, *Nippon Juigaku Zasshi* 52:645, 1990.

137. Ishida T, Washizu T, Toriyabe K et al: Feline immunodeficiency virus infection in cats of Japan, *J Am Vet Med Assoc* 194:221, 1989.

138. Jacobse-Geels HE, Daha MR, Horzinek MC: Isolation and characterization of feline C3 and evidence for the immune complex pathogenesis of feline infectious peritonitis, *J Immunol* 125:1606, 1980.

139. Jordan HL, Howard JG, Bucci JG et al: Horizontal transmission of feline immunodeficiency virus with semen from seropositive cats, *J Reprod Immunol* 41:341, 1998.

140. Kamhieh S, Flower RL: Borna disease virus (BDV) infection in cats. A concise review based on current knowledge, *Vet Q* 28:66, 2006.

141. Kamhieh S, Hodgson JL, Bode L et al: Borna disease virus: evidence of naturally-occurring infection in cats in Australia, *APMIS Suppl* 50, 2008.

142. Kennedy MA, Abd-Eldaim M, Zika SE et al: Evaluation of antibodies against feline coronavirus 7b protein for diagnosis of feline infectious peritonitis in cats, *Am J Vet Res* 69:1179, 2008.

143. Kipar A, Baptiste K, Barth A et al: Natural FCoV infection: cats with FIP exhibit significantly higher viral loads than healthy infected cats, *J Feline Med Surg* 8:69, 2006.

144. Kipar A, Bellmann S, Gunn-Moore DA et al: Histopathological alterations of lymphatic tissues in cats without feline infectious peritonitis after long-term exposure to FIP virus, *Vet Microbiol* 69:131, 1999.

145. Kipar A, Bellmann S, Kremendahl J et al: Cellular composition, coronavirus antigen expression and production of specific antibodies in lesions in feline infectious peritonitis, *Vet Immunol Immunopathol* 65:243, 1998.

146. Kipar A, May H, Menger S et al: Morphologic features and development of granulomatous vasculitis in feline infectious peritonitis, *Vet Pathol* 42:321, 2005.

147. Kipar A, Meli ML, Baptiste KE et al: Sites of feline coronavirus persistence in healthy cats, *J Gen Virol* 91:1698, 2010.

148. Kiss I, Kecskemeti S, Tanyi J et al: Preliminary studies on feline coronavirus distribution in naturally and experimentally infected cats, *Res Vet Sci* 68:237, 2000.

149. Kline K, Joseph R, Averill D: Feline infectious peritonitis with neurological involvement: clinical and pathological findings in 24 cats, *J Am Anim Hosp Assoc* 30:111, 1994.

150. Klopfleisch R, Wolf PU, Uhl W et al: Distribution of lesions and antigen of highly pathogenic avian influenza virus A/Swan/Germany/R65/06 (H5N1) in domestic cats after presumptive infection by wild birds, *Vet Pathol* 44:261, 2007.

151. Kobayashi S, Sato R, Aoki T et al: Effect of bovine lactoferrin on functions of activated feline peripheral blood mononuclear cells during chronic feline immunodeficiency virus infection, *J Vet Med Sci* 70:429, 2008.

152. Kuiken T, Rimmelzwaan G, van Riel D et al: Avian H5N1 influenza in cats, *Science* 306:241, 2004.

153. Kusuhara H, Hohdatsu T, Okumura M et al: Dual-subtype vaccine (Fel-O-Vax FIV) protects cats against contact challenge with heterologous subtype B FIV infected cats, *Vet Microbiol* 108:155, 2005.

154. Kusuhara H, Hohdatsu T, Seta T et al: Serological differentiation of FIV-infected cats from dual-subtype feline immunodeficiency virus vaccine (Fel-O-Vax FIV) inoculated cats, *Vet Microbiol* 120:217, 2007.

155. Lafrado LJ, Lewis MG, Mathes LE et al: Suppression of in vitro neutrophil function by feline leukaemia virus (FeLV) and purified FeLV-p15E, *J Gen Virol* 68(Pt 2):507, 1987.

156. Lamm CG, Rezabek GB: Parvovirus infection in domestic companion animals, *Vet Clin North Am Small Anim Pract* 38:837, 2008.

157. Lappin MR: Infectious disease diagnostic assays, *Top Companion Anim Med* 24:199, 2009.

158. Lappin MR, Marks A, Greene CE et al: Serologic prevalence of selected infectious diseases in cats with uveitis, *J Am Vet Med Assoc* 201:1005, 1992.

159. Lappin MR, Sebring RW, Porter M et al: Effects of a single dose of an intranasal feline herpesvirus 1, calicivirus, and panleukopenia vaccine on clinical signs and virus shedding after challenge with virulent feline herpesvirus 1, *J Feline Med Surg* 8:158, 2006.

160. Lappin MR, Veir JK, Satyaraj E et al: Pilot study to evaluate the effect of oral supplementation of *Enterococcus faecium* SF68 on cats with latent feline herpesvirus 1, *J Feline Med Surg* 11:650, 2009.

161. Lee M, Boswald KL, Norris JM: Immunohistological evaluation of feline herpesvirus-1 infection in feline eosinophilic dermatoses or stomatitis, *J Feline Med Surg* 12:72, 2010.

162. Legendre AM, Bartges JW: Effect of polyprenyl immunostimulant on the survival times of three cats with the dry form of feline infectious peritonitis, *J Feline Med Surg* 11:624, 2009.

163. Lehmann R, Franchini M, Aubert A et al: Vaccination of cats experimentally infected with feline immunodeficiency virus, using a recombinant feline leukemia virus vaccine, *J Am Vet Med Assoc* 199:1446, 1991.

164. Levy J: CVT Update: feline immunodeficiency virus. In Bonagura J, editor: *Kirk's current veterinary therapy XIII: small animal practice*, Philadelphia, 2000, Saunders, p 291.

165. Levy J: FeLV and non-neoplastic FeLV-related disease. In Ettinger S, Feldman E, editors: *Textbook of veterinary internal medicine*, ed 5, Philadelphia, 2000, Saunders, p 424.

166. Levy J, Crawford C, Hartmann K et al: 2008 American Association of Feline Practitioners' feline retrovirus management guidelines, *J Feline Med Surg* 10:300, 2008.

167. Levy JK, Crawford PC, Kusuhara H et al: Differentiation of feline immunodeficiency virus vaccination, infection, or vaccination and infection in cats, *J Vet Intern Med* 22:330, 2008.

168. Levy JK, Crawford PC, Slater MR: Effect of vaccination against feline immunodeficiency virus on results of serologic testing in cats, *J Am Vet Med Assoc* 225:1558, 2004.

169. Levy JK, Lorentzen L: Long-term outcome of cats with natural FeLV and FIV infection [abstract], *8th International Feline Retrovirus Research Symposium*, Washington, DC, 2006.

170. Levy JK, Scott HM, Lachtara JL et al: Seroprevalence of feline leukemia virus and feline immunodeficiency virus infection among cats in North America and risk factors for seropositivity, *J Am Vet Med Assoc* 228:371, 2006.

171. Lewis KM, O'Brien RT: Abdominal ultrasonographic findings associated with feline infectious peritonitis: a retrospective review of 16 cases, *J Am Anim Hosp Assoc* 46:152, 2010.

172. Little S, Sears W, Lachtara J et al: Seroprevalence of feline leukemia virus and feline immunodeficiency virus infection among cats in Canada, *Can Vet J* 50:644, 2009.

173. Lozano-Alarcon F, Lewis TP 2nd, Clark EG et al: Persistent papillomavirus infection in a cat, *J Am Anim Hosp Assoc* 32:392, 1996.

174. Lundgren A-L, Zimmermann W, Bode L et al: Staggering disease in cats: isolation and characterization of the feline Borna disease virus, *J Gen Virol* 76:2215, 1995.

175. Lutz H, Addie D, Belak S et al: Feline leukaemia ABCD guidelines on prevention and management, *J Feline Med Surg* 11:565, 2009.

176. Lutz H, Gut M, Leutenegger C et al: Kinetics of FCoV infection in kittens born in catteries of high risk for FIP under different rearing conditions, *Proceedings of the Second International Feline Coronavirus/Feline Infectious Peritonitis Symposium*, Glasgow, Scotland, 2002.

177. MacDonald K, Levy JK, Tucker SJ et al: Effects of passive transfer of immunity on results of diagnostic tests for antibodies against feline immunodeficiency virus in kittens born to vaccinated queens, *J Am Vet Med Assoc* 225:1554, 2004.

178. Maggs D, Clarke H: Relative sensitivity of polymerase chain reaction assays used for detection of feline herpesvirus type 1 DNA in clinical samples and commercial vaccines, *Am J Vet Res* 66:1550, 2005.

179. Maggs D, Collins B, Thorne J et al: Effects of l-lysine and l-arginine on in vitro replication of feline herpesvirus type-1, *Am J Vet Res* 61:1474, 2000.

180. Maggs D, Lappin M, Reif J et al: Evaluation of serologic and viral detection methods for diagnosing feline herpesvirus-1 infection in cats with acute respiratory tract or chronic ocular disease, *J Am Vet Med Assoc* 214:502, 1999.

181. Maggs D, Nasisse M, Kass P: Efficacy of oral supplementation with l-lysine in cats latently infected with feline herpesvirus, *Am J Vet Res* 64:37, 2003.

182. Maggs DJ: Update on pathogenesis, diagnosis, and treatment of feline herpesvirus type 1, *Clin Tech Small Anim Pract* 20:94, 2005.

183. Maggs DJ, Sykes JE, Clarke HE et al: Effects of dietary lysine supplementation in cats with enzootic upper respiratory disease, *J Feline Med Surg* 9:97, 2007.

184. Malik R, Lessels NS, Webb S et al: Treatment of feline herpesvirus-1 associated disease in cats with famciclovir and related drugs, *J Feline Med Surg* 11:40, 2009.

185. Marioni-Henry K, Vite CH, Newton AL et al: Prevalence of diseases of the spinal cord of cats, *J Vet Intern Med* 18:851, 2004.

186. Marschall J, Hartmann K: Avian influenza A H5N1 infections in cats, *J Feline Med Surg* 10:359, 2008.

187. Marschall J, Schulz B, Harder Priv-Doz TC et al: Prevalence of influenza A H5N1 virus in cats from areas with occurrence of highly pathogenic avian influenza in birds, *J Feline Med Surg* 10:355, 2008.

188. Martella V, Campolo M, Lorusso E et al: Norovirus in captive lion cub (*Panthera leo*), *Emerg Infect Dis* 13:1071, 2007.

189. Maynard L, De Mari K, Lebreux B: Efficacy of a recombinant feline omega interferon in the treatment of symptomatic FeLV- or FeLV- and FIV-positive cats, *Proceedings of the 10th Congress of the European Society of Veterinary Internal Medicine*, Neuchatel, Switzerland, 2000, p 122a.

190. McCaw DL, Boon GD, Jergens AE et al: Immunomodulation therapy for feline leukemia virus infection, *J Am Anim Hosp Assoc* 37:356, 2001.

191. Mehrotra S, Mishra KP, Yadav VS et al: Immunomodulation by peptide analogs of retroviral envelope protein, *Peptides* 24:979, 2003.

192. Meli M, Kipar A, Muller C et al: High viral loads despite absence of clinical and pathological findings in cats experimentally infected with feline coronavirus (FCoV) type I and in naturally FCoV-infected cats, *J Feline Med Surg* 6:69, 2004.

193. Meurs K, Fox P, Magnon A et al: Molecular screening by polymerase chain reaction detects panleukopenia virus DNA in formalin-fixed hearts from cats with idiopathic cardiomyopathy and myocarditis, *Cardiovasc Pathol* 9:119, 2000.

194. Mexas AM, Fogle JE, Tompkins WA et al: CD4+CD25+ regulatory T cells are infected and activated during acute FIV infection, *Vet Immunol Immunopathol* 126:263, 2008.

195. Motokawa K, Hohdatsu T, Aizawa C et al: Molecular cloning and sequence determination of the peplomer protein gene of feline infectious peritonitis virus type I, *Arch Virol* 140:469, 1995.

196. Muirden A: Prevalence of feline leukaemia virus and antibodies to feline immunodeficiency virus and feline coronavirus in stray cats sent to an RSPCA hospital, *Vet Rec* 150:621, 2002.

197. Munday JS, Dunowska M, De Grey S: Detection of two different papillomaviruses within a feline cutaneous squamous cell carcinoma: case report and review of the literature, *N Z Vet J* 57:248, 2009.

198. Munday JS, Hanlon EM, Howe L et al: Feline cutaneous viral papilloma associated with human papillomavirus type 9, *Vet Pathol* 44:924, 2007.

199. Murray KO, Holmes KC, Hanlon CA: Rabies in vaccinated dogs and cats in the United States, 1997-2001, *J Am Vet Med Assoc* 235:691, 2009.

200. Naidoo J, Baxby D, Bennett M et al: Characterization of orthopoxviruses isolated from feline infections in Britain, *Arch Virol* 125:261, 1992.

201. Nakamura Y, Watanabe M, Kamitani W et al: High prevalence of Borna disease virus in domestic cats with neurological disorders in Japan, *Vet Microbiol* 70:153, 1999.

202. Negrin A, Lamb CR, Cappello R et al: Results of magnetic resonance imaging in 14 cats with meningoencephalitis, *J Feline Med Surg* 9:109, 2007.

203. Neuerer FF, Horlacher K, Truyen U et al: Comparison of different in-house test systems to detect parvovirus in faeces of cats, *J Feline Med Surg* 10:247, 2008.

204. Nishino Y, Funaba M, Fukushima R et al: Borna disease virus infection in domestic cats: evaluation by RNA and antibody detection, *J Vet Med Sci* 61:1167, 1999.

205. Norris JM, Bell ET, Hales L et al: Prevalence of feline immunodeficiency virus infection in domesticated and feral cats in eastern Australia, *J Feline Med Surg* 9:300, 2007.

206. Norris JM, Bosward KL, White JD et al: Clinicopathological findings associated with feline infectious peritonitis in Sydney, Australia: 42 cases (1990-2002), *Aust Vet J* 83:666, 2005.

207. O'Neil LL, Burkhard MJ, Diehl LJ et al: Vertical transmission of feline immunodeficiency virus, *Semin Vet Med Surg (Small Anim)* 10:266, 1995.

208. O'Neil LL, Burkhard MJ, Hoover EA: Frequent perinatal transmission of feline immunodeficiency virus by chronically infected cats, *J Virol* 70:2894, 1996.

209. Ohe K, Takahashi T, Hara D et al: Sensitivity of FCV to recombinant feline interferon (rFeIFN), *Vet Res Commun* 32:167, 2008.

210. Oishi S, Kodera Y, Nishikawa H et al: Design and synthesis of membrane fusion inhibitors against the feline immunodeficiency virus, *Bioorg Med Chem* 17:4916, 2009.

211. Omori M, Pu R, Tanabe T et al: Cellular immune responses to feline immunodeficiency virus (FIV) induced by dual-subtype FIV vaccine, *Vaccine* 23:386, 2004.

212. Ossiboff RJ, Sheh A, Shotton J et al: Feline caliciviruses (FCVs) isolated from cats with virulent systemic disease possess in vitro phenotypes distinct from those of other FCV isolates, *J Gen Virol* 88:506, 2007.

213. Ouchi A, Kishi M, Kobayashi T et al: Prevalence of circulating antibodies to p10, a non-structural protein of the Borna disease virus in cats with ataxia, *J Vet Med Sci* 63:1279, 2001.

214. Paltrinieri S, Cammarata MP, Cammarata G et al: Some aspects of humoral and cellular immunity in naturally occuring feline infectious peritonitis, *Vet Immunol Immunopathol* 65:205, 1998.

215. Paltrinieri S, Crippa A, Comerio T et al: Evaluation of inflammation and immunity in cats with spontaneous parvovirus infection: consequences of recombinant feline interferon-omega administration, *Vet Immunol Immunopathol* 118:68, 2007.

216. Paltrinieri S, Giordano A, Tranquillo V et al: Critical assessment of the diagnostic value of feline alpha1-acid glycoprotein for feline infectious peritonitis using the likelihood ratios approach, *J Vet Diagn Invest* 19:266, 2007.

217. Paltrinieri S, Parodi MC, Cammarata G: In vivo diagnosis of feline infectious peritonitis by comparison of protein content, cytology, and direct immunofluorescence test on peritoneal and pleural effusions, *J Vet Diagn Invest* 11:358, 1999.

218. Patterson EV, Reese MJ, Tucker SJ et al: Effect of vaccination on parvovirus antigen testing in kittens, *J Am Vet Med Assoc* 230:359, 2007.

219. Pedersen N, Laliberte L, Ekman S: A transient febrile "limping" syndrome of kittens caused by two different strains of feline calicivirus, *Feline Pract* 13:26, 1983.

220. Pedersen NC: Virologic and immunologic aspects of feline infectious peritonitis virus infection, *Adv Exp Med Biol* 218:529, 1987.

221. Pedersen NC: A review of feline infectious peritonitis virus infection: 1963-2008, *J Feline Med Surg* 11:225, 2009.

222. Pedersen NC, Barlough JE: Clinical overview of feline immunodeficiency virus, *J Am Vet Med Assoc* 199:1298, 1991.

223. Pedersen NC, Elliott JB, Glasgow A et al: An isolated epizootic of hemorrhagic-like fever in cats caused by a novel and highly virulent strain of feline calicivirus, *Vet Microbiol* 73:281, 2000.

224. Pedersen NC, Ho EW, Brown ML et al: Isolation of a T-lymphotropic virus from domestic cats with an immunodeficiency-like syndrome, *Science* 235:790, 1987.

225. Pedersen NC, Liu H, Dodd K et al: Significance of coronavirus mutants in feces and diseased tissues of cats suffering from feline infectious peritonitis, *Viruses* 1:166, 2009.

226. Pedretti E, Passeri B, Amadori M et al: Low-dose interferon-alpha treatment for feline immunodeficiency virus infection, *Vet Immunol Immunopathol* 109:245, 2006.

227. Pepin AC, Tandon R, Cattori V et al: Cellular segregation of feline leukemia provirus and viral RNA in leukocyte subsets of long-term experimentally infected cats, *Virus Res* 127:9, 2007.

228. Pesavento PA, MacLachlan NJ, Dillard-Telm L et al: Pathologic, immunohistochemical, and electron microscopic findings in naturally occurring virulent systemic feline calicivirus infection in cats, *Vet Pathol* 41:257, 2004.

229. Pesteanu-Somogyi L, Radzai C, Pressler B: Prevalence of feline infectious peritonitis in specific cat breeds, *J Feline Med Surg* 8:1, 2006.

230. Phadke AP, de la Concha-Bermejillo A, Wolf AM et al: Pathogenesis of a Texas feline immunodeficiency virus isolate: an emerging subtype of clade B, *Vet Microbiol* 115:64, 2006.

231. Phillips K, Arai M, Tanabe T et al: FIV-infected cats respond to short-term rHuG-CSF treatment which results in anti-G-CSF neutralizing antibody production that inactivates drug activity, *Vet Immunol Immunopathol* 108:357, 2005.

232. Poli A, Abramo F, Matteucci D et al: Renal involvement in feline immunodeficiency virus infection: p24 antigen detection, virus isolation and PCR analysis, *Vet Immunol Immunopathol* 46:13, 1995.

233. Poli A, Abramo F, Taccini E et al: Renal involvement in feline immunodeficiency virus infection: a clinicopathological study, *Nephron* 64:282, 1993.

234. Porter CJ, Radford AD, Gaskell RM et al: Comparison of the ability of feline calicivirus (FCV) vaccines to neutralise a panel of current UK FCV isolates, *J Feline Med Surg* 10:32, 2008.

235. Poulet H, Jas D, Lemeter C et al: Efficacy of a bivalent inactivated non-adjuvanted feline calicivirus vaccine: relation between in vitro cross-neutralization and heterologous protection in vivo, *Vaccine* 26:3647, 2008.

236. Pu R, Coleman J, Coisman J et al: Dual-subtype FIV vaccine (Fel-O-Vax FIV) protection against a heterologous subtype B FIV isolate, *J Feline Med Surg* 7:65, 2005.

237. Pu R, Okada S, Little ER et al: Protection of neonatal kittens against feline immunodeficiency virus infection with passive maternal antiviral antibodies, *AIDS* 9:235, 1995.

238. Quimby JM, Elston T, Hawley J et al: Evaluation of the association of *Bartonella* species, feline herpesvirus 1, feline calicivirus, feline leukemia virus and feline immunodeficiency virus with chronic feline gingivostomatitis, *J Feline Med Surg* 10:66, 2008.

239. Radford AD, Addie D, Belak S et al: Feline calicivirus infection ABCD guidelines on prevention and management, *J Feline Med Surg* 11:556, 2009.

240. Raith K, Müntener T, Vandevelde M et al: Encephalomyelitis resembling human and ruminant rhombencephalitis caused by *Listeria monocytogenes* in a feline leukemia virus-infected cat, *J Vet Intern Med* 24:983, 2010.

241. Rand J, Parent J, Percy D et al: Clinical, cerebrospinal fluid, and histological data from twenty-seven cats with primary inflammatory disease of the central nervous system, *Can Vet J* 35:103, 1994.

242. Ravi M, Wobeser GA, Taylor SM et al: Naturally acquired feline immunodeficiency virus (FIV) infection in cats from western Canada: prevalence, disease associations, and survival analysis, *Can Vet J* 51:271, 2010.

243. Rees TM, Lubinski JL: Oral supplementation with L-lysine did not prevent upper respiratory infection in a shelter population of cats, *J Feline Med Surg* 10:510, 2008.

244. Reeves N, Pollock R, Thurber E: Long-term follow-up study of cats vaccinated with a temperature-sensitive feline infectious peritonitis vaccine, *Cornell Vet* 82:117, 1992.

245. Reeves NA, Helps CR, Gunn-Moore DA et al: Natural Borna disease virus infection in cats in the United Kingdom, *Vet Rec* 143:523, 1998.

246. Reggeti F, Bienzle D: Feline immunodeficiency virus subtypes A, B and C and intersubtype recombinants in Ontario, Canada, *J Gen Virol* 85:1843, 2004.

247. Reynolds BS, Poulet H, Pingret J-L et al: A nosocomial outbreak of feline calicivirus associated virulent systemic disease in France, *J Feline Med Surg* 11:633, 2009.

248. Rice M, Wilks CR, Jones BR et al: Detection of astrovirus in the faeces of cats with diarrhoea, *N Z Vet J* 41:96, 1993.

249. Richards JR, Elston TH, Ford RB et al: The 2006 American Association of Feline Practitioners Feline Vaccine Advisory Panel report, *J Am Vet Med Assoc* 229:1405, 2006.

250. Ritz S, Egberink H, Hartmann K: Effect of feline interferon-omega on the survival time and quality of life of cats with feline infectious peritonitis, *J Vet Intern Med* 21:1193, 2007.

251. Rogers A, Hoover E: Fetal feline immunodeficiency virus infection is prevalent and occult, *J Infect Dis* 186:895, 2002.

252. Rohrbach BW, Legendre AM, Baldwin CA et al: Epidemiology of feline infectious peritonitis among cats examined at veterinary medical teaching hospitals, *J Am Vet Med Assoc* 218:1111, 2001.

253. Romatowski J, Lubkin S: Use of an epidemiologic model to evaluate feline leukemia virus control measures, *Feline Pract* 25:6, 1997.

254. Rottier PJ, Nakamura K, Schellen P et al: Acquisition of macrophage tropism during the pathogenesis of feline infectious peritonitis is determined by mutations in the feline coronavirus spike protein, *J Virol* 79:14122, 2005.

255. Rupprecht CE, Childs J: Feline rabies, *Feline Pract* 24:15, 1996.

256. Sand C, Englert T, Egberink H et al: Evaluation of a new in-clinic test system to detect feline immunodeficiency virus and feline leukemia virus infection, *Vet Clin Pathol* 39:210, 2009.

257. Savarino A, Pistello M, D'Ostilio D et al: Human immunodeficiency virus integrase inhibitors efficiently suppress feline immunodeficiency virus replication in vitro and provide a rationale to redesign antiretroviral treatment for feline AIDS, *Retrovirology* 4:79, 2007.

258. Savigny MR, Macintire DK: Use of oseltamivir in the treatment of canine parvoviral enteritis, *J Vet Emerg Crit Care (San Antonio)* 20:132, 2010.

259. Schoeman J, Kahn R, Meers J et al: Seroprevalence of FIV and FeLV infection and determination of FIV subtypes in sick domestic cats in South Africa (abstract), *J Vet Intern Med* 19:950, 2005.

260. Schorr-Evans E, Poland A, Johnson W et al: An epizootic of highly virulent feline calicivirus disease in a hospital setting in New England, *J Feline Med Surg* 5:217, 2003.

261. Schulman FY, Krafft AE, Janczewski T: Feline cutaneous fibropapillomas: clinicopathologic findings and association with papillomavirus infection, *Vet Pathol* 38:291, 2001.

262. Schulze C, Alex M, Schirrmeier H et al: Generalized fatal Cowpox virus infection in a cat with transmission to a human contact case, *Zoonoses Public Health* 54:31, 2007.

263. Scipioni A, Mauroy A, Vinje J et al: Animal noroviruses, *Vet J* 178:32, 2008.

264. Scott F: Update on FIP, *Proceedings of the 12th Kal Kan Symposium*, 1988, p 43.

265. Shalev Z, Duffy SP, Adema KW et al: Identification of a feline leukemia virus variant that can use THTR1, FLVCR1, and FLVCR2 for infection, *J Virol* 83:6706, 2009.

266. Shelton GH, Grant CK, Linenberger ML et al: Severe neutropenia associated with griseofulvin therapy in cats with feline immunodeficiency virus infection, *J Vet Intern Med* 4:317, 1990.

267. Siebeck N, Hurley DJ, Garcia M et al: Effects of human recombinant alpha-2b interferon and feline recombinant omega interferon on in vitro replication of feline herpesvirus-1, *Am J Vet Res* 67:1406, 2006.

268. Sigurdardottir OG, Kolbjornsen O, Lutz H: Orchitis in a cat associated with coronavirus infection, *J Comp Pathol* 124:219, 2001.

269. Simons FA, Vennema H, Rofina JE et al: A mRNA PCR for the diagnosis of feline infectious peritonitis, *J Virol Methods* 124:111, 2005.

270. Smith AW, Iversen PL, O'Hanley PD et al: Virus-specific antiviral treatment for controlling severe and fatal outbreaks of feline calicivirus infection, *Am J Vet Res* 69:23, 2008.

271. Sparkes A, Gruffydd-Jones T, Harbour D: An appraisal of the value of laboratory tests in the diagnosis of feline infectious peritonitis, *J Am Anim Hosp Assoc* 30:345, 1994.

272. Sparkes AH: Feline leukaemia virus and vaccination, *J Feline Med Surg* 5:97, 2003.

273. Sparkes AH, Gruffydd-Jones TJ, Harbour DA: Feline infectious peritonitis: a review of clinicopathological changes in 65 cases, and a critical assessment of their diagnostic value, *Vet Rec* 129:209, 1991.

274. Sponseller BA, Strait E, Jergens A et al: Influenza A pandemic (H1N1) 2009 virus infection in domestic cat, *Emerg Infect Dis* 16:534, 2010.

275. Squires RA: An update on aspects of viral gastrointestinal diseases of dogs and cats, *N Z Vet J* 51:252, 2003.

276. Stiles J, McDermott M, Bigsby D et al: Use of nested polymerase chain reaction to identify feline herpesvirus in ocular tissue from clinically normal cats and cats with corneal sequestra or conjunctivitis, *Am J Vet Res* 58:338, 1997.

277. Stiles J, Pogranichniy R: Detection of virulent feline herpesvirus-1 in the corneas of clinically normal cats, *J Feline Med Surg* 10:154, 2008.

278. Sukura A, Salminen T, Lindberg LA: A survey of FIV antibodies and FeLV antigens in free-roaming cats in the capital area of Finland, *Acta Vet Scand* 33:9, 1992.

279. Sundberg JP, Van Ranst M, Montali R et al: Feline papillomas and papillomaviruses, *Vet Pathol* 37:1, 2000.

280. Suntz M, Failing K, Hecht W et al: High prevalence of non-productive FeLV infection in necropsied cats and significant association with pathological findings, *Vet Immunol Immunopathol* 136:71, 2010.

281. Takano T, Azuma N, Hashida Y et al: B-cell activation in cats with feline infectious peritonitis (FIP) by FIP-virus-induced B-cell differentiation/survival factors, *Arch Virol* 154:27, 2009.

282. Takano T, Hohdatsu T, Hashida Y et al: A "possible" involvement of TNF-alpha in apoptosis induction in peripheral blood lymphocytes of cats with feline infectious peritonitis, *Vet Microbiol* 119:121, 2006.

283. Tammer R, Evensen O, Lutz H et al: Immunohistological demonstration of feline infectious peritonitis virus antigen in paraffin-embedded tissues using feline ascites or murine monoclonal antibodies, *Vet Immunol Immunopathol* 49:177, 1995.

284. Thiry E, Addie D, Belak S et al: Feline herpesvirus infection ABCD guidelines on prevention and management, *J Feline Med Surg* 11:547, 2009.

285. Thiry E, Addie D, Belak S et al: H5N1 avian influenza in cats ABCD guidelines on prevention and management, *J Feline Med Surg* 11:615, 2009.

286. Thiry E, Zicola A, Addie D et al: Highly pathogenic avian influenza H5N1 virus in cats and other carnivores, *Vet Microbiol* 122:25, 2007.

287. Tiensin T, Chaitaweesub P, Songserm T et al: Highly pathogenic avian influenza H5N1, Thailand, 2004, *Emerg Inf Dis* 11:1664, 2005.

288. Timmann D, Cizinauskas S, Tomek A et al: Retrospective analysis of seizures associated with feline infectious peritonitis in cats, *J Feline Med Surg* 10:9, 2008.

289. Torres AN, Mathiason CK, Hoover EA: Re-examination of feline leukemia virus: host relationships using real-time PCR, *Virology* 332:272, 2005.

290. Torres AN, O'Halloran KP, Larson LJ et al: Feline leukemia virus immunity induced by whole inactivated virus vaccination, *Vet Immunol Immunopathol* 134:122, 2010.

291. Townsend WM, Stiles J, Guptill-Yoran L et al: Development of a reverse transcriptase-polymerase chain reaction assay to detect feline herpesvirus-1 latency-associated transcripts in the trigeminal ganglia and corneas of cats that did not have clinical signs of ocular disease, *Am J Vet Res* 65:314, 2004.

292. Troyer JL, Vandewoude S, Pecon-Slattery J et al: FIV cross-species transmission: an evolutionary prospective, *Vet Immunol Immunopathol* 123:159, 2008.

293. Truyen U, Addie D, Belak S et al: Feline panleukopenia ABCD guidelines on prevention and management, *J Feline Med Surg* 11:538, 2009.

294. Uckun FM, Chen CL, Samuel P et al: In vivo antiretroviral activity of stampidine in chronically feline immunodeficiency virus-infected cats, *Antimicrob Agents Chemother* 47:1233, 2003.

295. Uckun FM, Waurzyniak B, Tibbles H et al: In vivo pharmacokinetics and toxicity profile of the anti-HIV agent stampidine in dogs and feline immunodeficiency virus-infected cats, *Arzneimittelforschung* 56:176, 2006.

296. Vahlenkamp TW, Harder TC, Giese M et al: Protection of cats against lethal influenza H5N1 challenge infection, *J Gen Virol* 89:968, 2008.

297. VandeWoude S, O'Brien SJ, Langelier K et al: Growth of lion and puma lentiviruses in domestic cat cells and comparisons with FIV, *Virology* 233:185, 1997.

298. Veir JK, Lappin MR, Dow SW: Evaluation of a novel immunotherapy for treatment of chronic rhinitis in cats, *J Feline Med Surg* 8:400, 2006.

299. Veir JK, Ruch-Gallie R, Spindel ME et al: Prevalence of selected infectious organisms and comparison of two anatomic sampling sites in shelter cats with upper respiratory tract disease, *J Feline Med Surg* 10:551, 2008.

300. Vennema H, Poland A, Hawkins K et al: A comparison of the genomes of FECVs and FIPVs and what they tell us about the relationships between feline coronaviruses and their evolution, *Feline Pract* 23:40, 1995.

301. Wang C, Johnson C, Ahluwalia S et al: Dual-emission FRET real-time PCR differentiates feline immunodeficiency virus and separates infected from vaccinated cats, *J Clin Microbiol* 48:1667, 2010.

302. Wardley RC, Povey RC: The clinical disease and patterns of excretion associated with three different strains of feline caliciviruses, *Res Vet Sci* 23:7, 1977.

303. Weaver EA: A detailed phylogenetic analysis of FIV in the United States, *PLoS One* 5, 2010.

303a. Weiss ATA, Klopfleisch R, Gruber AD: Prevalence of feline leukaemia provirus DNA in feline lymphomas, *J Feline Med Surg* 12:929, 2010.

304. White JD, Malik R, Norris JM et al: Association between naturally occurring chronic kidney disease and feline immunodeficiency virus infection status in cats, *J Am Vet Med Assoc* 236:424, 2010.

305. Wilkes RP, Kania SA: Evaluation of the effects of small interfering RNAs on in vitro replication of feline herpesvirus-1, *Am J Vet Res* 71:655, 2010.

306. Willis AM: Feline leukemia virus and feline immunodeficiency virus, *Vet Clin North Am Small Anim Pract* 30:971, 2000.

307. Wright KN, Gompf RE, DeNovo RC Jr: Peritoneal effusion in cats: 65 cases (1981-1997), *J Am Vet Med Assoc* 214:375, 1999.

308. Yilmaz H, Ilgaz A, Harbour DA: Prevalence of FIV and FeLV infections in cats in Istanbul, *J Feline Med Surg* 2:69, 2000

Infecções Bacterianas

Melissa Kennedy, Susan E. Little e Randolph M. Baral

As doenças bacterianas primárias são menos comuns em gatos, em comparação com outras espécies domésticas e seres humanos. Doenças bacterianas caninas importantes, como a leptospirose e a doença de Lyme (borreliose), não têm importância clínica em gatos, mesmo quando há soroconversão após exposição registrada. Contudo, as infecções bacterianas secundárias são complicações comuns de muitas condições, como doenças virais, traumatismo e cirurgia. As doenças bacterianas mais comuns são discutidas em outra parte deste livro, com o sistema corporal relevante. Neste capítulo, vamos discorrer sobre a bartonelose, as infecções micobacterianas e a nocardiose. A Tabela 33.8 contém um resumo das doenças bacterianas menos comuns.

Bartonelose

As espécies do gênero *Bartonella* vêm recebendo atenção cada vez maior tanto na medicina veterinária quanto na humana. Em termos históricos, seu papel na doença felina não era claro nem havia consenso. À medida que se aprendeu mais sobre essas bactérias, sua função como agentes causadores de doença ficou mais clara. O entendimento atual do papel desse gênero em gatos é discutido aqui.

As *Bartonella* spp. são bactérias gram-negativas muito pequenas, que podem sobreviver e replicar-se intracelularmente nos seus hospedeiros mamíferos, como as riquétsias. Seus alvos primários são células endoteliais vasculares e eritrócitos, e a disseminação para vários tecidos é facilitada pela infecção de macrófagos.[11] Há muitas espécies de *Bartonella* e muitas delas podem infectar seres humanos. Várias espécies de hospedeiros mamíferos estão adaptadas às diversas *Bartonella* spp. e mantêm uma bacteriemia por longos períodos sem quaisquer efeitos. Os organismos disseminam-se por uma variedade de vetores, inclusive mosquitos-pólvora, piolhos e pulgas; carrapatos podem ser vetores, mas isso ainda não foi comprovado de maneira definitiva.[11]

Foram identificadas várias espécies de *Bartonella* em gatos. A *B. clarridgeiae* causa bacteriemia assintomática em gatos. Foram encontradas outras espécies em casos isolados, mas a principal espécie em gatos é a *B. henselae*, o agente da doença da arranhadura do gato.[35]

Epidemiologia

Os gatos infectados com *Bartonella* podem ser encontrados em todo o mundo, mas a prevalência parece ser maior em climas quentes e úmidos.[35] Nos EUA, os estudos sobre a prevalência mostraram taxas de 5 a 40%. Além da transmissão por picadas de insetos vetores, os gatos podem se infectar por meio de uma mordida ou arranhão de outro animal infectado.[10] Foi registrada infecção de felídeos domésticos e não domésticos com *B. henselae*. É interessante notar que a variação genética entre os isolados de *B. henselae* é significativa, o que pode justificar a capacidade de a bactéria persistir em um animal infectado, bem como o fato de que gatos infectados podem reinfectar-se com cepas heterólogas.[35]

A *B. henselae* é transmitida naturalmente entre gatos pela pulga deles (*Ctenocephalides felis felis*), especificamente pelos excrementos dela. A transmissão de um gato para outro, mesmo por exposição transplacentária, é rara a inexistente.[35] Em geral, a bacteriemia resultante é de natureza crônica, embora possa ser intermitente.

Patogenia e sinais clínicos

Após infecção, as bactérias entram nos eritrócitos e células endoteliais, onde estão protegidas da resposta imune. Em experimentos, foi registrada a infecção de células progenitoras da medula óssea e pode ser o mecanismo para a infecção de eritrócitos.[10] A localização intraeritrocitária facilita a transmissão para os tecidos do hospedeiro, bem como para o vetor. A febre transitória tem sido associada

Tabela 33.8 Doenças bacterianas menos comuns de gatos.

Doença	Agente	Sinais clínicos	Diagnóstico	Tratamento	Comentários
Tétano[5,7,30]	*Clostridium tetani* Bacilo móvel gram-positivo, anaeróbico, formador de esporos	Surgem em 5 a 21 dias; formas localizada e generalizada; rigidez de membros, marcha rígida, cauda curvada dorsalmente, rigidez muscular, hipertermia, sinais de nervos cranianos, espasmos dos músculos faciais e mastigatórios, espasmos musculares reflexos/ contração tônica. Convulsões, morte em decorrência de comprometimento respiratório	História de ferimento recente, sinais clínicos; títulos séricos de anticorpo para a toxina tetânica	Antitoxina tetânica, penicilina G ou metronidazol; clorpromazina, barbitúricos, benzodiazepínicos; relaxantes musculares, como metocarbamol; cuidados de enfermagem	Transmissão por esporos resistentes ao ambiente, introduzidos em feridas; doença causada por neurotoxina formada durante o crescimento vegetativo; as formas localizadas têm melhor prognóstico, a mortalidade decorrente de complicações na doença generalizada é alta
Tularemia[4,28,70,73]	*Francisella tularensis* Bacilo gram-negativo não formador de esporos	Febre, depressão, linfadenomegalia generalizada, hepatomegalia, esplenomegalia, úlceras bucais, icterícia, abscessos secretores, panleucopenia	Sorologia para anticorpo microscópico aglutinante	Não há tratamento validado; os antibióticos sugeridos são aminoglicosídios, tetraciclinas, fluoroquinolonas	Zoonótica; cepas dos tipos A e B isoladas de gatos nos EUA; transmissão por contato com reservatórios silvestres (roedores, coelhos), carrapatos vetores ou ambiente contaminado
Peste[24,61]	*Yersinia pestis* Cocobacilo gram-negativo anaeróbico facultativo não formador de esporos	Forma bubônica: febre, desidratação, linfadenomegalia, abscessos cervicais/ submandibulares, hiperestesia; forma septicêmica: choque séptico, rapidamente fatal; pode desenvolver-se forma pneumônica por disseminação hematogênica ou linfogênica; 50% morrem na fase aguda	Sinais clínicos, informação epidemiológica; contatar laboratório de saúde pública para orientação para submeter amostras a cultura (líquidos, tecidos, aspirados, sangue), teste do anticorpo fluorescente direto, sorologia	Técnicas estritas de enfermagem de barreira; eliminação de pulgas; os antimicrobianos recomendados incluem aminoglicosídios, penicilinas	Zoonótica; transmitida pela ingestão de roedores ou coelhos infectados, picadas de pulgas infectadas na presa

a infecção primária e recorrência da bacteriemia em gatos com infecção crônica após um evento estressante, como cirurgia.[10] Foram relatadas letargia, anorexia e linfadenomegalia após infecção experimental, e observadas menos comumente manifestações transitórias leves, como nistagmo e tremores.[35] No entanto, na infecção natural, são incomuns sinais clínicos. A infecção com *Bartonella* foi associada a gengivoestomatite, mas não se demonstrou a causa disso.[67] Na verdade, também foi observada a ausência de associação entre a infecção crônica com *Bartonella* e gengivoestomatite.[23] Nenhuma associação a outras síndromes, inclusive doenças renais, pancreáticas, neurológicas, nasais ou oculares, foi comprovada. A doença mais grave tem sido observada em pessoas imunocomprometidas infectadas com *Bartonella*, mas nenhuma acentuação foi observada com a infecção concomitante com o FeLV ou o FIV em gatos. Entretanto, observou-se uma associação entre a infecção concomitante com o FeLV e o *B. henselae*. Isso indica que a infecção com o primeiro pode predispor à infecção com a última.[14] São necessários grandes estudos epidemiológicos para determinar que papel, se houver algum, a *B. henselae* desempenha na doença felina.

Diagnóstico

Os veterinários podem ser questionados para testar gatos de companhia por causa de um diagnóstico de doença associada a *Bartonella* nos proprietários desses gatos. O diagnóstico de infecção ativa é difícil e, provavelmente, depende de múltiplos ensaios. O achado do organismo em esfregaços sanguíneos é notoriamente insensível e não é considerado um método diagnóstico viável.[35] Só a sorologia também é difícil, pois ocorrem tanto resultados falso-positivos quanto falso-negativos. Os níveis de anticorpos podem permanecer elevados por períodos prolongados, mesmo se o organismo for eliminado. Além disso, é difícil comprovar a eliminação do organismo. As preparações de antígeno variam entre os diferentes ensaios sorológicos, afetando os resultados. Desse modo, embora o valor preditivo positivo de um teste positivo seja baixo, o valor preditivo negativo de um resultado soronegativo é muito maior.[35]

O diagnóstico definitivo de infecção deve ser estabelecido com cultura e/ou PCR de amostras sanguíneas. Em geral, é preciso testar múltiplas amostras, por causa da natureza intermitente da bacteriemia. A cultura é feita por coleta sanguínea estéril em tubo contendo ácido etilenodiaminotetracético (EDTA). Os tubos devem ser mantidos resfriados até a chegada ao laboratório diagnóstico. Como são necessários meios enriquecidos e condições especiais, devem ser escolhidos e consultados laboratórios com experiência em lidar com esse organismo para orientarem sobre a melhor maneira de coleta e os métodos de transporte.[35]

A detecção de ácido nucleico pela PCR é muito mais rápida, porém não é mais sensível que a cultura e nada revela sobre a viabilidade do organismo. Os mesmos cuidados necessários para a coleta de amostras para cultura são necessários para a PCR.

Tratamento

É difícil avaliar a eficácia do tratamento, por causa da natureza intermitente da bacteriemia. Ante a possibilidade de resistência a antibióticos, só é recomendado o tratamento de gatos com doença clínica.[34] Não foram determinados esquemas de tratamento ideais. Atualmente, as recomendações são usar doxiciclina ou amoxicilina-clavulanato inicialmente; se não houver resposta em 7 dias e outros diagnósticos forem excluídos, pode ser necessário tratamento com azitromicina ou fluoroquinolonas.[13] Além disso, é recomendado o tratamento prolongado (pelo menos durante 4 semanas). Os proprietários devem ser alertados sobre as limitações do diagnóstico e resultados falso-positivos.

Prevenção

A ênfase para o controle de infecções com *Bartonella* deve ser no controle de pulgas o ano inteiro.[13] Gatos soropositivos para *Bartonella* não devem ser usados como doadores de sangue.[35] Não existe vacina.

Infecções microbianas

Mycobacterium é um gênero de bastonetes aeróbicos, não formadores de esporos, imóveis, gram-positivos e pleomórficos com amplas variações na afinidade pelo hospedeiro e no potencial patogênico. Tradicionalmente, as micobactérias são classificadas por seu crescimento em cultura (lento, difícil de cultivar, rápido); pelo fato de produzirem ou não tubérculos ou doença lepromatosa ou granulomatosa; ou pelo fato de haver disseminação ou não (Tabela 33.9). Mais recentemente, o sequenciamento do DNA de várias regiões genômicas forneceu mais subsídios sobre a taxonomia e foram descobertas três novas espécies de micobactérias exigentes. Em gatos, essa classe diversa de bactérias produz várias síndromes aparentemente não relacionadas que serão comentadas neste capítulo como:

1. Organismos de crescimento lento que produzem ou não tubérculos
   a. Micobactérias causadoras de tuberculose
   b. Complexo do *Mycobacterium tuberculosis* (CMA ou MAC) e outros saprófitas de crescimento lento.
2. Organismos produtores de granuloma leproide que não podem ser cultivados pelos métodos tidos como os padrões
   a. Hanseníase felina.
3. Micobactérias de crescimento rápido fáceis de cultivar.

Complexo do Mycobacterium tuberculosis

A tuberculose felina é causada pelo complexo do *Mycobacterium tuberculosis*, principalmente *M. microti* e *M. bovis*. Essas micobactérias sobrevivem em hospedeiros mamíferos. Os únicos hospedeiros reservatórios do *M. tuberculosis* são seres humanos; bovinos são os hospedeiros predominantes do *M. bovis*; e o *M. microti* é prevalente em pequenos roedores, como arganazes, musaranhos e camundongos-do-campo no Reino Unido. Os gatos são naturalmente mais resistentes ao *M. tuberculosis* que ao *M. bovis* ou o *M. microti*.

Tabela 33.9 Espécies de Mycobacterium que infectam gatos.

Organismo	Fatores ambientais	Características clínicas	Suscetibilidade a fármacos ou tratamento bem-sucedido relatado*
TUBERCULOSOS DE CRESCIMENTO LENTO | TUBÉRCULOS E LINFADENITE, DISSEMINAÇÃO OCASIONAL			
M. tuberculosis	Urbano, contato íntimo com pessoa acometida	Em geral respiratórias, localização pulmonar; pode disseminar-se sistemicamente	Isoniazida, rifampicina, etambutol, pirazinamida
M. bovis	Gatos rurais ingerem carne bovina crua ou laticínios ou animais silvestres infectados	Em geral distúrbios alimentares; pode haver acometimento respiratório, cutâneo ou linfático, às vezes disseminação sistêmica	Rifampicina, claritromicina, fluoroquinolonas, etambutol, isoniazida, excisão cirúrgica de lesões cutâneas
M. microti	Rurais, suburbanos, caçadores, ferimentos por mordidas, exposição a presas, ingestão de roedores	Lesões nodulares cutâneas com secreção, ulceração, linfadenomegalia periférica, miosite local, artrite, osteomielite, às vezes pneumonia, infecção peritoneal ou disseminação sistêmica	Claritromicina/azitromicina, fluoroquinolonas + rifampicina; rifampicina, isoniazida, etambutol
LEPROMATOSOS | DERMATOSE CUTÂNEA NODULAR			
M. lepraemurium	Climas frios úmidos, meses de inverno, gatos com menos de 3 anos de idade expostos a roedores infectados que servem de presas	Nódulos dérmicos cutâneos e subcutâneos isolados a múltiplos na cabeça e nas extremidades, úlceras, fístulas, só abscessos regionais se disseminam	Claritromicina, clofazimina, doxiciclina ou minociclina, rifampicina, remoção cirúrgica
Hanseníase felina, cepa Tarwin de *Mycobacterium* sp.	Costa central de New South Wales, Austrália, Nova Zelândia, animais com mais de 10 anos de idade; predispõe ao vírus da imunodeficiência felina	Múltiplos nódulos dérmicos subcutâneos, sem ulceração, às vezes disseminação	Claritromicina, clofazimina, rifampicina
"Candidato *M. visibile*"	Oeste do Canadá e EUA, exposição ambiental?	Cutâneo e disseminado	Clofazimina
NÃO TUBERCULOSOS | PIOGRANULOMATOSOS			
Saprófitas de crescimento lento | Lesões cutâneas, linfadenite, disseminação em hospedeiros imunocomprometidos			
Complexo do *M. avium*	Exposição a solo, água ou poeira infectados; solos ácidos contaminados com fezes ou carcaças de aves, mais prevalente em gatos das raças Siamêse Abissínio	Granulomas dérmicos e em linfonodos regionais, infiltração alimentar, granulomas de córnea, disseminação sistêmica	Claritromicina, clofazimina, doxiciclina ou minociclina, rifabutina, etambutol; a rifampicina é preferível por ter melhor penetração se houver acometimento do sistema nervoso central
M. genavense	Exposição ambiental em hospedeiro imunocomprometido	Linfadenite disseminada	Claritromicina, etambutol, fluoroquinolonas, clofazimina
Complexo do *M. leprae*	Exposição ambiental	Lesões cutâneas	Claritromicina, fluoroquinolonas, rifampicina
M. simiae	Exposição ambiental	Cutânea e disseminadas	Claritromicina, fluoroquinolonas, rifampicina?
M. ulcerans	Exposição ambiental	Cutâneas	Remoção cirúrgica, claritromicina
Micobactérias saprófitas de crescimento rápido (MCR) | Infecções cutâneas e subcutâneas piogranulomatosas			
Paniculite micobacteriana: *M. smegmatis* (Austrália), *M. fortuitum* (EUA)	Exposição ao solo e à água; ferimentos por mordidas e punções; hospedeiro imunocomprometido	Granulomas cutâneos e subcutâneos, especialmente na região inguinal, úlceras, drenagem, com disseminação regional apenas; infecções secundárias em feridas	Remoção cirúrgica, excisão ampla, suscetibilidade variável às fluoroquinolonas, doxiciclina, aminoglicosídeos, clofazimina, claritromicina, trimetoprima-sulfonamida

*Um mínimo de dois e, em geral, três fármacos devem ser sempre usados em combinação.

Adaptada da Tabela 50-2 em Greene CE, editor. *Infectious diseases of the dog and cat*, ed 3, St Louis, 2006, Elsevier.

Epidemiologia

As infecções felinas com *M. tuberculosis* são consideradas antropozoonoses; a direção da transmissão é de um ser humano para um animal. A disseminação da infecção de volta de gatos para pessoas não foi relatada. Em geral, os bacilos da tuberculose não são transmissíveis como outros patógenos bacterianos, o que leva à exposição frequente ou a uma grande dose do patógeno para produzir doença.

O modo primário de transmissão do *M. tuberculosis* é pela inalação de gotículas aerossolizadas com cerca de 3 a 5 μm de diâmetro capazes de alcançar os alvéolos. A prevalência de infecções humanas e animais com o *M. tuberculosis* diminuiu em muitos países graças às medidas eficazes de controle da infecção em pessoas, embora aumentos imprevistos na prevalência venham acontecendo em certas populações humanas por conta de inúmeros fatores, como a imunossupressão decorrente da infecção com o HIV e o uso de drogas ilícitas. Assim, a tuberculose resistente a múltiplos fármacos emergiu nessas populações devido ao descumprimento do tratamento medicamentoso. Isso pode aumentar o risco da infecção nos gatos em contato com tais populações humanas.

O *M. bovis* infecta muitas espécies de animais e também pessoas, sendo encontrado em todo o mundo, embora a tuberculose bovina tenha sido erradicada na maioria dos países industrializados. A via mais comum de infecção com o *M. bovis* é pelo trato gastrintestinal, mediante o consumo de leite ou carne de bovinos contaminados. Em muitos países, a tuberculose bovina estabeleceu-se em hospedeiros silvestres (p. ex., o cervo-de-cauda-branca no Michigan,[45] o texugo no Reino Unido[21] e o gambá-de-cauda-peluda na Nova Zelândia[15]), de modo que os gatos podem continuar a infectar-se, mesmo em áreas onde a infecção de animais domésticos é incomum. Nessa situação, é mais provável que os gatos se infectem ao comer pequenos mamíferos silvestres com infecção secundária.[20,22]

Gatos infectam-se mais comumente com o *M. bovis* que cães e podem excretar o organismo nas fezes e, assim, disseminar a infecção em fazendas. Nos EUA, os gatos raramente são responsáveis pela transmissão da infecção para pessoas.[71] No entanto, em algumas áreas do mundo, como em Buenos Aires, a infecção de gatos com o *M. bovis* pode constituir um risco significativo para a saúde humana.[75]

A infecção com *M. microti* é vista mais comumente em gatos rurais na Grã-Bretanha. É mais provável que seja transmitida pela ingestão de presas caçadas, como camundongos e arganazes.[33,41]

Patogenia

Os bacilos da tuberculose entram no corpo pelo trato respiratório ou alimentar ou por penetração cutânea. Em gatos, a infecção com *M. bovis* é mais comum que com *M. tuberculosis*; assim, em geral tonsilas, linfonodos mandibulares e ileocecais são infectados. Os ileocecais constituem a localização mais comum e de onde o *M. bovis* é eliminado.

Gatos com infecções mucocutâneas causadas por *M. tuberculosis* ou por organismos do complexo do *M. avium* desenvolvem um infiltrado piogranulomatoso com quantidades variáveis de necrose, presença de células gigantes mul-

tinucleadas e graus de infiltração linfoide.[47] Os organismos de *M. tuberculosis* costumam ser extracelulares, enquanto os do complexo do *M. avium* em geral são intracelulares.

Sinais clínicos

A tuberculose felina costuma ser uma doença subclínica, geralmente adquirida pelo contato com pessoas infectadas com *M. tuberculosis* ou *M. bovis*.[69] Quando há sinais clínicos, eles são similares se a infecção for por *M. tuberculosis*, *M. bovis* ou *M. microti* e costumam indicar o local da formação de granuloma. Os gatos podem desenvolver infecções cutâneas localizadas com *M. bovis* e *M. microti*, vistas como nódulos dérmicos com úlceras secretoras que não cicatrizam no local de uma ferida causada por mordida ou arranhão ou uma lesão penetrante. Pode surgir linfadenopatia regional.[33] A infecção pulmonar causa dispneia e tosse.[33] Disfagia, ânsia de vômito, hipersalivação e aumento tonsilar podem resultar de lesões orofaríngeas ulceradas e com secreção crônica. Lesões intestinais localizadas podem causar perda de peso, anemia, vômitos e diarreia, bem como aumento de linfonodos mesentéricos e efusão abdominal.

A doença disseminada resultante de *M. bovis* ou *M. microti* pode desenvolver-se a partir de lesões uterinas e causar disfunção respiratória.[33] Outros sinais de doença disseminada são massas abdominais, aumento de órgãos, linfadenomegalia generalizada, anorexia, perda de peso e febre. O *M. bovis* pode estar associado a coroidite tuberculosa e descolamento da retina.[25] Também pode ocorrer morte súbita.

Complexo do Mycobacerium avium

Os organismos do complexo do *M. avium* são micobactérias oportunistas que sobrevivem no solo e na água (isto é, são saprófitas). Outras micobactérias de crescimento lento, como *M. genavense*, *M. simiae*, *M. xenopi*, *M. terrae* e *M. kansasii*, têm um nicho ambiental similar e podem causar doença clínica em gatos, devendo, portanto, ser consideradas no mesmo contexto. A infecção clínica com esses organismos resulta em granulomas, mas não tubérculos verdadeiros. Em gatos, pode ocorrer linfadenite localizada, mas a doença pode disseminar-se se o gato não elaborar uma resposta imune apropriada. Portanto, ocorre infecção disseminada com o MAC em animais imunocomprometidos, como gatos que recebem tratamento imunossupressor após transplante renal[31] e aqueles com infecções retrovirais;[40] deficiências imunes congênitas também são consideradas um fator predisponente possível.[6]

Epidemiologia

O MAC e outras micobactérias saprófitas de crescimento lento são onipresentes em todo o mundo no solo e na água quando as condições são ácidas (pH de 5 a 5,5) e os solos são ricos em matéria orgânica, como pântanos, planícies costeiras e águas salobras costeiras.[48] O MAC é encontrado em grande número nas fezes de aves infectadas. A infecção de gatos ocorre por ingestão de carne infectada ou contato com solo ou fômites contaminados. Apesar da natureza bastante disseminada dos organismos do MAC no ambiente, são incomuns infecções em gatos, por causa da resistência natural. Não se encontrou evidência de disseminação de organismos do MAC de animais para pessoas.

Patogenia

A infecção com organismos do MAC começa com a ingestão de alimento contaminado ou contato com o organismo no ambiente. As infecções com o MAC em gatos geralmente se disseminam por muitos tecidos e são causadas por organismos estreitamente relacionados com a subespécie *paratuberculosis* do *M. avium*, que causa enterite granulomatosa crônica em ruminantes (doença de Johne). Acredita-se que os animais com doença de Johne adquiram a infecção quando neonatos, embora de início ela se torne quiescente. Estresse ou imunossupressão em período mais tardio da vida possibilitam que os organismos se repliquem e causem doença. Pode ocorrer um cenário similar em raças de gatos predispostas (Siamês, Abissínio), em que a infecção tipicamente se desenvolve quando eles são jovens, possivelmente por causa de defeitos na imunidade mediada por células.[6,44]

Sinais clínicos

Em geral, as infecções localizadas seguem-se a ferimentos causados por mordidas ou arranhões, de maneira que os sinais clínicos são aumento de linfonodos regionais e tumefações subcutâneas, em especial em torno da cabeça e na face. Outros sinais são perda de peso, anorexia e febre. Pode ocorrer infecção disseminada com sinais clínicos refletindo as áreas acometidas.[6,8] Os achados clínicos podem ser espessamento de alças intestinais, hepatomegalia, esplenomegalia e linfadenomegalia; em uma série de 12 gatos, 10 tinham aumento de linfonodos mesentéricos e 6 dos poplíteos.[6] É comum reconhecer infiltrado pulmonar intersticial nodular em radiografias, mas isso não resulta necessariamente em sinais respiratórios (Figuras 33.25 e 33.26). Observa-se infecção disseminada particularmente em Abissínios, em que os sinais de doença se desenvolvem antes dos 5 anos de idade.[6,66]

Diagnóstico de infecções com o complexo do M. tuberculosis e MAC

Os achados clínicos laboratoriais em infecções bacterianas costumam ser inespecíficos. É possível ver anemia arregenerativa e há relatos de ter sido macrocítica em alguns gatos com infecções intestinais.[44] Outros achados são leucocitose neutrofílica, hiperglobulinemia e hipercalcemia.[1,6,59] Exames de imagem podem revelar massas em vários sistemas orgânicos. Linfadenomegalia traqueobrônquica, infiltrados pulmonares intersticiais, lesões pulmonares calcificadas e líquido pleural ou pericárdico podem ser observados em radiografias torácicas. Hepatomegalia, esplenomegalia, massas abdominais solitárias e ascite podem ser vistas em radiografias abdominais ou ultrassonografia.

Os métodos de diagnóstico específicos são coloração álcool-acidorresistente, cultura para micobactérias, biopsia com exame histopatológico e detecção direta de organismos. O teste intradérmico com tuberculina não é confiável em gatos como em outras espécies, como cães.

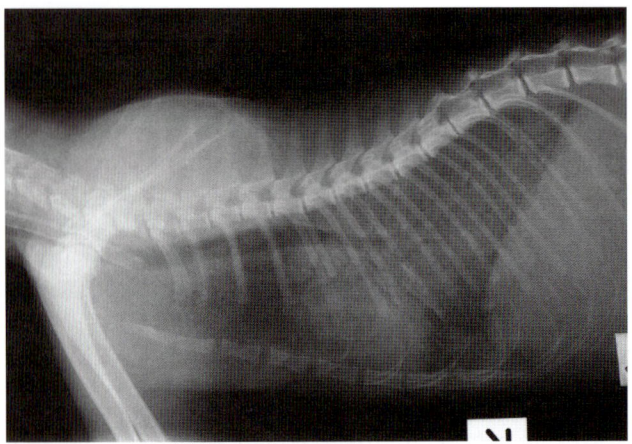

Figura 33.25 Radiografia lateral de um gato Abissínio castrado. O padrão pulmonar intersticial difuso foi causado por infecção disseminada com MAC. (*De Baral RM, Metcalfe SS, Krockenberger MB et al. Disseminated* Mycobacterium avium *infection in young cats: overrepresentation of Abyssinian cats*, J Feline Med Surg 8:23, 2006.)

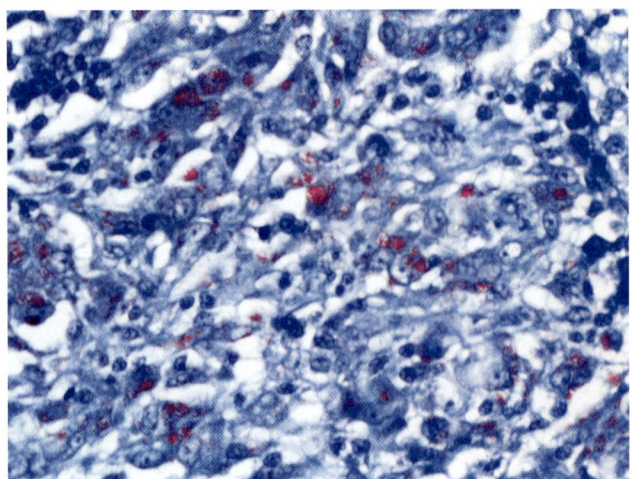

Figura 33.26 Microfotografia com grande aumento de um linfonodo do gato mostrado na Figura 33.25. O corante de Ziehl-Neelsen mostra bacilos intracelulares álcool-acidorresistentes (corados em rosa com fucsina carbólica) em macrófagos. (*Cortesia do Dr. Randolph Baral.*)

A coloração álcool-acidorresistente (Ziehl-Neelsen) de amostras citológicas obtidas por aspirados teciduais ou esfregaços por impressão de amostras de biopsia é um método de diagnóstico amplamente disponível e útil. Organismos álcool-acidorresistentes também podem ser demonstrados em lesões ao exame histopatológico de amostras de biopsia tecidual ou em esfregaços diretos de exsudatos ou líquidos. Os bacilos intracelulares da tuberculose têm forma de bastão e aparência de contas de rosário. Os de *M. tuberculosis* podem ser encontrados em localizações extracelulares.[47] Em geral, os do MAC são menores e presentes em grande número dentro de células infectadas. Quando as amostras de biopsia são obtidas de lesões onde se suspeita de infecção micobacteriana, a amostra deve ser dividida em três pedaços. Um pedaço é fixado em formalina para histopatologia e coloração álcool-ácidorresistente e um é enviado para cultura bacteriana de rotina. Um terceiro pedaço é colocado em um recipiente estéril e congelado. Se a primeira amostra força positiva para a coloração álcool-acidorresistente, a amostra congelada pode ser submetida a cultura micobacteriana. Pode-se fazer a PCR com amostras fixadas em formalina.

O achado de organismos álcool-acidorresistentes confirma infecção micobacteriana, mas é necessária uma cultura para determinar a espécie para avaliar o risco zoonótico, as fontes de infecção e opções de tratamento. Infelizmente, o crescimento dos organismos micobacterianos é muito lento e pode falhar em cultura. Deve-se consultar um laboratório especializado para orientar sobre a preparação da amostra e os meios de transporte.

Os métodos de detecção específicos para organismos micobacterianos em líquidos corporais e amostras de tecidos são ensaio imunossorvente ligado a enzima, radioimunoensaio e PCR. A PCR parece ser altamente sensível quando os organismos são abundantes na amostra, mas resultados falso-negativos são possíveis mesmo quando há poucos organismos, pois é difícil extrair e purificar o ácido nucleico. Portanto, os métodos fundamentados na detecção de ácido nucleico não devem substituir os convencionais de isolamento de micobactérias, e sim ser complementares, como para identificar organismos encontrados em cultura de amostras clínicas.

À necropsia, a emaciação generalizada é um achado comum. Surgem granulomas focais em muitos órgãos, na forma de lesões nodulares circunscritas amarelo-acinzentadas a amarelas. Os locais primários de lesão em gatos são os linfonodos ileocecais e mesentéricos. A infecção disseminada pode resultar em lesões nos linfonodos mesentéricos, no baço e na pele. Os locais incomuns de lesões são ossos, articulações, genitais e conjuntivas. Ao exame histológico, os granulomas consistem em necrose focal circundada por plasmócitos e macrófagos em uma cápsula de tecido conjuntivo.

Sempre devem ser tomadas precauções ao se manipular material particularmente tuberculoso, para evitar infecção humana. Em muitos países, há leis específicas para o diagnóstico e a comunicação de casos suspeitos de tuberculose.

Tratamento de infecções com o complexo do M. tuberculosis e do MAC

O tratamento de infecções tuberculosas micobacterianas deve ser separado do de infecções disseminadas com micobactérias saprófitas de crescimento lento, por causa do potencial zoonótico do *M. tuberculosis*. Gatos infectados com *M. bovis* não parecem correr maior risco do que seus proprietários,[18,19] e relatos de infecções com *M. microti* em pessoas parecem estar associados ao contato direto com roedores.[60] São necessárias considerações adicionais antes da administração prolongada (às vezes indefinida) de fármacos dispendiosos e que podem trazer incerteza quanto ao cumprimento das prescrições por parte do paciente, bem como se pessoas imunossuprimidas podem estar expostas. O aumento da resistência antimicrobiana aos fármacos usados para tratar a tuberculose humana também precisa ser considerado, pois o tratamento rotineiro de infecções em animais pode contribuir para o desenvolvimento de resistência. Infecções com micobactérias saprófitas, como as do MAC e do *M. microti*, são apropriadas para se considerar tratamento.

Quando se toma a decisão de tratar, convém iniciar o tratamento com base no diagnóstico citológico ou histológico, pois os resultados da cultura micobacteriana e a identificação da espécie costumam levar várias semanas se o organismo crescer em cultura. O tratamento de doença micobacteriana tem várias dificuldades. Para serem eficazes, os antimicrobianos precisam alcançar concentrações terapêuticas dentro dos fagócitos em vários tecidos, mas com toxicidade mínima para o hospedeiro. É importante lembrar que há uma propensão das espécies de micobactérias em geral, e dos organismos do MAC em particular, ao desenvolvimento espontâneo e rápido de mutantes resistentes a antibióticos.[58] Portanto, devem ser usados vários antibióticos, para se reduzir a possibilidade do desenvolvimento de clones resistentes. Contudo, o uso concomitante de vários agentes aumenta a probabilidade de reações medicamentosas adversas, pois cada agente tem um perfil de toxicidade potencial. Além disso, alguns dos perfis de toxicidade sobrepõem-se.[58]

As infecções com *M. bovis* e *M. microti* em gatos foram tratadas com sucesso com uma combinação de rifampicina mais enrofloxacino ou marbofloxacino, mais claritromicina ou azitromicina.[18,33] Convém tratar infecções localizadas com o MAC (ou outros saprófitas de crescimento lento) com excisão cirúrgica seguida pela combinação dos antibióticos claritromicina e doxiciclina.[46] O melhor tratamento de infecções disseminadas com o MAC (ou outros saprófitas de crescimento lento) é com claritromicina combinada com pelo menos um outro agente, como clofazimina ou rifampicina.[6] Há resistência disseminada das cepas do MAC às fluoroquinolonas tradicionais,[2] mas agentes mais novos, como o moxifloxacino, podem ter algum papel no tratamento de infecções com esses organismos. Mais detalhes sobre esses fármacos, incluindo suas dosagens, são apresentados na Tabela 33.10.

Prevenção de infecções com o complexo do M. tuberculosis e MAC e considerações de saúde pública

Gatos (e cães) devem ser avaliados como fontes temporárias de disseminação da infecção quando se identifica *M. tuberculosis* em pessoas e quando ocorrem surtos de *M. bovis* em bovinos de fazendas. A prevenção da infecção em gatos envolve tentar impedir que cacem e evitar que se alimentem com carne e leite potencialmente infectados. Os organismos do MAC podem ser adquiridos do ambiente tanto por gatos quanto por pessoas.

As micobactérias são mais resistentes ao calor, a alterações de pH, à luz ultravioleta e à desinfecção rotineira que outras bactérias patogênicas. O equipamento contaminado deve ser limpo manualmente com um detergente neutro antes da desinfecção. As micobactérias são mortas pelo alvejante doméstico (água sanitária, isto é, hipoclorito de sódio) a 5% em 15 min e glutaraldeído a 2% por 10 min à temperatura ambiente. Alcoóis etílico e isopropílico podem ser usados como enxaguante final.

Hanseníase felina

A hanseníase felina foi descrita pela primeira vez na década de 1960 e consiste em granulomas nodulares solitários ou múltiplos bem circunscritos na pele e/ou subcútis, resultantes de infecção micobacteriana. Infelizmente, as espécies

Tabela 33.10 Tratamento antimicrobiano de infecções causadas por micobactérias de crescimento lento.

Fármaco	Dose (mg/kg)a	Via	Intervalo (h)	Toxicidades
MICOBACTÉRIAS DA TUBERCULOSE | M. TUBERCULOSIS, M. BOVIS, M. MICROTI				
Tratamento (mínimo de duas, e de preferência três, classes diferentes dos seguintes fármacos em combinação)[b]				
Isoniazida	10 a 20[c]	VO	24	Hepatotóxica, convulsões, insuficiência renal aguda, neurite periférica
Rifampicina	10 a 20[d]	VO	24	Hepatotóxica; altera a cor de mucosas, lágrimas e urina
Etambutol	10 a 25	VO	24	Neurite óptica
Di-hidroestreptomicina	15	IM	24	Ototóxica
Pirazinamida[e]	15 a 40	VO	24	Hepatotóxica, sinais GI, artralgia
Claritromicina	5 a 15 Total de 62,5	VO	12 12	Sinais GI, hepatotóxica, eritema cutâneo, reações alérgicas
Azitromicina	7 a 15	VO	24	Sinais GI?
Enrofloxacino	5	VO	24	Vômitos, toxicidade retiniana
Marbofloxacino	2		24	Toxicidade retiniana?
MICOBACTÉRIAS DE CRESCIMENTO LENTO: COMPLEXO DO M. AVIUM, M. TERRAE, M. SIMIAE E M. ULCERANS				
Claritromicina	7,5 a 15	VO	12	Eritema cutâneo, hepatotoxicidade
Clofazimina[f]	8 a 10 Total de 25 mg[g]	VO	24 24	Tinge os líquidos corporais de alaranjado, hepatotóxica, sinais GI, fotossensibilização
Rifampicina	10 a 20 Total de 75 mg	VO	24 24	Hepatotóxica, eritema cutâneo, altera a cor dos líquidos corporais
Doxiciclina	5 a 10[h]	VO	12	Vômitos, esofagite

[a]Dose por administração no intervalo especificado. Após administração diária por semanas a meses, passar para administração 2 vezes/semana por 6 a 9 meses.
[b]Tratamento por, no mínimo, 2 meses com três fármacos combinados (p. ex., rifampicina com uma fluoroquinolona [p. ex., marbofloxacino] e com claritromicina ou azitromicina).
[c]Máximo de 300 mg/dia.
[d]Máximo de 600 mg/dia.
[e]Ineficaz para cepas de *M. bovis*.
[f]Disponível apenas em farmácias de manipulação na maioria dos países.
[g]Como alternativa, pode-se dar um total de 50 mg a cada 48 h.
[h]Pode-se aumentar a dose até 10 mg/kg para melhorar a eficácia, mas apenas se esse nível for tolerado; oferecer com alimento ou administrar água para evitar lesão esofágica; se possível, usar sal monoidratado para minimizar a irritação gastrintestinal.
GI, gastrintestinal; *IM*, intramuscular; *VO* via oral.
Adaptada da Tabela 50.4 em Greene, CE, editor. *Infectious diseases of the dog and cat*, ed 3, St Louis, 2006, Elsevier.

causadoras são exigentes e, em geral, não crescem com as técnicas micobacteriológicas rotineiras, mesmo em laboratórios especializados. Estudos recentes que incorporam metodologias da PCR levaram ao reconhecimento de que há numerosos agentes associados à hanseníase felina, inclusive *M. lepraemurium*, bem como pelo menos três novos agentes micobacterianos.[4,7,27] Na Austrália e na Nova Zelândia, a hanseníase felina tem sido considerada composta por duas síndromes: uma causada pelo *M. lepraemurium* (que acomete gatos mais jovens, principalmente imunocompetentes) e uma causada por uma nova espécie micobacteriana, atualmente descrita como *Mycobacterium* sp. do gato (acomete gatos mais velhos, imunocomprometidos).[52] No entanto, um estudo recente reconheceu outro organismo de uma área regional específica, descrita como cepa Tarwin do *Mycobacterium* sp., sem predisposição etária ou sexual óbvia em gatos acometidos.[27] Em um estudo com 26 gatos na Nova Zelândia e na Colúmbia Britânica, no Canadá, várias espécies foram identificadas, como *M. lepraemurium*, *M. intracellulare*, *M. mucogenicum* e *M. septicum*, bem como um caso de *Mycobacterium* sp. em um gato.[17] Foram diagnosticados três gatos do Noroeste dos EUA e do Oeste do Canadá com doença cutânea difusa e disseminada, similar à hanseníase lepromatosa difusa em pessoas causada pelo *M. visibile*.[7]

A hanseníase felina foi relatada em diversas regiões do mundo, como Nova Zelândia, Austrália, Reino Unido, Holanda, EUA, Canadá e Itália. Muitos casos originam-se em áreas costeiras temperadas. Isso sugere que as vias de infecção possam ser mordidas de roedores ou picadas de insetos ou contaminação com organismos do solo de feridas de brigas de gatos.[56]

A hanseníase felina caracteriza-se por nódulos únicos ou múltiplos na pele e/ou subcútis, em geral na cabeça, na face, nos membros ou tronco. Os nódulos são indolores, bem circunscritos, móveis e firmes ou macios à palpação. A pele sobrejacente pode estar intacta ou ulcerar se as lesões forem grandes. Na doença avançada, pode haver acometimento de linfonodos regionais e tecidos locais, bem como do fígado ou do baço.

O diagnóstico é similar ao de outras infecções micobacterianas; é essencial que o clínico tenha um índice de suspeita. Convém descartar outras causas de lesões nodulares cutâneas e subcutâneas (ver Capítulo 22). As amostras obtidas para citologia e histopatologia por aspirado com agulha fina ou biopsia podem ser coradas com Ziehl-Neelsen para revelar organismos álcool-acidorresistentes circundados por inflamação granulomatosa a piogranulomatosa. Com corantes de Romanowski, os bastonetes de micobactérias coram-se "negativamente" e costumam estar localizados dentro de macrófagos e células gigantes. Em geral, a cultura desses organismos não é bem-sucedida, mas é fácil detectá-los com metodologias da PCR em laboratórios especializados.

A hanseníase felina é dividida em duas formas: lepromatosa e tuberculoide, que correspondem à resposta imune do hospedeiro à infecção.[65] A forma lepromatosa corresponde a uma resposta imune precária mediada por células. Os achados histopatológicos são principalmente piogranulomatosos; linfócitos e plasmócitos estão ausentes. Grandes números de organismos micobacterianos estão presentes. A forma tuberculoide está associada a uma resposta imune mediada por células mais eficaz e caracteriza-se por dermatite piogranulomatosa e paniculite. Os achados histopatológicos são primordialmente histiócitos epitelioides com números moderados de linfócitos e plasmócitos, mas moderados a poucos organismos micobacterianos. A forma tuberculoide é responsável por cerca de dois terços dos casos no Canadá;[17] a maioria na Nova Zelândia e na Holanda e alguns poucos na Austrália.[52] A invasão de nervos periféricos, uma característica da hanseníase humana, em geral não é encontrada em pacientes felinos.

Como os organismos responsáveis pela hanseníase felina não podem crescer em cultura, o tratamento pode ser orientado pelo teste de suscetibilidade, e não há diretrizes firmes para orientar o tratamento. Em geral, recomenda-se a ressecção cirúrgica agressiva de lesões sem reconstrução da ferida quando necessário, especialmente quando a doença é diagnosticada cedo e as lesões são localizadas.[50,67,72] O tratamento adjuvante com antibióticos é recomendado para evitar recorrência local e sua administração deve continuar por, pelo menos, 2 meses.[24,52] Os fármacos mais comumente recomendados são uma combinação de claritromicina, rifampicina e/ou clofazimina.[52] A monoterapia é evitada para evitar o desenvolvimento de resistência.

A hanseníase humana é adquirida do ambiente e causada pelo *M. leprae*. O *M. lepraemurium* não tem potencial zoonótico.

Micobactérias de crescimento rápido

As micobactérias de crescimento rápido (MCR) eram chamadas de grupo IV Runyon ou micobactérias atípicas e caracterizam-se pela capacidade de formar colônias em meios sólidos de cultura em 1 semana. Essas micobactérias são onipresentes no ambiente, inclusive no solo e em fontes de água. A taxonomia das MCR foi redefinida com base em métodos moleculares e agora inclui os grupos do *Mycobacterium chelonae-abscessus*, do *Mycobacterium fortuitum* e do *Mycobacterium smegmatis*, entre outros. As MCR não são conhecidas como transmissíveis entre animais.

As MCR causam infecções oportunistas tanto em gatos sadios quanto em imunocomprometidos. A doença disseminada costuma ocorrer apenas em gatos com imunossupressão subjacente. A apresentação mais comum é infecção localizada em gatos sadios, mais tipicamente pa-

niculite crônica;[72] houve relatos ocasionais de pneumonia causada por MCR.[16,26] Muitos relatos de casos individuais constam da literatura veterinária, bem como uma série de casos de 29 gatos acometidos na Austrália.[17] Outros países com relato de casos são os EUA,[49] o Canadá,[17,74] a Nova Zelândia,[17] a França,[68] a Finlândia,[1] a Holanda[43] e a Suíça.[3] Na Austrália, organismos do grupo *M. smegmatis* são responsáveis pela maioria dos casos em felinos,[53,57] enquanto nos EUA a maior parte é causada por membros do grupo do *M. fortuitum*.[39,42]

É típico a infecção começar no coxim gorduroso inguinal, possivelmente após uma ferida causada por briga de gatos ter ficado contaminada.[56] Além disso, ela pode disseminar-se para a parede abdominal, o períneo e a base da cauda. Outras penetrações do tegumento (como ferimentos causados por mordidas, corpos estranhos penetrantes, injeções, feridas cirúrgicas) também possibilitam o estabelecimento de infecções por MCR nos tecidos subcutâneos, em especial na gordura. Esses organismos parecem preferir tecidos ricos em lipídios, razão pela qual certas áreas do corpo são mais propensas ao acometimento; além disso, gatos com sobrepeso ou obesos correm maior risco. As lesões iniciais são placas circunscritas ou nódulos no local onde ocorreu a agressão, embora nem sempre haja relato de traumatismo cutâneo.[39] O tratamento inicial de muitos pacientes com um abscesso causado por briga é feito com drenagem cirúrgica e antibiótico, embora as lesões não tenham odor fétido ou secreção bacteriana típica. Em seguida, ocorrem a ruptura de ferida e o surgimento de um trajeto fistuloso supurativo. Depois, o tecido subcutâneo fica espessado e a pele sobrejacente aderente e alopécica, com exsudato aquoso drenando pelas fístulas. Gradualmente, a área acometida pode envolver toda a parte ventral do abdome, áreas adjacentes do flanco e os membros. As lesões tipicamente permanecem localizadas, e a maioria dos gatos tem poucos sinais de doença sistêmica. Nos casos graves, é possível notar depressão, febre, inapetência, perda de peso e relutância ao movimento. Apenas ocasionalmente desenvolve-se hipercalcemia decorrente de doença granulomatosa.

O diagnóstico de paniculite bacteriana é similar ao de outras infecções micobacterianas; é essencial que o clínico tenha um índice de suspeita. A melhor maneira de obter amostras para citologia (coloração álcool-acidorresistente) e cultura é por aspiração com agulha fina de bolsas de material purulento na pele intacta que tenha sido desinfetada com etanol a 70% (para eliminar espécies bacterianas que vivem na pele).[55] Geralmente, o material de trajetos fistulosos não é adequado, por causa do grande número de bactérias contaminantes secundárias. Para citologia e cultura, também podem ser utilizados homogeneizados teciduais de amostras coletadas cirurgicamente. Deve-se consultar o laboratório de diagnóstico para saber se pode processar o tipo de amostra e tem equipamento para isso.

O tratamento clínico e cirúrgico da paniculite micobacteriana está bem descrito.[55] Entretanto, as recomendações continuam a evoluir à medida que se dispõe de novos fármacos, como as fluoroquinolonas de quarta geração e os derivados da tetraciclina.[29] O uso dos agentes antimicrobianos apropriados, com base nos dados sobre a suscetibilidade e na ressecção cirúrgica rigorosa, quando garantidos, melhoram o prognóstico. Contudo, o tratamento de alguns casos, em especial aqueles causados pelo

M. fortuitum nos EUA, continua frustrante.[39] O tratamento inicial deve ser com um ou dois antimicrobianos orais escolhidos de maneira empírica e, em seguida, ajustados de acordo com os dados sobre a suscetibilidade. Na Austrália, doxiclina e/ou uma fluoroquinolona (como o pradofloxacino ou o moxifloxacino) são opções adequadas como tratamento de primeira linha, enquanto nos EUA a clraritromicina é o fármaco de escolha para o tratamento empírico. A duração típica do tratamento é de 3 a 12 meses e os agentes devem ser administrados por, pelo menos, 1 a 2 meses após os tecidos acometidos parecerem e se mostrarem completamente normais. A ressecção cirúrgica de tecido que não cicatriza pode ser necessária.[63] Na medicina humana, as infecções com MCR podem desenvolver resistência às quinolonas (mas não à doxiciclina ou à claritromicina) durante o tratamento.[12] Por essa razão, muitos dermatologistas veterinários na Austrália usam rotineiramente tratamentos combinados com doxiciclina e uma fluoroquinolona. Embora algumas cepas de MCR mostrem suscetibilidade *in vitro* à amoxicilina com clavulanato, essa combinação não teve eficácia *in vivo*.

Assim que obtidos os dados sobre suscetibilidade, o tratamento medicamentoso pode ser aprimorado. Usam-se as doses mais altas possíveis por causa da má perfusão dos tecidos acometidos. Os pacientes devem ser avaliados a cada 3 a 4 semanas, para se determinar a resposta ao tratamento e se é necessária a ressecção cirúrgica. Caso seja preciso recorrer à ressecção cirúrgica, é mais importante remover o máximo possível de tecido subcutâneo anormal. Em alguns casos, é preciso remover grande parte do tecido infectado e fazer a reconstrução perto da ferida sem tensão. Drenos de látex ou fechados do aspirado devem ser usados em áreas grandes de espaço morto. O fechamento da ferida com a ajuda de vácuo tem sido usado em alguns casos desafiadores.[32]

Nocardiose

A nocardiose é causada por várias espécies de actinomicetos aeróbicos gram-positivos, que são saprófitas onipresentes no solo. Esses patógenos intracelulares facultativos com propensão a causar erosão de vasos sanguíneos crescem em filamentos ramificados, geralmente emaranhados, e fragmentam-se em bastonetes e cocos. São um tanto álcool-acidorresistentes. As espécies isoladas mais comumente são o complexo de *Nocardia asteroides* (como *N. farcinica* e *N. nova*), mas também foram relatadas infecções em gatos causadas por *N. brasiliensis*, *N. otitidiscaviarum*, *N. elegans*, *N. tenerifensis* e *N. africana*.[9,36–38,51,54,64] As infecções são oportunistas e introduzidas principalmente por meio de feridas causadas por arranhões e mordidas. Os machos são super-representados nos casos publicados. O cenário clínico mais comum é infecção da pele e da subcútis após ferimentos penetrantes, com as lesões localizadas tipicamente em regiões sujeitas a mordidas ou arranhões de gatos, como os membros, a parede corporal, o paníctulo inguinal e a ponte nasal (Figura 33.27). Pneumonia e piotórax, possivelmente após aspiração de material vegetal, como praganas de gramíneas, e doença disseminada associada a imunodeficiência também foram registrados.

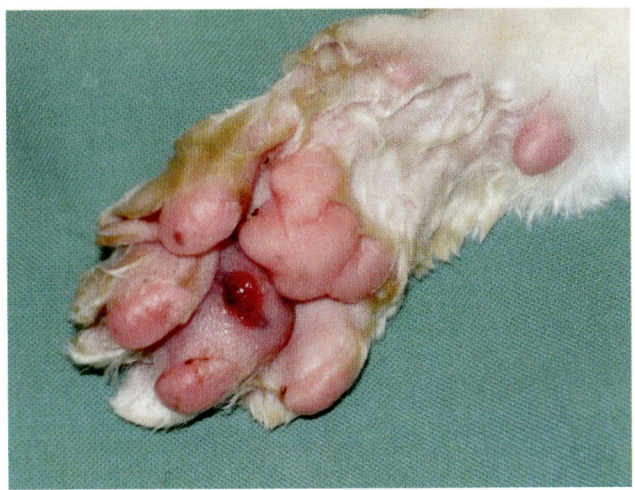

Figura 33.27 Lesão no coxim plantar de um felino Devon Rex do sexo masculino com 13 anos de idade castrado. Ao exame citológico, foram observados aglomerados de filamentos ramificados gram-positivos e, ao exame histopatológico, havia inflamação granulomatosa. A infecção com *Nocardia nova* foi confirmada em cultura. O tratamento com claritromicina (62,5 mg/gato VO, a cada 12 h) por 1 mês resolveu a lesão. (*Cortesia do Dr. Randolph Baral.*)

Em geral, feridas crônicas que não cicatrizam começam como um abscesso, mas se disseminam circunferencialmente e desenvolvem lesões-satélites. A aparência clínica pode ser muito similar à causada por micobactérias de crescimento rápido. Em uma série de 17 casos no leste da Austrália, a maioria dos gatos apresentou lesões disseminadas da pele e da subcútis com trajetos fistulosos.[54] A maioria dos felinos era do sexo masculino (14 de 17) e criada solta (14 de 17). Cerca de metade (9 de 17) tinha 10 anos de idade ou mais. A maioria das infecções foi causada por *N. nova*. Vários dos gatos tinham condições predisponentes a imunossupressão, como transplante renal, administração crônica de corticosteroides, estado pós-cirúrgico e infecção com o FIV. O prognóstico foi considerado reservado, e os fatores que levam à falha do tratamento foram demora do tratamento resultante do diagnóstico equivocado e duração insuficiente do tratamento.

O diagnóstico diferencial envolve outras infecções associadas a inflamação piogranulomatosa, como paniculite micobacteriana, *Rhodococcus* spp., *Corynebacterium* spp. e esporotricose. Os achados clínicos laboratoriais são inespecíficos, como anemia arregenerativa, leucocitose neutrófilica com desvio para a esquerda, monocitose e hiperproteinemia. Foi relatada hipercalcemia associada a doença granulomatosa,[59] mas infecções localizadas podem não mostrar alterações laboratoriais. A análise de líquidos e aspirados de abscessos demonstra uma inflamação supurativa piogranulomatosa. O agente causal pode ser observado como um organismo gram-positivo parcial ou fracamente álcool-acidorresistente, filamentoso ramificado, individualmente ou em grupos. Grânulos de enxofre não são comuns. O diagnóstico é confirmado por cultura, geralmente em poucos dias, embora possam ser necessárias 2 a 4 semanas de incubação se as amostras tiverem uma carga bacteriana elevada ou o paciente estiver recebendo antibióticos. A identificação da espécie é importante para se determinar o tratamento antimicrobiano ideal. Embora tradicionalmente as espécies tenham sido identificadas pelas características fenotípicas, técnicas com base no DNA constituem métodos de detecção mais rápidos e confiáveis.

Os fármacos primários para o tratamento da nocardiose são as sulfonamidas, como sulfametoxazol-trimetoprima (15 a 30 mg/kg VO, a cada 12 h). Esquemas prolongados de tratamento, como os de 3 a 6 meses, são necessários para evitar recorrência. As sulfonamidas podem não ser bem toleradas em tratamentos tão longos, por causa das reações ao fármaco (anemia, leucopenia) e dos efeitos colaterais gastrintestinais. Em geral, as infecções com N. nova são suscetíveis à ampicilina, às sulfonamidas, à claritromicina, às tetraciclinas, à amicacina e ao imipeném, mas resistentes às fluoroquinolonas e à amoxicilina-clavulanato.[38,54] Um esquema de tratamento recomendado para infecções com N. nova é amoxicilina (20 mg/kg VO, a cada 12 h) e/ou eritromicina (10 mg/kg VO, a cada 8 h) ou claritromicina (62,5 mg/kg VO, a cada 12 h). Em alguns casos, pode ser necessário o desbridamento extenso das lesões cutâneas.

Referências bibliográficas

1. Alander-Damsten Y, Brander E, Paulin L: Panniculitis, due to *Mycobacterium smegmatis*, in two Finnish cats, *J Feline Med Surg* 5:19, 2003.
2. Alangaden GJ, Lerner SA: The clinical use of fluoroquinolones for the treatment of mycobacterial diseases, *Clin Infect Dis* 25:1213, 1997.
3. Albini S, Mueller S, Bornand V et al: [Cutaneous atypical mycobacteriosis due to Mycobacterium massiliense in a cat], *Schweiz Arch Tierheilkd* 149:553, 2007.
4. Baldwin CJ, Panciera RJ, Morton RJ et al: Acute tularemia in three domestic cats, *J Am Vet Med Assoc* 199:1602, 1991.
5. Baral R, Catt M, Malik R: Localised tetanus in a cat, *J Feline Med Surg* 4:221, 2002.
6. Baral RM, Metcalfe SS, Krockenberger MB et al: Disseminated *Mycobacterium avium* infection in young cats: overrepresentation of Abyssinian cats, *J Feline Med Surg* 8:23, 2006.
7. Baral RM, Norris JM, Malik R: Localized and generalized tetanus in cats. In August J, editor: *Consultations in feline internal medicine*, Philadelphia, 2006, Saunders, p 57.
8. Barry M, Taylor J, Woods JP: Disseminated *Mycobacterium avium* infection in a cat, *Can Vet J* 43:369, 2002.
9. Beaman BL, Sugar AM: *Nocardia* in naturally acquired and experimental infections in animals, *J Hyg (Lond)* 91:393, 1983.
10. Breitschwerdt EB: Feline bartonellosis and cat scratch disease, *Vet Immunol Immunopathol* 123:167, 2008.
11. Breitschwerdt EB, Maggi RG, Chomel BB et al: Bartonellosis: an emerging infectious disease of zoonotic importance to animals and human beings, *J Vet Emerg Crit Care* 20:8, 2010.
12. Brown-Elliott BA, Wallace RJ Jr: Clinical and taxonomic status of pathogenic nonpigmented or late-pigmenting rapidly growing mycobacteria, *Clin Microbiol Rev* 15:716, 2002.
13. Brunt J, Guptill L, Kordick DL et al: American Association of Feline Practitioners 2006 Panel report on diagnosis, treatment, and prevention of *Bartonella* spp. infections, *J Feline Med Surg* 8:213, 2006.
14. Buchmann AU, Kershaw O, Kempf VAJ et al: Does a feline leukemia virus infection pave the way for *Bartonella henselae* infection in cats? *J Clin Microbiol* 48:3295, 2010.
15. Caley P, Hickling GJ, Cowan PE et al: Effects of sustained control of brushtail possums on levels of *Mycobacterium bovis* infection in cattle and brushtail possum populations from Hohotaka, New Zealand, *N Z Vet J* 47:133, 1999.
16. Couto SS, Artacho CA: *Mycobacterium fortuitum* pneumonia in a cat and the role of lipid in the pathogenesis of atypical mycobacterial infections, *Vet Pathol* 44:543, 2007.
17. Davies JL, Sibley JA, Myers S et al: Histological and genotypical characterization of feline cutaneous mycobacteriosis: a retrospective study of formalin-fixed paraffin-embedded tissues, *Vet Dermatol* 17:155, 2006.
18. de Lisle GW, Collins DM, Loveday AS et al: A report of tuberculosis in cats in New Zealand, and the examination of strains of *Mycobacterium bovis* by DNA restriction endonuclease analysis, *N Z Vet J* 38:10, 1990.
19. Dean R, Gunn-Moore D, Shaw S et al: Bovine tuberculosis in cats, *Vet Rec* 158:419, 2006.
20. Delahay RJ, Cheeseman CL, Clifton-Hadley RS: Wildlife disease reservoirs: the epidemiology of *Mycobacterium bovis* infection in the European badger (*Meles meles*) and other British mammals, *Tuberculosis (Edinb)* 81:43, 2001.
21. Delahay RJ, De Leeuw AN, Barlow AM et al: The status of *Mycobacterium bovis* infection in UK wild mammals: a review, *Vet J* 164:90, 2002.
22. Delahay RJ, Smith GC, Barlow AM et al: Bovine tuberculosis infection in wild mammals in the South-West region of England: a survey of prevalence and a semi-quantitative assessment of the relative risks to cattle, *Vet J* 173:287, 2007.
23. Dowers KL, Hawley JR, Brewer MM et al: Association of *Bartonella* species, feline calicivirus, and feline herpesvirus 1 infection with gingivostomatitis in cats, *J Feline Med Surg* 12:314, 2010.
24. Eidson M, Tierney LA, Rollag OJ et al: Feline plague in New Mexico: risk factors and transmission to humans, *Am J Public Health* 78:1333, 1988.
25. Formston C: Retinal detachment and bovine tuberculosis in cats, *J Small Anim Pract* 35:5, 1994.
26. Foster SF, Martin P, Davis W et al: Chronic pneumonia caused by *Mycobacterium thermoresistibile* in a cat, *J Small Anim Pract* 40:433, 1999.
27. Fyfe JA, McCowan C, O'Brien CR et al: Molecular characterization of a novel fastidious mycobacterium causing lepromatous lesions of the skin, subcutis, cornea, and conjunctiva of cats living in Victoria, Australia, *J Clin Microbiol* 46:618, 2008.
28. Gliatto JM, Rae JF, McDonough PL et al: Feline tularemia on Nantucket Island, Massachusetts, *J Vet Diagn Invest* 6:102, 1994.
29. Govendir M, Hansen T, Kimble B et al: Susceptibility of rapidly growing mycobacteria isolated from cats and dogs, to ciprofloxacin, enrofloxacin and moxifloxacin, *Vet Microbiol* 147:113, 2011.
30. Greene CE: Tetanus. In Greene CE, editor: *Infectious diseases of the dog and cat*, ed 3, St Louis, 2006, Saunders Elsevier, p 395.
31. Griffin A, Newton A, Aronson L et al: Disseminated *Mycobacterium avium* complex infection following renal transplantation in a cat, *J Am Vet Med Assoc* 222:1097, 2003.
32. Guille AE, Tseng LW, Orsher RJ: Use of vacuum-assisted closure for management of a large skin wound in a cat, *J Am Vet Med Assoc* 230:1669, 2007.
33. Gunn-Moore DA, Jenkins PA, Lucke VM: Feline tuberculosis: a literature review and discussion of 19 cases caused by an unusual mycobacterial variant, *Vet Rec* 138:53, 1996.
34. Guptill L: Bartonellosis, *Vet Microbiol* 140:347, 2010.
35. Guptill L: Feline bartonellosis, *Vet Clin North Am Small Anim Pract* 40:1073, 2010.
36. Harada H, Endo Y, Sekiguchi M et al: Cutaneous nocardiosis in a cat, *J Vet Med Sci* 71:785, 2009.
37. Hattori Y, Kano R, Kunitani Y et al: *Nocardia africana* isolated from a feline mycetoma, *J Clin Microbiol* 41:908, 2003.
38. Hirsh DC, Jang SS: Antimicrobial susceptibility of *Nocardia nova* isolated from five cats with nocardiosis, *J Am Vet Med Assoc* 215:815, 1999.
39. Horne KS, Kunkle GA: Clinical outcome of cutaneous rapidly growing mycobacterial infections in cats in the southeastern United States: a review of 10 cases (1996-2006), *J Feline Med Surg* 11:627, 2009.
40. Hughes M, Ball N, Love D et al: Disseminated *Mycobacterium genavense* infection in a FIV-positive cat, *J Feline Med Surg* 1:23, 1999.
41. Huitema H, Jaartsveld FH: *Mycobacterium microti* infection in a cat and some pigs, *Antonie Van Leeuwenhoek* 33:209, 1967.
42. Jang S, Hirsh D: Rapidly growing members of the genus *Mycobacterium* affecting dogs and cats, *J Am Anim Hosp Assoc* 38:217, 2002.
43. Jassies-van der Lee A, Houwers DJ, Meertens N et al: Localised pyogranulomatous dermatitis due to *Mycobacterium abscessus* in a cat: a case report, *Vet J* 179:304, 2009.
44. Jordan HL, Cohn LA, Armstrong PJ: Disseminated *Mycobacterium avium* complex infection in three Siamese cats, *J Am Vet Med Assoc* 204:90, 1994.
45. Kaneene JB, Bruning-Fann CS, Dunn J et al: Epidemiologic investigation of *Mycobacterium bovis* in a population of cats, *Am J Vet Res* 63:1507, 2002.
46. Kaufman A, Greene C, Rakich P et al: Treatment of localized *Mycobacterium avium* complex infection with clofazimine and doxycycline in a cat, *J Am Vet Med Assoc* 207:457, 1995.
47. Kipar A, Schiller I, Baumgartner W: Immunopathological studies on feline cutaneous and (muco)cutaneous mycobacteriosis, *Vet Immunol Immunopathol* 91:169, 2003.

48. Kirschner R, Parker B, Falkinham J: Epidemiology of infection by nontuberculosis mycobacteria, *Am Rev Respir Dis* 145:271, 1992.

49. Kunkle GA, KGulbas NK, Fadok V et al: Rapidly growing mycobacteria as a cause of cutaneous granulomas: report of five cases, *J Am Anim Hosp Assoc* 19:513, 1983.

50. Lewis DT, Kunkle GA: Feline leprosy. In Greene CE, editor: *Infectious diseases of the dog and cat*, ed 2, Philadelphia, 1998, Saunders, p 321.

51. Luque I, Astorga R, Tarradas C et al: *Nocardia otitidiscaviarum* infection in a cat, *Vet Rec* 151:488, 2002.

52. Malik R, Hughes M, James G et al: Feline leprosy: two different clinical syndromes, *J Feline Med Surg* 4:43, 2002.

53. Malik R, Hunt GB, Goldsmid SE et al: Diagnosis and treatment of pyogranulomatous panniculitis due to *Mycobacterium smegmatis* in cats, *J Small Anim Pract* 35:524, 1994.

54. Malik R, Krockenberger MB, O'Brien CR et al: *Nocardia* infections in cats: a retrospective multi-institutional study of 17 cases, *Aust Vet J* 84:235, 2006.

55. Malik R, Martin P, Wigney D et al: Infections caused by rapidly growing mycobacteria. In Greene CE, editor: *Infectious diseases of the dog and cat*, ed 3, St Louis, 2006, Elsevier, p 482.

56. Malik R, Norris J, White J et al: "Wound cat," *J Fel Med Surg* 8:135, 2006.

57. Malik R, Wigney DI, Dawson D et al: Infection of the subcutis and skin of cats with rapidly growing mycobacteria: a review of microbiological and clinical findings, *J Feline Med Surg* 2:35, 2000.

58. Masur H: Recommendations on prophylaxis and therapy for disseminated *Mycobacterium avium* complex disease in patients infected with the human immunodeficiency virus. Public Health Service Task Force on Prophylaxis and Therapy for *Mycobacterium avium* Complex, *N Engl J Med* 329:898, 1993.

59. Mealey K, Willard M, Nagode L et al: Hypercalcemia associated with granulomatous disease in a cat, *J Am Vet Med Assoc* 215:959, 1999.

60. Niemann S, Richter E, Dalugge-Tamm H et al: Two cases of *Mycobacterium microti* derived tuberculosis in HIV-negative immunocompetent patients, *Emerg Infect Dis* 6:539, 2000.

61. Orloski K, Lathrop S: Plague: a veterinary perspective, *J Am Vet Med Assoc* 222:444, 2003.

62. Pedersen NC: Atypical mycobacteriosis. In Pedersen NC, editor: *Feline infectious diseases*, Goleta, Calif, 1988, American Veterinary Publications, p 197.

63. Plaus WJ, Hermann G: The surgical management of superficial infections caused by atypical mycobacteria, *Surgery* 110:99, 1991.

64. Ramos-Vara JA, Wu CC, Lin TL et al: *Nocardia tenerifensis* genome identification in a cutaneous granuloma of a cat, *J Vet Diagn Invest* 19:577, 2007.

65. Schiefer HB, Middleton DM: Experimental transmission of a feline mycobacterial skin disease (feline leprosy), *Vet Pathol* 20:460, 1983.

66. Sieber-Ruckstuhl NS, Sessions JK, Sanchez S et al: Long-term cure of disseminated *Mycobacterium avium* infection in a cat, *Vet Rec* 160:131, 2007.

67. Sykes JE, Westropp JL, Kasten RW et al: Association between *Bartonella* species infection and disease in pet cats as determined using serology and culture, *J Feline Med Surg* 12:631, 2010.

68. Thorel MF, Boisvert H: Abscess due to *Mycobacterium chelonei* in a cat, *Bull Acad Vet France* 47:415, 1974.

69. Une Y, Mori T: Tuberculosis as a zoonosis from a veterinary perspective, *Comp Immun Microbiol Infect Dis* 30:415, 2007.

70. Valentine BA, DeBey BM, Sonn RJ et al: Localized cutaneous infection with *Francisella tularensis* resembling ulceroglandular tularemia in a cat, *J Vet Diagn Invest* 16:83, 2004.

71. Wilkins MJ, Bartlett PC, Berry DE et al: Absence of *Mycobacterium bovis* infection in dogs and cats residing on infected cattle farms: Michigan, 2002, *Epidemiol Infect* 136:1617, 2008.

72. Wilkinson GT, Mason KV: Clinical aspects of mycobacterial infections of the skin. In August JR, editor: *Consultations in feline internal medicine*, Philadelphia, 1991, Saunders, p 129.

73. Woods J, Crystal M, Morton R et al: Tularemia in two cats, *J Am Vet Med Assoc* 212:81, 1998.

74. Youssef S, Archambault M, Parker W et al: Pyogranulomatous panniculitis in a cat associated with infection by the *Mycobacterium fortuitum/peregrinum* group, *Can Vet J* 43:285, 2002.

75. Zumarraga MJ, Vivot MM, Marticorena D et al: *Mycobacterium bovis* in Argentina: isolates from cats typified by spoligotyping, *Rev Argent Microbiol* 41:215, 2009.

Ensaios Moleculares Utilizados para o Diagnóstico de Doenças Infecciosas Felinas

Julia A. Veir e Michael R. Lappin

Os agentes infecciosos de gatos estão associados a muitas síndromes clínicas avaliadas por veterinários. A melhor maneira de se fazer o diagnóstico definitivo é identificando a infecção atual, o que pode ser conseguido com uma série de técnicas que variam de acordo com o sistema corporal, como flutuação fecal, citologia, histopatologia, imuno-histoquímica, cultura, testes com antígeno e ensaios diagnósticos moleculares. No caso de alguns agentes, também são usados os resultados de testes que detectam anticorpo, para ajudar a estabelecer o diagnóstico clínico. Todavia, a existência de anticorpos só pode indicar a exposição prévia, não uma infecção atual.

Sensibilidade é a capacidade de um ensaio detectar uma amostra positiva; especificidade é a capacidade de um ensaio detectar uma amostra negativa. A sensibilidade e a especificidade de cada ensaio variam. Valor preditivo positivo (VPP) é a capacidade de um resultado de teste predizer a existência de doença; valor preditivo negativo (VPN) é a capacidade de um resultado de teste predizer a ausência de doença. Muitos dos agentes infecciosos encontrados no atendimento a felinos afetam uma grande porcentagem da população, o que resulta na detecção positiva do organismo ou na produção de anticorpo sérico. No entanto, eles só induzem doença em um pequeno número de gatos no grupo infectado. Os exemplos clássicos são coronavírus, *Toxoplasma gondii* e *Bartonella* spp. Para esses agentes, mesmo havendo ensaios com sensibilidade e especificidade boas, o valor preditivo de um teste positivo na verdade é muito baixo.

Ensaios moleculares

Os tipos de ensaios moleculares usados em gatos foram revistos recentemente.[33] Os ensaios moleculares baseiam-se na detecção dos ácidos desoxirribonucleico (DNA) e ribonucleico (RNA). Os ácidos nucleicos são parte da constituição genética do organismo e consistem em quatro nucleotídios em sequências variáveis. Muitas partes do DNA e do RNA são altamente conservadas entre os organismos, enquanto outras são específicas do organismo quanto a família, gênero, espécie ou mesmo cepa. A especificidade da sequência é utilizada para a detecção de organismos em amostras clínicas, com alguma forma de sequência complementar e às vezes uma molécula sinalizadora. Em geral, moléculas sinalizadoras são alguma forma de uma molécula fluorescente que serve para melhorar a sensibilidade.

Detecção de patógenos sem amplificação

A aplicação mais simples de ferramentas moleculares para a detecção de agentes infecciosos é o uso de uma sequência complementar de ácido nucleico, denominada sonda, que tenha sido marcada com uma molécula fluorescente. Essa sonda é então aplicada diretamente a uma amostra clínica e hibridiza para uma sequência visada (alvo) em um organismo, se ele estiver presente. Sondas com marcas fluorescentes diferentes podem ser aplicadas em uma única amostra, o que possibilita a detecção de vários organismos. Contudo, a sensibilidade é baixa, em comparação com outras técnicas moleculares, pois o DNA que serve de alvo não é amplificado. Quando as sondas são destinadas a uso em tecidos, a técnica denomina-se hibridização *in situ*. Essa técnica pode detectar organismos de interesse em associação a lesões inflamatórias ou áreas específicas de tecido. As moléculas fluorescentes são o mecanismo sinalizador mais comum usado com essa técnica, chamada pela sigla FISH (do inglês *fluorescent in situ hibridization*, isto é, hibridização fluorescente *in situ*).

Detecção de patógenos com amplificação | Reação em cadeia da polimerase

A reação em cadeia da polimerase (PCR) foi descrita pela primeira vez em 1985.[28] Essa técnica resulta na amplificação cíclica de um único filamento de DNA para produzir um número exponencial de cópias idênticas que podem ser facilmente detectadas, em geral sobre um gel (PCR convencional ou de ponto final), para determinar se é o tamanho previsto para a reação (Figura 33.28). A PCR é superior em termos de sensibilidade às técnicas de hibridização com sonda por causa da etapa de amplificação. A grande sensibilidade desses ensaios requer que as boas práticas de laboratório sejam seguidas estritamente, para evitar resultados falso-positivos decorrentes de contaminação dentro do laboratório.

A detecção de ácidos nucleicos microbianos em uma amostra felina não prova que o organismo está vivo, capaz de replicação, ou de fato causando sinais clínicos no hospedeiro. É preciso usar a correlação com sinais clínicos de uma síndrome conhecida associada ao organismo e/ou uma resposta ao tratamento em conjunto com os resultados da PCR. Podem ocorrer reações falso-negativas com a PCR em alguns tecidos ou líquidos que tenham inibidores da reação. Esse problema varia com a síndrome e com o ensaio, o que deve ser considerado em cada caso. Por fim, para evitar resultados falso-negativos, as amostras testadas devem ser obtidas antes do tratamento, que pode diminuir a carga do organismo abaixo do nível de detecção do ensaio, mesmo que ele ainda esteja presente no hospedeiro.

A enzima usada na PCR só pode duplicar filamentos de DNA. Assim, para se detectar RNA, é preciso que a amostra passe primeiro por uma etapa de transcrição reversa (RT) para criar um filamento complementar de DNA a partir do RNA-alvo. A amplificação do DNA complementar pela reação em cadeia da polimerase é então realizada; esse método é conhecido como RT-PCR.

A PCR é usada mais comumente na medicina veterinária para detectar agentes de doenças infecciosas: os *primers* utilizados na PCR podem ser designados para amplificar os ácidos nucleicos apenas dos membros de um certo gênero, espécie ou mesmo cepa de organismo. Quando um único organismo é alvejado em um ensaio, a PCR denomina-se *singleplex*. Se vários alvos puderem ser detectados

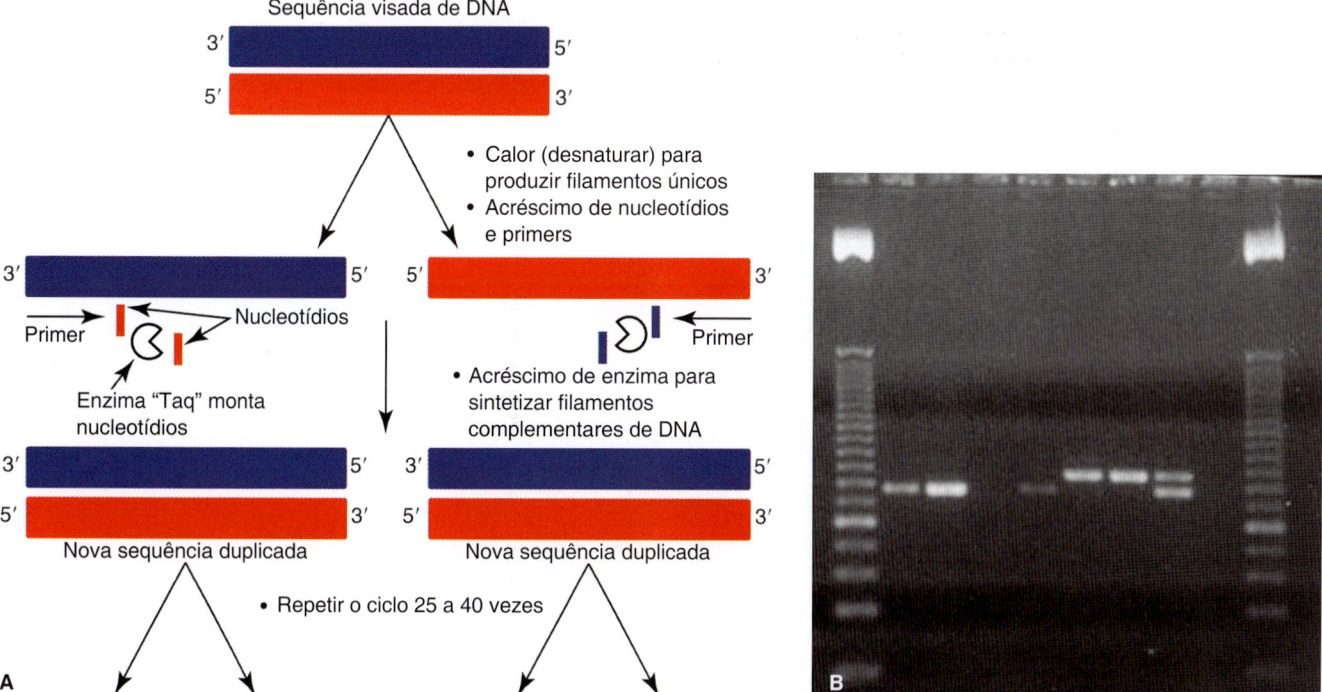

Figura 33.28 Reação em cadeia da polimerase tradicional. **A.** Sequências curtas de nucleotídios denominadas *primers* são anexadas ao DNA-alvo após a separação dos filamentos duplos. Uma enzima própria é usada para produzir filamentos complementares de DNA durante a etapa de síntese. A desnaturação é repetida, assim como a replicação dos filamentos de DNA recém-formados e o DNA-alvo original. **B.** O DNA produzido na reação é então visualizado utilizando-se eletroforese em gel. O tamanho do produto é comparado com um padrão para se confirmar que foi obtido o produto previsto. (*De Veir JK, Lappin MR: Molecular diagnostic assays for infectious disease in cats*, Vet Clin North Am Small Anim Pract 40:1189, 2010.)

em um único ensaio, ele é denominado *multiplex*. Não há dúvida de que é mais interessante investigar a existência de vários organismos em um único ensaio, mas cada sequência visada compete com as outras pelos blocos comuns de construção no ensaio da PCR: a enzima, o nucleotídio e vários tampões e íons que possibilitam que a reação prossiga. Portanto, as reações *multiplex* podem ser menos sensíveis que os ensaios *singleplex*.

Podem ser usados *primers* de amplo espectro ou degenerados para amplificar membros de todo um gênero ou mesmo reino, alvejando regiões altamente conservadas dos ácidos nucleicos. A aplicação mais comum disso é para a detecção rápida e a identificação de eubactérias ou fungos em amostras clínicas.[18,29] A análise subsequente do produto da PCR pode ser usada para identificar o organismo infectante muito mais rapidamente que técnicas microbiológicas tradicionais e pode ser mais sensível para a detecção

de organismos exigentes. Vale lembrar que essa técnica não determina a sensibilidade antimicrobiana; portanto, ela é complementar às técnicas de cultura tradicionais. Todavia, o uso da PCR para a detecção de certos genes que codificam os genes de resistência antimicrobiana está começando a ter aplicação clínica e pode dar informação adicional rápida antes que se disponha dos resultados de sensibilidade.[23]

É difícil obter informação sobre a quantificação com o emprego da PCR tradicional de ponto final. A PCR em tempo real, ou a PCR quantitativa (qPCR), é a aplicação mais recente da PCR.[12] Nessa técnica, a produção de DNA é monitorada durante cada ciclo de amplificação, de modo que a quantidade inicial original pode ser extrapolada pela identificação da fase de amplificação logarítmica de cada reação individual. Essa técnica utiliza corantes fluorescentes ou sondas que produzem um sinal após a formação do produto (Figura 33.29). Durante cada ciclo de amplifi-

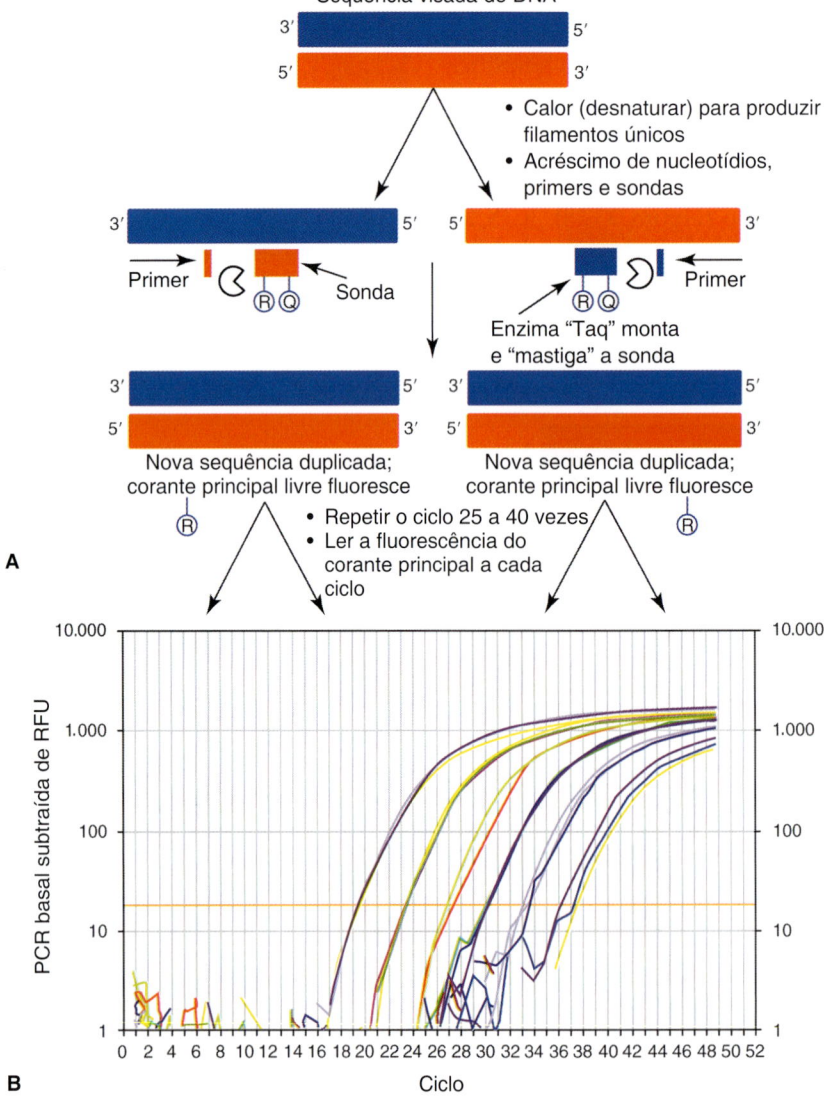

Figura 33.29 Reação em cadeia da polimerase quantitativa. **A.** O ensaio padrão de PCR é facilitado quando se utiliza uma sonda fluorescente que só fluoresce após a remoção de um corante apagador muito próximo do corante principal. O corante apagador é removido pela enzima que sintetiza novos filamentos de DNA, como na PCR tradicional. Em cada etapa, a fluorescência é medida, o que possibilita a extrapolação da quantidade de produto presente durante cada fase de replicação. **B.** A alteração na fluorescência é, então, representada em um gráfico com relação ao tempo (número de ciclos) e uma quantidade iniciante pode ser calculada pela extrapolação do sinal produzido durante a fase de replicação exponencial. (*De Veir JK, Lappin MR. Molecular diagnostic assays for infectious disease in cats*, Vet Clin North Am Small Anim Pract *40:1189, 2010.*)

cação, um detector registra a quantidade de fluorescência na amostra. A detecção de patógeno e a carga são uma das muitas aplicações dessa tecnologia. Esse ensaio tem todas as vantagens da PCR tradicional de ponto final (boas sensibilidade e especificidade), além de oferecer um resultado mais rápido e ter a capacidade de quantificar a carga microbiana de DNA ou RNA e, assim, poder ser usado para monitorar o tratamento em alguns casos (ver as seções seguintes deste capítulo). Como a qPCR é muito sensível, é preciso manter um controle de qualidade estrito. Além disso, a acurácia da quantificação depende da disponibilidade de uma curva padrão reproduzível e de alta qualidade. Embora tenham sido propostos padrões laboratoriais mínimos e que, em geral, satisfazem os protocolos publicados,[4] muitos laboratórios de diagnóstico usam reações próprias que não estão sujeitas a revisão de outros. Portanto, todos os laboratórios que fazem ensaios de PCR podem não ser equivalentes e, assim, é mais prudente usar os que tenham publicado os resultados de seus ensaios.

Aplicações clínicas atuais de ensaios moleculares na medicina para felinos

Nas subseções a seguir, é apresentada uma breve revisão dos benefícios e problemas associados à PCR em uso atualmente.

Agentes respiratórios

O calicivírus felino (FCV) é um diagnóstico diferencial comum em gatos com evidência clínica de rinite e estomatite. Menos comumente, o FCV está associado a conjuntivite, poliartrite e doença respiratória inferior em filhotes. O isolamento do vírus pode ser usado para identificar infecção atual, mas os resultados demoram vários dias. Devido à exposição disseminada e à vacinação, o valor preditivo positivo dos testes sorológicos é baixo. Ensaios de PCR com transcriptase reversa (RT) podem ser usados para amplificar o RNA do FCV, e os resultados são rápidos. Entretanto, esses ensaios também amplificam cepas vacinais do FCV.[27] O RNA do FCV pode ser amplificado a partir de amostras coletadas de gatos normais portadores e daqueles com doença clínica. Assim, tem baixo valor preditivo positivo. Por exemplo, em um estudo em nosso laboratório, a existência do RNA do FCV não teve correlação com a ocorrência ou não de estomatite em gatos.[26] Além disso, a amplificação do RNA do FCV não pode ser usada para provar infecção sistêmica com o calicivírus virulento. O valor preditivo negativo dos ensaios de RT-PCR para o FCV é desconhecido atualmente. As cepas diferentes dos calicivírus felinos, como os vírus de RNA, têm variabilidade genética entre si. Dependendo da região genética viral visada pelo ensaio, o grau de variação genética entre as cepas naquele local varia. A maioria dos laboratórios projeta seus ensaios para ter como alvo regiões conservadas do genoma viral, porém mesmo isso não é garantia de que todas as cepas sejam detectáveis por algum ensaio.

O FHV-1 é um diagnóstico diferencial comum em gatos com evidência clínica de rinite, estomatite, conjuntivite, queratite e dermatite facial. Devido à exposição disseminada e à vacinação, o valor preditivo positivo dos testes sorológicos é baixo. Pode-se identificar o FHV-1 por coloração fluorescente direta de raspados conjuntivais, isolamento viral ou PCR. O DNA do FHV-1 pode ser amplificado a partir de conjuntiva, secreções nasais e da faringe de gatos sadios, razão pela qual o valor preditivo positivo dos ensaios convencionais de PCR é baixo.[34] Os ensaios de PCR usados atualmente também detectam cepas vacinais do FHV-1, o que diminui o valor preditivo positivo dos ensaios.[21] Em um estudo feito em nosso laboratório, a existência do DNA do FHV-1 não teve correlação à ocorrência ou não de estomatite em gatos.[26] Pode ser que a PCR quantitativa acabe provando ter correlação à presença ou à ausência de doença, mas não se correlacionou à presença de conjuntivite em um estudo.[20] O valor preditivo negativo dos ensaios de PCR para o FHV-1 também é questionável, pois muitos gatos que provavelmente têm doença associada ao FHV-1 são negativos. Pode ser que isso tenha relação com a depuração do DNA do FHV-1 de tecidos por uma reação de hipersensibilidade. As biopsias teciduais têm maior sensibilidade do que os *swabs* conjuntivais, mas não necessariamente maior valor preditivo. O DNA do FHV-1 pode ser amplificado do humor aquoso de alguns gatos, mas não se sabe se isso indica uveíte associada ao FHV-1.[22]

Mycoplasma spp., *Chlamydia felis* e *Bordetella bronchiseptica* são outros patógenos respiratórios comuns em gatos. Como no caso do FHV-1 e do FCV, os resultados positivos para esses organismos à PCR não podem ser utilizados para distinguir um gato portador de um clinicamente doente. No entanto, em um estudo recente, o DNA de *Mycoplasma* spp. foi amplificado a partir de *swabs* conjuntivais de mais filhotes com conjuntivite que de gatos que serviram como controles nos mesmos abrigos. Isso sugere que o organismo pode ser patogênico em alguns gatos.[36] Além disso, os ensaios de PCR não determinam a sensibilidade antimicrobiana, de modo que, no caso de gatos com potencial de bordetelose, as técnicas diagnósticas ideais são a cultura e o teste de sensibilidade, em especial se estiver ocorrendo um surto. O DNA do *Toxoplasma gondii* foi amplificado a partir de lavados de vias respiratórias de alguns gatos com doença do trato respiratório inferior e, assim, a PCR é uma opção para a avaliação de amostras de animais doentes nos quais o organismo não é identificado à citologia.

Agentes gastrintestinais

Geralmente, o diagnóstico de infecção com *Giardia* spp. é feito com a combinação de técnicas de flutuação fecal e exame de esfregaço úmido. Os testes para antígeno fecal também são acurados e há vários ensaios disponíveis para uso em consultório, como um para uso veterinário. Os ensaios de PCR fecal costumam dar resultados falsonegativos por causa da existência de inibidores da PCR nas fezes, razão pela qual não se deve usar a PCR como procedimento de triagem para esse agente. Contudo, pode-se fazer isso para determinar se a espécie infectante é zoonótica, indicação primordial para essa técnica, mas parece agora que tal determinação deve ser realizada com mais de um gene para a obtenção de resultados mais acurados.[30]

Embora a infecção com *Cryptosporidium* spp. seja comum, é raro encontrar oocistos de *C. felis* em gatos à flutuação fecal. A coloração álcool-acidorresistente de um esfregaço fecal fino é difícil e insensível. Os ensaios com antígeno titulado para uso com fezes humanas são imprecisos quando usados em fezes felinas. Portanto, a PCR pode ajudar no diagnóstico de criptococose em cães e gatos; ela se mostrou mais sensível que o ensaio de imunofluorescência (IFA) em gatos.[31] A PCR para detectar *Cryptosporidium* spp. está indicada em gatos negativos ao IFA com diarreia inexplicada do intestino delgado e quando se quer determinar o genótipo desses organismos. Entretanto, a infecção com *C. felis* em gatos é comum, de maneira que resultados positivos nem sempre provam que o agente é a causa da doença clínica. Nenhum fármaco conhecido elimina tais infecções e as cepas de pequenos animais não são consideradas agentes zoonóticos importantes; assim, a PCR nunca é indicada em animais sadios.

Também há ensaios de PCR para a detecção do DNA de *Tritrichomonas foetus*, *Salmonella* spp., *Campylobacter* spp., *Clostridium* spp., parvovírus e *T. gondii*, além de uma RT-PCR para coronavírus. Em geral, é possível detectar trofozoítas de *T. foetus* em esfregaços úmidos de fezes frescas, exame que pode ser feito em consultório. A PCR para o DNA de *T. foetus* está indicada se o esfregaço for negativo e os resultados ficarem prontos em menos tempo que a cultura, mas é possível detectar o DNA de *T. foetus* em gatos portadores sadios, de modo que resultados positivos nem sempre provam que há doença causada por esse organismo.[8] Nos casos em que se suspeita de salmonelose ou campilobacteriose, deve-se fazer cultura em vez de PCR, para determinar os padrões de susceptibilidade antimicrobiana. Em cães, o VPP da PCR para *Clostridium* spp. nas fezes é baixo e, se utilizado, deve ser combinado com ensaios para enterotoxina. Atualmente, não há informação se ocorre o mesmo em gatos. Não existe evidência atual de que a PCR para parvovírus nas fezes seja superior aos ensaios disponíveis no momento para antígeno. Recentemente, mostrou-se que gatos vacinados com vacinas contendo o vírus vivo modificado da panleucopenia eliminaram o DNA do parvovírus nas fezes várias horas depois.[7] Portanto, não se deve usar a PCR para detectar parvovírus no intuito de diagnosticar surtos de panleucopenia em gatos vacinados recentemente. O *Toxoplasma gondii* só é eliminado por volta de 7 a 10 dias e geralmente são eliminados milhões de oocistos nesse período, o que facilita muito a identificação do organismo. Assim, em geral a PCR não é necessária para diagnosticar tal infecção. Como o isolamento viral não é prático em termos clínicos, usa-se a RT-PCR mais frequentemente para detectar o RNA de coronavírus nas fezes. Todavia, resultados positivos não diferenciam cepas causadoras de PIF dos coronavírus entéricos. Além disso, em um estudo, a existência do RNA de coronavírus não se correlacionou a diarreia em gatos de abrigos.[7]

Agentes hematogênicos

O *Mycoplasma haemofelis* (Mhf), o "*Candidatus* Mycoplasma haemominutum" (Mhm) e o "*Candidatus* M. turicentis" (Mtc) podem todos ser encontrados em gatos. Em gatos infectados experimentalmente, parece que o Mhf é mais patogênico que o Mhm, e o Mtc tem patogenicidade intermediária. O diagnóstico baseia-se na demonstração do organismo na superfície de eritrócitos ao exame de um esfregaço sanguíneo fino ou à PCR. O número de organismos varia; desse modo, o exame de um esfregaço sanguíneo pode ser falso-negativo em até 50% dos casos. Pode ser difícil encontrar o organismo à citologia, em particular na fase crônica. Portanto, a PCR é o teste de escolha por causa de sua sensibilidade.[13] Há *primers* que podem amplificar todos os três hemoplasmas. Pode-se usar a PCR em tempo real para monitorar o número de cópias durante e após tratamento, mas ela não tem sensibilidade, especificidade nem valor preditivo maiores do que a PCR convencional.[32] Deve-se considerar a PCR na avaliação de gatos com febre ou anemia inexplicadas e negativos à citologia. Além disso, o American College of Veterinary Internal Medicine (ACVIM) recomenda a triagem com PCR para hemoplasmas de gatos a serem usados como doadores de sangue.[35] Muitos gatos (aproximadamente 15%) são portadores do *Candidatus* M. haemominutum relativamente apatogênico, de modo que resultados positivos nem sempre se correlacionam à doença (VPP baixo).

Os gatos podem infectar-se com organismo semelhante ao *E. canis*[2] e ao *Anaplasma phagocytophilum*.[15] Sabe-se pouco sobre os outros agentes desses gêneros com relação a gatos. Como os organismos são de gêneros diferentes, a reatividade cruzada sorológica é variável. Assim, embora as síndromes clínicas possam ser semelhantes, não há um teste sorológico que identifique a infecção, nem atualmente há sorologia padronizada para gatos. Além disso, alguns gatos com infecção com *E. canis* não apresentam soroconversão e, portanto, a PCR é superior à sorologia em gatos. Os ensaios de PCR podem ser designados para amplificar cada organismo. Como alternativa, dispõe-se de *primers* para amplificar todos os organismos em uma única reação e, em seguida, pode-se usar o sequenciamento para determinar a espécie infectante. Contudo, resultados positivos nem sempre têm correlação à existência de doença. O DNA do *Anaplasma phagocytophilum* foi amplificado a partir do sangue de gatos sadios por mais de 10 semanas após infecção experimental por exposição a carrapatos do gênero *Ixodes* (MR Lappin, dados não publicados, 2011).

Os gatos podem infectar-se com *Rickettsia felis*, e foram demonstrados anticorpos contra *R. rickettsii*. Febre, cefaleia, mialgia e exantema macular em seres humanos foram atribuídos à infecção com *R. felis* em vários países do mundo. Em estudo recente feito em nosso laboratório, avaliamos 92 pares de sangue de gato e extratos de pulga do Alabama, de Maryland e do Texas usando ensaios de PCR que amplificam uma região do gene da sintase do citrato (*gltA*) e do gene da proteína B externa da membrana (*ompB*).[11] Dos 92 pares, 62 (67,4%) foram extraídos de pulga e nenhuma das amostras sanguíneas do gato foi positiva para o DNA de *R. felis*.[11] Em outro estudo, mostramos taxas de prevalência de anticorpo contra *R. felis* e *R. rickettsii* de 5,6% e 6,6%, respectivamente, em gatos com febre, mas nenhum organismo foi amplificado a partir de sangue.[1] Esses resultados provam que os gatos às vezes são expostos, mas são necessários mais dados para determinar o significado de associações a doenças. No momento, não se sabe se a PCR está indicada para detectar *Rickettsia* spp. em gatos.

Hemocultura, PCR em sangue e sorologia podem ser usadas para avaliar gatos quanto à infecção com *Bartonella* spp.[3] É provável que os gatos negativos à cultura ou à PCR e para anticorpo, bem como aqueles negativos à cultura ou à PCR mas positivos para anticorpo, não sejam uma fonte de infecção de pulgas, gatos ou seres humanos. Entretanto, a bacteriemia pode ser intermitente e pode haver resultados falso-negativos à cultura ou à PCR, o que limita o valor preditivo de uma única bateria de testes.[17] Embora se possa usar a sorologia para determinar se um gato foi exposto, tanto gatos soropositivos quanto soronegativos podem ter bacteriemia, o que limita a utilidade da sorologia. Por isso, atualmente não se recomenda o teste de gatos sadios para infecção com espécies de *Bartonella*.[3,14] Desse modo, deve-se reservá-lo para aqueles com suspeita clínica de bartonelose. Como a infecção com *Bartonella* spp. é muito comum em gatos saudáveis, mesmo resultados positivos à cultura ou à PCR não provam que haja bartonelose clínica. Por exemplo, embora tenhamos detectado o DNA de *Bartonella* spp. em mais gatos com febre que naqueles com as mesmas características mas sem febre, ainda assim foi comum os sadios serem positivos.[16] É provável que a sorologia combinada com a PCR na avaliação de gatos com suspeita de bartonelose tenha o melhor valor preditivo.

Em geral, é fácil identificar *Cytauxzoon felis* ao exame citológico de esfregaços sanguíneos ou aspirados esplênicos durante a avaliação de gatos com enfermidade clínica. No momento, não se dispõe de testes sorológicos comerciais. Pode-se usar a PCR para amplificar o DNA do organismo a partir do sangue de gatos negativos à citologia.[9]

Anticorpos contra o vírus da imunodeficiência felina (FIV) são detectados em soro na abordagem clínica com maior frequência pelo ensaio imunossorvente ligado a enzima (ELISA). Estudos com testes diferentes mostraram que os resultados da maioria dos ensaios são comparáveis.[10] Os resultados do isolamento viral ou da RT-PCR em sangue são positivos em alguns gatos negativos para anticorpos. Podem ocorrer reações falso-positivas com o ELISA. Assim, resultados positivos desse ensaio em gatos sadios ou sob risco baixo devem ser confirmados com o *Western blot*. Filhotes podem ter anticorpos detectáveis originários do colostro por vários meses. Se os anticorpos persistirem aos 6 meses de idade, é provável que o filhote esteja infectado. O isolamento viral à RT-PCR em sangue também pode ser feito para confirmar a infecção. Todavia, o FIV não está presente no sangue em altos níveis e, dessa maneira, são comuns resultados falso-negativos. Além disso, os resultados variam entre os laboratórios.[6]

A maioria dos gatos com a infecção com o vírus da leucemia felina tem viremia; desse modo, geralmente não são necessários ensaios diagnósticos no atendimento clínico.

Entretanto, os ensaios de PCR mais novos e sensíveis em tempo real têm sido usados para caracterizar com acurácia os estágios da infecção,[19] mas eles não são comuns comercialmente.

É possível amplificar o RNA do PIFV e do FECV a partir do sangue de gatos. Desse modo, os resultados positivos nem sempre têm correlação ao desenvolvimento de PIF. A amplificação do mRNA do gene *M* pela RT-PCR teve resultados mistos em dois estudos realizados até o momento. Em um estudo, 13 de 26 gatos aparentemente normais foram positivos para o mRNA do FECV em sangue. Isso sugere que o valor preditivo positivo desse ensaio para o diagnóstico de PIF foi baixo.[5]

Agentes oculares

Toxoplasma gondii, *Bartonella* spp., FHV-1 e coronavírus são os organismos cujo DNA ou RNA foi amplificado mais frequentemente do humor aquoso de gatos com uveíte endógena.[22,25] Embora se saiba pouco sobre o valor preditivo desses ensaios quando feitos com humor aquoso, a combinação de ensaios moleculares com índices de produção local de anticorpo pode ajudar no diagnóstico de alguns casos.

Referências bibliográficas

1. Bayliss DB, Morris AK, Horta MC et al: Prevalence of *Rickettsia* species antibodies and *Rickettsia* species DNA in the blood of cats with and without fever, *J Feline Med Surg* 11:266, 2009.
2. Breitschwerdt EB, Abrams-Ogg ACG, Lappin MR et al: Molecular evidence supporting *Ehrlichia canis*-like infection in cats, *J Vet Intern Med* 16:642, 2002.
3. Brunt J, Guptill L, Kordick DL et al: American Association of Feline Practitioners 2006 Panel report on diagnosis, treatment, and prevention of *Bartonella* spp. infections, *J Feline Med Surg* 8:213, 2006.
4. Bustin SA, Benes V, Garson JA et al: The MIQE guidelines: minimum information for publication of quantitative real-time PCR experiments, *Clin Chem* 55:611, 2009.
5. Can-Sahna K, Soydal Ataseven V, Pinar D et al: The detection of feline coronaviruses in blood samples from cats by mRNA RT-PCR, *J Feline Med Surg* 9:369, 2007.
6. Crawford P, Slater M, Levy J: Accuracy of polymerase chain reaction assays for diagnosis of feline immunodeficiency virus infection in cats, *J Am Vet Med Assoc* 226:1503, 2005.
7. Gingrich E, Scorza A, Leutenegger C et al: Common enteric pathogens in cats before and after placement in an animal shelter [poster], *J Vet Intern Med* 24:766, 2010.
8. Gookin JL, Stebbins ME, Hunt E et al: Prevalence of and risk factors for feline *Tritrichomonas foetus* and *Giardia* infection, *J Clin Microbiol* 42:2707, 2004.
9. Haber MD, Tucker MD, Marr HS et al: The detection of *Cytauxzoon felis* in apparently healthy free-roaming cats in the USA, *Vet parasitol* 146:316, 2007.
10. Hartmann K, Griessmayr P, Schulz B et al: Quality of different in-clinic test systems for feline immunodeficiency virus and feline leukaemia virus infection, *J Feline Med Surg* 9:439, 2007.
11. Hawley JR, Shaw SE, Lappin MR: Prevalence of *Rickettsia felis* DNA in the blood of cats and their fleas in the United States, *J Feline Med Surg* 9:258, 2007.
12. Higuchi R, Dollinger G, Walsh PS et al: Simultaneous amplification and detection of specific DNA sequences, *Biotechnology (N Y)* 10:413, 1992.
13. Jensen W, Lappin M, Kamkar S et al: Use of a polymerase chain reaction assay to detect and differentiate two strains of *Haemobartonella felis* in naturally infected cats, *Am J Vet Res* 62:604, 2001.
14. Kaplan JE, Benson C, Holmes KK et al: Guidelines for prevention and treatment of opportunistic infections in HIV-infected adults and adolescents, *MMWR Recomm Rep* 58:1, 2009.

15. Lappin M, Breitschwerdt E, Jensen W et al: Molecular and serologic evidence of *Anaplasma phagocytophilum* infection in cats in North America, *J Am Vet Med Assoc* 225:893, 2004.

16. Lappin MR, Breitschwerdt EB, Brewer M et al: Prevalence of *Bartonella* species antibodies and *Bartonella* species DNA in the blood of cats with and without fever, *J Feline Med Surg* 11:141, 2009.

17. Lappin MR, Hawley J: Presence of *Bartonella* species and *Rickettsia* species DNA in the blood, oral cavity, skin and claw beds of cats in the United States, *Vet Dermatol* 20:509, 2009.

18. Lau A, Chen S, Sorrell T et al: Development and clinical application of a panfungal PCR assay to detect and identify fungal DNA in tissue specimens, *J Clin Microbiol* 45:380, 2007.

19. Levy J, Crawford C, Hartmann K et al: 2008 American Association of Feline Practitioners' feline retrovirus management guidelines, *J Feline Med Surg* 10:300, 2008.

20. Low HC, Powell CC, Veir JK et al: Prevalence of feline herpesvirus 1, *Chlamydophila felis*, and *Mycoplasma* spp DNA in conjunctival cells collected from cats with and without conjunctivitis, *Am J Vet Res* 68:643, 2007.

21. Maggs D, Clarke H: Relative sensitivity of polymerase chain reaction assays used for detection of feline herpesvirus type 1 DNA in clinical samples and commercial vaccines, *Am J Vet Res* 66:1550, 2005.

22. Maggs D, Lappin M, Nasisse M: Detection of feline herpesvirus-specific antibodies and DNA in aqueous humor from cats with or without uveitis, *Am J Vet Res* 60:932, 1999.

23. Mapes S, Rhodes DM, Wilson WD et al: Comparison of five real-time PCR assays for detecting virulence genes in isolates of *Escherichia coli* from septicaemic neonatal foals, *Vet Rec* 161:716, 2007.

24. Pedersen N, Sato R, Foley J et al: Common virus infections in cats, before and after being placed in shelters, with emphasis on feline enteric coronavirus, *J Feline Med Surg* 6:83, 2004.

25. Powell CC, McInnis CL, Fontenelle JP et al: *Bartonella* species, feline herpesvirus-1, and *Toxoplasma gondii* PCR assay results from blood and aqueous humor samples from 104 cats with naturally occurring endogenous uveitis, *J Feline Med Surg* 12:923, 2010.

26. Quimby JM, Elston T, Hawley J et al: Evaluation of the association of *Bartonella* species, feline herpesvirus 1, feline calicivirus, feline leukemia virus and feline immunodeficiency virus with chronic feline gingivostomatitis, *J Feline Med Surg* 10:66, 2008.

27. Ruch-Gallie RA, Veir JK, Hawley JR et al: Results of molecular diagnostic assays targeting feline herpesvirus-1 and feline calicivirus in adult cats administered modified live vaccines, *J Feline Med Surg*, in press. Epub March 23, 2011.

28. Saiki RK, Scharf S, Faloona F et al: Enzymatic amplification of beta-globin genomic sequences and restriction site analysis for diagnosis of sickle cell anemia, *Science* 230:1350, 1985.

29. Schabereiter-Gurtner C, Nehr M, Apfalter P et al: Evaluation of a protocol for molecular broad-range diagnosis of culture-negative bacterial infections in clinical routine diagnosis, *J Appl Microbiol* 104:1228, 2008.

30. Scorza A, Lappin M, Ballweber L: Genotyping of *Giardia duodenalis* isolates of mammals (dogs, cats, bobcats and cattle) by the β-giardin, glutamate dehydrogenase and triose phosphate isomerase genes [poster], *Third International Giardia and Cryptosporidium Conference*, Orvieto, Italy, 2009.

31. Scorza AV, Brewer MM, Lappin MR: Polymerase chain reaction for the detection of *Cryptosporidium* spp. in cat feces, *J Parasitol* 89:423, 2003.

32. Tasker S, Helps CR, Day MJ et al: Use of a Taqman PCR to determine the response of *Mycoplasma haemofelis* infection to antibiotic treatment, *J Microbiol Methods* 56:63, 2004.

33. Veir JK, Lappin MR: Molecular diagnostic assays for infectious diseases in cats, *Vet Clin North Am Small Anim Pract* 40:1189, 2010.

34. Veir JK, Ruch-Gallie R, Spindel ME et al: Prevalence of selected infectious organisms and comparison of two anatomic sampling sites in shelter cats with upper respiratory tract disease, *J Feline Med Surg* 10:551, 2008.

35. Wardrop K, Reine N, Birkenheuer A et al: Canine and feline blood donor screening for infectious diseases, *J Vet Intern Med* 19:135, 2005.

36. Zirofsky D, Powell CC, Reckers W et al: Feline herpesvirus-1 and *Mycoplasma* spp. infections in cats with acute conjunctivitis in an animal shelter (abstract), *J Vet Intern Med* 24:705, 2010.

34

Doenças Felinas Zoonóticas e Prevenção da Transmissão

Marcy J. Souza e John C. New, Jr.

Estima-se que as zoonoses constituam aproximadamente 75% das doenças infecciosas emergentes hoje. Tais agentes infecciosos podem ser transmitidos por diversos animais, tanto os silvestres e os exóticos de companhia quanto os de companhia tradicionais, como cães e gatos. Estudos recentes mostraram que os gatos, saudáveis e aqueles com diarreia, podem eliminar organismos zoonóticos nas fezes. Entre 13 e 40% dos gatos examinados estavam eliminando, pelo menos, um patógeno entérico zoonótico. Embora a prevalência da eliminação de patógenos específicos seja variável, foram identificados numerosos organismos, como *Toxocara cati*, *Giardia*, *Cryptosporidium*, *Salmonella* e *Campylobacter*. Neste capítulo, esclarecemos as vias de transmissão de doenças zoonóticas comumente associadas a gatos domésticos e o que pode ser feito para reduzir a exposição e a transmissão (Boxe 34.1). Outras infecções zoonóticas raramente estão associadas a gatos (Tabela 34.1), havendo mais informação sobre elas no American Association of Feline Practitioners 2003 Report on Feline Zoonoses.[6]

Mordidas de gatos

Embora as mordidas de gatos sejam responsáveis por aproximadamente 80% das relatadas de animais, eles são o segundo tipo de animal que mais causam essas lesões.[32] Em razão de os gatos costumarem causar ferimentos por punção quando mordem, é comum a introdução de bactérias profundamente nos tecidos. As taxas relatadas de infecção em mordidas de gatos variam de 30 a 50%, enquanto a infecção por mordidas caninas é bem mais baixa – de 2 a 4%. A *Pasteurella multocida* é a bactéria mais comum

---

Boxe 34.1 **Precauções para reduzir o risco de doença zoonótica de gato doméstico[12]**

- Lavar as mãos após manusear gatos e antes de comer
- Fazer *checkups* anuais e exames fecais em todos os gatos
- A vacinação antirrábica deve ser mantida atualizada
- Controle de pulgas e carrapatos
- Não permitir que um gato lamba seu rosto, utensílios para alimentos ou pratos
- Manter os gatos dentro de casa
- Buscar assistência médica para mordidas de gatos
- Alimentar os gatos com ração comercial processada
- O material fecal deve ser removido das caixas de areia diariamente
- Descartar o material fecal onde não houver contaminação dos suprimentos de água
- Limpar as caixas de areia periodicamente com água fervente e detergente
- Evitar manipular gatos desconhecidos, em especial os que parecem doentes
- Não deixar que gatos bebam água no vaso sanitário
- Cortar as unhas dos gatos com frequência ou considerar o uso de protetores macios nas unhas
- Nunca atiçar ou provocar gatos

---

isolada de feridas resultantes de mordidas de gatos e podem causar sepse, meningite e artrite séptica, entre outras complicações. Em geral, as mordidas de gatos nas mãos de pessoas requerem tratamento extenso e são mais propensas que as de cães a resultar em complicações, como celulite, osteomielite e tenossinovite.[32]

Tabela 34.1 Outras zoonoses menos comuns associadas a gatos.

Organismo	Sinais clínicos nos felinos	Sintomas humanos	Via de infecção para pessoas	Risco relativo de infecção para pessoas
Bordetella spp.	Subclínicos, respiratórios superiores, pneumonia (rara)	Pneumonia em pacientes imunossuprimidos	Aerossolização	Extremamente raro
Capnocytophaga canimorsus	Subclínicos	Bacteriemia, ceratite	Ferimentos causados por mordidas, possivelmente arranhões	Extremamente raro
Cheyletiella	Doença cutânea pruriginosa	Doença cutânea pruriginosa	Contato direto	Ocasional
Coxiella burnetii (agente da febre Q)	Subclínicos, aborto, natimortos	Febre, pneumonia, mialgia, linfadenopatia, artrite, hepatite, endocardite	Contato com tecidos infectados (placenta, líquidos do parto)	Extremamente raro
Francisella tularensis (agente da tularemia ou febre do coelho)	Sepse, pneumonia	Ulceroglandulares, glandulares, oculoglandulares, pneumônicos, tifoides, dependendo da via de exposição	Ferimentos causados por mordidas	Raro
Mycoplasma felis	Secreção crônica de fístulas, poliartrite	Celulite, poliartrite	Ferimentos causados por mordidas	Extremamente raro
Sporothrix schenckii	Secreção crônica de fístulas cutâneas	Secreção crônica de fístulas cutâneas	Potencialmente contato com exsudatos de feridas felinas	Raro

Texto modificado da Tabela 1, p. 938 em Brown RR, Elston TH, Evans L et al.: American Association of Feline Practitioners 2003 Report on Feline Zoonoses, *Comp Contin Edu Pract Vet* 25:936, 2003.

Normalmente, é possível prevenir a ocorrência de mordidas de gatos entendendo-se o comportamento felino, sedando os gatos irascíveis quando necessário e usando luvas grossas, como as usadas por falcoeiros, para evitar penetração dos dentes nas mãos e nos antebraços. Apesar dessas precauções, podem ocorrer mordidas de gatos, que devem ser tratadas o mais rapidamente possível. A demora no tratamento é um fator de risco para infecção e outras complicações. Podem ocorrer dor, edema, eritema e tumefação de linfonodos locais 1 a 2 h após uma mordida de gato. É essencial cuidar da ferida, mas o uso de antibióticos profiláticos ainda é discutível. Contudo, um estudo em que foi examinado um pequeno número de pessoas mordidas por gatos revelou que 67% daquelas não tratadas com antibióticos desenvolveram infecção. Enquanto isso, nenhuma das tratadas assim teve tal problema.[14] Além disso, pode ser indicada a profilaxia para o vírus da raiva após exposição, dependendo da história de vacinação do gato e das circunstâncias da mordida. A história da vítima quanto à profilaxia contra o tétano também deve ser revista. O tratamento de mordidas de gatos varia de acordo com o caso, mas sempre deve incluir cuidados rigorosos e minuciosos com a ferida (p. ex., limpeza, irrigação e desbridamento quando necessário) e medidas para evitar infecção com bactérias, como *Pasteurella multocida*, ou o vírus da raiva.

Zoonoses bacterianas

A *Bartonella henselae* é o agente etiológico mais comum da doença da arranhadura do gato (DAG), mas outras espécies do mesmo gênero têm sido encontradas em gatos, como a *B. clarridgeiae*, a *B. koehlerae* e a *B. weissii*.[6] A soroprevalência entre gatos domésticos nos EUA pode variar, mas tem sido relatada alta, de 81%.[6] É mais comum que gatos jovens tenham bacteriemia e a maioria dos casos humanos está associada a exposição a filhotes. As pulgas se alimentam em gatos com bacteriemia e as bactérias podem replicar-se no intestino das pulgas por dias. Ocorre infecção humana após mordida ou arranhão de um gato, que possibilita a introdução de bactérias na pele e no tecido subcutâneo (Figura 34.1).[11] As bactérias costumam ser achadas nas fezes das pulgas encontradas no gato (sob as garras, na boca). A doença da arranhadura do gato em geral é autolimitante em indivíduos imunocompetentes, mas pode ter consequências atípicas e sérias em indivíduos imunossuprimidos, inclusive angiomatose e peliose bacilares.[16] A DAG pode ser prevenida de maneira eficaz mantendo-se uma boa prevenção contra pulgas e carrapatos nos gatos e estimulando-se brincadeiras leves, que não envolvam as mãos ou os pés do proprietário, para reduzir a possibilidade de mordidas e arranhões, em

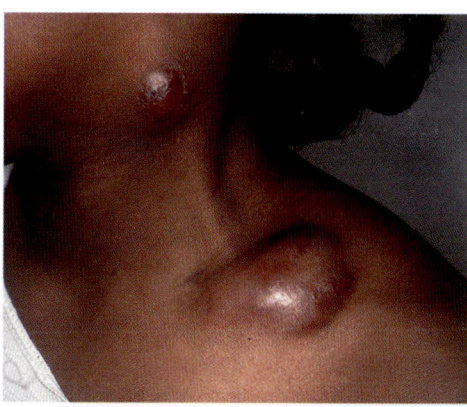

Figura 34.1 Bartonelose. Lesão papular e linfonodo aumentado na área supraclavicular e no pescoço de uma menina que costumava levar seu gatinho junto ao peito e nos ombros. (*De Rabinowitz P, Conti L*: Human-animal medicine: clinical approaches to zoonoses, *St Louis, 2010, Saunders Elsevier.*)

especial no caso de filhotes. As unhas também podem ser mantidas aparadas para reduzir a probabilidade de penetração cutânea. Além disso, indivíduos imunocomprometidos que queiram adquirir um gato devem ser estimulados a adotar um gato adulto, pois são menos propensos a ter bacteriemia.

A *Yersinia pestis* causa a peste e pode levar a formas diferentes de doença clínica em seres humanos e gatos, inclusive as pestes bubônica, bacteriêmica e pneumônica. A peste tem de ser tratada com antibióticos ou a infecção pode ser rapidamente fatal. A peste humana está tipicamente associada à exposição a pulgas de roedores silvestres, mas a exposição a gatos domésticos também pode ser um fator de risco.[11,17] Um estudo em que foram examinados casos humanos de peste no oeste dos EUA revelou que aproximadamente 8% dos casos relatados eram atribuíveis ao contato com gatos domésticos.[17] A exposição ocorreu por meio de mordidas, arranhões ou outros tipos de contato com gatos infectados. A exposição felina e humana à *Y. pestis*, especialmente no oeste dos EUA, onde a peste é endêmica, pode ser reduzida mantendo-se uma boa prevenção contra pulgas e carrapatos, os gatos dentro de casa para reduzir a exposição a espécies que lhes servem de presas, como roedores (e pulgas associadas) e estimulando brincadeiras leves.

O *Staphylococcus aureus* resistente à meticilina (SARM) é um problema cada vez maior na medicina humana, e o papel de animais domésticos na transmissão vem sendo examinado com mais frequência.[30] Muitos estudos enfocaram o fato de cães serem portadores ou terem a infecção com SARM,[24,28] mas também identificaram o SARM em gatos domésticos.[29,33,37,38] Embora não se disponha de evidência definitiva da transmissão do SARM de um gato para alguma pessoa, relatos de isolados idênticos em pessoas e seus animais de estimação sugerem a probabilidade de transmissão entre espécies.[15,33] É provável que os gatos adquiram o SARM a partir de interações com pessoas, e um estudo recente examinou os fatores de risco associados a infecções com o SARM em cães e gatos.[34] Cães e gatos infectados com *Staphylococcus aureus* sensível à meticilina (SASM) foram usados como controles não pareados para

os casos de SARM. O estudo revelou que os fatores de risco associados às infecções com SARM incluíam o número de esquemas de antibióticos recebidos, o número de dias de internação em uma clínica veterinária e a recepção de um implante cirúrgico. Dos 197 animais do estudo, apenas 64 eram gatos (29 casos de SARM, 34 controles de SASM) e os dados de cães e gatos foram combinados para análise. Necessita-se de mais pesquisa para determinar quais os fatores de risco que poderiam estar associados de maneira específica à infecção com SARM em gatos. Os gatos têm o potencial de disseminar o SARM para pessoas na casa ou em ambientes onde recebam cuidados de enfermagem, embora provavelmente o risco ainda seja muito menor do que o de se adquirir a infecção de outras pessoas. Sempre que possível, devem-se usar luvas descartáveis, mas foi comprovado que a lavagem rigorosa das mãos é o método mais eficaz de prevenir a disseminação do SARM.[3] Fômites e superfícies ambientais não costumam estar associados à transmissão do SARM, com a limpeza e a descontaminação rotineiras sendo suficientes. Além disso, a triagem apropriada (cultura e sensibilidade) de pacientes clínicos, tanto felinos quanto humanos, pode reduzir a transmissão do SARM.

Em termos históricos, vários textos têm citado a *Chlamydophila felis* como um patógeno zoonótico, mas foram publicadas poucas evidências que confirmem isso. Um estudo recente da literatura descobriu apenas sete casos de doença humana associada a esse patógeno.[7] Daqueles sete casos, apenas um foi diagnosticado de maneira definitiva como sendo causado por *C. felis*. O paciente humano tinha conjuntivite crônica e era imunossuprimido. Com base na prevalência das infecções com *C. felis* em gatos, em particular em filhotes, o risco da doença em pessoas é baixo. Indivíduos imunocomprometidos devem tomar as devidas precauções para limitar a exposição a gatos com infecções respiratórias e oculares.

Embora o *Streptococcus* do grupo A tenha sido implicado como zoonose transmitida de um cão, não há dados na literatura que confirmem a disseminação dessa bactéria de um gato para uma pessoa.[27] É provável que a transmissão de estreptococo do grupo A de um gato para uma pessoa seja extremamente rara. A exposição a outras bactérias zoonóticas menos comuns, como *Salmonella* spp., *Yersinia enterocolitica*, *Helicobacter* spp. e *Campylobacter* spp., pode ser reduzida por:

1. Precauções gerais de higiene ao lidar com fezes.
2. Uso de luvas descartáveis ao manipular as fezes ou a bandeja higiênica.
3. Lavagem abrangente das mãos com água e sabão após manipular substâncias (p. ex., bandeja higiênica, jornais, portadores) contaminadas com fezes.

Essas bactérias estão associadas mais comumente a doenças gastrintestinais em seres humanos.[6,11]

Zoonoses virais

O vírus da raiva causa invariavelmente encefalite fatal em mamíferos não tratados. Embora a exposição à raiva humana nos EUA esteja associada mais comumente a morcegos, os gatos domésticos foram a espécie não silvestre mais comum identificada com raiva em 2007 e 2008.[4,5] É provável que a frequência crescente da infecção em gatos, em comparação com outros animais domésticos, seja causada pela disseminação da variante da raiva de guaxinins, pela falta de tentativas de vacinação e leis mais rígidas com relação a felinos e pela de presença de gatos pelas ruas. O vírus está presente na saliva e no tecido neural de animais infectados, e a exposição ocorre após um animal infectado morder outro mamífero. Nos EUA, a prevenção da exposição de gatos à raiva humana pode ser conseguida com a vacinação de todos esses animais, de acordo com as diretrizes elaboradas pela National Association of State Public Health Veterinarians,[31] mantendo-se os gatos dentro de casa para reduzir a exposição aos que vivem soltos e animais silvestres, bem como seguindo os procedimentos apropriados após exposição, conforme as diretrizes dos Centers for Disease Control (CDC).[26] Em suma, os indivíduos que tenham sido vacinados antes de serem mordidos devem receber duas doses da vacina nos dias 0 e 3, mas NÃO recebem a imunoglobulina antirrábica (RIG). Os indivíduos que não foram vacinados antes de serem mordidos devem receber doses da vacina nos dias 0, 3, 7 e 14, além de RIG.[9] Além disso, todos os ferimentos causados por mordidas devem ser tratados da maneira apropriada para evitar infecções bacterianas.

Os felídeos são considerados razoavelmente resistentes aos vírus influenza do tipo A, mas foi relatada uma infecção com o vírus influenza aviário (H5N1) e o da influenza pandêmico (H1N1).[2,20,22,35] Um estudo mostrou que os gatos infectados poderiam transmitir o vírus H5N1 para outros gatos.[22] É provável que os gatos infectados com o vírus H5N1 o tenham contraído de pessoas. A capacidade de cada vírus influenza ser transmitido de gatos para pessoas não foi esclarecida até o momento. Para se prevenir a infecção cruzada entre espécies, um profissional de saúde deve examinar qualquer pessoa ou gato com doença respiratória e solicitar os testes diagnósticos apropriados. Além disso, limitar a exposição a gatos infectados e lavar bem as mãos após manipulá-los reduzem a disseminação do vírus. As mesmas precauções que reduzem o risco de disseminação de cepas humanas de uma pessoa para outra também são apropriadas para evitar a transmissão cruzada entre espécies.

Outras infecções virais de gatos, como com o vírus da leucemia felina (FeLV) e o da imunodeficiência felina (FIV), não são zoonóticas. Em um estudo com 204 veterinários e outros indivíduos sujeitos a exposição ocupacional, não se detectou evidência sorológica ou molecular alguma de zoonose com o FeLV ou o FIV.[8] No entanto, gatos infectados com qualquer desses dois vírus podem ser mais propensos a se infectar com outros patógenos zoonóticos e disseminá-los.

Zoonoses parasitárias

Estima-se que o *Toxoplasma gondii* infecte aproximadamente 60 milhões de pessoas nos EUA, mas a maioria delas tem poucos sintomas clínicos relacionados com a infecção.[11]

Indivíduos imunocomprometidos são mais propensos a ter problemas clínicos, inclusive lesões neurológicas centrais e oftálmicas, decorrentes da infecção. Além disso, ocorrem cerca de 3.000 casos de toxoplasmose congênita anualmente e podem ocasionar hidrocefalia, retardo mental, convulsões, surdez, cegueira e paralisia cerebral.[11] Os felídeos são os hospedeiros definitivos do *Toxoplasma gondii* e *apenas* eles eliminam oocistos nas fezes.[19] Todos os animais vertebrados podem infectar-se ingerindo oocistos esporulados do ambiente ou bradizoítos contidos em tecido cru ou malcozido de um animal infectado. A maioria das infecções em pessoas adultas ocorre após ingestão de carne infectada malcozida. Além disso, se uma pessoa ou animal se infecta durante a gestação, o organismo pode cruzar a placenta e infectar o feto, causando aborto ou toxoplasmose congênita. Mulheres grávidas não precisam ser aconselhadas a se desfazer de um gato de companhia. É preciso considerar diversos fatores, inclusive o estado de infecção da mulher, se há probabilidade de que o gato esteja eliminando oocistos e a capacidade de a mulher evitar exposição potencial não limpando a bandeja higiênica dele. Podem ser feitos exames fecais nos felídeos para determinar se estão sendo eliminados oocistos. No entanto, os felídeos só costumam eliminar oocistos por aproximadamente 1 a 3 semanas após a infecção inicial.

A infecção humana pode ser prevenida pelas seguintes medidas:

1. Assegurar que todos os produtos de carne sejam cozidos a temperatura adequada.
2. Beber água de fontes limpas.
3. Trocar a areia das caixas diariamente para evitar a esporulação de oocistos eliminados nas fezes (isso não deve ser feito por mulheres grávidas).
4. Descartar as fezes de gatos em lixo que não vá por terrenos onde possam contaminar a água do solo (não descartar as fezes no banheiro).
5. **Não** fazer compostagem com fezes de gatos, pois os oocistos podem persistir no ambiente por longos períodos e em seguida no solo onde o composto for disseminado.
6. Lavar bem as mãos após limpar as caixas de areia.
7. Manter os gatos dentro de casa, por reduzir a probabilidade de que se infectem (se já não estiverem infectados).
8. Alimentar os gatos apenas com comida cozida ou rações comerciais.
9. Determinar o estado infeccioso de uma mulher antes que ela engravide.[13]

Ascarídeos e ancilóstomos comumente infectam gatos e podem levar a larva *migrans* visceral e cutânea em seres humanos, respectivamente (Figura 34.2). O *Toxocara cati* é o ascarídeo mais comum de gatos. Um grande número de ovos é eliminado nas fezes e pode ser ingerido de maneira inadvertida por seres humanos. Após a ingestão por uma pessoa, esses ovos desenvolvem-se em larvas que podem migrar para qualquer parte do corpo. Os órgãos comumente acometidos são os olhos, o cérebro, o fígado e os pulmões.[10] Os gatos também podem carregar diversos tipos de ancilóstomos, como o *Ancylostoma braziliense* e o *Ancylostoma tubaeforme*.[6] Os ovos contendo larvas desses vermes são eliminados nas fezes de gatos infectados e tornam-se larvas de vida livre no ambiente. Essas larvas podem então penetrar na pele de pessoas, tornando-se larvas *migrans*.[10] As infecções zoonóticas com ascarídeos e ancilóstomos podem ser prevenidas por:

1. Tratamento anti-helmíntico de gatos conforme as recomendações do Companion Animal Parasite Cuncil (http://www.capcvet.org).
2. Manutenção dos gatos dentro de casa, para diminuir a probabilidade de que se infectem ou eliminem ovos no ambiente.
3. Descarte correto das fezes de gatos onde não contaminem o solo ou a água.
4. Lavagem abrangente das mãos após manusear gatos ou limpar as caixas de areia.
5. Manter cobertas as caixas de areia de crianças quando não estiverem em uso.
6. Uso de calçados ao andar ao ar livre, especialmente em praias.

As pulgas são os ectoparasitos mais comuns de gatos e, embora não tendam a viver em pessoas, podem picar, causar prurido e potencialmente transmitir alguns agentes infecciosos sérios. Além disso, elas levam o cestódeo *Dipylidium caninum*, que, segundo relatos, infecta crianças.[6] Os gatos também podem abrigar o *Sarcoptes scabiei*, que causa prurido autolimitante em pessoas,[11] as quais se infectam com esse parasito quando em contato com gatos infectados ou ambientes contaminados. A infecção pode ser prevenida mantendo-se os gatos dentro de casa e a prevenção apropriada de pulgas e carrapatos.

Outros parasitos, como a *Giardia* e o *Cryptosporidium*, podem ser encontrados nas fezes de gatos. Estudos recentes revelaram que 2 a 7% dos gatos que sobreviveram estavam eliminando *Giardia* ou *Cryptosporidium*.[18,36] A prevalência de eliminação é baixa e, quando associada à manipulação apropriada das fezes, o risco de infecção zoonótica deve ser limitado.

Zoonoses fúngicas

Vários dermatófitos podem causar lesões cutâneas em gatos e seres humanos, e provavelmente o mais comum é *Microsporum canis*.[6] Na maioria das pessoas infectadas, a infecção costuma se manifestar como lesões vermelhas, pruriginosas e circulares no local da infecção; essas infecções são tipicamente autolimitantes (Figura 34.3). Indivíduos imunocomprometidos podem desenvolver infecções mais graves. Ocorre exposição após a manipulação de um gato que tenha o organismo na pelagem ou na pele. Alguns gatos podem exibir lesões típicas, inclusive pelos quebradiços, alopecia, crostas e descamação, enquanto outros felinos podem ser portadores assintomáticos (ver Capítulo 22). Os fatores de risco por infecção humana são exposição a um filhote de gato recém-adquirido de um abrigo e história conhecida de infecção, ou exposição a gatos de companhia que tenham muito contato com outros animais. Além disso, as crianças são mais propensas a infectar-se que adultos.[6] O risco de infecção pode ser diminuído com o tratamento adequado de gatos infectados, limitando-se o contato com felinos potencialmente infectados e lavagem abrangente das mãos após manipular esses animais.

Pessoas imunocomprometidas e proprietárias de gatos

As interações com animais podem ter benefícios físicos e psicológicos positivos se esses forem de companhia, destinados a isso ou residentes de instituições de assistência.

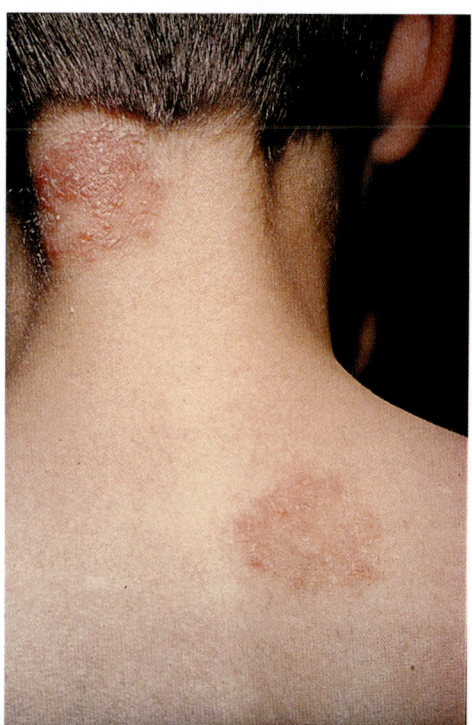

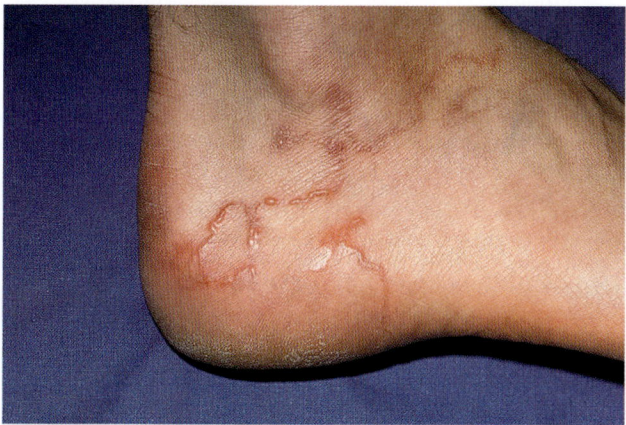

Figura 34.2 Larva *migrans* cutânea no pé. (*De Goldman L, Ausiello DA, eds.*: Cecil Textbook of Medicine, ed. 23, *Philadelphia, Saunders, Elsevier.*)

Figura 34.3 Tinha do corpo causada por *Trichophyton mentagrophytes*. (*De Rabinowitz P, Conti L*: Human-animal medicine: clinical approaches to zoonoses, *St Louis, 2010, Saunders Elsevier.*)

Qualquer animal que venha a ter contato com indivíduos idosos ou imunocomprometidos deve estar sob os cuidados de um veterinário. Convém ser elaborado um programa de bem-estar para o animal que considere a idade, a espécie e os fatores de risco de doença. A segurança do animal e da pessoa precisa ser considerada. As recomendações para animais em programas de assistência ou residentes em instituições de cuidados foram publicadas e também estão disponíveis na American Veterinary Medical Association.[1,23] Os gatos devem ter, pelo menos, 6 meses de idade antes de participar dos programas de assistência ou viver em instituições de cuidados. A medicina preventiva para esses gatos deve incluir exames regulares, vacinações apropriadas e controle de parasitos. Além disso, não se deve permitir que quaisquer animais que exibam sinais de doença, como diarreia, corrimento nasal ou conjuntivite, interajam com indivíduos idosos ou imunocomprometidos.

Como essas pessoas são particularmente suscetíveis a doenças zoonóticas, como toxoplasmose e bartonelose, as precauções específicas no Boxe 8.1 devem ser seguidas estritamente. Se possível, as caixas de areia não devem ser limpas por indivíduos imunocomprometidos. No entanto, se isso for inevitável, os indivíduos devem usar luvas descartáveis e lavar bem as mãos depois. Além disso, os indivíduos imunocomprometidos devem evitar contato com diarreia de qualquer animal e fezes de animais de rua ou cães e gatos com menos de 6 meses de idade.[21] Os animais de companhia com diarreia devem ser levados a um veterinário e submetidos a exames para detectar *Cryptosporidium*, *Salmonella*, *Campylobacter* e *E. coli* produtora da toxina Shiga.[21] As mãos devem ser bem lavadas após manipulação de fezes de qualquer animal ou objetos ou superfícies contaminadas por fezes.

Indivíduos idosos e imunocomprometidos não precisam necessariamente aconselhados a se desfazer de seus animais de companhia.[21] Se considerarem a adoção, indivíduos idosos e imunocomprometidos devem adotar gatos adultos sadios (com mais de 1 ano de idade), conforme determinado por um veterinário. Não devem ser adotados animais de instituições em más condições sanitárias, e convém os gatos receberem tratamento antipulgas antes da adoção. Brincadeiras rudes com gatos devem ser desestimuladas, para diminuir o risco de mordidas ou transmissão de *Bartonella* spp. Além disso, manter gatos dentro de casa previne a exposição do gato a doenças zoonóticas e outras infecciosas e limita a exposição humana a zoonoses comumente transmitidas por espécies de presas, como lentivírus e leptospirose.

Considerações de saúde pública

Conforme descrito, está documentada a atuação de gatos como portadores de diversas doenças zoonóticas. As precauções para o proprietário de um gato foram descritas, mas o efeito de populações de gatos de vida livre sobre a saúde pública não está esclarecido. O parasitismo é o problema infeccioso mais comum de gatos de vida livre.[25] A deposição de fezes no ambiente leva à disseminação de agentes infecciosos, como *Toxoplasma* e ascarídeos, que têm o potencial de infectar seres humanos. As pessoas devem evitar contato com gatos de vida livre, para reduzir o risco de mordidas e exposição a doenças zoonóticas, como a raiva e a bartonelose.

Os veterinários precisam desempenhar um papel ativo na redução das populações de gatos de vida livre e da prevalência de doenças naquelas populações.[39] Os métodos de controle populacional podem ser discutíveis e envolvem programas de captura para castração e retorno ao ambiente de origem, programas de captura e eutanásia e de captura e adoção. Qualquer que seja o programa usado em determinada comunidade, os veterinários devem estimular os proprietários a castrar seus gatos e mantê-los dentro de casa. Além disso, as pessoas não devem alimentar populações de gatos de rua para reduzir seu número, bem como a probabilidade de expor seres humanos a outros animais que potencialmente transmitem doenças zoonóticas. Os guaxinins, que podem transmitir a raiva e o *Baylisascaris procyonis* (o nematódeo dos guaxinins) para pessoas, costumam se alimentar de comida de gatos deixada fora de casa. Embora o impacto dos gatos de vida livre sobre a saúde humana seja incerto, é preciso tentar reduzir as populações para diminuir a disseminação de doenças infecciosas para pessoas e gatos, bem como a predação de espécies silvestres nativas.

Referências bibliográficas

1. American Veterinary Medical Association: Wellness guidelines for animals in animal-assisted activity, animal-assisted therapy, and resident animal programs. Available at http://www.avma.org/products/hab/wellness.asp. Accessed May 1, 2010.
2. American Veterinary Medical Association: 2009 H1N1 flu virus outbreak. Available at http://www.avma.org/public_health/influenza/new_virus/default.asp. Accessed May 1, 2010.
3. Association for Professionals in Infection Control and Epidemiology Inc: Guidelines for the control of MRSA. Available http://goapic.org/mrsa.htm. Accessed May 1, 2010.
4. Blanton JD, Palmer D, Christian KA et al: Rabies surveillance in the United States during 2007, *J Am Vet Med Assoc* 233:884, 2008.
5. Blanton JD, Robertson K, Palmer D et al: Rabies surveillance in the United States during 2008, *J Am Vet Med Assoc* 235:676, 2009.
6. Brown RR, Elston TH, Evans L et al: American Association of Feline Practitioners 2003 report on feline zoonoses, *Comp Contin Edu Pract Vet* 25:936, 2003. Available at (http://www.catvets.com/professionals/guidelines/publications/?Id=181; Accessed May 1, 2010.
7. Browning GF: Is *Chlamydophila felis* a significant zoonotic pathogen? Aust Vet J 82:695, 2004.
8. Butera S, Brown J, Callahan M et al: Survey of veterinary conference attendees for evidence of zoonotic infection by feline retroviruses, *J Am Vet Med Assoc* 217:1475, 2000.
9. Centers for Disease Control: ACIP provisional recommendations for the prevention of human rabies. Available at http://www.cdc.gov/vaccines/recs/provisional/downloads/rabies-July2009-508.pdf. Accessed May 1, 2010.
10. Centers for Disease Control: Guidelines for veterinarians: prevention of zoonotic transmission of ascarids and hookworms of dogs and cats. Available at http://www.cdc.gov/ncidod/dpd/parasites/ascaris/prevention.htm. Accessed May 1, 2010.
11. Colville J, Berryhill D: *Handbook of zoonoses identification and prevention*, St Louis, 2007, Mosby Elsevier.
12. Cornell Feline Health Center: Zoonotic disease: what can I catch from my cat? Available at http://www.vet.cornell.edu/fhc/brochures/ZoonoticDisease.html. Accessed May 1, 2010.
13. Dabritz HA, Conrad PA: Cats and Toxoplasma: implications for public health, *Zoonoses Public Health* 57:34, 2010.
14. Elenbaas RM, McNabney WK, Robinson WA: Evaluation of prophylactic oxacillin in cat bite wounds, *Ann Emerg Med* 13:155, 1984.

15. Faires MC, Tater KC, Weese JS: An investigation of methicillin-resistant *Staphylococcus aureus* colonization in people and pets in the same household with an infected person or infected pet, *J Am Vet Med Assoc* 235:540, 2009.

16. Florin TA, Zaoutis TE, Zaoutis LB: Beyond cat scratch disease: widening spectrum of *Bartonella henselae* infection, *Pediatrics* 121:e1413, 2008.

17. Gage KL, Dennis DT, Orloski KA et al: Cases of cat-associated human plague in the Western US, 1977-1998, *Clin Infect Dis* 30:893, 2000.

18. Hill S, Cheney J, Taton-Allen G et al: Prevalence of enteric zoonotic organisms in cats, *J Amer Vet Med Assoc* 216:687, 2000.

19. Innes EA: A brief history and overview of *Toxoplasma gondii*, *Zoonoses Public Health* 57:1, 2010.

20. Iowa Department of Public Health: Protecting pets from illness. Available at http://www.idph.state.ia.us/IdphNews/Reader. aspx?id=8FBE90B3-4667-4960-9AF5-1B9B477A3805. Accessed May 1, 2010.

21. Kaplan JE, Benson C, Holmes KK et al: Guidelines for prevention and treatment of opportunistic infections in HIV-infected adults and adolescents, *MMWR Recomm Rep* 58:1, 2009.

22. Kuiken T, Rimmelzwaan G, van Riel D et al: Avian H5N1 influenza in cats, *Science* 306:241, 2004.

23. Lefebvre SL, Peregrine AS, Golab GC et al: A veterinary perspective on the recently published guidelines for animal-assisted interventions in health-care facilities, *J Am Vet Med Assoc* 233:394, 2008.

24. Lefebvre SL, Reid-Smith RJ, Waltner-Toews D et al: Incidence of acquisition of methicillin-resistant *Staphylococcus aureus, Clostridium difficile*, and other health-care-associated pathogens by dogs that participate in animal-assisted interventions, *J Am Vet Med Assoc* 234:1404, 2009.

25. Levy J, Crawford P: Humane strategies for controlling feral cat populations, *J Am Vet Med Assoc* 225:1354, 2004.

26. Manning SE, Rupprecht CE, Fishbein D et al: Human rabies prevention–United States, 2008: recommendations of the Advisory Committee on Immunization Practices, *MMWR Recomm Rep* 57:1, 2008.

27. Mayer G, Van Ore S: Recurrent pharyngitis in family of four. Household pet as reservoir of group A streptococci, *Postgrad Med* 74:277, 1983.

28. McLean CL, Ness MG: Meticillin-resistant *Staphylococcus aureus* in a veterinary orthopaedic referral hospital: staff nasal colonisation and incidence of clinical cases, *J Small Anim Pract* 49:170, 2008.

29. Middleton JR, Fales WH, Luby CD et al: Surveillance of *Staphylococcus aureus* in veterinary teaching hospitals, *J Clin Microbiol* 43:2916, 2005.

30. Morgan M: Methicillin-resistant *Staphylococcus aureus* and animals: zoonosis or humanosis? *J Antimicrob Chemother* 62:1181, 2008.

31. National Association of State Publich Health Veterinarians: Compendium of animal rabies prevention and control, 2008. Available at http://www.nasphv.org/Documents/RabiesCompendium.pdf. Accessed May 1, 2010.

32. Patronek GJ, Slavinski SA: Animal bites, *J Am Vet Med Assoc* 234:336, 2009.

33. Sing A, Tuschak C, Hormansdorfer S: Methicillin-resistant *Staphylococcus aureus* in a family and its pet cat, *N Engl J Med* 358:1200, 2008.

34. Soares Magalhaes RJ, Loeffler A, Lindsay J et al: Risk factors for methicillin-resistant *Staphylococcus aureus* (MRSA) infection in dogs and cats: a case-control study, *Vet Res* 41:55, 2010.

35. Songserm T, Amonsin A, Jam-on R et al: Avian influenza H5N1 in naturally infected domestic cat, *Emerg Infect Dis* 12:681, 2006.

36. Spain C, Scarlett J, Wade S et al: Prevalence of enteric zoonotic agents in cats less than 1 year old in central New York state, *J Vet Intern Med* 15:33, 2001.

37. Walther B, Wieler LH, Friedrich AW et al: Methicillin-resistant *Staphylococcus aureus* (MRSA) isolated from small and exotic animals at a university hospital during routine microbiological examinations, *Vet Microbiol* 127:171, 2008.

38. Weese JS, Faires M, Rousseau J et al: Cluster of methicillin-resistant *Staphylococcus aureus* colonization in a small animal intensive care unit, *J Am Vet Med Assoc* 231:1361, 2007.

39. Winter L: Trap-neuter-release programs: the reality and the impacts, *J Am Vet Med Assoc* 225:1369, 2004.

Tratamento do Gato com Doenças Concomitantes e Crônicas

Editora: Margie Scherk

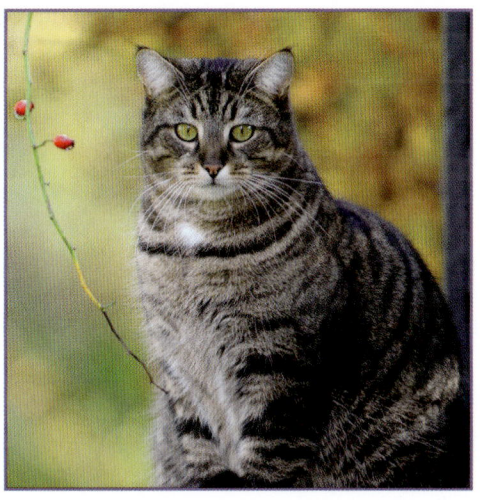

CAPÍTULO

35

Tratamento de Doença Concomitante

Hipertireoidismo e Doença Renal Crônica

Sarah Caney

A doença concomitante mais comum associada a hipertireoidismo é a doença renal crônica (DRC). Ambas são comuns em gatos idosos, e a existência de DRC não afeta apenas o diagnóstico de hipertireoidismo, como também o tratamento e o prognóstico. A avaliação acurada de pacientes é necessária para identificar o problema concomitante e quaisquer complicações associadas que possam requerer tratamento adicional. É necessário fazer uma abordagem mais cautelosa ao tratamento, para evitar a desestabilização de um paciente vulnerável. Com cuidado, em geral é possível tratar ambas as condições com sucesso e proporcionar ao paciente uma boa qualidade e mais tempo de vida.

Os autores de um estudo recente relataram que 14% dos gatos com hipertireoidismo tinham DRC preexistente à primeira avaliação de doença da tireoide.[167] Não se sabe se há uma relação causal entre o hipertireoidismo e a DRC ou se ambas as condições ocorrem em conjunto porque simplesmente são comuns no indivíduo idoso. A relação entre elas é complexa. Foi aventada a hipótese de que o hipertireoidismo causa dano aos rins, o que pode contribuir para o desenvolvimento a longo prazo de DRC por vários mecanismos, como dano tubulointersticial, além de fibrose e nefrite intersticial crônica causadas por aumento na angiotensina II. Ademais, a hipertensão sistêmica presente em uma proporção de gatos com hipertireoidismo pode contribuir para o dano renal por meio de microinfarto e fibrose subsequente. Esse último efeito é reconhecido em estudos de micropunção no modelo de rim remanescente de gato.[157] Não se sabe se isso ocorre em gatos hipertensos com DRC natural. No entanto, também se especula que o hipertireoidismo, de fato, mascare um declínio preexistente na função renal, aumentando o fluxo sanguíneo renal e assim a taxa de filtração glomerular (TFG).

Desafios diagnósticos

A avaliação de amostras de sangue e urina é importante tanto em pacientes com hipertireoidismo quanto naqueles com DRC, não sendo valiosa apenas no diagnóstico dessas condições, como também para avaliar a gravidade e verificar a existência de outras doenças. Infelizmente, no caso de gatos com hipertireoidismo e DRC concomitantes, a interpretação dos exames de laboratório torna-se um grande desafio.

A DRC pode dificultar o diagnóstico de hipertireoidismo, por causa da supressão dos hormônios da tireoide – a chamada síndrome eutireóidea. Portanto, em gatos com sinais clínicos compatíveis com hipertireoidismo, a tiroxina total (T_4 total) normal não deve ser considerada evidência de que o animal não tenha essa condição. É provável que gatos com concentração de creatinina e T_4 total na variação superior normal de referência tenham hipertireoidismo e DRC.[238]

Se for obtido resultado normal de T_4 em um gato suspeito de ser hipertireóideo, há várias opções para se chegar ao diagnóstico. Pode ser útil repetir o teste em outra ocasião (p. ex., algumas semanas depois) nos casos em que o hipertireoidismo for leve, pois as flutuações nos níveis de tiroxina podem resultar em T_4 total intermitentemente na faixa de referência. A estimativa de T_4 livre por diálise de equilíbrio é outra opção. Esse teste é mais sensível para identificar gatos hipertireóideos, mas implica um risco um pouco maior de resultados falso-positivos (isto é, sobre o diagnóstico de hipertireoidismo). Assim, em geral não é recomendado como teste de triagem para hipertireoidismo.[182] A T_4 total acima de 30 nmol/ℓ (maior do que 2,33 µg/dℓ) além de T_4 livre alta, confirma o diagnóstico de hipertireoidismo; em contrapartida, se a T_4 total estiver abaixo de 30 nmol/ℓ (maior do que 2,33 µg/dℓ), é extremamente improvável que o gato tenha hipertireoidismo.[238] Se disponível, a análise do hormônio estimulante da tireoide (TSH) endógeno pode ser útil, com níveis baixos em gatos hipertireóideos.[238] A cintilografia da tireoide, a supressão da tri-iodotironina (T_3) e os testes de estimulação do hormônio liberador de tireotropina (TRH)[226] também podem ser úteis para discriminar pacientes hipertireóideos daqueles eutireóideos doentes. Infelizmente, todos esses testes são afetados pela gravidade da doença concomitante, que pode dificultar a interpretação dos resultados.

A DRC pode afetar também os resultados da bioquímica sérica e hematológicos. As consequências laboratoriais do hipertireoidismo, como eritrocitose, observada ocasionalmente em gatos hipertireóideos, podem ser mascaradas pela anemia associada à DRC.

É difícil identificar se há doença renal e determinar sua gravidade em um gato hipertireóideo. Atualmente, a avaliação da função renal depende da estimativa dos níveis sanguíneos de ureia e creatinina, associados à densidade urinária. A azotemia (elevação da ureia e/ou creatinina no sangue) com densidade urinária reduzida serve para diagnosticar função renal diminuída. Contudo, as concentrações de ureia e creatinina podem ser afetadas pelo hipertireoidismo, o que complica a interpretação dos resultados químicos séricos. A ureia tende a ser alta em gatos hipertireóideos, como consequência de polifagia (e, portanto, aumento do consumo de proteína), o que pode causar a preocupação falsa de um gato hipertireóideo ter DRC. Em contrapartida, as concentrações de creatinina tendem a ser equivocadamente baixas, pois gatos hipertireóideos são magros e têm pouquíssima massa muscular (a creatinina sendo derivada de renovação muscular). O aumento da TFG presente em gatos hipertireóideos também tende a reduzir os níveis sanguíneos de ureia e creatinina.

Normalmente, a avaliação da densidade urinária é útil para definir a função renal, mas isso também pode ser afetado pelo hipertireoidismo. A densidade da urina (DU) saudável em geral é considerada acima de 1,040, com concentrações inferiores a 1,035 indicando doença renal. Entretanto, em gatos hipertireóideos, a capacidade de produzir urina concentrada está comprometida, podendo-se detectar a densidade urinária abaixo desse valor em gatos com rins sadios. Além disso, esse valor sadio varia com o tipo de alimentação. Gatos alimentados estritamente com ração seca devem concentrar a urina acima de 1,045, enquanto a DU acima de 1,025 pode ser apropriada em gatos alimentados exclusivamente com ração enlatada/úmida.[45]

Proteinúria discreta é um achado comum em gatos hipertireóideos.[222] Acredita-se que possa haver proteinúria como consequência de hipertensão glomerular e hiperfiltração, que reconhecidamente ocorrem no estado hipertireóideo. O significado prognóstico da proteinúria no hipertireoidismo é desconhecido no momento, mas ela tende a resolver-se com o tratamento, mesmo em gatos que desenvolvem azotemia.[222,224]

Tanto o hipertireoidismo quanto a DRC são condições associadas a maior incidência de infecções do trato urinário. Por exemplo, um estudo mostrou que 12% dos gatos hipertireóideos sofriam de infecções do trato urinário.[158] Infelizmente, a maioria desses gatos tem infecções urinárias clinicamente silenciosas e pode exibir apenas sinais clínicos vagos, como perda de peso e letargia. É importante suspeitar de infecção e solicitar urocultura para identificar e tratar qualquer um desses problemas adicionais, pois isso irá beneficiar o prognóstico atual e a longo prazo do gato.

Tratamento de gatos com hipertireoidismo e doença renal crônica concomitante

Todos os tratamentos do hipertireoidismo têm o potencial de piorar a função renal,[58] pois a condição hipertireóidea aumenta o fluxo sanguíneo renal e a TFG. Quando o hipertireoidismo é tratado, o aumento do débito cardíaco e do fluxo sanguíneo para os rins diminui, o que resulta na queda na TFG até de 50% do nível antes do tratamento.[11,16,83] Em muitos gatos hipertireóideos, essa volta à normalidade não está associada a problemas renais. Todavia, em uma proporção de pacientes, essa redução no fluxo sanguíneo tem o potencial de desmascarar a doença renal que antes não era identificada, possibilitando que se manifeste clinicamente. Nos gatos em que a doença renal foi identificada antes do início do tratamento, este último tem o potencial de agravar a função renal e pode precipitar uma crise. A frequência relatada dessa complicação varia nas publicações. Em um relato, um terço dos pacientes desenvolveu essa complicação após tratamento com iodo radioativo, enquanto outros relatos descobriram números ainda maiores de gatos tendo uma crise após o tratamento.[58,212] Os gatos acometidos tornam-se azotêmicos e podem começar a exibir sinais clínicos de doença renal. Reduções significativas na função renal geralmente são evidentes umas 4 semanas após o tratamento, após a TFG se estabilizar com muito pouca deterioração, dependendo do estágio da doença renal.[16,233,234]

Vários estudos mostraram que não é possível predizer com acurácia quais pacientes irão revelar DRC após o tratamento do hipertireoidismo. Esses estudos avaliaram as variáveis laboratoriais antes do tratamento, como a bioquímica sérica, a DU, a proteinúria e a hematologia.[16,192,222,234] Em geral, não foram vistas diferenças significativas ao se compararem os parâmetros antes do tratamento em gatos que desenvolveram azotemia renal depois dele e aqueles em que isso não ocorreu. Embora a DU diminua em gatos com DRC, ela também pode estar reduzida como consequência de hipertireoidismo. Assim, a análise apenas

desse parâmetro não é suficiente para ser útil. Da mesma maneira, embora a DU acima de 1,035 antes do tratamento costume ser tranquilizadora, não pode ser vista como uma garantia de que o gato não terá azotemia renal após o tratamento.[192] O fato de que alguns gatos com azotemia renal primária continuam capazes de concentrar urina a 1,045 ou mais complica ainda mais a interpretação.[174]

Considera-se que a TFG tem algum valor no sentido de se prever se haverá azotemia renal após o tratamento.[2,234] Um estudo revelou algum valor ao se usar a combinação da TFG antes do tratamento, a DU e a T_4 total para predizer quais pacientes desenvolviam a azotemia renal após o tratamento.[234] No mesmo estudo, houve uma diferença significativa na TFG e na DU antes do tratamento nos gatos que acabaram desenvolvendo azotemia renal após o tratamento. Infelizmente, a avaliação da TFG nem sempre é acessível no atendimento clínico, o que limita sua utilidade. A depuração de io-hexol foi avaliada e poderia ser um recurso clínico viável, mas não passou a fazer parte do procedimento diagnóstico.[11] A utilidade de outros marcadores de função renal, como o índice NAG (proporção urinária de N-acetil-beta-D-glicosaminidase e creatinina) e a proteína de ligação do retinol urinário, ainda está sendo avaliada.[144,232]

Por essas razões, a maioria dos clínicos prefere tratar todos os gatos hipertireóideos com medidas clínicas em primeira instância. A principal vantagem dessa abordagem é ser reversível; em outras palavras, se a função renal deteriorar, o tratamento do hipertireoidismo pode ser reduzido ou interrompido para ajudar a estabilizar o paciente. O tratamento clínico do hipertireoidismo induz eutireoidismo mais gradualmente que a tireoidectomia cirúrgica ou a radioterapia com iodo, ambos podendo resultar em desestabilização aguda do paciente. Nos gatos em que a função renal continua estável com o tratamento clínico, o tratamento permanente do hipertireoidismo pode ser considerado com mais confiança. Embora não haja diretrizes definitivas, é provável que seja recomendável monitorar os pacientes sob tratamento clínico por pelo menos alguns meses, possivelmente até 6 meses, antes de decidir por tratamentos mais permanentes, curativos.

Quando se sabe que um gato tem DRC antes de iniciar o tratamento clínico do hipertireoidismo, talvez seja aconselhável começar o tratamento com a menor dose da medicação enquanto se faz a monitoração estrita dos valores renais. Por exemplo, ao se usar metimazol, deve-se considerar a dose inicial de 1,25 a 5 mg a cada 24 h. Caso surjam alguns problemas, pode-se diminuir a dose ou suspender o tratamento. Se, em contrapartida, a medicação não estiver associada a efeitos renais ou outros adversos, pode-se titular a dose para manter o eutireoidismo. Reavaliações frequentes e regulares são essenciais para facilitar o melhor tratamento da DRC e do hipertireoidismo. A autora recomenda a avaliação inicial dos parâmetros renais 3 e 6 semanas após o início do tratamento.[39]

A continuidade do tratamento de pacientes com DRC e hipertireoidismo requer atenção a ambas as condições. As diretrizes da International Renal Interest Society (IRIS; http://www.iris-kidney.com) devem ser seguidas de acordo com o estadiamento e o tratamento da DRC e de quaisquer complicações presentes em decorrência dele.

Sempre que possível, deve-se tentar induzir e manter o eutireoidismo, conforme dito antes. Nos pacientes em que o eutireoidismo está associado a um agravamento clínico e bioquímico da doença renal, pode ser necessário titular o tratamento para conseguir o melhor equilíbrio possível. As prioridades individuais de cada paciente precisam ser consideradas para se determinar qual tratamento e qual abordagem são mais apropriados. Por exemplo, em alguns pacientes, o controle subótimo do hipertireoidismo pode ser tolerado clinicamente, enquanto o eutireoidismo pode estar associado a disfunção renal grave e uma crise clínica. O sucesso do tratamento deve ser calibrado com base na resposta clínica ao tratamento, bem como na avaliação dos parâmetros laboratoriais. A avaliação acurada de peso e de condição corporais é fundamental, além da anamnese abrangente, do exame físico geral e da medida da pressão sanguínea. Felizmente, em muitos gatos, é possível conseguir o equilíbrio entre essas duas condições e obter um bom resultado com o tratamento.

Hipertireoidismo e Diabetes Melito
Margarethe Hoenig

Prevalência

O hipertireoidismo em gatos era praticamente desconhecido até o fim da década de 1970 e agora é a doença endócrina mais comum nessa espécie e uma das mais comuns em gatos idosos. O diabetes melito (DM) também é um problema endócrino comumente encontrado em gatos idosos, e sua prevalência aumentou bastante nas últimas três décadas, por causa do grande aumento na prevalência de obesidade. De acordo com Joslin (escrito em 1934),[128] em pessoas, "o tema hipertireoidismo e diabetes, como uma combinação de doenças, é tão restrito que não resta muito a dizer a respeito", mesmo que o diabetes não raramente coexista com hipotireoidismo e hipertireoidismo em pacientes humanos. Não se sabe com que frequência as duas doenças coexistem em gatos, mas, em termos empíricos, sabe-se bem que podem ocorrer simultaneamente. No entanto, não há dados epidemiológicos ou fisiopatológicos que liguem o hipertireoidismo ao diabetes, nem o aumento da glicemia em jejum é uma característica comum do gato hipertireóideo.

Assinalamento do paciente e fatores de risco

Embora o aumento da incidência de ambas as doenças tenha ocorrido durante o mesmo período, ou seja, nas últimas três décadas, não parece que fatores idênticos estejam envolvidos na patogenia, exceto pelo fato de que o hipertireoidismo e o DM ocorrem principalmente em gatos idosos e a maioria dos pacientes tem mais de 10 anos de idade. O hipertireoidismo e o DM em gatos jovens são extremamente raros, com exceção do DM em gatos da raça Burmês na Austrália. Outros fatores de risco para DM são a condição corporal (obesidade), o sexo e o estado reprodutivo.[205]

Um gato do sexo masculino castrado, idoso e obeso estaria sob maior risco. Parece haver uma predisposição genética em gatos Burmeses na Austrália. O aumento acentuado no DM em gatos pode ser traçado com o aumento da obesidade felina.

Vários pesquisadores de diferentes continentes avaliaram os fatores de risco para hipertireoidismo e apresentaram resultados muitos similares, apesar das diferenças geográficas.[64,173,237] Conforme mencionado, gatos domésticos idosos de pelos curto e longo foram mais propensos a desenvolver a doença que os jovens ou de raça pura. O risco aumentou com a idade. Não houve diferença no risco para machos e fêmeas em um estudo, enquanto em outros as fêmeas foram identificadas como de maior risco. Houve maior probabilidade de que gatos hipertireóideos usassem a mesma caixa de areia e fossem alimentados com ração úmida enlatada ou com todo tipo de comida humana, inclusive laticínios ricos em gordura. Ainda que sem comprovação, os compostos plastificantes bisfenol A e ftalatos foram suspeitosde serem agentes causais de obesidade e diabetes em pessoas e do hipertireoidismo em gatos, mas até o momento não se comprovou qualquer ligação a respeito. Fatores ambientais parecem ter um papel importante, pois gatos hipertireóideos estiveram expostos a fumantes no seu ambiente e a tratamentos com inseticidas em casa. Outros fatores de risco são dormir no chão, exposição a fertilizantes orgânicos e doença dentária. É interessante notar que a incidência de hipertireoidismo foi menor em casas com vários gatos, em comparação com aquelas onde havia só um gato.

Sinais clínicos

É impossível distinguir com clareza o hipertireoidismo do DM com base no quadro clínico. Os sinais clínicos vistos com mais frequência de hipertireoidismo e DM são os mesmos, além de semelhantes aos de outras doenças de gatos, e pioram com o tempo. Como resultado, o reconhecimento precoce de hipertireoidismo em um gato diabético e vice-versa é difícil por causa dos seguintes sinais clínicos compartilhados:

- Perda de peso
- Apetite excessivo ou inapetência
- Poliúria e polidipsia.

De maneira menos previsível, ambas as condições podem se apresentar com fraqueza muscular, vômitos e diarreia. Além disso, gatos com hipertireoidismo extremo podem exibir agitação. O gato diabético com acromegalia pode ganhar peso, em vez de perder.[15]

Fisiopatologia

Hipertireoidismo e diabetes são ambos estados catabólicos. O hipertireoidismo é causado por secreção excessiva de hormônios tireóideos (tri-iodotironina [T_3] e tiroxina [T_4]) por tireoides adenomatosas ou hiperplásicas, raramente por carcinomas malignos da tireoide.[106,181] Em gatos, o hipertireoidismo é mais semelhante ao humano, causado por bócio nodular tóxico. Anormalidades da proteína G e da via de sinalização do monofosfato 3'-5'-cíclico de adenosina (cAMP) foram implicadas na patogenia em ambas as espécies.[95,178] Embora em pessoas sejam encontrados anticorpos contra antígenos das ilhotas com doença autoimune da tireoide, não há evidência de que exista uma conexão similar em gatos hipertireóideos. Processos autoimunes não mostraram nenhum papel em qualquer dessas doenças, e não foram detectados anticorpos contra as ilhotas em gatos diabéticos.[110]

Os hormônios da tireoide (HT) afetam muitos aspectos do metabolismo e da homeostasia de energia e, em termos gerais, podem ser observados com antagonistas da insulina. As alterações metabólicas durante tireotoxicose representam efeitos diretos dos HT sobre a expressão de genes responsivos aos HT e são mediadas pela ligação de T_3 a receptores de HT em órgãos periféricos.[10,253] Pacientes humanos tireotóxicos exibem resistência à insulina, ou seja, a eficácia da insulina no músculo, na gordura e no fígado fica prejudicada.[15,128,136,178,179] Como uma das principais funções da insulina é o controle da homeostasia da glicose, observa-se o aumento da resistência à insulina como a diminuição na tolerância à glicose. Em um estudo comparando gatos sadios com hipertireóideos, a depuração da glicose diminuiu nos últimos, e a secreção de insulina aumentou durante o teste intravenoso de tolerância à glicose.[105] Esse padrão é característico da resistência periférica à insulina, que causa diminuição da captação de glicose no tecido muscular e gorduroso. No entanto, as concentrações glicêmicas em jejum ainda eram normais. Isso sugere que o débito hepático de glicose continuava normal.

Sabe-se que o hipertireoidismo em si causa aumento da produção hepática de glicose e um aumento notável no fluxo do ciclo de Krebs.[59,131,137] Portanto, esperava-se produção excessiva de glicose na tireotoxicose. Todavia, tem sido mostrado em gatos que o fluxo do ciclo do piruvato, um ciclo inútil, também é estimulado pelo hormônio tireóideo, o que nega um efeito sobre a gliconeogênese.[136] É concebível que, em gatos hipertireóideos, a gliconeogênese se mantenha lenta e a glicemia em jejum na faixa normal pela acentuação desse ciclo inútil. Em ratos hipertireóideos, mostrou-se que a gliconeogênese só aumentou 20%, pois o ciclo do piruvato a diminuiu em mais de dois terços, em comparação com o que se veria quando o ciclo do piruvato fosse inoperante. Isso sugere que esse ciclo desempenhe um papel funcional na proteção contra a superprodução de glicose no fígado.[126] Assim, a hiperglicemia não é um aspecto do hipertireoidismo. Ao contrário da crença popular, não há evidência de que o hipertireoidismo aumente a absorção intestinal de glicose em gatos, e os dados sobre outras espécies são controversos.[165,189]

Ao contrário do efeito do hipertireoidismo sobre a regulação hepática de glicose, o gato diabético perde a capacidade de regular o débito de glicose do fígado e mostra altas concentrações glicêmicas em jejum. Embora seja possível que o hipertireoidismo até certo ponto afete beneficamente a gliconeogênese em gatos diabéticos, não supera os efeitos prejudiciais da deficiência absoluta ou relativa de insulina observada no diabetes. Sem dúvida,

é concebível que o hipertireoidismo a longo prazo levaria a diabetes, pois causa resistência à insulina, que constitui um fator de risco para esta doença, mas isso precisa ser investigado em um estudo bem controlado. Até o momento, não há evidência de tal ligação. O fator decisivo seria a massa de células beta. Enquanto um gato tiver a massa de células beta relativamente grande, será capaz de suportar a agressão da resistência à insulina.

Diagnóstico

O diagnóstico de hipertireoidismo pode ser mais difícil em um gato diabético que em um com hipertireoidismo, em razão dos vários fatores que levam a equívocos.

Concentração sérica de tiroxina total | TT_4

Foi bem identificado que as doenças não tireóideas suprimem as concentrações circulantes de TT_4 em gatos. De fato, o diabetes melito tem um dos efeitos mais profundos na redução de TT_4.[182] Se a TT_4 estiver normal em um gato diabético com suspeita de hipertireoidismo, estão indicados outros testes, como concentração circulante de T_4 livre por diálise (FT_4D), cintilografia nuclear, teste de supressão de T_3 ou estimulação do hormônio liberador de tireotropina (HT). Entretanto, TT_4 normal e ocasionalmente alta e T_4 livre alta também foram descritas em gatos obesos (ver adiante). Os testes funcionais (estimulação do TRH, supressão de T_3, cintilografia) não foram estudados de maneira sistemática na obesidade, mas nenhum deles mostrou alta especificidade diagnóstica em casos de hipertireoidismo com doença não tireóidea concomitante.[180,182,226]

Concentração sérica de T_4 livre por diálise | FT_4D

As concentrações de T_4 livre são altas no hipertireoidismo e geralmente normais em gatos com diabetes. Quando os gatos ficam obesos, a FT_4D eleva-se por causa do aumento nas concentrações de ácidos graxos não esterificados que deslocam o hormônio de seus locais de ligação sérica. Contudo, pelo menos na obesidade induzida experimentalmente, as concentrações de FT_4D em geral permanecem na faixa normal.

Frutosamina

Em gatos com diabetes desregulado, as concentrações séricas de frutosamina são altas, enquanto em gatos com hipertireoidismo elas podem estar baixas, por causa da renovação rápida de proteína.[191] Portanto, não devem ser usadas como um único indicador do controle glicêmico em gatos diabéticos com hipertireoidismo concomitante.

Tratamento

Na maioria dos casos em que gatos desenvolvem ambas as doenças, uma ocorre antes da outra. Quando o gato primeiro tem hipertireoidismo e depois vem a ter diabetes, geralmente a condição hipertireóidea já foi controlada entes da ocorrência do diabetes, e o hipertireoidismo não afeta o tratamento do diabetes.

Se um gato com diabetes bem controlado desenvolver hipertireoidismo, em geral perde-se o controle da glicose e é preciso aumentar a insulina para evitar hiperglicemia. Assim que o tratamento do hipertireoidismo começa e a resistência à insulina induzida por ele se reduz, é preciso diminuir a dose de insulina para evitar hiperglicemia. O diabetes não mostrou ter qualquer influência sobre a eficácia de fármacos usados no tratamento do hipertireoidismo, não sendo necessário ajuste na dose dos medicamentos.

Diabetes Melito e Obesidade

Margarethe Hoenig

A obesidade é o distúrbio nutricional mais comum, e o diabetes melito (DM) uma das doenças endócrinas mais comuns em gatos. A prevalência de ambas aumentou muito nas últimas três décadas. Acredita-se agora a obesidade ocorra em cerca de 40% e o DM em cerca de 0,5 a 1% da população de gatos. Fatores ambientais, como consumo alimentar irrestrito e atividade física reduzida, são os grandes responsáveis pela epidemia moderna de obesidade. A obesidade e o DM estão muito ligados em gatos, assim como nas pessoas. Acredita-se que a obesidade felina aumente três a cinco vezes o risco de surgimento de diabetes. Outros fatores de risco para diabetes são a gonadectomia e o sexo. Gatos machos castrados obesos correm maior risco de desenvolver a doença.[205]

Definição de diabetes melito

Ao contrário do que acontece em pessoas, o diagnóstico de DM em gatos geralmente só pode ser feito quando o animal exibe sinais clínicos evidentes de hiperglicemia. Em pessoas, o teste de tolerância à glicose oral (TTGO) é feito frequentemente para se identificar diabetes, mas raramente usado em animais de companhia. Em pessoas assintomáticas, em geral é feito o diagnóstico de baixa tolerância à glicose ou diabetes com base nas concentrações de glicose em jejum e na resposta a uma carga de glicose de 75 g. Foram estabelecidos critérios estritos para a interpretação dos resultados, para separar pessoas sadias daquelas em risco de desenvolver diabetes ou que já o tenham. O teste de tolerância à glicose oral foi descrito recentemente em gatos,[108] porém, como em cães, está associado a alta variabilidade de resultados e não é recomendado como teste diagnóstico clínico rotineiro. O teste de tolerância à glicose intravenosa, embora associado a menos variabilidade, é trabalhoso e inadequado para o atendimento clínico. Portanto, o reconhecimento precoce de gatos em risco de desenvolver diabetes é difícil, não tendo surgido um padrão claro de parâmetros facilmente mensuráveis que indicariam o desenvolvimento ou a progressão do processo mórbido.

Definição de obesidade

Ocorre obesidade quando o consumo de energia excede o débito. Há métodos subjetivos e objetivos de medir aumentos na massa corporal. Um dos dois sistemas de pontuação da condição (escalas de 5 ou 9 pontos) costuma ser usado.[142] Embora subjetivos, podem ser realizados com facilidade por qualquer pessoa. A avaliação longitudinal (isto é, repetida com o tempo) de animais deve ser feita de preferência pela mesma pessoa, para diminuir a variabilidade dos resultados. Uma pontuação de 3/5 ou 5/9 indica que o gato é bem proporcionado, ou seja, tem peso normal, enquanto um escore de 5/5 ou 9/9 revela que é obeso e tem grandes depósitos de gordura. Valores intermediários indicam aumento nos depósitos de gordura conforme o número aumenta. A circunferência da cintura pode ser medida após a última costela e é um bom indicador objetivo de obesidade. Similar à pontuação da condição corporal, também pode ser feita por uma pessoa. O resultado correlaciona-se muito bem a estimativas de gordura com base em métodos mais sofisticados, como a absorciometria de raios X de energia dupla (DEXA).[109] Como não se dispõe dos valores normais para a cintura das diferentes raças de gatos, no momento tal método só deve ser usado para acompanhar a condição corporal em determinado animal com o tempo. Radiografias simples também podem ser úteis para ajudar a avaliar a condição pela estimativa dos depósitos de gordura falciforme e paralombar. Outros métodos objetivos, como o índice de massa corporal, a cintilografia com DEXA ou a ressonância magnética, também foram empregados em gatos, mas isso não é habitual no atendimento clínico. Como não se dispõe dos parâmetros normais dessas técnicas para as diferentes raças, esses testes apenas são valiosos quando feitos com o tempo no mesmo gato.

Ligação entre obesidade e diabetes

Em muitos aspectos, a obesidade pode ser vista como um estado precursor de diabetes em seres humanos e gatos. Acredita-se que gatos obesos desenvolvam uma forma de diabetes similar ao tipo 2 em pessoas, uma doença que se caracteriza por resistência à insulina, em geral causada por obesidade, secreção anormal de insulina e outros hormônios e deposição de amiloide nas ilhotas de Langerhans. Embora muitas das alterações fisiopatológicas sejam semelhantes em pessoas e gatos com obesidade e diabetes, também há algumas diferenças.

Sabe-se que gatos obesos são resistentes à insulina. A resistência à insulina é a condição em que quantidades normais dessa substância não produzem uma resposta normal à insulina a partir das células. Em geral, mede-se a resistência à insulina com um método denominado clampe hiperinsulinêmico euglicêmico. Em termos simples, é uma técnica em que se infunde uma quantidade constante de insulina. Também se infunde glicose na quantidade necessária para manter as concentrações sanguíneas de glicose na faixa euglicêmica. Quanto mais sensível for um gato ao efeito da insulina, será preciso infundir mais glicose. Em gatos, mostrou-se que cada quilograma de ganho de peso leva a uma perda de 30% da sensibilidade à insulina.[111,112] A resistência à insulina é observada no músculo, na gordura e no fígado de pessoas obesas. Em gatos obesos, a resposta à insulina depende do tecido e, mesmo em gatos obesos há muito tempo, só se observa resistência à insulina em tecido adiposo e gordura. No músculo e na gordura, são observadas as seguintes alterações quando há resistência à insulina induzida pela obesidade:

- A expressão do transportador de glicose de alto Km (*i. e.*, requer grande quantidade de glicose para chegar à velocidade máxima) do tipo 4 sensível à insulina (GLUT4) está diminuída
- A expressão de GLUT1, o transportador de glicose de baixo Km (*i. e.*, requer apenas uma pequena quantidade de substrato para ficar saturado e alcançar a velocidade máxima) do tipo 1 insensível à insulina está inalterada.

Isso leva a uma redução na depuração da glicose quando gatos são submetidos a uma alta carga de glicose. Esses gatos não mostram alteração na hemoglobina glicosilada e as concentrações basais de glicose permanecem normais, mesmo no gato obeso há muito tempo.[20]

Um fenômeno interessante, e que explica a glicemia basal normal em gatos obesos, é o fato de que o fígado continua respondendo à insulina. Em um estudo recente, com a espectroscopia de ressonância magnética nuclear, conseguimos mostrar que a insulina suprime a produção endógena de glicose (PEG) pelo fígado, reduzindo a glicogenólise e a gliconeogênese em gatos obesos. Esses gatos eram hiperinsulinêmicos, o que foi indicado por concentrações periféricas de insulina de aproximadamente o dobro da basal, e não havia diferença nas concentrações de glicose em comparação com gatos magros. Isso sugere que a autorregulação hepática está intacta em gatos obesos, apesar da resistência periférica à insulina e à depuração de glicose prejudicada.[136] A PEG diminuída em gatos obesos talvez seja um mecanismo compensatório para assegurar concentrações normais de glicose em jejum. Portanto, parece que a perda da autorregulação hepática é uma etapa importante na patogenia do diabetes em gatos.

A obesidade e o diabetes caracterizam-se por alterações quantitativas e qualitativas na secreção de insulina. Normalmente, a insulina é secretada por células beta de maneira bifásica, em resposta à glicose alta durante o teste de tolerância à glicose intravenosa. Tanto em gatos quanto em pessoas, outros combustíveis, como aminoácidos, potencializam a secreção de insulina quando há glicose. As alterações características vistas em gatos obesos são aumentos acentuados na segunda fase, ou de manutenção, da liberação de insulina. A quantidade de insulina secretada durante a segunda fase é primordialmente um indicador da captação de glicose nos tecidos periféricos. Por causa da alteração no transporte de glicose e da depuração demorada da glicose em gatos obesos resistentes à insulina, a secreção de insulina aumenta para superar a resistência. Com o tempo, a hipersecreção persistente leva a uma diminuição na capacidade secretora total de insulina, e o animal torna-se diabético quando a insulina não provoca mais uma resposta normal.[60,107] Não se sabe quando, na evolução do desenvolvimento do diabetes, surge resistência hepática à insulina e quando o aumento do débito hepático de glicose contribui para aumentar as concentrações de glicose (o que é conhecido como toxicidade da glicose), mesmo no estado basal, o que agrava a demanda sobre as células beta e acelera sua exaustão.[114] Por fim, as células beta sofrem apoptose (morte celular programada).[60,195]

A amiloide nas ilhotas é um dos aspectos característicos do diabetes felino e do diabetes humano do tipo 2, associado a uma perda de células beta. A proteína precursora de amiloide na ilhota é o hormônio polipeptídico amiloide da ilhota (IAPP), colocalizado em grânulos secretores de células beta com insulina e cossecretado com insulina.[129] Não se sabe por que há formação de amiloide no gato diabético. Atualmente, acredita-se que a perda de células beta associada a amiloidose das ilhotas, na verdade, seja causada por oligômeros citotóxicos de IAPP na membrana permeável, em vez do produto final, amiloide, e mecanismos protetores nas células beta que mantêm o IAPP em forma solúvel precisam falhar para que esses produtos tóxicos se formem.[93] Como o retículo endoplasmático é responsável pelo dobramento apropriado de proteínas, inclusive o amiloide, parece que qualquer processo que prejudique sua função levará à formação de oligômeros (Figura 35.1). Não há dados sobre a ocorrência de amiloide nas ilhotas em gatos obesos em comparação com gatos magros da mesma idade, mas mostramos que felinos obesos hipersecretam IAPP e insulina, o que, a longo prazo, pode levar à alteração das vias secretoras regulares.

É provável que outros hormônios tenham alguma atuação na progressão de obesidade para diabetes em gatos (Tabela 35.1). A leptina é um hormônio secretado de adipócitos. Em animais magros, leva à saciedade e aumenta o gasto de energia. Gatos obesos têm resistência à leptina.

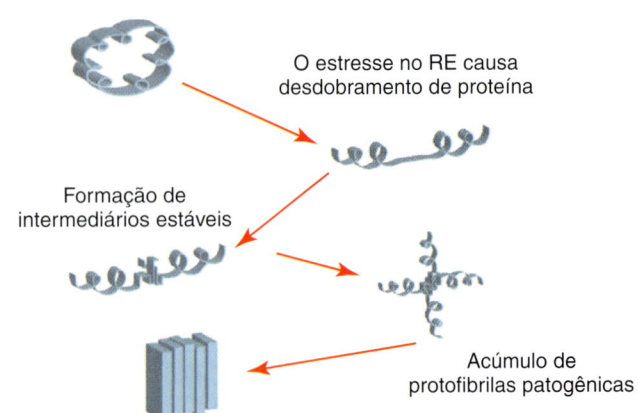

O estresse no RE causa desdobramento de proteína

Formação de intermediários estáveis

Acúmulo de protofibrilas patogênicas

As fibrilas amiloides são estabilizadas por moléculas acessórias

Figura 35.1 O efeito do estresse sobre a formação de amiloide no retículo endoplasmático (RE). (*De Hayden MR, Tyagi SC, Kerklo MM, Nicolls MR. Type 2 Diabetes mellitus as a conformational disease*, JOP 6:287, 2005.)

Tabela 35.1 Alterações hormonais e metabólicas em gatos obesos comparados com gatos magros.

Hormônio	Concentração em gatos obesos	Efeito
Adiponectina	Baixa	Diminuição da glicose e do metabolismo de gordura
Peptídio 1 semelhante ao glucagon	Baixa	Diminuição da produção hepática de glicose Diminuição do esvaziamento gástrico Diminuição da saciedade? Liberação mais baixa de insulina dependente de glicose
Insulina	Alta resistência à insulina	Exaustão de células beta
Leptina	Alta resistência à leptina	Diminuição do gasto de energia Diminuição da saciedade?
Hormônio tireóideo	Mais alta, porém em geral ainda dentro da faixa normal – resistência a hormônio da tireoide?	Diminuição do gasto de energia

Similar à descrição da resistência à insulina, a resistência à leptina é a condição em que quantidades normais de leptina não causam uma resposta normal. As concentrações de leptina são altas em gatos obesos; além disso, não há redução do consumo alimentar ou aumento do gasto de energia, como seria esperado em um gato com resposta normal à leptina.[6,112] A concentração de adiponectina, um hormônio secretado do tecido adiposo, que modula o metabolismo de glicose e lipídio, é baixa em gatos obesos e correlaciona-se à sensibilidade à insulina.[112]

As alterações nos hormônios da tireoide contribuem para as alterações metabólicas da obesidade. O gasto de energia é menor em gatos obesos do que nos magros, mas aumenta com a administração de tri-iodotironina (T_3). Isso indica que o hormônio da tireoide está envolvido na baixa produção de calor. Também se mostrou que a T_4 livre tem a correlação positiva mais forte aos índices de obesidade e eleva-se com aumentos do índice de massa corporal, da cintura, da leptina e dos ácidos graxos. Isso sugere que a obesidade leve a uma forma de resistência ao hormônio da tireoide.[103,104]

Recentemente, verificou-se que o peptídio 1 semelhante ao glucagon (GLP-1) em gatos obesos estava mais baixo que em gatos magros de controle.[108] As alterações nas concentrações de GLP-1 foram associadas a alterações no controle da glicose em pessoas obesas e naquelas com diabetes. Ele aumenta a secreção de insulina por ativação dos receptores de GLP-1 nas células beta e a transcrição do gene da pró-insulina. Ele também inibe a secreção de glucagon e regula a homeostasia da glicose, diminuindo a produção hepática de glicose, a velocidade do esvaziamento gástrico e os efeitos centrais sobre a saciedade.

Gatos obesos mostraram alteração acentuada no metabolismo de lipídios. Descobrimos que a obesidade tem um efeito significativo sobre as concentrações plasmáticas tanto de lipídios quanto de lipoproteínas. Detectou-se aumento dos triglicerídios plasmáticos na obesidade e da fração de lipoproteína de densidade muito baixa (VLDL), o principal transportador de triglicerídios, enquanto a fração de lipoproteína de densidade baixa (LDL) estava inalterada e a fração de lipoproteína de densidade alta (HDL) estava diminuída em gatos que eram obesos há muito tempo, mas não naqueles obesos há pouco tempo, em comparação com felinos magros. Usando a espectrometria da ressonância magnética, medimos o tamanho de partícula e a concentração de cada uma das frações de lipoproteína e descobrimos que gatos obesos tinham alterações muito semelhantes às observadas em pessoas obesas sob risco de terem aterosclerose e doença cardiovascular. Tais alterações são partículas de VLDL maiores, mais partículas de LDL de tamanho médio a pequenas e mais partículas pequenas de HDL.[127] Apesar dessas alterações, não foram descritas aterosclerose e doença cardiovascular em gatos obesos, e apenas um estudo sugeriu que poderia haver aumento de doença cardiovascular em gatos diabéticos, porém isso precisa ser confirmado em um estudo bem controlado. Não surpreende que gatos obesos tenham expressão menor de receptores do proliferador de peroxissomo (PPAR), que são fatores de transcrição que exercem papel importante na regulação do metabolismo de lipídios, carboidratos e proteínas.[104]

As concentrações plasmáticas de glicose e ácidos graxos estão envolvidas na mediação do estresse oxidativo por meio da geração de espécies reativas de oxigênio (principalmente oxigênio e nitrogênio). O estresse oxidativo pode ter alguma atuação na progressão de obesidade para diabetes, mas isso não foi estudado em gatos. Os anticorpos contra os antígenos das ilhotas não parecem ter função na patogenia do diabetes em gatos.[110] É interessante notar que as sequelas metabólicas da obesidade não são influenciadas, ou no máximo o são de forma muito limitada, por componentes dietéticos.

Em conclusão, a obesidade é um fator de risco importante para o desenvolvimento de diabetes. Parece que a perda da autorregulação hepática pode ser o desvio entre obesidade e diabetes em gatos. Assim que o animal exibe hiperglicemia, os efeitos tóxicos da glicose tornam-se evidentes, conforme demonstrado em gatos em 1948[60] e, nas células beta, levam a apoptose exagerada e mais perda da massa de células beta. É importante saber que as alterações que acabamos de descrever em gatos obesos podem ser revertidas com um tratamento simples, a perda de peso. Essa é mais uma razão para registrar e tratar a obesidade felina antes que o caminho para o diabetes se torne uma via de mão única.

Diabetes Melito e Distúrbios do Trato Urinário de Felinos

Deborah S. Greco

O diabetes melito (DM) do tipo 2 caracteriza-se pelo comprometimento da capacidade de secretar insulina após um estímulo com glicose e é causado por um defeito nas células beta pancreáticas e por resistência periférica à insulina. Doença do trato urinário inferior em felinos (DTUIF) é a expressão que descreve uma série de distúrbios, como cistite idiopática felina (CIF), responsável pela maioria dos casos de DTUIF, urolitíase, tampões uretrais ou outras causas de obstrução, cistite bacteriana e, raramente, neoplasia. O objetivo deste capítulo é descrever a etiologia, a prevalência, os sinais clínicos, a patogenia, o diagnóstico e o tratamento de gatos com DM e DTUIF concomitante.

Etiologia e prevalência

O diabetes melito é uma das doenças endócrinas felinas mais comuns. A etiologia do diabetes do tipo 2 é multifatorial, com obesidade, genética, dieta e amiloidose de ilhotas estando envolvidas no desenvolvimento dessa forma de DM em seres humanos e gatos.[172,190,255] A DTUIF ocorre em aproximadamente 1 a 3% dos gatos vistos por veterinários em geral; a etiologia é multifatorial e um gato pode estar predisposto à condição por fatores genéticos, dietéticos e ambientais.[31,32,34,118,149]

DM e DTUIF concomitantes podem resultar de dois cenários diferentes. Gatos com DM preexistente podem ter sinais de DTUIF, a maioria em geral como resultado de cistite bacteriana. Embora infecções bacterianas sejam uma causa rara (< 1%) de DTUIF em gatos não diabéticos, os diabéticos são predispostos a infecção do trato urinário (ITU) por causa da imunidade local prejudicada e da existência de glicose (substrato bacteriano) na urina. Se a função renal do gato estiver comprometida, a baixa densidade urinária (DU) também pode contribuir para a predisposição à ITU. Em contrapartida, os gatos com sinais de DTUIF ou aqueles suscetíveis a episódios repetidos de CIF podem desenvolver diabetes como resultado do estresse de sua doença (aumento dos corticosteroides endógenos), com a inflamação associada à cronicidade resultando em resistência à insulina ou como decorrência do tratamento dos sinais de DTUIF (se forem usados esteroides exógenos).

Assinalamento do paciente e fatores de risco

Os fatores de risco para o desenvolvimento de diabetes melito em gatos são aumento do peso corporal (> 6,8 kg), idade avançada (> 10 anos) e castração.[176,185] Machos castrados (MC) têm propensão uma vez e meia maior do que fêmeas a desenvolver diabetes melito. Observa-se DTUIF mais comumente em felinos jovens e de meia-idade, com sobrepeso, mantidos dentro de casa, alimentados com ração seca *ad libitum* e naqueles que vivem em um ambiente com vários gatos.[31,32,34,38] Os gatos castrados são mais suscetíveis e o risco de obstrução do trato urinário é maior em machos.[149] DTUIF e DM concomitantes são mais prováveis em gatos MC obesos de meia-idade mantidos dentro de casa.

Sinais clínicos

A obesidade combinada com jejum e hiperglicemia pósprandial pode ser o único sinal clínico de DM do tipo 2 no início. Os proprietários de gatos diabéticos podem relatar anormalidades da marcha, fraqueza, eliminação inadequada (em particular se a caixa de areia for grande ou estiver em local remoto) e problemas para pular, antes de haver polidipsia e poliúria.[85] Os sinais tardios de DM em gatos são polidipsia, poliúria, anorexia, letargia e perda de peso. Os achados mais comuns ao exame físico em gatos com DM são letargia e depressão (70%), desidratação (63%), pelagem sem viço (35%) e desgaste muscular (47%).[85,185] Observa-se apoio plantígrado do trem posterior resultante de neuropatia diabética em aproximadamente 8% dos gatos diabéticos.[185]

Gatos com doença do trato urinário inferior podem ter sinais de disúria, hematúria, polaciúria, micção inadequada e/ou obstrução uretral.[91,118] Casos não obstrutivos são autolimitantes, em geral resolvendo-se em 5 a 10 dias.

Os sinais clínicos de DM e DTUIF concomitantes podem ser polidipsia, poliúria, polaciúria, disúria, hematúria e eliminação imprópria. Pela experiência da autora, a obstrução urinária é rara em gatos diabéticos. Contudo, há sobreposição considerável nos sinais clínicos de DM e DTUIF, de modo que pode ser necessária avaliação da história e dos dados básicos mínimos, com urocultura e estimativa da concentração sérica de frutosamina, para se chegar ao diagnóstico correto.

Fisiopatologia

Para resumir a hipótese atual sobre a patogenia do DM do tipo 2, a resistência periférica à insulina (resultante de obesidade, elevação do polipeptídio amiloide de células da ilhota no plasma [IAPP] ou ambos) causa estimulação crônica da produção de insulina nas células beta pancreáticas.[190] A amilina é cossintetizada com insulina; portanto, a secreção anormal de insulina causa acúmulo de IAPP nas células beta.[172] A alta concentração local de IAPP causa polimerização do IAPP para formar amiloide insular. Por fim, um ciclo imperfeito de aumento da produção de amiloide e hiperglicemia crônica leva à falha das células beta e apoptose (morte celular programada).

O estresse tem papel importante na patogenia da cistite idiopática felina (CIF). Estudos recentes indicam que a CIF, a causa mais comum de DTUIF, pode ser ocasionada colocando-se um gato "suscetível" em um ambiente "provocativo".[244,246,247,249] A ativação do eixo hipofisárioadrenal anormal causada por anormalidades genéticas ou epigenéticas, aliada ao excesso de catecolaminas causado por estresses ambientais, acarreta inflamação local da bexiga. A maioria dos gatos com sinais de DTUIF é obesa, e o papel da obesidade nessas doenças está mal definido. O aumento da gordura visceral causa inflamação[46,166] e predispõe a doenças, como DM do tipo 2 tanto em gatos quanto em seres humanos. De fato, conforme a experiência da autora, muitos gatos que acabam desenvolvendo DM têm episódios de DTUIF antes da apresentação com sinais de diabetes.

Diagnóstico

São aspectos clinicopatológicos comuns de diabetes melito em gatos a hiperglicemia, a hipercolesterolemia, o aumento das enzimas hepáticas (FA, ALT), a leucocitose neutrofílica, uma possível proteinúria, a densidade urinária variável, a bacteriúria e a glicosúria.[48] Muitos gatos são suscetíveis à hiperglicemia induzida por estresse. Além disso, pode-se encontrar glicosúria renal em animais com doença renal tubular e hiperglicemia induzida por estresse. A avaliação da frutosamina sérica pode ser benéfica para diferenciar diabetes melito inicial ou subclínico de hiperglicemia induzida por estresse em gatos. A frutosamina sérica é formada por glicosilação de proteína sérica, como a albumina, e sua concentração no soro tem relação direta com a de glicose sanguínea. Um estudo feito com 17 gatos normais mostrou que a administração transitória de glicose (1 g/kg de solução de glicose a 50% por via intravenosa) não causou aumento das concentrações séricas de frutosamina.[153]

Gatos com DTUIF costumam ter perfis bioquímicos e valores hematológicos sem nada de notável, a menos que ocorra obstrução uretral, a qual está associada a azotemia pós-renal e distúrbios eletrolíticos, em particular hipercalemia, podendo haver um leucograma de estresse. Na urina, deve-se avaliar o aspecto físico e fazer análise bioquímica rotineira (incluindo pH e densidade), exame microscópico do sedimento, cultura bacteriana e teste de sensibilidade. Embora as infecções bacterianas do trato urinário constituam uma causa rara (< 1%) de DTUIF sem complicações, é muito mais provável que os sinais de DTUIF em um gato diabético sejam causados por cistite bacteriana. Pode ser necessário repetir a urocultura e o teste de sensibilidade em gatos diabéticos com sinais de problema no trato urinário inferior, principalmente porque em geral não se observa piúria nesses casos, em parte por causa da natureza diluída da urina. A existência de urólitos pode ser excluída por ultrassonografia ou radiografia contrastada. O diagnóstico de cistite idiopática felina é de exclusão, porém, de acordo com a experiência da autora, os gatos não costumam ter essa doença, talvez devido à micção frequente causada pela diurese osmótica.

Tratamento ambiental e dietético

Uma dieta pobre em carboidrato e rica em proteína pode amenizar algumas das anormalidades associadas ao diabetes melito no gato. Os primeiros estudos em que se usou uma alimentação rica em proteína e pobre em carboidrato e o bloqueador de amido acarbose mostraram que 58% dos gatos não precisaram mais de injeções de insulina, e aqueles que continuaram a precisar de insulina puderam ter o problema controlado com uma dosagem muito menor (1 a 2 U a cada 12 h).[159] A comparação de rações úmidas ricas em fibras com aquelas pobres em carboidrato mostrou que os gatos alimentados com as últimas tinham probabilidade 3 a 4 vezes maior de não precisar mais de injeções de insulina.[13] A formulação da dieta é fundamental porque a maioria das rações secas para gatos contém excesso de carboidrato; assim, no tratamento inicial de gatos diabéticos, devem ser usadas rações úmidas e de preferência ricas em proteína. É preciso cautela ao substituir rações secas pelas úmidas, pois a necessidade de insulina pode diminuir e a dosagem ter de ser reduzida.

O objetivo do tratamento dietético da DTUIF é uma urina menos concentrada (o ideal com densidade ≤ 1,035), estimular a micção mais frequente e diminuir a probabilidade de formação de urólitos, cristais ou tampões uretrais. Em vez de alterar o conteúdo de uma ração seca, é preferível dar alimento úmido. Rações com alto teor de proteína que promovem a perda de peso também podem ser benéficas, porque tanto o diabetes melito quanto a DTUIF ocorrem com mais frequência em gatos obesos. O alimento deve ser medido e fornecido na quantidade suficiente para um escore ótimo de condição corporal (4 a 5 em uma escala de 9 pontos ou 2,5 a 3 na de 5 pontos). No caso de gatos com diabetes e doença do trato urinário inferior concomitante, recomenda-se o alimento úmido enlatado porque contém água e baixo teor de carboidrato.

Uma evidência recente sugere que os sinais de CIF podem ser reduzidos modificando-se um programa ambiental multimodal.[33] A quantidade e o posicionamento adequados das caixas de areia devem possibilitar acesso livre dos gatos a elas. Embora se pense que caixas cobertas dão mais segurança e privacidade, muitos gatos não as usam. O descarte diário de urina e fezes é essencial, e a limpeza da caixa com substituição da areia deve ser feita pelo menos uma vez por semana. Isso tem particular importância no caso de gatos diabéticos com DTUIF, por causa da poliúria e de possíveis odores. Recomenda-se o uso de difusores durante esse processo, pois mostrou reduzir os sinais de agressividade defensiva e retirada passiva.[90]

Tratamento medicamentoso

Gatos com diabetes melito devem ser tratados com dieta e insulina ou possivelmente dieta e um hipoglicemiante oral,[71,190] mas a existência de diabetes melito e DTUIF concomitantes em geral requer controle intensivo da hiperglicemia. A DTUIF em um gato diabético não é necessariamente indicação de que o gato não terá remissão do diabetes. Um artigo recente mostrou que, quando se usa dieta úmida com teor de carboidrato baixo apropriado em conjunto com insulina de ação prolongada, a maioria dos gatos com diagnóstico recente de diabetes tem 70 a 90% de possibilidade de ter remissão.[156] O leitor deve consultar os Capítulos 24 e 32 para ter acesso a uma abordagem mais detalhada sobre o tratamento do DM e da DTUIF, respectivamente.

Descobriu-se que os antidepressivos tricíclicos são benéficos no tratamento de algumas pessoas com cistite intersticial e, sem comprovação, alguns gatos com CIF, por causa dos efeitos anticolinérgicos (inclusive aumento da capacidade vesical), anti-inflamatórios (inclusive prevenção da liberação de histamina por mastócitos), antiadrenérgicos, analgésicos e sobre o humor.[141] Os efeitos colaterais potenciais são sonolência, retenção urinária e aumento das enzimas hepáticas. Deve-se avaliar a função hepática antes de iniciar o tratamento, reavaliá-la 1 mês depois e em seguida a cada 6 a 12 meses enquanto o gato estiver sob tratamento. Pode ser difícil determinar se as elevações nas enzimas hepáticas são causadas pelo diabetes ou pelo antidepressivo tricíclico; portanto, pode ser necessário o controle do DM com a retirada gradual do agente para se determinar se a elevação de enzima hepática é induzida ou não pelo fármaco.

Insuficiência Cardíaca e Doença Renal Crônica

Marie-Claude Bélanger

A doença miocárdica e a doença renal crônica (DRC) são distúrbios comuns em gatos geriátricos. Em geral, a coexistência de insuficiência cardíaca (IC) e DRC está associada a um desfecho adverso, pois a disfunção cardíaca combinada com a renal acentua a progressão da deficiência de cada órgão por uma combinação complexa de mecanismos neuro-hormonais de *feedback* (retroalimentação).[197]

Em seres humanos, normalmente se utiliza a designação síndrome cardiorrenal (SCR) para o declínio da função renal no contexto de insuficiência cardíaca congestiva avançada, mas recentemente foi publicada uma classificação mais específica da SCR,[198] na qual ela é dividida em cinco subtipos que refletem a fisiopatologia, o tempo de desenvolvimento e a natureza da disfunção cardíaca e renal concomitante (Boxe 35.1). A existência verdadeira da espiral negativa de DRC primária causando disfunção cardíaca ainda é desconhecida em pequenos animais. Exceto pelas consequências da hipertensão, é provável que a SCR dos subtipos 3 e 4 seja incomum em gatos. Neste capítulo, SCR refere-se ao subtipo 2, supondo-se que rins relativamente normais tornam-se disfuncionais por causa de insuficiência cardíaca concomitante. Daremos atenção especial à estratégia terapêutica da DRC com IC concomitante.

Prevalência

A disfunção comórbida do coração e do rim foi relatada em 30 a 50% em pessoas hospitalizadas.[100,161,196,209] Em cães com doença da valva mitral, encontrou-se prevalência menor, de 15 a 30%.[170,187] A incidência verdadeira da SCR em gatos é desconhecida, mas também parece ser comum. Um estudo realizado com 102 gatos com miocardiopatia hipertrófica revelou 59% de prevalência de azotemia, em comparação com 25% na população de controle da mesma faixa etária.[80]

> **Boxe 35.1 Classificação da síndrome cardiorrenal em seres humanos**
>
> *Tipo 1*: agravamento abrupto da função cardíaca (p. ex., choque cardiogênico agudo ou insuficiência cardíaca congestiva descompensada) ocasionando lesão renal aguda
>
> *Tipo 2*: anormalidades crônicas na função cardíaca (p. ex., insuficiência cardíaca congestiva crônica) causando doença renal crônica progressiva e permanente
>
> *Tipo 3*: agravamento abrupto da função renal (p. ex., isquemia renal aguda ou glomerulonefrite) causando distúrbio cardíaco agudo (p. ex., insuficiência cardíaca, arritmia, isquemia)
>
> *Tipo 4*: estado de doença renal crônica (p. ex., doença glomerular crônica) contribuindo para a redução da função cardíaca, hipertrofia cardíaca e/ou aumento do risco de eventos cardiovasculares adversos
>
> *Tipo 5*: condição sistêmica (p. ex., diabetes melito, sepse) causando disfunção renal e cardíaca
>
> Adaptado de Ronco F, Ronco C. Cardiorenal sydrome, current understanding, *Recent Prog Med* 100:202, 2009.

Fisiopatologia

A fisiopatologia da SCR é complexa e não está completamente entendida. Ocorre SCR quando o agravamento da função renal limita a diurese, apesar de uma sobrecarga de volume clínica associada à IC. A etiologia da IC é multifatorial e envolve interações bidirecionais, efeitos e reações entre o coração e os rins, como atividade dos sistemas renina-angiotensina-aldosterona (SRAA) e simpático, potencialização do estresse oxidativo, disfunção endotelial e defeito no metabolismo do óxido nítrico (Figura 35.2). Na IC crônica, a perfusão renal diminuída a longo prazo é responsável pelo agravamento da função renal. No entanto, só a hipoperfusão não pode explicar a disfunção renal progressiva como a causa de DRC. Vários mecanismos neuro-hormonais estão implicados e abrangem mediadores vasoconstritores (epinefrina, angiotensina II, endotelina), vasodilatadores (BNP, óxido nítrico) e inflamatórios (proteína C reativa).[4] Outros fatores contribuintes são os efeitos deletérios da uremia e da acidemia sobre o inotropismo cardíaco, os efeitos hipotensivos da hipovolemia associada à diurese e o bloqueio do SRAA.[164,171] Ainda se especula se esses mecanismos são responsáveis pela SCR em gatos.

Diagnóstico

Ao tratar um gato com IC crônica, o veterinário deve monitorar e esperar haver SCR. Suspeita-se dessa síndrome quando se observa agravamento da função renal, determinado por declínio na depuração de creatinina (que acaba resultando em azotemia) em gatos tratados para IC. Para o planejamento clínico e o prognóstico, convém estimar a taxa de filtração glomerular (TFG) e incluí-la nos dados básicos iniciais. Em um contexto clínico, pode-se usar a

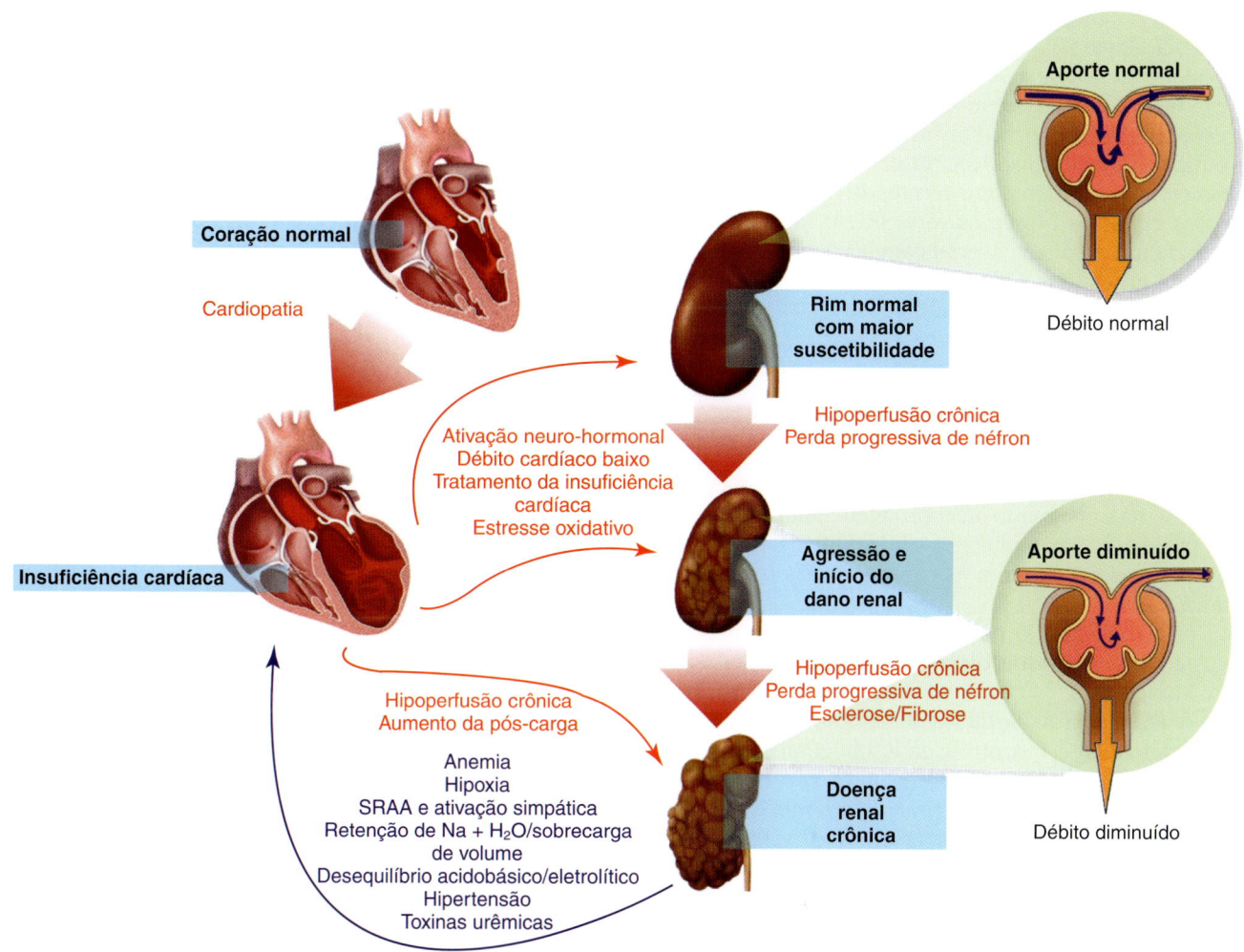

Figura 35.2 Fisiopatologia da síndrome cardiorrenal. (*Ilustração de Maxim Moreau.*) *SRAA*, sistema renina-angiotensiva aldosterona.

concentração de creatinina como uma estimativa indireta, embora insensível, da TFG. Vários fatores renais afetam os níveis séricos de creatinina, mais notavelmente o declínio da massa muscular, que causa redução nesse parâmetro, possivelmente dando impressão falsa de melhora da TFG.

O diagnóstico de DRC é difícil em gatos que já estejam recebendo tratamento para a IC. O marco diagnóstico de isostenúria quando há azotemia não pode ser usado em pacientes que estejam recebendo diuréticos, pois isso talvez resulte em TFG mais baixa. Também se espera uma elevação discreta a moderada no nitrogênio ureico sanguíneo (BUN) em gatos que estejam recebendo diuréticos, sendo possível ainda um aumento discreto na creatinina.[17,170,187] Contudo, o aumento progressivo do BUN e, em especial, da creatinina, com ou sem queda da TFG em um gato sob tratamento para IC crônica, deve alertar o clínico para o desenvolvimento potencial de SCR. Portanto, a avaliação longitudinal da creatinina sérica é importante, e um aumento progressivo pode indicar declínio da função renal, mesmo quando os valores permanecem dentro dos parâmetros normais. Outros índices de DRC são hiperfosfatemia, hipocalcemia, anemia arregenerativa e proteinúria. Os sinais clínicos clássicos de DRC felina (p. ex., aumento de poliúria/polidipsia

[PU/PD], inapetência/anorexia, vômitos e perda de peso; ver Capítulo 32) também devem ser considerados como indicações de SCR.

Para identificar disfunção renal em um gato com IC, devem ser solicitados hemograma completo, perfil bioquímico sérico, urinálise e proporção urinária de proteína e creatinina. Convém solicitar ainda ultrassonografia abdominal para reconhecer as alterações típicas da arquitetura da DRC (rins pequenos com alteração do contorno da superfície e pouca distinção corticomedular) e identificar causas subjacentes de DRC (p. ex., pielonefrite, nefrolitíase, neoplasia, doença renal policística) que podem ter tratamentos específicos. Deve-se considerar tromboembolia aórtica potencial resultando em infarto renal e declínio agudo na função renal quando um gato com IC apresentar insuficiência renal. Convém fazer urocultura para identificar e tratar possível infecção do trato urinário. A pressão sanguínea sistêmica deve ser avaliada em gatos com SCR, pois a hipotensão agrava a perfusão renal, enquanto a hipertensão afeta negativamente o débito cardíaco e a função renal. Em gatos calmos conscientes, a pressão sistólica acima de 160 a 180 mm Hg deve ser considerada indicativa de hipertensão. Em geral, recomenda-se um ecocardiograma completo para otimizar o tratamento da miocardiopatia primária e avaliar o risco de eventos embólicos potenciais. Por fim, devem ser feitas radiografias torácicas para avaliar o nível de controle da IC e ajustar o plano clínico de acordo.

Um recurso promissor no diagnóstico de DRC em gatos é a estimativa do peptídio natriurético aminoterminal prócerebral (Nt-proBNP) sérico. Na verdade, esse biomarcador mostrou-se potente em termos diagnósticos e prognósticos em seres humanos com SRC.[3,235] Atualmente se dispõe de um ensaio comercial com Nt-proBNP em gatos, que pode mostrar-se útil no diagnóstico e no tratamento da DRC nessa espécie.

Tratamento

O tratamento da DRC em gatos em grande parte é empírico, pois não foram completados ensaios clínicos. No Boxe 35.2, há um resumo da abordagem geral ao gato com SRC. O objetivo é reconhecer a síndrome, revertê-la o máximo possível e lidar com as consequências renais da IC crônica.

O principal desafio no tratamento da IC com DRC é tentar equilibrar os dois órgãos com necessidades de volume antagônicas.[47] O objetivo é encontrar um equilíbrio entre a tendência a "secar" a IC enquanto se hidrata a DRC. Infelizmente, o controle da IC em geral é favorecido em detrimento do suporte renal, o que traz consequências adversas para os rins a longo prazo. Portanto, o tratamento de gatos com DRC deve ter como foco estratégias terapêuticas para controlar os sinais de falha de um órgão enquanto se evita a descompensação iatrogênica do outro

órgão. Como o grau de comprometimento de cada órgão é variável, na Tabela 35.2 descrevemos planos de tratamento específicos em situações diferentes de DRC.

Otimização do tratamento da insuficiência cardíaca

Inibidores da enzima conversora de angiotensina | ECA

Graças à ativação do SRAA, os inibidores da enzima conversora de angiotensina (ECA) são fundamentais no tratamento da IC e da DRC concomitantes, especialmente quando há hipertensão e/ou proteinúria. Embora a ativação do SRAA seja benéfica nos estágios iniciais da doença renal, a isquemia prolongada exacerba a lesão renal e por fim pode ocasionar fibrose em gatos, como acontece em outras espécies.[21] Na DRC, os inibidores da ECA limitam a hipertensão sistêmica e glomerular capilar, têm efeito antiproteinúrico e retardam o desenvolvimento de glomeruloesclerose e lesões tubulointersticiais.[148] Em cães com proteinúria, mostrou-se que o enalapril combate a proteinúria e retarda o início ou a progressão da azotemia.[82,147] Os inibidores da ECA também se mostraram benéficos em gatos com DRC proteinúrica.[26,133] Antigamente, havia preocupação com os efeitos a longo prazo dos inibidores da ECA sobre a função renal, mas a administração crônica de enalapril não afeta a função renal de maneira adversa em cães com doença da valva mitral.[5]

Gatos com SCR devem receber reposição de volume antes da administração de inibidores da ECA em dose baixa (benazepril ou enalapril, 0,25 mg/kg, VO, a cada 24 h).

Boxe 35.2 Abordagem ao gato com síndrome cardiorrenal

1. Reconhecer e prever a SCR
   - Registrar a proporção basal de BUN/Cr/DU/PCU
   - Monitorar elevação temporal de Cr
2. Otimizar o tratamento da IC
   - Menor dose eficaz de furosemida
     - Considerar tratamento com dois antidiuréticos
     - Considerar furosemida se houver resistência a antidiurético
   - Inibidores da ECA
   - Outros fármacos cardíacos
   - Toracocentese/abdominocentese
3. Avaliar e monitorar a função renal
   - Hemograma completo/perfil bioquímico/urinálise ± proporção PCU
     - A cada 1 a 3 meses ou quando mudar o plano de tratamento
   - Urocultura
   - Ultrassonografia abdominal
4. Controle da hipertensão
   - Avaliar a pressão sistólica (PS)
   - Tratar quando PS > 160 mm Hg
     - Anlodipino
5. Evitar hipotensão
   - Se PS < 100 mm Hg
     - Reavaliar fármacos hipotensivos
     - Considerar inotrópicos positivos

6. Melhorar o tratamento renal
   - Suplementação com ácido graxo ômega 3
   - Fornecer dieta dirigida ao sistema renal, se estágio IRIS ≥ 2 + restrição de sódio
   - Ligadores de fosfato
   - Suplementação com K^+
   - Bloqueadores H_2 se houver sinais GI
   - Considerar líquidos SC a longo prazo
   - Considerar tratamento de reposição renal
7. Melhorar o débito cardíaco
   - Considerar inotrópicos positivos
     - A dobutamina não é convincente
     - O pimobendano é promissor
8. Corrigir a anemia da DRC
   - Quando hematócrito < 18 a 20%
     - Administração de EPO
9. Rever e modificar dosagens dos fármacos
   - Estender o intervalo entre as doses de fármacos excretados por via renal
   - Verificar interações medicamentosas

ECA, enzima conversora de angiotensina; *BUN*, nitrogênio ureico sanguíneo; *DRC*, doença renal crônica; *Cr*, creatinina; *SCR*, síndrome cardiorrenal; *EPO*, eritropoetina; *IC*, insuficiência cardíaca; *IRIS*, International Renal Interest Society; *PS*, pressão sistólica; *SC*, subcutâneo; *PCU*, proporção urinária de proteína:creatinina; *DU*, densidade urinária.

Tabela 35.2 **Estratégias terapêuticas em diferentes situações de síndrome cardiorrenal.**

| | *Disfunção renal* | |
	Cr normal	**Aumento da Cr**
INSUFICIÊNCIA CARDÍACA		
Resolvida	Encontrar a menor dose eficaz de diurético Otimizar o acompanhamento	Reduzir a dose de furosemida Reavaliar a dosagem de IECA Considerar inotrópicos positivos Estimular o consumo de água Considerar líquidos SC
Progressiva ou grave não resolvida	Aumentar a dose de furosemida Considerar tratamento com dois diuréticos Considerar furosemida em ITC Considerar torsemida Controlar arritmias Aumentar a dosagem/frequência de IECA Considerar pimobendano Considerar redução da pós-carga: dilatador arterial/anlodipino	Otimizar inotrópicos positivos Considerar tratamento com dois diuréticos Controlar sinais de uremia Manter líquidos SC Aumentar a dose do dilatador arterial Controlar a hipertensão Evitar hipotensão iatrogênica Considerar tratamento de reposição renal

IECA, inibidores da enzima conversora de angiotensina; *Cr*, creatinina; *ITC*, infusão a taxa constante; *SC*, subcutâneo.

Essa dose pode ser aumentada (0,5 mg/kg, VO, a cada 12 h) para melhor controle da IC. O benazepril é metabolizado no fígado, enquanto o enalapril é metabolizado no fígado e nos rins. Consequentemente, gatos com DRC podem precisar de uma dose mais baixa de enalapril que de benazepril. O início do tratamento com inibição da ECA está associado a queda transitória na TFG e aumento nas concentrações de BUN e creatinina. Gatos com aumento na creatinina ou que já estejam recebendo um inibidor da ECA quando desenvolvem insuficiência renal podem continuar sob tratamento. Na SCR, os inibidores da ECA são benéficos a longo prazo e, em geral, não são responsáveis pela piora da função renal. A redução da dose do inibidor da ECA costuma ser suficiente nessa situação.

Diuréticos

Em geral, se o aumento da azotemia for uma preocupação em gatos com SCR, a primeira medida deve ser diminuir a dose de furosemida. Os diuréticos diminuem o débito cardíaco e o fluxo sanguíneo renal, o que tende a aumentar o BUN e a creatinina. A elevação da concentração de BUN em gatos tratados com furosemida é principalmente pré-renal e costuma ser necessária para controlar a IC; portanto, é prudente usar a menor dose eficaz de furosemida que controle a IC. A dose precisa ser avaliada continuamente, dependendo do tipo e da progressão da doença cardíaca, do consumo dietético de sal e da adaptação renal ao diurético. Em contrapartida, um princípio muito importante ao se determinar a dosagem ideal de furosemida para um paciente com IC é alcançar o limiar de excreção do fármaco para eficácia ótima.[75] Em outras palavras, é preciso descobrir a dose eficaz única que resulte em diurese adequada; um gato que não reage a 5 mg de furosemida precisará de 10 mg (a cada 8, 12 ou 24 h), em vez de 5 mg a cada 12 h. É possível avaliar macroscopicamente a natriurese no contexto clínico observando se houve aumento do volume urinário ou diminuição da densidade. Outro princípio importante com relação aos diuréticos em gatos com SCR é drenar periodicamente a efusão pleural ou ascite, para evitar uso excessivo de diurético.

A resistência a diurético é um fenômeno que pode ser visto em animais com IC crônica, sendo definido como um estado clínico em que a resposta a diurético está diminuída ou perdida antes de o objetivo terapêutico de alívio do edema ter sido alcançado. Vários fatores são responsáveis pela resistência a diurético, como a dose insuficiente, o consumo excessivo de sódio, a absorção intestinal inadequada de fármacos orais, o aumento da reabsorção de sódio em locais insensíveis a diurético nos néfrons, a menor perfusão renal e a excreção urinária do diurético.[199] Quando ocorre resistência a diurético em gatos com SCR, a infusão a taxa constante (0,3 a 0,6 mg/kg/h IV) de furosemida ajuda a conseguir a natriurese eficaz, pois inibe a reabsorção de sódio de maneira mais consistente e segura que bolos orais ou IV.[204] Assim que o estado de sobrecarga de volume é resolvido, a maioria dos gatos volta a responder ao tratamento oral. Outra estratégia a ser considerada quando se suspeita de resistência a diurético é usar um diurético de alça oral diferente. A torsemida é útil em pacientes com SCR por causa de sua excelente biodisponibilidade, sua ação diurética superior e sua meia-vida longa. Um estudo recente realizado com oito cães saudáveis mostrou que ocorreu resistência a diurético após 14 dias de administração de furosemida, mas não de torsemida.[115] A última (0,3 mg/kg, VO, a cada 24 h) foi avaliada em gatos com hipertrofia ventricular esquerda induzida experimentalmente e parece ser 10 vezes mais potente que a furosemida.[229] O efeito diurético alcança o pico 4 h após administração oral e persiste por 12 h. São necessários mais estudos para estabelecer a dosagem em gatos.

O tratamento com dois diuréticos pode ser considerado quando é preciso diminuir a dose de furosemida. O tratamento combinado potencializa os efeitos diuréticos ao agir em múltiplos locais no néfron. Deve-se usar espironolactona (1 a 2 mg/kg, VO, a cada 12 h) com cautela em gatos, pois ocasionalmente ela pode causar dermatite facial reversível.[154] Além disso, conforme a experiência da autora, o uso de aldosterona em pacientes com disfunção renal às vezes causa hipercalemia significativa. Os diuréticos tiazídicos, como a hidroclorotiazida (1 a 2 mg/kg, VO, a cada 12 h), também podem ser usados, mas são notavelmente menos eficazes que os diuréticos de alça, em especial quando a depuração da creatinina for anormal.

Normalização da pressão sanguínea

A hipertensão sistêmica é comum na DRC felina e complica o tratamento da IC por aumentar a pós-carga, consequentemente reduzindo o débito cardíaco. De fato, sabe-se que a hipertensão agrava tanto a DRC quanto a IC e deve ser controlada de maneira rigorosa em gatos com SCR. Os inibidores da ECA não são tão eficazes quanto a monoterapia anti-hipertensiva em gatos com DRC.[216] Convém acrescentar anlodipino (0,625 mg/gato, VO, a cada 24 h) ao esquema terapêutico, conforme já comentado neste texto. A monitoração subsequente da pressão sanguínea deve ser feita regularmente, para evitar hipotensão iatrogênica deletéria, em especial no paciente que esteja recebendo outros fármacos com efeitos hipotensores para controle da IC. O ideal é manter a pressão sistólica entre 100 e 150 mmHg em gatos com SCR.

Melhora do débito cardíaco

A função dos agentes inotrópicos positivos na SCR felina ainda não foi definida. Na verdade, a maioria dos pacientes felinos com IC é afetada em especial pela miocardiopatia hipertrófica, que é principalmente uma disfunção diastólica. Apesar disso, nos estágios avançados da IC e da DRC, o uso de um agente inotrópico positivo às vezes é útil para melhorar o fluxo sanguíneo renal e a azotemia. Embora não esteja aprovado nessa espécie, a autora usou pimobendano em vários gatos com SCR em estágio terminal, tendo conseguido melhora da azotemia, do comportamento e do apetite. O uso de pimobendano pode reduzir a dose de diurético. São necessários mais estudos nessa área, pois foi relatado um aumento pequeno, mas significativo, no BUN em cães com IC tratados com pimobendano.[78] A dobutamina (2 µg/kg/min IV) é outro agente inotrópico positivo que pode ser usado em gatos com SCR hospitalizados, mas seu benefício real ainda não foi comprovado.

Melhora da função renal

O tratamento da DRC felina é discutido em detalhes no Capítulo 32. Estratégias específicas para otimizar a função renal na SCR serão aqui discutidas.

Tratamento dietético

O tratamento dietético adequado é essencial na SCR, considerando-se as necessidades nutricionais na disfunção cardíaca e renal. Na IC, o alto consumo de sódio pode evitar a perda de líquido mesmo quando a diurese adequada é alcançada. Portanto, gatos com SCR devem ser alimentados com uma dieta contendo teor máximo de sódio de 0,25 a 0,33%. Às vezes, é necessário maior restrição de sódio em gatos com SCR e IC grave ou progressiva. Também se pode oferecer água destilada ou mineral com baixo teor de sódio. Os proprietários devem ser aconselhados a evitar dar alimentos com alto teor de sódio aos gatos.

Na DRC, a modificação dietética é recomendada para gatos nos estágios 2 a 4 do International Renal Interest Society (IRIS). Além da redução de proteína e fósforo, as dietas designadas para a DRC felina em geral diferem das dietas de manutenção de várias maneiras, que também são benéficas na IC: baixo teor de sódio, maior teor de vitamina B, maior densidade calórica, efeito neutro sobre o equilíbrio acidobásico, suplementação de ácidos graxos poli-insaturados ômega-3 e potássio. A restrição de proteína deve ser adaptada a cada gato com SCR. Proteínas de alta qualidade disponíveis biologicamente são importantes na IC para evitar perda de massa corporal magra. A proteína deve ser dada no nível mais alto tolerado pela disfunção renal, ou seja, sem aumentar a azotemia. Uma boa opção para gatos com SCR é uma alimentação preparada em casa para satisfazer as necessidades individuais de cada paciente (ver Capítulo 18).

Ácidos graxos poli-insaturados ômega-3

Os ácidos graxos poli-insaturados ômega-3 (AGPI ômega-3) têm muitos efeitos benéficos tanto sobre o coração quanto sobre os rins. A suplementação dietética com esses ácidos é considerada renoprotetora no início da evolução da insuficiência renal.[25] Em um estudo sobre a insuficiência renal induzida, os cães que receberam suplementação com esses ácidos tiveram menos lesões renais estruturais, menos proteinúria e preservação da TFG em comparação com cães que receberam uma dieta de controle com baixo teor de AGPI.[24] Um estudo retrospectivo sobre os efeitos de várias dietas renais revelou que a sobrevida foi maior entre os gatos com DRC que receberam alimentos com maior teor de ácidos graxos ômega-3.[184]

Os AGPI ômega-3 também são benéficos em animais com doença cardíaca. Em um estudo com cães com IC, a suplementação com óleo de peixe diminuiu a produção de citocina e melhorou a caquexia e o apetite.[74] Também foram relatados efeitos antiarrítmicos do óleo de peixe.[130,213] Embora esses efeitos não tenham sido estudados em gatos com SCR, os AGIP ômega-3 podem ter as seguintes dosagens:

- Ácido eicosapentaenoico (EPA): 40 mg/kg, VO, a cada 24 h
- Ácido docosa-hexaenoico (DHA): 25 mg/kg, VO, a cada 24 h.

Fluidoterapia

Em pacientes com SCR e depleção de volume, a administração IV de líquidos pode ser essencial para reduzir a uremia. O aumento do volume extracelular com líquidos IV melhora o fluxo renal e promove diurese hídrica, mas pode precipitar insuficiência cardíaca congestiva. Portanto, o foco principal será determinar quando o estado euvolêmico será alcançado para evitar a administração excessiva de líquido. Uma boa estratégia é usar líquidos de reposição (p. ex., solução de lactato de Ringer) para corrigir lentamente a desidratação e então substituí-los por líquidos cristaloides de manutenção com pouco sódio (p. ex., NaCl a 0,45% com 2,5% de glicose) para melhorar ainda mais a azotemia. A velocidade e a quantidade de líquidos a serem administradas devem ser determinadas de acordo com o caso. Registrar o peso do paciente é fácil e importante para decidir como ajustar a taxa de líquidos. O surgimento de um novo som de galope ou o aumento progressivo na frequência respiratória e/ou cardíaca em um gato com cardiopatia preexistente podem ser indícios de IC congestiva iminente e justificar a diminuição da administração de líquido. A monitoração da pressão venosa central e a ecocardiografia (para monitorar dilatação atrial esquerda) são dois recursos diagnósticos úteis que também podem ser usados para orientar o ajuste de líquido. Embora controvertida, a infusão a taxa constante (ITC) de furosemida em dose baixa e concomitante, às vezes, é necessária em gatos com SCR em fase terminal.

Embora não haja estudos científicos que corroborem isso, muitos cardiologistas consideram que a administração SC de líquidos é menos provável de agravar os sinais de insuficiência cardíaca congestiva que a IV.[56] Conforme discutido no Capítulo 32, a administração subcutânea de líquido pode melhorar a desidratação e os sinais de uremia em gatos com DRC. Tal estratégia também é útil em gatos com SCR e agravamento da azotemia. É típico administrar uma solução eletrolítica balanceada (p. ex., de lactato de Ringer) por via subcutânea a cada 24 a 48 h. Mais uma vez, a frequência e a quantidade dos líquidos administrados devem ser determinadas de acordo com o caso, sendo indispensável a monitoração estrita de sobrecarga de volume. Em pacientes frágeis, recomenda-se começar com um volume pequeno, como de 30 mℓ a cada 48 h. Se o efeito esperado sobre a uremia for subótimo, pode-se aumentar o volume com cautela para 50 mℓ uma vez ao dia. A avaliação seriada da hidratação, de sinais de uremia e da função renal deve ser feita para ajustar a terapia hídrica de acordo. Líquidos contendo sódio administrados por via subcutânea não fornecem água sem eletrólitos. Portanto, outra opção é fornecer água por sonda de alimentação. Tal abordagem pode ser mais fácil para o proprietário e também ser usada para alimentar gatos anoréticos com SCR até a melhora da uremia.

Os eletrólitos devem ser monitorados estritamente em animais com SCR, em especial o potássio, pois a hipopotassemia pode desencadear taquiarritmias ventriculares e refratariedade a alguns antiarrítmicos, mas pode ser corrigida com líquido (KCl, 0,05 a 0,5 mEq/kg/h, dependendo da magnitude da hipopotassemia) ou suplementação oral (citrato ou gliconato de potássio; 1 a 4 mEq/gato a cada 12 h).

Por fim, o tratamento de reposição renal, como hemodiálise ou ultrafiltração, pode melhorar a sobrevida e a qualidade de vida de gatos com SCR em estágio terminal. Infelizmente, a disponibilidade, a viabilidade e o custo do tratamento de reposição renal ainda constituem uma preocupação para a maioria dos proprietários de gatos.

Correção da anemia

A anemia é relativamente comum em gatos com DRC. Seus mecanismos são vários: doença crônica (sequestro de ferro), queda na produção de eritropoetina (EPO) e consumo inadequado de proteína para a produção normal de hemoglobina. Em pessoas com IC, também pode ocorrer anemia secundária a eritropoese defeituosa, representando um fator de risco independente para prognósticos piores.[56,116] Mostrou-se que cães com IC têm hematócritos mais baixos que controles sadios.[67] Recentemente, em estudos feitos com pessoas, houve um interesse crescente na ligação patogênica entre a deficiência de EPO e a progressão da SCR. A ativação do receptor cardíaco de EPO pode proteger os cardiomiócitos contra apoptose, inflamação e fibrose.[193] Estudos clínicos sugerem que a suplementação com EPO em pacientes anêmicos com SCR melhora a função cardíaca.[175] Em gatos com SCR, a anemia significativa pode ser corrigida com o uso de EPO ou a administração de darbepoetina (ver Capítulo 32). É aconselhável cautela ao fazer transfusões de sangue em gatos anêmicos normovolêmicos com SCR, pois elas podem precipitar IC congestiva. Também se deve considerar a perda sanguínea gastrintestinal crônica da DRC e tratá-la em gatos anêmicos com SCR mediante a administração de protetores gastrintestinais como os inibidores da bomba de prótons (p. ex., omeprazol), os antagonistas H$_2$ (p. ex., famotidina) ou os protetores de barreira (p. ex., sucralfato).

Revisão e adaptação das dosagens de fármacos

Como os gatos com SCR recebem muitos fármacos, é importante rever e ajustar a dosagem deles em cada consulta. Deve-se ter o cuidado especial de verificar as interações medicamentosas e prolongar o intervalo entre as doses de fármacos excretados pelos rins, como o atenolol, o propranolol e o enalapril, pois são esperados altos níveis séricos quando a função renal está comprometida. No entanto, os ajustes nas dosagens podem não ser apropriados no caso de fármacos administrados pelo seu efeito, como o anlodipino. A biotransformação hepática (p. ex., do diltiazém) também pode estar alterada em alguns gatos com IC. No Capítulo 4, há mais informação sobre o ajuste da dosagem de fármacos em certas doenças.

Prognóstico

Em pessoas com IC, a disfunção renal tem forte ligação com altas morbidade e mortalidade.[214] Além disso, na IC, com relação a um declínio na fração de ejeção, a queda na TFG é um fator mais importante para um prognóstico pior.[101] São preditores negativos para o desenvolvimento de insuficiência renal em pessoas com IC idade avançada, baixo débito cardíaco, elevação da concentração basal de creatinina, hipertensão e tratamento com diurético e bloqueador do canal de cálcio.[79,138,208] Em um estudo feito com gatos com miocardiopatia hipertrófica, a azotemia foi correlacionada a idade avançada, baixo peso corporal e pressão arterial sistólica alta.[80] Embora a função renal possa permanecer estável por meses em gatos com IC, quando ocorre SCR, há hospitalização frequente, dificuldade para manter uma boa qualidade de vida e, por fim, eutanásia. As estratégias terapêuticas que acabamos de mencionar são voltadas principalmente para a melhora da qualidade de vida de gatos com SCR. Não se sabe se elas também contribuem para prolongar a sobrevida.

Tratamento de Pancreatite e Doença Intestinal Inflamatória Concomitante

Debra L. Zoran

Doença intestinal inflamatória (DII) felina é uma expressão que se aplica a várias enteropatias crônicas pouco entendidas e que se caracterizam por infiltração da mucosa gastrintestinal (GI) com células inflamatórias. O infiltrado celular na mucosa de gatos acometidos é composto por populações variáveis de linfócitos, plasmócitos, eosinófilos e neutrófilos, que podem estar distribuídos por toda a extensão do trato GI, bem como em todas as camadas da parede intestinal.[57,97,125,135,252] Nos gatos com acometimento grave, esse infiltrado pode ser acompanhado por alterações na arquitetura da mucosa, inclusive atrofia e fusão de vilosidades, fibrose e linfangiectsia.[52,239] Embora a DII seja um diagnóstico comum em gatos, essa designação em geral é usada para descrever todas as doenças GI crônicas, em alguns casos sem confirmação por biopsia ou uma tentativa de excluir verdadeiramente causas identificáveis de inflamação intestinal. Apesar disso, nosso entendimento da etiopatogenia da DII felina, ou das consequências locais e sistêmicas da doença, inclusive a inflamação de estruturas circundantes, como o pâncreas ou o ducto biliar comum, está apenas nas primeiras fases de estudo.

Há evidência crescente de que a DII felina é a consequência de alterações na microbiota GI e aumento concomitante nas citocinas pró-inflamatórias que, em conjunto, resultam em uma resposta imune persistente e por fim anormal da mucosa.[121,123,236] Para complicar ainda mais o quadro clínico, verificou-se (pelo teste da função GI, por ultrassonografia [US] e biopsia) que um número crescente de gatos com DII tinha inflamação concomitante (não supurativa ou linfoplasmocitária) estendendo-se para o pâncreas, o trato biliar ou ambos (condição denominada triadite).[55,228,241,242] Assim, embora a DII esteja começando a ser caracterizada além das alterações visíveis à histopatologia macroscópica, também está claro que a hipótese de que é uma enteropatia crônica sem relação com outras doenças inflamatórias comuns do abdome de felinos (colangite e pancreatite) não é consistente com a evidência atual. Vamos rever resumidamente os principais estudos que melhoraram nosso entendimento dessas doenças, e em seguida mencionaremos as melhores recomendações atuais para o tratamento de gatos com DII e pancreatite concomitante.

Por que a doença intestinal inflamatória e a pancreatite ocorrem juntas

Uma das áreas mais importantes de investigação na pesquisa atual sobre a DII é tentar entender o papel da microbiota entérica na patogenia e na disfunção imune da doença. Em trabalho recente de Janeczko et al., foram coletadas biopsias intestinais de 17 gatos submetidos a investigação diagnóstica de sinais de doença GI e 10 gatos sadios de controle.[123] A histopatologia duodenal subjetiva variou de normal (n = 10) a DII discreta (n = 6), moderada (n = 8) ou grave (n = 3). O número e a distribuição espacial de bactérias na mucosa foram determinados por hibridização in situ fluorescente (FISH) com sondas de rDNA 16S. A resposta da mucosa foi avaliada por histopatologia objetiva e níveis de mRNA de citocina nas biopsias duodenais. O número de enterobactérias associadas à mucosa foi maior em gatos com doença GI do que nos sadios.[123] Esses patógenos, inclusive Escherichia coli e espécies de Clostridium, foram associados a alterações significativas na arquitetura da mucosa, principalmente atrofia e fusão, suprarregulação de citocinas, em particular interleucina 8 (IL-8), e o número de sinais clínicos exibidos por gatos acometidos.[123] Os achados do estudo indicaram que uma microbiota anormal associada à mucosa está relacionada com a existência e a gravidade da inflamação duodenal e a atividade da doença clínica em gatos.[123]

Há uma evidência adicional de que as bactérias são um componente importante da DII em gatos em um dos primeiros estudos, feito por Inness et al., que caracterizaram a microbiota do intestino de gatos sadios e gatos com DII colônica usando técnicas de FISH.[121] Nesse estudo, os gatos com DII colônica tinham populações significativamente maiores de Desulfovibrio (um gênero de bactéria que produz sulfetos tóxicos), em comparação com gatos normais, que tinham populações maiores de bifidobactérias e bacteroides (microbiota normal).[121] Esses autores propuseram que a modulação da microbiota intestinal com probióticos e intervenção dietética para diminuir a produção de bactérias patogênicas provavelmente era importante no tratamento de gatos com DII. Esses primeiros estudos corroboram os achados em vários estudos sobre a DII em seres humanos e roedores de que o microbioma intestinal é um fator fundamental na manutenção da saúde do trato GI e pode ser o ponto focal de indução de uma resposta inflamatória que resulta no desenvolvimento de DII e disfunção intestinal.[1,63,73] A importância desses achados para o tratamento clínico de gatos com DII consiste em se ter um entendimento melhor da disbiose intestinal (desequilíbrio da microbiota intestinal) e de seu papel potencial na DII.

Um dos principais fatores de risco para o desenvolvimento de qualquer forma de pancreatite em gatos é a doença GI concomitante e, em particular, a DII.[240-242] Em um estudo recente, aproximadamente 20% dos gatos com pancreatite confirmada por biopsia tinham DII concomitante.[241] Além disso, uma retrospectiva recente de necropsias felinas revelou evidência de pancreatite linfocítico-plasmocitária (LP) crônica em 60 a 65% das materiais – tenha sido ou não diagnosticada pancreatite previamente.[55]

Esse estudo revelou que muitos gatos têm evidência histopatológica de pancreatite mesmo na ausência de um diagnóstico clínico. Isso indica que é fundamental suspeitar desse problema em geral subclínico em gatos com DII.

Há certos fatores que podem contribuir para o maior risco de pancreatite concomitante em gatos com DII: (1) a DII é uma causa comum de doença GI em gatos e os sinais de doença GI e pancreática podem sobrepor-se, de modo que a diferenciação entre as duas pode ser difícil; e (2) a anatomia pancreática e do ducto biliar do gato possibilita fácil acesso ao líquido duodenal, que pode refluir durante vômito ou causar motilidade duodenal anormal. Ao contrário do cão, o esfíncter pancreaticobiliar felino é um canal anatômico comum na papila duodenal. Como resultado, o refluxo da árvore biliar ou do duodeno afeta o sistema ductal pancreático.[240] No caso de DII concomitante, o líquido que entra no sistema ductal provavelmente contém um número maior de bactérias patogênicas (ou pelo menos em equilíbrio), sais biliares e enzimas pancreáticas ativadas que, quando pode perfundir o pâncreas e a árvore biliar, resulta em graus variáveis de dano tecidual, infecção e inflamação.[240,250] Além do refluxo por causa de vômito, é provável que a motilidade GI anormal e a desregulação imune sejam importantes tanto para o refluxo do conteúdo intestinal para os ductos pancreáticos quanto para o desenvolvimento de inflamação.[240] Em suma, embora sejam necessários mais estudos para se entender melhor a patogenia da DII com pancreatite LP concomitante, é claro que esse fenômeno representa um problema clínico importante que os clínicos de felinos precisam tentar identificar e tratar.

Tratamento da doença intestinal inflamatória com pancreatite concomitante em gatos | Início do tratamento da doença intestinal inflamatória

O tratamento de gatos com DII não mudou muito há anos: anti-inflamatórios ou imunossupressores com corticosteroides ou fármacos como o cloranfenicol ou a ciclosporina (se o gato for intolerante a corticosteroides ou tiver doença grave não controlada pelos corticosteroides), antimicrobianos com características imunomoduladoras (p. ex., metronidazol ou tilosina) e alteração dietética para melhorar a digestibilidade e reduzir os antígenos relacionados com alimentos ou fatores que possam induzir intolerância.[227] Em seres humanos, o tratamento da DII também se deu com o uso de antibióticos com capacidade imunomoduladora, pré-bióticos, probióticos e imunossupressão, bem como outros fármacos que alteram a liberação de citocina.[1] Infelizmente, não foram relatados estudos sobre a avaliação da modulação terapêutica da microbiota entérica (usando probióticos, pré-bióticos ou outro tratamento específico para citocinas) em gatos com DII. Apesar disso, o tratamento da DII em gatos continua a evoluir, à medida que mais estudos revelam sua importância quando focado na normalização do microbioma intestinal e na supressão mais específica de citocinas (p. ex., tratamento dietético, pré-bióticos, probióticos e anti-inflamatórios que visam ao trato GI). No Capítulo 23,

há informações detalhadas e específicas sobre o tratamento da DII em gatos. Por fim, qualquer que seja a abordagem empregada, como a doença é muito variável e estão envolvidos muitos fatores causais, sugere-se a abordagem em estágios (quando possível). Antes de iniciar o tratamento imunossupressor, se possível devem ser feitas tentativas sequenciais de tratamento clínico com antiparasitários, dietas e antibacterianos (como pré-bióticos e probióticos).

Teste da função gastrintestinal no planejamento do tratamento

O papel importante da cobalamina na função normal do trato GI e em muitos outros aspectos do metabolismo está bem documentado.[201,202] Além disso, a utilidade diagnóstica e terapêutica da estimativa das concentrações séricas de cobalamina e folato em gatos com suspeita de doença intestinal também está bem estabelecida.[201,211] Entretanto, em gatos com DII que também têm pancreatite, devem ser incluídos na avaliação testes específicos para extravasamento pancreático e função pancreática: imunorreatividade da lipase pancreática felina (fPLI) e imunorreatividade da enzima felina semelhante à tripsina (fTLI) são os dois testes importantes que devem ser feitos. Embora haja várias questões associadas ao diagnóstico de pancreatite felina e muitas limitações do fPLI (ver Capítulo 23), continua sendo o teste de escolha para identificar o extravasamento de enzima do pâncreas e deve ser medido em todos os gatos com DII.[75,250,257]

O fTLI é o teste diagnóstico de escolha para a insuficiência pancreática exócrina (IPE) e, embora essa afecção não seja reconhecida comumente em gatos, ocorre secundariamente à pancreatite crônica e resulta em perda de peso (o sinal mais comum), diarreia e condições precárias nos gatos acometidos.[217,225] É um problema relevante, pois cada um dos sinais clínicos pode ser confundido com DII sem controle ou recorrente. A monitoração repetida do fTLI, além da de cobalamina e folato, é importante no tratamento de gatos com DII e pancreatite concomitante, pois os gatos sem deficiências na época do diagnóstico podem desenvolvê-las mais tarde. O tratamento abrangente da DII e da pancreatite concomitante requer tanto o reconhecimento quanto a correção dessas deficiências potenciais de enzima e vitamina.

Papel do tratamento dietético | Foco no trato gastrintestinal

O uso de dieta no tratamento de doença GI ou pancreática não é um conceito novo, mas a questão do tipo de dieta a usar passou a ser um problema complexo. Além disso, em gatos com pancreatite (como em cães), não há evidência sugestiva de que os níveis dietéticos de gordura (ou de qualquer outro componente dietético) estejam envolvidos na patogenia da doença. Assim, é preciso considerar dois pontos básicos: (1) gatos com pancreatite não devem ser mantidos sem nada por via oral, pois isso aumenta o risco de lipidose hepática e é prejudicial para a saúde e a função GI, e (2) as recomendações atuais para gatos com pancreatite são o foco para encontrar uma dieta apropriada para o tratamento da DII, porque o controle dessa doença pode resultar em melhora do pâncreas também.[240,250,257]

Embora haja poucas recomendações dietéticas para gatos com pancreatite, vários estudos e revisões discutiram a função da dieta no desenvolvimento e no tratamento da DII.[89,143,227,254] Entretanto, a influência do tipo e da composição da dieta ocorre primeiro em gatos sadios, normais, pois o alimento é um dos principais determinantes do microbioma intestinal e determina especificamente tanto o número quanto as espécies de bactérias que formam a população do trato intestinal.[7,66,194,230] Além disso, a influência sobre a microbiota que ocorre por causa de alterações dietéticas pode ser profunda quando há uma modificação importante (p. ex., rica em carboidrato para rica em proteína, seca para úmida). Portanto, as alterações na dieta devem ser feitas lentamente (durante dias ou mais), com avaliação cuidadosa do progresso (em especial monitoração da deterioração clínica). O ideal é acrescentar tratamento com probióticos para reduzir a probabilidade de mudanças importantes no microbioma em decorrência da proliferação de patógenos.[155] Por fim, embora as alterações dietéticas tenham influência significativa sobre a microbiota de gatos saudáveis, esse efeito pode ser mais profundo em gatos com microbiota anormal (como naqueles com DII). Assim, ao planejar o tratamento dietético para gatos com DII, há três áreas fundamentais em que a correção pode influenciar o tratamento, pois a dieta pode ser a causa desencadeante da inflamação: (1) os efeitos da dieta sobre o microbioma (p. ex., disbiose, ou alteração da microbiota), (2) intolerância dietética (efeitos não imunológicos sobre a função intestinal e o microbioma) e (3) alergia alimentar verdadeira. Para combater essas causas possíveis de inflamação GI induzida pela alimentação, são necessários ensaios dietéticos (de duração variável) com alimentos que visam à correção do possível problema. Infelizmente, não há uma dieta única, ou uma série de alimentos, ou mesmo família deles capazes de combater cada um desses problemas potenciais em todos os gatos, sendo um processo de eliminação individual em cada paciente. O leitor interessado no assunto deve consultar no Capítulo 17 o resumo das abordagens possivelmente úteis para o diagnóstico de alergia alimentar.

Teremos aqui como foco a intolerância alimentar e a disbiose – difíceis de identificar, mas as quais talvez sejam as razões mais comuns para a inflamação induzida pela dieta em gatos.[89,123,143] Em muitos, mas não na maioria, dos gatos com DII leve, em especial aqueles com infiltrado leve a moderado de células inflamatórias e sem perda significativa de peso, a abordagem inicial deve ser fornecer uma alimentação altamente digerível (como rações não usadas antes ou hidrolisadas) com proteína de carne de uma única fonte, quantidades baixas de carboidrato altamente digeríveis e menos aditivos, flavorizantes ou outras substâncias que possam estar associadas a baixa digestibilidade ou intolerância alimentar.[256] Embora dietas com alta digestibilidade não sejam definidas em sentido regulador, em geral são produtos contendo proteína com digestibilidade acima de 87% (nas dietas típicas, 78 a 81%) e gordura com digestibilidade acima de 90% (nas dietas típicas, 77 a 85%).[256]

A digestibilidade da proteína de uma dieta é um dos principais fatores que podem determinar seu sucesso em gatos com DII. Isso principalmente porque a proteína não digerida é uma fonte alimentar reconhecida para bactérias patogênicas e pode estar associada a produtos tóxicos no trato GI que talvez aumentem os problemas no microbioma. Em geral, as proteínas originárias da carne (inclusive as refeições preparadas com carne) são mais digeríveis que as proteínas vegetais (com algumas exceções, como a soja) e as proteínas de origem animal são mais digeríveis que os derivados de carne. Além disso, em gatos com DII, o tipo e a quantidade de carboidratos acrescentados à dieta também precisam ser considerados, pois pode ocorrer má absorção de carboidratos sem sinais clínicos.[54,230] Para combater isso, dietas com uma única fonte de carboidrato são preferíveis a alimentos de muitas fontes diferentes, e as fontes de carboidrato altamente digerível são melhores do que carboidratos provenientes de grãos complexos (p. ex., trigo ou milho).[256]

Vale lembrar que, quando uma dieta dessa categoria não é aceita pelo gato ou não melhora os sinais clínicos, não se pode supor que todas as dietas dessa categoria não serão aceitas pelo paciente ou serão ineficazes. Muitas marcas diferentes encaixam-se na categoria de "altamente digeríveis", mas não são bem assim e não necessariamente exercem o mesmo efeito em todos os gatos. A formulação de rações altamente digeríveis dos diferentes fabricantes de alimentos para animais de companhia é bastante variável, com fontes diferentes de proteína e carboidrato e quantidades diferentes de gordura; algumas também podem conter vários aditivos destinados a promover a saúde intestinal (p. ex., fruto-oligossacarídios [FOS], manosoligossacarídios [MOS], ácidos graxos ômega-3, vitaminas antioxidantes e fibras solúveis). Se um tipo de dieta altamente digerível for fornecido por pelo menos 2 semanas com resposta mínima, então é totalmente razoável tentar outro da mesma categoria, mas de um fabricante diferente, ou experimentar uma estratégia dietética completamente diferente (p. ex., dieta hidrolisada com antígeno novo e rica em proteína/pobre em carboidrato). Conforme já mencionado, como as alterações no tipo e na fonte dietética podem resultar em alterações significativas na microbiota intestinal, o acréscimo de probióticos ou pré-bióticos como parte do tratamento é razoável para ajudar a evitar mais alterações na microbiota.[155]

Normalização do microbioma | Antibióticos e probióticos

Embora a correção da dieta seja uma etapa fundamental na normalização do microbioma intestinal, pode não ser suficiente para suprimir as espécies patogênicas que superpovoam o lúmen intestinal. Como resultado, a antibioticoterapia com metronidazol foi usada de maneira eficaz por anos e continua a ser recomendada no tratamento da DII (Tabela 35.3).[227] Muitos outros antibióticos foram utilizados de maneira empírica no tratamento da doença intestinal felina, mas não há evidência atual que indique o uso de outros antibióticos contra gram-negativos ou outras bactérias. Na verdade, o uso frequente de antibióticos de amplo espectro resultará em alteração adicional do microbioma, o que pode contribuir para o agravamento da inflamação e disbiose, em vez de melhorar a situação.

Em gatos com pancreatite LP concomitante com DII, qualquer infecção que ocorra no pâncreas será uma extensão da microbiota no intestino delgado e, portanto, deve ser tratada com antibióticos apropriados para DII. No momento, a única forma de DII conhecida como sendo causada por uma espécie específica de bacteriana é a colite do Boxer, causada por uma forma enterotoxigênica de *E. coli*.[210] Em tal doença, são sugeridos esquemas específicos de antibióticos com base no tratamento que visa ao controle daquela infecção bacteriana específica e, em cães da raça Boxer, espera-se a resolução completa da doença com o tratamento antibiótico adequado. Contudo, na DII felina, foram identificados vários patógenos bacterianos diferentes nos gatos acometidos,[121,194] de maneira que, embora ainda se acredite que a alteração bacteriana desencadeie o processo inflamatório mórbido, o tratamento antibiótico específico não é recomendado atualmente e a abordagem terapêutica deve visar à normalização do microbioma intestinal por outros meios.

É provável que uma das razões pelas quais o metronidazol é eficaz em gatos com DII não seja suas propriedades antibacterianas, e sim as imunomoduladoras.[231]

Entretanto, como o metronidazol pode não ser bem tolerado e tem potencial significativo de causar efeitos adversos sérios, inclusive neurotoxicidade e dano reversível ao DNA nas células intestinais, não deve ser administrado indefinidamente.[206] A recomendação atual é usá-lo por não mais de 2 a 3 semanas e interromper o tratamento por várias semanas, pelo menos para evitar dano cumulativo ao DNA.[206] Uma alternativa ao tratamento com metronidazol em gatos com DII é a tilosina, porém pouco se sabe sobre seus efeitos em gatos com DII ou se também exerce efeitos imunomoduladores nessa espécie, como parece ocorrer em cães.[219]

O interesse na função dos probióticos na prevenção ou no tratamento de doença gastrointestinal em seres humanos e animais foi o aspecto mais amplamente conhecido de sua longa história. Estudos em pessoas e experimentais com probióticos visaram aos benefícios específicos sobre a saúde associados a três áreas funcionais da microbiota intestinal: os efeitos metabólicos, protetores e tróficos.[155] Os efeitos *metabólicos* dos probióticos referem-se aos exercidos sobre a digestão, em particular de lactose e outros dissacarídios, e na produção de gás intestinal, um problema significativo em pacientes com a síndrome do intestino irritável (SII). Algumas espécies microbianas produzem grande quantidade de gás e outras consomem gás, em particular hidrogênio, mas é esse equilíbrio que reflete a quantidade, a frequência e o odor do gás produzido nos intestinos. Até o momento, parece que as espécies de bifidobactérias têm as mais altas taxas de benefício terapêutico em adultos humanos com SII.[73] Contudo, em um estudo feito com crianças com cólica, uma cepa de *Lactobacillus* resultou em

Tabela 35.3 Doses dos fármacos de uso comum na pancreatite e na doença intestinal inflamatória de felinos.*

Fármaco	Papel	Dose
Prednisolona/metilprednisolona, comprimidos de 5 ou 20 mg/comprimidos de 2 ou 4 mg	Anti-inflamatório e imunossupressor	1 a 2 mg/kg, VO, a cada 12 a 24 h
Budenosida (cápsulas de 3 mg)	Anti-inflamatório: metabolismo de primeira passagem alto	0,125 mg/kg, VO, a cada 8 a 12 h
Buprenorfina (injetável, 0,3 mg/mℓ)	Opioide que alivia a dor	0,005 a 0,01 mg/kg, SC, a cada 8 h 0,01 a 0,02 mg/kg, VO, a cada 12 h (bucal)
Metronidazol (comprimidos de 250 mg, suspensão de 50 mg/mℓ)	Antibiótico Imunomodulador	5 a 15 mg/kg, VO, a cada 12 h
Tilosina (2,5 a 2,7 g/colher das de sopa)	Antibiótico	7 a 15 mg/kg, VO, a cada 12 a 24 h
Clorambucila (comprimidos de 2 mg)	Imunossupressor	0,1 a 0,2 mg/kg, VO, a cada 24 h uma vez e, então, a cada 48 h (monitorar hematócrito)
Ciclosporina (cápsulas de 10, 25, 50 mg, solução com 100 mg/mℓ)	Imunossupressor	5 mg/kg, VO, a cada 12 h, pode reduzir para cada 24 ou 48 h conforme indicado clinicamente
Cipro-heptadina (comprimidos de 4 mg)	Estimulante do apetite	2 a 4 mg/gato (1/2 ou 1 comprimido), VO, a cada 12 h
Mirtazapina (comprimidos de 15 mg)	Estimulante do apetite	1/8 de comprimido, VO, a cada 3 dias
Ursodiol (comprimidos de 250 mg)	Ácido biliar terciário Anti-inflamatório	5 a 15 mg/kg, VO, a cada 24 h
S-Adenosilmetionina (SAMe) sozinha ou com cardo-leiteiro (comprimidos de 90 mg)	Antioxidante Anti-inflamatório nutracêutico	90 mg/gato, VO, a cada 24 h

*Doses de: Papich MG. *Saunders handbook of veterinary drugs*, ed 2, St. Louis, 2007, Elsevier.

maior redução de timpanismo intestinal e gás.[73] Essas respostas diferentes revelam a complexidade das interações da microbiota em cada *habitat* ecológico único e enfatizam a necessidade de se ter cautela ao prever respostas específicas em cada indivíduo.

Os efeitos *protetores* dos probióticos no trato gastrointestinal são a prevenção e o tratamento da diarreia aguda devida a antibióticos ou enterite infecciosa e na prevenção de infecções sistêmicas (sepse) decorrente de translocação bacteriana.[73,88] Houve uma pletora de ensaios clínicos estudando a eficácia dos probióticos no tratamento da diarreia aguda em adultos humanos (p. ex., diarreia infecciosa, diarreia do viajante), porém a evidência é mais favorável à administração de probióticos para diminuir a morbidade em pessoas com diarreia associada a antibióticos.

A terceira área importante de influência dos probióticos no trato gastrointestinal é a de seus efeitos *tróficos* sobre a imunidade da mucosa e o crescimento de células epiteliais. Três condições específicas enquadram-se nessa categoria: a doença intestinal inflamatória (DII), a alergia alimentar e o câncer de cólon. Sabe-se bem que certas bactérias ativam as respostas pró-inflamatórias da mucosa, enquanto outras infrarregulam a inflamação intestinal. Assim, aventou-se a hipótese de que a criação de uma microecologia local favorável para restaurar a homeostasia da resposta imune levaria à resolução da inflamação intestinal.[73,88] Embora a evidência em seres humanos com DII confirme o uso de probióticos, não há estudos similares em gatos com DII ou outras enteropatias crônicas.[155] Assim, mesmo o tratamento da DII com probióticos em gatos sendo uma opção terapêutica razoável, até o momento não foram realizados estudos que identificassem a melhor espécie ou combinação de probióticos ou mostrassem qualquer benefício do acréscimo deles ao esquema terapêutico.

Controle da inflamação na pancreatite e na doença intestinal inflamatória

Tanto a DII quanto a pancreatite são doenças inflamatórias nas quais a interrupção do processo inflamatório é parte importante do tratamento clínico.[227] No entanto, conforme já mencionado, não há estudos que tenham avaliado com cuidado a eficácia do tratamento com corticosteroides da pancreatite LP em gatos. Portanto, as recomendações para tal tratamento na pancreatite crônica são empíricas. Os anti-inflamatórios ou imunossupressores mais eficazes na DII (e presumivelmente na pancreatite) são os corticosteroides (*i. e.*, prednisolona ou metilprednisolona) ou outros fármacos que interrompam as vias pró-inflamatórias ativas no intestino (p. ex., fármacos citotóxicos, como a clorambucila ou a ciclosporina).[81,227] A prednisolona tem um metabolismo mais confiável que o da prednisona em gatos, devendo, portanto, ser preferida.[81] A dexametasona também é eficaz, mas está associada a uma incidência muito maior de eventos adversos graves, como ulceração intestinal. Assim, seu uso rotineiro não é recomendado.

Todavia, como se sabe, o tratamento crônico com corticosteroides pode resultar no desenvolvimento de resistência significativa à insulina, o principal precursor de diabetes em gatos obesos ou naqueles com pancreatite. Por essa razão, as alternativas à prednisolona, como a budesonida, também podem ser uma escolha razoável, mas não há estudos mostrando a eficácia desse agente em gatos; relatos sem comprovação sugerem variabilidade na resposta clínica. Como alternativa, nos gatos em que os corticosteroides não são efetivos ou causem morbidade adicional, podem ser necessários outros imunossupressores. Os dois fármacos mais comumente recomendados e efetivos em gatos nesse contexto são a clorambucila e a ciclosporina. A primeira é a melhor escolha pelo longo registro de seu uso na DII e, embora sejam possíveis efeitos adversos como supressão da medula óssea, é improvável que se devam à baixa frequência de administração (uma vez a cada 2 a 3 dias, VO), o que também os torna interessantes para o tratamento dos pacientes e o cumprimento da prescrição por parte dos proprietários.[227] O tratamento com ciclosporina de gatos com DII não foi estudado extensamente, mas o fármaco tem de ser administrado a cada 12 h, é muito caro e seus níveis devem ser medidos para evitar toxicidade e assegurar níveis terapêuticos, razões elas quais não é recomendado, a menos que a DII seja grave e não haja resposta a outro tratamento. Qualquer que seja a opção terapêutica, é importante usar anti-inflamatório ou imunossupressor com critério (mas por tempo suficiente) e nas menores doses necessárias para alcançar o controle clínico.

Outras considerações no tratamento da pancreatite e da doença intestinal inflamatória

Além do tratamento com anti-inflamatório, da modulação de bactérias e do tratamento dietético de gatos com DII e pancreatite concomitante, há várias outras opções terapêuticas adjuvantes que podem ser importantes e/ou, até mesmo, essenciais. A primeira é a consideração cuidadosa de acrescentar tratamento para a dor ao esquema terapêutico. Sabe-se bem que a pancreatite é uma doença dolorosa[218] e que os analgésicos opioides são os fármacos mais adequados para o controle dessa dor.[240,250] Porém, como a pancreatite LP é uma doença crônica e pode haver inflamação local ou apenas de baixa magnitude, pode ser difícil detectar dor branda.[240,250] Em pessoas com pancreatite crônica, doença com apresentação e evolução clínica similares, é comum pouca dor no quadrante superior, a qual resulta em falta de apetite e mal-estar generalizado.[218] A dor em pessoas com pancreatite que não se resolve com anti-inflamatórios costuma ser tratada com opioides ou colocação de *stent* biliar.[218] O ponto-chave é que gatos podem ter pouca dor, que se manifesta por tentativas do animal de se esconder, pouco apetite ou mesmo vômitos ocasionais. Assim, é indicado o uso de opioides para a dor (ver Tabela 35.2).

Além do tratamento sintomático para a dor em gatos com pancreatite, o uso de ácido ursodesoxicólico (ursodiol) pode ser benéfico para melhorar o fluxo biliar, evitar sedimentação e reduzir a inflamação da árvore biliar e do pâncreas.[183,250] Além disso, em gatos intolerantes aos esteroides para o controle da inflamação, o acréscimo de antioxidante e anti-inflamatório nutracêutico ao esquema terapêutico tem potencial benéfico. Embora não tenham sido realizados estudos controlados para avaliar a eficácia do tratamento com S-adenosilmetionina (SAMe) na pancreatite ou DII em felinos, estudos em gatos com doença hepática revelam aumentos significativos nas concentrações hepáticas de glutationa e melhora nos níveis de enzimas hepáticas.[41] É comum o uso desse antioxidante nutracêutico em pessoas com pancreatite crônica e, portanto, também pode ser um tratamento adjuvante razoável em gatos.

Por fim, como muitos gatos com pancreatite crônica têm surtos de inapetência ou queda do apetite, podem ser indicados estimulantes, para incentivá-los a comer e evitar a necessidade de colocação de sonda alimentar (ver Tabela 35.2). O tratamento com mirtazapina em gatos é muito conveniente, pois só é necessário administrá-la a cada 3 a 4 dias, devido à sua meia-vida longa. Mas é bom ter cautela ao usar esse fármaco em gatos, porque alguns exibem alterações significativas do humor ou mesmo hiperatividade, de modo que se sugere começar com a menor dose possível. Qualquer que seja o estimulante de apetite usado, devem ser calculadas as necessidades nutricionais diárias e monitorada a quantidade real ingerida de alimento.

Conclusão

O tratamento da DII com pancreatite concomitante em gatos pode ser um desafio, em especial naqueles diabéticos ou intolerantes a esteroides. Como no tratamento de toda doença crônica, o objetivo é melhorar a qualidade de vida do gato controlando a gravidade da doença, enquanto houver tentativas de remissão clínica. A melhor maneira de se conseguir o controle de ambas as condições é com o uso de uma combinação de tratamento dietético, medicamentoso conforme necessário e monitoramento frequente do progresso. No entanto, cada gato apresenta desafios individuais que exigem do clínico ajustes na abordagem terapêutica. Além disso, como gatos com pancreatite crônica podem desenvolver diabetes ou insuficiência pancreática exócrina em decorrência da perda progressiva de tecido pancreático funcional, a reavaliação frequente da função GI com testes e da resposta clínica é essencial para o sucesso a longo prazo.

Doença Renal Crônica e Hipertensão
Scott A. Brown

Prevalência

A doença renal crônica (DRC) é comum em gatos, em particular naqueles com mais de 10 anos de idade.[140] Aproximadamente 20% dos gatos com DRC exibem elevações da pressão arterial (PA) sistêmica,[221] o que pode contribuir para os sinais clínicos, dano a tecidos e órgãos e acelerar a progressão da DRC.

Rim | Causa de hipertensão ou um órgão-alvo?

Em geral, a causa de hipertensão sistêmica em um gato com DRC é desconhecida, embora a alteração no manuseio de líquidos e eletrólitos pelos rins, bem como no eixo renina-angiotensina-aldosterona (ERAA), e a hiperatividade do sistema nervoso simpático sejam fatores contribuintes potenciais.

Aumentos crônicos constantes da PA causam lesões teciduais; a justificativa para tratar a hipertensão é minimizar ou evitar essa lesão, que ocorre nos rins, nos olhos, no cérebro e/ou no sistema cardiovascular.[22] O dano resultante da PA alta constante é conhecido como dano a órgão terminal ou órgão-alvo (DOA), cuja existência em geral é forte indicação para o tratamento anti-hipertensivo. Na DRC, a microcirculação renal é mais suscetível ao barotraumatismo resultante da PA elevada, por causa da vasodilatação arteriolar aferente que ocorre em gatos com azotemia renal.[23] No rim, geralmente o DOA manifesta-se como o declínio mais rápido da função renal, proteinúria e/ou aumento da taxa de mortalidade.[18,27,65,186] A proteinúria tem relação direta com a magnitude da elevação da PA e a taxa de declínio da função renal, enquanto está relacionada inversamente com a eficácia e o benefício do tratamento anti-hipertensivo.[70,186]

Relação da pressão arterial sistêmica com o risco e a classificação da International Renal Interest Society

A International Renal Interest Society (IRIS) propôs um sistema de estadiamento para facilitar o tratamento de pacientes felinos com DRC (ver Capítulo 32).[65] Esse esquema de classificação baseia-se em um processo de três etapas:

- Estabelecer o diagnóstico de DRC
- Estabelecer o estágio da doença[168]
- Estabelecer os subestágios da doença, com base na avaliação da PA e de proteinúria, pois é possível observar hipertensão sistêmica e proteinúria em qualquer estágio da DRC.

Assim, no caso de gatos com DRC, deve-se obter a medida da PA e quantificar a excreção urinária de proteína. Isso possibilita ao veterinário determinar o estágio da doença, o que facilita dar o prognóstico[18] e fazer o diagnóstico, bem como estabelecer as recomendações de tratamento.[65]

Subestadiamento da doença renal crônica com base na pressão arterial sistêmica

Em geral, gatos com DRC apresentam elevações da PA.[221] O American College of Veterinary Internal Medicine (ACVIM) Consensus Statement[22] e o IRIS[65] sugeriram que o risco de DOA tem relação direta com a magnitude da elevação da PA e definiram hipertensão sistêmica como qualquer elevação na PA que acarrete DOA, além de terem identificado também variações de pressão arterial associadas a risco mínimo (PA0), baixo (PA1), moderado (PA2) e grave (PA3) de DOA (Tabela 35.4). Acrescenta-se a letra "c" ao estágio de PA se houver complicações (DOA). No entanto, geralmente se pressupõe que doença renal seja evidência de DOA em gatos. Desse modo, todos os gatos hipertensos com DRC devem ser considerados "c". Acrescenta-se (T) ao subestágio se a medida da PA tiver sido obtida enquanto o gato estava recebendo tratamento anti-hipertensivo.

O IRIS recomenda medir a PA com um dispositivo e método individualizado para cada clínico em todo gato com DRC, além da avaliação cuidadosa de todos os órgãos visados quanto à existência de complicações do DOA.[65] Embora alguns dispositivos forneçam tanto a pressão sistólica quanto a diastólica, o estadiamento é feito com mais frequência a partir da sistólica, pois uma evidência recente sugere que a hipertensão sistólica é o determinante mais importante de DOA em outras espécies.[22] Embora o veterinário deva considerar as sutilezas da medida da PA, em geral é preferível que um técnico bem treinado em saúde animal faça a medição. A PA pode ser afetada por estresse ou ansiedade associados ao processo de medição, o conhecido efeito do jaleco branco.[12] É importante que o ambiente no qual a PA é medida seja calmo e que o paciente tenha 5 a 10 minutos de tempo para se acostumar com o lugar antes da avaliação, para reduzir a probabilidade de hipertensão induzida por ansiedade.

A escolha do dispositivo depende da experiência e da preferência de quem vai medir a PA. No caso de dispositivos indiretos, a largura do manguito deve corresponder a 30 a 40% da circunferência do local escolhido para fazer a medição.[22] As medições podem ser feitas no antebraço, no braço, no tarso ou na cauda. A posição do paciente e do manguito deve ser aquela bem tolerada pelo paciente com o manguito no nível ou o mais perto possível do átrio direito. Devem ser obtidos, pelo menos, cinco valores indiretos consecutivos consistentes com tempo adequado entre cada oclusão arterial. O valor mais alto e o mais baixo são então descartados, obtendo-se a média dos restantes para se ter a medida real. Como a hipertensão em gatos com DRC costuma ser uma condição silenciosa que requer vigilância e tratamento pelo resto da vida, é importante ter certeza absoluta do diagnóstico: uma única medida da PA pode significar hipertensão verdadeira ou decorrente do jaleco branco (induzida por ansiedade). Exceto no caso de crises hipertensivas rapidamente progressivas, devem ser obtidas várias medidas, de preferência a intervalos de pelo menos 24 h, e sempre acompanhadas por uma busca abrangente de DOA antes de se fazer o diagnóstico de hipertensão sistêmica.

Subestadiamento da doença renal crônica com base na proteinúria

Achados recentes sugeriram que o vazamento renal de proteína não apenas é um marcador da gravidade da doença renal como também tem valor prognóstico em animais tratados com anti-hipertensivos.[27,124,223] A proteinúria está associada a maior risco de DRC em estágio terminal em gatos[223] e há um risco maior também de mortalidade em gatos idosos na vigência de proteinúria. Além disso, estudos mostraram que os tratamentos que reduzem a magnitude da proteinúria em geral são benéficos para o paciente e podem tornar mais lenta a progressão da DRC.

De acordo com as recomendações do IRIS, deve-se avaliar se todos os gatos com DRC (ou hipertensão sistêmica) têm proteinúria. O achado positivo de proteinúria na urinálise rotineira com fita reagente é a primeira etapa, que deve levar o veterinário a analisar com cuidado os achados no sedimento urinário para determinar se a causa pode ser inflamação ou infecção. Por causa da alta frequência de resultados falso-positivos com fita reagente em gatos, convém confirmar o resultado positivo com um teste mais específico para proteinúria, como a estimativa da proporção urinária de proteína:creatinina (UP/C) ou a avaliação quantitativa de albuminúria. Ao se monitorar um paciente felino com proteinúria renal, é importante determinar se a proteinúria é transitória ou persistente (com, pelo menos, dois testes em um intervalo de 2 semanas), pois apenas a última justifica a instituição do tratamento.

O subestadiamento de proteinúria renal deve ser feito em todos os gatos com DRC (Tabela 35.5).[65,147] Acrescenta-se um (T) ao subestágio se a medida foi feita quando o gato estava recebendo tratamento anti-hipertensivo ou antiproteinúrico (p. ex., dieta com restrição de proteína). Se um paciente com DRC e hipertensão tiver proteinúria renal persistente, o tratamento adicional em geral baseia-se nas estimativas da UP/C e da PA.

O estadiamento completo de um gato com DRC de acordo com a IRIS deve refletir o estágio da IRIS, bem como o subestágio da PA e da proteinúria. Por exemplo, se um gato com DRC no estágio III da IRIS tratado com agentes anti-hipertensivos é reavaliado e observam-se

Tabela 35.4 Subestadiamento da doença renal crônica felina com base na pressão arterial (PA).

	Subestágio			
	PA0 (risco mínimo ou nenhum)	PA1 (risco baixo)	PA2 (risco moderado)	PA3 (risco alto)
Pressão arterial (mmHg)				
Sistólica	< 150	150 a 159	160 a 179	≥ 180
Diastólica	< 95	95 a 99	100 a 119	≥ 120

Se a pressão arterial não for medida, o paciente é classificado como de risco indeterminado (RI).

Se houver complicações da PA alta, acrescenta-se um "c" ao subestágio. Se ausentes, então se usa "nc" para indicar ausência de complicações. As complicações são qualquer evidência de dano a órgão-alvo nos olhos (p. ex., hemorragia intraocular ou descolamento da retina), sistema nervoso central (p. ex., convulsões ou depressão profunda sem outra explicação), sistema cardiovascular (p. ex., insuficiência cardíaca congestiva) ou rins (p. ex., azotemia ou proteinúria).

Se for instituído o tratamento antihipertensivo, o estadiamento subsequente da hipertensão deve basear-se na PA atual, com o acréscimo de (T) para indicar que o nível reflete os efeitos do tratamento.

Por exemplo, se um gato com doença renal crônica (DRC) e pressão sistólica de 185 mmHg (subestágio PA3c) foi tratado com o bloqueador do canal de cálcio anlodipino, está sendo reavaliado no momento e sua PA é de 145 mmHg, seu novo subestágio é PA0c (T). Aí o "c" significa a existência de complicações (*i. e.*, doença renal crônica, sempre presumível de representar uma complicação de hipertensão) e o (T) indica que o segundo conjunto de medidas da PA foi obtido quando o gato estava recebendo tratamento anti-hipertensivo.

Tabela 35.5 Subestadiamento da doença renal crônica felina com base em proteinúria.

	Subestágio		
	Não proteinúrico (NP)	**Proteinúrico limítrofe (PL)**	**Proteinúrico (P)**
Proporção urinária de proteína: creatinina (UP/C)	< 0,2	0,2 a 0,4	> 0,4

Se for instituído o tratamento anti-hipertensivo ou antiproteinúrico (p. ex., dieta com restrição de proteína), o estadiamento subsequente da proteinúria deve basear-se na UP/C atual, com acréscimo de um (T) para indicar que o nível reflete os efeitos do tratamento.

Por exemplo, vamos supor que um gato com doença renal crônica (DRC) tenha a PA de 140 mmHg (PA0, sem indicação para tratamento anti-hipertensivo). Contudo, sua UP/C é de 0,8 e, portanto, o subestágio de proteinúria foi P. O clínico decide tentar reduzir a magnitude da proteinúria dando ao gato uma dieta restrita em proteína suplementada por óleo de peixe e administrar o inibidor da enzima conversora de angiotensina benazepril. A reavaliação agora da UP/C é 0,3. O subestágio da proteinúria agora é PA (T) para proteinúria limítrofe enquanto o gato estiver sob tratamento.

hemorragias retinianas, sua PA é de 165 mmHg e a UP/C é de 0,5, então o estágio III da IRIS é PA2c P (T). Aí o "c" indica a existência de complicações da hipertensão (*i. e.*, proteinúria, azotemia e retinopatia) e o (T) que as medidas foram obtidas enquanto o gato estava recebendo tratamento anti-hipertensivo.

Tratamento de emergência | Crises hipertensivas

Em geral, a hipertensão causa dano tecidual mediante um processo lento e insidioso que raramente constitui uma situação de emergência. Esse é sempre o caso de lesão renal em gatos com DRC. Mesmo assim, o tratamento anti-hipertensivo de emergência pode estar indicado quando um gato é PA2c ou PA3c e há DOA ocular ou neurológico que provavelmente acarreta anormalidades permanentes significativas sem a redução rápida da PA (p. ex., convulsões ou descolamento da retina que podem ser atribuídos à PA alta). Caso se tome a decisão de tratar um gato que se acredita estar com uma crise hipertensiva, a intervenção terapêutica em geral será com um agente parenteral como hidralazina na dose de 0,2 mg/kg IV ou IM, repetida a cada 2 h conforme necessário, ou um bloqueador do canal de cálcio (BCC) por via oral (Tabela 35.6). Se forem usadas medicações parenterais, recomenda-se a monitoração repetida e frequente da PA (pelo menos, a cada 30 minutos). Como alternativa, muitos veterinários preferem os BCC orais (p. ex., 0,25 a 0,5 mg de anlodipino, VO, a cada 24 h), pois costumam diminuir a PA, qualquer que seja a doença primária. Em geral, o anlodipino causa uma queda de 25 a 50 mmHg na PA em gatos hipertensos no decorrer de 4 h da administração oral e implica risco limitado de hipotensão. Se for usado um BCC, pode ser conveniente liberar o animal para casa, a fim de reduzir o estresse associado à hospitalização e reavaliar a PA e DOA em 24 a 72 h.

Tabela 35.6 Agentes orais para tratamento anti-hipertensivo crônico em gatos com doença renal crônica.

Classe	Fármaco	Dose oral habitual
Inibidor da enzima conversora de angiotensina	Benazepril, Enalapril	0,5 a 1 mg/kg a cada 24 h
Bloqueador do canal de cálcio	Anlodipino	0,1 a 0,5 mg/kg a cada 24 h
Antagonista da aldosterona	Espironolactona	1 a 2 mg/kg a cada 12 h
Vasodilatador direto	Hidralazina	2,5 mg/gato a cada 12 a 24 h
Bloqueador alfa 1	Prazosina	0,25 a 0,5 mg/gato a cada 24 h
	Fenoxibenzamina	2,5 a 1 mg/gato a cada 8 a 12 h ou 0,5 mg/gato a cada 24 h
	Acepromazina	0,5 a 2 mg/kg a cada 8 h
Bloqueador beta	Propranolol	2,5 a 5 mg/gato a cada 8 h
	Atenolol	6,25 a 12,5 mg/gato a cada 12 h

Tratamento crônico | Dosagens e monitoramento

A decisão de usar anti-hipertensivos deve basear-se na integração de toda a informação clínica disponível. Já a decisão de tratar, que pode resultar em tratamento pelo resto da vida do animal, requer reavaliação periódica e criteriosa. O tratamento anti-hipertensivo precisa ser individualizado de acordo com o paciente e suas condições concomitantes. Qualquer que seja o nível inicial de PA, o objetivo ideal do tratamento deve ser reduzir ao máximo o risco de DOA, o que em geral significa estágio PA0 (PA sistólica < 150 e PA diastólica < 90 mmHg) e UP/C < 0,2. Geralmente, a meta terapêutica mais realista é alcançar uma UP/C < 0,4 e a redução de pelo menos um estágio da PA, o que costuma equivaler a uma queda na PA de mais de 20 mmHg. Exceto nas crises hipertensivas (ver antes), é possível conseguir isso com diminuição persistente e gradual da PA. Embora recomendada com frequência como uma etapa inicial no tratamento da PA alta, a restrição dietética de sal é controvertida[35,134] e a evidência disponível sugere que a restrição significativa de sódio sozinha em geral não reduz a PA e, de fato, ativa o sistema RAA com uma elevação resultante na PA em certos contextos.[84,96] Em contrapartida, o consumo elevado de sal pode ter consequências adversas,[134] em particular nos animais com doença renal crônica. Até que se disponha de mais dados, a escolha da dieta adequada deve basear-se em outros fatores específicos do paciente, como doenças subjacentes ou concomitantes e a palatabilidade.

Em gatos com DRC e PA no subestágio de risco moderado ou alto (PA2 e PA3; ver Tabela 35.4) ou DOA extrarrenal (p. ex., retinopatia hipertensiva) no subestágio PA1, o tratamento anti-hipertensivo é adequado (Figura 35.3). Assim que se decide tratar um gato com PA alta, a intervenção terapêutica quase sempre incluirá um agente farmacológico.

Importância de manter a função renal durante o tratamento anti-hipertensivo

Em seres humanos com hipertensão essencial, não há azotemia e costumam ser empregados diuréticos e bloqueadores beta como tratamento de primeira linha. Contudo, esses agentes podem ocasionar desidratação (diuréticos) e ativar o sistema renina-angiotensina-aldosterona (diuréticos e bloqueadores beta), o que não é desejável em gatos com DRC. Assim, os anti-hipertensivos cujo modo de ação é a vasodilatação são usados mais comumente em gatos hipertensos com DRC. Tais agentes são os BCC e os inibidores da enzima conversora de angiotensina (IECA), pois tendem a manter a função renal enquanto reduzem a PA e a UP/C (ver Tabela 35.6 e Figura 35.3). Houve alguma preocupação quanto à exacerbação aguda da azotemia com os IECA, embora essa seja uma complicação incomum, e podem ocorrer aumentos modestos na concentração sérica de creatinina (< 0,5 mg/dℓ [44,2 μmol/ℓ]), que em geral são toleráveis.

Os IECA e os BCC são os agentes anti-hipertensivos de uso mais comum em gatos. Devido à sua eficácia anti-hipertensiva considerável, os BCC, especificamente o anlodipino, são a primeira opção de tratamento, na dose inicial correspondente à metade da recomendada (ver Tabela 35.6). Em geral, corta-se com cuidado um comprimido de 2,5 mg (ou de 5 mg) pela metade ou em quatro partes para administrar a medicação, que pode ser composta por um farmacêutico para se ter a dosagem mais precisa.

Os pacientes devem ser avaliados 3 a 14 dias após a instituição do tratamento anti-hipertensivo e com intervalo semelhante após quaisquer ajustes na dosagem. Em pacientes instáveis e no estágio IV de DRC da IRIS, essa reavaliação deve ser concluída no espaço mais curto de tempo – talvez de 7 a 10 dias. Pacientes que tiveram emergências hipertensivas (ver anteriormente) e aqueles hospitalizados, em particular os que estejam recebendo terapia com líquido ou agentes farmacológicos com efeitos cardiovasculares, devem ser avaliados diariamente. O objetivo dessas avaliações a curto prazo é determinar se há achados inesperados (p. ex., DOA novo ou agravado) ou adversos (p. ex., agravamento acentuado da azotemia ou desenvolvimento de hipotensão sistêmica). A PA inferior a 120/60 mmHg combinada com achados clínicos de fraqueza, síncope e/ou taquicardia acentuada indica hipotensão sistêmica, e o tratamento deve ser ajustado de acordo.

A meta ideal é ajustar o tratamento para conseguir PA com risco mínimo de mais DOA (i. e., PA sistólica < 150 mm Hg) e eliminar a proteinúria (i. e., UP/C < 0,2). Na maioria dos gatos hipertensos com DRC, o tratamento apenas com um BCC ou um BCC mais um IECA trará o controle aceitável da PA e da proteinúria. Em muitos pacientes, será impossível alcançar ambos os objetivos. Daí a importância de individualizar os cuidados de acordo com critérios clínicos. Se for observado um efeito anti-hipertensivo adequado e o paciente permanecer estável, a reavaliação subsequente pode ser feita 3 a 6 semanas depois. Caso se deseje reduzir ainda mais a PA, pode-se aumentar a dose do BCC (em geral duplicando-a até o máximo de

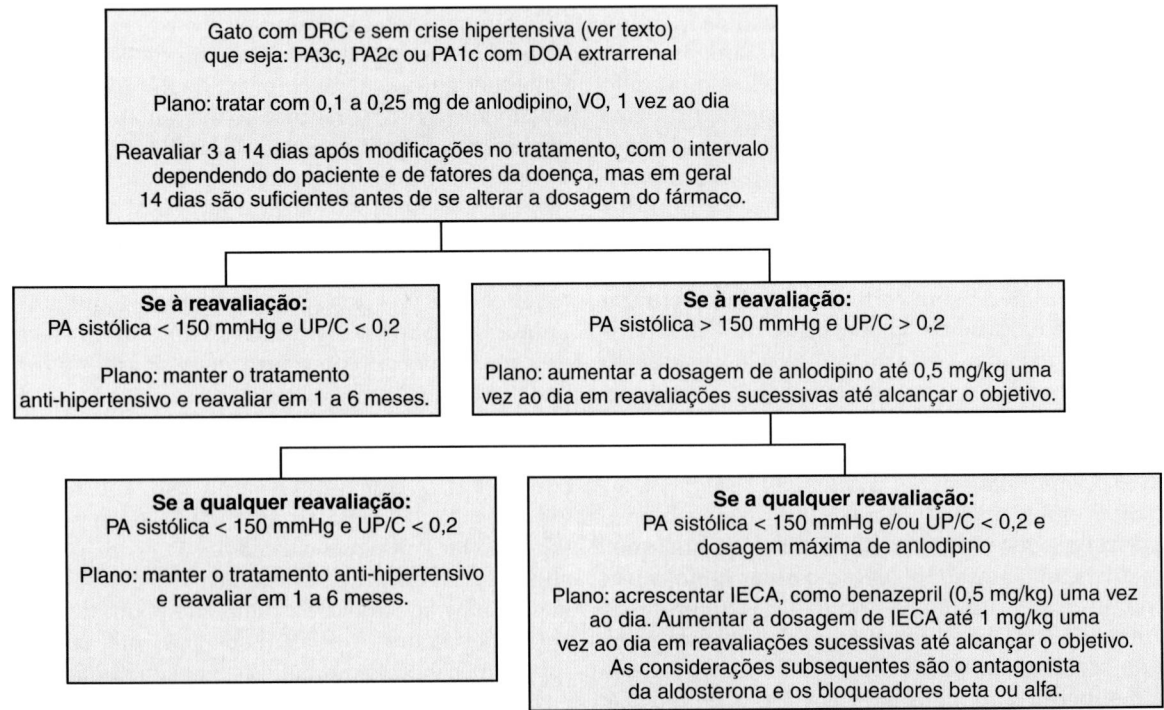

Figura 35.3 Abordagem terapêutica para a doença renal crônica (*DRC*) e hipertensão concomitante. Legenda: *DOA*, dano a órgão-alvo; *IECA*, inibidores da enzima conversora de angiotensina; *UP/C*, proporção urinária de proteína:creatinina.

0,5 mg/kg, VO, a cada 24 h). O efeito do anlodipino sobre a PA dura 30 h em gatos, de maneira que não vale a pena duplicar a dose. Se o paciente continuar com proteinúria e/ou hipertenso com um BCC, o acréscimo de um IECA sem diminuição da dose do BCC pode ser conveniente. Se a combinação de um BCC mais um IECA não tiver efeito completo, pode-se acrescentar um antagonista da aldosterona (p. ex., espironolactona) ou um bloqueador beta (p. ex., atenolol). O primeiro tem valor teórico, pois gatos com DRC parecem propensos ao hiperaldosteronismo. O atenolol, ou outro bloqueador beta, pode ser mais eficaz como tratamento suplementar em gatos com DRC, hipertensão e hipertireoidismo. Outros fármacos considerados nos casos que não respondem são a hidralazina oral e os bloqueadores alfa.

Avaliações adicionais do paciente

As avaliações programadas de gatos hipertensos com DRC devem envolver anamnese e exame físico abrangentes, perfil bioquímico completo, hematologia, urinálise, avaliação da UP/C e da PA, exame oftálmico e urocultura para bactérias aeróbicas. Nos gatos em que não se consegue um bom controle da PA e da UP/C, as avaliações devem ser feitas a cada 1 a 4 meses. Se a PA e a UP/C estiverem estáveis e controladas, os intervalos aproximados entre as consultas devem ser os seguintes:

- Estágios IRIS I e II: 6 meses
- Estágio IRIS III: 3 a 4 meses
- Estágio IRIS IV: 1 a 2 meses.

Conforme já mencionado, gatos com DRC e hipertensão concomitante mais função renal instável, complicações extrarrenais da hipertensão ou aqueles submetidos a ajustes do tratamento também devem ser examinados com mais frequência, em geral a cada 3 a 14 dias.

Conclusão

O tratamento adequado de um gato com DRC e hipertensão concomitantes requer o entendimento claro da interação dessas duas entidades, a apreciação do papel do uso criterioso de agentes anti-hipertensivos e reavaliações frequentes da PA, da UP/C e da creatinina sérica.

Deficiência Imune, Estresse e Infecção
Lisa M. Singer e Leah A. Cohn

Imunodeficiência

O gato está protegido contra patógenos potenciais por barreiras físicas (p. ex., superfícies epiteliais) e mecânicas (p. ex., reflexo da tosse), bem como pelas respostas imunes inatas e adaptativas. As respostas genéricas a patógenos potenciais formam o sistema imune inato e estão relacionadas com a fagocitose, o ataque de células destruidoras naturais e a destruição mediada pelo complemento, entre outras. Quando os patógenos escapam das barreiras físicas e das respostas inatas, é necessário e focado um conjunto de respostas mais específico. Essas respostas adaptativas são particulares para determinado patógeno e, assim que são estimuladas, a memória delas é retida, de maneira que a quantidade e a qualidade das respostas subsequentes àquele patógeno são melhores. Tanto a imunidade mediada por célula (IMC) quanto a humoral são ramos dessa resposta imune adaptativa e ambas envolvem as ações de linfócitos, sendo orientadas em parte por linfócitos T auxiliares (CD4+). Na IMC, os patógenos são destruídos em grande parte pelas ações dos linfócitos T citotóxicos (CD8+), enquanto a imunidade humoral baseia-se no anticorpo secretado de linfócitos B ativados (*i. e.*, plasmócitos).

Ocorre imunodeficiência quando há comprometimento de um ou mais componentes, dizendo-se, então, que os gatos com imunodeficiência estão imunocomprometidos. Esses gatos são mais suscetíveis a infecções que os sadios, podendo ser um desafio a cura de infecções estabelecidas. Além disso, algumas imunodeficiências do sistema imune adaptativo predispõem o paciente ao câncer, em especial cânceres linfoproliferativos e cutâneos.[50,94,215] A imunodeficiência primária resulta de um defeito herdado ou congênito na imunidade inata, mediada por célula e/ou humoral. Ocorre imunodeficiência secundária quando uma doença adquirida ou tratamento danifica as proteções imunes. Embora o sistema imune ofereça mecanismos protetores redundantes e sobrepostos, a imunidade fagocitária inata, a mediada por célula e a humoral estão particularmente aptas a proporcionar proteção contra certos tipos de patógenos (Figura 35.4).

As imunodeficiências hereditárias primárias são extremamente raras em gatos. Suspeita-se delas quando vários filhotes de uma ninhada morrem ainda *in utero*, não se

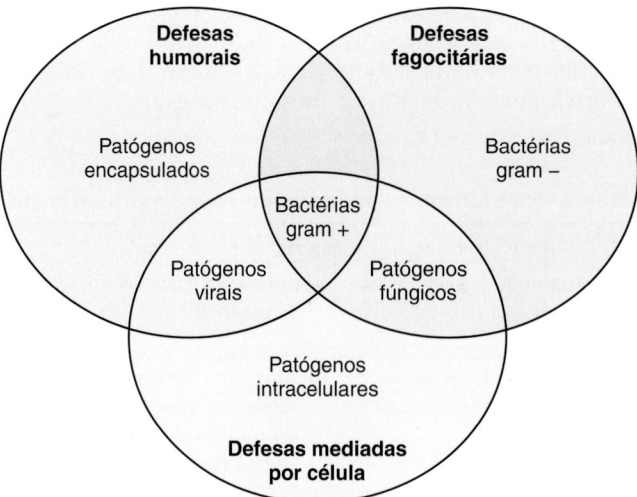

Figura 35.4 Embora as proteções de vários aspectos do sistema imune sejam redundantes e sobrepostas, cada uma está particularmente apta a proporcionar proteção contra certos tipos de agressão. Os tipos de infecções que ocorrem fornecem indícios do tipo de imunodeficiência presente. Por exemplo, os defeitos da imunidade fagocitária deixam o hospedeiro particularmente suscetível a infecções bacterianas e fúngicas, sem muito impacto sobre a suscetibilidade a infecções virais.

desenvolvem após o nascimento ou sucumbem a uma infecção precoce. Outros indícios de imunodeficiência primária são infecções persistentes ou recorrentes em animais jovens, infecções atípicas, falha em responder à vacinação, hipoglobulinemia, leucopenia persistente ou anormalidades morfológicas nos leucócitos. Algumas anormalidades hereditárias do sistema imune são benignas, enquanto outras aumentam a suscetibilidade a infecções em graus variáveis. Apenas um punhado de imunodeficiências primárias é reconhecido em gatos (Tabela 35.7), mas é bastante provável que outras ainda não tenham sido reconhecidas.

A maioria dos gatos imunocomprometidos tem um estado de imunodeficiência adquirida. As causas são variadas (Boxe 35.3) e podem ter impacto sobre um único aspecto da imunidade (p. ex., a desnutrição afeta a imunidade inata, a mediada por célula e a humoral).[132] Algumas causas de imunodeficiência adquirida são reversíveis, como com a suspensão do tratamento imunossupressor. Outras podem ser tratadas diretamente, como a administração de plasma a filhotes com falha da transferência passiva.[151] Infelizmente, para muitas causas de imunodeficiência, embora as infecções secundárias possam ser tratadas, o estado de imunodeficiência subjacente não pode ser corrigido.

As causas mais comuns de imunodeficiência em gatos são infecção com retrovírus: o vírus da imunodeficiência felina (FIV) e o da leucemia felina (FeLV). Gatos infectados com o FeLV podem desenvolver discrasias sanguíneas ou neoplasia, mas em geral sucumbem a infecções secundárias 1 a 3 anos após o diagnóstico. Gatos com infecção com o FIV têm evolução mais protraída e geralmente vivem por muitos anos antes de desenvolver complicações como infecção secundária. Ambos os vírus afetam vários aspectos da capacidade de resposta imune, mas são especialmente danosos para a IMC.[117,150,251] Recentemente, a American Association of Feline Practitioners e o European Advisory Board on Cat Diseases publicaram uma revisão da fisiopatologia, da epidemiologia, do diagnóstico e do tratamento de gatos com infecção retroviral.[117,150,152]

Embora os fármacos antivirais tenham alterado bastante o desfecho da imunodeficiência retroviral em pessoas, a toxicidade e os custos os tornam menos úteis em gatos

---

> ### Boxe 35.3 Causas de imunodeficiência secundária em gatos
>
> - **Doença infecciosa**
>   Vírus da leucemia felina
>   Vírus da imunodeficiência felina
>   Panleucopenia
> - **Endocrinopatia**
>   Diabetes melito
>   Hiperadrenocorticismo
> - **Doença neoplásica**
>   Linfoma
>   Leucemia
>   Mieloma múltiplo
> - **Doença imunomediada**
>   Neutropenia imunomediada
> - **Doença metabólica**
>   Insuficiência renal
>   Insuficiência hepática
>   Desnutrição
> - **Iatrogênica**
>   Esplenectomia
>   Quimioterapia
>   Radiação de todo o corpo
>   Glicocorticoides
>   Ciclosporina
> - **Outras**
>   Insuficiência de transferência passiva
>   Extremos etários
>   Prenhez
>   Neutropenia de qualquer causa
>   Estresse?

e, até o momento, não há evidência publicada de que reduzam a incidência de infecção secundária nessa espécie. Apenas poucos estudos avaliaram o benefício potencial dos fármacos imunomoduladores em gatos com infecção retroviral, tendo-se demonstrado pouco benefício no sentido de eficácia.[117,150,152,160] Um estudo sobre o interferon ômega recombinante felino sugeriu melhora na sobrevida,

---

Tabela 35.7 Síndromes de imunodeficiência primária em gatos.

Imunodeficiência	Defeito	Efeito	Diagnóstico
Anomalia de Pelger-Huet (em várias raças de gatos)[49,145]	Hipossegmentação nuclear de granulócito	Pequeno, quando tem algum impacto sobre a suscetibilidade a doenças	Exame morfológico de esfregaços sanguíneos corados
Síndrome de Chediak-Higashi (Persas azuis)[139]	Comprometimento de fagócitos, plaquetas e fusão da membrana do grânulo de melanina	Comprometimento mínimo da imunidade fagocitária inata; diluição da cor; sangramento causado por defeitos nos grânulos de plaquetas	Exame morfológico de esfregaços sanguíneos corados
Anomalia do grânulo de neutrófilo (Birmaneses)[102]	Grânulos eosinofílicos no citoplasma de neutrófilos	Pequeno, quando tem algum impacto sobre a suscetibilidade a doenças	Exame morfológico de esfregaços sanguíneos corados
Hipotricose com atrofia do timo (Birmaneses)[40]	Os filhotes nascem sem pelos e sem o timo, o local do desenvolvimento de linfócitos T	Natimortos, eutanásia precoce ou morte por infecção nos primeiros 3 meses	Suspeita em filhotes sem pelos de Birmaneses; imagens torácicas; blastogênese de linfócitos; necropsia

mas sem dúvida são necessárias outras pesquisas.[53,92] Recentemente, um produto novo, o imunomodulador de linfócito T, obteve aprovação condicional do United States Department of Agriculture (USDA) como auxiliar no tratamento de gatos infectados com o FeLV ou o FIV e infecção oportunista e outras complicações retrovirais. Até o momento, nenhum estudo controlado realizado por outros especialistas demonstrou eficácia dessa proteína na recuperação de infecção secundária ou melhora da sobrevida em gatos com infecção retroviral.

Estresse e doença

Na década de 1930, o endocrinologista Hans Selye cunhou o termo "estresse". Ele postulou que um estímulo estressante poderia resultar em um estado de estresse se um organismo respondesse de modo fisiologicamente inadequado que pudesse contribuir para o desenvolvimento de doença.[207] O estímulo estressante pode ser físico (p. ex., térmico) ou psicológico (p. ex., medo) e real ou imaginado. Em gatos, a chegada de um novo animal ou membro da família, alterações no ambiente familiar (p. ex., mudança para uma nova casa, um gato criado ao ar livre que passa a viver dentro de casa, mudanças no manuseio da caixa de areia), na alimentação e muitos outros estímulos que parecem inócuos podem agir como fatores estressantes. O estresse agudo e crônico invoca mediadores químicos e efeitos físicos diferentes. O estresse agudo leva à produção excessiva de hormônios simpáticos, como a norepinefrina, enquanto o estresse crônico resulta em estimulação do eixo hipotalâmico-hipofisário-adrenal e produção excessiva de cortisol. O estresse biológico pode ter efeitos profundos não apenas sobre os sistemas nervoso e endócrino, como também sobre o imune, além de atuar no aumento da suscetibilidade a infecções e provocar outras anormalidades físicas e comportamentais.[37,43,162,203]

Acredita-se que o estresse crônico resulte no aumento da suscetibilidade a infecções, talvez em parte como decorrência do excesso de cortisol.[36,200] Infelizmente, é difícil avaliar os efeitos específicos que o estresse tem sobre a suscetibilidade a infecções, exceto em contextos experimentais muito homogêneos. Por exemplo, a prevalência de eliminação do herpes-vírus felino (FHV-1) em gatos aparentemente sadios próximos de um abrigo e destinados a adoção foi de 4% apenas, porém, depois de 1 semana no ambiente estressante do abrigo, 52% dos animais estavam eliminando o vírus em questão.[177] É praticamente impossível determinar se esse aumento deve-se à aquisição de uma infecção relacionada com estresse, à recrudescência de infecções latentes também relacionada com estresse, à simples proximidade de gatos infectados, à higiene precária, à má qualidade do ar ou a uma combinação desses e outros fatores. Os corticosteroides exógenos podem aumentar a taxa de eliminação do FHV-1, e a liberação endógena de corticosteroide é um componente importante do estresse crônico.[99] Até o momento, nenhum tratamento, inclusive com lisina L, reduziu a taxa de eliminação do FHV-1 em gatos estressados.[62]

O papel do estresse em outros estados mórbidos, especialmente na cistite intersticial, está sendo investigado em gatos. Sinais do trato urinário inferior não associados a infecção urinária, urolitíase ou neoplasia são comuns em gatos. Em geral, ela é identificada como cistite intersticial (CI) ou doença idiopática felina do trato urinário inferior e, recentemente, surgiu a hipótese de que essa condição tenha base neuroendócrina.[28,243,246,248] O estresse psicológico associado a um ambiente exclusivamente interno pode ajudar a aumentar o risco de CI em gatos que vivem somente dentro de casa.[30] Se a CI é causada em grande parte por estresse, o tratamento ideal é reduzi-lo, o que requer medidas que visam melhorar o ambiente do gato dentro de casa; tais modificações multimodais do ambiente são descritas na literatura e acessíveis a veterinários e proprietários via internet (The Indoor Pet Initiative; http://indoorpet.osu.edu).[29] Quando o estresse não pode ser eliminado, fármacos com atividade simpaticolítica, como a amitriptilina, têm sido usados para tratar a CI em gatos, mas esses medicamentos podem ter efeitos adversos sérios em alguns gatos.[44]

Tratamento do gato imunocomprometido

Gatos com imunocomprometimento e sem infecção assintomática requerem considerações especiais, que podem variar com a causa e o tipo de imunodeficiência. Os exemplos mais comuns são gatos "sadios" com infecções retrovirais ou os que estejam recebendo tratamento imunossupressor. O ideal é que gatos imunocomprometidos devam ficar apenas dentro de casa e novos animais de companhia só serem trazidos após uma triagem completa da saúde de ambos. Dietas à base de carne crua devem ser evitadas, por causa do risco de salmonelose. O ideal é que gatos com imunocomprometimento crônico sejam examinados duas vezes por ano, com atenção particular para a avaliação bucal e ocular. Os veterinários devem cuidar do controle de ectoparasitos e endoparasitos.

Dependendo do tipo e da gravidade do imunocomprometimento, mesmo gatos com anormalidades do sistema imune adaptativo em geral podem ter uma resposta eficaz. Portanto, esses gatos devem receber vacinação, mas é melhor evitar vacinas com vírus vivo modificado quando a imunidade adaptativa estiver comprometida. Sugere-se a triagem bianual com hemograma completo, bioquímica sérica e urinálise. Os proprietários de gatos imunocomprometidos precisam ser instruídos no sentido de que mesmo doença aparentemente branda deve ser cuidada por um veterinário, pois o reconhecimento precoce de infecção e o tratamento apropriado podem salvar a vida do animal. O tratamento antimicrobiano profilático não é indicado a gatos sadios com imunocomprometimento, exceto antes de procedimentos dentários ou até neutropenia grave ($< 1.000 \times 10^3/\mu\ell$). O papel de fármacos imunoestimulantes (p. ex., interferona ômega felina, acemanana, fator estimulante de colônia de granulócitos [G-CSF], proteína A de estafilococo) ainda precisa ser definido na maioria das causas de imunodeficiência em gatos.[117,150,152,160]

Infecções oportunistas são importantes em animais com imunocomprometimento. Tais infecções nem sempre são aparentes, pois os sinais clínicos de infecção podem ser semelhantes aos da causa subjacente de imunodeficiência ou a causa de imunodeficiência pode mascarar os sinais clínicos de infecção (p. ex., os glicocorticoides suprimem a febre). Embora haja uma série de patógenos oportunistas potenciais, poucos merecem ser mencionados. Pode ocorrer demodicose em qualquer gato, mas parece ser um problema pior em felinos com imunodeficiência associada a condições como infecção com FeLV, FIV (ver Figura 33.21), diabetes melito e neoplasia.[169] A candidíase, um problema relevante em pessoas imunocomprometidas, é muito rara em gatos sadios, mas em felinos imunocomprometidos identificou-se candidíase urinária, ocular e sistêmica.[76,188] A maioria dos gatos infectados com *Toxoplasma gondii* permanece saudável; gatos que desenvolvem uma doença de imunodeficiência ou sofrem imunossupressão iatrogênica são mais propensos ao desenvolvimento de doença clínica em decorrência de infecção previamente subclínica.[8,14,51,76] O tratamento imunossupressor foi associado a micobacteriose felina.[87,119,163] Infecções virais são fatores de risco para vários outros tipos de infecções, como *Cryptococcus neoformans*, *Mycoplasma haemofelis*, peritonite infecciosa felina e coccidiose, entre outras.[9,98,122,220] Aparentemente, a imunodeficiência não aumenta o risco de bartonelose felina, mas pode aumentar a patogenicidade.[19,77]

A infecção ativa em gatos imunocomprometidos requer tratamento rigoroso. O tratamento ambulatorial reduz o potencial de infecção nosocomial. Se for necessária a hospitalização, os cuidadores devem lavar bem as mãos antes e após manusear o gato e usar luvas. Se viável, o gato deve ser isolado de outros animais e em especial de outros felinos. Deve-se usar técnica asséptica sempre que as barreiras protetoras forem rompidas (p. ex., colocação de cateter).

O tratamento antimicrobiano rigoroso de infecções pode salvar a vida em gatos imunocomprometidos, e mesmo aqueles com condições imunossupressivas crônicas podem ser curados de infecções secundárias. Como os antimicrobianos bacteriostáticos retardam o crescimento bacteriano mas dependem do sistema imune funcional para eliminar uma infecção, devem ser usados fármacos bactericidas em gatos imunocomprometidos. As escolhas empíricas de antimicrobianos são mais bem orientadas pela fonte, pelo local e provavelmente pelos patógenos envolvidos na infecção, junto aos resultados da citologia e da coloração de Gram do local infectado. O tratamento antimicrobiano é instituído de acordo com os resultados da cultura, mas devem ser coletadas amostras adequadas (p. ex., efusões de cavidade, sangue, urina). Quando se suspeita de sepse, o ideal é coletar três amostras de sangue de 10 mℓ para cultura, mas esse volume é excessivo para muitos gatos.[146] Mesmo em gatos sadios, não se deve coletar mais de 10 mℓ de sangue por quilograma de peso do gato.[120] Gatos com doença grave em geral estão anêmicos e desidratados, e também se costuma coletar sangue para hemograma completo, perfil bioquímico sérico e outros testes diagnósticos. Quando o volume de sangue para cultura é limitado, as autoras

preferem coletar duas culturas, cada uma com volume de pelo menos 7 mℓ, em vez de mais culturas com volumes menores.

A febre em um gato imunocomprometido, especialmente com neutropenia ou neutrofilia, é uma emergência clínica. Ocorre bacteriemia ou sepse mais frequentemente em pacientes com o sistema imune comprometido, mas pode ser difícil reconhecer isso em gatos.[61] Embora a hiperglicemia seja comum em gatos com sepse, é um achado comum em felinos com muitos tipos doença ou estresse e, portanto, não pode ser um sinal confiável de sepse.[42,86] Quando se suspeita de sepse, são recomendados antibióticos parenterais de amplo espectro (p. ex., a combinação de um betalactâmico mais um aminoglicosídio ou uma fluoroquinolona, mas é preciso cuidado porque o enrofloxacino pode causar cegueira em doses acima de 5 mg/kg/dia). Se não houver melhora clínica após 48 h de tratamento empírico, deve-se considerar a troca dos antimicrobianos. O tratamento prossegue por, pelo menos, 1 semana após a resolução dos sinais clínicos.

Referências bibliográficas

1. Abraham C, Cho JH: Inflammatory bowel disease, *N Eng J Med* 361:2066, 2009.
2. Adams WH, Daniel GB, Legendre AM et al: Changes in renal function in cats following treatment of hyperthyroidism using 131I, *Vet Radiol Ultrasound* 38:231, 1997.
3. Anwaruddin S, Lloyd-Jones DM, Baggish A et al: Renal function, congestive heart failure, and amino-terminal pro-brain natriuretic peptide measurement: results from the ProBNP Investigation of Dyspnea in the Emergency Department (PRIDE) Study, *J Am Coll Cardiol* 47:91, 2006.
4. Arici M, Walls J: End-stage renal disease, atherosclerosis, and cardiovascular mortality: is C-reactive protein the missing link? *Kidney Int* 59:407, 2001.
5. Atkins A, Brown W, Crawford M: Effects of long-term administration of enalapril on clinical indicators of renal function in dogs with compensated mitral regurgitation, *J Am Vet Med Assoc* 221:654, 2002.
6. Backus RC, Havel PJ, Gingerich JL et al: Relationship between serum leptin immunoreactivity and body fat mass as estimated by use of a novel gas-phase Fourier transform infrared spectroscopy deuterium dilution method in cats, *Am J Vet Res* 61:796, 2000.
7. Backus RC, Puryear LM, Crouse BA et al: Breath hydrogen concentrations of cats given commercial canned and extruded diets indicate GI microflora vary with diet, *J Nutr* 132:1763, 2002.
8. Barrs VR, Martin P, Beatty JA: Antemortem diagnosis and treatment of toxoplasmosis in two cats on cyclosporin therapy, *Aust Vet J* 84:30, 2006.
9. Barrs VR, Martin P, Nicoll RG et al: Pulmonary cryptococcosis and *Capillaria aerophila* infection in an FIV-positive cat, *Aust Vet J* 78:154, 2000.
10. Bassett JH, Harvey CB, Williams GR: Mechanisms of thyroid hormone receptor-specific nuclear and extra nuclear actions, *Mol Cell Endocrinol* 213:111, 2002.
11. Becker TJ, Graves TK, Kruger JM et al: Effects of methimazole on renal function in cats with hyperthyroidism, *J Am Anim Hosp Assoc* 36:215, 2000.
12. Belew AM, Barlett T, Brown SA: Evaluation of the white-coat effect in cats, *J Vet Intern Med* 13:134, 1999.
13. Bennett N, Greco DS, Peterson ME et al: Comparison of a low carbohydrate vs high fiber canned diet for the treatment of diabetes mellitus in cats, *J Feline Med Surg* 8:73, 2006.
14. Bernsteen L, Gregory CR, Aronson LR et al: Acute toxoplasmosis following renal transplantation in three cats and a dog, *J Am Vet Med Assoc* 215:1123, 1999.
15. Blois SL, Holmberg DL: Cryohypophysectomy used in the treatment of a case of feline acromegaly, *J Small Anim Pract* 49:596, 2008.

16. Boag AK, Neiger R, Slater L et al: Changes in the glomerular filtration rate of 27 cats with hyperthyroidism after treatment with radioactive iodine, *Vet Rec* 161:711, 2007.

17. Boswood A, Murphy A: The effect of heart disease, heart failure and diuresis on selected laboratory and electrocardiographic parameters in dogs, *J Vet Cardiol* 8:1, 2006.

18. Boyd LM, Langston C, Thompson K et al: Survival in cats with naturally occurring chronic kidney disease, *J Vet Int Med* 22:1111, 2008.

19. Breitschwerdt EB: Feline bartonellosis and cat scratch disease, *Vet Immunol Immunopathol* 123:167, 2008.

20. Brennan CL, Hoenig M, Ferguson DC: GLUT4 but not GLUT1 expression decreases early in the development of feline obesity, *Domest Anim Endocrinol* 26:291, 2004.

21. Brewster UC, Setaro JF, Perazella MA: The renin-angiotensin-aldosterone system: cardiorenal effects and implications for renal and cardiovascular disease states, *Am J Med Sci* 326:15, 2003.

22. Brown S, Atkins C, Bagley R et al: Guidelines for the identification, evaluation, and management of systemic hypertension in dogs and cats: 2007 ACVIM Forum Consensus Statement, *J Vet Intern Med* 21:542, 2007.

23. Brown S, Finco D, Navar LG et al: Impaired renal autoregulatory ability in dogs with reduced renal mass, *J Am Soc Nephr* 5:1768, 1995.

24. Brown SA, Brown CA, Crowell WA et al: Beneficial effects of chronic administration of dietary omega-3 polyunsaturated fatty acids in dogs with renal insufficiency, *J Lab Clin Med* 131:447, 1998.

25. Brown SA, Brown CA, Crowell WA et al: Effects of dietary polyunsaturated fatty acid supplementation in early renal insufficiency in dogs, *J Lab Clin Med* 135:275, 2000.

26. Brown SA, Brown CA, Jacobs G et al: Effects of the angiotensin converting enzyme inhibitor benazepril in cats with induced renal insufficiency, *Am J Vet Res* 62:375, 2001.

27. Brown SA, Finco DR, Boudinot D et al: Evaluation of a single injection method, using iohexol, for estimating glomerular filtration rate in cats and dogs, *Am J Vet Res* 57:105, 1996.

28. Buffington CA, Teng B, Somogyi GT: Norepinephrine content and adrenoceptor function in the bladder of cats with feline interstitial cystitis, *J Urol* 167:1876, 2002.

29. Buffington CA, Westropp JL, Chew DJ et al: Clinical evaluation of multimodal environmental modification (MEMO) in the management of cats with idiopathic cystitis, *J Feline Med Surg* 8:261, 2006.

30. Buffington CA, Westropp JL, Chew DJ et al: Risk factors associated with clinical signs of lower urinary tract disease in indoor-housed cats, *J Am Vet Med Assoc* 228:722, 2006.

31. Buffington CAT, Chew DJ, DiBartola SP: Lower urinary tract disease in cats: is diet still a cause? *J Am Vet Med Assoc* 205:1524, 1994.

32. Buffington CAT, Chew DJ, Woodworth BE: Feline interstitial cystitis, *J Am Vet Med Assoc* 215:682, 1999.

33. Buffington CAT, Westropp JL, Chew DJ et al: Clinical evaluation of multimodal environmental modification (MEMO) in the management of cats with idiopathic cystitis, *J Feline Med Surg* 8:241, 2006.

34. Buffington CAT, Westropp JL, Chew DJ et al: Risk factors associated with clinical signs of lower urinary tract disease in indoor-housed cats, *J Am Vet Med Assoc* 228:722, 2006.

35. Buranakarl C, Mathur S, Brown SA et al: Effects of dietary sodium chloride intake on renal function and blood pressure in cats with normal and reduced renal function, *Am J Vet Res* 65:620, 2004.

36. Buynitsky T, Mostofsky DI: Restraint stress in biobehavioral research: recent developments, *Neurosci Biobehav Rev* 33:1089, 2009.

37. Calcagni E, Elenkov I, Calcagni E et al: Stress system activity, innate and T helper cytokines, and susceptibility to immune-related diseases, *Ann N Y Acad Sci* 1069:62, 2006.

38. Cameron E, Casey RA, Bradshaw JWS et al: A study of the environmental and behavioural factors that may be associated with feline idiopathic cystitis, *J Small Anim Pract* 45:144, 2004.

39. Caney SMA: *Caring for a cat with hyperthyroidism*, Edinburgh, 2009, Cat Professional.

40. Casal ML, Straumann U, Sugg C et al: Congenital hypotrichosis with thymic aplasia in nine Birman kittens, *J Am Anim Hosp Assoc* 30:600, 1994.

41. Center SA, Warner KL, Erb HN et al: Liver glutathione concentration in dogs and cats with naturally occurring liver disease, *Am J Vet Res* 63:1187, 2002.

42. Chan DL, Freeman LM, Rozanski EA et al: Alterations in carbohydrate metabolism in critically ill cats, *J Vet Emerg Crit Care* 16:S7, 2006.

43. Charmandari E, Tsigos C, Chrousos G et al: Endocrinology of the stress response, *Annu Rev Physiol* 67:259, 2005.

44. Chew DJ, Buffington CA, Kendall MS et al: Amitriptyline treatment for severe recurrent idiopathic cystitis in cats, *J Am Vet Med Assoc* 213:1282, 1998.

45. Chew D: Personal communication, January 2010.

46. Coppack SW: Pro-inflammatory cytokines and adipose tissue, *Proc Nutr Soc* 60:349, 2001.

47. Côté E: Seeking the perfect balance: management of concurrent cardiac and renal disease, *Proc Am Coll Intern Med–Medicine Meeting*, 2009.

48. Crenshaw KL, Peterson ME: Pretreatment clinical and laboratory evaluation of cats with diabetes mellitus: 104 cases (1992-1994), *J Am Vet Med Assoc* 209:943, 1996.

49. Cunningham JM, Patnaik MM, Hammerschmidt DE et al: Historical perspective and clinical implications of the Pelger-Huet cell, *Am J Hematol* 84:116, 2009.

50. Dantal J, Soulillou J-P: Immunosuppressive drugs and the risk of cancer after organ transplantation, *N Engl J Med* 352:1371, 2005.

51. Davidson MG, Rottman JB, English RV et al: Feline immunodeficiency virus predisposes cats to acute generalized toxoplasmosis, *Am J Pathol* 143:1486, 1993.

52. Day MJ, Bilzer T, Mansell J et al: Histopathological standards for the diagnosis of gastrointestinal inflammation in endoscopic biopsy samples of the dog and cat: a report from the World Small Animal Veterinary Association Gastrointestinal Standardization Group, *J Comp Pathol* 138:1, 2008.

53. de Mari K, Maynard L, Sanquer A et al: Therapeutic effects of recombinant feline interferon-omega on feline leukemia virus (FeLV)-infected and FeLV/feline immunodeficiency virus (FIV)-coinfected symptomatic cats, *J Vet Intern Med* 18:477, 2004.

54. De'Oliviera LD, Carciolti AC, Oliviera MC et al: Effects of six carbohydrate sources on diet digestibility and post prandial glycemia and insulin response, *J Anim Sci* 86:2237, 2008.

55. DeCock HEV, Forman MA, Farver TB et al: Prevalence and histopathologic characteristics of pancreatitis in cats, *Vet Pathol* 44:39, 2007.

56. DeFrancesco TC: Maintaining fluid and electrolyte balance in heart failure, *Vet Clin Small Anim* 38:727, 2008.

57. Dennis JS, Kruger JM, Mullaney TP: Lymphocytic plasmacytic gastroenteritis in cats: 14 cases (1985-1990), *J Am Vet Med Assoc* 200:1712, 1992.

58. DiBartola SP, Broome MR, Stein BS et al: Effect of treatment of hyperthyroidism on renal function in cats, *J Am Vet Med Assoc*, 208:875,1996.

59. Dimitriadis GD, Raptis SA: Thyroid hormone excess and glucose intolerance, *Exp Clin Endocrinol Diabetes* 109(Suppl2):S225, 2001.

60. Dohan FC, Lukens FDW: Experimental diabetes produced by the administration of glucose, *Endocrinology* 42:244-262, 1948.

61. Dow SW, Jones RL: Bacteremia: pathogenesis and diagnosis, *Compend Contin Educ Prac Vet* 11:432, 1989.

62. Drazenovich TL, Fascetti AJ, Westermeyer HD et al: Effects of dietary lysine supplementation on upper respiratory and ocular disease and detection of infectious organisms in cats within an animal shelter, *Am J Vet Res* 70:1391, 2009.

63. Eckburg PB, Relman DA: The role of microbes in Crohn's disease, *Clin Infect Dis* 44:256, 2007.

64. Edinboro CH, Scott-Moncrieff JC, Janovitz E et al: Epidemiologic study of relationships between consumption of commercial canned food and risk of hyperthyroidism in cats, *J Am Vet Med Assoc* 15:879, 2004.

65. Elliott J, Watson ADJ: Chronic kidney disease: staging and management. In Bonagura JD, Twedt DC, editors: *Current veterinary therapy XIV*, St Louis, 2009, Elsevier Saunders, p 883.

66. Fahey GC, Barry KA, Swanson KS: Age-related changes in nutrient utilization by companion animals, *Ann Rev Nutr* 28:425, 2008.

67. Farabaugh AE, Freeman LM, Rush JE et al: Lymphocyte subpopulations and hematologic variables in dogs with congestive heart failure, *J Vet Intern Med* 18:505, 2004.

68. Ferguson DC, Caffall Z, Hoenig M: Obesity increases free thyroxine proportionally to nonesterified fatty acid concentrations in adult neutered female cats, *J Endocrinol* 194:267, 2007.

69. Reference deleted in pages.

70. Finco D, Braselton W, Cooper T: Relationship between plasma iohexol clearance and urinary exogenous creatinine clearance in dogs, *J Vet Int Med* 215:368, 2001.

71. Ford S: NIDDM in the cat: treatment with the oral hypoglycemic medication, glipizide, *Vet Clin North Am Small Anim Pract* 25:599, 1995.

72. Forman MA, Marks SL, DeCock HE et al: Evaluation of feline pancreatic lipase immunoreactivity and helical computed tomography versus conventional testing for the diagnosis of feline pancreatitis, *J Vet Intern Med* 18:807, 2004.

73. Frank DA, St Amand AL, Feldman RA et al: Molecular-phylogenetic characterization of microbial community imbalances in human inflammatory bowel diseases, *Proc Natl Acad Sci USA* 104:13780, 2007.

74. Freeman LM, Rush JE, Kehayias JJ et al: Nutritional alterations and the effect of fish oil supplementation in dogs with heart failure, *J Vet Intern Med* 12:440, 1998.

75. Geisberg C, Butler J: Addressing the challenges of cardiorenal syndrome, *Cleve Clin J Med* 73:485, 2006.

76. Gerding PA, Morton LD, Dye JA: Ocular and disseminated candidiasis in an immunosuppressed cat, *J Am Vet Med Assoc* 204:1635, 1994.

77. Glaus T, Hofmann-Lehmann R, Greene C et al: Seroprevalence of *Bartonella henselae* infection and correlation with disease status in cats in Switzerland, *J Clin Microbiol* 35:2883, 1997.

78. Gordon S, Miller M, Saunders A: Pimobendan in heart failure therapy—a silver bullet? *J Am Anim Hosp Assoc* 42:90, 2006.

79. Gottlieb SS, Abraham W, Butler J et al: The prognostic importance of different definitions of worsening renal function in congestive heart failure, *J Cardiac Failure* 8:136, 2002.

80. Gouni V, Chetboul V, Pouchelon JL et al: Azotemia in cats with feline hypertrophic cardiomyopathy: prevalence and relationships with echocardiographic variables, *J Vet Cardiol* 10:117, 2008.

81. Graham-Mize CA, Rosser EJ: Bioavailability and activity of prednisone and prednisolone in the feline patient, *Vet Derm* 15(S1):1, 2004.

82. Grauer GF, Greco DS, Getzy DM et al: Effects of enalapril versus placebo as a treatment for canine idiopathic glomerulonephritis, *J Vet Intern Med* 14:526, 2000.

83. Graves TK, Olivier NB, Nachreiner RF et al: Changes in renal function associated with treatment of hyperthyroidism in cats, *Am J Vet Res* 55:1745, 1994.

84. Greco DS, Lees GE, Dzendzel G et al: Effects of dietary sodium intake on blood pressure measurements in partially nephrectomized dogs, *Am J Vet Res* 55:160, 1994.

85. Greco DS: Diagnosis of diabetes mellitus in dogs and cats, *Vet Clin North Am Small Anim Pract* 31:845, 2001.

86. Greiner M, Wolf G, Hartmann K: A retrospective study of the clinical presentation of 140 dogs and 39 cats with bacteraemia, *J Small Anim Pract* 49:378, 2008.

87. Griffin A, Newton AL, Aronson LR et al: Disseminated *Mycobacterium avium* complex infection following renal transplantation in a cat, *J Am Vet Med Assoc* 222:1097, 2003.

88. Guarner F: Probiotics in gastrointestinal diseases. In Versalovic J, Wilson M, editors: *Therapeutic microbiology: probiotics and related strategies*, Washington, DC, 2008, ASM Press, p 255.

89. Guilford WG, Strombeck DR, Rogers Q et al: Food sensitivity in cats with chronic idiopathic gastrointestinal problems, *J Vet Intern Med* 15:7, 2001.

90. Gunn-Moore DA, Cameron ME: A pilot study using synthetic feline facial pheromone for the management of feline idiopathic cystitis, *J Feline Med Surg* 6:133, 2004.

91. Gunn-Moore DA: Feline lower urinary tract disease, *J Feline Med Surg* 5:134, 2003.

92. Gutzwiller ME, Brachelente C, Taglinger K et al: Feline herpes dermatitis treated with interferon omega, *Vet Dermatol* 18:50, 2007.

93. Haataja L, Gurlo T, Huang CJ et al: Islet amyloid in type 2 diabetes, and the toxic oligomer, *Endocr Rev* 29:303, 2008.

94. Hadden JW: Immunodeficiency and cancer: prospects for correction, *Int Immunopharmacol* 3:1061, 2003.

95. Hammer KB, Holt DE, Ward CR: Altered expression of G proteins in thyroid gland adenomas obtained from hyperthyroid cats, *Am J Vet Res* 61:874, 2000.

96. Hansen B, DiBartola SP, Chew DJ et al: Clinical and metabolic findings in dogs with chronic renal failure fed two diets, *Am J Vet Res* 53:326, 1992.

97. Hart JR, Shaker E, Patnaik AK et al: Lymphocytic plasmacytic enterocolitis in cats: 60 cases (1988-1990), *J Am Anim Hosp Assoc* 30:505, 1994.

98. Hartmann K: Feline leukemia virus infection. In Greene C, editor: *Infectious diseases of the dog and the cat*, ed 3, St Louis, 2006, Elsevier Saunders, p 120.

99. Hickman MA, Reubel GH, Hoffman DE et al: An epizootic of feline herpesvirus, type 1 in a large specific pathogen-free cat colony and attempts to eradicate the infection by identification and culling of carriers, *Lab Anim* 28:320, 1994.

100. Hillege H, Nitsch D, Pfeffer M et al: Renal function as a predictor of outcome in a broad spectrum of patients with heart failure, *Circulation* 113:671, 2006.

101. Hillege HL, Girbes AR, de Kam PJ et al: Renal function, neurohormonal activation, and survival in patients with chronic heart failure, *Circulation* 102:203, 2000.

102. Hirsch VM, Cunningham TA: Hereditary anomaly of neutrophil granulation in Birman cats, *Am J Vet Res* 45:2170, 1984.

103. Hoenig M, Caffall Z, Ferguson DC: Obesity increases free thyroxine proportionally to nonesterified fatty acid concentrations in adult neutered female cats, *J Endocrinol* 194:267, 2007.

104. Hoenig M, Caffall Z, Ferguson DC: Triiodothyronine differentially regulates key metabolic factors in lean and obese cats, *Domest Anim Endocrinol* 34:229, 2008.

105. Hoenig M, Ferguson DC: Impairment of glucose tolerance in hyperthyroid cats, *J. Endocrinol* 121:249, 1989.

106. Hoenig M, Goldschmidt MH, Ferguson DC et al: Toxic nodular goitre in the cat, *J Small Anim Pract* 23:1, 1982.

107. Hoenig M, Hall G, Ferguson D et al: A feline model of experimentally induced islet amyloidosis, *Am J Pathol* 157:2143, 2000.

108. Hoenig M, Jordan ET, Ferguson DC et al: Oral glucose leads to a differential response in glucose, insulin, and GLP-1 in lean versus obese cats, *Domest Anim Endocrinol* 38:95, 2009.

109. Hoenig M, Rand JS: Feline obesity. In August JR, editor: *Consultations in feline internal medicine*, ed 5, Philadelphia, 2006, Saunders, p 175.

110. Hoenig M, Reusch C, Peterson ME: Beta cell and insulin antibodies in treated and untreated diabetic cats, *Vet Immunol Immunopathol* 77:93, 2000.

111. Hoenig M, Thomaseth K, Brandao J et al: Assessment and mathematical modeling of glucose turnover and insulin sensitivity in lean and obese cats, *Domest Anim Endocrinol* 31:573, 2006.

112. Hoenig M, Thomaseth K, Waldron M et al: Insulin sensitivity, fat distribution and adipocytokine response to different diets in lean, and obese cats before and after weight loss, *Am J Physiol* 292:R227, 2007.

113. Reference deleted in pages.

114. Hoenig M, MacGregor L, Matschinsky FM: Mechanisms of in vitro exhaustion of pancreatic beta cells, *Am J Physiol* 250:502, 1986.

115. Hori Y, Takusagawa F, Ikadai H et al: Effects of oral administration of furosemide and torsemide in healthy dogs, *Am J Vet Res* 68:1058, 2007.

116. Horwich TB, Fonarow GC, Hamilton MA et al: Anemia is associated with worse symptoms, greater impairment in functional capacity and a significant increase in mortality in patients with advanced heart failure, *J Am Coll Cardiol* 39:1780, 2002.

117. Hosie MJ, Addie D, Belák S et al: Feline immunodeficiency. ABCD guidelines on prevention and management, *J Feline Med Surg* 11:575, 2009.

118. Hostutler RA, Chew DJ, DiBartola SP: Recent concepts in feline lower urinary tract disease. *Vet Clin North Am Small Anim Pract* 35:147, 2005.

119. Hughes MS, Ball NW, Love DN et al: Disseminated *Mycobacterium genavense* infection in a FIV-positive cat, *J Feline Med Surg* 1:23, 1999.

120. Iazbik MC, Ochoa PG, Westendorf N et al: Effects of blood collection for transfusion on arterial blood pressure, heart rate, and PCV in cats, *J Vet Intern Med* 21:1181, 2007.

121. Inness VL, McCartney AL, Khoo C et al: Molecular characterisation of the gut microflora of healthy and inflammatory bowel disease cats using fluorescenece *in situ* hybridisation with special reference to *Desulfovibrio* spp., *J Anim Phys Anim Nutr* 91:48, 2006.

122. Jacobs GJ, Medleau L, Calvert C et al: Cryptococcal infection in cats: factors influencing treatment outcome, and results of sequential serum antigen titers in 35 cats, *J Vet Intern Med* 11:1, 1997.

123. Janeczko S, Atwater D, Bogel E et al: The relationship of mucosal bacteria to duodenal histopathology, cytokine mRNA, and clinical disease activity in cats with inflammatory bowel disease, *Vet Microbiol* 128:178, 2008.

124. Jepson RE, Brodbelt D, Vallance C et al: Evaluation of predictors of the development of azotemia in cats, *J Vet Intern Med* 23:806, 2009.

125. Jergens AE, Moore FM, Hayness JS et al: Idiopathic inflammatory bowel disease in dogs and cats: 84 cases (1987-1990), *J Am Vet Med Assoc* 200:1603, 1992.

126. Jin ES, Burgess SC, Merritt ME et al: Differing mechanisms of hepatic glucose overproduction in triiodothyronine-treated rats vs. Zucker diabetic fatty rats by NMR analysis of plasma glucose. Considerations for diabetics, *Am J Physiol Endocrinol Metab* 288:E654, 2005.

127. Jordan E, Kley S, Le N-A et al: Dyslipidemia in obese cats, *Domest Anim Endocrinol* 35:290, 2008.

128. Joslin EP, Lahey FH: Diabetes and hyperthyroidism, *Ann Surg* 100:629, 1934.

129. Kahn SE, D'Alessio DA, Schwartz MW et al: Evidence of cosecretion of islet amyloid polypeptide and insulin by beta-cells, *Diabetes* 39:634, 1990.

130. Kang JX, Leaf A: Antiarrhythmic effects of polyunsaturated fatty acids: recent studies, *Circulation* 94:1774, 1996.

131. Karlander SG, Khan A, Wajngot AI: Glucose turnover in hyperthyroid patients with normal glucose tolerance, *J Clin Endocrinol Metab* 68:780, 1989.

132. Katona P, Katona-Apte J: The interaction between nutrition and infection, *Clin Infect Dis* 46:1582, 2008.

133. King JN, Gunn-Moore DA, Tasker S et al: Tolerability and efficacy of benazepril in cats with chronic kidney disease, *J Vet Intern Med* 20:1054, 2006.

134. Kirk CA, Jewell DE, Lowry S: Effects of sodium chloride on selected parameters in cats, *Vet Ther* 7:333, 2006.

135. Kleinschmidt S, Harder J, Nolte I et al: Inflammatory and non-inflammatory diseases of the gastrointestinal tract in cats. Diagnostic advantage of full thickness intestinal and extra intestinal biopsies, *J Feline Med Surg* 12:97, 2010.

136. Kley S, Hoenig M, Glushka J et al: The impact of obesity, sex, and diet on hepatic glucose production in cats, *Am J Physiol Regul Integr Comp Physiol* 296:R936, 2009.

137. Klieverik LP, Sauerwein HP, Ackermanns MT et al: Effects of thyrotoxicosis and selective hepatic autonomic denervation on hepatic glucose metabolism in rats, *Am J Physiol Endocrinol Metab* 294:E513, 2008.

138. Knight EL, Glynn RJ, McIntyre KM et al: Predictors of decreased renal function in patients with heart failure during angiotensin-converting enzyme inhibitor therapy: results from the studies of left ventricular dysfunction (SOLVD), *Am Heart J* 138:849, 1999.

139. Kramer JW, Davis WC, Prieur DJ: The Chediak-Higashi syndrome of cats, *Lab Invest* 36:554, 1977.

140. Krawiec D, Gelberg H: Chronic renal disease in cats. In Kirk RW, editor: *Current veterinary therapy X*, Philadelphia, 1989, Saunders, p 1170.

141. Kruger JM, Conway TS, Kaneene JB et al: Randomized controlled trial of the efficacy of short-term amitriptyline administration for treatment of acute, nonobstructive, idiopathic lower urinary tract disease in cats, *J Am Vet Med Assoc* 222:749, 2003.

142. Laflamme D: Development and validation of a body condition score system for cats: a clinical tool, *Feline Pract* 25:13, 1997.

143. Laflamme DP, Xu H, Long G: Evaluation of two diets in the nutritional management of cats with naturally occurring chronic diarrhea, *Vet Therap* 3:43, 2004.

144. Lapointe C, Belanger M-C, Dunn M et al: N-acetyl-beta-D-glucosaminidase index as an early biomarker for chronic kidney disease in cats with hyperthyroidism, *J Vet Intern Med* 22:1103, 2008.

145. Latimer KS, Rakich PM, Thompson DF: Pelger-Huet anomaly in cats, *Vet Pathol* 22:370, 1985.

146. Lee A, Mirrett S, Reller LB et al: Detection of bloodstream infections in adults: how many blood cultures are needed? *J Clin Microbiol* 45:3546, 2007.

147. Lees GE, Brown SA, Elliott J et al: Assessment and management of proteinuria in dogs and cats: 2004 ACVIM Forum Consensus Statement (small animal), *J Vet Intern Med* 19:377, 2005.

148. Lefebvre HP, Toutain PL: Angiotensin-converting enzyme inhibitors in the therapy of renal diseases, *J Vet Pharmacol Therap* 27:265, 2004.

149. Lekcharoensuk C, Osborne CA, Lulich JP: Epidemiological study of risk factors for lower urinary tract diseases in cats, *J Am Vet Med Assoc* 218:1429, 2001.

150. Levy J, Crawford C, Hartmann K et al: 2008 American Association of Feline Practitioners' feline retrovirus management guidelines, *J Fel Med Surg* 10:300, 2008.

151. Levy JK, Crawford PC, Collante WR et al: Use of adult cat serum to correct failure of passive transfer in kittens, *J Am Vet Med Assoc* 219:1401, 2001.

152. Lutz H, Addie D, Belák S et al: Feline leukaemia. ABCD guidelines on prevention and management, *J Fel Med Surg* 11:565, 2009.

153. Lutz TA, Rand JS: A review of new developments in type 2 diabetes mellitus in human beings and cats, *Br Vet J* 149:527, 1993.

154. MacDonald K, Kass P, Kittleson M: Effect of spironolactone on diastolic function and left ventricular mass in Maine Coon cats with familial hypertrophic cardiomyopathy, *J Vet Intern Med* 21:611, 2007.

155. Marks SL, Zoran DL: Probiotics in feline medicine. In August JR, editor: *Consultations in feline internal medicine*, ed 6, St Louis, 2009, Elsevier, p 104.

156. Marshall RD, Rand JS, Morton JM: Treatment of newly diagnosed diabetic cats with glargine insulin improves glycaemic control and results in higher probability of remission than protamine zinc and lente insulins, *J Feline Med Surg* 11:683, 2009.

157. Mathur S, Brown CA, Dietrich UM et al: Evaluation of a technique of inducing hypertensive renal insufficiency in cats, *Am J Vet Res*, 65:1006, 2004.

158. Mayer-Roenne B, Goldstein RE, Erb HN: Urinary tract infections in cats with hyperthyroidism, diabetes mellitus and chronic kidney disease, *J Feline Med Surg* 9:124, 2007.

159. Mazzaferro EM, Greco DS, Turner AS et al: Treatment of feline diabetes mellitus with a high protein diet and acarbose, *J Feline Med Surg* 5:183, 2003.

160. McCaw DL, Boon GD, Jergens AE et al: Immunomodulation therapy for feline leukemia virus infection, *J Am Anim Hosp Assoc* 37:356, 2001.

161. McClellan V, Langston R, Prestley R: Medicare patients with cardiovascular disease have a high prevalence of chronic kidney disease and a high rate of progression to end-stage renal disease, *J Am Soc Nephrol* 15:1912, 2004.

162. McEwen BS, McEwen BS: Physiology and neurobiology of stress and adaptation: central role of the brain, *Physiol Rev* 87:873, 2007.

163. Meeks C, Levy JK, Crawford PC et al: Chronic disseminated *Mycobacterium xenopi* infection in a cat with idiopathic CD4+ T lymphocytopenia, *J Vet Intern Med* 22:1043, 2008.

164. Meyer TW, Hostetter TH: Uremia, *N Engl J Med* 357:1316, 2007.

165. Middleton WR: Thyroid hormones and the gut, *Gut* 12:172, 1971.

166. Miller D, Bartges J, Cornelius L, et al. Tumor necrosis factor-alpha levels in adipose tissue of lean and obese cats, *J Nutr* 128:2751S, 1998.

167. Milner RJ, Channell CD, Levy JK et al: Survival times for cats with hyperthyroidism treated with iodine 131, methimazole, or both: 167 cases (1996-2003), *J Am Vet Med Assoc* 228:559, 2006.

168. Moe L, Heiene R: Estimation of glomerular filtration rate in dogs with 99M-Tc-DTPA and iohexol, *Res Vet Sci* 58:138, 1995.

169. Neel JA, Tarigo J, Tater KC et al: Deep and superficial skin scrapings from a feline immunodeficiency virus-positive cat, *Vet Clin Pathol* 36:101, 2007.

170. Nicolle A, Chetboul V, Allerheiligen T et al: Azotemia and glomerular filtration rate in dogs with chronic valvular disease, *J Vet Intern Med* 21:943, 2007.

171. Nohria A, Hasselblad V, Stebbins A et al: Cardiorenal interactions: insights from the ESCAPE trial, *J Am Coll Cardiol* 51:1268, 2008.

172. O'Brien TD, Butler PC, Westermark P et al: Islet amyloid polypeptide: a review of its biology and potential roles in the pathogenesis of diabetes mellitus, *Vet Pathol* 30:317, 1993.

173. Olczak J, Jones BR, Pfeiffer DU, et al: Multivariate analysis of risk factors for feline hyperthyroidism in New Zealand, *N Z Vet J* 53:53, 2005.

174. Osborne CA, Stevens JB, Lulich JP et al: A clinician's analysis of urinalysis. In Osborne CA, Finco DR, editor: *Canine and feline nephrology and urology*, ed 1, Baltimore, 1995, Williams & Wilkins, p 141.

175. Palazzuoli A, Silverberg DS, Iovine F et al: Effects of beta-erythropoietin treatment on left ventricular remodeling, systolic function, and B-type natriuretic peptide levels in patients with the cardiorenal anemia syndrome, *Am Heart J* 154:645.e9, 2007.

176. Panciera DL, Thomas CB, Eicker SW et al: Epizootiologic patterns of diabetes mellitus in cats, *J Am Vet Med Assoc* 197:1504, 1990.

177. Pedersen NC, Sato R, Foley JE et al: Common virus infections in cats, before and after being placed in shelters, with emphasis on feline enteric coronavirus, *J Feline Med Surg* 6:83, 2004.

178. Peeters ME, Timmermans-Sprang EP, Mol JA: Feline thyroid adenomas are in part associated with mutations in the G(s alpha) gene and not with polymorphisms found in the thyrotropin receptor, *Thyroid* 12:571, 2002.

179. Pestell R, Alford F, Ramos R et al: Insulin secretion, insulin sensitivity and glucose-mediated glucose disposal in thyrotoxicosis: a minimal model analysis, *Clin Endocrinol* 33:481, 1990.

180. Peterson ME, Gamble DA: Effect of nonthyroidal illness on serum thyroxine concentrations in cats: 494 cases (1988), *J Am Vet Med Assoc* 197:1203, 1990.

181. Peterson ME, Kintzer PP, Cavanaugh PG et al: Feline hyperthyroidism: treatment, clinical and laboratory evaluation of 131 cases, *J Am Vet Med Assoc* 183:103, 1983.

182. Peterson ME, Melian C, Nichols R: Measurement of serum concentrations of free thyroxine, total thyroxine, and total triiodothyronine in cats with hyperthyroidism and cats with nonthyroidal disease, *J Am Vet Med Assoc* 218:529, 2001.

183. Piazza F, Montagnani M, Russo C et al: Competition in liver transport between chenodeoxycholic acid and ursodeoxycholic acid as a mechanism for ursodeoxycholic acid and its protection of liver damage, *Dig Liver Dis* 32:318, 2000.

184. Plantinga EA, Everts H, Kastelein AM et al: Retrospective study of the survival of cats with acquired chronic renal insufficiency offered different commercial diets, *Vet Rec* 157:185, 2005.

185. Plotnick AN, Greco DS: Clinical signs of diabetes mellitus in cats and dogs: contrasts and comparisons, *Vet Clin North Am Small Anim Pract* 25:563, 1995.

186. Polzin DJ, Osborne CA: Update—conservative medical management of chronic renal failure. In Kirk RW, editor: *Current veterinary therapy IX*, Philadelphia, 1986, Saunders, p 1167.

187. Pouchelon J, King J, Martignoni L et al: Long-term tolerability of benazepril in dogs with congestive heart failure, *J Vet Cardiol* 6:7, 2004.

188. Pressler BM, Vaden SL, Lane IF et al: *Candida* spp. urinary tract infections in 13 dogs and seven cats: predisposing factors, treatment, and outcome, *J Am Anim Hosp Assoc* 39:263, 2003.

189. Raboudi N, Arem R, Jones RH et al: Fasting and postabsorptive hepatic glucose and insulin metabolism in hyperthyroidism, *Am J Physiol* 256:E159, 1989.

190. Rand JS, Marshall RD: Diabetes mellitus in cats, *Vet Clin North Am Small Anim Pract* 35:211, 2005.

191. Reusch C, Tomsa K: Serum fructosamine concentration in cats with overt hyperthyroidism, *J Am Vet Med Assoc* 215:1297, 1999.

192. Riensche MR, Graves TK, Schaeffer DJ: An investigation of predictors of renal insufficiency following treatment of hyperthyroidism in cats, *J Feline Med Surg* 10:160, 2008.

193. Riksen NP, Hausenloy DJ, Yellon DM: Erythropoietin: ready for prime-time cardioprotection, *Trends Pharmacol Sci* 29:258, 2008.

194. Ritchie L: *Molecular characterization of intestinal bacteria in healthy cats and cats with IBD. MS dissertation.* Texas A&M University, 2008.

195. Robertson RP, Harmon J, Tran PO et al. Glucose toxicity in β-cells: type 2 diabetes, good radicals gone bad, and the glutathione connection, *Diabetes* 52:581, 2003.

196. Ronco C, Cruz DN, Ronco F: Cardiorenal syndromes, *Curr Opin Crit Care* 15:384, 2009.

197. Ronco C, Haapio M, House AA et al: Cardiorenal syndrome, *J Am Coll Cardiol* 52:1527, 2008.

198. Ronco C, House AA, Haapio M: Cardiorenal syndrome: refining the definition of a complex symbiosis gone wrong, *Intensive Care Med* 34:957, 2008.

199. Rose BD: Diuretics, *Kidney Int* 39:336, 1991.

200. Rostagno MH, Rostagno MH: Can stress in farm animals increase food safety risk? *Foodborne Pathog Dis* 6:767, 2009.

201. Ruaux CG, Steiner JM, Williams DA: Early biochemical and clinical responses to cobalamin supplementation in cats with signs of gastrointestinal disease and severe hypocobalaminemia, *J Vet Intern Med* 19:155, 2005.

202. Ruaux CG, Steiner JM, Williams DA: Metabolism of amino acids in cats with severe cobalamin deficiency, *Am J Vet Res* 62:1852, 2001.

203. Salak-Johnson JL, McGlone JJ: Making sense of apparently conflicting data: stress and immunity in swine and cattle, *J Anim Sci* 85:E81, 2007.

204. Salvador D, Rey N, Ramos G: Continuous infusion versus bolus infusion of loop diuretics in congestive heart failure, *Cochrane Database Sys Rev* (3):CD003178, 2005.

205. Scarlett JM, Donoghue S: Association between body condition and disease in cats, *J Am Vet Med Assoc* 212:1725, 1998.

206. Sekis I, Ramstead K, Rishniw M et al: Single dose pharmacokinetics and genotoxicity of metronidazole in cats, *J Feline Med Surg* 11:60, 2009.

207. Selye H: A syndrome produced by diverse nocuous agents, *Nature* 138:32, 1936.

208. Shah MR, O'Connor CM, Sopko G et al: Evaluation study of congestive heart failure and pulmonary artery catheterization effectiveness (ESCAPE): design and rationale, *Am Heart J* 141:528, 2001.

209. Shlipak MG: Pharmacotherapy for heart failure in patients with renal insufficiency, *Ann Intern Med* 138:917, 2003.

210. Simpson KW, Dogan B, Rishniw M et al: Adherent and invasive *E. coli* is associated with granulomatous colitis in Boxer dogs, *Infect Immunol* 74:4778, 2006.

211. Simpson KW, Fyfe J, Cornetta A et al: Subnormal concentrations of serum cobalamin (vitamin B12) in cats with gastrointestinal disease, *J Vet Intern Med* 15:26, 2001.

212. Slater MR, Geller S, Rogers K: Long-term health and predictors of survival for hyperthyroid cats treated with iodine 131, *J Vet Intern Med* 15:47, 2001.

213. Smith CE, Freeman LM, Rush JE et al: Omega-3 fatty acids in Boxer dogs with arrhythmogenic right ventricular cardiomyopathy, *J Vet Intern Med* 21:265, 2007.

214. Smith G, Lichtman J, Bracken M: Renal impairment and outcomes in heart failure: systematic review and meta-analysis, *J Am Coll Cardiol* 47:1987, 2006.

215. Stebbing J, Duru O, Bower M: Non-AIDS-defining cancers, *Curr Opin Infec Dis* 22:7, 2009.

216. Steele JL, Henik RA, Stepien RL: Effects of angiotensin-converting enzyme inhibition on plasma aldosterone concentration, plasma renin activity, and blood pressure in spontaneously hypertensive cats with chronic renal disease, *Vet Ther* 3:157, 2002.

217. Steiner JM, Williams DA: Feline exocrine pancreatic disorders, *Vet Clin North Am Sm Anim Pract* 29:551, 1999.

218. Stevens T, Conwell DL, Zuccaro G et al: Pathogenesis of chronic pancreatitis: evidence based review of past theories and recent developments, *Am J Gastro* 99:907, 2004.

219. Sucholdolski JS, Dowd SE, Westermarck E et al: The effect of the macrolide antibiotic tylosin on microbial diversity in the canine small intestinal tract, *BMC Microbiol* 9:210, 2009.

220. Sykes JE, Terry JC, Lindsay LL et al: Prevalences of various hemoplasma species among cats in the United States with possible hemoplasmosis, *J Am Vet Med Assoc* 232:372, 2008.

221. Syme HM, Barer PJ, Markwell PJ et al: Prevalence of systolic hypertension in cats with chronic renal failure at initial evaluation, *J Am Vet Med Assoc* 220:1799, 2002.

222. Syme HM, Elliott J: Evaluation of proteinuria in hyperthyroid cats, *J Vet Intern Med* 15:299, 2001.

223. Syme HM, Markwell PJ, Pfeiffer D et al: Survival of cats with naturally occurring chronic renal failure is related to severity of proteinuria, *J Vet Int Med* 20:528, 2006.

224. Syme HM: Proteinuria in cats. Prognostic marker or mediator? *J Feline Med Surg* 11:211, 2009.

225. Thompson KA, Parnell NK, Hohenhaus AE et al: Feline exocrine pancreatic insufficiency: 16 cases. (1992-2007), *J Feline Med Surg* 11:935, 2009.

226. Tomsa K, Glaus TM, Kacl GM et al: Thyrotropin-releasing hormone stimulation test to assess thyroid function in severely sick cats, *J Vet Intern Med* 15:89, 2001.

227. Trepanier L: Inflammatory bowel disease in cats: rational treatment selection, *J Feline Med Surg* 11:32, 2009.

228. Twedt DC, Janeczko S, McCord KW et al: Culture independent detection of bacteria in feline inflammatory liver disease, *J Vet Intern Med Abst* 23:673, 2009.

229. Uechi M, Matsuoka M, Kuwajima E et al: The effects of the loop diuretics furosemide and torsemide on diuresis in dogs and cats, *J Vet Med Sci* 65:1057, 2003.

230. Ugarte C, Guilford WG, Markwell P et al: Carbohydrate malabsorption is a feature of feline inflammatory bowel disease but does not increase clinical gastrointestinal signs, *J Nutr* 134:2068, 2004.

231. Van der Auwera P: Immunomodulating effects of antibiotics, *Curr Opin Inf Dis* 1:363, 1988.
232. Van Hoek I, Daminet S, Notebaert S et al: Immunoassay of urinary retinol binding protein as a putative renal marker in cats, *J Immunol Methods* 329:208, 2008.
233. Van Hoek I, Lefebvre HP, Kooistra HS et al: Plasma clearance of exogenous creatinine, exo-iohexol, and endo-iohexol in hyperthyroid cats before and after treatment with radioiodine, *J Vet Intern Med* 22:879, 2008.
234. Van Hoek I, Lefebvre HP, Peremans K et al: Short- and long-term follow-up of glomerular and tubular renal markers of kidney function in hyperthyroid cats after treatment with radioiodine, *Domest Anim Endocrinol* 36:45, 2009.
235. Van Kimmenade RR, Januzzi JL, Jr., Baggish AL et al: Amino-terminal pro-brain natriuretic peptide, renal function, and outcomes in acute heart failure: redefining the cardiorenal interaction? *J Am Coll Cardiol* 48:1621, 2006.
236. Van Nguyen N, Tagliner K, Helps CR et al: Measurement of cytokine mRNA expression in intestinal biopsies of cats with inflammatory enteropathy using quantitative real-time RT-PCR, *Vet Immunol Immunopathol* 113:404, 2006.
237. Wakeling J, Everard A, Brodbelt D et al: Risk factors for feline hyperthyroidism in the UK, *J Small Anim Pract* 50:406, 2009.
238. Wakeling J, Moore K, Elliott J et al: Diagnosis of hyperthyroidism in cats with mild chronic kidney disease, *J Small Anim Pract* 49:287, 2008.
239. Washabau RJ: Endoscopic, biopsy, and histopathologic guidelines for evaluation of gastrointestinal inflammation in companion animals, *J Vet Intern Med* 24:10, 2010.
240. Washabau RJ: Feline pancreatic disease. In Ettinger SJ, Feldman EC, editors: *Textbook of veterinary internal medicine*, ed 7, St Louis, 2010, Elsevier, p 1704.
241. Webb CB, Trott C: Laprascopic diagnosis of pancreatic disease in dogs and cats, *J Vet Intern Med* 22:1263, 2008.
242. Weiss DJ, Gagne JM, Armstrong PJ: Relationship between inflammatory hepatic disease and inflammatory bowel disease, pancreatitis and nephritis in cats, *J Am Vet Med Assoc* 209:114, 1996.
243. Westropp JL, Buffington CA: In vivo models of interstitial cystitis, *J Urol* 167:694, 2002.
244. Westropp JL, Buffington CA: Feline idiopathic cystitis: current understanding of pathophysiology and management, *Vet Clin North Am Small Anim Pract* 34:1043, 2004.
245. Reference deleted in pages.
246. Westropp JL, Kass PH, Buffington CA: Evaluation of the effects of stress in cats with idiopathic cystitis, *Am J Vet Res* 67:731, 2006.
247. Westropp JL, Kass PH, Buffington CA: In vivo evaluation of alpha 2-adrenoceptors in cats with idiopathic cystitis, *Am J Vet Res* 68:203, 2007.
248. Westropp JL, Buffington CA: Feline idiopathic cystitis: current understanding of pathophysiology and management, *Vet Clin North Am Small Anim Pract* 34:1043, 2004.
249. Westropp JL, Welk KA, Buffington CA: Small adrenal glands in cats with feline interstitial cystitis, *J Urol* 170:2494, 2003.
250. Xenoulis PG, Suchodolski JS, Steiner JM: Chronic pancreatitis in dogs and cats, *Comp Cont Ed* 30:166, 2009.
251. Yamamoto JK, Pu R, Sato E et al: Feline immunodeficiency virus pathogenesis and development of a dual-subtype feline-immunodeficiency-virus vaccine, *AIDS* 21:547, 2007.
252. Yamasaki K, Suematsu H, Takahashi T: Comparison of gastric and duodenal biopsy lesions in dogs and cats with and without lymphoplasmacytic enteritis, *J Am Vet Med Assoc* 209:95, 1996.
253. Yen PM: Physiological and molecular basis of thyroid hormone action, *Physiol Rev* 81:1097, 2001.
254. Zentek J, Hellweg P, Khol-Parisini A: Clinical applications of nutritional advances in gastroenterology, *Comp Cont Ed* 29:39, 2007.
255. Zini E, Osto M, Franchini M et al: Hyperglycaemia but not hyperlipidaemia causes beta cell dysfunction and beta cell loss in the domestic cat, *Diabetologia* 52:336, 2009.
256. Zoran DL: Nutritional management of GI disease. In Ettinger SJ, Feldman EC, editors: *Textbook of veterinary internal medicine*, ed 7, St Louis, 2010, Elsevier, p 17.
257. Zoran DL: Pancreatitis in cats: diagnosis and management of a challenging disease, *J Am Anim Hosp Assoc* 42:1, 2006.

Tratamento de Doença Crônica

Tratamento Imunossupressor

Kristin M. Lewis e Leah A. Cohn

Os gatos, assim como outros animais, estão protegidos de patógenos microbianos por uma combinação de barreiras físicas e efetores imunes inatos (p. ex., células fagocitárias, sistema complemento), além de imunidade adquirida (p. ex., mediada por células e efetores humorais). Embora esses sistemas façam um excelente trabalho de proteção contra patógenos, os sistemas imunes ocasionalmente causam ou agravam doença quando mal direcionados contra os próprios tecidos ou por uma reação muito exuberante a estímulos exógenos. Em tais casos, é aconselhável suprimir clinicamente as respostas inflamatórias e imunes.

Teoricamente, apenas os componentes da resposta imune que causam dano seriam suprimidos. Na realidade, a supressão imune terapêutica em geral suprime tanto os componentes benéficos quanto os prejudiciais da resposta imune. Portanto, todos os tratamentos imunossupressores têm o potencial de fazer com que infecções quiescentes (p. ex., toxoplasmose) se manifestem ou de aumentar a suscetibilidade a uma infecção recém-adquirida.

Os fármacos imunossupressores podem ser classificados em várias categorias, como: glicocorticoides (GC); citostáticos, abrangendo agentes alquilantes (p. ex., clorambucila) e antimetabólitos (p. ex., azatioprina); ligandos da imunofilina (p. ex., ciclosporina); anticorpos (p. ex., imunoglobulina intravenosa, anticorpos monoclonais); e outros fármacos (p. ex., agonistas ou antagonistas de citocinas, inibidores da integrina). Neste capítulo, teremos como foco os fármacos usados de maneira terapêutica em gatos. É importante notar que a maioria dos fármacos imunossupressores usados na medicina de felinos é prescrita para outras espécies. Em geral, os esquemas posológicos, a duração do tratamento e os efeitos adversos são empíricos ou, no máximo, têm base em pequenas séries de casos publicados.

Glicocorticoides

São os fármacos mais usados como imunossupressores. Afetam quase todos os tecidos no corpo, alterando o metabolismo e suprimindo a inflamação e as respostas imunes de maneira dependente da dose. Os padrões de transcrição genômica e a expressão subsequente de proteína são alterados, o que resulta em comprometimento da imunidade mediada por célula e, em menor extensão, também da imunidade fagocitária e humoral.[8] Existem inúmeros GC cujas potência e via de administração variam. Com base em dados derivados em ampla escala de outras espécies, esses fármacos são descritos como de ação curta, intermediária ou prolongada, de acordo com a duração da supressão do eixo hipotalâmico-hipofisário-adrenal (EHHA; Tabela 36.1). A duração da ação depende tanto do composto básico quanto de modificações, como a esterificação, que alteram a absorção do GC. Por exemplo, embora a metilprednisolona seja um composto de ação intermediária, torna-se um composto de ação muito prolongada na formulação reposítol com acetato de metilprednisolona. Quando usadas para a obtenção de imunossupressão crônica, as preparações de ação intermediária, como a prednisolona, têm a vantagem de um esquema posológico prático, que possibilita a adaptação da dose para ter eficácia, ao mesmo tempo que minimiza a supressão do EHHA e os efeitos adversos. Os GC prescritos mais comumente são a prednisona ou seu metabólito ativo prednisolona. Em gatos, a prednisolona tem preferência bem maior com relação à prednisona, por causa de seu perfil farmacocinético superior.[12] O mecanismo dessa disparidade não está bem esclarecido, mas se suspeita que seja a menor absorção gastrintestinal (GI) da prednisona ou sua menor conversão hepática em prednisolona.

É surpreendente que não haja evidência científica do que constitui exatamente uma dose imunossupressora de prednisolona (ou de qualquer outro GC) em gatos. Em cães, são aceitos 2 a 4 mg/kg/dia como a dose imunossupressora inicial. As recomendações para imunossupressão inicial em gatos variam de 2 a 8 mg/kg, enquanto as dosagens anti-inflamatórias variam de 0,5 a 2 mg/kg/dia de prednisolona. Em comparação com os cães, os gatos são relativamente resistentes a muitos dos efeitos de GC, talvez por causa do menor número de receptores

intracitoplasmáticos de GC.[37] Entretanto, na opinião dos autores, não são necessárias doses acima de 4 mg/kg/dia; as dosagens maiores recomendadas nos últimos anos podem ter sido fundamentadas na experiência clínica com o uso de prednisona menos disponível biologicamente em vez de prednisolona. A dose inicial continua a ser administrada por vários dias após a remissão clínica e, então, é reduzida gradualmente durante meses. Em geral, é possível reduzir aproximadamente 25% da dose a cada 3 a 4 semanas, conforme a doença permaneça controlada. Em alguns casos, os GC continuam a ser administrados na menor dose eficaz por um período indefinido (às vezes, pelo resto da vida). Deve-se monitorar o controle da doença durante a redução da dose, tarefa mais fácil nas doenças em que há um ponto definitivo mensurável (p. ex., o hematócrito em gatos com anemia imunomediada). Embora se tente reduzir a dosagem rapidamente, a interrupção precoce da administração pode predispor a recidiva. Podem ser usadas doses biologicamente equivalentes de outros GC no lugar da prednisolona (p. ex., dexametasona na dose de 0,3 a 0,55 mg/kg/dia). As formulações reposítol de ação prolongada dos GC (p. ex., acetato de metilprednisolona) podem ser usadas quando os proprietários não conseguem administrar medicações orais diárias, mas ajustes finos podem tornar-se impossíveis e os efeitos adversos, mais prováveis.

Geralmente, as reações adversas aos GC estão associadas a doses altas e administração prolongada, como as usadas para imunossupressão crônica. Embora os gatos sejam relativamente resistentes aos GC, podem surgir efeitos adversos. Poliúria, polidipsia e polifagia são menos comuns em gatos que em cães, mas ocorrem, enquanto uma série de outros efeitos adversos dos GC foi identificada ou sugerida (p. ex., alopecia, pancreatite).[8] Além do leucograma de estresse, foram notadas hiperglicemia, hiperalbuminemia e hiperlipidemia em gatos sadios que receberam prednisolona (4,4 mg/kg/dia) ou dexametasona (0,55 mg/kg/dia) por 56 dias.[18] Esses mesmos gatos

Tabela 36.1 Comparação de vários compostos à base de glicocorticoides.

	Potência anti-inflamatória relativa	Dose farmacológica equivalente (mg)	Potência mineralocorticoide relativa	Meia-vida plasmática em cães/pessoas (h)	Meia-vida biológica em pessoas (h)
Glicocorticoides de ação curta					
Hidrocortisona	1	20	2	1/1,5	8 a 12
Cortisona	0,8	25	2	?/1,5	8 a 12
Glicocorticoides de ação intermediária					
Prednisona	4	5	1	?/1	12 a 36
Prednisolona	4	5	1	1 a 3/2 a 3	12 a 36
Metilprednisolona	5	4	0	1,5/3	12 a 36
Triancinolona	5	4	0	?/4 ou mais	24 a 48
Glicocorticoides de ação prolongada					
Dexametasona	30	0,75	0	2 a 5 ou mais	35 a 54
Betametasona	30	0,6	0	?/5 ou mais	>48

De Cohn LA. Glucocorticoid therapy. In Ettinger SJ, Feldman EC, eds: *Textbook of veterinary internal medicine disease of the dog and the cat*, ed 7, vol. 1, St. Louis, 2010, Saunders Elsevier.

também desenvolveram deposição hepática de glicogênio.[18] As ações metabólicas dos GC sobre o equilíbrio da glicose resultam em hiperglicemia em gatos saudáveis, e alguns felinos tratados com GC desenvolvem diabetes melito temporário ou permanente.[19,22] Os efeitos diabetogênicos da dexametasona podem ser mais pronunciados que os da prednisolona.[18,19] Sempre que possível, deve-se evitar o uso de GC sistêmico em alta dose e por longo tempo em gatos diabéticos. Doença cardíaca e, em especial, insuficiência cardíaca congestiva também são contraindicações relativas ao uso de GC, pois a retenção de água associada a esses fármacos pode exacerbar a insuficiência cardíaca congestiva.[35] Como ocorre com qualquer tratamento imunossupressor, outra contraindicação relativa é infecção.

Os efeitos adversos dos GC podem ser minimizados limitando-se a exposição sistêmica. Além do uso da menor dose eficaz de um GC de ação intermediária, isso pode ser conseguido com a aplicação local do GC, sempre que possível. Em alguns casos, os GC são formulados de tal maneira que a absorção sistêmica é limitada após aplicação local e/ou a absorção de GC é rapidamente inativada pelo metabolismo hepático de primeira passagem. Por exemplo, a aplicação dos GC fluticasona ou flunisolida por nebulização ou por meio de um inalador ao epitélio da via respiratória de gatos com doença reativa felina da via respiratória (p. ex., asma) libera o fármaco diretamente no local atingido, preservando a eficácia ao mesmo tempo que limita a exposição sistêmica ao GC.[9,28,29] Do mesmo modo, tem-se usado budesonida oral para tratar doença intestinal inflamatória em cães, pois libera GC no epitélio GI, mas limita a exposição sistêmica como resultado da absorção intestinal limitada e do metabolismo hepático de primeira passagem.[36] Não há estudos mostrando a eficácia desse agente em gatos; relatos não comprovados sugerem variabilidade na resposta clínica. Quando os efeitos adversos de um GC são pronunciados ou ele sozinho não controla a doença, imunossupressores alternativos podem reduzir a dose de GC ou mesmo interromper o tratamento com ele.

Ligandos da imunofilina

O imunossupressor de uso mais comum dessa classe é a ciclosporina, que inibe a ativação de linfócitos T e a síntese de citocinas, como a interleucina 2 (IL-2) e a interferona gama (IFN-γ), ao mesmo tempo que reduz a atividade de células apresentadoras de antígeno e fagócitos.[13,30] Muito usada para prevenir a rejeição a rins transplantados, a ciclosporina também tem sido utilizada para tratar distúrbios hematológicos imunomediados em gatos, inclusive anemia hemolítica imune, aplasia pura de eritrócitos e megacariocítica, bem como trombocitopenia imune.[6,15,33,34] A ciclosporina também tem sido empregada com sucesso para tratar uma série de doenças cutâneas felinas, como dermatite atópica, complexo do granuloma eosinofílico felino, urticária pigmentosa felina, pênfigo eritematoso, prurido felino, dermatite atópica, foliculite granulomatosa e furunculose, bem como adenite sebácea.[24,25,38,40] A ciclosporina também foi usada de maneira empírica para

tratar doença intestinal inflamatória[1] e foi explorada como tratamento adicional da asma felina, com resultados conflitantes. Um estudo experimental sugeriu que ela inibiu o remodelamento e a inflamação das vias respiratórias, enquanto um segundo estudo não encontrou alteração na resposta asmática inicial ou desgranulação de mastócitos dos animais sensibilizados experimentalmente.[23,26]

A ciclosporina é pouco solúvel em água. Formulações microemulsificadas são preferíveis à suspensão não aquosa original. Uma dose inicial de 5 mg/kg VO, a cada 12 h, é razoável, mas há bastante variação individual na absorção, de modo que a dosagem tem de ser ajustada com base na concentração medida do fármaco.[21] Felizmente, o tamanho pequeno dos gatos torna o custo do tratamento razoável.

Em comparação com outros tratamentos imunossupressores, os gatos podem tolerar bem a ciclosporina. Ao contrário dos fármacos citolíticos, ela não é mielossupressora. O efeito adverso mais comum associado à ciclosporina é irritação GI. Hepatotoxicose ou nefrotoxicose, embora raras, são mais sérias.[24,30] Como há vários relatos sobre gatos que desenvolvem toxoplasmose sistêmica durante o tratamento com ciclosporina, os autores recomendam a determinação do título de *Toxoplasma* antes do início do tratamento.[2,5,17] O risco deve ser contrabalançado com o benefício para qualquer gato com títulos positivos. Gatos tratados com ciclosporina devem ser monitorados com hemograma completo e perfil bioquímico, pelo menos, 3 vezes por ano. Em um grupo de pacientes felinos submetidos a transplante renal tratados com ciclosporina e prednisolona, ocorreram neoplasias malignas a uma taxa seis vezes maior do que a esperada.[32]

O tacrolimo é um agente imunossupressor ligando da imunofilina disponível tanto em formulações orais quanto tópicas e tem um mecanismo de ação similar ao da ciclosporina. É usado em seres humanos para evitar rejeição a enxerto e também foi avaliado para a prevenção de rejeição a aloenxerto renal em gatos.[16] O tacrolimo proporcionou melhora acentuada em uma pequena série de gatos com otite externa proliferativa e necrosante refratária a tratamento com GC, antibióticos e antifúngicos.[20]

Citostáticos

Os agentes alquilantes agem causando ligação cruzada e rompimento de faixas no DNA e no RNA, sendo usados comumente como quimioterápicos, mas também podem agir sobre populações de linfócitos, prejudicando tanto a imunidade mediada por célula quanto a humoral. Como esses agentes precisam de pelo menos várias semanas para tornarem-se eficazes, começam a ser administrados com GC e continuam após a diminuição da dose ou a interrupção da administração de GC. Os dois agentes alquilantes mais usados em tratamentos imunossupressores em gatos são a clorambucila e a ciclofosfamida. Ambos foram usados como tratamento adjuvante ou alternativo aos GC em gatos com doença intestinal inflamatória (DII).[1] Ocasionalmente, os agentes alquilantes são usados para tratar também distúrbios hematológicos.[34]

Muitos clínicos de felinos preferem a clorambucila à ciclofosfamida, pois parece ser mais bem tolerada, mas há pouca documentação da vantagem de um sobre o outro. A clorambucila está disponível na forma de comprimido de 2 mg, conveniente para uso em gatos. A maioria dos gatos pode receber 2 mg VO, a cada 48 h inicialmente. A frequência da dose a cada 24 h pode ser ajustada para cada 96 h, dependendo da resposta do gato ao tratamento. Tanto a clorambucila quanto a ciclofosfamida podem induzir mielossupressão, de modo que é preciso monitorar o hematócrito em base regular. De início, o hematócrito deve ser verificado a cada 7 a 10 dias após o início do tratamento e, mesmo durante o tratamento crônico, deve-se monitorar o hematócrito pelo menos a cada 60 dias. Outros efeitos adversos podem ser comprometimento GI e mioclonia (contração muscular espasmódica) no caso da clorambucila ou cistite hemorrágica no caso da ciclofosfamida.[4,10]

Os fármacos antimetabólitos citostáticos simulam moléculas que participam de suas reações bioquímicas celulares, mas diferem bastante da molécula natural que interfere na divisão e na função normais das células. Eles contemplam análogos do ácido nucleico e antifolatos. A maioria tem um efeito mais pronunciado sobre os linfócitos T (e, portanto, sobre a imunidade mediada por célula) que sobre os linfócitos B. A azatioprina é um antimetabólito comumente usado para induzir e manter a imunossupressão em cães e seres humanos. O fármaco é metabolizado em 6-mercaptopurina (6-MP), que interfere na síntese *de novo* de purina. Infelizmente, é mais comum ocorrer mielossupressão profunda e potencialmente fatal em gatos tratados com azatioprina que em cães ou seres humanos, o que impede seu uso rotineiro em felinos.[3,27] É provável que essa diferença na resposta de gatos em comparação com outras espécies resulte de uma deficiência relativa na enzima que catalisa a conversão de 6-MP em metabólitos inativos.[11,31]

O metotrexato é um antimetabólito usado para tratar a artrite reumatoide em seres humanos e, ocasionalmente, na quimioterapia ou como imunossupressor em gatos. O fármaco foi usado combinado com outro antimetabólito, a leflunomida, em um número pequeno de gatos com artrite reumatoide erosiva espontânea.[14] A leflunomida tem sido usada para tratar cães com uma ampla variedade de doenças imunomediadas, mas a expressão em gatos é mais limitada. A leflunomida é convertida em um metabólito ativo que inibe uma enzima decisiva para a síntese *de novo* de pirimidina. Tem havido algum interesse no uso da leflunomida para imunossupressão no transplante renal felino, pois o fármaco também tem atividade anti-hipertensiva.[39]

Anticorpos

Anticorpos podem ser usados para causar imunomodulação terapêutica. Por exemplo, anticorpos monoclonais murinos humanizados direcionados contra a molécula de CD3 nos receptores de linfócito T são bastante eficazes na prevenção da rejeição a órgãos em pessoas. No entanto, anticorpos humanos ou humanizados podem não ser eficazes ou seguros em gatos. De acordo com a experiência dos autores, o único fármaco dessa classe utilizado na medicina felina é a imunoglobulina humana intravenosa (IV-Ig). Derivada de uma população humana de doadores em conjunto, a IV-Ig contém anticorpo polivalente humano que consiste em anticorpos predominantemente IgG. Desenvolvida originalmente para tratar síndromes de deficiência de anticorpo, passou a ser bem aceita no tratamento agudo de doença imunomediada em seres humanos. Embora os mecanismos de ação sejam pouco entendidos, o bloqueio competitivo dos receptores de Fc nos macrófagos, a inibição da atividade do complemento e as alterações na função de linfócitos T e B podem ter alguma atuação.[7] Em gatos, a IV-Ig foi usada para tratar eritema multiforme grave e aplasia eritroide e megacariocítica imunomediada com bom resultado.[7,41] Ainda que não tenham sido relatados efeitos adversos nos poucos relatos de casos publicados, é razoável pressupor que uma proteína derivada de seres humanos possa ocasionar reações anafiláticas, especialmente com o uso repetido. Embora se acabe demonstrando que a IV-Ig tem alguma utilidade na estabilização inicial de gatos com doença imunomediada potencialmente fatal, é improvável que esse tratamento dispendioso tenha alguma atuação na imunossupressão crônica.

Referências bibliográficas

1. Allen H: Therapeutic approach to cats with chronic diarrhea. In August J, editor: *Consultations in feline internal medicine*, ed 6, St Louis, 2010, Elsevier, p 244.
2. Barrs VR, Martin P, Beatty JA: Antemortem diagnosis and treatment of toxoplasmosis in two cats on cyclosporin therapy, *Aust Vet J* 84:30, 2006.
3. Beale KM, Altman D, Clemmons RR et al: Systemic toxicosis associated with azathioprine administration in domestic cats, *Am J Vet Res* 53:1236, 1992.
4. Benitah N, de Lorimier LP, Gaspar M et al: Chlorambucil-induced myoclonus in a cat with lymphoma, *J Am Anim Hosp Assoc* 39:283, 2003.
5. Bernsteen L, Gregory CR, Aronson LR et al: Acute toxoplasmosis following renal transplantation in three cats and a dog, *J Am Vet Med Assoc* 215:1123, 1999.
6. Bianco D, Armstrong PJ, Washabau RJ: Presumed primary immune-mediated thrombocytopenia in four cats, *J Feline Med Surg* 10:495, 2008.
7. Byrne KP, Giger U: Use of human immunoglobulin for treatment of severe erythema multiforme in a cat, *J Am Vet Med Assoc* 220:197, 2002.
8. Cohn LA: Glucocorticoid therapy. In Ettinger SJ, Feldman EC, editors: *Textbook of veterinary internal medicine: diseases of the dog and the cat*, ed 7, St Louis, 2010, Elsevier, p 503.
9. Cohn LA, Declue AE, Cohen RL et al: Effects of fluticasone propionate dosage in an experimental model of feline asthma, *J Feline Med Surg* 12:91, 2009.
10. Crow SE, Theilen GH, Madewell BR et al: Cyclophosphamide-induced cystitis in the dog and cat, *J Am Vet Medical Assoc* 171:259, 1977.
11. Foster AP, Shaw SE, Duley JA et al: Demonstration of thiopurine methyltransferase activity in the erythrocytes of cats, *J Vet Intern Med* 14:552, 2000.
12. Graham-Mize CA, Rosser EJ, Hauptman J: Absorption, bioavailability and activity of prednisone and prednisolone in cats. In Hillier A, Foster A, Bertola G et al, editors: *Advances in veterinary dermatology*, ed 5, Ames, Iowa, 2005, Blackwell Publishing, p 152.
13. Guaguere E, Steffan J, Olivry T: Cyclosporin A: a new drug in the field of canine dermatology, *Vet Dermatol* 15:61, 2004.

14. Hanna FY: Disease modifying treatment for feline rheumatoid arthritis, *Vet Comp Orthop Traumatol* 18:94, 2005.

15. Husbands B, Smith SA, Weiss DJ: Idiopathic immune mediated hemolytic anemia (IMHA) in 25 cats [abstract], *J Vet Intern Med* 16:350, 2002.

16. Kyles AE, Gregory CR, Craigmill AL et al: Pharmacokinetics of tacrolimus after multidose oral administration and efficacy in the prevention of allograft rejection in cats with renal transplants, *Am J Vet Res* 64:926, 2003.

17. Last RD, Suzuki Y, Manning T et al: A case of fatal systemic toxoplasmosis in a cat being treated with cyclosporin A for feline atopy, *Vet Dermatol* 15:194, 2004.

18. Lowe AD, Campbell KL, Barger A et al: Clinical, clinicopathological and histological changes observed in 14 cats treated with glucocorticoids, *Vet Rec* 162:777, 2008.

19. Lowe AD, Graves TK, Campbell KL et al: A pilot study comparing the diabetogenic effects of dexamethasone and prednisolone in cats, *J Am Anim Hosp Assoc* 45:215, 2009.

20. Mauldin EA, Ness TA, Goldschmidt MH: Proliferative and necrotizing otitis externa in four cats, *Vet Dermatol* 18:370, 2007.

21. Mehl ML, Kyles AE, Craigmill AL et al: Disposition of cyclosporine after intravenous and multi-dose oral administration in cats, *J Vet Pharmacol Ther* 26:349, 2003.

22. Middleton DJ, Watson AD: Glucose intolerance in cats given short-term therapies of prednisolone and megestrol acetate, *Am J Vet Res* 46:2623, 1985.

23. Mitchell RW, Cozzi P, Ndukwu IM et al: Differential effects of cyclosporine A after acute antigen challenge in sensitized cats in vivo and ex vivo, *Br J Pharmacol* 123:1198, 1998.

24. Noli C, Scarampella F: Prospective open pilot study on the use of ciclosporin for feline allergic skin disease, *J Small Anim Pract* 47:434, 2006.

25. Noli C, Toma S: Three cases of immune-mediated adnexal skin disease treated with cyclosporin, *Vet Dermatol* 17:85, 2006.

26. Padrid PA, Cozzi P, Leff AR: Cyclosporine A inhibits airway reactivity and remodeling after chronic antigen challenge in cats, *Am J Respir Crit Care Med* 154:1812, 1996.

27. Paul AL, Shaw SP, Bandt C: Aplastic anemia in two kittens following a prescription error, *J Am Anim Hosp Assoc* 44:25, 2008.

28. Reinero CR, Brownlee L, Decile KC et al: Inhaled flunisolide suppresses the hypothalamic-pituitary-adrenocortical axis, but has minimal systemic immune effects in healthy cats, *J Vet Intern Med* 20:57, 2006.

29. Reinero CR, Decile KC, Byerly JR et al: Effects of drug treatment on inflammation and hyperreactivity of airways and on immune variables in cats with experimentally induced asthma, *Am J Vet Res* 66:1121, 2005.

30. Robson D: Review of the pharmacokinetics, interactions and adverse reactions of cyclosporine in people, dogs and cats, *Vet Rec* 152:739, 2003.

31. Rodriguez DB, Mackin A, Easley R et al: Relationship between red blood cell thiopurine methyltransferase activity and myelotoxicity in dogs receiving azathioprine, *J Vet Intern Med* 18:339, 2004.

32. Schmiedt CW, Grimes JA, Holzman G et al: Incidence and risk factors for development of malignant neoplasia after feline renal transplantation and cyclosporine-based immunosuppression, *Vet Comp Oncol* 7:45, 2009.

33. Schmiedt CW, Holzman G, Schwarz T et al: Survival, complications, and analysis of risk factors after renal transplantation in cats, *Vet Surg* 37:683, 2008.

34. Stokol T, Blue JT: Pure red cell aplasia in cats: 9 cases (1989-1997), *J Am Vet Med Assoc* 214:75, 1999.

35. Trasida P, Tobias AH, Smith SA, et al: Hemodynamic effects of methylprednisolone acetate administration in cats, *Am J Vet Res* 67:583, 2006.

36. Tumulty JW, Broussard JD, Steiner JM et al: Clinical effects of short-term oral budesonide on the hypothalamic-pituitary-adrenal axis in dogs with inflammatory bowel disease, *J Am Anim Hosp Assoc* 40:120, 2004.

37. Van den Broek AH, Stafford WL: Epidermal and hepatic glucocorticoid receptors in cats and dogs. *Res Vet Sci* 52:312, 1992.

38. Vercelli A, Raviri G, Cornegliani L: The use of oral cyclosporin to treat feline dermatoses: a retrospective analysis of 23 cases, *Vet Dermatol* 17:201, 2006.

39. Williams CR, Sykes JE, Mehl M et al: In vitro effects of the active metabolite of leflunomide, A77 1726, on feline herpesvirus-1, *Am J Vet Res* 68:1010, 2007.

40. Wisselink MA, Willemse T: The efficacy of cyclosporine A in cats with presumed atopic dermatitis: a double blind, randomised prednisolone-controlled study, *Vet J* 180:55, 2009.

41. Zini E, Hauser B, Meli ML et al: Immune-mediated erythroid and megakaryocytic aplasia in a cat, *J Am Vet Med Assoc* 230:1024, 2007.

Monitoramento do Tratamento a Longo Prazo

Melissa Clark e Duncan C. Ferguson

Monitorar o tratamento medicamentoso consiste em avaliar a eficácia e a segurança da medicação em um paciente. O monitoramento é necessário porque a segurança de determinado fármaco pode variar entre os pacientes, ou no mesmo paciente com o tempo, por causa de diferenças na função de algum órgão principal (p. ex., relacionada com a idade, a raça ou a doença), na hidratação, na condição corporal, no tratamento concomitante e na suscetibilidade a reações adversas idiossincrásicas aos fármacos. Da mesma maneira, a eficácia pode ser afetada pela fisiologia individual do paciente e por estados mórbidos, bem como por interações medicamentosas, suas formulações e sua liberação. É essencial reconhecer os sinais precoces de falha terapêutica ou efeitos colaterais inaceitáveis do fármaco para assegurar o tratamento individualizado adequado.

Monitoramento clínico

A avaliação repetida do estado clínico de um paciente é fundamental para assegurar a eficácia e a segurança. Particularmente em gatos, as observações do proprietário são importantes para a tomada de decisões quanto aos benefícios e à segurança do tratamento. Por exemplo, como em geral os gatos relutam em andar na sala de exame, pode ser impossível monitorar a eficácia de tratamentos para a osteoartrite sem informações sobre o comportamento do gato em casa. As sugestões para melhorar o monitoramento clínico de eficácia e segurança são:

1. Aprender e ensinar aos proprietários sobre os efeitos adversos e indicadores de eficácia associados a determinado fármaco.

2. Fazer acompanhamento para detectar efeitos adversos, pois os proprietários não necessariamente dão tal informação sem que sejam questionados a respeito.

3. Registrar com acurácia os achados ao exame físico em cada consulta de acompanhamento.

4. Pedir aos proprietários que mantenham uma planilha de tratamento para anotarem as alterações em seus animais com o tempo.

As recomendações para monitoramento dos problemas associados a alguns fármacos usados em felinos, cuja avaliação da eficácia se baseia primordialmente na observação, estão na Tabela 36.2.

Tabela 36.2 Resumo das recomendações para monitoramento a longo prazo de fármacos com índices de eficácia clínica primordialmente em gatos.*

Fármaco ou classe de fármacos	Efeitos adversos potenciais	Recomendações para monitoramento
Antidepressivos tricíclicos (p. ex., amitriptilina, clomipramina)	Letargia[4,22,50] e pelagem de má qualidade;[4] efeitos anticolinérgicos (retenção urinária);[37] distúrbios da condução cardíaca em seres humanos (vistos em gatos sadios apenas com superdosagem);[13] hepatopatia em pessoas	Considerar hemograma completo basal, perfil bioquímico e avaliação cardíaca; considerar avaliação periódica de enzima hepática; monitorar débito urinário e fecal
Antifúngicos (G = griseofulvina, I = itraconazol, T = terbinafina)	Supressão da medula óssea, hepatotoxicidade, ataxia (G);[18,26,42] anorexia e vômitos dependendo da dose (I);[27] aumento da ALT (I);[57,58] modificar o tratamento se graves ou sintomáticos; hepatotoxicidade rara em seres humanos (T)[11]	Hemograma completo +/– enzimas hepáticas antes e a cada 1 a 4 semanas durante o tratamento (G); enzimas hepáticas a cada 2 a 4 semanas (I); considerar avaliação basal e periódica das enzimas hepáticas (T)
Anti-histamínicos (p. ex., clorfeniramina)	Sedação transitória[31]	Dados limitados; o monitoramento da segurança é primordialmente clínico nesse momento
Antivirais	Anemia com zidovudina (AZT) em gatos com FeLV[17] e FIV;[16] diarreia branda e fadiga com IFN-ômega;[10] anorexia transitória e perda de peso com dose humana alta de IFN-alfa[59]	Hematócrito periódico (AZT); se < 20%, interromper temporariamente a administração e reiniciar com dose menor[16]
Cobalamina	Nenhum identificado em gatos; o efeito clínico é medido por melhora do apetite, ganho de peso e menos sinais GI[43]	Os níveis séricos podem ser medidos, mas em geral a dosagem é empírica
Estimulantes do apetite (mirtazapina, cipro-heptadina)	Sem comprovação, hiperexcitabilidade e vocalização com a mirtazapina (possível síndrome da serotonina);[1,40] pode responder à redução da dose ou ao tratamento com cipro-heptadina;[28,56] vômitos, vocalização e sedação com cipro-heptadina (infrequente)[47]	Dados limitados; o monitoramento da segurança é primordialmente clínico nesse momento
Fluoroquinolonas (o uso a longo prazo não é ideal)	Toxicidade renal em doses baixas até de 4,6 mg/kg/dia (ver mais detalhes no Capítulo 29)	Monitorar se houver midríase ou perda visual; interromper administração se notadas
Inibidores seletivos da recaptação de serotonina (p. ex., fluoxetina)	Inapetência intermitente;[39] sono REM mais curto em gatos de laboratório com doses de 2,5 mg/kg;[51] aumento de enzimas hepáticas em seres humanos	Monitorar apetite e peso corporal; considerar avaliação de enzima hepática basal
Meloxicam (uso crônico sem prescrição em alguns países)	Efeito de classe de toxicidade renal e GI; interromper se houver problema GI[15]	O fabricante recomenda hemograma completo e perfil bioquímico antes e periodicamente durante o tratamento em cães
Metronidazol	Neurotoxicose com doses crônicas > 58 mg/kg/dia;[3,33] ruptura do DNA reversível após 7 dias de tratamento (significado clínico incerto)[49]	Monitorar anormalidades neurológicas; considerar medicações alternativas para tratamento crônico
Tramadol	Disforia[54]	Dados limitados; o monitoramento da segurança é primordialmente clínico nesse momento

*O monitoramento do tratamento com glicocorticoides, clorambucila e agentes quimioterápicos é discutido no item anterior e no Capítulo 28, respectivamente.
ALT, alanina transaminase; *AZT*, azidotimidina; *FeLV*, vírus da leucemia felina; *FIV*, vírus da imunodeficiência felina; *GI*, gastrintestinal; *IFN*, interferona; *REM*, movimento rápido dos olhos (do inglês, *rapid eye movement*).

Monitoramento farmacodinâmico

Os pontos terminais específicos (medidas farmacodinâmicas) são úteis para se avaliar o sucesso do tratamento com certos fármacos. Em gatos, esses fármacos são o anlodipino, a eritropoetina, o metimazol, os quelantes de fosfato e os suplementos de potássio. O monitoramento da eficácia e da segurança desses fármacos é discutido a seguir, e as recomendações estão resumidas na Tabela 36.3.

Anlodipino

O principal objetivo de se medir a eficácia desse fármaco, um anti-hipertensivo de uso comum em gatos, é a medida da pressão arterial (PA). Os métodos preferidos para medir a PA em gatos, suas variações após tratamento e a redução em situações especiais são discutidos no American College of Veterinarian Internal Medicine (ACVIM) Consensus Statement sobre hipertensão sistêmica[2] e no Capítulo 20.

Tabela 36.3 Resumo das recomendações para o monitoramento de fármacos e parâmetros farmacodinâmicos medidos.*

Fármaco ou classe de fármacos	Monitoramento da eficácia	Monitoramento da segurança
Anlodipino	Medir a PA 7 dias após o início do tratamento ou após alterações da dose; o momento da verificação da PA com relação à medicação não é importante	Medir K sérico periodicamente durante o tratamento, em especial se houver DRC Monitorar sinais clínicos de hipotensão (fraqueza) se o gato estiver recebendo vários fármacos que possam reduzir a PA
Eritropoetina (recombinante humana); darbepoetina	Verificar o hematócrito a cada 7 a 14 dias até normalizar (25 a 30%) e, em seguida, mensalmente se o paciente estiver estável clinicamente	Monitorar desenvolvimento de anemia (motivada por anticorpos contra a rHuEPO) a cada 14 dias nos primeiros 60 a 90 dias Monitorar a PA periodicamente Monitorar quanto a vômitos, uveíte ou lesões cutâneas/mucocutâneas
Metimazol	Medir T_4 sérica total 2 a 4 semanas após o início do tratamento ou ajustes da dose e, em seguida, a cada 6 meses	Medir ALT, FA, bilirrubina, BUN, Cr e DU periodicamente durante o tratamento (p. ex., a cada 4 a 6 meses após o controle inicial) Monitorar hemograma completo periodicamente, em particular nos primeiros 3 meses de tratamento, e contagem de plaquetas antes de cirurgia Monitorar quanto a vômitos ou escoriação facial
Quelantes de fosfato (sais de alumínio, quitosana/carbonato de cálcio, carbonato de lantano)	Medir concentração sérica de P mensalmente até estar dentro da faixa desejada e, em seguida, a cada 2 a 4 meses	Monitorar quanto a sinais de encefalopatia, hemograma completo periodicamente para detectar microcitose (ligadores que contêm alumínio) Medir Ca sérico periodicamente para detectar hipercalcemia (produtos que contêm cálcio) Monitorar quanto a constipação intestinal (todos)
Suplementos de potássio	Medir K sérico a cada 7 a 14 dias após início da suplementação oral ou após alterações da dose	Interromper a suplementação em estados oligúricos/anúricos (insuficiência renal aguda a crônica, obstrução urinária) para evitar hiperpotassemia

*O monitoramento do tratamento com insulina é discutido mais detalhadamente no Capítulo 24.
FA, fosfatase alcalina; *ALT*, alanina transaminase; *BUN*, nitrogênio ureico sanguíneo; *Ca*, cálcio; *Cr*, creatinina; *DRC*, doença renal crônica; *DU*, densidade urinária, *K*, potássio; *P*, fosfato; *PA*, pressão arterial; *rHuEPO*, eritropoetina recombinante humana; *T₄*, tiroxina.

Em pessoas, os efeitos do anlodipino aumentam gradualmente em conjunto com os níveis plasmáticos durante 7 a 10 dias de administração.[30] Infelizmente, não há informações específicas sobre a farmacocinética do anlodipino em gatos. De acordo com estudos publicados, é provável que a reverificação da PA e os ajustes da dose após 7 dias de tratamento sejam adequados, embora relatos sem comprovação[23] sugiram que é possível ver um efeito clinicamente significativo do anlodipino sobre a PA muito mais cedo (com 24 a 48 h). O momento de medir a PA após a administração do fármaco não parece ser um fator importante para se avaliar a eficácia.[53]

Os efeitos colaterais relatados em três estudos sobre o anlodipino em gatos[8,19,53] foram fraqueza e hipotensão (em um paciente que também estava tomando propranolol), prurido, queda discreta no potássio sérico mais que 1 a 2 meses após o início do tratamento, e a necessidade de iniciar suplementação com potássio ou aumentar a dose durante o período de tratamento. Muitos dos gatos desses estudos também tinham algum grau de disfunção renal. Os valores médios do nitrogênio ureico sanguíneo (BUN) e da creatinina não tiveram alteração significativa durante os primeiros 1 a 2 meses de tratamento com anlodipino, porém 1 de 10 gatos com creatinina elevada em um estudo teve uremia e hipopotassemia enquanto recebeu anlodipi-

no.[19] Por essa razão, convém monitorar as concentrações séricas de potássio e os valores renais em gatos que estejam recebendo anlodipino se tiver sido diagnosticada doença renal crônica (DRC). O monitoramento de sinais de hipotensão pelo proprietário pode ser importante em gatos que tomam vários medicamentos que se espera que baixem a PA.[8]

Eritropoetina

A eficácia do tratamento com eritropoetina recombinante humana (rHuEPO) é identificada pela estimativa do hematócrito (volume globular), que deve ser feita a cada 1 a 2 semanas durante o início do tratamento. Assim que ele alcançar 25 a 30% (em geral, na quarta semana), a frequência da administração pode ser reduzida.[6,24] Depois disso, o hematócrito deve ser monitorado periodicamente (um autor sugere mensalmente)[24] em animais que estejam recebendo eritropoetina, para se evitar policitemia e detectar a anemia grave que pode resultar do surgimento de anticorpos anti-rHuEPO.

Ocorreu anemia secundária ao surgimento de anticorpo em cinco de sete gatos tratados por mais de 180 dias em um estudo,[6] 4 a 16 semanas após o início do tratamento. Até o momento, a darbopoetina, uma rHuEPO modificada quimicamente, não foi associada a anemia positiva para anticorpo em pacientes humanos.[5] Não há dados sobre a probabilidade de formação de anticorpo com essa forma de rHuEPO em gatos.

Vômitos, uveíte, convulsões e hipersensibilidade cutânea foram efeitos colaterais relatados em um grupo de 11 gatos que receberam rHuEPO; os dois gatos com convulsões tinham azotemia moderada ou grave e pelo menos um era hipertenso no momento em que foram observadas as convulsões.[6] A hipertensão pode resultar do uso de eritropoetina, possivelmente devido ao aumento da viscosidade sanguínea.[24] O tratamento com eritropoetina aumenta a demanda por ferro, sendo possível surgir deficiência desse elemento se as reservas não forem adequadas. Portanto, deve-se medir o ferro sérico antes e durante o tratamento com eritropoetina e indica-se a suplementação com gliconato ou sulfato ferroso.

Metimazol

Em geral, o tratamento com metimazol é monitorado pela estimativa das concentrações de tiroxina (T_4) total. A normalização dos níveis de T_4 em gatos hipertireóideos tratados costuma levar 2 a 4 semanas,[55] pois o fármaco inibe a produção de T_4 mas não afeta o hormônio tireóideo que já estiver sintetizado e armazenado na glândula ou na circulação. O momento do dia em que é feita a obtenção da amostra não parece afetar os resultados.[45] Podem ser necessários ajustes na dosagem com o tempo, em decorrência do crescimento do tumor da tireoide. Também é possível medir o hormônio estimulante da tireoide (TSH), pois em felinos ele tem reatividade cruzada no ensaio canino.[41] Os níveis de TSH são normais a baixos em gatos com a função tireóidea adequada; níveis elevados de TSH podem indicar tratamento excessivo com medicação antitireóidea.

Gatos com hipertireoidismo e níveis altos a normais de creatinina podem progredir para azotemia discreta a moderada após o tratamento, qualquer que seja sua modalidade (i. e., clínico, cirúrgico ou com iodo radioativo). O desenvolvimento de azotemia costuma ocorrer nos primeiros 30 dias após o início do tratamento. Embora possa haver aumento significativo do BUN e da creatinina, em geral a azotemia é estável e não progressiva.[25] Não está claro se a titulação cuidadosa da dose para evitar concentrações subnormais de T_4 afeta o desenvolvimento de azotemia, mas tal titulação é possível com o tratamento com metimazol (ao contrário do tratamento com iodo radioativo ou cirúrgico). Os indicadores da função renal, como a densidade urinária (DU), a proporção urinária de proteína:creatinina (UPC), a taxa de filtração glomerular (TFG) (medida pela depuração de creatinina ou io-hexol exógenos) e a enzima urinária N-acetil-beta-D-glicosaminidase, foram investigados como recursos para monitoramento. Sua capacidade de predizer a propensão para descompensação renal foi fraca na maioria dos estudos.[20] Em particular, a DU, embora uma medida simples e não invasiva, não é necessariamente preditiva, pois alguns gatos com insuficiência renal paradoxalmente retêm a capacidade de concentrar a urina até 1,045 ou mais.[34]

Outros efeitos colaterais relatados do metimazol são vômitos e anorexia (11 a 23% dos gatos), escoriação facial e/ou cervical (2 a 15% dos gatos, dependendo do estudo), agranulocitose, trombocitopenia (epistaxe, hemorragia bucal),

hepatopatia (anorexia, vômitos, icterícia), linfadenopatia ou miastenia *gravis* adquirida (todos em menos de 3% dos gatos). Não se sabe o momento ideal para monitorar os valores sanguíneos para detectar supressão da medula óssea e hepatopatia, mas em um grande estudo[36] que identificou esses efeitos, ocorreu supressão da medula óssea durante os primeiros 3 meses de tratamento.

As alternativas para gatos que desenvolvem efeitos colaterais gastrintestinais (GI) são a interrupção da administração do fármaco e sua reintrodução gradual, a troca para propiltiouracila ou o uso de formulações transdérmicas de metimazol. Há relatos de que o metimazol transdérmico cause menos efeitos colaterais GI, mas todas as demais reações adversas podem ocorrer. Quando um gato desenvolve efeitos colaterais alérgicos ao metimazol, como prurido e escoriação faciais, pode-se considerar o tratamento com agentes de contraste radiológico (p. ex., ácido iopanoico). Esses compostos iodados inibem as enzimas que convertem T_4 em T_3 (tri-iodotironina), mas não alteram a secreção tireóidea de T_4. Portanto, o efeito desses fármacos é monitorado medindo-se as concentrações de T_3, não de T_4. Os proprietários de gatos com reações adversas ao metimazol também devem ser lembrados das opções de tratamento com iodo radioativo ou cirurgia.

O carbimazol, um profármaco do metimazol, é muito usado na Europa, e está sendo considerado para aprovação nos EUA. Um produto de liberação constante, que possibilita a administração diária de uma única dose de 10 a 15 mg/gato VO, foi aprovado na Europa.[14] As recomendações para o monitoramento do carbimazol são semelhantes às do metimazol, porém é possível conseguir a normalização mais rápida da T_4 sérica (média de 5,7 dias após o início do tratamento) com o carbimazol na dosagem de 5 mg/gato VO, a cada 8 h.[32]

Quelantes de fosfato

Os quelantes de fosfato usados em gatos são os sais de alumínio ou cálcio, o carbonato de quitosana ou de cálcio, o cloridrato de sevelâmer e o carbonato de lantano. Na maioria desses compostos, o indicador da eficácia mensurável é a concentração sérica de fosfato. Até o momento, não há estudos controlados demonstrando os valores mais apropriados do fosfato sérico em gatos com doença renal. Sugestões de valores ideais (derivados da medicina humana) podem ser encontradas em uma discussão recente em mesa-redonda sobre o tratamento da hiperfosfatemia em cães e gatos.[9] Após a obtenção inicial dos níveis visados de fosfato mediante titulação da dose, é necessária reavaliação periódica, pois a progressão da doença renal ou modificações na dieta podem alterar as concentrações séricas de fosfato com o tempo. Um autor recomenda medir a concentração sérica de fosfato mensalmente após o início do tratamento, até que esteja no valor inferior de referência, e em seguida a cada 2 a 4 meses.[21]

Mostrou-se que um produto de carbonato de quitosana/cálcio para uso veterinário como aditivo alimentar diminui as concentrações plasmáticas do hormônio paratireóideo (PTH) em gatos com doença renal crônica. É recomendável titular a dose para normalizar os níveis de PTH,[21] embora não tenha sido estabelecida uma relação entre dose dos quelantes de fosfato e resposta sobre esse hormônio.

Poucos estudos avaliaram a segurança dos quelantes de fosfato em animais. Em seres humanos, todos os quelantes de fosfato podem causar efeitos colaterais gastrintestinais (p. ex., constipação intestinal, desconforto GI). Além disso, os que contêm alumínio não são mais usados na medicina humana por causa de ocorrências de intoxicação por esse elemento, complicação que também foi relatada em dois cães com doença renal, 2 a 6 semanas após doses de hidróxido de alumínio de 126 a 200 mg/kg/dia. Ambos os cães tiveram elevação dos níveis séricos de alumínio; os sinais de toxicidade foram letargia progredindo para obnubilação e decúbito, com diminuição dos reflexos.[48] Microcitose progressiva antecedeu o desenvolvimento de sinais neurológicos nesses cães. Por essa razão, e como a anemia microcítica também está associada à toxicidade do alumínio em pessoas, um clínico propôs a avaliação seriada dos índices eritrocitários em todos os animais que receberem quelantes de fosfato contendo alumínio.[12]

A hipercalcemia é uma preocupação com os quelantes de fosfato e foi observada em gatos que receberam o produto de carbonato de cálcio/quitosana para uso veterinário como aditivo alimentar.[21] Os sais sevelâmer e lantano podem ser alternativas para gatos com hipercalcemia, embora o primeiro não tenha sido muito usado nessa espécie. Não foram observados efeitos adversos com a administração de uma formulação líquida de carbonato de lantano a 10 gatos com doença renal durante um período de 6 meses.[46]

Suplementos de potássio

O tratamento com suplementos orais de potássio (gliconato de potássio, citrato de potássio) é muito seguro e pode ser monitorado pela estimativa sequencial da concentração sérica do elemento. Um autor[38] sugere verificar novamente a concentração de potássio a cada 7 a 14 dias durante o início do tratamento. Assim que a concentração de potássio se normalizar, a frequência das verificações passa a depender da gravidade da doença concomitante. O desenvolvimento de hipercalcemia em gatos que estejam recebendo suplementos de potássio é comprovadamente raro assim que a produção de urina (e, portanto, a excreção urinária de potássio) estiver adequada.[7]

Monitoramento farmacocinético

A estimativa da concentração plasmática de um fármaco está indicada para aqueles que

1. Exibam características inconsistentes de absorção, eliminação ou interação, levando a variação na concentração plasmática entre os indivíduos.
2. Mostrem correlação entre a concentração do fármaco e sua toxicidade e/ou eficácia.
3. Tenham um ensaio disponível no comércio, validado para pacientes veterinários, pelos quais os resultados possam ser obtidos em tempo hábil.[52]

Entre os fármacos usados em gatos, os aminoglicosídios, a ciclosporina, a teofilina e os anticonvulsivantes satisfazem esses critérios.

Os aminoglicosídios não costumam ser usados por muito tempo em gatos. Contudo, existem ensaios para medir suas concentrações séricas e eles podem ser úteis em certas situações (p. ex., tratamento de sepse durante hospitalização prolongada de um paciente com panleucopenia). Os aminoglicosídios estão associados a nefrotoxicidade dependente da dose. O monitoramento das concentrações séricas do fármaco, junto a exames laboratoriais frequentes (p. ex., BUN, creatinina, exame do sedimento urinário em busca de cilindros), pode ajudar a evitar essa complicação.

A ciclosporina tem ganhado popularidade para o tratamento de doenças alérgicas e imunomediadas. Como em outras espécies, sua absorção em gatos é imprevisível.[29] A teofilina foi recomendada para o tratamento da bronquite felina. A estimativa das concentrações plasmáticas de ambas pode estar indicada quando se suspeita de falta de eficácia ou toxicidade, apesar de uma dosagem adequada, ou quando se muda a formulação do fármaco.

No momento, a principal utilidade de monitorar um fármaco terapêutico em gatos é no caso dos anticonvulsivantes, em particular o fenobarbital. O monitoramento do tratamento com anticonvulsivante é discutido no Capítulo 27. As recomendações para estimativa dos níveis de aminoglicosídios, ciclosporina, fenobarbital e teofilina são encontradas na Tabela 36.4.

Tabela 36.4 Monitoramento terapêutico de fármacos em gatos.

Fármaco	Preparação e momento de obtenção da amostra[35]*	Concentração plasmática visada[35]
Aminoglicosídios	Amostra de 0,5 mℓ de soro ou plasma, enviada em gelo; obter 1, 2 e 4 h após a administração para estimativas de depuração	Amicacina: pico de 40 μg/mℓ; mínima < 0,8 μg/mℓ Gentamicina: pico de 20 μg/mℓ; mínima < 0,27 μg/mℓ
Ciclosporina	1 mℓ de sangue total em tubo com EDTA, enviado em gelo; obter a amostra, pelo menos, 48 h após o início ou após a modificação do tratamento; amostras no nível mínimo ou máximo (2 h após a administração) podem ser apropriadas	Depende da doença; em geral, a mínima deve ser de 300 a 600 ng/mℓ
Fenobarbital	Amostra de 0,5 mℓ de soro ou plasma; amostra estável (7 a 14 dias após a primeira dose), obtida a qualquer momento durante o intervalo entre doses	15 a 40 μg/mℓ (extrapolada de cães); um autor recomenda 20 a 30 μg/mℓ para gatos[44]
Teofilina	Amostra de 0,5 mℓ de soro, enviada em gelo; amostra no nível mínimo; acrescentar amostra no nível máximo para avaliação da depuração (tal momento varia de acordo com a formulação)	Espera-se que 5 a 20 μg/mℓ sejam terapêuticos (extrapolada de seres humanos)

*Verificar instruções específicas para manipulação da amostra no laboratório.
EDTA, ácido etilenodiaminotetracético.

Referências bibliográficas

1. Adams LG: Updates in management of chronic kidney disease, Western Veterinary Conference 2009 [proceedings online]. Available at http://www.vin.com/Members/Proceedings/Proceedings.plx?CID=wvc2009&PID=pr50998&O=VIN. Accessed February 11, 2009.

2. Brown S, Atkins C, Bagley R et al: Guidelines for the identification, evaluation, and management of systemic hypertension in dogs and cats, *J Vet Intern Med* 21:542, 2007.

3. Caylor KB, Cassimatis MK: Metronidazole neurotoxicosis in two cats, *J Am Anim Hosp Assoc* 37:258, 2001.

4. Chew DJ, Buffington CA, Kendall MS et al: Amitriptyline treatment for severe recurrent idiopathic cystitis in cats, *J Am Vet Med Assoc* 213:1282, 1998.

5. Cournoyer D, Toffelmir EB, Wells GA: Anti-erythropoietin antibody-mediated pure red cell aplasia after treatment with recombinant erythropoietin products: recommendations for minimization of risk, *J Am Soc Nephrol* 15:2728, 2004.

6. Cowgill LD, James KM, Levy JK et al: Use of recombinant human erythropoietin for management of anemia in dogs and cats with renal failure, *J Am Vet Med Assoc* 212:521, 1998.

7. Dow SW, Fettman MJ: Chronic renal disease and potassium depletion in cats, *Sem Vet Med Surg* 7:198, 1992.

8. Elliott J, Barber PJ, Syme HM et al: Feline hypertension: clinical findings and response to antihypertensive treatment in 30 cases, *J Sm An Pract* 42:122, 2001.

9. Elliot J, Brown SA, Cowgill LD et al: Phosphatemia management in the treatment of chronic kidney disease, a roundtable discussion, January 10, 2006. Available at http://www.vetoquinol.ca/documents/Quoi%20de%20neuf/Articles/Round%20table%20discussion.pdf. Accessed January 15, 2010.

10. European Medicines Agency, Veterinary Medicines: European Public Assessment Report, Virbagen Omega. Available at http://www.ema.europa.eu/vetdocs/PDFs/EPAR/virbagenomega/V-061-en1.pdf. Accessed January 15, 2010.

11. Fernandes NF, Geller SA, Fong T: Terbinafine hepatotoxicity: case report and review of the literature, *Am J Gastroenterol* 93:459, 1998.

12. Fischer J: Dealing with renal hyperphosphatemia: the good, the bound, and the ugly, Veterinary Information Network Rounds transcript, June 22, 2008 [website]. Available at http://www.vin.com/Members/CMS/Rounds/default.aspx?id=887. Accessed February 1, 2010.

13. Follmer CH, Lum BK: Protective action of diazepam and of sympathomimetic amines against amitriptyline-induced toxicity, *J Pharm Exp Ther* 222:424, 1982.

14. Frenais R, Rosenberg D, Burgaud S et al: Clinical efficacy and safety of a once-daily formulation of carbimazole in cats with hyperthyroidism, *J Small Anim Pract* 50:510, 2009.

15. Gunew MN, Menrath VH, Marshall RD: Long-term safety, efficacy, and palatability of oral meloxicam at 0.01-0.03 mg/kg for treatment of osteoarthritic pain in cats, *J Feline Med Surg* 10:235, 2008.

16. Hartmann K, Donath A, Kraft W: AZT in the treatment of feline immunodeficiency virus infection, part 2, *Feline Pract*, 23:13, 1995.

17. Haschek WM, Weigel RM, Scherba G et al: Zidovudine toxicity to cats infected with feline leukemia virus, *Fund Appl Toxicol* 14:764, 1990.

18. Helton KA, Nesbitt GH, Caciolo PL: Griseofulvin toxicity in cats: literature review and report of seven cases, *J Am Anim Hosp Assoc* 22:453, 1986.

19. Henik RA, Snyder PS, Volk LM: Treatment of systemic hypertension in cats with amlodipine besylate, *J Am Anim Hosp Assoc* 33:226, 1997.

20. Jepson RE, Brodbelt D, Vallance C et al: Evaluation of predictors of the development of azotemia in cats, *J Vet Intern Med* 23:806, 2009.

21. Kidder A, Chew D: Treatment options for hyperphosphatemia in feline CKD: what's out there? *J Feline Med Surg* 11:913, 2009.

22. King JN, Steffan J, Heath S et al: Determination of the dosage of clomipramine for the treatment of urine spraying in cats, *J Am Vet Med Assoc* 225:881, 2004.

23. Kittleson MD, Kienle RD, editors: *Small animal cardiovascular medicine*, ed 1, St Louis, 1998, Mosby, p 445.

24. Langston CE, Reine NJ, Kittrell D: The use of erythropoietin, *Vet Clin North Am Small Anim Pract* 33:1245, 2003.

25. Langston CE, Reine NJ: Hyperthyroidism and the kidney, *Clin Tech Sm Anim Pract* 21:17, 2006.

26. Levy JK: Ataxia in a kitten treated with griseofulvin, *J Am Vet Med Assoc* 198:105, 1991.

27. Mancianti F, Pedonese F, Zullino C: Efficacy of oral administration of itraconazole to cats with dermatophytosis caused by *Microsporum canis*, *J Am Vet Med Assoc* 213:993, 1998.

28. McDaniel WW: Serotonin syndrome: early management with cyproheptadine, *Ann Pharmacother* 35:1672, 2001.

29. Mehl ML, Kyles AE, Craigmill AL et al: Disposition of cyclosporine after intravenous and multi-dose oral administration in cats, *J Vet Pharmacol Therap* 26:349, 2003.

30. Michel T: Treatment of myocardial ischemia. In Brunton LL, editor: *Goodman and Gilman's the pharmacological basis of therapeutics*, ed 11, Chicago, 2006, McGraw-Hill, p 823.

31. Miller WH, Scott DW: Efficacy of chlorpheniramine maleate for management of pruritus in cats, *J Am Vet Med Assoc* 197:67, 1990.

32. Mooney CT, Thoday KL, Doxey DL: Carbimazole therapy of feline hyperthyroidism, *J Sm Anim Pract* 33:228, 1992.

33. Olson EJ, Morales SC, McVey AS et al: Putative metronidazole toxicosis in a cat, *Vet Pathol* 42:665, 2005.

34. Osborne CA, Stevens JB, Lulich JP et al: A clinician's analysis of urinalysis. In Osborne CA, Finco DR, editors: *Canine and feline nephrology and urology*, ed 1, Baltimore, 1995, Williams & Wilkins, p 141.

35. Papich MG: Therapeutic drug monitoring. In Papich MG, Riviere JE, editors: *Veterinary pharmacology and therapeutics*, ed 9, Ames, Iowa, 2009, Wiley-Blackwell, p 1323.

36. Peterson ME, Kintzer P, Hurvitz AI: Methimazole treatment of 262 cats with hyperthyroidism, *J Vet Intern Med* 2:150, 1988.

37. Pfeiffer E, Guy N, Cribb A: Clomipramine-induced urinary retention in a cat, *Can Vet J* 40:265, 1999.

38. Plotnick A: Feline chronic renal failure: long-term medical management, *Compend Contin Educ Pract Vet* 29:342, 2007.

39. Pryor PA, Hart BL, Cliff KD et al: Effects of a selective serotonin reuptake inhibitor on urine spraying behavior in cats, *J Am Vet Med Assoc* 219:1557, 2001.

40. Quimby JM, Gustafson DL, Samber BJ et al: The pharmacokinetics of mirtazapine in healthy cats [abstract], *J Vet Intern Med* 23:767, 2009.

41. Rayalam S, Eizenstat LD, Davis RR et al: Expression and purification of feline thyrotropin (fTSH): immunological detection and bioactivity of heterodimeric and yoked glycoproteins, *Dom Anim Endocrin* 30:185, 2006.

42. Rottman JB, English RV, Breitschwerdt EB et al: Bone marrow hypoplasia in a cat treated with griseofulvin, *J Am Vet Med Assoc* 198:429, 1991.

43. Ruaux CG, Steiner JM, Williams DA: Early biochemical and clinical responses to cobalamin supplementation in cats with signs of gastrointestinal disease and severe hypocobalaminemia, *J Vet Intern Med* 19:155, 2005.

44. Rusbridge C: Diagnosis and control of epilepsy in the cat, *In Practice* 27:208, 2005.

45. Rutland BE, Nachreiner RF, Kruger JM: Optimal testing for thyroid hormone concentration after treatment with methimazole in healthy and hyperthyroid cats, *J Vet Intern Med* 23:1025, 2009.

46. Schmidt BH, Murphy M: A study on the long-term efficacy of Renalzin™ (Lantharenol® suspension 20%) in cats with experimentally induced chronic kidney disease [poster], *Proc 19th Eur Coll Vet Intern Med Congress*, 2009.

47. Scott DW, Rothstein E, Beningo KE et al: Observations on the use of cyproheptadine hydrochloride as an antipruritic agent in allergic cats, *Can Vet J* 39:634, 1998.

48. Segev G, Bandt C, Francey T et al: Aluminum toxicity following administration of aluminum-based phosphate binders in 2 dogs with renal failure, *J Vet Intern Med* 22:1432, 2008.

49. Sekis I, Ramstead K, Rishniw M et al: Single-dose pharmacokinetics and genotoxicity of metronidazole in cats, *J Feline Med Surg* 11:60, 2009.

50. Seksel K, Lindeman MJ: Use of clomipramine in the treatment of anxiety-related and obsessive-compulsive disorders in cats, *Aust Vet J* 76:317, 1998.

51. Slater IH, Jones GT, Moore RA: Inhibition of REM sleep by fluoxetine, a specific inhibitor of serotonin uptake, *Neuropharmacology* 17:383, 1978.

52. Smith JA: What is the role of therapeutic drug monitoring in antifungal therapy? *Curr Infect Dis Rep* 11:439, 2009.

53. Snyder PS: Amlodipine: a randomized, blinded clinical trial in 9 cats with systemic hypertension, *J Vet Intern Med* 12:157, 1998.

54. Steagall PV, Taylor PM, Brondani JT et al: Antinociceptive effects of tramadol and acepromazine in cats, *J Feline Med Surg*, 10:24, 2008.

55. Trepanier LA: Pharmacologic management of feline hyperthyroidism, *Vet Clin North Am Small Anim Pract* 37:775, 2007.

56. Veterinary Information Network discussion: mirtazapine toxicity? September 14, 2009 [website]. Available at http://www.vin.com/Members/boards/discussionviewer.aspx?DocumentId=4113030. Accessed January 15, 2010.

57. Vlaminck KM, Engelen MA: An overview of pharmacokinetic and pharmacodynamic studies in the development of itraconazole for feline *Microsporum canis* dermatophytosis. In Hillier A, Foster AP, Kwochka K, editors: *Advances in veterinary dermatology*, vol 5, Ames, Iowa, 2005, Blackwell Publishing, p 130.

58. Whitney BL, Broussard J, Stefanacci JD: Four cats with fungal rhinitis, *J Feline Med Surg* 7:53, 2005.

59. Zeidner NS, Myles MH, Mathiason-DuBard CK: Alpha interferon (2b) in combination with zidovudine for the treatment of presymptomatic feline leukemia virus-induced immunodeficiency syndrome, *Antimicrob Agents Chemother* 34:1749, 1990.

Tratamento de Reações Medicamentosas Adversas

Sidonie Lavergne

As reações medicamentosas adversas (RMA) constituem um dano colateral comum no atendimento médico, sendo responsáveis por alta morbidade e até mesmo mortalidade, tanto na medicina humana quanto na veterinária a cada ano. Nos capítulos e seções anteriores, já foram descritas várias reações medicamentosas adversas, bem caracterizadas ou não, que poderiam ser associadas à prescrição das opções terapêuticas disponíveis para as doenças discutidas. Aqui, o foco será os princípios gerais e aspectos específicos não comentados antes.

Incidência de reações medicamentosas adversas

Não há uma estimativa completamente estabelecida de RMA na medicina veterinária.[3,4,6] Entretanto, os gatos parecem ter uma incidência geral similar de RMA à observada em cães e seres humanos. A RMA dependente da dose relatada mais comumente tem relação com as propriedades do fármaco (tipo A). Os fármacos mais frequentemente associados a eventos adversos são aqueles também mais prescritos: agentes antiparasitários, anti-inflamatórios, antimicrobianos e, por fim, os que agem no sistema neurológico.

Classificação de reações medicamentosas adversas

Tipo A

As reações medicamentosas adversas do tipo A são dependentes da dose, secundárias às características do fármaco, ocorrem em qualquer gato além de determinada dose, são previsíveis e, portanto, evitáveis, sendo de três subtipos diferentes:

1. Aquelas relacionadas com a interação farmacológica do fármaco com um receptor celular

a. No alvo: por exemplo, sedação induzida por barbitúrico ou benzodiazepínico, constipação intestinal associada à loperamida, imunossupressão decorrente do tratamento imunossupressor associado a risco de sepse

b. Fora do alvo: por exemplo, gastrotoxicidade e nefrotoxicidade associadas a anti-inflamatório não esteroide (AINE); convulsões induzidas por betalactâmicos em altas concentrações, vômitos induzidos pela eritromicina, estimulação do sistema nervoso central induzida por altas doses (acima de 5 mg/kg) de morfina, êmese induzida pela xilazina, supressão da medula óssea reversível e dependente da dose em gatos tratados com cloranfenicol.

2. Aquelas relacionadas com as propriedades químicas e/ou físicas do fármaco (p. ex., a maioria das náuseas e dos vômitos, lesões esofágicas secundárias a comprimidos ou cápsulas, em especial de doxiciclina e clindamicina).

3. Aquelas relacionadas com as propriedades tóxicas de um metabólito do fármaco: por exemplo, meta-hemoglobinemia associada a metabólito e hepatotoxicidade com paracetamol (ver Capítulo 31), toxicidade da medula óssea associada à azatioprina (potencialmente exacerbada em gatos por atividade de metiltransferase da purina muito menor); toxicidade da medula óssea com altas doses de griseofulvina em gatos infectados com o vírus da imunodeficiência felina.[8]

O risco de RMA do tipo A aumenta com a dose e a duração do tratamento, pois elas são dependentes da dose. Além disso, os fármacos podem tornar-se tóxicos quando usados em combinação, mesmo cada agente sendo usado no esquema posológico recomendado. As interações medicamentosas são de três tipos:

1. Farmacêuticas, quando os fármacos não são compatíveis em nível químico ou físico (p. ex., precipitação de diazepam em solução de lactato de Ringer ou adsorção em plástico, formação de complexo da tetraciclina com cálcio ou magnésio).

2. Farmacocinéticas (p. ex., os bicarbonatos em líquidos IV diminuem a eliminação renal de bases fracas; o cetoconazol inibe o metabolismo da ciclosporina).

3. Farmacodinâmicas, durante as quais os fármacos podem agir de maneira sinérgica com seus efeitos tóxicos (p. ex., nefrotoxicidade dos AINEs e aminoglicosídios, risco de sangramento por causa de ácido acetilsalicílico e heparina) ou antagonizar seus efeitos terapêuticos (p. ex., agentes imunossupressores com antimicrobianos, agentes antieméticos com fármacos eméticos).

Alguns fatores intrínsecos também podem aumentar o risco de reações medicamentosas adversas do tipo A, como a idade (gato neonato *vs.* idoso), a porcentagem de gordura corporal (caquético *vs.* peso normal *vs.* obeso), o estado de hidratação e quaisquer doenças subjacentes (em especial, disfunção renal e hepática grave ou meningite). Esses fatores devem ser considerados sempre, antes de decidir sobre um esquema posológico para algum gato. Ver, ao final deste capítulo, um algoritmo sobre as reações medicamentosas adversas dos tipos A e B.

Tipo B

Em geral, as reações medicamentosas adversas do tipo B não são dependentes da dose e são secundárias às características do paciente, mais que do fármaco, não sendo vistas em todos os gatos, mesmo no caso de doses muito altas, e às vezes são chamadas de "idiossincrásicas". Portanto, elas não são previsíveis nem evitáveis (pelo menos antes do primeiro episódio).

Acredita-se que muitas reações do tipo B sejam imunomediadas. Elas são denominadas "alergias medicamentosas" ou "reações de hipersensibilidade a fármacos". A reação pode ser imediata e, em geral, bastante grave no caso das anafiláticas ou anafilactoides. As anafiláticas são de fato imunomediadas, envolvem a imunoglobulina E (hipersensibilidade do tipo I) e requerem exposição prévia. As reações anafilactoides, em contrapartida, resultam da liberação de mediadores inflamatórios potentes e podem ocorrer com a primeira exposição. Reações tardias podem ser mediadas por anticorpo, envolvendo IgG e IgM (hipersensibilidade do tipo II) ou complexos imunes e/ou a cascata do complemento (hipersensibilidade do tipo III), ou podem ser mediadas por célula, envolvendo linfócitos T (tipo IV). Não há dados em pacientes felinos, com a exceção de discrasias sanguíneas associadas à propiltiouracila, que mostraram envolver vários marcadores de anticorpo (antinuclear, antieritrócito e antineutrófilo).[1,7,9]

O envolvimento do sistema imune não foi confirmado em todas as reações do tipo B. A natureza dessas reações não caracterizadas continua desconhecida. Foi esse o caso da "hipersensibilidade à ivermectina" em Collies até se identificar a mutação genética *MDR1* nesses cães. Também foi o caso da degeneração da retina induzida por fluoroquinolona até se mostrar que era um fenômeno dependente da dose que pode acontecer em todos os gatos com doses altas o suficiente e talvez esteja relacionada com um metabólito de fármaco (ver Capítulo 29). Continua sendo o caso da hepatotoxicidade associada ao carprofeno em cães e da hepatotoxicidade associada ao diazepam e à glipizida em gatos.[25]

Prevenção de reações medicamentosas adversas

Por definição, as reações do tipo B são imprevisíveis, pelo menos até o primeiro episódio. Qualquer suspeita de alergia medicamentosa precisa ser registrada em detalhes no prontuário do paciente, para se evitar uma nova exposição. Já as reações do tipo A são previsíveis e, portanto, evitáveis. No entanto, para preveni-las é preciso saber de sua existência. Essa consciência deve se refletir em diversas etapas no cuidado diário, de acordo com os seguintes protocolos:

- Escolher fármacos com o menor perfil de toxicidade possível
- Ajustar a dose de acordo com o estágio da vida e as condições de saúde do paciente (em especial, gatos muito jovens ou idosos ou aqueles com insuficiência renal ou hepática grave)

- Usar fármacos aprovados para gatos na doença em questão sempre que possível, ou pesquisar com cuidado na literatura informações sobre o esquema posológico fora de prescrição antes de usar
- Tentar limitar o uso de vários medicamentos ao mesmo tempo (para diminuir o risco de interações medicamentosas negativas)
- Lembrar que a maioria dos fármacos pode induzir efeitos colaterais e TODOS podem estar associados a reações alérgicas; portanto, alertar sempre os proprietários a respeito desses efeitos potenciais de fármacos e produtos alimentícios (p. ex., SAMe, N-acetilcisteína, vitamina C)
- Nunca prescrever um fármaco sem estar ciente de seus efeitos tóxicos potenciais em gatos, como também em outras espécies (no caso de ainda não terem sido relatados em gatos) e usar sempre recursos apropriados de monitoramento (p. ex., exame físico, hemograma completo, perfil bioquímico e, quando disponíveis, as concentrações plasmáticas do fármaco)
- Tentar limitar o uso de fármacos em populações sensíveis, como filhotes felinos, gatos idosos ou gatas prenhes.

Há uma quantidade muito limitada de informações sobre os efeitos carcinogênicos e/ou teratogênicos de fármacos em gatos. Acredita-se que o metronidazol seja potencialmente teratogênico em animais de laboratório e mostrou ser genotóxico em gatos. No entanto, é recomendável pressupor sempre que a teratogenicidade, e/ou a genotoxicidade ou a carcinogenicidade, demonstrada em outras espécies também pode ocorrer em gatos. Além disso, qualquer fármaco altamente lipossolúvel (p. ex., o fenobarbital) com alta probabilidade de alcançar o feto e ser excretado no leite, bem como qualquer fármaco que interaja com hormônio (p. ex., o metilmazol) ou na via sinalizadora do desenvolvimento (p. ex., a ciclo-oxigenase 2 e o desenvolvimento renal) não deve ser usado em gatas prenhes ou filhotes recém-nascidos, a menos que estritamente necessário e quando não houver tratamentos alternativos.

Diagnóstico de reações medicamentosas adversas

Um componente fundamental no tratamento de uma RMA é, em primeiro lugar, reconhecê-la. Isso parece muito evidente, mas a maioria dos clínicos esquece de incluir a RMA em seu diagnóstico diferencial. Eventos medicamentosos adversos podem simular a maioria das doenças, com raras exceções, como fraturas ósseas, abscessos ou lesões dentárias reabsortivas.

Etapas diagnósticas para todos os tipos de reação medicamentosa adversa

O diagnóstico de qualquer RMA envolve as seguintes etapas:

1. Obtenção de uma história clínica completa (exposição prévia e atual ao fármaco e quando ocorreu); exame físico abrangente; hemograma completo e perfil bioquímico

sérico; +/– aspirado/biopsia de tecido, que deve mostrar alguns sinais específicos de toxicidade de fármaco ou substância química, mais importante em casos graves.

2. Interrupção da administração do fármaco suspeito (um "desdesafio"). Se o fármaco for o responsável pelos sinais clínicos, estes devem resolver-se com a interrupção de sua administração e sua depuração. Repetir o desafio é considerado antiético, em especial nos casos de alergia medicamentosa, pois a exposição seguinte pode ser associada a sinais clínicos muito mais graves.

3. É extremamente importante entrar em contato e consultar o laboratório farmacêutico e/ou o órgão oficial responsável pelo assunto, se necessário (como a Anvisa no Brasil e, nos EUA, a American Society for the Prevention of Cruelty to Animals – ASPCA – Animal Poison Control Center, 1-888-426-4435; http://www.aspca.org/pet-care/poison-control).

O diagnóstico de RMA é um grande desafio pelo fato de que essas reações medicamentosas podem simular várias doenças não relacionadas com fármacos. Só a combinação de exposição ao fármaco e o momento exato dos eventos com um determinado conjunto de sinais clínicos possibilitarão ao clínico concluir que o paciente sofreu uma provável reação medicamentosa adversa. Além disso, é muito limitado o número de testes laboratoriais que um clínico pode usar para confirmar o diagnóstico.

Etapas diagnósticas para reações do tipo A

Como tais reações são dependentes da dose e secundárias a características conhecidas do fármaco, é interessante obter as seguintes informações:

- Anamnese: doses e intervalos prescritos, mas também aqueles que realmente foram usados para o gato pelo proprietário
- Concentração plasmática do fármaco, embora nem sempre se disponha dos testes para o fármaco de interesse (ver Tabela 36.4)
- Monitoramento da função do órgão específico, dependendo do perfil de toxicidade dos fármacos suspeitos, como enzimas hepáticas no caso de toxicidade do diazepam (ver Tabela 36.2).

Etapas diagnósticas para reações do tipo B

Pode ser difícil confirmar uma alergia medicamentosa. Como em geral essas reações não têm relação com a dose e acredita-se que costumem envolver um metabólito em vez do fármaco original, a concentração plasmática não tem utilidade. O sistema hematopoético, o fígado e a pele são os alvos mais comuns de reações medicamentosas imunomediadas, mas foram publicados relatos envolvendo vários órgãos, como os pulmões, os rins, os pâncreas e até mesmo o sistema nervoso central. Um diagnóstico de reação medicamentosa imunomediada pode ser sugerido conforme as seguintes situações:

- Pelo momento da reação imediatamente após a exposição inicial (reação anafilactoide), imediatamente após exposição(ões) prévia(s) (anafilaxia) ou tardia (em geral,

depois de pelo menos 5 dias de administração do fármaco no primeiro esquema); isso requer que o clínico questione sobre fármacos que o gato possa ter tomado no último mês, mesmo que a administração tenha sido interrompida quando ocorreram as reações

- Os sinais clínicos, que podem incluir lesões cutâneas (como urticária-angioedema com prurido, dermatite maculopapular, eritema multiforme, pênfigo foliáceo, vasculite e necrólise epidérmica tóxica), bem como púrpura, palidez de mucosas, icterícia, febre e ou poliartropatia
- Achados típicos de testes clínicos complementares que podem estar associados a citopenia sanguínea com uma ou várias linhagens celulares ou aumento das enzimas hepáticas.

Quando um clínico suspeita de uma reação medicamentosa imunomediada, alguns testes específicos para o órgão visado pela reação podem ser úteis: como: biopsia de pele, biopsia hepática, aspirado de medula óssea, teste do anticorpo antinuclear e teste de Coombs. Algumas escolas de veterinária também oferecem testes de pesquisa (em geral, sem ônus) para ajudar a confirmar o diagnóstico procurando anticorpos específicos contra o fármaco, anticorpos antiteciduais ou linfócitos específicos para o fármaco (linfócitos que reconhecem o fármaco como seu alvo e como seu antígeno estimulante).

Tratamento de reações medicamentosas adversas

Felizmente, a maioria das reações medicamentosas adversas envolve sinais clínicos discretos e a maioria dos animais se recupera sem precisar de tratamento específico além da interrupção da administração do fármaco. Contudo, o tratamento clínico de algumas RMA é mais difícil.

Tratamento de reações do tipo A

Como as reações do tipo A são dependentes da dose e relacionadas com as características do fármaco, o clínico terá de considerar a modificação do esquema posológico ou suspender definitivamente a administração do fármaco. Não há uma regra específica para a tomada de decisão, mas sinais clínicos graves provavelmente levam à interrupção da administração de qualquer fármaco ou produto nutritivo que o gato possa estar recebendo no momento da reação. Reações que não sejam potencialmente fatais são tratadas diminuindo-se a dose ou aumentando-se o intervalo entre a administração das doses.

As reações do tipo A resultam de uma característica negativa do fármaco que, às vezes, pode ser combatida por antídotos (p. ex., ácido fólico ou folínico para supressão da medula óssea secundária a altas doses e trimetoprima/ormetoprima, atipamizol para reversão de medetomidina a longo prazo, protamina para superdosagem de heparina e antioxidantes quando se comprova que o estresse oxidativo faz parte da patogenia). Algumas RMA precisam de suporte orgânico complementar (p. ex., tratamento com líquido para hipotensão ou nefrotoxicidade, eritropoetina para anemia, protetores gástricos para úlceras induzidas por AINEs e antieméticos para vômitos).

Os laboratórios farmacêuticos e o ASPCA Animal Poison Control Center nos EUA (ver anteriormente) informam sobre o tratamento de RMA específica dependente da dose.

Tratamento de reações do tipo B

Quando se suspeita de uma reação idiossincrásica, deve-se interromper a administração de todos os fármacos e suplementos alimentares, pois mesmo uma quantidade mínima é capaz de causar uma reação alérgica. A maioria dos casos de alergia a fármacos é discreta, mas algumas reações alérgicas podem ser fatais, e seu tratamento clínico deve começar o mais cedo possível e ser rigoroso, como no caso de anafilaxia e reações medicamentosas anafilactoides, discrasias sanguíneas, toxicidade hepática ou reações cutâneas graves, como a síndrome de Stevens-Johnson e o eritema multiforme maior (aproximadamente 50% de sobrevida em seres humanos) e a necrólise epidérmica tóxica (menos de 30% de sobrevida em seres humanos).

A anafilaxia e as reações anafilactoides são as únicas emergências verdadeiras no caso de RMA. Seu tratamento abrange as seguintes etapas:

- Assegurar a via respiratória do paciente e acesso IV (um acesso venoso central é o ideal)
- Líquidos IV (monitorar com cuidado a velocidade para evitar edema pulmonar)
- Epinefrina: IV lenta se possível (0,1 mℓ de uma solução a 1:1.000 para gatos ou 1 mℓ/10 kg de uma diluição de 1:10.000 ou 0,01 mg/kg); ou 0,02 mg/kg por via endotraqueal quando o gato está intubado ou 0,01 mg/kg, SC ou IM, em casos menos graves, repetindo conforme necessário a cada 5 a 15 min
- +/– Corticoides hidrossolúveis de ação curta (prednisolona, 50 a 100 µg/gato, IV)
- +/– Anti-histamínicos: receptores anti-H1 (p. ex., difenidramina, 2 mg/kg, IM, a cada 12 h) sozinha ou combinada com receptores anti-H2 (p. ex., ranitidina, 1 a 3,5 mg/kg, IV ou SC ou VO, a cada 12 h; há relatos de anemia hemolítica com famotidina IV).

É importante lembrar que algumas reações de hipersensibilidade do tipo I envolvem o sistema mucocutâneo (urticária e angioedema), sem envolvimento dos sistemas respiratório e cardiovascular. Tais reações são menos graves e podem ser tratadas com corticosteroides e/ou anti-histamínicos apenas, sob vigilância cuidadosa até a resolução completa.

A interrupção da administração de qualquer fármaco e a implementação de suporte orgânico rigoroso são as bases do tratamento de todas as alergias medicamentosas. Às vezes, o tratamento imunossupressor (p. ex., corticosteroides, IgG humana intravenosa, ciclosporina) é incluído no tratamento de alergias medicamentosas. No entanto, na medicina humana não há evidência convincente, e nenhuma nas alergias felinas, de que isso melhore o resultado.

Quando se acredita que a reação idiossincrásica é imunomediada, o gato nunca deve receber de novo o fármaco causador pois os sinais clínicos poderiam ser muito mais graves em uma exposição subsequente. Às vezes, pode ser substituído por outro membro da mesma classe (p. ex., midazolam em gatos com história de hepatotoxicidade associada a diazepam; propiluracila em gatos sensíveis à propiltiouracila). Nos casos de alergias medicamentosas, alguns clínicos preferem usar um fármaco de uma classe diferente, para evitar qualquer risco de reatividade cruzada (p. ex., evitar todas as penicilinas após alergia à amoxicilina). Se algum dos fármacos interrompidos quando o episódio alérgico começou for essencial para a sobrevivência ou a qualidade de vida do gato, o clínico deve tomar as seguintes precauções:

- Voltar a administrar cada fármaco de uma vez, começando com o causador mais provável do incidente
- Iniciar com dose baixa (inferior à terapêutica) e aumentá-la gradualmente, com vigilância clínica estrita e todo o equipamento e fármacos necessários para uma emergência no caso de nova reação alérgica.

Relatório de reações medicamentosas adversas

Fazer um relatório de uma RMA é parte da conduta ante tal evento, mesmo se os sinais clínicos forem apenas leves, previsíveis e/ou pudessem ter sido evitados. As reações devem ser relatadas ao laboratório farmacêutico (por meio do telefone contido na embalagem). O fabricante é obrigado por lei a passar essa informação ao devido órgão governamental (Tabela 36.5). Apenas casos que envolvam fármacos humanos devem ser relatados diretamente a um órgão regulador pelo veterinário. O clínico precisa relatar o evento adverso com fármaco o mais cedo possível, para evitar esquecer detalhes importantes e para receber informações fundamentais no tratamento da reação e ajudar o paciente.

Tabela 36.5 Exemplos de órgãos reguladores que registram relatos de reações medicamentosas adversas.

País	Órgão	Website
EUA	Federal Drug Administration: Center for Veterinary Medicine (FDA-CVM)	http://www.fda.gov/AnimalVeterinary/SafetyHealth/ReportaProblem/ucm055305.htm
Reino Unido	Veterinary Medicine Directorate: Suspected Adverse Reaction Surveillance Scheme (VMD-SARSS)	http://www.vmd.gov.uk/General/Adverse/adverse.htm
Canadá	Health Canada: Veterinary Pharmacovigilance	http://www.hc-sc.gc.ca/dhp.mps/vet/advers-react-neg/index-eng.php

Conclusão

É importante reconhecer que as RMA não são raras em gatos, mesmo sendo tema menos frequente na literatura que em cães ou seres humanos. O tratamento de uma RMA requer estar ciente dos riscos, reconhecer as reações imediatamente e comunicar sua ocorrência.

Referências bibliográficas

1. Aucoin DP, Peterson ME, Hurvitz AI et al: Propylthiouracil-induced immune-mediated disease in the cat, *J Pharmacol Exp Ther* 234:13, 1985.
2. Center SA, Elston TH, Rowland PH et al: Fulminant hepatic failure associated with oral administration of diazepam in 11 cats, *J Am Vet Med Assoc* 209:618, 1996.
3. Dyer F, Mulugeta R, Spagnuolo-Weaver M et al: Suspected adverse reactions, 2004, *Vet Rec* 156:561, 2005.
4. Hampshire VA, Doddy FM, Post LO et al: Adverse drug event reports at the United States Food and Drug Administration Center for Veterinary Medicine, *J Am Vet Med Assoc* 225:533, 2004.
5. Levy JK, Cullen JM, Bunch SE et al: Adverse reaction to diazepam in cats, *J Am Vet Med Assoc* 205:156, 1994.
6. Maddison JE: Adverse drug reactions: report of the Australian Veterinary Association Adverse Drug Reaction Subcommittee, 1994, *Aust Vet J* 73:132, 1996.
7. Peterson ME, Hurvitz AI, Leib MS et al: Propylthiouracil-associated hemolytic anemia, thrombocytopenia, and antinuclear antibodies in cats with hyperthyroidism, *J Am Vet Med Assoc* 184:806, 1984.
8. Shelton GH, Grant CK, Linenberger ML et al: Severe neutropenia associated with griseofulvin therapy in cats with feline immunodeficiency virus infection, *J Vet Intern Med* 4:317, 1990.
9. Waldhauser L, Uetrecht J: Antibodies to myeloperoxidase in propylthiouracil-induced autoimmune disease in the cat, *Toxicology* 114:155, 1996.

Medicina Paliativa | Avaliação e Tratamento da Dor

Sheilah Robertson

A dor é um componente de muitas doenças crônicas e é importante para o bem-estar, mas como em geral passa despercebida, muitas vezes é tratada de maneira inadequada. Reconhecer a dor de longa duração e seu impacto na qualidade de vida é um desafio. Algumas das alterações do comportamento associadas a dor podem ser confundidas com o envelhecimento normal. A prevalência de dor crônica na população felina é desconhecida, mas, em um estudo, 33,9% dos gatos entre 6 meses e 16,4 anos de idade tinham doença articular degenerativa.[9] Na literatura, há muito pouca evidência científica de dor crônica em gatos, inclusive opções de tratamento e prognóstico.

Causas potenciais de dor e desconforto prolongados

As condições clínicas que podem resultar em dor e desconforto prolongados em gatos são cistite intersticial, neoplasia, doenças dermatológicas, dentárias, bucais, gastrintestinais e articulares degenerativas, ferimentos de cicatrização difícil e neuropatia diabética. Outras causas são a dor relacionada com tratamento, como dano causado por irradiação ou neuropatia induzida por quimioterapia. Tais condições podem afligir gatos de qualquer idade, raça ou sexo. Nesses pacientes, é preciso tratar a própria doença e a dor associada a ela. Por exemplo, é importante regular a glicemia em um gato diabético, mas a dor associada a neuropatia também precisa ser tratada e, em geral, por medicamentos diferentes. Em alguns casos, como na doença articular degenerativa, há pouco a ser feito para cessar o processo mórbido, de modo que o foco é aliviar a dor.

Fisiopatologia

Definir a dor não é tarefa simples. É uma experiência multifatorial, com componentes sensoriais (até que ponto prejudica o gato), afetivos ou emocionais (como o animal se sente) e funcionais (se ele ainda consegue realizar as atividades cotidianas normais). A dor pode resultar de causas óbvias (p. ex., traumatismo) e durar um período esperado, mas às vezes ela persiste depois que a lesão ou ferida original parece estar curada. Em doenças como a cistite intersticial, os mecanismos subjacentes que causam dor são pouco entendidos e os analgésicos clássicos, como opioides e anti-inflamatórios, não aliviam de maneira consistente a dor do gato.

Em alguns casos, a dor não tem uma causa evidente e, às vezes, é classificada como "idiopática" ou disfuncional.[10] A última não serve a qualquer propósito – não confere proteção nem ajuda na cicatrização. Em termos históricos, a dor tem sido rotulada como aguda ou crônica com base apenas em sua duração, mas tal classificação não é útil. O termo adaptativo subentende uma resposta normal a dano tecidual e envolve um componente inflamatório (p. ex., uma incisão cirúrgica) que é reversível e desaparece em um tempo previsível e relativamente curto. A dor mal-adaptativa resulta de alterações na medula espinal e no cérebro que resultam em processamento sensorial anormal e costuma ser persistente. O dano nervoso resulta em dor neuropática, que é mal-adaptativa e em geral persistente, como após a amputação de um membro. Pode ocorrer dor mal-adaptativa se esta não for tratada logo e de maneira rigorosa, o que enfatiza a importância do bom tratamento da dor decorrente de todos os procedimentos dolorosos.

O ideal é classificar a dor de acordo com o mecanismo subjacente;[31] por exemplo, inflamatório ou neuropático. O conhecimento e o entendimento da causa subjacente orientam o clínico na escolha do tratamento, que do contrário pode ser empírico. Um diagnóstico de dor do "câncer" não é muito útil, pois a causa pode ser a compressão mecânica de um nervo, a inflamação decorrente de necrose tecidual ou a distensão mecânica de um órgão. A causa subjacente pode ser complexa e alguns mecanismos da dor podem coexistir, o que requer várias estratégias de tratamento diferentes. Essa abordagem é discutida nas diretrizes para o tratamento da dor da American Animal Hospital Association (AAHA)/American Association of Feline Pratitioners (AAFP).[14]

Outro desafio para o clínico é que, mesmo tendo identificado a causa ou o mecanismo subjacente da dor, o processo mórbido e a dor associada podem não ser estáticos; dias "bons" e dias "ruins" são comuns em gatos com doença prolongada. Um gato que receba bom tratamento para a dor de um tumor pode ter exacerbações agudas e o tumor crescer rapidamente ou ficar necrótico. Uma doença concomitante, como a intestinal inflamatória, também pode alterar o processamento de sinais nocivos e a dor que o gato percebe.

Sinais clínicos e diagnóstico

Devido à natureza da dor prolongada, que às vezes tem início lento e insidioso, as alterações do comportamento que a acompanham podem ser sutis e passar despercebidas. Fazer as perguntas corretas ao proprietário sobre alterações no comportamento (perda dos hábitos normais [p. ex., autolimpeza] ou o surgimento de novos comportamentos [p. ex., aversão a ser tocado] e modificações no estilo de vida é fundamental para se estabelecer uma suspeita de dor subjacente. A mobilidade, a atividade, a autolimpeza e o temperamento melhoram com a intervenção analgésica em gatos com doença articular degenerativa.[2,19] É provável que esses quatro domínios principais também se alterem em outros estados de dor crônica. Também é importante rastrear essas perguntas e respostas para avaliar a resposta ao tratamento. Além disso, pode ser útil o proprietário manter um diário, anotando coisas como o apetite, as brincadeiras, se o gato se esconde, a socialização ou a interação com outros animais da casa e comparar o comportamento atual com o prévio. Ter isso por escrito pode mostrar ao proprietário que tratamentos parecem ajudar e quando há mais dias ruins que bons, o que ajuda na tomada de decisões sobre continuar ou não com o tratamento.

Ocorre neuropatia diabética dolorosa em algumas pessoas diabéticas, a qual pode ser vista em momentos diferentes após o diagnóstico. Ela se resolve à medida que o nervo degenera, mas quando presente é estressante e tem um impacto significativo na qualidade de vida.[30] Esse componente da doença é menos bem descrito em gatos, porém se relata, na literatura e por muitos proprietários e veterinários, "irritabilidade, principalmente quando tocados nas patas".[21] Em pessoas, as alterações sensoriais começam nos pés e mãos. Ao contrário dos seres humanos, ainda não foram identificadas alterações nos estímulos térmicos e táteis em gatos;[6] entretanto, apenas um número muito pequeno de gatos foi testado e só em determinado momento da doença. Os indícios de que gatos diabéticos estejam com dor incluem relatos do proprietário de que o animal não gosta mais de ser tocado, especialmente nas extremidades. Às vezes é possível observar lambedura das patas a ponto de alterar a cor da pelagem em gatos claros e isso sugere formigamento ou outras alterações sensoriais.

O exame clínico pelo veterinário também é parte importante do processo de avaliação.[25] Questionar o proprietário e fazer um exame abrangente levam tempo e devem ser planejados fora de um esquema profissional.

Tratamento

No início, devem ser estabelecidas algumas metas claras do tratamento. Em muitos casos, não estamos lidando com doenças curáveis; o foco do tratamento é a qualidade de vida, não a quantidade. O objetivo do tratamento é normalizar a sensibilidade à dor.[31] Nossas metas são deixar o gato confortável, para que ele possa seguir sua rotina diária, e evitar alterações acentuadas em seu comportamento normal ou da personalidade.

O nível do tratamento precisa ser considerado de acordo com o nível e a complexidade da dor presente. Contudo, é difícil medicar alguns gatos e geralmente a obediência às prescrições é precária; portanto, a via de administração, o número de fármacos e o esquema posológico devem ser avaliados com cuidado em cada paciente. Conforme mencionado, doenças crônicas não são estáticas nem a dor está associada a elas, de modo que pode ser necessária a modificação frequente do plano de tratamento para manter um nível constante de conforto.

Como em geral o tratamento será prolongado, é importante discutir com o proprietário no início sobre as questões financeiras, de tempo e envolvimento emocional, bem como até que ponto o tratamento pode exigir uma quantidade considerável de tentativa e erro, estando o desapontamento e a frustração incluídos. É importante ser realista sobre o que pode ser alcançado e não dar falsas esperanças ou deixar que o proprietário aceite um tratamento sem base científica e com pouca possibilidade de sucesso.

Tratamento medicamentoso

Às vezes, pode ser difícil ter certeza de que um gato está com dor com base na avaliação clínica, ou um proprietário pode estar convencido de que algumas alterações do comportamento são "manha" ou fazem parte do envelhecimento. Nesses casos, uma tentativa com analgésicos pode ser útil e costuma resultar na queixa do proprietário de que ele viu uma alteração no comportamento e agora o gato está "igual a um velho".[2]

A maioria dos fármacos usados para o alívio da dor mal-adaptativa é usada "fora da prescrição" para a espécie felina, com as doses e os intervalos entre elas não estando bem estabelecidos (Tabela 36.6).

Fármacos psicoativos

Os fármacos dessa categoria são os inibidores da recaptação seletiva de serotonina (IRSS [p. ex., fluoxetina]), os inibidores da monoamina oxidase (IMAO [p. ex., selegilina]) e os antidepressivos tricíclicos (ATC [p. ex., amitriptilina]). Esses fármacos agem alterando a recaptação, a liberação e a desativação de catecolaminas e serotonina, neurotransmissores conhecidos como estando envolvidos na transmissão da dor na medula espinal. Os fármacos psicoativos, em particular os ATC, são usados em pessoas para o tratamento da dor crônica e neuropática, geralmente em doses menores do que as usadas para tratar a depressão. A amitriptilina foi usada com sucesso na cistite intersticial em alguns gatos.[8] Os ATC não devem ser usados simultaneamente com fármacos que também modifiquem o sistema serotoninérgico, como o tramadol (ver também *Interações medicamentosas adversas*, adiante).

Tabela 36.6 Doses sugeridas de analgésicos que podem ser usados para aliviar a dor de longa duração em gatos.*

Fármacos e classificação	Dose (mg/kg)	Comentários
Amantadina (antagonista do NMDA)	3 a 5 mg/kg VO, a cada 24 h	A toxicidade não foi avaliada em gatos. Pode ser um adjuvante útil aos AINEs no tratamento da dor relacionada com o câncer e na doença articular degenerativa.
Amitriptilina (TCA)	0,5 a 2 mg/kg VO, a cada 24 h	Parece ser bem tolerada em gatos. Foi usada para tratar cistite intersticial. Sonolência (menos de 10% dos gatos), ganho de peso, menos autolimpeza e cálculos císticos transitórios foram observados durante o tratamento em alguns gatos.[8]
Buprenorfina (opioide)	0,01 a 0,02 mg/kg VO transmucosa, a cada 8 h, ou "conforme necessário"	A VO transmucosa é bem tolerada pela maioria dos gatos.
Emplastro transdérmico de fentanila (opioide)	Emplastro de 25 µg/h	Pode ser aplicado em um gato "médio" (com 3,5 a 5 kg). A absorção é altamente variável. O tempo para início da ação é de 6 a 12 h. Em alguns casos, os emplastros podem proporcionar analgesia por 3 a 5 dias. Após a remoção com 3 dias, a queda dos níveis plasmáticos é lenta. Deve-se considerar a viabilidade quando usado em casa. Não usar em gatos que estejam tomando fármacos psicoativos. Não usar em combinação com tramadol.
	Emplastro de 12,5 µg/h	Para gatos menores.
Gabapentina (antiepiléptico)	5 a 10 mg/kg VO, a cada 12 h	Parece ser eficaz em gatos quando a causa subjacente da dor é neuropática.
Meloxicam (AINE)	Formulação oral: aprovada na Europa (junho de 2007) para uso prolongado (ilimitado) de meloxicam em gatos na dose de 1 mg/kg VO, no primeiro dia, seguida de 0,05 mg/kg VO, a cada 24 h	Particularmente bem recebido por gatos, por causa de sua formulação em líquido, que facilita a diminuição gradual e acurada da dose. Deve ser dosado com acurácia usando-se seringas. A titulação e o monitoramento cuidadosos possibilitam alcançar a "dose eficaz mínima", evitando efeitos colaterais potenciais. Dar com alimento.
	Doses menores e "em dias alternados" também podem ser eficazes Disponível formulação injetável	Prescrito para a dor peroperatória aguda.
Tramadol (analgésico misto)	1 a 2 mg/kg VO, a cada 12 a 24 h	Os dados publicados sugerem que o metabolismo do tramadol é mais lento no gato que no cão, e a produção do metabólito M1 é muito maior, o que leva a uma tendência maior a efeitos colaterais similares aos dos opioides (dilatação pupilar, euforia).[24] Sabor muito desagradável, mesmo quando em composto. Não usar em gatos que estejam tomando fármacos psicoativos.

* Ver detalhes no texto. Na maioria dos casos, esses fármacos são usados "fora da prescrição" em gatos, e as doses não estão bem estabelecidas.
Metabólito M1, O-desmetil-tramadol; *NMDA*, N-metil-ᴅ-aspartato; *AINE*, anti-inflamatório não esteroide; *ATC*, antidepressivo tricíclico.

Antiepilépticos

A gabapentina e a pregabalina foram eficazes em vários estados de dor neuropática em seres humanos. Dispõe-se de informação sobre a cinética da gabapentina em gatos,[27] mas não há publicações científicas demonstrando sua eficácia no alívio da dor prolongada nessa espécie. No entanto, a autora considera a gabapentina um fármaco particularmente útil na chamada dor neuropática ou neurogênica, começando com uma dose de 10 mg/kg VO, a cada 12 h. Sedação e ataxia são os principais efeitos colaterais em gatos.

Bloqueio do canal de sódio

Embora não seja um modo conveniente de liberação para a maioria dos pacientes com dor neuropática, a lidocaína intravenosa provou ser eficaz como tratamentos únicos para essa dor em pessoas, às vezes proporcionando alívio duradouro.[7] Contudo, a administração intravenosa de lidocaína em gatos está associada a depressão cardiovascular e não é recomendada.[23] Há um interesse cada vez maior nos emplastros transdérmicos de lidocaína. Assim, foi realizado um estudo recente sobre a absorção e a cinética dessa substância nesses emplastros em gatos;

as concentrações plasmáticas do fármaco permaneceram bem abaixo das concentrações tóxicas sistêmicas e as concentrações cutâneas foram altas.[15] A técnica transdérmica pode ser útil para aliviar a dor originária de ferimentos duradouros e da cicatrização tecidual.

Inibidores do N-metil-ᴅ-aspartato

A evidência pré-clínica indica que a hiperalgesia (uma resposta exagerada e prolongada a um estímulo nocivo) e a alodinia (dor que pode ser desencadeada por estímulos normalmente inócuos) após lesão de tecido periférico ou nervosa dependem de alterações centrais na excitabilidade sináptica mediada por receptor de NMDA e também mostra com bastante clareza que os antagonistas do NMDA podem atenuar a hiperalgesia e a alodinia em modelos animais de dor neuropática. O antagonista de NMDA amantadina (3 a 5 mg/kg VO, a cada 24 h), como adjunto ao uso de AINEs, é eficaz em cães com osteoartrite.[18] Não há estudos farmacocinéticos da amantadina em gatos e, embora haja relatos sem comprovação de seu uso na dor crônica, não há estudos publicados bem controlados.

Em alguns gatos com dor mal-adaptativa, a autora observou melhora após serem sedados com cetamina para testes diagnósticos. Esse fármaco, na forma de bolo (2 mg/kg, IV) ou taxa de infusão constante (2 a 5 μg/kg/minuto) por várias horas, pode ter atuação no sentido de "reajustar" o sistema nervoso central em alguns estados dolorosos.

Analgésicos mistos

Embora não classificado como um opioide verdadeiro, o tramadol tem capacidade de ligação fraca aos receptores de opioide OP3 (mu), mas também age nos receptores de serotonina e adrenérgicos. Tem havido interesse considerável em avaliar o tramadol em gatos. A avaliação farmacocinética do tramadol intravenoso e oral revelou meia-vida relativamente longa e formação significativa e rápida do metabólito M1 (O-desmetil-tramadol) em comparação com o uso em cães.[24] O metabólito M1 é considerado um metabólito ativo, responsável por analgesia. O tramadol pode proporcionar analgesia em gatos, pelo menos no contexto agudo (ver Capítulo 6). Até o momento, não há trabalho avaliando a ação analgésica do tramadol em quadros crônicos ou mal-adaptativos. Uma das principais desvantagens do tramadol oral é seu sabor amargo, mesmo com flavorizante, o que dificulta sua administração em gatos. O desenvolvimento de formulações mais palatáveis que possibilitem um cumprimento melhor da prescrição será essencial para estudos futuros. Não se deve dar tramadol a gatos que estejam recebendo fármacos psicoativos (ver anteriormente, em *Tratamento de reações medicamentosas adversas*).

Opioides

Os opioides têm eficácia variável no tratamento da dor mal-adaptativa em seres humanos, e seu papel nesse contexto não está bem definido em gatos. A fentanila transdérmica pode ser eficaz para analgesia peroperatória no gato (ver Capítulo 6). A buprenorfina, admninistrada por via oral transmucosa (OTM), tem alta biodisponibilidade, é fácil de administrar e antinociceptiva em gatos.[26] O principal efeito colateral físico do uso contínuo de opioide por semanas ou meses em pessoas é constipação intestinal, mas não há relatos semelhantes em gatos. Existem relatos sem comprovação de perda do apetite em gatos vários dias após o uso de opioide, o que em geral se resolve quando a dose é reduzida ou seu uso interrompido. Pode ocorrer euforia relacionada com opioide e isso é indesejável para alguns proprietários.

Não há informações sobre dependência ou abstinência com o uso prolongado de opioides em gatos. Os opioides podem ter um papel no controle da dor "excruciante", por exemplo, quando um gato cuja dor está bem controlada com amitriptilina ou meloxicam tem um "dia ruim". Na experiência da autora, a buprenorfina OTM pode ser útil se administrada ao anoitecer para garantir uma boa noite de sono. A capacidade restauradora do sono não deve ser subestimada. Além disso, um gato inquieto pode ser desagradável e incômodo para o proprietário. Os opioides também podem ser usados em situações "terminais". Conforme mencionado, a amitriptilina e a fentanila não devem ser usadas simultaneamente. A viabilidade do uso de emplastros transdérmicos é discutida no Capítulo 6.

Anti-inflamatórios não esteroides

Os anti-inflamatórios não esteroides (AINEs) são o fundamento de um plano de tratamento para muitos pacientes com dor prolongada. O modo de ação e o uso dos AINEs em gatos foram revistos de maneira abrangente.[17] O meloxicam foi aprovado na Europa e em outros países, como a Austrália, para o tratamento da dor musculoesquelética crônica. Tal aprovação é para tempo ilimitado na dose de 0,05 mg/kg, VO, a cada 24 h. Um estudo feito com 40 gatos que tinham dor associada a doença articular degenerativa (DAD) sugeriu que a dose de 0,01 a 0,03 mg/kg, VO, a cada 24 h, com duração média do tratamento de 5,8 meses, foi bem tolerada.[12] Desconforto gastrintestinal em 4% dos gatos foi o único efeito adverso notado. O primeiro fármaco da classe coxibe de AINEs, o robenacoxibe,[11] foi aprovado com boa aceitação na Europa para uso em gatos. Em gatos com dor musculoesquelética, a indicação é de até 6 dias de tratamento com a dose de 1 mg/kg, VO, a cada 24 h. Os AINEs orais devem ser administrados com alimento.

Interações medicamentosas adversas

Há interações medicamentosas adversas potenciais quando pacientes com problemas de comportamento que recebem psicoativos precisam de tratamento para a dor. A principal preocupação é com a precipitação de toxicidade da serotonina, às vezes conhecida como "síndrome da serotonina", bem identificada em seres humanos[4] e agora relatada em animais.[22] A toxicidade da serotonina resulta da superdosagem de um fármaco serotoninérgico ou do uso de uma combinação de fármacos que influenciam os níveis de serotonina. A toxicidade da serotonina resultante do tratamento com vários medicamentos não está bem descrita na literatura veterinária, mas é uma preocupação crescente à medida que as estratégias de tratamento ficam mais complexas.

A mirtazapina, em geral usada como estimulante do apetite e antiemético, pode causar a síndrome da serotonina em indivíduos suscetíveis. Por isso, outros agentes podem ser opções melhores se um paciente precisar de algum fármaco com efeitos similares aos da serotonina. Alguns opioides, inclusive a meperidina, a metadona, a pentazocina e a fentanila, além do tramadol, comprometem a recaptação de serotonina e o último também pode prejudicar a liberação dela. Esses fármacos têm induzido a toxicidade da serotonina quando administrados a pessoas que estavam tomando IRSSs, IMAOs e ATCs. A buspirona é um agonista parcial da serotonina e pode acarretar problemas quando combinada com esses analgésicos.

Antes de estabelecer um plano de tratamento prolongado para um paciente, é importante saber que fármacos foram prescritos e também qual(is) está(ão) sendo dado(s) pelo proprietário. Suplementos à base de ervas medicinais, como *Hypericum perforatum*, ou erva-de-são-joão e ginseng, têm sido associados a intoxicação por serotonina em seres humanos e cães.[22] Emplastros transdérmicos de fentanila e tramadol não devem ser usados em gatos que estejam recebendo fármacos modificadores do comportamento. A buprenorfina não causa inibição da recaptação da serotonina e, portanto, pode ser usada conforme já mencionado.

Tratamentos não farmacológicos

Melhorias no ambiente

A melhorias no ambiente são importantes para todos os gatos, em especial os que vivem dentro de casa, mas podem ser um componente crítico do tratamento de felinos com doença de longa duração. Gatos com dor associada à doença articular degenerativa (DAD) beneficiam-se de exercícios, que podem ser facilitados em um ambiente estimulante, como com torres para arranhar, brinquedos e alimentos escondidos para estimular o comportamento de busca e caça. Em seres humanos, um ambiente estimulante ou o engajamento em atividades distraem o paciente do foco na dor, e essas técnicas podem ser aplicadas em animais. Estratégias para melhorar o ambiente são discutidas em detalhes no Capítulo 46.

Tratamentos físicos

As técnicas de reabilitação física, como exercício controlado, exercícios passivos de amplitude de movimento (ADM) e massagem, podem ser incorporadas em um plano de tratamento. Os benefícios dessas estratégias de tratamento estão começando a ser definidos na medicina canina, mas ainda não foram avaliados na medicina felina. No entanto, é provável que os mesmos princípios básicos e benefícios se apliquem aos pacientes felinos. A ADM e as técnicas de massagem podem ser ensinadas aos proprietários, e ambas podem ajudar a aliviar a dor muscular e contribuir para a melhora "ambiental" para o gato. Assim, há mais interação do proprietário com o gato

e isso pode preencher o "tempo vago", além de possibilitar ao dono envolvimento no tratamento de seu animal. Quando usada como adjuvante do tratamento convencional, a massagem melhorou a dor, o desconforto, o humor, a tensão e o estresse em pacientes pediátricos humanos com dor crônica.[29] Como a massagem e os exercícios de ADM, outras modalidades, como a terapia com ondas de choque, *laser* e calor ou frio, podem ser benéficas em certas circunstâncias em pacientes felinos, mas não foram publicados estudos científicos bem controlados sobre essas modalidades.

O tratamento da gengivoestomatite em gatos é um desafio e pode exigir várias abordagens, inclusive múltiplas extrações dentárias, corticosteroides, AINEs, agentes antivirais e imunomoduladores, além de ressecção a *laser*.[20] A dor e uma qualidade de vida ruim são os principais aspectos dessa doença em muitos gatos. Embora o *laser* tenha uso amplo para cirurgia bucal, também pode atuar na cura e na analgesia. Em pessoas com estomatite recorrente, a irradiação com *laser* de dióxido de carbono (CO_2) proporcionou alívio excelente e rápido da dor.[32] Em pacientes com câncer e mucosite, protocolos específicos de tratamento com fototerapia a *laser* tiveram efeito positivo sobre a dor e a cura.[16,28] Mais uma vez, não há estudos clínicos a respeito na medicina felina.

Tratamentos complementares

Nos últimos anos, a popularidade de abordagens mais "holísticas" ou "naturais" na medicina humana e de pequenos animais aumentou. A legitimidade da acupuntura tem sido questionada por causa da ausência de ensaios científicos e clínicos bem controlados. Assim, embora isso ainda seja verdadeiro, em uma revisão da literatura específica sobre acupuntura em animais, Habacher[13] disse que há resultados bastante promissores confirmando que esta técnica é um tratamento viável em pacientes veterinários. Contudo, nenhum desses estudos envolveu gatos.

Perspectivas futuras no tratamento prolongado da dor

Medicina regenerativa

A medicina regenerativa é uma área que está emergindo na pesquisa sobre as doenças do envelhecimento que envolvem a perda ou disfunção de células específicas mais comuns. Uma abordagem à prevenção ou ao tratamento dessas doenças é o uso de células-tronco autólogas, que se diferenciam em vários tipos de tecidos e ao mesmo tempo fornecem fatores tróficos. Atualmente, o tratamento com células-tronco mesenquimais autólogas derivadas do tecido adiposo está disponível nos EUA para uso em animais, principalmente no tratamento da osteoartrite (OA) e de lesões tendinosas. O tecido adiposo é coletado cirurgicamente do paciente, enviado para processamento e, vários dias depois, as células-tronco são injetadas no tecido ou nas articulações acometidas, embora também haja relatos de injeção intravenosa. Há resultados publicados promissores em cães com OA.[3] Embora essa modalidade de tratamento tenha sido usada em gatos com osteoartrite, com relatos não comprovados de melhora, ainda não há estudos publicados.

Agentes neurotróficos

O prosaptídeo TX14 (A) é um agente neurotrófico exógeno administrado por injeção subcutânea que impede e reverte danos neuronais e alterações sensoriais em modelos de ratos com diabetes. Foram conduzidos ensaios clínicos com o prosaptídeo TX14 (A) em gatos com diabetes melito de ocorrência natural. Os gatos da pesquisa foram submetidos a exame clínico completo, prova de função nervosa e coleta de biopsia de nervo, músculo e pele antes e 6 meses depois do tratamento com uma injeção de placebo ou prosaptídeo; os resultados desse estudo devem sair em breve.[6]

Neurotoxinas

A resiniferatoxina, um análogo da capsaicina, tem sido injetada por via intratecal em cães com dor grave relacionada com osteossarcoma e proporcionado boa analgesia.[5] O mecanismo de ação proposto é um efeito seletivo dos receptores vaniloides nos neurônios nociceptivos, primordialmente aferentes de fibra C no cordão dorsal; a função motora e a nonicepção normal ficam intactas. Outros agentes, como a combinação de substância P e saporina, foram investigados em cães como agentes neuroablativos seletivos potenciais para o tratamento da dor grave.[1] Não há relatos do uso desses agentes em gatos.

Conclusão

Entre os veterinários, há consciência e preocupação cada vez maiores com relação à dor prolongada e seu impacto sobre a qualidade de vida em gatos. Precisamos de mais evidências sobre a prevalência, o reconhecimento, a etiologia, os protocolos de tratamento e seus resultados na dor prolongada em gatos. A grande vontade de ajudar esses gatos será o caminho para formular pesquisas e ensaios clínicos bem conduzidos.

Referências bibliográficas

1. Allen JW, Mantyh PW, Horais K et al: Safety evaluation of intrathecal substance P-saporin, a targeted neurotoxin, in dogs, *Toxicol Sci* 91:286, 2006.
2. Bennett D, Morton C: A study of owner observed behavioural and lifestyle changes in cats with musculoskeletal disease before and after analgesic therapy, *J Feline Med Surg* 11:997, 2009.
3. Black LL, Gaynor J, Adams C et al: Effect of intraarticular injection of autologous adipose-derived mesenchymal stem and regenerative cells on clinical signs of chronic osteoarthritis of the elbow joint in dogs, *Vet Ther* 9:192, 2008.
4. Boyer EW, Shannon M: The serotonin syndrome, *N Engl J Med* 352:1112, 2005.
5. Brown DC, Iadarola MJ, Perkowski SZ et al: Physiologic and antinociceptive effects of intrathecal resiniferatoxin in a canine bone cancer model, *Anesthesiology* 103:1052, 2005.
6. Calcutt NA, Mizisin AP, Shelton GD: The diabetic cat as a model for diabetic neuropathy—developing therapeutics for neuropathy in companion animals, IASP Special Interest Group: measuring nociception and pain in non-human species: beyond the hot plate and paw pressure test. From the 12th World Congress on Pain, August 2008, Glasgow, Scotland, p 60.
7. Challapalli V, Tremont-Lukats IW, McNicol ED et al: Systemic administration of local anesthetic agents to relieve neuropathic pain, *Cochrane Database Syst Rev* (4):CD003345, 2005.
8. Chew DJ, Buffington CA, Kendall MS et al: Amitriptyline treatment for severe recurrent idiopathic cystitis in cats, *J Am Vet Med Assoc* 213:1282, 1998.
9. Clarke SP, Mellor D, Clements DN et al: Prevalence of radiographic signs of degenerative joint disease in a hospital population of cats, *Vet Rec* 157:793, 2005.
10. Costigan M, Scholz J, Woolf CJ: Neuropathic pain: a maladaptive response of the nervous system to damage, *Annu Rev Neurosci* 32:1, 2009.
11. Giraudel JM, King JN, Jeunesse EC et al: Use of a pharmacokinetic/pharmacodynamic approach in the cat to determine a dosage regimen for the COX-2 selective drug robenacoxib, *J Vet Pharmacol Ther* 32:18, 2009.
12. Gunew MN, Menrath VH, Marshall RD: Long-term safety, efficacy and palatability of oral meloxicam at 0.01-0.03 mg/kg for treatment of osteoarthritic pain in cats, *J Feline Med Surg* 10:235, 2008.
13. Habacher G, Pittler MH, Ernst E: Effectiveness of acupuncture in veterinary medicine: systematic review, *J Vet Intern Med* 20:480, 2006.
14. Hellyer P, Rodan I, Brunt J et al: AAHA/AAFP pain management guidelines for dogs and cats, *J Feline Med Surg* 9:466, 2007.
15. Ko JC, Maxwell LK, Abbo LA et al: Pharmacokinetics of lidocaine following the application of 5% lidocaine patches to cats, *J Vet Pharmacol Ther* 31:359, 2008.
16. Kuhn A, Porto FA, Miraglia P et al: Low-level infrared laser therapy in chemotherapy-induced oral mucositis: a randomized placebo-controlled trial in children, *J Pediatr Hematol Oncol* 31:33, 2009.
17. Lascelles BD, Court MH, Hardie EM et al: Nonsteroidal anti-inflammatory drugs in cats: a review, *Vet Anaesth Analg* 34:228, 2007.
18. Lascelles BD, Gaynor JS, Smith ES et al: Amantadine in a multimodal analgesic regimen for alleviation of refractory osteoarthritis pain in dogs, *J Vet Intern Med* 22:53, 2008.
19. Lascelles BD, Hansen BD, Roe S et al: Evaluation of client-specific outcome measures and activity monitoring to measure pain relief in cats with osteoarthritis, *J Vet Intern Med* 21:410, 2007.
20. Lyon KF: Gingivostomatitis, *Vet Clin North Am Small Anim Pract* 35:89, 2005.
21. Mizisin AP, Nelson RW, Sturges BK et al: Comparable myelinated nerve pathology in feline and human diabetes mellitus, *Acta Neuropathol* 113:431, 2007.
22. Mohammad-Zadeh LF, Moses L, Gwaltney-Brant SM: Serotonin: a review, *J Vet Pharmacol Ther* 3:187, 2008.
23. Pypendop BH, Ilkiw JE: Assessment of the hemodynamic effects of lidocaine administered IV in isoflurane-anesthetized cats, *Am J Vet Res* 66:661, 2005.
24. Pypendop BH, Ilkiw JE: Pharmacokinetics of tramadol, and its metabolite O-desmethyl-tramadol, in cats, *J Vet Pharmacol Ther* 31:52, 2008.
25. Robertson S, Lascelles D: Long-term pain in cats: what do we know about this important welfare issue? *J Feline Med Surg* 12:188, 2010.
26. Robertson SA, Lascelles BD, Taylor P M et al: PK-PD modeling of buprenorphine in cats: intravenous and oral transmucosal administration, *J Vet Pharmacol Ther* 28:453, 2005.
27. Siao KT, Pypendop BH, Ilkiw JE: Pharmacokinetics of gabapentin in cats, *Am J Vet Res* 71:817, 2010.
28. Simoes A, Eduardo FP, Luiz AC et al: Laser phototherapy as topical prophylaxis against head and neck cancer radiotherapy-induced oral mucositis: comparison between low and high/low power lasers, *Lasers Surg Med* 41:264, 2009.
29. Suresh S, Wang S, Porfyris S et al: Massage therapy in outpatient pediatric chronic pain patients: do they facilitate significant reductions in levels of distress, pain, tension, discomfort, and mood alterations? *Paediatr Anaesth* 18:884, 2008.
30. Veves A, Backonja M, Malik RA: Painful diabetic neuropathy: epidemiology, natural history, early diagnosis, and treatment options, *Pain Med* 9:660, 2008.
31. Woolf CJ: Pain: moving from symptom control toward mechanism-specific pharmacologic management, *Ann Intern Med* 140:441, 2004.
32. Zand N, Ataie-Fashtami L, Djavid GE et al: Relieving pain in minor aphthous stomatitis by a single session of non-thermal carbon dioxide laser irradiation, *Lasers Med Sci* 24:515, 2009.

Decisões Relativas a Medicina Paliativa, Qualidade de Vida e Eutanásia

Margie Scherk e Bernard E. Rollin

"A morte que mais tememos é a causada pela dor, sem aviso e isolados de nossos entes queridos. A preocupação com a morte indigna e difícil originou o debate sobre a autorização para a eutanásia voluntária ativa e o suicídio assistido por médicos. A morte é fundamental para a natureza do ser humano."
– *Anônimo*

É rara a pessoa adulta que não tenha uma resposta emocional ante a ideia da morte. Assim que chegamos na faixa etária dos 30 anos, temos a certeza inerente de nossa mortalidade. Sem diferença com relação aos proprietários de animais, mesmo sendo profissionais de saúde como veterinários, tememos a morte e sofremos com a perda de amigos e companheiros, humanos ou não. Também não nos agrada considerar as probabilidades de doença terminal e cuidados de enfermagem prolongados.

O que é o envelhecimento? De acordo com Robbins,[5] o envelhecimento começa no momento da concepção, envolve diferenciação e maturação e, até certo ponto, acarreta perda progressiva da capacidade funcional característica da senescência, culminando na morte. Isso ocorre tanto em nível de organismo quanto celular. O primeiro pode ser afetado pela genética, pelo ambiente social, pela nutrição e pela ocorrência de doenças relacionadas com a idade. O envelhecimento celular, em contrapartida, inclui o acúmulo progressivo de lesão subletal (p. ex., decorrente de dano causado pelos radicais livres), o que resulta em morte celular ou queda da capacidade de a célula se reparar.

Por que devemos considerar isso? As questões da assistência em casa e dos cuidados com pacientes terminais abrangem de maneira inerente aspectos relacionados com a idade e apropriados para esta. Em gatos, isso inclui, de maneira mais significativa, insuficiência renal que progride para falência renal, hipertireoidismo, diabetes melito, distúrbios articulares degenerativos, inclusive doença intestinal inflamatória, pancreatite e colângio-hepatite. Em alguns casos, ao tratarmos o órgão e a função celulares, é possível haver impacto no bem-estar.

Assim como combinamos recomendações nutricionais e preventivas de acordo com cada fase da vida, também podemos combinar os estágios e tipos de suporte para sua etapa final. Esses procedimentos incluem proporcionar cuidados de suporte; aliviar a dor, o desconforto e o estresse; preparar o animal e seu proprietário para o fim, assegurando a morte digna; e cuidar de quem cuida do gato.

Suporte de hidratação para a função de células e órgãos

Hidratação

A hidratação é de suma importância e deve ser incluída em qualquer programa de cuidados domésticos. A maioria dos proprietários é capaz de administrar líquidos SC em casa se a equipe de cuidados acreditar em sua importância e souber que o proprietário conseguer fazer isso. Os líquidos melhoram o bem-estar. A desidratação em nível celular resulta em cefaleias, náuseas, inatividade, inapetência, letargia, mal-estar e constipação intestinal. Quando as células não recebem líquido suficiente, extraem este da urina e das fezes. De fato, essa alteração é avaliada de maneira mais confiável que as modificações na elasticidade da pele nos primeiros estágios da desidratação. Além disso, os proprietários a monitoram com mais facilidade. A desidratação resulta em um bolo fecal duro em vez das fezes normais bem formadas. As células hidratadas de maneira inadequada não são capazes de funcionar apropriadamente, não podem transportar toxinas ou nutrientes corretamente nem ficam bem oxigenadas, sofrendo assim mais danos e alterações letais.

As necessidades subcutâneas diárias devem ser calculadas do mesmo modo que são calculadas as necessidades intravenosas, ou seja, o déficit (como uma porcentagem do peso corporal ideal em kg) mais a manutenção (60 ml/kg [peso ideal]/dia) e as perdas em andamento mantidas por diarreia ou vômitos (Boxe 36.1).

Se este volume for muito grande para ser administrado de uma única vez, pode ser dividido em vários volumes menores durante o dia. Aquecer um pouco os líquidos pode tornar a experiência mais agradável para alguns gatos. Algumas pessoas preferem administrar os líquidos o mais rapidamente possível, com uma agulha de calibre 18 e por força da gravidade, enquanto outras preferem uma taxa de liberação mais lenta (o que resulta em estiramento menos rápido da pele) com uma agulha de calibre 20. Agulhas revestidas com Teflon são outra opção disponível. No Boxe 36.2, descreve-se como os proprietários podem administrar líquidos subcutâneos a gatos.

Existem duas opções de administração cirúrgica. Há relatos não comprovados de que o implante de tubo fenestrado não causou problemas, como infecção, resultante do movimento do tubo no local do estoma. A segunda opção, um botão ou uma entrada na pele, mostrou ser promissora.

Boxe 36.1 Exemplo de cálculo para líquido subcutâneo para um gato desidratado

Peso ideal de um gato saudável hidratado: 4 kg
Peso de um gato doente, desidratado, com inapetência: 3,2 kg
Déficit estimado (avaliado pela firmeza das fezes, pela elasticidade cutânea tardia, mucosas bucais um pouco ressecadas, posição normal dos olhos): 8%

Deficiência de 8% × 4 kg = 320 ml
Manutenção (60 ml/kg/dia) × 4 kg = 240 ml
Perdas em andamento desconhecidas no momento = ? ml

Necessidade de líquido nas primeiras 24 h = 560 ml

Os 560 ml podem ser administrados por via intravenosa à velocidade de 23 ml/h ou, se por via subcutânea por alguma razão, como três bolos de 185 ml durante o período de 24 h. Após o paciente estar reidratado, é necessária uma dose de 60 ml/kg/dia (com base no peso ideal) = 240 ml para manter a hidratação.

Nutrição

A atenção com a nutrição tem importância fundamental para fornecer calorias a partir de gordura e proteína, bem como suplementos com antioxidantes e outros nutrientes (Figura 36.1). Os carboidratos são menos essenciais para gatos por serem carnívoros obrigatórios, mas podem ser uma boa fonte de energia. O objetivo é que um gato consuma 50 kcal/kg (peso ideal)/dia por conta própria. Quando a doença interfere no cumprimento dessa meta, temos de

ajudá-lo. É sempre importante observar se a quantidade de comida consumida é adequada, mesmo quando se usam estimulantes do apetite. A aversão a um novo alimento surge rapidamente quando oferecido em um contexto clínico ou o indivíduo não se sente bem. Portanto, é melhor encontrar um alimento que agrade o paciente, em vez de insistir em uma formulação dietética particular.

Podem ser usados agentes farmacológicos como a cipro-heptadina na dose de 1 mg/gato, VO, a cada 12 h, ou a mirtazapina na dose de 2 a 3 mg/gato, VO, a cada 72 h. Deve-se interromper a administração de cipro-heptadina se ela for ineficaz após quatro doses. A mirtazapina tem o benefício adicional de ser antiemética e estimulante do apetite. Com a mirtazapina, deve ocorrer desorientação ou mania ("síndrome da serotonina"), mas tal reação adversa se resolve com o tempo e uma dose de cipro-heptadina. Embora alguns clínicos considerem o diazepam uma opção para estimular o apetite, ele está contraindicado por causa da ação sedativa desnecessária e da possibilidade de indução de hepatopatia tóxica irreversível e potencialmente fatal.

As sondas de alimentação salvam vidas, tornando a administração de nutrientes e medicações menos estressante para o gato e o proprietário. As sondas nasofaríngeas podem ser usadas por períodos curtos e para administrar alimentos líquidos. As dietas humanas enterais são muito pobres em proteína para uso prolongado e têm alta osmolaridade, o que resulta em diarreia. Pode-se fornecer alimentação oral com seringa e haver estresse mínimo se forem considerados diversos detalhes. Convém manter a cabeça do animal afastada de você e usar seringas de pequeno volume para não ultrapassar a capacidade bucal de um gato (aproximadamente 1 mℓ). Depois, coloca-se a ponta da seringa no fundo da boca do gato para evitar que ele cuspa o alimento. A comida à temperatura ambiente ou do corpo é menos desagradável. O estômago de

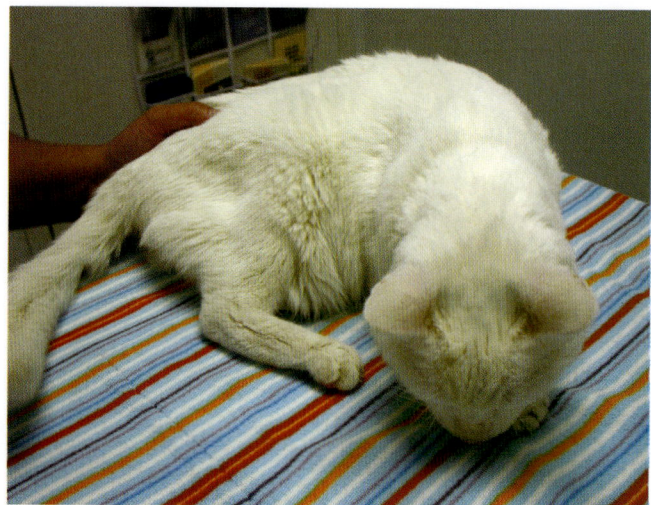

Figura 36.1 À medida que os gatos envelhecem, ficam mais caquéticos. A consideração cuidadosa do desgaste muscular e da perda de peso começa com a determinação do apetite do gato – se é bom ou ruim. Esse paciente tem subnutrição proteico-calórica causada por quantidade inadequada de proteína em sua alimentação.

um gato sadio tem capacidade para até 100 mℓ; portanto, começar com 6 mℓ e prosseguir com aumentos também de 6 mℓ até um total de 48 mℓ por refeição é uma meta realista para a maioria dos gatos.

O uso de sondas de alimentação de calibre grosso (14 a 16 Fr) é preferível, pois se pode usar uma variedade maior de dietas. A colocação de sondas de esofagostomia requer apenas anestesia curta e elimina o risco pós-operatório de peritonite que uma sonda de gastrotomia (sonda G) poderia implicar (Figura 36.2). Essas sondas possibilitam o uso de dietas formuladas especialmente, ricas em calorias, passíveis de ser administradas com seringa. Se o proprietário quiser diluir o alimento para facilitar a administração com seringa, deve usar um produto apropriado como diluente em vez de água, para evitar perda da densidade calórica. As sondas G precisam ser aspiradas antes da infusão de alimentos, para se determinar o volume gástrico residual. É preciso irrigar qualquer tipo de sonda com água após o uso, a fim de evitar formação de coágulos. Qualquer que seja o método usado para alimentação assistida, inclusive abordagens farmacológicas, as necessidades calóricas diárias precisam ser satisfeitas, o que é fácil determinar fazendo a conversão para mililitros cujo sistema consta na Tabela 36.7.

A dor pode interferir na alimentação. O gato pode ter dor na boca por causa de doença periodontal, uma lesão de reabsorção dentária ou massa (Figura 36.3). Sempre que possível, a saúde dentária deve ser otimizada. As náuseas associadas a gastrite urêmica ou doença renal podem ser amenizadas com famotidina na dose de 5 mg, VO, a cada 24 h, ou outro antagonista H2.

Sensações em declínio (audição, visão, olfato) podem resultar da ausência de percepção do alimento. Aquecer o alimento à temperatura de uma presa recém-abatida aumenta sua palatabilidade. Refeições pequenas mais frequentes podem ser melhores para o paciente idoso do

Tabela 36.7 Densidades calóricas de dietas para animais convalescentes, para cálculo dos volumes alimentares.

Nome do produto	Densidade calórica
Rebound®	1 kcal/mℓ
Clinicare®	1 kcal/mℓ
Royal Canin/MediCal Recovery RS®	1,23 kcal/mℓ
Hill's Prescription Diet a/d Canine/Feline®	1,3 kcal/mℓ
Eukanuba Maximum Calorie®	2,1 kcal/mℓ
Purina veterinary Diets CV®	1,3 kcal/mℓ quando um gato estiver recebendo 170 mℓ de Rebound/Clinicare® 0,7 kcal/mℓ quando um gato estiver recebendo 170 mℓ de água

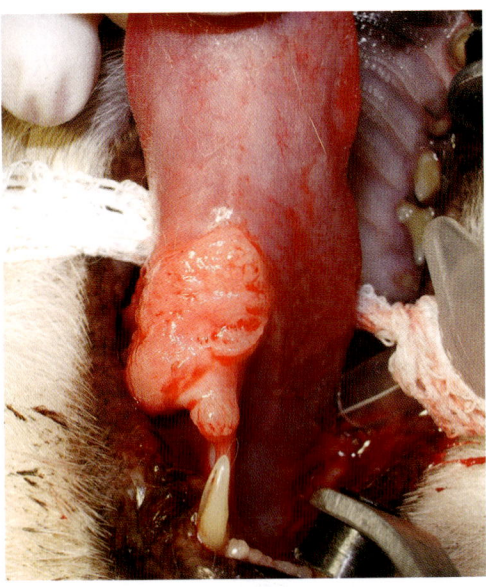

Figura 36.3 O tratamento de paciente com queda do apetite ou perda de peso tem de incluir a avaliação da dentição e da boca. Lesões bucais, como o carcinoma escamocelular, podem ficar escondidas sob a língua.

que duas refeições ao dia. A textura do alimento pode ter importante atuação. Alimentos enlatados são preferíveis e os gatos devem gostar porque têm muito mais água. Os clínicos costumam recomendar uma dieta prescrita para uma alimentação específica. No entanto, como criaturas seletivas que são, conforme já mencionado, é mais importante que os gatos comam, do que aquilo que comem, e que comam o suficiente.

Mobilidade

Em geral, a mobilidade diminui em gatos idosos ou doentes. Nos últimos anos, foram publicados vários artigos sobre artrite e doença articular degenerativa em nossos pacientes felinos (Figura 36.4).[9,12] Embora as estimativas

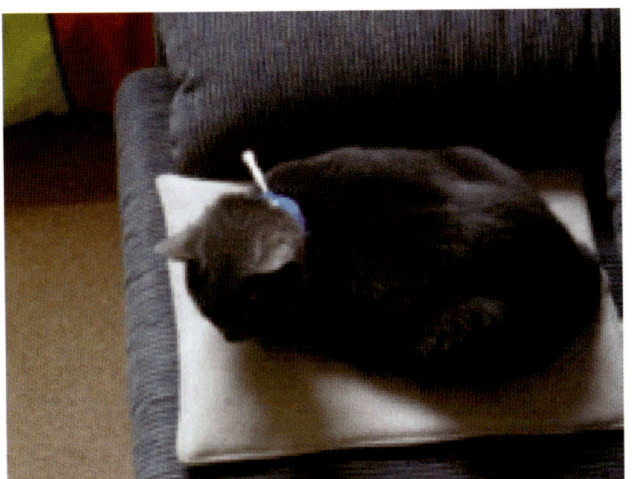

Figura 36.2 O suporte alimentar fornece nutrição adequada para tornar mais lentas e, possivelmente, reverter as alterações catabólicas. Sondas de calibre grosso, como a esofágica mostrada aqui, possibilitam a administração fácil de muitas medicações e água para hidratação, diminuindo o estresse tanto do gato quanto de quem cuida dele.

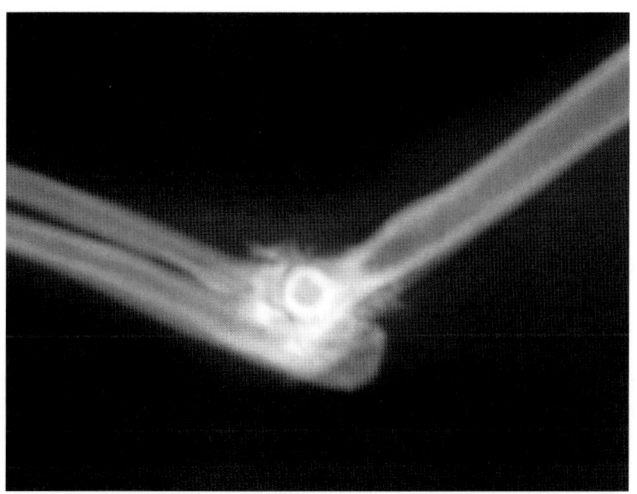

Figura 36.4 Alterações proliferativas no cotovelo de um gato com doença articular degenerativa. O animal tinha dificuldade para saltar e caía no chão. A analgesia adequada e a modificação do ambiente lhe proporcionaram uma vida mais confortável. Alterações dietéticas e agentes modificadores da doença também podem ser benéficos a longo prazo.

variem quanto à frequência dos distúrbios articulares, todos os especialistas concordam que gatos idosos têm maior incidência de problemas articulares subdiagnosticados clinicamente, pois os gatos não constituem uma espécie com que trabalhem normalmente ou porque os felinos disfarçam bem o desconforto. Em um artigo,[12] verificou-se que 90% dos gatos com mais de 12 anos de idade tinham evidência radiográfica de doença articular degenerativa, qualquer que fosse a razão pela qual chegassem ao hospital veterinário. Raramente se observa claudicação; os gatos são vistos como "mais lentos" quando saltam curtas alturas e se movimentam menos e descansam mais. Se forem feitas questões específicas sobre movimento, em geral é possível determinar que há rigidez ou desconforto. "Você notou alguma alteração quando ele pula ou salta? Cai? Caminha?" No Boxe 37.4, há um questionário útil sobre mobilidade. Um estudo recém-publicado inclui outra lista de perguntas úteis para se fazer ao proprietário na avaliação clínica ou para uso em casa.[3] A assistência ao gato idoso precisa incluir a atenção para a mobilidade.

As manifestações de problemas de mobilidade são constipação intestinal por retenção, defecação fora da caixa de areia, queda quando o animal salta ou se desloca de algum móvel, impossibilidade de subir escadas e agachar-se para comer, o que resulta em perda de peso. Aparar regularmente as unhas ajuda a manter as relações articulares apropriadas. Rampas e escadas nos locais favoritos para dormir são úteis. Vários *sites* dão ideias para escadas e rampas para gatos. Ante a possibilidade de um gato estar com as articulações rígidas e dolorosas, devem ser considerados locais quentes, macios e acolchoados para ele dormir. O acréscimo de outra caixa de areia para que o gato não precise caminhar muito pode reduzir a eliminação de resíduos em local impróprio, bem como estimular a micção e a defecação regulares. Para ajudar gatos idosos, é bom verificar se a borda da caixa não é muito alta ou a abertura muito pequena. Remexer a areia da caixa com uma pá várias vezes por dia, verificando se não há excesso que a deixe muito profunda nem escassez tornando-a rasa, estimula o uso regular.

Alívio e otimização do conforto

A otimização da função celular pode requerer medicações e suplementos. É mais fácil conseguir a obediência às prescrições quando se ajuda o proprietário a entender a doença do gato e como a medicação ajuda. Em *Feline Oncology: a Comprehensive Guide to Compassionate Care*,[15] há dicas excelentes que explicam aos proprietários a terminologia do câncer e o tratamento, ajudando-os a tomar decisões difíceis.

A autolimpeza pode ser negligenciada pelo gato com rigidez ou aquele simplesmente idoso e menos atento, possivelmente por disfunção cognitiva. Pode ser necessário que o proprietário limpe o paciente para ajudar a manter sua pelagem limpa e saudável. A massagem dos músculos rígidos pode ser bem recebida pelo gato e, se não for, locais macios e aquecidos para deitar podem proporcionar conforto.

Os proprietários podem perguntar sobre gemidos à noite. O diagnóstico diferencial envolve perda dos sentidos especiais, hipertensão, agitação hipertireóidea, dor e disfunção cognitiva. A primeira pode ser discernida e aliviada simplesmente chamando-se o gato, para que ele possa localizar o proprietário. A hipertensão e o hipertireoidismo são diagnosticados sem dificuldade e controlados com medidas clínicas. Pode ser difícil avaliar a dor (ver anteriormente, *Medicina Paliativa | Avaliação e Tratamento da Dor*). Em geral, a melhor maneira de determinar se há dor é administrar algum tipo de analgésico e ver se o comportamento se normaliza. A disfunção cognitiva é um diagnóstico de exclusão; verificou-se que gatos com esse problema tinham alterações cerebrais similares às de pessoas com demência.[10]

O Juramento do Veterinário da American Veterinary Medical Association (AVMA) é o seguinte: "Juro solenemente usar meu conhecimento científico e minhas habilidades para (...) o alívio do sofrimento dos animais...". Acima de tudo, os proprietários têm o direito de esperar que o foco do tratamento seja o alívio (ou a prevenção) da dor (Figura 36.5). Felizmente, durante a última década, os gatos receberam mais atenção que antes a esse respeito, de modo que hoje em dia temos um pouco mais de opções para criar protocolos analgésicos. Em geral, o uso de uma abordagem multimodal é preferível para minimizar os efeitos adversos potenciais de um único agente, usando-se doses menores de vários agentes. Normalmente, combina-se um narcótico, como a buprenorfina, a hidromorfona, o butorfanol ou a fentanila, com um anti-inflamatório (AINE), como o meloxicam ou o ácido acetilsalicílico, ou, para dose única, cetoprofeno ou carboprofeno. Também é possível proporcionar analgesia tópica e local com emulsão de lidocaína e prilocaína em creme, bloqueio nervoso local ou acupuntura. Corticosteroides não devem ser combinados com os AINEs, mas podem ser usados em conjunto com outros fármacos.

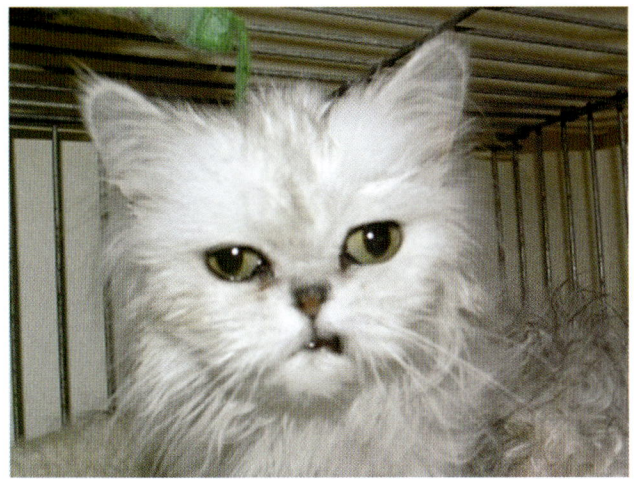

Figura 36.5 Este gato parece estar com dor, conforme evidenciado pela expressão de seus olhos. A pelagem arrepiada sugere desidratação e pouca atenção com a autolimpeza. A desidratação, junto à acidose metabólica, um achado muito comum em gatos doentes, resulta no que os seres humanos chamam de "ressaca".

Devido à preocupação com os possíveis efeitos colaterais sobre a função renal, a recomendação geral é evitar os AINEs em pacientes com doença renal. Dito isso, nos estágios finais da vida, assim que o proprietário é completamente informado sobre o risco, a qualidade de vida sem dor artrítica pode ser preferível a uma existência isenta de risco mas com dor. Conforme já mencionado, os sinais clínicos de artrite são perda de peso, anorexia, depressão, eliminação de resíduos fora da caixa de areia, autolimpeza precária e claudicação. O meloxicam está liberado em alguns países para uso prolongado no alívio da inflamação e da dor dos distúrbios musculoesqueléticos crônicos. A dose registrada na União Europeia é de 0,1 mg/kg no primeiro dia, seguida por 0,05 mg/kg, VO, a cada 24 h pelo tempo necessário. Em pacientes com insuficiência renal concomitante, o uso de um AINE é uma razão a mais para recomendar terapia diária com líquido subcutâneo. Além de analgésicos, produtos nutricionais e condroprotetores (como glicosamina e sulfato de condroitina) podem ter alguma atuação no tratamento da doença articular degenerativa.[2,11] Embora se tenha demonstrado a eficácia da acupuntura em algumas condições em seres humanos, no decorrer da elaboração deste livro não houve evidências científicas sólidas de eficácia em gatos.[19] Para mais informações sobre analgesia, consultar o *website* da International Veterinary Academy of Pain Management em http://www.cvmbs.colostate.edu/ivapm.

Muitos pacientes no fim da vida precisam de várias medicações. O número e a frequência de administração são uma fonte de estresse tanto para o paciente quanto para o proprietário. Portanto, sempre que possível, a importância de certos agentes deve ser priorizada para assegurar que os mais importantes sejam administrados de maneira diligente. Se os menos críticos não puderem ser evitados, talvez possam ser administrados de maneira diferente – menos estressante em termos psicológicos. As sondas para alimentação são um recurso que possibilita que a maioria das medicações orais seja dada com manipulação mínima do paciente. Muitos proprietários não têm dificuldade para aplicar injeções subcutâneas de agentes que podem ser administrados por essa via.

Preparo para o fim | Morte com dignidade

Os gatos estão vivendo mais por causa das melhorias na assistência de saúde, na nutrição, nos cuidados dentários e com a imunização para a prevenção de muitas doenças infecciosas. Temos a fantástica oportunidade de conhecer nossos pacientes desde o nascimento, em geral convivendo com seus proprietários até por muitos anos – por causa de outros animais de companhia na mesma casa. À medida que um gato chega à meia-idade ou fica idoso, é válido antecipar-se e estimular os proprietários a adquirirem outro animal de companhia, não apenas por si mesmos, mas para que outros animais não sejam deixados sozinhos. Se quiserem um filhote, é melhor adotar dois gatinhos. Isso serve para evitar que o animal idoso seja importunado pelo comportamento brincalhão e inconveniente de um único filhote. Caso considerem adotar apenas outro gato, é melhor que seja um adulto jovem que já tenha aprendido boas maneiras.

É tentador para um clínico lidar com doenças como disfunções corporais que requerem cuidados específicos e cientistas competentes aplicados. Na medicina humana, já se escreveu muito sobre a tendência dos médicos de se esquecerem que os pacientes são pessoas e se referirem a eles com locuções como "o rim do quarto 422", "o osteossarcoma" ou "aquele em morte cerebral". Também podemos nos esquecer de que o gato doméstico castrado preto e branco de pelo curto com insuficiência renal tem sua própria experiência do mundo e do que fazemos a ele e por ele. Embora essa questão afete todos os aspectos da medicina, tem importância especial no contexto dos cuidados paliativos.

No zelo para preservar a vida, os cuidados paliativos não podem ser esquecidos. Em 1972, os psiquiatras Marks e Sacher foram chamados no Sloan-Kettering Cancer Center para uma consulta por causa de um surto de "insanidade", caracterizado por pacientes que se engajaram em um comportamento extremo e emocional.[14] Eles logo vislumbraram que o problema não era loucura, mas, em vez disso, a resposta do paciente a uma dor extrema e não tratada por causa de um câncer. Mesmo na medicina humana, há bem pouco tempo, em 1991, foi relatado que, embora 90% dos casos de dor decorrente de câncer fossem passíveis de tratamento com as modalidades disponíveis, 80% não eram controlados.[7] Se a dor era ignorada como irreal cientificamente, que esperança haveria para outras sequelas negativas a serem tratadas, como a perda da dignidade? Muitos pacientes, se não a maioria, têm mais medo da dor e do sofrimento e da degradação que a dor extrema lhes inflige e às famílias que da morte; isso resultou em um movimento mundial a favor da eutanásia voluntária e do suicídio assistido.

Embora ainda haja muitas circunstâncias de pacientes animais vistos como uma propriedade descartável, também há diversas em que o gato é visto como um membro amado da família. Isso levou a uma mudança de paradigma na medicina veterinária, em que o clínico, antes procurado pela possibilidade de tratar, pode agora ter de recomendar a suspensão do tratamento. Há muitas razões de cunho social para isso. Em muitos países, mais de metade dos casamentos termina em divórcio. As pessoas têm famílias menos numerosas e menos tempo para fazer amigos. Em particular nas áreas urbanas, é notoriamente difícil. Assim, o animal de companhia passa a ter maior proeminência na vida emocional das pessoas, com até 85% dos proprietários nos EUA afirmando que seus animais são "membros da família".[13] Houve um desenvolvimento expressivo na prática de especialidades veterinárias, tornando muito mais acessíveis, até mesmo corriqueiras, opções de tratamento antes disponíveis apenas em um número limitado de instituições acadêmicas. Já em 1980, o *Wall Street Journal* disse que as pessoas estavam gastando pequenas fortunas para tratar seus animais no Colorado State University Center (S. Withrow, informação dada pessoalmente a BR, em junho de 2008). Muitos proprietários são capazes de combater o câncer de seu animal de companhia ou outra doença terminal de maneira tão rigorosa como fariam com eles próprios. Para tais pessoas, a eutanásia é uma opção apenas em casos extremos. De acordo com esse raciocínio, o alto custo do tratamento de uma doença em um animal agora é menos importante que antigamente; muitos animais que seriam submetidos à eutanásia passaram a ter a vida prolongada e com boa qualidade.

No entanto, isso tem um aspecto negativo no caso de alguns pacientes veterinários aos quais a eutanásia é negada em prol de mais tempo de vida e às vezes resulta em sofrimento prolongado desnecessário. Com novas modalidades facilmente disponíveis e um desejo sincero por parte dos veterinários de ajudar seus pacientes, é fácil cair na armadilha de fazer algo mais. O clínico pode ter de se resguardar contra planos de diagnóstico e tratamento muito sofisticados, para evitar perder de vista o bem-estar do paciente em questão. *"Não é porque fazemos que significa que devemos fazer."*

Do mesmo modo, o proprietário pode ficar contrariado com a avaliação da qualidade de vida de seu animal. Quando alguém rejeita a necessidade de eutanásia de seu "melhor amigo" ou "membro da família", o desespero e a esperança podem resultar no desejo de "tentar alguma coisa" para salvar o animal, mesmo que ele esteja piorando ou sofrendo. Pode ser que o proprietário queira tentar métodos sem base em evidência científica, como "medicina complementar e alternativa", a qual não tem comprovação.[16] A internet também dá acesso aos proprietários desesperados para que eles encontrem um número incontável de modalidades alegadamente terapêuticas a que podem recorrer.

Outro aspecto da assistência veterinária e dos cuidados com animais é o risco de hospitalização excessiva. Em alguns casos, quando um proprietário quer cuidados paliativos e um tratamento legítimo para seu animal com câncer, tem dinheiro, mas não tem tempo para cuidar dele, pode ser válido interná-lo. Mas, em geral, a hospitalização pode fazer com que o proprietário considere a eutanásia para acabar com o sofrimento no decorrer de tratamentos infindáveis. A internação de um gato cujo proprietário não quer aceitar os fatos pode ser a solução no atendimento veterinário geral e quando as necessidades do animal não são consideradas prioritárias. Isso acontece mais por simpatia ou empatia pelo proprietário que pelo paciente, junto à crença de que se deve internar o gato para satisfazer a pessoa que está pagando. Assim, paradoxalmente, o amor por animais de companhia pode ser uma nova fonte de sofrimento sem controle, conforme a citação de que às vezes o amor não é necessário nem suficiente para assegurar o melhor para a criatura amada. A pergunta que não deve ser esquecida é: "Qual o custo de viver mais?" É essencial que a medicina veterinária aprenda com os erros da medicina humana e não sacrifique a qualidade de vida pela quantidade desta.[8]

A autoridade derivada de Esculápio é exclusiva de médicos e veterinários por serem profissionais da medicina.[18] Exercer tal autoridade em benefício do animal, pondo fim ao seu sofrimento, não é apenas uma concessão, mas sim uma obrigação. Quando os proprietários perguntam "O que faria se fosse seu gato, doutor?", estão apelando para sua autoridade como veterinário. Parte da tarefa de um veterinário como defensor dos animais é responder a tal apelo por isenção de culpa em conceitos difíceis dando uma orientação sincera, que seu treinamento, seu conhecimento e sua experiência o capacitam a oferecer.

Isso significa que temos a obrigação de explicar aos proprietários algumas diferenças fundamentais entre a mente humana e a dos animais que têm implicações importantes e radicalmente distintas na qualidade de vida de pessoa em contraponto aos animais de companhia. Os autores não negam a riqueza e a relevância moral da mente dos animais. Entretanto, há diferenças marcantes entre os seres humanos e os animais ante doenças potencialmente fatais, mesmo que os recursos da medicina para lidar com tais crises sejam convergentes nas duas áreas. A cognição humana é tal que pode valorizar metas futuras a longo prazo e suportar experiências negativas a curto prazo para tentar alcançá-las. Portanto, como seres humanos, podemos racionalizar e resistir à dor excruciante de uma cirurgia plástica para melhorar nossa aparência. Assim como suportamos quimioterapia, irradiação para fins terapêuticos, diálise, fisioterapia e transplantes de órgãos para termos mais tempo e qualidade de vida ou, em alguns casos, meramente para prolongar a vida a fim de vermos nossos filhos formados, completar uma composição musical ou cumprir outra meta.

Contudo, no caso de animais, não há evidência, nem empírica ou conceitual, de que eles tenham a capacidade de considerar os benefícios futuros ou possibilidades ante a situação deprimente atual. Eles vivem o momento presente. Para tratar nossos pacientes com moralidade e respeito, precisamos nos lembrar de suas limitações mentais. Para a mente de um animal, em um sentido realista, só existe qualidade de vida, ou seja, se a experiência é agradável ou desagradável de todos os modos que pode ser – entediado ou ocupado, com ou sem medo, desfrutando ou gostando da companhia, com ou sem dor, fome, sede e assim por diante. Não temos motivo para crer que um animal pode captar a noção de prolongar a vida, aceitando o sofrimento atual para isso.

Por sua vez, isso requer uma avaliação o mais realista possível do que os animais estão experimentando. Um animal não pode aceitar um tratamento para câncer com o sofrimento que isso representa. Um animal não pode afirmar nem conceber o desejo de resistir ao sofrimento atual em prol de uma vida futura; não tem como preferir perder uma perna para não sofrer metástase. Temos de nos lembrar de que um animal *é* sua dor, e é incapaz de vislumbrar ou sequer *ter esperança* de que ela cesse. Assim, quando nos deparamos com doenças potencialmente fatais que afligem nossos animais, não é uma verdade incontestável dizer que devam ser tratados ao custo qualitativo da experiência que pode estar implícito. O proprietário pode considerar o sofrimento que uma modalidade de tratamento implica um preço pequeno por uma vida extra, mas o animal não valoriza nem compreende o que é "vida extra" e suas implicações. O tratamento de doenças ou lesões menores pode ser justificado pela teórica certeza de uma longa vida agradável depois. O proprietário, por sua vez, pode ignorar a diferença entre a mente humana e a do animal e escolher a *possibilidade* de prolongamento da vida a qualquer custo qualitativo. É nesse ponto que o veterinário com responsabilidade moral é investido no seu papel de defender o animal, dizendo o que é do interesse deste.

A melhor maneira de fazer esse tipo de defesa é ver a relação com o proprietário tanto do ponto de vista dele quanto do veterinário de acordo, no sentido de buscar o melhor no interesse do animal ante o objetivo central do tratamento. Dessa maneira, o clínico pode orientar o proprietário sobre a natureza da mente do animal, como ele vê o sofrimento e o que significa para ele. Tal orientação deve começar junto com o tratamento, assim como a defesa da qualidade de vida do animal por parte do veterinário. As considerações sobre qualidade de vida devem ser comentadas no início da relação do veterinário com o proprietário; não passadas de repente durante o tratamento. Vale lembrar a citação de Platão de que, ao lidar com ética e adultos, é melhor *relembrar* que ensinar. Por essa razão, o proprietário, que conhece melhor o animal do que o veterinário, deve ser estimulado desde o início a ajudar a definir qualidade de vida para o gato.

Um dos maiores problemas para os proprietários é saber "qual o momento certo". Como veterinários, tentamos não "roubar" o tempo da vida de um indivíduo, ou o tempo que o gato e seus proprietários podem aproveitar juntos, e evitar ir além do ponto em que o felino preza a própria vida.

Uma das autoras (MS) estimula os cuidadores do animal a se imaginarem na pele do gato e tentar imaginar o que ele está passando. Algumas pessoas são muito claras em sua avaliação sobre como o gato se sente, outras me-

nos. Usando uma escala de 1 a 10, sendo 10 o melhor dia de vida e 1 o equivalente a agonia e desespero, a maioria de nós vive em torno de 6 ou 7. Se os proprietários usarem isso como um meio de classificar determinado dia ou parte de um dia, serão firmes no momento de superar o turbilhão de emoções pelo que estão passando (ou, no caso daqueles que não percebem ou não querem perceber, terão mais na experiência com seu gato.). Quando as pontuações são de 2 e 3 em sua maioria, é hora de considerar ajudar o gato a morrer. Isso é muito útil quando uma pessoa está com receio de permitir que seu animal sofra muito e também estimula aquela que não consegue deixar seu amigo ir antes do tempo.

O outro autor (BR) recomenda pedir ao proprietário para fazer uma lista, o mais completa possível, das coisas que o gato gosta de fazer quando está bem ou no começo do tratamento, como seria o caso no câncer. Essa lista, então, é mantida à vista em casa e passa a fazer parte do prontuário do paciente. À medida que o gato fica mais debilitado, o proprietário pode rever seus critérios pessoais e ver que alterações ocorreram, apesar de toda boa intenção. Essa verificação objetiva da realidade dá ideia da progressão e confirma que a decisão pela eutanásia é apropriada, enquanto, em contrapartida, também ajuda o indivíduo que esteja considerando prosseguir com o tratamento sem esperança e recusa.

Para auxiliar a reduzir os efeitos emocionais desse período de incerteza, em geral é útil os proprietários sentirem que têm algum controle sobre a condição de seu gato em rápida deterioração. São atitudes de grande ajuda:

- Ter certeza de que sabem os números de telefone de emergência apropriados e onde é feito o atendimento
- Dar uma cópia do prontuário do paciente, com as anotações e os dados laboratoriais mais recentes, para ficar junto às chaves do carro, no caso de ser necessário ir para a emergência da clínica.

Em geral, os proprietários esquecem os nomes e as doses das medicações quando estão nervosos.

É importante deixar o proprietário saber o que é a eutanásia antes de ela ser proposta. Em um relato publicado em 2001, a AVMA informa que "o termo eutanásia é derivado de duas palavras gregas – *eu*, que significa bom/boa, e *thanatos*, que significa morte". Eles definem essa "boa morte" como se segue: "Eutanásia é o ato de induzir uma morte mais tranquila em um animal. É nossa responsabilidade, como veterinários e seres humanos, assegurar que, se é para que a vida de um animal termine, que seja com o maior grau de respeito e ênfase em torná-la indolor e o menos estressante possível".[1]

A comunicação é fundamental. Convém tranquilizar o proprietário inteirando-o de que a dose de barbitúrico é indolor. A autora (MS) coloca o animal em uma toalha grossa no colo do proprietário, informando que os gatos em geral mantêm os olhos abertos e que, à medida que os músculos relaxam, podem esvaziar a bexiga ou os intestinos. Eles também devem saber que alguns gatos ainda apresentam alguns movimentos respiratórios conforme a morte ocorre. Embora a administração intravenosa seja a via mais comum para os agentes usados na eutanásia, a menos que um gato esteja agonizante, uma opção alternativa, preferida pela autora MS, é a administração intraperitoneal (IP) da solução, imediatamente caudal a um dos rins. Isso evita contenção e o medo resultante do paciente. Além disso, a transição da vida para a morte é menos súbita: pode levar 2 min ou 20. Assim que o gato é anestesiado, o proprietário deve querer "apressar o fim", e uma veia pode ser acessada facilmente para uma dose adicional. O tempo de espera lhes dá a oportunidade de lembrar, chorar e rir. Isso ajuda o clínico a saber que estão lidando normalmente com o luto e ficarão bem. Na experiência da autora (MS), os proprietários que conhecem a eutanásia intravenosa têm comentado que preferem uma morte mais "natural" com a via IP.

Cuidados com aqueles que cuidam

A maioria das pessoas é capaz de lidar com uma perda se souber que ela é iminente e se houver uma rede de suporte. Muitas vezes, em nossa vida moderna, a equipe veterinária pode ser o único suporte do proprietário. Isso é especialmente triste quando os amigos e a família não se importam com a ligação da pessoa com seu gato. Além de enviar um cartão para a pessoa, em geral elas gostam muito quando fazemos contato depois de alguns dias. Se houver alguma dúvida quanto à estabilidade emocional de um proprietário, é bom providenciar ajuda médica.

Contudo, geralmente é bom para a pessoa saber que pode passar por várias emoções, do luto ao sentimento de culpa, à raiva, à incerteza e à sensação de vazio. Isso é normal e saudável. O clínico pode ajudar um proprietário a entender com uma explicação como: "é normal ter esses sentimentos por dias ou semanas depois da morte de um ente querido. Isso reflete o pensamento inconsciente de que tudo é temporário. O que NÃO é normal ou saudável é bloquear uma emoção." Também há circunstâncias em que a morte de um gato relembra um luto por outro animal ou alguma pessoa não superado. Nos EUA, há vários serviços de suporte por telefone nas escolas de veterinária, como a Cornell University: http://www.vet.cornell.edu/Org/Petloss/. Alguns podem preferir o grupo de suporte eletrônico encontrado na Rainbow Bridge (http://www.petloss.com).

Se os proprietários ainda não tiverem adotado um novo animal de companhia, devem pensar em fazer isso. Sabemos que o novo gato não será um substituto daquele que morreu, mas o recém-chegado ganha uma boa casa e carinho, facilita o luto e traz alegria. No momento certo, o animal ocupa o espaço vazio.

Por fim, há o "custo dos cuidados".[17] Nós, da equipe de saúde veterinária, testemunhamos a morte e a recuperação com uma frequência aproximadamente 5 vezes maior do que nossos equivalentes profissionais de saúde humana. A "fadiga da compaixão" vai além do desgaste emocional normal, sendo um tipo de exaustão física, emocional e espiritual que vem com a exposição frequente à morte e a necessidade de dar suporte aos proprietários em situações altamente emocionais durante longo tempo.[6] Essa questão é tão importante que foi criado um grupo para cuidar dela, The Compassion Fatigue Awareness Project (http://www.compassionfatigue.org), o qual oferece uma série de recomendações, as chamadas Oito Leis, sobre cuidados de saúde, alteração da saúde, autocuidados e um espaço saudável para trabalhar.

Algumas das questões que foram associadas à fadiga da compaixão na medicina veterinária são:

- Dificuldade de aceitar que os problemas físicos do paciente nem sempre podem ser controlados
- Frustração por ter investido muita energia cuidando de um paciente que morre, levando com ele esse investimento
- Desapontamento se as expectativas para os pacientes eram uma "boa morte", mas isso pode ser definido, não determinado
- Dificuldade para terminar uma vida que já salvou antes
- Dificuldade para estabelecer limites e expectativas realistas nos cuidados veterinários
- Cuidar mais de um animal que o proprietário dele
- Culpa pela morte do gato.

Sem o risco de tragédia, é possível cuidar de si. As sugestões para lidar e se proteger de maneira proativa contra a fadiga da compaixão são:

- Lembrar que você é humano
- Ter conhecimento e valorizar seu próprio luto e suas emoções
- Dedicar-se à sua vida pessoal fora do trabalho
- Dedicar um tempo para dar suporte a outros membros da equipe
- Dizer "adeus" em particular a seus pacientes
- Acreditar em sua capacidade de dar conforto e amor a seus pacientes
- Redefinir a morte não como uma falha, mas uma parte inevitável do ciclo da vida
- Após eutanásia, saber que o indivíduo não está mais sofrendo
- Pensar que a eutanásia é uma dádiva que os proprietários querem e concordam
- Com a eutanásia, pensar que você está proporcionando um momento de amor e carinho para seus pacientes e os proprietários.

Conclusão

O fim da vida é, sem dúvida, cheio de perdas. Embora não se possa evitar a perda de função e habilidades, seu declínio pode ser amenizado cuidando-se das necessidades até certo ponto, com foco no conforto, na prevenção e no alívio da dor e garantindo a dignidade. Quando isso não é mais possível, podemos providenciar uma boa morte. Esse ato final implica a responsabilidade inerente de não abusar dele nem o realizar sem que seja o melhor para o paciente. Feito dessa maneira, é uma dádiva que liberta o gato e traz paz para todos.

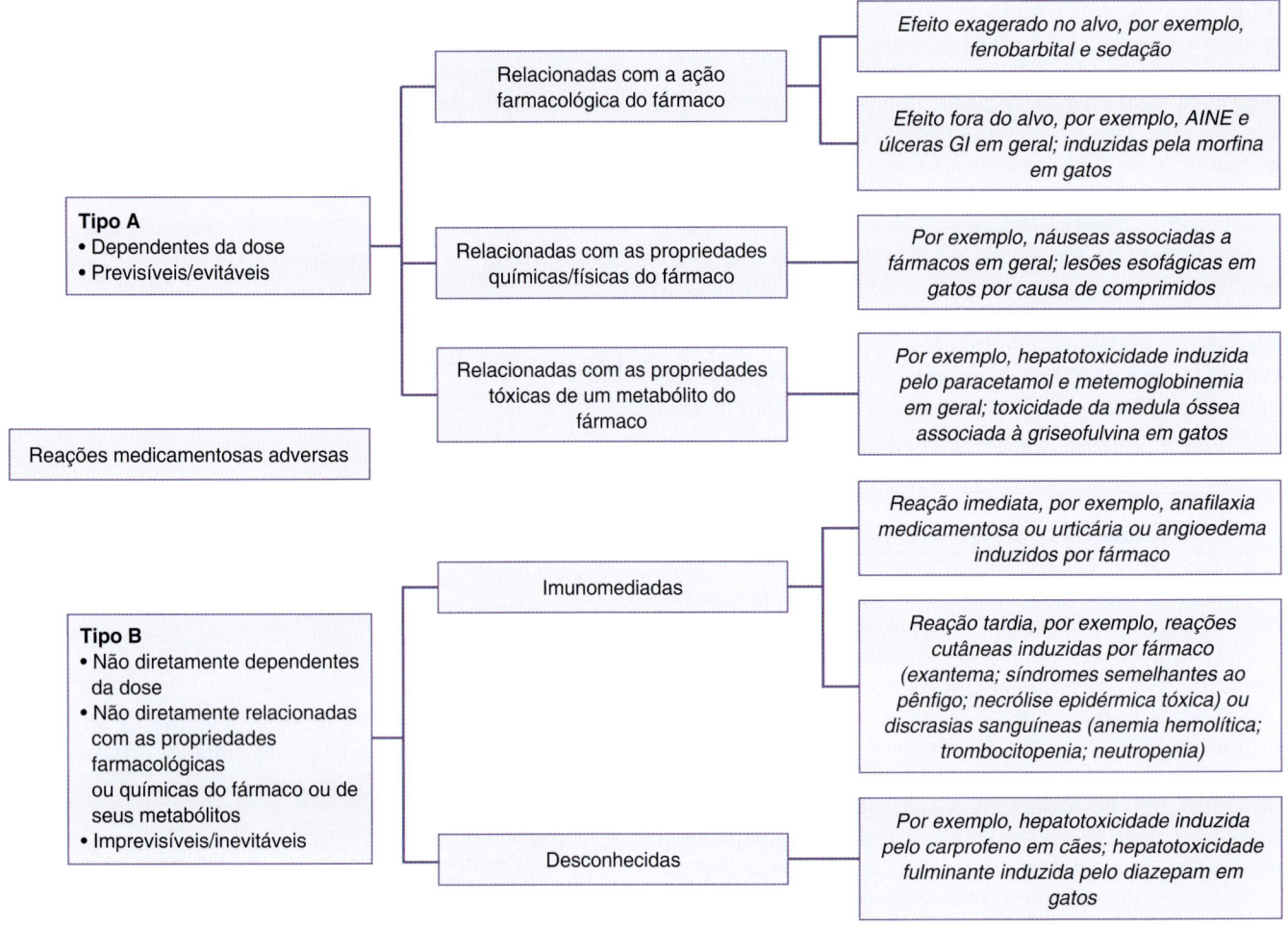

Reações medicamentosas adversas dos tipos A e B.

Referências bibliográficas

1. AVMA Panel on Euthanasia: 2000 Report of the AVMA panel on euthanasia, *J Am Vet Med Assoc* 218:669, 2001.
2. Beale BS: Use of nutraceuticals and chondroprotectants in osteoarthritic dogs and cats, *Vet Clin North Am Small Anim Pract* 34:271, 2004.
3. Bennett D, Morton C: A study of owner observed behavioural and lifestyle changes in cats with musculoskeletal disease before and after analgesic therapy, *J Feline Med Surg* 11:997, 2009.
4. Clarke SP, Mellor D, Clements DN et al: Prevalence of radiographic signs of degenerative joint disease in a hospital population of cats, *Vet Rec* 157:793, 2005.
5. Cotran RS, Kumar V, Robbins SL: Cellular injury and cellular death. In Cotran RS, Kumar V, Robbins SL, editors: *Robbins' pathologic basis of disease*, ed 5, Philadelphia, 1994, Saunders, p 32.
6. Durrance D: Compassion fatigue, *Proceedings of the 2005 Western Veterinary Conference*, February 20-24, 2005, Las Vegas, Nev.
7. Ferrell BR, Rhiner M: High-tech comfort: ethereal issues in cancer pain management for the 1990s, *J Clin Ethics* 2:108, 1991.
8. Folger W, Addleman R, Rodan I et al: AAFP position statement: end of life issues in feline medicine, *J Feline Med Surg* 12:421, 2010.
9. Godfrey DR: Osteoarthritis in cats: a retrospective radiological study, *J Small Anim Pract* 46:425, 2005.
10. Gunn-Moore DA, McVee J, Bradshaw JM et al: Ageing changes in cat brains demonstrated by beta-amyloid and AT8-immunoreactive phosphorylated tau deposits, *J Feline Med Surg* 8:234, 2006.
11. Hardie EM: Management of osteoarthritis in cats, *Vet Clin North Am Small Anim Pract* 27:945, 1997.
12. Hardie EM, Roe SC, Martin FR: Radiographic evidence of degenerative joint disease in geriatric cats: 100 cases (1994-1997), *J Am Vet Med Assoc* 220:628, 2002.
13. Harris Poll #120: Pets are members of the family, and two-thirds of pet owner buy their pets holiday presents, December 4, 2007. Available at http://www.harrisinteractive.com/harris_poll/index.asp?PID=840. Accessed January 14, 2010.
14. Marks RM, Sacher EJ: Undertreatment of medical inpatients with narcotic analgesics, *Ann Intern Med* 78:173, 1973.
15. Ogilvie GK, Moore AS, editors: *Feline oncology: a comprehensive guide to compassionate care*, Trenton, NJ, 2001, Veterinary Learning Systems.
16. Ramey DW, Rollin BE, editors: *Complementary and alternative medicine considered*, Ames, Iowa, 2004, Blackwell.
17. Rollin BE: Euthanasia and moral stress, *Loss Grief Care* 1:115, 1987.
18. Rollin BE: The use and abuse of Aesculapian authority in veterinary medicine, *J Am Vet Med Assoc* 220:1144, 2002.
19. The National Institutes of Health (NIH) Consensus Development Program: Acupuncture. Available at http://consensus.nih.gov/1997/1997Acupuncture107html.htm. Accessed January 8, 2010.

Considerações Especiais sobre o Gato Idoso

Editora: Susan E. Little

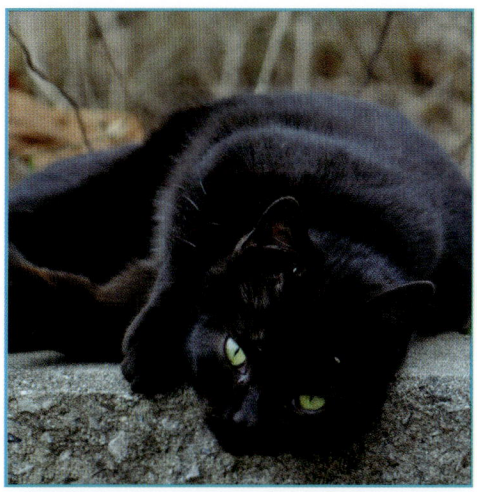

Manejo do Gato Idoso

Susan E. Little

O envelhecimento, ou senescência, é um processo biológico complexo nem sempre fácil de definir. Essencialmente, está relacionado com o aumento do dano e a perda de funções que ocorre ao longo do tempo, tanto no nível celular quanto no organismo inteiro. Muitas alterações ligadas à idade são administráveis a fim de manter a qualidade de vida. Assim, as doenças relacionadas com a idade podem ser administráveis ou curáveis. Na medicina humana, as disciplinas geriatria (estudo das doenças do idoso) e gerontologia (estudo dos aspectos sociais, psicológicos e biológicos do envelhecimento) estão bem estabelecidas. Esse foco sobre as necessidades exclusivas de indivíduos idosos está se tornando mais importante na medicina veterinária também.

De acordo com dados publicados mais recentemente, cerca de um terço das moradias norte-americanas e canadenses têm, no mínimo, um gato.[40,44] Conforme a maioria dos veterinários observa, muitos são gatos idosos. Por exemplo, uma pesquisa canadense realizada em 2008 descobriu que 35% dos gatos com proprietário tinham mais de 8 anos de vida.[40] Nos EUA e no Reino Unido, os gatos idosos também somam provavelmente, no mínimo, 30% da população felina com proprietário. Os médicos-veterinários devem estar familiarizados não apenas com o envelhecimento normal, mas também com os problemas clínicos comuns nessa faixa etária, e ser capazes de orientar os proprietários. Infelizmente, a American Animal Hospital Association (AAHA) estima que apenas 14% dos animais de estimação idosos são submetidos a avaliação de saúde regularmente recomendada pelos veterinários.[14] O principal obstáculo é a falta de recomendações claras a partir da equipe de cuidados de saúde veterinária.

As diretrizes sobre os estágios de vida de felinos da American Association of Feline Practitioners (AAFP)/AAHA definem um gato idoso como aquele com idade entre 11 e 14 anos, e um gato geriátrico como aquele com 15 anos ou mais.[48] O termo "idoso" costuma ser usado para se referir a todos os gatos acima de cerca de 10 anos de vida e será utilizado dessa maneira neste capítulo. Com frequência, os proprietários perguntam aos médicos-veterinários sobre a idade equivalente em seres humanos dos gatos. Em geral, os gatos idosos aproximadamente equivalem à idade de seres humanos entre 60 e 72 anos e os gatos geriátricos aproximadamente são equivalentes a seres humanos com idade entre 76 e 100 anos. Embora essas comparações etárias sejam úteis, é importante relembrar que o processo e a velocidade do envelhecimento variam entre indivíduos e podem ser influenciados por fatores genéticos, nutricionais e ambientais, entre outros. A idade cronológica de um gato não é um bom indicador da idade funcional e, no mesmo indivíduo, diferentes órgãos podem envelhecer sob velocidades diferentes.

É claro que a velhice não é uma doença e tanto os veterinários quanto os proprietários devem resistir à tentação de relacionar sinais de doença a envelhecimento. Por exemplo, dor, desidratação ou hipopotassemia poderiam provocar sinais clínicos que os proprietários atribuem à "desaceleração" própria do envelhecimento. Embora o conhecimento das alterações na prevalência de doença e na fisiologia decorrentes do envelhecimento seja uma parte importante nos cuidados de saúde para gatos idosos, as decisões sobre o manejo de doenças nunca deverão ser feitas com base na idade apenas. Em particular, o procedimento de fechar o diagnóstico e formular um plano de tratamento jamais deve ser evitado simplesmente por causa da idade do paciente. Muitos problemas de gatos idosos são crônicos e progressivos; por isso o diagnóstico e o tratamento são importantes para o controle da dor e para a preservação da qualidade de vida.

Impacto do envelhecimento

Infelizmente, foram conduzidas poucas investigações sobre a fisiologia do envelhecimento em gatos e a maioria das informações é aproveitada de outras espécies ou aprendida por meio da observação de estados mórbidos. O impacto do envelhecimento pode ser evidente (p. ex., pelos brancos, embotamento dos sentidos) ou pode consistir em alterações fisiológicas que são mais difíceis de serem observadas. O envelhecimento também traz mudança no ciclo sono/vigília e menor habilidade para tolerar estressores e alterações na rotina e no ambiente. As alterações que reconhecidamente ocorrem com o envelhecimento em alguns sistemas corporais são:

1. Sistema imunológico: a diminuição da função fagocitária e da quimiotaxia de neutrófilos leva à diminuição da competência imunológica. Outras alterações em gatos com mais de 10 anos de vida em comparação com gatos mais jovens são leucometria total mais baixa e também números reduzidos de linfócitos CD4+ e CD8+, e redução geral no índice CD4/CD8.[9] Contudo, a habilidade de organizar respostas imunológicas humorais mostra-se preservada mesmo a resposta celular sendo afetada. A função imunológica pode ser também influenciada por estados mórbidos crônicos e terapia medicamentosa imunossupressora, o que leva ao aumento do risco de infecção.
2. Pele: o teor de colágeno e elastina mostra-se reduzido, levando a uma pele mais delgada e menos elástica. O fluxo sanguíneo para a pele também é reduzido. Essas alterações podem dificultar a avaliação da hidratação empregando-se o turgor cutâneo e predispõe a infecção. Os gatos idosos praticam a autolimpeza menos eficientemente que os jovens, levando a emaranhados de pelos e dermatite. As unhas podem estar crescidas em excesso, espessas e quebradiças e exigem mais cuidados.
3. Sentidos especiais: a redução da visão e da audição pode tornar os gatos idosos mais facilmente assustados. A esclerose reticular é uma alteração normal do envelhecimento que os proprietários podem interpretar erroneamente como catarata. Os reflexos pupilares à luz são mais lentos, decorrendo, em parte, de atrofia da íris. Além disso, alterações retinianas podem ocorrer secundárias à hipertensão. A diminuição da função olfatória e a sensação do paladar podem comprometer o apetite.
4. Rim: o envelhecimento diminui tamanho do rim, o fluxo sanguíneo e a taxa de filtração glomerular. A mineralização da pelve renal não é rara, embora sua importância seja desconhecida, e não deverá ser confundida com nefrolitíase. A homeostase do potássio encontra-se comprometida e poderá ser comum a hipopotassemia.
5. Musculoesquelético: as alterações na composição da cartilagem e na fisiologia estão associadas à doença articular degenerativa. A mineralização de algumas áreas no esqueleto, como as junções costocondrais, podem ser detectadas em radiografias, porém não se conhece sua importância clínica. A massa muscular pode diminuir por causa da perda de peso. Por fim, pode ocorrer ainda atrofia muscular por causa da inatividade, o que leva à fraqueza.
6. Cavidade bucal: a doença periodontal, a reabsorção de dentes, a perda de dentes e o câncer bucal ocorrem mais comumente em gatos idosos, e a dor associada pode contribuir para inapetência e perda de peso.

Receituário de fármacos

Um aspecto importante do envelhecimento em gatos é que as respostas à terapia medicamentosa alteram-se de acordo com as alterações nas funções renal e hepática, na composição corporal e em outras respostas fisiológicas. Essas alterações podem influenciar absorção, distribuição, metabolismo e eliminação de fármacos. Dessas alterações, a insuficiência renal provavelmente é a mais importante e comum, o que leva à diminuição da eliminação e ao aumento dos efeitos tóxicos de fármacos depurados através do rim. Ajustes na dose e/ou dosagem podem ser necessários em pacientes com doença renal crônica (DRC) ou com doença hepática. Gatos idosos podem receber várias medicações e suplementos, tornando críticas as interações potenciais dos fármacos. Mais informações sobre terapia medicamentosa em gatos idosos e geriátricos são encontradas no Capítulo 4.

Os médicos veterinários e os proprietários com frequência mostram-se relutantes em administrar anestesia em gatos idosos, o que compromete o diagnóstico ou resulta em tratamento incompleto. Por exemplo, gatos idosos podem precisar de anestesia para a avaliação e o tratamento de doenças bucais e dentárias em diversas ocasiões. A doença dentária não tratada é uma causa importante de dor crônica e de comprometimento da qualidade de vida. Assim como na medicina humana, a idade em si não é um motivo para evitar anestesia, porém alterações na fisiologia e a ocorrência de doença podem aumentar o risco e devem ser consideradas na formulação do plano anestésico (Tabela 37.1). O envelhecimento provoca diminuição da complacência pulmonar e os músculos respiratórios se cansam mais facilmente. A função cardíaca pode estar acometida por doenças primárias, como miocardiopatia hipertrófica, ou por alterações induzidas por hipertireoidismo ou hipertensão. Os riscos anestésicos também aumentam com a idade em gatos, independentemente da graduação do estado físico da American Society of Anesthesiologists (ASA).[6]

Tabela 37.1 **Sistema de classificação do estado físico da Sociedade Norte-Americana de Anestesistas.**

Classe	Definição
1	Normal, paciente sadio
2	Paciente com doença sistêmica branda
3	Paciente com doença sistêmica grave
4	Paciente com doença sistêmica grave com ameaça constante à vida
5	Paciente moribundo sem expectativas de sobreviver sem o procedimento

Tabela 37.2 Alterações em diversos parâmetros de condição corporal e nutrição em diferentes estágios de vida em felinos.

Idade (anos)	Peso corporal	Massa de gordura	Massa magra	Digestibilidade de gordura	Digestibilidade de proteína	Volume de urina
1 a 7	Sem alteração ou ↑	Sem alteração ou ↑	Sem alteração	> 90%	> 85%	Sem alteração
7 a 12	↑↑	↑↑	↑	↓	↑	?
12+	↓↓	↓↓	↓↓	↓↓	↓	↑↑

↑, Aumento; ↑↑, aumento maior; ↓, diminuição; ↓↓, diminuição maior.
Adaptada de Perez-Camargo G: Cat nutrition: what is new in the old? *Comp Contin Educ Pract Vet* 26:5, 2004.

Os gatos idosos podem ser mais suscetíveis aos efeitos supressores de sedativos e agentes anestésicos. Da mesma maneira, pacientes idosos podem ser mais suscetíveis a hipotermia por causa do comprometimento da termorregulação e do prolongamento da recuperação por causa da função metabólica reduzida e da hipotermia. O aumento do risco anestésico também está associado à diminuição do tamanho corporal em gatos.[7] Pacientes menores podem correr maior risco de superdosagem de fármacos (especialmente se não houver o peso acurado para calcular as doses) e são mais propensos a hipotermia a dificuldades no manejo pericirúrgico (p. ex., colocação de cateter intravenoso, intubação endotraqueal).[5] A segurança pode ser melhorada por meio de avaliação completa pré-anestésica do paciente, estabilização de doenças crônicas quando possível, seleção apropriada de agentes pré-anestésicos e anestésicos e monitoramento apropriado (p. ex., qualidade e frequência do pulso, saturação de oxigênio). Mais informações sobre considerações anestésicas em pacientes idosos são encontradas no Capítulo 7.

Necessidades nutricionais

É interessante notar que, com o envelhecimento em gatos, as alterações na manutenção das necessidades de energia são diferentes com relação àquelas em seres humanos e cães. Estudos a curto prazo concluíram que os gatos não sofrem diminuição das necessidades de energia de manutenção (NEM) com o envelhecimento.[8,36,46] Contudo, estudos prolongados refinaram o estado de conhecimento e concluíram que as NEM diminuem com a idade em cerca de 3% ao ano em gatos até cerca de 11 anos de idade.[13,26] Contudo, a partir de cerca de 12 anos de vida, as NEM dos gatos, na verdade, aumentam e isso pode parcialmente explicar a tendência de gatos idosos estarem abaixo do peso.[13] Por outro lado, os seres humanos e os cães têm declínio de cerca de 20% das necessidades de energia de manutenção com o envelhecimento. Essa diferença pode ocorrer porque os seres humanos e os cães tendem a ser mais ativos em seus anos mais jovens, enquanto o nível de atividade da maioria dos gatos, especialmente aqueles que vivem em ambientes fechados, é constante ao longo da vida. Para a maioria dos gatos idosos (a exceção sendo aqueles obesos), a provisão de energia não deverá ser reduzida, pois eles são suscetíveis à perda de peso. Outras razões para tal suscetibilidade para perda de peso podem ser alteração da fisiologia, doenças e diminuição do apetite.

Gatos idosos também são menos eficientes na digestão de alimentos, particularmente gorduras e proteínas, e podem precisar aumentar sua ingestão diária de alimentos para compensar.[20] A Tabela 37.2 resume diferentes condições corporais e parâmetros nutricionais em diversos estágios da vida.

Muitos gatos idosos, especialmente aqueles com 12 anos de vida ou mais, irão beneficiar-se com alimento palatável altamente digerível e rico em energia e que possa ser oferecido em pequenas quantidades frequentemente.[25] As necessidades proteicas específicas para gatos idosos, comparadas com gatos mais jovens, não são conhecidas. No entanto, não existe benefício conhecido sobre a restrição de proteína em gatos idosos sadios. Se não houver necessidade específica para uma dieta com restrição de proteína (p. ex., DRC em estágio terminal), as recomendações atuais consistem em alimentar com proteína de alta qualidade e em quantidade que satisfaça as necessidades do adulto (no mínimo, 5 g/kg de peso corporal ideal). Mais informações sobre nutrição para gatos idosos e geriátricos são encontradas no Capítulo 16.

Cuidados para o bem-estar de gatos idosos

Os componentes dos cuidados do bem-estar nos estágios de vida são encontrados na Tabela 8.2. Exames de bem-estar abrangentes, avaliação do histórico e um banco de dados mínimo para o exame do bem-estar são recomendados a cada 6 meses em gatos idosos.[14,48] Essa frequência é aconselhável, porque o estado de saúde de um indivíduo pode mudar rapidamente nessa faixa etária e porque a detecção e o tratamento precoces de problemas são importantes para preservar a qualidade de vida. Além disso, com frequência os sinais de doença em gatos são sutis e podem passar despercebidos pelos proprietários até que o problema já esteja bem avançado (ver os 10 sinais sutis de doença no Capítulo 8 e em http://www.healthycatsforlife.com). Ademais, os gatos idosos com doenças crônicas podem precisar de avaliações e exames laboratoriais mais frequentemente.

O banco de dados mínimo para a avaliação de gatos idosos inclui hemograma completo, painel de bioquímica sérica completo (em especial, proteínas totais, albumina, globulina, fosfatase alcalina [FA], alanina transaminase [ALT], glicose, ureia sanguínea [BUN], creatinina, potássio, fósforo, sódio e cálcio), urinálise completa incluindo exame microscópico do sedimento e tiroxina total (T_4). Dependendo dos fatores de risco e dos sinais clínicos, exames de fezes e teste para retrovírus também podem ser incluídos nos exames para o bem-estar. É importante reconhecer que a creatinina sérica pode estar dentro da variação de referência normal em gatos com DRC se o paciente for magro com massa muscular reduzida. Em um estudo, cálcio sérico, hematócrito, hemoglobina, eritrócitos, albumina e índice albumina/globulina estiveram significativamente mais baixos em gatos idosos (média de idade de 15 anos) em comparação com gatos jovens (média de idade, 2,75 anos).[13a] No mesmo estudo, proteína sérica total, albumina e hematócrito estiveram significativamente mais baixos em gatos idosos sadios nos demais aspectos e com baixos índices de condição corporal em comparação com gatos idosos de peso normal.

A pressão arterial deverá ser aferida em gatos com hipertensão conhecida, naqueles com doenças predisponentes (p. ex., DRC, hipertireoidismo) ou em felinos com sinais clínicos compatíveis. Os especialistas variam quanto à utilidade da aferição rotineira de pressão arterial de gatos idosos sem sinais clínicos de doenças predisponentes, por causa dos problemas inerentes ao procedimento, o que pode levar a um excesso de diagnósticos e tratamentos desnecessários.

Não se sabe se gatos idosos respondem à vacinação primária ou à revacinação da mesma maneira que gatos mais jovens. Em um estudo com mais de 2.000 gatos recebendo um tratamento primário de vacinação contra o vírus da raiva, os gatos idosos apresentaram probabilidade significativamente maior de não conseguir alcançar o título de 0,5 UI/mℓ necessário internacionalmente.[31] Até que se saiba mais sobre as respostas vacinais em gatos idosos, o AAFP Feline Vaccine Advisory Panel recomenda que gatos idosos sadios e aqueles com doenças crônicas estáveis recebam vacinações de acordo com os mesmos princípios empregados em gatos mais jovens.[42]

O ambiente domiciliar é extremamente importante para o bem-estar do felino, e a equipe veterinária deverá ser treinada para fazer perguntas que revelem informações pertinentes e orientar proprietários sobre ambientes enriquecidos. Isso é especialmente verdadeiro para gatos idosos, pois eles são mais passíveis de viver totalmente dentro de casa em comparação com gatos mais jovens. Um estilo de vida apenas em ambientes fechados diminui os riscos de traumatismos e doenças infecciosas, porém o bem-estar pode estar comprometido e uma doença pode ser induzida por um ambiente estressante ou estéril. Pesquisas recentes mostraram que agentes de estresse (p. ex., falta de recursos suficientes, presença de visitantes, alterações de dieta, alterações na rotina, conflito com outros gatos) podem induzir sinais físicos de doença em gatos normais nos demais aspectos, o que inclui anorexia, vômitos ou diarreia.[45a] Os gatos de ambientes fechados precisam de números adequados de "recursos" – locais para se esconder, locais acessíveis elevados para repouso, locais fixos para alimento e água, postes para arranhar, caixas de areia e brinquedos estimuladores.

Os gatos idosos podem se beneficiar de modificações ambientais desde que elas sejam feitas gradualmente. São exemplos área de sono em um local aquecido (p. ex., sobre o radiador de água quente) ou que tenha calor suplementar (p. ex., bolsa de água quente coberta) [em locais de clima frio] e áreas para repouso/esconderijo em espaços tranquilos, longe da atividade principal da moradia e, de modo ideal, que não sejam afetadas por outros animais de companhia. As modificações talvez sejam necessárias a fim de possibilitar que o gato encontre uma área de repouso favorecida, como movendo uma cadeira para perto da janela para acesso mais fácil. As caixas de areia deverão ser grandes e rasas com laterais baixas e deverão ser colocadas em locais facilmente acessíveis, porém tranquilos, preferencialmente em cada andar da moradia. Caixas plásticas para armazenagem de objetos, debaixo da cama com frequência são opções melhores do que as caixas de areia disponíveis comercialmente, que tendem a ser pequenas demais. Os proprietários podem precisar limpar a caixa de areia com maior frequência, em especial para o gato com poliúria. Colocar uma luz noturna próximo das caixas de areia e em outros locais da casa é útil para gatos idosos com declínio da visão.

Doenças e problemas de gatos idosos

Diversas doenças e distúrbios são mais comuns em gatos idosos (p. ex., hipertireoidismo, doença renal crônica, neoplasia, doenças dentárias e bucais), e o clínico deve estar ciente dessas questões e adotar métodos ativos de investigação para detectá-las. A seguir, apresentamos uma breve discussão sobre algumas doenças e problemas de saúde; informações mais completas sobre cada tópico são encontradas em outras partes deste livro.

Perda de peso e desidratação

Um dos problemas mais fáceis de detectar é a perda de peso com declínio na condição corporal. O peso corporal, o índice de condição corporal e o percentual de alteração do peso devem ser determinados e registrados em todas as oportunidades, mesmo se o gato for levado à clínica para um procedimento não clínico, como o corte das unhas. A prevalência de obesidade diminui com a idade em gatos; na verdade, os gatos idosos apresentam tendência a estarem abaixo do peso, especialmente aqueles com idade superior a 10 a 12 anos.[21,39,43] Contudo, esse conhecimento não deverá impedir a avaliação de causas para perda de peso. Para mais informações sobre diagnóstico e controle da perda de peso em gatos idosos, ver Capítulo 38.

A avaliação da massa muscular também é importante, particularmente em gatos com doenças crônicas. A identificação do definhamento muscular precoce pode ser importante para o sucesso do diagnóstico e da terapêutica. A avaliação da massa muscular envolve exame visual e palpação sobre os ossos temporais, escápula, vértebras lombares e ossos pélvicos. Um sistema para contagem de condição muscular foi introduzido em gatos e está sendo submetido à validação (Figura 37.1).[2,33] A Tabela 37.3 é um sistema adaptado do índice de gordura e de massa muscular para a avaliação de perda de peso e condição corporal em pacientes felinos com câncer.

Outra alteração importante relacionada com o envelhecimento em gatos é a diminuição da sensibilidade à sede (Figura 37.2), o que resulta em risco maior de desidratação, mesmo em gatos com função renal aparentemente normal. Até mesmo animais jovens sadios não bebem grandes volumes de água, comportamento influenciado pelo fato de o gato doméstico ser originário de ambientes áridos. O problema é exacerbado em gatos com doenças que provocam polidipsia/poliúria, como diabetes melito e DRC, e também naqueles sob estresse de internação ou abrigo. Gatos geriátricos sadios apresentam maiores perdas de água em comparação com gatos mais jovens, possi-

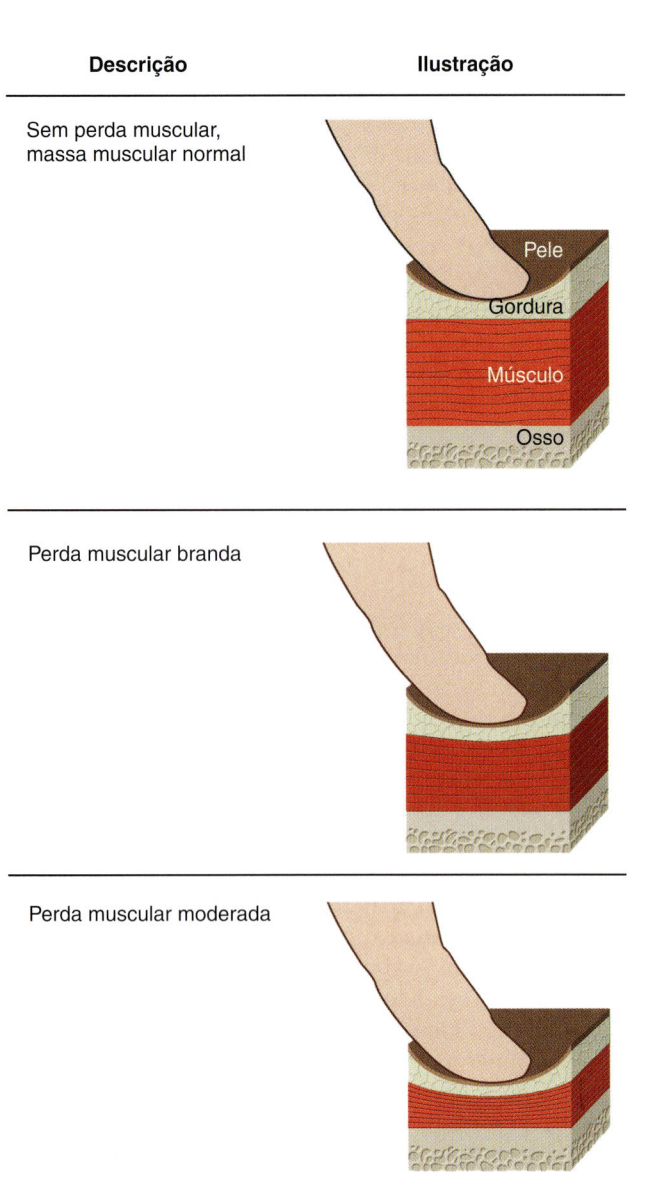

Descrição	Ilustração
Sem perda muscular, massa muscular normal	Pele / Gordura / Músculo / Osso
Perda muscular branda	
Perda muscular moderada	
Perda muscular acentuada	

Figura 37.1 Um sistema de contagem de condição muscular inclui exame visual e palpação sobre escápula, crânio, costelas, vértebras lombares e ossos pélvicos. (*Adaptada de Baldwin K, Bartges J, Buffington T et al.: AAHA Nutritional assessment guidelines for dogs and cats,* J Am Anim Hosp Assoc 46:285, 2010.)

Tabela 37.3 Índice de gordura e massa muscular em gatos.

Contagem	Massa de gordura	Massa muscular
0	Ausência de gordura subcutânea palpável sobre costelas ou abdome	Definhamento muscular intenso palpável sobre escápulas, crânio, ou asas do ílio
1	Quantidades diminuídas de gordura subcutânea palpável sobre costelas ou abdome	Definhamento muscular moderado palpável sobre escápulas, crânio, ou asas do ílio
2	Quantidades normais de gordura subcutânea palpáveis sobre costelas ou abdome	Definhamento muscular brando palpável sobre escápulas, crânio, ou asas do ílio
3	Quantidades aumentadas de gordura subcutânea palpáveis sobre costelas ou abdome	Definhamento muscular normal palpável sobre escápulas, crânio, ou asas do ílio

Adaptada de Baez IL, Michel KE, Sorenmo K *et al.*: A prospective investigation of the prevalence and prognostic significance of weight loss and changes in body condition in feline cancer patients, *J Feline Med Surg* 9:411, 2007.

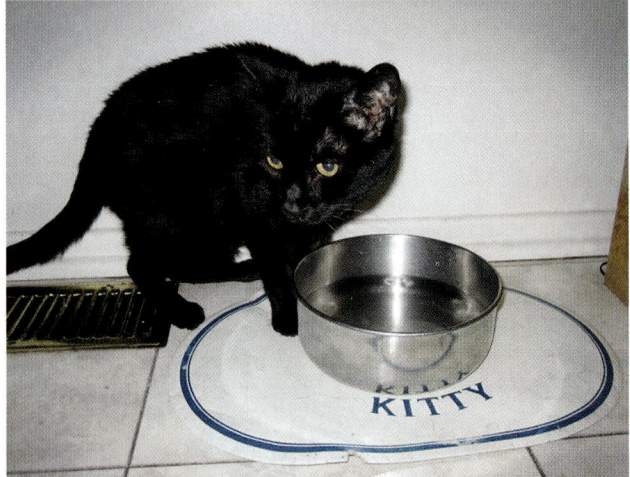

Figura 37.2 Uma alteração importante do envelhecimento em gatos é a redução da sensibilidade à sede, o que resulta no aumento do risco de desidratação, mesmo em gatos com função renal aparentemente normal. Uma maneira de estimular o consumo de água consiste em proporcionar vasilhas maiores para água, como aquelas para cães, a fim de evitar que as vibrissas do gato toquem as laterais ao beber.

velmente por causa da reduzida habilidade de concentrar urina, mesmo sem sinais óbvios de DRC.[39] Uma sequela comum da desidratação crônica é a constipação intestinal, exacerbada pela redução da motilidade do cólon ou pela relutância em usar a caixa de areia, devido a condições dolorosas, como doença articular e degenerativa. Os gatos idosos podem ser beneficiar do aumento do conteúdo de água por meio de rações enlatadas, garantindo o acesso à água fresca, misturando caldo de frango à água e assim por diante. Os métodos para aumentar o consumo de água são encontrados no Boxe 18.16. Como os gatos mais velhos não lidam bem com alterações na rotina diária, quaisquer alterações no alimento e na água deverão ser feitas de modo gradual.

Disfunção cognitiva

Cada vez mais gatos idosos estão sendo levados ao veterinário devido a problemas de comportamento, como sujar a casa.[3] Entretanto, os proprietários nem sempre mencionarão voluntariamente as alterações no comportamento durante consultas veterinárias. Por isso, é importante para o clínico obter o histórico comportamental para todos os gatos idosos e fazer perguntas pertinentes (Boxe 37.1). As pesquisas sugerem que 28% entre 11 e 14 anos, e, no mínimo, 50% dos gatos com idade a partir de 15 anos desenvolvem problemas comportamentais.[29] O problema mais comumente relatado que envolve gatos com idade entre 11 e 14 anos foi alteração nas interações sociais. Já os problemas mais comumente relatados em gatos a partir dos 15 anos de idade foram alterações na atividade e vocalização excessiva. Problemas comportamentais, como uivos noturnos (Boxe 37.2), podem ser a consequência de muitas etiologias diferentes em gatos idosos, particularmente distúrbios clínicos, como:

1. Hipertireoidismo: ansiedade, inquietação, gemidos à noite.
2. Hipertensão: gemidos à noite.
3. Diabetes melito: diminuição das interações sociais, diminuição da autolimpeza, eliminação inadequada dos dejetos.
4. Doença do trato urinário inferior de felinos (DTUIF): eliminação inadequada da urina.
5. Distúrbios que provocam dor (p. ex., doença articular degenerativa, doença bucal/dentária): irritabilidade, diminuição das relações sociais, eliminação inadequada, falta de apetite, diminuição da mobilidade, uivos à noite.
6. Distúrbios que provocam poliúria (p. ex., DRC): eliminação inadequada de urina.

O diagnóstico da causa de problemas comportamentais deve ser abordado como qualquer problema clínico, mediante histórico clínico completo, exame físico completo, aferição da pressão arterial e exames laboratoriais apropriados. Problemas comportamentais primários que acometem gatos idosos também deverão ser considerados.[28] Muitos distúrbios encontrados em gatos idosos provocam dor, como doença articular degenerativa, neoplasia, pancreatite e doença bucal crônica. A dor está associada à recuperação

---

> ### Boxe 37.1 **Perguntas do histórico comportamental para proprietários de gatos idosos**
>
> 1. Com que intensidade seu gato brinca? A maneira como ele brinca mudou recentemente?
> 2. Aproximadamente, quantas horas seu gato dorme em cada período de 24 horas? Seu gato dorme bem à noite? Houve alterações recentes no comportamento do sono de seu gato?
> 3. Seu gato uiva ou vocaliza em momentos inadequados (p. ex., à noite ou em um cômodo em que não existe ninguém)?
> 4. Houve alterações na maneira como seu gato interage com membros da família ou com outros animais de companhia da casa?
> 5. Seu gato caminha ou anda a esmo, ou parece estar com os olhos parados para o nada?
> 6. Seu gato elimina dejetos fora da caixa de areia? Houve alterações recentes no comportamento de eliminação dos dejetos de seu gato?
>
> Adaptado de Crowell-Davis SL: Cognitive dysfunction in senior pets, *Comp Contin Edu Pract Vet* 30:106, 2008.

> ### Boxe 37.2 **Causas de uivos noturnos**
>
> 1. Hipertensão
> 2. Hipertireoidismo
> 3. Dor
> 4. Diminuição da visão ou da audição
> 5. Disfunção cognitiva

comprometida de lesão ou doença e também de alterações comportamentais. A seleção da modalidade de tratamento mais adequada para dor em gatos idosos deve envolver a avaliação de função de órgão importante, especialmente fígado e rins. São encontradas informações sobre o controle da dor em distúrbios crônicos no Capítulo 36.

A função cognitiva envolve processos como percepção, memória, raciocínio e julgamento. Em seres humanos e em cães, tipos complexos de aprendizagem e memória, como aprendizagem espacial e memória espacial, são influenciados pela idade. Foram realizadas pouquíssimas investigações sobre função cognitiva e envelhecimento em gatos, porém as evidências disponíveis sugerem que isso pode não ser aplicável a essa espécie. Em um estudo, gatos com idade entre 11 e 16 anos desempenharam mais adequadamente testes de aprendizagem espacial com relação a gatos mais jovens.[30] Outro estudo concluiu que gatos não sofriam declínios relacionados com a idade na função de memória espacial ou na função motora.[32]

Em gatos idosos, a disfunção cognitiva (DC) atualmente é reconhecida como um problema importante, embora os critérios formais para diagnóstico não tenham sido estabelecidos. Os sinais mais comuns de DC em gatos são desorientação no tempo ou no espaço, aprendizagem ou memória alteradas, sujar a casa, interações alteradas

(p. ex., procurar atenção, agressividade, irritabilidade, ansiedade), alterações na atividade (como vaguear ou andar de um lado para outro), alterações nos padrões de sono, diminuição do apetite, diminuição da autolimpeza e aumento da vocalização (principalmente uivar à noite). Em cães, os sinais de DC são aludidos pelo mnemônico DISHA (Desorientação, Interações, Sono-vigília, Hábitos [treinamento no lar] e Atividade) e esse formato pode ser útil para o diagnóstico de DC em gatos também.

Atualmente, não existem testes diagnósticos específicos para DC felina. Há um diagnóstico de exclusão após as causas clínicas e comportamentais primárias serem descartadas. Foram validados diversos protocolos usando aparato padronizado para avaliação de disfunção cognitiva canina, porém não existem equipamentos e protocolos semelhantes para a avaliação de gatos. Estão sendo desenvolvidos protocolos e equipamentos para gatos com base naqueles usados em cães e cavalos; a validação de exames neuropsicológicos pode melhorar o diagnóstico de DC em felinos.[29,34] Considerando-se que gatos idosos com frequência apresentam diversas questões relacionadas com a saúde, os clínicos devem estar cientes de que o diagnóstico de um problema clínico em um gato com sinais comportamentais não descarta a possibilidade de DC concomitante.

Não se conhece a etiologia da DC felina, porém se suspeita de envelhecimento cerebral patológico com alterações no fluxo sanguíneo cerebral e lesão crônica por radicais livres. Exames de imagens identificaram atrofia cerebral e outras alterações no cérebro de gatos idosos.[29] A perda de neurônios e a diminuição do número de dendritos em associação a células de Purkinje foram identificadas no cerebelo de gatos idosos, o que pode influenciar a função motora.[49] O declínio na atividade do sistema colinérgico no *locus ceruleus* foi documentado, o que pode causar disfunção cognitiva e alterações do sono com movimentos oculares rápidos (REM; do inglês, *rapid eye movement*).[49,50] Evidências inconsistentes sugerem que alterações do tipo Alzheimer, como acúmulo vascular e perivascular de beta-amiloide e micro-hemorragia ou infartos, também podem contribuir para os sinais clínicos de DC em gatos. São necessárias mais investigações para esclarecer a relação.[4,12,18] Finalmente, distúrbios clínicos concomitantes em gatos idosos podem afetar o fluxo sanguíneo cerebral e o suprimento de oxigênio, como hipertensão, anemia e doença cardíaca. Os neurônios são particularmente sensíveis à hipoxia.

Faltam estudos publicados sobre a eficácia de tratamentos para DC em felinos. Os tratamentos aproveitados de seres humanos e cães envolvem dietas enriquecidas com antioxidantes e suprimentos, associadas a enriquecimento ambiental. Por exemplo, um estudo de 3 anos sobre uma ração sênior canina contendo antioxidantes, L-carnitina, ácido alfalipoico e ácidos graxos ômega 3 junto a enriquecimento ambiental, melhorou sinais clínicos e desacelerou a disfunção cognitiva.[22,35] Outro estudo com ração canina contendo triglicerídios de cadeia média a fim de promover uma fonte alternativa de energia no cérebro melhorou a função cognitiva em cães idosos.[38] Até a data de redação deste capítulo, nenhuma ração havia sido desenvolvida para tratar DC em gatos, embora rações terapêuticas

complementadas com antioxidantes e ácidos graxos essenciais estejam disponíveis para outros distúrbios (p. ex., doença articular degenerativa).

Suplementos dietéticos contendo fosfatidilserina foram associados à melhora clínica em cães com DC.[1,37] Embora esse produto também seja recomendado para uso em gatos, não foram conduzidos estudos em felinos. Outro suplemento contendo fosfatidilserina, ácidos graxos ômega 3, vitaminas E e C, L-carnitina, ácido alfalipoico e outros ingredientes melhorou sinais de desorientação, interação social e hábito de sujar a casa em cães.[23] O ácido alfalipoico é tóxico para gatos e, embora exista uma versão para felinos do suplemento sem esse ingrediente, não foram publicados experimentos determinando a eficácia em gatos. A S-adenosil-L-metionina (SAMe) melhorou a atividade e o estado de alerta em um experimento controlado por placebo em cães com DC.[41] O SAMe é usado comumente em gatos para o tratamento de doença hepática, porém não foram realizados experimentos para o tratamento de DC.

Embora não existam fármacos aprovados para o tratamento de DC em gatos, diversos têm sido usados na prática (Tabela 37.4). A selegilina, também conhecida como L-deprenil, é um inibidor da monoaminaoxidase B, aprovada para o tratamento de DC em cães. Não está claro o mecanismo exato de ação, embora possa melhorar os efeitos da dopamina e ter efeitos antioxidantes. Em cães, mostrou melhorar quadros de desorientação, padrões de sono e interações sociais em muitos estudos. A selegilina tem sido relatada como promotora de melhora de sinais de desorientação, vocalização, diminuição da interação e atividade repetitiva em gatos com DC.[27] O início da eficácia pode demorar algumas semanas. Certos fármacos não deverão ser administrados ao mesmo tempo que a selegilina, como os inibidores seletivos da recaptação de serotonina (ISRS) e os antidepressivos tricíclicos (ATC).

A propentofilina é um derivado de xantina com registro em alguns países para o tratamento de sinais clínicos, como obnubilação e letargia, em cães idosos, supostamente por meio da melhora do fluxo sanguíneo cerebral e outros efeitos. Na prática, o fármaco tem sido relatado como útil em gatos na dose de 12,5 mg/gato/dia, VO.[17] Outro fármaco disponível em alguns países para DC em cães é a nicergolina. Esse fármaco é um derivado da ergolina que aumenta o fluxo sanguíneo cerebral e pode

Tabela 37.4 Fármacos usados para o tratamento de disfunção cognitiva em gatos.

Fármaco	Dose*
Selegilina	0,25 a 1,0 mg/kg, a cada 24 h
Nicergolina	1,25 mg/gato, a cada 24 h
Propentofilina	12,5 mg/gato, a cada 24 h
Oxazepam	0,2 a 0,5 mg/kg a cada 12 h
Lorazepam	0,02 a 0,1 mg/kg, a cada 12 h
Clonazepam	0,1 a 0,2 mg/kg, a cada 12 a 24 h
Buspirona	2,5 a 5,0 mg/gato, a cada 12 h
Fluoxetina	0,5 a 1,0 mg/kg, a cada 24 h

*Todos os fármacos são administrados por via oral.

atuar com um eliminador de radicais livres. Tem sido usado para tratar gatos com DC na dose de 1,25 mg/gato/dia VO.[17]

Outros fármacos podem ser úteis para o tratamento de sinais clínicos específicos. Antidepressivos e ansiolíticos podem ser úteis em gatos que uivam e são ativos à noite, após as etiologias clínicas terem sido descartadas (ver Boxe 37.2). Há evidências de declínio colinérgico em gatos idosos;[50] assim, fármacos com atividade anticolinérgica (p. ex., alguns ISRS, como paroxetina e ATC) devem ser evitados. Além disso, os ISRS e os ATC não devem ser associados a selegilina. Os fármacos possivelmente considerados em gatos idosos com DC são a fluoxetina, a buspirona e as benzodiazepinas (ver Tabela 37.4).[29] Selegilina, ISRS e ATC têm meia-vida longa, de modo que trocar de um fármaco para outro exige um período prolongado de depuração [período sem o fármaco]. Mudar de selegilina para um ATC ou um ISRS exige o período mínimo de depuração de 2 semanas, e trocar de um ATC ou de um ISRS para selegilina exige o período de depuração de 5 semanas.[11]

Em cães com DC, a terapia dietética é associada a enriquecimento ambiental. Nenhum estudo avaliou o uso de enriquecimento ambiental em gatos com DC. Quando os sinais de DC são evidentes, tentar manipular o ambiente do gato pode, na verdade, ter um efeito negativo por causa do estresse da mudança. Desse modo, as alterações deverão ser mínimas em gatos com DC, e quando forem necessárias, deverão ser feitas de modo lento e paciente. Rotinas diárias regulares e previsíveis são importantes. Alguns gatos podem se beneficiar da restrição de seus recursos e espaço para viver para um cômodo que promova ambiente tranquilo e controlado. O uso de análogo sintético do feromônio facial felino costuma ser recomendado, porém nenhum estudo avaliou sua eficácia em gatos com DC.

Neoplasia

Um componente importante da medicina felina nesta era de animais de companhia idosos é o diagnóstico e o tratamento de câncer. Felizmente, avanços recentes na oncologia felina levaram a melhora de tratamentos e de tempos de sobrevida (ver Capítulo 28). Além disso, componentes dos cuidados paliativos, como suporte nutricional e controle da dor, atualmente são mais bem compreendidos em pacientes oncológicos felinos. A American Association of Feline Practitioners publicou um texto sobre cuidados em clínicas para pacientes terminais (paliativos) como alternativa à eutanásia prematura de gatos enfermos em tal estágio.[47]

Contudo, muitos proprietários ainda não conhecem os sinais de câncer em gatos (Boxe 37.3), os benefícios da detecção precoce e as melhoras no diagnóstico e na terapêutica. O diagnóstico preciso usando citologia ou histopatologia e estadiamento da doença é fundamental para o planejamento do tratamento. Os proprietários devem ter ciência do prognóstico, dos riscos e benefícios do tratamento, e dos custos, antes de iniciar o tratamento. Quando possível, o oncologista deverá ser consultado. A discussão sobre eutanásia também é importante, quando o tratamento é procurado e quando ele não é desejável em determinado paciente (ver Capítulo 36).

Boxe 37.3 Dez sinais comuns de câncer em pequenos animais

1. Tumefações anormais que persistem ou crescem
2. Inflamações ou lesões na pele que não cicatrizam
3. Perda de peso
4. Perda de apetite
5. Sangramento ou secreção de qualquer abertura corporal
6. Odor repugnante
7. Dificuldade para comer ou deglutir
8. Atividade diminuída
9. Claudicação ou rigidez persistentes
10. Dificuldade para respirar, urinar ou defecar

Adaptado de Veterinary Cancer Society (http://www.vetcancersociety.org).

Doença articular degenerativa

A doença articular degenerativa (ADA), ou osteoartrite, é uma doença progressiva em que a cartilagem articular é lentamente destruída e o osso subjacente reage com remodelamento e produção de osteófitos. As articulações mais comumente acometidas são ombro, cotovelo e quadril (Figura 37.3).[10] A maioria dos gatos acometidos tem mais de 10 anos de vida.[10,15,16,19] A DAD é uma causa importante identificada de dor crônica em gatos. Os sinais clínicos associados à DAD felina são redução da atividade, anorexia e perda de peso, irritabilidade e agressividade, eliminação inadequada de dejetos e constipação intestinal, diminuição da autolimpeza, claudicação e alopecia sobre articulações acometidas. A diminuição da mobilidade é menos passível de ser observada por proprietários de gatos em comparação com os de cães. Isso porque os proprietários de gatos são menos passíveis de caminhar ou interagir fisicamente com seu animal de estimação. Alguns dos sinais clínicos de DAD sobrepõem-se àqueles da disfunção cognitiva. Um questionário sobre mobilidade é útil para a detecção precoce de problemas musculoesqueléticos e para aumentar a conscientização do proprietário (Boxe 37.4).

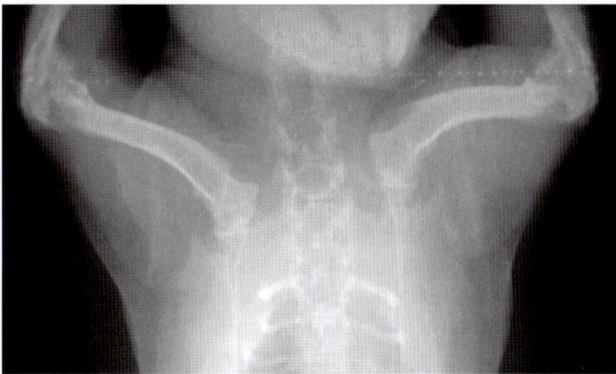

Figura 37.3 Doença articular degenerativa bilateral do cotovelo em fêmea felina, castrada, com 10 anos de vida. As lesões foram achados ocasionais quando o animal foi radiografado devido a sinais clínicos atribuíveis ao trato respiratório inferior.

A prevalência de DAD em gatos varia conforme a idade da população estudada. Em um estudo, foram encontradas evidências radiográficas de DAD em 90% dos gatos com idade superior a 12 anos.[19] O diagnóstico de DAD é alcançado por meio da avaliação do histórico clínico, exame físico e radiografia. Muitos sinais de dor crônica não são evidentes aos proprietários ou podem ser interpretados erroneamente como decorrentes do envelhecimento. Os objetivos do tratamento em gatos com DAD são redução da dor e da inflamação, melhora de função e mobilidade articular e desaceleração do processo mórbido, se possível. As opções de tratamento são perda de peso se indicado, terapia medicamentosa (fármacos anti-inflamatórios não esteroides [AINEs] primariamente, como meloxicam e analgésicos), condroprotetores, nutracêuticos e terapia dietética. O tratamento da dor evoluiu muito nos últimos 10 anos e foram publicadas diretrizes pela AAFP/AAHA.[24,45] Mais informações sobre o tratamento de DAD são encontradas no Capítulo 26.

Tratamento de doença concomitante

Gatos idosos apresentam maior probabilidade de sofrer de mais de uma doença, o que torna o tratamento um processo complexo. O clínico sempre deverá suspeitar quanto à existência de outra doença em um gato idoso, especialmente se o paciente não estiver respondendo ao tratamento conforme esperado. É mais importante ter em mente que, conforme o número de medicações administradas ou o número de intervenções (p. ex., administração de líquido subcutâneo) aumenta, a ligação ser humano-animal e a qualidade de vida do paciente podem ficar comprometidas.

Priorizar tratamentos pode aliviar o estresse. Tratar gatos idosos pode exigir investigação de novas vias de administração de fármacos e esquemas simplificados de tratamento. Além disso, o efeito de polifármacos deve ser monitorado, pois a administração de alguns agentes químicos pode confundir os sinais clínicos (p. ex., anorexia, náuseas). As alterações relacionadas com a idade também podem influenciar a absorção, a distribuição e o metabolismo de fármacos, tornando necessário o ajuste de doses em alguns casos. O tratamento de doenças concomitantes é discutido no Capítulo 35.

Conclusão

Embora existam instrumentos diagnósticos e terapêuticos para auxiliar animais de companhia idosos agora mais do que nunca, convém ter bom senso para avaliar a qualidade de vida para os pacientes. Felinos idosos são menos tolerantes a alterações, a tratamentos intervencionais e a hospitalização do que gatos mais jovens. O grau de tolerância variará entre um gato e outro, e, em alguns casos, os planos terão de ser alterados para se ajustar ao temperamento do indivíduo. Também é importante ser proativo na discussão de questões do fim da vida com os proprietários de gato idoso, de modo que decisões sobre cuidados paliativos e eutanásia possam ser tomadas em um momento menos estressante do que durante uma crise potencialmente fatal. Para mais informações sobre cuidados paliativos, qualidade de vida e decisões de eutanásia, ver Capítulo 36.

Referências bibliográficas

1. Araujo JA, Landsberg GM, Milgram NW et al: Improvement of short-term memory performance in aged beagles by a nutraceutical supplement containing phosphatidylserine, *Ginkgo biloba*, vitamin E, and pyridoxine, *Can Vet J* 49:379, 2008.
2. Baldwin K, Bartges J, Buffington T et al: AAHA Nutritional assessment guidelines for dogs and cats, *J Am Anim Hosp Assoc* 46:285, 2010.
3. Bamberger M, Houpt KA: Signalment factors, comorbidity, and trends in behavior diagnoses in cats: 736 cases (1991-2001), *J Am Vet Med Assoc* 229:1602, 2006.
4. Brellou G, Vlemmas I, Lekkas S et al: Immunohistochemical investigation of amyloid beta-protein (Abeta) in the brain of aged cats, *Histol Histopathol* 20:725, 2006.
5. Brodbelt D: Feline anesthetic deaths in veterinary practice, *Top Companion Anim Med* 25:189, 2010.
6. Brodbelt DC, Blissitt KJ, Hammond RA et al: The risk of death: the confidential enquiry into perioperative small animal fatalities, *Vet Anaesth Analg* 35:365, 2008.
7. Brodbelt DC, Pfeiffer DU, Young LE et al: Risk factors for anaesthetic-related death in cats: results from the confidential enquiry into perioperative small animal fatalities (CEPSAF), *Br J Anaesth* 99:617, 2007.
8. Burger IH: Energy needs of companion animals: matching food intakes to requirements throughout the life cycle, *J Nutr* 124:2584S, 1994.
9. Campbell DJ, Rawlings JM, Koelsch S et al: Age-related differences in parameters of feline immune status, *Vet Immunol Immunopathol* 100:73, 2004.
10. Clarke SP, Bennett D: Feline osteoarthritis: a prospective study of 28 cases, *J Small Anim Pract* 47:439, 2006.
11. Crowell-Davis SL: Cognitive dysfunction in senior pets, *Comp Contin Edu Pract Vet* 30:106, 2008.

12. Cummings BJ, Satou T, Head E et al: Diffuse plaques contain C-terminal A beta 42 and not A beta 40: evidence from cats and dogs, *Neurobiol Aging* 17:653, 1996.

13. Cupp C, Perez-Camargo G, Patil A et al: Long-term food consumption and body weight changes in a controlled population of geriatric cats [abstract], *Comp Contin Educ Pract Vet* 26:60, 2004.

13a. Czarnecki-Maulden G, Cupp CJ, Patil AR et al: Effect of aging on blood metabolites in the cat (abstract), *Comp Contin Educ Pract Vet* 26:74, 2004.

14. Epstein M, Kuehn NF, Landsberg G et al: AAHA senior care guidelines for dogs and cats, *J Am Anim Hosp Assoc* 41:81, 2005.

15. Godfrey DR: Osteoarthritis in cats: a retrospective series of 31 cases, *J Small Anim Pract* 43:260, 2002.

16. Godfrey DR: Osteoarthritis in cats: a retrospective radiological study, *J Small Anim Pract* 46:425, 2005.

17. Gunn-Moore D, Moffat K, Christie LA et al: Cognitive dysfunction and the neurobiology of ageing in cats, *J Small Anim Pract* 48:546, 2007.

18. Gunn-Moore DA, McVee J, Bradshaw JM et al: Ageing changes in cat brains demonstrated by beta-amyloid and AT8-immunoreactive phosphorylated tau deposits, *J Feline Med Surg* 8:234, 2006.

19. Hardie EM, Roe SC, Martin FR: Radiographic evidence of degenerative joint disease in geriatric cats: 100 cases (1994-1997), *J Am Vet Med Assoc* 220:628, 2002.

20. Harper EJ: Changing perspectives on aging and energy requirements: aging and digestive function in humans, dogs and cats, *J Nutr* 128:2632S, 1998.

21. Harper EJ: Changing perspectives on aging and energy requirements: aging, body weight and body composition in humans, dogs and cats, *J Nutr* 128:2627S, 1998.

22. Head E: Combining an antioxidant-fortified diet with behavioral enrichment leads to cognitive improvement and reduced brain pathology in aging canines: strategies for healthy aging, *Ann N Y Acad Sci* 1114:398, 2007.

23. Heath SE, Barabas S, Craze PG: Nutritional supplementation in cases of canine cognitive dysfunction—a clinical trial, *Appl Anim Behav Sci* 105:284, 2007.

24. Hellyer P, Rodan I, Brunt J et al: AAHA/AAFP pain management guidelines for dogs and cats, *J Feline Med Surg* 9:466, 2007.

25. Laflamme DP: Nutrition for aging cats and dogs and the importance of body condition, *Vet Clin North Am Small Anim Pract* 35:713, 2005.

26. Laflamme DP, Ballam JM: Effect of age on maintenance energy requirements of adult cats, *Comp Contin Educ Pract Vet* 24:82, 2002.

27. Landsberg G: Therapeutic options for cognitive decline in senior pets, *J Am Anim Hosp Assoc* 42:407, 2006.

28. Landsberg G, Araujo JA: Behavior problems in geriatric pets, *Vet Clin North Am Small Anim Pract* 35:675, 2005.

29. Landsberg GM, Denenberg S, Araujo JA: Cognitive dysfunction in cats: a syndrome we used to dismiss as "old age," *J Feline Med Surg* 12:837, 2010.

30. Levine MS, Lloyd RL, Fisher RS et al: Sensory, motor and cognitive alterations in aged cats, *Neurobiol Aging* 8:253, 1987.

31. Mansfield K, Burr P, Snodgrass D et al: Factors affecting the serological response of dogs and cats to rabies vaccination, *Vet Rec* 154:423, 2004.

32. McCune S, Stevenson J, Fretwell L et al: Ageing does not significantly affect performance in a spatial learning task in the domestic cat (Felis silvestris catus), *Appl Anim Behav Sci* 112:345, 2008.

33. Michel KE, Anderson WI, Cupp C et al: Validation of a subjective muscle mass scoring system for cats, *J Anim Physiol Anim Nutr (Berl)* 93:806, 2009.

34. Milgram NW: Neuropsychological function and aging in cats. *15th Annual Conference on Canine Cognition and Aging*, Laguna Beach, CA, November 2010.

35. Milgram NW, Head E, Zicker SC et al: Long-term treatment with antioxidants and a program of behavioral enrichment reduces age-dependent impairment in discrimination and reversal learning in beagle dogs, *Exp Gerontol* 39:753, 2004.

36. Munday HS, Earle KE, Anderson P: Changes in the body composition of the domestic shorthaired cat during growth and development, *J Nutr* 124:2622S, 1994.

37. Osella MC, Re G, Odore R et al: Canine cognitive dysfunction syndrome: prevalence, clinical signs and treatment with a neuroprotective nutraceutical, *Appl Anim Behav Sci* 105:297, 2007.

38. Pan Y, Larson B, Araujo JA et al: Dietary supplementation with medium-chain TAG has long-lasting cognition-enhancing effects in aged dogs, *Br J Nutr* 103:1746, 2010.

39. Perez-Camargo G: Cat nutrition: what is new in the old? *Comp Contin Educ Pract Vet* 26:5, 2004.

40. Perrin T: The Business Of Urban Animals Survey: the facts and statistics on companion animals in Canada, *Can Vet J* 50:48, 2009.

41. Reme CA, Dramard V, Kern L et al: Effect of S-adenosylmethionine tablets on the reduction of age-related mental decline in dogs: a double-blinded, placebo-controlled trial, *Vet Ther* 9:69, 2008.

42. Richards JR, Elston TH, Ford RB et al: The 2006 American Association of Feline Practitioners Feline Vaccine Advisory Panel report, *J Am Vet Med Assoc* 229:1405, 2006.

43. Scarlett JM, Donoghue S, Saidla J et al: Overweight cats: prevalence and risk factors, *Int J Obes Relat Metab Disord* 18 Suppl 1:S22, 1994.

44. Shepherd AJ: Results of the 2006 AVMA survey of companion animal ownership in US pet-owning households, *J Am Vet Med Assoc* 232:695, 2008.

45. Sparkes AH, Heiene R, Lascelles BDX et al: ISFM and AAFP consensus guidelines: long-term use of NSAIDs in cats, *J Feline Med Surg* 12:521, 2010.

45a. Stella JL, Lord LK, Buffington CAT: Sickness behaviors in response to unusual external events in healthy cats and cats with feline interstitial cystitis, *J Am Vet Med Assoc* 238:67, 2011.

46. Taylor EJ, Adams C, Neville R: Some nutritional aspects of ageing in dogs and cats, *Proc Nutr Soc* 54:645, 1995.

47. Thayer V, Monroe P, Smith R et al: AAFP position statement: veterinary hospice care for cats, *J Feline Med Surg* 12:728, 2010.

48. Vogt AH, Rodan I, Brown M et al: AAFP-AAHA: feline life stage guidelines, *J Feline Med Surg* 12:43, 2010.

49. Zhang C, Hua T, Zhu Z et al: Age-related changes of structures in cerebellar cortex of cat, *J Biosci* 31:55, 2006.

50. Zhang JH, Sampogna S, Morales FR et al: Age-related changes in cholinergic neurons in the laterodorsal and the pedunculo-pontine tegmental nuclei of cats: a combined light and electron microscopic study, *Brain Res* 1052:47, 2005.

Avaliação do Gato Idoso com Perda de Peso

Susan E. Little

Resumo do capítulo

Prevalência de perda de peso

Os problemas com detecção mais fácil em gatos idosos são perda de peso e declínio da condição corporal. No entanto, esses também são problemas que podem desafiar as habilidades diagnósticas e terapêuticas do clínico. As diretrizes sobre estágios de vida de felino da American Association of Feline Practitioners (AAFP)/American Animal Hospital Association (AAHA) definem um gato idoso como aquele com idade entre 11 e 14 anos e um gato geriátrico como aquele de 15 anos ou mais.[20] O termo "idoso" com frequência é usado para se referir a todos os gatos com idade superior a cerca de 10 anos e será utilizado como tal neste capítulo.

A prevalência de obesidade diminui com a idade em gatos. De fato, gatos idosos apresentam a tendência de apresentar peso abaixo do normal (Figura 38.1).[6,10,13,18] Em um relato de 191 gatos no Waltham Centre for Pet Nutrition (Melton Mowbray, Reino Unido), variando em idade entre 1 e 13 anos, os mais pesados eram machos castrados entre 5 e 8 anos, enquanto os felinos acima de 12 anos apresentavam tendência de exibir peso corporal mais baixo em comparação com gatos mais jovens.[6] Em uma pesquisa com mais de 2.000 gatos levados a hospitais veterinários no nordeste dos EUA, a proporção de felinos com sobrepeso aumentava até os 7 anos de vida. Depois disso, declinava, especialmente em gatos com mais de 10 anos de idade.[18] Padrões semelhantes são encontrados em outros estudos, em que a proporção de gatos com sobrepeso alcança pico aos 7 anos de idade, e a proporção de gatos abaixo do peso aumenta agudamente aos 11 anos de vida.[1] Dados longitudinais coletados em 53 gatos sadios com mais de 11 anos de vida no Waltham Centre indicam que, para a maioria dos gatos, a perda de peso ou a manutenção de peso, em vez de ganho, é uma característica da velhice.[6] Após 8 anos de idade, 50% dos gatos em tal relato

mantiveram o peso e 30% perderam. Isso mostra que uma proporção importante de gatos de meia-idade obesos morre antes de alcançar a velhice (p. ex., em decorrência de doenças como diabetes melito ou lipidose hepática), e uma proporção semelhante perde peso nos seus anos avançados. Os gatos idosos obesos provavelmente estiveram obesos a maior parte de sua vida.

Causas da perda de peso

As razões para a tendência a perda de peso com o envelhecimento em gatos provavelmente são complexas e estão inter-relacionadas. Conforme discutido no Capítulo 37, as necessidades de energia de manutenção (NEM) em gatos diminuem em cerca de 3% ao ano até aproximadamente 11 anos de vida.[3,9] Após 11 anos de vida, as NEM de fato aumentam e podem contribuir para a tendência de gatos idosos apresentarem subpeso se suas necessidades de energia não forem satisfeitas. Uma pesquisa sobre as alterações na composição corporal com o envelhecimento revelou que a massa corporal magra cai intensamente após 12 anos de vida e que até os 15 anos os gatos podem ter massa de tecido magro média inferior a 2 kg, um terço menos do valor apresentado por felinos com idade entre 1 e 7 anos (média, 3 kg).[13] A gordura corporal percentual média também diminui progressivamente após 12 anos de vida, de modo que o índice massa corporal média com relação à gordura não apresenta alterações significativas com o envelhecimento. A associação entre massa magra reduzida e gordura corporal reduzida contribui para o aspecto frágil de muitos gatos idosos (Figura 38.2).

Ocorrem alterações na eficiência digestiva com o envelhecimento e essas alterações podem contribuir para a perda de peso. Gatos mais velhos são menos eficientes na digestão de gorduras e proteínas.[7] Em um estudo, 22% dos

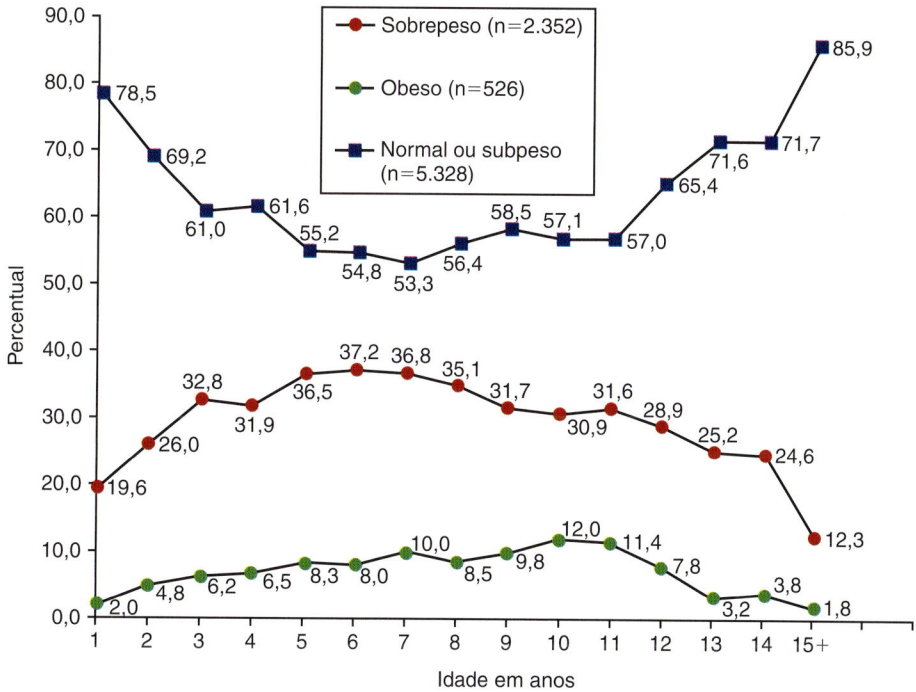

Figura 38.1 Prevalência de obesidade, sobrepeso, peso normal ou subpeso por idade em 8.206 gatos examinados por médicos-veterinários nos EUA. (*Adaptada de Lund EM, Armstrong PJ, Kirk CA et al.: Prevalence and risk factors for obesity in adult cats from private US veterinary practices*, Intern J Appl Res Vet Med 3:88, 2005.)

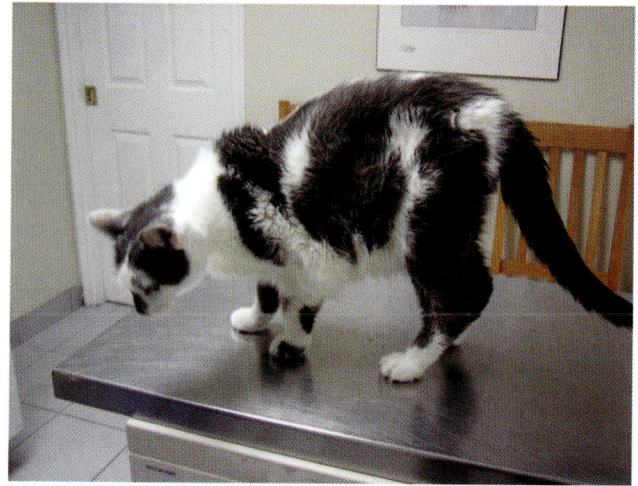

Figura 38.2 Muitos gatos idosos apresentam massas corporal magra e adiposa reduzidas, além de desgaste muscular.

gatos com mais de 14 anos de vida apresentaram digestibilidade de proteína inferior a 77%; e 33% dos gatos com mais de 12 anos de vida apresentaram digestibilidade de gordura inferior a 80%.[11] Para compensar, os gatos idosos podem precisar aumentar sua ingestão diária de alimentos em até 25%.[19] Em 85 casos idosos em um estudo de alimentação prolongado (variação de 7 anos), houve aumento significativo no total de kcal/kg de peso corporal ingeridas e no consumo total de alimentos diariamente dos 10 aos 15 anos de idade.[3,4] Apesar do aumento da ingestão calórica, o peso corporal diminuiu com a idade, particularmente após os 13 anos de vida.

Infelizmente, existem poucos dados disponíveis sobre alterações na função do trato intestinal associadas ao envelhecimento em gatos que expliquem tal declínio na eficiência digestiva. Em seres humanos, foram documentadas a redução da secreção e da atividade da lipase pancreática e a diminuição da capacidade da produção, do transporte e da secreção de ácidos biliares, associadas ao envelhecimento. Especula-se que mecanismos semelhantes possam participar em gatos.

Embora ocorram alterações nos padrões de alimentação com o envelhecimento em algumas espécies que podem contribuir para a perda de peso, esse não parece ser o caso em gatos. Um estudo avaliou os efeitos da idade sobre os padrões de alimentação e determinou que não houve diferenças entre gatos mais jovens (média de idade de 3 anos) e gatos idosos (média de idade 11,6 anos).[12] Gatos de todas as idades consumiram pequenas refeições regulares tanto durante o dia quanto a noite. Entretanto, os proprietários tendem a alimentar os gatos idosos de modo diferente dos gatos mais jovens. Em uma pesquisa telefônica avaliando a alimentação de rações não terapêuticas de 429 gatos adultos, os gatos com 12 anos de idade ou mais foram mais passíveis de serem alimentados com rações enlatadas e sobras de mesa em comparação com gatos mais jovens.[8]

O preceito de que todos os gatos idosos deverão ser alimentados com rações "sênior", com redução de calorias, deve ser reavaliado conforme se sabe mais sobre as necessidades nutricionais desses animais em diferentes idades. Um plano de alimentação deverá ser ajustado à condição corporal e à existência de doenças, bem como ao estágio de vida. Considerando os dados disponíveis sobre metabolismo e peso corporal em gatos idosos, parece provável que muitos destes animais, particularmente aqueles com idade superior a 12 anos de vida e que não apresentam sobrepeso, se beneficiariam de pequenas refeições frequentes com rações altamente digeríveis e ricas em energia, a fim de manter o peso corporal e a massa corporal magra e evitar a desnutrição proteico-calórica. Tal desnutrição proteico-calórica está associada a efeitos deletérios importantes, como anemia, hipoproteinemia, demora de cicatrização, diminuição da função imune e comprometimento da função de sistemas orgânicos importantes (gastrintestinal, pulmonar, cardiovascular).[15] Apesar das muitas vantagens de administrar ração enlatada a gatos idosos (p. ex., maior teor de água, proporção mais elevada de proteína de origem animal), a maioria das rações enlatadas tem densidade calórica mais baixa com base no volume administrado com relação às rações secas. Assim, deve-se assegurar que a ingestão calórica de gatos mantidos com rações enlatadas seja apropriada.

Outros motivos para a suscetibilidade de gatos idosos perderem peso podem ser doenças (inclusive aquelas que provocam dor) e diminuição do apetite por causa do embotamento dos sentidos de paladar e olfato. A percepção precoce de perda de peso é importante, pois pode levar à detecção precoce de doença. Em uma colônia Nestlé Purina®, um estudo com 258 gatos que morreram de câncer, insuficiência renal e hipertireoidismo revelou que a perda de peso teve início cerca de 2,5 anos antes da morte.[3] Os gatos que morreram de outras causas começaram a perder peso corporal ainda mais precocemente – cerca de 3,75 anos antes da morte. A perda de peso corporal 2 anos antes da morte foi maior que 6% nos gatos com câncer, insuficiência renal e hipertireoidismo. Durante o último ano de vida, a perda média de peso foi superior a 10% nos gatos que morreram de todas as etiologias. A perda de peso gradual frequentemente passa despercebida pelos proprietários. Consequentemente, o peso corporal e o índice de condição corporal (ver Capítulo 3) devem ser determinados e registrados em todas as oportunidades, pois a perda de peso pode ser o sinal mais precoce de doença. A alteração percentual do peso é um cálculo facilmente realizável ([peso pregresso – peso atual]/peso pregresso) que detecta tendências sutis. O índice de condição muscular também é útil em gatos idosos para a detecção precoce de perda de condição corporal (ver Capítulo 37). É importante observar que doenças que provocam perda de peso em gatos idosos nem sempre estão associadas a inapetência. Como a perda de peso pode ocorrer tanto associada a apetite aumentado quanto a apetite diminuído, é importante incentivar os proprietários a relatar qualquer *alteração* no apetite.

Diagnóstico da perda de peso

O diagnóstico da perda de peso em gatos idosos depende da obtenção de dados completos, porque existem muitas causas potenciais. Na medicina geriátrica humana, um mnemônico consistindo em 10 Dês foi sugerido para determinar a causa de perda de peso involuntária (Boxe 38.1),[16,21] e muitas dessas categorias são considerações úteis para

gatos idosos também. Em humanos idosos, as causas mais comuns de perda de peso são depressão, câncer e doença gastrintestinal benigna.

Um histórico completo, incluindo o histórico nutricional, é a primeira etapa no diagnóstico. A qualidade da dieta deve ser investigada, a fim de assegurar que o paciente está recebendo quantidade adequada de energia e proteína. Convém dar atenção a tendências no consumo de alimentos e água e devem ser feitas perguntas sobre sinais de dor (Tabela 38.1), alterações comportamentais (ver Boxe 37.1), alterações nos padrões de eliminação de dejetos e nos padrões de mobilidade (ver Boxe 37.4), além da presença de vômitos ou diarreia. Os gatos idosos com frequência apresentam mais de um problema de saúde e podem estar recebendo diversos medicamentos (muitos deles causadores de problemas gastrintestinais, incluindo anorexia), como anti-inflamatórios não esteroides (AINEs), antibióticos e medicamentos para o coração. Um exame físico completo deve incluir a aferição do peso e

---

Boxe 38.1 Os dez Dês para a perda de peso em pacientes humanos idosos

1. Dentição
2. Digeusia (alterações no paladar)
3. Disfagia
4. Diarreia
5. Doença (crônica)
6. Depressão
7. Demência
8. Disfunção
9. Drogas (medicamentos)
10. Desconhecida

Adaptado de Robbins LJ: Evaluation of weight loss in the elderly, *Geriatrics* 44:31, 1989. Wise GR, Craig D: Evaluation of involuntary weight loss. Where do you start? *Postgrad Med* 95:143, 1994.

Tabela 38.1 Sinais sugestivos de dor em felinos.

Sinais gerais	Sinais específicos
Alterações no comportamento normal	Diminuição da mobilidade ou da atividade, letargia, inapetência, diminuição da autolimpeza
Alterações comportamentais	Eliminação inadequada de dejetos, vocalização inadequada, agressividade, diminuição de interações sociais, postura e expressão facial alteradas, inquietação, hábito de esconder-se
Reações ao toque	Aumento da tensão corporal, instinto de esquivar-se quando áreas dolorosas são palpadas
Alterações em parâmetros fisiológicos	Frequência cardíaca elevada, frequência respiratória elevada, temperatura corporal elevada ou diminuída, pressão arterial elevada ou diminuída, dilatação da pupila

Adaptada de Hellyer P, Rodan I, Brunt I *et al.*: AAHA/AAFP pain management guidelines for dogs and cats, *J Feline Med Surg* 9:466, 2007.

da condição corporal, o teste ortopédico e a aferição da pressão arterial. Áreas específicas que podem proporcionar indicações valiosas incluem:

1. **Cavidade bucal:** doenças dentárias e bucais (p. ex., doença periodontal, reabsorção de dentes, tumores) são comuns em gatos idosos e podem estar associadas a dor e diminuição do apetite; a síndrome da dor orofacial felina é um distúrbio neuropático mais comumente encontrado em gatos da raça Birmanês criados no Reino Unido.[17]

2. **Olho:** um exame oftalmológico, incluindo a retina, pode fornecer evidências compatíveis com infecção sistêmica além de distúrbios como glaucoma, neoplasias e doenças infecciosas (p. ex., toxoplasmose e criptococose).

3. **Pescoço e tórax:** nódulos tireóideos associados a hipertireoidismo podem ser palpáveis, e alterações cardíacas associadas a hipertireoidismo ou hipertensão (p. ex., taquicardia, arritmia, sopro cardíaco) podem ser observadas; a diminuição da capacidade de compressão do tórax talvez esteja associada a massas ou derrame.

4. **Abdome:** o espessamento da parede intestinal e a linfadenopatia mesentérica podem estar associados a doença intestinal inflamatória ou neoplasia; podem ser encontradas massas abdominais associadas a neoplasia; a dor abdominal cranial pode estar associada a pancreatite; alterações no tamanho e na forma do rim podem estar associadas a doença renal crônica (DRC), doença do rim policístico, peritonite infecciosa felina, hidronefrose secundária a ureterólito, pielonefrite ou neoplasia.

5. **Sistema musculoesquelético:** a perda muscular pode ser evidente especialmente sobre a área lombar; tumefação, dor e rigidez em articulações podem estar associadas a doença articular degenerativa.

As causas de perda de peso em gatos idosos podem ser classificadas pela qualidade do apetite (Figuras 38.3 e 38.4). Na vigência de apetite normal ou aumentado, devem ser consideradas doenças que provocam má absorção ou má digestão (p. ex., doença intestinal inflamatória,

linfoma gastrintestinal) ou perda excessiva de proteínas (p. ex., nefropatia ou enteropatia com perda de proteína, diabetes melito, hipertireoidismo) (Figura 38.5). Na vigência de apetite diminuído, as investigações deverão se concentrar em doenças da cavidade bucal, doenças sistêmicas (p. ex., neoplasia, DRC, doença hepática, doença gastrintestinal, infecção retroviral) e doenças que provocam dor (p. ex., doença articular degenerativa).

O banco de dados laboratorial mínimo para a investigação da perda de peso em gatos idosos inclui hemograma completo, bioquímica e eletrólitos séricos, tiroxina total

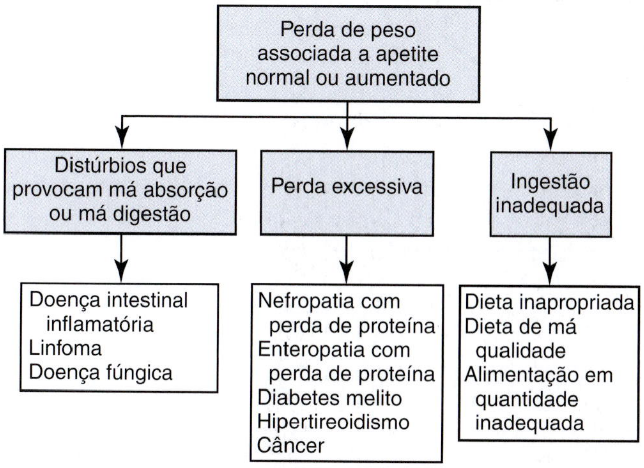

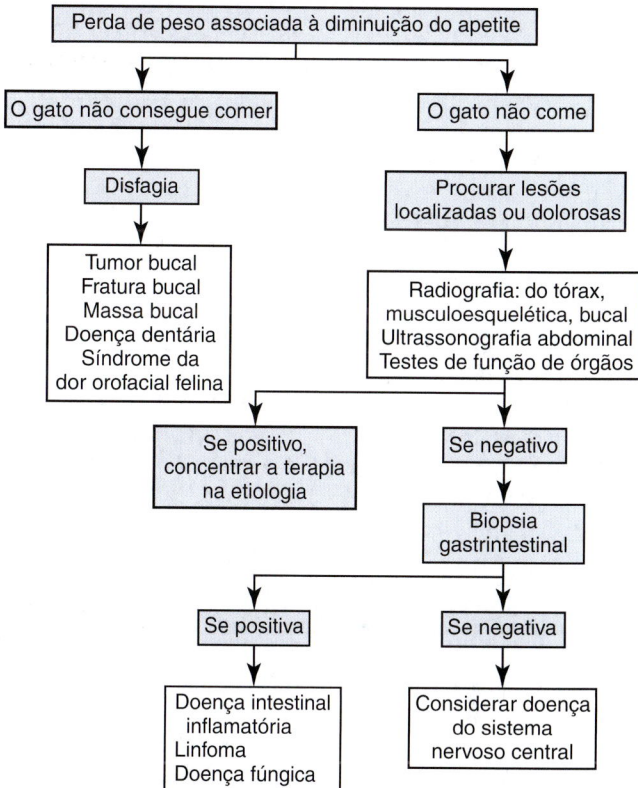

Figura 38.4 Algoritmo diagnóstico para perda de peso em gatos idosos com diminuição do apetite. (*Adaptada de Laflamme DP: Nutrition for aging cats and dogs and the importance of body condition*, Vet Clin North Am Small Anim Pract *35:713, 2005.*)

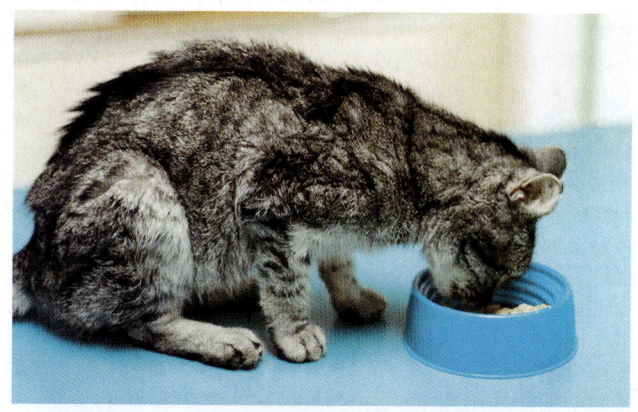

Figura 38.5 A perda de peso pode ocorrer apesar de apetite normal ou aumentado em gatos com doenças como o hipertireoidismo.

Figura 38.3 Algoritmo diagnóstico para perda de peso em gatos idosos com apetite normal ou aumentado. (*Adaptada de Laflamme DP: Nutrition for aging cats and dogs and the importance of body condition*, Vet Clin North Am Small Anim Pract *35:713, 2005.*)

(T_4), urinálise completa com exame microscópico do sedimento e teste para retrovírus. As causas mais comuns de perda de peso nesse grupo etário serão rapidamente diagnosticadas ou eliminadas com tal banco. Gatos com desnutrição proteico-calórica podem apresentar linfopenia, anemia, ureia sanguínea mais baixa que o esperado (assim como a creatinina) e aumento das enzimas hepáticas e da bilirrubina. Em animais bastante deficientes em proteína, a proteína total e a albumina séricas podem estar reduzidas. A atividade sérica da creatinoquinase (CK) pode ser um marcador útil para a avaliação e o monitoramento do estado nutricional em gatos. Em um estudo, a CK sérica estava significativamente aumentada em gatos anoréxicos hospitalizados em comparação com gatos não anoréxicos, e esteve significativamente mais baixa após 48 h de suporte nutricional por meio de sonda nasoesofágica.[5]

Dependendo dos achados ao exame físico e dos resultados dos exames iniciais, as investigações laboratoriais adicionais podem incluir exame de ácidos biliares e exame de hormônio tireóideo estendido. Doença pancreática (p. ex., pancreatite crônica) e doença gastrintestinal (p. ex., doença intestinal inflamatória, linfoma) são causas comuns de perda de peso, que podem não estar prontamente aparentes a partir do histórico, do exame físico e dos exames laboratoriais iniciais. Os exames de sangue para doença pancreática e gastrintestinal levam em conta a cobalamina, o folato e a imunorreatividade para lipase pancreática felina. Por fim, indicam-se exames diagnósticos mais avançados para um subgrupo de pacientes, como imagem abdominal ou endoscopia. Laparotomia exploratória ou laparoscopia deverão ser consideradas quando a etiologia da perda de peso permanecer sem diagnóstico. Durante a cirurgia, deverão ser coletadas amostras para histopatologia, mesmo se o tecido se mostrar normal a olho nu. São locais para coleta de amostra o fígado, o pâncreas, os linfonodos, o estômago e várias áreas do intestino delgado.

Tratamento inespecífico da perda de peso

A maior possibilidade de reverter a perda de peso consiste em diagnosticar e tratar doenças subjacentes. Contudo, medidas inespecíficas para suporte nutricional com frequência são parte do plano de tratamento. O aumento da ingestão de alimento pode ser conseguido administrando-se uma dieta rica em nutrientes e energia e que seja palatável para o gato. Alguns gatos preferem dietas com alto teor de umidade, enquanto outros preferem rações secas. São exemplos de rações apropriadas aquelas desenvolvidas para crescimento e recuperação ou cuidados fundamentais. O Boxe 38.2 discute as maneiras de estimular gatos idosos a comer. Mesmo se uma ração terapêutica estiver recomendada, inicialmente é melhor administrar alimentos familiares. Isso porque aversões aprendidas podem ser induzidas ao se administrarem novos alimentos a gatos enfermos ou internados. É melhor que um gato enfermo coma qualquer alimento em vez de não ingerir alimento algum. A introdução lenta da dieta recomendada pode ser feita depois que a condição e o apetite do gato tiverem melhorado e ele tiver recebido alta hospitalar.

Boxe 38.2 Modos de estimular a alimentação em gatos idosos

1. Oferecer os alimentos prediletos sempre frescos, a fim de evitar aversões aprendidas
2. Usar recipientes largos e rasos para alimentos e água
3. Aquecer o alimento até a temperatura corporal
4. Umedecer o alimento
5. Administrar o alimento em ambiente tranquilo e sem estresse
6. Usar estimulação (p. ex., acariciar) e agrados durante a alimentação

---

O uso a curto prazo de estimulantes do apetite pode ser útil em alguns gatos anoréxicos. Além dos fármacos relacionados na Tabela 18.1, o midazolam (2 a 5 µg/kg IV) estimula o apetite em 2 min sem sedação nem outros efeitos colaterais.[14] Se a ingestão adequada de alimento não puder ser alcançada, o suporte nutricional por meio de sonda de alimentação deverá ser considerado (ver Capítulo 18). O suporte nutricional deverá ser considerado inicialmente e não em um estágio mais avançado em gatos moderadamente a intensamente desnutridos. Alguns pacientes anoréxicos com distúrbios (como doença renal avançada, hepatopatia, doença gastrintestinal com perda de proteína ou doença glomerular com perda de proteína) se beneficiarão do suporte nutricional precoce antes que ocorra perda de peso significativa. Isso particularmente se aplica a gatos com neoplasia. Em um estudo de 57 pacientes felinos com câncer, o tempo mediano de sobrevida de gatos com índice corporal inferior a 5/9 foi de 3,3 meses em comparação com o tempo de vida médio de 16,7 meses em felinos com índice de condição corporal de 5/9 ou acima.[2]

Os gatos comem solitariamente por natureza. Assim, felinos idosos com frequência não lidam bem com competição e agentes de estresse. Desse modo, muitos gatos idosos em lares com diversos gatos se beneficiarão de serem alimentados em separado ou de receberem refeições suplementares. Os proprietários devem ser orientados a monitorar a ingestão alimentar diária de gatos idosos com cuidado. Uma maneira de fazê-lo quando os gatos são alimentados individualmente consiste em pesar os recipientes de alimento antes e após a alimentação. Muitos proprietários gostam de aferir a quantidade alimentada e registrar o que o gato comeu; essa pode ser uma informação valiosa para o clínico.

Referências bibliográficas

1. Armstrong PJ, Lund EM: Changes in body composition and energy balance with aging, *Vet Clin Nutr* 3:83, 1996.
2. Baez JL, Michel KE, Sorenmo K et al: A prospective investigation of the prevalence and prognostic significance of weight loss and changes in body condition in feline cancer patients, *J Feline Med Surg* 9:411, 2007.
3. Cupp C, Perez-Camargo G, Patil A et al: Long-term food consumption and body weight changes in a controlled population of geriatric cats [abstract], *Comp Contin Educ Pract Vet* 26:60, 2004.

4. Cupp CJ, Jean-Philippe C, Kerr WW et al: Effect of nutritional interventions on longevity of senior cats, *Intern J Appl Res Vet Med* 5:133, 2007.

5. Fascetti AJ, Mauldin GE, Mauldin GN: Correlation between serum creatinine kinase activities and anorexia in cats, *J Vet Intern Med* 11:9, 1997.

6. Harper E: Changing perspectives on aging and energy requirements: aging, body weight and body composition in humans, dogs and cats, *J Nutr* 128:2627S, 1998.

7. Harper J: Changing perspectives on aging and energy requirements: aging and digestive function in humans, dogs and cats, *J Nutr* 128:2632S, 1998.

8. Laflamme DP, Abood S, Fascetti A et al: The effect of age on how cats are fed, *Proceedings 33rd World Small Animal Veterinary Association World Congress,* Dublin, Ireland, August 20-24, 2008.

9. Laflamme DP, Ballam JM: Effect of age on maintenance energy requirements of adult cats, *Comp Contin Educ Pract Vet* 24:82, 2002.

10. Lund EM, Armstrong PJ, Kirk CA et al: Prevalence and risk factors for obesity in adult cats from private US veterinary practices, *Intern J Appl Res Vet Med* 3:88, 2005.

11. Patil AR, Cupp C, Perez-Camargo G: Incidence of impaired nutrient digestibility in aging cats [abstract], *Comp Contin Educ Pract Vet* 26:60, 2004.

12. Peachey SE, Harper EJ: Aging does not influence feeding behavior in cats, *J Nutr* 132:1735S, 2002.

13. Perez-Camargo G: Cat nutrition: what is new in the old? *Comp Contin Educ Pract Vet* 26:5, 2004.

14. Rangel-Captillo A, Avendano-Carillo H, Reyes-Delgado F et al: Immediate appetite stimulation of anorexic cats with midazolam [abstract], *Comp Contin Educ Pract Vet* 26:61, 2004.

15. Remillard RL: Nutritional support in critical care patients, *Vet Clin North Am Small Anim Pract* 32:1145, 2002.

16. Robbins LJ: Evaluation of weight loss in the elderly, *Geriatrics* 44:31, 1989.

17. Rusbridge C, Heath S, Gunn-Moore DA et al: Feline orofacial pain syndrome (FOPS): a retrospective study of 113 cases, *J Feline Med Surg* 12:498, 2010.

18. Scarlett JM, Donoghue S, Saidla J et al: Overweight cats: prevalence and risk factors, *Int J Obes Relat Metab Disord* 18(Suppl 1):S22, 1994.

19. Taylor EJ, Adams C, Neville R: Some nutritional aspects of ageing in dogs and cats, *Proc Nutr Soc* 54:645, 1995.

20. Vogt AH, Rodan I, Brown M et al: AAFP-AAHA: Feline life stage guidelines, *J Feline Med Surg* 12:43, 2010.

21. Wise GR, Craig D: Evaluation of involuntary weight loss. Where do you start? *Postgrad Med* 95:143, 1994.

Reprodução e Pediatria Felinas

Editora: Susan E. Little

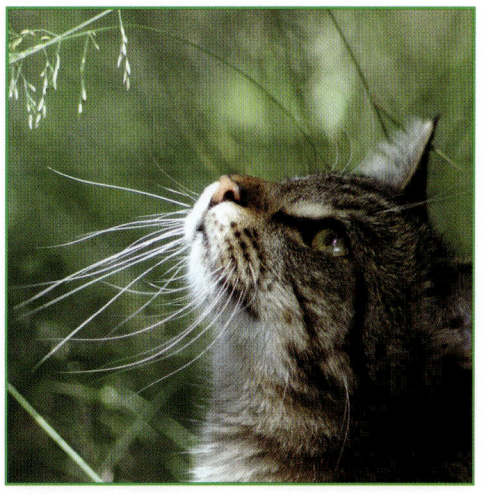

Reprodução Masculina

Susan E. Little

Anatomia masculina

O sistema reprodutivo do macho felino consiste em pênis, testículos, escroto, próstata e glândulas bulbouretrais, além dos ductos deferentes (também denominados vasos deferentes) (Figura 39.1). Os testículos de fetos localizam-se dentro do abdome; eles descem pelo anel inguinal até o escroto ao nascimento ou logo após. Com 6 a 8 semanas de vida, os testículos devem estar palpáveis no escroto. O escroto coberto por pelo é dividido por uma parede delgada em duas cavidades; cada cavidade contém um testículo, o epidídimo e as extremidades do cordão espermático. Os testículos podem não permanecer no escroto até os 4 a 6 meses de vida. A estrutura do testículo felino é semelhante à maioria daquela dos animais domésticos.[9] Existem três tipos celulares importantes nos testículos:

1. Células intersticiais (Leydig): secretam testosterona em resposta ao hormônio luteinizante (LH).
2. Células de Sertoli: revestem os túbulos seminíferos, secretam estrogênio e inibem o suporte para os espermatozoides em desenvolvimento em resposta ao hormônio foliculoestimulante (FSH).
3. Células germinativas: espermatozoides em diferentes estágios de desenvolvimento no interior dos túbulos seminíferos.

A produção de espermatozoides ocorre nos túbulos seminíferos; a seguir, os espermatozoides são transportados para dentro do epidídimo, onde ocorrem o amadurecimento e o depósito. Os túbulos seminíferos encontram-se bastante comprimidos e enrolados e são circundados por células intersticiais. A cauda do epidídimo torna-se o ducto deferente, que transporta o esperma até o pênis após passar pelo canal inguinal com o restante do cordão espermático. O cordão espermático consiste em: ducto deferente; artéria e veia testiculares; vasos linfáticos; e plexo nervoso.

A próstata do gato tem cerca de 1 cm de comprimento e cobre a uretra próximo do colo da bexiga. A próstata depende do androgênio e sofre atrofia após a castração. A doença prostática é muito rara no gato, com apenas alguns casos publicados de relato de tumor.[38,39] As glândulas bulbouretrais são duas pequenas estruturas em formato de ervilha próximo do bulbo do pênis. Durante a ejaculação, os espermatozoides oriundos do epidídimo são misturados a secreções da próstata e das glândulas bulbouretrais. É normal uma pequena proporção de espermatozoides retroceder, por meio da uretra, para dentro da bexiga (Figura 39.2). A uretra do macho felino é muito estreita e mais curta que no cão.

O pênis do gato contém um osso peniano vestigial (5 mm de comprimento). Quando não está ereto, o pênis encontra-se completamente envolvido no prepúcio. A glande do pênis de um felino macho adulto é coberta com 120 a 150 espinhas penianas direcionadas caudalmente. As espinhas dependem da testosterona e começam a surgir com cerca de 12 semanas de vida, encontram-se completamente desenvolvidas na puberdade e estão ausentes em machos esterilizados, desaparecendo com cerca de 6 semanas após a castração (Figura 39.3).

Além da testosterona, são hormônios importantes no macho felino o LH e o FSH, ambos produzidos na adeno-hipófise em resposta ao hormônio liberador de gonadotrofinas (GnRH), produzido pelo hipotálamo. Os níveis plasmáticos em repouso de testosterona variam muito, pois a secreção é episódica. A testosterona não apenas é essencial para o desenvolvimento de características sexuais secundárias (p. ex., mandíbula bem pronunciada e pele espessa) e comportamento de acasalamento como também para a produção de espermatozoides. A castração provoca uma queda imediata da testosterona sanguínea, porém espermatozoides viáveis ainda podem estar presentes até 7 semanas após a cirurgia.

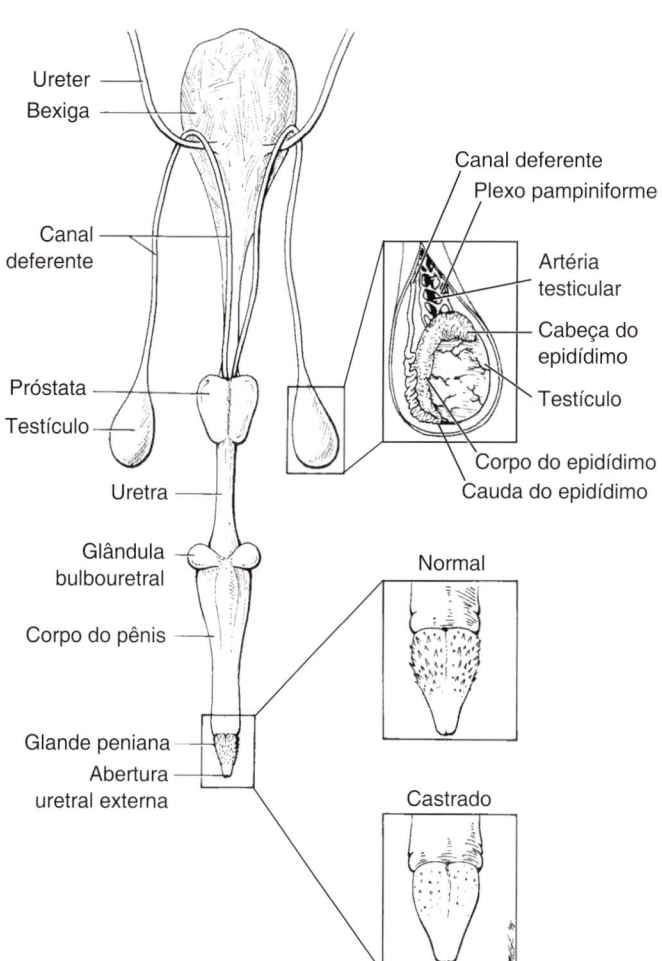

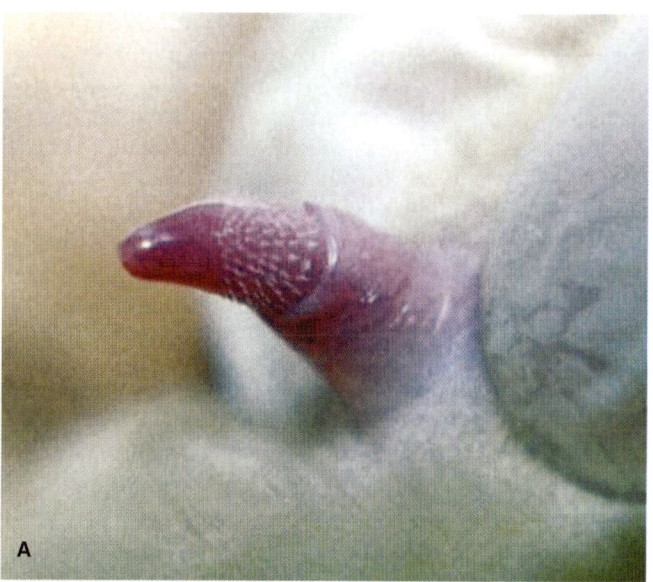

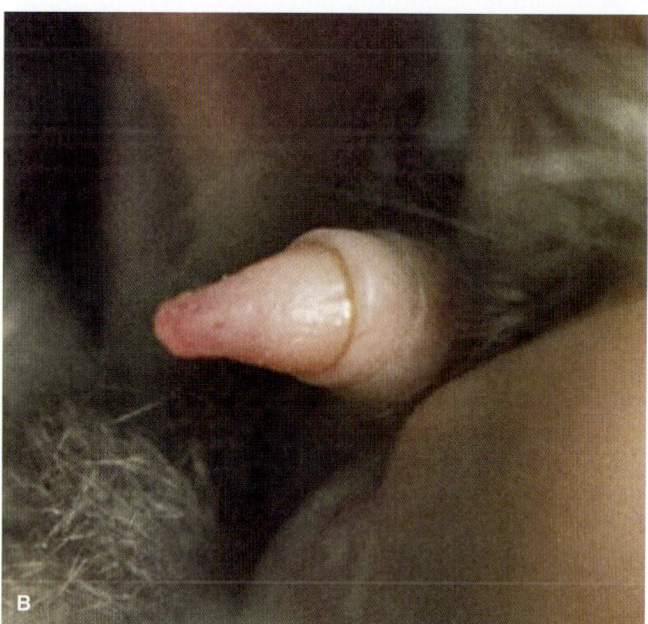

Figura 39.1 Anatomia do trato reprodutivo do macho felino. (*De Johnston S, Root Kastritz M, Olson P: Sexual differentiation and normal anatomy of the tom cat. In Johnston S, Root Kustritz M, Olson R editors:* Canine and feline theriogenology, *Philadelphia, 2001, Saunders.*)

Figura 39.3 **A.** Glande do pênis de gato inteiro, com espinhas penianas. **B.** Glande do pênis de gato castrado sem espinhas penianas.

Comportamento de acasalamento

Os espermatozoides estão presentes nos testículos dos 5 aos 9 meses de vida e a completa maturidade da espermatogênese ocorre entre 8 a 10 semanas.[37] Entretanto, a idade real em que o comportamento de acasalamento começa varia com a condição física, o tamanho do corpo e a estação do ano. O início da puberdade costuma ocorrer entre 8 e 10 meses de vida e com peso corporal de 2,5 kg ou mais. Contudo, observa-se variação significativa entre as raças com pelos longos, como os Persas, que amadurecem mais lentamente que as raças de pelo curto, como os Siameses. Os machos felinos provavelmente apresentam um período de tempo com capacidade para o acasalamento de 10 anos ou mais.

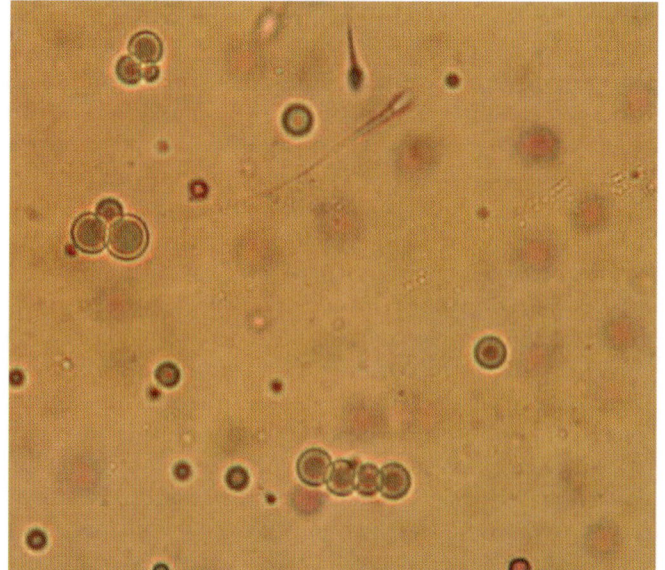

Figura 39.2 Como uma pequena ejaculação retrógrada é normal no macho felino, a coleta de amostra de urina após a emissão de sêmen possibilita a detecção de esperma.

Os machos felinos são atraídos pelas fêmeas no cio por meio de vocalização, odores e comportamento. O macho abordará uma gata no cio, tocará o focinho dela com o seu e, a seguir, "investigará" o períneo dela. Poderá haver uma resposta *flehmen*, ou seja, os ferormônios da gata são captados pelo órgão vomeronasal do macho. O macho agarra a pele da parte posterior do pescoço da gata e tenta montar nela. A seguir, ele se apoia nas patas e desliza sobre as costas da gata, tentando se posicionar para a penetração. Então, ele inicia uma série de avanços pélvicos, e a ejaculação ocorre em 20 a 30 s. O sêmen é depositado na parte posterior da vagina. A seguir, ele rapidamente pula fora para evitar ser agredido pela gata. Após o término do comportamento pós-coito da fêmea (tipicamente em 10 a 60 min), o macho com frequência tentará agarrá-la e cobri-la novamente. Um casal pode acasalar diversas vezes até o macho ficar exausto. Sob circunstâncias naturais, em geral o acasalamento ocorre à noite.

Após a castração, o comportamento de acasalamento quase sempre se encerra, porém pode persistir durante anos em alguns machos felinos adultos e experientes. O comportamento pode ser montar em outros gatos ou filhotes, nas pernas do proprietário ou em objetos inanimados macios. É importante assegurar que o gato não seja criptorquídico (ver adiante). Uma causa rara de comportamentos de acasalamento em machos felinos castrados consiste em tumor adrenal secretor de testosterona.[25] O comportamento pode ser pelo fato de procurar atenção ou devido a um ambiente com poucos estímulos. Costumam ser úteis o enriquecimento ambiental adequado e a interação com o proprietário. O comportamento não deve ser retribuído, mesmo que inadvertidamente, com punições. A interrupção e a distração com outra atividade costumam ser mais eficazes. A marcação de território com urina também pode persistir após a castração, embora quase sempre sofra resolução em 80% ou mais dos gatos. Existe um relato na literatura sobre o uso de cipro-heptadina (2 mg/gato VO, a cada 12 h), para o tratamento bem-sucedido contra masturbação, e borrifação de urina em um gato criptorquídico.[22] Para mais informações sobre marcação de território com urina, ver Capítulo 13.

Controle da reprodução

Castração cirúrgica

A castração é o procedimento mais comum no controle da fertilidade em machos felinos. A cirurgia é fácil de realizar, requer equipamento simples, é eficaz e irreversível e elimina a maioria dos traços indesejáveis de um macho inteiro (p. ex., agressividade, hábito de perambular, marcação com urina).[12] Os felinos podem ser castrados utilizando-se abordagem aberta ou fechada. O cordão espermático pode ser ligado com material de sutura ou o cordão pode receber um nó. A castração pode ser realizada já com 6 semanas de vida (ver Capítulo 41). A castração pré-púbere é mais eficaz na prevenção de comportamentos sexuais indesejáveis do que a castração após o amadurecimento sexual.[13] Complicações asso-

ciadas à castração do macho felino são poucas, porém envolvem tumefação escrotal, hemorragia, hematoma e infecção.

Vasectomia

A vasectomia consiste na remoção ou a oclusão bilateral de uma porção do ducto deferente, provocando infertilidade por meio da prevenção da ejaculação de espermatozoides durante a cópula. A vasectomia não remove nem previne comportamentos sexuais indesejáveis, pois a testosterona continua a ser produzida. Assim, é empregada com pouca frequência no controle da reprodução em machos felinos. Contudo, "machos felinos provocadores" (machos inférteis com boa libido) podem ser usados em gatis para tirar fêmeas do cio quando a prenhez não for desejada. O acasalamento com um macho felino provocador induz uma pseudoprenhez na gata e posterga o retorno ao estro. A vasectomia não altera a libido ou a habilidade de acasalamento nos machos adultos. No entanto, espermatozoides vivos podem estar presentes por até 7 semanas após a cirurgia.[30]

A vasectomia é um procedimento cirúrgico relativamente simples de se realizar por meio de uma incisão de 1 a 2 cm cranial com relação ao escroto (Figura 39.4).[14] Após a incisão da pele e do tecido subcutâneo, os cordões espermáticos são identificados e exteriorizados a partir da túnica vaginal empregando-se dissecção romba e precisa. A manipulação delicada do testículo é útil para identificar o cordão espermático. Após o ducto deferente ser isolado, um pequeno segmento é removido e as extremidades cortadas são ligadas. O tecido subcutâneo e a pele são fechados de maneira rotineira.

Castração química

O gliconato de zinco esterilizador, injetável, neutralizado por arginina, foi aprovado para uso em filhotes caninos (3 a 10 meses de vida) nos EUA entre 2003 e 2005 e atualmente não está disponível neste país. O produto foi licenciado no México em 2008 para uso em cães. Um produto com o mesmo ingrediente ativo, porém em concentração diferente e com dimetilsulfóxido (DMSO) como veículo foi aprovado no Brasil em 2009, também para uso em cães. A injeção intratesticular provoca esclerose nos testículos e esterilidade permanente. Em um estudo comparando a injeção intratesticular de gliconato de zinco com a castração cirúrgica em cães, o produto foi considerado de valor para o uso em larga escala, principalmente em regiões remotas ou onde as instalações e o conhecimento técnico para a castração cirúrgica não estejam disponíveis.[21] Foram relatadas reações no local da injeção necrosante em 4 de 103 cães tratados. O gliconato esterilizador é mais eficaz em gatos, porém ainda não foi aprovado para esses animais.[19] Em um estudo, 115 gatos receberam injeção desse produto (0,3 a 0,4 mℓ/testículo, sob sedação) aos 6 meses de vida.[20] Os gatos foram monitorados por 12 meses e foram registradas atrofia testicular, redução dos níveis de testosterona e ausência de espermatozoides.

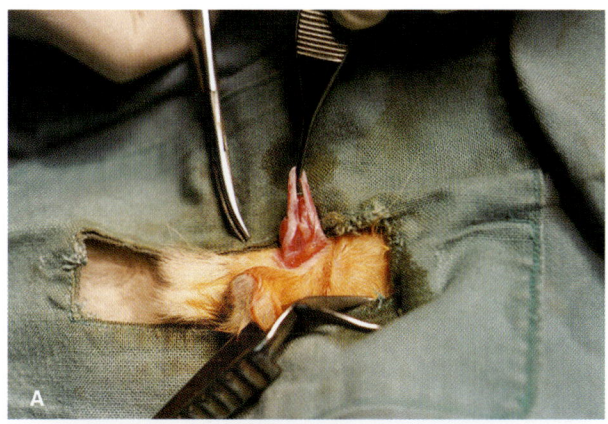

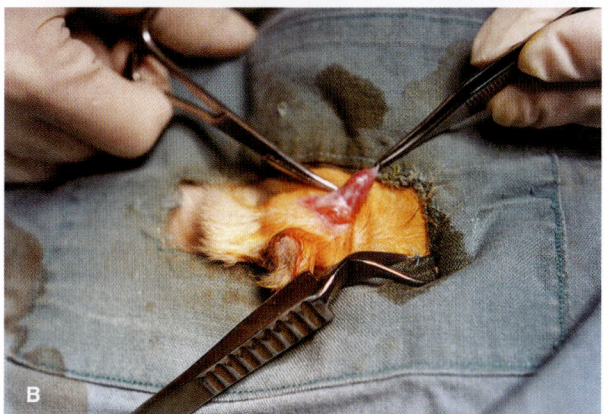

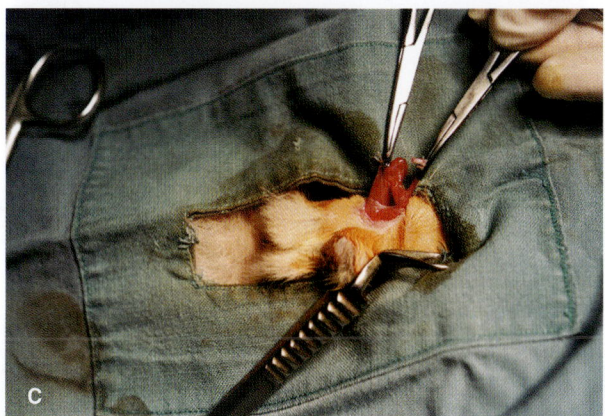

Figura 39.4 Vasectomia. **A.** Após incisão da pele e do tecido subcutâneo, o cordão espermático é identificado. **B.** O cordão espermático é exteriorizado da túnica vaginal empregando-se dissecção romba e precisa. **C.** Após o ducto deferente ser isolado, um pequeno segmento é removido e as extremidades cortadas são ligadas.

Doenças e distúrbios do pênis

Poucos problemas acometem o pênis de gatos. Distúrbios encontrados mais comumente em outras espécies, como hipospadias e frênulo peniano persistente, são raros no gato. O relato de um caso de hipospadia em um gato da raça Himalaia de 1 ano de vida foi associado a cistite crônica.[17] A hipospadia foi corrigida cirurgicamente e o gato recuperou-se completamente. Um gato da raça Persa, de 1 ano de vida, foi levado a exame devido a infertilidade e descobriu-se que ele apresentava desvio dorsal do pênis decorrente de frênulo persistente.[1]

Foram relatados poucos casos de fimose em gatos.[4,10,22] A fimose deve-se à constrição da abertura prepucial, que impede a protrusão do pênis. A fimose pode ser congênita ou adquirida secundariamente a traumatismo, inflamação ou neoplasia. Os sinais clínicos mais comuns são estrangúria, polaciúria e vocalização durante a micção.[22] Outros sinais clínicos são gotejamento de urina, urinar fora da caixa de areia e incapacidade de acasalar. A gravidade dos sinais clínicos varia conforme o grau de estreitamento. O diagnóstico é feito com base no exame físico. Em muitos casos, é necessária a correção cirúrgica da anomalia.

Foram revistos os prontuários de 10 gatos diagnosticados com fimose no Michigan State University Veterinary Teaching Hospital.[22] A média de idade à apresentação foi de 18,6 semanas (variando entre 8 semanas a 2,4 anos). Dois dos gatos apresentavam outras anomalias congênitas (criptorquidismo, hipoplasia peniana). Oito dos 10 gatos foram submetidos à correção cirúrgica do distúrbio por meio de incisão de espessura completa na face ventral do prepúcio, com ou sem ressecção de uma cunha do prepúcio. Foi alcançado resultado satisfatório em 7 gatos, em que o acompanhamento prolongado foi disponível. A fimose congênita foi relatada em um gato de pelo curto doméstico de 8 semanas de vida, levado à consulta devido a hematúria, polaciúria e polidipsia.[4] A cultura de urina foi positiva para *E. coli*. A correção cirúrgica da fimose foi obtida por meio da ressecção de uma pequena cunha do prepúcio dorsal, e, junto ao tratamento antibiótico, levou à resolução dos sinais clínicos.

O priapismo é uma ereção anormal e persistente do pênis sem estimulação sexual e pode ser causada por diversos fatores, como lesão da medula espinal, traumatismo, neoplasia e inflamação. Raramente é relatada no gato. O priapismo pode ser confundido com parafimose. Entretanto, a parafimose está associada a orifício prepucial estreito ou outras anormalidades do prepúcio. Sem intervenção, o pênis pode se tornar seco e edematoso e até mesmo necrótico. A maioria dos casos no gato exige tratamento cirúrgico. Em uma série de 7 casos de priapismo, 6 ocorreram em gatos Siameses.[11] Em 4 dos casos, o priapismo desenvolveu-se após tentativas malsucedidas de copular, apesar do fato de que 3 dos gatos eram castrados. Cinco dos 6 gatos foram tratados com êxito por meio de uretrostomia perineal, e o exame histológico revelou trombose do corpo cavernoso.

O priapismo foi relatado em um gato de Pelo Curto Doméstico de 1,5 ano de vida, após castração de rotina.[36] Dois dias após a cirurgia, o gato desenvolveu polaciúria e estrangúria, além de protrusão do pênis. O gato foi tratado com êxito por meio de uretrostomia perineal. A histologia do tecido ressecado revelou congestão densa do corpo cavernoso, com trombos organizados e áreas de necrose. Outro caso de priapismo foi relatado em um gato castrado de 2 anos de idade com peritonite infecciosa felina (PIF).[31a] À necropsia, o exame histológico do pênis revelou inflamação piogranulomatosa intensa e necrose fibrinoide do corpo cavernoso.

Doenças e distúrbios dos testículos

Poucos distúrbios dos testículos do gato chamam a atenção dos clínicos, com exceção do criptorquidismo. Outros problemas encontrados ocasionalmente são orquite, neoplasia e anormalidades do sexo gonadal ou do sexo cromossômico.

A orquite é rara no gato, embora ocasionalmente seja relatada orquite bacteriana. Os sinais clínicos são tumefação, dor e vermelhidão escrotais. A orquite bacteriana é tratada com antibiótico com largo espectro durante 2 a 3 semanas. A orquite também foi relatada como manifestação incomum da peritonite infecciosa felina;[8] houve relato de um gato infectado concomitantemente com FIV.[34] A tumefação escrotal pode ser o único sinal associado a peritonite infecciosa felina nos gatos acometidos, pelo menos no início (ver Figura 33.16). A cavidade vaginal ao redor de cada testículo é confluente à cavidade peritoneal; desse modo, o líquido acumulado no abdome também pode surgir no escroto. As lesões nos testículos são compatíveis com orquite necrótica e orquite fibrinosa crônicas, além de periorquite fibrinosa associada a vasculite.

A neoplasia testicular é incomum no gato. Exemplos de tumores de células de Sertoli e de células intersticiais foram relatados.[2,26,29,38] Relatou-se neoplasia de origem testicular desenvolvida após a castração em 5 gatos.[6] Todos os casos envolveram tumores de células intersticiais dentro da pele escrotal ou do cordão espermático. Todos os gatos foram castrados com 1 ano de vida ou menos, e a média de idade ao diagnóstico da neoplasia foi de 9,6 anos. Os gatos acometidos demonstravam comportamentos sexuais associados a machos inteiros, como marcação de território e agressividade. Dois gatos apresentavam espinhas penianas. Os autores do estudo sugerem que se deve ter cuidado durante a castração a fim de tentar não incisar a túnica albugínea, para evitar o transplante de pequenas quantidades de tecido testicular e o subsequente desenvolvimento de tumores.

Hipoplasia testicular e infertilidade podem ser encontradas em felinos machos cor de casco de tartaruga ou cálico. Estima-se que cerca de 1 em cada 3.000 felinos cor de casco de tartaruga ou cálico seja do sexo masculino.[15] Uma pesquisa com mais de 4.500 machos felinos no Reino Unido determinou que 0,43% eram cor de casco de tartaruga.[18] A coloração alaranjada da cobertura de pelos é determinada pelo sexo em gatos e controlada por um único gene no cromossomo X. As colorações preta e alaranjada podem estar associadas no sexo feminino, porém normalmente não ocorrem juntas no sexo masculino. Machos que exibem pelos pretos e alaranjados podem ter diversas anormalidades cromossômicas, como 39/XXY, mosaicismo (duas populações de células com diferentes genótipos oriundas de um ovo fertilizado), ou quimerismo (duas ou mais populações de células oriundas da fusão de embriões diferentes). Com frequência, gatos com mosaicismo ou quimerismo são férteis.

Tanto o hermafroditismo quanto o pseudo-hermafroditismo são bem raros no gato. Muitos casos não são relatados, pois a cariotipagem não se encontra amplamente disponível em gatos. Os indivíduos acometidos podem ser descobertos no momento da esterilização cirúrgica. Por exemplo, a autora examinou um gato hermafrodita *tabby* (tigrado) azul (Figura 39.5). O gato foi levado como fêmea e castrado sem incidentes. Alguns meses depois, os proprietários queixaram-se de um forte cheiro na urina e, ao exame, havia uma pequena estrutura semelhante a pênis na vulva e um testículo foi encontrado no tecido subcutâneo próximo da vulva. O distúrbio específico do gato não foi determinado, pois não foi realizada a cariotipagem nem a histopatologia gonadal.

Criptorquidismo

Os testículos normalmente descem para dentro do escroto ao nascimento ou logo após. No entanto, os testículos podem se movimentar livremente para cima e para baixo no canal inguinal antes da puberdade. O criptorquidismo é a não descida de um ou de ambos os testículos para o escroto e a não permanência nele 7 a 8 meses de idade. É a anomalia congênita mais comum do sistema urogenital felino. O termo "monorquídico" refere-se à ausência total de um testículo. Relatou-se agenesia testicular unilateral, com o achado de um cordão espermático rudimentar e nenhum testículo associado.[31] O termo "anorquídico" refere-se à

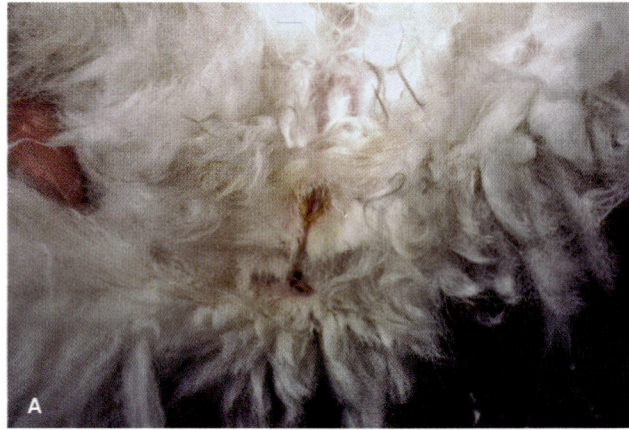

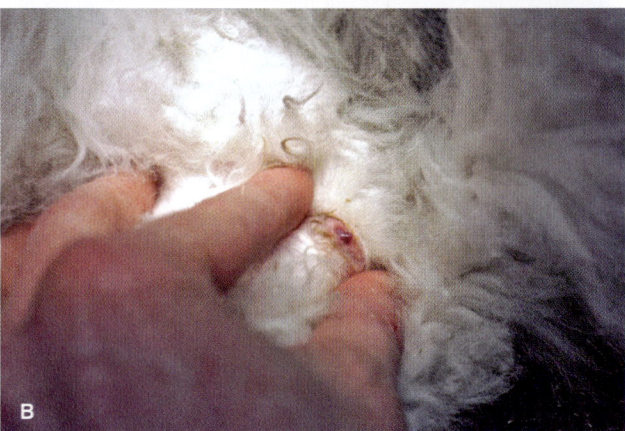

Figura 39.5 A. Genitália externa de um gato hermafrodita submetido à ovário-histerectomia e que subsequentemente descobriu-se que apresentava um testículo próximo da vulva. **B.** Há uma pequena estrutura semelhante ao pênis na vulva e um testículo foi encontrado subcutaneamente próximo desta.

ausência total dos dois testículos (um evento raríssimo). Não se sabe se o criptorquidismo está associado a outras anomalias congênitas.

A prevalência de criptorquidismo em gatos foi relatada como 1,3 a 3,8%.[28,31,42] Em um estudo com mais de 100.000 gatos selvagens admitidos em programas de captura-esterilização-retorno, 1,3% dos felinos machos eram criptorquídicos.[41] Em outro estudo com mais de 5.000 gatos de vida livre admitidos em um programa de captura-esterilização-retorno, 1,9% dos machos eram criptorquídicos.[33] Gatos da raça Persa estão em maior número em alguns estudos.[28,31] Na clínica da autora, foram revistos os prontuários de 4.140 gatos levados para castração durante o período de 10 anos (Tabela 39.1). Setenta e dois gatos (1,7%) foram identificados como criptorquídicos. Três gatos foram identificados como monorquídicos. Dos gatos levados para castração, 10,5% tinham linhagem pura, com o total de 22 raças representadas. Entre os gatos de raça pura, 6,2% foram identificados como criptorquídicos. A incidência mais alta foi na raça Ragdoll (> 18%).

O criptorquidismo é quase sempre unilateral, com os lados direito e esquerdo acometidos igualmente. Em um estudo cuja localização do testículo retido foi registrada, 49% eram inguinais, 33% eram abdominais e 14% encontravam-se dentro do anel inguinal.[31] Na clínica da autora, 87% de 72 gatos apresentavam criptorquidismo unilateral, e a configuração mais comum foi criptorquidismo inguinal unilateral (51,6% dos casos) (Tabela 39.2). Gatos com criptorquidismo bilateral são passíveis de apresentar testículos retidos no abdome. Se um testículo se encontrar no escroto, poderá ser difícil determinar se está no lado esquerdo ou direito. Empurrar o testículo escrotal dorsal e cranialmente em direção do canal inguinal pode ajudar a determinar sua localização.[3] Pode ser difícil palpar testículos inguinais se o gato apresentar grandes coxins gordurosos inguinais, a menos que o testículo esteja localizado caudalmente ao testículo gorduroso. O linfonodo inguinal e o coxim gorduroso inguinal são confundidos comumente com testículos inguinais à palpação.

Tabela 39.2 Localização de 124 testículos em 62 gatos criptorquídicos levados para castração durante o período de 10 anos em Ottawa, Canadá.

	Abdominal	Inguinal	Anel inguinal	Escrotal
Lado direito	11	21	4	26
Lado esquerdo	11	16	6	29
Totais	22 (17,7%)	37 (29,8%)	10 (8%)	55 (44,3%)

Testículos retidos no abdome foram examinados etiologicamente, quase sempre sem espermatozoides. A temperatura mais elevada dentro do corpo provavelmente suprime o desenvolvimento de esperma. No entanto, gatos com testículos retidos localizados fora do abdome podem ser férteis. Testículos criptorquídicos produzem testosterona; assim, os gatos acometidos apresentam o fenótipo masculino típico, com libido, agressividade e marcação com urina, por exemplo.

Em um estudo, apenas 22% dos proprietários de gatos tinham ciência de que seu animal de companhia era criptorquídico.[42] Todos os felinos machos devem ser examinados quanto a criptorquidismo durante as visitas iniciais de saúde. Se houver suspeita de testículo retido, existem duas maneiras para confirmar o distúrbio. A maneira mais simples consiste em verificar as espinhas penianas dependentes de testosterona. O teste de estimulação de gonadotrofina também tem sido usado para verificar testículos retidos. Os níveis de testosterona flutuam no gato; assim, as amostras em repouso não são muito informativas e o teste de provocação deverá ser usado. Foram descritos diversos protocolos (Boxe 39.1).

A hereditariedade do criptorquidismo é tida como recessiva em gatos, como em outras espécies, e os machos criptorquídicos não devem ser utilizados para acasalamento.[31] O criptorquidismo é um exemplo de traço

Tabela 39.1 Dados obtidos de 4.140 gatos levados para castração durante 10 anos em Ottawa, Canadá.

	Número apresentado para castração	Número de criptorquídicos (%)
Todos os gatos	4.140	72 (1,7)
Raças com, no mínimo, 10 gatos		
Abssínio/Somali	15	1 (6,7)
Balinês	10	0
Pelo Curto Inglês	19	0
Burmês	19	2 (10,5)
Maine Coon	16	2 (12,5)
Persa/Himalaia	135	14 (10,4)
Ragdoll	16	3 (18,75)
Siamês	158	4 (2,5)

Boxe 39.1 Métodos hormonais para o diagnóstico de criptorquidismo no gato

Após a coleta de uma amostra para testosterona sérica basal:
1. Administrar 25 µg de hormônio liberador de gonadotrofinas (GnRH) IM; coletar uma segunda amostra para testosterona sérica 1 h depois[15]
2. Administrar 250 UI de gonadotrofina coriônica humana (HCG), IM; coletar uma segunda amostra de testosterona sérica 4 h depois[15]
3. Administrar 500 UI de HCG IV; coletar uma segunda amostra de testosterona sérica 2 h depois[24]
   Os níveis de testosterona em repouso em machos felinos inteiros em geral, são inferiores a 3,0 ng/mℓ, embora ocorra variação considerável. O teste provocador elevará bastante a testosterona sérica no macho criptorquídico.

limitado pelo sexo. O traço é expresso fisicamente apenas no macho, embora possa ser transmitido por fêmeas. Tanto a mãe quanto o pai de um gato acometido devem ser considerados portadores do traço. Alguns irmãos completos de um gato acometido também serão portadores. A redução do número de gatos criptorquídicos em um programa de cruzamento entre raças puras pode ser alcançada removendo-se os machos acometidos e os portadores do grupo. Se o problema estiver disseminado em uma linhagem familiar, todos os irmãos de um gato acometido também devem ser eliminados do programa de cruzamento.

Não existe tratamento comprovado que leve um testículo retido a descer para o escroto. O tratamento com gonadotrofinas não foi bem-sucedido. Em outras espécies, a remoção cirúrgica do testículo retido é recomendada rotineiramente, pois esse testículo retido corre risco de neoplasia ou torção. A torção do cordão espermático não foi identificada no gato, e apenas alguns relatos de caso de tumores testiculares foram publicados. Gatos criptorquídicos que têm apenas o testículo escrotal removido exibirão todos os comportamentos normais de um macho inteiro. A maioria dos estudos relata gatos criptorquídicos que tiveram o testículo escrotal removido com tentativas malsucedidas de localizar o testículo que não desceu. Subsequentemente, os proprietários procuram cuidados veterinários devido a urina com odor intenso e comportamentos indesejáveis (p. ex., marcação de território, agressividade, procura de fêmeas). Assim, é importante que os dois testículos sejam removidos, a fim de evitar comportamentos indesejáveis que possam provocar abandono ou entrega em um abrigo.

Os testículos palpáveis no tecido subcutâneo inguinal podem ser removidos por meio de uma incisão cirúrgica. Em outros casos, há necessidade de uma incisão na linha média caudal e dissecção profunda até o coxim gorduroso inguinal. O anel inguinal externo deverá ser examinado, mas convém ter cuidado para não danificar estruturas no triângulo femoral. Quando forem identificados testículos retidos no abdome, há necessidade de laparotomia por meio da abordagem na linha média, embora também tenha sido descrita criptorquidectomia auxiliada por laparoscopia.[23,27,40] As vantagens da técnica laparoscópica são invasividade mínima, traumatismo tecidual reduzido e dor pós-cirúrgica potencialmente reduzida, além de menos complicações com relação à laparotomia. A principal desvantagem é a necessidade de equipamento especializado associado aos custos e à perícia exigida. Inicialmente, a abordagem laparoscópica pode ser mais prolongada que a laparotomia tradicional até o cirurgião ganhar experiência com a técnica.

As técnicas cirúrgicas para a remoção de testículos abdominais foram descritas em outro local.[3] Não se recomenda o uso de um gancho de castração para recuperar o ducto deferente, por causa do risco de lesar os ureteres.[31] Com frequência, os testículos abdominais encontram-se próximo da bexiga (Figura 39.6), porém podem estar localizados caudais aos rins, no anel inguinal interno ou no canal inguinal.[31] O melhor procedimento consiste em encontrar o vaso deferente e segui-lo caudalmente até o testículo. Tracionar delicadamente o vaso deferente pode facilitar a localização do testículo por meio da detecção de

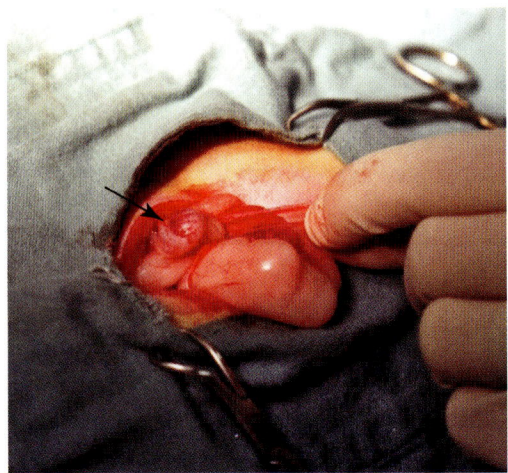

Figura 39.6 Os testículos (*seta*) em gatos com criptorquidismo abdominal costumam ser encontrados perto da bexiga.

seu movimento. Embora possa ser difícil localizar o testículo retido em alguns casos, não convém simplesmente ligar o ducto deferente e os vasos testiculares na esperança de que o testículo sofra atrofia. É possível que o suprimento sanguíneo se restabeleça e o testículo permaneça funcional.

Infertilidade

As causas de infertilidade ainda não foram bem estudadas no macho felino, em parte por causa da dificuldade de se obter sêmen para análise em comparação com outras espécies, como o cão. Mesmo assim, deve-se adotar uma abordagem sistemática quando o clínico é apresentado a um macho felino potencialmente infértil. Também deverá ser realizada a avaliação completa das gatas matrizes envolvidas (ver Capítulo 40). Os criadores deverão ser estimulados a manter prontuários completos sobre cada felino de reprodução em um gatil (Boxe 39.2).

Boxe 39.2 Coleta de dados sobre reprodução para machos felinos de cruza

1. Idade à puberdade
2. Detalhes sobre a libido: interesse em fêmeas no cio, desejo de cruzar
3. Detalhes para cada acasalamento
   a. Datas de cruza
   b. Número de cópulas
   c. Problemas durante a cruza, como avanços prolongados, falha em proporcionar reação pós-coito na matriz
   d. Idade e paridade de cada matriz coberta
   e. Resultado da cruza: estação ou data do retorno da matriz ao cio
4. Detalhes de cada ninhada: data de nascimento, tamanho da ninhada, sexos, pesos ao nascimento, natimortos, anomalias congênitas (se presentes), doenças, achados à necropsia etc.

Os proprietários de animais para cruza podem solicitar a administração de antimicrobianos a fim de prevenir a transmissão de infecção bacteriana da matriz para o macho e vice-versa, especialmente se tiver havido casos de infertilidade no gatil. Contudo, tanto a vagina da matriz quanto a mucosa prepucial do reprodutor apresentam populações bacterianas residentes normais. Em um estudo, culturas de bactérias da mucosa do prepúcio de 29 gatos (entre 0,5 e 2,5 anos de idade) foram positivas para espécies de bactérias aeróbicas e também anaeróbicas.[35] As bactérias aeróbicas mais comuns foram *Pausteurella multocida*, bastonetes gram-negativos não identificados e *E. coli*. As bactérias anaeróbicas mais comuns foram *Bacteroides* spp., *Fusobacterium* spp., e *Streptococcus* spp. Os tipos de população bacteriana encontrados nas matrizes diferem daquele encontrado nos machos. Isso sugere que o acasalamento não provoca a transferência permanente de bactérias. Essas populações bacterianas podem participar da defesa do hospedeiro contra bactérias patogênicas. Desse modo, o tratamento de matrizes ou de machos normais com antimicrobianos pode influenciar a flora bacteriana protetora e, na verdade, aumentar o risco de infecção por bactérias patogênicas.

Machos felinos para cruza bem-sucedidos devem ser física, social e sexualmente adultos. A rigor, um macho felino jovem inexperiente deverá ser o par de uma matriz calma, madura e experiente. Os felinos machos são muito territoriais e o acasalamento é mais bem-sucedido se o macho estiver no seu ambiente domiciliar e a fêmea for levada até ele. Problemas de acasalamento no felino macho estão associados a uma série de fatores (Boxe 39.3).

A primeira etapa na investigação da infertilidade do macho consiste na coleta do histórico reprodutivo e no exame físico completo. Diversos problemas de reprodução que provocam infertilidade foram descritos no macho, como hipoplasia testicular e frênulo peniano persistente.[1] Uma doença não reprodutiva, como a doença da cavidade bucal ou a doença articular degenerativa, pode influenciar o desejo ou a habilidade de acasalar. A doença crônica, como infecção do trato respiratório superior ou diarreia, pode levar à má condição corporal e à diminuição da libido. Deve-se dar atenção especial ao exame do pênis (posição, tamanho, habilidade de sair do prepúcio, presença de espinhas) e dos testículos (tamanho, simetria, consistência). A ultrassonografia pode ser um instrumento útil para a investigação de anormalidades testiculares, embora seja realizada menos frequentemente no macho felino com relação ao macho canino.[5] Recomenda-se a coleta de um banco de dados mínimo (hemograma completo, bioquímica sérica, urinálise completa, teste para verificação do vírus da leucemia felina (FeLV) e para o vírus da imunodeficiência felina [FIV]. As informações também deverão ser obtidas a partir da residência do gato e de sua dieta (incluindo suplementos nutricionais e medicamentos (tanto os prescritos quanto os não prescritos).

Verificar se o gato tem ou não a libido normal determina as próximas etapas diagnósticas (Boxe 39.4). Nas raças que amadurecem tardiamente, a libido não pode ser avaliada adequadamente até cerca de 3 anos de vida. Com frequência, a libido fraca é causada por problemas de manejo ou por distúrbios clínicos subjacentes. O ambiente do felino macho é muito importante para o sucesso do acasalamento. Em gatis de raça pura, os machos frequentemente são abrigados em jaulas ou cercados por causa do comportamento de marcação de urina. Os machos felinos não costumam gostar de alterações em seu território, nem mesmo as de odor, como quando se usam substâncias perfumadas para limpeza. Os recintos para o gato reprodutor devem proporcionar espaço suficiente para os exercícios físicos normais. Os gatos gostam de espaços verticais; então, áreas para escalar ou prateleiras são muito importantes. Também são a maneira de o macho felino se proteger da reação pós-coito da matriz, a fim de evitar ser agredido. O abrigo inadequado pode inibir o comportamento de acasalamento de machos felinos normais. Para mais informações sobre acasalamento, ver Capítulo 40. A aferição da testosterona basal em machos felinos com libido fraca não é informativa; deverá ser realizado o teste de desafio,

---

Boxe 39.3 Causas de problema de acasalamento em machos felinos

1. Inexperiência ou imaturidade
2. Nervosismo ou ansiedade
3. Ambientes novos ou alterações no ambiente existente
4. Condições de moradias inadequadas
5. Conduta de acasalamento inadequada
6. Mau posicionamento durante a cópula
7. Distúrbios clínicos, tanto reprodutivos quanto não reprodutivos
8. Anéis de pelo ao redor da haste do pênis, os quais impedem a penetração
9. Libido fraca
10. Agentes de estresse (p. ex., exposição, viagem, conflitos sociais)

Boxe 39.4 Investigação da infertilidade no felino macho

1. **Libido normal?**
   Caso afirmativo
   Investigar a conduta do acasalamento
   Investigar fertilidade da matriz
   Se possível, realizar avaliação do sêmen
   Caso negativo
   Verificar se a matriz está no estro
   Investigar problemas comportamentais no felino macho (p. ex., timidez, nervosismo)
   Avaliar a saúde geral no felino macho quanto a problemas reprodutivos e não reprodutivos
   Considerar o efeito da idade sobre a libido
2. **Capacidade normal de acasalamento?**
   Caso afirmativo
   O mesmo acima
   Caso negativo
   Investigar problemas ortopédicos ou neurológicos
   Verificar pênis quanto a anel no pelo ou outras anormalidades que impeçam a penetração

conforme discutido anteriormente no diagnóstico de criptorquidismo. A administração de testosterona suplementar em uma tentativa de corrigir a libido fraca e ineficaz é inadequada. A testosterona exógena pode suprimir a liberação de GnRH e LH, interrompendo a síntese de testosterona pelas células intersticiais dos testículos.

Se o macho apresentar libido normal, o criador deve tentar observar os acasalamentos (seja pessoalmente, seja por *webcam*) para verificar se estão ocorrendo eventos normais. Por exemplo, se não houver reação pós-coito pela matriz, provavelmente a penetração não foi bem-sucedida. Se ocorrerem avanços pélvicos prolongados em gatos de pelo longo, a base do pênis deverá ser verificada quanto a um anel de pelo. Observar o par acasalando também ajudará a determinar se o macho é tímido ou inibido, especialmente por uma matriz agressiva.

A avaliação do sêmen pode ser um instrumento diagnóstico valioso para os felinos machos com libido normal, em que outras causas de infertilidade tiverem sido descartadas. A coleta de sêmen pode ser realizada por eletroejaculação sob anestesia geral ou treinando-se o macho felino a uma vagina artificial; as duas técnicas foram relatadas pela primeira vez na década de 1970 e estão bem descritas na literatura.[43] A eletroejaculação exige equipamento especial não disponível amplamente, além de um profissional qualificado. O treinamento de um macho felino a uma vagina artificial consome tempo, requer uma matriz "estimuladora" e não será bem-sucedido em todos os casos. Além disso, poucos clínicos têm experiência no exame do sêmen de gatos. Essas barreiras fazem da avaliação do sêmen no gato um procedimento incomum na clínica geral.

Recentemente, foi descrita uma nova técnica para a coleta de sêmen no gato, que pode ser útil na clínica.[7,44] Nesta técnica, o macho felino é sedado com medetomidina apenas (130 a 140 µg/kg, IM) ou medetomidina (100 µg/kg, IM), além de cetamina (5 mg/kg, IM). Os agonistas alfa₂-adrenérgicos reconhecidamente estimulam a ereção e a ejaculação em outras espécies. O cateter para macho felino calibre 3 Fr é adaptado cortando-se cerca de 1 cm da extremidade com uma lâmina de bisturi. O cateter é inserido na uretra, a cerca de 9 cm (na altura da uretra prostática), e, a seguir, é retirado a fim de coletar o sêmen liberado. É importante evitar penetrar a bexiga com o cateter para que não ocorra a coleta inadvertida de urina. Após a coleta, o sêmen é colocado em um tubo Eppendorf aquecido e diluído com um extensor de sêmen ou em meio para fertilização *in vitro*.

O sêmen coletado deverá ser examinado macroscopicamente (quanto a aspecto, volume) e microscopicamente (quanto a motilidade, morfologia, concentração, viabilidade). O corante eosina-nigrosina pode ser usado para diferenciar espermatozoides vivos de espermatozoides mortos. As características do sêmen normal de gato coletado foram identificadas por diversas técnicas.[7,16,43,44] O volume de sêmen coletado varia entre 30 e 100 µℓ (coleta por meio de vagina artificial) até 200 a 300 µℓ (coleta por eletroejaculação). As amostras de sêmen coletado por cateterismo da uretra após a administração de medetomidina são de volume extremamente pequeno (cerca de 10 µℓ) e concentradas demais para o exame de motilidade e morfologia dos espermatozoides; desse modo, a amostra precisa ser diluída antes da análise.[44] Foram descritos diversos defeitos morfológicos no espermatozoide felino. O sêmen felino normal tem menos de 30% de espermatozoides morfologicamente anormais.[43] A teratospermia caracteriza-se por formas anormais de espermatozoides acima de 60% e está associada à diminuição da variação genética e baixas concentrações de testosterona circulante.[43] Os pequenos volumes de sêmen coletados de gatos são difíceis de manipular e analisar, especialmente se o clínico realizar o procedimento com pouca frequência.

Quando não é possível coletar uma amostra de sêmen, o lavado vaginal com 1 mℓ de salina estéril de uma matriz imediatamente após o acasalamento pode ajudar a determinar a presença ou não de espermatozoides. Como um certo grau de ejaculação retrógrada é normal no macho felino, a coleta de uma amostra de urina após a ejaculação também auxilia na detecção de espermatozoides (ver Figura 39.2). A motilidade dos espermatozoides e a morfologia não podem ser examinadas em amostras da bexiga ou por meio de lavado vaginal.

Referências bibliográficas

1. Axner E, Strom B, Linde-Forsberg C et al: Reproductive disorders in 10 domestic male cats, *J Small Anim Pract* 37:394, 1996.
2. Benazzi C, Sarli G, Brunetti B: Sertoli cell tumour in a cat, *J Vet Med A Physiol Pathol Clin Med* 51:124, 2004.
3. Birchard SJ, Nappier M: Cryptorchidism, *Comp Contin Edu Pract* 30:325, 2008.
4. Bright SR, Mellanby RJ: Congenital phimosis in a cat, *J Feline Med Surg* 6:367, 2004.
5. Davidson AP, Baker TW: Reproductive ultrasound of the dog and tom, *Top Companion Anim Med* 24:64, 2009.
6. Doxsee AL, Yager JA, Best SJ et al: Extratesticular interstitial and Sertoli cell tumors in previously neutered dogs and cats: a report of 17 cases, *Can Vet J* 47:763, 2006.
7. Filliers M, Rijsselaere T, Bossaert P et al: In vitro evaluation of fresh sperm quality in tomcats: a comparison of two collection techniques, *Theriogenology* 74:31, 2010.
8. Foster RA, Caswell JL, Rinkardt N: Chronic fibrinous and necrotic orchitis in a cat, *Can Vet J* 37:681, 1996.
9. Franca L, Godinho C: Testis morphology, seminiferous epithelium cycle length, and daily sperm production in domestic cats (*Felis catus*), *Biol Reprod* 68:1554, 2002.
10. Ghantous SN, Crawford J: Double ureters with ureteral ectopia in a domestic shorthair cat, *J Am Anim Hosp Assoc* 42:462, 2006.
11. Gunn-Moore DA, Brown PJ, Holt PE et al: Priapism in seven cats, *J Small Anim Pract* 36:262, 1995.
12. Hart BL, Barrett RE: Effects of castration on fighting, roaming, and urine spraying in adult male cats, *J Am Vet Med Assoc* 163:290, 1973.
13. Hart BL, Cooper L: Factors relating to urine spraying and fighting in prepubertally gonadectomized cats, *J Am Vet Med Assoc* 184:1255, 1984.
14. Howe LM: Surgical methods of contraception and sterilization, *Theriogenology* 66:500, 2006.
15. Johnston S, Root Kustritz M, Olson P: Disorders of the feline testes and epididymides. In Johnston S, Root Kustritz M, Olson P, editors: *Canine and feline theriogenology*, Philadelphia, 2001, Saunders, p 525.
16. Johnston S, Root Kustritz M, Olson P: Semen collection and evaluation in the cat. In Johnston S, Root Kustritz M, Olson P, editors: *Canine and feline theriogenology*, Philadelphia, 2001, Saunders, p 508.
17. King GJ, Johnson EH: Hypospadias in a Himalayan cat, *J Small Anim Pract* 41:508, 2000.
18. Leaman T, Rowland R, Long S: Male tortoiseshell cats in the United Kingdom, *Vet Rec* 144:9, 1999.
19. Levy J: Non-surgical methods of sterilization: what's new? *World Small Animal Veterinary Association Congress* Sao Paulo, Brazil, 2009.

20. Levy J: Overview of current contraceptive approaches for feral cats. *4th International Symposium on Non-Surgical Contraceptive Methods of Pet Population Control* Dallas, Tex, 2010.

21. Levy JK, Crawford PC, Appel LD et al: Comparison of intratesticular injection of zinc gluconate versus surgical castration to sterilize male dogs, *Am J Vet Res* 69:140, 2008.

22. May LR, Hauptman JG: Phimosis in cats: 10 cases (2000-2008), *J Am Anim Hosp Assoc* 45:277, 2009.

23. Mayhew P: Surgical views: laparoscopic and laparoscopic-assisted cryptorchidectomy in dogs and cats, *Compend Contin Educ Vet* 31:274, 2009.

24. Memon MA, Ganjam VK, Pavletic MM et al: Use of human chorionic gonadotropin stimulation test to detect a retained testis in a cat, *J Am Vet Med Assoc* 201:1602, 1992.

25. Millard RP, Pickens EH, Wells KL: Excessive production of sex hormones in a cat with an adrenocortical tumor, *J Am Vet Med Assoc* 234:505, 2009.

26. Miller MA, Hartnett SE, Ramos-Vara JA: Interstitial cell tumor and Sertoli cell tumor in the testis of a cat, *Vet Pathol* 44:394, 2007.

27. Miller NA, Van Lue SJ, Rawlings CA: Use of laparoscopic-assisted cryptorchidectomy in dogs and cats, *J Am Vet Med Assoc* 224:875, 2004.

28. Millis D, Hauptman J, Johnson C: Cryptorchidism and monorchism in cats: 25 cases (1980-1989), *J Am Vet Med Assoc* 200:1128, 1992.

29. Miyoshi N, Yasuda N, Kamimura Y et al: Teratoma in a feline unilateral cryptorchid testis, *Vet Pathol* 38:729, 2001.

30. Pineda MH, Dooley MP: Surgical and chemical vasectomy in the cat, *Am J Vet Res* 45:291, 1984.

31. Richardson E, Mullen H: Cryptorchidism in cats, *Comp Contin Edu Pract Vet* 15:1342, 1993.

31a. Rota A, Paltrinieri S, Jussich S et al: Priapism in a castrated cat associated with feline infectious peritonitis, *J Feline Med Surg* 10:181, 2008.

32. Schwartz S: Use of cyproheptadine to control urine spraying and masturbation in a cat, *J Am Vet Med Assoc* 214:369, 1999.

33. Scott KC, Levy JK, Crawford PC: Characteristics of free-roaming cats evaluated in a trap-neuter-return program, *J Am Vet Med Assoc* 221:1136, 2002.

34. Sigurdardottir OG, Kolbjornsen O, Lutz H: Orchitis in a cat associated with coronavirus infection, *J Comp Pathol* 124:219, 2001.

35. Strom Holst B, Bergstrom A, Lagerstedt AS et al: Characterization of the bacterial population of the genital tract of adult cats, *Am J Vet Res* 64:963, 2003.

36. Swalec KM, Smeak DD: Priapism after castration in a cat, *J Am Vet Med Assoc* 195:963, 1989.

37. Tsutsui T, Kuwabara S, Kuwabara K et al: Development of spermatogenic function in the sex maturation process in male cats, *J Vet Med Sci* 66:1125, 2004.

38. Tucker AR, Smith JR: Prostatic squamous metaplasia in a cat with interstitial cell neoplasia in a retained testis, *Vet Pathol* 45:905, 2008.

39. Tursi M, Costa T, Valenza F et al: Adenocarcinoma of the disseminated prostate in a cat, *J Feline Med Surg* 10:600, 2008.

40. Vannozzi I, Benetti C, Rota A: Laparoscopic cryptorchidectomy in a cat, *J Feline Med Surg* 4:201, 2002.

41. Wallace JL, Levy JK: Population characteristics of feral cats admitted to seven trap-neuter-return programs in the United States, *J Feline Med Surg* 8:279, 2006.

42. Yates D, Hayes G, Heffernan M et al: Incidence of cryptorchidism in dogs and cats, *Vet Rec* 152:502, 2003.

43. Zambelli D, Cunto M: Semen collection in cats: techniques and analysis, *Theriogenology* 66:159, 2006.

44. Zambelli D, Prati F, Cunto M et al: Quality and in vitro fertilizing ability of cryopreserved cat spermatozoa obtained by urethral catheterization after medetomidine administration, *Theriogenology* 69:485, 2008.

Reprodução Feminina

Susan E. Little

Reprodução normal

O gosto por gatos de raça pura se desenvolveu e cresceu em popularidade na América do Norte e ao redor do mundo nos últimos 100 anos. O apelo disseminado de gatos de raça pura e a reprodução de gatos significam que os veterinários precisam estar familiarizados com as características únicas da reprodução de felinos e do manejo de cruzas. Nos últimos 25 anos, foi alcançado um progresso considerável na compreensão dos fatores comportamentais, gonadais e endócrinos envolvidos no sucesso da reprodução de felinos.

Sazonalidade

O gato é descrito como sendo poliestro sazonalmente e se reproduz em estações do ano com dias longos. As fêmeas apresentam ciclos estrais, repetidamente, durante a época de acasalamento, a menos que interrompida por prenhez, pseudociese ou enfermidade. Os ciclos estrais ocorrerão a intervalos variáveis, porém a maioria se dá quase sempre a cada 14 a 21 dias. Os gatos abrigados em ambientes fechados, mas em grande parte sob a influência da luz da estação, apresentarão ciclos de acordo com a estação. O mecanismo de influência do fotoperíodo sobre os ciclos estrais através do eixo hipotálamo-hipófise-gônada e do hormônio melatonina foi parcialmente elucidado no gato. Uma extensão mais curta de fotoperíodo está associada a aumento das concentrações de melatonina e prolactina e redução da atividade ovariana.

No hemisfério norte, o aumento da extensão de luz diurna em janeiro e fevereiro promove o início da atividade estral. O máximo da atividade estral, em geral, é observado no hemisfério norte entre fevereiro e abril. A atividade estral regular permanecerá até outubro ou novembro, dependendo da distância geográfica em relação ao equador (e, por conseguinte, a extensão de luz diurna). A maioria dos gatos abrigados em ambientes fechados na América do Norte ficará em anestro no inverno por causa do curto período de luz diurna. O efeito da sazonalidade diminui ou desaparece próximo ao equador.[12]

As gatas abrigadas juntas podem apresentar ciclos estrais sincronizados. As raças de pelo longo parecem ser mais sensíveis à quantidade de luz diurna em comparação com as raças de pelo curto. Embora muitas fêmeas de pelo longo (como a raça Persa) não exibam ciclos estrais regulares mesmo durante períodos de luz diurna prolongados, muitas fêmeas de pelo curto (como as da raça Siamesa e raças relacionadas) exibem ciclos estrais durante todo o ano, independentemente da extensão de tempo da luz diurna. Intensidade ou duração inadequadas de luz constituem uma causa importante de ciclos estrais infrequentes em gatos abrigados em interiores. Gatis de reprodução deverão proporcionar 12 a 14 h de luz diurna ou de luz artificial por dia a fim de estimular ciclos estrais regulares.

Puberdade

O primeiro estro em fêmeas felinas geralmente ocorre entre 5 e 9 meses de idade, mas a idade de início pode ser muito variável (de 3,5 a 18 meses).[37] O momento do primeiro cio é influenciado por muitos fatores: raça (raças de pelo curto chegam à puberdade antes das raças de pelo longo), estação do ano (que determina a extensão da luz diurna) e a condição corporal da fêmea. A raça Persa e suas relacionadas podem não apresentar seu primeiro estro até os 18 meses de vida, ou depois, e podem não se encontrar sexualmente maduras até 2 a 3 anos de vida. O peso corporal médio à puberdade é de 2,3 a 3,2 kg, ou 80% do peso corporal adulto.[25] Raças de pelo curto, como Siamês e Burmês, são mais precoces e podem chegar à puberdade com peso corporal mais baixo.

Ciclo estral felino

O ciclo estral felino pode ser dividido nas fases pró-estro, estro, anestro e lútea (diestro). Ver Boxe 40.1 para dados sobre reprodução em felinos. O pró-estro é consideravelmente mais difícil de detectar na gata do que na cadela. Essa parte do ciclo estral pode perdurar apenas cerca de 1 dia e os sinais podem ser sutis; portanto, com frequência, não é detectado. No pró-estro, muitas fêmeas roçam a cabeça e o pescoço em objetos convenientes e exibem comportamento afetuoso. Ocasionalmente, as fêmeas no pró-estro apresentam uma leve secreção vulvar mucoide e polaciúria. Durante o pró-estro, os machos podem ser atraídos à gata, mas esta não estará receptiva ao acasalamento.

O estro é definido como receptividade comportamental para o acasalamento. Esse estágio pode perdurar desde apenas 2 dias até 19 dias, com a duração média sendo de 5,8 ± 3,3 dias.[90] O acasalamento pode encurtar a extensão do estro, embora existam evidências díspares. Uma fêmea no estro ficará agachada com os membros anteriores pressionados contra o chão, as costas em posição de lordose, e a cauda girada para o lado a fim de mostrar a vulva (Figura 40.1). A fêmea pode rolar ou se esfregar pelo chão. As fêmeas no estro com frequência chamam ou vocalizam a fim de atrair a atenção dos machos. Podem estar inquietas, apresentar pouco apetite e mostrar maior afeto pelos cuidadores. Não é incomum proprietários inexperientes interpretarem o comportamento do estro como sinal de lesão ou doença.

Ocasionalmente, as fêmeas apresentam cio prolongado (perdurando mais de 7 dias). Em alguns casos, isso pode ocorrer em razão do amadurecimento de ondas sobrepostas de folículos com altos níveis prolongados de estradiol.[25] Esse tipo de estro prolongado é visto com maior

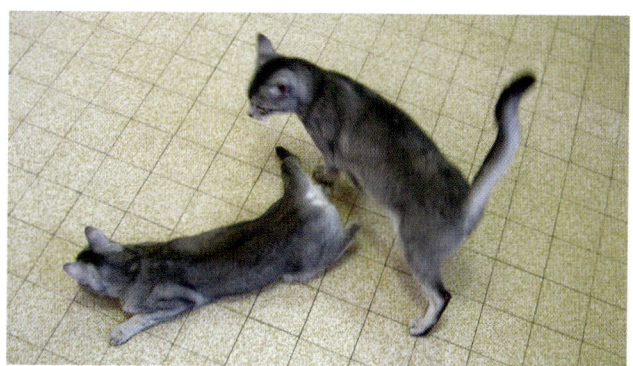

Figura 40.1 Durante o estro, a fêmea adota uma postura corporal característica de lordose, com o corpo posicionado baixo, rente ao chão, e a cauda girada para o lado. (*Cortesia de Elise Malandain.*)

frequência em Siameses e raças relacionadas. Contudo, outras gatas com estro comportamental prolongado apresentam padrões distintos normais de crescimento folicular.[25] Não se sabe o motivo pelo qual essas gatas mostram estros prolongados em vez de períodos de estros distintos.

O estro prolongado também pode estar associado a folículos ovarianos císticos. Folículos císticos funcionais podem produzir incrementos persistentes nos níveis plasmáticos de estradiol (> 20 pg/mℓ [> 73,4 pmol/ℓ]).[25] Estruturas ovarianas císticas podem ser identificadas com ultrassonografia abdominal. Outra variação infrequente é o cio dividido, mais frequentemente associado a gatas jovens. Os sinais de pró-estro ocorrem, porém, a seguir, cedem, sendo sucedidos alguns dias após por pró-estro e estro normais. Esse fenômeno tende a desaparecer com a maturidade.

O período entre um estro e o próximo em gatas que não ovularam chama-se interestro. Durante esse tempo, o nível plasmático de estradiol é baixo (< 15 pg/mℓ [< 55,1 pmol/ℓ]) e não são observados comportamentos sexuais. A duração do interestro pode variar entre 2 e 19 dias, porém, em média, é de 7 dias.

O anestro é a ausência da atividade cíclica que pode ocorrer naturalmente em períodos de pouca extensão de luz diurna. No hemisfério norte, ocorre entre outubro e dezembro. O efeito da estação sobre a duração do anestro diminui com a proximidade do equador.[12] É comum a variação individual. Durante esse período, a progesterona e o estrogênio encontram-se em concentrações basais (progesterona < 1 ng/mℓ [< 3,2 nmol/ℓ], estrogênio 8 a 12 pg/mℓ [29,4 a 44,0 pmol/ℓ]).[53]

A fase lútea (diestro) do ciclo estral da gata é o período após a ovulação em que o hormônio dominante é a progesterona. Diferentemente da cadela, a gata não tem elevação pré-ovulatória na progesterona. Após a ovulação, a fertilização de oócitos ocorre nos ovidutos e os embriões penetram no corno uterino 4 a 5 dias após a ovulação.[101] A seguir, os embriões se espalham ao longo dos cornos uterinos e podem até mesmo migrar de um corno para outro antes da implantação. Alguns embriões podem ser perdidos nesse processo. A implantação ocorre cerca de 12 a 13 dias após o acasalamento, e o índice de implantação é estimado em cerca de 84%.[106] A placenta felina tem

---

Boxe 40.1 Informações sobre reprodução em felinos

Extensão do estro: média 5,8 ± 3,3 dias
Extensão do interestro: média, 7 dias, variação 2 a 19 dias
Extensão de pseudociese: 40 a 50 dias
Extensão de prenhez: 66,9 ± 2,9 dias (colônia de pesquisa); 65,1 ± 2,2 dias (raça pura)
Índice de prenhez: 73,9% (colônia de pesquisa)
Índice de parição: 65,2% (colônia de pesquisa)
Filhotes por ninhada: média, 3,7; variação 1,5 (colônia de pesquisa); 4,6 ± 1,7 (raça pura)
Número de ninhadas/ano: média 2 a 2,5; variação 1 a 3
Idade à puberdade – machos: 7 a 18 meses
Idade à puberdade – fêmeas: 4 a 18 meses

Dados de Feldman E, Nelson R: Feline reproduction. In Feldman E, Nelson R, editors: *Canine and feline endocrinology and reproduction*, ed 3, St Louis, 2004, Saunders, p 1016; Root MV, Johnston SD, Olson PN: Estrous length, pregnancy rate, gestation and parturition lengths, litter size, and juvenile mortality in the domestic cat, *J Am Anim Hosp Assoc* 31:429, 1995; Sparkes AH, Rogers K, Henley WE, *et al.*: A questionnaire-based study of gestation, parturition and neonatal mortality in pedigree breeding cats in the UK, *J Feline Med Surg* 8:145, 2006; Verstegen J: Physiology and endocrinology of reproduction in female cats. In Simpson G, England G, Harvey M, editors: *Manual of small animal reproduction and neonatology*, Cheltenham, UK, 1998, British Small Animal Veterinary Association, p 11.

estrutura endoteliocorial e forma anular. A extensão da prenhez varia entre 62 e 74 dias nas fêmeas, com a extensão média durando 65 a 67 dias.[90,97]

Se os oócitos não forem fertilizados após a ovulação, ocorrerá uma pseudociese que perdurará cerca de 40 a 50 dias. Também pode ocorrer pseudociese na vigência de perda embrionária precoce. Em geral, a pseudociese em felinos não está associada a comportamentos maternais ou lactação.

O estro pode reaparecer cerca de 10 dias após o final da fase lútea, mas as fêmeas lactantes frequentemente têm anestro lactacional, que pode perdurar até 8 semanas após o desmame. A maioria das gatas retornará ao estro cerca de 4 semanas após o desmame dos filhotes se ainda estiver na estação de acasalamento. No entanto, é totalmente possível uma gata retornar ao estro enquanto ainda estiver amamentando. Com muita frequência, o primeiro estro após uma prenhez é mais curto e menos fértil. O comportamento de estro durante a prenhez também foi relatado na gata, embora o estradiol sérico não esteja elevado e não exista incremento de hormônio luteinizante (LH), mesmo se a gata viabilizar a cópula.[37,107] A superfetação – filhotes de diferentes idades gestacionais em uma ninhada – nunca foi comprovada na gata. A existência de fetos mal desenvolvidos junto a filhotes de idade gestacional normal em uma ninhada é, mais provavelmente, um problema de parada do desenvolvimento.

Eventos hormonais do estro e da prenhez

Embora existam poucos dados sobre concentrações de hormônio foliculoestimulante (FSH) ou de sua atividade na gata, acredita-se que sejam semelhantes àquelas em outras espécies. O FSH, produzido pela hipófise, inicia o desenvolvimento de folículos ovarianos. Desenvolvem-se três a sete folículos, que começam a produzir estradiol-17β. À medida que a atividade folicular alcança o máximo, os níveis plasmáticos de estradiol aumentam e também variam bastante, porém, em geral, são superiores a 20 pg/mℓ (superiores a 73,4 pmol/ℓ).[32] Os níveis de estradiol permanecem elevados por 3 ou 4 dias durante o estro e, a seguir, caem abruptamente. Os níveis elevados de estradiol produzem dois efeitos importantes: comportamento estral declarado e estímulo do máximo de gonadotrofinas necessário para provocar a ovulação. As concentrações de estradiol elevam-se novamente próximo aos 58 dias de prenhez e, a seguir, caem imediatamente antes do parto.[55]

Para que a ovulação ocorra, há necessidade de liberação de hormônio luteinizante pela adeno-hipófise. Durante a penetração, o pênis provavelmente provoca distensão da porção posterior da vagina[115] e induz a liberação de hormônio liberador de gonadotrofinas (GnRH) do hipotálamo medial ventral, decorrentes de reflexos neuroendócrinos. É necessário estímulo suficiente, seja pela cópula ou não, para provocar a liberação de GnRH. O pico de LH ocorre em minutos do acasalamento. Mediante diversas cópulas, o máximo de LH tem amplitude mais elevada e perdura mais tempo em comparação com apenas um acasalamento, desse modo aumentando a probabilidade de ocorrer a ovulação.

São necessários diversos dias de maior atividade (*priming*) de estradiol até que haja liberação suficiente de LH para provocar a ovulação. Isso é alcançado quase sempre no terceiro ou quarto dia de estro. Também parece haver um limiar de estímulos individuais para cada gata, estímulo esse que deve ser excedido a fim de promover a elevação adequada de LH. Diferentemente da coelha, em que um único acasalamento basta para induzir a ovulação, as gatas variam consideravelmente no número de cópulas necessárias para induzir liberação suficiente de LH e ovulação. A maioria das gatas ovulará após quatro cópulas ou mais.[25]

A ovulação ocorre 48 h ou mais após o máximo de LH.[95] Todos os oócitos são liberados ao mesmo tempo. As células da granulosa remanescentes dos folículos ovarianos sofrem luteinização e começam a produzir progesterona quase imediatamente. As concentrações de progesterona se elevam em 24 h e podem alcançar 60 a 90 ng/mℓ (190,8 a 286,2 nmol/ℓ) com 15 a 25 dias pós-ovulação.[113] O máximo das concentrações de progesterona são muito variáveis entre as gatas. Ao longo da prenhez, a progesterona é mantida sob concentrações altas até os últimos dias, quando o nível cai para cerca de 2 ng/mℓ (6,4 nmol/ℓ) e para menos de 1 ng/mℓ (3,2 nmol/ℓ) imediatamente após o parto.[113] O mínimo de concentração de progesterona, de 1 ng/mℓ (3,2 nmol/ℓ), parece ser necessário para sustentar a prenhez na gata.[109] Embora a progesterona diminua no termo, não são necessárias concentrações basais para o início do parto na gata, diferentemente do que ocorre na cadela.[55] Os *kits* para testes de progesterona projetados para o momento da ovulação na cadela foram validados para uso na gata.[6]

Assim como ocorre em outras ovuladoras induzidas, pesquisa recente sugere que o corpo lúteo (CL) pode ser a fonte primária de progesterona por toda a prenhez no felino.[113] Evidências conflitantes de pesquisas anteriores revelaram a manutenção da prenhez a despeito de ovariectomia com 45 a 50 dias de prenhez, e demonstraram a capacidade de a placenta felina sintetizar progesterona.

Dois outros hormônios são importantes na prenhez felina. A relaxina é produzida, primariamente, pela placenta em carnívoros e facilita o parto por amolecer o tecido conjuntivo da pelve, amolecer a cérvice e relaxar a musculatura uterina. As concentrações de relaxina aumentam já com 20 dias de prenhez e são a base dos testes de gravidez comercialmente disponíveis (ver a seguir).[107] A prolactina é produzida pela adeno-hipófise e tem diversos efeitos, como regulação da lactação. As concentrações de prolactina aumentam a partir de cerca do 35º dia de prenhez, alcançam seu platô em torno do 50º dia e, a seguir, aumentam abruptamente logo antes do parto.[107] A prolactina mostra ser necessária para a manutenção da prenhez por dar suporte ao CL, já que a supressão de prolactina com um agonista da dopamina resulta em aborto.

Pode ocorrer pseudociese se um acasalamento for infértil. Concentrações altas de progesterona são mantidas por bloqueio da secreção de GnRH mediado centralmente tanto durante a prenhez quanto durante a pseudociese.[109] Isso impede que a gata retorne ao cio até o término da fase lútea. Durante a pseudociese, as concentrações de progesterona começam a diminuir em torno do 25º ao 30º dia e são inferiores a 1 a 2 ng/mℓ (< 3,2 a 6,4 nmol/ℓ) em torno do

40º ao 50º dias.[113] O CL felino pode estar pré-programado para sofrer atrofia após 25 a 30 dias, a menos que haja fatores luteotróficos. Esses fatores luteotróficos podem ter origem na unidade fetoplacentária e/ou na hipófise. Os dois fatores luteotróficos mais prováveis na gata são a relaxina e a prolactina.[109]

Ovulação espontânea

Tradicionalmente, as gatas são descritas como ovuladoras induzidas mediadas por reflexo. A ovulação não deverá ocorrer a menos que um acasalamento ou um estímulo semelhante a induza. Contudo, são encontrados relatos de ovulação sem acasalamento na literatura veterinária. Piometra e mucometra não são incomuns em gatas virgens inteiras de meia-idade. Estudos recentes descobriram mais evidências de que a ovulação espontânea não apenas se verifica em gatas, mas ocorre com alguma frequência.

Um estudo de 44 gatas com doença uterina classificou-as com base no estado ovariano (folículos ativos ou císticos *versus* ovários em fase lútea).[65] Das 44 gatas, 35 não tiveram exposição recente a machos. No entanto, 20 dessas 35 gatas apresentavam ovários em fase lútea, estabelecida por exame histológico. Em outro estudo foram avaliadas 20 gatas domésticas de pelo curto com idade entre 2,5 e 11 anos.[66] Essas gatas estavam abrigadas individualmente, mas podiam ver e ouvir outros felinos, inclusive machos. Sete das 20 gatas apresentaram evidências de ovulação espontânea, e algumas a tiveram repetidamente durante o período de estudo. A ovulação espontânea foi mais prevalente em gatas de mais idade (embora um grupo de estudo apresentasse preponderância de gatas mais velhas; média de idade, 7,4 anos) e pode ser que essas gatas apresentem função hormonal alterada.

Um estudo projetado para simular condições em lares com diversos gatos e gatis juntou 15 gatas.[41] Eram todas jovens e nulíparas. Após 3 meses um gato foi colocado no mesmo cômodo, porém, em jaula separada, de modo que não houvesse contato físico com as fêmeas. Das 15 gatas, 87% mostraram evidências de, no mínimo, um momento de ovulação e pseudociese sem acasalamento durante os 4,5 meses do estudo. Do mesmo modo, 67% das gatas apresentaram evidências de ovulação espontânea durante os 3 meses antes de o macho ter sido inserido no cômodo.

Esses estudos indicam que a ovulação sem cópula talvez seja possível em resposta a diversas indicações táteis, visuais, auditivas ou olfatórias em gatas. Ovulação espontânea não identificada e subsequente pseudociese são causas importantes de ciclos estrais infrequentes que devem ser descartadas em casos de infertilidade aparente. É mais apropriado considerar a gata como uma ovuladora induzida e espontânea, particularmente ao investigar casos de infertilidade ou de piometra em um gatil de reprodução.

Fertilidade e manejo da reprodução

A antiga deusa egípcia da fertilidade, Bastet, foi retratada como um felino por um bom motivo. As fêmeas são férteis, principalmente entre as idades de 18 meses até 8 anos, embora tenham sido relatados exemplos de produção bem-sucedida de ninhadas em gatas mais idosas.[37]

As gatas com mais de 8 anos de vida tendem a apresentar ciclos estrais mais irregulares, ninhadas menores e maior número de abortos espontâneos e de filhotes com anomalias congênitas.

O tamanho médio da ninhada varia entre 3,7 e 4,6 filhotes, mas existe ampla variabilidade, em especial entre raças puras de gatos.[90,97,106] Considerando-se uma vida reprodutiva de cerca de 10 anos e nenhuma interferência humana com o acasalamento, uma fêmea pode, facilmente, produzir até 100 filhotes em sua vida.[37] As gatas não são monogâmicas e podem aceitar vários machos durante um ciclo estral, possibilitando que algumas ninhadas tenham pais múltiplos (superfecundidade). Ninhadas com múltiplos pais podem ocorrer em mais de 70% das vezes nos felinos que andam livremente em ambientes urbanos com população densa, quando comparados com menos de 22% do tempo em ambientes rurais com baixa população.[91] Do mesmo modo, as gatas podem usar a seleção de parceiros para controlar o cruzamento interno. Um estudo de 8 gatas em uma colônia livre concluiu que as gatas evitam acasalar com machos intimamente relacionados, mas não com parentes distantes.[48]

Os criadores de gatos de raça pura tentam exercer controle sobre a reprodução e planejar casais com base em muitos fatores, como as qualidades (p. ex., saúde, coloração, conformação) desejadas na prole. Os criadores também controlam o momento da chegada das ninhadas com base na saúde da gata, demanda por filhotes, agendas de exposições e fatores do estilo de vida. Os criadores deverão ser instruídos sobre a manutenção de registros adequados das cruzas para as gatas (Boxe 40.2) como parte de um plano de manejo seguro para o gatil.

Sob condições ideais, muitas gatas de raça pura podem produzir cerca de duas ninhadas por ano, ou três ninhadas durante 2 anos, com sucesso. As ninhadas podem nascer em qualquer momento do ano, embora a maioria dos estudos mostre que existe um pouco mais de ninhadas nascidas de gatos com *pedigree* na primavera. As gatas de-

---

Boxe 40.2 Coleta de dados sobre reprodução para gatas matrizes

1. Idade do primeiro estro
2. Datas de cada ciclo estral
3. Duração de cada ciclo estral
4. Detalhes do comportamento durante pró-estro e estro
5. Detalhes do comportamento durante acasalamento
6. Datas dos acasalamentos e número de vezes que acasalou
7. Resultado de cada acasalamento – prenhez ou data de retorno ao cio
8. Detalhes de cada prenhez – período de tempo da prenhez, problemas com trabalho de parto ou parto
9. Detalhes de cada ninhada – tamanho da ninhada, sexos, pesos ao nascimento, natimortos, anomalias congênitas, quando houver, doenças, achados à necropsia etc.
10. Documentação de problemas como secreções vulvares, piometra, abortos, mastite, metrite etc.

vem ser completamente adultas e estar em boa condição corporal antes de acasalarem pela primeira vez, tanto para assegurar uma cruza bem-sucedida quanto para assegurar uma prenhez sadia e os cuidados pós-parto dos filhotes. As gatas com idade inferior a 1 ano podem apresentar ciclos estrais irregulares e podem, também, não exibir comportamento materno adulto.

As fêmeas selecionadas para o programa de cruzamento deverão satisfazer certos critérios de saúde. Deverão ser sadias e estar em dia com as vacinações. Deverão estar livres de problemas comuns, como infecção do trato respiratório superior, diarreia, doença cutânea etc. De modo ideal, todos os felinos em um gatil deverão apresentar resultado negativo para o teste para o vírus da leucemia felina (FeLV) e o vírus da imunodeficiência felina (FIV), e qualquer gato que chegue deverá ser testado e confirmado como livre de infecção antes de juntar-se à população do gatil. Antes da cruza, as fêmeas deverão estar livres de parasitas internos e externos. Além disso, exames para doenças hereditárias (p. ex., doença do rim policístico, displasia de quadril e miocardiopatia hipertrófica) podem ser necessários para determinadas raças e deverão ser realizados, quando possível, antes que uma gata ou um gato tenha reproduzido. As fêmeas de raças com alta prevalência de tipo sanguíneo B deverão ser tipadas antes do cruzamento a fim de evitar isoeritrólise neonatal (Capítulo 41).

A introdução de felinos jovens ou inexperientes em um programa de cruzamento algumas vezes pode resultar em timidez ou recusa para acasalar. De modo ideal, dois felinos inexperientes não deverão ser cruzados. Um animal tímido é mais bem exposto a um parceiro experiente de modo gradual, preferivelmente em uma base diária durante períodos curtos (p. ex., cerca de 15 min), antes que se deseje o acasalamento. Gatas inexperientes deverão ser colocadas com machos experientes, porém tranquilos e não agressivos.

É preferível levar a fêmea ao macho, já que muitos machos não cruzarão com sucesso quando fora de seu próprio território. Fatores ambientais podem interromper o comportamento de acasalamento, especialmente em machos felinos. Estes despendem tempo considerável marcando o território. Se a área estiver muito limpa, especialmente se um produto de limpeza perfumado for utilizado, alguns machos ignorarão ou até mesmo atacarão uma fêmea visitante até que o território tenha sido marcado novamente. Podem ser necessários até 14 dias para que o macho se sinta confortável novamente. O estresse da viagem pode influenciar de modo adverso a fêmea, conturbando temporariamente as funções hipofisária e ovariana. É melhor transportar a fêmea ao macho diversas semanas antes a fim de possibilitar a adaptação ao novo ambiente e ao macho antes de se tentar o cruzamento.

A fêmea no cio sinalizará desejo de cruzar exibindo interesse no macho e vocalizando ou ronronando. A fêmea adotará uma posição de lordose rente ao chão com a cauda para o lado (ver Figura 40.1). O macho montará na fêmea, agarrará a pele na parte posterior do pescoço da fêmea e a posicionará para a cruza. A penetração e a ejaculação ocorrem em questão de segundos. Imediatamente após uma cruza bem-sucedida, a fêmea vocalizará (o "grito do coito") e saltará para longe do macho e frequentemente o

agredirá. O macho deverá ter uma rota de fuga; a área de cruza deverá ser espaçosa ou deverá ter espaço vertical utilizável. Nos minutos seguintes, a fêmea rolará e se esfregará contra o chão, alongando-se e lambendo o períneo. A maioria dos casais acasalará diversas vezes em um dia. Em média, o macho faz 2 a 6 tentativas a mais de cruza do que a fêmea aceita.

Os felinos podem apresentar preferências por parceiros de modo que uma fêmea aceitando um macho pode não aceitar outro. É interessante notar que alguns gatos parecem não gostar de gatos de outras raças. Uma fêmea pode ter tido uma experiência pregressa adversa tornando-a relutante a aceitar um macho. Embora seja possível conter fisicamente uma fêmea relutante para que o macho acasale, isso não ocorre sem risco considerável para o manipulador.

Em raras circunstâncias, pode ser necessário tranquilizar a fêmea a fim de facilitar o acasalamento. Deve-se ter cautela na escolha do tranquilizante porque o efeito de muitos fármacos sobre os hormônios da reprodução não está bem compreendido. Tranquilizantes fenotiazínicos, como maleato de acepromazina, estão contraindicados porque podem interferir na liberação de LH. Tranquilizantes benzodiazepínicos, como alprazolam, podem ser usados com doses moderadas, mas alguns efeitos adversos desses fármacos (p. ex., agressão paradoxal, ataxia) podem ser imprevisíveis e indesejáveis. Cloridrato de buspirona tem alguns efeitos antiagressivos e ansiolíticos a curto prazo, porém, provavelmente, influencia a secreção de hormônios hipofisários. Se o temperamento da fêmea for indesejável, ela poderá não ser uma boa candidata a um programa de acasalamento.

Um protocolo eficiente de cruza abrange o acasalamento da fêmea 3 vezes/dia (a intervalos de 4 h) no segundo e no terceiro dias do cio. Isso mostrou induzir a ovulação em mais de 90% nas gatas.[101] Outro esquema bem-sucedido de cruzamento possibilita que um casal de gatos cruze *ad libitum* por curtos períodos durante os primeiros 3 dias do cio. No entanto, os índices de ovulação e prenhez citados na literatura derivam de gatos de acasalamento aleatório ou de acasalamento em colônias e nem sempre podem ser alcançados com gatos de raça pura. Isso é especialmente verdadeiro nas raças Persa e relacionadas, que parecem ter fertilidade reduzida. Abrigar simplesmente a fêmea e o macho durante o período de cio da fêmea também pode resultar em prenhez, mas pode esgotar as reservas de espermatozoides em machos que são usados com frequência em cruzamentos.

Controle do estro e da reprodução

A contracepção para o felino deverá ser segura, confiável, conveniente e economicamente possível. Métodos cirúrgicos (ovário-histerectomia e orquidectomia, além de ovariectomia e, com menor frequência, vasectomia) estão bem descritos, embora não sem risco.[47] Entretanto, existem diversos motivos pelos quais a cirurgia pode não estar disponível, possível economicamente, ou apropriada a cada gato. Mesmo se um gato não estiver planejado para cruzamento, os proprietários poderão ter atitudes negativas quanto à esterilização cirúrgica. Por esses motivos, são necessários métodos não cirúrgicos de contracepção seguros e eficazes. Uma relação de fármacos para o controle do estro e da reprodução na fêmea felina pode ser encontrada na Tabela 40.1.

O método mais simples para controle do cio consiste em induzir a ovulação, o que retarda o retorno ao estro por provocar uma fase lútea (pseudociese) que perdura, em média, cerca de 40 a 50 dias. A estimulação mecânica da vagina usando um instrumento, como um bastão de vidro ou um cotonete, induzirá a ovulação em uma fêmea no cio. Um macho estimulador (um macho vasectomizado ou um macho castrado com libido intacta) também poderá ser usado para induzir a ovulação em gatas no cio. As opções farmacológicas para a indução de ovulação durante o estro incluem gonadotrofina coriônica humana (hCG) (250 UI/gata, IM) e hormônio liberador de gonadotrofinas (25 µg/gata, IM).[57] Contudo, a indução da ovulação não encurtará a extensão do período de cio. A indução repetida de pseudociese pode predispor as gatas ao complexo hiperplasia endometrial cística-piometra.

Métodos farmacológicos disponíveis para controle mais prolongado do cio incluem progestinas, androgênios e análogos do hormônio liberador de gonadotrofinas.[63] As progestinas constituem a classe mais antiga de fármacos usados para controlar a reprodução em gatas. O acetato de megestrol é eficaz na supressão do cio em gatas quando administrado por via oral, iniciando no anestro (2,5 a 5 mg/gata, 1 vez/dia, durante 5 dias, a seguir, 1 vez/semana). O acetato de medroxiprogesterona é uma progestina injetável de longa ação que também é eficaz na supressão do cio quando administrada a cada 6 a 12 meses (25 a 100 mg/gata IM). Se houver intenção de direcionar a gata para reprodução, esta deverá ser planejada para o segundo cio após o término do tratamento.

Proligestona é uma progestina injetável de longa ação com atividade progestacional mais fraca do que os outros fármacos disponíveis.[10] Está aprovada na Europa para a supressão temporária e permanente do cio na gata. Na dose regulamentada de 100 mg/animal SC, o efeito sobre a supressão do cio perdura cerca de 6,5 meses.[63] Embora pareça ser mais segura que outras progestinas, existem relatos de efeitos adversos, como perda de peso e calcinose circunscrita no local da injeção.[80]

Outra progestina, acetato de clormadinona, foi relatada como segura e eficaz na prevenção do cio em gatas quando administrada por injeção SC ou IM, VO ou por implante SC. O fármaco não está amplamente disponível. Um estudo relatou que a dosagem oral prolongada por até

Tabela 40.1 **Fármacos usados para o controle do cio e da reprodução na gata.**

Fármaco	Dose	Efeito	Comentários
hCG	250 a 500 UI/gato, IM	Induz ovulação e pseudociese	Efeito perdura cerca de 45 dias
GnRH	25 µg/gato, IM	Induz ovulação e pseudociese	Efeito perdura cerca de 45 dias
Acetato de megestrol	(a) 2,5 mg/gata VO, 5 dias, a seguir, 1 vez/semana (b) 2 mg/gata VO, uma vez	Induz pseudociese farmacológica Prejudica o acasalamento	Progestina; efeitos adversos significativos
Proligestona	100 mg/gata, SC	Supressão do cio	Progestina; efeito perdura cerca de 6,5 meses
Clormadinona	2 mg/gata VO, 1 vez/semana	Supressão do cio	Progestina; não amplamente utilizada
Melatonina	30 mg/gata/dia, VO	Supressão do cio	Leva até 30 dias para alcançar efeito; deve ser administrada continuamente
Deslorelina	6 mg, implante SC	Supressão do cio	Análogo do GnRH; efeito de duração variável
PGF$_{2alfa}$	(a) Após dia 33: 2 mg/gata/dia durante 5 dias, IM ou SC (b) Após dia 40: 0,5 a 1 mg/kg, 2 vezes com intervalo de 24 h, IM ou SC	Término da prenhez, após o 33º dia de prenhez	Efeitos adversos a curto prazo são comuns: vômitos, diarreia, respiração ofegante, inquietação
Cabergolina	(a) 1,65 µg/kg/dia, durante 5 dias, SC (b) 5 a 15 µg/kg/dia, até fazer efeito, VO (c) 5 µg/kg/dia, VO, com cloprostenol, 5 µg/kg a cada 2 dias, até fazer efeito, SC (d) 15 µg/kg/dia VO, com alfaprostol, 10 µg/kg a cada 2 dias, até fazer efeito, via SC	Término da prenhez, após 25 a 30 dias de prenhez	Inibidor da prolactina; o aborto ocorre em 7 a 10 dias; relato de vômitos ocasionais
Aglepristona	15 mg/kg, 2 vezes com intervalo de 24 h, SC	Término da prenhez, após 25 dias de prenhez	Antagonista da progesterona; o aborto ocorre em 5 a 9 dias; relatos de depressão e anorexia ocasionais

GnRH, hormônio liberador de gonadotrofina; *hCG*, gonadotrofina coriônica humana; *IM*, intramuscular; *PGF$_{2alfa}$*, prostaglandina F$_{2alfa}$; *VO*, via oral; *SC*, subcutânea.

4,6 anos a 2 mg/gato 1 vez/semana não esteve associada a efeitos adversos além de ganho de peso.[103] Quando o tratamento foi mantido por períodos mais longos de tempo, foram observados transtornos mamários e uterinos semelhantes àqueles vistos com outras progestinas.

Efeitos adversos de progestinas são bem conhecidos e incluem diabetes melito, doença uterina e infertilidade, supressão adrenocortical, hiperplasia mamária e neoplasia mamária.[10,61,63,67] As progestinas não estão aprovadas para uso em fêmeas felinas em todos os países (os mais notáveis são EUA e Canadá) por causa dos efeitos adversos potencialmente sérios. O uso prolongado deverá ser evitado e poder-se-á considerar meios alternados de contracepção para gatas valiosas para reprodução.

Mibolerona é um androgênio que tem sido usado com sucesso para contracepção na cadela e na gata. No entanto, a dose necessária para suprimir o cio na gata está próxima da dose tóxica para felinos e, assim, seu uso não pode ser recomendado, nem o fármaco aprovado para uso na gata. Os efeitos adversos incluem hepatotoxicidade, espessamento cutâneo e hipertrofia do clitóris.[63]

A melatonina é um hormônio produzido pela glândula pineal com secreção controlada por fotoperíodo. Concentrações mais elevadas são produzidas durante períodos de fotoperíodo mais curto e suprimirão a atividade ovariana. A melatonina exógena (30 mg/gata VO, 1 vez/dia, à noite) mostrou-se eficaz na supressão do estro após 30 dias de tratamento.[34] O efeito foi reversível, com a atividade ovariana normal retornando 21 a 40 dias após a suspensão da melatonina.

Embora a administração oral diária de um fármaco possa ser impraticável, implantes subcutâneos de melatonina também foram testados na fêmea felina. Em um estudo foram avaliados os implantes SC de 12 mg e 60 mg de melatonina.[38] As gatas foram monitoradas durante 6 meses e, a seguir, foram realizadas ovário-histerectomias. Não foram encontradas alterações no peso corporal, na hematologia ou na bioquímica sérica. O cio foi suprimido em 2 de 4 gatas que receberam 12 mg de melatonina, e em 3 de 4 gatas que receberam 60 mg de melatonina. O tempo médio a partir do implante até a supressão do cio foi de 20 dias, e a duração média da supressão do cio foi de 75 dias. No entanto, a histopatologia dos ovários e do útero das 8 gatas tratadas revelou alterações patológicas compatíveis com hiperplasia endometrial cística.

Em outro estudo, um único implante SC contendo 18 mg de melatonina suprimiu de maneira eficaz e reversível o cio em 9 gatas tratadas durante 2 a 4 meses, sem efeitos adversos.[30] Embora ovário-histerectomia e histopatologia não tenham sido realizadas nessas gatas, 6 das 8 gatas tratadas que cruzaram após o retorno ao cio apresentaram gestações normais. Os implantes usados nesses dois estudos foram fabricados por empresas diferentes, de modo que diferenças na formulação podem contribuir para um pouco da variabilidade nos resultados dos estudos.

O hormônio liberador de gonadotrofinas é o principal hormônio reprodutivo, controlando a liberação de LH e de FSH pela hipófise. A exposição sustentada a análogos de GnRH provoca infrarregulação de receptores de GnRH e diminuição da liberação de LH e FSH, desse modo suprimindo a fertilidade. Análogos do GnRH encontram-se sob investigação, primariamente, para controle da reprodução em caninos machos e fêmeas, ao passo que poucos estudos foram publicados em gatos. Em um estudo controlado por placebo, um implante com 6 mg de deslorelina foi administrado por via subcutânea em 10 gatas.[76] Um implante placebo foi usado em 10 gatas-controle. Todos os animais foram acompanhados por 14 meses, com a observação diária quanto a estro e monitoramento frequente dos níveis fecais de estradiol. O implante de deslorelina foi eficaz na indução da supressão reversível do cio, mas a duração da supressão variou muito entre os animais (variação, 5 a 14 meses ou mais). Não foram observados efeitos adversos sobre a saúde dos animais tratados.

O término não cirúrgico da prenhez não é pedido com frequência para a matriz felina, porém, estão descritas várias opções farmacológicas. O tratamento tradicional para *mismating* [acasalar com um macho não desejado] tem sido estrogênio (dietilestilbestrol, 2 mg/gata, IM, ou estradiol cipionato, 0,25 mg/gato, IM) administrado 2 a 3 dias após a cruza. Acredita-se que o mecanismo de ação seja a interferência com o transporte tubário de ovos fertilizados. Contudo, estrogênios prolongam o cio na gata e estão associados a eventos adversos potencialmente sérios, como piometra e anemia aplásica; portanto, não podem ser recomendados. Única dose oral de acetato de megestrol (2 mg/gato) previne o implante de ovos fertilizados.[25]

Existem diversos protocolos para a indução de aborto no meio da prenhez na gata. Prostaglandina F_{2alfa} pode ser administrada diariamente durante 5 dias após o 33º dia de prenhez (2 mg/gata, IM).[57] Após o 40º dia de prenhez, o fármaco pode ser administrado 2 vezes, com 24 h de intervalo (0,5 ou 1 mg/kg SC).[57] O aborto ocorrerá em 1 semana. Sob doses mais elevadas, os efeitos colaterais de prostaglandina são bem conhecidos e incluem náuseas, vômitos, diarreia e inquietação. Os efeitos são observados em 10 a 15 min da administração e perduram por 1 a 3 h. A administração de prostaglandina parece ser luteolítica durante a prenhez mas não durante a pseudociese), provocando o rápido declínio na progesterona plasmática.

O inibidor de prolactina cabergolina foi estudado na Europa para indução de aborto na gata. Cabergolina (1,65 µg/kg, dividido em 2 vezes/dia SC, durante 5 dias, administrada no 30º dia de prenhez induziu aborto em 4 de 5 gatas 7 a 10 dias depois.[112] O mecanismo de ação consiste em luteólise por meio da inibição da liberação de prolactina, um hormônio luteotrófico na gata. Em uma colônia de gatos natural, cabergolina oral (5 a 15 µg/kg/dia, até fazer efeito [geralmente 5 dias]) foi bem-sucedida na indução de aborto quando iniciada após o 36º dia de prenhez.[49] A cabergolina também pode ser usada associada a análogo de prostaglandina F_{2alfa}. Em um estudo, a cabergolina (5 µg/kg/dia VO, até efeito) foi associada ao cloprostenol, 5 µg/kg SC, a cada 2 dias, até fazer efeito em 5 gatas após 30 dias de prenhez. Todas as gatas abortaram em 8 a 10 dias sem efeitos adversos e sem comprometimento da fertilidade subsequente.[82] Em outro estudo, cabergolina (15 µg/kg/dia VO, até fazer efeito) associada a alfaprostol (10 µg/kg SC, a cada 2 dias, até fazer efeito) foi eficaz na indução de aborto quando iniciada entre o 25º e o 42º dia de prenhez.[23] A duração média de tratamento foi de 5,6 dias (variação, 3 a 8 dias). Vômitos foram relatados em

5,5% das gatas tratadas. Se o tratamento for administrado no final da prenhez, o nascimento prematuro é induzido, com a morte precoce de filhotes.

Aglepristona está aprovada para a interrupção da prenhez na cadela em muitos países e também é usada na gata. Tem a vantagem da administração infrequente quando comparada com outros métodos farmacológicos. O mecanismo de ação ocorre com o bloqueio de receptores de progesterona, o que leva ao descolamento da placenta.[29] Um estudo grande avaliou a eficácia de aglepristona (15 mg/kg SC, repetida 24 h depois) após 33 dias de prenhez em 61 gatas.[27] A interrupção da prenhez foi alcançada em 88,5% das gatas, com 50% das gestações interrompidas em 3 dias. Depressão e anorexia brandas foram observadas em menos de 10% das gatas. O término da prenhez ocorreu apesar de altas concentrações plasmáticas de progesterona. Outro estudo alcançou 87% de sucesso em 23 gatas quando aglepristona (10 mg/kg SC) foi administrada no 25º e no 26º dia de prenhez.[28] O término da prenhez ocorreu em 5 a 9 dias.

A maioria dos métodos descritos anteriormente para o controle do cio e da reprodução não são adequados para uso em grande escala. A superpopulação de gatos na América do Norte e em outros países ao redor do mundo leva a eutanásia e sofrimento. Existe a necessidade urgente para o desenvolvimento de anticoncepcionais de baixo custo, seguros e eficazes, fáceis de serem administrados a grandes grupos de gatas, especialmente aquelas de livre movimentação ou silvestres. Tal abordagem pode ser a imunocontracepção – uso do sistema imunológico para bloquear a fertilidade. Este conceito está sendo investigado para diversos tecidos e hormônios reprodutivos e pode resultar em um produto do tipo vacina no futuro.[88]

Problemas clínicos

Até mesmo o clínico veterinário que não tem criadores de gatos de raça como proprietário será confrontado com determinados problemas comuns do sistema reprodutivo em gatos. O conhecimento do quadro clínico, diagnóstico e opções de tratamento para esses distúrbios comuns é uma parte essencial da clínica de felinos.

Síndrome do remanescente ovariano

A síndrome do remanescente ovariano (SRO) é a existência de tecido ovariano funcional associada a sinais de estro após ovário-histerectomia (OHE) ou ovariectomia. Neoplasia em remanescentes ovarianos, como tumor de células da granulosa, é uma causa rara de SRO. Os sinais de estro podem ocorrer em semanas a muitos anos após a cirurgia[74] e incluem lordose, vocalização, rolagem no chão e receptividade a machos inteiros. A idade no momento da cirurgia e a raça do gato não parecem influenciar o risco de SRO, embora um relato não tenha encontrado quaisquer casos em gatas castradas antes dos 4 meses de idade.[74] As causas mais comuns de SRO são insucesso na remoção de todo ou parte de um ovário durante cirurgia, tecido ovariano acessório[74] e revascularização de tecido ovariano inadvertidamente deixado cair no abdome durante OHE.[19]

O diagnóstico é feito mais comumente por meio da observação de sinais de cio em uma gata castrada e concomitante citologia vaginal compatível com cio (células epiteliais cornificadas, ausência de hemácias ou leucócitos, fundo límpido). A documentação de níveis séricos de estradiol superiores a 20 pg/mℓ (superior a 73,4 pmol/ℓ), enquanto sinais de estro estão ocorrendo, também é compatível com SRO, embora o diagnóstico não possa ser descartado se os níveis de estradiol estiverem baixos. Contudo, deve-se ter cautela na interpretação de concentrações basais de estradiol e progesterona, já que existe considerável flutuação com o tempo. O diagnóstico também pode ser estabelecido por meio da indução de ovulação de folículos ovarianos maduros durante o estro com GnRH 25 µg IM e a documentação de progesterona sérica elevada (> 2 ng/mℓ [6,4 nmol/ℓ]) 1 a 3 semanas depois.[51]

Também foi descrito um protocolo para detectar atividade ovariana, quando uma gata não se encontra no cio, por meio da administração do análogo de GnRH buserelina 0,4 µg/kg, IM e aferição do estradiol sérico 2 h mais tarde.[5] As concentrações séricas de estradiol superiores a 3 pg/mℓ (> 11 pmol/ℓ) foram compatíveis com a existência de tecido ovariano. Não foram observados efeitos adversos em decorrência da administração de buserelina.

Embora a avaliação das concentrações de hormônio luteinizante tenha sido usada com sucesso na determinação de uma gata estar castrada ou inteira, esse teste não foi avaliado em gatas matrizes com SRO e, desse modo, deve ser usado com cautela.

Depois que a SRO estiver confirmada, o tecido ovariano deverá ser removido cirurgicamente. Gatas com remanescentes ovarianos podem correr maior risco de neoplasia mamária e ovariana. Muitos proprietários não tolerarão o comportamento de cio. É necessária a laparotomia exploratória para remover o remanescente ovariano. É necessária, também, a pesquisa completa da cavidade peritoneal, que tem início na localização mais comum para remanescentes, que são os pedículos ovarianos. Outros locais comuns para remanescentes ovarianos são omento e paredes peritoneais. Os remanescentes podem ser uni ou bilaterais. A cirurgia é mais compensadora se realizada quando a gata se encontra em diestro ou foi induzida a ovular. Os corpos lúteos são visíveis como estruturas amarelo-alaranjada contra um fundo vermelho de tecido ovariano. O tecido incisado deverá ser submetido à histopatologia a fim de confirmar a remoção de tecido ovariano.

Hiperplasia mamária

Aproximadamente 80% das massas mamárias em felinos são neoplásicas, mais comumente adenocarcinoma. As 20% restantes são benignas e, predominantemente, hiperplasia mamária (também denominada hiperplasia fibroepitelial e hiperplasia fibroadenomatosa mamária). A hiperplasia mamária (HM) é encontrada, mais comumente, em gatas jovens que têm ciclos, mas também pode ser encontrada em gatas prenhes e em machos ou em fêmeas tratados com progestinas (p. ex., acetato de megestrol, acetato de medroxiprogesterona).[67,69] Geralmente a maioria ou todas as glândulas são acometidas. A hiperplasia pode ser grave, provocando necrose tecidual, ulceração e infecção. Com frequência é confundida com neoplasia pelo aspecto macroscópico (Figura 40.2). À histologia, as lesões consistem em proliferação fibroglandular benigna, não encapsulada. Receptores de progesterona foram comumente encontrados em amostras de HM, ao passo que receptores de estrogênio foram encontrados em apenas 50% dos casos.[71] Suspeita-se que a etiologia seja uma resposta exagerada à progesterona natural ou às progestinas sintéticas, porém, a doença também é relatada em casos raros em felinos machos ou fêmeas esterilizados sem histórico de tratamento com progestina. Em gatas castradas, a síndrome do remanescente ovariano deverá ser descartada.

O diagnóstico é feito pelos sinais clínicos, pelos aspectos fenotípicos do paciente e pelo histórico. A biopsia de tecido acometido e a histopatologia confirmarão o diagnóstico de HM. No entanto, a biopsia cirúrgica de glândulas mamárias acentuadamente intumescidas pode criar incisões difíceis de cicatrizar em razão da tensão da ferida. O tratamento varia com a etiologia subjacente. Gatas inteiras deverão ser castradas, e uma abordagem pelo flanco será mais apropriada (Figura 40.3). Se a gata estiver sendo tratada com progestinas, tal tratamento deverá ser suspenso. O fármaco de escolha para o tratamento de HM é o bloqueador de receptores de progesterona aglepristona (10 a 15 mg/kg/dia SC, nos dias 1, 2 e 7).[33,78] Um estudo prolongado monitorou 14 gatas com HM durante 12 meses após tratamento com aglepristona.[58] A remissão dos sinais clínicos ocorreu, em média, em 4 semanas. As gatas que foram tratadas com acetato de medroxiprogesterona de longa ação precisaram de tratamento durante 5 semanas. Seis dessas gatas, subsequentemente, foram

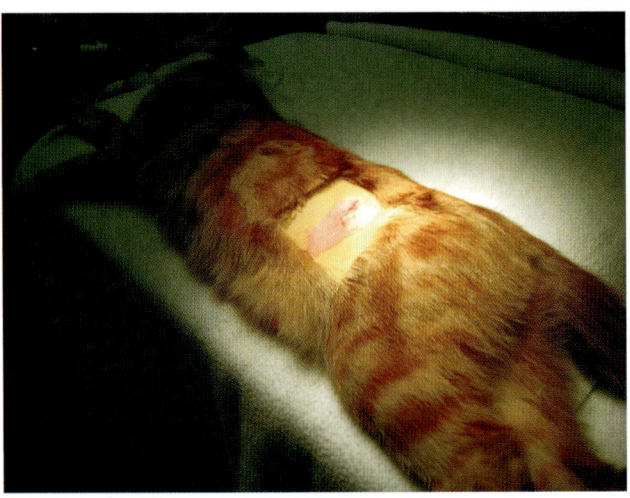

Figura 40.3 A abordagem pelo flanco para ovário-histerectomia é útil em situações como hiperplasia mamária.

cobertas e 4 deram à luz ninhadas normais. Aglepristona pode não estar disponível ou aprovada para uso em felinos em todos os países. Para os felinos que não receberam progestinas exógenas, outras opções são agonistas da dopamina que reduzem os níveis de prolactina, como cabergolina (5 μg/kg/dia VO, 5 a 7 dias)[70a] ou bromocriptina (0,25 μg/gato/dia VO, 5 a 7 dias).[25,70a] Na maioria dos países, esses fármacos não têm aprovação para uso no gato e precisam ser obtidos em uma farmácia de manipulação. As infecções deverão ser tratadas com antibiótico de largo espectro. Ocasionalmente, a HM sofrerá resolução espontânea, porém, tipicamente, são necessárias algumas semanas a alguns meses para a resolução, mesmo mediante tratamento.

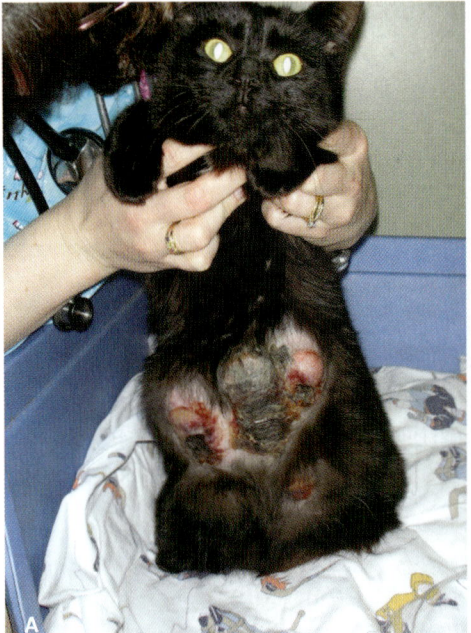
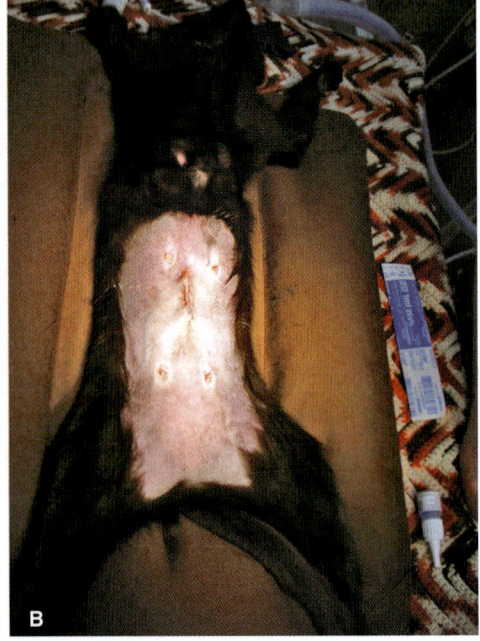

Figura 40.2 A. Hiperplasia mamária em gata jovem no final da prenhez. Uma ninhada de gatinhos nasceu 12 dias depois. A gata foi tratada com cabergolina, antibióticos com largo espectro e analgésicos. Os gatinhos foram amamentados artificialmente. **B.** A mesma gata cerca de 2 meses depois, após ovário-histerectomia. (*Cortesia de Shelagh Morrison.*)

Como determinar o estado reprodutivo

Poderá ser difícil determinar se uma gata adulta com histórico desconhecido foi castrada. Métodos tradicionais para determinar o estado reprodutivo incluem a observação de sinais de estro e o exame do abdome ventral (ou flanco) à procura de uma cicatriz cirúrgica. Recentemente foi demonstrado que o hormônio luteinizante (LH) sérico pode ser usado para determinar o estado reprodutivo. O LH é liberado da adeno-hipófise em resposta à cópula. O LH estimula a ovulação e a luteinização de folículos ovarianos maduros. Em gatas inteiras, o LH sérico é mantido em níveis basais por meio de retroalimentação (*feedback*) negativa proporcionada pela secreção ovariana de estradiol. Após OHE ou ovariectomia, esse *feedback* negativo é perdido e os níveis séricos de LH elevam-se persistentemente.

Um ensaio comercial colorimétrico semiquantitativo rápido mostra resultado positivo quando o nível sérico de LH é superior a 1 ng/mℓ. O teste foi desenvolvido para o momento da ovulação em caninos e validado para a gata. O teste de sensibilidade para determinação do estado reprodutivo foi de 100%, e a especificidade, de 92%.[92] Apenas único teste negativo é bastante provável de indicar uma gata sexualmente íntegra. Já único teste positivo sugere uma gata castrada, embora possam ocorrer falsos-positivos se pico episódico de LH for coletado na amostra ou se a gata se encontrar no estro. O fabricante recomenda que os testes positivos sejam confirmados por meio de uma segunda amostra obtida 2 h mais tarde. Na prática, resultados equivocados para o teste foram relatados em algumas gatas castradas.

Alguns laboratórios comerciais oferecem testes para LH aos médicos-veterinários, mas alguns desses ensaios podem não ter sido validados para caninos ou felinos, de modo que se recomenda investigação para determinar a validade.

Anomalias congênitas

As anomalias congênitas do trato reprodutivo da fêmea felina não são comuns e estão mal descritas na literatura. Aplasia segmentar/hipoplasia/agenesia de corno uterino, com frequência denominada útero unicorne, pode ser encontrada, ocasionalmente, e pode apresentar dificuldades aos veterinários quando encontrada ao acaso durante ovário-histerectomia. De modo inédito, relata-se que esse distúrbio mostra-se mais comum em gatos Ragdoll do que em outras raças ou em gatos sem *pedigree*. A anormalidade também pode ser descoberta durante investigação de infertilidade de gatas em cruza.[73] Pode faltar um corno uterino ou um corno pode estar reduzido a um remanescente semelhante à linha, e, com frequência, o rim ipsolateral está ausente.[7,31,52,70] Contudo, os dois ovários geralmente estão presentes, e o cirurgião deve assegurar que o ovário ipsolateral seja encontrado e removido durante histerectomia (Figura 40.4). A falha em remover o ovário ipsolateral é passível de resultar na síndrome do remanescente ovariano e necessitar de laparotomia exploratória em uma ocasião posterior. Quando corno uterino normal e ovário estão presentes, a gata pode apresentar ciclos estrais

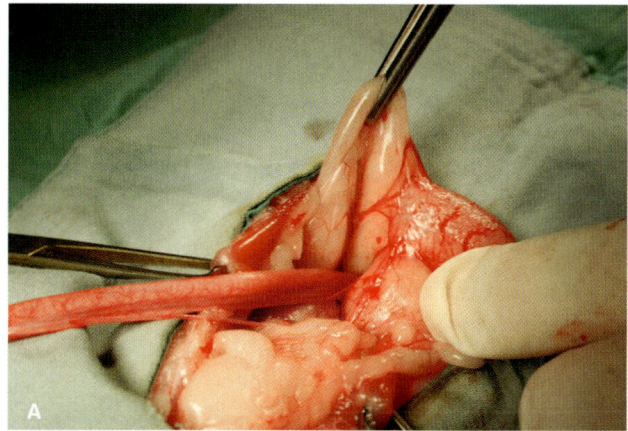
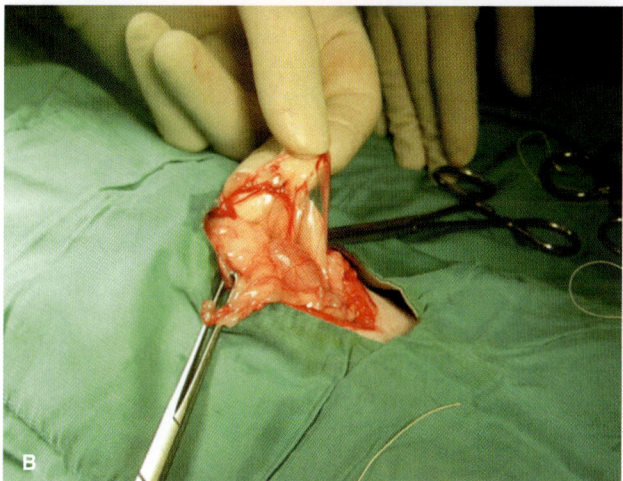

Figura 40.4 A. Útero unicorne descoberto em gata jovem durante ovário-histerectomia. **B.** Embora um corno uterino possa estar hipoplásico ou ausente, o ovário ipsolateral quase sempre está presente. (*Cortesia de Jim Sweetman.*)

normais e até mesmo engravidar. Entretanto, aplasia segmentar pode causar a não concepção associada ao acúmulo de líquido no lúmen uterino, dependendo da localização da oclusão.[70,73]

Prenhez e parto normais

Ocasionalmente, os clínicos podem ser solicitados para avaliar uma gata prenhe ou uma gata no meio do trabalho de parto e do parto. Embora muitos criadores de gatos de raça conheçam esse aspecto da reprodução felina, com frequência o público geral não conhece. A avaliação acurada desses pacientes depende da compreensão dos processos normais de prenhez e parto.

Diagnóstico de prenhez

A não volta da gata ao cio após o acasalamento é um dos sinais mais óbvios de prenhez, porém, pseudociese produzirá o mesmo efeito. Contudo, as gatas com pseudociese geralmente retornarão ao cio em 40 a 50 dias após o último estro. Uma das primeiras indicações físicas da gravidez é o "roseamento" dos mamilos, que ocorre entre o 15º e o

18º dia após a ovulação. Essa alteração dos mamilos, que se tornam claramente mais róseos e mais fáceis de observar conforme o pelo ao redor deles sofre certo recesso e os mamilos aumentam de tamanho, é mais evidente em gatas que nunca acasalaram. Com experiência, pode ser reconhecida em gatas que também já tiveram várias ninhadas.

Os fetos em desenvolvimento podem ser palpados no abdome já com 14 a 15 dias, porém mais facilmente do 21º ao 25º dia após a cruza. Eles permanecem distintamente palpáveis até cerca de 35 dias, quando os fetos e as placentas tornam-se grandes a ponto de não poderem ser distinguíveis individualmente. Perto do fim da prenhez, as cabeças dos fetos podem ser facilmente palpadas.

Radiografia pode ser usada para detectar prenhez depois que os ossos fetais começarem a mineralizar, quase sempre entre o 36º e o 45º dia de prenhez.[72] Até esse tempo, apenas o aumento uterino poderá ser detectado, o que pode ser compatível tanto com prenhez quanto com doença uterina, como piometra. A radiologia é útil para determinar o número de fetos contando-se o número de crânios existentes (Figura 40.5). Embora a morte fetal seja detectada mais precocemente por meio de ultrassonografia, as alterações radiográficas incluem posição hiperestendida ou hiperflexionada, colabamento dos ossos do crânio e gás intrafetal ou intrauterino (Figura 40.6).

A ultrassonografia é um teste mais sensível para a prenhez do que a radiologia. O saco gestacional, uma estrutura anecoica esférica levemente comprimida no polo, pode ser detectada com 11 a 14 dias, e o embrião, com 15 a 17 dias pós-cruza.[17] A partir do 30º dia já é possível identificar órgãos fetais. Foram publicados detalhes do aspecto à ultrassonografia de diversas estruturas fetais e extrafetais no gato.[118,120]

Um benefício da ultrassonografia consiste na habilidade de determinar viabilidade fetal por meio da detecção de um coração que bate (já com 16 dias) e movimento fetal (já com 32 dias). A frequência cardíaca fetal no gato varia em torno de 228 bpm (variação, 193 a 263 bpm).[114] Diferentemente da cadela, a frequência cardíaca fetal permanece estável durante a prenhez na gata. É até mesmo possível a determinação do sexo entre o 38º e o 43º dia pós-coito.[119] A morte fetal precoce também é identificável porque exames realizados em dias consecutivos mostrarão que os sacos

gestacionais diminuem de tamanho (Figura 40.7). No entanto, a ultrassonografia pode não ser tão boa quanto a radiografia para determinar o número de fetos existentes. A ultrassonografia visualiza cada feto individualmente, e a movimentação da gata ou do útero torna confusa a identificação de fetos individuais.

Muitos ultrassonografistas preferem o pelo raspado porque confere melhor qualidade de imagem. Se o pelo não for raspado, álcool ou outro agente umedecedor podem ser usados, além do gel acústico, a fim de diminuir a quantidade de ar entre o transdutor e a pele e melhorar a qualidade da imagem. Contudo, ainda é possível obter o diagnóstico de prenhez falso-negativa no início da prenhez se o pelo não for raspado. De modo ideal, a gata deverá estar com a bexiga cheia a fim de movimentar o intestino para fora da visão e também movimentar o corpo uterino para fora do canal pélvico, de modo que a imagem seja mais prontamente concebida. Também ajuda a fêmea estar em jejum por 12 h antes do exame ultrassonográfico, de modo que existirá menor probabilidade de o gás intestinal obscurecer as visualizações, especialmente no início da prenhez.

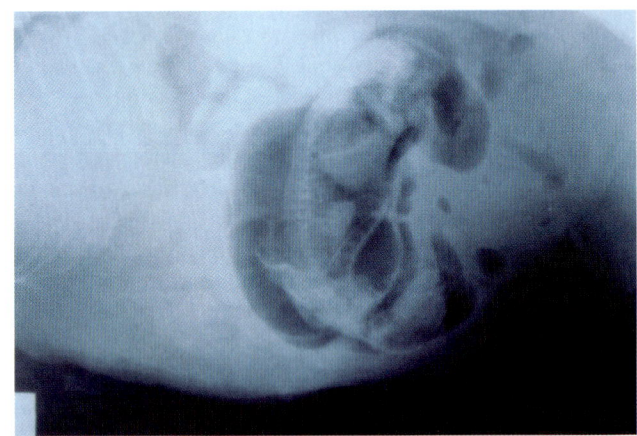

Figura 40.6 Alterações radiográficas associadas à morte fetal incluem posição corporal hiperestendida ou hiperflexionada, colabamento dos ossos do crânio e gás intrafetal ou intrauterino.

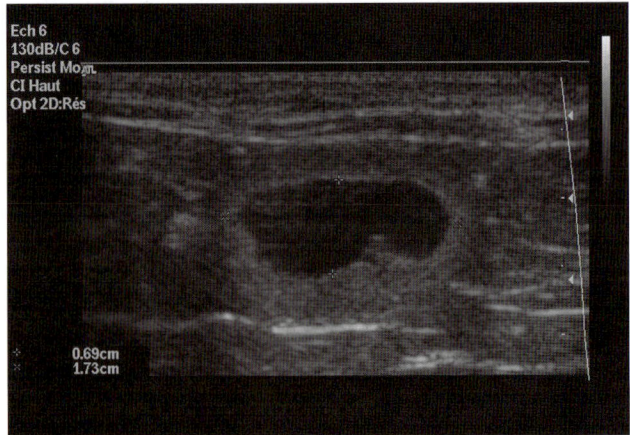

Figura 40.7 Saco gestacional vazio e deformado é visualizado por meio de ultrassonografia em uma gata que apresentou perda precoce de embrião. (*Cortesia de Elise Malandain.*)

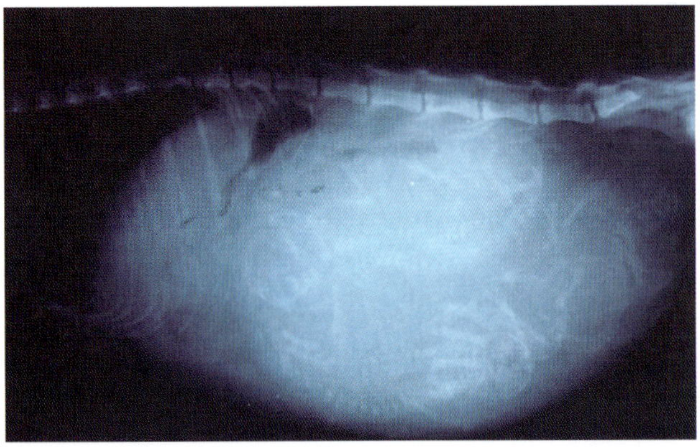

Figura 40.5 Imagem radiográfica de gata prenhe no termo. A radiologia é útil para determinar o número de fetos contando-se o número de crânios existentes.

Tradicionalmente, não existe teste sanguíneo disponível para felinos a fim de detectar prenhez. As gatas não produzem um hormônio placentário semelhante à gonadotrofina coriônica humana, que é a base para alguns dos testes de gravidez humanos, entretanto, o hormônio relaxina é produzido primariamente pela placenta e, por conseguinte, é um marcador útil para a gravidez. Os níveis de relaxina aumentam na prenhez, mas não na pseudociese. Um *kit* com teste comercialmente disponível foi desenvolvido como um meio rápido de detecção de prenhez em felinos e caninos. O teste requer pequeno volume de plasma e os resultados estão disponíveis em cerca de 10 min.

Em um estudo projetado para avaliar o *kit* para teste de relaxina comercialmente disponível, 11 gatas foram acasaladas e monitoradas quanto à prenhez.[93] Todas as gatas tiveram prenhez confirmada e deram à luz filhotes. Além disso, 13 gatas grávidas submetidas à ovário-histerectomia também foram testadas. Um grupo de 23 gatas não prenhes foi testado como controles. O *kit* estava disponível para detectar gravidez entre o 20º e o 25º dia de prenhez. Todas as gatas prenhes apresentaram resultado do teste negativo em 5 dias pós-parto. Do grupo-controle, 2 gatas mostraram resultado falso-positivo e essas 2 gatas apresentavam grandes cistos ovarianos. Isso sugere outra fonte possível de produção de relaxina em algumas gatas. O teste foi estimado em 100% de sensibilidade e 91% de especificidade em gatas após o 25º dia de prenhez, com um valor preditivo positivo de 93%.

Previsão do termo

O período de tempo médio de prenhez na gata encontra-se entre 65 e 67 dias,[90,97] porém, pode ser muito variável. Sofre influência da raça (as gestações mais longas são mostradas nas raças Siamês e Oriental) e pelo tamanho da ninhada (ninhadas maiores estão associadas a gestações mais curtas).[97] Gestações normais que perduram menos de 54 dias ou mais de 74 dias são raras e, com frequência, estão associadas a alta mortalidade neonatal. Durante uma vida reprodutiva, a maioria das gatas estabelecerá um padrão razoavelmente previsível de tempo de prenhez. Se a data da cruza não for conhecida, será útil ter um método alternativo para estimar a data do termo da gata, especialmente se ela provavelmente precisar de assistência durante o trabalho de parto e o parto. As datas de parto podem ser calculadas utilizando-se aferições obtidas a partir de radiografia e ultrassonografia.

Existe uma sequência previsível de mineralização óssea no felino, semelhante àquela em caninos, porém, começando cerca de 1 semana antes na prenhez. A previsão da data de parto em 3 dias foi possível para 75% de 32 gatas (e em 7 dias em todas as gatas) usando um esquema para mineralização óssea desenvolvido em um estudo (Tabela 40.2).[44] Entretanto, nem todas as estruturas foram confiáveis para a previsão do parto. A mineralização do úmero e do fêmur ocorre ao longo da variação mais estreita, ao passo que ulna, fíbula e ossos pélvicos apresentam tempo de mineralização mais variável. Fíbula, calcâneo e falanges podem não estar visivelmente mineralizados antes do parto.

Tabela 40.2 Número de dias antes do parto para primeira detecção radiográfica de mineralização esquelética fetal de diferentes ossos e dentes em 17 gatas prenhes.

Primeiro dia de mineralização visível		
Estrutura	**Média ± DP**	**Variação**
Mineralização geral	26 ± 1	25 a 29
Coluna vertebral	24 ± 1	22 a 27
Crânio	22 ± 1	21 a 27
Costelas	22 ± 2	20 a 25
Escápula	20 ± 2	17 a 24
Úmero	20 ± 1	20 a 24
Fêmur	21 ± 1	19 a 23
Rádio	19 ± 2	15 a 22
Tíbia	19 ± 1	15 a 21
Ulna	17 ± 2	5 a 21
Pelve	19 ± 1	8 a 20
Fíbula	13 ± 3	0 a 17
Cauda	15 ± 2	8 a 16
Metacarpianos e metatarsianos	8 ± 3	3 a 14
Falanges	6 ± 3	0 a 11
Calcâneo	6 ± 3	0 a 10
Dentes	2 ± 1	1 a 6

DP, Desvio padrão.
Reproduzida com autorização de *Journal of the American Veterinary Medical Association*: Haney D, Levy J, Newell S *et al.*: Use of fetal skeletal mineralization for prediction of parturition date in cats, *J Am Vet Med Assoc* 223:1614, 2003.

A previsão da idade gestacional e da data do termo também são calculadas prontamente empregando-se aferições de ultrassonografia fetal da cabeça ou do diâmetro do corpo (Boxe 40.3 e Figura 40.8). Empregando-se aferições ultrassonográficas, a data do parto pode ser estimada em ± 2 dias em cerca de 75% das vezes. De modo ideal, as aferições deverão ser realizadas entre 23 e 28 dias pós-cruza.

Cuidados com a gata prenhe

As necessidades nutricionais para gatas em reprodução são diferentes das necessidades para manutenção de adulto. Em particular, a lactação é a fase mais exigente da reprodução; por conseguinte, as gatas deverão estar

---

Boxe 40.3 Previsão da idade gestacional no felino (em 1 a 2 dias) a partir de aferições ultrassonográficas

Idade gestational (IG) em dias = 25 × DC + 3

ou 11 × DCo + 21

Dias antes do parto = 61 − IG

DCo, Diâmetro do corpo (plano transverso na altura do fígado) em centímetros; *DC*, diâmetro da cabeça (plano transverso) em centímetros.

Modificado de Beck K, Baldwin C, Bosu W: Ultrasound prediction of parturition in queens, *Vet Radiol Ultrasound* 31:32, 1990.

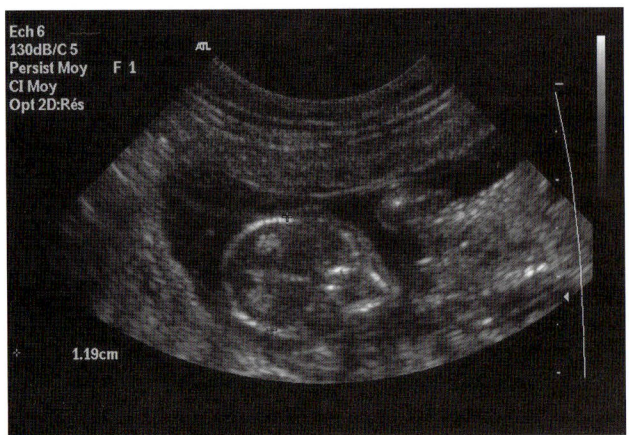

Figura 40.8 A previsão da idade gestacional e da data de parto é conseguida por meio de aferições ultrassonográficas da cabeça ou do diâmetro corporal do feto. (*Cortesia de Delphine Rault.*)

em boa condição corporal a fim de satisfazer as necessidades nutricionais de filhotes lactentes. Diferentemente de outras espécies, a gata ganha peso linearmente desde a concepção até o parto.[68] A ingestão de energia também aumenta linearmente. O ganho médio de peso nas gatas durante a prenhez é de cerca de 40% do peso pré-cruza.[68] No momento do parto, apenas 40% do peso ganho durante a prenhez são perdidos; o peso restante é usado para a produção de leite.[68] Em geral, rações de alta qualidade, projetadas para crescimento ou reprodução e lactação, são adequadas para a gata prenhe.

Durante a prenhez, as gatas não deverão ser expostas a novos gatos ou a gatos enfermos. Não existe necessidade de restringir atividade, embora a maioria das gatas se torne menos ativa e coma refeições menores mais frequentemente durante o último terço por causa do rápido aumento abdominal. "Enjoo matinal" não foi documentado na gata, nem desejos de alimentos. Durante as 2 últimas semanas de prenhez, a fêmea deverá ser isolada de todos os outros gatos e deverá ser providenciada uma área de maternidade segura e tranquila para o parto. Estresse deverá ser evitado porque tem efeitos deletérios sobre o trabalho de parto e o parto normais e sobre o comportamento materno normal. Uma caixa para ninho deverá ser fornecida, forrada com material absorvente que possa ser lavado (p. ex., toalhas ou cobertores) ou que seja descartável (p. ex., fraldas ou acolchoados descartáveis). Algumas gatas mudarão o local do ninho como o fazem as gatas selvagens, especialmente se tiverem acesso a toda a casa ou todo o gatil.

O uso de medicações em uma gata prenhe ou lactante deve ser considerado com cuidado à luz dos benefícios potenciais *versus* riscos potenciais. A maioria das medicações não foi testada, especificamente, em gatas prenhes ou lactantes, de modo que as informações podem ser poucas sobre a segurança de determinado medicamento. Mais informações estão disponíveis no Capítulo 4.

Trabalho de parto e parto normais

Cerca de 1 semana antes do parto, a maioria das gatas exibirá comportamento de fazer ninho e despenderá tempo na caixa de ninho que lhe foi providenciada ou no local de sua própria escolha. A maioria das gatas desejará estar reclusa durante o parto, mas algumas poderão procurar estar próximas do proprietário.

Em cadelas, a frequência cardíaca fetal mostra um decréscimo significativo nos 5 dias que antecedem o parto, e isso pode ser usado para prever o parto. Contudo, o mesmo não pode ser usado para prever o parto em gatas porque a frequência cardíaca fetal em gatinhos é estável ao longo de toda a prenhez. A temperatura retal pode ser usada para monitorar parto iminente, embora possa não ser confiável. A temperatura pode ser monitorada 2 vezes/dia, iniciando perto do 61º dia. O trabalho de parto geralmente começa quando a temperatura cai 1 grau inteiro (em geral para 37,5°C ou menos) e sinais óbvios deverão aparecer em 12 a 24 h. Outro sinal que trabalho de parto ativo terá início em 24 a 48 h é a existência de leite nas glândulas mamárias, embora em algumas gatas o leite apareça até 8 dias antes do parto da ninhada.

O primeiro estágio de trabalho de parto pode passar praticamente despercebido. Durante esse estágio, a cérvice se dilata e o útero começa a se contrair. O trabalho de parto em estágio 1 pode perdurar algumas horas ou até 24 h. As gatas podem estar inquietas, exibindo excesso de autolimpeza, respiração ofegante, bater com as patinhas no chão ou mesmo vomitar durante esse estágio. As gatas podem não comer por até 24 h antes do trabalho de parto ativo, embora algumas comam normalmente ao longo do estágio 1 do trabalho de parto. Não são encontradas contrações visíveis, embora possa haver uma secreção mucosa límpida a sair da vagina. Conforme se aproxima o final do estágio 1 do trabalho de parto, a maioria das gatas se acomodará na caixa de ninho, ronronará audivelmente e arranhará ao redor para preparar a caixa. A localização em que a fêmea dará à luz deverá ser quente o suficiente para os neonatos felinos (27°C a 32°C).

Durante o estágio 2 do trabalho de parto, os filhotes são dados à luz, e, durante o estágio 3 do trabalho de parto, as placentas são eliminadas. Por conseguinte, o parto de uma ninhada consiste em uma série de trabalhos de parto de estágios 2 e 3. Contrações uterinas visíveis fortes expulsam cada filhote de seu corno uterino para o interior do corpo uterino e ao longo da cérvice e da vagina. A gata pode ser vista se agachando, porém, o miar alto é incomum. Duas apresentações são normais no felino: primeiro a cabeça (dois terços dos nascimentos) e primeiro os membros posteriores (um terço dos nascimentos). A apresentação da cauda e dos quadris antes das pernas é um parto mais difícil.

O período de tempo a partir do início do trabalho de parto ativo até o nascimento do primeiro filhote em geral é inferior a 60 min. Uma gata que se encontre em trabalho de parto ativo por mais de 2 h sem dar à luz um filhote poderá precisar de atenção veterinária. Uma vez iniciada a expulsão, os filhotes em geral nascem a cada 30 a 60 min, embora possam ser expulsos mais rapidamente. Em uma pesquisa realizada em gatos de colônia para pesquisa, o tempo médio de parto para toda a ninhada foi de 16 h (variação 4 a 42 h).[90] Em um grande estudo realizado em fêmeas de raça pura, o tempo a partir do parto do primeiro filhote até o parto do último foi inferior a 6 h na maioria dos casos, mas foi superior a 24 h em 1,6% das gatas.[97] Em partos prolongados, a gata pode amamentar os filhotes já nascidos, dando a ideia de que o parto terminou. As fêmeas felinas são mais passíveis de interromper o trabalho de parto e o parto se algo perturbador ocorrer no ambiente. Em geral, a gata em trabalho de parto deverá ser monitorada, porém dever-se-á interferir o mínimo possível.

Os filhotes geralmente nascem no interior do saco amniótico, e a gata morderá a membrana amniótica e o cordão umbilical e lamberá o filhote a fim de estimular a respiração. Como os estágios 2 e 3 do trabalho de parto acontecem concomitantemente na gata, a expulsão de filhotes é entremeada com a expulsão de placentas. A fêmea pode comer ou não as placentas; não há evidências de que seja necessário a fêmea fazê-lo.

Se os filhotes felinos nascerem em rápida sucessão, a gata poderá não conseguir retirar a membrana de cada filhote ou cortar os cordões umbilicais prontamente. Isso também pode ser um problema para gatas inexperientes dando à luz a primeira ninhada. Ocasionalmente, os filhotes podem ser encontrados mortos ainda no interior do saco amniótico, ou diversos filhotes podem ficar emaranhados pelos cordões umbilicais conforme rastejam pela caixa de ninho (Figura 40.9). O aprisionamento do cordão umbilical ao redor de um membro distal pode resultar em lesão importante. É necessária intervenção delicada e tranquila pelo proprietário para assegurar sobrevida e prevenção de lesão nessas situações. As membranas amnióticas deverão ser removidas e cada filhote deverá ser limpo e seco cuidadosamente. O cordão umbilical pode ser clampeado, ligado e cortado cerca de 2,5 cm a partir da parede corporal. Os filhotes felinos deverão ser mantidos aquecidos e seguros até que a gata possa assisti-los.

Depois que o parto estiver completo, a fêmea se deitará de lado, se encurvará ao redor dos filhotes a fim de protegê-los e aquecê-los, e os estimulará a mamar. Filhotes felinos normais apresentam forte reflexo de sucção e comprimem a glândula mamária enquanto mamam para promover a saída do leite. Os gatinhos tendem a desenvolver preferência por um mamilo específico.

O canibalismo de filhotes felinos não é frequente. Causas potenciais incluem dor (p. ex., decorrente de mastite, metrite, ou dor pós-cirúrgica), condições estressantes e superpopulação. Mau comportamento materno pode contribuir para gatas que repetidamente canibalizam os filhotes sem motivo aparente. As gatas podem rejeitar filhotes enfermos ou não responsivos. Tais filhotes deverão ser levados para exame veterinário. Se a ninhada inteira for rejeitada, a causa mais provável é que haja uma enfermidade na gata (p. ex., mastite, metrite, ou eclâmpsia). Condições ambientais estressantes também podem levar algumas gatas a rejeitar uma ninhada inteira. Uma gata que se mostre mãe inadequada para a primeira ninhada pode criar ninhadas subsequentes sem problemas.

A maioria das gatas começa a comer em 24 h do parto e deverá receber uma alimentação voltada para a reprodução e lactação ou crescimento. Água potável deverá ser fornecida *ad libitum*. Muitas gatas relutam em deixar o ninho por mais de alguns minutos de cada vez durante a primeira semana. O proprietário deve assegurar que a gata tenha fácil acesso a uma caixa higiênica e também a alimento e água, e deverá ser monitorada quanto à ingestão nutricional adequada. No momento em que os filhotes tiverem cerca de 4 semanas de vida, a gata despenderá menos tempo com eles, e, com frequência, ficará de pé quando eles tentarem mamar.

A secreção pós-parto (lóquios) geralmente é escassa na gata. Como a gata limpa a vulva com frequência, pode mesmo nem ser observada pelo proprietário. Pela ultrassonografia, a involução uterina está praticamente completa com 28 dias do parto, muito antes que na cadela.[26] A gata deverá ser monitorada quanto a sinais de secreção vulvar ou mamária anormal, febre, anorexia ou negligência com os filhotes (Boxe 40.4). É normal ser impossível tirar leite das glândulas mamárias da gata desde que os filhotes estejam ganhando peso.[56]

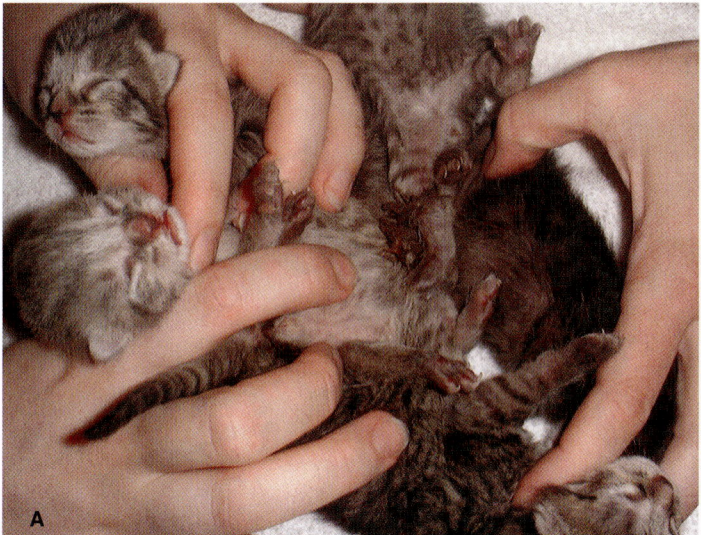
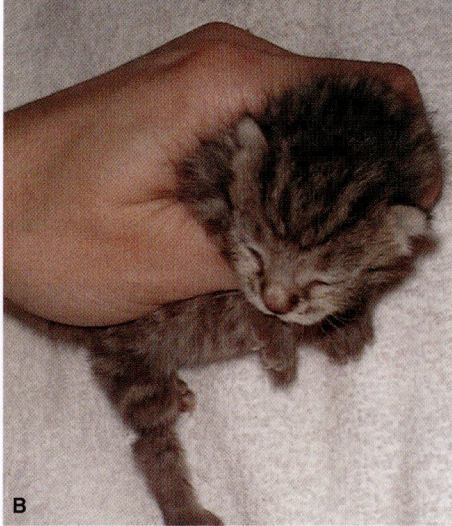

Figura 40.9 A. Filhotes felinos podem ficar emaranhados pelos cordões umbilicais à medida que rastejam pela caixa-ninho. **B.** O aprisionamento do cordão umbilical ao redor de um membro distal pode ocasionar lesão importante. Este filhote, por fim, precisou ter um membro distal amputado.

Boxe 40.4 Indicações para assistência veterinária no período pós-parto

Gata

1. Pirexia ou hipotermia
2. Secreção vulvar purulenta de odor fétido
3. Secreção vulvar hemorrágica profusa
4. Letargia, depressão, falta de apetite por mais de 24 h
5. Inquietação, respiração ofegante, rigidez ou tremores
6. Produção inadequada de leite
7. Secreção sanguínea ou purulenta das glândulas mamárias
8. Insucesso na produção de leite
9. Glândulas mamárias quentes, tumefatas e doloridas
10. Vômitos ou diarreia profusos
11. Exaustão após o nascimento de todos os filhotes e a expulsão da placenta

Filhotes

1. Miado excessivo, inquietação
2. Não ganhar peso
3. Morte de qualquer filhote

Boxe 40.5 Indicações para assistência veterinária durante trabalho de parto e parto

1. A gata está miando alto e mordendo na área vulvar
2. A gata tem mais de 1 semana de atraso do termo
3. Filhote e/ou membranas são visíveis na vulva por mais de 15 min sem evolução
4. Qualquer doença sistêmica na gata
5. Mais de 3 h transcorrem entre a expulsão de filhotes individuais
6. Secreção vulvar anormal (p. ex., hemorragia profusa, secreção verde com odor fétido)
7. Nenhum filhote produzido após 3 a 4 h de trabalho de parto estágio 2
8. Fortes contrações por mais de 60 min sem a expulsão de filhote
9. Insucesso em expulsar todos os filhotes em 36 h

Problemas com o trabalho de parto e o parto

A maioria das gatas dá à luz seus filhotes sem intercorrências, não sendo necessária intervenção humana. Nas vezes em que o clínico é confrontado com uma distrofia aparente, é importante compreender as características da distrofia na gata, junto com as causas e os tratamentos eficazes.

Distocia

Distocia (do grego *dys,* que significa difícil ou anormal, e *tokos,* nascimento) é definida como parto doloroso, lento ou difícil. Nem sempre é fácil diferenciar parto normal de distocia, especialmente na gata, em que o tempo prolongado entre a expulsão de filhotes é normal em uma pequena porcentagem de casos (Boxe 40.5). Mais comumente, o parto dos filhotes é difícil desde o início em uma distocia, mas é possível que alguns gatinhos sejam expulsos sem incidentes antes que as dificuldades sejam encontradas.

O monitoramento obstétrico é usado mais comumente para a cadela do que para a gata, mas pode ser útil para determinar se o trabalho de parto está evoluindo normalmente nas duas espécies. Os dispositivos de monitoramento externo que detectam e registram atividade uterina e frequências cardíacas fetais podem ser empregados no domicílio ou na clínica veterinária, começando 1 semana antes da data esperada do parto.[15] Frequências cardíacas fetais inferiores ou iguais a 150 ou 160 bpm (bpm) indicam estresse fetal.[114] Frequências cardíacas fetais inferiores ou iguais a 130 bpm estão associadas a pouca probabilidade de sobrevivência se o parto não ocorrer em algumas horas, e frequências cardíacas fetais inferiores ou iguais a 100 bpm indicam a necessidade imediata de intervenção.[114] A interpretação dos padrões contráteis a partir do monitoramento uterino exige treinamento e experiência. Ao menos o serviço comercial utiliza profissionais obstétricos treinados para interpretar informações obtidas e entrar em contato com o veterinário se o registro do trabalho de parto não estiver evoluindo normalmente (Veterinary Perinatal Specialties, Wheat Ridge, Co., www.whelpwise.com). O tempo e o custo do serviço poderão se justificar para uma ninhada de valor ou para uma gata de valor com problemas pregressos ao parto.

A prevalência de distocia na gata foi avaliada em alguns estudos, embora os dados sejam conflitantes. A prevalência geral de distocia em 2.928 ninhadas no Reino Unido foi de 5,8%.[42] A prevalência variou de 0,4%, em uma colônia de pesquisa, a 12,5% em gatos Cornish Rex e 18,2% em gatos Devon Rex. A prevalência de distocia em felinos do tipo Siamês foi de 10%. Quando as raças foram agrupadas por conformação da cabeça, as raças dolicocefálicas (10%) e braquicefálicas (7,3%) corriam risco mais elevado que as raças mesocefálicas (2,3%). A distocia em raças mesocefálicas foi resolvida, com maior frequência, clinicamente e não cirurgicamente, ao passo que nas raças dolicocefálicas e braquicefálicas, a intervenção cirúrgica foi necessária em mais de 75% dos casos. Em felinos braquicefálicos, má apresentação e inércia uterina primária foram as causas mais comuns de distocia. A inércia uterina primária foi a causa mais comum de distocia em gatas dolicocefálicas.

Outra pesquisa de cruzamento de gatos de raça pura no Reino Unido não foi elaborda para avaliar a prevalência ou as causas de distocia, mas relatou que 8% de 1.056 ninhadas nasceram por cesariana.[97] A raça não foi identificada como um fator de risco nesse estudo, embora uma ninhada pequena estivesse significativamente associada ao risco de cesariana.

Um estudo retrospectivo de 155 casos de distocia felina na Suécia encontrou incidência mais elevada em Persas em comparação com outras raças.[22] Nesse estudo, o tamanho da ninhada não foi um fator de risco significativo. Cerca de dois terços dos casos tiveram origem materna, e o tratamento clínico foi bem-sucedido em apenas 30% dos casos.

Existem várias causas potenciais para distocia na gata e é necessário o diagnóstico acurado para determinar qual intervenção é mais apropriada, se clínica ou cirúrgica (Boxe 40.6). As causas são divididas em fatores maternos e fetais, e, em geral, os fatores maternos são mais comuns. A distocia também pode ser classificada como obstrutiva ou não obstrutiva.

Fatores maternos associados à distocia não obstrutiva incluem doença, desnutrição, parasitismo e obesidade. Problemas anatômicos como canal pélvico estreito ou anormalidades congênitas ou adquiridas do trato reprodutivo são causas maternas potenciais de distocia obstrutiva. Inércia uterina primária e secundária são os fatores maternos mais comuns e contribuem para a maioria dos casos de distocia. A inércia uterina primária é a falência completa de iniciar contrações uterinas eficazes. As causas incluem obesidade, estimulação uterina inadequada a partir de ninhadas pequenas, hiperestiramento do miométrio a partir de ninhadas grandes, hipocalcemia e doença uterina (p. ex., infecção, torção, laceração).[87] Suspeita-se também que tendências familiares sejam importantes. Pode ser difícil diagnosticar inércia uterina primária por causa da extensão de tempo variável da prenhez no felino e o fato de que as datas de cruza nem sempre são conhecidas. Os médicos-veterinários podem interceder em alguns casos em que as fêmeas teriam parido normalmente se deixadas por si sós. A avaliação completa do estado da gata e a avaliação ultrassonográfica dos fetos podem ajudar a evitar intervenção desnecessária.

A inércia uterina secundária ocorre em virtude de fadiga uterina e é observada, quase sempre, após parte de uma ninhada grande ter sido expulsa. Também pode ocorrer durante distocia decorrente de outra causa, como

obstrução em função de má apresentação fetal. Embora não seja estritamente um tipo de inércia, o parto pode ser interrompido se uma gata for perturbada ou estressada e não retomará até que a gata se acalme e se sinta segura.

As causas fetais de distocia incluem anomalias fetais, fetos incomumente grandes (com frequência encontrados em ninhadas de 1 ou 2 gatos), morte fetal e má apresentação. Desproporção cefalopélvica pode ocorrer em raças braquicefálicas ou dolicocefálicas e provoca distocia obstrutiva.

O diagnóstico de distocia está associado a certos critérios, como interrupção de um parto normal (obstrução ou inércia secundária) ou insucesso na iniciação do trabalho de parto a termo (inércia primária), comprometimento materno (depressão, choque) ou sofrimento fetal (frequência cardíaca diminuída).[54] O plano diagnóstico para distocia inclui coleta de histórico reprodutivo e clínico, exame físico (incluindo palpação abdominal, palpação retal da pelve e exame vaginal), exames laboratoriais (dados mínimos necessários: hemograma completo, cálcio e glicose séricos), e radiografias abdominais (para avaliar tamanho, número e posição fetais). Se disponível, a condição fetal é avaliada mediante exame ultrassonográfico (movimentação fetal e frequências cardíacas fetais) ou o exame Doppler (apenas frequências cardíacas).

Se um filhote felino for visível na vulva, é possível expulsá-lo mediante manipulação.[59] Quantidades abundantes de lubrificante estéril são necessárias e podem ser aplicadas ao redor do filhote usando um cateter macio de borracha vermelha. Se a cabeça for visível, eliminar do nariz e da boca as membranas e o líquido. O filhote pode ser agarrado ao redor da cabeça e pescoço, ou ao redor da pelve e membros posteriores com um pano limpo e seco. Nunca deverá ser aplicada tração a uma extremidade ou poderá ocorrer avulsão. A tração é aplicada em direção posterior ventral e pode ser coordenada com as concentrações da data. O giro delicado pode ajudar a liberar o filhote e um dedo lubrificado pode ser usado para liberar extremidades aprisionadas, se necessário.

O tratamento farmacológico de distocia estará indicado se a gata estiver em boa condição, não houver obstrução à expulsão e os fetos não estiverem em sofrimento. É possivelmente mais eficaz em gatas que já pariram pelo menos uma ninhada e em que o tamanho da ninhada não foi maior que a média. O tratamento clínico estará contraindicado se houver qualquer obstrução do canal do nascimento, porque poderá resultar em ruptura uterina. Radiografias abdominais sempre deverão ser realizadas antes da instituição do tratamento clínico. Hipocalcemia e hipoglicemia, se houver, deverão ser corrigidas antes do tratamento.

Os fármacos de escolha para o tratamento de distocia são ocitocina e gliconato de cálcio. O miométrio é particularmente sensível à ocitocina durante a prenhez e o parto. A ocitocina também promove involução uterina e expulsão de placentas retidas. Doses menores e mais frequentes de ocitocina (0,5 a 2 U/gata, IM, a cada 30 min, máximo de 2 a 3 doses) são mais eficazes que doses unitárias maiores (2 a 4 U/gata).[87] Doses maiores de ocitocina podem causar contração prolongada do miométrio, contrações ineficazes, separação placentária e rompimento do fluxo

---

Boxe 40.6 Causas de distocia na gata

Maternas

a. Inércia uterina primária ou secundária
b. Predisposição familiar
c. Agentes de estresse
d. Idade avançada
e. Obesidade
f. Doença sistêmica
g. Hiperdistensão uterina (p. ex., tamanho da ninhada, fetos grandes)
h. Subdistensão uterina (p. ex., pequeno tamanho da ninhada, fetos pequenos)
i. Canal pélvico estreito
j. Anormalidades uterinas (p. ex., torção, laceração, ruptura, prolapso)

Fetais

a. Má apresentação
b. Desproporção cefalopélvica (p. ex., raças braquicefálicas e dolicocefálicas)
c. Morte de um ou mais filhotes
d. Fetos grandes
e. Anomalias congênitas

sanguíneo ao feto. O tratamento pós-parto com ocitocina geralmente não é necessário nos partos normais e deverá ser usado apenas se houver suspeita de placentas retidas.

Embora a ocitocina aumente a frequência de contrações uterinas, o cálcio é usado para aumentar a força das contrações. Os critérios para uso incluem contrações fracas e ineficazes, baixa resposta à ocitocina utilizada de modo individual e ocorrência de hipocalcemia.[59] A terapia com cálcio mostrou ser eficaz em cadelas que não conseguiam responder à ocitocina individualmente, mesmo em face de concentrações séricas normais de cálcio. A terapia com cálcio é usada muito menos comumente na gata porque pode estimular contrações uterinas muito fortes.[54] A dose recomendada de gliconato de cálcio a 10% é de 0,5 a 1 mℓ/gata por meio de infusão intravenosa lenta associada à ausculta concomitante do coração.[87] Algumas gatas também podem-se beneficiar da administração de glicose (0,25 mℓ de glicose a 50% diluída para 2 mℓ em água estéril ou salina estéril por infusão IV lenta).[117]

Anormalidades uterinas, como torção ou prolapso, são incomuns, mas impõem circunstâncias únicas que podem ser potencialmente fatais. A torção uterina quase sempre está associada a apenas um corno e ocorre com mais frequência durante o final da prenhez ou durante o parto. A torção completa pode levar a ruptura uterina e hemorragia potencialmente fatal. Os sinais clínicos de torção uterina incluem dor abdominal, choque, secreção vaginal hemorrágica e distocia obstrutiva.[59] Embora a radiografia e a ultrassonografia possam sugerir o diagnóstico, a laparotomia exploratória é necessária para diagnóstico definitivo e tratamento. O prognóstico é favorável sucedendo ovário-histerectomia sem correção da torção a fim de evitar liberação de endotoxinas e mediadores inflamatórios.[59,89]

Prolapso uterino também é incomum na gata, porém mais comum em gatas que em cadelas. A cérvice deve estar aberta para que o prolapso ocorra; assim, o distúrbio é visto durante ou imediatamente após o parto. Os sinais clínicos incluem dor abdominal, esforço e massa de tecido se projetando da vulva. O tecido que sofre prolapso com frequência é edematoso e pode estar ulcerado e necrótico. Se um vaso sanguíneo uterino ou ovariano sofrer ruptura, poderá ocorrer choque hemorrágico potencialmente fatal. A gata é estabilizada com líquidos intravenosos antes de o prolapso ser tratado. Se tiver ocorrido hemorragia significativa, será necessária uma transfusão sanguínea. Antibióticos sistêmicos são administrados se o tecido prolapsado estiver necrótico. Anestesia geral é induzida e, se o útero estiver em boa condição, é limpo e manualmente recolocado. Ocitocina é usada para promover involução. A ovário-histerectomia pode ser realizada se não houver planejamento de outra cruza ou se o útero estiver comprometido. Se o tecido não puder ser reposicionado, a redução cirúrgica poderá ser necessária ou a amputação tecidual poderá ser obrigatória.[59]

Cesariana

As gatas parecem responder ao tratamento clínico de distocia com menor frequência que as cadelas. O insucesso da terapia clínica é uma indicação comum para cesariana. Outras indicações incluem doença sistêmica na gata,

evidências de sofrimento fetal e inércia uterina primária (Boxe 40.7). Um plano anestésico e cirúrgico deverá suceder de modo a tornar máximas as chances de sobrevida da gata e dos filhotes. A indução prolongada e o parto postergado aumentam a probabilidade de mortalidade neonatal decorrente de hipoxia e depressão. Um protocolo recomendado consiste na pré-medicação com glicopirrolato (para se contrapor à estimulação vagal pela manipulação do útero grávido), indução com propofol e manutenção com agentes inalatórios, como isoflurano.[17a] O bloqueio anestésico local em linha pode ser aplicado à pele e aos tecidos subcutâneos no local da incisão. Deve-se prever dor pós-cirúrgica e opioides são os fármacos mais comumente recomendados.

A gata deverá ser preparada o máximo possível antes da indução da anestesia, o que inclui raspagem do pelo e preparação cirúrgica. Fluidoterapia intravenosa deverá ser administrada antes e durante a cirurgia e quaisquer anormalidades metabólicas deverão ser abordadas (p. ex., hipocalcemia, hipoglicemia). A técnica cirúrgica mais comum é uma incisão na linha média ventral desde o umbigo até o púbis, com única incisão em área avascular do corpo do útero. Os filhotes são manipulados a partir dos cornos uterinos e expulsos através da incisão, um de cada vez. As placentas e as membranas fetais também são removidas desde que não estejam aderidas firmemente ao útero; nesse caso, deve-se deixar que saiam naturalmente. Se houver o desejo de ninhadas futuras, a incisão no corno uterino é fechada com sutura absorvível em padrão invertido contínuo. Após o fechamento, a ocitocina poderá ser administrada para facilitar a ovulação, diminuir o sangramento e auxiliar no descolamento de quaisquer placentas que tenham ficado.[105] Também é possível realizar ovário-histerectomia após histerectomia e remoção dos fetos. A lactação não é influenciada de modo adverso por ovário-histerectomia.

A remoção em bloco do útero grávido e dos ovários, com subsequente histerotomia e retirada dos fetos, é recomendada quando houver necessidade de rapidez por causa da condição da gata, mas a técnica é controversa por causa das preocupações acerca da alta mortalidade neonatal.[54] Os riscos da ovário-histerectomia no momento da cesariana, para a gata, incluem hipovolemia e hemorragia.

A distocia pode produzir sofrimento importante em neonatos, com frequência indicada por tingimento de mecônio, apneia e fraco tônus muscular ao nascimento.

Boxe 40.7 Indicações para cesariana na gata

1. Insucesso do tratamento clínico
2. Inércia uterina primária completa
3. Inércia uterina secundária associada à ninhada grande
4. Doença sistêmica
5. Evidência de sofrimento fetal importante (p. ex., frequência cardíaca fetal < 130 bpm)
6. Morte fetal
7. Distocia obstrutiva (p. ex., má apresentação, canal pélvico estreito, fetos grandes)
8. Torção, laceração, ruptura ou prolapso, uterino

A tensão imediata após o parto cirúrgico é fundamental para a sobrevida neonatal e foram descritos protocolos detalhados.[104] O equipamento necessário é simples e deverá estar preparado de antemão (Boxe 40.8). Tão importante quanto o equipamento é a assistência médica suficiente para cuidar dos filhotes recém-nascidos. De modo ideal, um assistente deverá estar disponível para assistir cada filhote. Um sistema de contagem de Apgar modificado foi descrito para avaliação de rotina de neonatos caninos, mas não foi avaliado em filhotes felinos.[108]

Tão logo cada filhote nasça, deverá ser friccionado com uma toalha a fim de ser seco e ter a respiração estimulada. Os filhotes felinos não deverão ser deixados esfriar, porque os neonatos não conseguem regular a temperatura corporal e a hipotermia ocorre rapidamente. A temperatura corporal normal para filhotes felinos neonatos é de 36°C a 37°C. Filhotes fracos com baixo tônus corporal podem se beneficiar de algumas gotas de solução de glicose a 50% sob a língua. "Balançar" filhotes felinos e caninos a fim de limpar as vias respiratórias de fluidos não é mais recomendado por causa do risco de traumatismo cerebral potencialmente letal.[40] Oxigênio pode ser administrado utilizando-se um circuito de Bain (Figura 40.10). Se friccionar e limpar vigorosamente as vias respiratórias com uma seringa com bulbo ou com aspirador não obtiverem sucesso, o neonato felino pode ser intubado para a administração de oxigênio e ventilação (aumentando lentamente até 30 a 60 cm de água) com um cateter de largo calibre (12 a 16) ou uma sonda endotraqueal sem manguito tamanho 1. A frequência respiratória normal para filhotes felinos neonatos é de 10 a 18 movimentos respiratórios por minuto.[39]

Uma técnica de acupuntura para a reanimação de gatinhos recém-nascidos foi descrita utilizando-se o ponto de acupressão de Renzhong (GV26).[96] Uma agulha hipodérmica calibre 25 é inserida no filtro nasal na base do nariz

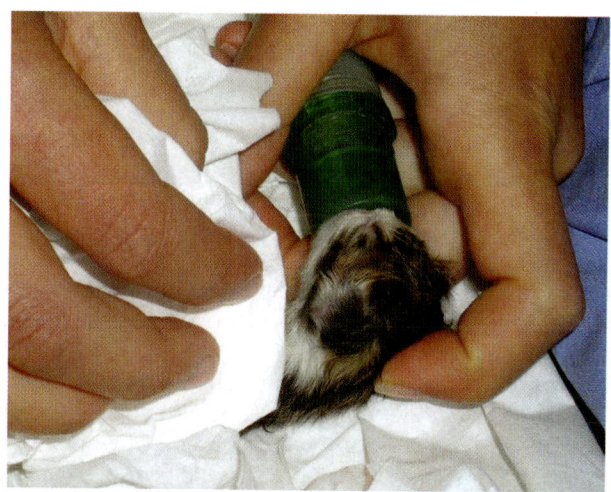

Figura 40.10 Oxigênio pode ser administrado empregando-se a extremidade de um circuito de Bain para auxiliar na reanimação de filhotes felinos nascidos após distocia ou cesariana. (*Cortesia de Sandra Brau.*)

até que o osso seja sentido e então é delicadamente girada. Embora não haja estudos controlados para avaliar a eficácia, na prática a técnica parece ter valor.[104]

Os fármacos podem ser administrados aos neonatos por diversas vias. O acesso intravenoso é mais bem alcançado empregando-se a veia umbilical ou a veia jugular em filhotes grandes. Agulhas ou cateteres intraósseos podem ser colocados no terço proximal do fêmur, especialmente se houver necessidade de acesso contínuo para fluidos ou medicações (ver Capítulo 41). As vias intramuscular e subcutânea são as menos desejáveis, em especial para a administração de fármacos de emergência.

Naloxona (0,1 mg/kg IV, SC ou IM) pode ser administrada a neonatos pós-cesariana para contrabalançar opioides administrados à gata.[104] A frequência cardíaca pode ser verificada com um estetoscópio pediátrico ou um monitor Doppler para pressão arterial. Massagem cardíaca realizando-se compressões torácicas laterais (1 a 2 compressões/segundo, pausando para os movimentos respiratórios) pode ser útil se não for detectado batimento cardíaco, e epinefrina (0,1 mg/kg IV, intratraqueal ou intraóssea) pode ser administrada se o massageamento cardíaco não lograr êxito.[104] Doxapram tem sido administrado há muitos anos como estimulante respiratório para neonatos veterinários, mas não existem evidências que apoiem sua utilização. O efeito de doxapram está reduzido nos estados hipóxicos, tornando-o ineficaz na maioria dos neonatos apneicos.[75]

Problemas pós-parto

As gatas raramente são levadas ao veterinário devido a problemas pós-parto; no entanto, determinados problemas, como mastite, podem ser encontrados na clínica geral. As características de muitos problemas pós-parto na gata são diferentes de problemas semelhantes na cadela. O conhecimento dessas diferenças é importante para o manejo bem-sucedido de problemas pós-parto.

Boxe 40.8 Relação de equipamento sugerido para reanimação de neonatos felinos

1. Incubadora ajustada em 32°C e 50 a 60% de umidade (ou garrafas de água quente cobertas por toalhas)
2. Pinça hemostática e material de sutura para cordões umbilicais
3. Solução de clorexidina ou tintura de iodo a 2% para a desinfecção dos cordões umbilicais
4. Seringa com bulbo ou aspirador de muco para limpeza de líquidos das vias respiratórias
5. Toalhas macias para segurar o filhote durante o parto, esfregá-los e secá-los
6. Fármacos apropriados, diluí-los, se necessário (p. ex., naloxona, epinefrina, glicose a 50%)
7. Pequenas máscaras anestésicas
8. Tubos endotraqueais tamanho 1 ou cateteres IV calibres 12 a 16
9. Estetoscópio pediátrico
10. Monitor de pressão arterial por ultrassonografia Doppler
11. Agulhas calibre 25, seringas de 1 mℓ

Eclâmpsia

A eclâmpsia ou hipocalcemia pós-parturiente é relatada mais comumente em gatas que tiveram ninhadas anteriormente e que no momento estão amamentando uma ninhada grande. Também é relatada em gatas prenhes 3 a 17 dias antes do parto.[24] Os sinais clínicos incluem incoordenação, marcha rígida, vômitos, tremores e contrações musculares e respiração ofegante.[56] Se não tratada, os sinais podem evoluir para hipertermia e convulsões. O diagnóstico tem por base sinais clínicos em uma gata lactante com cálcio sérico total inferior a 8 mg/dℓ (< 2 mmol/ℓ). A eclâmpsia é tratada mediante infusão intravenosa lenta de 0,5 a 1,5 mℓ/kg de gliconato de cálcio a 10%, repetido conforme necessário.[59] O monitoramento eletrocardiográfico deve ser usado durante o tratamento a fim de detectar bradicardia ou arritmias. Após a alta, a suplementação oral é iniciada com 250 a 500 mg de gliconato de cálcio diariamente[56] ou 100 mg/kg de carbonato de cálcio[59] diariamente, em doses divididas, até que os filhotes sejam desmamados. A suplementação com cálcio antes do parto não está recomendada para gatas com risco de eclâmpsia porque pode infrarregular a secreção de paratormônio e, na verdade, aumentar o risco do distúrbio.[59]

Mastite

A inflamação e a infecção de glândulas mamárias lactantes geralmente são causadas por *Escherichia coli*, estafilococos ou estreptococos.[59] As bactérias mais comumente ascendem para o interior da glândula pelo mamilo em razão de má higiene ou traumatismo, embora seja possível a disseminação hematógena. Os sinais clínicos incluem inflamação e dor em uma ou mais glândulas, febre, anorexia, depressão e negligência com os filhotes. Casos graves podem evoluir para abscedação e necrose de pele e tecido (Figura 40.11). A citologia do leite de uma glândula infectada revelará neutrófilos degenerados e bactérias. Antibióticos de largo espectro que são seguros para neonatos, como amoxicilina-ácido clavulânico ou cefalexina, são boas opções.[59] Compressas mornas também podem ser úteis. Se tiver ocorrido abscedação, o lancetamento cirúrgico e o enxágue para estabelecer drenagem são neces-

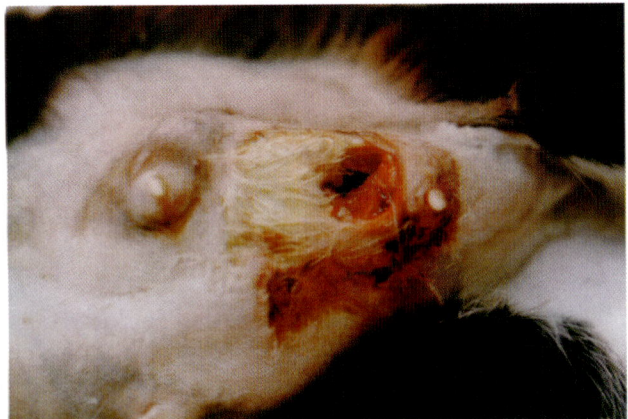

Figura 40.11 Mastite grave em gata jovem com abscedação e necrose de pele e tecido.

sários. Grandes abscessos rotos são tratados como feridas abertas. Se mastite for diagnosticada no início, os filhotes podem continuar a mamar.[56] Os filhotes lactentes ingerem um pouco de antibiótico no leite e ajudam a drenar as glândulas acometidas.

Metrite

Metrite, a infecção bacteriana do útero pós-parto, é causada por bactérias que ascendem a partir da vagina para o interior de um útero comprometido e ocorre, mais possivelmente, na primeira semana pós-parto. Os fatores de risco para metrite são distocia, especialmente com manipulação obstétrica, fetos mortos e placentas retidas. Os sinais clínicos incluem febre, anorexia, letargia, secreção vaginal purulenta ou sanguinolenta, e negligência com os filhotes. O hemograma completo quase sempre revelará leucocitose com desvio para a esquerda (embora ocasionalmente haja leucopenia). As espécies bacterianas mais comuns envolvidas são *E. coli*, estafilococos ou estreptococos.[117] O exame citológico da secreção vaginal revela neutrófilos degenerados com bactérias de forma intracelular. Radiografias ou imagens ultrassonográficas do abdome devem ser realizadas à procura de morte fetal, placentas retidas ou útero aumentado. Alterações mínimas ou sutis do útero podem ser evidentes mediante imagens.

O tratamento imediato e rigoroso está indicado nas gatas com nefrite. A antibioticoterapia de largo espectro deverá ser iniciada e ajustada, se necessário, com base nos resultados de cultura e sensibilidade da secreção vaginal. Escolhas apropriadas incluem fluoroquinolonas ou a associação de amoxicilina-ácido clavulânico e uma fluoroquinolona. Se a gata estiver amamentando os filhotes, é mais seguro evitar fluoroquinolonas. No entanto, a gata poderá estar enferma demais para amamentar os filhotes e poderá ser necessário alimentá-los artificialmente. Se as ninhadas futuras da gata não forem desejadas, poderá ser realizada a ovário-histerectomia depois que a gata estiver estável ou logo que os filhotes tenham sido desmamados. A antibioticoterapia poderá ser mantida por até 4 semanas ou, no mínimo, 10 dias, se a ovário-histerectomia for realizada.[117]

Se houver intenção de manter a gata para reprodução, o esvaziamento uterino estará indicado se o útero não estiver friável e de paredes delgadas e se não houver fetos nem membranas fetais retidos. Ocitocina (0,5 a 1 U/gata, IM, a cada 30 min, para 1 a 2 doses) é eficaz apenas 24 h após o parto. Depois desse período, os receptores uterinos para ocitocina não estão mais presentes. Outras opções de fármacos para esvaziamento uterino são prostaglandina F_{2alfa} (0,1 a 0,2 mg/kg SC) ou cloprostenol (1 a 2 µg/kg SC) a cada 12 a 24 h, até fazer efeito.[117] O tratamento para esvaziar o útero pode despender alguns dias e não é recomendado para gatas gravemente enfermas.

Placentas retidas

A gata, apenas eventualmente, sofre de placentas retidas. Dever-se-á suspeitar se o número de placentas ao parto for inferior ao número de filhotes (embora, ocasionalmente, filhotes gêmeos ou trigêmeos compartilhem uma placenta). A palpação abdominal em geral revelará útero aumentado, embora tal teste seja subjetivo e não confiável. Radiografias ou ultrassonografia podem confirmar o diagnóstico ao detectar massa placentária (Figura 40.12). O tratamento de escolha é a ocitocina (0,5 a 1 U/gata, IM, a cada 30 min, máximo de 3 doses) nas primeiras 24 h do parto. Prostaglandina F_{2alfa} (0,1 a 0,2 mg/kg SC, a cada 12 a 24 h, até fazer efeito) pode ser usada se a ocitocina não conseguir esvaziar o útero ou se o parto tiver ocorrido já passadas as 24 h. Também é possível que as placentas retidas sejam degradadas e eliminadas com os lóquios normais, porém, o proprietário deverá ser instruído a monitorar quanto a sinais de metrite.

Produção inadequada de leite

A prolactina, produzida pela adeno-hipófise, é o hormônio responsável pelo desenvolvimento das glândulas mamárias durante a prenhez e também pelo início e manutenção da lactação. A prolactina não atua por si só, porém, por meio de uma inter-relação complexa com outros hormônios, inclusive a ocitocina. Ocasionalmente, gatas jovens ou nervosas podem apresentar demora na descida do leite ou fraca produção de leite. Os filhotes felinos deverão começar a mamar em 1 a 2 h do nascimento. Filhotes famintos estarão inquietos e tenderão a miar excessivamente. Uma fêmea que pariu pela primeira vez pode ser estimulada a se aquietar e deixar os filhotes mamarem mediante a introdução lenta e paciente dos filhotes. Se isso não for eficaz, poderá ser tentado tratamento com ocitocina. Os efeitos da ocitocina são de curta duração; por conseguinte, o fármaco deverá ser administrado com frequência (0,5 a 1 U/gata SC, a cada 30 min).[117] A metoclopramida (0,1 a 0,2 mg/kg SC ou IM) estimula a secreção de prolactina a partir da adeno-hipófise e provocará a saída de leite em 15 min.[117]

Intussuscepção pós-parto

A intussuscepção é relatada, ocasionalmente, em felinos jovens, e com frequência ocorre associada à gastrenterite. A intussuscepção pós-parto foi relatada em cinco gatas, ocorrendo desde o parto até 8 semanas após.[21] As gatas variavam em idade entre 12 e 24 meses, e todas eram primíparas. Os sinais clínicos mais comuns foram letargia, anorexia e vômitos. Massa abdominal alongada era palpável em todas as gatas. Em 4 delas, a intussuscepção localizava-se no intestino delgado e na área ileocólica na outra gata. Todas elas foram tratadas cirurgicamente. Não foi encontrada uma razão subjacente para a intussuscepção, e a histopatologia e a citopatologia de tecidos não conseguiram encontrar anormalidades significativas. Quatro das cinco gatas se recuperaram sem intercorrências, ao passo que a quinta gata morreu inesperadamente 36 h após a cirurgia, sem ser submetida a exame após a morte. Embora a etiologia da intussuscepção pós-parto em gatas permaneça desconhecida, deverá ser considerada como um diagnóstico diferencial em muitas gatas pós-parto com sinais clínicos compatíveis.

Infertilidade na gata

Uma investigação sobre infertilidade em uma gata pode ser induzida pela incapacidade de ser coberta por um macho, incapacidade de conceber após cruza bem-sucedida ou incapacidade de levar uma prenhez a termo. Existem muitas etiologias potenciais de infertilidade, variando de luz diurna inadequada até problemas de manejo de cruzamento (Boxe 40.9).

Boxe 40.9 Etiologias comuns de infertilidade na gata

Anestro primário verdadeiro

Anormalidades de diferenciação sexual

Anestro persistente

Ovário-histerectomia ou ovariectomia pregressas
Extensão ou intensidade de luz diurna inadequadas

Estro infrequente

Cios silenciosos
Ovulação espontânea e pseudociese
Doenças concomitantes e agentes de estresse
Medicamentos

Estro prolongado

Fenômenos normais
Cistos e tumores ovarianos

Infertilidade associada a estro normal

Anormalidades maternas
Infertilidade masculina
Questões relacionadas com o manejo dos cruzamentos
Insucesso em ovular
Depressão por cruzar na mesma raça
Hiperplasia endometrial cística/piometra
Doenças concomitantes e agentes de estresse
Medicamentos

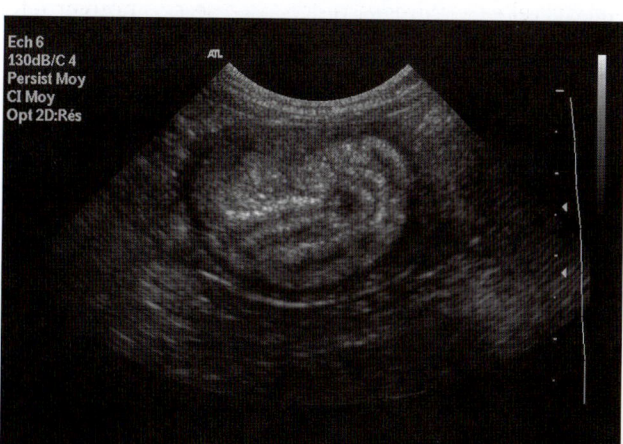

Figura 40.12 A ultrassonografia é útil para a detecção de placentas retidas. (*Cortesia de Delphine Rault.*)

A avaliação de infertilidade na gata deve começar com exame físico completo, histórico clínico e de cruzamento completo, hemograma completo, bioquímica sérica e urinálise. Os testes para vírus da leucemia felina e para vírus da imunodeficiência felina deverão ser realizados se o estado da gata for desconhecido. O estágio do ciclo estral da gata deverá ser investigado avaliando-se a concentração sérica de progesterona e a citologia vaginal. *Kits* portáteis para teste de progesterona sérica canina foram validados para uso em felinos.[6,43] Níveis séricos de progesterona superiores a 2 ng/mℓ confirmam que a ovulação ocorreu e podem estar associados a prenhez ou pseudociese. O diagnóstico para investigação de infertilidade na gata está delineado no Boxe 40.10.

A cultura de amostras vaginais em gatas sem secreção vulvar não é informativa, já que ampla variedade de bactérias habita a vagina felina normal.[11,98] Números relativos de bactérias vaginais são mais elevados em gatas jovens e aumentam durante estro e prenhez.[11] Culturas puras de bactérias podem ser um achado normal, de modo que antibioticoterapia deverá ser considerada apenas se houver sinais clínicos de infecção.[98]

Citologia vaginal

Embora a citologia vaginal seja usada com menor frequência na gata em comparação com a cadela, a técnica pode ser útil como parte de um plano diagnóstico para infertilidade. Os padrões encontrados à citologia nem sempre são fáceis de relacionar com o estágio do ciclo estral, mas a técnica, em geral, é útil para detectar estro, especialmente estro silencioso. As células para citologia são coletadas girando-se delicadamente um cotonete umedecido em salina sobre a parede dorsal da vagina, cerca de 1,5 cm da entrada da vulva. Um *swab* uretral humano é menor e com frequência mais fácil de ser usado na gata do que um *swab* padrão com ponta de algodão. O procedimento é rápido e indolor. O *swab* é girado sobre uma lâmina de microscópico a fim de depositar as células; o esfregaço é seco ao ar e, a seguir, corado com qualquer produto usado para corar esfregaços sanguíneos. O uso de um corante tricrômico colorirá de vermelho as células contendo queratina, e as células sem queratina mostrar-se-ão azuis.

Os tipos de células epiteliais encontrados à citologia vaginal na gata incluem células parabasais e intermediárias e células superficiais nucleadas e não nucleadas (cornificadas) (Boxe 40.11). Um esfregado consistindo em mais de 80% de células superficiais é compatível com o estro (Figura 40.13). O estrogênio tem o efeito de adelgaçar o muco vaginal, de modo que os esfregados do estro apresentam um fundo límpido com poucos debris celulares e nenhum leucócito nem hemácia. A limpidez do fundo é, consistentemente, um indicador de atividade estral e pode ser observado imediatamente antes de o comportamento de estro ser visto.[25]

Ao investigar infertilidade em gatis de raça pura, os criadores podem ser instruídos quanto ao método de coleta de espécimes de citologia vaginal e de confecção de esfregaços secos ao ar no domicílio. As lâminas podem ser levadas ao médico-veterinário para interpretação. Se uma gata for confirmada em cio por meio da citologia vaginal, o macho deverá estar disponível para cruzar imediatamente, porque a técnica de coleta pode induzir a ovulação em algumas gatas.

Boxe 40.10 Plano diagnóstico para a investigação de infertilidade na gata

1. Realizar exame físico completo, coletar histórico clínico e reprodutivo
2. Coletar mínimo banco de dados laboratorial: hemograma completo, bioquímica sérica, urinálise completa, estado de infecção por vírus da leucemia felina (FeLV) e vírus da imunodeficiência felina (FIV)
3. Estabelecer estágio do ciclo estral mediante progesterona sérica e citologia vaginal
4. Avaliar qualidade da dieta, especialmente teor de taurina; suplementos nutricionais
5. Investigar doenças reprodutivas, em especial hiperplasia endometrial cística
6. Investigar doenças não reprodutivas, em especial aquelas que provocam debilitação e enfermidades crônicas
7. Avaliar condições do gatil: tamanho e densidade populacionais, medidas sanitárias, iluminação, temperatura, ventilação
8. Identificar agentes de estresse, como exposições e viagens, conflitos em interações sociais
9. Investigar a fertilidade do macho
10. Determinar se medicações, suplementos nutricionais ou vacinas foram administrados recentemente, em especial esteroides anabolizantes, glicocorticoides, progestinas e vacinas com vírus vivo modificado contendo vírus da panleucopenia felina

---

Boxe 40.11 Estágios do estro na gata e correspondentes alterações da citologia vaginal

Anestro

Numerosas células epiteliais redondas pequenas com o núcleo grande; leucócitos ocasionais; debris celulares

Pró-estro

Aumento do número de células epiteliais intermediárias, células cornificadas começam a aparecer próximo do estro; debris celulares

Estro

Grande número de células epiteliais cornificadas; menos debris; fundo mais límpido; sem leucócitos ou hemácias

Diestro

Células epiteliais cornificadas em degeneração; algumas vezes bactérias e leucócitos são encontrados; pequenas células epiteliais começam a aparecer

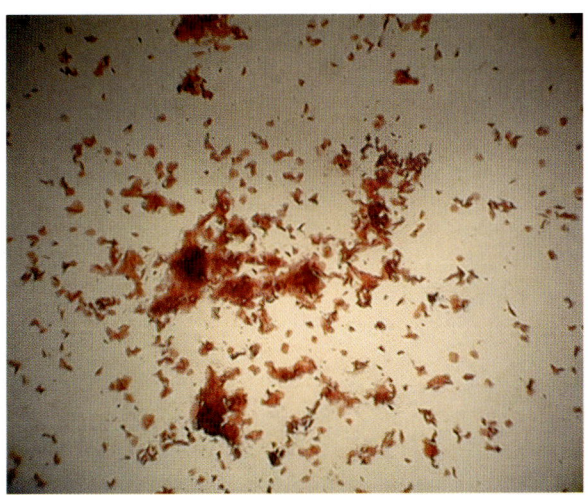

Figura 40.13 Células superficiais predominam nos esfregaços de citologia vaginal realizados durante o estro na gata. As células foram coradas com corante de Harris-Schorr, que cora de vermelho a queratina. (*Cortesia de Elise Malandain.*)

Causas de infertilidade associada a estro anormal

Um quadro frequente de infertilidade na gata é o insucesso em exibir ciclos estrais normais. As etiologias incluem imaturidade ou senilidade e anestro primário ou anestro secundário. Os sinais de estro variam muito entre as gatas e entre as raças de felinos. Em geral, as raças orientais, como Siamês e Birmanês, apresentarão alterações comportamentais mais evidentes durante o estro do que raças de pelo longo, como Persa. Pode ser necessária observação atenta para assegurar que o comportamento de estro não esteja passando despercebido.

O primeiro estro, em geral, ocorre entre 5 e 9 meses de vida (variação, 3,5 a 18 meses). Como a idade ao primeiro estro é variável e influenciada por muitos fatores como raça e estação do ano, a imaturidade deverá ser descartada como etiologia de insucesso em manifestar ciclos estrais em gatas jovens. Após a maturidade, a maioria das gatas produzirá ninhadas por 5 a 7 anos, até que alterações relacionadas com a idade diminuam o sucesso reprodutivo. Em gatas com mais de 8 anos de vida, ciclos estrais ausentes ou infrequentes podem ser a consequência normal do envelhecimento. O período de vida funcional do ovário felino é desconhecido. Insuficiência ovariana senil ou prematura não está bem definida em gatas.

Anestro primário refere-se à falha em demonstrar o primeiro estro até 24 meses de vida.[50] Embora hermafroditismo e desenvolvimento gonadal anormal sejam raros em gatos, anestro primário foi associado a cariótipo anormal (p. ex., 37,XO), hermafroditismo verdadeiro e sexo fenotípico anormal. Pseudo-hermafroditas masculinos mostram-se fenotipicamente fêmeas, porém, apresentam vagina e vulva pequenas com clitóris aumentado. O diagnóstico do sexo e de anormalidades gonadais exige o exame de quaisquer estruturas reprodutivas anormais e cariotipagem.

Anestro persistente pode ocorrer em gatas previamente conhecidas ou com suspeita de exibirem ciclos estrais normais. Se o histórico clínico completo da gata não for conhecido, ovário-histerectomia ou ovariectomia pregressas deverão ser descartadas mediante avaliação da concentração sérica de hormônio luteinizante.

Anestro secundário refere-se a intervalos prolongados e interestro ou ciclos estrais infrequentes, sendo mais comum em gatas do que o anestro primário. Período inadequado de luz diurna ou de pouca intensidade pode ser uma causa de ciclos estrais infrequentes em algumas gatas. Gatis de criação deverão proporcionar mínimo de 14 h de luz artificial brilhante por dia. Podem ser necessárias algumas semanas para os ciclos estrais reaparecerem depois que a luz diurna inadequada tiver sido corrigida. Gatas de pelo longo, como as da raça Persa, parecem especialmente sensíveis a níveis baixos de luz e são mais propensas a ciclos estrais infrequentes. A avaliação e a correção da luz diurna sempre deverão ser realizadas antes de se tentar a indução hormonal do estro. Abrigar gatas em anestro junto a gatas que exibem ciclos estrais regulares também pode ser benéfico.

As gatas tímidas ou intimidadas por outros felinos no gatil podem enfrentar os eventos hormonais do estro normalmente, mas podem não exibir comportamento franco de estro. Esses "cios silenciosos" também podem ocorrer em gatas que vivem em condições populosas ou estressantes. Tal ausência de comportamento estral franco pode ser interpretada erroneamente pelo proprietário como insucesso em ciclar.

Cios silenciosos podem ser diagnosticados por meio da avaliação da citologia vaginal 1 ou duas vezes por semana a fim de detectar sinais citológicos do estro. As gatas confirmadas com cios silenciosos deverão ser removidas da situação daquele momento e abrigadas separadamente ou em um grupo menor de gatos. Uma gata que esteja alojada sozinha pode beneficiar-se do contato com outras gatas no cio. A exposição aos machos também pode aumentar a probabilidade de exibição de comportamento franco de estro. O manejo bem-sucedido pode incluir fazer a gata viver com um macho até que a prenhez seja confirmada. As gatas que não respondem a essas medidas deverão ser removidas do programa de cruzamento.

Ovulação espontânea e subsequente pseudociese são causas importantes para ciclos estrais infrequentes em algumas gatas. O intervalo interestro para essas gatas em geral é de 40 a 50 dias, em vez da média normal de 7 dias. As gatas que retornam a estro 40 a 50 dias após a cruza também podem ter experimentado uma pseudociese sucedendo a ovulação e falha na concepção ou perda precoce de embrião. A pseudociese raramente está associada a sinais clínicos na gata e não requer tratamento. Gatas com ovulação espontânea e pseudociese deverão ser abrigadas individualmente em uma área reclusa a fim de evitar estimulação por outros felinos. A manipulação física dessas gatas durante o estro deverá ser evitada. Quando o estro ocorrer, a gata deverá ser levada ao macho para o cruzamento.

Enfermidade não reprodutiva pode influenciar indiretamente a fertilidade em gatas, especialmente condições que provoquem debilitação ou doença prolongada, como doença crônica do trato respiratório superior ou diarreia. No entanto, diferentemente de cadelas, o hipotireoidismo não foi identificado como causa de infertilidade em gatas. Em alguns indivíduos, agentes de estresse podem influenciar a função ovariana e interromper os ciclos estrais. Os agentes de estresse que são comuns em gatis incluem exposições e viagens frequentes, superpopulação, extremos de variação de temperatura e interações sociais antagônicas. Se mais de uma fêmea em um gatil estiver enfrentando infertilidade, uma visita ao local poderá revelar condições contributivas de manejo ou ambientais.

O efeito de muitos fármacos sobre a reprodução em gatos não é conhecido. Parte do histórico clínico de uma gata com infertilidade deverá incluir a relação de quaisquer medicamentos administrados recentemente, inclusive fármacos de venda sem prescrição, suplementos nutricionais e substâncias vegetais. Determinados fármacos são conhecidamente rompedores dos ciclos estrais por inibirem a secreção de gonadotrofinas (p. ex., progestinas, androgênios, esteroides anabolizantes, glicocorticoides). Produtos fitoterápicos podem conter substâncias que atuam de modo semelhante a hormônios reprodutivos ou interferem com esses hormônios.

Em geral, não existe necessidade de indução hormonal de estro em gatas. Deve-se tentar ao máximo documentar a causa de ciclos estrais infrequentes ou ausentes antes de considerar o uso de hormonoterapia exógena. Somente as gatas com boa saúde e com idade entre 1 e 5 anos deverão ser candidatas à indução do estro. Muitos hormônios reprodutivos recomendados para uso na teriogenologia de pequenos animais não estão disponíveis na América do Norte. Os produtos disponíveis em geral são designados para uso em grandes animais ou para uso humano. Deverá ser obtido o consentimento informado dos proprietários antes de se empregar qualquer tratamento não aprovado em gatos. Diversos protocolos usando FSH ou gonadotrofina sérica de égua prenhe (PMSG) para indução do estro na gata foram descritos e o leitor é encaminhado a outro local para detalhes.[64]

As estruturas císticas tanto funcionais quanto não funcionais podem influenciar os ovários felinos, algumas vezes produzindo estro prolongado. Cistos ovarianos podem ser encontrados, ocasionalmente, durante laparotomia (Figura 40.14). A maioria das estruturas císticas encontra-se no interior da bolsa ovariana, tendo-se originado dos sistemas de ductos mesonéfricos ou paramesonéfricos, não sendo funcionais. Cistos ovarianos funcionais podem ser foliculares ou lúteos. Os cistos lúteos são raros em gatos, e os cistos foliculares comuns geralmente não produzem sinais clínicos. Cistos foliculares derivam de folículos persistentes que não ovularam. Se os cistos produzirem estrogênio, isso poderá provocar comportamento em estro prolongado.

Os cistos ovarianos podem ser identificados por meio de ultrassonografia. O tratamento mais eficaz não foi determinado. Em alguns casos, ovulação ou luteinização parecem ocorrer de modo espontâneo. Se um cisto ovariano estiver associado a estro prolongado, e se a cruza natural não conseguir induzir ovulação, a indução hormonal poderá ser tentada. Os tratamentos recomendados incluem GnRH e hCG (ver Tabela 40.1).[51] A ressecção cirúrgica também pode ser tentada.

Tumores ovarianos primários são incomuns em gatas e, quase sempre, são encontrados em animais nulíparos inteiros e idosos. Raramente um tumor ovariano primário

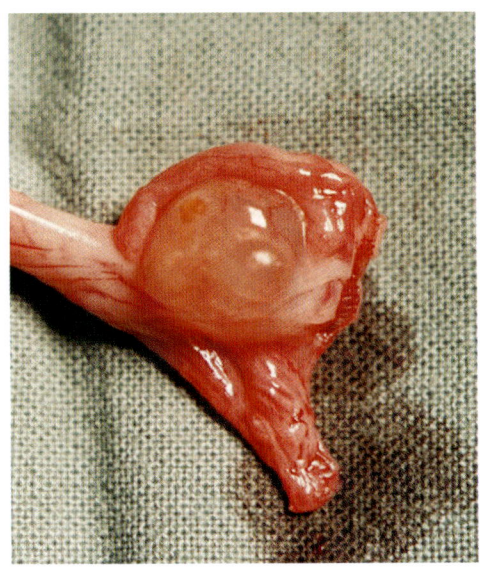

Figura 40.14 Cistos ovarianos podem ser encontrados, ocasionalmente, durante ovário-histerectomia.

como um ceratoma pode ser identificado em uma gata castrada.[62] O tumor ovariano mais comumente relatado é o tumor de células da granulosa.[51] A média das gatas acometidas é de 9 anos, e os sinais clínicos incluem ciclos estrais prolongados ou irregulares, agressividade e perda de pelos. Esses tumores são predominantemente unilaterais e com menos de 5 cm de diâmetro. O diagnóstico preventivo tem por base as características fenotípicas, sinais clínicos e achados ultrassonográficos ou radiográficos. Há relatos de tumores de células da granulosa com metástase em pulmões, fígado, baço e rins. A ressecção cirúrgica pode ser curativa se não tiver ocorrido metástase.

Causas de infertilidade associada a estro normal

Anormalidades maternas, como depressão por cruza dentro da mesma colônia, anomalias congênitas e doença uterina podem provocar infertilidade em uma gata com ciclos estrais normais. A fertilidade do macho, embora difícil de pesquisar, também deverá ser considerada (ver Capítulo 39). Uma gata deverá ser coberta por um reprodutor comprovado (um macho experiente que gerou uma ninhada nos 6 meses anteriores) antes de ser considerada infértil.

A endogamia (ou cruzamento linear) é uma prática comum no cruzamento de felinos de raça pura e é necessária ao desenvolvimento da raça e à fixação de traços desejados. Contudo, a endogamia intensiva pode perpetuar traços deletérios e contribuir para perda de vigor e de capacidade reprodutiva. A endogamia pode ser uma causa de subfertilidade em gatas com ciclo estral normal. As gatas difíceis de reproduzir podem passar traços reprodutivos indesejáveis à próxima geração. Os criadores deverão considerar a remoção desses animais do programa de cruzamento. Um dos critérios para a seleção de novas gatas jovens para cruzamento deverá ser o desempenho reprodutivo normal em parentes próximos.

Anomalias congênitas, como anormalidades vulvares ou vaginais, são uma causa rara de problemas com a penetração. Estenoses vaginais secundárias a traumatismos durante o parto são possíveis, porém incomuns. Dever-se-á suspeitar desses problemas se o macho realizar repetidas penetrações malsucedidas ou prolongadas tentativas para alcançar a penetração. Foi descrita a vaginoscopia na gata para fins diagnósticos, mas nem sempre a técnica é factível na prática por causa da estreita vagina felina.

Suspeita-se de falha na ovulação quando uma gata retorna ao estro em menos de 18 dias após a cruza. O distúrbio está associado a concentrações séricas de progesterona inferiores a 1 a 2 ng/mℓ na ausência de prenhez confirmada. Quando houver suspeita de insuficiência ovulatória, o manejo da cruza deverá ser revisto com o proprietário (ver anteriormente, Fertilidade e manejo da reprodução). Causas comuns incluem cruzar muito no início ou muito no final do estro, penetração malsucedida e poucas cópulas. Se os problemas com o manejo da cruza tiverem sido descartados, poderá ser tentada a indução hormonal da ovulação de gatas no estro mediante GnRH ou hCG (ver Tabela 40.1), sucedida por cruza natural.[64] O tratamento tem maior probabilidade de ser bem-sucedido se administrado quando houver folículos ovarianos maduros. Esses fármacos deverão ser usados com cautela; o uso excessivo de hCG foi associado à hiperestimulação ovariana e à formação de anticorpos antigonadotrofinas.[100] A administração de hCG com frequência superior a cada 6 meses não é recomendada.

Métodos de imagem, como radiografia e ultrassonografia, podem detectar anormalidades uterinas (p. ex., espessura e morfologia da parede anormais, acúmulo de líquido luminal, material fetal retido, massas). Em geral, o útero não grávido normal não é visível em radiografias e pode ser difícil de detectar com ultrassonografia. Outros métodos, como laparotomia e laparoscopia, possibilitam a observação de órgãos e estruturas e também a coleta de amostras (p. ex., amostras de tecido para histopatologia, amostras de líquido para exames de cultura e sensibilidade). Durante a laparotomia, o útero e os ovidutos podem ser avaliados quanto a obstrução secundária a anomalias congênitas, alteração hiperplásica ou tecido cicatricial. Os métodos mais invasivos podem ser apropriados para gatas matrizes de valor.

Doença uterina, em especial hiperplasia endometrial cística-piometra (ver a seguir), é uma causa importante de infertilidade em gatas.[4] Outras anormalidades uterinas menos comuns incluem hidrometra (Figura 40.15) e mucometra. Nessas condições, acumula-se líquido aquoso ou viscoso, límpido ou turvo, não inflamatório e estéril no lúmen uterino.[52] O volume do líquido no útero pode chegar a 500 mℓ, provocando aumento difuso ou segmentar. A distensão provoca adelgaçamento da parede uterina. Os sinais clínicos com frequência estão ausentes ou relacionados com distensão abdominal. Radiologia, ultrassonografia, ou palpação abdominal podem detectar o útero aumentado. As duas condições podem evoluir para piometra e o único tratamento será a ováriohisterectomia.

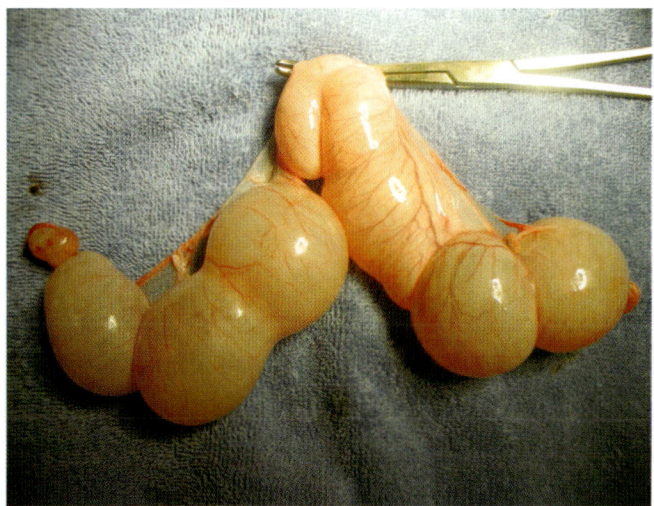

Figura 40.15 A hidrometra produz útero de paredes delgadas, distendido, repleto de líquido estéril límpido não inflamatório.

Complexo hiperplasia endometrial cística-piometra

A hiperplasia endometrial cística (HEC) caracteriza-se por alterações proliferativas e degenerativas no endométrio associadas a envelhecimento e estimulação hormonal.[2] Endometrite e piometra são formas de HEC associadas a inflamação e infecção bacteriana secundária. Tradicionalmente, a HEC é classificada como uma doença da fase lútea em cadelas e gatas. A progesterona induz hiperplasia da superfície ou do epitélio glandular e dilatação cística das glândulas uterinas.[85] A proliferação de glândulas endometriais produz um aspecto em forma de mola ou ondulado do lúmen uterino, que pode ser visualizado mediante histerografia ou ultrassonografia.[9] O fluido existente em estruturas císticas ou no lúmen uterino dá, prontamente, suporte ao crescimento bacteriano. A progesterona também inibe as respostas leucocitárias locais e diminui a contratilidade do miométrio, aumentando o risco de infecção bacteriana ascendente.[14,98] Normalmente não são encontradas bactérias no útero, exceto em um pequeno número de gatas durante o estro.[11] A hiperplasia endometrial também pode ser influenciada pela estimulação estrogênica crônica a partir de ciclos estrais recorrentes que não resultam em prenhez.[85] Além disso, os estrogênios aumentam receptores de progesterona no endométrio e dilatam a cérvice.[2,8]

Na maioria dos estudos publicados, gatas mais velhas (média de idade de 32 meses a 7,6 anos, variação 1 a 20 anos) e gatas com mais de 3 anos de vida apresentam risco mais alto de HEC-piometra.* Gatas com HEC não complicada não apresentam sinais clínicos de doença. Os resultados de exame de sangue e de urina de rotina quase sempre estão dentro das variações normais. A HEC está associada ao insucesso do implante e à morte embrionária precoce, resultando em ninhada de pequeno tamanho ou em infertilidade.

*Referências 16, 60, 65, 77, 84, 85.

Os gatis de raça pura podem apresentar índices altos de HEC, especialmente em gatas com idade superior a 3 anos. Tal fato pode ocorrer por diversos fatores, como ovulação espontânea e as limitações impostas pelo número e pelo momento das gestações a fim de harmonizar com esquemas de exposições e de cruzas planejadas.[65,85] A prenhez demonstra proteger o útero contra alterações patológicas. Muitos métodos ou medicamentos usados para controlar o estro em gatas aumentam o risco de HEC e piometra.

A endometrite caracteriza-se por inflamação endometrial com a ocorrência de neutrófilos, linfócitos ou plasmócitos no interior da lâmina própria. Frequentemente existe infecção bacteriana. A vagina felina hospeda ampla variedade de microflora bacteriana normal, a mais comum sendo de aeróbios, como *Escherichia coli* e *Streptococcus canis*, e é a fonte de infecções ascendentes.[11,98] O único sinal clínico de endometrite pode ser infertilidade, já que secreção vulvar pode ser escassa ou ausente e a gata quase sempre está bem nos demais aspectos.

O diagnóstico definitivo de HEC não complicada ou de endometrite é difícil sem a realização de biopsia e histopatologia uterinas. Ultrassonografia pode revelar espessamento endometrial com estruturas anecoicas focais representando glândulas císticas dilatadas e um pequeno volume de líquido luminal (Figura 40.16).[17] No entanto, não existe um conjunto definitivo de achados ultrassonográficos que diferencie alterações endometriais normais de HEC. Com frequência, chega-se ao diagnóstico presuntivo em gatas que presumidamente ovulam após o cruzamento, porém não concebem, desde que o manejo das cruzas seja adequado e a fertilidade do macho seja comprovada. Em muitos casos, o diagnóstico não é confirmado até que o útero seja examinado após ovário-histerectomia (Figura 40.17). Não existe tratamento definitivo para HEC, embora algumas gatas com endometrite possam, com êxito, levar uma ninhada a termo após tratamento com antibiótico de largo espectro. Em geral, é melhor remover as fêmeas acometidas do programa de cruzamento.

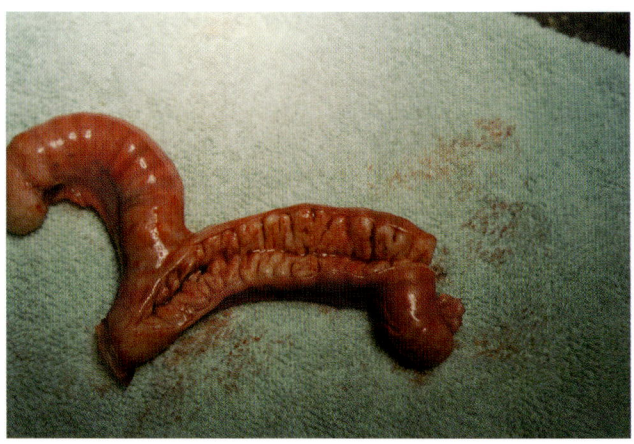

Figura 40.17 Útero acometido por hiperplasia endometrial cística revelando endométrio proliferativo e espessamento da parede uterina.

Piometra é a infecção endometrial grave com acúmulo de exsudato purulento no lúmen do útero. A espécie bacteriana mais comum isolada em gatas com piometra é *Escherichia coli*.[16] Embora um relato de caso clínico de piometra associada a *Tritrichomonas foetus* tenha sido publicado,[13] um estudo usando métodos microscópicos, imuno-histoquímicos e moleculares não encontrou evidências de que o trato reprodutivo de gatas esteja colonizado por *T. foetus*.[35]

O diagnóstico de piometra tem por base o histórico, aspectos fenotípicos, sinais clínicos e achados ao exame físico. Uma gata inteira com secreção vulvar deverá ser considerada como apresentando piometra até que se prove o contrário. A piometra também foi documentada em gatas com remoção incompleta do corno ou dos cornos uterinos.[18] A fonte de progesterona nessas gatas pode ser um remanescente ovariano ou progestinas exógenas.

Os sinais clínicos de piometra em gatas incluem secreção vulvar sanguinolenta a mucopurulenta, letargia, anorexia, distensão abdominal, desidratação, poliúria, polidipsia e pirexia. O diagnóstico diferencial mais importante para distensão abdominal em uma gata inteira é a prenhez. Piometra pode produzir aumento uterino segmentar ou difuso, e em ambos os casos o quadro pode ser confundido com prenhez à palpação abdominal (Figura 40.18). As gatas com piometra com cérvice fechada apresentam aumento abdominal sem secreção vulvar e podem estar gravemente enfermas em decorrência de septicemia. Essas gatas correm risco maior de ruptura uterina e peritonite.[16]

Anormalidades laboratoriais em gatas com piometra incluem anemia branda (normocítica, normocrômica, não regenerativa), trombocitopenia, leucocitose com neutrofilia, além de hiperproteinemia, hiperglobulinemia, hipopotassemia, alanina transaminase (ALT) e fosfatase alcalina elevadas, e azotemia.[16,60,77,85] A radiografia poderá demonstrar aumento uterino, porém, poderá não descartar prenhez (Figura 40.19). Os achados ultrassonográficos típicos são útero aumentado com cornos tubulares convolutos repletos de material flocoso de ecogenicidade variável (Figura 40.20). A ultrassonografia é preferível à radiografia para o diagnóstico e para descartar prenhez. Uma gata pode ter piometra em um corno uterino e fetos viáveis em outro.[16]

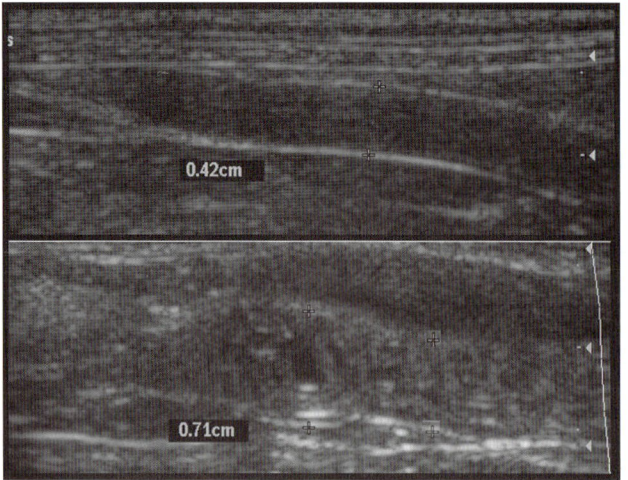

Figura 40.16 Ultrassonografia mostra espessamento endometrial com estruturas anecoicas focais representando glândulas císticas dilatadas com útero com hiperplasia endometrial cística. (*Cortesia de Delphine Rault.*)

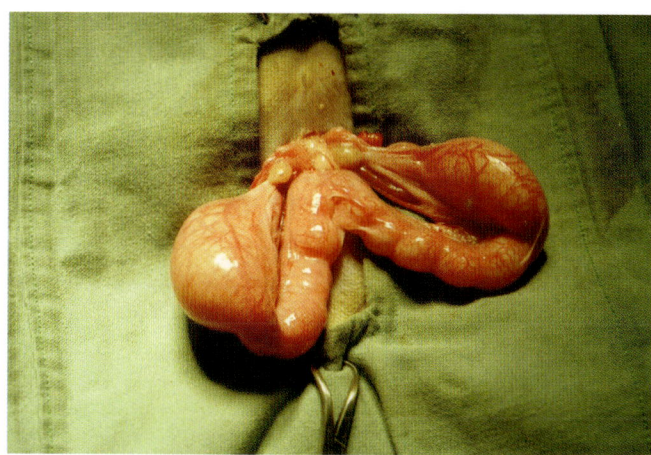

Figura 40.18 A piometra pode produzir aumento uterino segmentar que pode ser confundido com prenhez durante palpação abdominal.

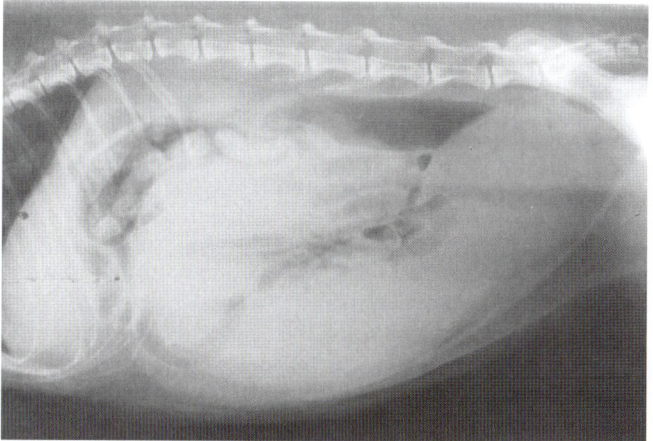

Figura 40.19 Radiografia pode demonstrar aumento uterino em gatas com piometra, porém, pode não descartar prenhez.

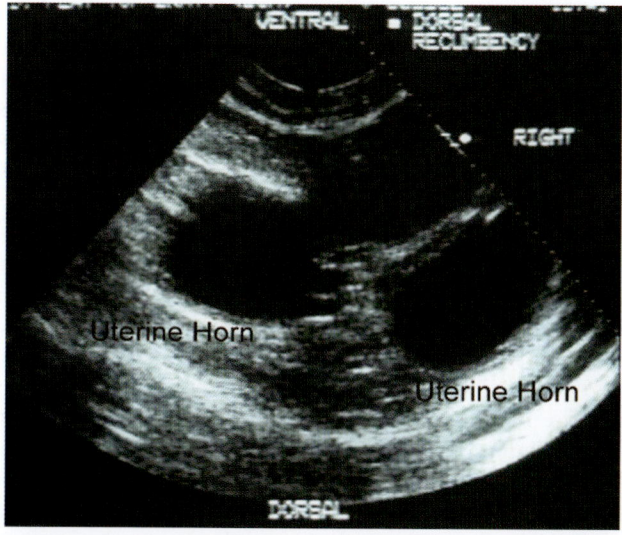

Figura 40.20 Achados ultrassonográficos típicos em gatas com piometra são útero aumentado com cornos tubulares convolutos repletos de material flocoso de ecogenicidade variável. *Uterine Horn*, corno uterino; *right*, direita; *dorsal recumbency*, decúbito dorsal.

O manejo inicial de gatas com piometra depende do estado da paciente. Gatas com piometra com cérvice fechada deverão ser tratadas como paciente de emergência exigindo estabilização urgente e intervenção cirúrgica. As gatas com piometra com cérvice aberta (diagnosticada pela existência de secreção vulvar) quase sempre são mais estáveis e não precisam de intervenção urgente, embora septicemia e endotoxemia sejam sempre um risco. A fluidoterapia intravenosa e a correção de desequilíbrios eletrolíticos poderão ser necessárias em algumas pacientes com piometra com cérvice aberta. Antibioticoterapia de largo espectro (p. ex., fluoroquinolona mais ampicilina) é iniciada em todas as gatas com piometra e pode ser ajustada com base nos resultados dos exames de cultura e sensibilidade da secreção vulvar.[117] O tratamento deverá ser mantido por, no mínimo, 3 semanas.

A antibioticoterapia, individualmente, não resolverá a piometra na maioria das gatas. Decisões terapêuticas deverão ter por base a higidez e a idade da gata, além de seu valor reprodutivo. A ovário-histerectomia é o tratamento de escolha em gatas com piometra com cérvice fechada, gatas criticamente enfermas, gatas com ruptura uterina ou com material fetal retido e gatas sem valor para um programa de cruzamento. A intervenção cirúrgica não é isenta de risco. Em um estudo, 15 de 183 gatas morreram ou foram sacrificadas após ovário-histerectomia em razão de piometra.[16] Complicações pós-cirúrgicas como anorexia, letargia, pirexia e vômitos ocorreram em 21% das gatas.

Gatas jovens (< 5 anos de vida), não grávidas e sadias nos demais aspectos com piometra com cérvice aberta, e que tenham valor reprodutivo, poderão ser tratadas, clinicamente, na tentativa de preservar a fertilidade. Além da antibioticoterapia de largo espectro, as opções clínicas de tratamento incluem prostaglandinas e antiprogestinas.

A prostaglandina F_{2alfa}, também conhecida como dinoprosta trometamina, é uma prostaglandina de ocorrência natural administrada para induzir luteólise e esvaziamento de conteúdos uterinos. Contudo, a luteólise não ocorre de modo confiável com esse medicamento em gatas, especialmente no início do diestro. As prostaglandinas não estão recomendadas na piometra com cérvice fechada por causa do risco de ruptura uterina. Prostaglandinas sintéticas, como cloprostenol e alfaprostol, têm sido usadas na cadela, porém não há experiência com o uso desses agentes químicos na gata para o tratamento de piometra.

A dose mais comumente recomendada de PGF_{2alfa} é 0,1 mg/kg SC, a cada 12 a 24 h, embora doses de até 0,25 mg/kg SC, a cada 12 h tenham sido publicadas.[16,25] Doses mais baixas administradas com maior frequência também têm sido usadas para reduzir efeitos colaterais e aumentar a frequência de contrações uterinas (p. ex., 0,02 a 0,05 mg/kg SC, 3 a 5 vezes/dia).[110] A extensão média de tratamento é de 3 a 5 dias, mas o tratamento poderá precisar de até 10 dias. As gatas podem ser internadas durante o tratamento para observação, especialmente nos primeiros dias. O ponto final para o tratamento é alcançado quando o exame ultrassonográfico revela diminuição do tamanho uterino e ausência de fluido no lúmen uterino, e a concentração sérica de progesterona é inferior a 2 ng/mℓ. Os efeitos colaterais decorrentes da administração de PGF_{2alfa} são comuns, especialmente com as doses iniciais e quando são usadas doses mais elevadas. Inquietação, respiração ofegante, vômitos, defecação, tenesmo, salivação e vocalização foram relatados em 60 min de administração.[16,25,52] Os efeitos colaterais são de curta duração e diminuem com injeções subsequentes. Os riscos associados à PGF_{2alfa} na gata são poucos quando pacientes adequadas são escolhidas para tratamento. Os riscos mais sérios são ruptura uterina e extravasamento de conteúdo uterino para o abdome via ovidutos. Essas complicações são muito incomuns em gatas com piometra com cérvice aberta.

As gatas deverão ser reavaliadas 1 a 2 semanas após a terapia por meio de exame físico, ultrassonografia, hemograma completo e bioquímica sérica. Anormalidades encontradas em dados laboratoriais iniciais deverão sofrer resolução em 2 semanas pós-tratamento. Secreção vulvar límpida deverá ocorrer durante alguns dias após tratamento. As gatas acometidas deverão ser acasaladas no estro seguinte. A maioria das gatas tratadas com PGF_{2alfa} com sucesso deu à luz filhotes após tratamento.[16] Como a maioria das gatas com piometra apresenta HEC subjacente, a recorrência foi observada em até 14% dos casos.[16] Gatas com recorrência de piometra foram tratadas com sucesso novamente, porém, a natureza progressiva e recorrente da doença subjacente indica a remoção das gatas acometidas do programa de cruzamento na oportunidade mais próxima.

Mais recentemente, a antiprogestina aglepristona foi utilizada na gata para o tratamento de piometra.[3,4,46,79] As antiprogestinas são esteroides sintéticos que se ligam a receptores de progesterona, mas não apresentam os efeitos da progesterona. As concentrações intrauterinas de progesterona são reduzidas, o que viabiliza o aumento da contratilidade do miométrio e a abertura da cérvice. Inicialmente, as concentrações séricas de progesterona não são influenciadas. A aglepristona pode ser indicada para o tratamento de piometra em gatas com valor reprodutivo e naquelas com alto risco cirúrgico. Comparada com a PGF_{2alfa}, a aglepristona é um tratamento eficaz, sem efeitos colaterais, e é administrada com menor frequência. As desvantagens do fármaco incluem custo, falta de aprovação para felinos e disponibilidade limitada.

Em um estudo de 10 gatas nulíparas com piometra com cérvice aberta, a aglepristona foi administrada a 10 mg/kg SC, nos dias 1, 2 e 7.[79] Um quarto tratamento foi administrado no dia 14, quando necessário. Um antibiótico de largo espectro (trimetoprima/sulfadoxina) também foi administrado. A resposta ao tratamento foi avaliada pelos sinais clínicos, dados laboratoriais e achados ultrassonográficos 2 semanas após o término do tratamento. Não foram observados efeitos adversos. Nove das 10 gatas responderam ao tratamento até o 14º dia, sem intercorrência em um período de acompanhamento de 2 anos. Apenas duas gatas foram cobertas subsequentemente, mas ambas deram à luz filhotes vivos.

Perda da prenhez

A perda da prenhez na gata inclui todas as causas de término da prenhez e deve ser caracterizada por reabsorção fetal, aborto de fetos vivos ou mortos, natimortos de fetos a termo, ou morte fetal com retenção de fetos mumificados

---

> **Boxe 40.12 Plano diagnóstico para a investigação de perda de prenhez na gata**
>
> 1. Coletar histórico clínico completo, incluindo vacinações, controle de parasitos internos e externos, doenças pregressas ou correntes (reprodutivas e não reprodutivas), e revisar dados laboratoriais pregressos
> 2. Coletar histórico reprodutivo completo, incluindo detalhes de gestações e ciclos estrais pregressos
> 3. Realizar exame físico completo
> 4. Coletar dados laboratoriais preliminares, incluindo hemograma completo, bioquímica sérica, urinálise completa, e estado de infecção pelo vírus da leucemia felina (FeLV) e pelo vírus da imunodeficiência felina (FIV)
> 5. Avaliar qualidade da dieta, incluindo complementos nutricionais
> 6. Coletar informações sobre fármacos (prescritos e não prescritos) e suplementos (p. ex., produtos vegetais, produtos homeopáticos) administrados
> 7. Avaliar manejo do cruzamento, incluindo datas de cruza e método de diagnóstico da prenhez
> 8. Avaliar condições do gatil, incluindo densidade populacional, existência de doença, higiene e produtos químicos em uso

ou lacerados no útero ou na cavidade abdominal. Embora a perda da prenhez seja um tipo de infertilidade, deverá ser investigada com etiologias específicas em mente.

De modo ideal, a gata deverá ser avaliada o mais rapidamente possível após o evento a fim de aumentar as probabilidades do diagnóstico definitivo. O diagnóstico definitivo possibilita alterações adequadas mais práticas de manejo e uso de terapias específicas para reduzir o risco de recorrência em gestações futuras ou de perda da prenhez em outras gatas no gatil.

A investigação preliminar de perda da prenhez na gata inclui histórico clínico e reprodutivo completo, exame físico completo e coleta de dados laboratoriais (Boxe 40.12). O manejo do cruzamento e o ambiente da gata também deverão ser avaliados. Informações sobre suplementos vegetais, homeopáticos ou tradicionais que possam ter sido administrados à gata ou adicionados à ração deverão ser procuradas. Os criadores podem usar tais produtos a despeito da falta de evidências científicas de segurança ou eficácia.

Dependendo do resultado das investigações preliminares, poderão estar indicados testes diagnósticos adicionais. Radiografias ou ultrassonografias são úteis para detectar material fetal retido e avaliar o útero. A ultrassonografia é melhor que a radiografia porque proporciona informações mais detalhadas. Secreção vulvar, se houver, pode ser coletada para cultura e teste de sensibilidade, e também para citologia.

O exame de qualquer material fetal disponível pode dar informações úteis, embora essa etapa frequentemente seja omitida. Fetos abortados e membranas podem ser refrigerados (não congelados) e encaminhados para exame histopatológico, tão logo quanto possível, a um laboratório diagnóstico com experiência em patologia da reprodução e neonatal. Exames adicionais, como isolamento do vírus ou cultura microbiana, podem ser realizados, quando indicado. Alternativamente, os clínicos podem realizar uma necropsia neonatal completa e coletar amostras para análise laboratorial de maneira oportuna. O procedimento para o exame de necropsia de neonatos, incluindo placentas e membranas fetais, foi descrito recentemente.[94]

Os sinais clínicos associados à perda da prenhez são bastante variáveis. Morte fetal precoce e reabsorção, em geral, não resultam em sinais clínicos de doença. Quando a morte fetal ocorre no final da prenhez, poderá haver secreção vulvar sanguinolenta ou purulenta, com ou sem sinais clínicos de enfermidade (p. ex., febre, anorexia, depressão, vômitos, diarreia). Se ocorrer aborto espontâneo de fetos, a gata poderá consumir o material fetal antes que o proprietário perceba.

Aborto espontâneo resultará na morte de toda a ninhada ou de parte dela, porém, a vida da gata raramente corre risco. Gatas com doença sistêmica deverão ser internadas para estabilização mediante líquidos intravenosos e outras terapias, conforme necessário. Antibióticos são administrados apenas se infecção bacteriana for provável com base nos sinais clínicos (p. ex., secreção vulvar purulenta), no hemograma completo, e na existência de febre. A internação também viabiliza a coleta de amostras diagnósticas e a avaliação do útero mediante radiografia ou ultrassonografia.

A separação prematura da placenta está associada a grande quantidade de secreção sanguinolenta no final da prenhez e, em geral, resulta em perda da ninhada. Sangramento excessivo a partir da vulva é uma indicação para cesariana a fim de salvar a gata e, possivelmente, quaisquer filhotes vivos.

Se os filhotes felinos forem abortados, o útero deverá ser examinado por ultrassonografia a fim de determinar se existem fetos ou membranas fetais retidos. O conteúdo do útero pode ser evacuado com PGF$_{2alfa}$ (0,25 mg/kg, IM) ou ovário-histerectomia poderá ser realizada se a gata não for necessária para um programa de cruzamento. A gata deverá ser tratada com antibiótico de largo espectro durante 2 a 4 semanas.

Foram identificadas em gatas diversas causas potenciais de perda da prenhez, tanto infecciosas (viral, bacteriana, por protozoários) quanto não infecciosas (Boxe 40.13).[86,111] Embora a perda da prenhez não esteja tão bem estudada na gata como está na cadela, parece que as causas mais importantes são não infecciosas e virais.

As causas não infecciosas de perda da prenhez incluem fatores tanto maternos quanto fetais. Os fatores maternos são doença uterina e desequilíbrios nutricionais. Doença uterina, em especial hiperplasia endometrial cística, é uma causa subestimada de perda da prenhez em gatas por causa da dificuldade de obter-se o diagnóstico definitivo. Conforme observado anteriormente, a HEC está associada ao insucesso do implante e à perda embrionária precoce sem sinais clínicos de doença.

Como a maioria dos gatos com proprietários é alimentada com rações comerciais balanceadas, causas nutricionais de perda da prenhez atualmente são incomuns. Contudo, os criadores podem administrar rações comerciais especializadas ou dietas preparadas em casa, sejam cruas, sejam cozidas, que podem não ser apropriadas para a

---

> **Boxe 40.13 Causas de perda da prenhez na gata**
>
> ### Infecciosas
>
> 1. Bacterianas
>   a. Coliformes
>   b. *Streptococcus* spp.
>   c. *Staphylococcus* spp.
>   d. *Salmonella* spp.
> 2. Virais
>   a. Vírus da panleucopenia felina (tanto natural quanto induzido por vacina)
>   b. Vírus da leucemia felina
>   c. Vírus da imunodeficiência felina
>   d. Herpes-vírus felino-1
> 3. Por protozoários
>   a. *Toxoplasma*
>
> ### Não infecciosas
>
> 1. Fatores fetais
>   a. Anomalias congênitas e cromossômicas
>   b. Efeitos fetotóxicos de medicamentos
> 2. Fatores maternos
>   a. Morte uterina
>   b. Má nutrição

---

manutenção da prenhez ou que podem conter patógenos. Além disso, suplementos dietéticos podem conter substâncias prejudiciais aos fetos em desenvolvimento, o que compromete a reprodução normal.

A taurina é um aminoácido essencial para gatos e a deficiência está classicamente associada à degeneração retiniana central e à miocardiopatia dilatada. Os únicos sinais de deficiência de taurina em gatas de reprodução podem ser reabsorção fetal, tamanho reduzido da ninhada e natimortos. Morte fetal ocorre ao redor do 25º dia de prenhez, sucedida por reabsorção ou aborto.[20] Um estudo sugere que os efeitos da deficiência crônica de taurina sobre a reprodução podem não ser reversíveis.[20] Os filhotes nascidos de gatas deficientes em taurina podem apresentar anormalidades de desenvolvimento que incluem disfunção cerebelar e anatomia anormal de membros posteriores e tórax.[99] Os gatinhos acometidos frequentemente nascem pequenos e fracos, com baixos índices de crescimento e baixos índices de sobrevida.[99]

Os fatores fetais associados à perda da prenhez incluem efeitos tóxicos de fármacos, além de anomalias congênitas e cromossômicas. Embora muitos fármacos sejam rotineiramente administrados a gatos, o efeito da maioria deles sobre os fetos em desenvolvimento não é conhecido. A maioria dos fármacos atravessa a placenta e alguns podem alcançar concentrações significativas em fetos. Alguns medicamentos conhecidamente produzem efeitos teratogênicos ou letais durante a prenhez e deverão ser evitados.[83] Dentre esses estão determinados antibióticos (p. ex., cloranfenicol, metronidazol, tetraciclinas, gentamicina), griseofulvina, anti-inflamatórios não esteroides, corticosteroides, misoprostol, análogos da testosterona e do estrogênio, isotretinoína, antineoplásicos e inseticidas organofosforados. Em geral, a administração de qualquer medicamento, de prescrição ou não, deverá ser evitada em gatas prenhes, a menos que os benefícios superem riscos potenciais ou conhecidos.

Em animais domésticos, as anormalidades genéticas somam cerca de 15% de perdas da prenhez.[111] Anomalias genéticas conhecidas associadas à perda da gravidez incluem traços em um único gene, como a síndrome de Manx e a doença do rim policístico, em que homozigóticos morrem *in utero*. Erros cromossômicos fetais, como trissomia e cariótipos 37,XO, foram relatados na literatura como causas de perda da prenhez.[55] A cariotipagem de fetos abortados não é realizada comumente, de modo que a prevalência verdadeira desses defeitos é desconhecida.

As causas infecciosas mais importantes de perda da prenhez em gatas são doenças virais, como herpes-vírus felino-1, vírus da imunodeficiência felina, vírus da leucemia felina e vírus da panleucopenia felina. A perda da prenhez pode ocorrer como efeito direto do vírus ou secundário a doença sistêmica e debilidade.

O herpes-vírus felino-1 (FHV-1), conhecidamente, provoca aborto em gatas, provavelmente decorrente da debilidade e não de efeitos diretos sobre o feto ou a placenta.[111] As gatas que se tornam agudamente enfermas durante a prenhez, especialmente com febre, anorexia e desidratação, correm maior risco de perda da prenhez. O FHV-1 pode ser enzoótico em gatis, porque o controle da doença é difícil. Os criadores deverão ter um programa de vacinação bem projetado. Contudo, a vacinação pode proteger os gatos contra doença grave, mas não necessariamente contra infecção.

O vírus da imunodeficiência felina (FIV) pode ser transmitido aos filhotes felinos por matrizes infectadas no período perinatal tanto durante o período pré-natal quanto no pós-natal.[81] A transmissão *in utero* pode causar aborto, natimorto e baixo peso ao nascimento.[116] O vírus da leucemia felina (FeLV) também pode ser transmitido da mãe infectada a seus filhotes *in utero* ou no período pós-natal.[45] Quanto ao FIV, a transmissão *in utero* está associada à morte fetal ou neonatal. Os gatis de cruza deverão manter programas rigorosos de teste tanto para FIV quanto para FeLV, e os felinos infectados deverão ser removidos do gatil.

A infecção de gatas prenhes por vírus da panleucopenia felina (FPV) pode ter desfechos diferentes.[36] A gata pode não apresentar os sinais clássicos de doença gastrintestinal, mas o vírus pode infectar células fetais em divisão rápida. Se ocorrer infecção no início da prenhez, poderá ocorrer morte fetal e reabsorção. Se a infecção ocorrer no meio da prenhez, poderá ocorrer aborto. Infecções no final da prenhez podem provocar dano neural, como hipoplasia cerebelar, em filhotes nativivos. Todas as gatas deverão ser adequadamente vacinadas contra FPV antes de cruzarem. O uso de vacinas contra FPV com vírus vivo modificado deverá ser evitado durante a prenhez e no primeiro mês de vida porque os efeitos da vacinação sobre os fetos em desenvolvimento ou os filhotes recém-nascidos podem ser semelhantes aos da infecção natural.

O coronavírus felino (FCoV) é um patógeno comum em ambientes com múltiplos gatos. O biotipo virulento de FCoV provoca peritonite infecciosa felina. Na literatura veterinária antiga, insuficiência reprodutiva, particularmente reabsorção, estava associada ao FCoV em gatis. À medida que se conhece mais sobre a patogenia dessa doença, vê-se que a infecção por FCoV não é uma causa de perda da prenhez nem de mortalidade neonatal.[1]

Embora a perda da prenhez decorrente de infecção bacteriana seja incomum na gata, diversas espécies de bactérias que ascendem para o interior do útero com origem na vagina foram associadas, ocasionalmente, à perda de prenhez, como *Streptococcus*, *Staphylococcus* e *E. coli*. *Brucella canis* é uma causa importante de perda de prenhez na cadela, mas não se mostra uma etiologia importante em gatas.[86]

Infecções por clamídia foram associadas à doença reprodutiva em muitas espécies. *Chlamydophila felis* é um patógeno intracelular obrigatório que, primariamente, infecta as células epiteliais da conjuntiva e do trato respiratório superior. Há muito se suspeita de *C. felis* como uma causa de infertilidade e aborto em gatas matrizes, porém, faltam evidências definitivas.[102] Muitos gatis infectados por *C. felis* não tiveram problemas relacionados com a reprodução, e as tentativas de isolar *C. felis* da vagina de gatas obteve sucesso variável.

Os gatos são o hospedeiro definitivo do parasito protozoário *Toxoplasma gondii*. Tentativas experimentais de demonstrar infecção transplacentária de filhotes felinos sucedendo infecção oral das gatas tiveram desfechos variáveis.[86] Embora a toxoplasmose não se mostre uma causa importante de perda da prenhez em gatas, as fêmeas infectadas podem sofrer aborto secundário a doença sistêmica e debilidade.

Referências bibliográficas

1. Addie D, Jarrett O: Feline coronavirus infections. In Greene C, editor: *Infectious diseases of the dog and cat*, ed 3, St Louis, 2006, Saunders Elsevier, p 88.
2. Agudelo CF: Cystic endometrial hyperplasia-pyometra complex in cats. A review, *Vet Q* 27:173, 2005.
3. Axner E: Catteries: reproductive performance and problems. In August J, editor: *Consultations in feline internal medicine*, ed 6, St Louis, 2010, Saunders Elsevier, p 834.
4. Axnér E, Ågren E, Båverud V et al: Infertility in the cycling queen: seven cases, *J Feline Med Surg* 10:566, 2008.
5. Axner E, Gustavsson T, Strom Holst B: Estradiol measurement after GnRH-stimulation as a method to diagnose the presence of ovaries in the female domestic cat, *Theriogenology* 70:186, 2008.
6. Baldwin C, Peter A, Evans L: Use of ELISA test kits for estimation of serum progesterone concentrations in cats, *Feline Pract* 24:27, 1996.
7. Chang J, Jung JH, Yoon J et al: Segmental aplasia of the uterine horn with ipsilateral renal agenesis in a cat, *J Vet Med Sci* 70:641, 2008.
8. Chatdarong K, Kampa N, Axner F et al: Investigation of cervical patency and uterine appearance in domestic cats by fluoroscopy and scintigraphy, *Reprod Domest Anim* 37:275, 2002.
9. Chatdarong K, Rungsipipat A, Axner E et al: Hysterographic appearance and uterine histology at different stages of the reproductive cycle and after progestagen treatment in the domestic cat, *Theriogenology* 64:12, 2005.
10. Church D, Watson A, Emslie D et al: Effects of proligestone and megestrol on plasma adrenocorticotrophic hormone, insulin and insulin-like growth factor-1 concentrations in cats, *Res Vet Sci* 56:175, 1994.
11. Clemetson L, Ward A: Bacterial flora of the vagina and uterus of healthy cats, *J Am Vet Med Assoc* 196:902, 1990.
12. da Silva TF, da Silva LD, Uchoa DC et al: Sexual characteristics of domestic queens kept in a natural equatorial photoperiod, *Theriogenology* 66:1476, 2006.

13. Dahlgren SS, Gjerde B, Pettersen HY: First record of natural *Tritrichomonas foetus* infection of the feline uterus, *J Small Anim Pract* 48:654, 2007.

14. Davidson A: Medical treatment of pyometra with prostaglandin F2alpha in the dog and cat. In Bonagura J, editor: *Current veterinary therapy XII: small animal practice*, Philadelphia, 1995, Saunders, p 1081.

15. Davidson A, Eilts B: Advanced small animal reproductive techniques, *J Am Anim Hosp Assoc* 42:10, 2006.

16. Davidson A, Feldman E, Nelson R: Treatment of pyometra in cats, using prostaglandin F2alpha: 21 cases (1982-1990), *J Am Vet Med Assoc* 200:825, 1992.

17. Davidson AP, Baker TW: Reproductive ultrasound of the bitch and queen, *Top Companion Anim Med* 24:55, 2009.

17a. Davidson A: Problems during and after parturition. In England G, von Heimendahl A, editors: *BSAVA manual of canine and feline reproduction and neonatology*, ed 2, Gloucester, 2010, British Small Animal Veterinary Association, p. 121.

18. de Faria VP, Norsworthy GD: Pyometra in a 13-year-old neutered queen, *J Feline Med Surg* 10:185, 2008.

19. DeNardo G, Becker K, Brown N et al: Ovarian remnant syndrome: revascularization of free-floating ovarian tissue in the feline abdominal cavity, *J Am Anim Hosp Assoc* 37:290, 2001.

20. Dieter JA, Stewart DR, Haggarty MA et al: Pregnancy failure in cats associated with long-term dietary taurine insufficiency, *J Reprod Fertil Suppl* 47:457, 1993.

21. Doherty D, Welsh E, Kirby B: Intestinal intussusception in five postparturient queens, *Vet Rec* 146:614, 2000.

22. Ekstrand C, Linde-Forsberg C: Dystocia in the cat: a retrospective study of 155 cases, *J Small Anim Pract* 35:459, 1994.

23. Erunal-Maral N, Aslan S, Findik M et al: Induction of abortion in queens by administration of cabergoline (Galastop) solely or in combination with the PGF2alpha analgoue alfaprostol (Gabbrostim), *Theriogenology* 61:1471, 2004.

24. Fascetti A, Hickman M: Preparturient hypocalcemia in four cats, *J Am Vet Med Assoc* 215:1127, 1999.

25. Feldman EC, Nelson RW: Feline reproduction. In Feldman EC, Nelson RW, editors: *Canine and feline endocrinology and reproduction*, ed 3, St Louis, 2004, Saunders, p 1016.

26. Ferretti L, Newell S, Graham J et al: Radiographic and ultrasonographic evaluation of the normal feline postpartum uterus, *Vet Radiol Ultrasound* 41:287, 2000.

27. Fieni F, Martal J, Marnet PG et al: Clinical, biological and hormonal study of mid-pregnancy termination in cats with aglepristone, *Theriogenology* 66:1721, 2006.

28. Georgiev P, Wehrend A: Mid-gestation pregnancy termination by the progesterone antagonist aglepristone in queens, *Theriogenology* 65:1401, 2006.

29. Georgiev P, Wehrend A, Penchev G et al: Histological changes of the feline cervix, endometrium and placenta after mid-gestational termination of pregnancy with aglepristone, *Reprod Domest Anim* 43:409, 2008.

30. Gimenez F, Stornelli MC, Tittarelli CM et al: Suppression of estrus in cats with melatonin implants, *Theriogenology* 72:493, 2009.

31. Goo M-J, Williams BH, Hong I-H et al: Multiple urogenital abnormalities in a Persian cat, *J Feline Med Surg* 11:153, 2009.

32. Goodrowe K, Howard J, Schmidt P et al: Reproductive biology of the domestic cat with special reference to endocrinology, sperm function and in-vitro fertilization, *J Reprod Fert Suppl* 39:73, 1989.

33. Gorlinger S, Kooistra HS, van den Broek A et al: Treatment of fibroadenomatous hyperplasia in cats with aglepristone, *J Vet Intern Med* 16:710, 2002.

34. Graham L, Swanson W, Wildt D et al: Influence of oral melatonin on natural and gonadotropin-induced ovarian function in the domestic cat, *Theriogenology* 61:1061, 2004.

35. Gray SG, Hunter SA, Stone MR et al: Assessment of reproductive tract disease in cats at risk for *Tritrichomonas foetus* infection, *Am J Vet Res* 71:76, 2010.

36. Greene C, Addie D: Feline parvovirus infections. In Greene C, editor: *Infectious diseases of the dog and cat*, ed 3, St Louis, 2006, Saunders Elsevier, p 78.

37. Griffin B: Prolific cats: the estrous cycle, *Comp Contin Edu Pract Vet* 23:1049, 2001.

38. Griffin B, Heath A, Young D et al: Effects of melatonin implants on ovarian function in the domestic cat [abstract], *J Vet Intern Med* 16:278, 2001.

39. Grundy SA: Clinically relevant physiology of the neonate, *Vet Clin North Am Small Anim Pract* 36:443, 2006.

40. Grundy SA, Liu SM, Davidson AP: Intracranial trauma in a dog due to being "swung" at birth, *Top Companion Anim Med* 24:100, 2009.

41. Gudermuth D, Newton L, Daels P et al: Incidence of spontaneous ovulation in young, group-housed cats based on serum and faecal concentrations of progesterone, *J Reprod Fertil Suppl* 51:177, 1997.

42. Gunn-Moore D, Thrusfield M: Feline dystocia: prevalence, and association with cranial conformation and breed, *Vet Rec* 136:350, 1995.

43. Hammer J: Use of a semi-quantitative canine progesterone test kit in the domestic cat, *J Am Anim Hosp Assoc* 30:50, 1994.

44. Haney D, Levy J, Newell S et al: Use of fetal skeletal mineralization for prediction of parturition date in cats, *J Am Vet Med Assoc* 223:1614, 2003.

45. Hartmann K: Feline leukemia virus infection. In Greene C, editor: *Infectious diseases of the dog and cat*, ed 3, St Louis, 2006, Saunders Elsevier, p 105.

46. Hecker B, Wehrend A, Bostedt H: Konservative Behandlung der Pyometra bei der Katze mit dem Antigestagen Aglepristone, *Kleintierpraxis* 45:845, 2000.

47. Howe LM: Surgical methods of contraception and sterilization, *Theriogenology* 66:500, 2006.

48. Ishida Y, Yahara T, Kasuya E et al: Female control of paternity during copulation: inbreeding avoidance in feral cats, *Behavior* 138:235, 2001.

49. Jochle W, Jochle M: Reproduction in a feral cat population and its control with a prolactin inhibitor, cabergoline, *J Reprod Fert Suppl* 47:419, 1993.

50. Johnston S: Premature gonadal failure in female dogs and cats, *J Reprod Fert Suppl* 39:65, 1989.

51. Johnston S, Root Kustritz M, Olson P: Disorders of the feline ovaries. In Johnston S, Root Kustritz M, Olson P, editors: *Canine and feline theriogenology*, Philadelphia, 2001, Saunders, p 453.

52. Johnston S, Root Kustritz M, Olson P: Disorders of the feline uterus and uterine tubes (oviducts). In Johnston S, Root Kustritz M, Olson P, editors: *Canine and feline theriogenology*, Philadelphia, 2001, Saunders, p 463.

53. Johnston S, Root Kustritz M, Olson P: The feline estrous cycle. In Johnston S, Root Kustritz M, Olson P, editors: *Canine and feline theriogenology*, Philadelphia, 2001, Saunders, p 396.

54. Johnston S, Root Kustritz M, Olson P: Feline parturition. In Johnston S, Root Kustritz M, Olson P, editors: *Canine and feline theriogenology*, Philadelphia, 2001, Saunders, p 431.

55. Johnston S, Root Kustritz M, Olson P: Feline pregnancy. In Johnston S, Root Kustritz M, Olson P, editors: *Canine and feline theriogenology*, Philadelphia, 2001, Saunders, p 414.

56. Johnston S, Root Kustritz M, Olson P: The postpartum period in the cat. In Johnston S, Root Kustritz M, Olson P, editors: *Canine and feline theriogenology*, Philadelphia, 2001, Saunders, p 438.

57. Johnston S, Root Kustritz M, Olson P: Prevention and termination of feline pregnancy. In Johnston S, Root Kustritz M, Olson P, editors: *Canine and feline theriogenology*, Philadelphia, 2001, Saunders, p 447.

58. Jurka P, Max A: Treatment of fibroadenomatosis in 14 cats with aglepristone—changes in blood parameters and follow-up, *Vet Rec* 165:657, 2009.

59. Jutkowitz L: Reproductive emergencies, *Vet Clin North Am Small Anim Pract* 35:397, 2005.

60. Kenney K, Matthiesen D, Brown N et al: Pyometra in cats: 183 cases (1979-1984), *J Am Vet Med Assoc* 191:1130, 1987.

61. Keskin A, Yilmazbas G, Yilmaz R et al: Pathological abnormalities after long-term administration of medroxyprogesterone acetate in a queen, *J Feline Med Surg* 11:518, 2009.

62. Kustritz M, Rudolph K: [Functional teratoma in a spayed cat], *J Am Vet Med Assoc* 219:1065, 2001.

63. Kutzler M, Wood A: Non-surgical methods of contraception and sterilization, *Theriogenology* 66:514, 2006.

64. Kutzler MA: Estrus induction and synchronization in canids and felids, *Theriogenology* 68:354, 2007.

65. Lawler D, Evans R, Reimers T et al: Histopathologic features, environmental factors, and serum estrogen, progesterone, and prolactin values associated with ovarian phase and inflammatory uterine disease in cats, *Am J Vet Res* 52:1747, 1991.

66. Lawler D, Johnston S, Hegstad R et al: Ovulation without cervical stimulation in domestic cats, *J Reprod Fert Suppl* 47:57, 1993.

67. Loretti A, Ilha M, Ordas J et al: Clinical, pathological and immunohistochemical study of feline mammary fibroepithelial hyperplasia following a single injection of depot medroxyprogesterone acetate, *J Feline Med Surg* 7:43, 2005.

68. Loveridge G, Rivers J: Bodyweight changes and energy intakes of cats during pregnancy and lactation. In Burger I, Rivers J, editors: *Nutrition of the dog and cat*, Cambridge, UK, 1989, Cambridge University Press, p 113.

69. MacDougall L: Mammary fibroadenomatous hyperplasia in a young cat attributed to treatment with megestrol acetate, *Can Vet J* 44:227, 2003.

70. Marcella KL, Ramirez M, Hammerslag KL: Segmental aplasia of the uterine horn in a cat, *J Am Vet Med Assoc* 186:179, 1985.

70a. Marti JA, Fernandez S: Clinical approach to mammary gland disease. In England G, von Heimendahl A, editors: *BSAVA manual of canine and feline reproduction and neonatology*, ed 2, Gloucester, 2010, British Small Animal Veterinary Association, p. 155.

71. Martin De Las Mulas J, Millan Y, Bautista MJ et al: Oestrogen and progesterone receptors in feline fibroadenomatous change: an immunohistochemical study, *Res Vet Sci* 68:15, 2000.

72. Mattoon J, Nyland T: Ovaries and uterus. In Nyland T, Mattoon J, editors: *Small animal diagnostic ultrasound*, ed 2, Philadelphia, 2002, Saunders, p 231.

73. Memon MA, Schelling SH: Non-patent left uterine horn and segmental aplasia of the right uterine horn in an infertile cat, *Vet Rec* 131:266, 1992.

74. Miller DM: Ovarian remnant syndrome in dogs and cats: 46 cases (1988-1992), *J Vet Diagn Invest* 7:572, 1995.

75. Moon P, Massat B, Pascoe P: Neonatal critical care, *Vet Clin North Am Small Anim Pract* 31:343, 2001.

76. Munson L, Bauman J, Asa C et al: Efficacy of the GnRH analogue deslorelin for suppression of oestrous cycles in cats, *J Reprod Fertil Suppl* 57:269, 2001.

77. Nak D, Misirlioglu D, Nak Y et al: Clinical laboratory findings, vaginal cytology and pathology in a controlled study of pyometra in cats, *Aust Vet Pract* 35:10, 2005.

78. Nak D, Nak Y, Seyrek-Intas K et al: Treatment of feline mammary fibroadenomatous hyperplasia with aglepristone, *Aust Vet Pract* 34:161, 2004.

79. Nak D, Nak Y, Tuna B: Follow-up examinations after medical treatment of pyometra in cats with the progesterone-antagonist aglepristone, *J Feline Med Surg* 11:499, 2009.

80. O'Brien CR, Wilkie JS: Calcinosis circumscripta following an injection of proligestone in a Burmese cat, *Aust Vet J* 79:187, 2001.

81. O'Neil L, Burkhard M, Hoover E: Frequent perinatal transmission of feline immunodeficiency virus by chronically infected cats, *J Virol* 70:2894, 1996.

82. Onclin K, Verstegen J: Termination of pregnancy in cats using a combination of cabergoline, a new dopamine agonist, and a synthetic PGF2 alpha, cloprostenol, *J Reprod Fertil Suppl* 51:259, 1997.

83. Papich M: Effects of drugs on pregnancy. In Kirk R, editor: *Current veterinary therapy X: small animal practice*, Philadelphia, 1989, Saunders, p 1291.

84. Perez J, Conley A, Dieter J et al: Studies on the origin of ovarian interstitial tissue and the incidence of endometrial hyperplasia in domestic and feral cats, *Gen Comp Endocrinol* 116:10, 1999.

85. Potter K, Hancock D, Gallina A: Clinical and pathologic features of endometrial hyperplasia, pyometra, and endometritis in cats: 79 cases (1980-1985), *J Am Vet Med Assoc* 198:1427, 1991.

86. Pretzer SD: Bacterial and protozoal causes of pregnancy loss in the bitch and queen, *Theriogenology* 70:320, 2008.

87. Pretzer SD: Medical management of canine and feline dystocia, *Theriogenology* 70:332, 2008.

88. Purswell BJ, Kolster KA: Immunocontraception in companion animals, *Theriogenology* 66:510, 2006.

89. Ridyard A, Welsh E, Gunn-Moore D: Successful treatment of uterine torsion in a cat with severe metabolic and haemostatic complications, *J Feline Med Surg* 2:115, 2000.

90. Root MV, Johnston SD, Olson PN: Estrous length, pregnancy rate, gestation and parturition lengths, litter size, and juvenile mortality in the domestic cat, *J Am Anim Hosp Assoc* 31:429, 1995.

91. Say L, Pontier D, Natoli E: High variation in multiple paternity of domestic cats *(Felis catus L.)* in relation to environmental conditions, *Proc Biol Sci* 266:2071, 1999.

92. Scebra L, Griffin B: Evaluation of a commercially available luteinizing hormone test to distinguish between ovariectomized and sexually intact queens [abstract], *J Vet Intern Med* 17:432, 2003.

93. Scebra L, Griffin B, Dodson A: Pregnancy detection in cats using a commercially available relaxin assay [abstract], *J Vet Intern Med* 17:432, 2003.

94. Schlafer DH: Canine and feline abortion diagnostics, *Theriogenology* 70:327, 2008.

95. Shille V, Munro C, Farmer S et al: Ovarian and endocrine responses in the cat after coitus, *J Reprod Fertil* 69:29, 1983.

96. Skarda R: Anesthesia case of the month, *J Am Vet Med Assoc* 214:37, 1999.

97. Sparkes AH, Rogers K, Henley WE et al: A questionnaire-based study of gestation, parturition and neonatal mortality in pedigree breeding cats in the UK, *J Feline Med Surg* 8:145, 2006.

98. Strom Holst B, Bergstrom A, Lagerstedt AS et al: Characterization of the bacterial population of the genital tract of adult cats, *Am J Vet Res* 64:963, 2003.

99. Sturman JA, Messing JM: Dietary taurine content and feline reproduction and outcome, *J Nutr* 121:1195, 1991.

100. Swanson W, Horohov D, Godke R: Production of exogenous gonadotropin-neutralizing immunoglobulins in cats after repeated eCG-hCG treatment and relevance for assisted reproduction in felids, *J Reprod Fertil* 105:35, 1995.

101. Swanson W, Roth T, Wildt D: In vivo embryogenesis, embryo migration, and embryonic mortality in the domestic cat, *Biol Reprod* 51:452, 1994.

102. Sykes JE: Feline chlamydiosis, *Clin Tech Small Anim Pract* 20:129, 2005.

103. Tamada H, Kawate N, Inaba T et al: Long-term prevention of estrus in the bitch and queen using chlormadinone acetate, *Can Vet J* 44:416, 2003.

104. Traas AM: Resuscitation of canine and feline neonates, *Theriogenology* 70:343, 2008.

105. Traas AM: Surgical management of canine and feline dystocia, *Theriogenology* 70:337, 2008.

106. Tsutsui T, Amano T, Shimizu T et al: Evidence for transuterine migration of embryos in the domestic cat, *Nippon Juigaku Zasshi* 51:613, 1989.

107. Tsutsui T, Stabenfeldt G: Biology of ovarian cycles, pregnancy and pseudopregnancy in the domestic cat, *J Reprod Fert Suppl* 47:29, 1993.

108. Veronesi MC, Panzani S, Faustini M et al: An Apgar scoring system for routine assessment of newborn puppy viability and short-term survival prognosis, *Theriogenology* 72:401, 2009.

109. Verstegen J: Physiology and endocrinology of reproduction in female cats. In Simpson G, England GCW, Harvey M, editors: *Manual of small animal reproduction and neonatology*, Cheltenham, UK, 1998, British Small Animal Veterinary Association, p 11.

110. Verstegen J: Contraception and pregnancy termination. In Ettinger S, Feldman E, editors: *Textbook of veterinary internal medicine*, ed 5, Philadelphia, 2000, Saunders, p 1542.

111. Verstegen J, Dhaliwal G, Verstegen-Onclin K: Canine and feline pregnancy loss due to viral and non-infectious causes: a review, *Theriogenology* 70:304, 2008.

112. Verstegen J, Onclin K, Silva L et al: Abortion induction in the cat using prostaglandin F2alpha and a new anti-prolactinic agent, cabergoline, *J Reprod Fert Suppl* 47:411, 1993.

113. Verstegen J, Onclin K, Silva L et al: Regulation of progesterone during pregnancy in the cat: studies on the roles of corpora lutea, placenta and prolactin secretion, *J Reprod Fert Suppl* 47:165, 1993.

114. Verstegen JP, Silva LD, Onclin K et al: Echocardiographic study of heart rate in dog and cat fetuses in utero, *J Reprod Fertil Suppl* 47:175, 1993.

115. Watson P, Glover T: Vaginal anatomy of the domestic cat *(Felis catus)* in relation to copulation and artificial insemination, *J Reprod Fertil Suppl* 47:355, 1993.

116. Weaver C, Burgess S, Nelson P et al: Placental immunopathology and pregnancy failure in the FIV-infected cat, *Placenta* 26:138, 2005.

117. Wiebe VJ, Howard JP: Pharmacologic advances in canine and feline reproduction, *Top Companion Anim Med* 24:71, 2009.

118. Zambelli D, Caneppele B, Bassi S et al: Ultrasound aspects of fetal and extrafetal structures in pregnant cats, *J Feline Med Surg* 4:95, 2002.

119. Zambelli D, Castagnetti C, Belluzzi S et al: Correlation between fetal age and ultrasonographic measurements during the second half of pregnancy in domestic cats *(Felis catus)*, *Theriogenology* 62:1430, 2004.

120. Zambelli D, Prati F: Ultrasonography for pregnancy diagnosis and evaluation in queens, *Theriogenology* 66:135, 2006.

Pediatria

Susan E. Little

A maioria dos médicos-veterinários é confrontada com filhotes felinos que apresentam atraso do desenvolvimento, frequentemente denominado "síndrome do gatinho definhante" (*fading kitten syndrome*). Esses pacientes são um desafio devido a seu pequeno tamanho, sua fisiologia não familiar e à tendência de sua condição deteriorar-se rapidamente. Neonatos enfermos deverão ser examinados o mais rápido possível por meio de uma abordagem sistemática, o que inclui histórico do filhote, da ninhada e da gata matriz; exame do filhote e da gata; e exames diagnósticos.[21,52]

Morbimortalidade de filhotes felinos

Os pontos de alto risco para morbimortalidade de filhotes felinos são o nascimento, as primeiras 2 semanas de vida, e próximo ao período de desmame. Não existe entidade mórbida específica atribuível aos "gatinhos definhantes", e sim uma variedade de etiologias identificadas. A "síndrome do leite tóxico" frequentemente é arrolada quando a causa da doença ou da morte neonatal não pode ser determinada. Não há evidências de que exista tal síndrome em filhotes felinos, e a atenção deve estar concentrada em encontrar a causa verdadeira da enfermidade ou da morte. As causas mais comuns de morbimortalidade em filhotes felinos são:[20,39]

- Eventos perinatais (p. ex., distocia, maus cuidados maternos)
- Baixo peso ao nascimento
- Defeitos congênitos
- Falhas na transferência passiva de imunidade
- Isoeritrólise neonatal
- Nutrição inadequada
- Fatores ambientais (p. ex., má ventilação, flutuações de temperatura, superpopulação)
- Doenças infecciosas.

Nas populações de vida livre, a mortalidade de filhotes felinos pode alcançar 75%, com traumatismo e doença infecciosa contribuindo para a maioria das mortes.[60] Os índices de mortalidade mais baixos (inferiores a 5%) são encontrados em colônias bem controladas, livres de patógenos específicos. Os gatis de criação de raça pura constituem uma oportunidade única para coleta de dados sobre reprodução felina, incluindo dados sobre saúde e enfermidade neonatal. Em um estudo no Reino Unido, os dados foram coletados utilizando-se um questionário de amostragem dos nascimentos de 1.056 ninhadas (4.814 filhotes felinos), representando 14 raças puras.[75] As raças incluídas no estudo foram Persa, Burmês, Siamês, Inglês de Pelo Curto, Oriental de Pelo Curto, Sagrado da Birmânia, Devon e Cornish Rex (dados analisados juntos), Asiático, Abissínio, Korat, Somali, Maine Coon, Tonquinês e Exótico de Pelo Curto. Diversos parâmetros foram influenciados pela raça, como índice médio de natimortos (mais alto em Persas e Exótico de Pelo Curto, mais baixo em Maine Coon) e peso médio de filhotes ao nascimento (mais alto em Maine Coon, mais baixo em Korat). Dados selecionados desse estudo estão resumidos na Tabela 41.1.

Em outro estudo com 1.191 ninhadas (4.804 filhotes felinos), os dados foram coletados de modo prospectivo empregando-se um sistema de entrega de amostra com base na internet sobre 11 raças (S. Little, dados não publicados, 2001 a 2005). Os criadores que encaminharam as informações localizavam-se, basicamente, nos EUA e na Europa. As raças incluídas no estudo foram Bengal, Sagrado da Birmânia, Mau Egípcio, Havana Castanho, Manx,

Munshkin, Gato da Floresta da Noruega, Ocicat, Ragdoll, Devon Rex e Sphynx. O índice de natimortos médio foi mais alto em Havana Castanho e mais baixo entre Ocicat e Devon Rex. A média de peso ao nascimento dos filhotes felinos foi mais elevada entre Gato da Floresta da Noruega e mais baixa em Havana Castanho. Dados selecionados desse estudo estão resumidos nas Tabelas 41.2 e 41.3.

Os dados obtidos desses estudos são bastante úteis para ajudar os criadores a avaliarem seus programas de criação e identificarem áreas de mau desempenho. Por exemplo, a mortalidade média de filhotes felinos com 4 a 8 semanas de vida nesses estudos aproxima-se de 15%. Um estudo na Suécia envolvendo 694 ninhadas de diferentes raças calculou a mortalidade média dos filhotes

Tabela 41.1 Dados sobre reprodução específicos para raças, coletados por meio de pesquisa com base em questionário no Reino Unido.

Raça	Número de ninhadas (Total = 1.056)	Tamanho médio da ninhada (número de filhotes felinos)	Peso médio ao nascimento (gramas)*	% Média de filhotes nascidos vivos	% Média de vivos com 8 semanas	% Ninhadas com ≥ 1 defeito em filhote
Persa	212	3,8	92,8	89	75	9
Burmês	150	5,7	86,2	93	84	20
Siamês	138	4,9	92,4	92	82	19
Inglês de Pelo Curto	110	4,6	104,4	94	87	11
Oriental de Pelo Curto	92	4,7	89,8	92	83	24
Sagrado da Birmânia	88	3,6	101,0	98	94	7
Devon + Cornish Rex	47	4,2	91,4	92	84	13
Asiático[†]	41	6,5	84,7	95	93	19
Abissínio	40	3,9	100,0	98	94	11
Korat	32	4,6	72,7	97	85	28
Somali	31	3,6	90,7	94	86	10
Maine Coon	27	4,6	116,1	99	90	15
Tonquinês	27	5,3	84,1	93	82	31
Exótico de Pelo Curto	21	4,2	97,2	88	82	5
Médias gerais		4,6	93,5	93	84	14

*Filhotes felinos nativivos.

[†]A raça asiática é semelhante ao Burmês, porém com uma variação mais ampla de cores e padrões (tigrados, fumaças [*smokes*, raiz do pelo branca], sólidos ou sem pelo). Também inclui Burmilla, Bombaim e Tiffanie.

Modificada de Sparkes AH, Rogers K, Henley WE *et al.*: A questionnaire-based study of gestation, parturition and neonatal mortality in pedigree breeding cats in the UK, *J Feline Med Surg* 8:145, 2006.

Tabela 41.2 Dados sobre reprodução específicos para raças, coletados por meio de pesquisa por internet com criadores primariamente nos EUA e na Europa, entre 2001 a 2005.

Raça	Número de ninhadas (Total = 1.191)	Tamanho médio da ninhada (número de filhotes felinos)	Peso médio ao nascimento (gramas)*	Média de filhotes felinos nativivos	Média % de vivos com 4 semanas
Ragdoll	232	4,4	98,8	95	90
Sagrado da Birmânia	204	3,6	95,3	93	87
Bengal	176	4,0	94,1	94	82
Ocicat	136	4,3	98,2	96	86
Gato da Floresta da Noruega	124	4,5	105,3	95	89
Devon Rex	103	3,7	86,1	96	87
Munchkin	54	4,1	83,5	94	83
Mau Egípcio	52	3,7	104,9	94	89
Sphynx	50	4,0	95,5	95	80
Manx	39	3,1	93,4	92	82
Havana Castanho	21	3,9	91,1	89	83
Médias gerais		4,0	95,1	94	85

*Filhotes felinos nativivos.

Tabela 41.3 Dados sobre defeitos congênitos em raças puras de gatos selecionadas empregando-se pesquisa por internet com criadores basicamente nos EUA e na Europa, entre 2001 e 2005.

Raça	Nº de ninhadas	% Ninhadas com no mínimo um defeito congênito	Exemplos de defeitos congênitos
Bengal	181	18	ATP, PE, PF, HU, SIN
Sagrado da Birmânia	217	12	DER, HU, SIN, PF, GAS
Burmês: tradicional	94	15	ATP
Burmês: contemporâneo	54	80	AC, DER, ATP
Burmês Europeu	66	15	ATP
Devon Rex	204	13	ATP, PF, HU
Mau Egípcio	52	23	HU
Havana Castanho	27	11	HU, ATP
Manx	31	13	GAS
Munchkin	54	11	PF, HU, GAS
Gato da Floresta da Noruega	124	5	ATP, PF
Ocicat	128	25	ATP, PE, XIF
Ragdoll	199	13	PF, COL
Sphynx	104	9	PL, PE, HU

COL, coloboma palpebral; *PF*, palato fendido; *DER*, dermoide (nasal e ocular); *ATP*, anomalia torácica plana; *GAS*, gastrosquise; *AC*, defeito craniofacial (cabeça); *PE*, peito escavado; *SIN*, sindactilia; *HU*, hérnia umbilical; *XIF*, processo xifoide evertido.

felinos com 12 semanas de vida em 18%.[76] Os criadores que enfrentarem perdas maiores deverão investigar as causas possíveis. No entanto, deve-se ter cautela porque, embora as raças possam ter o mesmo nome e fenótipos semelhantes em diferentes países, a constituição genética pode ser bastante diferente. Um bom exemplo é o Burmês. A definição dessa raça varia de acordo com o país e a organização de registro, levando a populações geneticamente distintas com riscos diferentes de doenças.

Exame do filhote felino recém-nascido

Os filhotes felinos recém-nascidos (até 4 semanas de vida) não podem ser abordados como adultos pequenos. Não apenas sua fisiologia é diferente, como também a abordagem básica ao histórico e ao exame físico é diferente. Iniciar com um histórico clínico completo para o filhote felino em questão e também para os outros animais da ninhada. Poderá ser útil ter histórico clínico da gata, se disponível (p. ex., enfermidade, nutrição, vacinações) e informações sobre trabalho de parto e parto, especialmente em filhotes felinos com menos de 2 semanas de vida.

Investigar o ambiente domiciliar do filhote, observando temperatura e umidade, condições de higiene, tamanho e densidade populacional e prevalência de doenças infecciosas e parasitas. Uma visita domiciliar pode juntar informações importantes, especialmente quando se trabalha com criadores. Contudo, se não for possível uma visita domiciliar, pode-se solicitar ao criador o fornecimento de uma planta baixa e fotos para ajudar a identificar questões relacionadas com o manejo. Infelizmente existem poucas informações sobre o projeto ideal de gatis de criação. Frequentemente as recomendações são adaptadas daquelas desenhadas para animais de laboratório ou para instalações de abrigo.[66] A Cat Fanciers Association (http://www.cfa.org) produziu necessidades mínimas para gatis que abordam ambiente (p. ex., temperatura, ventilação, iluminação), higiene e instalações das jaulas. Embora escrito cerca de 20 anos atrás, informações valiosas sobre projetos de gatis são encontradas em *Feline Husbandry: Diseases and Management in the Multiple-Cat Environment* (http://www.vetmed.ucdavis.edu/ccah/felinehusbandry.cfm).[62]

Filhotes felinos recém-nascidos deverão ser examinados com a gata e quaisquer animais da ninhada disponíveis, quando possível, e no domicílio ou gatil, se existirem problemas em andamento. Os neonatos deverão ser manipulados com delicadeza, sobre uma superfície aquecida, como uma toalha limpa. Deve-se lavar as mãos e usar luvas. Equipamentos simples serão necessários: balança em gramas, termômetro retal digital pediátrico, otoscópio com cones infantis, lanterna do tipo caneta, e estetoscópio com sino e diafragma infantis.

Um dos primeiros desafios que o clínico enfrenta ao examinar o neonato felino consiste em determinar a idade e o sexo. A menos que o filhote venha de um gatil de criação, com frequência não se conhece a data exata de nascimento. Podem ser usados diversos marcos e parâmetros do desenvolvimento a fim de estimar a idade dos filhotes (Boxe 41.1), como dentição e peso corporal (ver a seguir). O sexo pode ser surpreendentemente difícil de determinar em filhotes muito jovens, especialmente se não houver outro filhote do sexo oposto para comparação, porque os testículos não estão prontamente visíveis até mais de 6 semanas de vida. Em filhotes felinos machos, a distância entre o ânus e a genitália é maior (cerca de 1,25 cm) em comparação com a do sexo feminino. A genitália mostra-se semelhante à fenda, na fêmea, e arredondada no macho. A coloração do pelo também pode ser uma indicação;

quase todos os filhotes felinos cor de casco de tartaruga ou cálico são do sexo feminino, e filhotes felinos laranja são, mais possivelmente, do sexo masculino (mas não exclusivamente).

Antes de manipular o filhote, observar sua condição corporal e sua resposta ao ambiente, como o estado de alerta, locomoção e frequência respiratória. Neonatos sadios apresentarão fortes reflexos de endireitamento, de procura e de sucção. O tônus muscular não deverá estar flácido demais nem rígido demais. O tônus muscular flexor predomina nos primeiros dias de vida, de modo que os neonatos felinos geralmente repousam em uma posição encurtada. Uma vez desenvolvido o tônus extensor, os filhotes repousam em decúbito lateral ou sobre o tórax, com a cabeça estendida. Filhotes felinos normais dormem cerca de 80% do tempo e, em geral, são tranquilos quando sadios, aquecidos e bem alimentados. Quando estressados por fome, ausência da mãe ou outros motivos, filhotes felinos normais miarão alto e rastejarão pelo ninho, movimentando a cabeça de um lado para outro em movimento de procura. A percepção da dor existe desde o nascimento, mas os reflexos de retirada não estão bem desenvolvidos até cerca de 1 semana de vida. Os filhotes felinos enfermos apresentam um número limitado de sinais clínicos (p. ex., mio alto, inquietação, não ganho de peso, fraqueza, dificuldade respiratória, diarreia) e, por conseguinte, alterações fora do normal deverão ser investigadas prontamente.

A temperatura corporal normal em neonatos é de 36°C a 37°C. A temperatura retal eleva-se lentamente, alcançando 38°C com cerca de 4 semanas de vida. Nas primeiras semanas de vida, os filhotes felinos são poiquilotérmicos, dependendo de fontes externas de calor. Os neonatos felinos são muito suscetíveis a resfriamento em razão do alto índice de área superficial em relação ao peso corporal, ao metabolismo imaturo, ao reflexo do calafrio imaturo e fracas capacidades vasoconstritoras. A capacidade de ter calafrios começa com cerca de 1 semana de vida. Gradualmente eles se tornam homeotérmicos, com cerca de 4 semanas de vida.

O peso ao nascimento típico de filhote felino encontra-se entre 90 e 110 g (variação, 80 a 140 g), embora exista variação considerável por raça (Tabelas 41.1 e 41.2) e por sexo (os machos quase sempre pesam mais que as fêmeas).[75] Baixo peso ao nascimento é uma causa comum de mortalidade e os filhotes que pesam menos de 75 g ao nascimento correm maior risco. Leve perda de peso (inferior a 10%) pode ocorrer nas primeiras 24 h de vida, mas um filhote felino deverá, depois desse período, ganhar peso diariamente. Os filhotes normais ganham entre 50 e 100 g por semana (10 a 15 g/dia) e deverão dobrar o peso ao nascimento com 2 semanas de vida. Os criadores e outros cuidadores de felinos recém-nascidos poderão ser instruídos a pesar os gatinhos 2 vezes/dia nas primeiras 2 semanas de vida, e, a seguir, diariamente, durante, no mínimo, as 2 a 4 semanas seguintes. Com frequência o sinal mais precoce de doença é o insucesso em ganhar peso em um período de 24 h.

Má nutrição ou amamentação inadequada são causas comuns de insucesso no ganho de peso. Os filhotes menores ou mais fracos da ninhada podem ser excluídos da amamentação por irmãos mais fortes. Outras causas de ingestão nutricional são defeitos congênitos, como palato fendido, ou fatores maternos como mastite, doença sistêmica ou má condição corporal.

Os primeiros dentes decíduos a surgir são os incisivos e os caninos, com cerca de 3 a 4 semanas de vida. Os pré-molares irrompem com cerca de 5 a 6 semanas de vida. A fórmula dentária para dentes decíduos é 2(I3/3, C1/1, P3/2); não existem molares decíduos.

Inspecionar o filhote quanto a anormalidades anatômicas, como palato ou lábio fendido, hérnia umbilical ou infecção umbilical (onfaloflebite), fontanelas abertas, deformidades de membros, deformidade da parede torácica e aberturas urogenitais ou retal não patentes. O cordão umbilical normal é seco, sem vermelhidão, tumefação nem secreção (Figura 41.1). Os cordões umbilicais cairão aos 3 ou 4 dias de vida.

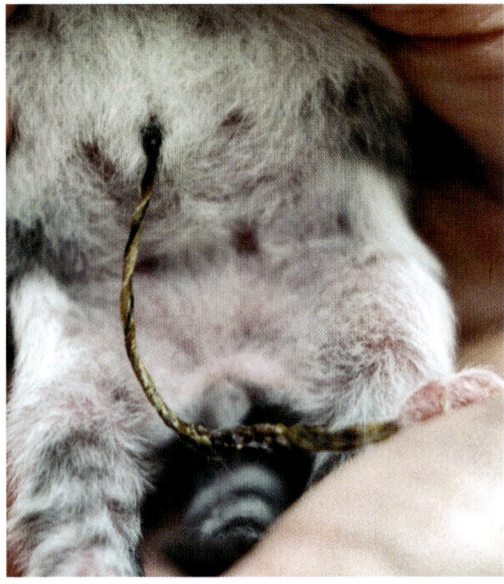

Figura 41.1 O cordão umbilical normal é seco, sem vermelhidão, tumefação nem secreção no umbigo e cai aos 3 ou 4 dias de vida.

Filhotes felinos com menos de 3 semanas de vida não conseguem eliminar urina e fezes voluntariamente. Os reflexos de micção e defecação do filhote podem ser avaliados empregando-se uma bola de algodão com óleo mineral a fim de estimular a área anogenital. A função gastrintestinal está bem desenvolvida ao nascimento e a flora normal é adquirida após alguns dias de vida. Ocorre diarreia em cerca de 60% de neonatos felinos enfermos. Urina neonatal normal é diluída e tem coloração pálida. Hematúria ou pigmentúria podem ser sinais de infecção do trato urinário, traumatismo ou isoeritrólise neonatal. Urina amarelo-escura quase sempre é um sinal de desidratação em neonatos.

Os olhos devem ser inspecionados quanto a anormalidades do globo ou das pálpebras e quanto à conjuntivite neonatal (oftalmia neonatal, ver a seguir). As pálpebras quase sempre se abrem com cerca de 10 dias de vida, porém, ocasionalmente, os filhotes felinos nascem com os olhos já abertos ou os olhos se abrem no primeiro ou segundo dia de vida. Como a produção de lágrima não estará normal durante algumas semanas, deverá ser aplicada uma pomada oftálmica lubrificante tópica durante a primeira semana de vida a fim de evitar lesão da córnea. O reflexo da ameaça não surgirá até 28 dias de vida ou mais. As respostas luminosas pupilares podem aparecer, também, com 28 dias de vida. O estrabismo divergente poderá ocorrer e ser normal até 8 semanas de vida. A avaliação do fundo é difícil até após 6 semanas de vida.

As orelhas deverão ser inspecionadas quanto a evidências de traumatismo, parasitas, como ácaro do ouvido e doença cutânea. Os canais auditivos não são facilmente inspecionados com otoscópio até após 4 semanas de idade. O pelo do neonato deverá estar limpo e brilhante. Neonatos felinos sadios podem apresentar mucosas hiperêmicas até 7 dias de vida, ao passo que os neonatos enfermos apresentam mucosas pálidas, acinzentadas ou cianóticas.

Neonatos felinos podem apresentar pressão arterial mais baixa que os adultos e débito cardíaco maior, e frequência cardíaca mais rápida nas primeiras 2 semanas de vida. Sopros funcionais podem existir em neonatos em decorrência de anemia, hipoproteinemia, febre ou sepse. Sopros inocentes não associados à doença são mais comuns em filhotes felinos do que em filhotes caninos; sopros ainda existentes após 4 meses de vida deverão ser investigados. Cardiopatia congênita, em geral, produz sopros audíveis e acompanhados por frêmito precordial. A frequência cardíaca neonatal normal pode ser superior a 200 bpm nas primeiras 2 semanas de vida (variação, 220 a 260). Com 4 semanas de vida, depois que o tônus vagal é estabelecido, a frequência cardíaca diminui até a variação normal de adulto. A frequência respiratória normal é de 15 a 35 movimentos respiratórios por minuto. Ver Boxe 41.2 para valores fisiológicos normais.

O abdome cheio é normal em um filhote bem alimentado, mas abdome aumentado em filhote enfermo pode indicar aerofagia. O fígado e o baço normais não são palpáveis; já os rins frequentemente o são. O estômago poderá ser palpável, se repleto. O trato intestinal é palpável como alças intestinais repletas de líquido que deverão se movimentar livremente e sem dor. A bexiga também é palpável, móvel e deverá estar indolor.

Boxe 41.2 Valores fisiológicos normais para neonatos felinos

Peso ao nascimento: 90 a 110 g
Temperatura retal (recém-nascidos): 36°C a 37°C
Temperatura retal (1 mês): 38°C
Frequência cardíaca: 220 a 260 bpm nas primeiras 2 semanas de vida
Frequência respiratória (recém-nascido): 10 a 18 movimentos respiratórios/minuto
Frequência respiratória (1 semana): 15 a 35 movimentos respiratórios/minuto
Densidade da urina: < 1,020
Débito urinário: 25 mℓ/kg/dia
Necessidade de água: 130 a 220 mℓ/kg/dia
Necessidade calórica: 20 kcal EM/100 g/dia
Capacidade do estômago: 4 a 5 mℓ/100 g

EM, Energia metabolizável.

Defeitos congênitos

Defeitos congênitos são anormalidades de estrutura, função ou metabolismo existentes ao nascimento. Um defeito pode causar comprometimento físico ou pode provocar a morte do filhote antes ou após o nascimento. Defeitos congênitos em natimortos felinos frequentemente não são identificados porque poucos natimortos são encaminhados para necropsia. Muitos desses defeitos são cosméticos ou menores, ao passo que outros podem provocar comprometimento da saúde (Boxe 41.3). Os defeitos congênitos podem ser de diversos tipos:

- Evidentes ao nascimento (p. ex., palato fendido [Figura 41.2] ou ânus imperfurado [Figura 41.3])
- Encontrado apenas mediante exame diagnóstico ou à necropsia (p. ex., hérnia diafragmática)
- Anormalidades sutis encontradas apenas mediante exames sofisticados (p. ex., doenças de depósito lisossômico).

O desenvolvimento fetal felino pode ser classificado em três estágios: pré-implantação (dias 0 a 12), embriogênese (dias 12 a 24) e crescimento fetal (do dia 24 até o termo). O "período crítico" é o estágio durante o qual cada órgão ou estrutura em desenvolvimento é mais sensível à ruptura. Para a maioria dos órgãos e estruturas, o período crítico ocorre durante a embriogênese, na 3ª e 4ª semana de prenhez. No final da embriogênese, o feto tem cerca de 1,5 cm de comprimento. As falhas de desenvolvimento que ocorrem durante as primeiras 2 semanas de prenhez geralmente são letais. Também é importante observar que um defeito no desenvolvimento de um sistema ou estrutura orgânica pode resultar no desenvolvimento anormal de outros órgãos ou estruturas.

Um teratógeno é qualquer coisa que interrompa o desenvolvimento fetal normal (p. ex., um fármaco ou uma substância química). O momento da exposição do feto e a dose são fatores importantes na determinação do resultado. Embriões são suscetíveis a teratógenos, mas tal susce-

Boxe 41.3 Defeitos congênitos comuns em filhotes felinos

Nos olhos e ouvidos
- Glaucoma
- Colobomas
- Microftalmia
- Dermoide da córnea
- Nistagmo congênito

Neurológicos
- Hidrocefalia
- Hipoplasia cerebelar
- Surdez

Na pele e musculatura
- Hipotricose
- Hérnia umbilical
- Gastrosquise/esquistossoma (hérnia abdominal)

Cardíacos
- Canal arterial patente
- Defeitos atrioventriculares

Esqueléticos
- Hemimelia radial
- Polidactilia
- Sindactilia
- Defeito do tórax plano
- Peito escavado ("tórax em funil")

Urogenitais
- Aplasia/hipoplasia renal
- Genitália ambígua/pseudo-hermafroditismo
- Criptorquidismo

Endócrinos
- Hipotireoidismo/nanismo congênito

Gastrintestinais
- Palato fendido
- Atresia anal/fístula anogenital

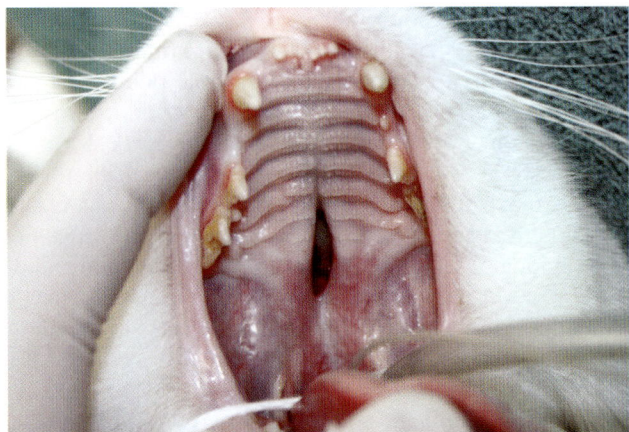

Figura 41.2 Todos os filhotes felinos deverão ser examinados ao nascimento quanto à existência de palato fendido, um defeito congênito comum. (*Cortesia de Chris Carter.*)

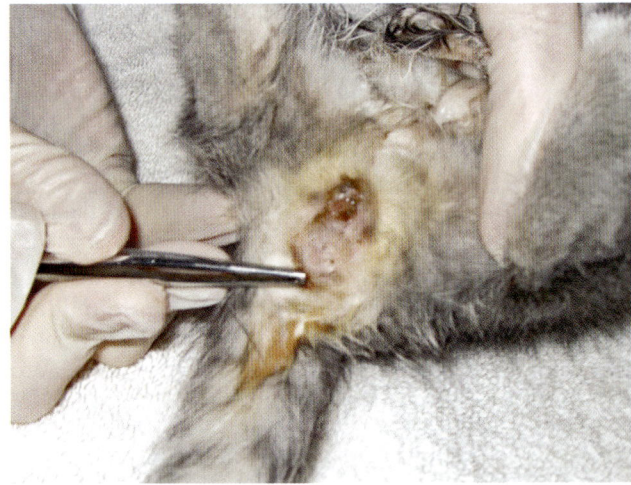

Figura 41.3 Este filhote felino fêmea apresenta ânus imperfurado e fístula anovaginal. (*Cortesia de Rosalyn MacDonald.*)

tibilidade tende a diminuir à medida que o período crítico de desenvolvimento para cada sistema orgânico passa. Isso torna o feto cada vez mais resistente aos efeitos de teratógenos com a idade, com a exceção de estruturas que se diferenciam no final da prenhez, como cerebelo, palato e sistema urogenital.

Os defeitos congênitos podem ser hereditários, e o padrão de hereditariedade ou mutação (mutações) responsável pode ou não ser conhecido (Capítulo 44). Alguns defeitos congênitos devem-se a defeitos cromossômicos, como pseudo-hermafroditismo. Muitos desses não são hereditários e sim causados por outros fatores (Boxe 41.4). Em alguns casos podem ser causados por uma inter-relação de fatores ambientais e genéticos. Quando criadores de raça pura encontram um defeito congênito para o qual não existem informações sobre hereditariedade, diversos fatores podem ser avaliados. Um defeito é mais passível de ser hereditário se houver existência de uma predisposição de raça ou família e se o problema tem início e evolução clínica consistentes. Um defeito é menos passível de ser hereditário se mais de uma anormalidade ocorrer em um gatinho ou em uma ninhada, ou se houver exposição potencial a teratógenos. Uma folha de informações ("What to do if your cat produces a deformed kitten?" [O que fazer se seu gato produzir um filhote deformado?]) foi produzida pelo Feline Advisory Bureau para orientar criadores sobre os passos a serem seguidos se um defeito for observado (http://www.fabcats.org).

Assim como em muitas outras espécies, os defeitos congênitos constituem contribuição importante para a mortalidade neonatal no gato. Foram publicadas excelentes revisões de defeitos congênitos,[31] incluindo defeitos neurológicos,[38] oculares,[25,56] renais,[26] cardíacos[45] e da coluna vertebral.[57] Também existem estudos sobre defeitos congênitos, especificamente, em raças puras de gatos na literatura. Um estudo observou que a doença congênita era mais comum em filhotes felinos de raça pura do que naqueles sem raça pura, em um exame de necropsia de 274 filhotes felinos com até 16 semanas de vida.[9] Contudo, a diferença não foi estatisticamente significativa e nenhuma raça de gatos, individualmente, mostrou-se predisposta, de modo significativo, a doenças congênitas.

Em uma pesquisa com 3.468 filhotes felinos de raça pura nos anos de 1970, 6,8% apresentavam malformações.[70] Raças individuais variaram desde nenhum efeito relatado até 17% (Colorpoint Shorthair) e 19% (Manx) dos filhotes felinos acometidos. Outro estudo realizado no mesmo período relatou 4,2% de filhotes felinos Burmeses de um gatil com defeitos congênitos, e também 12,7% de filhotes felinos Persas de 4 gatis.[71] Os tipos de anormalidades relatadas incluíram defeitos cardíacos, fontanelas abertas, gastrosquise, defeitos de olho e pálpebra e defeitos do trato intestinal.

Em uma análise de dados sobre reprodução de 40 raças no Reino Unido,[75] 14,9% das ninhadas incluíram 1 ou mais filhotes com defeitos congênitos, variando desde 6% de ninhadas de Devon Rex, até 31% de ninhadas da Tonquinês (Tabela 41.1). Uma pesquisa com criadores de gatos conduzida primariamente na América do Norte e na Europa (S. Little, dados não publicados, 2001 a 2005) encontrou ampla variação na prevalência de defeitos congênitos, desde 5% (Gato da Floresta da Noruega) até 80% (Burmês Norte-americano "contemporâneo") de ninhadas demonstrando, no mínimo, um defeito (Tabela 41.3). A alta prevalência de defeitos congênitos em Burmeses Norte-americanos de estilos "contemporâneos" deve-se a uma deformidade facial comum provocada por mutação genética autossômica recessiva.[59] Defeitos congênitos comuns a muitas raças são deformidades da parede torácica (p. ex., peito escavado, defeito do tórax plano), palato fendido e hérnia umbilical. Embora determinados defeitos congênitos comuns de filhotes felinos estejam bem descritos na literatura, outros são menos bem documentados.

Defeito do tórax plano é uma das deformidades da parede torácica mais comuns em filhotes felinos que não está bem descrita na literatura. Embora o defeito possa ser encontrado em qualquer filhote felino, mostra-se mais comum nas raças Oriental, Burmês e Bengal. O defeito caracteriza-se por um achatamento dorsoventral do gradil costal e angulação aguda na junção costocondral (Figura 41.4).[78] Pode ocorrer curvatura da coluna torácica cranial (Figura 41.5). O defeito não existe ao nascimento, mas a média de idade em que é registrado é de 9,5 dias.[78] O defeito tem apresentação variável e até mesmo transitória em alguns casos. Indivíduos levemente atingidos podem ser difíceis de serem detectados. Filhotes felinos acometidos de forma moderada a intensa mostram pouco ganho de peso, aumento da frequência e do esforço respiratório, intolerância a exercícios físicos e podem, até mesmo, morrer. Em um estudo com gatinhos da raça Burmês, no Reino Unido, 8,7% dos animais com defeito do tórax plano também apresentavam peito escavado, sugerindo uma possível associação.[78] Embora deformidades semelhantes da parede torácica tenham sido relatadas em filhotes felinos deficientes em taurina, os gatinhos Burmeses acometidos apresentaram níveis mais elevados de taurina no sangue total do que os gatinhos não acometidos.[78] Não foi publicada nenhuma investigação sobre o melhor tratamento para filhotes felinos com deformidade da parede torácica potencialmente fatal, mas os criadores e os proprietários frequentemente aplicam talas temporárias feitas de papelão ou plástico para forçar a parede torácica complacente e o esterno, em conformação mais normal, até que as costelas e o externo amadureçam (Figura 41.6).

O peito escavado ("tórax em funil") caracteriza-se pelo desvio dorsal da parte caudal do esterno (Figura 41.7). O defeito esternal é observado no início da vida e, em geral, o defeito é progressivo. A etiologia em filhotes felinos e caninos é mal compreendida, embora tenham sido publicadas revisões da doença e seu tratamento.[5,17] Não foi identificada predisposição de raça ou sexo. A doença pode ser classificada como branda, moderada ou grave, com base nas aferições radiográficas.[17,18] Os gatinhos acometidos de forma branda geralmente não apresentam sinais clínicos e não precisam de intervenção. Os gatinhos gravemente acometidos podem estar dispneicos, podem ser intolerantes a exercícios e não se desenvolver. Pode haver sopro cardíaco decorrente de doença congênita ou secundário ao

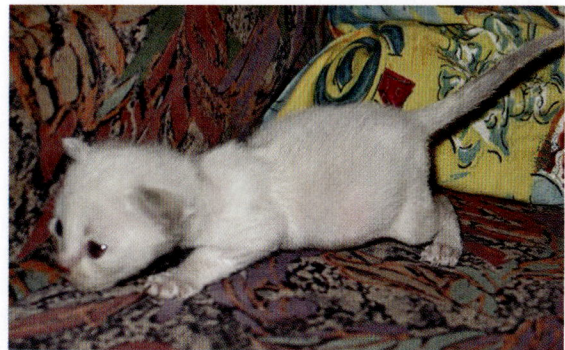

Figura 41.4 O defeito do tórax plano caracteriza-se por achatamento dorsoventral do gradil costal. (*Cortesia de Barbara Hickmann.*)

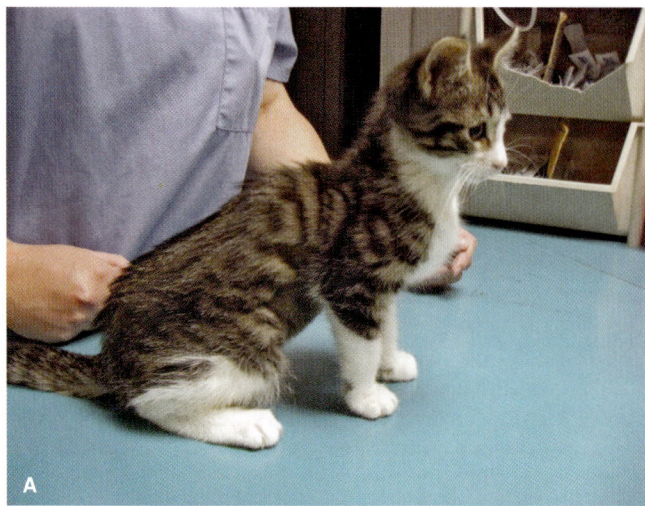

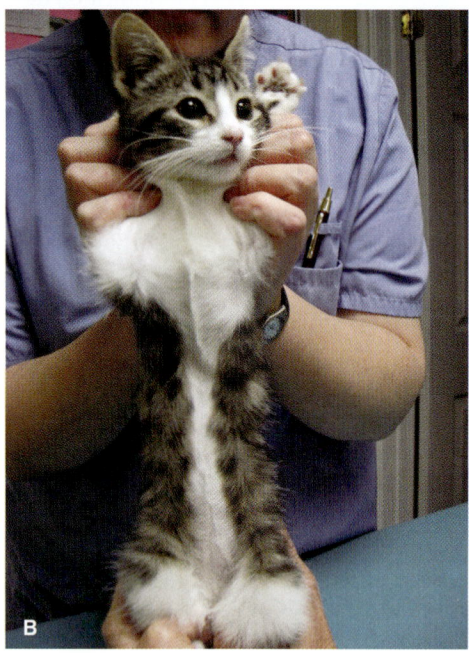

Figura 41.5 A. Filhotes felinos com defeito do tórax plano também podem apresentar curvatura espinal. **B.** Angulação intensa na junção costocondral é evidente.

posicionamento anormal do coração por causa da deformidade do esterno.[18] A correção cirúrgica mais comumente descrita são suturas circum-esternais percutâneas e tala externa (Figura 41.8).[18,19,50,72,85] Essa técnica funciona bem em gatinhos com esterno não ossificado (menos de 4 meses de vida) porque o objetivo consiste em puxar o esterno para fora e manter a posição correta enquanto o esterno amadurece. Complicações potenciais da técnica incluem punção ou laceração pulmonar inadvertida e desenvolvimento de pneumotórax. Um caso de edema pulmonar por reexpansão fatal também foi descrito.[72] Abordagens cirúrgicas com ostectomia em cunha,[72] pino transesternebral[13] e condrectomia em cunha esternal com tala interna[64] também foram descritas.

A hiperextensão tarsal (também conhecida como "pernas torcidas", contratura de membros, contratura de tendão) é um defeito congênito em filhotes felinos descrito recentemente.[7] O defeito é evidente ao nascimento e em geral acomete apenas um gatinho na ninhada. Não existe predisposição de raça ou sexo. A anormalidade caracteriza-se por hiperextensão tarsal grave e rotação metatarsiana (Figura 41.9). Geralmente os dois membros posteriores são acometidos, mas o distúrbio também pode ser unilateral. Não existe déficit neurológico nem anormalidades

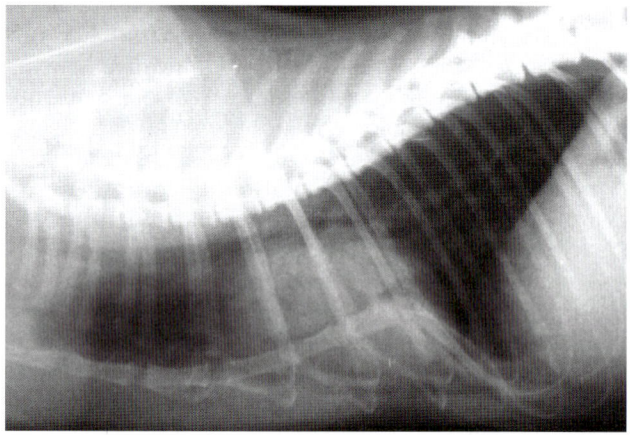

Figura 41.7 O peito escavado caracteriza-se por desvio dorsal da parte caudal do esterno. O defeito reduz o tamanho da cavidade torácica e pode provocar dispneia e falta de desenvolvimento.

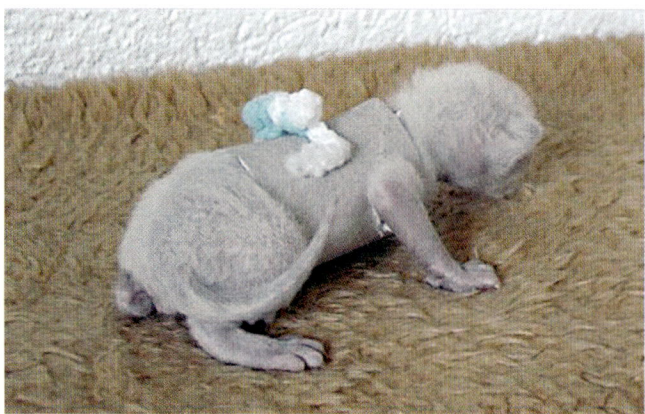

Figura 41.6 Proprietários de gatinhos com defeito do tórax plano frequentemente aplicam talas temporárias feitas de papelão para ajudar a dar forma à parede torácica complacente. (*Cortesia de Barbara Hickmann.*)

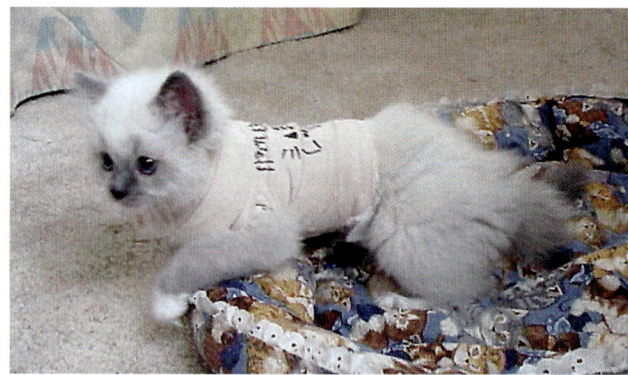

Figura 41.8 Este gatinho Ragdoll foi submetido à correção de peito escavado com suturas circum-esternais e talas externas. (*Cortesia de Sue Shorey.*)

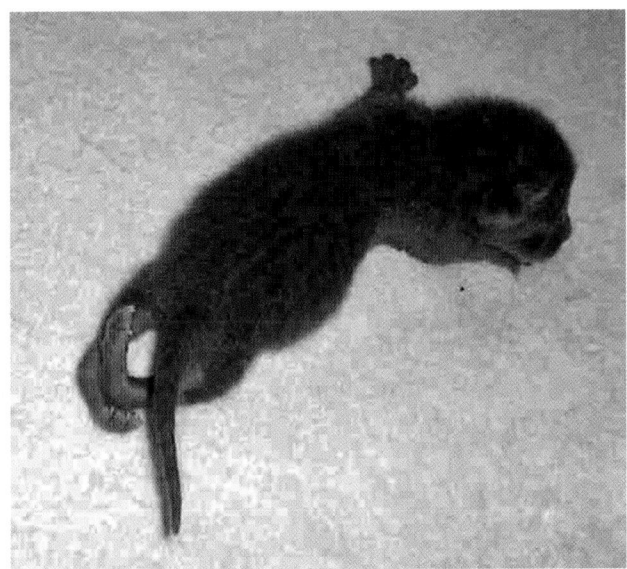

Figura 41.9 Neonato felino da raça Korat com hiperextensão tarsal, mostrando a hiperextensão tarsal e a rotação metatarsiana características. (*Cortesia de Carine Risberg.*)

ósseas. A etiologia é desconhecida, porém, o defeito parece semelhante a pé em clava em lactentes humanos. Na experiência da autora, a deformidade sofre resolução completa por conta própria na maioria dos casos, à medida que o gatinho começa a rastejar e sustentar peso sobre os membros acometidos. Em alguns casos a resolução tardia levou ao uso de talas moldadas macias ou moldes de fibra de vidro para coaptação externa.[7] Se houver necessidade de coaptação externa, ela deverá ser instituída mais cedo, e não mais tarde, a fim de aproveitar a vantagem da maior flexibilidade das articulações de filhotes felinos jovens. Talas e moldes rígidos podem ser trocados semanalmente, conforme o gatinho cresce, e podem ser necessários durante 6 semanas ou mais. Também pode ser útil fisioterapia com delicada manipulação da articulação tarsal para sua configuração normal.

Diagnóstico neonatal

Valores de bioquímica sanguínea e hematologia para neonatos diferem daqueles do adulto; a maioria dos valores se normaliza nos níveis de adulto com 3 a 4 meses de idade (Tabelas 41.4 e 41.5). Para diversos analisados, as variações de referência mudam rapidamente nos primeiros dias e semanas de vida, de modo que usar variações de referência apropriadas à idade é importante. Em um estudo de gatinhos com até 8 semanas de vida, as variações de referência para fosfatase alcalina, creatinoquinase, triglicerídios, cálcio e fósforo foram mais elevadas que em adultos.[41] As variações de referência para aspartato aminotransferase (AST), bilirrubina, ureia sanguínea e creatinina foram mais elevadas em recém-nascidos, mas semelhantes ou mais baixas que adultos às 8 semanas de vida. As variações de referência para albumina e proteína total foram mais baixas do que para adultos ao longo das 8 semanas, e os valores de cálcio e fósforo foram mais elevados.

Para venipunção, a pessoa que segura posiciona o gatinho em decúbito dorsal com os membros anteriores voltados para trás, na direção do abdome, e a cabeça e o pescoço estendidos. O sangue é retirado da jugular utilizando-se uma seringa de 1 mℓ com agulha calibre 25 ou 26. É essencial a aspiração lenta de sangue a fim de evitar colabamento da veia. Um pequeno volume (0,5 mℓ) de sangue pode ser usado para os testes mais importantes (Boxe 41.5). O uso de tubos para coleta de sangue em microamostras de 0,5 mℓ é recomendado e foi validado para a avaliação de amostras para bioquímica e hematologia.[82,83] A amostragem repetida deverá ser realizada com cautela porque o volume de sangue circulante de gatinhos é pequeno (aproximadamente 70 a 95 mℓ/kg). A amostragem de sangue diária não deverá exceder 10% do volume de sangue total estimado do filhote.

A urina é coletada para bioquímica, exame microscópico do sedimento e densidade estimulando-se o períneo; a cistocentese deverá ser realizada com muito cuidado ou evitada nos felinos muito novos, porque a parede da bexiga é facilmente lacerada. A densidade urinária é de 1,020 ou menos nas primeiras semanas de vida; valores de adulto são alcançados com cerca de 8 semanas de vida.[46] Uma amostra de fezes deverá ser examinada quanto a parasitas intestinais comuns, como *Giardia* spp., *Isospora* spp. e nematódeos, empregando-se centrifugação com sulfato de zinco e também um esfregaço direto com salina.

A radiografia é um instrumento diagnóstico útil, porém é mais difícil de realizar do que em adultos por causa do tamanho e da natureza frequentemente não cooperativa dos filhotes. Se necessário, esta autora prefere indução e manutenção com máscara empregando-se isoflurano como o método mais seguro para imobilização. Também é difícil interpretar imagens radiográficas de filhotes felinos porque o contraste é fraco em razão da falta de gordura corporal e da incompleta mineralização do esqueleto. A qualidade das imagens pode ser melhorada ajustando-se a quilovoltagem para cerca da metade daquela usada para animal adulto e empregando-se filme ou telas de alta definição.

A qualidade das imagens do tórax pode ser dificilmente obtida por causa da alta frequência respiratória dos filhotes e da maior movimentação da parede torácica. A ausência de movimento e o bom posicionamento são importantes. As indicações comuns para radiografias torácicas são avaliação de sopros cardíacos e diagnóstico de pneumonia. Radiografias torácicas de filhotes felinos mostram incremento generalizado da opacidade intersticial pulmonar por causa do maior teor de água do parênquima pulmonar. O timo pode mostrar-se como um sinal de vela no hemitórax esquerdo cranial, e o mediastino cranial aparecerá mais largo do que no adulto. O coração mostra-se proporcionalmente maior na cavidade torácica por causa do volume alveolar diminuído.

A interpretação de radiografias esqueléticas impõe dificuldades por causa da menor mineralização, das fises abertas e dos centros secundários de ossificação. Traumatismo e infecção são as lesões mais comumente encontradas e, com frequência, estão associadas à tumefação de

Tabela 41.4 **Valores hematológicos para gatinhos desde o nascimento até 8 semanas.**

	2 semanas	4 semanas	6 semanas	8 semanas
Hematócrito (%)	33,6 a 37	25,7 a 27,3	26,2 a 27,9	28,5 a 31,1
Hemácias (× $10^6/\mu\ell$)	5,05 a 5,53	4,57 a 4,77	5,66 a 6,12	6,31 a 6,83
Leucócitos (× $10^6/\mu\ell$)	9,10 a 10,24	14,10 a 16,52	16,08 a 18,82	16,13 a 20,01
Neutrófilos	5,28 a 6,64	6,15 a 7,69	7,92 a 11,22	5,72 a 7,78
Linfócitos	3,21 a 4,25	5,97 a 7,15	5,64 a 7,18	8,02 a 11,16
Monócitos	0 a 0,02	0 a 0,04	0	0 a 0,02
Eosinófilos	0,53 a 1,39	1,24 a 1,56	1,22 a 1,72	0,88 a 1,28

Adaptada de Moon P, Massat B, Pascoe P: Neonatal critical care, *Vet Clin North Am Small Anim Pract* 31:343, 2001.)

Tabela 41.5 **Valores bioquímicos séricos para gatinhos desde o nascimento até 8 semanas.**

	2 dias	1 semana	2 semanas	4 semanas	8 semanas
Albumina (g/dℓ)	1,6 a 2,6	2 a 2,5	2,1 a 2,6	2,4 a 2,9	2,4 a 3
Fosfatase alcalina (U/ℓ)	275 a 2.021	126 a 363	116 a 306	97 a 274	60 a 161
ALT (U/ℓ)	12 a 84	11 a 76	10 a 21	14 a 55	12 a 56
Bilirrubina (mg/dℓ)	0 a 0,7	0 a 0,6	0 a 0,2	0 a 0,3	0 a 0,1
Cálcio (mg/dℓ)	8,6 a 12,7	10 a 13,7	9,9 a 13,0	10 a 12,2	9,8 a 11,7
Colesterol (mg/dℓ)	80 a 175	119 a 213	137 a 223	173 a 253	124 a 221
Creatinina (mg/dℓ)	0,5 a 1,1	0,3 a 0,7	0,4 a 0,6	0,4 a 0,7	0,6 a 1,2
GGT (U/ℓ)	0 a 5	0 a 5	0 a 4	0 a 1	0 a 2
Glicose (mg/dℓ)	75 a 154	105 a 145	107 a 158	117 a 152	94 a 143
Fósforo (mg/dℓ)	4,1 a 10,5	6,7 a 11,0	7,2 a 11,1	6,7 a 9	7,6 a 11,7
Proteínas totais (g/dℓ)	3,9 a 5,8	3,5 a 4,8	3,7 a 5	4,5 a 5,6	4,8 a 6,5
Ureia (mg/dℓ)	24 a 71	16 a 36	11 a 30	10 a 22	16 a 33

ALT, alanina aminotransferase; *GGT*, gamaglutamil transferase.
Adaptada de Levy J, Crawford P, Werner L: Effect of age on reference intervals of serum biochemical values in kittens, *J Am Vet Med Assoc* 228:1033, 2006.

partes moles. Pode ser muito útil radiografar o membro não acometido no mesmo momento a fim de obter um parâmetro de comparação que ajudará na interpretação.

A utilidade da radiografia abdominal em filhotes felinos é prejudicada pelos fracos detalhes abdominais por causa da falta de gordura abdominal, também por um pequeno volume de líquido peritoneal normal e uma proporção mais alta de água corporal total. O fígado mostra-se comparativamente maior do que no adulto. Os diagnósticos mais comuns são corpos estranhos radiopacos ou obstrução intestinal.

A ultrassonografia é uma modalidade eficaz para pacientes pediátricos, em especial para a obtenção de imagens do abdome. Máquinas com transdutor curvilinear de frequência variável (de 6 a 8 MHz) estão recomendadas.[3] Raramente há necessidade de sedação para o procedimento e o filhote é mais bem posicionado em decúbito dorsal sobre um pano acolchoado. Foram descritas técnicas para o exame do abdome e o aspecto normal de estruturas.[3] Indicações comuns para ultrassonografia abdominal incluem corpos estranhos gastrintestinais, intussuscepções, hérnias congênitas, doença renal congênita e urolitíase, entre outras.

Boxe 41.5 Banco de dados mínimo para neonatos felinos enfermos

- Hematócrito e sólidos totais usando tubos de micro-hematócrito e refratômetro
- Hemograma completo: leucometria a partir de 1 gota de sangue total diretamente em Unopette, contagem diferencial a partir do esfregaço sanguíneo
- Ureia sanguínea com sangue total em tira reagente
- Glicemia determinada com 1 gota de sangue total usando glicosímetro (observar que esses aparelhos tendem a subestimar a glicemia)

Foram descritos valores eletrocardiográficos normais para filhotes felinos nos primeiros 30 dias de vida.[44] As alterações nos achados normais ocorrem no primeiro mês de vida, como desvio do eixo elétrico da direita para a esquerda, aumento progressivo na amplitude da onda R, e decréscimo progressivo da amplitude da onda S. As aferições para onda P, intervalos PR, duração de complexos

QRS e duração do intervalo QT são semelhantes às de gatos adultos. Neonatos felinos apresentam ritmo cardíaco sinusal.

A necropsia é subutilizada como instrumento diagnóstico em ambientes com múltiplos gatos, como abrigos e gatis. Não é incomum filhotes felinos morrerem ou serem sacrificados antes de o diagnóstico definitivo ser estabelecido. Os resultados da necropsia devem fornecer informações necessárias para salvar os outros filhotes da ninhada ou uma futura ninhada, especialmente quando se trata de doenças infecciosas. Para melhores resultados, o corpo inteiro deverá ser encaminhado (refrigerado, não congelado) a um patologista especializado. Se necessário, o congelamento é melhor que a autólise, porque algumas informações ainda poderão ser obtidas.

Terapêutica básica

A identificação rápida de enfermidade e a pronta intervenção são a chave para o sucesso ao tratar neonatos felinos enfermos. O cuidado intensivo dos filhotes mais enfermos pode ser muito bem-sucedido, embora intimidador. Com frequência, a causa exata da doença de um filhote felino não é aparente no momento do exame, e o tratamento deverá se concentrar em medidas de suporte. A terapia inicial geralmente inclui tratamento dos problemas "3 H" (hipotermia, hipoglicemia e hidratação) mediante aquecimento suplementar, hidratação, glicose e nutrição.[22,52] A conscientização das diferenças fisiológicas entre gatos neonatos e adultos é importante e deverão ser revistas informações recentemente publicadas.[29]

Para recém-nascidos felinos, um quarto "H" pode ser adicionado à relação – hipoxia. O principal fator de risco para hipoxia é a distocia, levando a tempo prolongado no canal do nascimento com separação da placenta e, por conseguinte, menos oxigênio. A reanimação desses neonatos deverá ser imediata e rigorosa, sendo necessário friccionar até secar e estimular a respiração, e aspiração de secreções de vias respiratórias (Capítulo 40). Outros fatores que têm impacto negativo sobre a sobrevida de filhotes felinos nascidos durante distocia incluem o efeito de fármacos administrados à gata para a cirurgia, traumatismo craniano provocado por "balançar" para reanimar (não mais recomendado)[30] e hipotermia pelas temperaturas frias na maioria dos centros cirúrgicos. Esses filhotes podem sobreviver à distocia, mas frequentemente encontram-se fracos e incapazes de se alimentar de modo eficaz. Os efeitos da hipoxia e da hipotermia podem provocar a morte em alguns dias.

Temperaturas retais inferiores a 34,4°C estão associadas a depressão da respiração, comprometimento da função do sistema imunológico, bradicardia e adinamia. Jamais tentar alimentar um filhote felino hipotérmico, pois pneumonia por aspiração é um risco importante. Filhotes felinos hipotérmicos deverão ser reaquecidos lentamente, durante 2 a 3 h, até a temperatura retal máxima de 38,3°C. Aquecer rapidamente demais pode provocar aumento da demanda metabólica, resultando em desidratação, hipoxia e perda da integridade cardiovascular. Uma incubadora ou uma caixa de oxigênio constituem boas maneiras

de alcançar o reaquecimento e apresentam o benefício de promover ar umidificado. No entanto, bolsas de água quente, cobertores com água morna circulante e lâmpadas de aquecimento também podem ser empregados mediante monitoramento muito cuidadoso. O filhote deverá ser capaz de se movimentar para fora da fonte de calor. A temperatura ambiental para filhotes felinos neonatais deverá estar entre 27°C e 32°C.

Para filhotes intensamente hipotérmicos, deverão ser administrados líquidos aquecidos entre 35°C e 37°C por via intravenosa (IV) ou intraóssea (IO). As bolsas de líquido deverão ser aquecidas (mas resfriarão rapidamente) ou um aquecedor de infusão IV em linha poderá ser utilizado. Outra opção consiste em colocar a porção do tubo intravenoso próximo do gatinho sob um dispositivo de aquecimento, como uma almofada de aquecimento ou um cobertor com água morna circulante. Monitorar atentamente quanto à recorrência de hipotermia após o reaquecimento.

Hipoglicemia clínica ocorre quando a glicemia é inferior a 3 mmol/ℓ (50 mg/dℓ) e é um problema comum para neonatos enfermos por causa da função hepática imatura e da rápida depressão dos depósitos do glicogênio. A hipoglicemia pode ser causada por vômitos, diarreia, sepse, hipotermia ou ingestão nutricional inadequada. Filhotes felinos com hipoglicemia serão fracos e letárgicos e poderão estar anoréxicos. Hipoglicemia prolongada pode causar lesão cerebral permanente porque o cérebro neonatal depende de glicose e de carboidratos como fontes de energia. Se o filhote não estiver hipotérmico nem desidratado, administrar glicose a 5 até 10% VO, 0,25 a 0,50 mℓ/100 g de peso corporal, periodicamente, por meio de sonda gástrica, até que o filhote esteja mais forte e normoglicêmico. A seguir deve-se iniciar a alimentação com substituto de leite para filhotes felinos. Neonatos criticamente enfermos poderão necessitar de infusão em bolo de glicose a 12,5% IV ou IO (0,1 a 0,2 mℓ/100 g de peso corporal, ou mais), sucedida por uma infusão a taxa constante de glicose a 1,25 a 5% em uma solução eletrolítica balanceada a fim de evitar hipoglicemia de rebote.[51,54] Soluções hipertônicas de glicose não deverão ser administradas por via subcutânea porque poderá ocorrer descamação tecidual.

A desidratação acontece com facilidade em neonatos felinos com diarreia, vômitos ou ingestão de líquido reduzida. Os neonatos apresentam fracos mecanismos compensatórios e função renal imatura, de modo que tanto desidratação quanto hiper-hidratação durante o tratamento são preocupações. A produção diária de urina em filhotes de 1 mês de vida é de 25 mℓ/kg em comparação com 10 a 20 mℓ/kg no gato adulto.[54] Os neonatos também apresentam maior necessidade de líquido que os adultos por causa do teor de água corporal total mais elevado (cerca de 80% do peso corporal, em comparação com 60% em adultos), maior índice área superficial:peso corporal, índice metabólico mais elevado e gordura corporal diminuída. O estado de hidratação poderá ser difícil de avaliar em pacientes mais jovens. O turgor cutâneo não é um teste confiável de hidratação em filhotes felinos com menos de 4 semanas de vida porque sua pele tem menos gordura e mais água em comparação com a dos adultos. As mucosas dos filhotes felinos deverão estar úmidas e hiperêmicas ou róseas. Mucosas pálidas e tempo de enchimento capilar diminuído indicam, no mínimo, 10% de desidratação. A urina neonatal normalmente é incolor e límpida; em animais desidratados, a urina é escura e com densidade superior a 1,020.

Se o filhote felino estiver minimamente desidratado e normotérmico, sem disfunção gastrintestinal, solução de eletrólitos aquecida poderá ser administrada por via oral ou poderão ser administrados líquidos SC aquecidos. No entanto, a absorção subcutânea de líquidos é mais lenta em filhotes hipovolêmicos em razão da vasoconstrição periférica. Se o filhote felino estiver de moderada a intensamente desidratado, a administração de líquido IV é a mais eficaz. Utiliza-se um miniequipo (60 gotas/mℓ) com um líquido ou uma bomba em seringa ou uma bureta. A veia cefálica ou a jugular podem ser cateterizadas com um cateter calibre 24 com 2 cm ou calibre 22 com 2,5 cm (Figura 41.10). Cateteres de pequeno calibre facilmente desenvolverão rebarbas durante a colocação. Fazer um pequeno orifício na pele com uma agulha calibre 20 facilitará, primeiramente, a colocação. Soluções cristaloides balanceadas são as escolhas de fluidoterapia. A solução de Lactato de Ringer é ideal para reidratação, porque o lactato pode ser usado como fonte de energia; glicose a 1,25 até 5% pode ser adicionada, se necessário.

Líquidos aquecidos podem ser administrados como bolo IV lento de 1 mℓ/30 g de peso corporal (30 a 45 mℓ/kg de peso corporal), sucedido por uma infusão de manutenção de 80 a 120 mℓ/kg/dia (8 a 12 mℓ/100 g) mais quaisquer perdas em andamento.[46,51] É importante monitorar a fluidoterapia atentamente porque é fácil hidratar em excesso filhotes felinos novos. O estado de hidratação pode ser monitorado por diversos métodos, mas pesar o gatinho a cada 6 a 8 h em uma balança de precisão em gramas é útil e facilmente realizável. Outros métodos incluem aferições seriadas de hematócrito/proteínas totais, aferição de pressão venosa central e aferição de débito urinário por meio da colocação de um cateter urinário de borracha vermelha calibre 3,5 Fr. Os eletrólitos e a glicose também deverão ser monitorados.

Se for difícil alcançar acesso intravenoso, uma via alternativa para a administração de líquidos poderá ser empregada. A via intraperitoneal não deverá ser usada em neonatos felinos por causa do risco de indução de peritonite. O acesso intraósseo utilizando a fossa trocantérica do fêmur proximal é a melhor alternativa para o acesso IV; sangue, líquidos e algumas medicações podem ser administrados dessa maneira (Figura 41.11).[46] As contraindicações ao acesso IO são poucas, como fratura ou infecção do local. Uma agulha espinal calibre 20 a 22 com 2,5 cm ou uma agulha hipodérmica calibre 18 a 25 poderão ser empregadas como um cateter.

O pelo sobre o quadril é raspado e a pele é preparada cirurgicamente antes da inserção da agulha. O membro é posicionado na direção da linha média ventral a fim de girar a fossa trocantérica lateralmente. O jarrete do gatinho pode ser apoiado em uma das mãos enquanto uma agulha é empurrada com a outra e girada até a localização. Inicialmente sente-se resistência à medida que a agulha penetra o osso. A agulha espinal é firmemente assentada na haste do fêmur e o estilete é removido. Se for utilizada uma agulha hipodérmica, o corpo do fêmur pode-se tornar obstruído com fragmentos ósseos. Colocar um pedaço de arame cirúrgico na haste da agulha hipodérmica durante a colocação ajudará a evitar o entupimento.[49] Se ainda assim a agulha ficar obstruída, ela poderá ser removida e outra agulha poderá ser colocada na mesma localização. Um cateter corretamente colocado movimentar-se-á com o membro. O ideal consiste em confirmar a colocação correta mediante uma radiografia.

Um registro em T é inserido no canhão da agulha e o cateter é enxaguado com salina não heparinizada. Se for sentida resistência à infusão de salina, girar a agulha 90 a 180° para liberar o bisel da parede do fêmur. Os índices e volumes de líquido pela via IO são os mesmos para o acesso intravenoso. A administração pode ser realizada com uma seringa ou um equipo IV padrão. O uso de líquidos frios, infusão rápida ou soluções hipertônicas ou alcalinas provocará dor. O cateter IO pode ser suturado no local

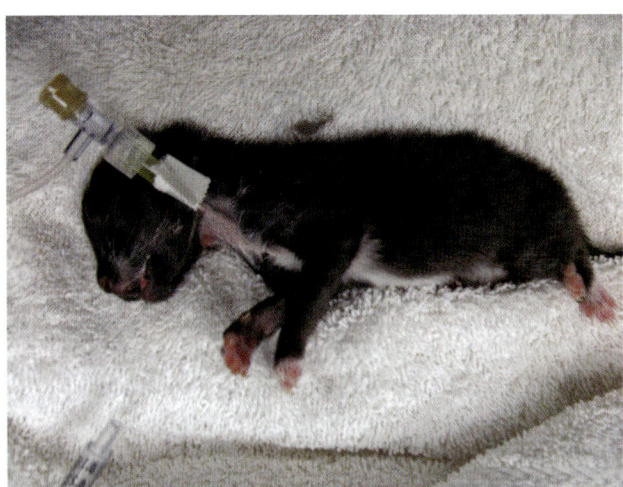

Figura 41.10 A veia jugular pode ser cateterizada com um cateter calibre 24 com 2 cm ou calibre 22 com 2,5 cm. A solução de lactato de Ringer é ideal para a reidratação de neonatos felinos. (*Cortesia de Jennifer Waldrop.*)

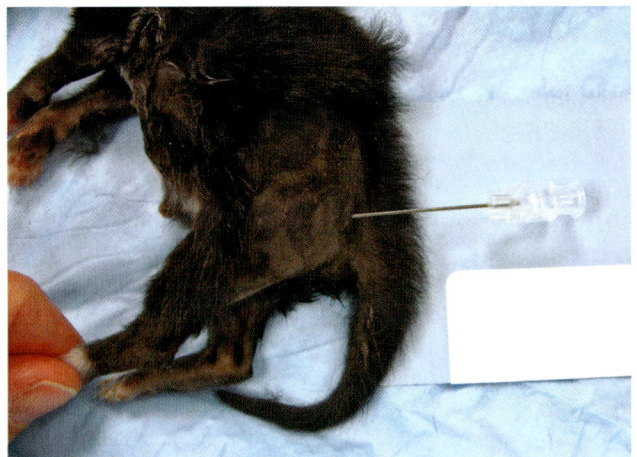

Figura 41.11 Colocação de cateter intraósseo (IO) no fêmur é uma maneira rápida de administrar líquidos, sangue total e alguns fármacos. O cateter IO deverá ser substituído por um cateter intravenoso, o mais rapidamente possível, se houver necessidade de fluidoterapia contínua. (*Cortesia de Jennifer Waldrop.*)

com uma sutura de ancoragem através da pele para uso temporário (quase sempre menos de 24 h).[49] Enfaixar cateteres IO em pequenos gatinhos é difícil e pode não ser necessário se higiene ideal for mantida. O acesso IV deverá ser estabelecido o mais rapidamente possível. Depois que o gatinho se tornar mais ativo, o cateter será facilmente deslocado. Complicações de cateteres IO incluem infecção, extravasamento de líquidos e traumatismo em osso e partes moles.

Transfusões sanguíneas poderão ser necessárias em alguns neonatos felinos enfermos, particularmente aqueles com anemia decorrente de infestação por pulgas ou parasitas intestinais. As indicações para transfusão sanguínea são fraqueza, taquicardia, mucosas pálidas e hematócrito inferior a 15%. O sangue oriundo de doador com tipagem compatível é diluído em 9:1 com um anticoagulante citratado, e é administrado empregando-se um filtro sanguíneo pela via IV ou IO e em uma velocidade de 20 mℓ/kg, durante o mínimo de 2 h.[46]

Imunidade

As gatas apresentam uma fase colostral de lactação em que as concentrações de imunoglobulina são altas, com frequência excedendo seus níveis séricos. A imunoglobulina predominante, tanto no colostro quanto no leite, é a IgG. As concentrações de IgG são mais elevadas nos primeiros 7 dias de lactação e, a seguir, caem em nível constante, ao passo que a IgA permanece baixa ao longo de toda a lactação.[10] Os gatinhos recebem quase toda sua imunidade passiva durante as primeiras 12 a 18 h de vida (antes do fechamento do intestino) mediante a ingestão de colostro; ocorre pouca ou nenhuma transferência transplacentária de imunoglobulina no gato.[8] A quantidade de imunidade passivamente adquirida é determinada pela quantidade de colostro ingerida, o momento da ingestão e a concentração de imunoglobulinas no colostro. O ponto mais baixo de IgG sérica no gatinho é alcançado entre 3 e 5 semanas de vida por causa do catabolismo materno do IgG e se correlaciona ao período de vulnerabilidade à infecção.[10,40] A seguir, os níveis de IgG aumentam de modo constante à medida que se desenvolve a própria imunidade adaptativa do filhote felino.

O insucesso em transferência passivamente de imunidade (TPI) é uma preocupação bem documentada em animais e é identificada quando os neonatos apresentam concentrações séricas de IgG inferiores a 400 mg/dℓ.[10] Diversos tratamentos, como substitutos para colostro, estão disponíveis comercialmente para essa espécie animal. A extrapolação a partir de grandes animais sugere que os gatinhos com TPI podem correr maior risco de infecção. Embora não existam estudos sobre a correlação entre TPI e a suscetibilidade à infecção em filhotes felinos, a sepse neonatal é uma das causas mais comuns de mortalidade de filhotes felinos nas primeiras semanas de vida. Os gatinhos com TPI não corrigida começam a produzir IgG com cerca de 4 semanas de vida; por conseguinte, são principalmente vulneráveis à infecção entre o nascimento e, no mínimo, 4 semanas de vida. A ingestão adequada de colostro

durante as primeiras 18 h de vida, por conseguinte, pode ser crítica.

Muitos fatores podem influenciar se um gatinho ingere quantidades suficientes de imunoglobulina, como:

- Ordem no nascimento e tamanho da ninhada: em ninhada grande, os gatinhos que nascem depois enfrentam maior competição para se alimentar
- Sucesso na sucção: gatinhos fracos (p. ex., devido a baixo peso ao nascimento, efeitos de distocia, defeitos congênitos, enfermidades) podem não sugar de modo eficaz no primeiro dia de vida
- Ingestão tardia: as gatas que se recuperam de cesariana podem não estar bem a ponto de alimentarem seus filhotes de modo eficaz no primeiro dia de vida
- Gatas enfermas: uma gata enferma pode não produzir colostro suficiente para seu filhote, ou o colostro pode ser de má qualidade com baixas concentrações de IgG
- Órfãos: se a mãe morrer durante o parto ou logo depois, os gatinhos órfãos poderão não ter tido a oportunidade de ingerir colostro
- Impedimento deliberado da ingestão de colostro para prevenção de isoeritrólise neonatal: ver a seguir.

Se não houver um histórico completo para um gatinho ou uma ninhada, será difícil saber se ocorreu TPI. Não existe teste rápido para detecção de TPI em gatos. O diagnóstico definitivo é feito aferindo-se a concentração sérica de IgG, um teste realizado apenas em alguns laboratórios de referência. Um estudo avaliando marcadores para TPI em gatos descobriu que a adequação da transferência passiva se correlacionou apenas com a atividade sérica de fosfatase alcalina e, então, apenas nos primeiros 2 dias de vida.[12]

Uma recomendação frequente para filhotes felinos órfãos sob risco de TPI consiste em colocar o filhote com outra gata lactante. No entanto, os filhotes felinos privados do colostro adotados por gatas na fase de lactação de leite adquirem níveis insuficientes de imunoglobulinas.[10] Os gatinhos privados do colostro e alimentados com substitutos de leite também não conseguirão adquirir níveis suficientes de imunoglobulinas.[10] Substitutos comerciais de leite para filhotes felinos podem ser anunciados como contendo colostro, porém, não há evidências de que o ingrediente proporcione qualquer imunidade.

A correção da TPI pode ser conseguida por meio da injeção subcutânea de soro de gato adulto obtido em um animal com tipo sanguíneo compatível e que tenha sido rastreado quanto a doenças infecciosas (15 mℓ/100 g de peso corporal, divididos em 3 doses durante 24 h).[40] Esse protocolo exige a coleta de grandes volumes de sangue e pode ser impraticável, especialmente para mais de um filhote de cada vez. Não se tem conhecimento se quantidades menores de soro de gato adulto podem ser eficazes na correção TPI. Um produto comercialmente disponível, feito com IgG equina, aprovado para tratamento de TPI em potros foi avaliado para filhotes felinos com TPI em um esforço de encontrar uma solução mais prontamente disponível.[11] Embora os gatinhos tratados alcançassem concentrações séricas adequadas da IgG equina, os anticorpos equinos não conseguiram promover fagocitose de bactérias pelos neutrófilos felinos *in vitro*. Por conseguinte, a IgG equina não pode ser recomendada para o tratamento de TPI em filhotes felinos.

Doenças infecciosas

Os índices mais elevados de mortalidade de filhotes felinos em decorrência de doenças infecciosas são encontrados nas primeiras 2 semanas de vida e no período pós-desmame. Os patógenos comuns incluem aqueles que provocam doença do trato respiratório superior e inferior, diarreia e doença sistêmica (Boxe 41.6).

Doença do trato respiratório

A doença do trato respiratório pode provocar mortalidade importante em gatinhos novos. Os sinais clínicos nas infecções agudas do trato respiratório superior incluem febre, espirros, depressão, anorexia e secreção bilateral nasal e ocular (mucoide, serosa ou purulenta) (Figura 41.12). Doença grave caracteriza-se por desidratação, debilidade e até mesmo morte. A maioria das infecções envolve herpes-vírus felino (FHV-1), calicivírus felino, *Mycoplasma* spp. e/ou *Chlamydophila felis*. Os patógenos arrolados na doença do trato respiratório inferior em gatinhos incluem *Bordetella bronchiseptica* e *Streptococcus canis* (ver a seguir). O tratamento da doença do trato respiratório em filhotes felinos é praticamente sintomático e de suporte, e, com

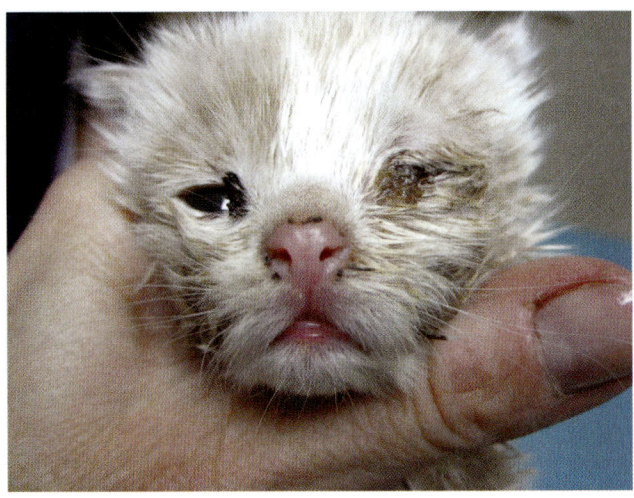

Figura 41.12 Conjuntivite decorrente de herpes-vírus felino é comum em filhotes felinos jovens. Os sinais clínicos incluem febre, espirros e secreção bilateral nasal e ocular.

frequência, há necessidade de cuidados de enfermagem. O diagnóstico e o tratamento de patógenos respiratórios são encontrados no Capítulo 30.

Oftalmia neonatal é a conjuntivite sob as pálpebras fechadas de neonatos felinos (Figura 41.13). Os patógenos comumente arrolados são FHV-1 e *Chlamydophila felis*.[47] Outros patógenos possíveis são *Staphylococcus* spp., *Mycoplasma* spp. e *Bordetella bronchiseptica*. As pálpebras mostram-se intumescidas devido ao acúmulo de material purulento sob elas, e alguns animais podem exibir secreção no canto medial. A drenagem deve ser estabelecida abrindo-se as pálpebras por meio de compressas aquecidas e tração delicada. Se essa abordagem falhar, a ponta fechada de uma pinça mosquito pequena pode ser inserida no canto medial e delicadamente aberta a fim de separar as pálpebras. A pinça nunca deverá ser retornada à posição fechada enquanto inserida entre as pálpebras a fim de evitar lesão em estruturas oculares. Instrumentos afiados

---

Boxe 41.6 Patógenos comuns em filhotes felinos

Doença do trato respiratório superior e inferior

Herpes-vírus felino-1
Calicivírus felino
Bordetella bronchiseptica
Mycoplasma spp.
Chlamydophila felis

Trato gastrintestinal

Parvovírus
Bactérias coliformes
Tritrichomonas foetus
Giardia spp.
Isospora spp.
Ancylostoma spp.
Toxocara spp.

Doença sistêmica

Vírus da leucemia felina
Vírus da imunodeficiência felina
Peritonite infecciosa felina
Toxoplasma gondii
Bactérias gram-positivas (p. ex., *Streptococcus* spp., *Staphylococcus* spp.)
Bactérias gram-negativas (p. ex., *Escherichia coli*, *Salmonella* spp.)

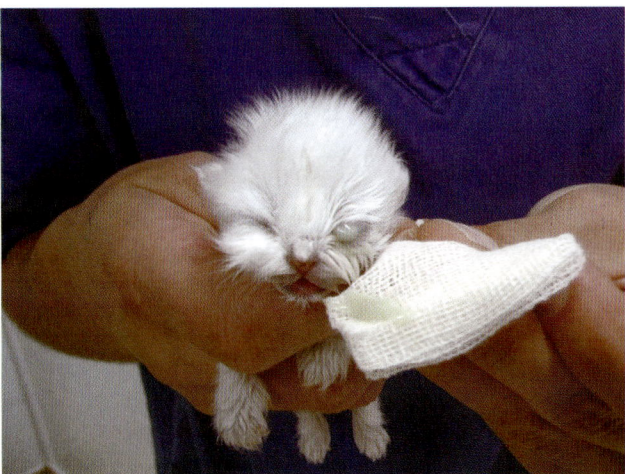

Figura 41.13 A oftalmia neonatal é a conjuntivite sob as pálpebras fechadas em neonatos felinos. Os patógenos comumente arrolados são herpes-vírus felino e *Chlamydophila felis*. (*Cortesia de Sandra Brau.*)

jamais deverão ser utilizados para separar as pálpebras. A seguir, os olhos então deverão ser enxaguados com soro fisiológico e a córnea deverá ser corada com fluoresceína para evidências de ulceração. Uma pomada antibiótica tópica de amplo espectro deverá ser aplicada 2 a 4 vezes/dia durante 1 semana. Quando houver suspeita de FHV-1, a terapia antiviral tópica poderá ser útil (Capítulo 29). Simbléfaro (aderências conjuntivais) pode ser uma sequela de casos intensos ou não tratados.

Diarreia

Embora a diarreia em gatinhos seja um distúrbio comum e frustrante que os clínicos enfrentam, há pouca pesquisa publicada sobre as etiologias específicas e os tratamentos nesta faixa etária. Com frequência, a diarreia aguda é autolimitante e deverá ser tratada mediante terapia sintomática e de suporte. Para diarreia crônica, deverá ser feito diagnóstico específico e o tratamento deverá ser direcionado (Capítulo 23). O uso inapropriado de antibióticos para tratar diarreia deverá ser desencorajado. O uso indiscriminado de antibióticos em gatinhos novos pode alterar a flora intestinal comensal, agravar a diarreia e induzir a resistência antibiótica. As etiologias mais comuns de diarreia em gatinhos são agentes infecciosos, primariamente parasitas e vírus (Boxe 41.6). Recentemente, infecção enteroaderente por *Enterococcus* spp. foi identificada como causa de diarreia e mau desenvolvimento em filhotes felinos.[58]

Um exame de fezes abrangente é a primeira etapa importante no diagnóstico (Capítulo 23). O exame de fezes deverá incluir esfregaço fecal direto (montagem úmida), esfregaço corado e flutuação fecal (centrifugação com sulfato de zinco de fezes frescas). O próximo nível do diagnóstico poderia incluir imunoensaio ou reação em cadeia de polimerase (PCR) para *Giardia* spp. e *Tritrichomonas* spp. As investigações para a realização de painéis entéricos fecais em gatinhos com diarreia não estão bem definidas. Enteropatógenos e toxinas bacterianas são encontrados com frequência em filhotes felinos assintomáticos e também naqueles com diarreia, tornando difícil sua interpretação.[25a] As culturas de fezes e a análise de toxinas provavelmente são mais adequadas para situações específicas, como gatinhos com diarreia sanguinolenta e evidência de sepse. Em geral, para filhotes felinos com diarreia crônica em que nenhum diagnóstico ainda foi feito e a resposta à terapia é ruim, repetir os testes diagnósticos previamente negativos é mais compensador que biopsia intestinal (seja por laparotomia, seja por endoscopia).[48] Descobrir uma resposta inflamatória em biopsia intestinal em gatinhos não assegura o diagnóstico de doença intestinal inflamatória.

É aceitável administrar um anti-helmíntico de largo espectro em filhotes com diarreia, mesmo em face de exames de fezes negativos. Pamoato de pirantel (5 a 10 mg/kg VO) pode ser iniciado com o gatinho ainda com 2 semanas de vida. A maioria de anti-helmínticos para filhotes felinos é rotulada para uso a partir de 8 semanas de vida, embora alguns tragam na bula o uso a partir de 3 semanas. Outro tratamento empírico comum é com metronidazol (7 a 10 mg/kg VO, a cada 12 h durante 5 dias). Esse fármaco pode resolver os sinais clínicos por diversos mecanismos, como alteração da flora intestinal, modificação da imunidade celular, ou tratamento de um patógeno específico. O uso de pré-bióticos e probióticos tem recebido atenção, embora ainda não existam estudos sobre a eficácia em gatinhos com diarreia. Além disso, existe pouco controle de qualidade obrigatório ou de regulação para a maioria dos produtos comerciais e as descrições da bula nem sempre equivalem ao conteúdo.[81] Finalmente, alguns gatinhos com diarreia crônica podem desenvolver deficiência de vitamina B_{12} (cobalamina). O tratamento empírico pode ser instituído com segurança sob 100 μg/filhote SC, 1 vez/semana durante 4 a 6 semanas.[48]

Parasitas externos

Pulgas são o parasita externo mais comum e mais importante que acomete filhotes felinos (Capítulo 22). Infestações intensas por pulgas podem provocar anemia e até mesmo a morte. Existem muitos produtos eficazes para controle de pulga, mas a maioria indica o uso para filhotes felinos a partir de 8 semanas de vida. As exceções incluem lufenuron, indicado na bula do produto comercial para uso a partir de 6 semanas de vida, e nitempiram, rotulado para uso em gatinhos com 4 semanas de vida e peso mínimo de 0,9 kg. O *spray* de fipronil está destinado a uso em gatinhos a partir de 2 dias de vida em alguns países, como no Reino Unido. Ao tratar filhotes muito pequenos, é mais seguro aplicar o *spray* em um pano ou em bolas de algodão e passar sobre o gatinho, evitando os olhos e as mucosas. Deve-se passar pente fino todos os dias em filhotes felinos muito jovens. A maioria dos xampus contra pulgas à base de piretrina não é destinada a uso em filhotes felinos com menos de 12 semanas de vida e sua eficácia é questionável. Na prática, detergentes para lavagem manual de pratos são usados com frequência, embora se deva ter cuidado para evitar hipotermia ao banhar neonatos. Muitos produtos para tratamento contra pulgas são seguros para gatas lactantes (ver Tabela 22.1), de modo que a gata e o ambiente também deverão ser tratados.

Sepse neonatal

A sepse neonatal é uma causa significativa de morte em filhotes felinos e pode ser causada por diversos patógenos. Os fatores de risco podem incluir insucesso na transferência passiva de imunidade, mastite ou nefrite na gata, parto prolongado ou distocia, baixo peso ao nascimento, resfriamento provocado por temperatura ambiental baixa, e uso inapropriado de antibióticos.

Os patógenos que estão associados à sepse neonatal incluem *E. coli, Staphylococcus* spp., *Pasteurella* spp., *Enterobacter* spp., *Clostridium* spp., *Salmonella* spp. e *Streptococcus* spp. Esses microrganismos geralmente penetram através do umbigo, mas outros pontos de entrada incluem trato gastrintestinal, trato respiratório e trato urinário. Os sinais clínicos variarão com o sistema de órgãos envolvido, embora a morte possa ocorrer rapidamente com poucos sinais. Síndromes frequentes incluem gastrenterite (vômitos, diarreia, desidratação), pielonefrite (febre, desidratação, hematúria) e pneumonia (angústia respiratória, cianose). Edema pulmonar não cardiogênico secundário a sepse pode levar à angústia respiratória aguda. Os sinais clínicos genéricos associados à sepse incluem não desenvolvimento, miado alto, inquietação e hipotermia.

Suspeita-se do diagnóstico de sepse neonatal com base nos sinais clínicos. Os exames diagnósticos laboratoriais podem revelar anemia, neutrofilia e hipoglicemia. O diagnóstico definitivo no animal vivo requer cultura de sangue ou urina, mas raramente tem utilidade para o gatinho acometido por causa da extensão de tempo necessária até que os resultados da cultura sejam recebidos. Contudo, os resultados da cultura podem ajudar a tratar outros animais da ninhada que também adoeçam. Por conseguinte, o tratamento empírico com um antibiótico de amplo espectro, como uma cefalosporina, é justificado enquanto se aguardam os resultados da cultura. Infelizmente, o diagnóstico definitivo de sepse neonatal é feito à necropsia. Além da antibioticoterapia apropriada, o tratamento consiste em cuidados de suporte rigorosos, principalmente (Boxe 41.7). Os antibióticos recomendados para uso em filhotes felinos incluem quinolonas e betalactâmicos (Tabela 41.6). Mais informações sobre terapia medicamentosa para neonatos são encontradas no Capítulo 4.

Boxe 41.7 Resumo da terapêutica para septicemia neonatal em filhotes felinos

Tratar desidratação

Fluidoterapia pelas vias intravenosas, intraóssea
Solução eletrolítica balanceada (SEB) aquecida, com 1,25 a 5% de glicose
Bolo lento: 1 mℓ/30 g de peso corporal
Índice de manutenção: 80 a 120 mℓ/kg/dia mais perdas contínuas

Tratar hipoglicemia

VO: 0,25 a 0,50 mℓ/kg, glicose a 5 a 10%
Bolo IV: 0,1 a 0,2 mℓ/100 g, glicose a 12,5%
ITC IV: glicose a 1,25 a 5% em SEB

Tratar hipotermia

Reaquecer durante 30 min até 2 h, até temperatura retal máxima a 36,3°C
Temperatura ambiental para neonatos deverá ser de 27°C a 32°C

Tratar infecção

Iniciar antibioticoterapia empírica de amplo espectro enquanto se aguardam os resultados da cultura

Monitorar tratamento

Hidratação: pesar a cada 6 a 8 h, VG/PT, pressão venosa central, débito urinário, frequência/esforço respiratório, auscultar tórax
Aferições seriadas de eletrólitos, glicose
Temperatura retal a cada hora

ITC, Infusão a taxa constante; *VG,* volume globular (hematócrito); *PT,* proteína total.

Tabela 41.6 Escolhas antibióticas para neonatos felinos.

Fármaco	Dose
Amoxicilina	6 a 20 mg/kg, a cada 12 h, VO
Amoxicilina + ácido clavulânico	12,5 a 25 mg/kg, a cada 12 h, VO
Ampicilina	25 mg/kg, a cada 8 h, IV/IO/IM
Ceftiofur	2,5 mg/kg, a cada 12 h, SC; máximo de 5 dias
Cefalexina, cefazolina	10 a 30 mg/kg, a cada 12 h, VO
Enrofloxacino	2,5 a 5 mg/kg, uma vez ao dia, SC ou IV
Ticarcilina + ácido clavulânico	15 mg/kg, a cada 12 h, IV ou IM
Trimetoprima sulfa	30 mg/kg, 1 vez ao dia, VO

IM, intramuscular; *IO,* intraóssea; *IV,* intravenosa; *VO,* via oral; *SC,* subcutânea.

Estreptococos foram associados a infecções graves em gatinhos, incluindo sepse.[27] Geralmente são infecções por beta-hemolíticos, causadas pelo microrganismo Lancefield grupo G, *Streptococcus canis*. Os estreptococos são flora comensal de pele, faringe, trato respiratório superior e trato genital de felinos. Neonatos felinos adquirem infecção a partir da vagina da gata. As bactérias ganham entrada pela veia umbilical, provocando onfaloflebite, peritonite e sepse. Relatou-se síndrome tóxica semelhante a choque em filhotes felinos de 8 semanas de vida[80] e linfadenite cervical pode ser vista em gatinhos a partir de 3 a 7 meses de vida. Os casos não tratados ou não detectados de linfadenite podem evoluir para miocardite ou pneumonia (Figura 41.14). *S. canis* também esteve associado a surtos mórbidos de alta mortalidade em abrigos em que os gatos acometidos podem apresentar ulceração cutânea, sinusite e meningite necrosantes, fasciite necrosante, síndrome tóxica semelhante a choque e sepse.[63]

Filhotes felinos nascidos de gatas com menos de 2 anos de vida correm risco maior de infecções estreptocócicas. Gatas jovens mantêm um estado de portador com números altos de bactérias na vagina ao longo da prenhez. Com frequência, mais de um gatinho na ninhada é acometido

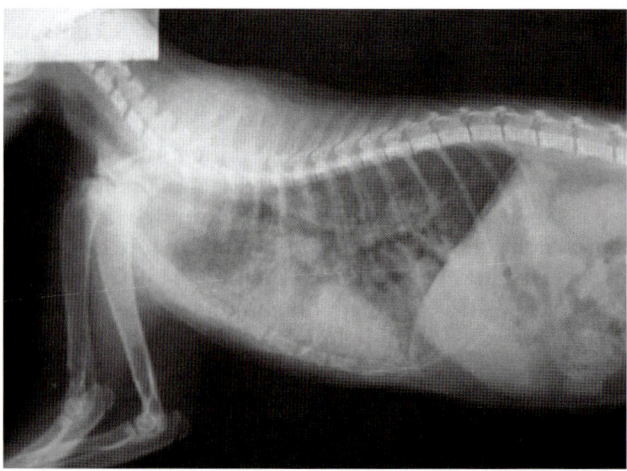

Figura 41.14 *Streptococcus canis* pode ser uma causa de pneumonia grave em gatinhos.

e os índices de mortalidade nas primeiras 2 semanas de vida podem ser altos, especialmente quando o microrganismo é introduzido pela primeira vez em uma população virgem (*naïve*), como um gatil de criação. Os gatinhos acometidos não conseguem ganhar peso e podem apresentar umbigo infectado. Eles podem ser encontrados mortos, com sinais clínicos mínimos antes da morte. O diagnóstico pode ser feito por meio de cultura de exsudatos do umbigo ou à necropsia, quando o organismo é mais frequentemente isolado do fígado, do pulmão, do umbigo e da cavidade peritoneal.

Os gatinhos com linfadenite ou com onfaloflebite deverão ser tratados com antibiótico e drenagem dos abscessos. Os gatinhos com sepse são tratados com antibióticos e cuidados de suporte rigorosos (Boxe 41.7). *S. canis* é muito sensível a penicilinas. Os outros animais da ninhada de gatinhos acometidos poderão ser tratados com amoxicilina oral. A prevenção de infecção em neonatos felinos pode ser realizada por meio da desinfecção do cordão umbilical com tintura de iodo a 2% ou com solução de clorexidina a 0,5%, ao nascimento. Em uma situação endêmica, o tratamento de rotina com antibióticos da gata e dos filhotes pode reduzir a mortalidade.[4] No momento do parto, os gatinhos recebem uma única injeção de uma combinação de penicilina benzatina e penicilina procaína (ambas 150.000 UI/mℓ). A penicilina é diluída a 1:6 com soro fisiológico estéril a 0,9% e é administrada a 0,25 mℓ/gatinho SC. A gata recebe uma única injeção do mesmo produto não diluído (1,0 mℓ/gata SC).

Isoeritrólise neonatal

O tipo sanguíneo é determinado por marcadores antigênicos, espécie-específicos sobre a superfície de eritrócitos. Em gatos, o tipo sanguíneo caracteriza-se por um sistema AB.[2] Acredita-se que um gene com 3 alelos produza os tipos sanguíneos A, B e o raro AB. O tipo sanguíneo A é causado pelo alelo dominante e é encontrado em 95 a 98% dos gatos sem raça pura. Os gatos com tipo sanguíneo A apresentam títulos baixos de anticorpos anti-B de ocorrência natural. O tipo sanguíneo B é recessivo e a prevalência varia com a localização geográfica e com a raça (ver Tabelas 25.1 e 25.2).[23,24] Determinadas raças de gatos apresentam alta prevalência de indivíduos com tipo sanguíneo B, como Inglês de Pelo Curto, Cornish e Devon Rex e Sagrado da Birmânia. Os gatos com tipo sanguíneo B apresentam títulos altos de anticorpos anti-A de ocorrência *natural*. Não é necessária prenhez nem transfusão pregressa para induzir a formação de anticorpos.

A isoeritrólise neonatal (IN) pode ocorrer em filhotes felinos com tipos sanguíneos A ou AB nascidos de uma gata com o tipo sanguíneo B.[6] O colostro da gata contém anticorpos anti-A que são transferidos quando os gatinhos ingerem o colostro. Os gatinhos quase sempre nascem sadios, mas param de mamar em alguns dias com alguns sinais clínicos sugestivos, como não desenvolvimento, pigmentúria, icterícia e anemia. Os filhotes felinos acometidos podem ser transfundidos com eritrócitos do tipo B lavados, preferivelmente, da mãe, porque ela não terá anticorpos contra seus próprios eritrócitos.[46] Os eritrócitos são suspensos em salina e administrados a 5 a 10 mℓ/gatinho IV ou IO, durante o período de algumas horas. Apesar de intervenção rigorosa, o índice de mortalidade é alto.

A prevenção de IN em programas de criação requer o conhecimento dos tipos sanguíneos de gatos de criação naquelas raças com percentual significativo de indivíduos com tipo B. Os criadores podem optar por cobrir gatas com tipo sanguíneo B somente com machos do tipo sanguíneo B a fim de evitar a produção de filhotes sob risco de IN. Em alguns casos, as gatas com tipo sanguíneo B deverão ser cobertas com um macho de tipo sanguíneo A ou AB, e deverão ser tomadas providências para evitar IN. Os criadores podem remover todos os gatinhos da gata imediatamente após o nascimento pelas primeiras 18 h de vida a fim de evitar a ingestão de colostro. Os gatinhos são alimentados artificialmente com substituto de leite e cuidados pelo criador até que retornem à gata. Como alternativa, se o criador puder estar presente no momento do nascimento, cartões para tipagem sanguínea ao lado do paciente podem ser usados para "tipar" sangue do cordão umbilical de gatinhos antes de eles terem oportunidade de mamar. Deve-se ter cuidado para evitar contaminação cruzada com sangue da gata nos líquidos do nascimento. Apenas gatinhos sob risco de IN (tipo sanguíneo A ou AB) são, a seguir, removidos da gata durante 18 h, e os gatinhos com tipo sanguíneo B têm permissão de permanecer com a mãe.

Filhotes felinos órfãos

Muitos médicos-veterinários podem ser solicitados a avaliar e tratar filhotes felinos jovens que se tornaram órfãos ou abandonados. O tratamento bem-sucedido pode ser realizado com conhecimento das necessidades particulares desses pacientes pediátricos frequentemente frágeis. Se não houver uma mãe adotiva, o cuidador deve substituir as necessidades fisiológicas normalmente promovidas pela mãe, como calor, nutrição, eliminação de dejetos, higiene e estimulação social. O local ideal para gatinhos órfãos é uma incubadora, mas qualquer local fechado, quente e seguro será suficiente, como uma caixa transportadora de animais de estimação ou uma caixa de papelão. O material da cama deve ser absorvente, macio, quente e prontamente limpo ou descartável. A temperatura ambiente para filhotes felinos na primeira semana de vida deverá ser 30°C a 32°C. A temperatura pode ser baixada gradualmente, até 24°C, durante as semanas seguintes. Se for usada uma fonte de calor em uma caixa ou um transportador, ela deverá ser colocada de modo que seja criado um gradiente de temperatura, permitindo que os filhotes se movam para longe das áreas mais quentes, quando necessário. A umidade deve ser mantida a 55 e 60%, a fim de evitar desidratação e manter a saúde das mucosas.

Se uma ninhada de gatinhos ficar órfã, eles, com frequência, tentarão se alimentar um no outro. Traumatismo cutâneo ou genital, especialmente do pênis ou do prepúcio, pode ocorrer se os filhotes não forem separados.

A estimulação social deverá ser proporcionada por meio de períodos regulares, porém breves, de manipulação. A proteção contra doenças infecciosas é importante para gatinhos órfãos, especialmente se for possível a não transferência passiva de imunidade (ver anteriormente). Embora seja tentador expor órfãos jovens a gatinhos mais velhos ou adultos para interação social, isso deverá ser evitado até que o filhote seja imunizado. Todo material de cama e equipamento deverá ser mantido limpo e os cuidadores deverão lavar as mãos antes de manipular os neonatos.

Determinados procedimentos deverão ser seguidos para alimentar gatinhos órfãos.[43] Eles deverão ser alimentados com um substituto comercial de leite, especialmente projetado para filhotes felinos, a fim de aproximar-se da composição do leite da mãe. Fórmulas caseiras são mais bem reservadas para uso a curto prazo ou emergencial. As orientações do fabricante deverão ser seguidas quanto a mistura, estocagem e quantidades a alimentar. Há necessidade de extrema higiene e, se o substituto de leite tiver de ser reconstituído, um suprimento não superior a 48 h deverá ser preparado de cada vez. O substituto de leite reconstituído pode ser dividido em porções individuais e refrigeradas até o uso. A necessidade de energia para gatinhos nas primeiras semanas de vida é de aproximadamente 20 kcal de energia metabolizável (EM)/100 g de peso corporal/dia.[14] A necessidade de água de manutenção é de cerca de 180 mℓ/kg/dia (variação, 130 a 220 mℓ/kg/dia).[35,46] Inicialmente, apenas 50% da quantidade recomendada de substituto de leite deverá ser administrada a fim de evitar a indução de diarreia. Água extra ou uma solução eletrolítica oral podem ser adicionadas para constituir volume e promover as necessidades de líquidos. Ao longo de várias alimentações, a concentração do substituto de leite pode ser aumentada até aquela instruída pelo fabricante.

O substituto de leite deverá ser aquecido a 35°C até 38°C por meio da imersão do frasco em banho-maria. Nunca colocar o substituto de leite em micro-ondas porque pode provocar aquecimento excessivo ou desigual. Órfãos vigorosos com bom reflexo de sucção podem ser alimentados com mamadeira ou com seringa (Figuras 41.15 e 41.16) enquanto em decúbito esternal, com a cabeça elevada, simulando a posição normal de amamentação. O orifício ou a fenda no bico da mamadeira deverá ser grande o suficiente para possibilitar que se forme uma gota de leite quando

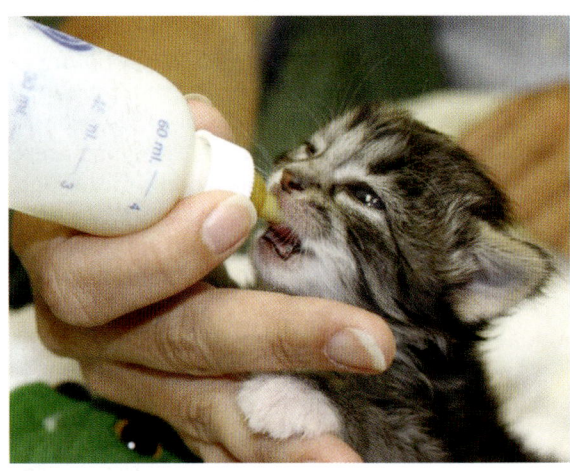

Figura 41.16 Filhotes felinos órfãos, sadios nos demais aspectos, com bom reflexo de sucção, podem ser alimentados com substituto de leite a partir de uma mamadeira para pequenos animais. (*Cortesia de Richard Young.*)

a mamadeira for mantida de cabeça para baixo. Pinga-se uma gota de leite da mamadeira sobre a língua do gatinho para ajudar a iniciar a alimentação. O leite nunca deverá ser forçado para fora do frasco enquanto na boca do gatinho, a fim de evitar aspiração. Deve-se ter cuidado para assegurar a não ingestão de ar durante a alimentação com mamadeira.

Filhotes felinos mais fracos são mais bem alimentados com a sonda gástrica (Figura 41.17).[46] A alimentação com sonda também é eficiente se mais de um gatinho tiver de ser alimentado artificialmente. As sondas de alimentação devem ser escolhidas de acordo com os gatinhos: calibre 5 Fr para gatinhos pesando menos de 300 g, calibre 8 Fr para gatinhos com mais de 300 g. Medir desde a ponta do nariz do gatinho até imediatamente antes da última costela, e marcar essa posição sobre o tubo de alimentação. O tubo terá que ser medido novamente e marcado semanalmente à medida que o filhote crescer. Com o gatinho em

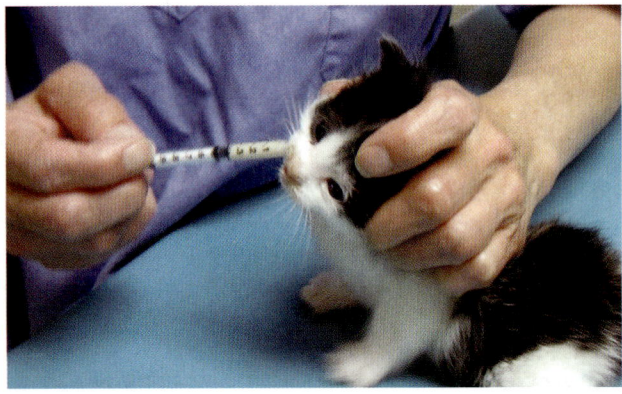

Figura 41.15 Filhotes felinos órfãos podem ser alimentados com substituto de leite por meio de uma seringa.

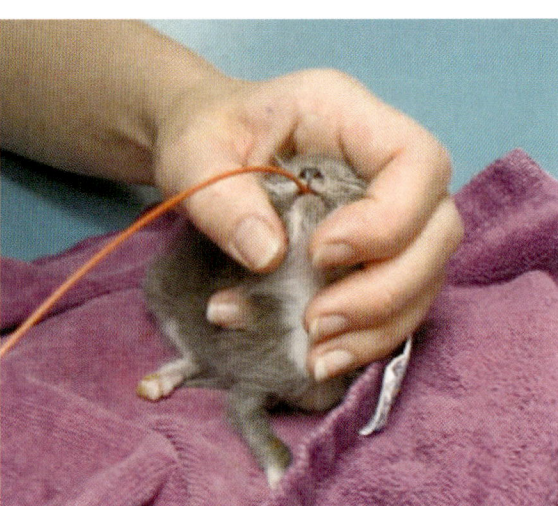

Figura 41.17 Filhotes felinos órfãos mais fracos, ou ninhadas de filhotes órfãos, podem ser facilmente alimentados utilizando-se uma sonda gástrica. Uma sonda de alimentação de borracha vermelha calibre 5 Fr, macia, é usada para os filhotes menores.

posição esternal, a sonda lubrificada deverá passar facilmente para baixo, pelo lado esquerdo da boca até o esôfago e avançando até a marca. Se for sentida resistência ou ocorrer tosse, a sonda deverá ser removida e reposicionada. Os gatinhos não apresentam reflexo da ânsia até cerca de 10 dias de vida. A colocação apropriada da sonda pode ser confirmada instilando-se um pequeno volume de salina, primeiramente, e avaliando a resposta. O substituto de leite é sugado em uma seringa de 3 ou 10 mℓ que, a seguir, é ligada à sonda de alimentação. A sonda é preenchida com um substituto de leite aquecido a cerca de 38°C. O substituto de leite é lentamente infundido durante alguns minutos. Antes da retirada, o tubo deverá ser dobrado a fim de evitar aspiração da fórmula. Evitar alimentação excessiva; a capacidade máxima do estômago de filhotes felinos é de cerca de 4 a 5 mℓ/100 g de peso corporal.[46] Todo o material para a alimentação com sonda deverá ser completamente limpo após o uso.

Os filhotes deverão ser alimentados a cada 2 a 4 h na primeira semana de vida e, então, a cada 4 a 6 h até o desmame. Diarreia é o problema mais comum encontrado em filhotes felinos alimentados com substituto de leite. Pode ser tratada reduzindo-se temporariamente a quantidade da alimentação e diluindo-se a fórmula em 50% com água ou solução eletrolítica oral durante algumas alimentações. Filhotes felinos órfãos deverão ser pesados a cada 12 h nas primeiras 2 semanas de vida e, no mínimo, diariamente daí por diante para assegurar que a nutrição seja adequada para sustentar o crescimento. Deverão ser mantidos registros diários de peso, alimentações, eliminação de dejetos e comportamento geral. A identificação de indivíduos em uma ninhada é importante para o monitoramento do peso e da saúde e, se os gatinhos forem semelhantes, cores diferentes de esmaltes de unhas podem ser aplicadas nas unhas para diferenciação. Órfãos com menos de 3 semanas de vida deverão ter a área anogenital estimulada a cada alimentação a fim de induzir a defecação e a micção. No mínimo 2 vezes/semana, os filhotes órfãos deverão ser limpos delicadamente com uma toalhinha umedecida.

Com 3 a 4 semanas de vida, os gatinhos podem ser ensinados a beber o substituto de leite em um pires raso. A seguir, alimentos sólidos podem ser introduzidos misturando-se uma pequena quantidade de ração enlatada para filhotes com substituto de leite e oferecendo por 30 min de cada vez, diversas vezes/dia. Quando o gatinho tiver aprendido a comer no pires, a quantidade de fórmula alimentar pode ser diminuída lentamente até que alimento sólido esteja sendo ingerido. Com 5 a 6 semanas de vida, os gatinhos conseguem mastigar ração seca. O desmame em geral está completo entre a 6ª e a 8ª semanas de vida.

Castração e esterilização pediátricas

Embora a gonadectomia seja uma das cirurgias veterinárias mais comuns realizada na América do Norte, existem poucos dados sugerindo a idade ideal.[37] A gonadectomia pré-púbere relaciona-se com castração ou esterilização antes do início da puberdade, que pode ocorrer em fêmeas entre 4 e 21 meses de vida, e em machos entre 8 e 10 meses de vida. A castração e a esterilização precoces (CEP) referem-se à gonadectomia entre 6 e 16 semanas de vida e, atualmente, estão sendo praticadas com maior frequência à medida que os médicos-veterinários ganham experiência com anestesias e cirurgias pediátricas. A CEP é uma abordagem útil para controle de população excessiva de animais de estimação porque possibilita aos abrigos e aos criadores de raça pura realizar gonadectomia pré-adoção/ pré-venda e evitar o risco da falta de adesão do proprietário aos contratos de castração/esterilização. É interessante notar que se sabe que existem também benefícios para a saúde por meio da CEP. Diversas organizações veterinárias apoiam a CEP, como a American Veterinary Medical Association, a Canadian Veterinary Medical Association, a International Society of Feline Medicine e a Winn Feline Foundation.

Os médicos-veterinários reagem diferentemente sobre o momento em que castrar e esterilizar gatos. Em uma pesquisa, veterinários de pequenos animais no estado de Nova York foram questionados sobre suas crenças e práticas relacionadas com gonadectomia e sua atitude em relação à cirurgia realizada antes de 4 meses de vida.[73] A maioria (70%) recomendou gonadectomia para todos os animais com proprietários e 90% apoiaram a gonadectomia de rotina de animais de abrigo antes da adoção. A maioria dos respondentes acreditava que os animais de abrigos deveriam ser gonadectomizados em idade mais precoce do que os animais com proprietário. A idade mínima relatada para gonadectomia variou entre 1 e 12 meses. Pouco mais de um terço dos respondentes acreditava que a idade mais precoce para gonadectomia de animais com proprietário deveria ser igual ou superior a 6 meses de vida. As opiniões foram influenciadas por variáveis que incluíram idade, sexo e data de graduação do profissional veterinário.

Em um estudo recente realizado no Reino Unido, um questionário projetado para obter dados sobre a idade em que a gonadectomia era recomendada para gatos foi enviado a mais de 4.000 médicos-veterinários.[55] Também foram coletadas informações sobre as vantagens e desvantagens percebidas da gonadectomia em gatos com idade entre 8 e 20 semanas. A média de idade recomendada para gonadectomia entre os correspondentes foi 22,6 semanas, a despeito do fato de a British Small Animal Veterinary Association recomendar que a cirurgia seja realizada com cerca de 16 semanas. Pouco mais de 50% dos veterinários acreditava que a gonadectomia não deveria ser realizada antes de 6 meses de vida. Apenas 28% dos médicos-veterinários acreditavam ser apropriado realizar a gonadectomia de gatos entre 12 e 16 semanas de vida. As crenças foram influenciadas por diversos fatores, como tempo transcorrido desde a graduação, percepções sobre as superpopulações de gatos, e percepções sobre riscos cirúrgicos e anestésicos.

Além de evitar ninhadas não desejadas de filhotes felinos, os benefícios da CEP incluem técnicas anestésicas e cirúrgicas seguras, tempo de cirurgia e recuperação mais curtos, e prevenção dos estresses e custos associados à castração de fêmeas felinas durante o estro, prenhez ou com piometra.[28] Além disso, o risco de adenocarcinoma mamário é reduzido em 91% quando as fêmeas são castradas antes dos 6 meses de vida.[61] As objeções à CEP incluem preocupações quanto aos efeitos sobre o crescimento, aumento do risco de fratura, obesidade, alterações comportamentais, aumento do risco de doenças e segurança da anestesia e da cirurgia em pacientes pediátricos. Foram realizados diversos estudos prolongados a fim de avaliar os riscos à saúde da CEP. Esses estudos confirmam que a CEP não está associada a aumento algum de risco de doença, e sim ao risco mais baixo de algumas doenças, como asma, gengivite e carcinoma mamário.[34,61,74]

As preocupações mais persistentes relacionadas com a saúde com a CEP são efeitos potenciais sobre a saúde do trato urinário. Doença do trato urinário inferior em gatos é uma coleção diversa de distúrbios causados por ampla variedade de fatores, como dieta, ingestão de água e agentes de estresse. O diâmetro da uretra masculina não é menor em gatos CEP em relação a gatos inteiros.[67] A idade à castração não influencia o risco de doença do trato urinário; na verdade, um estudo mostrou diminuição do risco de doença do trato urinário inferior em felinos machos CEP.[74]

A testosterona e o estrogênio auxiliam no amadurecimento das fises em ossos longos. O crescimento cessa quando ocorre o fechamento das fises. Os gatos inteiros apresentam fechamento fiseal distal com 1 ano de vida ou mais. Gatos alterados com 7 semanas e 7 meses de vida apresentaram fechamento fiseal radial distal cerca de 8 semanas depois que gatos inteiros.[69,77] O efeito desse atraso no fechamento fiseal não é conhecido, mas o tamanho adulto em gatos não é significativamente influenciado pela idade na alteração. Foi sugerido que o fechamento fiseal tardio possa predispor os gatos a fraturas Salter das fises das cabeças femorais. A fise da cabeça femoral normalmente se fecha entre 7,5 e 10 meses de vida. Outros fatores de risco para esse tipo de fratura incluem obesidade e sexo/estado reprodutivo (os machos esterilizados correm risco mais elevado).[53] O risco de fratura seria o mesmo para gatos alterados em qualquer idade que resulte em fechamento fiseal tardio, não apenas os gatos castrados ou esterilizados em idade precoce. Essas fraturas mostram-se raras na população geral de gatos. Um grande estudo não conseguiu encontrar associação alguma entre CEP e risco de fratura fiseal em gatos.[74] Considerando-se o desenvolvimento de comportamentos sexuais não desejáveis em felinos tanto machos quanto fêmeas após a puberdade, não é adequado à maioria dos proprietários aguardar a cirurgia até depois do fechamento fiseal (p. ex., após 10 meses de vida), e risco de outras doenças, como carcinoma mamário, estaria aumentado.

A obesidade é um problema multifatorial e requer dieta, exercícios físicos, idade e outros fatores. Gatos gonadectomizados apresentam índice metabólico mais baixo que gatos sexualmente inteiros, independentemente da idade à cirurgia. Felinos machos castrados precisam de 28% menos calorias que felinos machos inteiros, e fêmeas felinas castradas precisam de 33% menos calorias que fêmeas felinas inteiras.[68] No entanto, um estudo encontrou aumento significativo da ingestão de alimentos em felinos machos e fêmeas após gonadectomia.[16] Por conseguinte, quando se permite que os gatos se alimentem da mesma quantidade de alimento após a cirurgia, ou se a ingestão de alimento aumentar após esterilização cirúrgica, ocorrerá, inevitavelmente, ganho de peso. Os proprietátios de-

verão ser orientados quanto às necessidades dietéticas e de exercícios para os gatos alterados antes da esterilização cirúrgica a fim de evitar a obesidade.

Em comparação com gatos gonadectomizados, gatos sexualmente inteiros mostram menos afeição a seres humanos e são mais agressivos com outros gatos. Um estudo anterior mostrou que felinos machos CEP são menos agressivos com os veterinários e manifestam menos problemas com marcação de território com urina.[77] Outros estudos prolongados mostraram não haver diferença na prevalência de problemas comportamentais sérios com base na idade à cirurgia, embora esconder-se e timidez (em nível não considerado sério a ponto de os proprietários abandonarem o animal) possa ser mais comum em gatos gonadectomizados com idade inferior a 5,5 meses.[74,84] De fato, problemas comportamentais são comuns na maioria dos filhotes no primeiro mês após a adoção, o que enfatiza a importância de orientação precoce do proprietário.[84]

Pacientes pediátricos apresentam questões únicas pericirúrgicas, anestésicas e cirúrgicas.[36] Os filhotes felinos deverão ser submetidos a exame físico completo e também, no mínimo, a primeira vacinação e primeiro tratamento para parasitas, se em abrigo ou situação de resgate. Os gatos com proprietários podem ser agendados para cirurgia sucedendo a última vacinação com aproximadamente 16 semanas. Os mínimos dados laboratoriais a serem coletados antes da cirurgia são hematócrito e sólidos totais, glicemia e ureia sanguínea, e densidade da urina. Deve-se postergar a cirurgia se for encontrada qualquer doença ou anormalidade. Anestesia e cirurgia não influenciam a resposta à vacinação, de modo que os gatinhos podem ser vacinados no momento da cirurgia, se necessário.[42]

Mediante o uso de técnicas seguras e eficazes, mostrou-se que CEP não aumenta a morbimortalidade associada a anestesia e cirurgia.[1] De fato, em um estudo, os gatinhos gonadectomizados com idade inferior a 12 semanas apresentaram menores índices de complicações pós-cirúrgicas em comparação com aqueles submetidos à cirurgia com mais de 23 semanas de vida.[32] Os benefícios cirúrgicos da CEP incluem menos sangramento, melhora da observação de órgãos, tempo da cirurgia mais curto e recuperações mais rápidas. Muitos médicos-veterinários sentem-se confortáveis com uma regra de 1 kg como peso mínimo para pacientes pediátricos de castração/esterilização.

Pacientes pediátricos distribuem e metabolizam fármacos de modo diferente; assim, o clínico deve ser cuidadoso com a seleção e as doses de fármacos. Pesar cada gatinho até os 100 g mais próximos e calcular com cuidado as doses dos medicamentos. Função renal e função hepática não alcançam níveis de adultos até cerca de 3 a 4 meses de vida. Determinadas preocupações relacionadas com anestésicos devem ser abordadas:

- A manutenção da frequência respiratória é importante porque pacientes pediátricos apresentam capacidade limitada de responder a gás carbônico elevado no sangue ou nos tecidos e apresentam poucas reservas de oxigênio nos pulmões; por outro lado, eles apresentam altas necessidades de oxigênio (2 a 3 vezes aquelas de gatos adultos). Utilizar equipamento anestésico com um mínimo de espaço morto e resistência

- Acredita-se que o débito cardíaco dependa da frequência cardíaca e existe pouca tolerância tanto para sobrecarga de volume quanto para hipotensão
- Os filhotes felinos são menos capazes de compensar perdas sanguíneas que os adultos; por conseguinte, deve-se ter cuidado quando manipular tecidos e vasos sanguíneos. Até mesmo pequenos volumes de perda de sangue podem resultar em anemia clínica em filhotes felinos com menos de 8 semanas de vida.

A hipotermia ocorre mais facilmente por causa do maior índice área superficial:volume do neonato, menos gordura subcutânea e habilidade reduzida de ter calafrios. A hipotermia pode causar bradicardia e prolongamento da recuperação da anestesia. As áreas para preparo, cirurgia e recuperação deverão ser mantidas aquecidas. Assegurar que os filhotes jamais sejam colocados sobre superfícies frias de metal. Usar toalhas aquecidas, cobertores com água circulante ou outros métodos para manter a temperatura corporal. Enrolar em plástico com bolhas também é útil para manter o calor. Aquecer as soluções de preparo cirúrgicas e substituir álcool por salina estéril. Minimizar a quantidade de pelo a ser raspada, e a incisão cirúrgica deverá ser apropriada para o tamanho do paciente a fim de reduzir o risco de hipotermia. A temperatura retal deverá ser monitorada durante cirurgia e no pós-cirúrgico.

A hipoglicemia ocorre facilmente em neonatos por causa das pequenas reservas de glicogênio do fígado; então, os pacientes mais jovens nunca deverão estar em jejum por mais de 1 a 2 h antes da anestesia. A água nunca deverá ser suspensa. Com 1 h da recuperação, os pacientes deverão receber uma pequena refeição. Os gatinhos que não desejarem comer após 1 h ou mais podem receber glicose oral a fim evitar hipoglicemia.

O equipamento adequado para gonadectomia pediátrica é simples e inclui:

- Sondas endotraqueais com e sem manguito, 2 a 3,5 mm
- Máscara facial ajustada, transparente
- *Kit* com pequenos instrumentos cirúrgicos
- Pinça hemostática de aço inoxidável para ligadura, se desejada
- Material absorvível para sutura, como Vicryl 4-0 ou 5-0 ou categute cromado; náilon pode ser usado para fechamento da linha alba.

Estresse e ansiedade podem levar a resultados imprevisíveis de pré-medicação e anestesia. Diminuir o estresse mantendo juntos os animais da ninhada antes da cirurgia em ambiente tranquilo e aquecido, minimizar a manipulação do paciente, evitar injeções IV e juntar, novamente, os animais da ninhada o mais rapidamente possível após a recuperação. Certos agentes anestésicos deverão ser evitados em pacientes pediátricos. A xilazina pode causar bradicardia e diminuir o débito cardíaco. Tiobarbituratos devem ser administrados por via IV, que é mais estressante que outras vias de administração. Esses fármacos também se ligam à proteína e os neonatos tornam-se rapidamente saturados, pois apresentam níveis plasmáticos de proteínas mais baixos que os gatos adultos.

Diversos fármacos e associações medicamentosas usando anestesia inalatória são seguros e eficazes para anestesia.[15,32,36] Pode ser necessária a indução breve com máscara em alguns protocolos e, a seguir, manutenção com isoflurano ou sevoflurano (intubar fêmeas, usar máscara bem ajustada em machos). Exemplos de protocolos adequados incluem:

- Midazolam (0,22 mg/kg IM), quetamina (11 mg/kg IM), butorfanol (0,2 a 0,4 mg/kg IM), ± glicopirrolato (0,011 mg/kg IM)
- Quetamina/diazepam (0,1 mg/kg IM de mistura 1:1), butorfanol (0,2 a 0,4 mg/kg IM), ± glicopirrolato (0,011 mg/kg IM)
- Tiletamina/zolazepam (11 mg/kg IM) para castração de filhotes felinos machos
- Acepromazina (0,055 mg/kg IM), butorfanol (0,22 mg/kg IM), glicopirrolato (0,011 mg/kg IM)
- Único protocolo injetável tanto para castrações quanto para esterilizações: medetomidina (40 µg/kg), quetamina (20 mg/kg) e buprenorfina (20 µg/kg), associadas e administradas por via subutânea;[65] atipamezol (0,5 mg IM) é administrado ao final da cirurgia.

O monitoramento anestésico é necessário e deverá incluir avaliação do nível de anestesia, coloração de mucosas, monitoramento Doppler de frequência cardíaca e pressão arterial, oximetria de pulso e frequência respiratória. A recuperação prolongada é causada, mais frequentemente, por hipotermia, mas também pode ser provocada por efeitos residuais de fármacos ou por hipoglicemia. As medidas corretivas para recuperações prolongadas incluem aquecimento, uso de agentes de reversão, quando disponíveis, e fornecimento de glicose a 50% para a hipoglicemia.

Certas questões cirúrgicas devem ser abordadas.[33] Hemostasia meticulosa é necessária porque os tecidos são mais friáveis do que em adultos. Manipular os tecidos com delicadeza e evitar o uso de ganchos de castração em filhotes felinos fêmeas. Para os machos, realizar castração fechada por meio de incisão escrotal unitária ou dupla, ligação do cordão espermático com sutura absorvível ou usar grampos hemostáticos. Deixar a incisão escrotal aberta. Para as fêmeas, a técnica de ovário-histerectomia ou ovariectomia é a mesma para a gata adulta. Fechar a pele com suturas subcuticulares ou adesivo de tecidos e evitar suturas cutâneas. Um pequeno volume de líquido seroso no abdome de filhotes felinos é normal.

A analgesia pós-cirúrgica para castrações pode ser abordada com bloqueios em borrifo. Um protocolo sugerido mistura duas partes de bupivacaína a 0,5%, uma parte de lidocaína a 2%, e uma parte de NaCl a 0,9%.[28] Borrifar 0,22 mℓ/kg no interior da incisão após fechamento da linha alba, mas antes do fechamento do tecido subcutâneo e da pele. Única dose pós-cirúrgica de meloxicam (0,1 a 0,2 mg/kg SC) pode ser usada em filhotes felinos com mais de 6 semanas de vida; butorfanol ou buprenorfina também são boas opções analgésicas.

Cirurgias de CEP são seguras e facilmente realizadas. Promover a esterilização cirúrgica como rotina em filhotes felinos com menos de 6 meses de vida também permite aos clínicos tornarem-se mais confiantes e proficientes com a anestesia, a cirurgia e os cuidados de suporte que podem ser aplicados a outras situações cirúrgicas neste mesmo grupo etário.

Referências bibliográficas

1. Aronsohn MG, Faggella AM: Surgical techniques for neutering 6- to 14-week-old kittens, *J Am Vet Med Assoc* 202:53, 1993.
2. Auer L, Bell K: The AB blood group system of cats, *Anim Blood Grps Biochem Genet* 12:287, 1981.
3. Baker TW, Davidson AP: Pediatric abdominal ultrasonography, *Vet Clin North Am Small Anim Pract* 36:641, 2006.
4. Blanchard P, Wilson D: Group G streptococcal infections in kittens. In Kirk R, editor: *Current veterinary therapy X: small animal practice*, Philadelphia, 1989, Saunders, p 1091.
5. Boudrieau R, Fossum T, Hartsfield S et al: Pectus excavatum in dogs and cats, *Comp Contin Edu Pract Vet* 12:341, 1990.
6. Bucheler J: Fading kitten syndrome and neonatal isoerythrolysis, *Vet Clin North Am Small Anim Pract* 29:853, 1999.
7. Buote N, Reese C: Congenital tarsal hyperextension in three cats, *J Amer Vet Med Assoc* 228:1200, 2006.
8. Casal M, Jezyk P, Giger U: Transfer of colostral antibodies from queens to their kittens, *Am J Vet Res* 57:1653, 1996.
9. Cave T, Thompson H, Reid S et al: Kitten mortality in the United Kingdom: a retrospective analysis of 274 histopathological examinations (1986 to 2000), *Vet Rec* 151:497, 2002.
10. Claus MA, Levy JK, MacDonald K et al: Immunoglobulin concentrations in feline colostrum and milk, and the requirement of colostrum for passive transfer of immunity to neonatal kittens, *J Feline Med Surg* 8:184, 2006.
11. Crawford P, Hanel R, Levy J: Evaluation of treatment of colostrum-deprived kittens with equine IgG, *Am J Vet Res* 64:969, 2003.
12. Crawford P, Levy J, Werner L: Evaluation of surrogate markers for passive transfer of immunity in kittens, *J Am Vet Med Assoc* 228:1038, 2006.
13. Crigel M-H, Moissonnier P: Pectus excavatum surgically repaired using sternum realignment and splint techniques in a young cat, *J Small Anim Pract* 46:352, 2005.
14. Debraekeleer J: Data for neonatal, pediatric and orphaned puppy and kitten care. In Hand MS, Thatcher CD, Remillard RL et al, editors: *Small animal clinical nutrition*, Topeka, Kans, 2000, Mark Morris Institute, p 1012.
15. Faggella AM, Aronsohn MG: Anesthetic techniques for neutering 6- to 14-week-old kittens, *J Am Vet Med Assoc* 202:56, 1993.
16. Fettman MJ, Stanton CA, Banks LL et al: Effects of neutering on bodyweight, metabolic rate and glucose tolerance of domestic cats, *Res Vet Sci* 62:131, 1997.
17. Fossum T, Boudrieau R, Hobson H: Pectus excavatum in eight dogs and six cats, *JAAHA* 25:595, 1989.
18. Fossum T, Hedlund C: Surgery of the lower respiratory system: lungs and thoracic wall. In Fossum TW, editor: *Small animal surgery*, ed 3, St Louis, 2007, Mosby Elsevier.
19. Fossum TW, Boudrieau RJ, Hobson HP et al: Surgical correction of pectus excavatum, using external splintage in two dogs and a cat, *J Am Vet Med Assoc* 195:91, 1989.
20. Freshman J: Causes of fading puppy and kitten syndrome, *Vet Med* 100:781, 2005.
21. Freshman J: Evaluating fading puppies and kittens, *Vet Med* 100:790, 2005.
22. Freshman J: Initially treating fading puppies and kittens, *Vet Med* 100:800, 2005.
23. Giger U: Blood-typing and crossmatching. In Bonagura JD,Twedt DC, editors: *Kirk's current veterinary therapy XIV: small animal practice*, Philadelphia, 2009, Saunders, p 260.
24. Giger U, Griot-Wenk M, Bucheler J et al: Geographical variation of the feline blood type frequencies in the United States, *Feline Pract* 19:21, 1991.
25. Glaze MB: Congenital and hereditary ocular abnormalities in cats, *Clin Tech Small Anim Pract* 20:74, 2005.
25a. Gow AG, Gow DJ, Hall EJ et al: Prevalence of potentially pathogenic enteric organisms in clinically healthy kittens in the UK, *J Feline Med Surg* 11:655, 2009.
26. Greco D: Congenital and inherited renal disease of small animals, *Vet Clin North Am Sm Anim Pract* 31:393, 2001.
27. Greene C, Prescott J: Streptococcal and other gram-positive bacterial infections. In Greene CE, editor: *Infectious diseases of the dog and cat*, ed 3, St Louis, 2006, Saunders, p 302.
28. Griffin B, DiGangi B, Bohling M: A review of neutering cats. In August J, editor: *Consultations in feline internal medicine*, ed 6, St Louis, 2010, Saunders Elsevier, p 775.
29. Grundy SA: Clinically relevant physiology of the neonate, *Vet Clin North Am Small Anim Pract* 36:443, 2006.
30. Grundy SA, Liu SM, Davidson AP: Intracranial trauma in a dog due to being "swung" at birth, *Top Companion Anim Med* 24:100, 2009.
31. Hoskins J: Congenital defects of cats, *Compend Contin Edu Pract Vet* 17:385, 1995.
32. Howe LM: Short-term results and complications of prepubertal gonadectomy in cats and dogs, *J Am Vet Med Assoc* 211:57, 1997.
33. Howe LM: Surgical methods of contraception and sterilization, *Theriogenology* 66:500, 2006.
34. Howe LM, Slater MR, Boothe HW et al: Long-term outcome of gonadectomy performed at an early age or traditional age in cats, *J Am Vet Med Assoc* 217:1661, 2000.
35. Kirk C: New concepts in pediatric nutrition, *Vet Clin North Am Small Anim Pract* 31:369, 2001.
36. Kustritz M: Early spay-neuter: clinical considerations, *Clin Tech Small Anim Pract* 17:124, 2002.
37. Kustritz MV: Determining the optimal age for gonadectomy of dogs and cats, *J Am Vet Med Assoc* 231:1665, 2007.
38. Lavely JA: Pediatric neurology of the dog and cat, *Vet Clin North Am Small Anim Pract* 36:475, 2006.
39. Lawler D, Monti K: Morbidity and mortality in neonatal kittens, *Am J Vet Res* 45:1455, 1984.
40. Levy J, Crawford P, Collante W et al: Use of adult cat serum to correct failure of passive transfer in kittens, *J Am Vet Med Assoc* 219:1401, 2001.
41. Levy J, Crawford P, Werner L: Effect of age on reference intervals of serum biochemical values in kittens, *J Am Vet Med Assoc* 228:1033, 2006.
42. Levy J, Reese MJ, Patterson EV et al: The effect of anesthesia and surgery on serological responses to vaccination in kittens, *J Vet Intern Med* 20:759, 2006.
43. Little S: How I treat orphaned kittens, *Waltham Focus* 16:2, 2006.
44. Lourenco M, Ferreira H: Electrocardiographic evolution in cats from birth to 30 days of age, *Can Vet J* 44:914, 2003.
45. MacDonald KA: Congenital heart diseases of puppies and kittens, *Vet Clin North Am Small Anim Pract* 36:503, 2006.
46. Macintire DK: Pediatric fluid therapy, *Vet Clin North Am Small Anim Pract* 38:621, 2008.
47. Maggs DJ: Eyelids. In Maggs DJ, Miller P, Ofri R, editors: *Slatter's fundamentals of veterinary ophthalmology*, ed 4, St Louis, 2008, Saunders Elsevier, p 106.
48. Marks S, Willard M: Diarrhea in kittens. In August J, editor: *Consultations in feline internal medicine*, St Louis, 2006, Elsevier Saunders, p 132.
49. Mazzaferro E: Intraosseous catheterization: an often underused, life-saving tool, *NAVC Clinician's Brief* 7:9, 2009.
50. McAnulty JF, Harvey CE: Repair of pectus excavatum by percutaneous suturing and temporary external coaptation in a kitten, *J Am Vet Med Assoc* 194:1065, 1989.
51. McMichael M: Pediatric emergencies, *Vet Clin North Am Small Anim Pract* 35:421, 2005.
52. McMichael M, Dhupa N: Pediatric critical care medicine: physiologic considerations, *Comp Contin Edu Pract Vet* 22:206, 2000.
53. McNicholas WT Jr, Wilkens BE, Blevins WE et al: Spontaneous femoral capital physeal fractures in adult cats: 26 cases (1996-2001), *J Am Vet Med Assoc* 221:1731, 2002.
54. Moon P, Massat B, Pascoe P: Neonatal critical care, *Vet Clin North Am Small Anim Pract* 31:343, 2001.

55. Murray JK, Skillings E, Gruffydd-Jones TJ: Opinions of veterinarians about the age at which kittens should be neutered, *Vet Rec* 163:381, 2008.
56. Narfstrom K: Hereditary and congenital ocular disease in the cat, *J Feline Med Surg* 1:135, 1999.
57. Newitt A, German AJ, Barr FJ: Congenital abnormalities of the feline vertebral column, *Vet Radiol Ultrasound* 49:35, 2008.
58. Nicklas JL, Moisan P, Stone MR et al: Molecular and histopathological characterization of enteroadherent bacteria in failure to thrive kittens [abstract], *J Vet Intern Med* 23:757, 2009.
59. Noden D, Evans H: Inherited homeotic midfacial malformations in Burmese cats, *J Craniofac Genet Devel Biol Suppl* 2:249, 1986.
60. Nutter F, Levine J, Stoskopf M: Reproductive capacity of free-roaming domestic cats and kitten survival rate, *J Am Vet Med Assoc* 225:1399, 2004.
61. Overley B, Shofer FS, Goldschmidt MH et al: Association between ovarihysterectomy and feline mammary carcinoma, *J Vet Intern Med* 19:560, 2005.
62. Pedersen N, Wastlhuber J: Cattery design and management. In Pedersen NC, editor: *Feline husbandry: diseases and management in the multiple cat environment*, Goleta, Calif, 1991, American Veterinary Publications, p 393.
63. Pesavento PA, Bannasch MJ, Bachmann R et al: Fatal *Streptococcus canis* infections in intensively housed shelter cats, *Vet Pathol* 44:218, 2007.
64. Risselada M, de Rooster H, Liuti T et al: Use of internal splinting to realign a noncompliant sternum in a cat with pectus excavatum, *J Amer Vet Med Assoc* 228:1047, 2006.
65. Robertson S, Levy J, Gunkel C et al: *Comparison of isoflurane and butorphanol with medetomidine, ketamine and buprenorphine for anesthesia of 7-12 week old kittens for surgical sterilization*, Doorwerth, The Netherlands, 2003, Association of Veterinary Anaesthetists.
66. Rochlitz I: Recommendations for the housing of cats in the home, in catteries and animal shelters, in laboratories and in veterinary surgeries, *J Fel Med Surg* 1:181, 1999.
67. Root M, Johnston S, Johnston G et al: The effect of prepuberal and postpuberal gonadectomy on penile extrusion and urethral diameter in the domestic cat, *Vet Radiol Ultrasound* 37:363, 1996.
68. Root M, Johnston S, Olson P: Effect of prepuberal and postpuberal gonadectomy on heat production measured by indirect calorimetry in male and female domestic cats, *Am J Vet Res* 57:371, 1996.
69. Root M, Johnston S, Olson P: The effect of prepuberal and postpuberal gonadectomy on radial physeal closure in male and female domestic cats, *Vet Radiol Ultrasound* 38:42, 1997.
70. Scott F, Geissinger C, Peltz R: Kitten mortality survey, *Feline Pract* 8:31, 1978.
71. Scott F, Weiss R, Post J et al: Kitten mortality complex (neonatal FIP?) *Feline Pract* 9:44, 1979.
72. Soderstrom MJ, Gilson SD, Gulbas N: Fatal reexpansion pulmonary edema in a kitten following surgical correction of pectus excavatum, *J Am Anim Hosp Assoc* 31:133, 1995.
73. Spain C, Scarlett J, Cully S: When to neuter dogs and cats: a survey of New York state veterinarians' practices and beliefs, *J Am Anim Hosp Assoc* 38:482, 2002.
74. Spain C, Scarlett J, Houpt K: Long-term risks and benefits of early-age gonadectomy in cats, *J Amer Vet Med Assoc* 224:372, 2004.
75. Sparkes AH, Rogers K, Henley WE et al: A questionnaire-based study of gestation, parturition and neonatal mortality in pedigree breeding cats in the UK, *J Feline Med Surg* 8:145, 2006.
76. Ström Holst B, Frössling J: The Swedish breeding cat: population description, infectious diseases and reproductive performance evaluated by a questionnaire, *J Feline Med Surg* 11:793, 2009.
77. Stubbs W, Bloomberg M, Scruggs S et al: Effects of prepubertal gonadectomy on physical and behavioral development in cats, *J Am Vet Med Assoc* 209:1864, 1996.
78. Sturgess C, Waters L, Gruffydd-Jones T et al: Investigation of the association between whole blood and tissue taurine levels and the development of thoracic deformities in neonatal Burmese kittens, *Vet Rec* 141:566, 1997.
79. Sturman J, Gargano A, Messing J et al: Feline maternal taurine deficiency: effect on mother and offspring, *J Nutr* 116:655, 1986.
80. Taillefer M, Dunn M: Group G streptococcal toxic shock-like syndrome in three cats, *J Am Anim Hosp Assoc* 40:418, 2004.
81. Weese JS: Evaluation of deficiencies in labeling of commercial probiotics, *Can Vet J* 44:982, 2003.
82. Whittemore JC, Flatland B: Comparison of biochemical variables in plasma samples obtained from healthy dogs and cats by use of standard and microsample blood collection tubes, *J Am Vet Med Assoc* 237:288, 2010.
83. Whittemore JC, Flatland B: Comparison of complete blood counts in samples obtained from healthy dogs and cats by use of standard and microsample blood collection tubes, *J Am Vet Med Assoc* 237:281, 2010.
84. Wright JC, Amoss RT: Prevalence of house soiling and aggression in kittens during the first year after adoption from a humane society, *J Am Vet Med Assoc* 224:1790, 2004.
85. Yoon H, Mann F, Jeong S: Surgical correction of pectus excavatum in two cats, *J Vet Sci* 9:335, 2008.

Genoma Felino e Genética Clínica

Editora: Leslie A. Lyons

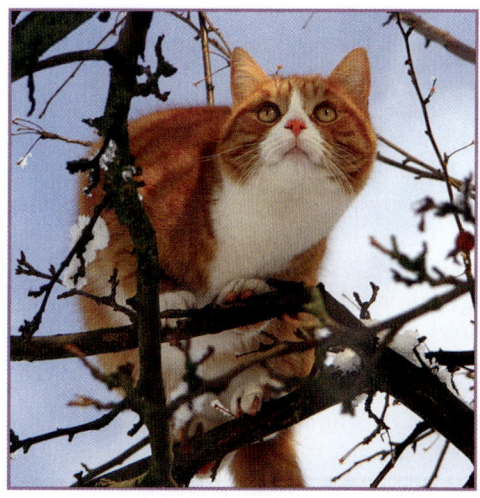

Breve História Natural do Gato
e sua Relação com Seres Humanos

Leslie A. Lyons e Jennifer Dawn Kurushima

Resumo do capítulo

Mais de 71,1 milhões de lares nos EUA, aproximadamente 59,5%, contêm animais de estimação, e muitos proprietários têm mais de um animal.[3] Nos Estados Unidos, 38,4 milhões de moradias, 54% de proprietários de animais de estimação, têm um gato, segundo a National Pet Owners Survey realizada entre 2007 e 2008. Existem 88,3 milhões de gatos, em comparação a 74,8 milhões de cães, o que significa aproximadamente 13,5 milhões de gatos a mais que cães nas moradias norte-americanas. Uma pesquisa conduzida pela American Veterinary Medical Association (AVMA) relatou elevação de 12,4% na propriedade de animais de estimação a partir de 2001, quando 61,1 milhões de moradias tinham um animal de estimação, em relação a 2006, quando 68,7 milhões de moradias incluíam um animal de estimação.[4] Embora a estimativa de proprietários de animais de estimação seja levemente diferente nas duas pesquisas, as tendências são iguais: os gatos estão crescendo em popularidade como animais de companhia nos EUA. No Reino Unido, as moradias com cães parecem ser mais comuns do que aquelas com gatos; entretanto, o número de gatos e de cães com proprietários é aproximadamente o mesmo.[48] No mundo todo, os gatos domésticos estão claramente ganhando em popularidade, talvez por serem *pets* mais adaptáveis ao estilo de vida moderno e, à medida que o *status* do gato sobe de mero animal de estimação para membro da família, os cuidados com a saúde do gato tornaram-se um valor familiar comum.

Junto com as migrações humanas, os gatos viajaram ao redor do mundo, em geral para servir como controladores de animais daninhos em barcos e fazendas; assim, seu manejo populacional geralmente tem sido irrestrito. As comigrações dos gatos com seres humanos resultaram em grandes populações de gatos silvestres tanto em cidades altamente populosas quanto em ilhas remotas que têm ou previamente tiveram ocupação humana.[50] Tendo em vista que os gatos, como espécies não nativas, ameaçam gravemente as espécies selvagens nativas,[29] seu manejo é um assunto de grande importância, embora as populações selvagens resultantes devam-se à negligência humana. Muitos gatos de população selvagens são capturados e transferidos para abrigos. As pessoas cada vez mais se preocupam com o bem-estar de gatos que vivem em abrigos, cujos administradores precisam equilibrar as estratégias de morte *versus* não morte para assegurar o controle adequado da população.[29]

Atualmente, os gatos continuam a viajar pelo mundo, porém, mais comumente, como nossos valorosos companheiros, contribuindo menos para populações silvestres. Embora os gatos migrantes confundam a identidade da composição genética original de uma população, as origens do gato doméstico podem ser rastreadas até os primórdios da civilização humana acompanhando-se as migrações humanas, desde muito tempo atrás, e coletando-se amostras das populações de gatos no mundo cruzadas ao acaso, remotas e selvagens.

Origens do gato doméstico

O gato doméstico, *Felis catus*,[24,37] é uma das 38 espécies na família de felinos *Felidae*, sendo um membro da linhagem *Felis*.[51] Essa linhagem *Felis* compõe-se de três pequenos felídeos africanos e quatro pequenos felídeos que podem ser os progenitores do gato doméstico, incluindo *Felis lybica* (gato selvagem africano), *Felis silvestris* (gato selvagem europeu), *Felis ornata* (gato selvagem asiático) e *Felis bieti* (gato do deserto chinês).[27,31] O gato doméstico e as espécies selvagens podem cruzar, produzindo híbridos férteis;[25] assim, sua demarcação como subespécie, e até mesmo como espécie distinta, pode ser debatida. Como o gato doméstico comum é um derivado domesticado, o termo *Felis catus* foi readotado e não denota claramente a relação genética com os gatos selvagens progenitores ou suas subespécies.[24] A relação entre gatos selvagens africanos, europeus e dois asiáticos é algo controversa; atualmente, 21 subespécies são definidas dentro desses grupamentos.[33] Além das subespécies sul-africanas de gato selvagem africano, *Felis lybica cafra,* a maioria das espécies de gatos selvagens e suas subespécies associadas podem ser os progenitores das populações de gatos domésticos,[21,39] tendo o *Felis lybica* o principal suporte científico. O gato selvagem africano, definitivamente, influenciou as origens do gato doméstico;[21] contudo, exames detalhados de outras espécies e subespécies de gato doméstico não foram possíveis em decorrência do pouco acesso a amostras apropriadas. Para duas subespécies de gatos selvagens – os europeus e os escoceses –, as hibridações introgressivas com gatos domésticos podem ser um processo em andamento,[7,55–57] ameaçando a existência de populações de gatos selvagens "puras" na Europa e no Reino Unido. Esforços de conservação para proteger essas populações selvagens na Escócia, Itália e na Península Ibérica, e outras regiões, lutam contra a invasão de gatos domesticados – animais de estimação de moradias que estão retornando a seu estado selvagem, obscurecendo, e talvez revertendo, o processo de domesticação.[43,54]

Os gatos domésticos provavelmente participaram de modo ativo em sua própria domesticação; os seres humanos e os felinos desenvolveram tolerância mútua, simbiótica e comensal. Diversos sítios independentes de civilizações antigas, conhecidamente, desenvolveram-se entre 8.000 e 3.000 a.C., incluindo a região do Rio Huang He da China, o Vale Indus no Paquistão, e a região Crescente Fértil, que se estende do Iraque, passa pela Turquia, avança pelo sul, ao longo da região do Levante da Costa Mediterrânea e, talvez, para o Vale do Nilo, no Egito.[8] À medida que os seres humanos fizeram sua transição de caçadores para um estilo de vida mais sedentário de ceifeiros e assentamentos permanentes se desenvolveram de modo subsequente, os vilarejos produziram pilhas de refugo e depósitos de grãos, atraindo camundongos e ratos,[11] uma espécie de presa primária para o pequeno gato selvagem. Para obter essas refeições fáceis, os gatos selvagens corajosos talvez tenham começado a tolerar os seres humanos, e os seres humanos passaram a aceitar o gato em razão de sua utilidade no controle de pragas.

Provavelmente a domesticação do gato pode ser considerada incompleta e em andamento porque gatos abandonados e populações silvestres podem, rapidamente, se adaptar ao estilo de vida selvagem.[19,20] O gato tem atributos comportamentais e sociais avessos à domesticação, como serem muito ágeis e uma espécie principalmente solitária; esses traços específicos podem ser parte do motivo pelo qual muitos seres humanos consideram os gatos tão fascinantes e sedutores. Uma associação entre autosseleção pelo gato e seleção por seres humanos levou a uma variedade de coberturas de pelo esteticamente agradáveis e traços específicos a gatos domesticados, bem como comportamentos que tendem ao companheirismo. Uma revisão abrangente sobre frequência de coloração de pelos,[40,61] como aquelas realizadas na Grã-Bretanha,[26] corroboram as migrações de gatos e seleção de preferência de seres humanos ao indicar modos de frequências mais altas e mais baixas de coloração do pelo em todo o mundo. Essas tendências sugerem algum grau de acasalamento controlado ou de seleção por seres humanos que, provavelmente, começaram com o gato procurando afeto e companheirismo humanos na região do Crescente Fértil e, posteriormente, tornaram-se mais sistemáticos com os primeiros programas de cruzamento controlado de gatos, possivelmente no Egito.[44]

Raças de gatos domésticos

A criação de raças de gatos tem sido um processo significativamente diferente do desenvolvimento de raças em outros animais de companhia e espécies da agropecuária.[12,63] Essas *nuances* são importantes para a compreensão dos instrumentos genéticos apropriados, técnicas e recursos que serão mais benéficos e eficientes para a pesquisa em genética e programas de saúde em gatos (ver Capítulo 43). Os gatos produzidos por acasalamento aleatório e os gatos selvagens representam a maioria de gatos em todo o mundo, e não as populações de raças de gato de preferência,[3] embora a maioria dos estudos genéticos tenha se concentrado nas raças de gatos até o momento. Considerando a distribuição mundial de gatos, os EUA, provavelmente, apresentam a proporção mais elevada de gatos de raça pura. Contudo, a proporção de gatos de raça pura *versus* gatos de cruzamento aleatório ainda é bastante baixa; apenas 10 a 15% dos pacientes felinos na Universidade da Califórnia, no Davis Veterinary Medicine Teaching Hospital, são representados por gatos de raça pura.[41] A compreensão geral do desenvolvimento de raças de gatos e a compreensão mais aprofundada do estabelecimento de um número limitado de raças de gatos ajudarão o veterinário a predizer os problemas de cuidados de saúde com base no fundo genético de cada paciente. O conhecimento das relações das raças de gatos também ajuda o médico-veterinário a priorizar diferenciais para a administração de cuidados de saúde.

Algumas das primeiras descrições dos diferentes "tipos" de gatos foram documentadas no Sião (atualmente conhecido como Tailândia), por monges, durante o período Ayutthaya (1350-1767).[62] Korats, Burmeses e Siameses foram claramente definidos pela coloração do pelo. Essas mesmas colorações definem as mesmas raças de gatos atualmente. O naturalista George-Louis Leclerc (Conde de Buffon) descreveu raças de gatos domésticos, identificando algumas das raças atuais, como Angorá e Chartreux, com base na coloração da cobertura e no comprimento de pelos.[36] Taxonomistas antigos usaram as variantes dos pelos para definir gatos domésticos de acordo com suas variantes e subespécies diferentes.[37,52,53] O valor estético da coloração do pelo e das variantes de tipos levaram a exposições competitivas e cruzamentos. A primeira exposição de gato documentada, que julgou gatos com base em seu valor estético, ocorreu em Londres, Inglaterra, no Crystal Palace, em 1871.[1] Tal competição apresentou apenas algumas raças, incluindo Inglês, Persa, Abissínio,

Angorá e Siamês. Assim, é possível que essas raças de gatos primeiramente documentadas representassem populações distintas em termos genéticos, já que programas de cruzamento restritos não estavam estabelecidos em tal momento.

Em alguns anos, as exposições de gatos começaram a ocorrer nos EUA e o gato Maine, crescido no próprio país, foi adicionado como uma raça específica. O Maine Coon desenvolveu-se a partir de gatos cruzados aleatoriamente na Europa Ocidental e que foram para o Novo Mundo com os peregrinos e os colonizadores. No início dos anos 1900, diversos registros de gatos foram estabelecidos e desenvolveram-se práticas de cruzamento mais restritas. Por outro lado, uma riqueza de raças de cães estava bem estabelecida até o século 20, e estavam em desenvolvimento havia centenas de anos.[23,64] Também existia uma variedade de raças de bovinos[14] e equinos,[12] domesticados a partir das diferentes populações selvagens regionais do mundo. Diversos volumes enciclopédicos modernos que tratam sobre o gato doméstico relacionam 50 a 80 raças em todo o mundo.[46,47] No entanto, a maioria das raças se desenvolveu nos últimos 50 anos, e muitas raças relacionadas não se desenvolveram até populações viáveis; na verdade, algumas não existem mais.

Outra diferença importante entre gatos e outras espécies domesticadas baseia-se no processo de seleção de raças de gatos. Os gatos foram, originalmente, e continuam a ser, selecionados por traços estéticos, como coloração de pelo e tipos de pelo, que são traços, principalmente, de um único gene. Os gatos realizaram sua função esperada, o controle de pragas, de modo natural. No entanto, as raças de cães foram selecionadas por morfologias que baseiam funções e comportamentos diversos.[63] As raças de espécies pecuárias são selecionadas para carne e qualidade e quantidade de leite.[13] Esses traços comportamentais e de produção envolvem interações complexas de muitos genes, o que sugere que foi aplicada mais seleção ao genoma de cães, bovinos, suínos e aves do que no genoma do gato doméstico. Menor seleção, provavelmente, resulta em maior diversidade genética nos gatos, o que pode significar, comparativamente, menos problemas de saúde para gatos do que para outras espécies.

Contudo, atualmente, distinções importantes são evidentes entre as morfologias estruturais das raças de gatos correntes. Uma extremidade do espectro traz o corpo compacto e robusto do Persa, que tem extrema braquicefalia; no outro extremo encontra-se o corpo delgado e fino do Siamês, que tem extrema dolicocefalia. A intensidade desses extremos, particularmente na estrutura facial, tem levado a determinados problemas de saúde de felinos e resultante crítica[34,59] para o criador de gatos. Ênfase maior na seleção, baseando-se em interações genéticas mais complexas, pode, em breve, levar a mais preocupações de saúde.

As raças de gatos e suas relações genéticas mais pertinentes da atualidade estão relacionadas na Tabela 42.1. A maioria das associações de gatos no mundo inteiro, como Cat Fanciers' Association (CFA),[16,17] The International Cat Association (TICA),[60] Governing Council of the Cat Fancy (GCCF)[2] e Fédération Internationale Féline (FIFe),[22] reconhece cerca de 35 a 41 raças de gatos, embora apenas algumas raças dominem grandemente o censo de registros. Os Persas e raças relacionadas (p. ex., Exótico, uma variedade Persa de Pelo Curto) estão entre as raças de gatos mais populares no mundo todo e representam a imensa maioria de gatos de raça pura. Embora nem todos os gatos produzidos por criadores sejam registrados, talvez apenas 20 a 30%, a CFA, uma das maiores registradoras de gatos no mundo todo, em geral registra cerca de 40.000 gatos de raça pura anualmente.[18] Aproximadamente 16.000 a 20.000 são Persas, e aproximadamente 3.000 são Exóticos; assim, o grupo Persa de gatos representa mais de 50% da população de gatos de exposição. Raças comuns que geralmente têm no mínimo 1.000 registradores anuais são Abissínio, Maine Coon e Siamês. Outras raças populares incluem Sagrado da Birmânia e Burmês, mais prevalentes em outras áreas, como o Reino Unido. A maioria dessas raças populares também representa as raças mais antigas e mais estabelecidas de gatos no mundo todo. No entanto, devido aos diferentes padrões de cruzamento em diferentes registros e subestruturação populacional, nem todos os gatos identificados como da mesma raça são geneticamente semelhantes. Frequências de doenças podem ser distintas para raças em diferentes partes do mundo. Por exemplo, a doença do rim policístico mostrou ter cerca da mesma prevalência em Persas ao redor do mundo,[5,6,10,15] porém, hipopotassemia no Burmês está mais limitada aos gatos no Reino Unido e na Austrália[9,35] e não é encontrada em populações nos EUA. Algumas linhagens de Burmês nos EUA segregam um defeito craniofacial, que não é encontrado comumente em gatos Burmeses fora dos EUA.[49] A subestruturação de raças pode ocorrer parcialmente devido a medidas de controle da raiva que reduzem a migração de gatos entre países, mas também é provável que conhecidas preocupações com a saúde nas raças tenham levado a fortes restrições de importação e exportação de gatos criados para exposições.

Uma raça de gato desenvolvida mais recentemente, a Bengal,[30] que é um híbrido entre o felino Leopardo Asiático, *Prionailurus bengalensis*, e o gato doméstico, ganhou popularidade significativa em todo o mundo, embora alguns registros correntemente não reconheçam a raça. O Bengal exibe colorações distintas e padrões tigrados, mas seu temperamento, em geral, é um pouco mais nervoso do que o de outras raças. Existem diversas outras raças híbridas,[60] o que inclui cruzamentos com diversos Servals (*Felis serval*), conhecido como Savannah, e gatos Jungle (*Felis chaus*), conhecidos como Chaussies. Devido aos limitados fundadores do gato selvagem, os gatos híbridos apresentam diminuída variação genética. Esses gatos híbridos também podem ter incompatibilidades alélicas para determinado gene; os genes entre as duas espécies, Felino Leopardo e Gato Doméstico, têm milhões de anos de divergência evolucionária, o que possibilita diferenças no nível de sequência de um gene do DNA. Daí um acúmulo de diferentes variantes genéticas que são funcionais dentro da espécie, mas não funcionais nas espécies felídeas, provavelmente ocorre em alguns gatos Bengal. Por conseguinte, raças de gatos híbridos podem apresentar problemas de saúde e infertilidade inesperados, criando um desafio tanto para os estudos genéticos quanto para os cuidados primários de saúde.

Tabela 42.1 **Raças de gatos domésticos do mundo | Suas origens e relações.**

Raça	Local de origem	Agrupamento de raças (família)*
Abisssínio	Fundador – Índia?	Somali
Americano de Pelo Curto	Fundador – EUA	Americano Wirehair
American Wirehair	Mutação	Americano de Pelo Curto
Angorá Turco	Fundador – Mediterrâneo	
Australian Mist	Híbrido	Derivado de Burmês
Balinês	Variante	Colorpoint, Havana Castanho, Javanês, Oriental, Siamês
Bengal	Espécie híbrida	Felino Leopardo × Mau Egípcio e Abissínio
Bobtail Americano	Mutação	EUA – cruzamentos aleatórios
Bobtail Japonês	Fundador	
Bombaim	Variante	Burmês, Cingapura, Tonquinês
Burmês	Fundador – Sudeste da Ásia	Bombaim, Cingapura, Tonquinês
Burmilla	Híbrido	Burmês, Persa
Chartreux	Fundador – Europa	
Cingapura	Variante	Bombaim, Boris, Tonquinês
Colorpoint de Pelo Curto	Variante	Balinês, Havana Castanho, Javanês, Oriental, Siamês
Cornish Rex	Mutação	Reino Unido – cruzamentos aleatórios
Curl Americano	Mutação	EUA – cruzamentos aleatórios
Devon Rex	Mutação	Reino Unido – cruzamentos aleatórios, Sphynx
Europeu	Fundador – Europa	
Exótico	Variante	Persa
Havana Castanho	Variante	Balinês, Colorpoint, Javanês, Oriental, Siamês
Inglês de Pelo Curto	Fundador – Europa	Scottish Fold (Escocês)
Javanês	Variante	Balinês, Colorpoint, Havana Castanho, Oriental, Siamês
Korat	Fundador – Sudeste da Ásia	
Kurilean Bobtail	Mutação	Rússia Oriental, Ilhas Curilas
LaPerm	Mutação	EUA – cruzamentos aleatórios
Maine Coon	Fundador – EUA	
Manx	Mutação	Reino Unido – cruzamentos aleatórios
Mau Egípcio	Fundador – Mediterrâneo	
Munchkin	Mutação	EUA – cruzamentos aleatórios
Noruegês da Floresta	Fundador – Europa	
Ocicat	Cruzamento de raças	Siamês × Abissínio
Oriental	Variante	Balinês, Colorpoint, Havana Castanho, Javanês, Siamês
Persa	Fundador – Europa	Exótico
Peterbald	Mutação	Rússia – cruzamentos aleatórios, Don Sphynx
Pixie-bob	Fundador – EUA	EUA – cruzamentos aleatórios
Ragdoll	Fundador – EUA	EUA – cruzamentos aleatórios
Russo Azul	Fundador – Europa	
Sagrado da Birmânia	Fundador – Sudeste da Ásia	
Savannah	Espécie híbrida	Serval × doméstico
Scottish Fold (Escocês)	Mutação	Reino Unido – cruzamentos aleatórios, Inglês de Pelo Curto, Persa
Selkirk Rex	Mutação	EUA – cruzamentos aleatórios, Persa
Siamês	Fundador – Sudeste da Ásia	Balinês, Havana Castanho, Javanês, Colorpoint, Oriental
Siberiano	Fundador – Europa	Russo – cruzamentos aleatórios
Sokoke	Fundador – África	Africano – cruzamentos aleatórios
Somali	Variante	Abissínio
Sphynx	Mutação	Devon Rex
Tonquinês	Variante	Bombaim, Burmês, Cingapura
Van Turco	Fundador – Mediterrâneo	

*Modificado de estudos genéticos com base em 29 marcadores de tetranucleotídios STR (*short tandem repeat*),[45] 39 marcadores de dinucleotídios STR,[39] e dados não publicados (Lyons).

Muitas raças modernas de gatos derivaram de uma raça antiga de "fundação", desse modo formando famílias ou grupos de raças (ver Tabela 42.1). Aproximadamente 22 raças podem ser consideradas raças de fundação ou "naturais". Estudos genéticos também mostraram que as raças de fundação têm conjuntos genéticos significativamente diferentes ou seleção e cruzamento interno suficientes que criaram distinção genética importante (Figura 42.1). As raças de gatos derivadas das raças de fundação, com frequência, baseiam-se em variantes de um único gene, como as variedades pelo longo ou pelo curto, ou mesmo uma variedade sem pelo, conforme encontrado em Devon Rex e grupamento Sphynx. As variantes de cor também tendem a demarcar raças, como a variedade *pointed* do Persa, conhecida como Himalaia por muitos entusiastas de gatos, e como raça separada por algumas associações, como a TICA.[60] Essas raças derivadas não são significativamente diferentes em termos genéticos e, por conseguinte, compartilham questões de saúde. Selkirk Rex, Americano de Pelo Curto e Inglês de Pelo Curto usam Persas para ajudar a definir sua estrutura; assim, essas raças também sofrem da doença do rim policístico[42] e suas assinaturas genéticas são bastante semelhantes àquelas de Persas, praticamente obscurecendo suas fundações populacionais originais de gatos dos EUA e do Reino Unido.

Muitas raças de gatos tiveram origem de traços de um único gene encontrado em populações de gatos selvagens, cruzados aleatoriamente, na Europa Oriental, como as orelhas dobradas do Scottish Fold[28] e as orelhas enroladas dorsalmente do American Curl.[58] Cruzamentos controlados e seleções desses gatos lentamente desenvolveram as populações até uma raça única, com base na conformação e também no traço único original. Muitas mutações espontâneas recém-identificadas que produzem traços incomuns, como a dobra da orelha ou o pelo enrolado, em geral são reconhecidas em populações de gatos selvagens de cruzamento aleatório, sucedidas por moldagem morfológica empregando-se diversas associações desejadas encontradas em outras raças. Assim, muitas raças novas e algumas estabelecidas apresentam cruzamentos externos viabilizados que influenciam seu "tipo" e dão suporte à diversidade genética na fundação da raça. Por exemplo, a diferenciação genética do Scottish Fold e do Inglês de Pelo Curto é difícil porque os dois têm permissão de intercruzar a fim de manter a diversidade e modificar o tipo. Como os Persas apresentam um tipo de cabeça braquicefálico altamente desejado, essa raça tende a influenciar muitas outras raças mais novas. As raças em que o tipo dolicocefálico é desejado, com frequência, são cruzadas externamente com a família de gatos da raça Siamês. Daí as raças em recente desenvolvimento poderem herdar problemas de saúde das raças de fundação. Por exemplo, raças mais recentes, como Burmilla e Asiática, provavelmente terão os mesmos problemas de rim policístico das raças Selkirk Rex e Inglês de Pelo Curto por causa do cruzamento externo com o Persa, que é desejado para a produção do tipo braquicefálico de cabeça.

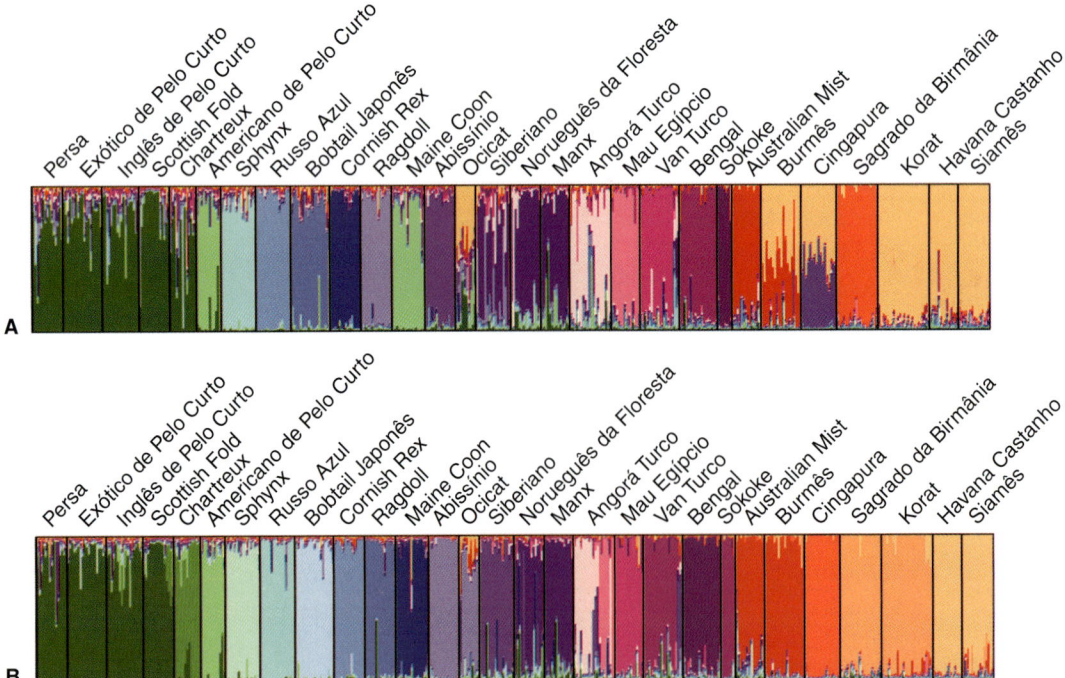

Figura 42.1 Estruturação populacional de raças de gatos domésticos. As cores correspondem a grupamentos genéticos previstos. Cada coluna representa um gato, individualmente. **A.** Grupamento de raças definido por polimorfismo de nucleotídio único (SNPs [*single nucleotide polymorphisms*]). A frequência mais lenta de mutação de SNPs soluciona relações de raças mais antigas. Existem 29 raças de gatos que formam apenas 17 populações distintas. Raças asiáticas, como Burmês, Cingapura, Sagrado da Birmânia e Korat, são geneticamente diferentes, porém, Korat, Havana Castanho e Siamês formam um grupo. **B.** Grupamento de raças definido por marcadores microssatélites, *short tandem repeat* (STRs [repetição de *tandem* curto]). A frequência mais rápida de mutações de STRs soluciona relações de raças mais recentes. Existem 29 raças de gatos que formam 21 populações distintas. Havana Castanho e Siamês, e Burmês e Cingapura não são diferenciados geneticamente. Persa, Exótico de Pelo Curto, Inglês de Pelo Curto e Scottish Fold não podem ser claramente definidos. A relação Ocicat e Abissínio não pode ser separada, assim como entre Burmês e Australian Mist.

Os cruzamentos externos que são válidos para qualquer raça podem variar entre os registros de gatos, e a mesma raça pode, até mesmo, ter um nome diferente, dependendo do país ou do registro. Por exemplo, o Burmês registrado pela GCCF[2] no Reino Unido e pela FIFIe[22] na Europa é conhecido como a raça Birmanês Estrangeiro nos EUA, e essas "raças" de gatos apresentam tipo craniofacial significativamente diferente entre os países. O Havana Castanho se desenvolveu até uma raça diferenciada nos EUA, também com estrutura craniofacial significativamente diferente de suas raças de fundação, Siamês e Oriental de Pelo Curto. Contudo, na Europa, a coloração avelã do Oriental de Pelo Curto é semelhante à (na verdade, basicamente idêntica) do Havana Castanho. Algumas raças, como Korats e Van Turco, apresentam padrões bastante semelhantes em quase todos os países e registros. No entanto, raças com padrões semelhantes podem ser distintas em diferentes países porque seus históricos de cruzamento variam, embora tenham resultado em gatos de aspecto semelhante aos do processo de seleção.

Durante as Guerras Mundiais, o cruzamento de gatos não era uma prioridade e muitas raças tornaram-se praticamente inexistentes na Europa. Para reconstituir as raças no início dos anos 1950, muitas raças europeias foram restabelecidas com hibridização substancial e cruzamento externo usando um conjunto de raças e populações selvagens como base. Assim, a genética de raças nos EUA, que não sofreu uma destruição tão extrema de população, pode ser razoavelmente diferente daquela das mesmas raças em outras partes do mundo. Por exemplo, o Burmês no Reino Unido e o da Austrália sofrem de hipopotassemia hereditária, ao passo que o dos EUA, não;[32,35] em vez disso, apresenta uma anomalia craniofacial recessiva em algumas linhas proeminentes.[49] As diferenças regionais em todo o mundo dos históricos de raça de gatos deverão ser consideradas com sua administração de cuidados de saúde.

Origens e saúde da raça

De modo geral, a partir de um ponto de vista filogenético, os criadores de gatos são "divididores" em vez de "agregadores", e algumas poucas raças de fundação englobam a maior parte da variação de raças de gatos. Mais raças de gatos são documentadas do que pode ser geneticamente definido, além disso, a população de gatos mundial pode ser definida como, aproximadamente, apenas oito populações (Figura 42.2). Essas populações de gato no mundo ainda simulam migrações humanas, algumas populações sendo diferentes em áreas do mundo que tiveram menos migração europeia e asiática, como o Irã. As primeiras descrições de algumas raças de gatos são geneticamente apoiadas até hoje. Gatos oriundos do Sião e da Burma são representados por raças como Korat, Siamês, Burmês e Sagrado da Birmânia. Indivíduos dessas raças mostram fortes relações genéticas com gatos selvagens do sudeste asiático, porém, não com aqueles da Europa Ocidental, o que reforça que essas raças, de fato, se originaram no Extremo Oriente. Para algumas raças, como a japonesa Bobtail, a origem do traço da cauda não parece estar no Japão, embora influências genéticas de gatos ocidentais tenham obscurecido suas origens verdadeiras. Como as raças dentro de uma família de raças, as preocupações de saúde geneticamente influenciadas podem ter origem e podem ser prevalentes em populações de gatos selvagens que são as origens de algumas raças modernas.

Algumas raças de gatos estão "voltando para suas raízes"; os criadores passaram a se preocupar com a saúde genética, e estão melhorando, de modo proativo, o tamanho de seus grupos de genes. Como o teste genético atualmente possibilita a identificação de gatos que portem traços estéticos indesejados, como determinados tamanhos e cores de pelo, os criadores de gatos estão mais abertos

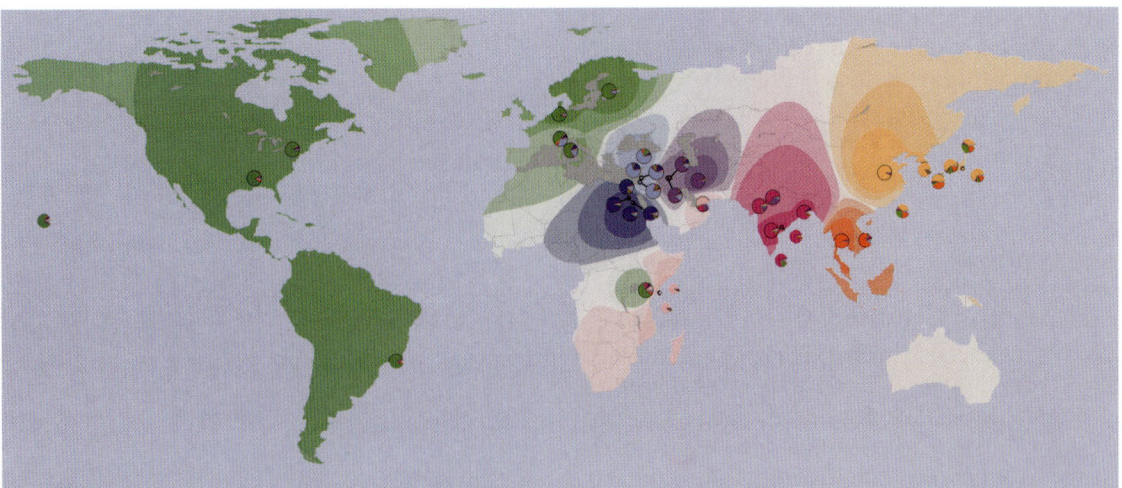

Figura 42.2 Estruturação populacional dos gatos de cruzamento aleatório no mundo. Os grupamentos bayesianos foram utilizados para definir as populações de gatos no mundo. Utilizando-se tanto polimorfismos de nucleotídio único quanto marcadores de repetição de *tandem* curto (STR; microssatélites), oito linhagens modernas de acasalamento aleatório podem ser definidas a partir das populações de gatos de cruzamento aleatório do mundo. Os gráficos circulares representam o percentual de oito linhagens do mundo encontradas em cada localização. O sombreamento indica a força da linhagem predominante em cada região do mundo. As populações de gatos do mundo são analisadas nas seguintes categorias: Europeia/Américas (*verde*), Mediterrâneo Oriental (*azul-claro*), Egito (*azul*), Iraque/Irã (*púrpura*), Oceano Índico Ocidental (*rosa*), Índia (*vermelho*), Sudeste da Ásia (*laranja*) e Oriente Asiático (*laranja-claro*).

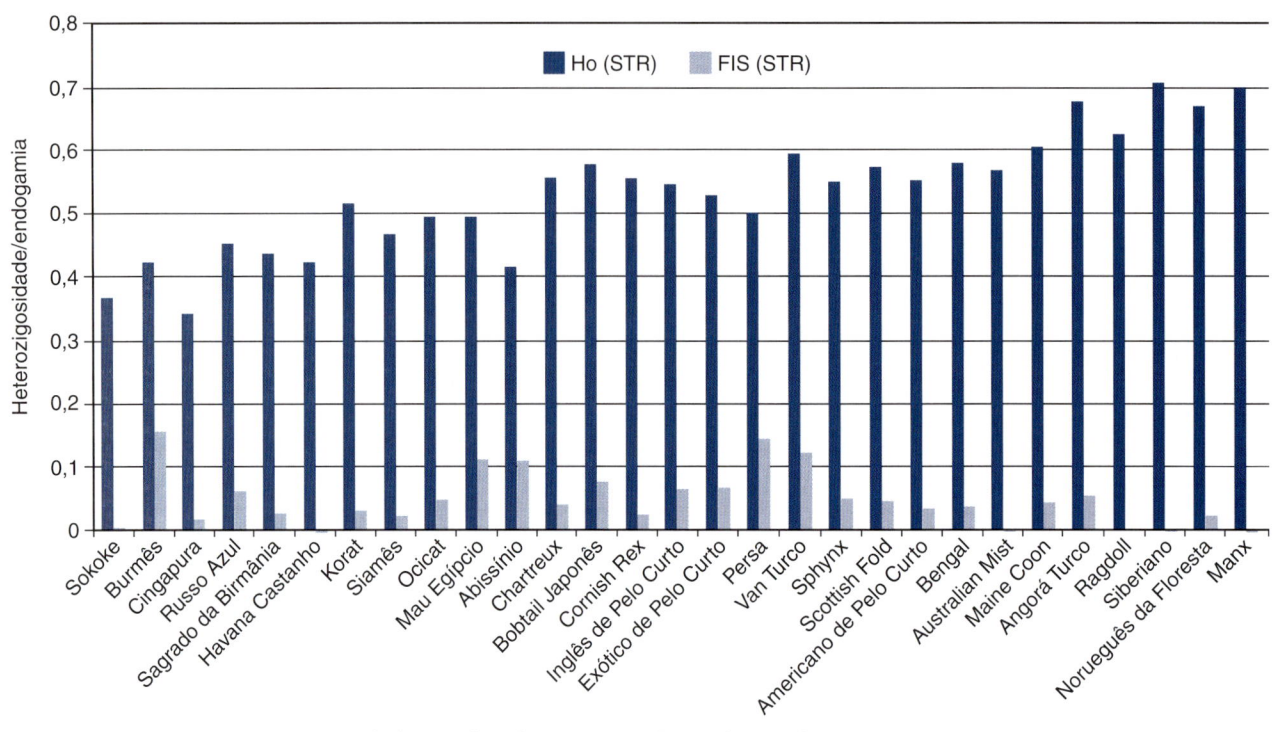

Saúde genética fraca ——————— Boa saúde genética

Figura 42.3 Saúde genética relativa de raças de gatos domésticos. Diversos marcadores genéticos e estatísticas populacionais são usados para aferir uma diversidade genética populacional. Marcadores *short tandem repeat* (STRs; microssatélites) e polimorfismos de nucleotídio único (SNPs) foram usados para calcular a variação genética de raças de gatos, medidas como coeficientes de Wright de heterozigosidade e o cruzamento interno (F_{IS}). São apresentados os coeficientes de heterozigosidade e endogamia e o número eficaz de alelos para cada tipo de marcador genético. A graduação relativa para cada aferição foi determinada para cada raça e, a seguir, calculada a média a fim de determinar a "saúde genética geral". A saúde genética geral é representada a partir de saúde fraca, à *esquerda*, até boa saúde, à *direita*.

ao cruzamento externo de gatos e, a seguir, usando exames genéticos para evitar as qualidades não desejadas. Atualmente os criadores têm preferido importar gatos dos países de origem a fim de ajudar a diversidade genética necessária à saúde e também ajudar o processo de seleção de tipo, comportamento e outras qualidades de uma raça de gatos. Dois estudos apresentaram diversidade genética e níveis de cruzamento interno em gatos domésticos,[39,45] e ambos sugerem que algumas raças apresentam mais diversidade que outras e que pode ser necessário um manejo de raças a partir do ponto de vista genético (Figura 42.3). A disponibilidade de testes genéticos[38] e de marcadores padronizados para exames parentais dá suporte ao cruzamento externo e ao manejo de raça de gatos. Os mesmos instrumentos podem ser úteis aos veterinários conforme auxiliam proprietários com o tratamento de saúde de seus gatos.

Em suma, os médicos-veterinários devem conhecer a relação entre raças de gatos no seu país e também estar cientes das diferenças regionais nas práticas de cruzamento. Muitas raças de gatos são distintas e diversas geneticamente, levando a menos problemas de saúde. Contudo, outras raças de fato abrigam baixa variação genética, o que pode ser prejudicial se a população for suscetível a uma nova cepa viral ou bacteriana. A depressão por endogamia pode levar a uma preocupação de saúde diferenciada ou apenas à má saúde geral da população. O conhecimento das relações entre as raças e dos programas de hibridi-

zação podem ajudar a predizer a disseminação potencial de doenças relacionadas com raças, ou específicas de raças pelo amor ao gato.

Referências bibliográficas

1. The Cat-Show, *Penny Illustrated Paper, The Naturalist,* July 22, 1871, p 511.
2. The Governing Council of the Cat Fancy (GCCF). http://www.gccfcats.org, 2010. Accessed June 22, 2011.
3. American Pet Product Manufacturing Association: *National pet owners survey,* Greenwich, Conn, 2008, The Association.
4. American Veterinary Medical Association: *US pet ownership and demographics sourcebook,* Schaumburg, Ill, 2007, The Association.
5. Barrs VR, Gunew M: Prevalence of autosomal dominant polycystic kidney disease in Persian cats and related-breeds in Sydney and Brisbane, *Aust Vet J* 79:257, 2001.
6. Barthez PY, Rivier P, Begon D: Prevalence of polycystic kidney disease in Persian and Persian related cats in France, *J Feline Med Surg* 5:345, 2003.
7. Beaumont M, Barratt EM, Gottelli D et al: Genetic diversity and introgression in the Scottish wildcat, *Mol Ecol* 10:319, 2001.
8. Bellwood P: *First farmers: the origins of agricultural societies,* Oxford, 2005, Blackwell Publishing.
9. Blaxter A, Lievesley P, Gruffydd-Jones T et al: Periodic muscle weakness in Burmese kittens, *Vet Rec* 118:619, 1986.
10. Bonazzi M, Volta A, Gnudi G et al: Prevalence of the polycystic kidney disease and renal and urinary bladder ultrasonographic abnormalities in Persian and Exotic Shorthair cats in Italy, *J Feline Med Surg* 9:387, 2007.
11. Bonhomme F, Martin S, Thaler L: Hybridation en laboratoire de *Mus musculus L.* et *Mus spretus lataste, Experientia* 34:1140, 1978.
12. Bowling AT, Ruvinsky AO: *Genetics aspects of domestication, breeds and their origins,* New York, 2000, CABI.

13. Bradley DG, Cunningham EP: *Genetic aspects of domestication*, New York, 1999, CABI.
14. Buchanan DS, Dolezal SL: *Breeds of cattle*, New York, 1999, CABI.
15. Cannon MJ, MacKay AD, Barr FJ et al: Prevalence of polycystic kidney disease in Persian cats in the United Kingdom, *Vet Rec* 149:409, 2001.
16. CFA: *The Cat Fanciers' Association cat encyclopedia*, New York, 1993, Simon & Schuster.
17. CFA: *The Cat Fanciers' Association complete cat book*, ed 1, New York, 2004, Harper Collins Publishers.
18. CFA: Cat Fanciers' Association registration totals by color and breed—2003, and 1/1/58 to 12/31/03, *Cat Fanciers' Almanac* 20:72, 2004.
19. Driscoll CA, Clutton-Brock J, Kitchener AC et al: The taming of the cat. Genetic and archaeological findings hint that wildcats became housecats earlier—and in a different place—than previously thought, *Sci Am* 300:68, 2009.
20. Driscoll CA, Macdonald DW, O'Brien SJ: From wild animals to domestic pets, an evolutionary view of domestication, *Proc Natl Acad Sci USA* 106(Suppl 1):9971, 2009.
21. Driscoll CA, Menotti-Raymond M, Roca AL et al: The Near Eastern origin of cat domestication, *Science* 317:519, 2007.
22. FIFe. Federation Internationale Feline. http://fifeweb.org/index.php, 2010. Accessed June 22, 2011.
23. Fogle B: *The encyclopedia of the dog*, London, 1995, Dorling Kindersley Limited.
24. Gentry AS, Clutton-Brock J, Groves CP: The naming of wild animal species and their domestic derivatives, *J Archaeol Sci* 31:645, 2004.
25. Gray AP: *Mammalian hybrids: a check-list with bibliography*, Farnham Royal, England, 1972, Commonwealth Agricultural Bureaux.
26. Gruffydd-Jones TJ, Jaffe P, Lloyd AT et al: *Carnivore Genetic Newsletter* 4:13, 1979.
27. Hemmer H: The evolutionary systematics of living Felidae: present status and current problems, *Carnivore* 1:71, 1978.
28. Jackson O: Congenital bone lesions in cats with folded ears, *Bulletin Feline Advisory Bureau* 14:2, 1975.
29. Jessup D: The welfare of feral cats and wildlife, *J Am Vet Med Assoc* 225:1377, 2004.
30. Johnson G: *The Bengal cat*, Greenwell Springs, La, 1991, Gogees Cattery.
31. Johnson WE, Eizirik E, Pecon-Slattery J et al: The late Miocene radiation of modern Felidae: a genetic assessment, *Science* 311:73, 2006.
32. Jones BR, Gruffydd-Jones TJ: Hypokalemia in the cat, *Cornell Vet* 80:13, 1990.
33. Kratochvil J, Kratochvil Z: The origin of the domesticated forms of the Genus Felis (Mammalia), *Zoologicke Listy* 25:193, 1976.
34. Kunzel W, Breit S, Oppel M: Morphometric investigations of breed-specific features in feline skulls and considerations on their functional implications, *Anat Histol Embryol* 32:218, 2003.
35. Lantinga E, Kooistra HS, van Nes JJ: [Periodic muscle weakness and cervical ventroflexion caused by hypokalemia in a Burmese cat], *Tijdschr Diergeneeskd* 123:435, 1998.
36. Leclerc G-L: *Histoire naturelle, generale et particulière, avec la description du cabinet du roi: description du chat*, Paris, 1756, L'Imprimerie Royale.
37. Linneaus C: *Systema naturae per regna tria naturae, secundum classes, ordines, genera, species, cum characteribus, differentiis, synonymis, locis*, ed 10, Holmiae, 1758, Laurentii Salvii.
38. Lipinski MJ, Amigues Y, Blasi M et al: An international parentage and identification panel for the domestic cat *(Felis catus)*, *Anim Genet* 38:371, 2007.
39. Lipinski MJ, Froenicke L, Baysac KC et al: The ascent of cat breeds: genetic evaluations of breeds and worldwide random-bred populations, *Genomics* 91:12, 2008.
40. Lloyd AT: Cats from history and history from cats, *Endeavour, New Series* 11:1987, 1987.
41. Louwerens M, London CA, Pedersen NC et al: Feline lymphoma in the post-feline leukemia virus era, *J Vet Intern Med* 19:329, 2005.
42. Lyons L, Biller D, Erdman C et al: Feline polycystic kidney disease mutation identified in PKD1, *J Am Soc Nephrol*, 2004.
43. Macdonald D, Daniels M, Driscoll C et al: *The Scottish wildcat: analyses for conservation and an action plan*, Oxford, 2004, Wildlife Conservation Research Unit.
44. Malek J: *The cat in ancient Egypt*, Philadelphia, 1993, University of Pennsylvania.
45. Menotti-Raymond M, David VA, Pflueger SM et al: Patterns of molecular genetic variation among cat breeds, *Genomics* 91:1, 2008.
46. Morris D: *Cat breeds of the world*, New York, 1999, Penguin Books.
47. Morris D: *Cat breeds of the world: a complete illustrated encyclopedia*, New York, 1999, Viking Penquin.
48. Murray JK, Browne WJ, Roberts MA et al: Number and ownership profiles of cats and dogs in the UK, *Vet Rec* 166:163, 2010.
49. Noden DM, Evans HE: Inherited homeotic midfacial malformations in Burmese cats, *J Craniofac Genet Dev Biol Suppl* 2:249, 1986.
50. Nogales M, Martin A, Tershy B et al: A review of feral cat eradication on islands, *Conserv Biol* 18:310, 2004.
51. Nowak RM: *Walker's carnivores of the world*, Baltimore, 2005, Johns Hopkins University Press.
52. Pocock RI: *On English domestic cats*, London, 1907, P.Z.S.
53. Pocock RI: *Catalogue of the genus Felis*, London, 1951, British Museum.
54. Randi E: Detecting hybridization between wild species and their domesticated relatives, *Mol Ecol* 1:285, 2008.
55. Randi E, Pierpaoli M, Beaumont M et al: Genetic identification of wild and domestic cats *(Felis silvestris)* and their hybrids using Bayesian clustering methods, *Mol Biol Evol* 18:1679, 2001.
56. Randi E, Ragni B: Multivariate analysis of craniometric characters in European wild cats, domestic cat, and African wild cat (genus *Felis*), *Z Saugetierkd* 51:243, 1986.
57. Randi E, Ragni B: Genetic variability and biochemical systematics of domestic and wild cat populations *(Felis silvestris: Felidae)*, *J Mammal* 72:79, 1991.
58. Robinson R: The American curl cat, *J Hered* 80:474, 1989.
59. Schlueter C, Budras KD, Ludewig E et al: Brachycephalic feline noses: computed tomography and anatomical study of the relationship between head conformation and the nasolacrimal drainage system, *J Feline Med Surg* 11:891, 2009.
60. TICA. The International Cat Association, 2010. http://www.tica.org/ 22 June 2011
61. Todd NB: Cats and commerce, *Sci Am* 237:100, 1977.
62. Unknown: Cat book poems of Siam (Tamara Maew), circa 1350-1767.
63. Wayne R: *Consequences of domestication: morphological diversity of the dog*, New York, 2001, CABI.
64. Wayne R, Vila C: *Phylogeny and origin of the domestic dog*, New York, 2001, CABI.

Genoma Felino e Implicações Clínicas

Leslie A. Lyons

A genômica é um campo do estudo genético que se concentra na organização e na formulação da sequência de DNA dos cromossomos de uma espécie e a ordem, a distância e a estrutura dos genes dentro dos cromossomos. Diversos geneticistas iniciais e proeminentes identificaram que muitos traços visuais fenotípicos de mamíferos, como coloração de pelagem e tipos de pelo, inclusive os do gato, tinham modos simples de hereditariedade e seguiam as mesmas regras de segregação observadas por Gregor Mendel no que se relaciona a traços de ervilhas. Um dos primeiros *loci* mapeados em uma espécie, a primeira genômica, foi a coloração *laranja* de gatos, que foi identificada como ligada ao sexo, ao cromossomo X. Desde essa época, os padrões de hereditariedade de muitos traços fenotípicos no gato têm sido definidos; os *loci* localizados nos cromossomos, e agora os genes e mutações causais estão sendo investigados. O cariótipo felino e os primeiros estudos de mapeamento genético indicaram que o gato tem uma organização de genoma mais semelhante à dos seres humanos do que à do camundongo ou à do cão doméstico. Agora que as limitações do uso de modelos murinos em estudos de seres humanos foram percebidas e o custo do desenvolvimento genômico e genético encontra-se dentro de uma variação praticável, estudos genômicos no gato avançaram significativamente. Os avanços nos instrumentos e recursos genéticos apoiam a investigação da saúde felina, melhorando a saúde direta do gato e facilitando o uso do gato como um modelo para doença humana. Este capítulo apresenta um panorama da evolução dos instrumentos genéticos para o gato doméstico e acentua seu uso e valor na melhora da saúde felina.

Citogenética

Os primeiros estudos de cromossomos mitóticos do gato doméstico revelaram um cariótipo facilmente distinguível, consistindo em 18 cromossomos autossômicos e o par de cromossomos sexuais XY, resultando em um complemento 2N de 38 cromossomos para o genoma do gato (Figura 43.1).[57-60] Os cromossomos do gato são facilmente distinguíveis, claramente definidos por tamanho, posição de centrômero, padrões de faixas de Giemsa distintivos dos braços curto (*p*) e longo (*q*) de cada cromossomo, e a existência de apenas alguns pequenos cromossomos acrocêntricos, que não apresentam braços *p* e são tradicionalmente difíceis de serem distinguidos. Diversas técnicas citogenéticas, como bandagem R-, bandagem RBG e estudos de local frágil, também ajudaram a distinguir e caracterizar os cromossomos do gato.[47-49,52] Por exemplo, os gatos não apresentam um local frágil significativo do X no cromossomo X que é encontrado em seres humanos e está associado a retardo mental. Embora uma numeração sequencial dos cromossomos tenha sido sugerida,[3] a classificação histórica dos cromossomos em grupos morfológicos foi retida no gato. Daí os gatos terem três grandes cromossomos metacêntricos (A1 a A3), quatro grandes cromossomos subteloméricos (B1 a B4), dois metacêntricos de tamanho médio (C1 e C2), quatro pequenos subteloméricos (D1 a D4), três pequenos metacêntricos (E1 a E3) e dois pequenos acrocêntricos (F1 e F2). O cromossomo X é de tamanho médio e subtelomérico, semelhante ao cromossomo B4.

As primeiras colorações de cromossomos reconheceram algumas alterações importantes no genoma felídeo, particularmente translocação robertsoniana de F1 e F2, formando cromossomo C3 na linhagem de jaguatiricas da América do Sul (2N = 36).[59] Versões pericêntricas menores, adições ou deleções dos pequenos cromossomos causam variação no cariótipo felídeo. A inversão pericêntrica do cromossomo F1 produz um pequeno cromossomo mais centromérico e representa como E4 em muitas espécies de gatos. No geral, os gatos domésticos apresentam uma arquitetura cromossômica bastante representativa para todos os felídeos e ancestral para a maioria dos carnívoros.[34,44]

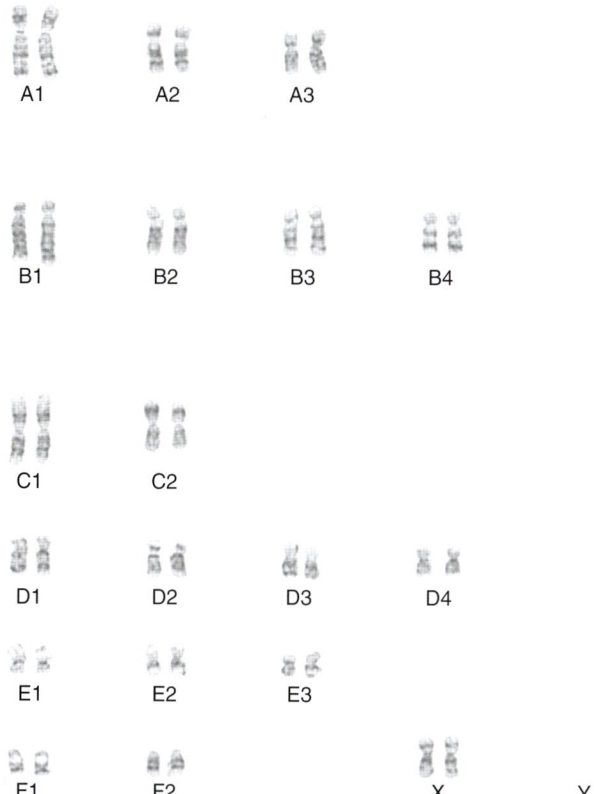

A1   A2   A3

B1   B2   B3   B4

C1   C2

D1   D2   D3   D4

E1   E2   E3

F1   F2   X   Y

Figura 43.1 Cariótipo do gato doméstico. Os gatos domésticos têm 38 cromossomos, o que inclui 18 pares autossômicos e os cromossomos sexuais, X e Y. Este cariótipo mostra um felino fêmea e, por conseguinte, tem dois cromossomos X. Os cromossomos do gato retiveram a nomenclatura histórica de serem agrupados em categorias alfabéticas que referenciam o tamanho e a posição do centrômero. (*Cortesia de Roscoe Stanyon.*)

Historicamente, a primeira consideração genética para explicar a reduzida fertilidade ou gatos intersexo são as diferenças cromossômicas, em especial a perda de um dos cromossomos sexuais. Testes cariotípicos e atualmente baseados em genes são métodos comuns para determinar se um gato com genitália ambígua[50] ou com fraco histórico reprodutivo tem uma anormalidade cromossômica. Estudos cariotípicos de felinos machos cor de casco de tartaruga mostraram que, frequentemente, eles são mosaicos, ou quimeras, sendo XX/XY em todos ou alguns tecidos.* As diferenças cromossômicas menores, citogeneticamente detectáveis entre um gato doméstico e um leopardo asiático, provavelmente são a causa de problemas de fertilidade na raça de gatos Bengal, um híbrido entre essas duas espécies. Outras importantes anormalidades cromossômicas que provocam "síndromes" comuns não estão bem documentadas no gato.

A variação suficiente dos tamanhos de cromossomos de gatos também possibilitou a fácil *flow sorting* dos cromossomos de gatos.[56] O DNA nas coleções ordenadas por fluxo (*flow-sorted*) de cada cromossomo pode ser individualmente marcado por corante. O DNA marcado por corante de cada cromossomo poderia, então, ser hibridizado até cromossomos mitóticos de outra espécie, como os seres

*Referências 2, 4, 7, 10, 14, 19, 20, 42, 54.

humanos, o que promoveria uma visão geral grosseira de quais cromossomos entre as duas espécies tiveram o mesmo DNA (Figura 43.2). Por exemplo, o braço *p* do cromossomo 1 (1 p) é composto, principalmente, dos mesmos genes que se encontram no cromossomo do gato definido como C1, ao passo que o cromossomo humano 1q compõe-se de genes que são encontrados no cromossomo do gato F1. A técnica de pintura do cromossomo também poderia ser realizada reciprocamente, significando que pintar cromossomos de gato em esfregaços de cromossomos mitóticos humanos e cromossomos humanos em esfregaços de cromossomos mitóticos de gatos revela a alta conservação da organização cromossômica de gatos em relação a seres humanos,[56,61] especificamente em comparação com camundongos.[53] Assim, a pintura de cromossomos conferiu um panorama excelente da organização do genoma do gato,[38] o que facilita grandemente abordagens de gene candidato porque a localização de genes em especial poderia ser prevista em gatos a partir da comparação com mapa genético de seres humanos.[55] Essa confirmação adicional da conservação em relação a seres humanos, no que se refere à organização do genoma, apoiou, adicionalmente, o desenvolvimento de outros recursos genéticos para o gato como um modelo animal valioso para doença humana.

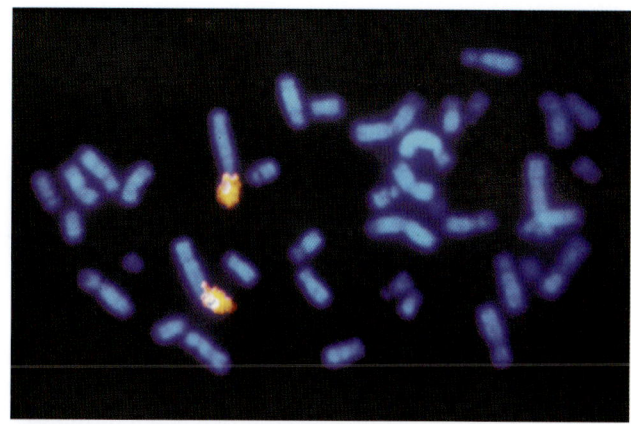

Figura 43.2 Pintura de cromossomos de gato doméstico. DNA oriundo de cromossomo 13 *flow-sorted* foi marcado por corante e hibridizado em um esfregaço mitótico de cromossomos de gatos. O DNA para todo o cromossomo 13 humano localiza-se no braço curto do cromossomo do gato A1, A1p. Esta abordagem comparativa indica que, se um gene de interesse, conhecidamente, localiza-se no cromossomo 13 humano, sua localização pode ser prevista no cromossomo A1p do gato. (*Cortesia de Roscoe Stanyon.*)

Mapas genéticos

Células híbridas somáticas

O cariótipo esteticamente agradável deu apoio aos primeiros mapas genéticos híbridos de células somáticas do gato.[35,37] Um híbrido de células somáticas consiste na fusão das linhas celulares, em geral fibroblastos, de duas espécies diferentes. A linhagem celular de uma espécie – em geral um roedor, como um camundongo ou um *hamster* chinês – é comprometida de alguma maneira, como por apresentar uma deficiência enzimática que provoca incompatibilidade de crescimento em meios não suplementados. A linhagem celular da espécie de interesse, neste caso o gato, é danificada por um meio químico diferente. A fusão das duas linhagens de células comprometidas leva à integração dos cromossomos do gato no interior do núcleo e algumas vezes nos cromossomos da linhagem de células do roedor, que, a seguir, resgata a linhagem de células do roedor conforme uma enzima funcional agora está presente para apoiar o crescimento das células de fusão. Muitas linhagens de fusão diferentes são mantidas e propagadas; no entanto, o complemento inteiro dos cromossomos do gato nunca é completamente retido em determinada linhagem celular. Assim, uma determinada linhagem celular terá todos os cromossomos do roedor, que são cromossomos principalmente acrocêntricos, e apenas um ou poucos cromossomos do gato. Um painel híbrido de células somáticas próprio teria uma representação de, no mínimo, cada cromossomo do gato no conjunto das linhas de células da fusão. A análise dos cromossomos mitóticos das linhas celulares pode, com frequência, mostrar que o cromossomo específico do gato pode estar presente porque os cromossomos do gato são claramente distinguíveis dos cromossomos dos roedores por tamanho e forma. Essas linhas celulares podem, então, ser testadas para a existência ou não de proteínas específicas, ou sequências de DNA, desse modo indicando que os genes que criam as proteínas ou estão representados pelos segmentos de DNA devem residir no cromossomo do gato que se encontra no interior da linhagem celular. Essa abordagem de mapeamento proporcionou o primeiro mapa genético rudimentar do gato com 105 *loci* diferentes,[35] incluindo a associação para os genes de *hemoglobina beta (HBB)* e *tirosinase (TYR)*.[36] O polimorfismo *HBB* mostrou estar associado à coloração siamesa, também conhecida como *pontos*. Recentemente provou-se que essa coloração é uma mutação em *TYR*.[13,23,51]

O primeiro mapa do gato também forneceu a primeira indicação de que a estrutura genômica do gato estava muito conservada em relação à dos seres humanos à medida que muitos dos genes estavam agrupados nos mesmos cromossomos de maneira semelhante à do mapa genético humano. Essa conservação com os seres humanos ajudou a promover o gato como modelo para doenças humanas, já que encontrar genes no gato seria muitíssimo mais fácil do que em uma espécie com um genoma mais reorganizado.

Mapa de recombinação

Híbridos interespécies

Durante o final da década de 1960 e no início da década de 1970, o papel de viroses em etiologias de câncer esteve sob intensa investigação e o gato apareceu bastante nesses estudos. Mostrou-se que a leucemia felina era causada por um vírus (FeLV); daí o gato tornar-se um modelo importante para carcinogênese viral. Como o leopardo, um pequeno e razoavelmente abundante tipo de gato selvagem da Ásia, mostrou ser resistente à infecção por FeLV,[43] foram iniciados estudos genéticos relacionados com carci-

nogênese viral envolvendo gatos domésticos e leopardos asiáticos.[1] Embora a carcinogênese viral não desempenhe um papel importante na etiologia do câncer, como inicialmente se pensava, o papel do leopardo na genética do gato e na genômica do gato foi decisivo.

Os mapas genéticos com base em recombinação do gato foram a melhora na resolução sobre mapas de híbridos de células somáticas, com os benefícios adicionais de estimar ordem de gene e distância entre genes em um cromossomo, não apenas existência ou inexistência. A raça de gato Bengal também foi importante na construção dos primeiros mapas genéticos do gato. O Bengal é um híbrido entre gatos domésticos, primariamente Abissínios ou Maus Indianos e Egípcios, e uma espécie diferente de felídeo, o leopardo asiático (*Felis [Prionailurus] bengalensis*). A raça foi desenvolvida no final da década de 1960[15] e atualmente é uma das raças mais populares no mundo, embora nem todos os registros a reconheçam. A distância evolucionária entre os gatos do tipo parentais da raça Bengal é importante.[16,17] Os milhões de anos de evolução entre um leopardo e um gato doméstico tornaram a sequência de DNA de cada gene mais geneticamente diversa do que a sequência de genes encontrada entre quaisquer dois gatos domésticos ou quaisquer dois leopardos. Assim, uma raça pura consistindo em Bengal de primeira geração (F1) e um cruzamento retrógrado de segunda geração com um dos gatos do tipo parental foi a base do primeiro mapa de recombinação no gato.[26] É necessária a variação genética para construir um mapa genético com base em recombinação e, como esses cruzamentos Bengal gerariam prole com polimorfismo genético muito alto, o cruzamento interespécies foi eficiente. A primeira versão de mapa de associação com base em híbrido interespécies felino continha aproximadamente 250 marcadores microssatélites (também conhecidos como *short tandem repeats* [STRs]).[26] Esse mapa foi eficaz para a iniciação de estudos de *pedigree* para famílias segregando traços fenotípicos ou doenças em particular. Embora rudimentar, o mapa de cruzamento retrógrado interespécies auxiliou abordagens do gene candidato-alvo – em particular a descoberta da mutação que provoca a doença do rim policístico (DRP) felina.[62] O mapa genético também levou à descoberta de que uma reorganização cromossômica envolvendo o gene *LIX1* provoca atrofia muscular espinal no gato Maine Coon.[8,12]

Famílias intraespécies

Três raças puras estendidas diferentes foram desenvolvidas a partir dos gatos domésticos para produzir, também, mapas de associação com base em recombinação do gato. Embora menos eficientes do que os mapas híbridos interespécies, as famílias intraespécies, com frequência, segregam mais de um traço de interesse, e podem, mais prontamente, ser produzidas ou certificadas. Um mapa de associação genética autossômica com base em uma grande família de gatos intraespécies multigeracional (n=256), que foi mantida por uma empresa comercial, contém 483 STR.[28] Famílias de gatos de outra empresa comercial e da Universidade de Califórnia, em Davis, apoiaram os estudos de *pedigree* para traços no gato, como *Tabby* (tigrado),[22] *Spotting* (manchado)[5] e *Orange* (alaranjado).[9] Como esses estudos de família ajudam a encontrar um *locus* para um traço de interesse, técnicas de escaneamento de genes são usadas para encontrar as mutações causais específicas. As mutações causais para os dois tipos diferentes de atrofia progressiva da retina em gatos da raça Abissínia foram localizadas dessa maneira.[27,29] Atualmente, essas mutações são testadas por serviços comerciais que ajudam a identificar gatos que podem desenvolver cegueira e ajudam a determinar portadores, de modo que gatos acometidos não serão produzidos em programas de reprodução.

Híbrido por radiação

Outro tipo de mapa de genes é denominado mapa de híbrido por radiação (RH). Os painéis de RH são uma variação da técnica de híbrido de células somáticas.[6] Emprega-se radiação para fragmentar o DNA da linhagem de células do gato, que, a seguir, é resgatada pelo processo de fusão com a linhagem de células de roedor. Como a radiação fragmenta o DNA, fragmentos menores tornam-se retidos prontamente pelos cromossomos do roedor nas células híbridas, não nos cromossomos completos. Quando as células híbridas são testadas para a existência ou não de um gene, os genes devem estar em proximidade muito grande para serem encontrados na mesma linha de células. Assim, os painéis de RH conseguem mapear genes que se encontram em 1 Mb ou menos em um cromossomo. Esse nível de resolução é uma grande melhora sobre o painel híbrido de células somáticas e levemente melhor que um mapa genético derivado por eventos de recombinação em famílias de gatos. O corrente mapa híbrido por radiação 5.000$_{Rad}$ do gato tem tido diversas reiterações e, atualmente, tem uma resolução de 1,5 Mb, consistindo em 1.793 marcadores.[24,25,30-33] O mapa de RH também se mostrou útil para auxiliar na montagem da sequência para o projeto de sequenciamento do genoma felino.

Projeto do genoma felino

A importância do gato na saúde humana, genômica comparativa, e os estudos evolucionários deram suporte à decisão do National Institutes of Health – National Human Genomics Research Institute (NIH – NHGRI) de produzir uma sequência de baixa cobertura (2×) do genoma do gato (http://www.genome.gov/Pages/Research/Sequencing/SeqProposals/CatSEQ.pdf). Conduzidas pelo Broad Institute and AgentCourt, aproximadamente 327.037 variantes de DNA denominadas polimorfismos de nucleotídios individuais (SNP) foram identificadas na sequência obtida de um gato Abissínio de intensa endogamia solitária.[41] Como foi um esforço de sequenciamento em pequena escala, apenas cerca de 65% da sequência de eucromatina (codificador de gene) foi identificada. A montagem da sequência sugeriu a identificação de 20.285 genes felinos que apresentam contrapartes (*ortologs*) no genoma humano. Esse esforço de sequenciamento reiterou a conservação entre organização cromossômica humana e do gato por identificar 133.499 regiões de conservação, e também identificou sítios de introgressão adicional de retrovírus endógenos, como FeLV.[45,46]

Recentemente, uma cobertura adicional de genoma de cerca de 10× foi completada para o gato (http://www.genome.gov/19517271) e o trabalho encontrava-se em andamento por ocasião da publicação deste texto. O sequenciamento mais profundo, que proporcionará uma sequência provisória de cobertura mais profunda do gato, aperfeiçoará a cobertura de eucromatina para aproximadamente 90 a 95%. Uma cobertura melhor significa que será fornecida uma sequência genética mais específica para o gato para qualquer gene de interesse. Os métodos de rastreamento de mutação serão mais eficientes, levando à identificação de mutações causais mais rápida e eficientemente. Além da maior variação genética sendo identificada no gato da raça Abissínia utilizada para o projeto genoma felino, mais gatos foram parcialmente sequenciados também. Quatro representantes de seis raças, Sagrado da Birmânia, Maine Coon, Gato da Floresta da Noruega, Mau Egípcio, Bobtail Japonês e Van Turco foram sequenciados. Um conjunto de gatos selvagens também foi incluído, além de quatro gatos de cruzamento aleatório oriundos do Sudeste Asiático. Além disso, uma empresa apoiou um esforço privado de sequenciamento, que incluiu o sequenciamento com base em Sanger de gatos, individualmente, de cinco raças diferentes (Persa, Siamês, Ragdoll, Cornish Rex, Burmês) e também um gato ocidental de cruza aleatória e um gato selvagem africano. Esses esforços combinados de sequenciamento ajudaram a identificar a variação genética normal que é encontrada nas raças e populações de gatos, especialmente os SNP.

Arranjo do DNA do gato

Um produto intermediário importante do esforço de sequenciamento de DNA é a identificação da variação genética normal no genoma do gato, SNP. Os SNP podem ser verificados como específicos de uma raça ou comuns a muitas raças e populações. A montagem do genoma dá suporte ao posicionamento adequado do SNP pelo genoma. Um recurso denominado DNA *array*, ou DNA *chip*, pode, então, ser produzido contendo ensaios para os SNP altamente polimórficos e dispersos ao acaso; assim, esses arranjos conseguem avaliar todo o genoma do gato em um experimento. Uma empresa também doou fundos de apoio ao desenvolvimento de recursos do genoma felino;[12a] um DNA *array* de gato com base em SNP foi encomendado para o início de 2012. Cada DNA *chip*, que tem cerca do tamanho de uma lâmina de microscópio, tem 12 regiões; cada região é usada para testar um gato e tem os ensaios para aproximadamente 63.000 SNP. O principal benefício dos arranjos é que eles possibilitam a avaliação do genoma inteiro; são conhecidos como *genome-wide association studies* (GWAS [estudos de associação ampla de genoma]). Como os SNPs são assim tão densos, os gatos usados para um GWAS podem ser oriundos de uma população, não de parentes diretos. Assim, casos individuais de doenças ou traços podem ser examinados a partir de uma população ou por meio de raças e populações; casos (gatos com o traço) e controles (gatos sem o traço) são necessários. Além disso, como existe menos preocupação quanto ao modelo de hereditariedade do traço, um GWAS pode ser realizado mesmo com traços que possam ter herança complexa, porém hereditariedade ou risco relativo altos em uma população. São necessários menos casos para investigar um traço recessivo, mais para um traço dominante, e ainda mais para traços complexos que causam aumento do risco relativo – quanto mais baixo o risco relativo, mais casos são necessários.

Um segundo fator, o desequilíbrio de ligação (*linkage disequilibrium* [LD]), é considerado quando se determina o número de casos e controles necessários para um GWAS. O LD com frequência é diferente entre as raças, conforme visto em cães e cavalos, e, em geral, está quase ausente em populações cruzadas aleatoriamente grandes, como os seres humanos e os gatos de cruzamento aleatório. Quanto mais baixo o LD, menor o poder de os SNP identificarem uma associação a um traço de interesse. Assim, são necessários, ainda, mais SNP, *ou* mais casos e controles são necessários se o LD for baixo, para ter estudos de associação eficientes. Como o *chip* terá um conjunto definido de SNP, as estimativas de LD preverão o número de casos e controles para um estudo. Para um traço recessivo, talvez 30 casos e 30 controles sejam necessários (típico para o cão),[18] porém, se a população em consideração apresentar LD alto, menos amostras serão necessárias. Se a população tiver LD mais baixo, serão necessárias mais amostras. Um estudo LD mais extenso está sob avaliação para o gato doméstico e suas raças a fim de ajudar com o desenvolvimento apropriado do *chip* felino de SNP.

Futuro da genética de gatos

O sequenciamento mais profundo do genoma do gato e a investigação da variação por meio do ressequenciamento em diferentes raças de gatos possibilitaram grande progresso na genética felina, desde a análise de traços de genes individuais até a investigação de traços mais complexos. Contudo, muitas doenças comuns que atacam os seres humanos e também são encontradas em gatos provavelmente serão examinadas nas populações de cruzamento externo de gatos de moradias sem raça pura porque apenas 10 a 15% dos gatos nos EUA são representativos de uma raça reconhecida, uma proporção mais alta do que na maioria das outras nações.[21] Nossos gatos de domicílio/gatos de rua/gatos sem raça definida, cruzados aleatoriamente estão compartilhando nosso estilo de vida sedentário e caseiro e também os problemas de saúde associados, como diabetes, obesidade e asma. Os gatos são carnívoros obrigatórios e precisam de níveis muito altos de proteínas para a nutrição normal. Gorduras e carboidratos aumentados em alimentos para animais de companhia baixam o custo, porém, podem ameaçar a saúde do gato. Incrementos na prevalência de doença intestinal inflamatória felina e doença do trato urinário inferior felina são influenciados pelas qualidades dos alimentos comerciais. Embora as empresas de alimentos para animais de companhia façam um esforço enorme para promover nutrição balanceada aos nossos animais de companhia, os gatos parecem estar apresentando complicações associadas à transição de uma dieta de presas silvestres. Alergias a alimentos são uma preocupação especial em gatos, levando ao desenvolvimento de dietas com proteínas alternativas. Assim, os genes envolvidos em interações dietéticas complexas serão importantes em estudos futuros.

Resistências e suscetibilidades a doenças também são importantes para o futuro da genética felina. A suscetibilidade ao vírus da imunodeficiência felina (FIV) e, particularmente, à doença causada pelo coronavírus felino provavelmente são de interesse particular. Embora o FIV apresente índices baixos de morbimortalidade no gato, os genes que influenciam a tolerância do gato ao FIV poderiam dar indicações sobre as interações em seres humanos e outras espécies com patógenos imunocomprometedores semelhantes.[40] O coronavírus entérico felino é quase universal em gatos domésticos.[39] Como um patógeno entérico, o vírus pode causar mal-estar e diarreia, porém, é inócuo nos demais aspectos. Contudo, formas virais que sofreram mutação provocam peritonite infecciosa felina (PIF), que tem índice de mortalidade de quase 100% em gatos domésticos, independentemente de raça, cor ou linhagem. Decifrar os genes envolvidos com infecção e evolução mórbida para PIF seria um avanço importante para a saúde felina. A sequência de genoma do gato e os arranjos (*arrays*) de DNA facilitarão bastante esses estudos.

À medida que mutações causais para distúrbios hereditários são identificadas no gato, elas se tornam um conjunto importante para a saúde humana. As abordagens da terapia genética já estão sendo exploradas para diversos erros inatos do metabolismo em gatos.[11] Os gatos tornar-se-ão uma alternativa mais útil e um modelo animal de mais suporte que os modelos de roedores para muitos distúrbios hereditários por motivos como os seguintes:

- Os gatos proporcionam equilíbrio entre custo e eficiência
- As dosagens de fármacos são mais facilmente traduzidas entre gatos e seres humanos
- O tempo de vida maior do gato viabiliza experimentos repetidos de terapia e estudos mais prolongados
- Os gatos apresentam forte conservação de biologia, anatomia, e fisiologia com os seres humanos
- Os gatos proporcionam um segundo animal para a validação e a eficácia
- O tamanho maior do gato e de seus órgãos é mais adequado a terapias.

Finalmente, os gatos são intermediários no que se refere à variação genética, simulando populações e grupos étnicos mais proximamente do que cepas de camundongos de endogamia. Por exemplo, existem muitos modelos murinos para o estudo da cistogênese, que é o marco da DRP; contudo, cada modelo de roedor tem seus detalhes. A DRP em gatos é semelhante à DRP humana autossômica dominante em diversos aspectos importantes, como: (1) uma mutação causal em *PKD1*; (2) um tipo semelhante de mutação que provoca ruptura proteica semelhante; (3) variabilidade semelhante na evolução da doença; (4) cistogênese em outros órgãos, como fígado e pâncreas; e (5) o fato de que a homozigose para a mutação é letal.

Conclusão

Os recursos genéticos disponíveis para o gato não são mais um gargalo na pesquisa com estudos felinos; contudo, a aquisição de pacientes apropriados para casos e controles suficientes permanece uma etapa limitante da frequência. Daí o médico-veterinário de cuidados primários, os especialistas e os pesquisadores precisarem unir forças para caracterizar adequadamente doenças e coletar, de modo rotineiro, material de pesquisa de maneira que os pacientes não sejam perdidos para estudos importantes e investigações de saúde. O desenvolvimento dos testes de DNA para parentesco e identificação (http://www.isag.org.uk/), coloração da cobertura de pelos e doenças proeminentes (p. ex., DRP [doença do rim policístico] e miocardiopatia hipertrófica) tem estimulado os criadores de gato a reexplorar pesquisas genéticas mais abertamente e tem estimulado, também, sua participação nos estudos de pesquisa. Por esse motivo, mais criadores de gato estão enviando material de DNA de seus animais e fornecendo DNA para laboratórios de serviço e pesquisa. Muitos hospitais veterinários e grandes conglomerados de clínicas estão desenvolvendo sistemas de banco de dados eletrônicos que poderão facilitar a identificação de pacientes, casos e controles apropriados. Junto com o banco de DNA e os cuidados de saúde especializados, o mundo veterinário cresce, aumentando assim a possibilidade de pesquisas de doenças complexas no gato. Embora as origens do gato permaneçam um mistério e *domesticado* pode não ser o termo mais apropriado para o gato doméstico, os pesquisadores estão desvendando seus segredos genéticos para explicar sua forma e sua função.

Referências bibliográficas

1. Benveniste RE, Todaro GJ: Segregation of RD-114 AND FeL-V-related sequences in crosses between domestic cat and leopard cat, *Nature* 257:506, 1975.
2. Centerwall WR, Benirschke K: Animal model for the XXY Klinefelter's syndrome in man: tortoiseshell and calico male cats, *Am J Vet Res* 36:1275, 1975.
3. Cho KW, Youn HY, Watari T et al: A proposed nomenclature of the domestic cat karyotype, *Cytogenet Cell Genet* 79:71, 1997.
4. Chu EHY, Thuline HC, Norby DE: Triploid-diploid chimerism in a male tortoiseshell cat, *Cytogenetics* 24:1, 1964.
5. Cooper MP, Fretwell N, Bailey SJ et al: White spotting in the domestic cat (*Felis catus*) maps near *KIT* on feline chromosome B1, *Anim Genet* 37:163, 2006.
6. Cox DR, Burmeister M, Price ER et al: Radiation hybrid mapping: a somatic cell genetic method for constructing high-resolution maps of mammalian chromosomes, *Science* 250:245, 1990.
7. Doncaster L: On the inheritance of tortoiseshell and related colours in cats, *Proc Camb Philol Soc* 13:35, 1904.
8. Fyfe JC, Menotti-Raymond M, David VA et al: An approximately 140-kb deletion associated with feline spinal muscular atrophy implies an essential *LIX1* function for motor neuron survival, *Genome Res* 16:1084, 2006.
9. Grahn RA, Lemesch BM, Millon LV et al: Localizing the X-linked orange colour phenotype using feline resource families, *Anim Genet* 36:67, 2005.
10. Gregson NM, Ishmael J: Diploid triploid chimerism in three tortoiseshell cats, *Res Vet Sci* 12:275, 1971.
11. Haskins M: Gene therapy for lysosomal storage diseases (LSDs) in large animal models, *Ilar J* 50:112, 2009.
12. He Q, Lowrie C, Shelton GD et al: Inherited motor neuron disease in domestic cats: a model of spinal muscular atrophy, *Pediatr Res* 57:324, 2005.
12a. Hill's Press Release, Topeka, Kansas, July 20, 2008.
13. Imes DL, Geary LA, Grahn RA et al: Albinism in the domestic cat (*Felis catus*) is associated with a *tyrosinase (TYR)* mutation, *Anim Genet* 37:175, 2006.
14. Ishihara T: Cytological studies on tortoiseshell male cats, *Cytologia* 21:391, 1956.
15. Johnson G: *The Bengal cat*, 1991. Gogees Cattery, Greenwell Springs, LA.
16. Johnson W, O'Brien SJ: Phylogenetic reconstruction of the Felidae using 16S rRNA and NADH-5 mitochondrial genes, *J Mol Evol* 44:s98, 1997.
17. Johnson WE, Eizirik E, Pecon-Slattery J et al: The late Miocene radiation of modern Felidae: a genetic assessment, *Science* 311:73, 2006.
18. Ke X, Kennedy LJ, Short AD et al: Assessment of the functionality of genome-wide canine SNP arrays and implications for canine disease association studies, *Anim Genet*, 2010, in press.
19. Kosowska B, Januszewski A, Tokarska M et al: Cytogenetic and histologic studies of tortoiseshell cats, *Med Weter* 57:475, 2001.
20. Kuiper H, Hewicker-Trautwein M, Distl O: [Cytogenetic and histologic examination of four tortoiseshell cats], *Dtsch Tierarztl Wochenschr* 110:457, 2003.
21. Louwerens M, London CA, Pedersen NC et al: Feline lymphoma in the post-feline leukemia virus era, *J Vet Intern Med* 19:329, 2005.
22. Lyons LA, Bailey SJ, Baysac KC et al: The *Tabby* cat locus maps to feline chromosome B1, *Anim Genet* 37:383, 2006.
23. Lyons LA, Imes DL, Rah HC et al: *Tyrosinase* mutations associated with Siamese and Burmese patterns in the domestic cat (*Felis catus*), *Anim Genet* 36:119, 2005.
24. Menotti-Raymond M, David VA, Agarwala R et al: Radiation hybrid mapping of 304 novel microsatellites in the domestic cat genome, *Cytogenet Genome Res* 102:272, 2003.
25. Menotti-Raymond M, David VA, Chen ZQ et al: Second-generation integrated genetic linkage/radiation hybrid maps of the domestic cat (*Felis catus*), *J Hered* 94:95, 2003.
26. Menotti-Raymond M, David VA, Lyons LA et al: A genetic linkage map of microsatellites in the domestic cat (*Felis catus*), *Genomics* 57:9, 1999.
27. Menotti-Raymond M, David VA, Schaffer AA et al: Mutation in *CEP290* discovered for cat model of human retinal degeneration, *J Hered* 98:211, 2007.
28. Menotti-Raymond M, David VA, Schaffer AA et al: An autosomal genetic linkage map of the domestic cat, *Felis silvestris catus*, *Genomics*, 2008.
29. Menotti-Raymond M, Deckman K, David V et al: Mutation discovered in a feline model of human congenital retinal blinding disease, *Invest Ophthalmol Vis Sci* 51:2852, 2010.
30. Murphy WJ, Davis B, David VA et al: A 1.5-Mb-resolution radiation hybrid map of the cat genome and comparative analysis with the canine and human genomes, *Genomics*, 2006.
31. Murphy WJ, Menotti-Raymond M, Lyons LA et al: Development of a feline whole genome radiation hybrid panel and comparative mapping of human chromosome 12 and 22 loci, *Genomics* 57:1, 1999.
32. Murphy WJ, Sun S, Chen Z et al: A radiation hybrid map of the cat genome: implications for comparative mapping, *Genome Res* 10:691, 2000.
33. Murphy WJ, Sun S, Chen ZQ et al: Extensive conservation of sex chromosome organization between cat and human revealed by parallel radiation hybrid mapping, *Genome Res* 9:1223, 1999.
34. Nash WG, O'Brien SJ: Conserved regions of homologous G-banded chromosomes between orders in mammalian evolution: carnivores and primates, *Proc Natl Acad Sci U S A* 79:6631, 1982.
35. O'Brien SJ, Cevario SJ, Martenson JS et al: Comparative gene mapping in the domestic cat (*Felis catus*), *J Hered* 88:408, 1997.
36. O'Brien SJ, Haskins ME, Winkler CA et al: Chromosomal mapping of beta-globin and albino loci in the domestic cat. A conserved mammalian chromosome group, *J Hered* 77:374, 1986.
37. O'Brien SJ, Nash WG: Genetic mapping in mammals: chromosome map of domestic cat, *Science* 216:257, 1982.
38. O'Brien SJ, Wienberg J, Lyon LA: Comparative genomics: lessons from cats, *Trends Genet* 13:393, 1997.
39. Pedersen NC, Allen CE, Lyons LA: Pathogenesis of feline enteric coronavirus infection, *J Feline Med Surg* 10:529, 2008.
40. Pedersen NC, Barlough JE: Clinical overview of feline immunodeficiency virus, *J Am Vet Med Assoc* 199:1298, 1991.
41. Pontius JU, Mullikin JC, Smith DR et al: Initial sequence and comparative analysis of the cat genome, *Genome Res* 17:1675, 2007.

42. Pyle RL, Patterson DF, Hare WC et al: XXY sex chromosome constitution in a Himalayan cat with tortoise-shell points, *J Hered* 62:220, 1971.

43. Rasheed S, Gardner MB: Isolation of feline leukemia virus from a leopard cat cell line and search for retrovirus in wild felidae, *J Natl Cancer Inst* 67:929, 1981.

44. Rettenberger G, Klett C, Zechner U et al: ZOO-FISH analysis: cat and human karyotypes closely resemble the putative ancestral mammalian karyotype, *Chromosome Res* 3:479, 1995.

45. Roca AL, Nash WG, Menninger JC et al: Insertional polymorphisms of endogenous feline leukemia viruses, *J Virol* 79:3979, 2005.

46. Roca AL, Pecon-Slattery J, O'Brien SJ: Genomically intact endogenous feline leukemia viruses of recent origin, *J Virol* 78:4370, 2004.

47. Ronne M: Localization of fragile sites in the karyotype of *Felis catus*, *Hereditas* 122:279, 1995.

48. Ronne M, Storm CO: The high resolution RBG-banded karyotype of *Felis catus*, *In Vivo* 6:517, 1992.

49. Ronne M, Storm CO: Localization of landmarks and bands in the karyotype of *Felis catus*, *Cytobios* 81:213, 1995.

50. Schlafer DH, Valentine B, Fahnestock G et al: A case of *SRY*-positive 38,XY true hermaphroditism (XY sex reversal) in a cat, *Vet Pathol* 2010 Sep 22. [Epub ahead of print].

51. Schmidt-Kuntzel A, Eizirik E, O'Brien SJ et al: *Tyrosinase* and *tyrosinase related protein 1* alleles specify domestic cat coat color phenotypes of the albino and brown loci, *J Hered* 96:289, 2005.

52. Shibasaki Y, Flou S, Ronne M: The R-banded karyotype of *Felis catus*, *Cytobios* 51:35, 1987.

53. Stanyon R, Yang F, Cavagna P et al: Reciprocal chromosome painting shows that genomic rearrangement between rat and mouse proceeds ten times faster than between humans and cats, *Cytogenet Cell Genet* 84:150, 1999.

54. Thuline HC: Male tortoiseshell, chimerism and true hermaphroditism, *J Cat Genet* 4:2, 1964.

55. Wienberg J, Stanyon R: Chromosome painting in mammals as an approach to comparative genomics, *Curr Opin Genet Dev* 5:792, 1995.

56. Wienberg J, Stanyon R, Nash WG et al: Conservation of human vs. feline genome organization revealed by reciprocal chromosome painting, *Cytogenet Cell Genet* 77:211, 1997.

57. Wurster-Hill DH, Centerwall WR: The interrelationships of chromosome banding patterns in canids, mustelids, hyena, and felids, *Cytogenet Cell Genet* 34:178, 1982.

58. Wurster-Hill DH, Doi T, Izawa M et al: Banded chromosome study of the Iriomote cat, *J Hered* 78:105, 1987.

59. Wurster-Hill DH, Gray CW: Giemsa banding patterns in the chromosomes of twelve species of cats (Felidae), *Cytogenet Cell Genet* 12:388, 1973.

60. Wurster-Hill DH, Gray CW: The interrelationships of chromosome banding patterns in procyonids, viverrids, and felids, *Cytogenet Cell Genet* 15:306, 1975.

61. Yang F, Graphodatsky AS, O'Brien PC et al: Reciprocal chromosome painting illuminates the history of genome evolution of the domestic cat, dog and human, *Chromosome Res* 8:393, 2000.

62. Young AE, Biller DS, Herrgesell EJ et al: Feline polycystic kidney disease is linked to the *PKD1* region, *Mamm Genome* 16:59, 2005.

44

Genética de Doenças e Traços Felinos

Leslie A. Lyons

Doenças e traços herdados correntemente descritos no gato são mais fáceis de identificar em uma raça específica do que em gatos de cruzamento aleatório. Estima-se mais de 88 milhões de gatos com proprietários nos EUA.[2] Apenas pequena porcentagem dessa população de gatos é representada por gatos de uma raça específica, talvez 15%, no máximo.[63] Vários traços que podem ser considerados doenças são, na verdade, marcos ou identificadores de algumas raças de gatos. A endogamia não provoca a ocorrência de mutações mais rapidamente em uma raça, embora a endogamia, os efeitos populares dos machos e os gargalos na população possibilitem que mutações raras ocorram com maior frequência dentro da população. Em geral, mutações recessivas que podem passar despercebidas por muitas gerações, porque precisam da mutação causal para estarem presentes em ambos os cromossomos, são os traços e doenças que tendem a surgir subitamente em populações endogâmicas. A probabilidade mais elevada de um traço não desejado aparecer em uma população de raça dá a impressão de que as raças são menos sadias do que as populações com cruzamento aleatório. Mutações fortuitas e deletérias ocorrem na mesma velocidade em gatos, independentemente de o gato ter raça pura ou ser mestiço. Gatos de raça são mais passíveis de apresentarem padrão mais elevado de cuidados de saúde e de serem observados atentamente do que o gato de rua ou o gato da casa. Portanto, a averiguação do viés de amostragem contribui para a identificação de traços deletérios com os quais o médico-veterinário confronta-se. Contudo, muitas mutações foram encontradas em mestiços de pelo curto doméstico. Este capítulo revisa as doenças hereditárias conhecidas do gato a partir do ponto de vista genético. Detalhes adicionais relacionados com o diagnóstico e o tratamento de doenças específicas podem ser encontrados em outros capítulos neste volume. Uma relação dos termos genéticos comuns pode ser encontrada no Boxe 44.1.

Doenças ou distúrbios causados por anormalidades genéticas não podem ser curados, porém, os problemas de saúde associados podem ser administrados. O objetivo geral para a identificação de mutações genéticas para distúrbios genéticos é a correção do defeito por meio de terapia gênica ou com células-tronco, ou melhor manejo por meio de terapias medicamentosas especificamente preparadas. O exame genético, atualmente, é uma medicina preventiva eficaz porque o cruzamento adequado pode evitar o nascimento de filhotes doentes; além disso, o teste genético pode levar à cura potencial definitiva.

Características das doenças genéticas

O aspecto de um gato, seu fenótipo, é uma combinação de traços visíveis e tipos morfológicos. Atributos do fenótipo podem ser desejáveis ou indesejáveis. Assim como em raças de outras espécies, uma doença ou uma preocupação de saúde algumas vezes pode ser considerada parte do fenótipo desejado do gato. Por exemplo, um gato Manx não tem cauda, porém, incontinência e claudicação estão associadas à característica de não ter cauda. Como os fenótipos podem ser o resultado de um único gene, da interação de diversos genes, do acúmulo de exposições ambientais ou de uma associação de interações, o médico-veterinário pode escolher tipos diferentes de terapia ou tratamento clínico ou fazer prognósticos diferentes se um fenótipo, conhecidamente, tem uma causa principalmente genética. Se o mesmo distúrbio for encontrado em uma espécie diferente, o médico-veterinário poderá ter oportunidade de tentar novas abordagens para cuidados de saúde ao considerar a medicina comparativa. Diversas características são comuns às doenças genéticas e ajudarão a diferenciar ocorrências esporádicas, idiopáticas de distúrbios hereditários.

Boxe 44.1 Glossário de termos genéticos

Alelo: forma alternativa de um gene. Uma das formas diferentes de um gene que pode existir em *locus* unitário.

Alelo dominante: alelo que manifesta seu efeito fenotípico mesmo quando heterozigoto com um alelo recessivo; assim, se **A** é dominante sobre **a**, então **AA** e **Aa** apresentam o mesmo fenótipo.

Alelo mutante: alelo que difere daquele encontrado no organismo padrão ou organismo do tipo selvagem.

Ancestral comum: Estado de dois indivíduos quando são parentes sanguíneos. Quando dois parentes apresentam um ancestral comum, sua prole será cruzada internamente.

Cromossomo sexual: cromossomo cuja presença ou ausência esteja correlacionada com o sexo do portador; cromossomo que participa na determinação do sexo. Cromossomos heteromórficos (forma diferente [p. ex., X e Y]) cuja distribuição em um zigoto determina o sexo do organismo.

Depressão da endogamia: depressão de vigor ou campo causada por endogamia.

DNA (ácido desoxirribonucleico): dupla-hélice antiparalela de nucleotídios (apresentando a desoxirribose como açúcar) unida por ligações de fosfodiéster (açúcar-fosfato) a nucleotídios adjacentes na mesma cadeia, e por ligações de hidrogênio a nucleotídios complementares na cadeia oposta. A substância fundamental da qual os genes se compõem.

Dominância incompleta: situação em que os dois alelos de um heterozigoto influenciam o fenótipo. Em geral, o fenótipo é intermediário entre os dois fenótipos homozigóticos. Situação em que um heterozigoto mostra um fenótipo intermediário entre os fenótipos homozigóticos correspondentes (mas não exatamente a metade). (Intermediação exata não é dominância.) *Ver também* dominância, codominância e recessividade.

Éxon: região do gene presente no final da transcrição funcional (mRNA) a partir de tal gene. Qualquer seção não íntron da sequência de codificação de um gene; juntos, os éxons constituem o mRNA e são traduzidos em proteína.

Fenocópia: fenótipo que não é controlado geneticamente, mas se assemelha a um fenótipo controlado geneticamente. Fenótipo induzido ambientalmente que se assemelha ao fenótipo produzido por uma mutação.

Fenótipo: (1) forma adotada por algum caracter (ou grupo de caracteres) em indivíduo específico; (2) manifestações externas detectáveis de um genótipo específico; (3) atributos observáveis de um organismo.

Gene: determinante segregador e hereditário do fenótipo. Unidade física e funcional fundamental da hereditariedade, que transporta informações de uma geração para a próxima. Segmento de DNA, composto de uma região transcrita e sequências reguladoras que tornam possível a transcrição.

Genética: (1) estudo dos genes por meio de sua variação; (2) estudo da hereditariedade.

Genoma: complemento inteiro de material genético em um par de cromossomos. O complemento genético inteiro de um procariota, vírus, mitocôndria ou cloroplasto, ou o complemento genético nuclear haploide de uma espécie eucariótica.

Genótipo: composição alélica específica de uma célula, seja a célula inteira ou, mais comumente, determinado gene ou conjunto de genes. Os genes que um organismo tem.

Herdabilidade: medida do grau ao qual a variância na distribuição de um fenótipo é provocada por causas genéticas. Em sentido amplo, é aferida pela variância genética total dividida pela variância fenotípica total. No estrito senso, é aferida pela variância genética em razão de genes aditivos, dividida pela variância fenotípica total.

Heterozigosidade: aferição da variação genética em uma população; com respeito a um *locus*, significa a frequência de heterozigotos para aquele *locus.*

Heterozigoto: indivíduo que apresenta um par de genes heterozigotos. Um diploide ou poliploide com alelos diferentes em um *locus* particular.

Inativação de cromossomo X: em embriões mamíferos fêmeas, inativação aleatória inicial dos genes sobre os cromossomos X, levando a mosaicismo para funções codificadas por genes heterozigotos ligados ao X.

Inbreeding (endogamia): acasalamento de indivíduos geneticamente relacionados. Acasalamento entre parentes.

Índice de mutação: número de eventos de mutação por gene por unidade de tempo (p. ex., por geração de células). Proporção de mutações por divisão celular em bactérias ou em organismos de uma única célula, ou a proporção de mutações por gameta em organismos superiores.

Interação de genes: colaboração de diversos genes diferentes na produção de um caracter fenotípico (ou grupo relacionado de caracteres).

Íntron (sequência interveniente): segmento de DNA de função praticamente desconhecida no interior de um gene que interrompe, de modo específico, as sequências de codificação (éxon) de tal gene. Os íntrons são transcritos como parte da transcrição primária normal de genes, mas sequências de íntron não são encontradas no mRNA funcional. Essas sequências são removidas do transcrito primário por meio de mecanismo de corte.

Ligado ao sexo: padrão de hereditariedade de *loci* localizados nos cromossomos sexuais (em geral, o cromossomo X na espécie XY); também se refere aos próprios *loci.*

Locus (plural, loci): posição de um gene, de um marcador de DNA, ou de um marcador genético sobre um cromossomo.

Locus de gene: local específico em um cromossomo em que um gene se localiza.

Mosaico: uma quimera; tecido contendo dois ou mais tipos celulares geneticamente distintos, ou um indivíduo composto por tais tecidos. Indivíduo constituído por duas ou mais linhas celulares geneticamente distintas.

Mutação: (1) processo que produz um gene ou um cromossomo diferindo do tipo selvagem; (2) gene ou cromossomo que resulta de tal processo.

Mutação de genes: mutação (alteração pontual ou maior) que decorre de alterações no interior da estrutura de um gene.

Mutação em ponto: mutação que pode ser mapeada em um local específico no interior de um *locus*. Pequena mutação que consiste na substituição (transição ou transversão), adição, ou deleção (*frameshift*) de uma base.

(continua)

Boxe 44.1 Glossário de termos genéticos (*continuação*)

Mutação silenciosa: mutação em que a função do produto proteico do gene é inalterada.

Nucleotídio: uma das quatro bases que constituem o DNA, a saber: adenina, guanina, citosina e timina.

Padreador popular: macho específico em uma população cuja genética torna-se excessivamente representada na geração seguinte em decorrência de cruzamento excessivo. Padreadores populares são determinados por uma alguma qualidade desejada na população e, em geral, representam indivíduos altamente vencedores para uma raça em uma competição. Um traço recessivo não desejado pode, rapidamente, se disseminar em uma população em decorrência do efeito do padreador popular.

Par de bases: nucleotídios que constituem um filamento de DNA, também conhecidos como *bases*. Um par de bases significa o nucleotídio de uma tira de DNA e o par com o qual faz ligações de hidrogênio na segunda tira de DNA, como a citosina que se liga a guanina ou adenina, ligando-se à timina. As duas faixas de DNA são mantidas unidas pelas ligações de hidrogênio dos pares de bases, formando a dupla-hélice do DNA.

Pedigree (raça pura): árvore familiar representada com símbolos genéticos padronizados, mostrando padrões de hereditariedade para específicos caracteres fenotípicos. Representação da ancestralidade de um indivíduo ou família; uma árvore genealógica.

Penetrância: proporção de indivíduos com um genótipo específico que manifestam tal genótipo no nível do fenótipo.

Pleiotropia: fenômeno por meio do qual única mutação influencia diversos aspectos aparentemente não relacionados do fenótipo.

Polimorfismo genético: ocorrência conjunta, na mesma população, de mais de um alelo ou marcador genético no mesmo *locus*, com o alelo menos frequente ou o marcador ocorrendo mais frequentemente do que pode ser considerado para uma mutação, individualmente.

Recessivo: (1) alelo que não está expresso na condição heterozigota; (2) fenótipo do homozigoto de um alelo recessivo.

Seleção: métodos genéticos de cruzamento que começam com a seleção de fenótipos desejáveis particulares como genitores para a próxima geração.

Variação genética: variação fenotípica decorrente da existência de diferentes genótipos na população.

Os seguintes itens são marcos característicos comuns para doenças hereditárias:

1. Idade precoce de início.
2. Apresentação bilateral ou múltipla (ou ambas).
3. Ocorrência em uma população fechada ou pequena.
4. Indicações de endogamia.
5. Uniformidade na apresentação.
6. Idade avançada de parentesco ao nascimento.

Apenas a idade avançada dos pais ao nascimento não mostrou ter efeito nas doenças hereditárias felinas até o momento. Exemplos de efeitos da idade de parentesco em seres humanos são mães de mais idade ou muito novas tendo frequência mais elevada de crianças com trissomia do 21 (síndrome de Down)[77] e certos tipos de nanismo associados à idade avançada paterna.[78]

Dois exemplos de doença que se manifestam como formas esporádicas e hereditárias são cistos renais[13] e linfossarcoma.[63] Cada uma das cinco características que definem doenças genéticas pode ajudar a diferenciar gatos com doença do rim policístico (DRP) de gatos com cistos renais esporádicos. Os cistos renais podem ocorrer em qualquer felino, mas nem todas as apresentações císticas são indicativas de DRP. A DRP, algumas vezes, pode ser detectada por ultrassonografia com apenas 6 a 8 semanas de vida, de maneira consistente aos 10 meses de vida.[26] Ambos os rins, em geral, estão acometidos e múltiplos cistos quase sempre estão presentes (ver Figuras 32.4 e 32.5). Os cistos não têm tamanho semelhante, mas têm etiologia semelhante. A DRP é muito grave em gatos Persas e, por conseguinte, deve ser considerada uma preocupação de saúde em raças relacionadas, como Exotic de Pelo Curto e Himalaios. É surpreende saber que este problema genético tem frequência muito elevada em uma das raças mais antigas e grandes de gatos, que não é uma população pequena ou fechada, porém, início primário, apresentação bilateral e alta prevalência em uma raça demarcam claramente esse distúrbio como um problema hereditário. Um gato mestiço velho com um ou alguns cistos em um rim não seria candidato para DRP hereditária e teste genético.

Linfossarcoma também é comum em gatos, porém, geralmente, é encontrado em gatos idosos e gatos infectados pelo vírus da leucemia felina (FeLV).[33] Linfossarcoma mediastinal foi identificado, especificamente, em Orientais de Pelo Curto negativos para FeLV e, em geral, com menos de 2 anos de vida,[31,32] embora uma causa genética ainda não tenha sido identificada. Outras raças relacionadas, como a Siamesa, Colorpoint Shorthair, e as variedades de pelo longo do Siamês, apresentam maior prevalência desse tipo de linfoma. Os tumores respondem bem à quimioterapia, mas a recorrência é alta e a doença, em geral, está associada a prognóstico muito ruim. A doença é encontrada em uma população fechada, endogâmica; tem início precoce e, em geral, apresentação uniforme; e o tumor é encontrado em áreas não comuns a formas de início tardio de linfossarcoma. Esses marcos sugerem que o linfoma mediastinal é um distúrbio hereditário nos gatos da raça Oriental.

Componentes não genéticos (p. ex., toxinas, infecções, infestações, dano esporádico e alterações do DNA, e influências ambientais, como dieta, exercícios físicos e proximidades sociais) podem produzir um fenótipo que se assemelha bastante a uma característica ou uma doença hereditária; a isso se dá o nome de *fenocópia*. Exames detalhados de gatos com sopros cardíacos podem revelar quadros clínicos diferentes de cardiopatia, um quadro que pode ser genético e um quadro que pode ser induzido pelo ambiente, como por insuficiência de taurina na dieta resultando em miocardiopatia dilatada.[82] Algumas doenças podem-se manifestar de modo distinto em diferentes tecidos, o que é denominado *efeitos pleiotrópicos* do mesmo gene. Por exemplo, alguns gatos completamente brancos mostram apenas a coloração de pele branca; outros têm olhos azuis ou um olho azul e um verde, e alguns podem ser surdos.[4,10,99] As variações na coloração de olhos e na capacidade de audição são efeitos pleiotrópicos do gene *White* em gatos. O exame genético pode ajudar o clínico a descartar as etiologias comuns e ambientais dos quadros clínicos em oposição a um distúrbio provocado por uma anomalia hereditária no DNA do animal.

Traços genéticos simples

O fenótipo de um gato e sua saúde podem ser influenciados por fatores tanto genéticos (hereditários) quanto não genéticos (ambientais). As doenças e os traços que apresentam mutações conhecidas – daí claramente hereditários e genéticos – em geral são denominados *traços de genes simples*, ou *single*, porque as apresentações são controladas, principalmente, por uma mutação específica em um gene específico. O ambiente pode ter alguma importância na apresentação geral de um traço genético simples, mas a maior contribuição para o fenótipo vem do defeito de um único gene. A maioria das mutações identificadas precocemente para quaisquer espécies foram traços de genes unitários, principalmente porque a apresentação é semelhante àquela encontrada em outras espécies. A genética comparativa e a medicina comparativa trabalham de maneira semelhante; o conhecimento genético para uma espécie pode ser transferido para outra espécie. Por meio da genética comparativa, os genes que provocam defeitos em uma espécie, como seres humanos, cães ou camundongos, podem ser escaneados quanto a mutações causais quando a apresentação de uma doença clínica semelhante ou fenótipo semelhante é descoberta no gato.

Traços genéticos com mutações conhecidas

A abordagem da genética comparativa frequentemente é também denominada abordagem "gene-candidato". Descobertas no início e no meio dos anos 1990, as primeiras mutações identificadas em gatos foram para lipídios e doenças de depósito lisossômicas,[100,102] porque essas doenças apresentam fenótipos bem definidos e genes bem conhecidos, com mutações que são encontradas em seres humanos (ver revisões por Banks e Chamberlain,[6] e Valayannopoulos *et al.*)[97]. A maioria das doenças comuns, das colorações e tipos de pelo foi decifrada no gato seguindo-se a mesma abordagem de gene-candidato ao encontrar um traço replicado em outra espécie, em geral camundongos, e verificando o mesmo gene para mutações causais.

Depois que uma mutação é conhecida, pode ser estabelecido um teste genético. O exame de DNA para doenças do gato doméstico e traços da aparência é um instrumento de rápido crescimento para a comunidade veterinária. Cerca de 33 genes contêm, aproximadamente, 50 mutações que provocam problemas de saúde em felinos ou alterações no aspecto do gato (Tabelas 44.1 e 44.2). Até o momento, com exceção da mutação para distrofia muscular,[100] todas as mutações no gato são autossômicas, não encontradas nos cromossomos X ou Y. Diversos laboratórios comerciais, atualmente, podem realizar diagnóstico genético felino, possibilitando tanto ao médico-veterinário quanto ao proprietário privado obterem resultados de teste de DNA. O DNA é facilmente obtido de um gato por meio de *swab* bucal usando um cotonete padrão ou uma escova citológica, após o que amostras de DNA podem ser enviadas a qualquer laboratório no mundo porque o DNA é estável em temperatura ambiente. Os resultados do teste de DNA identificam portadores dos traços, predizem a incidência de traços em programas de cruzamento e influenciam prognósticos e tratamentos clínicos. Depois que um teste genético comprova que um animal tem um traço genético, podem ser implementadas terapias preventivas e restrições dietéticas para desacelerar ou evitar o início e a evolução da doença associada. Assim, o exame genético não deve ser visto como uma alternativa aos cuidados veterinários, e sim como um instrumento para esses cuidados veterinários, parte de um plano de tratamento de saúde geral para o gato.

Mutações fenotípicas do gato doméstico

Os gatos domésticos têm sido selecionados para produzir raças, principalmente, com base em qualidades estéticas, em especial coloração, comprimento e tipo de pelo, e alguns tipos morfológicos, como orelhas dobradas ou encurvadas. A maioria dos genes que controlam esses traços é simples, e muitas das mutações causadas foram identificadas. As Tabelas 44.1 e 44.3 apresentam os genes e *loci* comuns que influenciam traços fenotípicos felinos. Um traço recebe, inicialmente, um nome de *locus*, como *Brown*, antes de o gene verdadeiro ter sido identificado. O nome do *locus* é um descritor do traço, embora a localização no genoma para o *locus*, no início, seja desconhecida; contudo, em geral, o modo de herança dos diferentes alelos é determinado. Os alelos recebem designações unitárias ou de duas letras, letra minúscula significando um alelo recessivo. Depois que o gene é identificado, como *tyrosinase-related protein 1* (*TRYP1* [proteína 1 relacionada com tirosinase]) para *Brown*, as mutações são escritas descrevendo a alteração genética no interior do gene, e o gene será designado com os alelos, como *TRYP1^b* para o alelo *brown*.

Diversos *loci* de coloração de pelo apresentam apenas um alelo mutante, como *Agouti*, *Dilute* e *Extension*. Como as mutações fenotípicas são valorizadas por criadores de gatos para administrar seus programas de cruzamento, as mutações fenotípicas geralmente têm exames genéticos prontamente disponíveis em serviços comerciais. Como a maioria das mutações para traços estéticos é recessiva, os alelos mutantes devem estar presentes nas duas cópias para que o efeito seja visível, e os gatos precisam portar a mutação sem detecção. Mutações recessivas tendem a ser encontradas nos genes que produzem as enzimas de vias biológicas. Assim, a maioria das mutações para coloração de pelo é recessiva porque, em geral, são parte das vias da

Tabela 44.1 **Testes de DNA comuns comercializados para gatos domésticos.**

Doença/traço	MOI*	Fenótipo	Raças	Gene	Mutação
Agouti[27]	AR	Pelo em faixas a sólido	Todas as raças	*ASIP*	del122-123
Amber[81]	AR	Variante de coloração castanha	Norueguês da Floresta	*MC1R*	G250A
Brown[65,90]	AR	Castanho, variantes de coloração castanho-claro	Todas as raças	*TYRP1*	b = -5IVS6, b′ = C298T
Coloração[47,66,90]	AR	Burmês, padrão de cor do Siamês, albino completo	Todas as raças	*TYR*	c^b = G715T, c^s = G940A, c = C975 del
Diluição[48]	AR	Negro a cinza/azul, laranja a creme	Todas as raças	*MLPH*	T83del
Luvas[34]	AR	Patas dianteiras brancas	Sagrado da Birmânia	*KIT*	c.1035_1036delinsCA
Sem pelo (pelado)[35]	AR	Atriquia	Sphynx	*KRT71*	c.816_1G_A
Pelo longo[25,52]	AR	Pelo longo	Todas as raças⁺	*FGF5*	c.356insT, C406T, c.474delT, A475C
Rexing (pelo crespo)[35]	AR	Cobertura de pelo enrolado	Devon Rex	*KRT71*	c.1108-4_1184del, c.1184_1185insAGTTGGAG
Tipo sanguíneo AB[11]	AR	Determina tipo B	Todas as raças	*CMAH*	18indel-53, G139A
Gangliosidose 1[23]	AR	Distúrbio de depósito de lipídios	Korat, Siamês	*GLB1*	G1457C
Gangliosidose 2[14]	AR	Distúrbio de depósito de lipídios	Burmês	*HEXB*	15bp del (íntron)
Gangliosidose 2[76]	AR	Distúrbio de depósito de lipídio	Korat	*HEXB*	C39del
Doença de depósito de glicogênio IV[28a,68]	AR	Distúrbio de depósito de glicogênio	Norueguês da Floresta	*GBE1*	230bp ins 5′-6kb del
Miocardiopatia hipertrófica[75]	AD	Cardiopatia	Maine Coon	*MYBPC*	G93C
Miocardiopatia hipertrófica[74]	AD	Cardiopatia	Ragdoll	*MYBPC*	C2460T
Atrofia retiniana progressiva[72]	AR	Cegueira de início tardio	Abissínio	*CEP290*	IVS50 + 9T > G
Atrofia retiniana progressiva[73]	AD	Cegueira de início precoce	Abissínio	*CRX*	n.546delC
Doença do rim policístico[64]	AD	Cistos renais	Persa	*PKD1*	C10063A
Deficiência de piruvato quinase‡	AR	Hemopatia	Abissínio	*PKLR*	13bp del no éxon 6
Atrofia muscular espinal[30]	AR	Atrofia muscular	Maine Coon	*LIX1-LNPEP*	140kb del, éxons 4-6

AD, autossômico dominante; *AR*, autossômico recessivo.
*Modo de hereditariedade da variante tipo não selvagem.
⁺Variantes de pelo longo são mais ou menos comuns, dependendo da raça.
‡Teste não publicado, apresentado apenas como *abstract*.

Tabela 44.2 Outras mutações para doenças hereditárias de gatos domésticos.*

Doença	Gene	Mutação	Doença	Gene	Mutação
Gangliosidose 2[69]	HEXB	inv1467-1491	Mucopolissacaridose VI[22,101]	ARSB	G1558A
Gangliosidose 2[51]	HEXB	C667T	Mucopolissacaridose VII[29]	GUSB	A1052G
Gangliosidose 2[68]	GM2A	del390-393	Distrofia muscular[100]	DMD	900bp del M promoter -éxon 1
Hemofilia B[40]	F9	G247A	Niemann-Pick C[91]	NPC	G2864C
Hemofilia B[40]	F9	C1014T	Polidactilia[58]	SHH	A479G
Hiperoxalúria[39]	GRHPR	G>A I4 sítio aceptor	Polidactilia[58]	SHH	G257C, A481T
Deficiência de lipoproteína lipase[38]	LPL	G1234A	Porfiria[19–21]	HMBS	c.842_844delGAG
Manosidose, alfa[9]	LAMAN	del1748-1751	Porfiria[19–21]	HMBS	c.189dupT
Mucolipidose II[70]	GNPTA	C2655T	Raquitismo resistente à vitamina D[37]	CYP27B1	G223A, G731 del
Mucopolissacaridose I[45]	IDUA	del1047-1049	Raquitismo resistente à vitamina D[42]	CYP27B1	G637T
Mucopolissacaridose VI[102]	ARSB	T1427C			

*Os distúrbios apresentados não são prevalentes em raças ou populações, mas podem ter sido introduzidos em colônias de pesquisa.

Tabela 44.3 Traços e doenças fenotípicos simples do gato e suas raças | As mutações não estão identificadas.

Locus	Fenótipo	MOI	Locus	Fenótipo	MOI
Bobtail	Rabo enrolado e dobrado	AD, expressão variável	Orange	Matiz a pigmento laranja	Ligado ao X
Anomalia craniofacial	Anormalidade do fechamento estrutural do crânio comum a Burmês	AR	Peterbald	Cobertura em escova, sem pelo	DI
Orelha enrolada	Pavilhão auricular enrola rostralmente	AD	Rexing	Pelo crespo	AD
Orelha dobrada	Pavilhões auriculares dobrados ventralmente	AD	Rexing	Pelo crespo	AR
Hipopotassemia	Insuficiência de potássio	AR	Spotting	Branco bicolor	AD
Inibidor	Sem feomelanina	AD	Tabby	Tipo de padrão tigrado	SA
Linfoma	Mediastinal em raças Oriental	AR	Ticked	Produção de um padrão tigrado	AD
Manx	Sem cauda, cauda curta	AD, expressão variável	Branco	Branco dominante, sem pigmento	AD
Miopatia	Fraqueza muscular generalizada	AR	Pelo de arame	Pelo de arame	DI

MOI, Mode of inheritance [modo de hereditariedade] (das mutações em comparação com o alelo do tipo selvagem); AD, autossômica dominante; AR, autossômica recessiva; DI, dominância incompleta; SA, série alélica. Laranja [Orange] é o único traço fenotípico ligado ao X.

produção de pigmento sendo rompidas. Muitos genes que influenciam as vias também tendem a apresentar mais de uma mutação que provoca efeitos diferentes; a isso se denomina *série alélica*. O *locus* para variantes de coloração castanha, *Brown*, apresenta duas mutações no gene causal, *TRYP1*. O alelo do tipo selvagem, *B*, que provoca o pigmento preto normal, é dominante em relação ao alelo castanho, *b*, que produz uma quantidade reduzida de pigmento preto, proporcionando matiz mais acastanhado ao pelo. O alelo castanho, *b*, é considerado dominante em relação ao castanho-claro, ao passo que *b*[l] confere um efeito cor de canela ou avermelhado ao pelo. A série alélica é escrita como $B > b > b^l$, indicando a dominância de um alelo sobre o outro. No caso do *locus Color, C*, que também é uma série alélica, a coloração sépia, $c^b c^b$, que é fixa nas raças Burmês (Figura 44.1) e Cingapura (Figura 44.2), é expressa de maneira codominante com os pontos do Siamês, $c^s c^s$, produzindo um efeito aditivo. Assim, gatos heterozigotos compostos, $c^b c^s$, apresentam coloração intermediária em comparação com a do Birmanês e do Siamês; em geral é referida como *mink Tonquinês* (Figura 44.3). Foram identificados albinos completos, que apresentam alelo adicional no *locus Color*. O *locus* é controlado pelo gene *tirosinase*; *TYR* e a série alélica são descritos como $C > c^b = c^s > c$.

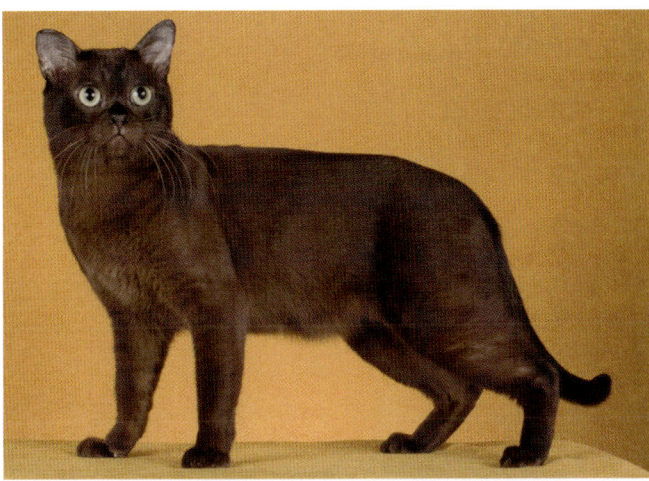

Figura **44.1** Burmês. (*Foto copyright 2011 Richard Katris.*)

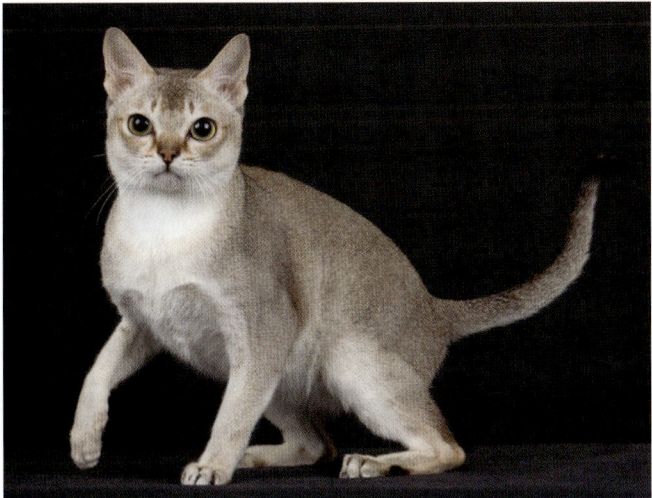

Figura **44.2** Cingapura. (*Foto copyright 2011 Richard Katris.*)

As mutações na coloração do pelo são comuns a todos os gatos e são eficazes à tipagem genética em todas as raças e populações. No entanto, embora o pelo longo seja comum em gatos de raça pura e de cruza aleatória, o pelo longo é uma exceção porque quatro mutações diferentes no gene *fibroblast growth factor 5* (*FGF5* [fator de crescimento de fibroblastos 5]) podem levar um gato a apresentar pelo longo.[25,52] É uma mutação comum a quase todas as raças e populações, que sugere ser essa mutação a mais antiga e presente antes mesmo do desenvolvimento de raças, porém, outras mutações de pelo longo são mais específicas a raças particulares.[3] Alguns gatos podem apresentar pelo longo por causa de duas mutações diferentes no gene *FGF5*. Esses gatos seriam considerados heterozigotos compostos. Assim, todas as quatro mutações devem ser genotipadas a fim de determinar se um gato porta uma mutação para pelo longo.

Rexing é um conjunto interessante de mutações para o gato doméstico. Foram observadas no gato, no mínimo, seis tipos diferentes de mutações *rexing*, Cornish Rex (Figura 44.4) e Devon Rex (Figura 44.5), além de diversas variedades não publicadas, como Americano com Pelo de Arame (Figura 44.6), Selkirk Rex (Figura 44.7), LaPerm (Figura 44.8) e Tennesse Rex. Os Devon Rex e Cornish Rex foram conhecidamente causados por genes diferentes após experimentos de hibridização e estudos genéticos.[85] Os estudos genéticos descartaram o gene Devon Rex, *keratin 71* (*KRT71* [queratina 71]), como causal para os outros gatos *rexing*.[35] Os Selkirk e LaPerm apresentam mutações dominantes, Devon e Cornish são causados por mutações recessivas, e o pelo de arame mostra-se uma mutação dominante com expressão variável e até mesmo penetrância incompleta, motivo pelo qual, algumas vezes, acreditava-se que os gatos que apresentavam a mutação não eram pelo de arame. Às vezes dois traços não são conhecidos inicialmente como causados pelo mesmo gene, como a ausência de pelo do Sphynx e o *rexing* no Devon Rex.[35,86] Assim, a falta de pelo do Sphynx (Figura 44.9) teve

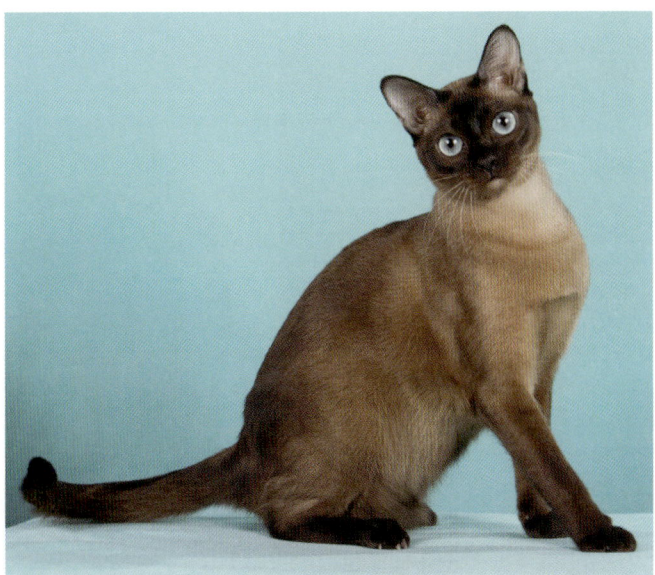

Figura **44.3** Tonquinês. (*Foto copyright 2011 Richard Katris.*)

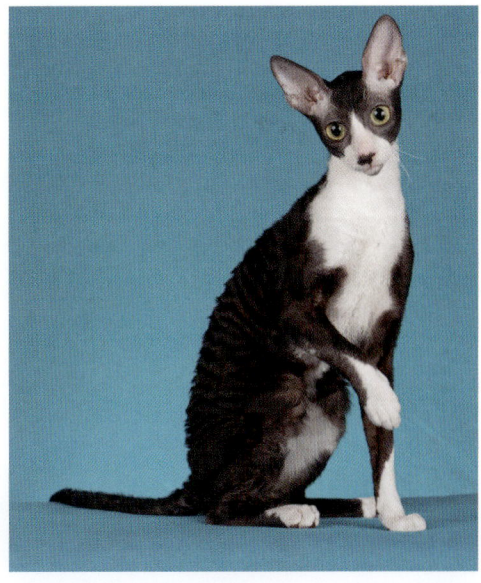

Figura **44.4** Cornish Rex. (*Foto copyright 2011 Richard Katris.*)

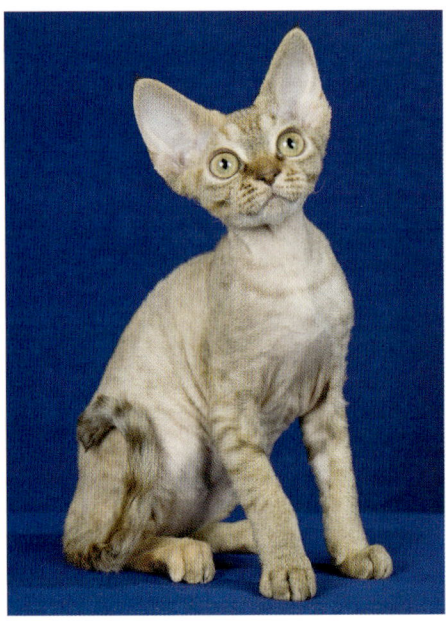

Figura 44.5 Devon Rex. (*Foto copyright 2011 Richard Katris.*)

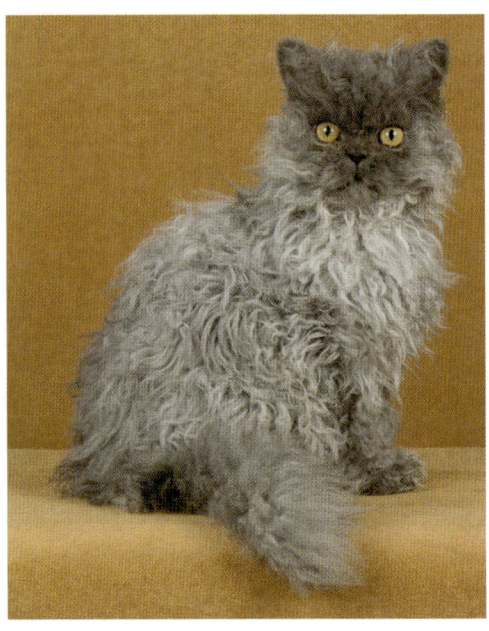

Figura 44.7 Selkirk Rex. (*Foto copyright 2011 Richard Katris.*)

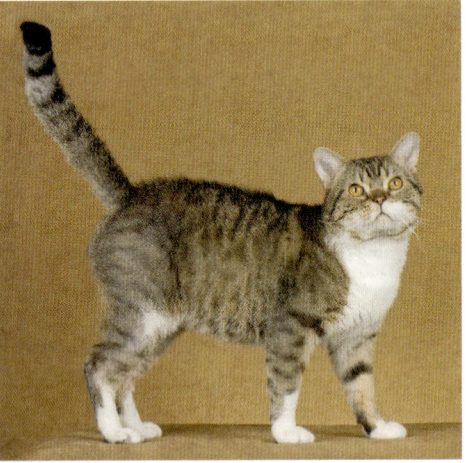

Figura 44.6 Americano com Pelo de Arame. (*Foto copyright 2011 Richard Katris.*)

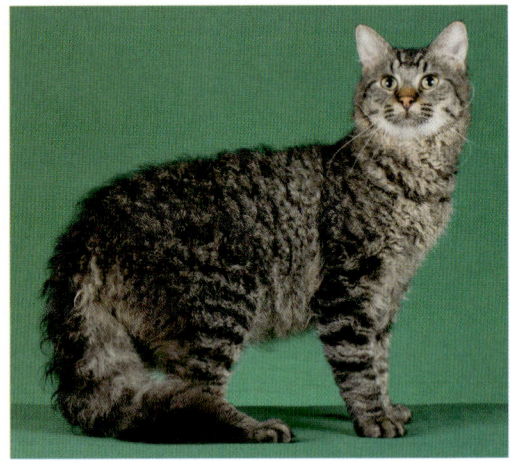

Figura 44.8 LaPerm. (*Foto copyright 2011 Richard Katris.*)

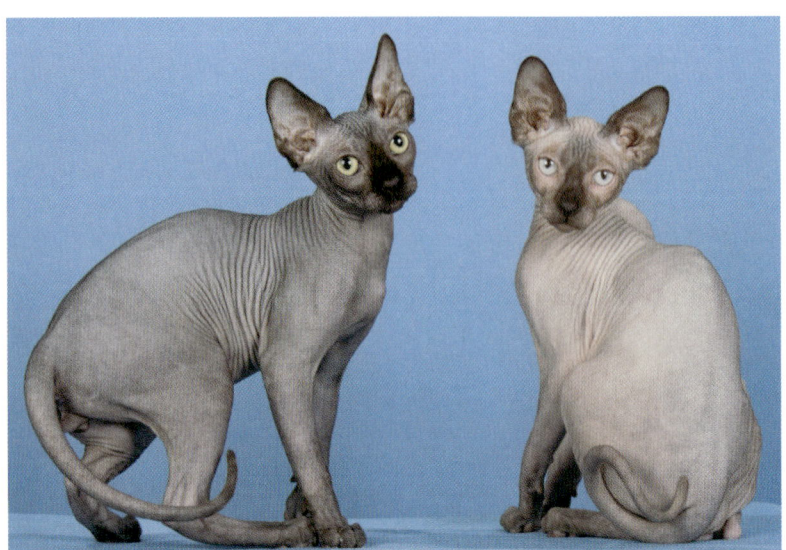

Figura 44.9 Sphynix. (*Foto copyright 2011 Richard Katris.*)

o *locus* denominado *Hairless* [sem pelo] com alelos *Hr* e *hr*, ao passo que Devon Rex teve o *locus* denominado *Rex* com os alelos *Re* e *re* definindo Devon Rex como um *locus* separado do *Rex*, com alelos *R* e *r* para o Cornish Rex. Tanto Sphynx quanto Devon Rex comprovadamente foram produzidos por mutações em *KRT71*.[35]

Orange é o único traço que conhecidamente encontra-se no cromossomo X para o gato doméstico.[5,24,46,62] Como o cromossomo X está sujeito à inativação do X nas fêmeas, os felinos fêmeas heterozigotos para o *Orange* e alelos pretos do tipo selvagem expressarão a coloração associada ao alelo que se encontra no cromossomo X ativo. Como a inativação do X é aleatória e ocorre no início da embriogênese, os melanócitos na pele terão cromossomos X inativos diferentes, levando à coloração negra e laranja de um gato cor de casco de tartaruga. Associadas ao *locus Spotting*, que afeta a migração e distribuição de melanócitos, grandes áreas de pele estarão cobertas por uma população de melanócitos clonal que tem a mesma inativação do X, levando a grandes áreas de coloração laranja ou negra ou branca. Assim, apenas os felinos fêmeas deverão ser tartaruga ou calico. Felinos machos com as colorações calico e tartaruga são descobertos com relativa frequência, porém, em geral, são estéreis porque são quimeras genéticas, apresentando algumas células como XX e algumas como XY. As quimeras, possivelmente, são causadas pela fusão de dois embriões em um estágio bastante precoce após a fertilização.*

Mutações que acometem traços estruturais, como Manx (Figura 44.10) e orelha dobrada (Figura 44.11) ou encurvada (Figura 44.12), apresentam tendência a ser mutações dominantes. Duas cópias de uma mutação dominante frequentemente são bastante detrimentais. Os filhotes felinos homozigotos para a mutação Manx morrem *in utero*,[87] e muitos gatos homozigotos para orelha dobrada sofrem de osteocondrodisplasia.[17,67,80,92] Contudo, os gatos homozigotos para orelha enrolada não apresentam efeitos prejudiciais conhecidos à saúde, nem os homozigotos Bobtails Japoneses (Figura 44.13). A maioria das mutações

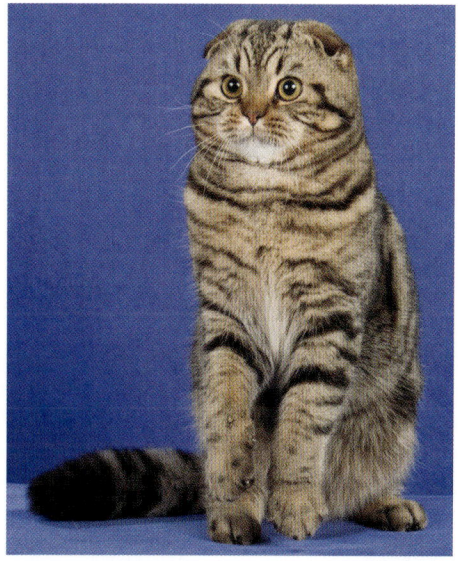

Figura 44.11 Scottish Fold. (*Foto copyright 2011 Richard Katris.*)

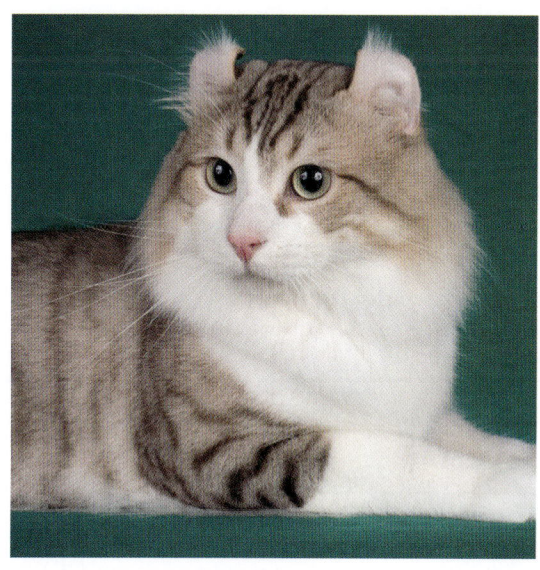

Figura 44.12 Americano Curl. (*Foto copyright 2011 Richard Katris.*)

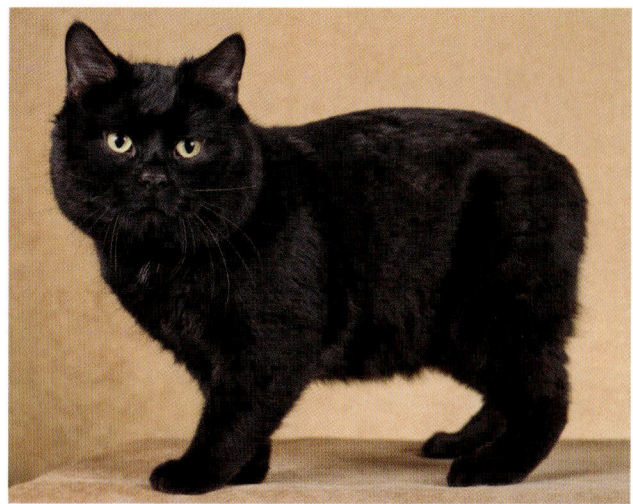

Figura 44.10 Manx. (*Foto copyright 2011 Richard Katris.*)

*Referências 16, 18, 43, 49, 55, 56, 83, 94.

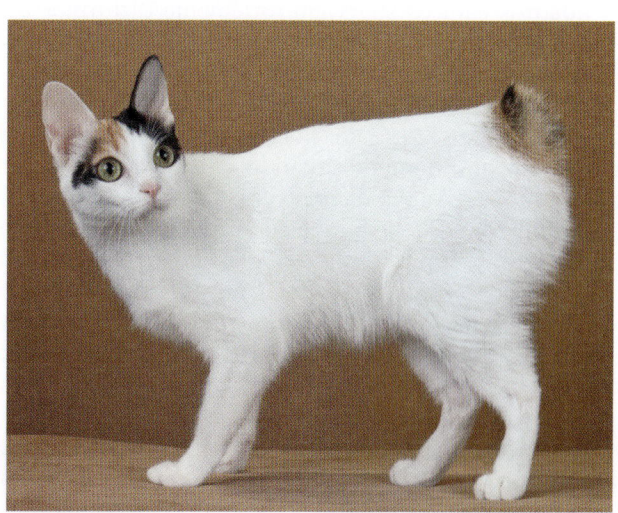

Figura 44.13 Bobtail Japonês. (*Foto copyright 2011 Richard Katris.*)

dominantes tem apenas um alelo conhecido, exceto para polidactilia, em que diversos alelos causais foram observados no gene *sonic hedgehog (SHH)*.[58] Gatos heterozigotos compostos para mutações de polidactilia não foram identificados, de modo que os efeitos de apresentar duas mutações diferentes que provoquem polidactilia não são conhecidos. Foram identificados gatos homozigotos para uma mutação de polidactilia que não apresentam um quadro necessariamente mais intenso, como diversos artelhos extras ou mais anormalidades nos dígitos (Lyons LA, dados não publicados).

Duas mutações genéticas do gato doméstico não estão associadas à doença ou a traço fenotípico. Os gatos mostraram apresentar mutações em um gene, *TAS1R2*, que rompe os receptores para doce.[60,61] Essa mutação pode ser usada para determinar se uma amostra desconhecida de DNA tem origem felina. Outro exemplo é a mutação que provoca o tipo sanguíneo B em gatos.[11] Incompatibilidades de tipo sanguíneo obviamente podem levar a reações transfusionais e a isoeritrólise neonatal para o gato, porém, inerentemente, essa característica não é, por obrigação, uma doença. Mutação em ponto e uma deleção de par de bases 18 foram arroladas no gene *CMAH* como indicando a existência de tipo sanguíneo B, ou portador de tipo sanguíneo B. Como ambas as mutações encontram-se no mesmo alelo, indicação clara da mutação causal verdadeira não pode ser determinada. Por conseguinte, ambas as mutações deverão ser examinadas em gatos a fim de determinar, geneticamente, o tipo sanguíneo.

Mutações mórbidas do gato doméstico

Muitas mutações em gatos que provocam doenças hereditárias foram identificadas por meio da abordagem de gene-candidato. Com frequência, diferentes biomarcadores conseguem identificar erros inatos do metabolismo, que levam a doenças de depósito lisossômicas, como gangliosidose e mucopolissacaridose. É interessante notar que tanto a gangliosidose 1, causada por mutações em *GLB1*, e gangliosidose 2, causada por mutações em *HEXB*, duas doenças encontradas na raça Korat, foram algumas das primeiras descobertas de mutações genéticas no gato.[23,76] Os quadros clínicos sugeriam fortemente distúrbios que eram semelhantes àqueles encontrados em seres humanos e outras espécies. Como mutações causais já haviam sido identificadas nessas outras espécies, os genes tornaram-se óbvios candidatos ao gato. Essas mutações foram identificadas em um momento quando sequência de genoma importante não estava disponível para o gato; por conseguinte, embora estivesse indicado um forte candidato, os estudos não foram à frente. A *distrofina,* o gene que provoca distrofia muscular de Duchenne e muitos outros tipos de distrofia muscular, é um gene significativamente grande e estudos iniciais descobriram uma mutação em felinos provocando distrofia semelhante no gato.[1,100] Gatos apresentando diversas doenças que foram descobertas de modo precoce são ativamente retidos em colônias porque são modelos importantes para terapias gênicas e muitas crianças pequenas sofrem das mesmas doenças daquelas encontradas no gato.

Muitas dessas mutações foram identificadas em gatos mestiços, como hemofilia B[40] e raquitismo resistente à vitamina D,[37] ou em um indivíduo específico de uma raça, e não são uma preocupação para a população em geral da raça, como Niemann-Pick tipo C[91] e manosidose em Persas.[9] Essas mutações genéticas identificadas em raças não deverão ser parte do rastreamento de rotina para criadores e registradores de gatos, porém, os clínicos deverão saber que existem testes genéticos para fins diagnósticos, em especial a partir de grupos de pesquisa com *expertise* especializado, como na University of Pennsylvania (http://research.vet.upnenn.edu/penngen). Diferentemente de mutações na coloração do pelo, que são comuns em gatos mestiços, as mutações mórbidas são infrequentes e não deverão ser consideradas para tipagem genética, a menos que um quadro clínico seja indicativo da doença. Mesmo assim, o quadro clínico poder ser mais acurado para a definição da doença como nova mutação em um gene conhecido seria tão provável em uma população mestiça quanto a redescoberta de uma mutação já identificada. Diversas mutações independentes foram identificadas em *HEXB* para gangliosidose,[14,51,69,76] em *ARSB* para mucopolissacaridose VI,[22,101,102] e *HMBS* para porfiria.[19-21] Teste genético poderia descartar essas mutações, embora outras mutações também pudessem estar presentes.

Assim como os Korat com gangliosidose, a raça Abissínio tem duas formas diferentes da doença identificadas por um tipo específico de doença: atrofia retiniana progressiva (ARP). As mutações para ARP autossômica dominante, rapidamente progressiva e de início precoce, *CRX*,[73] e também para a ARP autossômica recessiva de progressão lenta e início tardio, *CEP290*, foram identificadas na raça Abissínia.[72] Essa raça também apresenta traço recessivo, provocando deficiência da enzima piruvato quinase em hemácias, bem como gatos na população de raças com diferentes tipos sanguíneos. Por conseguinte, os criadores de Abissínios comumente usam teste genético nos programas de reprodução. A raça Abissínia é uma das mais antigas, presente já nas primeiras ações de registros de gatos. Esse patrimônio genético da raça é obscuro; não está claro se é um gato de origem oriental ou ocidental, embora algumas evidências tenham surgido no sentido de poder ter-se originado na Índia. Historicamente, a raça tem sido bastante popular ao redor do mundo e as estatísticas de população genética não indicam que a raça Abissínia esteja relacionada com maior ou menor preocupação para depressão de endogamia (*inbreeding depression*) do que qualquer outra raça de gato. Assim, a detecção dessas diferentes doenças no Abissínio pode ser um desvio ou apenas falta de sorte esporádica para a raça.

Outras doenças, como doença do rim policístico (DRP), são prevalentes; estima-se que DRP em Persas esteja em torno de 30 a 38% em todo o mundo.[7,8,15] Em razão da reprodução cruzada com Persas, muitas outras raças, como Inglês de Pelo Curto, Americano de Pelo Curto e Scottish Fold também deveriam ser rastreadas quanto à DRP.[12,26,64] Assim, os médicos-veterinários precisam estar cientes das práticas de reprodução cruzada, que variam entre diferentes organizações de registros de gatos, de modo que testes genéticos possam ser colocados como prioridades altas ou baixas para diagnóstico diferencial e exames diagnósticos.

Doenças genéticas e traços do gato doméstico não identificados

Centenas de traços e doenças que foram identificadas como genéticas em outras espécies foram documentadas no gato doméstico e suas raças (ver *Online Mendelian Inheritance in Animals*: http://www.ncbi.nlm.nih.gov/omia). No entanto, o aumento da incidência e da prevalência deve ser documentado antes de se aceitar que apenas um relato de caso clínico ou série de casos de um distúrbio constitua um problema genético para uma raça ou população. Aqueles traços com mutações ainda não identificadas e com modo de hereditariedade fortemente sugestivo são apresentados na Tabela 44.3.

As predisposições das raças a doenças, que podem ocorrer em virtude de genética, ambiente, ou ambas, foram revistas para cães e gatos.[41] Com frequência, fatores ambientais comuns são difíceis de identificar e considerar. Os médicos-veterinários deverão observar que as populações se alteram geneticamente, com o passar do tempo, e os criadores têm impacto sobre os traços não desejados por meio de seleção; por conseguinte, distúrbios documentados no passado podem não ser uma preocupação ou um risco do presente. Conforme previamente mencionado, como as populações de raças variam muito em diferentes partes do mundo, os riscos de raças para doenças e condições de saúde variam do mesmo modo. Muitos criadores de gatos e registros de gatos são proativos e, abertamente, relacionam e discutem preocupações de saúde para suas raças. No geral, estudos genéticos eficazes para encontrar mutações que provoquem questões e traços relacionados com a saúde exigem tamanho de amostra suficiente, o que, em geral, significa a participação ativa a partir do grupo da raça.

Muitas apresentações morfológicas e estruturais das raças de gatos domésticos influenciam a apresentação de distúrbios que são, a seguir, observados como tendo prevalência mais elevada em determinada raça. Já mencionadas estão incontinência urinária no Manx e osteocondrodisplasia no Scottish Fold. Essas questões de saúde são, de fato, efeitos secundários da mutação genética primária. A braquicefalia de gatos Persas e raças relacionadas tem causado preocupação significativa por conta das anormalidades estruturais secundárias e problemas de saúde crônicos causados pelo extremo encurtamento do crânio.[57,89,90] Na prática, as estruturas finas e elegantes das raças Abissínia e Siamesa exacerbam luxação patelar. A maior raça, Maine Coon, pode ser acometida por displasia de quadril, um problema muito comum em raças de cães grandes.

Fatores de risco e traços genéticos complexos

Todas as mutações que influenciam uma doença podem não ser identificadas em determinado momento; em geral, as mutações que influenciam ao máximo um distúrbio e apresentam maior hereditariedade são primeiramente identificadas. Como múltiplas mutações podem agir de modo aditivo para causar uma doença, cada mutação pode ser dita como conferindo "risco" para o desenvolvimento de doença. Assim, algumas mutações podem ser consideradas fatores de risco, predispondo o indivíduo a um problema de saúde. Essas mutações que conferem risco não são necessárias nem suficientes para causar doença. Um exemplo excelente de mutação que confere risco são as variantes de DNA associadas à cardiopatia em gatos.

A miocardiopatia hipertrófica (MCH) é um distúrbio genético reconhecido em gatos.[53] Em 2005, Meurs, Kittleson e colaboradores relataram que uma alteração no DNA no gene *cardiac myosin-binding protein C3* (*MYBPC3* [proteína ligadora de miosina cardíaca C3]) estava fortemente associada à MCH em uma colônia de pesquisa prolongada de gatos Maine Coon em Davis, Universidade da Califórnia.[75] A mutação de DNA é comumente denominada *A31P* porque essa mutação de DNA altera o códon 31 a partir de uma alanina a uma prolina na sequência de aminoácidos (ou seja, proteína) de *MYBPC3*. Dados mostram claramente que nem todos os gatos com a mutação apresentavam MCH e que alguns gatos com MCH não apresentavam a mutação no DNA. A idade de início, a expressão variável e a heterogeneidade da doença foram mencionadas nesse relato. Esses aspectos sugerem que a variante de DNA identificada deveria ser considerada mais um fator de risco do que uma mutação diretamente causal. Dois trabalhos recentes mostraram que nem todos os gatos Maine Coon com a mutação A31P desenvolvem MCH,[88,98] e um desses trabalhos interpretou erroneamente tal ausência de penetrância como sendo evidência de que a mutação A31P não é causal.[98] Essa interpretação é enganadora, provocando debate sobre a validade do teste de MCH em Maine Coon.

Até o momento, a maioria dos testes genéticos em gatos foi para traços que apresentam penetrância praticamente completa, pouca variabilidade em expressão e início precoce. Contudo, existem alguns exemplos imperfeitos em gatos que não causaram tanta controvérsia como o teste para MCH. A mutação *CEP290* PRA em Abissínios tem início tardio e foram identificados alguns gatos com doença subclínica.[71] Alguns gatos com deficiência de piruvato quinase apresentam quadros subclínicos muito brandos.[54] A inter-relação de diversos genes para coloração do pelo frequentemente confunde a determinação da coloração verdadeira dos gatos. Como ocorre em seres humanos com cardiopatia, o achado de que nem todos os gatos com a mutação A31P em *MYBPC3* desenvolvem MCH é, de fato, mais corriqueiro no campo do teste genético de MCH. Como mutações causadas por doença ou por traço podem não ser 100% penetrantes, elas nem sempre provocam doença clinicamente detectável. A ocorrência de doença clínica em um gato individual e a gravidade da doença (expressão) provavelmente são influenciadas pelos aspectos genéticos conhecidos apresentados nas seções subsequentes.

Penetrância incompleta

Para alguns traços e algumas doenças, embora tenha sido identificada uma mutação causal, um indivíduo com tal mutação não manifesta o distúrbio. A penetrância incompleta é um extremo da expressão variável (discutida com mais detalhe a seguir, neste capítulo). Em geral, o motivo pelo qual um distúrbio associado a uma mutação não está presente é desconhecido, porém, outras interações genéticas, biológicas e ambientais certamente participam do aspecto e da saúde gerais de um indivíduo e seus órgãos. A sensibilidade de exames diagnósticos clínicos também pode influenciar a determinação da penetrância. No caso de MCH, a ecocardiografia pode ser considerada um instrumento insensível para a detecção de formas brandas da doença em gatos; assim, muitos gatos com alterações brandas não manifestarão, clinicamente, a cardiopatia. Experiências e tendências também participam do diagnóstico. Por exemplo, indivíduos que não são experientes no uso de exames ultrassônicos para MCH ou DRP têm menos probabilidade de conseguir proporcionar diagnóstico acurado para essas doenças.

Idade de início | Penetrância relacionada com a idade

Algumas doenças apresentam progressão lenta e podem não se manifestar até uma fase tardia da vida. Em seres humanos, MCH causada por mutações *MYBPC* é, claramente, uma doença que tem progressão lenta e comumente não é expressa até que o indivíduo tenha mais de 50 anos de vida. MCH em gatos Maine Coon também pode desenvolver-se em gatos idosos, especialmente naqueles heterozigotos para a mutação e, por algum motivo desconhecido, em fêmeas. Frequentemente uma doença autossômica dominante pode ser mais grave se duas cópias da mutação de risco estiverem presentes em um indivíduo, levando a uma doença mais precoce e mais grave, o que parece ser o caso com a mutação A31P. A idade definitiva para que um gato não tenha mais risco de desenvolver MCH ainda não está determinada.

Expressão variável

A maioria dos traços e doenças apresenta alguma quantidade de expressão variável dependendo do indivíduo. Por exemplo, nem todos os gatos com a mutação para diluição de azul apresentam a mesma coloração de pelo azul-acinzentado. Obviamente, a genética e o meio do indivíduo influenciam as manifestações gerais de traços e doenças. Assim, o nível de apresentação pode ser variável com relação à espessura da parede ventricular esquerda em gatos com MCH. Os gatos podem apresentar MCH branda, moderada ou grave. Apenas aqueles gatos com MCH grave manifestam sinais clínicos, embora alguns com menor gravidade da doença possam morrer subitamente. Gatos com MCH podem cair na variação "equivocada" de espessura da parede; por conseguinte, o estado mórbido definitivo é difícil de declarar. Esses gatos equívocos podem evoluir para doença mais grave com o tempo, ou o estado equívoco pode ser mais grave conforme a doença progride. Alguns gatos com DRP apresentam apenas alguns cistos e nunca evoluem para insuficiência renal, ao passo que outros apresentam evolução grave e rápida da doença e sucumbem por insuficiência renal em alguns anos.

Heterogeneidade mórbida

Mais de uma mutação no mesmo gene ou mutações em genes diferentes relacionados podem causar a mesma doença. A heterogeneidade genética para MCH em seres humanos está bem estabelecida e não existe motivo para pensar que a mesma situação não seja verdadeira para gatos. Atualmente, sabe-se que mais de 1.000 mutações em mais de 10 genes provocam MCH em seres humanos. Apenas duas mutações foram identificadas como causadoras de MCH em gatos, a mutação A31P em gatos Maine Coon e a mutação R820W em Ragdolls,[74,75] que também provoca doença em seres humanos.[84] Ambas as mutações encontram-se em *MYBPC3*, o gene mais comumente mutado em seres humanos com MCH (ver revisão por Tsoutsman *et al.*).[96] Outras raças de gatos, incluindo Bengal, Siberiano, Devon Rex e Sphynx, e gatos mestiços apresentam ou não prevalência extremamente baixa da mutação A31P ou a R820W. Contudo, como existem gatos Maine Coon que apresentam MCH e não apresentam a mutação A31P, deve haver, no mínimo, uma causa a mais de MCH, provavelmente outra mutação, nessa raça. As mutações para pelo longo no gato também são exemplos de heterogeneidade de traço.

Acurácia de exames genéticos

Embora a mutação em gene específico possa ser identificada para um traço ou doença, os laboratórios de pesquisa usam diferentes métodos para pesquisar a existência da mutação. Erros nos ensaios genéticos podem produzir resultados imprecisos de DNA, levando à confusão na interpretação de testes genéticos. O sequenciamento direto de DNA é considerado o método mais robusto, "o padrão-ouro," mas também é um dos métodos de análise de custo mais alto. Como os *primers* de DNA precisam se ligar à sequência de DNA, favorecendo mutação específica, outras mutações não importantes podem estar nas áreas em que os *primers* se ligam, provocando fraca ou nenhuma amplificação de um ou dos dois alelos para determinado indivíduo. Esse distúrbio é conhecido como *dropout* alélico (saída alélica) e todos os laboratórios que realizam os testes estão cientes dessa fonte de erro potencial para um teste genético. Mesmo o sequenciamento direto de DNA pode sofrer influência de *dropout* alélico, porém, como maior proporção do gene que pode ter outras variantes de DNA geralmente está amplificada, a maior probabilidade de detectar *dropout* alélico está presente. Os laboratórios colocarão *primers* em reação de cadeia de polimerase (PCR) em diferentes localizações avizinhadas da mutação de interesse, que, com frequência, são informações de propriedade, nas tentativas de baixar o risco de *dropout* alélico. Assim, alguns laboratórios podem ter ensaios melhores que outros, mesmo se estiverem fazendo o mesmo método de ensaio e o mesmo teste para a mesma mutação. Os diferentes métodos de ensaio de DNA normalmente são desenvolvidos a fim de reduzir o custo e se ajustar aos especialistas e à instrumentação do laboratório. Contudo, alguns ensaios podem ter, em geral, risco maior de falha do teste. Métodos comuns para testagem de DNA incluem PCR em tempo real (TaqMan), restrição de fragmento de comprimento de polimorfismo (RFLP), oligonucleotídios alelo-específicos (ASOs), ou mesmo métodos com base em espectroscopia de massa. Assim como um médico-veterinário pode desejar saber se um teste para vírus da imunodeficiência felina (FIV) é realizado por meio de ensaio imunossorvente ligado a enzima (ELISA), PCR ou *Western blot*, porque cada método tem sensibilidades e especificidades diferentes, isso também é verdadeiro para métodos de teste de DNA. Os médicos-veterinários precisarão se familiarizar com as diferentes abordagens de testes genéticos e não hesitar em perguntar aos membros da equipe do laboratório que realiza o teste sobre seus métodos e sensibilidade e especificidade das abordagens dos mesmos.

Diagnóstico clínico não acurado

A ecocardiografia é o método mais comum e geralmente o único para o diagnóstico de cardiopatia em gatos. Diversos estudos avaliaram MCH em gatos de pelo curto doméstico e Maine Coon.[28,44,79] Nem toda cardiopatia é MCH, e mesmo a definição de MCH pode ser debatida. Uma definição compatível para MCH não é usada por todos os cardiologistas, o que cria dificuldade ao correlacionar o resultado de um teste genético com um laudo de ultrassonografia, em especial se critérios diagnósticos detalhados não estão apresentados no laudo. As interpretações errôneas dos exames de ultrassonografia podem levar a interpretações diferentes com o estado mórbido.

No geral, a única maneira de determinar o risco verdadeiro conferido por algumas mutações consiste em acompanhar os gatos ao longo do curso de uma vida com procedimentos diagnósticos comuns e comparar os resultados com as respostas de testes genéticos. Apenas tempo e acompanhamento continuado ajudarão a determinar o risco relativo verdadeiro que as mutações contribuem para doenças complexas. No caso da MCH, diferentes estudos indicaram riscos mais ou menos elevados em diferentes populações de gatos, mas nenhum conseguiu acompanhar gatos ao longo de toda vida. Esses estudos são importantes e de muito valor para a comunidade. Outras mutações podem ser encontradas e a cooperação de criadores deve ser positiva e entusiasta para esses estudos serem bem-sucedidos.

Exames genéticos

Recomendações de cruzamento

Os criadores de gato podem ter muito conhecimento para ponderar diferentes fatores que produzem gatos sadios e de bom tipo físico e bom temperamento. Muitos testes genéticos ajudam o criador a tomar uma decisão mais clara, mais orientada. Os gatos com teste genético positivo para uma doença deverão ser rastreados por outro método diagnóstico, como ultrassonografia, no caso de MCH e DRP, a fim de determinar o estado da doença, e essa informação geral deverá ser usada nas decisões de cruzamento. Outros atributos de saúde, de tipo físico e comportamentais deverão, certamente, ser considerados no programa de reprodução geral. Entretanto, os criadores deverão trabalhar com empenho a fim de reduzir os riscos relacionados com qualquer questão de saúde. Todo gato que tenha a mutação HCM A31P corre risco de desenvolver MCH, e todo gato com a mutação irá transmiti-la a alguns da prole ou à prole inteira. Os gatos homozigotos para a mutação A31P, definitivamente, passarão a mutação a toda a prole. Os gatos homozigotos correm maior risco de desenvolver MCH grave. Os gatos heterozigotos para a mutação não deverão ser cruzados, a menos que apresentem outras qualidades que sejam altamente benéficas ou necessárias à raça. Os filhotes felinos com resultado negativo para a mutação deverão ser usados para substituir genitores acometidos no grupo (acúmulo) de genes. Recomenda-se uma erradicação lenta para doenças altamente prevalentes, como MCH e DRP, porque a eliminação rápida de alto número de gatos poderia levar a outros efeitos de depressão ou de endogamia. Criadores de raças de gatos com tamanhos populacionais muito baixos, como os Korat, aprenderam a administrar as gangliosidoses impedindo o cruzamento entre portadores. Espera-se que todas as mutações mórbidas possam, por fim, ser erradicadas, mas boas decisões de cruzamento e equilíbrio da diversidade populacional devem ser considerados.

Recentemente, valores de cruzamento estimados (EBV [*estimated breeding values*]) foram sugeridos como meio de aplicar seleção a populações de animais de companhia.[59,93] Os EBV não são um conceito novo; são usados para conferir valor a um animal com base em qualidades selecionadas. Criadores de gatos e de cães inerentemente determinam EBV para seu rebanho de reprodução, mas não de maneira preestabelecida e numericamente definida. As indústrias de gado de leite e corte têm usado EBV há décadas para produzir raças que apresentam produção de leite mais elevada, maior teor de gordura no leite, ou diferentes qualidades de carcaça. Em geral, algum padrão da indústria tem que ser desenvolvido e acompanhado como rotina na mesma direção da seleção positiva ou negativa para o traço (ou traços) de interesse. EBV, em geral, pertencem a traços complexos e apresentam alguma aferição quantitativa, como peso, altura ou comprimento de cauda. Assim, técnicas genéticas quantitativas padronizadas podem ser usadas para estimar a extensão de hereditariedade do distúrbio (hereditariedade), sucedidas pelo desenvolvimento de medição que possa ser usada para avaliar o mérito genético de animais individuais com a finalidade de seleção para reprodução e subsequente melhora da raça. Na forma mais simples, os gatos que portam traços indesejáveis, como uma doença, deverão receber um EBV baixo. Contudo, outros traços desejados podem contrabalançar o valor negativo de uma doença ou um distúrbio, conferindo ao gato um EBV geral alto. EBV são um conceito a considerar conforme mais testes genéticos são desenvolvidos, porque os criadores agora têm dados mais informativos a considerar quando precisarem selecionar pares para acasalamento para propagação de uma raça. Padrões de esforço unificado deverão ser desenvolvidos, além de experimentos retrospectivos para modelar os efeitos do EBV antes de eles serem implementados.

Preocupações com o teste genético em diferentes raças ou populações

Uma vez identificada a mutação para um gene que provoca coloração particular de pelagem ou uma doença, um serviço laboratorial, seja associado ao investigador que descobriu a mutação, seja um laboratório comercial independente, deverá estabelecer um teste genético para tal mutação a fim de torná-la pública (Tabela 44.4). Mais de uma dúzia de laboratórios por todo o mundo oferece teste genético para DRP em gatos. Todos os laboratórios podem ser tecnicamente acurados, mas nem todos "conhecem seus gatos" igualmente. Algumas das preocupações com especificidade e sensibilidade de testes genéticos, particularmente com relação ao teste em raças híbridas de gatos, devem-se à falta de conhecimento sobre a maneira como as raças de gatos são desenvolvidas e as relações evolutivas dos gatos.

As Tabelas 44.1 e 44.2 contêm todas as mutações genéticas atualmente conhecidas no gato e que foram publicadas, e podem ser uma preocupação para exames genéticos. As doenças genéticas, em geral, manifestam-se em

Tabela 44.4 Laboratórios que executam testes de DNA do gato doméstico.

| Laboratório/Website | Região | Afiliado de pesquisa em universidade | ID | Teste em Gatos* | | | Cobertura de pelo |
				Doença	Cor	Sangue	
Animal DNA Testing www.animalsdna.com	Austrália	–	Sim	4	Algumas	Sim	Não
Animal Health Trust www.aht.org.uk	Reino Unido	Animal Health Trust	Sim	DRP	Não	Não	Não
Antagene Immeuble Le Meltem www.antagene.com	França	–	Sim	4	Cor	Sim	Não
BioAxis DNA Research Centre Ltd. www.dnares.in	Índia	–	Sim	DRP	Não	Não	Não
DNA Diagnostics Center www.dnacenter.com	EUA	–	Não	DRP	Não	Não	Não
GENINDEXE www.genindexe.com	França	–	Sim	7	5	Sim	Não
Genoscoper www.genoscoper.com	Finlândia	–	Sim	Não	Não	Sim	Não
Gribbles www.gribblesvets.com	Austrália	–	Não	DRP	Não	Não	Não
IDEXX www.idexx.ca	Canadá	–	Não	PK def.	Não	Não	Não
Laboklin www.laboklin.de/	Alemanha	–	Sim	9	5	Sim	Longa
Langford Veterinary Services, Molecular Diagnostics Unit, Langfordvets.co.uk	Reino Unido	Bristol	Não	3	Não	Não	Não
PennGen Research.vet.upenn.edu/penngen⁺	EUA	Pensilvânia	Não	PK DDG	Não	Não	Não
PROGENUS S.A. www.progenus.be	Bélgica	–	Sim	MCH DRP	Não	Não	Não
Van Haeringen Laboratory www.vhlgenetics.com	Holanda	–	Sim	9	5	Sim	Longa
Veterinary Cardiac Genetics Lab www.cvm.ncsu.edu/vhc/csds/vcgl	EUA	Estado da Carolina do Norte	Não	MCH	Não	Não	Não
Veterinary Genetics Lab www.vgl.ucdavis.edu	EUA	Califórnia, Davis	Sim	7	Todas	Sim	Todas
VetGen www.vetgen.com	EUA	Michigan	Sim	Não	Castanho diluída	Não	Longa
Vetogene www.vetogene.com	Itália	Milão	Sim	MCH DRP	Não	Não	Não

DRP, doença do rim policístico; *DDG*, doença de depósito de glicogênio; *MCH*, miocardiopatia hipertrófica; *ID*, identificação genética individual; *PK def.*, deficiência de piruvato quinase.

*Os testes referem-se àqueles relacionados na Tabela 44.1. Se o laboratório oferecer apenas um ou dois testes, aqueles testes estarão relacionados. DRP e MCH são os testes mais populares.

⁺PennGen também oferece testes para doenças na Tabela 44.2 que não são uma preocupação para os criadores de gatos nem para a população em geral.

uma raça específica e, por conseguinte, estão associadas apenas àquela raça. Contudo, algumas raças possibilitam cruzamentos exogâmicos com outras, e algumas são legal ou ilegalmente usadas para ajudar a refinar o aspecto de outra raça. Os Siameses e os Persas influenciaram uma gama de outras raças de gatos. Daí qualquer mutação encontrada em uma raça poder ser encontrada em outras se tiver ocorrido cruzamento exogâmico. Além disso, os gatos são criados ao redor do mundo todo, e as regras de diferentes registros e associações nem sempre são as mesmas. Um cruzamento exogâmico que pode ser aceitável para The International Cat Association,[95] nos EUA, pode ser inaceitável para a Cat Fanciers' Association ou talvez para Governing Council of the Cat Fancy,[36] no Reino Unido. Assim, os profissionais dos laboratórios de exames devem entender a dinâmica de raças de gatos para saber se um teste é válido para determinada raça em qualquer parte do mundo e para oferecer os testes apropriados às raças em risco.

Por que se preocupar se um teste genético desenvolvido em uma raça é válido em uma raça diferente? A preocupação é a heterogeneidade da doença. Proprietários, criadores e médicos-veterinários podem identificar um quadro clínico que é anormal no gato, porém, eles também podem chegar a conclusões muito rapidamente. Por exemplo, existem muitas causas de insuficiência renal além da DRP. Existem tipos diferentes de cardiopatia e nem toda cardiopatia é MCH. Mesmo quando um diagnóstico de MCH é definitivo, nem todos os casos de MCH são causados pela mesma mutação. Aí está a questão. Um médico-veterinário, proprietário ou criador, sem conhecimento, pode querer que um gato seja submetido a um teste genético para MCH ou DRP porque o gato apresenta sinais clínicos compatíveis com essas doenças. Se o teste mostrar resultado negativo, esse resultado não significa, necessariamente, que o gato não tem MCH ou DRP, se o teste não tiver sido comprovadamente eficaz naquela raça selecionada. O resultado realmente significa que o gato não apresenta a mutação que provoca a MCH em Maine Coon ou em Ragdoll, ou DRP em Persa. Um laboratório pode muito bem realizar o teste, mas os laboratórios têm capacidades e habilidades diferentes com orientação genética. Os médicos-veterinários podem estar sozinhos no que se refere a interpretar o significado de um teste negativo. Esse é o motivo pelo qual um teste geralmente é relacionado como pertencente a uma raça específica. Até que dados clínicos (p. ex., diagnósticos por ultrassonografia e resultado de testes genéticos) estejam disponíveis a partir de um número suficiente de gatos, um teste não pode ser válido para a raça a menos que seja evidente o cruzamento exogâmico franco para as raças em risco.

Preocupações com os exames genéticos em raças híbridas de gatos

Algumas raças de gato doméstico são híbridas de duas espécies. De acordo com o conceito biológico de espécie, os organismos são classificados na mesma espécie se apresentarem capacidade potencial de cruzar entre si e produzir prole fértil. A produção de raças híbridas de gatos geralmente necessita de uma fêmea doméstica para cruzar com um macho de outra espécie felídea selvagem em razão de preocupações com o temperamento. Por exemplo, gatos domésticos têm sido cruzados com felinos Leopardo Asiático para produzir o Bengal, e com o Serval para produzir o Savannah. Para a prole da primeira geração, ou primeira geração filial (F1), de raças de gatos híbridos, o F1 macho é estéril; as gerações subsequentes não conseguem ser produzidas cruzando-se um macho F1 com uma fêmea F1. Assim, a prole F1 feminina, em geral, é cruzada com um macho doméstico puro-sangue inteiro ou um macho híbrido de geração inferior que seja fértil. Os criadores de gatos denominarão as gerações subsequentes de prole como F2, F3 etc.; contudo, essas designações são, de fato, geneticamente incorretas e deverão ser consideradas gerações de cruzamento retrógrado (p. ex., BC1, BC2). As fêmeas F1 também são difíceis de cruzar e podem ter fecundidade reduzida. Podem ser necessárias diversas gerações para restabelecer a fertilidade em raças híbridas. A infertilidade deve-se a problemas com cromossomos alinhando-se durante a reprodução celular para a produção dos gametas, e também a incompatibilidades alélicas em genes diferentes. Como a hereditariedade das incompatibilidades alélicas é difícil de prever, muitos gatos híbridos podem ter problemas de reprodução, mesmo nas gerações inferiores que podem ser exibidas em uma competição.

Espera-se um nível normal de variação genética entre gatos, geralmente bem inferior a 1% de uma sequência que codifica uma proteína. Aqui existe um problema para raças híbridas de gatos. O tempo evolucionário entre os surgimentos de diferentes espécies de gatos é de milhões de anos,[50] e não as centenas a milhares de anos entre o surgimento de raças e populações de gatos. Um felino Leopardo Asiático teve um ancestral comum com o gato doméstico cerca de 6 milhões de anos atrás, o Bobcat cerca de 8 milhões de anos atrás, e o Serval cerca de 9,5 milhões de anos atrás. O gato selvagem está mais intimamente relacionado com o gato doméstico que o Leopardo Asiático. Além disso, para algumas dessas espécies selvagens de felídeos, diferentes subespécies foram incorporadas na raça. A sequência de DNA de um gato doméstico e uma dessas espécies selvagens de felídeos terá muitas diferenças genéticas, talvez uma diferença percentual, menos para o gato selvagem, mais para o Serval, em comparação com a do gato doméstico. As diferenças genéticas são, mais possivelmente, mutações silenciosas, porém a variação interferirá com ensaios genéticos e poderá causar mais *dropout* alélico do que normalmente seria previsto. Nenhum teste genético foi validado nas raças híbridas de gatos, embora sejam usados com frequência. Conforme mencionado, essas diferenças alélicas podem causar incompatibilidades alélicas que poderiam produzir problemas de reprodução e outras questões de saúde.

A maioria dos laboratórios reconhece que mutações mórbidas são específicas para raças, mas não as cores da cobertura de pelos. As mutações na coloração dos pelos ocorreram durante o início da domesticação do gato, antes do desenvolvimento das raças, de modo que todas as raças tendem a apresentar a mesma mutação. Isso é verdadeiro para todos os testes de coloração de pelo até o momento, exceto para as raças híbridas, como Bengal, Chausie (produzida a partir do gato selvagem), e Savannah, em que podem ocorrer alguns percalços no teste para coloração do pelo e para doença. A sequência normal de DNA ao redor de cada uma das mutações para coloração de pelo deve ser avaliada em muitos indivíduos a partir de cada espécie de felídeo selvagem, a fim de encontrar mutações silenciosas normais que ocorrem entre os felídeos selvagens e os gatos domesticados. Para qualquer gene determinado, em um Bengali não se pode determinar se há uma sequência ou duas do felino Leopardo Asiático. Assim, a acurácia para qualquer teste genético não é conhecida para as raças de gatos híbridos. Se os alelos de gatos domésticos estiverem presentes, o teste será realizado conforme esperado. Contudo, nunca se sabe quando um alelo ou ambos são do mesmo Leopardo Asiático. Em geral, a seleção favorece as colorações de felídeos selvagens, de modo que, inerentemente, a raça é selecionada para as sequências de DNA que podem levar os testes genéticos a falharem.

Procedimentos inapropriados em laboratórios de teste genético

Os laboratórios para testes genéticos tentam proporcionar o melhor serviço pelo custo mais baixo. Muitas tecnologias mais recentes possibilitam maior manipulação de amostras e também desempenho de mais de um teste genético por ensaio, diminuindo bastante os custos dos reagentes e o trabalho humano. Muitos laboratórios de exames aspiram ser o mais completos possível, proporcionando todos os testes genéticos disponíveis a qualquer espécie em particular. Contudo, pela competição, alguns testes genéticos que são oferecidos no gato não têm suporte científico suficiente. Qualquer teste genético deverá se basear em uma publicação de referência para determinar a sequência genética vizinha à mutação e proporcionar o suporte estatístico para a acurácia da mutação para proporcionar doença ou traço de interesse em raças e populações específicas. *Abstracts* publicados não são artigos revistos por pares e não fornecem informações suficientes para determinar a acurácia de um teste; assim, os *abstracts* não são referências apropriadas para testes genéticos. Algumas universidades ou alguns pesquisadores têm empresas associadas, cujas descobertas podem estar protegidas por licença ou patente, e os dados podem jamais ser publicados em razão de vantagem competitiva. Por conseguinte, alguns testes genéticos podem ser encontrados apenas em empresas específicas de exames. Atualmente, os testes patenteados para gatos incluem DRP, MCH, mutações para *tirosinase* no *locus Color* que conferem "pontos" ao estilo para Siameses e Burmeses, e tipo sanguíneo B.[11] Contudo, está disponível o licenciamento para cada um desses testes e as patentes pertencem apenas aos EUA. Algumas empresas violarão essas patentes porque os ganhos gerais para o mantenedor da patente em geral são muito baixos e a probabilidade de uma universidade conferir uma patente seria baixa em relação ao custo proibitivo. Contudo, a violação das patentes de testes genéticos não é encorajada e, em geral, é considerada inapropriada.

Além de violar patentes, alguns laboratórios oferecem testes genéticos que não são cientificamente seguros na tentativa de ganhar uma vantagem competitiva. Outra mutação em *MYBPC3* para MCH foi relatada em um *abstract*, porém, jamais foi apresentada em uma publicação revista por pares. A base para o risco de essa mutação contribuir para MCH em gatos não está bem documentada, mas alguns laboratórios, não obstante, oferecem exame para essa variante de DNA. Com frequência os laboratórios publicam anúncios, deixando o médico-veterinário, o proprietário e o criador especularem sobre a verdadeira utilidade diagnóstica de um teste.

Alguns laboratórios oferecem método individual, como o método de *type DNA array*, para testar geneticamente todas as mutações no gato. Conforme observado nas Tabelas 44.1 e 44.2, as mutações que provocam traços e doenças do gato vêm em diversos tipos. Muitas mutações são em ponto: uma única diferença de nucleotídio no DNA. Outras são deleções de uma ou mais bases, e algumas são alterações muito complexas que conseguem romper diversos éxons de um gene, como a mutação que provoca atrofia muscular espinal no gato Maine Coon. A sequência genética próxima a uma mutação também é importante porque algumas regiões podem ser ricas em bases particulares, como a região rica em GC ou uma região com elementos repetidos de extensões de nucleotídios semelhantes, como extensões de poliadenosina. Essa informação é menos importante para o médico-veterinário, mas muito importante para o desenvolvimento de um ensaio que seja seguro e eficiente. Apenas um método de teste, como variação do tamanho, RFLP, PCR em tempo real (TaqMan), ou qualquer método de organização não pode testar de modo eficaz todas as mutações diferentes. Assim, um laboratório de teste deve ser proficiente em diversos métodos a fim de testar todos os tipos de mutações para o felino ou qualquer outra espécie. Os médicos-veterinários deverão ser céticos quanto a qualquer laboratório que oferecer um método de teste para todas as mutações do gato.

Conclusão

O teste genético é um instrumento diagnóstico importante para o médico-veterinário, o criador e o proprietário. Esses testes não são 100% seguros e a acurácia do procedimento do teste e a reputação e o serviço ao cliente do laboratório de teste genético devem ser considerados. Alguns traços são muito desejados, e o teste genético pode ajudar os criadores a determinarem pareamentos apropriados de modo mais acurado. Isso pode encorajar mais programas de cruzamento eficientes, baixando, assim, os custos e a produção excessiva de gatos. Outros traços ou doenças são indesejáveis, e os exames genéticos podem ser usados para evitar e, potencialmente, erradicá-los da população. Testes genéticos para traços genéticos simples são mais consistentes com a previsão do traço ou do quadro clínico da doença, porém, conforme a genômica evolui para o gato, os testes que analisam risco tornar-se-ão mais comuns. Os médicos-veterinários terão que ponderar os riscos relativos de ter uma mutação *versus* ter uma doença como parte do diagnóstico diferencial, e os criadores terão que considerar fatores de risco junto com outros atributos importantes de um gato no momento de tomar decisões quanto à reprodução.

Referências bibliográficas

1. Allamand V, Campbell KP: Animal models for muscular dystrophy: valuable tools for the development of therapies, *Hum Mol Genet* 9:2459, 2000.
2. American Pet Product Manufacturing Association: *National pet owner's survey*, Greenwich, Conn, 2008, The Association.
3. Bach L, Gandolfi B, Grahn R et al: The distribution and possible origins of FGF5 mutations affecting fur length in cats, *submitted for publication*, 2011.
4. Bamber RC: Correlation between white coat colour, blue eyes, and deafness in cats, *Journal of Genetics* 27:407, 1933.
5. Bamber RC, Herdman EC: The inheritance of black, yellow and tortoiseshell coat colour in cats, *J Genet* 18:87, 1927.
6. Banks G, Chamberlain J: The value of mammalian models for duchenne muscular dystrophy in developing therapeutic strategies, *Curr Top Dev Biol* 84:431, 2008.
7. Barrs VR, Gunew M, Foster SF et al: Prevalence of autosomal dominant polycystic kidney disease in Persian cats and related-breeds in Sydney and Brisbane, *Aust Vet J* 79:257, 2001.
8. Barthez PY, Rivier P, Begon D: Prevalence of polycystic kidney disease in Persian and Persian related cats in France, *J Feline Med Surg* 5:345, 2003.
9. Berg T, Tollersrud OK, Walkley SU et al: Purification of feline lysosomal alpha-mannosidase, determination of its cDNA sequence and identification of a mutation causing alpha-mannosidosis in Persian cats, *Biochem J* 328 (Pt 3):863, 1997.
10. Bergsma DR, Brown KS: White fur, blue eyes, and deafness in the domestic cat, *J Hered* 62:171, 1971.
11. Bighignoli B, Niini T, Grahn RA et al: Cytidine monophospho-N-acetylneuraminic acid hydroxylase (CMAH) mutations associated with the domestic cat AB blood group, *BMC Genet* 8:27, 2007.
12. Biller DS, Chew DJ, DiBartola SP: Polycystic kidney disease in a family of Persian cats, *J Am Vet Med Assoc* 196:1288, 1990.
13. Biller DS, DiBartola SP, Eaton KA et al: Inheritance of polycystic kidney disease in Persian cats, *J Hered* 87:1, 1996.
14. Bradbury AM, Morrison NE, Hwang M et al: Neurodegenerative lysosomal storage disease in European Burmese cats with hexosaminidase beta-subunit deficiency, *Mol Genet Metab* 97:53, 2009.
15. Cannon MJ, MacKay AD, Barr FJ et al: Prevalence of polycystic kidney disease in Persian cats in the United Kingdom, *Vet Rec* 149:409, 2001.
16. Centerwall WR, Benirschke K: Animal model for the XXY Klinefelter's syndrome in man: tortoiseshell and calico male cats, *Am J Vet Res* 36:1275, 1975.
17. Chang J, Jung J, Oh S et al: Osteochondrodysplasia in three Scottish Fold cats, *J Vet Sci* 8:307, 2007.
18. Chu EHY, Thuline HC, Norby DE: Triploid-diploid chimerism in a male tortoiseshell cat, *Cytogenetics* 3:1, 1964.
19. Clavero S, Bishop DF, Giger U et al: Feline congenital erythropoietic porphyria: two homozygous UROS missense mutations cause the enzyme deficiency and porphyrin accumulation, *Mol Med* 16:381, 2010.
20. Clavero S, Bishop DF, Haskins ME et al: Feline acute intermittent porphyria: a phenocopy masquerading as an erythropoietic porphyria due to dominant and recessive hydroxymethylbilane synthase mutations, *Hum Mol Genet* 19:584, 2010.
21. Clavero S, Haskins M, Giger U et al: Molecular basis of acure intermittent porphyria in the cat, *Proc Adv Canine Feline Genomics Inherit Dis*, St Malo, France, 2008.
22. Crawley AC, Yogalingam G, Muller VJ et al: Two mutations within a feline mucopolysaccharidosis type VI colony cause three different clinical phenotypes, *J Clin Invest* 101:109, 1998.
23. De Maria R, Divari S, Bo S et al: Beta-galactosidase deficiency in a Korat cat: a new form of feline GM1-gangliosidosis, *Acta Neuropathol* 96:307, 1998.
24. Doncaster L: On the inheritance of tortoiseshell and related colours in cats, *Proc Cambridge Philosophical Soc* 13:35, 1904.
25. Drogemuller C, Rufenacht S, Wichert B et al: Mutations within the FGF5 gene are associated with hair length in cats, *Anim Genet* 38:218, 2007.
26. Eaton KA, Biller DS, DiBartola SP et al: Autosomal dominant polycystic kidney disease in Persian and Persian-cross cats, *Vet Pathol* 34:117, 1997.
27. Eizirik E, Yuhki N, Johnson WE et al: Molecular genetics and evolution of melanism in the cat family, *Curr Biol* 13:448, 2003.
28. Fries R, Heaney AM, Meurs KM: Prevalence of the myosin-binding protein C mutation in Maine Coon cats, *J Vet Intern Med* 22:893, 2008.
28a. Fyfe JC, Kurzhals RL, Hawkins MG et al: A complex rearrangement in GBE1 causes both perinatal hypoglycemic collapse and late-juvenile-onset neuromuscular degeneration in glycogen storage disease type IV of Norwegian forest cats, *Mol Genet Metab* 90:383, 2007.
29. Fyfe JC, Kurzhals RL, Lassaline ME et al: Molecular basis of feline beta-glucuronidase deficiency: an animal model of mucopolysaccharidosis VII, *Genomics* 58:121, 1999.
30. Fyfe JC, Menotti-Raymond M, David VA et al: An approximately 140-kb deletion associated with feline spinal muscular atrophy implies an essential LIX1 function for motor neuron survival, *Genome Res* 16:1084, 2006.
31. Gabor LJ, Canfield PJ, Malik R: Immunophenotypic and histological characterisation of 109 cases of feline lymphosarcoma, *Aust Vet J* 77:436, 1999.
32. Gabor LJ, Canfield PJ, Malik R: Haematological and biochemical findings in cats in Australia with lymphosarcoma, *Aust Vet J* 78:456, 2000.
33. Gabor LJ, Malik R, Canfield PJ: Clinical and anatomical features of lymphosarcoma in 118 cats, *Aust Vet J* 76:725, 1998.
34. Gandolfi B, Bach L, Beresford L et al: Off with the gloves: mutation in KIT implicated for the unique white spotting phenotype of Birman cats, *submitted for publication*, 2011.
35. Gandolfi B, Outerbridge C, Beresford L et al: The naked truth: Sphynx and Devon Rex cat breed mutations in KRT71, *Mamm Genome* 21:509, 2010.
36. The Governing Council of the Cat Fancy (GCCF): http://www.gccfcats.org. Accessed June 22, 2011.
37. Geisen V, Weber K, Hartmann K: Vitamin D-dependent hereditary rickets type I in a cat, *J Vet Intern Med* 23:196, 2009.
38. Ginzinger DG, Lewis ME, Ma Y et al: A mutation in the lipoprotein lipase gene is the molecular basis of chylomicronemia in a colony of domestic cats, *J Clin Invest* 97:1257, 1996.
39. Goldstein R, Narala S, Sabet N et al: Primary hyperoxaluria in cats caused by a mutation in the feline GRHPR gene, *J Hered* 100:S2, 2009.
40. Goree M, Catalfamo JL, Aber S et al: Characterization of the mutations causing hemophilia B in 2 domestic cats, *J Vet Intern Med* 19:200, 2005.
41. Gough A, Thomas A: *Breed predispositions to disease in dogs and cats*, ed 2, Oxford, England, 2010, Wiley-Blackwell.
42. Grahn R, Ellis M, Grahn J et al: No bones about it! A novel CYP27B1 mutation results in feline vitamin D-dependent Rickets Type I (VD-DR-1), *submitted for publication*, 2011.
43. Gregson NM, Ishmael J: Diploid triploid chimerism in three tortoiseshell cats, *Res Vet Sci* 12:275, 1971.
44. Gundler S, Tidholm A, Haggstrom J: Prevalence of myocardial hypertrophy in a population of asymptomatic Swedish Maine coon cats, *Acta Vet Scand* 50:22, 2008.
45. He X, Li CM, Simonaro CM et al: Identification and characterization of the molecular lesion causing mucopolysaccharidosis type I in cats, *Mol Genet Metab* 67:106, 1999.
46. Ibsen HL: Tricolor inheritance. III. Tortoiseshell cats, *Genetics* 1, 1916.
47. Imes DL, Geary LA, Grahn RA et al: Albinism in the domestic cat (*Felis catus*) is associated with a tyrosinase (TYR) mutation, *Anim Genet* 37:175, 2006.
48. Ishida Y, David VA, Eizirik E et al: A homozygous single-base deletion in MLPH causes the dilute coat color phenotype in the domestic cat, *Genomics* 88:698, 2006.
49. Ishihara T: Cytological studies on tortoiseshell male cats, *Cytologia* 21: 391, 1956.
50. Johnson WE, Eizirik E, Pecon-Slattery J et al: The late Miocene radiation of modern Felidae: a genetic assessment, *Science* 311:73, 2006.
51. Kanae Y, Endoh D, Yamato O et al: Nonsense mutation of feline beta-hexosaminidase beta-subunit (HEXB) gene causing Sandhoff disease in a family of Japanese domestic cats, *Res Vet Sci* 82:54, 2007.
52. Kehler JS, David VA, Schaffer AA et al: Four independent mutations in the feline fibroblast growth factor 5 gene determine the long-haired phenotype in domestic cats, *J Hered* 98:555, 2007.
53. Kittleson MD, Meurs KM, Munro MJ et al: Familial hypertrophic cardiomyopathy in maine coon cats: an animal model of human disease, *Circulation* 99:3172, 1999.

54. Kohn B, Fumi C: Clinical course of pyruvate kinase deficiency in Abyssinian and Somali cats, *J Feline Med Surg* 10:145, 2008.

55. Kosowska B, Januszewski A, Tokarska M et al: Cytogenetic and histologic studies of tortoiseshell cats, *Med Weter* 57:475, 2001.

56. Kuiper H, Hewicker-Trautwein M, Distl O: [Cytogenetic and histologic examination of four tortoiseshell cats], *Dtsch Tierarztl Wochenschr* 110:457, 2003.

57. Kunzel W, Breit S, Oppel M: Morphometric investigations of breed-specific features in feline skulls and considerations on their functional implications, *Anat Histol Embryol* 32:218, 2003.

58. Lettice LA, Hill AE, Devenney PS et al: Point mutations in a distant sonic hedgehog cis-regulator generate a variable regulatory output responsible for preaxial polydactyly, *Hum Mol Genet* 17:978, 2008.

59. Lewis T, Rusbridge C, Knowler P et al: Heritability of syringomyelia in Cavalier King Charles spaniels, *Vet J* 183:345, 2010.

60. Li X, Li W, Wang H et al: Cats lack a sweet taste receptor, *J Nutr* 136:1932S, 2006.

61. Li X, Li W, Wang H et al: Pseudogenization of a sweet-receptor gene accounts for cats' indifference toward sugar, *PLoS Genet* 1:27, 2005.

62. Little CC: Colour inheritance in cats, with special reference to colours, black, yellow and tortoiseshell, *J Genet* 8:279, 1919.

63. Louwerens M, London CA, Pedersen NC et al: Feline lymphoma in the post-feline leukemia virus era, *J Vet Intern Med* 19:329, 2005.

64. Lyons LA, Biller DS, Erdman CA et al: Feline polycystic kidney disease mutation identified in PKD1, *J Am Soc Nephrol* 15:2548, 2004.

65. Lyons LA, Foe IT, Rah HC et al: Chocolate coated cats: TYRP1 mutations for brown color in domestic cats, *Mamm Genome* 16:356, 2005.

66. Lyons LA, Imes DL, Rah HC et al: Tyrosinase mutations associated with Siamese and Burmese patterns in the domestic cat *(Felis catus)*, *Anim Genet* 36:119, 2005.

67. Malik R, Allan GS, Howlett CR et al: Osteochondrodysplasia in Scottish Fold cats, *Aust Vet J* 77:85, 1999.

68. Martin DR, Cox NR, Morrison NE et al: Mutation of the GM2 activator protein in a feline model of GM2 gangliosidosis, *Acta Neuropathol* 110:443, 2005.

69. Martin DR, Krum BK, Varadarajan GS et al: An inversion of 25 base pairs causes feline GM2 gangliosidosis variant, *Exp Neurol* 187:30, 2004.

70. Mazrier H, Van Hoeven M, Wang P et al: Inheritance, biochemical abnormalities, and clinical features of feline mucolipidosis II: the first animal model of human I-cell disease, *J Hered* 94:363, 2003.

71. Menotti-Raymond M, David VA, Pflueger S et al: Widespread retinal degenerative disease mutation (rdAc) discovered among a large number of popular cat breeds, *Vet J* 186:32, 2010.

72. Menotti-Raymond M, David VA, Schaffer AA et al: Mutation in CEP290 discovered for cat model of human retinal degeneration, *J Hered* 98:211, 2007.

73. Menotti-Raymond M, Deckman K, David V et al: Mutation discovered in a feline model of human congenital retinal blinding disease, *Invest Ophthalmol Vis Sci* 51:2852, 2010.

74. Meurs KM, Norgard MM, Ederer MM et al: A substitution mutation in the myosin binding protein C gene in ragdoll hypertrophic cardiomyopathy, *Genomics* 90:261, 2007.

75. Meurs KM, Sanchez X, David RM et al: A cardiac myosin binding protein C mutation in the Maine Coon cat with familial hypertrophic cardiomyopathy, *Hum Mol Genet* 14:3587, 2005.

76. Muldoon LL, Neuwelt EA, Pagel MA et al: Characterization of the molecular defect in a feline model for type II GM2-gangliosidosis (Sandhoff disease), *Am J Pathol* 144:1109, 1994.

77. Nakata N, Wang Y, Bhatt S: Trends in prenatal screening and diagnostic testing among women referred for advanced maternal age, *Prenat Diagn* 3:198, 2010.

78. Orioli I, Castilla E, Scarano G et al: Effect of paternal age in achondroplasia, thanatophoric dysplasia, and osteogenesis imperfecta, *Am J Med Genet* 59:209, 1995.

79. Paige CF, Abbott JA, Elvinger F et al: Prevalence of cardiomyopathy in apparently healthy cats, *J Am Vet Med Assoc* 234:1398, 2009.

80. Partington BP, Williams JF, Pechman RD et al: What is your diagnosis? Scottish Fold osteodystrophy, *J Am Vet Med Assoc* 209:1235, 1996.

81. Peterschmitt M, Grain F, Arnaud B et al: Mutation in the melanocortin 1 receptor is associated with amber colour in the Norwegian Forest Cat, *Anim Genet* 40:547, 2009.

82. Pion P, Kittleson M, Rogers Q et al: Taurine deficiency myocardial failure in the domestic cat, *Prog Clin Biol Res* 351:423, 1990.

83. Pyle RL, Patterson DF, Hare WCD et al: XXY sex chromosome constitution in a Himalayan cat with tortoiseshell points, *J Hered* 63:220, 1971.

84. Ripoll Vera T, Montserrat Iglesias L, Hermida Prieto M et al: The R820W mutation in the MYBPC3 gene, associated with hypertrophic cardiomyopathy in cats, causes hypertrophic cardiomyopathy and left ventricular non-compaction in humans, *Int J Cardiol* 145(2):405, 2010.

85. Robinson R: The rex mutants of the domestic cat, *Genetica* 42:466, 1971.

86. Robinson R: The Canadian hairless of Sphinx cat, *J Hered* 64:47, 1973.

87. Robinson R: Expressivity of the Manx gene in cats, *J Hered* 84:170, 1993.

88. Sampedrano C, Chetboul V, Mary J et al: Prospective echocardiographic and tissue Doppler imaging screening of a population of Maine Coon cats tested for the A31P mutation in the myosin-binding protein C gene: a specific analysis of the heterozygous status, *J Vet Intern Med* 23:91, 2009.

89. Schlueter C, Budras K, Ludewig E et al: Brachycephalic feline noses: CT and anatomical study of the relationship between head conformation and the nasolacrimal drainage system, *J Feline Med Surg* 11:891, 2009.

90. Schmidt-Kuntzel A, Eizirik E, O'Brien SJ et al: Tyrosinase and tyrosinase related protein 1 alleles specify domestic cat coat color phenotypes of the albino and brown loci, *J Hered* 96:289, 2005.

91. Somers K, Royals M, Carstea E et al: Mutation analysis of feline Niemann-Pick C1 disease, *Mol Genet Metab* 79:99, 2003.

92. Takanosu M, Takanosu T, Suzuki H et al: Incomplete dominant osteochondrodysplasia in heterozygous Scottish Fold cats, *J Small Anim Pract* 49:197, 2008.

93. Thomson PC, Wilson BJ, Wade CM et al: The utility of estimated breeding values for inherited disorders of dogs, *Vet J* 183:243, 2009.

94. Thuline HC: Male tortoiseshell, chimerism and true hermaphroditism, *J Cat Genet* 4:2, 1964.

95. TICA: The International Cat Association, 2010. http://www.tica.org/. Accessed June 22, 2011.

96. Tsoutsman T, Bagnall R, Semsarian C: Impact of multiple gene mutations in determining the severity of cardiomyopathy and heart failure, *Clin Exp Pharmacol Physiol* 35:1349, 2008.

97. Valayannopoulos V, Nicely H, Harmatz P et al: Mucopolysaccharidosis VI, *Orphanet J Rare Dis* 5:1, 2010.

98. Wess G, Schinner C, Weber K et al: Association of A31P and A74T polymorphisms in the myosin binding protein C3 gene and hypertrophic cardiomyopathy in Maine Coon and other breed cats, *J Vet Intern Med* 24:527, 2010.

99. Wilson TG, Kane F: Congenital deafness in white cats, *Acta Otolaryngolica* 50:269, 1959.

100. Winand NJ, Edwards M, Pradhan D et al: Deletion of the dystrophin muscle promoter in feline muscular dystrophy, *Neuromuscul Disord* 4:433, 1994.

101. Yogalingam G, Hopwood JJ, Crawley A et al: Mild feline mucopolysaccharidosis type VI. Identification of an N-acetylgalactosamine-4-sulfatase mutation causing instability and increased specific activity, *J Biol Chem* 273:13421, 1998.

102. Yogalingam G, Litjens T, Bielicki J et al: Feline mucopolysaccharidosis type VI. Characterization of recombinant N-acetylgalactosamine 4-sulfatase and identification of a mutation causing the disease, *J Biol Chem* 271:27259, 1996.

Medicina Populacional

Editora: Brenda Griffin

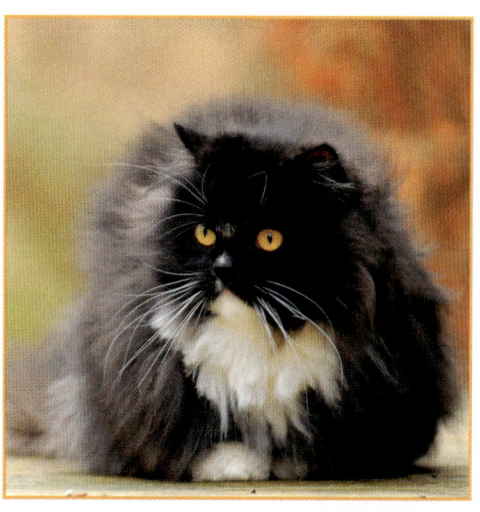

Gatos de Comunidade | Cuidados e Controle

Brenda Griffin

Além dos estimados 82 milhões de gatos como animais de estimação com proprietário nos EUA,[6] existem entre 30 e 60 milhões de gatos de rua e gatos um dia domesticados, mas depois com livre movimentação (ferozes).[27,40,48] De fato, esses gatos podem representar até 50% da população total de gatos em determinada comunidade. Além disso, estima-se que eles produzam até 80% dos filhotes felinos nascidos anualmente nos EUA.[27] Apesar da falta de estimativas exatas de seus números, não há dúvidas de que milhões desses gatos existem em comunidades ao longo dos EUA e milhões de norte-americanos os alimentam.[27]

Existe um *continuum* de estilos de vida entre gatos domiciliares socializados, gatos de vida livre previamente socializados ou "que perderam os proprietários", e gatos ferozes verdadeiramente sem proprietários e não socializados.[36] Os gatos ferozes são a prole "selvagem" de gatos domésticos e resultam de proprietários de animal abandonando e/ou não conseguindo controlar a reprodução de seus animais.[16] Assim como as espécies de vida selvagem, quando crescem sem contato humano, os gatos ferozes permanecem extremamente desconfiados de seres humanos e correm quando abordados. Em geral eles não possibilitam a manipulação e precisam ser pegos em armadilhas a fim de serem levados a um médico-veterinário para cuidados. Por outro lado, gatos de rua são, no mínimo, algo socializados com seres humanos e incluem aqueles gatos que podem ter tido, anteriormente, um proprietário, e também aqueles gatos com proprietários que "não se apegam" ou gatos de celeiros.[36] Gatos de rua de vida livre e gatos ferozes formam colônias próximas a uma "base", que inclui uma fonte de alimento e teto. Lugares com despejo de lixo, como complexos habitacionais ou de lojas, ou aquelas com celeiros de animal de produção, são as principais localizações em que as colônias de gatos se formam, pois oferecem uma fonte de material alimentar descartado e roedores.[16] Gatos geralmente procuram abrigo em espaços apertados sob edifícios ou outras estruturas próximas (Figura 45.1). Como gatos de rua e gatos ferozes frequentemente coexistem no interior das mesmas colônias, o termo gatos de comunidade em geral é utilizado para se referir a todos esses gatos que moram fora das casas, independentemente do estado de socialização.

Diferentemente de espécies de vida selvagem, os gatos não conseguem cuidar por completo de si próprios na maioria dos casos. Se não tiverem atenção, sobrevivem e se reproduzem, por outro lado, frequentemente, sofrem em decorrência de exposição, doença e traumatismo. A taxa de mortalidade de filhotes felinos nascidos fora de um domicílio é alta, com menos de 25% sobrevivendo além de 4 a 6 meses de vida.[39,51] Contudo, além dos 6 meses de vida, as possibilidades para sobrevivência são muito maiores. O ciclo de vida de gatos de vida livre varia dependendo, pelo menos em parte, da localização da colônia. Traumatismo é a causa mais comum de morte.[39,51] Em alguns casos, esses gatos tornam-se problemas públicos e podem ser sacrificados em abrigos para animais todos os anos. Como sua reprodução frequentemente não é assistida, os gatos da comunidade representam não apenas um resultado da superpopulação felina, mas também uma fonte significativa do problema.

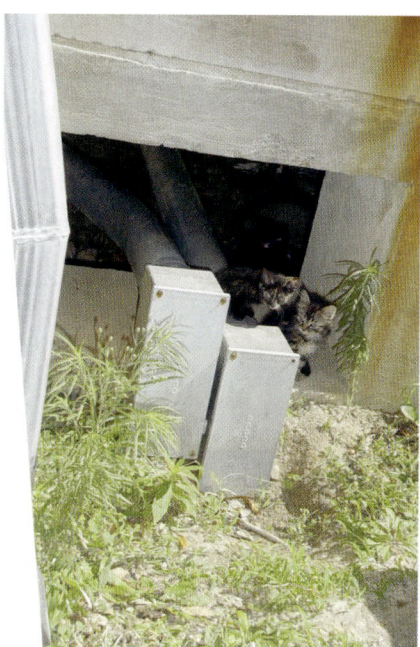

Figura 45.1 Três filhotes ferozes observam o mundo a partir da segurança de um entrepiso. Tais espaços sob edifícios são localizações típicas em que os gatos ferozes procuram abrigo e são locais populares para gatas fazerem ninhos e criarem os filhotes.

Ocorrem debates substanciais sobre a resposta apropriada à presença de gatos de comunidade. Foram publicadas revisões científicas sobre seu controle e o impacto nos próprios gatos e também no ambiente.[27,31,40,43] Muitas pessoas beneméritas envolvidas publicaram políticas com relação a essa questão, representando muitas opiniões diferentes e, com frequência, polarizadas.[1,3,5,52] A abordagem tradicional para o controle de gatos de vida livre tem sido a exterminação por meio de captura e eutanásia. Contudo, programas em larga escala de captura e morte, que seriam necessários até mesmo para controle temporário da população, não foram amplamente implementados, e até tentativas, em pequena escala, de capturar e sacrificar gatos frequentemente resultam em contestação pública.

Há poucas dúvidas de que o sentimento público influencia a elaboração de políticas e que existem muitos exemplos por meio dos quais a pressão exercida pelo público e pelas organizações de bem-estar animal foi importante na interrupção da eutanásia de colônias de gatos.[2] Na opinião da autora, capturar gatos para eutanásia perpetua a mensagem de que os gatos são descartáveis. Por outro lado, a provisão de serviços para esterilizar gatos de vida livre levanta a conscientização de que os gatos precisam e merecem cuidados responsáveis e capacita as pessoas a "fazerem a coisa certa" quando os gatos passam a morar em sua propriedade ou na vizinhança.

Além de evitar a reprodução, a esterilização também funciona promovendo o bem-estar dos animais. Estudos mostraram que gatos ferozes perambulam menos e apresentam maiores índices de condição corporal após a esterilização.[46,51] Além disso, a marcação com urina, as lutas, o cruzamento e a perambulação são rápida e notavelmente reduzidos, tornando esses gatos menos passíveis de serem vistos como ameaças públicas. Finalmente, gatos em colônias controladas não são mais passíveis que gatos de estimação de abrigarem doenças infecciosas e zoonóticas comuns.[30,34,50]

"Capturar–esterilizar–retornar" (CER) é um método humanitário e não letal de administrar colônias existentes de gatos de vida livre, e representa uma resposta legítima às colônias existentes de gatos com cuidadores.[29,38] Os gatos são capturados, vacinados, esterilizados e, a seguir, retornados a seus "lares" para liberação. A ponta da orelha esquerda é cortada a fim de identificar os gatos que foram esterilizados. Esse é o símbolo universal para um gato de vida livre/feroz esterilizado (Figura 45.2). Os cuidadores assumem a responsabilidade de alimentar e monitorar a saúde dos gatos no futuro. CER pode não ser apropriada em todas as circunstâncias; por exemplo, as colônias não deverão estar localizadas em refúgios de vida selvagem ou onde espécies da vida selvagem conhecidamente em risco de extinção residem.

O CER tem-se mostrado o método cada vez mais popular para o manejo de colônias de gatos de comunidades nas últimas duas décadas. Os gatos esterilizados exibem menos comportamentos "desagradáveis", como marcar território e brigar, e não podem se reproduzir. Com o tempo, o tamanho da colônia deverá diminuir por causa de enfraquecimento contínuo. No entanto, é decisivo ter em mente que a emigração de novos gatos é sempre uma possibilidade e, em muitos casos, uma probabilidade; assim, são necessárias vigilância e administração contínuas. Por conseguinte, um cuidador dedicado é fundamental ao controle de gatos a longo prazo, e também para assegurar o bem-estar dos animais.[16,17,51] O CER também tem sido exaltado por ser mais econômico do que capturar e sacrificar gatos.[21] Isso porque a maioria dos estados (norte-americanos) exige a internação e a manutenção dos gatos antes da eutanásia, e voluntários privados são mais passíveis de aprisionar gatos para cirurgia e não para eutanásia.

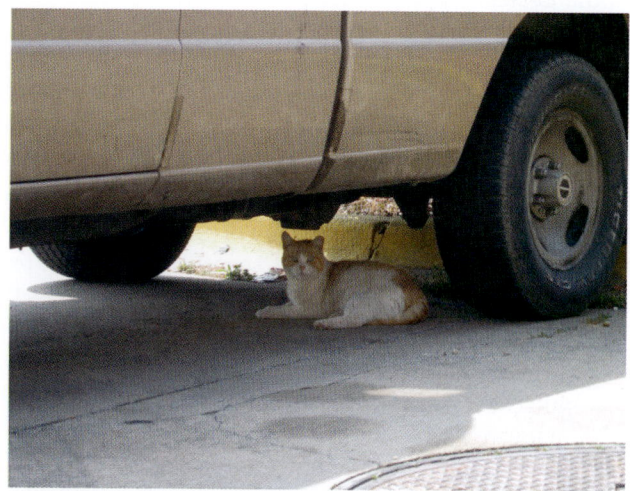

Figura 45.2 Um gato feroz descansa sob a sombra de um carro estacionado. A ponta cortada da sua orelha esquerda o identifica como um membro esterilizado de uma colônia controlada. Essa marca distintiva é o símbolo universalmente reconhecido de um gato de vida livre esterilizado.

As pessoas que cuidam de gatos de comunidades frequentemente procuram orientação e serviços veterinários. O propósito deste capítulo consiste em conferir ao médico-veterinário recomendações atuais para o provimento de cuidados a gatos de vida livre durante o processo de CER. O resumo geral dessas recomendações é encontrado na Tabela 45.1.

Captura, manutenção e manipulação seguras e humanitárias

Em razão de sua falta de socialização, a captura e o manuseio são extremamente estressantes para gatos ferozes. Orientação e equipamentos apropriados são fundamentais para reduzir a resposta de estresse felino e para manter os cuidadores e os gatos seguros. Na maioria dos casos, os gatos deverão ser humanitariamente aprisionados utilizando-se armadilhas para animais vivos comercialmente disponíveis (Figura 45.3). Para os gatos esquivos, armadilha de queda é uma alternativa humanitária, porém, em geral, exige tempo e paciência substanciais (Figura 45.4).

Uma vez capturados, os gatos deverão ser mantidos seguros em suas armadilhas cobertas. Transferi-los para caixas maiores não é necessário nem recomendado para a manutenção por curto espaço de tempo (p. ex., 2 a 3 dias), porque isso aumenta o risco de lesão humana e também de fuga do animal. Na verdade, se houver uma oportunidade, a maioria dos gatos fugirá de maneira bem-sucedida e poderá ocorrer lesão séria se os indivíduos tiverem que recapturá-los. Além disso, gatos em fuga podem ser destrutivos conforme tentam se esconder e resistir à recaptura.

Outra vantagem de manter os gatos confinados em armadilhas é que a administração de anestésicos é simples e pode ser feita sem manuseio extenso, diminuindo o estresse e aumentando a segurança tanto para os gatos quanto para os profissionais. Por todos esses motivos, os gatos ferozes não deverão ser removidos de uma armadilha até que estejam intensamente sedados ou anestesiados. Além disso, no término da cirurgia e antes do despertar, eles podem ser devolvidos às suas armadilhas para recuperação. Com esse sistema, os gatos nunca são manipulados enquanto se encontram conscientes, e não ocorrem oportunidades para fuga ou lesão. E, é importante notar, não sofrem estresse adicional decorrente de manipulação desnecessária.

Captura no ambiente

Antes de montar a armadilha, é útil juntar dois pequenos recipientes nos cantos de trás de cada armadilha. Recipientes plásticos funcionam bem e podem ser presos utilizando-se laços de metal (Figura 45.5). Colocar esses recipientes antes de armar a armadilha possibilita, de modo seguro, alimentar e dar água aos gatos sem abrir a armadilha depois que eles forem capturados. A água pode ser jogada no recipiente a partir de um regador com um bico longo, e o alimento pode cair pelo arame para o interior da vasilha, a partir de uma distância segura (Figura 45.6).

Tabela 45.1 **Protocolo de cuidados veterinários gerais para o programa capturar–esterilizar–retornar de gatos da comunidade.**

Procedimento	Fundamentos
Manutenção por curto tempo antes da cirurgia (p. ex., 12 a 48 h)	Proporciona tempo para aclimatação; alguns gatos que estavam inicialmente reativos e com comportamento selvagem, podem tornar-se domesticados
Anestesia equilibrada administrada por injeção intramuscular	Essencial para assegurar indução tranquila e analgesia apropriada, junto à manipulação mínima, a fim de diminuir estresse e otimizar a segurança da equipe
Exame físico, incluindo rastreamento por *microchip*	A fim de identificar quaisquer problemas físicos e ajudar a determinar se o gato pode ter proprietário
Administração de líquido subcutâneo para animais prenhes, lactantes ou desidratados	Promove hidratação normal e prevenção de complicações relacionadas com desidratação
Corte da orelha	Identifica os felinos como membros vacinados e esterilizados de uma colônia administrada
Vacinação contra raiva (produto de 3 anos)	Confere proteção contra uma doença endêmica importante de significância à saúde pública
Vacina RCVPF com vírus vivo modificado	Viabiliza a proteção do gato contra infecções comuns e potencialmente fatais
Solução de ivermectina a 1% (0,3 mg/kg SC)	Trata infestações por sarna do ouvido e, temporariamente, limita infecções por nematódeos e ancilostomídeos (custa apenas alguns centavos de dólar por dose)
Manutenção durante a noite após a cirurgia, antes da liberação	Assegura que o gato estará completamente alerta e fisicamente coordenado para liberação segura
Retorno ao local da colônia original	Os gatos têm fortes instintos para o lar e a liberação em um local estranho não é humanitária, a menos que sejam seguidos procedimentos cuidadosos para realocar o animal

RCVPF, rinite-calicivírus-panleucopenia felinas; *SC*, subcutânea.

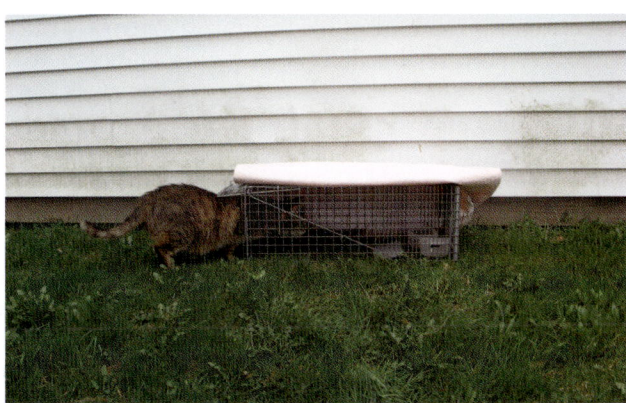

Figura 45.3 Um gato entra em uma armadilha do tipo caixa, humanitária, comercialmente disponível.

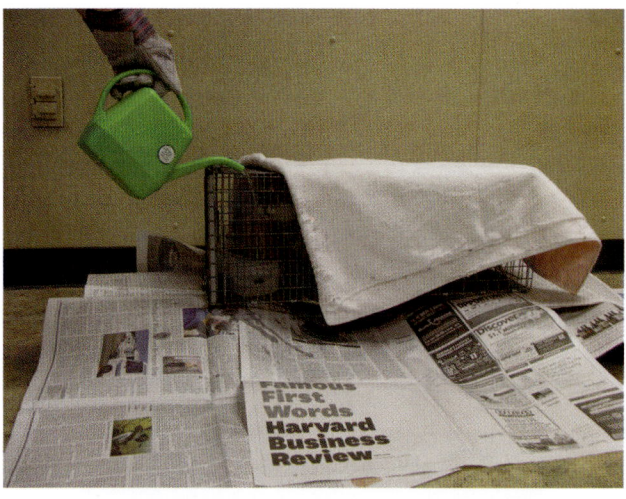

Figura 45.6 Procedimentos apropriados de manutenção de gatos ferozes. Para segurança, os gatos permanecem em suas armadilhas cobertas antes e após a cirurgia. A água é jogada no recipiente no interior da armadilha, a partir de uma distância segura, utilizando-se um regador.

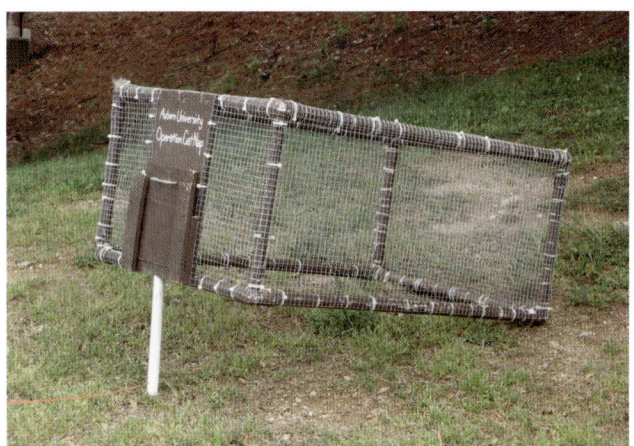

Figura 45.4 Armadilha do tipo queda pode ser usada para capturar, de modo humanitário, gatos que não entrariam em uma armadilha do tipo caixa. Alimento com forte odor é colocado no chão, abaixo da armadilha, e o cuidador aguarda, escondido, em local próximo até que o gato pegue a isca. De uma localização remota, o cuidador puxa um cordão para remover o bastão, levando a armadilha a cair e capturando o gato. Uma porta de transferência é usada para transferir, de modo seguro, o gato da armadilha de queda para uma armadilha do tipo caixa regular para transporte.

A maioria das armadilhas para animais vivos é ativada por um pedal: conforme o gato penetra pela porta aberta da armadilha a fim de alcançar o recipiente de alimento no lado oposto, o pedal é deprimido, o que, por sua vez, destranca a porta da armadilha, levando-a a descer e se trancar na posição fechada (Figura 45.7). As armadilhas sempre deverão ser cobertas com toalhas ou outro material adequado: isso serve para torná-las mais convidativas, aumentando a probabilidade de um gato adentrar e ser aprisionado (Figura 45.8). Mais importante ainda é cobrir a armadilha, pois funciona acalmando o gato, o que diminui o estresse causado pela captura.

Não é incomum os gatos, inicialmente, entrarem em pânico depois de aprisionados. Eles podem atacar e arranhar na tentativa de se liberar. Unhas laceradas, narizes arranhados e hemorragias no nariz são lesões comuns que podem ocorrer no processo de aprisionamento. Embora

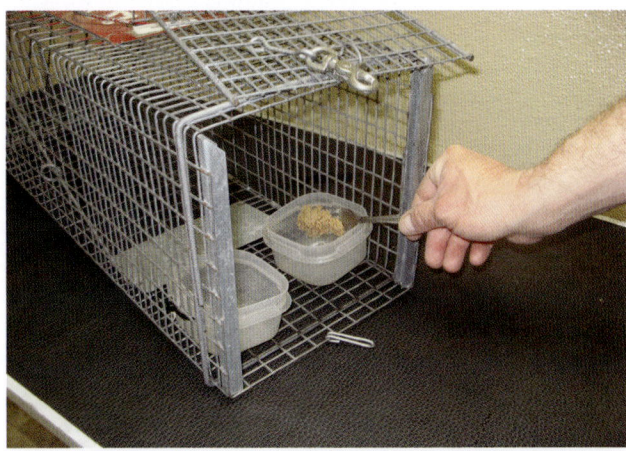

Figura 45.5 Uma armadilha é adaptada com pequenos recipientes plásticos antes do uso. Os recipientes são presos por meio de laços de metal. Ração enlatada para gatos é colocada em um dos recipientes para funcionar como isca.

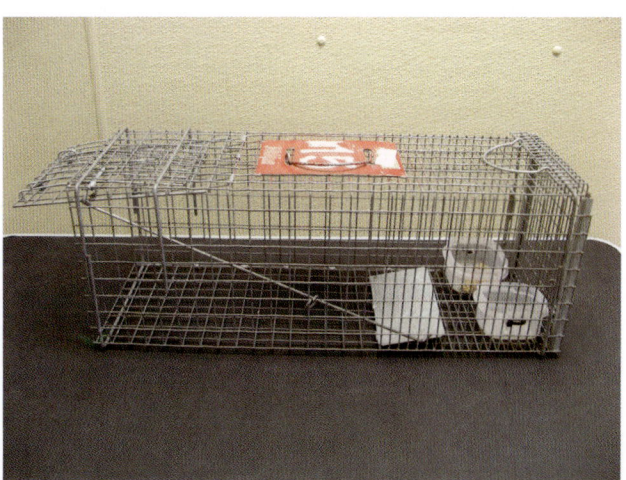

Figura 45.7 Armadilha do tipo caixa comercialmente disponível. Quando um gato caminhar sobre o pedal com mola a fim de alcançar a isca, a porta da armadilha se fechará e trancará.

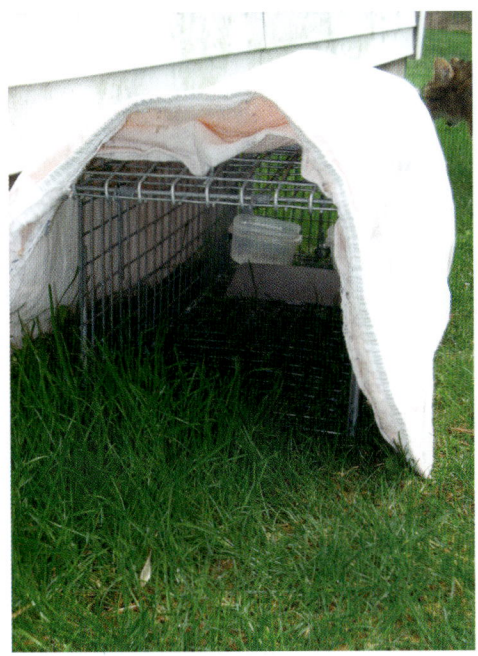

Figura 45.8 Cobrir a armadilha funciona, pois a torna mais convidativa. Além disso, ajuda a diminuir a resposta de estresse ao proporcionar cobertura e segurança, ajudando a acalmar o gato depois de capturado.

de pouca importância, essas lesões podem ser perturbadoras para os cuidadores, em particular se eles não souberem dessa possibilidade. Felizmente, a maioria dos gatos se acalma fisicamente após alguns minutos de captura. Contudo, emocionalmente, podem permanecer estressados conforme evidenciado por sua postura corporal tensa e pupilas dilatadas. Muitos gatos aprisionados metem os pés sob si próprios e tentam se esconder ou ir para a parte posterior da armadilha. Alguns ficam paralisados, com aspecto quase catatônico, ao passo que outros agridem defensivamente se abordados, sobretudo felinos machos ferozes. Até mesmo o gato doméstico mais manso, quando aprisionado, ou sob estresse de algum outro tipo, pode exibir os mesmos comportamentos de gatos ferozes.[15]

Os clientes que planejam implementar CER deverão ser instruídos a entrar em contato com pessoas da área em que pretendem aprisionar a fim de explicar suas intenções. Os cuidadores deverão suspender a alimentação dos gatos por 24 a 48 h antes do aprisionamento a fim de assegurar que os animais estarão famintos o suficiente para penetrarem nas armadilhas com isca. Ajustar armadilhas 2 dias antes de um agendamento de cirurgia, em geral, é a melhor abordagem para assegurar captura bem-sucedida. Aprisionar com mais antecedência não é recomendado porque requer tempos prolongados de manutenção, aumentando o estresse. Será necessário tentar ao máximo capturar todos os gatos em uma colônia no início do CER. Sempre que possível, o aprisionamento deverá continuar até que todos os membros de uma colônia tenham sido capturados. Quando apenas alguns membros da colônia forem capturados no início, os outros poderão tornar sua captura muito difícil em tentativas subsequentes, prolongando o processo e complicando o manejo bem-sucedido.

Os clientes devem ser alertados quanto à importância da manipulação segura. De modo ideal, deverão receber vacinação antirrábica pré-exposição para sua própria proteção. No mínimo, deverão ser orientados no sentido de que, se forem arranhados ou mordidos, não deverão liberar o animal e precisarão, imediatamente, entrar em contato com seu médico e também com o departamento de saúde local ou outra instituição apropriada para aconselhamento. Mais instruções para clientes quanto a aprisionamento e manutenção de gatos são fornecidas no Boxe 45.1.

Boxe 45.1 Instruções aos clientes quanto a captura e manutenção

Antes da captura

- Estabelecer uma rotina de alimentar os gatos na mesma hora e na mesma localização todos os dias. Os gatos acostumados a uma rotina serão mais facilmente capturados. Se possível, colocar armadilhas em uma área antes que o aprisionamento comece, a fim de possibilitar que os gatos se acostumem à sua presença e facilitem o aprisionamento. A porta de cada armadilha deverá estar presa em posição aberta e o alimento, colocado na armadilha de modo que os gatos aprendam a entrar para comer
- Tentar determinar o número de gatos presentes e planejar capturar todos eles. O maior sucesso na captura sempre ocorre durante a primeira tentativa. Se apenas alguns membros do grupo forem capturados, as tentativas subsequentes serão mais difíceis porque os gatos, rapidamente, aprendem o processo

- Preparar uma área aquecida e coberta (como uma garagem) para manter os gatos antes da cirurgia. Preparar uma área para colocar as armadilhas, espalhando jornais ou lonas descartáveis no chão para absorver a urina, as fezes e o alimento que cairão da armadilha. Tijolos ou outros itens podem ser usados para elevar as armadilhas do chão, de modo que o gato não fique posicionado sobre seus dejetos
- Preparar para transportar os gatos, colocando um revestimento plástico no veículo que será usado. Isso evitará que a urina danifique o veículo enquanto a armadilha é transportada para ida e volta da clínica
- Entrar em contato com os vizinhos da área em que o aprisionamento ocorrerá. Informá-los sobre os planos e pedir-lhes que não alimentem os gatos durante esse tempo. Além disso, pedir que mantenham seus gatos de estimação dentro de casa durante o período planejado de captura

(continua)

Boxe 45.1 **Instruções aos clientes quanto a captura e manutenção (*continuação*)**

- Parar de alimentar os animais 1 a 2 dias antes de começar a captura: gatos famintos são mais fáceis de capturar.

Colocação das armadilhas

- Começar o aprisionamento na área estabelecida de alimentação até duas noites antes da cirurgia agendada
- As condições do tempo deverão orientar quando é seguro capturar. A captura não deverá ser feita sob temperaturas extremas. No tempo quente, o aprisionamento é realizado com mais frequência à noite e no início da manhã. Em climas muito frios geralmente é preferível aprisionar em horário diurno, quando estiver mais quente
- As armadilhas deverão estar situadas em áreas niveladas e seguras, e dispersas ao redor da área de alimentação. Os gatos são improváveis de penetrar em uma armadilha se ela não estiver firme. Se as armadilhas forem colocadas em uma área pública, é melhor situá-las de modo que fiquem escondidas da visão a fim de evitar atrair atenção desnecessária
- Sempre que possível, colocar, no mínimo, um número de armadilhas igual ao número de gatos a fim de tornar máximas as possibilidades de capturar toda a colônia de uma só vez
- As armadilhas deverão receber isca de alimento com bastante odor, como cavalinha enlatada ou ração para gatos que estes estejam acostumados a comer. A maioria das armadilhas tem uma porta traseira que deverá estar seguramente presa a fim de evitar fugas e garantir segurança durante transporte de animais capturados. Assegurar que essa tranca está funcionando é uma etapa fundamental
- Cada armadilha deverá estar coberta com toalha grande ou outro material adequado quando ela estiver pronta. A cobertura ajuda a manter o gato tranquilo na armadilha

Os gatos deverão permanecer cobertos na armadilha ao longo dos procedimentos de transporte e manutenção. Para segurança, deve-se usar luvas protetoras ao transportar qualquer animal em uma armadilha
- Se capturar em múltiplos sítios de colônias, as armadilhas deverão estar cuidadosamente rotuladas a fim de assegurar que os gatos não sejam retornados, acidentalmente, ao local errado da colônia após cirurgia
- As armadilhas deverão ser verificadas com frequência. Se um gato previamente esterilizado ou um animal selvagem (como um gambá) for capturado, deve-se abrir a porta traseira da armadilha cuidadosamente, ficar a distância segura e possibilitar que o animal saia.

Procedimentos de manutenção

- Os gatos deverão ser mantidos em suas armadilhas antes e após a cirurgia. Abrir as armadilhas ou transferir os gatos para outros locais proporciona risco à segurança e deve ser estritamente evitado
- Colocar as armadilhas na área preparada e mantê-las cobertas. Se for mais de 12 h antes da hora da cirurgia, colocar pequena quantidade de ração para gatos por cima da armadilha até o recipiente, e pequena quantidade de água no recipiente a partir de distância segura, por fora da armadilha. Se a hora da cirurgia estiver agendada para menos de 12 h, apenas água deverá ser administrada
- Verificar os gatos periodicamente e trocar jornais sujos sob as armadilhas, conforme necessário. Os gatos, provavelmente, permanecerão relativamente calmos e tranquilos desde que as armadilhas estejam cobertas. Assegurar que a área de manutenção permaneça à temperatura confortável com ventilação de ar adequada.

Procedimentos na clínica veterinária

Mais frequentemente, o papel do médico-veterinário no CER começa com a chegada de um gato capturado à sua clínica. Os cuidadores deverão ser solicitados a levarem os gatos para cirurgia nas armadilhas cobertas. A partir do momento em que chegam à clínica, deve-se ter cuidado para não colocar os gatos dentro de uma amplitude espacial, visual ou auditiva de outras espécies, especialmente cães. Armadilhas contendo gatos deverão ser colocadas em áreas tranquilas de manutenção até o momento da cirurgia.

Antes da cirurgia, agentes anestésicos injetáveis deverão ser administrados ao gato enquanto ele estiver na armadilha. Isso é feito de modo tranquilo, porém rápido, colocando a armadilha em uma extremidade e usando um "divisor de armadilha" comercialmente disponível para confinar o gato. Isso possibilita que uma injeção intramuscular seja administrada ao gato entre as barras de arame da armadilha (Figura 45.9). Recomendações para agentes anestésicos injetáveis para gatos ferozes são discutidas no Capítulo 7.

Os gatos ferozes deverão ser recolocados em armadilhas limpas após a cirurgia e monitorados até que estejam em decúbito esternal. Uma fonte segura de calor, como ar quente ou lâmpada de aquecimento cuidadosamente monitorada, deverá ser usada para assegurar aquecimento corporal adequado durante a recuperação (Figura 45.10). Colocar papel picado na armadilha ajudará a fazer isolamento térmico e protegerá os gatos durante a recuperação.

Os gatos devem ser hospitalizados em suas armadilhas durante a noite. De acordo com o médico-veterinário, poderão receber alta no mesmo dia da cirurgia, mas os cuidadores deverão ser instruídos a mantê-los durante a noite a fim de possibilitar a recuperação completa (p. ex., retorno ao estado mental e à coordenação motora normais) antes de serem devolvidos a seus ambientes. Outras instruções aos cuidadores para alta são fornecidas no Boxe 45.2.

Como devolver os gatos às suas colônias

É imperativo que os cuidadores entendam a importância decisiva de devolver os gatos a seus locais de moradia originais. A liberação de gatos em outras áreas, mesmo aquelas

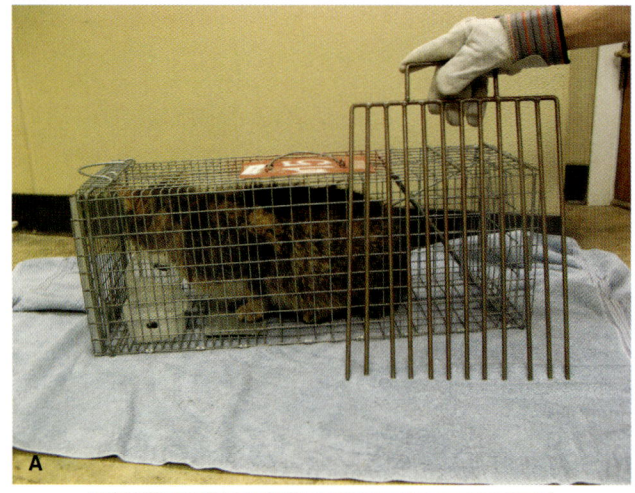

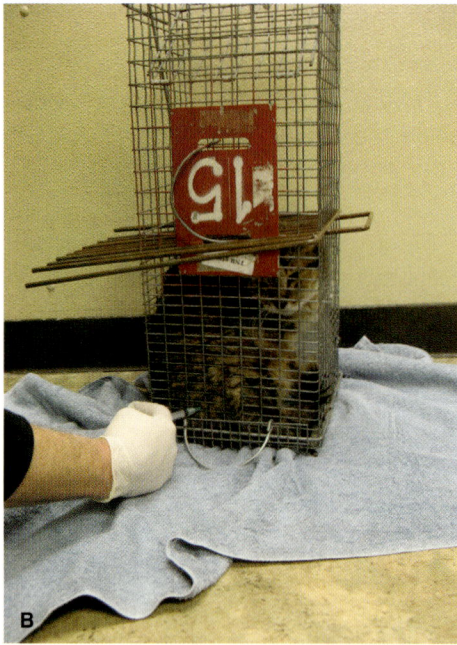

Figura 45.9 **A.** "Divisor de armadilha" comercialmente disponível é usado para conter um gato de maneira humanitária em armadilha do tipo caixa, a fim de facilitar a injeção do agente anestésico por via intramuscular. **B.** A armadilha é girada rápida e delicadamente para uma extremidade e o dispositivo é inserido, confinando o gato para a injeção.

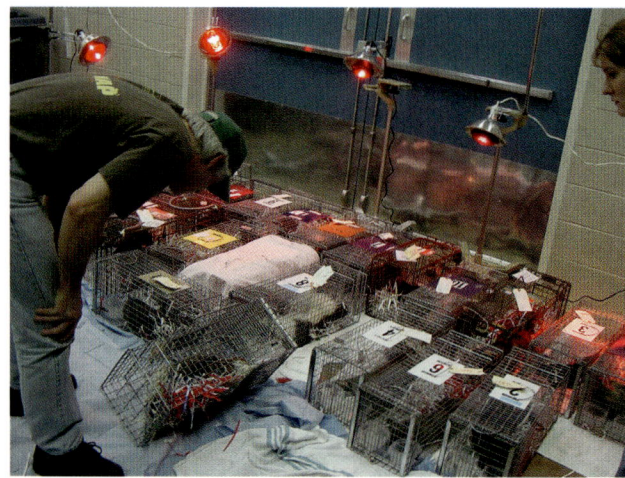

Figura 45.10 Lâmpadas para aquecimento cuidadosamente monitoradas são usadas para promover calor conforme membros da equipe monitoram gatos ferozes durante recuperação anestésica em uma clínica de CER em larga escala.

Boxe 45.2 Instruções aos clientes quanto a alta e liberação*

- Após cirurgia, os gatos deverão ser mantidos em suas armadilhas durante a noite, antes do retorno ao local da colônia. Isso é essencial para sua segurança
- Manter os gatos cobertos em suas armadilhas, em área tranquila e aquecida, até a manhã seguinte. Verificá-los periodicamente durante esse período de tempo. Comportamentos normais incluem dormir, balançar a cabeça e movimentos vacilantes
- Poderá ocorrer leve extravasamento de sangue da orelha cortada, mas isso não é motivo de preocupação, a menos que continue no dia seguinte à cirurgia
- Não deverá haver sangramento no local da cirurgia para castração ou esterilização
- Na manhã após a cirurgia, os gatos deverão receber alimento e água. Para alimentar ou dar água aos gatos, não abrir as armadilhas. A água deverá ser colocada no recipiente, bem como o alimento, pelo arame e a partir de uma distância segura
- Se os gatos estiverem completamente alertas no dia seguinte, poderão ser liberados na mesma localização em que foram capturados. Para liberar o gato, apontar a parte de trás da armadilha para um local sem perigo, como uma rua movimentada. Retirar a cobertura, destrancar a porta de trás e elevar a porta da armadilha. Permanecer atrás e, pacientemente, aguardar que o gato saia – a maioria correrá imediatamente.

*Instruções para a provisão de cuidados de emergência durante o período pós-cirúrgico também deverão ser fornecidas, assim como para qualquer paciente de cirurgia.

---

que possam parecer protegidas, como um celeiro privado, deverá ser realizada apenas como último recurso e cuidadosamente planejada (ver *Mudança de gatos para outro local*). A liberação de um gato em área não familiar é análoga a uma pessoa se perder sem um mapa ou outro método de comunicação para chegar à casa. Originalmente, a frase "capturar–esterilizar–*liberar*" era usada com frequência; contudo, o nome rapidamente mudou para "capturar–esterilizar–*retornar*" a fim de refletir a importância de voltar um gato à sua colônia original. Enfatizar que o "R" significa retorno ainda é importante hoje em dia, porque cuidadores bem-intencionados, com frequência, consideram a liberação de gatos em novas localizações, não compreendendo as implicações de suas ações. Além de criar questões sérias de bem-estar para os gatos, a liberação aleatória de gatos constitui abandono e é ilegal nos EUA.

Em caso de fuga

Quando se toma cuidado para aderir às práticas para manipulação e manutenção de gatos ferozes, conforme descrito, as fugas não deverão ocorrer. Contudo, acidentes, de fato, acontecem, e estar preparado com equipamento e conhecimento apropriados é essencial para reduzir as probabilidades de lesão ou dano caso um gato fuja e precise ser contido. Quando trabalhar com gatos, as portas de saída deverão sempre permanecer fechadas de modo seguro a fim de evitar fugas para o lado de fora. Redes são um instrumento mais seguro e mais humanitário para capturar um gato solto no interior de um ambiente. Como alternativa, talvez seja possível, até mesmo necessário, usar armadilha para recapturar um gato solto. No entanto, muitos gatos resistirão a entrar em uma armadilha depois que já tiverem sido previamente capturados dessa maneira.

Quando usadas de modo apropriado, as redes reduzem o estresse, previnem lesão do animal e garantem a segurança da equipe. Por outro lado, o uso de redes de controle para capturar gatos impõe risco importante de lesão ao animal e exacerba o estresse. Por esses motivos, seu uso é considerado desumano e deve ser estritamente evitado.[19,22]

São comercializadas diversas redes para gatos. Em alguns casos, o projeto possibilita ao usuário fechar a abertura da rede usando um mecanismo de deslizamento especial no cabo (Figura 45.11). Esse tipo de rede (frequentemente denominada rede para jaula) é projetado para uso quando um gato encontra-se preso em uma jaula ou outro espaço confinado. Outras redes têm borda flexível que possibilitará que o operador pressione a abertura da rede contra o assoalho sem colocar o cabo no chão, conforme é necessário ao utilizar uma rede com a borda rígida. Tais redes são mais úteis para a captura em um espaço aberto. Embora menos sofisticadas, as redes para pesca também podem ser usadas de maneira humanitária para capturar gatos. Nesse caso, a rede deverá ser colocada sobre o gato e a borda mantida firmemente contra o assoalho. À medida que o gato anda para trás, ele ultrapassará a borda da rede. Então, a rede poderá ser elevada e o peso do gato, efetivamente, fechará a abertura, mantendo preso o gato e evitando sua fuga (Figura 45.12). Por outro lado, deixar a rede aberta na parte de cima com o gato pendurado no fundo provavelmente resultará em uma segunda fuga, e não é segura para o gato ou para o manipulador (Figura 45.13).

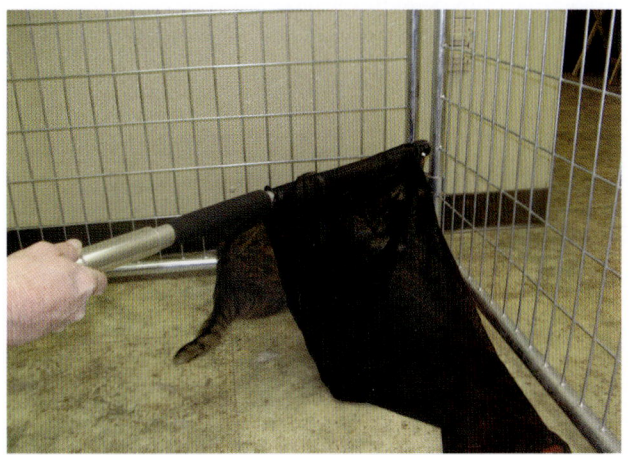

Figura 45.11 Rede para jaula comercial é usada para capturar, de modo humanitário, um gato em um cercado. O projeto da rede possibilita ao usuário fechá-la utilizando um mecanismo de deslizamento especial situado no cabo.

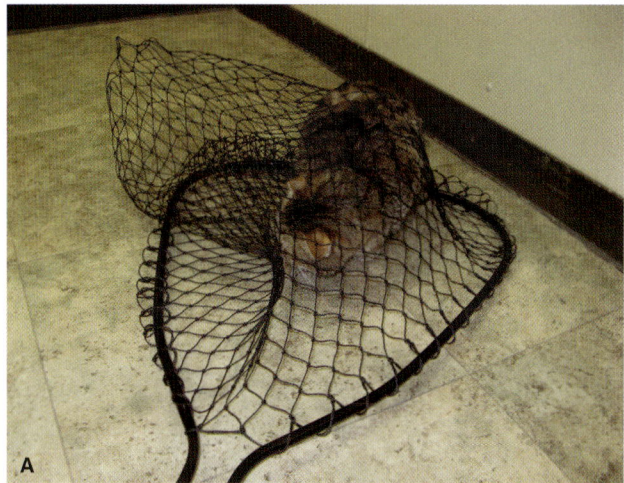

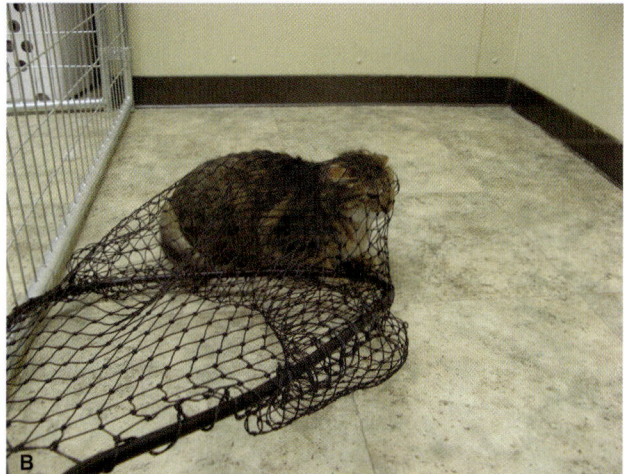

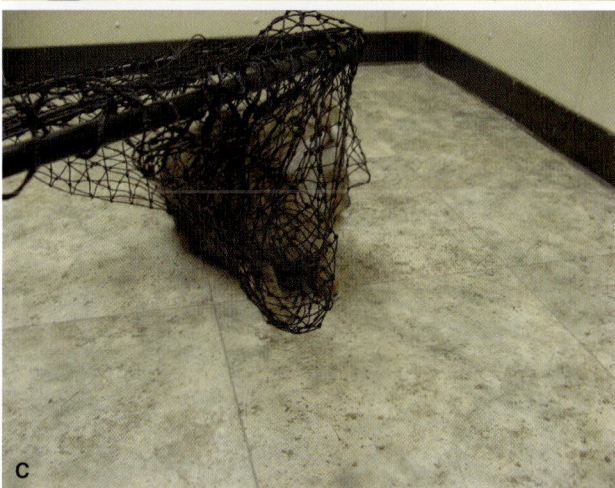

Figura 45.12 Rede de pescaria rígida é usada para capturar um gato em espaço aberto. **A.** A rede é colocada sobre o gato. **B.** Conforme o manipulador se aproxima, o gato de afasta pisando e ultrapassando a barra da rede. **C.** O manipulador eleva a rede, aprisionando o gato de modo seguro.

Uma vez que o gato esteja bem retido na rede, a contenção química poderá ser administrada pela rede. Cobrir o gato com uma toalha espessa ou um cobertor ajudará na segurança e na contenção humanitária enquanto um anestésico injetável é administrado. Depois que o gato estiver imobilizado, poderá ser removido da rede. Como alternativa, o gato pode ser transferido, na rede, para um local fechado sem uso de sedativos. Retornar um gato na rede para uma armadilha pode ser muito melindroso. Em vez disso, o gato deverá ser liberado em um cercado maior contendo um refúgio para gatos comercialmente disponível. Os refúgios para gatos têm um projeto que funciona como caixa de esconderijo segura para gatos ferozes ou reativos. Eles podem ser fechados com segurança a partir de uma distância resguardada (Figura 45.14) e podem, ainda, ser usados para transportar o gato. Como alternativa, eles também têm uma porta do tipo guilhotina em uma extremidade, o que possibilita a transferência segura para uma armadilha ou outra jaula de contenção, conforme necessário (Figura 45.15).

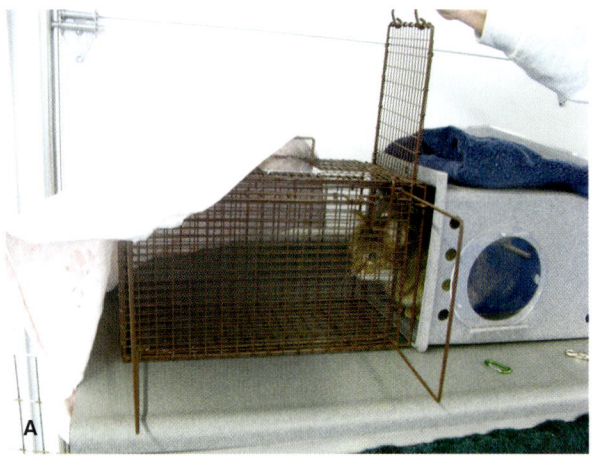

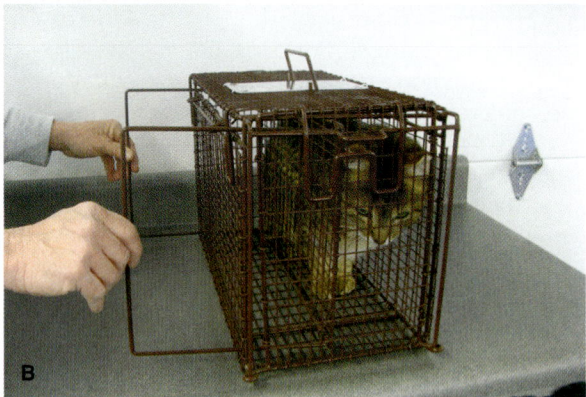

Figura 45.15 **A** e **B.** Ao elevar e baixar as portas em guilhotina, um gato é transferido de maneira segura e humanitária de uma toca para gato feroz para uma jaula especial de contenção.

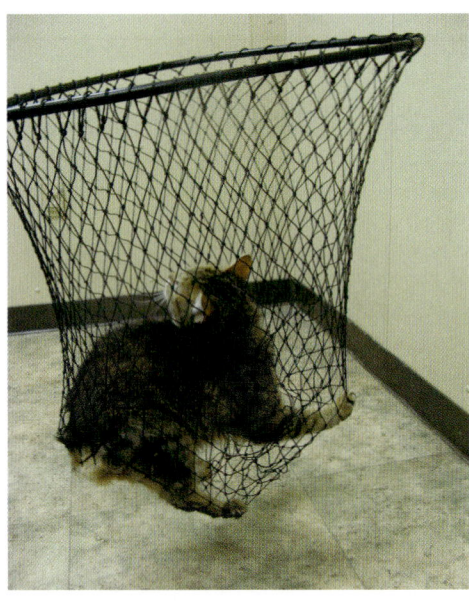

Figura 45.13 Uso inadequado de uma rede. A parte superior da rede é aberta conforme o gato fica pendurado no fundo. À medida que ele tenta fugir, existe o risco de lesão tanto para o gato quanto para o operador.

Embora seja melhor usar uma rede ou uma armadilha para animais vivos a fim de capturar um gato que escapou, em alguns casos pode não ser aplicável. Pode ser fisicamente impossível, por exemplo, recuperar um gato que fugiu para um espaço estreito usando uma rede. Nesse caso, existem pinças para gatos comercialmente disponíveis que podem ser usadas para agarrar e recuperar o animal (Figura 45.16). No entanto, deve-se tomar cuidado para evitar o uso desnecessário de força ao usar tenazes para gatos a fim de evitar lesão.

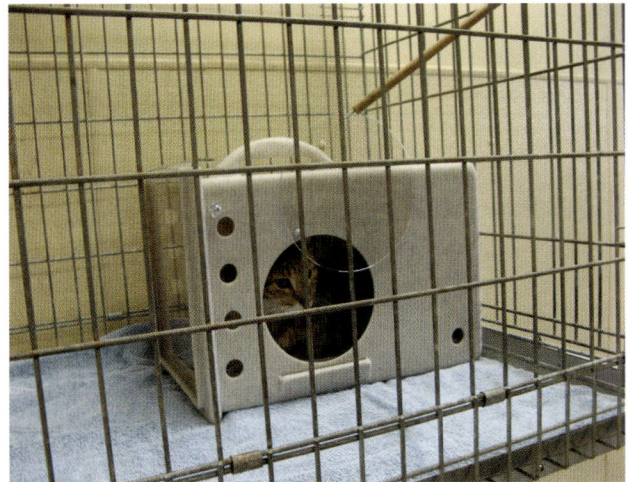

Figura 45.14 Um refúgio para gatos ferozes comercialmente disponível funciona como um local seguro de esconderijo para um gato. A porta circular pode ser fechada a partir de uma distância segura e não ameaçadora enquanto a jaula é limpa, conforme necessário. O gato também pode ser transportado com segurança no refúgio.

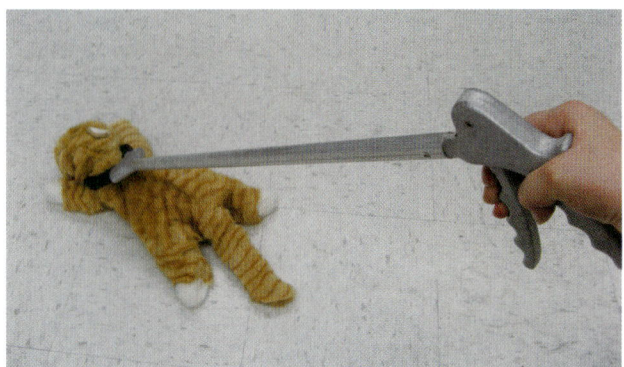

Figura 45.16 Tenazes para gatos comercialmente disponíveis podem ser usadas para capturar um gato quando a captura por rede não for possível. O gato deverá ser agarrado e transferido para uma jaula ou outro espaço fechado o mais rapidamente possível, tomando-se cuidado para evitar lesão e estresse desnecessários.

Gatos verdadeiramente ferozes e gatos mansos reativos | Como diferenciá-los

É importante ter em mente que gatos que são aprisionados e apresentam comportamento feroz não são, necessariamente, ferozes. Na verdade, pode ser difícil diferenciar gatos verdadeiramente ferozes daqueles que são mansos, porém, muito assustados e reativos.[15] De fato, uma vez altamente estressados ou provocados, os gatos frequentemente permanecem reativos por tempo prolongado e podem-se tornar mais reativos se forem estimulados novamente antes de lhes ser viabilizado um período de tempo para se acalmar.[7] Por esse motivo, deve-se tomar cuidado especial para proporcionar um ambiente calmo e tranquilo durante o tempo em que o gato está sendo mantido aguardando a cirurgia. Com certeza, é prudente determinar o nível verdadeiro de sociabilidade e de capacidade de trato do gato sempre que possível. Tal informação pode ajudar os cuidadores a promoverem os melhores cuidados possíveis aos gatos. Gatos mansos podem estar perdidos e devem ser observados esforços para levá-los de volta aos proprietários. Deverão ser tomadas medidas para localizar o proprietário, como procura cuidadosa por um *microchip*, e outras, como colocar avisos na área onde o gato foi capturado. Se o proprietário não for localizado, os gatos mansos podem ser colocados em lares em vez de serem devolvidos à sua colônia. Se a volta ao proprietário e os esforços de adoção não forem bem-sucedidos, a melhor opção poderá ser retornar o gato à colônia desde que cuidados contínuos sejam providenciados por um cuidador. Entregar um animal em um abrigo pode não ser o melhor para o gato porque cerca de 70% dos gatos que dão entrada em abrigos nos EUA são sacrificados.[4] Se o gato parecer bem adaptado à sua vida no meio externo e se for receber cuidados contínuos, o retorno é apropriado, independentemente do estado de socialização.

A fim de aumentar as possibilidades de determinar seu estado verdadeiro de socialização, os gatos capturados deverão passar por um período de "relaxamento" para se acostumar – preferivelmente, no mínimo, durante a noite. Gatos medrosos, sejam eles ferozes ou mansos, podem passar para um comportamento agressivo franco ou podem "ficar por um triz" e passar para agressividade defensiva quando estressados. Com o tempo, alguns gatos mansos relaxarão. Os cuidadores podem reconhecer imediatamente esses gatos porque, em geral, eles estarão de pé, na gaiola, se esfregando, miando, dando patadas e ronronando conforme tentam solicitar atenção. Entretanto, nem todos os gatos mansos relaxarão em um curto período de tempo; alguns permanecem reativos e nervosos por períodos prolongados. Até mesmo quando os gatos não exibem agressão declarada na gaiola e mostram-se simplesmente "tímidos" ou "nervosos," os cuidadores deverão ser admoestados quanto a não ser seguro abrir a armadilha ou tentar tocá-lo. Esses são comportamentos comuns tanto para gatos rebeldes quanto para gatos ferozes, e abrir a armadilha, provavelmente, resultará em fuga ou agressão defensiva.

Além do comportamento, certas características físicas podem ser úteis para diferenciar gatos ferozes daqueles mansos, porém, comportamentalmente reativos. Quando se suspeita que os gatos não sejam ferozes, com base em suas características físicas, poderá ser desejável possibilitar um período mais longo para aclimatação a fim de verificar se esses gatos tornam-se menos reativos e "mostram seu verdadeiro temperamento". Embora, com frequência, não seja possível determinar o verdadeiro estado de um gato apenas com base nas características físicas, a inspeção visual cuidadosa do gato na armadilha pode mostrar-se útil. As seguintes características deverão ser observadas:

- *Ponta da orelha:* a remoção da ponta de uma das orelhas é o símbolo universal para um gato de vida livre esterilizado. A existência de apenas uma orelha com ponta não deverá ser usada como a designação singular para feroz; a ponta da orelha apenas significa que o gato foi castrado ou esterilizado. Provavelmente significa que o gato é parte de uma colônia controlada. Deve-se ter cautela para não confundir enregelamento da orelha com uma orelha sem a ponta
- *Estado reprodutivo:* a menos que os gatos apresentem a ponta da orelha cortada, deve-se presumir que gatos ferozes estejam inteiros no sentido reprodutivo. As fêmeas podem estar prenhes ou lactantes, especialmente entre abril e outubro (no hemisfério norte). Um grande abdome na fêmea pode indicar prenhez. Se machos adultos, terão "odor de urina de felino macho", pescoço largo e mandíbulas bem desenvolvidas. Além disso, com frequência têm cicatrizes na face e nas orelhas ou abas laceradas nas orelhas. Em contraste, gatos mansos reativos podem estar castrados ou esterilizados. Os felinos machos adultos esterilizados não apresentarão as características sexuais secundárias típicas
- *Condição corporal geral:* antes de castrar ou esterilizar, os gatos ferozes, em geral, apresentam condição corporal esbelta. Por outro lado, gatos mansos reativos podem apresentar sobrepeso, particularmente se tiverem sido castrados ou esterilizados
- *Idade:* gatos ferozes geralmente são jovens (frequentemente menos de 3 anos de idade), a menos que sejam parte de uma colônia controlada. Por outro lado, gatos mansos reativos podem ser de meia-idade ou até mesmo geriátricos. De fato, gatos de domicílio adultos mimados, inclusive aqueles geriátricos, podem tornar-se muito reativos em situações de estresse.[12,41] Um clínico experiente consegue reconhecer as alterações sutis do envelhecimento sugestivas de um gato idoso, especialmente nos olhos e na face.

Considerações clínicas e cirúrgicas especiais para gatos de vida livre

Seleção do paciente e cuidados pericirúrgicos

Foram publicadas diretrizes clínicas veterinárias detalhadas para programas de castração-esterilização.[32] Os gatos submetidos à cirurgia eletiva deverão se mostrar em boa condição de saúde e corporal. Entretanto, os médicos-veterinários devem ponderar riscos e benefícios de castrar e esterilizar pacientes com anormalidades físicas aparentes (p. ex., evidências de doença infecciosa branda ou condição corporal diminuída). No contexto de gatos ferozes, pode ser que não existam oportunidades futuras de tais animais receberem cuidados, e a consequência alternativa poderá ser a liberação sem esterilização cirúrgica ou a eutanásia. Embora alguns distúrbios possam aumentar o risco de complicações, os benefícios de esterilizar esses gatos ferozes podem-se sobrepor a esses riscos. As fêmeas prenhes, no cio ou que apresentam piometra, e também aquelas magras ou com infecção branda do trato respiratório superior, podem ser castradas ou esterilizadas com segurança.[32]

Protocolos de anestésicos injetáveis com ampla margem de segurança são preferíveis porque o peso corporal deve ser estimado ou determinado com base em uma aferição dentro da armadilha, e porque o exame físico precisa ser realizado sucedendo a indução anestésica no caso de gatos ferozes. É imperativo que anestesia balanceada, incluindo analgesia apropriada, seja empregada. As gatas prenhes ou em lactação e os animais desidratados deverão receber suplementação de líquidos. Líquidos aquecidos podem ser administrados por via subcutânea no período pós-cirúrgico anterior à recuperação. O Capítulo 7 discute recomendações anestésicas para gatos ferozes.

Esterilização cirúrgica

É necessária a técnica cirúrgica asséptica, e instrumentos estéreis separados deverão ser usados para cada paciente. As cirurgias devem ser realizadas por médicos-veterinários experientes, pois os gatos de vida livre são retornados aos seus ambientes no dia seguinte ao da cirurgia e o acompanhamento atento, em geral, não é possível. Por esse motivo, a maioria dos cirurgiões prefere fazer pequenas incisões e assegurar que elas estejam fechadas de maneira segura sem o uso de suturas cutâneas.

Nas fêmeas para castração, alguns cirurgiões preferem a abordagem no flanco em vez da incisão tradicional na linha média ventral (Figura 45.17).[11,24,26,35,53] A abordagem no flanco possibilita que os cuidadores monitorem a incisão de um felino de determinada distância e podem ajudar a evitar evisceração caso ocorra deiscência da ferida

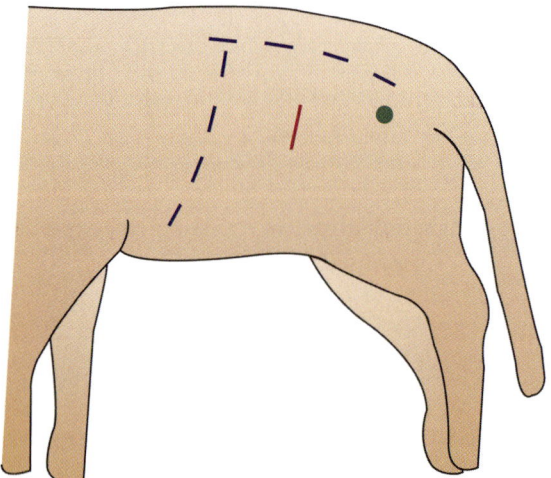

Figura 45.17 Localização e marcos da incisão para castração pelo flanco. A incisão deverá se localizar no ponto médio entre a linha média dorsal e linha ventral e, aproximadamente, 3 cm cranial ao trocânter maior, ou 3 a 4 cm caudal à última costela.

cirúrgica. A abordagem do flanco também está recomendada para gatas lactantes, a fim de evitar a possibilidade de incisar tecido mamário e provocar extravasamento de leite na ferida cirúrgica. No entanto, não está recomendada para gatas prenhes por causa da morbidade associada a uma incisão grande na parede abdominal lateral. Se for descoberta prenhez ou piometra ao se penetrar na cavidade abdominal, em geral é aconselhável fechar a incisão do flanco e usar abordagem na linha média ventral.

Outra limitação dessa abordagem é o tamanho pequeno e a localização dorsal da incisão, que tornam impossível a exploração do abdome; por conseguinte, se for necessário localizar um pedículo que tenha caído, uma incisão na linha média ventral também poderá ser necessária. Foi relatado aumento da dor pós-cirúrgica em gatas castradas pela abordagem pelo flanco em comparação com aquelas castradas usando abordagem pela linha média ventral.[8,20] Dependendo da preferência do cirurgião, a abordagem pelo flanco pode ser realizada com o paciente em decúbito lateral direito ou esquerdo. O Boxe 45.3 descreve o procedimento.

Boxe 45.3 Técnica de castração pelo flanco lateral

- Preparação da paciente: realizar a tricotomia e preparar a pele começando na última costela e estendendo, caudalmente, até o trocânter maior, dorsalmente aos processos transversos vertebrais, e ventralmente à linha média
- Posicionamento: colocar a gata em decúbito lateral direito ou esquerdo, de acordo com a preferência do cirurgião. Pequena toalha enrolada pode ser colocada sob a área lombar lateral a fim de remover a concavidade do flanco, melhorando a visão
- Localização da incisão: ponto médio entre a linha média dorsal e linha média ventral e cerca de 3 cm cranial ao trocânter maior, ou 3 a 4 cm caudal à última costela (ver Figura 45.17)
- Comprimento e orientação da incisão: aproximadamente 1,5 cm a 2 cm de comprimento – vertical, horizontal, ou oblíqua
- Como penetrar no abdome: após realizar a incisão cutânea, segurar a parede corporal com pinça de polegar e dissecar as fibras dos músculos oblíquo abdominal externo, oblíquo abdominal interno, e abdominal transverso a fim de penetrar no abdome. Se for usada a abordagem lateral esquerda, deve-se tomar cuidado especial para elevar a parede corporal enquanto as camadas musculares são separadas, a fim de evitar traumatismo do baço por baixo da incisão. Marcar a parede corporal com sutura assegurará que ela poderá ser rapidamente localizada para o fechamento
- Como localizar corno uterino e ovário: o corno deverá estar prontamente visível e poderá ser delicadamente retirado do abdome e retraído a fim de identificar o ovário. O restante do procedimento é realizado como na abordagem pela linha média ventral padronizada
- Fechamento: a parede corporal é fechada com uma ou duas suturas em colchoeiro fechadas, passadas através de três camadas musculares; as camadas subcutânea e intradérmica são fechadas de acordo com a preferência do cirurgião

Corte da orelha para identificação

Conforme discutido previamente, a remoção da ponta de uma das orelhas (ou pavilhão auricular) é o padrão global aceito para marcar ou identificar um gato de comunidade de vida livre esterilizado. A Alley Cat Allies (uma organização humanitária norte-americana que funciona como recurso para gatos ferozes) recomenda a remoção da ponta da orelha esquerda, e este padrão é amplamente utilizado. No entanto, algumas organizações identificam gatos por remover a ponta da orelha direita ou remover a ponta em um lado ou outro, dependendo do sexo do gato. Qualquer que seja a orelha escolhida para o corte, é melhor ser consistente com o padrão na sua comunidade.[18]

O corte da orelha é realizado para identificar visualmente, de modo claro e permanente, os felinos vacinados e esterilizados que estão sendo tratados de maneira humanitária pelo CER. Frequentemente é impossível chegar perto o suficiente de um gato feroz para ver uma marca sutil ou uma tatuagem; assim, tais métodos de identificação não são úteis porque, com frequência, são ineficazes. De modo semelhante, outros meios visuais de identificar gatos não foram eficazes. Coleiras não são praticáveis porque gatos jovens continuarão a crescer e, com frequência, as coleiras são perdidas com o tempo. Etiquetas e faixas na orelha também não são úteis porque podem tornar-se infectadas ou laceradas. *Microchips* não são visíveis e, mesmo se um gato for capturado, o escaneamento apropriado não poderá ser realizado sem remover o gato da armadilha por causa da interferência provocada pelas barras de metal.

Quando os gatos têm a ponta da orelha cortada, os funcionários de controle animal, os trabalhadores de abrigos e os cuidadores facilmente podem identificar, de maneira confiável, os gatos que já passaram por um programa de CER.[18] Isso é importante para assegurar que todos os gatos em uma colônia sejam administrados de maneira humanitária e para evitar a eutanásia em abrigos de gatos ferozes que são parte de colônias administradas. O corte da orelha deverá ser realizado mesmo em colônias de gatos com cuidadores dedicados que acreditam que eles "conhecem" todos os gatos na sua colônia de vista, porque é muito comum diversos gatos em uma colônia apresentarem coloração de pelo e padrões semelhantes, tornando difícil, se não impossível, diferenciar quais gatos já foram capturados e esterilizados. É muito importante que as orelhas sejam cortadas e não chanfradas, porque chanfradura pode ocorrer como consequência de lutas, especialmente em machos, e podem ser confundidas como um sinal de CER pregresso (Figura 45.18).

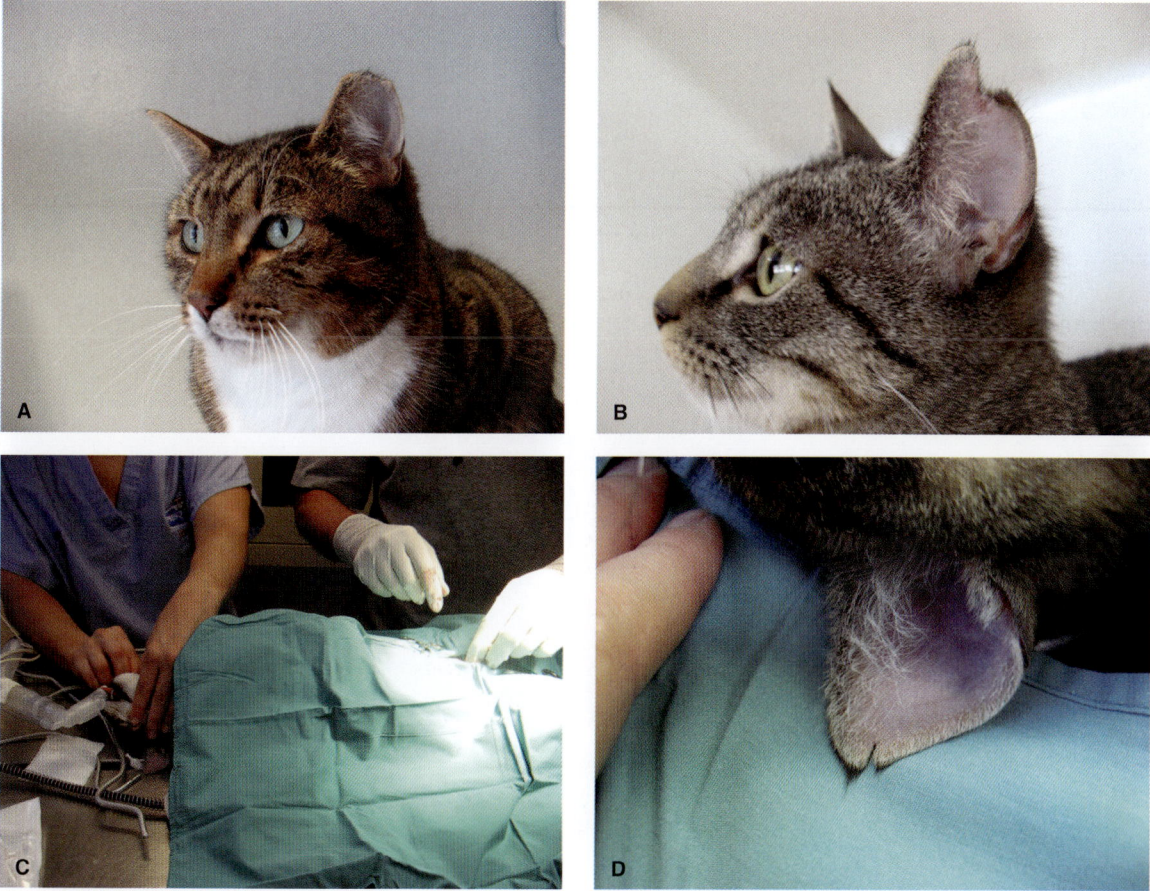

Figura 45.18 A. Aspecto correto de uma orelha cortada. **B.** É muito importante que as orelhas sejam cortadas e não chanfradas. Isso porque a chanfradura comumente ocorre por causa de lutas ou por outra lesão e pode ser confundida com um sinal de esterilização pregressa. **C.** Uma fêmea é anestesiada para ovário-histerectomia, porém, a cirurgia exploratória revelou que ela já fora castrada. **D.** Observar a pequena chanfradura na orelha que, infelizmente, não foi reconhecida como marca de identificação de uma gata esterilizada porque não segue o padrão universal.

O corte da ponta da orelha é um procedimento antisséptico e não asséptico. Deverá ser realizado mediante condições cirúrgicas limpas. Separar tesouras e pinças hemostáticas estéreis que deverão ser usadas para cada gato. Luvas limpas para exame ou luvas cirúrgicas estéreis deverão ser utilizadas. A remoção do pelo ou o raspado do pavilhão auricular não são necessários e não estão recomendados a fim de evitar abrasão da pele delicada da aba da orelha. Solução antisséptica, como clorexidina ou betaistina, pode ser usada para passar delicadamente nos dois lados do pavilhão auricular. Deve-se ter cuidado para evitar a introdução de umidade no canal auditivo, o que pode predispor o gato à otite externa. A ponta distal da orelha pode ser removida usando-se dissecção precisa ou, se disponível, eletrocautério ou *laser*, tomando precauções para não induzir lesão térmica. A maioria dos médicos-veterinários realiza o procedimento usando um par de pinças hemostáticas e uma tesoura (Figura 45.19). A tesoura é preferível a uma lâmina de bisturi porque sua ação de esmagamento ajuda na hemostase. Tesoura reta e pinças hemostáticas retas deverão ser utilizadas para segurar a orelha em linha reta. Isso é muito importante para assegurar o efeito visual desejado:

a orelha deverá apresentar margem reta distinta, fácil de ser reconhecida a certa distância. O Boxe 45.4 descreve o procedimento para o corte da ponta da orelha usando pinça hemostática reta e tesoura reta. A cicatrização é rápida e as complicações são raras. Esse procedimento é humanitário e representa um modo permanente de identificar, e, potencialmente, manter a vida dos gatos de comunidade.[18]

Vacinação

A vacina antirrábica é fundamental em todos os gatos e uma necessidade absoluta para os de comunidade. A raiva é endêmica no continente norte-americano e a vacinação é o método de controle mais eficaz. Por esse motivo, todos os gatos deverão ser vacinados contra esse vírus utilizando-se uma vacina aprovada para 3 anos no momento da cirurgia.[44] Além disso, a administração de uma vacina felina com vírus vivo modificado contra rinite-calicivírus-parvovírus (RCVPV) também é recomendada. Em particular, a imunização contra panleucopenia é especialmente importante para gatos, por causa da natureza disseminada e da gravidade dessa doença.

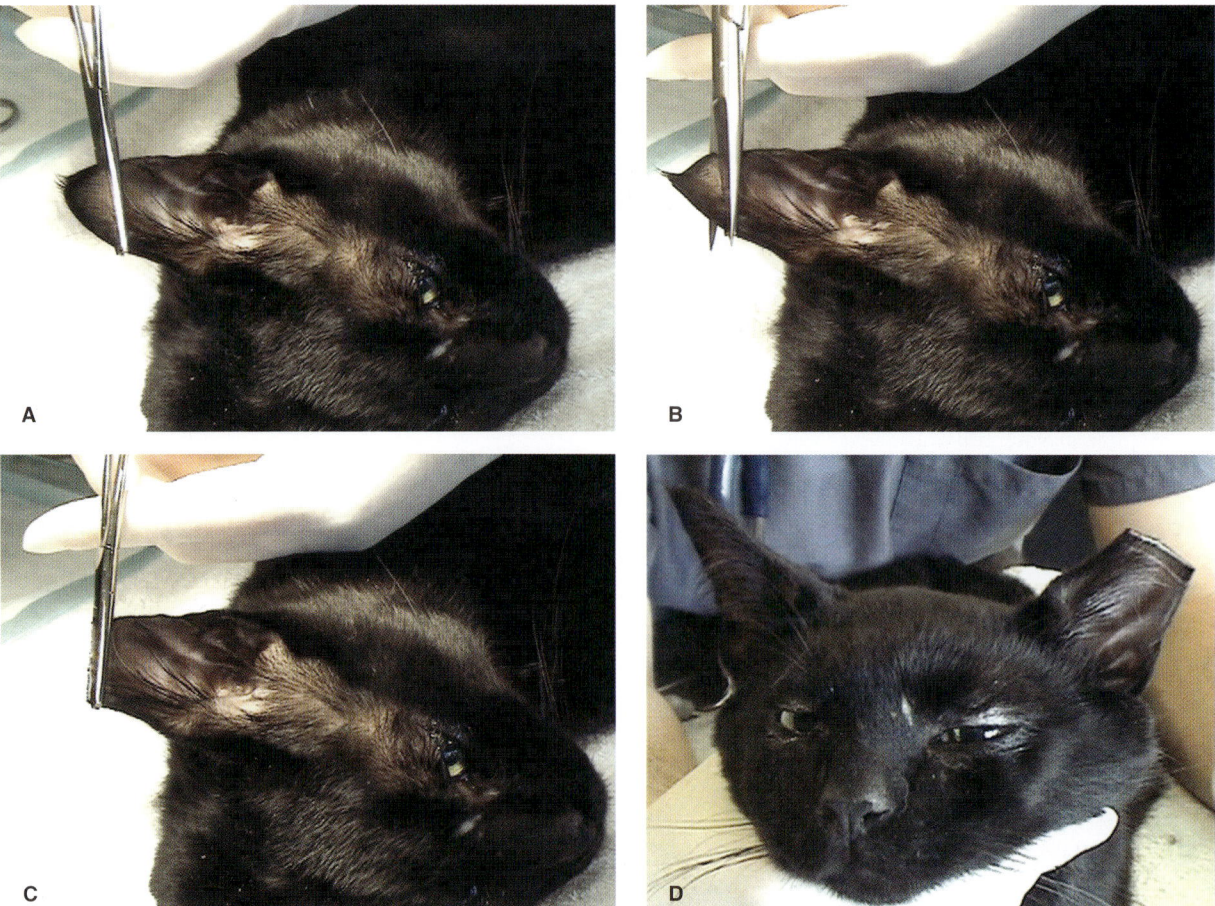

Figura 45.19 Procedimento de corte da ponta da orelha. **A.** A pinça hemostática reta é colocada de um lado a outro do pavilhão auricular, perpendicular a seu eixo longo, expondo cerca de 1,3 cm da ponta da orelha. **B.** A tesoura é usada para remover a ponta da orelha ao cortar sobre a parte de cima da pinça hemostática em linha reta. **C.** A pinça hemostática é deixada no lugar até que a esterilização cirúrgica tenha terminado a fim de possibilitar tempo adequado para hemostasia da orelha. **D.** Aspecto apropriado da orelha sucedendo a remoção da pinça hemostática. Observar a margem reta diferenciadora que é facilmente identificável. (*Cortesia de Brenda Griffin.*)

Boxe 45.4 Procedimento para o corte da ponta da orelha com pinça hemostática reta e tesoura reta

- O corte da ponta da orelha é um procedimento rápido e simples. Deve ser realizado após o gato ter sido anestesiado e alcançado um plano cirúrgico de anestesia geral, e antes da esterilização cirúrgica. Isso assegurará tempo adequado para que ocorra hemostasia antes da recuperação
- O procedimento é realizado colocando-se uma pinça hemostática estéril de um lado a outro da orelha designada, expondo cerca de 1,3 cm da ponta da orelha. A quantidade de ponta de orelha removida pode ser maior ou menor, dependendo do tamanho do gato. Proporcionalmente, remove-se cerca de um terço da porção distal do pavilhão auricular
- Deve-se ter cuidado para colocar o grampo perpendicular ao eixo longo da orelha. Isso é necessário para assegurar o efeito visual desejado – uma ponta de orelha cortada, reta, facilmente identificável
- Tesoura estéril é usada para cortar a ponta, deixando a pinça hemostática na orelha. Esta pinça hemostática deverá permanecer colocada até que o gato esteja em recuperação, e deverá ser removida imediatamente antes de retornar o gato à armadilha
- Poderá ocorrer um pouco de extravasamento de sangue do local da ponta da orelha durante a recuperação, especialmente se o gato friccionar ou bater o tecido recém-coagulado contra a armadilha
- Colar ou suturar a ponta da orelha não é necessário nem recomendado
- Sangramento profuso, excessivo ou prolongado é anormal
- A colocação apropriada da pinça hemostática na ponta da orelha é fundamental para a cicatrização adequada e o aspecto também adequado da orelha
  - Se a pinça for colocada alta demais, a ponta da orelha será difícil de identificar de certa distância
  - Se a pinça for colocada muito baixo, a pele poderá retrair-se, expondo a cartilagem auricular, o que pode prolongar o processo de cicatrização e predispor a uma infecção no local da incisão
  - Se a pinça for colocada formando ângulo, o pavilhão auricular mostrar-se-á pontudo visto de determinada distância, e poderá ser difícil de reconhecer como uma orelha cortada
  - O uso de pinças hemostáticas curvas e/ou tesouras curvas deverá ser evitado. Se a ponta da orelha permanecer encurvada, poderá ser difícil reconhecê-la como cortada de certa distância
- Em climas muito frios, é comum o enregelamento da ponta das orelhas e essa alteração pode ser uni ou bilateral. Pontas de orelha congeladas podem ter o aspecto de cortadas, porém, com frequência, apresentam a borda irregular e espessada. No entanto, com frequência, é difícil distinguir uma orelha que sofreu congelamento e uma orelha com a ponta cortada, especialmente de certa distância. Nesses climas, alguns programas aplicam tinta verde para tatuagem nas margens da pele no local do corte da orelha para auxiliar na identificação.

Historicamente, os cientistas discutiram a eficácia de vacinas administradas no momento de cirurgia e se uma única vacinação poderia conferir imunidade clinicamente significativa. Estudos recentes investigaram essas preocupações. Em estudo com 61 gatos submetidos a CER, os gatos foram vacinados contra o vírus da panleucopenia felina, o herpes-vírus felino, o calicivírus felino e o vírus da raiva no momento da cirurgia.[13] Títulos de anticorpos antivirais foram aferidos no momento da cirurgia e, novamente, cerca de 10 semanas depois. Os resultados desse estudo demonstraram que gatos de rua apresentam resposta sorológica robusta sucedendo a vacinação no momento da esterilização. Os autores concluíram que incorporar a vacinação nos programas de CER tem possibilidade de proteger a saúde de gatos, individualmente e, possivelmente, reduz a carga de doença na comunidade. Diversos outros estudos independentes dão apoio a esses achados.[23,37,42]

Embora não se saiba a duração exata, a imunidade contra a raiva e a panleucopenia após uma única vacinação pode persistir durante anos.[14,44,49] Considerando-se o risco clínico e o custo financeiro relativamente baixos da vacinação em comparação com os benefícios potenciais para a saúde felina, os gatos de comunidades submetidos a CER sempre deverão ser vacinados contra essas doenças felinas importantes. O ideal consiste em recapturar, periodicamente, os gatos para outra vacinação, embora possa ser difícil recapturar gatos.

Exame para vírus da leucemia felina e para vírus da imunodeficiência felina

Uma questão importante relacionada com os cuidados de gatos de vida livre é se eles deverão ou não ser testados rotineiramente para o vírus da leucemia felina (FeLV) e o vírus da imunodeficiência felina (FIV). A American Association of Feline Practitioners recomenda testar todos os gatos para FeLV e FIV e confirmar os resultados positivos.[28] Entretanto, é difícil, se não impossível, aplicar essas diretrizes recomendadas para gatos de estimação em gatos de rua. Quando decidir ou não testar gatos de rua, será necessário considerar que, com base em pesquisas com milhares de gatos de vida livre e ferozes, a incidência dessas doenças é muito baixa (p. ex., inferior a 2% em gatos sadios) com base em testes de rastreamento.[30] Além disso, os gatos de comunidade não são mais passíveis de terem resultado positivo em comparação com gatos que têm proprietário. Quando os gatos apresentam resultado positivo em testes de rastreamento, o teste de confirmação exige tempo e investimento financeiro substancial e, geralmente, não é praticável quando os gatos precisam ser devolvidos a seus locais de colônia. Além disso, deve-se ter em mente que a esterilização reduz bastante a transmissão desses vírus por diminuir lutas e evitar o nascimento de filhotes felinos. Finalmente, deve-se considerar que, em geral, realizar o teste é de custo alto e que, para o controle bem-sucedido de gatos, o montante de recursos financeiros deve ser empregado para esterilizar o maior número possível de gatos. Embora testar todos os gatos para FeLV e FIV possa ser o ideal, considerando-se o custo dos exames, a incidência das doenças e os efeitos da esterilização sobre a transmissão, essa abordagem frequentemente não é aplicável quando se trabalha com gatos de comunidade.[25,28]

No entanto, os testes são recomendados quando os gatos mostram desenvolvimento deficiente no momento da apresentação para CER. Gatos doentes são mais passíveis de darem resultado positivo em comparação com gatos sadios. Além disso, estudos indicam que fatores de risco para infecção incluem contato com outros gatos e morar ao ar livre. Em particular, felinos machos adultos inteiros frequentemente correm risco mais alto.[30] Por esses motivos, resultados de testes positivos têm valor preditivo mais elevado em gatos de comunidade que pareçam estar doentes e podem ser usados para ajudar a orientar decisões para retorno ou para eutanásia no contexto de programas de CER. Gatos mansos que são identificados como candidatos para adoção também deverão ser submetidos a teste, preferivelmente antes de se fazerem investimentos substanciais nos seus cuidados, porque, com frequência, é muito difícil alocar gatos em moradias. Se o teste não for realizado antes da adoção, os adotantes deverão ser avisados que seu novo animal de estimação deverá ser submetido a teste e mantido separado dos outros gatos antes de fazê-lo.

Controle de parasitas

Infecções, tanto por endoparasitas quanto por ectoparasitas, ocorrem com frequência em gatos de comunidade – pulgas, ácaros do ouvido e nematódeos são suspeitas particularmente comuns.[17] Para ter sucesso no controle a longo prazo, em geral são necessários tratamentos antiparasitários repetidos, em especial no contexto de ambientes de múltiplos gatos ao ar livre, onde o risco de infestação é alto. Por esses motivos, o único tratamento antiparasitário no momento do CER pode ser de benefício limitado ou mesmo questionável na maioria dos casos. No entanto, na opinião da autora, o tratamento pode ser de benefício especial para alguns gatos, principalmente jovens pouco desenvolvidos, porque a redução, mesmo que temporária, na carga de parasitas pode promover suporte importante nesses gatos em desenvolvimento.

Ao considerar produtos para uso em gatos não socializados, a seleção deverá estar limitada a produtos injetáveis e tópicos a fim de assegurar administração segura e confiável. Imidacloprida/moxidectina é uma escolha excelente para o tratamento individual de largo espectro eficaz porque pode ser administrada topicamente e uma única dose é eficaz contra pulgas, ancilostomídeos, ascarídeos e ácaros do ouvido. Por causa do custo associado a esse produto e produtos tópicos semelhantes, poderá não ser praticável tratar todos os gatos. Se for desejado tratamento contra pulgas, a autora recomenda tratamento tópico com fipronil em forma de *spray* ou aplicação em um ponto. Em particular, o *spray* é bastante econômico. É seguro para uso em gatos de todas as idades, inclusive as gatas prenhes e lactantes. Além disso, o fipronil também tem atividade contra ácaros do ouvido, *Cheyetiella* spp., piolhos mordedores e carrapatos.[9,45] Como o custo é de apenas centavos (de dólar) por dose, a autora, rotineiramente, administra ivermectina injetável a todos os gatos no momento do CER. Uma única injeção subcutânea de solução de ivermectina a 1% na dose de 0,3 mg/kg é bastante eficaz contra ácaros do ouvido e também reduz, temporariamente, ancilostomídeos e ascarídeos.

Fêmeas prenhes e lactantes

É comum capturar gatas prenhes e lactantes, particularmente na primavera. Os médicos-veterinários deverão discutir recomendações para essas gatas com os cuidadores antes de os animais serem capturados. Na experiência da autora, gatas prenhes capturadas deverão ser castradas porque é o curso de ação mais humanitário. Isso, por diversos motivos. Primeiro, dar à luz e criar filhotes felinos ao ar livre é estressante tanto para a mãe quanto para os filhotes. O índice de mortalidade de filhotes é alto; com frequência, mais de 75% morrem nas primeiras semanas de vida.[39,51] Em segundo lugar, as fêmeas prenhes frequentemente migram antes de parir a fim de encontrar um local seguro para o ninho. Este é um cenário familiar a qualquer pessoa que já encontrou uma mãe e sua ninhada na propriedade. Mesmo se a gata escolher parir em local próximo, poderá ser muito difícil localizar seu ninho. Além disso, se ela perceber qualquer ameaça a partir de observação ou qualquer outra perturbação, provavelmente tentará mudar seus filhotes de lugar. Isso pode tornar extremamente difícil localizar e capturar a ninhada depois que tiver nascido em ambiente externo.

Alguns cuidadores consideram confinar fêmeas felinas prenhes durante o parto de seus filhotes; contudo, isso é extremamente estressante e não pode ser recomendado. Outros escolhem liberar as gatas prenhes que capturam, acreditando que será melhor para elas possibilitar-lhes parir os filhotes. Infelizmente, mesmo se o animal permanecer na área, provavelmente será difícil recapturá-lo no futuro e, por conseguinte, continuará a reproduzir-se enquanto sobreviver. De fato, é comum em gatos que já foram previamente capturados rapidamente se tornarem "safos para armadilhas", de modo que não penetrarão em armadilhas em ocasiões subsequentes.

Por todos esses motivos, os cuidadores deverão ser aconselhados quanto às fêmeas prenhes serem castradas. Isso evitará estresse desnecessário e sofrimento para a gata e seus filhotes e evitará, ainda, a possibilidade de ela se realocar antes de dar à luz. Mesmo para aquelas gatas que se encontram em estado avançado de prenhez, a castração pode ser realizada de maneira segura e humanitária. Na experiência da autora, as gatas comumente não manifestam sinais de perda materna sucedendo castração no final do termo e, rapidamente, se ajustam ao estilo de vida com menos estresse de um gato castrado.

Quando uma fêmea lactante é aprisionada, os cuidadores deverão ser aconselhados a procurar os filhotes. Embora eles possam parecer graciosos e inocentes na opinião dos cuidadores, mesmo pequenos filhotes ferozes podem provocar lesão séria se não se tomar cautela adequada no seu manuseio e captura. Filhotes com menos de 3 a 4 semanas de vida algumas vezes podem ser capturados sem armadilha, embora ainda possam ser selvagens demais para se manipular com facilidade. Uma toalha espessa pode ser usada para pegá-los, protegendo o manipulador de ser arranhado e mordido, até que eles possam ser contidos em armadilha ou transportador. Depois que os filhotes estiverem coordenados o suficiente para deixar o ninho (p. ex., mais de 3 a 4 semanas de vida), é mais seguro e pode ser mais fácil capturá-los. Colocar a mãe capturada próximo a uma armadilha com isca facilitará capturar seus filhotes porque eles serão atraídos pela presença dela. De modo semelhante, se filhotes felinos pequenos forem capturados em uma área, a mãe será atraída pelo seu som se eles forem colocados próximos da armadilha. Obviamente, há necessidade de monitoramento frequente e bom senso para determinar por quanto tempo é seguro deixar gatos aprisionados em uma área, dependendo de fatores como condições climáticas ou outras ameaças à sua segurança. Independentemente de os filhotes serem ou não localizados, as fêmeas em lactação deverão ser castradas. A castração não interferirá com a capacidade de a gata produzir leite e alimentar os filhotes. Deverão ser feitos esforços para liberar as mães tão logo pareça seguro para elas de modo que possam retornar para cuidar de seus filhotes.

Filhotes felinos pequenos

Em razão de seu alto índice de mortalidade, se filhotes felinos pequenos forem capturados, a autora recomenda que eles sejam domesticados e colocados em lares como animais de companhia, e não serem devolvidos aos locais de colônia. Se isso não for possível, a eutanásia pode ser uma opção mais humanitária do que seu retorno, considerando-se suas poucas possibilidades de sobrevivência. Estudo com 70 filhotes felinos ferozes mostrou que eles conseguem se tornar bons animais de estimação com temperamento amigável e que manipulá-los antes de 7 a 8 semanas de vida melhorou o sucesso da socialização.[33] Em muitos casos, ainda é possível amansar filhotes de até 3 a 4 meses de vida; contudo, além dessa variação, com frequência a domesticação não é possível.

O processo de domesticação envolve o confinamento com sessões diárias de manipulação e exige cuidadores pacientes e comprometidos. Filhotes felinos ferozes podem ser totalmente "agressivos", e os clientes deverão ser orientados a usar toalhas espessas e luvas durante as sessões de manipulação. Além disso, deverão ser orientados a entrar em contato com a secretaria de saúde local e procurar cuidados médicos se acontecer qualquer mordida. Apesar dos riscos e do comprometimento de tempo necessário, muitos indivíduos estão verdadeiramente desejosos de promover os cuidados necessários para domesticar esses animais de modo bem-sucedido.

O processo de domesticação pode durar qualquer tempo desde alguns dias até várias semanas até estar completado. Na experiência da autora, filhotes individuais, mesmo da mesma ninhada, podem variar muito em sua aceitação do manuseio humano e seu índice de evolução no processo. O Boxe 45.5 contém as etapas recomendadas para domesticar filhotes felinos ferozes.

Boxe 45.5 Como domesticar filhotes felinos ferozes

Etapa 1 | Isolamento e confinamento

- Selecionar um cômodo tranquilo e colocar um transportador para *pets* grande com uma caixa de areia, recipientes para alimento e água e uma cama confortável em que confinar os filhotes. Dispor a caixa de areia e os recipientes de modo que sejam facilmente alcançados para limpeza e reposição
- Possibilitar que os filhotes despendam tempo suficiente para se acostumar aos novos limites sem intrusão ou perturbação. Verificar se eles estão realmente comendo e usando a caixa de areia, porém, nos demais aspectos, não perturbá-los durante 1 a 2 dias.

Etapa 2 | Manipulação e alimentação manual

- No 2º ou 3º dia de confinamento, começar as sessões de manipulação 3 a 4 vezes/dia, ou com maior frequência, se possível. Usar luvas de proteção e uma toalha para pegar cada filhote. Iniciar com aquele que parece o menos reativo e o mais passível de aceitar o manuseio. Quando um filhote exibe resposta de estresse, seu comportamento pode ter impacto negativo sobre as respostas dos outros. Do mesmo modo, alguns filhotes podem tornar-se menos reativos conforme observam o manuseio tranquilo e calmante de seus irmãos
- Assegurar que a abordagem aos filhotes seja feita lentamente; eles serão menos passíveis de reagir quando os movimentos forem lentos e deliberados. De maneira

segura, envolver e segurar a toalha ao redor do corpo e dos membros do filhote, deixando apenas a cabeça exposta. Segurando o filhote de modo que a cabeça não esteja encarando o operador, possibilitará que o filhote se sinta menos ameaçado, tornando-o menos passível de lutar ou tentar escapar. Fazer a abordagem pela parte de trás e, cuidadosamente, tentar tocar de maneira delicada e friccionar a parte de cima da cabeça do filhote. Falar em um tom delicado. Por papinha para bebê* em uma pequena espátula e colocar na mão para dar ao filhote
- Em geral, quanto maior a frequência com que os filhotes são manipulados, mais rapidamente eles serão domesticados. Por fim, progredir acariciando o corpo do filhote durante as sessões de manipulação.

Etapa 3 | Garantia e continuidade da evolução

- Esperar ver progresso ao longo dos dias seguintes. Os filhotes deverão começar a relaxar durante o manuseio e podem até mesmo começar a fazer festa para o cuidador na parte de frente do transportador. Quando os filhotes já estão aceitando prontamente o manuseio e estão fazendo festa para os cuidadores, eles podem ser liberados em um pequeno cômodo, como um banheiro. Antes da liberação, o cômodo deverá estar "à prova de filhotes felinos". Isso deverá incluir qualquer coisa que possa ser quebrada ou danificada ou, de algum modo, lesivo aos filhotes, bloqueando de maneira

(continua)

Boxe 45.5 Como domesticar filhotes felinos ferozes (*continuação*)

segura quaisquer locais pelos quais os filhotes possam passar rastejando e, no caso de um banheiro, fechando a tampa do vaso sanitário. A manipulação e as sessões de alimentação regulares deverão continuar e os filhotes deverão ser encorajados a interagir com o operador por meio de brinquedos como penas ou varinhas. Brincar é uma parte muito importante do estabelecimento de ligação social
- Não é incomum um ou mais filhotes em uma ninhada progredirem mais lentamente que outros. Eles podem resistir ao manuseio e permanecer assustados, reativos ou agressivos. Nesse caso, o confinamento solitário pode ser extremamente útil. Sem irmãos da ninhada para companheirismo social, o filhote ficará mais desejoso de interagir com um cuidador humano. Isso facilitará muito o processo de domesticação e poderá produzir resultados notáveis.

Etapa 4 | Continuidade da socialização

- Assegurar que o mundo do filhote não "se torne grande demais de maneira muito rápida". Isso é decisivo para impedir o desenvolvimento de medo, que pode atrapalhar o processo. Se for dado muito espaço a ser

explorado rapidamente demais, os filhotes poderão se tornar estressados e amedrontados, procurando, por fim, um local para se esconder. Poderá ser difícil encontrá-los e até mesmo mais difícil pegá-los ou recuperá-los, o que, por sua vez, induzirá mais estresse e poderá comprometer a evolução que eles fizeram
- À medida que os filhotes evoluírem, será importante introduzir operadores diferentes: Eles precisam de uma dose diária sadia de atenção positiva a partir de diferentes cuidadores humanos e quantidades razoáveis de exposição aos sons e às visões das atividades da moradia a fim de se tornarem adequadamente *pets* socializados
- Se adotados em um novo lar, os novos proprietários deverão tomar cuidado especial para introduzir o novo gatinho de maneira muito lenta na nova moradia. O confinamento deverá ser usado para assegurar que o filhote continue a se sentir seguro. Depois que o filhote estiver procurando sair do transportador ou do cômodo pequeno de maneira ativa, em geral ele estará pronto para aventurar-se.

*Papinha de bebê que contenha cebola em pó não deverá ser usada por causa do potencial de efeitos tóxicos a partir desse ingrediente.

Gatos doentes e machucados e o papel do cuidador

Problemas físicos pouco importantes algumas vezes são descobertos depois que um gato foi anestesiado e o exame físico foi realizado. Na experiência da autora, problemas comuns incluem abscessos, feridas, lesões da ponta da cauda, doença dentária e infestação por *Cuterebra*.[17] Todos esses transtornos podem ser tratados com êxito no momento da esterilização cirúrgica. Por outro lado, quando os gatos apresentam sinais de doença ou lesão séria, a eutanásia humanitária deverá ser considerada. Embora sejam exceções, o tratamento contínuo quase nunca pode ser realizado de maneira segura, confiável e humanitariamente administrado a um gato feroz. Contudo, se for tentado o tratamento, é imperativo ter o equipamento apropriado para o manuseio e a guarda seguros e humanitários. As caixas para gatos selvagens e as jaulas de contenção são essenciais para esse fim (Figura 45.20).

Nos casos em que o cuidador tem uma relação prolongada com o gato (p. ex., o gato é parte de uma colônia administrada há anos), a autora presenciou situações em que os gatos aceitavam cuidados quando estavam gravemente enfermos apesar do fato de nunca terem viabilizado a manipulação de qualquer modo. Nesses casos, os cuidadores descobriram "seu" gato em estado de choque (em razão de traumatismo ou infecção grave) e os levaram para cuidados. A terapia foi iniciada e, quando os gatos recuperaram a consciência, prontamente aceitaram o manuseio. Na prática, existem muitas histórias desse tipo por causa da natureza mutável dos estilos de vida dos gatos. Na expe-

riência da autora, os gatos esterilizados e retornados e que são alimentados em base regular podem, cada vez mais, se relacionarem com seus cuidadores com o passar do tempo. Embora possam não viabilizar o manuseio, interagirão a uma distância cada vez mais próxima com o passar do tempo.

Isso dito, quando os gatos não aceitam o manuseio, a provisão de cuidados clínicos pode se mostrar extremamente estressante – e nem sempre é o melhor para o animal. No contexto de esforços de controle da população, recursos financeiros são mais despendidos, maximizando o número de gatos que podem ser esterilizados em vez de fornecer cuidados extremamente determinados para gatos individuais. Não obstante, em alguns casos, a ligação ser humano-animal exigirá medidas adicionais. Muitos cuidadores são profundamente ligados aos gatos de que cuidam, apesar da falta de contato físico direto com eles.

Como ajudar clientes preocupados com gatos de comunidades

Quando surgem preocupações relacionadas com a existência de gatos em colônias administradas, algumas vezes os clientes recorrem ao médico-veterinário para orientações. Na experiência da autora, uma das preocupações mais comuns surge quando os gatos passam a residir em um espaço apertado, embaixo de uma casa, onde eles não são bem-vindos. Embora seja importante para os gatos terem um teto para eles, algumas vezes é necessário impedi-los de residir em determinadas localizações. É fácil fazer isso

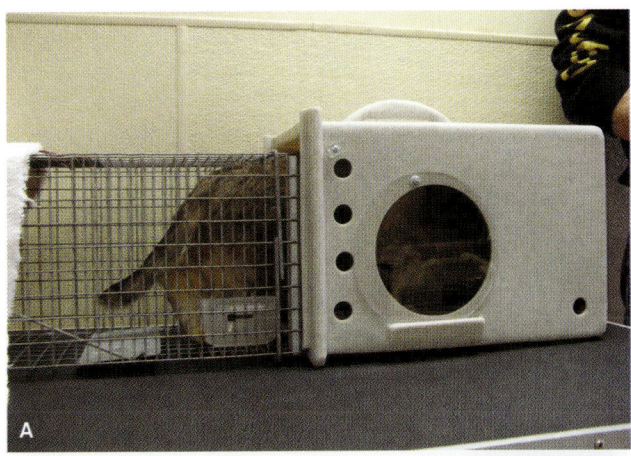

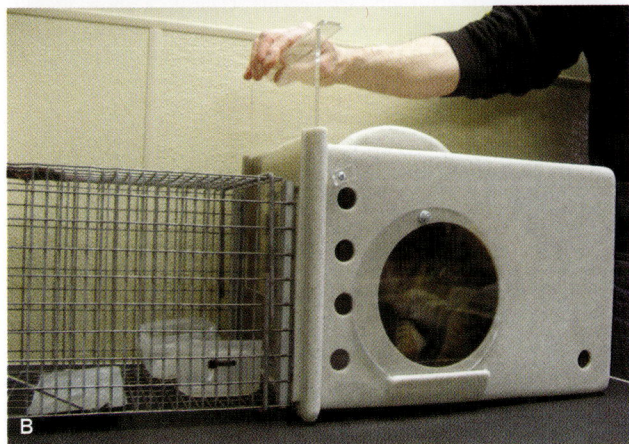

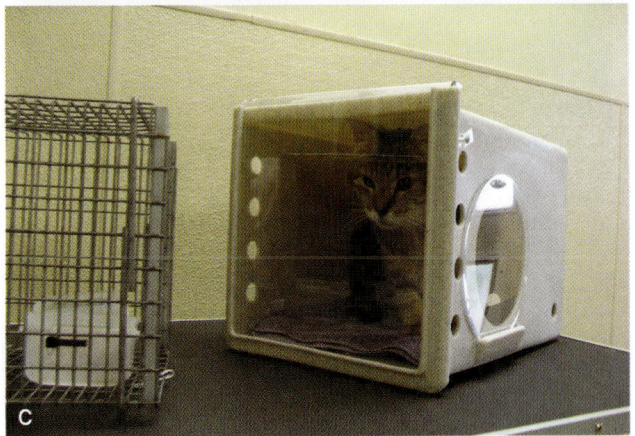

Figura 45.20 Equipamento apropriado é essencial ao tratar de gatos ferozes. **A**, **B** e **C**. Um gato é transferido de maneira segura e humanitária de uma armadilha em caixa para um abrigo para gatos ferozes. O abrigo deverá ser colocado em uma jaula maior para a manutenção por tempo mais prolongado durante o tratamento. Quando necessário, transferir do abrigo para uma jaula a fim de facilitar a administração de medicações.

simplesmente eliminando o acesso a essa área. Entretanto, lacrar o acesso sem planejamento apropriado pode resultar no aprisionamento acidental de gatos sem uma via de fuga, criando sérias preocupações de bem-estar para os animais. No entanto, tais situações podem ser evitadas de maneira fácil e humanitária, empregando-se uma porta de via única: isso possibilitará que os gatos deixem a área, mas tornará impossível seu retorno a ela (Boxe 45.6).

Outra preocupação comum surge quando gatos frequentam jardins e/ou espaços fechados, com areia. Os esforços para excluir os gatos dessas áreas são importantes para a saúde pública, especialmente por causa do risco de zoonoses imposto por ascarídeos, ancilostomídeos e toxoplasmose em decorrência do contato com solo contaminado. Além dos gatos de comunidade, os gatos de estimação também contribuem para esse risco potencial.[10] Deverão ser usadas coberturas nos espaços fechados com areia para crianças e deverão ser usadas luvas ao se praticar jardinagem. Existem irrigadores ativados por movimento, no comércio, que podem ser úteis em alguns casos. Espalhar texturas espinhosas pelo jardim/horta, como pinhas, folhas de azevinho, rede de galinheiro ou tapetes espinhosos especificamente feitos, em especial quando existe sujeira recém-remexida, também pode ser eficaz. Para reduzir os riscos, os vegetais sempre deverão ser bem lavados, e excelente higiene das mãos deverá ser praticada. Mais recursos para clientes com relação a todos os aspectos dos cuidados de gatos de comunidade estão incluídos ao final deste capítulo.

Mudança de gatos para outro local

Às vezes as pessoas podem desejar realocar gatos ferozes em novos locais, ou uma construção importante ou qualquer outro evento pode precisar da mudança de local de uma colônia. No entanto, esse processo é difícil e coloca os gatos em risco porque eles têm fortes instintos relacionados com o lar e quase sempre fogem quando liberados em uma área diferente do seu local de colônia original. Na experiência da autora, quando os cuidadores liberam gatos em locais estranhos, ou esses gatos desaparecem rapidamente, ou sua carcaça é descoberta em uma rodovia próxima. Em alguns casos, os gatos tentam voltar a seus locais originais de moradia dias ou mesmo semanas mais tarde. Um investigador tentou estabelecer colônias de gatos ferozes em um local de fazenda a fim de estudá-los.[47] Sucedendo sua liberação, todos os gatos desapareceram. Por esse motivo, a realocação de colônias de gatos ferozes deve ser vista como último recurso.

Se a mudança não puder ser evitada, os gatos deverão ser confinados por várias semanas na sua nova "casa" antes da liberação. Os gatos deverão ser confinados em recintos fechados grandes o suficiente para acomodar áreas de alimentação e sujeira separadas e também um abrigo para o gato ou outra caixa adequada para esse fim. O local de confinamento deverá estar situado em localização segura, como dentro de um celeiro, um barracão ou outra área protegida. Os cuidadores deverão alimentar os gatos e cuidar deles diariamente durante, no mínimo, 3 semanas antes da liberação. Essa prática possibilita que os gatos se acostumem ao novo local e tornem-se adaptados a uma rotina de alimentação nessa localização. Após a liberação, o gato deverá continuar a ser alimentado na mesma localização em esquema regular. Não é incomum um gato "desaparecer" durante dias ou mais sucedendo a liberação. Contudo, a maioria voltará com o tempo e, por fim, será observada, em geral ao redor do recipiente de alimento, já que têm previsão das horas de alimentação. Quando mais de um gato de uma colônia é realocado, a existência de gatos familiares na nova localização facilita a adaptação de outros.

Programas de captura–esterilização–retorno em larga escala

Os programas de larga escala para esterilizar gatos da comunidade nos EUA se tornaram cada vez mais comuns na última década. Os cuidadores capturam gatos de comunidade para a participação em grandes clínicas de cirurgia. Nessas clínicas, os gatos são esterilizados em série, de modo a promover cuidados de alta qualidade a um grande volume de pacientes. A maioria dos programas usa voluntários treinados a fim de facilitar os cuidados do paciente e assegurar monitoramento constante de gatos durante o processo. Sucedendo a indução de anestesia, os gatos são removidos da armadilha e identificados por meio da afixação física de uma etiqueta em seu corpo, assegurando que eles serão levados de volta à armadilha correta e ao cuidador no final da clínica. Os gatos são examinados, têm a ponta da orelha cortada, são esterilizados cirurgicamente, vacinados, e, a seguir, levados de volta às suas armadilhas limpas, onde são monitorados até que adequadamente recuperados (ver Figura 45.10). Para tornar máxima a eficiência, esses programas com frequência estabelecem "lugares certos" para realizar cada tarefa, usando voluntários treinados para transportar e monitorar gatos entre esses lugares (Figuras 45.21 e 45.22). Protocolos detalhados para o estabelecimento de clínicas de CER em larga escala estão disponíveis *online* (Boxe 45.7).

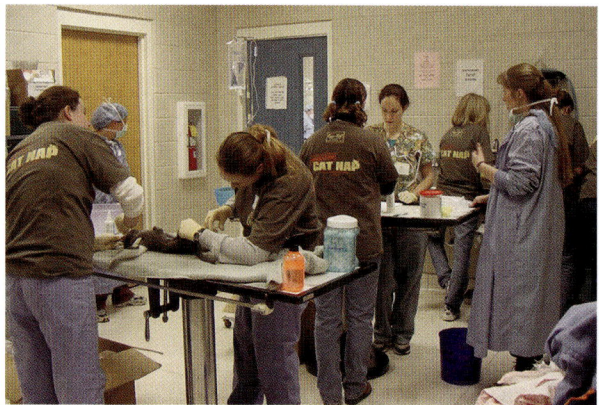

Figura 45.21 Médicos-veterinários e voluntários cuidam de gatos em uma clínica de CER em larga escala. Usando a abordagem de linha de montagem, são proporcionados cuidados de alta qualidade a uma grande quantidade de gatos em diferentes estações apropriadas ao longo da clínica.

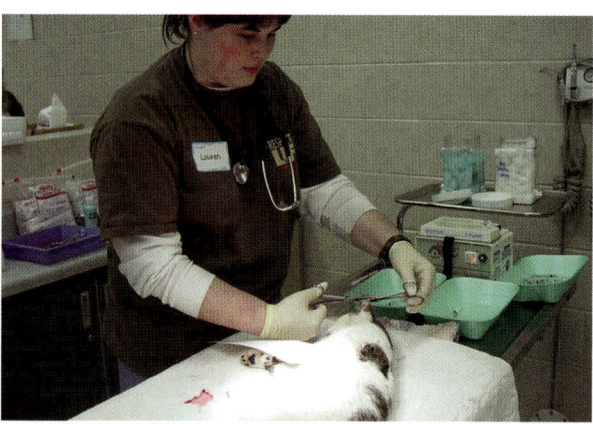

Figura 45.22 O corte da ponta da orelha é realizado de maneira antisséptica em um local apenas para esse fim em uma clínica de CER em larga escala.

Boxe 45.7 Recursos para cuidados de gatos de comunidade

Alley Cat Allies: http://www.alleycat.org
Neighborhood Cats: http://www.neighborhoodcats.org
Operation Catnip: http://www.operationcatnip.org
Feral Cat Spay/Neuter Project: http://www.feralcatproject.org
Feral Cat Coalition: http://www.feralcat.com

Responsabilidade

Como profissionais, os médicos-veterinários deverão sempre estar preocupados com a proteção da responsabilização. Sempre é importante conscientizar os proprietários dos riscos associados a quaisquer procedimentos recomendados e obter deles o consentimento informado para iniciar os serviços. O Boxe 45.8 traz sugestões de declarações

Boxe 45.8 Declarações de formulários de responsabilidade sugeridas envolvendo serviços de empréstimos de armadilhas e CER

- Entendo que este serviço de castração/esterilização é para gatos de comunidade de vida livre, e garanto que pelo melhor do meu conhecimento, esses gatos não têm proprietário. Aceito qualquer responsabilidade que possa ocorrer associada à captura e ao tratamento de um gato que tenha proprietário
- Entendo que todos os gatos terão "a ponta da orelha cortada" pela remoção cirúrgica da ponta da orelha esquerda sob anestesia, de modo que eles serão facilmente identificados como tendo sido esterilizados e vacinados
- Reconheço os riscos impostos por gatos ferozes durante o manuseio, a anestesia e a cirurgia, e eximo _____ de culpa caso um gato enfrente complicações, lesão, fuga ou morte
- Entendo que animais capturados podem ser perigosos e concordo em não abrir armadilha alguma nem segurar qualquer animal capturado a menos que especificamente instruído. Livro _____ de qualquer responsabilidade por quaisquer lesões ou danos em que eu possa incorrer ou causar enquanto capturo, confino, transporto ou libero esses gatos
- Comprometo-me a, sucedendo a cirurgia, proporcionar alimento, água e cuidados necessários, em base regular, aos gatos castrados/esterilizados quando eles retornarem à localização de onde foram tirados. Comprometo-me a cuidar desses gatos indefinidamente e assegurarei um cuidador substituto se eu não for capaz de promover os cuidados adequados. Tenho conhecimento da possibilidade de alguns gatos, uma vez liberados, não retornarem
- Não usarei a armadilha para capturar gatos com proprietário, nem para qualquer outro ato ilegal, e usarei apenas com fim de procedimentos de castração/esterilização ou outro tratamento clínico necessário. Sob nenhuma circunstância esta armadilha deverá ser usada para capturar um animal sadio para destruição ou entrega em instituições de controle animal. Eximo _____ de qualquer responsabilidade decorrente do meu uso da armadilha
- O valor de cada armadilha é de R$_____. Serei responsável pela citada quantia a fim de assegurar seu retorno ou substituição. Concordo que as armadilhas que estou recebendo hoje se encontram em bom estado. Entendo que, se as armadilhas não forem devolvidas em condições semelhantes, Perderei meu depósito para cada armadilha que não esteja em bom estado de funcionamento.

com responsabilidade, tais questões não devem impedir que os médicos-veterinários facilitem o CER. De fato, muitos médicos-veterinários em comunidades pelos EUA trabalham com clientes individuais realizando CER e também com programas organizados de CER em uma base regular.

Conclusão

Como medida única, não se pode esperar que os programas de CER resolvam o problema de gatos de vida livre em comunidades. No entanto, eles têm grande mérito como resposta legítima a colônias de gatos existentes com cuidadores e promovem a conscientização pública de questões de bem-estar relacionadas com gatos. Os programas de CER enfatizam às comunidades que os gatos necessitam e merecem cuidados responsáveis, incluindo esterilização, vacinação, identificação e alimentação, água e abrigo regulares. A provisão de serviços acessíveis e possíveis, financeiramente, de castração/esterilização de gatos de comunidade ajuda gatos, individualmente, e pessoas, e ao mesmo tempo promove cuidados clínicos veterinários para todos os gatos e fornece alternativas humanitárias a abrigos e eutanásia.

Onde emoções e controvérsias circundam métodos de controle de gatos de comunidade, os objetivos do controle e do bem-estar de gatos não devem ser esquecidos. Considerações sempre deverão ser feitas quanto às mensagens que são enviadas por meio dos métodos que se elege empregar. Talvez o maior valor do CER seja promover cuidados e controle de gatos de modo humanitário, estabelecendo exemplo importante para administração responsável de todos os animais.

Agradecimentos

A autora gostaria de agradecer a "Elmer", que destemidamente posou como um gato feroz para demonstrar os diferentes tipos de equipamento para captura humanitária em muitas das ilustrações neste capítulo. Em razão de sua boa natureza imperturbável, ele ronronou durante a maior parte desta sessão de fotos, tornando difícil obter imagens em que ele, de fato, "parecesse feroz"!

Referências bibliográficas

1. American Association of Feline Practitioners (AAFP) position statement on feral cats. Available at http://www.catvets.com/professionals/guidelines/position/?Id=292, published 2007. Accessed April 17, 2010.
2. Alley Cat Allies: Feral cat activist archives. Available at http://www.alleycat.org/NetCommunity/Page.aspx?pid=439. Accessed April 8, 2010.
3. American Bird Conservancy: Resolution on free-roaming cats. Available at http://www.abcbirds.org/abcprograms/policy/cats/Resolution.PDF, published 1997. Accessed April 17, 2010.
4. American Society for the Prevention of Cruelty to Animals: Pet statistics. Available at http://www.aspca.org/about-us/faq/pet-statistics.html. Accessed January 12, 2010.
5. American Veterinary Medical Association (AVMA): Policy statement on free-roaming abandoned and feral cats. Available at http://www.avma.org/issues/policy/animal_welfare/feral_cats.asp, published 2009. Accessed April 17, 2010.
6. American Veterinary Medical Association (AVMA): *Center for information management: U.S. pet ownership and demographics sourcebook*, 2007 ed, Schaumburg, Ill, 2007, AVMA.

para formulários de responsabilidade envolvendo programas de CER, incluindo o empréstimo de armadilhas. Alguns médicos-veterinários possibilitam que os clientes "verifiquem" as armadilhas como parte do serviço que eles prestam, a fim de facilitar a castração e a esterilização de gatos de comunidade. É importante discutir esses serviços com o seu provedor de seguros a fim de assegurar a cobertura, se houver uma reclamação. Apesar da necessidade de estar ciente das questões potenciais relacionadas

7. Beaver BV: Fractious cats and feline aggression, *J Feline Med Surg* 6:13, 2004.

8. Burrow R, Wawra E, Pinchbeck G et al: Prospective evaluation of postoperative pain in cats undergoing ovariohysterectomy by a midline or flank approach, *Vet Record* 158:657, 2006.

9. Coleman GT, Atwell RB: Use of fipronil to treat ear mites in cats, *Aust Vet Pract* 29:168, 1999.

10. Dabritz HA, Atwill ER, Gardner IA et al: Outdoor fecal deposition by free-roaming cats and attitudes of cat owners and nonowners towards stray pets, wildlife and water pollution, *J Am Vet Med Assoc* 229:74, 2006.

11. Dorn AS: Ovariohysterectomy by the flank approach, *Vet Med Small Anim Clin* 70:569, 1975.

12. Dybdall K, Strasser R, Katz T: Behavioral differences between owner surrender and stray domestic cats after entering an animal shelter, *Appl Anim Behav Sci* 104:85, 2007.

13. Fischer SM, Quest CM, Dubovi EJ et al: Response of feral cats to vaccination at the time of neutering, *J Am Vet Med Assoc* 230:52, 2007.

14. Greene CE, Addie DD: Feline parvovirus infection. In Greene CE, editors: *Infectious diseases of the dog and cat*, ed 3, Philadelphia, 2006, Saunders, p 78.

15. Griffin B: Scaredy cat or feral cat? *Animal Sheltering* Nov/Dec:57, 2009.

16. Griffin B: Prolific cats: the impact of their fertility on the welfare of the species, *Compend Contin Edu Pract Vet* 23:1058, 2001.

17. Griffin B: *unpublished data*. Scott-Ritchey Research Center, Auburn University, Auburn, Ala, 2004.

18. Griffin B, DiGangi B, Bohling M: A review of neutering cats. In August JR, editor: *Consultations in feline internal medicine*, ed 6, St Louis, 2009, Saunders Elsevier, p 776.

19. Griffin B, Hume KR: Recognition and management of stress in housed cats. In August JR, editor: *Consultations in feline internal medicine*, ed 6, St Louis, 2009, Saunders Elsevier, p 717.

20. Grint NJ, Murison PJ, Coe R et al: Assessment of the influence of surgical technique on postoperative pain and wound tenderness in cats following ovariohysterectomy, *J Feline Med Surg* 8:15, 2006.

21. Hughes KL, Slater MR, Haller L: The effects of implementing a feral cat spay/neuter program in a Florida county animal control service, *J Appl Anim Welf Sci* 5:285, 2002.

22. Humane Society of the United States: How-to series: how to use a control pole. Available at http://www.animalsheltering.org/resource_library/magazine_articles/sep_oct_1996/asmSO96_howto.pdf, published 2006. Accessed April 17, 2010.

23. Kelly GE: The effect of surgery in dogs on the response to concomitant distemper vaccination, *Aust Vet J* 56:556, 1980.

24. Krzaczynski J: The flank approach to feline ovariohysterectomy (an alternate technique), *Vet Med Small Anim Clin* 69:572, 1974.

25. Levy JK: Feline leukemia virus and feline immunodeficiency virus. In Miller L, Hurley KF, editors: *Infectious disease management in animal shelters*, Ames, Iowa, 2009, Blackwell, p 307.

26. Levy J: Feral cat management. In Miller L, Zawistowksi S, editors: *Shelter medicine for veterinarians and staff*, Ames, Iowa, 2004, Blackwell, p 377.

27. Levy JK, Crawford, PC: Humane strategies for controlling feral cat populations, *J Am Vet Med Assoc* 225:1354, 2004.

28. Levy JK, Crawford C, Hartmann K et al: 2008 American Association of Feline Practitioners' feline retrovirus management guidelines, *J Feline Med Surg* 10:300, 2008.

29. Levy JK, Gale DW, Gale LA: Evaluation of the effect of a long-term trap-neuter-return and adoption program on a free-roaming cat population, *J Am Vet Med Assoc* 222:42, 2003.

30. Levy JK, Scott HM, Lachtara JL, et al: Seroprevalence of feline leukemia virus and feline immunodeficiency virus infection in cats in North America and risk factors for seropositivity, *J Am Vet Med Assoc* 228:371, 2006.

31. Longcore T, Rich C, Sullivan LM: Critical assessment of claims regarding management of feral cats by trap-neuter-return, *Conserv Biol* 23:887, 2009.

32. Looney AL, Bohling MW, Bushby PA et al: The Association of Shelter Veterinarians veterinary medical care guidelines for spay-neuter programs, *J Am Vet Med Assoc* 233:74, 2008.

33. Lowe SE, Bradshaw JWS: *Effects of socialisation on the behaviour of feral kittens, Proc Third Int Congress Vet Behav Med*, Vancouver, British Columbia, 2001, p 68.

34. Luria BJ, Levy JK, Lappin MR et al: Prevalence of infectious diseases in feral cats in Northern Florida, *J Feline Med Surg* 6:287, 2004.

35. McGrath H, Hardie RJ, Davis E: Lateral flank approach for ovariohysterectomy in small animals, *Compend Contin Educ Pract Vet* 26:922, 2004.

36. Miller J: The domestic cat: perspectives on the nature and diversity of cats, *J Am Vet Med Assoc* 208:498, 1996.

37. Miyamoto T, Taura Y, Une S et al: Immunological responses after vaccination pre- and post-surgery in dogs, *J Vet Med Sci* 57:29, 1995.

38. Neville PF, Remfry J: Effect of neutering on two groups of feral cats, *Vet Record* 144:447, 1984.

39. Nutter FB, Levine JF, Stoskopf MK: Reproductive capacity of free-roaming domestic cats and kitten survival rate, *J Am Vet Med Assoc* 225:1399, 2004.

40. Patronek G: Free-roaming and feral cats: their impact on wildlife and human beings, *J Am Vet Med Assoc* 212:218, 1998.

41. Patronek GJ, Sperry E: Quality of life in long term confinement. In August JR, editor: *Consultations in feline internal medicine*, ed 4, Philadelphia, 2001, WB Saunders, p 621.

42. Reese MJ, Patterson EV, Tucker SJ et al: Effects of anesthesia and surgery on serological responses to vaccination in kittens, *J Am Vet Med Assoc* 233:116, 2008.

43. Robertson S: A review of feral cat control, *J Fel Med Surg* 10:366, 2008.

44. Richards JR, Elston TH, Ford RB et al: The 2006 American Association of Feline Practitioners Feline Vaccine Advisory Panel report, *J Am Vet Med Assoc* 229:1405, 2006.

45. Scarampella F, Pollmeier M, Visser M et al: Efficacy of fipronil in the treatment of feline cheyletiellosis, *Vet Parasit* 129:333, 2005.

46. Scott KC, Levy JK, Gorman SP et al: Body condition of feral cats and the effect of neutering, *J Appl Anim Welf Sci* 5:203, 2002.

47. Smith RE, Shane SM: The potential for the control of feral cat populations by neutering, *Feline Pract* 16:21, 1986.

48. Slater MR: *Community approaches to feral cats: problems, alternatives, and recommendations*, Washington, DC, 2002, Humane Society Press.

49. Soulebot JP, Brun A: Experimental rabies in cats: immune response and persistence of immunity, *Cornell Vet* 71:311, 1981.

50. Stoskopf MK, Nutter FB: Analyzing approaches to feral cat management—one size does not fit all, *J Am Vet Med Assoc* 225:1361, 2004.

51. Subacz KB: Impact assessment of a trap-neuter-return program on selected features of Auburn, Alabama feral cat colonies. Unpublished graduate thesis: Auburn Univeristy, Ala. Available at http://etd.auburn.edu/etd/handle/10415/1101, 2008. Accessed June 4, 2011.

52. Wildlife Society: Position statement on feral and free-ranging domestic cats. Available at http://joomla.wildlife.org/documents/positionstatements/28-Feral%20&%20Free%20Ranging%20Cats.pdf, published 2006. Accessed April 17, 2010.

53. Wilson FD, Balasubramanian NN: The lateral approach for the spaying of canines and felines, *Indian Vet J* 44:1052, 1967.

Bem-estar da População | Manutenção da Saúde Física e do Comportamento dos Gatos

Brenda Griffin

Embora os especialistas em felinos geralmente sejam bem versados na criação de programas de bem-estar adaptados individualmente para gatos, a otimização da saúde de uma população de gatos requer conhecimento adicional e impõe desafios únicos, que variam conforme diversos fatores, inclusive a natureza e o propósito da população em questão. Na verdade, os médicos-veterinários podem ser solicitados a elaborar programas de cuidados de saúde para populações de gatos em vários contextos – desde instituições que abrigam animais de laboratório a abrigos de animais, serviços de resgate e adoção domésticos, santuários que preservam a vida dos gatos, gatis de criação ou casas onde vivem muitos gatos. Qualquer que seja o contexto, a abordagem sistemática à saúde do grupo é decisiva para o sucesso.

Componentes do bem-estar

O *Dicionário Webster* define bem-estar como "a qualidade ou estado de boa saúde, em especial com um objetivo ativo em vista".[80] Assegurar a saúde de uma população requer planejamento cuidadoso e implementação ativa de protocolos de bem-estar abrangentes que visem tanto à saúde do animal quanto às condições ambientais (Figura 46.1).[41] Para garantir o bem-estar, não é suficiente preservar a saúde física. Por exemplo, um gato pode estar em boas condições físicas e sem infecções ou outras doenças físicas, mas sofrendo com estresse grave e ansiedade. Nesse caso, não se pode avaliar sua saúde porque seu estado comportamental (emocional) compromete tanto sua saúde quanto seu bem-estar. Portanto, a saúde física e a comportamental são componentes essenciais do bem-estar, de modo que os cuidados de saúde preventivos devem ser voltados para ambos os aspectos.

Ao se considerar o bem-estar, também tem importância fundamental cuidar do ambiente e da população. Mesmo as instituições mais bem planejadas não podem favorecer a saúde em um ambiente com vários gatos sem a implementação de protocolos ambientais voltados para o bem-estar. Na prática com pequenos animais, o bem-estar ambiental em geral não é enfatizado simplesmente porque muitos proprietários estão acostumados a proporcionar ambiente razoavelmente sadio para seus animais de estimação. Em contraste, um programa estruturado voltado para o bem-estar ambiental é essencial no contexto de uma população,

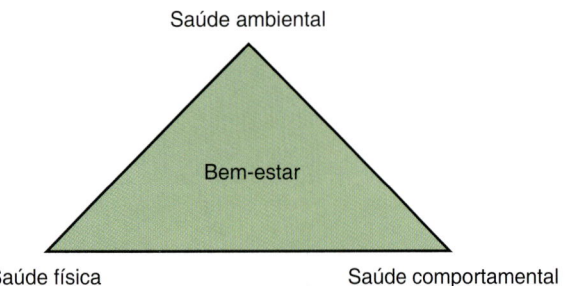

Saúde ambiental

Bem-estar

Saúde física   Saúde comportamental

Figura 46.1 Inter-relação dos componentes do bem-estar de uma população. Para otimizar a saúde dos felinos, os programas de bem-estar precisam ser estruturados com cuidado, no sentido de promover tanto a saúde física quanto a comportamental dos animais, que estão intimamente ligadas ao seu ambiente, tornando decisiva a abordagem sistemática às condições ambientais.

qualquer que seja a instituição física real. São essenciais medidas proativas para manter os ambientes limpos, em boas condições sanitárias e não superpovoados – onde os gatos sejam separados pela faixa etária e pelas condições de saúde, além da existência de esquemas diários regulares de cuidados por pessoas bem treinadas e dedicadas.[41]

Objetivos de um programa de bem-estar populacional

Em termos simples, os objetivos primordiais de um programa de bem-estar populacional são otimizar tanto a saúde física como a emocional dos gatos, bem como evitar a transmissão de doenças zoonóticas. Em outras palavras, um programa de bem-estar populacional deve ser elaborado para manter os animais "sadios e felizes" e os cuidadores em segurança.[41] Não é difícil identificar uma população sadia de gatos. Quando os protocolos de bem-estar são bem-sucedidos, os gatos "parecem saudáveis" e "agem como gatos normais". Em outras palavras, eles parecem estar em boas condições físicas e exibem uma variedade de comportamentos felinos normais, que incluem comer, espreguiçar-se, fazer a autolimpeza, afiar as unhas, coçar-se, brincar, roçar-se em objetos para demarcar território, dormir e, se permitido, fazer a corte e acasalar. Do mesmo modo que alterações no aspecto físico de um gato devem alertar o médico-veterinário para problemas potenciais, a ausência de tais atividades e comportamentos normais nos membros de um grupo deve chamar a atenção para a possibilidade de algo anormal.

Os objetivos de bem-estar precisam incluir a manutenção da saúde dos animais como indivíduos e da população como um todo. No contexto da população, os indivíduos com problemas físicos ou de comportamento servem como indicadores ou "barômetros" dos cuidados e das condições de saúde da população. Quando os indivíduos estão doentes, sua saúde e seu bem-estar são sempre uma prioridade, mas também devem levar o médico-veterinário a questionar, imediatamente, "por que o indivíduo está doente, qual a causa de sua doença e como evitar que ela acomete outros?".

Objetivos mais específicos variam, dependendo da população em questão e de sua finalidade. Por exemplo, em um abrigo de animais, as metas específicas de um programa de bem-estar poderiam incluir a diminuição da incidência e da prevalência de doenças infecciosas no abrigo, bem como da taxa de retorno de gatos ao abrigo por problemas de comportamento, o aumento da taxa de adoção, e assim por diante. No contexto de uma colônia de reprodução, as metas poderiam incluir aumento do peso dos filhotes ao nascimento, queda da mortalidade neonatal ou maior socialização dos filhotes. A identificação e o rastreamento de fatores mensuráveis (em geral conhecidos como alvos de desempenho na medicina de grandes animais) possibilitam medir o progresso desses objetivos. Assim que os dados básicos (como as taxas de doença) são estabelecidos, é possível medir o impacto da alteração de protocolos na população saudável avaliando-se as metas de desempenho. Tanto os registros clínicos como um sistema de vigilância regular e relatórios são necessários ao rastreamento adequado e ao acesso a tendências na saúde animal.[41]

Vigilância da saúde | Rondas diárias

O reconhecimento precoce é decisivo para o controle eficaz de doenças infecciosas e problemas de comportamento em um grupo. Portanto, deve haver um sistema regular de vigilância da saúde para monitorar cada indivíduo. No contexto de uma população, as "rondas diárias" representam o fundamento de um programa eficiente de saúde animal. As rondas devem ser conduzidas pelo menos 1 vez/dia (de preferência 2 vezes ou mais, dependendo das necessidades de cada gato) para o monitoramento e a avaliação da saúde física e emocional dos animais. Cuidadores com treinamento clínico devem observar visualmente cada animal e seu ambiente, fazendo anotações sobre consumo de água e alimento, micção, defecação, atitudes, comportamento, deambulação e sinais de doença, dor ou outros problemas. o monitoramento deve ser feito antes da limpeza do ambiente, de modo que possam ser observados o consumo de alimento e a condição do alojamento, inclusive a existência de fezes, urina ou vômito. Como alternativa, os dados da observação podem ser completados pelos cuidadores durante a limpeza e revistos em outras rondas. Qualquer gato detectado com algum problema, quer sejam sinais de infecção respiratória, diarreia, ansiedade ou dor óbvia, sofrimento ou estresse, deve ser examinado e tratado sem demora. Independentemente do tempo de estadia, a avaliação diária regular é indispensável à identificação de novos problemas (clínicos ou de comportamento) que possam surgir, de maneira que possam ser identificados e resolvidos a tempo para assegurar o bem-estar de cada animal e da população.

Normas e elaboração do protocolo

Além do reconhecimento precoce de problemas de saúde, a ação imediata é decisiva para limitar eficazmente sua morbidade. O ideal é que todas as instituições onde haja muitos gatos tenham normas e protocolos escritos em local visível que detalhem o que fazer quando houver problemas clínicos e de comportamento.[41,51,54] Um comitê ou uma equipe de indivíduos que inclua uma equipe médica, tratadores e cuidadores pode estabelecer e supervisionar o cumprimento dessas normas e protocolos. Tais protocolos servem como diretrizes para triagem sistemática e cuidados com os animais, além de ajudar a evitar demora na assistência que possa ocorrer se tais planos não forem postos em prática. As normas e os protocolos devem basear-se em fatos clínicos, considerando a finalidade ou missão da entidade e a disponibilidade de recursos para os cuidados. Devem, ainda, incluir a definição ou descrição da doença ou condição em questão, bem como dos métodos que serão usados para o diagnóstico e a orientação geral quanto à manipulação e ao destino dos gatos acometidos. Além disso, os protocolos devem incluir detalhes sobre notificação, alojamento, descontaminação, tratamento e documentação (Boxe 46.1).

indicado) pela equipe médica e por quem observa o comportamento dos gatos, considerando o máximo possível de informação.[76,109] As "Cinco Liberdades", descritas originalmente pelo Farm Animal Welfare Council na década de 1970, representam um marco de referência para assegurar a qualidade de vida ou o bem-estar dos animais[35] (Boxe 46.2). Tais princípios constituem um recurso útil aplicável a várias situações e espécies, sendo aceitos em ampla escala e endossados pelos especialistas em cuidados com os animais.

Muitas agências têm adotado as Cinco Liberdades como base das recomendações para padrões mínimos de cuidados com muitas espécies, inclusive gatos que vivem em gatis, abrigos e instituições de pesquisa.[7,13,54,87] Os dogmas das Cinco Liberdades definem os objetivos essenciais e implicam critérios para a avaliação, mas não descrevem os métodos pelos quais chegar aos resultados. Qualquer que seja o contexto, os programas de bem-estar populacional devem assegurar as Cinco Liberdades para todos os gatos.

Boxe 46.1 Tópicos sugeridos para normas e protocolos de cuidados de saúde[41,51]

Para cada doença ou problema em questão, deve-se incluir o seguinte:

- Definição ou descrição (incluindo causa, transmissão [se for o caso] e risco para outros animais, inclusive pessoas)
- Descrição dos métodos que serão usados para o diagnóstico
- Critérios para notificação e contato para informação sobre o(s) indivíduo(s) que deve(m) ser notificado(s)
- Normas gerais descrevendo a manipulação e o destino dos gatos acometidos
- Descrição dos procedimentos para alojamento e isolamento dos gatos acometidos
- Descrição dos procedimentos de descontaminação, se necessário
- Critérios para tratamento, se for o caso
  - Quem pode iniciar o tratamento?
  - Quem é responsável pelo tratamento?
  - Como a recuperação será monitorada e definida?
  - Como se define a falha do tratamento?
- Descrição do prontuário clínico mantido e outra documentação de casos.

Boxe 46.2 As Cinco Liberdades[35]

1. Liberdade para saciar a sede, a fome e evitar a subnutrição, proporcionando-se pronto acesso a água fresca e alimentação que mantenha a saúde e o vigor
2. Liberdade para acabar com o desconforto, proporcionando-se ambiente adequado que inclua abrigo e uma área confortável para repouso
3. Liberdade de não sentir dor, nem ter lesão e doença, mediante a prevenção ou o diagnóstico e tratamento rápidos
4. Liberdade para expressar um comportamento normal providenciando-se espaço suficiente, instalações adequadas e a companhia de animais da mesma espécie
5. Liberdade para não ter medo e estresse, assegurando-se condições que evitem sofrimento mental.

Tomada de decisão clínica e eutanásia

As decisões clínicas devem ser consideradas no contexto da saúde da população e individual, ao mesmo tempo que levam em conta o bem-estar dos animais e a disponibilidade dos recursos destinados aos cuidados. Quando um grande número de animais está envolvido, podem surgir situações em que a saúde e o bem-estar dos animais não possam ser mantidos no caso de cada animal como indivíduo. As razões podem ser doenças físicas ou distúrbios do comportamento, ou mesmo condições do ambiente que tenham impacto negativo sobre a saúde do animal, como a superpopulação. Qualquer que seja a causa, pode ser necessária a eutanásia dos indivíduos acometidos se não houver outra solução para aliviar o sofrimento dos animais ou proteger a saúde da população. Tais decisões podem ser difíceis e um desafio emocional, especialmente nas circunstâncias em que seria fácil tratar o indivíduo ou acomodá-lo de outra maneira se houvesse os recursos

---

Qualidade de vida e as cinco liberdades

Como a avaliação da qualidade de vida é responsabilidade de cada médico-veterinário, por ser quem orienta os cuidados clínicos destinados aos animais, também é parte importante da saúde e do monitoramento da população. Os fatores que afetam o bem-estar físico e mental são amplos, complexos e geralmente variam muito entre os indivíduos.[76] Não há critérios exatos para uma estimativa objetiva da qualidade de vida dos gatos. No entanto, avaliações subjetivas podem e devem ser feitas a intervalos regulares (semanalmente, ou mesmo diariamente, conforme

adequados. Entretanto, tais decisões podem ser determinantes para controle de doenças, bem-estar dos animais e saúde da população.

Isso quer dizer que a eutanásia nunca deve ser um substituto para manejo e cuidados apropriados. Na verdade, há uma necessidade crítica de um programa abrangente de bem-estar em cada contexto com muitos gatos. É inadmissível abrigar animais em condições que possam causar doenças e mal-estar, podendo-se esperar tais condições quando não há programas de bem-estar e bom monitoramento dos mesmos.[41]

Quando as instituições optam por abrigar gatos com problemas clínicos ou de comportamento, é preciso que sejam providenciados cuidados veterinários adequados. É indispensável a implementação, em tempo hábil, de um plano humanitário para diagnóstico, tratamento, manejo, monitoramento e alojamento dos animais. Ao se determinar se gatos com necessidades especiais podem ser cuidados com humanidade no contexto de uma população, é preciso colocar em prática os seguintes objetivos e considerações: Que medidas precisam ser implementadas para evitar a transmissão da doença para outros gatos ou pessoas? Realmente é possível proporcionar os cuidados adequados? Os cuidados prestados resultarão na cura ou no tratamento adequado da doença ou problema de comportamento? A instituição pode arcar com o custo dos cuidados e dispõe de tempo para oferecê-los? Até que ponto isso vai causar impacto nos recursos disponíveis para os outros gatos? No caso de abrigos, outras considerações devem incluir: O gato pode ser adotado? Que etapas podem ser cumpridas para minimizar o tempo necessário para o tratamento? Se o gato não pode ser adotado, há opções de cuidados humanitários a longo prazo no abrigo? Que tipo de avaliação do bem-estar será feito para medir a qualidade de vida no abrigo?[41]

Prevenção de problemas

Doenças infecciosas e problemas de comportamento são comuns em ambientes com muitos gatos. Não há dúvida de que o antigo adágio "prevenir é melhor que remediar" é verdadeiro. O bem-estar sempre começa com a prevenção, muito mais eficiente em termos de tempo e custo que o tratamento, sendo mais favorável para os animais e os cuidadores. Com isso em mente, os programas de bem-estar na população devem fornecer abordagens holísticas de base ampla em termos de cuidados preventivos, em vez de basear-se no controle de uma única doença ou problema, qualquer que seja seu contexto.

A manutenção de boa saúde ou bem-estar é um desafio especial em populações com alta rotatividade e intercâmbio de gatos de várias idades e suscetibilidades, como nos abrigos. As doenças infecciosas podem tornar-se endêmicas em instituições que abrigam populações de animais. Mesmo em populações fechadas, pode ser difícil excluir ou eliminar certos patógenos depois que são introduzidos. É importante observar que vírus respiratórios superiores, dermatófitos e coccídeos estão entre os agentes patogênicos de controle mais difícil por causa de sua persistência no ambiente por meio de portadores e/ou resistência à desinfecção.

Em particular, a doença respiratória superior é a afecção endêmica mais comum em populações de gatos e sua prevenção completa é impossível em uma população fechada. O herpes-vírus felino do tipo 1 (FHV-1) e o calicivírus felino (FCV) foram implicados como causadores da maioria das infecções, com ambos induzindo estados persistentes de portador e estando bastante disseminados na população felina.[36] Os gatos que se recuperam da infecção com o FHV-1 permanecem infectados de maneira latente e eliminam o vírus intermitentemente, em especial após períodos de estresse. Os portadores do FCV eliminam-no continuamente por meses a anos após a infecção. Uma variedade de outros patógenos virais e bacterianos também pode contribuir para a doença respiratória superior em felinos, com espécies de *Bordetella*, *Chlamydophila* e *Mycoplasma* sendo problemáticas em algumas populações. A peritonite infecciosa felina (PIF) é outra doença quase impossível de erradicar em um ambiente com muitos gatos e pode-se esperar a ocorrência de casos esporádicos, especialmente em gatos jovens.[93] Felizmente, programas de bem-estar apropriados podem limitar bastante a incidência e a gravidade de doenças, mesmo no caso de patógenos de controle difícil.

Papel do estresse

O ambiente com muitos gatos também proporciona possibilidades enormes de induzir estresse. Em decorrência de sua biologia única, os gatos são particularmente propensos ao estresse agudo e ao medo em novos ambientes. Qualquer coisa não familiar a um gato pode desencadear apreensão, ativando uma resposta de estresse. O confinamento em ambiente novo pode resultar em ampla variedade de indicadores comportamentais de estresse, incluindo hipervigilância, fingir sono, esconder-se constantemente, menor atividade e perda do apetite, entre outros. A longo prazo, se os gatos não conseguirem se aclimatar ou lidar com o ambiente, pode haver estresse crônico, medo, frustração ou sensação de desamparo. Em contextos de grupo, os sinais de estresse também podem manifestar-se com aumento dos problemas de comportamento, inclusive marcação de território com urina, micção em jato ou outro tipo de eliminação inadequada e/ou agressividade.[46] O estresse não apenas tem o potencial de um impacto negativo na saúde emocional como também na física. A ligação estreita entre estresse e imunidade foi bem descrita. De fato, o estresse é um fator que leva ao desenvolvimento de doenças infecciosas e tem importância particular na patogenia de infecções respiratórias superiores em felinos.[37,47] Os programas de bem-estar que reduzem o estresse também servem para minimizar a morbidade de doenças infecciosas.

Considerações sobre a transmissão de doenças infecciosas

Apesar da possibilidade de que os agentes infecciosos nunca são completamente eliminados do ambiente, ainda assim é possível manter a boa saúde porque o desenvolvimento de doença é determinado por uma interação complexa de muitos fatores do hospedeiro, do agente infeccioso e do ambiente. O não esquecimento desses fatores leva a um contexto racional para muitas das recomendações descritas neste capítulo.

Alguns dos fatores do hospedeiro que influenciam a saúde e o desenvolvimento de doença incluem idade, sexo e estado reprodutivo, a condição imune, a corporal, a ocorrência de estresse e a genética.[39] A quantidade e a duração de exposição a um agente infeccioso (*i. e.*, o "efeito da dose"), bem como sua virulência e a via de inoculação, também influenciam a probabilidade e a gravidade das doenças. Além disso, as condições do ambiente contribuem para o desenvolvimento de doenças infecciosas, incluindo fatores como a densidade nos alojamentos, as condições sanitárias e as oscilações de temperatura e na qualidade do ar. O fato de que as doenças resultam de uma combinação tão grande de fatores enfatiza a importância de uma abordagem holística e de base ampla para o bem-estar das populações.

Princípios gerais do controle de doenças infecciosas

Quando ocorre doença infecciosa em uma população, os princípios gerais do controle dessas doenças devem orientar a resposta. Eles incluem:

- Remoção dos animais infectados da população
- Vacinação em massa
- Tratamento em massa
- Quarentena ou confinamento dos animais que chegam
- Revisão dos procedimentos de manejo (animais e ambiente)
- Instruções para a equipe e comunicação entre ela.

Junto com a vigilância estrita para assegurar o reconhecimento precoce de doença, essas medidas servem como fundamento de todos os esforços de controle na vigência de doença. Contudo, o melhor método de controle de doença é sempre a prevenção.

Elementos essenciais do programa de bem-estar em uma população

Ao criar programas de medicina preventiva para uma população, é preciso considerar todos os componentes do bem-estar e da saúde física, comportamental e ambiental.[41] Quanto à promoção da saúde física, os programas de bem-estar devem considerar os seguintes elementos essenciais:

- Anamnese e exame físico do paciente
- Testes para a doença
- Vacinação
- Controle/prevenção de parasitas
- Castração
- Nutrição adequada

- Autolimpeza
- Prevenção de doença periodontal
- Cuidados específicos da raça.

Da mesma maneira, para se promover o bem-estar comportamental, os programas devem incluir os seguintes elementos essenciais:

- História e comportamento alimentares
- Alojamentos adequados
- Acompanhamento social
- Atividade física e mental
- Rotinas diárias consistentes.

Por fim, os protocolos de bem-estar que visem à criação de um ambiente capaz de promover a saúde precisam levar em conta os seguintes elementos essenciais:

- Densidade populacional
- Limpeza e desinfecção
- Padrões de segregação e trânsito
- Aspectos operacionais na instituição (p. ex., calor–ventilação–ar-condicionado [CVAC], controle de ruídos e pestes, treinamento da equipe).

Manutenção de prontuário clínico e identificação dos gatos

A implementação de protocolos de bem-estar em uma população e a garantia de qualidade e tempo hábil requerem sistemas confiáveis de manutenção dos registros médicos e a identificação dos animais. Qualquer que seja o sistema usado, os procedimentos de manutenção dos registros médicos devem estar de acordo com a legislação estadual e local, as diretrizes fornecidas pelas associações veterinárias estaduais e nacionais, bem como, no caso de animais de laboratório, as regulamentações prescritas por lei federal e, nos EUA, pelo Institute for Laboratory Animal Research e pelos Institutional Animal Care and Use Committees. São preferíveis registros informatizados, mas também podem ser usados os escritos à mão. Os primeiros têm a vantagem de ser relatos mecanizados, o que facilita a detecção e o monitoramento das tendências de saúde na população. Um registro médico deve ser preparado para cada gato e incluir a data em que ele chegou, seu número de identificação (ID), data de nascimento, sexo, raça e uma descrição física, bem como os achados ao exame físico e do comportamento. Além disso, deve conter, ainda, as dosagens de todos os fármacos administrados e as respectivas vias de administração, inclusive vacinas, produtos para o controle de parasitas, outros tratamentos e agentes anestésicos; os resultados de quaisquer exames diagnósticos e procedimento(s) cirúrgico(s) realizados, mais qualquer outra informação pertinente a respeito da condição do animal. Podem ser usados exames e relatórios cirúrgicos padronizados, mas que possibilitem acréscimos, quando necessário.

A identificação de gatos por uma faixa no pescoço, coleira e medalha, tatuagem, brinco e/ou um *microchip* também é essencial aos cuidados de saúde preventiva e a vigilância subsequente dos indivíduos.[45] Sempre que possível, alguma maneira de identificação deve ser afixada fisicamente a cada gato. Além disso, as jaulas devem conter o número e/ou nome de identificação do gato que as ocupa.

Coleiras de identificação

Ao contrário da crença popular, a maioria dos gatos pode usar coleira com segurança e conforto.[65] Muitas instituições usam coleiras descartáveis, incluindo as comerciais de plástico, ou faixas de papel no pescoço feitas para animais ou semelhantes às pulseiras hospitalares usadas em pacientes humanos (Figura 46.2). Coleiras comerciais para gatos com uma medalha contendo o ID afixado também são uma boa opção (Figura 46.3). Algumas instituições preferem coleiras de segurança que podem ser rompidas se ficarem presas em algo. Até mesmo filhotes podem usar coleiras e elas são especialmente benéficas, porque eles se acostumam a usá-las desde tenra idade.

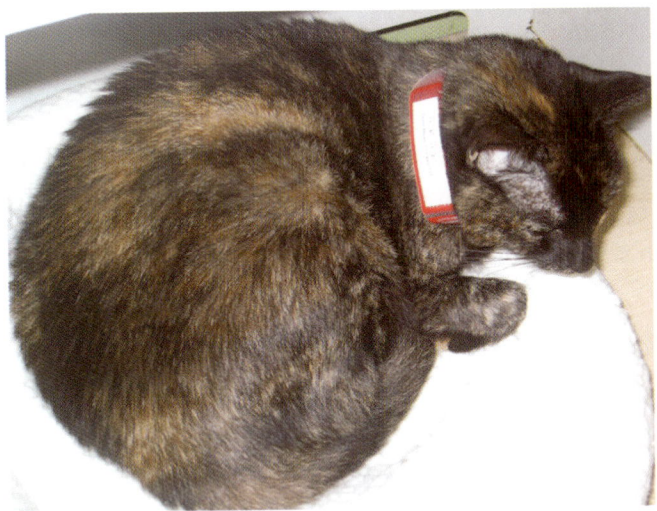

Figura 46.2 Uma faixa de plástico no pescoço, destinada a animais, serve como coleira de identificação para esse gato em um abrigo.

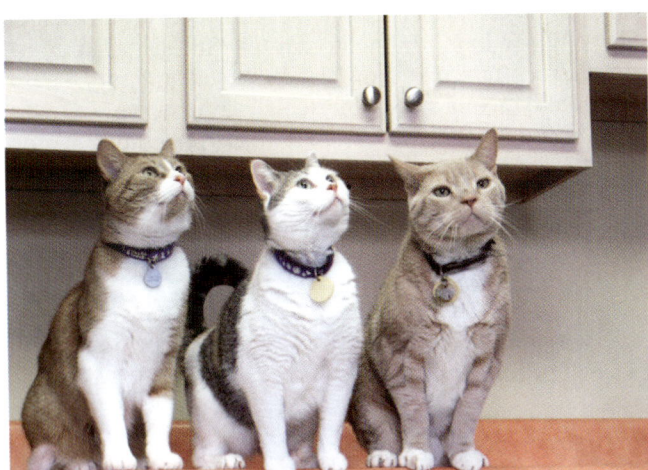

Figura 46.3 Gatos em um gatil particular, com coleiras contendo medalhas de identificação. A identificação visual é essencial para gatos, em qualquer contexto, e a maioria pode usar coleiras com segurança e conforto.

Microchips

Também são utilizados para identificação, sendo seguros e simples de implantar (Figura 46.4). O procedimento é bem tolerado pela maioria dos gatos, sem necessidade de sedação. Ao contrário dos meios visuais de identificação, é preciso um escaneador para a identificação positiva de um animal com *microchip*. Por essa razão, geralmente os *microchips* são usados em conjunto com algum meio de identificação visual e servem como meio permanente importante de identificação. No Boxe 46.3 há uma descrição da técnica para escaneamento de um *microchip*.

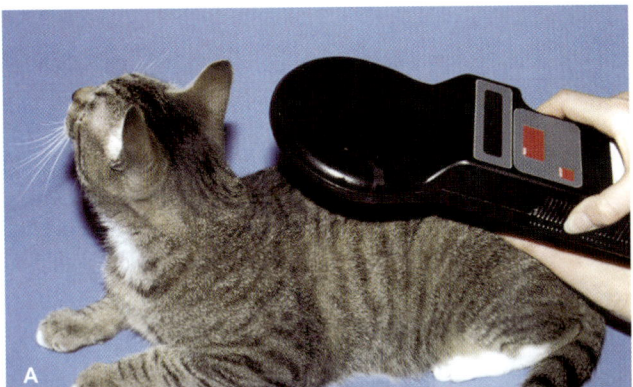

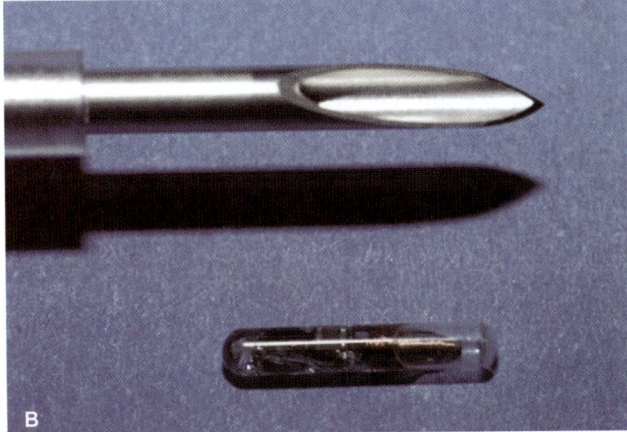

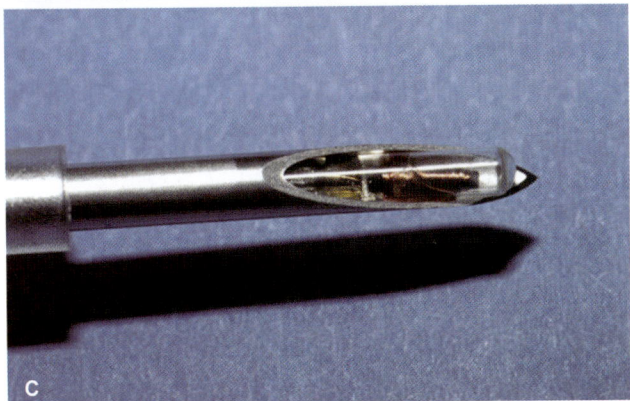

Figura 46.4 Identificação com *microchip*. *Microchips* pequenos (12 × 2 mm) podem ser facilmente implantados na maioria dos gatos, sem sedação, usando-se uma agulha. Os gatos podem ser escaneados para identificação confiável permanente. (De *Griffin B, Hume KR: Recognition and management of stress in housed cats. In August JR, ed.: Consultations in feline internal medicine, vol. 6, St. Louis, 2006, Elsevier, p. 717.*)

Boxe 46.3 Técnica de escaneamento de *microchip*

Cada gato, incluindo os que têm proprietários, devem ser escaneados sistematicamente quanto à existência de um *microchip* à chegada e antes de serem destinados à adoção ou submetidos à eutanásia. A técnica apropriada e o escaneamento por mais de uma vez são decisivos para evitar a perda dos *microchips*.[67,68] Deve-se usar um escaneador universal (global; por exemplo, que leia todas as frequências de *microchip* em uso atualmente) para assegurar que todas as frequências sejam detectadas. No momento há poucos escaneadores disponíveis nos EUA. Uma das causas mais comuns de falha do escaneador são baterias fracas; portanto, é indispensável que elas sejam verificadas e substituídas regularmente.

Para assegurar um escaneamento abrangente e evitar que os *chips* não sejam detectados, é preciso, primeiro, retirar os gatos das caixas de transporte. Metais e iluminação fluorescente podem interferir na detecção do *chip*. Mesas de exame de metal devem ser cobertas com uma toalha ou outro material antes do escaneamento, a fim de minimizar a interferência. Deve-se escanear todo o animal com velocidade consistente, boa orientação do escaneador, padrão e distância.

- Orientação do escaneador: ele deve ser mantido paralelo ao animal. Movimentá-lo de um lado para outro maximiza o potencial ideal de orientação do *chip* e sucesso na detecção. O botão no escaneador deve ser continuamente apertado durante todo o procedimento de escaneamento
- Distância do escaneador: ele deve ser mantido em contato com o animal durante o escaneamento, de modo que toque levemente na pelagem
- Velocidade do escaneador: ele não deve ser avançado com rapidez superior a 0,15 m/s. O escaneamento lento é fundamental porque os escaneadores universais precisam de ciclos por vários modos para lerem todas as frequências possíveis de *chip*
- Áreas do animal a serem escaneadas: o local padrão do implante é a meio caminho entre os ombros, e o escaneamento deve começar sobre essa área. Se nessa região não for detectado um *microchip*, o escaneamento deve prosseguir de maneira sistemática para a parte inferior do dorso, os lados do corpo, o pescoço e os ombros – todo o caminho até os cotovelos, na frente, e o trem posterior, atrás
- Padrão de escaneamento: o escaneador deve ser movido sobre as áreas de escaneamento em padrão em forma de "S" na direção transversa (de lado a lado). Se não for detectado um *microchip*, o escaneador deve ser girado 90° e então o padrão em "S" deve ser repetido em direção longitudinal (p. ex., o trajeto mais longo) de ambos os lados do animal. Esse padrão de escaneamento maximiza a capacidade de o aparelho detectar o *microchip*, qualquer que seja sua orientação.

Nas duas últimas décadas foram introduzidos *microchips* de radiofrequências variáveis (125, 128 e 134 kHz) nos EUA.[4] Os de 125 kHz foram os mais comuns, embora o padrão aceito no resto do mundo seja o de 134 kHz. Como alguns equipamentos para só leem certas radiofrequências, é possível não detectar um *microchip* existente, dependendo do escaneador usado. Atualmente há tentativas de padronizar o uso de *microchips* nos EUA, inclusive com ampla distribuição de escaneadores universais (globais) para assegurar a identificação confiável de todos os *microchips* implantados. Assim que esses escaneadores estiverem disponíveis, a American Veterinary Medical Association (AVMA) recomenda a adoção do *microchip* de 134 kHz (ISO) como padrão nos EUA, porque essa frequência é reconhecida como padrão internacional para *microchips* no resto do mundo. Também estão sendo feitos esforços para o aprimoramento, a atualização e a centralização do registro dos *microchips*. Isso é extremamente importante no contexto de abrigos de animais. No Boxe 46.4 há informação sobre o uso de coleiras e *microchips* como recursos para facilitar o reencontro dos proprietários com seus gatos perdidos.

Boxe 46.4 Uso de coleiras de identificação (ID) e *microchips* para facilitar o reencontro de proprietários com seus gatos perdidos

- Menos de 2% dos gatos voltam a encontrar seus proprietários, em comparação com até 15 a 19% de cães perdidos[86]
- O uso de coleiras e medalhas como tipos visuais óbvios de identificação é muito importante, embora desconsiderado por muitos proprietários de gatos[69]
- É mais fácil identificar gatos que usam coleiras como tendo proprietários e para que não sejam confundidos com os gatos de rua
- Mesmo gatos criados dentro de casa precisam de identificação no caso de escapulirem, e os estudos mostram com clareza que a identificação visual aumenta a probabilidade de serem encontrados pelos donos[69]
- A identificação permanente com um *microchip* é um registro importante por facilitar a localização do dono de um animal que se perdeu ou fugiu, pois coleiras e brincos podem ser perdidos[66]
- Como os proprietários e as equipes de abrigos geralmente descrevem a pelagem e o padrão de cores de um gato de maneiras diferentes, fotografias que possam ser veiculadas na internet constituem método útil de aprimorar a detecção de animais perdidos e facilitar a procura por seus animais por parte dos proprietários, principalmente se não tiverem condições físicas de procurar abrigo
- Animais adotados já devem ser levados com coleiras de ID e *microchips* implantados
- As equipes de abrigos sempre devem registrar os *microchips* antes que os gatos saiam com eles desses abrigos, porque muitos proprietários podem negligenciar isso após a adoção, fazendo com que o *microchip* se torne um meio ineficaz de identificação[66]
- Há endereços na *internet* para identificação dos números de *microchips* (http://www.checkthechip.com e http://www.petmicrochiplookup.org), na tentativa de estabelecer registros centralizados mediante o compartilhamento de dados nacionais existentes.

Tatuagens

No contexto de laboratórios, podem ser usadas tatuagens como meio de identificação permanente de gatos (Figura 46.5).[45] As tatuagens são aplicadas, mais comumente, na parte interna do pavilhão auricular com um aparelho apropriado que contém várias agulhas. É preciso cuidado para desinfetar bem as agulhas após seu uso em cada paciente. Uma desvantagem significativa das tatuagens é que, às vezes, podem ficar difíceis de ler por causa da existência de pelos, sombras ou distorção que podem ocorrer à medida que o gato cresce. Além disso, sua aplicação requer anestesia ou forte sedação.

Brincos

Pequenos anéis de aço inoxidável feitos para colocação em asas de aves são especialmente úteis para identificar filhotes de gatos recém-nascidos em alguns contextos e bastante econômicos (Figura 46.6).[45] Eles podem ser colocados sem necessidade de anestesia ou sedação quando os filhotes de gatos têm menos de 10 a 14 dias de vida. Sua colocação como brincos requer habilidade e experiência. É preciso posicioná-lo de tal maneira que haja espaço adequado para o crescimento da orelha, fixando-os com profundidade suficiente na margem da orelha para que fiquem afastados da borda com segurança. Se forem

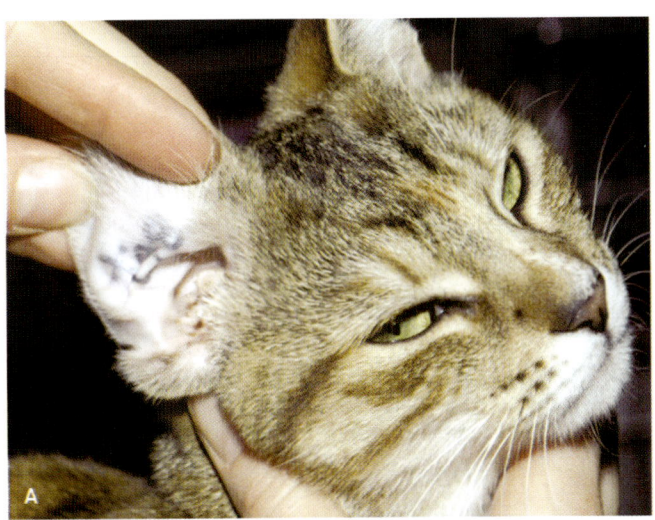

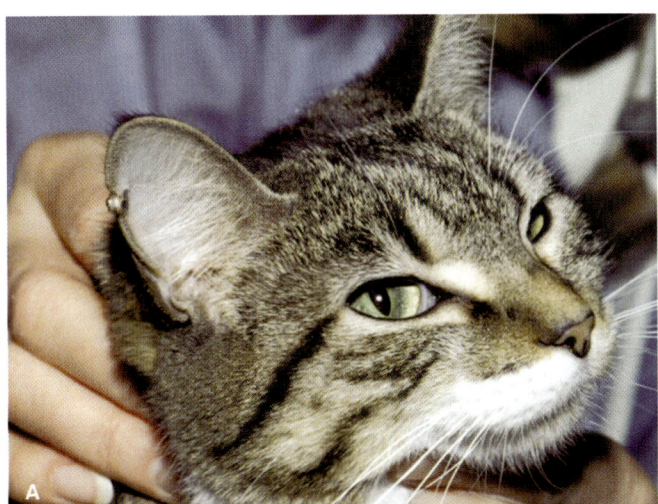

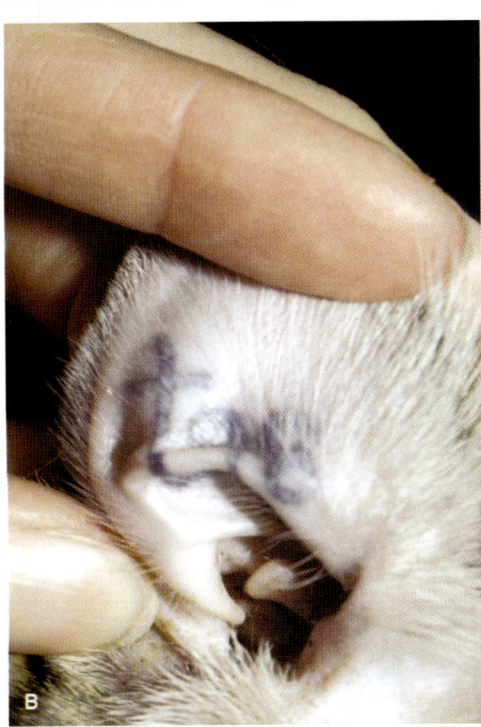

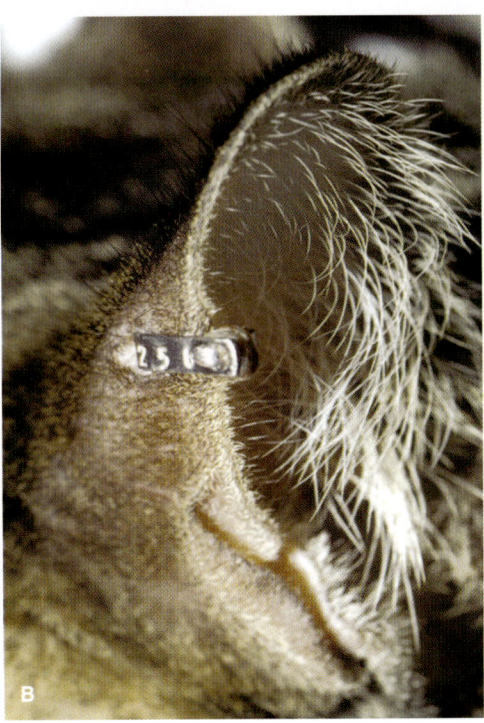

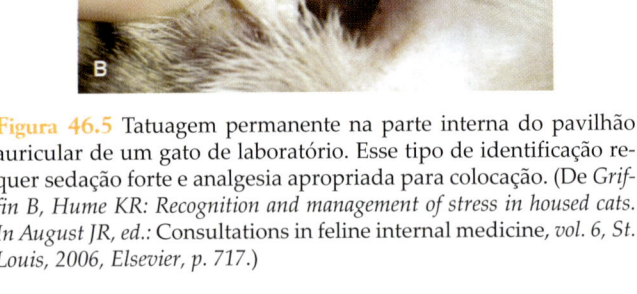

Figura 46.5 Tatuagem permanente na parte interna do pavilhão auricular de um gato de laboratório. Esse tipo de identificação requer sedação forte e analgesia apropriada para colocação. (De *Griffin B, Hume KR: Recognition and management of stress in housed cats. In August JR, ed.:* Consultations in feline internal medicine, *vol. 6, St. Louis, 2006, Elsevier, p. 717.*)

Figura 46.6 Identificação na orelha ("brinco"). Anéis metálicos pequenos destinados a aves são ideais para identificação de gatos jovens em laboratórios. (De *Griffin B, Hume KR: Recognition and management of stress in housed cats. In August JR, ed.:* Consultations in feline internal medicine, *vol. 6, St. Louis, 2006, Elsevier, p. 717.*)

colocados muito próximo da margem, o movimento pode causar laceração, resultando em perda do brinco. Outras complicações incluem inflamação ou infecção no local da perfuração. Os brincos são um método prático de identificar filhotes em colônias institucionais ou comerciais porque, quando aplicados com habilidade, raramente são perdidos e proporcionam uma identificação visual confiável, de longa duração.

Já os gatis de criação particulares e abrigos de animais geralmente preferem métodos que não alterem o aspecto estético dos gatos a longo prazo. Fitas coloridas, esmalte de unhas ou prendedores de cabelo em várias áreas do corpo podem ser meios úteis de identificação temporária de filhotes de gatos no estágio neonatal, em especial quando a cor da pelagem ou seus padrões não possibilitam distinguir os animais com facilidade.

Supervisão do manejo

O sucesso ou a falha de um programa de bem-estar em uma população depende, em grande parte, de sua implementação e da supervisão de seu funcionamento. Uma equipe com bons conhecimentos, unida e dedicada, em que o comprometimento, a responsabilidade e a hierarquia em termos de autoridade estejam bem definidos, é decisiva para o manejo bem-sucedido.

Como parte da estrutura e do planejamento do manejo, os médicos-veterinários precisam estar envolvidos na supervisão de todos os aspectos dos cuidados com os animais e ter autoridade direta na supervisão de decisões médicas. Isso requer que toda instituição que abriga gatos estabeleça uma relação formal com um ou mais médicos-veterinários que tenha(m) conhecimento direto de sua população de animais e é essencial para assegurar o estabelecimento de protocolos médicos com a supervisão profissional apropriada, além de ajudar a garantir o cumprimento da legislação local da prática da medicina veterinária que a restringe aos médicos-veterinários credenciados. Em instituições como abrigos de animais, uma equipe treinada pode proporcionar cuidados de saúde preventivos sob as instruções de um médico-veterinário.[6]

Desenvolvimento de um programa de bem-estar na população | Considerações para a saúde física

O médico-veterinário deve desenvolver um programa para a saúde física da população que contenha todos os elementos já mencionados. Nenhum deles deve ser considerado opcional, mas sua implementação dependerá do contexto, dos propósitos e dos recursos do grupo.

História

O valor de se obter um histórico clínico acurado de qualquer gato que seja incluído em uma população é imensurável, porque isso, em geral, vai alertar o médico-veterinário para a ocorrência de problemas potenciais. No contexto de um laboratório, a obtenção de gatos de colônias com fins comerciais ou de criações institucionais assegura a disponibilidade de uma história acurada, maximizando as probabilidades de incluir apenas gatos sadios na população. Da mesma maneira, gatis particulares sempre devem obter uma história clínica acurada de qualquer gato que possa ser adquirido. A introdução de gatos de fontes aleatórias em populações fechadas implica riscos para tais populações e deve ser evitada sempre que possível.[45]

Em contraste, de acordo com sua própria natureza, abrigos de animais devem receber, frequentemente, gatos de múltiplas fontes aleatórias e nem sempre será possível obter histórias acuradas. Em alguns casos, os gatos são trazidos por funcionários do controle animal ou pessoas bem-intencionadas que têm pouca informação sobre eles. Além disso, alguns abrigos fornecem jaulas em que os gatos podem ficar durante horas. Tal prática deve ser desestimulada, porém, se as instituições optam por ela, deve-se tentar ao máximo obter uma história por meio de questionários que possam ser completados quando o gato for deixado por alguém. A presença da equipe que deve receber os gatos e a obtenção da história no momento da entrega são preferíveis.[41] Mesmo assim, proprietários que se desfazem de seus animais podem ou não fornecer uma história completa ou acurada, com medo de que, se forem honestos sobre os problemas de seu animal, ele poderá ser submetido à eutanásia. Apesar disso, quando disponível, uma história pode ser de extremo valor, poupando tempo e dinheiro, bem como prevenindo estresse desnecessário para os gatos e para a equipe que os recebe. Deve haver conhecimento dos procedimentos para a obtenção de informação básica sobre o paciente, inclusive dados físicos e comportamentais, bem como a(s) razão(ões) para o abandono. A importância de se obter esse tipo de informação não pode ser subestimada. Em muitos casos, ela pode ser usada para se decidir sobre o destino do gato no abrigo.

Exame físico

O exame físico é o recurso mais importante do médico-veterinário para avaliar a saúde do animal. Após o exame físico padrão, o preenchimento de um formulário assegura a revisão completa e sistemática de todos os sistemas corporais. O médico-veterinário deve examinar com cuidado qualquer gato novo que chegue a uma população fechada antes de aceitá-lo. No contexto de abrigos de animais, cada gato que pode ser manipulado com segurança deve ser submetido ao exame físico o mais cedo possível após sua chegada. Em muitos abrigos, pode não haver um médico-veterinário para examinar os gatos no momento em que chegam, mas a equipe pode e deve ser treinada para fazer avaliações básicas, que incluam a verificação do sexo, da idade, das condições corporais, e ver se há evidência de pulgas, ácaros nas orelhas, doença dentária, unhas muito crescidas, prenhez avançada ou outras condições físicas óbvias. São de importância particular no exame físico no abrigo uma descrição física acurada do animal e a inspeção cuidadosa quanto à existência de identificação, pois ambas podem ajudar um proprietário a encontrar seu animal perdido.[41]

Testes para doenças

O padrão ideal para a manutenção da saúde de uma população é a exclusão de patógenos, combinada com a implementação de protocolos de bem-estar abrangentes. Isso requer que membros de uma população estejam livres de patógenos específicos quando um grupo é estabelecido e que a colônia seja fechada a quaisquer indivíduos novos que não satisfaçam os padrões de saúde do grupo.[45] Esse é o fundamento dos procedimentos para o controle de doenças no contexto de um laboratório com animais e tais conceitos devem ser aplicados a outras populações, sempre que possível. Deve-se considerar a realização de testes para os seguintes: vírus da leucemia felina (FeLV), vírus da imunodeficiência felina (FIV), dermatofitose, parasitas e infecções intestinais (p. ex., *Campylobacter*, *Giardia*, coccídeos), bem como outros endoparasitas e ectoparasitas. O contexto e os recursos disponíveis, bem como a história individual e os achados do exame físico, devem orientar as decisões do médico-veterinário quanto à escolha dos testes para gatos que entram em uma população específica. Quando um novo grupo chega a uma colônia fechada, os testes para doenças são obrigatórios.

Vírus da leucemia felina e vírus da imunodeficiência felina

Nos EUA, a American Association of Feline Practitioners (AAFP) mantém diretrizes profissionais detalhadas para o tratamento de infecções com o FeLV e o FIV. A identificação e a exclusão de gatos infectados são os métodos mais eficazes de prevenção de novas infecções. Gatos e filhotes sempre devem ser testados antes da entrada em uma população fechada. Os que tiverem resultado negativo devem ser testados novamente, porque podem passar-se até 60 dias após a exposição para que um gato seja positivo ao teste.[62,63]

No caso de abrigos de animais, as decisões relativas a testes geralmente são influenciadas pela disponibilidade de recursos. As diretrizes da AAFP incluem recomendações, especificamente, para abrigos. Elas estabelecem que o ideal é testar todos os gatos quando chegam e novamente 60 dias depois, no caso de exposição recente. Quando os gatos são positivos à triagem (p. ex., ao ensaio imunossorvente ligado a enzima [ELISA]), a AAFP recomenda confirmar os resultados com outros testes, inclusive com um tempo de intervalo, porque podem ocorrer resultados falso-positivos. Todavia, a realização de testes confirmatórios leva um bom tempo e é um investimento financeiro que pode não ser viável em muitos abrigos. Admitindo isso, nos EUA, a Association of Shelter Veterinarians estabeleceu uma norma sobre a "Conduta para Gatos Positivos para o FeLV e o FIV em um Abrigo de Animais", alegando que a logística e o custo de manter e testar de novo gatos sem proprietários pode ser uma utilização ineficaz de recursos.[5] Além disso, pode ser difícil encontrar lares para gatos positivos para retrovírus, o que, em muitas circunstâncias, se traduz em estadia estressante e prolongada em abrigos. Tal confinamento a longo prazo pode comprometer a qualidade de vida e contribuir para o desgaste emocional dos cuidadores, que mais tarde podem deparar-se com gatos submetidos à eutanásia depois de muito tempo aguardando testes confirmatórios ou oportunidades de adoção. Por todas essas razões, muitos abrigos preferem recorrer à eutanásia de gatos positivos para retrovírus logo à triagem.

Embora seja ideal que os abrigos testem os gatos assim que chegam, isso nem sempre é viável por questões financeiras. A próxima prática ideal seria testá-los antes da adoção e os que já estão no abrigo há bastante tempo. Além disso, os gatos devem ser testados antes de serem incluídos em um grupo de outros desconhecidos e das tentativas de adoção, tratamento ou castração. No entanto, diante dos recursos limitados de muitos abrigos, da prevalência relativamente baixa em gatos sadios e do fato de que a transmissão pode ser prevenida alojando-os separadamente, a triagem de cada gato em todos os abrigos antes da escolha para adoção pode não valer a pena em termos de custo e eficácia. Cada abrigo deve avaliar seus próprios recursos e determinar a melhor maneira de usá-los. Ao fazer os testes, as amostras não devem ser misturadas, e os resultados negativos de um gato (como uma fêmea com filhotes) não devem ser extrapolados para outros gatos (como os filhotes dela). Tais práticas não são válidas e podem levar à identificação falsa e enganadora do verdadeiro estado infeccioso de um gato.[62,63] Caso o teste não seja feito antes da adoção, quem adota deve ser avisado e aconselhado a fazer o teste e manter o gato em questão separado de quaisquer outros que já existam na casa até a realização do teste.

Dirofilariose felina

Os testes para a dirofilariose felina tornaram-se mais disponíveis recentemente, mas a interpretação dos resultados pode ser problemática.[2] Com relação à população saudável, o teste tem pouco valor, porque os gatos infectados não oferecem risco para os demais. Apesar disso, um médico-veterinário pode preferir solicitar o teste como parte dos dados iniciais de cada gato, especialmente se o animal destinar-se a fins reprodutivos. Com os testes para dirofilariose facilmente disponíveis em combinação com aqueles para o FeLV e o FIV, muitos abrigos têm sido levados a decidir fazê-los ou não como triagem rotineira. Para responder a essa questão, é válido considerar o seguinte:

- Os gatos infectados não representam risco para outros e em geral permanecem assintomáticos
- Mesmo que a infecção seja diagnosticada em pacientes assintomáticos, o tratamento definitivo não é praticável nem seguro
- A maioria das infecções se resolve espontaneamente com o tempo e não está associada a menos tempo de vida[38]
- O aconselhamento aos proprietários no caso de resultados positivos implica sérios desafios
- Resultados positivos podem alterar o destino de um gato no abrigo.

Ante tais fatos, a autora não recomenda a triagem rotineira de dirofilariose em gatos de abrigos. No entanto, a quimioprofilaxia mensal é uma opção segura e eficaz para gatos de abrigos em áreas onde a infecção é considerada endêmica.

Dermatofitose

A dermatofitose, ou tinha, a infecção cutânea mais comum de gatos, é uma zoonose conhecida, causada pela infecção da pele, de pelos e unhas com organismos fúngicos microscópicos que provocam graus variáveis de perda de pelos e dermatite. O dermatófito que causa a maioria dos casos em felinos é o *Microsporum canis*, responsável por mais de 96% de todos os casos.[82] Sem tratamento, a maioria das infecções se resolve espontaneamente, em 12 a 14 semanas, mas, durante esse tempo, o gato infectado vai infectar o ambiente e outros animais ou pessoas na área. Nem todos os gatos infectados com dermatofitose desenvolvem lesões e alguns tornam-se portadores crônicos. O controle da dermatofitose é difícil porque os esporos formados pelo *M. canis* podem sobreviver no ambiente por até 18 meses ou mais e são extremamente resistentes a desinfetantes e detergentes. Além disso, a existência de portadores assintomáticos dificulta o reconhecimento imediato de todos os gatos infectados. Por essa razão, deve-se considerar a cultura de amostras de todos os gatos antes de sua admissão em uma colônia fechada. Os gatos da raça Persa são particularmente predispostos à infecção com dermatófito e pode ser muito difícil eliminá-la nesses indivíduos. No caso de colônias fechadas, o teste para dermatófito mediante cultura é altamente recomendado, a menos que a origem do gato exclua a possibilidade de infecção (p. ex., gatos isentos de patógeno específico [IPE], gatos para laboratório). Para a triagem de gatos com culturas, as amostras devem ser colhidas pelo método de McKenzie com escova de dentes, em que se passa uma escova de dentes nova por todo o corpo do gato, com atenção especial na face, nas orelhas e nos membros. Além disso, se houver lesões cutâneas, também devem ser arrancados pelos em torno das áreas lesadas para cultura.

Patógenos entéricos

Campylobacter, *Salmonella*, *Giardia*, coccídeos, *Tritrichomonas* e outros parasitas e patógenos gastrintestinais são comuns em alguns gatis e pode ser muito difícil eliminá-los depois de introduzidos. De fato, em alguns contextos, esses patógenos podem tornar-se endêmicos e ser quase impossível eliminá-los. O tratamento contra coccídeos em filhotes de abrigos está descrito no Boxe 46.5. Embora os sinais clínicos, como diarreia, possam estar associados à infecção, alguns gatos permanecem assintomáticos. Esses patógenos têm alta morbidade potencial em uma população (especialmente em filhotes jovens) e alguns têm potencial zoonótico. Portanto, exames fecais rotineiros, culturas e/ou tratamentos empíricos devem ser considerados antes da introdução de novos gatos.

Vacinação

Sabe-se, perfeitamente, que a vacinação tem um papel vital na prevenção e no controle de doenças infecciosas. Devem ser estabelecidos protocolos ante o risco de exposição em uma população, que vão variar dependendo do contexto. No caso da medicina populacional, os protocolos de vacinação costumam ser aplicados de maneira uniforme

---

> **Boxe 46.5 Ponazurila para o controle de coccídeos em ambientes com muitos gatos**
>
> A ponazurila é um metabólito da toltrazurila que provou ter atividade contra coccídeos.* Como não há um produto aprovado para uso em gatos, pode-se usar a dose de 50 mg/kg VO, 1 vez/dia durante 1 a 5 dias do produto para equinos. O tratamento profilático pode ser instituído em situações de alto risco, como filhotes jovens em ambientes com a infecção documentada. A higiene adequada, inclusive o uso de bandejas de dejetos descartáveis e a remoção frequente das fezes, também é necessária. Os oocistos sobrevivem no ambiente e não são eliminados com os desinfetantes rotineiros, como água sanitária e compostos de amônio quaternário.
>
> Preparação do produto equino para uso em gatos:
> 10 mℓ da pasta oral + 20 mℓ de água =
> 30 mℓ de suspensão oral contendo 50 mg/mℓ
>
> *Dados de Lloyd S, Smith J: Activity of toltrazuril and diclazuril against *Isospora* species in kittens and puppies, *Vet Rec* 148:509, 2001.

a todos os indivíduos que compõem a população. Isso simplifica sua aplicação e ajuda no esforço para se obter a melhor proteção possível do grupo. Devem ser mantidos registros detalhados da vacinação de cada gato, incluindo o nome da vacina, do fabricante e o número de série, a data, as iniciais de quem a administrou e quaisquer reações adversas observadas.[96]

A vacinação apropriada pode reduzir, de maneira substancial, a incidência da doença nas populações de gatos e as reações adversas são relativamente raras. Por essa razão, a vacinação obrigatória contra certas doenças é recomendada em todos os contextos populacionais. Embora a exclusão de doenças infecciosas seja sempre uma das metas dos programas de saúde, certos patógenos estão tão disseminados que, mesmo com a biossegurança mais cuidadosa em uma população fechada, gatos suscetíveis podem adquirir uma infecção. Apenas no caso de colônias isentas de patógeno específico, em que pode haver uma razão justificável para não vacinar conforme estabelecido pelos fins da pesquisa, a vacinação deve ser dispensável. A AAFP mantém diretrizes publicadas para a vacinação de gatos em uma variedade de contextos e inclui recomendações detalhadas para gatos em abrigos de animais.[96]

Vacinas obrigatórias para a população, contra a rinotraqueíte felina a vírus, o calicivírus e a panleucopenia | FVRCP

Embora haja muitas vacinas comerciais para gatos, o uso rotineiro de apenas algumas é recomendado nas populações. Deve-se evitar o uso desnecessário de vacinas a fim de minimizar a incidência de reações adversas e reduzir o custo. As vacinas obrigatórias envolvem doenças que representam morbidade e mortalidade significativas e para as quais se demonstrou que a vacinação fornece proteção relativamente boa contra as doenças em questão. As vacinas obrigatórias para gatos em uma população incluem aquelas contra o parvovírus felino (FPV ou panleucopenia), o FHV-1 (herpes-vírus felino do tipo 1 ou vírus da rinotraqueíte felina) e o calicivírus felino (FCV).[96] Geralmente essas vacinas são administradas por meio de um produto combinado conhecido como FVRCP (rinotraqueíte felina a vírus, calicivírus e panleucopenia).

Na maioria dos casos, a vacinação oportuna contra a panleucopenia previne o desenvolvimento da doença clínica. Em contraste, a vacinação contra os vírus respiratórios (FHV-1 e FCV) nem sempre previne a ocorrência da doença. Em muitas circunstâncias, confere apenas proteção parcial, amenizando a gravidade dos sinais clínicos, mas sem impedir a infecção. Para otimizar a resposta, na maioria dos casos devem ser utilizadas vacinas com vírus vivo modificado (VVM) porque eles evocam uma resposta imune robusta e são melhores para superar a interferência dos anticorpos de origem materna do que os produtos com vírus mortos. Isso tem importância especial em ambientes com vários gatos, onde o risco de infecção é alto, como abrigos de animais, casas de adoção e em qualquer contexto populacional onde a doença respiratória superior seja endêmica. Apenas uma vacinação com vírus vivos modificados de FVRCP geralmente confere proteção a gatos com menos de 4 meses de idade. Em contraste, os produtos com vírus mortos requerem reforço em 2 a 3 semanas para conferir imunidade, o que torna seu uso bastante ineficaz em tais ambientes.[96]

Para garantir proteção rápida contra a panleucopenia, são preferíveis vacinas injetáveis FVRCP, mas as intranasais podem ter vantagens no sentido da doença respiratória felina, porque demonstraram induzir imunidade local rapidamente no ponto de exposição. Além disso, as vacinas intranasais podem ser melhores para superar os anticorpos de origem materna em filhotes jovens de gatos. Por essa razão, geralmente são usadas para reduzir a morbidade e a gravidade da infecção respiratória superior (IRS) em filhotes antes do desmame. Quando usadas em abrigos, as vacinas intranasais devem ser combinadas com as injetáveis contra FVRCP, para se assegurar e otimizar a resposta contra panleucopenia, bem como as infecções respiratórias.[96]

O ideal é que todos os gatos recebam uma vacina contra FVRCP com VVM pelo menos 1 semana antes de serem levados para uma população. No caso de animais de abrigos, isso raramente é viável. A vacinação imediatamente após a chegada é a melhor prática seguinte e pode proporcionar proteção clinicamente significativa para a maioria dos gatos. Sem a interferência de anticorpos de origem materna ou outras causas de falha da vacina, a vacinação com vírus vivo modificado contra a panleucopenia normalmente vai conferir proteção contra a doença em apenas 5 dias.[12] As vacinas intranasais contra infecções respiratórias, inclusive FHV e FCV, costumam conferir proteção parcial em 2 a 4 dias.[18,30]

Em abrigos de animais, todos os gatos e filhotes felinos com 4 semanas de idade ou mais e que podem ser manipulados com segurança devem receber uma vacina FVRCP injetável com VVM assim que chegarem. Demora de até mesmo 1 ou 2 dias compromete significativamente a capacidade de a vacina conferir proteção a tempo. Até gatos com lesões, aqueles com problemas clínicos e fêmeas

prenhes ou em lactação devem ser vacinados ao chegarem, porque a vacinação provavelmente será eficaz e o pequeno risco de efeitos adversos é superado pelo alto risco de exposição a doenças e infecção no abrigo.[96] Quando a vacinação de todos os gatos à chegada não for economicamente viável, o melhor procedimento seguinte é vacinar todos aqueles que possam ser adotados ao chegar e os que tenham probabilidade de ficar no abrigo por muito tempo.[41] Sempre que possível, os gatos vacinados devem ser separados dos não vacinados (p. ex., os que serão submetidos à eutanásia, uma permanência curta no local) assim que tal determinação puder ser feita.

Em contraste, nos contextos de baixo risco, deve ser prioritário assegurar que os gatos estejam em boas condições de saúde antes da vacinação.[96] A vacinação de filhotes felinos com vacinas FVRCP injetáveis pode ser adiada até 6 a 8 semanas de idade. Todavia, quando a doença respiratória é endêmica, a administração de vacinas intranasais iniciando com 4 semanas de idade pode ser benéfica. Em gatis de criação, as gatas (em especial aquelas com história de infecção respiratória superior) podem beneficiar-se da vacinação antes de acasalar a fim de maximizar a passagem de anticorpos maternos para seus filhotes. No caso de gatas prenhes em tais ambientes, deve-se evitar a administração de vacinas com VVM, porque o risco potencial de lesão aos fetos em desenvolvimento pode ser maior do que o de infecção. A vacinação de gatas em lactação também deve ser evitada em ambiente de baixo risco.

Filhotes com menos de 4 meses de idade devem receber uma série de vacinações para se minimizar a janela de suscetibilidade a infecções e assegurar que uma vacina possa ser administrada o mais cedo possível após a diminuição suficiente dos anticorpos de origem materna para possibilitar resposta à vacinação.[96] No caso de filhotes, as vacinas devem ser administradas a cada 2 a 4 semanas, até que eles completem 16 semanas (*i. e.*, 4 meses) de idade ou já tenha ocorrido a erupção de seus dentes incisivos permanentes. O intervalo mínimo de 2 semanas é recomendado em contextos de alto risco, para estreitar a janela de suscetibilidade à medida que os anticorpos de origem materna desaparecem da circulação dos filhotes. O intervalo de vacinação inferior a 2 semanas não é recomendável, porque, na verdade, pode impedir a resposta imune da vacinação prévia.[40] No caso de um surto de panleucopenia, pode ser melhor adiar a vacinação para os 5 meses de idade, garantindo que nenhum animal continue suscetível. Embora a maioria responda aos 4 meses de idade, alguns podem não fazê-lo, enquanto outros recebem um reforço para acentuar a resposta imune.

Como no caso de animais de estimação de proprietários, geralmente não são necessários reforços das vacinas até 1 ano após a última vacinação com VVM, mas o ideal é que sejam administrados em 2 a 4 semanas, sempre que os recursos possibilitem. Isso pode ser especialmente importante em gatos que estavam doentes quando receberam a primeira vacinação, como pode ser o caso em abrigos de animais. A revacinação em abrigos onde os animais ficam por tempo prolongado deve seguir as diretrizes para animais de companhia em geral: reforço em 1 ano e, então, a cada 3 anos contra FVRCP.[96]

Vacinação antirrábica

A vacinação contra o vírus da raiva é obrigatória para gatos de estimação e exigida por lei em algumas jurisdições,[96] razão pela qual é recomendada em gatis particulares. Em contraste, pode ser considerada opcional na maioria dos laboratórios fechados, porque o risco de exposição provavelmente é nulo e as exigências legais podem não se aplicar em tal contexto. Nos abrigos, a vacinação antirrábica em geral não é recomendada à chegada dos animais, simplesmente porque não há benefício em termos de prevenção da doença ou de saúde pública.[96] A vacinação à chegada não confere proteção contra uma infecção adquirida antes, nem limitará a preocupação se um gato com uma história de saúde desconhecida mordeu alguém logo antes de chegar ao local. A vacinação antirrábica é recomendada para gatos antes da adoção, quando há um médico-veterinário para administrá-la (ou se for legalmente obrigatória por leis estaduais). Como alternativa, pode ser feita o mais cedo possível após a adoção,[41] o que pode estimular novos proprietários a estabelecer uma relação com um médico-veterinário particular. A vacinação antirrábica é obrigatória quando gatos ficam por tempo prolongado em abrigos. Além disso, se alguns gatos tiverem que ficar de quarentena por terem mordido alguém, devem ser vacinados contra a raiva de acordo com o Compêndio de Prevenção e Controle da Raiva Animal.[85]

Vacinas não obrigatórias

Incluem aquelas que podem conferir proteção contra doenças, mas, como a doença em questão não se dissemina ou só implica risco de exposição em certas circunstâncias, a vacinação é recomendada apenas com base na avaliação individual do risco de uma população de animais e abrange aquelas contra FeLV, FIV, *Chlamydophila* e *Bordetella*.[96]

■ Vírus da leucemia felina

A vacinação contra o FeLV não é necessária em uma população fechada de gatos onde não há risco de exposição (p. ex., a maioria dos laboratórios que mantêm animais). Em gatis particulares, deve-se avaliar o risco para se determinar se a vacinação é necessária (p. ex., gatos que frequentem ambientes externos, introdução frequente de gatos de fontes externas, outras oportunidades de exposição). A vacinação de filhotes felinos merece consideração especial por causa de sua alta suscetibilidade à infecção com o FeLV e à grande probabilidade de ficarem com infecção persistente se forem expostos. Em geral, não é recomendada em abrigos de animais quando os gatos ficam neles por pouco tempo. No entanto, é recomendável quando alojados em grupo e há recursos disponíveis.[96]

■ Vírus da imunodeficiência felina

A vacinação contra o FIV geralmente não é recomendada em ambientes com populações de gatos. Um aspecto passível de confusão é que os gatos vacinados apresentam resultados falso-positivos ao serem submetidos à maioria dos testes disponíveis (ver Capítulo 33). Se a vacinação for feita, os gatos vacinados devem receber uma identificação permanente (p. ex., com um *microchip*), para deixar clara sua condição como tal.[96]

■ Chlamydophila e Bordetella

A vacinação contra *Chlamydophila felis* (*C. psittaci*) e *Bordetella bronchiseptica* pode ser benéfica quando há sinais clínicos das doenças causadas por essas bactérias na população e o diagnóstico for confirmado por avaliação laboratorial. A eficácia da vacina é moderada e as reações são mais comuns que com a maioria das outras vacinas para felinos, razão pela qual seu uso deve ser reavaliado periodicamente.[96]

Vacinas não recomendadas

Algumas vacinas não costumam ser recomendadas porque não demonstraram eficácia, como no caso da desenvolvida para peritonite infecciosa felina (PIF).[96]

Controle de parasitas e prevenção

O controle e a prevenção de parasitas internos e externos representam outro componente importante de um programa de bem-estar populacional. Os produtos comuns usados para isso foram mencionados em outras partes deste livro. Nematódeos em geral e ancilóstomos têm importância particular por serem parasitas comuns e com potencial zoonótico (ver Capítulo 23). Embora incomum, o risco de infecção humana a partir de ambientes contaminados é real e pode resultar em dano orgânico, cegueira e infecções cutâneas. Por essa razão, os Centers for Disease Control and Prevention e o Companion Animal Parasite Council, nos EUA, recomendam enfaticamente a administração rotineira de anti-helmínticos de amplo espectro para seu controle.[17,20] O pamoato de pirantel é um dos fármacos mais efetivos e eficazes com relação ao custo para o tratamento e o controle de nematódeos em geral e ancilóstomos. Tanto em abrigos como em gatis, a autora recomenda sua administração na dose de 10 mg/kg para todos os gatos, com um novo tratamento 2 semanas depois e, em seguida, a intervalos mensais.[41] Em abrigos, se não for possível tratar todos os gatos ao chegarem, no mínimo todos aqueles destinados a adoção devem ser tratados o mais cedo possível. Além disso, filhotes devem ser tratados a intervalos de 2 semanas até os 4 meses de idade. No caso de gatos com diarreia, deve-se fazer exame fecal (p. ex., flutuação ou centrifugação, esfregaço fecal direto e citologia), instituindo-se o tratamento de acordo com os resultados. Mesmo que os resultados sejam negativos, a administração de anti-helmínticos de amplo espectro deve ser enfaticamente considerada.

Em abrigos de animais, ectoparasitas, em particular ácaros das orelhas e pulgas, também são muito comuns em gatos e filhotes. A equipe do abrigo deve ser treinada para reconhecer uma infestação e devem ser estabelecidos protocolos de tratamento. Quanto aos últimos, a autora recomenda o tratamento com ivermectina contra ácaros das orelhas, por ser altamente eficaz e custar centavos por dose. A dosagem recomendada é de 0,3 mg/kg SC.

Contra pulgas, a autora recomenda o tratamento tópico com fipronil em *spray* ou líquido aplicado na nuca. O *spray* é particularmente eficaz com relação ao custo e seu uso é seguro em gatos de qualquer idade, inclusive gatas prenhes e em lactação e filhotes recém-nascidos. Além disso, o fipronil também é ativo contra ácaros das orelhas, *Cheyetiella*, piolhos mastigadores e carrapatos.[19,100]

Castração

A castração é outra consideração importante no contexto do bem-estar de populações de gatos.[41] O estresse reprodutivo decorrente do ciclo estral em gatas, e do impulso sexual nos machos pode causar queda do apetite, aumentar o hábito de micção em jato e demarcação territorial, bem como a briga entre gatos, elevando bastante, assim, o estresse social e emocional no grupo. Por essas razões, recomenda-se a castração de felinos, machos e fêmeas, que não serão usados para fins reprodutivos. Em abrigos de animais, a castração de felinos antes que sejam adotados garante que não se reproduzam e contribui para diminuir o excesso da população na comunidade de gatos, além de servir para facilitar o manejo, porque diminui a micção em jato, a demarcação territorial e as brigas entre eles, elimina o comportamento de cio e a prenhez, mitigando bastante o estresse. Além de reduzir o estresse e o odor, a castração de gatos sexualmente adultos facilita a convivência em grupo, geralmente benéfica para os gatos, em especial quando mantidos por tempo prolongado (ver adiante). Também foram descritos benefícios médicos da castração, incluindo grande redução de carcinoma de mama, eliminação da hiperplasia cística endometrial, de piometra e câncer de ovário nas gatas, bem como menor risco de câncer de próstata nos machos.[55] Portanto, a castração favorece tanto a saúde de cada indivíduo como da população.

Nutrição adequada

A nutrição adequada tem profundo impacto no bem-estar. A boa nutrição não é essencial apenas para a manutenção do peso corporal sadio e boas condições físicas, mas também se sabe que mantém a função imune. Uma ração comercial regular de sabor agradável, compatível com a fase da vida, e água fresca devem ser oferecidas e estar sempre disponíveis. Embora alguns gatos tolerem mudanças na alimentação sem problemas aparentes, é importante reconhecer que, para outros, a substituição de um alimento por outro pode causar perda do apetite e/ou desconforto gastrintestinal. Por essa razão, em geral, é melhor fornecer a dieta mais compatível possível.[49] Embora isso possa ser relativamente fácil em um laboratório ou gatil, pode ser mais desafiador em um abrigo. Alguns fabricantes de alimentos para animais de estimação têm programas alimentares para abrigos de animais, fornecendo alimentação consistente a preço especial, com descontos, para os abrigos. No entanto, alguns abrigos dependem, quase exclusivamente, de doações de alimentos para os animais. Nesse caso, ao solicitar a doação de certas marcas de alimentos, os abrigos conseguem fornecer alimentação consistente, sempre que possível. Também é válido misturar alimentos doados com os habituais do abrigo, a fim de minimizar os problemas causados por alterações abruptas na alimentação e ter a vantagem de usar outros produtos doados.

Livre escolha versus refeições programadas

Os ancestrais selvagens dos gatos domésticos caçavam para comer, comendo até 30 vezes em um período de 24 h. Esse estilo de comportamento alimentar é preferido por muitos gatos domésticos que "beliscam" comida durante todo o dia e à noite, fazendo várias refeições pequenas se deixados à vontade. Embora isso seja verdadeiro, a maioria dos gatos é capaz de se adaptar à livre escolha ou a refeições programadas como seu padrão de alimentação diária.[15,49] No contexto de uma população de gatos, cada uma tem suas vantagens e desvantagens.

Com a livre escolha ou alimentação *ad libitum* (à vontade), a comida está sempre disponível, de modo que o gato pode comer quanto quiser, sempre que preferir. Nesse método, usa-se ração seca porque os produtos úmidos enlatados deixados à temperatura ambiente se estragam rapidamente. As principais vantagens desse tipo de alimentação são a rapidez e a facilidade: os cuidadores só precisam assegurar que comida fresca esteja sempre disponível. As principais desvantagens incluem o fato de não se perceber que alguns gatos não estão comendo há dias, em particular quando mais de um comem juntos, e alguns podem comer muito sem parar e ficar obesos. A livre escolha é excelente para gatos que precisam comer com frequência, o que inclui filhotes até 5 a 6 meses de idade, gatas no final da prenhez e as que estão amamentando. Ao contrário dos cães, que são comedores competitivos por natureza, a alimentação por livre escolha pode beneficiar gatos que vivem em grupo, porque dá bastante tempo para que todos comam, desde que os membros dominantes da colônia não impeçam o acesso dos submissos.[49]

As refeições programadas com porções controladas de ração seca e/ou enlatada podem ser uma alternativa à livre escolha ou usadas em conjunto. Quando for o método exclusivo, devem ser servidas no mínimo 2 vezes/dia,[49] sendo ideal para qualquer gato que precise ter seu consumo alimentar controlado e facilitando o monitoramento do apetite. Tem ainda o benefício de aumentar a ligação do animal com quem cuida dele e proporcionar experiência agradável e previsível para os gatos quando segue esquema diário regular. A combinação da livre escolha e uma refeição diária programada têm a vantagem dos aspectos positivos de ambos os métodos e funciona bem com a maioria dos gatos no contexto de uma população. É típico usar ração seca para livre escolha e fornecer pequena refeição de ração enlatada 1 vez/dia. Essa combinação acomoda o comportamento alimentar normal dos gatos, ao possibilitar que façam várias refeições pequenas durante o dia, e favorece que os cuidadores monitorem o apetite do gato pelo menos durante a refeição programada. Conforme seja necessário para cada gato, alguns podem receber refeições adicionais de alimento enlatado para garantir o suporte nutricional adequado.

Monitoramento

Bom peso corporal, boas condições físicas e pelagem saudável são evidências de um plano nutricional adequado e manejo nutricional apropriado. O apetite e as características das fezes devem ser monitorados diariamente. Fezes normais devem ser bem formadas e de cor castanhomédia a escura. Gatos adultos costumam defecar 1 vez/dia, embora adultos saudáveis possam fazer isso entre 2 vezes/dia a 2 vezes/semana. Filhotes tendem a produzir um volume fecal maior com mais frequência, em geral de cor mais clara e mais mole que o de gatos adultos. Podem ser usadas escalas simples para monitoramento do apetite (p. ex., bom, algum, nenhum) e há gráficos de gradação fecal. A autora recomenda o *Purina Fecal Scoring System* da Nestlé Purina® PetCare Company (Figura 46.7).

Além do apetite e da qualidade das fezes, é essencial monitorar o peso e a condição corporal. A última pode ser avaliada de maneira subjetiva, por meio do processo denominado escore da condição corporal, que envolve a avaliação dos depósitos de gordura e, em menor extensão, a massa muscular. A cobertura de gordura é avaliada sobre as costelas, abaixo da linha do dorso, na base da cauda e ao longo da parte ventral do abdome e nas áreas inguinais (das virilhas). Os gráficos de escore da condição corporal foram elaborados de acordo com escalas de 1 a 5 e 1 a 9. A autora recomenda o gráfico da Purina®, que se baseia na escala de 1 a 9, com 1 sendo emaciado e 9 correspondendo à obesidade grave (ver Figura 3.3).

Os gatos devem ser pesados e sua condição corporal classificada conforme uma escala a intervalos rotineiros. O ideal é registrar o peso corporal à chegada à população e, em seguida, semanalmente, durante o primeiro mês de permanência, após o que isso pode ser feito mensalmente ou com mais frequência, conforme indicado com base na condição corporal. Isso tem importância especial em gatos, porque a perda de peso significativa ou mesmo acentuada pode estar associada a estresse ou doença nas primeiras semanas de confinamento em ambiente novo. Em contrapartida, alguns gatos mantidos por tempo prolongado podem ter ganho de peso excessivo. Portanto, os protocolos para identificar e combater tendências não salutares em termos de peso corporal devem estar visíveis, porque tanto a perda como o ganho de peso podem comprometer a saúde e o bem-estar.

Autolimpeza

A autolimpeza apropriada também é essencial para assegurar o bem-estar e nunca deve ser considerada opcional ou puramente estética. A maioria dos gatos requer autolimpeza mínima por sua natureza exigente. Entretanto, gatos de pelagem longa são exceções notáveis, em geral

Sistema de gradação fecal

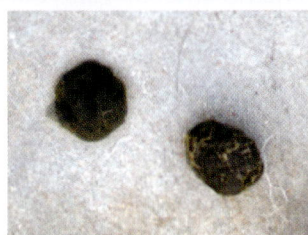

Escore 1 – Muito duras e secas; requerem muito esforço para expelir do corpo; não deixam resíduo quando retiradas. Em geral expelidas em pelotas individuais.

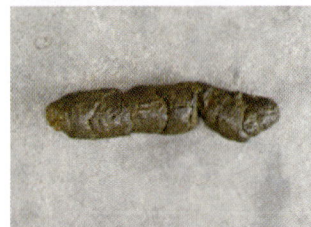

Escore 2 – Firmes, mas não duras; devem ser maleáveis; aparência segmentada; deixam pouco ou nenhum resíduo quando retiradas.

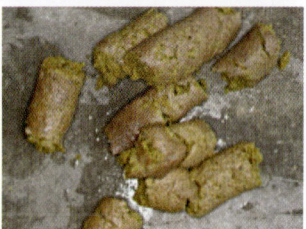

Escore 3 – Em forma de toras; pouca ou nenhuma segmentação visível; superfície úmida; deixam resíduo, mas mantêm a forma quando retiradas.

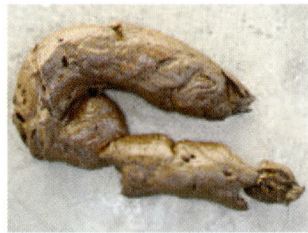

Escore 4 – Muito úmidas (molhadas); forma visível de toras distintas; deixam resíduo e perdem a forma quando retiradas.

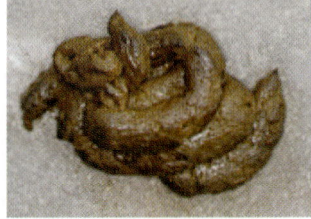

Escore 5 – Muito úmidas, mas com forma distinta; dispostas em pilhas, em vez de toras distintas; deixam resíduo e perdem a forma quando retiradas.

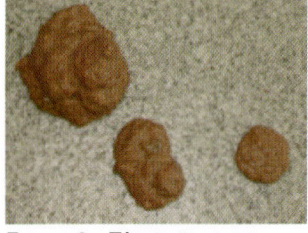

Escore 6 – Têm textura, mas não forma definida; ocorrem como pilhas ou placas; deixam resíduo quando retiradas.

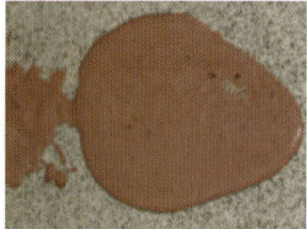

Escore 7 – Aquosas, sem textura, achatadas; ocorrem como poças.

Nestlé PURINA
Trademarks owned by Société des Produits Nestlé S.A., Vevey, Switzerland

Figura 46.7 Sistema de gradação fecal. (*Cortesia de Nestlé Purina®.*)

tendo pelos aglomerados sem sessões regulares de autolimpeza. Uma pelagem malcuidada não só é desconfortável para o animal como pode favorecer infecção cutânea. O crescimento excessivo das unhas também pode ser um problema em alguns gatos, em particular os idosos ou aqueles com polidactilia. O fornecimento de superfícies apropriadas para eles afiarem as unhas estimula-os a cuidar delas, devendo-se estabelecer um sistema de inspeção regular da pelagem e das unhas. Além de garantir a manutenção apropriada da pelagem e das unhas, sessões regulares de toalete fornecem excelente oportunidade para monitorar a condição corporal e alguns gatos gostam do contato físico e da atenção de pessoas. Em situações de alto risco, o uso de pentes de aço inoxidável, que podem ser desinfetados com facilidade, em geral é preferível ao de escovas de cerdas comuns porque é impossível desinfetá-las, implicando potencial de disseminação de infecções cutâneas comuns, como a tinha.

Prevenção da doença periodontal

A saúde dentária é outro componente do bem-estar. No contexto do bem-estar de uma população, pode não ser a principal prioridade, porém, sempre deve ser considerada em termos da saúde e do bem-estar individuais. Isso é importante porque a doença periodontal ocorre a menos que seja ativamente prevenida, e a formação de placa e tártaro pode contribuir para problemas sérios de saúde, que vão desde dor na boca a bacteriemia intermitente crônica e insuficiência orgânica. Reabsorção dentária e gengivoestomatite em felinos também são condições comuns da cavidade bucal dessa espécie, que podem acarretar dor crônica, afetando o apetite e a capacidade de autolimpeza, com impacto negativo na qualidade de vida. Na vigência de doença dentária dolorosa, deve-se elaborar e executar um plano de tratamento em tempo hábil. Os cuidados dentários preventivos podem incluir a escovação dos dentes, dietas que favoreçam os dentes, petiscos e brinquedos para mastigar em combinação com cuidados dentários profissionais periódicos.[33] Isso deve ser adaptado para satisfazer as necessidades individuais na população, otimizando os cuidados dentários. Gatos com estomatite devem ser retirados de programas reprodutivos.[72]

Cuidados específicos da raça

Os protocolos de bem-estar também devem ser ditados pelas necessidades específicas de certas raças de gatos. Por exemplo, as raças Persa, Himalaia e outras braquicefálicas são predispostas a doenças respiratórias e tendem a ser acometidas mais gravemente que outras raças por causa da conformação inadequada de suas vias respiratórias. Em razão da alta probabilidade de exposição nos abrigos, os gatos devem ser alojados em áreas de alta biossegurança, bem ventiladas e priorizados para adoção imediata ou transferência para cuidados em casas de adoção ou resgate.[41] Na experiência da autora, mesmo a vacinação intranasal de gatos dessas raças pode resultar em sinais clínicos graves de doença respiratória, sendo melhor evitá-la.

Elaboração do programa de bem-estar em uma população | Considerações para a saúde comportamental

Da mesma maneira que o programa de bem-estar físico deve ser adaptado à população em questão, o programa de bem-estar comportamental, composto por todos os elementos essenciais, também deve ser criado para satisfazer necessidades especiais. Mesmo quando os animais só deverão ficar no abrigo por tempo curto, é essencial considerar os cuidados com o comportamento para assegurar um tratamento humanitário. O confinamento a curto prazo pode induzir estresse grave e ansiedade e, quando prolongado, os gatos podem sofrer por causa de isolamento social, estimulação mental inadequada e falta de exercício. Um programa de bem-estar comportamental deve ter como objetivo diminuir o estresse decorrente do momento da chegada de gatos a uma instituição até o de sua saída. Como já foi mencionado, a história do comportamento dará indícios importantes para a ação e o acompanhamento.

Cuidados comportamentais à chegada do animal

Entender a importância de minimizar o estresse em gatos e ter a capacidade de reconhecê-lo e combatê-lo são essenciais para facilitar a transição de um gato em uma população.[42,46] A equipe deve estar treinada para avaliar os gatos que estejam chegando e reconhecer os indicadores de estresse para combatê-los. A equipe deve fazer o monitoramento diário ativo de gatos em busca de sinais de estresse ou adaptação e registrar os achados todos os dias, observando as tendências e fazendo ajustes nos cuidados com cada gato e a população, conforme indicado.

Em abrigos, os cuidados adequados com o comportamento também requerem o entendimento do amplo espectro de estilos de vida dos felinos e abordagem adaptada às necessidades individuais de cada grupo. Os estilos de vida e viabilidade dos gatos domésticos para receberem cuidados vão desde os mais dóceis e sociáveis de uma casa aos ariscos, de vida livre nas ruas, e aos realmente impossíveis de se socializar, considerados semisselvagens (ferozes), que não possibilitam qualquer manipulação. Gatos de rua incluem aqueles que já tiveram proprietários ou foram criados soltos nas vizinhanças das casas ou em locais abandonados.[79]

Em decorrência da falta de socialização, captura, manipulação e confinamento são especialmente estressantes para esses gatos em estado semisselvagem. No entanto, gatos com medo podem ficar muito agressivos ou defensivos nos limites da agressividade, qualquer que seja seu nível de socialização. De fato, até mesmo gatos bem tranquilos em casa podem exibir alguns comportamentos desse tipo quando muito estressados (Figura 46.8).[29,42] Tais respostas podem comprometer o bem-estar dos gatos e a segurança da equipe, além de prejudicar a adaptação ao novo ambiente.

Independentemente do comportamento do gato, a manipulação de todos, até mesmo de filhotes, deve ser feita com eles dentro da caixa ou de objeto similar em que foram

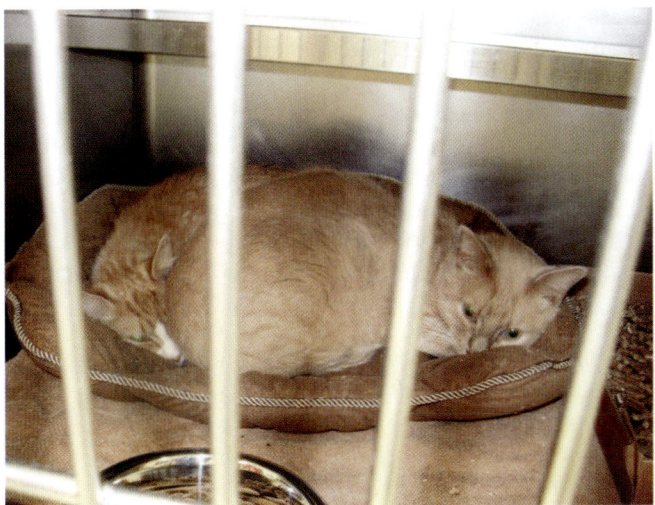

Figura 46.8 Respostas comportamentais de gatos mimados e dos ariscos podem ser indistinguíveis quando chegam a um abrigo. Ambos exibem sinais de estresse grave e medo – eriçando os pelos e indo para o fundo da jaula com as pupilas dilatadas, fingindo dormir. Notar a existência de um segundo gato, além do primeiro. O fornecimento de uma caixa apropriada para se esconderem ajudaria a diminuir o estresse desses gatos.

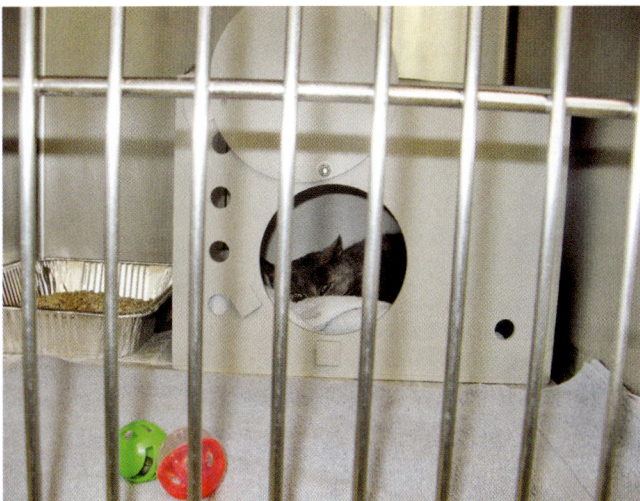

Figura 46.9 Uma toca de gato encontrada no comércio serve como esconderijo seguro para gatos ariscos. A porta circular pode ser fechada a distância com segurança enquanto é feita a limpeza da jaula. O gato também pode ser transportado com segurança na "toca".

trazidos, pois a possibilidade de se esconderem diminui bastante o estresse deles.[14] Com relação aos muito estressados ou reativos, pode-se cobrir a frente da gaiola e fornecer uma caixa para que se escondam, dando tempo para que se acalmem depois de horas ou mesmo alguns dias, o que também facilita a adaptação.[42] Isso é importante porque, estressados ou provocados, os gatos costumam ficar mais reativos se forem estimulados de novo antes de terem tido tempo suficiente para se acalmar.[9]

Cama macia deve estar disponível para conforto e, assim, os gatos podem estabelecer um cheiro familiar, o que ajuda na aclimatação ao novo ambiente. Durante a limpeza, deve-se ter cuidado para minimizar o estresse e ruídos, deixando-se os gatos se esconderem enquanto a jaula é limpa e tudo que é necessário é substituído ou reposto. "Tocas de gatos" comerciais são ideais nesse sentido, porque podem ser carregadas a uma distância segura, com o gato fechado em seu interior, em segurança, em um lugar familiar durante os procedimentos de limpeza da jaula (Figura 46.9). Os gatos devem ser trazidos de volta para a mesma jaula em que estavam e a limpeza só deve ser feita nas partes onde seja estritamente necessária, a fim de preservar o cheiro deles, necessário à redução do estresse. Se for preciso alojar um gato em outro lugar, a toca e a toalha devem ir com ele para facilitar a transição. Por fim, o uso de análogos sintéticos comerciais dos feromônios faciais felinos naturais se mostrou útil para a redução do estresse durante a aclimatação de gatos em novos ambientes, pois podem ser aspergidos na cama e deixados secar antes que o gato a utilize, ou dispersados no ambiente em aerossol.[48]

A maneira pela qual os gatos são manipulados à chegada tem profundo impacto em seu comportamento, sua saúde e seu bem-estar, bem como na sua capacidade de se adaptar ao novo ambiente. Quando o estresse é mitigado

com sucesso, os gatos ficam mais propensos a se adaptarem e mostram sua verdadeira personalidade, em vez de reagirem de maneira defensiva. Depois de alguns dias, muitos gatos que não pareciam "amigáveis" à chegada tornam-se tratáveis e responsivos aos cuidadores humanos, o que facilita os cuidados com eles.[42]

Avaliação do comportamento

Além da tentativa de travar um conhecimento informal com os gatos durante o período de sua aclimatação inicial em uma instituição, a avaliação sistemática do comportamento deles pode ser útil, em especial no caso daqueles que voltarão para uma casa. Vários tipos de avaliação foram recomendados, mas nenhum tem validação científica no sentido de predizer com certeza o comportamento futuro.[3,103,107] Apesar disso, qualquer meio de avaliação pode ser útil para determinar as necessidades mínimas de comportamento enquanto os gatos permanecem em uma instituição, bem como para orientar o alojamento adequado. No Boxe 46.6 há uma descrição dos componentes comuns de uma avaliação do comportamento felino (Figura 46.10).

Alojamento adequado

O tipo de alojamento e sua operacionalidade podem, literalmente, promover a saúde de uma população ou acabar com ela.[45] Qualquer que seja a espécie em questão, o alojamento sempre deve incluir uma área confortável para repouso e deixar que os animais tenham comportamentos típicos da espécie, assegurando-lhes a ausência de medo e estresse.[54] Não basta que o alojamento satisfaça apenas as necessidades físicas do animal (p. ex., abrigo, calor), também é preciso satisfazer as necessidades comportamentais, e tanto o ambiente estrutural como o social são considerações essenciais ao projetar alojamentos. Além disso, o ambiente deve proporcionar oportunidades para estimulação física e mental, que se torna cada vez mais importante à medida que o tempo de estadia aumenta.[54]

Um senso de controle das condições é bem reconhecido como uma das necessidades mais críticas para a saúde comportamental.[77] Assim, o alojamento deve oferecer aos gatos uma variedade de opções comportamentais satisfatórias. Em termos específicos, seu projeto deve levar em consideração as seguintes necessidades comportamentais felinas:[46]

- Oportunidades para interações sociais com pessoas e/ou outros gatos compatíveis
- Capacidade de criar áreas funcionais diferentes nos ambientes para eliminação de dejetos, repouso e refeição
- Possibilidade de o gato se esconder em um local seguro
- Possibilidade de repousar e dormir sem ser perturbado
- Possibilidade de trocar de lugares no ambiente, inclusive com espaço vertical para ficar no alto
- Possibilidade de regular a temperatura corporal movimentando-se entre superfícies mais quentes ou frias no ambiente
- Possibilidade de afiar as unhas (o que é necessário para a saúde delas e a manutenção do hábito, bem como para marcação visual e de odor)
- Possibilidade de brincar e exercitar-se
- Possibilidade de ter estimulação mental.

Como essas necessidades variam dependendo de fatores como a fase da vida, a personalidade e a socialização e experiência prévias, as instituições devem manter uma variedade de estilos de alojamento para satisfazer as necessidades individuais de gatos diferentes na população (Figura 46.11).[46]

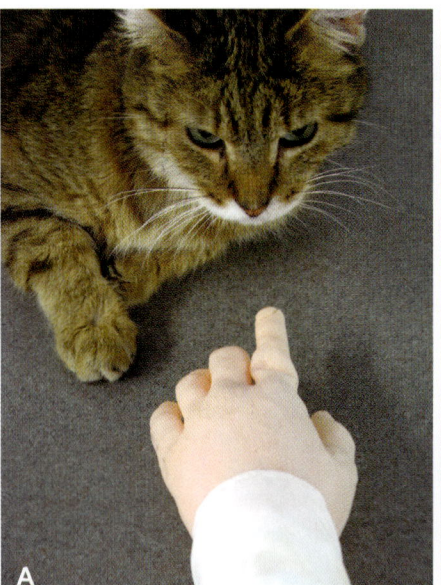
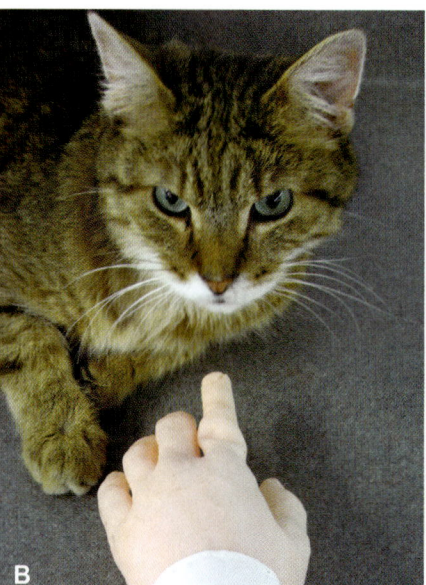
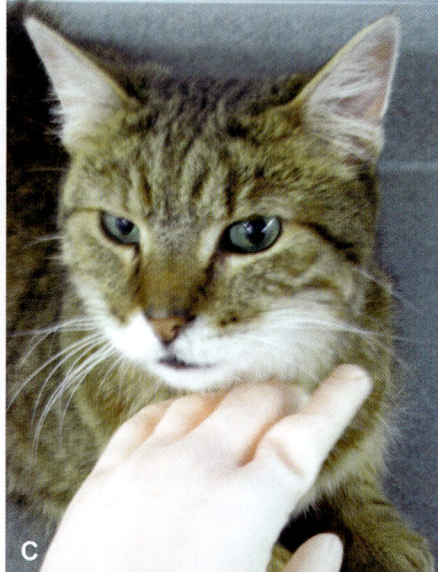

Figura 46.10 Em algumas circunstâncias é difícil determinar se um gato aceitará ser manuseado. Para evitar lesão na equipe, usou-se uma mão de plástico para abordar esse gato. À medida que a mão se aproxima, ele parece tenso (**A**), mas em seguida começa a relaxar e aceita o afago (**B** e **C**).

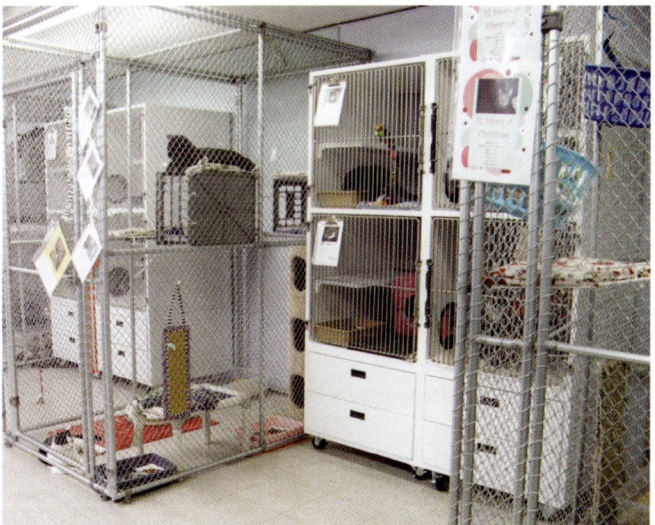

Figura 46.11 A combinação de unidades com espaço para circular e local para escalar como alojamento de gatos à espera de adoção é usada em abrigos de animais. A disponibilidade de uma variedade de estilos de alojamento facilita a satisfação de necessidades individuais de vários gatos na população.

Comportamento social felino

A disposição dos alojamentos para uma população de gatos de idades, sexos, tipos de personalidade, experiências sociais e níveis de estresse diferentes requer o conhecimento do comportamento social e da comunicação dos felinos.[46] Nas duas últimas décadas, o conhecimento da estrutura social felina evoluiu da crença disseminada de que os gatos, em geral, são antissociais e solitários, para a certeza de que são criaturas sociáveis.[24,25] Com exceção da caça solitária, gatos de vida livre realizam a maioria de suas atividades dentro de grupos sociais estáveis nos quais a defesa cooperativa, cuidados em comum com os mais jovens e uma variedade de comportamentos afiliados são praticados, facilitando a proximidade ou o contato estreito. Os gatos que fazem parte de grupos costumam limpar-se uns aos outros e esfregar as cabeças e faces nas de outros. Isso pode servir como uma espécie de cumprimento ou troca de odores de reconhecimento, familiarização, marcação territorial ou desenvolvimento de um odor comunal. Gatos de ambos os sexos e todas as idades costumam gastar grande parte do tempo em estreita proximidade com os outros gatos.[8]

O comportamento materno é o padrão social primário da gata, e a amamentação e os cuidados cooperativos com os filhotes são comuns. Se permitido, as gatas formam grupos sociais com seus filhotes e a prole juvenil.[24,25] Os machos costumam fazer parte de um grupo ou circulam entre poucos grupos estabelecidos. Nos grupos de gatos, forma-se uma hierarquia social ou "ordem hierárquica".[24,90] Uma vez estabelecida, essa hierarquia ajuda a manter a convivência pacífica de gatos em um grupo estável, minimizando comportamentos antagonistas entre os membros. A formação da hierarquia social ocorre em grupos de gatos sexualmente inteiros e também nos castrados.

Comunicação felina e sinais comportamentais de estresse

O conhecimento da sinalização comportamental é fundamental para o manejo bem-sucedido dos alojamentos. As manifestações tanto de comportamentos normais como anormais indicam como o animal está se adaptando ao ambiente. Expressões comportamentais comuns de ansiedade felina podem manifestar-se por inibição ou suspensão de comportamentos, comportamento defensivo ou negativo.[46,90] A inibição ou suspensão de comportamentos refere-se à depressão da atividade ou à ausência de comportamentos normais (p. ex., autolimpeza, consumo de alimento, sono, eliminação de dejetos, espreguiçar-se, agradar pessoas). O comportamento defensivo pode envolver respostas posturais características e/ou vocais e, em geral, é motivado por medo. Comportamento negativo envolve a destruição de coisas na jaula e a criação de um lugar para se esconder. Comportamentos estereotipados (p. ex., caminhadas repetitivas, patadas e marcha em círculos) também podem ocorrer como resultado de estresse, mas geralmente são menos comuns. Como ilustração desses comportamentos felinos, devem-se considerar as respostas de um gato doméstico social típico quando enjaulado em um novo ambiente (Boxe 46.7 e Figuras 46.12 a 46.15).

Os sinais comportamentais de estresse podem ser classificados, ainda, como sinais de comunicação ativa ou comportamentos passivos.[46,90] Os sinais de ansiedade, medo, agressividade e submissão podem ser sutis ou óbvios e incluem vocalização (rosnados, silvos), indícios visuais (expressão facial, postura do corpo, das orelhas, da cauda) e marcações com odores (urina, fezes, secreções de várias glândulas cutâneas).

Boxe 46.7 Respostas comportamentais típicas de um gato preso em novo ambiente[46]

- Medo é a resposta inicial típica e, ante a ameaça da proximidade de cuidadores desconhecidos, os gatos podem exibir agressividade defensiva. Como alternativa, o gato pode eriçar os pelos ou parecer catatônico
- Se tiver uma caixa para se esconder, o gato fará isso ou ficará de costas em um canto da jaula, atrás da bandeja de dejetos, ou tentará destruir a jaula e se esconder sob papéis
- Com o tempo, a maioria dos gatos fica mais ativa e passa a ter comportamentos gratificantes, indo para a frente da jaula e oferecendo a pata ou miando quando os cuidadores se aproximam
- Se o gato continuar confinado muito tempo sem períodos adequados de exercício, estimulação mental e companhia social, o estresse e a frustração vão-se manifestar por depressão da atividade e afastamento (deitar na bandeja de dejetos, não fazer a autolimpeza, não agradar os cuidadores e, em alguns casos, ser agressivo com eles)
- Pode haver exibição de comportamento estereotipado (como caminhar a esmo), porém, é muito mais comum a inibição ou suspensão de comportamentos (ver Figuras 46.12 a 46.15).

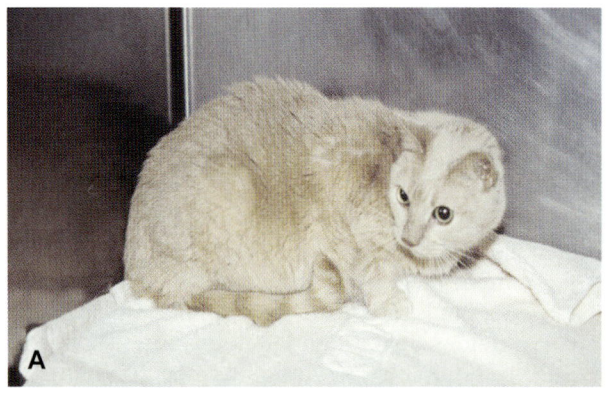

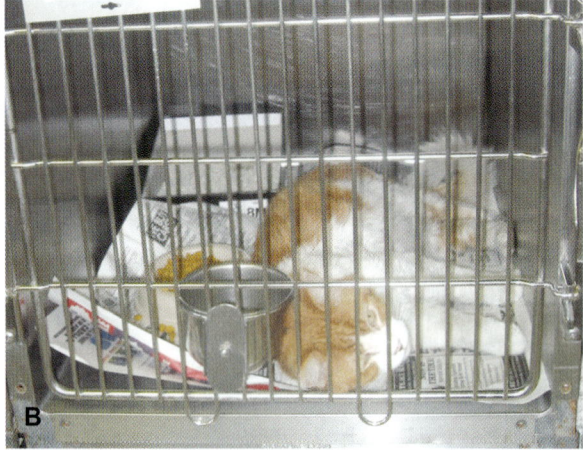

Figura 46.12 O estresse em felinos comumente manifesta-se por depressão da atividade e afastamento social. **A.** Um gato enjaulado exibe sinais de estresse agudo – está encolhido e no fundo da jaula com as pupilas dilatadas. **B.** O confinamento prolongado resulta em frustração, inatividade e, em alguns casos, agressividade. Esse gato fica tristonho em sua jaula praticamente sem outras opções de comportamento. Mesmo amigável com os cuidadores, pode ser agressivo se manuseado. (De *Griffin B, Hume KR: Recognition and management of stress in housed cats. In August JR, ed.:* Consultations in feline internal medicine, *vol. 6, St. Louis, 2006, Elsevier, p. 717.*)

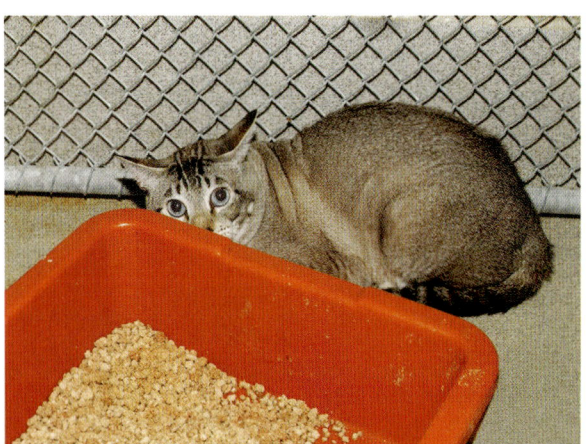

Figura 46.13 O gato estressado exibe uma resposta acentuada de medo quando enjaulado e confrontado. Notar a postura rígida, as pupilas dilatadas e as orelhas para o lado, abaixadas. Se abordado mais de perto, provavelmente responderia com uma agressão defensiva caso não tivesse como escapar. (De *Griffin B, Hume KR: Recognition and management of stress in housed cats. In August JR, ed.:* Consultations in feline internal medicine, *vol. 6, St. Louis, 2006, Elsevier, p. 717.*)

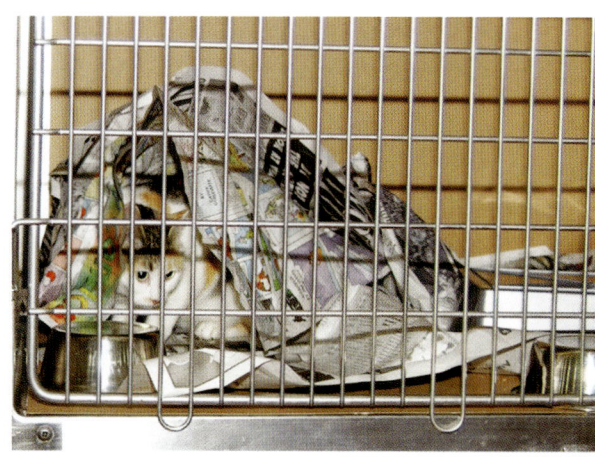

Figura 46.14 A resposta típica de um gato enjaulado em um novo ambiente é tentar destruir o que tiver na jaula e criar um lugar para se esconder. (De *Griffin B, Hume KR: Recognition and management of stress in housed cats. In August JR, ed.:* Consultations in feline internal medicine, *vol. 6, St. Louis, 2006, Elsevier, p. 717.*)

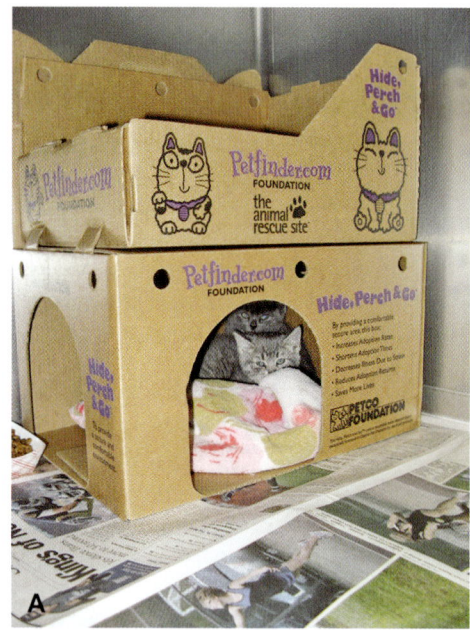

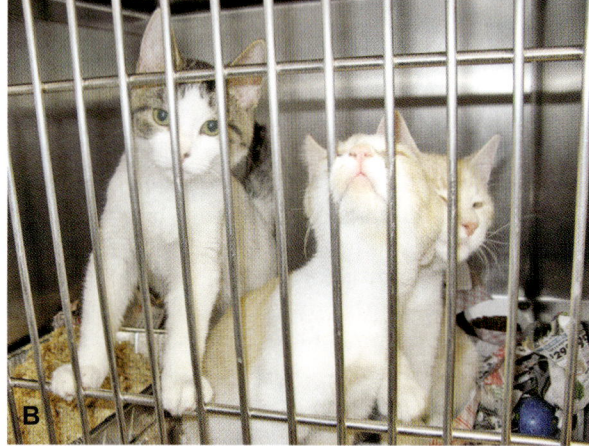

Figura 46.15 Esconder-se frequentemente é a resposta inicial (**A**), mas, após curto período, muitos gatos solicitam a atenção de quem passa colocando as patas nas grades da frente da gaiola (**B**).

Os sinais passivos de estresse incluem a impossibilidade de repousar ou dormir, fingir sono, queda do apetite, esconder-se com frequência, ausência de autolimpeza, depressão da atividade (brinca menos e diminui o comportamento explorador) e afastamento social. A alta densidade populacional em alojamentos exacerba esses sinais. Felinos de uma ordem social baixa em tais ambientes podem realizar menos a autolimpeza, ter queda do apetite e cio silencioso.[44] Gatos constantemente com medo ou ansiosos podem esconder-se, virar as costas, ficar encolhidos e evitar encarar outros gatos. Esconder-se é um comportamento normal e importante para a adaptação, mas quando ocorre com muita frequência ou em resposta a estímulos que não causavam isso antes, deve-se reconhecer como sinal de estresse.[46,90]

No contexto de grupos, a complexidade da estrutura social não pode ser subestimada. A estrutura interna de grupos sociais raramente representa uma hierarquia diretamente linear, exceto em grupos muito pequenos com menos de quatro a cinco animais.[25] Em grupos maiores de gatos, em geral há um ou dois indivíduos no alto da hierarquia e um ou dois subordinados óbvios, embora o restante dos gatos compartilhe o mesmo espaço.[9,44] A maioria dos gatos no grupo cria relações afiliadas ou amigáveis, porém, alguns não o conseguem e continuam solitários. Os membros da colônia comumente exibem agressividade com gatos estranhos ou novos que entram no grupo. Contudo, em um grupo estabelecido, a maioria dos conflitos sociais não se caracteriza por agressividade franca. Em vez disso, o principal modo de resolução de conflitos é evitá-los ou mostrar deferência (Figura 46.16).[9,46,90] Os comportamentos de deferência incluem desviar o olhar, abaixar um pouco as orelhas, virar a cabeça e inclinar o dorso. Gatos em grandes números podem manter coexistência pacífica quando são utilizadas estratégias para proporcionar espaço e recursos para todos os membros do grupo.[10]

Os sinais de estresse social em grupos de gatos podem manifestar-se por agressividade franca, aumento da micção em jato e demarcação territorial ou o hábito de se esconder constantemente.[46,90] Gatos na escala hierárquica inferior podem ficar pouco tempo no solo, permanecendo isolados em locais altos ou outros onde possam até fazer suas necessidades fisiológicas, enquanto os gatos da escala hierárquica superior movimentam-se mais, controlam o acesso à comida e à água, bem como à bandeja de dejetos.[44] Alojamentos com altas densidades populacionais costumam resultar em tais comportamentos anormais e estão associados a aumento na transmissão de doenças infecciosas e falha reprodutiva.[50]

Tipos de alojamentos

Gatos são alojados, comumente, de três maneiras básicas: gaiolas ou jaulas unitárias, interligadas com ambientes diferentes ou soltos em um cômodo.[45] Deve-se evitar alojar gatos em gaiolas, a menos que necessário e por curtos períodos para observação do consumo alimentar, períodos legais de permanência em abrigos, conforme exigido pela legislação local, tratamento clínico ou recuperação de doença ou para a coleta de amostras para exames.[45] Embora as recomendações em termos de espaço variem bastante

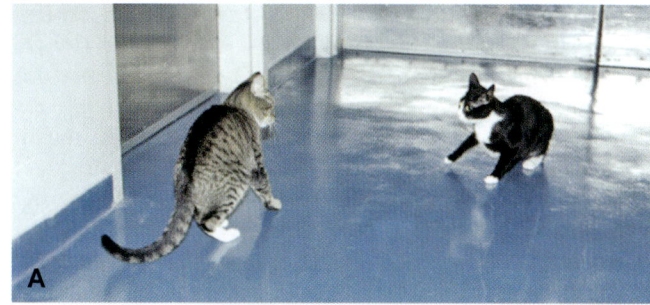

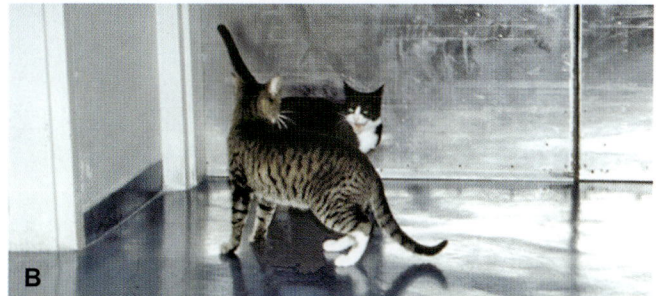

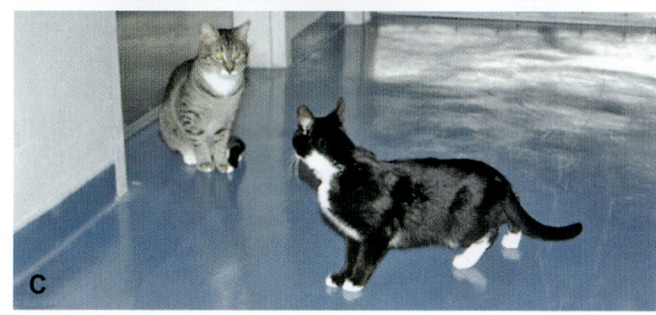

Figura 46.16 Os principais modos de resolução de conflitos são deferência e evitar o enfrentamento. **A.** Um gato inquisitivo (*à esquerda*) aproxima-se de um defensivo (*à direita*). **B.** O gato defensivo exibe um alerta ofensivo, sinalizando para o outro não se aproximar. **C.** Não há um combate franco, com o gato da esquerda mostrando deferência ao sentar-se a uma distância segura. (De *Griffin B, Hume KR: Recognition and management of stress in housed cats. In August JR, ed.*: Consultations in feline internal medicine, *vol. 6, St. Louis, 2006, Elsevier, p. 717.*)

na literatura, o senso comum diz que a determinação do espaço necessário para um alojamento deve levar em consideração o tempo de estadia do gato. Na opinião da autora, não é apropriado nem humano alojar gatos em gaiolas ou jaulas tradicionais por muito tempo (p. ex., mais de 1 a 2 semanas).

Alojamento a curto prazo

O projeto de um alojamento de animais a curto prazo deve incluir adaptações para um só indivíduo, ninhadas, famílias ou parceiros de uma mesma casa, com o objetivo de avaliar o consumo alimentar e fazer triagem.[41] Também precisa ser fácil de limpar e higienizar, bem como ventilado e seguro tanto para os animais como para os cuidadores. Deve, ainda, ter espaço suficiente para o animal ficar confortável em estação, espreguiçar-se e dar alguns passos, sentar-se ou deitar com o corpo estendido, bem como ter áreas separadas para eliminação de dejetos, alimentação e repouso. As bandejas de dejetos devem ser de tamanho apropriado e acomodar os gatos com conforto, de acordo com o uso (Figura 46.17). As áreas de repouso devem incluir superfícies confortáveis, cama macia e um lugar seguro para o gato se esconder em um refúgio com segurança.[41] Um lugar para se esconder é essencial, porque reduz o estresse, possibilitando que os gatos "escapem", o que facilita a adaptação ao ambiente novo. O acréscimo de uma caixa resistente serve tanto para o gato se esconder como subir nela (Figuras 46.18 e 46.19). Além disso, as gaiolas ou jaulas devem ficar pelo menos meio metro acima do chão, porque isso também serve para diminuir o estresse do animal.[73]

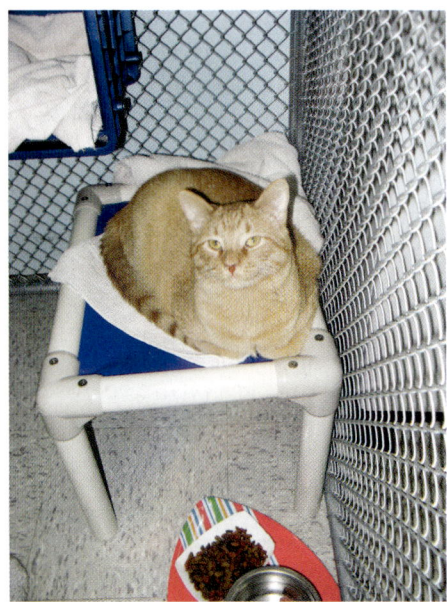

Figura 46.19 Todo gato precisa de um lugar para subir e uma cama, qualquer que seja seu alojamento. Esse tipo de banqueta portátil pode ficar com o gato em jaulas por longo tempo, facilitando a transição para o novo ambiente.

■ Tamanho dos alojamentos

A maioria das instituições usa gaiolas ou jaulas para alojamento a curto prazo para observação, aclimatação e/ou triagem. Corredores ou cômodos pequenos também são apropriados e oferecem aos gatos o benefício adicional de satisfazer suas necessidades comportamentais (Figura 46.20). Qualquer que seja sua configuração, os alojamentos para manter gatos por pouco tempo devem ser de tamanho suficiente para que eles se espreguicem, pratiquem a autolimpeza e se movimentem em torno, além de ter áreas funcionais separadas por pelo menos 60 cm para dormir, comer e defecar/urinar.[41,58,98]

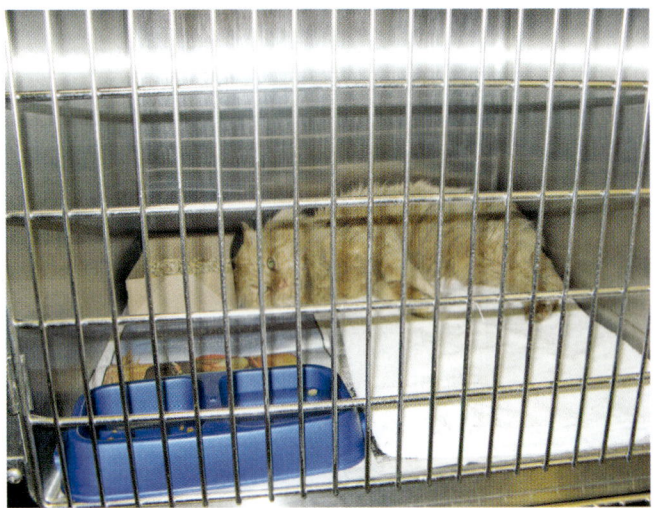

Figura 46.17 Tipo de alojamento inadequado para o ocupante. A jaula pequena não possibilita a colocação de uma bandeja de dejeto de tamanho apropriado e não há espaço suficiente para o gato repousar, mover-se em torno de si ou se esconder.

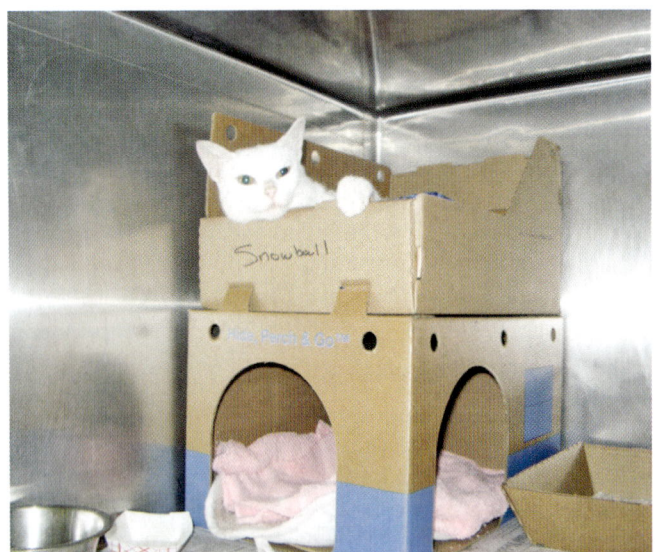

Figura 46.18 Uma jaula tradicional pode ser melhorada com a colocação de caixas que sirvam para o gato escalar e se esconder e dividam o espaço em áreas funcionais diferentes. A colocação de uma caixa de papelão com essa finalidade melhora a qualidade do espaço e proporciona bem-estar ao gato. A caixa da ilustração também é dobrável para ser transportada.

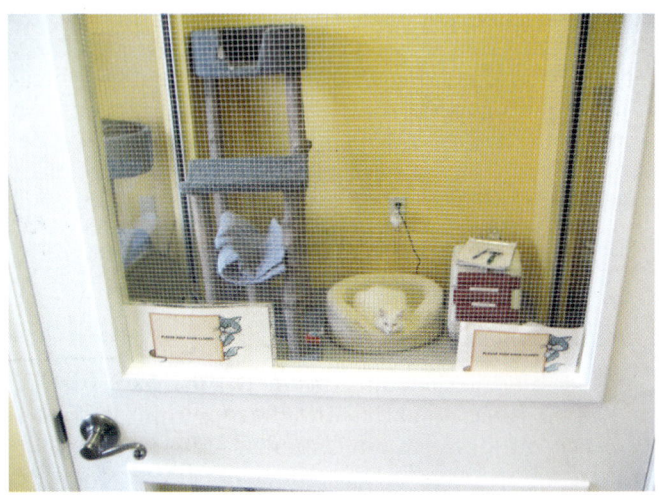

Figura 46.20 Alojamento aprimorado com 1,2 × 1,8 m para um único gato tímido durante o período de aclimatação em nova instituição. Notar as múltiplas áreas de repouso disponíveis e o uso de difusor de feromônio facial felino comercial na tomada elétrica. A tela na porta facilita a ventilação e a troca olfatória.

As diretrizes laboratoriais nos EUA determinam uma área de piso de pelo menos 0,27 m² para gatos com peso inferior a 4 kg, e de 0,36 m² para aqueles com 4 kg ou mais, e altura mínima de 60 cm.[54] Uma área de repouso elevada também é necessária. As diretrizes atuais (European Convention for the Protection of Vertebrate Animals Used for Experimental and Other Scientific Purposes, ETS123) promulgadas pelo Conselho Europeu (http://www.coe.int) para gatos de laboratório são similares, mas revisões propostas definem espaços bem maiores, de 1,5 m² por gato adulto e altura de pelo menos 2 m.[21,22] As revisões, que não foram aprovadas até o momento, também defendem a colocação de plataformas, a cama no estilo de uma caixa e uma superfície vertical para os gatos afiarem as unhas. Nos abrigos de animais nos EUA, é tradicional a existência de pequenas gaiolas (p. ex., com 50 cm a 75 cm de comprimento) sem plataformas, mal projetadas para gatos. A Association of Shelter Veterinarians (http://www.sheltervet.org) recomenda o mínimo de 1 m² para gatos adultos.[7] As gaiolas comercializadas costumam ter cerca de 75 cm de profundidade (p. ex., o comprimento de um braço para se ter acesso fácil ao gato), mas é necessária a metragem aproximada de 1,20 m para a separação adequada do alimento e da água com relação à bandeja de dejetos (Figura 46.21). De maneira similar, a Cat Fancier's Association (http://www.cfa.org) recomenda o mínimo de 85 cm² de espaço por gato com 2 kg ou mais de peso.[16] As medidas cúbicas levam em consideração o uso do espaço vertical, além daquele do piso, fundamental para melhorar a qualidade do ambiente do gato. Por exemplo, uma jaula com 85 cm³ teria, aproximadamente, 75 cm de profundidade × 1,20 m de largura × 1 m de altura.

Jaulas maiores também possibilitam melhor circulação do ar, uma consideração importante para o controle de infecções respiratórias superiores em felinos. Jaulas ou gaiolas duplas (p. ex., com dois ambientes ou dois andares) são ideais para satisfazer essas especificações e têm o benefício de possibilitar que os gatos fiquem em um lado ou andar enquanto o outro é limpo (Figura 46.22). Isso ajuda a minimizar o estresse, evita a exposição à doença infecciosa e preserva a segurança da equipe, aspectos importantíssimos com relação a gatos recém-chegados. Jaulas tradicionais podem ser modificadas para alojamentos de ambiente duplo criando-se passagens para juntar duas ou três jaulas menores (Figura 46.23).

Quaisquer que sejam as especificações precisas dos alojamentos fechados, a importância da qualidade geral do ambiente não pode ser subestimada. Isso inclui uma abordagem holística ao manejo, com atenção cuidadosa à maneira pela qual os gatos serão manuseados, os níveis de ruído, o fornecimento de conforto, contato positivo com os cuidadores e evitar ao máximo a superpopulação, bem como manter uma boa higienização, protocolos clínicos e monitoramento detalhado para assegurar a saúde e o bem-estar.

Alojamento a longo prazo

Para o alojamento a longo prazo (p. ex., por mais de 2 semanas), também se deve considerar proporcionar espaço que estimule os gatos mental e fisicamente e, de preferência, ser agradável em termos estéticos para as pessoas. A última consideração é importante para facilitar a adoção em abrigos. Mesmo em outros tipos de instituições, é importante criar um ambiente agradável não apenas para os animais, mas também para as pessoas que cuidam deles. Estudos indicam que a satisfação dos empregados melhora os cuidados com os animais e a manutenção da equipe, aspectos que têm impacto positivo na saúde e no bem-estar da população de gatos.[95]

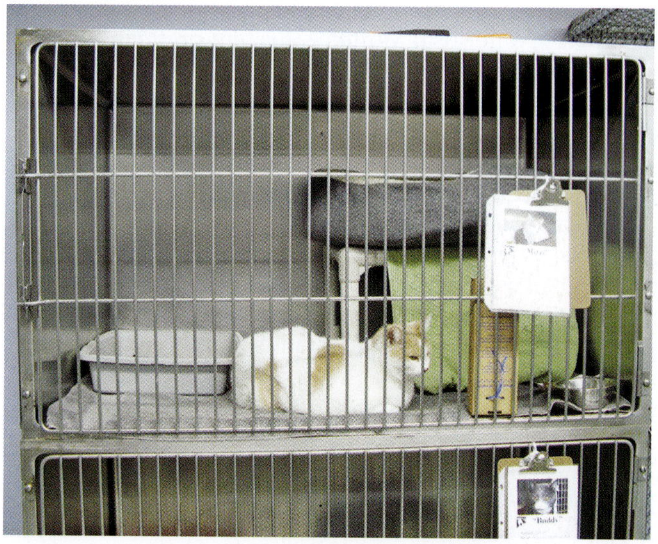

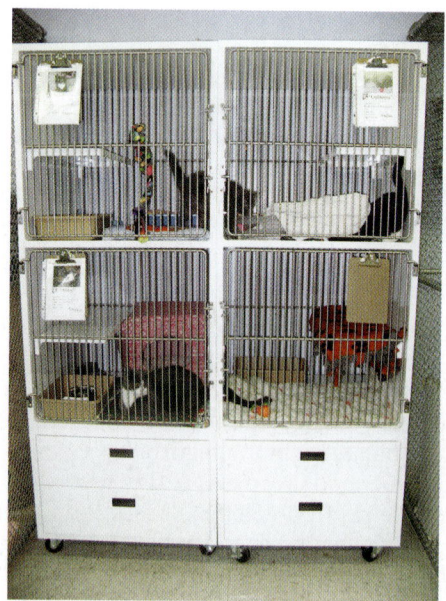

Figura 46.21 Alojamento apropriado para curto prazo (p. ex., menos de 2 semanas) para um único gato. Notar a largura da jaula (1,20 m), um lugar seguro para se esconder e uma plataforma com cama, além da separação das áreas de repouso e alimentação e do tamanho adequado da bandeja de dejetos para esse gato grande.

Figura 46.22 Há uma variedade de unidades comerciais para alojamento de gatos com ambiente duplo que servem para separar as áreas funcionais e melhorar as oportunidades de exercício e exploração. A unidade ilustrada é construída em aço inoxidável pintado, sendo bastante durável e fácil de desinfetar, além de fazer menos ruído que o aço inoxidável sem pintura. Notar a elevação do piso e as grades na frente e atrás, possibilitando melhor ventilação.

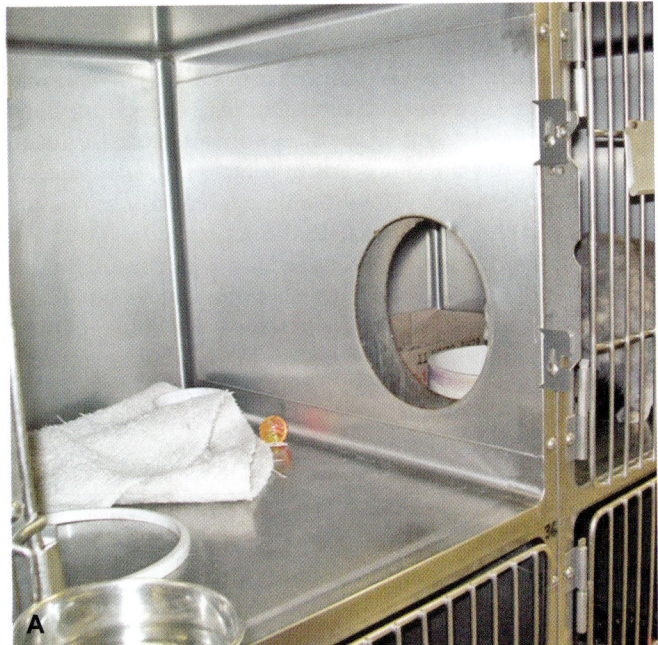

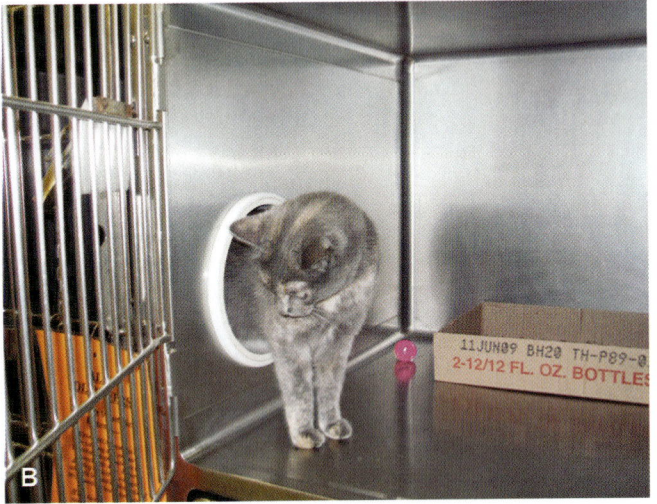

Figura 46.23 A e B. Conversão de jaulas existentes em unidades com ambiente duplo. É aberta uma passagem na parede entre jaulas adjacentes, revestida com polivinilcloreto (PVC) na margem, para a circulação segura do gato entre as duas partes.

Devem ser buscadas alternativas ao alojamento tradicional de gatos em gaiolas ou jaulas a longo prazo.[41,45,46] No mínimo, os gatos assim alojados devem ser liberados diariamente e ter uma oportunidade de se exercitar e explorar um ambiente melhor e seguro. Na vigência de confinamento prolongado, a maioria dos gatos se beneficia de alojamentos do tipo colônias, desde que haja espaço suficiente, acesso fácil às áreas de alimentação, água para beber e eliminação urinária/fecal, um número adequado de esconderijos confortáveis e de áreas de repouso, com agrupamento e monitoramento cuidadosos para assegurar a compatibilidade social entre os gatos. No entanto, nem todos os gatos se adaptam em um grupo, e certos indivíduos precisam de alojamento único aprimorado, dependendo de suas necessidades físicas e comportamentais exclusivas. Isso pode incluir gatos que incomodam outros ou não se compatibilizam, e aqueles com necessidades médicas especiais. É importante reconhecer que tais gatos alojados sozinhos vão precisar de um contato mais regular com seus cuidadores humanos e níveis mais altos de estimulação mental e física para que mantenham a saúde comportamental durante o confinamento prolongado, que deve ser evitado sempre que possível para tais indivíduos. Quando os gatos são alojados em grupos amigáveis, é mais fácil manter o bem-estar comportamental apropriado a longo prazo, porque muitas de suas necessidades sociais e emocionais podem ser satisfeitas pelos companheiros.

Alojamento em grupo | Estilo colônia

O alojamento em grupo dá aos gatos a oportunidade de ter contato social com outros, o que, por sua vez, proporciona estimulação mental e física adicional. Com o manejo adequado, isso pode melhorar o bem-estar.* Espaço insuficiente e superpopulação ou pouca compatibilidade entre os gatos aumentam o estresse e anulam os benefícios do ambiente de colônia. O alojamento em grupo nunca deve ser usado como meio de expandir a capacidade de uma instituição.

Em abrigos de animais, a alta rotatividade de gatos contribui bastante para os níveis de estresse dos felinos, em especial no contexto de grupos de animais que não estão familiarizados uns com os outros. Como podem demorar dias a semanas para se aclimatar ao ambiente de um grupo, pode ser preferível manter alojamentos individuais com estímulos quando se espera uma estadia curta. Contudo, os benefícios da convivência com um grupo ficam evidentes quando a estadia se prolonga além de algumas semanas.[41]

■ Critérios de seleção

Para se ter sucesso ao agrupar gatos, é essencial ter muita atenção. Famílias e gatos que já viviam na mesma casa são escolhas naturais para coabitação,[11,46] mas gatos que não se conhecem também podem ser agrupados, desde que a seleção seja criteriosa. Muitos gatos têm preferência pelos companheiros de casa, sendo necessário combinarmos a compatibilidade com o fornecimento de um ambiente de alta qualidade. Ao agrupar gatos desconhecidos, sempre se deve dar prioridade aos maiores alojamentos disponíveis. Além disso, os gatos sempre devem receber cuidados de saúde adequados antes de serem admitidos em um grupo. Isso deve ser determinado por protocolos específicos da instituição, mas na maioria dos casos as exigências mínimas incluiriam que os gatos não tivessem sinais de doença contagiosa, fossem testados para o FeLV e o FIV, vacinados contra FVRCP e recebessem tratamento contra parasitoses.

Além das relações prévias, os critérios de seleção para grupos devem incluir idade, estado reprodutivo e personalidade.

Idade. A idade é uma consideração importante para se escolher um alojamento para gatos.[46] Para assegurar o desenvolvimento social e emocional apropriado, filhotes

---

*Referências 28, 45, 46, 57, 59, 70, 71, 74, 90, 98 e 99.

devem ser alojados com as respectivas mães pelo menos até serem desmamados. Como pode ser benéfico em termos de comportamento, é melhor que permaneçam com a mãe por um período maior, se viável. Na verdade, as gatas não costumam desmamar seus filhotes completamente até 12 a 14 semanas de idade, se deixadas por conta própria. Quando filhotes crescidos ficam com as mães, é importante que haja uma caixa ou plataforma onde elas possam ficar afastadas deles às vezes, se quiserem. A maioria das gatas aceita os filhotes de outras, de modo que órfãos ou filhotes sozinhos devem ficar com outras gatas em lactação e/ou filhotes de idade ou tamanho semelhante. Em um abrigo, onde há alta rotatividade de gatos, pode ser benéfico alojar filhotes até 4 a 5 meses de idade em jaulas ou ambientes duplos por questões de biossegurança. Gatos jovens e adultos podem ser alojados em ambientes de colônia ou comunitários, mas devem ser separados pela idade (p. ex., com 5 a 12 meses de idade, adultos jovens, adultos maduros, geriátricos). Gatos jovens bem socializados tendem a adaptar-se rapidamente em um grupo com outros gatos de idade semelhante, exibindo atividade saudável e comportamento de brincadeiras. Em contraste, gatos adultos maduros e geriátricos em geral têm pouca tolerância à atividade de muitos gatos mais jovens, o que pode lhes causar bastante estresse. Por essa razão, gatos adultos devem ser mantidos separados dos mais jovens, e os idosos ou geriátricos separados também de outros grupos etários. Nos abrigos de animais, gatos compatíveis que chegam juntos devem ser alojados juntos, independentemente da idade, sempre que possível.

Estado reprodutivo. A menos que os gatos se destinem a fins reprodutivos, sempre que possível deve-se evitar alojar gatos não castrados em idade reprodutiva juntos. No mínimo, gatos inteiros adultos devem ser castrados para se evitar a agressividade entre eles, a micção em jato e a própria reprodução.[41] Fêmeas não castradas em idade reprodutiva podem ser alojadas juntas ou com machos castrados. Em contraste, nas colônias de reprodução, pode-se usar um alojamento no estilo de harém para facilitar a reprodução (p. ex., algumas gatas com um macho não castrado). Também é vantajoso alojar gatas prenhes compatíveis juntas antes do parto, porque geralmente elas compartilham os cuidados com os recém-nascidos e a amamentação (Figura 46.24).[45] Fica mais difícil manter essas gatas juntas se o parto já tiver acontecido. Quando os machos inteiros não estão sendo usados como reprodutores, em geral podem coabitar com uma fêmea castrada, um macho castrado ou um gato mais jovem para que tenham companhia. Outros agrupamentos recomendados no contexto de uma colônia reprodutiva incluem grupos familiares pós-desmame, jovens antes da puberdade ou adultos do mesmo sexo compatíveis.

Tipo de personalidade. Os felinos têm dois tipos básicos de personalidade: os mais confiantes, sociáveis, e os relativamente tímidos, retraídos.[105] Aqueles com temperamento amigável e destemido tendem a lidar melhor com mudanças e se adaptar com mais facilidade que os tímidos, retraídos. Um subconjunto da personalidade destemida e amigável é o "assertivo" ou "valentão".[90] Gatos valentões ameaçam constantemente outros gatos em um grupo para

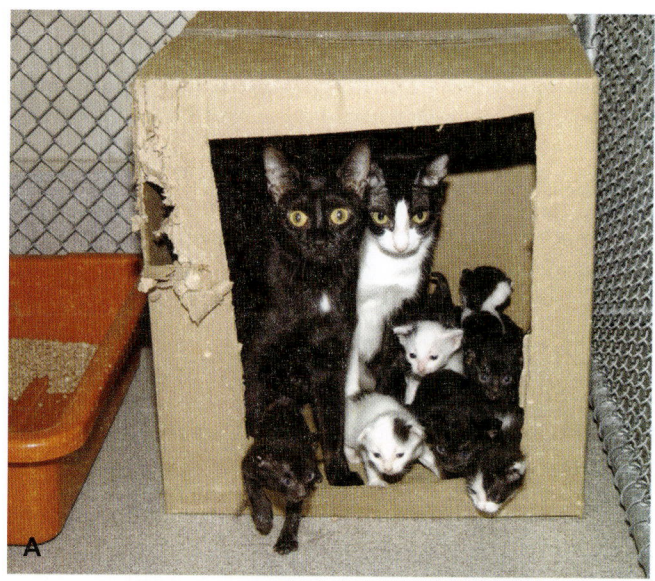

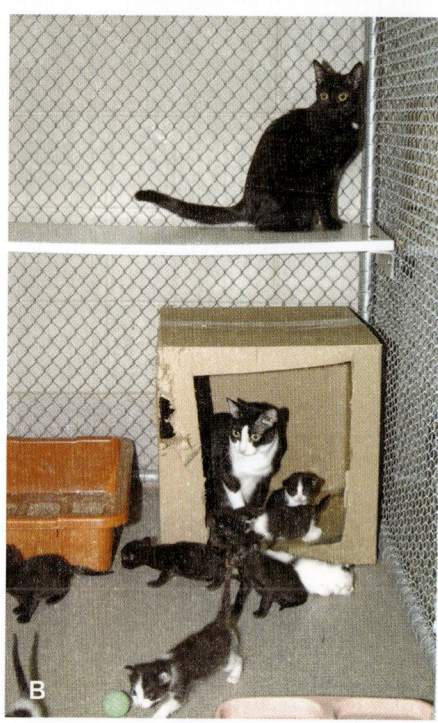

Figura 46.24 Em colônias de reprodução, gatas prenhes compatíveis podem ser alojadas com outras antes do parto. **A.** Duas gatas compartilham os cuidados com suas ninhadas. **B.** Os alojamentos devem ter plataformas para que as gatas possam ficar sozinhas algum tempo, se quiserem. (De *Griffin B, Hume KR: Recognition and management of stress in housed cats. In August JR, ed.:* Consultations in feline internal medicine, *vol. 6, St. Louis, 2006, Elsevier, p. 717.*)

controlar o acesso a comida, água, bandejas de dejetos, plataformas ou a atenção dos cuidadores humanos. Para se manter a harmonia, em geral é necessário remover os gatos com esse tipo de personalidade de uma colônia. É possível reintroduzi-los em um grupo, mas isso pode ser difícil, exigindo isolamento. Gatos tímidos, retraídos, às vezes têm dificuldade de interagir com sucesso com os membros mais dominantes de um grupo ou podem ser vítimas de intimidação, resultando em estresse crônico e maior afastamento da convivência social. A colocação de gatos tímidos em grupos menores ou com gatos jovens calmos, em que não serão intimidados ou assediados, geralmente vale a pena e costuma ajudá-los a "sair de suas conchas".[46,90] Da mesma maneira, gatos dominantes quase sempre aceitam gatos calmos mais jovens, ao contrário de outros adultos que podem ver como ameaçadores. E, por fim, no caso de alguns machos dominantes, a introdução de uma fêmea tem maior probabilidade de ser bem-sucedida.[46,64,90]

■ **Tamanho do grupo e espaço**

As necessidades exatas de espaço para alojamento a longo prazo variam porque dependem de muitos fatores (Boxe 46.8).[46,59] É de importância primordial que o tamanho do grupo seja pequeno o bastante para evitar interações negativas entre os gatos e possibilite o monitoramento diário dos indivíduos. É típico dos gatos evitar conflitos sociais, devendo-se proporcionar espaço para que eles mantenham uma distância social, conforme necessário. A aglomeração pode impossibilitar aos gatos a manutenção de uma distância comportamental sadia, criando situações em que os indivíduos podem não ser capazes de ter livre acesso ao espaço de alimentação, repouso ou eliminação por causa dos conflitos sociais causados pela competição pelos recursos da colônia. Tanto a aglomeração como a introdução constante de novos gatos induzem estresse e precisam ser evitadas para assegurar o bem-estar adequado. O acréscimo de novos gatos sempre resulta em um período de estresse para o grupo e, se houver uma renovação constante no grupo, os gatos podem ficar estressados indefinidamente. A alta rotatividade também aumenta o risco de doença infecciosa. Se o número de gatos de um grupo é pequeno, a exposição à doença será limitada, facilitando o controle. Por todas essas razões, é preferível alojar gatos em pequenos grupos.[41,45,46]

Na maioria das circunstâncias, a autora recomenda alojar os gatos em pares compatíveis ou grupos pequenos de não mais que três ou quatro indivíduos. O alojamento de gatos em jaulas amplas é ideal para essa finalidade (Figura 46.25). Uma jaula bem equipada, com 1,2 m × 1,8 m, pode alojar dois a três gatos adultos confortavelmente, dependendo da familiaridade e da compatibilidade, ou até quatro gatos jovens (p. ex., com 6 a 12 meses de idade). Gatos jovens tendem a aceitar a densidade populacional um pouco maior nos alojamentos do que os adultos. Da mesma maneira, gatos que viviam na mesma casa antes e famílias geralmente convivem de modo mais pacífico que gatos desconhecidos. Quando se usa esse tipo de jaula, ela deve ter um painel no alto e pelo menos 1,8 m de altura para que os cuidadores tenham acesso fácil para fazer a limpeza e prestar cuidados. Se for usada tela, a malha ideal é de 2,5 cm, mas podem ser usadas maiores. Canis existentes podem ser convertidos em alojamentos para

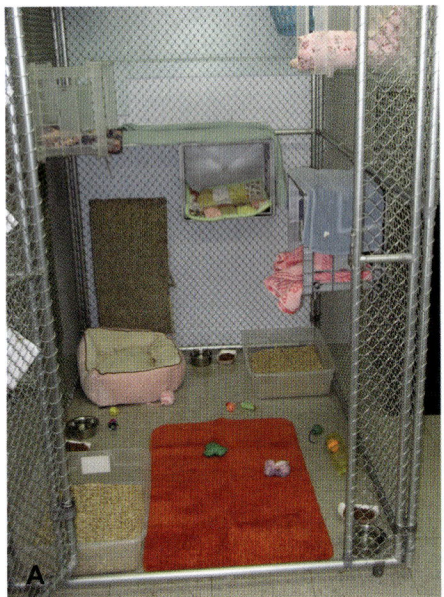

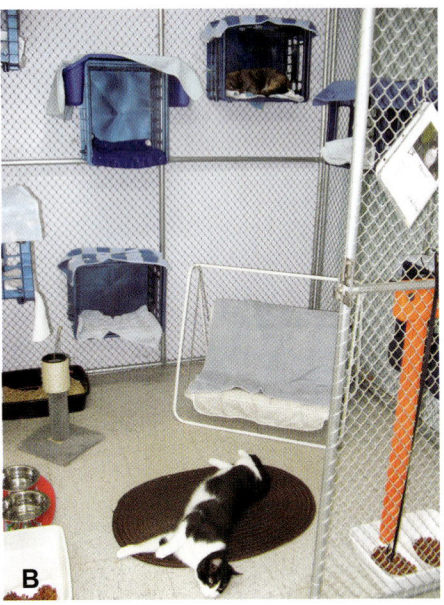

Figura 46.25 A. Essa jaula com 1,20 m × 1,80 m foi bem-adaptada para um par de gatos adultos jovens. Notar as áreas separadas múltiplas para repouso, ficar no alto, se esconder, comer, urinar/defecar e brincar. **B.** Os gatos gostam de ter as opções de comportamento proporcionadas por esse tipo de alojamento.

Boxe 46.8 Fatores que influenciam as necessidades de espaço de gatos alojados[45,59]

- Duração da estadia
- Qualidade geral do ambiente, incluindo o uso do espaço vertical
- Qualidade geral dos cuidados com o comportamento
- Características físicas e comportamentais do gato (p. ex., idade, tipo de personalidade, experiência e socialização prévias)
- Relações individuais entre gatos (p. ex., grupos familiares, companheiros anteriores da mesma casa *versus* grupos desconhecidos, e grau de compatibilidade social entre os gatos)
- Rotatividade dos gatos (p. ex., frequência de introdução de novos membros)
- Tamanho total do cômodo
- Número absoluto dos gatos
- Necessidades individuais e níveis de aprimoramento para satisfazê-las.

gatos. Essa é uma consideração importante em abrigos de animais, porque muitos tiveram uma queda no aporte de cães, enquanto a necessidade de melhorar o alojamento de gatos aumentou. Cães e gatos nunca devem ser alojados na mesma área; a conversão a que nos referimos deve ser para uma área exclusivamente de gatos.

No caso de colônias, a autora recomenda o tamanho mínimo de aproximadamente 3 a 3,5 m × 5 a 5,5 m para colônias com até o máximo de oito gatos adultos ou, no caso de gatos mais jovens, um pouco mais. O dobro do tamanho não possibilita, necessariamente, alojar de maneira adequada o dobro do número de gatos. Outro autor recomenda 1,7 m² por gato como regra geral para alojamento em grupo, considerando que muitos fatores influenciam a necessidade de espaço dos gatos, inclusive a qualidade geral do ambiente e as relações individuais de cada animal.[59]

Em situações de refúgio e laboratório, em que os gatos ficam por meses a anos em colônias estáveis, pode ser viável alojá-los em grupos maiores, desde que haja espaço amplo disponível.[46] Também podem ser feitos arranjos para alojamento em que jaulas individuais sejam mantidas em uma colônia. Nesse caso, deve-se deixar que os gatos circulem e interajam livremente no ambiente da colônia durante o dia, mas fiquem confinados em suas respectivas jaulas à noite, possibilitando melhor monitoramento individual pelos cuidadores do apetite e do uso da bandeja de dejetos enquanto os gatos repousam afastados dos demais. Como alternativa, os alojamentos individuais podem ser usados apenas por breves períodos, para refeições de ração úmida, com a seca ficando disponível para livre escolha na colônia. Esse tipo de arranjo também pode ser usado para facilitar a introdução de novos gatos no grupo e representa uma opção desejável. Se o projeto e os procedimentos de biossegurança favorecerem, jaulas portáteis podem ser transferidas para os alojamentos de grupos, a fim de facilitar a transição de novos gatos do confinamento para alojamentos a longo prazo.

■ Introdução de novos gatos

Há grande variação individual entre os gatos no contexto das relações sociais com seus pares. Embora a introdução de alguns gatos, até então desconhecidos, pareça natural e sem problemas, resulta em estresse considerável não só para o gato que chega como para todo o grupo.[46] Por essa razão, sempre deve ser feita sob supervisão e, sempre que possível, ser gradual. Para tanto, deve-se manter o gato que chega em uma jaula separada dentro do alojamento do grupo ou próxima, com comida, água, bandeja de dejetos e um esconderijo. Em geral, depois de poucos dias, fica evidente pelo comportamento do gato se ele pode ou não ser transferido para o grupo sem risco de brigas. Filhotes bem socializados e gatos jovens costumam adaptar-se com facilidade às acomodações em grupo, podendo não ser necessário prolongar sua inclusão, a menos que sejam tímidos ou não estejam bem socializados.

Em grupos estabelecidos de gatos, a chegada ou saída de indivíduos requer um período de ajuste e pode resultar em sinais de estresse social para os membros da colônia. Esses sinais geralmente diminuem assim que uma nova hierarquia social e os limites territoriais (geralmente favorecendo os locais de repouso) sejam estabelecidos. Em

alguns casos, a inclusão de gatos incompatíveis, mesmo a uma distância visível de outro, pode gerar ansiedade substancial, exigindo rearranjo (Figura 46.26). No caso de abrigos de animais, em que há alta rotatividade da população, normalmente não é viável manter grupos consistentes de gatos. Isso enfatiza a necessidade absoluta de seleção cuidadosa e consideração da compatibilidade, bem como da manutenção de uma variedade de estilos de alojamento. Mesmo em colônias com populações modestas, em que as inclusões são feitas com critério e o ambiente é estimulante, podem ocorrer problemas de comportamento. Por essa razão, algumas instituições preferem usar uma abordagem do tipo "todos dentro-todos fora" para evitar inclusões repetidas de novos gatos em grupos estáveis. Em abrigos de animais, pares ligados e grupos familiares de gatos costumam chegar aos abrigos juntos e, em geral, são escolhas perfeitas para convivência.[46]

Como os gatos têm fortes preferências em termos dos novos companheiros, os cuidadores devem esperar encontrar muitos deles incompatíveis como coabitantes. Se apenas um ou dois gatos forem responsáveis pela desestabilização social de um grupo, em geral eles podem ser colocados em outra colônia, porque o problema costuma ser o grupo social, e não o indivíduo. Se um gato demonstra incompatibilidade persistente com outros, deve ser alojado sozinho. Estudos indicam que os gatos que brigam ao serem incluídos em um grupo pela primeira vez apresentam a probabilidade 40 vezes maior de continuar agindo assim nas semanas e meses seguintes.[61] Se brigarem constantemente, devem ser separados permanentemente. É inaceitável a coabitação de gatos incompatíveis ou daqueles que brigam.

■ Ambiente de colônia

O sucesso do alojamento em grupo depende não apenas da seleção de gatos compatíveis e do tamanho do alojamento, mas também da qualidade do ambiente.* Deve-se

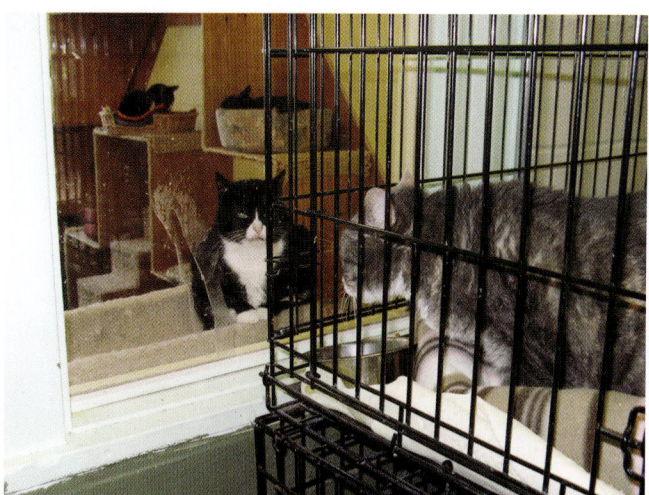

Figura 46.26 Em algumas circunstâncias, o arranjo ou a localização de alojamentos onde os gatos estejam ao alcance do contato visual de outros pode induzir estresse e ansiedade, ainda que não estejam no mesmo alojamento. O gato na gaiola foi isolado do grupo, mas continua estressado e sentindo-se ameaçado pelos olhares do outro.

providenciar uma variedade de locais elevados para repouso e caixas para servirem de esconderijo, de modo a aumentar o tamanho e a complexidade do alojamento e separá-lo em áreas funcionais diferentes que possibilitem uma variedade de opções de comportamento. O ambiente físico deve incluir oportunidades para os gatos se esconderem, brincarem, afiarem as unhas, escalarem, repousarem, comerem e fazerem suas necessidades fisiológicas. Sempre que possível, deve-se fornecer um mínimo de 1 bandeja de dejetos e 1 vasilha de comida e outra de água para cada 2 a 3 gatos e colocá-las em lugares diferentes do espaço da colônia, com o cuidado de separar a água e a comida da bandeja de dejetos pelo menos por 60 cm. Além disso, a colocação deve possibilitar que os gatos tenham acesso a cada recurso em mais de um lugar, sempre que possível, sem bloquear o acesso às entradas. As bandejas de dejetos não devem ser cobertas, para facilitar o acesso e evitar que gatos aprisionem ou façam armadilhas para outros gatos. O número de camas para repouso no piso ou elevadas deve exceder o de gatos e estar distribuído pelo máximo possível de locais no alojamento. Planos elevados abertos para um gato devem ficar separados por pelo menos 60 cm ou ser colocados em alturas diferentes, a fim de garantir separação adequada, havendo também outros maiores para os que preferem ficar juntos, mais próximos. Muitos gatos gostam de planos elevados do tipo macas ou caixas semifechadas onde possam esconder-se. Se não houver lugares bastante confortáveis, agradáveis e escondidos para repouso, os gatos podem preferir deitar nas bandejas de dejetos. Deve-se fornecer cama confortável (descartável ou fácil de lavar). Os gatos não só demonstram preferência pelo repouso em superfícies macias, como dormem por períodos mais longos nelas.[23] A temperatura do ambiente deve ser mantida confortável e constante, com toda a área bem ventilada e sem correntes de ar. Ao mudarem de lugar na colônia (p. ex., da superfície mais fria do piso para uma janela ensolarada), os gatos devem escolher a condição ambiental que preferirem (Figura 46.27).[46]

Nas colônias, a instalação de escadas, plataformas e prateleiras é ideal para aumentar o uso do espaço vertical (Figura 46.28). Em áreas grandes, a instalação de torres desmontáveis para escalada possibilita mais acomodações e libera espaço para atividade, além de contribuir para a redução da superpopulação funcional (Figura 46.29). Dependendo do contexto, pode ser melhor que os gatos não tenham acesso a áreas acima do nível do alcance do braço das pessoas, facilitando sua limpeza e a captura de gatos, se necessário. O projeto do ambiente da colônia também deve assegurar que os gatos não consigam escapar com facilidade. Em alguns casos será necessária a construção de uma antessala, na entrada do alojamento, para minimizar o risco de fuga de gatos quando as pessoas entrarem (Figura 46.30). Além disso, podem ser feitos rebaixamentos rígidos do teto em superfícies sólidas, porque os gatos podem desalojar com facilidade os painéis que costumam ser usados para isso e escapar pelos vãos (Figura 46.31).[46]

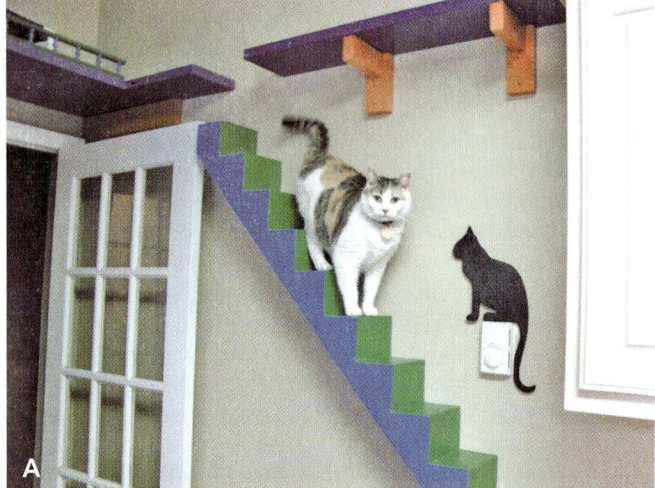

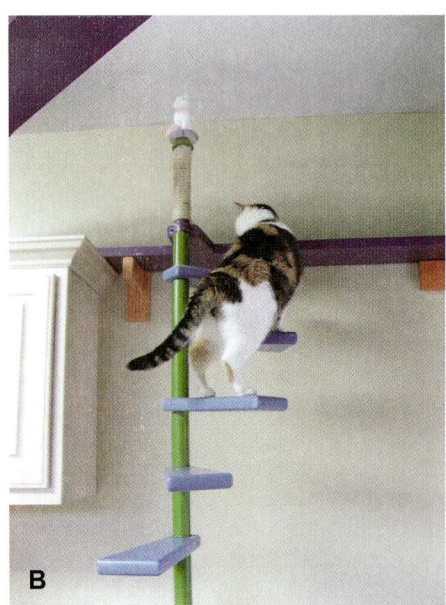

Figura 46.28 **A** e **B.** É possível instalar escadas, plataformas e rampas para se criar um espaço funcional a mais, além de ser visualmente atraente e convidativo tanto para os gatos como para as pessoas que convivem com eles.

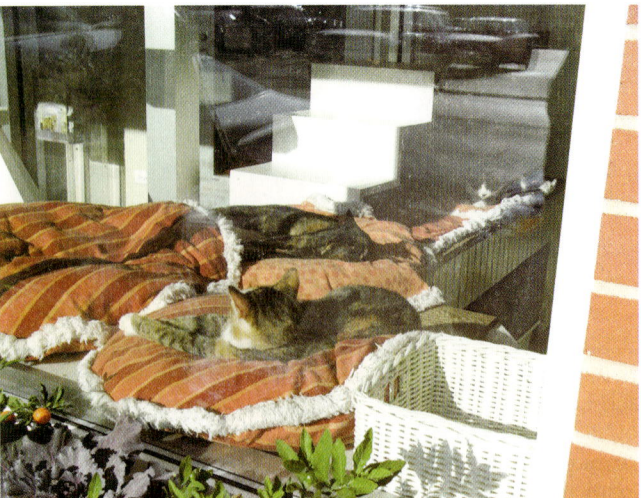

Figura 46.27 Gatos desfrutando de uma janela onde podem tomar sol no alojamento da colônia de um abrigo.

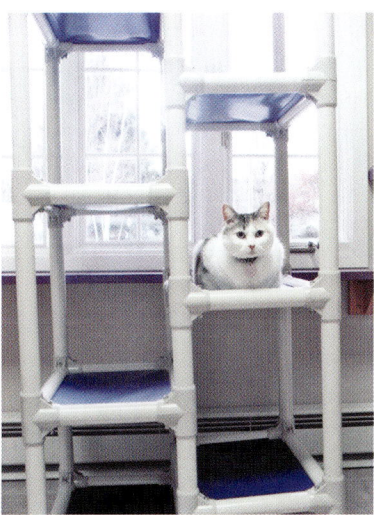

Figura 46.29 Em ambientes maiores de colônias, podem ser usadas torres desmontáveis para escalada para criar um espaço funcional a mais no interior do alojamento.

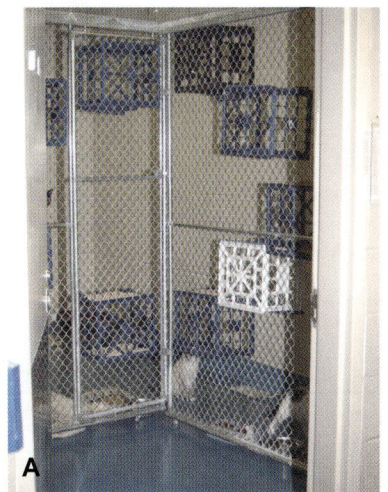

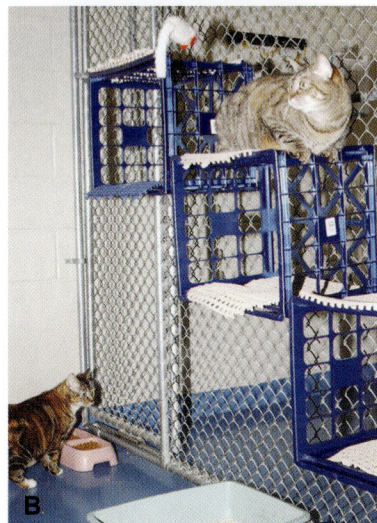

Figura 46.30 **A.** Alojamentos em colônias com uma espécie de antessala impedem que os gatos escapem quando a porta é aberta. **B.** Engradados reaproveitáveis de produtos comerciais fixados nas grades servem para que os gatos subam e utilizem-no para observar o ambiente. (De *Griffin B, Hume KR: Recognition and management of stress in housed cats. In August JR, ed.:* Consultations in feline internal medicine, *vol. 6, St. Louis, 2006, Elsevier, p. 717.*)

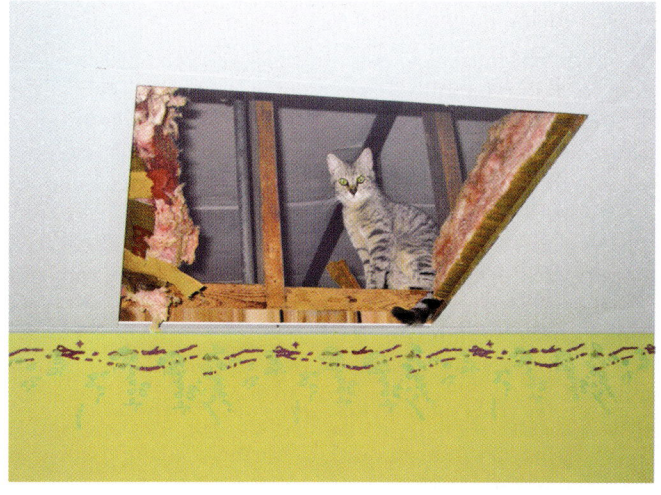

Figura 46.31 Um forro de superfície sólida no teto é essencial em alojamentos nos quais os gatos ficam soltos, para evitar que fujam pelos vãos. Com os gatos em cima dele, pode ser difícil pegá-los, o que pode resultar em lesões e/ou danos às instalações. (De *Griffin B, Hume KR: Recognition and management of stress in housed cats. In August JR, ed.:* Consultations in feline internal medicine, *vol. 6, St. Louis, 2006, Elsevier, p. 717.*)

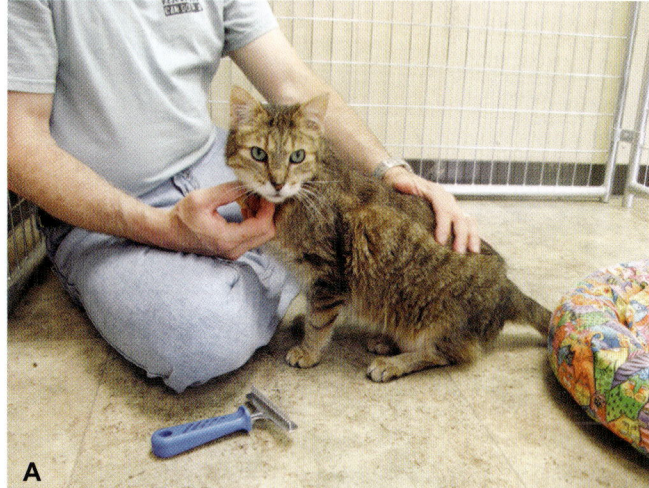

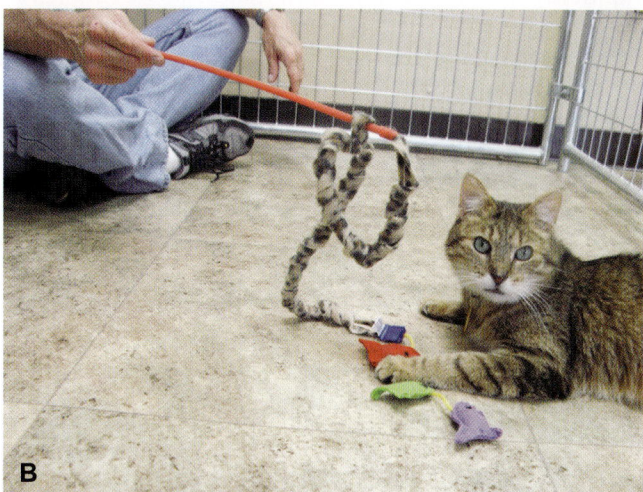

Figura 46.32 **A** e **B.** O contato social com pessoas fora das atividades de limpeza e alimentares é essencial para o bem-estar comportamental. Os gatos gostam de afagos, ser escovados ou interagir com brinquedos.

Companhia social

Além do contato com seus similares, os gatos precisam ter tempo para o contato diário com os cuidadores humanos. Como já foi dito, o contato social diário e as sessões de exercício com pessoas têm importância especial no caso de gatos confinados sozinhos. Embora o contato social geralmente seja bastante desejável, nem sempre é prazeroso para todos os gatos. A personalidade, a socialização, a experiência prévia e a familiaridade contribuem para que as interações sociais sejam percebidas como agradáveis, estressantes, ou algo entre isso.[46,77]

Contato social com a equipe que cuida dos animais

A importância de uma equipe bem preparada que goste de trabalhar com gatos não pode ser esquecida. A equipe que cuida dos animais precisa estar disposta a dedicar tempo para interagir com os gatos, de modo a assegurar a socialização e a viabilidade dos cuidados.[45,46] Sempre que possível, os cuidadores devem ser designados para cuidar dos gatos em uma base regular, para que possam conhecer a personalidade de cada um deles, o que é necessário para detectar problemas de comportamento, incompatibilidades entre os gatos e, no caso de colônias reprodutivas, o ciclo estral das gatas. Isso também é importante, mas nem todos os gatos gostam da companhia humana e podem ficar estressados com a presença de cuidadores diferentes, em vez de se acostumarem e facilitar as coisas. Em geral, o contato diário regular e a socialização são essenciais para garantir que os gatos fiquem dóceis, facilitem o trabalho e não tenham medo das pessoas. Os cuidadores devem reservar um tempo todo dia para interagir com "seus" gatos, além do dedicado à alimentação e à limpeza. Alguns gatos podem preferir ser afagados e manuseados, enquanto outros preferem interagir com os cuidadores por meio de brinquedos (Figura 46.32).

Em particular, o contato humano é essencial para a socialização apropriada de filhotes jovens. Ocorre um período sensível de socialização durante o desenvolvimento de todos os filhotes, em que as ligações sociais com membros da mesma espécie e de outras formam-se com facilidade e rapidez. O período sensível de socialização de filhotes de gatos ocorre entre 2 e 7 semanas de idade, mas pode ser que os gatos que não se socializam adequadamente nessa fase nunca se deixem ser manipulados.[75,105] Logo após o nascimento, deve-se começar a manusear os filhotes diariamente, falando com eles em voz baixa, acariciando-os e segurando-os com delicadeza. As interações também devem incluir brincadeiras (estimuladas com brinquedos), à medida que os filhotes começam a andar. No caso de filhotes em um abrigo, a socialização sempre deve ser equilibrada com o controle de doenças infecciosas, e os cuidadores devem tomar as devidas precauções.

Estimulação mental e física

Outros tipos de estimulação, inclusive aqueles que favorecem vários sentidos, são métodos importantes para melhorar um ambiente, promovendo saúde mental e atividade física. No caso de gatos alojados sozinhos e residentes há muito tempo, devem ser providenciados níveis apropriados de aprimoramento diário.

Estimulação visual

O uso de comedores para aves, jardins ou outros estímulos interessantes podem melhorar o ambiente interno da colônia. Plataformas em janelas com vista para o ambiente externo ou outras áreas agradáveis da instituição são particularmente interessantes. Outros estímulos visuais novos e contribuintes incluem um aquário com peixes à prova de gatos, fontes de água, bolhas, dispositivos que fazem movimentos constantes e vídeos produzidos especialmente para gatos (Figuras 46.33 a 46.35).[32]

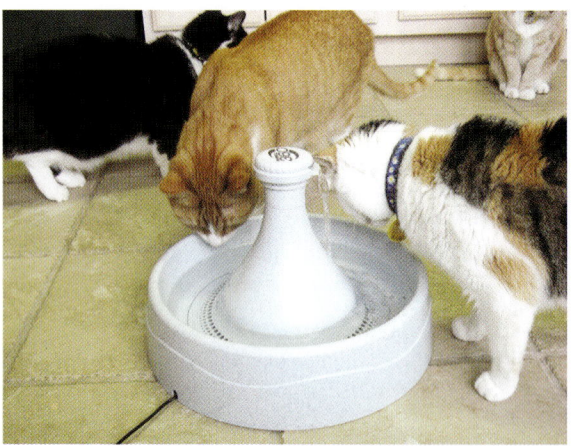

Figura 46.33 Gatos em torno de uma fonte de água nesse exemplo de aprimoramento das instalações.

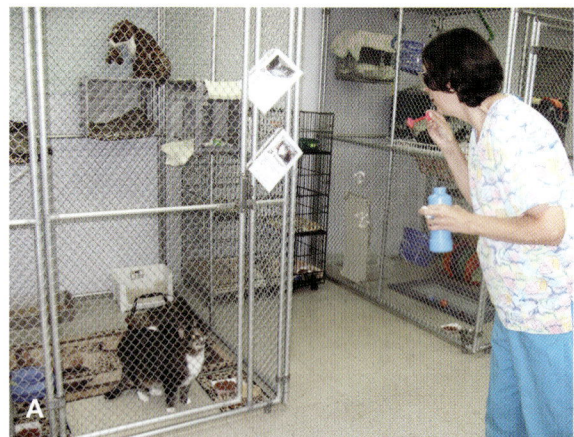

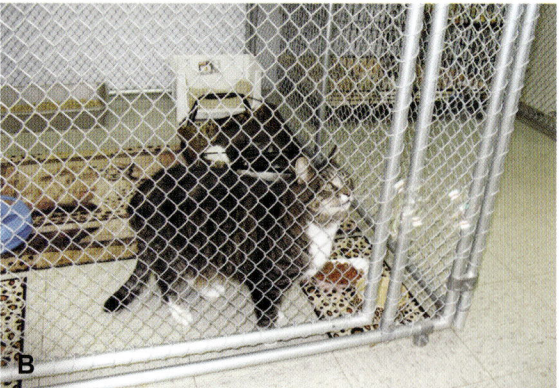

Figura 46.34 **A** e **B.** O aprimoramento não precisa ser complicado nem dispendioso. Nesse caso, um gato gosta de olhar as bolhas de sabão feitas por uma cuidadora.

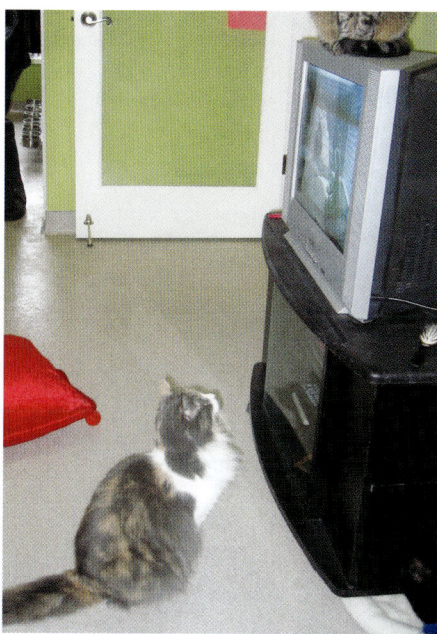

Figura 46.35 Um gato de abrigo vê um vídeo feito especialmente para felinos. É essencial proporcionar estimulação mental adequada para o bem-estar comportamental. (De *Griffin B, Hume KR: Recognition and management of stress in housed cats. In August JR, ed.: Consultations in feline internal medicine, vol. 6, St. Louis, 2006, Elsevier, p. 717.*)

Estimulação auditiva

Rádio tocando música suave em volume baixo no ambiente é uma boa maneira de distração e fonte importante de estimulação. Além disso, pode ajudar a acostumar os gatos a ouvir vozes humanas e evitar que fiquem assustados com sons altos. A maioria dos cuidadores também gosta de ouvir rádio e cuidadores felizes criam um ambiente relaxado.[45]

Estimulação tátil

O fornecimento de pranchas para afiar as unhas é especialmente importante, devendo-se providenciar uma variedade de superfícies resistentes, tanto horizontais como verticais, para isso. Cordas de sisal, o verso de pequenos tapetes e caixas de papelão corrugado também são úteis (Figura 46.36).

Estimulação olfatória

Muitos gatos gostam de cheirar e mastigar grama, podendo-se usar potes com a erva-dos-gatos (gatária) por breves períodos para estimular a atividade (Figura 46.37).

Aprimoramento alimentar

O fornecimento de novas fontes de alimento é outra fonte importante de estimulação e pode ser feito facilmente escondendo-se brinquedos com petiscos à venda no comércio ou em caixas de papelão ou similares com orifícios, de modo que o gato tenha de fazer algum esforço para retirar pedaços de alimento (Figura 46.38).[46,102]

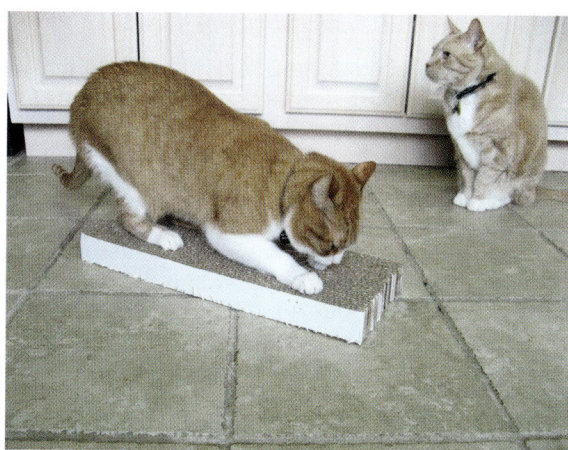

Figura 46.36 Uma caixa de papelão corrugado para o gato afiar as unhas. Esse hábito é uma necessidade essencial de todos os gatos. Isso mantém as unhas em boas condições e serve como meio importante de comunicação visual e marcação olfatória.

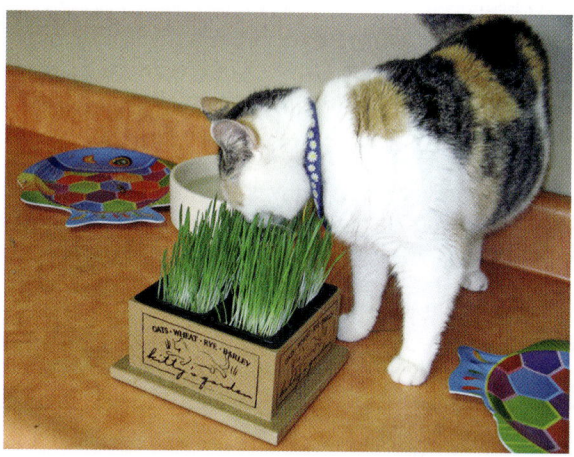

Figura 46.37 A estimulação olfatória é outra fonte importante de enriquecimento sensorial. Muitos gatos gostam de cheirar e mastigar gramíneas, podendo-se usar potes com a erva-dos-gatos (gatária) por breves períodos para estimular a atividade.

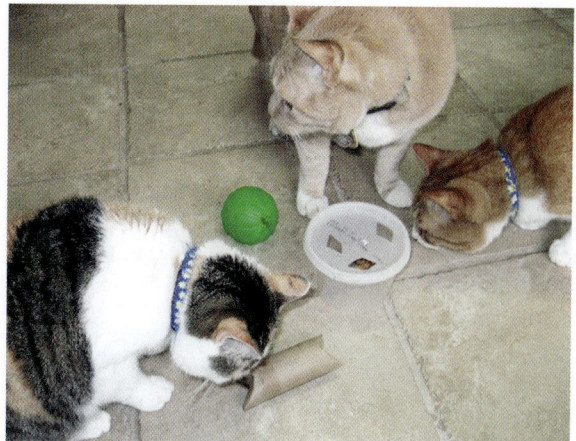

Figura 46.38 Os gatos da foto circundam uma variedade de brinquedos contendo petiscos (uma bola, um tubo de papelão e um recipiente de plástico com furos). Os petiscos estão escondidos dentro desses objetos e os gatos têm de se esforçar para tirar os pedaços de comida. Um alimento novo é uma fonte excelente de estímulo para gatos há muito tempo em abrigos.

Treinamento com base no reforço positivo

O treinamento de obediência utilizando dispositivos que emitem sons (*clickers*) e recompensas alimentares é um modo excelente de enriquecimento, combinando contato social com os cuidadores e estimulação mental e física. O treinamento com reforço positivo usando-se um bastão com algo atraente é um recurso poderoso para ensinar gatos tímidos a se aproximarem da frente do alojamento. Ensinar alguns truques aos gatos que aguardam adoção não só é estimulante para eles como geralmente os torna mais interessantes para os potenciais proprietários (Figura 46.39).

Estimulação física

Brincadeiras que estimulam buscar uma presa e a atividade física, como bolas de plástico, aros, cordas penduradas, brinquedos com molas, varinhas de plástico e brinquedos contendo a erva-dos-gatos também devem ser providenciadas, mas é necessário que possam ser higienizados ou descartáveis. Caixas de papelão vazias e sacos de papel são fáceis de conseguir, descartáveis, custam pouco e estimulam a exploração o comportamento lúdico, bem como o hábito de afiar as unhas. Os gatos tendem a ser mais estimulados por brinquedos ativos, inclusive cordas que balançam, varas com penas, varas de pescar próprias para gatos e brinquedos que possam ser deslizados ou rolados para que os gatos os persigam.[81] Muitos gatos gostam de perseguir os feixes de *laser*, pequenos *flashes* luminosos ou bolas suspensas girando em um disco. Brinquedos eletrônicos à venda no comércio que estimulam brincadeiras são especialmente úteis em contextos a longo prazo (Figura 46.40). Brinquedos variados devem ser substituídos regularmente para assegurar interesse contínuo.[46]

Acesso ao ambiente externo

Em alguns climas, os gatos podem ser alojados de modo confortável em gatis externos, onde o ar fresco, a luz solar e outros estímulos ajudam a criar um ambiente enrique-

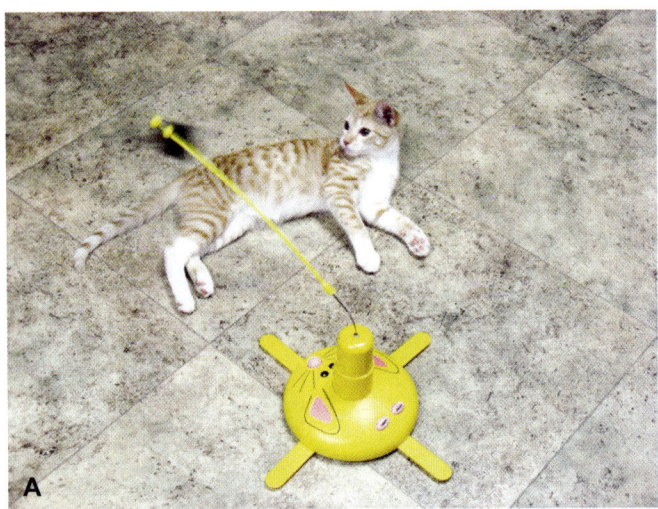

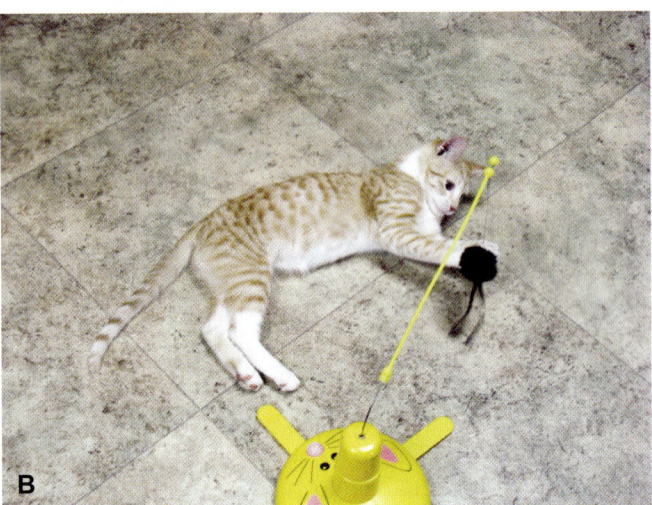

Figura 46.40 A e **B.** Um gato jovem acompanha com o olhar e captura o brinquedo na extremidade do braço robótico. Brinquedos eletrônicos à venda no comércio podem ser usados para estimular a atividade mental e física. Quando se faz o brinquedo funcionar no mesmo horário todo dia, o gato pode esperar uma experiência agradável em sua rotina cotidiana.

cido (Figuras 46.41 e 46.42).[46,60,71] Quando os alojamentos internos de um grupo têm conexão com alojamentos externos, é importante ter espaço amplo para a passagem entre eles (p. ex., um portão mais largo), de modo que os gatos possam transitar livremente.

Rotina diária

Os gatos também se beneficiam muito de cuidados diários rotineiros. Eles aceitam bem cuidados programados (p. ex., alimentação, limpeza, atividades estimulantes), tendo-se demonstrado que a prestação imprevisível desses cuidados aumenta bastante o estresse.[14] Se eventos que são percebidos como estressantes (como a hora da limpeza) ocorrerem de acordo com um esquema previsível, os gatos aprendem que haverá um período de calma e conforto entre eles. Os gatos também respondem a experiências positivas em suas rotinas diárias. Por exemplo, o momento da alimentação e o de brincar podem ser esperados;

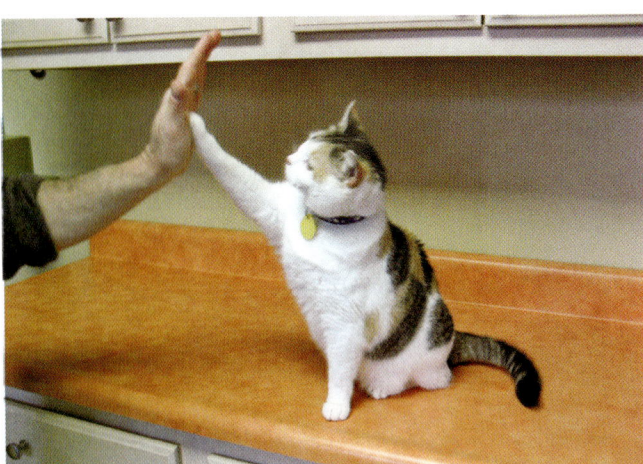

Figura 46.39 "Dá a pata!" Um gato treinado oferece a pata a um cuidador. O treinamento com base em reforço positivo combina interação social agradável, estimulação mental e atividade física, sendo um modo bastante recompensador de enriquecimento, além de tornar um gato em abrigo mais interessante para adoção.

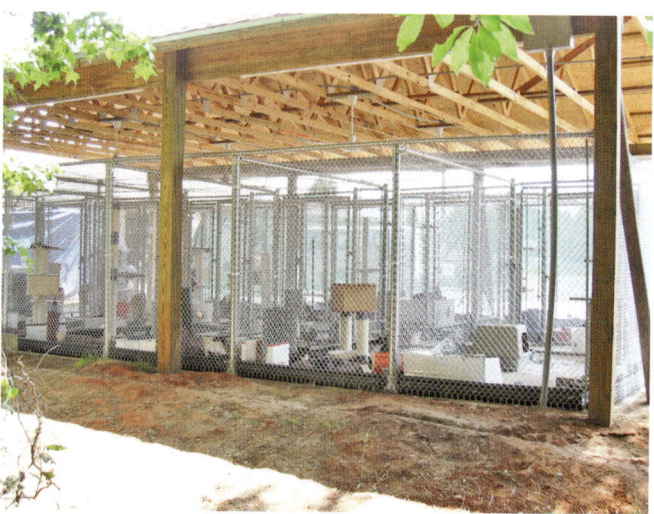

Figura 46.41 Um gatil em ambiente aberto com alojamentos acoplados pode ser viável em alguns climas. Os benefícios incluem ar fresco, luz solar e um ambiente enriquecido para os residentes.

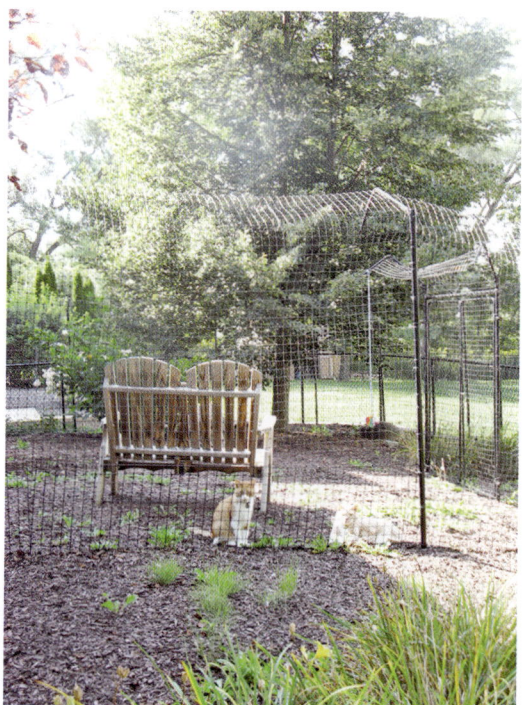

Figura 46.42 Pode-se usar uma cerca projetada para gatos para criar alojamentos em exteriores; uma grade inclinada para dentro no alto da cerca impede que os gatos a escalem.

por isso, também deve ser uma prioridade programar os eventos positivos diários (p. ex., um petisco todo dia às 15 h).

Períodos erráticos de luz e escuridão também são fontes significativas conhecidas de estresse para gatos. Os animais seguem ritmos circadianos naturais e padrões irregulares de luz ou escuridão são inerentemente estressantes. A iluminação deve ser mantida em um esquema regular, com luzes acesas durante o dia e apagadas à noite. Sempre que possível, o ideal é usar todo o espectro e/ou iluminação natural.

Monitoramento

Gatos em alojamentos precisam de monitoramento diário por parte da equipe treinada para reconhecer sinais de estresse e conflito social. Para o observador inexperiente, tais sinais podem parecer sutis (Figura 46.43). Em geral, é a ausência de comportamentos normais (como a autolimpeza ou exercício) ou sinais sociais sutis (como tentar impedir o acesso de outros gatos aos recursos ou comportamento dominante) que representam problemas. Observadores cuidadosos irão notar esses comportamentos e reagir de acordo, para assegurar que o estresse ou conflitos não persistam. Quando os gatos estão bem ajustados e os alojamentos satisfazem suas necessidades comportamentais, eles exibem ampla variedade de comportamentos normais, inclusive bom apetite e bom nível de atividade, sociabilidade, autolimpeza, comportamento apropriado de brincadeira e sono repousante (Figura 46.44).[44,46]

Por fim, o sucesso da adaptação de gatos a um novo ambiente depende da qualidade do ambiente e da capacidade adaptativa do indivíduo. Embora a maioria se adapte a novos ambientes com o tempo, alguns nunca se ajustam e continuam estressados indefinidamente, acabando por resultar em declínio da saúde física e da emocional. Quando os gatos não conseguem se ajustar ao seu ambiente e continuam muito estressados e temerosos, apesar dos cuidados comportamentais apropriados, deve-se fazer todo o esforço para evitar estadias prolongadas. Dependendo das circunstâncias, pode ser necessária a transferência para outro ambiente da colônia, uma casa de adoção, a própria adoção ou até a eutanásia (quando não houver mais opções).

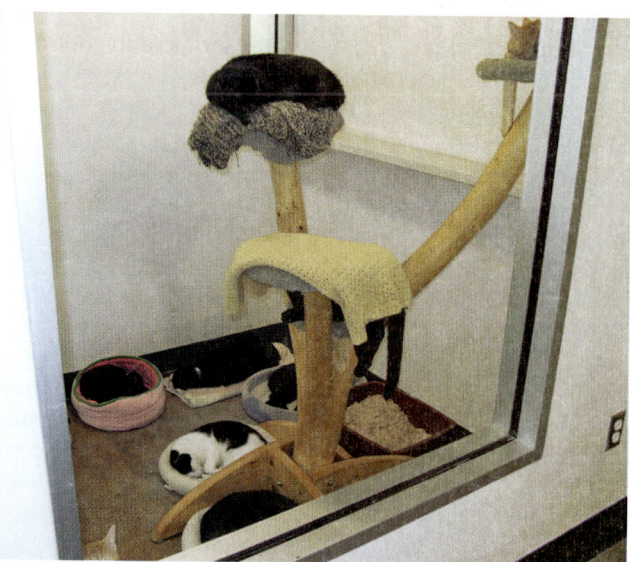

Figura 46.43 Os sinais de estresse podem ser inaparentes para o observador casual ou inexperiente. Nesse alojamento de 1,20 m × 1,80 m, são vistos nove gatos adultos e uma única bandeja de dejetos. Embora à primeira vista pareçam estar descansando confortavelmente, um observador mais atento logo percebe que a maioria está quieta em seu lugar, enquanto os membros mais dominantes da colônia se movem em torno, com acesso irrestrito aos recursos da colônia e controlando os melhores locais de repouso.

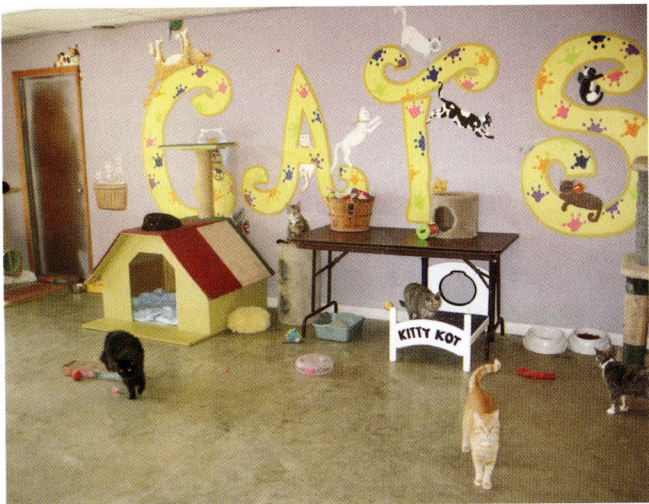

Figura 46.44 Gatos alojados em grupo soltos em um cômodo. O fato de estarem engajados ativamente em uma variedade de comportamentos normais de gatos é evidência de um ambiente de alta qualidade e uma colônia harmoniosa.

Desenvolvimento de um programa de bem-estar para uma população | Considerações para a saúde ambiental

Conseguir o bem-estar de uma população requer ambiente sadio. Portanto, a tarefa final do médico-veterinário ao elaborar o programa de bem-estar populacional é criar protocolos adaptados com foco na otimização das condições ambientais que favoreçam a saúde dos gatos. Mais uma vez, todos os elementos essenciais já citados devem ser incluídos.

Densidade populacional

Talvez, o aspecto mais crítico do gerenciamento ambiental seja assegurar a densidade populacional modesta. Alta densidade populacional aumenta as oportunidades para a introdução de doença infecciosa e o contato entre membros de um grupo. Tanto o número de portadores assintomáticos de doença como o daqueles com doença respiratória superior, bem como o dos suscetíveis em determinado grupo tende a aumentar, facilitando a transmissão da doença entre os membros do grupo pelo contato direto e por fômites. Além disso, a aglomeração também aumenta a magnitude de muitos fatores estressantes ambientais (p. ex., os níveis de ruído, os contaminantes do ar) e compromete o manejo do animal, todos induzindo estresse desnecessário e aumentando ainda mais o risco de doença na população. Na verdade, a aglomeração é um dos fatores estressantes mais potentes reconhecidos em animais mantidos em abrigos e outros contextos.[77]

Embora espaço adequado seja essencial para os animais, é fundamental reconhecer que a aglomeração não depende só da quantidade de espaço disponível, ela também é função da capacidade de organização para fornecer os cuidados adequados que mantêm a saúde e o bem-estar dos animais. Toda organização tem um limite para o número de animais que pode cuidar de maneira adequada. Quando mais animais estão abrigados que a quantidade que pode ser bem cuidada de acordo com a capacidade da organização, os cuidadores ficam sobrecarregados e os cuidados com animais, comprometidos.[7,54,88]

Em abrigos de animais, a aglomeração também pode ter um impacto negativo nos índices de adoção, porque os potenciais adotantes geralmente consideram ambientes superpovoados prejudiciais e desestimulantes. Se a disseminação de doença resulta como consequência das condições ambientais, as adoções de animais podem diminuir ainda mais. Embora a inclusão inesperada em abrigos às vezes possa resultar em aglomeração temporária, um bom programa de bem-estar requer que sejam postos em prática protocolos para aliviar a aglomeração e manter um ambiente com população modesta para a saúde e a proteção dos animais e da equipe.[41] Qualquer que seja o contexto, as instituições precisam limitar o número de animais abrigados para que possam proporcionar espaço e cuidados adequados.

Há três métodos básicos para reduzir a aglomeração: (1) limitar a admissão (ou os nascimentos) de novos animais em uma população, (2) aumentar a liberação de animais da população e (3) eutanásia. Nos abrigos de animais, as práticas de manejo que minimizam a duração da estadia de cada animal e programas que aceleram ou aumentam as adoções, a volta aos proprietários nos casos de animais perdidos ou a transferência (p. ex., para uma instituição de resgate ou de adoção) ajudam a minimizar a superpopulação e maximizam o número de animais de que uma organização pode cuidar. É uma percepção errônea comum a de que, quanto mais animais em um abrigo, mais vidas serão salvas. Pelo contrário, as taxas de eutanásia estão altamente correlacionadas com as de admissão, qualquer que seja o número de animais que uma instituição abrigue. Contudo, muitas vezes, manter mais animais no abrigo pode, na verdade, reduzir a capacidade da organização de ajudá-los, porque o tempo e os recursos são gastos com uma população aglomerada, estressada, em vez de focar na adoção ou em outros desfechos positivos.

Na medicina veterinária em abrigos, a expressão gerenciamento da população é usada para se referir ao processo ativo de planejar, fazer avaliação diária e responder a condições em mudança à medida que uma organização cuida de vários animais.[7,88] O principal objetivo do manejo populacional é minimizar o tempo gasto com qualquer animal como indivíduo confinado no abrigo, ao mesmo tempo que maximiza a capacidade da organização de salvar vidas. Movimentar os animais pelo sistema de maneira eficiente é o fundamento do manejo eficaz de uma população. Para se movimentar animais pelo abrigo com mais rapidez, atrasos na tomada de decisões e o término dos procedimentos (p. ex., o processo de admissão, a transferência de áreas de manutenção para as de adoção, cirurgia de castração) precisam ser eliminados ou minimizados sempre que possível. Em abrigos onde a admissão é aberta, mesmo atrasos de 1 a 2 dias podem ter efeito notável no censo diário do abrigo, em particular no caso daqueles que recebem milhares de animais por ano. Isso, por sua vez, afeta a capacidade de proporcionar cuidados adequados. É importante reconhecer que o manejo populacional eficaz não muda o destino final de um animal, mas significa que sejam feitas determinações o mais cedo possível, que sirvam tanto para cada animal como indivíduos quanto para a população como um todo.

Limpeza e desinfecção

Para que os programas de bem-estar sejam eficazes, é preciso manter um ambiente limpo e higienizado. Isso não apenas promove a saúde dos gatos e a humana, como também agrada à equipe e tem apoio do público. Além dos protocolos para os procedimentos rotineiros diários de limpeza e desinfecção, também deve haver protocolos para limpeza e desinfecção periódica, bem como para o evento de surtos de doença.

Ao elaborar os protocolos, é importante reconhecer que a limpeza e a desinfecção são dois processos separados. O de limpeza envolve a remoção da sujeira grosseira e de restos orgânicos (inclusive películas invisíveis) com o uso de detergentes, desengordurantes e ação física. Embora esse processo deva resultar em uma superfície visivelmente limpa, não remove, necessariamente, todos os agentes potencialmente infecciosos prejudiciais que possam estar presentes. Desinfecção é o processo que irá destruir a maioria desses agentes, mas não pode ser feito até que as superfícies estejam adequadamente limpas.[27]

A desinfecção, em geral, é conseguida com a aplicação de compostos químicos ou desinfetantes. Os de uso mais comum constam do Boxe 46.9. A escolha do produto deve levar em consideração as condições existentes em determinado ambiente (p. ex., o tipo de superfície e a existência de matéria orgânica) e a atividade do composto contra os patógenos que implicam maior risco para os animais. Vírus sem envoltório, o da panleucopenia e o calicivírus são os mais preocupantes. É importante notar que, apesar das alegações em contrário nos rótulos, vários estudos independentes mostraram de maneira consistente que os desinfetantes à base de amônio quaternário não inativam, de modo confiável, esses importantes patógenos de felinos.[31,34,56] Além de escolher agentes eficazes, assegurar o tempo de contato adequado após a secagem das superfícies é essencial para se conseguir a desinfecção apropriada.

Os protocolos devem incluir os métodos detalhados para se conseguir tanto a limpeza como a desinfecção. Quando essas práticas são executadas da maneira apropriada e regularmente, diminuem tanto a quantidade quanto a duração da exposição aos agentes infecciosos. No Boxe 46.10 estão delineadas as considerações essenciais para o desenvolvimento dos protocolos de limpeza e desinfecção.

Segregação de gatos

Segregação refere-se à separação de animais do grupo principal ou em subpopulações, conforme necessário, para se promover a saúde. A segregação de gatos pelas condições de saúde física e comportamental é essencial para o controle de doenças infecciosas, redução do estresse e segurança.[41] Em abrigos de animais, a segregação também pode ser necessária para assegurar o cumprimento

dos protocolos de controle animal conforme prescritos pela condição ou pelas normas locais. Dependendo do contexto, deve-se considerar a separação de felinos por sexo e estado reprodutivo (p. ex., inteiros, castrados, no cio, prenhes, amamentando), pela condição de saúde física e comportamental (p. ex., aparentemente saudável, sinais de doença contagiosa, reativo, arisco) e a fase da vida. Será necessária uma variedade de áreas separadas, dependendo das necessidades da população em questão e do contexto. O programa de bem-estar deve definir essas áreas para otimizar a saúde do gato, ao mesmo tempo que facilita as funções necessárias da instituição.

Dependendo do contexto, deve-se considerar o estabelecimento de áreas para quarentena, isolamento, manipulação geral, adoção e alojamento por tempo prolongado, bem como adaptá-las ao estágio de vida dos gatos.[106] Por exemplo, o gato muito jovem e o muito idoso costumam requerer cuidados mais especializados que gatos jovens e adultos sadios. Filhotes com 4 a 5 meses de idade são particularmente suscetíveis à doença infecciosa, sendo necessários cuidados extras para garantir a biossegurança e limitar a exposição. Em particular, gatos geriátricos requerem alojamentos confortáveis calmos, com bastante atenção para a redução do estresse[91] (p. ex., o fornecimento de um esconderijo seguro e um cuidador dedicado para proporcionar entrosamento e conforto). Se os gatos forem usados para fins reprodutivos, serão necessárias áreas funcionais para facilitar o acasalamento, a prenhez e os cuidados com os filhotes.[45] E, como já foi mencionado, gatos muito reativos, medrosos e ariscos devem ser separados dos outros – as respostas de estresse desses gatos podem causar medo nos demais.[42]

Quarentena

A quarentena envolve o alojamento separado de animais de aparência saudável. É mais útil quando os animais entram em uma população fechada, para assegurar que não estejam incubando alguma doença ao serem incluídos na população geral. As áreas de quarentena, com os devidos procedimentos rígidos de biossegurança, devem ser usadas para a segregação de animais sadios para observação. O uso de tais áreas não deixa apenas que animais aparentemente sadios sejam observados quanto ao surgimento de sinais de doenças infecciosas, mas também dá tempo para uma resposta à vacinação em ambiente de alta biossegurança, onde os riscos de exposição são minimizados.

O uso de quarentena é a pedra fundamental de programas eficazes para o controle de doenças infecciosas e visa evitar a introdução de doenças em uma população, devendo ser posta em prática sempre que for viável sua execução efetiva, como em um contexto de laboratório, um gatil particular ou um refúgio com acesso limitado e poucos indivíduos. No entanto, as práticas de quarentena não são eficazes na maioria dos abrigos de animais, porque a grande população e a alta rotatividade de animais impedem a implementação apropriada de uma quarentena verdadeira em que se use o sistema "todos dentro-todos fora".[41] Em vez disso, os animais que chegam geralmente são acrescentados ao "grupo de quarentena" em base diária, o que compromete o objetivo da verdadeira quarentena

Boxe 46.9 Informação clínica importante sobre o uso de desinfetantes de uso comum[27,53,92]

Desinfetantes de mãos à base de álcool (etanol a 70%)

- Embora de uso comum, só devem ser aplicados em superfícies limpas e deixados em contato por 20 s para que sejam eficazes
- São altamente eficazes contra bactérias, mas só têm atividade moderada contra agentes virais, inclusive o calicivírus felino (FCV)
- Não devem ser usados como substituto da lavagem das mãos ou do uso de luvas.

Biguanidas

- A clorexidina é a biguanida mais usada e de custo relativamente baixo; seu uso principal é como agente de preparação cirúrgica
- Embora esses compostos tenham ampla atividade bacteriana, têm eficácia limitada contra vírus e são ineficazes contra aqueles sem envoltório, como o da panleucopenia e o FCV. Portanto, não são recomendados como desinfetantes gerais do ambiente.

Compostos de cloro

- A água sanitária (hipoclorito de sódio a 5,25%) é o composto de cloro mais comumente utilizado e um desinfetante excelente, seguro e altamente eficaz com relação ao custo quando usado corretamente
- Na diluição de 1:32, a água sanitária é altamente eficaz contra bactérias e vírus, inclusive aqueles sem envoltório, como o da panleucopenia e o FCV
- As soluções devem ser feitas diariamente, antes do uso, e armazenadas em recipientes opacos, porque são altamente instáveis depois de misturadas com água e degradam diante de luz ultravioleta
- As superfícies devem ser bem limpas com um detergente, enxaguadas e secas antes da aplicação de água sanitária, porque ela é ineficaz diante de detergentes e material orgânico
- A desinfecção apropriada requer 10 min de contato com uma solução de água sanitária
- Embora a água sanitária não seja eficaz quando misturada com detergentes, pode ser misturada com segurança e eficácia com compostos de amônio quaternário, que têm alguma atividade de limpeza.[101] Portanto, essa combinação pode ser usada para limpeza e desinfecção, desde que antes o material orgânico seja removido e o tempo de contato adequado seja permitido. O acréscimo de água sanitária melhora as propriedades desinfetantes da solução, tornando-a eficaz contra vírus sem envoltório, inclusive o da panleucopenia e o FCV[101]

- Concentrações acima da diluição de 1:32 podem resultar em irritação respiratória tanto em animais como pessoas, bem como aumentar a facilidade de corrosão e, portanto, não são recomendadas para uso rotineiro
- Na diluição de 1:10, a água sanitária destrói esporos de dermatófitos. No entanto, é preciso remover os gatos do ambiente antes da aplicação dessa concentração
- O uso de hipoclorito de cálcio está se tornando mais comum e tem as vantagens potenciais de necessitar de menos tempo de contato e ter pH neutro, o que previne a corrosão.[108]

Agentes oxidantes

- O peroximonossulfato de potássio é um agente oxidante de uso comum. Uma solução a 1% é um bactericida e virucida confiável (inclusive para vírus sem envoltório)
- Apesar das alegações no rótulo, estudos independentes demonstraram que o peroximonossulfato de potássio não inativa eficazmente esporos de dermatófitos[83]
- Os trifectantes contêm um detergente, portanto, podem ser usados como agentes primários tanto para limpeza como para desinfecção. Entretanto, é necessário o uso periódico de um desengordurante para remover a sujeira acumulada e restos orgânicos
- Os trifectantes retêm a atividade na ocorrência de pequenas quantidades de material orgânico, o que torna ideal seu uso em superfícies porosas, como concreto e laminados. Uma vez misturada, a solução é estável por 7 dias. É necessário tempo de contato de 10 min para assegurar a desinfecção completa.

Compostos de amônio quaternário

- Há vários produtos contendo esses compostos, muitos deles contendo detergentes. Nas diluições apropriadas, conforme recomendado pelos fabricantes, eles têm atividade contra bactérias e vírus, mas não inativam, de maneira confiável, o vírus da panleucopenia e o FCV, apesar das alegações em contrário nos rótulos[31,34,56]
- É necessário tempo de contato de 10 min na ausência de material orgânico para a desinfecção apropriada
- Embora os compostos de amônio quaternário possam ser usados com segurança em áreas de alojamentos de gatos, é preciso ter o cuidado de secar bem as superfícies antes que os gatos retornem. Gatos que lambem esses compostos podem desenvolver úlceras na língua, que podem ser graves.

Desinfetantes não recomendados por causa de sua toxicidade

Produtos contendo compostos fenólicos ou óleo de pinho não devem ser usados em áreas de alojamento de gatos. A exposição a esses compostos pode causar sérios efeitos neurológicos e dano hepático.

Boxe 46.10 Considerações fundamentais para os protocolos de limpeza e desinfecção[27,53,92]

- A equipe deve usar equipamento protetor especial, conforme necessário, para evitar exposição a substâncias químicas e/ou patógenos
- Entre a saída dos antigos ocupantes e a chegada de novos, devem ser feitas limpeza e desinfecção completas dos alojamentos, bem como parte de procedimentos periódicos de limpeza
  - Os gatos devem ser retirados dos alojamentos durante esses procedimentos
- Uma "limpeza parcial" costuma ser suficiente no caso de gatos aparentemente saudáveis que continuam a ocupar o mesmo alojamento
  - O gato permanece no alojamento durante a limpeza e a retirada do material sujo
  - Esse método costuma ser menos estressante para gatos (Figura 46.8)
- Sempre que possível, em áreas com animais altamente suscetíveis ou doentes, deve haver equipes diferentes para limpar e cuidar dos animais
  - No mínimo, deve-se dar atenção à sequência da limpeza
    - As áreas menos contaminadas devem ser limpas antes das mais contaminadas
    - Os animais mais vulneráveis devem ser limpos antes dos menos vulneráveis
- Alojamentos com residentes de longa data precisam de desinfecção menos frequente, mas a limpeza diária é essencial
- Os protocolos sempre devem incluir práticas para o controle da transmissão de fômites
  - Sempre deve haver equipamento de limpeza disponível para cada área
  - As pessoas encarregadas da limpeza devem usar roupas protetoras para evitar contaminação cruzada
  - A higienização das mãos deve ser feita mediante a combinação de lavagem com os produtos apropriados e o uso subsequente de luvas
  - Os protocolos devem incluir limpeza e desinfecção de todo o equipamento que estiver em contato com os gatos e não possa ser descartado após o uso
    - É difícil a impossível desinfetar completamente as superfícies usadas para os gatos arranharem e as porosas, o que deve ser feito com cuidado ou descartando-as (p. ex., bandejas de dejetos, carrinhos de transporte ou vasilhas de plástico)
- Equipamento que se saiba estar contaminado por patógenos virulentos ou resistentes (p. ex., parvovírus, tinha) e não possa ser completamente desinfetado deve ser descartado
- Os protocolos devem incluir instruções para limpeza e desinfecção do seguinte:
  - Jaulas de transporte e veículos
  - Superfícies comumente tocadas (p. ex., maçanetas de portas, alças de jaulas, interruptores de luz)
  - Vasilhas de alimento e água
  - Bandejas de dejetos
  - Baldes, rodos e outros utensílios de limpeza
- Sempre que possível, deve-se usar aspirador (filtração do ar particulado com alta eficiência [HEPA]) para minimizar o material particulado no ar e a poeira
- Panos de limpeza sempre devem ser enxaguados para a remoção de restos orgânicos antes de voltarem para o balde com desinfetante
- Produtos têxteis/cama devem ser descartados se estiverem muito sujos; do contrário, devem ser lavados em água quente e bem secos em lavadora e secadora comerciais
- A limpeza profunda periódica deve ser feita regularmente (p. ex., semanalmente, mensalmente ou a cada 2 semanas, dependendo da situação)
  - Os gatos devem ser retirados do alojamento para a limpeza profunda
  - Todos os itens descartáveis do ambiente devem ser descartados
  - Gaiolas ou jaulas móveis devem ser removidas ou afastadas das paredes
  - Deve-se usar o aspirador para remover todas as partículas, poeira e pelos no ambiente
  - Deve-se usar um desengordurante para remover detritos orgânicos
  - Após boa escovação mecânica, tudo deve ser enxaguado antes da aplicação de um desinfetante
  - É preciso deixar os desinfetantes em contato pelo tempo adequado (p. ex., em geral 10 min)
  - Filtros para troca de ar devem ser substituídos no momento da limpeza profunda
  - A área precisa ser bem seca e ventilada antes do retorno dos gatos

---

e prolonga a permanência do animal. Isso é uma preocupação especial, porque a duração da permanência de um gato no abrigo é um fator de risco importante para o desenvolvimento de infecção respiratória superior.[26] Por essa razão, a quarentena não é recomendada para a maioria dos abrigos. Em vez disso, são recomendadas áreas de biossegurança para os animais mais suscetíveis (p. ex., filhotes com menos de 4 a 5 meses de idade). Porém, quando uma doença grave é descoberta em um abrigo, a quarentena é obrigatória. Se animais aparentemente sadios forem expostos durante um surto grave, os procedimentos de quarentena devem ser executados para interromper a movimentação de animais e evitar maior disseminação de

doenças. Se possível, também se recomenda a suspensão temporária dos ingressos. A quarentena também pode ser necessária em casos de mordidas a fim de cumprir a legislação local com relação à raiva.[41]

O contexto da população em questão é que vai orientar a determinação do médico-veterinário quanto à execução e à duração da quarentena, inclusive se ela é necessária. A quarentena de 14 dias é suficiente para estabelecer que gatos não estão incubando muitas das doenças infecciosas comuns, inclusive a panleucopenia felina. Entretanto, outras doenças, incluindo a leucemia felina a vírus e a dermatofitose, podem ter períodos de incubação mais prolongados e, portanto, requerem período de quarentena mais longo.[63,82]

Em colônias reprodutivas, o desmame precoce e a quarentena têm sido recomendados para evitar a infecção de filhotes com o coronavírus felino.[1] As gatas prenhes são isoladas e os filhotes são desmamados o mais cedo possível (p. ex., com 4 a 5 semanas de idade) e colocados em quarentena estrita. Dessa maneira, à medida que os anticorpos de origem materna desaparecem e os filhotes ficam suscetíveis ao vírus, a exposição e a infecção são prevenidas. Contudo, é importante notar que é difícil alcançar o nível de biossegurança requerido para o sucesso. Além disso, a exposição e a infecção eventuais são altamente prováveis por causa da natureza onipresente do coronavírus.[93] E mais, devido à importância da relação da gata com os filhotes para o desenvolvimento social e emocional normal, essa prática de manejo nem sempre pode ser desejável.

Áreas de manutenção geral, alojamento, adoção e outras

Em muitos contextos, as áreas de manutenção gerais são usadas para gatos jovens e adultos sadios ao chegarem. Em abrigos de animais é importante considerar que a duração da permanência está associada ao risco maior de doença respiratória felina e que a vacinação obrigatória contra as doenças de praxe em geral confere imunidade rapidamente. Por essas razões, sempre que possível, os períodos de manutenção devem ser minimizados. Em alguns casos, o tempo de manutenção será influenciado pelas exigências legais prescritas por leis estaduais que possibilitem aos proprietários a oportunidade de solicitar a posse de animais perdidos e daqueles em idade antes do desmame, mas em geral é necessário breve período de manutenção clínica (p. ex., 1 a 2 dias) para avaliação e triagem. De qualquer modo, as práticas de manejo que reduzem a permanência em geral são melhores para a saúde da população em um abrigo.

A imunidade costuma ser reforçada com o tempo, mediante a combinação de imunidade ativa e passiva, que resulta de vacinação e exposição. A doença respiratória geralmente é endêmica nas populações de gatos e, naquelas abertas, a introdução constante de grande número de portadores e gatos suscetíveis pode tornar a exposição provável. À medida que a duração da permanência aumenta, muitos gatos desenvolvem doença respiratória e se recuperam. Conforme os animais se aclimatam ao seu ambiente e ganham imunidade, podem ser necessárias exigências menos estritas de biossegurança para a manutenção de áreas por muito tempo, dependendo do contexto particular. Nos abrigos de animais geralmente deixa-se que o público interaja com gatos em áreas de adoção, outra consideração importante no manejo.

Isolamento

As áreas de isolamento são usadas para segregar animais doentes da população geral. O isolamento imediato de animais com sinais de doença infecciosa é crítico para o controle eficaz. O isolamento deve ser determinado pela idade e por doença. Por exemplo, deve haver isolamento em áreas separadas para gatos e filhotes com doença respiratória e para aqueles com doença gastrintestinal, sempre que possível. Nas populações em que a infecção respiratória

superior é problemática, ter duas áreas de isolamento para gatos com infecções respiratórias é o ideal: uma para os gatos com sinais moderados a graves que requerem monitoramento e tratamento mais intensivos, e uma separada para aqueles com sinais clínicos apenas leves e os que têm de ser tratados e estão quase se recuperando.[43] Quando gatos levemente sintomáticos podem ser alojados separadamente dos muito doentes, a obediência da equipe aos procedimentos de isolamento em geral melhora. Gatos com condições não infecciosas também devem ser alojados em áreas separadas para tratamento e, em alguns casos, não constitui problema alojá-los com a população geral.

Condições ambientais saudáveis em áreas de isolamento promovem a recuperação e sua importância não pode ser subestimada.[43] É preciso evitar aglomeração, ruídos e estresse, bem como ter facilidade para limpar e desinfetar as instituições. A temperatura ambiente deve ser aquecida e confortável, com boa qualidade do ar. Janelas são ideais porque a luz natural é sempre benéfica para a saúde e a recuperação dos animais.

Biossegurança e padrões de trânsito

A biossegurança estrita na quarentena e nas áreas de isolamento, com atenção aos padrões de trânsito e ao uso de roupas protetoras, como aventais e sapatilhas, é essencial. Os pedilúvios são insuficientes para evitar a transferência de agentes infecciosos nos sapatos, porque, em geral, os desinfetantes precisam ficar em contato por 10 min e podem ser pouco eficazes quando existem restos orgânicos. Na verdade, os pedilúvios podem até contribuir para a disseminação de doenças. Botas ou sapatilhas especiais devem ser usadas ao se entrar em áreas contaminadas.[84,104] Além disso, sempre que possível, devem ser designadas equipes separadas para cuidar de animais em áreas de biossegurança.

De acordo com o projeto, os padrões de trânsito devem ser da área mais saudável e dos grupos mais suscetíveis para os menos suscetíveis, e, por fim, para as áreas de isolamento onde estão alojados animais doentes. Janelas de observação e com a devida sinalização são úteis para reduzir o fluxo do trânsito em áreas de alto risco. A higiene da equipe é extremamente importante, e a importância da lavagem diligente das mãos não pode ser subestimada.

Onde não há espaço ou instituições, os cuidados de adoção podem representar uma opção viável e adequada em termos médicos para a quarentena e o isolamento em alguns contextos. Por exemplo, em abrigos de animais, os cuidados de adoção são particularmente úteis para filhotes de gatos em idade antes do desmame. É preciso monitorar as casas de adoção para garantir que os gatos recebam os cuidados adequados e os animais residentes fiquem protegidos da exposição a doenças.[41]

Outras operações na instituição

Além de assegurar a densidade populacional apropriada, a segregação e os procedimentos de higienização, há vários outros aspectos essenciais das operações que precisam ser incorporados em um programa de bem-estar populacional. Isso inclui considerações sobre aquecimento, ventilação e ar-condicionado (HVAC), controle de ruídos e pestes, manutenção da instituição e treinamento da equipe.[41]

Calor, ventilação e ar-condicionado

Extremos ou flutuações na temperatura e na umidade, bem como má ventilação e qualidade do ar podem comprometer a saúde animal. Má ventilação e alta umidade favorecem o acúmulo de agentes infecciosos, enquanto a poeira e fumaça podem ser irritantes para o trato respiratório. Muitos gatos são particularmente sensíveis a correntes de ar e friagem, que podem predispor à infecção respiratória superior. Especialistas em aquecimento, ventilação e ar-condicionado (HVAC) são as únicas pessoas qualificadas para ajudar a estabelecer e manter as condições ambientais necessárias à saúde dos animais. Quando instituições são projetadas especialmente para abrigar animais, esses especialistas devem ser consultados para se assegurar a instalação correta dos sistemas mais efetivos e eficazes possíveis. Na realidade, muitas instituições que abrigam gatos, inclusive gatis particulares e abrigos, entre outras, não foram construídas para tal finalidade. A reconversão ou modernização das instalações existentes com o sistema HVAC ideal não costuma ser viável em termos logísticos nem financeiros. Mesmo assim, a consulta a especialistas em HVAC é recomendada para se maximizar o potencial do sistema existente na instituição.

A variação recomendada de temperatura para gatos é entre 18°C e 29°C, sendo típico o ajuste inferior em torno de cerca dos 20°C.[54] O ajuste da temperatura deve ser determinado de acordo com as necessidades específicas dos animais. Por exemplo, filhotes recém-nascidos são mais suscetíveis à hipotermia e, em geral, precisam de temperaturas mais aquecidas que gatos adultos sadios. A localização dos gatos também pode ser uma consideração. Por exemplo, alojamentos mais próximos do nível do piso em geral são alguns graus mais frios que aqueles em níveis mais altos. O ajuste exato de temperatura também pode variar um pouco conforme a estação do ano. Por exemplo, as fornecedoras de energia elétrica recomendam manter a temperatura entre 25°C e 26°C no tempo frio para economizar energia e reduzir a possibilidade de apagões.[41]

As diretrizes para laboratórios recomendam 30 a 70% de umidade para gatos.[54] Umidade maior (p. ex., 70%) pode ser vantajosa em áreas que abrigam gatos com doença respiratória porque a umidade do ar pode ser benéfica para as vias respiratórias, enquanto a umidade mais baixa (p. ex., de 40 a 50%) pode ser benéfica em outras áreas, a fim de reduzir a sobrevida de agentes infecciosos no ambiente. Embora a variação considerada aceitável seja ampla, qualquer ambiente deve ter umidade relativamente constante (i. e., não haver grandes flutuações). O uso de mangueiras ou mesmo panos úmidos pode resultar em picos temporários de umidade, que serão rápidos em ambientes bem ventilados.[41]

A ventilação adequada é decisiva para a boa qualidade do ar, tendo importância particular para gatos, por ser essencial ao controle da doença respiratória superior. A recomendação padrão é de 10 a 15 trocas de ar por hora em ambientes de animais, mas pode ser aceitável um fluxo de ar maior ou menor, dependendo da densidade populacional.[54] Em termos teóricos, por melhores que sejam as condições do ambiente, como no caso de laboratórios, o sistema HVAC deve viabilizar 100% de ar fresco (p. ex., não reciclado) em cada cômodo, de modo que o ar que entra em um cômodo seja expelido do ambiente por meio de exaustores e não volte a circular em outro ambiente. Recomenda-se manter sistemas de ventilação separados nos vários ambientes ou áreas de uma instituição, a fim de evitar a troca de ar entre eles, porque os gradientes de pressão do ar que recircula ou causa troca de ar entre os ambientes têm sido associados à disseminação de doenças por aerossóis.

A aplicação dessas recomendações tidas como o padrão em um contexto particular requer a consideração de alguns aspectos práticos.[41] Primeiro, mesmo quando os sistemas de ventilação fazem 10 a 15 trocas de ar por hora no ambiente, o fluxo de ar pode ser restrito no interior de jaulas ou outros tipos de alojamento no ambiente. Em outras palavras, o ambiente em si pode ser bem ventilado, mas no interior dos alojamentos o ar pode ficar relativamente estagnado. Nesse caso, é possível melhorar a ventilação alterando-se o projeto arquitetônico ou o arranjo do ambiente, como por exemplo com jaulas na direção do fluxo de ar, corredores, deixando-se os gatos circularem soltos pelo ambiente ou com acesso a um ambiente externo, o que pode melhorar a qualidade do ar. Ao considerar as recomendações para 100% de ar fresco, não reciclado, com sistemas de ventilação separados nas várias áreas da instituição, é preciso levar em conta o fato de que os patógenos respiratórios em gatos não são aerossolizados por causa do baixo volume corrente dos gatos.[36] Embora a transmissão de gotículas seja possível, sua aerossolização não se estende por mais de 1,20 m e a maior parte da transmissão de doença respiratória em gatos ocorre por contato direto com os infectados, portadores ou fômites.[94] Ainda que pareça prudente considerar tal recomendação, em especial com relação às áreas de isolamento, é muito dispendioso instalar e operar esse tipo de ventilação em toda uma instituição, em particular nos climas muito frios ou muito quentes. Se a qualidade do ar continuar boa e a instituição mantiver protocolos de bem-estar abrangentes, pode não ser necessária à saúde dos animais.[41] É preciso mais pesquisa sobre o impacto da troca de ar, mas, nesse meio tempo, a autora recomenda consultar um especialista em HVAC para estabelecer contextos efetivos e eficientes que satisfaçam as necessidades específicas de determinada população. Além de assegurar boa ventilação, é indispensável recorrer a outras estratégias para manter a boa qualidade do ar, inclusive a manutenção regular de filtros, o controle da poeira e de detritos orgânicos mediante limpeza rotineira com aspirador e limpeza profunda periódica, junto com o uso de um produto na bandeja de dejetos que não forme poeira.[52]

Controle de ruídos e pestes

O controle de ruídos é outra consideração importante. É decisivo manter os gatos afastados do barulho emitido por cães, porque muitos gatos ficam extremamente estressados pelo som dos latidos. A equipe também deve ser treinada para diminuir ou evitar quaisquer outras fontes de ruídos, sempre que possível. A instalação de sistemas à prova de som pode ser necessária para diminuir os ruídos e o estresse.

O controle rotineiro de pestes também pode ser necessário, dependendo do contexto. Pode ser preciso tratar o ambiente contra pulgas, carrapatos ou outros insetos ou ectoparasitas. Os produtos usados para tratar o ambiente têm de ser escolhidos com cuidado, porque os gatos são extremamente sensíveis aos efeitos tóxicos de muitos inseticidas.[78] Muitas vezes será necessário remover os gatos durante a aplicação e só trazê-los de volta para o ambiente depois que estiver bem seco e ventilado. Se for necessário o controle de roedores, deve-se evitar o uso de iscas rodenticidas, porque os gatos podem ficar expostos, mesmo que elas não estejam ao seu alcance. Os roedores que ingerirem iscas podem entrar no alojamento dos animais e, se algum animal ingerir tal roedor, o veneno afetará o animal que fizer isso. Podem ser usadas armadilhas para capturar roedores de modo humanitário e retirá-los da instituição. Recipientes que contenham alimentos devem ser bem vedados e a desordem deve ser minimizada para dificultar o acesso de pestes ao ambiente.

Manutenção geral das instalações

Os procedimentos gerais para a manutenção das instalações (p. ex., inspeção regular e reparos necessários) também são considerações importantes para manter o ambiente saudável. Por exemplo, pode ser preciso consertar a vedação de pisos ou tubulações para eliminar vazamentos ou outros problemas. A elaboração e o cumprimento dos procedimentos tidos como padrão, por escrito, com verificação semanal, a cada 2 semanas ou mensal das listas, asseguram a execução dos esquemas sistemáticos de manutenção em tempo hábil.[41]

Treinamento da equipe

O treinamento regular da equipe é essencial à execução de programas de bem-estar populacional eficazes. Em termos simples, os cuidados da equipe com os animais têm de ser qualificados. Em grande parte, seu conhecimento e sua habilidade determinam o sucesso ou a falha do programa de bem-estar. Seguir uma cultura de treinamento promove cuidados com a saúde animal e a segurança humana. Tanto o treinamento formal quanto o exercício das funções devem ser providenciados para assegurar que a equipe tenha o conhecimento e as habilidades necessárias para executar suas tarefas. Devem ser estabelecidos protocolos para todos os níveis de treinamento e haver um sistema que assegure proficiência. O treinamento da equipe deve ser documentado, providenciando-se orientação contínua para manter e aprimorar as habilidades. Por fim, o treinamento deve incluir informação sobre zoonoses e outras considerações de saúde ocupacional e segurança.[54]

Conclusão

Qualquer que seja o contexto, é essencial manter a saúde da população para o bem-estar dos animais e cumprir os objetivos da instituição. A saúde da população depende da execução de protocolos abrangentes de bem-estar, de vigilância sistemática e do manejo excelente. As instituições precisam estabelecer metas para a saúde animal, e os protocolos de bem-estar têm de ser avaliados e revistos regularmente para assegurar que as metas sejam alcançadas. Os esforços devem ter como foco estratégias preventivas para garantir a saúde física e comportamental dos gatos, bem como um ambiente saudável. É necessária uma abordagem holística proativa aliada ao sentimento de humanidade. Quando isso é combinado com atenção cuidadosa às necessidades únicas e respostas ao estresse dos gatos, o resultado será "gatos sadios e felizes".

Referências bibliográficas

1. Addie DD, Jarrett O: Control of feline coronavirus in breeding catteries by serotesting, isolation, and early weaning, *Feline Pract* 23:92, 1995.
2. American Heartworm Society (AHS): Guidelines for the diagnosis, treatment and prevention of heartworm (*Dirofilaria immitis*) infection in cats (2007). Available at http://www.heartwormsociety.org/veterinary-resources/feline-guidelines.html. Accessed June 10, 2010.
3. American Society for the Prevention of Cruelty to Animals (ASPCA): *Mission possible, comfy cats. Shelter temperament evaluations for cats,* 2003, ASPCA, p 17.
4. American Veterinary Medical Association (AVMA). Microchipping of animals (2009). Available at http://www.avma.org/reference/backgrounders/microchipping_bgnd.pdf. Accessed June 10, 2010.
5. Association of Shelter Veterinarians (ASV): Board position statement on cats who test positive for FeLV and FIV (2008). Available at http://www.sheltervet.org/associations/4853/files/Management%20of%20Cats%20Who%20Tests%20Positive%20for%20FeLV%20and%20FIV.pdf. Accessed June 10, 2010.
6. Association of Shelter Veterinarians (ASV): Board position statement on veterinary supervision in animal shelters (2008). Available at http://www.sheltervet.org/associations/4853/files/Veterinary%20Supervision%20in%20Animal%20Shelters.pdf. Accessed June 11, 2010.
7. Association of Shelter Veterinarians (ASV): Standards of care for animal shelters (2010). Available at http://www.sheltermedicine.org. Accessed June 14, 2011.
8. Barry KJ, Crowell-Davis SL: Gender differences in the social behavior of the neutered indoor-only domestic cat, *Appl Anim Behav Sci* 64:193, 1999.
9. Beaver BV: Fractious cats and feline aggression, *J Feline Med Surg* 6:13, 2004.
10. Bernstein PL, Strack M: A game of cat and house: spatial patterns and behavior of 14 domestic cats (*Felis catus*) in the home, *Anthrozoos* 9:25, 1996.
11. Bradshaw JWS, Hal SL: Affiliative behaviours of related and unrelated pairs of cats in catteries: a preliminary report, *Appl Anim Behav Sci* 63:251, 1999.
12. Brun A, Chappuis G, Précausta P, Terré J: Immunisation against panleukopenia: early development of immunity, *Comp Immunol Microbiol Infect Dis* 1:335, 1979.
13. Canadian Veterinary Medical Association (CVMA): A code of practice for Canadian cattery operations (2009). Available at https://canadianveterinarians.net/Documents/Resources/Files/1316_CatteryCodeEnglishFINAL%20June8'09.pdf. Accessed June 10, 2010.
14. Carlstead K, Brown JL, Strawn W: Behavioral and physiological correlates of stress in laboratory cats, *Appl Anim Behav Sci* 38:143, 1993.
15. Case LP, editor: *The cat: its behavior, nutrition and health,* ed 1, Ames, Iowa, 2003, Blackwell.
16. Cat Fanciers' Association (2010): CFA cattery standard minimum requirements. Available at http://www.cfa.org/articles/cattery-standard.html. Accessed June 10, 2010.
17. Centers for Disease Control: Healthy pets, healthy people. Available at http://www.cdc.gov/HEALTHYPETS/browse_by_diseases.htm. Accessed June 10, 2010.
18. Cocker FM, Newby TJ, Gaskell RM, et al: Responses of cats to nasal vaccination with a live, modified feline herpesvirus type 1, *Res Vet Sci* 41:323, 1986.
19. Coleman, GT, Atwell RB: Use of fipronil to treat ear mites in cats, *Austr Vet Pract* 29:166, 1999.
20. Companion Animal Parasite Council (CAPC): General guidelines: controlling internal and external parasites in U.S. dogs and cats (2008). Available at http://www.capcvet.org/recommendations/guidelines.html#. Accessed June 10, 2010.

21. Counsel of Europe: Guidelines for accommodation and care of animals. Appendix A to the European Convention for the Protection of Vertebrate Animals used for experimental and other scientific purposes. Minimum cage floor area for cats. Available at http://conventions.coe.int/sécurité/EN/123-D7.htm. Accessed June 8, 2010.

22. Counsel of Europe: Guidelines for accommodation and care of animals. Proposed revision to Appendix A to the European Convention for the Protection of Vertebrate Animals used for experimental and other scientific purposes. Minimum cage floor area for cats. Available at http://www.ncbi.nlm.nih.gov/bookshelf/br.fcgi?book=nap11138&part=a2000b24cddd00081#a2000b24cddd00083. Accessed June 8, 2010.

23. Crouse MS, Atwill ER, Laguna M, et al: Soft surfaces: a factor in feline psychological well-being, *Contemp Topics in Lab Anim Med* 34:94, 1995.

24. Crowell-Davis SL: Social organization in the cat: a modern understanding, *J Feline Med Surg* 6:19, 2004.

25. Crowell-Davis SL, Barry K, Wolfe R: Social behavior and aggressive problems of cats, *Vet Clin North Am Small Anim Pract* 27:549, 1997.

26. Dinnage JD, Scarlett JM, Richards JR: Descriptive epidemiology of feline upper respiratory tract disease in an animal shelter, *J Fel Med Surg* 11:816, 2009.

27. Dvorak G, Petersen C: Sanitation and disinfection. In Miller L, Hurley KF, editors: *Infectious disease management in animal shelters*, Ames, Iowa, 2009, Blackwell, p 49.

28. Doweling JM: All together now: group-housing cats, *Animal Sheltering* Mar-April:13, 2003.

29. Dybdall K, Strasser R, Katz T: Behavioral differences between owner surrender and stray domestic cats after entering an animal shelter, *Appl Anim Behav Sci* 104:85, 2007.

30. Edinboro CH, Janowitz LK, Guptill-Yoran L, et al: A clinical trial of intranasal and subcutaneous vaccines to prevent upper respiratory infection in cats at an animal shelter, *Fel Pract* 27:7, 1999.

31. Eleraky NZ, Potgeiter LND, Kennedy M: Virucidal efficacy of four new disinfectants, *J Am Anim Hosp Assoc* 38:231, 2002.

32. Ellis SLH, Wells DL: Influence of visual stimulation on the behaviour of cats housed in a rescue shelter, *Appl Anim Behav Sci* 113:166, 2008.

33. Eisner ER: Feline dental prophylaxis and homecare, *Proc Western Vet Conf*, 2004.

34. Eterpi M, McDonnell G, Thomas V: Disinfection efficacy against parvoviruses compared with reference viruses, *J Hosp Infect* 73:64, 2009.

35. Farm Animal Welfare Council: Five Freedoms. Available at http://www.fawc.org.uk/freedoms.htm. Accessed June 11, 2010.

36. Gaskell RM, Dawson S, Radford A: Feline respiratory disease. In Greene CE, editor: *Infectious diseases of the dog and cat*, ed 3, Philadelphia, 2006, Saunders, p 145.

37. Gaskell RM, Povey RC: Experimental induction of feline viral rhinotracheitis in FVR-recovered cats, *Vet Record* 100:128, 1997.

38. Genchi C: Feline heartworm *(Dirofilaria immitis)* infection: a statistical elaboration of the duration of the infection and life expectancy in asymptomatic cats, *Vet Parasitol* 158:177, 2008.

39. Greene CE: Environmental factors in infectious disease. In Greene CE, editor: *Infectious diseases of the dog and cat*, ed 2, Philadelphia, 1998, Saunders, p 673.

40. Greene C: Immunoprophylaxis and immunotherapy. In Greene CE, editor: *Infectious diseases of the dog and cat*, ed 2, Philadelphia, 1998, Saunders, p 717.

41. Griffin B: Wellness. In Miller L, Hurley KF, editors: *Infectious disease management in animal shelters*, Ames, Iowa, 2009, Blackwell, p 17.

42. Griffin B: Scaredy cat or feral cat? *Animal Sheltering* Nov/Dec:57, 2009.

43. Griffin B: The lowdown on upper respiratory infections in cats, *Animal Sheltering* Jul/Aug:53, 2009.

44. Griffin B: Lessons on the importance of proper social housing in laboratory cats. In Griffin B: *A model of non-invasive monitoring of feline ovarian function in the domestic cat*, unpublished master's thesis, Auburn University, 2001.

45. Griffin B, Baker HJ: Domestic cats as laboratory animals. In Fox JG, editor: *Laboratory animal medicine*, San Diego, 2002, Harcourt Academic, p 459.

46. Griffin B, Hume KR: Recognition and management of stress in housed cats. In August JR, editor: *Consultations in feline internal medicine*, vol 5, Philadelphia, 2006, Saunders, p 717.

47. Griffin JFT: Stress and immunity: a unifying concept, *Vet Immunol Immunopathol* 20:263, 1989.

48. Griffith CA, Steigerwald ES, Buffington T: Effects of a synthetic facial pheromone on behavior of cats, *J Am Vet Med Assoc* 217:1154, 2000.

49. Hand MS, Novotny BJ, editors: *Small animal clinical nutrition*, ed 4, Topeka, Kans, 2002, Mark Morris Institute.

50. Hawthorne AJ, Loveridge GG, Horrocks LJ: Housing design and husbandry management to minimize transmission of disease in multi-cat facilities, *Proc Waltham Symposium Feline Infect Dis*, 1995, p 97.

51. Hurley KF: Implementing a population health plan in an animal shelter: goal setting, data collection and monitoring, and policy development. In Miller L, Zawistowski S, editors: *Shelter medicine for veterinarians and staff*, Ames, Iowa, 2004, Blackwell, p 211.

52. Hurley KF: Feline infectious disease control in shelters, *Vet Clin Small Anim* 35:21, 2005.

53. Hurley KF: Information sheet: cleaning and disinfection in shelters. Available at http://www.sheltermedicine.com/portal/is_cleaning.shtml. Accessed June 10, 2010.

54. Institute of Laboratory Animal Research, Commission on Life Sciences, National Research Council: *Guide for care and use of laboratory animals*, Washington, DC, 2006, National Academies Press.

55. Johnston SD: Questions and answers on the effects of surgically neutering dogs and cats, *J Am Vet Med Assoc* 198:1206, 1991.

56. Kennedy MA, Mellon VS, Caldwell G, et al: Virucidal efficacy of the newer quaternary ammonium compounds, *J Am Anim Hosp Assoc* 31:254, 1995.

57. Kessler MR, Turner DC: Stress and adaptation of cats *(Felis silvestris catus)* housed singly, in pairs, and in groups in boarding catteries, *Anim Welf* 6:243, 1997.

58. Kessler MR, Turner DC: Effects of density and cage size on stress in domestic cats *(Felis silvestris catus)* housed in animal shelters and boarding catteries, *Anim Welf* 8:259, 1999.

59. Kessler MR, Turner DC: Socialization and stress in cats *(Felis silvestris catus)* housed singly and in groups in animal shelters, *Anim Welf* 8:15, 1999.

60. Key D, editor: *Cattery design: the essential guide to creating your perfect cattery*, Cambridge, UK, 2006, Cambridge University Press.

61. Levine E, Perry P, Scarlett J, Houpt KA: Intercat aggression in households following the introduction of a new cat, *Appl Anim Behav Sci* 90:325, 2005.

62. Levy JK: Feline leukemia virus and feline immunodeficiency virus. In Miller L, Hurley KF, editors: *Infectious disease management in animal shelters*, Ames, Iowa, 2009, Blackwell, p 307.

63. Levy JK, Crawford C, Hartman K: American Association of Feline Practitioners feline retrovirus management guidelines, *J Fel Med Surg* 10:300, 2008.

64. Lindell EM, Erb HN, Houpt KA: Intercat aggression: a retrospective study examining types of aggression, sexes of fighting pairs and effectiveness of treatment, *Appl Anim Behav Sci* 55:153, 1997.

65. Lord LK, Griffin B, Levy JK, et al: Evaluation of collars and microchips for visual and permanent identification of pet cats, *J Am Vet Med Assoc* 237:387, 2010.

66. Lord LK, Ingwersen W, Gray JL, et al: Characterization of animal with microchips entering shelters, *J Am Vet Med Assoc* 235:160, 2009.

67. Lord LK, Pennell ML, Ingwersen W, et al: In vitro sensitivity of commercial scanners to microchips of various frequencies, *J Am Vet Med Assoc* 233:1723, 2008.

68. Lord LK, Pennell ML, Ingwersen W, et al: Sensitivity of commercial scanners to microchips of various frequencies implanted in dogs and cats, *J Am Vet Med Assoc* 233:1729, 2008.

69. Lord LK, Wittum TE, Ferketich AK, et al: Search and identification methods that owners use to find a lost cat, *J Am Vet Med Assoc* 230:217, 2007.

70. Loveridge GG: Provision of environmentally enriched housing for cats, *Animal Technol* 45:69, 1994.

71. Loveridge GG, Horrocks LJ, Hawthorne AJ: Environmentally enriched housing for cats when singly housed, *Anim Welf* 4:135, 1995.

72. Marretta SM: Managing oral health in breeding catteries. In August JR, editor: *Consultations in feline internal medicine*, ed 3, Philadelphia, 1997, Saunders, p 647.

73. McCobb EC, Patronek GJ, Marder A, et al: Assessment of stress levels among cats in four shelters, *J Am Vet Med Assoc* 226:548, 2005.

74. McCune S: Enriching the environment of the laboratory cat (1995). Available at http://www.nal.usda.gov/awic/pubs/enrich/labcat.htm. Accessed June 7, 2010.

75. McCune S: The impact of paternity and early socialisation on the development of cats' behaviour to people and novel objects, *Appl Anim Behav Sci* 45:109, 1995.

76. McMillan FD: Quality of life in animals, *J Am Vet Med Assoc* 216:1904, 2000.

77. McMillan FD: Development of a mental wellness program for animals, *J Am Vet Med Assoc* 220:965, 2002.

78. Merola V, Dunayer E: Toxicology brief: the 10 most common toxicoses in cats, *Vet Med* June:339, 2006.

79. Miller J: The domestic cat. Perspective on the nature and diversity of cats, *J Am Vet Med Assoc* 208:498, 1996.

80. Merriam-Webster's Online Dictionary 2010: Definition of wellness. Available at http://www.merriam-webster.com/dictionary/wellness. Accessed May 24, 2010.

81. Monte M De, Pape G Le: Behavioral effects of cage enrichment in single-caged adult cats, *Anim Welf* 6:53, 1997.

82. Moriello KA: Treatment of dermatophytosis in dogs and cats: review of published studies, *Vet Dermatol* 15:99, 2004.

83. Moriello KA, Deboer DJ, Volk LM, et al: Development of an in vitro, isolated, infected spore testing model for disinfectant testing of *Microsporum canis* isolates, *Vet Dermatol* 15:175, 2004.

84. Morley PS, Morris SN, Hyatt DR, et al: Evaluation of the efficacy of disinfectant footbaths as used in veterinary hospitals, *J Am Vet Med Assoc* 2005;226:2053.

85. National Association of State Public Health Veterinarians, CDC: Compendium of animal rabies prevention and control, 2008: National Association of State Public Health Veterinarians, Inc, (NASPHV), *MMWR Recomm Rep* 57(RR-2):1, 2008.

86. National Council on Pet Population Study and Policy: The shelter statistics survey (1994). Available at http://www.petpopulation.org/statsurvey.html. Accessed June 8, 2010.

87. New Zealand Ministry of Agriculture: Animal Welfare Advisory Committee: Companion cats code of welfare 2007. Available at http://www.biosecurity.govt.nz/animal–welfare/codes/companion–cats. Accessed June 14, 2010.

88. Newbury SP: Five key population management factors affecting shelter animal health, *Proc Western States Vet Conf*, 2009.

89. Ottway DS, Hawkins DM: Cat housing in rescue shelters: a welfare comparison between communal and discrete—unit housing, *Anim Welf* 173, 2003.

90. Overall KL: Recognizing and managing problem behavior in breeding catteries. In August JR, editor: *Consultations in feline internal medicine*, ed 3, Philadelphia, 1997, Saunders.

91. Patronek GJ, Sperry E: Quality of life in long-term confinement. In August JR, editor: *Consultations in feline internal medicine*, ed 3, Philadelphia, 1997, Saunders, p 621.

92. Petersen CA, Dvorak G, Spickler AR, editors: *Maddie's infection control manual for animal shelters*, Ames, Iowa, 2008, Iowa State University, Center for Food Security and Public Health.

93. Pedersen NC: A review of feline infectious peritonitis virus, 1963-2008, *J Fel Med Surg* 11:225, 2009.

94. Povey RC, Johnson RH: Observations on the epidemiology and control of viral respiratory disease in cats, *J Small Anim Pract* 11:485, 1970.

95. Reeve CL, Spitzmueller C, Rogelberg SG, et al: Employee reactions and adjustment to euthanasia related work: identifying turning points through retrospective narratives, *J Appl Anim Welf Sci* 7:1, 2004.

96. Richards JR, Elston TH, Ford RB, et al: The 2006 AAFP Feline Vaccine Advisory Panel report, *J Am Vet Med Assoc* 229:1405, 2006.

97. Rochlitz I, Podberscek AL, Broom DM: Welfare of cats in a quarantine cattery, *Vet Rec* 143:35, 1998.

98. Rochlitz I: Recommendations for the housing of cats in the home, in catteries and animal shelters, in laboratories and in veterinary surgeries, *J Feline Med Surg* 1:181, 1999.

99. Rochlitz I: Comfortable environmentally enriched housing for domestic cats (2000). Available at http://www.awionline.org/www.awionline.org/pubs/cq02/Cq-cats.html. Accessed June 10, 2010.

100. Scarampella F, Pollmeier M, Visser M, et al: Efficacy of fipronil in the treatment of feline cheyletiellosis, *Vet Parasitol* 129:333, 2005.

101. Scott FW: Virucidal disinfectants and feline viruses, *Am J Vet Res* 41:409, 1980.

102. Shepherdson DJ, Carlstead K, Mellen JD, et al: The influence of food presentation on the behavior of small cats in confined environments, *Zoo Biol* 12:203, 1993.

103. Siegford JM, Walshaw SO: Validation of a temperament test for domestic cats, *Anthrozoos* 16:332, 2003.

104. Stockton KA, Morley PS, Hyatt DR, et al: Evaluation of the effects of footwear hygiene protocols on nonspecific bacterial contamination of floor surfaces in an equine hospital, *J Am Vet Med Assoc* 228:1068, 2006.

105. Turner DC: The human-cat relationship. In Turner DC, Bateson P, editors: *The domestic cat: the biology of its behaviour*, Cambridge, UK, 2000, Cambridge University Press.

106. Vogt AH, Rodan I, Brown M, et al: AAFP–AAHA. Feline life stage guidelines, *J Am Anim Hosp Assoc* 46:70, 2010.

107. Weiss E: *Meet your match and feline-ality adoption program*, New York, 2006, American Society for the Prevention of Cruelty to Animals.

108. Wysiwash Product Information, St Cloud, Fla. Available at: http://www.wysiwash.com. Accessed June 8, 2010.

109. Wojciechowska JI, Hewson CJ: Quality-of-life assessment in pet dogs, *J Am Vet Med Assoc* 226:722, 2005.

Índice Alfabético

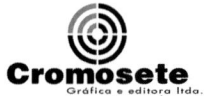

Cromosete
Gráfica e editora ltda.
Impressão e acabamento
Rua Uhland, 307
Vila Ema-Cep 03283-000
São Paulo - SP
Tel/Fax: 011 2154-1176
adm@cromosete.com.br

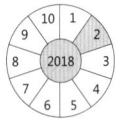